KB244900

동의보감 약초 대백과

동의보감 약초 대백과

초판인쇄 : 2018년 4월 02일
초판발행 : 2018년 4월 13일

지 은 이 | 곽준수 · 성환길
펴 낸 이 | 고명흠
펴 낸 곳 | 푸른행복

출판등록 | 2010년 1월 22일 제312-2010-000007호
주   소 | 경기도 고양시 덕양구 통일로 140(동산동)
               삼송테크노밸리 B동 329호
전   화 | (02)3216-8401 / FAX (02) 3216-8404
E-MAIL | munyei21@hanmail.net
홈페이지 | www.munyei.com

ISBN 979－11－5637－083－3 (13510)

※ 이 도서의 국립중앙도서관 출판예정도서목록(CIP)은 서지정보유통지원시스템
   홈페이지(http://seoji.nl.go.kr)와 국가자료공동목록시스템(http://www.nl.go.kr/
   kolisnet)에서 이용하실 수 있습니다. (CIP제어번호: CIP2018009428)

동의보감 약초 대백과

곽준수·성환길 共著

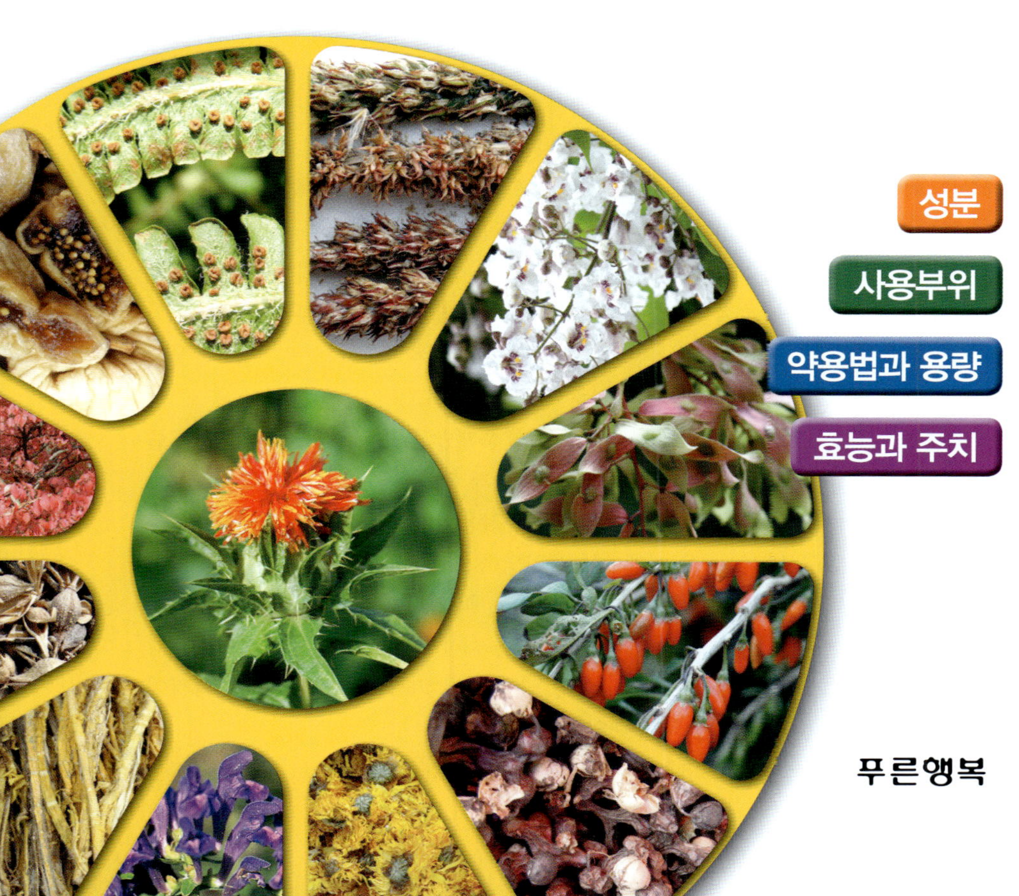

푸른행복

머리말

    건강 장수시대, 많은 기관이나 단체에서 건강과 관련한 각종 강좌가 열리고, 그 강좌에 '약초' 관련 강좌들이 빠지지 않는 것은 수요자인 주민들이 무엇을 바라고 원하는지를 보여주는 단적인 사례가 될 듯하다. 이러한 강좌들이 '찾아가는 약초교실'이라면, 이 책은 그림과 문자를 통하여 언제나 쉽게 만날 수 있는 '글로 만나는 약초교실'인 셈이다. 허준 선생은 《동의보감》에, 돈이 없어 약을 쓰지 못하는 민초들을 위해 주변에서 손쉽게 구할 수 있는 약초들을 한두 가지씩 이용하여 쉽게 질병을 고칠 수 있는 방법을 기록함으로써 서민들을 향한 선생의 애민정신을 느낄 수 있도록 하였다.

    이 책은 《동의보감》에 등장하는 식물성 약재를 기본으로 하여 우리 생활 주변이나 산과 들에서 만날 수 있는, 약초로 이용되는 풀(초본) 283종, 나무(목본) 158종, 버섯류 16종까지 총 457종을 사진과 함께 설명한 약초 백과사전이다. 식물체 전체를 볼 수 있는 사진을 맨 앞에 실었고, 잎·줄기·꽃·뿌리 등등 분류와 감별에 도움이 되도록 부위별·계절별 사진과 가공 후의 약재를 정리하였으며, 특히 혼동하기 쉬운 식물들의 비교사진을 실어 언제 어디서나 약초를 찾아 분류하고 확인하는 데 도움이 되도록 구성하였다. 일반인은 물론 야생화나 음식, 한의약을 전공으로 하는 전문가들까지 충분히 활용 가능하도록 식물 형태와 생육특성을 상세하게 기록하였고, 채취 시기와 방법, 수확 후 가공처리법을 정리하였다. 주요 성분, 성질과 맛(성미) 및 작용부위(귀경), 효능주치, 약용법과 용량을 상세히 기록하였으며, 사용상의 주의사항을 실어 오남용에 따른 부작용을 예방하는 데도 주의를 기울였다. 또한 각 식물체를 이용한 특허자료를 검색·수록하여 제품개발 등 응용연구에 참고자료로 활용할 수 있도록 하였다. 순서는 일반인들도 쉽게 활용할 수 있도록 식물명의 가나다순으로 정리하였고, 식물명 앞에 대표적인 적용질환을 부제로 넣어 이해를 돕도록 하였다. 제목(식물명) 바로 아래에는 생약명을 비롯한 특성을 간단히 정리하여 활용도를 높였다. 용어는 최대한 쉽게 풀어 쓰고, 꼭 필요하다고 생각되는 것은 한자를 병기하여 이해도를 높일 수 있도록 하였다. 식물명과 학명은 국가생물종지식정보시스템(http://www.nature.go.kr : 약칭 '국생종')에 따랐으나, 공정서의 학명이 국생종과 서로 다른 경우에는 '국생종'의 학명을 기준으로 정리하였다. 생약명은 '식품의약품안전처 생약정보시스템(http://www.mfds.go.kr)'을 기준으로 하였다.

　　평소 독자들로부터 가장 많이 듣는 질문이 있다. "모르는 식물을 찾아 확인하고 싶은데 도감을 어떻게 활용해야 할지 막막하다."는 것이다. 사실 전문적으로 식물을 분류하시는 분들도 쉽지 않은 일이다. 이제부터 거꾸로 해보자. 산행하기 전에 집에서 먼저 이 책을 보면서, 계절별로(특히 꽃 필 때가 가장 좋다) 주말마다 찾아보고 싶은 식물 두세 가지씩 이름을 외우고 형태적·생태적 특성을 충분히 공부한 뒤 산행을 하는 것이다. 그리고 그 식물들을 찾으면 책을 꺼내 확인하고, 부위별로 꼼꼼하게 사진도 찍고, 소리 내어 그 식물들의 이름을 불러보자. 이는 친구에 대한 반가움의 표시다. 먼저 이름을 아는 식물을 만나면 쉽게, 오랫동안 기억될 것이다. 이렇게 하다보면 1년만 지나도 족히 100가지 이상의 식물을 확실하게 알게 될 것이다.

　　평생 천직으로 알던 교직에서 은퇴한 뒤 시골에서 농사일을 하며 살고 있는, 삶 자체가 아름다운 시어(詩語)인 이세재 시인이 얼마 전 휴대전화 대화방에 세월의 빠름을 짧은 글 몇 자로 보내왔다. '우리는 제자리에 있는데/창밖의 풍경이/지가 알아서 바뀌네……./아무래도/태양이 지구를 도는 듯…….'

　　혹시 우리는 정신적으로 너무 빨리 늙어가는 것은 아닐까? 이제는 조금 여유를 가지고 주변의 삶을 돌아보면서 변화하는 풍경들에도 눈을 돌려보자. 건강을 위하여 무작정 산에 오르기보다는 지금까지 무심코 지나쳤던 풀 한 포기, 나무 한 그루에 관심을 쏟으면서 이름을 알고 성질과 용도를 확인해간다면, 자신의 작은 지적 호기심을 채우는 것 이상으로 자연은 우리에게 훨씬 많은 것을 채워줄 것이라 확신한다. 건강을 얻는 것은 덤이다. 이 책은 그런 분들에게 좋은 길잡이가 될 것이다. 유난히도 추웠던 겨울이 물러가고 다시 봄이 오고 있다. 건강을 찾아 산으로 들로 나갈 때 약초이름 세 가지만 먼저 익히고 출발하자. 이 책이 그런 분들에게 유용하게 활용되기를 바란다.

　　항상 머리말을 쓸 때쯤 느끼는 것이지만 부족함을 고백한다. 이번에도 독자들에게 그저 그렇고 그런 또 한 권의 책을 선보여 혼란을 드리는 것은 아닌지 조심스럽다. 지금까지 늘 그랬던 것처럼 독자 여러분의 지도와 사랑 속에 지속적으로 수정·보완해 나갈 것을 약속드리며, 어려운 여건 속에서도 출간을 허락하신 도서출판 푸른행복 대표님과 항상 좋은 책을 만들기 위해 수고하시는 편집부 임직원 여러분께 깊은 감사의 말씀을 드리며, 오늘은 따사로운 봄 햇살이 정겨운 창가에 차 한잔 옆에 놓고 친구의 시집을 펼쳐야겠다.

4351년(서기 2018) 무술년(戊戌年)에

봄이 오는 창가에서 **저자 올림**

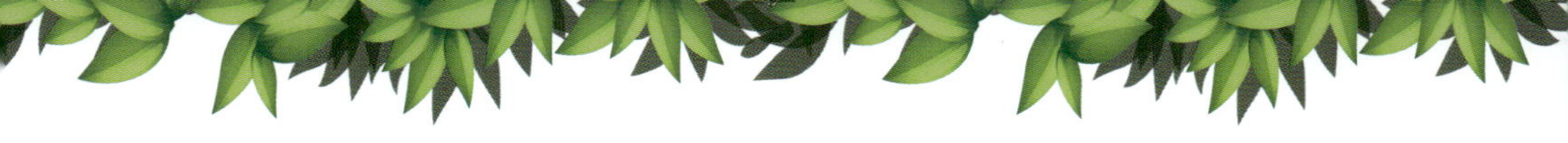

차 례
Contents

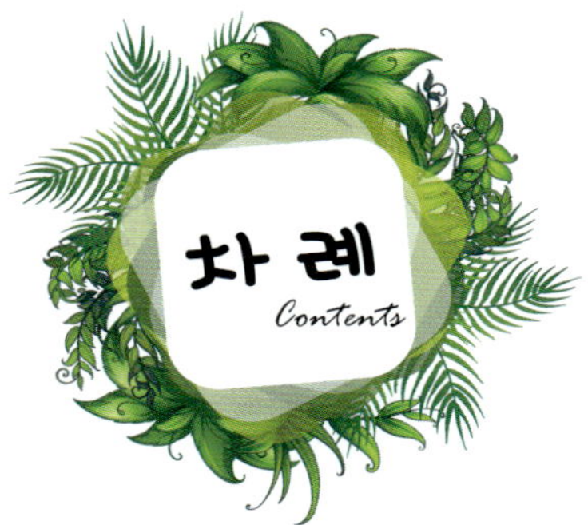

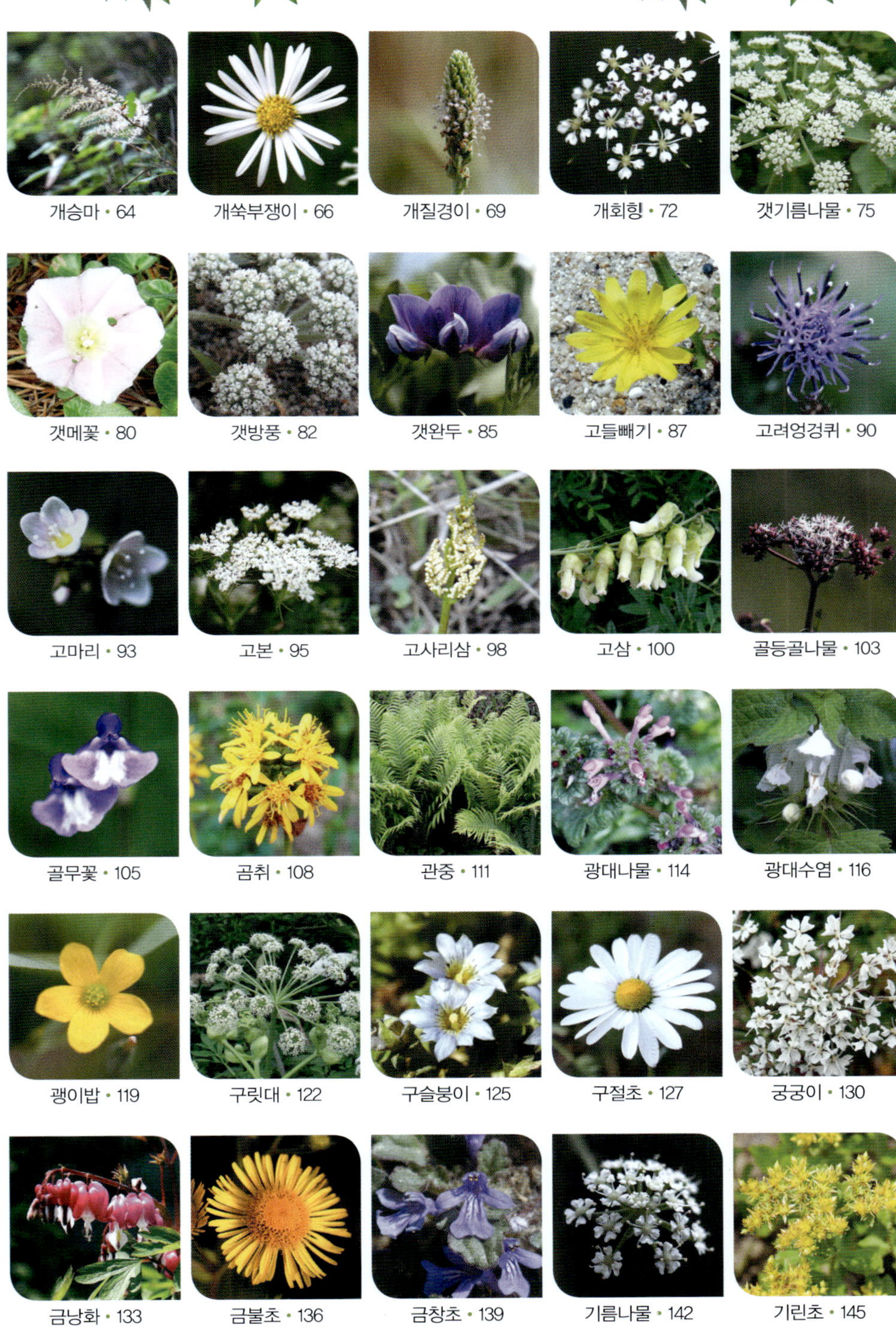

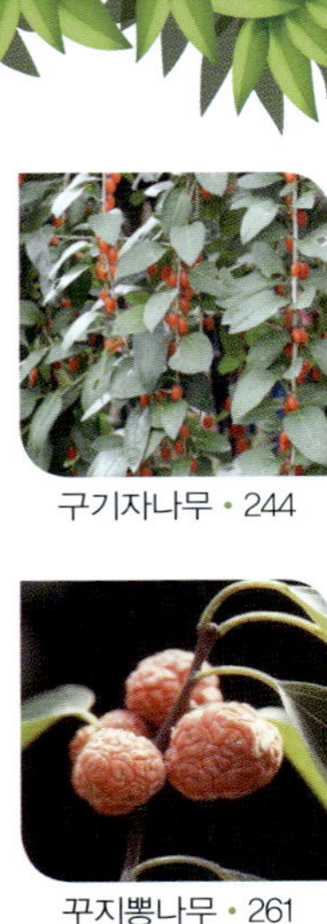
구기자나무 • 244

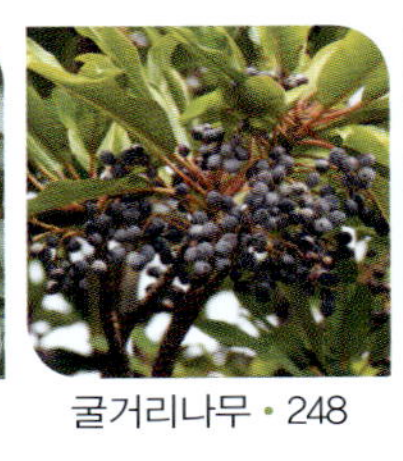
굴거리나무 • 248

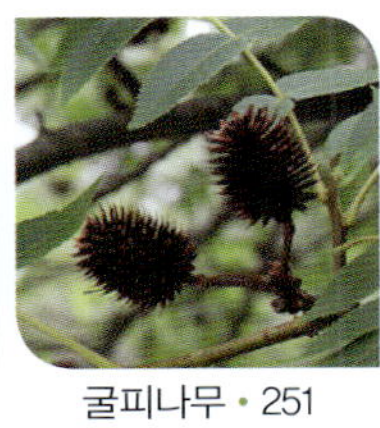
굴피나무 • 251

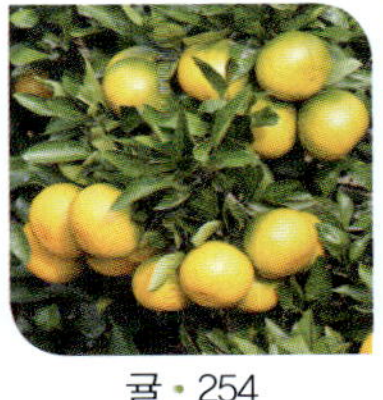
귤 • 254

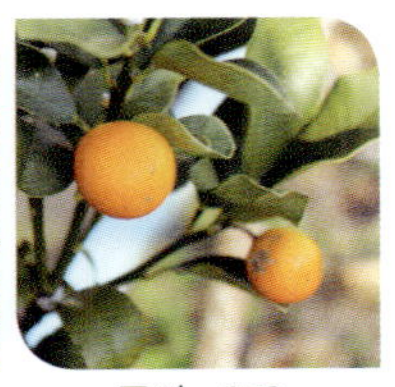
금감 • 258

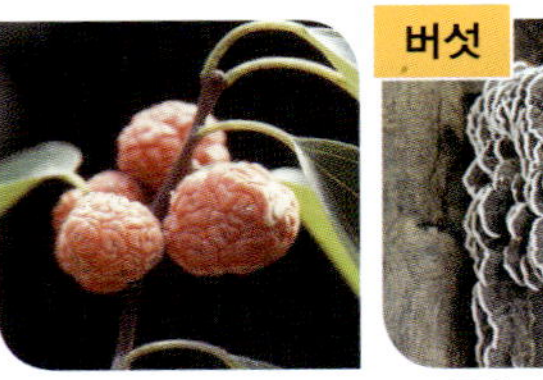
꾸지뽕나무 • 261

구름송편버섯 • 266

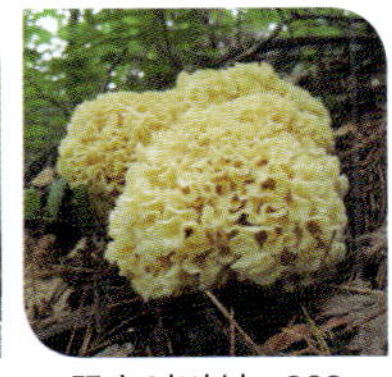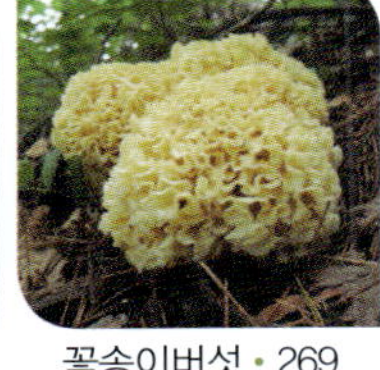
꽃송이버섯 • 269

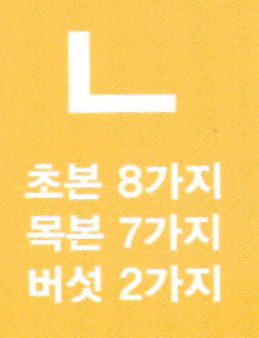

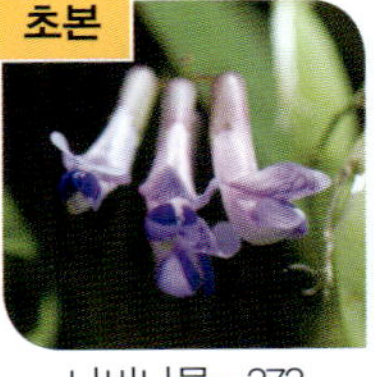
나비나물 • 272

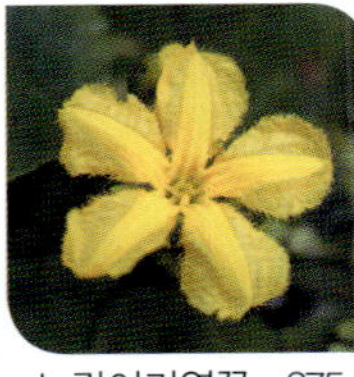
노랑어리연꽃 • 275

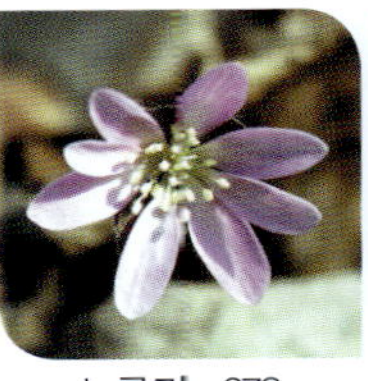
노루귀 • 278

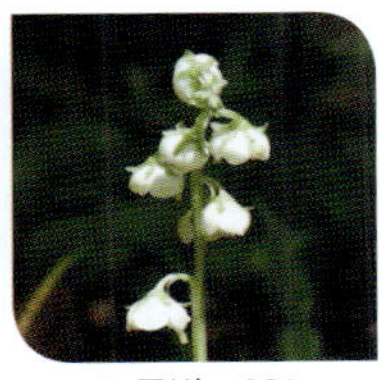
노루발 • 281

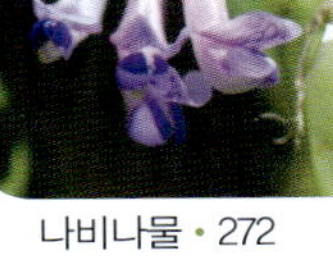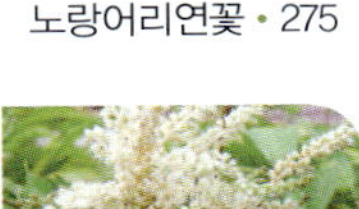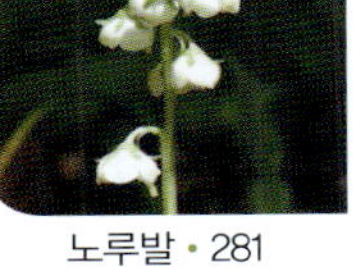
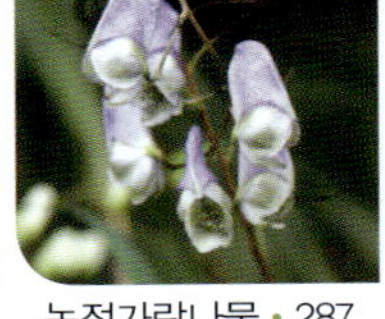
노루오줌 • 284

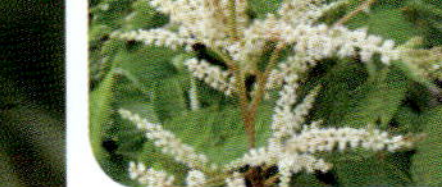
놋젓가락나물 • 287

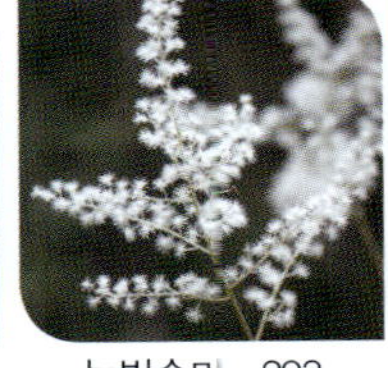
눈개승마 • 290

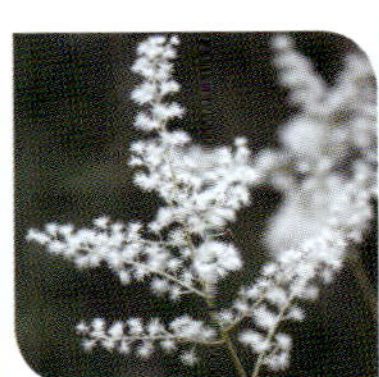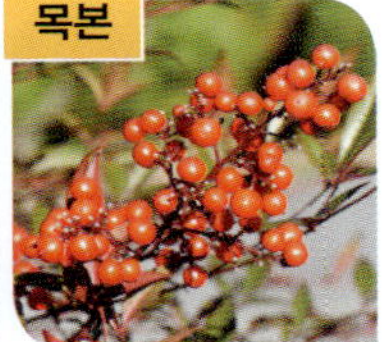
눈빛승마 • 293

남천 • 296

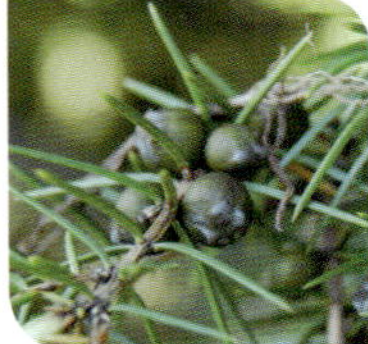
노간주나무 • 300

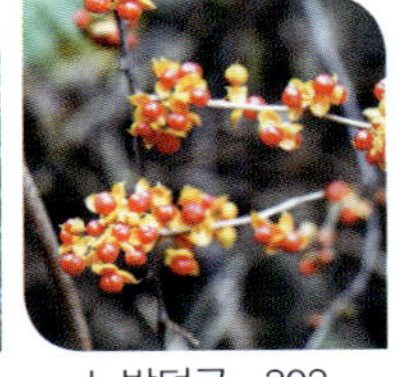
노박덩굴 • 303

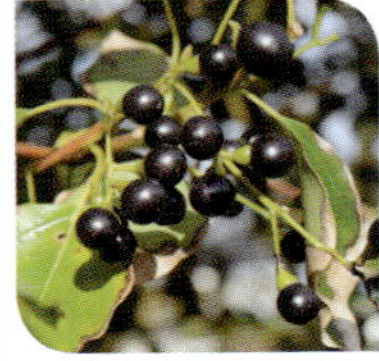
녹나무 • 307

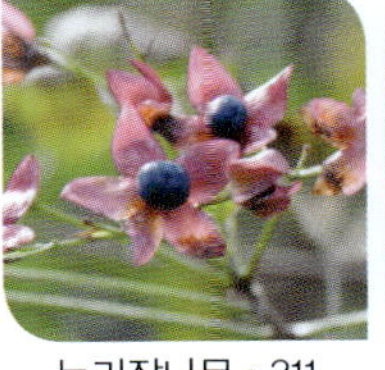
누리장나무 • 311

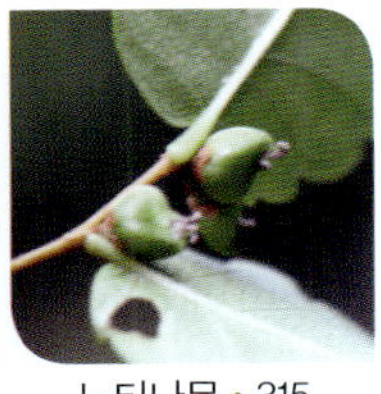
느티나무 • 315

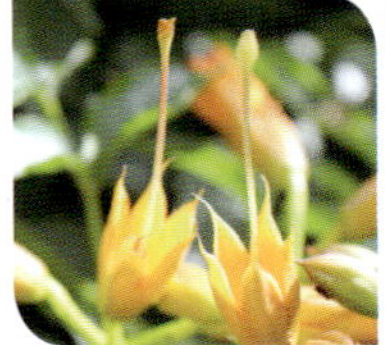
능소화 • 318

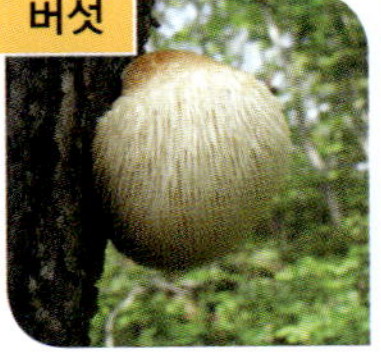
노루궁뎅이 • 321

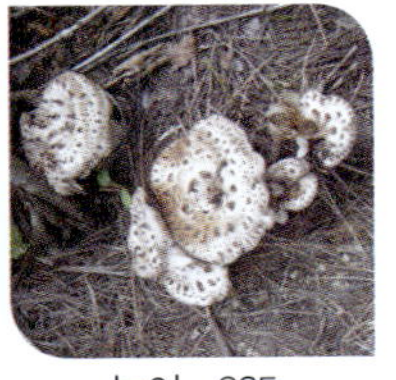
능이 • 325

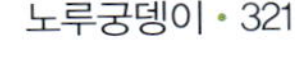
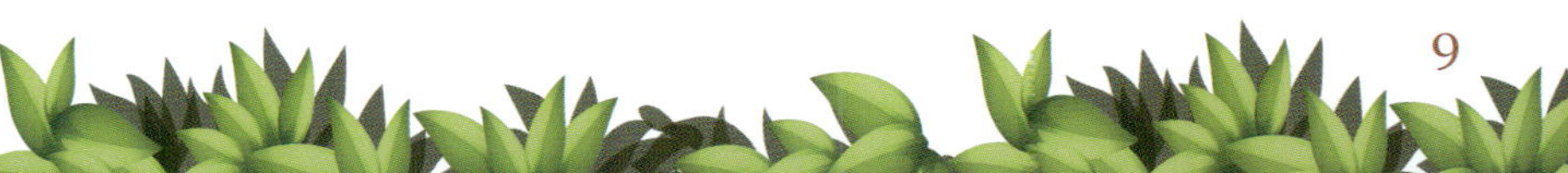

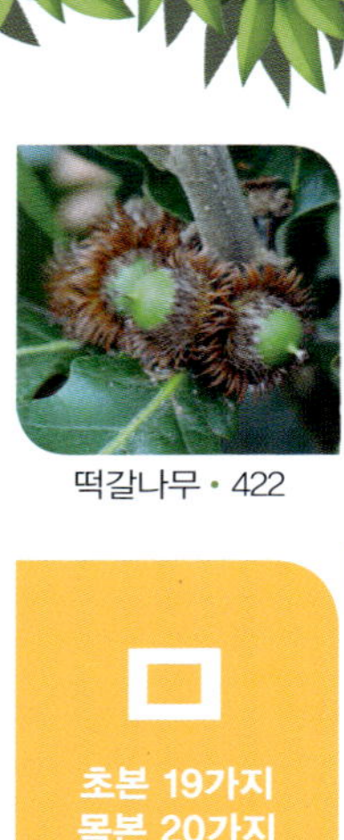

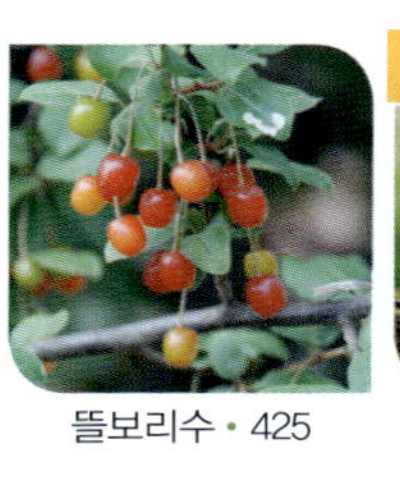

떡갈나무 · 422

뜰보리수 · 425

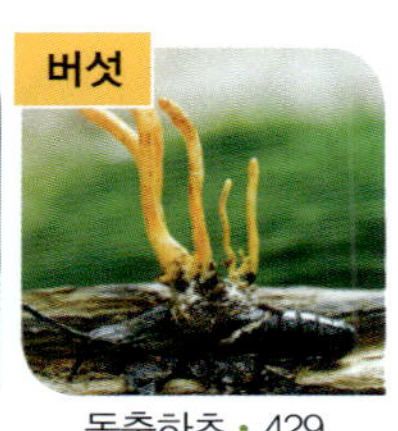

동충하초 · 429

초본 19가지
목본 20가지
버섯 3가지

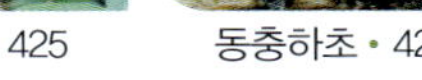

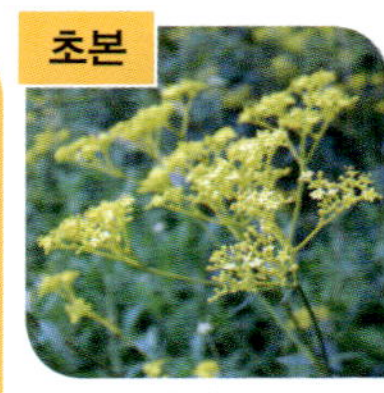

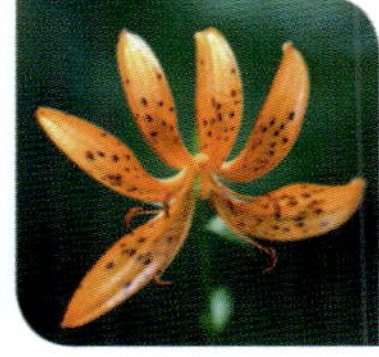

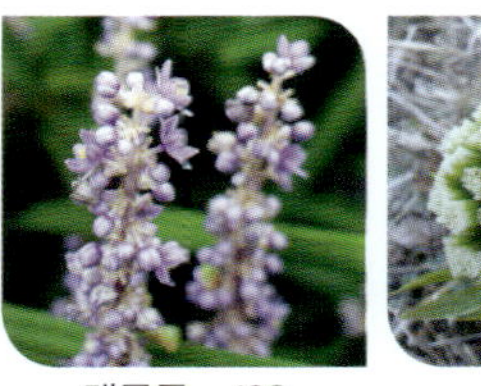

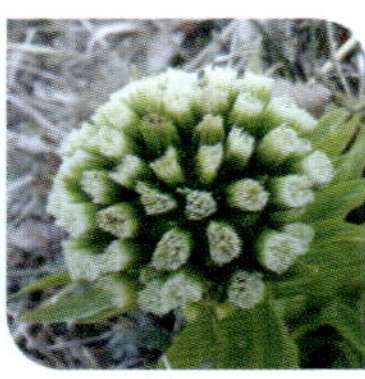

마타리 · 432

말나리 · 435

맥문동 · 438

머위 · 442

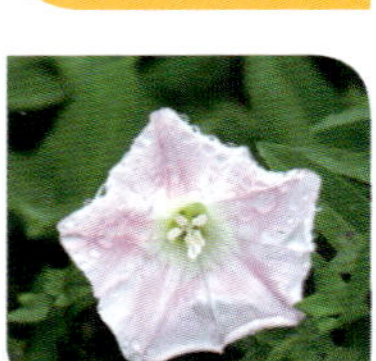

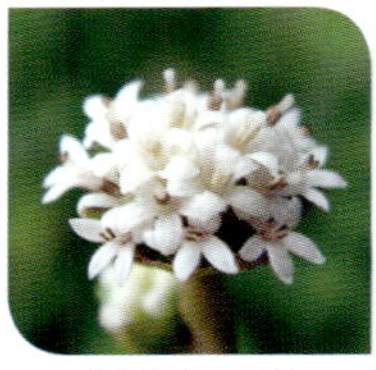

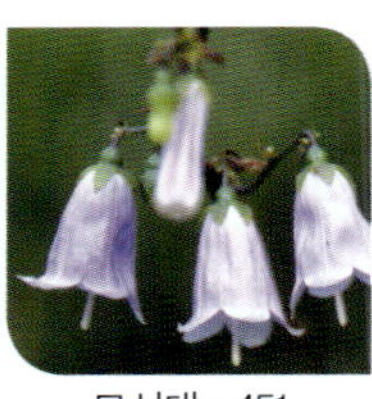

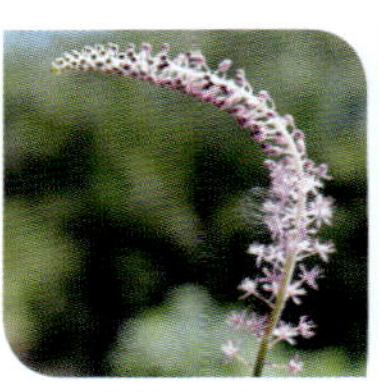

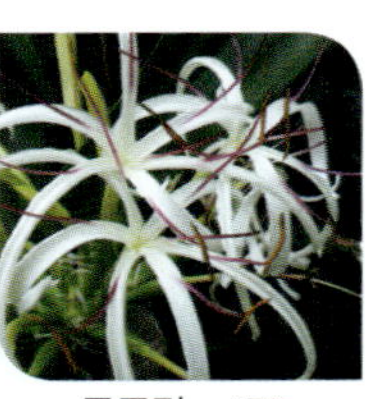

메꽃 · 445

멸가치 · 448

모시대 · 451

무릇 · 454

문주란 · 457

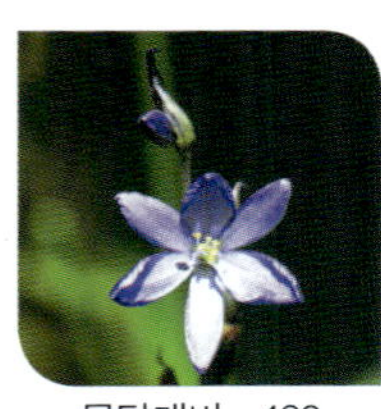

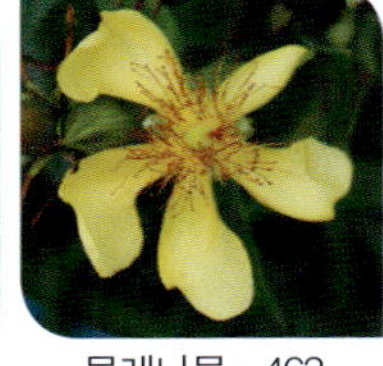

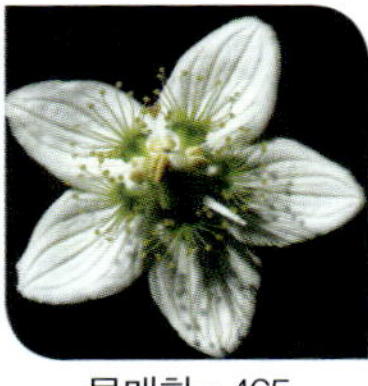

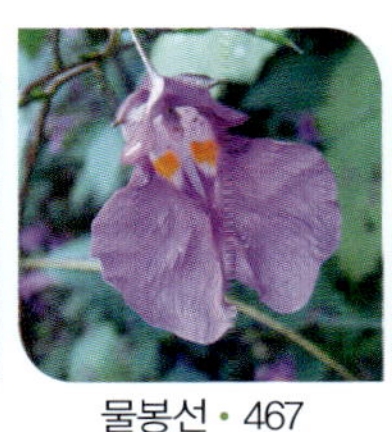

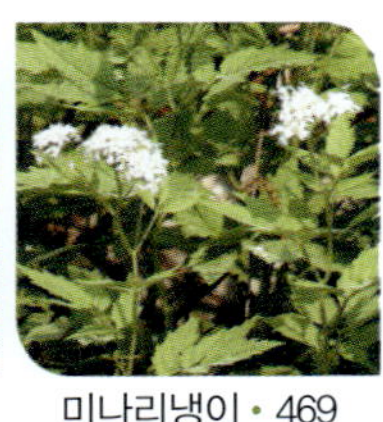

물달개비 · 460

물레나물 · 462

물매화 · 465

물봉선 · 467

미나리냉이 · 469

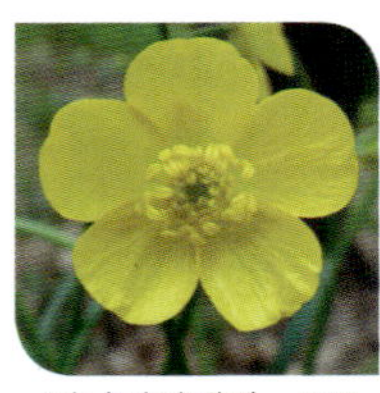

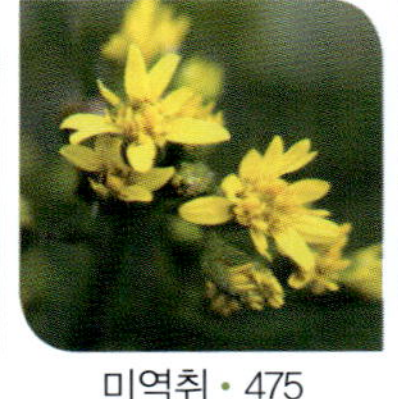

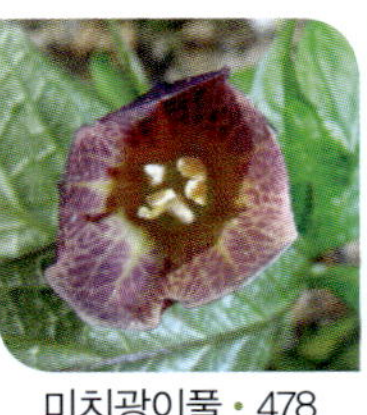

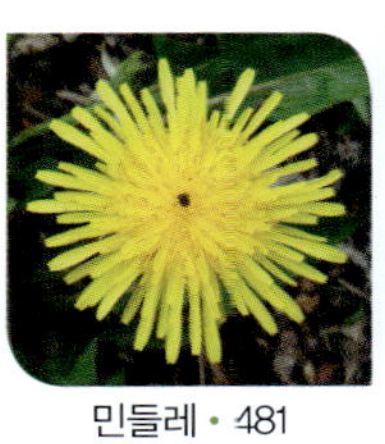

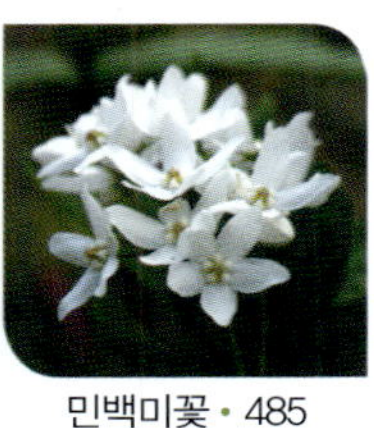

미나리아재비 · 472

미역취 · 475

미치광이풀 · 478

민들레 · 481

민백미꽃 · 485

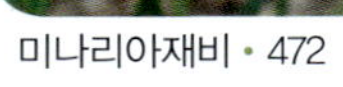

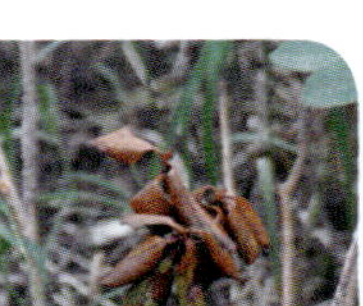

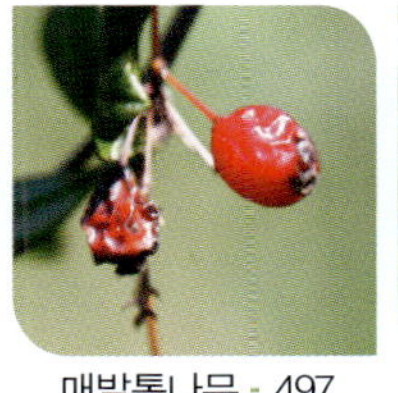

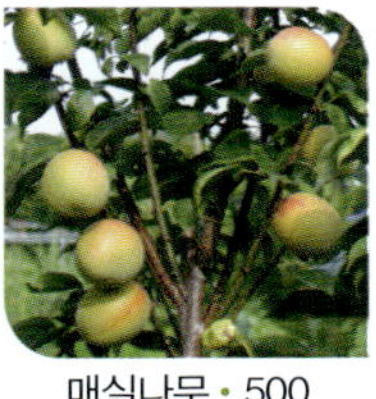

마가목 · 488

마삭줄 · 491

만병초 · 494

매발톱나무 · 497

매실나무 · 500

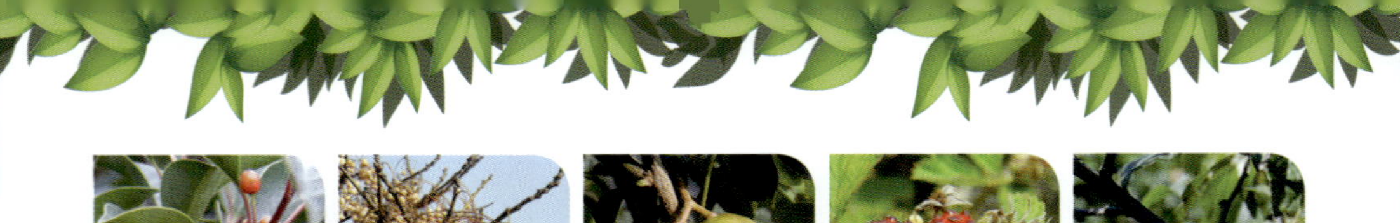

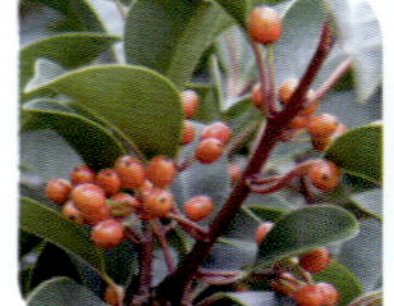
먼나무 · 504

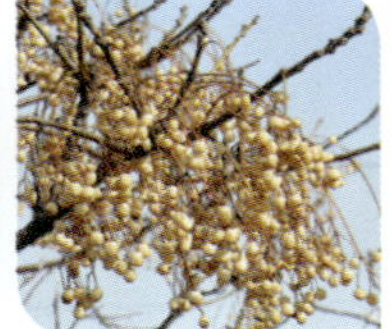
멀구슬나무 · 507

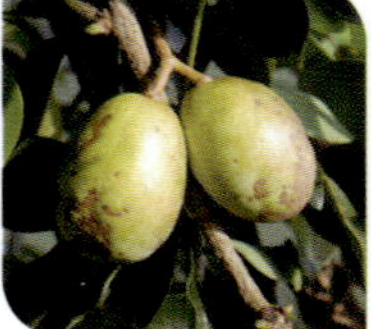
멀꿀 · 511

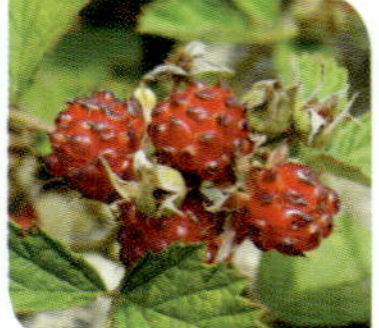
멍석딸기 · 514

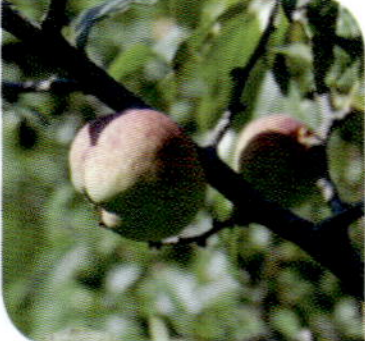
명자나무 · 517

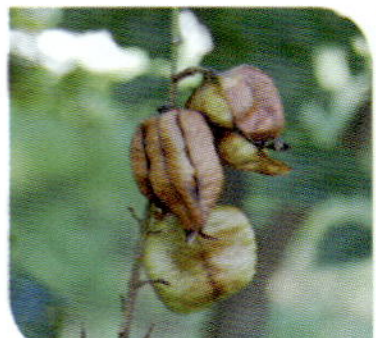
모감주나무 · 521

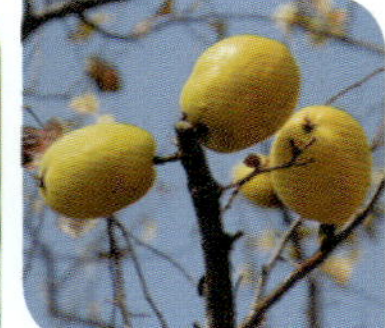
모과나무 · 524

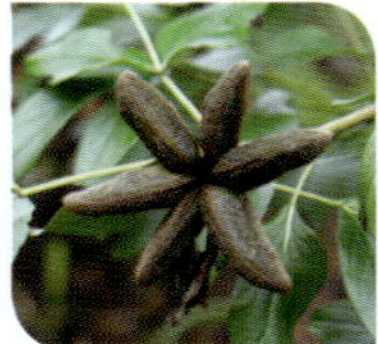
모란 · 527

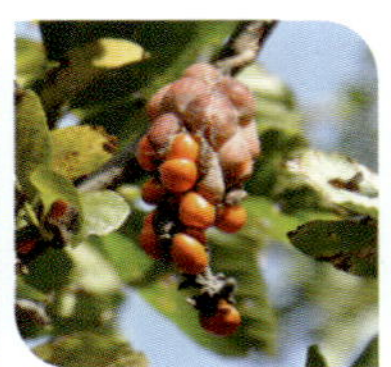
목련 · 531

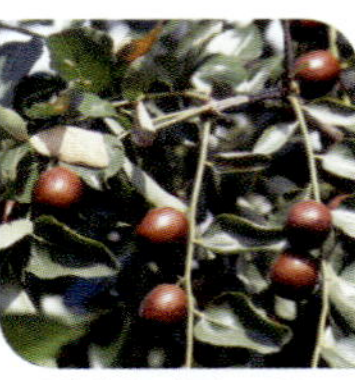
묏대추나무 · 535

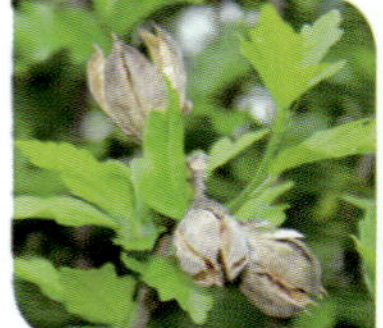
무궁화 · 539

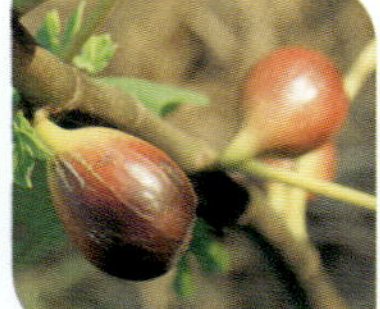
무화과나무 · 543

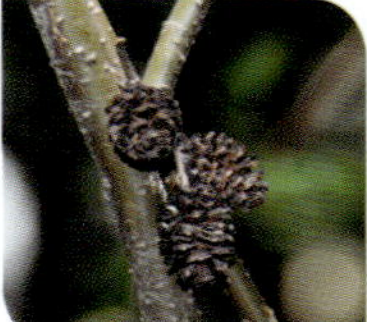
물오리나무 · 547

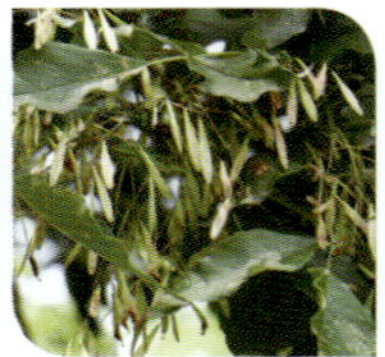
물푸레나무 · 551

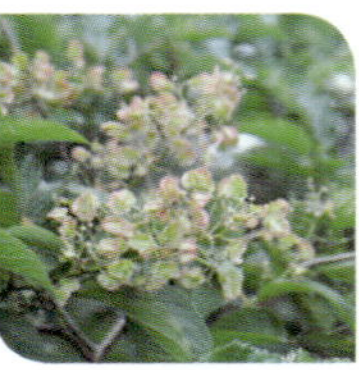
미역줄나무 · 555

버섯

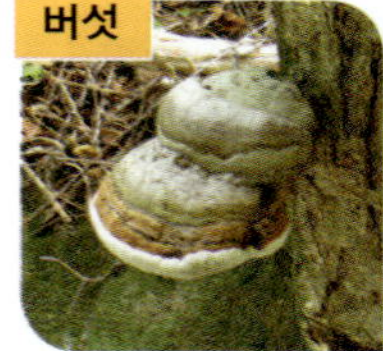
말굽버섯 · 558

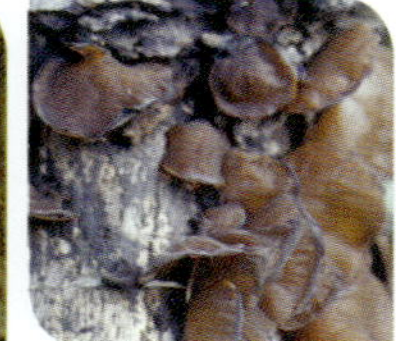
목이 · 561

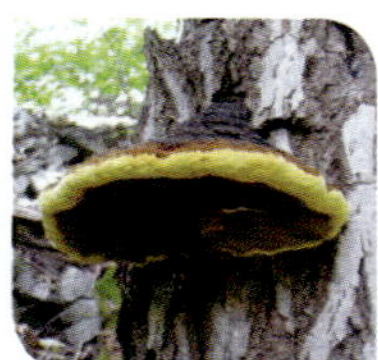
목질열대구멍버섯 · 564

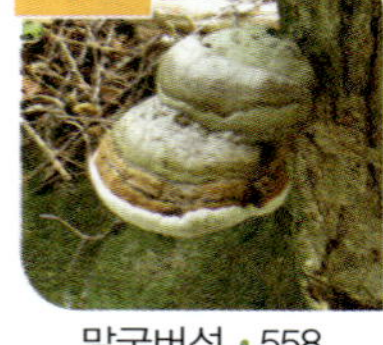

ㅂ

초본 34가지
목본 15가지
버섯 2가지

초본

바늘엉겅퀴 · 568

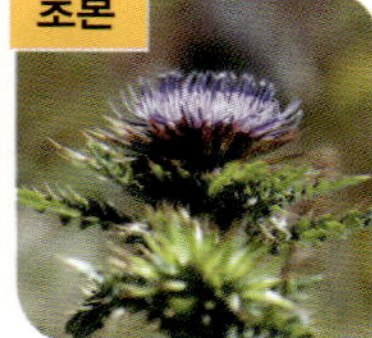
바디나물 · 571

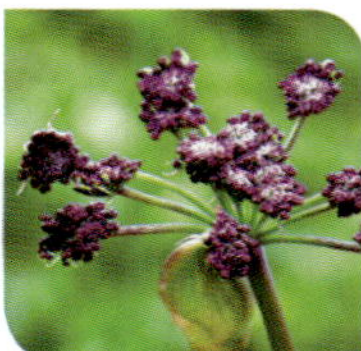
바위떡풀 · 574

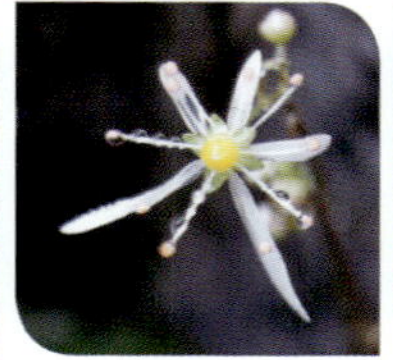
바위솔 · 577

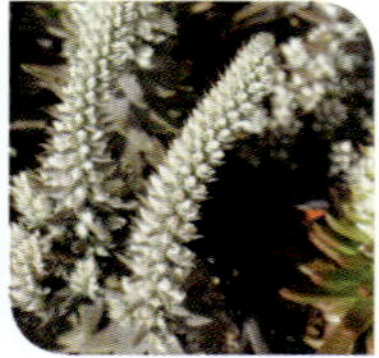

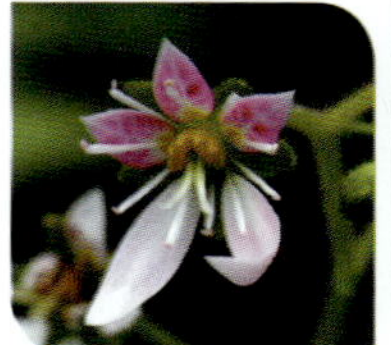
바위취 · 580

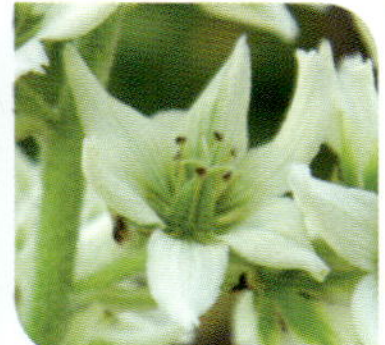
박새 · 583

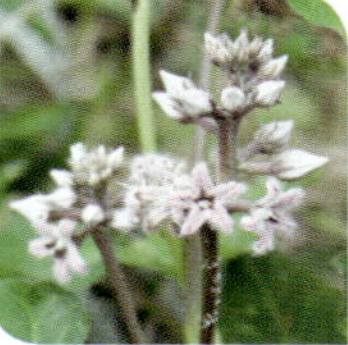
박주가리 · 586

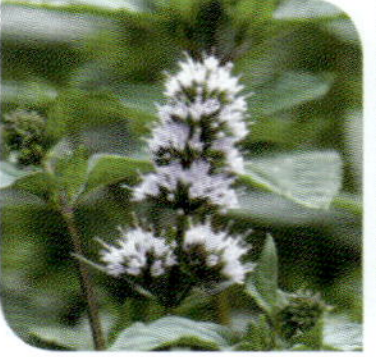
박하 · 591

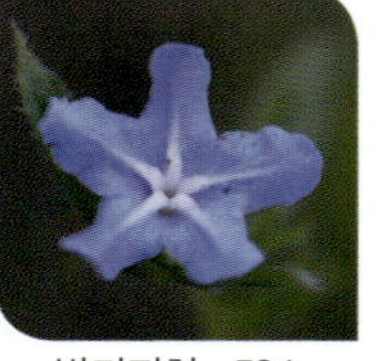
반디지치 · 594

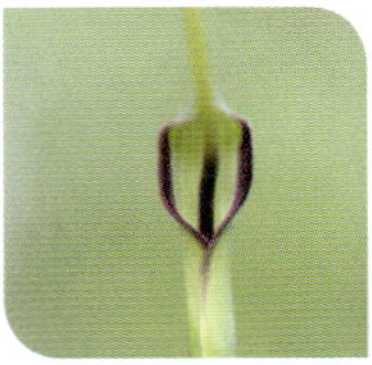

반하 · 597

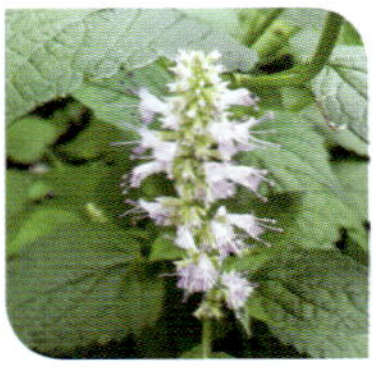

방아풀 · 600

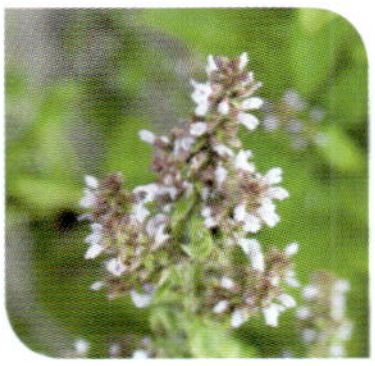

배암차즈기 · 603

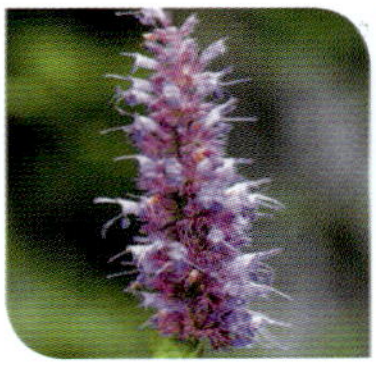

배초향 · 606

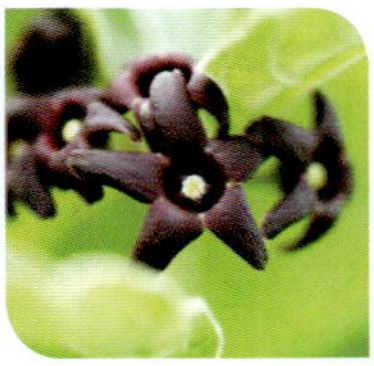

백미꽃 · 610

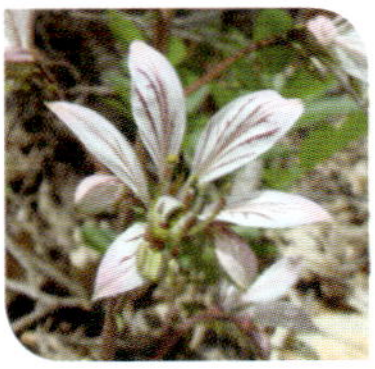

백선 · 613

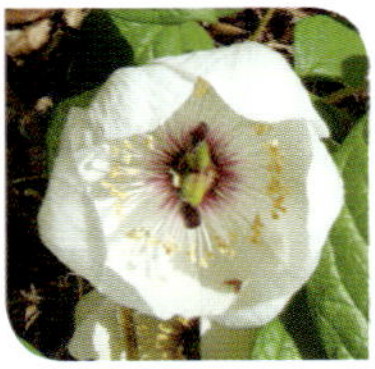

백작약 · 616

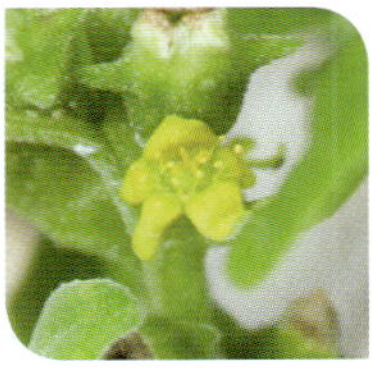

번행초 · 621

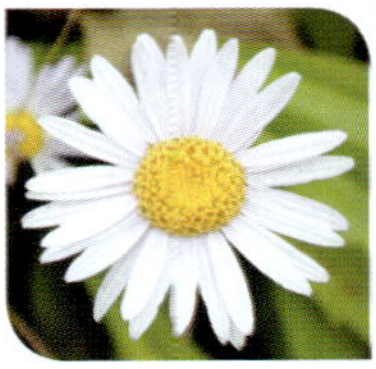

벌개미취 · 624

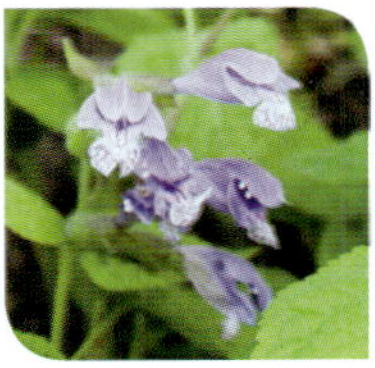

벌깨덩굴 · 627

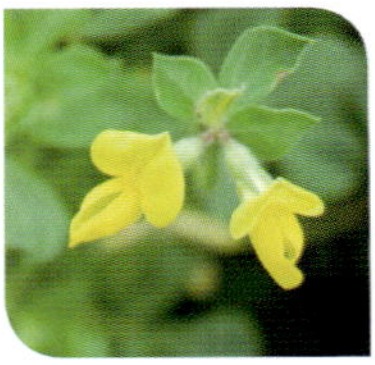

벌노랑이 · 630

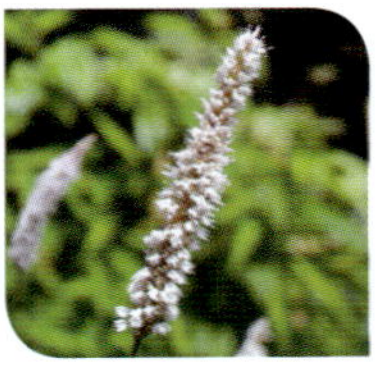

범꼬리 · 633

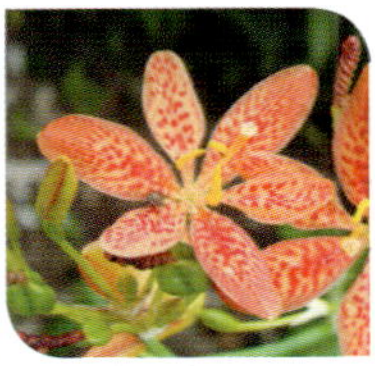

범부채 · 636

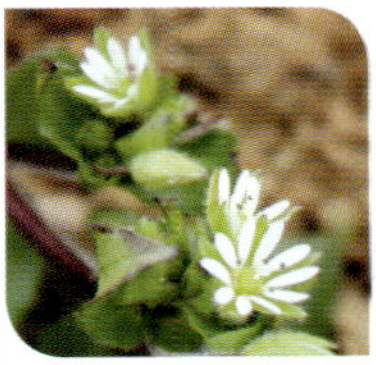

별꽃 · 639

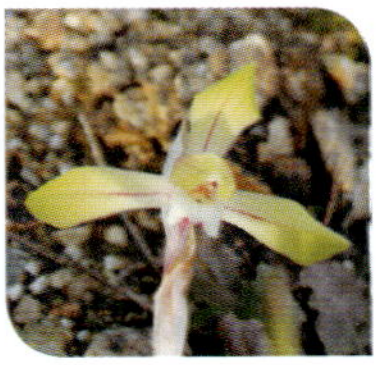

보춘화 · 642

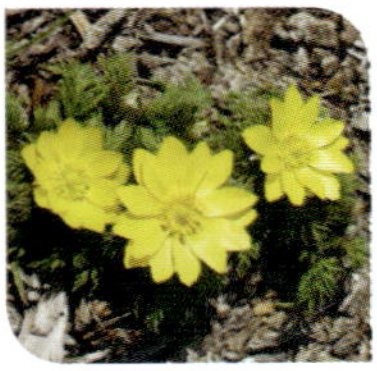

복수초 · 645

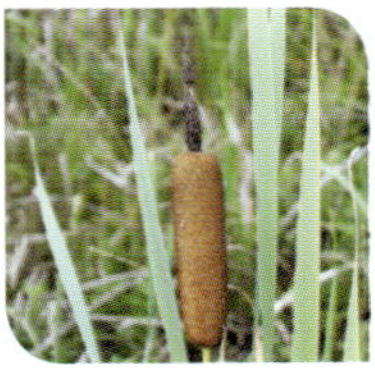

부들 · 648

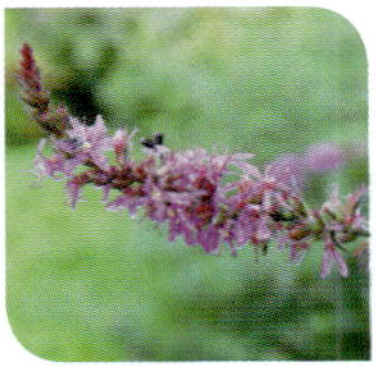

부처꽃 · 651

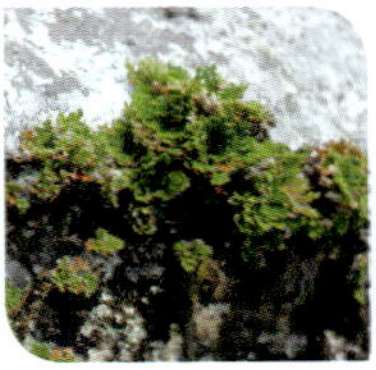

부처손 · 653

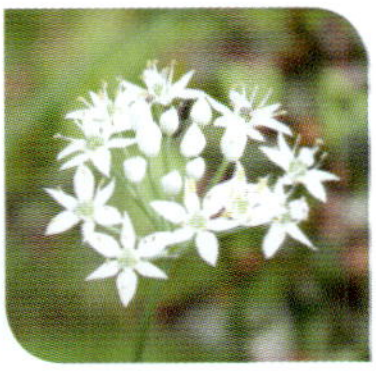

부추 · 656

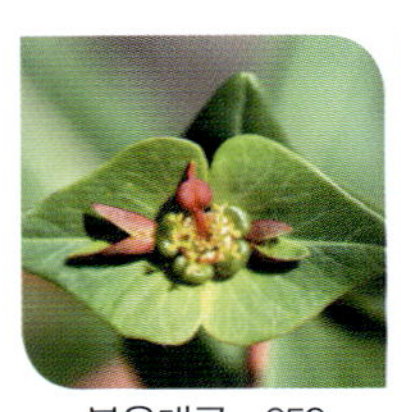

붉은대극 · 659

붓꽃 · 662

비비추 · 665

뻐꾹나리 · 668

뻐꾹채 · 670

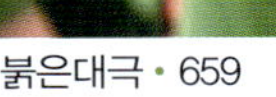
목본

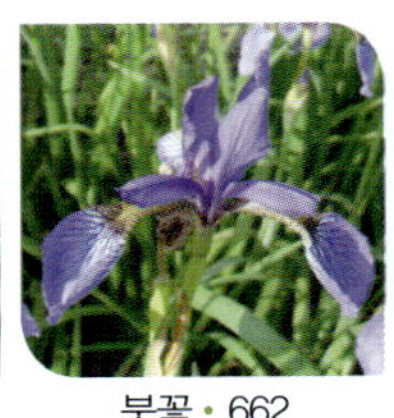
박쥐나무 · 673

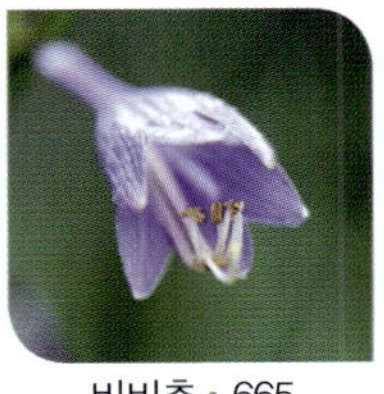
박태기나무 · 676

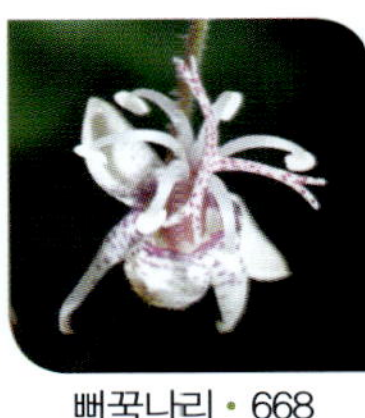
배롱나무 · 680

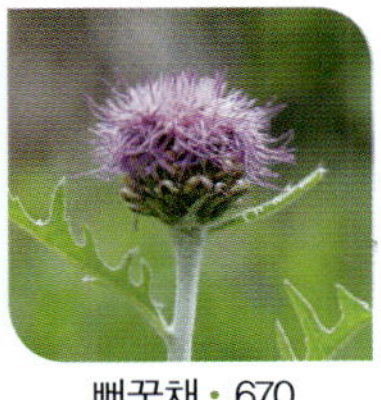
백량금 · 684

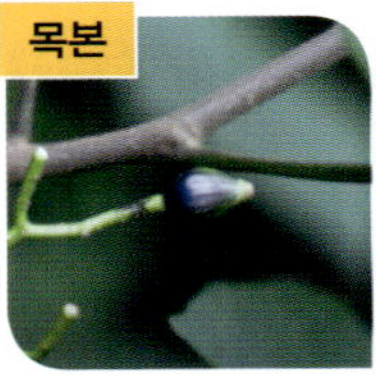
백리향 · 687

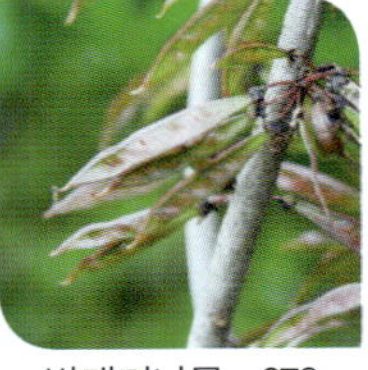

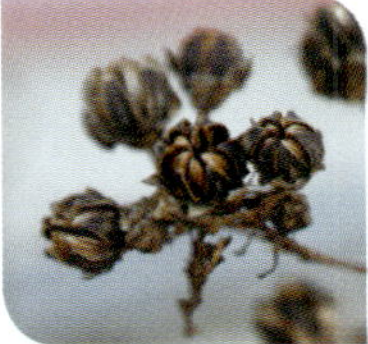

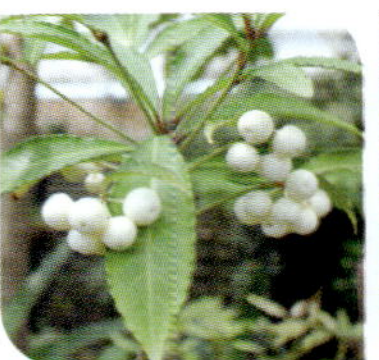

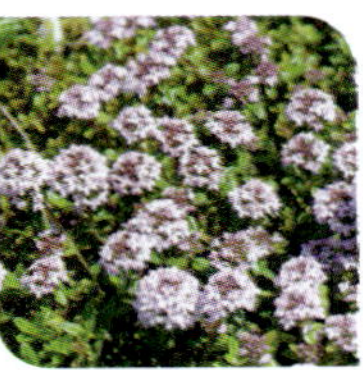

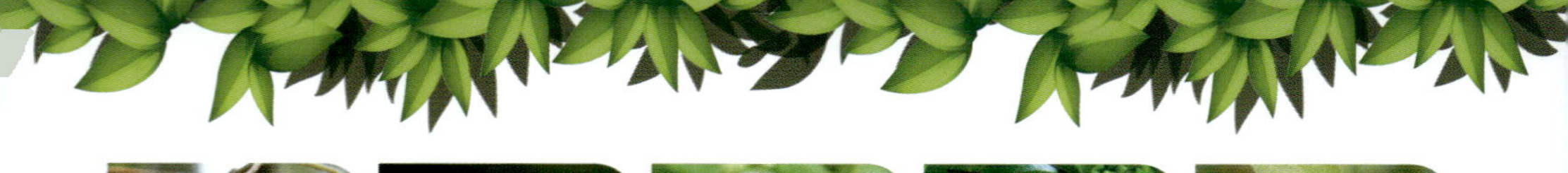

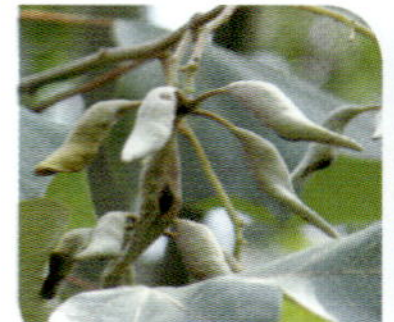
벽오동 · 690

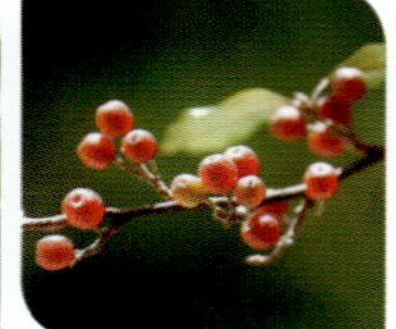
보리수나무 · 694

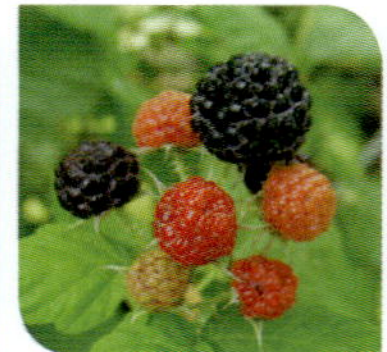
복분자딸기 · 698

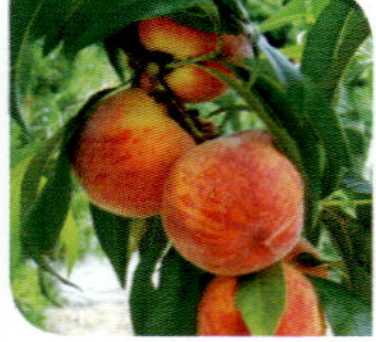
복사나무 · 702

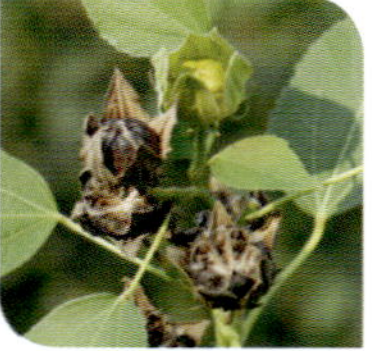
부용 · 706

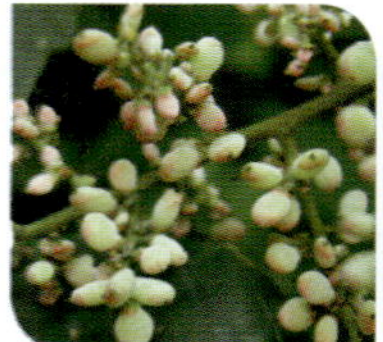
붉나무 · 709

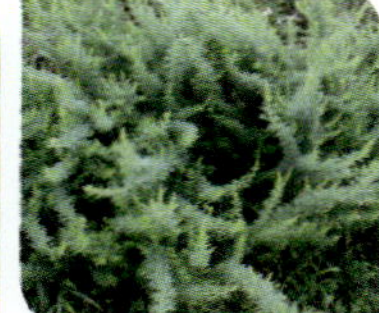
비수리 · 714

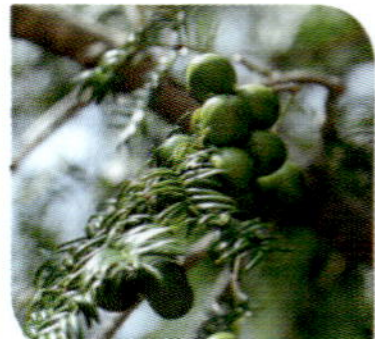
비자나무 · 717

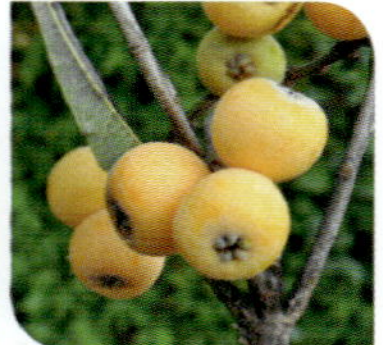
비파나무 · 721

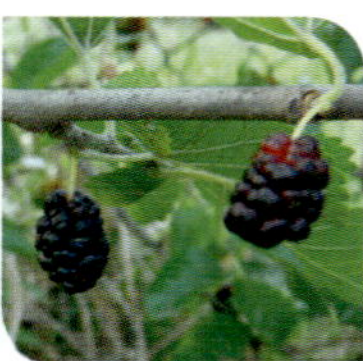
뽕나무 · 725

버섯

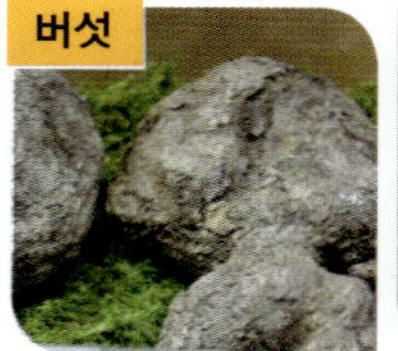
복령 · 730

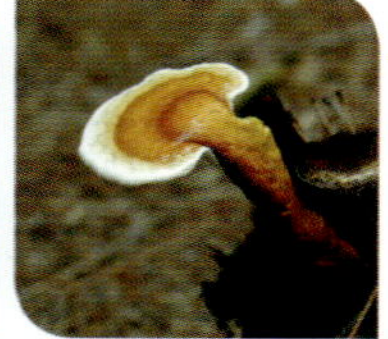
불로초(영지) · 733

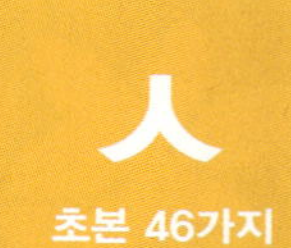
人
초본 46가지
목본 25가지
버섯 2가지

초본

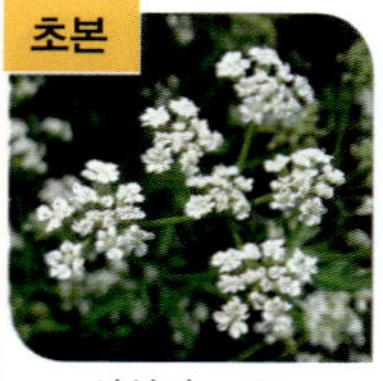
사상자 · 736

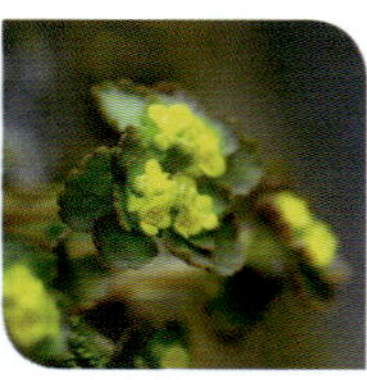
산괭이눈 · 740

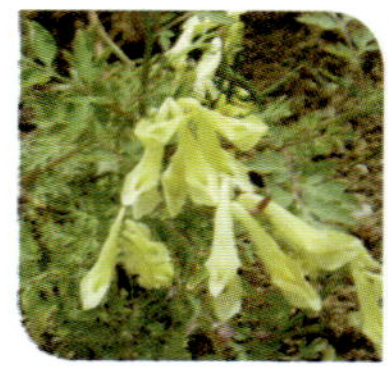
산괴불주머니 · 743

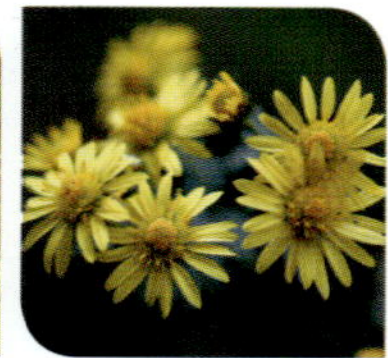
산국 · 746

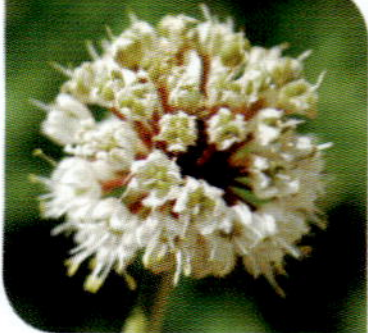
산마늘 · 749

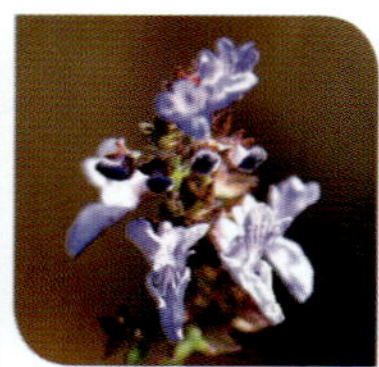
산박하 · 752

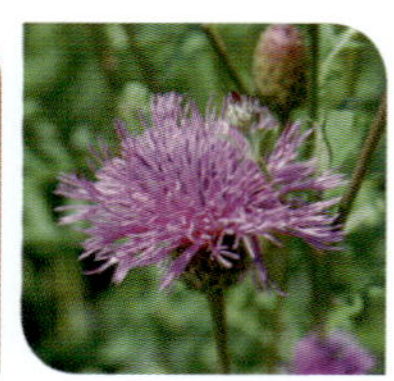
산비장이 · 754

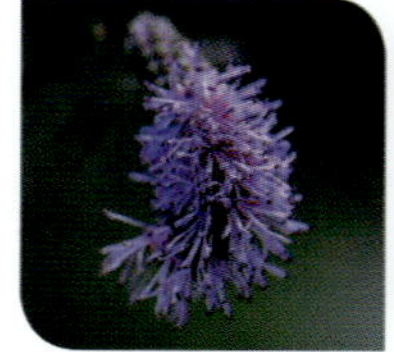
산오이풀 · 757

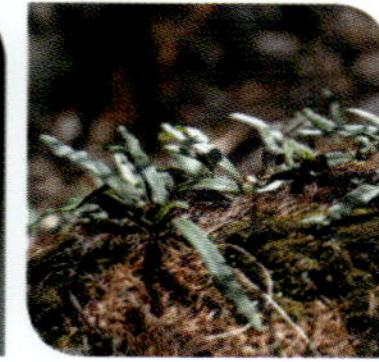
산일엽초 · 760

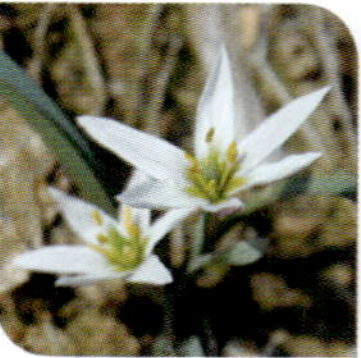
산자고 · 762

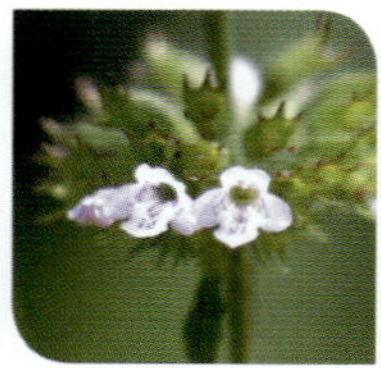
산층층이 · 765

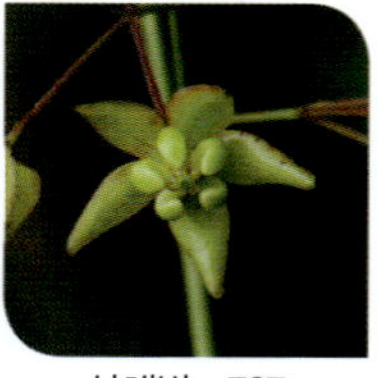
산해박 · 767

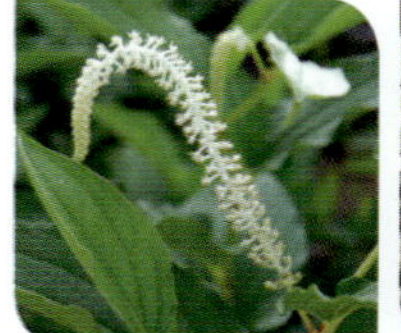
삼백초 · 770

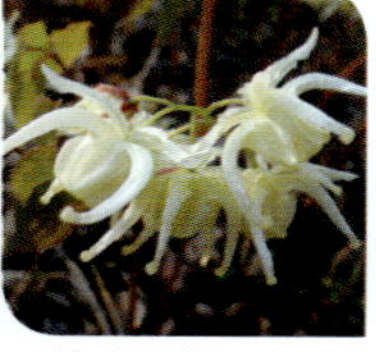
삼지구엽초 · 773

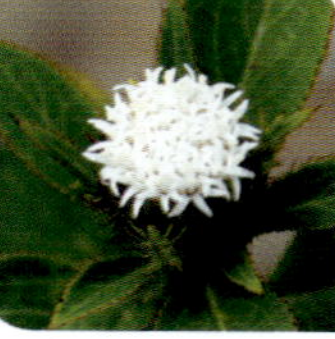
삽주(큰삽주) · 777

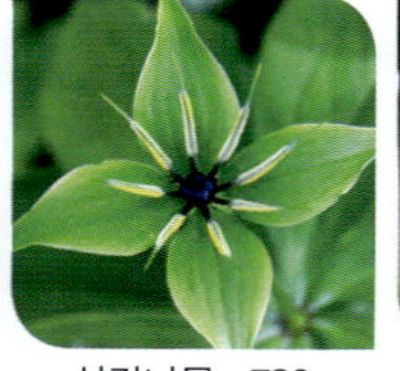
삿갓나물 · 783

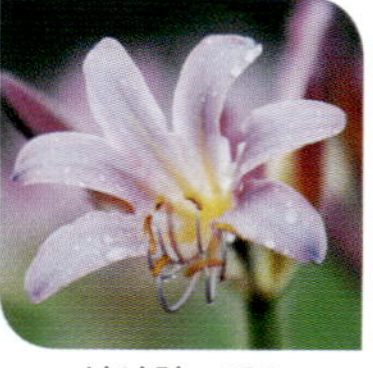
상사화 · 786

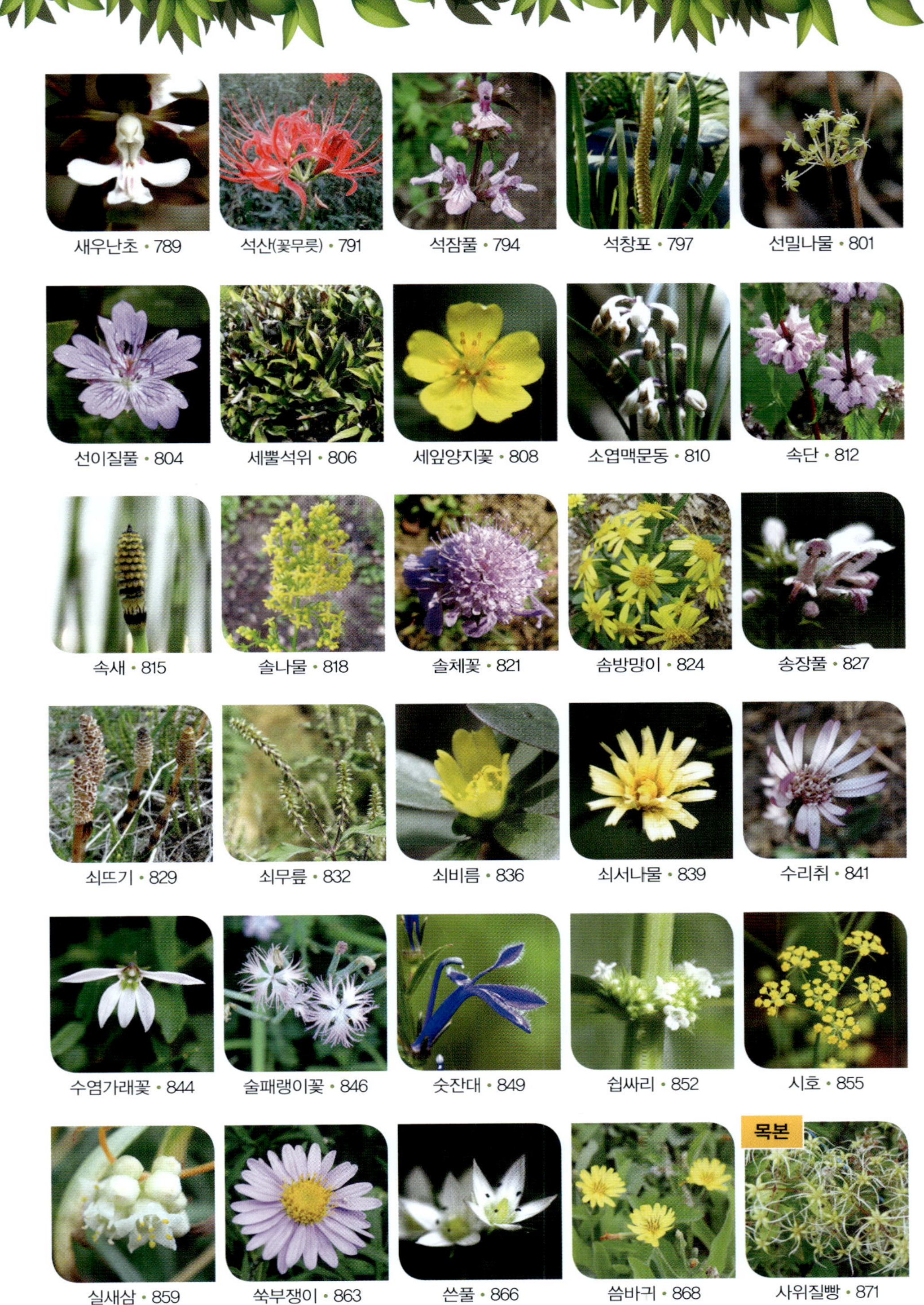

새우난초 · 789   석산(꽃무릇) · 791   석잠풀 · 794   석창포 · 797   선밀나물 · 801

선이질풀 · 804   세뿔석위 · 806   세잎양지꽃 · 808   소엽맥문동 · 810   속단 · 812

속새 · 815   솔나물 · 818   솔체꽃 · 821   솜방망이 · 824   송장풀 · 827

쇠뜨기 · 829   쇠무릎 · 832   쇠비름 · 836   쇠서나물 · 839   수리취 · 841

수염가래꽃 · 844   술패랭이꽃 · 846   숫잔대 · 849   쉽싸리 · 852   시호 · 855

목본

실새삼 · 859   쑥부쟁이 · 863   쓴풀 · 866   씀바귀 · 868   사위질빵 · 871

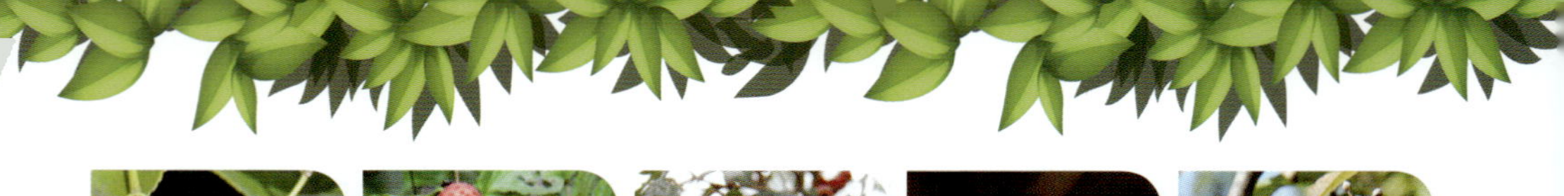

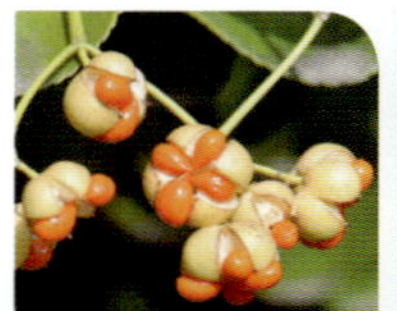
사철나무 • 874

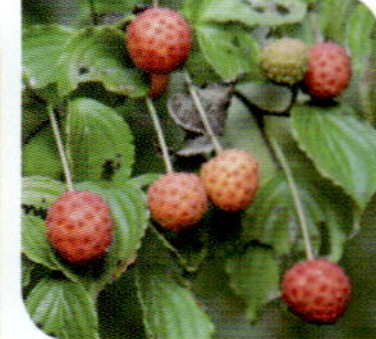
산딸나무 • 877

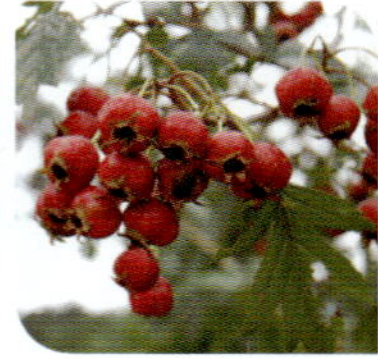
산사나무 • 880

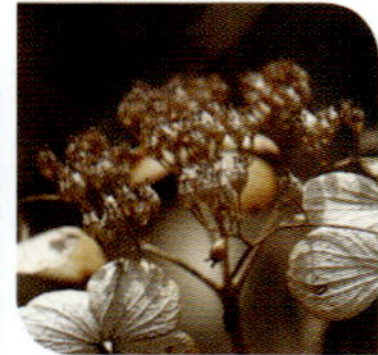
산수국 • 884

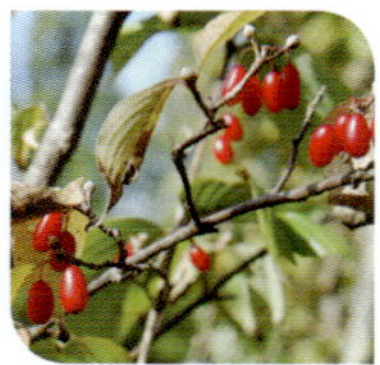
산수유 • 887

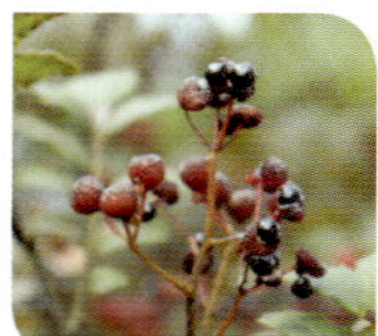
산초나무 • 890

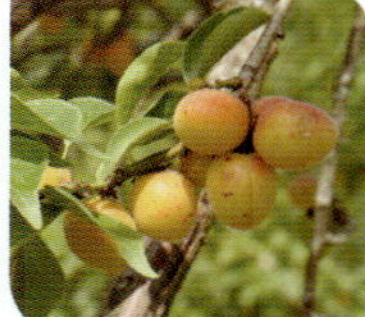
살구나무 • 895

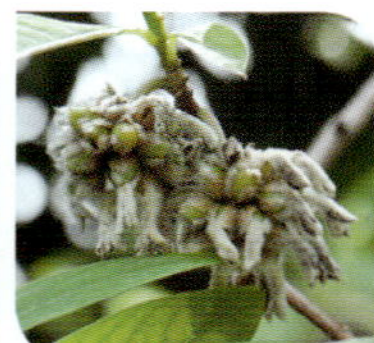
삼지닥나무 • 899

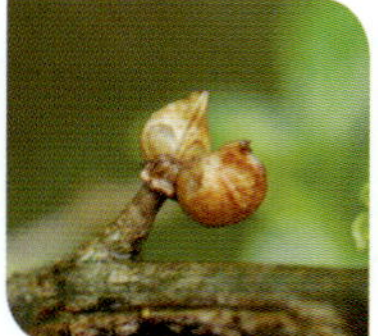
상산 • 902

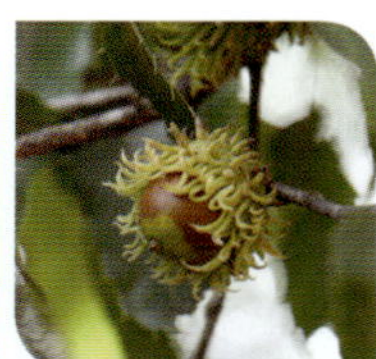
상수리나무 • 905

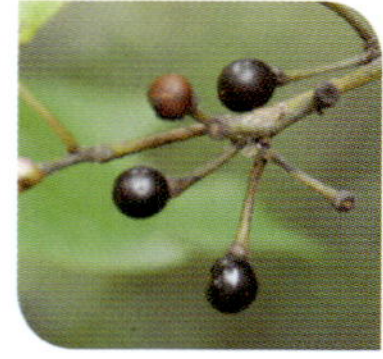
생강나무 • 908

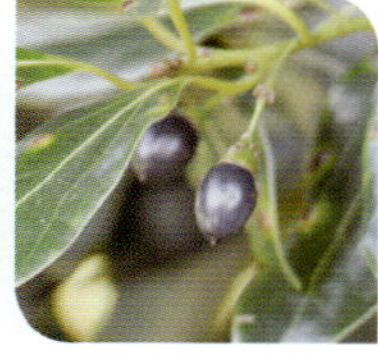
생달나무 • 912

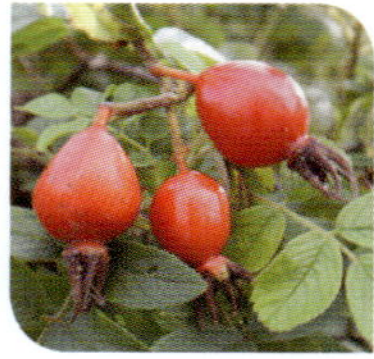
생열귀나무 • 915

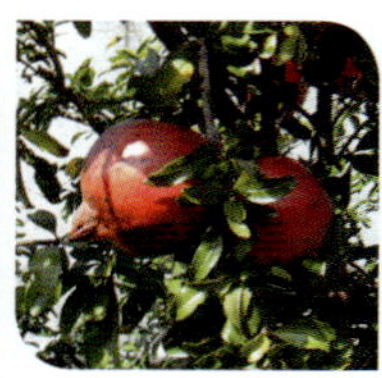
석류나무 • 918

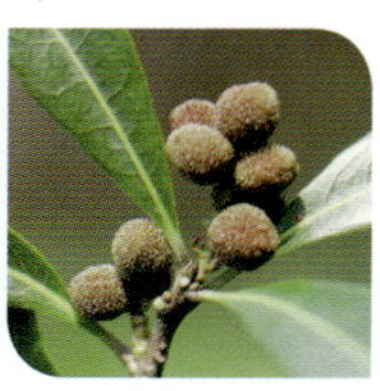
소귀나무 • 922

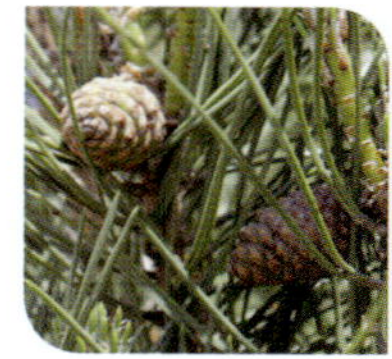
소나무 • 926

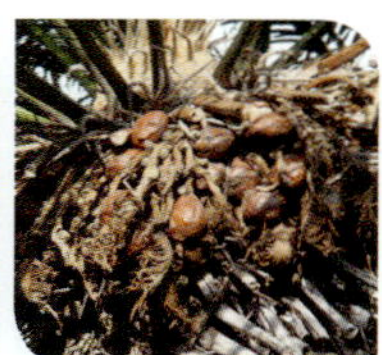
소철 • 930

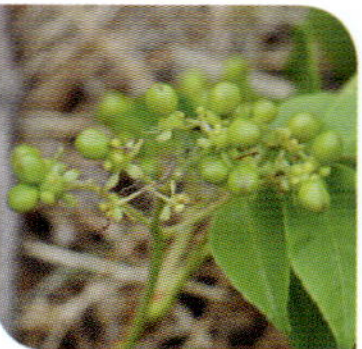
소태나무 • 933

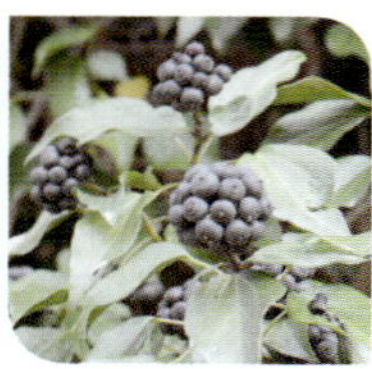
송악 • 936

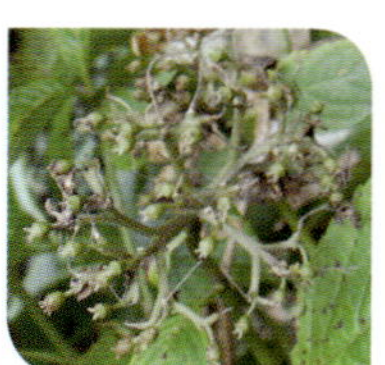
수국 • 939

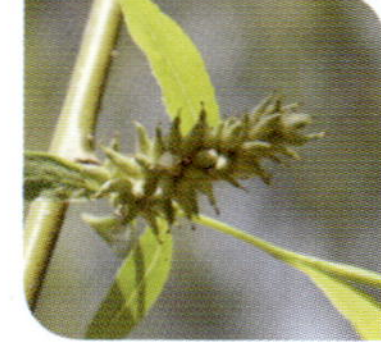
수양버들 • 942

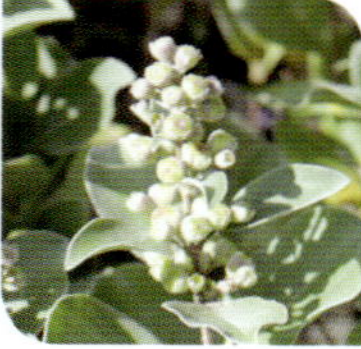
순비기나무 • 945

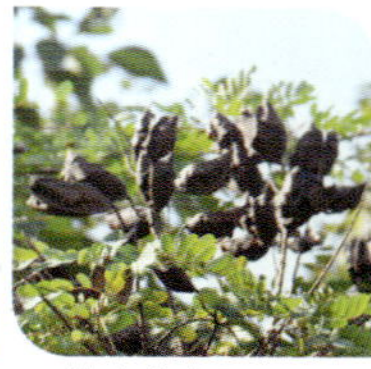
실거리나무 • 949

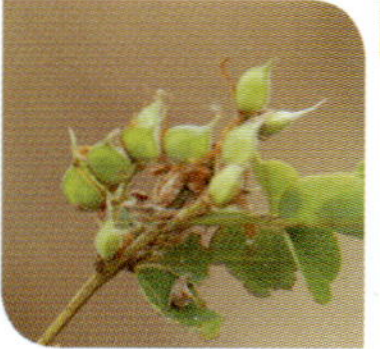
싸리 • 952

버섯

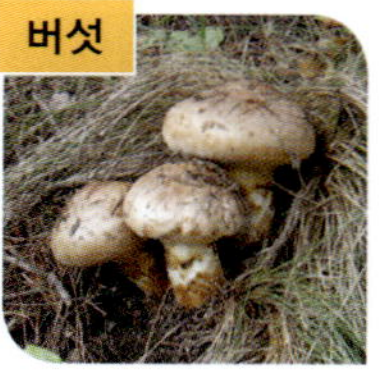
송이 • 956

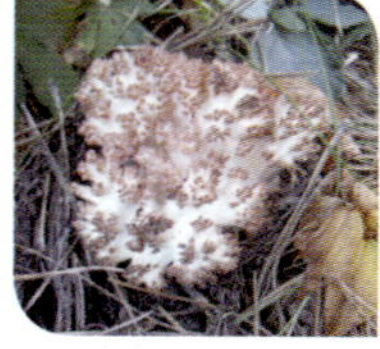
싸리버섯 • 959

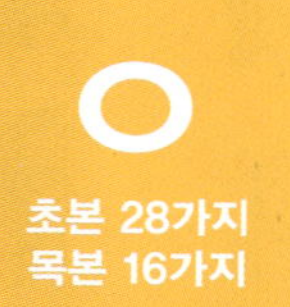
초본 28가지
목본 16가지

초본

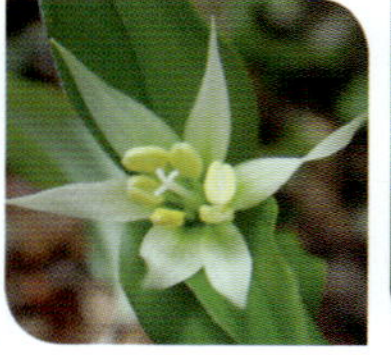
앉은부채 • 962

애기나리 • 965

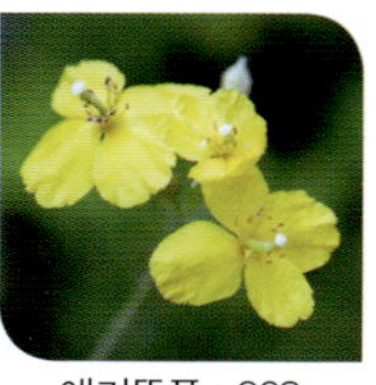
애기똥풀 • 968

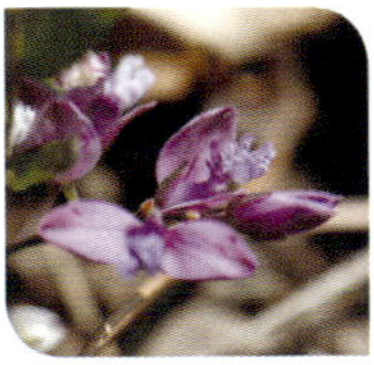

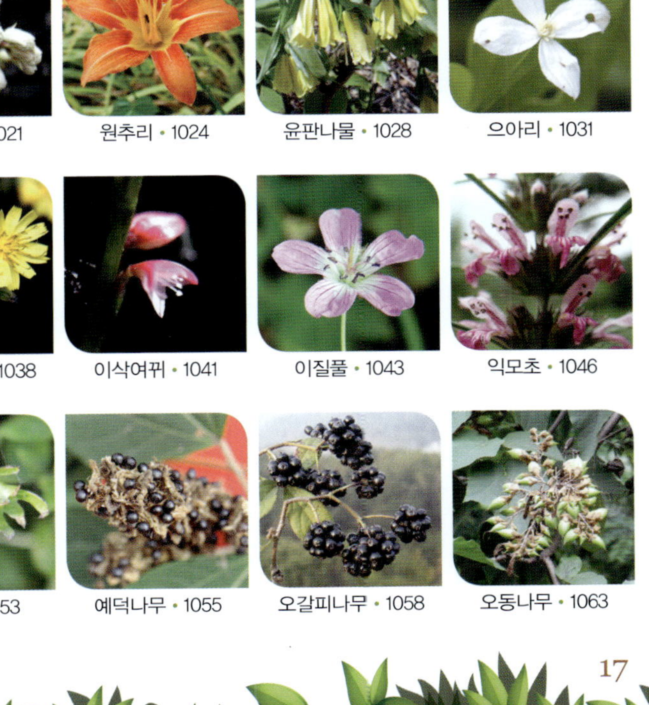

애기풀 · 971

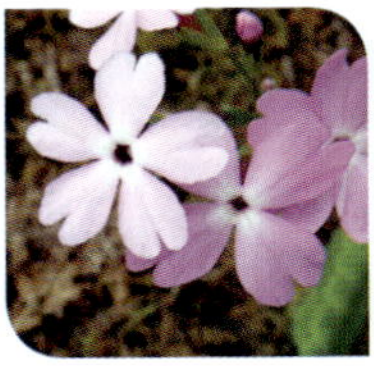

앵초 · 974

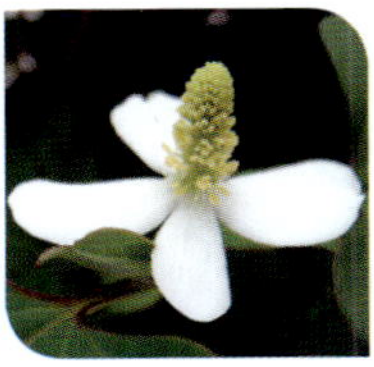

약모밀 · 977

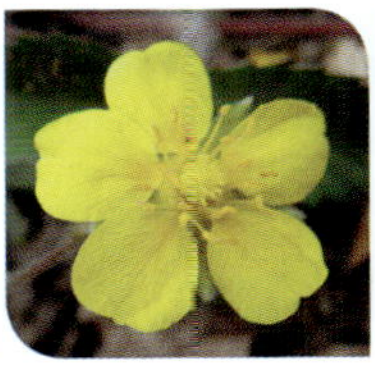

양지꽃 · 981

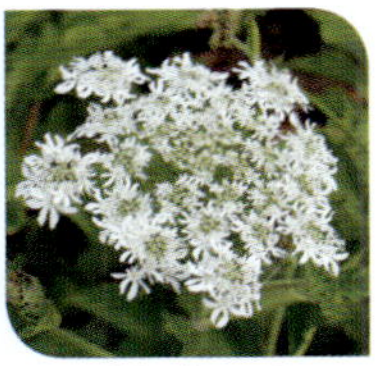

어수리 · 983

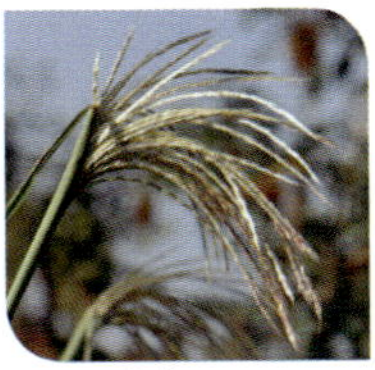

억새 · 986

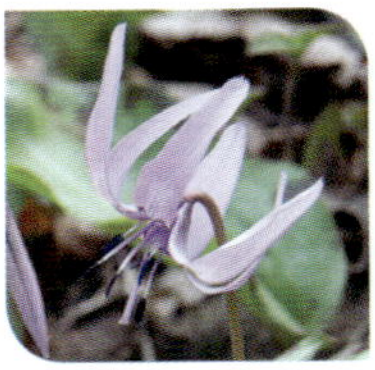

얼레지 · 989

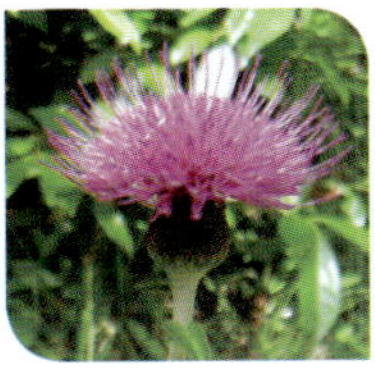

엉겅퀴 · 992

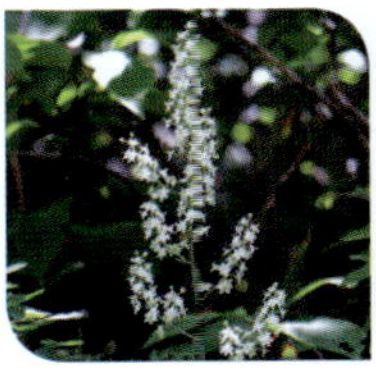

여로 · 995

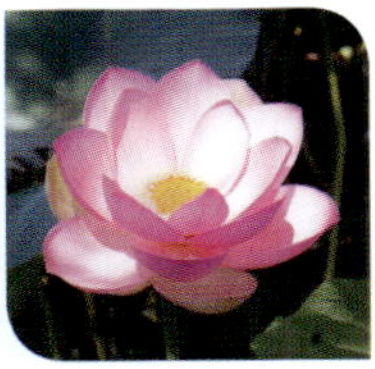

연꽃 · 998

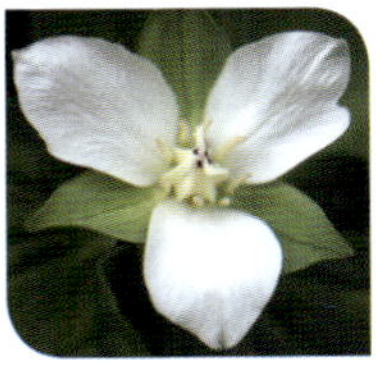

연영초 · 1002

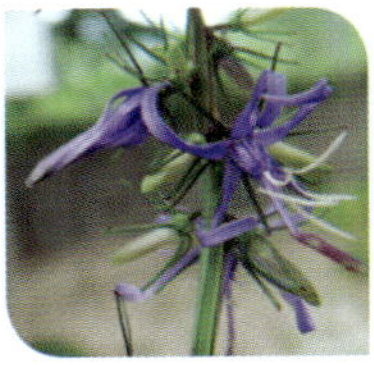

영아자 · 1005

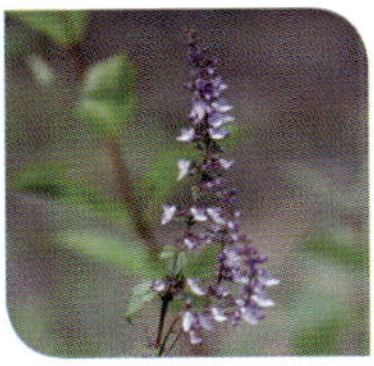

오리방풀 · 1008

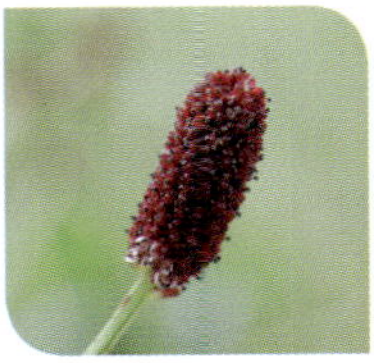

오이풀 · 1011

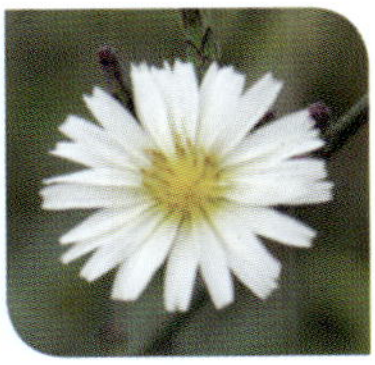

왕고들빼기 · 1015

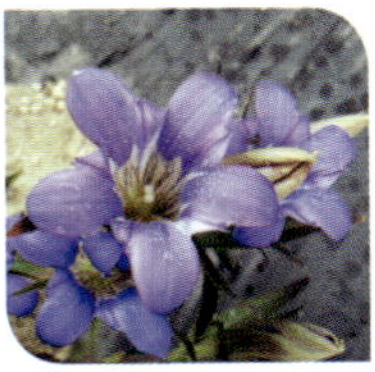

용담 · 1018

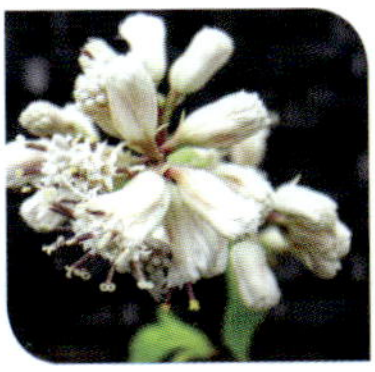

우산나물 · 1021

원추리 · 1024

윤판나물 · 1028

으아리 · 1031

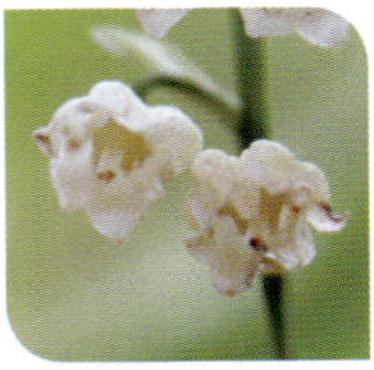

은방울꽃 · 1035

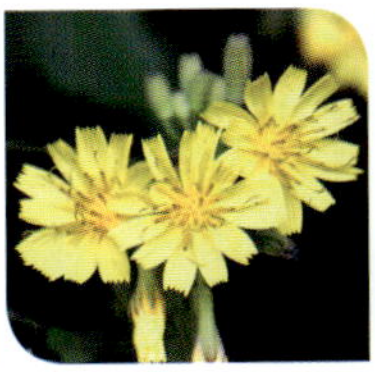

이고들빼기 · 1038

이삭여뀌 · 1041

이질풀 · 1043

익모초 · 1046

목본

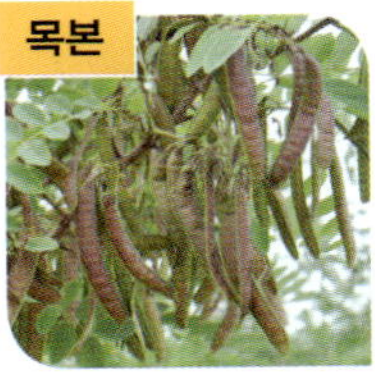

아까시나무 · 1050

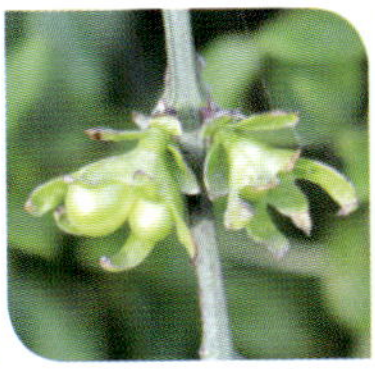

영춘화 · 1053

예덕나무 · 1055

오갈피나무 · 1058

오동나무 · 1063

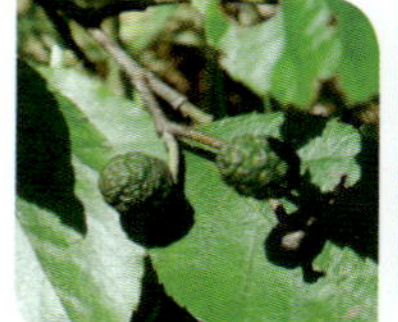

오리나무 · 1067

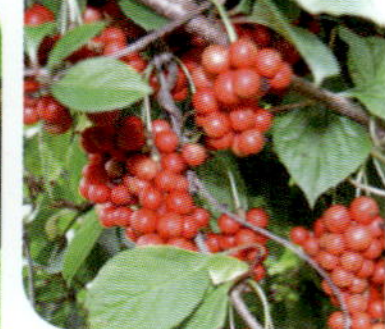

오미자 · 1071

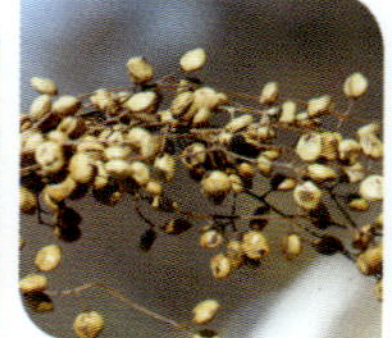

옻나무 · 1075

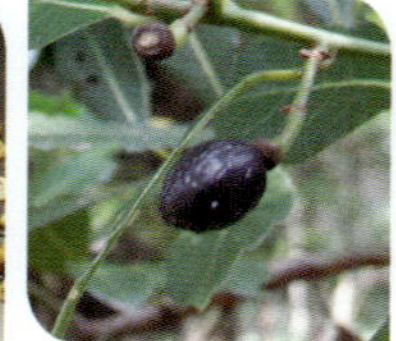

월계수 · 1080

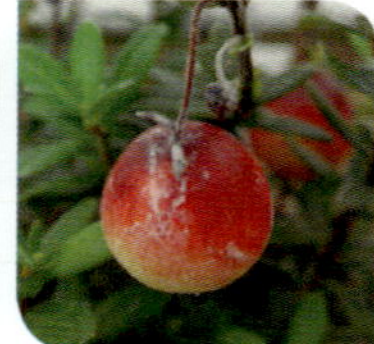

월귤 · 1084

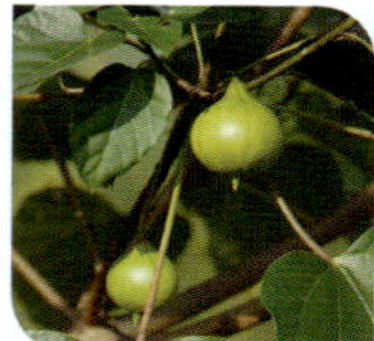

유동 · 1087

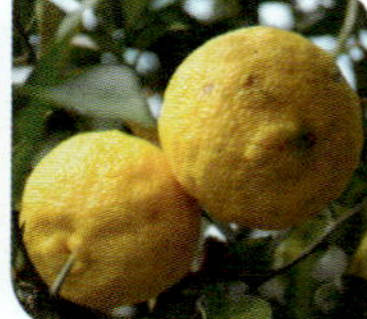

유자나무 · 1090

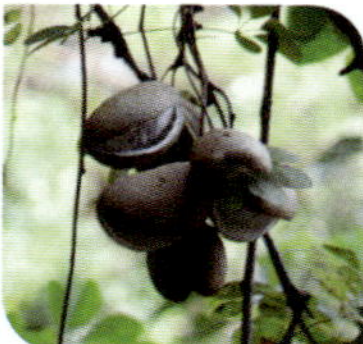

으름덩굴 · 1094

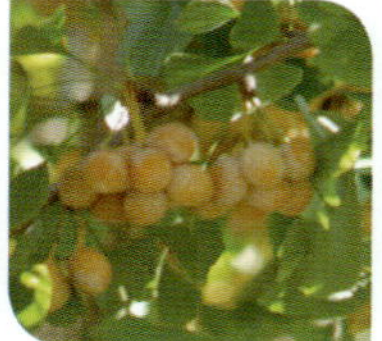

은행나무 · 1098

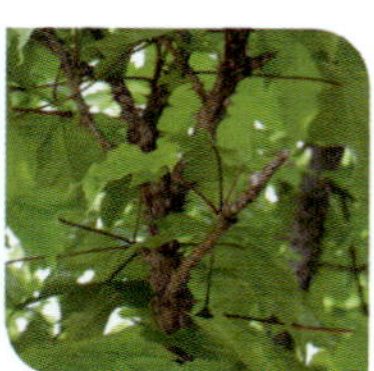

음나무 · 1102

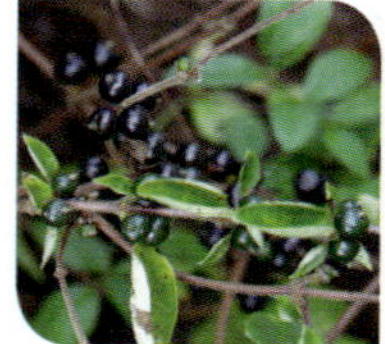

인동덩굴 · 1106

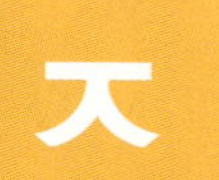

ㅈ

초본 29가지
목본 11가지
버섯 3가지

초본

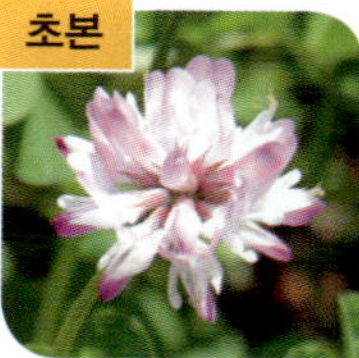

자운영 · 1110

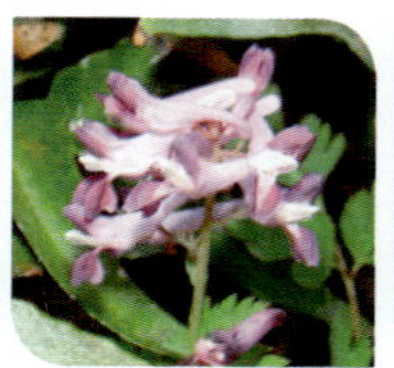

자주괴불주머니 · 1113

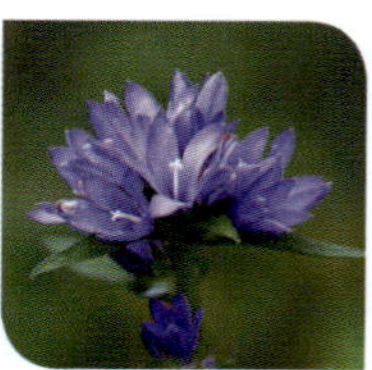

자주꽃방망이 · 1116

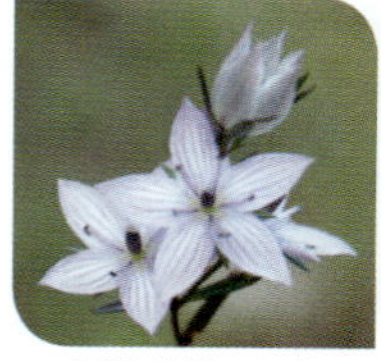

자주쓴풀 · 1118

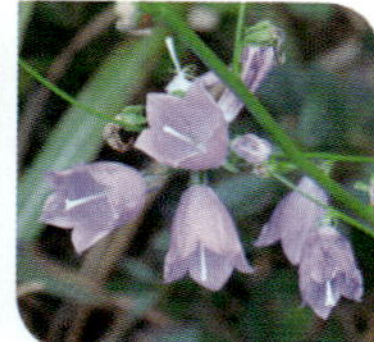

잔대 · 1121

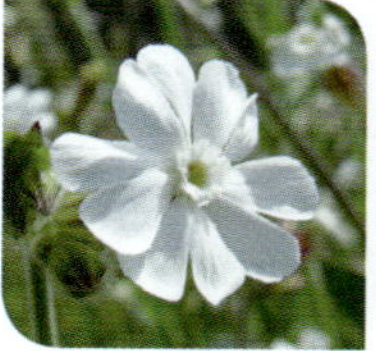

장구채 · 1125

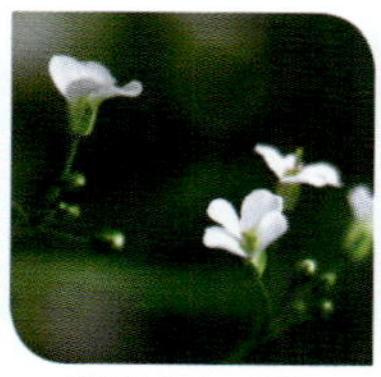

장대나물 · 1128

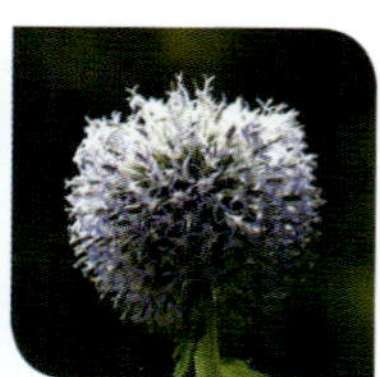

절굿대 · 1130

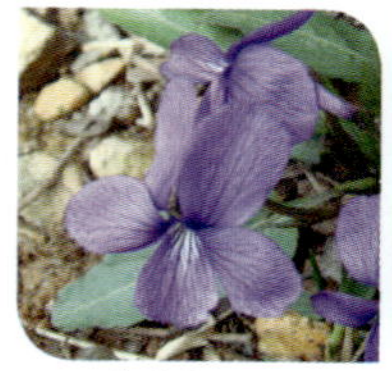

제비꽃 · 1133

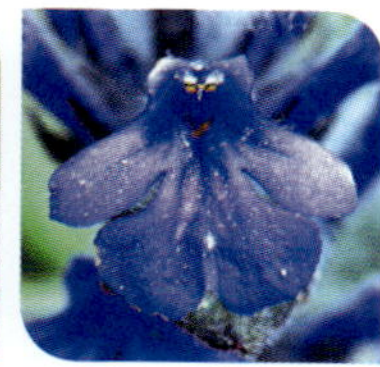

조개나물 · 1136

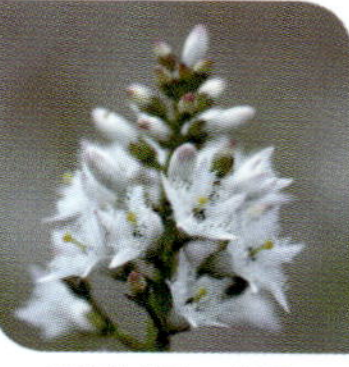

조름나물 · 1139

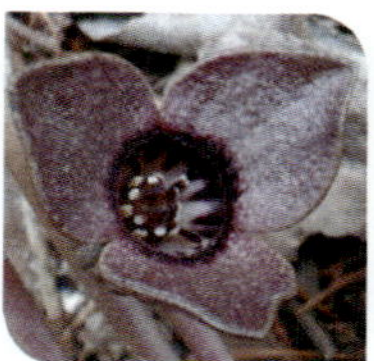

족도리풀 · 1142

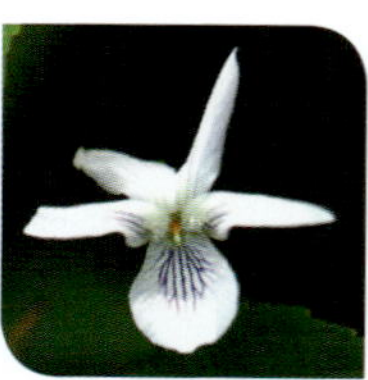

졸방제비꽃 · 1146

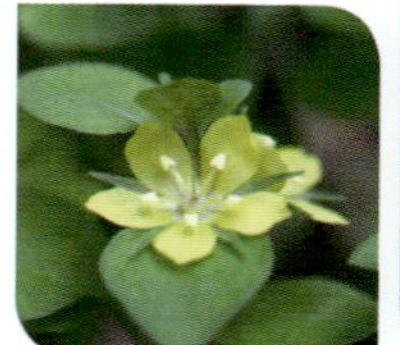

좀가지풀 · 1148

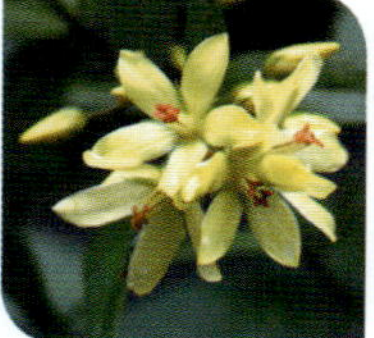

좁쌀풀 · 1150

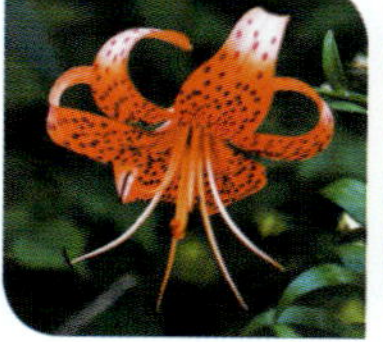

중나리 · 1152

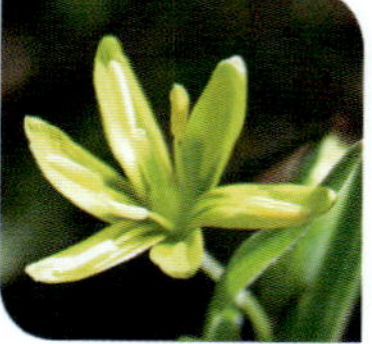

중의무릇 · 1155

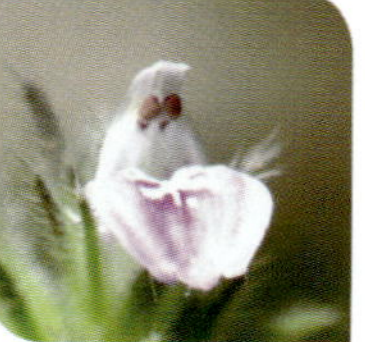

쥐꼬리망초 · 1157

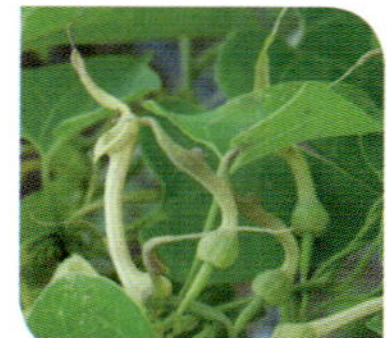
쥐방울덩굴 · 1160

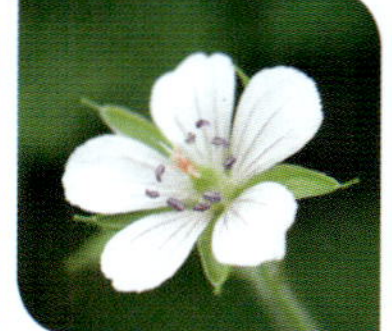
쥐손이풀 · 1163

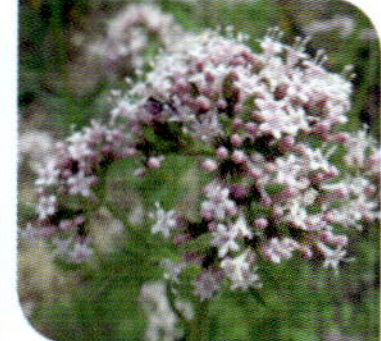
쥐오줌풀 · 1166

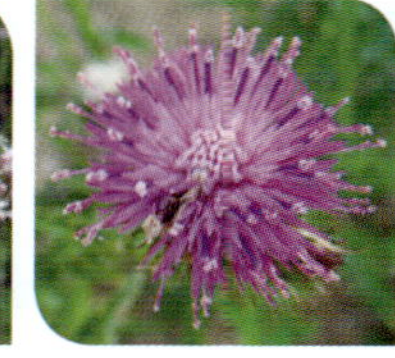
지느러미엉겅퀴 · 1169

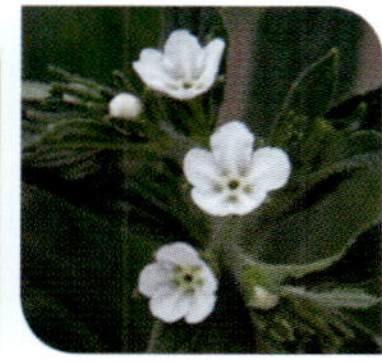
지치 · 1172

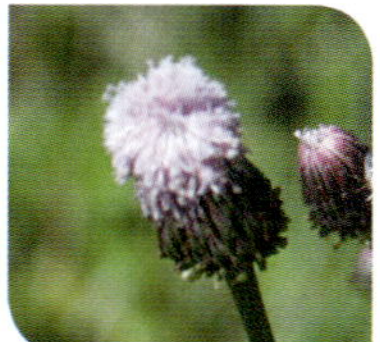
지칭개 · 1176

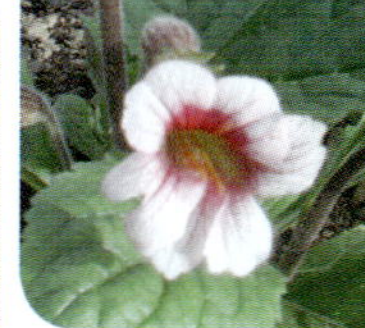
지황 · 1179

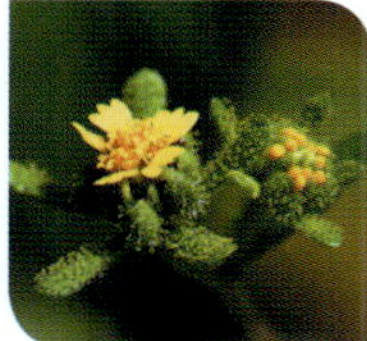
진득찰 · 1183

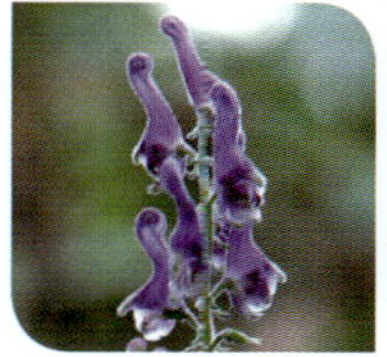
진범 · 1186

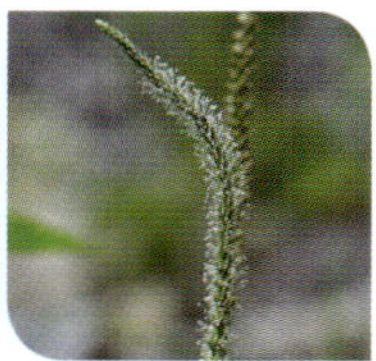
질경이 · 1188

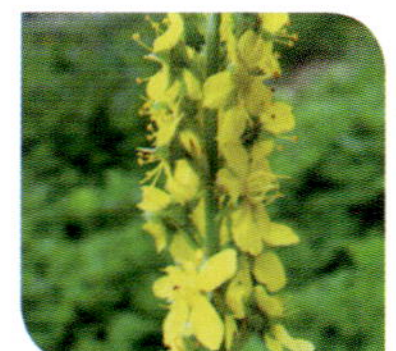
짚신나물 · 1192

목본

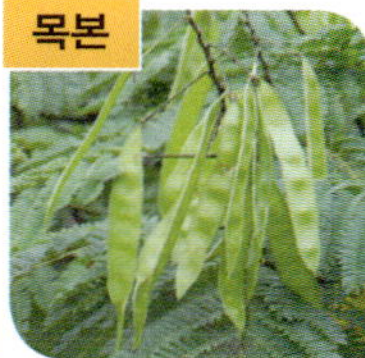
자귀나무 · 1196

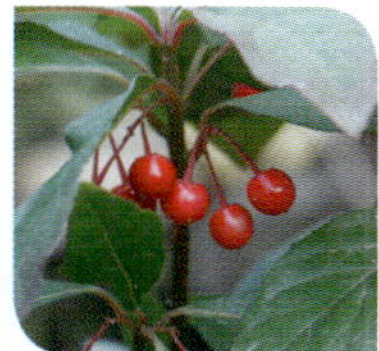
자금우 · 1200

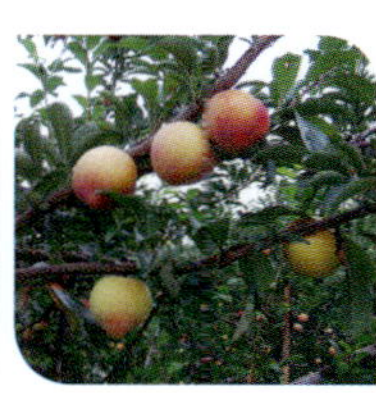
자두나두 · 1203

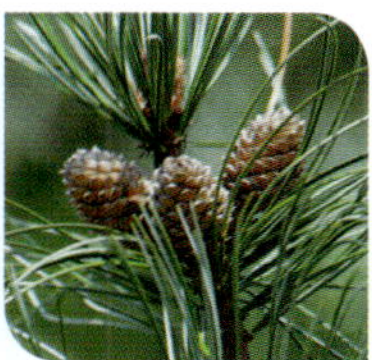
잣나무 · 1207

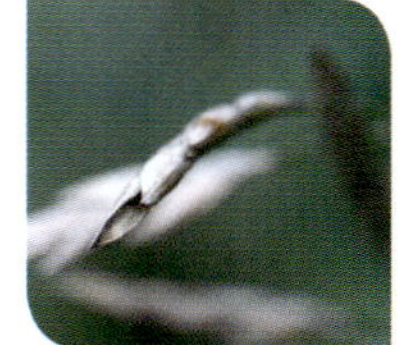
조릿대 · 1210

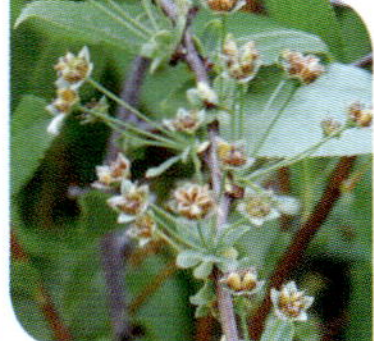
조팝나무 · 1214

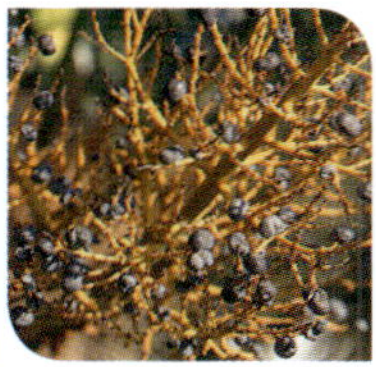
종려나무 · 1217

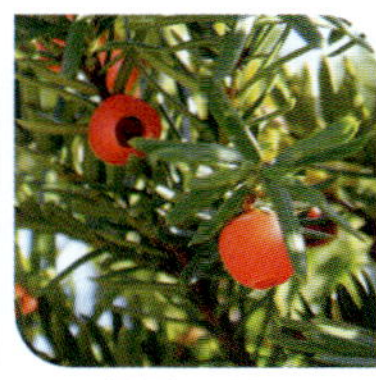
주목 · 1220

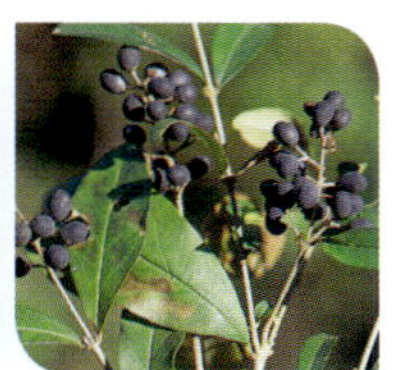
쥐똥나무 · 1223

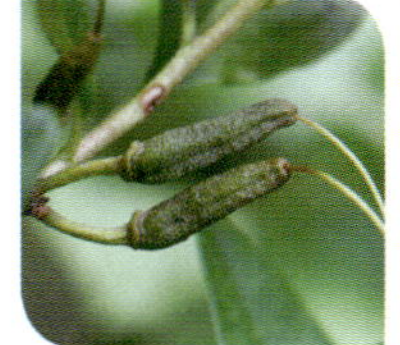
진달래 · 1226

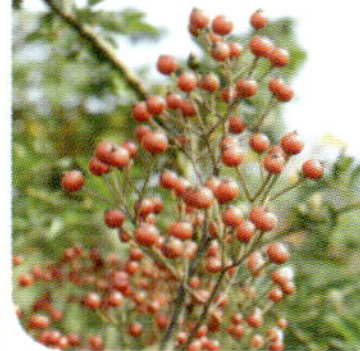
찔레꽃 · 1230

버섯

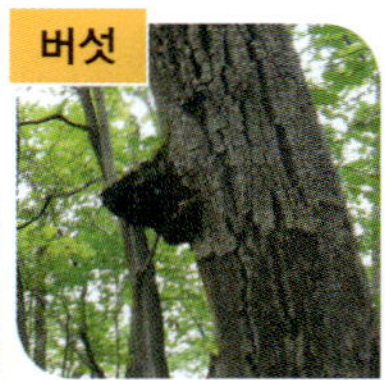
자작나무시루뻔버섯 · 1234

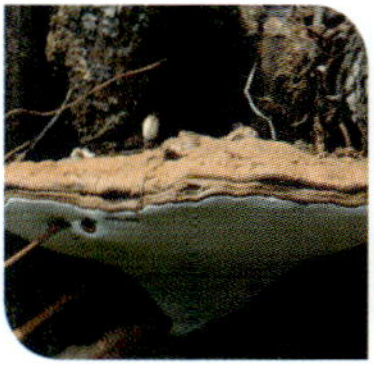
잔나비불로초 · 1237

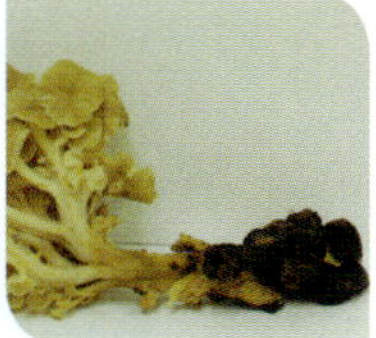
저령 · 1240

ㅊ

초본 13가지
목본 8가지

초본

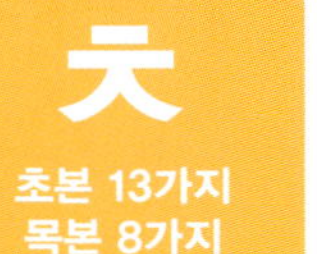

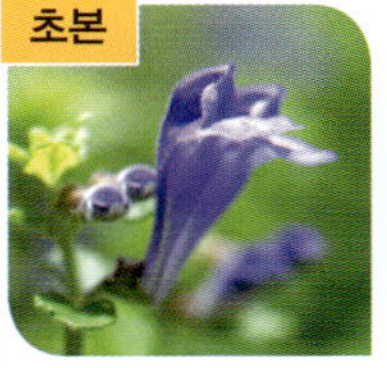
참골무꽃 · 1242

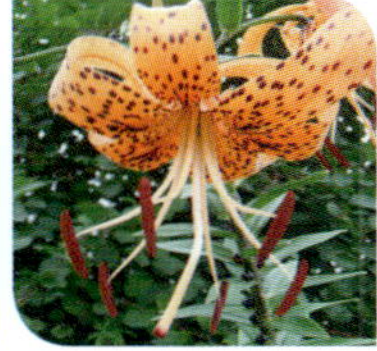
참나리 · 1245

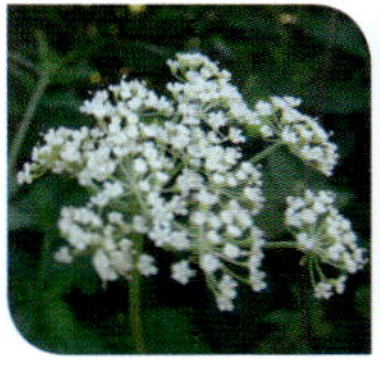
참나물 · 1248

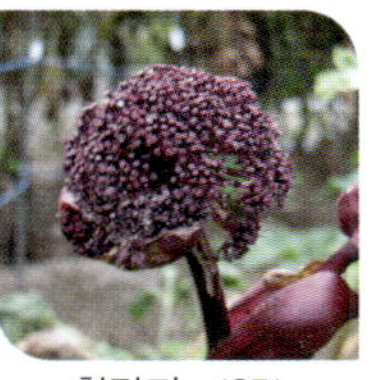
참당귀 · 1251

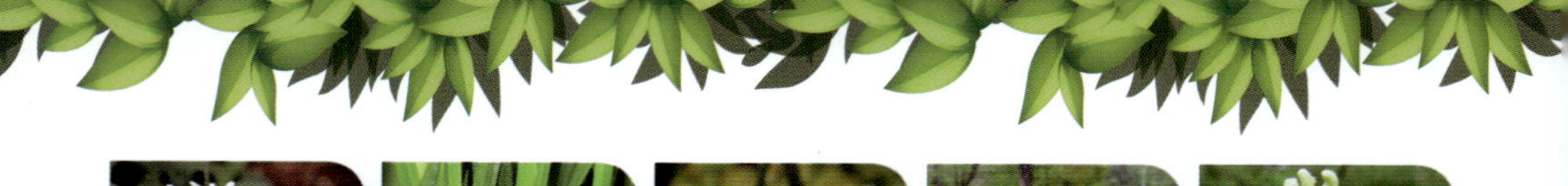

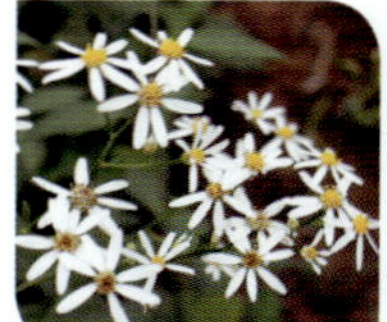
참취 • 1255

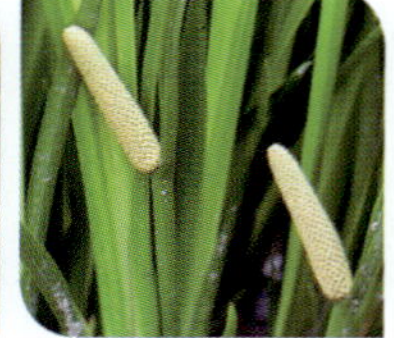
창포 • 1258

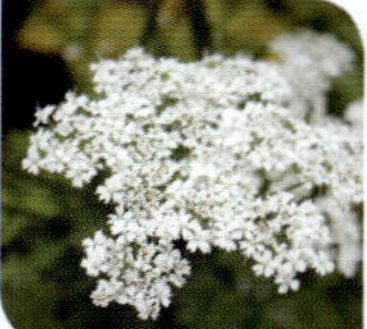
천궁 • 1261

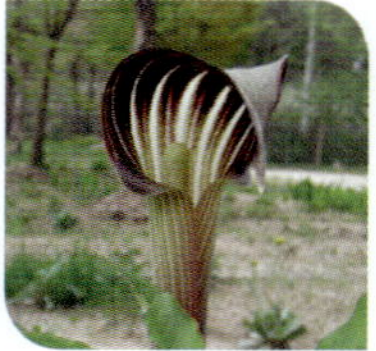
천남성 • 1265

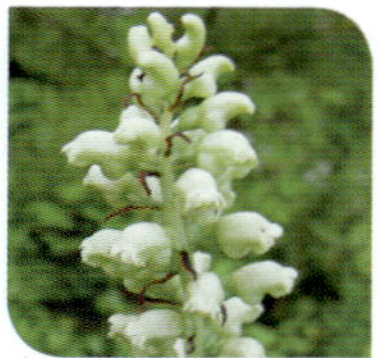
천마 • 1269

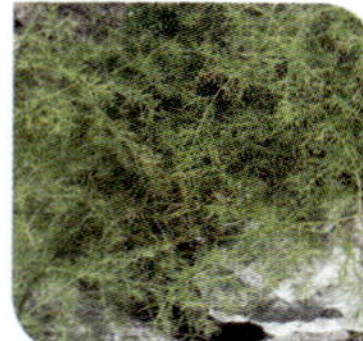
천문동 • 1272

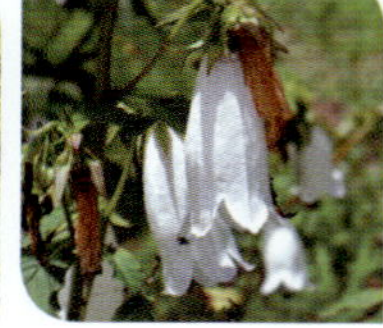
초롱꽃 • 1275

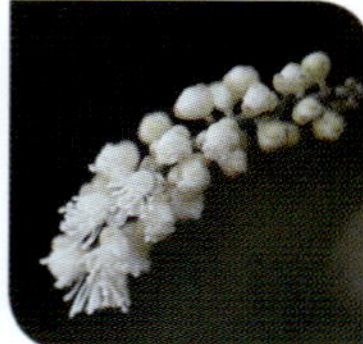
촛대승마 • 1278

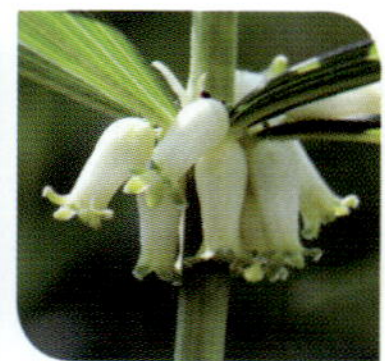
층층둥굴레 • 1281

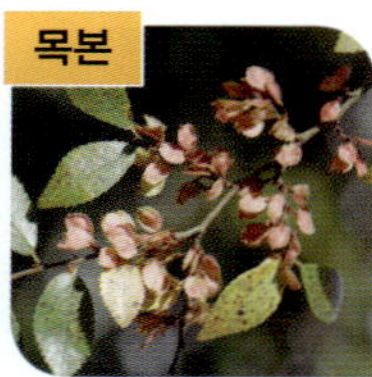
참느릅나무 • 1285

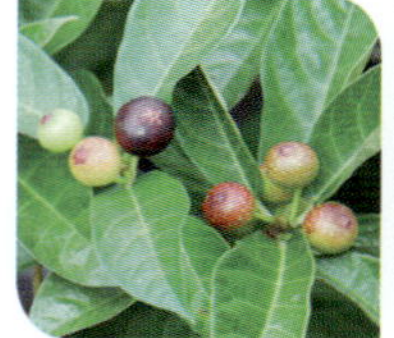
천선과나무 • 1288

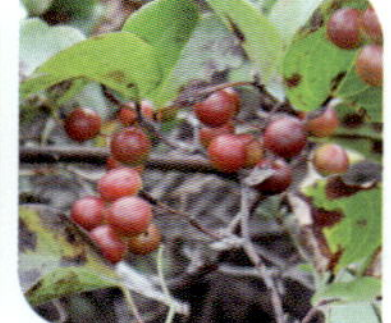
청미래덩굴 • 1291

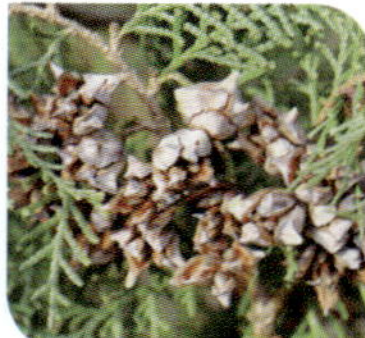
측백나무 • 1294

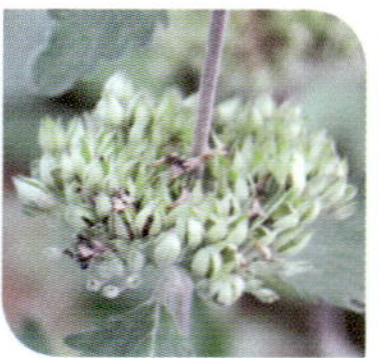
층꽃나무 • 1298

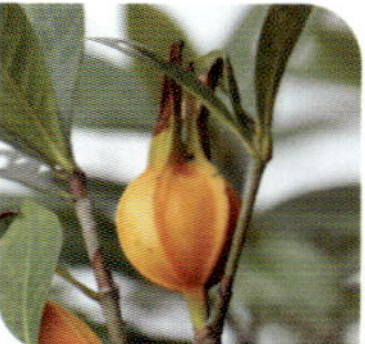
치자나무 • 1301

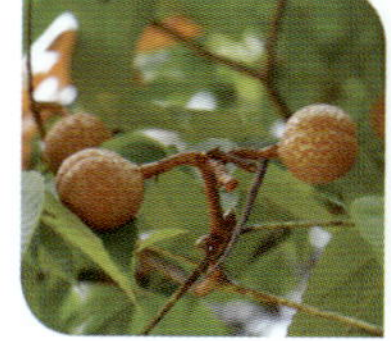
칠엽수 • 1305

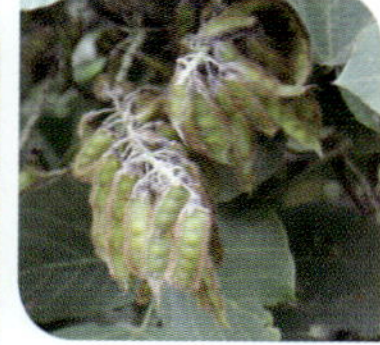
칡 • 1308

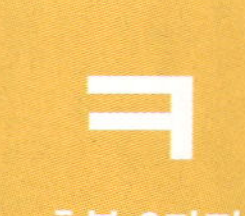

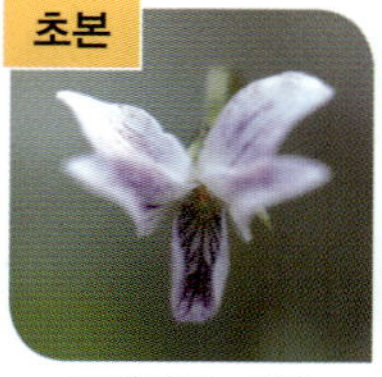
콩제비꽃 • 1312

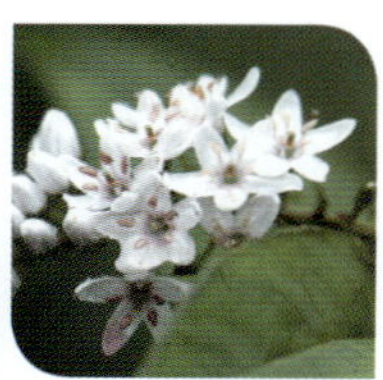
큰까치수염 • 1314

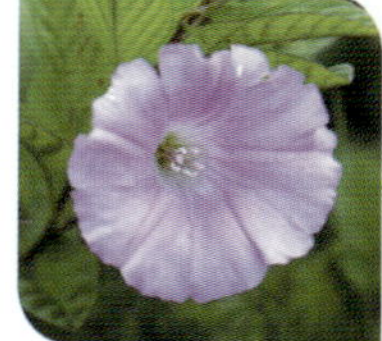
큰메꽃 • 1316

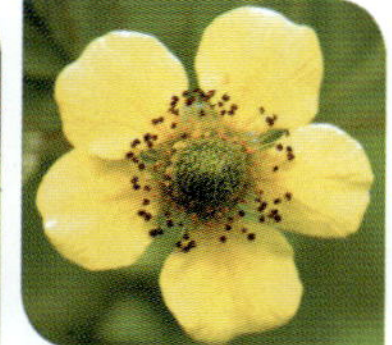
큰뱀무 • 1319

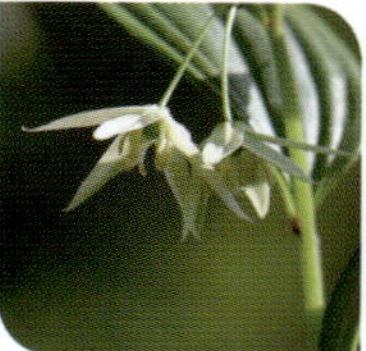
큰애기나리 • 1322

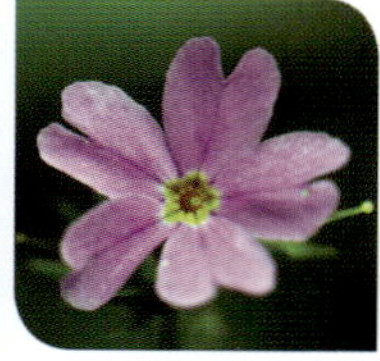
큰앵초 • 1325

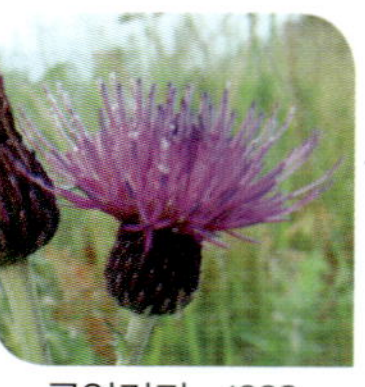
큰엉겅퀴 • 1328

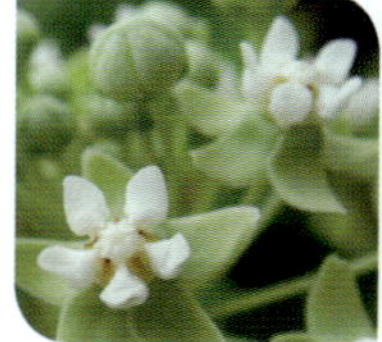
큰조롱 • 1331

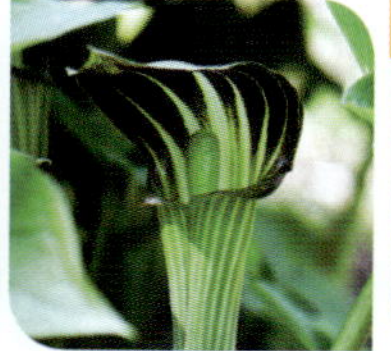
큰천남성 • 1335

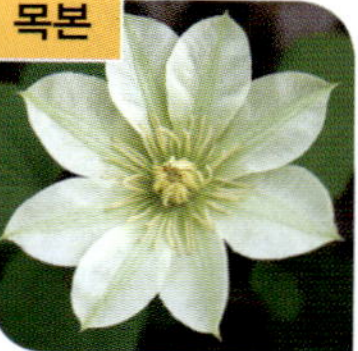
큰꽃으아리 • 1338

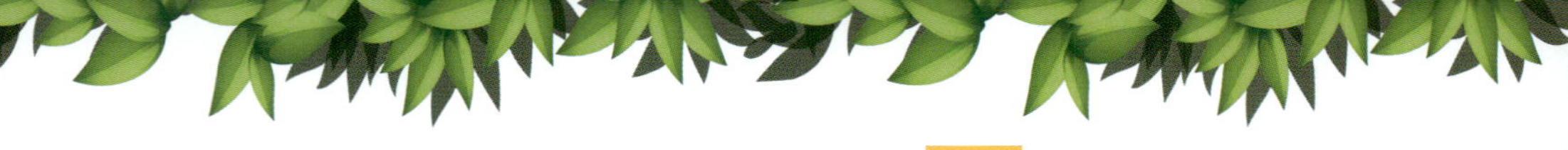

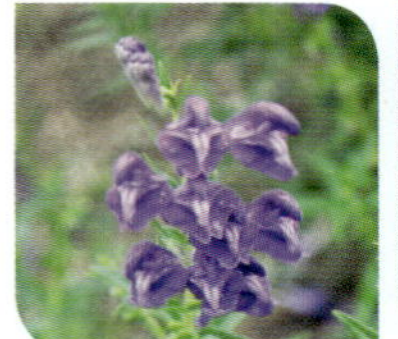
황금(속썩은풀) • 1418

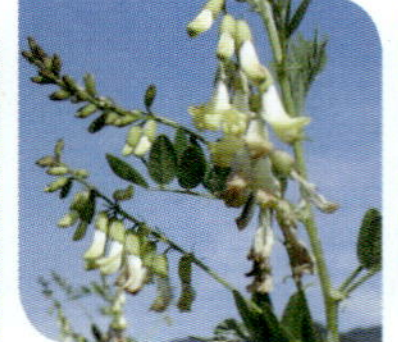
황기 • 1422

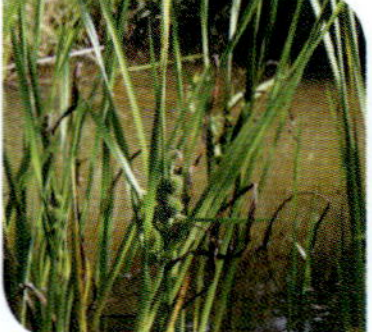
흑삼릉 • 1426

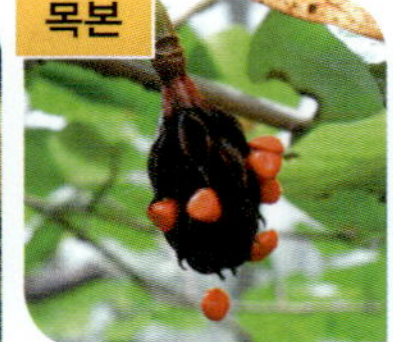

함박꽃나무 • 1429

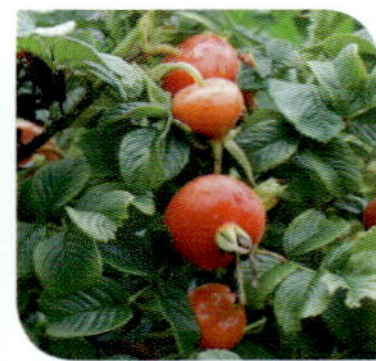
해당화 • 1432

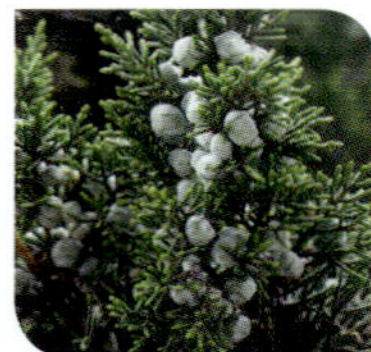
향나무 • 1435

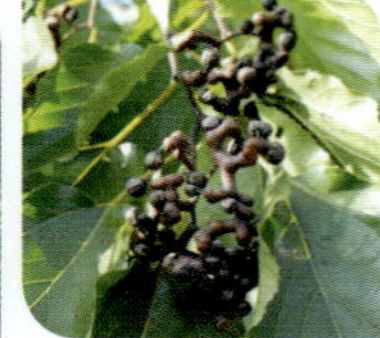
헛개나무 • 1438

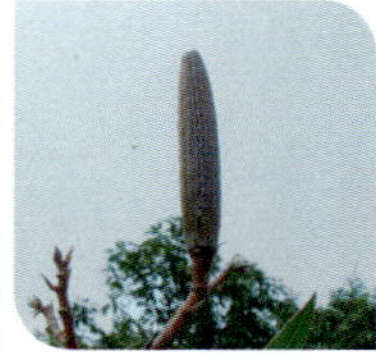
협죽도 • 1442

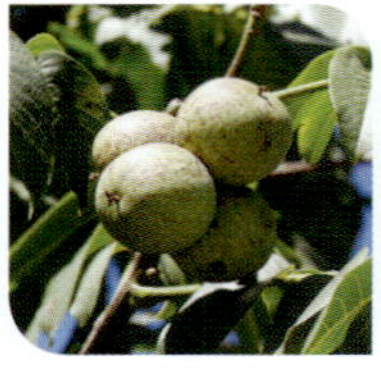
호두나무 • 1445

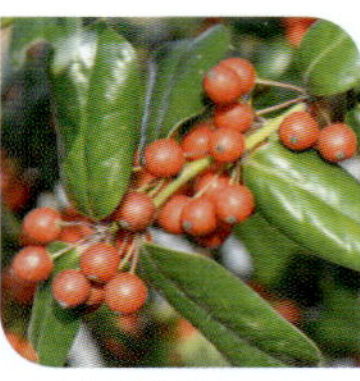
호랑가시나무 • 1449

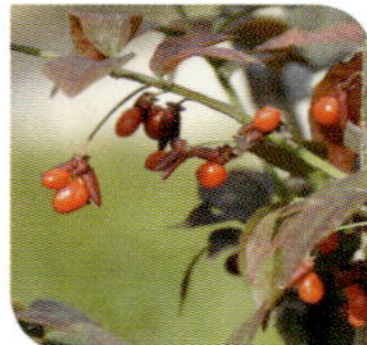
화살나무 • 1452

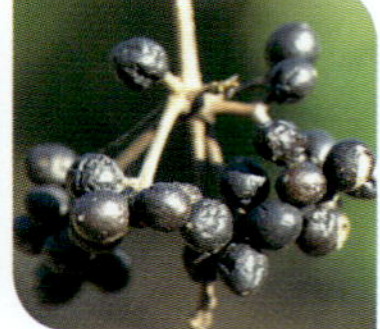
황벽나무 • 1455

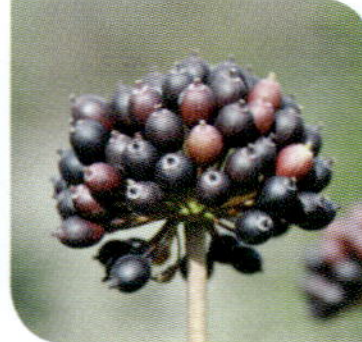
황칠나무 • 1458

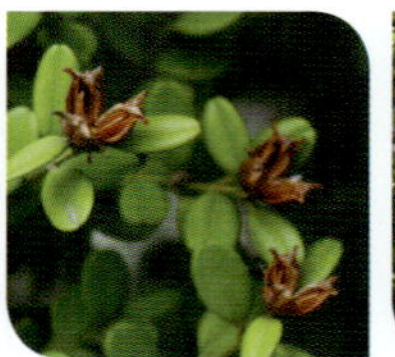
회양목 • 1462

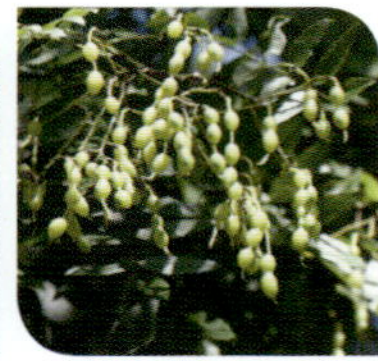
회화나무 • 1465

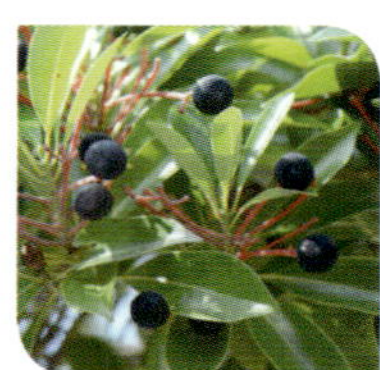
후박나무 • 1469

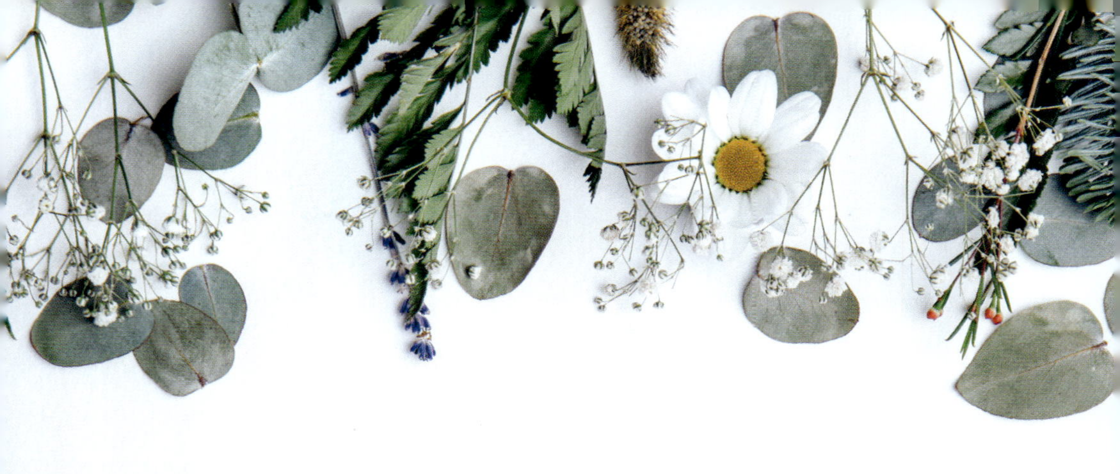

풀·나무·버섯 457가지

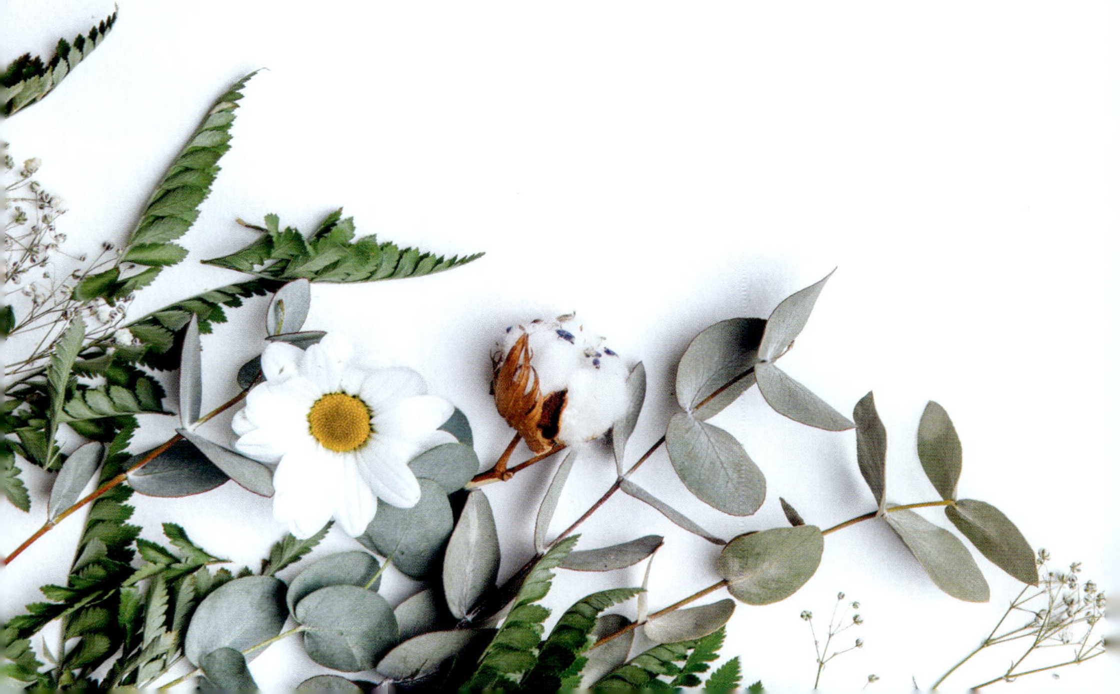

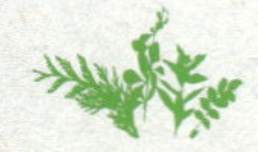

가는오이풀

| 사용부위 | 뿌리, 어린순

Sanguisorba tenuifolia Fisch. ex Link

- **이명 :** 흰오이풀, 애기오이풀, 붉은오이풀, 좁은잎오이풀
- **생약명 :** 지유(地榆), 백지유(白地榆), 적지유(赤地榆), 삽지유(澁地榆)
- **과명 :** 장미과(Rosaceae)
- **개화기 :** 7~9월

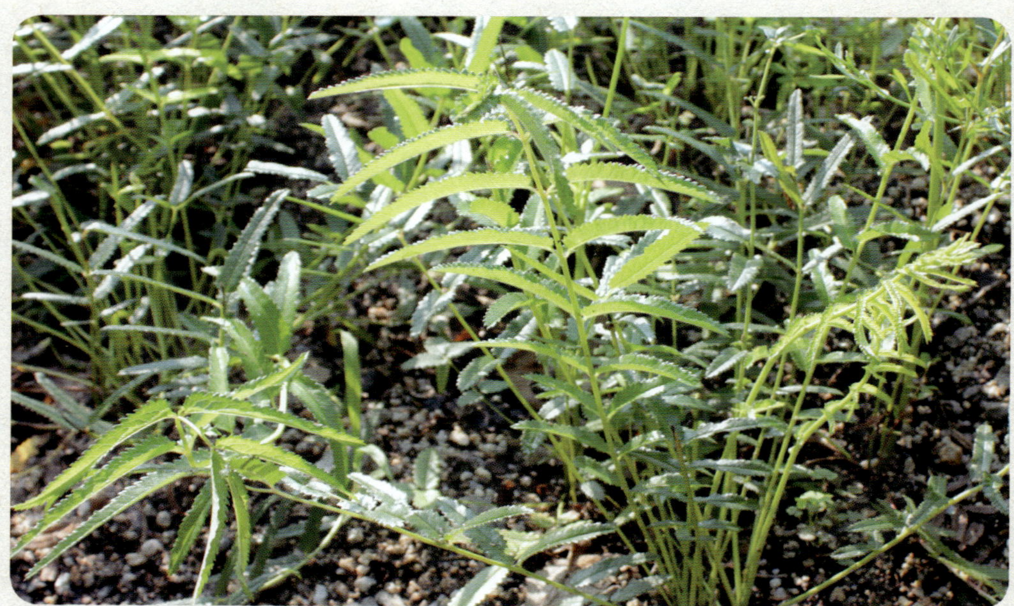

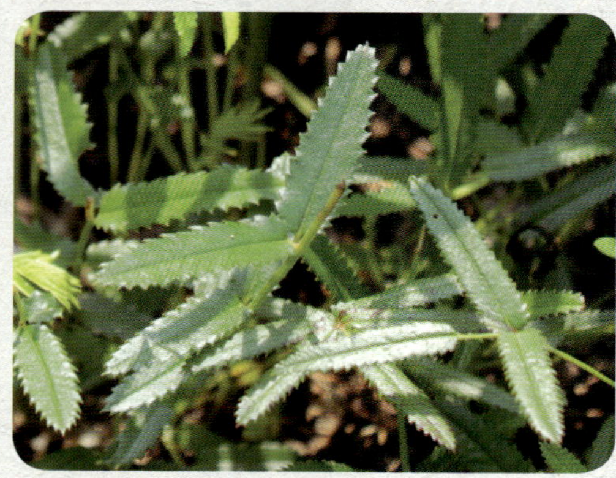

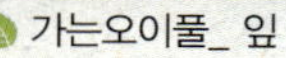
가는오이풀_ 잎

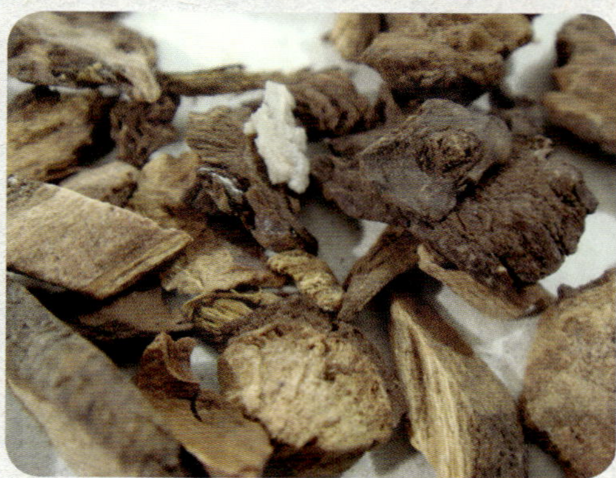
가는오이풀_ 뿌리(약재)

생육특성 : 가는오이풀은 전국의 산지에서 흔히 자라는 여러해살이풀이다. 생육환경은 햇빛이 잘 들고 물 빠짐이 좋은 경사진 곳이며, 키는 1m 정도이다. 잎은 타원형인데 표면은 녹색이고 뒷면은 흰빛이 도는데 가장자리에는 톱니가 있으며 길이는 3~8cm, 너비는 0.5~2cm이다. 꽃은 흰색으로 7~9월에 피는데 길이 3~6cm, 너비 1~1.2cm이다. 수술은 붉은색으로 꽃이 아래로 처질 때 앞부분에 달린다. 열매는 검은색으로 10월경에 꽃이 진 자리에서 달리는데 만지면 먼지처럼 날아간다.

채취 방법과 시기 : 어린순은 이른 봄에, 뿌리는 늦가을이나 이른 봄에 채취해 햇볕에 말린다.

성분 : 배당체인 상구이소르비게닌(sanguisorbigenin)이 함유되어 있다.

성미 : 성질이 약간 차고, 맛은 쓰고 시며 떫다.

귀경 : 간(肝), 대장(大腸) 경락에 작용한다.

효능과 주치 : 지혈작용과 해독작용, 종기를 다스리는 효과가 있어 월경과다, 대장염, 외상출혈에 사용할 수 있다.

약용법과 용량 : 말린 약재 9~15g을 물 1L에 넣어 반이 될 때까지 달여 하루에 2~3회 나눠 마신다. 가루나 환으로 만들어 한 번에 1.5~3g을 하루에 3회 복용하기도 한다. 부스럼이나 종창(腫脹: 종기와 부기, 팽만감 증상의 총칭)에는 생것을 짓찧어 환부에 붙인다.

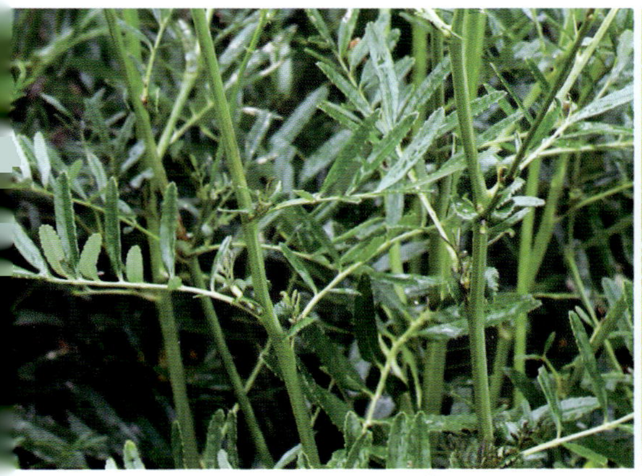

가는오이풀_줄기

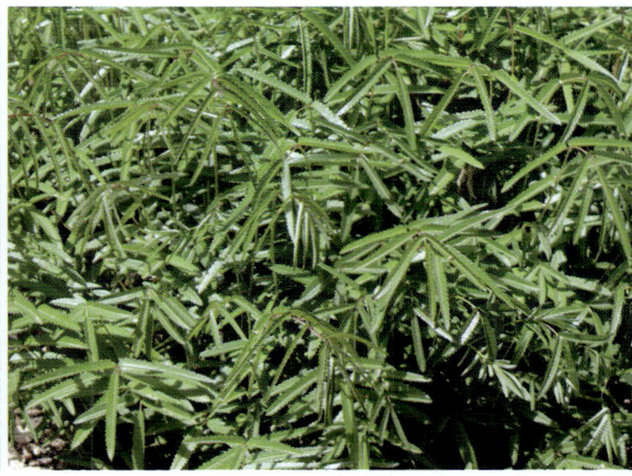

가는오이풀_무리

【 혼동하기 쉬운 약초 비교 】

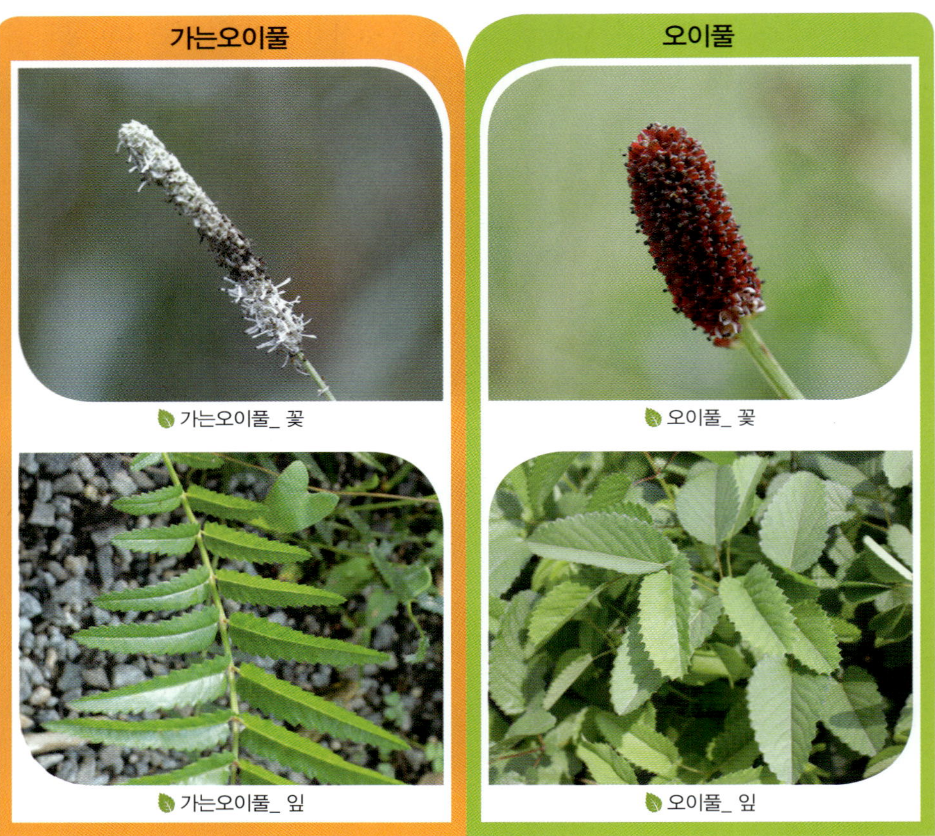

🍂 **사용 시 주의사항** : 쓰고 찬 성질을 가지고 있으므로 속이 냉해서 오는 설사나 이질, 붕루(崩漏: 월경기가 아닌 때 갑자기 대량의 자궁출혈이 지속되는 병증) 등에는 신중하게 사용해야 한다.

patent

가늘오이풀의 기능성 및 효능에 관한 특허자료

▶ 멜라닌 생성 억제와 미백 효과를 갖는 가는오이풀 추출물

본 발명은 가는오이풀 추출물을 함유하는 피부 외용제 조성물에 관한 것으로서, 보다 상세하게는 가는오이풀 추출물을 함유함으로써 티로시나제 활성을 저해하고 멜라닌의 생성을 억제함으로써 우수한 미백 효과를 나타내는 피부 외용제 조성물에 관한 것이다.

– 공개번호 : 10–2013–0099608, 출원인 : (주)아모레퍼시픽

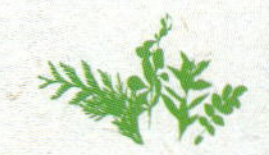

고혈압, 중풍, 신경통, 대하증을 다스리는

가는참나물

Pimpinella koreana (Yabe) Nakai

- 생약명 : 양홍전(羊洪膻)
- 과명 : 산형과(Umbelliferae)
- 개화기 : 7~8월

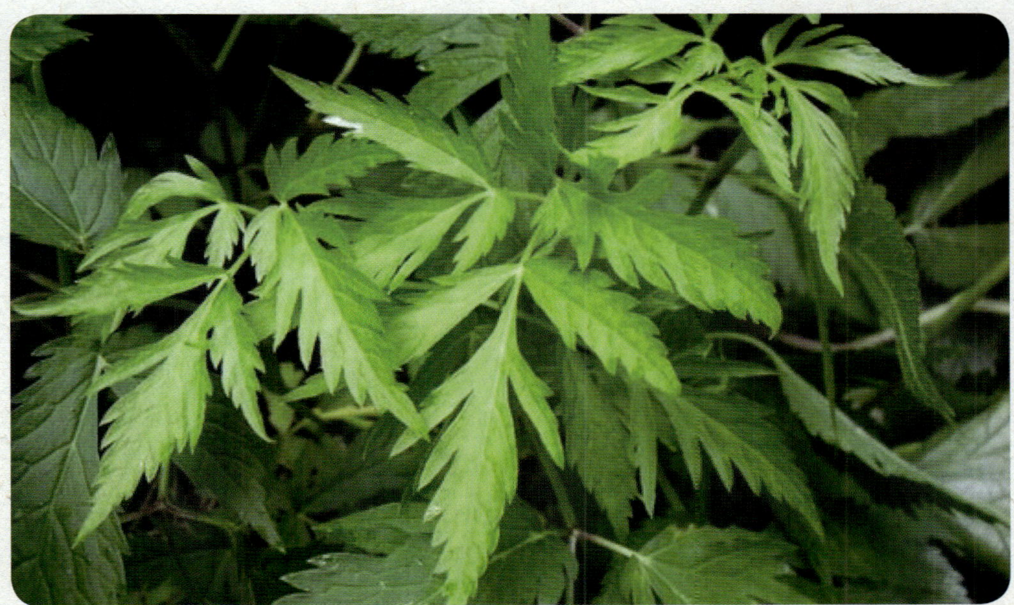

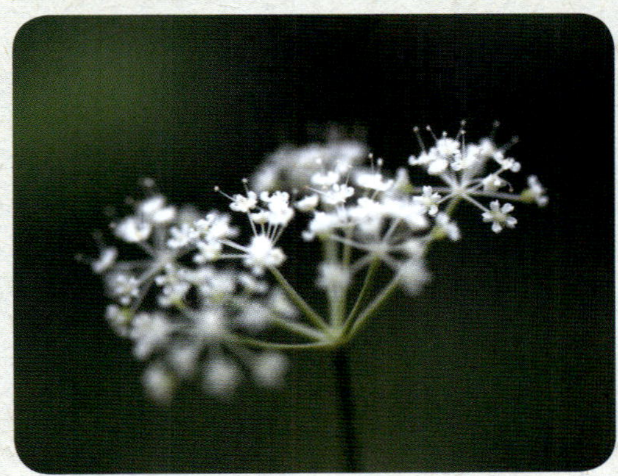

가는참나물_ 꽃

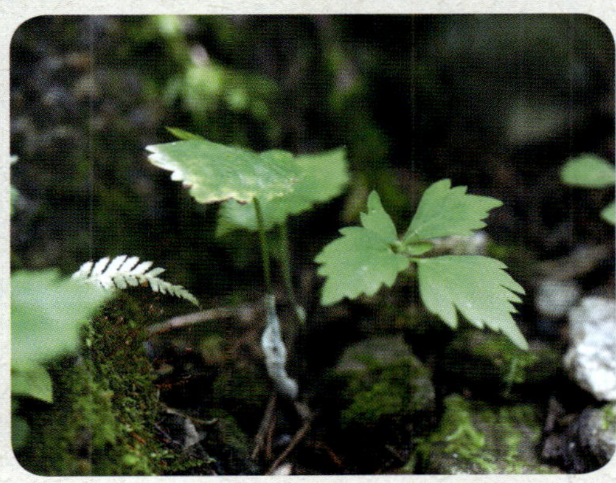

가는참나물_ 약재로 사용하는 어린순

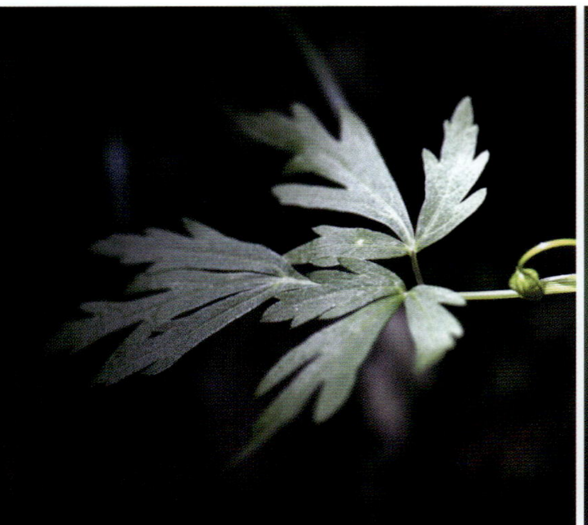
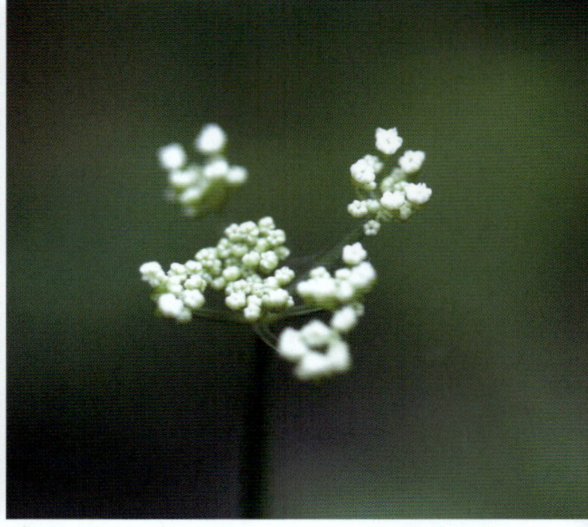

🌿 가는참나물_ 잎

🌿 가는참나물_ 꽃봉오리

🔵 **생육특성 :** 가는참나물은 전국의 숲이 많은 산에서 자라는 여러해살이풀로, 생육환경은 반그늘의 습기가 많고 비옥한 토양이다. 키는 50~100cm이고, 잎은 아래에서부터 좁게 빗살 모양으로 갈라져 올라온다. 꽃은 흰색으로 7~8월에 가지나 줄기 끝에서 작은 꽃송이들이 뭉쳐 핀다. 열매는 9~10월경에 넓은 타원형으로 달린다.

🍂 **채취 방법과 시기 :** 이른 봄에 연한 잎을 채취한다.

🔵 **성미 :** 성질이 따뜻하고, 맛은 달고 맵다.

🍃 **귀경 :** 심(心), 간(肝) 경락에 작용한다.

🔥 **효능과 주치 :** 식용뿐만 아니라 고혈압과 중풍을 예방하고 신경통과 대하증에도 좋으며 지혈과 해열제로써의 효과도 있는 약용식물이기도 하다.

🍃 **약용법과 용량 :** 나물이나 부침으로 만들어 먹는데 민간요법에서는 심폐항진, 해수(咳嗽: 기침), 정혈(精血: 생기를 돌게 하는 맑은 피), 신경통 등에 효과가 있다고 한다.

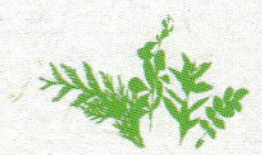

여성질환 개선 및 소화와 배설작용을 촉진하는

가시연꽃

| 사용부위 | 종인

Euryale ferox Salisb.

- **이명** : 개연, 가시연, 가시련, 칠남성
- **생약명** : 검인(芡仁), 계두실(鷄頭實), 안훼실(雁喙實)
- **과명** : 수련과(Nymphaeaceae)
- **개화기** : 7~8월

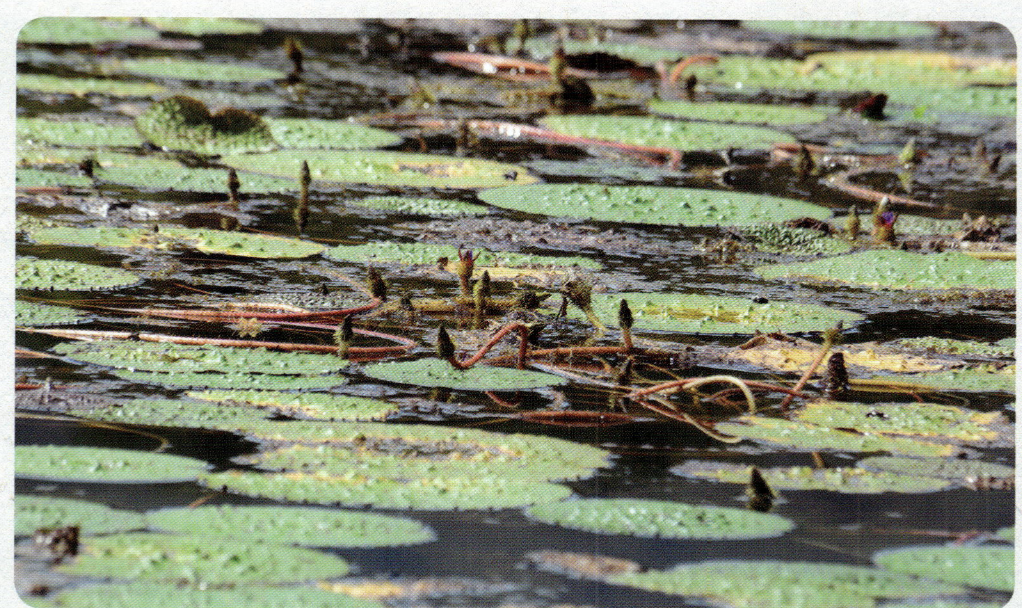

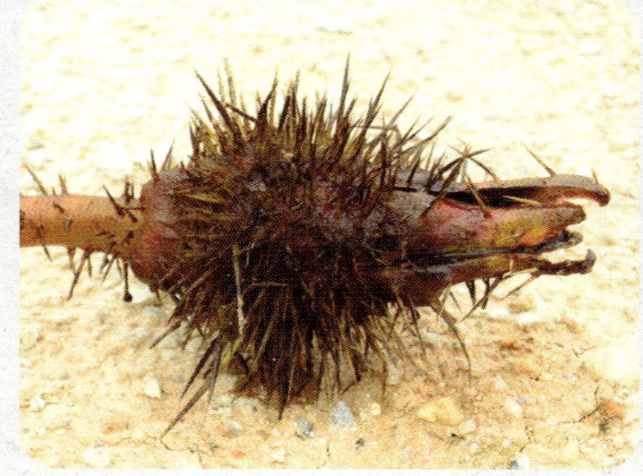

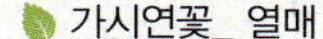
가시연꽃_ 열매

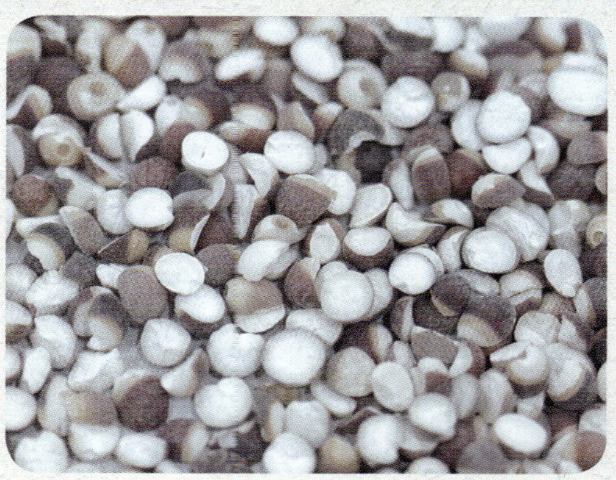
가시연꽃_ 종인(약재 전형)

🌿 **생육특성** : 가시연꽃은 중부 이남에서 자생하는 한해살이 수초로, 생육환경은 물이 고여 있는 늪지와 연못과 같은 곳이다. 종자가 발아하여 수면 위로 처음 올라오는 잎은 화살 모양인데 작지만 타원형을 거쳐 큰 잎이 나와 완전히 자라면 둥근 원반 모양을 이루고 가시가 달린 잎자루가 잎 한가운데에 달린다. 잎의 지름은 작게는 20cm 정도에서부터 큰 것은 2m 정도에 이르기까지 다양하고, 잎 앞면과 뒷면에는 가시가 나 있다. 꽃은 자색으로 7~8월에 잎 사이 혹은 잎을 뚫고 가시가 나 있는 긴 꽃줄기가 자라 그 끝에 지름 4cm 정도로 1송이가 달리는데 오후 2~3시경에 피었다가 밤에 닫힌다. 열매는 10~11월에 달리는데 지름 5~7cm의 공 모양으로 표면에는 가시가 나 있다. 종자는 꽃대가 형성될 때 이미 결실해 점차 익는데 검은색이며 딱딱하다.

🍂 **채취 방법과 시기** : 늦가을이나 초겨울에 익은 열매를 채취해 껍질을 제거하고 씻은 후 다시 겉껍질을 제거하여 햇볕에 말린다. 이물질을 제거하고 약한 불에서 옅은 황색이 될 때까지 볶아서 사용하거나 밀기울과 함께 볶은 후 밀기울은 버리고 사용한다.

🌿 **성분** : 녹말, 탄수화물, 단백질, 지방, 정유 등이 함유되어 있다.

🌿 **성미** : 성질이 평범하고, 맛은 달고 떫으며, 독성이 없다.

🍂 **귀경** : 비(脾), 신(腎) 경락에 작용한다.

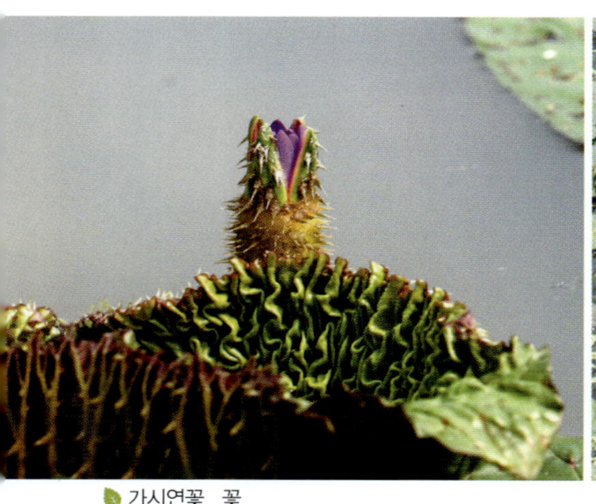

🌿 가시연꽃_ 꽃

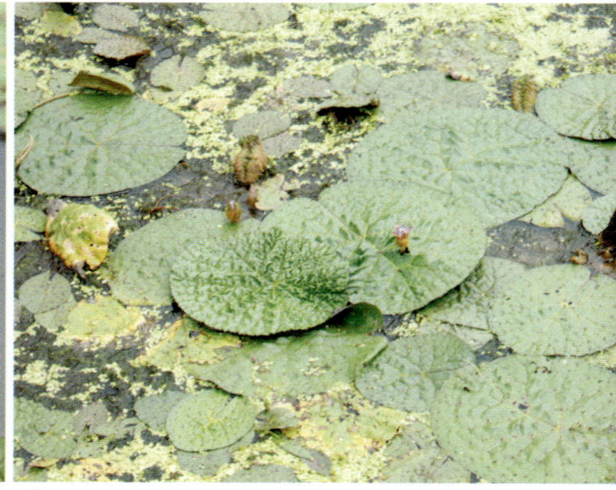

🌿 가시연꽃_ 무리

【 혼동하기 쉬운 약초 비교 】

가시연꽃

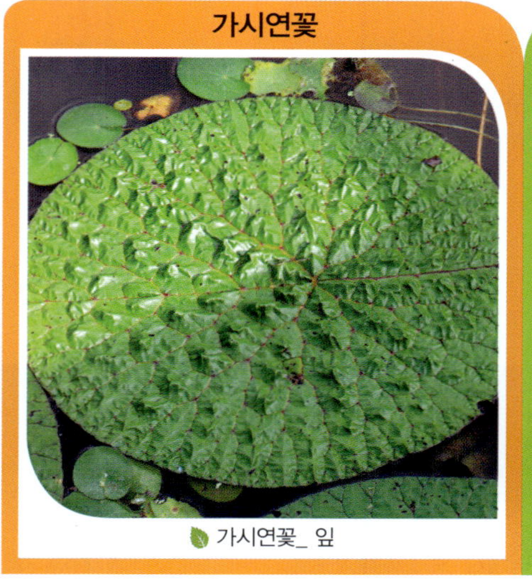

🌿 가시연꽃_ 잎

빅토리아연

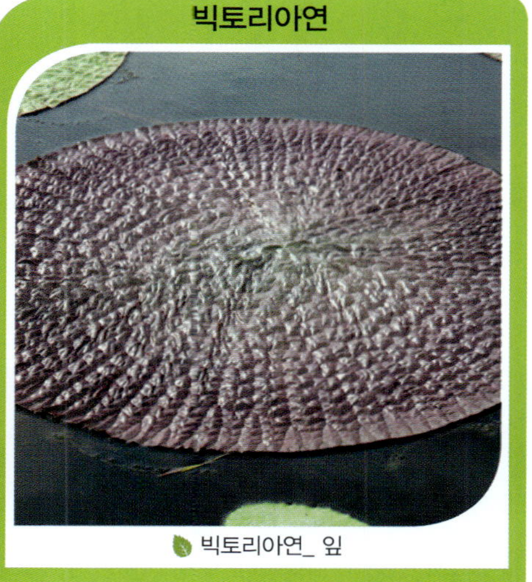

🌿 빅토리아연_ 잎

🍂 **효능과 주치** : 신(腎: 신장) 경락의 기운을 돕는 익신(益腎), 정(精)을 단단하게 하는 고정(固精), 비(脾: 비장)의 기능을 보하고 설사를 멈추게 하는 보비지사(補脾止瀉) 등의 효능이 있어서 습사(濕邪: 몸 안에 불필요한 수분이 많이 정체되어 기혈의 흐름을 막는 나쁜 사기로 작용하는 것)와 정체된 기를 제거하는 거습지체(祛濕止滯)의 효과가 있다. 또 몽정(夢精: 잠을 자면서 사정을 해 정액이 흘러 나가는 현상으로 신기능이 허하여 나타나는 증상)과 유정(遺精: 평소 소변을 통하여 정액이 흘러 나가는 증상), 활정(滑精: 정액이 쉽게 흘러 나가는 증상) 등을 다스린다. 유뇨(遺尿: 자신도 모르게 소변이 나오는 증상)와 소변이 잦은 증상, 즉 빈뇨를 다스린다. 비 기능이 허해 생긴 만성 설사인 비허구사(脾虛久瀉)나 오줌이 뿌옇게 나오는 증상인 백탁(白濁), 여성들의 대하를 다스린다. 따라서 생식, 생산과 관련된 기능과 소화, 배설 및 부인과 질환 등에 유용하게 사용할 수 있다.

🍃 **약용법과 용량** : 볶은 종인 10~15g을 물 600~700mL에 넣어 끓기 시작하면 약하게 줄여 1/3이 될 때까지 달여 하루에 나눠 마신다.

🍂 **사용 시 주의사항** : 맛이 떫으므로 소변이나 대변이 잘 배출되지 않는 사람은 지나치게 많이 마시지 않도록 주의한다.

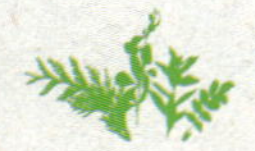

각시붓꽃

| 사용부위 | 뿌리

Iris rossii Baker

- **이명** : 애기붓꽃
- **생약명** : 장미연미(長尾鳶尾)
- **과명** : 붓꽃과(Iridaceae)
- **개화기** : 4~5월

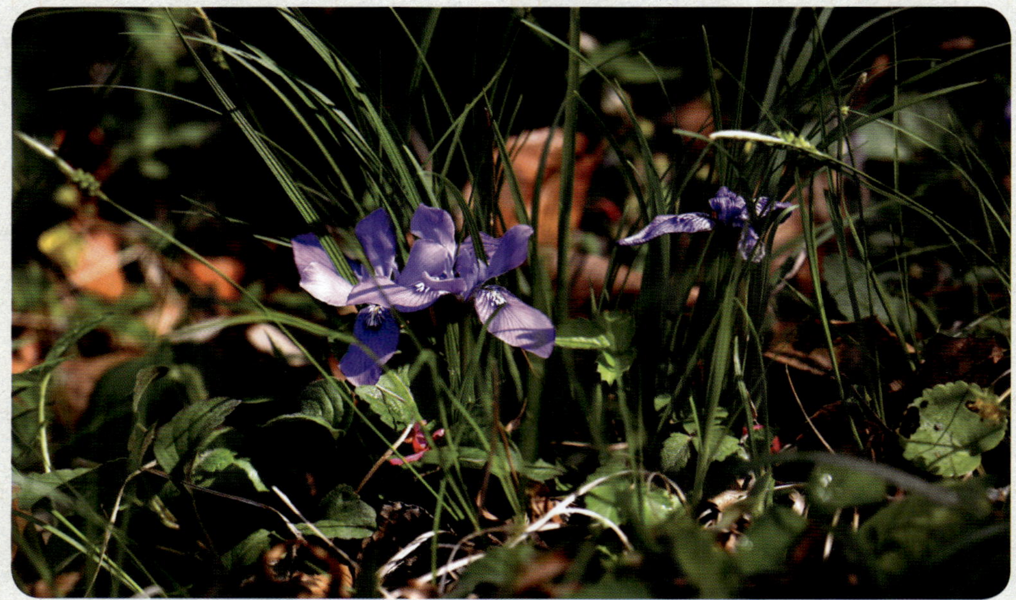

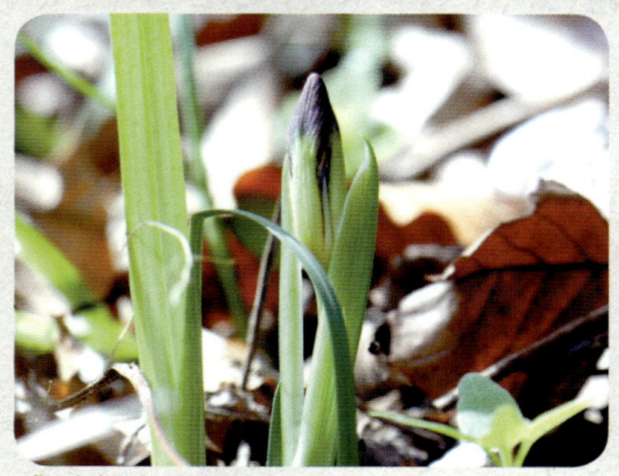

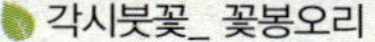

각시붓꽃_ 꽃봉오리

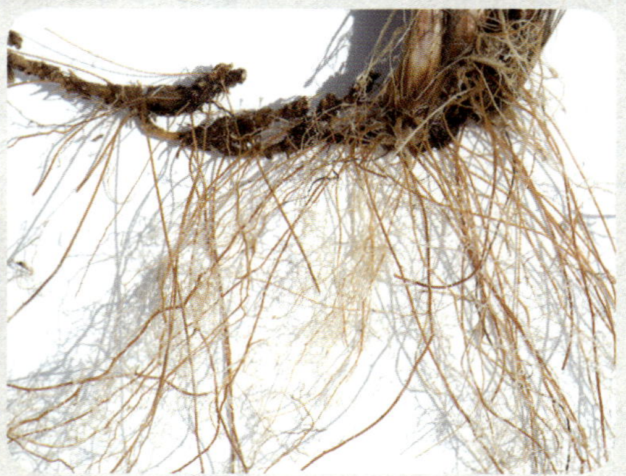

각시붓꽃_ 뿌리(채취품)

🍃 **생육특성** : 각시붓꽃은 전국의 산지에서 자라는 여러해살이풀이다. 햇빛이 잘 들어오는 양지바른 곳에서 주로 서식하는데 큰 군락을 이루는 경우는 거의 없고 대부분 군데군데 모여 핀다. 키는 10~20cm이다. 잎은 길이가 약 30cm, 너비는 0.2~0.5cm로 표면은 녹색, 뒷면은 분백색인데 칼처럼 휘어진다. 꽃은 보라색으로 4~5월에 꽃줄기 하나당 1송이씩 피는데 길이는 3~4cm이다. 수술과 암술은 꽃잎 안쪽에 들어 있다. 열매는 갈색으로 6~7월경에 긴 타원형으로 달리는데 안에는 광택이 나는 검은색 종자가 들어 있다.

꽃은 햇빛이 잘 들어오는 곳에서 피지만 하고현상(여름이 되면 꽃과 잎이 땅에서 모두 말라 죽는 현상)이 일어나 봄이 가기도 전에 고사하고 만다. 옮겨 심는 것을 싫어하는 품종이어서 가급적 자생지에 있는 그대로 보존하는 것이 좋다.

🍂 **채취 방법과 시기** : 가을에 뿌리를 채취해 햇볕에 말린다.

🍃 **성분** : 전분, 지방유가 함유되어 있다.

🍃 **성미** : 성질이 차고, 맛은 맵고 쓰다.

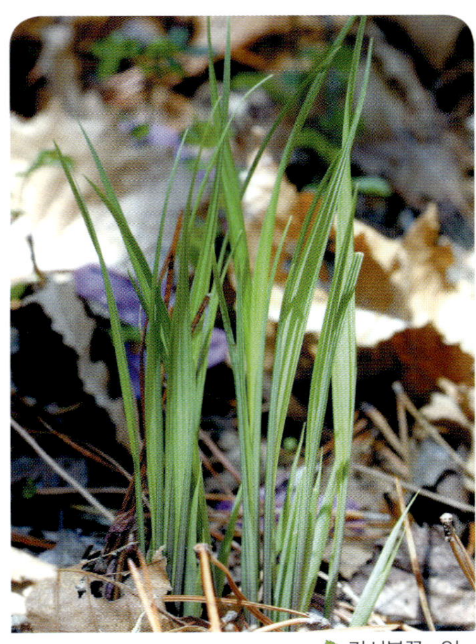

🌿 각시붓꽃_ 잎

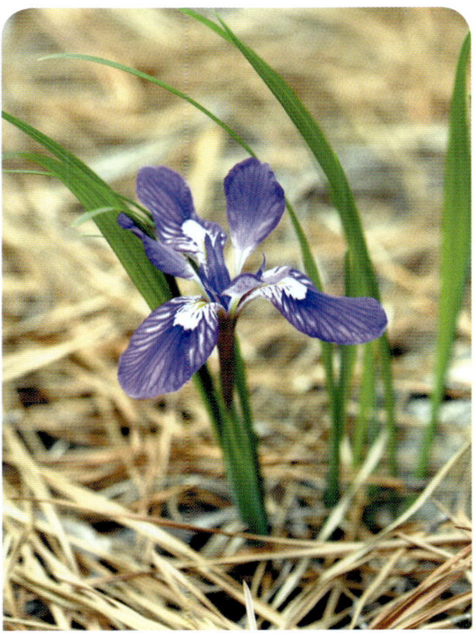

🌿 각시붓꽃_ 지상부

【 혼동하기 쉬운 약초 비교 】

각시붓꽃 · 금붓꽃 · 노랑무늬붓꽃 · 붓꽃

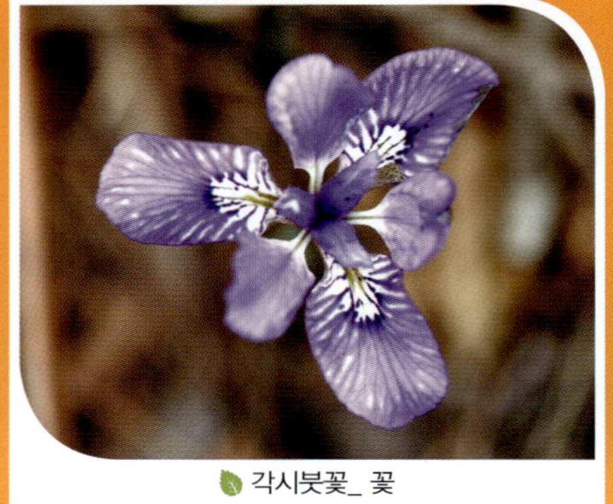

🌿 각시붓꽃_ 꽃

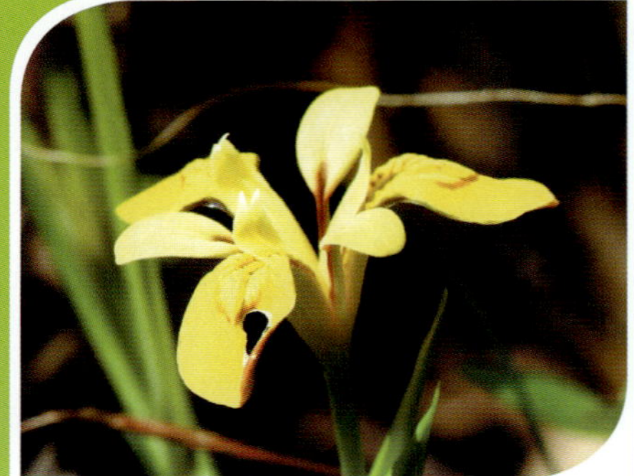

🌿 금붓꽃_ 꽃

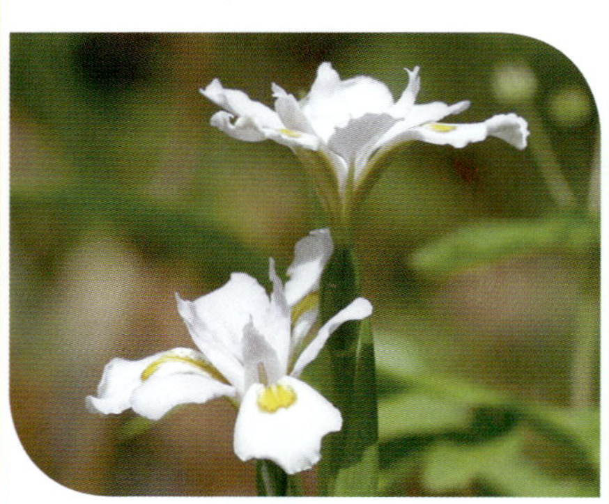

🌿 노랑무늬붓꽃_ 꽃

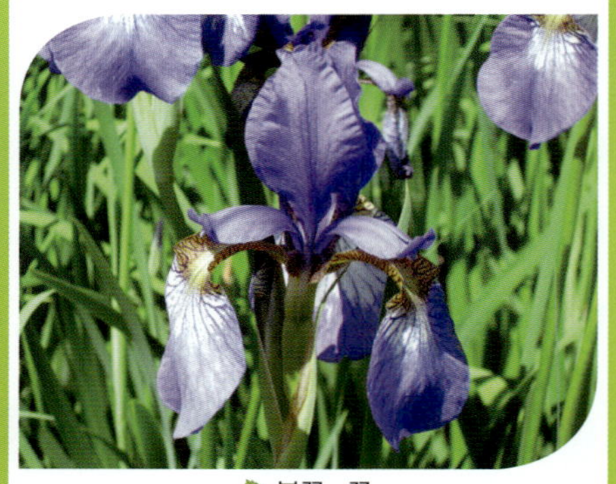

🌿 붓꽃_ 꽃

🌿 **귀경 :** 심(心), 간(肝), 비(脾) 경락에 작용한다.

🌿 **효능과 주치 :** 소화를 돕고, 종기를 삭이며, 어혈을 풀어준다.

🌿 **약용법과 용량 :** 말린 뿌리 1.5~3g을 물 1L에 넣어 반이 될 때까지 달여 하루에 2~3회 나눠 마신다. 또는 가루나 환으로 만들어 한 번에 1.5~3g을, 하루에 3회 나눠 복용한다. 종기를 치료할 경우에는 생것을 짓찧어 환부에 붙인다. 민간요법에서는 타박상에는 생잎을 찧어 환부에 붙이고, 뿌리 줄기를 주독(酒毒) 및 폐렴 치료에 사용하였다고 한다.

🌿 **사용 시 주의사항 :** 속이 냉한 사람은 지나치게 많이 복용하지 않도록 주의한다.

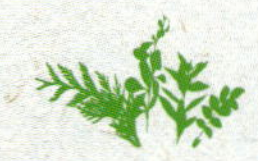

혈액순환을 촉진하고 감기, 관절염, 타박상을 치료하는

각시취

| 사용부위 | 어린순

Saussurea pulchella (Fisch.) Fisch.

- **이명 :** 나래취, 참솜나물, 고려솜나물, 가는각시취, 홑각시취, 나래솜나물, 민각시취, 큰잎솜나물
- **과명 :** 국화과(Compositae)
- **개화기 :** 8~10월

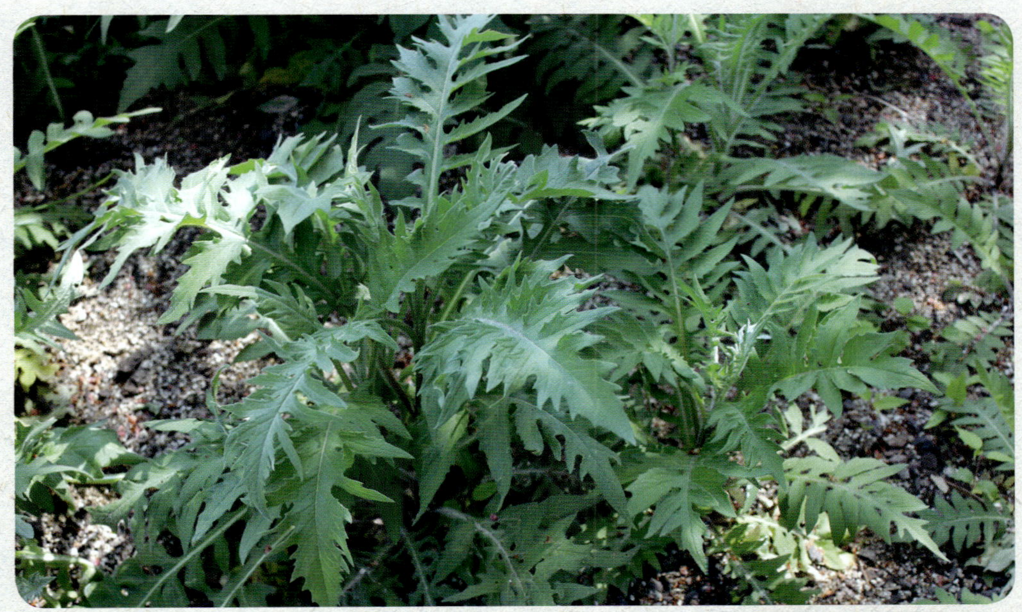

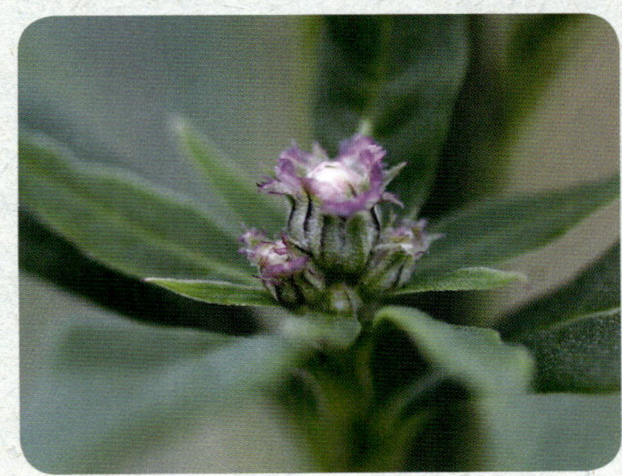

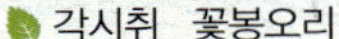

🌿 각시취_ 꽃봉오리

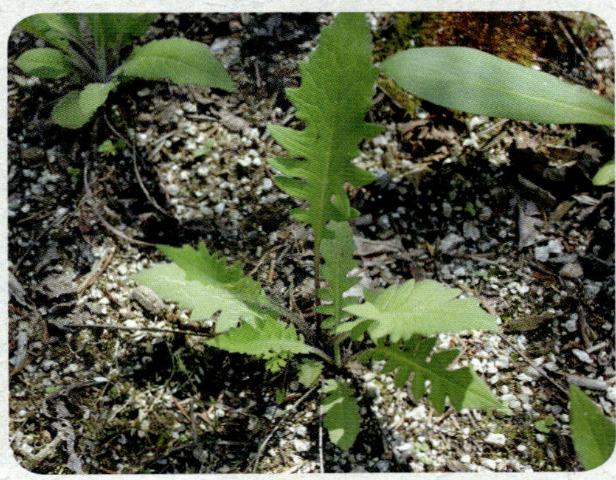

🌿 각시취_ 약재로 사용하는 어린순

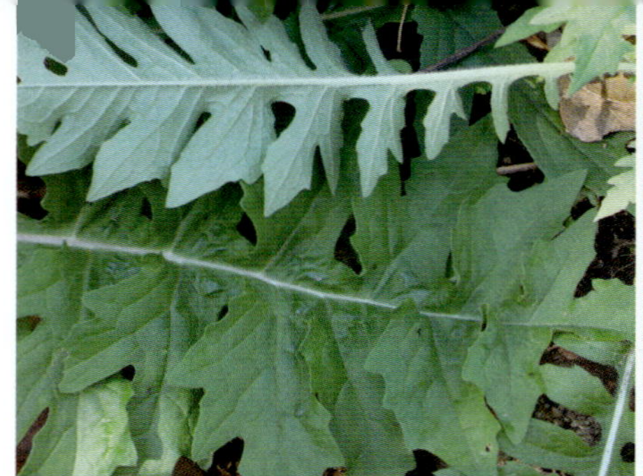

🌿 각시취_ 잎

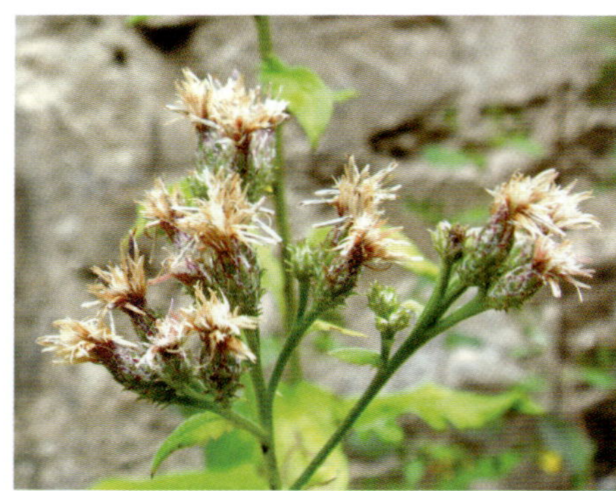

🌿 각시취_ 종자 결실

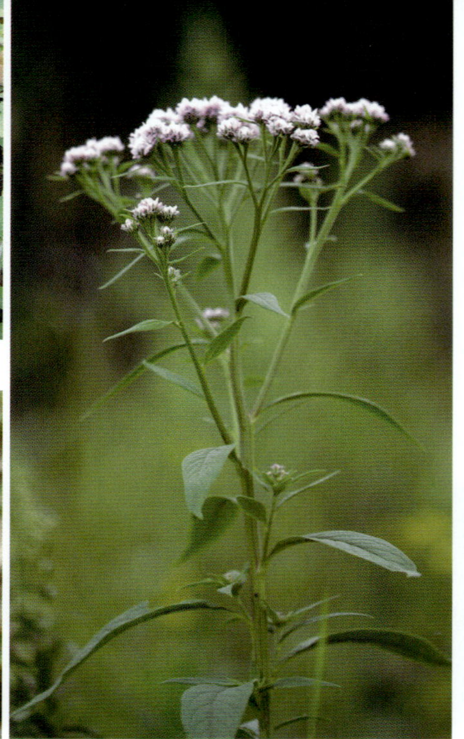

🌿 각시취_ 지상부

🌿 **생육특성** : 각시취는 각처의 산과 들에서 자라는 두해살이풀로, 생육환경은 양지 혹은 반그늘 진 풀숲이다. 키는 30~150cm이고, 뿌리에서 나온 잎은 꽃이 필 때쯤 없어지고 잎 표면과 뒷면에는 짧은 털이 나 있다. 8~10월에 원줄기 끝과 가지 끝에서 길이 1~1.5cm의 자주색 꽃이 피는데 밑에 있는 꽃가지는 길고 위의 것은 짧아 꽃차례는 거의 편평한 모양을 이룬다. 열매는 10~11월경에 달리는데 자줏빛이 돌며 길이 0.7~0.8cm의 갓털이 2줄로 나 있다.

🌿 **채취 방법과 시기** : 이른 봄에 어린순을 채취한다.

🌿 **성미** : 성질이 평범하고, 맛은 쓰고 맵다.

🌿 **귀경** : 간(肝), 심(心), 비(脾) 경락에 작용한다.

🌿 **효능과 주치** : 바람으로 인한 사기(邪氣 : 나쁜 기운)인 풍사(風邪)를 몰아내고 혈액순환을 촉진하는 효능이 있다. 따라서 풍사와 습사(濕邪)가 경락에 침입하여 기혈의 흐름을 막아 생기는 관절과 근육의 심한 통증인 비통(痺痛)

36

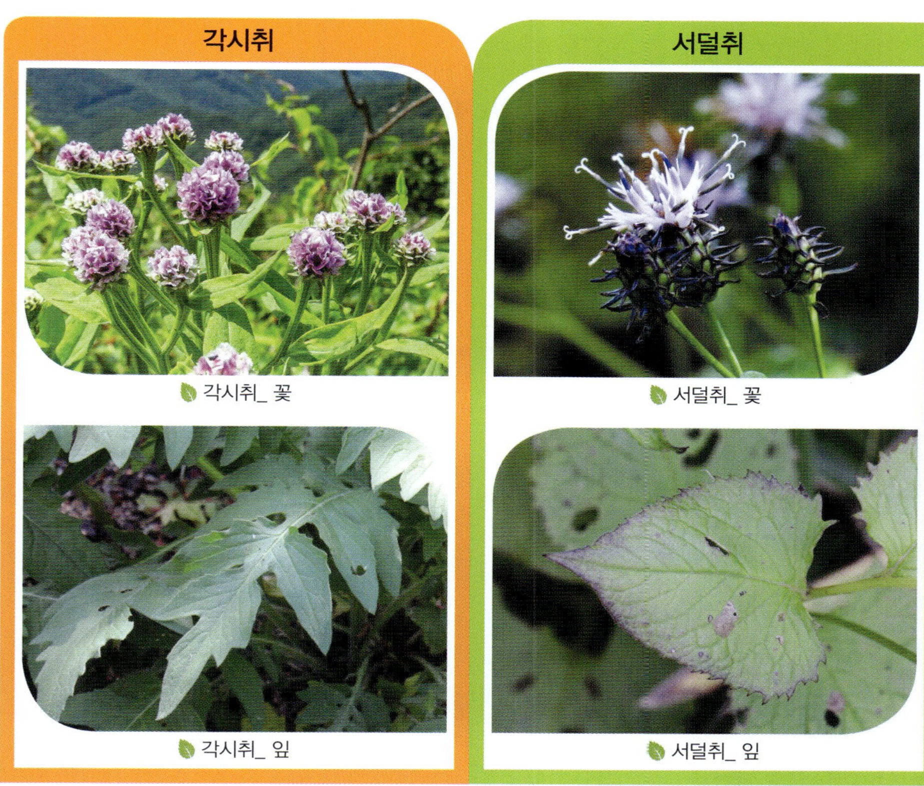

각시취_ 꽃

서덜취_ 꽃

각시취_ 잎

서덜취_ 잎

과 관절염, 설사, 감기, 타박상 등을 치료하는 데 사용한다.

🍃 **약용법과 용량 :** 말린 어린순 10~15g을 물 1L에 넣어 1/3이 될 때까지 달여 하루에 2~3회 나눠 마신다.

🍃 **사용 시 주의사항 :** 혈이 허하고 기가 약한 사람은 많이 마시면 안 된다.

patent

각시취의 기능성 및 효능에 관한 특허자료

▶ **각시취 추출물을 유효성분으로 함유하는 알레르기성 질환의 예방 및 치료용 조성물**

본 발명은 각시취 추출물을 유효성분으로 함유하는 알레르기성 질환의 예방 및 치료용 조성물에 관한 것으로서, 보다 상세하게 각시취 추출물을 유효성분으로 함유하는 알레르기성 질환의 예방 및 치료용 또는 개선용 약학적 조성물, 피부외용제, 화장료 조성물 및 건강식품에 관한 것이다.

– 등록번호 : 10–1402599–0000, 출원인 : 재단법인 경기과학기술진흥원

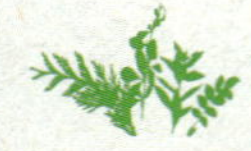

갈퀴나물

| 사용부위 | 줄기, 어린잎

Vicia amoena Fisch. ex DC.

- **이명** : 갈키나물, 수레갈퀴, 갈퀴덩굴, 산흑두
- **생약명** : 산야완두(山野豌豆), 산완두(山豌豆)
- **과명** : 콩과(Leguminosae)
- **개화기** : 6~9월

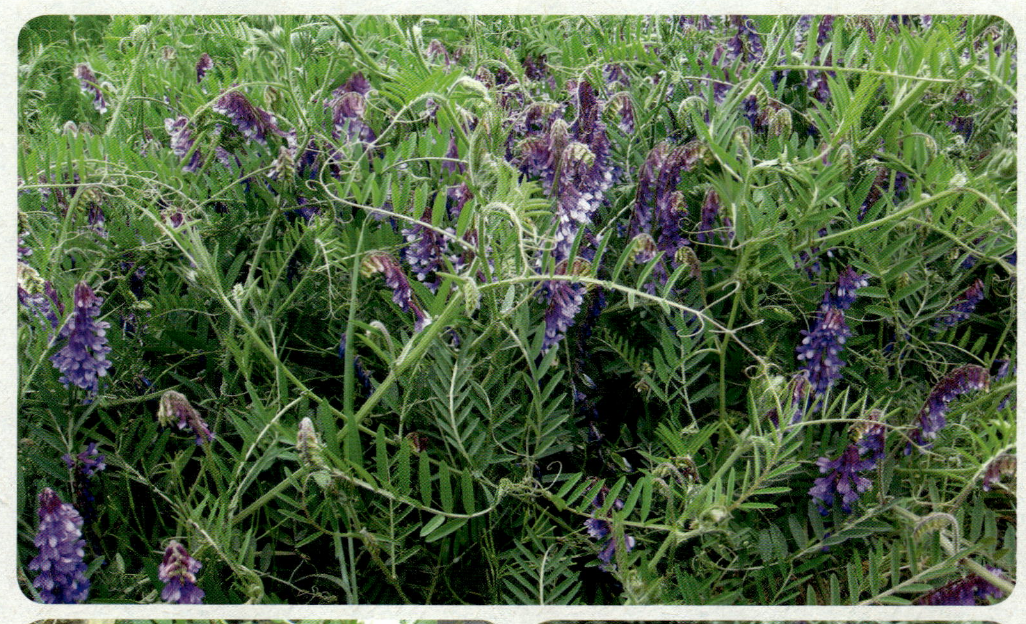

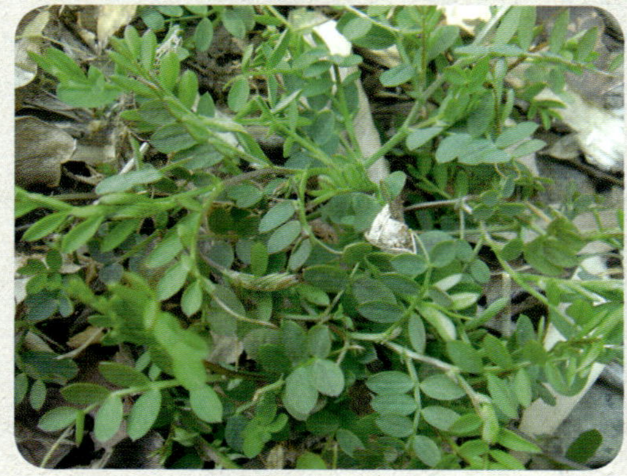

갈퀴나물_ 약재로 사용하는 어린잎

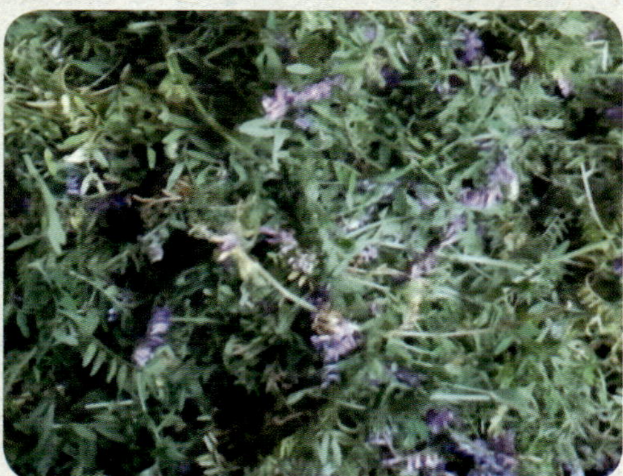

갈퀴나물_ 전초(채취품)

생육특성 : 갈퀴나물은 전국 산야에서 자라는 여러해살이풀로, 생육환경은 습윤한 풀밭이나 관목림이다. 줄기는 덩굴성으로 길이가 80~180cm까지 자라는데 능선이 있어 네모지다. 잎은 어긋나는데 잔잎의 길이는 1.5~3cm, 너비는 0.4~1cm이고 긴 타원형이거나 바소꼴인데 잎 뒷면에는 잔털이 나 있거나 없다. 잎줄기 끝에는 2~3개로 갈라진 덩굴손이 있다. 꽃은 홍자색으로 6~9월에 한쪽으로 치우쳐 피는데 길이는 1.2~1.5cm이다. 꽃받침은 종 모양인데 5개의 불규칙한 조각으로 갈라지며 밑부분의 조각이 가장 길고 꽃받침이 꽃받침통보다 짧거나 같다. 열매는 8~9월경에 달리는데 길이 2~2.5cm, 너비 0.5cm 정도의 긴 타원형이고 안에는 검고 둥근 종자가 들어 있다. 봄에 나는 어린순은 나물로 먹는다.

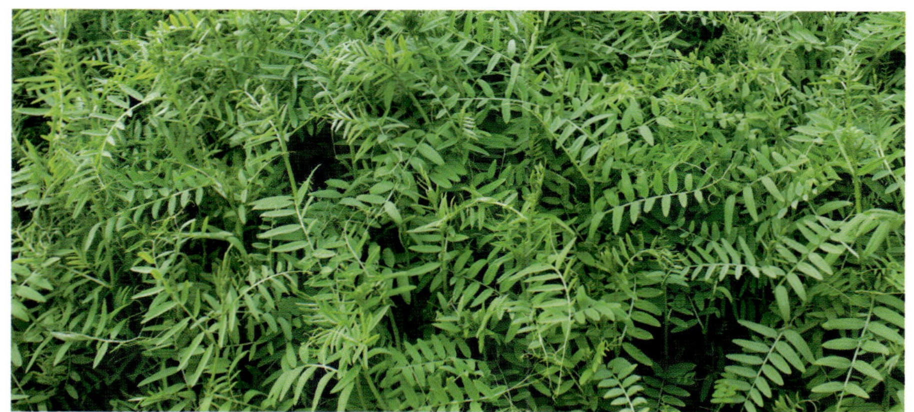

갈퀴나물_ 잎과 줄기

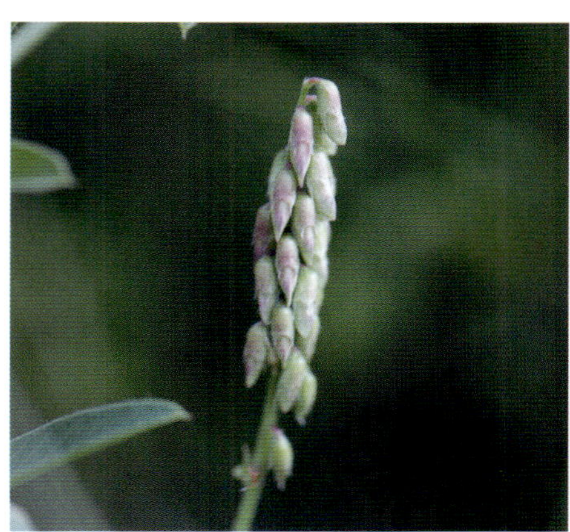

갈퀴나물_ 꽃봉오리

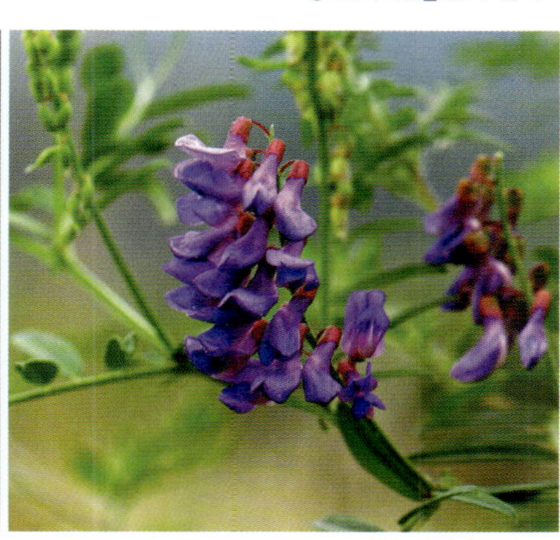

갈퀴나물_ 꽃

- **채취 방법과 시기 :** 6~9월에 윗부분의 어린 줄기와 잎을 채취하는데 건조기에 넣어 말린 뒤 썰어 밀봉해 사용한다.

- **성분 :** 종자에는 유지, 안티-A-파이토헤마글루티닌(anti-A-phytohemagglutinin), 트립신인히비터(trypsin inhibitor) 등이 함유되어 있다.

- **성미 :** 성질이 따뜻하고, 맛은 달고 쓰며, 독성이 없다.

- **귀경 :** 심(心), 간(肝), 비(脾) 경락에 작용한다.

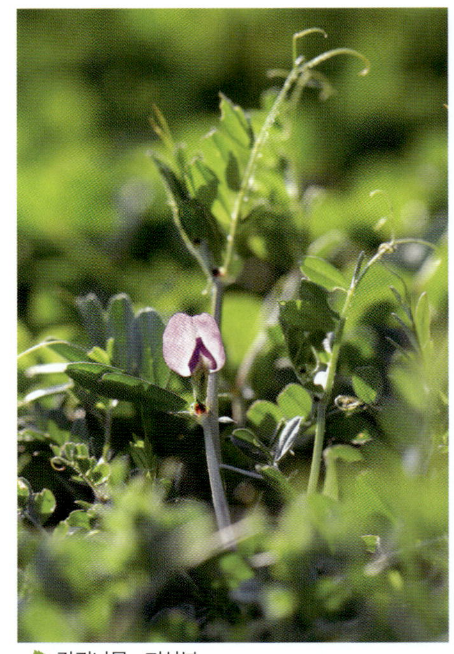

- **효능과 주치 :** 통증을 멈추게 하는 진통작용을 하며, 풍사[風邪: 바람으로 인한 나쁜 사기(邪氣)]와 습사(濕邪)를 몰아내고, 혈액순환을 촉진시키며, 근육과 힘줄을 풀어주는 효능이 있다. 풍습(風濕: 풍사와 습사가 겹쳐 생긴 증상)으로 인한 통증, 염좌(삔 데), 음낭의 습진 등을 치유한다. 열독(熱毒)을 치료하고 단단한 덩어리를 부드럽게 한다.

- **약용법과 용량 :** 말린 약재 10~15g을 물 600~1,000mL에 넣어 끓기 시작하면 약하게 줄여 200~300mL가 될 때까지 달여 하루에 1~2회 나눠 마신다. 또는 말린 약재 10~15g을 물 2L에 넣어 2시간 정도 끓여서 거른 뒤 기호에 따라 꿀이나 설탕을 가미하여 차로 마신다. 달인 물로 환부를 씻거나 찜질하고, 가루로 만들어 개어서 환부에 바르기도 한다.

- **사용 시 주의사항 :** 성질이 따뜻하고 맛이 써서 몸이 마른 사람이나 열이 많은 사람은 신중하게 사용해야 한다.

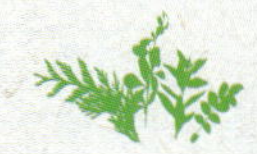

두통, 어지럼증, 눈의 충혈과 통증을 다스리는

감국

| 사용부위 | 꽃

Dendranthema indicum (L.) Des Moul.(= *Chrysanthemum indicum* L.)

- **이명** : 국화, 들국화, 선감국, 황국
- **생약명** : 감국(甘菊), 야국(野菊)
- **과명** : 국화과(Compositae)
- **개화기** : 9~11월

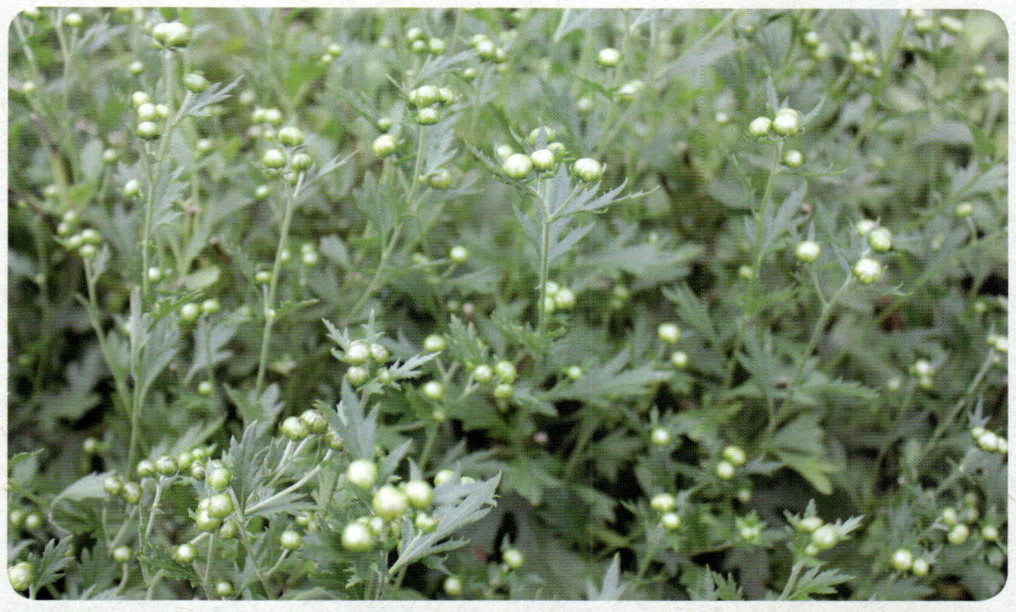

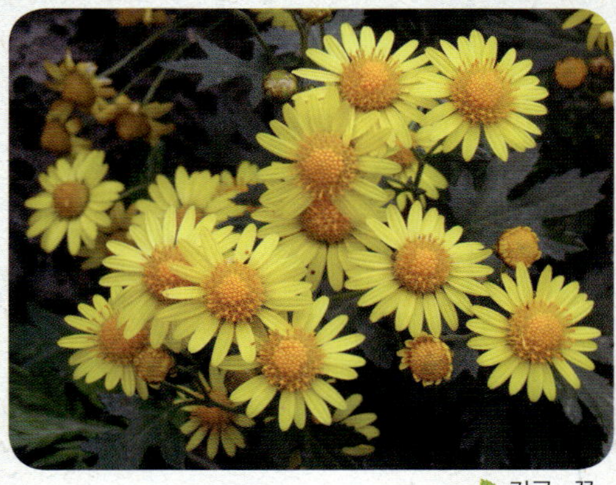
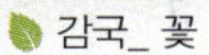
🌿 감국_ 꽃

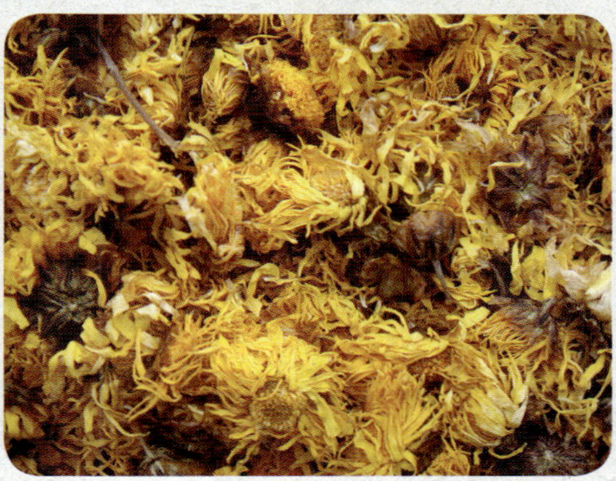
🌿 감국_ 꽃(약재 전형)

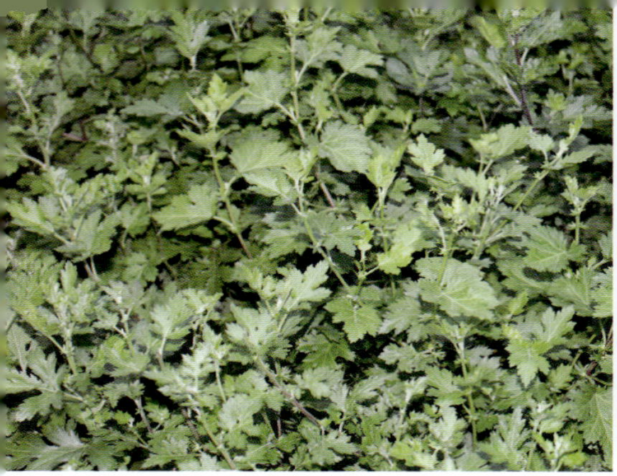
감국_ 잎과 줄기

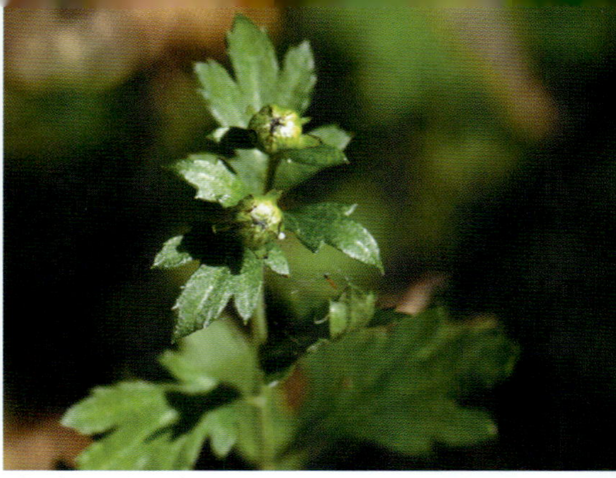
감국_ 꽃봉오리

🔵 **생육특성 :** 감국은 전국의 산과 들에서 자라는 여러해살이풀로, 생육환경은 양지 혹은 반그늘의 풀숲이다. 키는 30~80cm이고, 잎은 길이가 3~5cm, 너비는 2.5~4cm이며 새의 날개처럼 깊게 갈라지는데 끝에는 톱니가 있다. 꽃은 노란색으로 9~11월에 줄기와 가지 끝에서 펼쳐지듯 뭉쳐 피는데 지름은 2.5cm 정도이다. 열매는 12월경에 달리는데 안에는 작은 종자가 많이 들어 있다.

🍂 **채취 방법과 시기 :** 꽃이 피는 9~11월 사이에 잎자루와 꽃자루를 제거한 꽃을 채취하여 그늘이나 건조기에 넣어서 말리거나, 훈증한 후 햇볕에 널어 말리기도 한다.

🍃 **성분 :** 아피게닌글루코사이드(apigenin glucoside), 비타민 A와 B_1, 크라이산테민(chrysanthemin), 알칼로이드, 사포닌, 아데닌(adenine), 스타키드린(stachydrine), 콜린(choline) 등이 함유되어 있고, 꽃에는 정유, 탄수화물, 아데닌, 콜린 등이 함유되어 있다.

🔵 **성미 :** 성질이 약간 차고, 맛은 달고 쓰며, 독성이 없다.

🍇 **귀경 :** 폐(肺), 간(肝) 경락에 작용한다.

🔥 **효능과 주치 :** 풍사와 열사[熱邪: 병을 일으키는 원인인 열의 속성을 가진 사기(邪氣)]를 흩어지게 하는 소풍산열(消風散熱)작용을 한다. 또한 간의 기운을 기르고 눈을 맑게 하는 양간명목(養肝明目), 열을 식히고 해독하는 청열해독(淸熱解毒)의 작용이 있으며, 감기와 풍열[風熱: 풍사(風邪)와 열, 발열과 오한이 나타나는 증상]을 다스린다. 두통과 어지럼증, 눈이 붉게 충혈되고 부

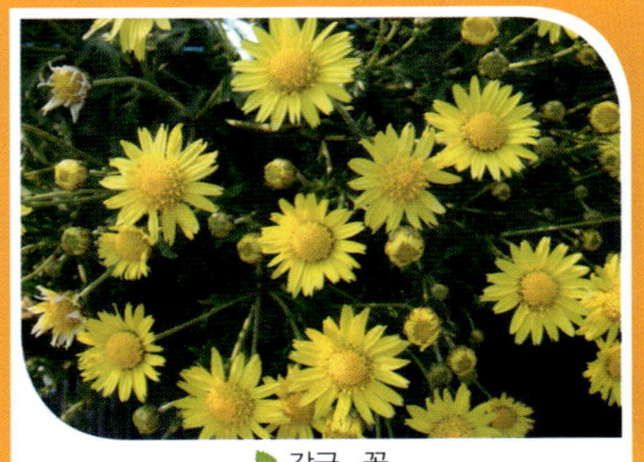

감국

감국_ 꽃

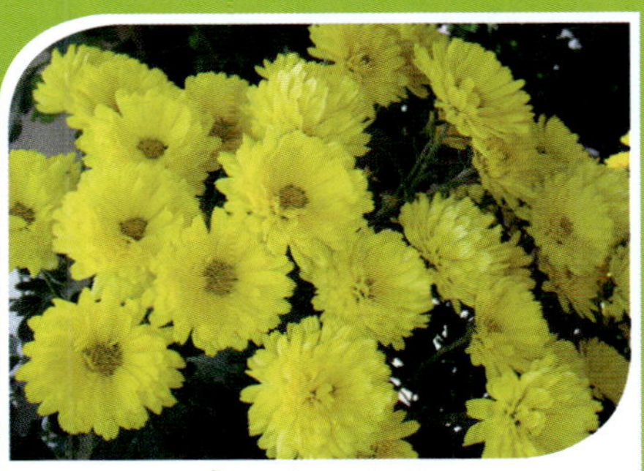

국화(재배종)

국화(재배종)_ 꽃

어오르면서 아픈 증상, 눈이 침침해지는 증상 및 염증이나 종양으로 인해 피부가 부어오른 종창(腫瘡)과 종독(腫毒: 헌데 또는 종기의 독)을 다스린다.

약용법과 용량 : 말린 꽃 5~10g을 물 600~700mL에 넣어 끓기 시작하면 약하게 줄여 200~300mL가 될 때까지 달여 하루에 나눠 마시거나, 물 2L에 넣고 2시간 정도 끓여서 거른 뒤 기호에 따라 꿀이나 설탕을 가미해 차로 마셔도 좋다. 가루로 만들어 쓰든지, 술을 담가서 마시기도 하는데 보통 술을 빚을 경우에는 누룩과 고두밥을 비벼 넣을 때 함께 섞어서 넣고 술이 익으면 걸러서 마신다. 민간에서는 꽃을 잘 말려 베갯속에 넣으면 두통을 제거한다 하여 애용해 왔다.

사용 시 주의사항 : 성질이 차기 때문에 기가 허하고 위가 냉한 사람, 또는 설사를 자주 하는 사람은 많이 사용하면 안 된다.

patent

감국의 기능성 및 효능에 관한 특허자료

▶ 감국 추출물을 함유하는 당뇨병, 당뇨 합병증의 예방 및 치료용 약학 조성물

본 발명은 감국 추출물을 포함하는 당뇨병, 당뇨 합병증의 예방 및 치료용 조성물에 관한 것이다. 본 발명의 당뇨병, 당뇨 합병증의 예방 및 치료를 위한 조성물은, 조성물 총 중량에 대하여 감국 추출물을 0.5~50중량%로 포함한다.

– 공개번호 : 10-2009-0106700, 출원인 : 김성진

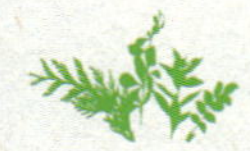

개감수

| 사용부위 | 뿌리

Euphorbia sieboldiana Morren & Decne.

- **이명** : 감수, 능수버들, 산감수, 산개감수, 산참대극, 좀개감수, 참대극
- **생약명** : 감수(甘遂)
- **과명** : 대극과(Euphorbiaceae)
- **개화기** : 4~6월

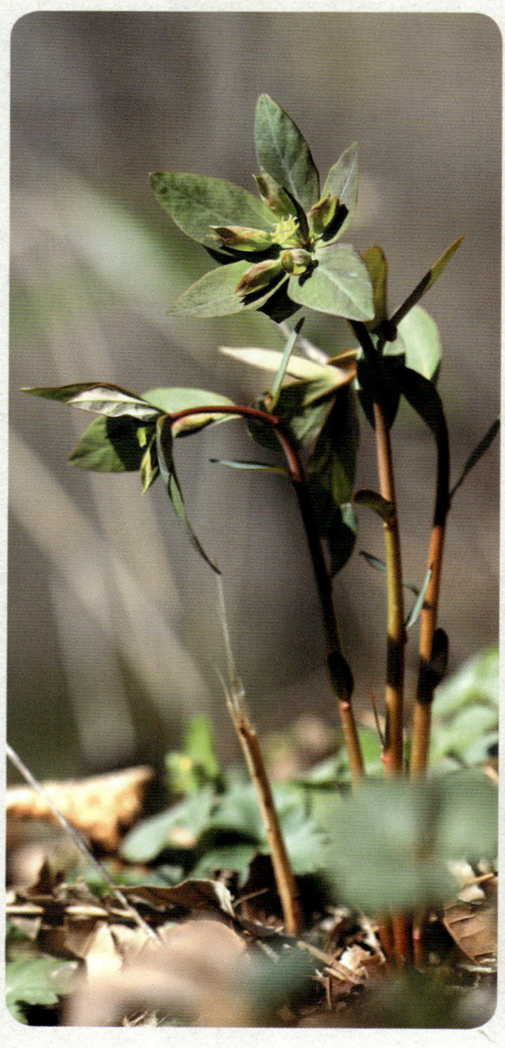

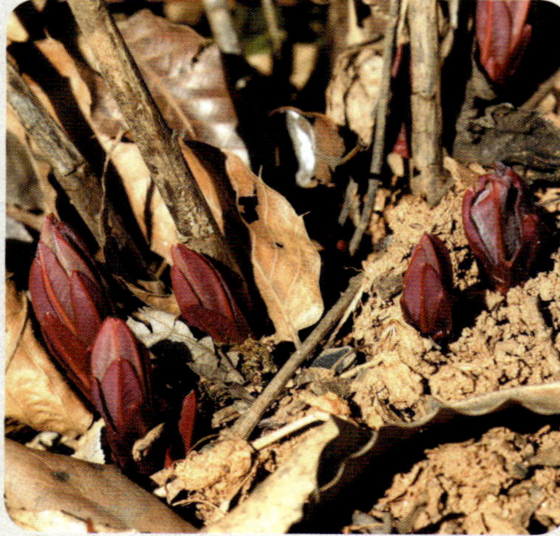

개감수_ 새싹

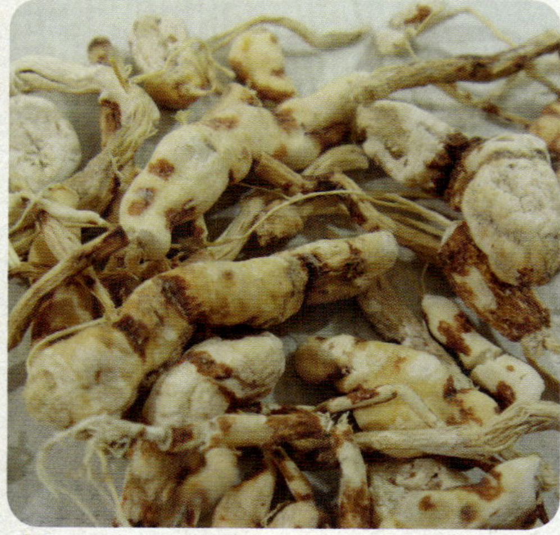

개감수_ 뿌리(약재 전형)

🌿 **생육특성** : 개감수는 전국의 산과 들에서 자라는 여러해살이풀이다. 생육환경은 양지 혹은 반그늘의 토양이 비옥한 곳인데 큰 군락을 이룬 곳은 없지만 많이 뭉쳐서 자라는 경우가 쉽게 관찰된다. 키는 30~60cm이고, 잎은 긴 타원형이며 앞쪽은 녹색이지만 뒤쪽은 홍자색이다. 꽃은 녹황색으로 4~6월에 한 줄기에 1송이의 암꽃이 피는데 나머지는 모두 수꽃이다(목본류에서 수꽃과 암꽃이 따로 피는 경우는 많이 볼 수 있지만 초본류에서 암꽃과 수꽃이 따로 피는 경우는 드문 편이다). 개감수가 다른 식물과 구별되는 가장 큰 특징은 꽃이 잎 색과 거의 유사하고 꽃 모양이 별 모양이라는 점이다. 열매는 9월경에 달린다. 잎을 자르면 흰 유액이 나오는데 독성이 강하므로 식용하지 않는다.

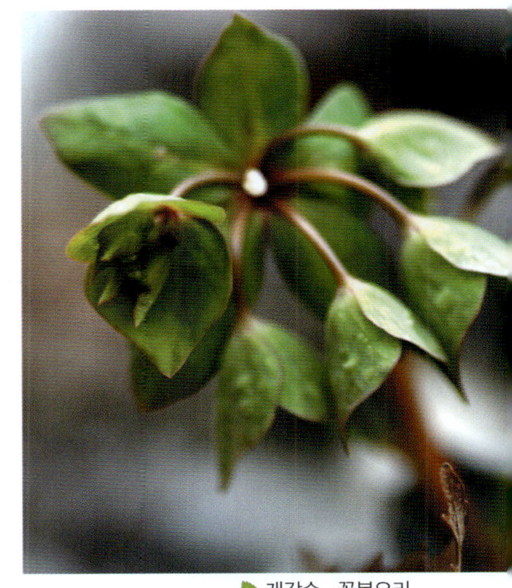

🌱 개감수_ 꽃봉오리

🍂 **채취 방법과 시기** : 늦가을이나 이른 봄에 땅속에 있는 굵은 뿌리를 채취하여 그대로 또는 유황으로 훈제 후 햇볕에 말린다.

🌿 **성분** : 수지, 유기산, 녹말, 과당, 엘러직타닌(ellagic tannin), 유포본(euphorbon), 알파-유포볼(α-euphorbol), 티루콜롤(tirucallol) 등이 함유되어 있다.

🌿 **성미** : 성질이 차고, 맛은 쓰며, 독성이 있다.

🌿 **귀경** : 폐(肺), 신(腎), 대장(大腸) 경락에 작용한다.

🔥 **효능과 주치** : 몸 안의 덩어리인 적취를 깨트리는 파적취(破積聚), 대변과 소변을 통하게 하는 통이변(通二便) 등의 효능이 있어서 몸이 붓고 배가 부풀어오르는 수종복만(水腫腹滿), 수종이 쌓여 흩어지지 못하는 증상인 유음(溜飮)과 그로 인해 생기는 병증인 흉곽부와 복부가 부풀어오르고 아픈 결

【 혼동하기 쉬운 약초 비교 】

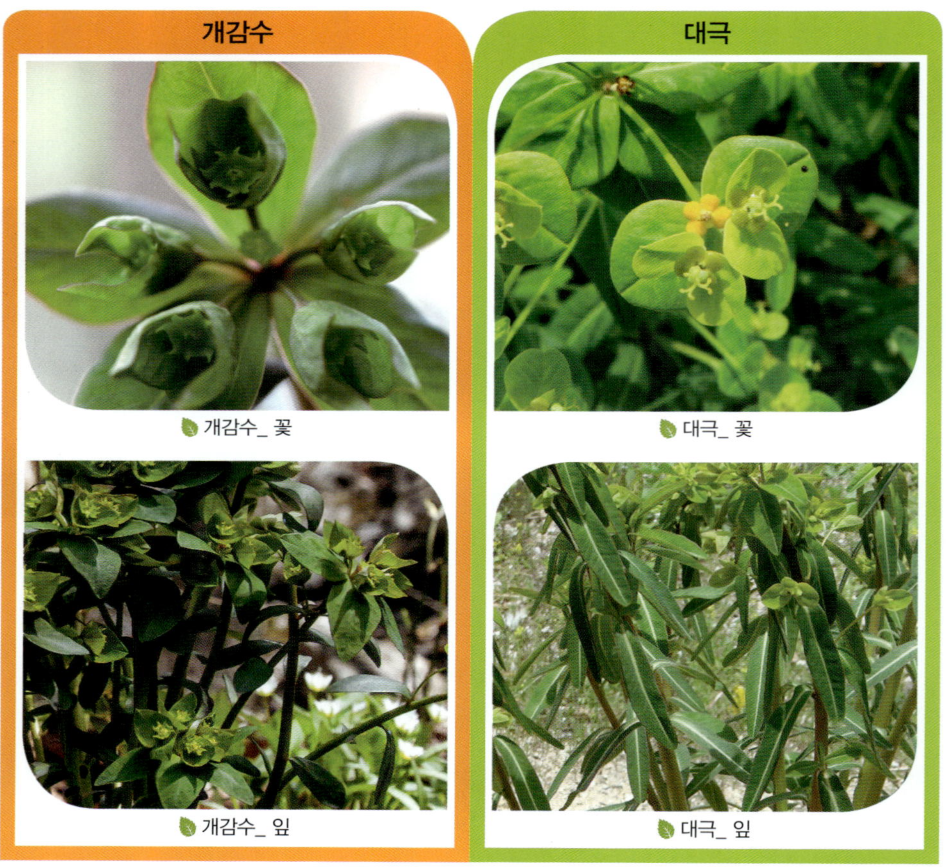

개감수_ 꽃

대극_ 꽃

개감수_ 잎

대극_ 잎

흉(結胸), 전간(癲癎: 간질), 복부에 병 덩어리가 뭉쳐 있는 복부병괴결집(腹部病塊結集), 대소변을 못 보는 이변불통(二便不通) 등을 치료한다.

🍃 **약용법과 용량** : 말린 뿌리 1.5~3g을 물 1L에 넣어 반이 될 때까지 달여 하루에 2~3회 나눠 마시거나, 가루나 환으로 만들어 복용하기도 하는데 가루로 만들어 복용할 경우에는 0.3~0.6g을 사용한다.

🍃 **사용 시 주의사항** : 독성이 있고 지나치게 설사를 심하게 만드는 약재이기에 기가 허하거나 음기가 허한 사람, 비위가 쇠약한 사람, 임신부는 사용하면 안 된다.

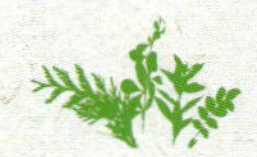

해열, 해독작용이 있고 요로결석, 산기(疝氣)를 치료하는

개구리발톱

Semiaquilegia adoxoides (DC.) Makino

- **이명 :** 개구리망, 섬개구리망, 섬향수풀, 섬향수꽃
- **생약명 :** 천규자(天葵子), 천규(天葵)
- **과명 :** 미나리아재비과(Ranunculaceae)
- **개화기 :** 4~5월

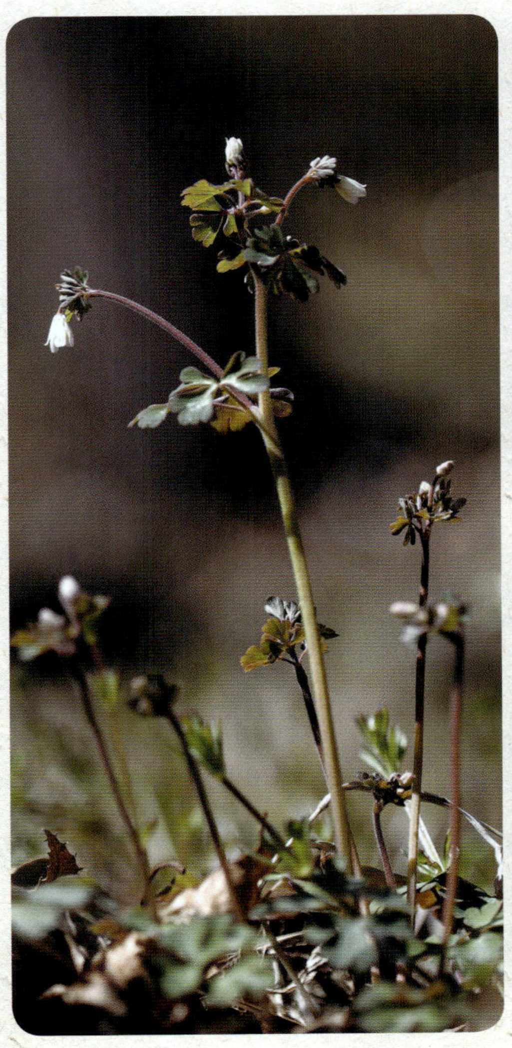

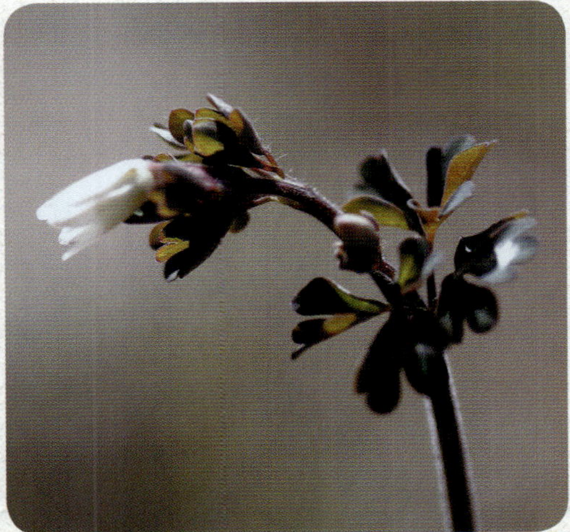

개구리발톱_ 꽃

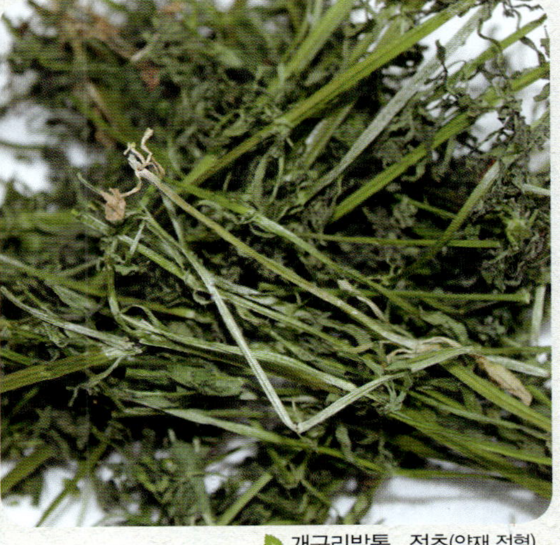

개구리발톱_ 전초(약재 전형)

🌿 **생육특성** : 개구리발톱은 제주도와 호남 지방의 산지에서 자라는 여러해살이풀로, 생육환경은 햇빛이 잘 들거나 반그늘의 습도가 높고 유기질 함량이 높은 곳이다. 키는 15~30cm이고, 줄기는 위에서 가지가 갈라지고, 뿌리는 덩어리 모양이다. 잎은 뿌리에서 나온 것의 뒷면은 흰빛이 돌고 잔잎은 뒷면에 잔털이 약간 나 있으며 길이는 1~2.5cm이다. 꽃은 흰 바탕에 붉은빛으로 4~5월에 아래를 향해 1송이씩 피는데 지름은 0.5cm 정도이다. 꽃받침잎은 5개인데 밑부분이 통처럼 둥글다. 열매는 7~8월경에 달리며 길이는 0.5cm 정도이고, 종자는 검은색이다.

🍂 **채취 방법과 시기** : 꽃이 피는 4~5월에 전초를 채취하여 햇볕에 말린다. 덩어리 모양을 한 덩이뿌리는 7~8월에 채취하여 수염뿌리를 제거하고 깨끗이 씻어 햇볕에 말린다.

🌿 **성분** : 전초에는 세미아퀼리노사이드(semiaquilinoside), 덩이뿌리에는 알칼로이드류, 쿠마린(coumarin)류, 페놀류가 함유되어 있다.

🌿 **성미** : 성질이 차고, 맛은 달고 약간 쓰며 맵다. 독성이 조금 있다.

🌿 **귀경** : 간(肝), 비(脾), 방광(膀胱) 경락에 작용한다.

🍂 **효능과 주치** : 열을 내리고 독성을 풀어주는 청열해독(淸熱解毒) 작용을 하며 종기를 삭이고 뭉친 것을 풀어주고 소변이 잘 배출되도록 만든다. 전초는 천규(天葵), 덩이뿌리는 천규자(天葵子), 종자는 천년모자시종자(千年耗子屎種子)라 부르며 약재로 사용한다. 또한 전초와 종자는 외용으로 사용하는데 짓찧어서 환부에 붙이며, 덩이뿌리를 외용할 경우에는 짓찧어서 환부에 붙이거나 즙액을 한 방울씩 눈에 넣는다.

① 천규(天葵) : 종기를 삭이며 해독작용을 하고, 수도(遂道: 기혈이 통하는 길)를 이롭게 하고 습사를 잘 나가게 하는 이수(利水)의 효능이 있어서 나력(瘰癧: 연주창. 림프절에 멍울이 생기는 증상으로 주로 목, 귀 뒤, 겨드랑이에 생긴다), 산기(疝氣: 고환이나 음낭이 붓고 커지면서 아랫배가 켕기고 아픈 증상), 종독, 소변불리(小便不利: 소변 배출이 원활하지 않은 증상), 사교상(蛇咬傷: 뱀에 물린 상처), 요로결석을 치료한다.

② 천규자(天葵子) : 열을 내리고 독성을 풀어주며 종기를 삭이는 효능이 있다. 또한 뭉친 것을 풀어주는 산결(散結), 소변을 잘 배출되도록 만드

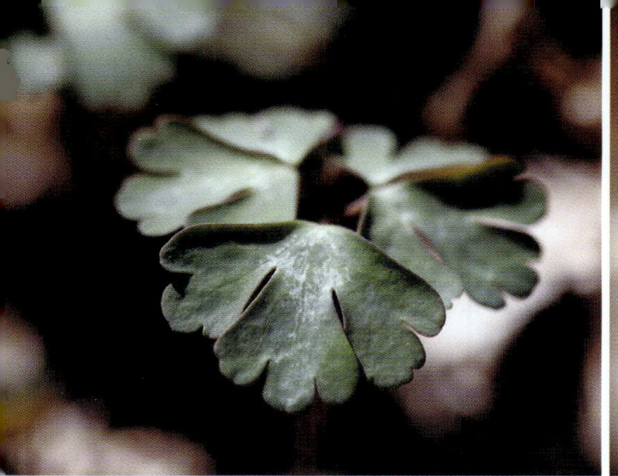

개구리발톱_ 잎

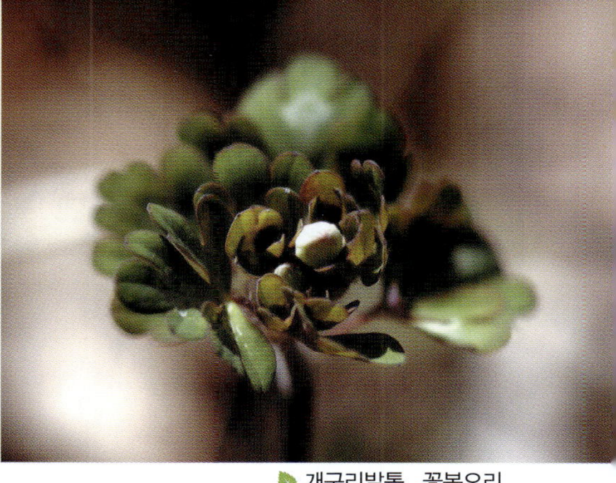

개구리발톱_ 꽃봉오리

는 이뇨의 효능이 있어서 옹종(癰腫: 기혈의 순환이 순조롭지 않아 피부나 근육 내에 역행하면서 혈이 응체하여 국부에 발생하는 부스럼이나 종기), 나력, 정창(疔瘡: 외과에서 흔히 볼 수 있는 부스럼의 하나. 형태가 작고 뿌리가 깊으며 몹시 딴딴하다), 임탁(淋濁: 임질. 소변이 자즈 나오고 오줌이 탁하고 요도에서 고름처럼 탁한 것이 나오는 증상)을 치료한다. 또한 대하증, 폐허해수(肺虛咳嗽: 폐가 약해져서 생기는 기침으로 가래를 동반하는 심한 기침병), 산기(疝氣), 나간(癩癎: 한센병), 소아 경기, 치질, 타박상, 요로결석, 피부의 건조를 치료한다.

③ 천년모자시종자(千年耗子屎種子) : 유선염, 나력, 창독(瘡毒: 부스럼), 부인혈붕(婦人血崩: 대량의 자궁출혈), 대하증, 소아경련을 치료한다.

🌿 **약용법과 용량** : 말린 전초 3~10g을 물 1L에 넣어 반이 될 때까지 달여 하루에 2~3회 나눠 마신다. 가루나 환으로 만들어 복용하기도 하는데 가루로 만들어 복용할 경우에는 1.5~3g을 사용한다.

① 천규 : 말린 전초 9~15g을 물 700mL에 넣어 200~300mL가 될 때까지 달여 하루에 나눠 마신다.

② 천규자 : 말린 전초 3~9g을 물 1L에 넣어 1/3이 될 때까지 달여 하루에 나눠 마시거나, 가루로 만들어 복용하며, 술을 담가 마시기도 한다.

③ 천년모자시종자 : 말린 전초 9~15g을 물 1L에 넣어 1/3이 될 때까지 달여 하루에 나눠 마시거나 가루로 만들어 복용한다.

🍁 **사용 시 주의사항** : 열을 내리게 만들기 때문에 비위의 기운이 허약하고 냉한 사람은 지나치게 사용하지 않도록 주의한다.

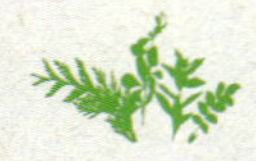

종기, 종양, 간염, 결핵을 다스리는

개구리자리

Ranunculus sceleratus L.

| 사용부위 | 어린순, 전초, 종자

- **이명** : 놋동이풀, 늪바구지
- **생약명** : 석룡예(石龍芮)
- **과명** : 미나리아재비과(Ranunculaceae)
- **개화기** : 4~5월

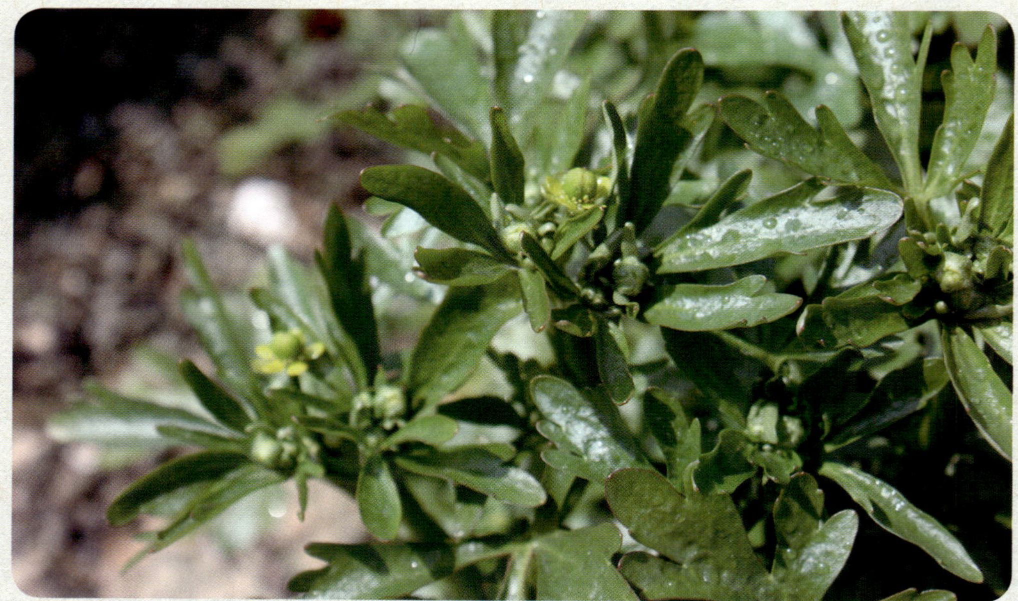

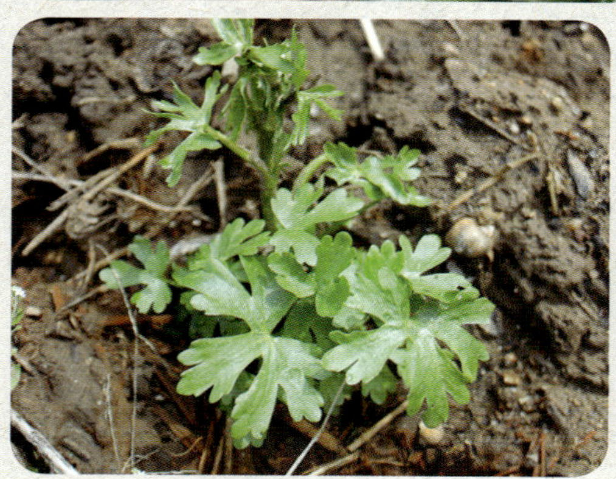

개구리자리_ 약재로 사용하는 어린순

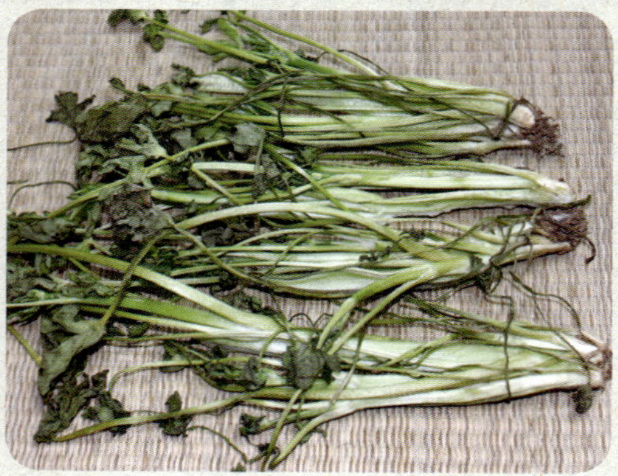

개구리자리_ 전초(채취품)

🔹 **생육특성** : 개구리자리는 중부 이남의 논이나 개울에서 자라는 두해살이풀로, 생육환경은 물기가 많고 햇빛이 잘 들어오는 곳이다. 키는 50cm 정도이다. 잎은 긴 잎자루가 있고 잎몸은 길이가 1~4cm로 3갈래로 갈라지는데 옆으로 갈라진 2개의 잎은 끝에 둔한 톱니가 있다. 줄기는 털이 없고 매끈하며 광택이 나고 속은 비어 있다. 꽃은 황색으로 4~5월에 원줄기나 가지 끝에서 1송이씩 피는데 지름은 0.6~0.8cm이다. 열매는 7~8월경에 달리는데 안에는 길이 0.1cm 정도의 작은 종자가 많이 들어 있다.

🔸 **채취 방법과 시기** : 이른 봄에 어린순과 줄기를 채취하고, 꽃이 피었을 때 전초를 채취하여 햇볕에 말린다.

🔹 **성미** : 성질이 차고, 맛은 맵고 쓰며, 독성이 있다.

🔹 **귀경** : 간(肝), 심(心) 경락에 작용한다.

🔸 **효능과 주치** : 종기를 삭이고, 독성을 풀어주며, 궤양을 치료하는 효능이 있다. 민간요법에서는 전초를 석룡예(石龍芮)라 부르그 종자를 석룡예자(石龍芮子)라 부르는데 석룡예는 종기와 종양을 풀고 간염, 나력, 결핵, 말라리아, 하지궤양 등을 치료한다. 석룡예자는 심열번갈(心熱煩渴: 울화 때문에 생기는 열로 인해 가슴이 답답하고 열이 나며 목이 마르는 증상), 음허로 인

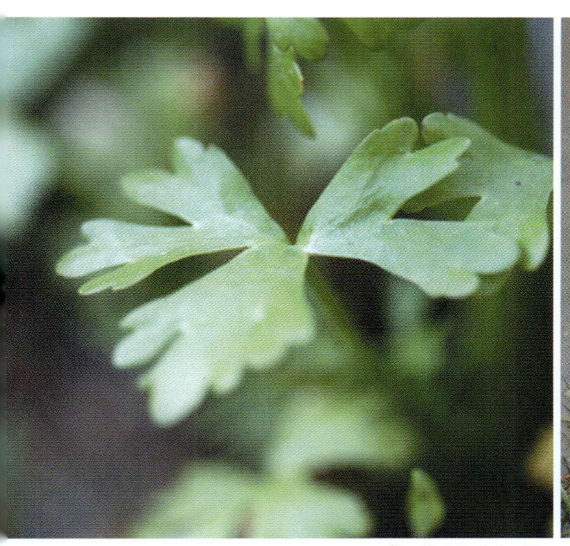

개구리자리_ 잎

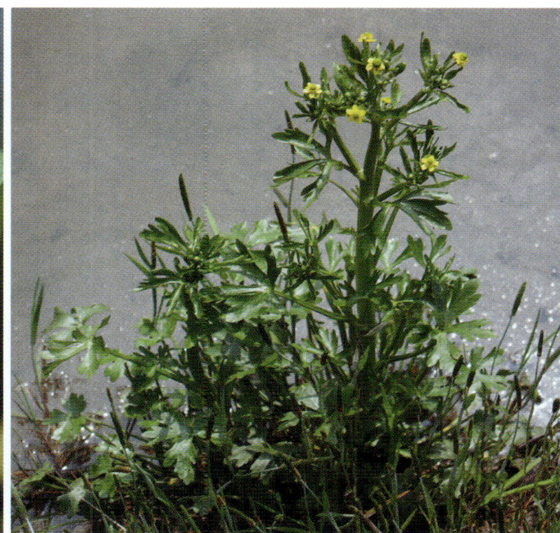

개구리자리_ 지상부

【 혼동하기 쉬운 약초 비교 】

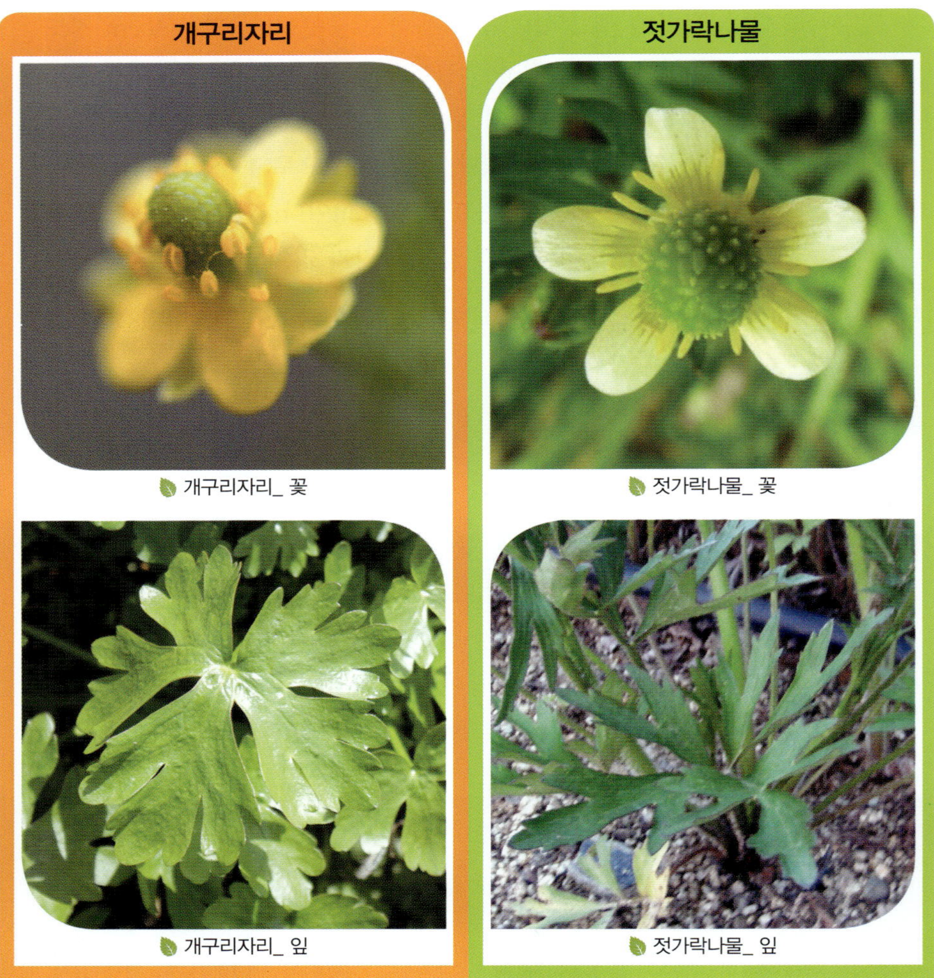

개구리자리 / 젓가락나물

개구리자리_ 꽃

젓가락나물_ 꽃

개구리자리_ 잎

젓가락나물_ 잎

한 정(精)의 손실인 음허실정(陰虛失精), 풍한습비(風寒濕痺: 풍한습사, 즉 찬 바람 등으로 인하여 결리고 아픈 증상) 등에 사용한다.

🍃 **약용법과 용량** : 말린 약재 3~9g을 물 700mL에 넣어 200~300mL가 될 때 까지 달여 하루에 2회 나눠 마신다. 외용할 경우에는 말린 약재를 환부에 붙이거나 졸여서 기름으로 만들어 환부에 바른다.

🍃 **사용 시 주의사항** : 독성이 있으므로 주의가 필요하다.

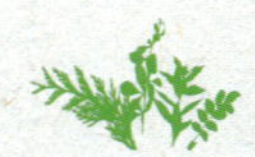

개미자리

| 사용부위 | 전초

Sagina japonica (Sw.) Ohwi

- **이명** : 개미나물, 수캐미자리
- **생약명** : 칠고초(漆姑草)
- **과명** : 석죽과(Caryophyllaceae)
- **개화기** : 6~8월

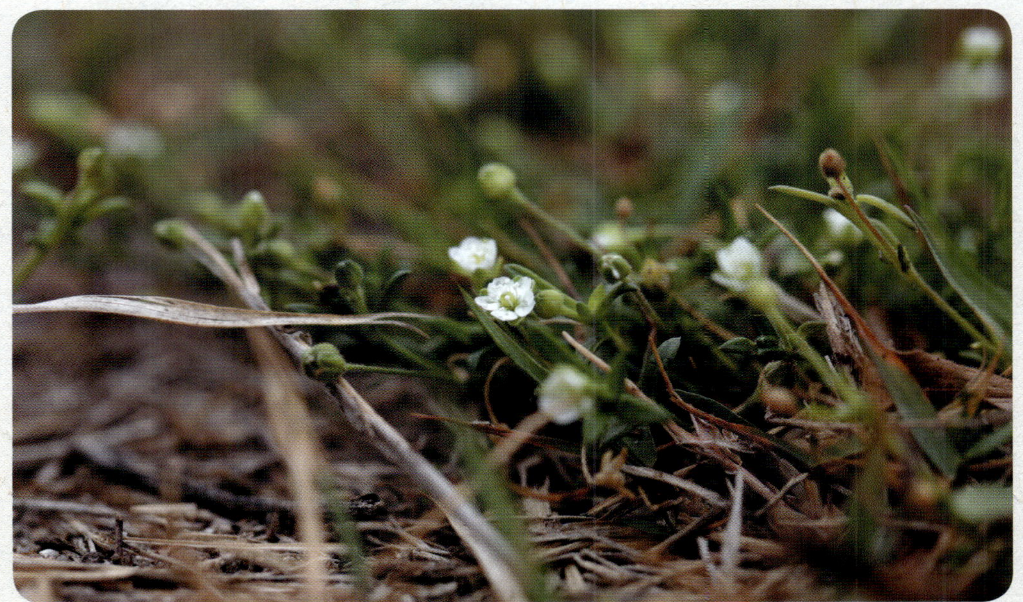

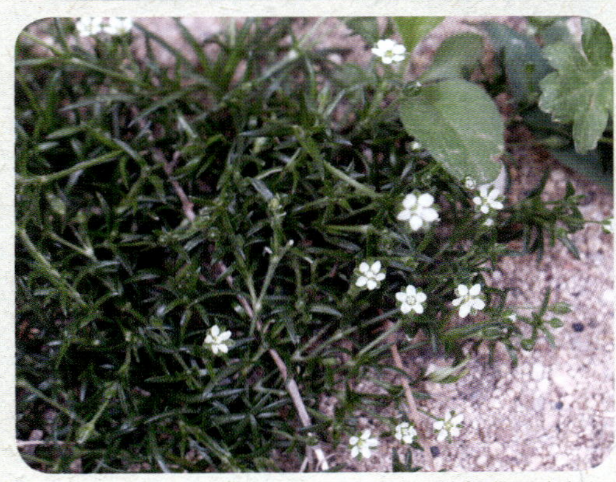

개미자리_ 약재로 사용하는 지상부

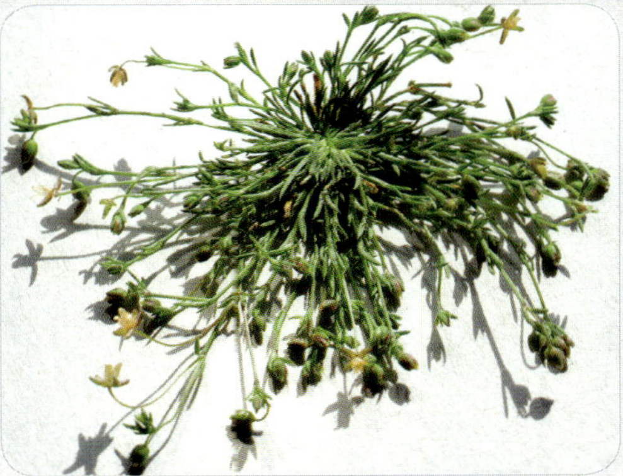

개미자리_ 전초(채취품)

- **생육특성** : 개미자리는 전국 각처의 밭이나 길가에서 자라는 두해살이풀로, 생육환경은 햇빛이 잘 들고 물이 잘 빠지는 양지이다. 키는 5~20cm이다. 잎은 길이가 0.1~0.2cm이고, 너비는 0.1cm 정도로 마주나고 뾰족하며 가장자리는 밋밋하고 짙은 녹색이다. 꽃은 흰색으로 6~8월에 잎겨드랑이에서 긴 줄기가 나

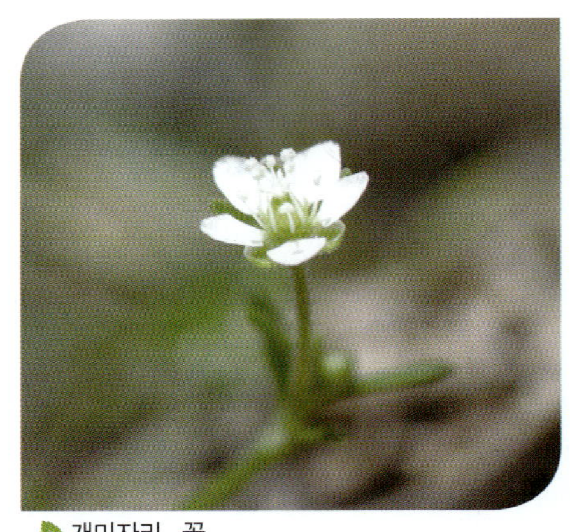

개미자리_ 꽃

와 끝에서 1송이씩, 혹은 가지 끝에서 펼쳐지듯 핀다. 꽃잎과 꽃받침은 모두 5장씩이며 끝부분은 약간 둥글다. 열매는 9~10월경에 둥글게 달리고, 종자는 작고 넓은 달걀 모양으로 작은 돌기가 있으며 짙은 갈색이다.

- **채취 방법과 시기** : 꽃이 피는 6~7월경에 전초를 채취하여 신선한 것을 사용하거나 햇볕에 말려 사용한다.

- **성미** : 성질이 시원하고, 맛은 쓰다.

- **귀경** : 간(肝), 방광(膀胱) 경락에 작용한다.

- **효능과 주치** : 소변을 잘 배출되게 하고, 독을 풀어주며, 종기를 삭이는 효능이 있다. 칠창(漆瘡: 옻독이 올라 생기는 피부병), 독창(禿瘡: 머리 피부가 헐면서 머리털이 끊어지거나 빠지는 증상), 악성 종기, 나력, 충치, 소아의 유종(乳腫: 젖이 곪아 생기는 종기), 타박상을 치료한다.

- **약용법과 용량** : 말린 전초 10~20g을 물 1L에 넣어 1/3이 될 때까지 달여 하루에 3회 나눠 마신다. 가루로 만들어 복용하기도 하며, 짓찧어서 환부에 붙이면 종기나 부스럼이 낫는다. 잎을 짓찧어서 치아 사이에 끼워두면 충치를 치료하고, 뱀에 물린 상처는 칠고초에 웅황(雄黃)을 함께 찧어서 붙여 치료한다.

- **사용 시 주의사항** : 속이 냉한 사람은 지나치게 많이 복용하지 않도록 주의한다.

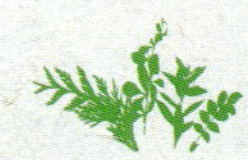

신경통, 두통, 설사, 피부진균을 억제하는

개발나물

| 사용부위 | 어린순, 전초

Sium suave Walter

- ■ **이명** : 당개발나물, 가는개발나물, 가락잎풀
- ■ **생약명** : 산고본(山藁本), 토고본(土藁本), 고본(藁本)
- ■ **과명** : 산형과(Umbelliferae)
- ■ **개화기** : 8~9월

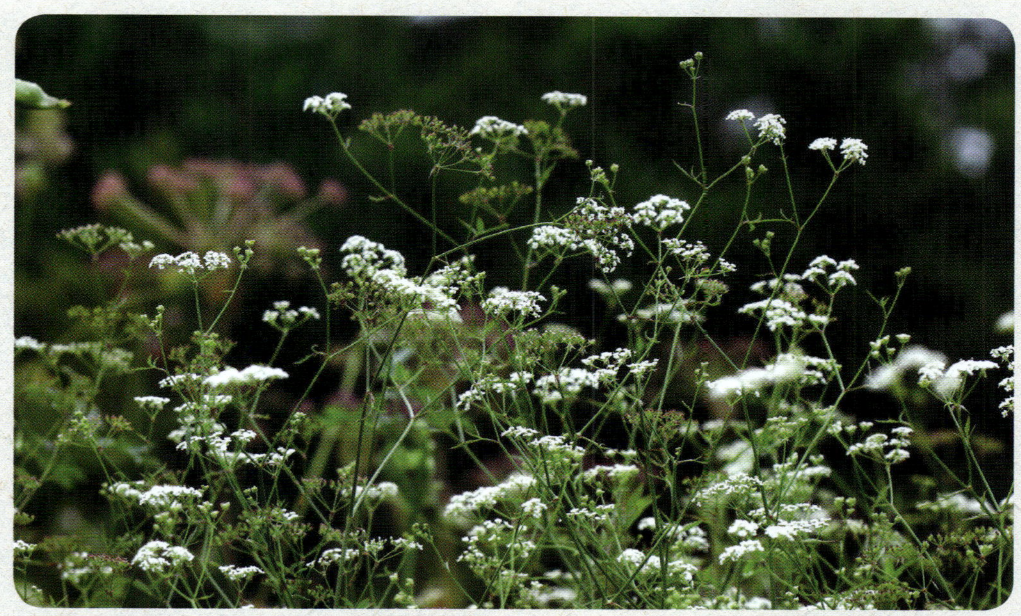

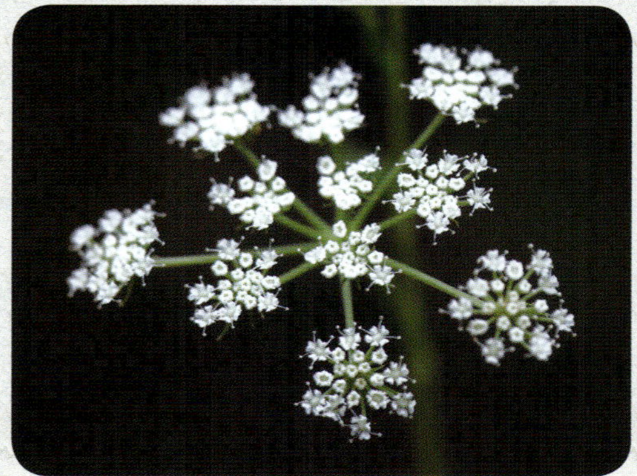

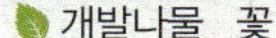

🌿 개발나물_ 꽃

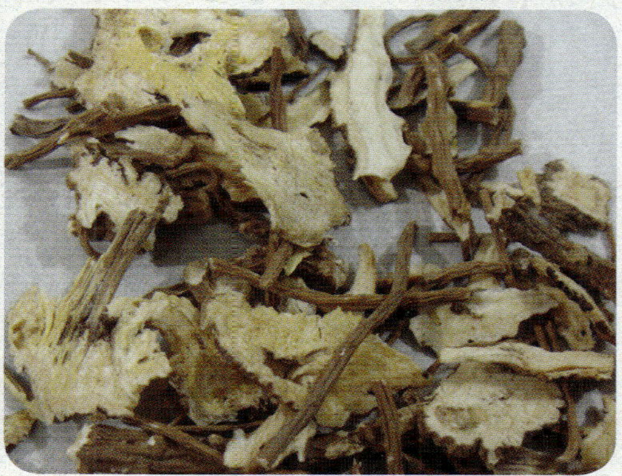

🌿 개발나물_ 뿌리(약재)

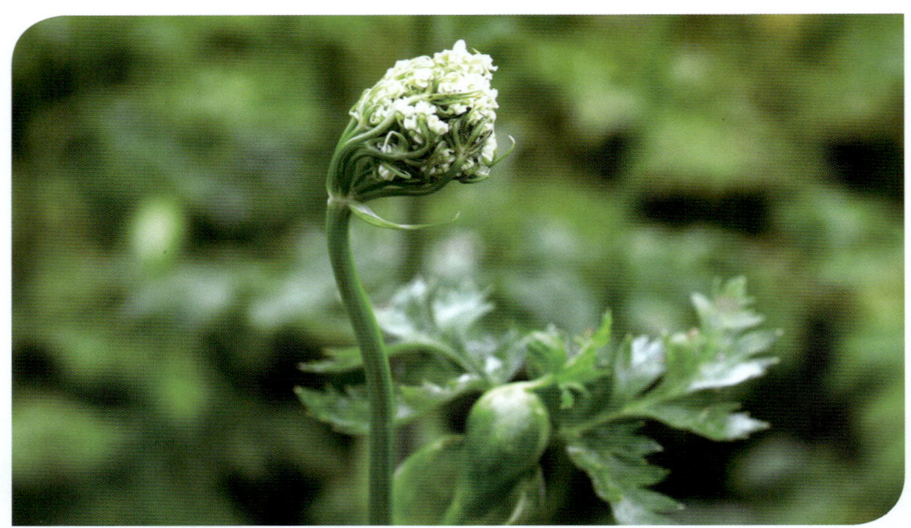

생육특성 : 개발나물은 중부 이남 지방에서 자라는 낙엽활엽 덩굴성 식물이다. 생육환경은 물 빠짐이 좋고 토양 비옥도가 높은 곳의 반그늘 혹은 양지이며, 키는 1m 정도이다. 잎은 길이가 5~15cm, 너비 0.7~5cm로 끝이 뾰족하고 가장자리에 예리한 톱니가 있으며 위로 올라갈수록 잎이 작아진다. 꽃은 흰색으로 8~9월 모여 있는 줄기 10~20개가 각각 작게 퍼진 줄기로 갈라지는데 원줄기 끝과 가지 끝에서 각 10여 송이씩 핀다. 열매는 10~11월경에 달리는데 길이는 0.3cm 정도로 작고 둥글다.

채취 방법과 시기 : 이른 봄에 어린순을 채취하고, 가을에 전초를 채취하여 햇볕에 말린다.

성분 : 뿌리에는 정유 성분인 3-부틸프탈라이드(3-butylphthalide), 크니딜라이드(cnidilide)가 함유되어 있다.

성미 : 성질이 따뜻하고, 맛은 맵고, 독성이 없다.

귀경 : 방광(膀胱) 경락에 작용한다.

효능과 주치 : 표사(表邪: 몸의 겉부분에 머무는 차가운 사기)를 흩어지게 하고 풍을 제거하며 통증을 멈추게 하는 효능이 있다. 신경통, 풍사(風邪)와 한사(寒邪: 추위나 찬 기운이 병을 일으키는 사기가 된 것)로 인하여 오는 두통인

【 혼동하기 쉬운 약초 비교 】

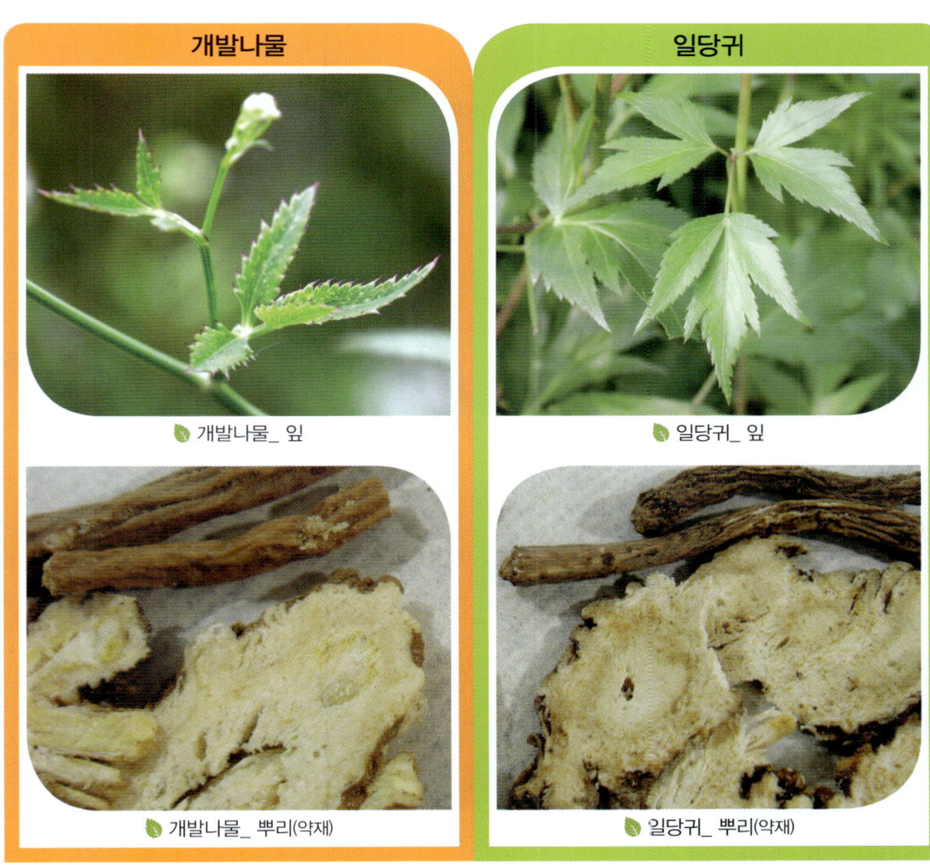

개발나물 / 일당귀

개발나물_ 잎 / 일당귀_ 잎

개발나물_ 뿌리(약재) / 일당귀_ 뿌리(약재)

풍한두통(風寒頭痛), 정수리가 아픈 두정통(頭頂痛), 한사와 습사가 원인이 되어 생기는 복통, 설사, 가려우면서 아픈 풍습통양(風濕痛痒), 머리가 아프고 눈에 생기는 각종 부스럼인 두통목종(頭痛目腫)에 사용하고, 달인 액은 피부진균의 억제작용을 한다. 민간에서는 전초를 신경통 치료에 사용했다.

🍃 **약용법과 용량** : 말린 약재 3~9g을 물 1L에 넣어 1/3이 될 때까지 달여 하루에 3회 나눠 마신다.

🍃 **사용 시 주의사항** : 맵고 따뜻하여 온조(溫燥)한 성질이 있으므로 혈허(血虛) 또는 열증(熱症)에 속한 두통에는 사용할 수 없다.

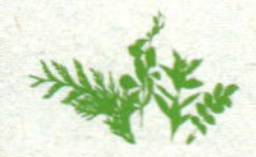

개버무리

| 사용부위 | 뿌리, 어린순

Clematis serratifolia Rehder

- **이명** : 개버머리, 꽃버머리, 으아리꽃
- **생약명** : 치엽철선련(齒葉鐵線蓮)
- **과명** : 미나리아재비과(Ranunculaceae)
- **개화기** : 8~9월

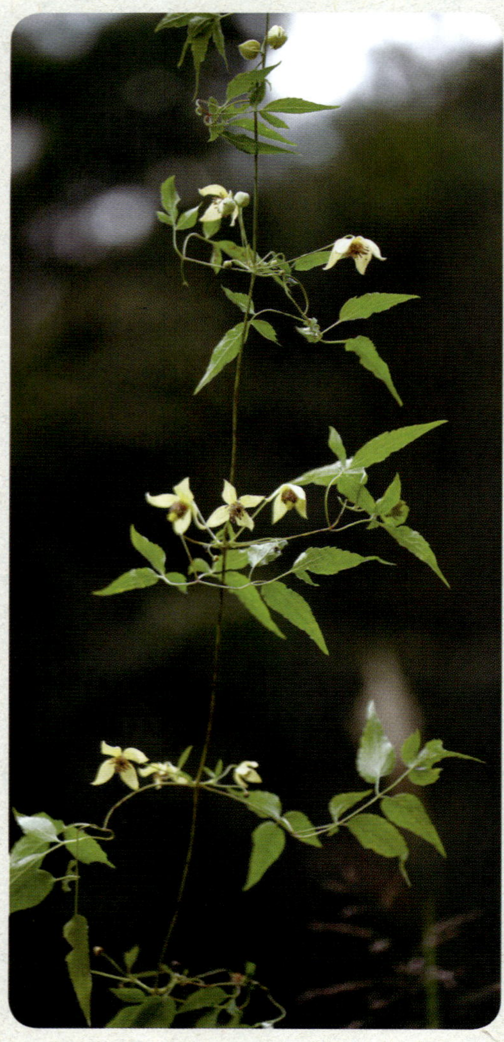

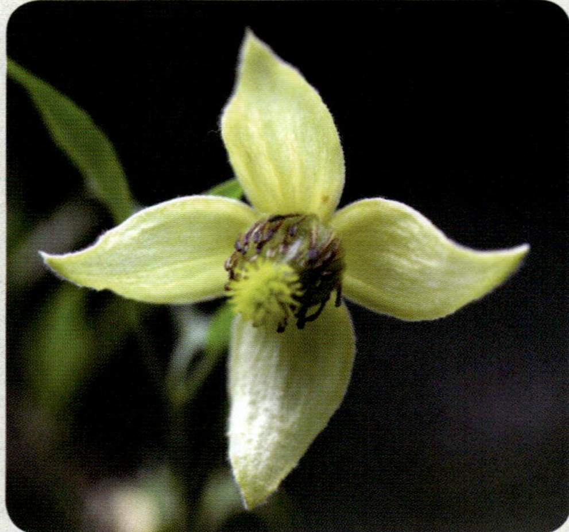

개버무리_ 꽃

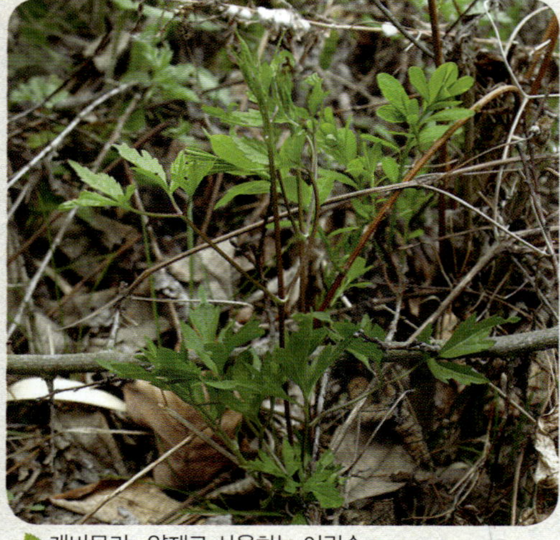

개버무리_ 약재로 사용하는 어린순

🔹 **생육특성** : 개버무리는 중부 이북의 산과 들에서 자라는 낙엽활엽 덩굴성 식물이다. 생육환경은 햇빛이 잘 들고 물 빠짐이 좋으며 토양의 부엽질이 풍부한 곳의 숲 가장자리이며, 키는 2m 정도이다. 잎은 길이가 2.5∼5cm, 너비는 1∼2cm로 긴 달걀 모양이나 뾰족한 형태로 마주나고 잎 끝은 뾰족하며 뒤로 약간 젖혀지고 가장자리에는 톱니가 있으며 앞면과 뒷면에는 털이 나 있다. 줄기는 덩굴성이며 그해에 자란 1년생 가지는 적자색을 띤다. 꽃은 연한 노란색으로 8∼9월에 가지 끝이나 잎겨드랑이에서 3∼6송이씩 아래를 향해 피는데 지름은 5∼6cm이다. 수술은 자주색이고 대에는 털이 나 있으며, 암술대는 연노란 빛을 띠며 뭉쳐 있다. 열매는 9월경에 길이 0.3cm 정도로 달리는데 끝부분에는 길이 0.5cm 정도의 깃털 모양을 한 긴 암술대가 연한 노란색 또는 흰색으로 달린다.

🍂 **채취 방법과 시기** : 이른 봄에 어린순을 채취하고, 가을부터 이듬해 봄까지

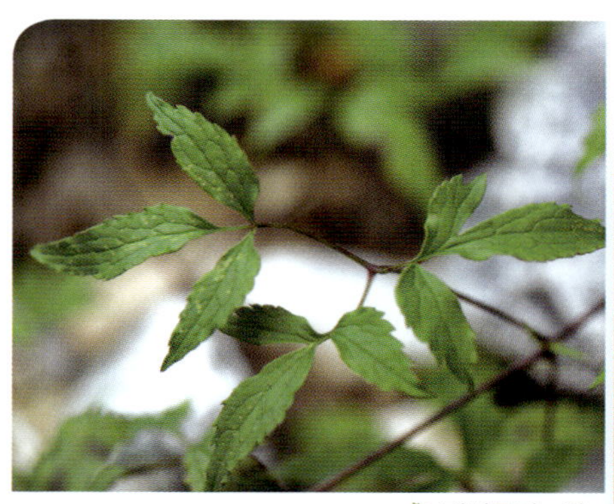

🌿 개버무리_ 잎

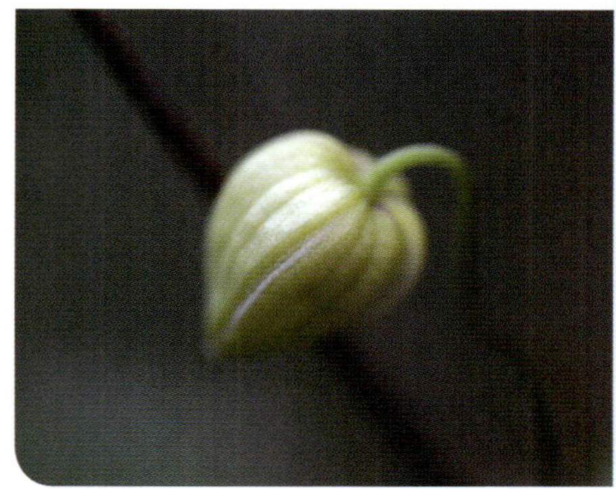

🌿 개버무리_ 꽃봉오리

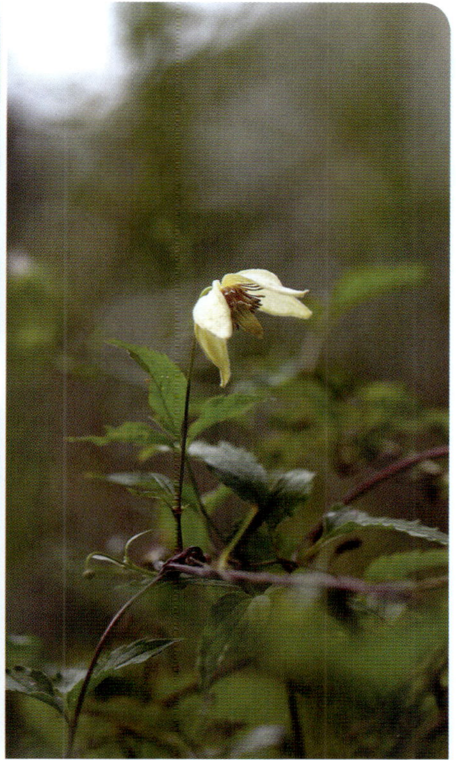

🌿 개버무리_ 지상부

<h1 align="center">【 혼동하기 쉬운 약초 비교 】</h1>

개버무리	으아리
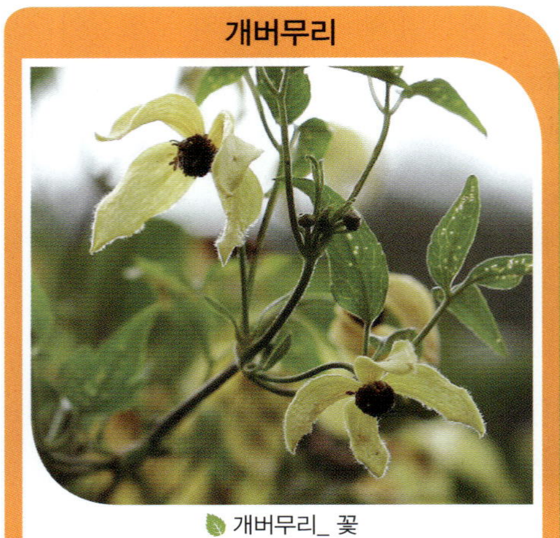	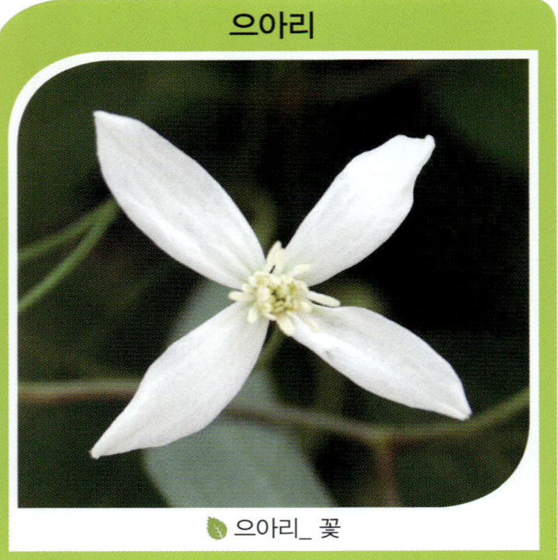
🌿 개버무리_ 꽃	🌿 으아리_ 꽃

뿌리를 채취하여 햇볕에 말린다.

🌿 **성미 :** 성질이 따뜻하고, 맛은 맵고 짜다.

🌿 **귀경 :** 간(肝), 폐(肺), 방광(膀胱) 경락에 작용한다.

🌿 **효능과 주치 :** 민간약재로 사용해 왔는데 진통에 효능이 있으며, 바람으로 인한 나쁜 사기인 풍사와 습(濕)이 병을 일으키는 사기가 된 습사를 제거하며 경락을 잘 통하게 한다. 통증을 멎게 하고 만성 풍습성 관절염을 치료한다.

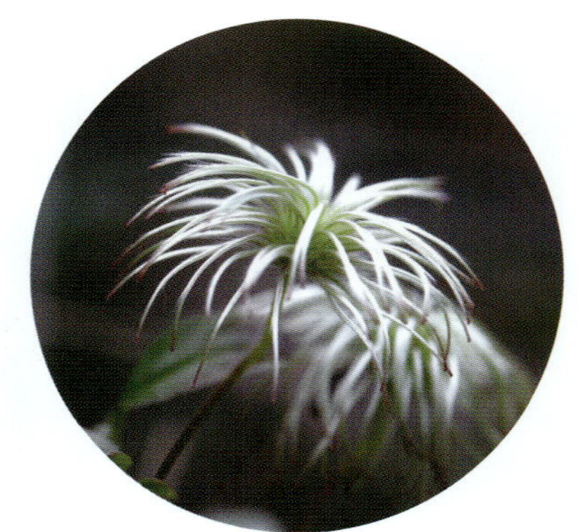

🌿 개버무리_ 종자 결실

🌿 **약용법과 용량 :** 말린 약재 12~18g을 물 1L에 넣어 1/3이 될 때까지 달여 하루에 3회 나눠 마신다. 가루나 환으로 만들어 복용하기도 하며, 짓찧어 환부에 붙이기도 한다.

🌿 **사용 시 주의사항 :** 기와 혈을 소모시킬 우려가 있으므로 기와 혈이 허약한 사람이나 임신부는 신중하게 사용한다.

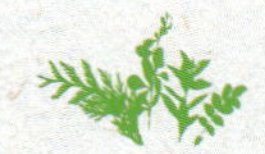

신체허약, 식욕부진, 소화불량, 설사를 다스리는

개별꽃 | 사용부위 | 덩이뿌리

Pseudostellaria heterophylla (Miq.) Pax

- **이명** : 미치광이풀, 섬개별꽃, 다화개별꽃, 들별꽃
- **생약명** : 태자삼(太子蔘)
- **과명** : 석죽과(Caryophyllaceae)
- **개화기** : 4~5월

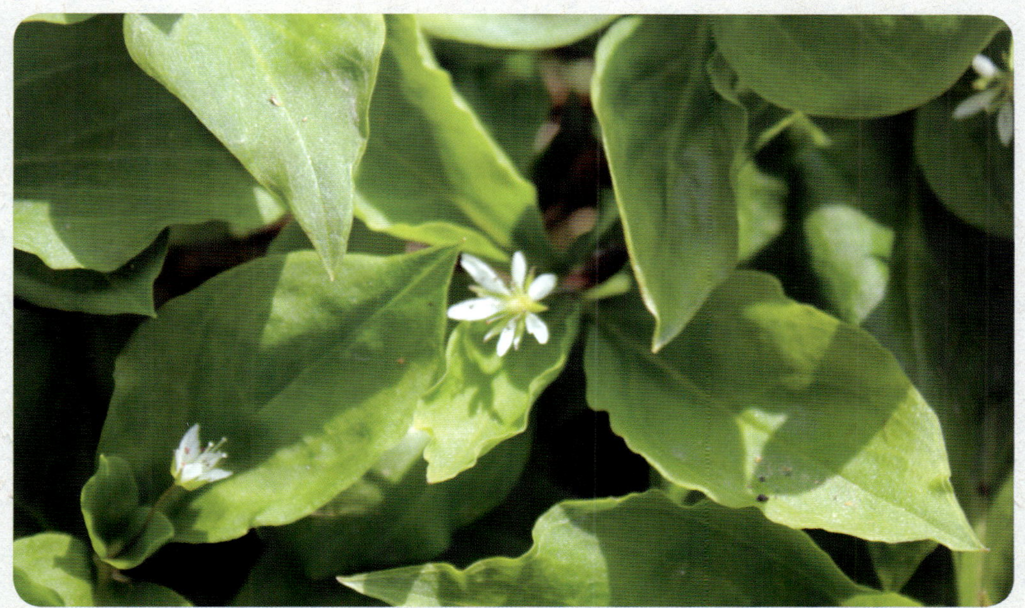

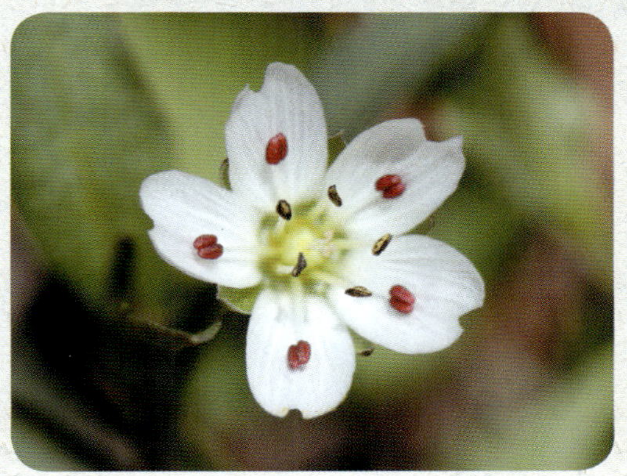

개별꽃_ 꽃

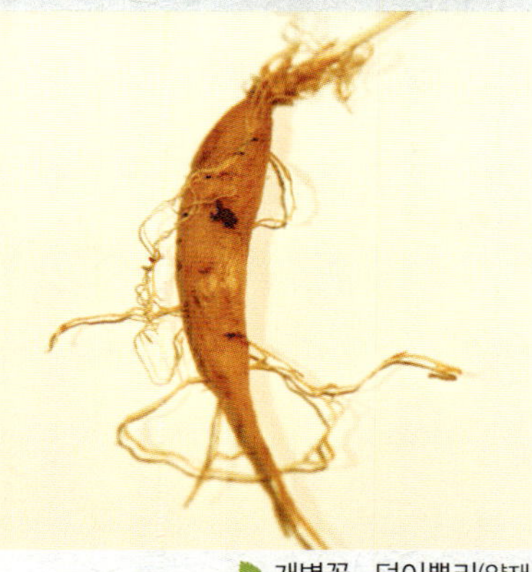

개별꽃_ 덩이뿌리(약재 전형)

🍃 **생육특성** : 개별꽃은 전국 각처의 산과 들에서 자라는 여러해살이풀로, 생육환경은 햇빛이 잘 들어오는 곳이면 어디라도 좋다. 키는 8~12cm이고, 잎은 마주나며 길이는 1~4cm, 너비는 0.2~0.4cm이다. 줄기는 원줄기는 가늘며 곧추서고 줄로 이어진 털이 나 있는데 1~2개씩 나와 인삼 뿌리와 같은 덩이줄기가 1~2개씩 달린다. 꽃은 흰색으로 4~5월에 줄기 끝에서 위를 향해 피는데 길이는 0.6cm 정도이다. 꽃자루는 한쪽으로 줄 지어 털이 돋아나고 길이는 2~3cm이다. 꽃받침조각은 5개, 꽃잎은 5개, 황색 꽃밥을 단 수술은 10개다. 열매는 6~7월경에 둥근 모양으로 달린다.

🍂 **채취 방법과 시기** : 여름에 잎이 누렇게 단풍이 졌을 때 덩이뿌리를 채취하여 수염뿌리를 제거하고 건조기에 넣어 말려서 사용하거나, 끓는 물에 3~5분간 담갔다가 햇볕에 말린 후 사용한다.

🍃 **성분** : 과당, 전분, 사포닌 등이 함유되어 있다.

🍃 **성미** : 성질이 평범하고, 맛은 달고 약간 쓰며, 독성이 없다.

🍃 **귀경** : 심(心), 폐(肺), 비(脾) 경락에 작용한다.

🍂 **효능과 주치** : 태자삼이라고 불리며 강장작용이 있고, 폐를 윤활하게 하며, 비위를 튼튼하게 하고, 에너지의 근원인 진액을 생성하는 효능이 있어서 신체허약, 식욕부진, 소화불량, 심계항진(心悸亢進: 가슴이 두근거리면서 두

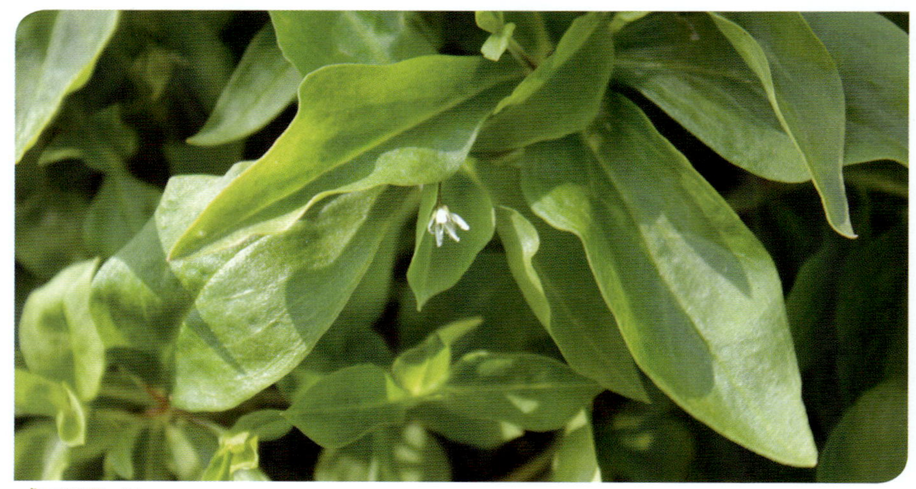

🍃 개별꽃_ 잎

【 혼동하기 쉬운 약초 비교 】

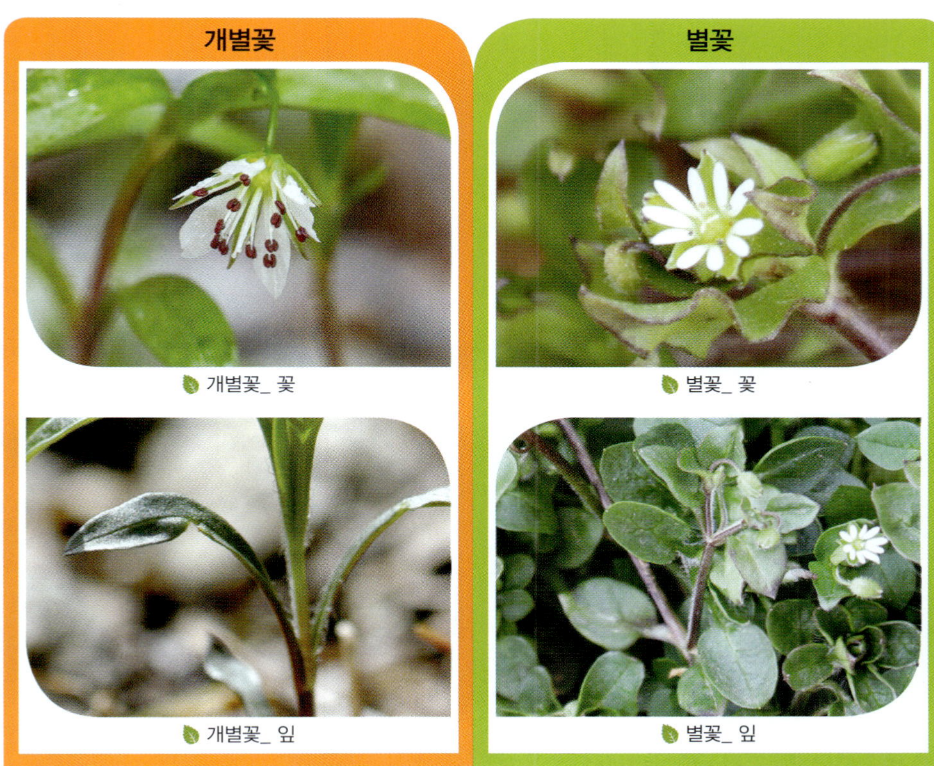

려워하는 증상), 설사 등에 사용할 수 있고, 폐가 허하여 오는 기침에도 사용할 수 있다.

🍃 **약용법과 용량** : 말린 덩이뿌리 10~15g을 물 600~700mL에 넣어 끓기 시작하면 약하게 줄여 200~300mL가 될 때까지 달여 하루에 나눠 마시거나, 물 2L에 넣어 2시간 정도 끓인 뒤 걸러 기호에 따라 꿀이나 설탕을 가미하여 차로 마신다. 그 밖에 가루 또는 환으로 만들어 복용하기도 한다.

🍂 **사용 시 주의사항** : 최근 잔류 농약 문제, 열성 고혈압으로 인하여 인삼을 기피하는 사람들이 늘어나면서 만삼이나 태자삼을 사용하는 사람들이 많은데 만삼은 인삼보다 약효가 약하고, 태자삼은 만삼에 비해 약효가 약하므로 태자삼을 약재로 사용하려면 많은 양, 혹은 오랫동안 복용하는 등의 응용이 필요하다.

개승마 | 사용부위 | 뿌리

Cimicifuga biternate (Siebold & Zucc.) Miq.

- **이명** : 승마, 큰개승마, 황새승마, 왜승마, 산승마
- **생약명** : 승마(升麻)
- **과명** : 미나리아재비과(Ranunculaceae)
- **개화기** : 7~8월

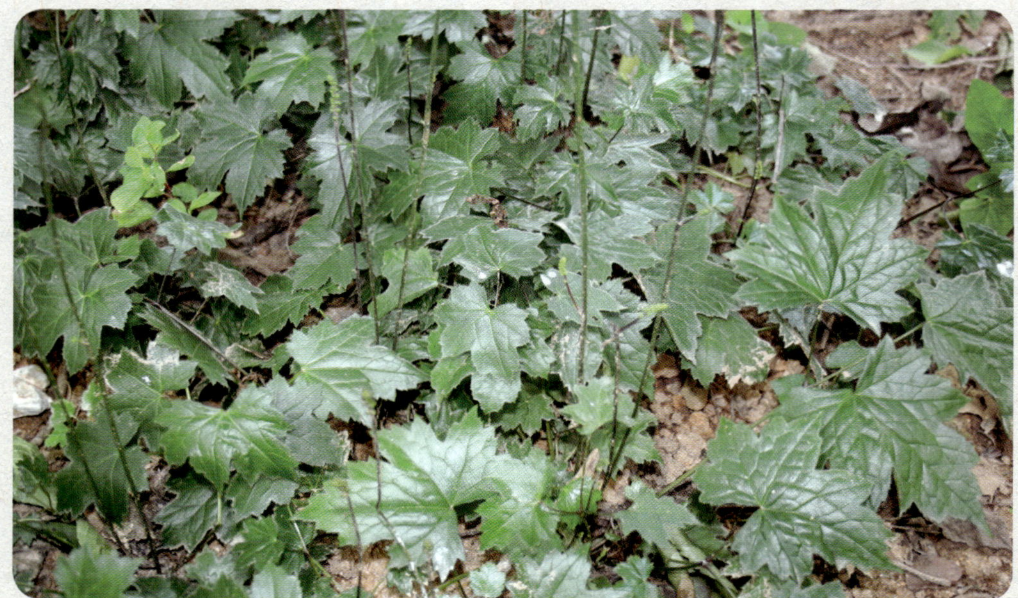

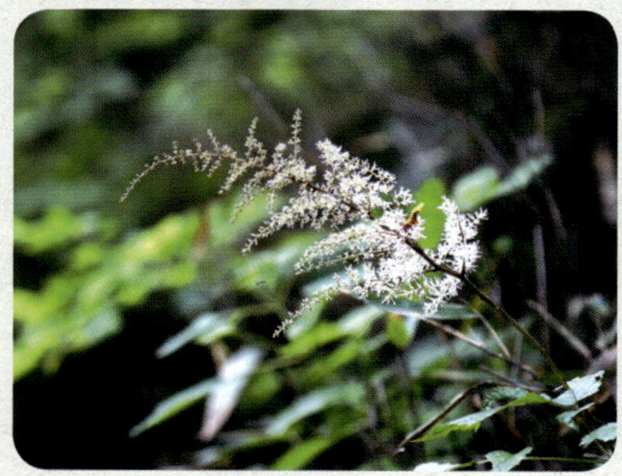

🌿 개승마_ 꽃

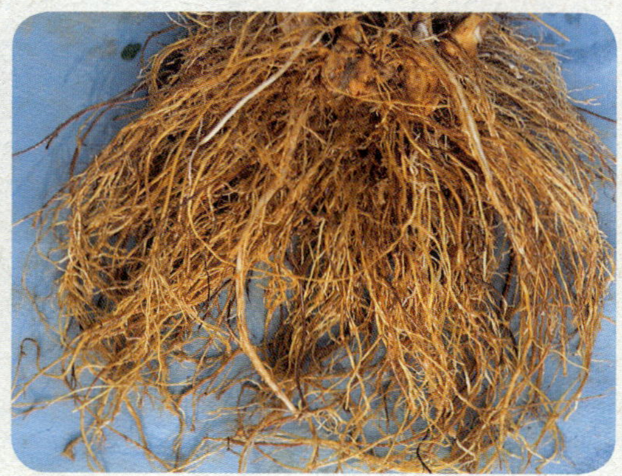

🌿 개승마_ 뿌리(채취품)

- 🍃 **생육특성 :** 개승마는 제주도, 거제도, 지리산의 산지에서 자라는 여러해살이풀로, 생육환경은 물 빠짐이 좋고 토양 비옥도가 높으며 햇빛이 잘 들어오는 곳이다. 키는 30~100cm이고, 잎은 길이 7~20cm, 너비 6~18cm이고 단풍잎과 유사하게 5~9갈래로 갈라지며 끝이 뾰족하고 불규칙한 톱니가 있다. 잎 앞면에는 잔털이 나 있고 뒷면에는 맥 위에 잔털이 드물게 나 있다. 꽃은 흰색으로 7~8월에 뿌리에서 자란 줄기에서 위쪽으로 올라가면서 길게 달리며 핀다. 열매는 9~10월경에 긴 타원형으로 달린다.

- 🍂 **채취 방법과 시기 :** 가을부터 겨울까지 채취한 뿌리를 적당히 잘라서 2~3일간 햇볕에 말린다.

- 🍃 **성미 :** 성질이 약간 차고, 맛은 맵고 달다.

- 🍃 **귀경 :** 비(脾), 위(胃), 폐(肺), 대장(大腸) 경락에 작용한다.

- 🍂 **효능과 주치 :** 민간에서 사용하는 약초로 열을 식히고 독을 풀어주며 발진이 잘 나오도록 해주고 양기가 잘 올라가도록 하는 승양(升陽)의 효능이 있다. 비장, 위장 기허 및 기허에 의한 각종 출혈성 질환을 다스린다. 전신 강장작용, 건위 소화작용, 지사작용이 있다. 따라서 위하수, 자궁하수, 탈항(脫肛 : 직장탈출증. 항문 및 직장 점막 또는 전층이 항문 밖으로 빠져나오는 증상)을 비롯한 내장하수, 만성 장염에서 오는 설사, 땀을 지나치게 많이 흘리는 다한, 여름 타기, 만성 출혈성 질환, 영양실조, 암 등에 효과가 있다.

- 🍃 **약용법과 용량 :** 말린 뿌리 1.5~6g을 물 1L에 넣어 1/3이 될 때까지 달여 하루에 3회 나눠 마시거나, 가루나 환으로 만들어 복용한다. 피부염이나 부스럼 등에는 말린 뿌리를 가루로 만들어 상처 난 곳에 뿌리거나, 말린 뿌리를 물에 끓여 그 물로 환부를 닦아낸다. 말린 뿌리 5~10g을 1컵 분량의 물에 넣어 반이 될 때까지 달여 식힌 후에 수시로 목 양치질을 한다.

- 🍂 **사용 시 주의사항 :** 기운이 위로 상승하는 성질이 있으므로 음기가 허하여 양기가 상승하는 증상, 발진이나 발적(發赤 : 피부나 점막에 염증이 생겼을 때 그 부분이 붉게 부어오르는 증상)이 이미 피부를 뚫고 나온 경우에는 사용하면 안 된다.

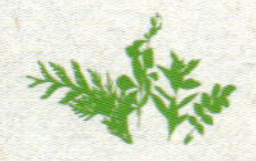

해독 및 소염, 기침감기, 인후통을 다스리는

개쑥부쟁이

| 사용부위 | 어린순, 전초

Aster meyendorfii (Regel & Maack) Voss

- **이명** : 개쑥부장이, 산갯푸른산국, 산개쑥부쟁이
- **생약명** : 산백국(山白菊)
- **과명** : 국화과(Compositae)
- **개화기** : 7~10월

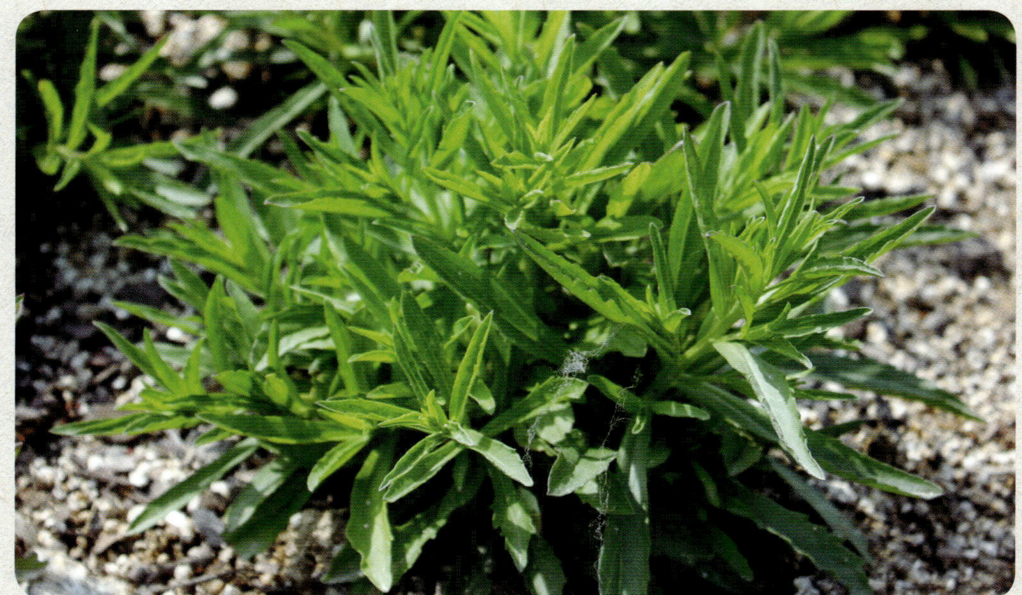

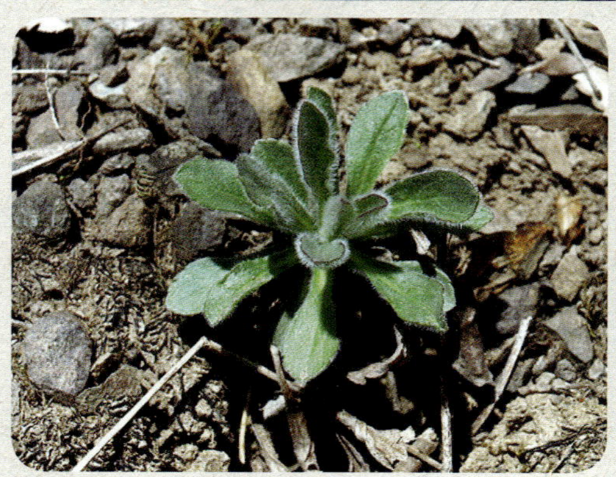

개쑥부쟁이_ 약재로 사용하는 어린순

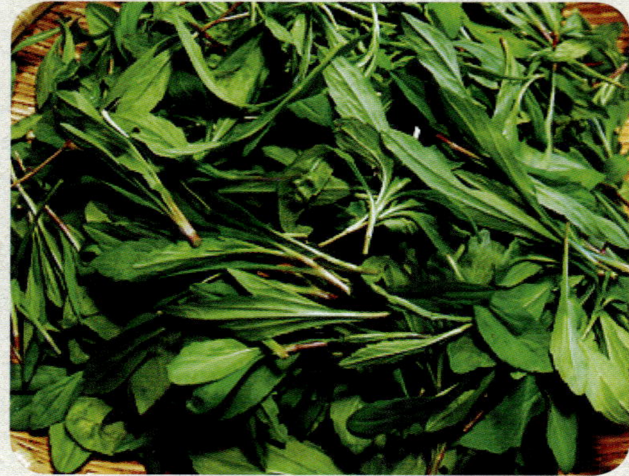

개쑥부쟁이_ 잎(채취품)

생육특성 : 개쑥부쟁이는 전국의 산과 들에서 자라는 여러해살이풀이다. 생육환경은 비교적 건조한 곳인데 습기가 많은 곳에서 자라는 개체는 그해 꽃을 피우지 못하고 고사하는 경우가 대부분이다. 키는 50~100cm이고, 잎은 길이가 6~8cm, 너비 2.5~3.5cm이고 타원형이다. 줄기에는 잔털이 나 있으며 잔가지를 많이 낸다. 꽃은 옅은 자색으로 7~10월에 가지 끝과 원줄기 끝에서 피는데 길이는 0.7~0.8cm, 지름은 1.5~1.8cm이다. 열매는 9~11월경에 달리는데 길이는 약 0.3cm, 너비는 0.15cm 정도이며 털이 나 있고, 갓털은 붉은빛이 도는데 길이는 0.3cm 정도이다.

채취 방법과 시기 : 이른 봄에 어린순을 채취하고, 가을에 꽃이 필 때 전초를 채취하여 햇볕에 말린다.

성분 : 전초에는 탄수화물, 단백질, 플라보놀(flavonol) 화합물인 캠페롤(kaempferol), 쿼세틴(quercetin), 람노사이드(rhamnoside), 쿼세틴 글루코사이드(quercetin glucoside), 사포닌, 타닌, 아미노산 등이 함유되어 있으며, 뿌리에는 주로 스테로이드 사포닌(steroid saponin)이 함유되어 있다.

성미 : 성질이 차고, 맛은 쓰다.

귀경 : 폐(肺), 비(脾) 경락에 작용한다.

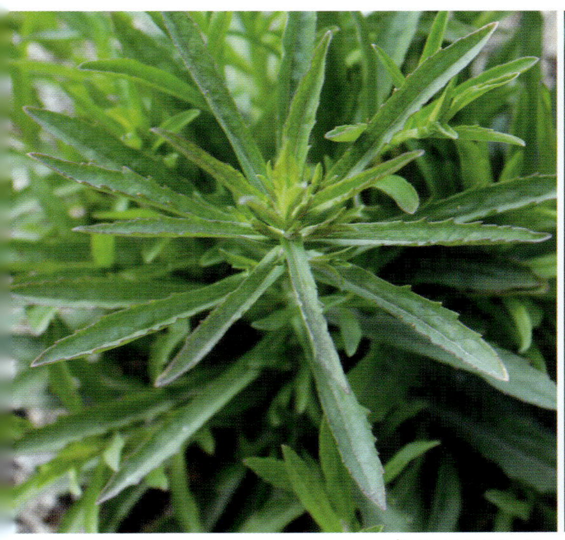

개쑥부쟁이_ 잎

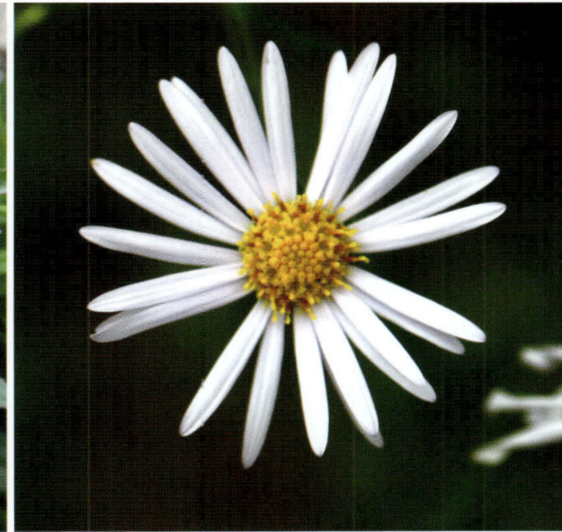

개쑥부쟁이_ 꽃

【 혼동하기 쉬운 약초 비교 】

개쑥부쟁이

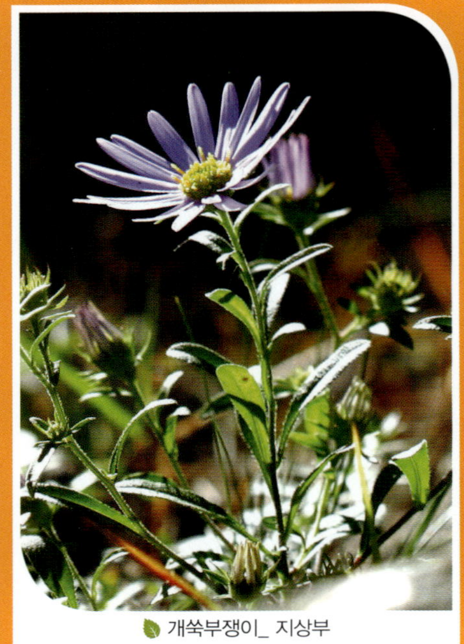

🌿 개쑥부쟁이_ 지상부

구절초

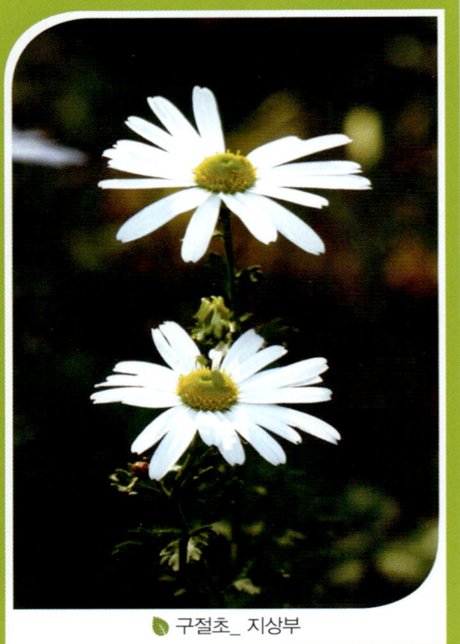

🌿 구절초_ 지상부

🌿 **효능과 주치** : 해독작용과 염증을 제거하며 기침을 멎게 하는 효능이 있다.

🌿 **약용법과 용량** : 민간에서 사용하는데 말린 약재 10~15g을 물 1L에 넣어 1/3이 될 때까지 달여 하루에 3회 나눠 마신다. 감기로 인한 기침이나 인후통, 뱀에 물린 상처를 치료하기도 한다. 외용할 경우에는 짓찧어서 환부에 붙인다.

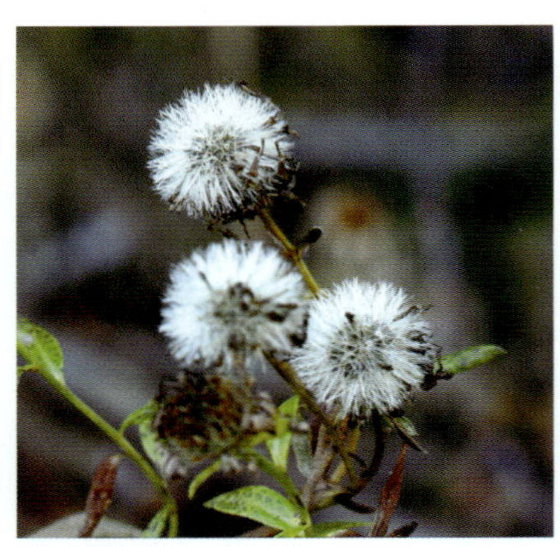

🌿 개쑥부쟁이_ 종자 결실

🌿 **사용 시 주의사항** : 성질이 차기 때문에 속이 냉한 사람은 지나치게 많이 마시면 안 된다.

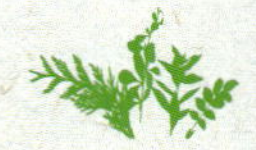

개질경이

| 사용부위 | 전초

Plantago camtschatica Cham. ex Link

- **이명** : 갯질경이
- **생약명** : 보혈초(補血草), 금시엽초(金匙葉草)
- **과명** : 질경이과(Plantaginaceae)
- **개화기** : 5~6월

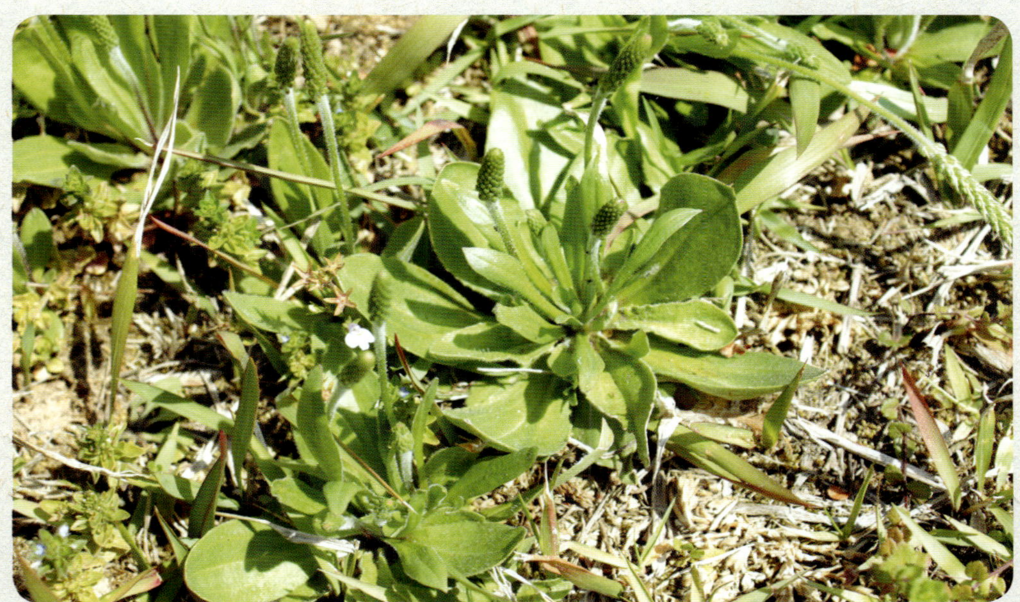

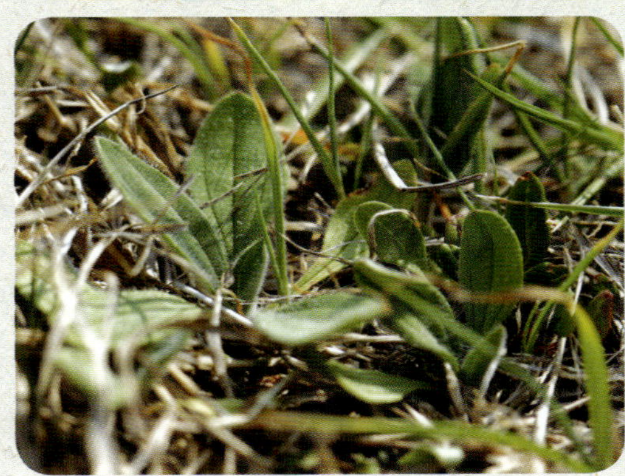

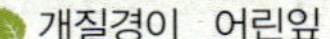

개질경이_ 어린잎

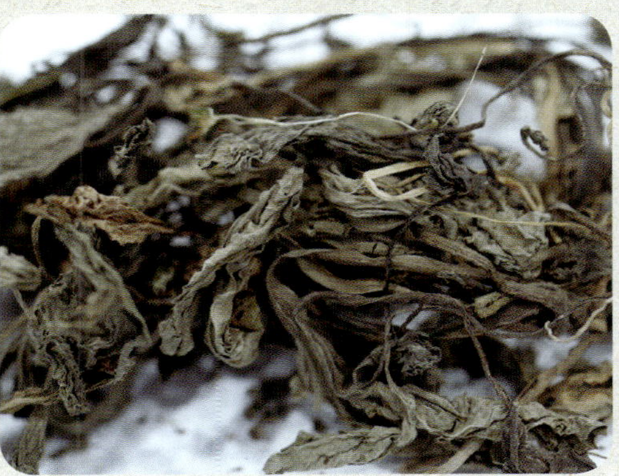

개질경이_ 전초(약재 전형)

🌿 **생육특성** : 개질경이는 전국 각처의 해변이나 들에서 자라는 여러해살이풀로, 생육환경은 해변의 돌 틈이나 물기가 많으며 사람 왕래가 많고 햇빛이 잘 드는 곳이다. 키는 15~30cm이다. 잎은 길이가 5~20cm, 너비는 2.5~5cm로 긴 타원형이고 흰 털이 많이 나 있는데 뿌리에서 뭉쳐 나와 비스듬히 자란다. 꽃은 흰색으로 5~6월에 잎 사이에서 줄기가 나와 조밀하게 꽃줄기를 따라 올라가며 핀다. 열매는 8~9월경에 타원형으로 달리는데 안에는 흑갈색 종자가 4개 정도 들어 있다.

🌿 **채취 방법과 시기** : 여름부터 가을에 걸쳐 채취하는데 진흙을 털어내어 햇볕에 말린다.

🌿 **성분** : 뿌리에는 미리세트린(myricetrin), 이소람네틴(isorhamnetin), 테트라하이드록시플라본(tetrahydroxyflavone)이 함유되어 있으며, 꽃에는 시아니돌(cyanidol)이 함유되어 있다.

🌿 **성미** : 성질이 약간 차고, 맛은 쓰다.

🌿 **귀경** : 간(肝), 신(腎) 경락에 작용한다.

🌿 **효능과 주치** : 습을 제거하고 열을 내리며 지혈작용이 있다. 치질로 인한 하

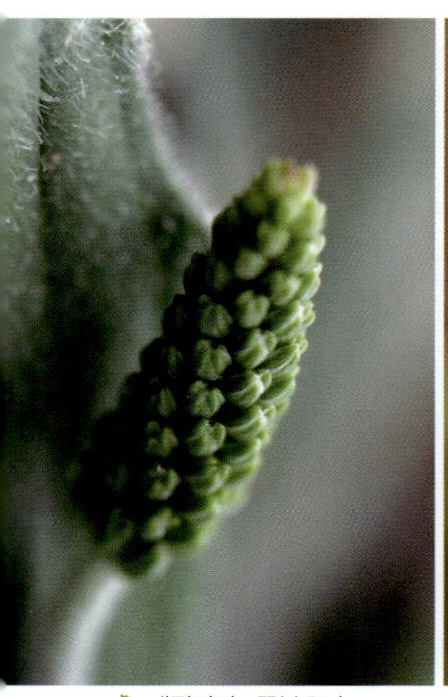

🌿 개질경이_ 꽃봉오리

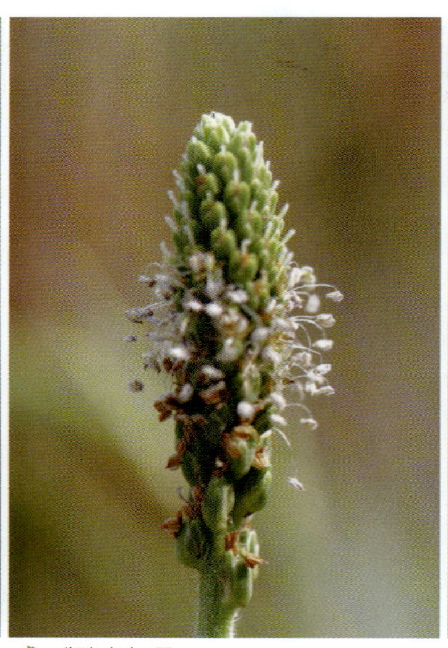

🌿 개질경이_ 꽃

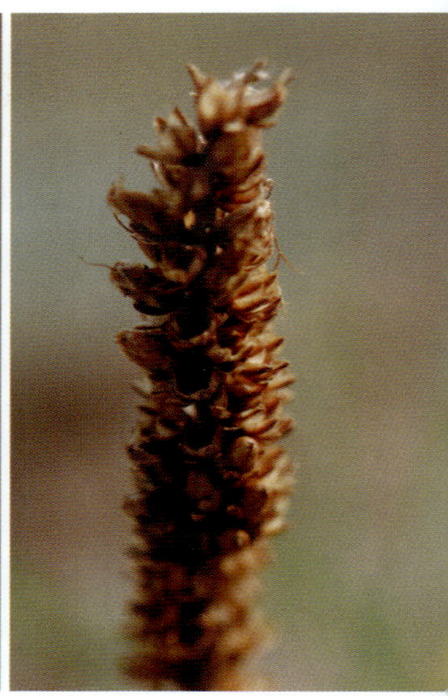

🌿 개질경이_ 종자 결실

【 혼동하기 쉬운 약초 비교 】

개질경이	질경이

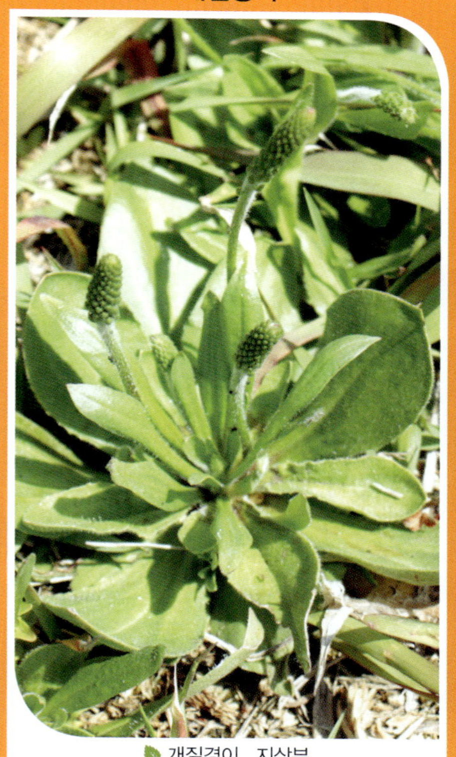

개질경이_ 지상부

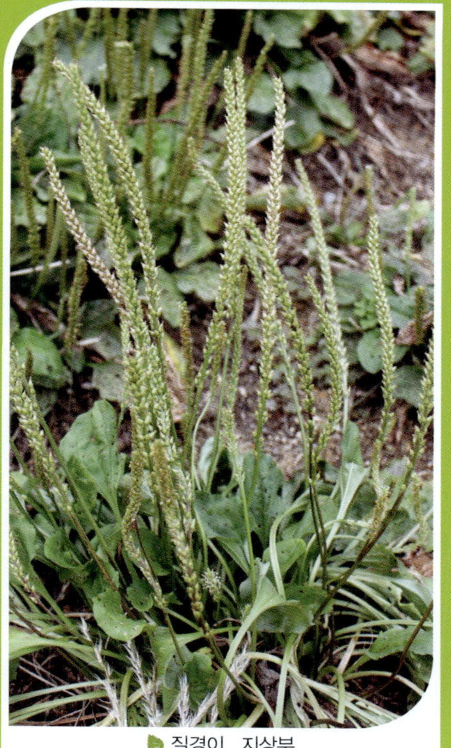

질경이_ 지상부

혈, 탈항, 혈열 등에 의한 월경과다나 대하 등을 치료한다. 출혈을 멈추고 어혈을 흩어지게 하는 지혈산어(止血散瘀), 통증을 멎게 하는 지통(止痛), 소염, 보혈(補血)에 효능이 있다. 자궁출혈, 신경통, 월경 감소, 산모의 젖이 잘 나오지 않는 유즙불통(乳汁不痛), 이명 등에도 사용한다.

🌿 **약용법과 용량** : 말린 전초 15~20g을 물 1L에 넣어 1/3이 될 때까지 달여 하루에 2회 나눠 마신다. 술을 담가 마시기도 한다.

🍁 **사용 시 주의사항** : 성질이 약간 차기 때문에 속이 냉한 사람은 지나치게 많이 마시지 않도록 주의한다.

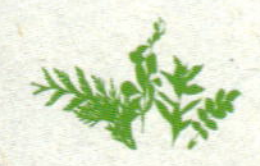

개회향 | 사용부위 | 종자

Ligusticum tachiroei (Franch. & Sav.) M. Hiroe & Constance

- **이명** : 돌회향, 산회향
- **생약명** : 회향(茴香), 야회향(野茴香)
- **과명** : 산형과(Umbelliferae)
- **개화기** : 7~8월

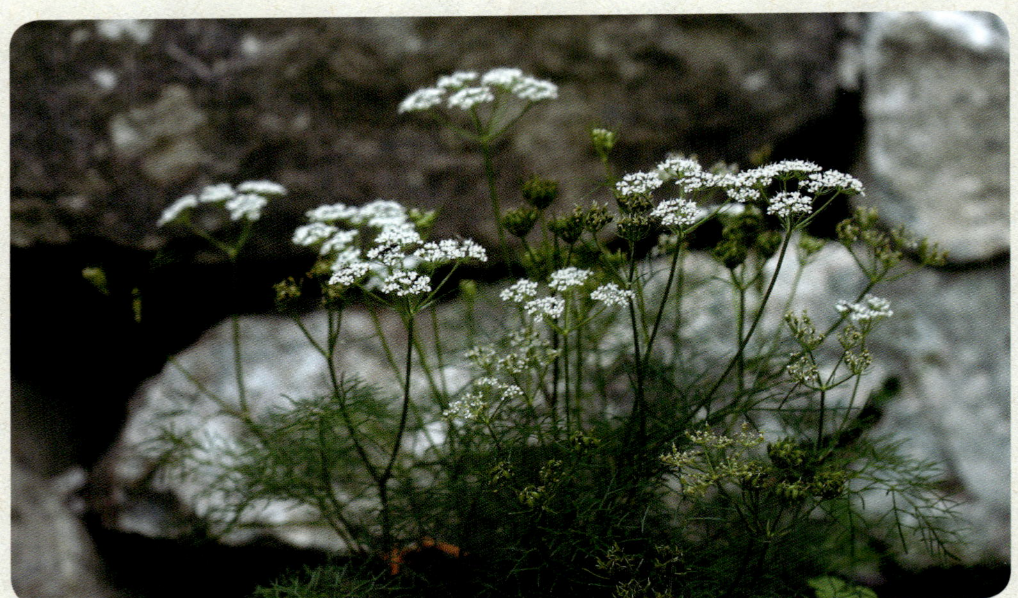

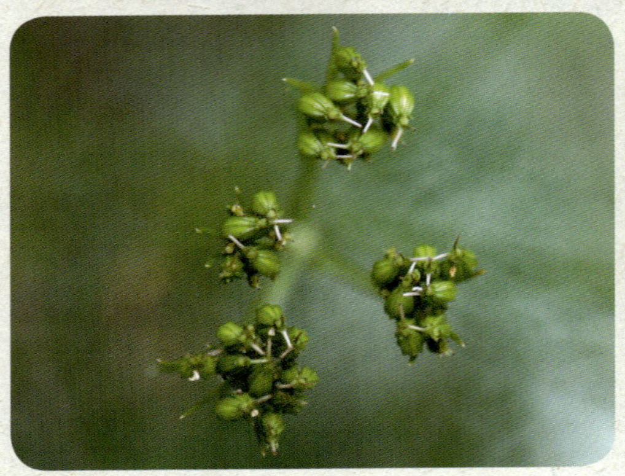

🌱 개회향_ 종자 결실

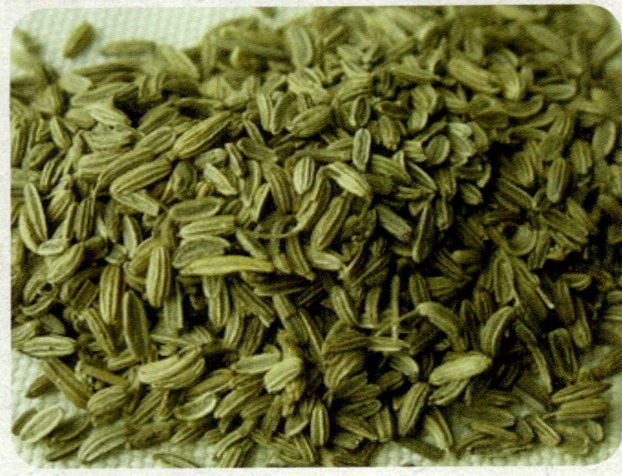

🌱 개회향_ 종자(약재 전형)

- 🍃 **생육특성** : 개회향은 각처의 깊은 산에서 자라는 여러해살이풀로, 생육환경은 주변습도가 높고 반그늘이고 주변에 물기가 많은 바위틈이다. 키는 10~30cm이고, 뿌리는 굵고 깊이 파고들며, 줄기는 곧추선다. 잎은 뿌리에서 자라는데 길이는 20cm 정도이며 잎몸은 3~4회 깃털 모양으로 갈라진다. 꽃은 흰색으로 7~8월에 원줄기나 가지 끝에서 여러 송이가 뭉쳐서 핀다. 열매는 9~10월경에 타원형으로 달리는데 날개 같은 능선이 있다.

- 🍂 **채취 방법과 시기** : 가을에 종자를 채취하여 햇볕에 말린다.

- 🍃 **성분** : 아네톨(anethol), d-엔콘(d-enchon), d-피넨(d-pinene), 아니스알데하이드(anisaldehyde), 리놀레이드산(linoleid acid) 등이 함유되어 있다.

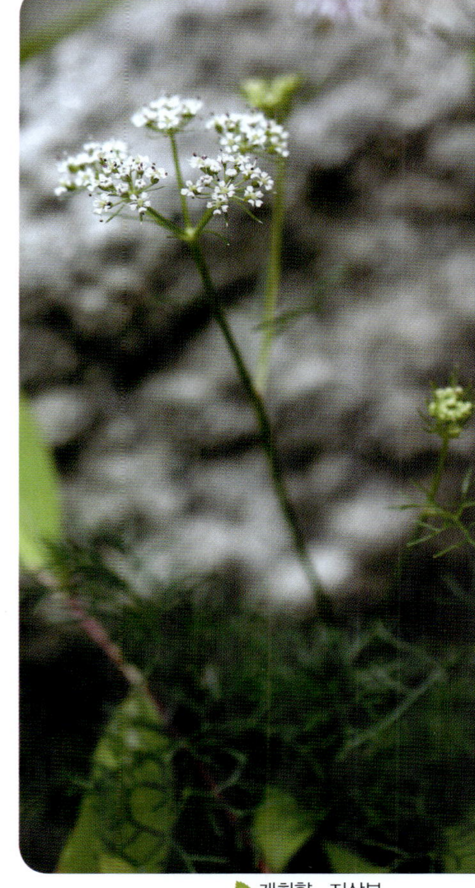

🍃 개회향_ 지상부

- 🍃 **성미** : 성질이 따뜻하고, 맛은 맵다.

- 🍂 **귀경** : 간(肝), 신(腎), 위(胃) 경락에 작용한다.

- 🍂 **효능과 주치** : 신(腎)을 따뜻하게 하고 진통작용이 있으며 위를 튼튼하게 하고 풍을 제거한다. 또한 소화기능을 촉진하며 풍을 치료하는 구풍(驅風), 가래를 없애는 거담, 구토, 복부냉감 및 냉통, 한산(寒疝: 한사로 인하여 허리 또는 아랫배가 아픈 증상), 구역질, 복통, 류머티즘성 관절염, 신허요통[腎虛腰痛: 신장의 기능이 쇠약하거나 지나친 방사(房事)로 인해 허리가 아픈 증상], 산기(疝氣), 옹종, 위통, 건성과 습성의 각기병, 소변실금 등에 사용한다.

【 혼동하기 쉬운 약초 비교 】

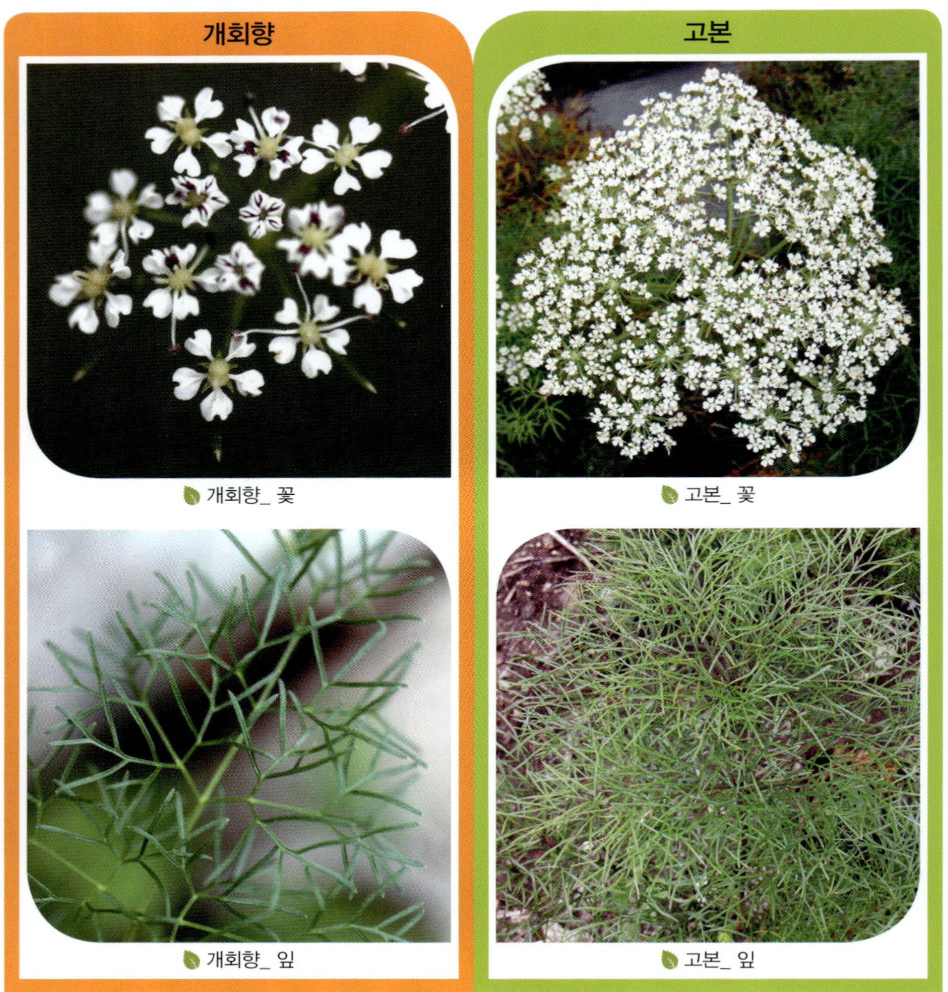

개회향
고본

🌿 개회향_ 꽃

🌿 고본_ 꽃

🌿 개회향_ 잎

🌿 고본_ 잎

🟣 **약용법과 용량** : 말린 종자 6~12g을 물 1L에 넣어 1/3이 될 때까지 달여 하루에 3회 나눠 마신다. 가루나 환으로 만들어 복용하기도 한다. 차로 만들어 마시면 갱년기 증상이 줄어들고, 산모의 모유량이 많아지며, 스트레스 해소와 숙면에도 효과가 있다.

🔴 **사용 시 주의사항** : 성질이 따뜻하고 맛이 맵기 때문에 열증에는 신중하게 사용해야 한다.

감기, 중풍 치료 및 해열, 진통의 효과가 있는

갯기름나물 | 사용부위 | 뿌리

Peucedanum japonicum Thunb.

- **이명** : 개기름나물, 목단방풍
- **생약명** : 식방풍(植防風)
- **과명** : 산형과(Umbelliferae)
- **개화기** : 6~8월

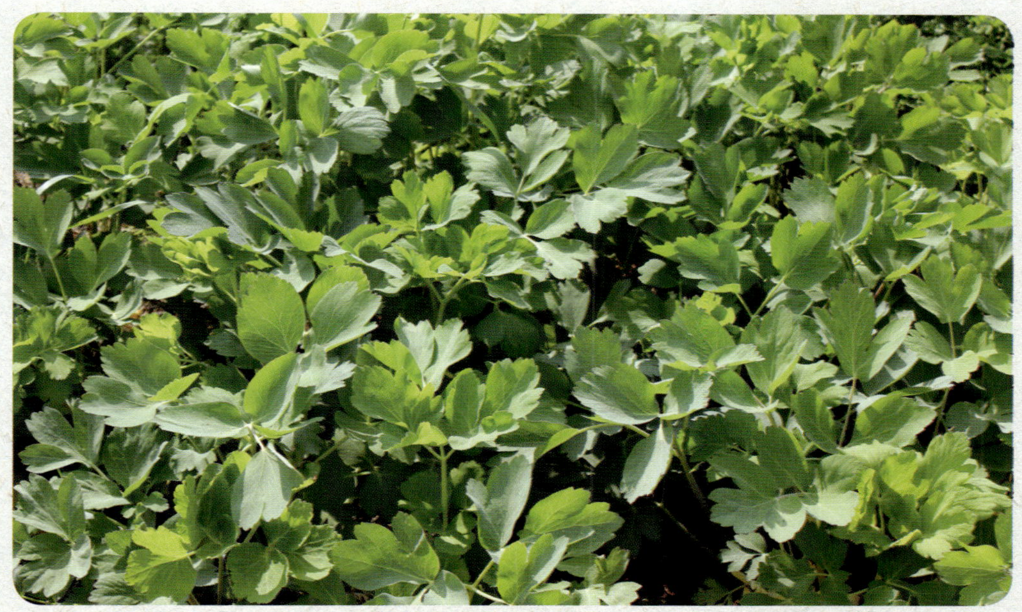

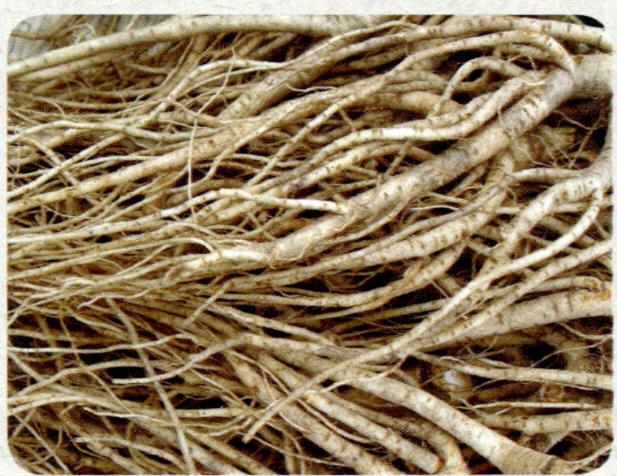

갯기름나물_ 뿌리(채취품)

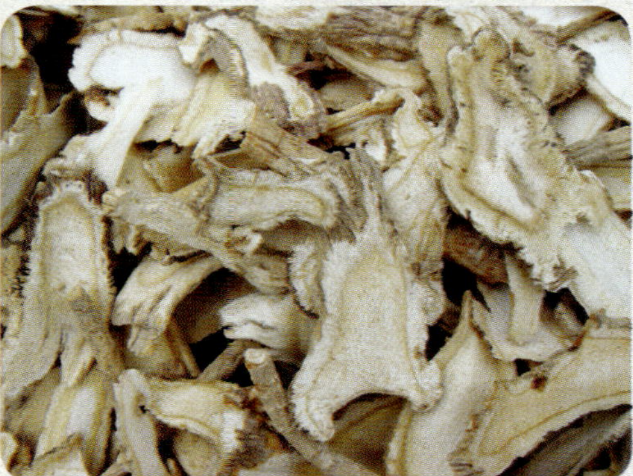

갯기름나물_ 뿌리(약재)

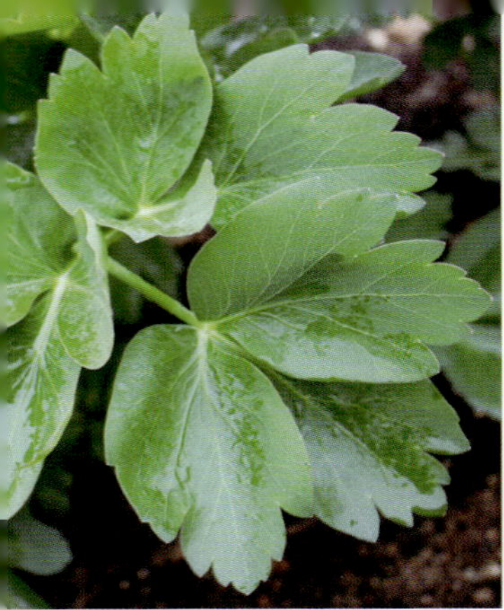

🌿 갯기름나물_ 잎

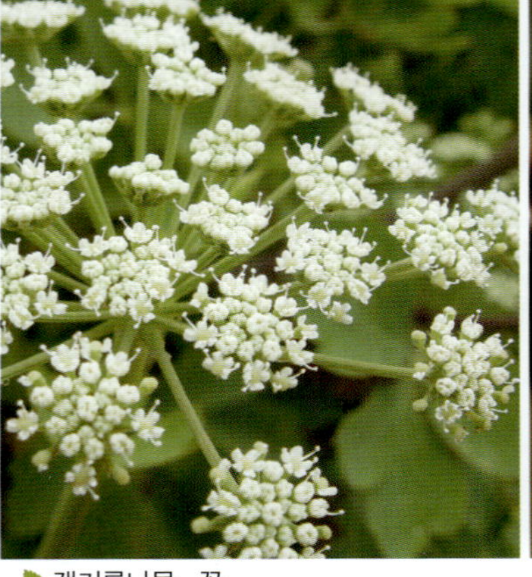

🌿 갯기름나물_ 꽃

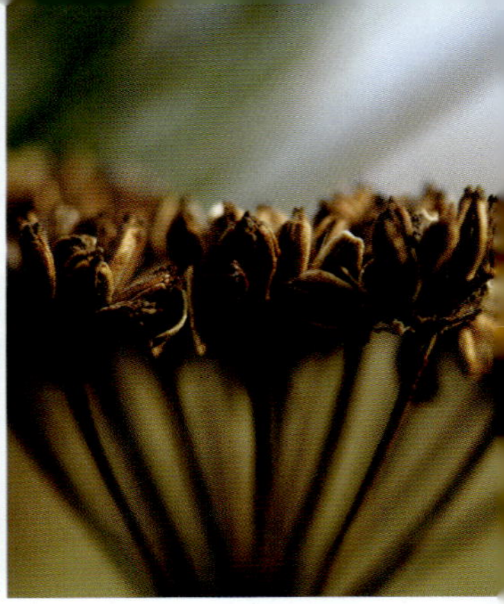

🌿 갯기름나물_ 종자 결실

🌿 **생육특성** : 우리나라에서는 같은 과(科)에 속한 방풍[*Ledebouriella seseloides* (Hoffm.) H. Wolff]과 기름나물[*Peucedanum terebinthaceum* (Fisch.) Fisch. ex DC.]의 뿌리도 각각 '방풍', '석방풍'이라 부르며 약용하고 있다.

① 방풍 : 방풍은 여러해살이풀로 전국 각지의 고산에서 자생하는데 주로 재배한다. 키가 1m에 달하며, 원뿌리는 가볍고 질은 잘 부스러지며, 껍질부는 옅은 갈색으로 빈틈이 여러 개 보이고, 목질부는 옅은 황색이다. 줄기는 단일하나 밑으로부터 많은 가지를 내어 전체가 둥근 모양을 이룬다. 잎은 어긋나고 긴 잎자루의 밑부분이 잎집이 되며 겹잎은 깃 모양인데 부채 모양으로 3회 갈라지고 끝이 뾰족한 편이다. 꽃은 흰색으로 7~8월에 원줄기 끝과 가지 끝에서 겹산형꽃차례로 많이 핀다.

② 갯기름나물(식방풍) : 갯기름나물은 바닷가 또는 냇물 근처에 사는 숙근성 여러해살이풀로, 지상부는 가을에 시들지만 뿌리는 살아남아서 이듬해 다시 싹이 난다. 키는 60~100cm로 곧추 자라고 끝부분에 짧은 털이 나 있으며 그 밖의 부분은 넓고 평평하다. 뿌리는 굵고 목질부에 섬유가 있다. 잎은 어긋나고, 잎자루는 길고 회록색인데 마치 흰 가루를 칠한 듯하고 2~3회 갈라진 깃꼴겹잎이다. 꽃은 흰색으로 6~8월에 가지 끝과 원줄기 끝에서 겹산형꽃차례로 달리는데 꽃차례는 10~20개의 작은 우산 모양으로 갈라져서 꽃차례 끝부분에 각각 20~30송이의 꽃이 핀다.

🌿 **채취 방법과 시기**

① 방풍 : 봄과 가을에 꽃대가 나오지 않은 전초를 채취하여 수염뿌리와

76

모래, 흙 등 이물질을 제거하고 그 위에 물을 뿌린 부직포를 하룻밤 정
도 씌워두는 방법으로 수분을 흡수시켜 뿌리 조직이 부드러워지면 얇
게 잘라 말린 다음 약재로 사용한다. 사용하는 용도에 따라서 사용 전
에 전처리, 즉 포제(炮製: 약재를 이용 목적에 맞게 가공하는 방법으로 찌
고, 말리고, 볶아주는 등의 처리과정)를 해주어야 하는데 가려움증이나 종
기 등을 치료하는 데에는 꿀물을 흡수시켜 볶아주고[밀자(蜜炙)], 두창에
는 술로 씻어서[주세(酒洗)] 사용하며, 설사를 멈추고자 할 때에는 볶아
서 사용한다[초용(炒用)].

② 갯기름나물(식방풍) : 봄과 가을에 꽃대가 나오지 않은 전초를 채취하여
수염뿌리와 모래, 흙 등 이물질을 제거하고 햇볕에 말려 사용한다.

🌿 **성분** : 뿌리 50g에는 0.5mL 이상의 정유가 함유되어 있고, 퓨신(peucin),
베르갑톤(bergapton), 퍼세다롤(percedalol), 움벨리피론(umbelliferone), 아
세틸안젤로일켈락톤(acetylangeloylkhellactone) 등이 함유되어 있다.

🌿 **성미**

① 방풍 : 성질이 따뜻하고, 맛은 맵고 달며, 독성이 없다.

② 갯기름나물(식방풍) : 성질이 따뜻하고, 맛은 쓰고 매우며, 약간의 독성
이 있다.

🌿 **귀경**

① 방풍 : 간(肝), 비(脾), 방광(膀胱) 경락에 작용한다.

② 갯기름나물(식방풍) : 간(肝), 폐(肺) 경락에 작용한다.

🍂 **효능과 주치**

① 방풍 : 피부 표면 아래에 머무르는 사기인 표사를 흩어지게 하고, 풍을
제거하며, 습사를 다스리고, 통증을 멈추게 하며, 풍한으로 오는 감기
인 외감풍한(外感風寒)과 두통을 치료한다. 또한 눈이 침침한 증상인 목
현(目眩), 뒷목이 뻣뻣한 증상인 항강(項强), 풍한으로 오는 심한 통증인
풍한습비, 관절의 통증인 골절산통(骨節痠痛), 사지경련, 파상풍 등의
치료에 응용한다.

② 갯기름나물(식방풍) : 발한, 해열, 진통의 효능이 있어 감기 발열, 두통,
신경통, 중풍, 안면신경마비, 습진 등에 응용할 수 있다.

【 혼동하기 쉬운 약초 비교 】

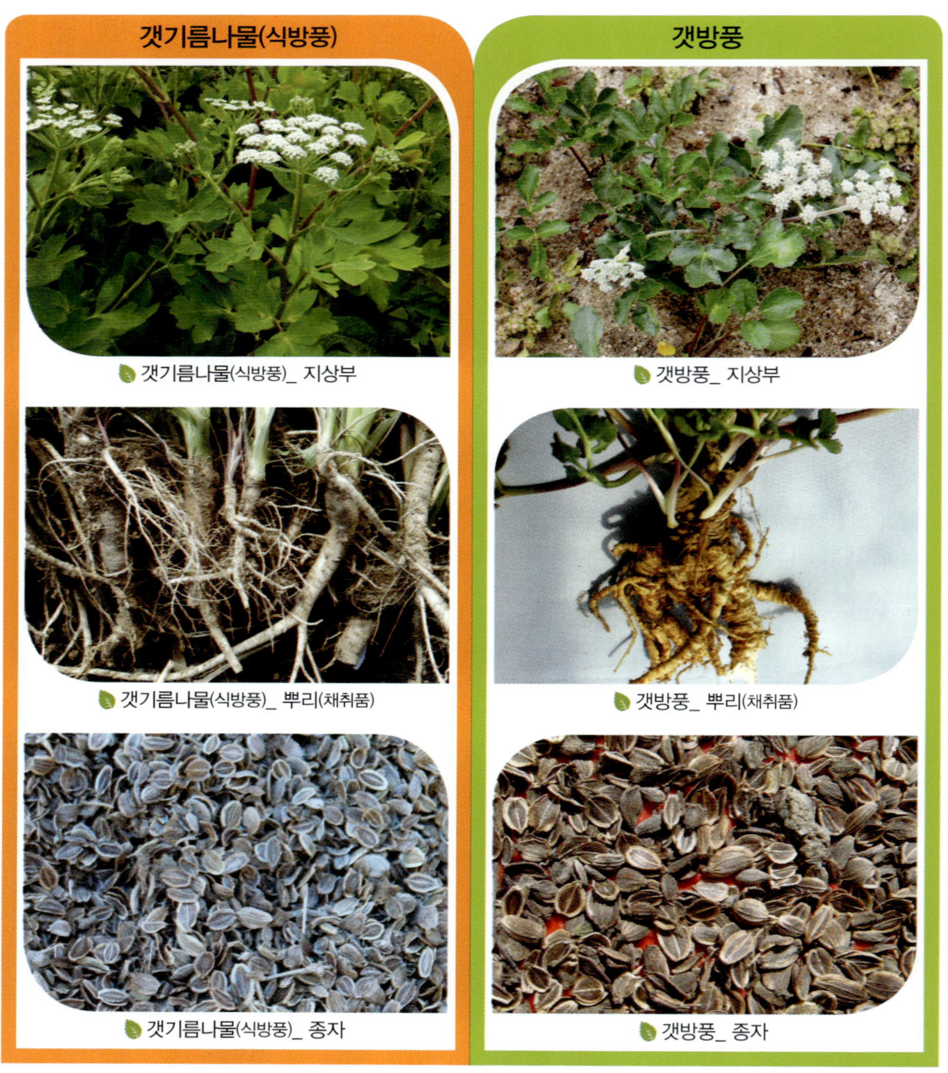

 약용법과 용량 : 말린 뿌리 5~10g을 물 600~700mL에 넣어 끓기 시작하면 약하게 줄여 200~300mL가 될 때까지 달여 마시거나, 물 2L에 넣어 끓기 시작하면 약하게 줄여 2시간 정도 끓이고 난 뒤에 걸러 기호에 따라 꿀이나 설탕을 가미하여 차로 마신다. 민간요법에서는 방풍과 구릿대[백지(白芷)]를 1:1 비율로 섞어 가루로 만든 뒤 적당량의 꿀과 함께 콩알 크기의

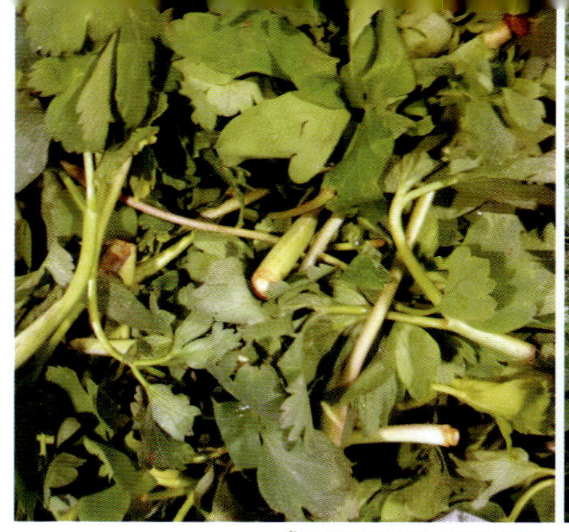

갯기름나물_ 잎(채취품)

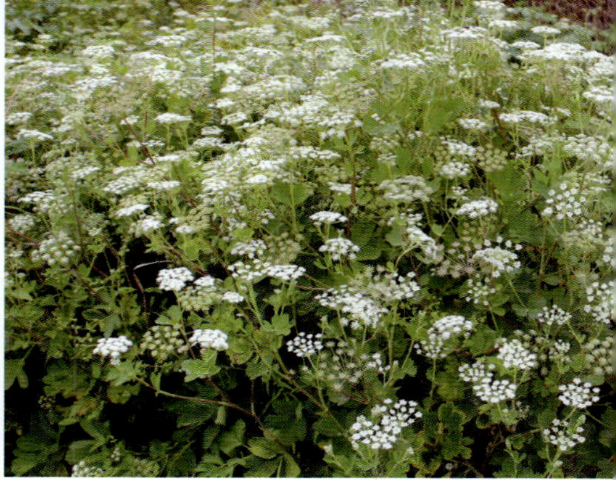

갯기름나물_ 무리

환으로 만들어 한 번에 20~30알씩을 하루에 3회, 식후 1시간에 따뜻한 물과 함께 복용해 두통을 치료하기도 한다.

① 방풍 : 말린 뿌리 2~12g을 물 600~700mL에 넣어 끓기 시작하면 약하게 줄여 200~300mL가 될 때까지 달여 하루에 나눠 마신다. 또는 말린 뿌리 2~12g을 물 2L에 넣어 2시간 정도 끓인 뒤 걸러 기호에 따라 꿀이나 설탕을 가미하여 하루에 나눠 마신다.

② 갯기름나물(식방풍) : 말린 뿌리 6~12g을 물 600~700mL에 넣어 끓기 시작하면 약하게 줄여 200~300mL가 될 때까지 달여 하루에 나눠 마신다. 또는 말린 뿌리 6~12g을 물 2L에 넣어 2시간 정도 끓여 거른 뒤 기호에 따라 꿀이나 설탕을 가미하여 하루에 나눠 마신다.

🍂 **사용 시 주의사항** : 풍을 흩어지게 하고 습사를 다스리는 효능이 있으므로 몸 안의 진액(津液: 피, 임파액, 조직액, 정액, 땀, 콧물, 눈물, 침, 가래, 장액 등 몸 안의 체액을 통틀어서 말함)이 고갈되어 화기가 왕성한 음허화왕(陰虛火旺)의 증상, 혈이 허하여 발생된 경기에는 사용을 피한다.

patent

갯기름나물의 기능성 및 효능에 관한 특허자료

▶ 갯기름나물 추출물을 유효성분으로 포함하는 스트레스 또는 우울증의 예방 또는 치료용 약학적 조성물

본 발명의 갯기름나물 추출물을 포함하는 조성물은 항스트레스 및 항우울 활성을 가지고, 인체에 부작용을 발생시키지 않으므로 스트레스 또는 우울증과 같은 정신질환을 예방, 치료 또는 개선하기 위한 의약품 또는 건강기능식품에 효과적으로 적용하여 사용할 수 있다.

− 공개번호 : 10−2015−0004159, 출원인 : 경희대학교 산학협력단

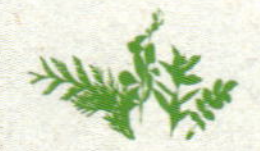

진통, 이뇨 효능이 있으며 류머티즘성 관절염을 치료하는

갯메꽃 | 사용부위 | 어린순, 전초

Calystegia soldanella (L.) Roem. & Schultb.

- **이명** : 해안메꽃, 개메꽃
- **생약명** : 신천검(腎天劍), 노편초근(老扁草根), 효선초근(孝扇草根)
- **과명** : 메꽃과(Convolvulaceae)
- **개화기** : 5~6월

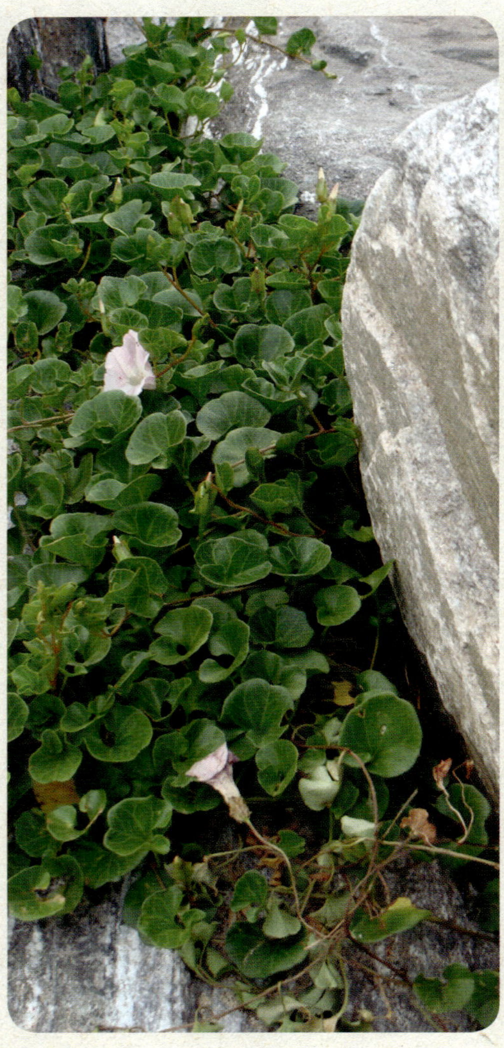

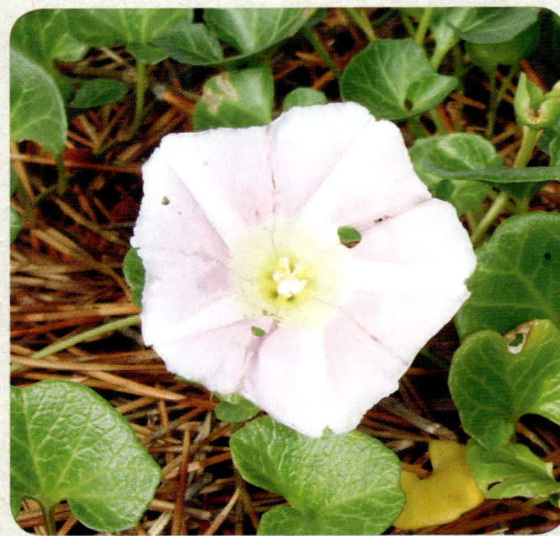

갯메꽃_ 꽃

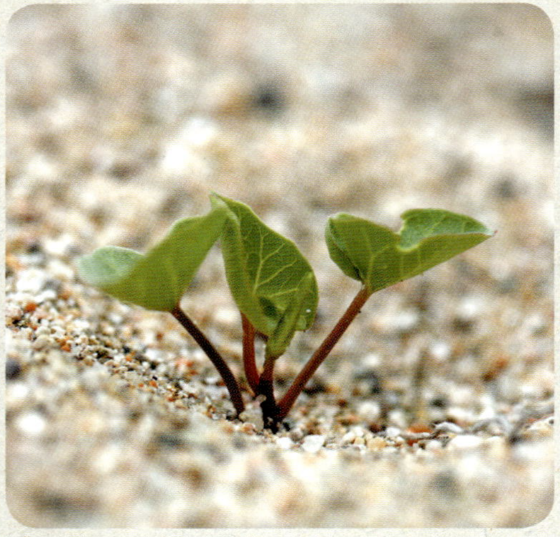

갯메꽃_ 약재로 사용하는 어린순

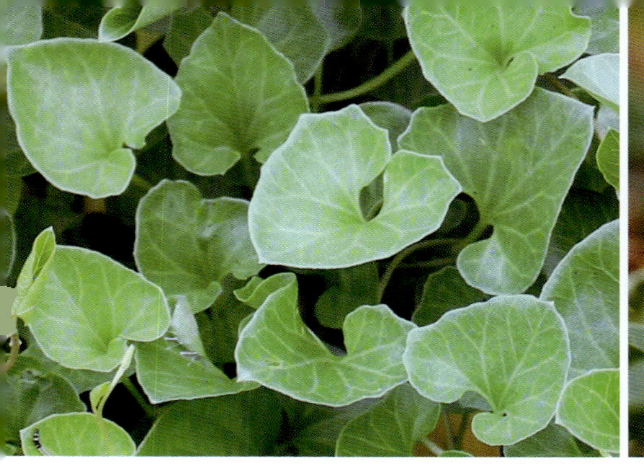

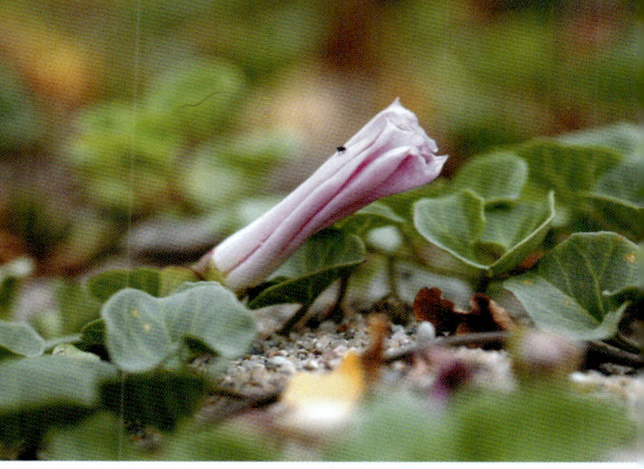

갯메꽃_ 잎   갯메꽃_ 꽃봉오리

생육특성 : 갯메꽃은 전국 각처의 해안가에서 자라는 덩굴성 여러해살이풀로, 생육환경은 햇빛이 잘 들어오고 물이 잘 빠지는 도래가 많은 바닷가이다. 줄기는 뿌리줄기에서 줄기가 갈라지는데 기근(밖으로 나오며 뻗는 뿌리)이 나와 땅으로 뻗어가거나 다른 식물을 감고 올라간다. 잎은 길이가 2~3cm, 너비는 3~5cm로 끝이 오목하거나 둥글며 표면은 큐티클 층이 발달하여 광택이 나고 어긋난다. 꽃은 연한 홍색인데 5~6월에 깔때기 모양으로 피며 지름은 4~5cm이다. 꽃잎 안쪽에는 5갈래의 흰색 줄이 선명하게 나 있다. 열매는 8~9월경에 달리는데 지름 1.5cm 정도의 둥근 모양이며 안에는 검고 단단한 종자가 들어 있다.

채취 방법과 시기 : 꽃이 피는 5~6월에 어린순과 땅속줄기(뿌리)를 채취하여 햇볕에 말린다.

성미 : 성질이 따뜻하고, 맛은 맵고 달다.

귀경 : 폐(肺), 신(腎), 간(肝) 경락에 작용한다.

효능과 주치 : 통증을 멈추는 진통, 소변을 잘 나가게 하는 이뇨, 염증을 가라앉히는 소염의 효능이 있어 류머티즘성 관절염, 소변 배출이 원활하지 않은 소변불리, 인후염, 기관지염을 치료한다.

약용법과 용량 : 말린 약재 20~40g을 물 1L에 넣어 1/3이 될 때까지 달여 하루에 3회 나눠 마신다.

사용 시 주의사항 : 따뜻하고 매운 성질이 있으므로 지나치게 여윈 사람이나 몸이 덥고 건조한 증상에는 신중하게 사용하여야 한다.

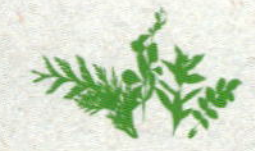

결핵성 해수, 기관지염, 피부소양증을 치료하는

갯방풍 | 사용부위 | 뿌리

Glehnia littoralis F. Schmidt ex Miq.

- **이명** : 갯향미나리, 북사삼, 해사삼(海沙蔘)
- **생약명** : 해방풍(海防風)
- **과명** : 산형과(Umbelliferae)
- **개화기** : 6~7월

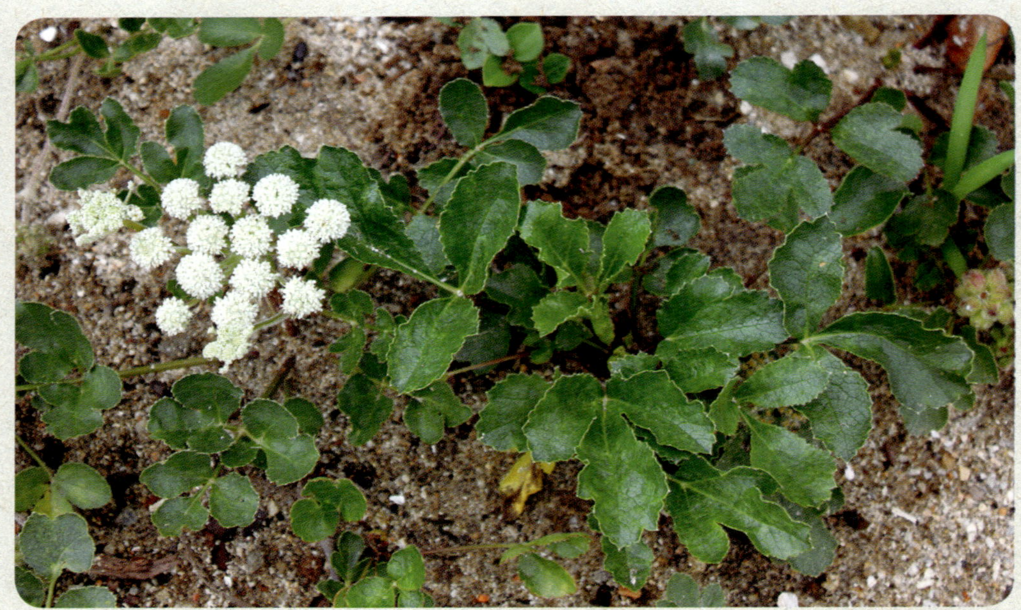

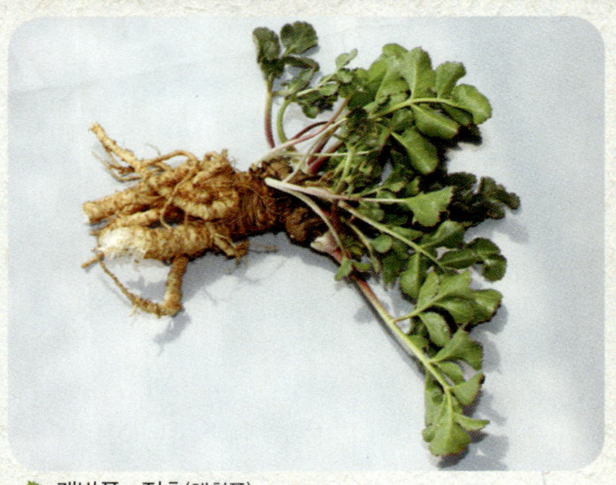

갯방풍_ 전초(채취품)

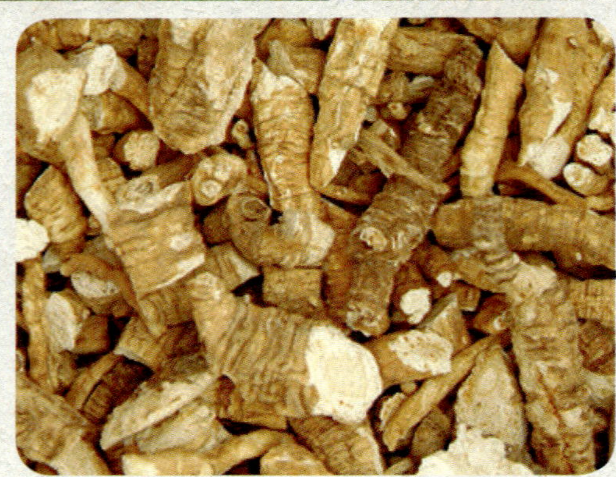

갯방풍_ 뿌리(약재)

- 🌿 **생육특성** : 갯방풍은 여러해살이풀로, 전국의 해안가 모래땅에서 자생하거나 재배한다. 키는 10~30cm이며, 원뿌리는 원기둥 모양으로 가늘고 길다. 줄기 전체에 흰색 털이 빽빽하게 나 있다. 뿌리에서 나는 잎(근생엽)은 잎자루가 긴데 삼각형 또는 달걀 모양의 삼각형이고 깃꼴로 2~3회 갈라진다. 꽃은 흰색으로 6~7월에 겹산형꽃차례로 피고, 열매는 7~8월에 달린다.

- 🍂 **채취 방법과 시기** : 늦가을에 뿌리를 채취하는데 이물질을 제거하고 씻어 말려 사용한다. 더러는 약한 불로 프라이팬에 노릇노릇하게 볶아서 사용하기도 한다.

- 🌿 **성분** : 정유, 소랄렌(psoralen), 임페라토린(imperatorin), 베르갑텐(bergapten) 등 14종의 쿠마린(coumarin) 및 쿠마린 배당체가 함유되어 있다.

- 🌿 **성미** : 성질이 시원하고, 맛은 달고 맵다.

- 🍁 **귀경** : 폐(肺), 비(脾) 경락에 작용한다.

- 🍊 **효능과 주치** : 폐의 기운을 맑게 하는 청폐(淸肺), 기침을 멈추게 하는 진해, 가래를 제거하는 거담, 갈증을 멈추게 하는 등의 효능이 있어서 폐에 열이 생겨 나타나는 마른기침, 결핵성 해수, 기관지염, 감기, 입안이 마르는 증상인 구건(口乾), 인후부가 마르는 증상인 인건(咽乾), 피부의 가려움증 등을 치료한다.

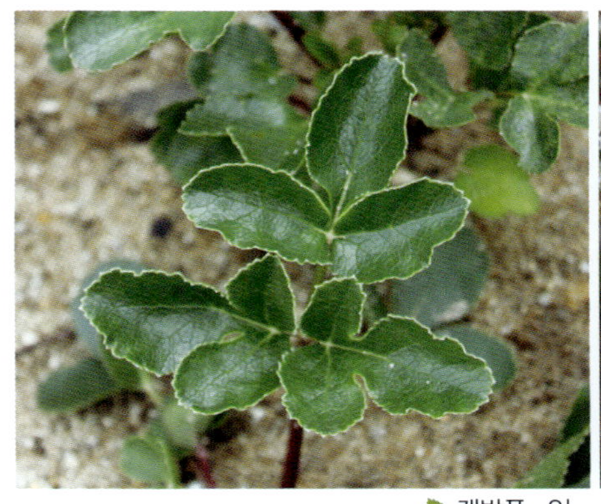

🌿 갯방풍_잎

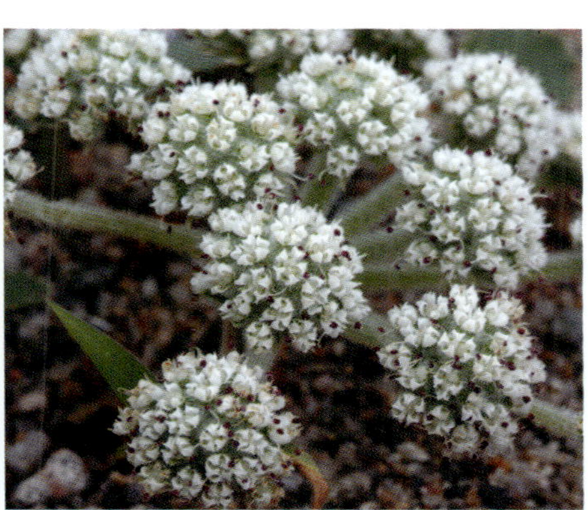

🌿 갯방풍_꽃

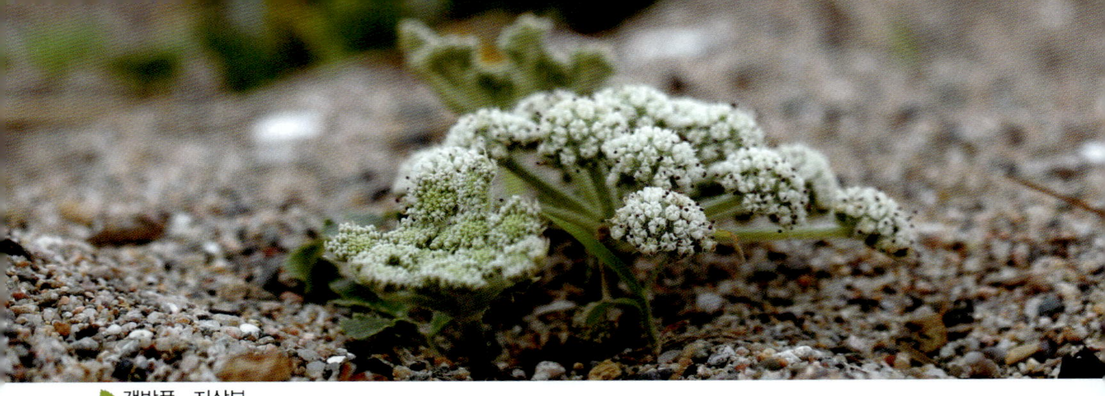

🍃 갯방풍_ 지상부

🟣 **약용법과 용량 :** 말린 뿌리 10~15g을 물 600~700mL에 넣어 끓기 시작하면 약하게 줄여 200~300mL가 될 때까지 달여 하루에 나눠 마신다. 또는 말린 뿌리 10~15g을 물 2L에 넣어 2시간 정도 끓여 거른 뒤 기호에 따라서 꿀이나 설탕을 가미하여 하루에 나눠 마신다. 환이나 가루로 만들어 아침저녁으로 한 숟가락씩 따뜻한 물과 함께 복용하기도 한다.

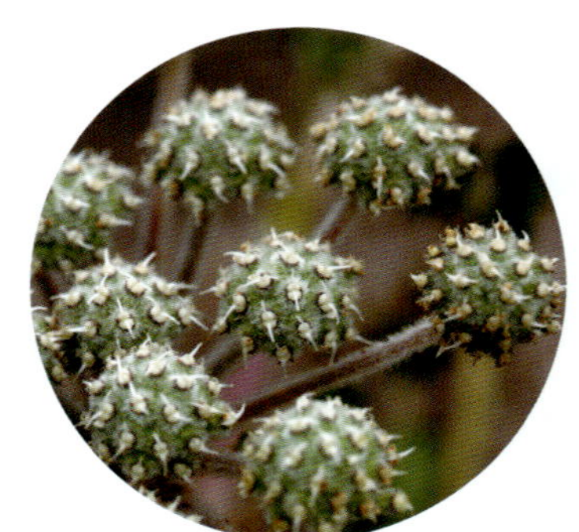

🍃 갯방풍_ 종자 결실

🍁 **사용 시 주의사항 :** 성미가 차기 때문에 풍사와 한사(寒邪)로 인한 해수에는 사용을 금하며, 비위가 허하고 냉한 사람이 사용하면 좋지 않다.
일부에서는 갯방풍을 방풍의 대용으로 사용하는 사람들도 있으나 이것은 잘못된 것이다.

patent

갯방풍의 기능성 및 효능에 관한 특허자료

▶ **갯방풍 추출물을 유효성분으로 포함하는 관절염 예방 또는 치료용 조성물**

본 발명에 따른 갯방풍 추출물은 염증성 사이토카인 IL-17, IL-6 또는 TNF-의 활성을 감소 또는 억제시키는 활성이 우수하고, 파골세포 분화를 감소시키는 효과가 우수하여 관절염 또는 골다공증의 예방 또는 치료할 수 있는 조성물로 유용하게 사용할 수 있다. 또한 세포독성이 일어나지 않으며, 약물에 대한 독성 및 부작용도 없어 장기간 복용 시에도 안심하고 사용할 수 있으며, 체내에서도 안정한 효과가 있다.

― 공개번호 : 10-2014-0089315, 출원인 : 가톨릭대학교 산학협력단

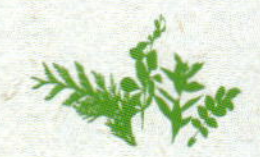

각기와 부스럼 치료 및 소변을 통하게 하는

갯완두

| 사용부위 | 어린순, 전초

Lathyrus japonicus Willd.

- **이명** : 개완두, 야완두, 일본향완두, 해빈향완두
- **생약명** : 대두황권(大豆黃卷)
- **과명** : 콩과(Leguminosae)
- **개화기** : 5~6월

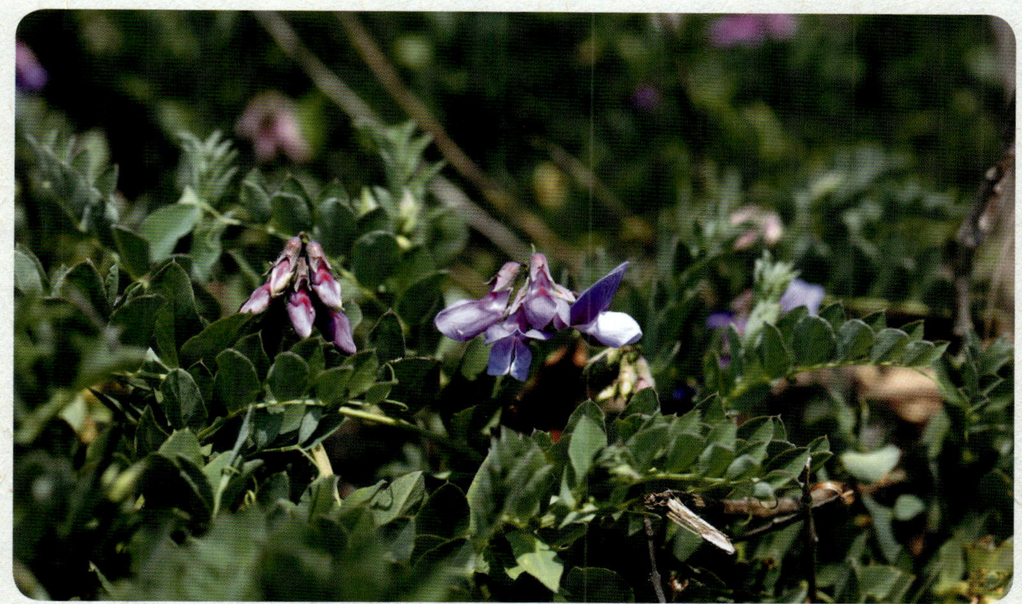

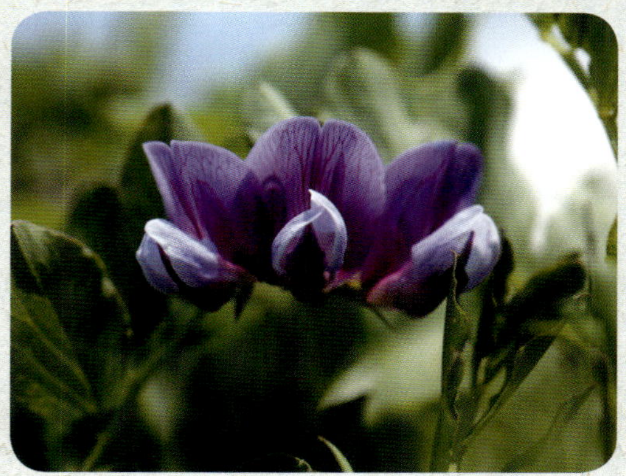

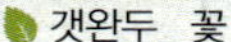

갯완두_ 꽃

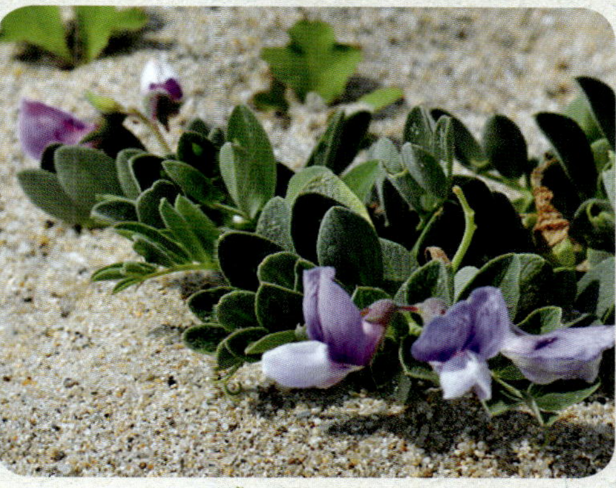

갯완두_ 약재로 사용하는 어린순

🌿 **생육특성** : 갯완두는 제주, 전남, 전북, 경남, 충남, 강원, 경기의 해안가 모래땅에서 자라는 여러해살이풀이다. 생육환경은 모래가 많아 물 빠짐이 좋고 햇빛을 많이 받는 곳이다. 키는 20~60cm이고, 달걀 모양의 잎은 어긋나는데 3~6쌍의 잔잎으로 구성되어 있다. 원줄기는 각이 져 뾰족한 모서리가 나 있는데 비스듬히 자란다. 잎의 길이는 1.5~3cm, 너비는 1~2cm이고 덩굴손이 나오는데 덩굴손은 일반적으로 갈라지지 않지만 2~3갈래로 갈라지는 것도 있다. 5~6월에 여러 송이의 적자색 꽃이 긴 꽃대에서 어긋나게 한쪽으로 치우치며 핀다. 열매는 8~9월에 긴 타원형으로 달리는데 길이 약 5cm, 너비 1cm 정도이고, 안에는 5개 정도의 종자가 들어 있다.

🍂 **채취 방법과 시기** : 꽃이 필 때 어린순과 전초를 채취하여 햇볕에 말린다.

🌿 **성분** : 전초에는 플라보노이드가 함유되어 있다.

🍃 **성미** : 성질이 평범하고, 맛은 달다.

🍂 **귀경** : 비(脾), 위(胃) 경락에 작용한다.

🔥 **효능과 주치** : 중초(中焦 : 주로 소화기능을 담당하며 비위를 포함한 부위)를 조화시키고 기가 위로 치밀어 오르는 것을 내리며 소변을 통하게 하고 각종 부스럼과 독을 제거하는 효능이 있다. 각기(脚氣 : 비타민 B_1이 부족해 말초 신경에 장애가 생겨 다리가 붓고 마비되는 증상)와 부스럼을 치료한다.

🌿 **약용법과 용량** : 말린 약재 10~20g을 물 1L에 넣어 1/3이 될 때까지 달여 하루에 3회 나눠 마신다. 가루나 환으로 만들어 복용하기도 한다.

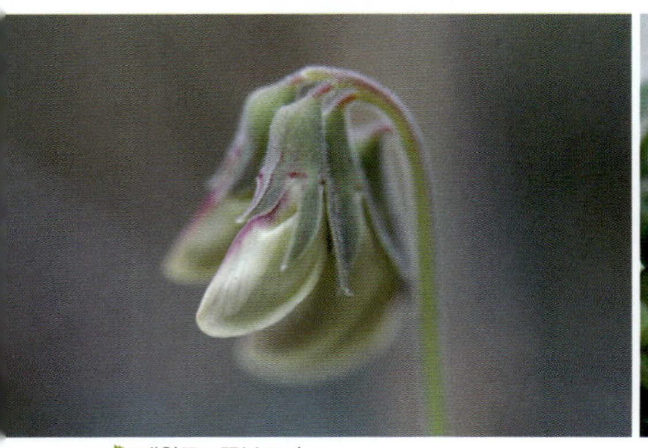

🌿 갯완두_ 꽃봉오리

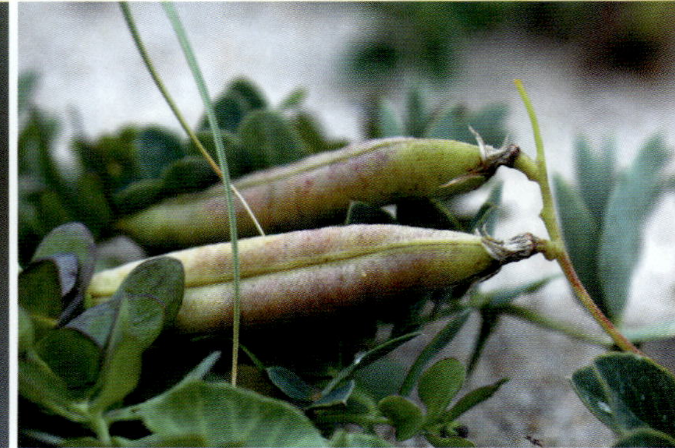

🌿 갯완두_ 꼬투리

충수염, 장염, 이질, 치질을 치료하는

고들빼기

| 사용부위 | 뿌리, 어린순

Crepidiastrum sonchifolium (Bunge) Pak & Kawano

- **이명** : 참꼬들빽이, 빗치개씀바귀, 씬나물, 좀두메고들빼기, 애기별줄씀바귀
- **생약명** : 포엽고매채(抱葉苦買菜), 고매채(苦買菜), 가우본초(嘉祐本草)
- **과명** : 국화과(Compositae)
- **개화기** : 7~9월

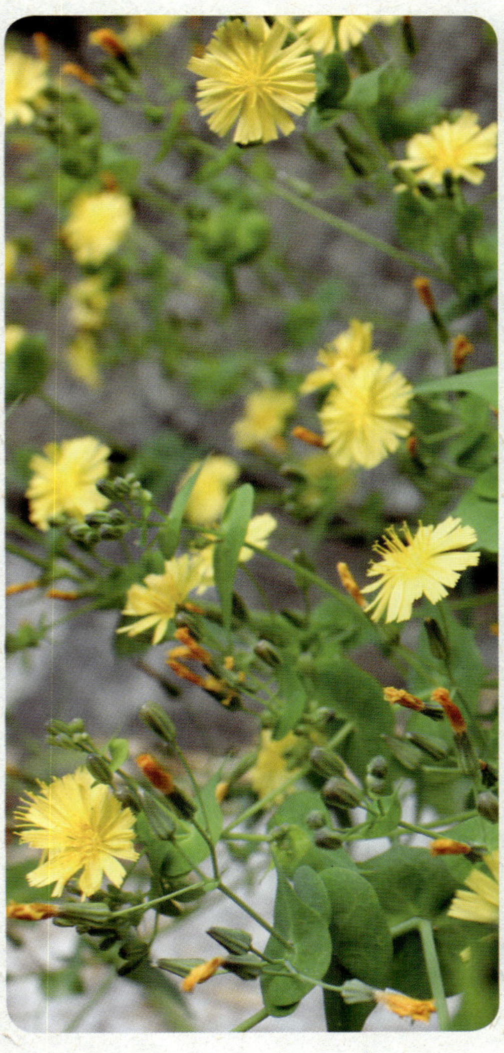

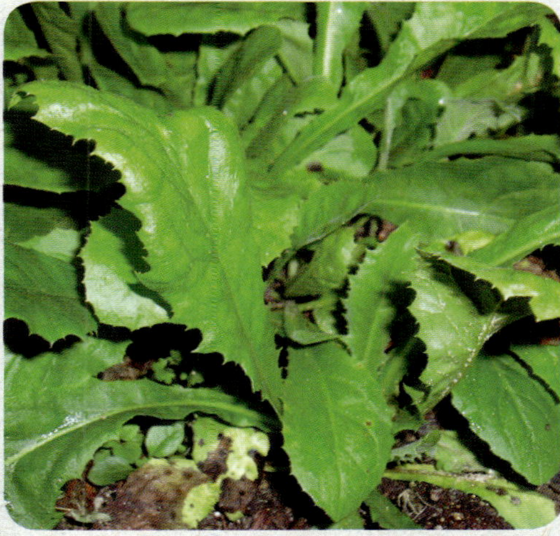

고들빼기_ 약재로 사용하는 어린순(재배종)

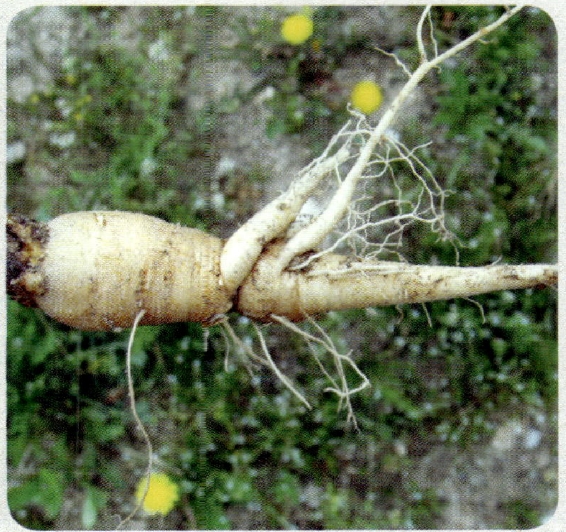

고들빼기_ 약재로 사용하는 뿌리(재배종)

● **생육특성** : 고들빼기는 전국의 산과 들에서 자라는 두해살이풀로, 식물명이 유사한 왕고들빼기(*Lactuca indica*)와는 속(屬)이 다른 식물이다. 생육환경은 양지 혹은 반그늘이고, 키는 20~80cm이다. 잎은 길이가 2.5~5cm, 너비는 1.4~1.7cm로 앞면은 녹색, 뒷면은 회청색인데 끝부분은 빗살처럼 갈라진다. 꽃은 연황색으로 7~9월에 머리 꽃이 가지 끝에서 펼쳐져 뭉치며 피는데 길이는 0.5~0.9cm이고, 꽃줄기는 2~3개이다. 열매는 검은색으로 9~10월경에 달리는데 길이는 0.3cm 정도로 편평한 원뿔형이며, 흰색의 갓털은 길이가 0.3cm 정도이다.

● **채취 방법과 시기** : 이른 봄에 어린순을 채취하고, 가을에 뿌리를 채취한다.

● **성분** : 당류, 탄수화물, 회분, 지방, 식물 스테롤, 플라보노이드, 아미노산 등이 함유되어 있다.

● **성미** : 성질이 차고, 맛은 쓰다.

● **귀경** : 비(脾), 위(胃), 대장(大腸) 경락에 작용한다.

● **효능과 주치** : 충수염, 장염, 이질, 각종 화농성 염증, 토혈, 비출혈(鼻出血), 건위, 치통, 흉통, 복통, 황수창(黃水瘡: 피부에 생기는 일종의 전염성 질병),

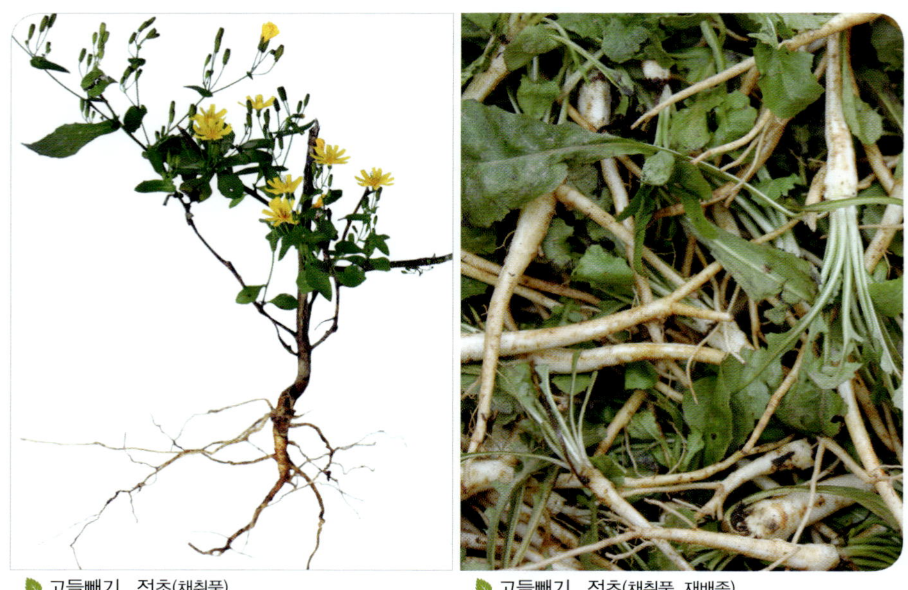

● 고들빼기_ 전초(채취품)　　　　● 고들빼기_ 전초(채취품, 재배종)

88

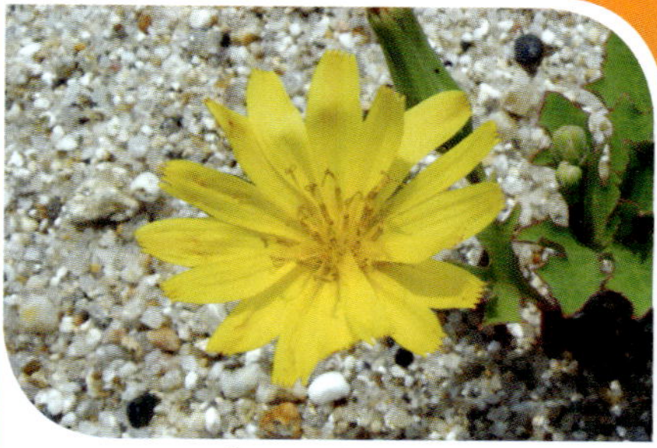

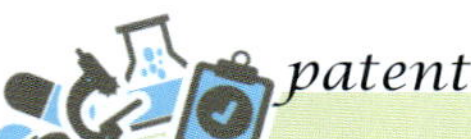

【 혼동하기 쉬운 약초 비교 】

고들빼기	이고들빼기
고들빼기_ 꽃	이고들빼기_ 꽃
고들빼기_ 잎	이고들빼기_ 잎

치창(痔瘡: 치핵이나 치질) 등에 사용한다.

약용법과 용량 : 어린순은 나물로 먹고, 뿌리는 채취하여 떫은맛을 없앤 뒤에 먹는다. 최근에는 전초로 김치를 담가 먹기도 한다.

사용 시 주의사항 : 속이 냉한 사람은 지나치게 많이 먹지 않도록 주의한다.

patent

고들빼기의 기능성 및 효능에 관한 특허자료

▶ 고들빼기 추출물을 함유한 바이러스성 간질환 치료용 조성물

본 발명은 고들빼기 추출물을 이용한 바이러스성 간질환 예방 및 치료 활성을 갖는, B형 간염바이러스에 의한 간염, 간경화의 예방 및 치료용 조성물에 관한 것이다. 본 발명의 고들빼기 추출물은 HBV 바이러스 DNA 증식을 억제시킴으로써 항바이러스 작용을 나타내어, 바이러스성 간염 및 간경화에 대한 예방 및 치료에 안전하고 효과적인 의약품 및 건강보조식품을 제공한다.

– 공개번호 : 10-2004-0018733, 출원인 : (주)바이오원, 이기수 외

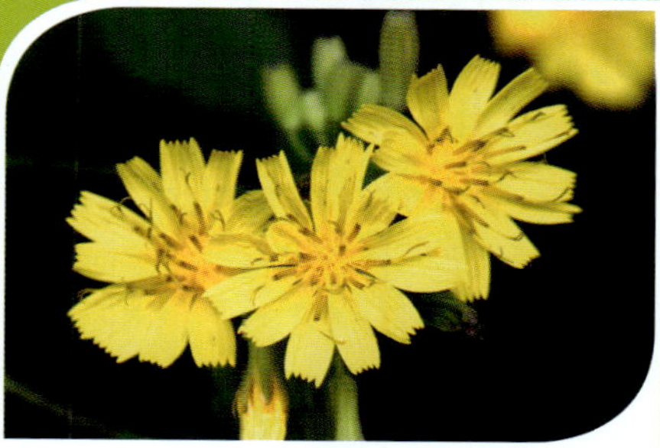

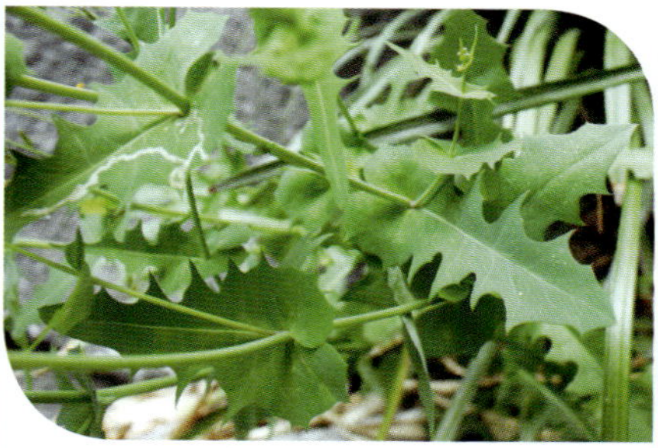

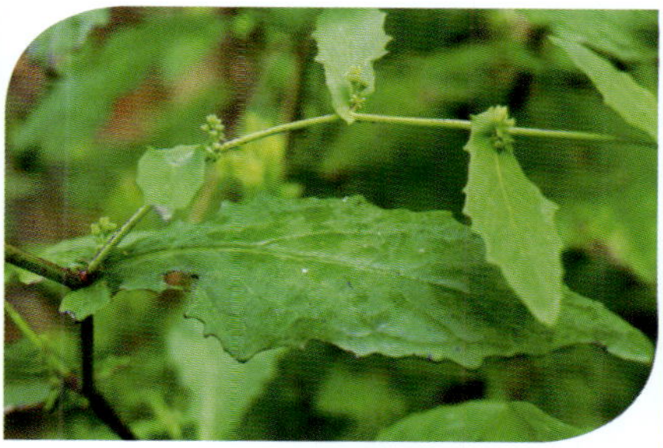

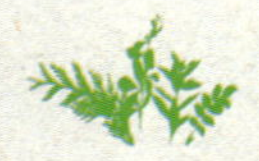

고려엉겅퀴

| 사용부위 | 어린순, 줄기

Cirsium setidens (Dunn) Nakai

- **이명** : 곤드래, 곤드레나물, 구멍이, 독깨비엉겅퀴, 도깨비엉겅퀴
- **과명** : 국화과(Compositae)
- **개화기** : 7~10월

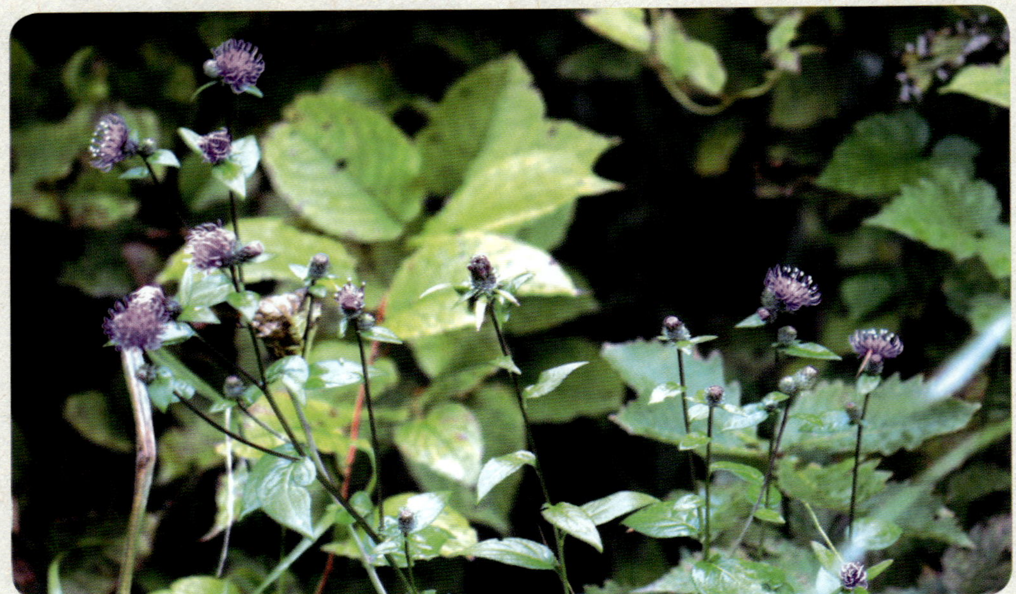

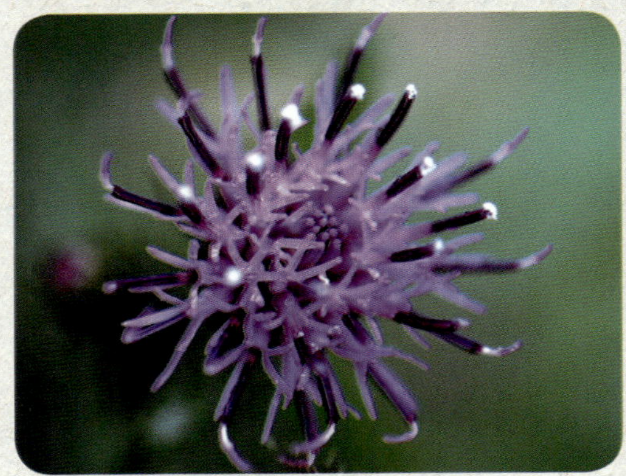

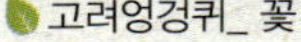 고려엉겅퀴_ 꽃

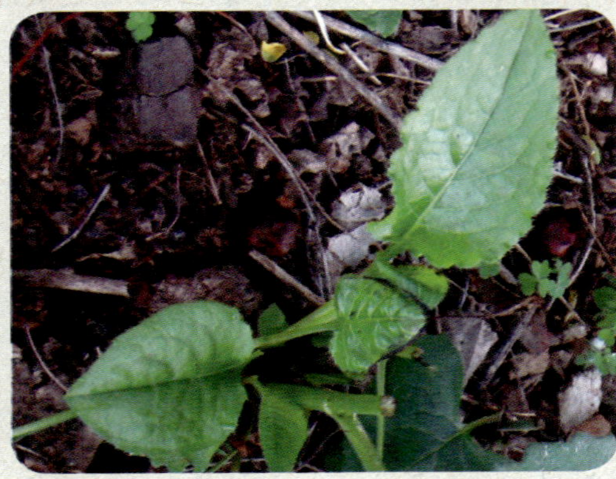 고려엉겅퀴_ 약재로 사용하는 어린순

🍃 **생육특성 :** 고려엉겅퀴는 전국 각처의 산에서 자라는 여러해살이풀로, 흔히 곤드레나물이라는 이명으로 많이 불린다. 생육환경은 토양 비옥도에 관계없이 양지 또는 반그늘이다. 키는 1m 정도까지 자라는데, 잎은 길이가 15~35cm로 앞면은 녹색이고 뒷면은 흰색이며 가장자리에는 톱니가 있다. 뿌리에서 나온 잎(근생엽)과 밑부분에서 자란 잎은 꽃이 필 때 말라 죽는다. 꽃은 자주색으로 7~10월에 줄기나 가지 끝에서 1송이가 피는데 지름은 3~4cm이다. 열매는 10~11월경에 긴 타원형으로 달리는데 길이는 0.4cm 정도이고, 갈색을 띠는 갓털은 길이가 1.1~1.6cm이다.

🍂 **채취 방법과 시기 :** 이른 봄에 어린순을 채취한다.

🍃 **성분 :** 어린순에는 탄수화물, 칼슘, 비타민 A 등이 함유되어 있다.

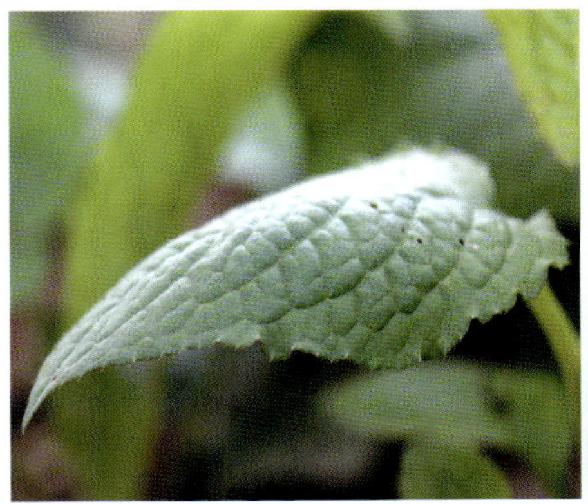

🍃 고려엉겅퀴_ 잎

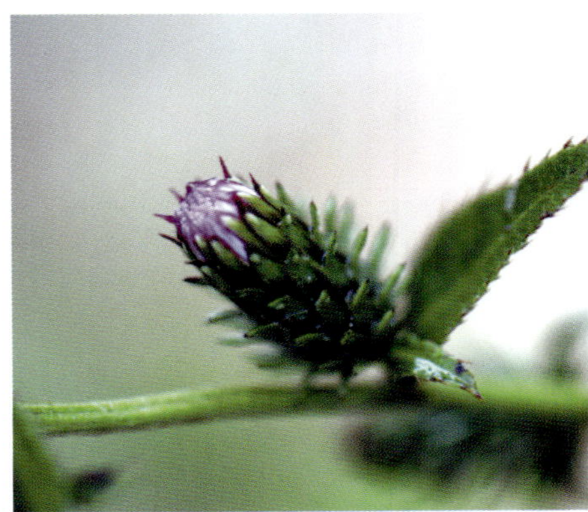

🍃 고려엉겅퀴_ 꽃봉오리

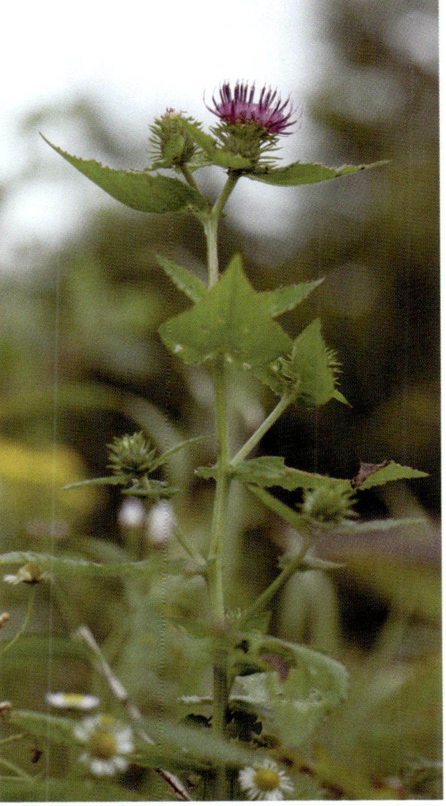

🍃 고려엉겅퀴_ 지상부

- 🍃 **성미** : 성질이 시원하고, 맛은 달고 쓰다.

- 🍂 **귀경** : 폐(肺), 간(肝), 신(腎) 경락에 작용한다.

- 🍁 **효능과 주치** : 해열, 지혈, 이뇨의 효능이 있다.

- 🍃 **약용법과 용량** : 다른 엉겅퀴 종류는 약용하는 데 반해 고려엉겅퀴는 주로 식용한다. 고려엉겅퀴를 데쳐 우려낸 다음 묵나물, 국거리, 볶음으로

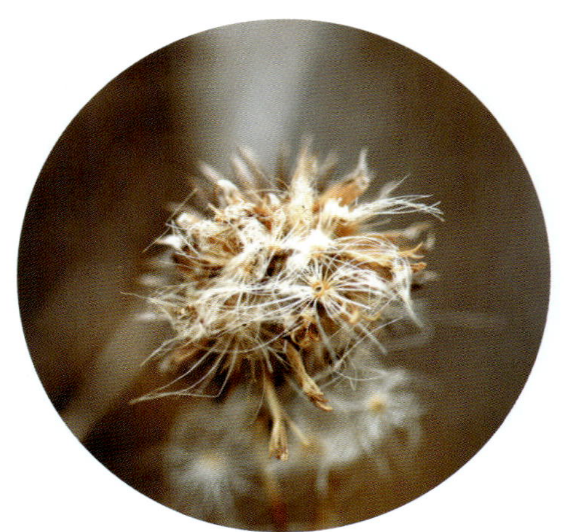

🌱 고려엉겅퀴_ 종자 결실

요리하는데 과거에는 구황식물로써 춘궁기에 서민들의 주린 배를 채워주었으며 지금도 강원도 일대에서는 최고의 나물로 친다. 일반적으로 산채는 주로 봄철에 잎이나 줄기가 연할 때 채취하여 식용하는데 고려엉겅퀴는 5~6월까지도 잎이나 줄기가 연한 것이 특징이다. 곰취와 같은 효과가 있어 약용하기도 하는데 지혈, 소염, 이뇨작용, 해열, 소종(消腫: 부은 종기나 상처를 치료) 외에도 민간에서는 부인병의 치료약으로 사용한다고 한다. 특히 고려엉겅퀴 잎의 생즙은 세척 효과가 있고, 뿌리는 말려서 달여 먹으면 신경통에 좋다고 한다.

- 🍁 **사용 시 주의사항** : 속이 냉한 사람은 지나치게 많이 먹지 않도록 주의한다.

🧪 *patent*

고려엉겅퀴의 기능성 및 효능에 관한 특허자료

▶ **콜레스테롤 저하 효과를 가지는 고려엉겅퀴 추출물**

본 발명은 콜레스테롤 저하 효과를 가지는 고려엉겅퀴 추출물에 관한 것으로, 본 발명에 따른 콜레스테롤 저하 효과를 가지는 고려엉겅퀴 추출물을 제조함으로써, 독성이 없고 무해하며 콜레스테롤의 농도를 감소시킬 수 있으므로 건강식품 및 의약품용 조성물의 소재로 유용하게 사용될 수 있다.

– 공개번호 : 10–2014–0026923, 출원인 : 박대룡

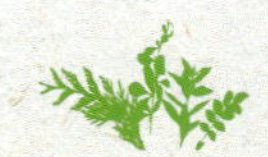

고마리 | 사용부위 | 어린순, 전초

Persicaria thunbergii (Siebold & Zucc.) H. Gross ex Nakai

- 이명 : 고만이, 꼬마리, 조선꼬마리, 줄고만이, 큰꼬마리
- 생약명 : 수마료(水麻蓼)
- 과명 : 마디풀과(Polygonaceae)
- 개화기 : 8~9월

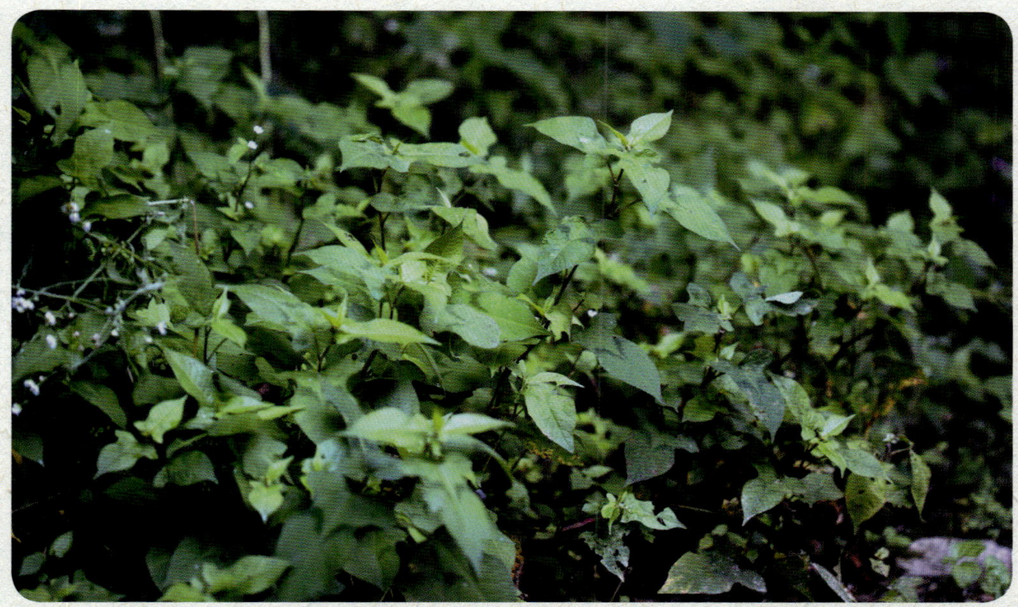

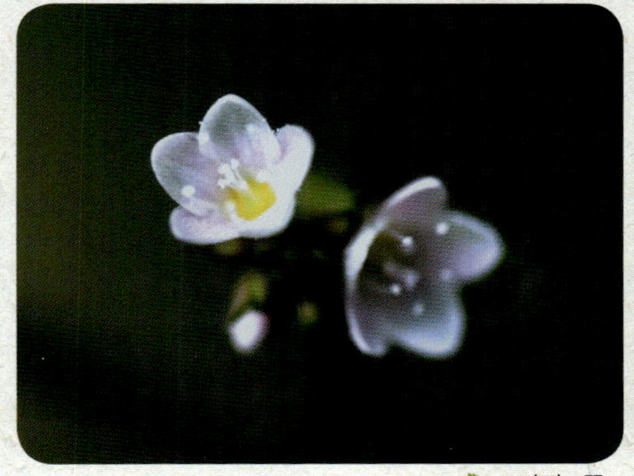

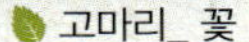

고마리_ 꽃

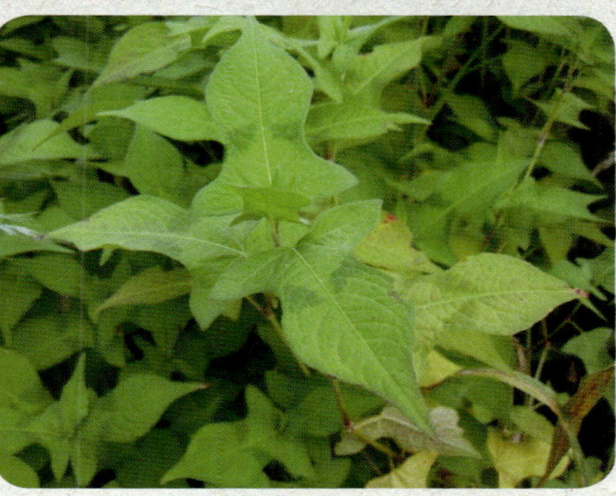

고마리_ 약재로 사용하는 어린순

- **생육특성** : 고마리는 전국 각처에서 자라는 덩굴성 한해살이풀로, 생육 환경은 양지바른 곳이나 반양지이다. 키는 1m 정도이고, 잎 길이는 4~7cm, 너비는 3~7cm로 창처럼 앞이 뾰족하고 표면에는 털이 나 있으며 가장자리에는 짧은 녹색 털이 나 있다. 꽃은 8~9월에 가지 끝에서 10~20송이가 뭉쳐서 피는데, 꽃받침은 흰색 바탕인데 끝부분에 붉은빛이 도는 것과 흰빛이 도는 것이 있다. 열매는 8~9월경에 황갈색으로 달린다.

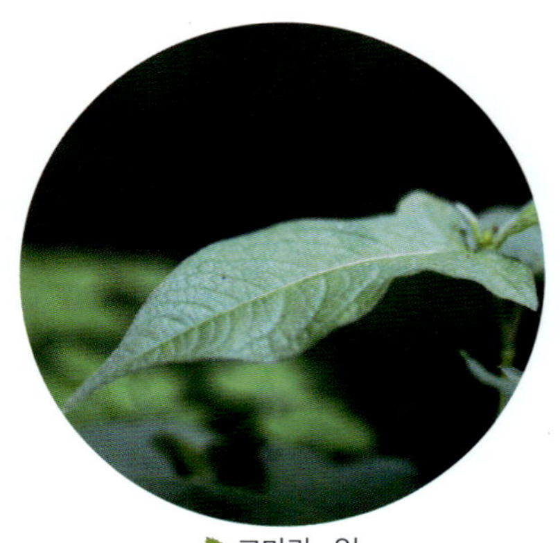

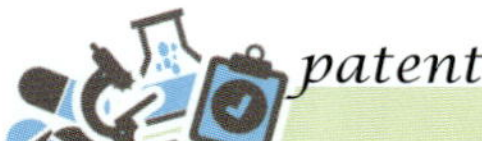 고마리_ 잎

- **채취 방법과 시기** : 가을에 채취하는데 전초를 생으로 쓰거나, 햇볕에 말려 사용한다.

- **성분** : 꽃에는 쿼세틴(quercitrin)이 함유되어 있다.

- **성미** : 성질이 평범하고, 맛은 쓰다.

- **귀경** : 폐(肺), 소장(小腸) 경락에 작용한다.

- **효능과 주치** : 기혈을 잘 통하게 하고, 출혈을 멈추게 하는 효능이 있으므로 류머티즘 치료와 지혈제로 사용한다.

- **약용법과 용량** : 말린 약재 10g을 물 600~700mL에 넣어 200~300mL가 될 때까지 달여 하루에 2회 나눠 마신다.

patent

고마리의 기능성 및 효능에 관한 특허자료

▶ **고마리 추출물을 포함하는 미백 화장료 조성물**

본 발명의 고마리 추출물을 유효성분으로 포함하는 미백 화장료 조성물은 멜라닌 생성 기작에 중요한 효소인 티로시나제 효소를 억제하고, 멜라닌 생성을 억제하여 현저한 미백 효과를 나타내며, 상기 화장료 조성물을 화장료 베이스에 첨가하였을 때 미백 효과를 월등히 나타내는 미백 화장료 조성물을 제공한다.

─ 공개번호 : 10-2015-0000719, 출원인 : 한국콜마(주)

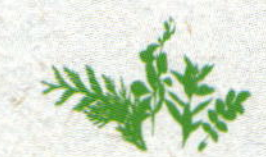

두통, 오한, 발열, 설사, 옴을 치료하는

고본

| 사용부위 | 뿌리

Angelica tenuissima Nakai

- **이명** : 고번
- **생약명** : 고본(藁本)
- **과명** : 산형과(Umbelliferae)
- **개화기** : 8~9월

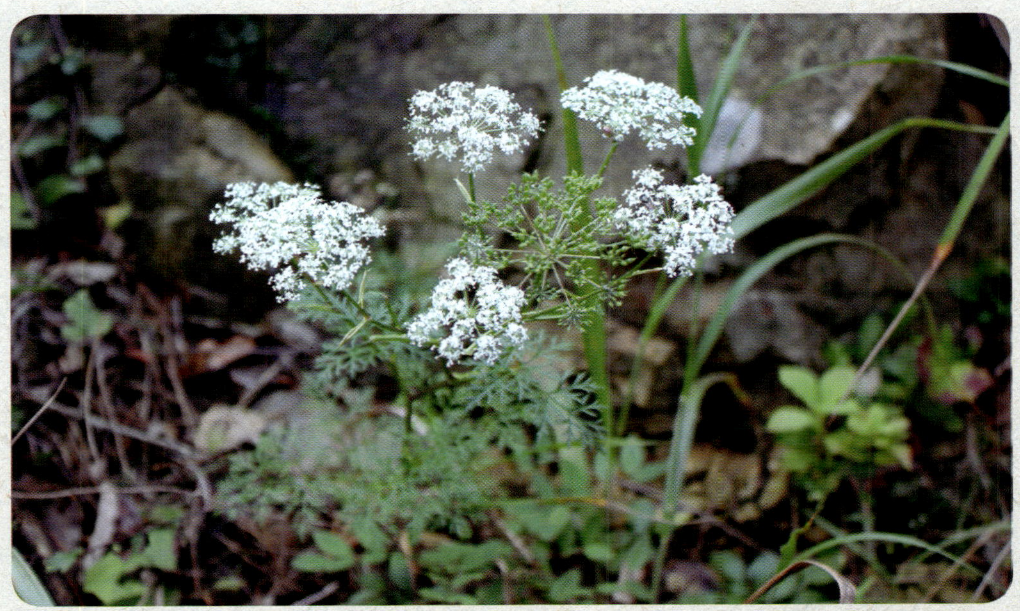

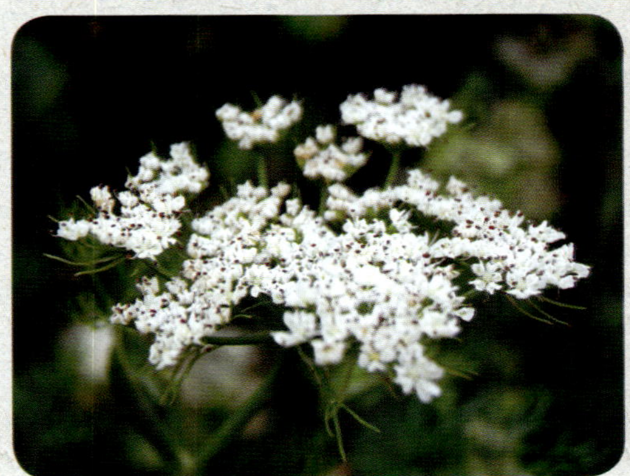

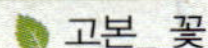
고본_ 꽃

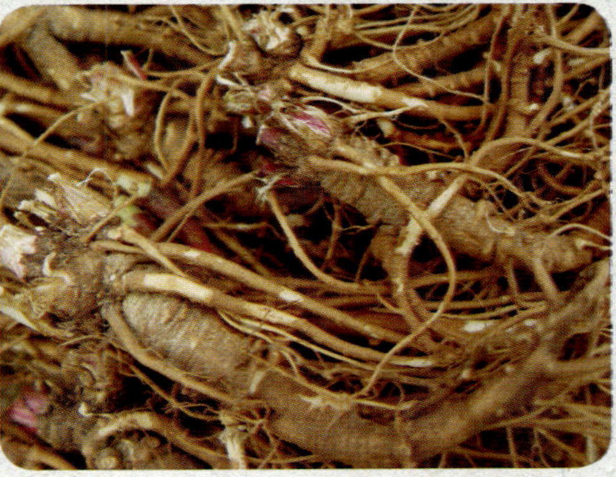
고본_ 뿌리(약재 전형)

● **생육특성 :** 고본은 가야산, 대둔산, 지리산, 제주, 경기(광릉, 천마산), 평북, 함남, 함북 일대의 깊은 산과 산기슭에서 자생하는 여러해살이풀이다. 생육환경은 공중습도가 높은 곳의 바위틈이나 경사지의 반그늘과 물 빠짐이 좋고 부엽질이 많은 곳이다. 키는 30~80cm이고, 뿌리는 복수초근이라 불리고, 줄기는 전체에 털이 없고 향기가 강하다. 뿌리에서 나온 잎과 밑부분의 잎은 잎자루가 긴데 깃꼴 모양으로 3회 갈라지며 가늘게 갈라진 부분은 부채꼴 모양이다. 8~9월에 원줄기 끝과 가지 끝에 난 꽃대 끝에서 흰색의 많은 꽃이 바큇살 모양으로 피는데 끝마디에 1송이씩 붙어 달린다. 꽃받침잎은 끝을 잘라낸 것처럼 밋밋하고 꽃잎은 5개로 거꿀달걀 모양인데 안으로 굽고 씨방은 녹색이며 길이는 0.5~1.5cm의 타원형이고 수술은 5개, 꽃밥은 자주색이다. 열매는 9~10월경에 길이 0.4cm 정도의 편평한 타원형으로 달리는데 가장자리에는 날개가 있다.

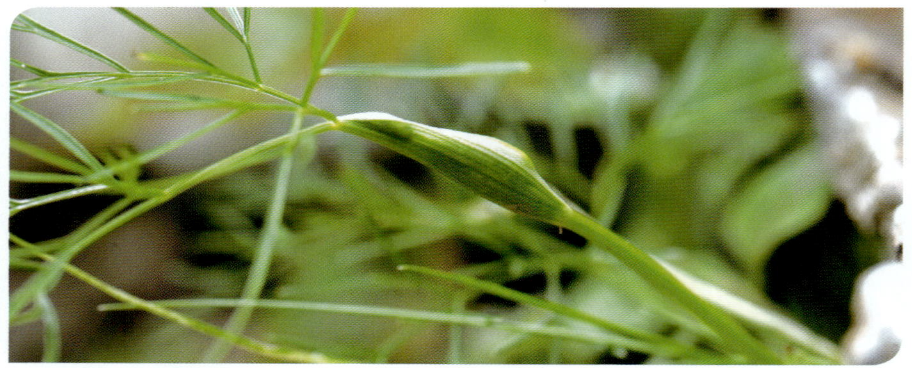

● 고본_ 잎 사이로 꽃봉오리 나오는 모습

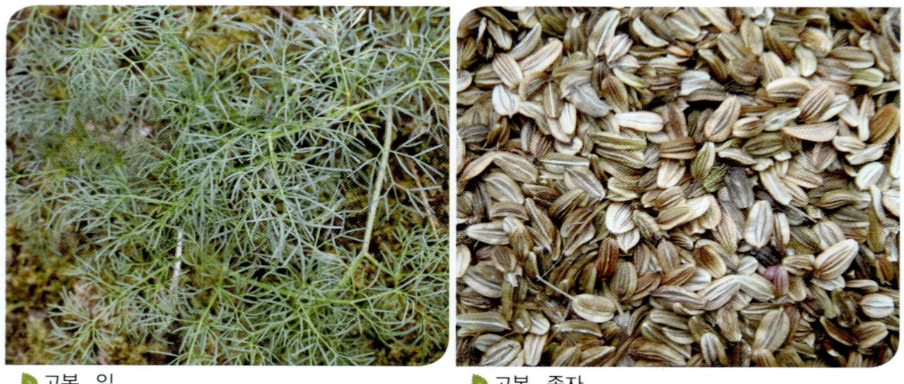

● 고본_ 잎

● 고본_ 종자

- **채취 방법과 시기 :** 봄부터 가을까지 뿌리를 채취하여 말려 사용한다.

- **성분 :** 베타-시토스테롤(β-sitosterol), 이소임페라토린(isoimperatorin), 슈크로스(sucrose), 크니딜라이드(cnidilide) 등이 함유되어 있다.

- **성미 :** 성질이 따뜻하고, 맛은 매우며, 독성이 없다.

- **귀경 :** 방광(膀胱) 경락에 작용한다.

- **효능과 주치 :** 표피 아래 차가운 사기가 머무르는 표사를 흩어지게 하고, 풍을 제거하며, 통증을 멈추게 하는 효능이 있다. 신경통, 풍사와 한사로 인한 풍한두통(風寒頭痛), 머리 정수리에 오는 두정통(頭頂痛), 한사와 습사로 인하여 배가 아픈 한습복통(寒濕腹痛), 설사, 풍사와 한사가 하초에 뭉쳐서 생기는 산가(疝瘕: 전립선염), 풍사와 습사로 인하여 아프고 가려운 풍습통양(風濕痛痒), 머리가 아프고 눈에 종기가 나는 두통목종(頭痛目腫)에 사용하고, 달인 액은 피부진균 억제작용을 한다. 민간에서는 전초를 신경통 치료에 사용한다고 한다.

- **약용법과 용량 :** 말린 뿌리 3~9g을 물 1L에 넣어 1/3이 될 때까지 달여 하루에 3회 나눠 마신다. 외용할 경우에는 뿌리를 달인 액으로 환부를 씻는다.

- **사용 시 주의사항 :** 맵고 따뜻하여 온조한 성질이 있으그로 혈허 또는 열증에 속한 두통에는 사용할 수 없다.

patent

고본의 기능성 및 효능에 관한 특허자료

▶ 신경 보호 활성을 갖는 고본 추출물 또는 이로부터 분리된 스코폴레틴 유도체를 함유하는 조성물

본 발명은 고본 추출물 또는 이로부터 분리된 스코폴레틴(scopoletin) 유도체 화합물을 함유하는 신경 보호 활성을 갖는 조성물에 관한 것으로, 본 발명의 화합물은 허혈성 신경계 질환을 유의성 있게 차단하여 중풍 또는 뇌졸중 등의 신경계 질환의 예방 및 치료에 유용한 의약품 및 건강기능식품으로 제공할 수 있다.

— 공개번호 : 10–2005–0008324, 출원인 : 경희대학교 산학협력단

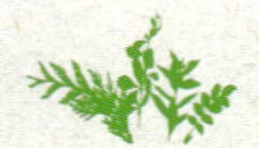

어지럼증, 간질, 결막염, 부스럼을 치료하는

고사리삼

| 사용부위 | 전초

Sceptridium ternatum (Thunb.) Lyon

- 이명 : 꽃고사리
- 생약명 : 음지궐(陰地蕨)
- 과명 : 고사리삼과(Ophioglossaceae)

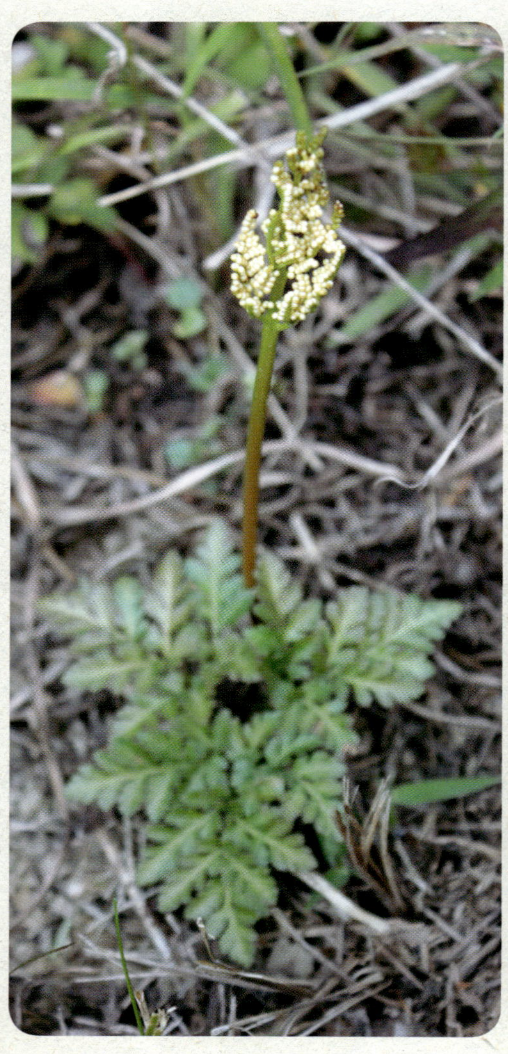

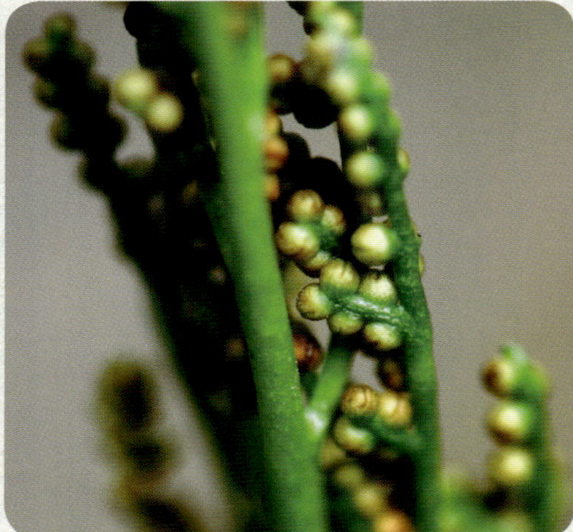

고사리삼_ 포자낭

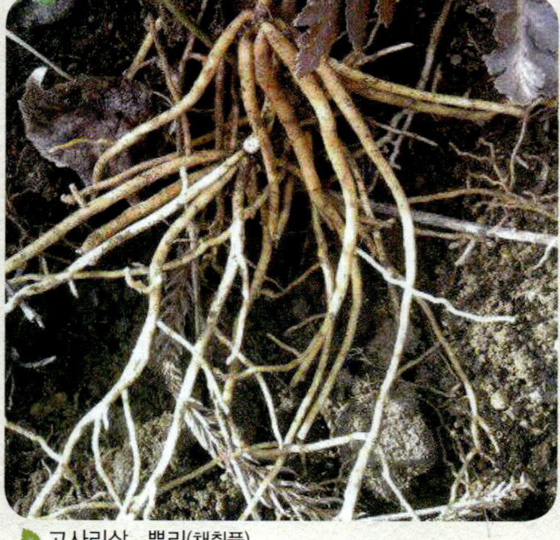

고사리삼_ 뿌리(채취품)

- **생육특성** : 고사리삼은 제주도, 지리산, 덕유산, 경남, 경북, 강원, 경기 일대의 높은 산에서 자생하는 여러해살이 양치식물이다. 생육환경은 습기가 많고 토양이 비옥한 반그늘의 풀숲이다. 키는 50cm 정도이고, 잎은 두꺼우며 광채가 나고 영양잎은 잎자루가 3갈래로 갈라지며 긴데 끝에는 톱니가 있다. 포자가 있는 잎은 영양잎보다 길고 가지에 뿔 모양의 길이 5cm 정도의 좁쌀과 같은 포자낭이 9~11월에 달린다.

- **채취 방법과 시기** : 겨울 또는 봄에 채취하여 햇볕에 말린다.

- **성미** : 성질이 차고, 맛은 쓰다.

- **귀경** : 간(肝), 폐(肺) 경락에 작용한다.

- **효능과 주치** : 간기를 다스리는 평간(平肝), 열을 내리는 청열(淸熱), 기침을 멎게 하는 진해의 효능이 있으며, 두훈(頭暈: 어지럼증), 두통, 해혈(咳血: 피가 묻어나는 기침), 경간(驚癇: 놀라서 발생한 발작, 간질), 화안(火眼: 급성 결막염), 각막 혼탁, 창양종독(瘡瘍腫毒: 창양=종기, 부스럼. 종독=종기의 독한 기운), 유행성 감기, 토혈 등을 치료한다.

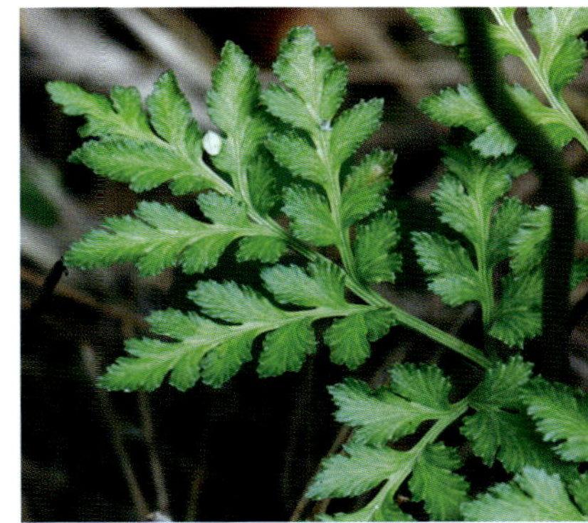

고사리삼_ 잎

- **약용법과 용량** : 말린 전초 6~12g(생것은 15~30g)을 믈 1L에 넣어 1/3이 될 때까지 달여 하루에 3회 나눠 마신다. 짓찧어 환부에 바르기도 한다.

- **사용 시 주의사항** : 속이 냉한 사람은 신중하게 사용하여야 한다.

---

patent

고사리삼의 기능성 및 효능에 관한 특허자료

▶ 고사리삼 추출물을 함유하는 뇌졸중 및 퇴행성 뇌질환의 예방 또는 치료용 약학적 조성물

본 발명은 고사리삼 추출물을 유효성분으로 함유하는 뇌졸중 및 퇴행성 뇌질환의 예방 또는 치료용 약학적 조성물을 제공한다. 본 발명의 고사리삼 추출물은 뇌신경세포 보호 효과를 가지며, 이를 통하여 다양한 뇌졸중 및 퇴행성 뇌질환을 예방 또는 치료하는 효과를 나타낸다.

－ 공개번호 : 10-2014-0073616, 출원인 : 경희대학교 산학협력단

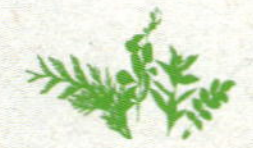

고삼 | 사용부위 | 뿌리

Sophora flavescens Aiton

- **이명** : 도둑놈의지팡이, 수괴(水槐), 지괴(地槐), 토괴(土槐), 야괴(野槐)
- **생약명** : 고삼(苦蔘)
- **과명** : 콩과(Leguminosae)
- **개화기** : 6~8월

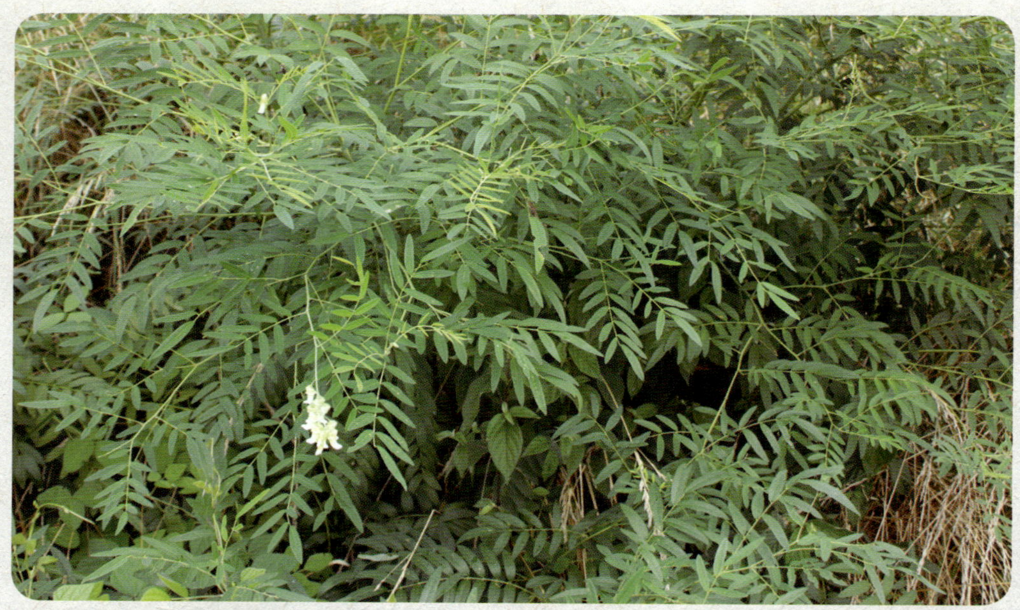

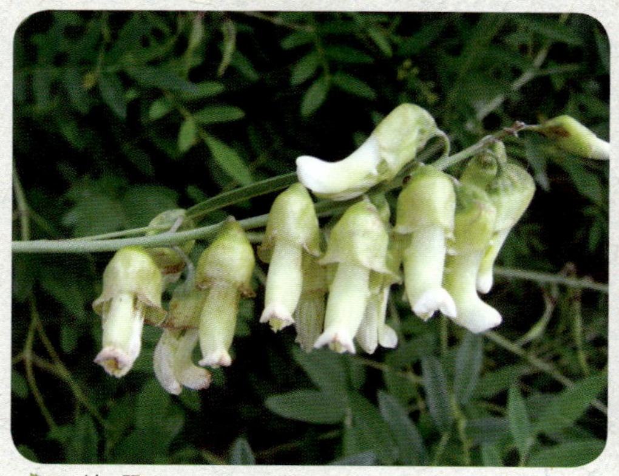

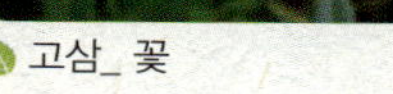

고삼_ 꽃

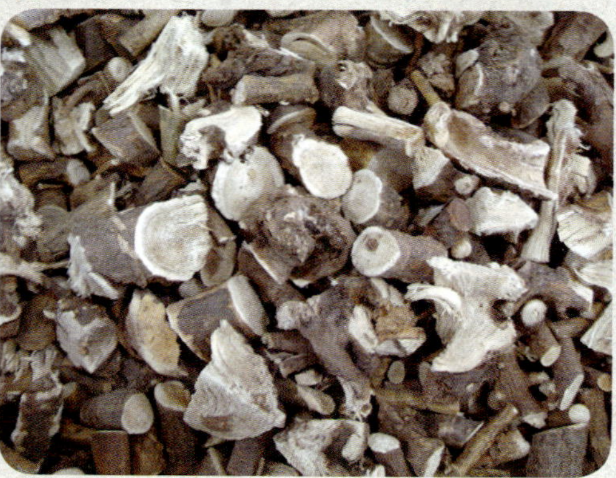

고삼_ 뿌리(약재)

- **생육특성** : 고삼은 전국 각지에서 자라는 여러해살이풀로, 키가 1m까지 자란다. 약재로 사용하는 뿌리는 긴 원기둥 모양으로 하부는 갈라지는데 길이가 10~30cm, 지름은 1~2cm이다. 뿌리의 표면은 회갈색 또는 황갈색으로 가로 주름과 세로로 긴 피공(皮孔: 가지나 줄기의 단단한 부분을 말하는데 호흡작용을 한다)이 있다. 외피는 얇고 파열되어 반대로 말려 있으며 쉽게 떨어지는데 떨어진 곳은 황색이고 모양은 넓다. 단면은 섬유질로 단단하여 절단하기 어렵다. 꽃은 연한 노란색으로 6~8월에 원줄기 끝과 가지 끝에서 총상꽃차례(모여나기 꽃차례)로 많은 꽃이 핀다. 꽃잎은 기판의 끝이 위로 구부러진다.

- **채취 방법과 시기** : 뿌리를 봄과 가을에 채취하는데 이물질과 남아 있는 줄기를 제거한 다음, 흙을 깨끗이 씻어 버리고 물에 적셔 수분이 잘 스미게 한 다음, 얇게 잘라서 햇볕이나 건조기에 말려 사용한다.

- **성분** : 알칼로이드류인 마트린(matrine), 옥시마트린(oxymatrine), 트리터

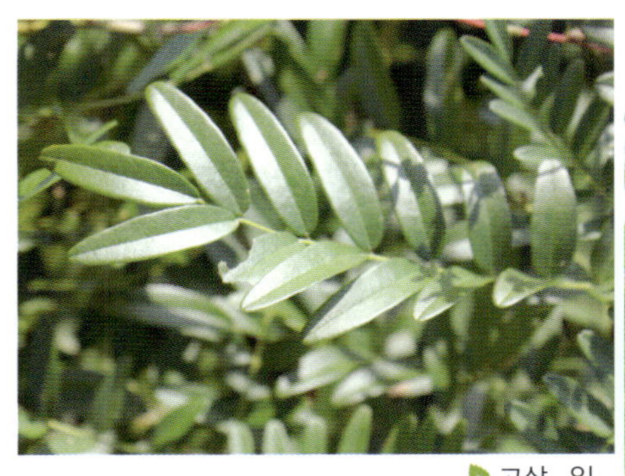

고삼_ 잎

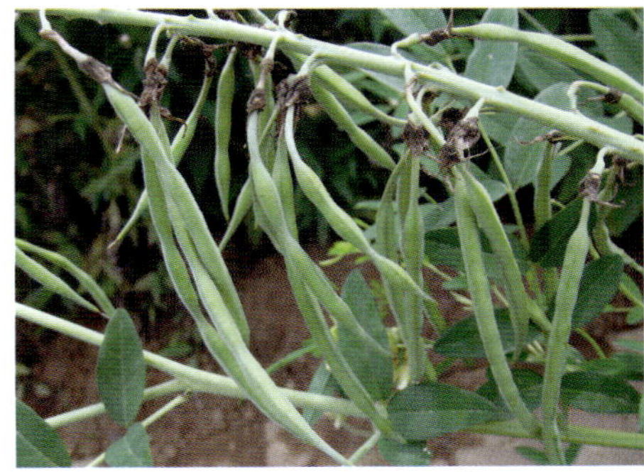

고삼_ 열매

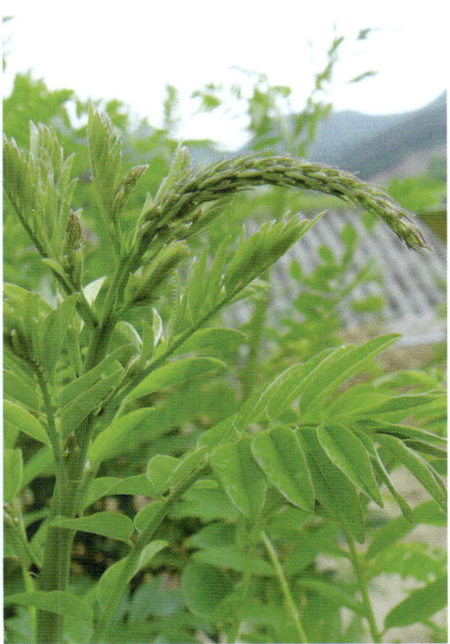

고삼_ 지상부

피노이드(tritepenoids)류인 소포라플라비오사이드(sophoraflavioside), 소이아사포닌(soyasaponin), 플라보노이드류인 쿠라놀(kurarnol), 비오카닌(biochanin), 퀴논(quinones)류인 쿠쉔퀴논(kushenquinone) 등이 함유되어 있다.

● **성미** : 성질이 차고, 맛은 쓰며, 독성이 없다.

● **귀경** : 심(心), 간(肝), 위(胃), 대장(大腸), 방광(膀胱) 경락에 작용한다.

● **효능과 주치** : 열을 식히고, 습을 제거해주며, 풍을 제거하고, 벌레를 죽인다. 소변을 잘 나가게 하고, 혈변을 치료하며, 적백 대하를 다스린다. 피부소양증(가려움증), 옴 등을 치료한다.

● **약용법과 용량** : 고삼(苦蔘)은 이름에서 알 수 있듯 매우 쓴 약재이다. 따라서 고삼을 사용할 때에는 먼저 찹쌀의 진한 쌀뜨물에 하룻밤 동안 담그고 이튿날 아침 비린내와 수면 위에 뜨는 것이 없어질 때까지 여러 차례 깨끗한 물로 잘 헹구어 말린 다음 얇게 썰어 사용한다. 말린 뿌리 5~10g을 물 600~700mL에 넣어 끓기 시작하면 약하게 줄여 200~300mL가 될 때까지 달여 하루에 2회 나눠 마시거나, 가루나 환으로 만들어 복용한다. 맛이 쓰기 때문에 차로 마시기에는 부적합하다.

● **사용 시 주의사항** : 성미가 쓰고 차서 비위가 허하고 냉한 사람은 사용을 삼가고, 여로(藜蘆: 박새)와는 상반(相反: 두 가지 이상의 약재를 함께 사용할 때 약성이 나빠지거나 부작용이 심하게 나타나는 현상)작용을 하므로 함께 사용하면 안 된다.

고삼의 기능성 및 효능에 관한 특허자료

▶ **고삼 추출물을 유효성분으로 포함하는 면역 증강용 조성물**

본 발명은 화학식 1 내지 8로 표시되는 화합물 또는 이들을 포함하는 고삼 추출물, 이의 분획물을 유효성분으로 포함하는 인터페론 베타 발현 유도를 통한 면역 증강용 조성물, 이를 포함하는 사료 첨가제, 사료용 조성물, 약학적 조성물, 식품 조성물, 의약외품 조성물 및 상기 조성물의 투여를 통한 면역 증강 방법에 관한 것이다.

− 공개번호 : 10−2012−0031861, 출원인 : 한국생명공학연구원

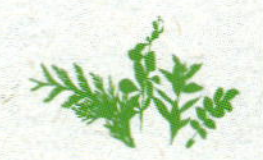

항당뇨, 해열, 이뇨, 생리 원활의 효능이 있는

골등골나물

Eupatorium lindleyanum DC.

- **이명** : 벌등골나물, 띠등골나물, 샘등골나물, 새골등골나물, 세별등골나물
- **생약명** : 야마추(野馬追)
- **과명** : 국화과(Compositae)
- **개화기** : 7~10월

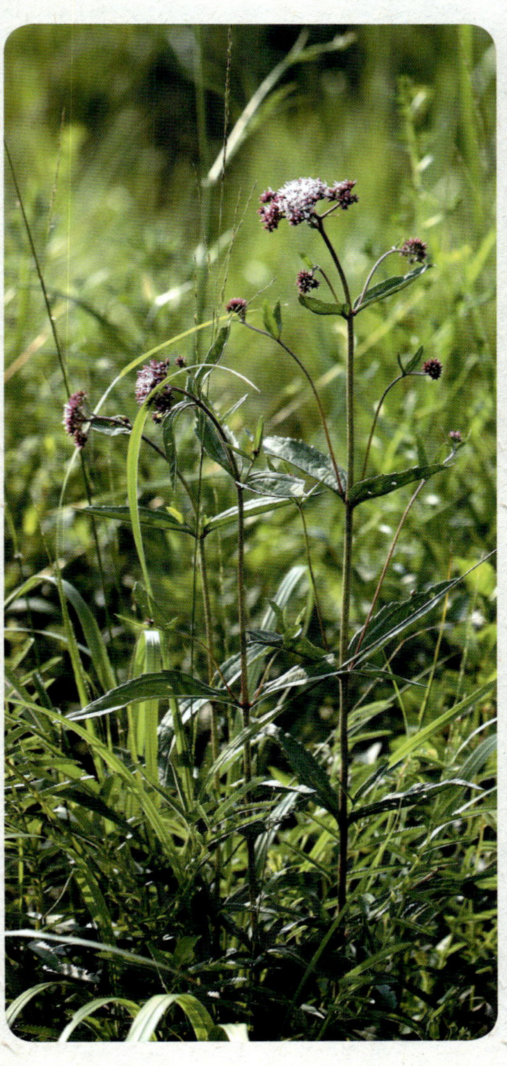

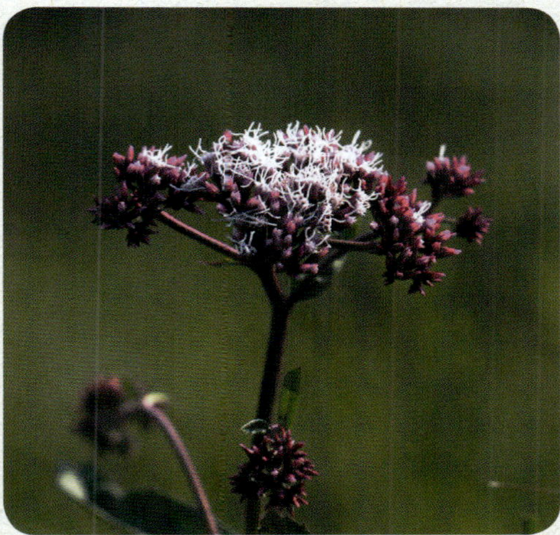

골등골나물_ 꽃

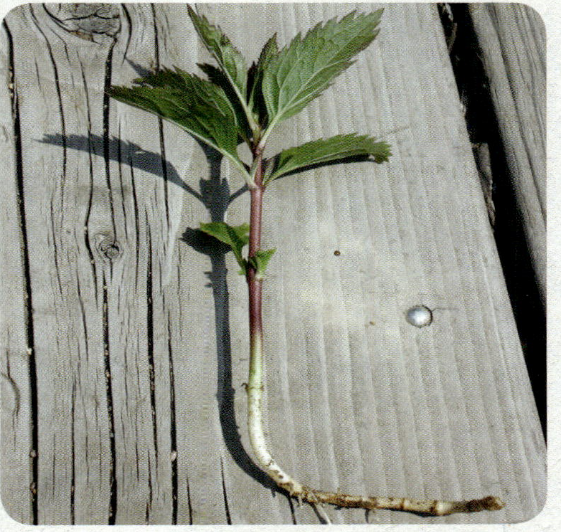

골등골나물_ 어린 전초(채취품)

🌿 **생육특성** : 골등골나물은 각처의 산과 들에서 자라는 여러해살이풀로, 생육환경은 양지 혹은 반그늘의 척박한 땅이나 비옥한 땅이다. 키는 70cm 정도이며, 줄기에는 거친 털이 많이 나 있다. 잎은 바소꼴로 길이가 6~12cm, 너비는 0.8~2cm이고 양면에는 털이 나 있으며 아래에서 3갈래로 갈라진다. 가운데 잎만 크고 나머지는 작은데 불규칙한 톱

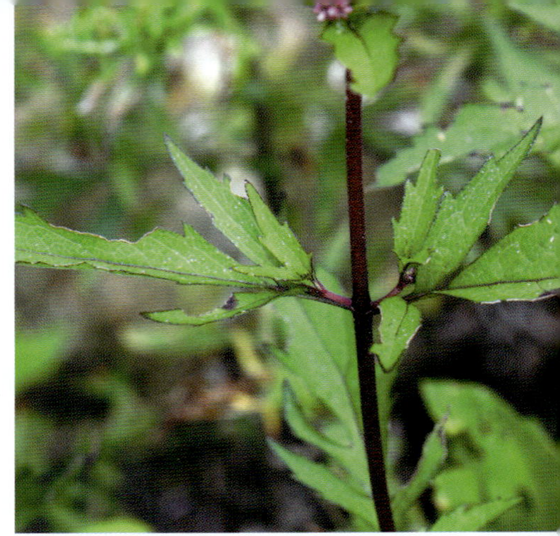

🌿 골등골나물_ 잎과 줄기

니가 있다. 7~10월에 줄기 끝에서 조그마한 연한 자주색 꽃들이 뭉쳐 피는데 지름은 6~9cm이다. 열매는 10~11월경에 원뿔형으로 달리는데, 종자 끝에는 흰색 갓털이 있다.

🍂 **채취 방법과 시기** : 이른 봄에 어린순을 채취하고, 여름부터 가을에 걸쳐 전초를 채취하여 햇볕에 말린다.

🌿 **성분** : 정유, 플라보노이드류인 히페린(hipperin) 배당체, 알칼로이드류, 쿠마린(coumarin)이 함유되어 있다.

🌿 **성미** : 성질이 평범하고, 맛은 매우며, 독성이 없다.

🌿 **귀경** : 비(脾), 위(胃) 경락에 작용한다.

🌿 **효능과 주치** : 열을 식히는 해열, 소변을 잘 나가게 하는 이뇨, 생리를 원활하게 하는 조경(調經), 항당뇨 등의 효능이 있어 더위 먹은 것을 치료하고, 소화작용을 도우며, 입 냄새와 침 흘리는 증상, 오심과 구토, 소갈 등을 치료하는 데 사용한다.

🌿 **약용법과 용량** : 말린 약재 4.5~9g(생것은 9~15g)을 물 1L에 넣어 1/3이 될 때까지 달여 하루에 2~3회 나눠 마신다.

🍂 **사용 시 주의사항** : 맛이 맵고 향이 있으면서 습을 말리는 작용이 있으므로 음허하며 혈이 부족한 증상이나 기가 허한 경우에는 신중하게 사용하여야 한다.

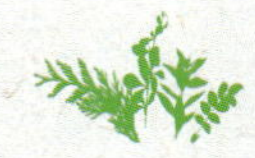

골무꽃 | 사용부위 | 어린순, 전초

Scutellaria indica L.

- 이명 : 대력초(大力草), 이공초(耳控草)
- 생약명 : 한신초(韓信草)
- 과명 : 꿀풀과(Labiatae)
- 개화기 : 5~6월

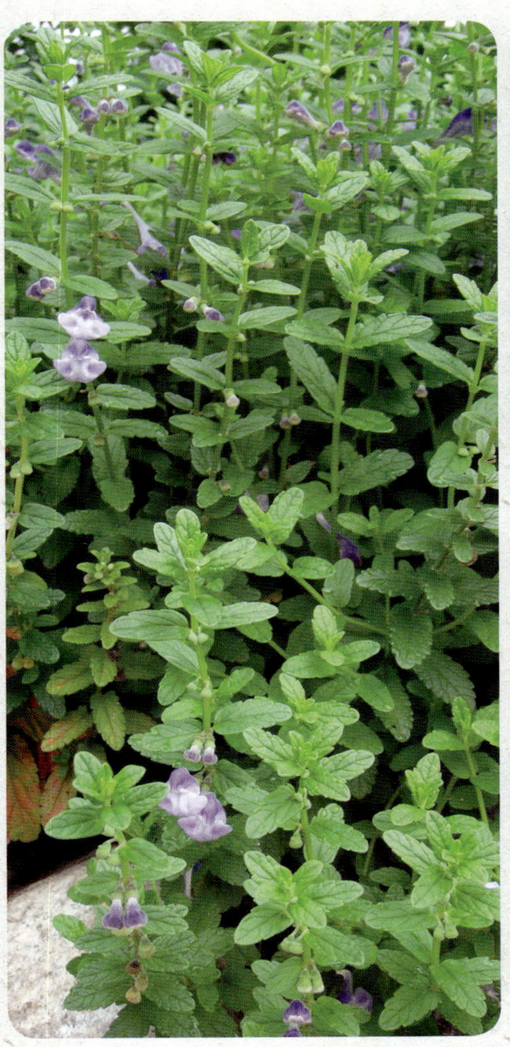

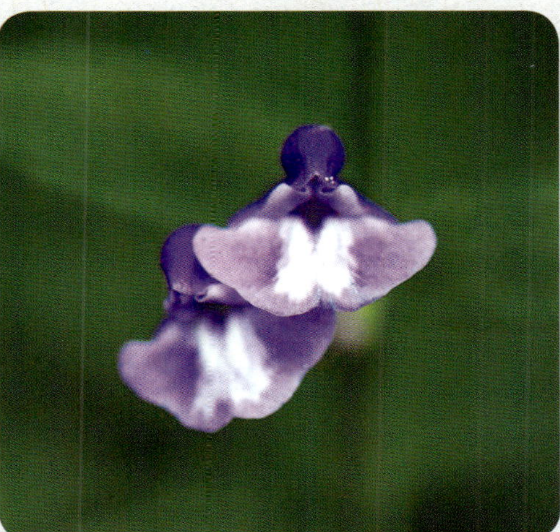

골무꽃_ 꽃

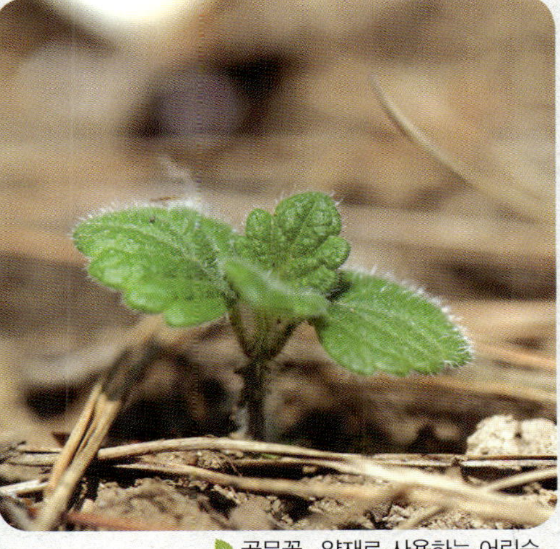

골무꽃_ 약재로 사용하는 어린순

● **생육특성** : 골무꽃은 중부 이남의 산과 들에서 자라는 여러해살이풀로, 생육환경은 부엽질이 풍부한 반그늘이다. 골무꽃은 그늘골무꽃, 흰골무꽃, 연지골무꽃, 좀골무꽃, 광릉골무꽃, 참골무꽃 등 종류가 많은데 대부분 잎과 꽃 모양을 보고 구분한다. 키는 20~30cm이며, 잎은 넓은 달걀 모양인데 길이는 2cm 정도이다. 꽃은 자주색으로 5~6월에 줄기 윗부분에서 꽃대가 나와 아래에서 위로 올라가며 핀다. 꽃 길이는 3~5cm, 너비는 0.7~1cm인데 꽃 앞부분은 넓지만 뒤쪽으로 가면서 좁아지는 모양이다. 열매는 7~8월경에 작은 원뿔형으로 달리는데, 안에는 0.1cm 정도의 종자가 들어 있다.

● **채취 방법과 시기** : 이른 봄에 어린순을 채취하고 꽃이 피어 있을 때 전초를 채취하여 햇볕에 말린다.

● **성분** : 뿌리에는 우고닌(woogonin), 전초에는 스쿠텔라레인(scutellarein) 등의 플라보노이드(flavonoid), 아미노산 등이 함유되어 있다.

● **성미** : 성질이 평범하고, 맛은 맵고 쓰다.

● **귀경** : 간(肝), 심(心), 폐(肺) 경락에 작용한다.

● **효능과 주치** : 진통, 혈액순환을 원활하게 하는 활혈(活血), 지혈, 소종(消腫)의 효능이 있어 타박상, 토혈, 해혈, 사독(邪毒)에 의해 기혈이 가로막혀

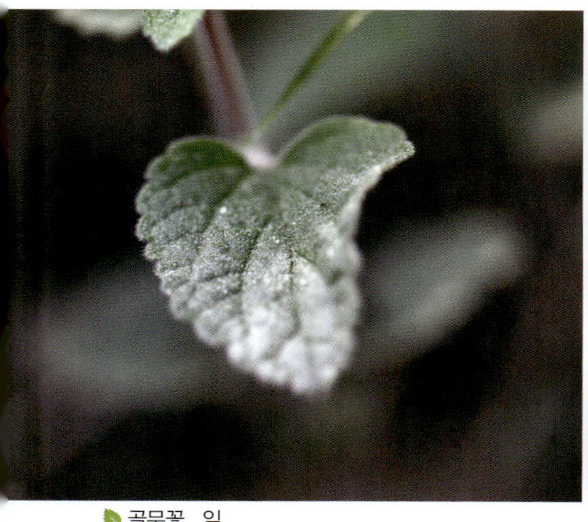

🌿골무꽃_ 잎

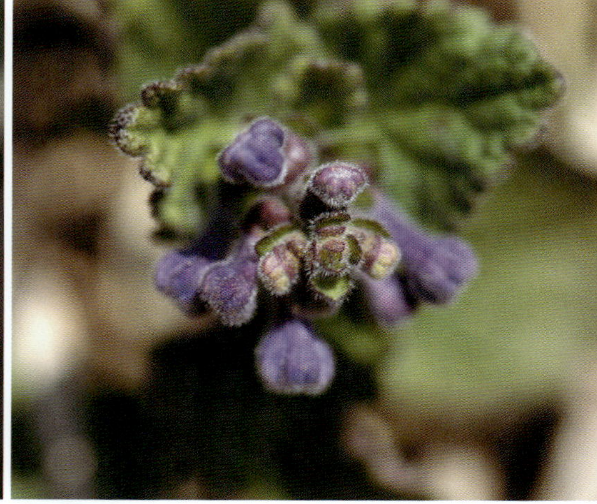

🌿골무꽃_ 꽃봉오리

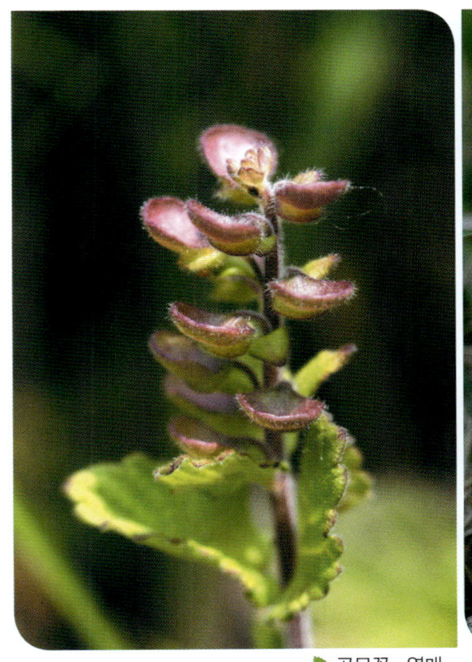

🌿 골무꽃_ 열매

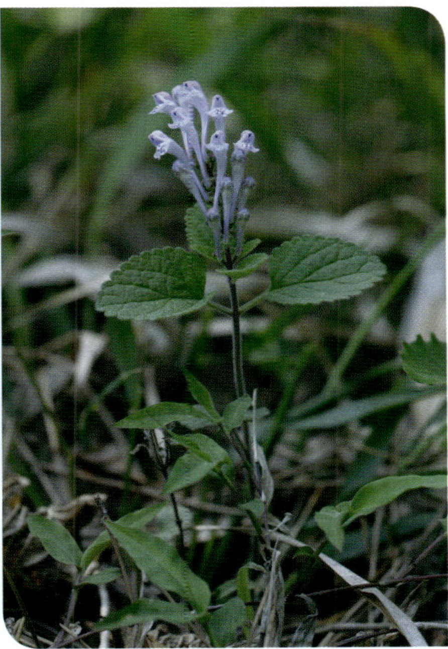

🌿 골무꽃_ 지상부

국소에 종기가 생기는 옹종, 중증의 창(부스럼)인 정독(疔毒), 급성 인후질환인 후풍(候風), 치통을 치료한다.

🌿 **약용법과 용량** : 말린 약재 6~12g을 물 1L에 넣어 1/3이 될 때까지 달여 하루에 3회 나눠 마신다. 짓찧어서 환부에 바르기도 한다.

patent

골무꽃의 기능성 및 효능에 관한 특허자료

▶ 골무꽃 추출물 또는 이로부터 분리된 화합물을 함유하는 혈관 질환의 치료 또는 예방용 조성물

본 발명의 골무꽃 추출물이나 (2S)−5,7−다이하이드록시−2′,8−다이메톡시플라바논 및 (2S)−2′,5,5′−트라이하이드록시−7,8−다이메톡시플라바논 중 1종 이상의 화합물은 혈관세포에서 아르기나아제의 활성을 억제하는 효과가 뛰어나 동맥경화증, 고혈압, 협심증, 심근경색, 허혈성 심장질환, 심부전, 경혈관 동맥 성형술 후 발생하는 합병증, 뇌경색, 뇌출혈, 및, 뇌졸중 등의 혈관질환의 예방 및 치료에 유용하게 사용될 수 있다.

− 공개번호 : 10−2013−0125952, 출원인 : 학교법인 선목학원

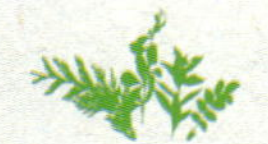

곰취

| 사용부위 | 뿌리, 뿌리줄기

Ligularia fischeri (Ledeb.) Turcz.

- **이명** : 왕곰취, 산자완(山紫菀), 대구가(大救駕)
- **생약명** : 호로칠(葫蘆七)
- **과명** : 국화과(Compositae)
- **개화기** : 7~9월

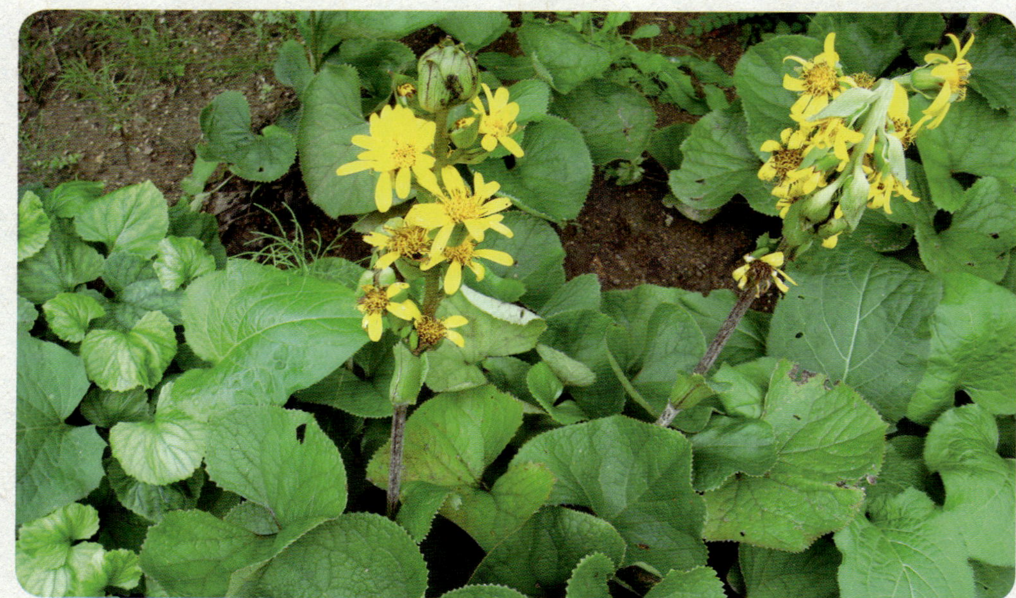

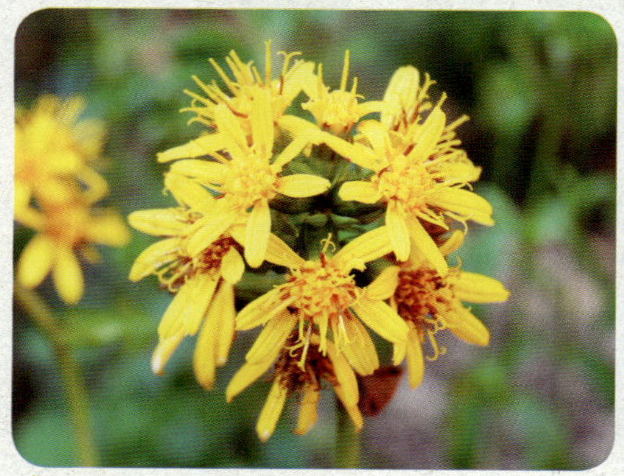

🌿 곰취_ 꽃

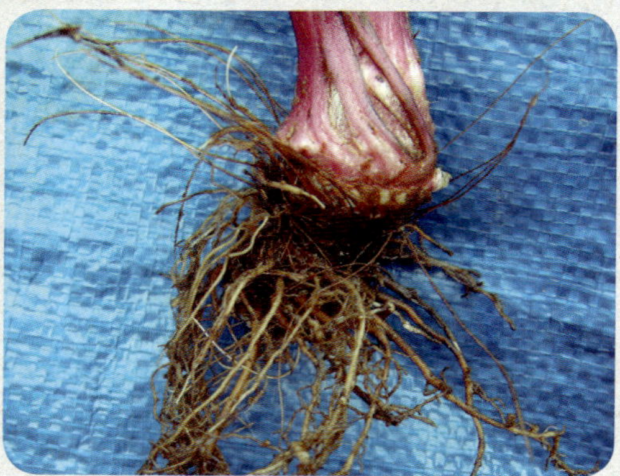

🌿 곰취_ 뿌리(채취품)

🍃 **생육특성** : 곰취는 전국 각지의 고산지대에서 자라는 여러해살이풀로, 생육 환경은 깊은 산중의 습지이다. 키는 1~2m로 자라며, 뿌리줄기는 짧고 수염뿌리가 많다. 뿌리에서 나는 잎(근생엽)은 신장(콩팥) 모양이고 규칙적인 톱니가 있으며 줄기에서 나는 잎(경생엽)은 크기가 작다. 꽃은 노란색으로 7~9월에 피며, 열매는 9~10월에 달린다.

🍂 **채취 방법과 시기** : 가을에 뿌리를 채취하는데 줄기와 흙 등을 제거하고 햇볕에 말린 다음 썰어 사용한다.

🍃 **성분** : 단백질, 탄수화물, 칼슘, 칼륨, 비타민 A와 C가 함유되어 있다.

🍃 **성미** : 성질이 따뜻하고, 맛은 달고 맵다.

🍃 **귀경** : 심(心), 간(肝), 폐(肺) 경락에 작용한다.

🍂 **효능과 주치** : 기침을 멈추게 하는 진해, 담을 제거하는 거담, 통증을 멈추게 하는 진통, 혈을 활성화시키는 활혈(活血)효능이 있어 해수(咳嗽), 백일

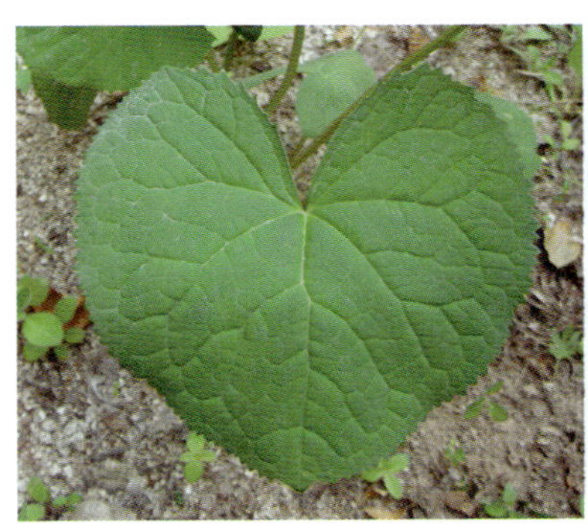

🍃 곰취_ 잎

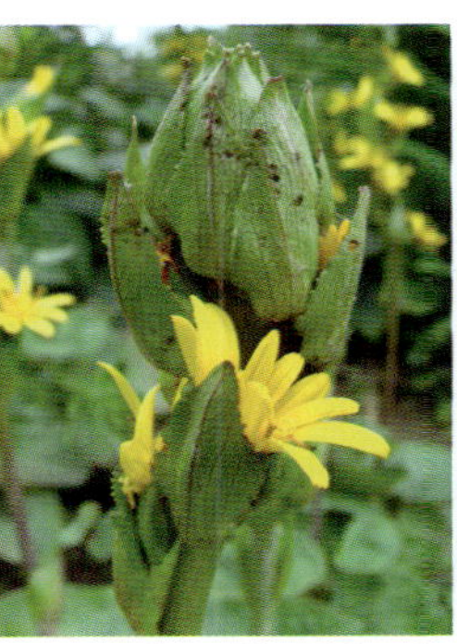

🍃 곰취_ 꽃봉오리

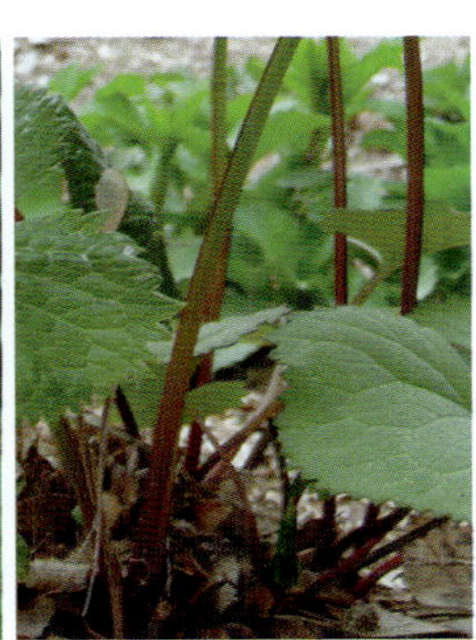

🍃 곰취_ 줄기

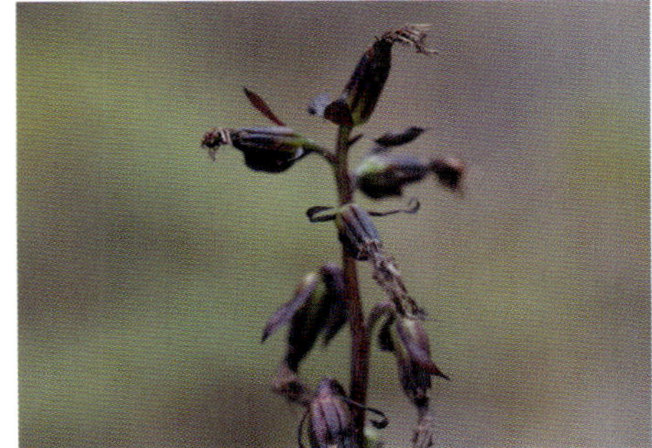

🍃 곰취_ 종자 결실

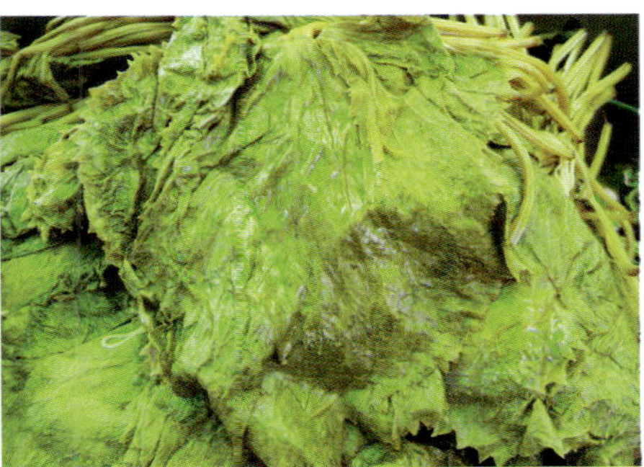

🍃 곰취_ 장아찌

【 혼동하기 쉬운 약초 비교 】

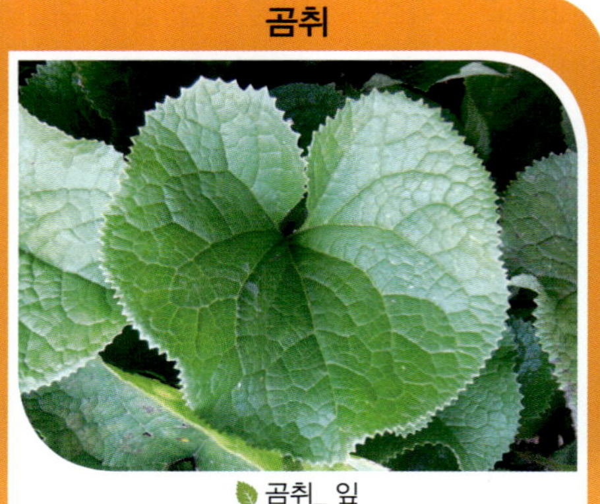

곰취

곰취_ 잎

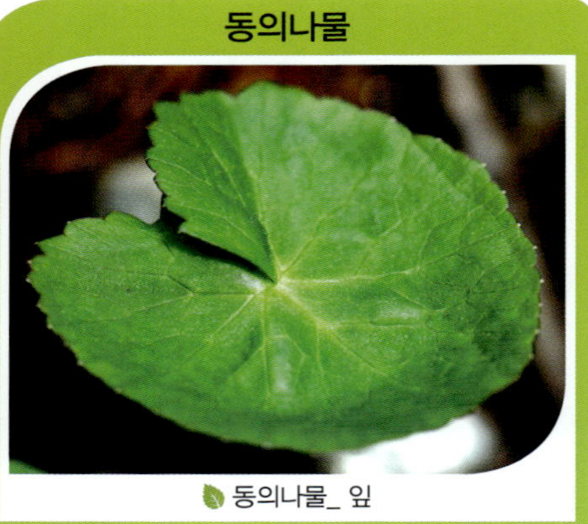

동의나물

동의나물_ 잎

해(百日咳), 천식, 요통, 관절통, 타박상 등을 치료한다. 육류를 직접 불에 구웠을 때 발생하는 발암성분을 억제하는 데에도 효과적이다.

🌿 **약용법과 용량** : 말린 뿌리 5~10g을 물 600~700mL에 넣어 끓기 시작하면 약하게 줄여 200~300mL가 될 때까지 달여 하루에 나눠 마시거나, 가루로 만들어 따뜻한 물과 함께 복용한다. 신선한 어린잎을 따서 끓는 물에 2~3분간 데쳐 나물로 먹기도 한다.

🍂 **사용 시 주의사항** : 곰취와 동의나물은 외형적으로 유사한데 동의나물은 독성이 있어 식용이 금지되었기에 혼동하지 않도록 주의해야 한다. 곰취의 경생엽은 길이 59cm 정도의 잎자루가 있고 잎 가장자리에 규칙적인 톱니가 있으나, 동의나물은 잎자루가 없고 잎 가장자리의 톱니 또한 둔하거나 없는 차이점이 있다.

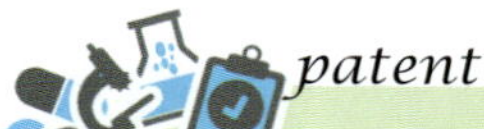

patent

곰취의 기능성 및 효능에 관한 특허자료

▶ **곰취 발효물을 함유하는 간 보호용 조성물**

본 발명은 곰취 추출물에 락토바실러스 플란타룸(L. plantarum)을 접종하여 배양시킨 곰취 발효물을 함유하는 간 보호 및 간기능 개선용 식품 조성물을 제공한다. 또한 본 발명은 곰취 추출물에 락토바실러스 플란타룸을 접종하여 배양시킨 곰취 발효물을 함유하는 간질환 예방 또는 치료용 약학 조성물을 제공한다.

— 등록번호 : 10-1470888-0000, 출원인 : 재단법인 춘천바이오산업진흥원

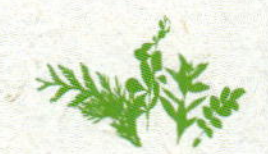

해열, 해독, 지혈의 효능 및 혈변을 다스리는

관중

| **사용부위** | 뿌리줄기, 잎자루 밑부분

Dryopteris crassirhizoma Nakai

- **이명** : 호랑고비, 면마(綿馬), 관중(管仲)
- **생약명** : 관중(貫中)
- **과명** : 면마과(Dryopteridaceae)
- **개화기** : 포자번식

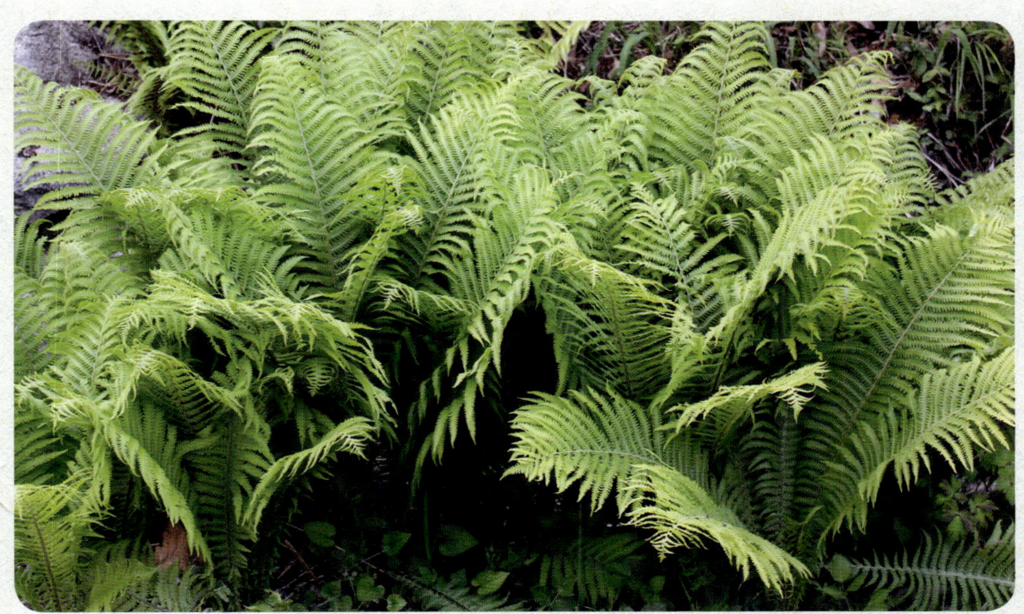

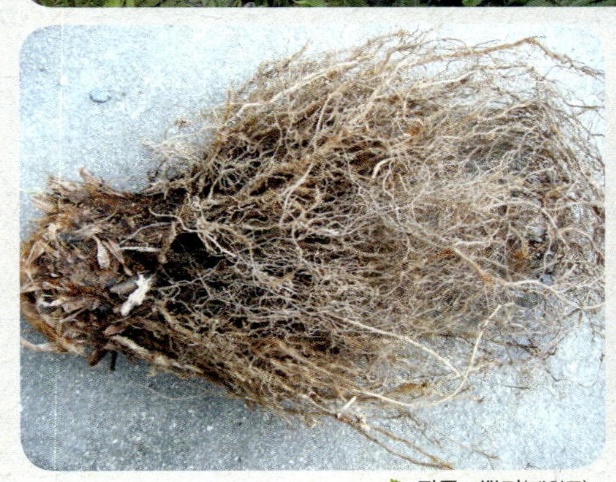

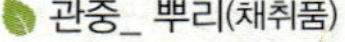
관중_ 뿌리(채취품)

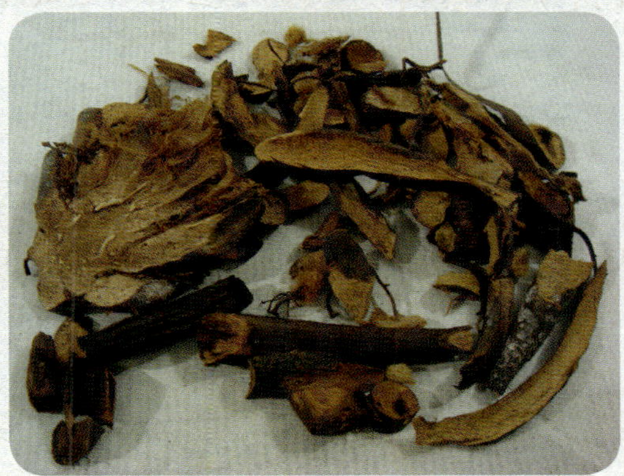
관중_ 뿌리(약재)

● **생육특성** : 관중은 각지에서 분포하는 숙근성 양치식물로 여러해살이풀이다. 키는 50∼100cm로 자라고, 뿌리줄기는 굵고 끝에서 잎이 모여난다. 잎은 길이가 1m 내외, 너비는 25cm 정도에 달하며 잎몸은 깃 모양으로 깊게 갈라지고 깃 조각에는 대가 없다. 잎자루는 표면이 황갈색 또는 검은 빛을 띠는 진한 갈색이며 빽빽하게 비늘조각으로 덮여 있다. 질은 단단한데 횡단면은 약간 평탄하고 갈색이며, 유관속이 5∼7개로 황백색의 점상을 이루고 둥그런 환을 형성하며 배열되어 있다.

● **채취 방법과 시기** : 가을에 뿌리째 채취하는데 잎자루와 수염뿌리, 이물질을 제거하고 씻어서 햇볕에 말린다. 말린 것을 그대로 쓰거나 까맣게 태워서 사용한다.

● **성분** : 뿌리에 함유된 플로로글루시놀(phloroglucinol)계 성분은 촌충을 없애는 물질인데 이들 중 필마론(filmaron)이 가장 강하다. 플라배스피딕산 AB(flavaspidic acid AB), 플라배스피딕산 PB(flavaspidic acid PB)는 충

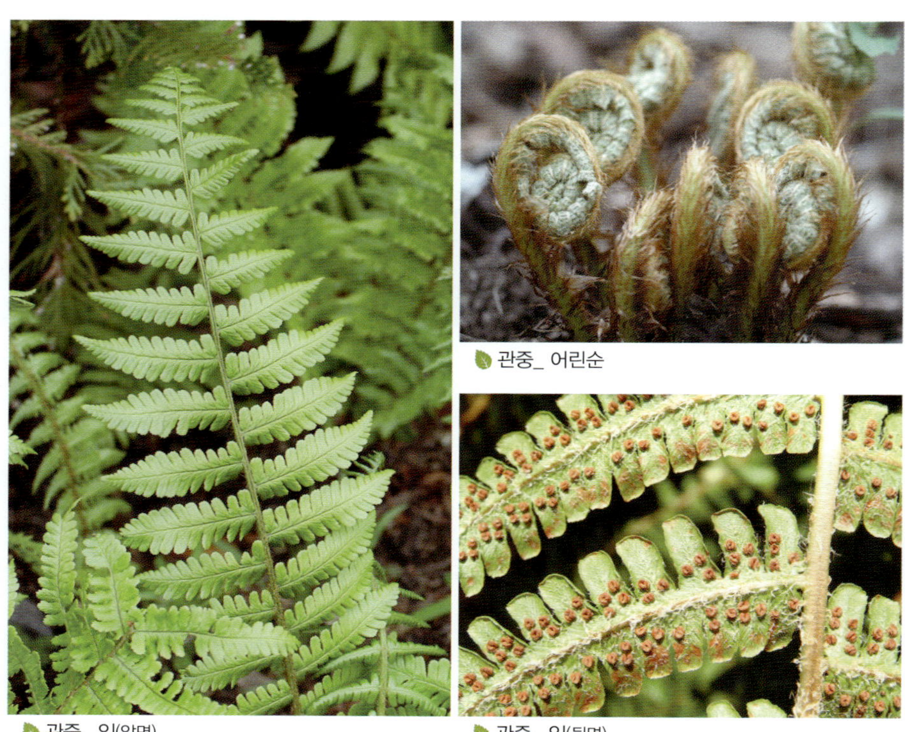

● 관중_ 어린순

● 관중_ 잎(앞면)

● 관중_ 잎(뒷면)

치균에 대한 항균작용이 강하며, 그 외에도 우고닌(wogonin), 바이칼린(baicalin), 바이칼레인(baicalein) 등의 플라보노이드계 성분이 함유되어 있다.

🍃 **성미** : 성질이 시원하고, 맛은 쓰며, 독성이 있다.

🍃 **귀경** : 간(肝), 위(胃) 경락에 작용한다.

🍂 **효능과 주치** : 회충, 조충, 요충을 죽이며, 열을 내리고 독을 풀어주는 청열해독(淸熱解毒), 혈액을 맑게 하고 출혈을 멈추게 하는 양혈지혈(凉血止血) 등의 효능이 있어 풍열감기(풍사와 열사로 인한 감기)를 치료하고, 토혈(吐血: 피를 토하는 증상)이나 코피, 피똥을 누는 데 요긴하게 사용될 수 있고 여성들의 혈붕(血崩: 심한 하혈)이나 대하를 치료한다.

🍃 **약용법과 용량** : 말린 약재 5~10g을 물 600~700mL에 넣어 끓기 시작하면 약하게 줄여 200~300mL가 될 때까지 달여 하루에 2회 나눠 마시거나, 가루 또는 환으로 만들어 복용한다. 귤피(橘皮), 백출 등과 배합하여 관중환(貫中丸)을 만들어 복용하면 기를 이롭게 하고 비(脾)를 튼튼하게 하여 기와 혈을 잘 돌려주는 작용이 있다.

🍂 **사용 시 주의사항** : 성미가 쓰고 차므로 음허내열(陰虛內熱), 비위(脾胃)가 허한(虛寒: 허하고 찬)한 경우에는 사용을 삼간다. 시력장애나 혈뇨, 혼수, 실명 등의 우려가 있으므로 과량 복용하지 말고 비위가 약한 사람이나 임산부는 복용하면 안 된다. 독성이 있으므로 식품으로는 사용할 수 없다.

patent

관중의 기능성 및 효능에 관한 특허자료

▶ 관중 추출물로부터 분리되는 화합물을 유효성분으로 함유하는 후천성면역결핍증의 예방 및 치료용 조성물

본 발명은 관중 추출물로부터 분리된 화합물을 유효성분으로 함유하는 후천성면역결핍증의 예방 및 치료용 조성물에 관한 것으로, 본 발명의 화합물은 HIV-1 단백질 분해효소의 활성에 대한 강력한 저해 효과를 나타내므로, 후천성면역결핍증의 예방 및 치료용 약학조성물 및 건강기능식품으로 유용하게 이용될 수 있다.

– 공개번호 : 10-2010-0012927, 출원인 : 이지숙

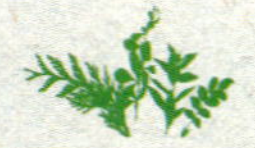

중풍, 신경통, 사지마비, 인후염을 치료하는

광대나물

Lamium amplexicaule L.

- **이명** : 작은잎꽃수염풀, 긴잎광대수염
- **생약명** : 보개초(寶蓋草)
- **과명** : 꿀풀과(Labiatae)
- **개화기** : 4~5월

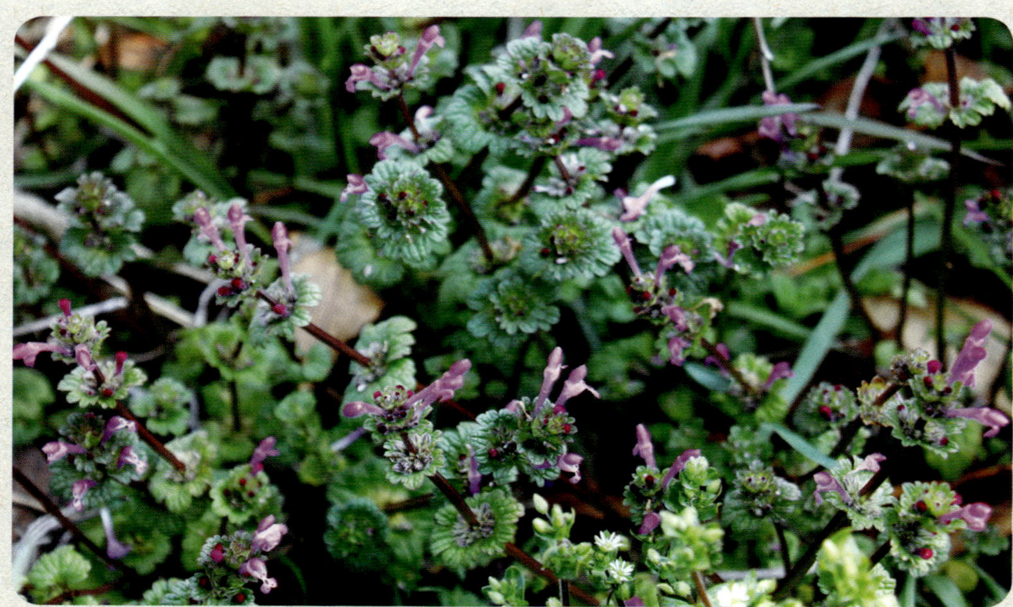

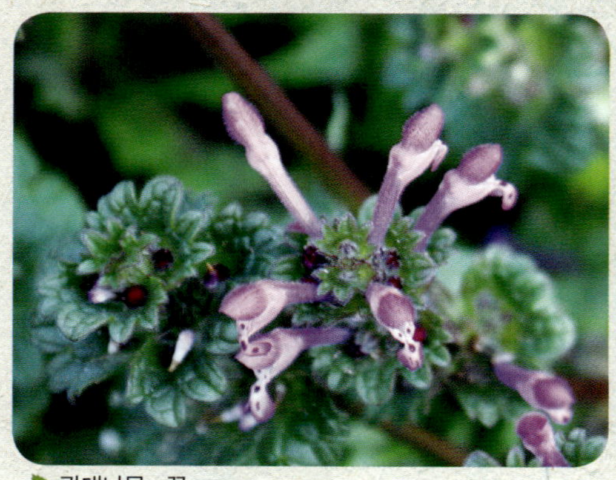

광대나물_ 꽃

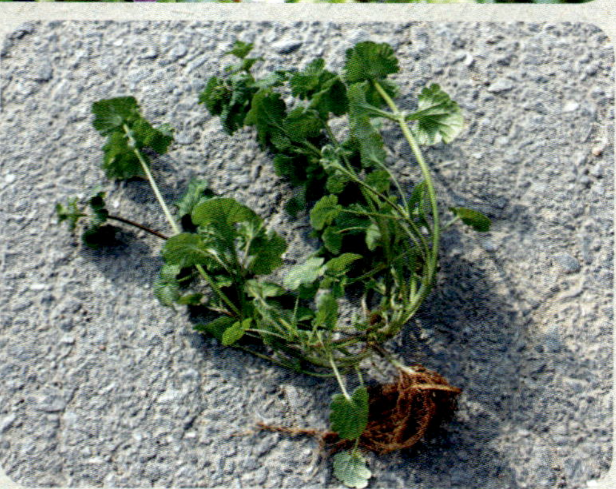

광대나물_ 전초(채취품)

- **생육특성** : 광대나물은 이른 봄 집 주변에서 가장 많이 볼 수 있는 꽃으로 각처의 밭이나 길가에서 자라는 두해살이풀이다. 생육환경은 비교적 햇빛이 많이 드는 양지쪽이다. 키는 10~30cm이고, 줄기는 네모지며 자줏빛이 돈다. 잎은 둥근 모양을 하며 지름은 1~2cm이다. 꽃은 붉은색으로 4~5월에 잎겨드랑이에서 여러 송이가 붙어 돌려 핀 것처럼 보인다. 꽃의 길이는 2~3cm이고 지름은 0.7~1.2cm이다. 열매는 7~8월경에 달걀 모양으로 달린다.

- **채취 방법과 시기** : 이른 봄부터 여름에 걸쳐 어린순이나 전초를 채취한다.

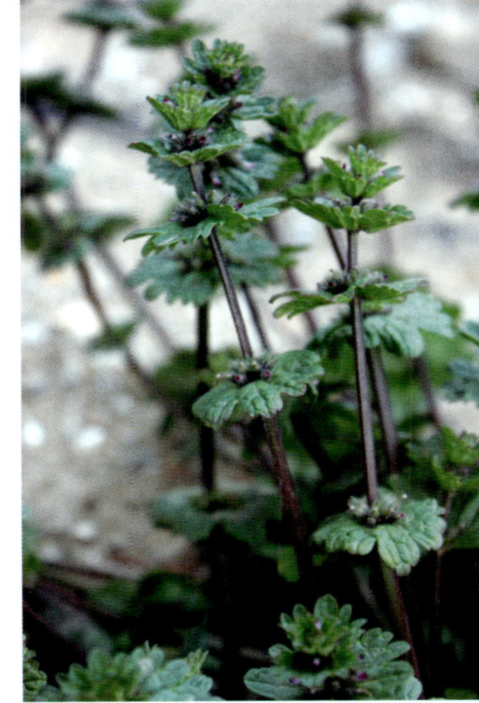

- **성분** : 잎에는 이리도이드(iridoid)계 성분인 라미노사이드(lamioside), 라미올(lamiol), 라마이드(lamide), 이포라마이드(ipolamide)가 함유되어 있다.

- **성미** : 성질이 따뜻하고, 맛은 맵고 쓰다.

- **귀경** : 간(肝), 심(心), 폐(肺) 경락에 작용한다.

- **효능과 주치** : 풍사(風邪)를 없애 풍을 치료하는 거풍(祛風), 경락을 통하게 하는 통락(通絡), 종기를 삭이는 소종, 통증을 멎게 하는 지통(止痛)의 효능이 있어서 신경통, 관절염, 반신불수, 근육과 뼈가 쑤시고 아픈 근골동통(筋骨疼痛), 팔다리가 마비되는 사지마목(四肢麻木), 타박상, 인후염 등을 치료한다.

- **약용법과 용량** : 말린 약재 9~15g을 물 1L에 넣어 1/3이 될 때까지 달여 하루에 2~3회 나눠 마시거나, 가루로 만들어 복용하기도 하며, 짓찧어서 환부에 붙이기도 한다.

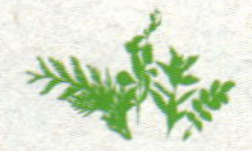

광대수염 | 사용부위 | 전초

Lamium album var. *barbatum* (Siebold & Zucc.) Franch. & Sav.

- **이명** : 산광대, 꽃수염풀
- **생약명** : 야지마근(野芝麻根), 야지마(野芝麻)
- **과명** : 꿀풀과(Labiatae)
- **개화기** : 5~6월

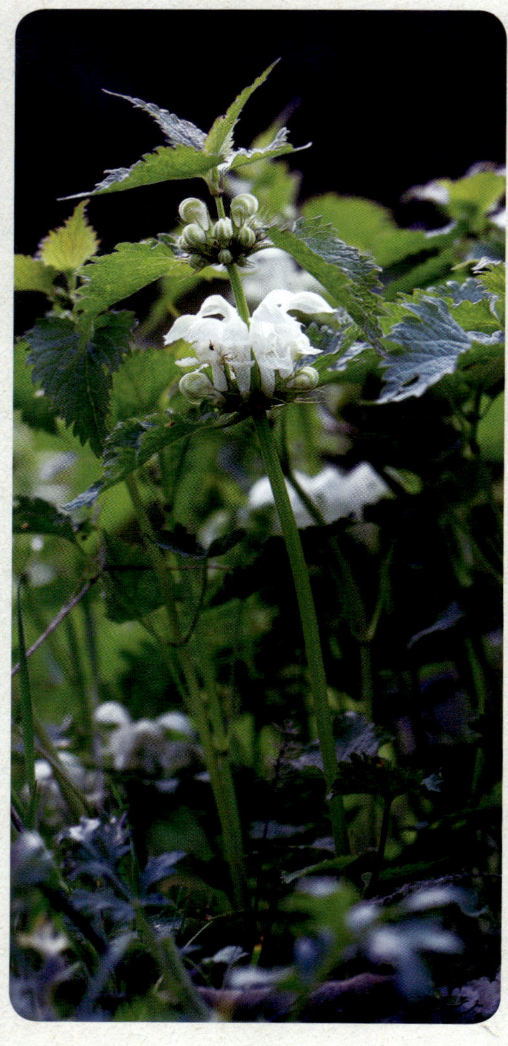

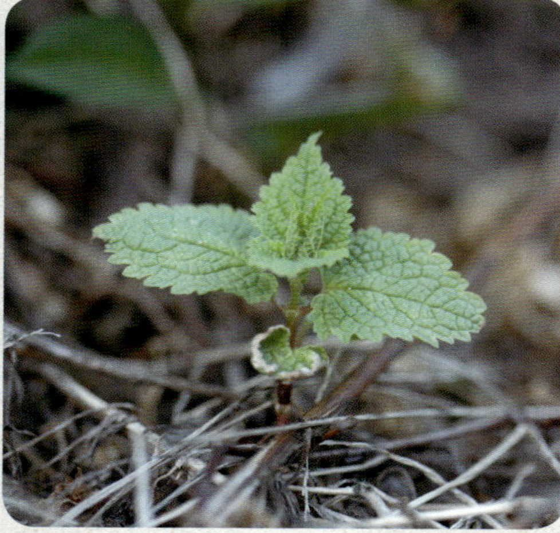

광대수염_ 어린순

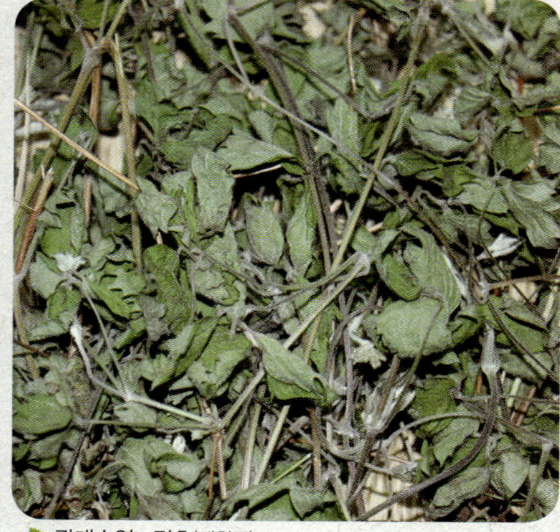

광대수염_ 전초(채취품)

 : 광대수염은 전국의 산야에서 자라는 여러해살이풀로, 생육환경은 토양의 비옥도에 관계없이 약간 그늘진 곳이다. 키는 30~60cm이며, 줄기는 네모지고 잔털이 나 있다. 잎은 달걀 모양이며 길이는 5~10cm, 너비는 3~8cm이고 끝이 약간 뾰족하고 가장자리에 톱니가 있다. 꽃은 흰색 혹은 연한 홍자색으로 5~6월에 줄기가 올라오면서 잎이 전개되는 가운데에서 5~6송이가 뭉쳐서 핀다. 꽃은 앞에서 보면 잔털이 나고 입을 벌린 모양을 하고 있다. 열매는 7~8월경에 달린다.

채취 방법과 시기 : 이른 봄에 어린순을 채취하고, 5~6월경에 전초를 채취하여 그늘에서 말린다.

성분 : 전초에는 정유, 모노터핀(monoterpene), 이소쿼세틴(isoquercitrin), 캠페롤-3-글루코사이드(kaempferol-3-glucoside), 케르시메리트린(quercimeritrin), 캠페롤-3-디글리코사이드(kaempferol-3-diglycoside), 라미오사이드(lamioside), 루틴(rutin), 콜린(choline), 클로로겐산(chlorogenic acid), 카페인산(caffeic acid) 등이 함유되어 있다.

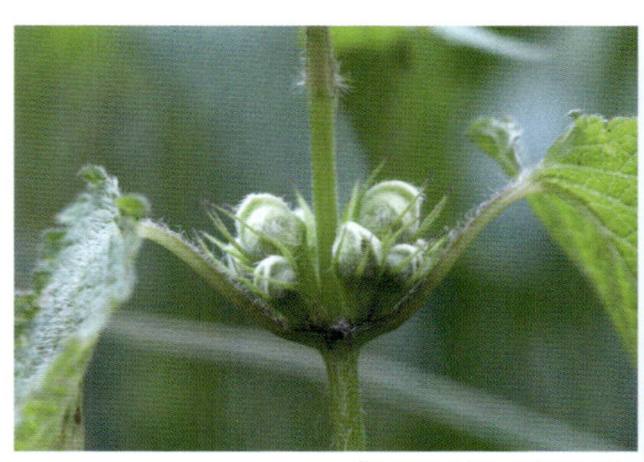

광대수염_ 꽃봉오리

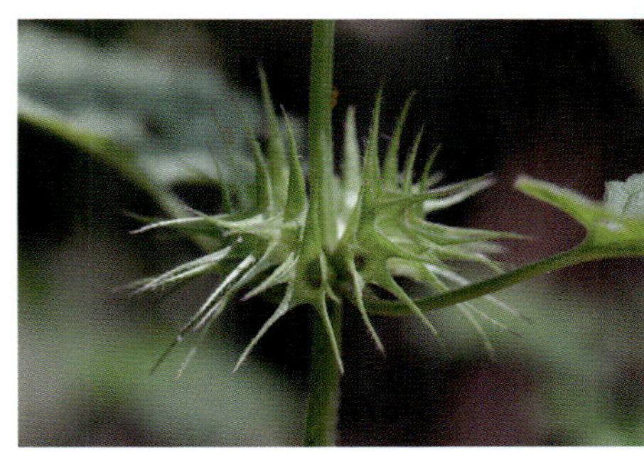

광대수염_ 종자 결실

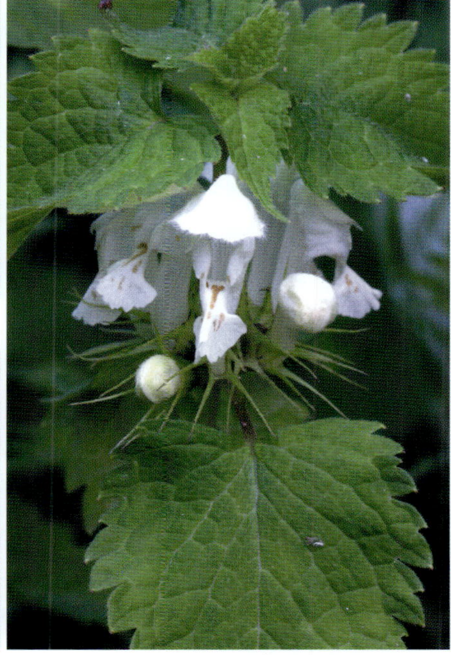

광대수염_ 꽃과 잎

【 혼동하기 쉬운 약초 비교 】

광대수염	박하
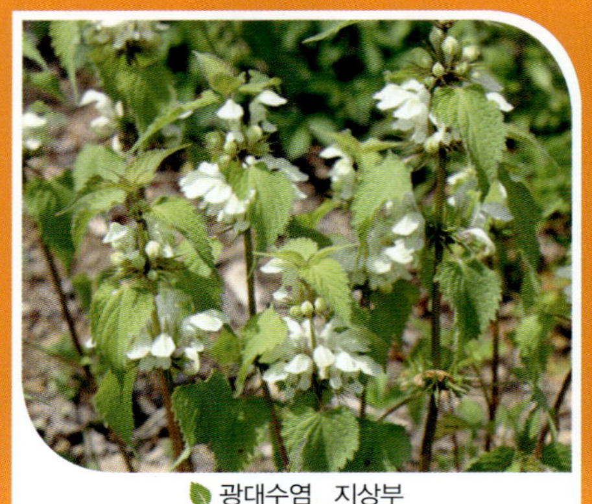	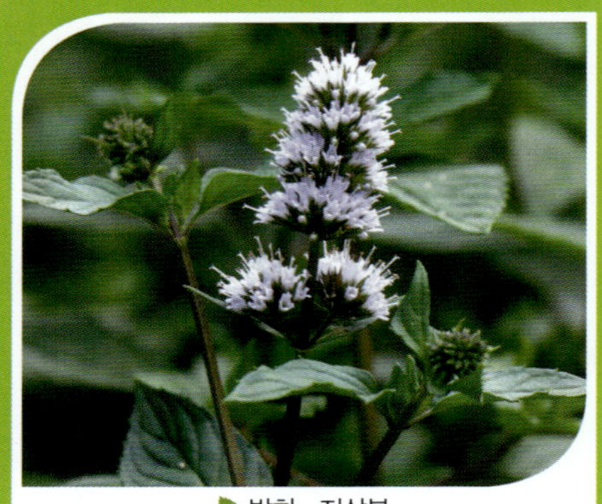
🌿 광대수염_ 지상부	🌿 박하_ 지상부

🌿 **성미** : 성질이 평(平)하고, 맛은 달다.

🌿 **귀경** : 심(心), 폐(肺) 경락에 작용한다.

🌼 **효능과 주치**

① 전초(야지마野芝麻) : 해열, 활혈(活血: 피돌기를 좋게 함), 소종의 효능이
있어 폐열해혈(肺熱咳血: 결핵에 의한 해혈), 혈림(血淋: 소변에 피가 섞여
나오는 증상), 대하, 월경불순, 소아허열[小兒虛熱, 기력이 없는 가발열상태
(假發熱狀態)], 타박상, 종독(腫毒)을 치료한다.

② 뿌리(야지마근野芝麻根) : 청간(淸肝: 간의 기를 깨끗하게 함), 이습(利濕: 습
사를 잘 배출시킴), 활혈, 소종의 효능이 있다. 현기증, 간염, 폐결핵, 신
염(腎炎)에 의한 부종, 백대(白帶), 치창(痔瘡), 종독을 치료한다.

🌿 **약용법과 용량**

① 전초 : 말린 전초 10~15g을 물 1L에 넣어 1/3이 될 때까지 달여 하루
에 2~3회 나눠 마시거나, 말린 전초 12~18g(생것은 30~60g)을 가루
로 만들어 하루에 나눠 복용한다.

② 뿌리 : 말린 뿌리 9~15g을 물 1L에 넣어 1/3이 될 때까지 달여 하루에
2~3회 나눠 마시거나, 가루로 만들어 하루에 나눠 복용한다.

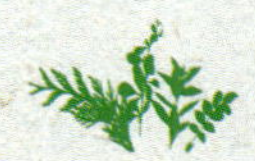

괭이밥

| 사용부위 | 어린순, 전초

Oxalis corniculata L.

- **이명 :** 괭이밥풀, 선괭이밥, 선시금초, 선괭이밥풀, 눈괭이밥, 덤불괭이밥, 시금초, 괴싱이, 외풀
- **생약명 :** 초장초(醋漿草), 작장초(咋漿草), 시금초
- **과명 :** 괭이밥과(Oxalidaceae)
- **개화기 :** 5~8월

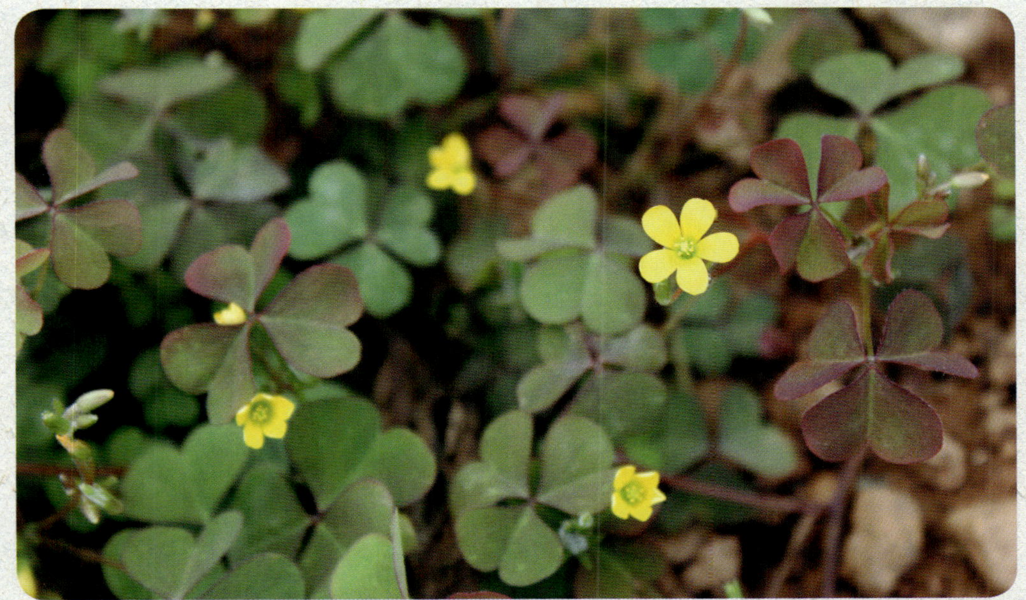

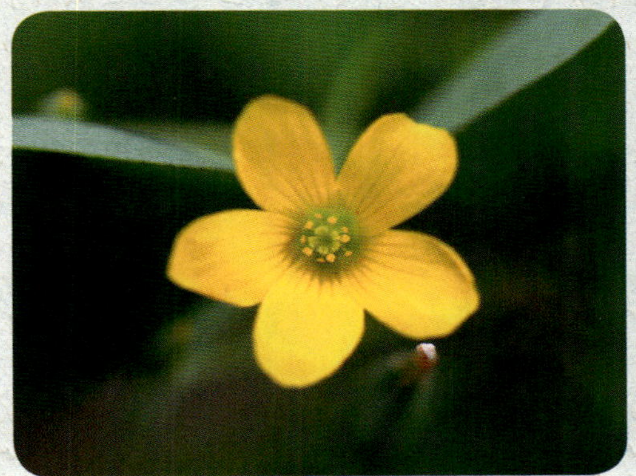

🌿 괭이밥_ 꽃

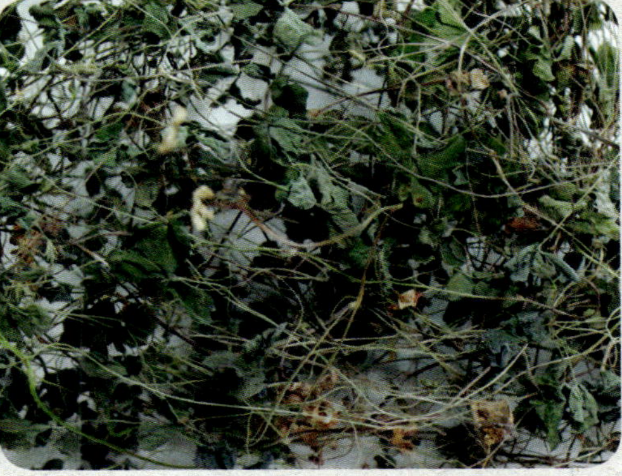

🌿 괭이밥_ 전초(약재 전형)

- **생육특성** : 괭이밥은 각처의 들이나 밭에서 흔히 나는 여러해살이풀로, 햇빛이 잘 들어오는 곳이면 어디에서나 잘 자란다. 키는 10~30cm이다. 잎은 줄기에서 어긋나고 3개의 잔잎이 옆으로 펼쳐지는데 길이와 너비는 각각 1~2.5cm이며 가장자리와 뒷면에는 털이 약간 나 있고 빛이 부족할 때에는 오므라든다. 꽃은 황색으로 5~8월에 잎겨드랑이에서 길게 나오고 지름은 0.8cm 정도이다. 열매는 9월경에 길이 1.5~2.5cm로 달리는데, 안에는 많은 종자가 들어 있다.

- **채취 방법과 시기** : 이른 봄에 어린순을 채취하고, 7~8월경에 전초를 채취하여 햇볕에 말린다.

- **성분** : 줄기와 잎에는 숙신산(succinic acid), 시트르산(citric acid), 타르타르산(tartaric acid), 말산(malic acid), 옥살산(oxalic acid) 등이 함유되어 있다.

- **성미** : 성질이 차고, 맛은 시다.

- **귀경** : 심(心), 간(肝), 폐(肺), 대장(大腸) 경락에 작용한다.

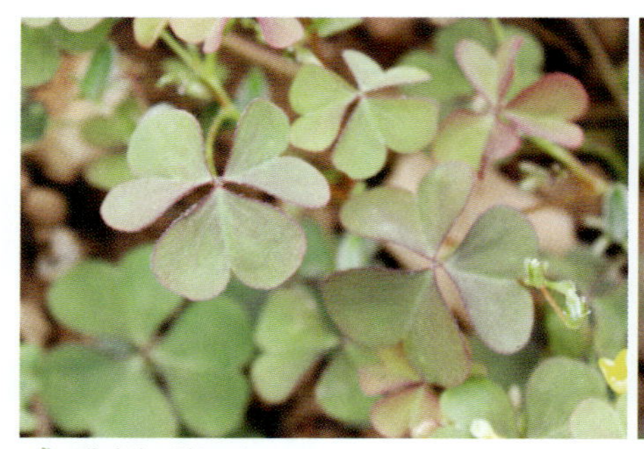

괭이밥_ 잎(앞면)

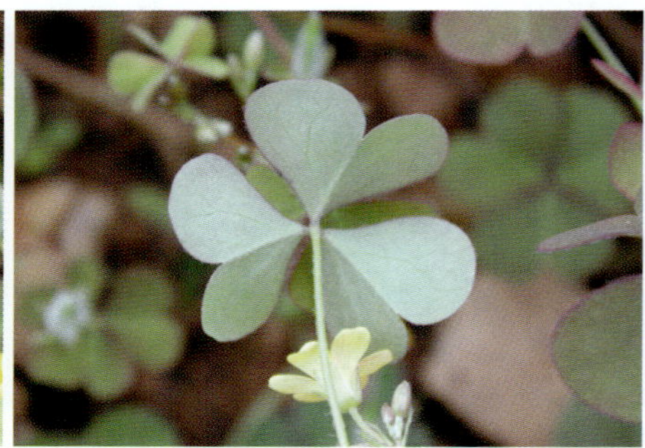

괭이밥_ 잎(뒷면)

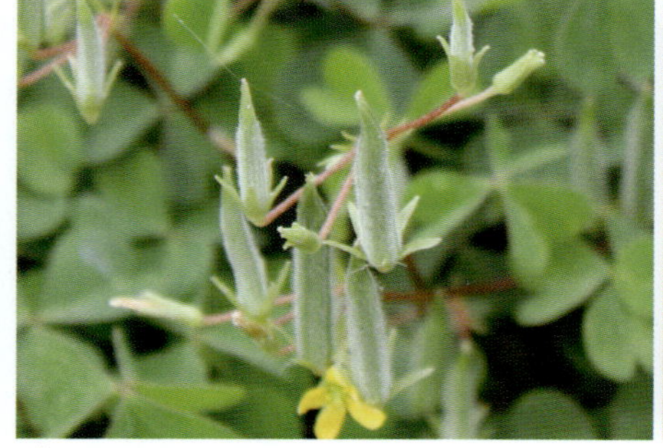

괭이밥_ 열매

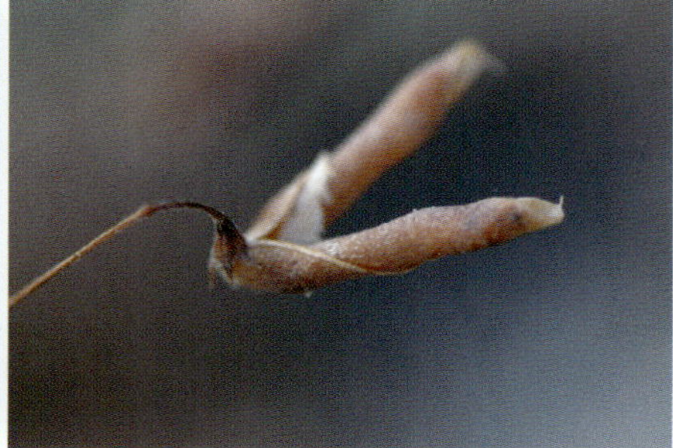

괭이밥_ 꼬투리

【 혼동하기 쉬운 약초 비교 】

괭이밥	토끼풀

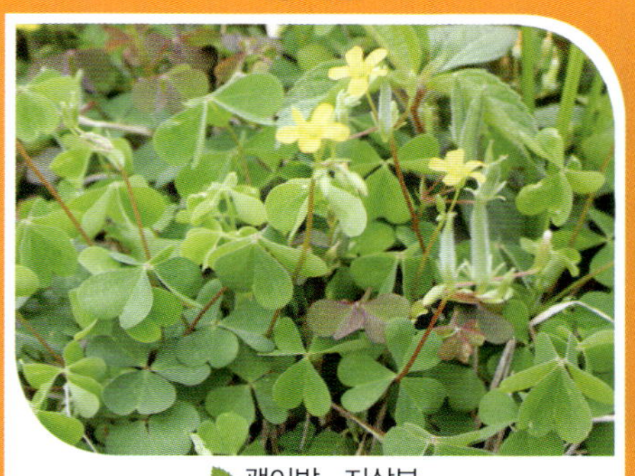

괭이밥_ 지상부

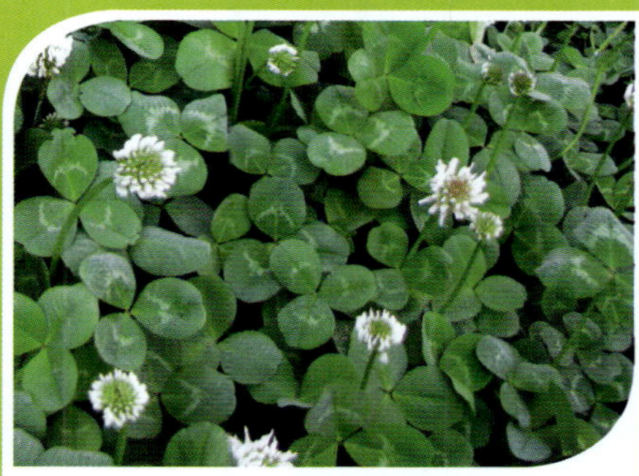

토끼풀_ 지상부

● **효능과 주치** : 해열, 이수[利水: 이뇨(利尿)를 이롭게 하고 습사를 잘 나가게 함], 양혈(凉血: 혈분의 열사를 제거하여 피를 맑게 하는 청열법), 소종하는 효능이 있어 발열, 이질, 간염, 황달, 토혈, 코피, 임병(淋病: 성전염병), 적백대하(赤白帶下: 여성의 음도에서 흘러나오는 점액성 액체), 마진(麻疹: 병독으로 인하여 생기는 발진성 전염병), 인후종통, 옹종, 개선, 치질, 탈항, 타박상, 화상 등을 치료한다.

● **약용법과 용량** : 말린 약재 6~12g(생것은 30~60g)을 물 1L에 넣어 1/3이 될 때까지 달여 하루에 2~3회 나눠 마시거나, 생즙을 내어 마신다. 가루로 만들어 복용할 수도 있는데 외용할 경우에는 달인 액이나 즙을 내어 환부에 바르고, 치통에는 달인 액으로 양치질한다. 벌이나 독충에 쏘였을 경우에는 전초를 비벼 환부에 바른다.

patent

괭이밥의 기능성 및 효능에 관한 특허자료

▶ **괭이밥 추출물을 함유하는 항염 조성물**

본 발명은 항염 효과를 갖는 괭이밥 추출물에 관한 것으로서, 더욱 상세하게는 물, 알코올 또는 알코올수용액으로 추출되는 괭이밥 추출물을 유효성분으로 함유하는 항염 조성물에 관한 것이다. 본 발명에 의하면, 괭이밥 추출물이 초기-염증성 인자(pro-inflammatory mediator)의 생성 및 발현 억제를 유도함으로써 항염증 효과를 나타낸다.

− 공개번호 : 10−2011−0090523, 출원인 : 문종욱, 최철웅

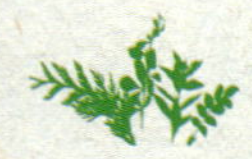

구릿대 | 사용부위 | 뿌리

Angelica dahurica (Fisch. ex Hoffm.) Benth. & Hook. f. ex Franch. & Sav.

- **이명** : 구리때, 백채, 방향, 두약, 택분, 삼려, 향백지
- **생약명** : 백지(白芷)
- **과명** : 산형과(Umbelliferae)
- **개화기** : 6~8월

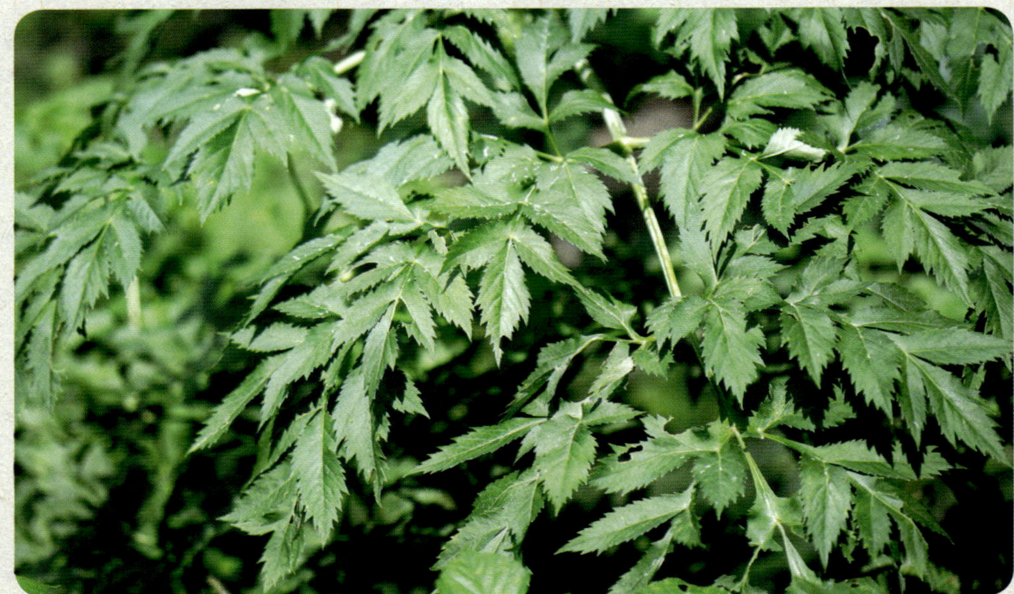

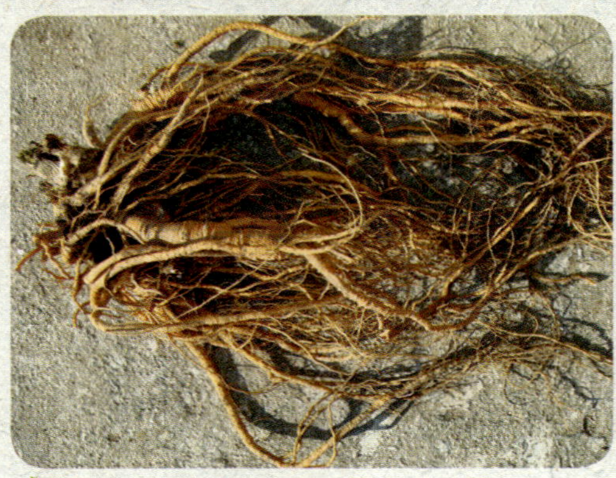

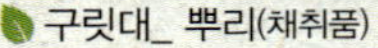

구릿대_ 뿌리(채취품)

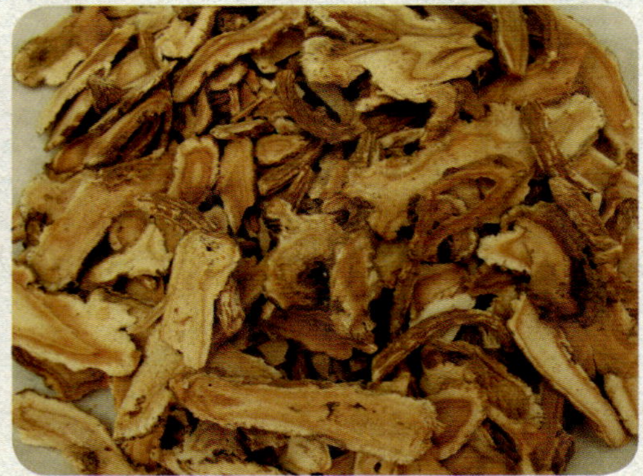

구릿대_ 뿌리(약재)

- **생육특성** : 구릿대는 전국의 산골짜기에서 자생하는데 농가에서도 재배하는 2~3해살이풀로, 키는 1~2m로 곧게 자란다. 뿌리는 거칠고 크며 뿌리 부근은 자홍색이고, 줄기는 원기둥 모양이다. 뿌리에서 나는 잎(근생엽)은 잎자루가 길며 2~3회 깃꼴로 갈라지고 끝부분의 잔잎은 다시 3개로 갈라지며 타원형인데 톱니가 있고 끝이 뾰족하다. 6~8월에 흰색의 많은 꽃이 우산 모양으로 펼쳐져 끝마디에서 1송이씩 산형꽃차례로 핀다. 열매는 9~10월에 달린다.

- **채취 방법과 시기** : 가을에 씨를 뿌리면 이듬해 가을인 9~10월경 잎과 줄기가 다 마른 뒤, 봄에 씨를 뿌리면 그해 가을 9~10월에 채취해 이물질을 제거하고 햇볕에 말린다.

- **성분** : 비야칸젤리신(byakangelicin), 비야칸젤리콜(byakangelicol), 임페라토린(imperatorin), 옥시페르세다닌(oxypercedanin), 마르메신(marmecin), 스코폴레틴(scopoleten), 싼토톡신(xanthotoxin) 등이 함유되어 있다.

- **성미** : 성질이 따뜻하고, 맛은 맵다.

- **귀경** : 폐(肺), 비(脾), 위(胃) 경락에 작용한다.

- **효능과 주치** : 풍을 제거하는 거풍(祛風), 통증을 멈추게 하는 진통, 몸 안의 습사(濕邪)를 제거하는 조습(燥濕), 종기를 치료하는 소종(消腫) 등의 효능이 있어서 두통, 편두통, 목통(目痛), 치통, 각종 신경통, 복통, 비연(鼻淵), 적백대하(赤白帶下), 대장염, 치루, 옹종 등을 치료한다.

- **약용법과 용량** : 말린 뿌리 5~10g을 물 600~700mL에 넣어 200mL가 될 때까지 달여 하루에 2회 나눠 마시거나, 가루나 환으로 만들어 복용하기도 한다.

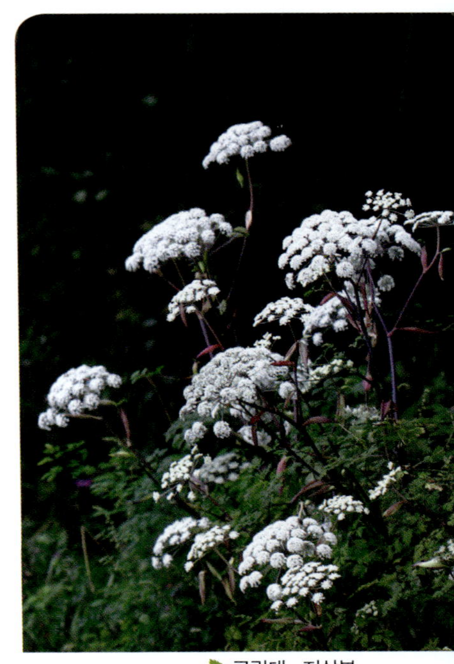

구릿대_ 지상부

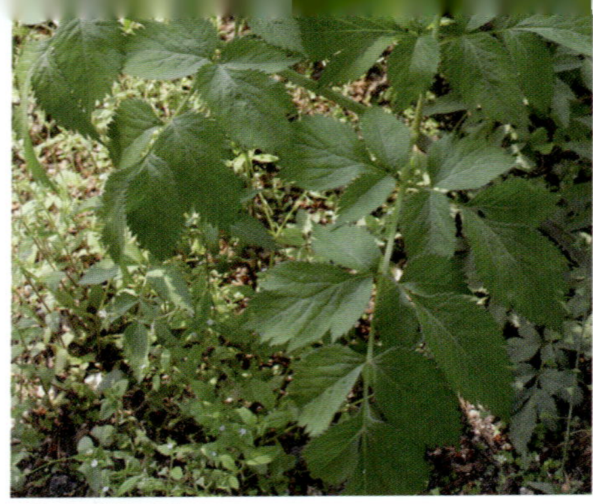

🍃 구릿대_ 잎

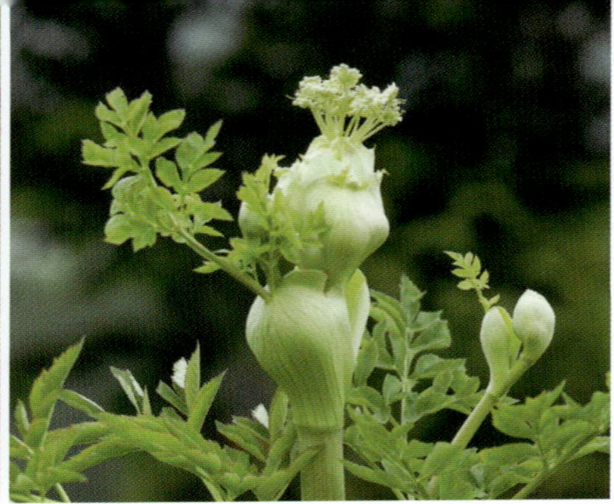

🍃 구릿대_ 꽃봉오리

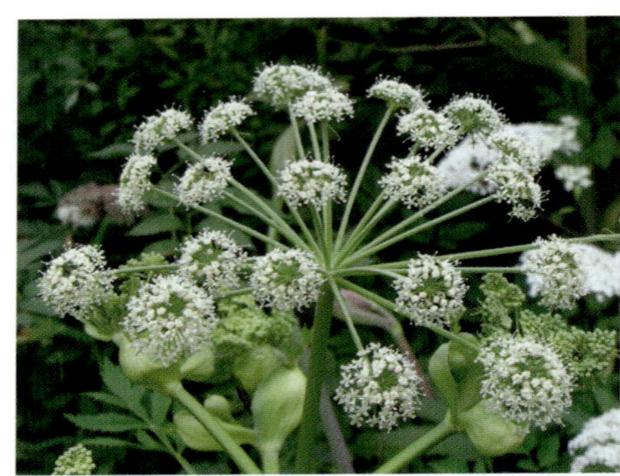

🍃 구릿대_ 꽃

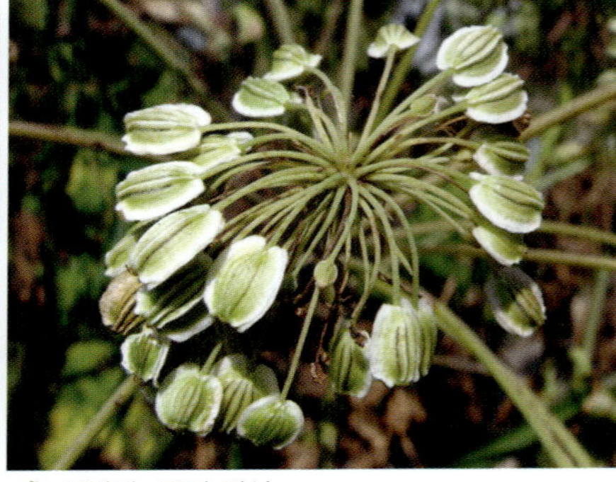

🍃 구릿대_ 종자 결실

🍂 **사용 시 주의사항** : 성미가 맵고 따뜻하며 건조하고 열이 있는 약재이므로 혈허(血虛)하며 열이 있는 경우, 음허양항(陰虛陽亢: 음적인 에너지는 부족한 데 헛된 양기가 항진된 증상으로 음허화왕과 같은 의미)의 두통에는 사용을 삼간다.

🍂 **응용** : 웅황(雄黃)이나 유황(硫黃)의 독성을 해독하는 데에도 유효하다.

patent

구릿대(백지)의 기능성 및 효능에 관한 특허자료

▶ **백지 추출물을 유효성분으로 함유하는 척수 손상 치료용 조성물**

본 발명은 척수신경 손상 후 세포 내에서의 항산화 및 항염증 효과, 소교세포 활성화 억제효과, 희소 돌기아교세포의 사멸 억제 효과 및 운동기능 회복 효과를 나타내는 백지(구릿대 뿌리) 추출물의 효능을 이용한 척수 손상 예방 및 치료용 조성물에 관한 것이다. 또한 본 발명의 백지 추출물을 유효성분으로 포함하는 조성물은 산화적 스트레스 및 염증을 수반하는 중추신경계 염증성 질환에 대한 예방 및 치료제로 사용될 수 있고, 개선용 건강식품으로 사용될 수 있다.

— 공개번호 : 10-2011-0093128, 출원인 : 경희대학교 산학협력단

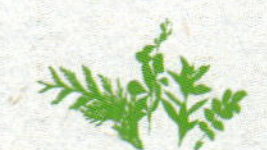

해열, 해독의 효능 및 연주창, 결막염을 다스리는

구슬붕이

| 사용부위 | 전초

Gentiana squarrosa Ledeb. var. *squarrosa*

- **이명** : 구실붕이, 구실봉이, 민구슬붕이
- **생약명** : 석용담(石龍膽)
- **과명** : 용담과(Gentianaceae)
- **개화기** : 5~7월

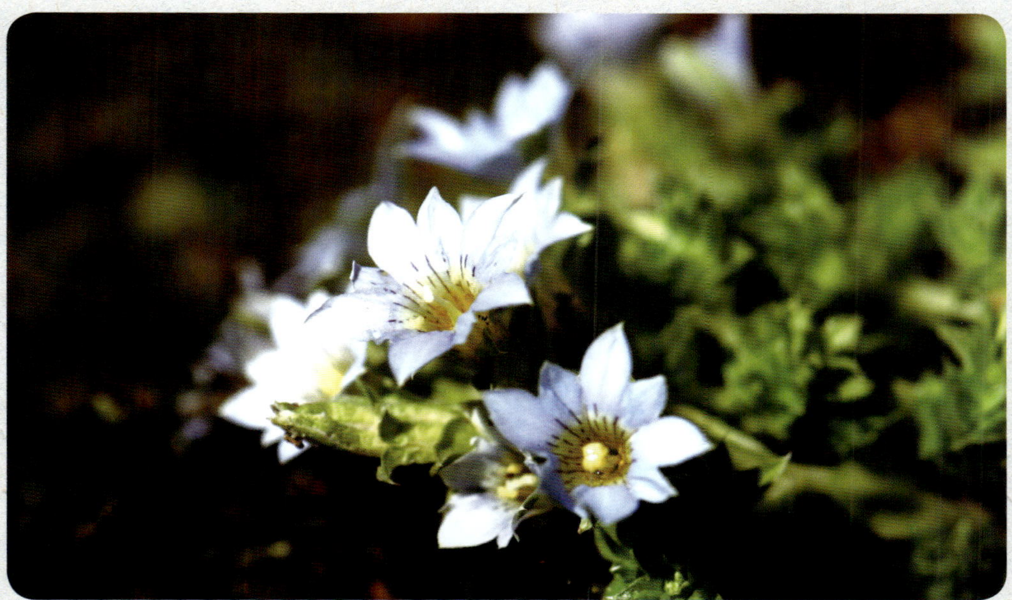

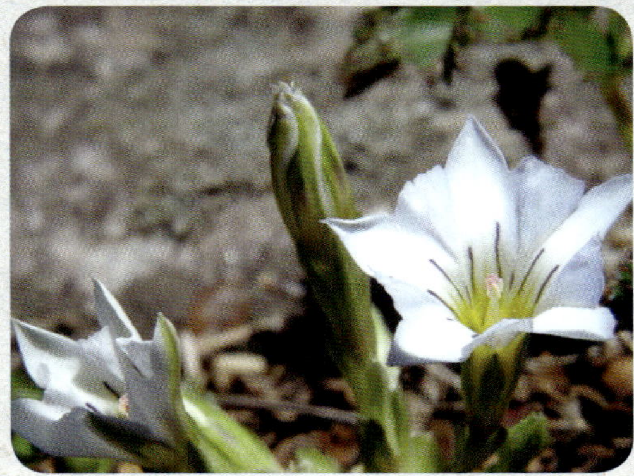

🌿 구슬붕이_꽃봉오리

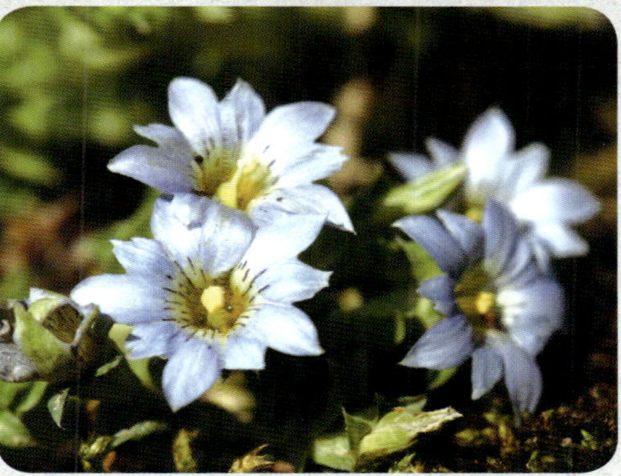

🌿 구슬붕이_꽃

- **생육특성** : 구슬붕이는 각처의 산과 들에서 자라는 두해살이풀로, 생육환경은 양지바른 곳인데 토양의 비옥도가 높아야 한다. 어린 용담같이 생겨서 '애기용담'이라고 부르는 지방도 있는데 꽃 모양은 용담과 같으며 잎은 용담과 달리 반짝이는 부분이 많다. 키는 3~8cm로 아주 작은 편이며, 잎은 길이가 1~4cm, 너비는 0.5~1cm이고 끝은 뾰족하며 긴 달걀 모양이다. 꽃은 연한 보라색으로 5~7월에 원줄기 끝에서 여러 송이가 피는데 지름은 0.7~1.2cm이다. 열매는 8~9월경에 달리는데 씨방은 여러 개로 나누어지고, 안에는 작은 종자가 많이 들어 있다.

- **채취 방법과 시기** : 늦은 봄부터 초여름에 걸쳐 꽃이 핀 전초를 채취하여 햇볕에 말리거나 신선한 것을 그대로 사용한다.

- **성미** : 성질이 차고, 맛은 쓰다.

- **귀경** : 간(肝), 폐(肺), 대장(大腸) 경락에 작용한다.

- **효능과 주치** : 해열, 해독, 소종의 효능이 있으며, 장옹[腸癰: 장 안에 농(濃: 급성하농성질환의 총칭)이 생기면서 복부동통이 수반되는 병증], 정창(疔瘡), 옹종, 나력, 목적종통(目赤腫痛: 눈의 흰자위에 핏발이 서고 부으며 아픈 증상)을 치료한다. 또 일체의 악창(惡瘡: 악성 화농성 종기), 무명종독(無名腫毒: 각종 종기나 부스럼으로 인한 독) 및 급성 결막염을 치료한다.

- **약용법과 용량** : 말린 전초 3~12g(생것 15~30g)을 물 1L에 넣어 1/3이 될 때까지 달여 하루에 2~3회 나눠 마신다. 신선한 전초를 짓찧어 환부에 붙이거나 갈아서 즙을 내어 환부를 닦아내기도 한다.

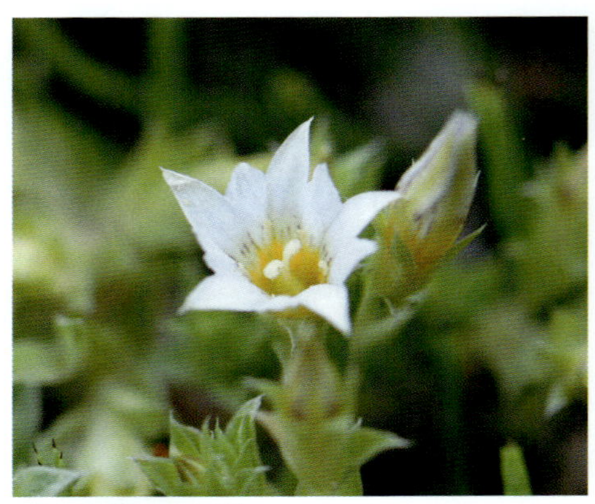

구슬붕이_ 꽃(흰색)

소화불량, 월경불순, 자궁냉증, 불임증 치료에 좋은

구절초 | 사용부위 | 전초

Dendranthema zawadskii var. *latilobum* (Maxim.) Kitam.

- **이명** : 서흥구절초, 넓은잎구절초, 낙동구절초, 선모초, 찰씨국
- **생약명** : 구절초(九折草), 구절초(九節草)
- **과명** : 국화과(Compositae)
- **개화기** : 9~10월

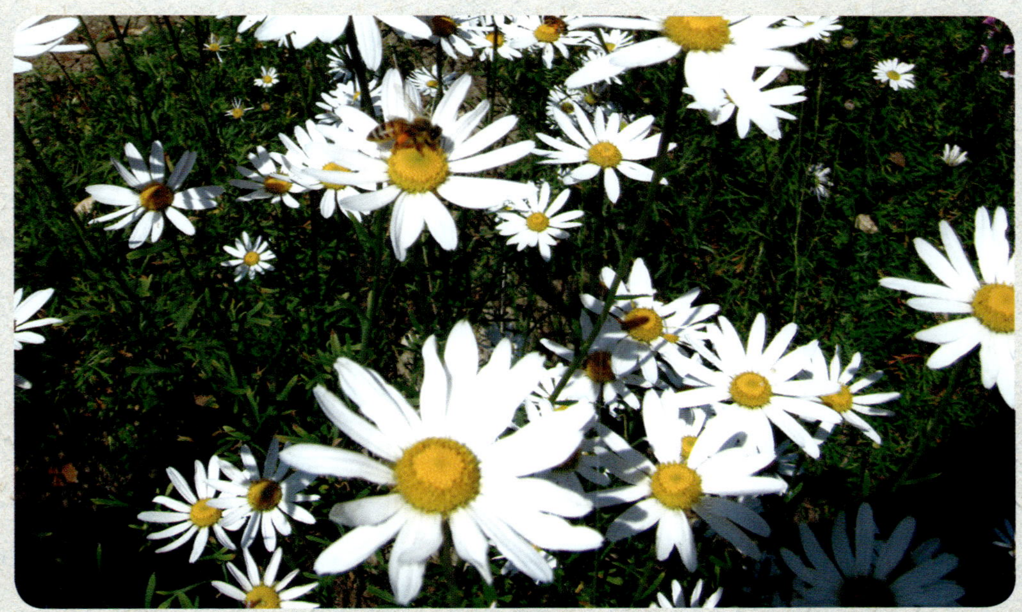

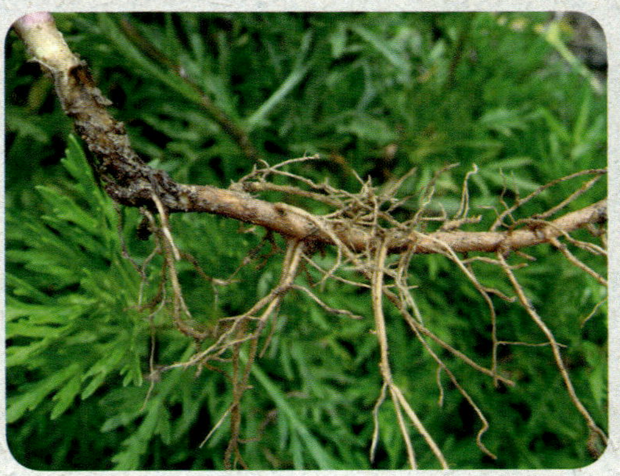

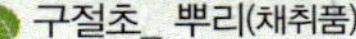

구절초_ 뿌리(채취품)

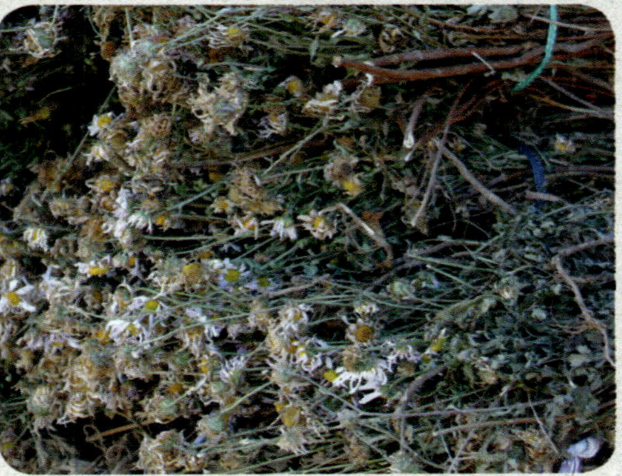

구절초_ 전초(약재 전형)

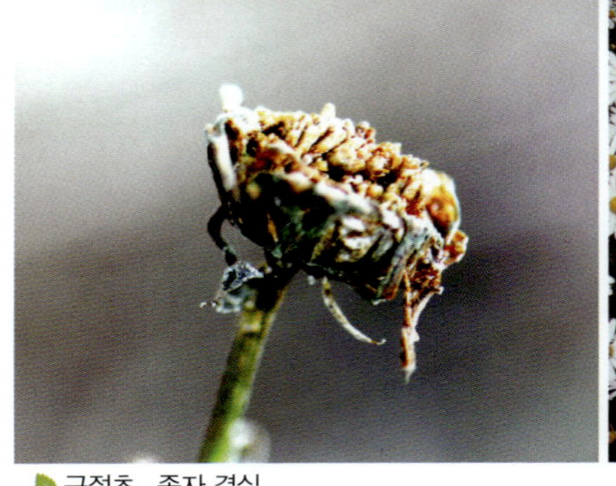

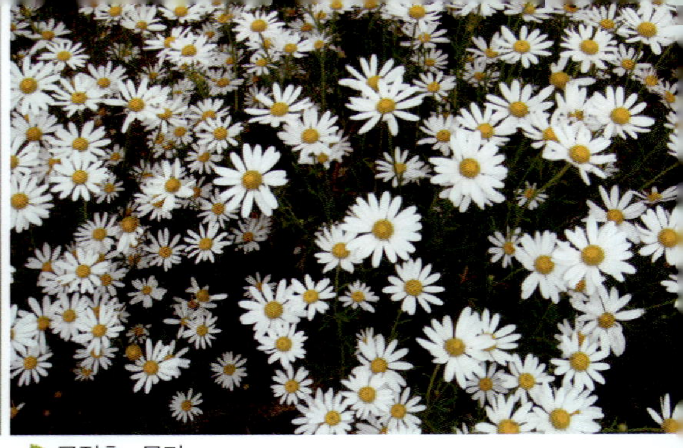

🌿 구절초_ 종자 결실   🌿 구절초_ 무리

🔵 **생육특성 :** 구절초는 숙근성 여러해살이풀로, 전국의 산야에서 분포한다. 땅속 뿌리줄기가 옆으로 길게 뻗으며 번식하며, 키는 50cm 정도로 곧게 자란다. 잎은 달걀 모양이며 어긋나고 새의 깃 모양으로 깊게 갈라지는데 갈라진 잎조각은 다시 몇 갈래로 갈라지거나 끝이 둔한 톱니 모양으로 갈라진다. 꽃은 흰색 또는 연분홍색으로 9~10월에 원줄기와 가지 끝에서 1송이씩 핀다. 열매는 긴 타원형인데 열매 껍질이 말라서 목질이 되어도 속이 터지지 않는 여윈열매로 10~11월에 달린다.

🟤 **채취 방법과 시기 :** 구절초(九節草)라는 이름은 9월에 채취해야 약효가 우수하다는 의미에서 붙여진 이름이다. 따라서 꽃이 피기 직전에 채취하여 햇볕에 말려 사용하면 좋다.

🟢 **성분 :** 리나린(linarin), 카페인산(caffeic acid), 3,5-디카페오일 퀴논산(3,5-dicaffeoyl quinic acid), 4,5-O-디카페오일 퀴논산(4,5-O-dicaffeoyl quinic acid) 등이 함유되어 있다.

🔵 **성미 :** 성질이 따뜻하고, 맛은 쓰다.

🟣 **귀경 :** 심(心), 비(脾), 위(胃) 경락에 작용한다.

🟠 **효능과 주치 :** 소화기능을 담당하는 중초(中焦)를 따뜻하게 하는 온중(溫中), 여성의 생리를 조화롭게 하는 조경(調經), 음식물을 잘 삭이는 소화 효능이 있으며, 월경불순, 자궁냉증, 불임증, 위냉(胃冷), 소화불량 등을 치료한다.

🟣 **약용법과 용량 :** 말린 전초 50g을 물 1.5L에 넣어 끓기 시작하면 약한 불로 줄여 200~300mL가 될 때까지 달여 하루에 2회 나눠 마신다. 민간요법에

【 혼동하기 쉬운 약초 비교 】

구절초	감국

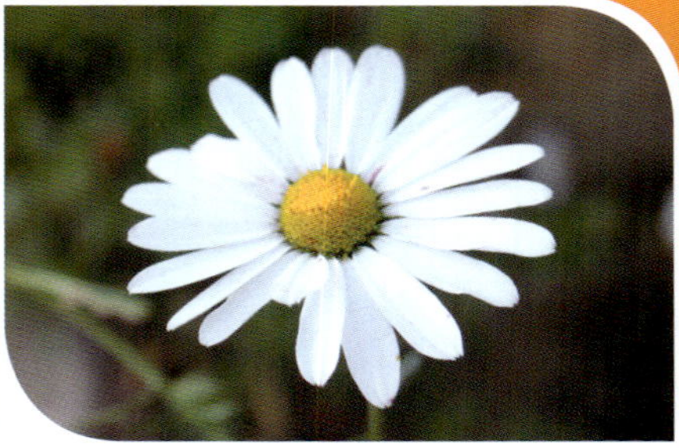

구절초_ 꽃

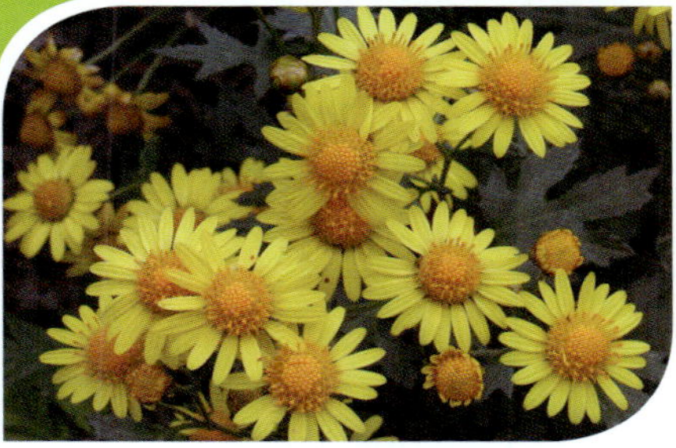

감국_ 꽃

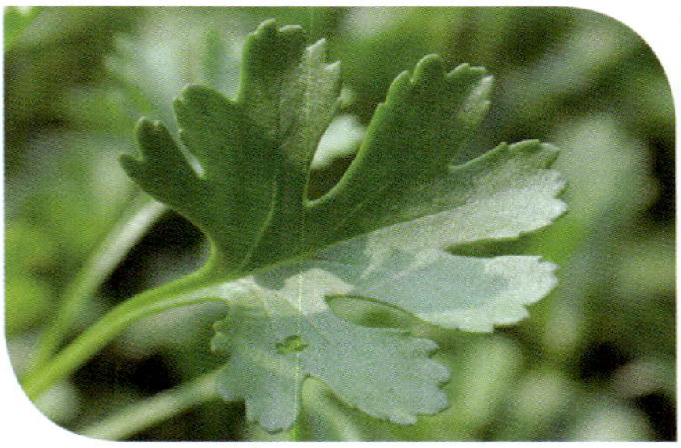

구절초_ 잎

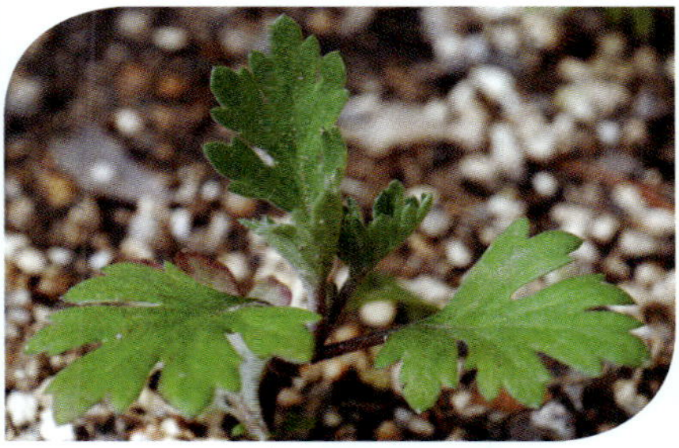

감국_ 잎

서는 가을에 꽃이 피기 전에 채취하여 햇볕에 건조한 후 환약이나 엿을 고아서 장기간 복용하면 생리가 정상적으로 유지되고 임신하게 된다고 한다. 특히 오랫동안 냉방기를 사용하는 근무조건에서 일하거나 차가운 곳에서 생활해 몸이 냉해져 착상이 되지 않는 착상장애 불임에 효과적이다.

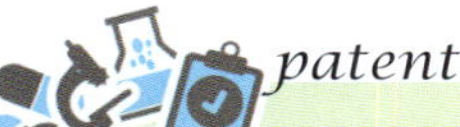

patent

구절초의 기능성 및 효능에 관한 특허자료

▶ 구절초 추출물을 포함하는 신장암 치료용 조성물 및 건강기능성 식품

본 발명은 구절초 에탄올 추출물을 유효성분으로 함유하는 신장암 예방 및 치료용 조성물과 식품학적으로 허용 가능한 식품보조 첨가제를 포함하는 구절초 에탄올 추출물을 유효성분으로 함유하는 신장암 예방용 기능성 식품에 관한 것이다. 본 발명에 따른 신장암 치료용 조성물 및 기능성 식품은 신장암 세포의 성장을 억제하고 세포사멸을 유도하는 효과가 있어 신장암 치료 및 예방에 효과적으로 사용할 수 있다.

— 공개번호 : 10–2012–011121, 출원인 : (주)한국전통의학연구소

편두통, 월경불순, 혈뇨, 허로증을 다스리는

궁궁이

| 사용부위 | 뿌리, 어린순

Angelica polymorpha Maxim.

- **이명** : 천궁, 개강활, 제주사약채, 백봉천궁, 토천궁
- **생약명** : 토천궁(土川芎)
- **과명** : 산형과(Umbelliferae)
- **개화기** : 8~9월

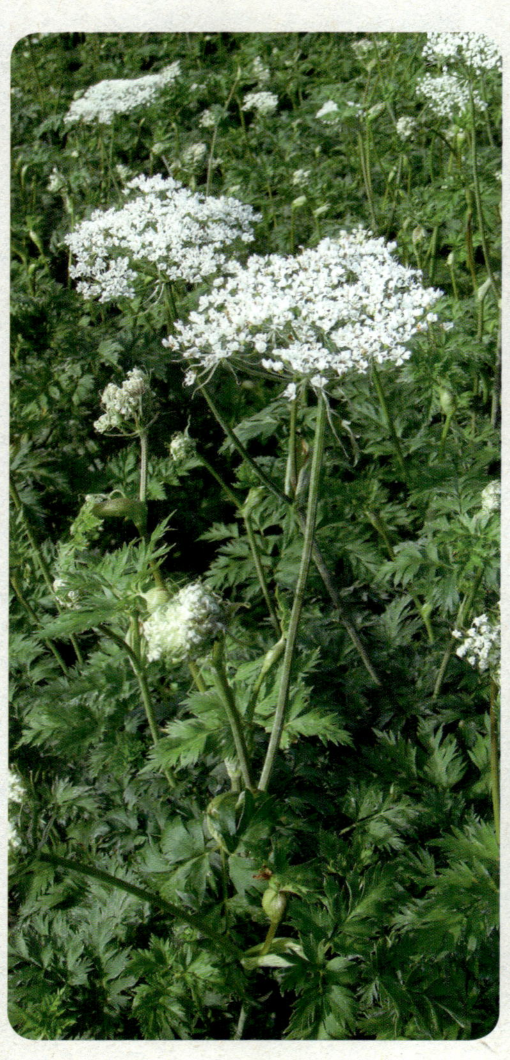

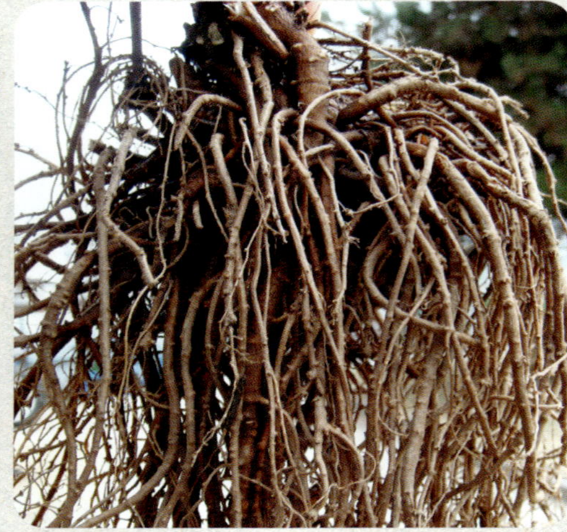

궁궁이_ 뿌리(채취품)

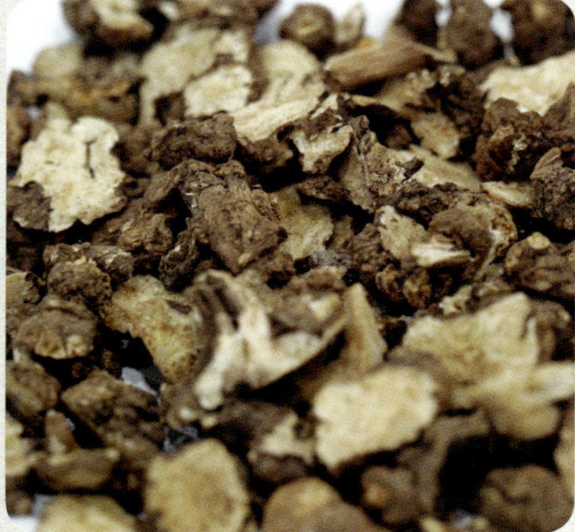

궁궁이_ 뿌리(약재)

- **생육특성** : 궁궁이는 각처의 밭에서 재배되는 여러해살이풀이다. 원산지는 중국으로 우리나라에는 약용재배 식물로 들어왔지만 지금은 그 종자가 전국에 널리 퍼져 야산에서 많이 자생하는 품종이다. 키는 80~150cm로, 줄기에는 털이 없고 곧게 자란다. 잎은 마치 당근 잎처럼 갈라져서 나오고 끝은 뾰족하며 톱니가 있다. 8~9월에 줄기 끝에서 20~40송이의 흰색 꽃이 겹산형꽃차례로 뭉쳐 핀다. 열매는 10~11월경에 달리는데 납작하며 길이는 0.4~0.5cm다.

- **채취 방법과 시기** : 이른 봄에 어린순을 채취하고, 가을에는 뿌리를 채취하는데 시든 줄기를 제거한 후 햇볕에 말린다.

- **성분** : 크니디움산(cnidium acid), 크니디움락톤(cnidium lacton), 네오크니딜라이드(neocnidilide), 리구스틸라이드(ligustilide), 쿠마린(coumarin), 만니톨(mannitol) 등이 함유되어 있다.

- **성미** : 성질이 따뜻하고, 맛은 맵다.

- **귀경** : 심(心), 간(肝), 담(膽) 경락에 작용한다.

- **효능과 주치** : 진통, 진경(鎭痙: 경련이 일어나거나 쥐가 나는 것을 진정시킴), 거풍(祛風: 풍사를 없애서 풍을 치료), 기혈이 잘 돌게 하는 행기(行氣), 혈액순환을 좋게 하는 활혈의 효능이 있어 풍한두통, 편두통, 월경불순, 모든 풍병(風病), 기병(氣病), 허로증(虛勞症), 혈병(血病) 등을 치료한다. 또한 오

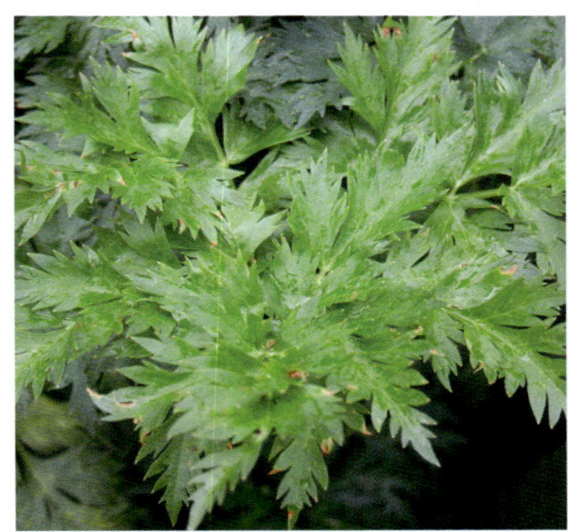

궁궁이_ 잎

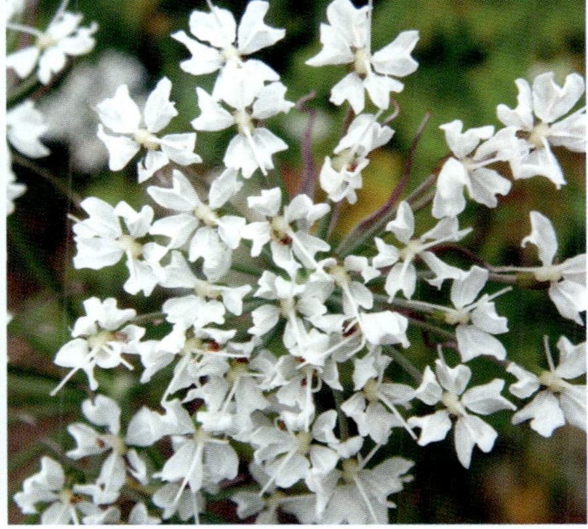

궁궁이_ 꽃

【 혼동하기 쉬운 약초 비교 】

궁궁이	왜당귀
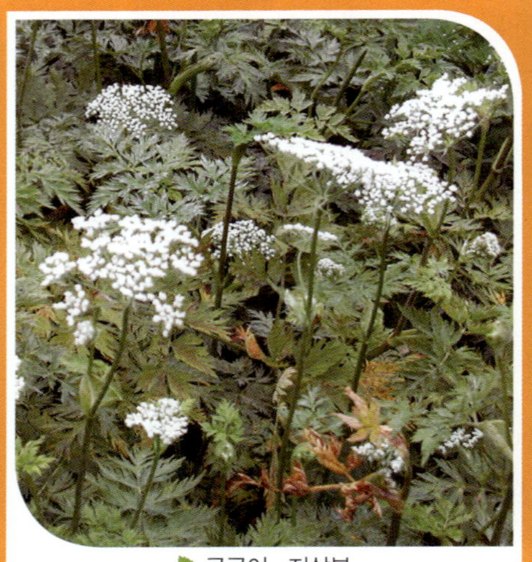	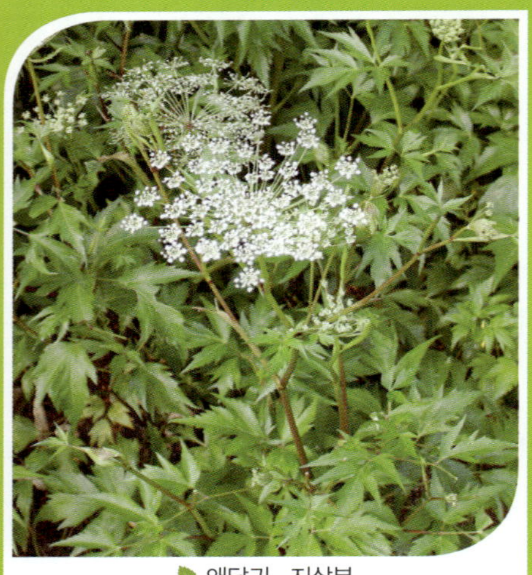
🍃 궁궁이_ 지상부	🍃 왜당귀_ 지상부

래된 어혈을 풀며 피를 생기게 하고 토혈, 코피, 혈뇨 등을 멎게 한다. 궁궁이 싹을 강리(江蘺)라고 부르는데 풍사, 두풍(頭風), 현기증을 치료하며 사기(邪氣), 악기(惡氣)를 물리치고 고독(蠱毒: 기생충의 감염으로 발생하는 병)을 없애며 3충(三蟲: 장충, 적충, 요충)을 죽이는 약재로 사용한다. 궁궁이는 주요 한약재로써 여러 가지 처방에 쓰인다.

🍃 **약용법과 용량** : 말린 약재 6~12g을 물 1L에 넣어 1/3이 될 때까지 달여 하루에 2~3회 나눠 마시거나, 환이나 가루로 만들어 복용하기도 한다.

🍁 **사용 시 주의사항** : 토천궁은 물에 담가서 휘발성 정유 성분을 우려내야[이것을 거유(袪油)라고 한다] 두통을 방지할 수 있다.

patent

궁궁이의 기능성 및 효능에 관한 특허자료

▶ 궁궁이 뿌리 추출물을 포함하는 항암제 조성물

본 발명은 궁궁이의 식물 추출물을 유효성분으로 함유하는 항암제 조성물 및 이를 포함하는 건강기능성 식품 조성물에 관한 것이다.

— 공개번호 : 10-2012-0000240, 출원인 : 한림대학교 산학협력단

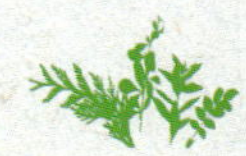

거풍(祛風), 혈액순환, 해독의 효능이 있는

금낭화

| 사용부위 | 뿌리, 어린순

Dicentra spectabilis (L.) Lem.

- **이명** : 등모란, 며느리주머니
- **생약명** : 하포목단근(荷包牧丹根), 금낭근(錦囊根)
- **과명** : 현호색과(Fumariaceae)
- **개화기** : 5~6월

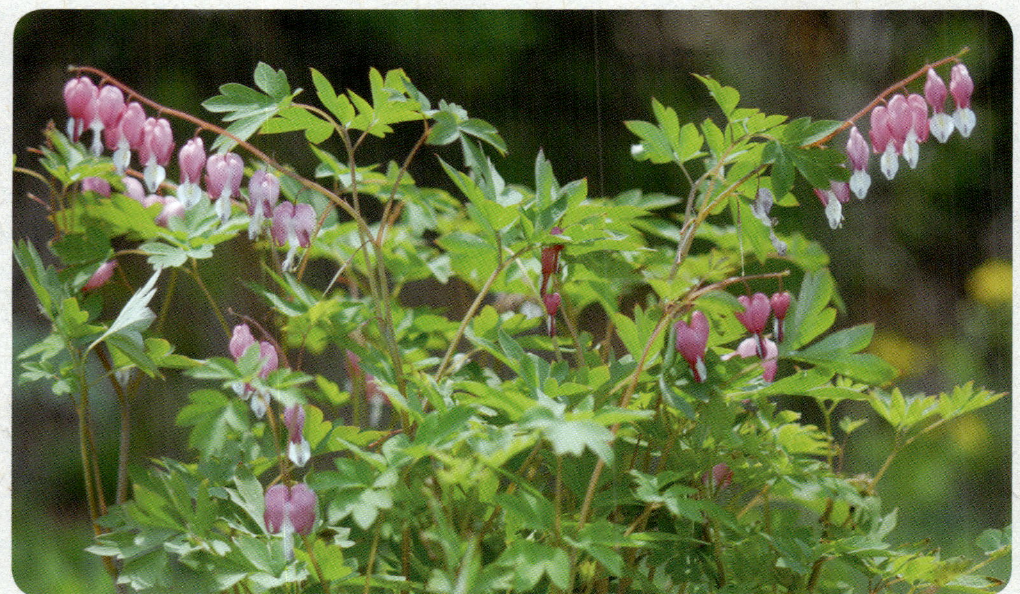

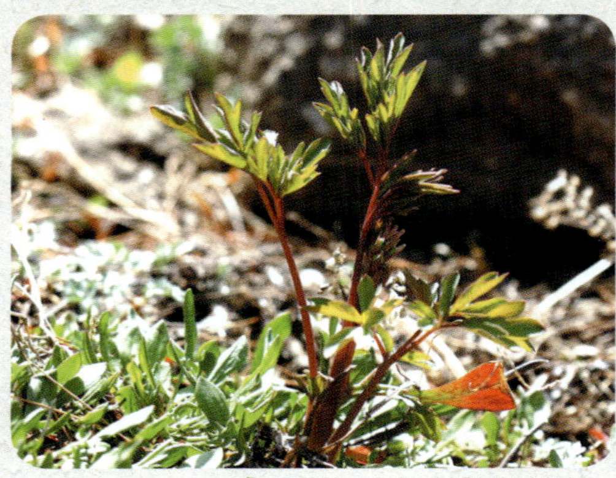

🌿 금낭화_ 약재로 사용하는 어린순

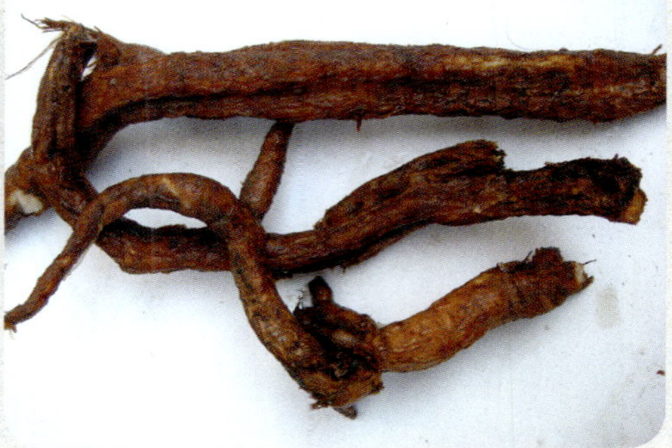

🌿 금낭화_ 뿌리(약재 전형)

 : 금낭화는 각처의 산지에서 자라는 여러해살이풀로, 생육환경은 깊은 산의 계곡 근처, 부엽질이 풍부한 곳이다. 키는 60~100cm이며, 잎은 잎자루가 길고 깃 모양으로 3갈래가 갈라지는데 가장자리에는 결각 모양의 톱니가 있다. 꽃은 연한 홍색으로 5~6월에 줄기를 따라 아래에서 위쪽으로 올라가며 심장 모양으로 피는데, 꽃이 활짝 피기 전에는 바깥 꽃잎 2장이 길이 2cm 정도로 밑부분이 주머니 같은 거(距)로 되는데 끝이 좁아져 밖으로 젖혀지고 안쪽 꽃잎 2장은 합쳐져 돌기처럼 되며 길이가 2.5cm 정도이다. 꽃 가운데 하얀 주머니 모양 속에는 암술과 수술이 들어 있다. 열매는 긴 타원형으로 6~7월경에 달리는데, 안에는 검고 광채가 나는 종자가 들어 있다.

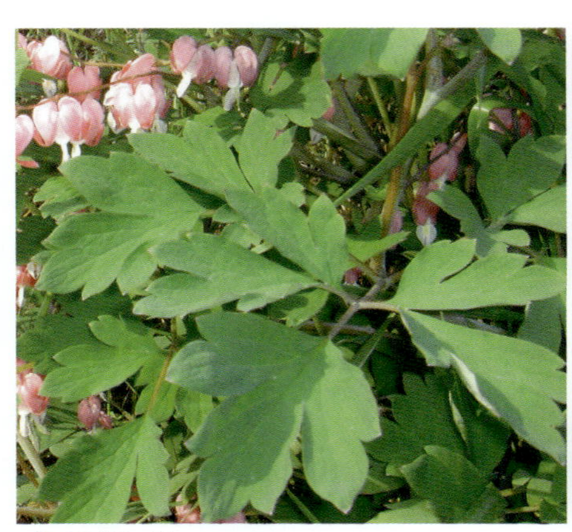

금낭화_ 잎

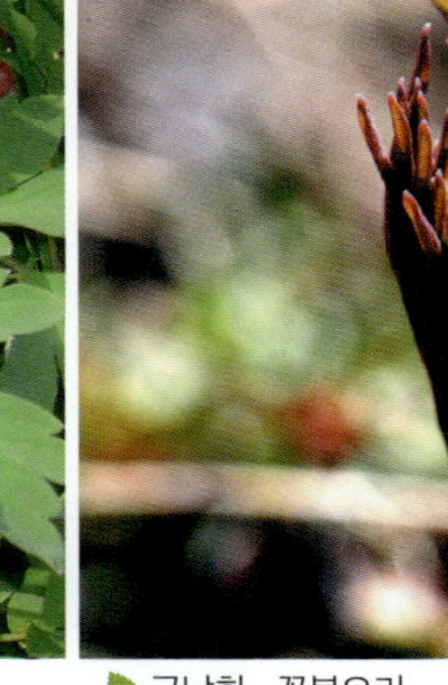

금낭화_ 꽃봉오리

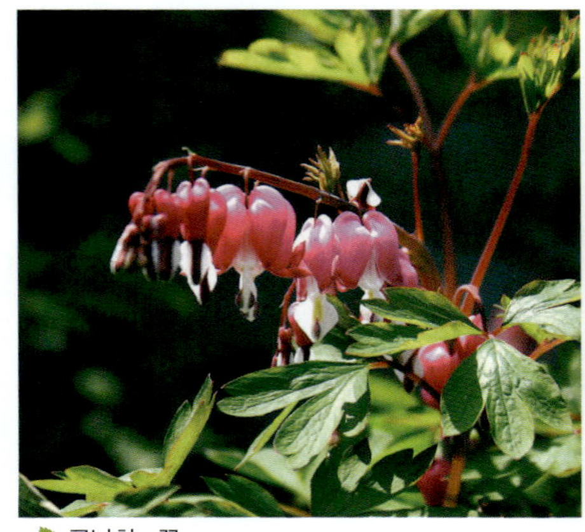

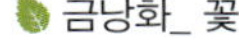

금낭화_ 꽃

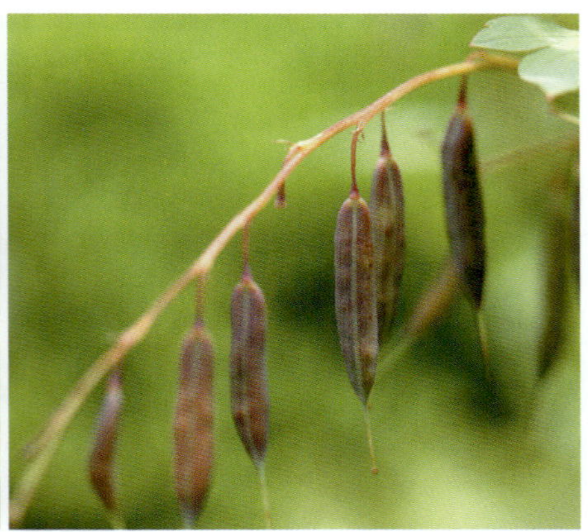

금낭화_ 열매

<h1 align="center">【 혼동하기 쉬운 약초 비교 】</h1>

금낭화(흰색)	은방울꽃
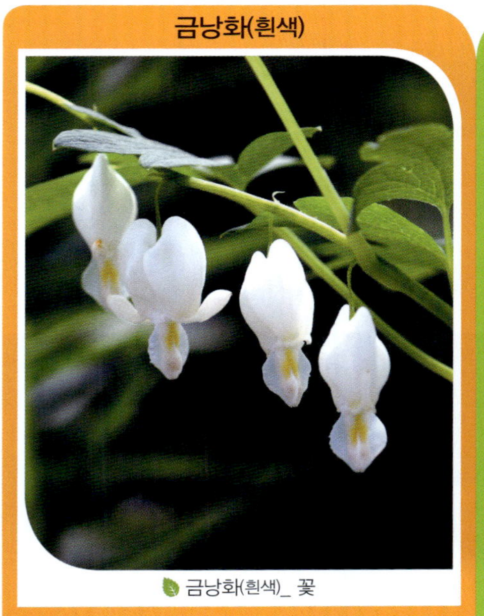	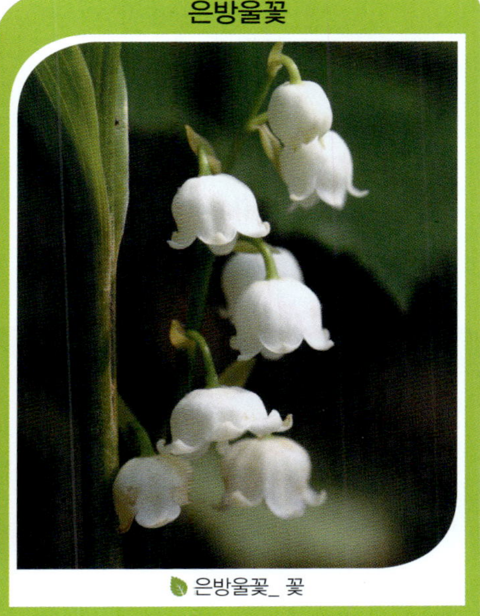
🍃 금낭화(흰색)_ 꽃	🍃 은방울꽃_ 꽃

🍂 **채취 방법과 시기 :** 이른 봄이나 가을에 뿌리를 채취하여 햇볕에 말린다.

🍃 **성분 :** 알칼로이드 성분인 크립토파인(cryptopine), 프르토파인(protopine), 생귀나린(sanguinarine), 콥티신(coptisine), 켈러리스린(chelerythrine), 켈리루빈(chelirubine), 켈리루틴(chelirutine), 스콜레린(scoulerine), 레티쿨린(reticuline), 켈리안티폴린(chelianthifoline) 등이 함유되어 있다.

🍃 **성미 :** 성질이 따뜻하고, 맛은 맵다.

🍃 **귀경 :** 심(心) 경락에 작용한다.

🍂 **효능과 주치 :** 땅속줄기에는 프로토핀 성분이 들어 있어 피의 순환을 돕고 종기를 낮게 한다. 또한 풍사를 없애 풍을 치료하는 거풍(祛風), 상처의 독을 없애는 소창독(消瘡毒), 해독의 효능이 있으며, 종창을 치료한다.

🍃 **약용법과 용량 :** 말린 약재 6~12g을 물 1L에 넣어 1/3이 될 때까지 달여 하루에 2~3회 나눠 마시거나, 뿌리줄기를 짓찧어 즙을 내 술에 타서 마시고, 외용할 경우에는 짓찧거나 즙을 내어 환부에 붙이거나 바른다.

해수, 천식, 소화불량, 이뇨, 딸꾹질을 다스리는

금불초 | 사용부위 | 꽃

Inula britannica var. *japonica* (Thunb.) Franch. & Sav.

- **이명** : 들국화, 옷풀, 하국(夏菊), 도경(盜庚), 금불화(金佛花), 금전화(金錢花)
- **생약명** : 선복화(旋覆花)
- **과명** : 국화과(Compositae)
- **개화기** : 7~9월

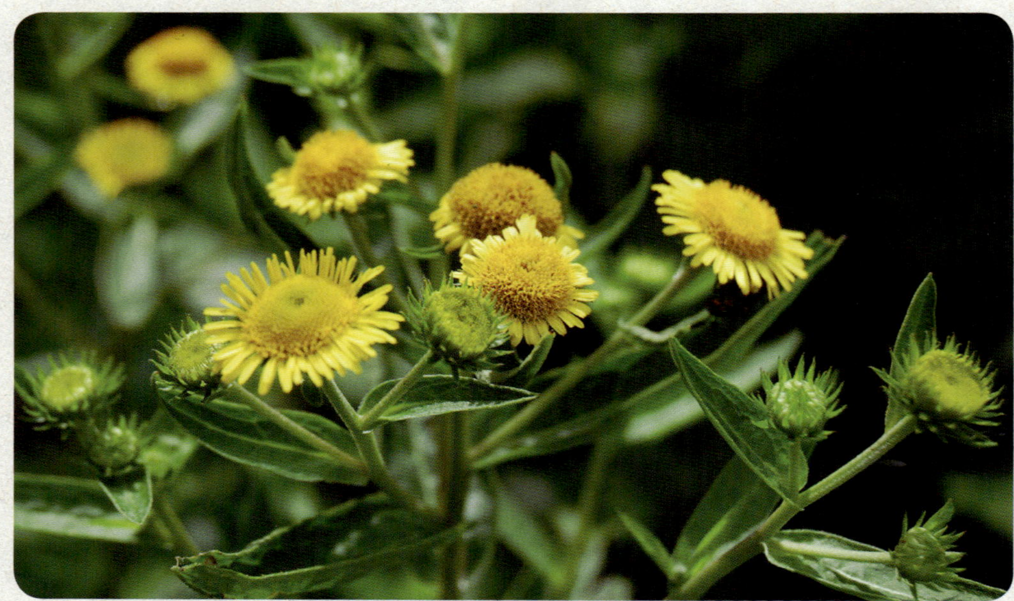

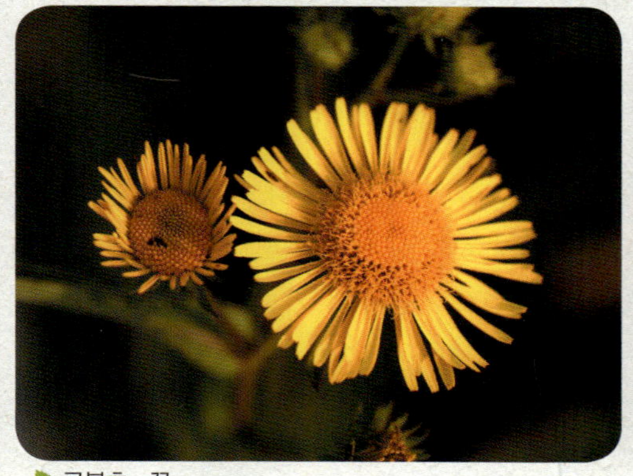

🌿 금불초_ 꽃

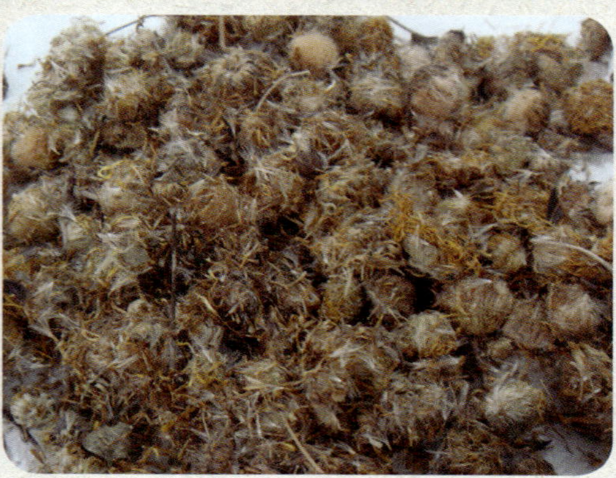

🌿 금불초_ 꽃(약재 전형)

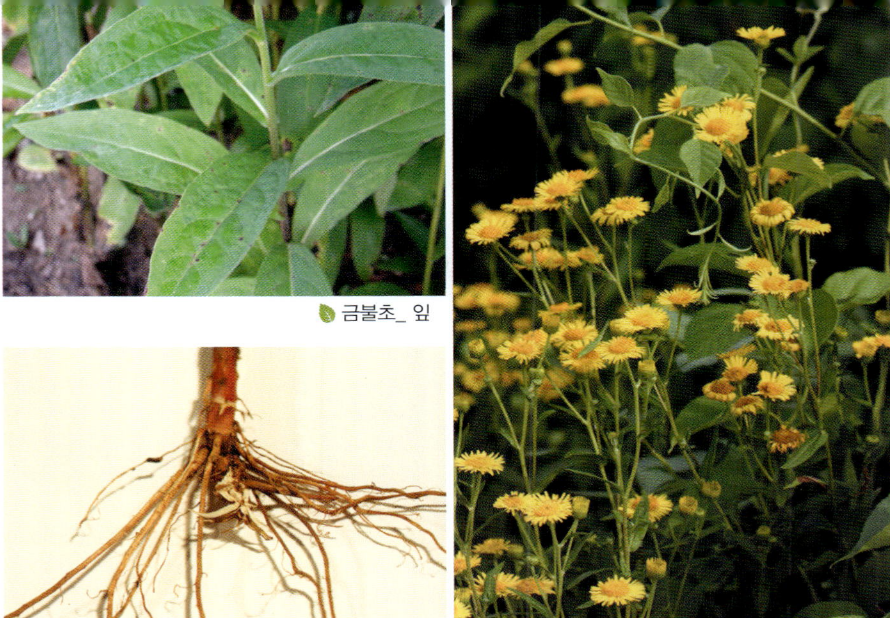

🌿 금불초_ 잎

🌿 금불초_ 뿌리(채취품)

🌿 금불초_ 지상부

🌿 **생육특성 :** 금불초는 전국 각지에서 분포하는 여러해살이풀로, 생육환경은 산과 들의 습기가 있는 곳이다. 키는 20~60cm로 곧게 자라고, 뿌리줄기는 옆으로 뻗으며 번식한다. 잎은 어긋나고 타원형 또는 긴 타원형이며 작은 톱니가 있고 끝이 뾰족하다. 꽃은 노란색으로 7~9월에 피며, 열매는 8~9월에 달린다.

🌿 **채취 방법과 시기 :** 7~9월경 꽃이 활짝 피었을 때 채취하여 그늘에서 말린다.

🌿 **성분 :** 꽃이 필 때의 지상부에는 세스퀴테르페노이드 락톤(sesquiterpenoid lactone) 화합물 브리탄(britan) 및 이눌리신(inulysine)이 함유되어 있다. 꽃에는 퀘세틴(quercetin), 이소퀘세틴(isoquercetin), 카페인산(caffeic acid), 클로로겐산(chlorogenic acid), 이눌린(inulin), 타락사스테롤(taraxasterol) 등 여러 종류의 스테롤이 함유되어 있다.

🌿 **성미 :** 성질이 따뜻하고, 맛은 짜고 맵고 쓰다.

🌿 **귀경 :** 간(肝), 폐(肺), 위(胃), 방광(膀胱) 경락에 작용한다.

🌿 **효능과 주치 :** 기침을 멈추게 하는 진해, 가래를 제거하는 거담, 위를 튼튼하게 하는 건위(健胃), 구토를 진정시키는 진토(鎭吐), 소변을 잘 나가게 하

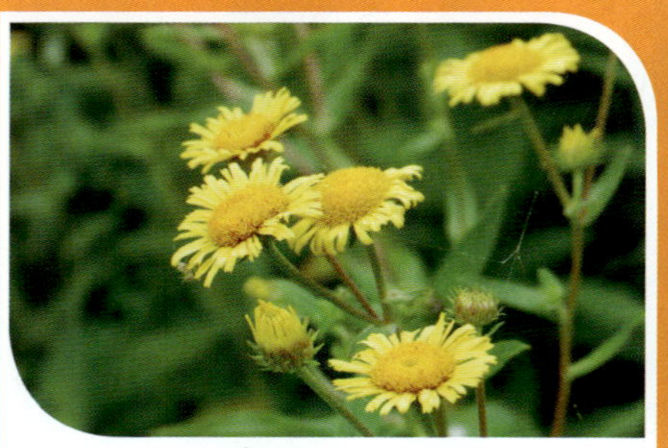

금불초

🌿 금불초_ 꽃

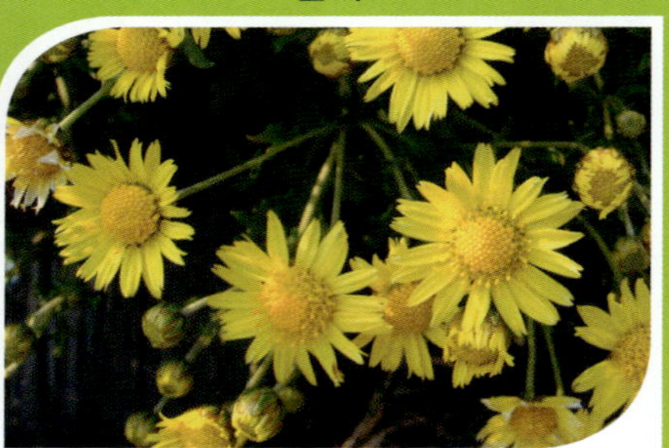

감국

🌿 감국_ 꽃

는 이수(利水), 기가 아래로 잘 내려가게 하는 하기(下氣) 등의 효능이 있어서 해수(咳嗽), 천식, 소화불량 등을 치료하고, 가슴과 옆구리가 그득하게 차오르는 느낌이 드는 흉협창만(胸脇脹滿), 애역(呃疫: 딸꾹질), 복수(腹水), 희기(噫氣: 탄식, 한숨) 등을 다스리는 데 사용한다.

🌿 **약용법과 용량 :** 말린 꽃 10g을 물 700mL에 넣어 끓기 시작하면 약한 불로 줄여 200~300mL가 될 때까지 달여 하루에 2회 나눠 마신다. 환 또는 가루로 만들어 복용하며, 외용할 경우에는 생것을 짓찧어 환부에 바른다.

🌿 **사용 시 주의사항 :** 성질이 따뜻하여 기를 흩어지게 하고 위로 오르는 기운을 내리게 하는 효능이 있으므로 음허노수(陰虛勞嗽: 음허 상태에서 성행위를 심하게 하여 오는 기침)나 풍열조해(風熱燥咳: 풍사나 열사로 인하여 마른기침이 나오는 증상)인 경우에는 사용을 삼간다. 또한 허한 사람은 많이 사용하면 안 되고, 설사를 하는 사람 역시 적당하지 않다.

patent

금불초의 기능성 및 효능에 관한 특허자료

▶ **금불초 추출물을 포함하는 당뇨 또는 당뇨합병증 저해제**

금불초 추출물을 유효성분으로 포함하는 당뇨 및 당뇨합병증 억제용 조성물이 제공된다. 본 발명에 따른 조성물은 α-글루코시데이즈 저해활성, 항산화활성 및 알도스 환원효소 억제활성 및 최종당화산물 억제작용 등이 뛰어나 당뇨 또는 당뇨 합병증의 예방 및 치료에 유용하게 사용할 수 있다.

― 공개번호 : 10-2011-0090584, 출원인 : 한림대학교 산학협력단

기침, 기관지염, 장출혈, 중이염 치료에 좋은

금창초

| **사용부위** | 어린순, 전초

Ajuga decumbens Thunb.

- 이명 : 금란초, 섬자란초, 가지조개나물
- 생약명 : 백모하고초(白毛夏苦草), 산혈초(散血草), 근골초(筋骨草), 퇴혈초(退血草)
- 과명 : 꿀풀과(Labiatae)
- 개화기 : 5~6월

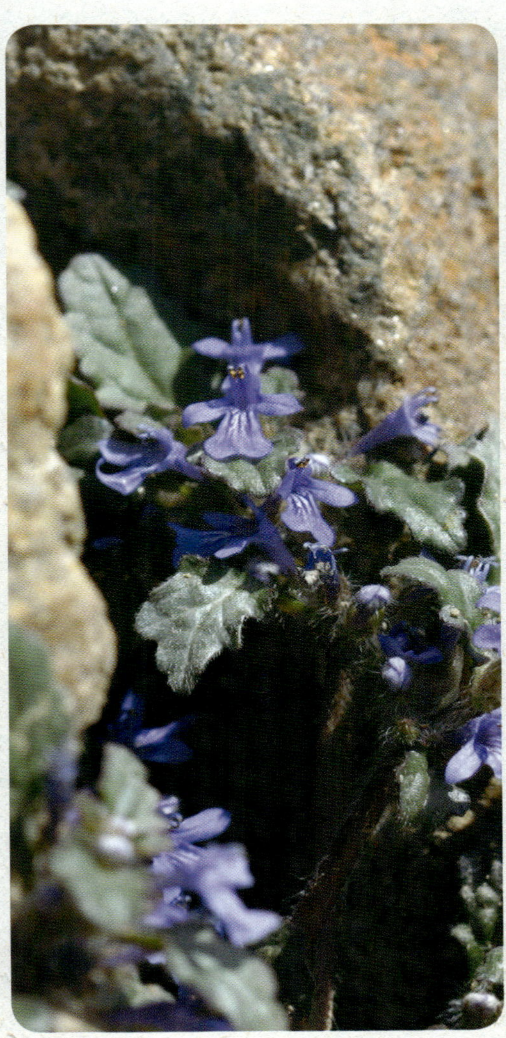

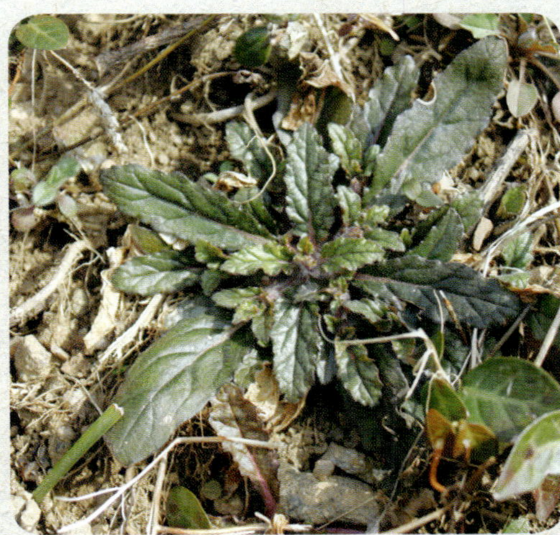

금창초_ 약재로 사용하는 어린순

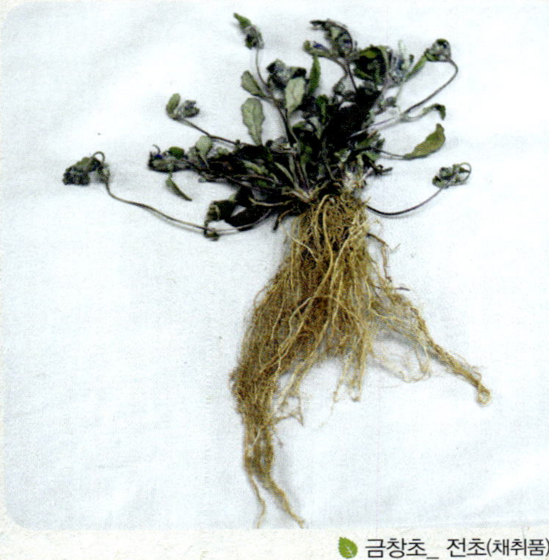

금창초_ 전초(채취품)

🔵 생육특성 : 금창초는 남부 지방의 길가에서 자라는 여러해살이풀로, 생육환경은 습기가 많은 곳이나 양지이다. 줄기 및 잎에는 많은 털이 나 있고 줄기는 누워 있다. 뿌리에서 돋은 잎은 바큇살 모양으로 퍼지는데 넓은 거꿀바소꼴이고 길이는 4~6cm로 짙은 녹색이지만 보통은 자줏빛이 돌며 밑으로 가면서 점차 좁아지고 가장자리에는 둔한 물결 모양의 톱니가 있다. 윗부분의 잎은 길이가 1.5~3cm이며 마주나고 긴 타원형 또는 달걀 모양이다. 꽃은 자색으로 5~6월에 잎겨드랑이에서 몇 송이씩 핀다. 꽃이 피는 줄기 4~6개는 키가 5~15cm까지 곧게 자라는데 몇 쌍의 잎이 달리고 자줏빛이 돈다. 열매는 8~10월경에 달리는데 그물 모양의 무늬가 있다.

🟤 채취 방법과 시기 : 4~5월에 어린순을 채취하고, 봄부터 가을에 걸쳐 전초를 채취하여 햇볕에 말리거나 신선한 것을 사용한다.

🟢 성분 : 유기산(organic acid), 페놀, 플라보노이드 배당체, 엑다이스테론(ecdysterone), 아주가스테론 C(ajugasterone C), 키아스테론(cyasterone), 아주갈락톤(ajugalactone), 사포닌, 타닌 등이 함유되어 있다.

🔵 성미 : 성질이 차고, 맛은 쓰고 달다.

🟣 귀경 : 심(心), 비(脾), 폐(肺) 경락에 작용한다.

🟠 효능과 주치 : 기침을 멎게 하는 진해, 담을 없애는 거담, 해열, 종기 삭임,

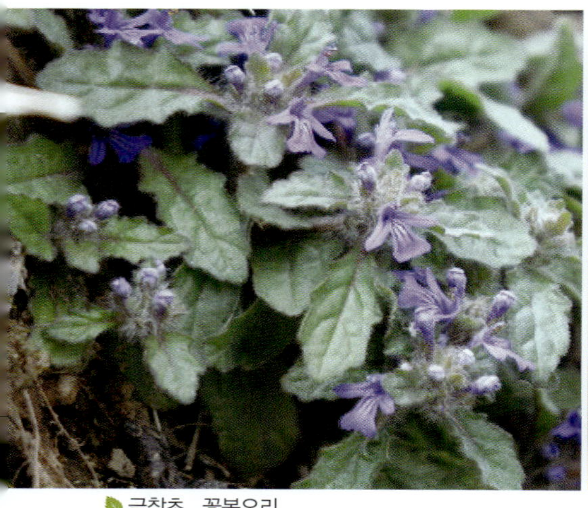

🌿 금창초_ 꽃봉오리

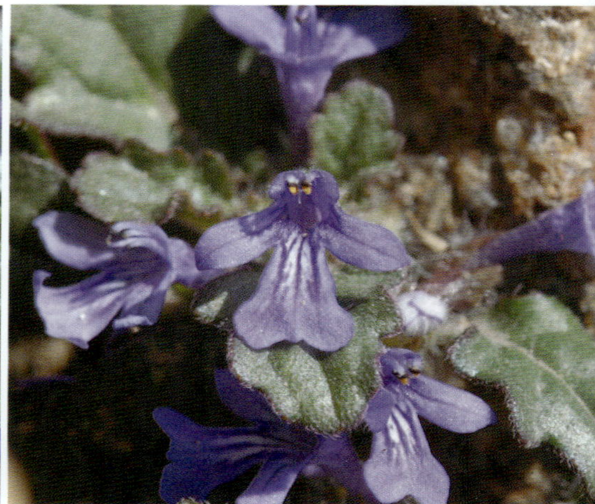

🌿 금창초_ 꽃

140

【 혼동하기 쉬운 약초 비교 】

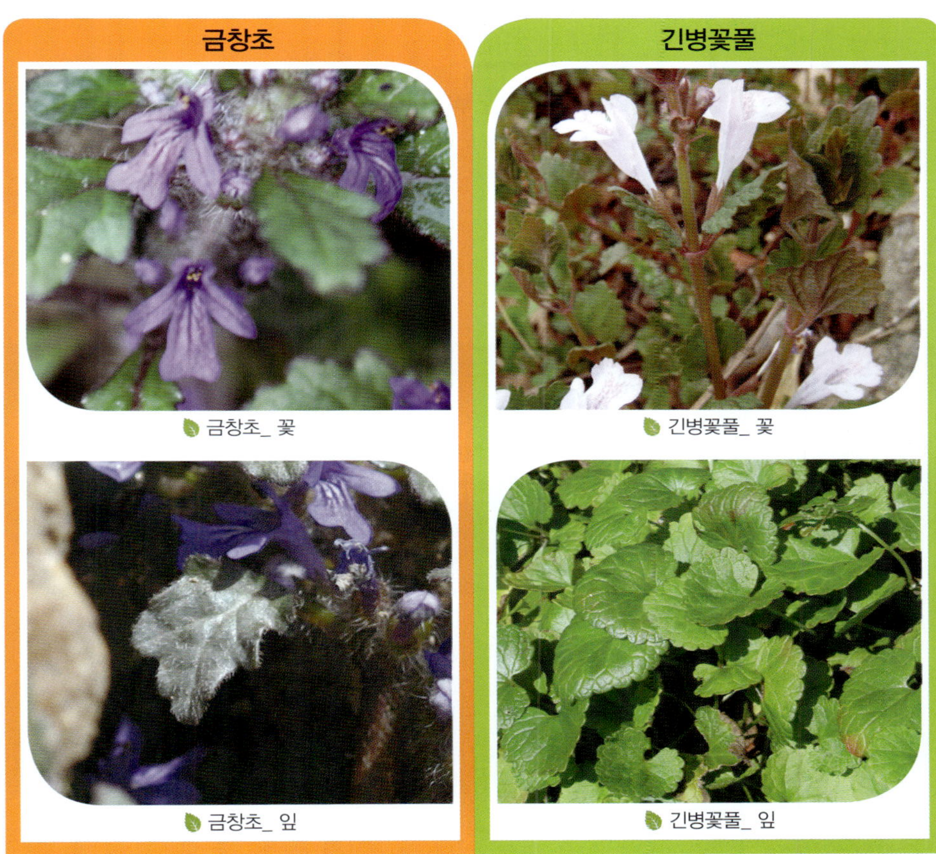

🍃 금창초_ 꽃

🍃 긴병꽃풀_ 꽃

🍃 금창초_ 잎

🍃 긴병꽃풀_ 잎

혈분의 열사를 제거하여 피를 맑게 하는 양혈(凉血), 천식을 다스리는 평천(平喘) 등을 치료하며 기침, 천식, 기관지염, 인후염, 장 출혈, 코피, 각혈, 유선염, 중이염, 종기, 땀구멍으로 화농균이 침입하여 생기는 부스럼, 콧속의 종기 등을 치료한다.

🍃 **약용법과 용량** : 말린 약재 10~20g을 물 1L에 넣어 1/3이 될 때까지 달여 하루에 2~3회 나눠 마시거나, 생풀을 즙을 내어 마신다. 유선염이나 종기, 부스럼에는 생풀을 짓찧어서 환부에 붙인다.

🍃 **사용 시 주의사항** : 성질이 차므로 비위가 허약한 사람은 신중하게 복용해야 한다.

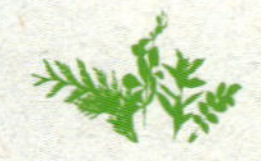

감기, 기관지염, 중풍, 신경통을 치료하는

기름나물

| 사용부위 | 뿌리, 어린순

Peucedanum terebinthaceum (Fisch.) Fisch. ex DC.

- 이명 : 참기름나물
- 생약명 : 석방풍(石防風)
- 과명 : 산형과(Umbelliferae)
- 개화기 : 7~9월

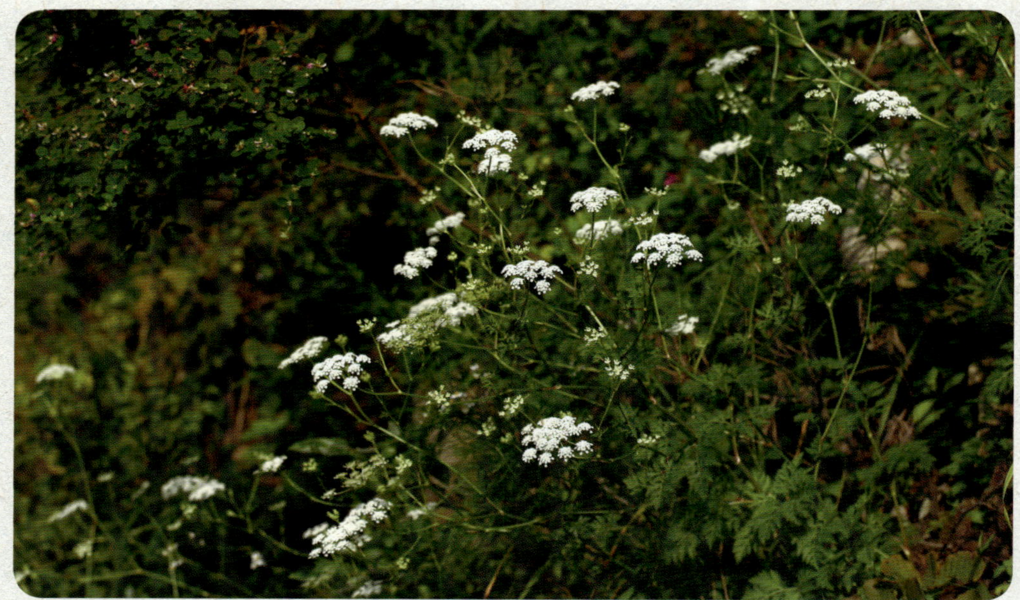

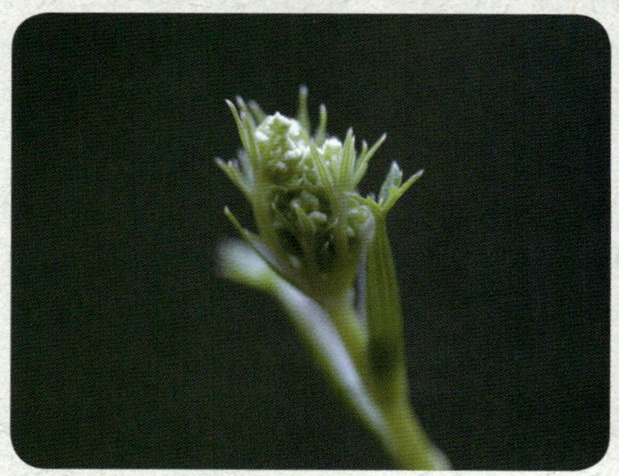

기름나물_ 꽃봉오리

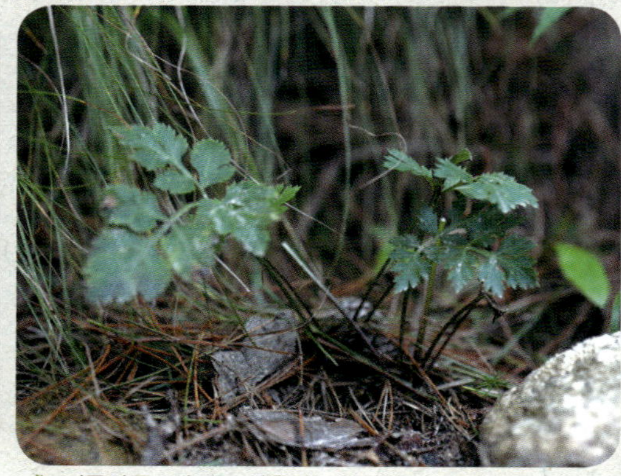

기름나물_ 약재로 사용하는 어린순

🍃 **생육특성** : 기름나물은 전국의 산지에서 자라는 여러해살이풀로, 생육환경은 물이 잘 빠지고 햇빛이 잘 드는 곳이다. 키는 50~90cm이고, 잎은 끝이 뾰족하고 넓은 달걀 모양이며 길이는 5~10cm다. 잔잎은 길이가 3~5cm이며 삼각형이고 아래쪽으로 처진다. 7~9월에 원줄기와 10~15개의 가지 끝에서 20~30송이의 작은 흰색 꽃들이 뭉쳐 핀다. 열매는 10월경에 길이 0.5cm 내외의 납작한 타원형으로 달린다.

🍂 **채취 방법과 시기** : 4~5월경에 어린순을, 가을부터 겨울에 걸쳐서는 뿌리를 채취한 후 깨끗이 씻어 햇볕에 말린다.

🍃 **성분** : 베타-시토스테롤(β-sitosterol), 베르갑텐(bergapten), 움벨리페론(umbelliferone) 등이 함유되어 있으며 뿌리와 열매에는 마르메신(marmesin), 노다케닌(nodakenin) 등이 함유되어 있다.

🍃 **성미** : 성질이 시원하고, 맛은 쓰고 맵다.

🍃 **귀경** : 폐(肺), 심(心) 경락에 작용한다.

🍂 **효능과 주치** : 열을 내리고 기침을 멎게 하며 풍사를 없애 풍을 치료하는 효

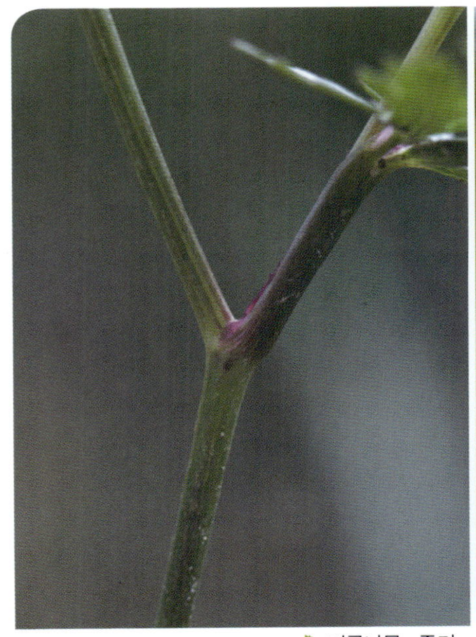

🍃 기름나물_ 줄기

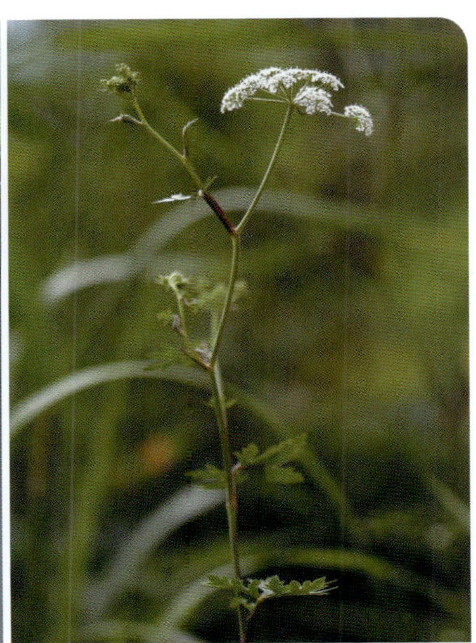

🍃 기름나물_ 지상부

【 혼동하기 쉬운 약초 비교 】

기름나물	갯기름나물(식방풍)

기름나물_ 꽃

갯기름나물(식방풍)_ 꽃

기름나물_ 잎

갯기름나물(식방풍)_ 잎

능이 있어 감기, 기관지염, 임신부의 해수(咳嗽), 풍사로 인하여 머리가 어지럽고 통증이 있는 두풍현통(頭風眩痛), 가슴과 옆구리가 부풀어오르면서 아픈 흉협창만(胸脇脹滿), 천식, 중풍, 신경통 등을 치료한다.

약용법과 용량 : 말린 약재 6~12g을 물 1L에 넣어 1/3이 될 때까지 달여 하루에 2~3회 나눠 마신다.

사용 시 주의사항 : 비위가 허약한 사람은 많이 복용하지 않도록 주의한다.

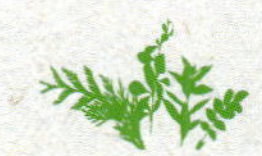

활혈·이뇨·지혈작용 및 히스테리를 치료하는

기린초

| 사용부위 | 어린순, 전초

Sedum kamtschaticum Fisch. & Mey.

- **이명** : 넓은잎기린초, 각시기린초
- **생약명** : 백삼칠(白三七), 비채(費菜)
- **과명** : 돌나물과(Crassulaceae)
- **개화기** : 6~8월

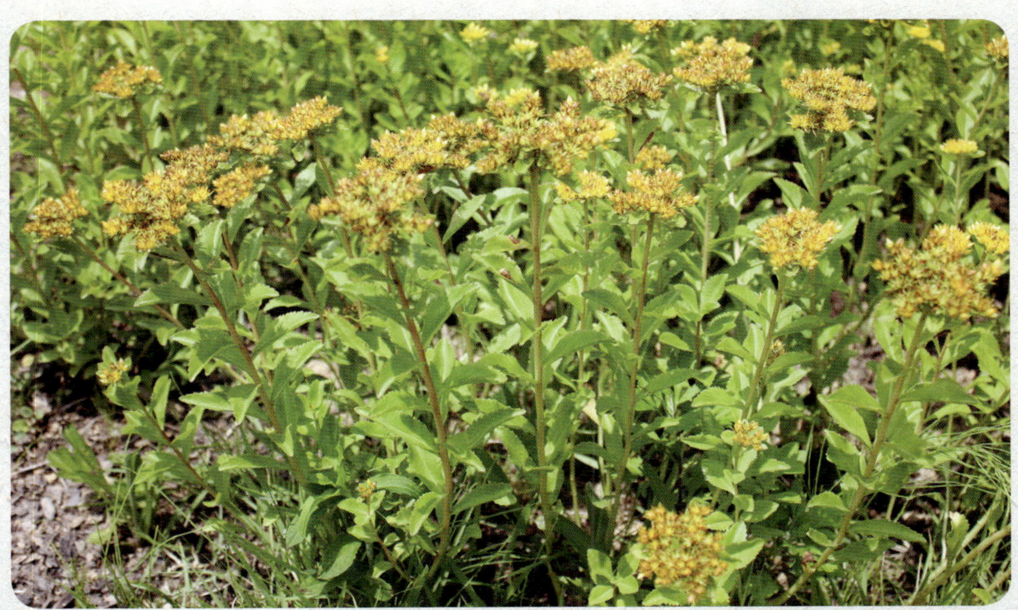

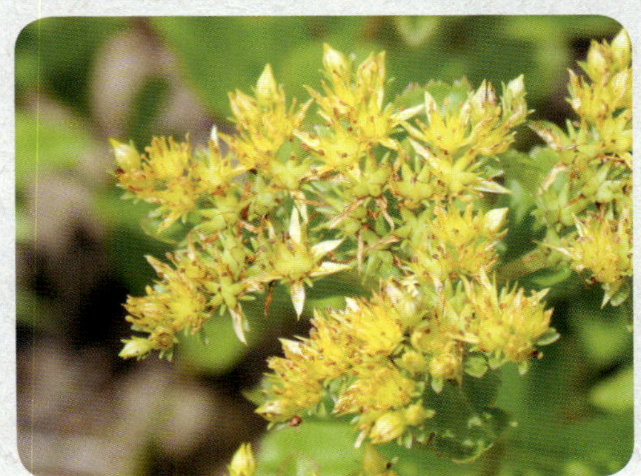

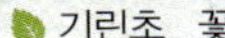

🌿 기린초_ 꽃

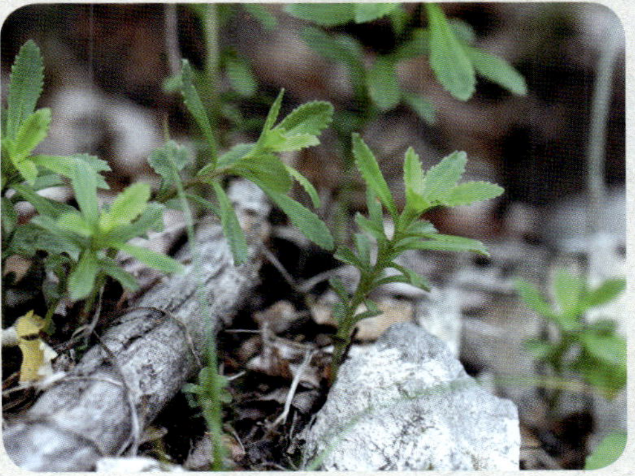

🌿 기린초_ 약재로 사용하는 어린순

🌿 **생육특성** : 기린초는 중부 이남의 산에서 자라는 여러해살이풀로, 우리나라에서 몇 되지 않은, 남도 지방의 겨울에도 고사하지 않고 잘 자라는 식물 중의 하나이다. 생육환경은 산의 바위틈이나 과습하지 않은 곳이다. 키는 20~30cm이고, 잎은 넓은 달걀 모양으로 길이는 3~5cm, 너비는 3~4cm이며 잎 가장자리에는 작은 톱니가 있다. 꽃은 노란색으로 6~8월에 위쪽의 한 줄기에서 5~7송이가 뭉쳐서 피는데 지름은 5~7cm이다. 열매는 9~10월경에 검은색으로 달리는데 5갈래로 갈라지며, 안에는 갈색의 작은 종자가 먼지처럼 들어 있다.

🍂 **채취 방법과 시기** : 4월경에 어린순을 채취하고, 꽃이 필 때 전초를 채취하여 햇볕에 말린다.

🌿 **성분** : 애스쿨린(aesculin), 미리시트린(myricitrin), 하이페린(hyperin), 이소미리시트린(isomyricitrin), 고시페틴(gossypetin), 고시핀(gossypin), 쿼세틴(quercetin), 캠페롤(kaempferol) 등이 함유되어 있다.

🌿 **성미** : 성질이 평범하고, 맛은 시다.

🌿 **귀경** : 간(肝), 심(心) 경락에 작용한다.

🍂 **효능과 주치** : 혈액순환을 원활하게 하는 활혈, 지혈, 이뇨, 진정, 소종 등의 효능이 있으며 토혈, 변혈(便血: 대변에 피가 섞여 나오는 것), 코피, 붕루

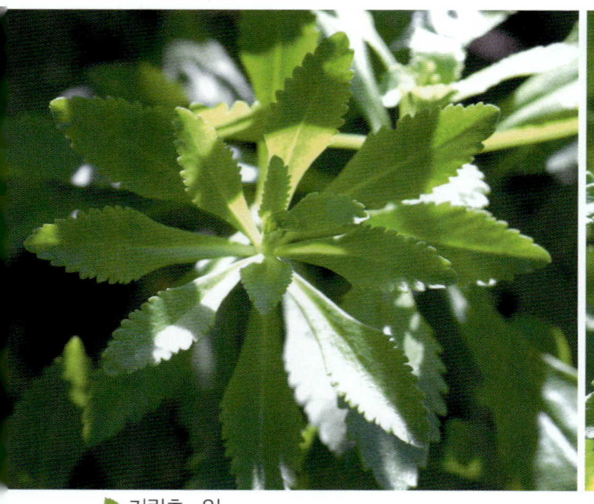

🌿 기린초_ 잎

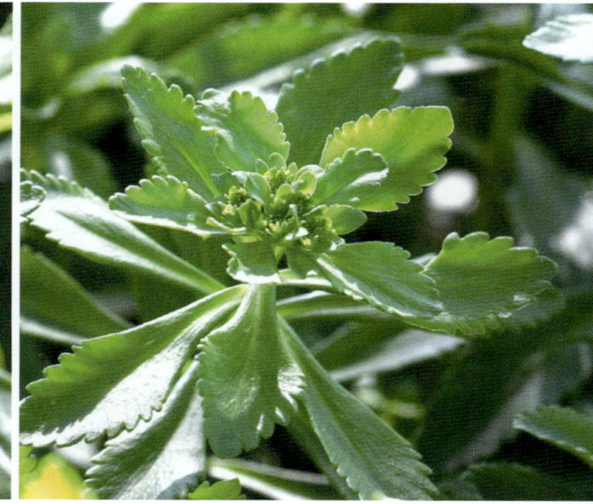

🌿 기린초_ 꽃봉오리

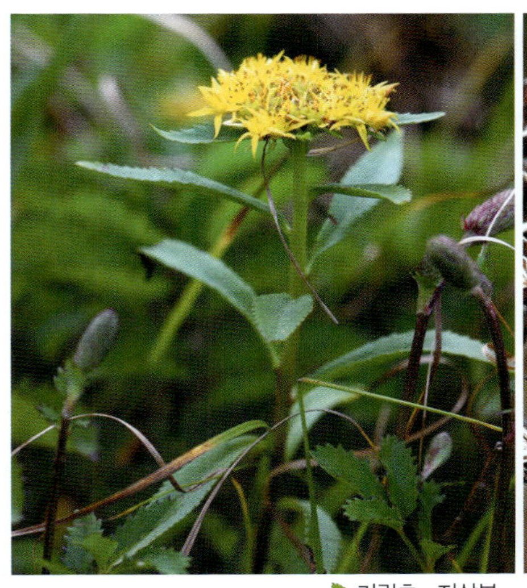
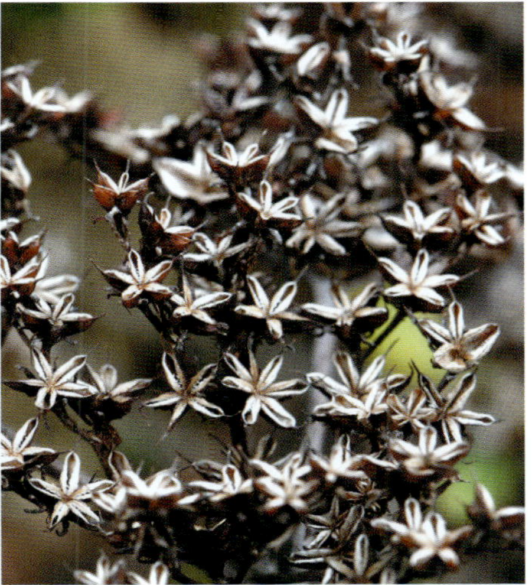

기린초_ 지상부　　　　기린초_ 종자 결실

(崩漏), 가슴 두근거림이 멈추지 않고 계속되는 심계항진(心悸亢進), 히스테리, 타박상 등을 치료한다.

🍃 **약용법과 용량** : 말린 약재 6~12g을 물 1L에 넣어 1/3이 될 때까지 달여 하루에 2~3회 나눠 마신다. 생즙을 내어 마시거나 짓찧어서 환부에 붙이기도 한다. 잎 모양이 마치 다육식물같이 두툼하면서 육질이 좋기 때문에 식용으로도 많이 사용한다.

patent

기린초의 기능성 및 효능에 관한 특허자료

▶ **기린초류 추출물을 유효성분으로 하는 항균 및 항산화 조성물**

본 발명에 따른 기린초류 추출물을 유효성분으로 하는 항균 및 항산화 조성물은 항균 기능, 항산화 활성, nitrite 소거능으로 인해 새로운 항균제 및 항산화제로서 기능을 충분히 할 수 있으며, 안전성이 뛰어나면서도 경제성이 있는 천연 기능성 소재로서 식품 분야의 항균보존제로서의 응용이 가능하고, 천연의 항균성을 지닌 화장품으로서의 응용 가능성과 의약품 및 건강기능식품, 사료첨가제 분야에서도 새로운 소재로서 활용이 가능하다.

— 공개번호 : 10-2012-0139003, 출원인 : (주)에스앤텍

해수, 천식, 기관지염을 치료하는

긴산꼬리풀

| 사용부위 | 전초

Veronica longifolia L.

- **이명** : 가는산꼬리풀, 산꼬리풀, 가는잎산꼬리풀, 가는잎꼬리풀, 좀꼬리풀
- **생약명** : 일지향(一枝香)
- **과명** : 현삼과(Scrophulariaceae)
- **개화기** : 7~8월

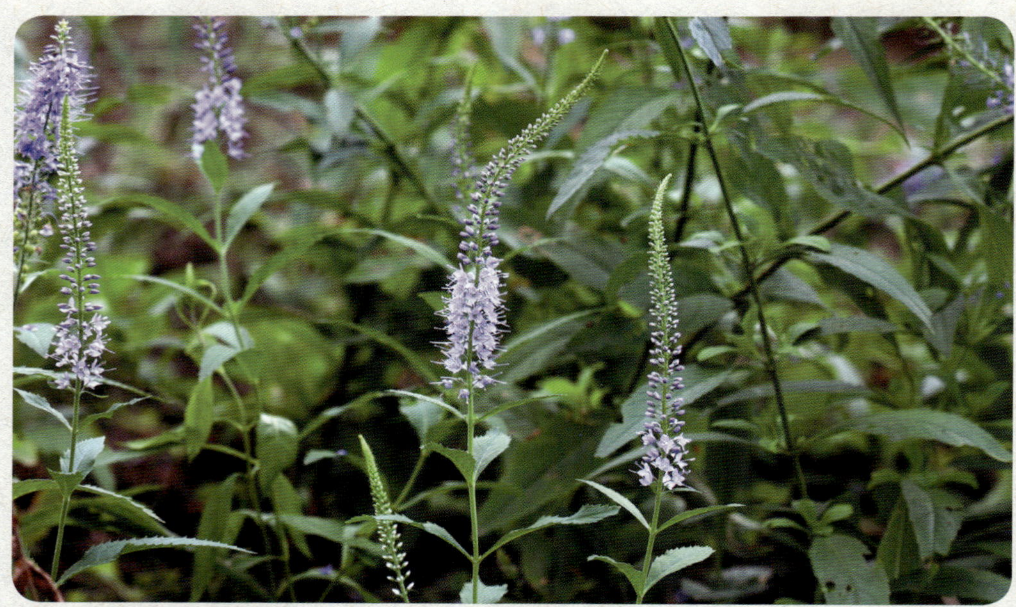

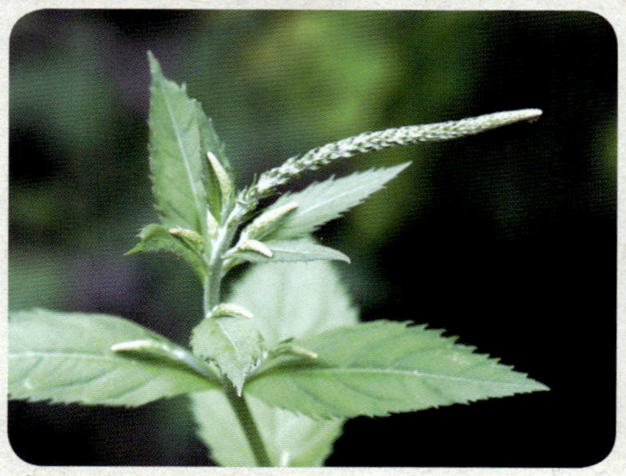

긴산꼬리풀_ 꽃봉오리

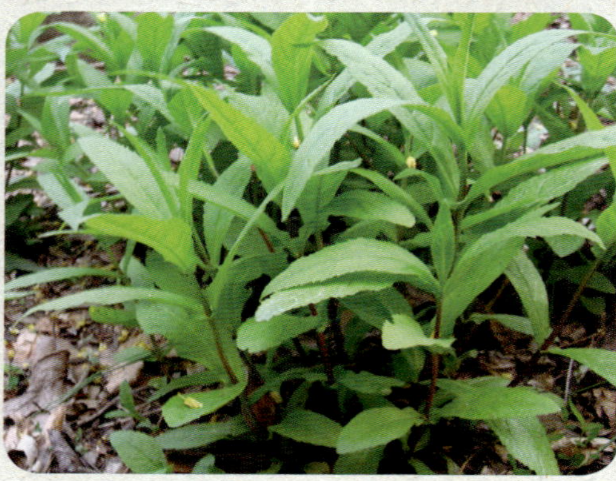

긴산꼬리풀_ 약재로 사용하는 지상부

🌿 **생육특성 :** 긴산꼬리풀은 지리산 이북 지방의 산에서 자라는 여러해살이풀로, '큰산꼬리풀'이라고도 불린다. 생육환경은 반그늘과 습기가 많은 곳이며, 키는 80~120cm로 큰 편이다. 잎은 길이가 10~12cm, 너비는 2.2cm 정도이고 긴 타원형으로 길게 뻗어 있으며 끝이 뾰족하고 가장자리에는 톱니가 있다. 꽃은 연한 보라색으로 7~8월에 줄기 끝의 아래에서 위쪽으로 올라가며 촘촘히 달려 피는 총상꽃차례를 이루는데 길이는 10~20cm, 너비는 2~4cm이다. 열매는 9~10월경에 달리는데 검은 갈색으로 변한 씨방에 종자가 들어 있다.

🍂 **채취 방법과 시기 :** 꽃이 필 때 전초를 채취하여 햇볕에 말린다.

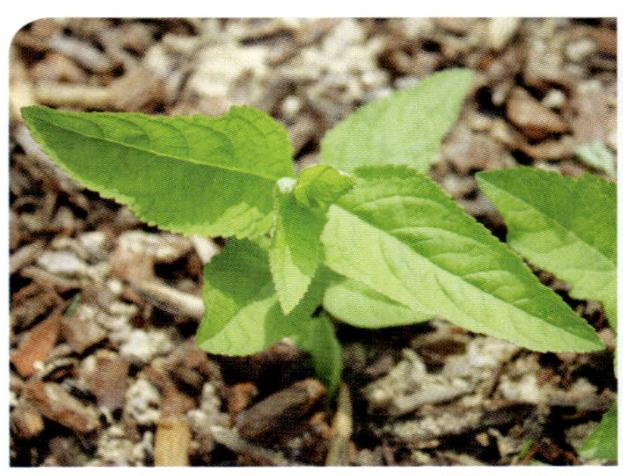

🌿 긴산꼬리풀_ 잎(앞면)

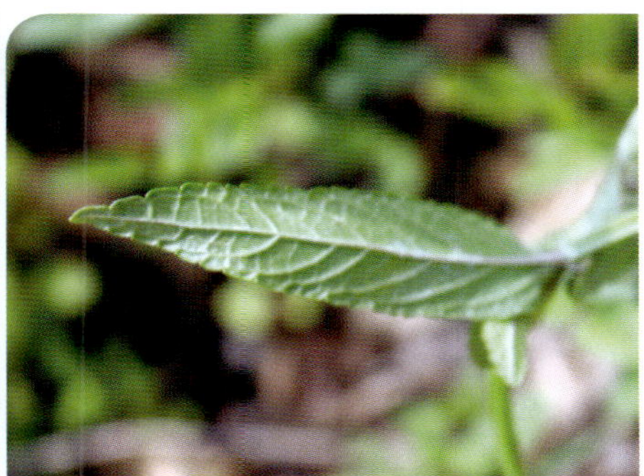

🌿 긴산꼬리풀_ 잎(뒷면)

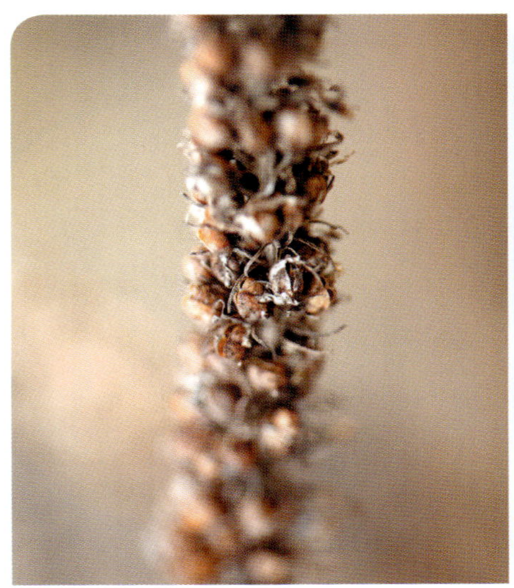

🌿 긴산꼬리풀_ 종자 결실

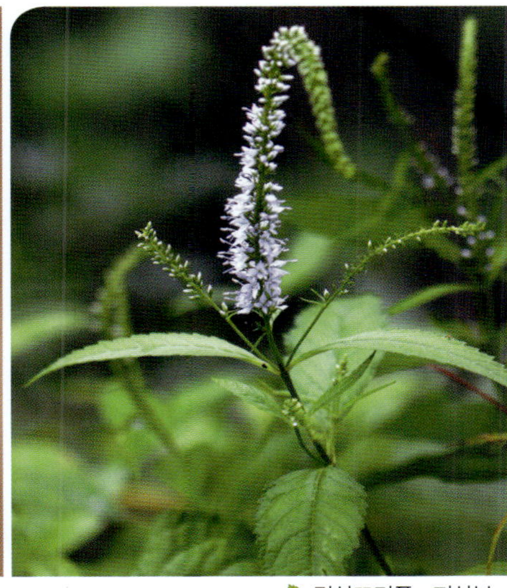

🌿 긴산꼬리풀_ 지상부

【 혼동하기 쉬운 약초 비교 】

긴산꼬리풀	흰꼬리풀

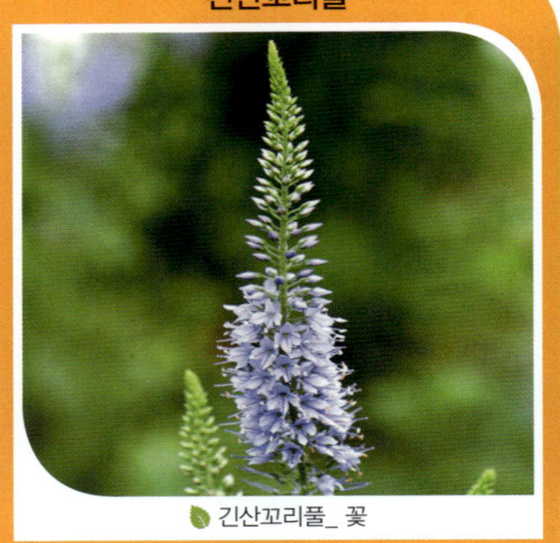

🌿 긴산꼬리풀_ 꽃

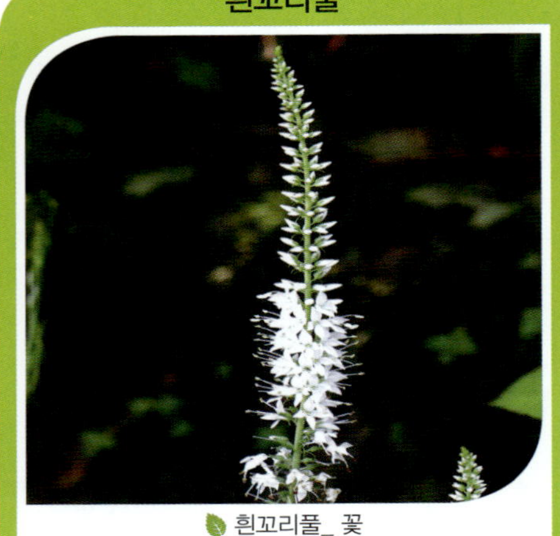

🌿 흰꼬리풀_ 꽃

🌿 **성미** : 성질이 평범하고, 맛은 약간 맵다.

🌿 **귀경** : 폐(肺) 경락에 작용한다.

🌿 **효능과 주치** : 기침을 멎게 하는 진해, 천식을 다스리는 평천(平喘), 항균의 효능이 있어 해수(咳嗽), 천식, 기관지염 등을 치료한다.

🌿 **약용법과 용량** : 말린 전초 6~15g을 물 1L에 넣어 1/3이 될 때까지 달여 하루에 2~3회 나눠 마신다.

patent

긴산꼬리풀의 기능성 및 효능에 관한 특허자료

▶ 항염, 항알레르기 및 항천식 활성을 갖는 긴산꼬리풀 추출물로부터 분리된 카탈폴 유도체를 함유하는 약학 조성물

본 발명은 항염, 항알레르기 및 항천식 활성을 갖는 긴산꼬리풀 추출물로부터 분리된 카탈폴 유도체 또는 이의 약학적으로 허용 가능한 염을 포함하는 약학 조성물에 관한 것이다. 본 발명의 카탈폴 유도체는 난백 알부민(ovalbumin) 유도 천식 동물 모델에서 기도과민성 억제활성, 기관지 폐포액의 면역글로브린 E(IGE) 및 인터루킨-4(IL-4), 인터루킨-13(IL-13)의 생산을 억제하는 활성, 호산구 증가를 억제하는 활성, 카라기난-유도 동물 모델에서 부종 억제활성을 가짐으로써 카탈폴 유도체를 유효성분으로 함유하는 염증질환, 알레르기 및 천식의 예방 및 치료를 위한 약학 조성물로서 이용될 수 있다.

– 공개번호 : 10-2006-0125499, 출원인 : 한국생명공학연구원

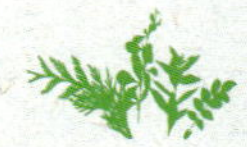

만성 기관지염, 급성 신염, 급성 편도선염을 치료하는

까마중

Solanum nigrum L.

- **이명** : 가마중, 강태, 깜푸라지, 먹딸기, 먹때꽐, 까마종
- **생약명** : 용규(龍葵)
- **과명** : 가지과(Solanaceae)
- **개화기** : 5~7월

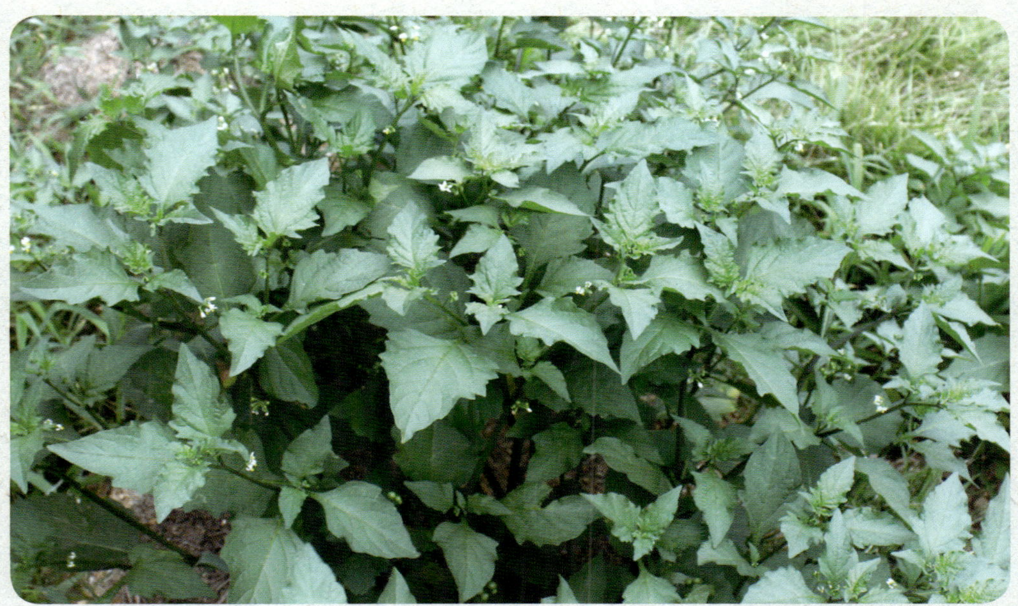

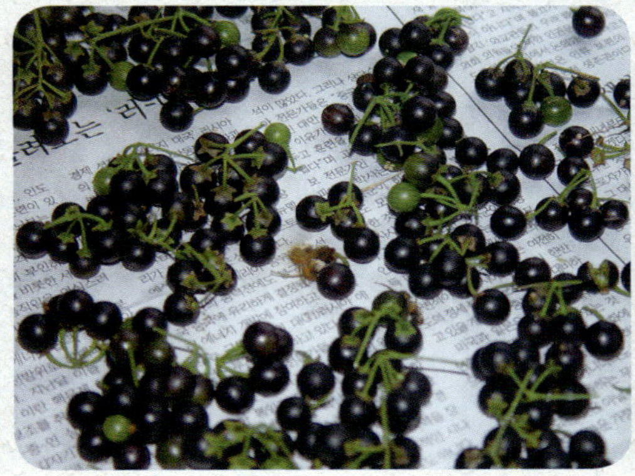

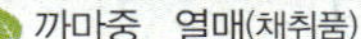

까마중_ 열매(채취품)

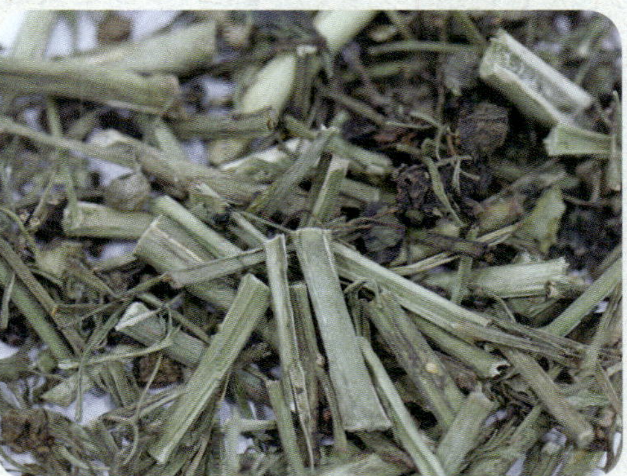

까마중_ 전초(약재)

🍃 **생육특성** : 까마중은 각처의 밭이나 길가에서 자라는 한해살이풀로, 생육환경은 양지와 반그늘이다. 키는 20~90cm이고, 잎은 길이가 6~10cm, 너비는 4~6cm로 달걀 모양이며 어긋난다. 꽃은 흰색으로 5~7월에 작은꽃줄기의 정상부에서 3~8송이가 피는데 지름은 0.6cm 정도이다. 열매는 9~11월경에 달리는데 둥글고 검다.

🍂 **채취 방법과 시기** : 4~5월경에는 어린순을, 가을에는 전초를 채취하여 햇볕에 말린다.

🍃 **성분** : 솔라닌(solanine), 솔라소닌(solasonine), 솔라마진(solamargine), 디오스게닌(diosgenin), 티고네닌(tigonenin), 팔미트산(palmitic acid), 스테아르산(stearic acid), 올레산(oleic acid), 리놀레산(linoleic acid), 2-아미노아디픽산(2-aminoadipic acid), 12-베타-하이드록시솔라소딘(12-beta-hydroxysolasodine), 클로로게닌산(chlorogenic acid), 데스갈락

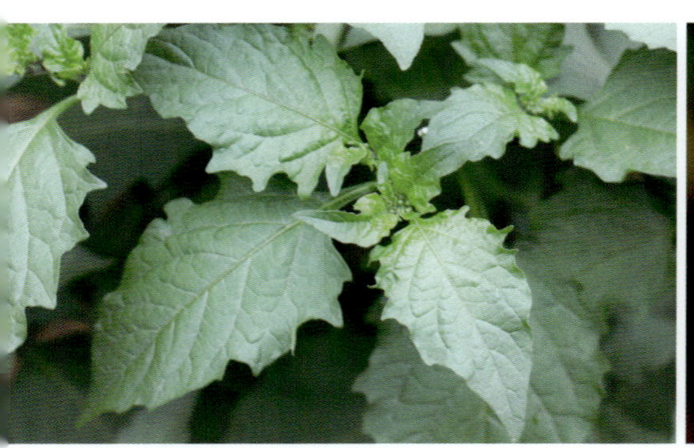

🍃 까마중_ 잎

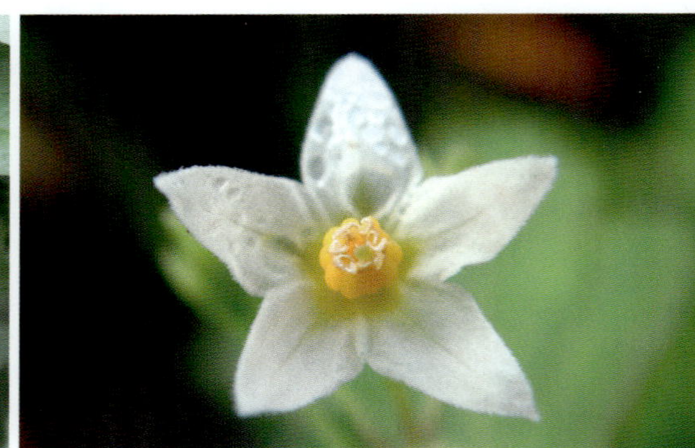

🍃 까마중_ 꽃

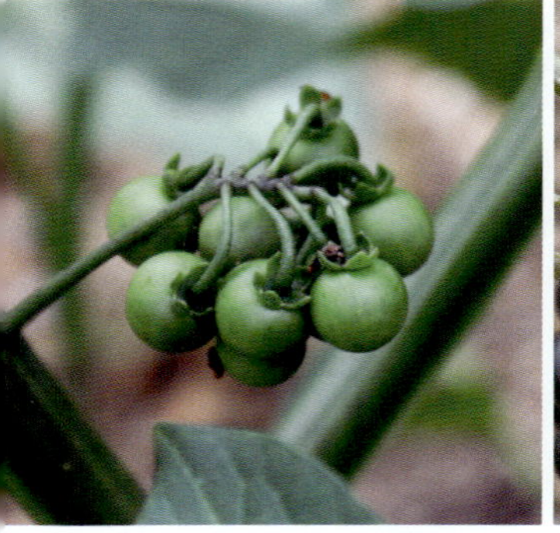

🍃 까마중_ 덜 익은 열매

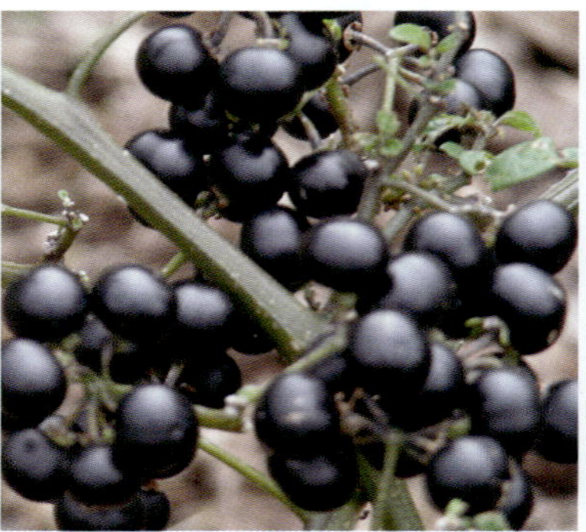

🍃 까마중_ 익은 열매

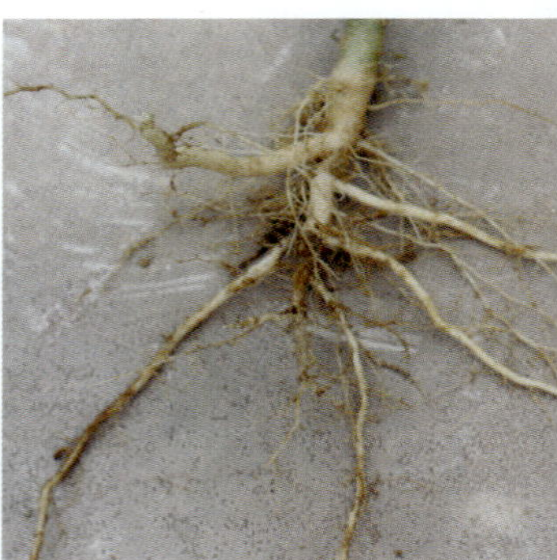

🍃 까마중_ 뿌리(채취품)

토티고닌(desgalactotigonin), 이소하이페로사이드(Isohyperoside), 이소쿼세틴(Isoquercitrin), n-메틸솔라소딘(n-methylsolasodine), 쿼세틴(quercetin), 사카로핀(saccharopine), 스플라마진(splamargine), 솔라노캡신(solanocapsine), 솔라소딘(solasodine), 토마티데놀(tomatidenol) 등이 함유되어 있다.

🍃 **성미** : 성질이 차고, 맛은 쓰다.

🍃 **귀경** : 심(心), 폐(肺), 신(腎) 경락에 작용한다.

🍂 **효능과 주치** : 생약규격집에는 '용규'로 수재하고 있으나 전초(용규), 뿌리(용규근), 열매(용규자)를 구분하기도 한다.

① 전초(용규龍葵) : 열을 내리는 청열, 해독, 혈액순환을 원활하게 하는 활혈, 소종의 효능이 있으며 기혈의 순환이 나빠 피부나 근육에 국부적으로 생기는 부스럼이나 종기인 옹종, 화상과 같이 피부가 벌겋게 되면서 화끈거리고 열이 나는 단독(丹毒), 타박염좌(打撲捻挫), 만성 기관지염, 급성 신염을 치료한다.

② 뿌리(용규근龍葵根) : 이질, 임탁(淋濁), 백대(白帶), 타박상, 옹저종독(癰疽腫毒: 피부화농증, 즉 종기로 인한 독성)을 치료한다.

③ 열매(용규자龍葵子) : 급성 편도선염을 치료하며, 눈을 밝게 한다.

🍃 **약용법과 용량** : 말린 전초 15~40g을 물 1L에 넣어 1/3이 될 때까지 달여 하루에 2~3회 나눠 마신다. 외용할 경우에는 짓찧거나 가루로 만들어 환부에 바른다.

🍂 **사용 시 주의사항** : 성질이 차므로 비위가 허약한 사람은 신중하게 사용한다.

patent

▶ 까마중 추출물 등을 이용한 피로회복 및 노화억제에 좋은 음료의 제조방법

본 발명은 까마중 추출물과 자몽 추출물을 이용한 피로회복 및 노화억제에 좋은 음료의 제조방법에 관한 것으로, 더욱 상세하게는 피로회복 및 노화억제에 좋은 까마중 추출물과 자몽 추출물에 활성산소에 대한 항산화작용이 우수한 알칼리 이온수를 첨가하여 피로를 억제하며 인체에 유익한 건강 음료를 제조하는 것이다.

– 공개번호 : 10–2014–0134956, 출원인 : 장하진

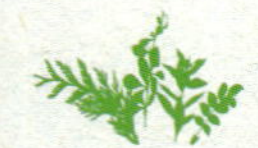

편도선염, 기관지염, 독사에 물린 상처를 치료하는

까실쑥부쟁이

| 사용부위 | 어린순, 전초

Aster ageratoides Turcz.

- **이명 :** 껄큼취, 까실쑥부장이, 곰의수해, 산쑥부쟁이, 흰까실쑥부쟁이
- **생약명 :** 산백국(山白菊)
- **과명 :** 국화과(Compositae)
- **개화기 :** 8~10월

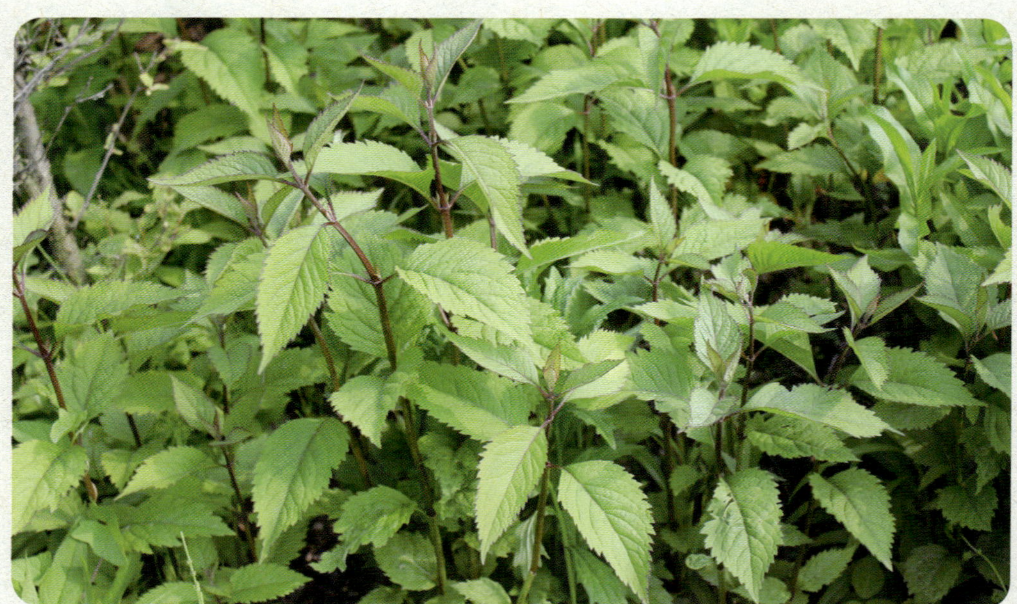

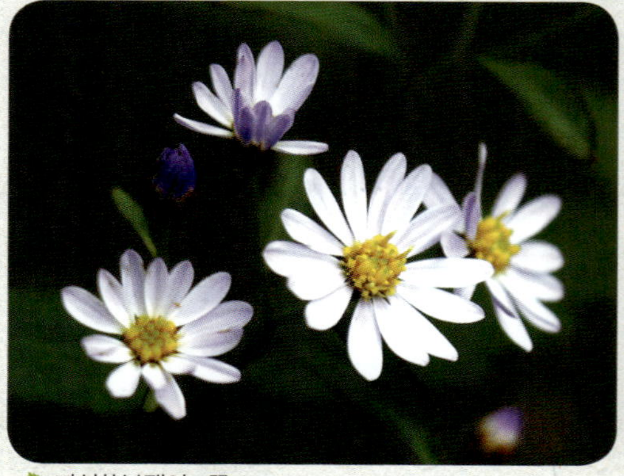

까실쑥부쟁이_ 꽃

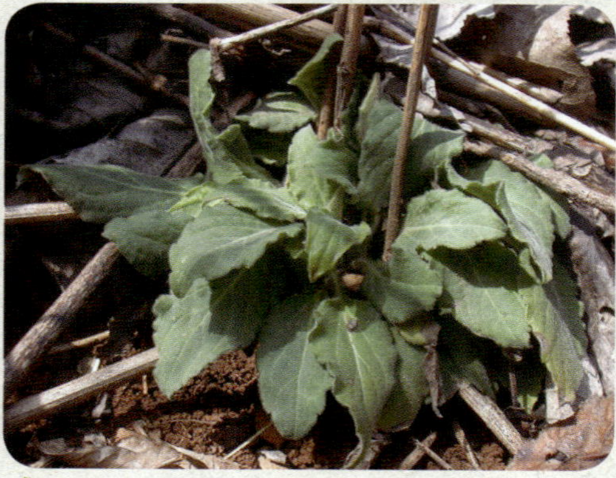

까실쑥부쟁이_ 약재로 사용하는 어린순

- **생육특성** : 까실쑥부쟁이는 각처의 산이나 들에서 자라는 여러해살이풀로, 생육환경은 반그늘과 양지의 비옥한 토양이다. 키는 1m 내외이고, 잎은 타원형으로 잎 가장자리에는 톱니가 드물게 있는데 그 가장자리에는 자주색 띠 모양이 둘러쳐진 듯하고 표면은 거칠다. 잎의 길이는 10~14cm인데 줄기 위로 올라갈수록 작아진다. 꽃은 8~10월에 연한 자주색과 연한 보라색으로 피는데 지름은 2cm 정도이다. 열매는 10~11월에 달리는데 타원형이고 털이 나 있다.

- **채취 방법과 시기** : 5~6월에 어린순을, 여름부터 가을까지 전초를 채취하여 햇볕에 말린다.

- **성분** : 캠페롤(kaempferol), 쿼세틴(quercetin), 쿼세틴람노사이드(quercetin rhamnoside), 쿼세틴글루코사이드(quercetin glucoside), 쿼세틴글루코람노사이드(quercetin glucorhamnoside), 캠페롤-3-글루코람노사이드(kaempferol-3-glucorhamnoside), 사포닌류, 타닌(tanrin), 에스테르(ester)류, 아미노산 등이 함유되어 있다.

- **성미** : 성질이 시원하고, 맛은 맵고 쓰다.

- **귀경** : 폐(肺), 간(肝) 경락에 작용한다.

- **효능과 주치** : 풍사를 없애서 풍을 치료하고 해열과 진해, 소염, 해독, 가래

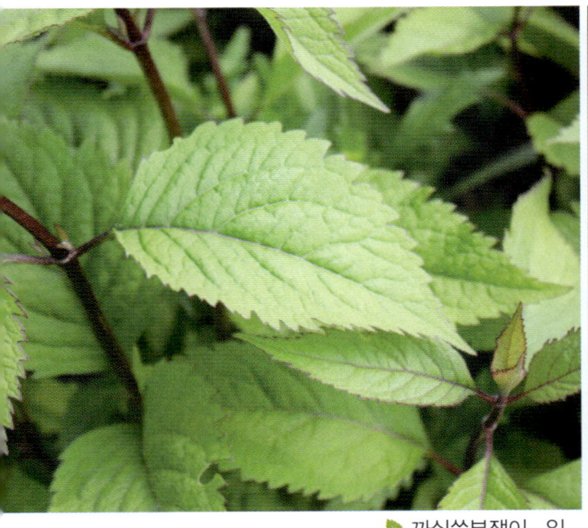

까실쑥부쟁이_ 잎

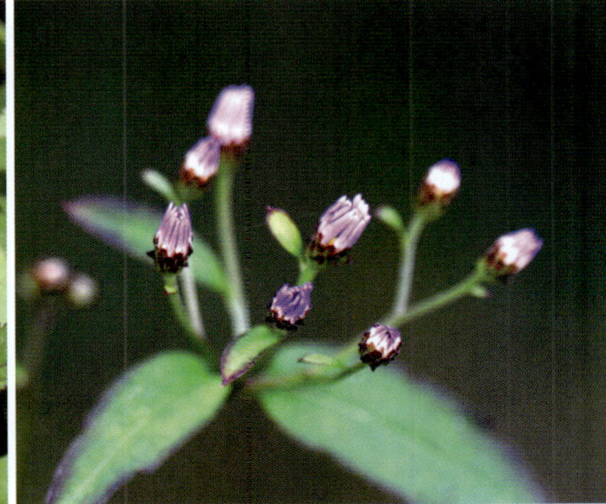

까실쑥부쟁이_ 꽃봉오리

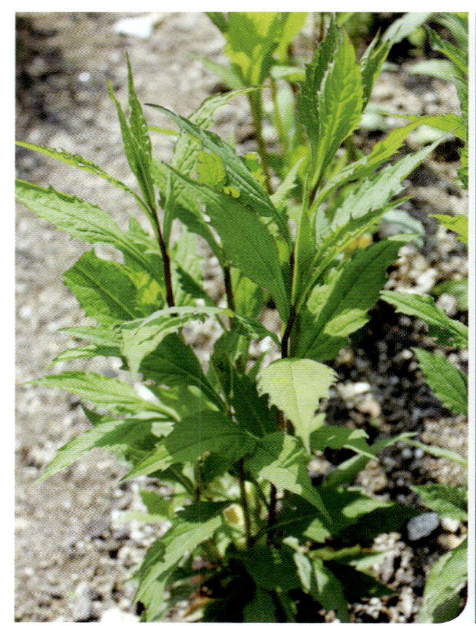
🌿 까실쑥부쟁이_ 잎과 줄기

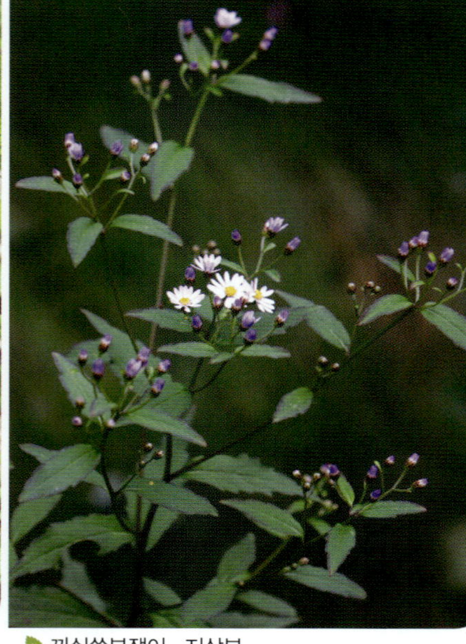
🌿 까실쑥부쟁이_ 지상부

를 삭이는 효능이 있어 풍열감기(風熱感氣), 편도선염, 기관지염, 정·창·종 (疔·瘡·腫: 종기), 독사교상(毒蛇咬傷: 독사에 물린 상처), 벌에 쏘인 자상(刺傷)을 치료한다.

🌿 **약용법과 용량** : 말린 약재 12~30g을 물 1L에 넣어 1/3이 될 때까지 달여 하루에 2~3회 나눠 마시거나, 가루로 만들어 복용하기도 한다. 외용할 경우에는 짓찧어 환부에 바른다.

🌿 **사용 시 주의사항** : 비위가 허약한 사람은 과용하지 않도록 주의한다.

patent

까실쑥부쟁이의 기능성 및 효능에 관한 특허자료

▶ **까실쑥부쟁이 추출물을 포함하는 당뇨합병증 치료 또는 예방용 조성물**

본 발명의 까실쑥부쟁이 추출물은 항산화 활성과 알도스 환원효소 억제활성 및 최종당화산물 억제 작용이 우수한 것으로 확인되었을 뿐만 아니라, 천연물 추출물이므로 부작용과 안전성 관련 문제가 거의 없으므로, 이를 유효성분으로 포함하는 상기 약학 조성물 또는 건강 기능성 식품 조성물은 당뇨합병증의 치료, 예방 또는 개선을 위하여 사용될 수 있다.

— 공개번호 : 10-2011-0087422, 출원인 : 한림대학교 산학협력단

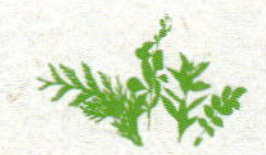

감기, 림프샘염, 유선염, 월경불순을 개선하는

까치수염

| **사용부위** | 어린순, 전초

Lysimachia barystachys Bunge

- **이명** : 까치수영, 꽃꼬리풀
- **생약명** : 낭미파화(狼尾巴花), 중수산채(重穗酸菜)
- **과명** : 앵초과(Primulaceae)
- **개화기** : 6~8월

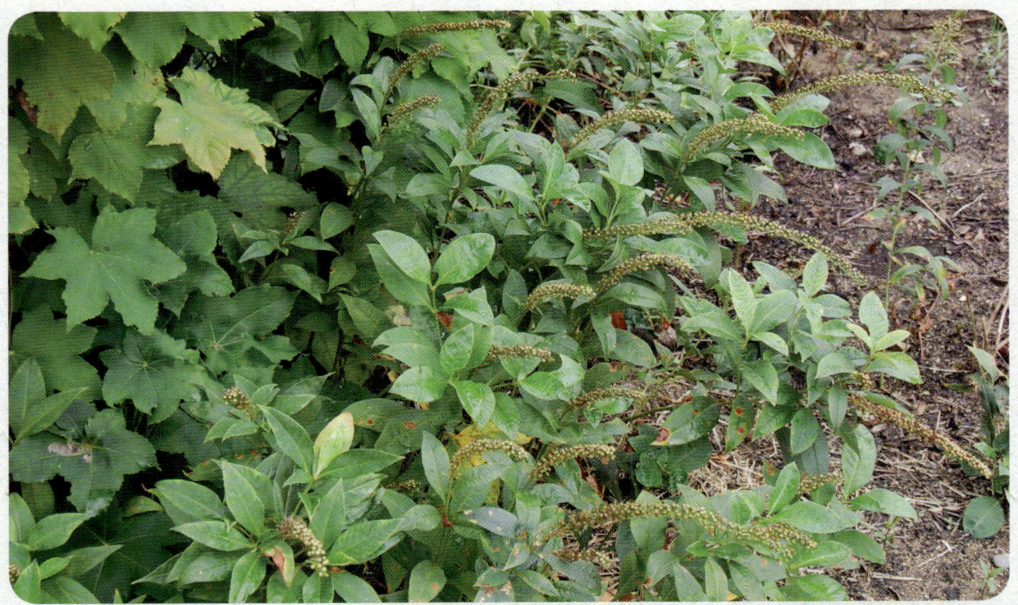

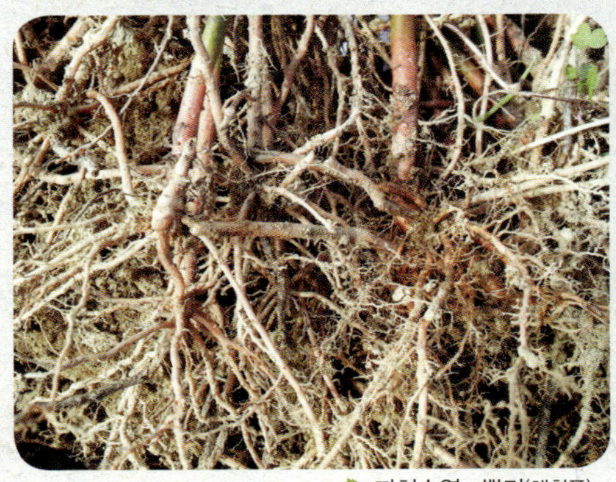

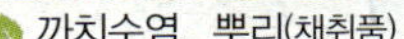

까치수염_ 뿌리(채취품)

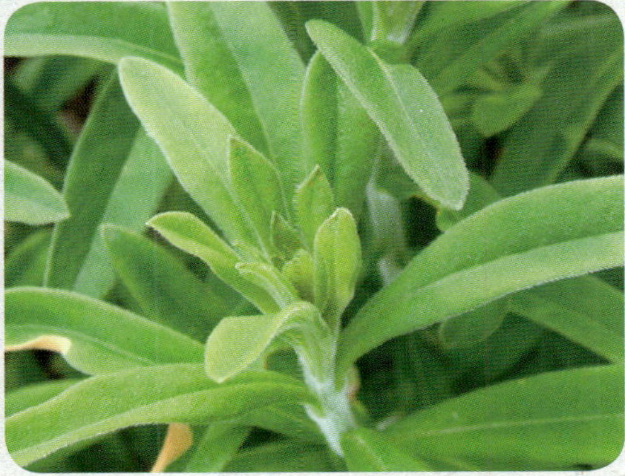

까치수염_ 약재로 사용하는 어린순

- 🍃 **생육특성** : 까치수염은 각처의 산과 들에서 자라는 여러해살이풀로, 생육 환경은 양지의 모래와 돌이 많은 곳이다. 키는 0.5~1m이며, 잎은 양끝이 좁고 긴 타원형으로 가장자리는 밋밋하다. 꽃은 흰색으로 6~8월에 줄기를 따라 작은 꽃들이 뭉쳐서 큰 봉오리가 되는데 끝부분에 이르러 꼬리처럼 약간 말려 올라가며 길이는 10~20cm이다. 열매는 9~10월경에 둥글게 달리는데, 적갈색의 씨방에는 종자가 많이 들어 있다. 종자가 결실되면 꽃대의 간격은 종자가 충분히 익을 수 있도록 간격이 더 넓어져 꽃대가 더 길어진다.

- 🍂 **채취 방법과 시기** : 여름에 전초를 채취하여 그늘에서 말린다.

- 🍃 **성분** : 살리실산(salicylic acid), 하이페린(hyperin), 루틴(rutin), 캠페롤-3-루

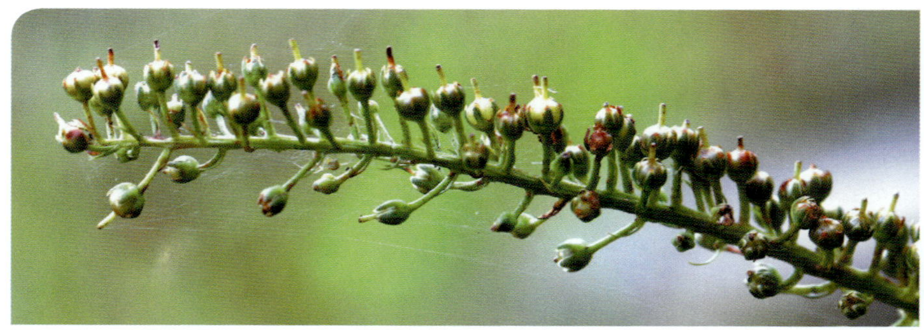

🍃 까치수염_ 종자 결실

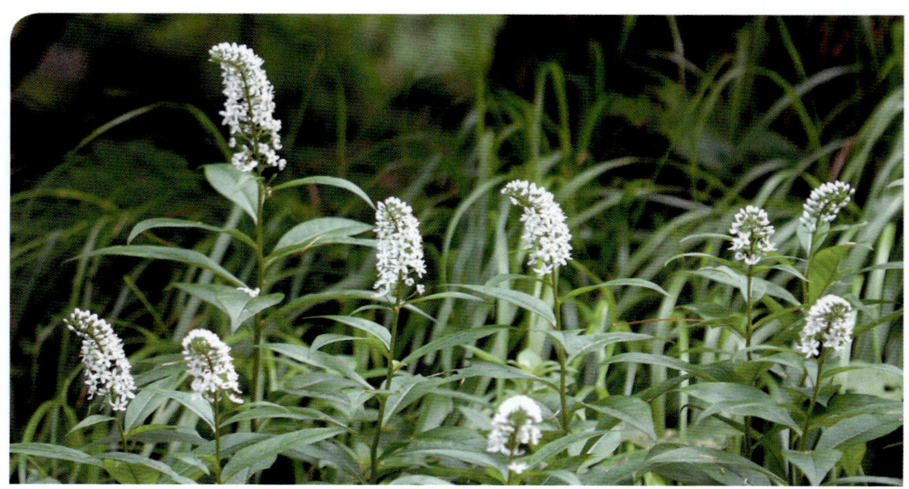

🍃 까치수염_ 무리

까치수염	긴산꼬리풀

까치수염_ 꽃

긴산꼬리풀_ 꽃

까치수염_ 잎

긴산꼬리풀_ 잎

티노사이드(kaempferol-3-rutinoside), 카멜리아진 A(camelliagine A) 등이 함유되어 있다.

🍃 **성미 :** 성질이 평범하고, 맛은 시고 쓰다.

🍃 **귀경 :** 심(心), 간(肝), 폐(肺) 경락에 작용한다.

🍃 **효능과 주치 :** 열을 내리고 어혈을 풀어주며 종기를 삭이는 소종의 효능이 있어 감기 발열이나 기관지염, 인후염, 림프샘염, 유선염, 월경불순, 월경통, 타박상, 종기나 부스럼 등을 치료한다.

🍃 **약용법과 용량 :** 말린 약재 12~20g을 물 1L에 넣어 1/3이 될 때까지 달여 하루에 2~3회 나눠 마신다. 외용할 경우에는 짓찧어 환부에 바른다.

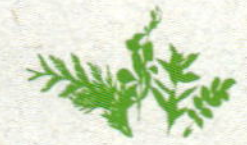

깽깽이풀 | 사용부위 | 뿌리

Jeffersonia dubia (Maxim.) Benth. & Hook. f. ex Baker & S. Moore

- **이명 :** 깽이풀, 황련, 조황련, 선황련
- **생약명 :** 선황련(鮮黃連)
- **과명 :** 매자나무과(Berberidaceae)
- **개화기 :** 4~5월

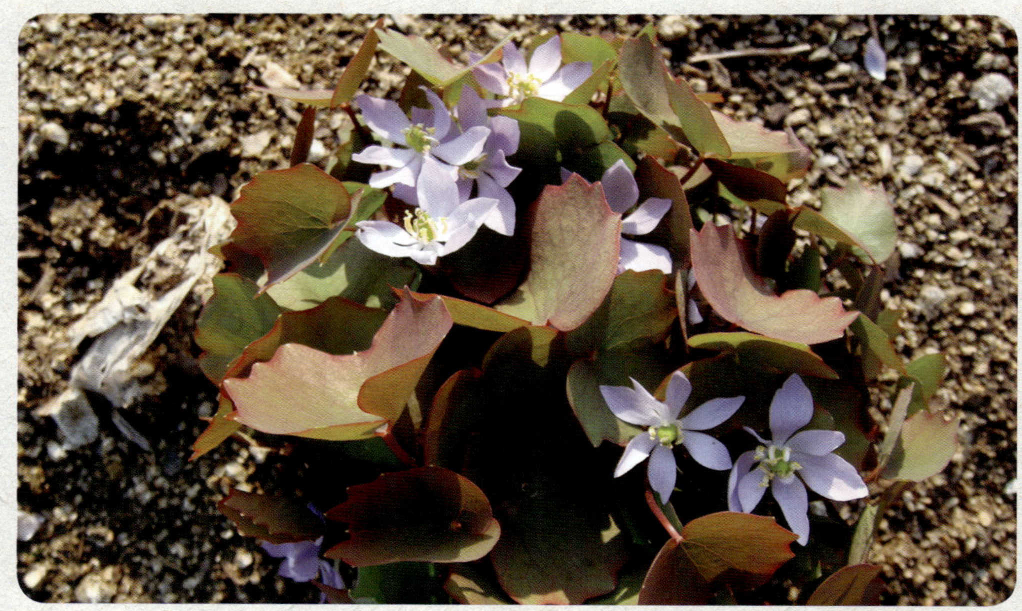

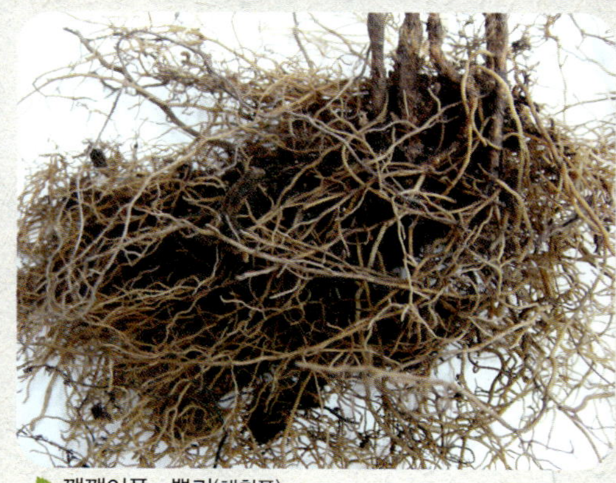

🌱 깽깽이풀_ 뿌리(채취품)

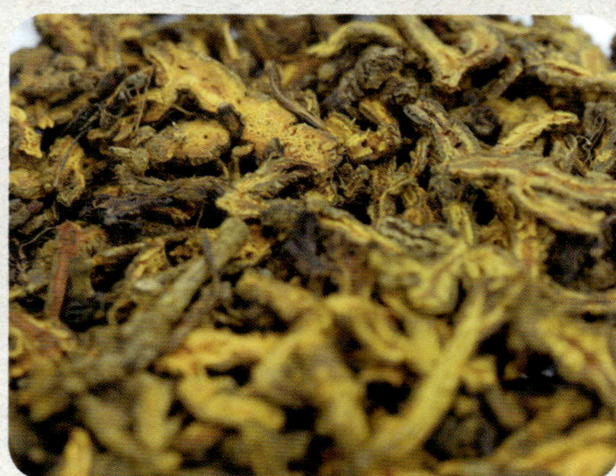

🌱 깽깽이풀_ 뿌리(약재)

- **생육특성** : 깽깽이풀은 각처의 숲에서 자라는 여러해살이풀로, 생육환경은 비옥한 토양의 반그늘이다. 키는 20~30cm이며, 잎은 둥근 심장 모양이고 길이와 너비는 각각 9cm 정도로 가장자리는 조금 들어가 있는데 딱딱하며 연잎처럼 물에 젖지 않는다. 꽃은 홍자색으로 지름은 2cm 정도이며 1~2개의 꽃줄기가 잎보다 먼저 나오는데 끝에서 1송이씩 달려 4~5월에 핀다. 꽃이 핀 후의 꽃잎은 약한 바람에도 쉽게 떨어지기 때문에 다른 꽃보다 빨리 꽃이 진다. 열매는 7월경에 넓은 타원형으로 달리는데, 종자는 검은색이다.

깽깽이풀 자생지를 가보면 한 줄로 길게 자생하는 것을 볼 수 있는데 이는 종자가 땅에 떨어지면 개미와 같은 매개충이 이것을 옮기는 과정에서 일렬로 줄지어 이동하는 습성으로 인해 생겨난 현상으로 추정하고 있다. 특히 많은 자생지가 훼손된 이유는 깽깽이풀이 한약재의 중요 재료로 사용되기 때문인데 '조황련' 혹은 '선황련'이라는 이름으로 부르는 우리나라 깽깽이풀의 약성은 중국이나 일본에서 생산되는 것보다 월등히 우수하다는 데에서 기인한다. 황련(黃連)이란 생약명은 깽깽이풀의 꽃 모양이 연꽃을 닮고 뿌리줄기는 노란색을 띠어서 붙여진 것으로 보인다.

- **채취 방법과 시기** : 9~10월경에 전초를 채취하는데 지상부와 수염뿌리를 제거한 뒤 햇볕에 말린다.

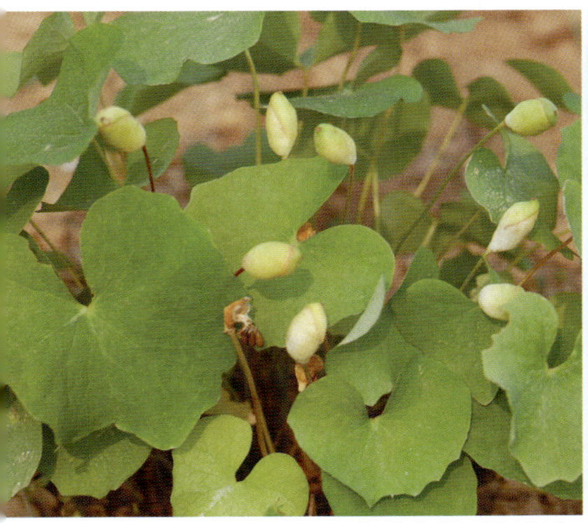

깽깽이풀_ 잎과 열매

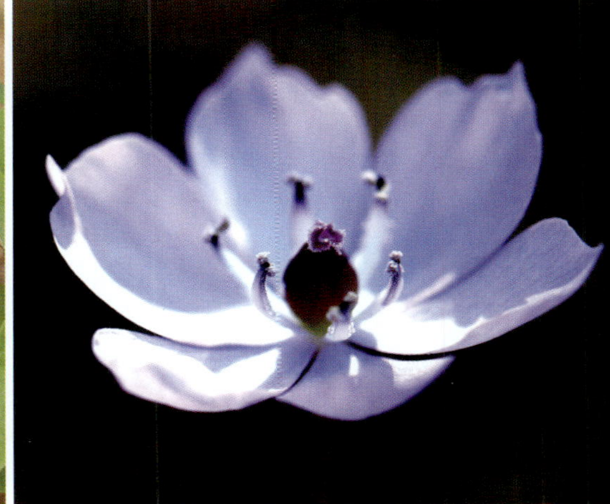

깽깽이풀_ 꽃

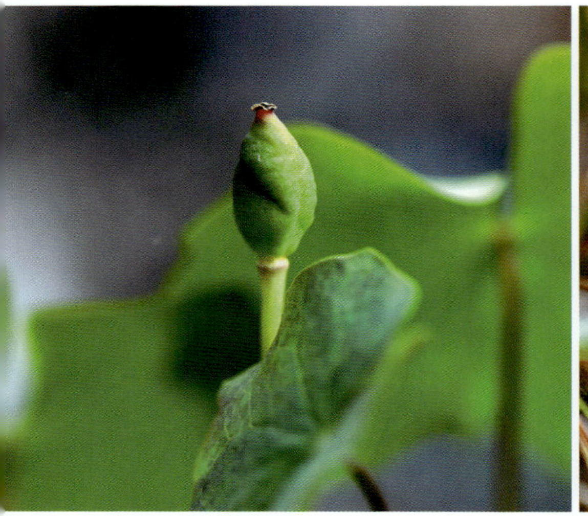

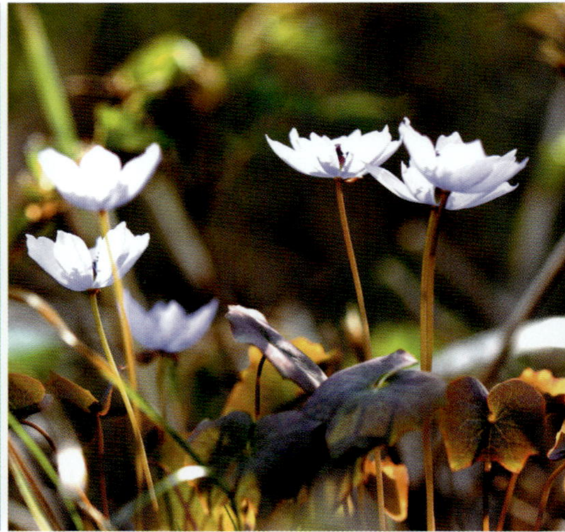

🍃 깽깽이풀_ 종자 결실   🍃 깽깽이풀_ 지상부

🍃 **성분** : 베르베린(berberine), 콥티신(coptisine), 자트로르리진(jatrorrhizine), 팔마틴(palmatine), 워레닌(worenine), 폴리베르베린(polyberberine), 마그노플로린(magnoflorine), 오바쿠논(obacunone), 오바쿨락톤(obaculactone) 등이 함유되어 있다.

🍃 **성미** : 성질이 차고, 맛은 쓰다.

🍃 **귀경** : 위(胃), 폐(肺), 대장(大腸) 경락에 작용한다.

🍃 **효능과 주치** : 위를 튼튼하게 하는 건위(健胃), 지사, 해열, 해독의 효능이 있으며 소화불량, 식욕 감퇴, 오심, 장염, 이질, 유행성 열병, 장티푸스, 가스가 차서 답답하고 구역질이 나오는 비만구역(痞滿嘔逆), 세균성 설사, 구내염, 안질 등을 치료한다.

🍃 **약용법과 용량** : 말린 뿌리 6~12g을 물 1L에 넣어 1/3이 될 때까지 달여 하루에 2~3회 나눠 마신다. 가루나 환으로 만들어 복용하기도 하며, 끓인 액으로 환부를 닦아내기도 한다.

🍃 **사용 시 주의사항** : 성질이 차고 쓴 약재이므로 비위가 허하고 냉한 사람은 신중하게 사용하여야 한다.

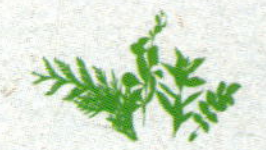

관절염, 신경통, 간염, 자궁출혈을 치료하는

꼭두서니

| **사용부위** | 어린순, 전초

Rubia akane Nakai

- 이명 : 꼭두선이, 가삼자리
- 생약명 : 천초근(茜草根)
- 과명 : 꼭두서니과(Rubiaceae)
- 개화기 : 7~8월

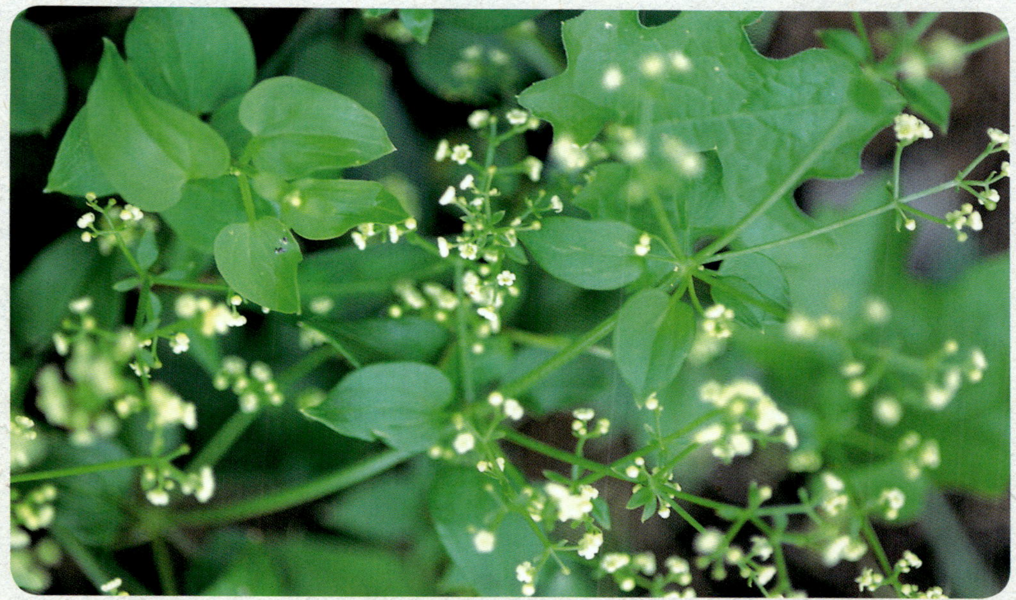

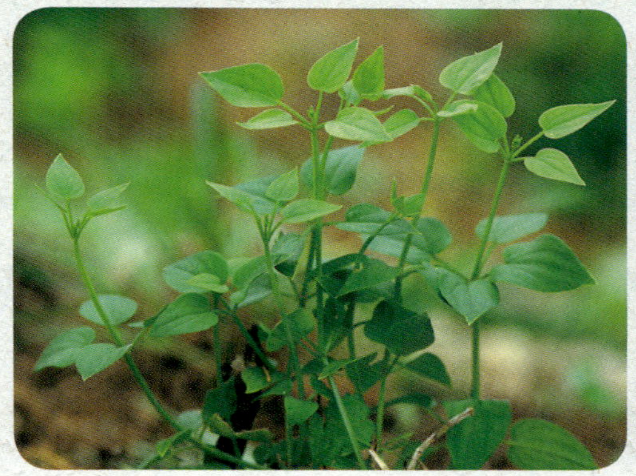

꼭두서니_ 약재로 사용하는 어린순

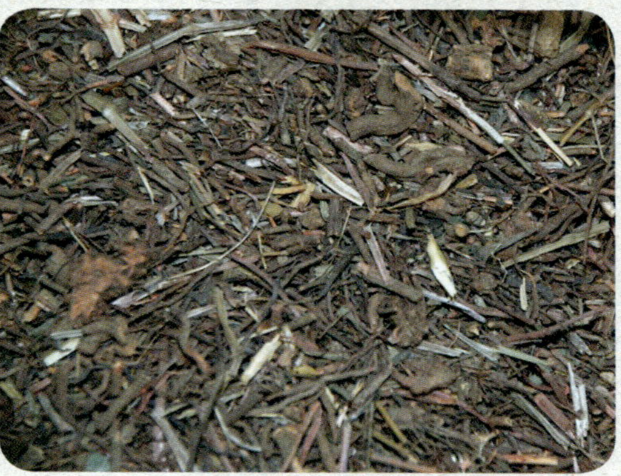

꼭두서니_ 전초(약재)

생육특성 : 꼭두서니는 각처에서 자라는 여러해살이 덩굴식물로, 습지를 제외한 어디서나 잘 자란다. 키는 1m 정도이고, 줄기에는 작은 가시들이 많이 달려 있어 근처 식물 등에 잘 달라붙는 습성이 있다. 잎은 심장 모양으로 길이는 3~7cm, 너비는 1~3cm이고 줄기를 따라 4장씩 돌아가며 달리는데 가장자리에는 잔가시가 있다. 꽃은 연한 황색으로 7~8월에 원

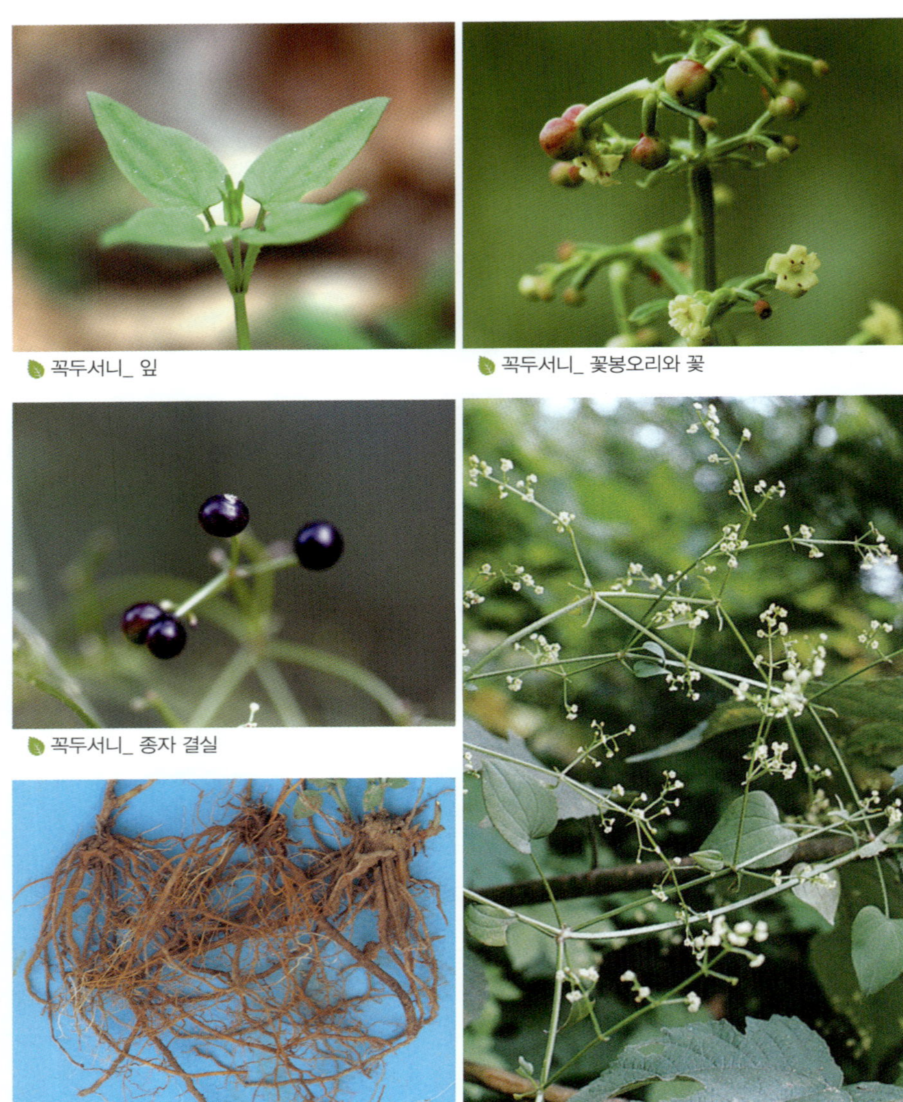

꼭두서니_ 잎

꼭두서니_ 꽃봉오리와 꽃

꼭두서니_ 종자 결실

꼭두서니_ 뿌리(채취품)

꼭두서니_ 지상부

줄기 끝에서 작은 꽃송이가 많이 피는데 지름은 0.4cm 정도이다. 열매는 10월경에 둥글고 검게 달린다.

🍂 **채취 방법과 시기** : 이른 봄에 어린순을 채취하고, 가을에 전초를 채취하여 햇볕에 말린다.

🍃 **성분** : 뿌리에는 푸르푸린(purpurin), 문지스틴(munjistin), 루베리트르산 (ruberythric acid) 등이 함유되어 있다.

🍃 **성미** : 성질이 차고, 맛은 쓰다.

🍃 **귀경** : 심(心), 간(肝) 경락에 작용한다.

🍂 **효능과 주치** : 혈분의 열사를 제거하여 피를 맑게 하는 양혈(凉血), 통경(通經), 지혈, 종기를 삭이는 소종의 효능이 있어 관절염, 신경통, 월경불순, 토혈, 코피, 변혈, 자궁출혈, 간염, 황달, 만성 기관지염, 종기나 부스럼 등을 치료한다. 예전부터 쪽과 함께 염료식물로 많이 사용되어왔다.

🍃 **약용법과 용량** : 말린 약재 9~15g을 물 1L에 넣어 1/3이 될 때까지 달여 하루에 2~3회 나눠 마신다. 가루나 환으로 만들어 복용하기도 하며, 술을 담가 마시기도 한다.

🍂 **사용 시 주의사항** : 성질이 차고 쓰기 때문에 비위가 허하고 냉한 사람은 신중하게 복용해야 한다.

patent

꼭두서니의 기능성 및 효능에 관한 특허자료

▶ **천초근(꼭두서니 뿌리) 추출물로부터 분리된 몰루긴을 유효성분으로 함유하는 비만의 예방 및 치료용 조성물**

본 발명은 천초근 추출물로부터 분리되는 몰루긴(mollugin)을 유효성분으로 함유하는 조성물에 관한 것으로서, 상세하게는 몰루긴은 전지방세포의 지방으로의 분화 억제 및 지방세포, 성숙지방세포의 세포 사멸 효과를 나타내는 바, 비만의 예방 및 치료용 약학조성물 및 분자 세포생물학적 연구를 위한 약학 조성물로 유용하게 사용될 수 있다.

− 공개번호 : 10−2012−0021356, 출원인 : 경북대학교 산학협력단

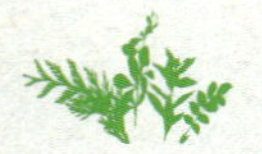

꽃마리

| 사용부위 | 어린순, 전초

Trigonotis peduncularis (Trevir.) Benth. ex Hemsl.

- **이명** : 꽃말이, 꽃따지, 잣냉이
- **생약명** : 부지채(附地菜)
- **과명** : 지치과(Boraginaceae)
- **개화기** : 4~7월

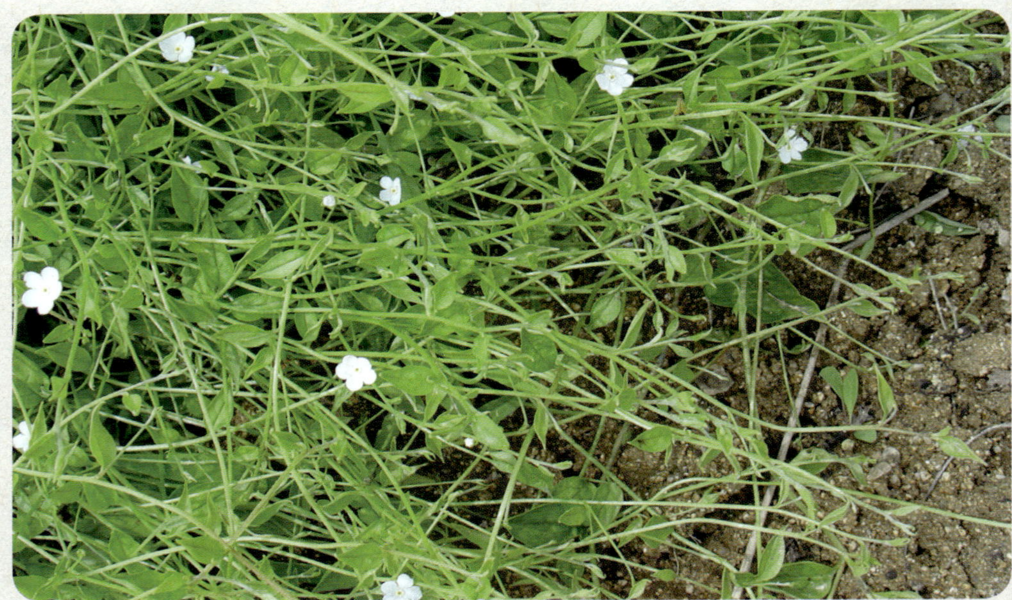

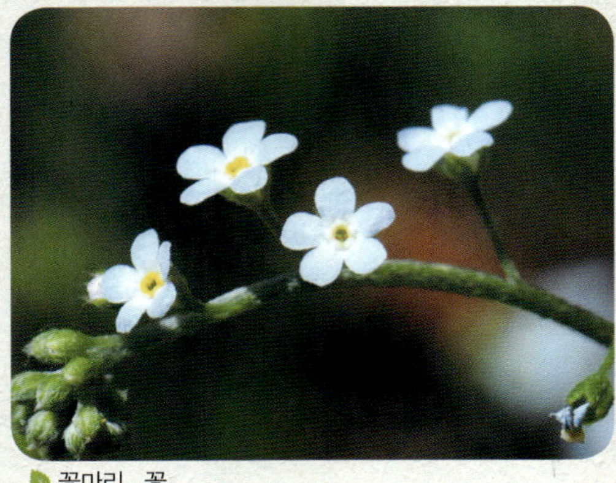

꽃마리_ 꽃

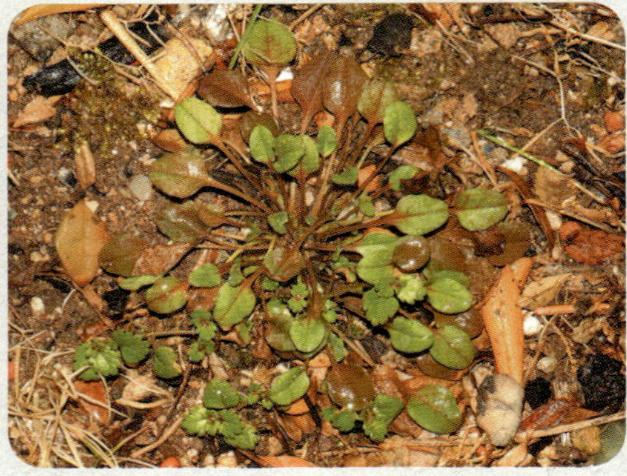

꽃마리_ 약재로 사용하는 어린순

- **생육특성** : 꽃마리는 각처의 산과 들의 마른 곳에서 나는 두해살이풀로, 생육환경은 반그늘 혹은 양지이다. 키는 10~30cm이고, 잎은 길이가 1~3cm, 너비는 0.6~1cm로 양면에 짧고 거센 털이 나 있으며 긴 타원형이고 어긋난다. 꽃은 연한 하늘색으로 4~7월에 줄기나 가지 끝에서 핀다. 열매는 8월경에 달린다.

- **채취 방법과 시기** : 봄에는 어린순을, 꽃이 필 때에는 지상부를 채취하여 햇볕에 말린다.

- **성분** : 알파-테르피네올(α-terpineol), 게라니올(geraniol), 리날룰(linalool) 등이 함유되어 있다.

- **성미** : 성질이 시원하고, 맛은 맵고 쓰다.

- **귀경** : 간(肝), 대장(大腸) 경락에 작용한다.

- **효능과 주치** : 풍사를 없애서 풍을 치료하며, 오줌을 멈추게 하고, 종기를 삭이는 효능이 있어서 유뇨(遺尿), 대장염, 이질, 종기와 부스럼 등을 치료한다.

- **약용법과 용량** : 말린 약재 20~30g을 물 1L 에 넣어 1/3이 될 때까지 달여 하루에 2~3회 나눠 마시거나, 즙을 내어 마시며, 짓찧어 환부에 붙이거나, 가루로 만들어 환부에 개어 붙이기도 한다. 술을 담가서 마시기도 한다.

- **사용 시 주의사항** : 비위의 기가 허하고 냉한 사람은 신중하게 사용해야 한다.

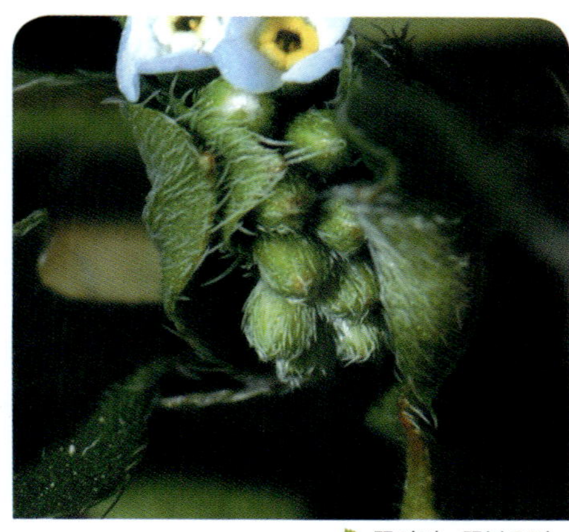

꽃마리_ 꽃봉오리

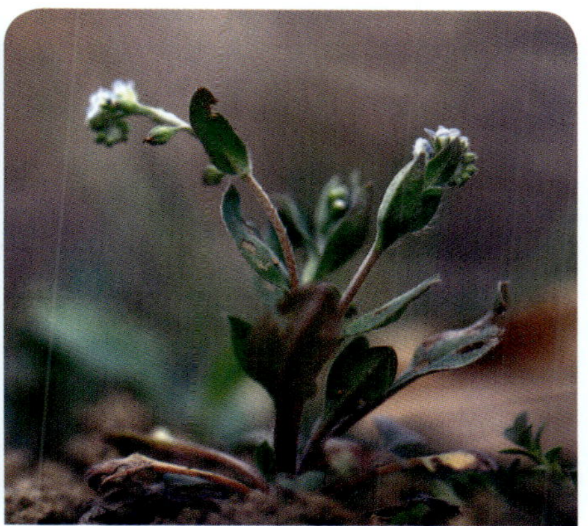

꽃마리_ 지상부

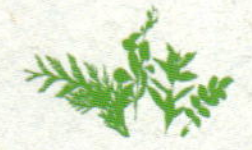

꽃층층이꽃

| 사용부위 | 어린순, 전초

Clinopodium chinense var. *grandiflora* (Maxim.) Kitag.

- **이명** : 꽃층층이꽃, 자주층꽃
- **생약명** : 풍륜채(風輪菜), 웅담초(熊膽草)
- **과명** : 꿀풀과(Labiatae)
- **개화기** : 7~8월

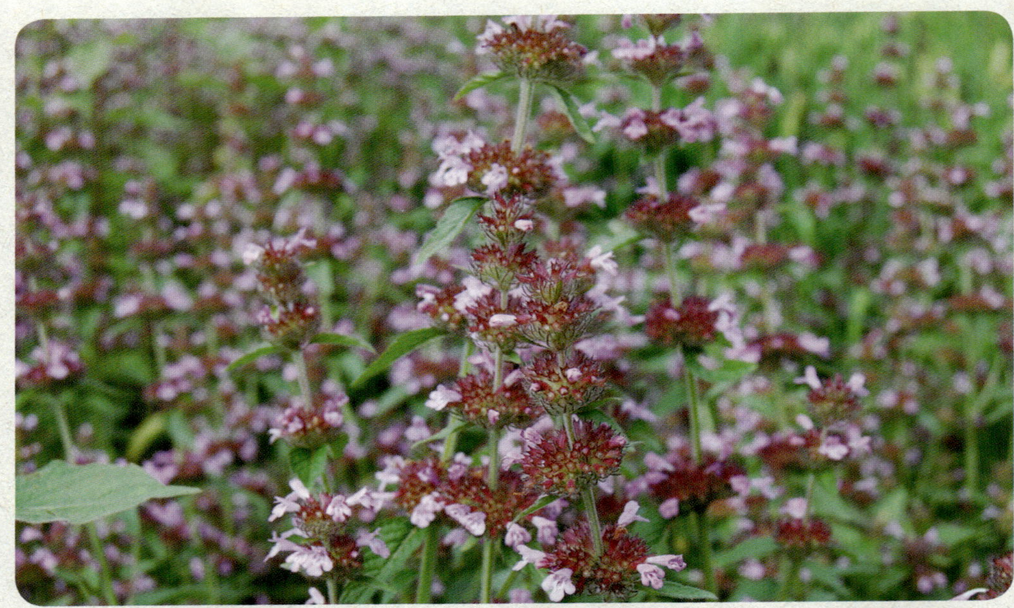

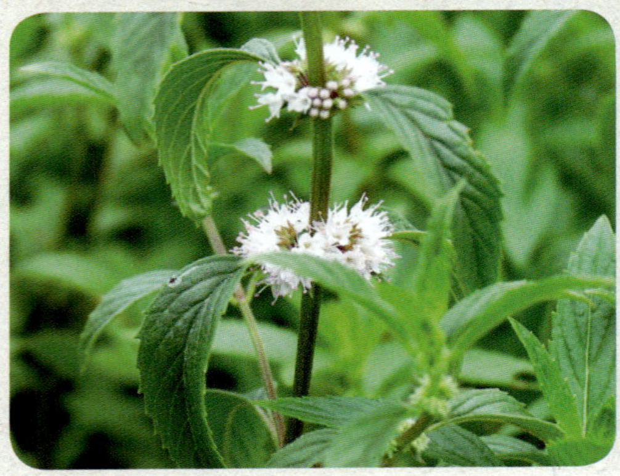

꽃층층이꽃_ 줄기

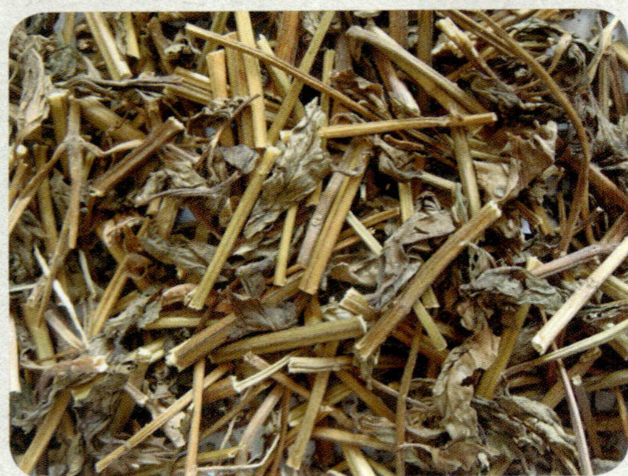

꽃층층이꽃_ 전초(약재)

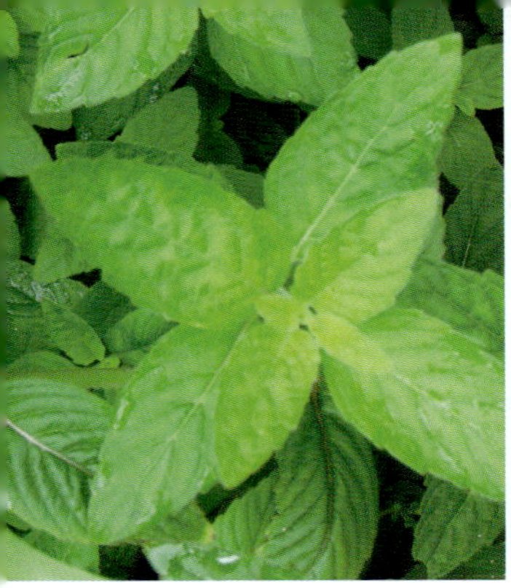
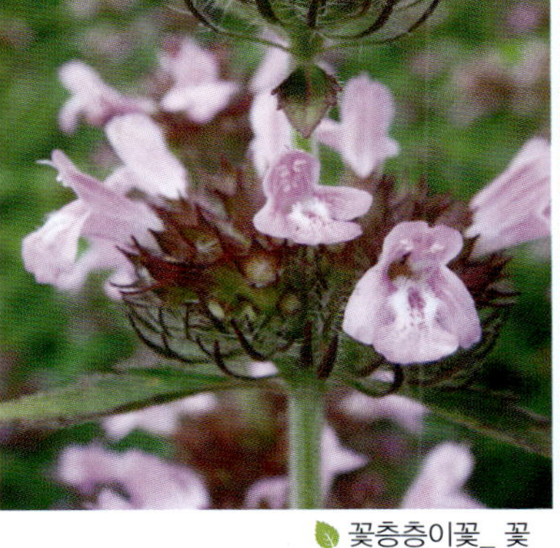
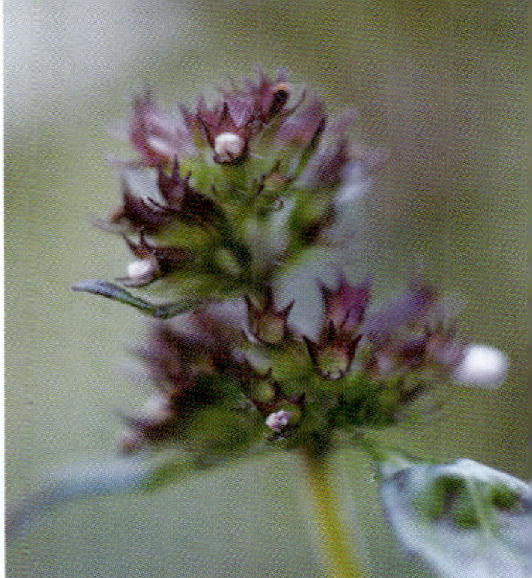

🌿 꽃층층이꽃_ 잎　　　🌿 꽃층층이꽃_ 꽃　　　🌿 꽃층층이꽃_ 종자 결실

🌿 **생육특성** : 꽃층층이꽃은 전역의 산과 들에서 자라는 여러해살이풀로, 생육 환경은 반그늘 혹은 양지의 풀숲이다. 키는 15~40cm이며, 마주나는 잎은 길이가 2~4cm, 너비가 1~2.5cm로 가장자리에 톱니가 있고 긴 타원형이다. 꽃은 분홍색으로 7~8월에 원줄기 끝과 가지 끝에서 층층으로 조밀하게 피는데 길이는 0.5~0.8cm이다. 열매는 9~10월경에 달린다. '층층이꽃'으로 불리고 있으나 '꽃층층이꽃'이 바른 명칭이다.

🌿 **채취 방법과 시기** : 이른 봄에 어린순을 채취하고, 가을에 전초를 채취하는데 이물질을 제거하고 햇볕에 말린다.

🌿 **성분** : 당류, 수지, 단백질, 무기염, 플라보노이드(flavonoid), 사포닌, 락톤(lactone), 카본산(carbonic acid), 페놀 등이 함유되어 있다.

🌿 **성미** : 성질이 시원하고, 맛은 쓰고 맵다.

🌿 **귀경** : 간(肝), 심(心), 폐(肺) 경락에 작용한다.

🌿 **효능과 주치** : 열을 내리고 독을 풀어주는 해열과 해독, 종기를 삭이는 소종 등의 효능이 있어서 감기, 여름철 더위 먹은 증상인 서체(暑滯), 급성 담낭염, 간염, 장염, 이하선염, 유선염, 편도선염, 인후염, 급성 결막염, 알레르기성 피부염, 습진 등을 치료하는 데 사용한다.

🌿 **약용법과 용량** : 말린 약재 10~20g을 물 1L에 넣어 1/3이 될 때까지 달여 하루에 2~3회 나눠 마신다. 외용할 경우에는 짓찧어 환부에 붙이거나, 달인 액으로 환부를 닦아내기도 한다.

🌿 **사용 시 주의사항** : 비위가 허하고 냉한 사람은 신중하게 사용하여야 한다.

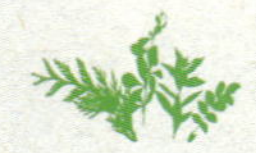

꽃향유 | 사용부위 | 전초

Elsholtzia splendens Nakai ex F. Maek.

- **이명** : 붉은향유
- **생약명** : 향유(香薷)
- **과명** : 꿀풀과(Labiatae)
- **개화기** : 9~10월

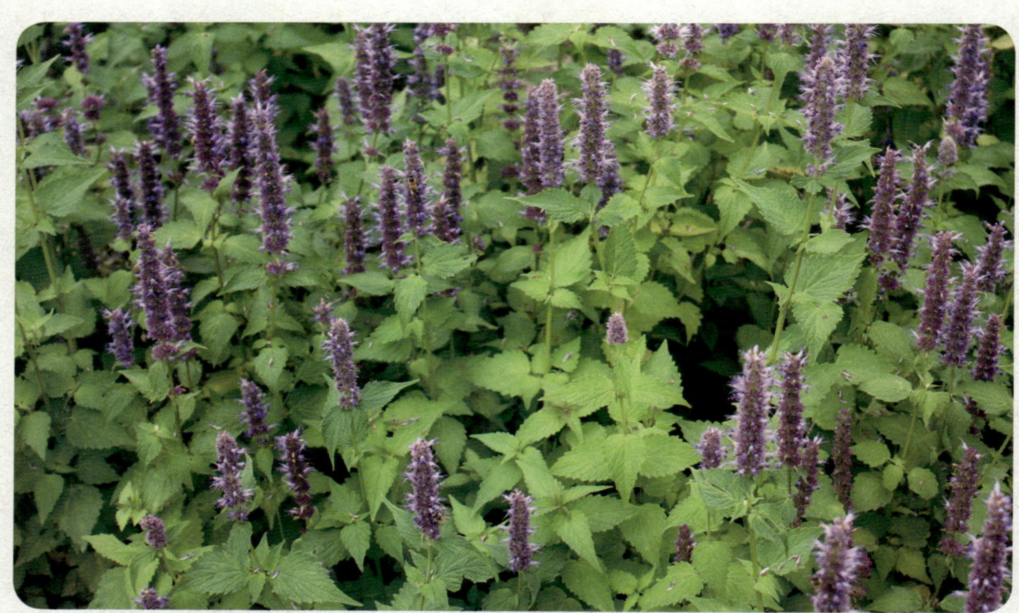

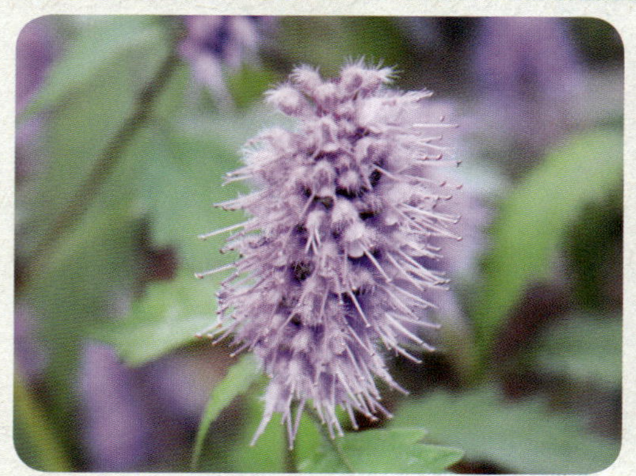

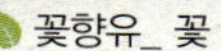 꽃향유_ 꽃

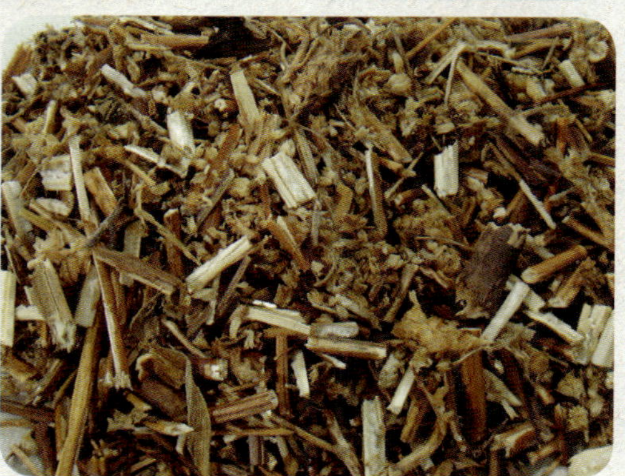

꽃향유_ 전초(약재)

- **생육특성** : 꽃향유는 중부 이남에서 자생하는 한해살이풀로, 생육환경은 양지 혹은 반그늘의 습기가 많은 풀숲이다. 키는 50cm 정도이고, 잎은 가장자리에 이 모양의 둔한 톱니가 있으며 길이는 8~12cm이다. 꽃은 분홍빛이 나는 자주색으로 9~10월에 줄기 한쪽 방향으로만 빽빽이 뭉쳐서 피는데 길이는 6~15cm이다. 열매는 11월에 달리는데, 꽃봉오리가 진 자리에 작고 많은 씨가 달린다.

- **채취 방법과 시기** : 여름부터 가을에 걸쳐 종자가 익으면 지상부를 절취해 햇볕이나 그늘에서 말린다.

- **성분** : 엘솔치디올(elsholtzidiol), 엘솔치아케톤(elsholtzia ketonel), 나지나타케톤(naginataketone), 알파-피넨(α-pinene), 시네올(cineole), p-시멘(p-cymene), 이소발러릭산(isovaleric acid), 이소부틸-이소발러레이트(isobutyl-isovalerate), 알파-베타-나지나틴(α-β-naginatene), 리날룰(linalool), 캄퍼(camphor), 게라니올(geraniol), n-카프로산(n-caproic acid), 이소카프로산(isocaproic acid), 올레산(oleic acid), 리놀레산(linoleic acid), 알파-테

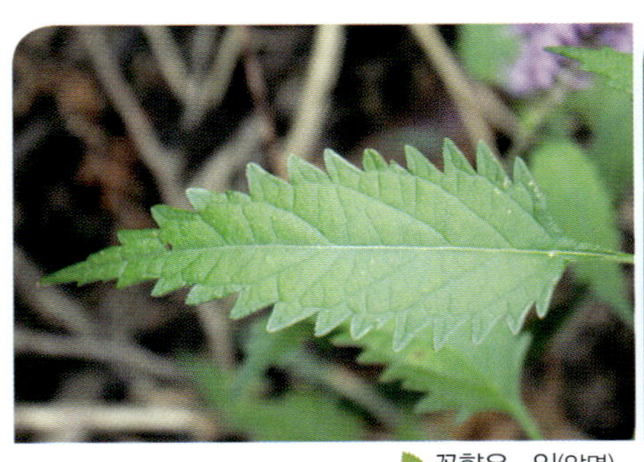

꽃향유_ 잎(앞면)

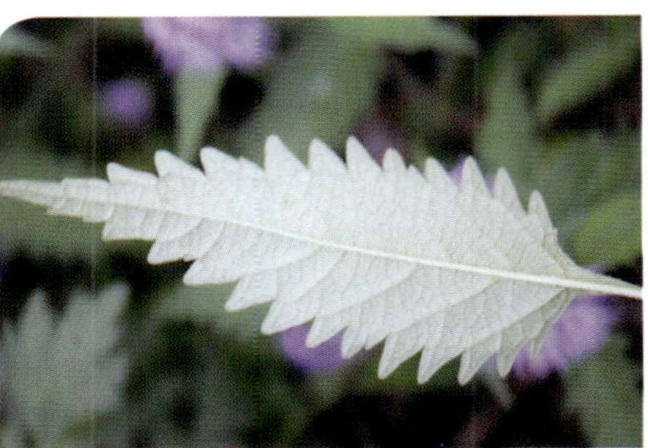

꽃향유_ 잎(뒷면)

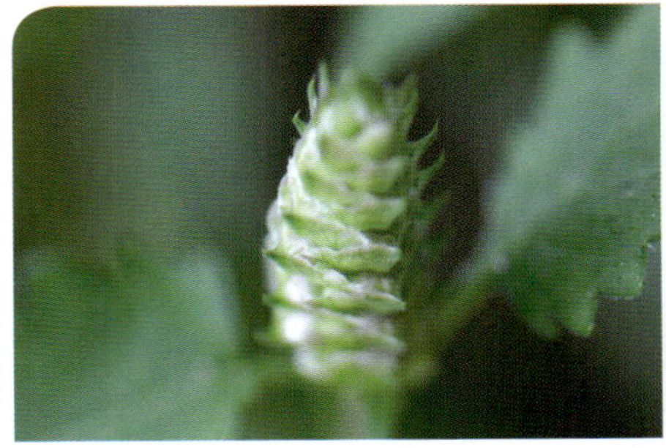

꽃향유_ 꽃봉오리

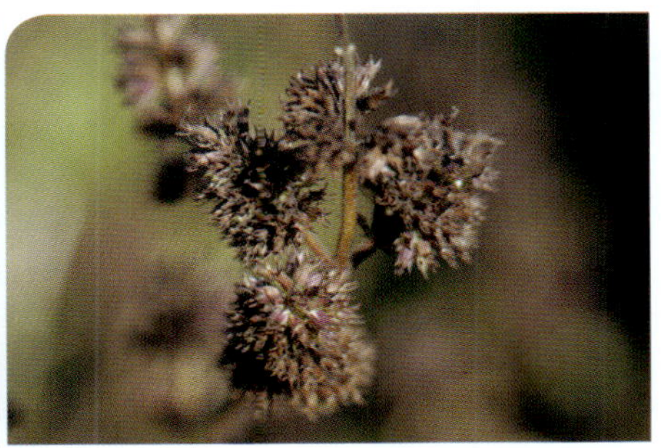

꽃향유_ 종자 결실

르피네올(α-terpineol), 베타-비사볼렌
(β-bisabolene), 카바크롤(carvacrol), 감
마-테르피넨(γ-terpinene), 티몰(thymol)
등이 함유되어 있다.

🍃 **성미** : 성질이 따뜻하고, 맛은 맵다.

🍃 **귀경** : 폐(肺), 위(胃) 경락에 작용한다.

🍂 **효능과 주치** : 발한, 해열, 이수, 위를 편
안하게 하는 안위(安胃), 풍을 치료하는
구풍(驅風) 등의 효능이 있다. 또한 감
기, 오한발열, 두통, 무한(無汗 : 땀이 나
지 않는 증상), 복통, 구토, 설사, 전신
부종, 각기, 창독(瘡毒) 등을 다스린다.

🍃 **약용법과 용량** : 말린 전초 6~12g을 물
1L에 넣어 1/3이 될 때까지 달여 하루
에 2~3회 나눠 마시거나, 가루로 만들
어 복용하기도 하며, 짓찧어 환부에 붙

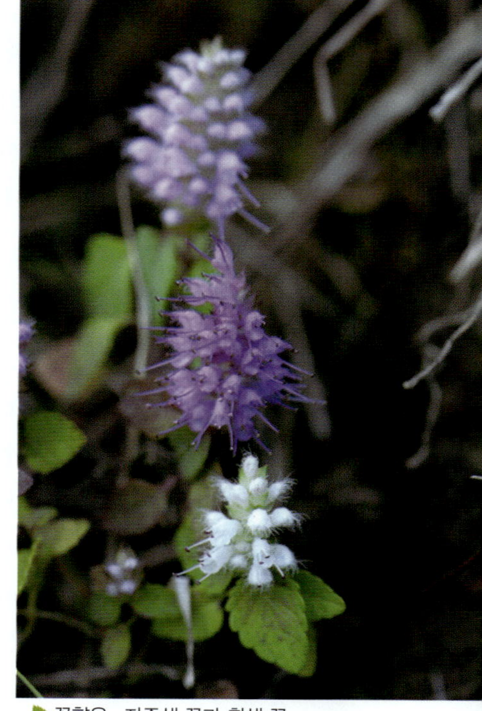

🍃 꽃향유_ 자주색 꽃과 흰색 꽃

이거나, 달인 액으로 환부를 닦아내기도 한다. 더운 여름에 뜨거운 차로
만들어 마시면 열병을 없애고 비위(脾胃)를 조정하며 위를 따뜻하게 한다.
또한 즙을 내어 양치질을 하면 악취가 가신다.

patent

꽃향유의 기능성 및 효능에 관한 특허자료

▶ **항산화 활성을 갖는 꽃향유 추출물**

본 발명에 따른 꽃향유 추출물은 낮은 농도에서는 활성산소 종의 생성으로 세포 신호 전달을 자극하여 세포 성장을 촉진하는 효과가 있고, 높은 농도에서는 세포 성장을 유의성 있게 감소시키지 않으면서 활성산소 종의 생성을 억제하였다. 또한, 본 발명에 따른 꽃향유 추출물은 카탈라제와 CuZnSOD와 MnSOD mRNA 발현을 촉진하여 활성산소 종을 제거하는 항산화 활성이 있다.

― 공개번호 : 10-2009-0062342, 출원인 : 덕성여자대학교 산학협력단

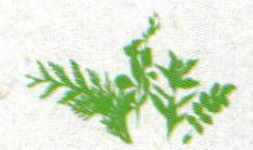

전염성 간염, 유방암, 구안와사, 연주창 치료에 좋은

꿀풀 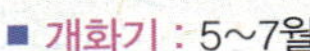 | 사용부위 | 이삭

Prunella vulgaris var. *lilacina* Nakai

- **이명** : 꿀방망이, 가지골나물, 가지래기꽃, 석구(夕句), 내동(乃東)
- **생약명** : 하고초(夏枯草)
- **과명** : 꿀풀과(Labiatae)
- **개화기** : 5~7월

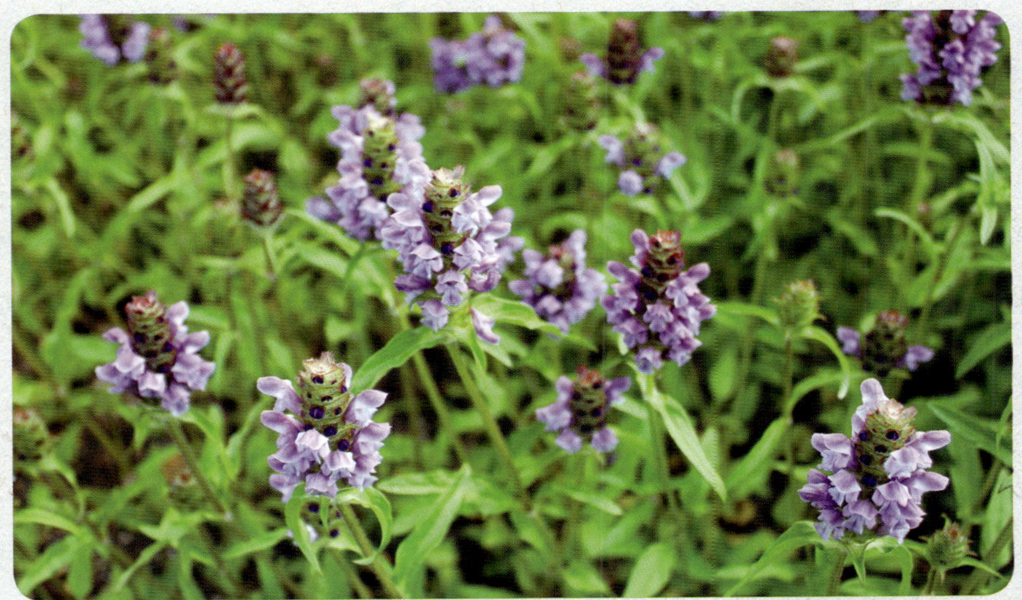

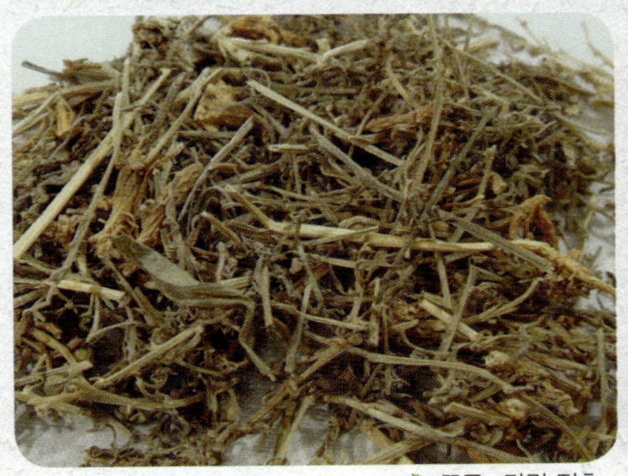

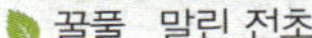
꿀풀_ 말린 전초

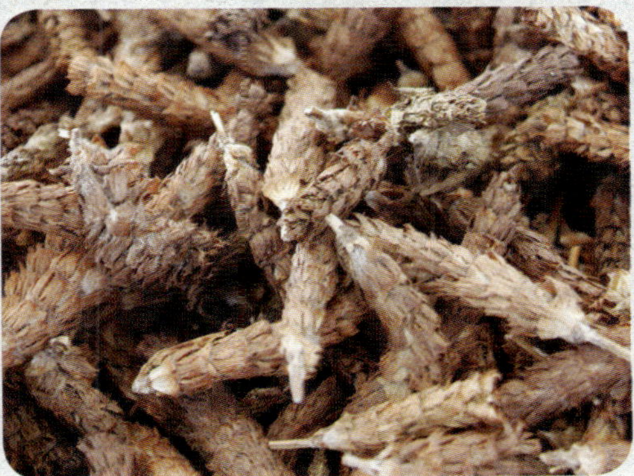
꿀풀_ 이삭(약재 전형)

🔵 **생육특성** : 꿀풀은 각처의 산이나 들에서 뭉쳐서 자라는 여러해살이풀로, 관화식물이다. 생육환경은 산기슭이나 들의 양지바른 곳이며, 키는 20~30cm이다. 줄기는 네모지고 전체에 짧은 털이 나 있고, 잎은 길이가 2~5cm이고 타원형의 바소꼴인데 마주난다. 5~7월에 길이 3~8cm의 적자색 꽃이 줄기 위에서 층층이 모여 피는데 앞으로 나온 꽃잎은 입술 모양이다. 열매는 7~8월경에 황갈색으로 달리는데 꼬투리는 가을에도 마른 채로 남아 있다.
유사종으로는 흰꿀풀, 붉은꿀풀, 두메꿀풀이 있다.

🟤 **채취 방법과 시기** : 여름철 이삭이 반쯤 말라 홍갈색을 띨 때[이런 특성 때문에 하고초(夏枯草)라는 이름이 붙여졌다]에 이삭을 채취하는데 이물질을 제거하고 잘게 썰어 말린 다음 사용한다.

🟢 **성분** : 전초에는 트리테르피노이드계 성분으로, 올레아놀릭산(oleanolic acid), 우르솔릭산(ursolic acid) 등이 있고, 플라보노이드(flavonoid)계 성분으로 루틴(rutin), 하이페로사이드(hyperoside) 등이 함유되어 있다. 꽃이삭에는 안토시아닌(anthocyanin)인 델피니딘(delphinidin)과 시아니딘(cyanidin), d-캄퍼(d-camphor), d-펜콘(d-fenchone), 우르솔릭산이 함유되어 있다.

🔵 **성미** : 성질이 차고, 맛은 맵고 쓰며, 독성이 없다.

🟣 **귀경** : 간(肝), 담(膽) 경락에 작용한다.

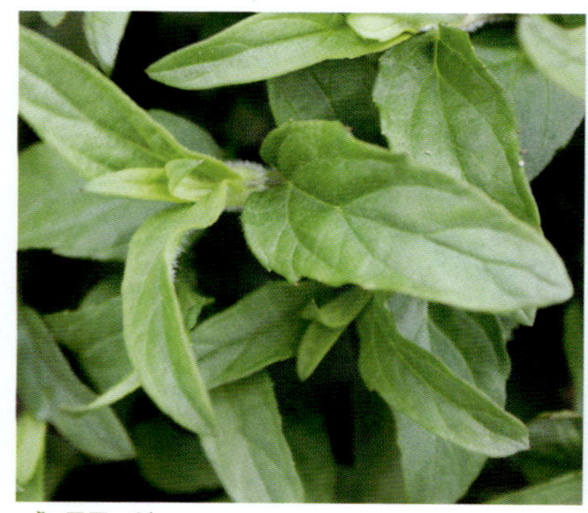

🌿 꿀풀_ 잎

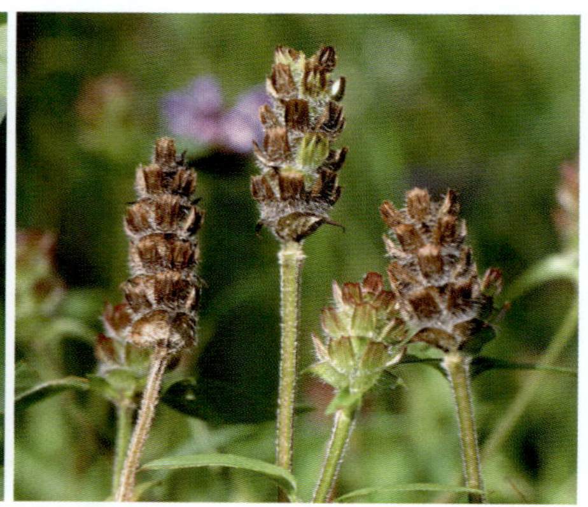

🌿 꿀풀_ 열매

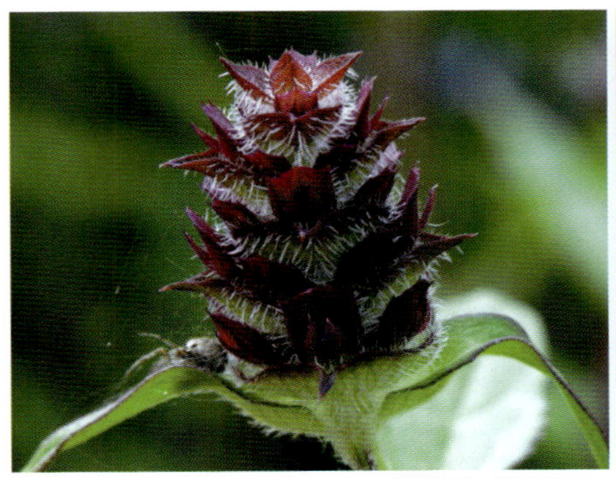
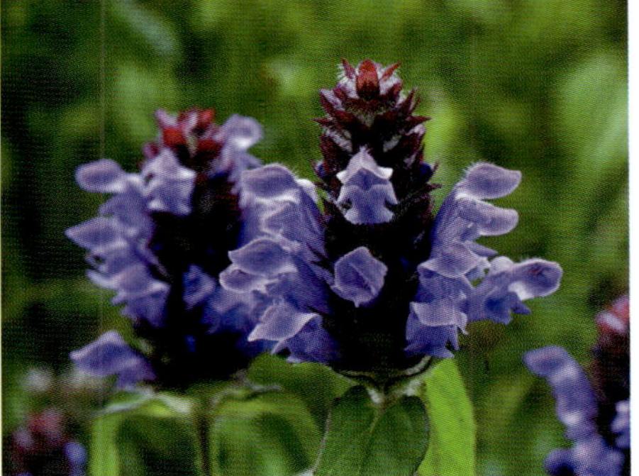

🍃 꿀풀_ 꽃봉오리   🍃 꿀풀_ 꽃

🍁 **효능과 주치** : 간을 깨끗하게 하는 청간(淸肝), 맺힌 기를 흩어지게 하는 산결(散結)의 효능이 있으며, 나력(瘰癧), 영류(癭瘤: 혹), 유옹(乳癰: 유방의 종창), 유방암 등을 치료한다. 그 밖에 밤에 안구 통증이 있을 때, 두통과 어지럼증, 구안와사(口眼喎斜: 풍사로 인하여 눈과 입이 한쪽으로 틀어지는 증상), 근육과 뼈의 통증인 근골동통(筋骨疼痛), 폐결핵. 급성 황달형 전염성 간염, 여성들의 혈붕, 대하 등을 치료한다.

🍃 **약용법과 용량** : 주로 간열(肝熱)을 풀어 눈을 밝게 하거나 머리를 맑게 하는 목적으로 많이 사용하는데 말린 이삭 15g을 물 700mL에 넣어 끓기 시작하면 약하게 줄여 200~300mL가 될 때까지 달여 하루에 2회 나눠 마신다. 차로 우려내거나 달여 마시기도 하는데 이 경우에는 향부자, 국화, 현삼, 박하, 황금, 포공영(蒲公英: 민들레를 말린 것) 등을 배합한다.

🍂 **사용 시 주의사항** : 성질이 찬 약재이므로 비위가 허약한 사람은 신중하게 사용해야 한다.

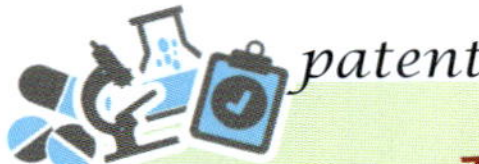 *patent*

꿀풀의 기능성 및 효능에 관한 특허자료

▶ **꿀풀 추출물을 함유하는 항암제 조성물**

본 발명은 꿀풀의 메탄올 추출물을 유효성분으로 함유하는 항암 조성물 및 이를 포함하는 건강식품에 관한 것이다. 본 발명에 따른 꿀풀 추출물은 자궁암, 결장암, 전립선암 및 폐암 세포주에 대한 증식 억제 활성을 나타내면서도 정상세포에는 낮은 증식 억제 활성을 가지기 때문에 상기 암 질환 치료에 큰 도움이 될 수 있으리라 기대된다.

- 공개번호 : 10-2010-0054599, 출원인 : 한국생명공학연구원

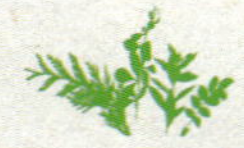

사지경련, 골절동통, 옹종을 치료하는

꿩의바람꽃

Anemone raddeana Regel

- **생약명** : 죽절향부(竹節香附), 은련향부(銀連香附)
- **과명** : 미나리아재비과(Ranunculaceae)
- **개화기** : 4~5월

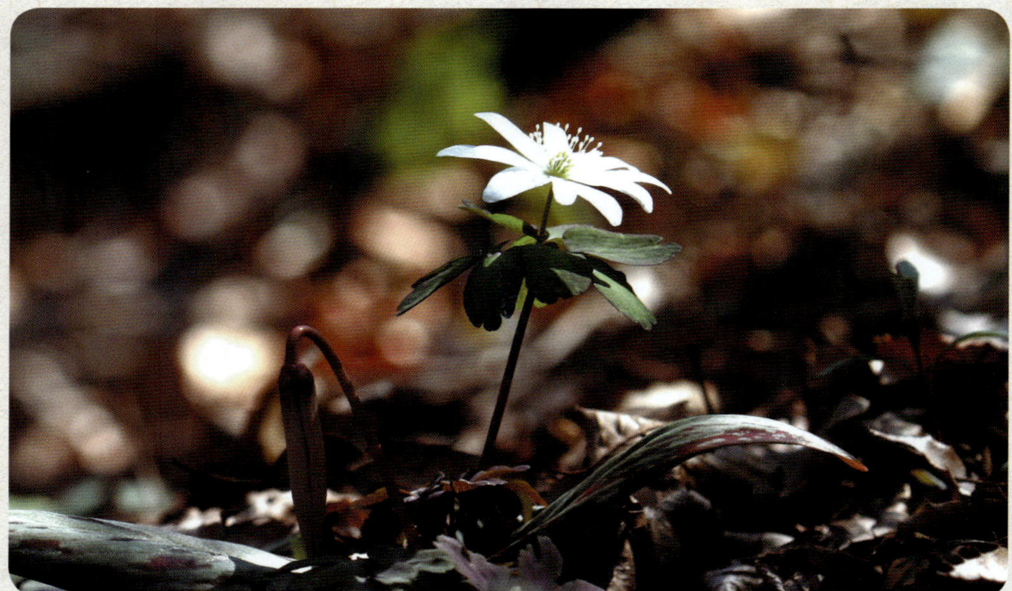

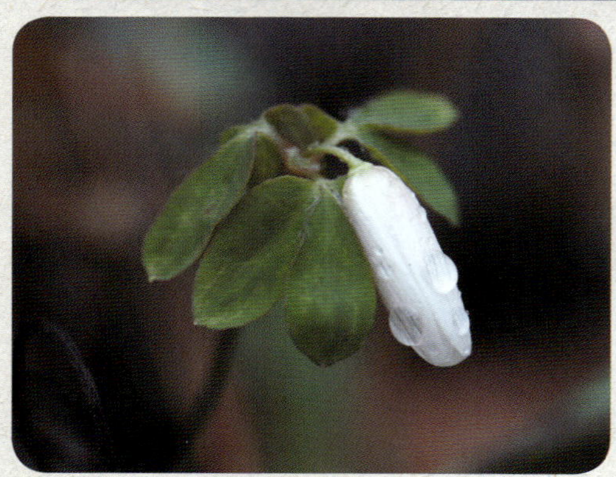

🌿 꿩의바람꽃_ 꽃봉오리

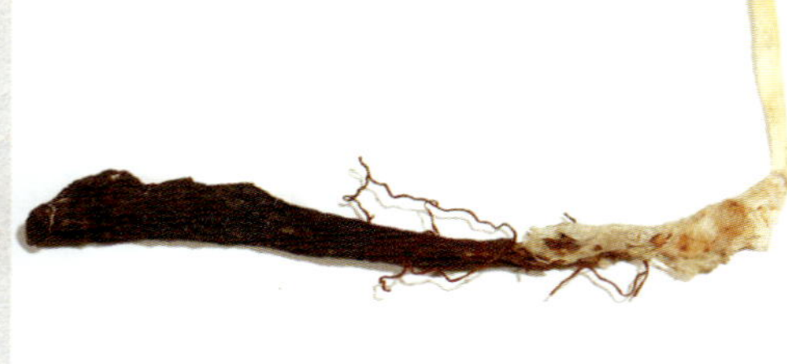

🌿 꿩의바람꽃_ 뿌리(채취품)

176

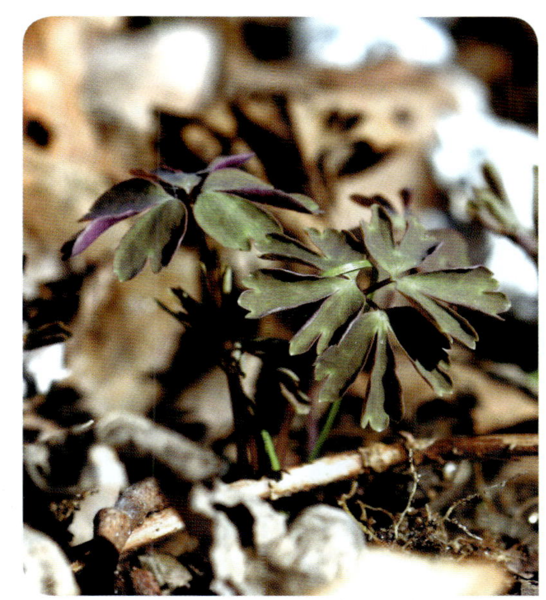

꒰ 꿩의바람꽃_ 지상부

생육특성 : 꿩의바람꽃은 각처의 산지에서 자라는 여러해살이풀로, 생육환경은 숲속 나무 아래인데 양지와 반그늘에서 볼 수 있다. 키는 10~15cm이고, 뿌리는 길게 된 하나의 괴근 같은 모양을 하며 지하 10cm 정도의 깊이에 묻혀 아래로 길게 뻗어 있다. 잎은 한 줄기에서 3갈래로 갈라지고, 꽃은 흰색으로 4~5월에 긴 줄기 위에서 1송이만 피는데 지름은 3~4cm이다.

이 품종은 수분의 가늠자와 같은 역할을 하는데 이 식물 주변에 수분이 많지 않으면 펴져 있던 잎이 말려 수분이 부족함을 알 수 있다.

채취 방법과 시기 : 여름에 뿌리를 채취해 햇볕에 말린다.

성분 : 펫시아사이드 A1(fatsiaside A1), 라데아닌(raddeanin) A와 C~F, 라데아노사이드(raddeanoside) R10과 R11이 함유되어 있다.

성미 : 성질이 뜨겁고, 맛은 맵고 달며, 독성이 있다.

귀경 : 간(肝) 경락에 작용한다.

효능과 주치 : 풍을 없애며 진통작용과 종기를 삭이는 효능이 있어 풍한습비(風寒濕痺), 상풍감모(傷風感冒: 바람, 즉 풍사에 상하여 감기에 걸린 증상), 풍담(風痰: 풍증을 일으키는 담병 또는 풍으로 생기는 담병), 사지경련, 골절동통(骨節疼痛: 뼈마디가 쑤시고 아픈 증상), 옹종(癰腫), 금창(金瘡: 쇠붙이로 인한 상처) 등을 치료한다.

약용법과 용량 : 말린 뿌리 1.5~3g을 물 1L에 넣어 1/3이 될 때까지 달여

【 혼동하기 쉬운 약초 비교 】

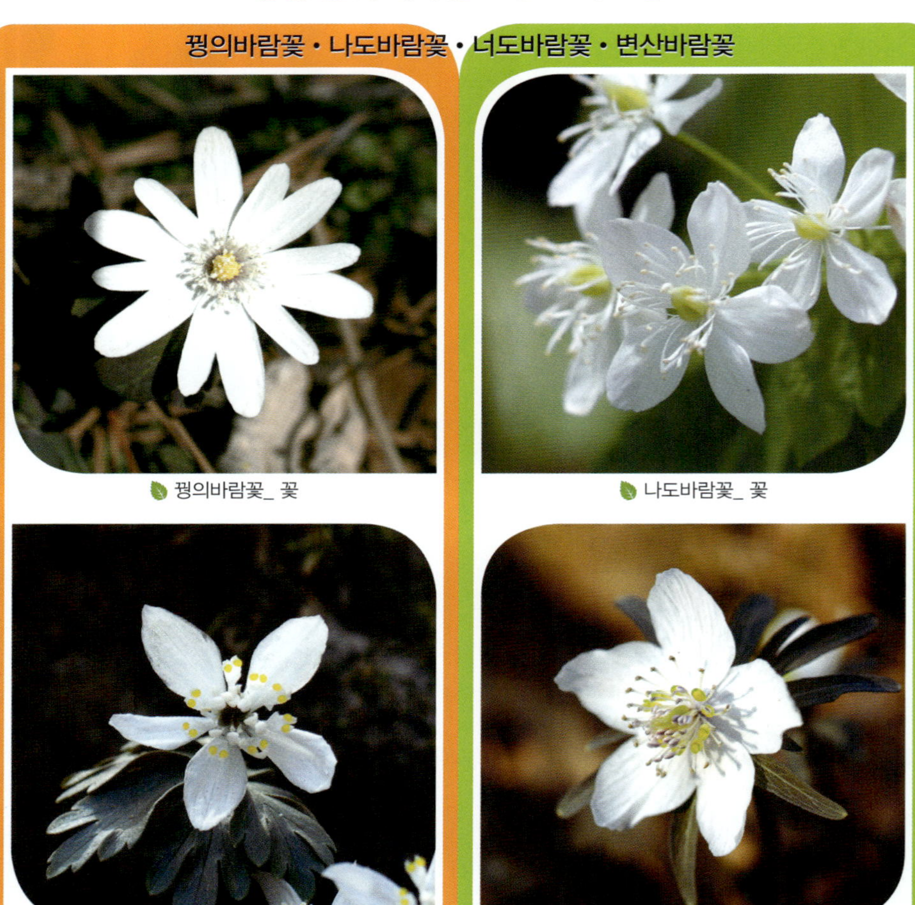

꿩의바람꽃 · 나도바람꽃 · 너도바람꽃 · 변산바람꽃

너도바람꽃_ 꽃

꿩의바람꽃_ 꽃

나도바람꽃_ 꽃

변산바람꽃_ 꽃

하루에 2~3회 나눠 마시거나, 가루 또는 환으로 만들어 복용하기도 하며, 가루를 환부에 뿌리거나 고제(膏劑: 약물을 여러 번 달여 걸러 낸 후 꿀이나 설탕 등을 섞어 걸죽하게 조려 만든 한약 제형)로 만들어 붙인다.

사용 시 주의사항 : 독성이 있는 약재이므로 전문가가 아니라면 사용할 수 없다.

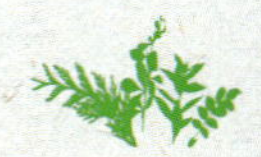

토혈, 번열, 종창, 습진 치료에 좋은

꿩의비름

| 사용부위 | 어린순, 전초

Hylotelephium erythrostictum (Miq.) H. Ohba

- **이명** : 큰꿩의비름(중)
- **생약명** : 경천(景天)
- **과명** : 돌나물과(Crassulaceae)
- **개화기** : 8~9월

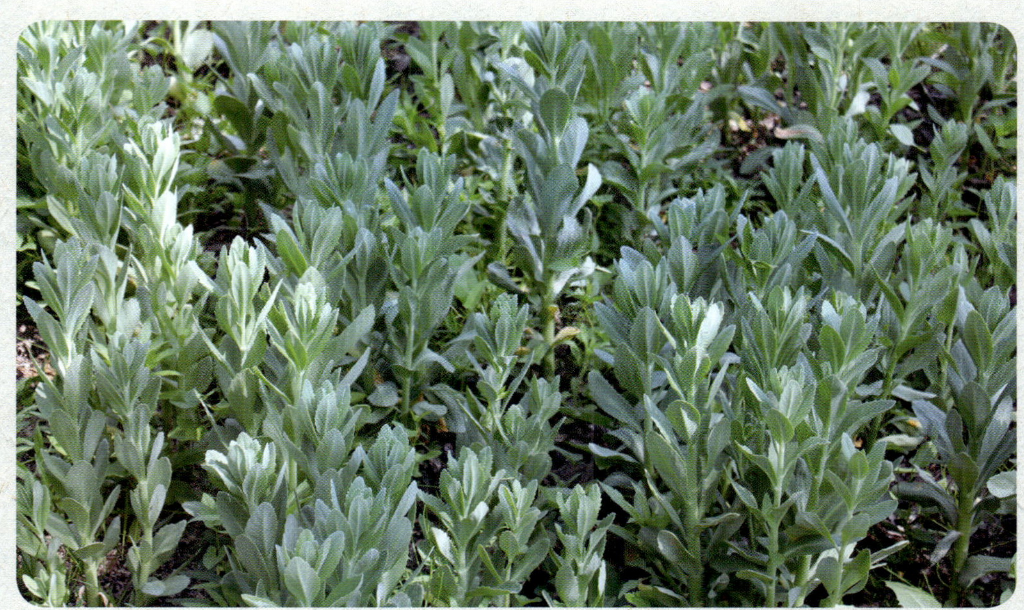

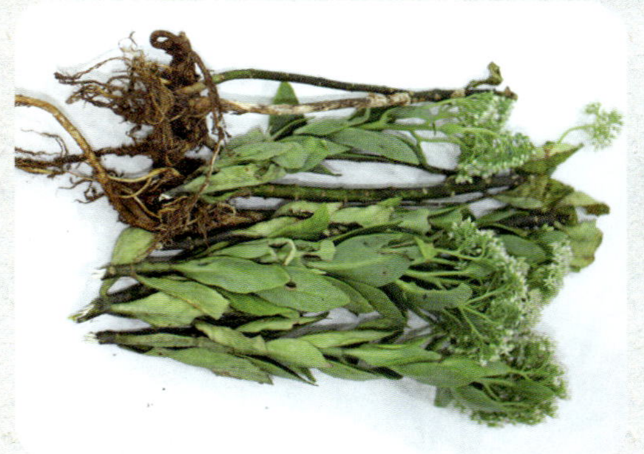

꿩의비름_ 전초(채취품)

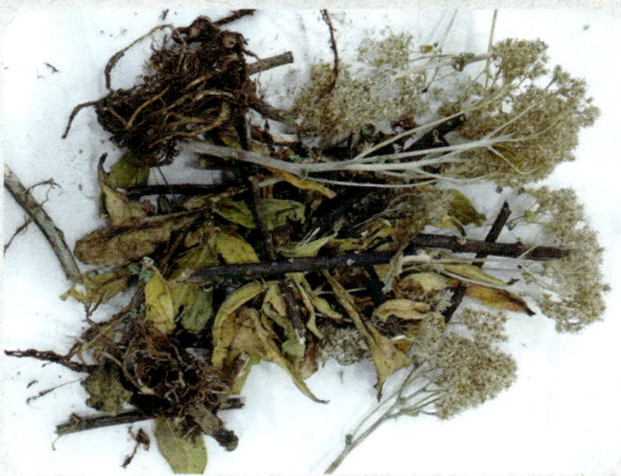

꿩의비름_ 전초(약재 전형)

 : 꿩의비름은 각처의 산지에서 자라는 여러해살이풀로, 생육환경
은 풀숲의 양지바른 곳이나 돌틈이다. 키는 30~90cm이고, 잎은 다육질
이며 긴 타원형이다. 잎 길이는 6~9cm이고, 가장자리에는 톱니가 있다.
꽃은 붉은빛이 도는 흰색으로 8~9월에 피는데 위의 꽃은 꽃줄기가 길고
아래 꽃은 줄기가 짧으며 지름은 6~10cm이다. 열매는 10~11월에 달리
고, 종자는 작은 꽃들 안에 먼지처럼 들어 있기 때문에 종자를 받을 때 주
의해야 한다.

화분이나 지붕 위에 두고 키우면 불을 몰아낸다고 하여 '신화초(愼火草)'라
고도 불린다.

채취 방법과 시기 : 4월 4일과 7월 7일에 전초를 채취하여 그늘에서 말린다.

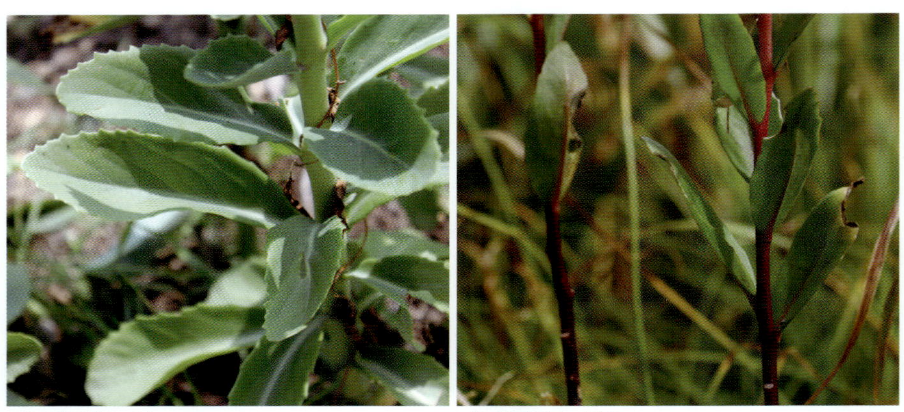

꿩의비름_ 잎

꿩의비름_ 줄기

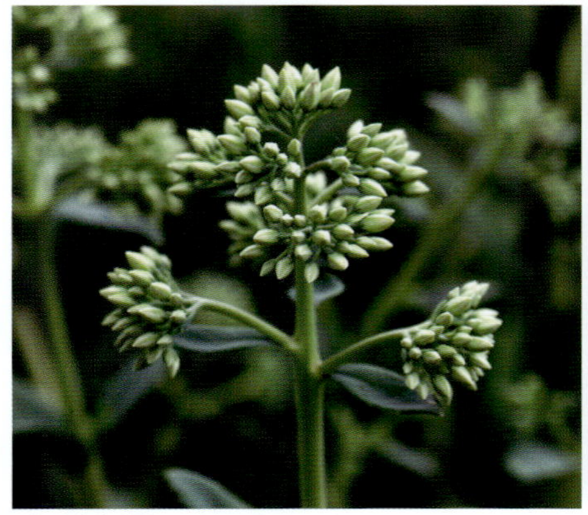

꿩의비름_ 꽃봉오리

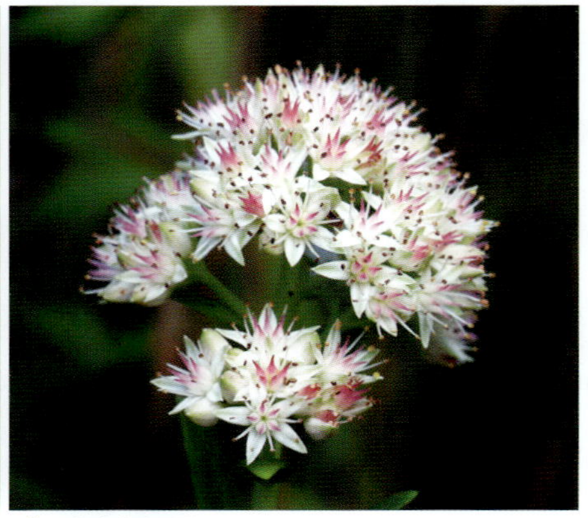

꿩의비름_ 꽃

꿩의비름	기린초
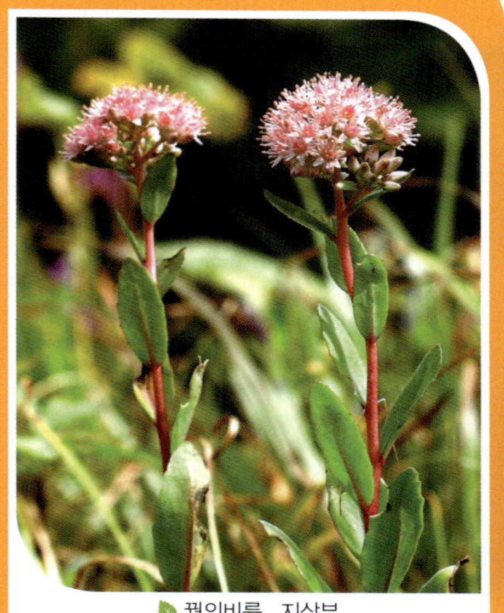	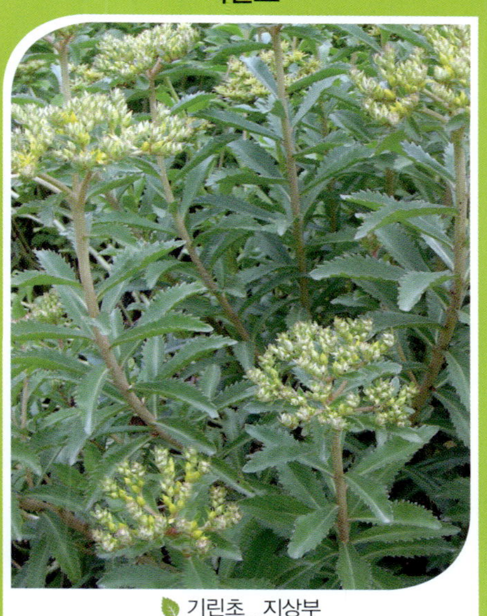
🌿 꿩의비름_ 지상부	🌿 기린초_ 지상부

🌿 **성분 :** 세도헵툴로스(sedoheptulose) 등이 함유되어 있다.

🌿 **성미 :** 성질이 차고, 맛은 쓰다.

🌿 **귀경 :** 심(心), 폐(肺), 간(肝) 경락에 작용한다.

🌿 **효능과 주치 :** 열을 내리고 독성을 풀어주며 출혈을 멎게 하고 종기를 삭이는 소종의 효능이 있어 발열, 토혈, 화상과 같이 피부가 벌겋고 화끈거리며 열이 나는 단독(丹毒), 사지를 추스르지 못하고 몸을 젖히지 못하는 증상인 유풍(柔風), 가슴이 답답하고 열이 나는 번열(煩熱=심번발열), 객혈(喀血 : 피를 토함, 각혈), 종창(腫脹), 종독, 비교적 가벼운 발진성 급성 피부 전염병인 풍진, 외상출혈, 습진, 안질 등을 치료하고 옻독을 치료하기도 한다.

🌿 **약용법과 용량 :** 말린 약재 20~30g을 물 1L에 넣어 1/3이 될 때까지 달여 하루에 2~3회 나눠 마시거나, 즙을 내어 마시기도 하며, 짓찧어 환부에 붙이거나, 달인 즙으로 환부를 닦아내기도 한다.

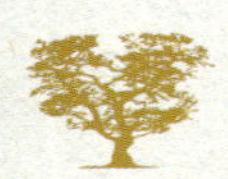

가래나무

| 사용부위 | 나무껍질, 열매, 열매껍질

Juglans mandshurica Maxim.

- **이명** : 가래추나무, 산추나무, 산추자나무, 핵도추(核桃楸), 호도추(胡桃楸)
- **생약명** : 핵도추과(核桃楸果), 핵도추피(核桃楸皮)
- **과명** : 가래나무과(Juglandaceae)
- **개화기** : 4~5월

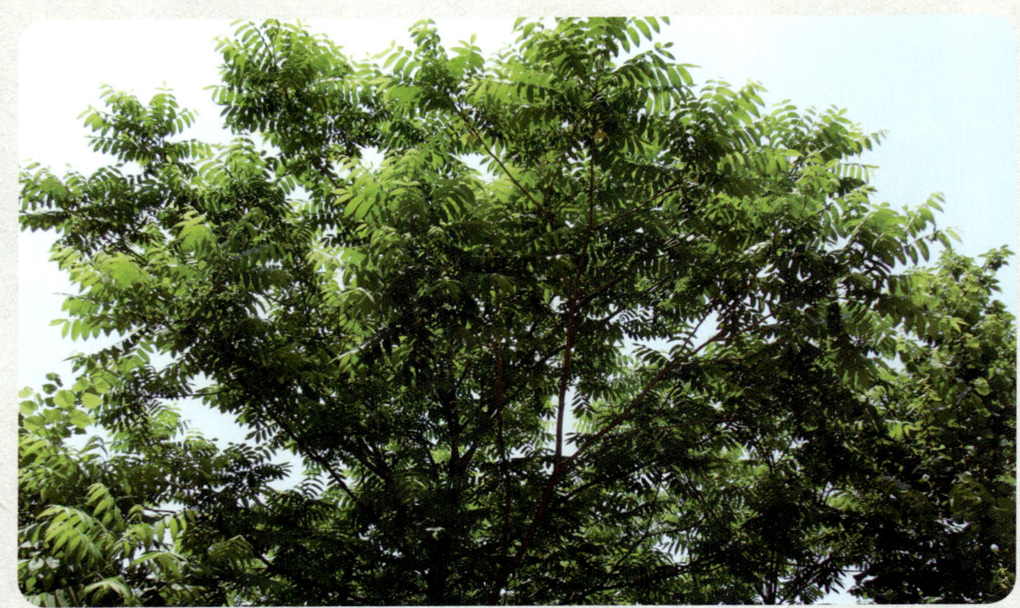

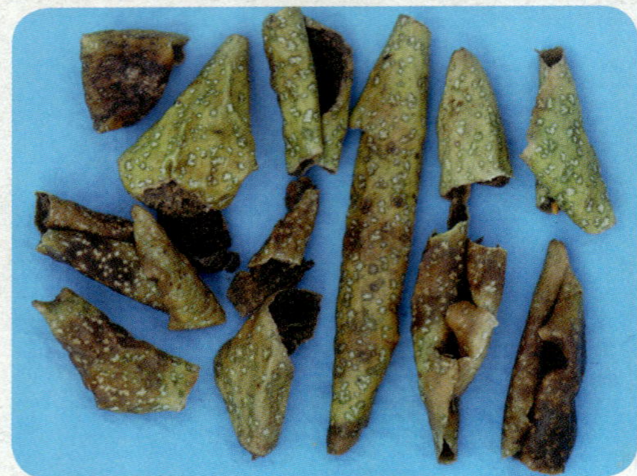

🌳 가래나무_ 열매 겉껍질(약재 전형)

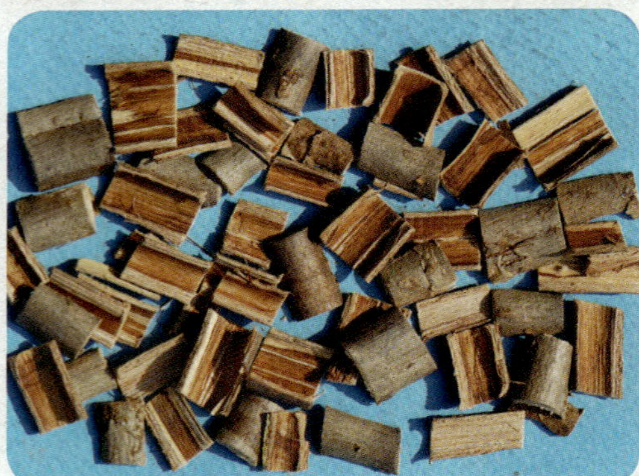

🌳 가래나무_ 나무 겉껍질(약재)

- **생육특성** : 가래나무는 중·북부 이북에서 분포하고 남부 지방에서도 가끔 심어 가꾸는 낙엽활엽교목이다. 높이는 20m 전후로 자라며, 나무껍질은 어두운 갈색이고, 가지에는 부드러운 샘털이 나 있다. 잎은 홀수깃꼴겹잎이 서로 어긋나는데 잔잎은 9~17장으로 타원형에 잎끝이 뾰족하며 잔톱니가 있고 잎의 윗면에는 털이 없으나 아래의 잎맥 위에는 갈색 털이 빽빽이 나 있다. 꽃은 녹황색으로 4~5월에 핀다. 열매는 씨열매로 9~10월에 달린다.

- **채취 방법과 시기** : 덜 익은 열매나 열매껍질은 9~10월, 나무껍질은 봄·가을에 채취한다.

- **성분** : 열매에는 유지, 단백질, 당류, 비타민 C 등이 함유되어 있다. 나무

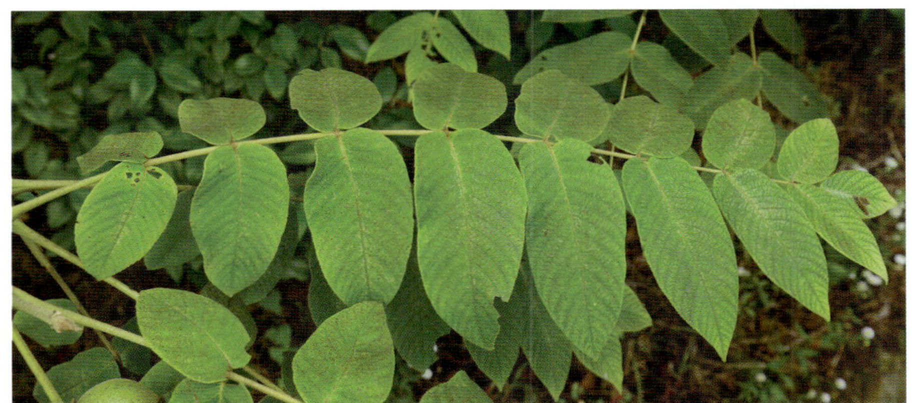

가래나무_ 잎차례

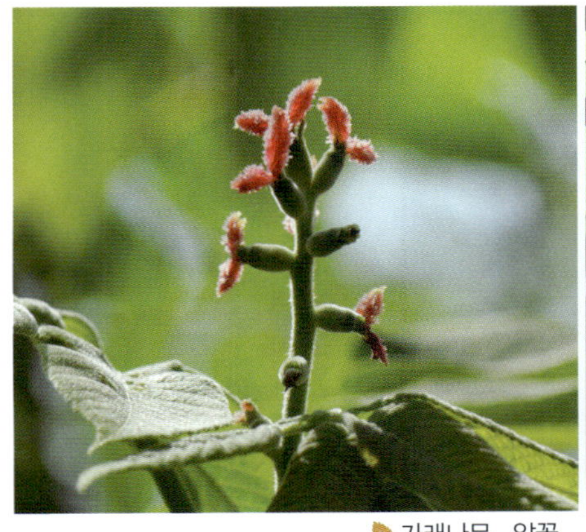

가래나무_ 암꽃

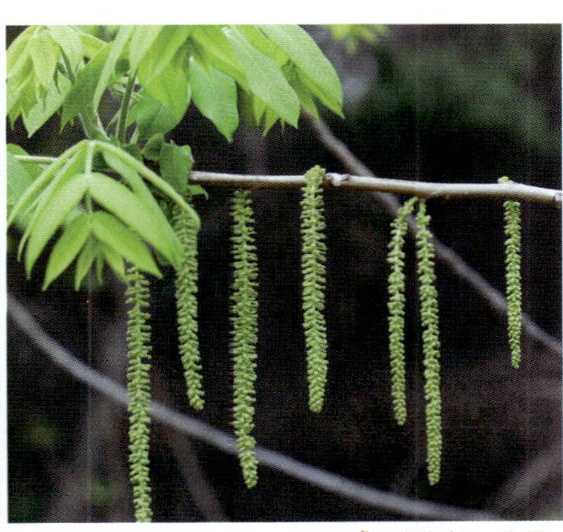

가래나무_ 수꽃

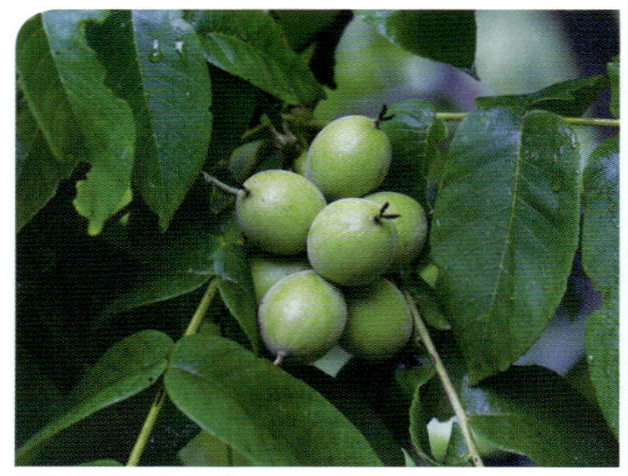

가래나무_ 열매

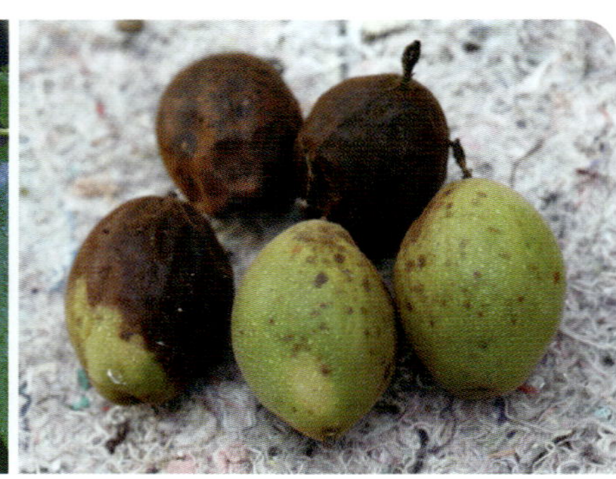

가래나무_ 열매(채취품)

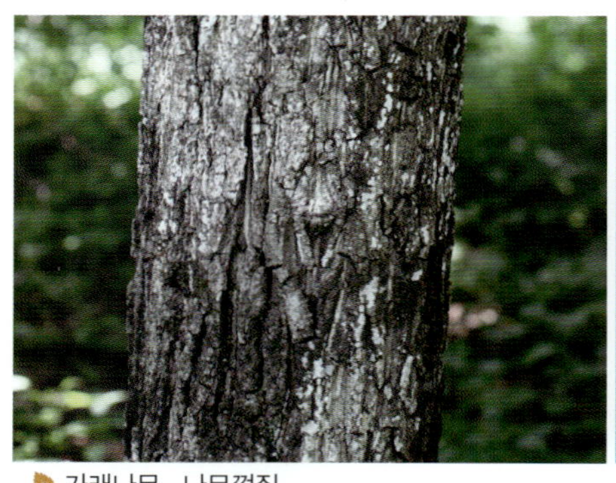

가래나무_ 나무껍질

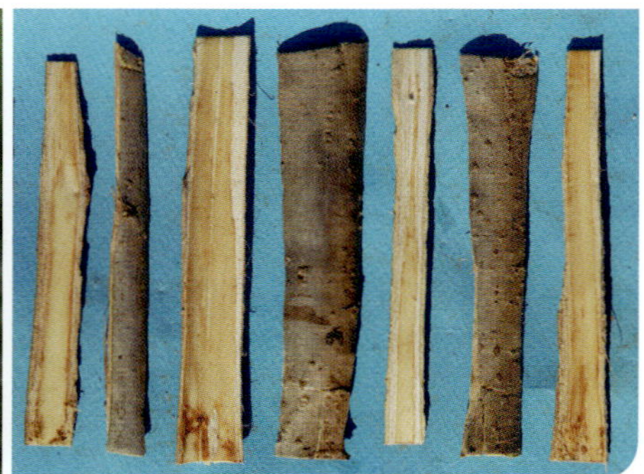

가래나무_ 나무 겉껍질(약재 전형)

껍질에는 배당체류, 타닌(tannin) 등이 함유되어 있다.

● **성미 :** 열매와 열매껍질은 성질이 차고, 맛은 쓰다. 나무껍질은 성질이 약간 차고, 맛은 쓰다.

● **귀경 :** 간(肝), 폐(肺), 대장(大腸) 경락에 작용한다.

● **효능과 주치 :** 덜 익은 열매는 생약명은 핵도추과(核桃楸果)라고 하며 수렴작용이 있고 위염, 복통, 위·십이지장 궤양을 치료한다. 가지껍질과 나무껍질의 생약명은 핵도추피(核桃楸皮)라고 하여 청열, 해독, 이질, 명목, 백대하, 적목 등을 치료한다. 특히 뿌리껍질 추출물은 항암효과가 있다.

● **약용법과 용량 :** 덜 익은 열매 30~50g을 물 900mL에 넣어 반이 될 때까지 달여 하루에 2~3회 매 식후 나눠 마신다. 외용할 경우에는 달인 액으로 환부를 씻어준다. 경련성 복통의 치료에는 덜 익은 열매 300g을 짓찧어서

184

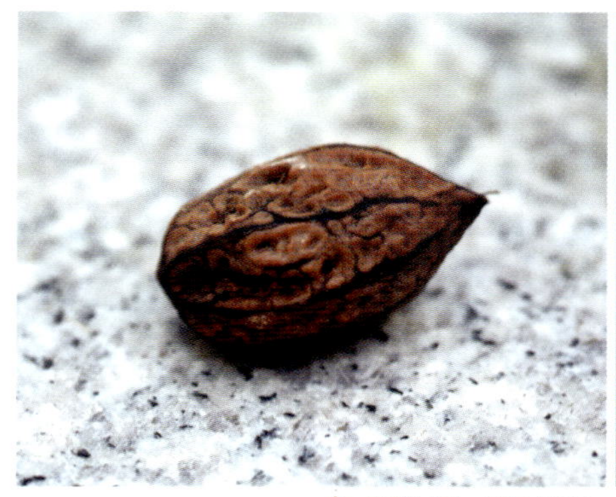

🍂 가래나무_ 익은 열매

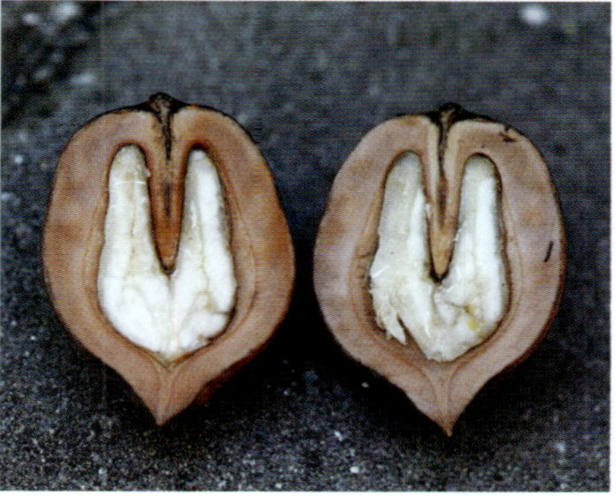

🍂 가래나무_ 열매 속

소주 3L에 5~6시간 침출한 뒤 찌꺼기는 버리고 액은 걸러서 성인은 매회 30~50mL씩 마신다. 말린 나무껍질 20~30g을 물 900mL에 넣어 반이 될 때까지 달여 하루에 2~3회 매 식후 나눠 마신다. 외용할 경우에는 달인 액으로 눈을 씻어준다.

patent

가래나무의 기능성 및 효능에 관한 특허자료

▶ **가래나무 열매 청피(靑皮) 추출물 천연 염모제 조성물**

본 발명은 가래나무 열매 청피(靑皮) 추출물 천연 염모제 조성물 관한 것으로, 더욱 상세하게는 염료, 기제 및 정제수를 포함하는 염모제용 조성물에 있어서, 상기 염모제용 조성물이 가래나무 열매 청피(靑皮) 추출물 30내지 50 중량%를 포함하는 가래나무 열매 청피(靑皮) 추출물 천연 염모제 조성물 관한 것이다. 상기 염모제용 조성물은 가래나무 열매 청피(靑皮) 추출물 이외에 호두나무 열매 청피(靑皮) 추출물, 유근피나무 껍질 추출물, 녹차 추출물, 측백나무 잎 추출물, 솔잎 추출물, 서목태(쥐눈이콩) 추출물, 헤나(Henna) 또는 동백유 같은 추출물을 더욱 포함하여 염모제를 제조한다. 이러한 염모제를 이용하여 염색하는 경우 두피나 안점막 자극이 없고, 모발 생성을 촉진시킬 뿐만 아니라 손상된 모발을 빠르게 회복시킬 뿐만 아니라 탄력과 영양을 주어 윤기를 장시간 지속시킨다.

– 공개번호 : 10–2015–0045275, 출원인 : 배형진

▶ **가래나무 추출물을 유효성분으로 함유하는 피부 주름 개선용 조성물**

본 발명은 가래나무 추출물을 유효성분으로 함유하는 피부 주름 개선용 화장료 조성물에 관한 것으로, 더욱 상세하게는 가래나무 잎 추출물은 HS68 세포에서 H_2O_2 자극에 대한 세포 보호 효과, ROS(Reactive Oxygen Species) 생성 억제효과, 콜라겐 분해 효소인 MMP–1 Matrix Metalloproteinases–1)의 활성 억제효과 및 콜라겐 생합성을 증가시키는 COL1A1(pro–collagen type Ⅰ)의 발현 증가 효과를 가지므로 피부 주름 개선용, 피부 노화방지용, 피부보호용 및 색조 화장료 조성물에 유용하게 사용될 수 있다.

– 공개번호 : 10–2013–0043438, 출원인 : 경희대학교 산학협력단

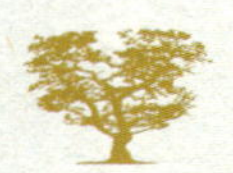

가시나무

| 사용부위 | 나무껍질, 잎, 열매

Quercus myrsinaefolia Blume

- **이명** : 정가시나무, 참가시나무, 면저(麵櫧), 철저(鐵櫧), 국저(麴櫧), 청고(靑栲), 저자(櫧子), 주자(株子), 혈저(血櫧)
- **생약명** : 면자(麵子), 면자피엽(麵子皮葉)
- **과명** : 참나무과(Fagaceae)
- **개화기** : 4~5월

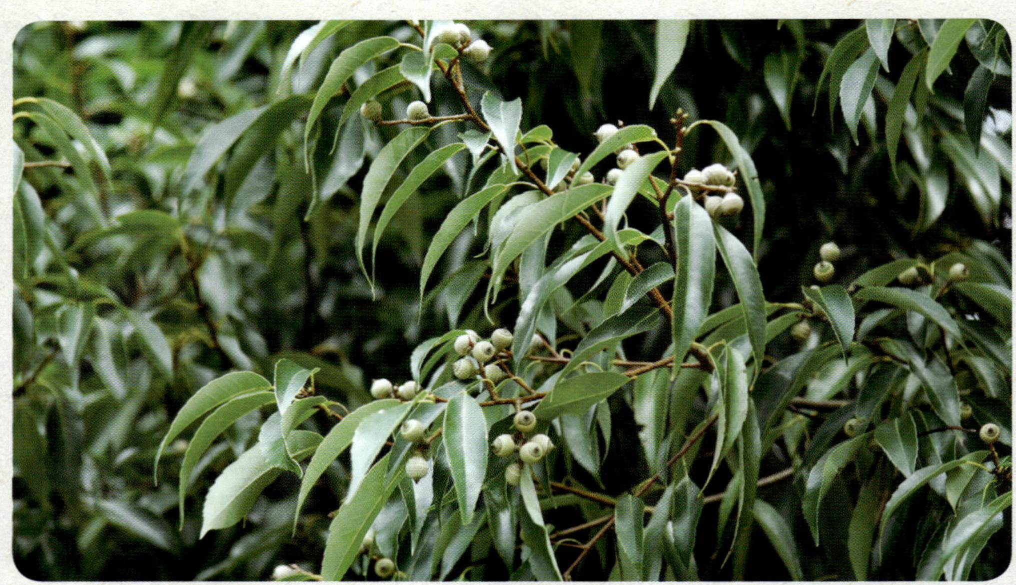

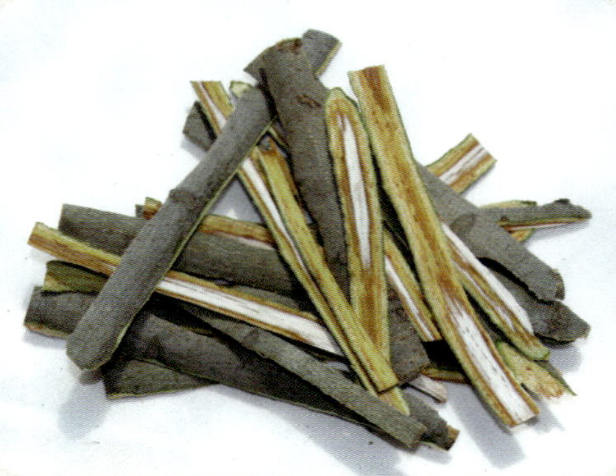

가시나무_ 나무 겉껍질(약재 전형)

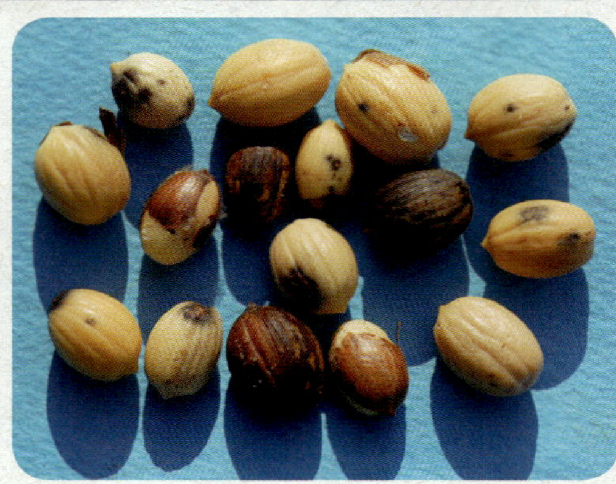

가시나무_ 종인(약재 전형)

🍃 **생육특성** : 가시나무는 제주도 및 남부 지방의 산야에서 자생하거나 심어 가꾸는 상록활엽교목으로, 높이는 15m 내외이며, 나무껍질은 회갈색이다. 잎은 바소꼴 또는 타원형 바소꼴에 서로 어긋나는데 잎끝이 뾰족하며, 밑쪽은 날카롭거나 둥글고, 가장자리에는 예리한 톱니가 있다. 꽃은 암수 한그루로 4~5월에 잎겨드랑이에서 흰색 꽃이 피며, 열매는 굳은열매로 달걀 모양인데 10~11월경에 익는다.

🍂 **채취 방법과 시기** : 열매는 10~11월에 익었을 때, 나무껍질과 잎은 봄·여름에 채취한다.

🌿 **성분** : 갈로타닌(gallotannin), 바닐린(vanillin), d-만니톨(d-mannitol), 퀘세틴(quercetin), 3-프리에델라논(3-friedelanone), 베타-시토스테롤(β-sitosterol) 등이 함유되어 있다.

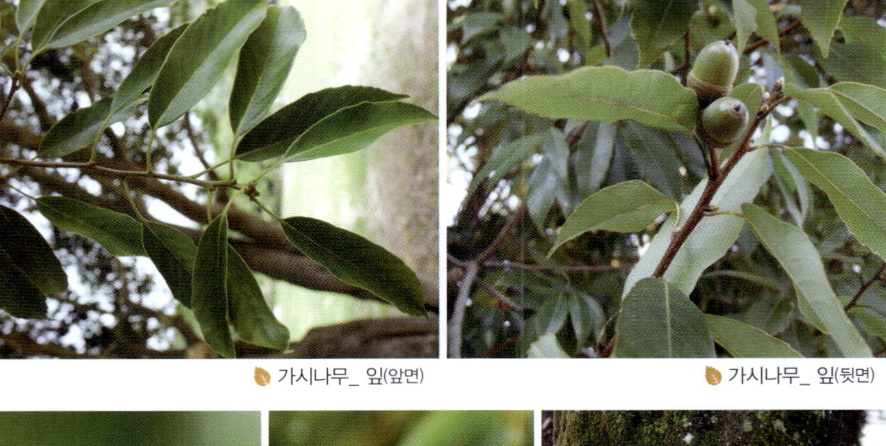

🌰 가시나무_ 잎(앞면)　　　🌰 가시나무_ 잎(뒷면)

🌰 가시나무_ 암꽃　　　🌰 가시나무_ 수꽃　　　🌰 가시나무_ 나무껍질

【 혼동하기 쉬운 약초 비교 】

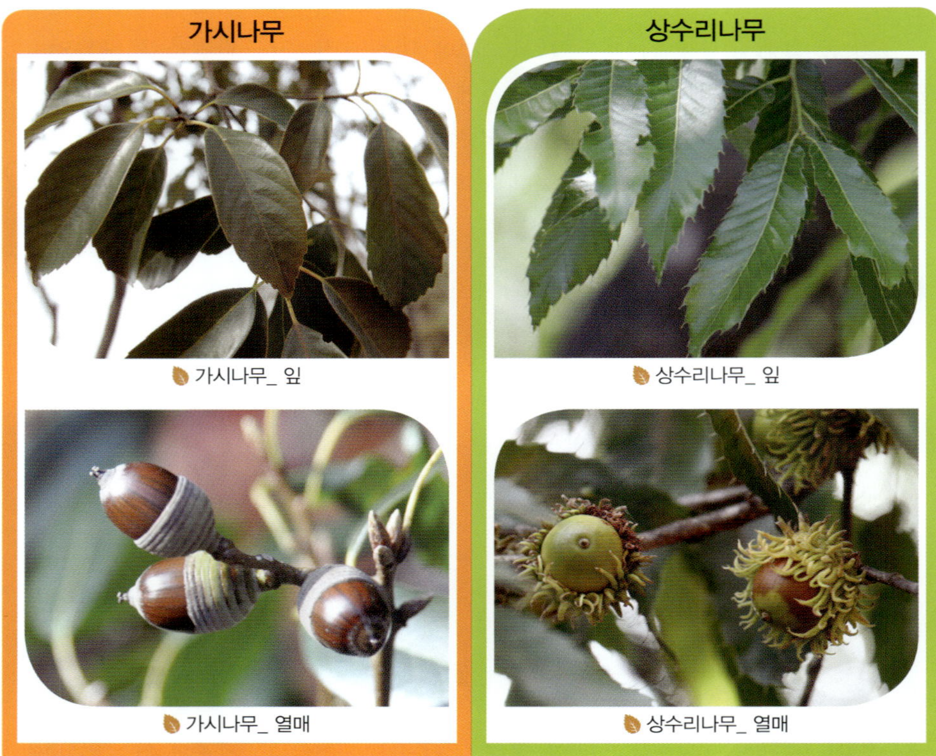

🍂 **성미** : 열매는 성질이 평범하고 맛은 쓰고 짜며, 독성이 없다. 나무껍질과 잎은 성질이 평범하고, 맛은 약간 쓰다.

🍂 **귀경** : 심(心), 간(肝), 비(脾) 경락에 작용한다.

🍂 **효능과 주치** : 열매 속의 종인은 생약명을 면자(麵子)라 하는데 청혈, 지갈(止渴), 지혈, 종독, 수렴(收斂), 해독, 이뇨, 진통, 신경통, 관절통을 치료한다. 나무껍질과 잎의 생약명은 면자피엽(麵子皮葉)이라 하여 출산 후의 지혈제로 쓰고, 부드러운 잎은 종양을 치료하는 데 쓴다.

🍂 **약용법과 용량** : 열매 속의 종인 10~20g을 물 900mL에 넣어 반이 될 때까지 달여 하루에 2~3회 나눠 마신다. 말린 나무껍질과 잎 20~30g을 물 900mL에 넣어 반이 될 때까지 달여 하루에 2~3회 나눠 마신다. 외용할 경우에는 종기와 종양 등의 환부에 생잎을 짓찧어 붙인다.

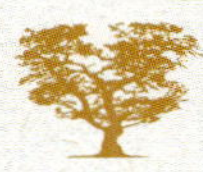

가시오갈피

| 사용부위 | **뿌리껍질, 나무껍질, 잎, 열매**

Eleutherococcus senticosus (Rupr. & Maxim.) Maxim. = [*Acanthopanax senticosus*]

- **이명** : 가시오갈피나무, 민가시오갈피, 왕가시오갈피, 왕가시오갈피나무, 자화봉(刺花捧), 자노아자(刺老鴉子), 자괴봉(刺拐捧), 자침(刺針)
- **생약명** : 자오가(刺五加), 오가엽(五加葉), 오가피(五加皮)
- **과명** : 두릅나무과(Araliaceae)
- **개화기** : 7월

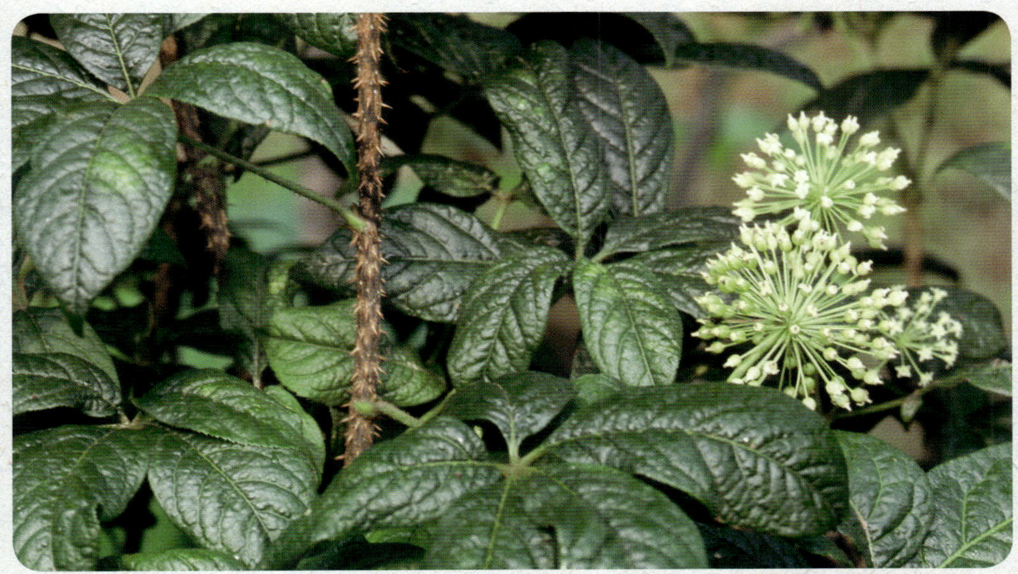

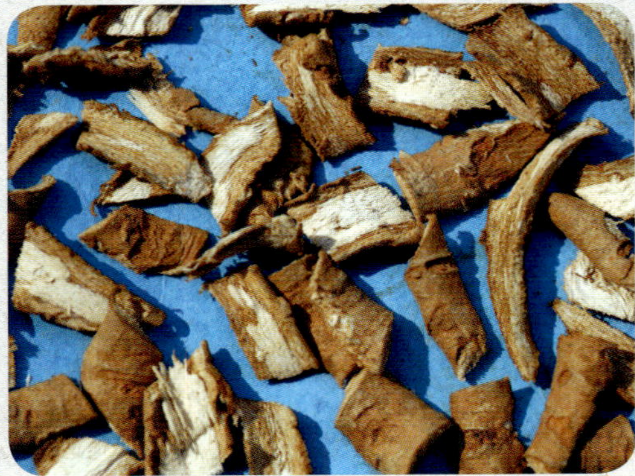

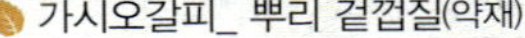

🌰 가시오갈피_ 뿌리 겉껍질(약재)

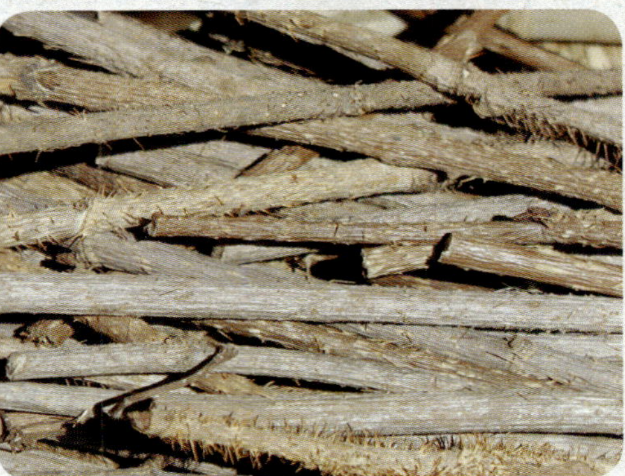

🌰 가시오갈피_ 나무껍질(약재 전형)

생육특성 : 가시오갈피는 낙엽활엽관목으로, 높이는 2~3m로 자란다. 가지
는 적게 갈라지며 전체에 가늘고 긴 가시가 밀생하며 회갈색이다. 잎은 손
바닥 모양 겹잎에 서로 어긋나고 잔잎은 3~5장이고 거꿀달걀 모양 또는
타원형이며 가장자리에는 뾰족한 겹톱니가 있고, 잎자루는 3~8개인데 가
시가 많이 나 있다. 꽃은 자황색으로 7월에 산형꽃차례로 가지 끝에서 1송
이씩 피거나 밑부분에서 갈라져 핀다. 열매는 둥글고 10~11월에 달린다.

채취 방법과 시기 : 뿌리껍질은 가을 이후, 나무껍질은 봄부터 초여름, 열매
는 가을(11월), 잎은 여름에 채취한다.

성분 : 많은 종류의 배당체가 함유되어 있는데 그중에는 시린진(syringin),
다우코스테롤(daucosterol), 세사민(sesamin), 다당류도 함유되어 있다.
그 밖에 강심 배당체, 사포닌, 베타-시토스테롤(β-sitosterol), 글루코시드

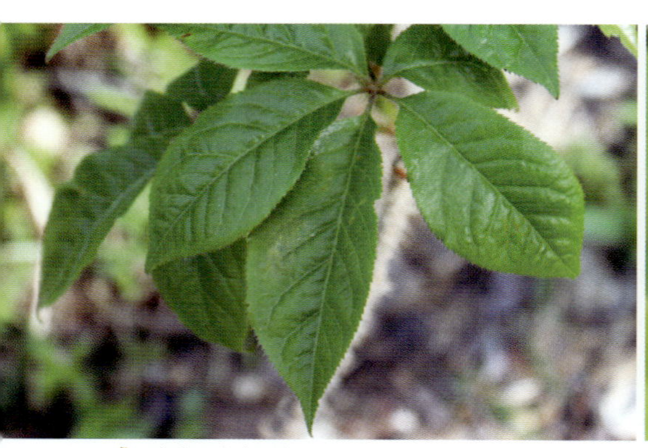

🍂 가시오갈피_ 잎

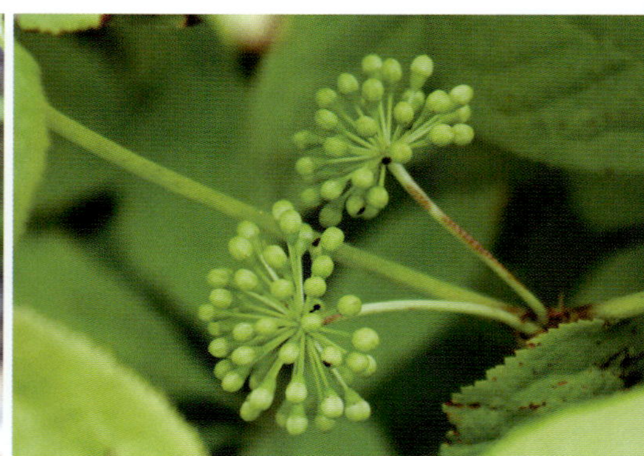

🍂 가시오갈피_ 꽃봉오리

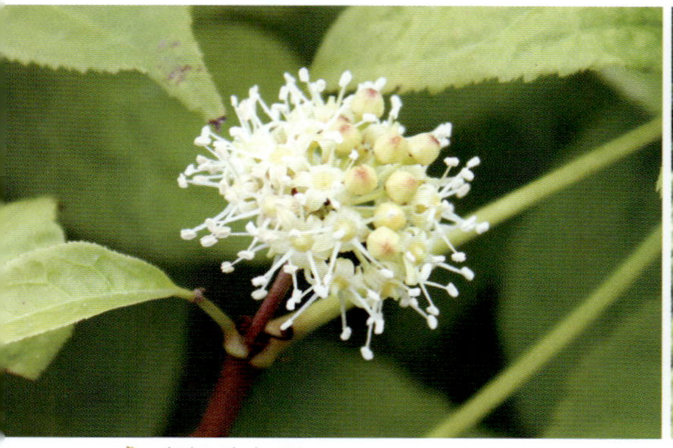

🍂 가시오갈피_ 꽃

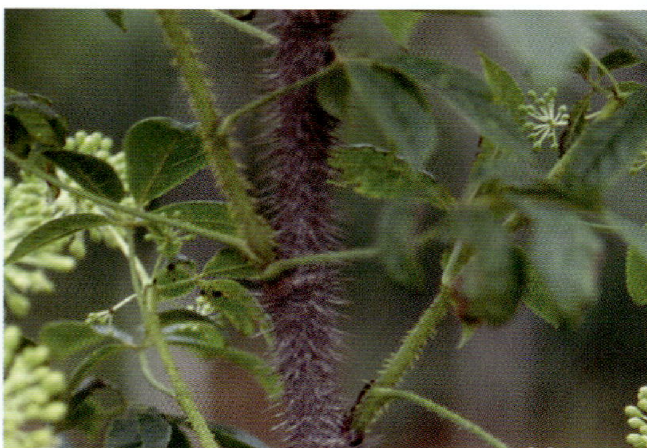

🍂 가시오갈피_ 줄기에 난 가시

(glucoside), 정유, 4-메틸살리실알데히드(4-methyl salicyl aldehyde), 타닌(tannin), 팔미트산(palmitic acid), 리놀렌산(linolenic acid), 비타민 A, B, 사비닌(savinin), 시린가레시놀(syringaresinol), 아칸토사이드(acantoside) B, D, 엘류테로사이드(eleutheroside) E, I, K, L, M, B1, 안토사이드(antoside), 캠페리트린(kaempferitrin), 캠페롤-7-람노사이드(kaempferol-7-rhamnoside), 이소쿼시트린(isoquercitrin), 클로로겐산(chlorogenic acid), 코니페린(coniferin), 코니페릴알코올(coniferyl alcohol), 카페인산(caffeic acid) 등이 함유되어 있다.

🍃 **성미 :** 나무껍질과 뿌리껍질은 성질이 따뜻하고, 맛은 맵다.

🍃 **귀경 :** 심(心), 비(脾), 신(腎) 경락에 작용한다.

🍂 **효능과 주치 :** 나무껍질과 뿌리껍질은 생약명을 자오가(刺五加)라 한다(생규). 오갈피나무는 대한약전에 오가피(五加皮)로 수재되어 있다. 가시오갈피의 주된 효과는 강장작용이며 이 효과는 인삼이나 오갈피나무보다 큰 것으로 알려져 있다. 그리고 심근경색을 예방하고 혈당강하작용을 하여 당뇨병의 혈당을 조절하며 면역증강작용으로 질병에 대한 저항력을 높여준다. 그 외 항염, 해열, 진통, 보간, 보신, 어혈(瘀血), 강정, 중풍, 고혈압, 항암, 강심, 진경(鎭痙), 진정, 신경통, 관절염 등을 치료한다. 열매는 생약명을 오가과(五加果)라고 하여 차로 끓여 마신다. 잎의 생약명은 오가엽(五加葉)이라고 하는데 종기, 타박상, 종통(腫痛) 등을 치료한다.

가시오갈피와 오갈피나무

가시오갈피는 가지가 적게 갈라져 올라가고 전체에 가늘고 긴 가시가 아래 방향으로 밀생하며, 꽃은 자황색이다. 오갈피나무는 뿌리 근처에서 가지가 많이 갈라져서 사방으로 뻗치고 가지에는 약간의 가시가 드문드문 나 있으며 꽃은 자주색이다. 성분은 오갈피나무나 가시오갈피가 거의 같고 약효도 같은 용도로 사용되고 있으나 작용부위(귀경)가 다르다. 오갈피나무속 종류 중에서는 가시오갈피 효과가 가장 좋은 것으로 알려져 있다.

가시오갈피의 응용과 특성

가시오갈피는 오갈피속 식물 중 약효가 가장 좋다고 하여 인삼을 능가하는 약효로 사용되고 있는데 러시아의 약리학자 브레크만 박사는 연구논문에서 강장작용은 물론 피로와 스트레스를 줄여주고 면역력, 지구력을 높여주며 육체와 정신의 회복을 돕는다고 했다. 그래서 가시오갈피는 1984년 모스크바 올림픽에서 러시아 운동선수들이 즐겨 먹어 강장제로서의 역할을 톡톡히 했다고 한다.

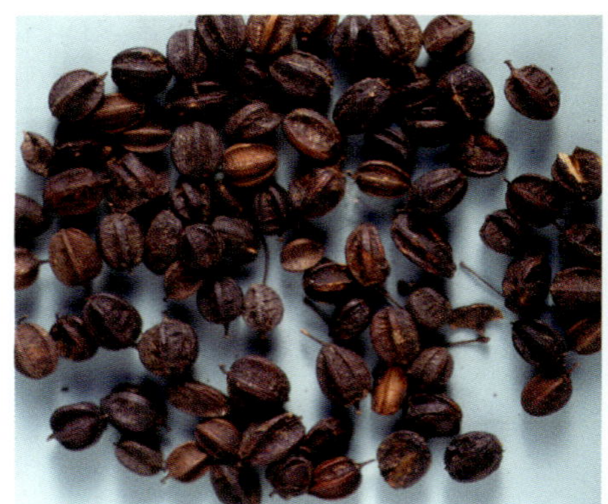

🍂 가시오갈피_ 종자

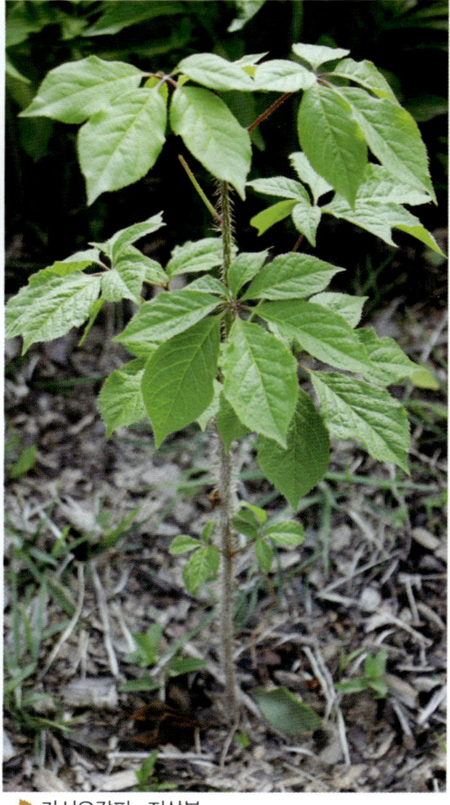

🍂 가시오갈피_ 지상부

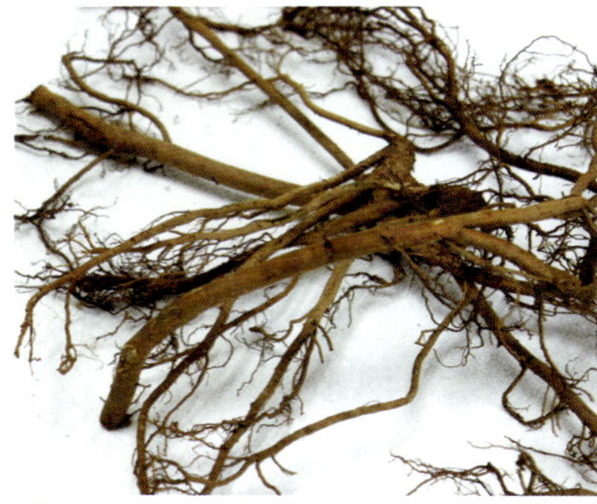

🍂 가시오갈피_ 뿌리(채취품)

🌿 **약용법과 용량 :** 말린 나무껍질 및 뿌리껍질 20~30g을 물 900mL에 넣어 반이 될 때까지 달여 하루에 2~3회 나눠 마신다. 외용할 경우에는 생잎을 적당량 짓찧어 환부에 붙인다.

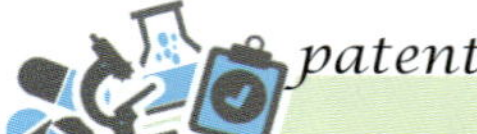 *patent*

가시오갈피의 기능성 및 효능에 관한 특허자료

▶ **가시오갈피 추출물을 함유하는 당뇨병의 예방 및 치료용 조성물**

본 발명은 가시오갈피 추출물을 함유하는 당뇨병의 예방 및 치료용 조성물에 관한 것으로, 본 발명의 가시오갈피 추출물은 고지방식이 유도 고혈당 마우스에서 혈당상승 억제 활성, 인슐린 저항성 개선 활성 및 경구 당부하 실험에서 혈중 포도당(glucose) 및 혈중 인슐린 농도를 떨어뜨리는 활성을 나타내므로, 당뇨병의 예방 및 치료용 의약품 및 건강기능식품으로 사용할 수 있다.

– 공개번호 : 10−2005−0080810, 출원인 : (주)한국토종약초연구소

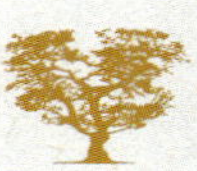

가죽나무

| 사용부위 | 뿌리껍질, 나무껍질, 잎, 열매

Ailanthus altissima (Mill.) Swingle

- **이명 :** 가중나무, 개죽나무, 까중나무, 취춘(臭椿皮), 봉안초(鳳眼草)
- **생약명 :** 저근백피(樗根白皮), 저엽(樗葉), 저목엽(樗木葉), 봉안초(鳳眼草)
- **과명 :** 소태나무과(Simaroubaceae)
- **개화기 :** 6~8월

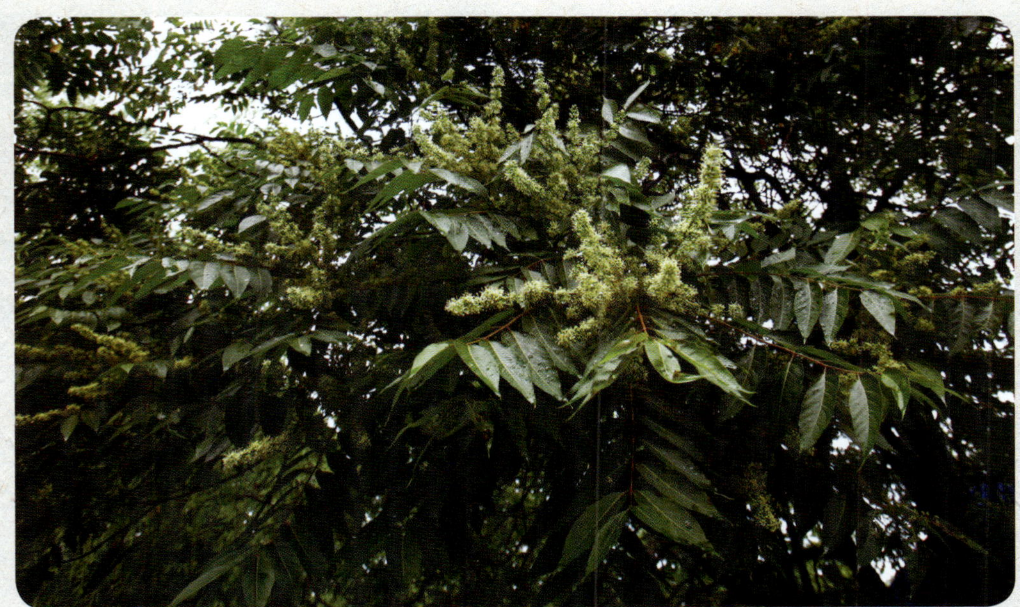

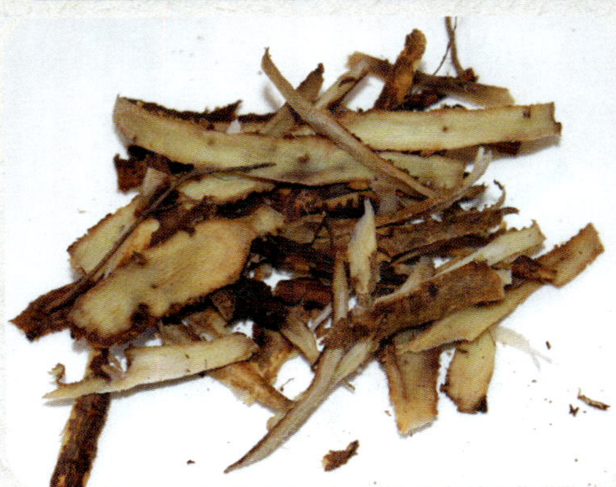

▼ 가죽나무_ 뿌리 겉껍질(약재 전형)

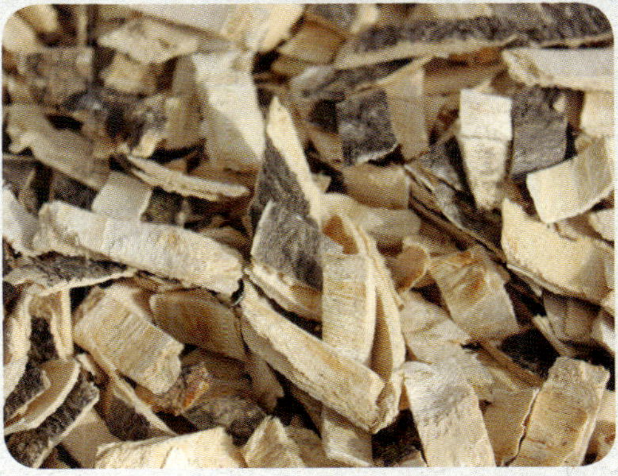

▼ 가죽나무_ 나무껍질(약재)

● **생육특성 :** 가죽나무는 전국 각지에서 야생으로 자라거나 심어 가꾸는 낙엽활엽교목으로, 20m 전후로 자란다. 나무껍질은 회갈색인데 작은 가지는 황갈색 또는 적갈색으로 털이 나 있으나 없어지는 것도 있다. 잎은 서로 어긋나는데 홀수깃꼴겹잎이며 잔잎은 13~25장이고 바소꼴 달걀 모양에 잎끝은 날카롭고 거친 톱니가 있다. 꽃은 녹색으로 줄기의 맨 끝이나 꼭대기에서 원뿔꽃차례로 피는데 길이는 10~20cm로 한 나무에서 양성화와 단성화가 모두 피는데 그 수가 적다. 꽃받침은 짧고 5개로 갈라지며 꽃잎은 5장인데 수꽃에는 수술이 10개 있고 암술은 없다. 열매는 날개열매로 긴 타원형에 옅은 녹황색이며 8~9월에 달린다.

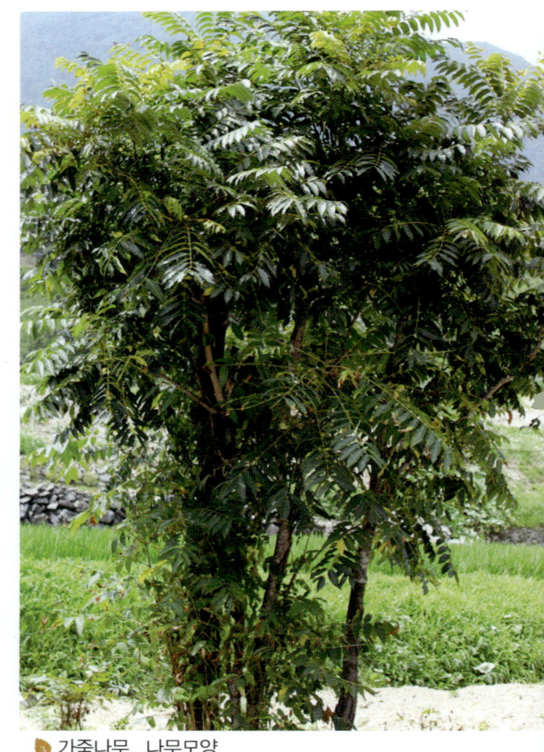

● 가죽나무_ 나무모양

● **채취 방법과 시기 :** 뿌리껍질은 봄·겨울, 나무껍질은 봄, 열매는 가을, 잎은 봄·여름에 채취한다.

● **성분 :** 뿌리껍질에는 멜소신(mersosin), 타닌(tannin), 플로바펜(phlobaphene) 등이 함유되어 있고, 나무껍질에는 아일란톤(ailanthone), 콰시인(quassin), 아마롤라이드(amarolide), 아세틸아마롤라이드(acetylamarolide), 네오콰시인(neoquassin) 등이 함유되어 있다. 열매에는 아일란톤, 아일란토라이드(ailantholide), 차파리논(chaparrinone), 콰시인 등이 함유되어 있고, 잎에는 쿼시트린(quercitrin), 비타민 C가 함유되어 있다.

● **성미 :** 뿌리껍질과 나무껍질은 성질이 차고, 맛은 쓰고 떫으며, 독성이 조

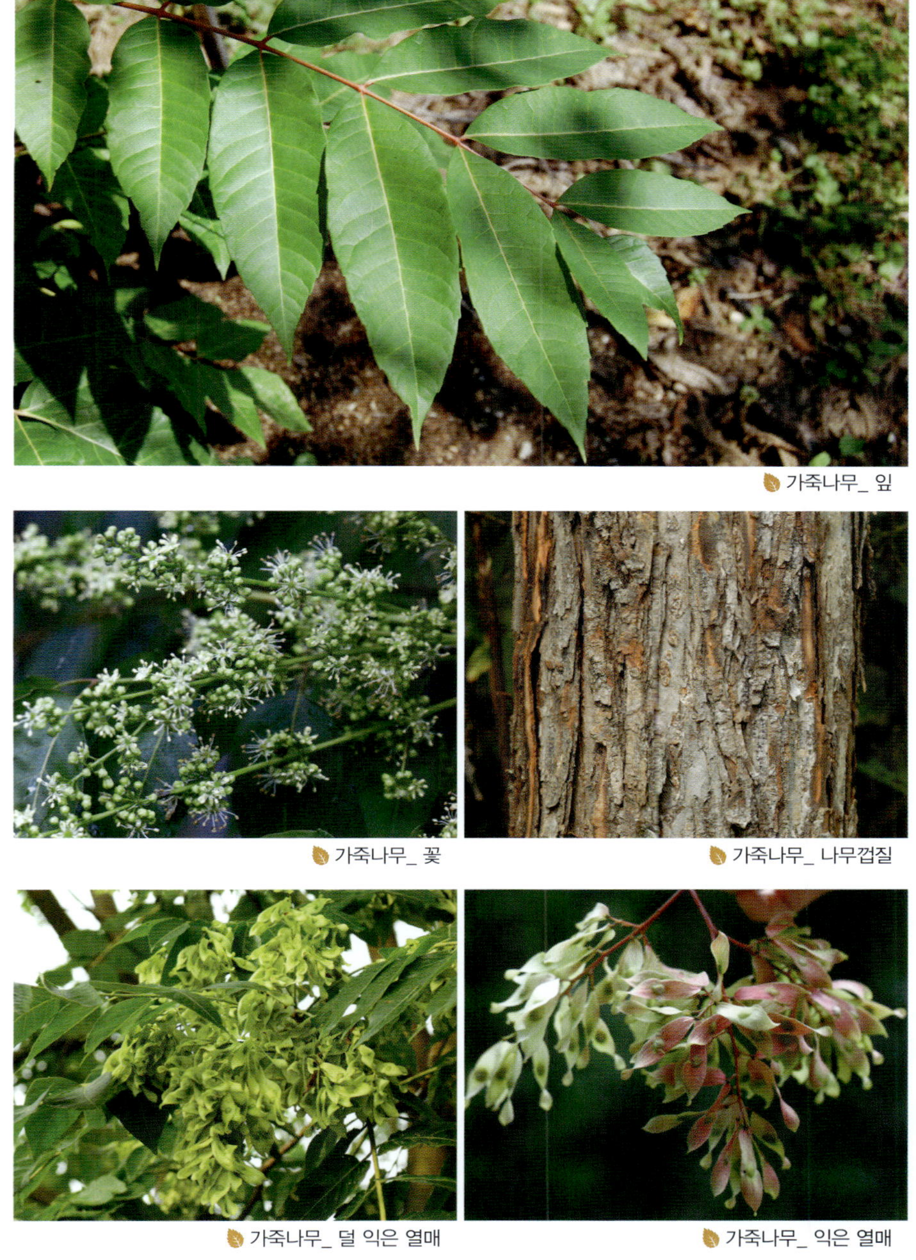

🍃 가죽나무_ 잎

🍃 가죽나무_ 꽃

🍃 가죽나무_ 나무껍질

🍃 가죽나무_ 덜 익은 열매

🍃 가죽나무_ 익은 열매

금 있다. 열매는 약성이 차고, 맛은 쓰고 떫다. 잎은 성질이 따뜻하고, 맛은 쓰고, 독성이 조금 있다.

🍂 **귀경** : 심(心), 위(胃), 대장(大腸) 경락에 작용한다.

🍂 **효능과 주치** : 뿌리껍질과 나무껍질은 생약명은 취춘피(臭椿皮) 혹은 저근백피(樗根白皮)라 하며 청열(淸熱: 차고 서늘한 성질의 약을 써서 열증을 제거하는 일), 지혈, 살충, 조습(燥濕: 습사를 말리는 작용)의 효능이 있고 만성 하리(下痢: 이질. 변에 곱이 섞여 나오며 뒤가 잦은 증상인 법정 전염병), 장풍혈변(腸風血便: 장내 풍사로 인해 피똥을 눔), 유정, 대하, 소변백탁, 구충병을 치료한다. 열매의 생약명은 봉안초(鳳眼草)라 하는데 세균과 질 트리코모나스에 대한 항균작용이 있고 이질, 장풍혈변, 혈뇨, 자궁 이상출혈, 백대하를 치료한다. 잎의 생약명은 저엽(樗葉)이라 하며 습진, 피부 가려움증을 치료한다. 가죽나무의 추출물은 천식 또는 알레르기 질환의 예방 또는 치료용으로 사용한다.

🌿 **약용법과 용량** : 말린 뿌리껍질과 나무껍질 20~30g을 물 900mL에 넣어 반이 될 때까지 달여 하루에 2~3회 나눠 마신다. 술을 담가서 마셔도 좋다. 말린 열매 10~30g을 물 900mL에 넣어 반이 될 때까지 달여 하루에 2~3회 나눠 마신다. 말린 잎 10~20g을 물 900mL에 넣어 반이 될 때까지 달여 하루에 2~3회 나눠 마신다.

🍁 **사용 시 주의사항** : 약간의 독성이 있기 때문에 전문가의 도움을 받아 용법과 용량을 주의해서 사용해야 하며 장기간 복용하지 않는다.

patent

가죽나무의 기능성 및 효능에 관한 특허자료

▶ **가죽나무 추출물을 포함하는 천식 및 알레르기 질환의 예방 또는 치료용 조성물**

본 발명은 천식 또는 알레르기 질환의 예방 또는 치료용 조성물에 관한 것이다. 천식 질환의 예방 및 치료용 약학조성물 및 건강보조식품에 유용하게 사용될 수 있다.

– 공개번호 10-2006-0130830, 출원인 : 영남대학교 산학협력단

▶ **항산화 효과를 갖는 가죽나무 추출물을 유효성분으로 함유하는 조성물**

본 발명은 항산화 효과를 갖는 가죽나무 추출물을 함유하는 조성물에 관한 것으로, 본 발명의 가죽나무 추출물은 높은 폴리페놀 함량, 우수한 전자공여능, SOD 유사활성능, 아질산염 소거능, 크산틴 산화효소 저해능 및 티로시나아제 저해능을 지니므로, 상기 조성물은 산화관련 질환의 예방 및 치료용 약학조성물 및 건강기능식품으로 유용하게 이용될 수 있다.

– 공개번호 : 10-2008-0093663, 출원인 : 대구한의대학교 산학협력단

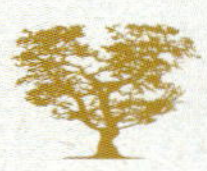

갈매나무

| 사용부위 | 뿌리, 나무껍질, 열매

Rhamnus davurica Pall.

- **이명** : 참갈매나무, 서이자(鼠李子), 취이자(臭李子), 노관안(老鸛眼), 동록(凍綠)
- **생약명** : 서리(鼠李) 또는 서이, 서리근(鼠李根), 서리피(鼠李皮)
- **과명** : 갈매나무과(Rhamnaceae)
- **개화기** : 5~6월

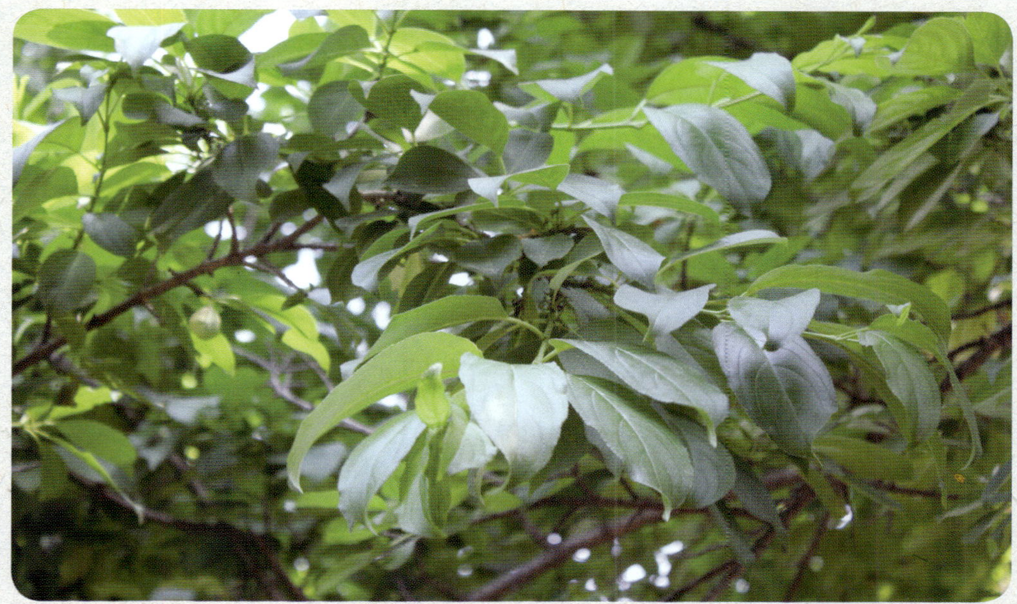

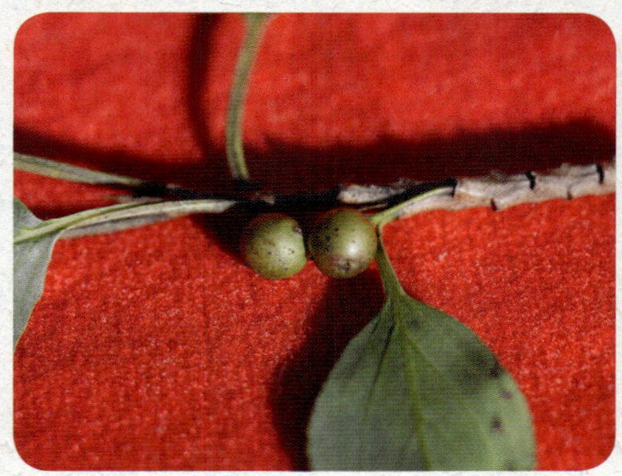

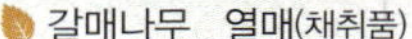

🌰 갈매나무_ 열매(채취품)

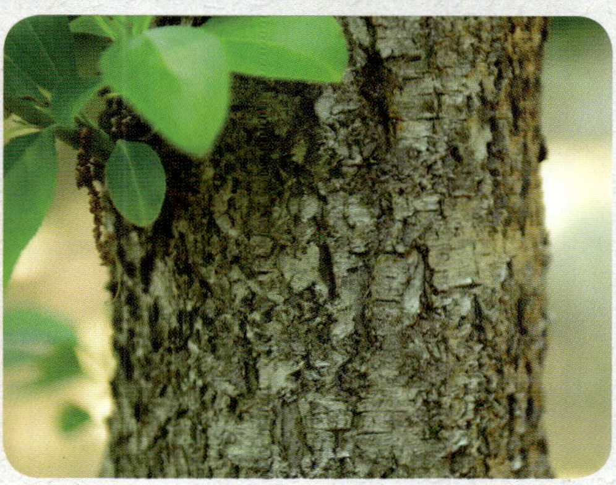

🌰 갈매나무_ 약재로 사용하는 나무껍질

- **생육특성** : 갈매나무는 전국에서 분포하는 낙엽활엽관목으로, 높이는 5m 전후이다. 가지 끝은 가시로 변하고, 잎은 거꿀달걀 모양 또는 타원형인데 서로 마주나고 가장자리에는 둔한 잔톱니가 있다. 꽃은 황록색으로 5~6월에 암수딴그루로 핀다. 열매는 검은색으로 9~10월에 원형으로 달리는데, 안에는 1~2개의 종자가 들어 있고 종자 뒷면에는 흠이 나 있다.

- **채취 방법과 시기** : 열매는 가을, 뿌리는 봄·가을·겨울, 나무껍질은 봄·겨울에 채취한다.

- **성분** : 열매에는 에모딘(emodin), 크리소파놀(chrysophanol), 안트라놀(anthranol), 캠페롤(kaempferol), 종자에는 여러 종의 람노디아스타아제(rhamnodiastase), 뿌리와 나무껍질에는 에모딘, 알로에-에모딘(aloe-emodin), 크리소파놀, 여러 종의 안트라퀴논(anthraquinone)류가 함유되어 있다.

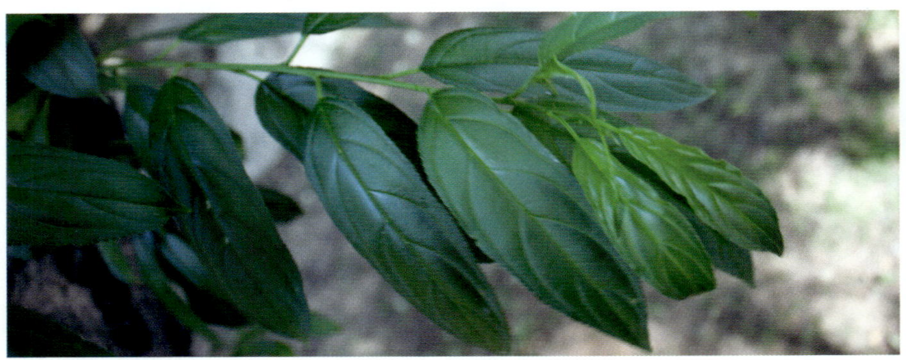

🍂 갈매나무_ 잎

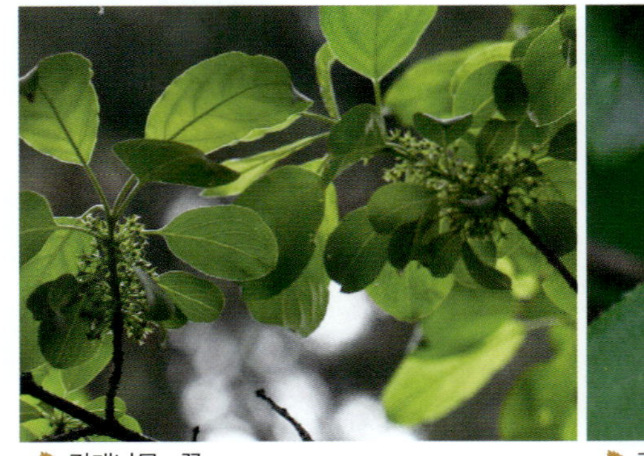

🍂 갈매나무_ 꽃

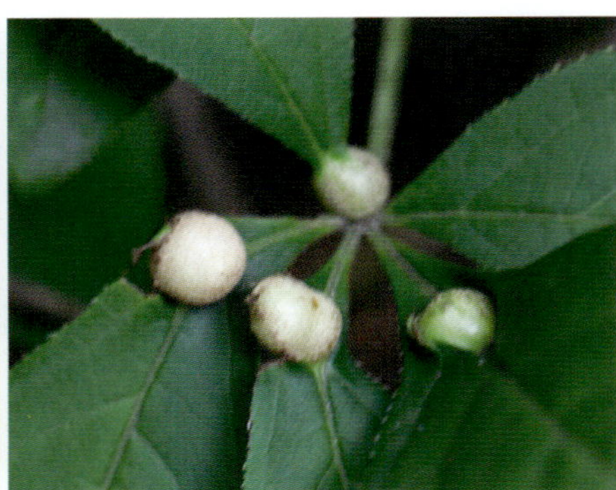

🍂 갈매나무_ 벌레집

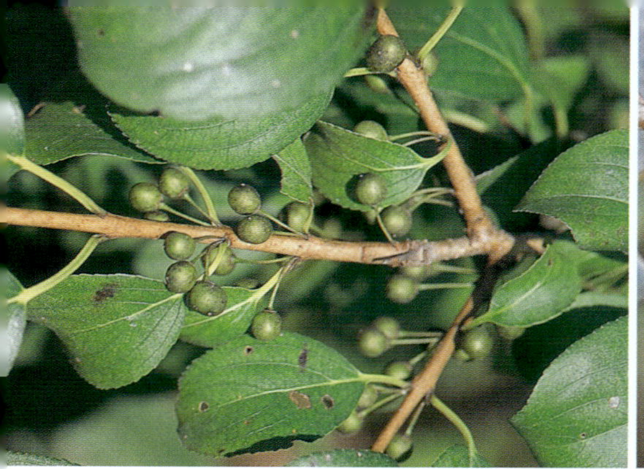

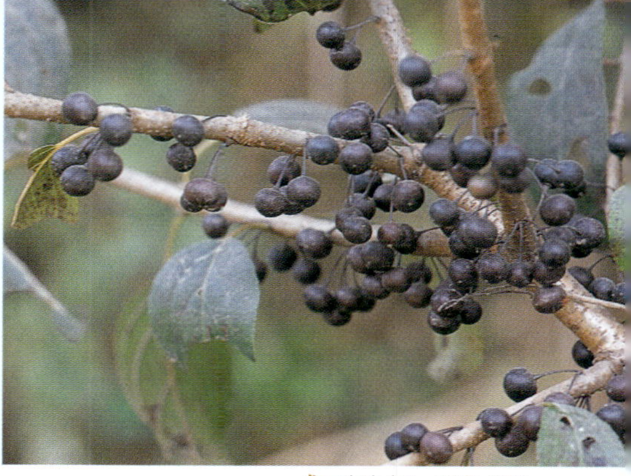

🍃 갈매나무_ 덜 익은 열매   🍂 갈매나무_ 익은 열매

🍃 **성미** : 열매는 성질이 시원하고, 맛은 쓰고 달다. 뿌리와 나무껍질은 성질이 약간 차고, 맛은 쓰고, 독성이 있어 식품으로는 사용할 수 없다.

🍃 **귀경** : 간(肝), 신(腎) 경락에 작용한다.

🍂 **효능과 주치** : 열매는 생약명을 서리(鼠李)라 하며 청열(淸熱), 살충, 만성 위염, 치통, 개선(疥癬: 옴)을 치료하며 종자는 이뇨, 부종, 수종을 치료한다. 뿌리는 생약명을 서리근(鼠李根)이라 하여 삶은 걸죽한 즙을 입에 머금어 충치, 풍치를 치료한다. 나무껍질은 생약명을 서리피(鼠李皮)라 하여 열독과 한열(寒熱)을 다스린다. 갈매나무 추출물은 골다공증과 같이 뼈골절 관련 골질환의 예방 및 치료에 효과가 있다.

🍃 **약용법과 용량** : 말린 열매 또는 종자 20~30g을 물 900mL에 넣어 반이 될 때까지 달여 하루에 2~3회 나눠 마신다. 외용할 경우에는 서리를 짓찧어서 환부에 도포한다. 말린 뿌리 10~20g을 물 900mL에 넣어 반이 될 때까지 달여 치통치료를 위해 입에 머금었다가 뱉어낸다. 말린 나무껍질 20~30g을 물 900mL에 넣어 반이 될 때까지 달여 하루에 2~3회 나눠 마신다.

patent

갈매나무의 기능성 및 효능에 관한 특허자료

▶ **갈매나무 추출물을 유효성분으로 하는 골질환 예방 및 치료용 조성물**

본 발명은 갈매나무 추출물을 유효성분으로 하는 골질환 예방 및 치료용 조성물에 관한 것이다. 본 발명에 의한 조성물은 파골세포의 형성을 감소시켜 골 흡수를 억제하며, 골다공증과 같이 뼈 골절과 관련된 골질환 예방 및 치료 효능을 가질 수 있다.

— 공개번호 : 10-2012-0068607, 출원인 : 대한민국(농촌진흥청장) · 연세대학교 산학협력단

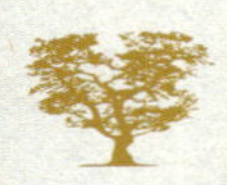

감나무

| **사용부위** | 뿌리, 나무껍질, 잎, 열매, 열매꼭지

Diospyros kaki Thunb.

- **이명** : 돌감나무, 산감나무, 똘감나무, 과체(果蒂), 시화(柿花)
- **생약명** : 시목(柿木), 시자(柿子), 시체(柿蒂), 시근(柿根), 시목피(柿木皮), 시엽(柿葉)
- **과명** : 감나무과(Ebenaceae)
- **개화기** : 5~6월

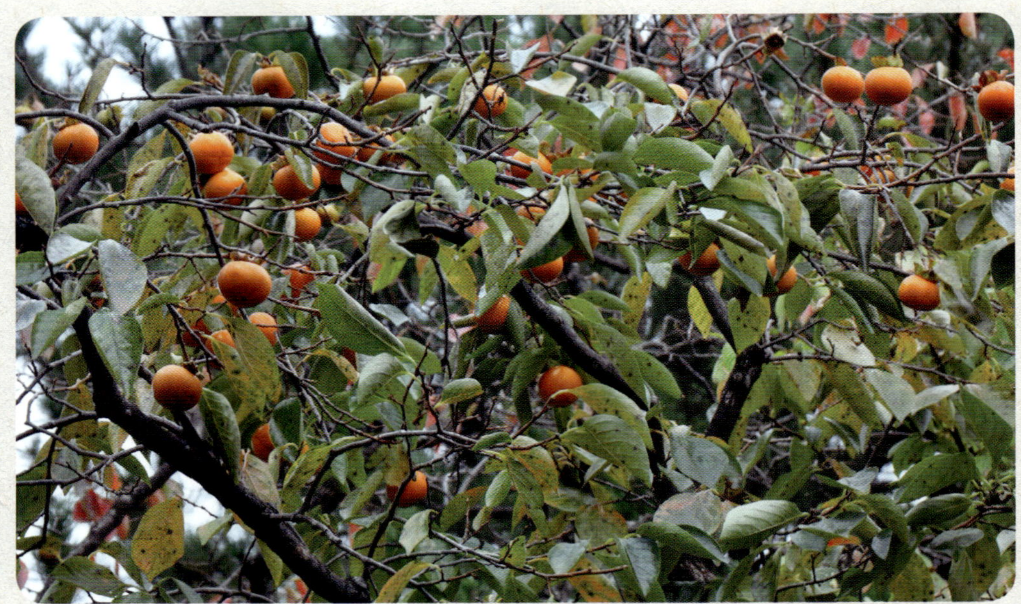

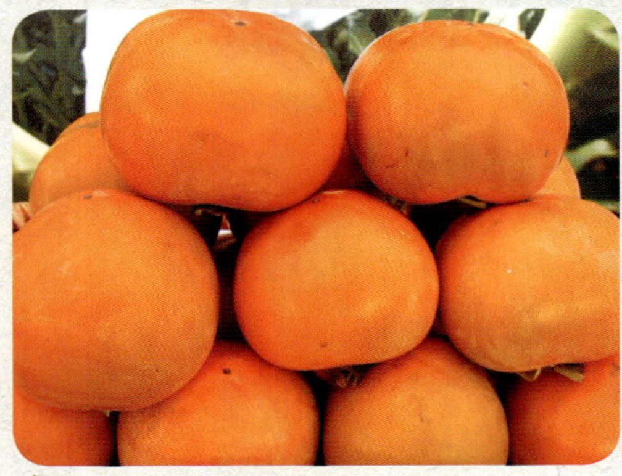

감나무_ 열매(채취품)

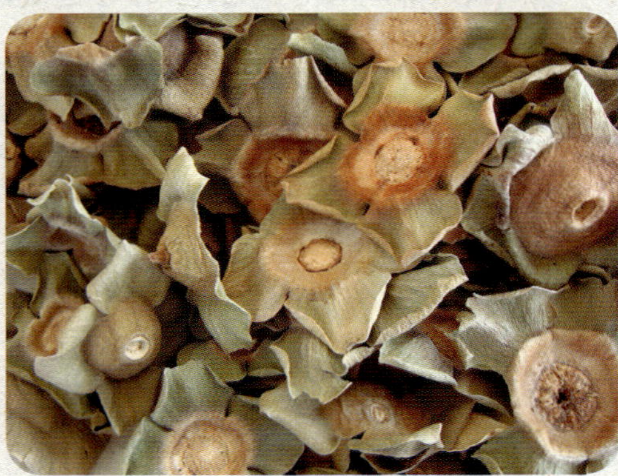

감나무_ 감꼭지(약재 전형)

🍃 **생육특성** : 감나무는 중·남부 지방
에서 분포하는 낙엽활엽교목으로,
높이는 15m 전후로 자라고, 가지
는 옅은 갈색으로 약간의 털이 나
있다. 잎은 어긋나는데 타원형 혹
은 거꿀달걀 모양에 길이는 7∼
18cm, 너비 4∼10cm로 잎 밑은
둥글고 끝이 뾰족하며 톱니가 없
고 두껍다. 꽃은 황색으로 양성화
또는 단성화이고 잎겨드랑이에서
달리는데 취산꽃차례로 핀다. 꽃

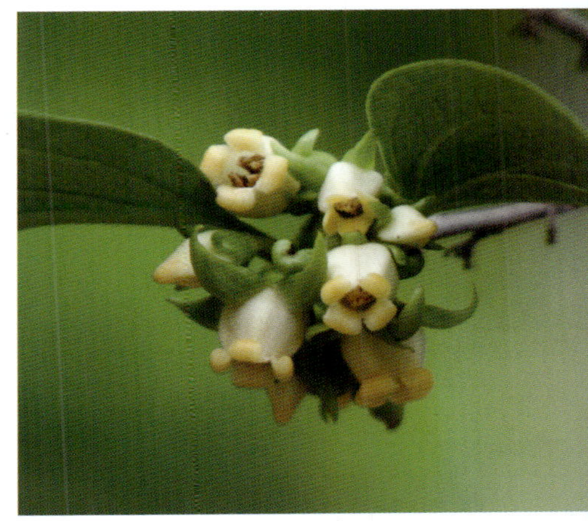

🍂 감나무_ 꽃

받침의 아랫부분은 대롱 모양이고 4장으로 갈라지며 안쪽에 털이 나 있
다. 꽃부리는 종 모양인데 4개로 갈라지고, 수꽃에는 수술이 16개, 양성화
에는 8∼16개, 암꽃에는 퇴화된 수술이 8개 있다. 열매는 등황색으로 9∼
10월경에 달걀 모양으로 달린다.

🍂 **채취 방법과 시기** : 열매는 가을, 감꼭지는 가을, 뿌리는 9∼10월, 나무껍질
은 연중 수시, 잎은 5∼7월에 채취한다.

🍃 **성분** : 열매에는 타닌(tannin), 포도당, 서당, 과당 등이 함유되어 있다.
감꼭지에는 하이드록시트릭터페닉산(hydroxytriterpenic acid), 베툴린산
(betulic acid), 올레아놀릭산(oleanolic acid), 우르솔산(ursolic acid), 타닌,
포도당, 과당, 헤미셀룰로스(hemicellulose) 등이 함유되어 있다. 뿌리에
는 강심 배당체, 안트라퀴논(anthraquinone) 배당체, 사포닌, 타닌, 플럼바
긴(plumbagin), 디오스피롤(diospyrol), 디오스피린(diospyrin), 네오디오스
피린(neodiospyrin) 등이 함유되어 있다. 잎에는 플라보노이드(flavonoid)
배당체, 타닌, 페놀류, 올레아놀릭산, 베툴린산, 우르솔산 등이 함유되어
있으며, 플라보노이드 배당체에는 아스트라갈린(astragalin), 미리시트린
(myricitrin), 비타민 C, 카로틴, 수지, 환원당, 정유 등이 함유되어 있다.

🍃 **성미** : 열매와 감꼭지는 성질이 평범하고, 맛은 쓰고 떫다. 뿌리는 성질이
평범하고, 맛은 떫고, 독성이 없다. 나무껍질은 성질이 평범하고, 맛은 떫

다. 잎은 성질이 차고, 맛은 쓰고, 독성이 없다.

🍂 **귀경** : 위(胃), 폐(肺) 경락에 작용한다.

🍁 **효능과 주치** : 열매는 생약명을 시자(柿子)라 하여 청열, 지갈, 지사, 건위, 궤양, 염증, 습진, 지혈, 해수, 구창(口瘡), 피로해소, 주독 등을 치료한다. 감꼭지는 생약명을 시체(柿蒂)라 하며 딸꾹질을 진정시키며 구토를 멎게 하는 약효가 있다. 감꼭지가 딸꾹질을 치료하는 이유로는 감꼭지의 성분 중에 올레아놀릭산(oleanolic acid), 베툴린산(betulic acid), 헤미셀룰로스(hemicellulose)가 위에서 응고되어 물리적 자극을 주기 때문에 딸꾹질이 멎는 것이라고 알려져 있다. 뿌리는 생약명을 시근(柿根)이라 하여 양혈, 지혈의 효능이 있고 혈붕, 혈리(血痢: 변에 피가 섞여 나오는 증상), 치창(痔瘡)을 치료한다. 나무껍질은 생약명을 시목피(柿木皮)라 하여 출혈 및 화상을 치료한다. 잎은 생약명을 시엽(柿葉)이라 하여 고혈압, 천식, 폐기종 등

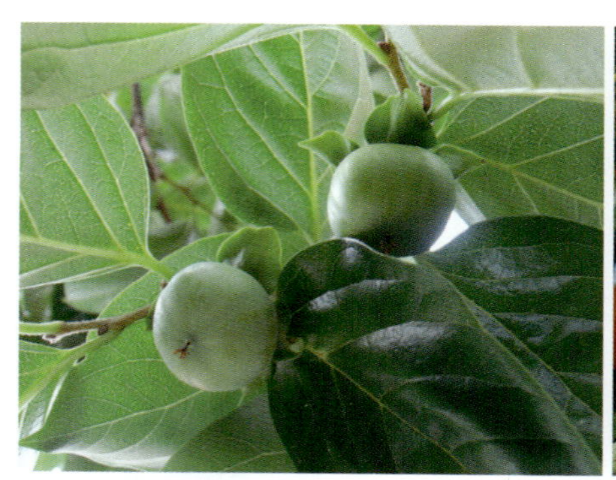

🍂 감나무_ 덜 익은 열매

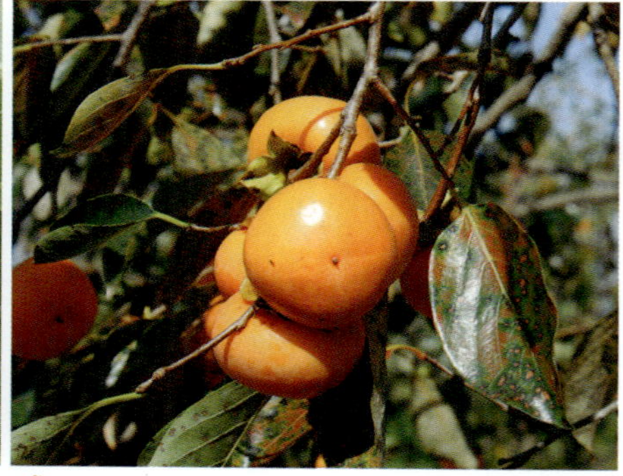

🍂 감나무_ 익은 열매

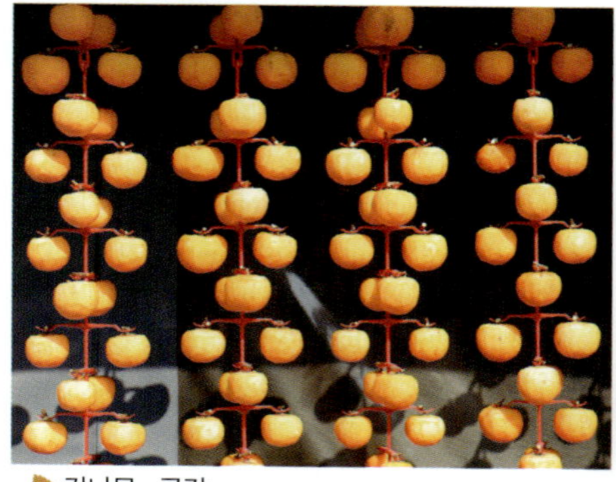

🍂 감나무_ 곶감

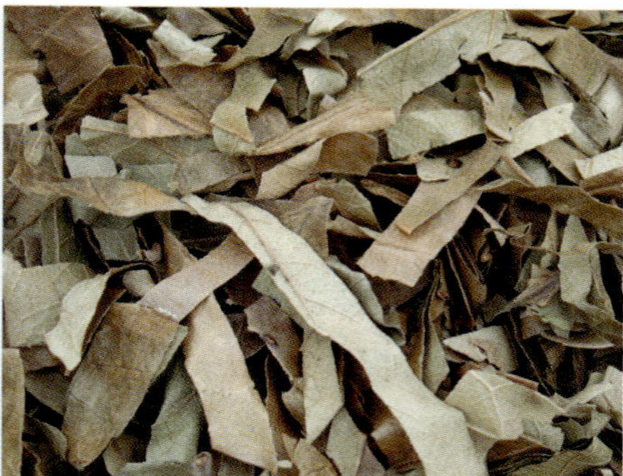

🍂 감나무_ 잎(약재)

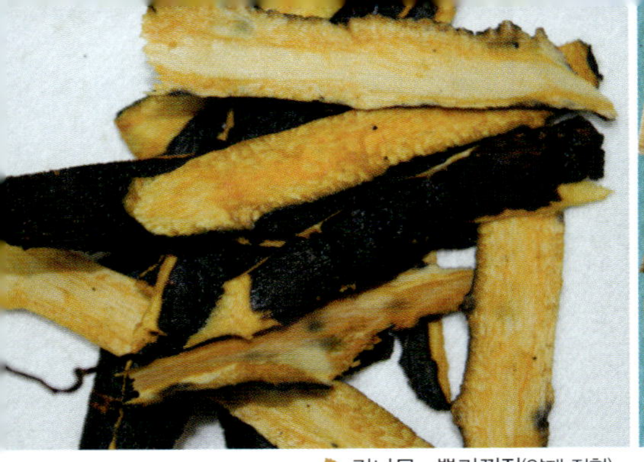

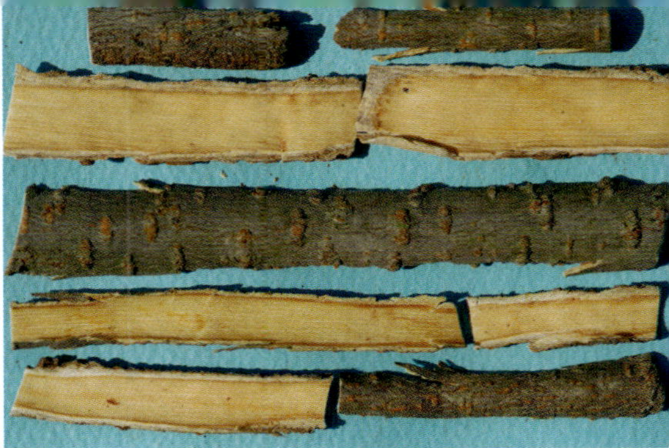

감나무_ 뿌리껍질(약재 전형)

감나무_ 나무 겉껍질(약재 전형)

을 치료한다. 감 추출물은 타닌(tannin)을 유효성분으로 면역질환 치료제로 사용되는데 아토피, 천식, 비염, 스트레스에 의한 염증 반응의 치료에 효과적이다.

약용법과 용량 : 잘 익은 생감을 하루에 식후 1개씩 먹거나, 말린 열매 50~100g을 물 900mL에 넣어 반이 될 때까지 달여 하루에 2~3회 나눠 마신다. 말린 감꼭지 20~30g을 물 900mL에 넣어 반이 될 때까지 달여 하루에 2~3회 나눠 마신다. 말린 뿌리 100~150g을 물 900mL에 넣어 반이 될 때까지 달여 하루에 2~3회 나눠 마신다. 말린 나무껍질 30~50g을 물 900mL에 넣어 반이 될 때까지 달여 하루에 2~3회 나눠 마신다. 말린 잎 20~30g을 물 900mL에 넣어 반이 될 때까지 달여 하루에 나눠 마신다.

patent

감나무의 기능성 및 효능에 관한 특허자료

▶ **감 추출물 또는 타닌(tannin)을 유효성분으로 함유하는 면역관련 질환 치료용 조성물**

본 발명은 타닌을 유효성분으로 함유하는 감 추출물 또는 타닌을 유효성분으로 함유하는 면역관련 질환 치료용 약학조성물에 관한 것으로서, 면역관련 질환 치료용 약학조성물 및 건강식품에 관한 것이다. 본 발명에 따르면 타닌을 유효성분으로 함유하는 감 추출물 또는 타닌은 아토피 유발 동물 모델에서 면역관련 세포증가 억제효과를 나타내고 아토피, 천식, 비염 등과 같은 산화 스트레스에 의한 염증반응의 치료에 유용하다.

– 공개번호 : 10-2009-0084159, 출원인 : 경북대학교 산학협력단

▶ **감 추출물을 유효성분으로 함유하는 염증성 질환의 예방 및 치료용 조성물**

본 발명은 감 추출물 또는 시체 추출물을 유효성분으로 함유하는 조성물에 관한 것으로, 염증성 질환의 치료 및 예방의 유용한 약학조성물 또는 건강기능식품으로서 사용할 수 있다.

– 공개번호 : 10-2012-0031695, 출원인 : 재단법인 한국한방산업진흥원

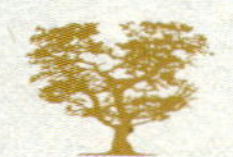

개나리(의성개나리)

| 사용부위 | 줄기, 잎, 열매

Forsythia koreana (Rehder) Nakai

- **이명** : 가을개나리, 개나리나무, 신리화, 어사리, 서리개나리, 개나리꽃나무, 한련자(旱蓮子), 대교자(大翹子), 어사리, 신화화, 황수단(皇壽丹)
- **생약명** : 연교(連翹), 연교경엽(連翹莖葉)
- **과명** : 물푸레나무과(Oleaceae)
- **개화기** : 3~4월

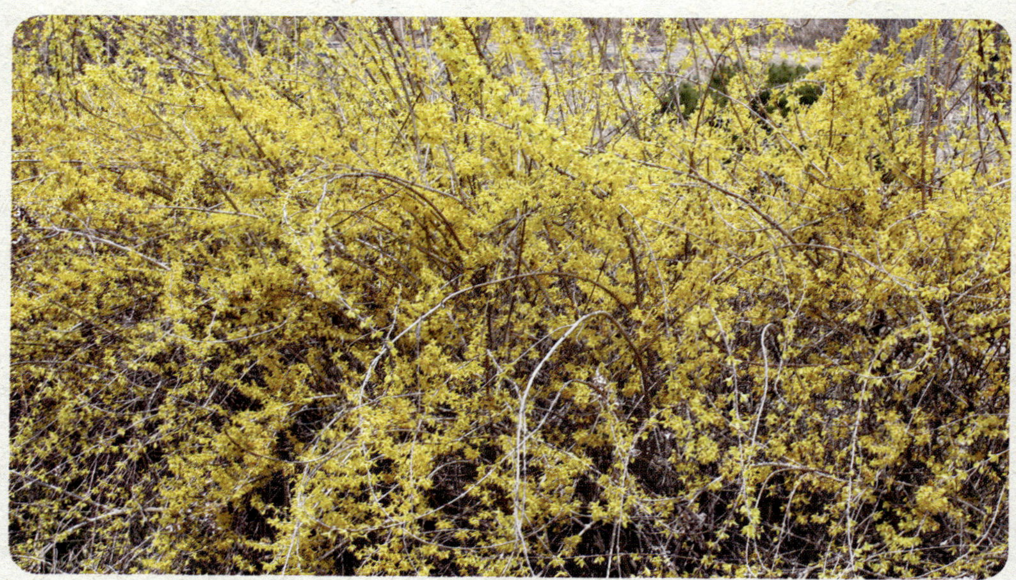

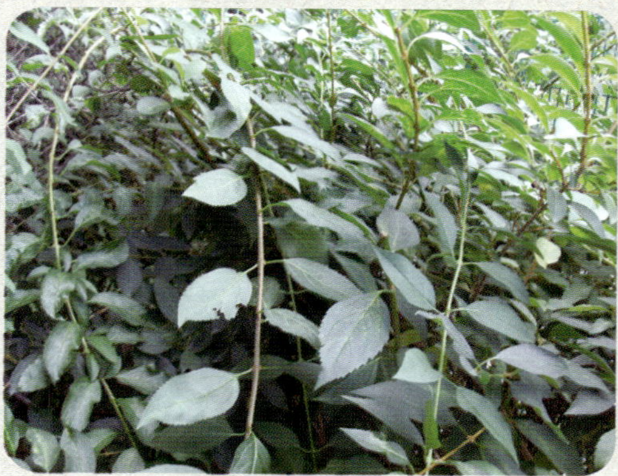

🌿 개나리(의성개나리)_ 잎줄기

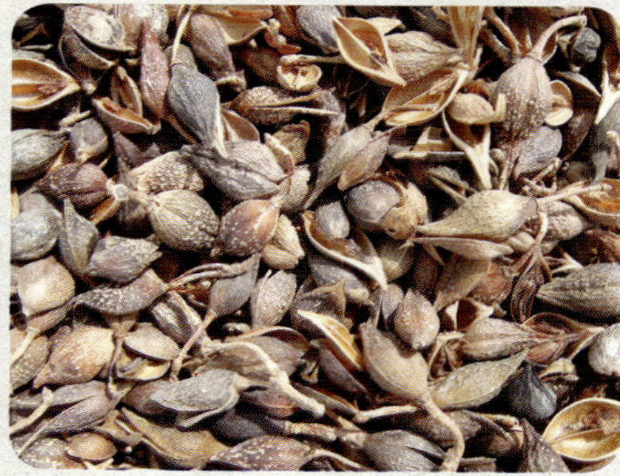

🌿 개나리(의성개나리)_ 열매(약재 전형)

🌿 **생육특성** : 개나리는 전국 각지에서 야생으로 자라거나 심어 가꾸는 낙엽활
엽관목이다. 높이는 3m 전후로 가지가 옆으로 뻗어나가는데 덩굴처럼 옆
으로 처진다. 잎은 서로 어긋나는데 바소꼴 또는 달걀 모양 바소꼴로 잎끝
은 뾰족하고 밑부분은 넓은 쐐기 모양 또는 원형이며 가장자리에는 불규
칙한 톱니가 있고 중간 정도의 두께에 잎자루 길이는 0.8~2cm이다. 꽃은
노란색으로 3~4월에 잎보다 먼저 피는데 길이는 2.5cm 정도이다. 꽃받
침잎은 4장으로 갈라지는데 타원형이다. 꽃 수술은 2개, 암술은 1개로 씨
방은 달걀 모양이며 암술머리는 2개로 갈라진다. 열매는 7~8월에 달리는
데 약간 편평하고 좁은 달걀 모양이며 성숙하면 2개로 갈라진다.

🍂 **채취 방법과 시기** : 열매는 9~10월, 줄기와 잎은 봄·여름에 채취한다.

🌿 **성분** : 열매에는 포르시톨(forsythol), 플라보놀(flavonol) 배당체, 아크티게
닌(arctigenin), 아크티인(arctiin), 스테롤(sterol) 화합물, 사포닌, 마타이레

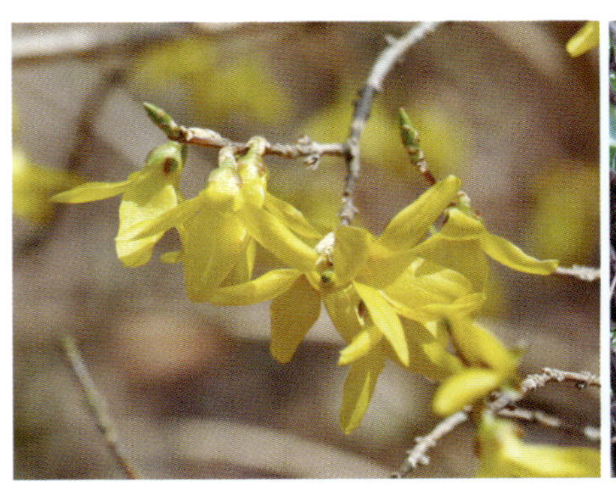
🍂 개나리(의성개나리)_ 꽃

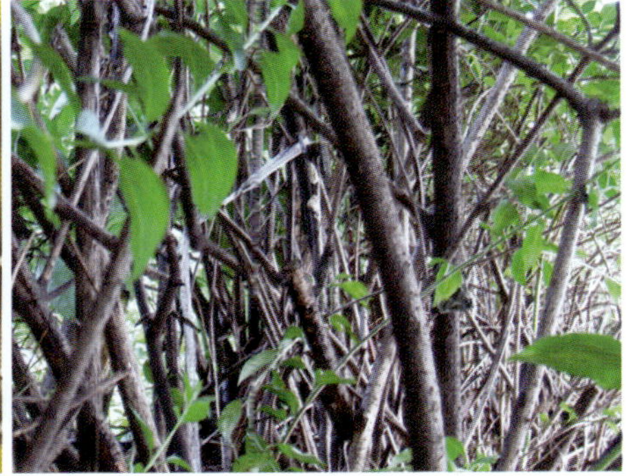
🍂 개나리(의성개나리)_ 나무껍질

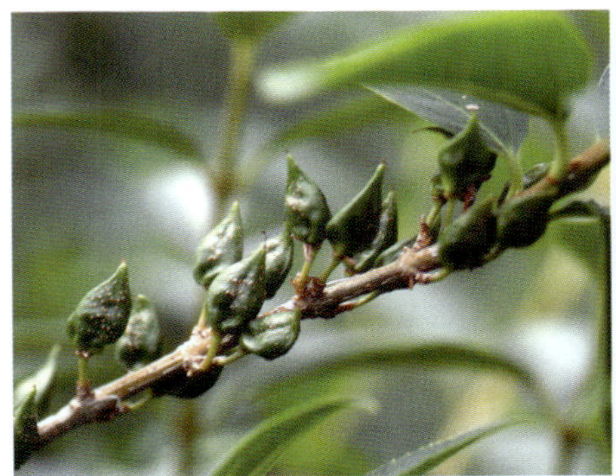
🍂 개나리(의성개나리)_ 열매

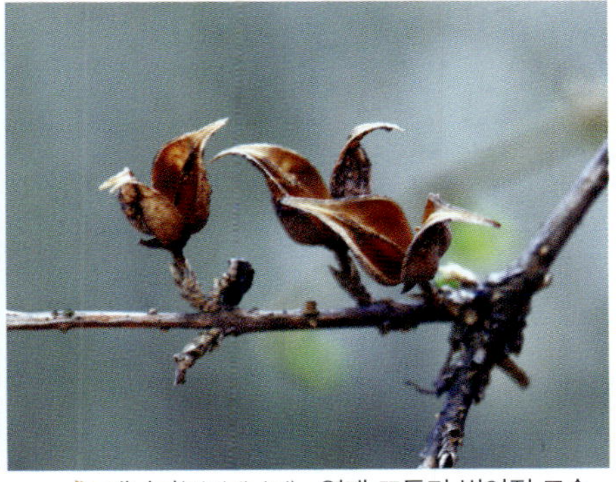
🍂 개나리(의성개나리)_ 열매 꼬투리 벌어진 모습

시노시드(matairesinoside), 열매껍질에는 올레아놀릭산(oleanolic acid), 익지 않은 푸른 열매에는 필리게닌(phylligenin), 피노레시놀(pinoresinol), 바이세폭시리그난(bisepoxylignan), 잎에는 포르시틴(forsythin), 루틴(rutin)이 함유되어 있다.

🍃 **성미** : 성질이 시원하고, 맛은 쓰다.

🍃 **귀경** : 심(心), 폐(肺), 신(腎) 경락에 작용한다.

🍂 **효능과 주치** : 열매는 생약명을 연교(連翹)라 하며, 약성은 시원하며 맛이 쓰고 항균, 항바이러스, 항알레르기, 강심, 이뇨, 진토(鎭吐: 구토를 억제함) 작용이 있으며 해열, 해독, 소염, 배농(排膿: 곪은 곳을 째거나 따서 고름을 빼는 것), 종기, 단독(丹毒: 피부의 상처에 세균이 들어가 열이 나고 얼굴이 붉고 부어 부기, 동통을 일으키는 전염병), 피부발진, 옹종종독(癰腫腫毒), 염증성 질환 등을 치료한다. 줄기와 잎은 생약명을 연교경엽(連翹莖葉)이라 하여 모세혈관을 튼튼히 해주는 강장제로 심폐의 적열(積熱: 열이 몸에 쌓이는 병)을 치료하고 고혈압, 뇌출혈, 각종 출혈 예방에 도움을 준다. 그 외 항암, 골다공증, 피부노화억제 치료에 사용한다.

🍃 **약용법과 용량** : 말린 열매 30~50g을 물 900mL에 넣어 반이 될 때까지 달여 하루에 2~3회 나눠 마시고, 외용할 경우에는 달인 액으로 환부를 씻어 준다. 말린 줄기와 잎 20~30g을 물 900mL에 넣어 반이 될 때까지 달여 하루에 나눠 마신다[대한약전에 의성개나리와 연교의 열매를 연교(連翹)라고 수재하고 있다].

patent

개나리의 기능성 및 효능에 관한 특허자료

▶ **개나리 열매로부터 마타이레시놀 및 악티게닌의 분리 및 정제 방법**

본 발명은 개나리 열매(연교)로부터 마타이레시놀 및 악티게닌의 분리 및 정제 방법에 관한 것으로, 본 발명의 분리 및 정제 방법은 연교로부터 식물성 여성호르몬 유사성분인 마타이레시놀 및 악티게닌을 대량생산할 수 있을 뿐만 아니라 향후 이들 성분을 암, 심장병 및 골다공증 치료제 및 피부노화억제용 화장품 신소재로서 널리 사용할 수 있다.

– 공개번호 : 10-2006-0103040, 출원인 : (주)대평 · 최상원

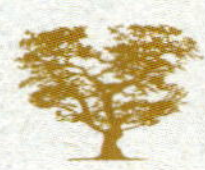

개다래

| 사용부위 | 뿌리, 가지, 잎, 열매

Actinidia polygama (Siebold & Zucc.) Planch. et Maxim.

- **이명 :** 개다래나무, 묵다래나무, 말다래, 쥐다래나무, 개다래덩굴, 천료(天蓼), 등천료(藤天蓼), 천료목(天蓼木)
- **생약명 :** 목천료(木天蓼), 목천료근(木天蓼根), 목천료자(木天蓼子)
- **과명 :** 다래나무과(Actinidiaceae)
- **개화기 :** 6~7월

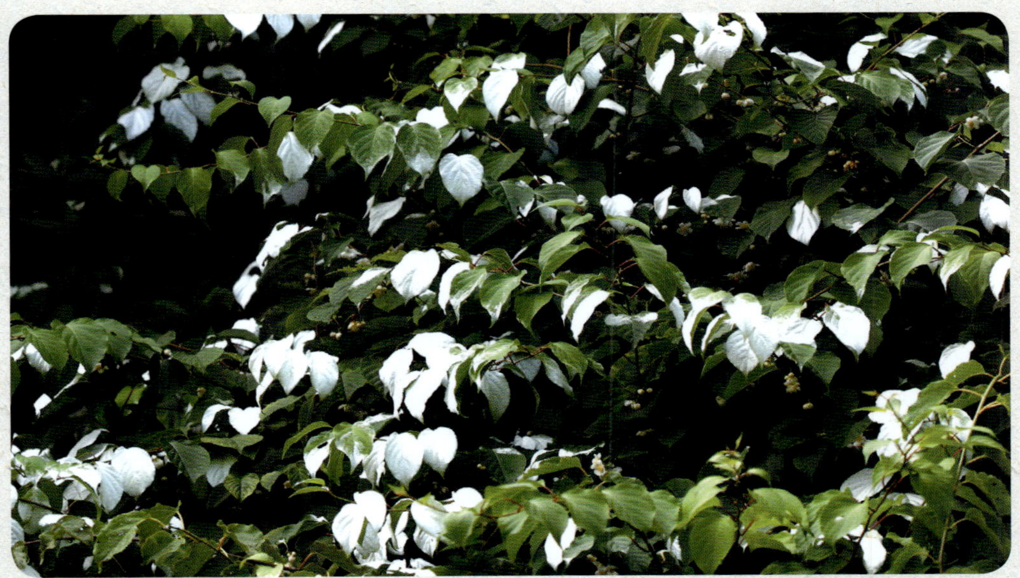

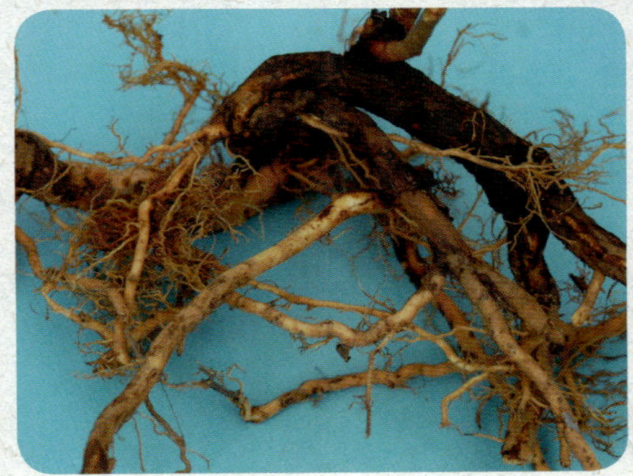

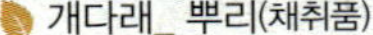

개다래_ 뿌리(채취품)

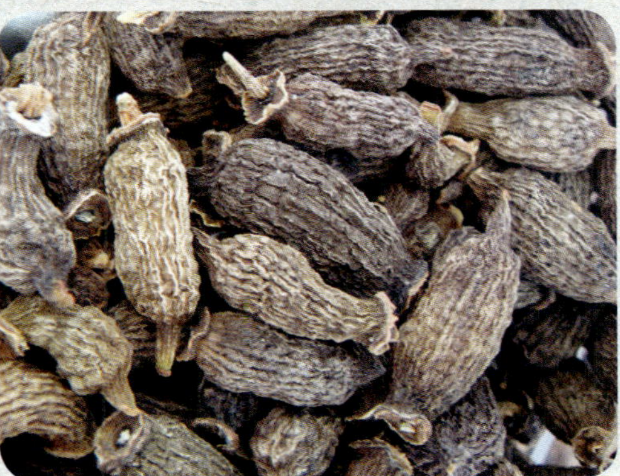

개다래_ 열매(약재 전형)

 : 개다래는 전국의 깊은 산 계곡 및 산기슭에서 자생하는 낙엽덩굴성식물로, 높이 5m 전후로 뻗어나간다. 작은 가지에는 연한 갈색의 털이 나 있고 오래된 가지에는 털이 없는 회백색의 작은 껍질눈이 있다. 잎은 넓은 달걀 모양 또는 달걀 모양인데 서로 어긋나고 막질이며 상단부의 잎 일부 또는 전부는 흰색이나 황색으로 변한다. 잎의 길이는 8~4cm, 너비는 3.5~8cm로 잎 끝은 날카로우며 밑부분은 둥글거나 일그러진 심장 모양이며 가장자리에는 잔톱니가 있다. 꽃은 흰색으로 6~7월에 잎겨드랑이에서 1송이 또는 3송이가 피는데 비교적 크고 향기가 난다. 꽃받침은 5장으로 달걀 모양 타원형이고, 꽃잎은 5장으로 거꿀달걀 모양이다. 열매는 귤홍색으로 물열매이며 긴 달걀 모양에 끝이 뾰족하고 9~10월에 달린다.

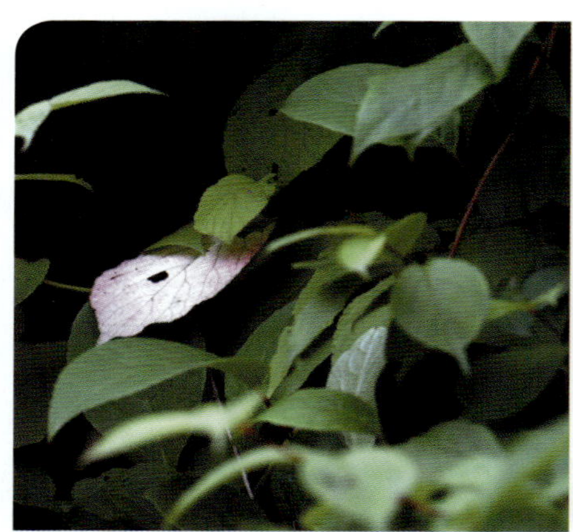

개다래_ 잎 색이 변하는 모습

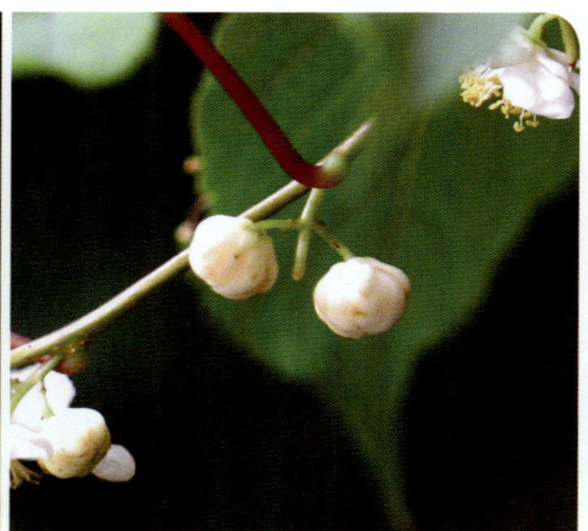

개다래_ 꽃봉오리

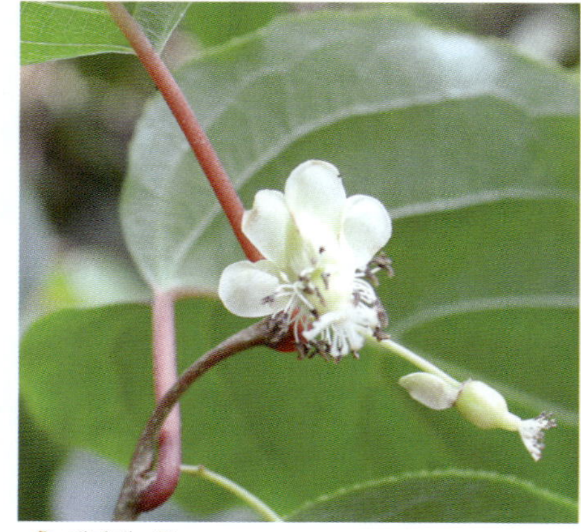

개다래_ 꽃

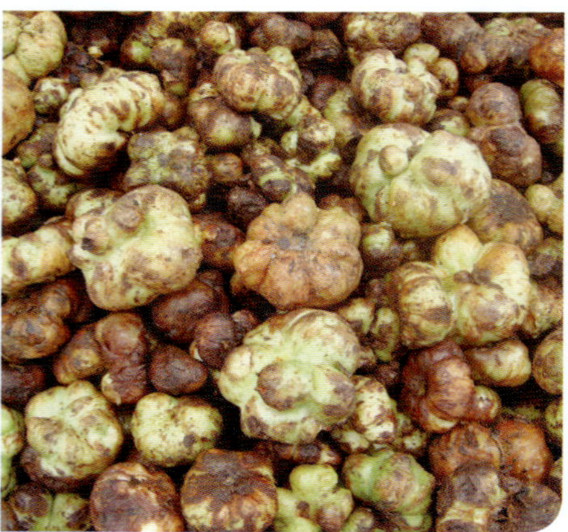

개다래_ 충영(채취품)

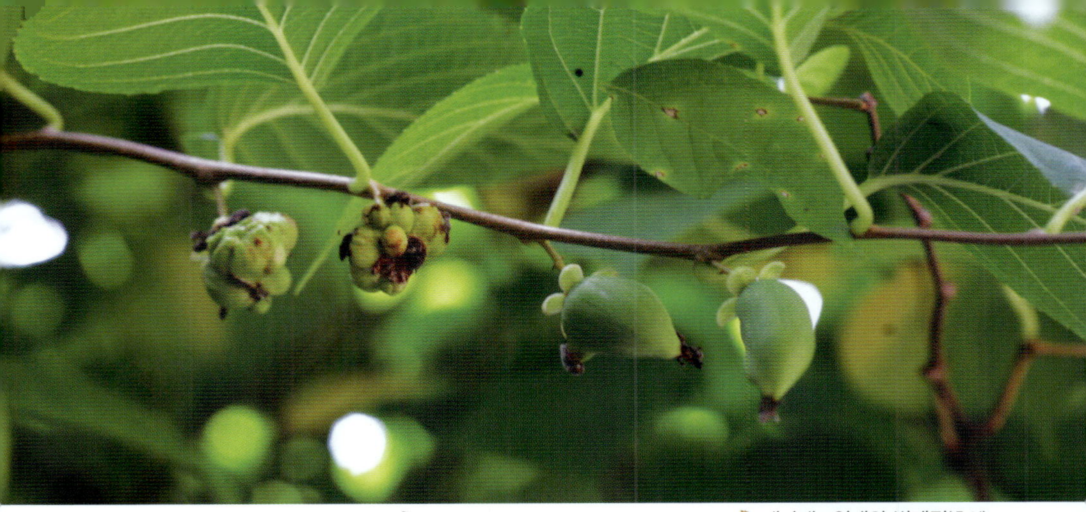

🍂 **채취 방법과 시기** : 가지와 잎은 여름, 뿌리는 가을·겨울, 열매는 9~10월에 채취한다.

🍃 **성분** : 잎과 열매에는 이리도미르메신(iridomyrmecin), 이소이리도미르메신(isoiridomyrmecin), 디하이드로네페타락톨(dihydronepetalactol), 마타타비올(matatabiol), 액티니딘(actinidine), 알로-마타타비올(allo-matatabiol), 네오마타타비올(neomatatabiol), 마타타비락톤(matatabilactone), 네오네페탈락톤(neonepetalactone)이 함유되어 있다. 잎에는 3,4-디메틸벤조나이트릴(3,4-dimethylbenzonitrile), 3,4-디메틸벤조산(3,4-dimethylbenzoic acid), 베타-페닐 에틸 알코올(β-phenyl ethyl alcohol)이 함유되어 있고, 벌레집(충영蟲癭)이 있는 열매에는 열매의 성분 외에도 마타타빅산(matatabic acid)이나 이리도디올(iridodiol)의 다종 이성체가 함유되어 있다.

🍂 **성미** : 가지와 잎은 성질이 따뜻하고, 맛은 맵고 쓰고, 독성이 약간 있다. 뿌리는 성질이 따뜻하고, 맛은 맵다. 열매는 성질이 약간 덥고, 맛은 쓰고 맵고, 독성이 없다.

● ● ● 개다래와 다래

개다래와 다래는 모두 덩굴성 식물로 다래는 개다래보다 덩굴 길이가 길게 뻗어나가고, 잎은 둘다 막질인데 개다래 잎의 상반부는 흰색에서 미황색으로 차츰 변화되어 잎 위에 새가 흰 똥을 싸놓은 모양처럼 보인다. 개다래 열매는 긴 달걀 모양인데 익으면 귤홍색이 되고, 다래 열매는 달걀 모양인데 익으면 녹색이 된다.

【 혼동하기 쉬운 약초 비교 】

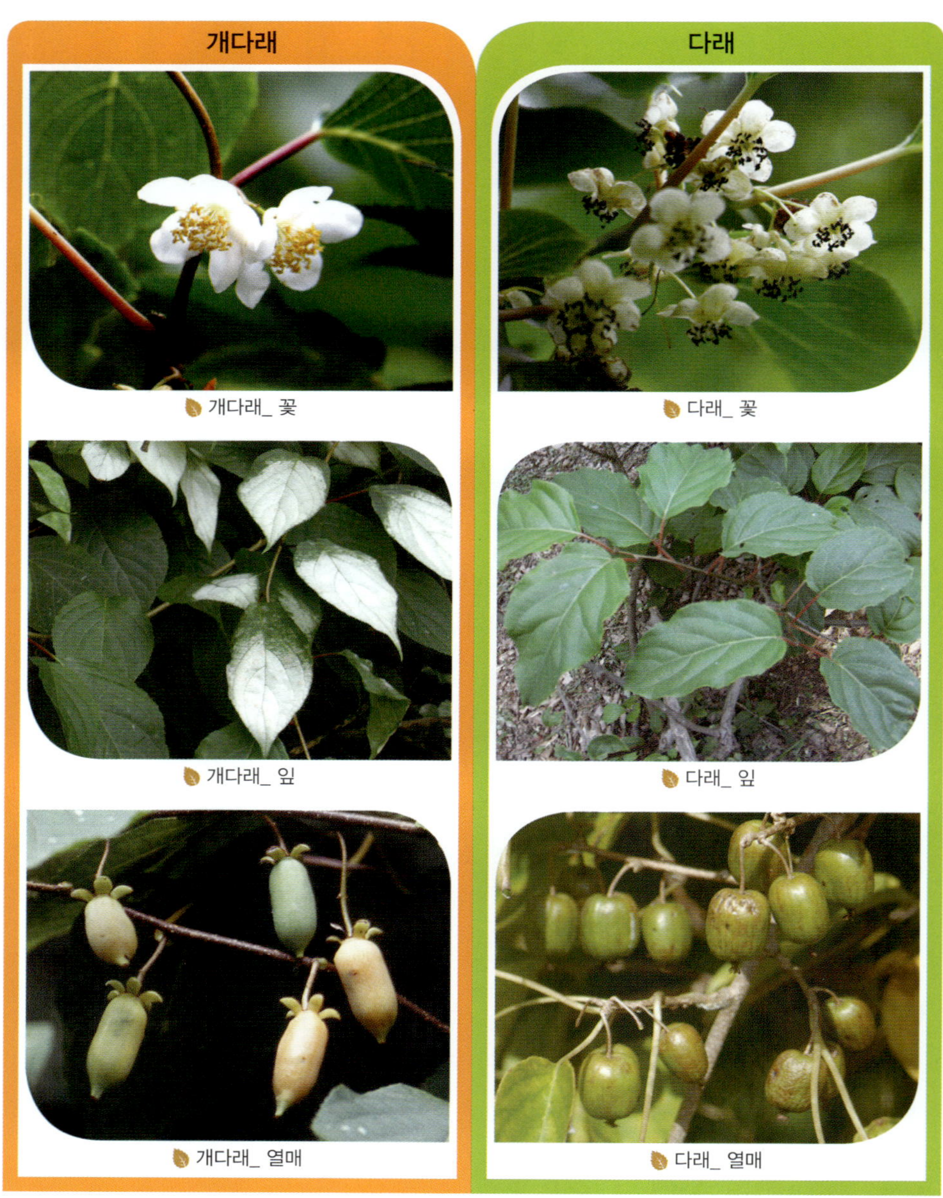

개다래

다래

🍂 개다래_ 꽃

🍂 다래_ 꽃

🍂 개다래_ 잎

🍂 다래_ 잎

🍂 개다래_ 열매

🍂 다래_ 열매

🍃 **귀경 :** 간(肝) 경락에 작용한다.

🍂 **효능과 주치 :** 가지와 잎은 생약명을 목천료(木天蓼)라 하며 한센병을 치료

한다. 또한 배 속이 단단하게 굳은 상태를 풀어주고 복통, 진통, 진정, 타액 분비 촉진작용도 한다. 신경통, 통풍의 진통 소염의 치료에도 효과적이다. 뿌리는 생약명을 목천료근(木天蓼根)이라 하여 치통을 치료한다. 벌레집이 붙어 있는 열매는 생약명을 목천료자(木天蓼子)라 하여 보온, 강장, 거풍 등의 효능이 있고 요통, 류머티즘, 관절염, 타박상, 중풍, 안면 신경 마비를 치료하고 복통, 월경불순에도 효과가 있다.

약용법과 용량 : 말린 가지와 잎 40~60g을 물 900mL에 넣어 반이 될 때까지 달여 하루에 2~3회 나눠 마신다. 말린 뿌리 30~50g을 물 900mL에 넣어 반이 될 때까지 달여 하루에 2~3회 나눠 마신다. 외용할 경우에는 달인 액을 치통이 있는 쪽 입에 머금었다가 통증이 사라지면 뱉는다. 말린 열매 20~30g을 물 900mL에 넣어 반이 될 때까지 달여 하루에 2~3회 나눠 마신다.

patent

개다래의 기능성 및 효능에 관한 특허자료

▶ 항통풍활성을 갖는 개다래 추출물을 함유하는 약학조성물

본 발명은 항통풍활성을 갖는 개다래의 추출물을 함유하는 약학조성둘 및 건강기능식품을 제공하는 것으로, 개다래 추출물이 고요산혈증으로 인한 통풍질환에 대해 요산 함량 강하작용 효과를 가짐으로써 통풍의 예방 및 치료제로서 사용할 수 있다.

– 공개번호 : 10–2004–0080640, 출원인 : (주)한국토종약초연구소

▶ 진통 및 소염 활성을 갖는 개다래의 추출물을 함유하는 조성물

본 발명은 진통 및 소염 활성을 갖는 개다래의 추출물을 함유하는 약학 조성물 및 건강보조식품을 제공하는 것으로, 본 발명의 개다래 추출물은 진통 및 소염효과를 나타내므로 진통 및 염증 치료제로서 사용할 수 있다.

– 공개번호 : 10–2004–0021716, 출원인 : (주)한국토종약초연구소

▶ 통풍의 예방 및 치료에 유용한 개다래 열매주의 제조 방법

본 발명은 개다래 열매 술의 제조 방법에 관한 것으로서, 지금까지 먹기 를 꺼려하던 개다래의 열매를 사용하여 술을 담근다. 개다래 열매의 성분은 요즘 많은 사람들이 고통받고 있는 '통풍'의 예방 및 치료에 효험이 있는 것으로 알려져 있는데, 통풍 환자는 술을 먹으면 안 되는 병으로서 그 어려움이 이만저만이 아니다. 특히 우리나라의 대인관계 문화는 술이 빠질 수 없기에 통풍이 악화될 줄 뻔히 알면서도 술을 마시는 사람들에게 적당량을 마실 수 있는 여건을 만들어준다는 데 큰 의미가 있다.

– 공개번호 : 10–2008–0098475, 출원인 : 강상중

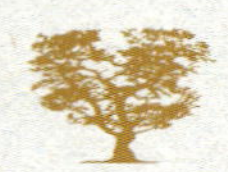

개암나무

| 사용부위 | 종인

Corylus heterophylla var. *thunbergii*

- **이명** : 개얌나무, 난티닢개암나무, 물개암나무, 깨금나무, 난퇴물개암나무, 쇠개암나무, 난티잎개암나무, 진수(榛樹), 산백과(山白果), 진율(榛栗), 진자수(榛子樹)
- **생약명** : 진인(榛仁), 진자(榛子)
- **과명** : 자작나무과(Betulaceae)
- **개화기** : 3~4월

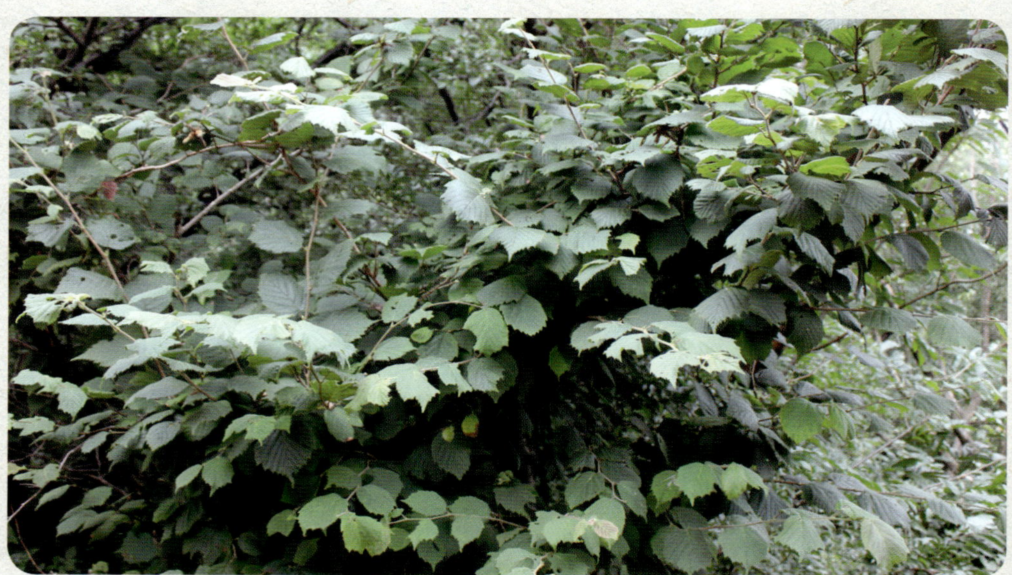

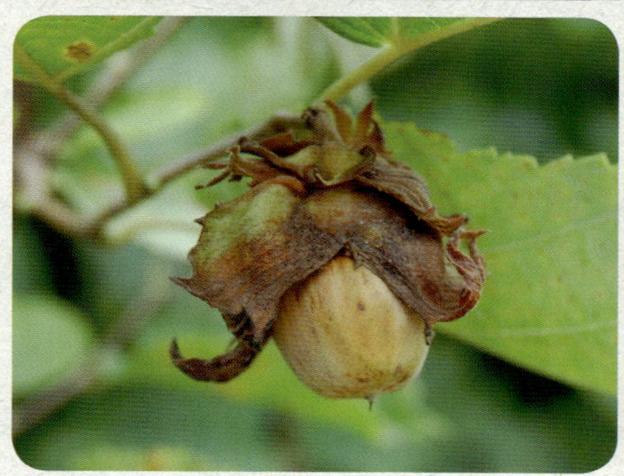

개암나무_ 열매

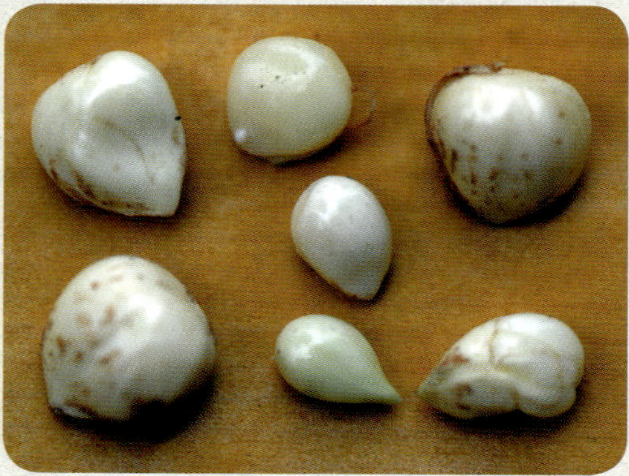

개암나무_ 종인(약재 전형)

- **생육특성** : 개암나무는 전국적으로 분포하는데 산기슭이나 산야에서 자생하는 낙엽활엽소교목 또는 관목으로, 높이는 5m 전후이다. 나무껍질은 회갈색이고 작은 가지에는 털이 나 있다. 잎은 거꿀달걀 모양 또는 타원형으로 잎 뒷면에는 털이 나 있고 측맥은 5～7쌍이고 가장자리에는 불규칙한 겹톱니가 있다. 수꽃은 작년도 가지에서 2～7송이가 총상으로 함께 달리고 암꽃은 겨울눈처럼 생겼는데 붉은 암술대가 나오고 3～4월에 핀다. 열매는 2～6개 혹은 1개씩 달리는데 공 모양의 굳은열매는 9～10월에 갈색으로 익는다.

- **채취 방법과 시기** : 9～10월에 잘 익은 열매를 채취한다.

- **성분** : 종인에는 탄수화물, 단백질, 지방, 회분, 열매에는 전분, 잎에는 타닌(tannin)이 함유되어 있다.

- **성미** : 종인은 성질이 평범하고, 맛은 달다.

- **귀경** : 간(肝), 비(脾) 경락에 작용한다.

- **효능과 주치** : 종인은 생약명을 진인(榛仁) 또는 진자(榛子)라 하며 마음을 편안하고 고르게 조절해주고 위를 좋게 도와주며 눈을 맑게 해준다. 몸과 마음을 유익하게 해주는 보익, 강장의 효능도 있다.

- **약용법과 용량** : 말린 종인 100～150g을 물 900mL에 넣어 반이 될 때까지 달여 하루에 2～3회 나눠 마시거나, 가루로 만들어 복용한다.

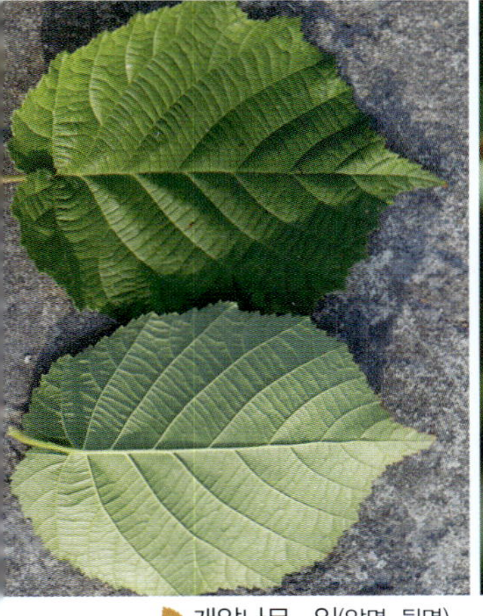

개암나무_ 잎(앞면, 뒷면)

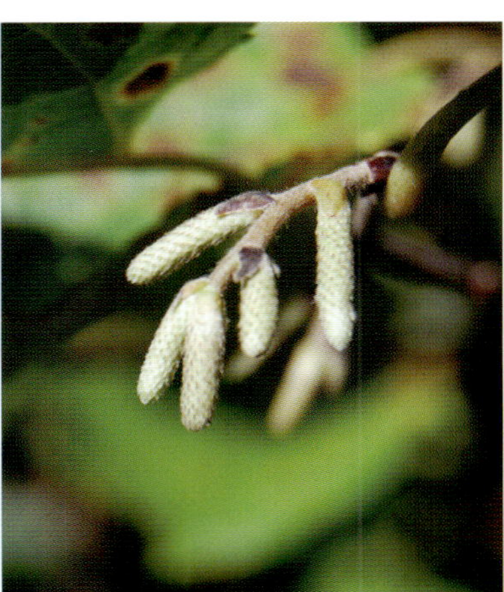

개암나무_ 꽃

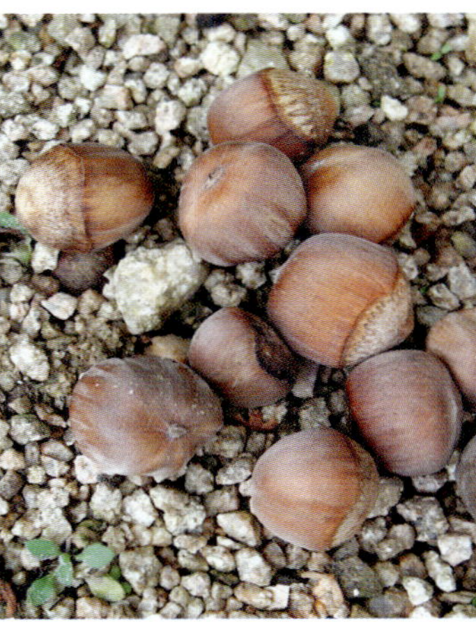

개암나무_ 열매(채취품)

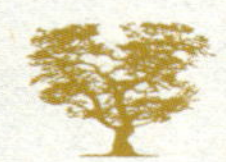

개오동

| 사용부위 | 뿌리껍질, 나무껍질, 잎, 열매

Catalpa ovata G. Don

- **이명** : 노나무, 개오동나무, 향오동, 재수(梓樹)
- **생약명** : 재백피(梓白皮), 재엽(梓葉), 재실(梓實)
- **과명** : 능소화과(Bignoniaceae)
- **개화기** : 5~6월

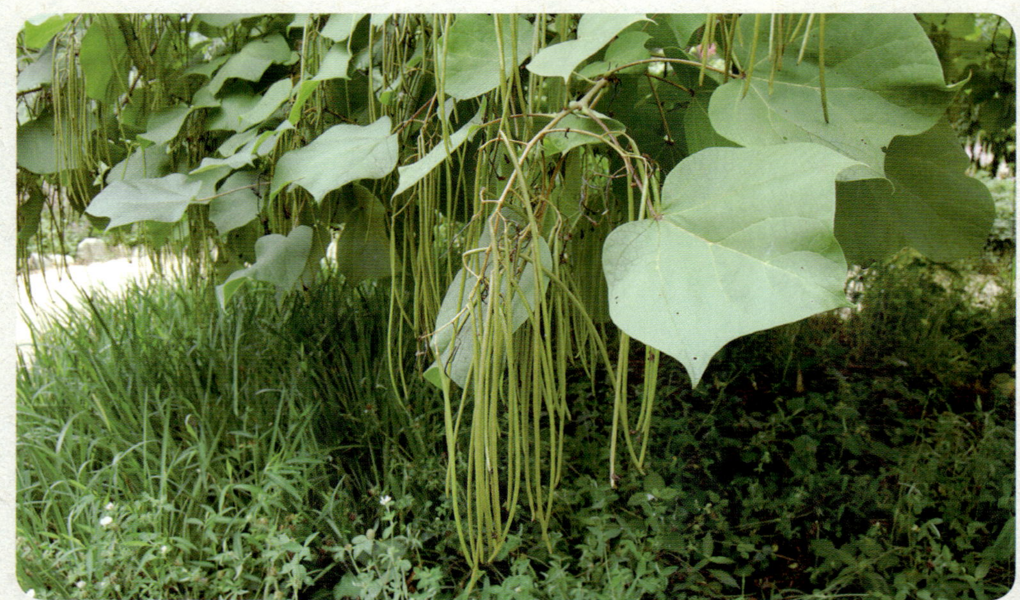

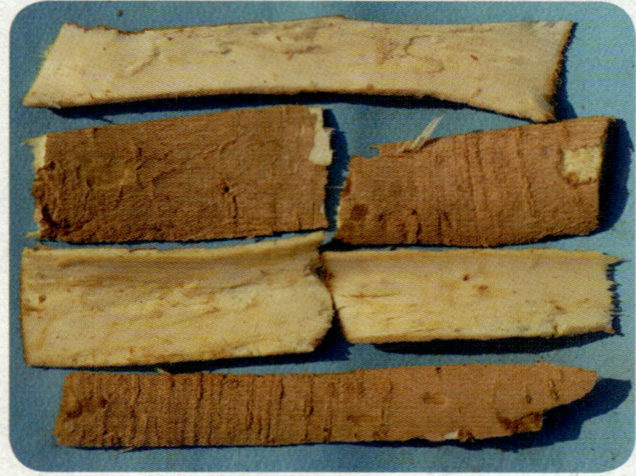

개오동_ 뿌리 겉껍질(약재 전형)

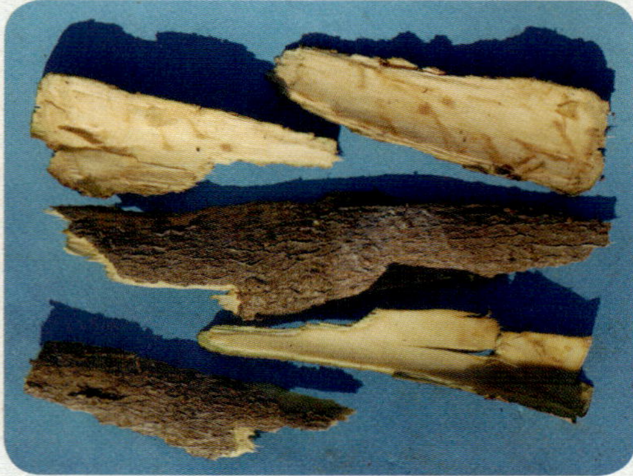

개오동_ 나무 겉껍질(약재 전형)

🍃 **생육특성** : 개오동은 전국적으로 자생하거나 농가에서 심어 가꾸는 낙엽활엽교목으로, 높이 10~15m로 자란다. 어린 가지는 항상 매끈매끈하고 광택이 나며 자색을 띤다. 잎은 마주나거나 3장으로 돌려나며 넓은 달걀 모양인데 대부분 3~5갈래로 갈라지고 갈라진 조각은 끝이 뾰족하며 밑부분은 심장 모양이고 가장자리는 밋밋하다. 꽃은 황백색에 자색 반점이 있는데 5~6월에 원뿔꽃차례로 가지 끝에서 피며, 5개의 수술과 1개의 암술이 있다. 열매는 튀는열매인데 긴 원뿔형으로 10월에 심갈색으로 달린다.

🍂 **채취 방법과 시기** : 뿌리껍질과 나무껍질은 연중 수시, 열매는 가을, 잎은 여름에 채취한다.

🍃 **성분** : 뿌리껍질에는 이소페룰린산(isoferulic acid), 시토스테롤(sitosterol), 나무껍질에는 p-쿠마린산(p-coumaric acid), 페룰린산(ferulic acid), 목질부에는 카탈파락톤(catalpalactone), 열매에는 카탈프사이드(catalposide), p-하이드록시벤조산(p-hydroxybenzoic acid), 열매의 종자에는 베타-시토스테롤(β-sitosterol), 잎에는 p-쿠마린산, p-하이드록시벤조산이 함유되어 있다.

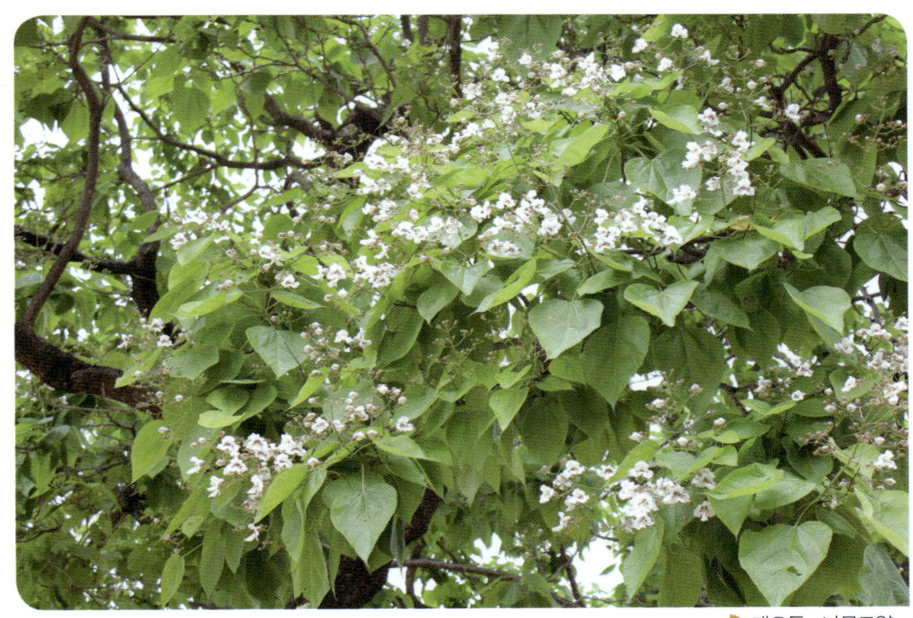

🍂 개오동_ 나무모양

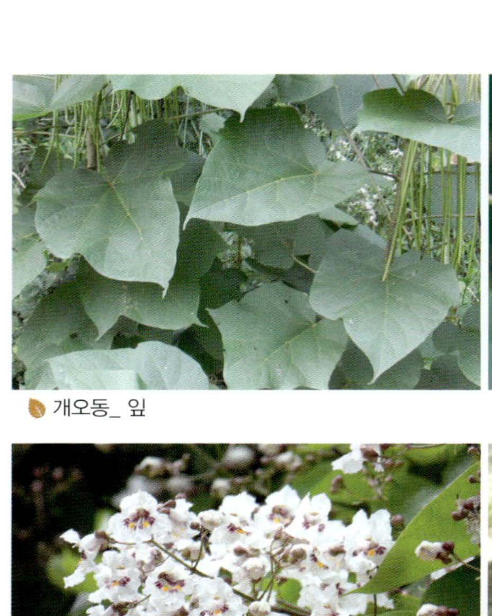

🍂 개오동_ 잎

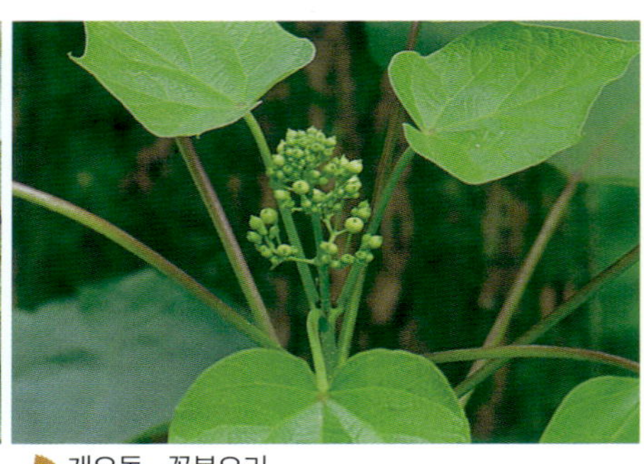

🍂 개오동_ 꽃봉오리

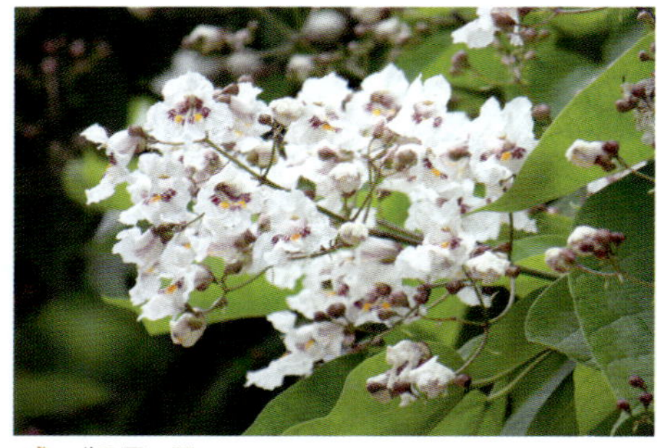

🍂 개오동_ 꽃

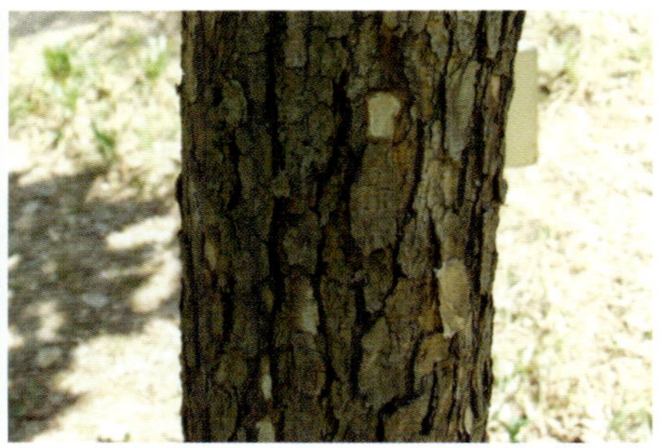

🍂 개오동_ 나무껍질

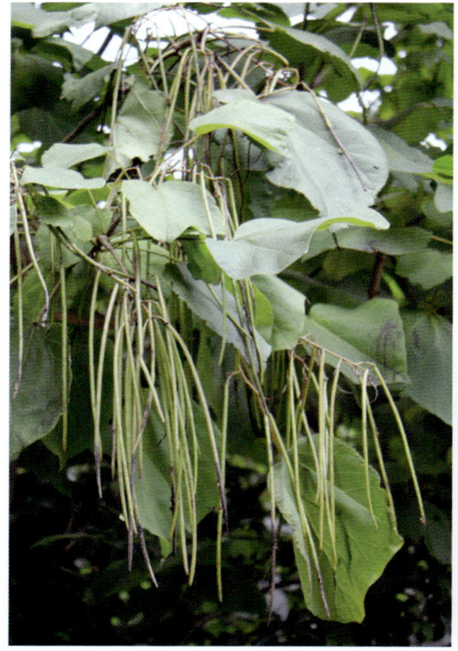

🍂 개오동_ 열매

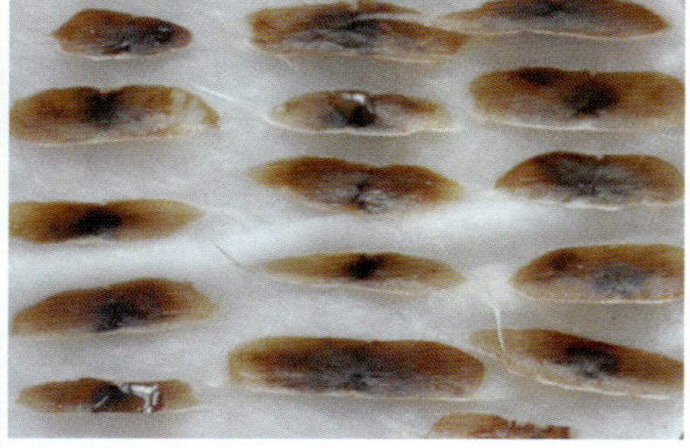

🍂 개오동_ 종자

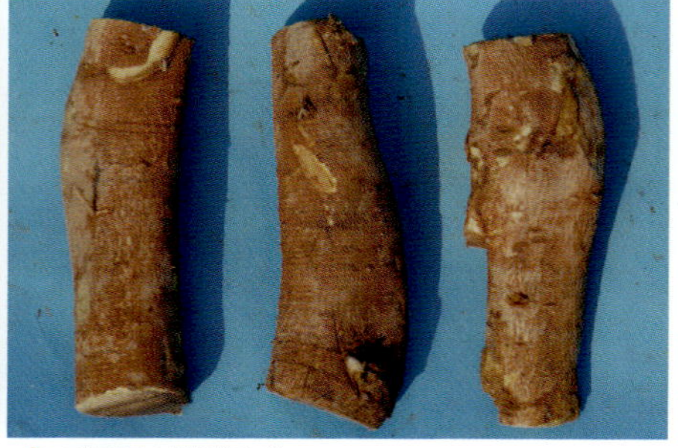

🍂 개오동_ 뿌리(약재)

- **성미** : 뿌리껍질과 나무껍질은 성질이 차고, 맛은 쓰다. 열매는 성질이 평범하고, 맛은 달고, 독성이 없다. 잎은 성질이 차고, 맛은 쓰다.

- **귀경** : 열매는 신(腎) 경락에 작용한다. 나무껍질은 간(肝), 담(膽), 폐(肺), 위(胃) 경락에 작용한다.

- **효능과 주치** : 뿌리껍질과 나무껍질은 생약명을 재백피(梓白皮)라 하며 청열, 해독, 살충, 황달, 매스꺼움, 피부 가려움을 치료한다. 민간요법에서는 뿌리껍질과 나무껍질을 항암 치료제로 사용했다고도 전한다. 열매는 생약명을 재실(梓實)이라 하여 이뇨, 종기, 만성 신염 부종, 단백뇨 등을 치료하는데 항산화작용도 있으며 종자는 이뇨제로 사용한다. 잎은 생약명을 재엽(梓葉)이라 하여 세균의 억제작용, 피부 가려움증을 치료한다.

- **약용법과 용량** : 말린 뿌리껍질과 나무껍질 15~30g을 물 900mL에 넣어 반이 될 때까지 달여 하루에 2~3회 나눠 마신다. 외용할 경우에는 가루로 만들어 환부에 고루 바르고, 달인 액을 마시거나 환부를 씻는다. 말린 잎과 열매의 경우는 뿌리껍질과 나무껍질과 동일한 방법으로 만들어 마신다.

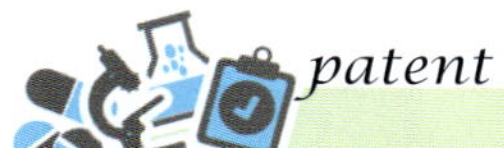

patent

개오동의 기능성 및 효능에 관한 특허자료

▶ 개오동 열매로부터 분리한 신규 천연 항산화물질 및 그의 분리 방법

본 발명은 개오동 열매로부터 분리된 신규 항산화물질 및 그의 분리 방법에 관한 것이다. 보다 상세하게는 개오동 열매로부터 $C_{20}H_{20}O_6$의 구조를 갖는 7-올레피닐-3,4'-디하이드록시-3',5-디메톡시플라반으로 명명한 신규 활성물질을 발견하였다. 본 발명의 7-올레피날-3,4'-디하이드록시-3',5-디메톡시플라반은 항산화 효력을 갖는 새로운 천연 항산화저로 이용될 수 있을 뿐 아니라 다양한 활성물질의 선도물질로 이용 가능성이 있는 등 광범위한 용도를 제공하게 될 것이다.

– 공개번호 : 10-2004-0087818, 출원인 : 박근형

▶ 개오동 추출물을 함유하는 숙취 예방 또는 해소용 조성물

개오동 추출물을 유효성분으로 포함하는 알코올성 숙취 예방 또는 숙취 해소용 약학 조성물; 개오동 추출물을 포함하는 숙취 해소용 식품 조성물 및 알코올 대사 활성화작용이 우수한 개오동의 추출물 및 분획물의 제조 방법이 제공된다.

– 공개번호 : 10-2015-0027930, 출원인 : 한국과학기술연구원

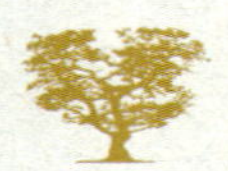

고혈압, 항염, 진통, 항암에 사용하는

겨우살이

| 사용부위 | 줄기, 가지, 잎

Viscum album var. *coloratum* (Kom.) Ohwi

- **이명** : 겨우사리, 붉은열매겨우사리, 동청(凍靑), 기생초(寄生草)
- **생약명** : 곡기생(槲寄生), 상기생(桑寄生)
- **과명** : 겨우살이과(Loranthaceae)
- **개화기** : 4~5월

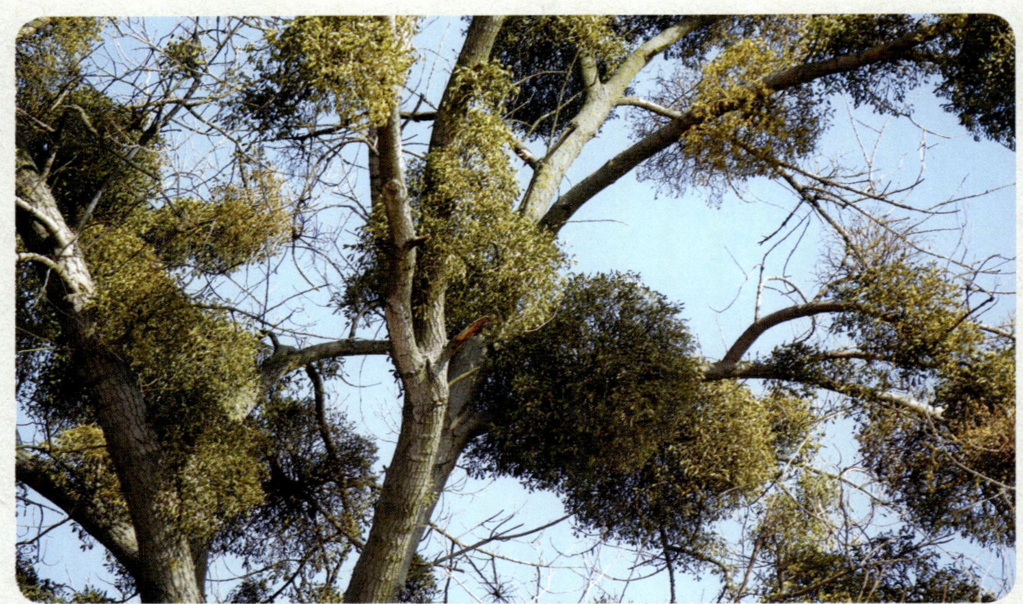

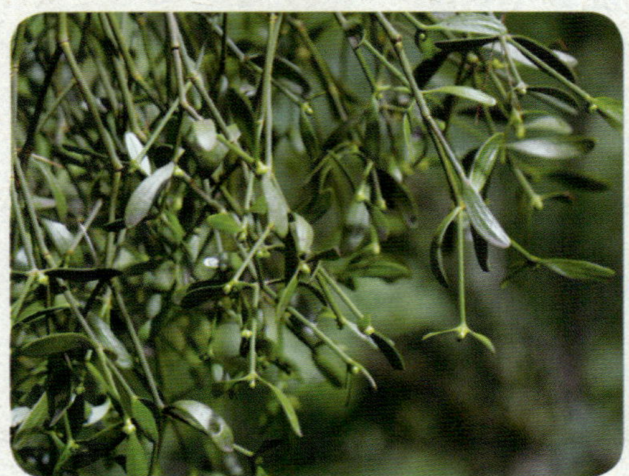

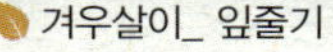
겨우살이_ 잎줄기

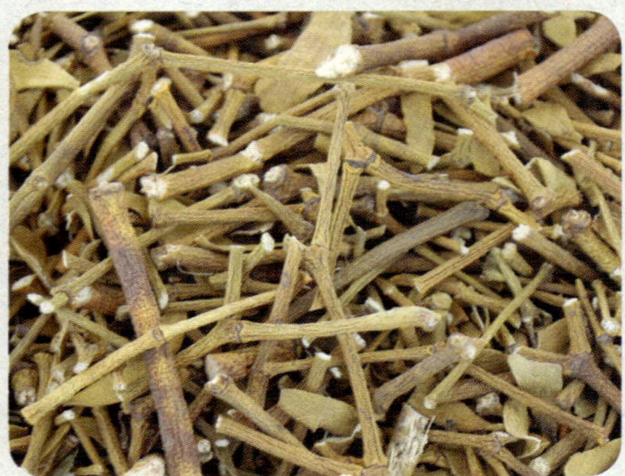
겨우살이_ 줄기(약재)

🔵 **생육특성** : 겨우살이는 중부·남부 지방의 높은 산에서 자라는 큰 나무에서 기생하는 상록소저목으로, 높이가 30~60cm이며, 참나무, 팽나무, 물오리나무, 밤나무, 자작나무 등에 기생한다. 줄기와 가지는 약간의 다육질인데 원기둥 모양이고 황록색 또는 녹색으로 2~3갈래로 갈라지며 가지가 갈라지는 곳이 점차 커져 마디가 생긴다. 잎은 가지 끝에서 나오는데 잎자루는 없고 잎은 두터우며 다육질에 황록색 윤채가 나고 마주난다. 꽃은 미황색으로 4~5월에 가지 끝 두 잎 사이에서 암수딴그루로 핀다. 꽃자루는 없고 수꽃은 3~5송이, 암꽃은 1~3송이이다. 열매는 물열매로 둥글고 황색 또는 등황색으로 10~12월에 달린다. 뽕나무에 기생하는 것을 상기생이라 하여(생규) 최상품으로 취급하나 요즘은 구하기가 어렵다.

🟤 **채취 방법과 시기** : 가을부터 봄 사이에 참나무에서 기생하는 겨우살이 전초를 채취한다.

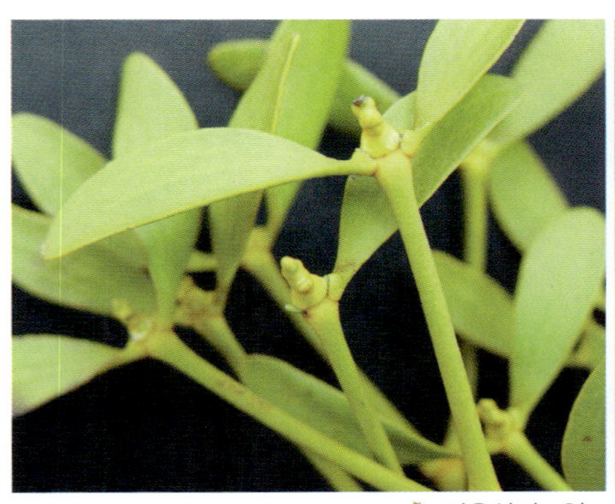

🍂 겨우살이_ 잎

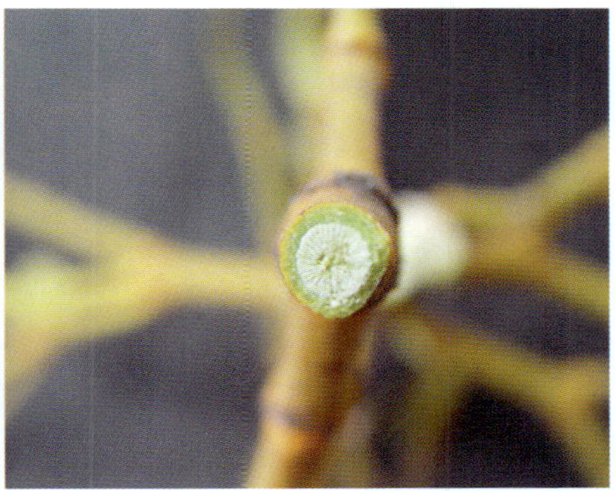

🍂 겨우살이_ 줄기 단면

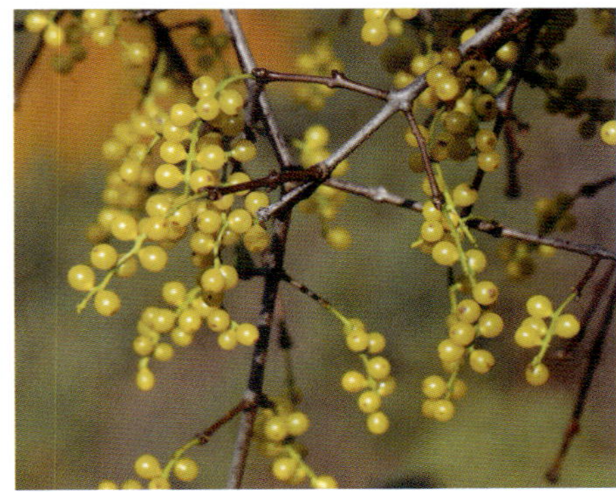

🍂 겨우살이_ 열매

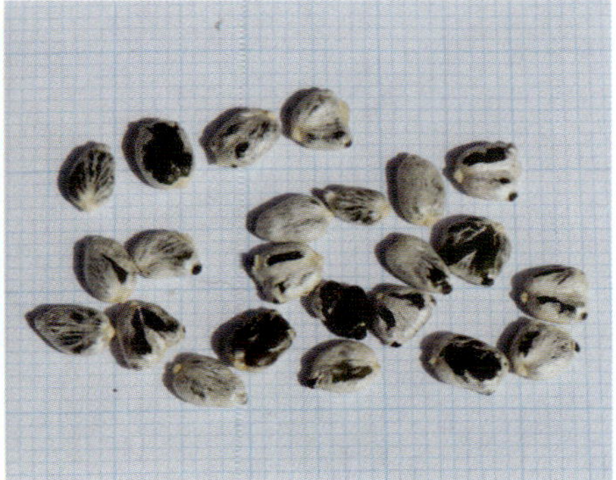

🍂 겨우살이_ 종자

겨우살이

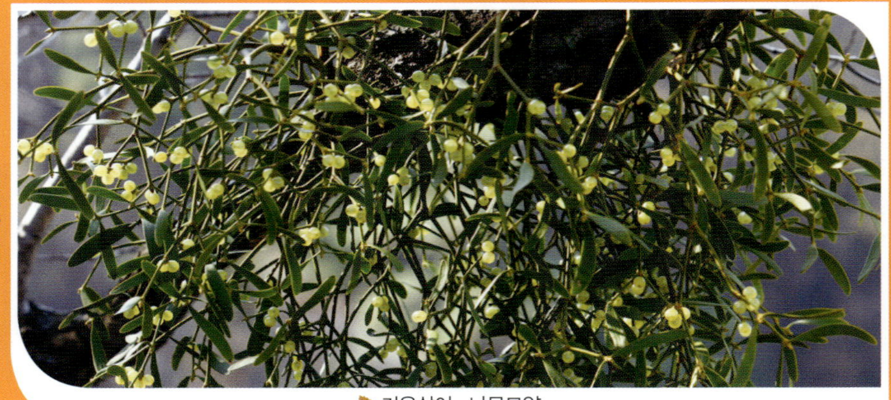

🍂 겨우살이_ 나무모양

붉은겨우살이

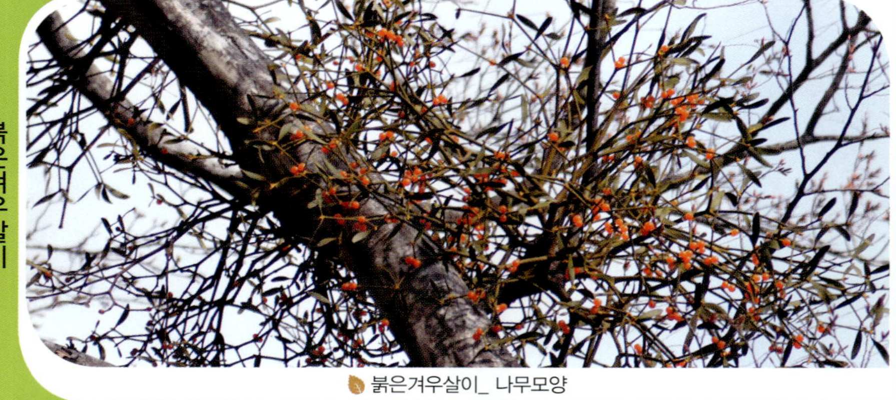

🍂 붉은겨우살이_ 나무모양

동백나무겨우살이

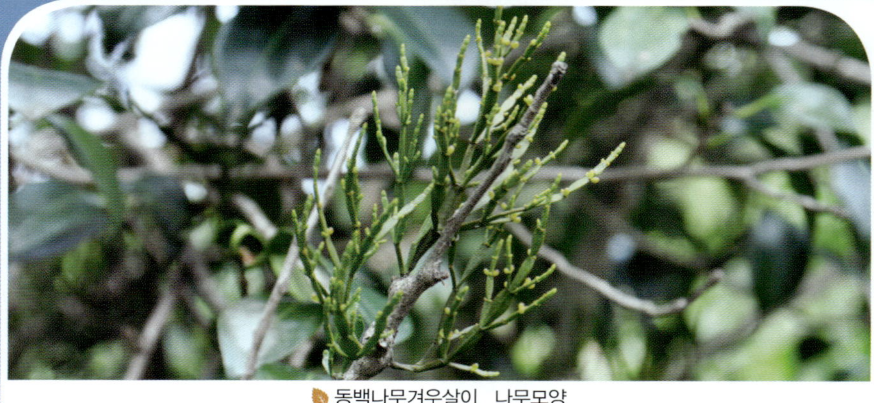

🍂 동백나무겨우살이_ 나무모양

- **성분** : 줄기 또는 가지와 잎에는 플라보노이드(flavonoid) 화합물의 아비쿠라린(avicularin), 쿼세틴(quercetin), 쿼시트린(quercitrin), 올레아놀릭산(oleanolic acid), 알파-아미린(α-amyrin), 메소-이노시톨(meso-inositol), 플라보노이드(flavonoid), 루페올(lupeol), 베타-시토스테롤(β-sitosterol), 아그리콘(agricon) 등이 함유되어 있다.

- **성미** : 줄기는 성질이 평범하고, 맛은 달고 쓰다.

- **귀경** : 심(心), 간(肝), 신(腎) 경락에 작용한다.

- **효능과 주치** : 줄기는 생약명을 곡기생(槲寄生) 또는 상기생(桑寄生)이라 하며 고혈압과 동맥경화, 암 치료에 사용하는데 그 외 종기, 어혈, 심장질환, 노화방지, 항산화활성, 항비만, 지방간, 타박상 등에도 효과적이며 신경통, 부인병, 진통, 치통 등도 치료한다.

- **약용법과 용량** : 말린 줄기 40~50g을 물 900mL에 넣어 반이 될 때까지 달여 하루에 2~3회 나눠 마신다. 외용할 경우에는 짓찧어 환부에 바른다.

patent

겨우살이의 기능성 및 효능에 관한 특허자료

▶ 항노화 활성을 갖는 겨우살이 추출물

본 발명은 항노화 활성을 갖는 겨우살이 추출물에 관한 것으로, 본 발명에 따른 겨우살이 추출물 또는 이를 함유하는 기능성식품 또는 약제학적 조성물은 생명을 연장시키는 효과가 있으며 전반적인 건강을 향상시키는 효과를 나타내는 바 기능성 식품 또는 의약 분야에서 매우 유용한 발명이다.

– 공개번호 : 10–2010–0102471, 출원인 : (주)미슬바이오텍

▶ 항산화 활성을 이용한 겨우살이 기능성 음료 및 그 제조 방법

본 발명은 겨우살이 추출물의 항산화성분을 주성분으로 하고 당귀 추출물, 황기 추출물, 감초 추출물, 대추 추출물, 벌꿀, 올리고당, 구연산(citric acid), 비타민 C를 첨가하여 항산화 기능성을 갖는 겨우살이 추출물 음료의 제조 방법에 관한 것이다. 따라서 생리활성이 뛰어난 겨우살이의 항산화성분과 다양한 영양소를 함유한 겨우살이 음료의 제조 방법을 제공한다.

– 공개번호 : 10–2011–0021544, 출원인 : 한국식품연구원

▶ 항비만 활성 및 지방간 예방 활성을 갖는 겨우살이 추출물

본 발명은 비만 억제 활성 및 지방간 예방 활성을 갖는 겨우살이 추출물에 관한 것으로, 본 발명 겨우살이 추출물 또는 이를 함유하는 기능성 식품 또는 약제학적 조성물은 항비만 활성을 증강시키고 지방간을 예방하는 효과가 있어 항비만에 뛰어난 효과를 나타내는 바 기능성식품 또는 의약 분야에서 매우 유용한 발명이다.

– 공개번호 : 10–2011–0136539, 출원인 : (주)미슬바이오텍

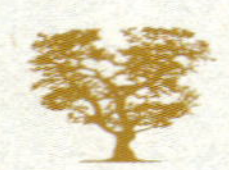

계요등

| 사용부위 | 줄기(뿌리 포함), 잎

Paederia scandens (Lour.) Merr.

- **이명** : 계뇨등, 구렁내덩굴, 산지과(山地瓜), 계각등(鷄脚藤)
- **생약명** : 계시등(鷄屎藤)
- **과명** : 꼭두서니과(Rubiaceae)
- **개화기** : 7~8월

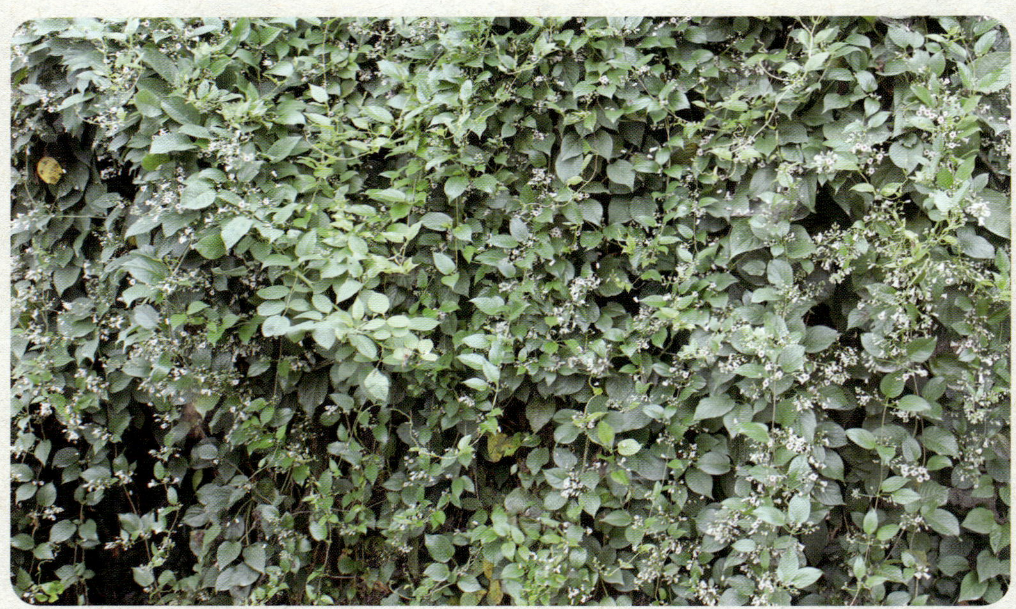

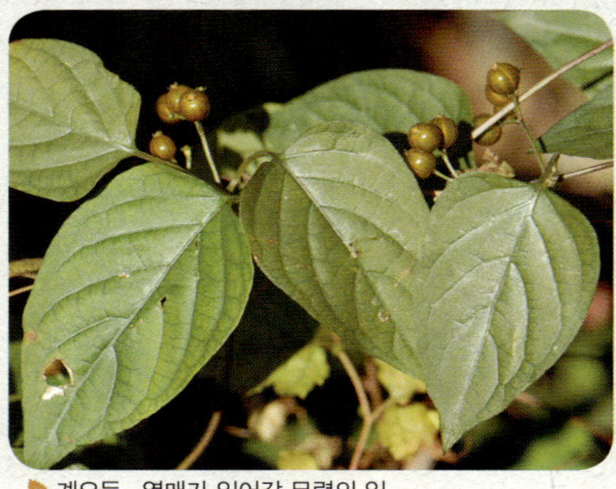

계요등_ 열매가 익어갈 무렵의 잎

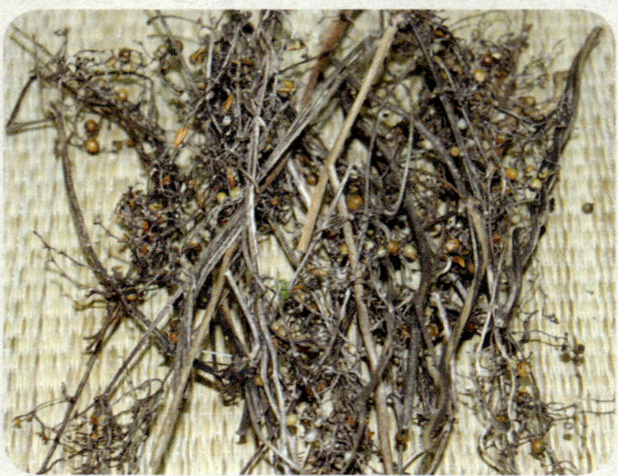

계요등_ 줄기(약재 전형)

 : 계요등은 중부·남부 지방의 산기슭 및 해안가에서 자생하는 낙엽덩굴성목본으로, 높이가 5~7m로 뻗어나가며 자라는데, 작은 가지는 흰색의 부드러운 털로 덮여 있다. 잎은 마주나고 달걀 모양 또는 달걀 모양 바소꼴로 잎자루가 있으며 잎끝은 날카롭고 밑부분은 심장 모양으로 양면에 흰색 털로 덮여 있다. 꽃은 백자색으로 7~8월에 잎겨드랑이 및 덩굴 끝에서 원뿔꽃차례로 핀다. 열매는 9~10월에 둥근 황색으로 달린다.

채취 방법과 시기 : 여름부터 가을에 걸쳐 채취한다.

성분 : 잎과 줄기에는 일리도이드(illidoid) 배당체, 올레아놀릭산(oleanolic

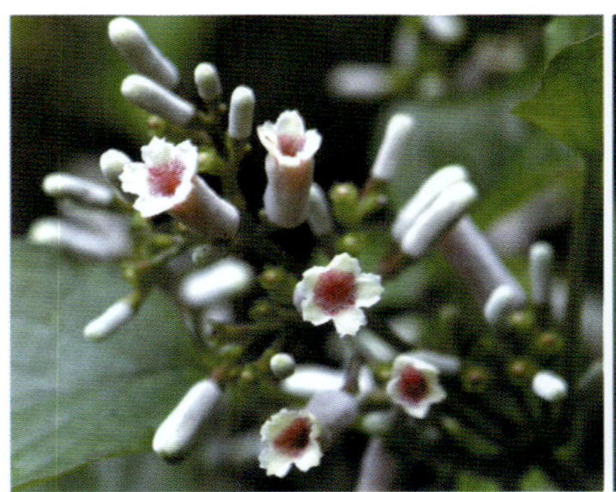

🍂 계요등_ 꽃봉오리와 꽃

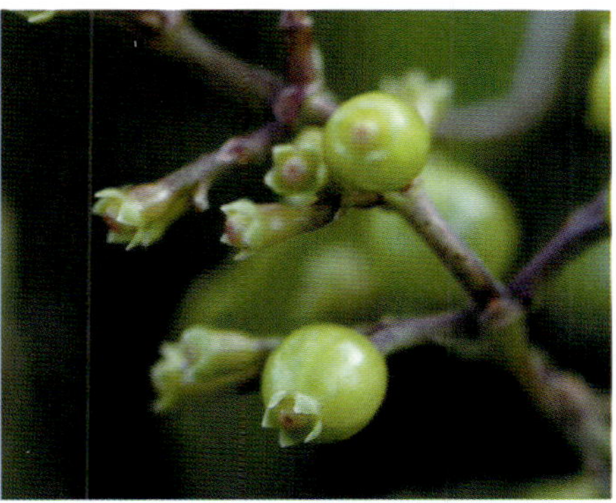

🍂 계요등_ 종자 결실

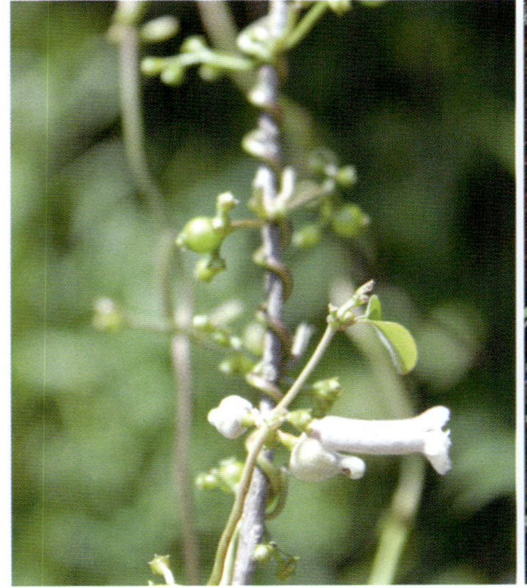

🍂 계요등_ 줄기

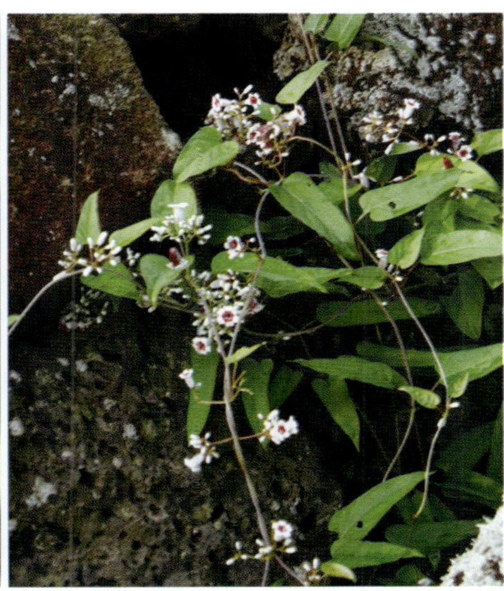

🍂 계요등_ 나무모양

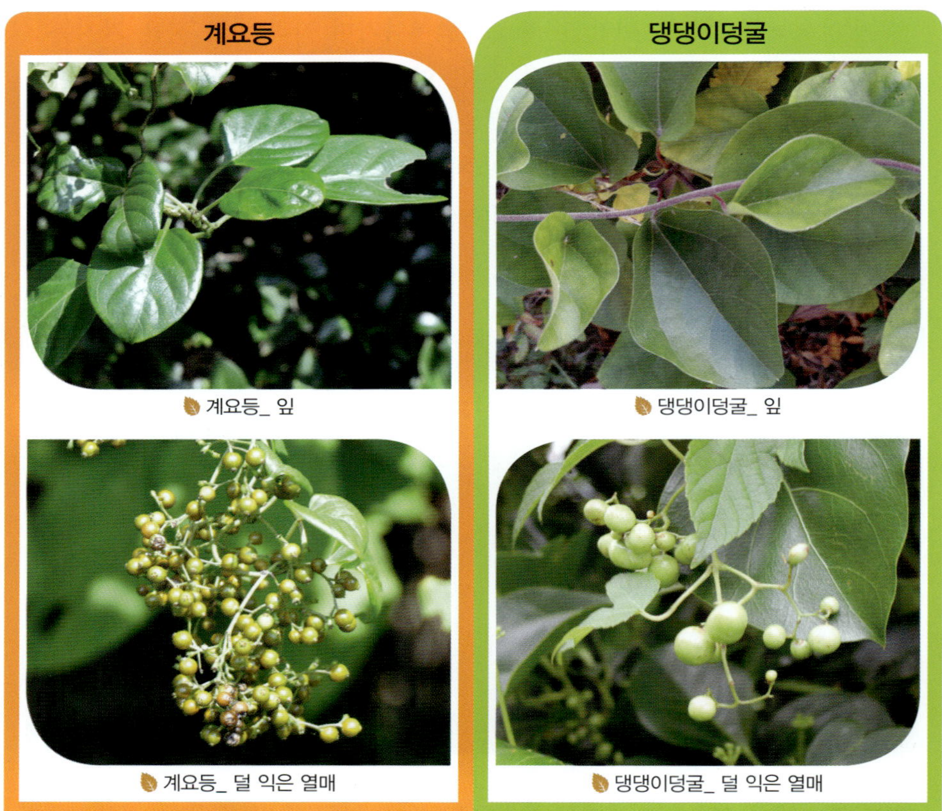

acid), 베타-시토스테롤(β-sitosterol), 알부틴(albutin), 정유, 파에데로사이드(paederoside) 등이 함유되어 있다.

🌿 **성미** : 성질이 평범하고, 맛은 달고 시다.

🌿 **귀경** : 심(心), 간(肝), 비(脾), 대장(大腸) 경락에 작용한다.

🌿 **효능과 주치** : 뿌리를 포함한 줄기는 생약명을 계시등(鷄屎藤)이라 하며, 약성은 평범하며 맛이 달고, 진통, 종기, 만성 위장 질환과 식적(食積: 음식이 잘 소화되지 않고 뭉쳐 생기는 증상), 이질, 황달, 무월경 등을 치료한다.

🌿 **약용법과 용량** : 뿌리를 포함해 말린 줄기 30~50g을 물 900mL에 넣어 반이 될 때까지 달여 하루에 2~3회 나눠 마신다.

지갈, 지사, 수렴에 사용하는

고욤나무

| 사용부위 | **열매**

Diospyros lotus L.

- **이명** : 고양나무, 민고욤나무, 고용나무, 우내시(牛嬭柿), 야시자(野柿子), 정향시(丁香柿)
- **생약명** : 군천자(君櫏子)
- **과명** : 감나무과(Ebenaceae)
- **개화기** : 5~6월

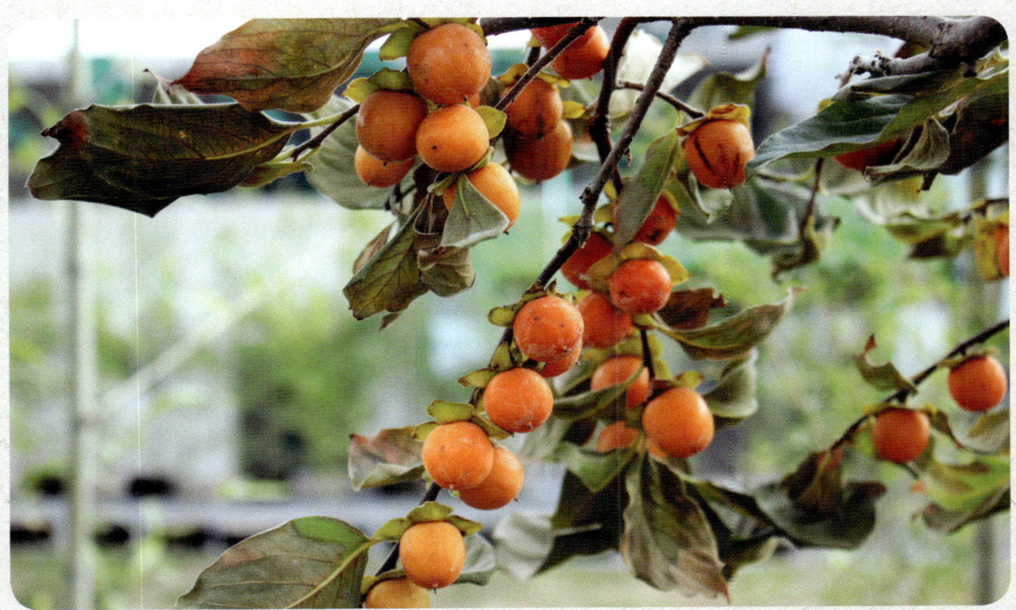

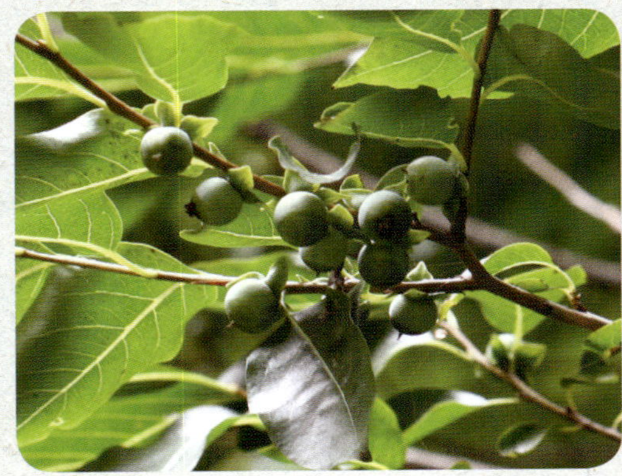

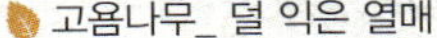

🍂 고욤나무_ 덜 익은 열매

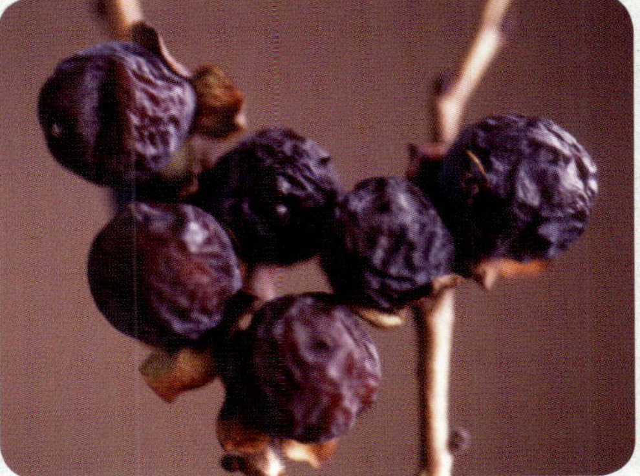

🍂 고욤나무_ 열매(약재 전형)

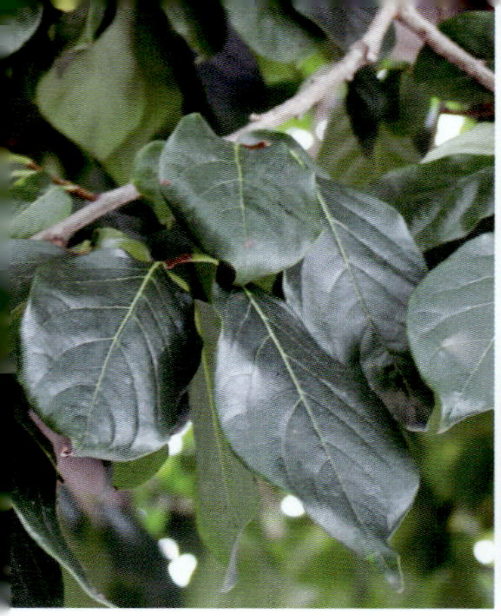

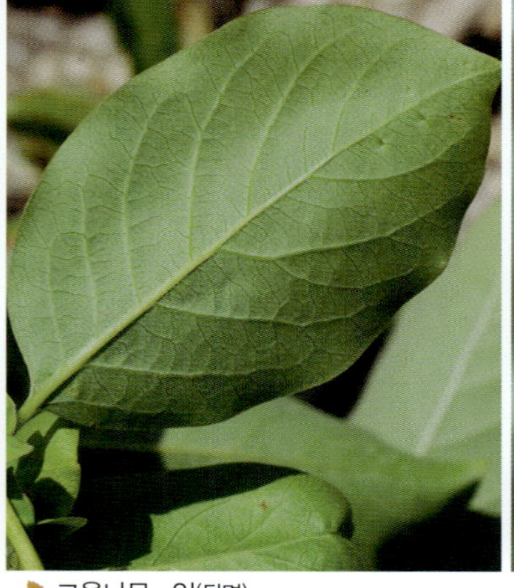

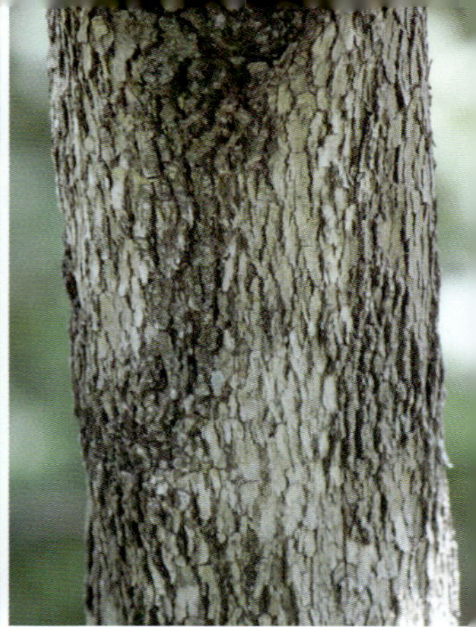

🍂 고욤나무_ 잎(앞면)   🍂 고욤나무_ 잎(뒷면)   🍂 고욤나무_ 나무껍질

🌿 **생육특성** : 고욤나무는 경기도 이남 지방에서 야생으로 자라거나 심어 가꾸는 낙엽활엽교목으로, 높이가 10m 전후로 자란다. 작은 가지에는 회색 털이 나 있으나 차츰 없어지며, 잎은 타원형 또는 긴 타원형에 서로 어긋나고 가장자리에는 톱니가 없다. 꽃은 연한 녹색으로 5~6월에 암수딴그루로 핀다. 수꽃은 잎겨드랑이에서 2~3송이씩 모여 있는데, 수술은 16개이고, 암꽃은 꽃밥이 없는 8개의 수술과 1개의 암술이 있다. 열매는 둥글고 10~11월에 황색에서 검은색으로 익는다.

🌿 **채취 방법과 시기** : 가을에 열매가 익었을 때 채취한다.

🌿 **성분** : 열매에는 타닌(tannin), 뿌리에는 나프토퀴논(naphthoquinone)류의 성분, 즉 7-메틸주구론(7-methyljuglone), 마메가퀴논(mamegakinone), 이소디오스피린(isodiospyrin) 등과 트리테르페노이드(triterpenoid)류의 성분, 즉 베툴린(betulin), 베툴린산(betulic acid), 베타-시토스테롤(β-sitosterol) 등이 함유되어 있다.

🌿 **성미** : 성질이 차고, 맛은 달고 떫다.

🌿 **귀경** : 심(心), 비(脾), 폐(肺), 대장(大腸) 경락에 작용한다.

🌿 **효능과 주치** : 열매는 생약명을 군천자(君櫏子)라 하며, 목마를 때 갈증을 면하게 하며 번열(煩熱)을 없애주고 몸을 윤택하게 한다. 또한 수렴작용이 있으며 지사, 습진, 궤양, 가래 등도 치료한다.

🌿 **약용법과 용량** : 말린 열매 50~80g을 물 900mL에 넣어 반이 될 때까지 달

【 혼동하기 쉬운 약초 비교 】

고욤나무	감나무
🍂 고욤나무_ 꽃	🍂 감나무_ 꽃
🍂 고욤나무_ 열매	🍂 감나무_ 열매

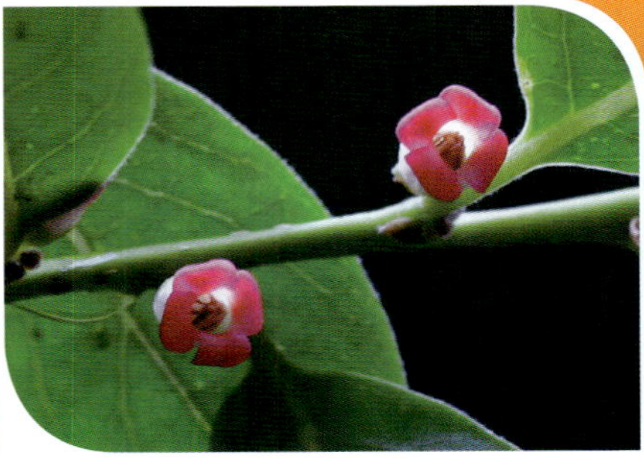

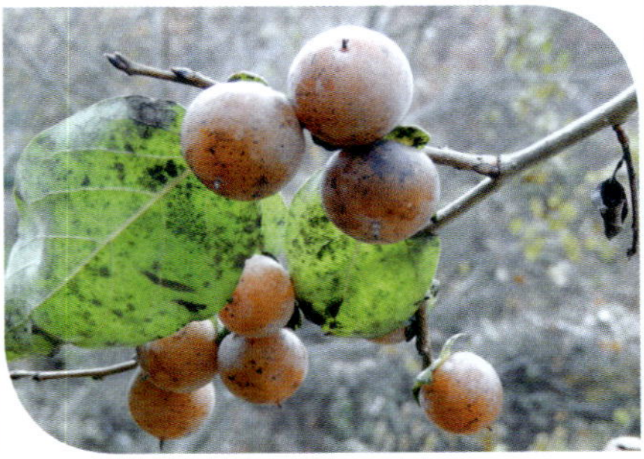

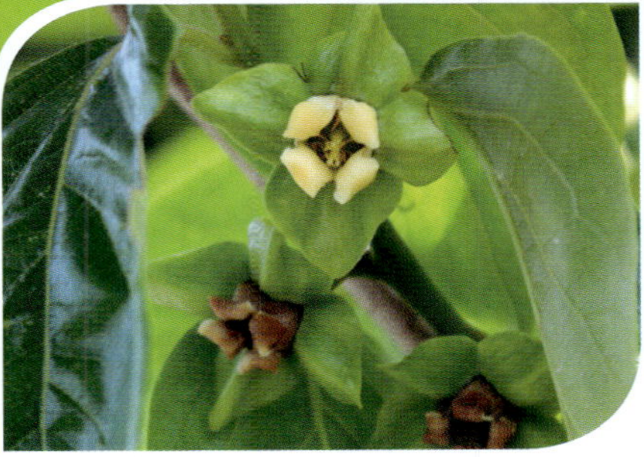

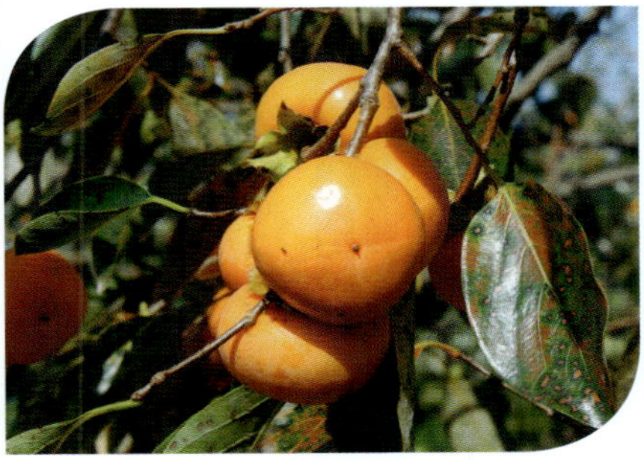

여 하루에 2~3회 나눠 마신다. 외용할 경우에는 군천자를 짓찧어 환부에 바른다.

🍂 **사용 시 주의사항 :** 열매를 과식하면 지병이 생기기 쉽고 냉기를 돋우어 해수(咳嗽)를 발생시키므로 주의를 요한다.

patent

고욤나무의 기능성 및 효능에 관한 특허자료

▶ **고욤나무 추출물을 유효성분으로 함유하는 항비만용 조성물**

본 발명은 고욤나무 잎 추출물을 유효성분으로 함유하는 항비만용 조성물에 관한 것으로, 고욤나무 잎 추출물은 체중 증가 억제, 간 손상 억제 및 혈중 지질 함량 증가 억제 효과가 우수하며, 식물로부터 추출된 물질이므로 부작용을 일으키지 않고, 비만 및 체형 개선용 조성물 또는 건강식품으로 유용하게 사용될 수 있다.

– 등록번호 : 10–1464337–0000, 출원인 : (주)아토큐앤에이

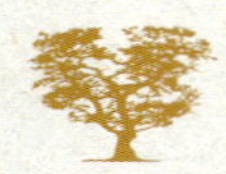

고추나무

| 사용부위 | 뿌리, 열매

Staphylea bumalda DC.

- **이명** : 개절초나무, 고치때나무, 까자귀나무, 넓은잎고추나무, 둥근잎고추나무, 매대나무, 미영꽃나무, 미영다래나무, 민고추나무, 반들잎고추나무, 쇠열나무
- **생약명** : 작고유(雀沽油)
- **과명** : 고추나무과(staphyleaceae)
- **개화기** : 5~6월

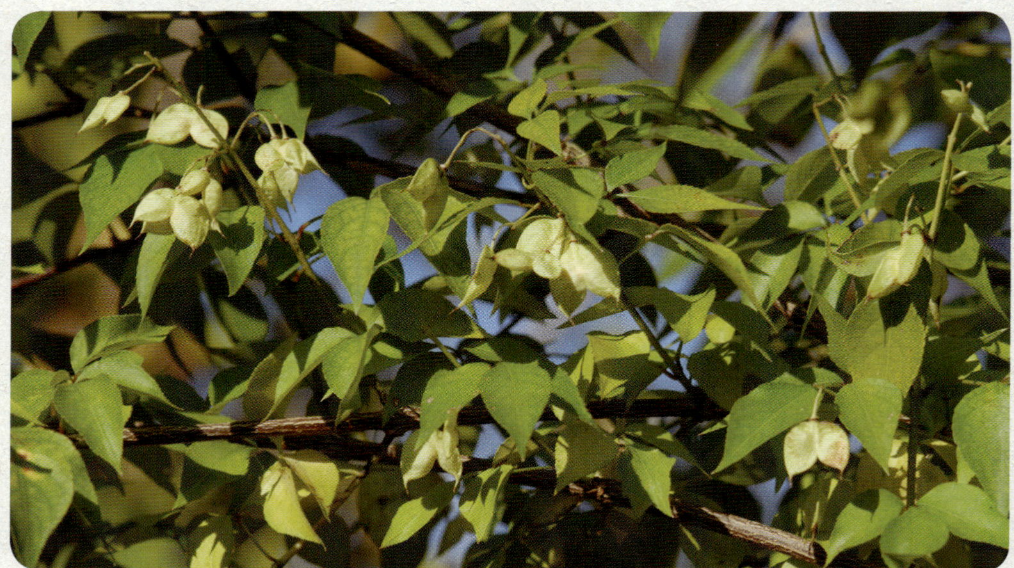

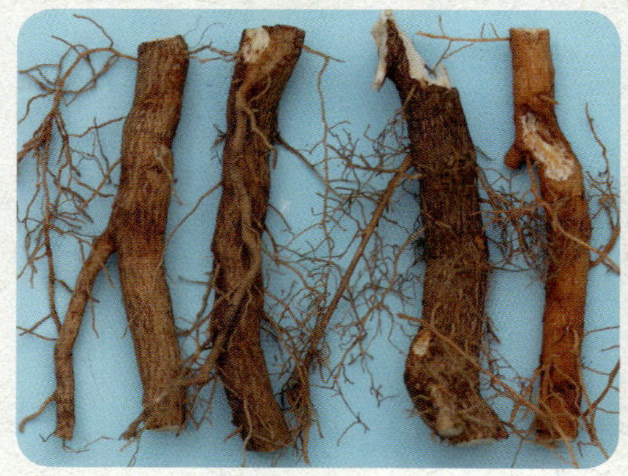

고추나무_ 뿌리(약재 전형)

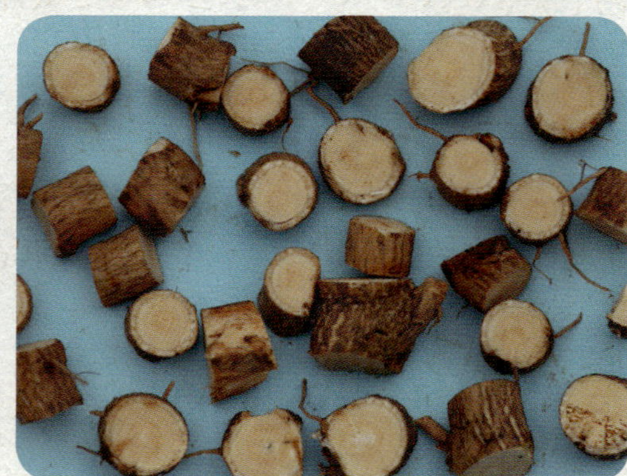

고추나무_ 뿌리(약재)

생육특성 : 고추나무는 전국 각지의 산골짜기 및 개울둑에서 자라는 낙엽활엽관목 또는 소관목으로, 높이가 3~5m이다. 잎은 서로 마주나고 잔잎은 3장으로 타원형 또는 타원형 달걀 모양에 잎 양 끝이 좁고 윗면에는 털이 없으나 뒷면에는 맥 위에 털이 나 있으며 가장자리에는 날카로운 톱니가 있다. 꽃은 흰색으로 5~6월에 가지 끝에서 원뿔꽃차례로 피는데, 수술은 5개, 암술은 1개이다. 열매는 튀는열매로 8~9월에 달리는데 고무베개처럼 부푼 반원형으로 윗부분이 2개로 갈라진다.

채취 방법과 시기 : 열매는 가을, 뿌리는 가을부터 이듬해 봄에 채취한다.

성분 : 열매를 비롯해 뿌리 등에는 스타필린(staphylin)이 함유되어 있다.

성미 : 성질이 평범하고, 맛은 약간 쓰다.

귀경 : 폐(肺), 신(腎) 경락에 작용한다.

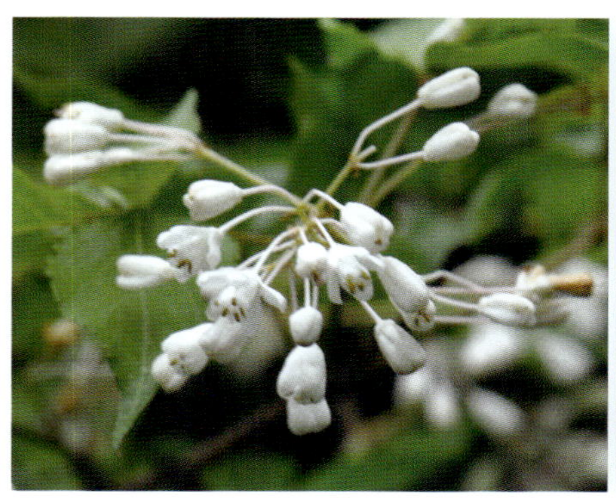

고추나무_ 꽃봉오리

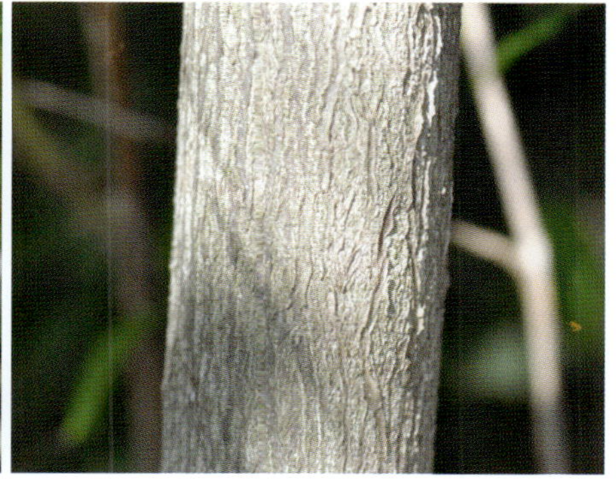

고추나무_ 나무껍질

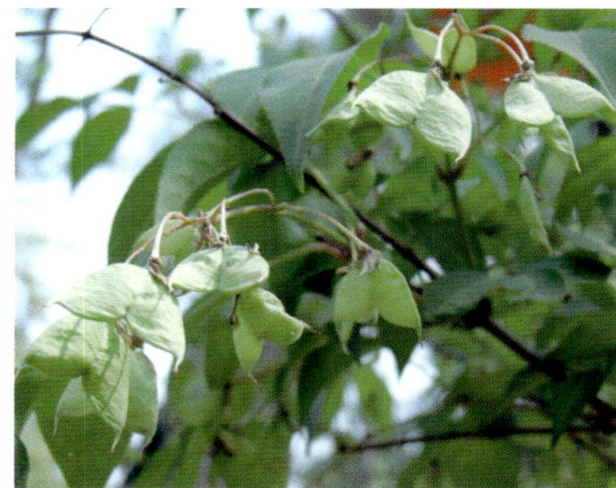

고추나무_ 덜 익은 열매

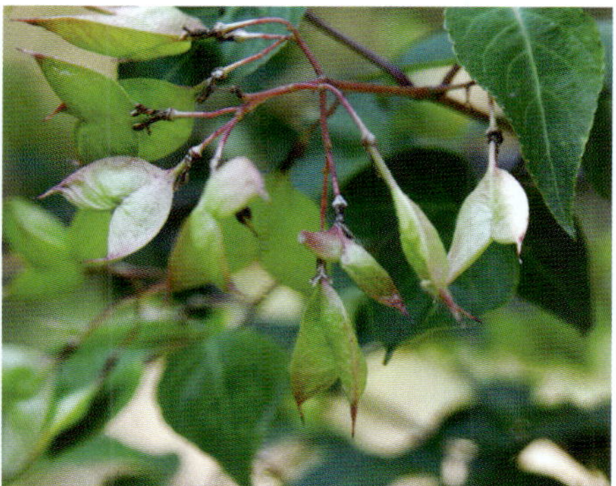

고추나무_ 익은 열매

【 혼동하기 쉬운 약초 비교 】

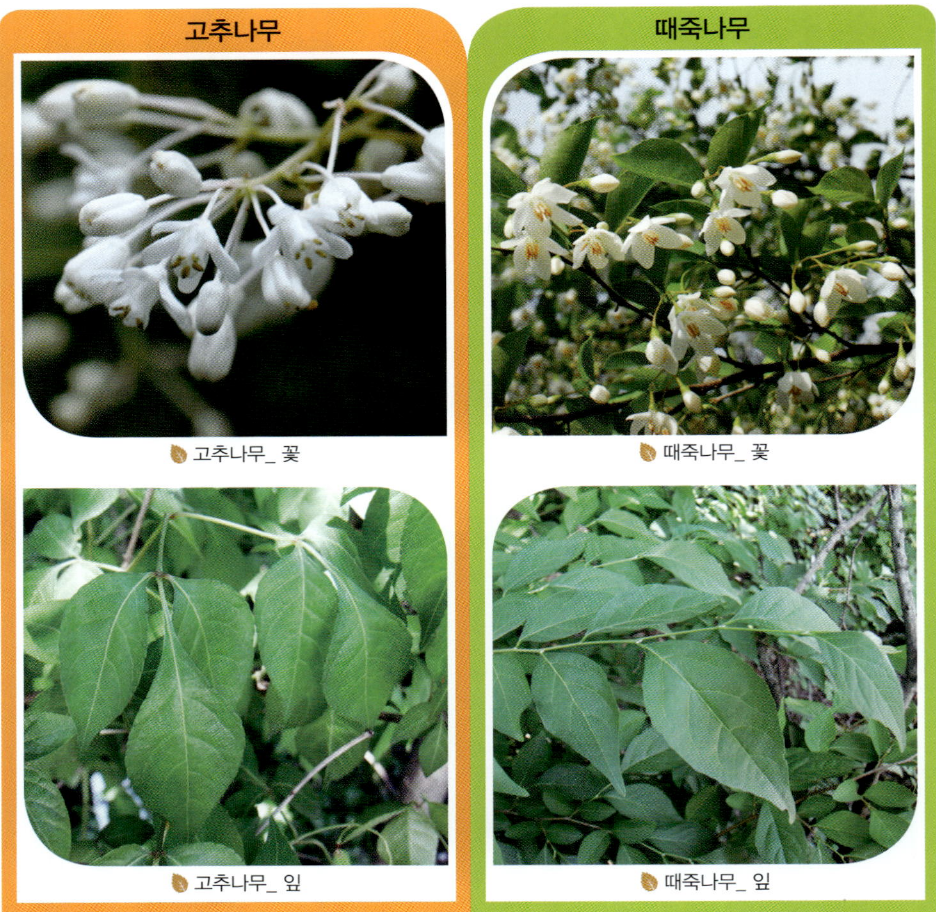

고추나무 / 때죽나무

고추나무_ 꽃

때죽나무_ 꽃

고추나무_ 잎

때죽나무_ 잎

🍂 **효능과 주치 :** 열매 또는 뿌리는 생약명을 작고유(雀沽油)라 하여 진해, 거담 제로 사용하는데 천식으로 인한 마른기침을 진정시키며 부인들의 산후어 혈도 치료한다.

🍂 **약용법과 용량 :** 말린 열매 또는 뿌리 30~50g을 물 900mL에 넣어 반이 될 때까지 달여 하루에 2~3회 나눠 마신다.

신경통, 관절통, 항염증에 사용하는

골담초

| 사용부위 | 뿌리, 꽃

Caragana sinica (Buc'hoz) Rehder

- **이명** : 금계아(金鷄兒), 황작화(黃雀花), 양작화(陽雀花), 금작근(金雀根), 백심피(白心皮)
- **생약명** : 골담근(骨擔根), 금작화(金雀花)
- **과명** : 콩과(Leguminosae)
- **개화기** : 4~5월

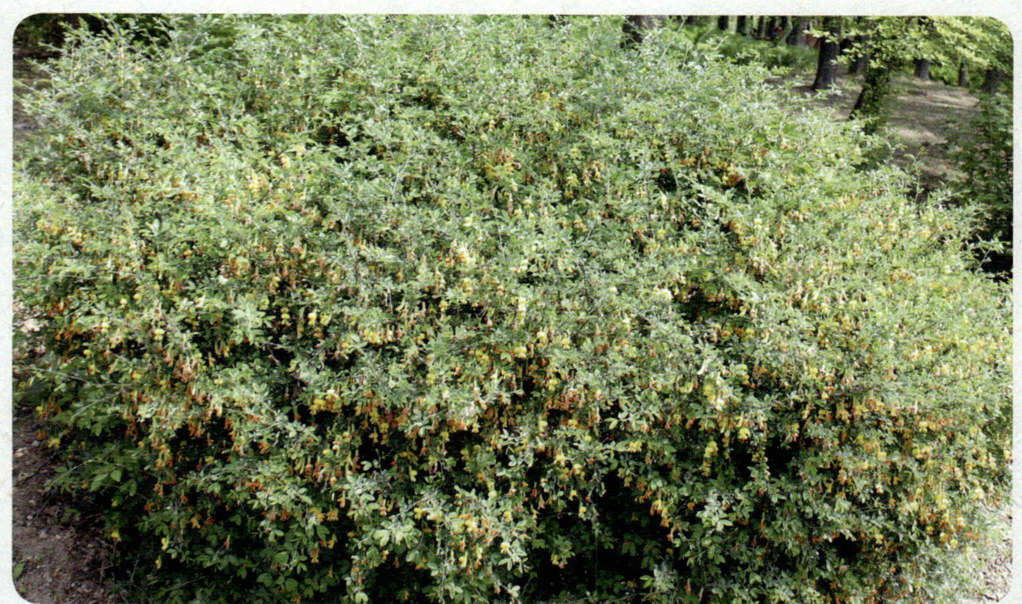

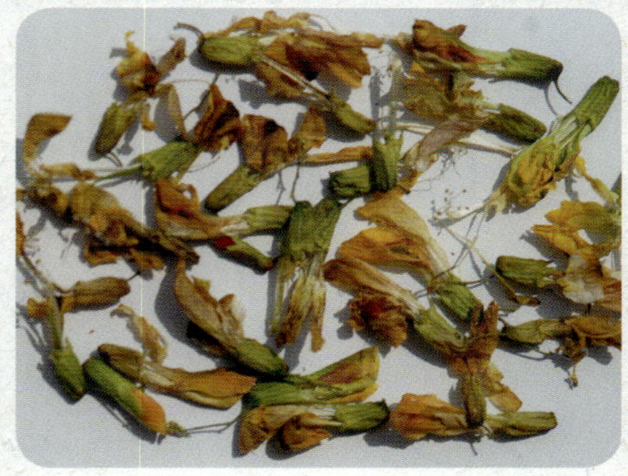

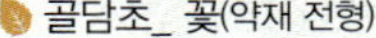

🍂 골담초_ 꽃(약재 전형)

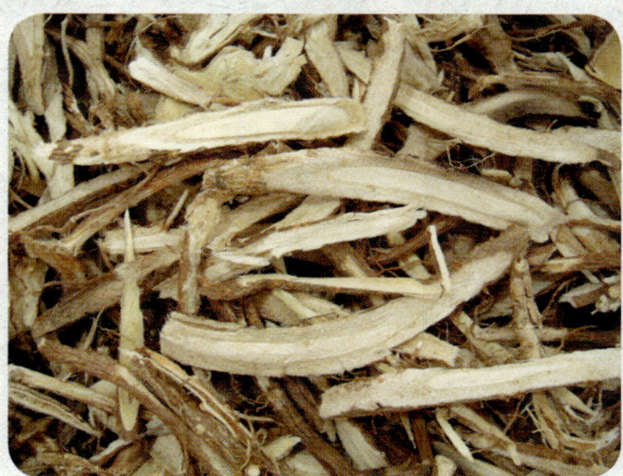

🍂 골담초_ 뿌리(약재)

🍃 **생육특성** : 골담초는 중부·남부 지방의 산지에서 자생 또는 재배하는 낙엽
활엽관목으로, 높이가 1~2m이다. 줄기는 곧게 뻗거나 대부분 모여나는
데 작은 가지는 가늘고 길며 변형된 가지가 있다. 잎은 짝수깃꼴겹잎이며
잔잎은 5장으로 거꿀달걀 모양에 잎끝은 둥글거나 오목하게 들어가고 돌
기가 있는 것도 있다. 꽃은 황색으로 4~5월에 단성(單性: 암수 어느 한쪽의
생식기관만 있는 것)으로 피는데 3~4일 지나면 적갈색으로 변한다. 수술은
10개에 암술이 1개로 씨방에는 자루가 없고 암술대는 곧게 선다. 열매는
콩과로 꼬투리 속에는 종자 4~5개가 들어 있으나 결실하지 못한다.

🍂 **채취 방법과 시기** : 꽃은 4~5월, 뿌리는 연중 수시로 채취한다.

🍃 **성분** : 뿌리에는 알칼로이드(alkaloid), 사포닌, 스티그마스테롤(stigmasterol),
브라시카스테롤(brasicasterol), 캄페스테롤(campesterol), 콜레스테롤, 스테
롤(sterol), 배당체, 전분 등이 함유되어 있다.

🍃 **성미** : 꽃은 성질이 평범하고, 맛은 달다. 뿌리는 성질이 평범하고, 맛은 맵
고 쓰다.

🍃 **귀경** : 심(心), 비(脾), 폐(肺) 경락에 작용한다.

🍂 **효능과 주치** : 꽃은 생약명을 금작화(金雀花)라 하여 자음(滋陰), 화혈(和血),
건비(健脾: 약해진 비장의 기능을 강하게 하는 치료법), 소염, 타박상, 신경통
으로 인한 통증, 저림, 마비 등을 치료한다. 뿌리는 생약명을 골담근(骨膽

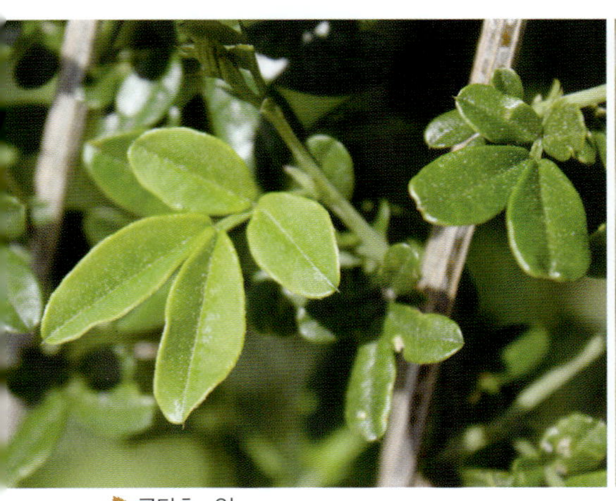

🍂 골담초_ 잎

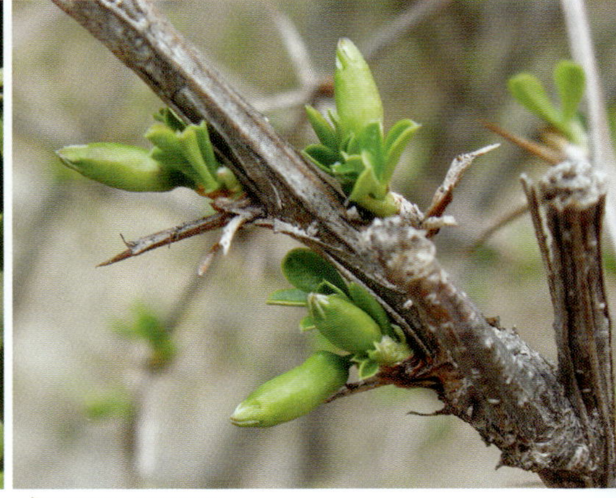

🍂 골담초_ 꽃봉오리

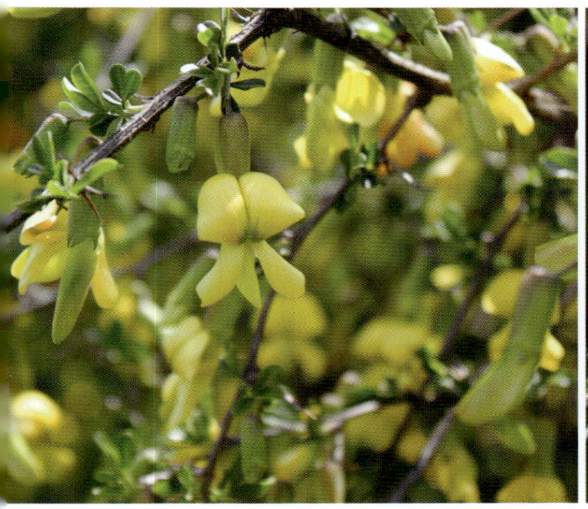

골담초_ 꽃

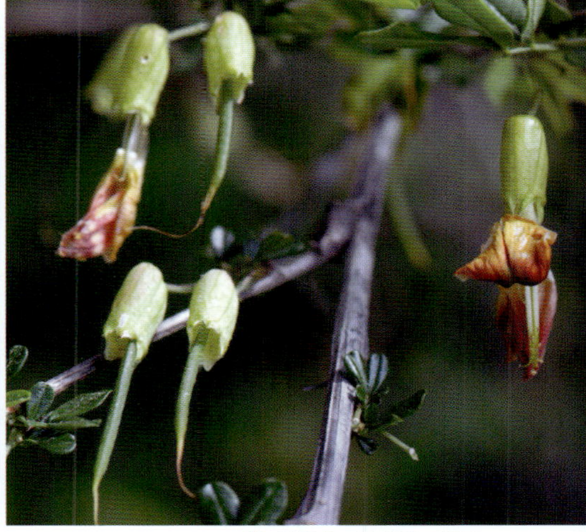

골담초_ 열매의 꼬투리

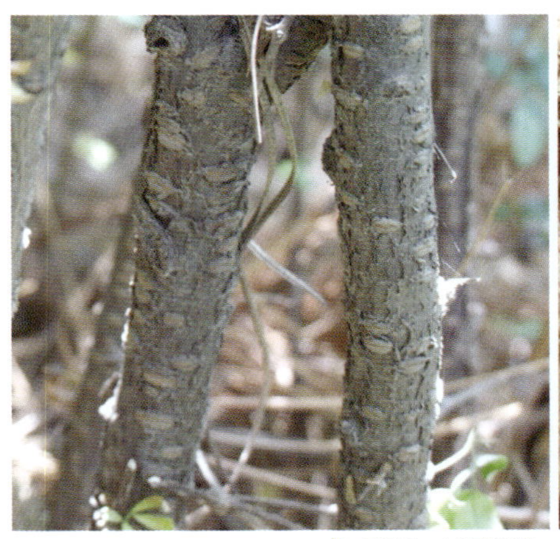

골담초_ 나무껍질

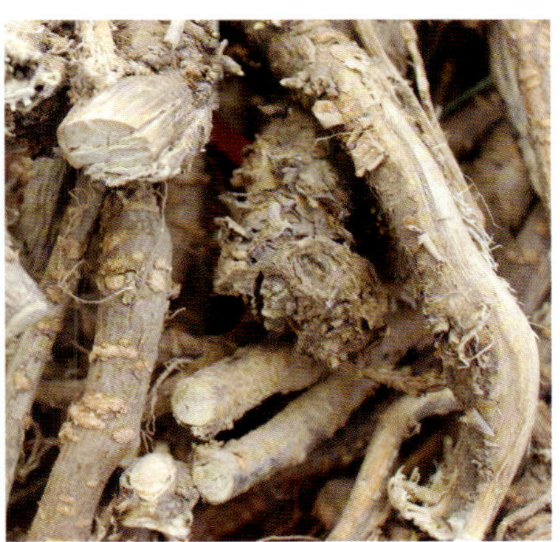

골담초_ 뿌리(채취품)

根)이라 하여 청폐, 활혈, 신경통, 관절염, 해수, 고혈압, 두통, 타박상, 급
성유선염, 부인백대 등을 치료한다. 뿌리와 꽃은 식혜를 만들어 신경통,
관절염을 치료한다.

약용법과 용량 : 말린 꽃 20~30g을 물 900mL에 넣어 반이 될 때까지 달여
하루에 2~3회 나눠 마신다. 외용할 경우에는 꽃을 짓찧어 환부에 바른다.
말린 뿌리 50~80g을 물 900mL에 넣어 반이 될 때까지 달여 하루에 2~3회
나눠 마신다. 외용할 경우에는 뿌리를 짓찧어 환부에 바른다.

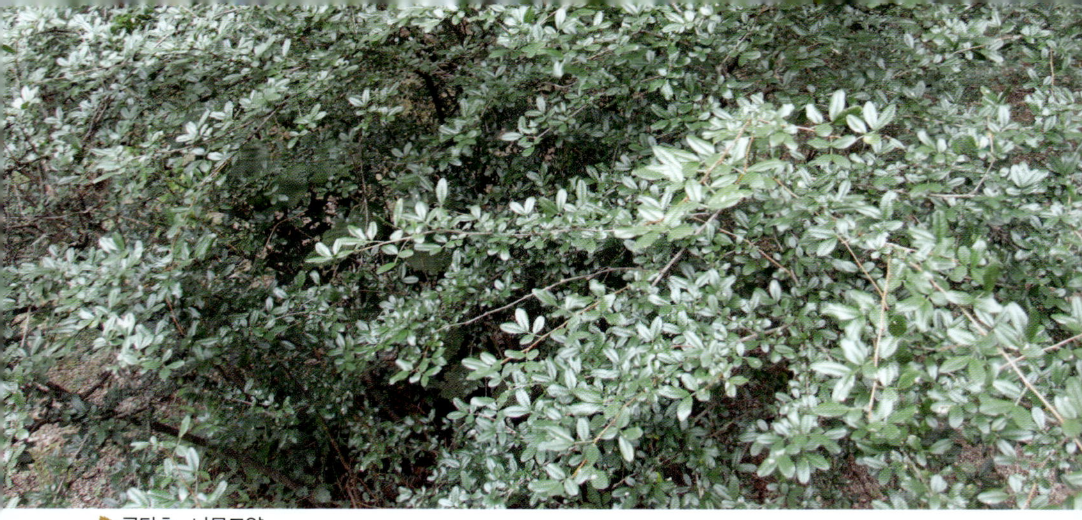

골담초_ 나무모양

patent

골담초의 기능성 및 효능에 관한 특허자료

▶ **골담초를 포함하는 천연유래물질을 이용한 통증 치료제 및 화장품의 제조방법 및 그 통증 치료제와 그 화장품**

본 발명에 따른 골담초를 포함하는 천연유래물질을 이용한 통증 치료제 및 화장품의 제조방법은 현미 또는 백미와 누룩과 미생물과 미네랄 농축수가 혼합된 제1용액을 발효하는 단계, 골담초를 포함하는 천연유래물질의 생약원료와 미생물이 혼합된 제2용액을 상기 제1용액에 혼합 후 발효하는 단계, 상기 생약원료를 가열 및 가압하여 열수를 추출하는 단계, 상기 발효된 제1용액 및 제2용액과 상기 추출된 열수를 혼합하여 증류시키는 단계 및 상기 증류된 용액을 여과하는 단계를 포함하는 것을 특징으로 한다. 이에 의하여 부작용이 없고 단기간에 탁월한 통증치료의 효과를 발휘할 수 있으며, 통증 치료제와 함께 화장품의 제조도 가능하다.

— 공개번호 : 10−2014−0118173, 출원인 : (주)파인바이오

▶ **미생물에 의한 골담초 발효 추출물의 제조 방법 및 이를 함유하는 화장료 조성물**

본 발명은 미생물에 의한 골담초 발효 추출물의 제조 방법 및 이를 함유하는 화장료 조성물에 관한 것으로 골담초에 효모 또는 유산균, 곰팡이를 첨가, 배양하여 수득한 골담초 발효 추출물을 유효성분으로 포함하는 것을 특징으로 하는 피부 미백 효능 화장료 조성물은 피부에 자극이 없고 안전하여 피부질환 유발 문제가 없으며, 타이로시나아제의 활성을 억제하여 미백 효과를 나타낼 뿐 아니라, 항산화 효과를 나타내 피부 노화 방지 화장료 조성물로 사용할 수 있다.

— 공개번호 : 10−2011−0108029, 출원인 : (주)래디안

▶ **골담초 추출물을 함유하는 자외선으로 인한 피부 손상 방지용 및 주름 개선용 화장료 조성물**

본 발명은 골담초 추출물을 함유하는 자외선으로 인한 피부 손상 방지용 및 주름 개선용 화장료 조성물에 관한 것으로, 본 발명의 골담초 추출물은 자외선으로 인한 피부의 손상을 방지할 수 있고, 본 발명의 골담초 에탄올추출물은 피부 탄력을 개선시킬 수 있다.

— 공개번호 : 10−2014−0006139, 출원인 : (주)래디안

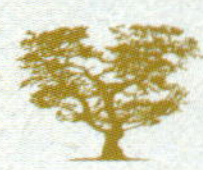

곰의말채나무

| 사용부위 | 심재, 나무껍질

Cornus macrophylla Wall. = [*Cornus brachypoda* C.A. Meyer]

- **이명** : 곰말채나무, 곰의말채, 황서목(黃瑞木)
- **생약명** : 양자목(椋子木), 정랑피(丁榔皮)
- **과명** : 층층나무과(Cornaceae)
- **개화기** : 7~8월

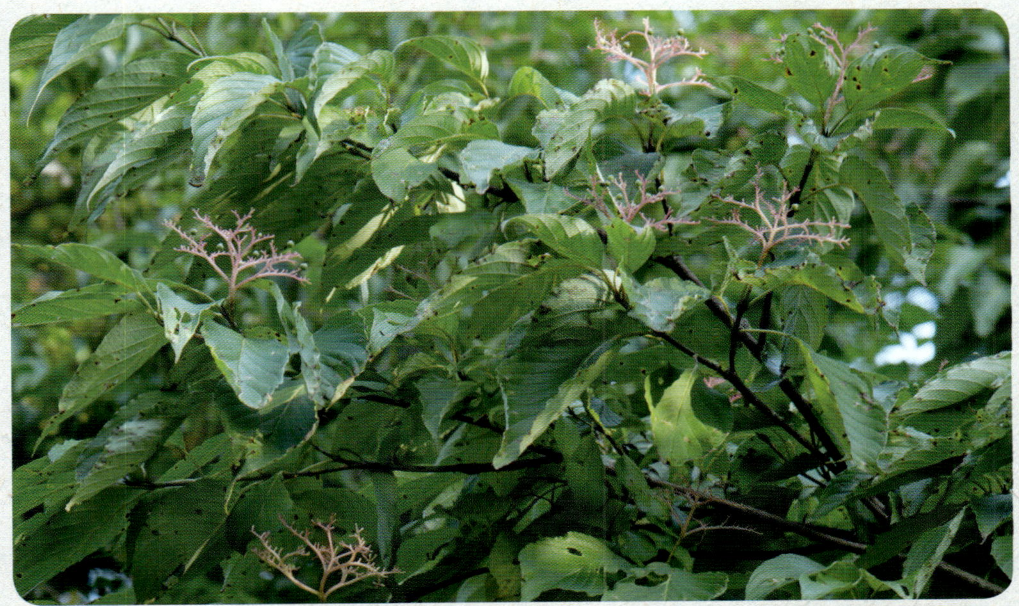

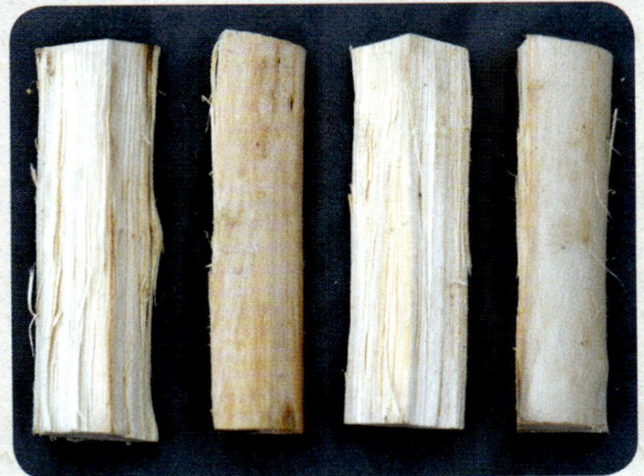

곰의말채나무_ 심재(약재 전형)

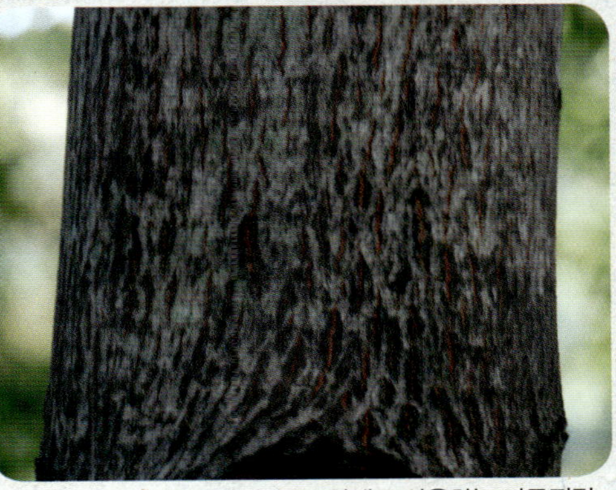

곰의말채나무_ 약재로 사용하는 나무껍질

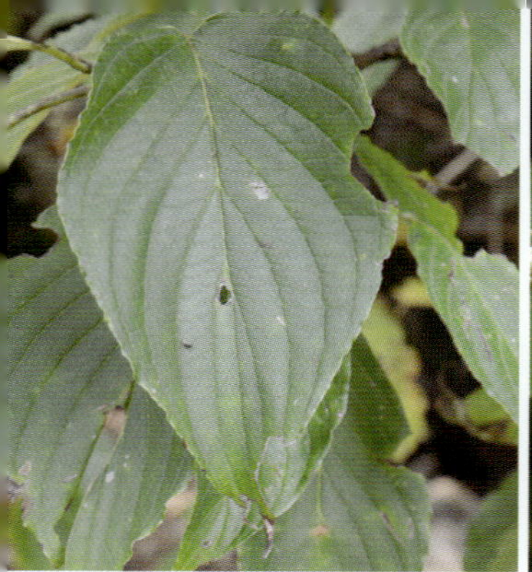
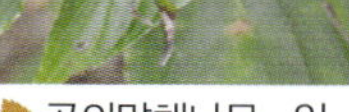

곰의말채나무_ 잎

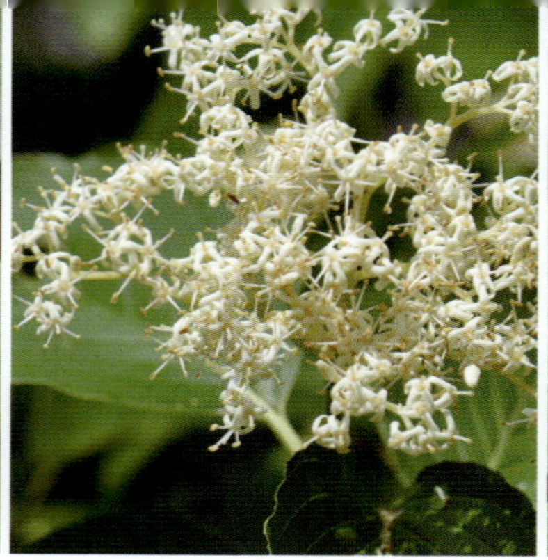

곰의말채나무_ 꽃

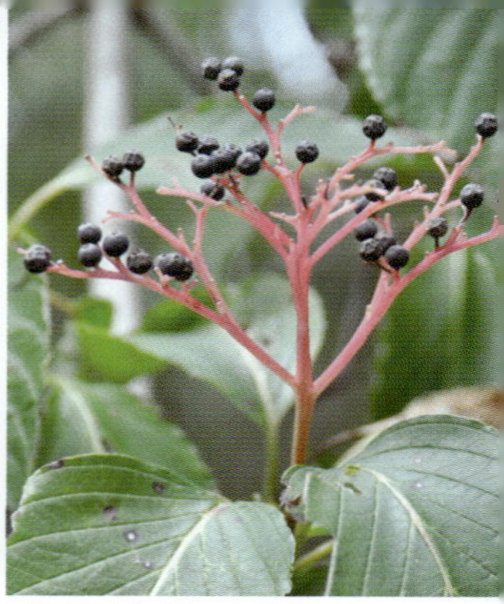

곰의말채나무_ 열매

🍃 **생육특성** : 곰의말채나무는 제주도 및 남부·중부 지방의 산 중턱 및 계곡에서 자생하는 낙엽활엽교목으로, 높이는 15m 전후로 자란다. 일년생 가지는 적갈색을 띠며 부드러운 털이 나 있다. 잎은 홑잎으로 넓은 달걀 모양 혹은 타원형 달걀 모양에 서로 마주나고 잎끝은 길고 뾰족하며 밑부분은 둥글거나 뭉툭하고 잎 가장자리에는 물결 모양의 가는 톱니가 있다. 꽃은 황백색으로 5~6월에 그해 새로 난 가지의 끝에서 원뿔 모양의 취산꽃차례로 핀다. 열매는 씨열매로 타원형이며 9~10월에 검푸른색으로 달린다.

🍂 **채취 방법과 시기** : 목질부 안쪽은 8~9월, 나무껍질은 여름에 채취한다.

🍃 **성분** : 심재(心材: 목질부 안쪽) 및 나무껍질, 잎에는 타닌(tannin)이 함유되어 있다.

🍃 **성미** : 성질이 평범하고, 맛은 달고 짜고, 독성이 없다.

🍃 **귀경** : 간(肝), 신(腎), 비(脾) 경락에 작용한다.

🍂 **효능과 주치** : 심재에는 생약명을 양자목(椋子木)이라 하여, 약성은 평범하고 맛이 달고 짜며 독성은 없으며, 진통, 어혈, 양혈, 안태(安胎), 절상 등을 치료한다. 나무껍질은 생약명을 정랑피(丁梛皮)라 하여 거풍, 진통, 통경(通經: 여성의 월경 전후 하복부와 허리에 생기는 통증), 근골통, 요통, 지체마비 등을 치료한다.

🍃 **약용법과 용량** : 말린 심재 10~30g을 물 900mL에 넣어 반이 될 때까지 달여 하루에 2~3회 나눠 마신다. 나무껍질 10~20g을 물 900mL에 넣어 반이 될 때까지 달여 하루에 2~3회 나눠 마신다.

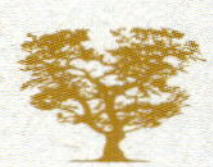

광나무

| 사용부위 | 뿌리, 나무껍질, 잎, 열매

Ligustrum japonicum Thunb.

- **이명** : 여정자(女貞子), 동청자(冬靑子), 여정(女貞), 여정목(女貞木), 등청목(冬靑木)
- **생약명** : 여정실(女貞實)
- **과명** : 물푸레나무과(Oleaceae)
- **개화기** : 7~8월

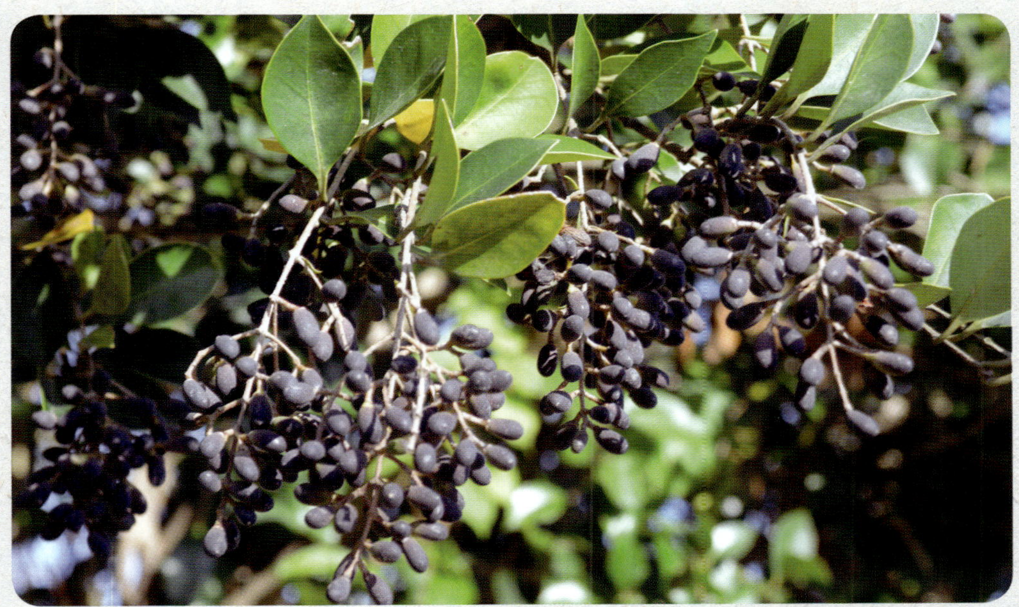

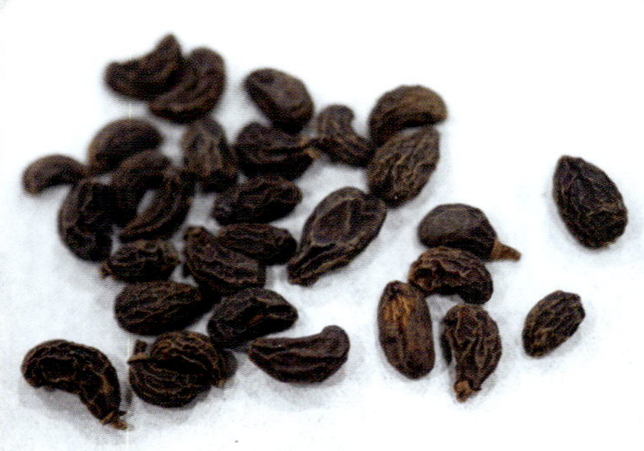

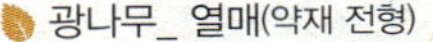

광나무_ 열매(약재 전형)

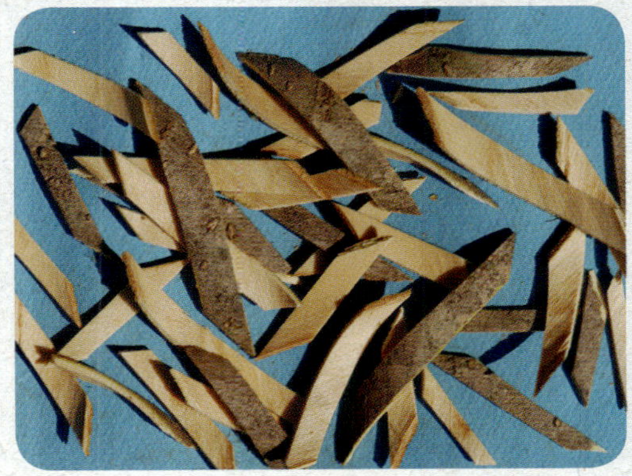

광나무_ 나무 겉껍질(약재)

- **생육특성** : 광나무는 남부 지방에서 분포하는 상록활엽관목으로, 생육환경은 산기슭 및 해변 주위이다. 높이는 3~5m이고, 가지가 많이 갈라지고 회색빛이다. 잎은 서로 마주나고 두꺼운데 넓은 달걀 모양 또는 넓은 타원형으로 가장자리가 밋밋하다. 꽃은 검붉은색으로 7~8월에 겹총상꽃차례로 피는데 물결 모양이고 꽃부리는 길이가 0.5~0.6cm로 몸통부분은 열편보다 약간 길거나 같고 뒤로 젖혀지며 수술은 2개이다. 열매는 달걀 모양이고 길이는 0.7~1cm로 10~11월에 자흑색으로 달린다.

- **채취 방법과 시기** : 열매는 가을, 뿌리는 9~10월, 나무껍질과 잎은 연중 수시 채취한다.

- **성분** : 열매에는 만니톨(mannitol), 올레아놀릭산(oleanolic acid), 글루코스(glucose), 스테아린산(stearic acid), 팔미틴산(palmitic acid), 올레산(oleic acid), 리놀레산(linoleic acid), 열매껍질에는 올레아놀릭산, 우르솔산(ursolic acid), 종자에는 지방유, 팔미틴산, 스테아린산, 올레산, 리놀레산 등이 함유되어 있다. 뿌리와 나무껍질에는 시린진(syringin), 잎에는 시린진, 아미그달린(amygdalin) 분해효소, 임벨타제(imvertase), 만니톨, 우르솔산, 올레아놀릭산, 코스모신(cosmosiin) 등이 함유되어 있다.

- **성미** : 성질이 평범하고, 맛은 달고 쓰며, 독성이 없다.

- **귀경** : 간(肝), 신(腎) 경락에 작용한다.

- **효능과 주치** : 열매는 생약명을 여정실(女貞實)이라 하여, 약성은 평범하고

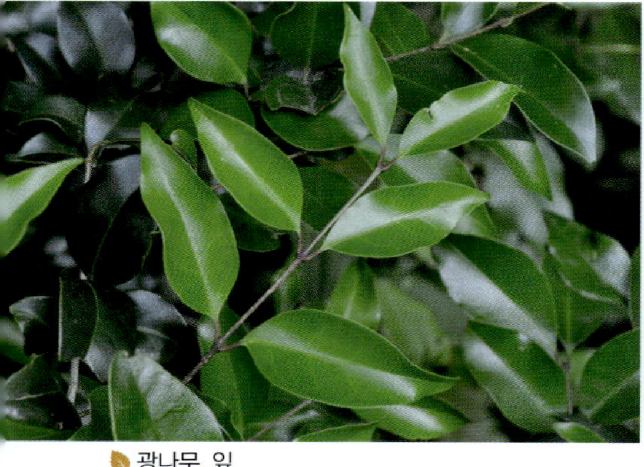

광나무_잎

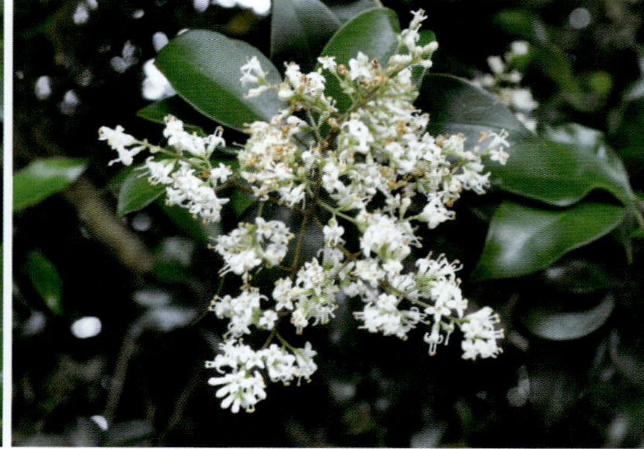

광나무_꽃

238

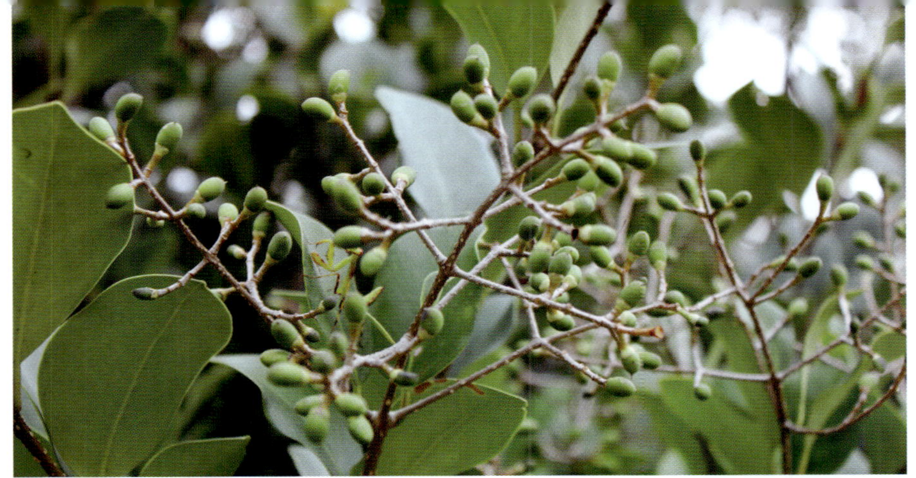

🍂 광나무_ 덜 익은 열매

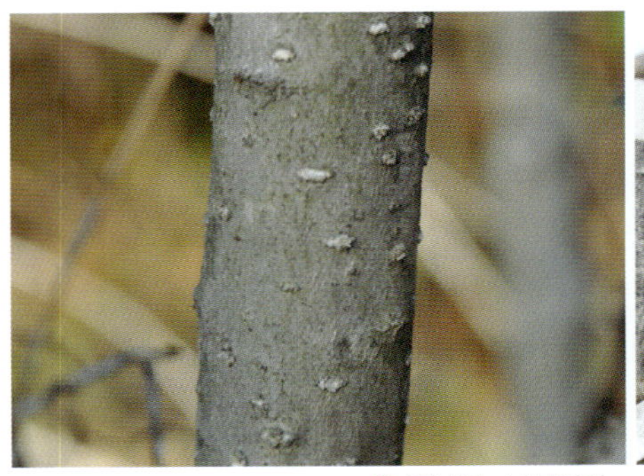

🍂 광나무_ 나무껍질

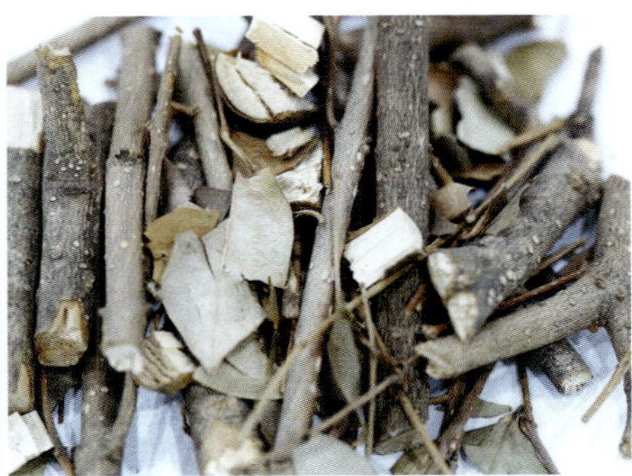

🍂 광나무_ 잎과 줄기(채취품)

맛은 쓰고 달며 독성이 없다. 보간(補肝: 간 기능을 보함), 보신, 척추강화, 이명, 어지러움증 등을 치료하고 백발이 검어지게 만드는 자양강장 효능이 있다. 열매의 수침액에는 항암 및 항균작용이 있다. 열매 속의 올레아놀릭산(oleanolic acid)은 강심, 이뇨작용이 있고 만니톨(mannitol)은 완화, 두통, 뇌압강화작용이 있으며 다량의 글루코스(glucose)도 함유되어 있어 강장작용이 있다. 나무껍질은 생약명을 여정피(女貞皮)라 하여 항말라리아, 퇴열작용이 있어 화상치료에 쓰인다. 뿌리는 생약명을 여정근(女貞根)이라 하여 기혈을 흩어지게 하고 기통(氣通)을 멈추게 하며 해수, 비염, 백대(白帶: 질에서 흰 분비물이 흐르는 대하증의 일종)를 치료한다. 잎은 생약명을 여정엽(女貞葉)이라 하여 거풍, 종기, 진통, 명목(明目: 눈을 밝게 함), 두목혼통(頭目昏痛), 풍열로 인한 눈의 충혈, 창종궤양, 화상, 구내염을 치료한다.

【 혼동하기 쉬운 약초 비교 】

광나무	쥐똥나무
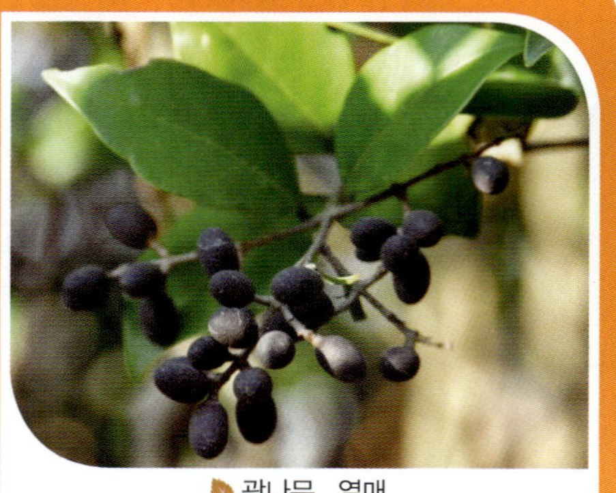	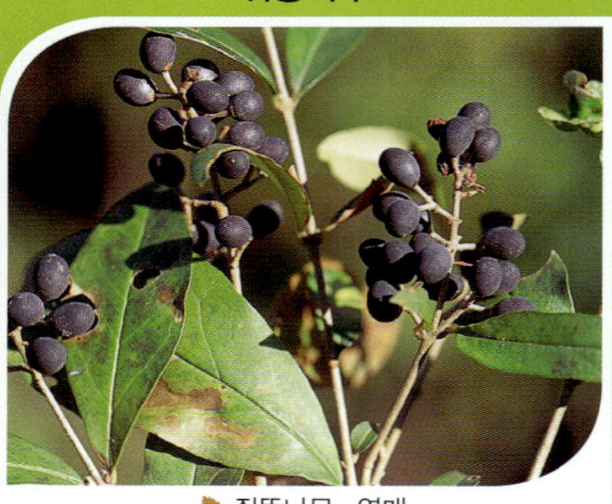
🍂 광나무_ 열매	🍂 쥐똥나무_ 열매

🌿 **약용법과 용량** : 말린 열매, 나무껍질, 뿌리 각각 30~50g을 물 900mL에 넣어 반이 될 때까지 달여 하루에 2~3회 나눠 마신다. 나무껍질은 화상치료에도 쓰이는데 가루로 만들어 환부에 발라준다. 말린 잎 20~30g을 물 900mL에 넣어 반이 될 때까지 달여 하루에 2~3회 나눠 마신다. 외용할 경우에는 짓찧어 환부에 바른다.

patent

광나무의 기능성 및 효능에 관한 특허자료

▶ **광나무 및 원추리 추출물을 유효성분으로 함유하는 주름 개선용 화장료 조성물**

본 발명은 광나무 추출물 및 원추리 추출물을 유효성분으로 함유하는 주름 개선용 화장료 조성물에 관한 것이다. 본 발명의 화장료 조성물은 광나무와 원추리 혼합 추출물을 유효성분으로 함유하여 주름 개선효과에 있어서 크게 향상된 시너지 효과를 나타내므로 피부 내 콜라겐 생성 촉진효과, MMP-1 생성 억제효과 및 엘라스타제 저해 활성효과가 우수한 주름개선용 화장료 조성물로 이용될 수 있다.

− 공개번호 : 10−2011−0064338, 특허권자 : (주)에이씨티

▶ **광나무 추출물을 함유하는 퇴행성 뇌신경계 질환의 예방 및 치료용 조성물**

본 발명은 광나무 추출물을 함유하는 퇴행성 뇌신경계 질환의 예방 및 치료용 조성물에 관한 것으로, 본 발명의 광나무 C1−4 알코올 추출물, 그의 에틸아세테이트(EtOAc) 분획물, 노말 부탄올(n−BuOH) 분획물은 매우 유의성 있는 신경세포 보호 활성을 가지므로 뇌졸중, 치매 등의 뇌신경계 질환의 예방 및 치료제로서 유용하게 사용될 수 있다.

− 공개번호 : 10−2006−0034963, 특허권자 : 재단법인 서울대학교 산학협력재단

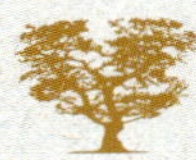

활혈, 요통, 안면 신경마비에 사용하는

광대싸리

Securinega suffruticosa (Pall.) Rehder

- 이명 : 고리비아리, 공정싸리, 구럭싸리, 굴싸리, 싸리버들옻
- 생약명 : 일엽추(一葉萩)
- 과명 : 대극과(Euphorbiaceae)
- 개화기 : 7~8월

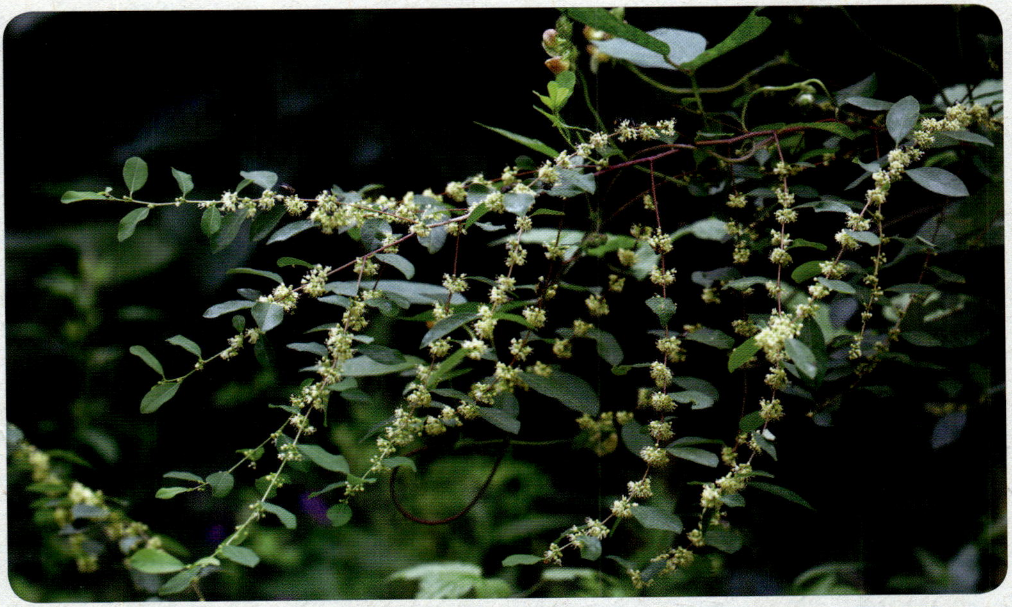

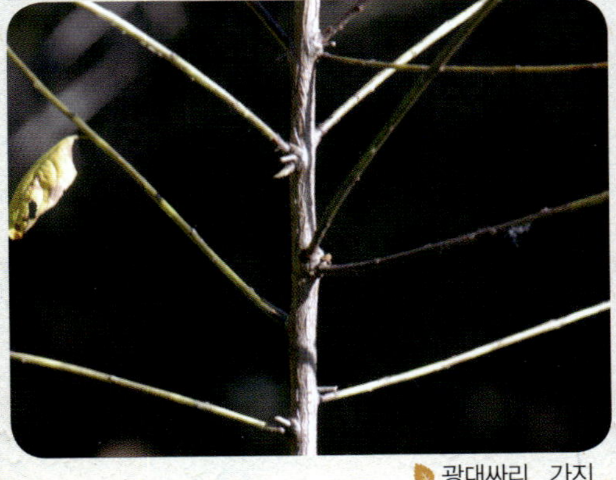

광대싸리_ 가지

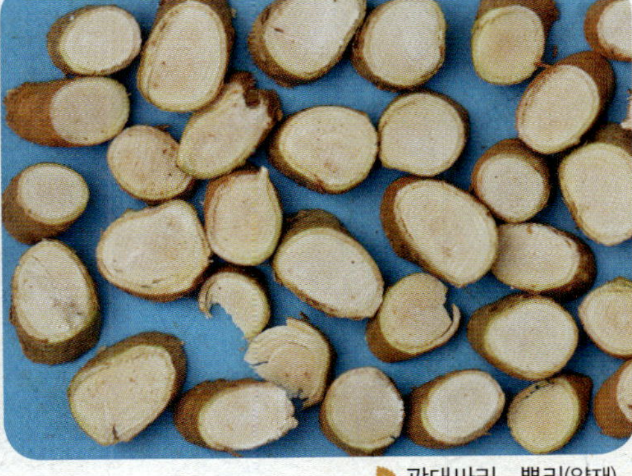

광대싸리_ 뿌리(약재)

● **생육특성** : 광대싸리는 전국의 산비탈, 개울가 등 습기 많은 양지쪽에서 자생하는 낙엽활엽관목으로, 높이는 1~3m로 간혹 더 큰 것도 있다. 뿌리는 옅은 적갈색에 점상돌기가 있고, 가지는 많이 갈라지는데 새로 나온 햇가지는 옅은 황록색에 능선이 조금 있다. 잎은 타원형에 서로 어긋나며 잎끝은 짧게 뾰족하거나 무딘 모양이고 가장자리는 밋밋하거나 불규칙한 물결 모양의 톱니 또는 가늘고 둔한 톱니가 있으며 짧은 잎자루가 있다. 꽃은 황록색으로 7~8월에 잎겨드랑이에서 모여 피는데 꽃잎은 없다. 수꽃은 길이가 0.2~0.3cm의 꽃자루에서 피는데 달걀 모양의 꽃받침과 수술이 각각 5개이며, 암꽃은 길이가 0.5~1cm인 꽃자루에서 피는데 암술대가 2~3열하고 자방은 공 모양이다. 열매는 튀는열매로 납작하게 둥근 모양이며 9~10월에 붉은빛을 띤 갈색으로 달린다.

● **채취 방법과 시기** : 가지와 잎은 늦봄부터 늦가을, 뿌리는 연중 수시 채취한다.

● **성분** : 잎에는 세큐리닌(securinine)이 함유되어 있는데 어린 줄기와 익은 열매에도 세큐리닌이 함유되어 있으나 잎의 함유량보다는 적다. 그 밖에 루틴(rutin), 타닌(tannin), 소량의 알로세큐리닌(allosecurinine), 디하이드로세큐리닌(dihydrosecurinine)과 3종의 세큐리놀(securinol)이 함유되어 있다. 뿌리에는 다량의 알로세큐리닌과 소량의 세큐리닌, 메톡시세큐리닌(methoxysecurinine)이 함유되어 있다. 종자에는 지방유가 함유되어 있다.

● **성미** : 가지와 잎, 뿌리는 성질이 따뜻하고, 맛은 맵고 쓰며, 독성이 조금 있다.

● **귀경** : 간(肝), 심(心), 비(脾), 위(胃), 신(腎) 경락에 작용한다.

● **효능과 주치** : 가지와 잎, 뿌리는 생약명을 일엽추(一葉萩)라 하여 활혈, 건비(健痺), 익신(益腎)에 효능이 있고 류머티즘에 의한 요통, 사지마비, 반신불수, 음위(陰痿), 안면 신경마비, 피부노화 방지, 소아마비 후유증 등을 치료한다.

● **약용법과 용량** : 말린 가지와 잎, 뿌리 30~50g을 물 900mL에 넣어 반이 될 때까지 달여 하루에 2~3회 나눠 마신다.

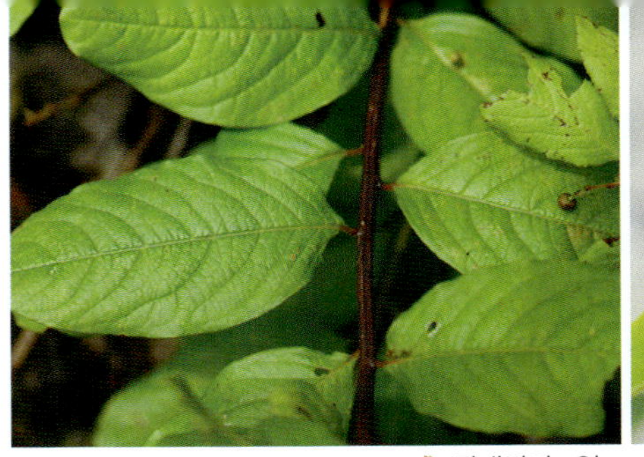

🌿 광대싸리_ 잎

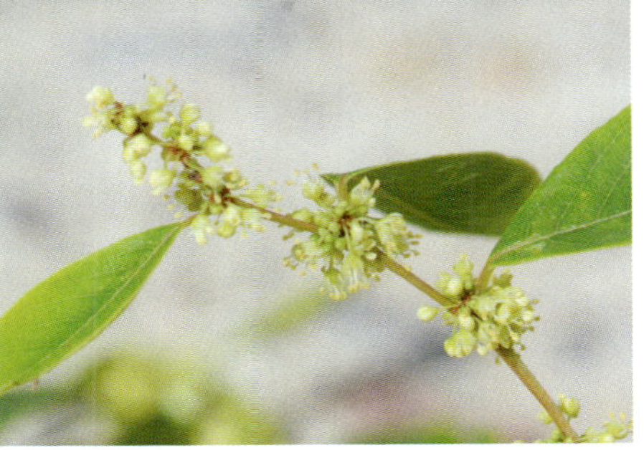

🌿 광대싸리_ 꽃

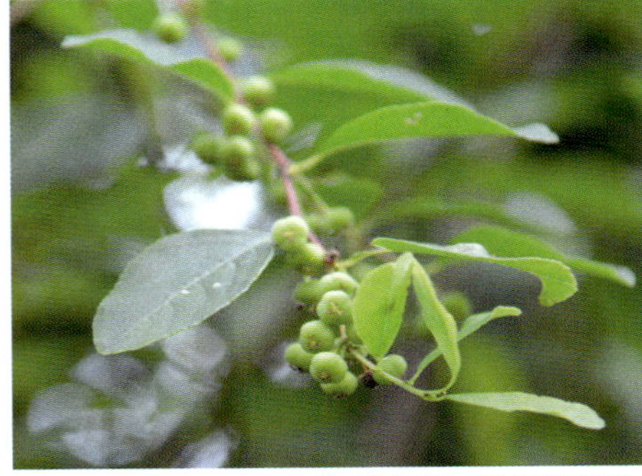

🌿 광대싸리_ 덜 익은 열매

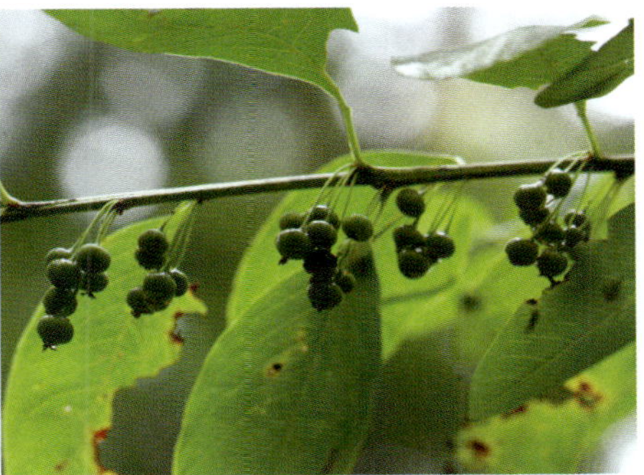

🌿 광대싸리_ 익은 열매

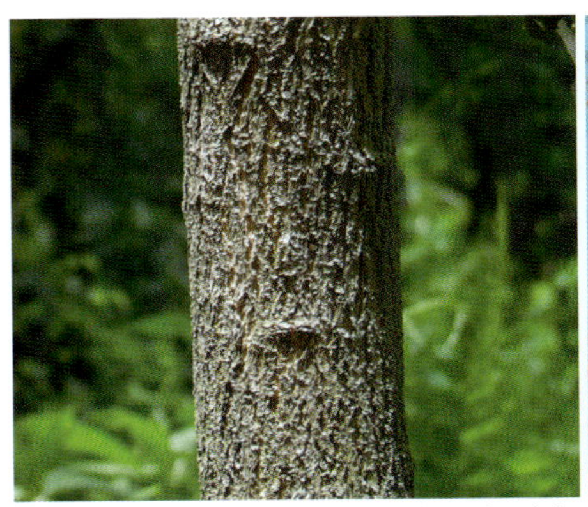

🌿 광대싸리_ 나무껍질

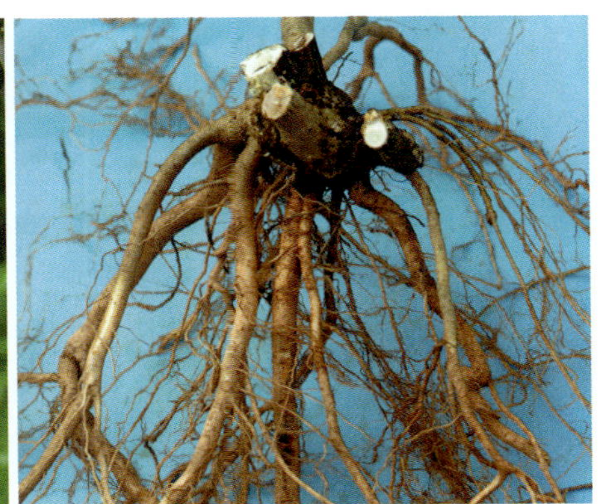

🌿 광대싸리_ 뿌리(채취품)

patent

광대싸리의 기능성 및 효능에 관한 특허자료

▶ 광대싸리 추출물을 유효성분으로 함유하는 피부주름 개선용 화장료 조성물

본 발명은 광대싸리 추출물을 유효성분으로 함유하는 피부주름 개선 화장료 조성물에 관한 것이다. 본 발명의 화장료 조성물은 노화 및 자외선에 의한 MMP-1의 생성을 억제하여 콜라겐 합성효과를 향상시켜줌으로써 피부노화로 인해 발생되는 주름 및 피부주름 개선에 탁월한 효능을 가지고 있다.

— 공개번호 : 10-2009-0101596, 출원인 : (주)코리아나화장품

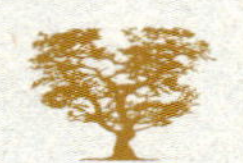

당뇨, 고혈압, 자양강장, 강정에 사용하는

구기자나무

| 사용부위 | 뿌리껍질, 잎, 열매

Lycium chinense Mill. = [*Lycium rhombifolium* (Moench) Dippel.]

- **이명 :** 감채자(甘菜子), 구기자(枸杞子), 구기근(枸杞根), 구기근피(枸杞根皮), 지선묘(地仙苗), 천정초(天庭草), 구기묘(枸杞苗), 감채(甘菜)
- **생약명 :** 구기자(枸杞子), 지골피(地骨皮), 구기엽(枸杞葉)
- **과명 :** 가지과(Solanaceae)
- **개화기 :** 6~9월

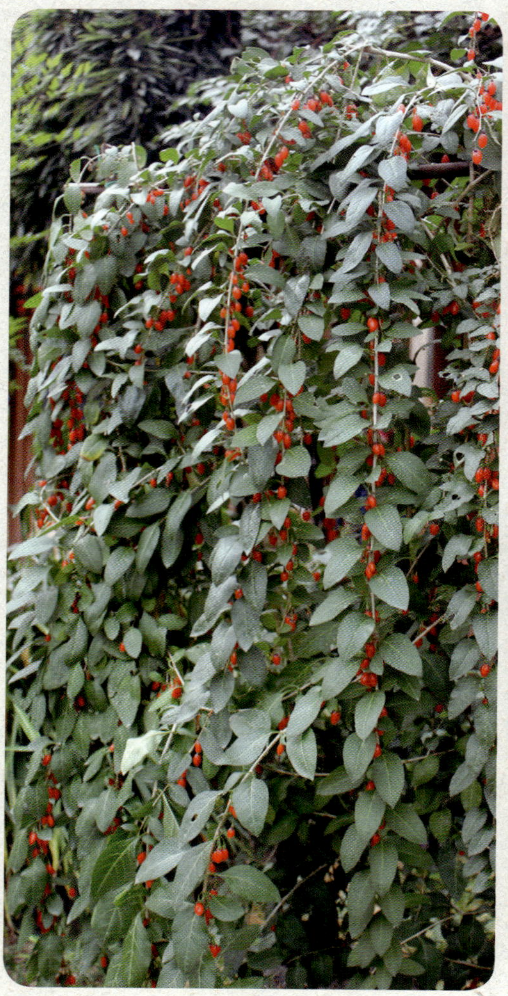

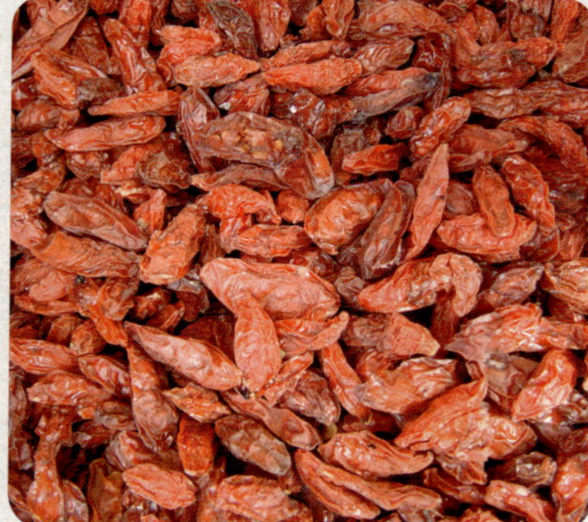

구기자나무_ 열매(약재 전형)

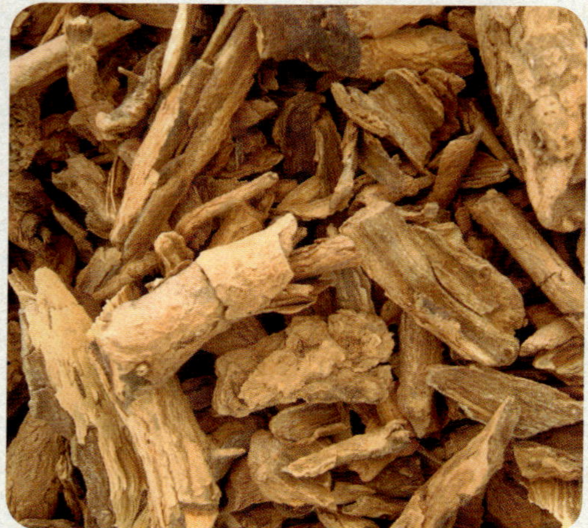

구기자나무_ 뿌리껍질(약재)

🌿 **생육특성** : 구기자나무는 전국의 울타리나 인가 근처 또는 밭둑에서 자라거나 재배하는 낙엽활엽관목으로, 높이가 1~2m인데, 줄기가 많이 갈라지고 비스듬하게 뻗어나가며 다른 물체에 기대어 자라는 것은 3~4m 이상 자라는 것도 있다. 줄기 끝이 밑으로 처지고 가시가 나 있다. 잎은 서로 어긋나거나 2~4장이 짧은 가지에 모여 나며, 넓은 달걀 모양 또는 달걀 모양 바소꼴에 가장자리는 밋밋하고, 잎자루 길이는 1cm 정도이다. 꽃은 보라색으로 6~9월에 1~4송이씩 단생하거나 잎겨드랑이에서 피는데 꽃부리는 자주색이다. 열매는 물렁열매로 달걀 모양이며 7~10월에 선홍색으로 달린다.

🍂 **채취 방법과 시기** : 열매는 가을에 열매가 익었을 때. 뿌리껍질은 이른 봄, 잎은 봄·여름에 채취한다.

🌿 **성분** : 열매에는 카로틴, 리놀레산(linoleic acid), 비타민 B_1, B_2, 비타민 C, 베타-시토스테롤(β-sitosterol), 뿌리껍질에는 계피산 및 다량의 페놀류 물질, 베타인(betaine), 베타-시토스테롤(β-sitosterol), 메리신산(melissic acid), 리놀레산, 리놀렌산(linolenic acid) 등이 함유되어 있다. 뿌리에는 비타민 B_1의 합성을 억제하는 물질이 함유되어 있지만 그 억제작용은 시스테인(cystein) 및 비타민 E에 의해서 해제된다. 잎에는 베타인, 루틴(rutin), 비타민 E, 이노신(inosine), 하이포크산틴(hypoxanthine), 시티디린산(cytidylic acid), 우리디린산(uridylic acid), 다량의 글루타민산(glutamic acid), 아스파라틴산(asparatic acid), 프로린(proline), 세린(serine), 티로신

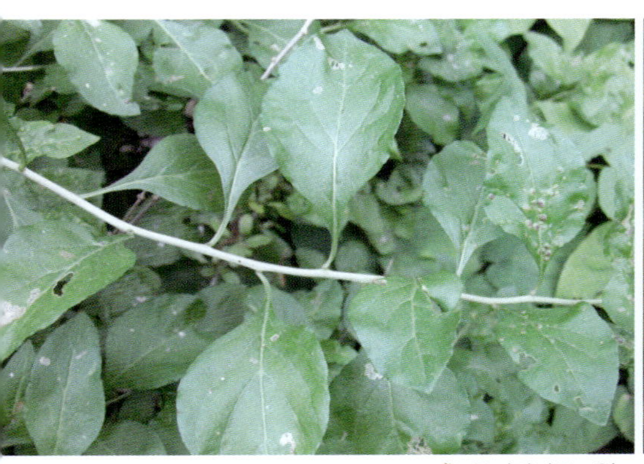

🍂 구기자나무_ 잎

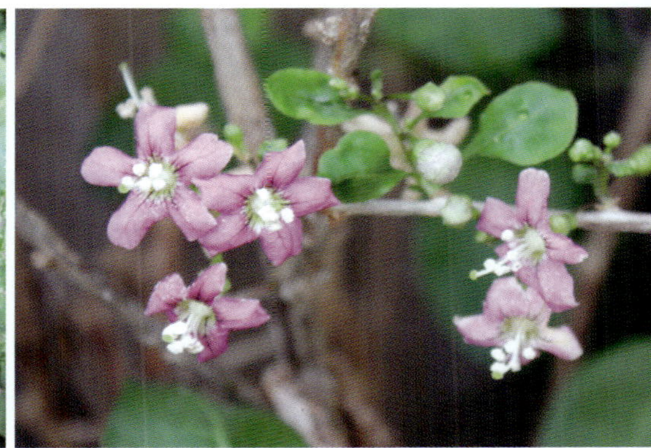

🍂 구기자나무_ 꽃

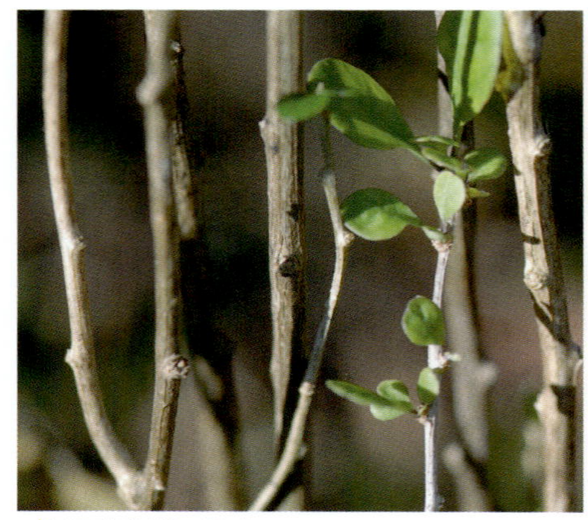
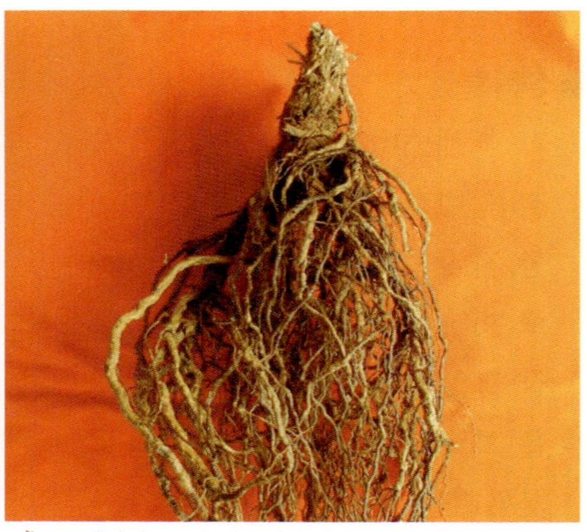

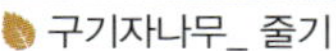
구기자나무_ 줄기

구기자나무_ 뿌리(채취품)

(tyrosine), 알기닌(arginine), 극히 소량의 숙신산(succinic acid), 피로글루타민산(pyroglutamic acid), 수산(oxalic acid) 등이 함유되어 있다.

🍃 **성미** : 열매는 성질이 평범하고, 맛은 달고, 독성이 없다. 뿌리껍질은 성질이 차고, 맛은 달다. 잎은 성질이 시원하고, 맛은 쓰고 달다.

🍃 **귀경** : 간(肝), 신(腎), 비(脾) 경락에 작용한다.

🍂 **효능과 주치** : 열매는 생약명을 구기자(拘杞子)라고 하여 간장, 신장을 보하고 정력을 돋워주는 효능이 있으며 간장, 신장을 보해줌으로써 허로(虛勞: 몸과 마음이 허약하고 피로함)를 치료한다. 허약해 어지럽고 정신이 없으며 눈이 침침할 때 눈을 밝게 하며 정력을 왕성하게 해준다. 그리고 음위증과 유정(遺精), 관절통, 몸이 지끈지끈 아플 때, 신경쇠약, 당뇨병, 기침, 가래 등을 치료한다. 구기자 농축액은 피부미용, 고지혈증, 고콜레스테롤증, 기억력 향상 등의 약효가 있는 것으로 밝혀졌다. 뿌리껍질은 생약명을 지골피(地骨皮)라 하여 땀과 습기를 다스리고 열을 내리게 하며 신경통, 타박상, 소염, 해열, 자양강장, 고혈압, 당뇨병, 폐결핵 등의 치료에 효과적이다. 잎은 생약명을 구기엽(拘杞葉)이라 하여 보허, 익정(益精: 정수를 더함), 청열, 소갈, 거풍, 명목(暝目)의 효능이 있고 허로발열, 번갈(煩渴: 가슴이 답답하고 열이 나고 목이 마르는 증상), 충혈, 열독창종(熱毒瘡腫: 열에 의한 독성으로 인해 나타나는 부스럼과 종기) 등을 치료한다.

🍃 **약용법과 용량** : 말린 열매 20~30g을 물 900mL에 넣어 반이 될 때까지 달

246

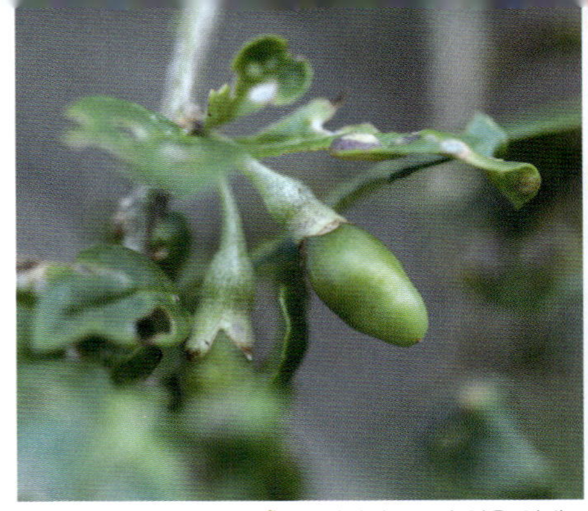
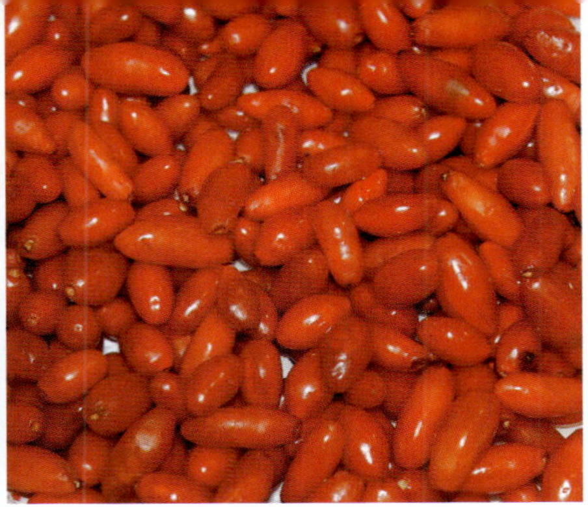

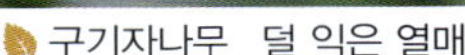

구기자나무_ 덜 익은 열매

구기자나무_ 익은 열매(채취품)

여 하루에 2~3회 나눠 마신다. 말린 뿌리껍질 20~30g을 물 900mL에 넣어 반이 될 때까지 달여 하루에 2~3회 나눠 마신다. 외용할 경우에는 뿌리껍질을 가루로 만들어 참기름과 섞어 환부에 바른다. 말린 잎 20~30g을 물 900mL에 넣어 반이 될 때까지 달여 하루에 2~3회 나눠 마신다.

사용 시 주의사항 : 배합금기 사항으로 버터와 치즈 등의 우유로 만든 식품과는 절대 같이 섭취하면 안 된다.

patent

구기자나무의 기능성 및 효능에 관한 특허자료

▶ 구기자 엑기스를 포함하는 피부미용 조성물

본 발명의 구기자 조성물은 붉은 피부를 정상적인 맑은 피부로 만들거주고, 늘어나고 확장된 혈관을 수축시켜서 붉어진 상태에서 정상으로 회복되는 시간이 빨라지고 안면홍조 현상을 개선하는 효과가 있다.

— 등록번호 : 10-1034180, 출원인 : 김영복

▶ 구기자 추출물을 포함하는 식품 조성물

본 발명의 구기자 추출물은 천연물에서 유래한 것으로, 부작용이 없으며 고지혈증, 고콜레스테롤증을 현저하게 개선하므로 관련 질환의 치료용 식품성분으로 이용할 수 있다.

— 공개번호 : 10-2007-0112546, 출원인 : 동신대학교 산학협력단

▶ 구기자 추출물을 포함하는 학습 및 기억력 향상 생약조성물

본 발명은 구기자 추출물을 유효성분으로 함유하는 학습 및 기억력 향상 생약조성물에 관한 것으로, 구체적으로 본 발명의 생약조성물은 구기자를 유용용매로 추출하고 동결건조시켜 제조한 구기자 추출물을 유효성분으로 함유하여 학습능력을 향상시키고 기억력을 증진시키는 효과가 우수하므로 청소년의 학습능력 및 기억능력의 향상, 노년기의 건망증 또는 ㅊ매 예방 및 치료제로서 유용하게 사용될 수 있을 뿐 아니라 건강보조식품 및 식품 첨가제로도 응용될 수 있다.

— 공개번호 : 10-2002-0038381, 출원인 : 퓨리메드(주)

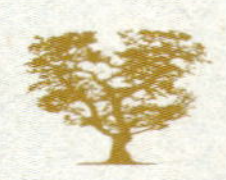

굴거리나무

| 사용부위 | 잎, 열매

Daphniphyllum macropodum Miq.

- **이명** : 굴거리, 만병초, 청대동
- **생약명** : 교양목(交讓木)
- **과명** : 굴거리나무과(Daphniphyllaceae)
- **개화기** : 4~5월

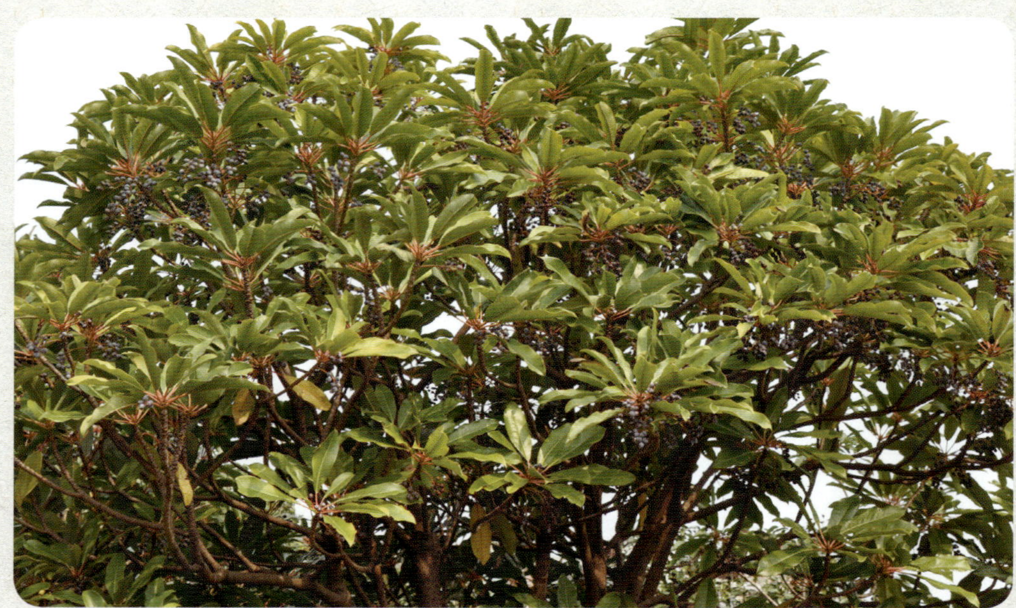

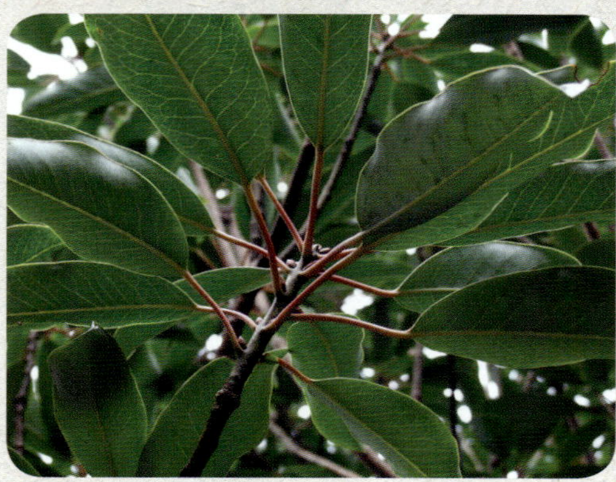

🌰 굴거리나무_ 잎(뒷면)

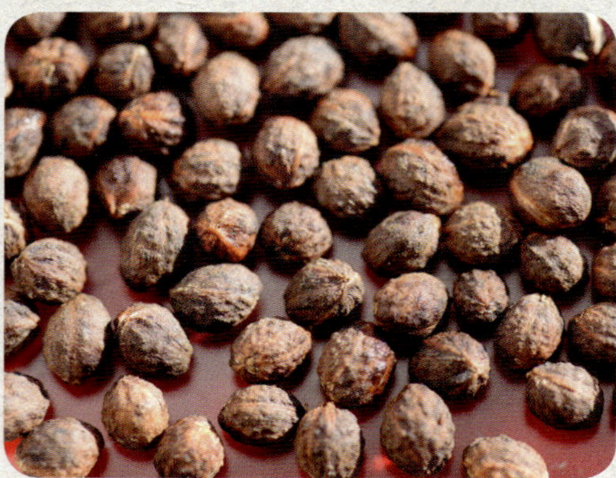

🌰 굴거리나무_ 종자(약재 전형)

생육특성 : 굴거리나무는 상록활엽소교목 또는 교목으로, 높이는 10m 정도이다. 작은 가지는 녹색이지만 어릴 때에는 붉은빛을 띤다. 잎은 어긋나는데 긴 타원형이고 두꺼운데 앞면은 녹색이고 뒷면은 회백색이며 잎자루는 연한 붉은색이 돈다. 꽃은 단성화(單性花: 암수 꽃이 따로 핌)이고 녹색으로 4~5월에 꽃덮개가 없고 잎겨드랑이에서 나는 총상꽃차례로 핀다. 열매는 긴 타원형의 씨열매로 짙은 푸른색인데 10~11월에 달린다.

채취 방법과 시기 : 잎은 여름, 열매는 가을·겨울에 채취한다.

성분 : 잎과 열매에는 루틴(rutin), 퀴세틴(quercetin), 다프니마크린(daphnimacrin), 다프니필린(daphniphyllin) 등이 함유되어 있다.

성미 : 성질이 시원하고, 맛은 쓰다.

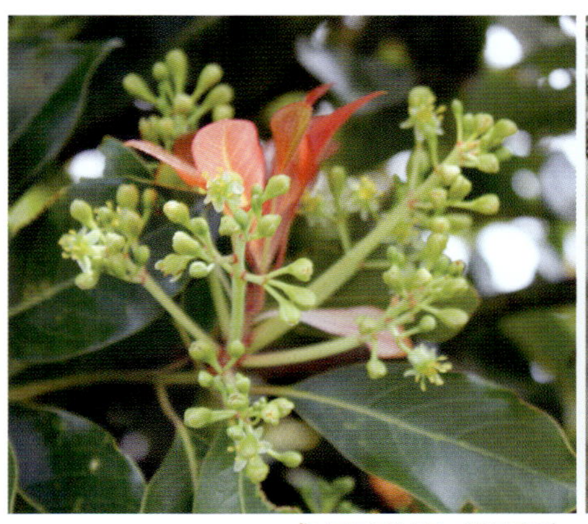

굴거리나무_ 꽃봉오리

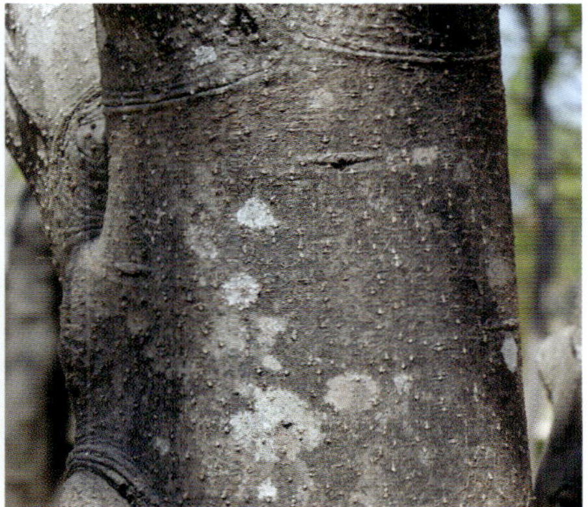

굴거리나무_ 나무껍질

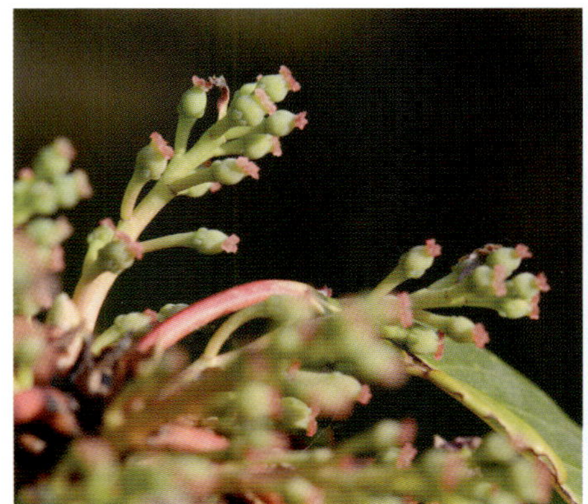

굴거리나무_ 암꽃

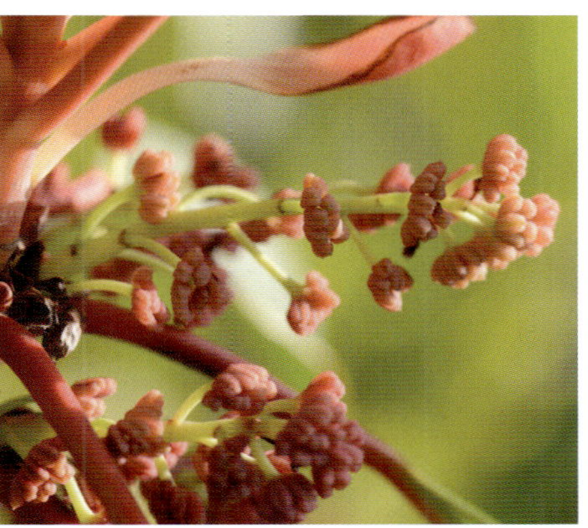

굴거리나무_ 수꽃

【 혼동하기 쉬운 약초 비교 】

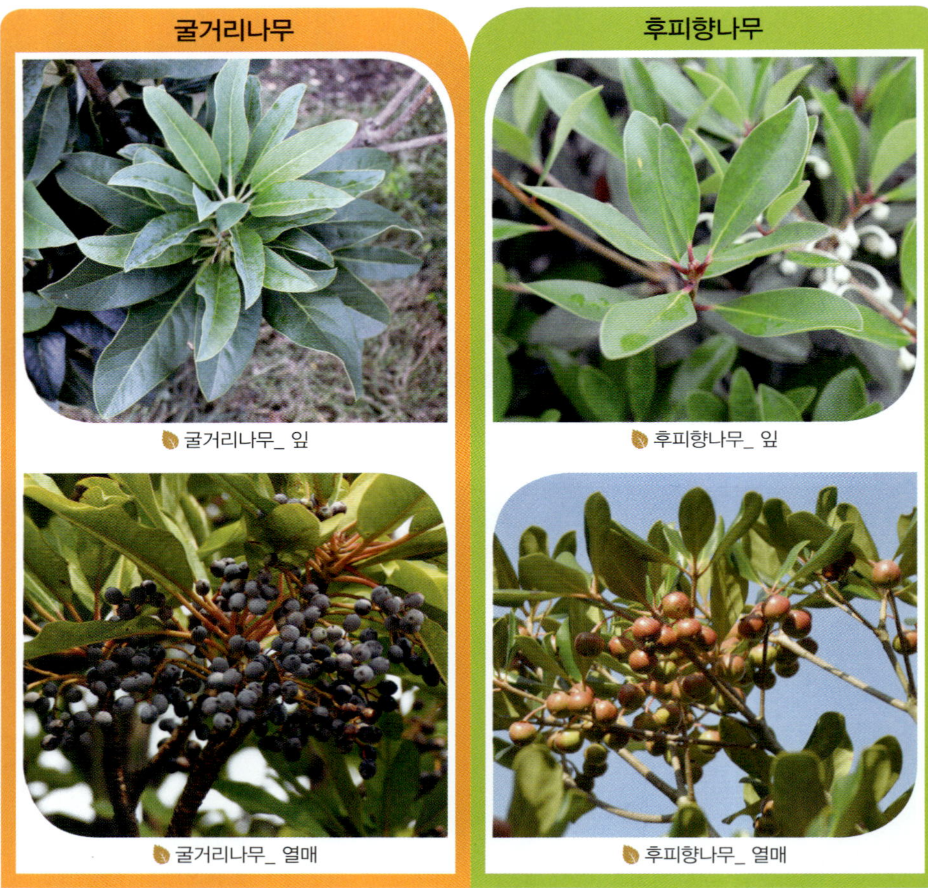

굴거리나무	후피향나무
굴거리나무_ 잎	후피향나무_ 잎
굴거리나무_ 열매	후피향나무_ 열매

귀경 : 비(脾), 위(胃), 심(心) 경락에 작용한다.

효능과 주치 : 소화가 안 되고 식욕이 없을 때에는 굴거리나무의 잎이나 열매를 열탕으로 달여 먹는데 속이 불편할 때에도 달여 먹는다. 민간요법으로는 회충 등 기생충의 구충치료에 사용하는데 구더기의 살충 효과도 있어 잎과 나무줄기는 잘라 옛날 재래식 화장실에 집어넣기도 했다.

약용법과 용량 : 말린 잎 또는 열매 15g을 물 900mL에 넣어 반이 될 때까지 달여 하루에 2~3회 나눠 마신다. 단, 구충제로 사용할 경우에는 아침저녁 식전에 마신다.

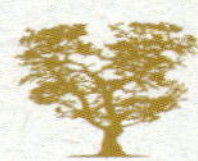

창상, 습진, 진통에 사용하는

굴피나무

| 사용부위 | 잎, 열매

Platycarya strobilacea Siebold et Zucc.

- **이명** : 굴태나무, 꾸정나무, 산가죽나무, 굴황피나무
- **생약명** : 화향수(化香樹)
- **과명** : 가래나무과(Juglandaceae)
- **개화기** : 5~6월

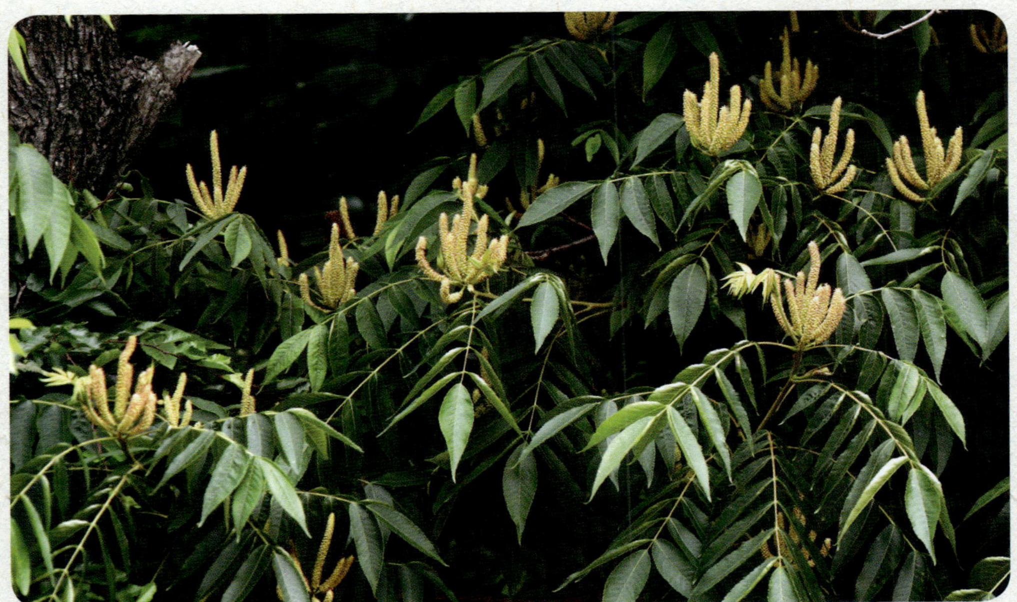

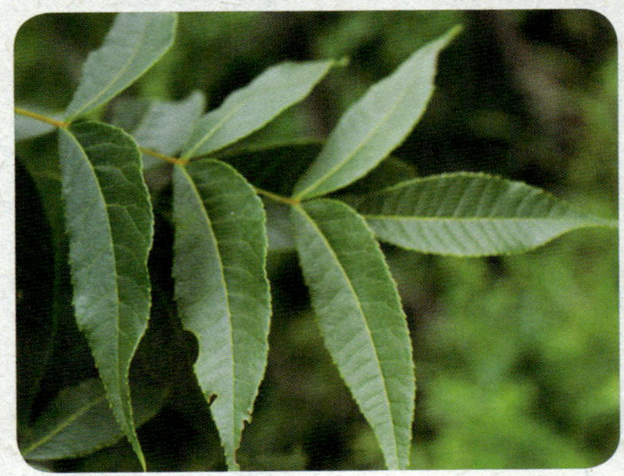

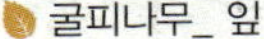

굴피나무_ 잎

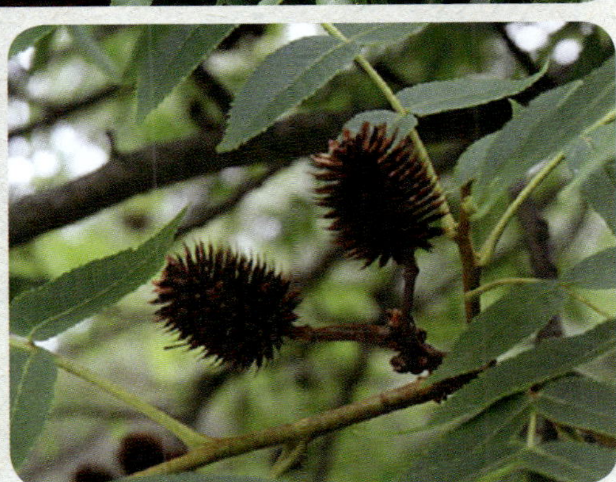

굴피나무_ 약재로 사용하는 열매

🍃 **생육특성 :** 굴피나무는 중부·남부 지방의 산야에서 자라는 낙엽활엽소교목으로, 높이는 15~20m이며 나무껍질은 회색인데 얕게 갈라진다. 잎은 홀수깃꼴겹잎이고 잔잎은 7~19장이며 달걀 모양 바소꼴로 길이는 4~10cm이고 잎 가장자리는 깊은 톱니가 있다. 수꽃은 짧은 새 가지에 여러 송이가 피는데 황갈색이며 꼬리 모양으로 위쪽을 향하고, 암꽃은 타원형으로 위쪽을 향하나 수꽃에 싸여 5~6월에 핀다. 열매는 굳은열매로 달걀 모양 타원형으로 10~11월에 달린다.

🍂 **채취 방법과 시기 :** 열매는 가을·겨울, 잎은 봄부터 가을에 채취한다.

🍃 **성분 :** 잎에는 아스코르브산(ascorbic acid), 목재에는 엘락산(ellac acid), 몰식자산(gallic acid) 등이 함유되어 있다.

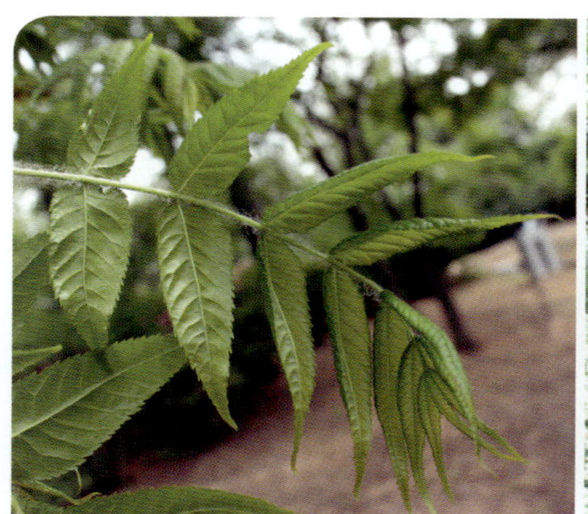

🍂 굴피나무_ 잎(뒷면)

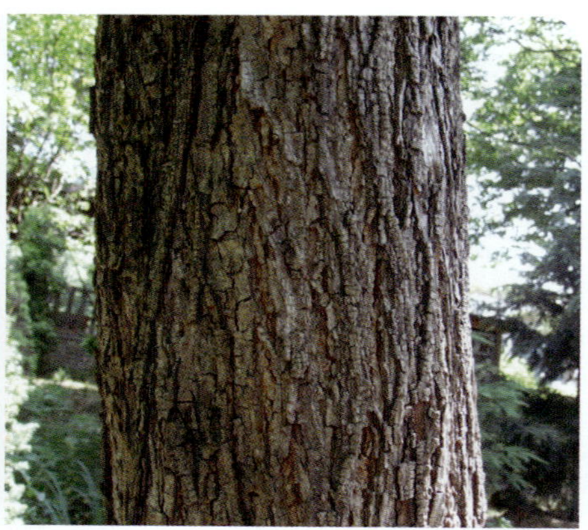

🍂 굴피나무_ 나무껍질

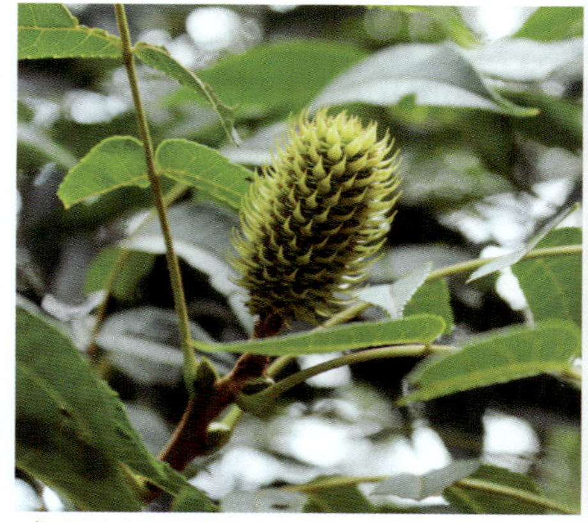

🍂 굴피나무_ 암꽃

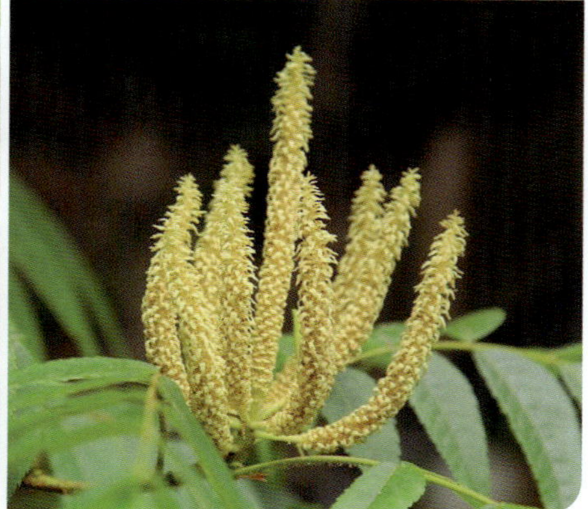

🍂 굴피나무_ 수꽃

- **성미** : 성질이 차고, 맛은 맵고 쓰며, 독성이 조금 있다.

- **귀경** : 간(肝) 경락에 작용한다.

- **효능과 주치** : 열매는 생약명을 화향수과(化香樹果)라 하여, 약성은 차고 맛은 쓰고 매우며, 진통, 종기, 거풍, 근골동통, 치통, 습진, 살충, 종창, 가려움증 등의 치료 효과가 있으나 약간의 독성이 있으므로 주의를 요한다. 열매의 추출물은 염증성 장질환과 피부미백, 항노화작용이 있는 것으로 밝혀졌다. 잎은 생약명을 화향수엽(化香樹葉)이라 하여 창상, 창독(瘡毒)의 치료 효과가 있으나 약간의 독성이 있으므로 외용으로 치료하는 것이 바람직하다.

- **약용법과 용량** : 옛날에는 내복용으로 사용했으나 독성기 약간 있으므로 요즘에는 주로 외용으로 사용한다. 외용할 경우에는 말린 약재 달인 액을 환부에 바르거나 가루로 만들어 환부에 바른다. 잎은 짓찧어 환부에 붙인다.

patent

굴피나무의 기능성 및 효능에 관한 특허자료

▶ **굴피나무 추출물을 유효성분으로 함유하는 염증성 장질환 치료 및 예방용 약학조성물**

본 발명은 굴피나무 추출물을 유효성분으로 함유하는 염증성 장질환 치료 및 예방용 약학조성물에 관한 것으로, 상기 굴피나무 추출물은 천연물질로서 부작용이 적으면서도 대장세포에서 단핵구 부착 등을 억제시키고, 염증성 사이토카인 예를 들어 MCP-1, IL-8의 발현을 감소시킴으로써 염증성 장 질환의 치료제로 유용하게 사용할 수 있다.

– 출원번호 : 10-2007-0089395, 특허권자 : 영남대학교 산학협력단

▶ **굴피나무 열매 추출물을 함유하는 피부미백 조성물**

본 발명은 굴피나무 열매 추출물을 유효성분으로 함유하는 피부미백용 조성물에 관한 것으로, 보다 구체적으로는 조추출물, 극성용매 가용추출물 또는 비극성용매 가용추출물을 유효성분으로 함유하는 피부미백용 약학조성물 및 화장료 조성물에 관한 것이다. 본 발명의 추출물은 멜라닌 생합성 과정에 핵심적으로 작용하는 효소인 티로시나제 활성을 효과적으로 저해하그, B16 멜라노마 세포의 멜라닌의 생합성을 억제하므로 미백용 약학조성물 및 화장료 조성물로 유용하게 이용될 수 있다.

– 공개번호 : 10-2010-0028934, 출원인 : (주)바이오랜드

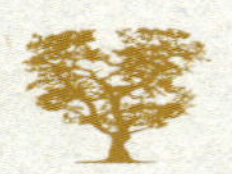
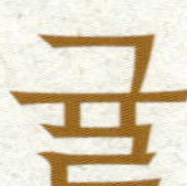

이담작용, 위장질환, 감기몸살, 피로해소에 사용하는

귤

Citrus unshiu S.Marcov.

- 이명 : 귤나무, 참귤나무, 밀감나무, 온주밀감(溫州蜜柑)
- 생약명 : 첨등(甛橙), 청피(靑皮), 귤피(橘皮), 귤핵(橘核), 귤근(橘根), 귤엽(橘葉), 귤병(橘餠)
- 과명 : 운향과(Rutaceae)
- 개화기 : 5~6월

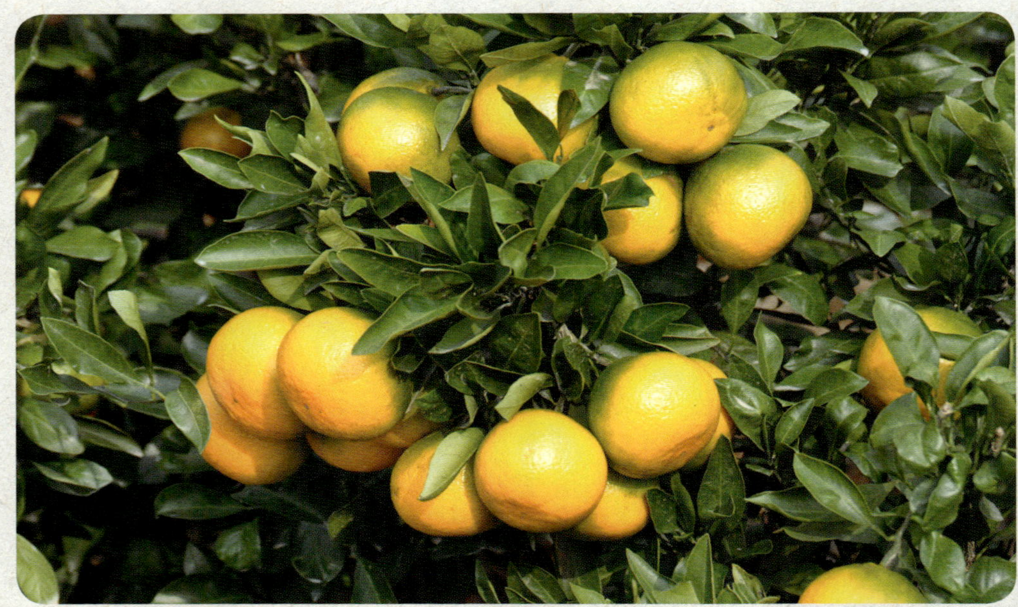

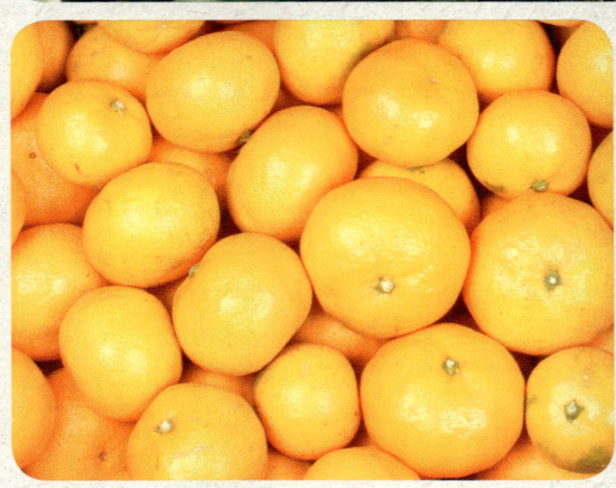

🌿 귤_ 열매(채취품)

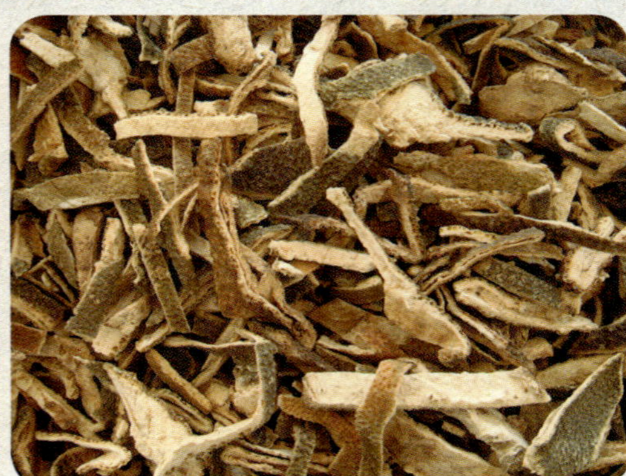

🌿 귤_ 귤껍질(약재)

- **생육특성** : 귤은 제주도 및 남부 지방에서 과수로 재배하는 상록활엽소교목으로, 높이는 3~5m이며, 가지에는 가시가 있거나 없는데 햇가지는 편평하다. 잎은 바소꼴 또는 넓은 바소꼴에 서로 어긋나고 잎 밑쪽은 좁으며 잎끝은 날카롭고 가장자리는 밋밋하거나 물결 모양의 잔톱니가 있다. 꽃은 5~6월에 흰색으로 피는데 향기가 나며, 꽃받침 잎과 꽃잎은 각각 5장이고, 수술은 20개 정도이고 암술은 1개이다. 열매는 납작하게 둥근 모양이고 10~11월에 등황색으로 달린다.

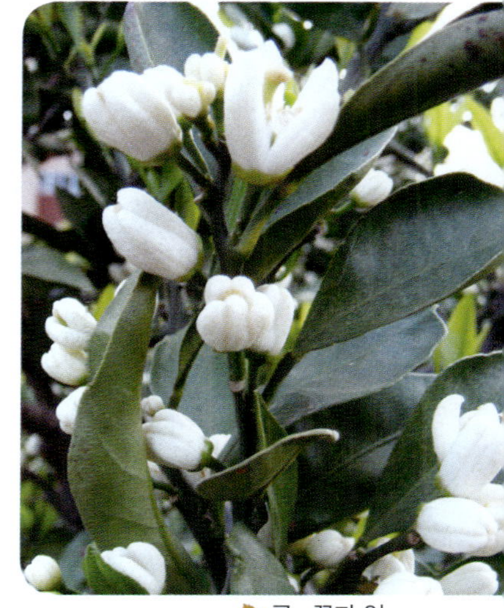

🍃 귤_ 꽃과 잎

- **채취 방법과 시기** : 열매, 종자, 익은 열매껍질(진피)은 10~11월, 덜 익은 열매껍질(청피)은 8~9월, 잎은 여름에 채취한다.

- **성분** : 열매 및 열매껍질에는 헤스페리딘(hesperidin)이 다량 함유되어 있고, 과즙에는 사과산, 구연산, 글루코스(glucose), 프루크로스(frucrose), 사세바로스(sasevarose), 비타민 C, 크립토크산틴(cryptoxanthin), 비타민 B_1 등이 함유되어 있다. 덜 익은 열매껍질에는 정유와 플라보노이드(flavonoid) 배당체가, 익은 열매껍질에는 정유와 다종의 플라보노이드, 비타민 C, 비타민 B_1이 함유되어 있다. 잎에는 비타민 C, d-글루코스(d-glucose), 과당, 서당, 전분, 셀룰로스, 정유, 다종의 탄수화물, 종자 속에는 지방유, 단백질, 그 속에 리모닌(limonin), 노미린(nomilin)이 함유되어 있다.

- **성미** : 열매는 성질이 약간 따뜻하고, 맛은 맵고 약간 쓰다. 덜 익은 열매껍

🔵🟡🔴 　귤과 금감

귤, 금감 모두 운향과 식물로 식용 및 약용하며 방향성 향기를 지니고 있는데 귤은 열매가 크고 금감은 아주 작다. 귤과 금감은 과수로 많이 재배하며 금감은 화분에 심어 관상용으로 많이 즐긴다. 귤과 금감에 함유된 성분은 일부는 같지만 다른 성분도 있는데, 보통 피로해소나 감기몸살, 위장병, 소화불량 등에 많이 사용되며 귤의 약효는 우수하다고 볼 수 있다.

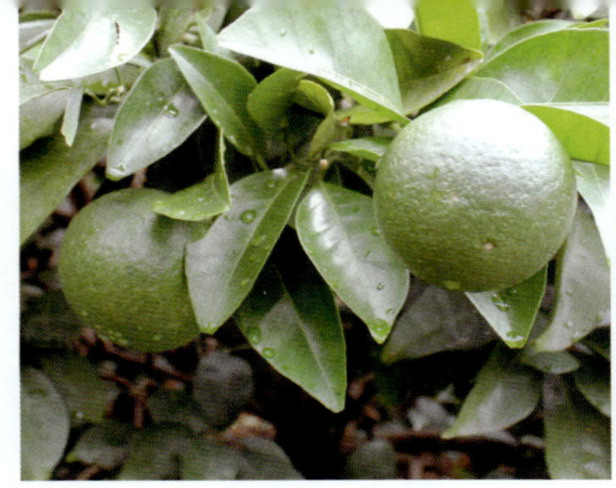

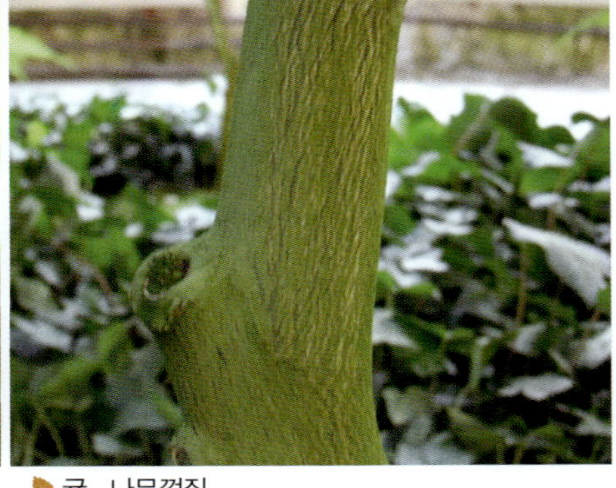

질은 성질이 약간 따뜻하고, 맛은 쓰고 맵다. 익은 열매껍질은 성질이 따뜻하고, 맛은 쓰고 맵다. 잎은 성질이 평범하고, 맛은 쓰고 매우며, 독성이 없다. 종자는 성질이 평범하고, 맛은 쓰며, 독성이 없다.

귀경 : 익은 열매껍질(진피)은 비(脾), 위(胃), 폐(肺) 경락에 작용한다. 덜 익은 열매껍질(청피)은 간(肝), 담(膽), 위(胃) 경락에 작용한다.

효능과 주치 : 익은 열매는 생약명을 첨등(甛橙)이라 하여, 피로해소, 진통, 종기, 오한발열(惡寒發熱: 한사로 인하여 떨며 열이 나는 증상)의 치료 효과가 있다. 덜 익은 열매껍질은 생약명을 청피(靑皮)라 하여 거담, 위통, 유종(乳腫), 식적(食積), 위암 등을 치료한다. 익은 열매껍질은 생약명을 귤피(橘皮) 또는 진피(陳皮)라 하여 감기몸살, 위염, 식욕부진, 구토, 진해, 거담, 고기 중독을 치료하고 항염증, 항궤양, 이담(利膽: 쓸개즙의 분비 및 배설)작용도 한다. 잎은 생약명을 귤엽(橘葉)이라 하여 화담소종(化痰消腫: 가래와 종기를 삭임), 가슴통(脇痛), 유선염(乳腺炎), 해수(咳嗽) 등을 치료한다. 종자는 생약명을 귤핵(橘核)이라 하여 진통, 헤르니아(hernia: 내장 탈출증), 급성 유선염, 요통을 치료한다. 귤을 꿀이나 설탕에 절인 것은 생약명을 귤병(橘餠)이라 하여 화담(化痰: 담을 삭히는 일), 진해, 식체, 설사, 황달 등을 치료한다.

약용법과 용량 : 말린 익은 열매 50~100g을 물 900mL에 넣어 반이 될 때까지 달여 하루에 나눠 마시거나 생 열매를 그대로 먹는다. 말린 익은 열매껍질, 덜 익은 열매껍질, 종자 각각 20~30g을 물 900mL에 넣어 반이 될 때까지 달여 하루에 2~3회 나눠 마신다. 말린 잎 30~50g을 물 900mL에 넣어 반이 될 때까지 달여 하루에 2~3회 나눠 마신다.

【 혼동하기 쉬운 약초 비교 】

귤	유자나무

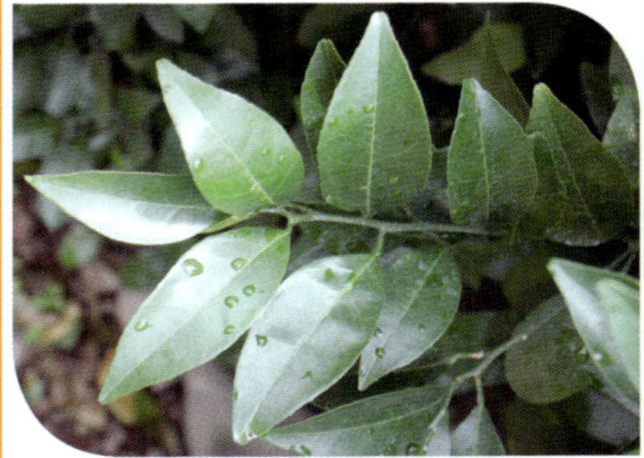

🍂 귤_ 꽃

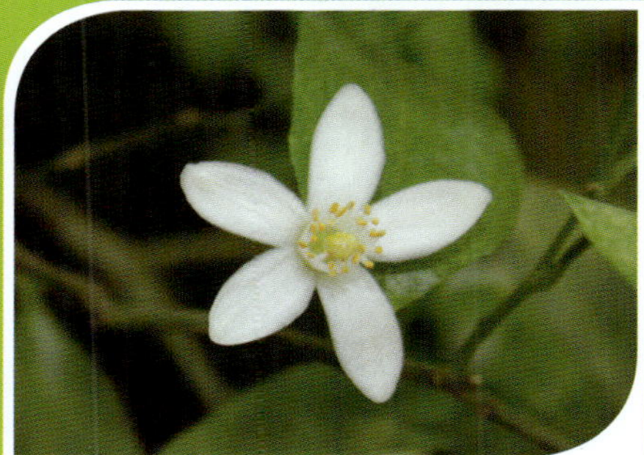

🍂 유자나무_ 꽃

🍂 귤_ 잎

🍂 유자나무_ 잎

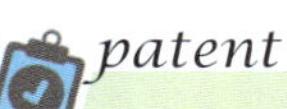*patent*

귤의 기능성 및 효능에 관한 특허자료

▶ **귤나무속 열매 발효물을 유효성분으로 포함하는 항바이러스용 조성물**

본 발명은 귤나무속(genus citrus) 열매 발효물을 유효성분으로 포함하는 항바이러스 조성물에 관한 것으로, 구체적으로 본 발명의 귤나무속 열매 분쇄물 및 발효물은 인체 독성이 없고, 다양한 형태의 인플루엔자 바이러스(influenza virus), 로타바이러스(rotavirus) 및 코로나 바이 러스(corona virus)에 대한 증식 저해효과가 있으므로 항바이러스능을 갖는 약학적 조성물 또는 상기 목적의 건강식품 및 사료첨가제로 유용하게 사용될 수 있다.

– 공개번호 : 10–2014–0106198, 출원인 : 한국생명공학연구원2024 · (주)휴럼 · 인하대학교 산학협력단

▶ **귤껍질 분말 또는 이의 추출물을 함유하는 위장 질환 예방및 치료용 조성물**

본 발명은 귤껍질 분말 또는 이의 추출물을 유효성분으로 함유하는 조성물에 관한 것으로, 상세하게는 귤껍질 분말 또는 이의 추출물은 위장의 궤양 저해 효과를 나타내므로 위장 질환 예방 및 치료용 약학조성물 및 건강기능식품으로 이용될 수 있다.

– 공개번호 : 10–2008–0094982, 출원인 : 강릉원주대학교 산학협력단

피로해소, 식체, 구갈에 사용하는

금감 | **사용부위** | 뿌리, 잎, 열매, 종자

Fortunella japonica var. *margarita* (Swingle) Makino

- 이명 : 금귤, 노귤(盧橘), 산귤(山橘)
- 생약명 : 금귤(金橘)
- 과명 : 운향과(Rutaceae)
- 개화기 : 6~7월

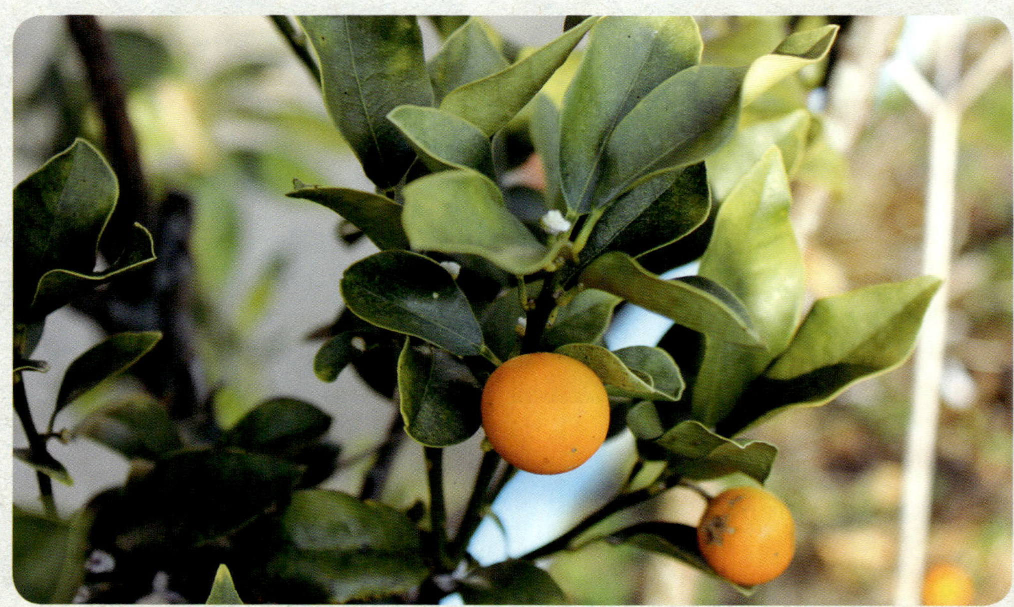

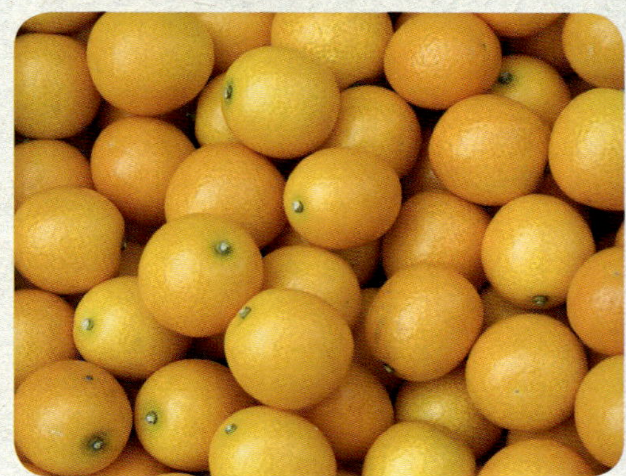

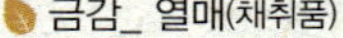
금감_ 열매(채취품)

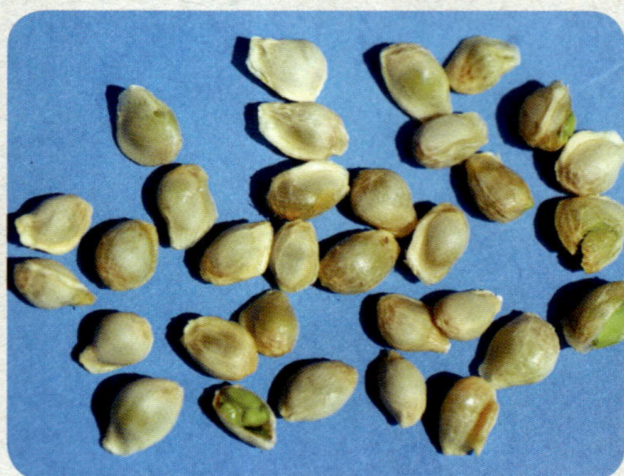
금감_ 종자(약재 전형)

- **생육특성** : 금감은 제주도 및 남부 지방에서 식재하거나 재배하는 상록활엽 관목으로, 높이는 3~4m로, 가지가 많이 갈라지고 가시는 없다. 잎은 바소꼴에 서로 어긋나고 양 끝이 좁으며 길이는 4~9cm르 표면은 녹색이고 뒷면은 흰빛을 띤 녹색으로 잎맥이 뚜렷하지 않고 가장자리에는 톱니가 없거나 끝부분에 뚜렷하지 않은 둔한 톱니가 있다. 꽃은 흰색으로 6~7월에 잎겨드랑이에서 1~2송이가 피는데 향기가 나며, 많은 수술과 1개의 암술이 있다. 열매는 거꿀달걀 모양 또는 긴 타원형으로 10~11월에 오렌지색으로 달린다.

- **채취 방법과 시기** : 열매와 종자는 가을, 뿌리는 연중 수시, 잎은 여름에 채취한다.

- **성분** : 열매와 꽃잎에는 포르투넬린(fortunellin)이 함유되어 있는데 열매에 함유된 비타민 C의 80%는 열매껍질에 들어 있다. 잎에는 3,4,5,7,8-펜타메톡시플라본(3,4,5,7,8-pentamethoxyflavone), 노비레틴(nobiletin), 탄게레틴(tangeretin), 시토스테롤(sitosterol), 비타민 C 등이 함유되어 있다.

- **성미** : 성질이 따뜻하고, 맛은 맵고 달다.

- **귀경** : 비(脾), 위(胃), 폐(肺) 경락에 작용한다.

- **효능과 주치** : 열매는 생약명을 금귤(金橘)이라 한다. 약성은 따뜻하고 맛은 맵고 달며, 위의 기능저하에 의한 식체를 치료하고 음주과다로 인한 구갈을 치료하며 피로해소와 소화촉진, 기침과 가래 치료어도 효과가 좋다. 뿌

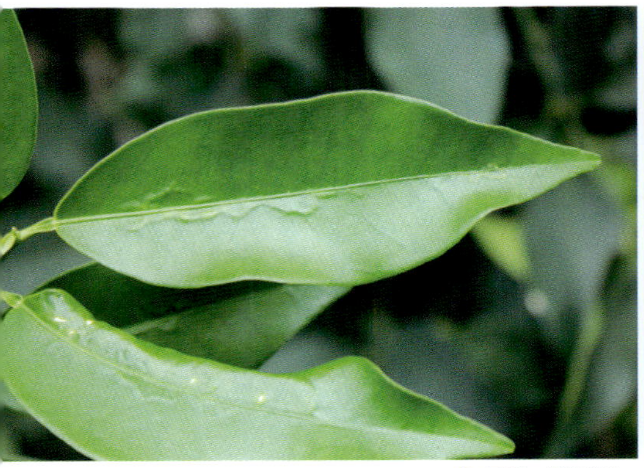

금감_ 잎(앞면)

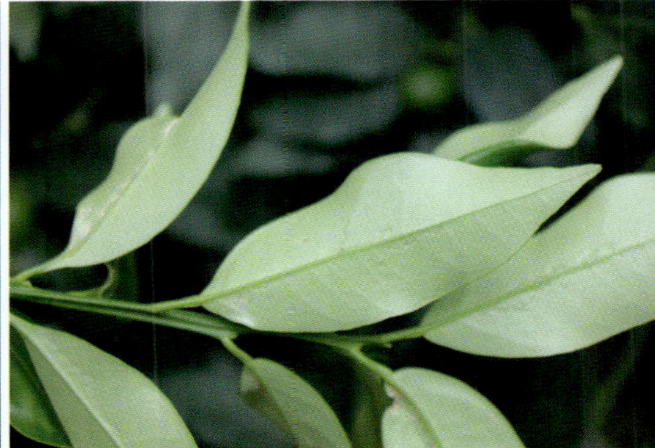

금감_ 잎(뒷면)

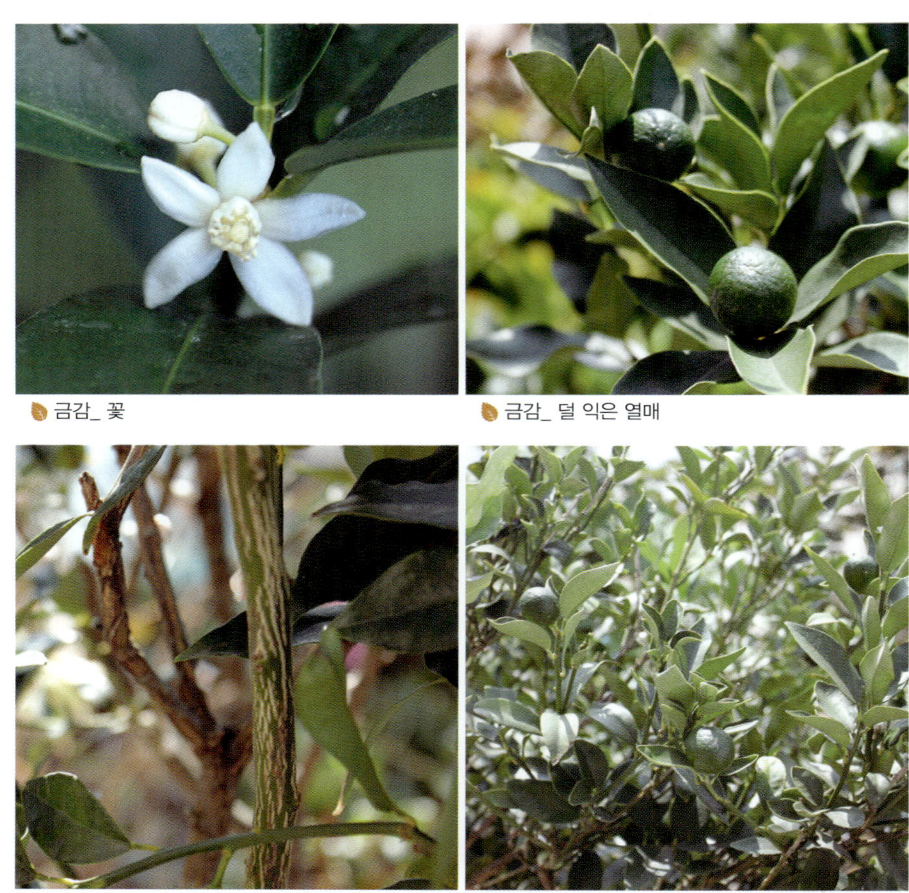

금감_ 꽃

금감_ 덜 익은 열매

금감_ 줄기

금감_ 나무모양

리는 생약명을 금귤근(金橘根)이라 하여 위장염에 의한 구토와 산후복통, 자궁하수를 치료하는 데 도움을 준다. 잎은 생약명을 금귤엽(金橘葉)이라 하여 위를 편안하게 안정시켜주고 간과 담낭의 유화작용에 의한 소화를 촉진한다. 종자는 생약명을 금귤핵(金橘核)이라 하여 안질을 치료하는 데 효능이 있다.

🌿 **약용법과 용량** : 말린 열매, 뿌리, 잎, 종자 각각 30~50g을 물 900mL에 넣어 반이 될 때까지 달여 하루에 2~3회 나눠 마신다.

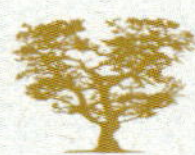

소염, 진통, 항암, 혈관강화에 사용하는

꾸지뽕나무

| 사용부위 | 뿌리껍질, 목질부, 나무껍질, 잎, 열매

Cudrania tricuspidata (Carr.) Bureau ex Lavallee

- **이명** : 구지뽕나무, 굿가시나무, 활뽕나무, 자수(柘樹)
- **생약명** : 자목백피(柘木白皮)
- **과명** : 뽕나무과(Moraceae)
- **개화기** : 5~6월

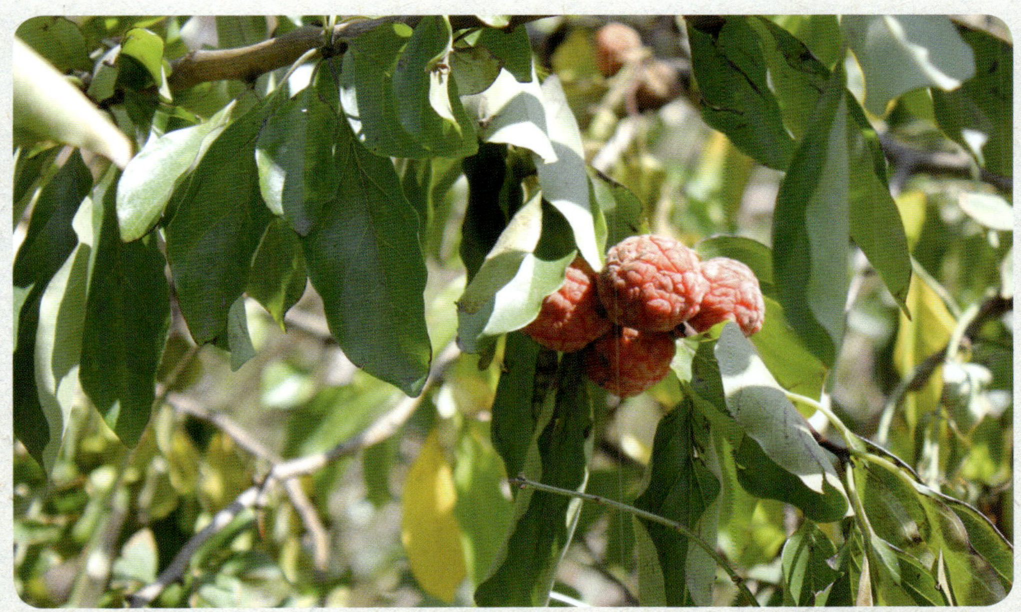

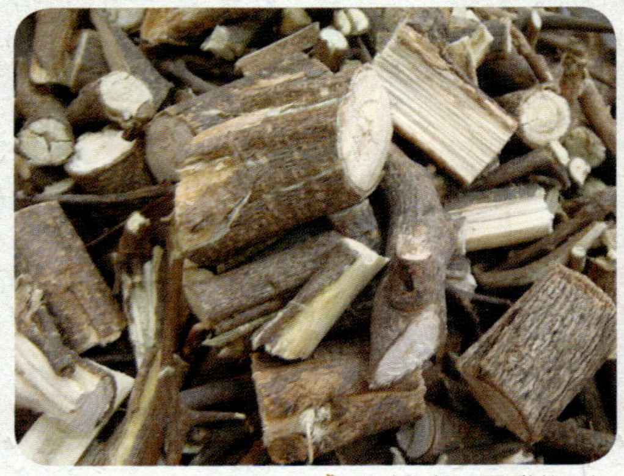

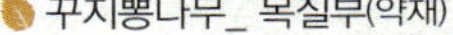

🌿 꾸지뽕나무_ 목질부(약재)

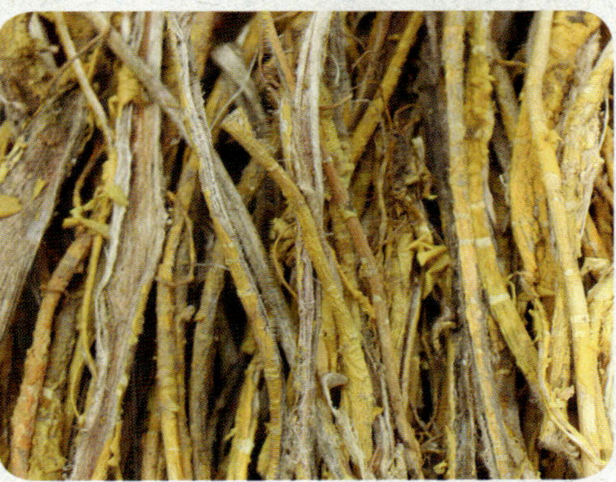

🌿 꾸지뽕나무_ 뿌리(약재 전형)

🔹 **생육특성** : 꾸지뽕나무는 전국의 산야에서 자생 또는 재배하는 낙엽활엽소교목 또는 관목이다. 뿌리는 황색이고, 가지는 많이 갈라지는데 검은빛을 띤 녹갈색이며 광택이 있고 딱딱한 억센 가시가 나 있다. 잎은 달걀 모양 또는 거꿀달걀 모양이며 서로 어긋나는데 두껍고 밑부분은 원형으로 잎끝은 뭉툭하거나 날카롭다. 잎 가장자리는 밋밋하고 2~3회 갈라지며 표면은 짙은 녹색에 털이 나 있으나 자라면서 중앙의 맥에만 조금 남고 그 이외에는 털이 없어진다. 꽃은 황색으로 5~6월에 단성에 암수딴그루로 모두 두화를 이루며 피고, 열매는 둥글고 붉은색인데 9~10월에 달린다.

🔹 **채취 방법과 시기** : 물관부와 뿌리껍질, 나무껍질은 연중 수시, 잎은 봄·여름, 열매는 9~10월에 채취한다.

🔹 **성분** : 꾸지뽕나무에는 모린(morin), 루틴(rutin), 캠페롤-7-글루코시드(kaempherol-7-glucoside), 즉 포풀닌(populnin), 스타키드린(stachidrine) 및

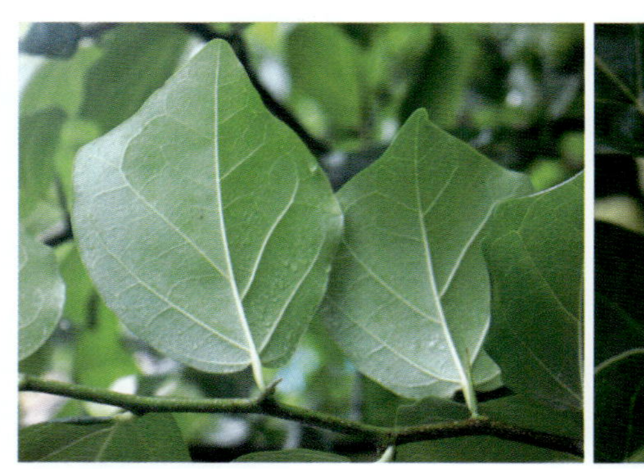

🔸 꾸지뽕나무_ 잎(뒷면)

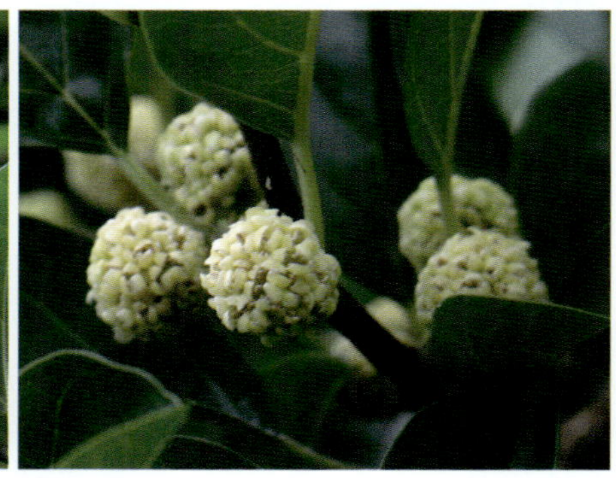

🔸 꾸지뽕나무_ 꽃

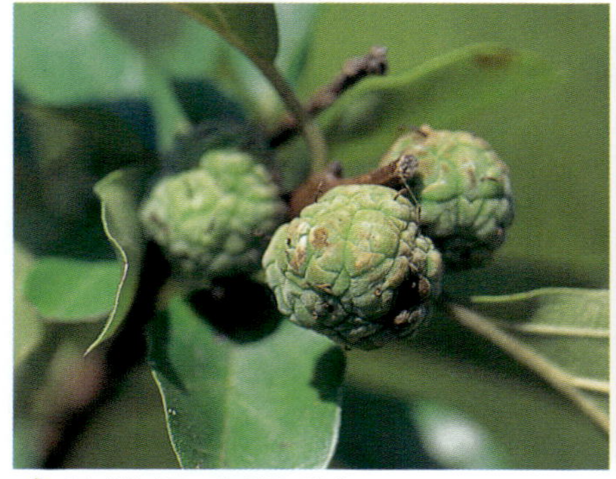

🔸 꾸지뽕나무_ 덜 익은 열매

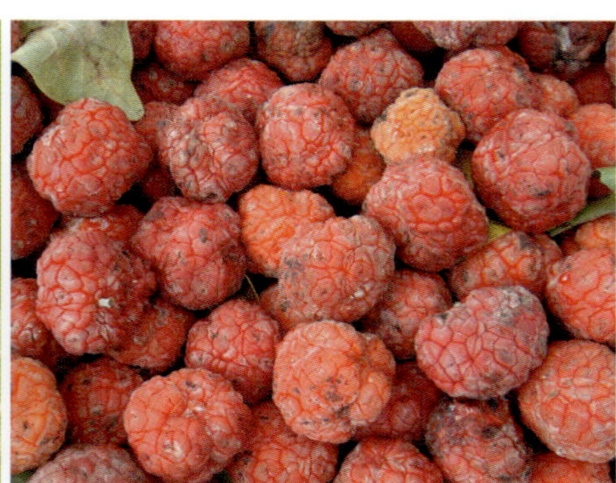

🔸 꾸지뽕나무_ 열매(채취품)

【 혼동하기 쉬운 약초 비교 】

꾸지뽕나무

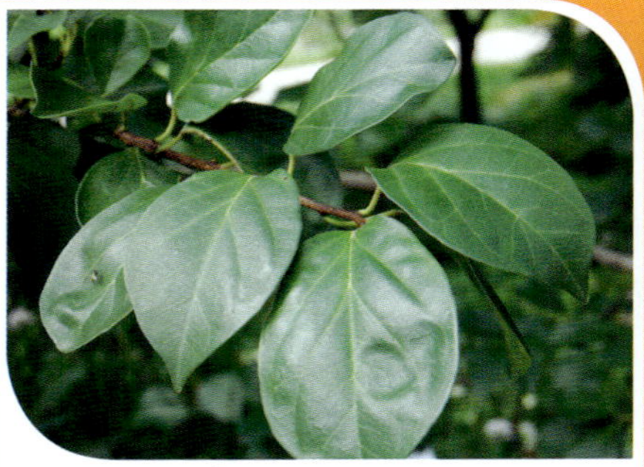

🍃 꾸지뽕나무_ 잎

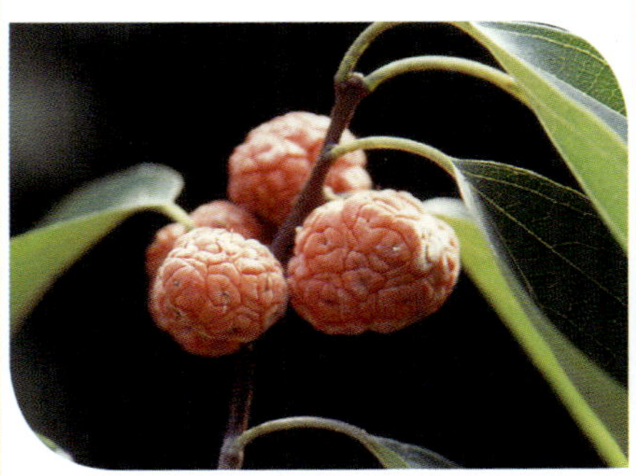

🍃 꾸지뽕나무_ 열매

뽕나무

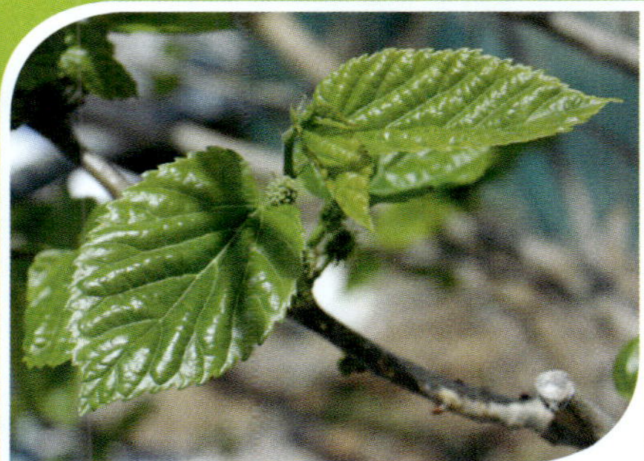

🍃 뽕나무_ 잎

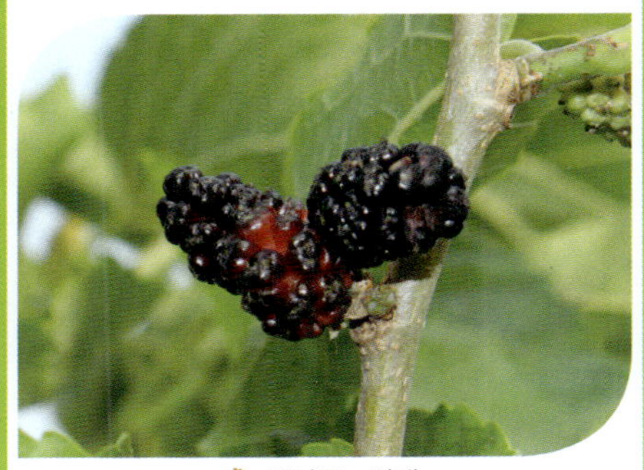

🍃 뽕나무_ 열매

●●●● 꾸지뽕나무와 뽕나무

꾸지뽕나무와 뽕나무는 뽕나무과에 속하는 낙엽활엽이며 잎이 양잠 누에 의 먹이로 사용된다. 꾸지뽕나무는 줄기와 가지에 억세고 딱딱한 가시가 돋아나 있고, 뽕나무의 햇가지에는 부드러운 털이 나 있는데 두 나무 모두 잎이나 줄기 가지를 자르면 우윳빛 유액이 흘러나온다. 뽕나무와 꾸지뽕나무는 약효 성분도 다르고 약효 작용도 다소 다르지만 뽕나무는 뿌리부터 가지, 잎, 물관부, 열매, 나무껍질 등 나무 전체가 버릴 것이 없이 약용하며 혈압강하, 혈당강하, 항암, 항균, 항염 등 중요한 약효로 인기가 높고, 꾸지뽕나무는 항암작용이 강력한 약효로 인기가 높다.

●●●● 꾸지뽕나무의 항암작용

꾸지뽕나무는 민간약재로 항암에 사용되고 있는데 그 계기는 1960년대 작은 시골도시의 개업 외과 의사가 만성위염 환자의 위장 절제수술을 하였는데 절제한 위장 조각 덩어리를 뒤뜰의 연료 장작 더미 위에 버렸다. 하루 이틀 지나고 보니 절제된 위장 조각의 덩어리가 녹아내리는 것을 보고 이상히 여겨 주의 깊게 조사해보았더니 그 위장 덩어리가 암세포이며 그 당시 연료 장작이 꾸지뽕나무인 것을 알았고 결국에는 뽕나무의 장작에 의해 위암 세포의 덩어리가 녹아내린다는 것도 알게 되었다. 그 이후로 꾸지뽕나무가 항암작용에 뛰어난 효과가 있다는 것을 알게 되어 꾸지뽕나무는 멸종 위기에 달하게 되었는데 지금은 많은 재배가 이루어지고 있는 실정이다

"

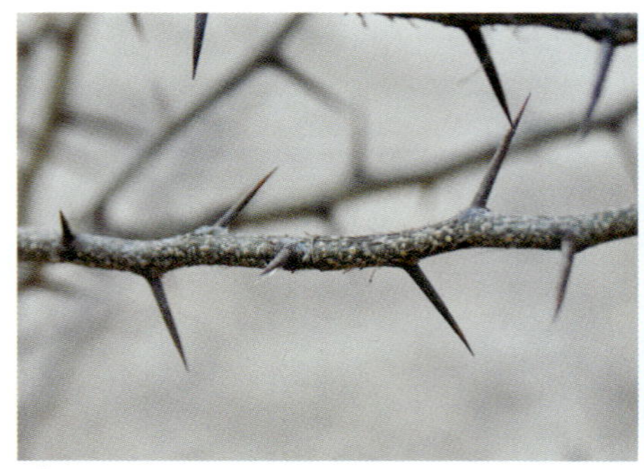

🍂 꾸지뽕나무_ 가시

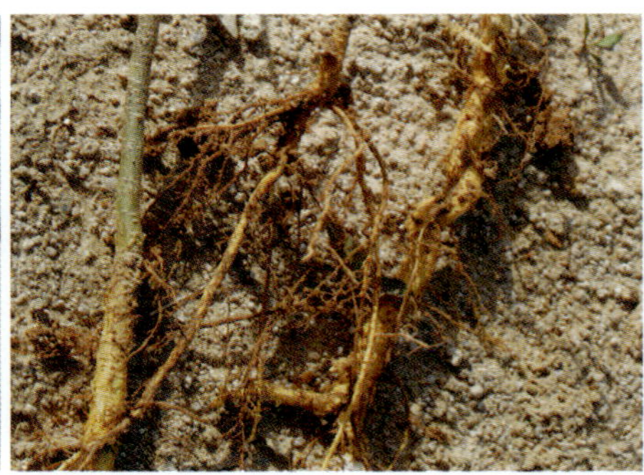

🍂 꾸지뽕나무_ 뿌리(채취품)

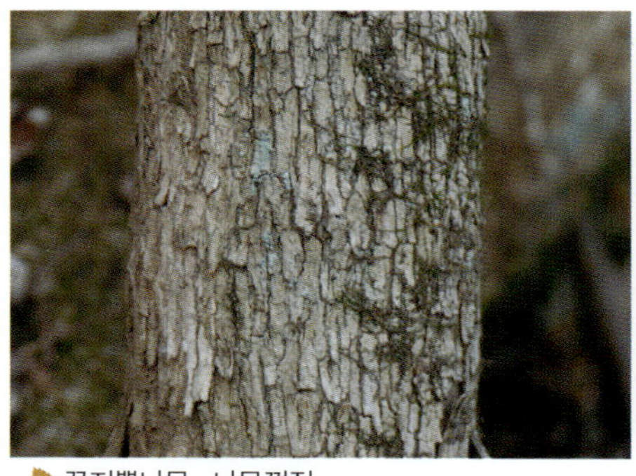

🍂 꾸지뽕나무_ 나무껍질

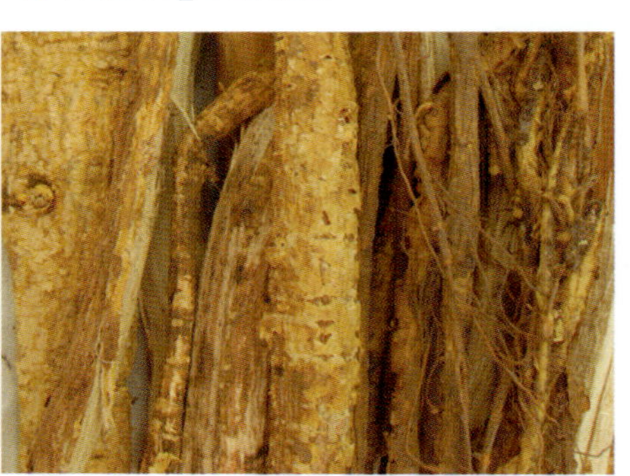

🍂 꾸지뽕나무_ 나무 겉껍질(좌)과 뿌리껍질(우)

프롤린(proline), 글루탐산(glutamic acid), 알기닌(arginine), 아스파라긴산
(asparaginic acid)이 함유되어 있다.

🌿 **성미** : 물관부는 성질이 따뜻하고, 맛은 달고, 독성이 없다. 뿌리껍질과 나
무껍질은 성질이 평범하고, 맛은 쓰다. 잎은 성질이 시원하고, 맛은 약간
달다. 열매는 성질이 평범하고, 맛은 달고 쓰다.

🌿 **귀경** : 간(肝), 심(心), 비(脾), 폐(肺), 신(腎) 경락에 작용한다.

🍁 **효능과 주치** : 물관부는 생약명을 자목(柘木)이라 한다. 독성이 없어 안심하
고 사용할 수 있는 생약으로 여성의 붕중(崩中: 월경기가 아닌데 심하게 하혈
하는 증상), 혈결(血結: 피가 엉킴), 학질을 치료한다. 외용할 경우에는 달인
물로 환부를 씻어준다. 뿌리껍질과 나무껍질은 생약명을 자목백피(柘木白
皮)라 하여 요통, 유정, 객혈, 혈관강화, 구혈(嘔血: 위나 식도 등의 질환으로
인해 피를 토하는 증상), 타박상을 치료하며 피부질환 및 아토피 치료에도

효과적이다. 특히 근래에는 항암작용이 밝혀졌다. 나무줄기와 잎은 생약명을 자수경엽(柘樹莖葉)이라 하여 소염, 진통, 거풍, 활혈의 효능이 있고 습진, 유행성 이하선염, 폐결핵, 만성 요통, 종기, 급성관절의 염좌 등을 치료한다. 특히 잎의 추출물은 췌장암의 예방과 치료에 효과적이다. 열매는 생약명을 자수과실(柘樹果實)이라 하여 청열, 진통, 양혈, 타박상을 치료한다.

🍃 **약용법과 용량 :** 말린 목질부와 뿌리껍질, 나무껍질 100~150g을 물 900mL에 넣어 반이 될 때까지 달여 하루에 2~3회 나눠 마신다. 외용할 경우에는 뿌리껍질이나 나무껍질을 짓찧어 환부에 발라 치료하고, 달인 액으로는 환부를 씻어준다. 말린 나무줄기와 잎 30~50g을 물 900mL에 넣어 반이 될 때까지 달여 하루에 2~3회 나눠 마신다. 외용할 경우에는 잎을 짓찧어 환부에 붙인다. 말린 열매 30~50g을 물 900mL에 넣어 반이 될 때까지 달여 하루에 2~3회 나눠 마신다. 외용할 경우에는 잘 익은 열매를 짓찧어 환부에 붙인다.

patent

꾸지뽕나무의 기능성 및 효능에 관한 특허자료

▶ **꾸지뽕나무 잎 추출물을 포함하는 신경세포 손상의 예방 또는 치료용 조성물**

본 발명은 꾸지뽕나무 잎의 메탄올 추출물 또는 에탄올 추출물을 포함하는 신경세포 손상의 예방, 개선 또는 치료용 조성물에 관한 것이다. 또한 본 발명의 조성물은 척수 손상, 말초신경 손상, 퇴행성 뇌 질환, 뇌졸중, 치매, 알츠하이머병, 파킨슨병, 헌팅턴병, 픽(Pick)병 또는 크로이츠펠트야콥병 등의 예방, 개선 또는 치료를 위하여 사용될 수 있다.

– 공개번호 : 10-2013-0016679, 출원인 : 한창석

▶ **꾸지뽕나무 줄기 추출물을 함유하는 아토피질환 치료용 조성물**

본 발명은 꾸지뽕나무 추출물을 유효성분으로 함유하는 조성물에 관한 것으로, 보다 구체적으로는 꾸지뽕나무 줄기 추출물을 함유하는 아토피 유사 피부질환 예방 및 치료용 약학조성물 또는 건강기능성식품에 관한 것이다.

– 공개번호 : 10-2013-0019352, 출원인 : 한양대학교 산학협력단

▶ **꾸지뽕나무 잎 추출물을 포함하는 췌장암의 예방 및 치료용 조성물**

본 발명은 꾸지뽕나무 잎의 에탄올 추출물을 포함하는 췌장암의 예방 또는 치료용 약학조성물에 관한 것이다. 또한 본 발명은 꾸지뽕나무 잎의 에탄올 추출물을 포함하는 췌장암의 예방 또는 개선용 식품조성물에 관한 것이다.

– 공개번호 : 10-2013-0016678, 출원인 : 한창석

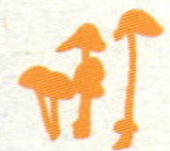

간염, 기관지염 치료에 좋고 항암물질을 함유한

구름송편버섯

Trametes versicolor (L.) Lloyd

- 이명 : 닭버섯, 기와버섯, 터키테일(Turkey-tail)
- 생약명 : 운지(雲芝)
- 과명 : 구멍장이버섯과(Polyporaceae)
- 발생시기 : 연중

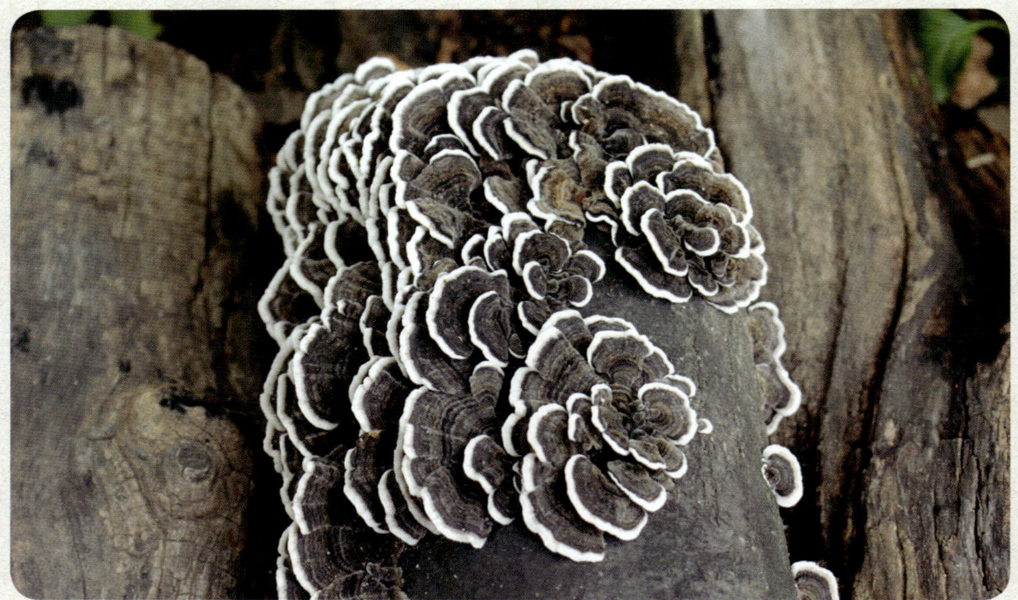

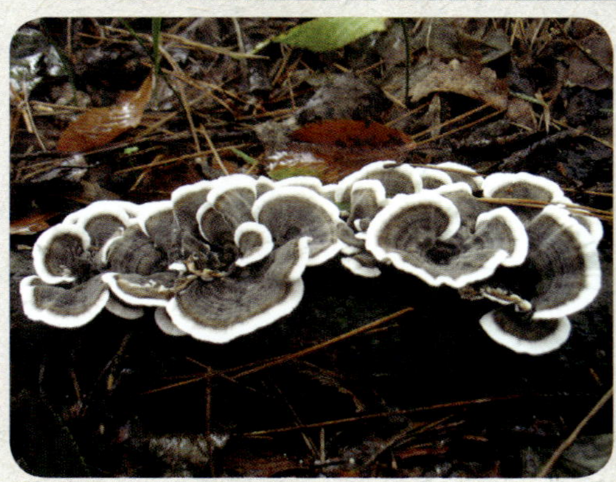

구름송편버섯_ 어린 자실체 무리

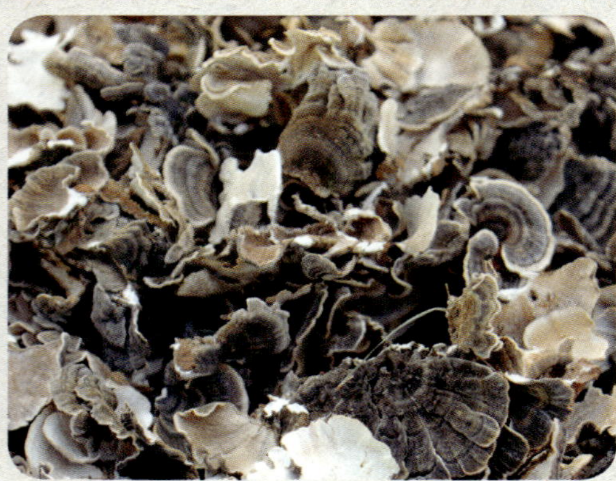

구름송편버섯_ 자실체(약재)

- **생육특성** : 구름송편버섯은 한해살이로 전국 각지에서 분포한다. 갓의 지름은 1~5cm, 두께는 0.1~0.3cm이며 반원형으로 얇지단 가죽처럼 질기다. 표면에는 검은색 또는 회색, 황갈색 등의 고리 무늬가 많이 나 있고 짧은 털로 덮여 있다. 조직은 흰색이며 질기다. 관공은 0.1cm 정도인데 흰색 또는 회백색이고, 관공구는 원형이며 약 0.1cm 사이마다 3~5개가 있다. 대는 없고 기주에 부착되어 있다. 포자문은 흰색이고, 포자 모양은 원통형이다. 딱딱하여 식용은 불가능하지만 약용한다.

- **발생 장소** : 침엽수 또는 활엽수의 고목이나 그루터기에 기왓장처럼 겹쳐서 무리 지어 발생한다.

- **성분** : 다당류인 protein-bounded polysaccharide, krestin(균사 배양액), coriolan 등이 함유되어 있으며, 단백질, 각종 무기염이 함유되어 있고, 버섯류 중 최초로 항암물질인 폴리사카라이드(PSP)가 발견되었다. PSK(polysaccharide-K)는 암세포 특이 독성, 면역세포 활성의 효과가 있다.

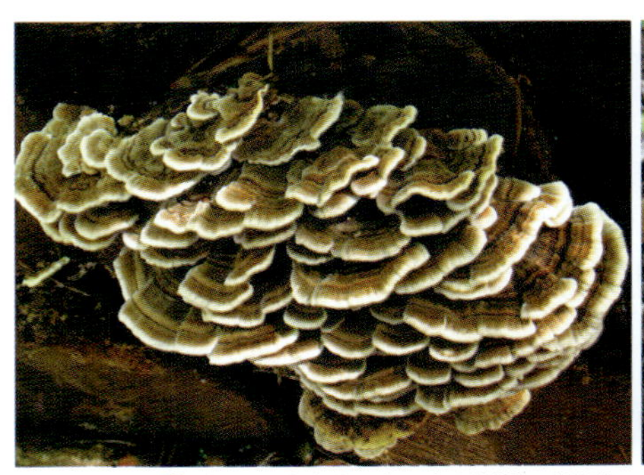

구름송편버섯_ 기주에 부착한 자실체

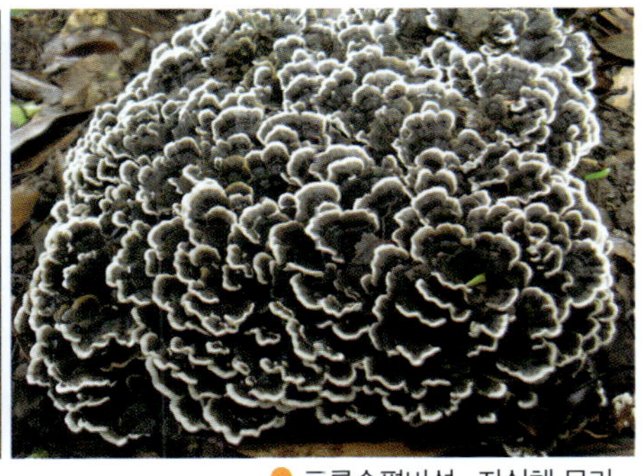

구름송편버섯_ 자실체 무리

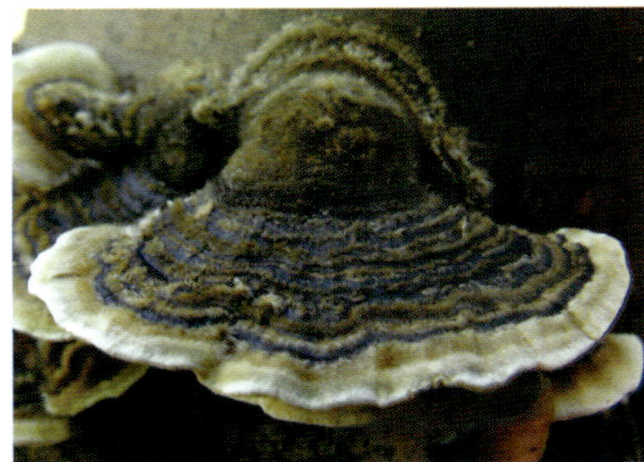

구름송편버섯_ 어린 자실체

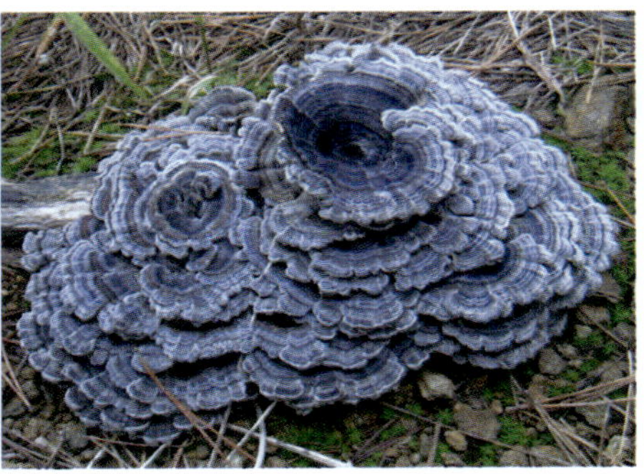

구름송편버섯_ 노숙한 자실체

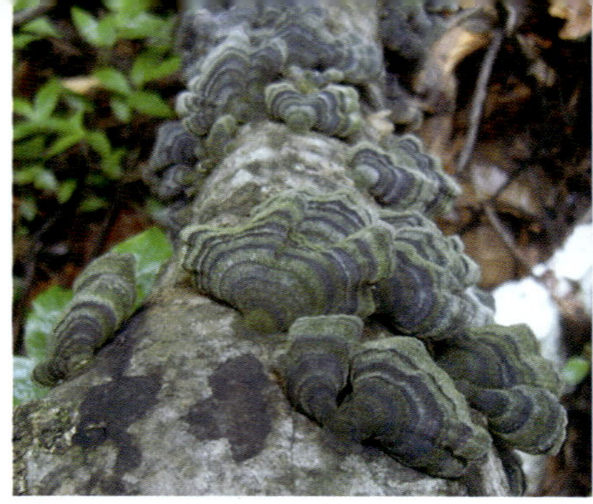

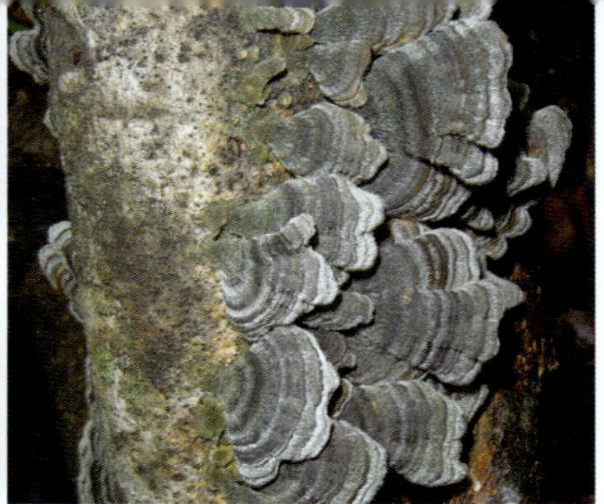

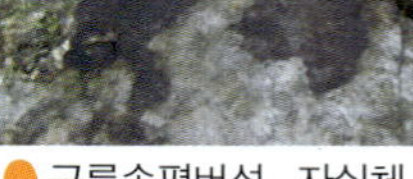
🍄 구름송편버섯_ 자실체

🍄 구름송편버섯_ 갓 표면

🍄 **성미** : 성질이 차다.

🍄 **귀경** : 비(脾), 위(胃), 폐(肺), 대장(大腸) 경락에 작용한다.

🍄 **효능과 주치** : 소화기 암(위암, 식도암, 결장암, 직장암)과 폐암, 유방암 치료에 효과가 좋은 것으로 알려져 있는데 화학요법이나 방사선요법과 병용하면 치료 효과를 높일 수 있다. 수술 후에도 잔존하는 암세포를 파괴하는 것은 물론 암의 재발과 전이를 예방하는 효과도 있으며, 우리 몸의 면역 시스템을 강화하고, 특히 간에 좋아 간염, 만성 간질환자, 기관지염 치료에도 좋다.

🍄 **약용법과 용량** : 말린 구름송편버섯을 가루나 환으로 만들어 복용하는데 보통은 달여서 마신다. 1회 복용량은 말린 구름송편버섯 10~20g이며 물 1L에 갓 20개가량을 넣어 달여 마신다.

🍄 **사용 시 주의사항** : 성질이 차서 몸이 냉한 사람과는 궁합이 맞지 않으므로 대추, 감초, 당귀 등을 같이 넣어 복용한다.

 *patent*

구름송편버섯의 기능성 및 효능에 관한 특허자료

▶ **항보체 활성을 갖는 운지버섯 자실체 유래의 다당체 및 그 분리방법**

본 발명은 항보체 활성을 갖는 운지버섯 자실체 유래의 다당체 및 그 분리방법에 관한 것으로, 본 발명은 항보체 활성이 뛰어난 운지버섯 자실체 유래의 다당체를 제공하는 효과가 있다. 또한, 본 발명 다당체는 항보체 활성을 가지며 수용성이고 주요 당은 글루코오스이며 주 아미노산 성분은 글리신, 아르기닌 및 발린으로 이루어져 있으며 이들의 항보체 활성은 주로 당 성분에 달려있으며 보체 활성화를 위한 정규경로뿐만 아니라 대체경로에도 참여하여 보체를 활성화시키는 특징이 있다.

— 공개번호 : 10-2004-0069425, 출원인 : 학교법인 영광학원

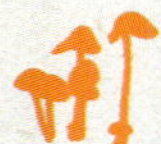

식용과 약용 모두 항진균작용이 있는

꽃송이버섯

| 사용부위 | 자실체

Sparassis crispa (Wulfen) Fr.

- 이명 : 꽃송이
- 생약명 : 수구심(綉球蕈)
- 과명 : 꽃송이버섯과(Sparassidaceae)
- 발생시기 : 여름~가을

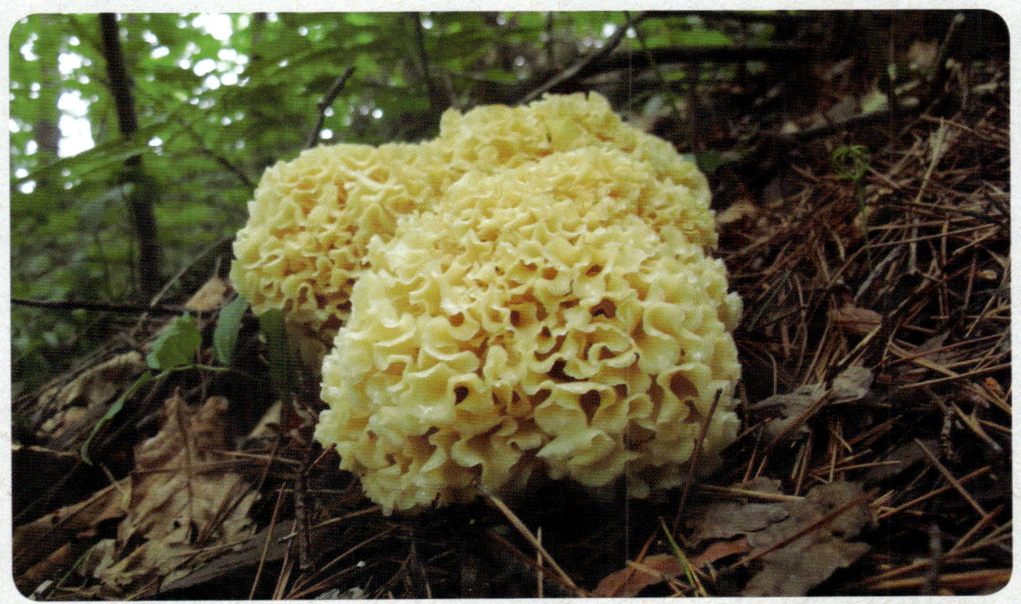

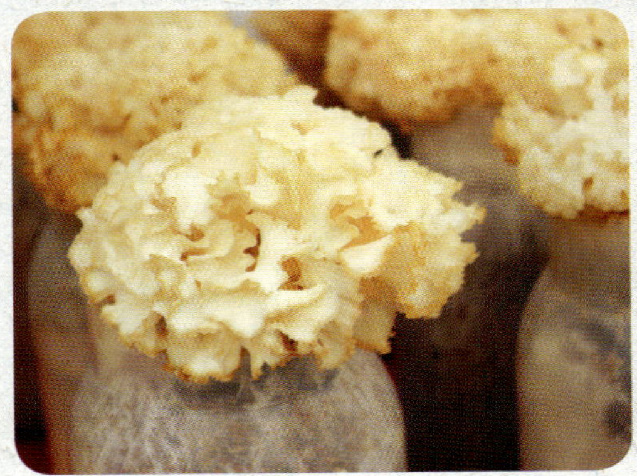

🍄 꽃송이버섯_ 자실체(병 재배)

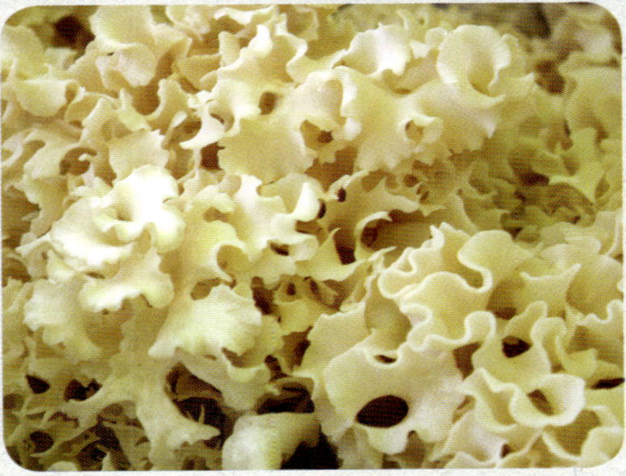

🍄 꽃송이버섯_ 자실체(채취품)

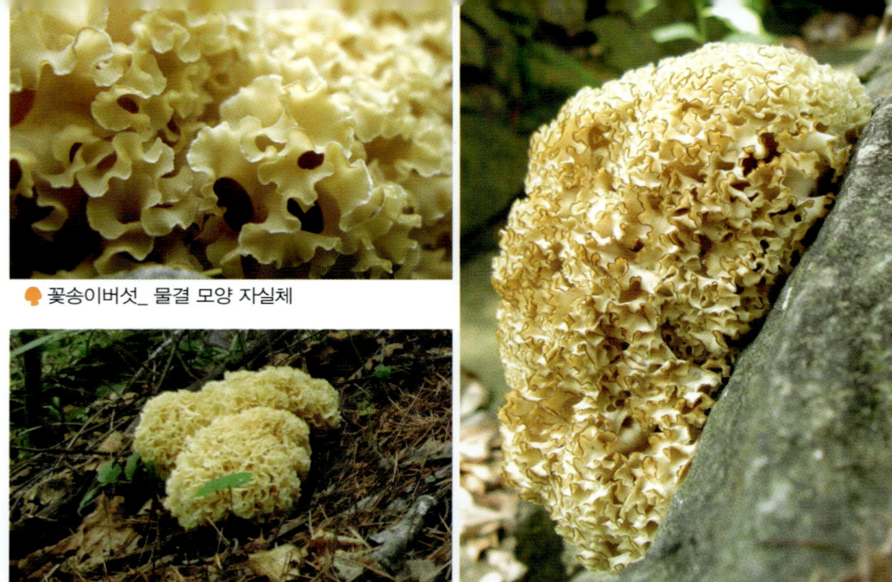

🍄 꽃송이버섯_ 물결 모양 자실체

🍄 꽃송이버섯_ 자실체 무리

🍄 꽃송이버섯_ 갓 끝 모습

🔵 **생육특성 :** 꽃송이버섯은 우리나라, 중국, 일본, 유럽, 북아메리카 등지에서 분포한다. 우리나라에서는 여름에서 가을 사이에 아고산대(온대의 산악을 기준으로 하여 이루어진 식물의 수직 분포대)에서 많이 분포하는데 살아 있는 나무의 뿌리, 근처의 줄기나 그루터기와 연결된 땅에서 발생하며 나무 뿌리나 밑둥에 갈색의 심재 부후(腐朽)를 일으킨다. 식용 또는 약용하는데 인공재배도 한다. 자실체는 흰색, 밤색이며 물결치는 꽃잎이 여러 개 모인 것처럼 생겼다. 한 덩어리의 지름은 10~30cm, 높이는 10~20cm로 하얀 꽃배추와 닮았다. 뿌리부분은 덩이 모양인 공통의 자루로 가지가 반복해서 나누어지며 나누어진 가지에서 꾸불꾸불 휘어진 꽃잎 모양을 형성한다. 자실층은 꽃잎 모양의 얇은 조각 아래쪽에서 발달하며 자실체에는 표면과 뒷면의 구별이 있다. 꽃잎 모양의 각 편의 두께는 0.1cm 정도로 육질은 처음에는 유연하지만 시간이 지나면서 단단해진다. 포자는 달걀 모양으로 크기는 $(4.5{\sim}6)\mu m \times (3.5{\sim}4.5)\mu m$이고 표면은 매끄럽고 투명하며 기름방울을 가지고 있다. 담자기는 가는 막대 모양으로 크기는 $(45{\sim}50)\mu m \times (6{\sim}7)\mu m$의 4-포자성이고 밑부분에 꺾쇠가 있다. 낭상체는 보이지 않는다.

🍄 **발생 장소 :** 침엽수(전나무)의 그루터기 또는 주변에서 다발로 발생한다.

🍄 **성분 :** 항진균 성분인 스파라졸(sparasol)이 함유되어 있다.

【 혼동하기 쉬운 약초 비교 】

꽃송이버섯	흰목이
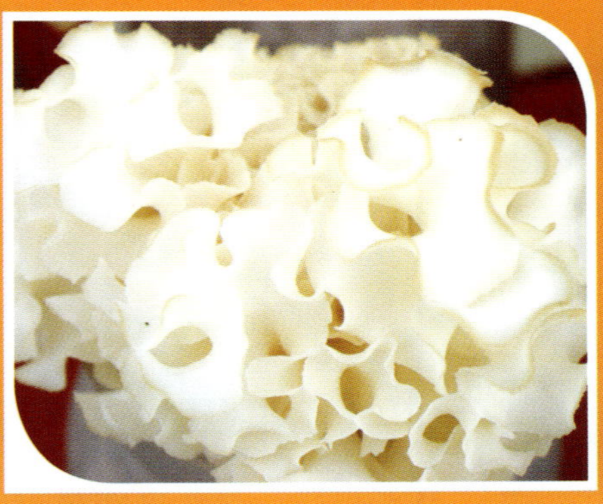	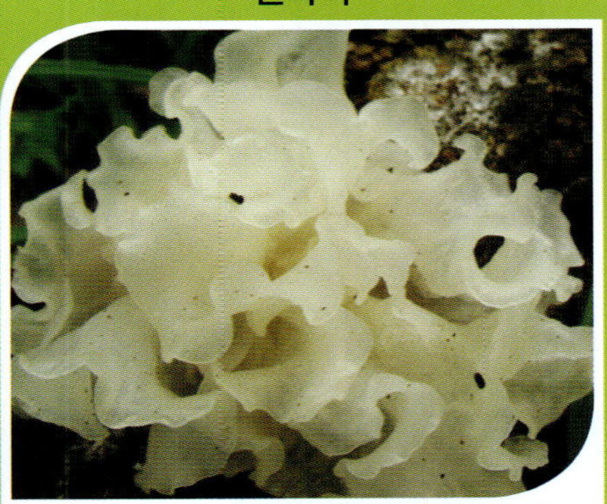

🍄 **성미** : 성질이 평범하고, 맛은 약간 달며 담담하다.

🍄 **귀경** : 비(脾), 위(胃), 간(肝) 경락에 작용한다.

🍄 **효능과 주치** : 항종양, 면역 증강, 항진균, 혈당저하 등의 효능이 있는데, 특히 살모넬라(Salmonella typhimurium)에 대한 병이원 활성을 갖는다.

🍄 **약용법과 용량** : 자실체를 채취해 말려 그대로 또는 가루로 만들어 차로 우려 마신다.

🍄 **사용 시 주의사항** : 냄새가 특이하므로 비위가 좋지 않은 사람은 데친 다음 물을 버리고 사용하는 것이 좋다. 꽃송이버섯에 함유되어 있는 베타글루칸을 한 번에 다량 섭취하게 되면 소화불량이 일어날 수 있으므로 소화력이 부족한 사람은 생강과 마늘을 함께 섭취하는 것이 좋다.

patent

꽃송이버섯의 기능성 및 효능에 관한 특허자료

▶ 꽃송이버섯 추출액의 제조방법 및 꽃송이 버섯 추출액을 이용한 꽃송이버섯주의 제조방법

본 발명은 꽃송이버섯 추출액의 제조방법 및 꽃송이 버섯 추출액을 이용한 꽃송이버섯주의 제조방법에 관한 것으로, 더욱 상세하게는 꽃송이버섯으로부터 추출된 추출액과 곡물(쌀)로 제조된 알코올 농도 50%의 곡물주정을 일정비율로 혼합하여 꽃송이버섯의 베타글르칸과 같은 유용한 성분이 함유된 꽃송이버섯 추출액을 이용한 꽃송이버섯주를 제조하는 기술에 관한 것이다.

– 공개번호 : 10–2007–0028719, 출원인 : 유용희

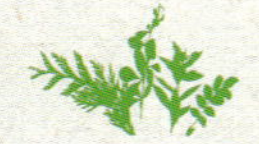

나비나물

| 사용부위 | 어린순, 전초

Vicia unijuga A. Braun

- **생약명** : 왜두채(歪頭菜)
- **과명** : 콩과(Leguminosae)
- **개화기** : 8월

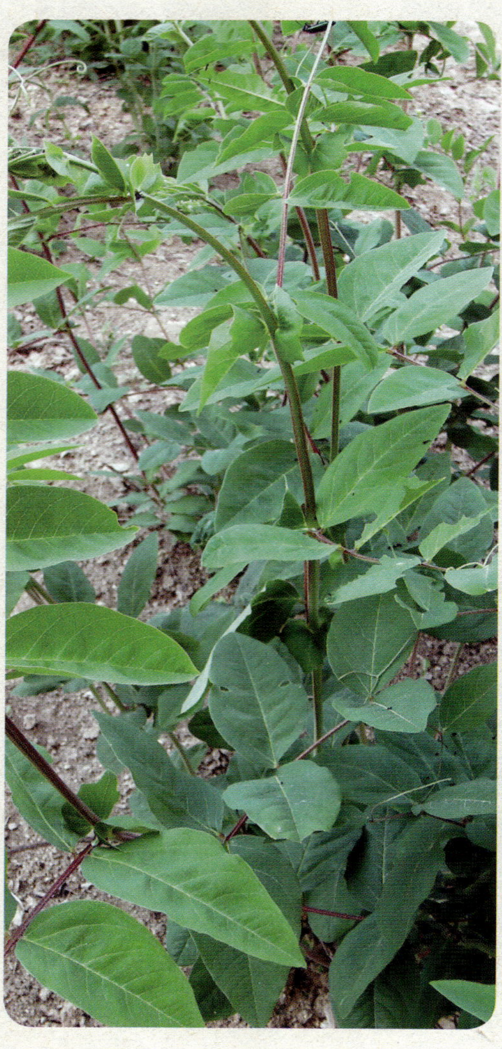

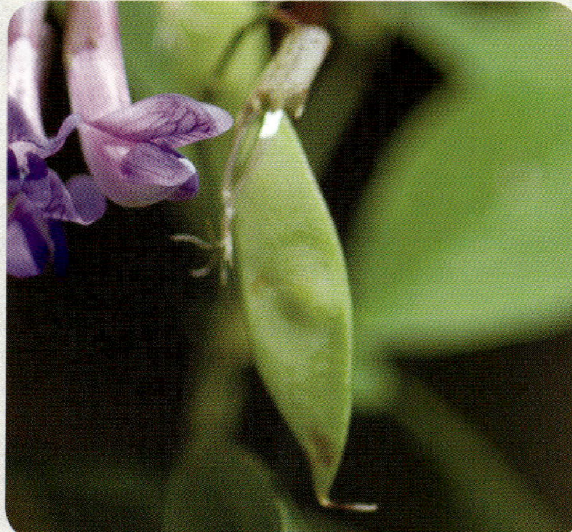

나비나물_ 열매

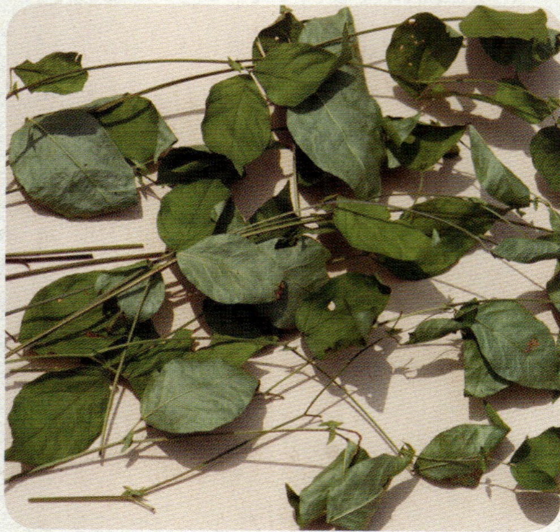

나비나물_ 전초(약재 전형)

- **생육특성 :** 나비나물은 각처의 산과 들에서 자라는 여러해살이풀로, 생육환경은 풀숲이나 햇빛이 잘 들어오는 경사지고 부엽질이 풍부한 곳이다. 키는 30~100cm이고, 잎은 길이가 3~8cm, 너비는 2~4cm로 한 쌍의 잔잎이 어긋나며 끝이 길게 뾰족해진다. 줄기는 약간 비스듬히 자라고 원줄기는 능선으로 인해 네모난 모양이다. 꽃은 홍자색으로 8월에 나비 모양으로 잎겨드랑이에서 한쪽으로 치우치며 피는데 길이는 1.2~1.5cm이다. 열매는 9~10월경에 길이 3cm 정도의 완두콩과 유사한 모양으로 달린다.

- **채취 방법과 시기 :** 이른 봄에는 어린순, 꽃이 필 때에는 전초를 채취하여 햇볕에 말린다.

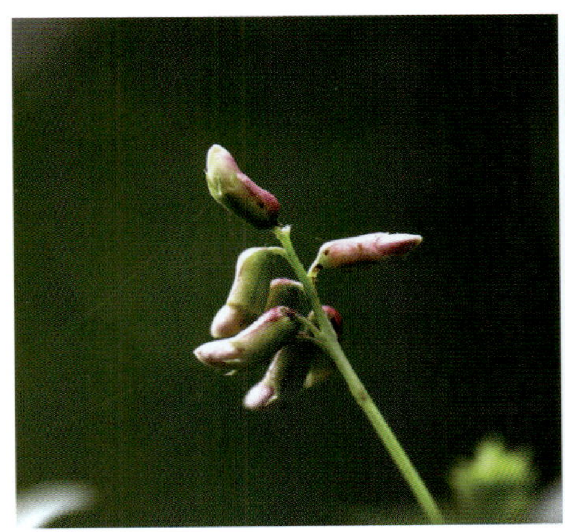

🌿 나비나물_ 꽃봉오리

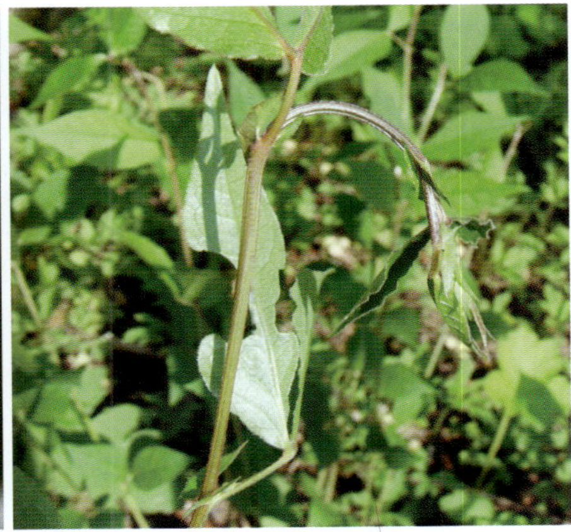

🌿 나비나물_ 줄기

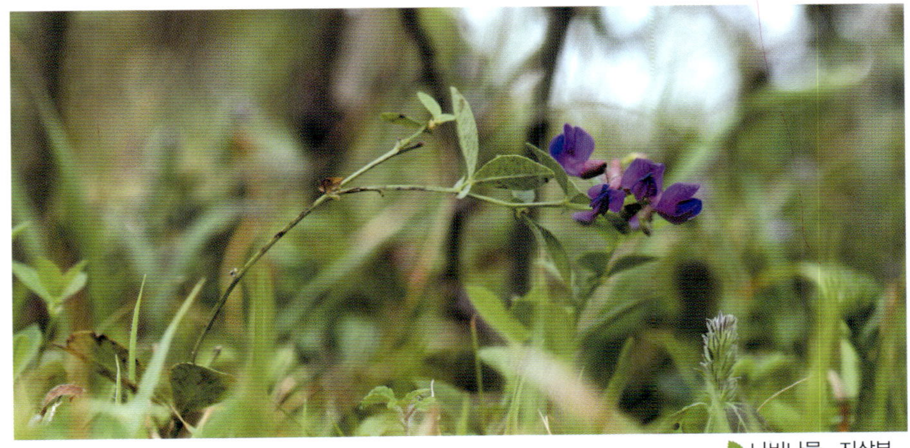

🌿 나비나물_ 지상부

【 혼동하기 쉬운 약초 비교 】

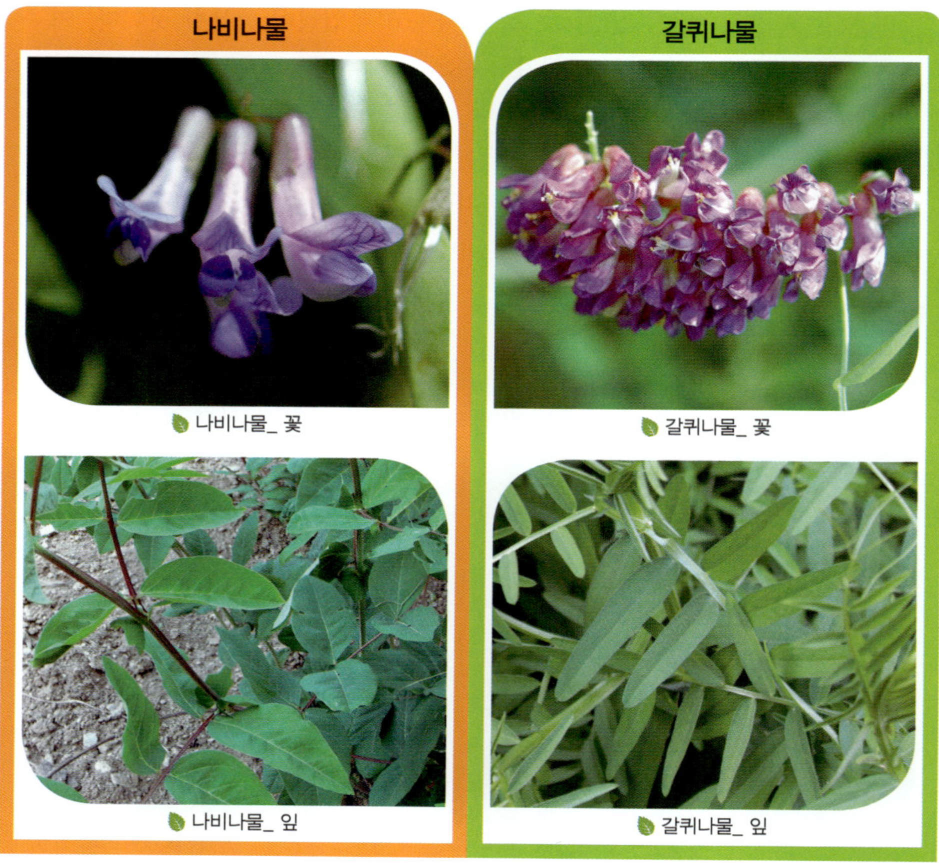

🌿 **성분** : 잎에는 코모신(comosiin), 루테올린-7-글루코사이드(luteolin-7-glucoside) 등이 함유되어 있다.

🌿 **성미** : 성질이 따뜻하고, 맛은 약간 시다.

🌿 **귀경** : 간(肝), 비(脾) 경락에 작용한다.

🌿 **효능과 주치** : 보허(補虛)의 효능이 있으며 지나친 방사로 인하여 기가 쇠약해진 증상과 머리가 어지러운 증상을 다스린다.

🌿 **약용법과 용량** : 말린 약재 10g을 물 1L에 넣어 반이 될 때까지 달여 하루에 2회 나눠 마신다.

소변불리, 임질, 악성 종기를 치료하는

노랑어리연꽃 | 사용부위 | 전초

Nymphoides peltata (J. G. Gmelin) Kuntze

- **이명** : 노랑어리연
- **생약명** : 행채(荇菜)
- **과명** : 조름나물과(Menyanthaceae)
- **개화기** : 7~9월

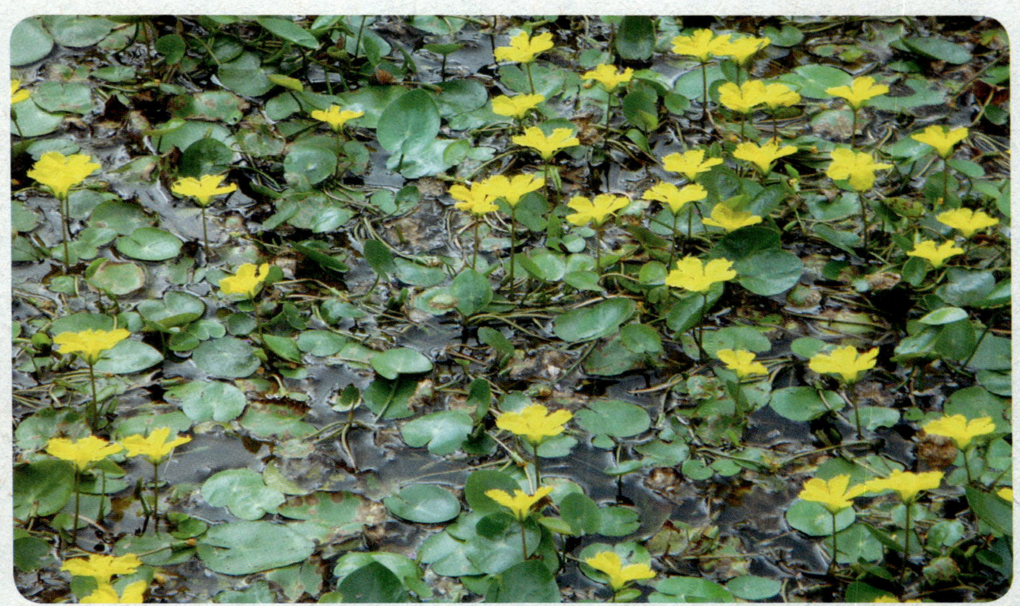

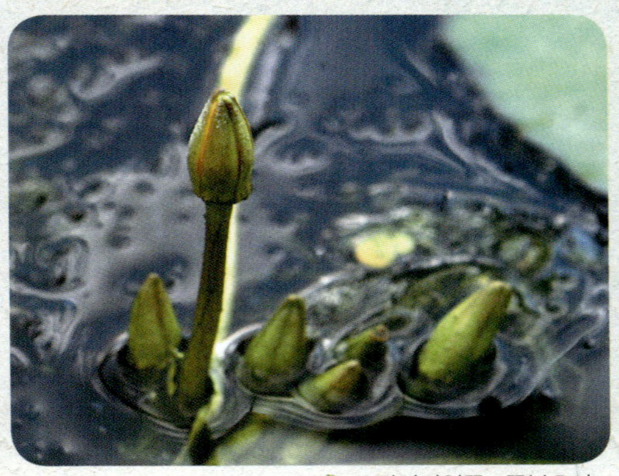

🌿 노랑어리연꽃_ 꽃봉오리

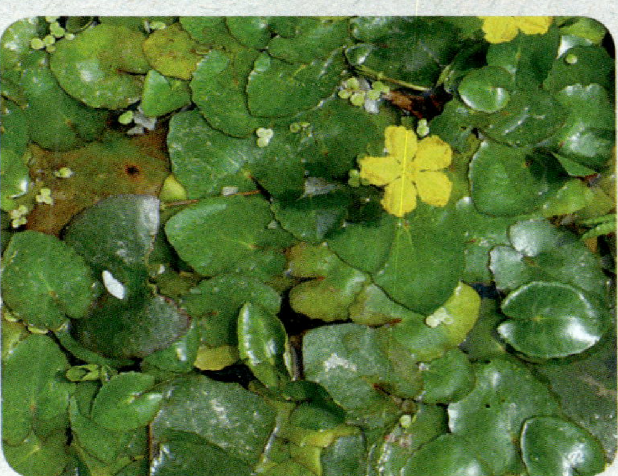

🌿 노랑어리연꽃_ 약재로 사용하는 지상부

● **생육특성** : 노랑어리연꽃은 각처의 연못과 늪에서 자라는 여러해살이 수초로, 생육환경은 물이 깊지 않고 오래 고여 있는 곳이다. 키는 10~15cm이고, 잎은 지름이 5~10cm로 달걀 모양이고 밑부분이 2갈래로 갈라진다. 물 위에 뜨는 잎은 수련 잎과 비슷하게 윤기가 나고 뒷면은 갈색빛을 띤 보라색이 돈다. 꽃은 밝은 황색으로 7~9월에 잎겨드랑이에서 피는데 가장자리에 털이 나 있으며 지름은 3~4cm이다. 열매는 9~10월경에 달리는데 길이 0.3cm 정도의 타원형이다.

● **채취 방법과 시기** : 8월경 꽃이 피어 있을 때 뿌리를 포함한 전초를 채취하여 햇볕에 말린다.

● **성분** : 잎에는 루틴(rutin), 베타-비키아노실-3-쿼세틴(β-vicianosyl-3-quercetin)이 함유되어 있다.

● **성미** : 성질이 차고, 맛은 달다.

● **귀경** : 간(肝), 방광(膀胱) 경락에 작용한다.

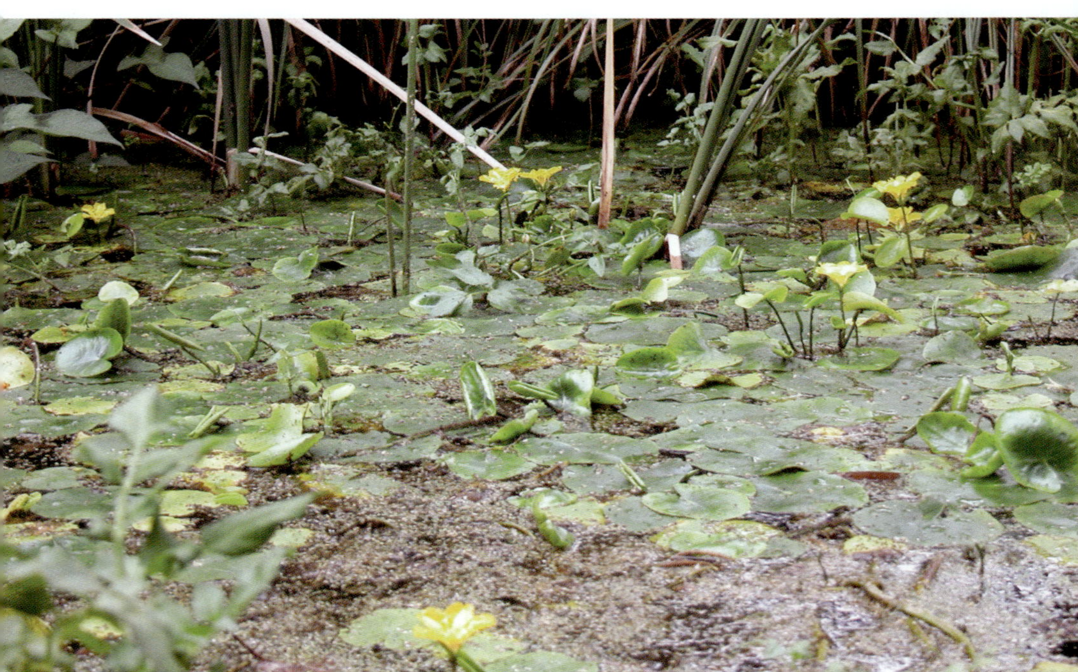

● 노랑어리연꽃_ 무리

【 혼동하기 쉬운 약초 비교 】

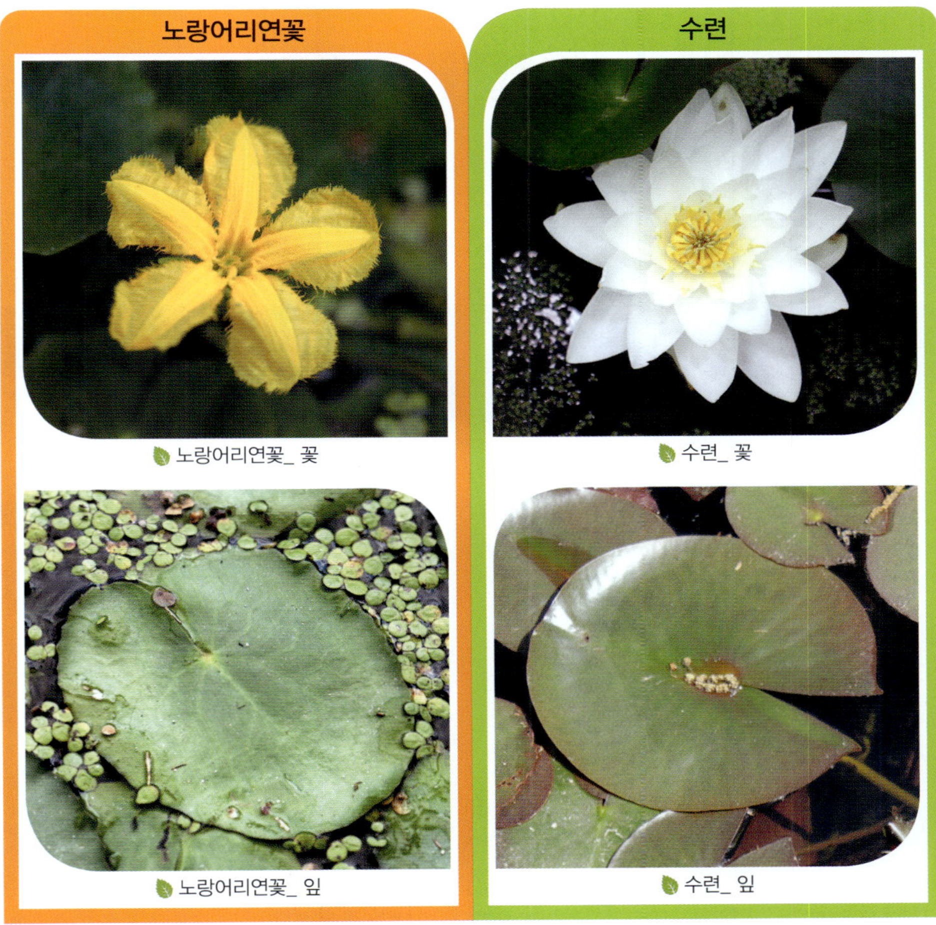

노랑어리연꽃	수련
노랑어리연꽃_ 꽃	수련_ 꽃
노랑어리연꽃_ 잎	수련_ 잎

🍂 **효능과 주치** : 열을 내리고 이뇨작용을 하며 종기를 삭이는 효능이 있어 앓고 있을 때의 한기(寒氣)와 열기(熱氣)를 다스리고 소변 배출이 원활하지 않은 소변불리나 임질을 다스리며 부스럼이나 악성 종기를 치료한다.

🍂 **약용법과 용량** : 말린 전초 10~20g을 물 1L에 넣어 1/3이 될 때까지 달여 하루에 2~3회 나눠 마시거나, 짓찧어 환부에 붙인다.

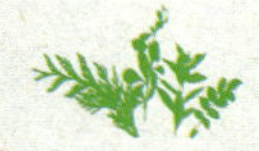

두통, 치통, 복통, 해수, 장염을 다스리는

노루귀

Hepatica asiatica Nakai

- **이명** : 뽀족노루귀, 섬노루귀
- **생약명** : 장이세신(獐耳細辛)
- **과명** : 미나리아재비과(Ranunculaceae)
- **개화기** : 4~5월

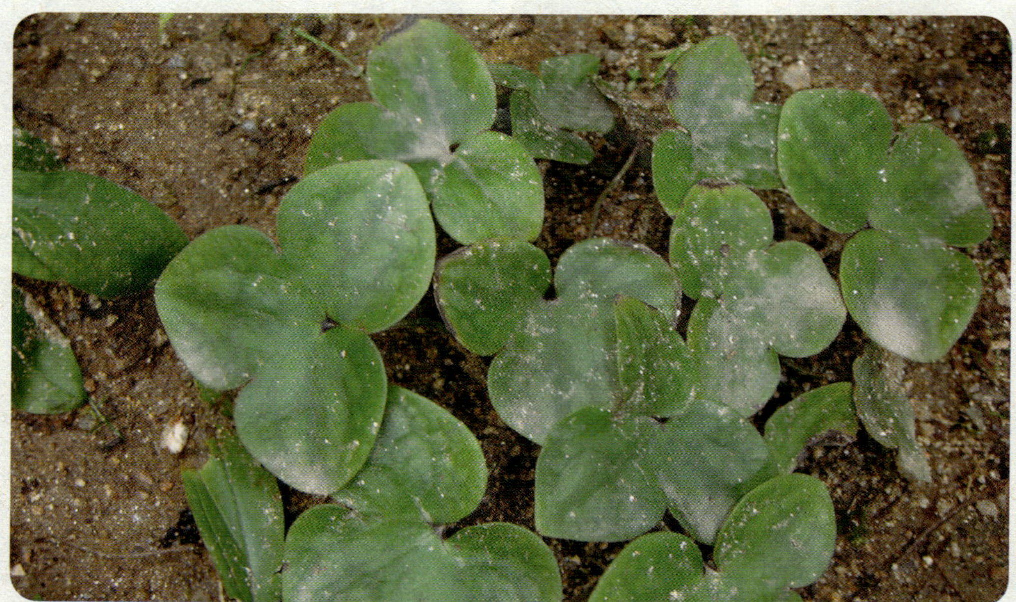

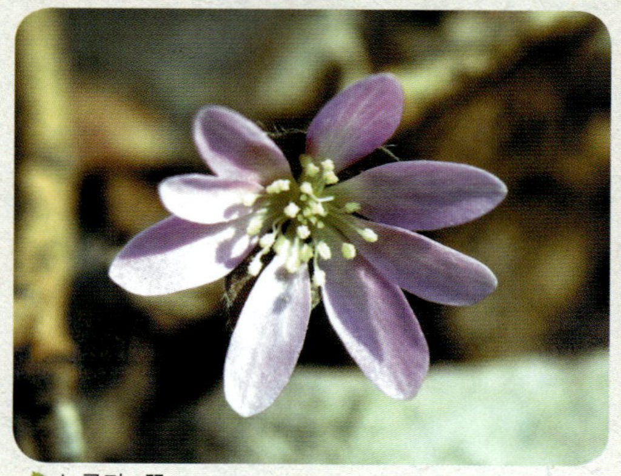

노루귀_ 꽃

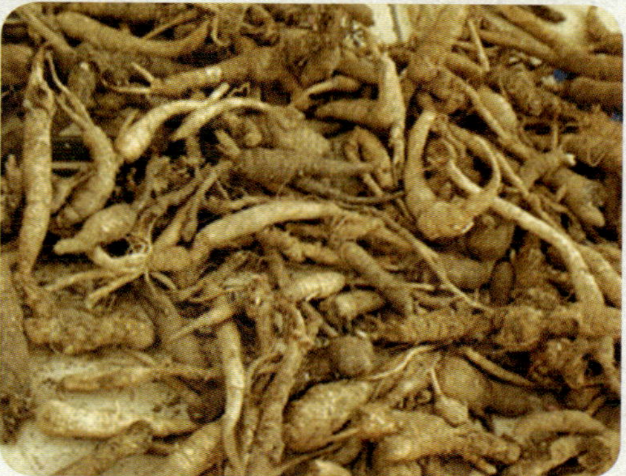

노루귀_ 뿌리(약재 전형)

생육특성 : 노루귀는 각처의 산지에서 자라는 양지식물로 여러해살이풀이다. 생육환경은 토양이 비옥한 나무 밑이고, 키는 9~14cm이며, 잎은 길이가 5cm 정도인데 3갈래로 난 잎은 달걀 모양이며 끝이 둔하고 솜털이 많이 나 있다. 꽃은 흰색, 분홍색, 청색으로 4~5월에 꽃줄기 위로 1송이가 피는데 지름은 1.5cm 정도이다. 열매는 6월에 달린다.

노루귀란 이름은 꽃이 피고 나면 잎이 나오기 시작하는데 그 모습이 마치

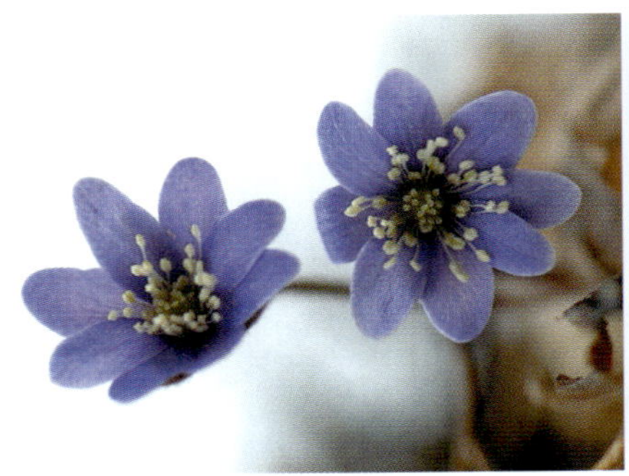

노루귀_ 꽃(청자색)

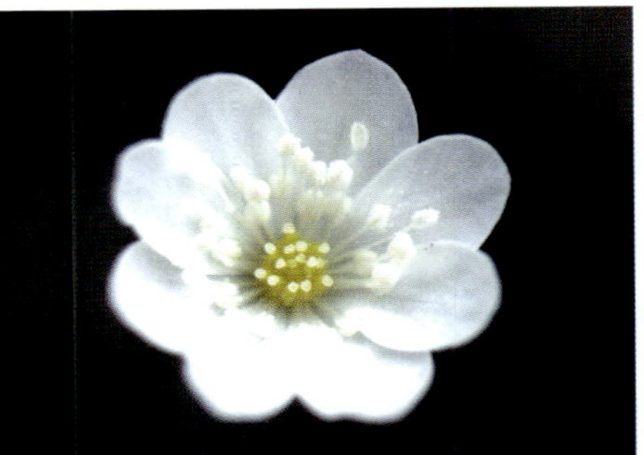

노루귀_ 꽃(흰색)

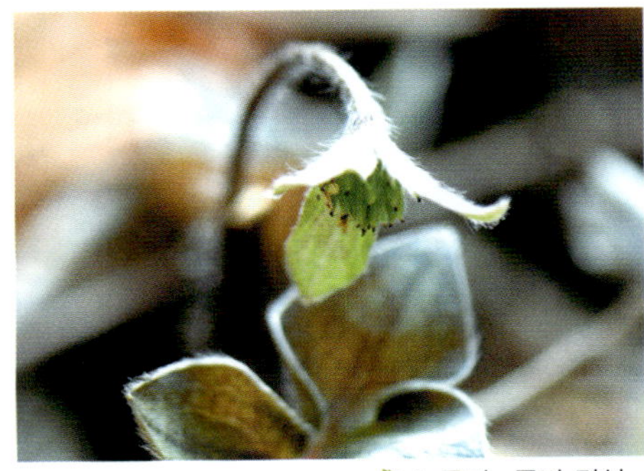

노루귀_ 종자 결실

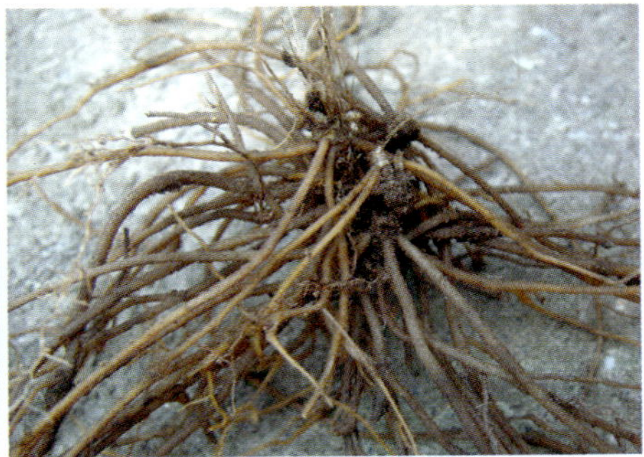

노루귀_ 뿌리(채취품)

노루귀	족도리풀
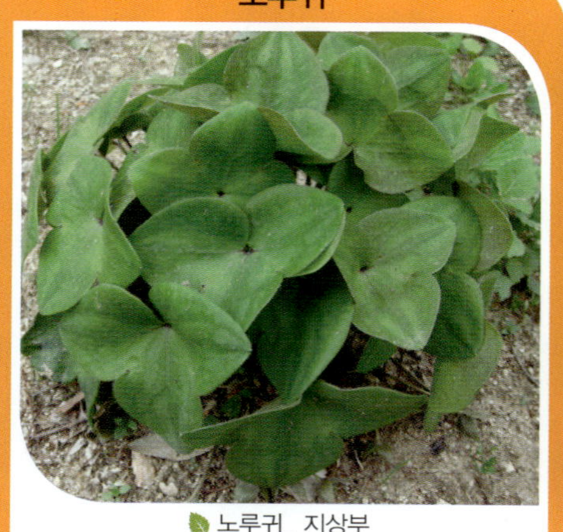	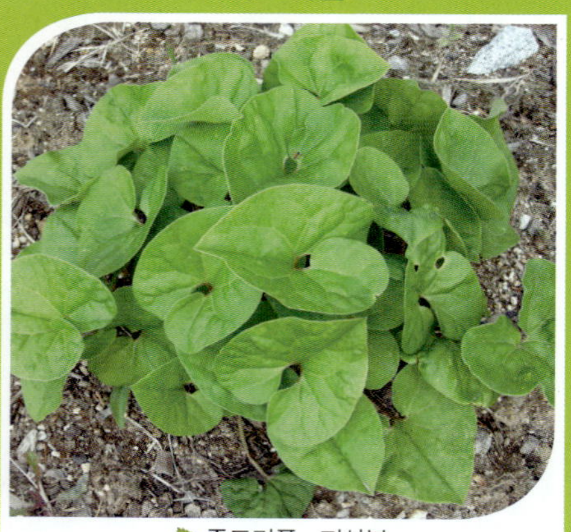
노루귀_ 지상부	족도리풀_ 지상부

노루의 귀를 닮았다고 해서 붙여졌다. 노루귀와 유사한 것으로는 분홍색과 청색으로 피는 종이 있는데 크고 두툼한 뿌리줄기가 비스듬히 옆으로 뻗으며 마디에서 많은 뿌리가 난다.

채취 방법과 시기 : 이른 봄에 어린잎을 채취하고, 여름에 전초를 채취하여 햇볕에 말린다.

성분 : 뿌리에는 사포닌, 잎에는 배당체인 헤파트릴로빈(hepatrilobin), 사카로스(saccharose), 인베르틴(invertin) 등이 함유되어 있다.

성미 : 성질이 평범하고, 맛은 달고 쓰다.

귀경 : 간(肝), 폐(肺), 대장(大腸) 경락에 작용한다.

효능과 주치 : 진통, 진해, 소종에 효능이 있으며 두통, 치통, 복통, 해수(咳嗽), 장염, 설사 등을 다스린다.

약용법과 용량 : 말린 약재 6∼18g을 물 1L에 넣어 반이 될 때까지 달여 하루에 2∼3회 나눠 마시거나, 생것을 짓찧어서 환부에 붙인다.

사용 시 주의사항 : 발산하는 성질이 있으므로 음허, 혈허, 기허다한(氣虛多汗) 등에는 피한다.

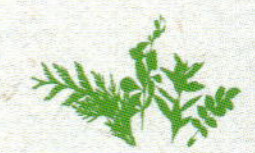

근육을 강화하고 관절통, 신경성 동통을 치료하는

노루발

Pyrola japonica Klenze ex Alef.

- **이명** : 노루발풀, 녹포초(鹿飽草), 녹수초(鹿壽草), 녹함초(鹿含草)
- **생약명** : 녹제초(鹿蹄草)
- **과명** : 노루발과(Pyrolaceae)
- **개화기** : 6~7월

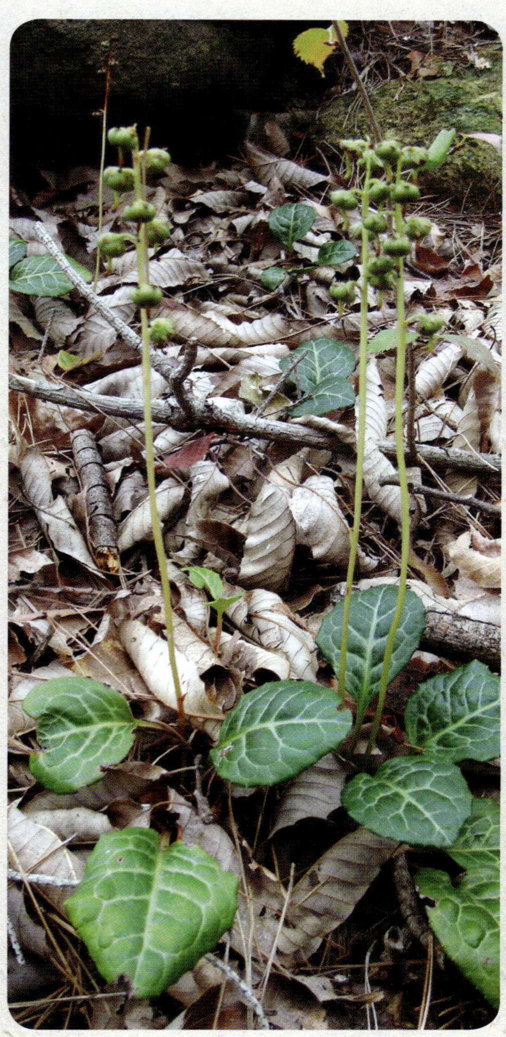

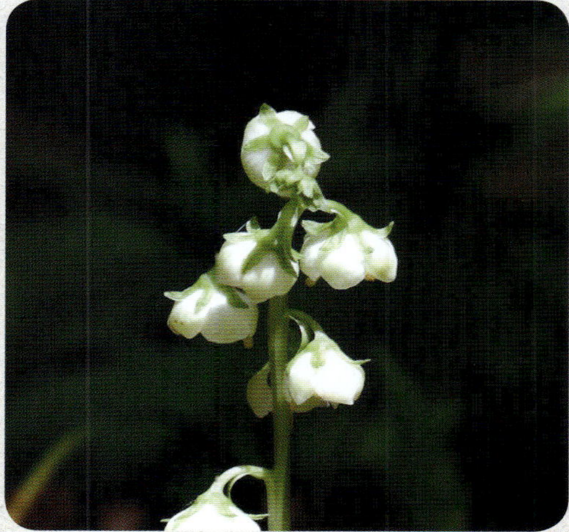

🌿 노루발_ 꽃

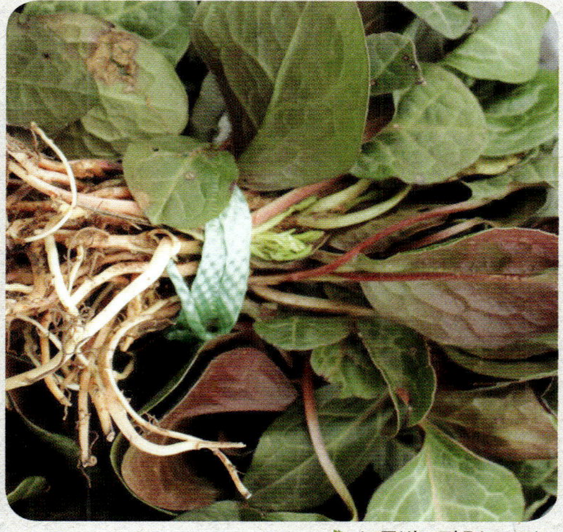

🌿 노루발_ 전초(채취품)

생육특성 : 노루발은 각처의 산에서 자라는 여러해살이풀로, 생육환경은 반 그늘의 낙엽수 아래이다. 키는 26cm 내외이고, 잎은 길이가 4~7cm, 너비는 3~5cm인데 밑동에서 뭉쳐서 나며 넓은 타원형이다. 잎은 많은 광택이 나고 한겨울에도 고사하지 않는 특징이 있다. 꽃은 흰색으로 6~7월에 윗부분에서 2~12송이가 무리 지어 피는데 능선이 있고 1~2장의 비늘과 같은 잎이 있으며 길이는 10~25cm, 지름은 1.2~1.5cm이다. 열매는 9~10월에 달리는데 흑갈색으로 이듬해까지 남아 있다.

채취 방법과 시기 : 연중 채취가 가능하지만 꽃이 피는 6~7월에 채취하는 것이 가장 좋다. 채취한 잎을 연하고 부드럽고 꼬들꼬들할 정도로 햇볕에서 60~80%로 말려 쌓아두고 잎의 양면이 자홍색이나 자갈색으로 변하면 다시 햇볕에 완전히 말려 보관한다.

성분 : 피롤라틴(pirolatin), 알부틴(arbutin), 쿼세틴(quercetin), 치마필린(chimaphilin), 모노트로페인(monotropein), 우르솔산(ursolic acid), 헨트리아콘탄(hentriacontane), 올레아놀릭산(oleanolic acid) 등이 함유되어 있다.

성미 : 성질이 평범하고, 맛은 달고 쓰다.

귀경 : 간(肝), 비(脾), 신(腎) 경락에 작용한다.

효능과 주치 : 몸을 튼튼하게 하는 강장, 신장의 기운을 돕는 보신, 습사를 이롭게 하는 이습(利濕), 통증을 멈추는 진통, 혈액을 깨끗하게 해주는 양혈, 독성을 풀어주는 해독 등의 효능이 있다. 양도(陽道: 남자의 성기)가 위

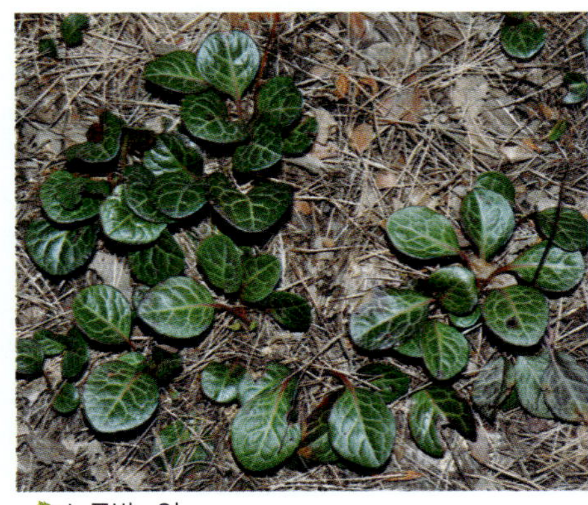

노루발_ 잎

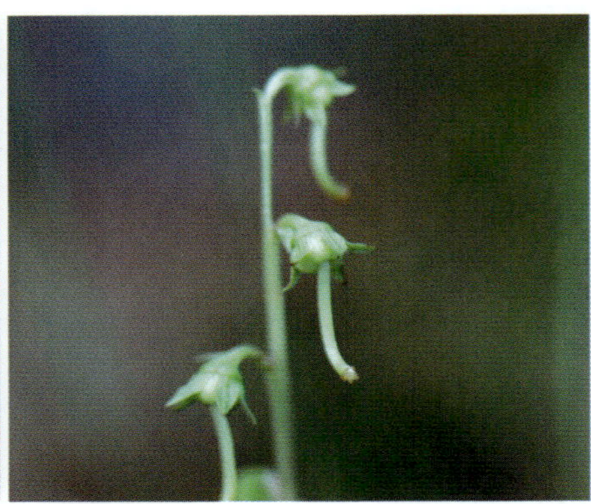

노루발_ 씨방

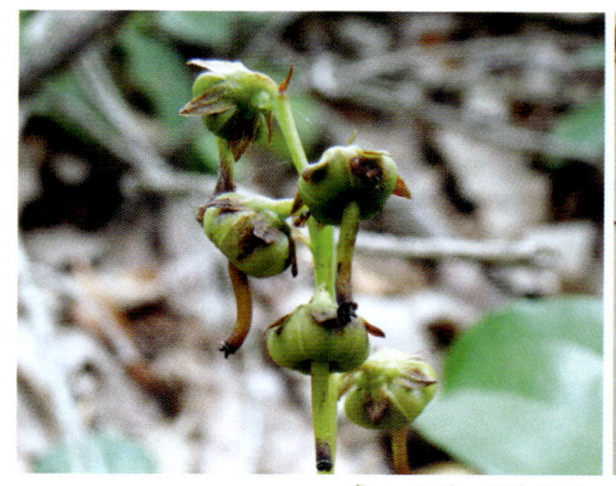
🌿 노루발_ 종자 결실

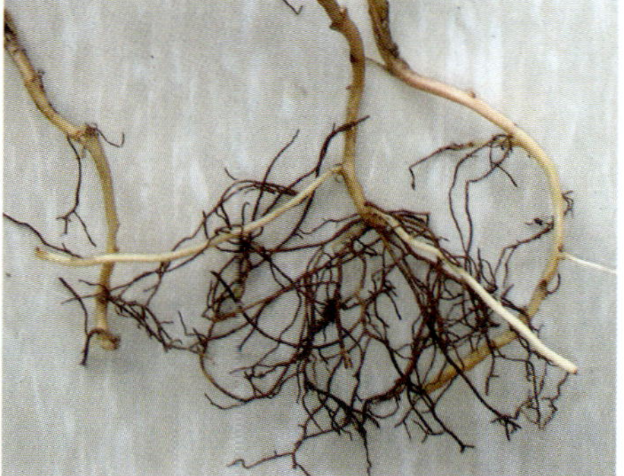
🌿 노루발_ 뿌리(채취품)

축되는 양위(陽萎: 조루나 발기 불능), 경계(驚悸: 놀라서 가슴이 두근거리거나 가슴이 두근거리면서 놀라는 증세로서 심계보다는 경한 증상), 고혈압, 요도염, 음낭습(陰囊濕: 음낭 아랫부분이 축축한 증상), 월경과다, 타박상, 뱀 물린 상처 등을 치료한다. 특히 풍사와 습사를 제거하는 거풍제습(祛風除濕), 근육을 강화하고 뼈를 튼튼하게 하는 강근건골(强筋健骨) 등의 효능이 뛰어나므로 풍습성 관절통을 비롯하여 각종 신경성 동통(疼痛: 심한 통증), 근육과 뼈가 위축되고 약해지는 근골위연(筋骨萎軟), 신장 기능이 허약하여 오는 요통, 발목과 무릎의 무력증세 등의 병증을 다스리는 데에도 유용하다.

🌿 **약용법과 용량** : 말린 전초 15g을 물 700mL에 넣어 끓기 시작하면 약하게 줄여 200~300mL가 될 때까지 달여 하루에 2회 나눠 마신다. 술을 담가 마시기도 하는데 발효주를 담글 때에는 고두밥을 지을 때 함께 넣기도 하고, 침출주를 담글 때에는 말린 전초 20~50g을 소주 30%짜리 3.6L에 넣어 100일 정도 두었다가 걸러 반주로 1잔씩 마신다.

patent

노루발(노루발풀)의 기능성 및 효능에 관한 특허자료

▶ 항산화 및 세포 손상 보호 효능을 갖는 노루발풀 추출물 및 이를 함유하는 조성물

본 발명은 항산화 및 세포 보호 효능을 갖는 노루발풀 추출물 및 이를 함유하는 화장료 조성물에 관한 것으로, 세포에 독성이 없고, 피부에 자극을 유발하지 않을 뿐만 아니라, 산화적 스트레스로부터 세포 손상 보호 효능을 가지며, 자유 라디칼(Free Radical) 소거능을 통한 항산화 효과를 나타낸다.

− 공개번호 : 10-2012-0004884, 출원인 : (주)래디안

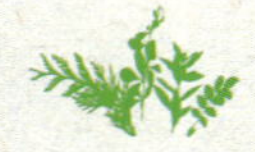

노루오줌

| 사용부위 | 어린순, 전초

Astilbe rubra Hook. f. & Thomson

- **이명** : 큰노루오줌, 왕노루오줌, 노루풀
- **생약명** : 소승마(小昇麻), 적승마(赤升麻), 적소마(赤小麻), 낙신부(落新婦)
- **과명** : 범의귀과(Saxifragaceae)
- **개화기** : 7~8월

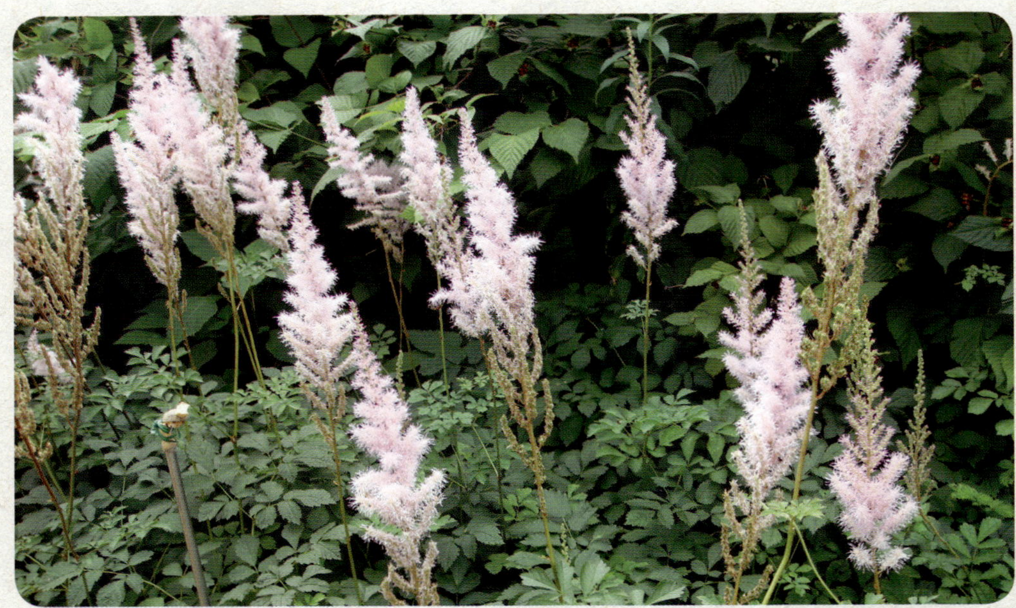

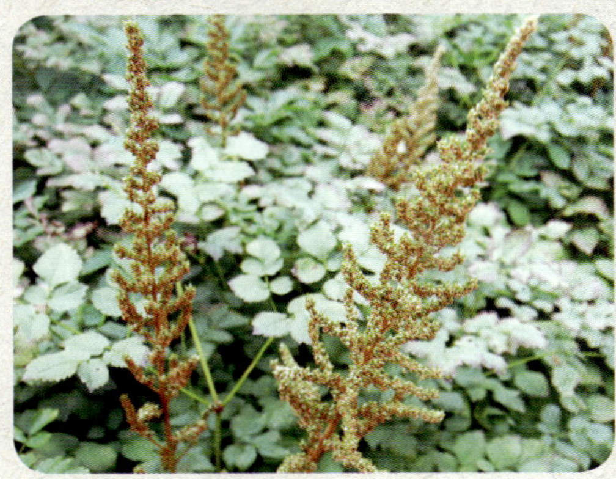

🌿 노루오줌_ 종자 결실

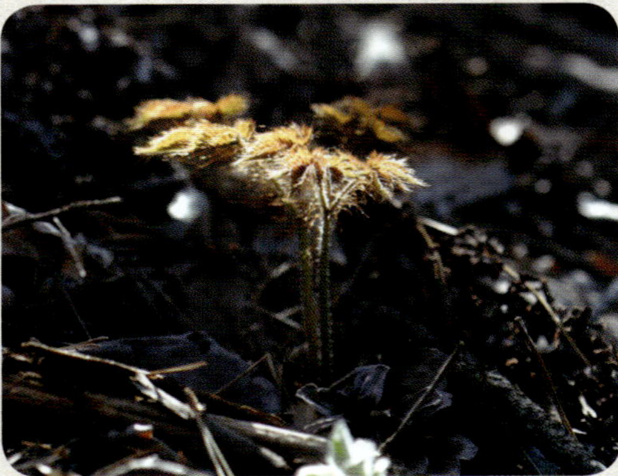

🌿 노루오줌_ 약재로 사용하는 어린순

- **생육특성** : 노루오줌은 각처의 산에서 자라는 여러해살이풀로, 생육환경은 산지의 숲 아래나 습기와 물기가 많은 곳이며, 키는 60cm 내외이다. 잎은 넓은 타원형으로 끝이 길게 뾰족한데 잎 가장자리가 깊게 패어들고 톱니가 있으며 길이는 2~8cm이다. 꽃은 연한 분홍색으로 7~8월에 피며 길이는 25~30cm이다. 열매는 9~10월에 달리는데 갈색으로 변한 열매 안에는 미세한 종자들이 많이 들어 있다.

  뿌리를 캐어 들면 오줌 냄새와 비슷한 냄새가 나는 이 식물은 외국에서 많은 품종들이 만들어지고 개량되고 있는데 '아스틸베(Astilbe)'라 부르며 꽃꽂이용으로 사용된다.

- **채취 방법과 시기** : 어린순은 채취해 나물로 먹고, 전초는 가을에 채취해 햇볕에 말린다.

- **성분** : 아스틸빈(astilbin), 베르게닌(bergenin), 쿼세틴(quercetin) 등이 함유되어 있다.

- **성미** : 성질이 시원하고, 맛은 쓰고 맵다.

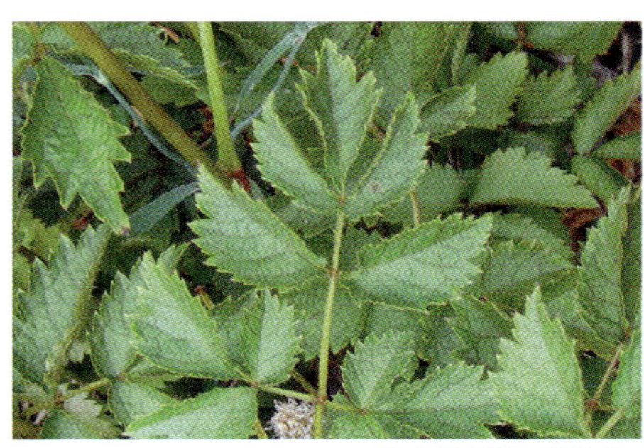

노루오줌_ 잎(앞면)

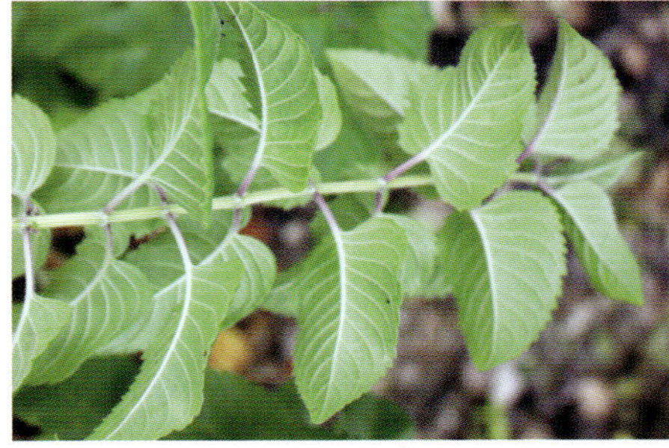

노루오줌_ 잎(뒷면)

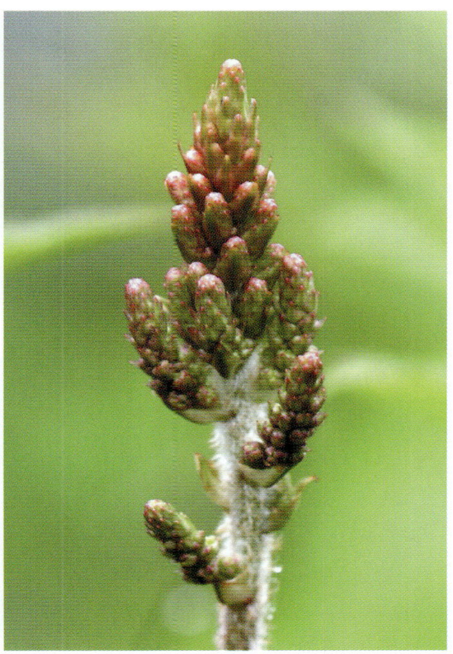

노루오줌_ 꽃봉오리

노루오줌	눈빛승마

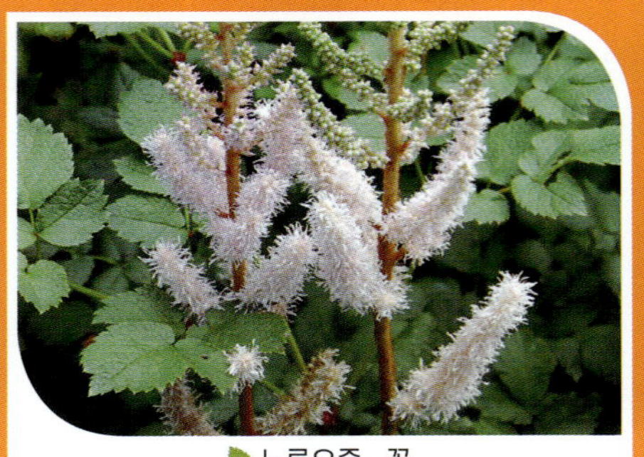

🌿 노루오줌_ 꽃

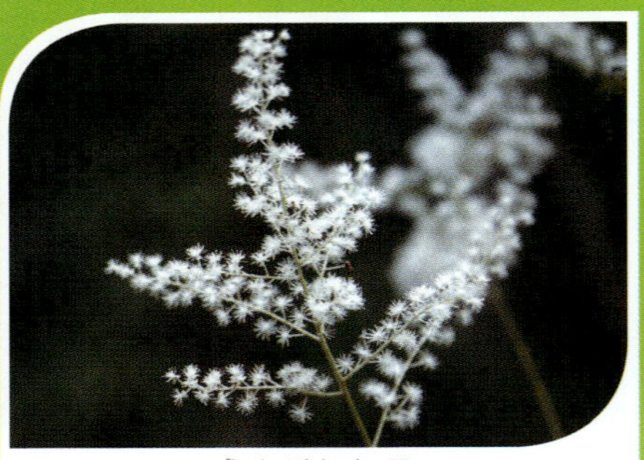

🌿 눈빛승마_ 꽃

🌿 **귀경** : 폐(肺) 경락에 작용한다.

🍂 **효능과 주치** : 풍을 없애고 열을 다스리며, 기침을 멎게 하는 진해의 효능이 있어 감기로 인한 발열, 두통, 전신통증, 해수 등을 다스린다. 또한 노상(勞傷: 과로, 칠정내상, 무절제한 방사 등으로 기가 허약하여 손상되는 증상, 노권이라고도 함), 근육과 뼈가 시큰하게 아픈 근골산통(筋骨痠痛), 타박상, 관절통, 위통, 동통, 독사교상(毒蛇咬傷)을 치료한다.

🌿 **약용법과 용량** : 말린 약재 15~30g을 물 1L에 넣어 1/3이 될 때까지 달여 하루에 2~3회 나눠 마신다.

🍂 **사용 시 주의사항** : 약물의 성질이 위로 떠오르는 기운을 가지므로 음기가 부족하면서 양기만 위로 치솟는 음허양부(陰虛陽浮)인 경우나 마진(麻疹: 발진)에서 이미 투진(透疹: 발진이 잘 돋게 하는 치료법)이 되었을 때 또는 천식이 심하여 기역(氣逆: 기가 거꾸로 치솟음)한 증상에는 피한다.

patent

노루오줌의 기능성 및 효능에 관한 특허자료

▶ **노루오줌 추출물을 함유하는 퇴행성 뇌질환 예방 및 치료용 약학적 조성물**

본 발명은 노루오줌 추출물을 유효성분으로 함유하는 퇴행성 뇌질환 예방 및 치료용 약학적 조성물을 제공한다. 본 발명의 노루오줌 추출물은 뇌신경세포 보호 효과를 가지며, 따라서 다양한 퇴행성 뇌질환을 예방 및 치료하는 작용 효과를 나타낸다.

― 공개번호 : 10-2013-0094065, 출원인 : 경희대학교 산학협력단

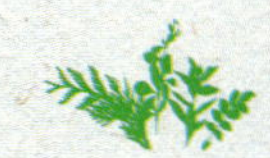

강심작용 및 중풍, 치통, 림프샘염을 치료하는

놋젓가락나물

| 사용부위 | 뿌리, 어린순

Aconitum ciliare DC.

- 이명 : 선덩굴바꽃
- 생약명 : 초오(草烏)
- 과명 : 미나리아재비과(Ranunculaceae)
- 개화기 : 8~9월

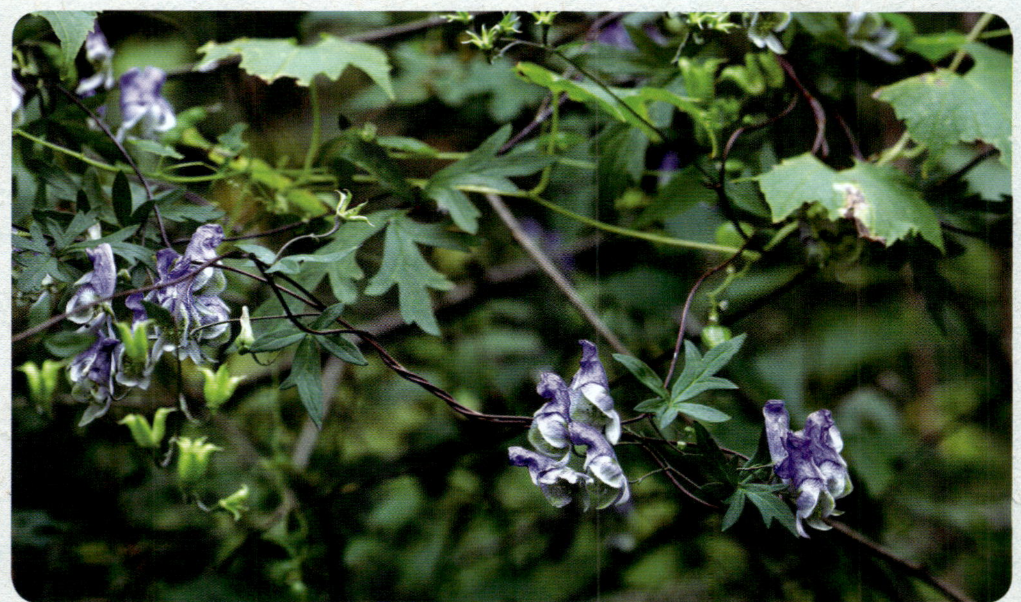

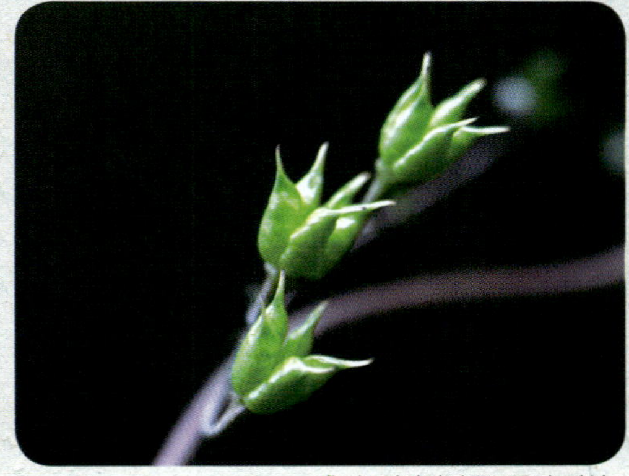

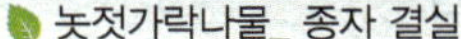

놋젓가락나물_ 종자 결실

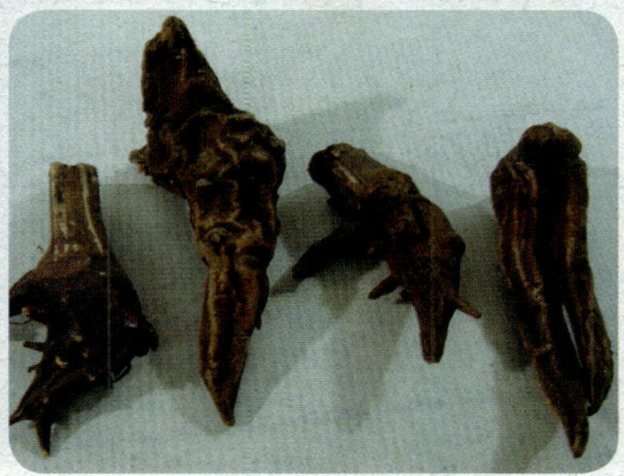

놋젓가락나물_ 뿌리(약재 전형)

🍃 **생육특성 :** 놋젓가락나물은 각처의 산지에서 자라는 덩굴성 여러해살이풀로, 생육환경은 물 빠짐이 좋은 반그늘의 숲속 나무 아래이다. 덩굴 길이는 2m 정도이고, 잎은 어긋나는데 손바닥 모양으로 3~5갈래 갈라지며 갈라진 잎은 앞이 뾰족하다. 꽃은 보라색과 자주색으로 8~9월에 뭉쳐서 피는데 투구 모양이다. 열매는 10~11월에 달리는데, 5개로 나누어진 씨방에는 많은 종자가 들어 있다.

🍂 **채취 방법과 시기 :** 봄에 부드러운 어린순을 채취해 삶아 말린다. 덩이뿌리는 늦가을에 줄기와 잎이 말랐을 때 채취하여 흙을 털어내고 햇볕이나 불에 쬐어 말린다.

🍃 **성분 :** 덩이뿌리에는 맹독성의 알칼로이드인 아코니틴(aconitin), 메스아코니틴(mesaconitin), 하이프아코니틴(hypaconitin), 제스아코니틴(jesaconitin), 아크모톰(acpmotome), 케옥시코니틴(ceoxyaconitine), 데옥시아코니틴(deoxyaconitine), 비우틴(beiwutine) 등이 함유되어 있다.

🍃 **성미 :** 성질이 덥고, 맛은 맵다.

🍃 **귀경 :** 심(心), 간(肝), 비(脾) 경락에 작용한다.

🍂 **효능과 주치 :** 통증을 멎게 하고 경련을 진정시키며 한사(寒邪)를 없앤다. 또한 바람으로 인한 나쁜 사기인 풍사와 습이, 병을 일으키는 사기가 된 습사를 흩어지게 하며, 종기를 삭이는 효능이 있어 풍사와 습사로 인해 결리

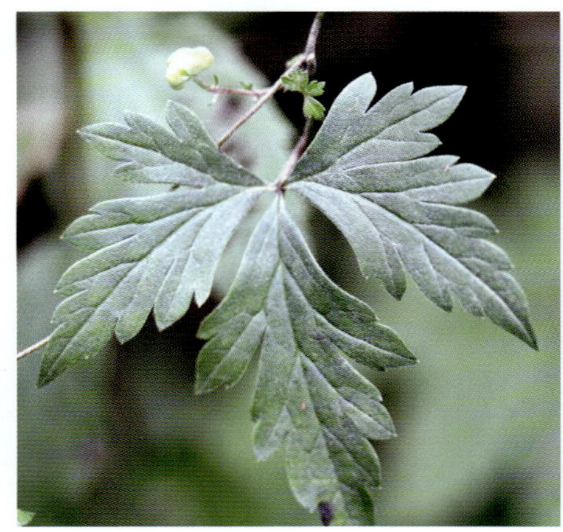

🍃 놋젓가락나물_ 잎

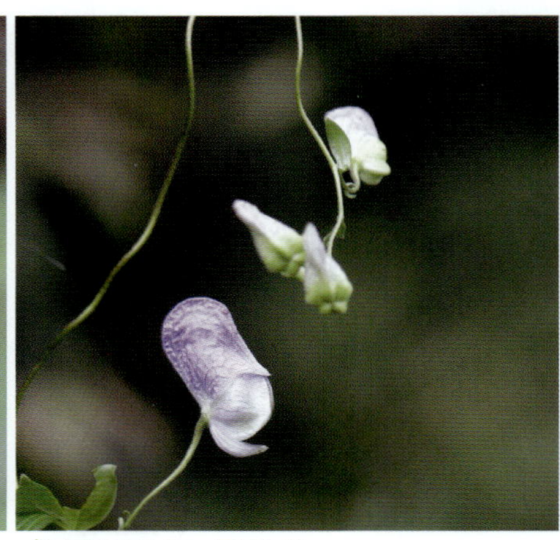

🍃 놋젓가락나물_ 꽃봉오리

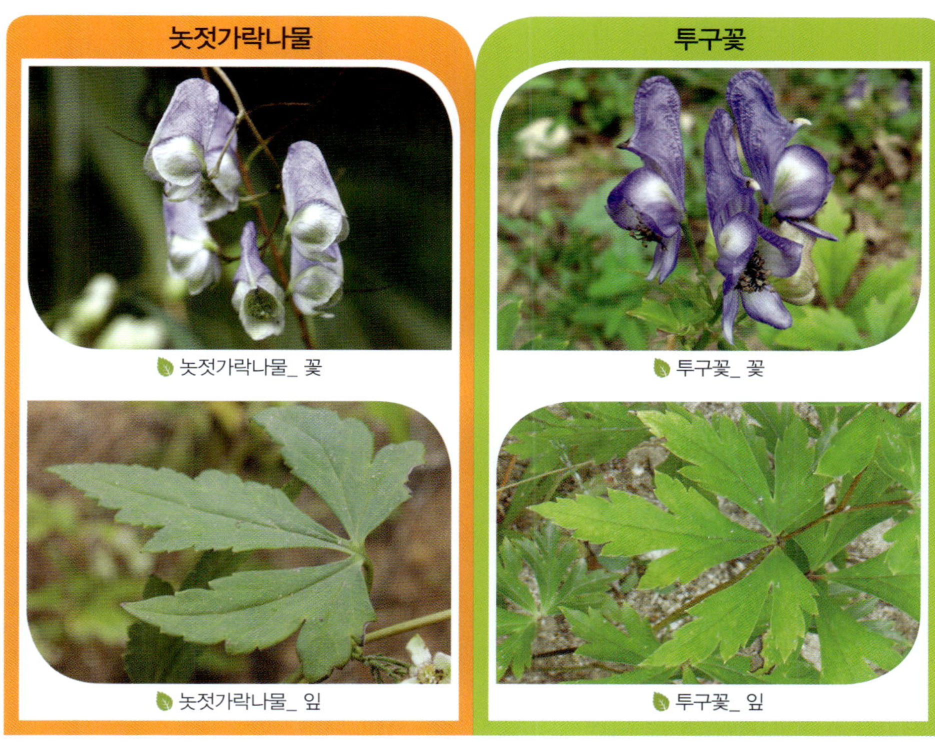

놋젓가락나물_ 꽃

투구꽃_ 꽃

놋젓가락나물_ 잎

투구꽃_ 잎

고 아픈 증상, 관절동통, 치통, 중풍, 열병, 골절통, 두통, 신경통, 림프샘염을 치료한다. 그리고 종기로 인한 부기를 가라앉히고 위와 배가 차고 아픈 증세를 치료한다. 아울러 심장의 기능을 강화하는 강심작용에 요긴한 약이다.

🍃 **약용법과 용량** : 말린 약재 2~6g을 물 1L에 넣어 1/3이 될 때까지 달여 하루에 2~3회 나눠 마신다. 환 또는 가루로 만들어 토용하기도 하며, 가루를 조합하여 환부에 붙이거나 식초, 술과 함께 갈아서 바른다.

🍁 **사용 시 주의사항** : 독성이 강하므로 반드시 전문가의 처방에 따라 포제를 해서 복용해야 한다. 약재의 10배 정도의 물에 담가 중심부까지 물이 스며들면 10~14시간가량 끓여 속의 백심(白心)이 없어지고 맛을 보아 마설감(麻舌感: 혀가 오그라드는 느낌)이 없으면 약한 불로 물이 마를 정도가 될 때까지 가열하여 햇볕이나 불에 말린다.

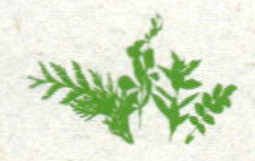

해열, 해독, 인후염, 붕루, 대하를 다스리는

눈개승마

| **사용부위** | 어린순, 전초

Aruncus dioicus var. *kamtschaticus* (Maxim.) H. Hara

- 이명 : 삼나물, 죽토자
- 생약명 : 눈산승마, 죽토자(竹土子)
- 과명 : 장미과(Rosaceae)
- 개화기 : 6~8월

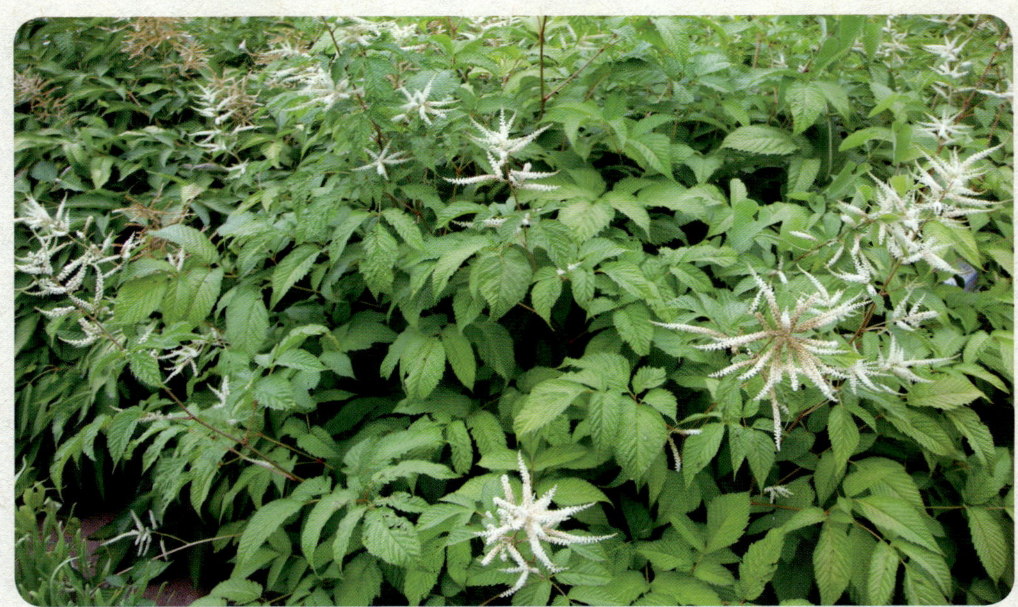

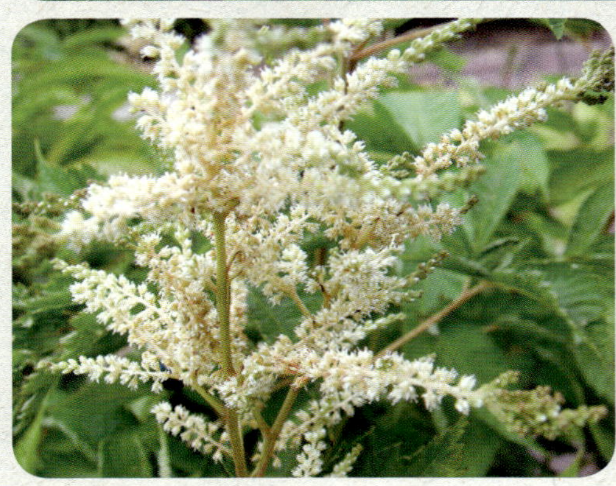

🌿 눈개승마_ 꽃

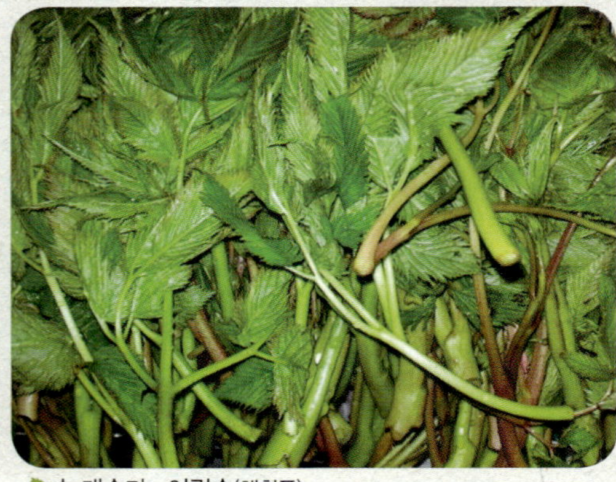

🌿 눈개승마_ 어린순(채취품)

🍃 **생육특성** : 눈개승마는 전국 각처의 고산지역에서 자라는 여러해살이풀로, 생육환경은 낙엽이 많으며 반그늘 혹은 음지이며, 키는 30~100cm이다. 잎은 길이가 3~10cm, 너비 1~6cm로 광택이 나는 긴 잎자루를 가지고 있으며 2~3회 깃털 모양으로 갈라지고 끝이 뾰족하고 가장자리에 파고드는 톱니가 있다. 꽃은 흰색으로 6~8월에 부채꼴 모양으로 펼쳐져 아래에서부터 피어서 위로 올라가는데 길이는 10~30cm이다. 열매는 갈색으로 타원형이며 길이는 0.25cm 정도이며 익을 때에는 광채가 나고 7~8월에 달린다.

🍃 **채취 방법과 시기** : 이른 봄에 어린순을 채취하고, 가을에 전초를 채취하여 햇볕에 말린다.

🍃 **성분** : 살리실산(salicylic acid), 카페인산(cafeic acid), 키니틴(cinitin), 키미키퓨진(cimicifugine) 등이 함유되어 있다.

🍃 **성미** : 성질이 시원하고, 맛은 달고 맵고 약간 쓰다.

🍃 **귀경** : 간(肝), 비(脾), 폐(肺) 경락에 작용한다.

🍃 **효능과 주치** : 양기를 오르게 하고(승양昇陽) 땀을 내게 하며 해열과 해독, 종기를 삭이는 효능이 있어서 감기, 한열(寒熱), 두통, 인후부가 붓고 아픈 증상, 구창(口瘡: 입안이 허는 병증, 궤양성 구내염), 피부염과 발진, 붕루, 대하, 탈항, 자궁하수 등을 다스린다.

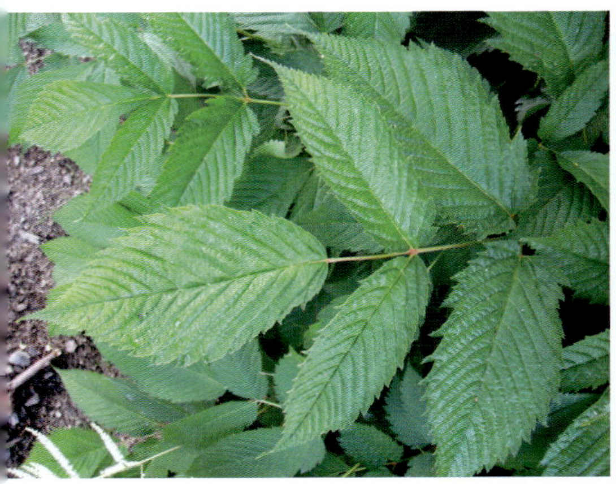

🍃 눈개승마_ 잎

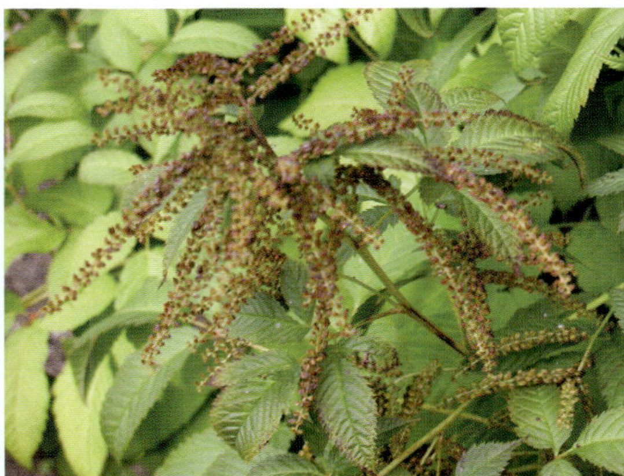

🍃 눈개승마_ 종자 결실

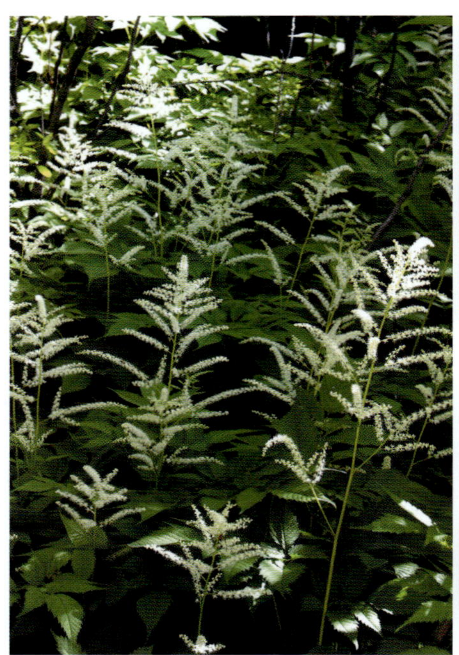

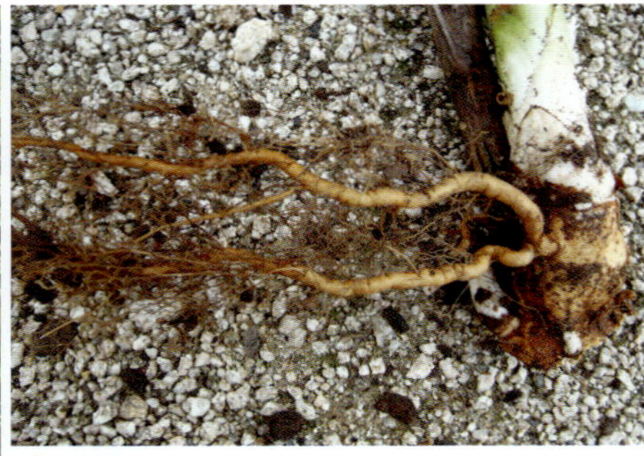

눈개승마_ 뿌리(채취품)

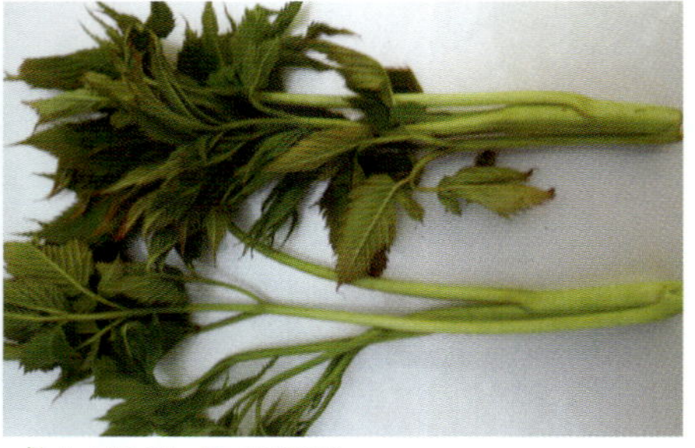

눈개승마_ 줄기(채취품)

눈개승마_ 무리

● **약용법과 용량** : 말린 약재 3~12g을 물 1L에 넣어 1/3이 될 때까지 달여 하루에 2~3회 나눠 마신다. 환 또는 가루로 만들어 복용하기도 하며, 가루를 섞어 환부에 붙이거나, 물에 끓인 액으로 환부를 닦아낸다.

● **사용 시 주의사항** : 약물의 성질이 위로 떠오르는 기운을 가지므로 음허(陰虛)하면서 양기가 솟거나 발진이 이미 투진(透疹)되어 열꽃이 핀 경우, 천식이 심하여 기역(氣逆)한 증상에는 피한다.

patent

눈개승마의 기능성 및 효능에 관한 특허자료

▶ **눈개승마 추출물을 유효성분으로 함유하는 혈전증 예방 또는 치료용 약학적 조성물**

본 발명은 눈개승마 추출물을 유효성분으로 함유하는 혈전증(thrombosis)의 예방 또는 치료용 약학적 조성물 및 건강기능식품에 관한 것으로서, 눈개승마 항혈전 활성물질은 눈개승마를 에탄올 등으로 추출하여 추출물을 조제한 후 에틸아세테이트로 분획하여 획득할 수 있으며, 우수한 프로트롬빈 저해활성을 나타내어, 혈전 생성을 효율적으로 억제할 수 있는 효과가 있으며, 혈행 개선을 통해 허혈성 뇌졸중 및 출혈성 뇌졸중과 같은 혈전증의 예방 및 치료용으로 사용할 수 있는 뛰어난 효과가 있다.

– 공개번호 : 10-2014-0034647, 출원인 : 안동대학교 산학협력단

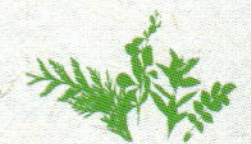

한열(寒熱), 궤양성 구내염, 자궁하수를 다스리는

눈빛승마

| 사용부위 | 뿌리, 어린순

Cimicifuga dahurica (Turcz. ex Fisch. & C. A. Mey.) Maxim.

- 생약명 : 승마(升麻)
- 과명 : 미나리아재비과(Ranunculaceae)
- 개화기 : 8월

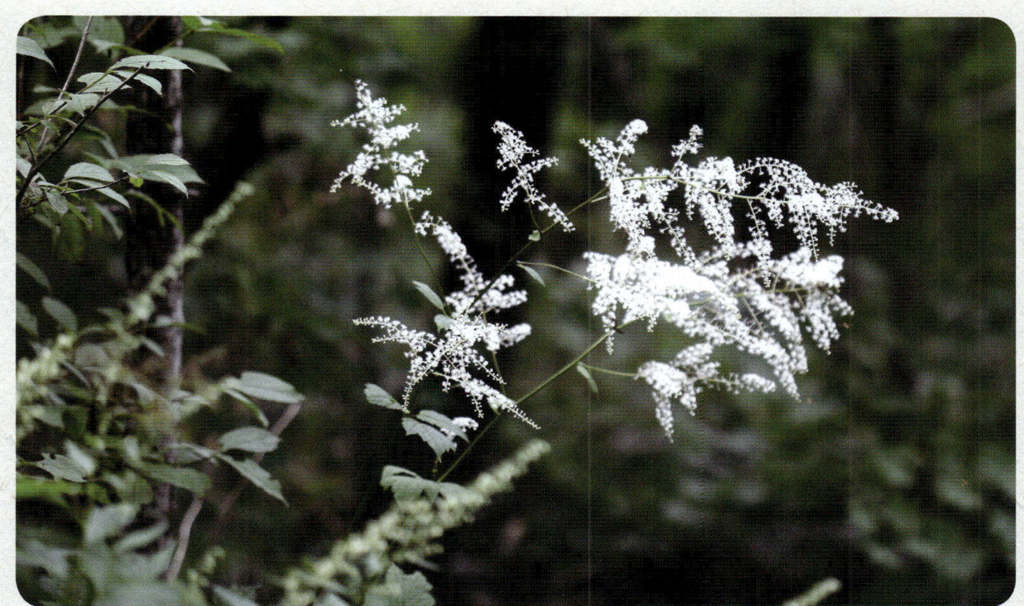

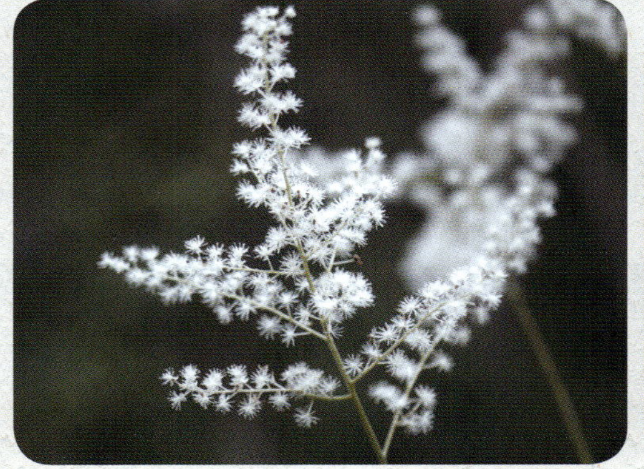

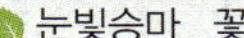

눈빛승마_ 꽃

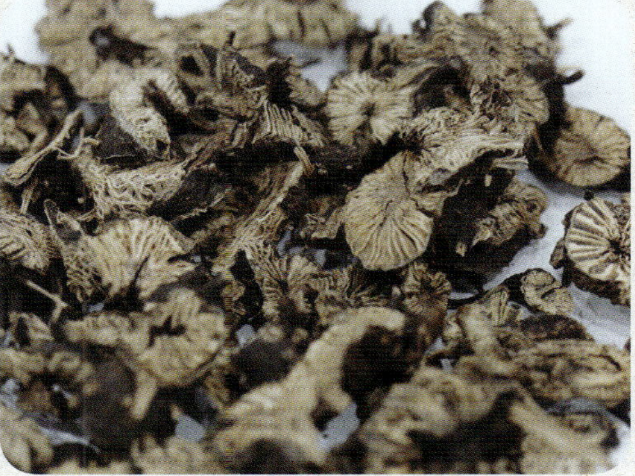

눈빛승마_ 뿌리(약재)

🌿 **생육특성** : 눈빛승마는 지리산, 계룡산, 속리산, 설악산 및 강원도 이북에서 나는 여러해살이풀로, 생육환경은 토양의 유기질 함량이 높은 반그늘 혹은 양지이며, 키는 2m 정도이다. 잎은 길이가 6~12cm, 너비는 2~7cm로 타원형이며 끝은 뾰족하고 가장자리에는 톱니가 있으며 뿌리에서 나온 잎은 길이가 1m 정도이다. 꽃은 흰색으로 8월에 원줄기 윗부분에서 원뿔형으로 작은 꽃들이 많이 뭉쳐 핀다. 열매는 8~9월경에 둥글게 달린다.

🌿 **채취 방법과 시기** : 이른 봄에 어린순을 채취하고, 봄과 가을에 뿌리를 채취하여 햇볕에 말린다.

🌿 **성분** : 살리실산(salicylic acid), 카페인산(cafeic acid), 키니틴(cinitin), 키미키퓨진(cimicifugine) 등이 함유되어 있다.

🌿 **성미** : 성질이 시원하고, 맛은 달고 맵고 약간 쓰다.

🌿 **귀경** : 간(肝), 비(脾), 폐(肺) 경락에 작용한다.

🌿 **효능과 주치** : 양기를 오르게 하며, 발한과 해열, 해독, 종기를 삭이는 효능이 있다. 열이 나고 오한이 드는 한열(寒熱)이나 감기를 치료하는 데 효과적이다. 또한 인후염, 궤양성 구내염, 피부염과 발진, 붕루, 대하, 자궁하수, 탈항 등을 다스린다.

🌿 **약용법과 용량** : 말린 약재 3~12g을 물 1L에 넣어 1/3이 될 때까지 달여 하루에 2~3회 나눠 마신다. 환 또는 가루로 만들어 복용하기도 하며, 가루

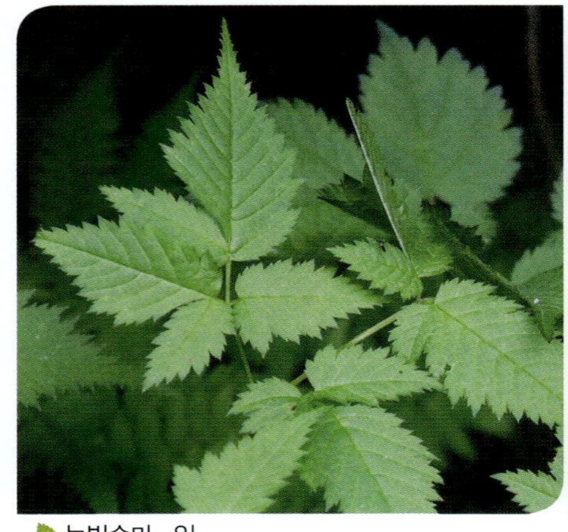

🌿 눈빛승마_ 잎

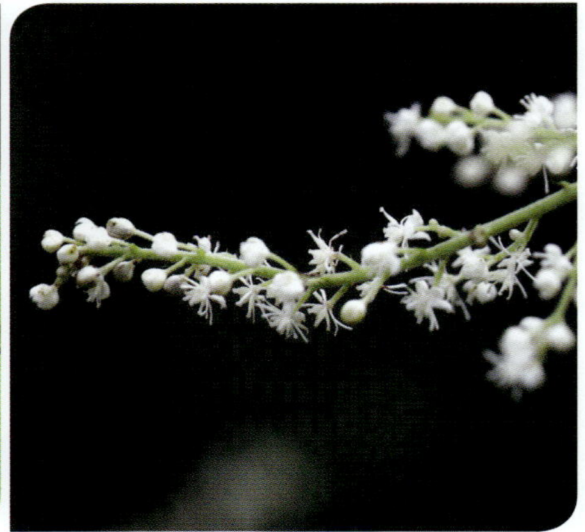

🌿 눈빛승마_ 꽃봉오리

눈빛승마 · 개승마 · 나도승마 · 촛대승마

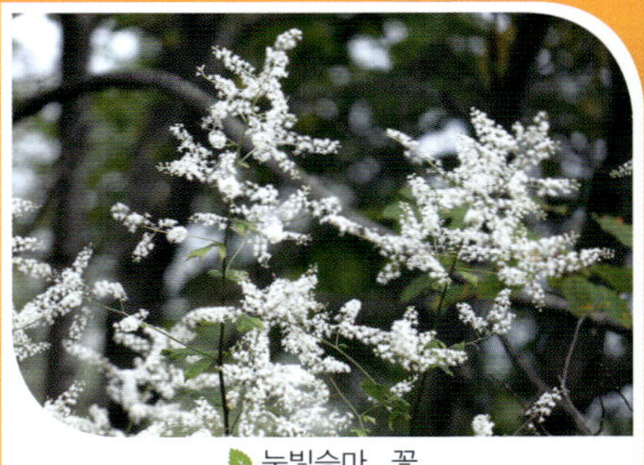

🍃 눈빛승마_ 꽃

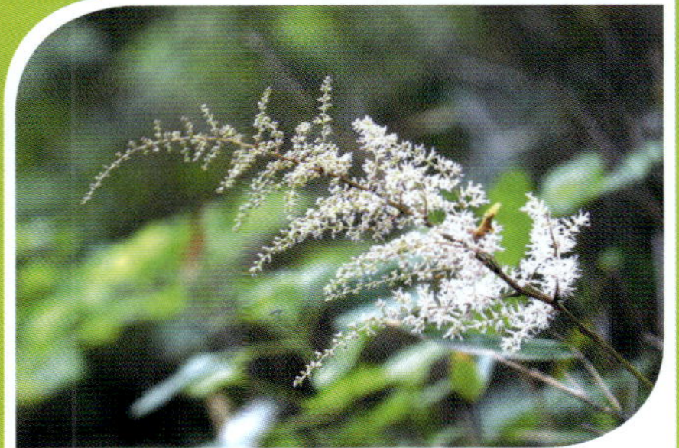

🍃 개승마_ 꽃

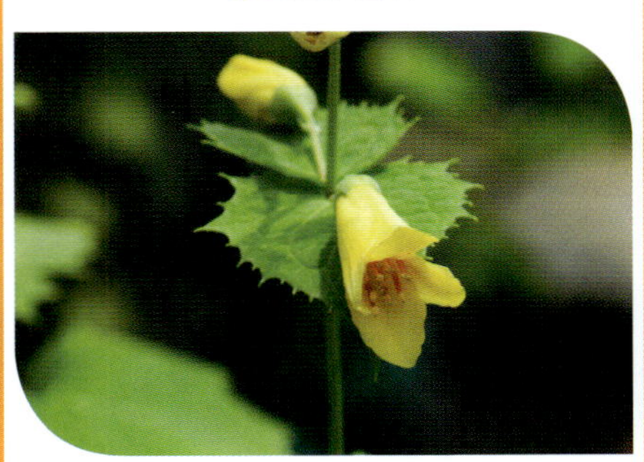

🍃 나도승마_ 꽃

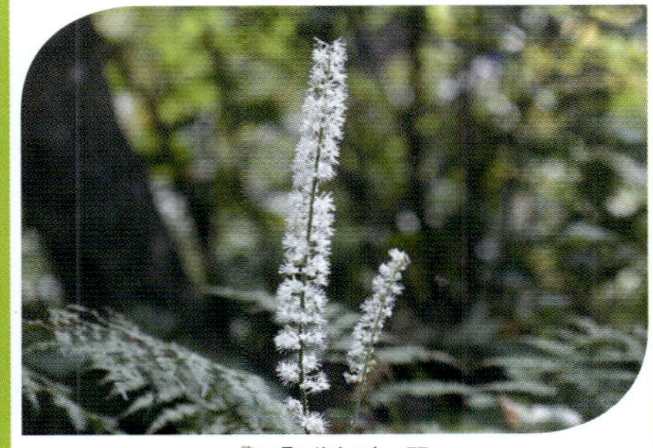

🍃 촛대승마_ 꽃

를 섞어 환부에 붙이거나, 물에 끓인 액으로 환부를 닦아낸다.

🍂 **사용 시 주의사항** : 약물의 성질이 위로 떠오르는 기미를 가지므로 음허(陰虛)하면서 양기가 솟거나 발진이 이미 투진(透疹)되어 열꽃이 핀 경우, 천식이 심하여 기역(氣逆)한 증상에는 피한다.

patent

눈빛승마의 기능성 및 효능에 관한 특허자료

▶ **눈빛승마 등의 추출물로 구성된 지방 대사질환, 폐경기질환 또는 심혈관질환 개선용 조성물**

본 발명은 눈빛승마 추출물, 세잎승마 추출물, 왜승마 추출물 및 촛대승마 추출물로 구성된 군으로부터 선택되는 최소 하나의 천연 추출물을 유효성분으로 포함하는 지방 대사질환, 폐경기질환 또는 심혈관질환 개선용 식품 조성물에 관한 것으로, 본 발명의 눈빛승마 츠출물, 세잎승마 추출물, 왜승마 추출물 및 촛대승마 추출물, 특히 자생종 식물인 세잎승마 추출물의 지방 대사질환, 폐경기 질환 또는 심혈관질환의 개선에 대한 신규한 용도를 제시한다.

– 공개번호 : 10–2013–0003569, 출원인 : 한국식품연구원

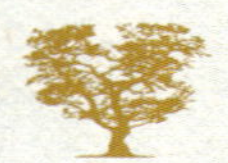

남천

| 사용부위 | 뿌리, 줄기와 가지, 잎, 열매

Nandina domestica Thunb.

- **이명** : 남천죽, 남천촉(南天燭), 천촉자(天燭子)
- **생약명** : 남천죽(南天竹)
- **과명** : 매자나무과(Berberidaceae)
- **개화기** : 6~7월

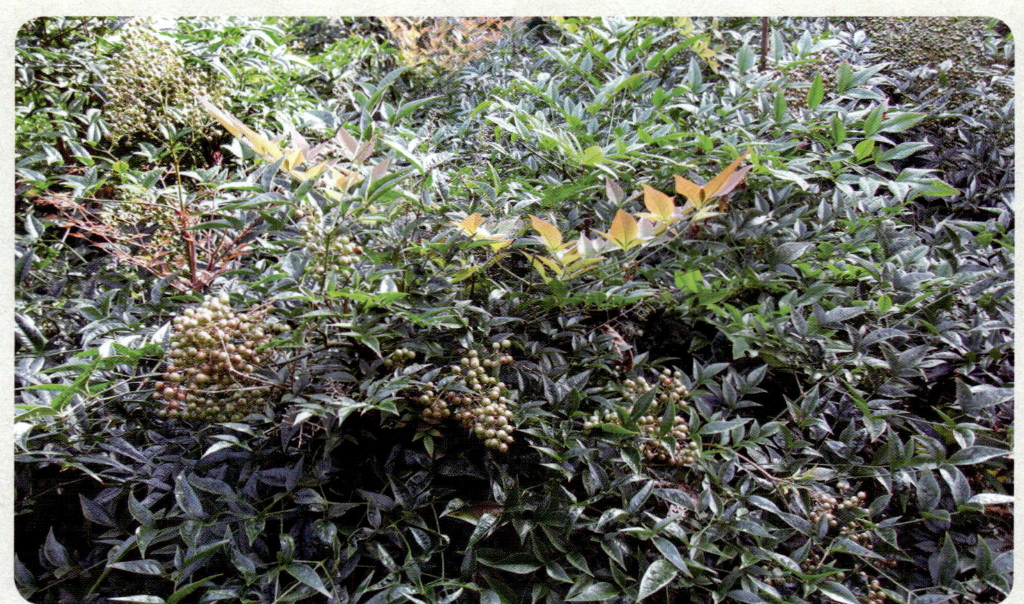

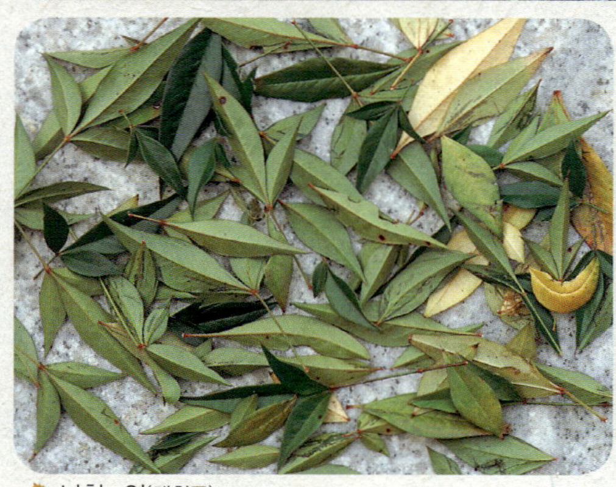

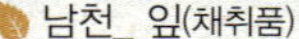
남천_ 잎(채취품)

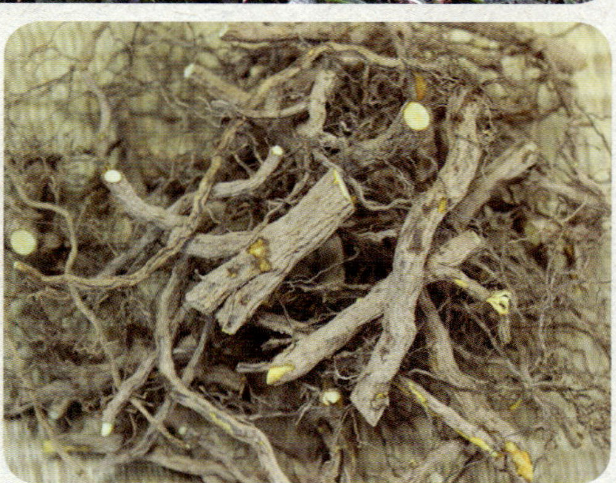
남천_ 뿌리(약재)

🍃 **생육특성** : 남천은 남부 지방에서 심어 가꾸는 상록활엽관목으로, 높이는 3m 전후이다. 잎은 두꺼우며 3회 갈라진 깃꼴겹잎으로 잎 축에 마디가 있고 길이는 30~50cm이다. 잔잎은 잎자루가 없고 타원형 바소꼴에 길이가 3~10cm이며 잎끝은 점점 뾰족해지고 밑부분은 날카로우며 톱니가 없고 짙은 녹색이나 추운 겨울에는 붉은색이 된다. 꽃은 양성(兩性)인데 연한 황색으로 5~6월에 가지 끝에서 나오는 원뿔꽃차례로 피는데 꽃받침 잎은 3장이고 꽃부리는 흰색에 수술은 6개로 꽃밥은 황색이며 세로로 터진다. 씨방은 1개에 암술대는 짧고 암술머리는 손바닥 모양이다. 열매는 물열매로 둥글고 10~11월에 붉은색 혹은 선홍색으로 달린다.

🍂 **채취 방법과 시기** : 열매는 가을에 열매가 익었을 때와 이른 봄, 잎과 줄기와 가지는 연중 수시, 뿌리는 9~10월에 채취한다.

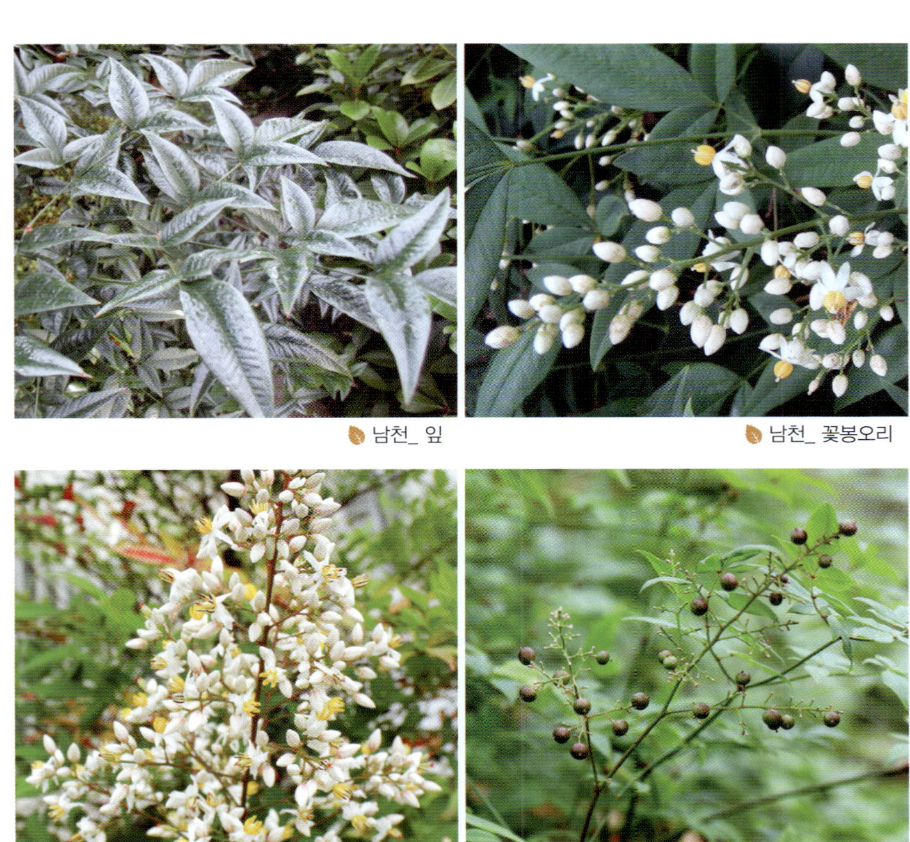

🍃 남천_ 잎

🍃 남천_ 꽃봉오리

🍃 남천_ 꽃

🍃 남천_ 덜 익은 열매

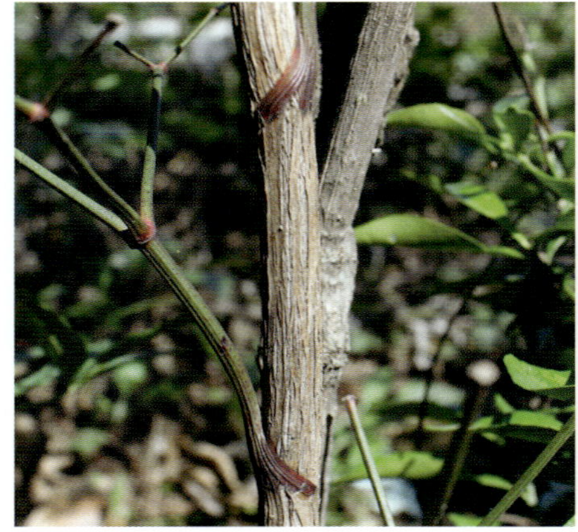

🍃 남천_ 나무껍질

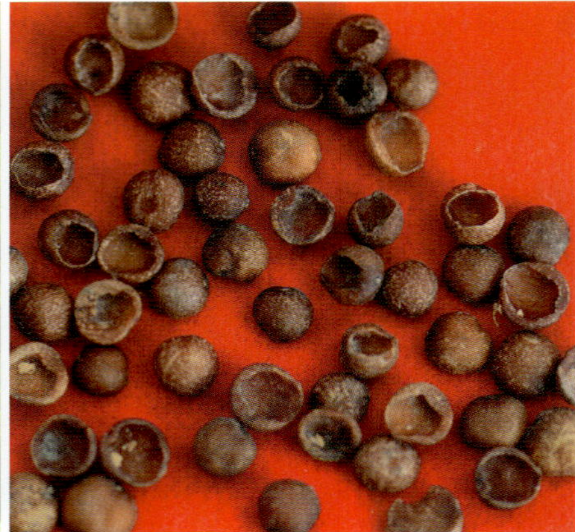

🍃 남천_ 종자껍질

🍃 **성분 :** 열매에는 알칼로이드(alkaloid)가 함유되어 있는데 주성분은 o-메틸도메스티신(o-methyldomesticine)이고 그밖에 프로토핀(protopine), 이소코리딘(isocorydine), 난디닌(nandinine), 도메스티신(domesticine), 칼리스테핀(callistephin), 잎에는 미량의 마그노플로린(magnoflorine), 새잎에는 비타민 C, 줄기와 가지에는 마그노플로린, 자트롤히진(jatrorrhigine), 도메스티신, 베르베린(berberine), 메니스페린(menisperine), o-메틸도메스티신, 난다주린(nandagurine), 이소볼딘(isoboldine) 등이 함유되어 있다. 뿌리에는 알칼로이드가 함유되어 있는데 도메스티신, o-메틸도메스티신이 주성분이고 이외에 난다주린, 베르베린, 자트로르리진(jatrorrhizine)이 함유되어 있다.

🍃 **성미 :** 열매는 성질이 평범하고, 맛은 시고 달며, 독성이 조금 있다. 잎, 줄기, 가지는 성질이 차며, 맛은 쓰고 독성이 없다. 뿌리는 성질이 차고, 맛은 쓰다.

🍃 **귀경 :** 간(肝), 폐(肺) 경락에 작용한다.

🍃 **효능과 주치 :** 열매는 생약명을 남천죽자(南天竹子)라 한다. 독성이 있으므로 주의를 요하는데, 진해, 청간(淸肝), 명목(明目), 천식, 백일해, 말라리아 등을 치료하는데 용법대로 사용하면 상관없다. 잎은 생약명이 남천죽엽(南天竹葉)이라 하여 혈뇨, 학질, 타박상 등을 치료한다. 줄기와 가지는

남천	먼나무

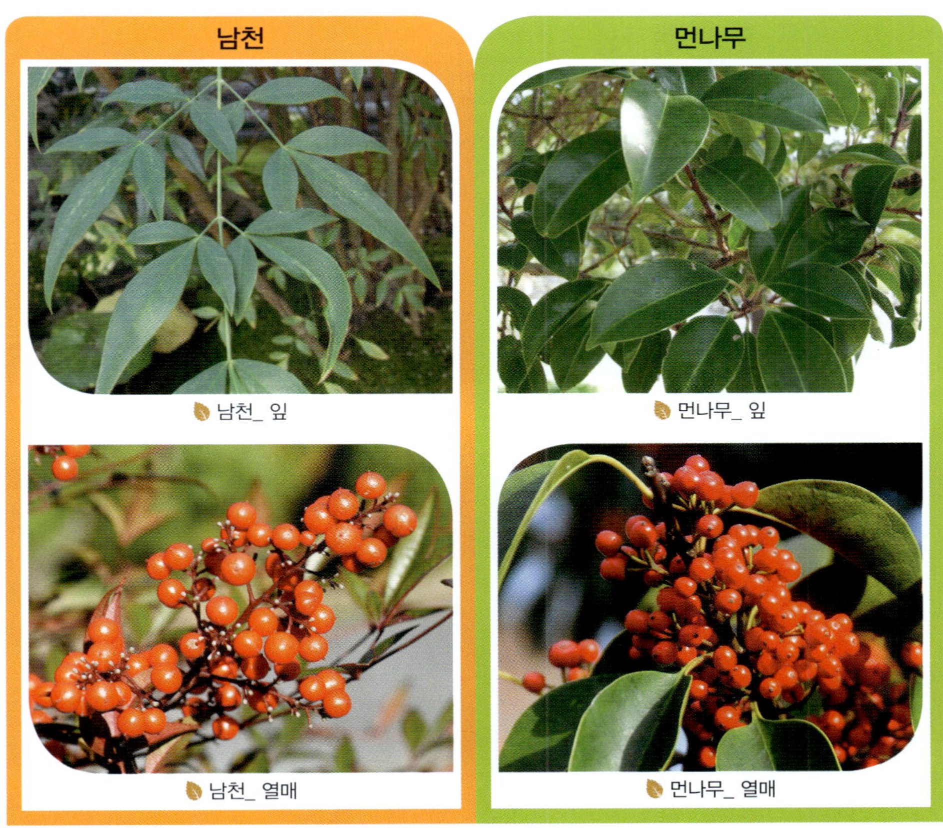

남천죽경(南天竹梗)이라 하여 천식으로 인한 진해, 거담을 치료하며 강장 흥분작용을 한다. 뿌리는 생약명을 남천죽근(南天竹根)이라 하여 거풍, 청열, 제습(除濕), 화담(化痰), 풍열, 두통, 폐열해수, 습열, 황달, 류머티즘, 마비통, 급성 결막염, 구토, 좌골신경통 등을 치료한다.

🌿 **약용법과 용량** : 말린 열매 20~40g을 물 900mL에 넣어 반이 될 때까지 달여 하루에 2~3회 나눠 마신다. 말린 잎 30~50g을 물 900mL에 넣어 반이 될 때까지 달여 하루에 2~3회 나눠 마신다. 외용할 경우에는 생잎을 짓찧어서 환부에 바른다. 말린 줄기와 가지 50~100g을 물 900mL에 넣어 반이 될 때까지 달여 하루에 2~3회 나눠 마신다. 말린 뿌리 100~150g을 물 900mL에 넣어 반이 될 때까지 달여 하루에 2~3회 나눠 마신다.

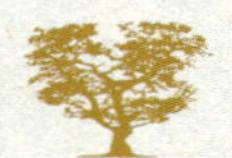

거풍, 통풍, 항균에 사용하는

노간주나무

Juniperus rigida Siebold & Zucc. = [*Juniperus utilis* Kdidz.]

- 이명 : 노가주나무, 노가지나무, 코뚜레나무, 노간주향, 두송자(杜松子), 노가자(老柯者)
- 생약명 : 두송실(杜松實)
- 과명 : 측백나무과(Cupressaceae)
- 개화기 : 5월

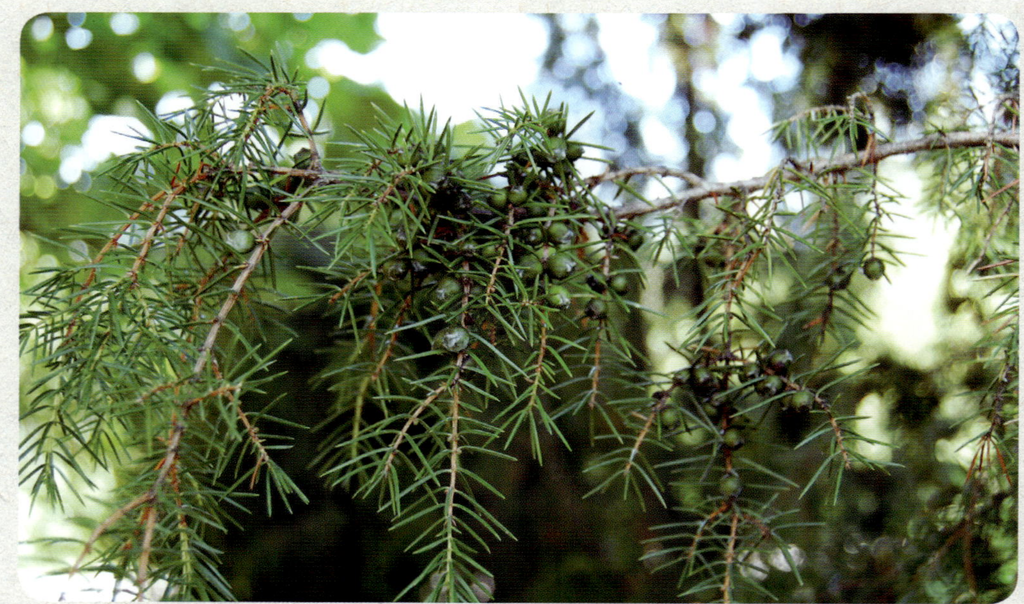

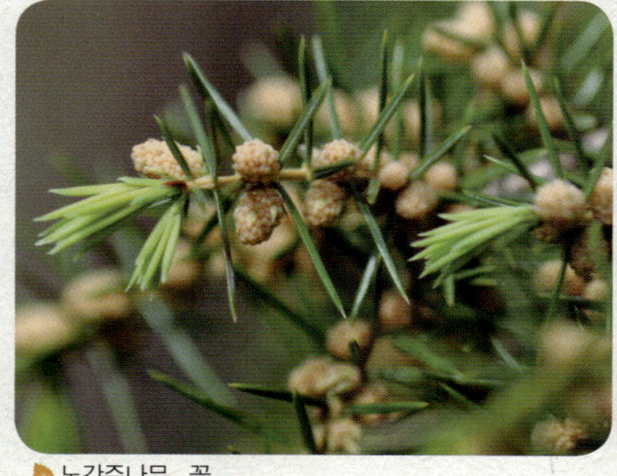

노간주나무 _ 꽃

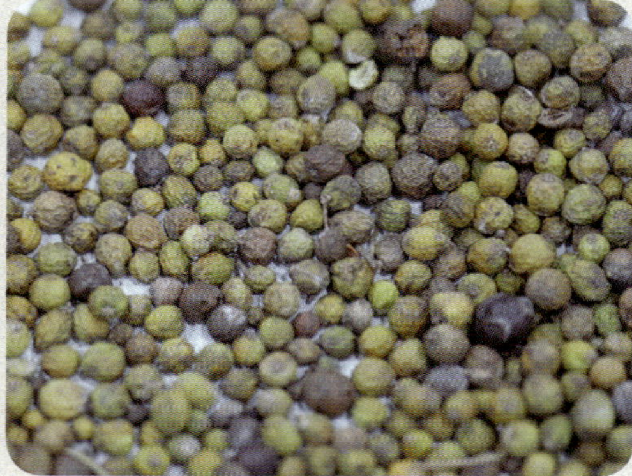

노간주나무 _ 열매(약재 전형)

● **생육특성** : 노간주나무는 전국 각지 산비탈의 양지바른 건조한 곳에서 자라는 상록침엽소교목으로, 높이는 8~10m, 지름은 20cm 정도이다. 줄기는 곧게 위쪽으로 뻗으며 나무껍질은 적갈색 혹은 회갈색이다. 잎은 모두 바늘잎 모양으로 3장씩 돌려나며 잎끝이 뾰족하고 표면에 깊은 홈과 흰 기공띠가 있으며 단단하고 강하여 만지면 찔릴 정도로 뾰족하다. 꽃은 4월에 잎겨드랑이에서 피는데 수꽃은 녹색으로 1~3송이씩 피는데 달걀 모양에 쌍으로 된 많은 수술로 이루어져 있고 암꽃은 황색으로 1송이씩 피는데 공 모양이고 9개의 실편에 각각 3~4개의 밑씨가 있다. 열매는 대부분 공 모양으로 자갈색인데 표면에는 밀가루 같은 가루가 덮여 있고 다음해 10~11월경에 달린다.

● **채취 방법과 시기** : 10~11월에 열매를 채취한다.

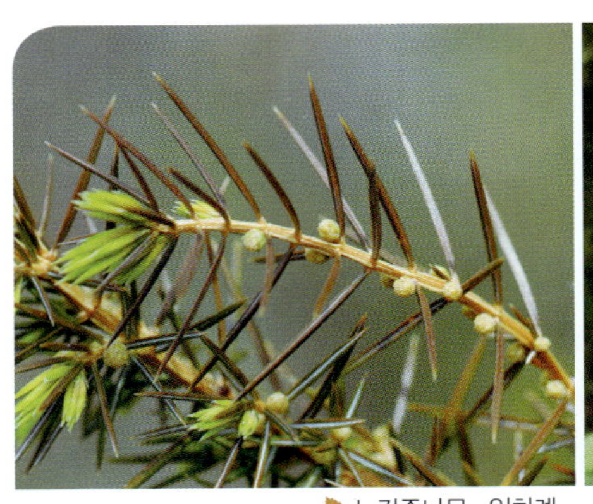

● 노간주나무_ 잎차례

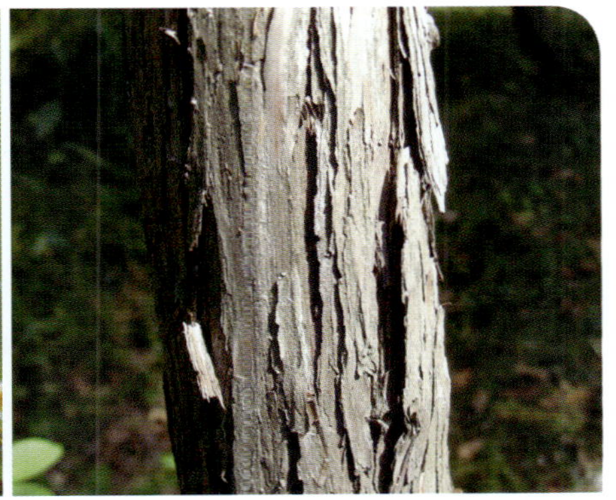

● 노간주나무_ 나무껍질

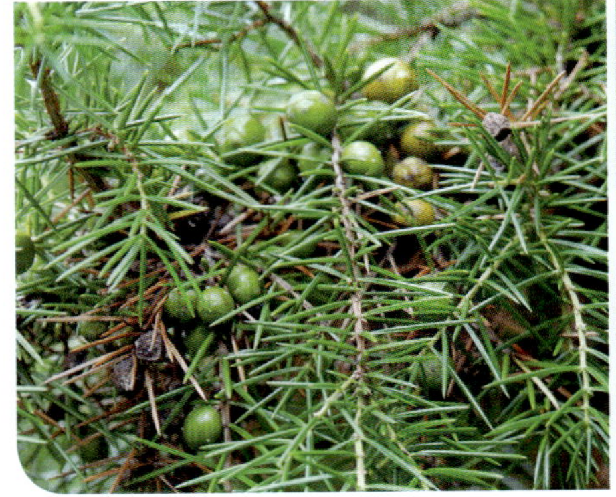

● 노간주나무_ 덜 익은 열매

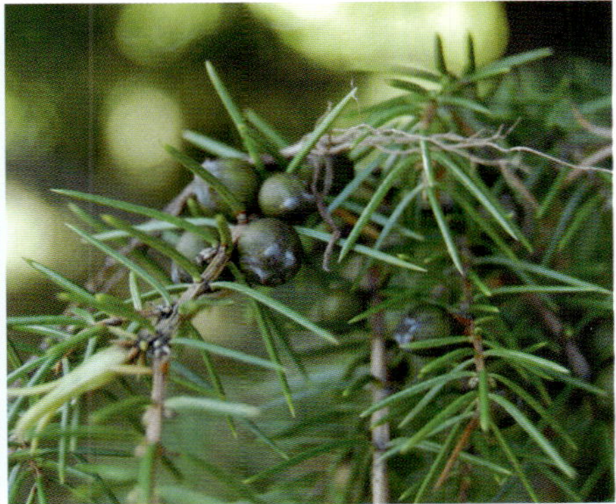

● 노간주나무_ 익은 열매

- **성분** : 열매에는 정유가 있는데 그 속에는 알파-피넨(α-pinene), 밀센(myrcene), 리모넨(limonene), p-시멘(p-cymene), 베타-에레멘(β-elemene), 카리오필렌(caryophyllene), 휴물렌(humulene), g-카디넨(g-cadinene), 터피넨-4-올(terpinen-4-ol), 보르네올(borneol), 시트로넬롤(citronellol), 아네톨(anethol) 등이 함유되어 있다.

- **성미** : 성질이 따뜻하고, 맛은 쓰고 달다.

- **귀경** : 비(脾), 방광(膀胱) 경락에 작용한다.

- **효능과 주치** : 열매는 생약명을 두송실(杜松實)이라 하여, 특이한 방향성이 있다. 두송실은 세균에 대한 항균작용이 있는데 거풍, 제습, 이뇨, 통풍, 수종 등을 치료한다.

- **약용법과 용량** : 말린 열매 10~20g을 물 900mL에 넣어 반이 될 때까지 달여 하루에 2~3회 나눠 마신다. 외용할 경우에는 짓찧어 환부에 바르는데 신경통이나 류머티즘에 의한 관절염, 통풍을 치료한다.

patent

노간주나무의 기능성 및 효능에 관한 특허자료

▶ **노간주나무 또는 노간주나무 열매 추출물을 유효성분으로 포함하는 화장료 조성물**

본 발명은 노간주나무 s또는 노간주나무 열매 추출물을 포함하는 화장료 조성물에 대한 것으로, 종래보다 우수한 효과를 가지는 항노화용, 미백용 및/또는 주름개선용 화장료 조성물을 제공하기 위한 것이다. 노간주나무 또는 노간주나무 열매의 전자공여능, SOD(Superoxide radical dismutase) 유사활성능, 잔틴산화효소(xanthine oxidase) 저해활성, 티로시나아제(tyrosinase) 저해활성 측정, 엘라스타제(elastase) 저해활성, 콜라게나아제(collagenase) 저해활성 측정을 통하여 노간주 추출물의 화장품으로서의 우수한 약리활성을 확인하였으며, 이에 따라 노간주나무 또는 노간주나무 열매 추출물을 포함하는 조성물은 종래보다 우수한 효과를 가지는 항노화용, 미백용 및/또는 주름개선용 화장료 조성물로 이용 가능하다.

– 공개번호 : 10-2014-0130843, 출원인 : 호서대학교 산학협력단

▶ **노간주나무의 향취를 재현한 향료 조성물**

본 발명은 노간주나무의 향취를 재현한 향료 조성물 및 상기 향료 조성물을 포함하는 피부 외용제 조성물에 관한 것이다. 본 발명에 따른 향료 조성물은 노간주나무의 효능을 활용한 관련 향장제품(향수, 화장품, 바디로션 등)에 적용할 수 있다.

– 공개번호 : 10-2015-0031897, 출원인 : (주)제이에스향료

거풍습, 소아경기, 항균, 독사교상에 사용하는

노박덩굴

| 사용부위 | 뿌리, 덩굴줄기, 잎

Celastrus orbiculatus Thunb. = [*Celastrus articulatus* Thunb.]

- **이명** : 놉방구덩굴, 노파위나무, 노랑꽃나무, 노박따위나무, 노방파 너울, 노팡개나무, 노팡개더울, 금홍수(金紅樹), 지남사(地南蛇)
- **생약명** : 남사등(南蛇藤)
- **과명** : 노박덩굴과(Celastraceae)
- **개화기** : 5~6월

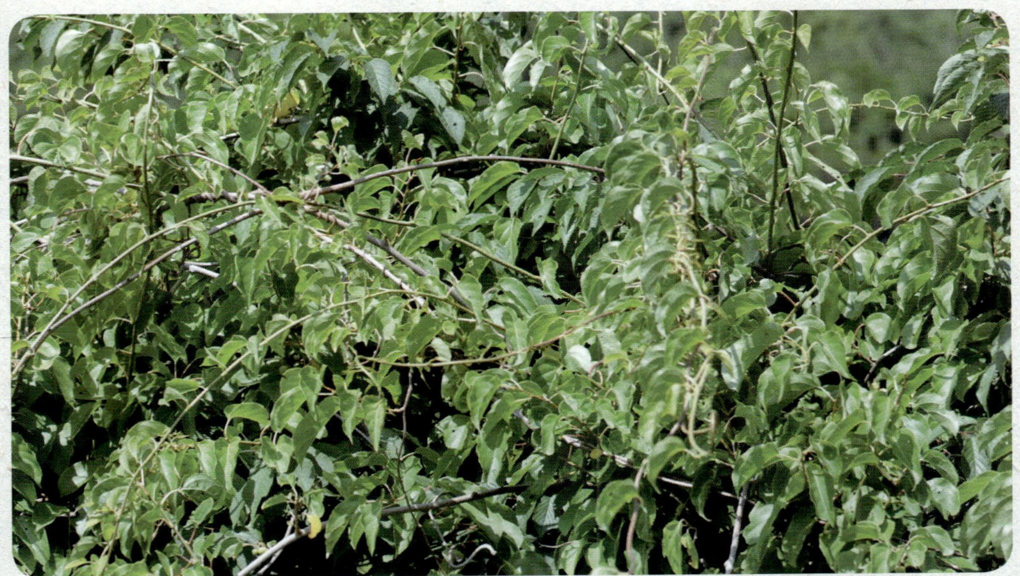

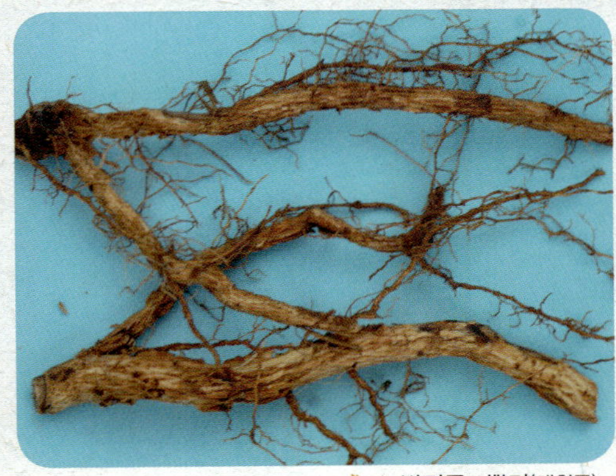

🌱 노박덩굴_ 뿌리(채취품)

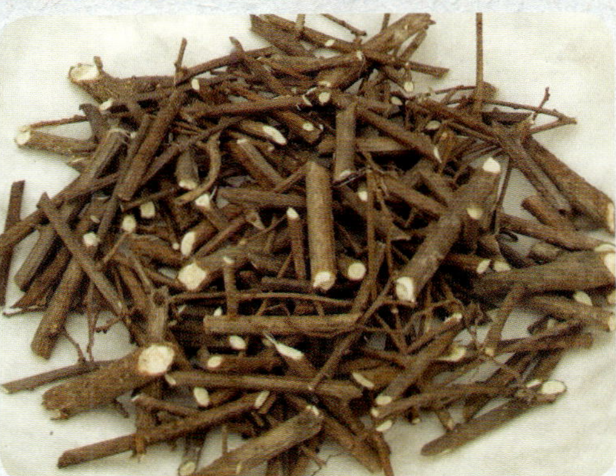

🌱 노박덩굴_ 줄기(약재)

● **생육특성** : 노박덩굴은 전국에서 분포하는데 산야의 계곡이나 인가 근처 울타리에서 자라는 낙엽덩굴성 줄기의 저목으로 다른 물체에 감겨 10m 전후로 뻗어 자란다. 잎은 원형이나 넓은 거꿀달걀 모양 또는 긴 타원형 거꿀달걀 모양에 서로 어긋나고 잎끝이 급히 뾰족해지며 가장자리에는 둔한 톱니가 있는데 밑부분은 둥글다. 꽃은 황록색으로 5~6월에 암수딴 그루 또는 잡성화(雜性花)로 잎겨드랑이에서 취산꽃차례로 1~20송이가 피는데 꽃받침 잎과 꽃잎은 각각 5장이다. 수꽃에 5개의 긴 수술이 있으며, 암꽃에는 5개의 짧은 수술과 1개의 암술이 있다. 열매는 공 모양이고 10~11월에 황색으로 달리는데 3개로 갈라지며 종자는 황적색 껍질에 싸여 있다.

● **채취 방법과 시기** : 덩굴줄기는 가을·겨울, 뿌리는 8~10월, 잎은 여름에 채취한다.

● **성분** : 덩굴줄기에는 세라판올(celaphanol), 세라스트롤(celastrol), 뿌리에는 셀라스트롤, 잎에는 5종류의 플라보노이드(flavonoid) 배당체, 캠페롤(kaempferol), 쿼세틴(quercetin), 종자에는 지방유가 함유되어 있다.

● **성미** : 성질이 따뜻하고 맛은 조금 매우며, 독성이 없다.

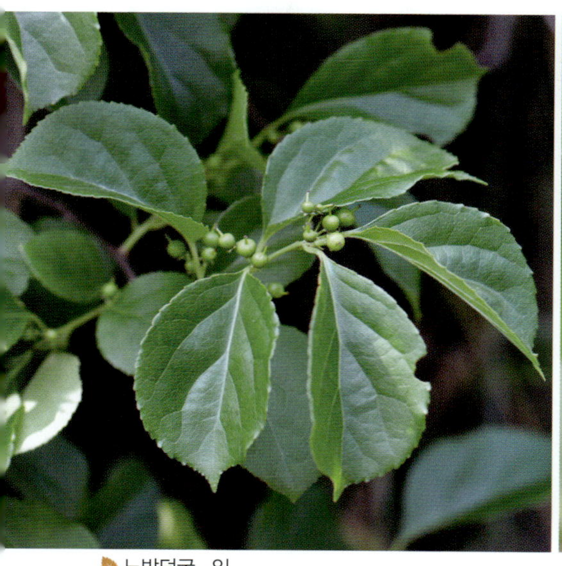

노박덩굴_ 잎

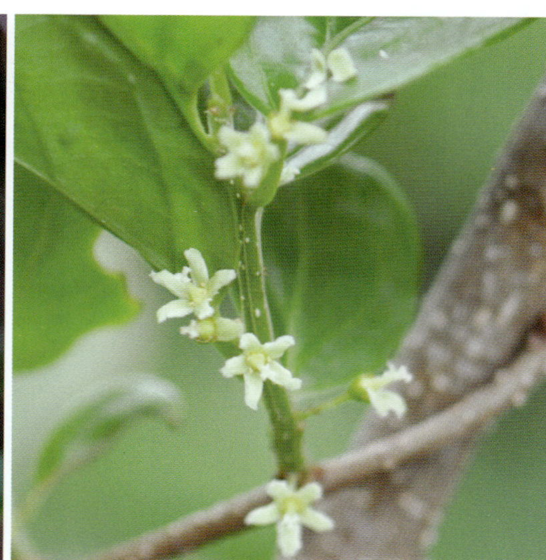

노박덩굴_ 꽃

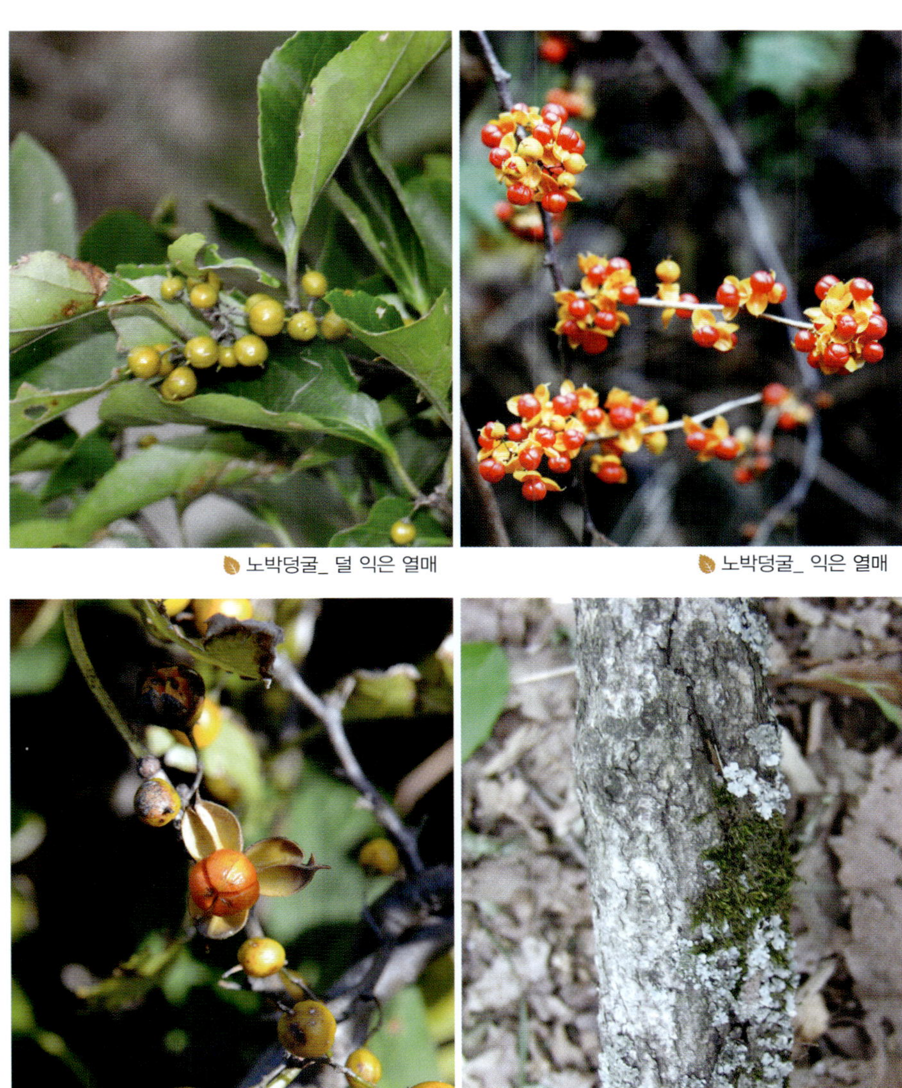

🍂 노박덩굴_ 덜 익은 열매

🍂 노박덩굴_ 익은 열매

🍂 노박덩굴_ 열매 꼬투리 벌어진 모습

🍂 노박덩굴_ 나무껍질

🟣 **귀경** : 간(肝), 심(心) 경락에 작용한다.

🟠 **효능과 주치** : 덩굴줄기는 생약명을 남사등(南蛇藤)이라 하여, 약성은 따뜻하고 맛은 약간 매우며 독성이 없고, 거풍습, 활혈, 근골동통, 사지마비, 소아경기, 콜레라, 장티푸스, 이질, 치통, 구토를 치료한다. 최근에는 항

염, 면역질환, 항암, 피부미백 등에 효과가 있는 것으로 밝혀져 활용이 기대된다. 뿌리는 남사등근(南蛇藤根)이라 하여 종기, 해독, 거풍, 류머티즘에 의한 근골통, 타박상, 구토, 복통, 종독을 치료한다. 뿌리껍질을 추출한 일종의 붉은색 결정이 시험관 내에서 고초균, 황색포도구균, 보통 변형균, 대장균 등을 억제하는 효과가 있는 것으로 밝혀졌다.

약용법과 용량 : 말린 덩굴줄기 30~50g을 물 900mL에 넣어 반이 될 때까지 달여 하루에 2~3회 나눠 마신다. 말린 뿌리 50~100g을 물 900mL에 넣어 반이 될 때까지 달여 하루에 2~3회 나눠 마신다. 외용할 경우에는 짓찧어서 환부에 붙이거나 가루로 만들어 환부에 바른다. 말린 잎 30~50g을 물 1L에 넣어 1/3이 될 때까지 달여 하루에 2~3회 나눠 마시고, 외용할 경우에는 즙을 내어 소주 적당량을 넣어 환부에 바른다. 독사에 물렸을 때에는 즙을 내어 먹고 환부에 발라 치료한다.

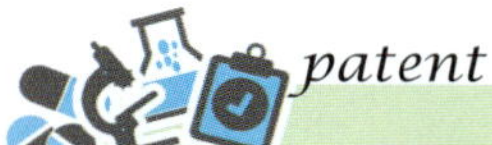

patent

노박덩굴의 기능성 및 효능에 관한 특허자료

▶ **노박덩굴 추출물을 함유한 구강조성물**

본 발명은 치은염증의 치료를 위하여 프로스타글란딘(PGE2)의 생성을 억제할 수 있도록 노박덩굴 추출물을 함유하는 구강조성물에 관한 것이다.

                              – 공개번호 : 10-2000-0060218, 특허권자 : (주)엘지생활건강

▶ **셀라스트롤, 세라판올, 세스퀴테르펜 에스터계 화합물 또는 노박덩굴 추출물을 유효성분으로 함유하는 염증 질환, 면역 질환 또는 암 치료제**

본 발명은 하기 화학식 1로 표시되는 셀라스트롤, 화학식 2로 표시되는 세라판올 및 화학식 3으로 표시되는 세스퀴테르펜 에스터계 화합물 또는 이들을 포함하는 노박덩굴 추출물의 용도에 관한 것으로, 보다 구체적으로 상기 화합물 및 노박덩굴 추출물이 IkB의 인산화를 저해하여 IkB의 분해 자체를 억제함으로써 NF-κB의 전사 활성을 억제하여 iNOS, COX-2, TNF의 생성을 강력하게 저해하여 염증질환 치료제, 면역질환 치료제 또는 암 치료제로 유용하게 이용될 수 있다.

                     – 공개번호 : 10-2004-0034655, 출원인 : 한국생명공학연구원

▶ **노박덩굴 추출물을 함유하는 피부미백 조성물**

본 발명은 노박덩굴 추출물을 함유하는 피부미백 조성물에 관한 것으로서, 더욱 상세하게는 노박덩굴 추출물이 티로시네이즈 발현 억제활성, 멜라닌 생합성 저해 활성이 우수함을 확인함으로써 노박덩굴 추출물을 유효성분으로 함유하는 피부미백용 조성물에 관한 것이다.

                     – 출원번호 : 10-2006-0120894, 특허권자 : 한국생명공학연구원

거풍, 종기, 가려움증, 살균에 사용하는

녹나무

| **사용부위** | 뿌리, 목재, 장뇌, 잎, 열매

Cinnamomum camphora (L.) J. Presl = [*Laurus camphora* L.]

- **이명** : 장뇌수, 장뇌목(樟腦木), 향장수(香樟樹), 향장목(香樟木), 장목자(樟木子)
- **생약명** : 장목(樟木)
- **과명** : 녹나무과(Lauraceae)
- **개화기** : 5~6월

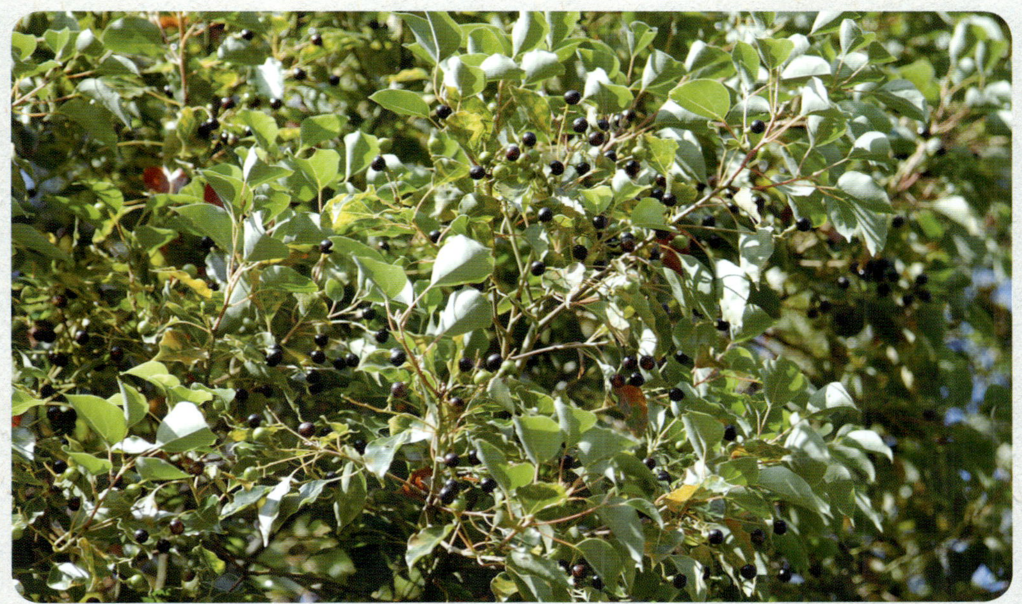

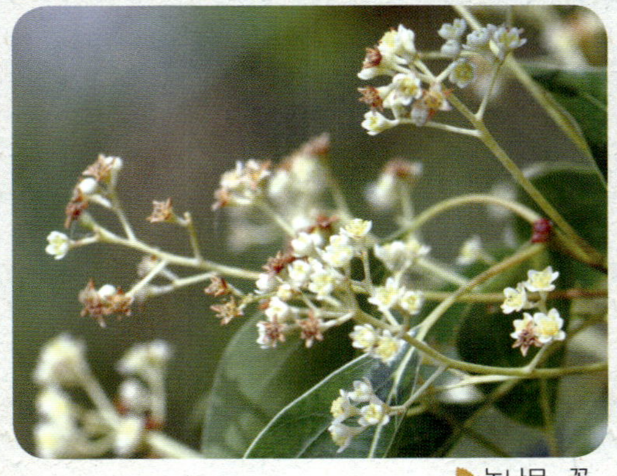

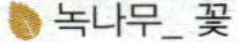

🌱 녹나무_ 꽃

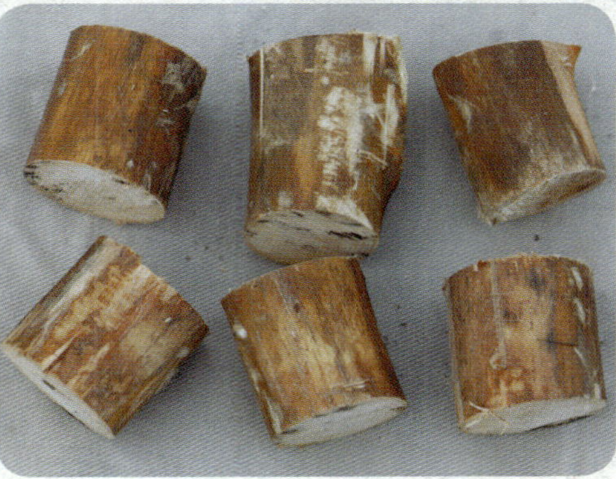

🌰 녹나무_ 목재(약재)

🍂 **생육특성** : 녹나무는 제주도나 남부 지방의 산기슭 양지에서 자생 또는 식재하는 상록활엽교목으로, 높이는 20~30m로 자란다. 작은 가지는 황록색이고 윤택하며 가지 및 잎에서는 장뇌의 향기가 난다. 잎은 달걀 모양 또는 달걀 모양 타원형에 서로 어긋나고 잎끝이 뾰족하며 밑부분은 날카로운 모양에 가장자리에는 물결 모양의 톱니가 있다. 꽃은 흰색, 황록색으로 5~6월에 원뿔꽃차례로 새 가지의 잎겨드랑이에서 핀다. 열매의 씨열매는 둥글고 9~10월에 검붉은색으로 달린다.

🍂 **채취 방법과 시기** : 목재는 겨울, 장뇌는 봄부터 가을, 뿌리는 2~4월, 잎은 수시로 채취한다.

🍃 **성분** : 목재에는 캄파(camphor)와 방향성 정유가 있어 이 정유를 감압 증류하면 시네올(cineol), 알파-피넨(α-pinene), 캄펜(camphene), 리모넨(limonene), 사프롤(safrol), 터피네올(terpineole), 카르바크롤(carvacrole), 오이게놀(eugenol), 카디넨(cadinene), 비사보렌(bisabolene), 알파-캠퍼렌(α-camphorene), 아주렌(azulene) 등의 성분이 나타난다. 장뇌(樟腦)에는 캠퍼(camphor), 캄펜, 펠란드렌(phellandrene), 알파-피넨, 사프롤(safrole), 뿌리에는 라우로리트신(laurolitsine), 레티쿠린(reticulin), 나무껍질에는 프로피오닌산(propionic acid), 락산, 길초산, 카프론산(caproic acid), 카프리릭산(caprylic acid), 카프릭산(capric acid), 라우릭산(lauric acid), 올레인산(oleic acid), 잎에는 정유가 있는데 그중에는 리네올(lineol), 멘톨, 시네올, 알파-피넨, 보르네올(borneol), 캠퍼, 사프롤 등이 함유되어 있다. 열매에는 다량의 정유가 함유되어 있다.

🍂 **성미** : 목재는 성질이 따뜻하고, 맛은 매우며, 독성이 없다. 장뇌는 성질이 따뜻하고, 맛은 맵다. 뿌리는 성질이 따뜻하고, 맛은 매우며, 독성이 없다. 잎은 성질이 따뜻하고, 맛은 쓰고 맵다. 열매는 성질이 따뜻하고, 맛은 매우며, 독성이 없다.

🍂 **귀경** : 간(肝), 심(心), 비(脾) 경락에 작용한다.

🍂 **효능과 주치** : 목재는 생약명을 장목(樟木)이라 하여 거풍, 거습, 심복통(心腹痛), 곽란, 각기, 통풍, 개선, 타박상을 치료한다. 뿌리, 목재, 가지, 잎

등을 증류하여 얻은 과립 결정체를 생약명으로 장뇌(樟腦)라고 하는데 국소 자극작용, 방부작용, 중추신경 흥분작용이 있으며 살충, 진통, 곽란, 치통, 타박상 등을 치료한다. 피부에 바르면 온화한 자극과 발적작용, 청량감, 진양(疹恙: 홍역), 구풍작용, 방부작용이 있다. 뿌리는 생약명을 향장근(香樟根)이라 하여 종기, 진통, 거풍습, 활혈, 구토, 하리(下痢), 심복장통(心腹脹通: 심복부가 부풀어오르는 통증), 개선 진양을 치료한다. 잎은 생약명을 장수엽(樟樹葉)이라 하여 거풍, 제습, 진통, 살충, 화담(火痰), 살균, 위통, 구토, 하리, 사지마비, 개선 등을 치료한다. 최근의 연구결과에 의하면 당뇨병의 예방 및 치료에도 사용할 수 있는 것으로 밝혀졌다. 녹나무

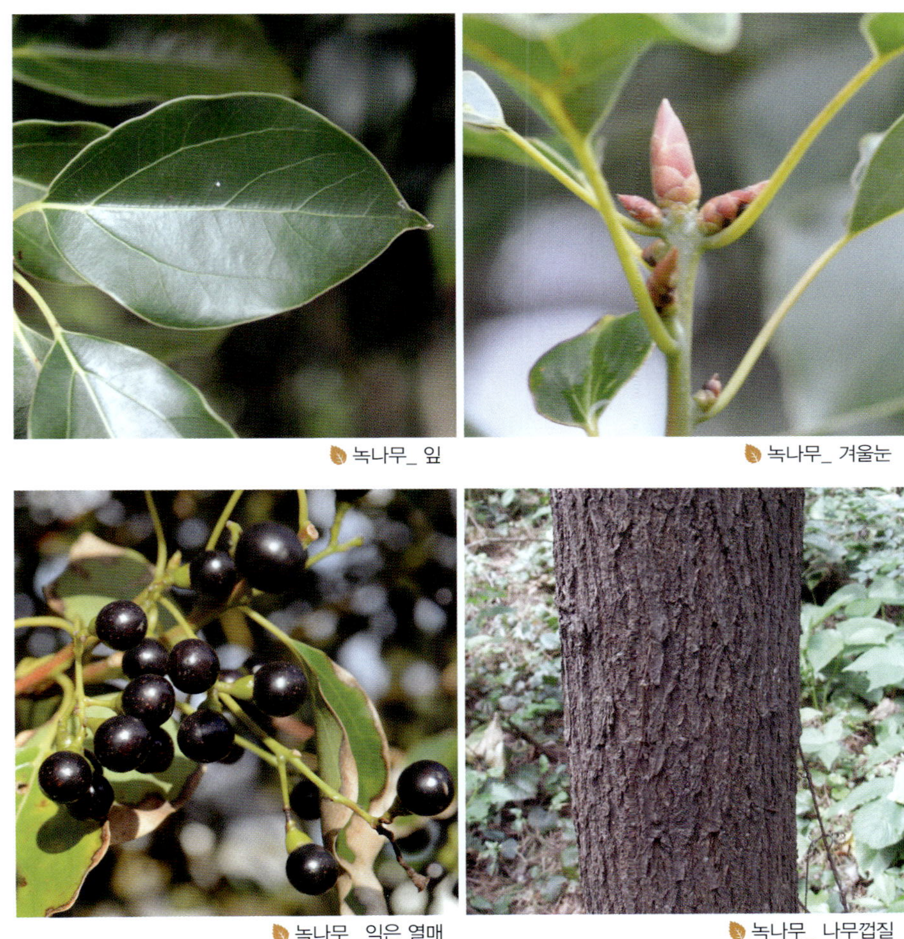

녹나무_ 잎

녹나무_ 겨울눈

녹나무_ 익은 열매

녹나무_ 나무껍질

의 추출물은 피부를 건조하지 않게 하고 탈모방지 및 발모촉진, 피부미백
용으로도 사용한다.

🍃 **약용법과 용량** : 말린 목재 30~50g을 물 900mL에 넣어 반이 될 때까지 달
여 하루에 2~3회 나눠 마신다. 외용할 경우에는 가루로 만들어 연고와 섞
어 환부에 바른다. 말린 장뇌 0.2~0.4g을 가루로 만들어 하루에 2~3회
나눠 복용하며, 외용할 경우에는 0.5g을 물 100mL에 녹여 환부에 자주 바
른다. 말린 뿌리 20~30g을 물 900mL에 넣어 반이 될 때까지 달여 하루
에 2~3회 나눠 마신다. 외용할 경우에는 달인 액을 환부에 바른다. 말린
잎 10~30g을 물 900mL에 넣어 반이 될 때까지 달여 하루에 2~3회 나눠
마신다. 외용할 경우에는 달인 액을 환부에 발라준다.

🍂 **사용 시 주의사항** : 임산부는 복용을 금한다.

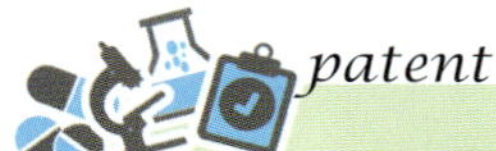

patent

녹나무의 기능성 및 효능에 관한 특허자료

▶ **녹나무 잎 추출물 또는 그의 분획물을 유효성분으로 포함하는 당뇨병 예방 및 치료용 조성물**

본 발명은 녹나무 잎 추출물 또는 그의 분획물을 유효성분으로 포함하는 당뇨병 예방 및 치료용 조
성물에 관한 것으로, 녹나무 잎 추출물 및 그의 분획물은 전지방세포에서 지방세포로의 분화를 촉
진시키고, 지방세포 내 중성지방의 축적을 증가시키며, 인슐린의 작용을 증진시켜 세포 내로의 포
도당(glucose) 섭취를 증가시키는 PPAR-γ 작용제와 같은 효과를 가지므로 당뇨병 예방 및 치료용
조성물로 유용하게 사용될 수 있다.

– 공개번호 : 10-2007-0019344, 특허권자 : 한국한의학연구원

▶ **멜라닌 생성을 억제하는 녹나무 추출물을 함유하는 미백용 화장료 조성물**

본 발명은 녹나무 추출물을 함유하는 미백용 화장료 조성물에 관한 것으로, 구체적으로 본 발명의
녹나무 추출물 및 극성용매 분획물은 멜라닌 생합성에 관여하는 타이로시나제에 대한 탁월한 저해
활성을 가지며 멜라닌 생성을 억제하므로 미백용 화장료 조성으로 유용하게 이용될 수 있다.

– 공개번호 : 10-2006-0122603, 특허권자 : 학교법인 경희대학교

▶ **녹나무 추출물을 이용한 피부보습용 조성물 및 발모 촉진 또는 탈모 방지용 조성물**

본 발명은 녹나무 추출물을 이용한 피부보습용 조성물 및 발모 촉진 또는 탈모 방지용 조성물을 개
시한다. 녹나무 추출물이 임상실험에 있어서 피부보습 활성과 발모 촉진 또는 탈모 방지 활성을 가
지고, 또 탈모를 촉진하는 것으로 알려진 5α-리덕타아제의 억제 활성을 가진다.

– 공개번호 : 10-2011-0125722, 특허권자 : 김수근

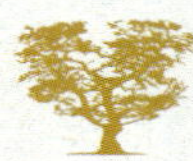

고혈압, 타박상, 위염, 항균에 사용하는

누리장나무

Clerodendrun trichotomum Thunb.

- **이명** : 개똥나무, 노나무, 개나무, 구릿대나무, 누기개나무, 이라리나무, 누룬나무, 깨타리, 구린내나무, 누르나무, 해주상산(海州常山)
- **생약명** : 취오동(臭梧桐)
- **과명** : 마편초과(Verbenaceae)
- **개화기** : 7~8월

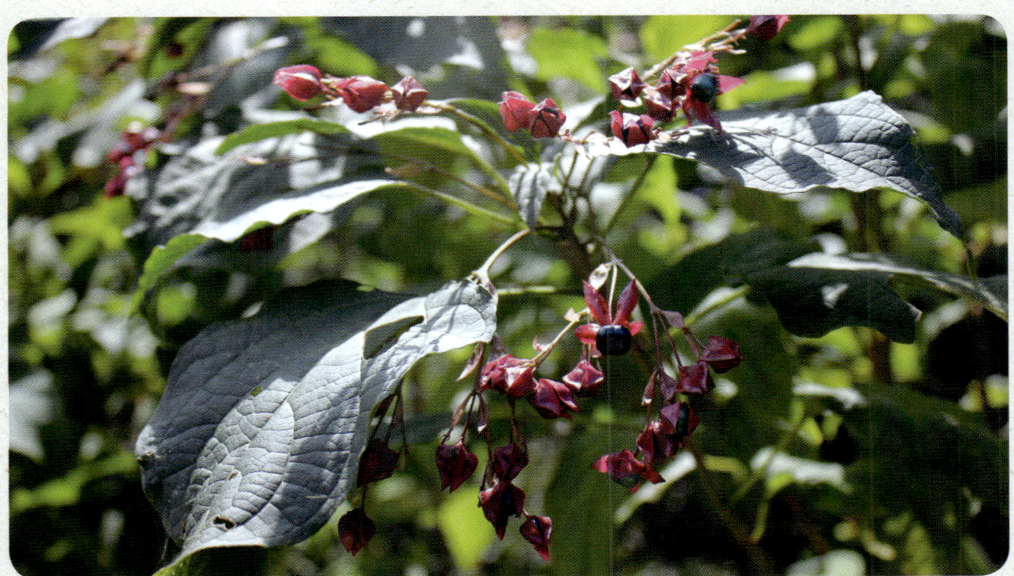

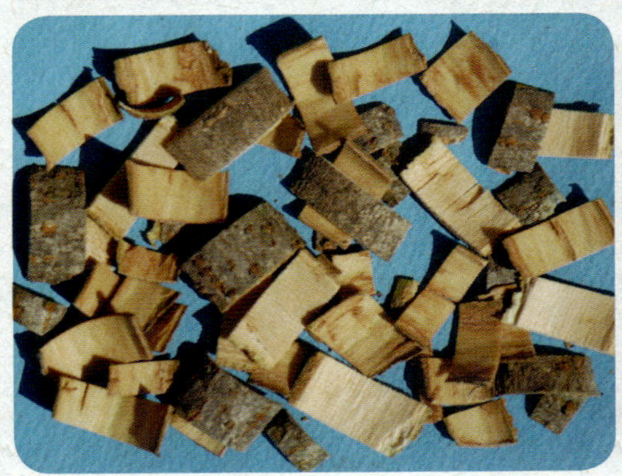

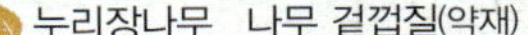

누리장나무_ 나무 겉껍질(약재)

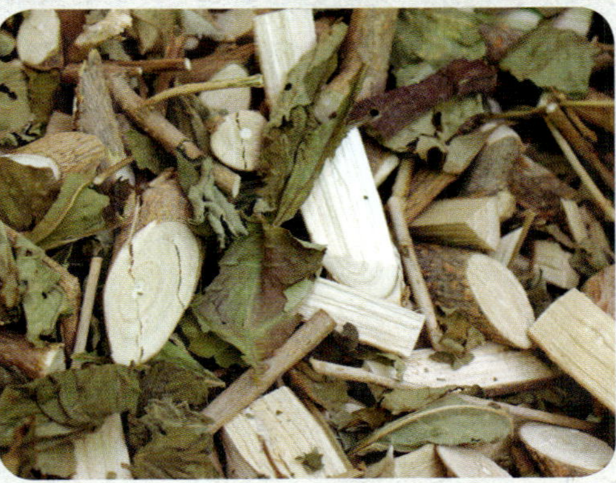

누리장나무_ 가지와 잎(약재)

● **생육특성** : 누리장나무는 중부·남부 지방의 산기슭 산골짜기 길가에서 자라는 낙엽활엽관목으로, 높이는 3m 이상으로 자라고, 줄기는 가지가 갈라져 표면은 회백색이다. 잎은 달걀 모양 또는 타원형에 서로 마주나며 잎끝은 뾰족하고 밑부분은 넓은 쐐기 모양에 가장자리는 밋밋하거나 물결 모양의 톱니가 있다. 잎 표면은 녹색이고 뒷면은 짙은 황색이며 어린잎일 때에는 양면 모두 흰색의 짧은 털로 뒤덮여 있지만 성장하면 표면은 광택이 나고 매끈매끈해진다. 꽃은 흰색 또는 짙은 붉은색으로 8~9월에 취산꽃차례로 새가지 끝에서 피는데 누린내 비슷한 다소 불쾌한 냄새가 난다. 열매는 둥글고 9~10월에 달리는데 붉은색의 꽃받침으로 싸여 있다가 터지며, 종자는 검은색 혹은 흑남색이다.

● **채취 방법과 시기** : 가지와 잎은 6~10월, 꽃은 7~8월, 열매는 9~10월, 뿌리는 가을·겨울에 채취한다.

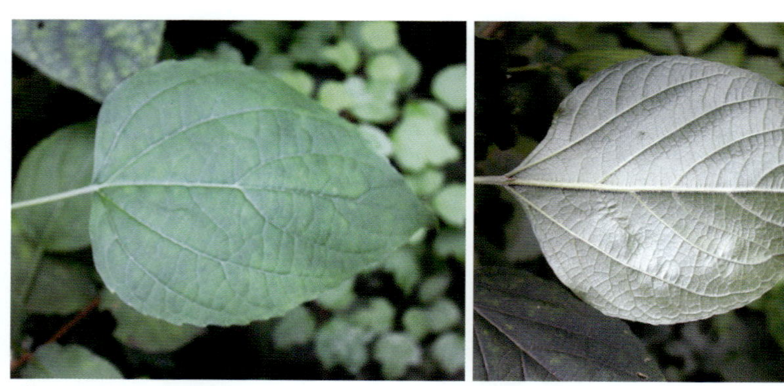

● 누리장나무_ 잎(앞면)　　　　　● 누리장나무_ 잎(뒷면)

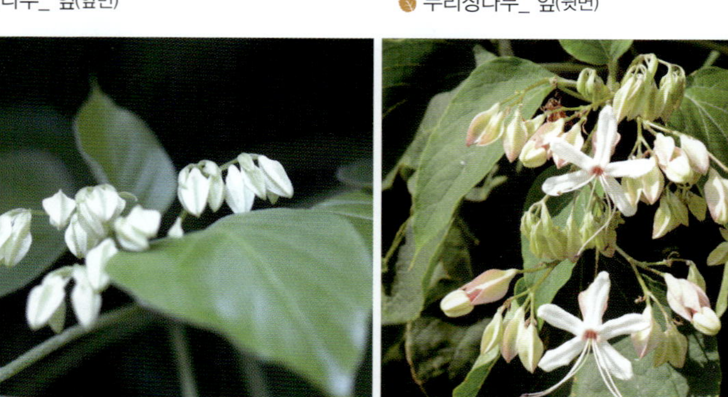

● 누리장나무_ 꽃봉오리　　　　　● 누리장나무_ 꽃

312

- 🌿 **성분 :** 잎에는 크레로덴드린(clerodendrin), 메소-이느시톨(meso-inositol), 알칼로이드(alkaloid), 뿌리에는 크레로도론(clerodolone), 크레로돈(clerodone), 크레로스테롤(clerosterol)이 함유되어 있다.

- 🌿 **성미 :** 성질이 차고, 맛은 쓰다.

- 🌿 **귀경 :** 심(心) 경락에 작용한다.

- 🌿 **효능과 주치 :** 어린 가지와 잎은 생약명을 취오동(臭梧桐)이라 하여 두통, 고혈압, 거풍습, 반신불수, 말라리아, 이질, 편두통, 치창 등을 치료한다. 꽃은 생약명을 취오동화(臭梧桐花)라 하여 두통, 이질, 탈장, 산기 등을 치료한다. 열매는 생약명을 취오동자(臭梧桐子)라 하여 천식, 거풍습을 치료한다. 뿌리는 생약명을 취오동근(臭梧桐根)이라 하여 말라리아, 류머티즘에 의한 사지마비, 사지통증, 고혈압, 식체에 의한 복부 당김, 소아정신 불안정, 타박상 등을 치료한다.

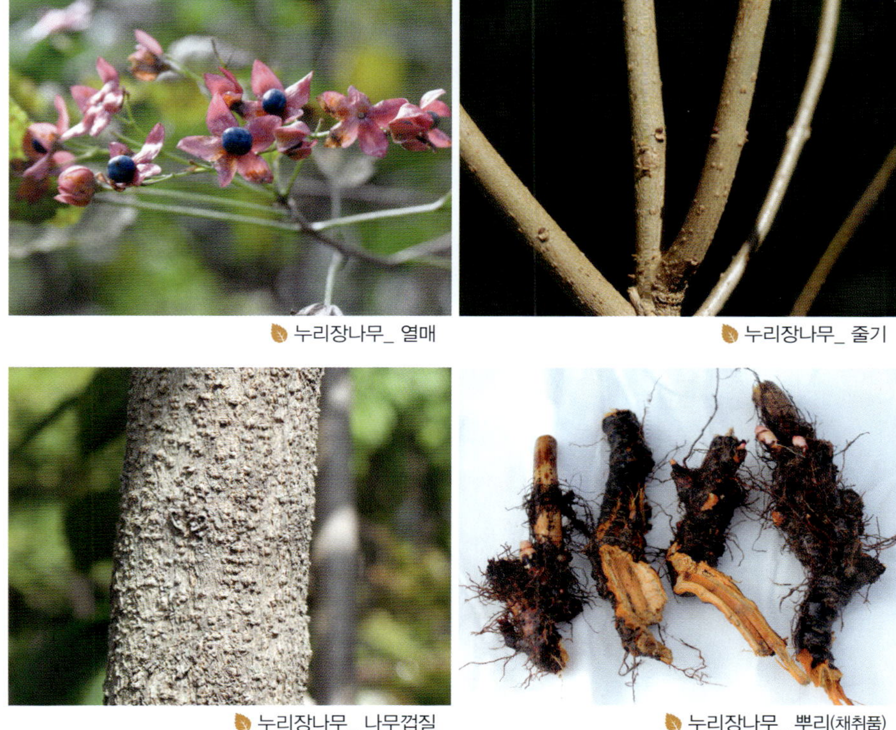

🍂 누리장나무_ 열매

🍂 누리장나무_ 줄기

🍂 누리장나무_ 나무껍질

🍂 누리장나무_ 뿌리(채취품)

 : 말린 어린 가지와 잎 30~50g을 물 900mL에 넣어 반이 될 때까지 달여 하루에 2~3회 나눠 마신다. 말린 꽃 20~30g을 물 900mL에 넣어 반이 될 때까지 달여 하루에 2~3회 나눠 마신다. 말린 열매 30~50g을 물 900mL에 넣어 반이 될 때까지 달여 하루에 2~3회 나눠 마신다. 말린 뿌리 30~50g을 물 900mL에 넣어 반이 될 때까지 달여 하루에 2~3회 나눠 마시거나, 100~200g을 짓찧어서 낸 즙을 술에 빚어 아침저녁 50mL씩 마신다. 외용할 경우에는 뿌리껍질을 짓찧어 환부에 바른다.

patent

누리장나무의 기능성 및 효능에 관한 특허자료

▶ **누리장나무 잎 추출물로부터 아피게닌-7-오-베타-디-글루쿠로니드를 분리하는 방법 및 이 화합물을 함유하는 위염 및 역류성 식도염 질환 예방 및 치료를 위한 조성물**

본 발명은 누리장나무 잎으로부터 아피게닌-7-O-β-D-글루쿠로니드(apigenin-7-O-β-D-glucuronide; 이하 "AGC"라 함)를 분리하는 분리 방법 및 이 화합물을 함유하는 위장관 염증, 궤양 및 역류성 식도염의 예방 및 치료용 조성물에 관한 것이다. 본 발명에서는 누리장나무 잎의 추출물로부터 클로로포름, 에테르, 메틸렌클로라이드를 이용하여 탈지시킨 다음, 비이온성 교환수지를 사용하여 당과 무기염을 제거하고 세파덱스 LH 20을 이용한 이차 컬럼을 통해 다량의 순수한 AGC를 수득할 수 있으며, 분리된 이 AGC가 위염 및 역류성 식도염에 기존의 약물보다 탁월한 치료효과를 나타내므로 위염 및 역류성 식도염 질환의 예방 및 치료에 유용한 의약품 및 건강보조식품을 제공한다.

– 공개번호 : 10-2003-0091403, 특허권자 : 손의동

▶ **누리장나무 추출물을 포함하는 항균 조성물**

본 발명은 누리장나무 추출물 및 이로부터 분리한 22-디하이드로클레로스테롤(22-dehydroclerosterol) 또는 베타-아미린(β-amyrin)을 유효성분으로 포함하는 헬리코박터균에 대한 항균조성물에 관한 것이다. 본 발명의 누리장나무 추출물 및 이로부터 분리한 22-디하이드로클레로스테롤(22-dehydroclerosterol) 또는 베타-아미린(β-amyrin)은 헬리코박터파이로리균에 대한 항균활성을 가지며, 위장에 자극을 주지 않아 헬리코박터파이로리균에 의한 각종 위 및 십이지장 질환을 예방 및 치료하는 데 유용하다.

– 공개번호 : 10-2012-0055480, 출원인 : 대한민국(산림청 국립수목원장)

▶ **누리장나무 잎으로부터 악테오시드를 추출하는 방법 및 이를 함유하는 항산화 및 항염증 약학 조성물**

본 발명은 누리장나무 잎으로부터 천연항산화제 개발 및 잎을 이용한 다류 및 엑스 제제의 기능성 항산화제에 사용할 수 있는 성분을 분리한다. 누리장나무 잎의 물 또는 저급 알코올 가용추출물을 염화메틸렌과 같은 지용성 용매로 탈지시키고, 칼럼 크로마토그래피를 실시하여 70~90% 메탄올 분획을 분리한 후 세파덱스 칼럼 크라마토그래피법을 반복 실시함을 수행함으로써 악테오시드 화합물을 분리한다.

– 공개번호 : 10-2007-0078658, 출원인 : 황완균

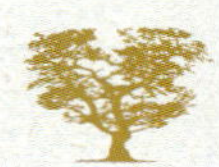

느티나무

| 사용부위 | 나무껍질, 잎

Zelkova serrata (Thunb.) Makino

- **이명** : 긴잎느티나무, 둥근잎느티나무
- **생약명** : 괴목(槐木)
- **과명** : 느릅나무과(Ulmaceae)
- **개화기** : 4~5월

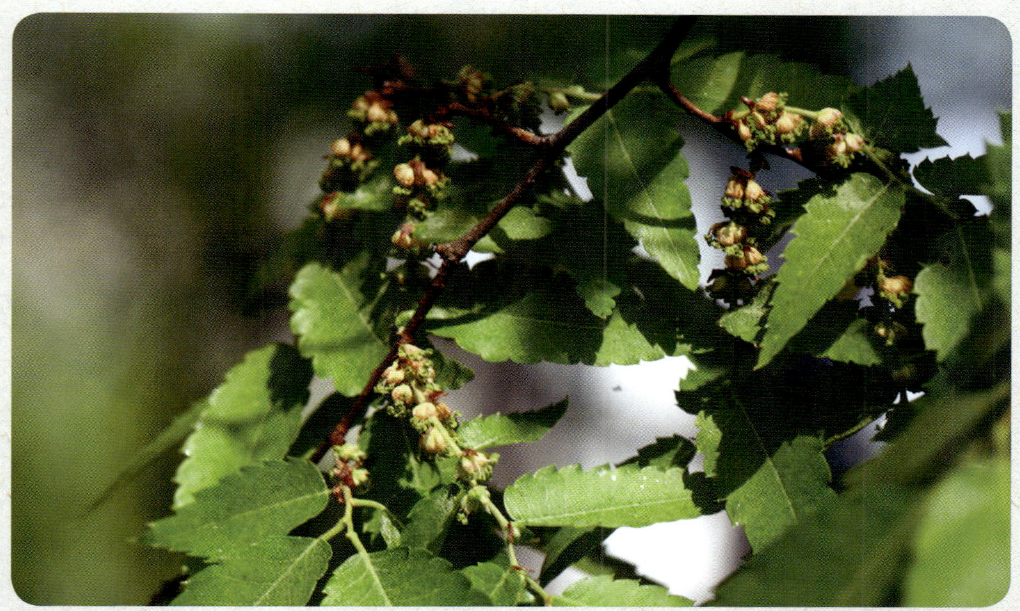

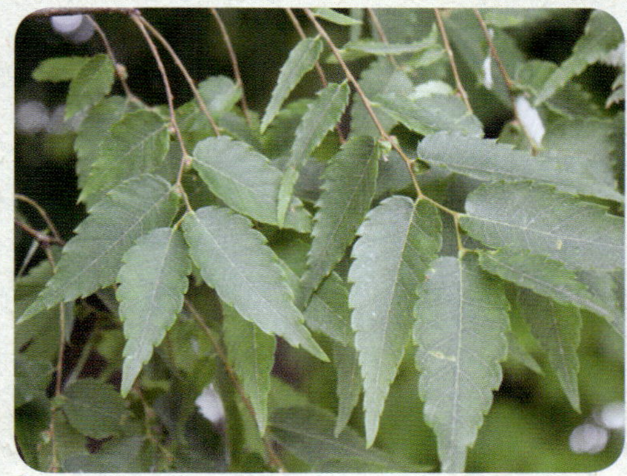

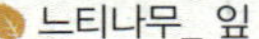

느티나무_ 잎

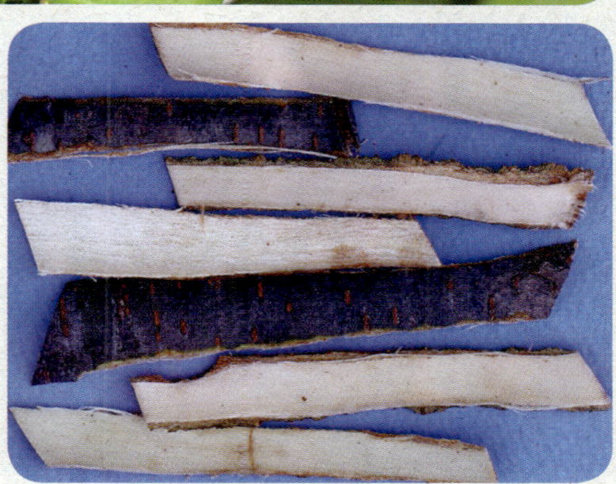

느티나무_ 나무 겉껍질(약재 전형)

🌸 **생육특성** : 느티나무는 경기도, 충북, 경북 및 전북, 함경도를 비롯한 중부 이남 지방 등에서 분포하는 낙엽활엽교목으로, 높이가 25m 전후로 자란다. 나무껍질은 비늘처럼 떨어지고 굵은 가지는 갈라지며 끝으로 갈수록 가늘게 갈라진다. 한해살이 가지는 가늘고 어린 가지에는 잔털이 나 있고, 원뿌리와 곁뿌리가 잘 발달되어 있다. 잎은 긴 타원형 또는 달걀 모양에 서로 어긋나고 잎 표면은 매우 거칠며 잎 가장자리에는 톱니가 있고 가을에 붉은색, 노란색으로 단풍이 든다. 꽃은 황록색으로 5월에 암수한그루로 취산꽃차례로 핀다. 열매는 씨열매로 일그러진 납작하고 둥근 모양이고 딱딱하며 지름이 0.4cm이고 10월에 달린다.

🍂 **채취 방법과 시기** : 연중 수시로 채취한다.

🍃 **성분** : 잎과 나무껍질에는 메틸펜토산(methylpentosan), 루틴(rutin), 프럭토스(fructose)가 함유되어 있다.

🍃 **성미** : 성질이 평범하고, 맛은 쓰며, 독성이 없다.

🍃 **귀경** : 심(心), 간(肝), 신(腎) 경락에 작용한다.

🍂 **효능과 주치** : 잎과 나무껍질은 생약명을 괴목(槐木)이라 하여 완화, 강장, 안태, 안산(安産: 순산), 이뇨, 지혈, 치질 등에 효능이 있고 부종, 수종, 고혈압, 자궁출혈, 중풍, 혈관강화, 두통, 치통 등을 치료한다. 최근에는 느티나무 추출물이 암세포 사멸을 유도하는 작용이 밝혀져 항암 치료에 효

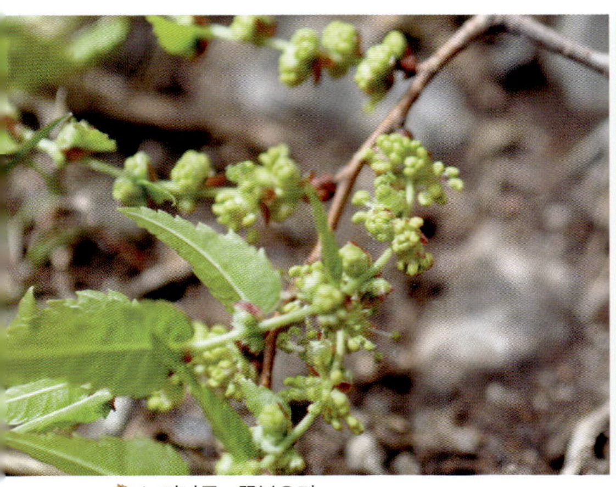

🍂 느티나무_ 꽃봉오리

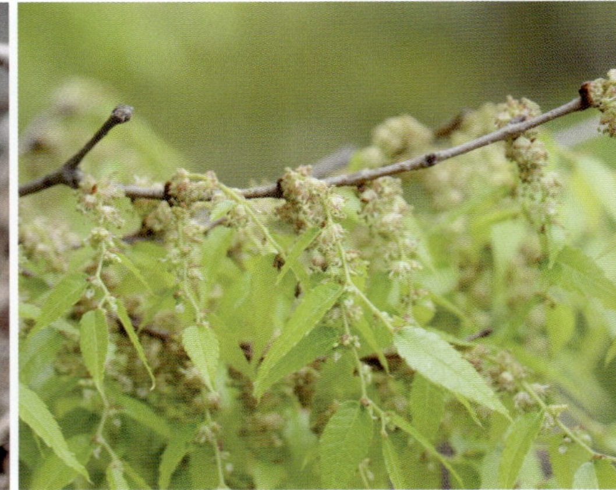

🍂 느티나무_ 꽃

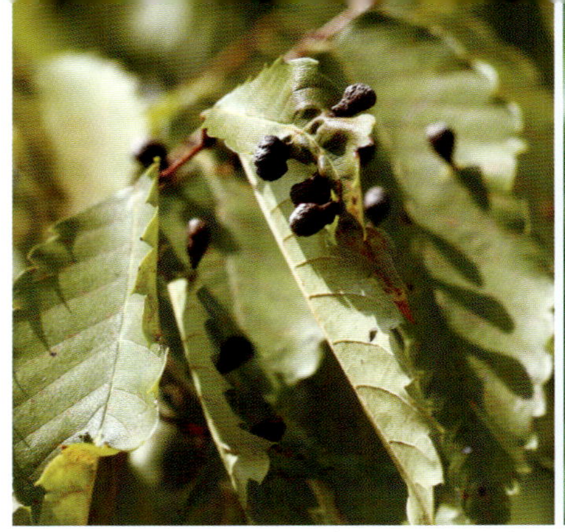
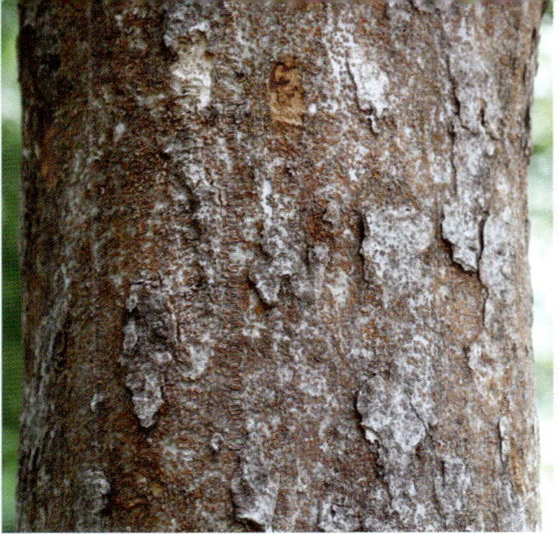

느티나무_ 벌레집

느티나무_ 나무껍질

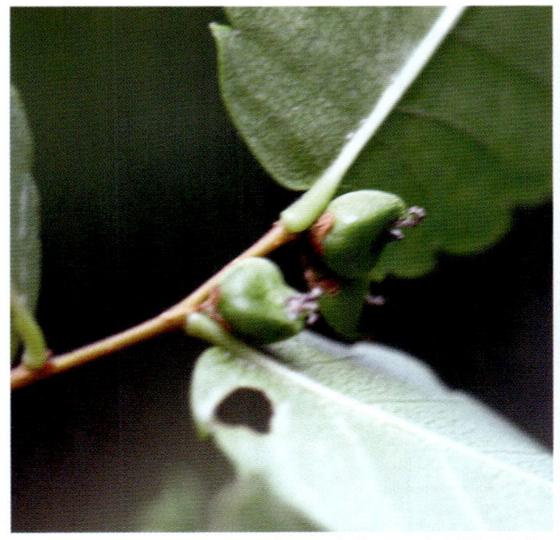
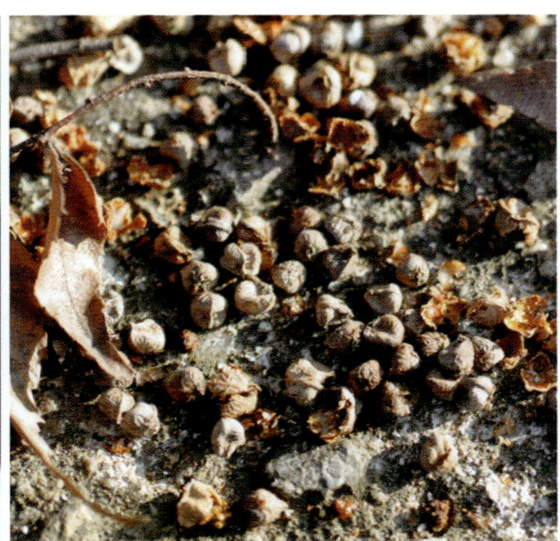

느티나무_ 덜 익은 열매

느티나무_ 종자(채취품)

과적인 것으로 알려져 있다.

🌿 **약용법과 용량** : 말린 잎 15~30g을 물 900mL에 넣어 반이 될 때까지 달여 하루에 2~3회 나눠 마신다. 말린 나무껍질 15~30g을 물 900mL에 넣어 반이 될 때까지 달여 하루에 2~3회 나눠 마신다.

*patent*

느티나무의 기능성 및 효능에 관한 특허자료

▶ 느티나무 메탄올 추출물을 포함하는 항암 조성물

본 발명은 느티나무 추출물을 유효성분으로 포함하는 항암조성물에 관한 것으로, 암세포 사멸(apoptosis)을 유도할 수 있는 느티나무 메탄올 추출물을 포함하는 항암조성물을 제공한다.

– 공개번호 : 10–2010–0062168, 특허권자 : 단국대학교 산학협력단

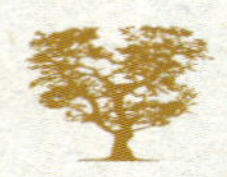

능소화

| 사용부위 | 뿌리, 잎과 줄기, 꽃

Campsis grandiflora (Thunb.) K. Schum.

- **이명** : 능소화나무, 금등화, 릉소화, 등라화(藤羅花), 타태화(墮胎花), 자위(紫葳), 발화(菝華)
- **생약명** : 능소화(凌霄花)
- **과명** : 능소화과(Bignoniaceae)
- **개화기** : 7~9월

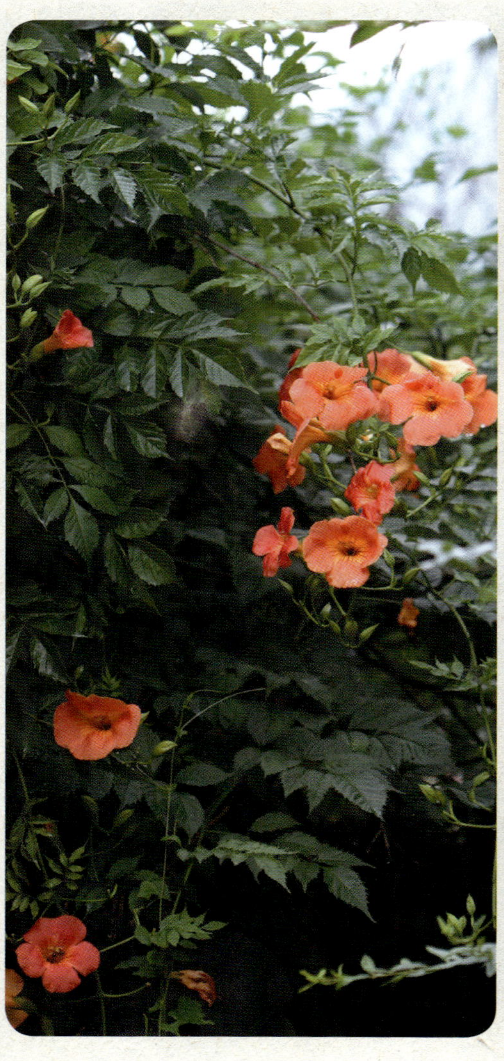

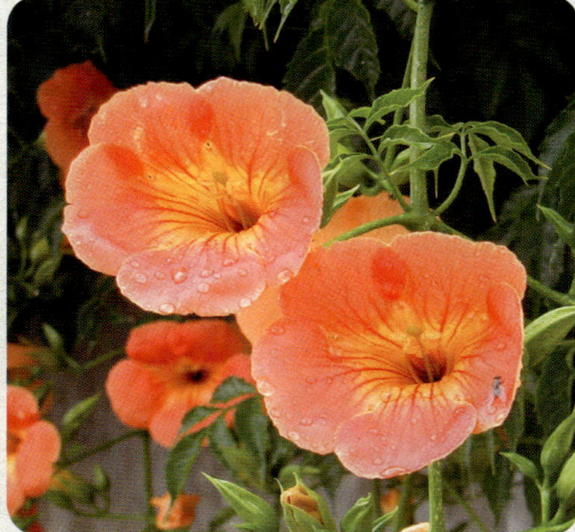

능소화_ 꽃

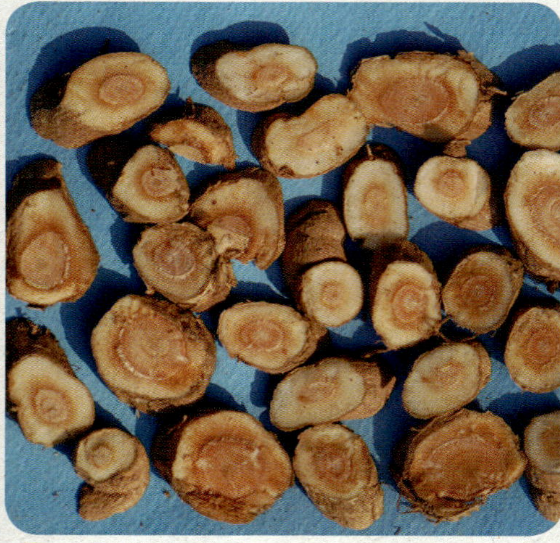

능소화_ 뿌리(약재)

- **생육특성** : 능소화는 중국 원산으로 우리나라 중부·남부 지방에서 분포하는 낙엽덩굴성 목본이며, 덩굴 길이는 10m 전후로 뻗어나가고, 줄기는 황갈색이다. 잎은 홀수의 새 날개깃 모양의 겹잎으로 잎끝은 뾰족하며 가장자리에는 톱니가 있고 작은 잎자루가 다른 물체에 붙어서 사는 부분에는 짙은 황갈색 털이 나 있다. 꽃은 적황색으로 7~9월에 원뿔꽃차례로 가지 끝에서 5~15송이가 핀다. 열매는 튀는열매로 9~10월에 달린다.

- **채취 방법과 시기** : 꽃은 7~9월, 뿌리는 연중 수시, 잎과 줄기는 봄·여름에 채취한다.

- **성분** : 이리도이드(iridoid) 배당체, 플라보노이드(flavonoid)류, 알칼로이드(alkaloid), 베타-시토스테롤(β-sitosterol) 등이 함유되어 있다.

- **성미** : 꽃, 뿌리, 잎은 성질이 약간 차고, 맛은 시며, 독성이 있다. 뿌리는

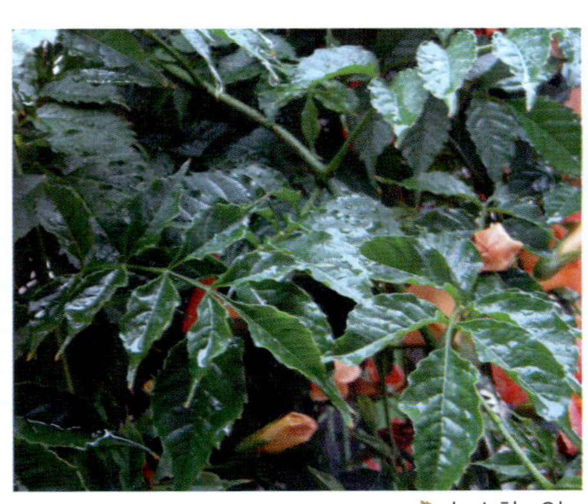

🍂 능소화_ 잎

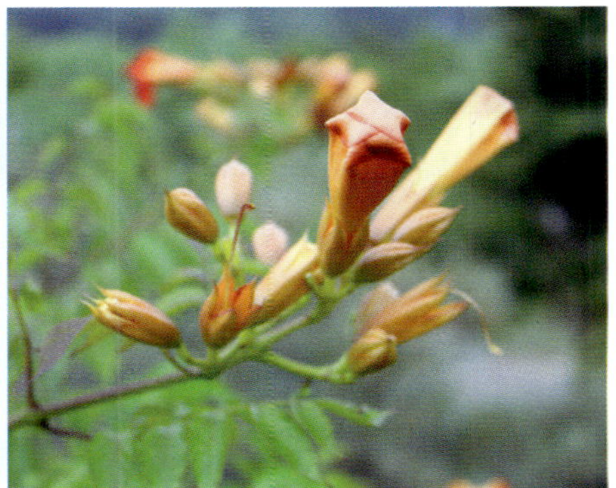

🍂 능소화_ 꽃봉오리

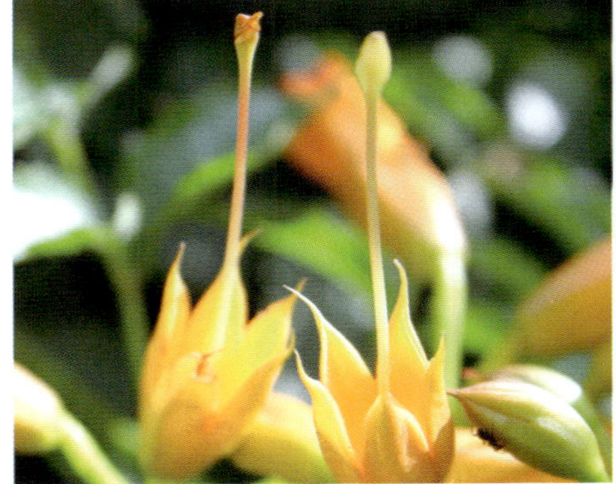

🍂 능소화_ 꼬투리

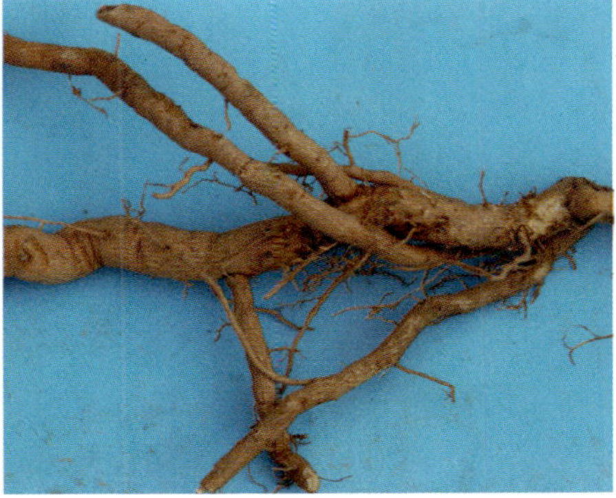

🍂 능소화_ 뿌리(채취품)

성질이 차며, 맛은 달고 시다. 잎과 줄기는 성질이 평범하고, 맛은 쓰다.

귀경 : 심(心), 간(肝) 경락에 작용한다.

효능과 주치 : 꽃은 생약명을 능소화(凌霄花)라 하여 뭉친 혈액을 맑고 시원하게 해주는데 월경불순이나 부인들의 여러 가지 산후 질환을 치료하고 한열에 의하여 마르고 쇠약해지는 증상을 치료한다. 뿌리는 생약명을 자위근(紫葳根)이라 하여 거풍(祛風), 양혈, 어혈, 파어통경(破瘀通經: 어혈을 풀고 경락을 통하게 함), 양혈거풍(凉血祛風: 혈분의 열사를 제거하고 풍사를 물리침), 피부 가려움증, 풍진, 인후종통, 손발저림과 나른하고 아픈 증상을 치료한다. 잎과 줄기는 생약명을 자위경엽(紫葳莖葉)이라 하여 양혈, 어혈의 효능이 있고 피부가려움증, 풍진, 손발저림, 인후종통, 혈열생풍, 종독 등을 치료한다. 능소화 추출물은 당뇨 합병증 치료 또는 예방용 조성물로 당뇨 합병증의 치료 및 예방 또는 개선을 위하여 사용될 수 있다는 연구결과도 나왔다.

약용법과 용량 : 말린 꽃 10~20g을 물 900mL에 넣어 반이 될 때까지 달여 하루에 2~3회 나눠 마신다. 말린 뿌리 20~30g을 물 900mL에 넣어 반이 될 때까지 달여 하루에 2~3회 나눠 마신다. 말린 잎과 줄기 30~50g을 물 900mL에 넣어 반이 될 때까지 달여 하루에 2~3회 나눠 마신다.

사용 시 주의사항 : 꽃에는 약간의 독성이 있으므로 취급에 주의를 요하는데 용법대로만 사용하면 된다. 하지만 독성이 있으므로 임산부는 복용을 금한다.

patent

능소화의 기능성 및 효능에 관한 특허자료

▶ **능소화 추출물을 포함하는 당뇨 합병증 치료 또는 예방용 조성물**

본 발명은 능소화 추출물을 유효성분으로 포함하는 당뇨합병증 치료 또는 예방용 조성물에 관한 것이다. 상기 능소화 추출물은 항산화 활성과 알도스 환원효소 억제 활성 및 소르비톨 생성 억제능이 우수한 것으로 확인되었을 뿐만 아니라, 천연물 추출물이므로 부작용과 안전성 관련 문제가 거의 없으므로, 이를 유효성분으로 포함하는 상기 약학조성물 또는 건강기능성식품 조성물은 당뇨합병증의 치료, 예방 또는 개선을 위하여 사용될 수 있다.

− 공개번호 : 10−2011−0087435, 출원인 : 한림대학교 산학협력단

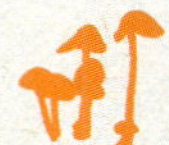

노루궁뎅이

| 사용부위 | 자실체

Hericium erinaceus (Bull.) Pers.

- 이명 : 노루궁뎅이버섯
- 생약명 : 후두(猴頭)
- 과명 : 노루궁뎅이과(Hericiaceae)
- 발생시기 : 여름~가을

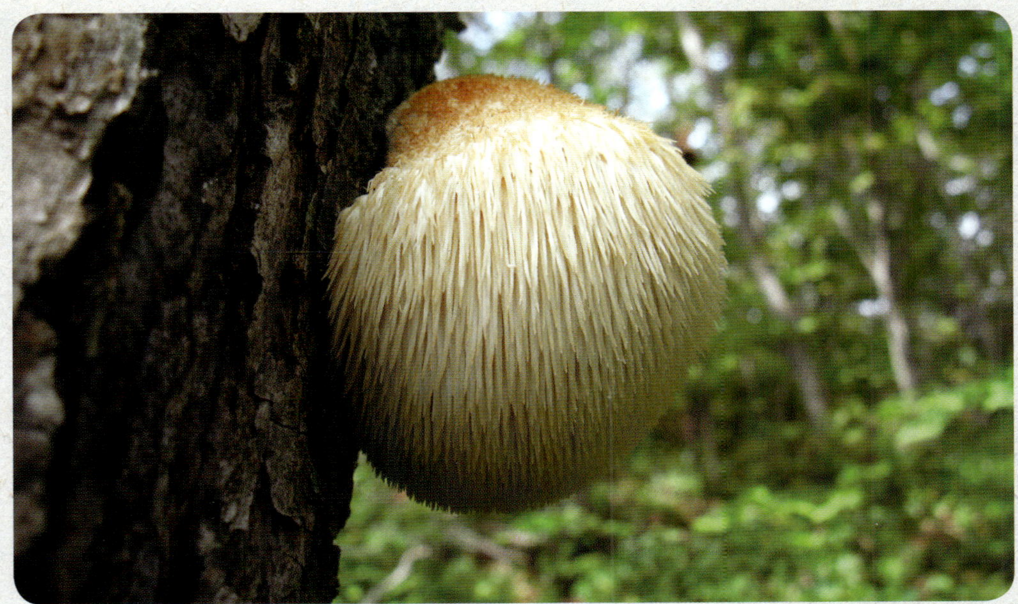

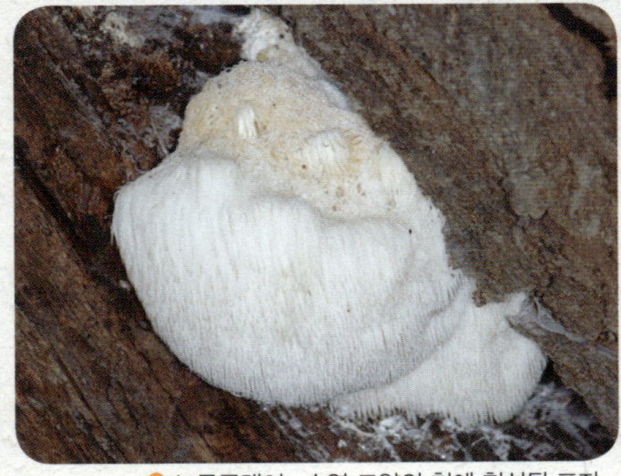

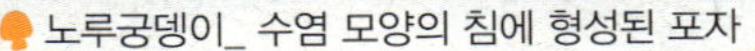

노루궁뎅이_ 수염 모양의 침에 형성된 포자

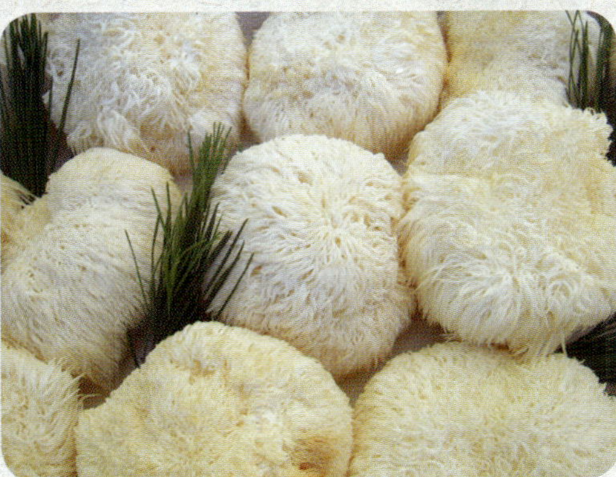

노루궁뎅이_ 자실체(약재 전형)

🍄 **발생 장소** : 활엽수의 줄기에서 홀로 발생한다.

🍄 **성분** : 헤리세논(hericenone) A·B·C, 에리나키네스(erinacines)
A·B·C·D·E·F·G, 에리나신(erinacine) P, 탄수화물, 단백질, 아미노산, 비
타민, 무기염류, 효소 등이 풍부하다. 지방분과 열량이 적어 다이어트 식
품에 적합한데 미량금속원소 11종 및 게르마늄(Ge) 등이 함유되어 있다.

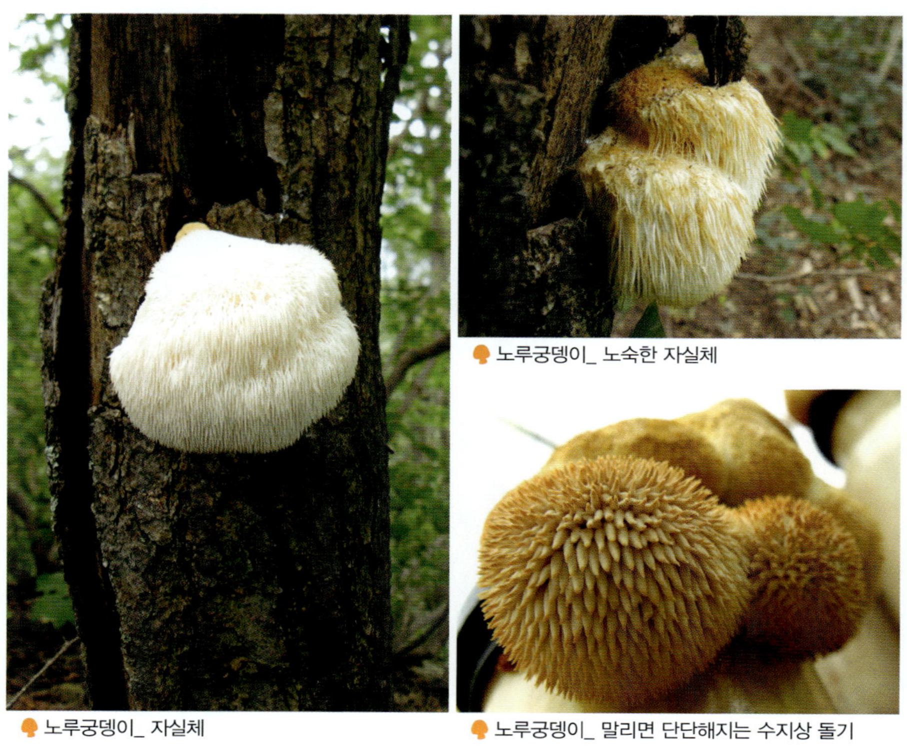

🍄 노루궁뎅이_ 자실체

🍄 노루궁뎅이_ 노숙한 자실체

🍄 노루궁뎅이_ 말리면 단단해지는 수지상 돌기

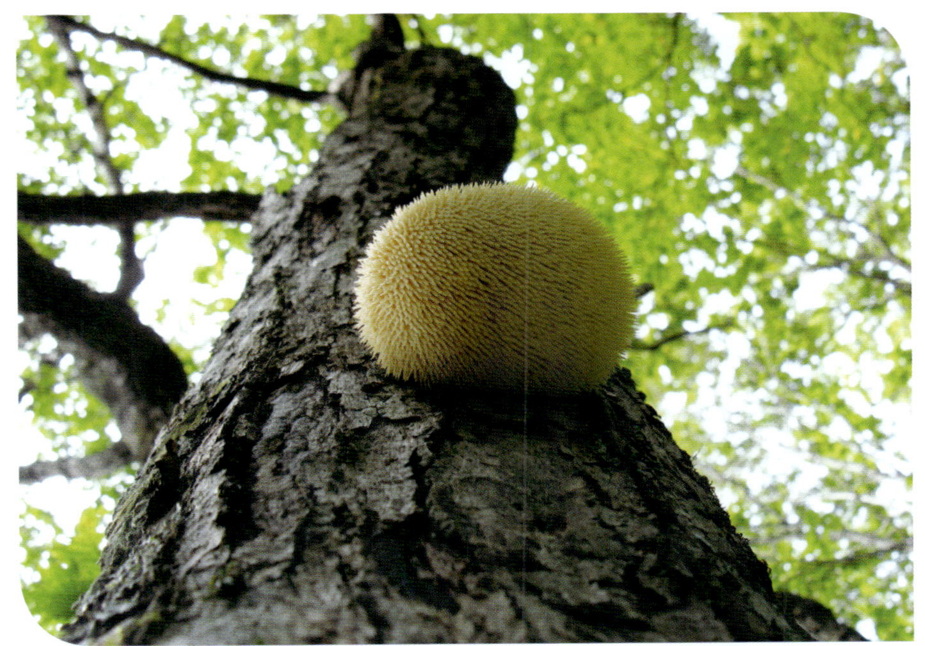

특히 자궁 경부암 종양에서 뜯어낸 친암(親癌) 세포인 헬라(HeLa) 세포 증식 억제 성분이 들어 있다.

● **성미** : 성질이 평범하고, 맛은 달다.

● **귀경** : 비(脾), 위(胃), 대장(大腸) 경락에 작용한다.

● **효능과 주치** : 오장을 이롭게 하고, 소화력을 돕는 효능이 있으며, 항종양, 항염, 항균, 소화촉진, 위점막 보호 기능 증강, 궤양 치유 촉진, 면역 증강의 작용을 한다. 주로 위궤양, 십이지장궤양, 만성위염, 만성위축성위염, 식도암, 분문암, 위암, 장암 치료에 효과가 있으며, 당뇨, 소화불량, 신경쇠약, 신체허약을 다스린다. 특히 신체 내의 불필요한 활성산소를 제거하는 물질인 SOD(Super Oxide Demutase) 효소가 매우 풍부하다. 따라서 모든 질병의 예방 및 치료에 탁월한 효능이 있다.

● **약용법과 용량** : 오장을 이롭게 하고 소화기관을 돕는다. 항돌연변이 및 암 예방 효과, 암세포 성장 억제, 면역력 증강, 치매 예방 등에 이용한다. 소

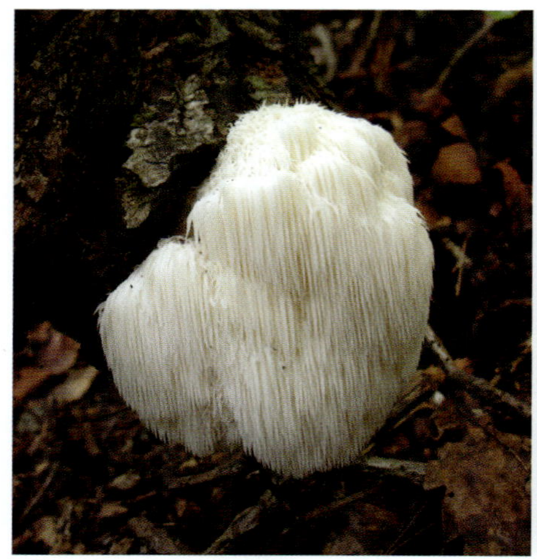

🍄 노루궁뎅이_ 어린 자실체

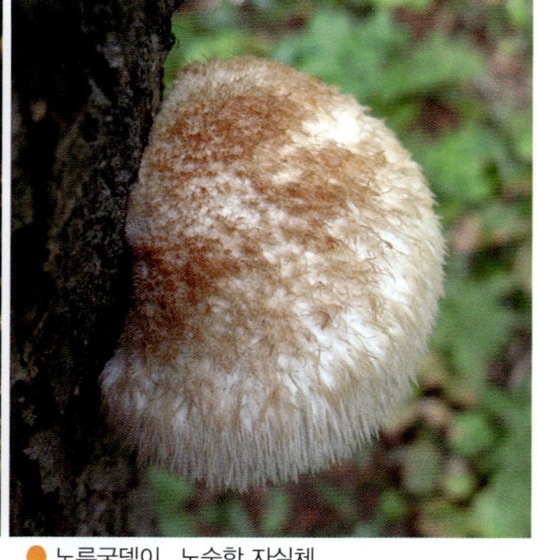

🍄 노루궁뎅이_ 노숙한 자실체

화불량 및 위궤양에는 말린 노루궁뎅이 60g을 물에 달여 하루에 2회 나눠 마시고, 신경쇠약 및 신체 허약증에는 말린 노루궁뎅이 150g을 닭과 함께 삶아 달인 뒤 하루에 1~2회 나눠 마신다.

🍄 **사용 시 주의사항 :** 일부 사람들에게서 천식 또는 알레르기가 발생했다는 결과가 보고되기도 하였기에 섭취 시 주의해야 한다.

 *patent*

노루궁뎅이의 기능성 및 효능에 관한 특허자료

▶ **항산화 활성과 면역활성 및 항암효과가 향상된 노루궁뎅이 균사체 및 자실체 제조 방법**

본 발명은 노루궁뎅이의 항상화 활성이 향상되도록 하는 항산화 활성이 향상된 노루궁뎅이용 고체 배지와 그 제조방법 및 이를 이용한 노루궁뎅이 균사체 및 자실체 제조 방법에 관한 것으로, 참나무톱밥 : 가시오가피톱밥 : 미강의 비를 중량비율로 50~70 : 10~30 : 10~30으로 혼합한 후, 참나무톱밥-가시오가피톱밥-미강 혼합물 100g에 대하여 법제유황분말을 50~100mg의 비로 혼합하고, 상기 참나무톱밥-가시오가피톱밥-미강-유황 혼합물 100g에 대하여 탄산칼슘으로 pH를 5~6으로 조절한 물을 50~80g비로 가하여 골고루 혼합하고, 상기 참나무톱밥-가시오가피톱밥-미강-유황-pH5.5로 조절된 물의 혼합물을 밀봉하여 4℃의 저온실에서 12~48시간 경과시키는 항산화 활성이 향상된 노루궁뎅이버섯용 고체배지 및 그 제조방법과 이를 이용하여 균사체 및 자실체를 제조하는 방법을 제공하여, 균사체와 자실체의 폐기율이 낮아져 결과적으로 수확량을 높일 수 있으며 현저하게 높은 항산화활성을 나타내어 기능성 식품, 신약, 화장품 및 기능성 동물 사료 등에 다용도로 활용이 가능하도록 한 것이다.

— 공개번호 : 10-2012-0085604, 출원인 : 장효준, 오승희, 농업회사법인 동문(주)

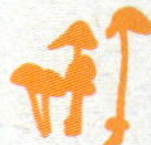

능이

| 사용부위 | 자실체

Sarcodon imbricatus (L.) P. Karst.

- **이명** : 향버섯, 향이
- **생약명** : 능이(能栮)
- **과명** : 노루털버섯과(Bankeraceae)
- **발생시기** : 가을

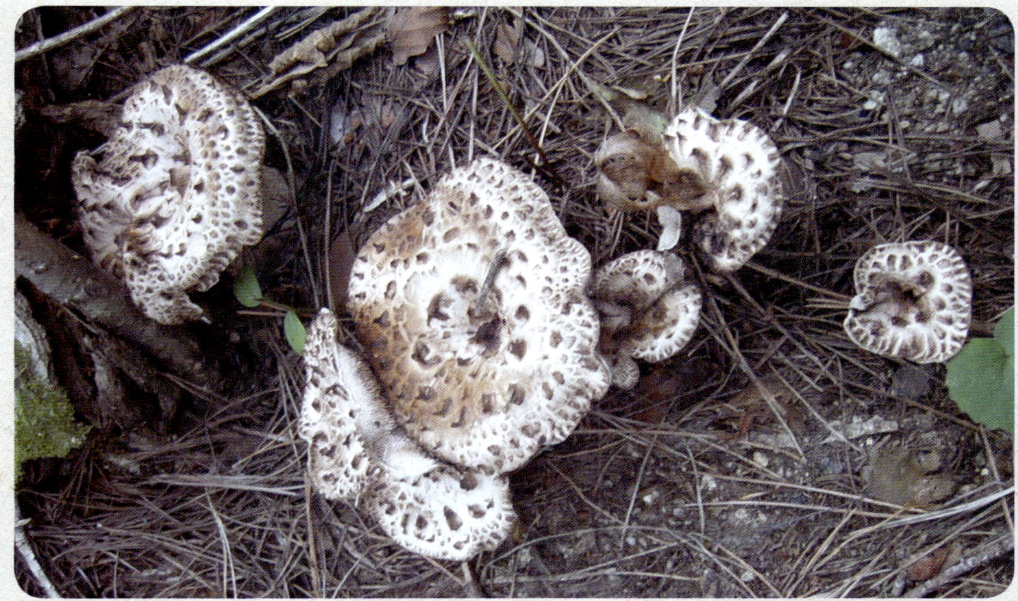

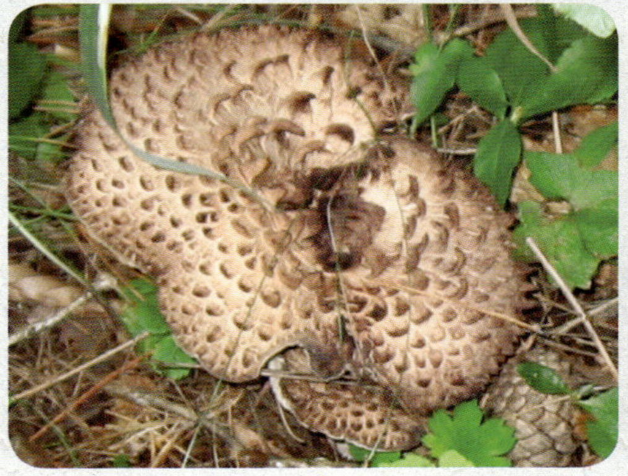

🍄 능이_ 나팔꽃 모양 자실체

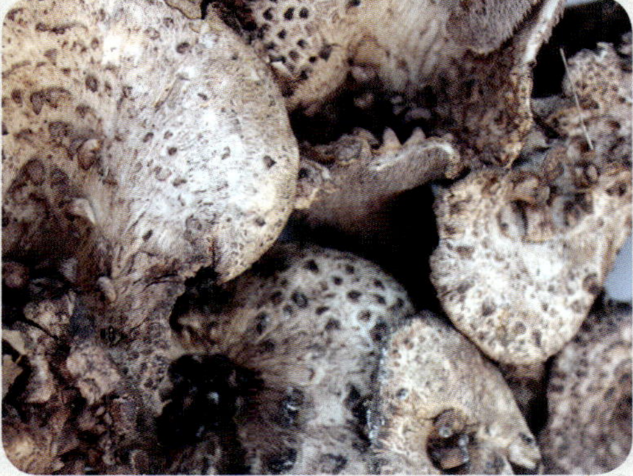

🍄 능이_ 자실체(약재 전형)

🌳 **생육특성** : 능이는 인공재배가 되지 않아 자연산에 의존하고 있어 송이처럼 귀한 버섯이다. '1 능이, 2 표고, 3 송이'라는 말이 있듯 능이는 맛과 향이 일품이다. 능이 향은 흙냄새, 강한 풀냄새, 꽃향기, 나무 향, 고기 향, 우유 향 등이 나는데 말리면 강한 향기가 나 '향버섯' 혹은 '향이'라고 불리며 약간 쌉싸래한 맛과 향을 즐길 수 있는 버섯의 으뜸이라고도 불리는 버섯 중 한 가지이다. 가을에 약 한 달간 채취가 가능한데 주로 활엽수(참나무 등)의 뿌리 위에서 자라며, 배수가 잘되어 습하지 않고 햇빛이 은은하게 들어오는 곳에서 주로 자란다. 능이 채취 시 유의할 점은 개능이(무늬노루털버섯)와 구별해야 하는데 능이의 표면에는 크고 거친 비늘조각이 거꾸로 밀생하는 반면 개능이의 갓 윗면에는 불에 그을린 것 같은 까칠까칠한 비늘이 없다. 어린 능이는 자실체 전체가 연한 홍색 또는 연한 갈색이나 성

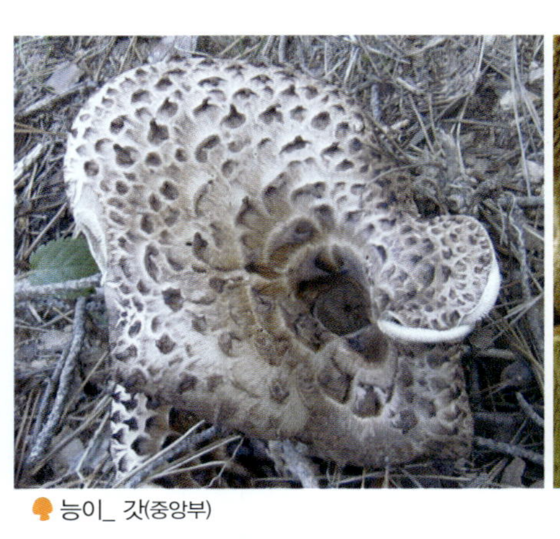

🍄 능이_ 갓(중앙부)

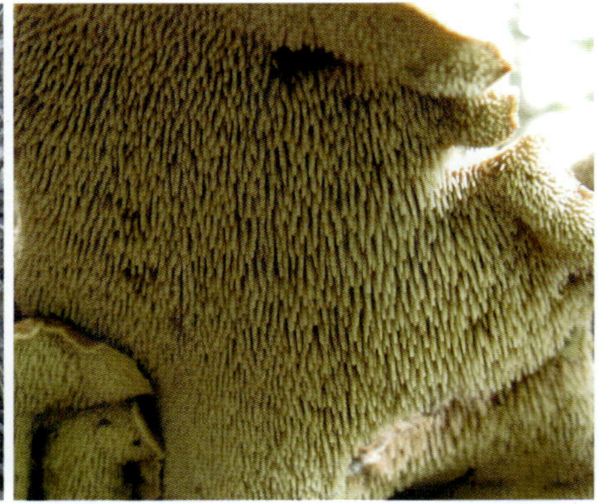

🍄 능이_ 자실층

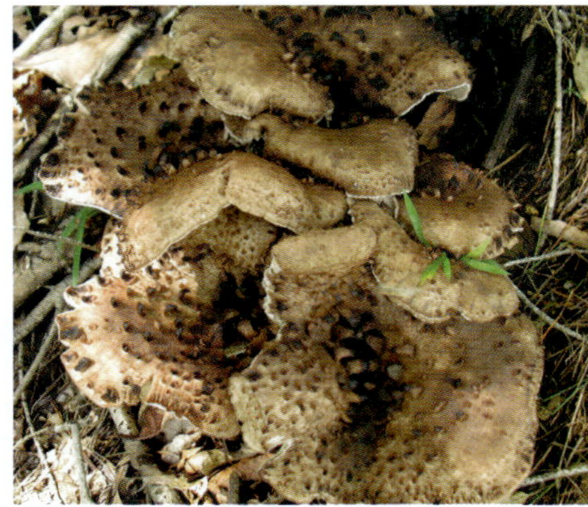

🍄 능이_ 갓(위에서 본 모습)

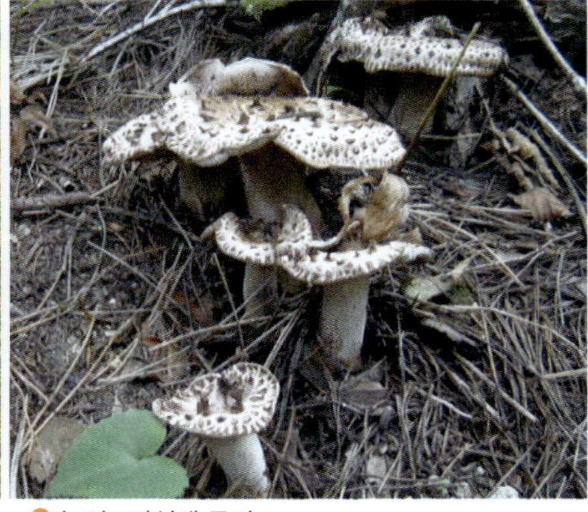

🍄 능이_ 자실체 무리

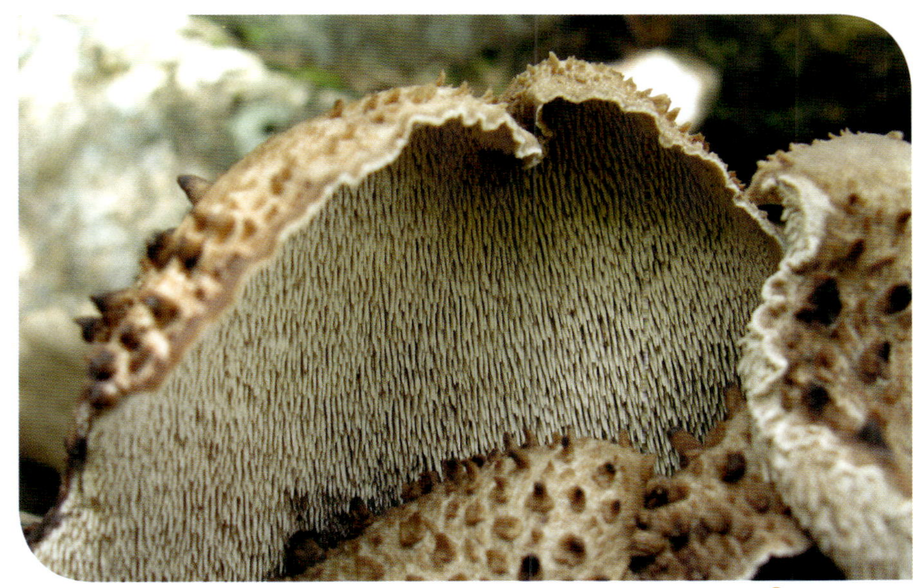

장하면서 홍갈색 또는 흑갈색으로 변하며 말리면 검은색으로 변한다. 조직은 연한 홍갈색이지만 말리면 회갈색으로 변한다. 밑면에는 1cm 정도 내외의 비늘이 밀생한다. 갓의 지름은 5~25cm이며 대의 길이는 3~5cm로 비교적 짧고 표면은 밋밋하다.

발생 장소 : 활엽수림 내의 땅 위에서 무리 짓거나 홀로 발생한다.

성분 : 각 식품의 단백질 분해 효과를 확인하여 매우 우수한 프로테아제(protease)를 함유하고 있음이 밝혀졌고. 따라서 육루와 궁합이 잘 맞는다. 지금까지 20여 종의 유리아미노산과 10여 종의 지방산, 10여 종의 미량 금속원소 등이 확인되었고, 에르고스테롤(ergosterol), 글리세롤(glycerol), 트리할로스(trehalose), 키틴(chitin) 등이 함유되어 있다.

성미 : 성질이 평범하고, 맛은 쓰고 달다.

귀경 : 간(肝), 심(心), 비(脾), 폐(肺), 신(腎) 경락에 작용한다.

효능과 주치 : 항균작용, 항그람양성균, 항그람음성균, 콜레스테롤 감소 효능이 있으며 암 예방과 기관지, 천식, 감기 치료에 효능이 있다. 그 외에

천식, 고지혈증, 항종양에도 효능이 있다. 능이는 흔히 버섯의 왕이라고도 불리는 버섯 중 하나인만큼 혈중 콜레스테롤을 낮추고 암세포를 억제하는 성분이 다량 함유되어 있으며 그 외에도 단백질 분해 성분, 다량의 비타민 등 영양 가치와 약용가치가 높은 버섯이다. 지금까지의 연구로 밝혀진 바로는 항산화 효과(합성항산화제 BHT보다 강한 항산화력을 지님), 그리고 암세포에 대한 능이 추출물의 세포독성은 폐암, 자궁암, 위암, 간암에 효과가 있으며 특히 위암에 우수한 효능이 있는 것으로 밝혀졌다. 현재는 대부분 분해효소 쪽으로 연구가 활발하다.

🍄 **약용법과 용량 :** 민간에서는 고기 먹고 체했을 때 능이 달인 물을 소화제로 이용해 왔다. 능이는 향이 강해 고춧가루와 함께 사용할 때에는 살짝 데쳐서 고추장에 식초를 약간 가미한 소스에 찍어 먹는 것이 좋다. 향이 진해서 예부터 채식요리의 진귀한 재료로 쓰였으며 현재는 능이 추출물을 화장품으로 사용할 수 있는 기술이 개발되었다.

🍄 **사용 시 주의사항 :** 식용버섯이지만 독이 약간 있어 생식하면 사람에 따라 가벼운 위장 장애가 일어날 수 있기에 뜨거운 물에 데친 후 요리하여 먹는다. 또한 능이처럼 향이 강한 버섯은 고춧가루와 궁합이 잘 맞지 않는다. 그렇다고 고춧가루를 절대 사용하지 말라는 말은 아니며 살짝 데쳐 고추장에 식초를 약간 가미한 소스에 찍어 먹는 것이 좋다.

patent

능이의 기능성 및 효능에 관한 특허자료

▶ **능이버섯추출물과 키위를 혼합한 연육제의 제조방법**

본 발명은 능이버섯추출물과 키위를 이용한 연육제에 관한 것으로, 더욱 구체적으로는 능이버섯으로부터 단백질분해효소 활성을 갖는 능이버섯추출액을 추출하는 단계, 상기 능이버섯추출액과 껍질을 제거한 키위를 동결건조기에서 각각 동결건조 시키는 단계, 상기 동결건조된 능이버섯추출액과 키위를 분말화 하는 단계, 및 상기 분말화 된 능이버섯추출액과 키위를 혼합하는 단계를 포함하는 것을 특징으로 하는 연육제의 제조방법에 관한 것이다.

본 발명에 따르면, 연육제로서 종래 알려져 있는 능이버섯추출물과 키위를 혼합하여 제조된 연육제는 우수한 연육작용과 생리활성특성이 확보된 능이버섯과 저렴하게 입수 가능한 키위를 적절히 혼합할 경우 연육효과가 떨어지지 않으면서도 경제적인 장점을 가지는 새로운 혼합 연육제를 제조할 수 있으므로, 가격 경쟁력이 우수한 연육제를 생산, 공급할 수 있다.

– 공개번호 : 10–2009–0013491, 출원인 : 고려대학교 산학협력단

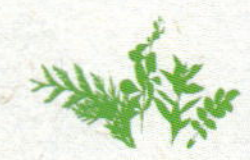

닭의장풀

| 사용부위 | 전초

Commelina communis L.

- **이명 :** 닭의밑씻개, 닭개비, 계설초(鷄舌草), 죽근채(竹根菜), 압자초(鴨仔草)
- **생약명 :** 압척초(鴨跖草), 죽엽채(竹葉菜)
- **과명 :** 닭의장풀과(Commelinaceae)
- **개화기 :** 7~8월

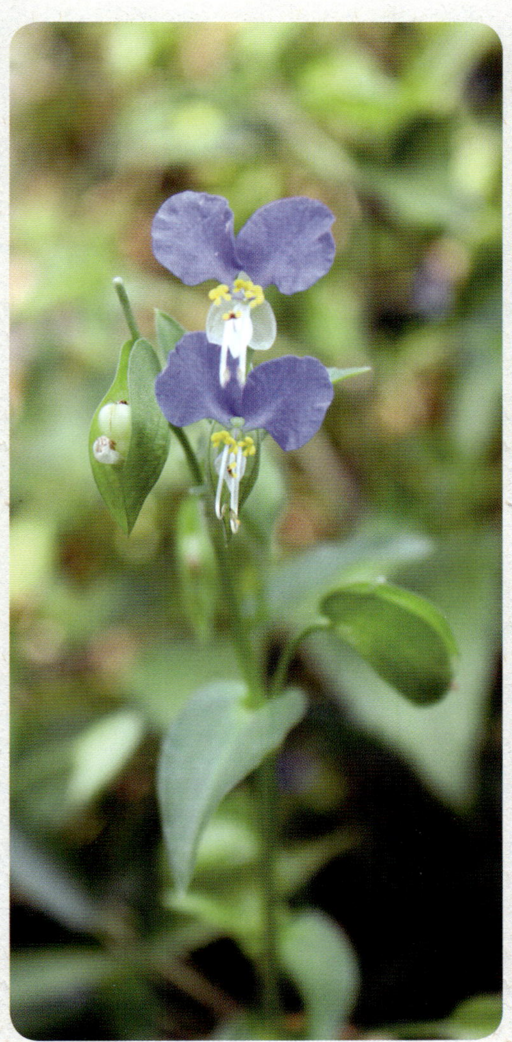

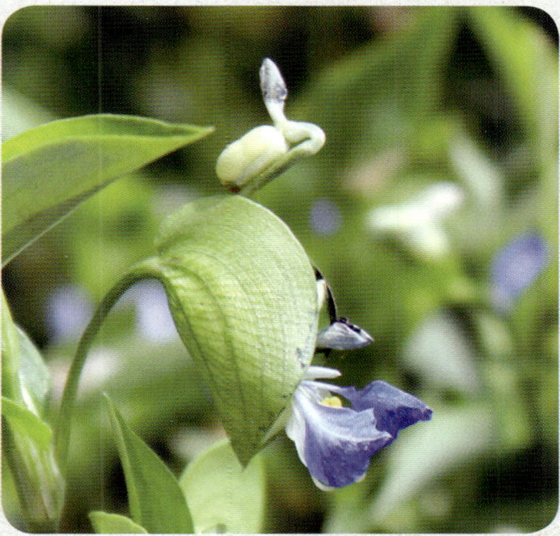

🌿 닭의장풀_ 꽃봉오리와 꽃

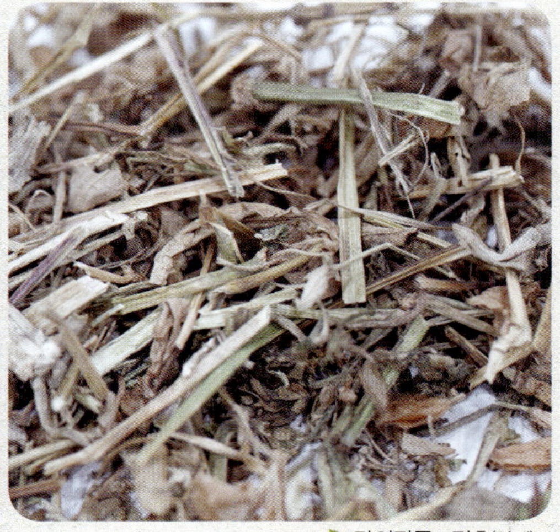

🌿 닭의장풀_ 전초(약재)

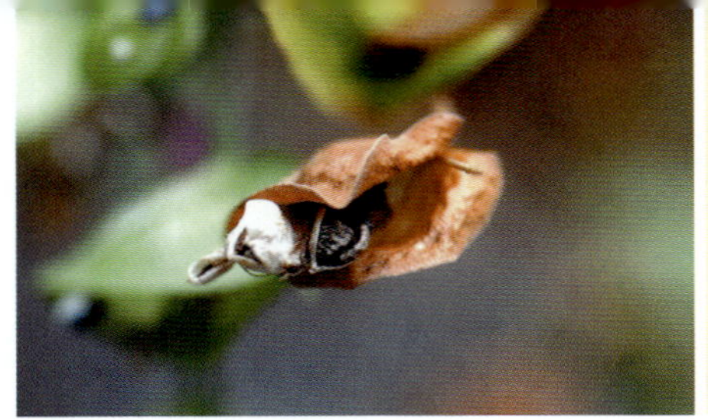
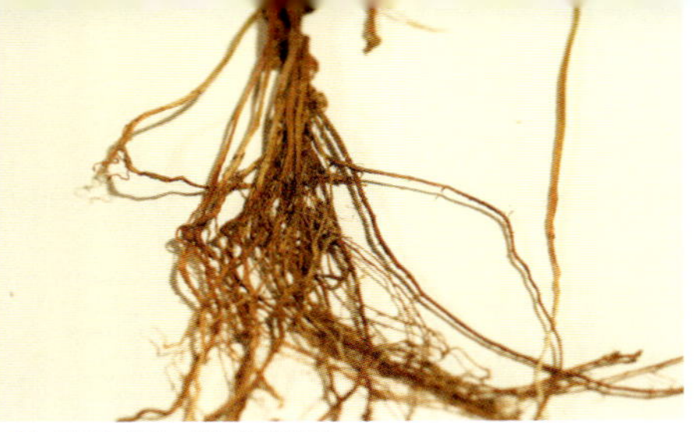

🌿 닭의장풀_ 종자 결실　　　🌿 닭의장풀_ 뿌리(채취품)

🔵 **생육특성** : 닭의장풀은 각처의 들이나 길가에서 흔히 자라는 한해살이풀이고, 생육환경은 양지 혹은 반그늘이다. 키는 15~50cm로 자라며, 잎은 길이가 5~7cm, 너비는 1~2.5cm로 어긋나고 달걀 모양의 바소꼴로 뾰족하다. 꽃은 하늘색으로 7~8월에 잎겨드랑이에서 나온 꽃대 끝의 포에 싸여 핀다. 넓은 심장 모양의 포는 길이가 2cm로 안으로 접히고 끝이 뾰족해지며 겉에는 털이 나 있거나 없다. 줄기에는 세로 주름이 있고 대부분 분지(分枝: 가지가 갈라진 것)되어 있거나 수염뿌리가 있다. 열매는 9~10월경에 타원형으로 달린다.

유사종으로 큰닭의장풀, 흰꽃좀닭의장풀, 자주닭개비 등이 있다.

🍃 **채취 방법과 시기** : 여름·가을에 지상부를 채취, 이물질을 제거하고 절단하여 햇볕에 말린다.

🍃 **성분** : 지상부에는 아워바닌(awobanin), 코멜린(commelin), 플라보코멜리틴(flavocommelitin) 등이 함유되어 있다.

🔵 **성미** : 성질이 차고, 맛은 달고 담백하며, 독성이 없다.

🟣 **귀경** : 심(心), 간(肝), 비(脾), 신(腎), 대장(大腸), 소장(小腸) 경락에 작용한다.

🟠 **효능과 주치** : 소변을 잘 나가게 하는 이뇨, 몸의 열을 식히는 청열, 피를 맑게 하는 양혈, 독을 푸는 해독 등의 효능이 있어 수종과 소변불리, 풍열로 인한 감기, 피부가 붉고 화끈거리면서 열이 나는 단독, 황달간염, 학질, 코피, 피오줌을 누는 증상, 심한 하혈인 혈붕, 백대하(白帶下: 냉증), 인후부가 붓고 아픈 인후종통(咽喉腫痛), 옹저(癰疽: 종기나 암종), 종창 등을 다스린다.

🟣 **약용법과 용량** : 말린 전초 10~15g(생것 60~90g)을 복용하는데 대량으로 사용하는 대제(大劑: 약의 양을 배로 하여 처방함)에는 150~200g까지도 사용

닭의장풀	자주달개비

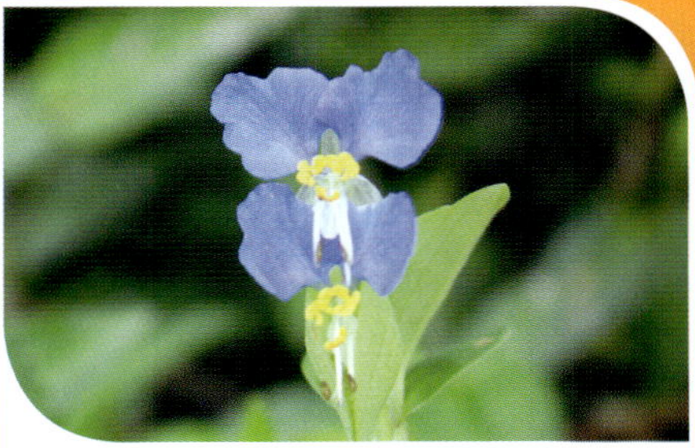

🍃 닭의장풀_ 꽃

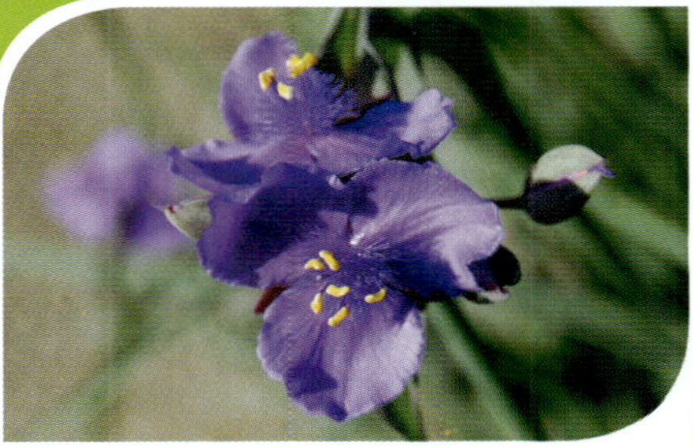

🍃 자주달개비_ 꽃

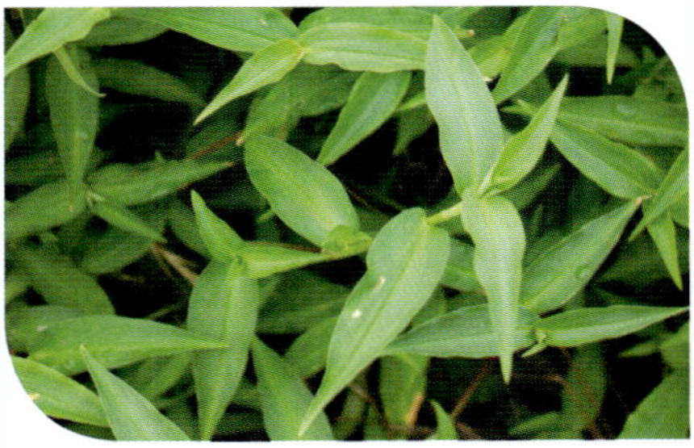

🍃 닭의장풀_ 잎

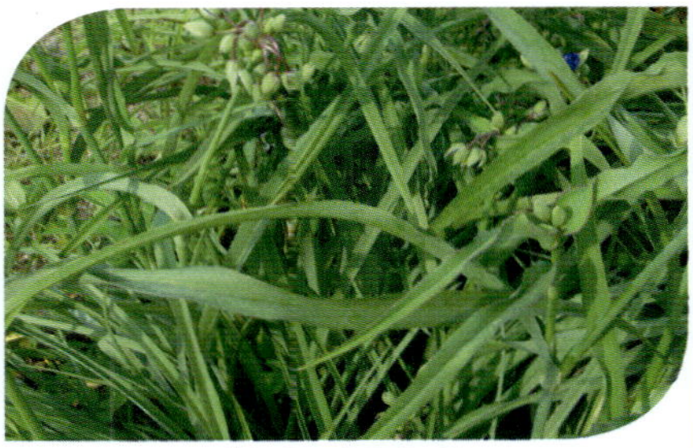

🍃 자주달개비_ 잎

가능하다. 말린 전초 15g을 물 700mL에 넣어 끓기 시작하면 약하게 줄여 200~300mL가 될 때까지 달여 하루에 2회 나눠 마신다. 민간에서는 독사에 물렸을 때에도 이 약재를 사용하는데 주로 반변련(半邊蓮: 약재명, 수염가래꽃의 전초를 말함) 등과 섞어 달여 마시거나 외용하기도 했다고 한다.

🍂 **사용 시 주의사항** : 열을 식히는 청열작용이 있으므로 비위가 허한(虛寒)한 경우에는 신중하게 사용하여야 한다.

patent

닭의장풀의 기능성 및 효능에 관한 특허자료

▶ 혈당강하작용을 갖는 닭의장풀 추출물

본 발명은 탄수화물 대사에 필수적인 효소군인-글루코시다제 효소들의 가수분해작용을 억제하여 인체와 동물에서 탄수화물 대사를 조절함으로써 식후 혈중 포도당(gluccse) 농도의 급격한 상승을 조절하여 당뇨병, 비만증 및 고지방증과 같은 질환의 치료 및 합병증 조절에 유효한 닭의장풀 추출물 및 이의 제조방법에 관한 것이다.

— 공개번호 : 10-1997-0061260, 출원인 : 일동제약(주), 한국과학기술연구원

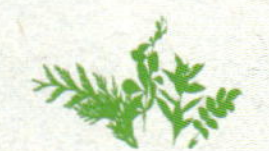

어혈 제거 및 해독, 살충의 효능이 있는

담배풀

| 사용부위 | 어린순, 전초

Carpesium abrotanoides L.

- **이명** : 담배나물, 학슬
- **생약명** : 학슬(鶴蝨), 천명정(天名精)
- **과명** : 국화과(Compositae)
- **개화기** : 8~9월

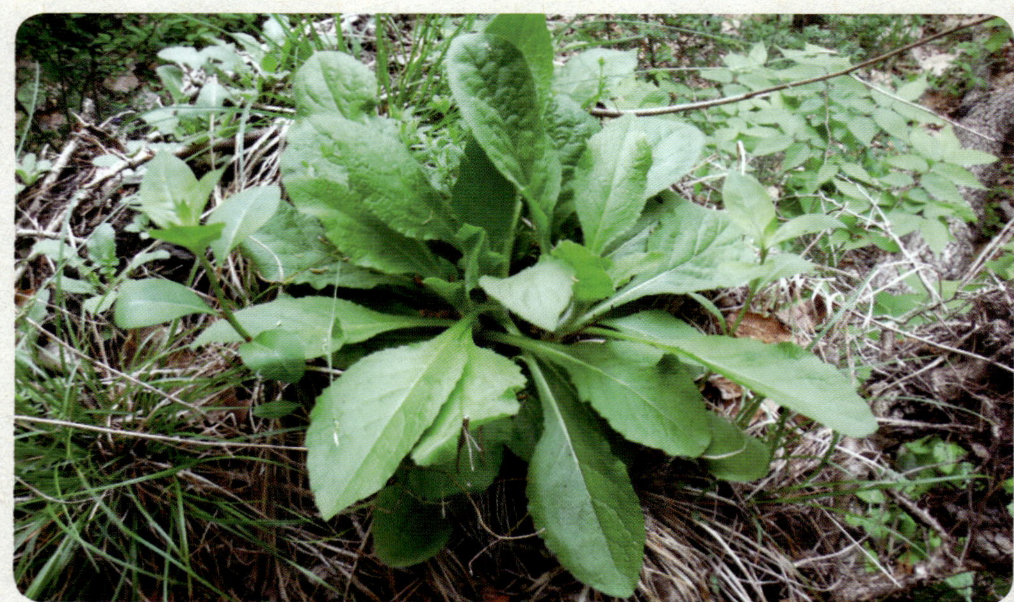

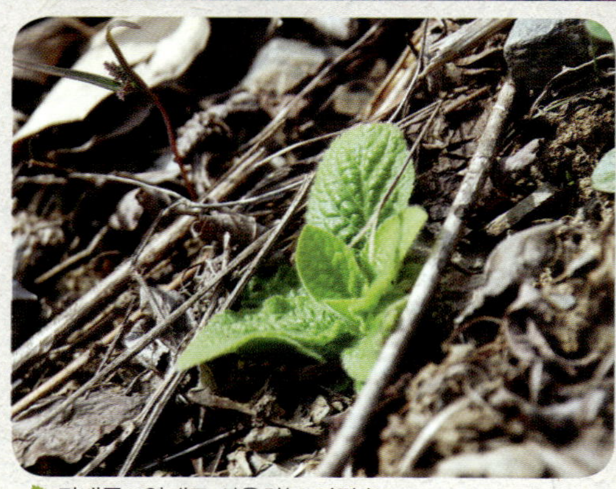

담배풀_ 약재로 사용하는 어린순

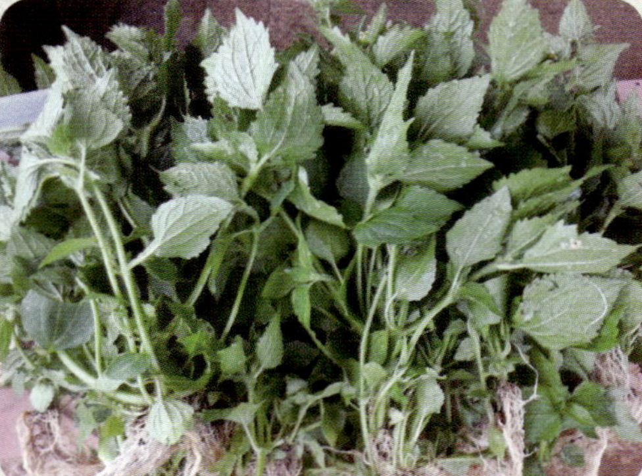

담배풀_ 전초(채취품)

 : 담배풀은 울릉도, 제주도를 비롯하여 전국 각처에서 자라는 두해살이풀이다. 생육환경은 반그늘이나 주변습도가 높고 부엽질이 많은 곳이며, 키는 50~100cm이다. 뿌리에서 난 잎은 꽃이 필 때쯤에는 없어지고 줄기에서 나온 잎은 어긋나는데 긴 잎자루가 있으며 길이는 20~28cm, 너비는 8.5~15cm로 커다랗다. 줄기 아랫부분의 잎은 넓은 타원형 또는 긴 타원형이며 잎 양면, 특히 맥 위에는 털이 나 있고 뒷면에는 선점(腺點)이 있으며 가장자리에는 불규칙한 치아 모양의 톱니가 있다. 줄기 위로 올라가면서 잎은 작아지는데 긴 타원형이며 잎자루가 없어진다. 줄기는 곧

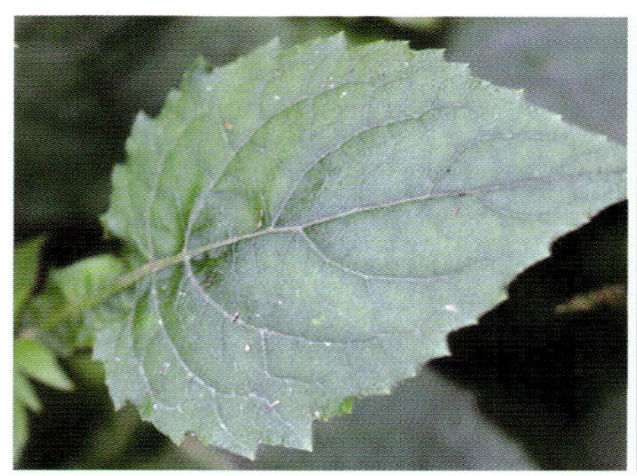

🌿 담배풀_ 잎

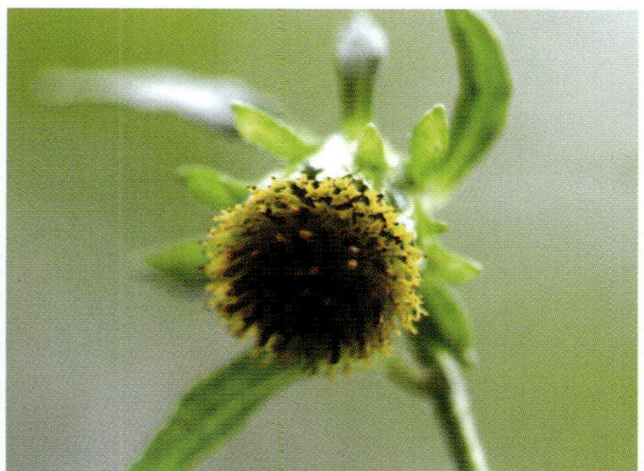

🌿 담배풀_ 꽃

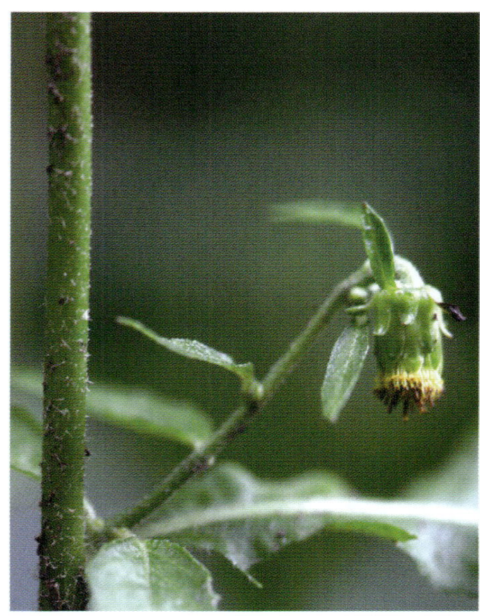

🌿 담배풀_ 꽃봉오리와 줄기

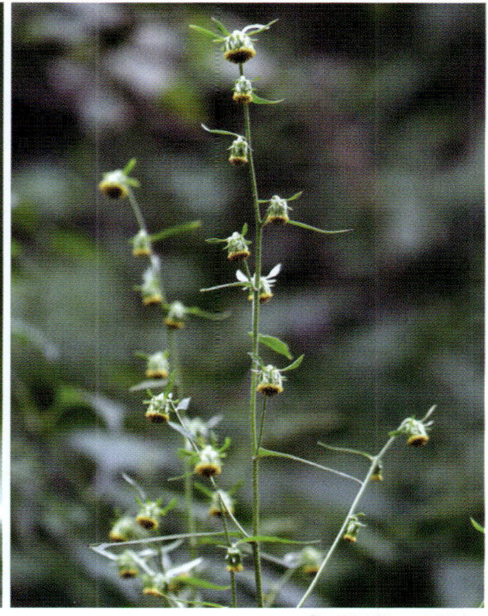

🌿 담배풀_ 지상부

추서고 윗부분에서 가지가 갈라지며 잔털이 많이 나 있고, 뿌리는 목질이다. 꽃은 노란색으로 8~9월에 잎겨드랑이에서 지름 6~8cm로 피는데 작은 꽃 130~300송이가 뭉쳐 하나의 꽃처럼 보이고, 수꽃과 양성의 통꽃이 같이 있다. 열매는 10~11월에 길이 0.4cm 정도로 달리는데 끈끈하다.

🍂 **채취 방법과 시기 :** 어린순은 따서 그늘에 말리고, 전초와 열매는 가을에 채취하여 햇볕에 말린다.

🍃 **성분 :** 카라브론(carabrone), 카르페시아(carpesia) 락톤(lactone), 텔레킨(telekin), 카르페시올린(carpesiolin), 이발린(ivalin), n-카프론(n-caprone), 올레산(oleic acid), 리놀렌산(linoeic acid), 스티그마스테롤(stigmasterol) 등이 함유되어 있다.

🍃 **성미 :** 성질이 차고, 맛은 맵다.

🍃 **귀경 :** 폐(肺), 간(肝) 경락에 작용한다.

🍂 **효능과 주치 :** 담을 없애고 열을 내리며 어혈을 제거하고 해독과 살충 효능이 있어 학질, 인후염, 급성 편도선염, 급성 간염, 경련, 피부소양증(皮膚瘙痒症)을 치료하며 구충의 효능도 있다.

🍃 **약용법과 용량 :** 말린 약재 12~18g을 물 1L에 넣어 1/3이 될 때까지 달여 하루에 2~3회 나눠 마시거나, 환 또는 가루로 만들어 복용하기도 한다. 짓찧어서 환부에 붙이거나, 달인 물로 환부를 씻어낸다.

🍂 **사용 시 주의사항 :** 비위가 허하고 냉한 사람은 신중하게 사용하여야 한다.

patent

담배풀의 기능성 및 효능에 관한 특허자료

▶ 담배풀 추출물을 유효성분으로 함유하는 아토피 및 염증성 질환 예방 및 치료용 약학적 조성물

본 발명의 담배풀 추출물은 염증성 사이토카인(cytokine)인 인터페론 감마(IFNγ)와 IL-10의 발현을 전사수준에서 현저히 감소시키고, 기존의 항염증제인 덱사메타손(dexamethasone; DEX)과 비교하였을 때, DEX는 인터페론 감마의 발현만을 억제하나 본 발명의 담배풀 추출물은 인터페론 감마뿐만 아니라 IL-10의 발현을 모두 유의적으로 억제함으로써 아토피 및 염증성 질환의 예방 또는 치료용 약학적 조성물, 피부외용제 조성물, 화장품 조성물 및 건강식품 조성물로 유용하게 사용될 수 있다.

– 공개번호 : 10-2014-0128123, 출원인 : 한국생명공학연구원

인후염, 폐농양, 유선염, 해수를 치료하는

더덕

| 사용부위 | 뿌리

Codonopsis lanceolata (Siebold & Zucc.) Benth. & Hook. f. ex Trautv.

- **이명** : 참더덕, 노삼(奴蔘), 통유초(通乳草), 사엽삼(四葉蔘)
- **생약명** : 양유(羊乳), 산해라(山海螺), 사엽삼(四葉參)
- **과명** : 초롱꽃과(Campanulaceae)
- **개화기** : 8~9월

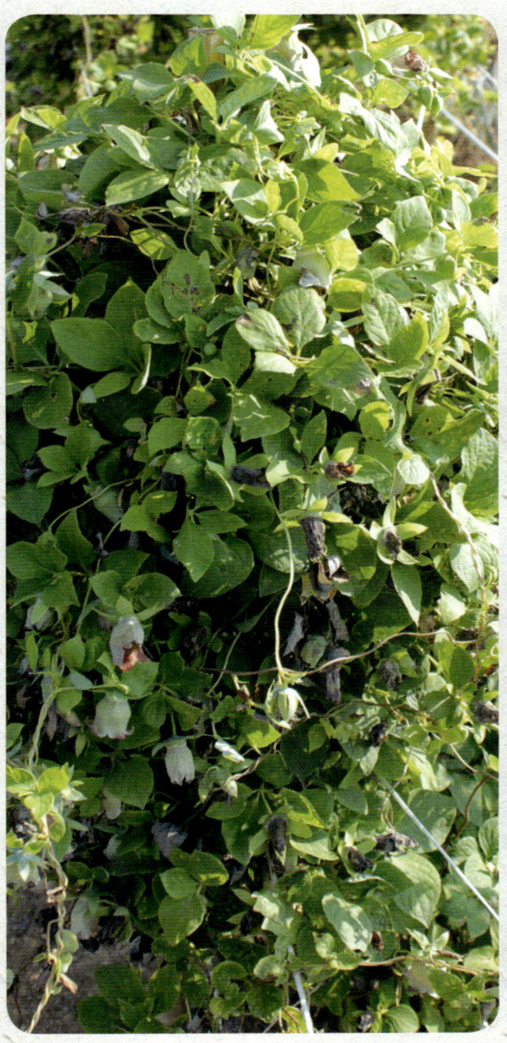

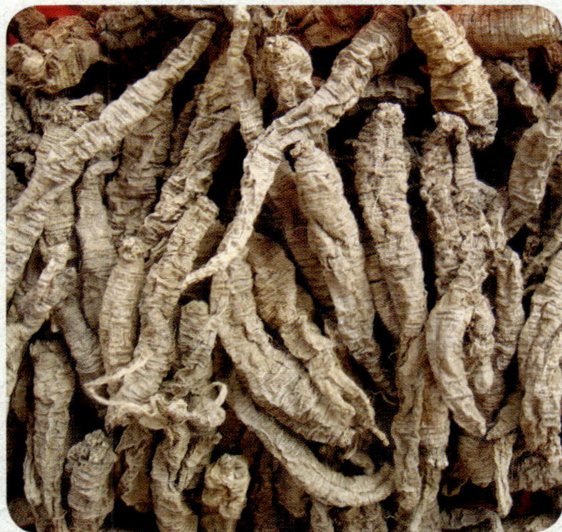

더덕_ 뿌리(약재 전형)

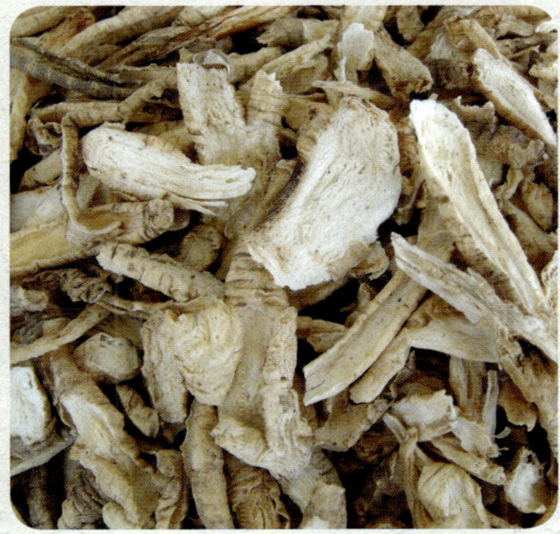

더덕_ 뿌리(약재)

🔵 **생육특성 :** 더덕은 전국 각지의 산야에서 자생하는데 농가에서도 많이 재배하고 있는 여러해살이 덩굴식물이다. 길이는 2m 이상 자라고, 뿌리는 길이가 10~20cm, 직경은 1~3cm로 자라는데 오래될수록 껍질에 두꺼비 등처럼 더덕더덕한 혹들이 많이 달린다. 잎은 서로 어긋나며 3~4개의 잎이 바소꼴 또는 긴 타원형으로 나고 톱니가 없다. 꽃의 겉은 연한 녹색이고 안쪽은 자주색 반점이 있는데 8~9월에 짧은 가지 끝에서 아래쪽을 향해 작은 종이 달린 것처럼 핀다. 열매는 튀는열매로 9~10월에 달린다. 실제로 우리나라의 한약재 생산현황을 조사한 자료를 보면 사삼(沙蔘: 기원식물 잔대)의 재배 면적이 모두 이 더덕을 기반으로 하여 조사되었다.

🔴 **채취 방법과 시기 :** 가을철에 뿌리를 채취하여 품질별로 정선하는데 식용으로 사용할 것은 저온저장하며, 약용할 것은 말린 뒤 저장한다.

🟢 **성분 :** 전초에는 아피게닌(apigenin), 루테올린(luteolin), 알파-스피나스테롤(α-spinasterol), 스티그마스테롤(stigmastenol), 올레아놀릭산(oleanolic

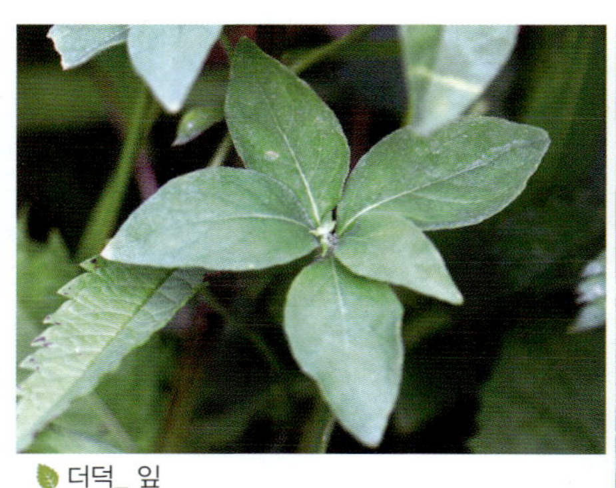

🌿 더덕_ 잎

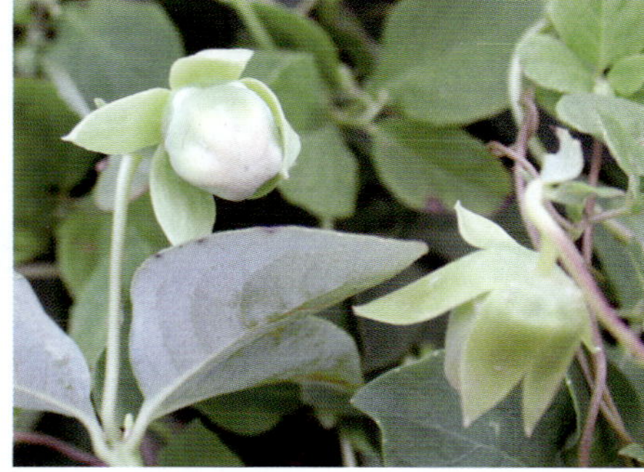

🌿 더덕_ 꽃봉오리

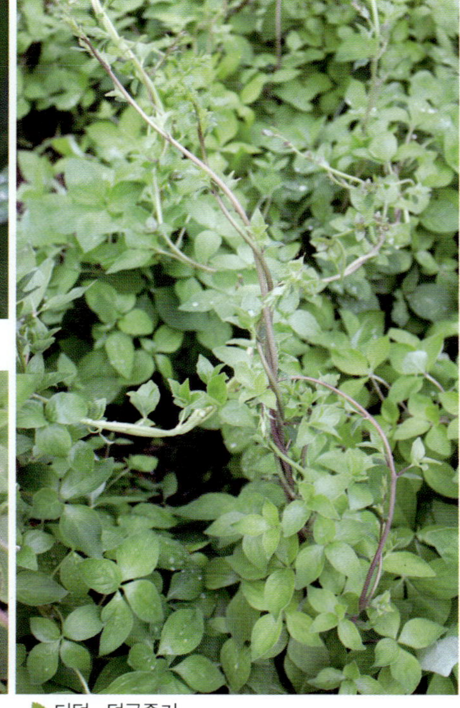

🌿 더덕_ 덩굴줄기

더덕	소경불알

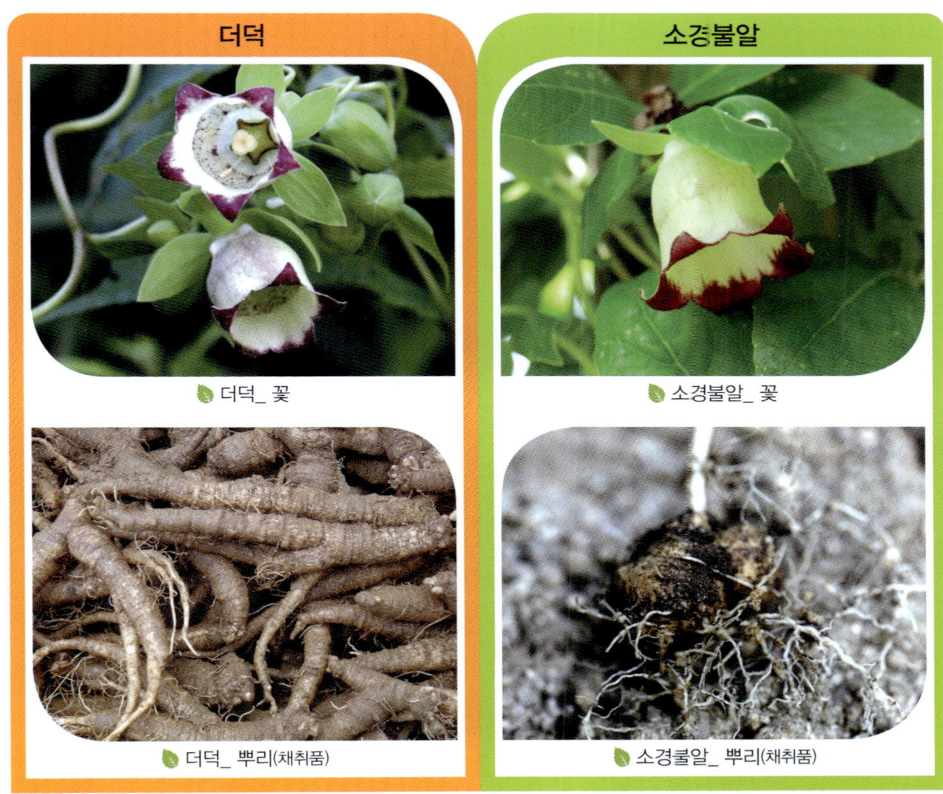

더덕_ 꽃

소경불알_ 꽃

더덕_ 뿌리(채취품)

소경쿨알_ 뿌리(채취품)

acid), 에키노시스틱산(echinocystic acid), 알비게닉산(albigenic acid), 뿌리에는 리오이친(leoithin), 펜토산(pentosane), 파이토데린(phytoderin), 사포닌이 함유되어 있다.

🍃 **성미 :** 성질이 평범하고(약간 따뜻한 쪽으로 봄), 맛은 달고 맵다.

🍃 **귀경 :** 비(脾), 폐(肺) 경락에 작용한다.

🍃 **효능과 주치 :** 가래를 제거하는 거담, 고름을 배출하는 배농(排膿), 몸을 튼튼하게 하는 강장, 젖이 잘 나오게 하는 최유(催乳), 독을 푸는 해독, 종기를 삭히는 소종, 진액을 만들어내는 생진(生津) 등의 효능이 있으며, 해수, 인후염, 폐농양(肺膿瘍), 유선염, 장옹(腸癰), 옹종, 유즙 부족, 뱀에 물린 상처 등을 치료한다.

- **약용법과 용량 :** 말린 뿌리 30g 을 물 1.2L에 넣어 끓기 시 작하면 약하게 줄여 200~ 300mL가 될 때까지 달여 하 루에 2회 나눠 마신다. 또는 가루로 만들어 복용하기도 하고, 외용할 경우에는 환부 에 더덕 생뿌리를 짓찧어 붙 이거나 달인 물로 환부를 씻 기도 한다. 또한 병 후에 몸 이 허약해졌을 때에는 이 약 재에 숙지황, 당귀 등을 배합

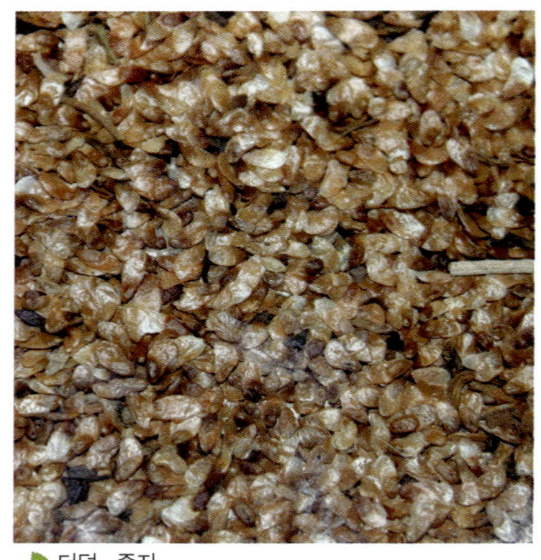

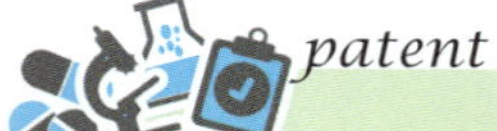
더덕_ 종자

하고, 폐음(肺陰) 부족으로 해수가 있을 때에는 이 약재에 백부근(百部根: 덩굴백부 뿌리), 자완(紫菀: 개미취 뿌리), 백합 등을 배합하여 사용한다. 출 산 후에 몸이 허약해진 경우나 젖이 잘 나오지 않을 때에는 이 약재에 동 과자(冬瓜子: 동아호박 씨), 율무, 노근(蘆根: 말린 갈대의 뿌리), 도라지, 야 국(野菊: 산국), 금은화(金銀花: 인동덩굴), 생감초 등의 약물을 배합하여 응 용한다. 독사에 물렸을 때에도 응용할 수 있는데 이 약재를 끓여 마시거나 약재를 깨끗이 씻어 짓찧어 환부에 붙이면 효과가 매우 좋다.

- **사용 시 주의사항 :** 여로(黎蘆: 백합과의 여러해살이풀)와 함께 사용하지 않 는다.

patent

더덕의 기능성 및 효능에 관한 특허자료

▶ **더덕 추출물을 포함하는 알코올성 간질환 및 알코올성 고지혈증의 예방 및 치료용 조성물**

본 발명은 더덕 추출물을 유효성분으로 포함하는 알코올성 간질환 및 알코올성 고지혈증의 예방 및 치료용 조성물에 관한 것이다. 본 발명에 따른 조성물은 알코올의 섭취로 인해 증가된 간 조직 및 혈장의 지질 농도, 지질과산화물 농도를 감소시키고 간기능 지표 효소의 활성을 정상화하는 효 과가 있으므로 알코올성 간질환 및 알코올성 고지혈증의 예방, 경감 및 치료의 목적으로 유용하게 사용할 수 있다.

— 등록번호 : 10–0631073–0000, 출원인 : 연세대학교 산학협력단

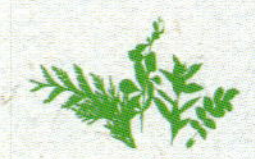

해수와 담을 치료하고 폐의 기운을 이롭게 하는

도라지

| 사용부위 | 뿌리

Platycodon grandiflorum (Jacq.) A. DC.

- **이명** : 약도라지, 고경(苦梗), 고길경(苦桔梗)
- **생약명** : 길경(桔梗)
- **과명** : 초롱꽃과(Campanulaceae)
- **개화기** : 7~8월

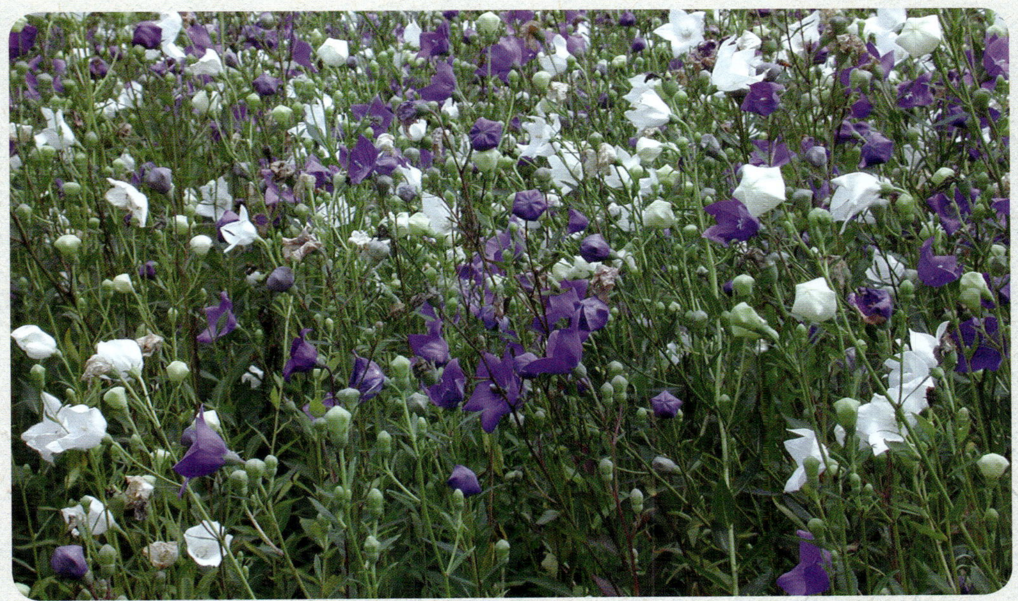

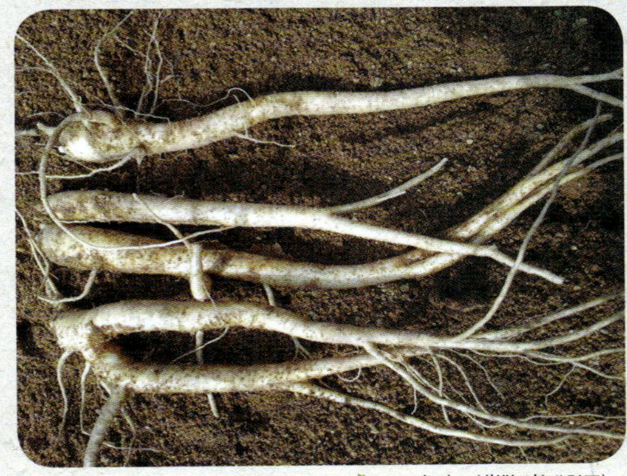

도라지_ 생뿌리(채취품)

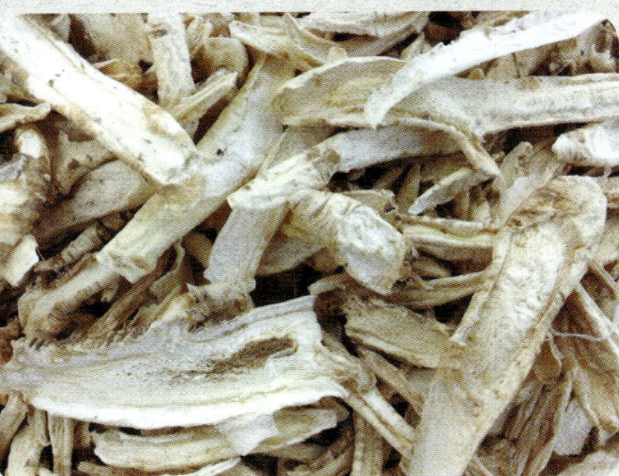

도라지_ 뿌리(약재)

생육특성 : 도라지는 전국 각지의 산야에서 자생하며 전국적으로 재배되는데 특히 경북 봉화, 충북 단양, 전북 순창과 진안 등지에서 많이 재배하고 있는 여러해살이풀이다. 키는 40~100cm에 이르고, 잎은 마주나기, 돌려나기 또는 어긋나며 긴 달걀 모양이고 길이는 4~7cm, 너비는 1.5~4cm로 가장자리에는 예리한 톱니가 있다. 꽃은 보라색 또는 흰색으로 7~8월에 원줄기 끝에서 1송이 또는 여러 송이가 위를 향해 끝이 퍼진 종 모양으로 핀다. 뿌리는 원기둥 모양 혹은 약간 방추형으로 하부는 차츰 가늘어지고 분지된 것도 있으며 약간 구부러져 있다. 길이는 7~20cm, 지름은 1~1.5cm이다. 뿌리 표면은 흰색 또는 엷은 황백색으로 껍질을 벗기지 않은 것은 표면이 황갈색 또는 회갈색이며 비틀린 세로 주름이 있고 가로로 긴 구멍과 곁뿌리의 흔적이 있다. 상부에는 가로 주름이 있고, 맨 꼭대기에는

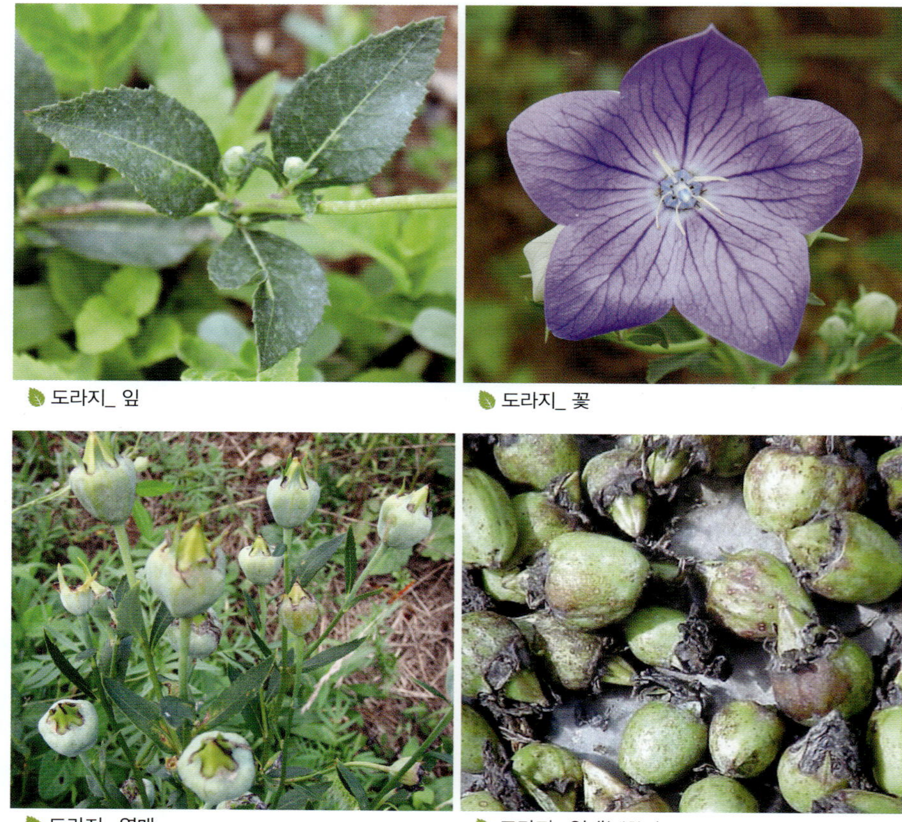

도라지_ 잎

도라지_ 꽃

도라지_ 열매

도라지_ 열매(채취품)

짧은 뿌리줄기가 있으며 그 위에는 여러 개의 반달 모양 줄기흔적이 있다.

🍂 **채취 방법과 시기** : 봄과 가을에 뿌리를 채취하여 이물질을 제거하고 잘게 잘라 건조기에 넣어 말린 후 사용한다.

🍃 **성분** : 뿌리에는 당질, 철분 등이 함유되어 있으며, 2% 정도의 사포닌과 칼슘이 함유되어 있다. 그 밖에 이눌린(inulin), 스테롤(sterols), 배툴린(betulin), 알파-스파이나스테롤(α-spinasterol), 플래티코도닌(platycodonin)이 함유되어 있다. 줄기와 잎에도 사포닌 성분이 함유되어 있는데, 뿌리에는 식이섬유가 많아 변비를 예방할 수 있다.

🍃 **성미** : 성질이 평범하고, 맛은 맵고 쓰며, 독성이 없다.

🍃 **귀경** : 폐(肺) 경락에 작용한다.

🍁 **효능과 주치** : 폐의 기운을 이롭게 하고, 인후부에 도움을 주며, 담과 농을

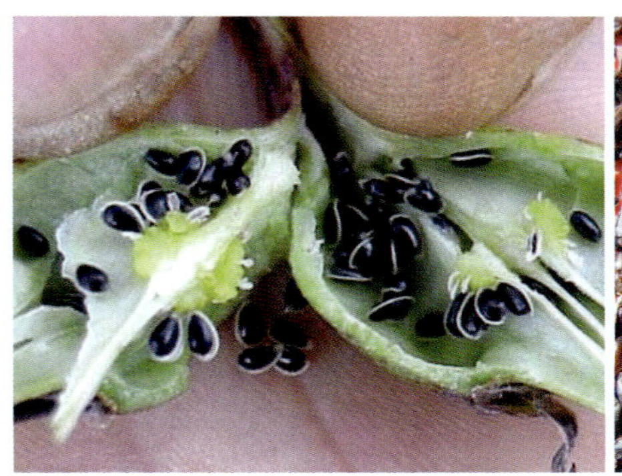

🍃 도라지_ 채취한 열매 속

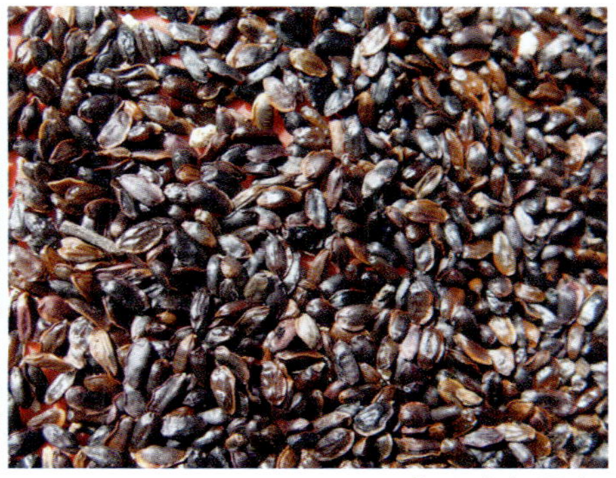

🍃 도라지_ 종자

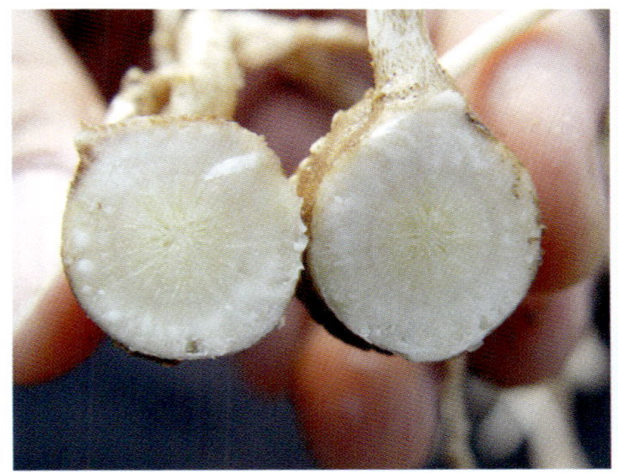

🍃 도라지_ 생뿌리(단면)

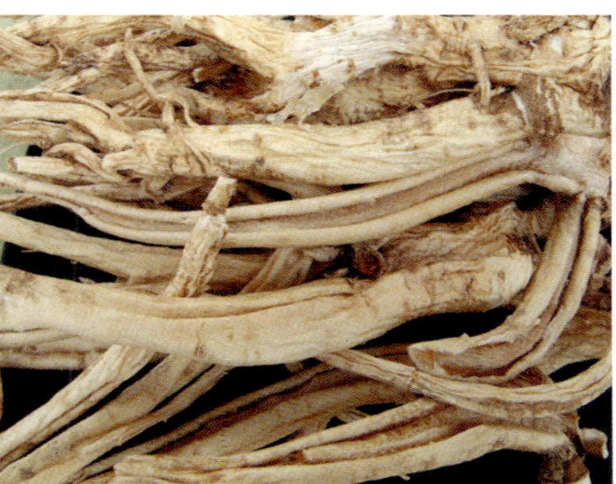

🍃 도라지_ 뿌리(약재 전형)

배출하며, 해수와 담이 많은 데, 가슴이 답답하고 꽉 막힌 데, 인후부의 통증, 폐에 옹저(癰疽)가 있거나 농을 토하는 증상 등을 치유하는 데 유용하다.

🌿 **약용법과 용량 :** 도라지는 이용방법이 매우 다양한데 일상 식생활에서는 도라지 껍질을 벗긴 후 물에 담가 쓴 물을 우려내고 나물로 무쳐 먹기도 하고, 튀김이나 구이로 먹기도 하며, 말린 뿌리 4∼12g을 적당량의 물에 끓여 차로 마시기도 한다. 특히 기관지염이나 가래가 많을 때 애용하는데 가래를 묽게 하여 밖으로 배출하는 데 아주 요긴한 약재이다. 다만 말린 도라지를 물에 끓일 때에는 쓴맛이 너무 강하므로 지나치게 많이 넣지 않도록 주의한다.

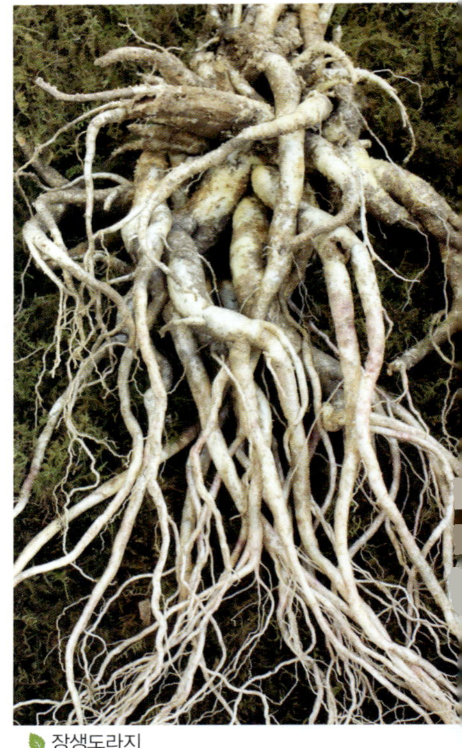

🌿 장생도라지

🍂 **사용 시 주의사항 :** 맛이 매운 약재로 진액을 소모하는 작용이 있어 음허(陰虛)로 오래된 해수, 또는 기침에 피가 나오는 해혈이 있는 경우에는 사용할 수 없고, 위궤양이 있는 경우에는 신중하게 사용하여야 한다. 또 내복하는 경우에 많은 양을 사용하면 오심과 구토를 일으킬 수 있으므로 주의한다.

patent

도라지(길경)의 기능성 및 효능에 관한 특허자료

▶ **도라지 추출물을 함유하는 전립선암 예방 및 치료용 조성물**

도라지를 열수 추출한 추출물이 요산의 히스톤 아세틸 전이효소를 저해하고 남성호르몬인 안드로젠 수용체 매개 전립선암 세포주에서 월등한 항암 효과를 나타냄으로써 의약품 및 건강식품의 소재로서 유용하게 사용될 수 있는 도라지 추출물의 새로운 의약용도에 관한 것이다.

– 등록번호 : 10–0830236, 출원인 : 연세대학교 산학협력단

풍사와 한사, 요통, 관절통을 다스리는

독활 | 사용부위 | 뿌리

Aralia cordata var. *continentalis* (Kitag.) Y. C. Chu

- **이명** : 땅두릅, 강활(羌活), 강청(羌靑), 독요초(獨搖草)
- **생약명** : 독활(獨活)
- **과명** : 두릅나무과(Araliaceae)
- **개화기** : 7~8월

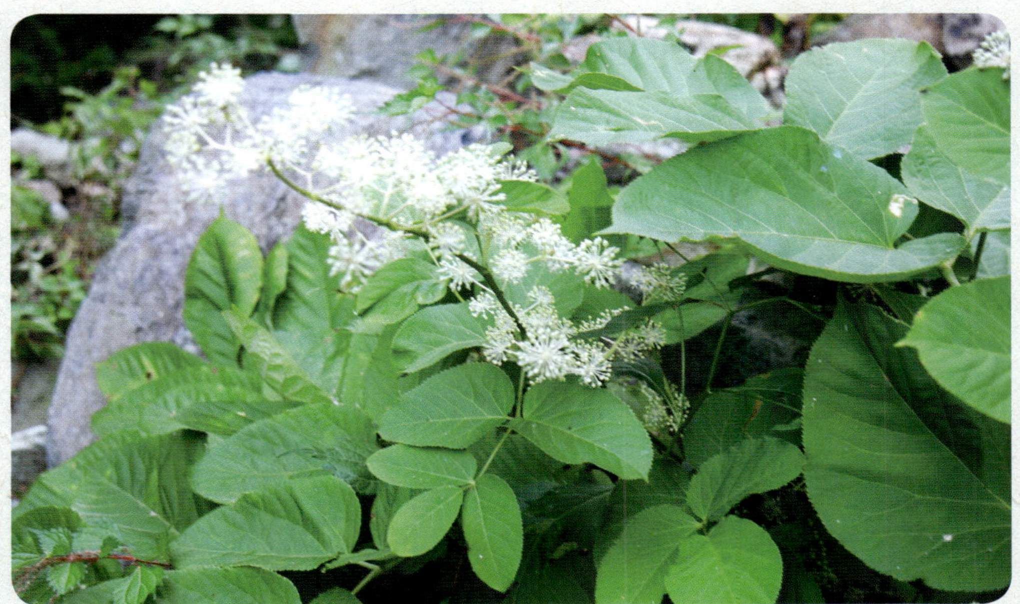

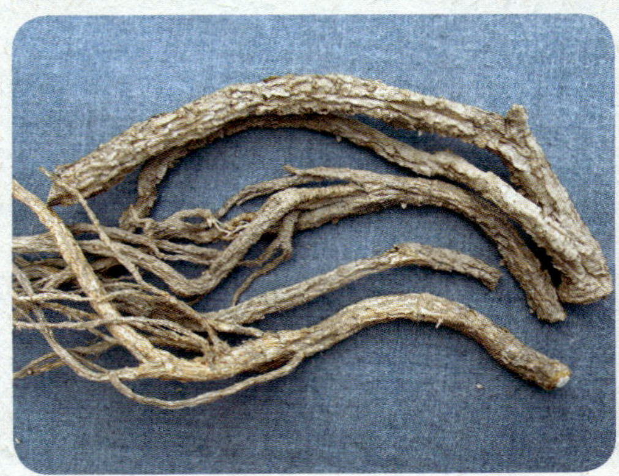

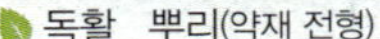
🌿 독활_ 뿌리(약재 전형)

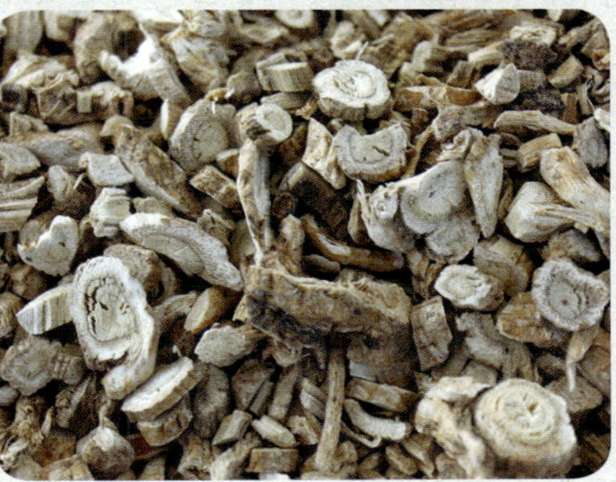
🌿 독활_ 뿌리(약재)

🌿 **생육특성** : 중국의 중치모당귀는 호북, 사천성에 분포하는 한해살이풀로, 우리나라에서는 전국 각지에서 분포하는데 전북 임실이 주산지로 전국 생산량의 60% 이상을 차지한다. 키는 1.5m까지 자란다. 뿌리는 긴 원기둥 모양부터 막대 모양을 한 것까지 다양하고 길이는 10~30cm, 지름은 0.5~2cm이다. 바깥 면은 회백색 또는 회갈색이며 세로 주름과 잔뿌리의 자국이 있다. 꺾은 면은 섬유성이고 연한 황색의 속심이 있고 질은 가볍고 엉성하다. 잎은 어긋나고 2회갈라진 깃꼴겹잎이다. 꽃은 암수한그루이며 연한 흰색으로 7~8월에 가지와 원줄기 끝 또는 윗부분의 잎겨드랑이에서 큰 원뿔형으로 자라다가 다시 모여나기로 갈라진 가지 끝에서 둥근 산형 꽃차례로 핀다.

🍂 **채취 방법과 시기** : 뿌리는 수시로 채취하여 말려 사용하는데 주로 봄과 가

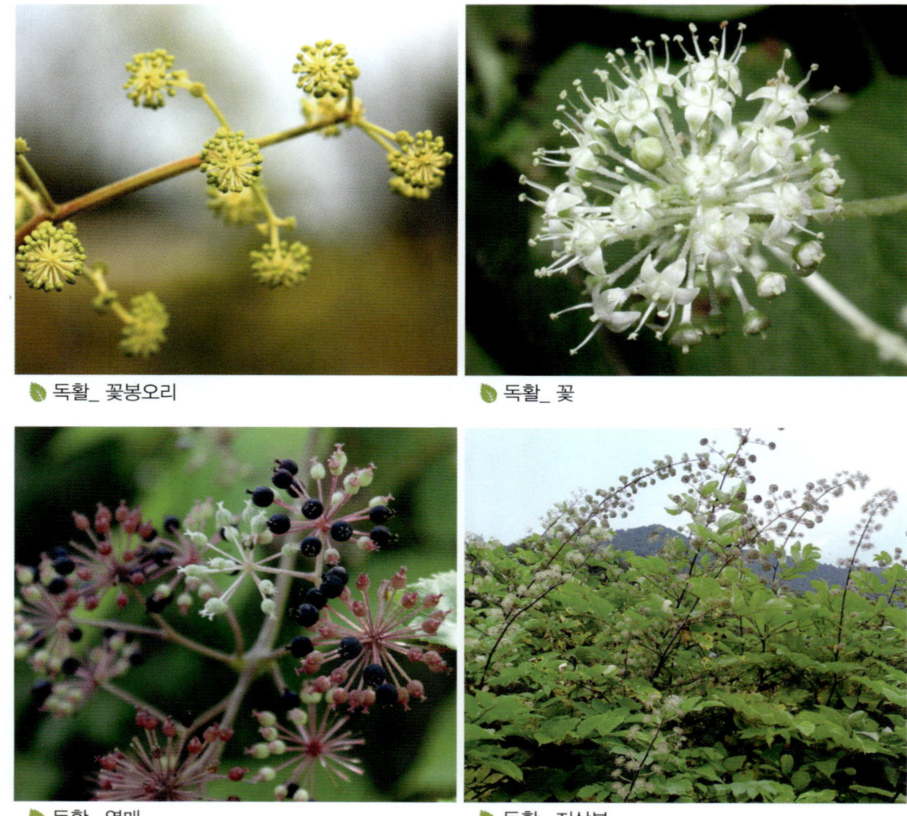

🌿 독활_ 꽃봉오리

🌿 독활_ 꽃

🌿 독활_ 열매

🌿 독활_ 지상부

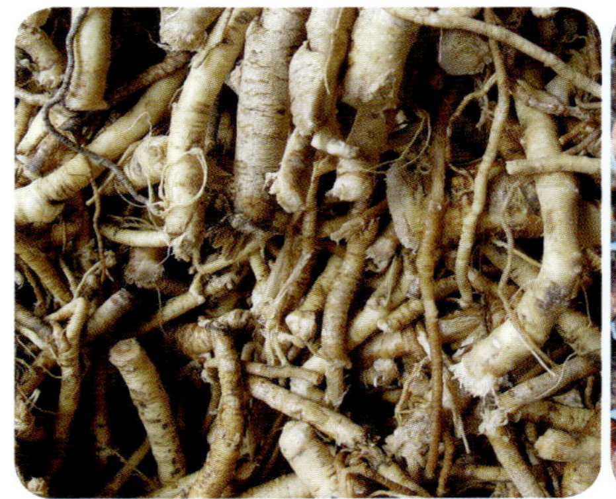

독활_ 뿌리(채취품)

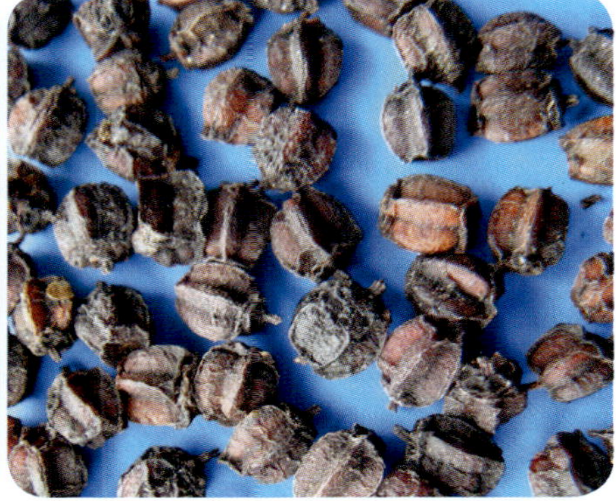

독활_ 말린 종자

을에 뿌리를 채취하여 이물질을 제거하고 0.2~0.5cm 두께로 절단하여 말린다.

성분 : 0.07%의 정유가 함유되어 있는데 주로 리모넨(limonene), 사비넨(sabinene), 미르센(myrcene), 휴물렌(humulene) 등이며 뿌리에는 ι-kaur-16-en-19-oic acid도 함유되어 있다.

성미 : 성질이 따뜻하고(혹은 약간 따뜻함), 맛은 맵고 쓰며, 독성이 없다.

귀경 : 신(腎), 방광(膀胱) 경락에 작용한다.

효능과 주치 : 풍사와 습사를 제거하고, 표사를 흩어지게 하며 통증을 멈추게 한다. 풍사와 한사, 습사로 인한 심한 통증을 다스리고, 허리와 무릎의 동통을 치료한다. 관절을 구부리고 펴는 동작(굴신屈伸)이 어려운 증상을 치료하며, 오한과 발열을 다스린다. 두통과 몸살을 치료하는 데에도 유용하다.

약용법과 용량 : 이 약재는 특유의 냄새가 있고 맛은 처음에는 텁텁하고 약간 쓰다. 독활만 끓여서 마실 때에는 말린 뿌리 5~10g을 물 1L에 넣어 끓기 시작하면 약하게 줄여 200~300mL가 될 때까지 달여 하루에 2회 나눠 마신다.

사용 시 주의사항 : 맵고 따뜻한 약재로 습사를 말리고 흩어지게 하는 효능이 있으므로 몸 안의 진액이 상할 우려가 있어 진액이 부족하고 음기가 허

독활	두릅나무

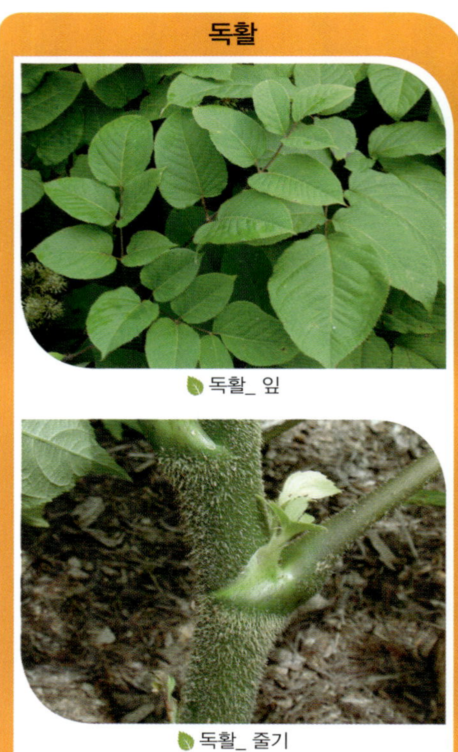

🌿독활_ 잎

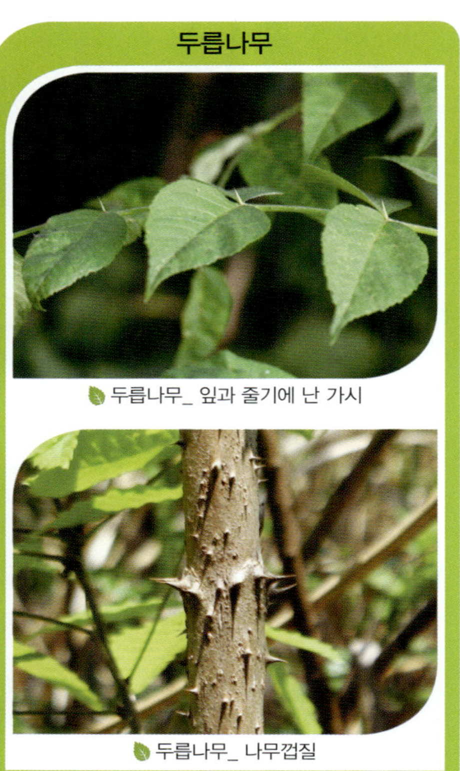

🌿두릅나무_ 잎과 줄기에 난 가시

🌿독활_ 줄기

🌿두릅나무_ 나무껍질

한 음허혈조(陰虛血燥)의 경우에는 사용하면 안 된다. 일부에서 '땃두릅나무(Oplopanax elatus)'를 독활이라고 잘못 알고 혼용하는 경향이 있는데 땃두릅나무는 풀인 독활과는 전혀 다른 식물(낙엽활엽관목)이므로 혼동하지 않도록 주의를 요한다. 이는 일부 문헌에서 독활의 기원을 땃두릅나무로 기록한 데에서 비롯된 오류이다.

 patent

독활의 기능성 및 효능에 관한 특허자료

▶ 독활 추출물을 포함하는 췌장암 치료용 조성물 및 화장료 조성물

본 발명에 따른 췌장암 치료용 조성물 및 화장료 조성물은 췌장암 세포의 성장을 억제하고 세포사멸을 유도하는 효과가 있어 췌장암 치료 및 예방에 효과적으로 사용할 수 있다.

— 공개번호 : 10–2012–0122425, 출원인 : (주)한국전통의학연구소, 정경채, 황성연

간염, 황달, 기관지염, 화상을 치료하는

돌나물

| 사용부위 | 전초

Sedum sarmentosum Bunge

- **이명** : 돈나물, 불지갑(佛指甲), 석지갑(石指甲), 삼칠자(三七子), 반지련(半枝蓮)
- **생약명** : 수분초(垂盆草), 석상채(石上菜)
- **과명** : 돌나물과(Crassulaceae)
- **개화기** : 5~6월

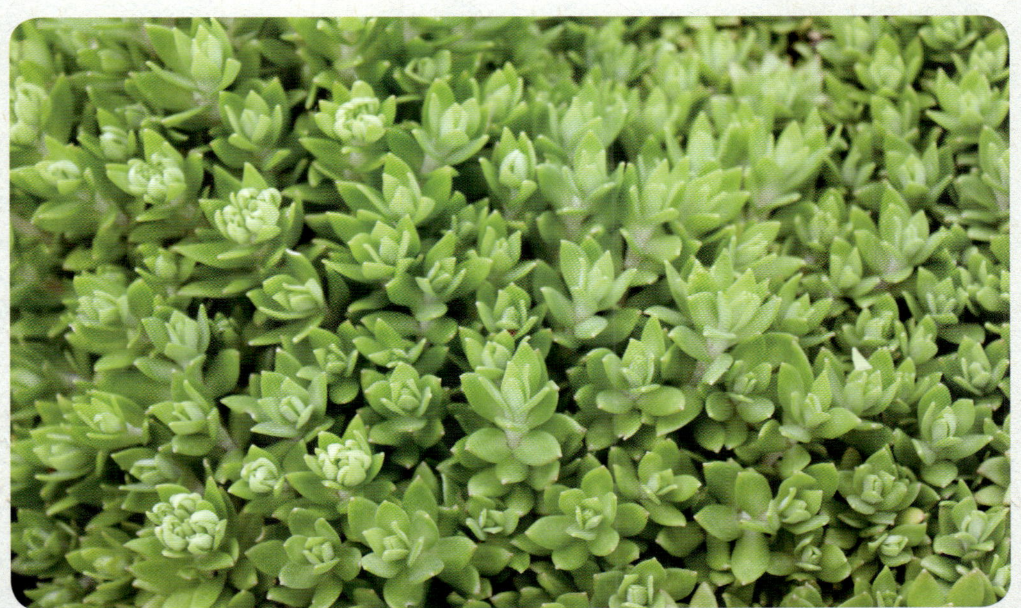

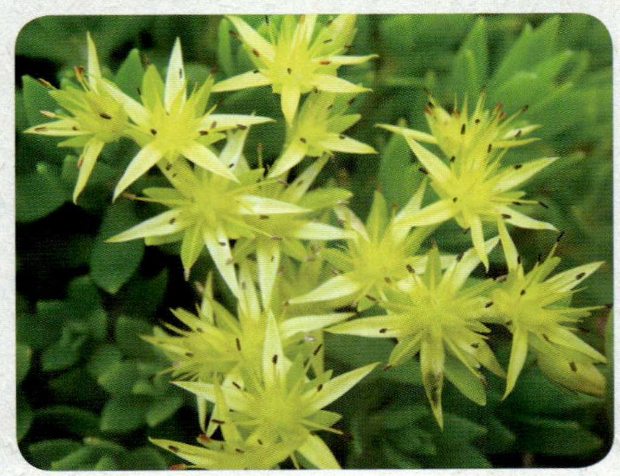

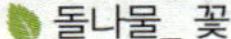

돌나물_ 꽃

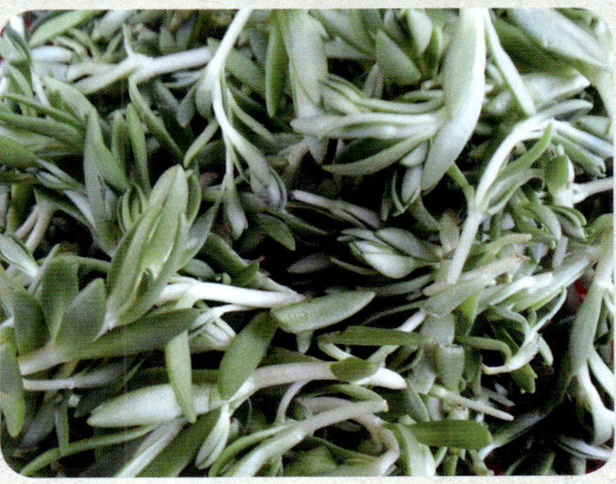

돌나물_ 전초(채취품)

● **생육특성 :** 돌나물은 전국 각지에서 분포하는 여러해살이풀로, 생육환경은 습기가 다소 있는 땅이나 바위 위이다. 키는 15cm 내외이며, 줄기는 지면을 기어 뻗어나간다. 육질의 잎은 3장씩 돌려나고 긴 타원형 또는 거꿀 바소꼴이고 끝은 둔하다. 꽃은 노란색으로 5~6월에 피며, 열매는 7~8월에 달린다.

● **채취 방법과 시기 :** 봄부터 가을 사이에 채취하는데 생것을 사용하거나 햇볕에 말려 보관한다.

● **성분 :** 사르멘토스린(sarmentoslin), 디하이드로-N-메틸-이소펠리트린(dihydro-N-methyl-isopelletierine), N-메틸-2-(베타-OH-프로필) 피페리딘[N-methyl-2-(β-OH-propyl) piperidine], N-메틸-이소펠리티에린(N-methyl-isopelletierine), dl-메틸이소펠리티에린(dl-methylisopelletierine), 디하이드로이소펠리티에린(dihydroisopelletierine) 등이 함유되어 있다.

● **성미 :** 성질이 시원하고, 맛은 달다.

● **귀경 :** 간(肝), 폐(肺) 경락에 작용한다.

● **효능과 주치 :** 열을 내리는 해열, 독을 푸는 해독, 종기를 삭히는 소종 등의 효능이 있으며, 급만성 간염, 황달, 인후종통(咽喉腫痛), 기관지염, 옹종, 뱀이나 벌레 물린 데, 화상 등을 치료한다.

● **약용법과 용량 :** 말린 전초 30g을 물 1.2L에 넣어 끓기 시작하면 약하게 줄

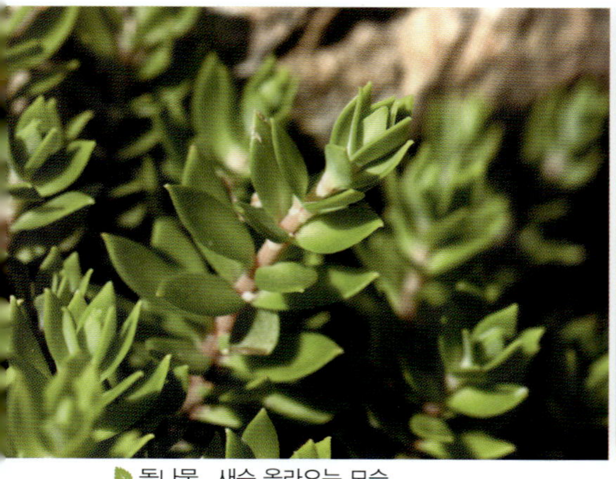

● 돌나물_ 새순 올라오는 모습

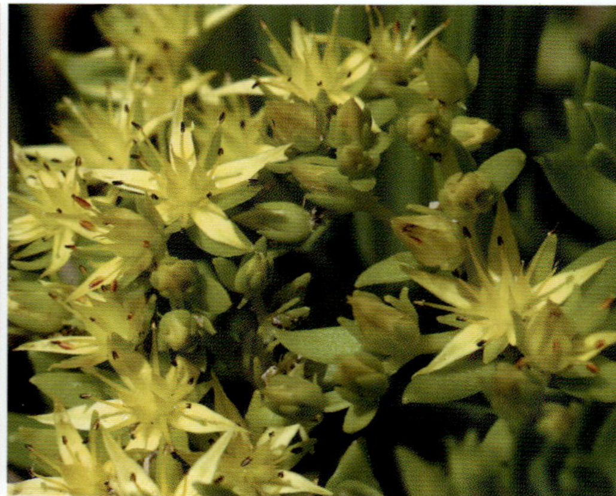

● 돌나물_ 꽃봉오리

348

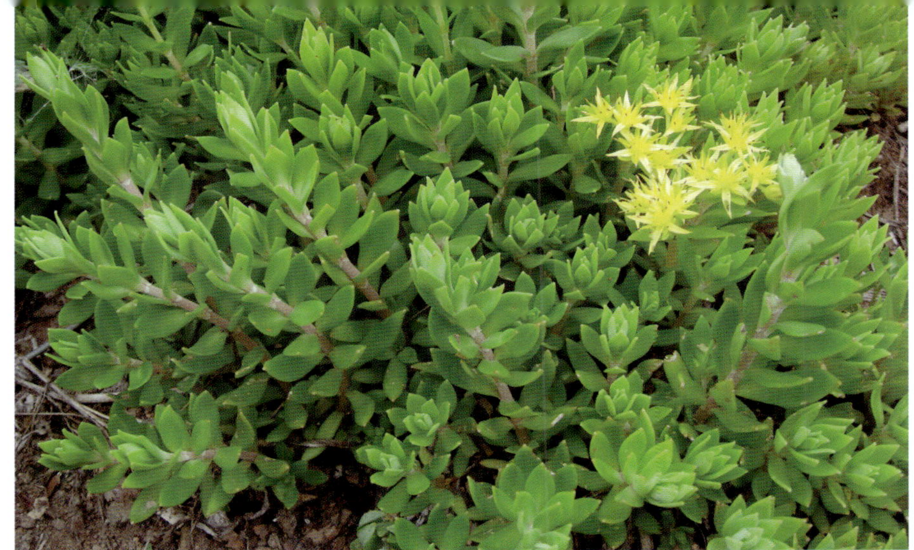

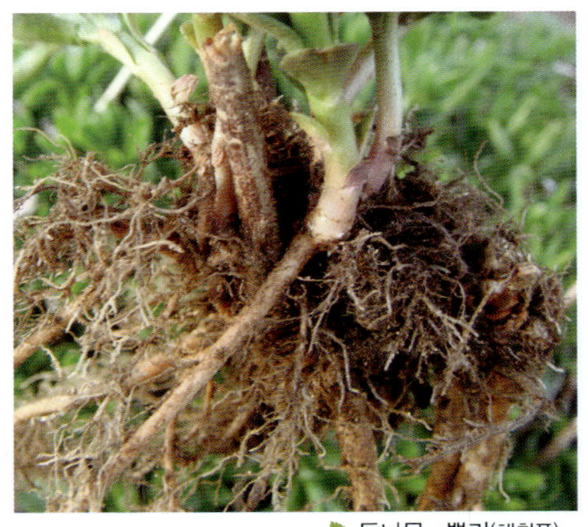

여 200~300mL가 될 때까지 달여 하루에 2회 나눠 마신다. 외용할 경우에는 신선한 약재 적당량을 짓찧어 환부에 붙인다. 신선한 돌나물 40~150g을 채취하여 깨끗이 씻은 후 짓찧은 즙을 사용하면 화상, 옹종창독, 독사 물린 상처의 치료에 유용하다. 연한 순은 나물로 먹는다.

사용 시 주의사항 : 시원한 성질이 있으므로 비위가 허하고 냉한 사람은 신중하게 사용하여야 한다.

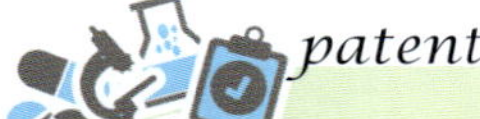 *patent*

돌나물의 기능성 및 효능에 관한 특허자료

▶ 돌나물 추출물을 포함하는 당뇨병 합병증의 예방 또는 치료용 조성물

본 발명의 돌나물 추출물은 알도즈 환원효소(aldose reductase) 활성을 억제시켜 당뇨성 합병증의 예방 및 치료를 위한 약학 조성물 또는 건강기능식품으로 유용하게 이용될 수 있다.

— 공개번호 : 10-2012-0055370, 출원인 : 대한민국(산림청 국립수목원장)

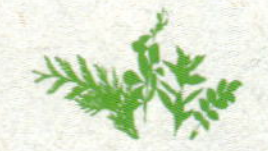

심장 기능을 강화하고 소변을 잘 나가게 하는

돌단풍

| 사용부위 | 잎, 꽃대

Mukdenia rossii (Oliv.) Koidz.

- **이명** : 돌나리, 부처손, 장장포
- **생약명** : 척엽초(慽葉草)
- **과명** : 범의귀과(Saxifragaceae)
- **개화기** : 5월

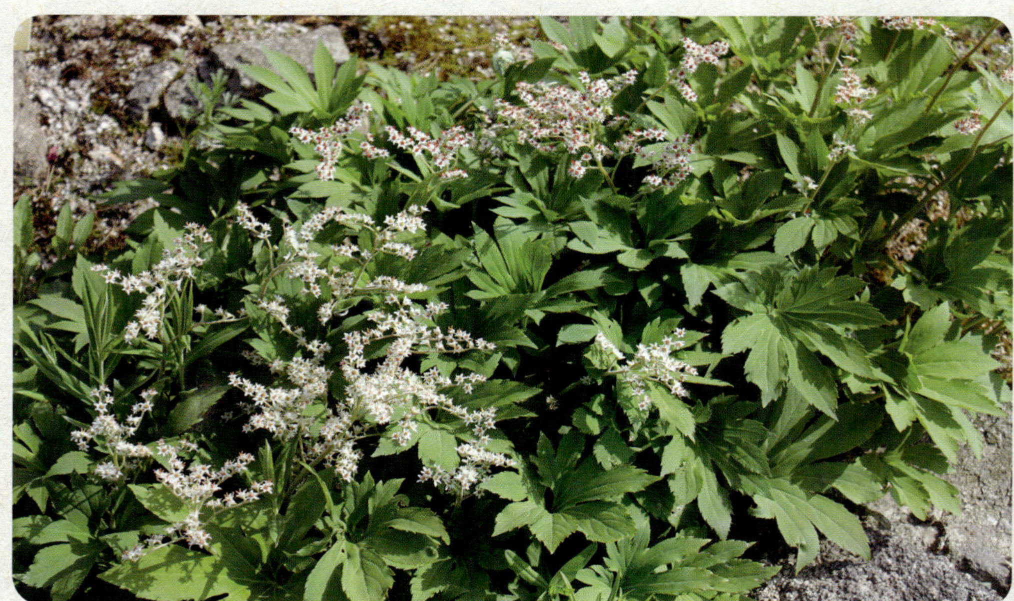

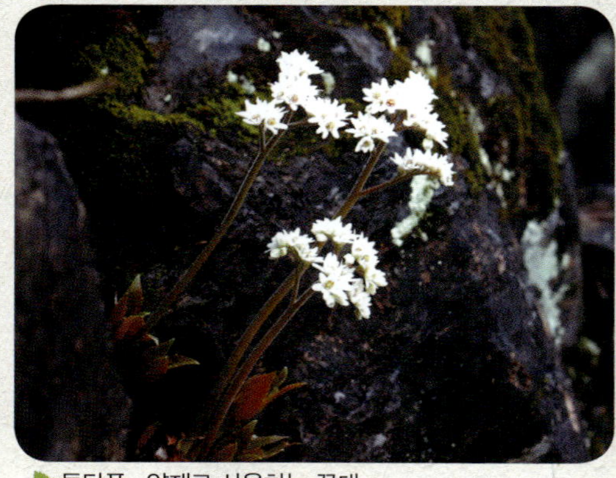

돌단풍_ 약재로 사용하는 꽃대

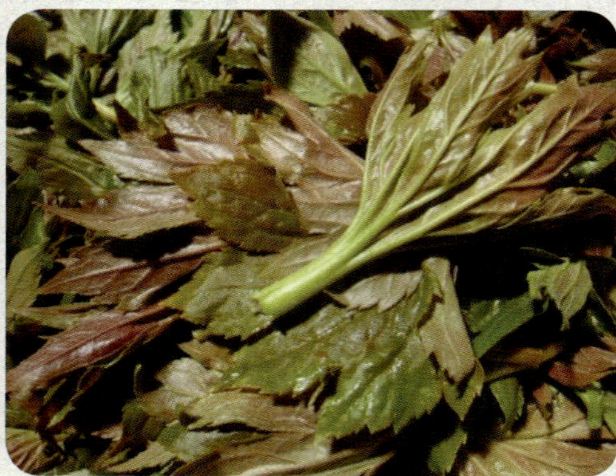

돌단풍_ 어린순(채취품)

🍃 **생육특성** : 돌단풍은 돌에 붙어 자라는 여러해살이풀로, 충북 이북에서 발견된다. 생육환경은 돌이 많은 반그늘의 어느 정도 흙이 있는 곳인데 도로 건설로 인해 주변 생육환경이 열악해져 많은 자생지가 훼손당하고 있다. 최근에는 실내 조경 붐이 일면서 중국에서 묘가 많이 수입되고 있다. 키는 30cm 정도이고, 잎은 황록색 또는 연녹색이고 길이는 20cm 정도이며, 뿌리줄기의 끝이나 그 근처에서 1~2장씩 나오는데 긴 달걀 모양이다. 꽃은 흰색 바탕에 약간 붉은빛이 돌고 5월에 윗부분에서 핀다. 꽃줄기는 잎이 없는 채로 비스듬히 자라는데 높이가 30cm 정도이다. 열매는 7~8월경에 달리는데 달걀 모양이며 익으면 2개로 갈라지고 안에는 많은 종자가 들어 있다.

🍂 **채취 방법과 시기** : 이른 봄에 어린순이나 꽃대를 채취한다.

🍃 **성분** : 플라보노이드(flavonoid) 화합물이 함유되어 있다.

🍃 **성미** : 성질이 시원하고, 맛은 쓰다.

🍃 **귀경** : 심(心), 간(肝), 신(腎) 경락에 작용한다.

🍊 **효능과 주치** : 심장 기능을 강화해주는 강심, 소변을 잘 나가게 하는 이뇨의 효능이 있으며 민간약재로는 심장박동의 과속, 즉 심동과속(心動過速)과

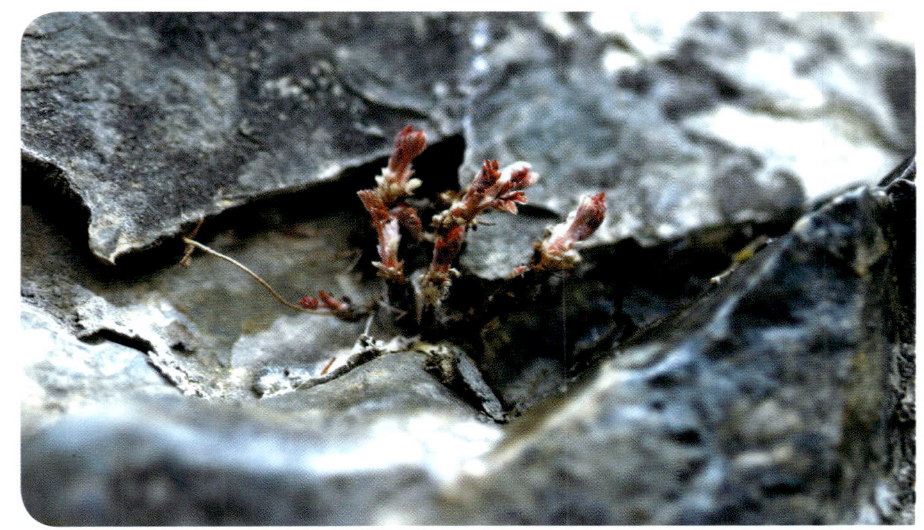

🍃 돌단풍_ 어린순 올라오는 모습

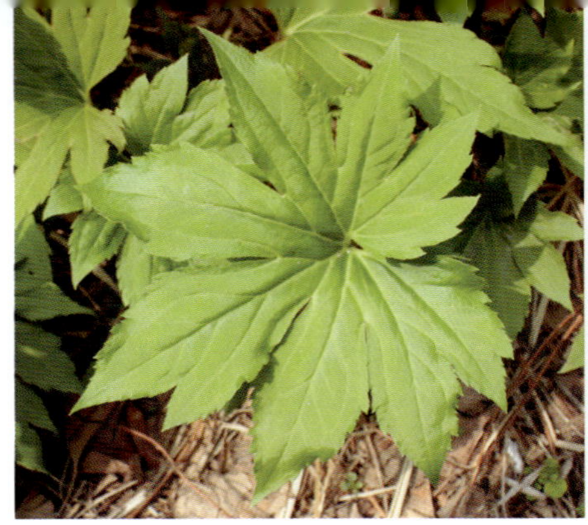

돌단풍_ 잎

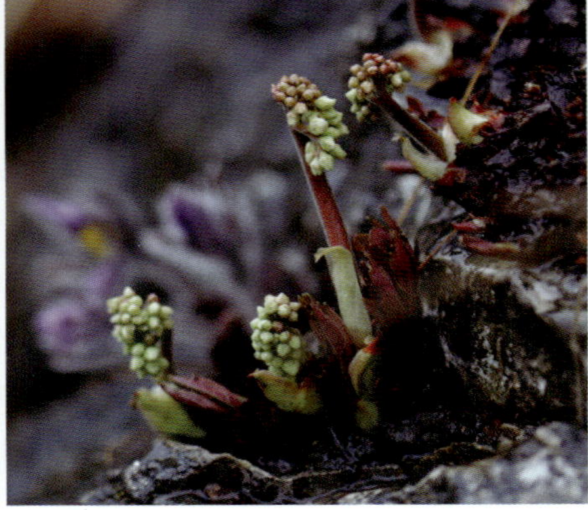

돌단풍_ 꽃봉오리

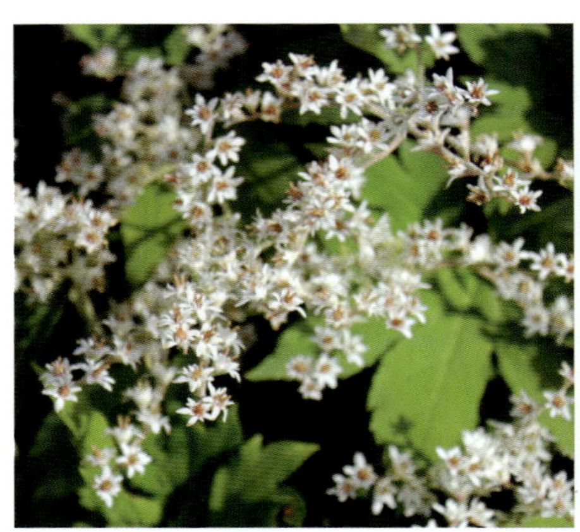

돌단풍_ 꽃

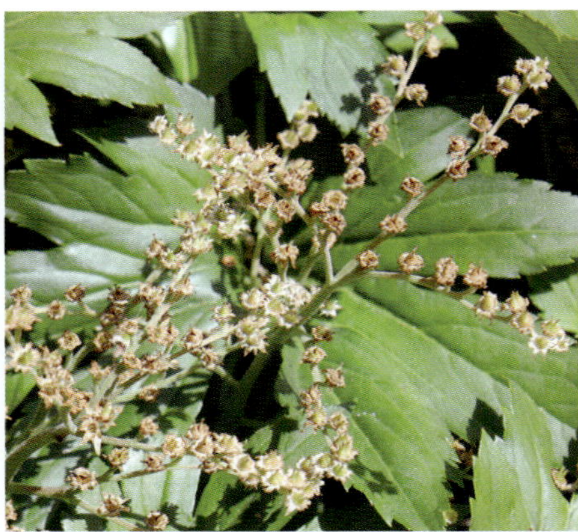

돌단풍_ 종자 결실

이를 완화시키는 감완심도(減緩心跳)작용에 사용한다고 한다.

🌸 **약용법과 용량** : 말린 약재 10~15g을 물 1L에 넣어 1/3이 될 때까지 달여 하루에 2~3회 나눠 마신다.

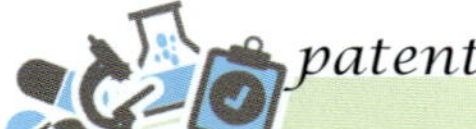

patent

돌단풍의 기능성 및 효능에 관한 특허자료

▶ **돌단풍 잎 에탄올 추출물을 포함하는 당뇨, 비만의 예방 및 치료용 조성물**

본 발명에 의해 제조한 돌단풍 잎 에탄올 추출물은 알파-글루코시다제(α-glucosidase), 알파-아밀라제(α-amylase)의 활성을 억제시키는 항당뇨 활성이 뛰어나며, 지질대사 관련효소인 ACS의 활성을 증진시키고, 고지방 식이와 동시 투여 시 흰쥐의 체중 증가량 감소, 혈중 지질농도 감소, 복부지방 함량 감소로 인한 지질대사 개선 효과로 당뇨 및 비만에 대해 기능성을 갖는 의약품 및 건강기능식품 소재로 활용할 수 있다.

– 공개번호 : 10-2012-0068423, 출원인 : 강원도

풍(風)을 제거하고 통증을 가라앉히는

동의나물

| 사용부위 | 전초

Caltha palustris L. var. *palustris*

- **이명** : 참동의나물, 원숭이동의나물, 눈동의나물
- **생약명** : 마제초(馬蹄草), 여제초(驢蹄草), 사천중약지(四川中藥誌)
- **과명** : 미나리아재비과(Ranunculaceae)
- **개화기** : 4~5월

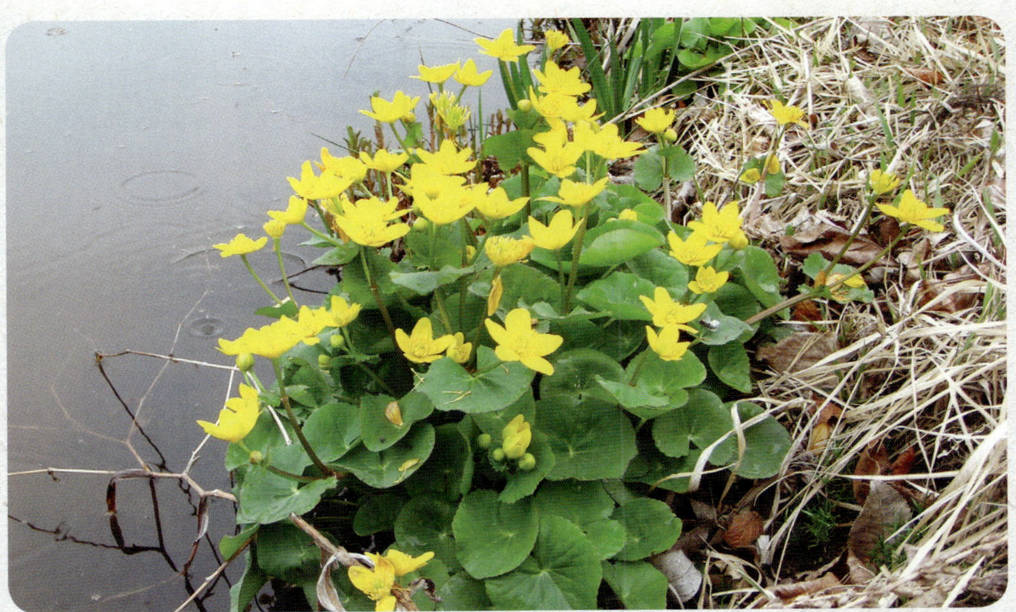

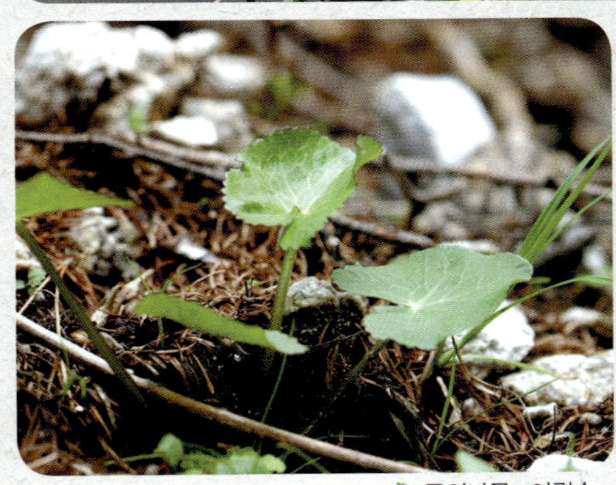

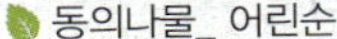

동의나물_ 어린순

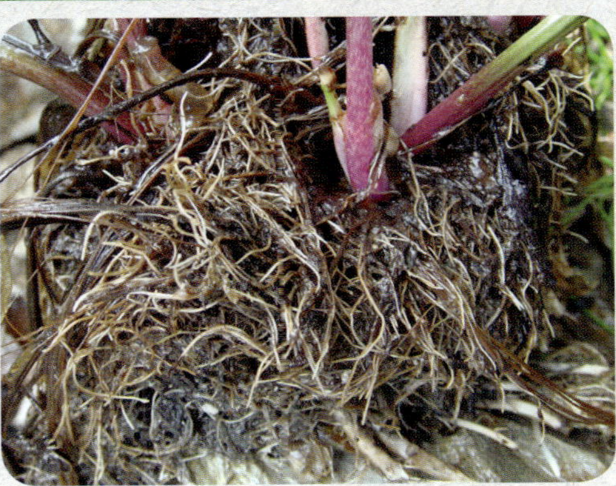

동의나물_ 뿌리(채취품)

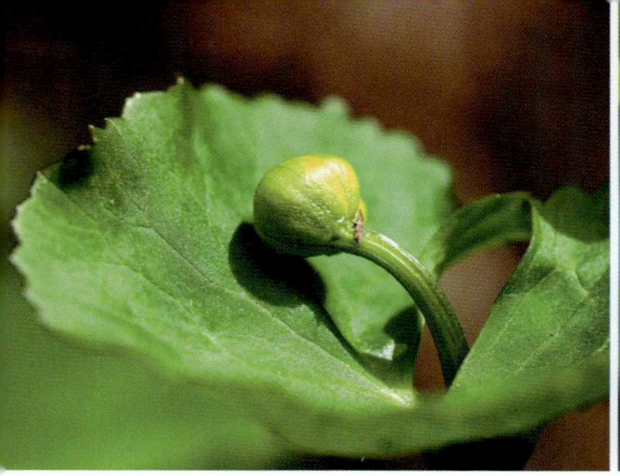

🌿 동의나물_ 꽃봉오리

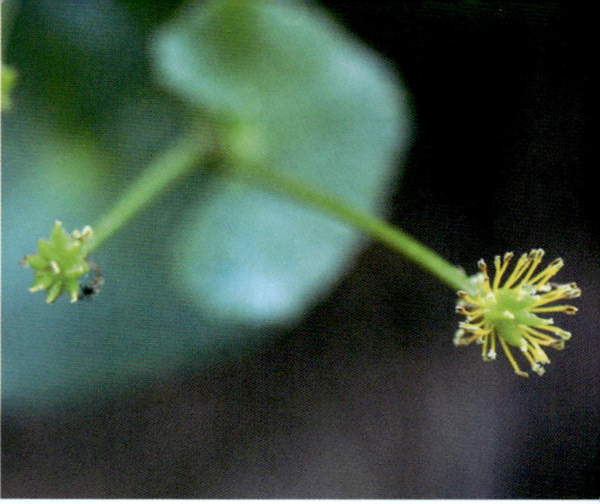
🌿 동의나물_ 종자 결실

🌿 **생육특성** : 동의나물은 각처의 산에서 자라는 여러해살이풀이다. 생육환경은 습기가 많은 반그늘이며, 물가에서 길러도 잘 사는 품종으로 수분이 없으면 말라 죽기 때문에 수생식물과 같이 사는 경우도 볼 수 있는데, 주변에는 박새와 습기를 좋아하는 노루오줌이 함께 생존한다. 키는 50cm 정도이다. 잎은 길이가 5~10cm이고 둥근 심장 모양으로 가장자리에는 둔한 톱니가 있는데 꽃이 시들고 종자가 익을 무렵이면 잎이 넓어지기 시작한다. 꽃은 노란색으로 4~5월에 줄기 끝에서 1~2송이가 핀다. 열매는 6~7월경에 달리는데 갈색의 씨방에는 많은 종자가 들어 있다.

한약재에서 마제(馬蹄)라는 이름은 잎의 모습이 '말의 발굽'을 닮은 데에서 유래하며, 여제(驢蹄)라는 이름은 잎의 모습이 '당나귀의 발굽'을 닮은 데서 유래한다. 또한 동의나물이라는 이름은 둥근 잎 위로 꽃봉오리가 맺혀 올라온 모습이 마치 옛날 여인들이 머리에 물동이를 이고 가는 모습과 같다고 하여 '동이나물'이라고 부른 데에서 유래한다.

🌿 **채취 방법과 시기** : 이른 봄에 어린순을, 꽃이 핀 후에는 전초를 채취하여 햇볕에 말린다.

🌿 **성분** : 아네모닌(anemonin), 베르베린(berberine), 콜린(choline), 쿠마린(coumarin) 성분인 스코폴레틴(scopoletin)과 움벨리페론(umbelliferone)이 함유되어 있다.

🌿 **성미** : 성질이 따뜻하고, 맛은 맵고 쓰며, 약간의 독성이 있다.

🌿 **귀경** : 간(肝), 폐(肺), 위(胃) 경락에 작용한다.

【 혼동하기 쉬운 약초 비교 】

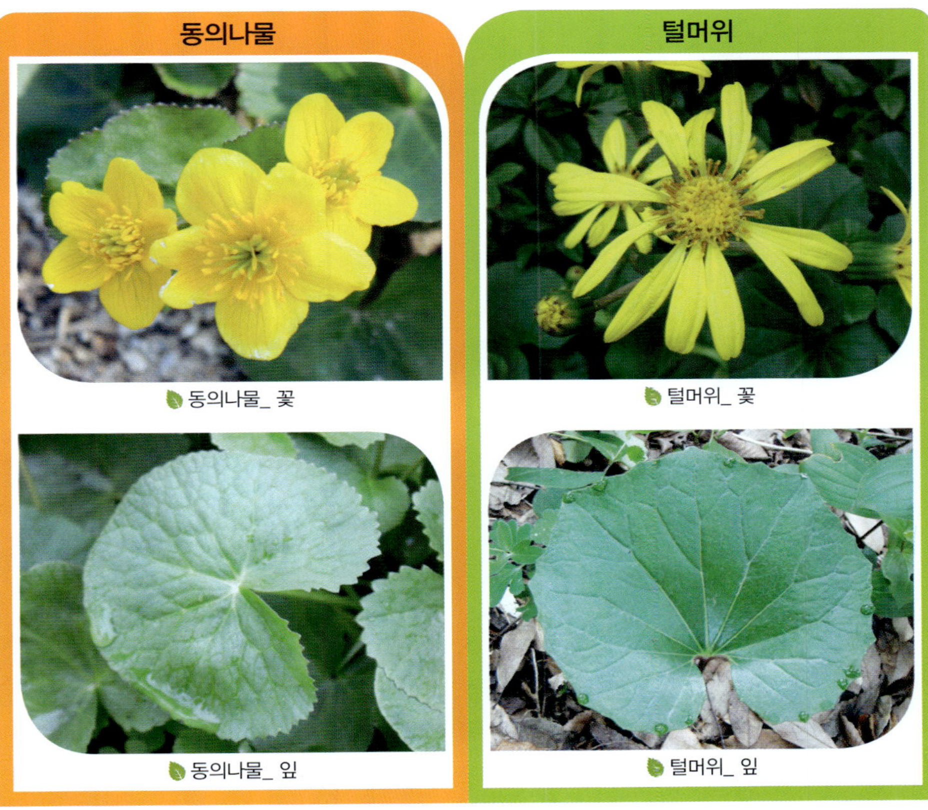

동의나물	털머위

동의나물_ 꽃

털머위_ 꽃

동의나물_ 잎

털머위_ 잎

🍂 **효능과 주치** : 풍을 제거하고, 통증을 가라앉히며, 음식물을 넘기게 하는 최토(催吐)의 효능이 있어 위 안에 독소가 있을 때, 머리가 어지럽고 혼돈스러울 때, 신체에 동통이 있을 때, 가래가 많고 잘 배출되지 않을 때 등에 사용한다. 타박상과 염좌에도 사용한다.

🍃 **약용법과 용량** : 전초는 생즙을 내어 구토와 설사약으로 사용되는데 독성이 있으므로 전문가의 도움 없이 함부로 사용해서는 안 된다.

🍂 **사용 시 주의사항** : 곰취와 외형이 비슷해 혼동할 수 있으므로 각별한 주의가 필요하다. 뿌리에서 나오는 잎인 근생엽은 곰취와 동의나물 둘 다 잎자루가 있으나, 줄기에 붙어 있는 잎인 경생엽(莖生葉)은 곰취의 경우 잎자루의 길이가 길지만(55~60cm), 동의나물의 경우에는 잎자루가 거의 없다.

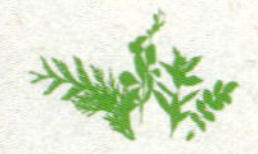

동자꽃

| 사용부위 | 전초

Lychnis cognata Maxim.

- **이명** : 참동자꽃
- **생약명** : 천열전추라(淺裂剪秋羅)
- **과명** : 석죽과(Caryophyllaceae)
- **개화기** : 6~7월

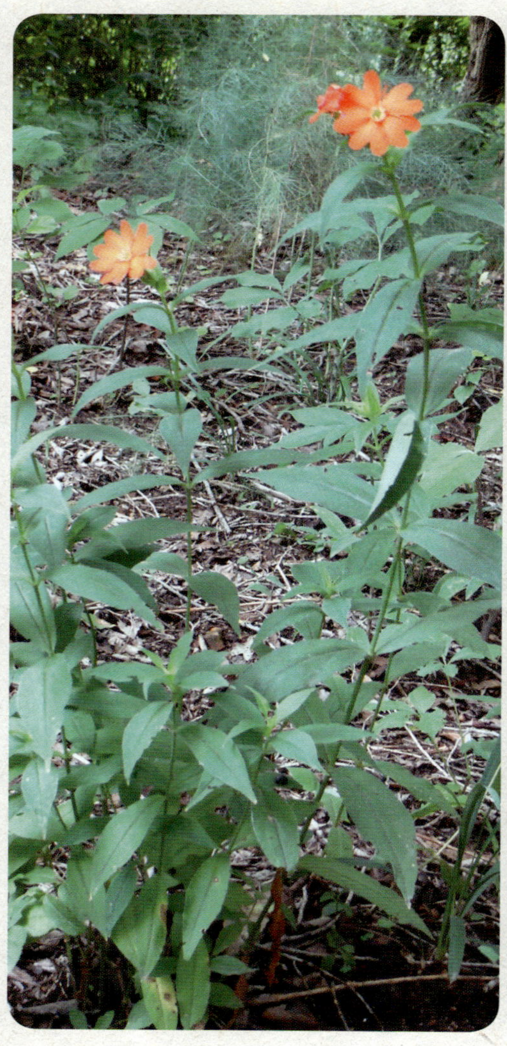

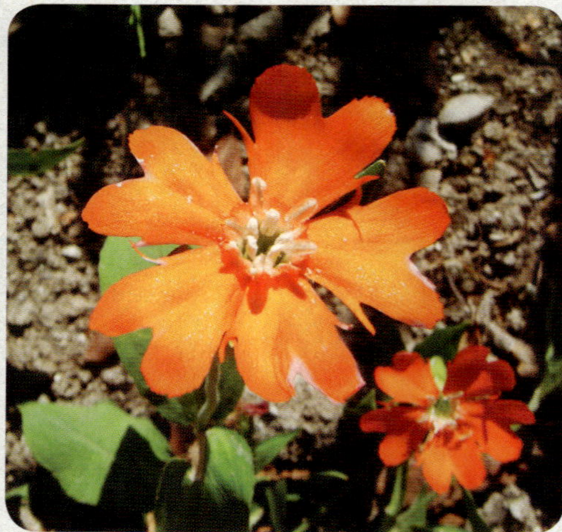

동자꽃_ 꽃

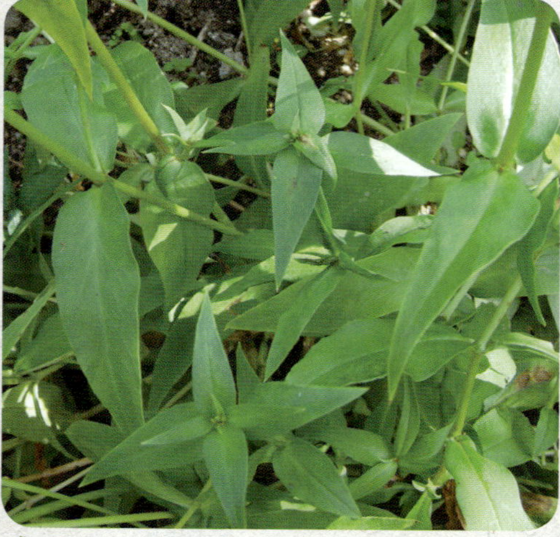

동자꽃_ 약재로 사용하는 지상부

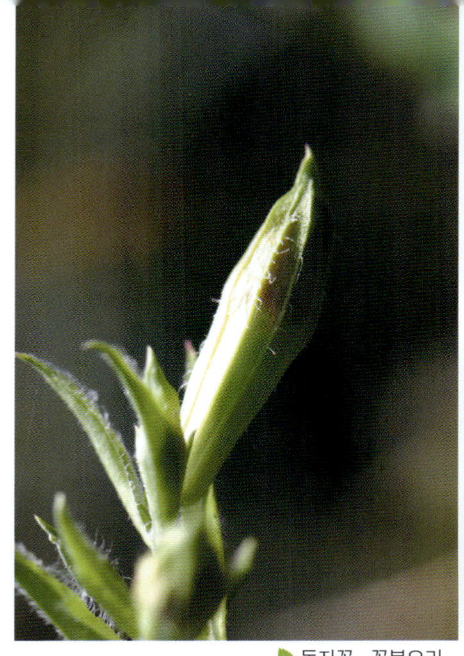

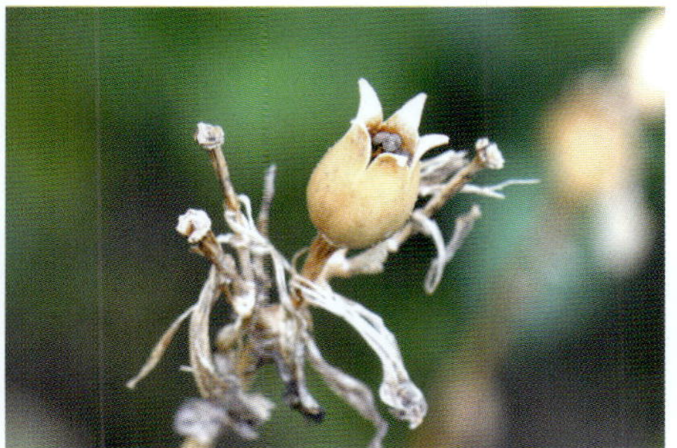
동자꽃_ 어린순 올라오는 모습

동자꽃_ 꽃봉오리

동자꽃_ 종자 결실

🌱 **생육특성** : 동자꽃은 각처의 산에서 자라는 여러해살이풀로, 생육환경은 산지의 반그늘에 습기가 많은 곳이다. 키는 40~100cm이고, 줄기 전체에 털이 많이 나 있으며 곧게 선다. 잎은 긴 달걀 모양으로 끝이 뾰족하고 가장자리는 밋밋하다. 꽃은 주황색으로 6~7월에 줄기 끝과 잎 사이에서 피며 지름은 4~5cm이다. 열매는 8~9월경에 달리는데 종자가 결실되면 외부를 둘러싸고 있는 껍질이 갈색으로 변한다. 종자 결실기에는 벌레들이 종자를 주된 먹이로 삼기 때문에 빨리 수확해야 한다.
유사종으로는 꽃이 순백색으로 피는 흰동자꽃이 있다.

🌰 **채취 방법과 시기** : 여름부터 가을까지 전초를 채취하여 햇볕에 말린다.

🌱 **성미** : 성질이 차고, 맛은 달며, 독성이 없다.

🍃 **귀경** : 간(肝), 비(脾) 경락에 작용한다.

🍂 **효능과 주치** : 해열과 해독의 효능이 있어 머리에 나는 부스럼인 두창(頭瘡)을 치료한다.

🍃 **약용법과 용량** : 말린 전초 10g을 물 1L에 넣어 1/3이 될 때까지 달여 하루에 2회 나눠 마신다. 외용할 경우에는 적당량을 짓찧어 환부에 바른다.

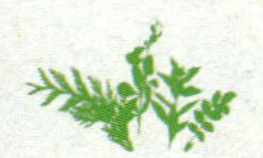

두루미천남성

| 사용부위 | 알뿌리

Arisaema heterophyllum Blume

- **이명** : 개천남성, 새깃사두초
- **생약명** : 천남성(天南星)
- **과명** : 천남성과(Araceae)
- **개화기** : 5~6월

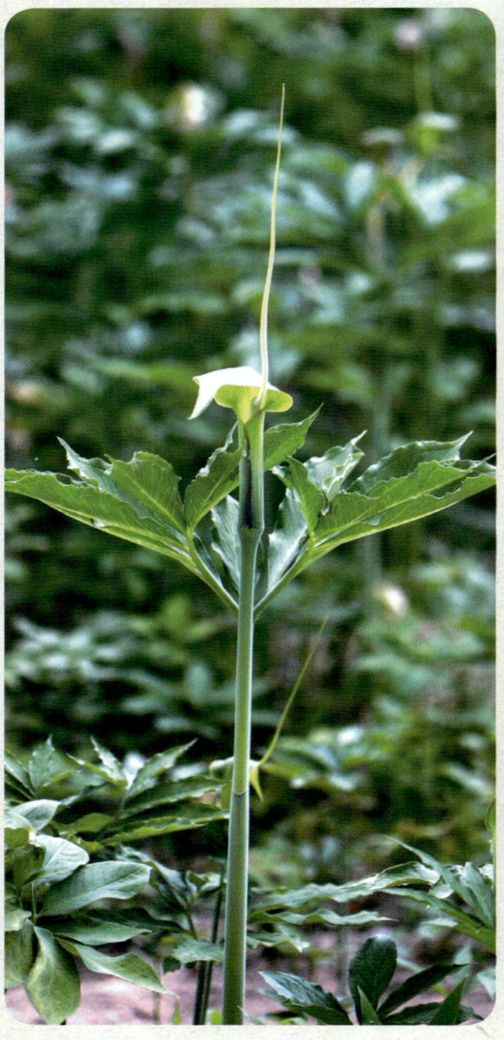

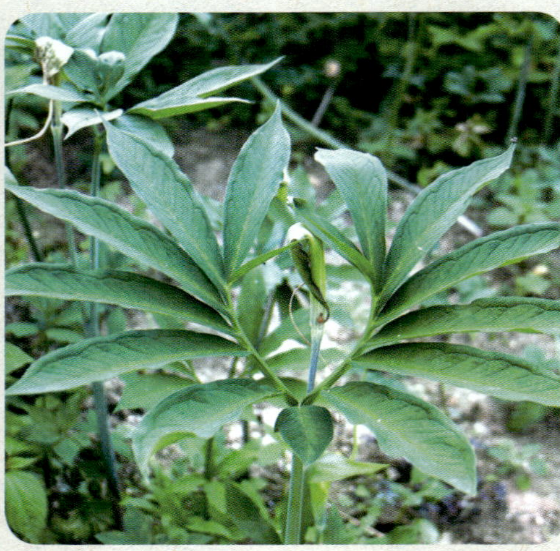

두루미천남성_ 잎

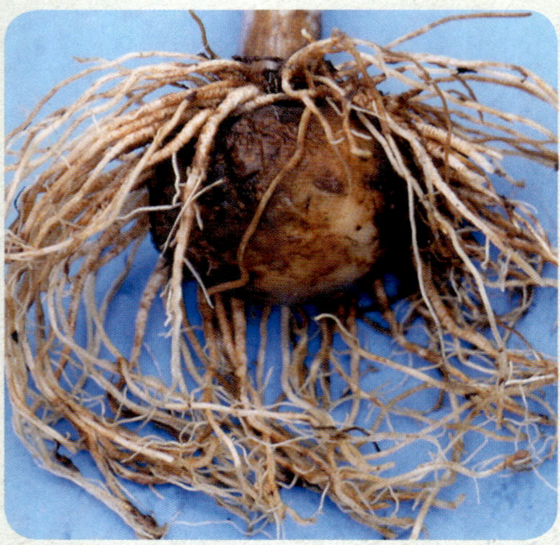

두루미천남성_ 뿌리(채취품)

- 🍃 **생육특성** : 두루미천남성은 전국의 산에서 자라는 여러해살이풀이다. 생육 환경은 토양의 비옥도가 좋고 습기가 많지 않은 곳이며, 키는 50~70cm 이다. 잎은 길이가 10~20cm, 너비는 2~6cm이며 줄기로부터 나오는데 1장의 잎이 7~11장으로 새의 발 모양처럼 갈라지는데 끝은 뾰족하고 긴 타원형이다. 꽃은 녹색으로 5~6월에 피는데 길이는 7~12cm, 너비는 3~6cm로 달걀 모양으로 올라가다 끝은 구부러지고 차츰 뾰족해지며 꼬리처럼 위로 솟구친다. 열매는 붉은색인데 9월경에 옥수수 알갱이처럼 빽빽하게 달린 종자들이 긴 타원형을 이룬다.

- 🍂 **채취 방법과 시기** : 가을부터 겨울에 걸쳐 땅속 알뿌리를 채취하는데 수염뿌리 및 겉껍질을 제거한 후 햇볕에 말린다.

- 🍃 **성분** : 코닌(conine)이 함유되어 있다.

- 🍃 **성미** : 성질이 따뜻하고, 맛은 쓰고 매우며, 독성이 있다.

- 🍃 **귀경** : 간(肝), 심(心), 비(脾), 폐(肺) 경락에 작용한다.

- 🍂 **효능과 주치** : 습을 말리는 조습, 담을 제거하는 거담, 풍사를 없애 풍을 치료하는 거풍, 뭉친 것을 풀어주는 산결(散結), 경기를 가라앉히는 진경(鎭驚), 종기를 삭이는 소종, 항암 등의 효능이 있다. 또한 중풍으로 가래와 침이 흐르는 중풍담연(中風痰涎), 구안와사, 반신불수, 간질, 경련, 파상풍, 풍사로 인해 담이 걸리고 어지럼증이 오는 풍담현운(風痰眩暈), 옹종, 타박골절, 뱀이나 독충에 물린 상처 등을 치료한다.

- 🍃 **약용법과 용량** : 환이나 가루로 만들어 복용하며 외용할 경우에는 가루를 내어 살포하거나 섞어 도포하는데 독성이 강해 전문가의 처방이 필요한 약재이므로 일반인의 사용을 금한다.

- 🍂 **사용 시 주의사항** : 독성이 강하므로 전문가의 포제를 거쳐야 한다.

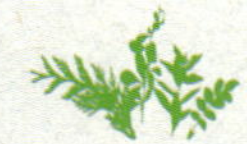

둥굴레 | 사용부위 | 뿌리줄기

Polygonatum odoratum var. *pluriflorum* (Miq.) Ohwi

- **이명 :** 맥도둥굴레, 애기둥굴레, 좀둥굴레, 여위(女萎)
- **생약명 :** 옥죽(玉竹), 위유(萎蕤)
- **과명 :** 백합과(Liliaceae)
- **개화기 :** 6~7월

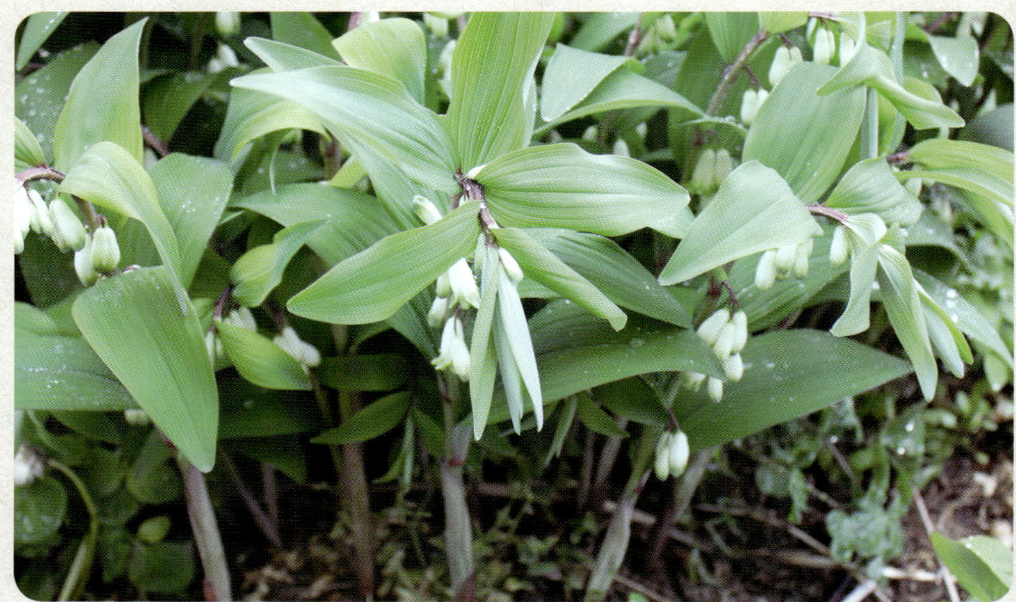

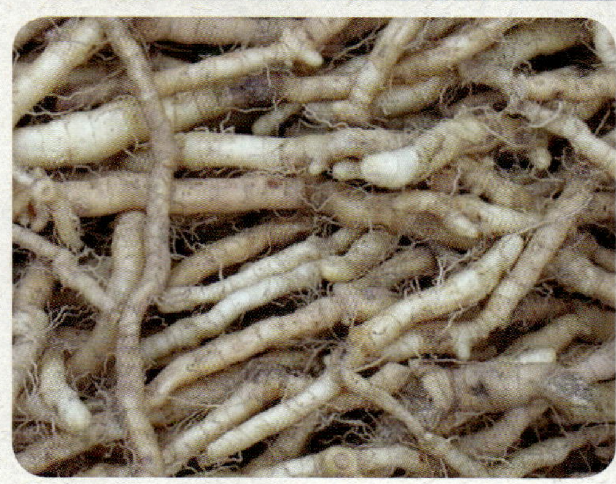

둥굴레_ 생뿌리(채취품)

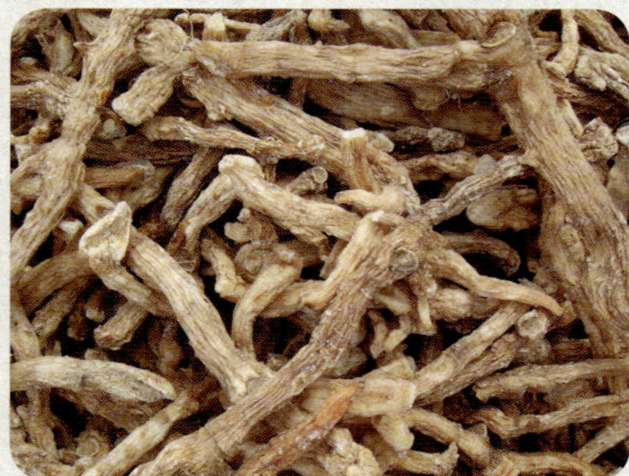

둥굴레_ 뿌리(약재 전형)

🌿 **생육특성 :** 둥굴레는 여러해살이풀로 전국 각지의 산지에서 자생하거나 농가에서 많이 재배하는 식물 중의 하나인데 특히 충청, 전라, 경상도 지역에서 많이 생산한다. 키는 30~60cm로 자라며, 잎은 서로 어긋나고 길이는 5~10cm로 한쪽으로 치우쳐 퍼지며 잎자루가 없다. 굵은 육질의 뿌리줄기는 옆으로 뻗고 줄기에는 6개의 능각이 있으며 끝은 비스듬히 처진다. 꽃은 밑부분은 흰색, 윗부분은 녹색으로 6~7월에 줄기의 중간부분부터 1~2송이씩 잎겨드랑이에서 통 모양으로 핀다. 꽃의 길이는 1.5~2cm로 2개의 작은 꽃자루가 밑부분에서 서로 합쳐져 꽃대가 된다. 열매는 검은색으로 9~10월에 둥근 모양으로 달린다.

🍂 **채취 방법과 시기 :** 지상부 잎과 줄기가 다 말라 죽는 가을부터 이른 봄 싹이 나기 전까지 뿌리줄기를 채취하는데 줄기와 수염뿌리를 제거한 후 수증기로 쪄서 말린다.

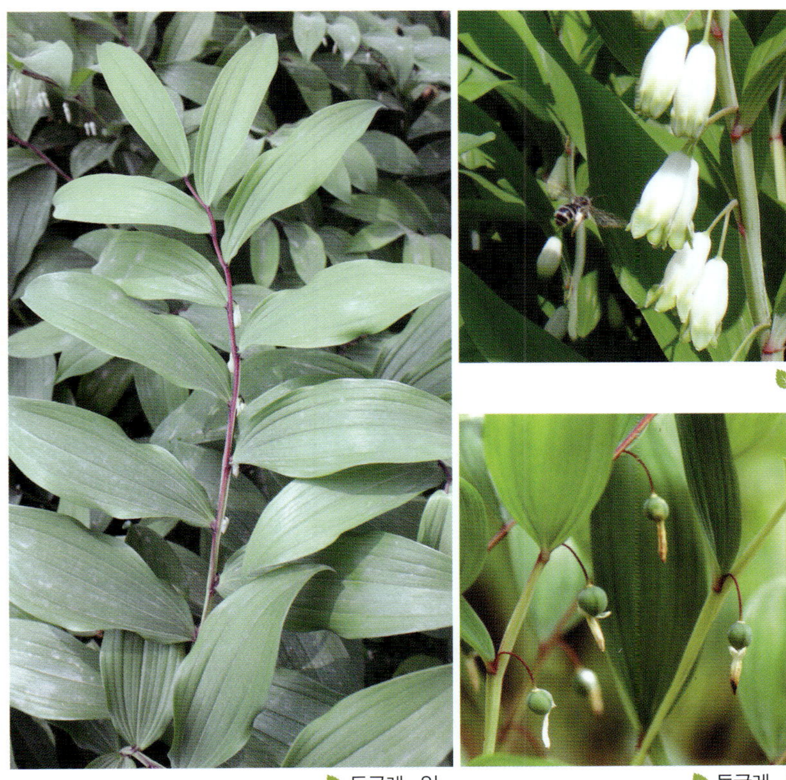

🌿 둥굴레_ 꽃

🌿 둥굴레_ 잎　　　　　🌿 둥굴레_ 덜 익은 열매

- **성분** : 콘발라마린(convallamarin), 콘발라린(convllarin), 켈리도닉산 (chelidonic acid), 아제도닉-2-카보닉산(azedidine-2-carbonic acid), 캠페롤-글루코사이드(kaempferol-glucoside), 쿼시티오-글리코사이드(quercitio-glycoside) 등이 함유되어 있다.

- **성미** : 성질이 평범하고, 맛은 달다.

- **귀경** : 폐(肺), 신(腎), 위(胃) 경락에 작용한다.

- **효능과 주치** : 몸 안의 진액과 양기를 길러주는 자양, 폐가 건조하지 않도록 윤활하게 해주는 윤폐(潤肺), 갈증을 멈추어주는 지갈, 진액을 생성해주는 생진(生津) 등의 효능이 있어 허약체질 개선, 폐결핵, 마른기침, 가슴이 답답하고 갈증이 나는 번갈(煩渴), 당뇨병, 심장쇠약, 협심통, 소변이 자주 마려운 소변빈삭(小便頻數) 증상 등을 치유하는 데 응용한다.

- **약용법과 용량** : 말린 뿌리 10~15g 을 물 700mL에 넣어 끓기 시작하면 약하게 줄여 200~300mL가 될 때까지 달여 하루에 2회 나눠 마신다. 민간에서는 둥굴레를 볶거나 튀겨 차로 만들어 마시면 잘 우러나오고 향도 좋아 즐겨 마신다.

- **사용 시 주의사항** : 습사(濕邪)가 쌓여 기혈의 운행을 막는 담습(痰濕)이나 기가 울체된 경우에는 사용을 피하고, 비허(脾虛)로 인해 진흙 같은 변을 누는 사람은 신중하게 사용하여야 한다. 그리고 민간에서는 흔히 둥굴레를 황정(黃精)과 혼동하는 경향이 있으나 황정

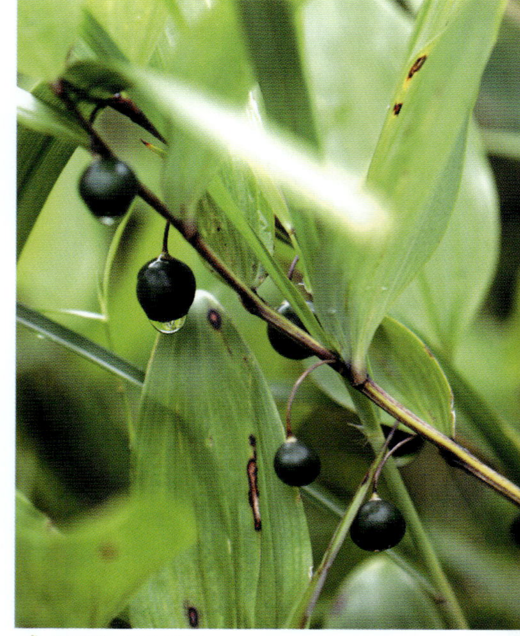

둥굴레_ 익은 열매

은 층층갈고리둥굴레, 진황정 등의 뿌리줄기로 보중익기(補中益氣: 소화기능을 담당하는 중초의 기운을 돕고 기를 더함)의 기능과 강근골(強筋骨: 근육과 뼈를 튼튼하게 하는 기능)의 효능이 강한 보기(補氣: 허약한 원기를 돕는 기능)

【 혼동하기 쉬운 약초 비교 】

둥굴레	층층둥굴레

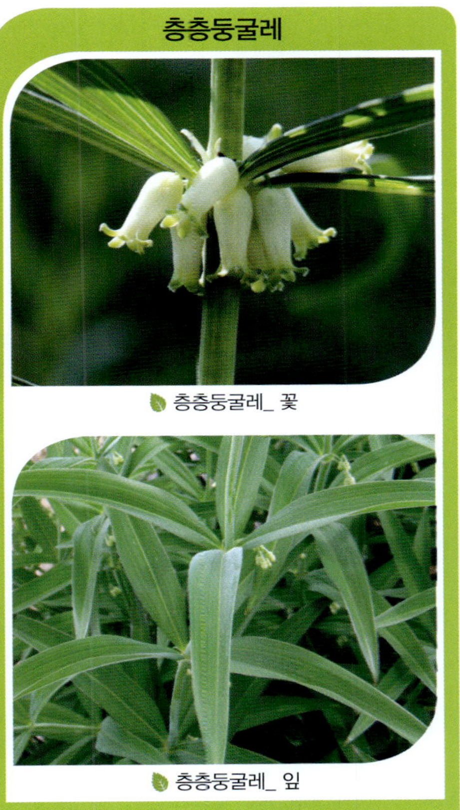

🌿 둥굴레_ 꽃

🌿 층층둥굴레_ 꽃

🌿 둥굴레_ 잎

🌿 층층둥굴레_ 잎

약재인 반면 둥굴레(옥죽)는 보음(補陰: 몸의 원기를 보하는 기능) 약재로 자양(滋養: 몸의 영양을 좋게 함) 윤폐(潤肺)의 특징이 있으므로 구분해서 사용하는 것이 좋다.

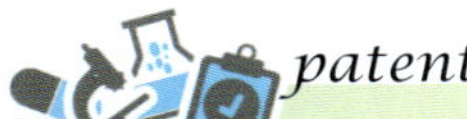 *patent*

둥굴레의 기능성 및 효능에 관한 특허자료

▶ 둥굴레 추출물과 그를 함유한 혈장 지질 및 혈당강하용 조성물

본 발명은 둥굴레 추출물과 그를 함유한 혈장 지질 및 혈당강하용 조성물에 관한 것으로, 둥굴레 추출물은 동물체 내의 혈장 지질 및 혈당강하 효과 등의 좋은 생리활성도를 유의적으로 나타내고, 부작용이나 급성 독성 등의 면에서 안전하여 심혈관계 질환인 고지혈증 및 당뇨병의 예방, 치료를 위한 약학적 조성물 또는 기능성 식품 등의 유효성분으로 이용할 수 있는 매우 뛰어난 효과가 있다.

― 공개번호 : 10-2002-0030687, 출원인 : 신동수

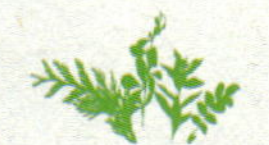

등골나물

| 사용부위 | 어린순, 전초

Eupatorium japonicum Thunb.

- ■ **이명** : 벌등골나물, 새등골나물
- ■ **생약명** : 칭간초(秤杆草), 산택란(山澤蘭), 천금화(千金花)
- ■ **과명** : 국화과(Compositae)
- ■ **개화기** : 7~10월

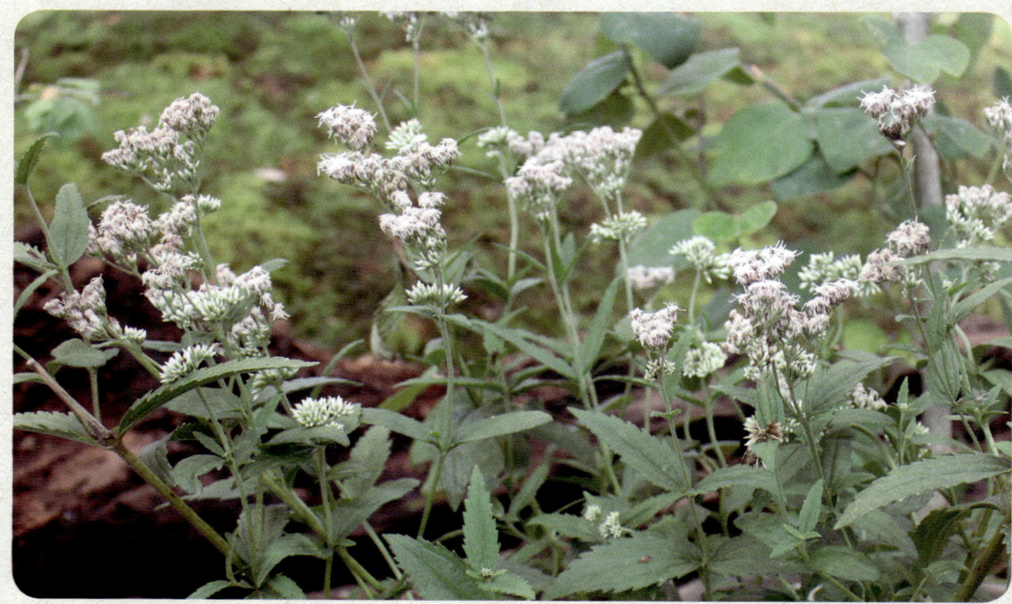

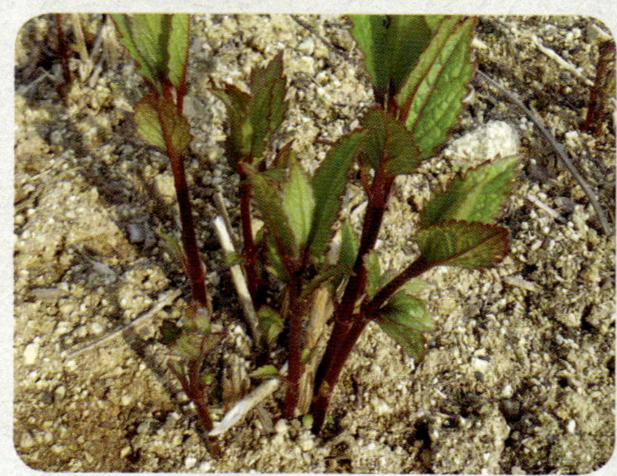

등골나물_ 약재로 사용하는 어린순

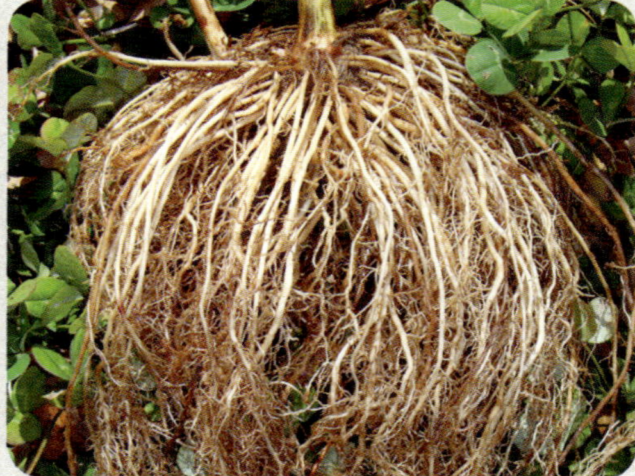

등골나물_ 뿌리(채취품)

 : 등골나물은 각처의 산과 들에서 자라는 숙근성 여러해살이풀로, 생육환경은 토양의 비옥도에 관계없이 반그늘과 양지이다. 키는 2m에 달하고, 잎은 타원형으로 마주나며 길이는 10~18cm, 너비는 3~8cm이고 밑부분 잎은 작은데 꽃이 필 때 없어진다. 꽃은 흰색 또는 연붉은 자색으로 7~10월에 원줄기 끝에서 편평하게 무리 지어 작은 꽃들이 핀다. 열매는 10~11월에 달리는데, 종자에는 흰색 갓털이 달려 있다.

채취 방법과 시기 : 이른 봄에 어린순을 채취하고, 꽃이 피는 여름부터 가을까지 전초를 채취하여 햇볕에 말린다.

성분 : 타락사스테릴팔미테이트(taraxasteryl palmitate), 타락사스테릴아세테이트(taraxasteryl acetate), 타락사스테롤(taraxasterol)이 함유되어 있다.

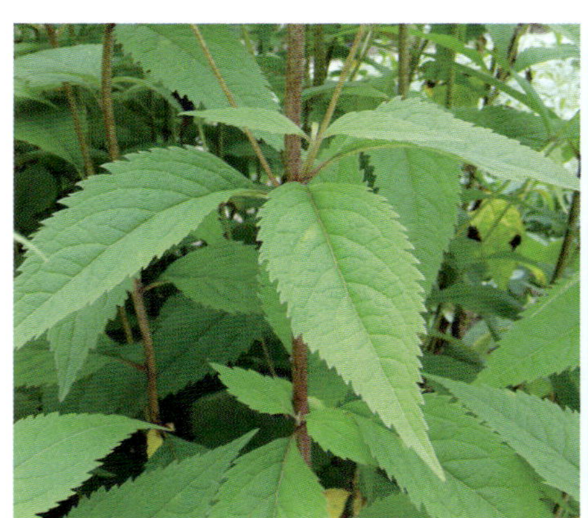

등골나물_ 잎

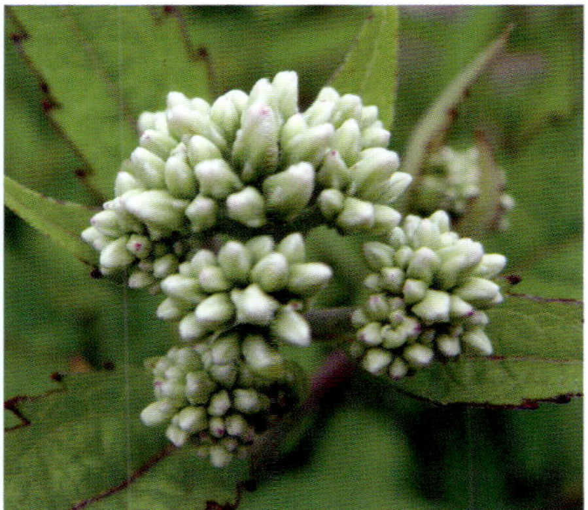

등골나물_ 꽃봉오리

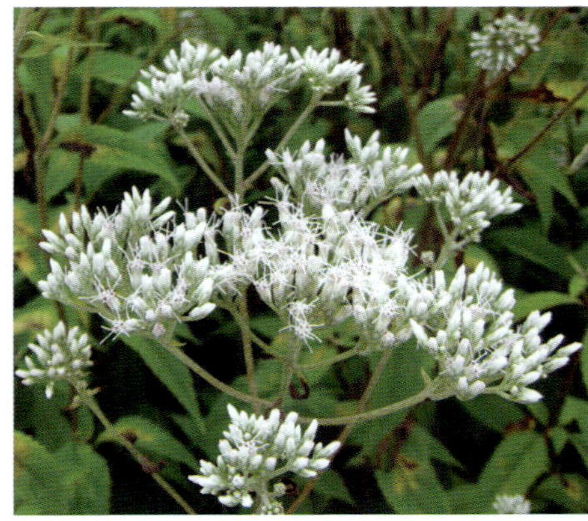

등골나물_ 꽃

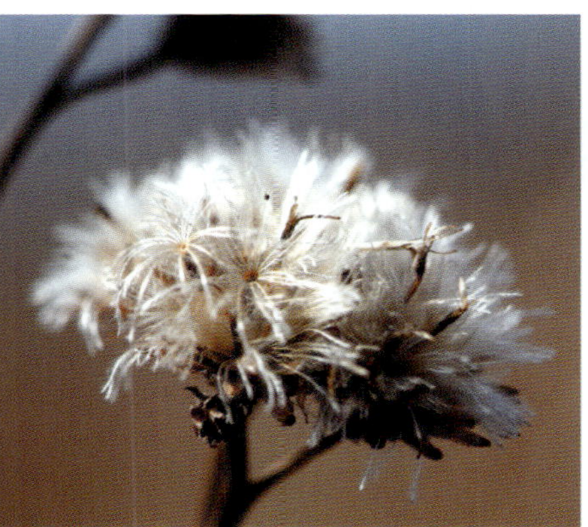

등골나물_ 종자 결실

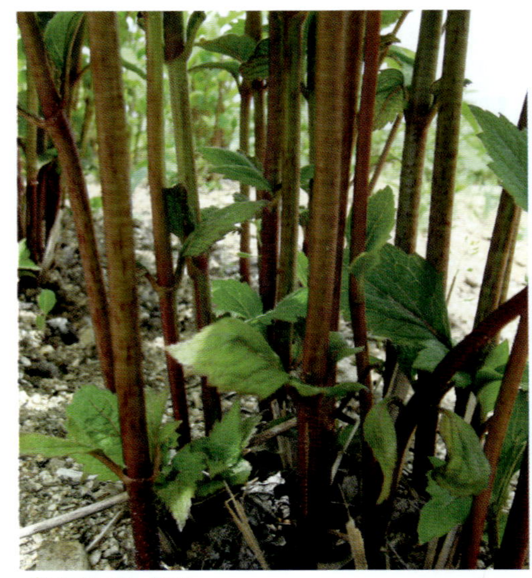

- **성미** : 성질이 시원하고, 맛은 맵고 쓰다.

- **귀경** : 간(肝), 심(心), 폐(肺) 경락에 작용한다.

- **효능과 주치** : 풍사를 없애 풍을 치료하는 거풍, 해열, 혈액순환을 원활하게 하는 활혈, 종기를 삭이는 소종, 해독 등의 효능이 있어 감기로 인한 발열과 해수, 인후염, 편도선염, 디프테리아, 기관지염, 관절염, 월경불순, 종독, 암종, 독사에 물린 상처에 사용한다. 또 탈항, 발진하지 않는 홍역, 류머티즘성 요통, 감기로 인한 기침을 치료한다.

- **약용법과 용량** : 말린 약재 12~20g을 물 1L에 넣어 1/3이 될 때까지 달여 하루에 2~3회 나눠 마시거나, 가루로 만들어 복용한다. 외용할 경우에는 짓찧어 환부에 바른다.

patent

등골나물의 기능성 및 효능에 관한 특허자료

▶ **등골나물 추출물을 포함하는 항암 조성물**

본 발명은 등골나물 추출물을 유효성분으로 포함하는 약학 조성물에 관한 것이다. 상기 등골나물 추출물은 암세포를 이용하여 측정한 항암효과 즉, 암세포에 대한 세포사멸 효과가 있고, 암 전이 저해 효과가 우수한 것으로 확인되었을 뿐만 아니라, 천연물 추출물이므로 부작용과 안전성 관련 문제가 거의 없고 실험결과 세포 독성도 없으므로, 이를 유효성분으로 포함하는 상기 약학 조성물은 암을 치료, 예방 또는 개선하기 위하여 사용될 수 있다.

– 공개번호 : 10-2011-0079421, 출원인 : 한림대학교 산학협력단

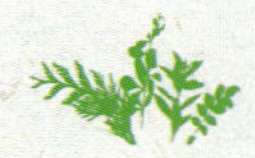

결핵성 림프샘염, 골수염, 소변불리, 대장염을 다스리는

등대풀

Euphorbia helioscopia L.

- **이명** : 등대대극. 등대초, 유초(乳草), 양산초(凉傘草), 오풍초(五風草)
- **생약명** : 택칠(澤漆)
- **과명** : 대극과(Euphorbiaceae)
- **개화기** : 5월

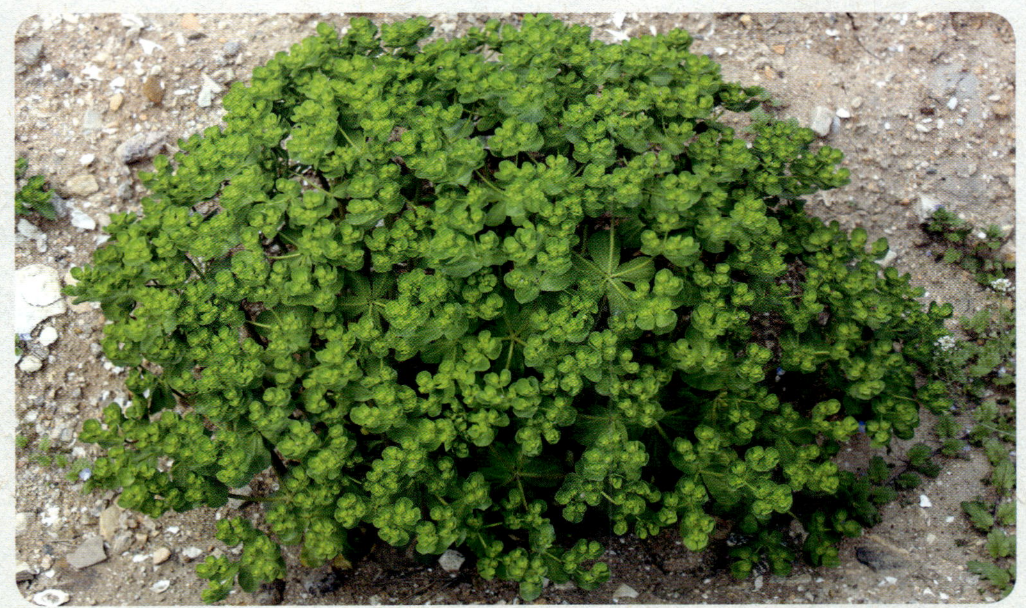

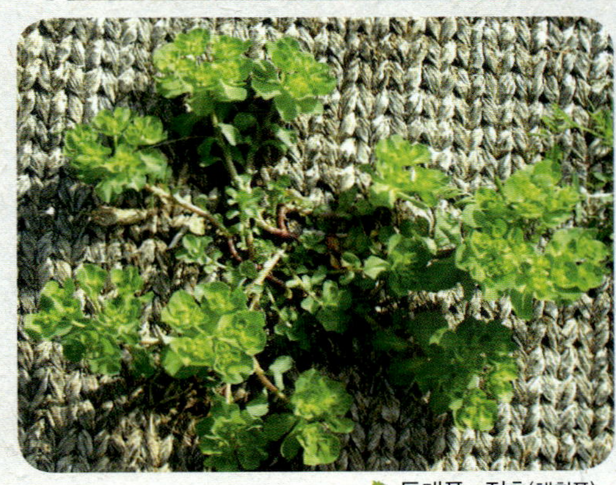

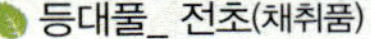

등대풀_ 전초(채취품)

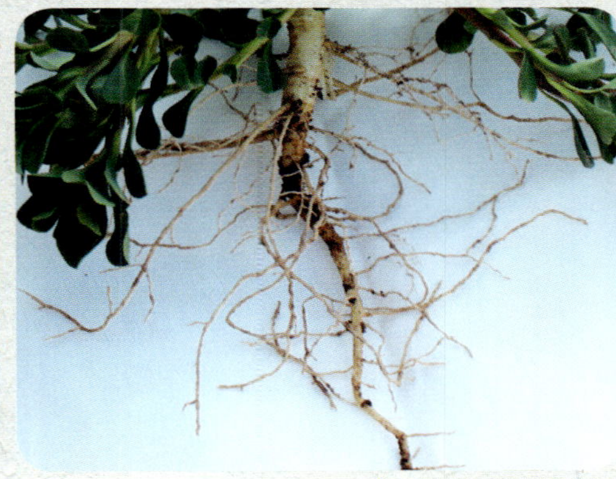

등대풀_ 뿌리(채취품)

🍃 **생육특성** : 등대풀은 두해살이풀로 경기도 이남에서 분포하는데 특히 제주도에서 많이 자생하고 있다. 키는 30cm 정도로 곧게 자라며, 줄기 전체에 유즙(乳汁)이 들어 있다. 대부분 아랫부분은 적자색이며 가지를 많이 치기도 하는데 잎은 어긋나고 거꿀달걀 모양 또는 주걱 모양으로 끝이 둥글다. 가지가 갈라진 끝부분에서는 5장의 잎이 돌려난다. 꽃은 황록색으로 5월에 술잔 모양의 취산꽃차례로 꼭대기에서 핀다. 열매는 6월에 달린다. 유사종으로 두메대극, 암대극, 흰대극 등이 있다.

🍂 **채취 방법과 시기** : 꽃이 피는 5월경에 전초를 채취하여 햇볕에 말린다.

🍃 **성분** : 파신(phasin), 티치말린(tithymalin), 헬리스코피올(heliscopiol), 부티릭산(butyric acid), 유포르빈(euphorbine), 파신(phasine), 사포닌이 함유되어 있다.

🍃 **성미** : 성질이 시원하고, 맛은 쓰고 매우며, 독성이 있다.

🍃 **귀경** : 비(脾), 폐(肺), 신(腎), 대장(大腸) 경락에 작용한다.

🍂 **효능과 주치** : 소변을 잘 나가게 하는 이수, 가래를 제거하는 거담, 독을 풀어주는 해독, 종기를 삭히는 소종 등의 효능이 있어 수종, 소변불리, 해수, 결핵성 림프샘염, 골수염, 이질, 대장염, 개선(疥癬: 옴) 등을 치유하는 데 사용한다.

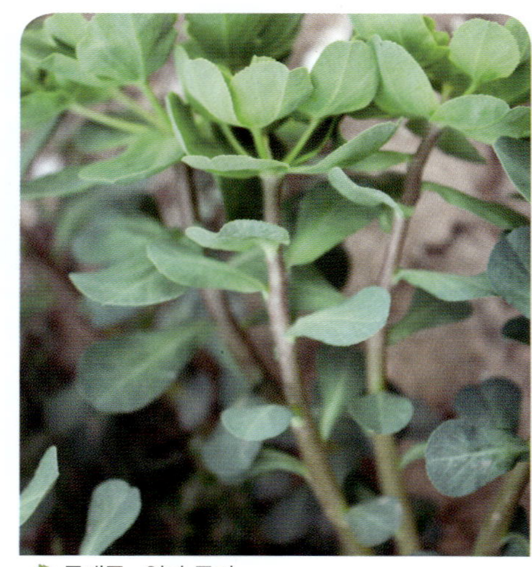

🍃 등대풀_ 잎과 줄기

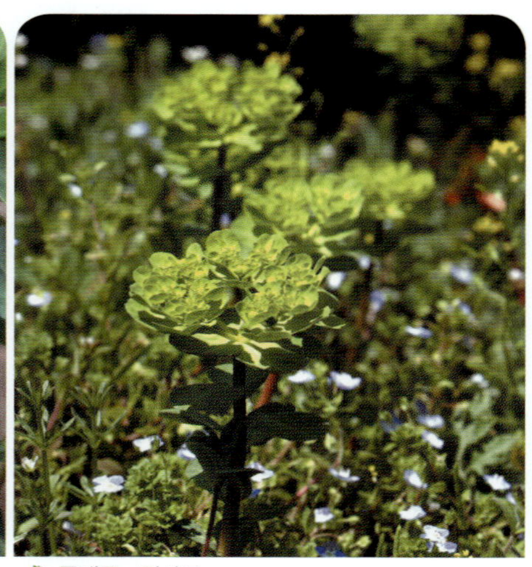

🍃 등대풀_ 지상부

【 혼동하기 쉬운 약초 비교 】

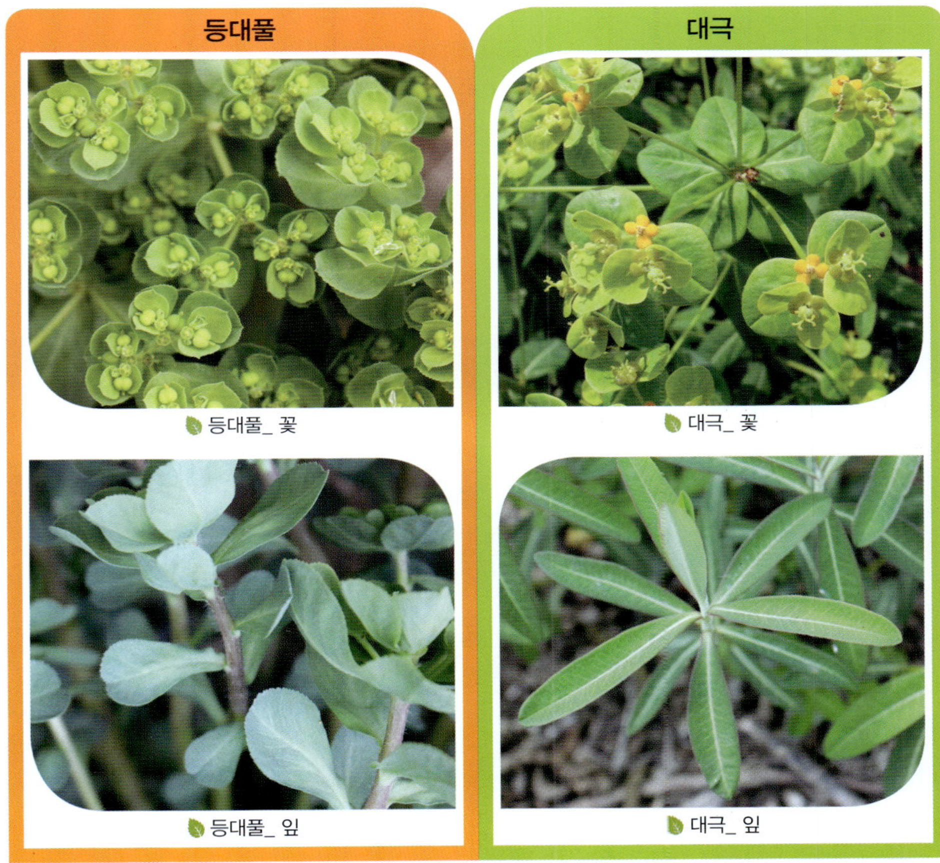

등대풀 / 대극

등대풀_ 꽃

대극_ 꽃

등대풀_ 잎

대극_ 잎

약용법과 용량 : 말린 전초 10g을 물 700mL에 넣어 끓기 시작하면 약하게 줄여 200~300mL가 될 때까지 달여 하루에 2회 나눠 마신다. 가루나 환으로 만들어 복용하기도 하고, 외용할 경우에는 물에 달여 환부를 닦아내거나, 가루로 만든 약재를 우린 물에 개어 환부에 붙이기도 한다. 소변이 잘 나오게 하는 효과로는 대극과 비슷하지만 등대풀(택칠)은 소변을 잘 나오게 하면서 남자의 음기도 돕는 효능이 있다.

사용 시 주의사항 : 독성이 있고 축수(逐水 : 수분을 빼내는 효능)작용이 있으므로 기혈이 허약한 사람이나 비위가 허한 사람, 임산부들은 사용을 금하고, 마와 함께 사용하지 않는다.

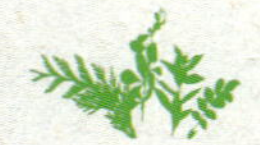

딱지꽃

| 사용부위 | 어린순, 전초

Potentilla chinensis Ser.

- **이명** : 갯딱지, 딱지, 당딱지꽃
- **생약명** : 위릉채(萎陵菜)
- **과명** : 장미과(Rosaceae)
- **개화기** : 6~7월

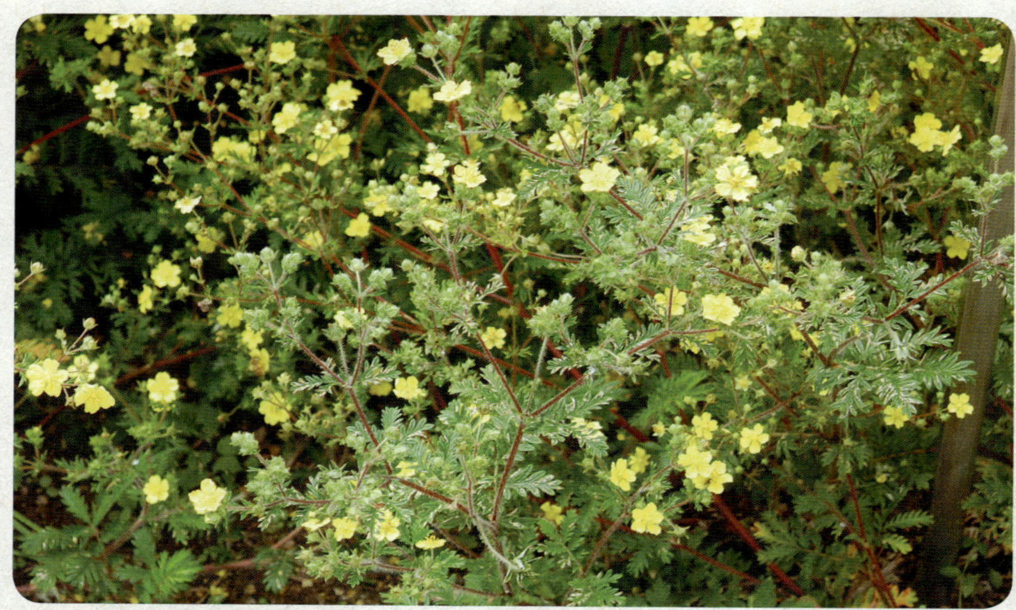

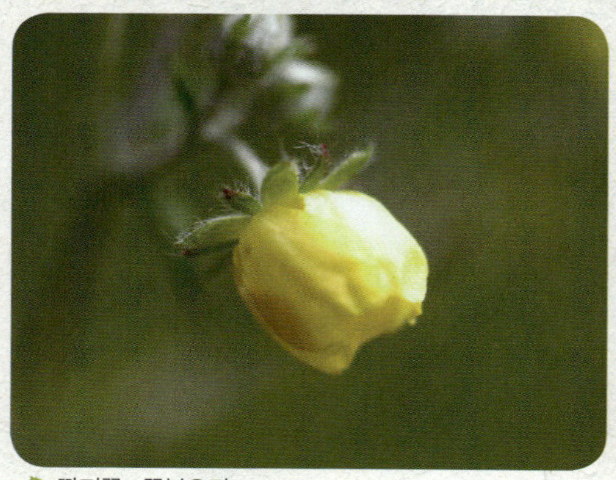

딱지꽃_ 꽃봉오리

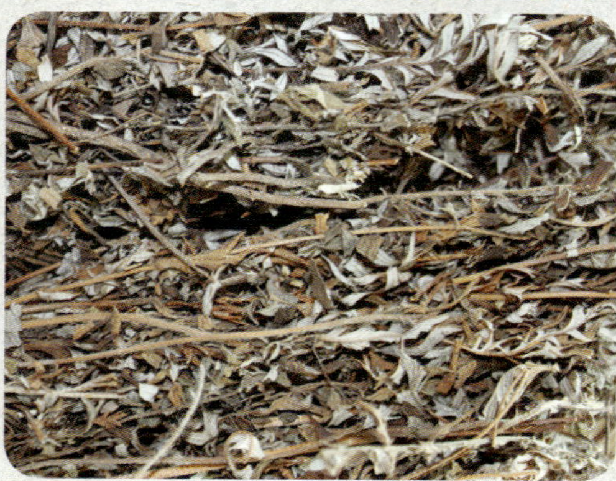

딱지꽃_ 전초(약재 전형)

- **생육특성** : 딱지꽃은 각처의 들, 개울가, 바닷가에서 자라는 여러해살이풀로, 생육환경은 햇빛이 많이 들어오는 곳이다. 키는 30~60cm이고, 잎은 길이가 2~5cm, 너비는 0.8~1.5cm로 긴 타원형이고 표면에는 털이 없으나 뒷면에는 흰색 털이 많이 나 있다. 꽃은 노란색으로 6~7월에 줄기 끝에서 피는데 지름은 1~2cm, 꽃잎은 5장이다. 열매는 7~8월경에 넓은 달걀 모양으로 달린다.

- **채취 방법과 시기** : 전초를 봄부터 여름까지 채취해 그늘에서 말린다.

- **성분** : 지방, 조섬유, 타닌(tannin), 비타민 C, 오산화인(P_2O_5), 산화칼슘(CaO) 등이 함유되어 있다.

- **성미** : 성질이 평범하고, 맛은 달고 약간 쓰다.

- **귀경** : 심(心), 비(脾), 폐(肺) 경락에 작용한다.

- **효능과 주치** : 풍사를 없애 풍을 치료하는 거풍, 출혈을 멈추게 하는 지혈, 해독, 종기를 삭이는 소종 등의 효능이 있어 풍습성 근골동통, 폐결핵, 자궁내막염, 붕루, 토혈, 변혈, 이질, 창종(瘡腫), 옴 등을 치료한다.

- **약용법과 용량** : 말린 약재 20~40g을 물 1L에 넣어 2/3이 될 때까지 달여

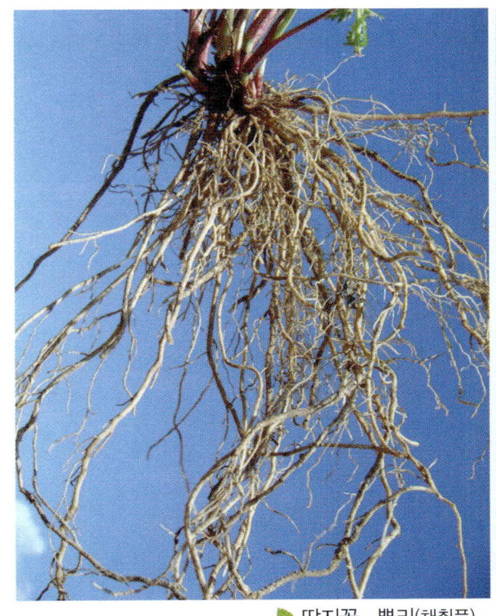

딱지꽃_ 뿌리(채취품)

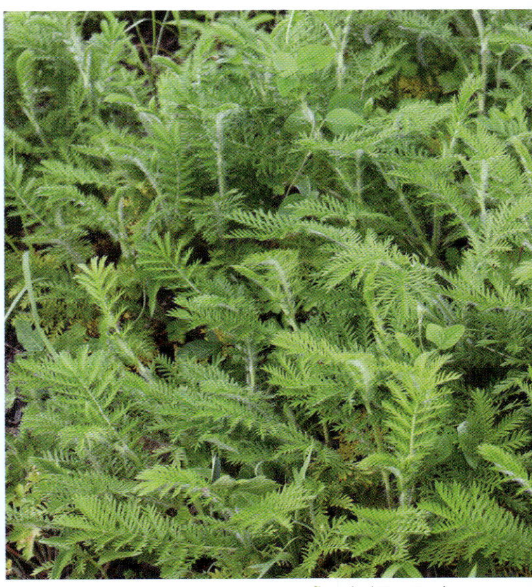

딱지꽃_ 무리

딱지꽃	양지꽃

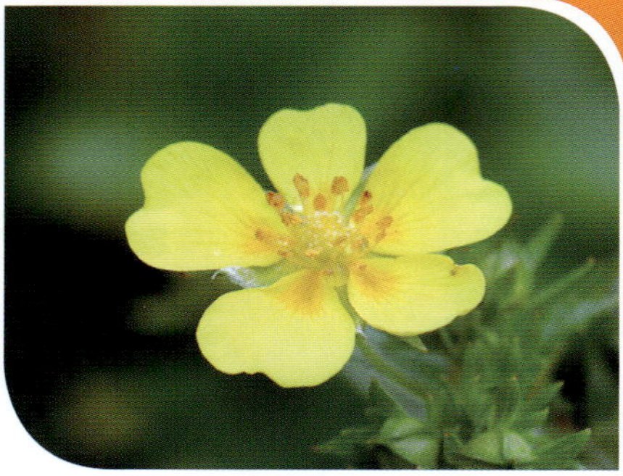

🍃 딱지꽃_ 꽃

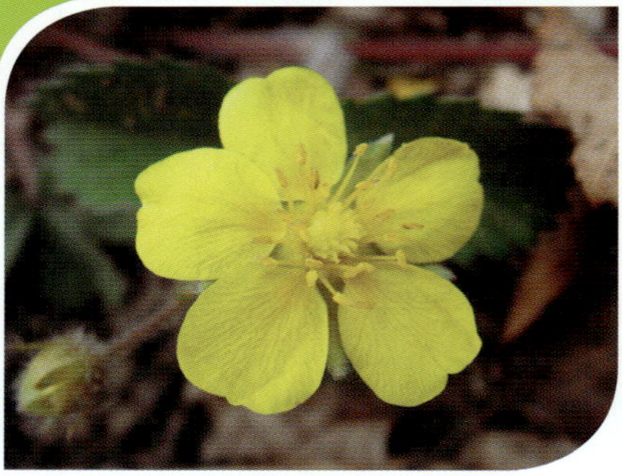

🍃 양지꽃_ 꽃

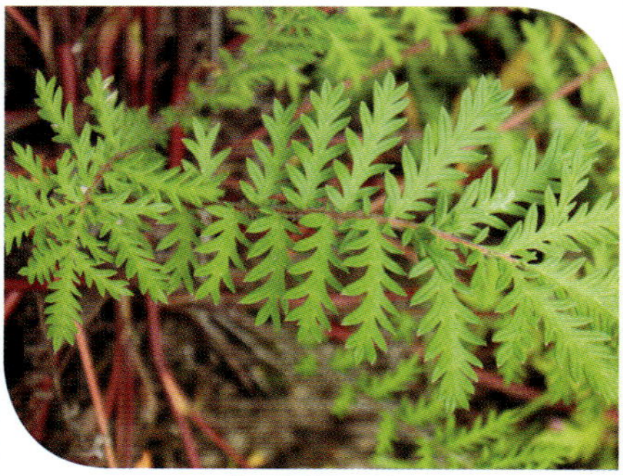

🍃 딱지꽃_ 잎

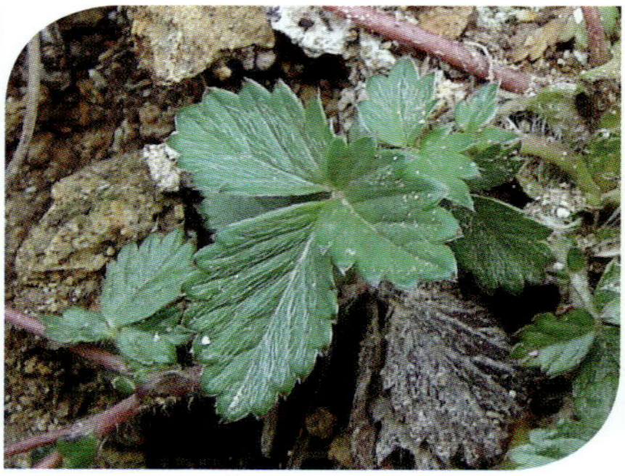

🍃 양지꽃_ 잎

하루에 2~3회 나눠 마시거나, 가루로 만들거나 술을 담가 복용하기도 한다. 외용할 경우에는 달인 물로 환부를 씻거나, 짓찧거나 가루로 만들어 환부에 바른다.

patent

딱지꽃의 기능성 및 효능에 관한 특허자료

▶ 딱지꽃 추출물을 유효성분으로 포함하는 항인플루엔자용 조성물

본 발명에 따른 딱지꽃은 인체감염증 고병원성 인플루엔자 바이러스, 신종 독감 바이러스, 계절 독감 바이러스 또는 계절 독감 바이러스와 같은 인플루엔자 바이러스 증식 감소 및 억제하는 효과가 우수하여 인플루엔자 치료제로 유용하게 사용될 수 있고, 체내에 안정한 특징이 있어 기능성 건강식품의 소재로도 사용할 수 있는 효과가 있다.

– 공개번호 : 10–2014–0104652, 출원인 : 충남대학교 산학협력단

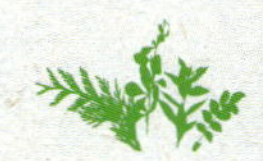

뚜껑덩굴 | 사용부위 | 종자

Actinostemma lobatum (Maxim.) Franch. & Sav.

- **이명** : 단풍잎뚝껑덩굴, 합자초, 개뚜껑덩굴
- **생약명** : 합자초(合子草)
- **과명** : 박과(Cucurbitaceae)
- **개화기** : 8~9월

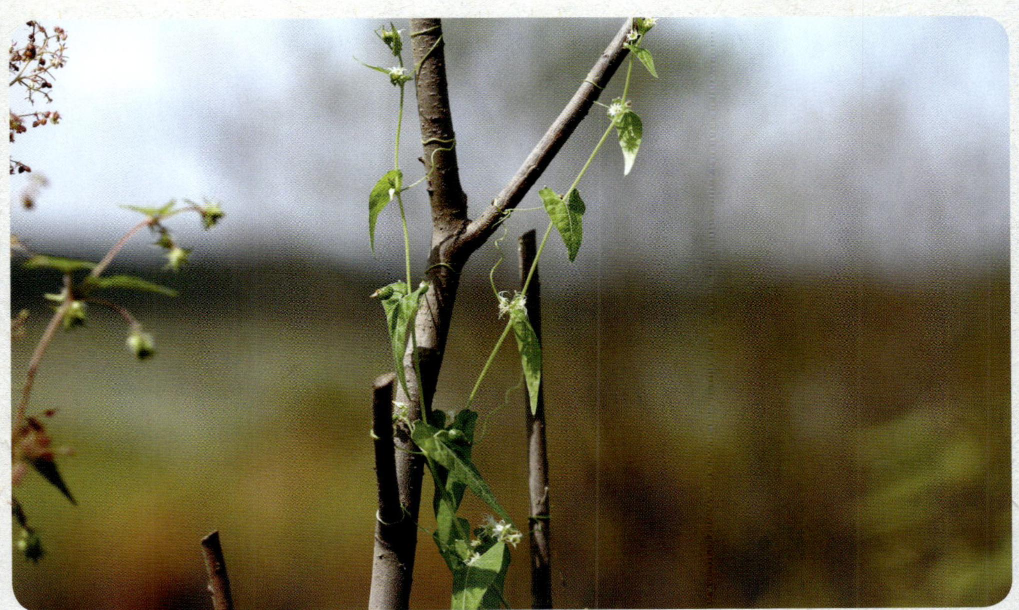

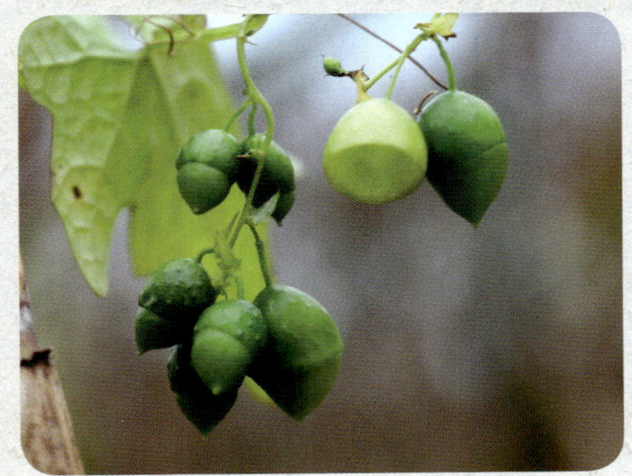

뚜껑덩굴_ 열매

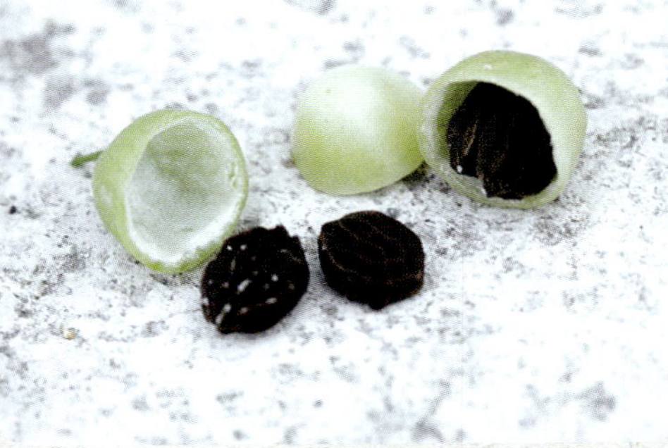

뚜껑덩굴_ 열매 속 종자(채취품)

- 🌿 **생육특성** : 뚜껑덩굴은 제주도와 남부 지방 및 경기도 이북의 도랑이나 물가에서 자라는 덩굴성 한해살이풀이다. 생육환경은 물기가 많고 공중습도가 높은 곳이며, 키는 2m 정도까지 자란다. 잎은 길이가 5~10cm, 너비 2.5~7cm로 가장자리에 낮은 톱니가 있으며 어긋나고 덩굴손은 마주난다. 꽃은 황록색으로 8~9월에 수꽃은 5개의 황록색 수술이, 암꽃은 수꽃이 있는 부분에 1송이씩 피는데 길이는 1cm 정도이다. 열매는 9~10월경에 익어 중심부가 갈라지는데 안에는 길이가 1cm 정도 되는 검은색 종자가 달린다.

- 🍂 **채취 방법과 시기** : 10월경에 종자를 채취해 햇볕에 말린다.

- 🌿 **성분** : 지방유, 탄수화물, 무기물, 조섬유, 고체 지방산 등이 함유되어 있다.

- 🌿 **성미** : 성질이 차고, 맛은 맵고 쓰다.

- 🌿 **귀경** : 간(肝), 신(腎) 경락에 작용한다.

- 🍂 **효능과 주치** : 열을 내리게 하는 청열, 독을 풀어주는 해독, 종기를 삭이는 소종, 습이 병을 일으켜 사기가 된 습사를 잘 나가게 하는 이수의 효능이 있어 이뇨작용을 하고 부기를 가라앉히며, 신장염과 이로 인해 몸이 붓고 배가 몹시 불러오면서 속이 그득한 증상인 수종창만(水腫脹滿)을 다스린다. 또한 습진, 뱀에 물린 상처를 치료한다.

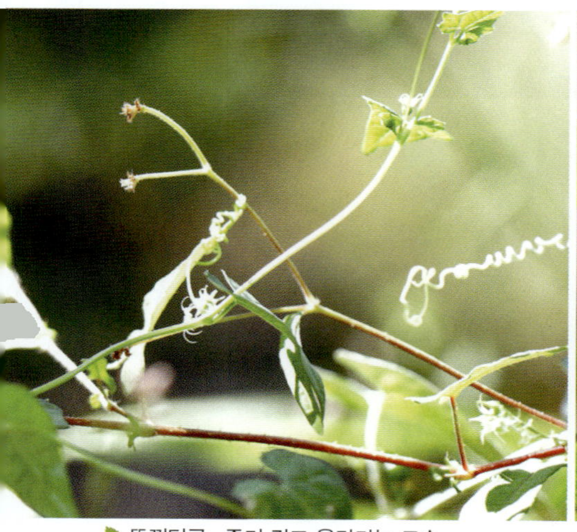

🌿 뚜껑덩굴_ 줄기 감고 올라가는 모습

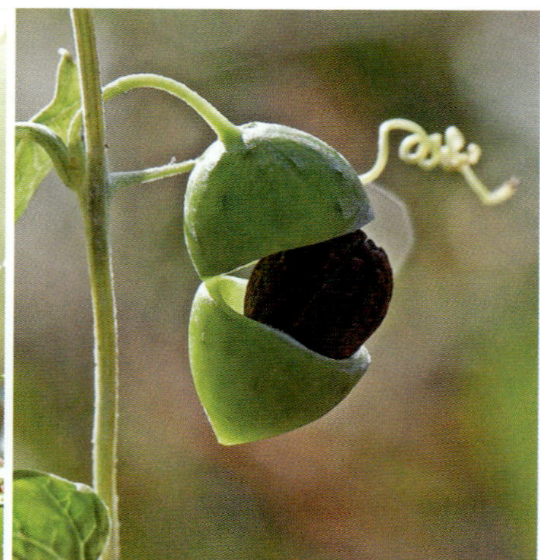

🌿 뚜껑덩굴_ 열매 갈라지는 모습

【 혼동하기 쉬운 약초 비교 】

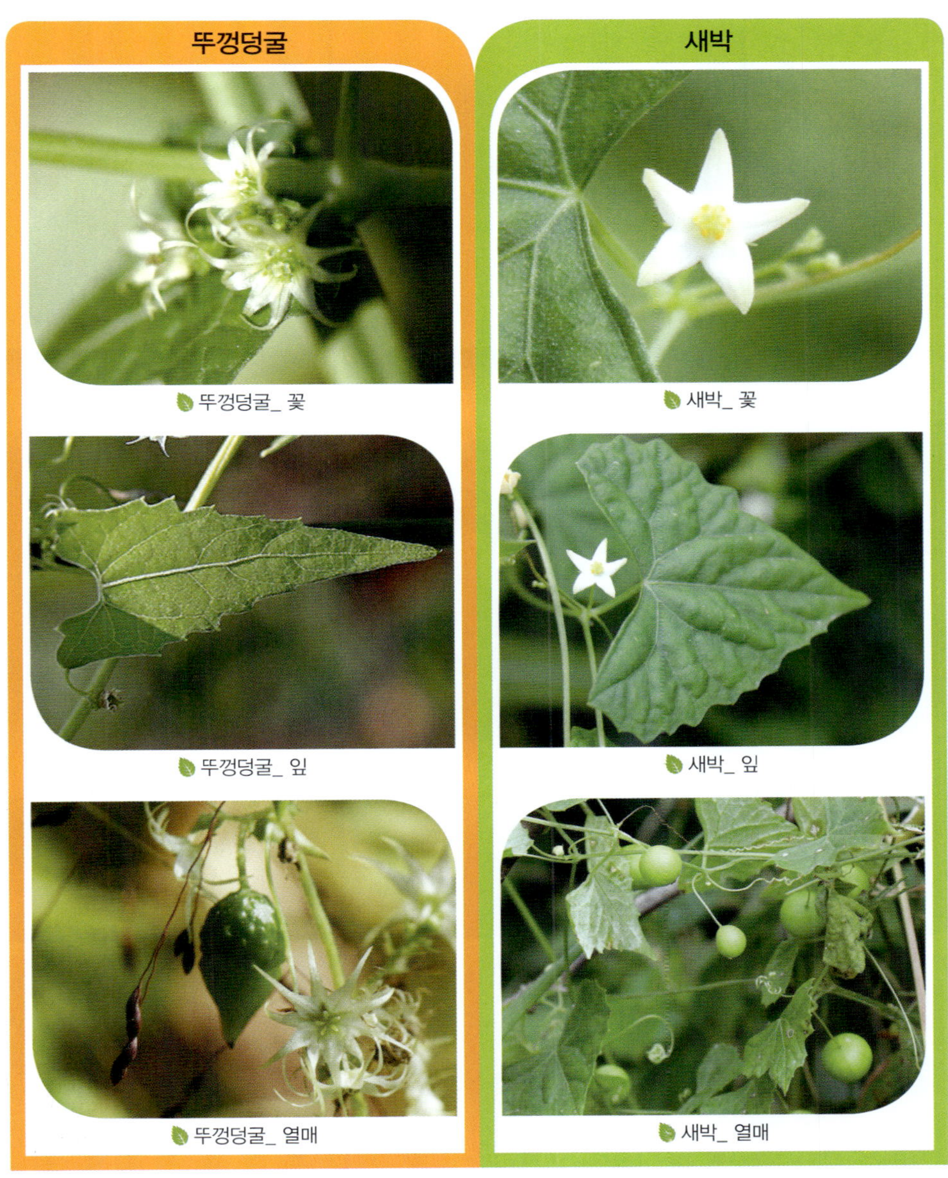

뚜껑덩굴

새박

뚜껑덩굴_ 꽃

새박_ 꽃

뚜껑덩굴_ 잎

새박_ 잎

뚜껑덩굴_ 열매

새박_ 열매

약용법과 용량 : 말린 종자 15~20g을 물 1L에 넣어 1/3이 될 때까지 달여 하루에 2~3회 나눠 마시거나, 외용할 경우에는 짓찧어 환부에 바르거나, 상처 부위를 씻어낸다.

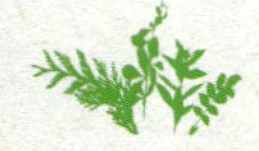

뚝갈 | 사용부위 | 어린순, 전초

Patrinia villosa (Thunb.) Juss.

- **이명** : 뚝깔, 뚜깔, 흰미역취
- **생약명** : 패장(敗醬), 백화패장(白花敗醬)
- **과명** : 마타리과(Valerianaceae)
- **개화기** : 7~8월

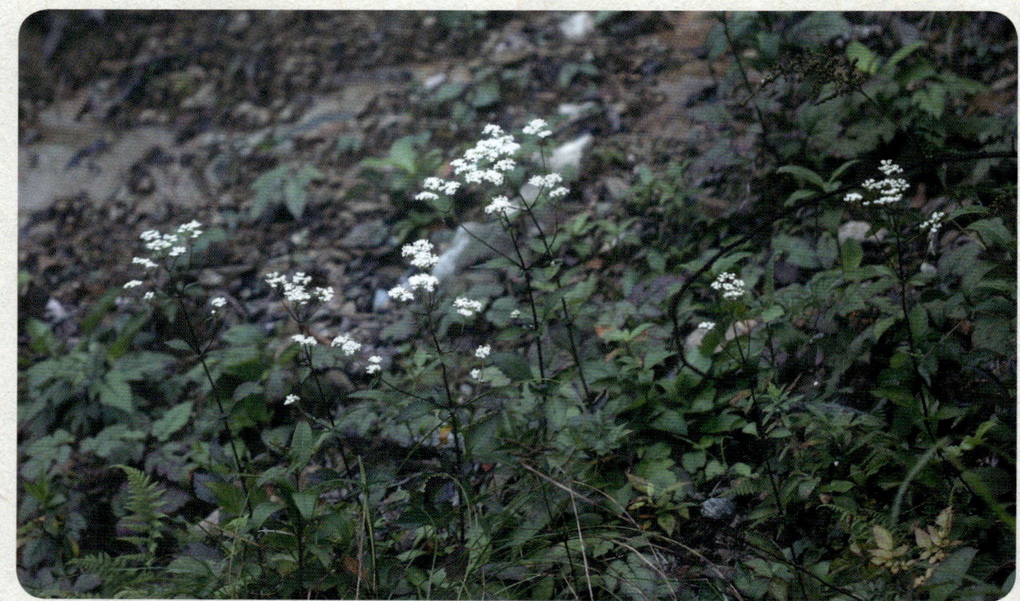

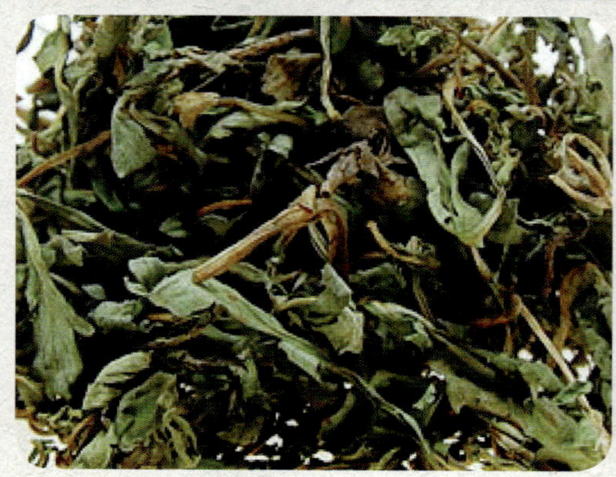

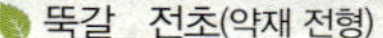

뚝갈_ 전초(약재 전형)

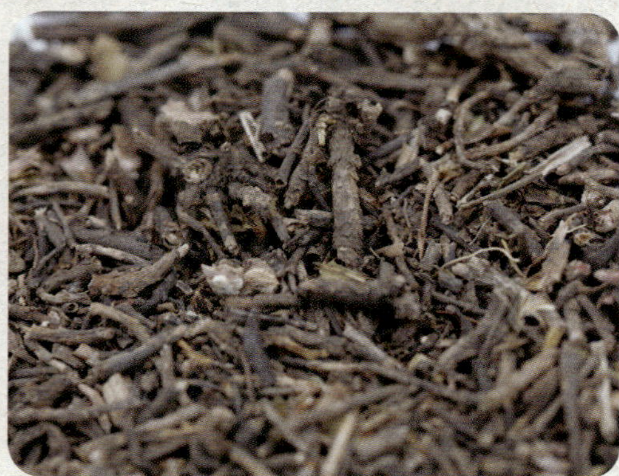

뚝갈_ 뿌리와 줄기(약재)

🔵 **생육특성** : 뚝갈은 전역의 산과 들에서 나는 여러해살이풀이다. 생육환경은 햇빛이 잘 들어오는 양지쪽의 물 빠짐이 좋은 곳이다. 키는 1m 정도이고, 잎은 길이가 3~15cm이고 마주나며 표면은 짙은 녹색이고 뒷면은 흰빛이 돌며 가장자리에는 톱니가 있고 양면에는 흰 털이 드물게 나 있다. 꽃은 흰색으로 7~8월에 원줄기 끝이나 가지 끝에서 피는데 꽃줄기 분지에서는 아래로 퍼지거나 밑을 향해 있는 털이 나 있다. 열매는 9~10월경에 달걀을 거꾸로 세운 모양으로 뒷면이 둥글게 달린다.

보통 뚝갈을 '백화패장'이라 하여 구분하기도 하지만 노란색 꽃이 피는 마타리와 함께 패장(敗醬: 마타리)으로 사용한다.

🟤 **채취 방법과 시기** : 봄에 어린순을 채취하고, 여름에 전초를 뽑아 햇볕에 말린다.

🟢 **성분** : 뿌리와 줄기에는 모로니사이드(morroniside), 로가닌(loganin), 파트리넨(patrinene), 스카비오사이드(scabioside) A~G, 빌로사이드(villoside), 시니그린(sinigrin), 올레아놀릭산(oleanolic acid), 헤데로게닌(hederagenin), 베타-시토스테롤-베타-d-글루코사이드(β-sitosterol-β-d-glucoside), 이소파트리넨(isopatrinene)이 함유되어 있다.

🔵 **성미** : 성질이 평범하고, 맛은 쓰다.

🟣 **귀경** : 간(肝), 위(胃), 대장(大腸) 경락에 작용한다.

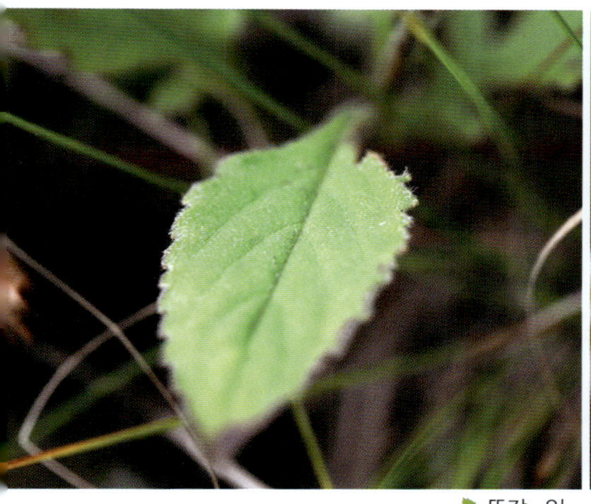

🟢 뚝갈_잎

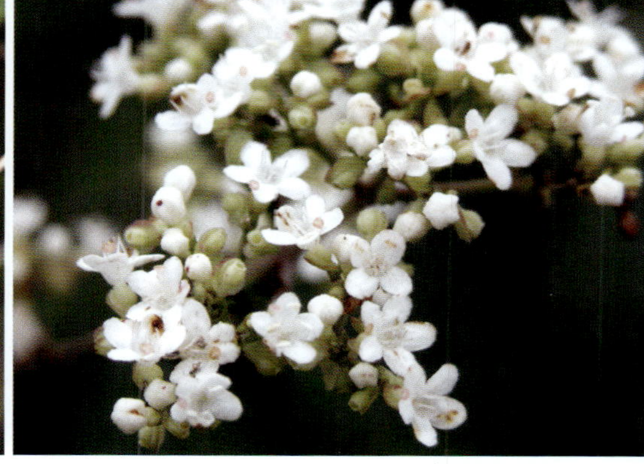

🟢 뚝갈_꽃

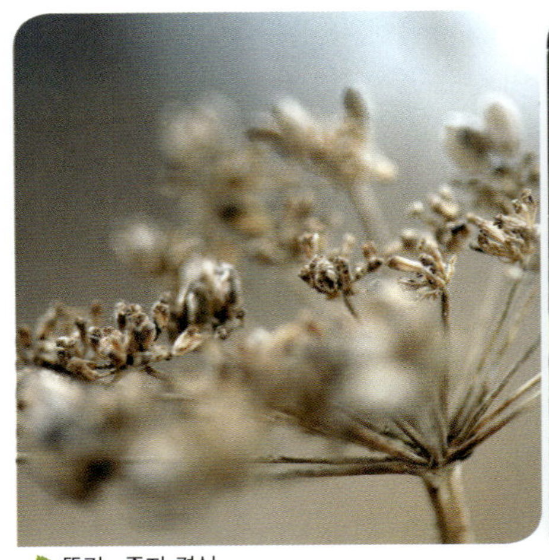

🌿 뚝갈_ 종자 결실

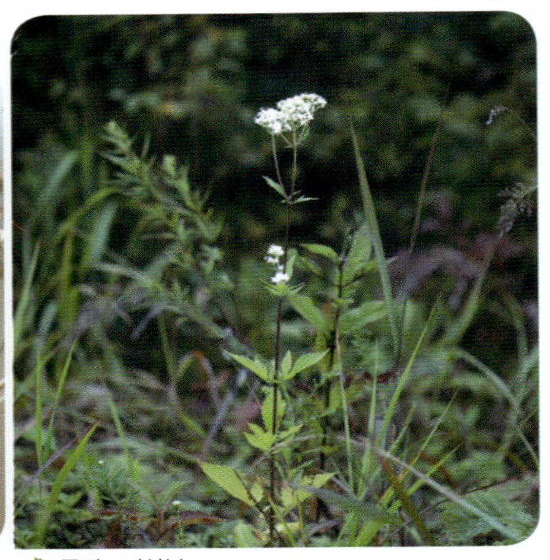

🌿 뚝갈_ 지상부

🔶 **효능과 주치** : 진통작용, 해독, 간 기능을 보하는 보간, 종기를 삭이는 소종, 농을 배출하는 배농(排膿) 등의 효능이 있으며 위장의 동통, 간 기능 장애, 간염, 위궤양, 자궁내막염, 안질, 유행성 이하선염, 피부나 근육에 국부적으로 생기는 종기인 옹종, 옴 등을 다스린다. 그 밖에 충수염, 설사, 적백대하(赤白帶下), 출산 후에 어혈이 막아 복통이 있는 산후어체복통(産後瘀滯腹痛), 눈에 핏발이 서면서 붓고 아픈 목적종통(目赤腫痛)을 치료한다.

🍃 **약용법과 용량** : 말린 약재 12~18g을 물 1L에 넣어 1/3이 될 때까지 달여 하루에 2~3회 나눠 마시거나, 환으로 만들어 복용하기도 하며, 짓찧어 환부에 붙이기도 한다.

patent

뚝갈의 기능성 및 효능에 관한 특허자료

▶ **뚝갈 추출물의 분획물을 유효성분으로 함유하는 신생혈관 촉진제**

뚝갈 추출물을 유기용매로 분획한 분획물은 추출물을 처리한 경우에 비해 신생혈관에 있어서 필수적인 내피세포 증식 및 이동. 모세관 유사 구조의 형성 및 내피세포 발아과정을 현저하게 촉진시키고, 신생혈관에 관여하는 FAK 신호를 더욱 신속하게 활성화하며, 생체 내에서 사지 허혈 모델의 조직 괴사를 현저하게 감소시킴을 확인하였으므로, 신생혈관 촉진제의 유효성분으로서 유용하게 사용할 수 있다.

– 공개번호 : 10-2011-0121848, 출원인 : 한국과학기술원

당뇨, 건위, 관절통, 항알레르기에 사용하는

다래

| 사용부위 | 뿌리, 잎, 열매

Actinidia arguta (Siebold & Zucc.) Planch. ex Miq.

- **이명** : 다래나무, 참다래나무, 다래너출, 다래넝쿨, 참다래, 청다래년출, 다래년출, 청다래나무, 조인삼(租人蔘), 미후도(獼猴桃)
- **생약명** : 연조자(軟棗子), 미후리(獼猴梨)
- **과명** : 다래나무과(Actinidiaceae)
- **개화기** : 5~6월

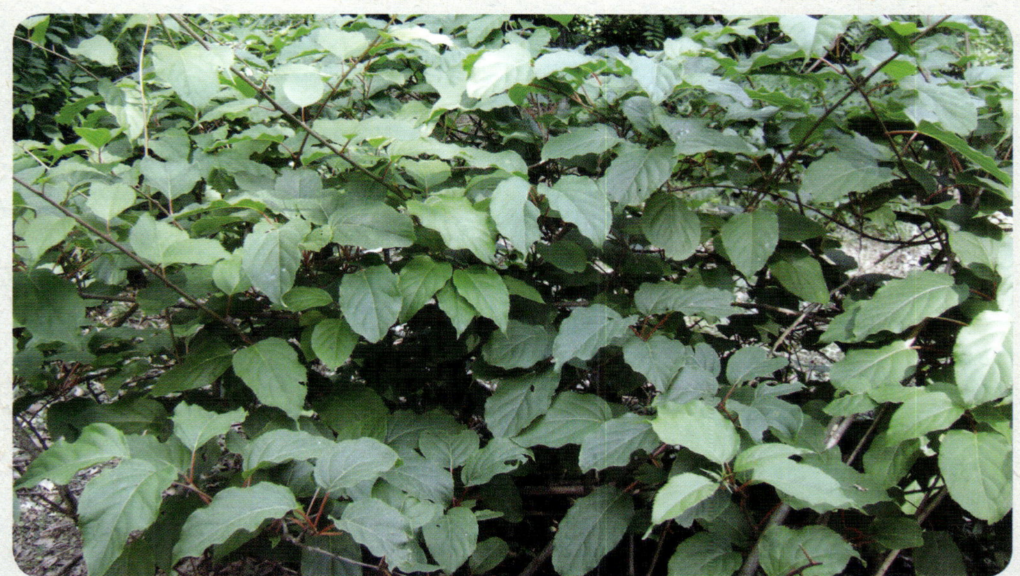

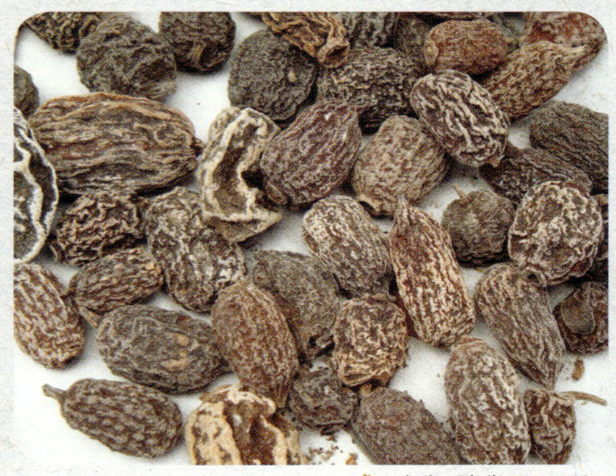

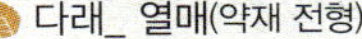

다래_ 열매(약재 전형)

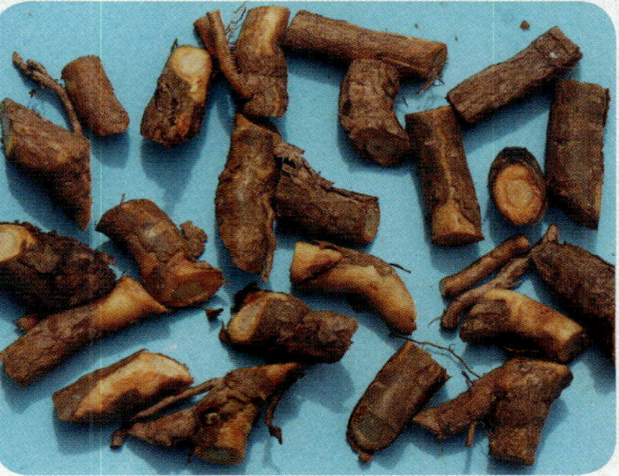

다래_ 뿌리(약재)

🍂 **생육특성** : 다래는 전국 각지의 산지 계곡에서 자라는 낙엽덩굴성 식물로, 덩굴 길이는 7~10m인데 그 이상도 있다. 새 가지에는 회백색의 털이 드문드문 나 있으며 오래된 가지에는 털이 없고 미끄럽다. 잎은 달걀 모양 또는 타원형 달걀 모양에 서로 어긋나고 막질이며 잎 길이는 6~13cm, 너비는 5~9cm로 끝은 점점 뾰족하고 잎 가장자리에는 날카로운 톱니가 있다. 꽃은 흰색으로 5~6월에 잎겨드랑이에서 취산꽃차례로 3~6송이가 핀다. 열매는 물열매로 달걀 모양 원형에 표면은 반질거리는데 9~10월경에 녹색으로 달린다.

🍂 **채취 방법과 시기** : 뿌리는 가을·겨울, 잎은 여름, 열매는 9~10월에 채취한다.

🍂 **성분** : 뿌리와 잎에는 액티니딘(actinidine), 열매에는 타닌(tannin), 비타민 A·C·P, 점액질, 전분, 서당, 단백질, 유기산 등이 함유되어 있다.

🍂 **성미** : 뿌리와 잎은 성질이 평범하고, 맛은 담백하고 떫다. 열매는 성질이 평범하고, 맛은 달다.

🍂 **귀경** : 간(肝), 폐(肺), 위(胃), 대장(大腸) 경락에 작용한다.

🍂 **효능과 주치** : 뿌리와 잎은 생약명을 미후리(獼猴梨)라 하여 건위, 청열, 이습(利濕), 최유(催乳)의 효능이 있고 간염, 황달, 구토, 지사, 소화불량, 류머티즘, 관절통 등을 치료한다. 열매는 생약명을 연조자(軟棗子)라 하여 당

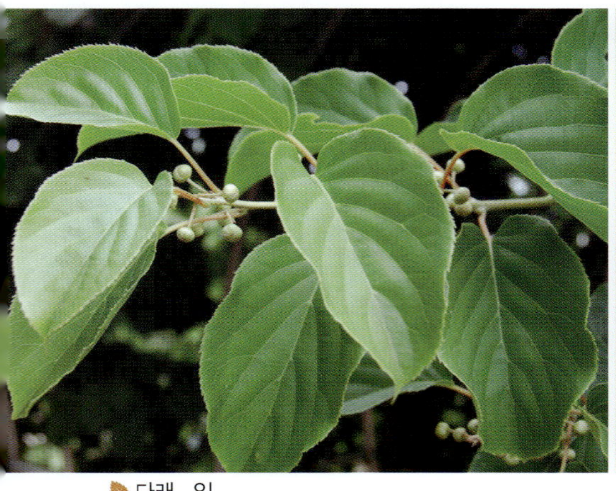

🍂 다래_ 잎

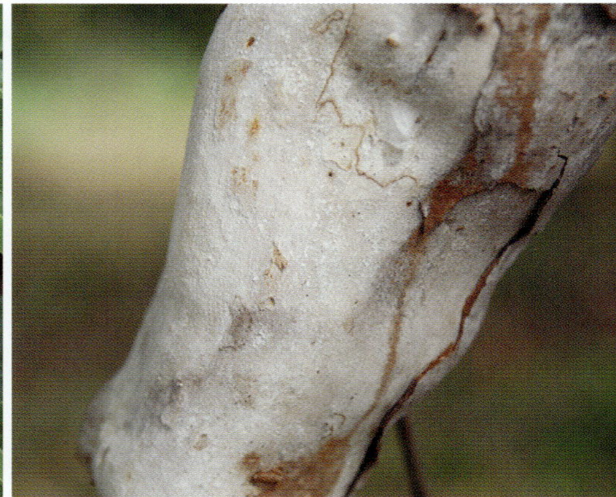

🍂 다래_ 나무껍질

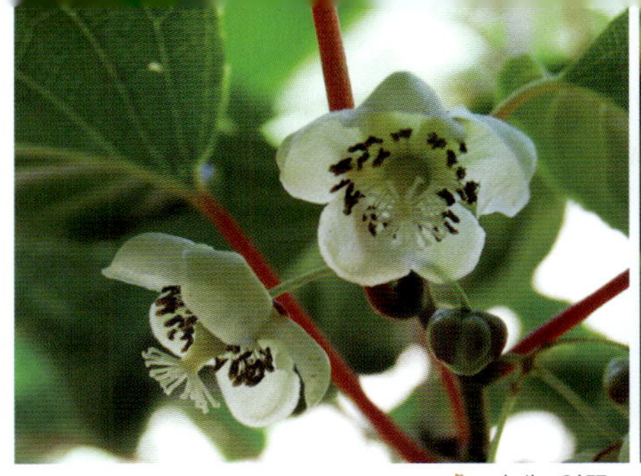

다래_ 암꽃

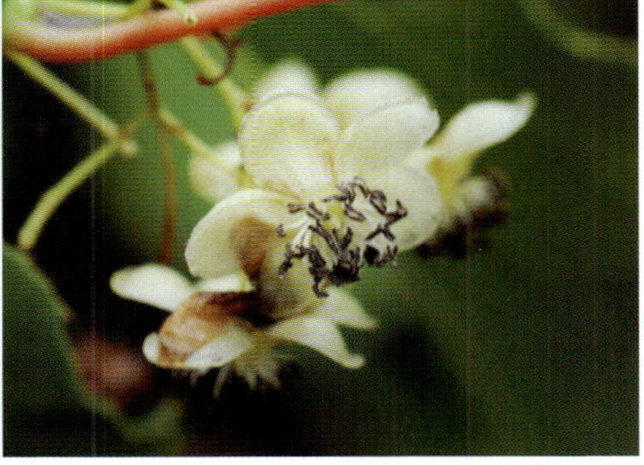

다래_ 수꽃

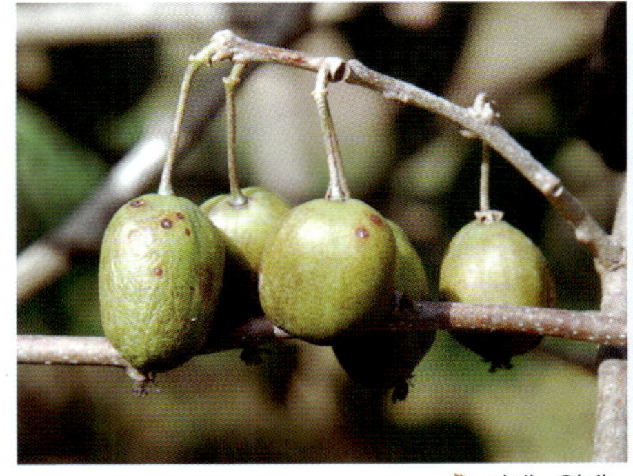

다래_ 열매

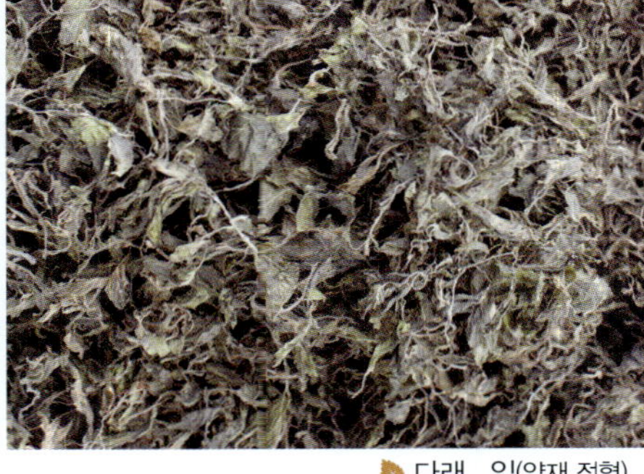

다래_ 잎(약재 전형)

뇨의 소갈증, 번열, 요로결석을 치료한다. 다래의 추출물은 알레르기성 질환과 비알레르기성 염증질환의 예방, 치료와 탈모 및 지루성 피부염의 예방 및 치료, 개선 등에도 효과가 있다는 연구결과가 나왔다.

🍃 **약용법과 용량** : 말린 뿌리와 잎 50~100g을 물 900mL에 넣어 반이 될 때까지 달여 하루에 2~3회 나눠 마신다. 말린 열매 30~50g을 물 900mL에 넣어 반이 될 때까지 달여 하루에 2~3회 나눠 마신다.

 *patent*

다래의 기능성 및 효능에 관한 특허자료

▶ 다래 추출물을 함유하는 알레르기성 질환 및 비알레르기성 염증 질환의 치료 및 예방을 위한 약학조성물

본 발명은 항알레르기 및 항염증 활성을 갖는 다래 과실 추출물을 함유한 약학조성물에 관한 것으로, 본 발명의 다래과실 추출물은 Th1 사이토카인 및 IgG2a의 혈청 내 수치를 높이고, Th2 사이토카인 및 IgE의 혈청 레벨을 낮춤으로써 비만세포(mast cell)로부터 히스타민의 방출 억제 및 염증 활성을 억제시키는 작용을 나타냄으로써 알레르기성 질환 또는 비알레르기성 염증 질환의 예방 및 치료에 유용한 약학조성물로 사용될 수 있다.

− 공개번호 : 10−2004−0018118, 출원인 : (주)팬제노믹스

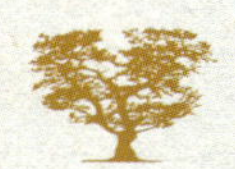

담쟁이덩굴

| 사용부위 | 뿌리, 줄기, 잎, 열매

Parthenocissus tricuspidata (Siebold & Zucc.) Planch.

- **이명** : 돌담장이, 담장넝쿨, 담장이덩굴, 장춘등(長春藤), 낙석(絡石), 토고등(土鼓藤)
- **생약명** : 지금(地錦), 상춘등(常春藤)
- **과명** : 포도과(Vitaceae)
- **개화기** : 6~7월

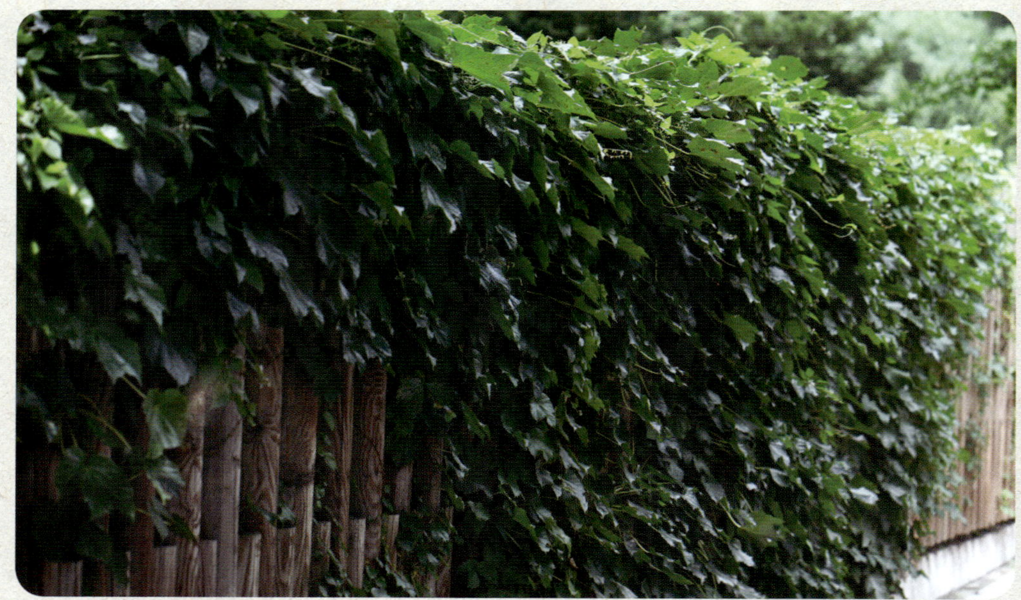

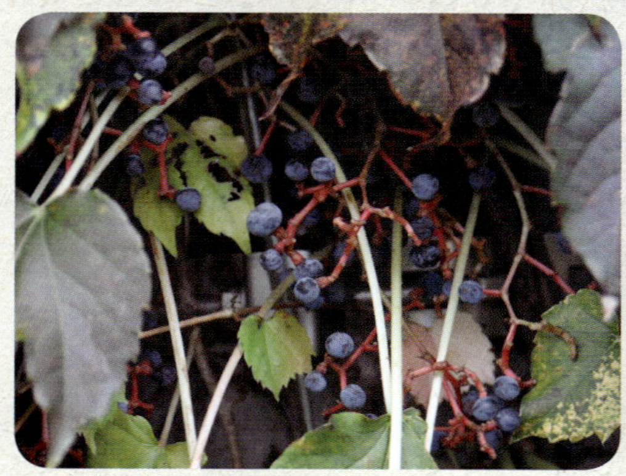

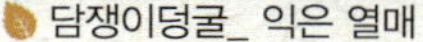

담쟁이덩굴_ 익은 열매

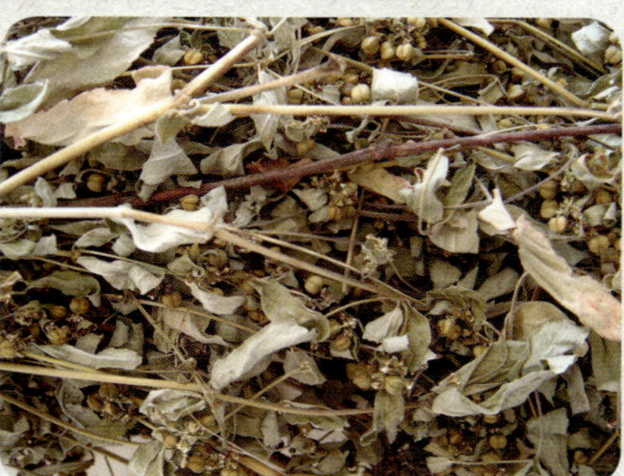

담쟁이덩굴_ 전초(약재 전형)

🍃 **생육특성** : 담쟁이덩굴은 중국, 대만, 일본과 우리나라 전역에서 분포하는 낙엽활엽 덩굴식물로, 담을 기어오르며 자란다. 덩굴줄기는 길이가 10m 정도이며, 덩굴줄기에는 덩굴손과 잎이 마주나며 가지가 많이 갈라지고 덩굴손 끝에 둥근 흡착근이 있다. 덩굴손은 다른 물체에 달라붙으며 곁뿌리는 잔뿌리로 발달한다. 잎은 어긋나며 넓은 달걀 모양이고 길이는 4~10cm, 너비는 10~20cm이며 끝은 3개로 갈라진다. 잎 뒷면 맥 위에는 잔털이 나 있고 가장자리에는 불규칙한 톱니가 있다. 어린 잎자루의 잎은 3장의 잔잎으로 된 겹잎으로 잎자루가 잎보다 길다. 꽃은 황록색으로 6~7월에 잎 겨드랑이나 짧은 가지 끝에서 취산꽃차례로 많은 꽃이 핀다. 열매는 지름 0.6~0.8cm의 공 모양으로 흰색 가루로 덮여 있으며 8~10월에 흑자색으로 달린다.

🍂 **채취 방법과 시기** : 7~8월에 잎을 채취한다.

🍃 **성분** : 잎에는 미큐에리아닌(miquelianin), 이소쿼세틴(isoquercetin), 파르테노신(parthenocin), 델피니딘(delpinidin) 등의 플라보노이드(flavonoid)와

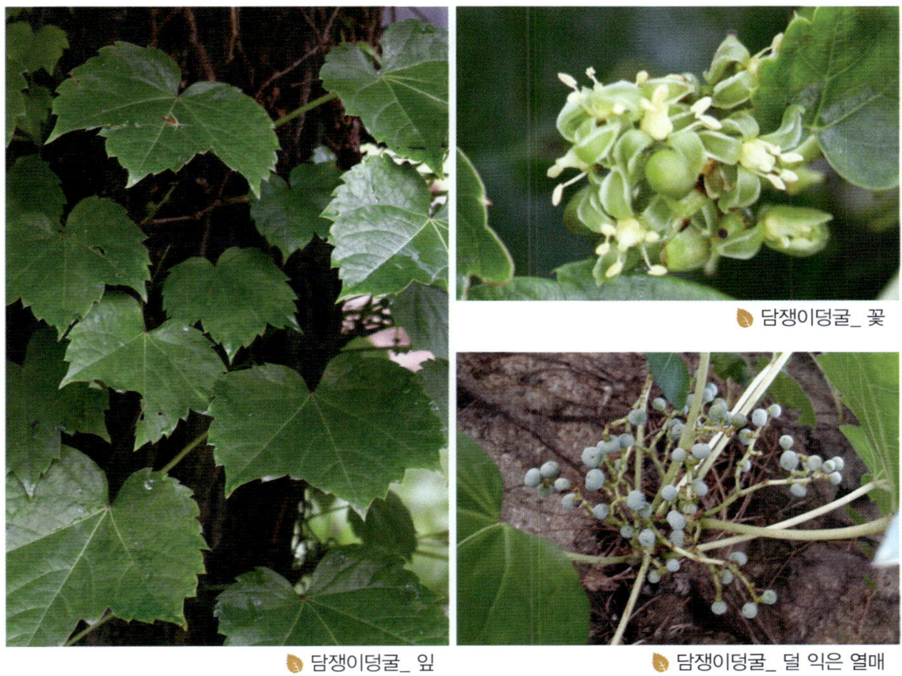

🍂 담쟁이덩굴_ 꽃

🍂 담쟁이덩굴_ 잎

🍂 담쟁이덩굴_ 덜 익은 열매

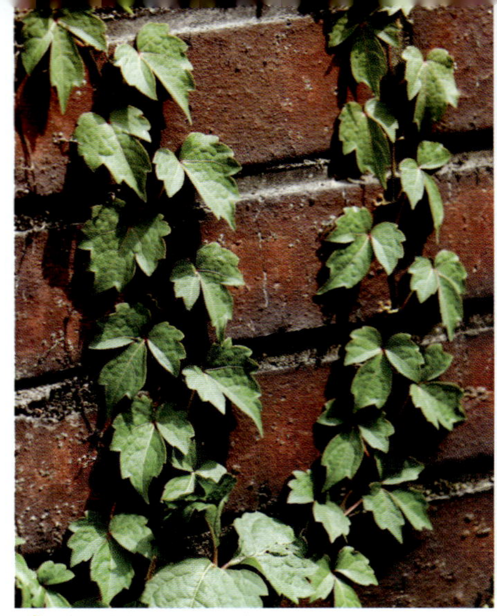
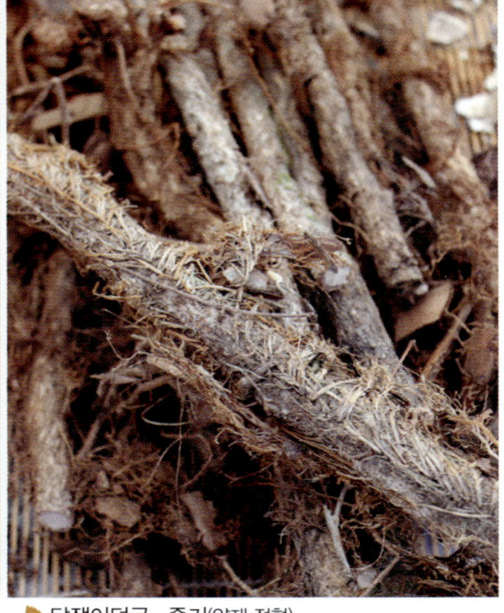

🌰 담쟁이덩굴_ 덩굴줄기　　　　🌰 담쟁이덩굴_ 줄기(약재 전형)

안토시안(anthocyan) 색소가 함유되어 있다.

🍃 **성미** : 성질이 따뜻하고, 맛은 달다.

🍃 **귀경** : 간(肝), 비(脾), 신(腎) 경락에 작용한다.

🍂 **효능과 주치** : 잎은 생약명을 지금(地錦) 또는 상춘등(常春藤)이라 하여 지혈, 진통의 효능이 있고 종기, 종통(腫痛), 타박상 등을 치료한다. 외용할 경우에는 달인 액을 환부에 발라주거나 생즙을 환부에 바른다.

🍃 **약용법과 용량** : 말린 잎 30~40g을 물 900mL에 넣어 반이 될 때까지 달여 하루에 2~3회 나눠 마신다.

patent

담쟁이덩굴의 기능성 및 효능에 관한 **특허자료**

▶ **담쟁이덩굴 흡착근의 원리를 이용한 접착제**

본 발명은 실생활에서 많이 볼 수 있는 흡착고무의 접착력을 더욱 강화시켜 자주 떨어지는 불편함을 해소하기 위하여 담쟁이덩굴의 흡착근에서 영감을 얻어 발명에 착안한 것이다. 담쟁이덩굴은 줄기 끝에 달린 흡착근을 이용해 주위의 벽면이나 나무 등에 붙어 기어오르며 생장한다. 담쟁이덩굴의 흡착근에서 분비되는 타닌 계열의 화합물이 담쟁이덩굴을 벽에 붙을 수 있게 하는 것이다. 이 사실에 영감을 얻어, 타닌 계열의 화합물이 분비되어 달라붙는 면의 재료물질 입자들 사이사이를 침투해 흡착근을 부착시키는 일종의 접착제와 같은 역할을 하는 발명품을 생각하게 되었다.

– 공개번호 : 10–2014–0020599, 출원인 : 이덕영 · 장수현

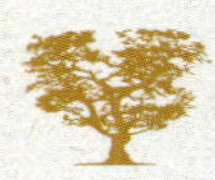

완화, 강장, 해독, 수렴에 사용하는

대추나무

| 사용부위 | 뿌리, 나무껍질, 잎, 열매

Zizyphus jujuba var. *inermis* (Bunge) Rehder

- 이명 : 대추, 건조(乾棗), 미조(美棗), 양조(量棗), 홍조(紅棗)
- 생약명 : 대조(大棗)
- 과명 : 갈매나무과(Rhamnaceae)
- 개화기 : 5~6월

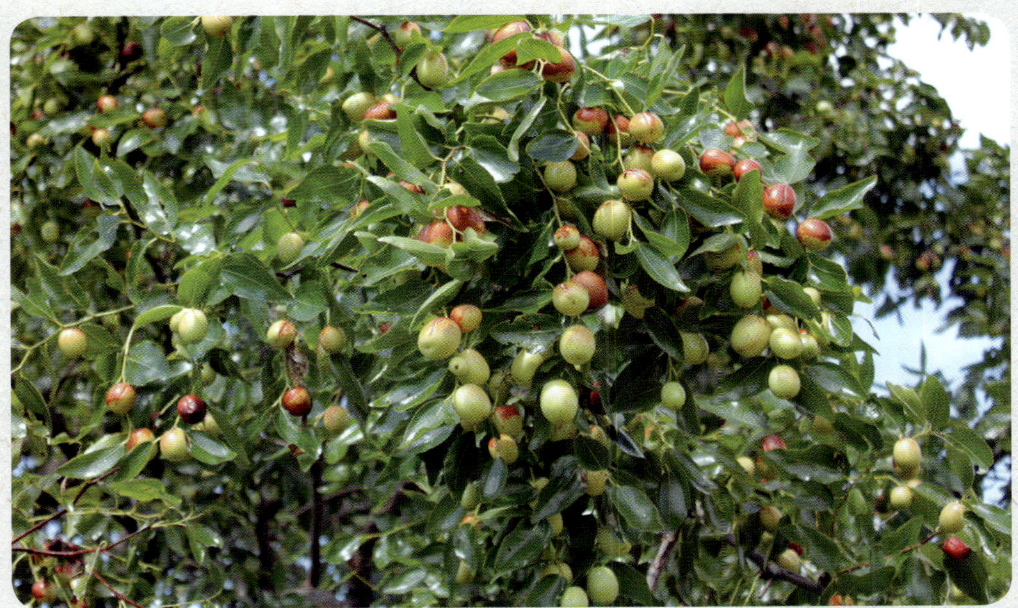

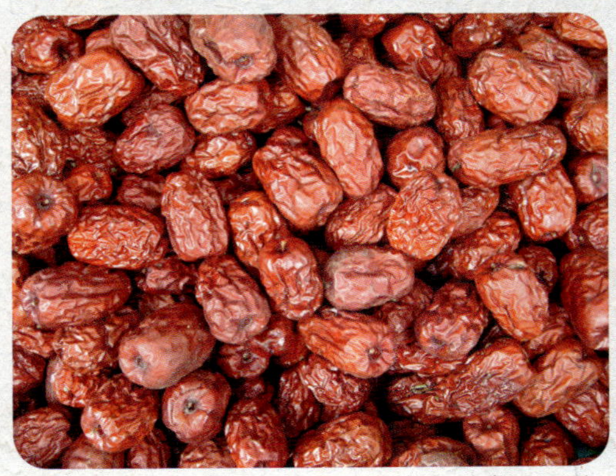

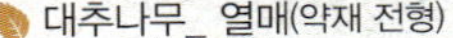

대추나무_ 열매(약재 전형)

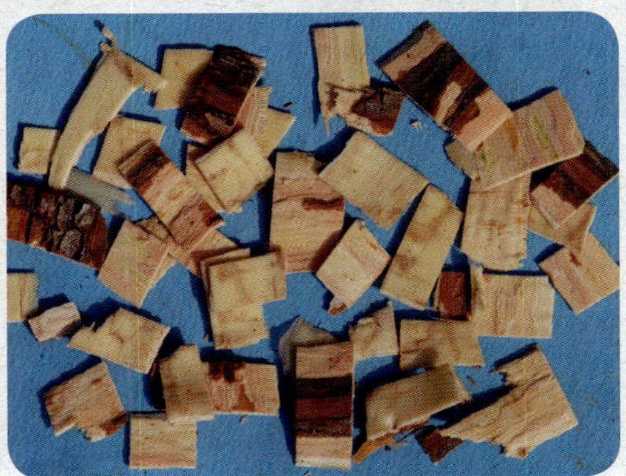

대추나무_ 나무 겉껍질(약재)

- **생육특성 :** 대추나무는 전국의 마을 부근과 밭둑, 과수원 등에서 식재하는 낙엽활엽관목 또는 소교목으로, 높이가 10m 전후로 자라고, 가지에는 가시가 나 있다. 잎은 달걀 모양 또는 달걀 모양 바소꼴에 서로 어긋나고 잎 끝은 뭉뚝하며 밑부분은 좌우가 같지 않고 가장자리에는 작은 톱니가 있다. 꽃은 양성인데 황록색으로 5~6월에 취산꽃차례로 잎겨드랑이에서 모여 핀다. 열매는 씨열매로 달걀 모양 또는 타원형이고 9~10월에 심홍색 혹은 적갈색으로 달린다.

- **채취 방법과 시기 :** 열매는 가을에 익었을 때, 뿌리는 연중 수시, 나무껍질은 봄, 잎은 여름에 채취한다.

- **성분 :** 열매에는 단백질, 당류, 유기산, 점액질, 비타민 A, 비타민 B_2, 비타민 C, 칼슘, 인, 철분, 뿌리에는 대추인(daechuin S1, S2…S10), 나무껍질에는 알칼로이드(alkaloid), 프로토핀(protopine), 세릴알콜(cerylalcohol), 잎에는 알칼로이드 성분으로 대추알칼로이드(daechu alkaloid) A·B·C·D·E와 대추사이클로펩타이드(daechucyclopeptide)가 함유되어 있다.

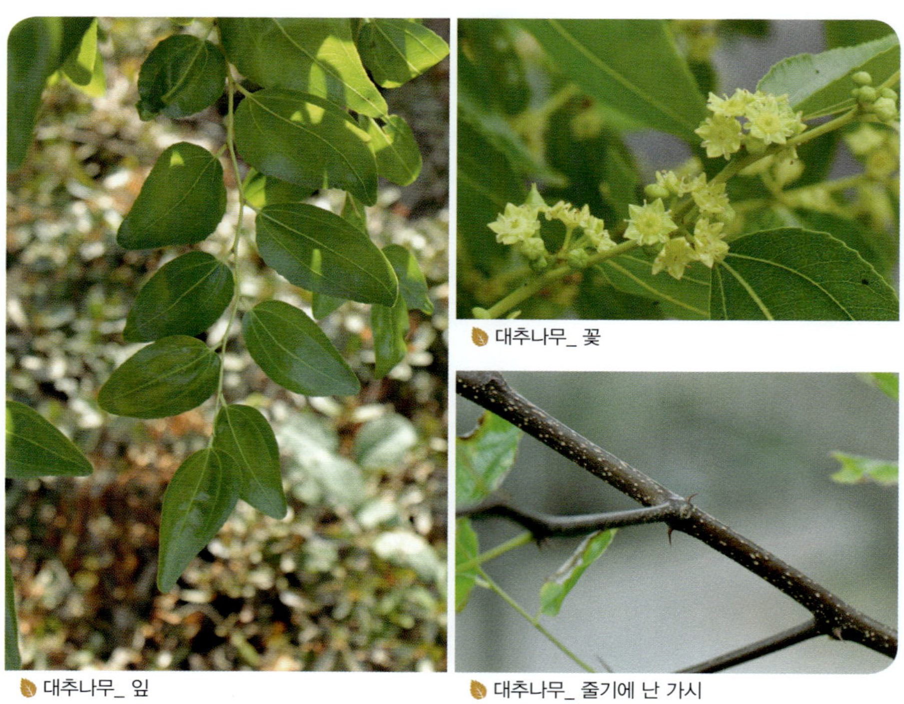

🍂 대추나무_ 잎

🍂 대추나무_ 꽃

🍂 대추나무_ 줄기에 난 가시

386

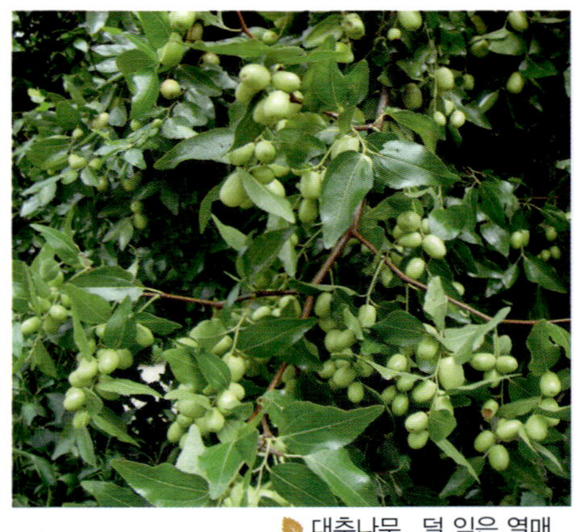

🍂 대추나무_ 덜 익은 열매

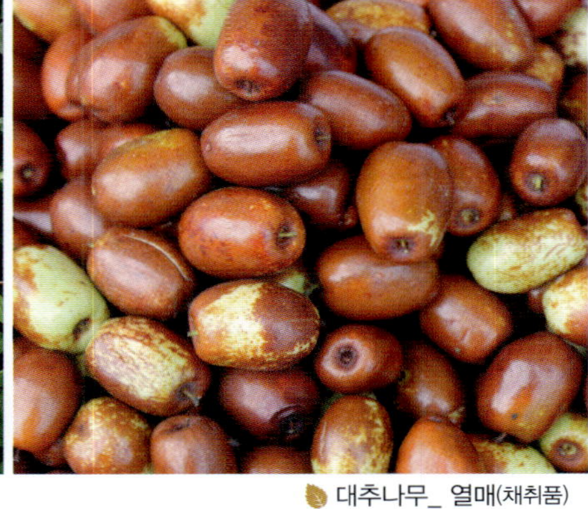

🍂 대추나무_ 열매(채취품)

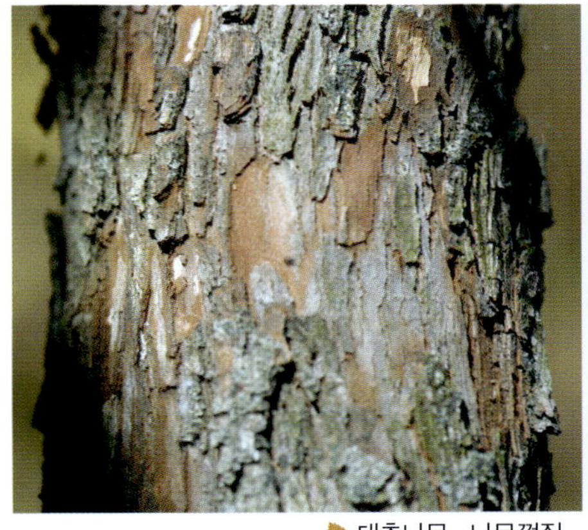

🍂 대추나무_ 나무껍질

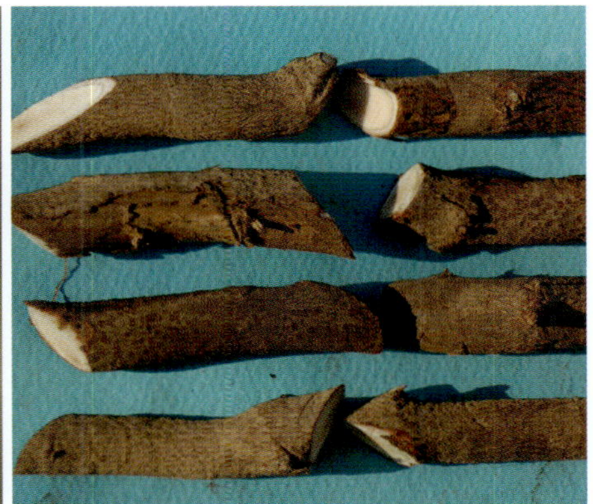

🍂 대추나무_ 뿌리(약재)

🌿 **성미** : 열매와 나무껍질은 성질이 따뜻하고, 맛은 달며, 독성이 없다. 뿌리는 성질이 평범하고, 맛은 달며, 독성이 없다. 잎은 성질이 따뜻하고, 맛은 달며, 독성이 조금 있다.

🌿 **귀경** : 간(肝), 비(脾), 위(胃) 경락에 작용한다.

🌿 **효능과 주치** : 열매는 생약명을 대조(大棗)라 하여 완화작용과 강장, 이뇨, 진경, 진정, 근육강화, 간장보호, 해독의 효능이 있으며 식욕부진, 타액부족, 혈행부진, 히스테리 등을 치료한다. 뿌리는 생약명을 조수근(棗樹根)이라 하여 관절통, 위통, 토혈, 월경불순, 풍진, 단독을 치료한다. 나무껍질은 생약명을 조수피(棗樹皮)라 하여 수렴, 거담, 진해, 소염, 지혈, 이질,

【 혼동하기 쉬운 약초 비교 】

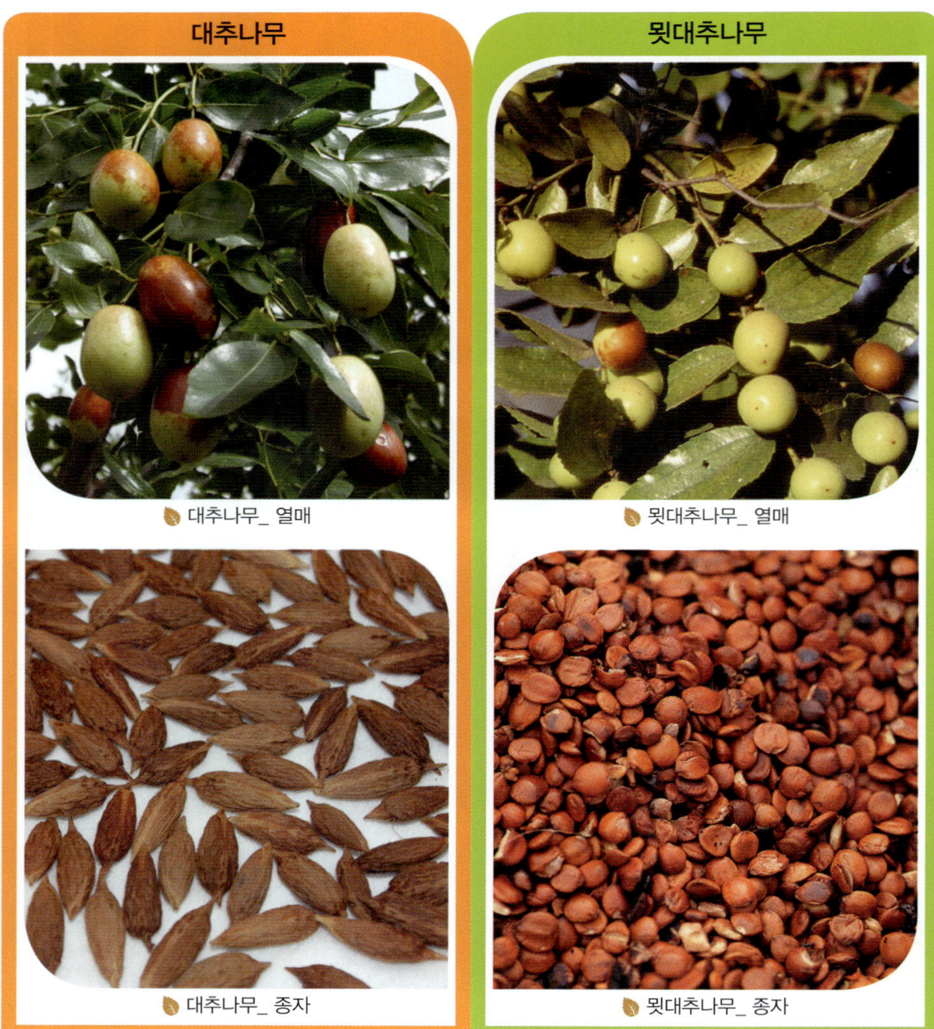

대추나무_ 열매

뮛대추나무_ 열매

대추나무_ 종자

뮛대추나무_ 종자

●●● 대추나무와 뮛대추나무

갈매나무과에 속하는 대추나무, 뮛대추나무는 비슷한 점이 많은데, 대추나무의 열매는 크고 뮛대추나무의 열매는 아주 작은 것이 구별되고 꽃, 잎, 나무 등은 둘 다 아주 비슷해서 구분이 어렵다. 그리고 대추나무의 열매 대추는 과일로 식용할 수 있으며, 뮛대추나무의 열매 뮛대추는 열매의 과육이 빈약해서 과일로 식용하기보다는 약용한다. 또한 딱딱한 씨 속의 종인을 산조인이라 하여 불에 볶으면 진정, 안정, 최면의 약효를 가지고 있는 반면 대추는 완화, 강장약으로 각각 다른 약효를 지니고 있으며 약효, 성분 자체도 다르다.

만성 기관지염, 시력장애, 화상, 외상출혈 등을 치로한다. 잎은 생약명을 조엽(棗葉)이라 하여 유행성 발열과 땀띠를 치료한다.

약용법과 용량 : 말린 열매 30~50g을 물 900mL에 넣어 반이 될 때까지 달여 하루에 2~3회 나눠 마신다. 말린 뿌리 50~90g을 물 900mL에 넣어 반이 될 때까지 달여 하루에 2~3회 나눠 마신다. 오용할 경우에는 열탕으로 달인 액으로 환부를 씻고 발라준다. 말린 나무껍질 5~10g을 솥에 넣고 열을 가해 볶아 가루로 만들어 하루에 2~3회 나눠 마시며, 외용할 경우에는 열탕에 달인 액으로 환부를 씻어주거나 볶아서 가루로 만들어 환부에 바른다. 말린 잎 50~100g을 물 900mL에 넣어 반이 될 때까지 달여 하루에 2~3회 나눠 마시며, 외용할 경우에는 열탕에 달인 액으로 환부를 씻는다.

대추나무의 기능성 및 효능에 관한 특허자료

▶ **대추 추출물을 유효성분으로 함유하는 허혈성 뇌혈관 질환의 예방 및 치료용 조성물**

본 발명의 대추 추출물은 PC12 세포주 또는 해마조직 CA1 영역의 신경세포 손상을 효과적으로 예방하는 것을 확인함으로써 허혈성 뇌혈관 질환의 예방 또는 치료용 조성물로 유용하게 이용될 수 있다.

— 등록번호 : 10–075.?207, 출원인 : (주)네추럴에프앤피

▶ **대추를 이용한 숙취 해소 음료 및 제조 방법**

본 발명은 씨를 포함한 대추 및 각종 한약재에서 과육을 추출하여 음용이 용이한 음료로 제조함으로써 숙취 해소 및 기력 증강에 도움을 주려는 데 있다.

— 공개번호 : 10–2010–0026437, 출원인 : 충청대학 산학협력단

▶ **대추나무의 열매, 잎, 가지, 뿌리를 이용한 청국장 제조방법**

본 발명은 대추나무의 열매, 잎, 가지, 뿌리를 손질한 후 열수추출하고, 추출한 대추의 추출액을 물에 혼합한 후 불린 콩을 삶고, 삶은 콩에 대추씨분말을 혼합하고, 대추씨분말이 혼합된 삶은 콩에 대추의 추출액이 혼합된 액체배지에 배양된 청국장균을 접균한 후 발효함으로써 청국장의 맛과 영양을 고스란히 보존하면서도 청국장 특유의 불쾌한 냄새를 최소화시킴과 동시에 대추나무의 열매, 잎, 가지, 뿌리에 함유된 인체에 유용한 영양성분 및 약리적 기능성이 가미된 대추나무의 열매, 잎, 가지, 뿌리를 이용한 대추청국장 제조방법에 관한 것이다.

— 등록번호 : 10–0905286–0000, 출원인 : 윤종준

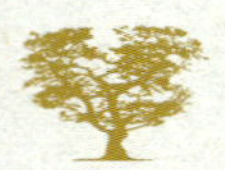

댕댕이덩굴

| 사용부위 | 뿌리, 줄기와 잎

Cocculus trilobus (Thunb.) DC. = [*Cocculus orbiculatus* (L.) Forman.]

- **이명** : 끗비돗초, 댕강덩굴, 댕댕이넝굴, 청등자(靑藤子), 소갈자(小葛子), 구갈자(狗葛子), 한방기(漢防己)
- **생약명** : 목방기(木防己)
- **과명** : 방기과(Menispermaceae)
- **개화기** : 5~6월

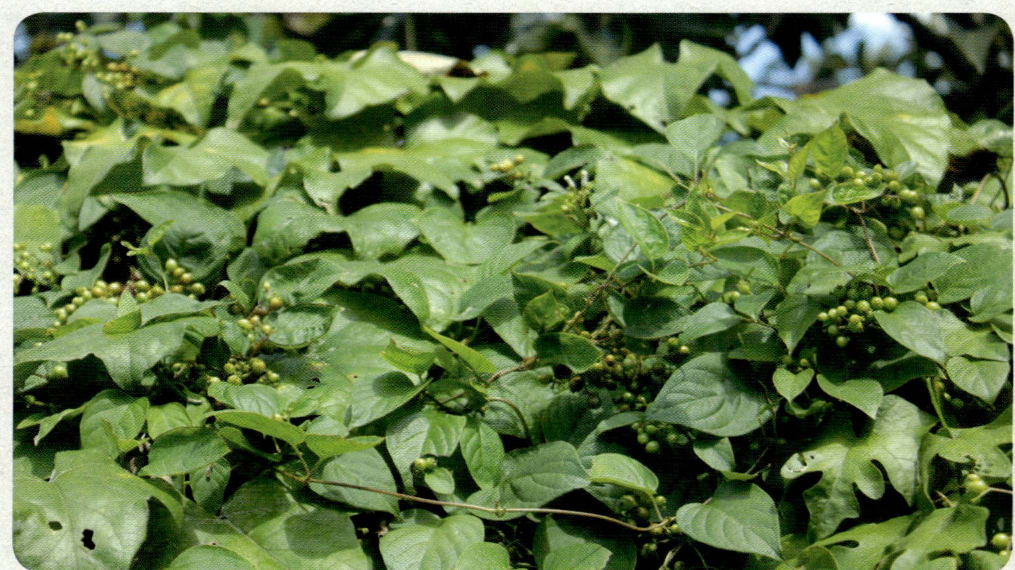

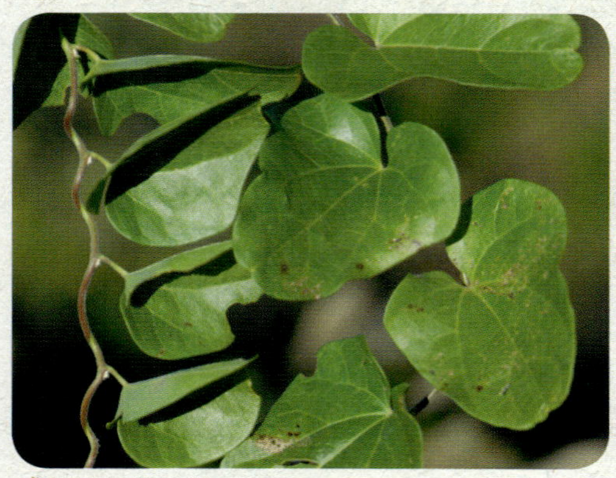

🌿 댕댕이덩굴_ 잎

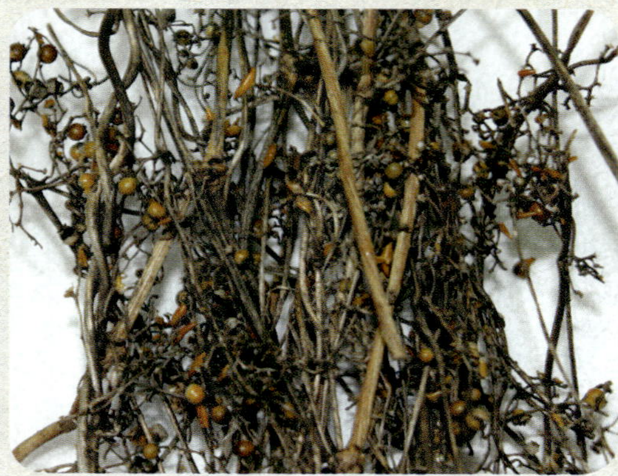

🌿 댕댕이덩굴_ 줄기(약재 전형)

- **생육특성** : 댕댕이덩굴은 전국적으로 분포하는데 산비탈이나 밭둑, 울타리 등에서 자라는 낙엽덩굴성 관목이다. 덩굴의 길이는 3m 전후이고, 줄기와 잎에는 털이 나 있다. 줄기가 어릴 때에는 녹색이지만 오래되면 회색이 된다. 잎은 달걀 모양 또는 달걀 모양 원형에 서로 어긋나기로 붙어 있고 윗부분이 3개로 갈라진 것도 있으며 잎끝은 민두름하고 가장자리에는 톱니가 없다. 꽃은 황백색으로 5~6월에 암수딴그루로 잎겨드랑이에서 원뿔꽃차례로 핀다. 열매는 씨열매로 공

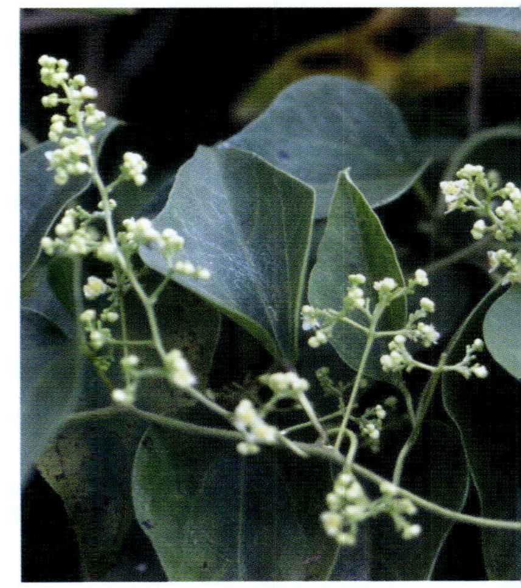

🍂 댕댕이덩굴_ 꽃

모양이며 9~10월에 분백색을 띤 흑색 또는 흑청색으로 달린다.

- **채취 방법과 시기** : 뿌리는 가을부터 이듬해 봄, 줄기와 잎은 10~11월에 채취한다.

- **성분** : 뿌리에는 트리로빈(trilobine), 이소트리로빈(isotrilobine), 호모트리로빈(homotrilobine), 트리로바민(trilobamine), 놀메니사린(normenisarine), 마그노플로린(magnoflorine), 줄기와 잎에는 코크로리딘(cocculolidine), 이소볼딘(isoboldine)이 함유되어 있다.

- **성미** : 성질이 따뜻하고, 맛은 쓰며, 독성이 없다.

- **귀경** : 비(脾), 방광(膀胱) 경락에 작용한다.

- **효능과 주치** : 뿌리는 생약명을 목방기(木防己)라 하여 소염, 진통, 이뇨, 해독, 종기, 류머티즘에 의한 관절염, 반신불수, 중풍, 감기, 요통, 파상풍, 종독, 신장염, 부종, 요로감염, 고미건위(苦味健胃: 쓴맛으로 인해 위를 튼튼하게 함), 습진, 신경통 등을 치료한다. 줄기와 잎은 생약명을 청단향(靑檀香)이라 하여 거습, 이뇨, 종기, 제풍마비(除風痲痺: 풍사를 제거하여 마비를 치료함), 각슬소양(脚膝瘙痒: 다리의 부스럼과 종기를 치료함), 위통 등을 치료한다. 댕댕이덩굴의 추출물은 다이옥신 유사물질에 대하여 길항작용을 나타낸다는 연구결과가 나왔다.

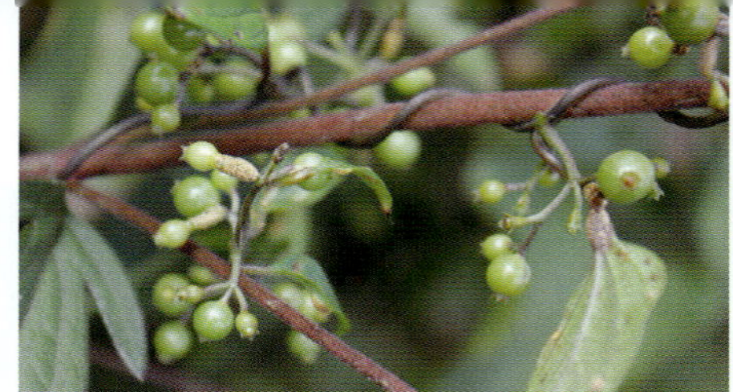

🍂 댕댕이덩굴_ 덜 익은 열매

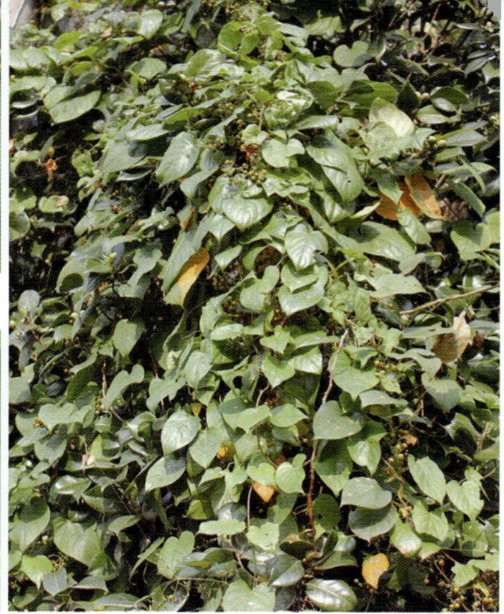

🍂 댕댕이덩굴_ 나무모양

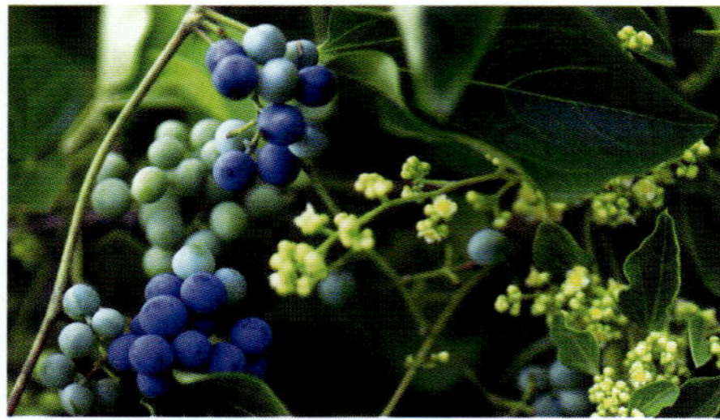

🍂 댕댕이덩굴_ 익은 열매

🍃 **약용법과 용량** : 말린 뿌리 30~60g을 물 900mL에 넣어 반이 될 때까지 달여 하루에 2~3회 나눠 마시거나, 술을 담가 마신다. 외용할 경우에는 뿌리껍질을 짓찧어 습진이나 종독에 바르거나, 가루로 만들어 환부에 바른다. 말린 줄기와 잎 20~30g을 물 900mL에 넣어 반이 될 때까지 달여 하루에 2~3회 나눠 마시거나 술을 담가 마신다.

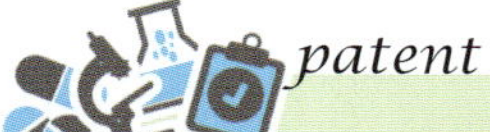 *patent*

댕댕이덩굴의 기능성 및 효능에 관한 특허자료

▶ **댕댕이덩굴 추출물을 유효성분으로 하는 다이옥신 유사물질의 독성에 의한 질병 치료를 위한 약제학적 조성물**

본 발명은 댕댕이덩굴 추출물을 유효성분으로 하는 다이옥신 유사물질에 대한 길항성 조성물 그리고 댕댕이덩굴 추출물을 유효성분으로 하는 약제학적 조성물 및 건강식품 조성물에 관한 것이다. 본 발명의 조성물은 다이옥신 유사물질의 독성을 효과적으로 감소시킬 뿐만 아니라 종래부터 약제로 사용되고 있는 천연물인 댕댕이덩굴 추출물을 유효성분으로 포함하고, 매우 특이적으로 다이옥신 유사물질에 대하여 길항작용을 나타내기 때문에 인체에 대한 부작용이 화학적 합성 의약보다 극히 적다.

– 공개번호 : 10–2003–0003673, 특허권자 : (주)내츄럴엔도텍

▶ **댕댕이덩굴 추출물을 이용한 항산화용 조성물 및 항염증용 조성물**

본 발명은 DPPH법, NBT 법에 의해 확인된 항산화 활성과 LPS에 의해 자극된 대식세포주에서 NO, PGE 2, 염증성 사이토카인 등의 생성 억제 활성을 가지는 댕댕이덩굴 추출물을 개시한다.

– 공개번호 : 10–2015–0032511 / 10–2015–0032371, 출원인 : (주)제주사랑농수산(oxalic acid)

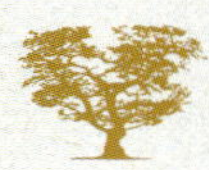

고혈압, 동맥경화, 활혈에 사용하는

돈나무

| **사용부위** | 나무껍질, 가지와 잎

Pittosporum tobira (Thunb.) W.T.Aiton = [*Euonymus tobira* Thunb.]

- **이명** : 갯똥나무, 섬엄나무, 섬음나무, 음나무, 해동(海桐), 해동화(海桐花)
- **생약명** : 칠리향(七里香)
- **과명** : 돈나무과(Pittosporaceae)
- **개화기** : 5~6월

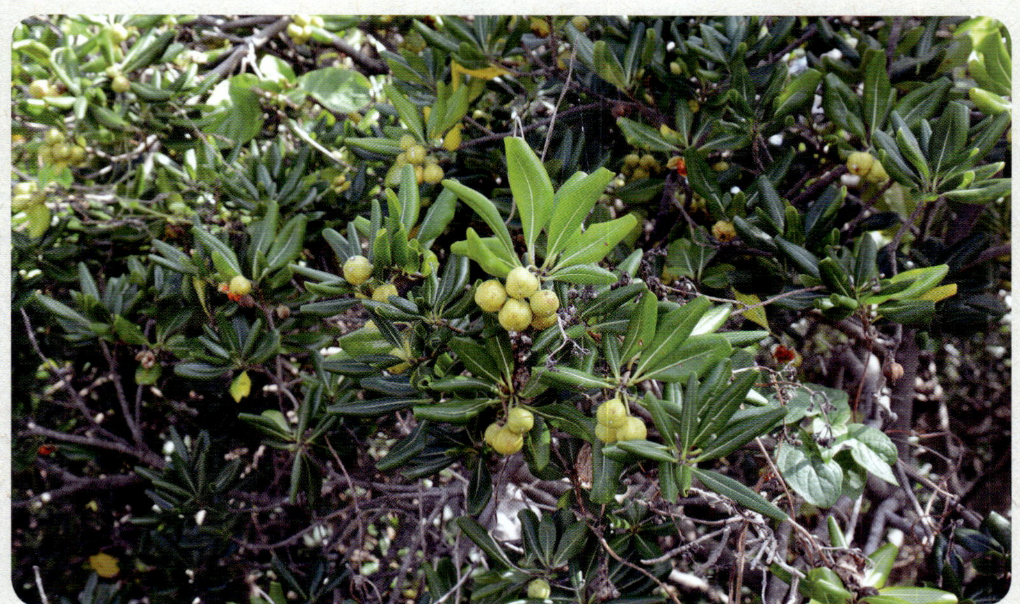

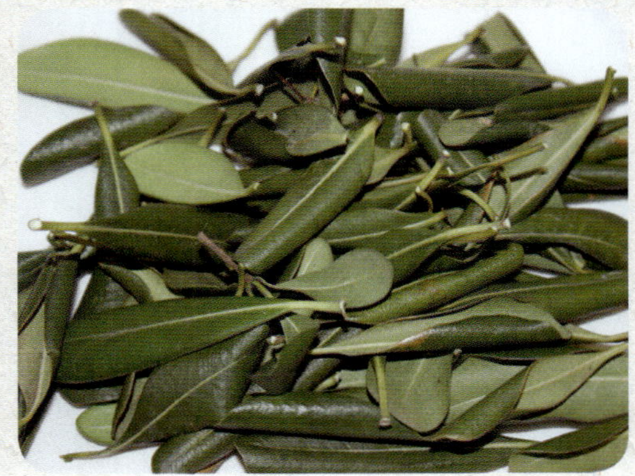

🍃 돈나무_ 잎(채취품)

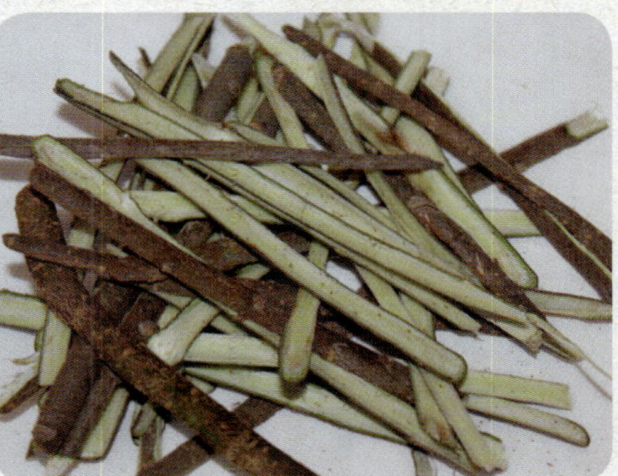

🍂 돈나무_ 나무 겉껍질(약재 전형)

- **생육특성** : 돈나무는 남부해안 및 섬 지방에서 분포하는 상록활엽관목으로, 높이는 2~3m이고, 가지는 많이 갈라지며, 잎은 서로 어긋나서 가지 끝에 모여 달리고 두껍다. 잎 표면은 짙은 녹색에 윤채가 나고 긴 타원형 또는 거꿀달걀 모양으로 잎끝은 날카로우며 밑은 쐐기 모양에 거치가 없이 밖으로 약간 젖혀지며 두껍다. 꽃은 흰색 또는 황색으로 5~6월에 산방꽃차례로 가지 끝에서 피는데 향기가 난다. 꽃받침 잎은 달걀 모양으로 수술과 더불어 각각 5장이며 꽃잎은 흰색에서 황색으로 피고 5장이며 주걱 모양에 향기가 난다. 열매는 튀는열매로 원형 또는 넓은 타원형이며 9~10월에 달리는데 3갈래로 갈라져 여러 개의 붉은색 종자가 나온다.

- **채취 방법과 시기** : 가을부터 겨울에 줄기, 잎, 껍질을 채취한다(연중 수시 가능).

- **성분** : 가지와 잎, 나무껍질에는 트리테르페노이드(triterpenoid)류, 왁스(wax), 팔미틱산(palmitic acid), 올레인산(oleic acid) 등의 지방산, 베타-시토스테롤(β-sitosterol), 카로티노이드(carotenoid)류, 폴리아세틸렌(polyacetylene)류, 플라보노이드(flavonoid)류, 알파-피넨(α-pinene) 등의 정유가 함유되어 있다.

- **성미** : 성질이 차고, 맛은 시고 짜다.

- **귀경** : 간(肝), 신(腎) 경락에 작용한다.

- **효능과 주치** : 가지와 잎, 나무껍질은 생약명을 칠리향(七里香)이라 하여 약

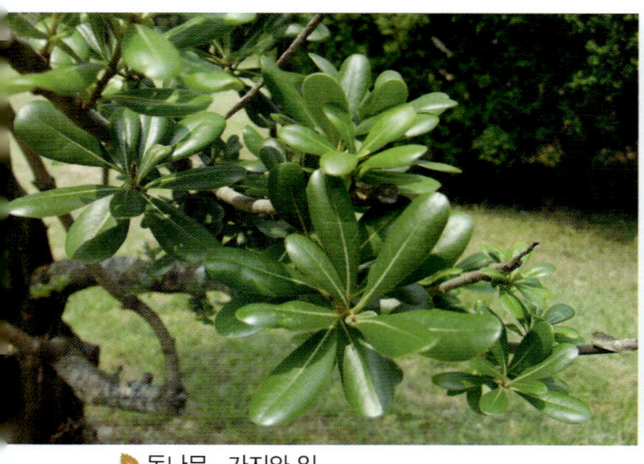

돈나무_ 가지와 잎

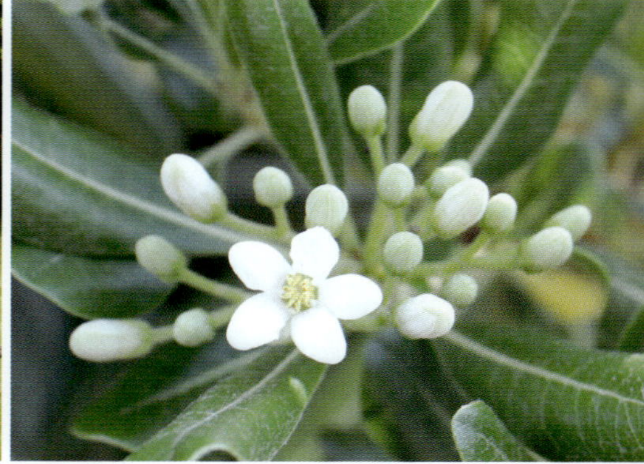

돈나무_ 꽃봉오리와 꽃

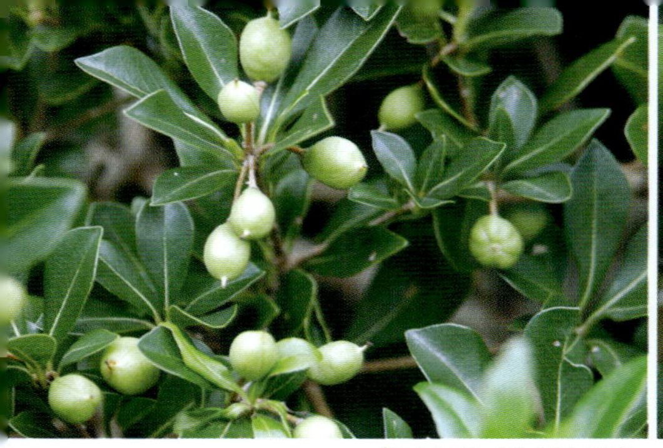

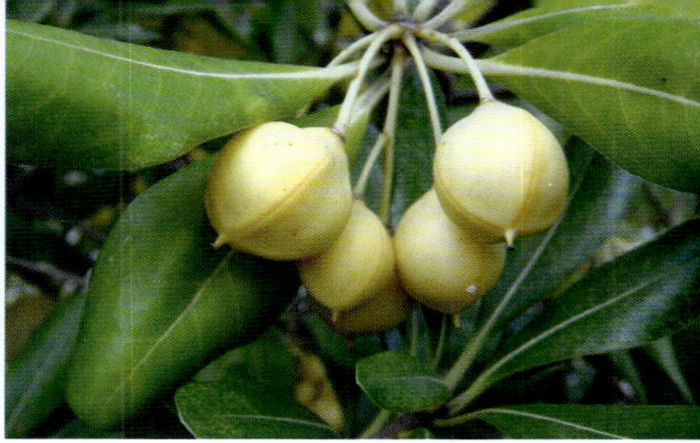

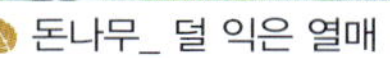
돈나무_ 덜 익은 열매

돈나무_ 익은 열매

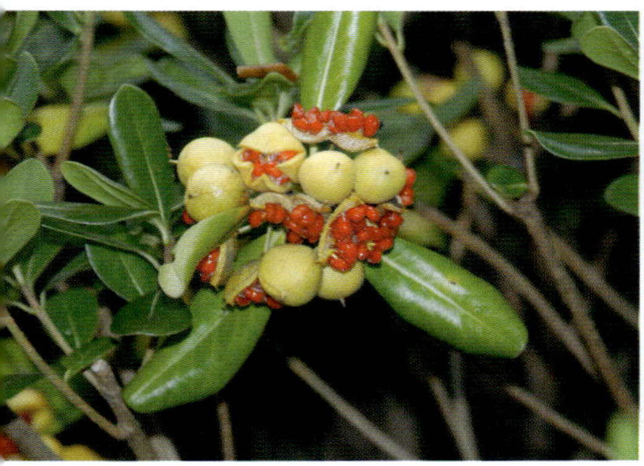

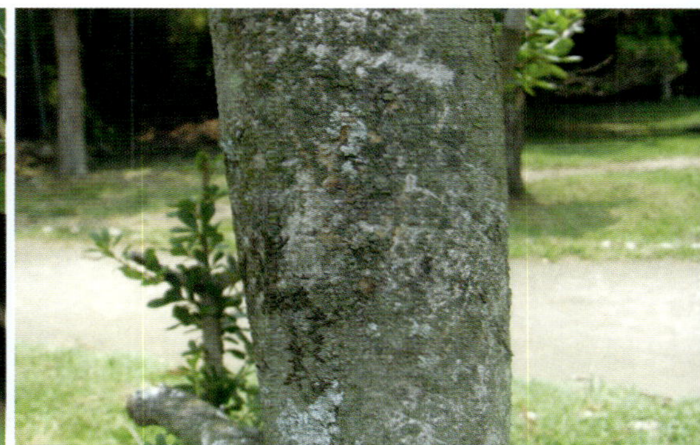

돈나무_ 종자

돈나무_ 나무껍질

성은 차고 맛은 시고 짜며, 고혈압, 동맥경화, 종기, 관절통, 습진, 종독, 활혈 등을 치료한다.

약용법과 용량 : 말린 가지와 잎, 나무껍질 30~60g을 물 900mL에 넣어 반이 될 때까지 달여 하루에 2~3회 나눠 마신다. 외용할 경우에는 가지와 잎, 나무껍질 달인 액으로 환부를 씻어내거나, 생것을 짓찧어 환부에 바른다.

patent

돈나무의 기능성 및 효능에 관한 특허자료

▶ **돈나무 추출물을 함유하는 피부 미백제 조성물**

본 발명은 멜라닌 형성 자극제인 α-MSH로 자극된 멜라노마 세포인 B16F10에 처리될 때 멜라닌 생성 억제 활성을 가지는 돈나무 잎 추출물, 돈나무 열매 추출물, 인삼 홍국균 발효물, 인삼 효모 발효물, 홍삼 홍국균 발효물 또는 홍삼 효모 발효물을 이용한 피부 미백제 조성물을 개시한다.

– 공개번호 : 10-2014-0072815,

출원인 : 재단법인 제주테크노파크 · 재단법인 진안홍삼연구소 재단법인 경기과학기술진흥원

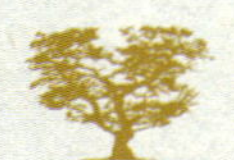

돌배나무

| 사용부위 | 뿌리, 잎, 열매

Pyrus pyrifolia (Burm.f.) Nakai

- **이명** : 꼭지돌배나무, 돌배, 산배나무
- **생약명** : 이수근(梨樹根), 이(梨), 이엽(梨葉)
- **과명** : 장미과(Rosaceae)
- **개화기** : 4~5월

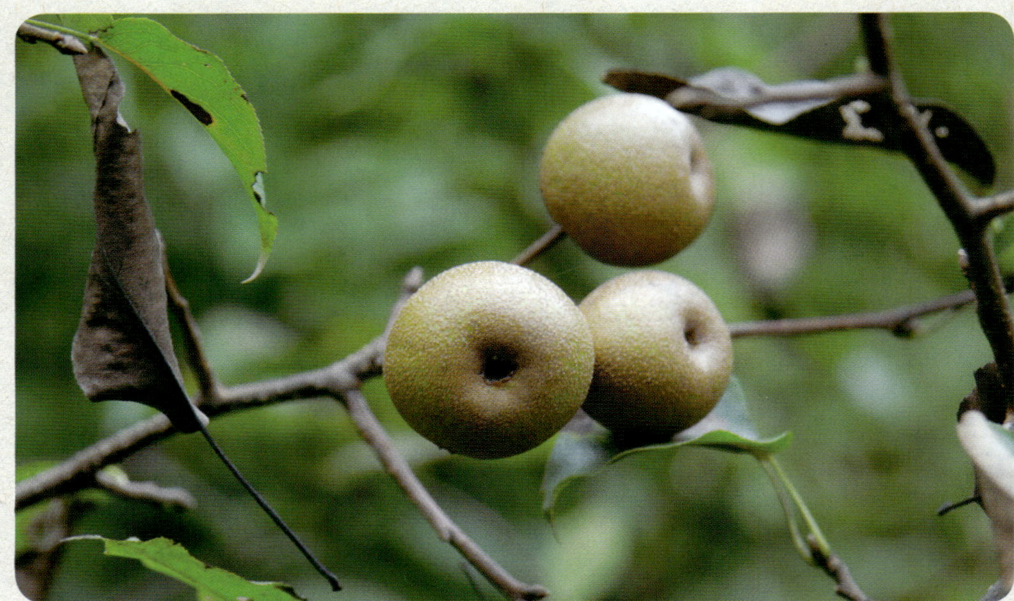

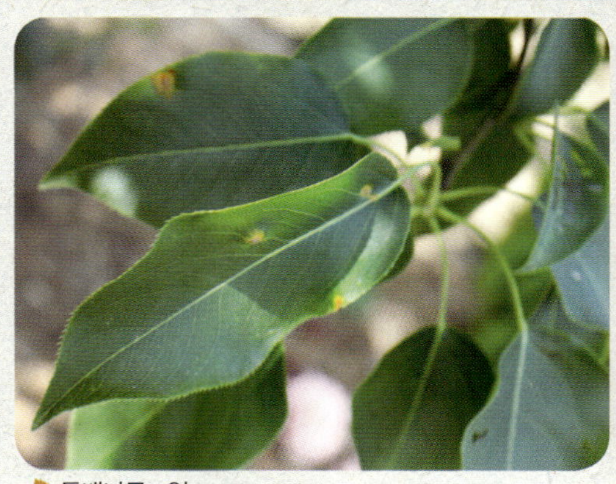

돌배나무_ 잎

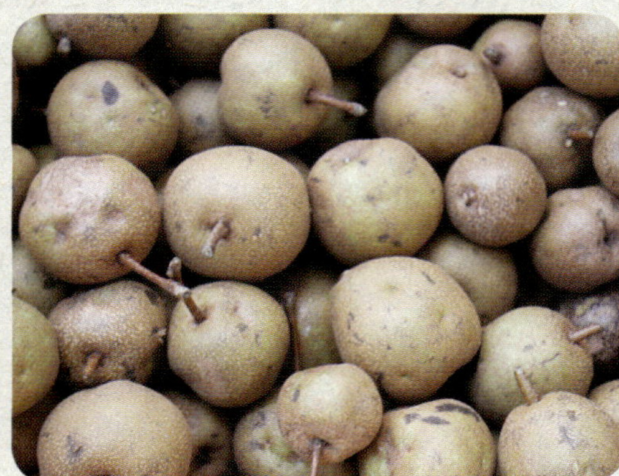

돌배나무_ 열매(채취품)

🍃 **생육특성** : 돌배나무는 중국, 일본과 우리나라의 강원도 이남 지역에서 분포하는 낙엽활엽소교목으로, 높이가 5m 정도 된다. 한해살이 가지는 갈색으로 처음에는 털이 있다가 점점 없어진다. 잎은 달걀 모양의 긴 타원형에 길이는 7~12cm이고 뒷면은 회녹색을 띠며 털이 없고 가장자리에 바늘 모양의 톱니가 있다. 잎자루는 길이가 3~7cm이며 털이 없다. 꽃은 양성꽃이며 흰색으로 4~5월에 총상꽃차례로 피는데 털이 없거나 면모가 있고 지름은 3cm 정도이다. 꽃잎은 달걀 모양 원형이며 암술대는 4~5개로 털이 없다. 열매는 지름 3cm 정도로 둥글며 9~10월에 다갈색으로 달린다. 열매자루 길이는 3~5cm이다.

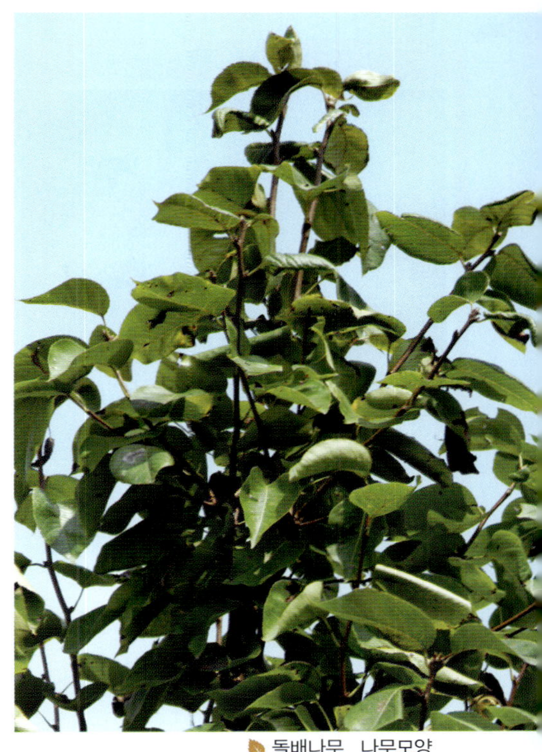

🍂 돌배나무_ 나무모양

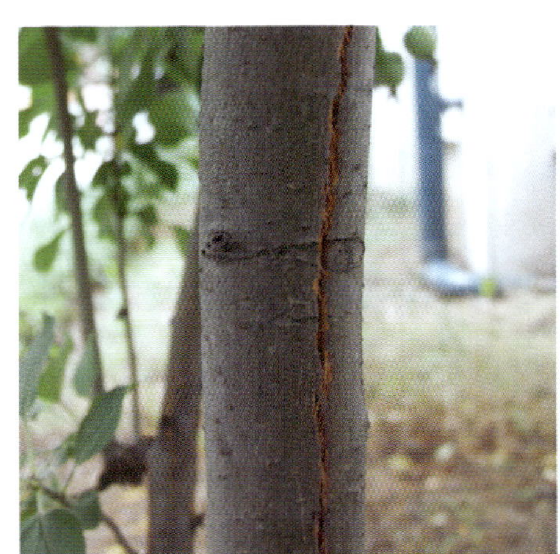

🍂 돌배나무_ 나무껍질

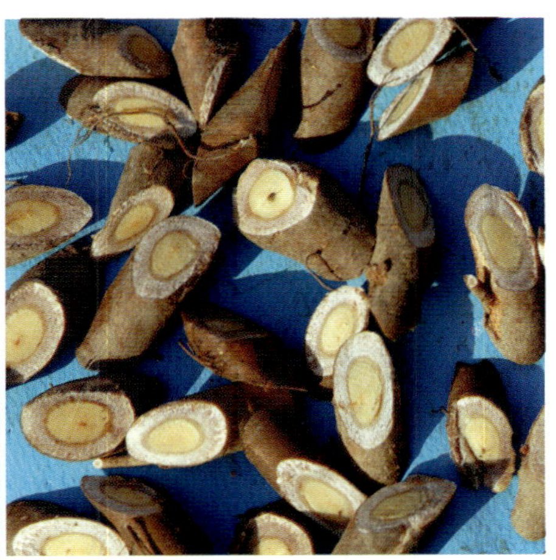

🍂 돌배나무_ 뿌리(약재)

【 혼동하기 쉬운 약초 비교 】

돌배나무	배나무
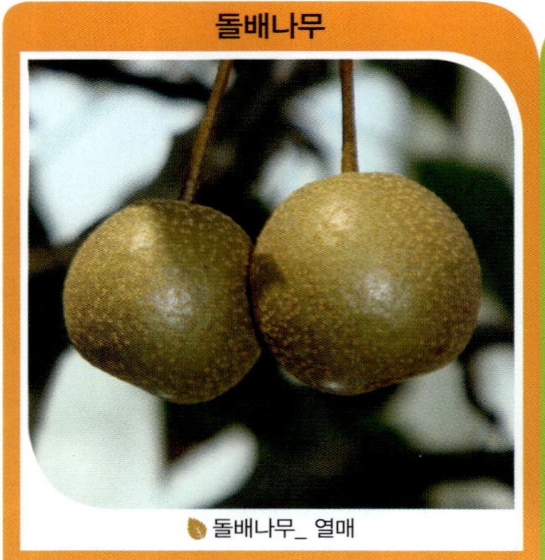	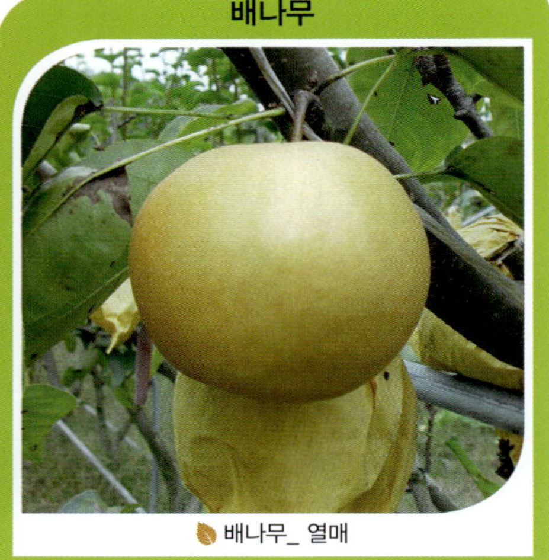
🍂 돌배나무_ 열매	🍂 배나무_ 열매

🍂 **채취 방법과 시기** : 열매는 9~10월, 잎은 여름, 뿌리는 연중 수시 채취한다.

🍃 **성분** : 열매에는 사과산(malic acid), 구연산, 과당, 포도당, 서당, 잎에는 알부틴, 타닌(tannin), 질소, 인, 칼륨, 칼슘, 마그네슘이 함유되어 있다.

🍃 **성미** : 열매는 성질이 시원하고, 맛은 달다. 잎은 성질이 평범하고, 맛은 담백하다. 뿌리는 성질이 평범하고 맛은 달고 담백하며 독성이 없다.

🍃 **귀경** : 비(脾), 폐(肺), 신(腎) 경락에 작용한다.

🍂 **효능과 주치** : 열매는 생약명을 이(梨)라 하여 청열, 해독, 윤조(潤燥: 건조함을 촉촉하게 함), 생진(生津: 진액을 생성함), 화담(化痰)의 효능이 있고 번갈, 소갈, 진해, 거담, 변비 등을 치료한다. 뿌리는 생약명을 이수근(梨樹根)이라 하여 탈장을 치료한다. 잎은 생약명을 이엽(梨葉)이라 하여 버섯중독의 해독, 탈장, 토사곽란, 설사 등을 치료한다.

🍃 **약용법과 용량** : 열매 3~6개를 생으로 먹거나, 즙을 내어 하루에 2~3회 매 식전에 마신다. 말린 뿌리 50~80g을 물 900mL에 넣어 반이 될 때까지 달여 하루에 2~3회 나눠 마신다. 말린 잎 30~50g을 물 900mL에 넣어 반이 될 때까지 달여 하루에 2~3회 나눠 마시거나, 즙을 내어 마신다. 외용할 경우에는 짓찧어 즙을 내어 환부에 바른다.

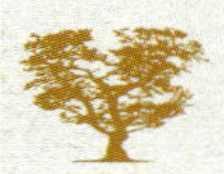

동백나무

| 사용부위 | 꽃

Camellia japonica L.

- **이명** : 동백, 뜰동백나무, 산다수(山茶樹), 동백목(冬栢木), 산다목(山茶木), 춘유(春遊), 동백산마유 (冬栢山麻油)
- **생약명** : 산다화(山茶花), 동백유(冬栢油)
- **과명** : 차나무과(Theaceae)
- **개화기** : 1~4월

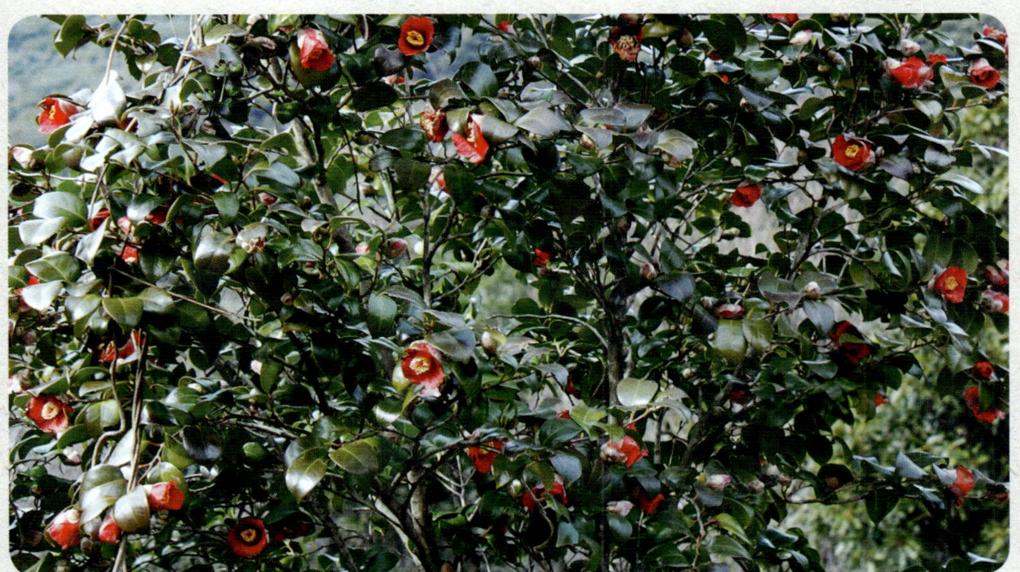

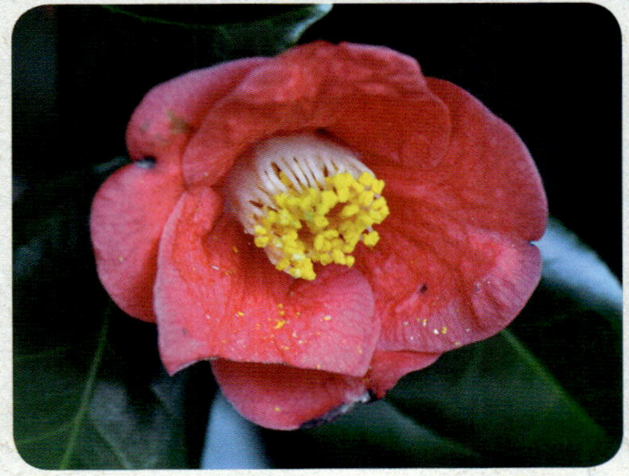

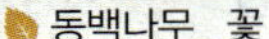

동백나무_ 꽃

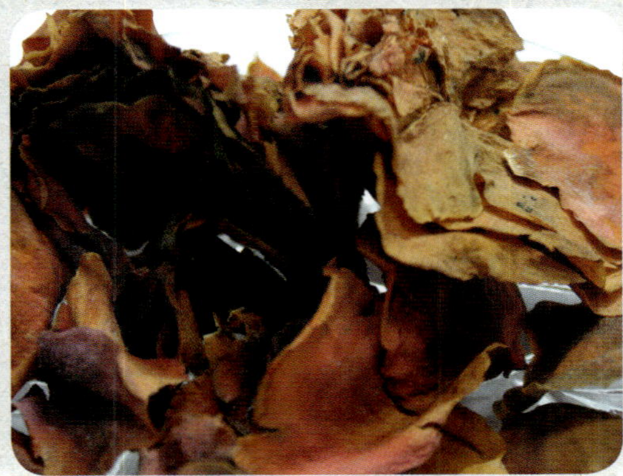

동백나무_ 꽃(약재 전형)

🌀 **생육특성** : 동백나무는 남부·중부 지방의 해안산지에서 분포하는 상록활엽 소교목으로, 높이는 7~10m로 자란다. 나무껍질은 회갈색이고 작은 가지는 갈색이며 잎은 달걀 모양 또는 타원형으로 서로 어긋난다. 잎끝은 뾰족하며 잎 바탕은 두껍고 가장자리는 물결 모양의 톱니가 있다. 꽃은 붉은색으로 1~4월에 잎겨드랑이 또는 가지 끝에서 핀다. 열매는 튀는열매로 공 모양이며 10~11월에 달리는데 3갈래로 벌어지며, 안에는 암갈색의 종자가 들어 있다.

🍂 **채취 방법과 시기** : 꽃은 1~4월의 꽃이 피기 전에, 열매는 10~11월에 채취한다.

🍃 **성분** : 꽃에는 안토시아닌(anthocyanin), 로이코안토시아닌(leuco-anthocyanin), 열매에는 지방유, 카멜린(camellin), 추바키-사포닌(tsubaki-saponin), 잎에는 l-에피카테콜(l-epicatechol), d-카테콜(d-catechol), 열매 속 종자에는 지방유인 올레산(oleic acid), 리놀렌산(linoleic acid), 포화지방

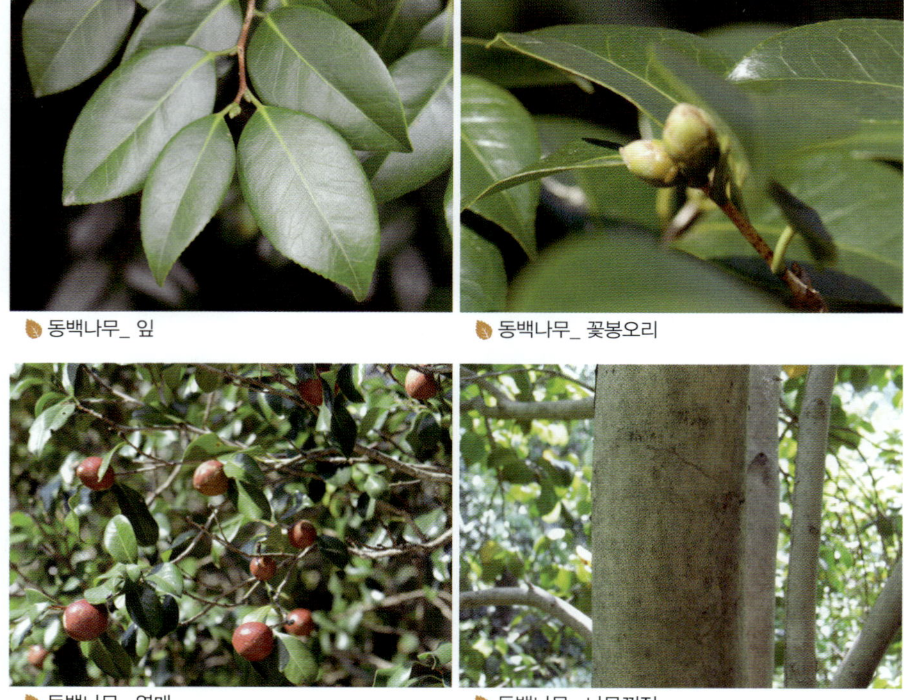

🍂 동백나무_ 잎

🍂 동백나무_ 꽃봉오리

🍂 동백나무_ 열매

🍂 동백나무_ 나무껍질

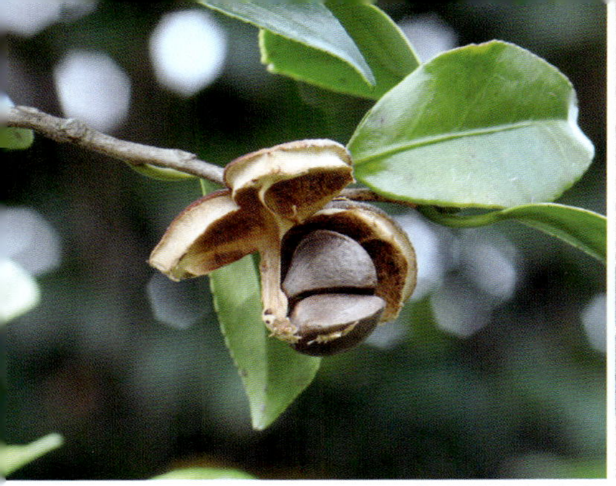

동백나무_ 종자

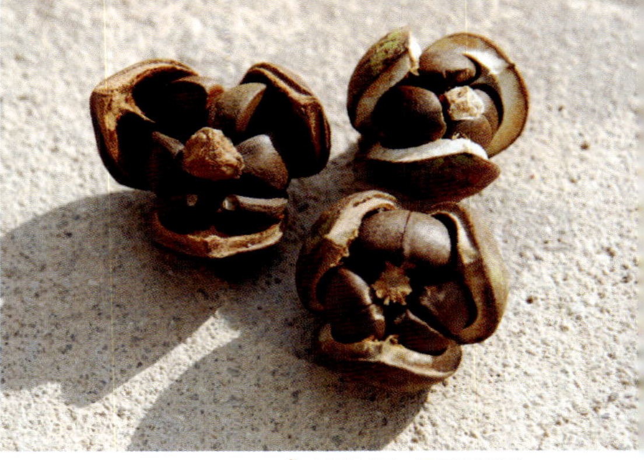

동백나무_ 종자(채취품)

산 등이 함유되어 있다.

● **성미** : 성질이 시원하고, 맛은 달고 쓰고 맵다.

● **귀경** : 간(肝), 심(心), 폐(肺) 경락에 작용한다.

● **효능과 주치** : 꽃은 생약명을 산다화(山茶花)라 하여 지혈, 어혈, 양혈, 타박상, 화상을 치료한다. 잎의 추출물은 항산화 및 항알레르기작용을 한다는 연구결과가 밝혀진 바 있다. 열매 속의 종자에서 얻은 기름을 동백유(冬柏油)라 하여 연고제, 경고제, 리니멘트제 등으로 사용한다. 옛날에는 이 기름을 머릿기름으로 사용하였다.

● **약용법과 용량** : 신선한 꽃 20~40g을 물 900mL에 넣어 반이 될 때까지 달여 하루에 2~3회 나눠 마신다. 외용할 경우에는 가루로 만들어 마유(麻油, 삼씨기름)에 개어서 환부에 바른다.

patent

동백나무의 기능성 및 효능에 관한 특허자료

▶ **동백나무 잎 추출물을 유효성분으로 하는 항알레르기 조성물**

본 발명은 동백나무 추출물의 항알레르기 효과에 대한 것으로 국내에서 자생하는 식물인 동백나무의 추출물이 아토피성 피부염, 천식, 알레르기성 비염, 계절성 알레르기 등 다양한 알레르기 질환의 원인인 비만세포의 탈 과립을 억제시키고, 시험관 및 알레르기 동물모델에서 우수한 항알레르기 효과를 보임으로써 추후 이 추출물을 이용한 항알레르기 기능성 식품, 의약품 및 화장품으로의 용도에 관한 것이다. 본 발명은 기존의 알레르기 치료에서 증상을 완화하는 접근법에서 그 근본 원인인 비만세포를 억제하므로 우수한 항알레르기 효과를 가질 뿐더러 독성과 부작용 없는 기능성 식품, 의약품 및 화장품으로 개발이 될 것으로 사료된다.

— 공개번호 : 10-2009-0047209, 특허권자 : 건국대학교 산학협력단

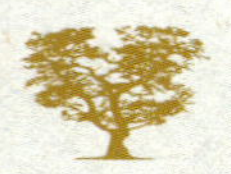

소염, 이뇨, 류머티즘에 의한 관절염, 당뇨병에 사용하는

두릅나무

Aralia elata (Miq.) Seem.

- 이명 : 참두릅, 드릅나무, 둥근잎두릅, 둥근잎두릅나무
- 생약명 : 총목(楤木)
- 과명 : 두릅나무과(Araliaceae)
- 개화기 : 7~8월

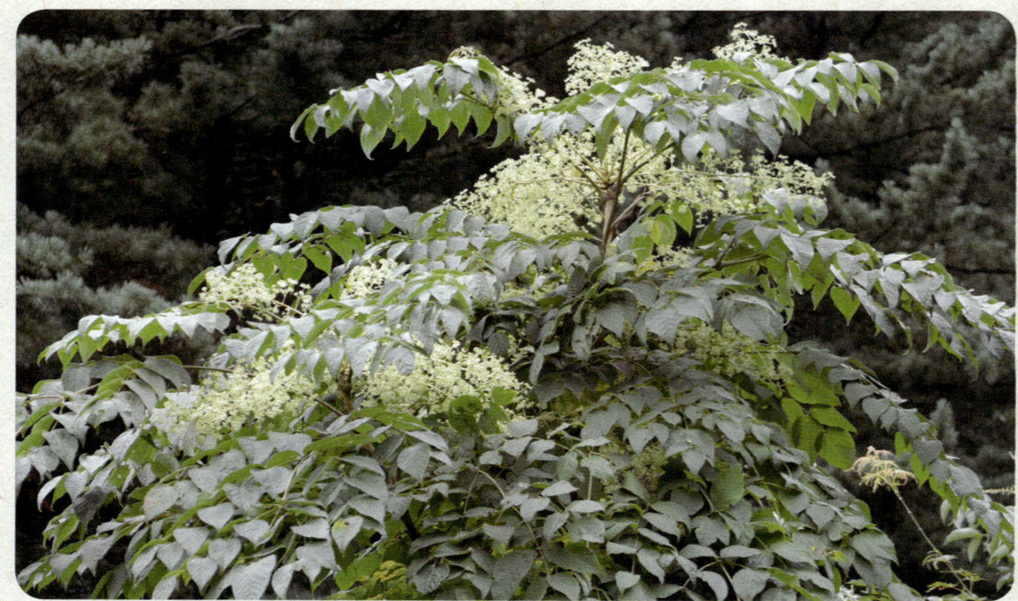

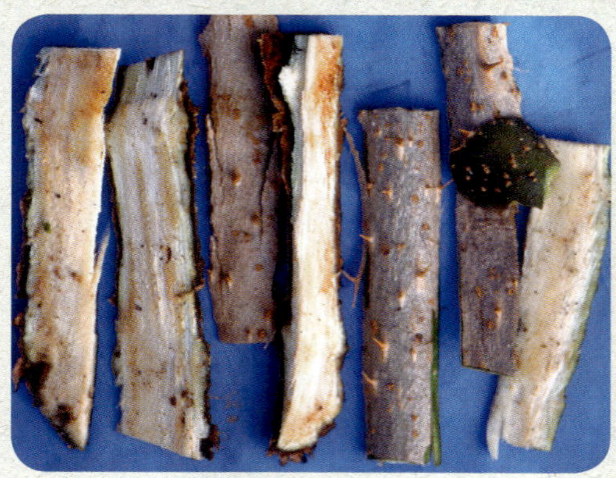

🌿 두릅나무_ 나무 겉껍질(약재 전형)

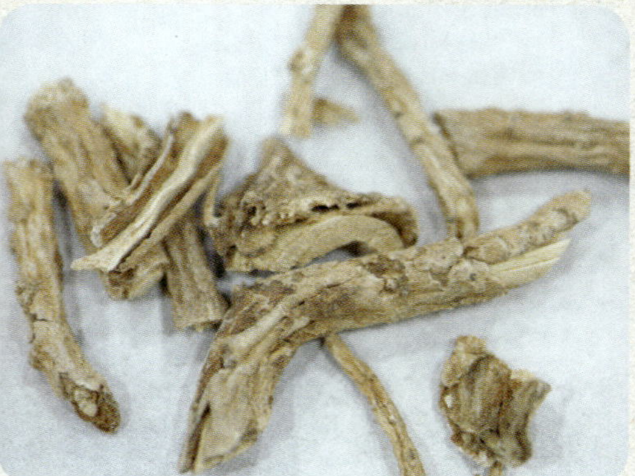

🌿 두릅나무_ 뿌리(약재)

402

- **생육특성** : 두릅나무는 전국의 산기슭 양지 및 인가 근처에서 자라는 낙엽 활엽관목으로, 높이는 2~4m로, 가지에는 가시가 닳이 나 있다. 잎은 서로 어긋나는데 홀수 2~3회 깃꼴겹잎이며 가지의 끝에 여러 장이 모여 난다. 잔잎은 다수로 달걀 모양 또는 타원상 달걀 모양에 잎끝이 뾰족하고 밑부분은 둥글거나 넓은 쐐기 모양 또는 심장 모양이며 가장자리에는 넓은 톱니가 있다. 꽃은 흰색으로 7~8월에 피고, 열매는 둥글고 9~10월에 검은색으로 달리는데, 종자는 뒷면에 알갱이 모양의 돌기가 약간 있다.

- **채취 방법과 시기** : 봄에 채취하는데 가시는 제거하고 햇볕에 말린다.

- **성분** : 뿌리껍질, 나무껍질에는 강심 배당체, 사포닌, 정유 및 미량의 알칼로이드(alkaloid), 뿌리에는 올레아놀릭산(oleanolic acid)의 배당체인 아라로시드(araloside) A, B, C, 잎에는 사포닌이 들어 있으며 아글리콘[aglycon: 배당체를 구성하는 물질 가운데 당(糖) 이외의 부분]은 헤데라게닌

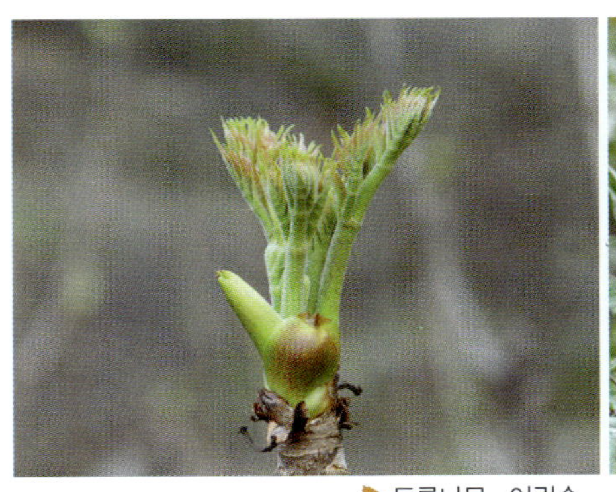

🍂 두릅나무_ 어린순

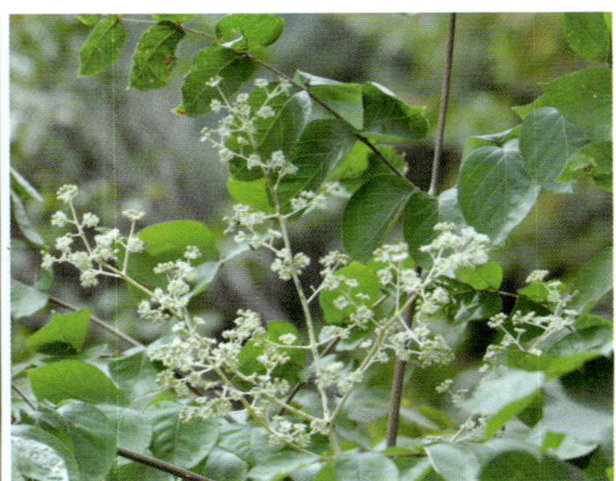

🍂 두릅나무_ 꽃차례

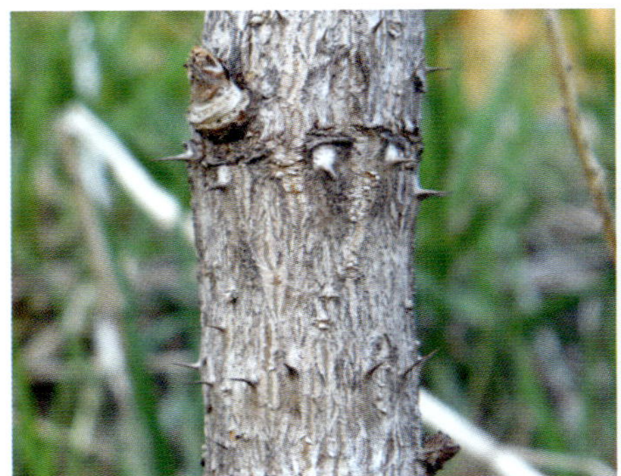

🍂 두릅나무_ 나무껍질

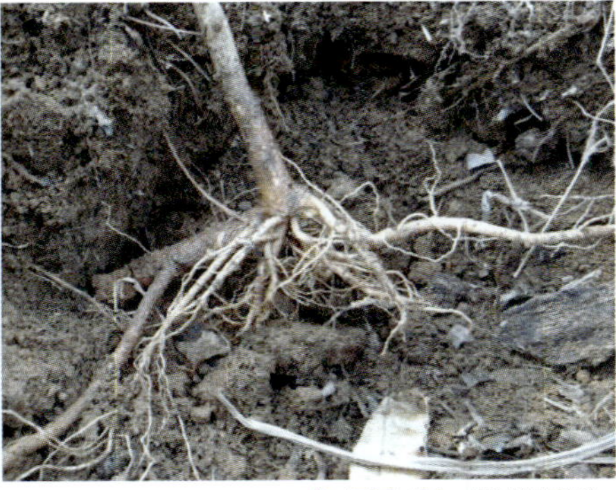

🍂 두릅나무_ 뿌리(채취품)

【 혼동하기 쉬운 약초 비교 】

두릅나무

두릅나무_ 잎과 가시

두릅나무_ 열매

땃두릅나무

땃두릅나무_ 잎

땃두릅나무_ 열매

(hederagenin)이다.

🌿 **성미** : 성질이 평범하고, 맛은 매우며, 독성이 조금 있으나 열을 가하면 없어진다.

🌿 **귀경** : 간(肝), 비(脾), 신(腎) 경락에 작용한다.

●●● 두릅나무와 땃두릅나무

두릅나무과에 속하는 두릅나무와 땃두릅나무는 학명 명명학자에 따라서 오갈피나무과로 분류하는데 모두 같은 과 식물이다. 두릅나무는 나무와 가지에 가시가 드문드문 나 있고 땃두릅나무는 가지와 잎 등 온몸에 잔가시가 밀생한다. 잎은 두릅나무가 새 날개깃 모양의 겹잎으로 가지 끝에 모여나고 땃두릅나무는 잎이 손바닥 모양으로 3~5열이며 가장자리에는 가시가 나 있다. 또 두릅나무 열매는 검은색으로, 땃두릅나무 열매는 붉은색인데 모두 가을에 달린다.

두 식물은 함유된 약효 성분도 둘 다 다르고 약효 역시 모두 다르다. 두릅나무과의 독활을 '땃두릅'이라고도 부르는데 독활의 이명인 땃두릅은 땃두릅나무와 다르다.

404

🔸 **효능과 주치** : 뿌리껍질과 나무껍질은 생약명을 총목피(楤木皮)라 하여 거풍, 안신(安神: 치료를 위해 정신을 안정하게 함), 보기(補氣), 활혈 효능이 있으며 소염, 이뇨, 어혈, 신경쇠약, 류머티즘에 의한 관절염, 신염, 간경변, 만성 간염, 위장병, 당뇨병 등을 치료한다. 두릅나무의 추출물에는 백내장, 항산화, 혈압강하 작용이 있다는 연구결과가 나왔다.

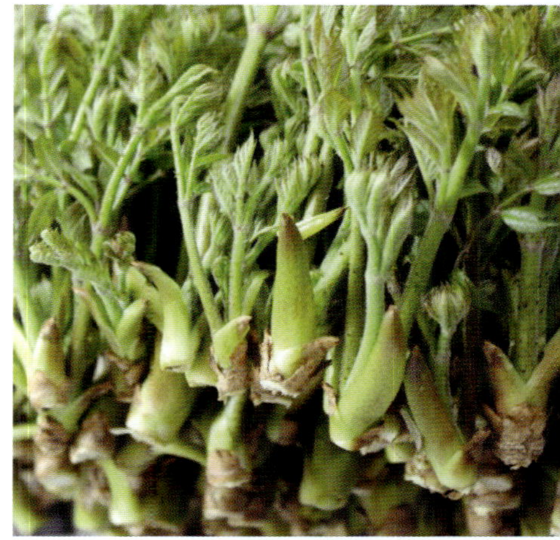

🍂 두릅나무_ 어린순(채취품)

🔹 **약용법과 용량** : 말린 뿌리껍질 및 나무껍질 50~100g을 물 900mL에 넣어 반이 될 때까지 달여 하루에 2~3회 나눠 마신다. 외용할 경우에는 뿌리껍질, 나무껍질을 짓찧어 환부에 바른다.

---

patent

두릅나무의 기능성 및 효능에 관한 특허자료

▶ 두릅을 용매로 추출한 백내장에 유효한 조성물

본 발명은 두릅 추출물 및 이를 유효성분으로 하는 치료제에 관한 것으로, 본 발명의 조성물 및 치료제는 백내장의 예방, 진행의 지연 및 치료의 효과가 있다. 본 발명에 따라 두릅의 수(水) 추출물을 4가지 용매–클로로포름, 에틸아세테이트, 부탄올 그리고 물로 추출한다. 이 추출물에 마이오–이노시톨 또는 타우린을 추가하면 백내장 치료의 상승효과를 얻을 수 있다. 또한 두릅 추출물을 유효성분으로 포함하는 음료, 생약제제, 건강보조식품은 경구 투여에 의해 당에 기인하는 백내장의 예방, 지연, 치료 및 회복의 효과를 얻을 수 있다.

– 출원번호 : 10–2000–0004354, 특허권자 : (주)메드빌

▶ 두릅과 산딸기를 용매로 추출한 항산화효과를 가진 추출물

본 발명은 두릅과 산딸기의 추출물로서 강력한 항산화작용이 있어 노화로 인한 백내장 등의 질환을 예방, 진행의 지연 및 치료의 효과가 있는 조성물에 관한 것으로, 두릅과 산딸기를 물이나 알코올로 추출한다. 이 추출물은 기존에 알려져 있는 다른 항산화물질들과 혼합하여 사용될 수 있으며, 마이오–이노시톨 또는 타우린을 포함하여 백내장 치료의 상승효과를 얻을 수 있다. 또한 두릅과 산딸기 추출물을 유효성분으로 포함하는 음료에 의해 음용을 가능하게 함으로써 노화에 따르는 여러 질병에 대해 예방, 지연 및 치료의 효과를 얻을 수 있다.

– 출원번호 : 10–2000–0025522, 특허권자 : (주)메드빌

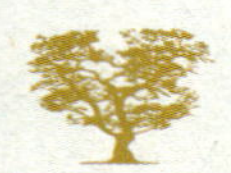

혈압강하, 이뇨, 근골강화, 기억력장애에 사용하는

두충

| 사용부위 | 어린잎, 나무껍질

Eucommia ulmoides Oliv.

- 이명 : 두중나무, 목면수(木綿樹), 석사선(石思仙)
- 생약명 : 두충(杜沖), 면아(棉芽)
- 과명 : 두충과(Eucommiaceae)
- 개화기 : 4~5월

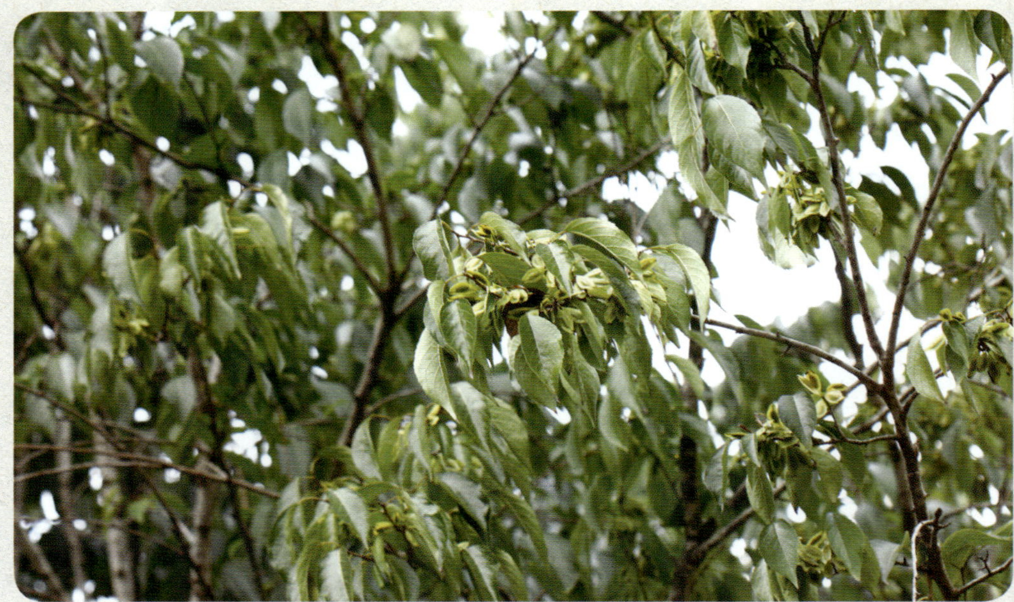

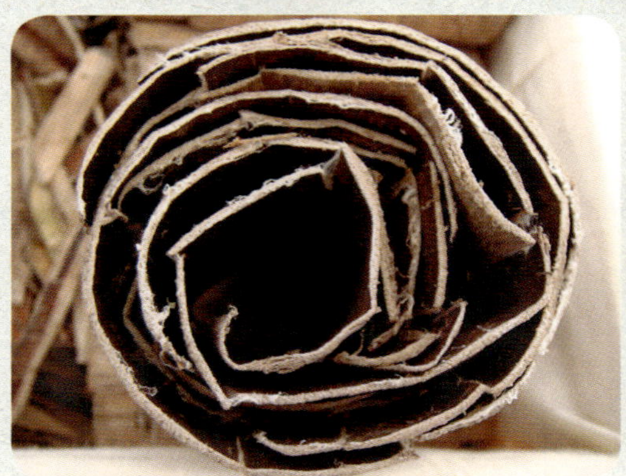

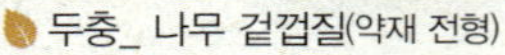

두충_ 나무 겉껍질(약재 전형)

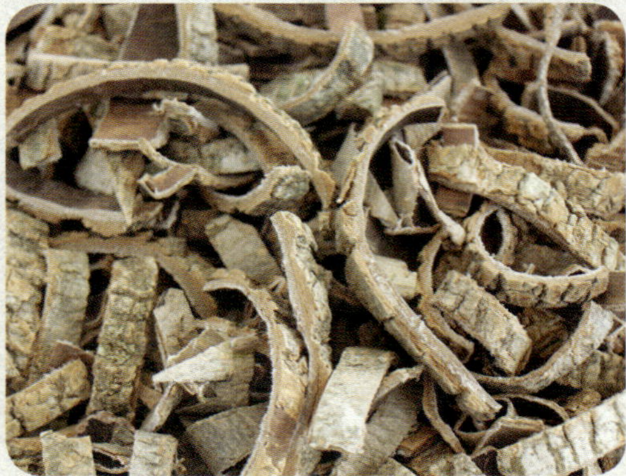

두충_ 나무 겉껍질(약재)

- **생육특성** : 두충은 전국 각지에서 재배하는 낙엽활엽교목으로, 높이 20m 내외이며, 작은 가지는 미끄럽고 광택이 난다. 나무껍질, 가지, 잎 등에는 미끈미끈한 교질(膠質: 끈끈한 성질)이 함유되어 있다. 잎은 타원형이거나 달걀 모양에 서로 어긋나고 잎끝은 날카로우며 밑부분은 넓은 쐐기 모양에 가장자리에는 톱니가 있다. 꽃은 단성 암수딴그루로 잎과 같거나 잎보다 약간 빠른 4~5월에 연녹색으로 피며 꽃잎은 없다. 열매는 날개열매로 달걀 모양 타원형에 편평하고 끝이 오목하게 들어가 있다. 열매는 9~10월에 달리고, 그 안에 종자가 1개 들어 있다.

- **채취 방법과 시기** : 나무껍질은 4~6월, 잎은 처음 나온 어린잎을 채취한다.

- **성분** : 나무껍질에는 구타페르카(gutta-percha), 배당체, 알칼로이드(alkaloid), 펙틴(pectin), 지방, 수지, 유기산, 비타민 C, 클로로겐산(chlorogenic acid), 알도오스(aldose), 케토오스(ketose), 나무껍질의 배당체

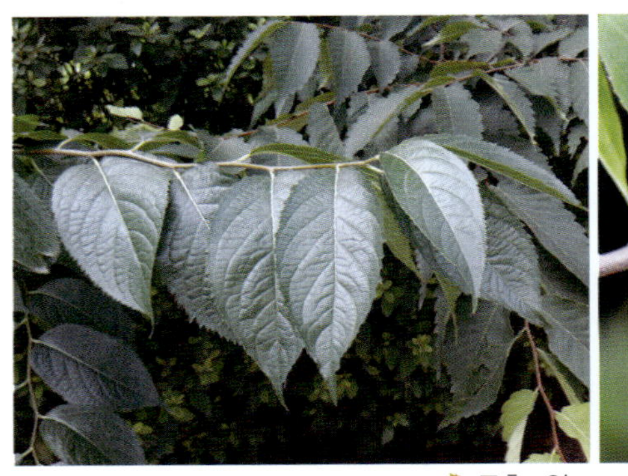

두충_ 잎

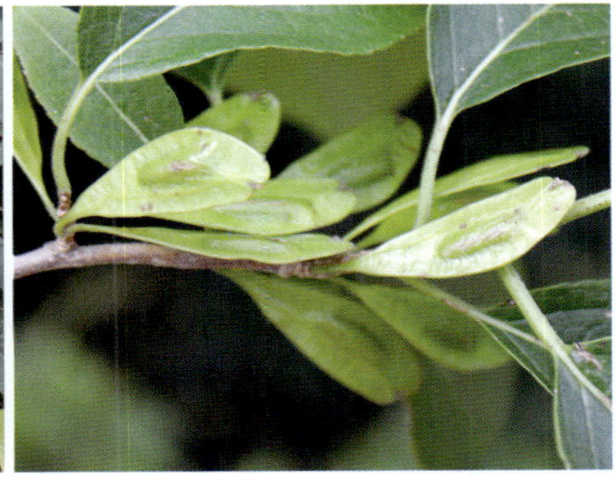

두충_ 열매

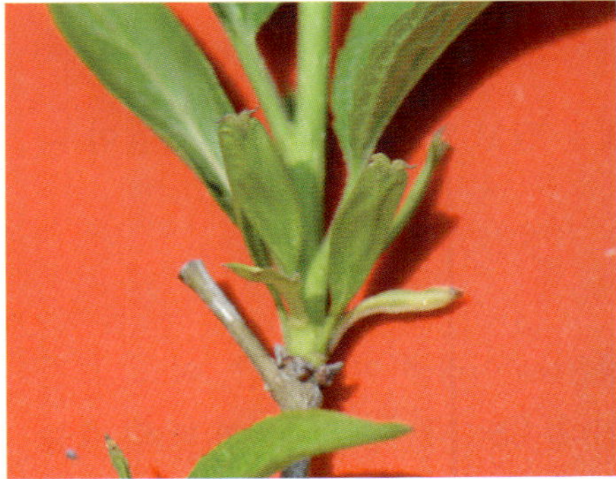

두충_ 암꽃

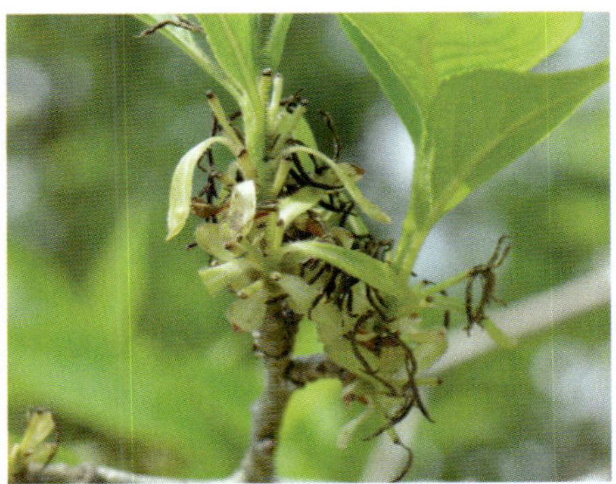

두충_ 수꽃

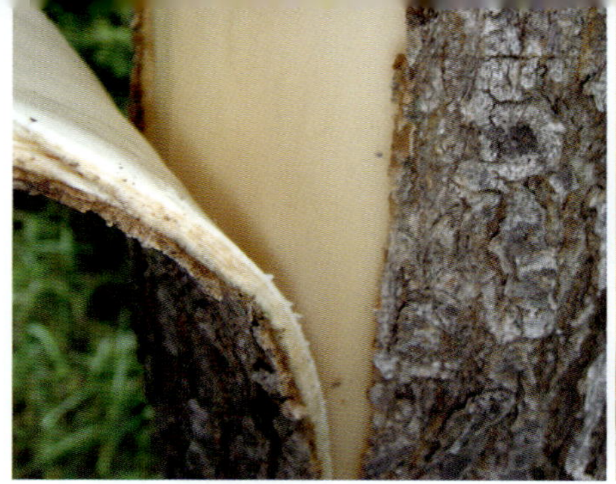

🍂 두충_ 나무 겉껍질 벗긴 모습

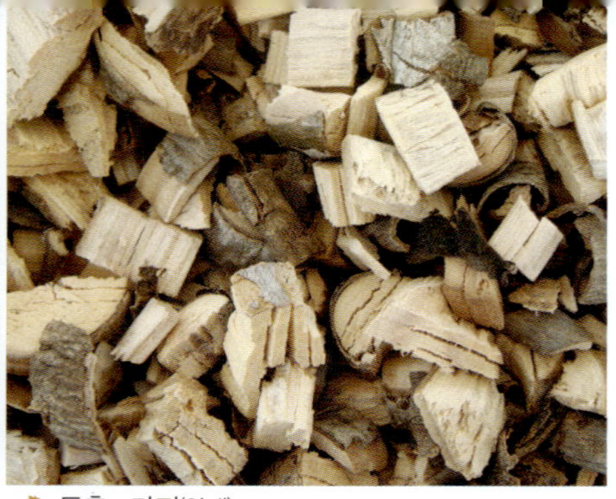

🍂 두충_ 가지(약재)

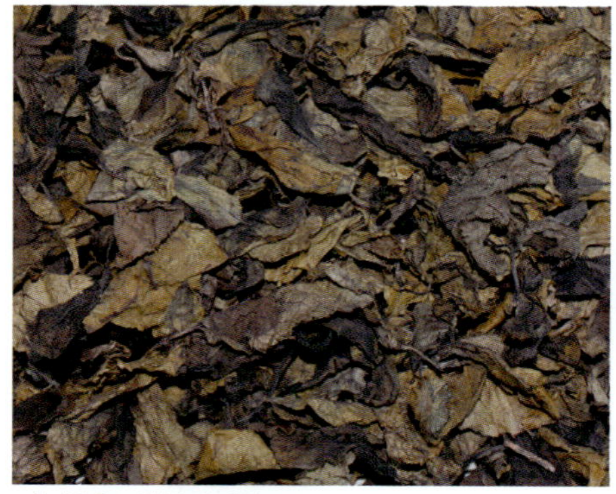

🍂 두충_ 잎(약재 전형)

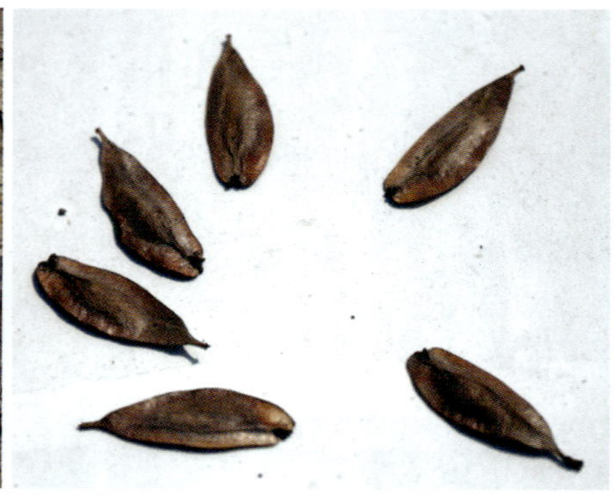

🍂 두충_ 종자

중에는 아우쿠빈(aucubin)이 있다. 수지 중에는 말산(malic acid), 타타르산(tartaric acid), 푸마르산(fumaric acid) 등이 함유되어 있다. 종자에 들어 있는 지방유를 구성하는 지방산은 리놀렌산(linolenic acid), 리놀산(linolic acid), 올레산(oleic acid), 스테아르산(stearic acid), 팔미트산(palmitic acid)이다. 잎에는 구타페르카, 알칼로이드, 글루코사이드(glucoside), 펙틴, 케토스, 알도스(aldose), 비타민 C, 카페인산, 클로로겐산, 타닌(tannin)이 함유되어 있다.

🍃 **성미 :** 나무껍질은 성질이 따뜻하고, 맛은 달고 약간 맵다. 잎은 성질이 따뜻하고, 맛은 달다.

🍃 **귀경 :** 간(肝), 신(腎) 경락에 작용한다.

🍂 **효능과 주치 :** 나무껍질은 생약명을 두충(杜沖)이라 하여 고혈압, 이뇨, 보간(補肝: 간기를 보함), 보신, 근골강화, 안태(安胎: 태아를 편안하게 함)의 효능이 있으며 요통, 관절마비, 소변잔뇨, 음부 가려움증 등을 치료한다. 어린

408

잎은 생약명을 면아(棉芽)라 하여 풍독각기(風毒脚氣 : 풍사의 독성으로 인한 각기병)와 구적풍냉(久積風冷 : 차가운 풍사가 오래 쌓인), 장치하혈(腸痔下血 : 치질로 인한 하혈) 등을 치료한다. 두충의 추출물은 신경계질환, 기억력장애, 치매, 항산화, 피부노화, 골다공증, 류머티스관절염 등의 치료 효과가 있는 것으로 연구결과 밝혀졌다.

🌿 **약용법과 용량** : 말린 나무껍질 30~50g을 물 900mL에 넣어 반이 될 때까지 달여 하루에 2~3회 나눠 마시거나, 술을 담가서 마시기도 한다. 말린 어린잎 20~30g을 물 900mL에 넣어 반이 될 때까지 달여 하루에 2~3회 나눠 마시거나, 가루로 만들어 온수에 타서 마신다.

두충의 기능성 및 효능에 관한 특허자료

▶ **두충 추출물을 포함하는 신경계 질환 예방 또는 치료용 조성물**

두충 추출물 또는 그의 유효성분은 퇴행성 뇌신경 질환의 예방 또는 치료용 조성물 및 건강 기능 식품용 조성물로 유용하다.

— 등록번호 : 10-1087297, 출원인 : 박현미

▶ **학습 장애, 기억력 장애 또는 치매의 예방 또는 치료용 두충 추출물**

본 발명은 두충피 조추출물 또는 그의 분획층을 유효성분으로 포함하는 학습 장애, 기억력 장애 또는 치매의 예방 또는 치료용 또는 학습 또는 기억력 증진용 약학조성쿨 또는 학습·기억력 증진용 기능성식품을 제공한다.

— 공개번호 : 10-2010-0043669, 출원인 : (주)유니베라

▶ **두충 추출물을 함유하는 항산화 및 피부노화 방지용 화장료 조성물**

본 발명은 두충수피 추출물을 유효성분으로 함유하는 항산화 및 피부노화 방지용 화장료 조성물에 관한 것이다. 두충 추출물은 피부노화 방지용 기능성식품, 기능성화장품이나 약물에 유용하게 사용될 수 있는 효과가 있게 되는 것이다.

— 공개번호 : 1C-2010-0048322, 출원인 : 조홍연

▶ **두충 추출물을 포함하는 경조직 재생 촉진제 조성물**

본 발명은 두충 추출물을 포함하는 경조직 재생 촉진제 조성물에 관한 것으로, 두충의 물, 저급 알코올 또는 유기용매 추출물을 포함하는 본 발명의 조성물은 알칼리성 포스파타아제의 활성을 유도함으로써 조골세포의 분화와 미네랄화를 촉진하고, 콜라겐의 합성을 증가시킴으로써 경조직의 기질을 견고히 하며, 조골세포의 ERK2(Extracellular signal-Regulated Kinase 2)를 활성화시켜 조골세포의 증식이나 분화작용을 유도할 수 있을 뿐만 아니라 조골세포의 성장을 농도 의존적으로 증가시키므로 골다공증, 치조골 파손과 같은 경조직 질환 또는 치주 질환과 같은 골 대사 질환의 예방 및 치료제로 유용하다.

— 공개번호 : 1C-2002-0086109, 출원인 : 김성진

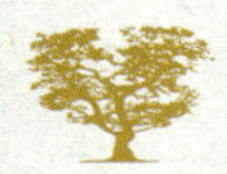

등칡 | 사용부위 | 줄기

Aristolochia manshuriensis Kom.

- **이명** : 큰쥐방울, 긴쥐방울, 등칙, 칡향, 큰쥐방울, 목통마두령(木通馬兜鈴), 통초(通草), 마목통(馬木通), 통탈목(通脫木)
- **생약명** : 관목통(關木通)
- **과명** : 쥐방울덩굴과(Aristolochiaceae)
- **개화기** : 5~6월

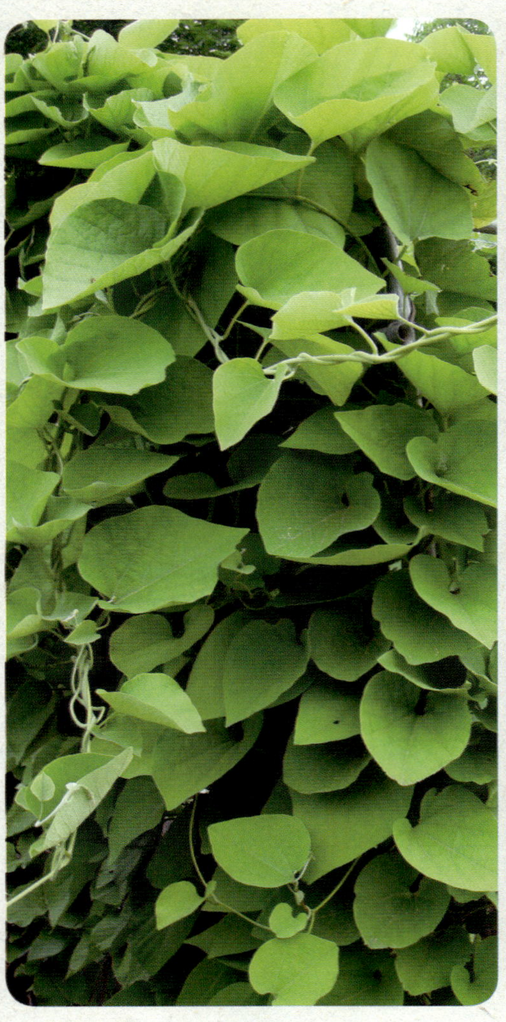

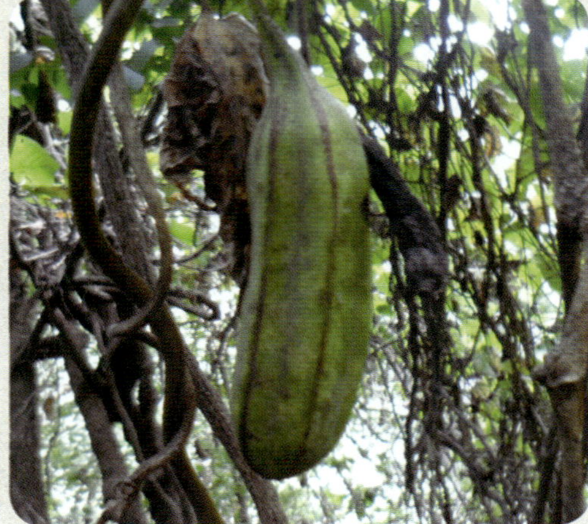

등칡_ 열매

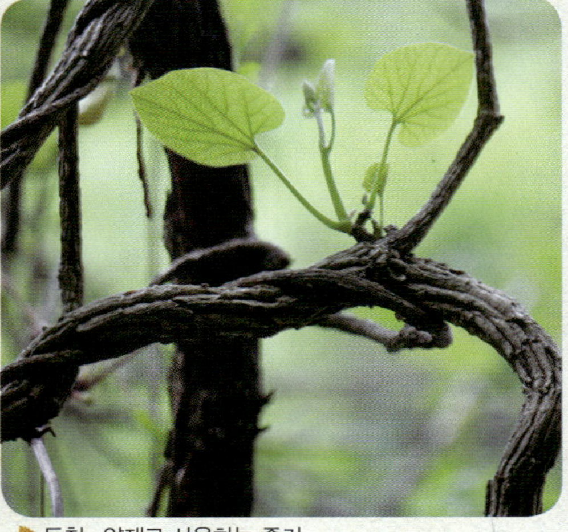

등칡_ 약재로 사용하는 줄기

🌿 **생육특성** : 등칡은 전국 깊은 산 계곡 습지의 음지에서 자생하는 낙엽활엽 덩굴성 목본으로, 높이는 10m 전후이며, 줄기에는 회색의 코르크질 껍질이 있다. 잎은 둥근 심장 모양에 서로 어긋나고 잎끝은 거의 둥글며 가장자리는 밋밋하고 잎 뒷면에는 털이 나 있거나 없다. 꽃은 통상화이며 황색으로 안쪽은 옅은 갈색인데 5~6월에 잎겨드랑이에서 피는데 꽃잎은 상반부가 3개로 갈라진다. 꽃 밑부분에는 1~2개의 비늘조각이 있으며 가는 털이 빽빽하게 난다. 몸통 부분은 U자형으로 색소폰갈이 꼬부라졌으며 밑부분은 자흑색이고 윗부분에는 자갈색 반점이 있다. 열매는 튀는열매로 긴 타원형이고 6개의 능선이 있으며 9~10월에 달린다.

🍂 **채취 방법과 시기** : 가을(9월)부터 이듬해 봄(3월)에 줄기를 채취하는데 조피를 제거한다.

🌿 **성분** : 줄기에는 아리스토로킥산(aristolochic acid) Ⅰ·Ⅱ, 올레아놀릭산(oleanolic acid), 헤데라게닌(hederagenin), 아리스토토키아락톤(aristolochia lactone) 등이 함유되어 있다.

🌿 **성미** : 성질이 차고, 맛은 쓰며, 방향성 향기가 있다.

🌿 **귀경** : 심(心), 방광(膀胱) 경락에 작용한다.

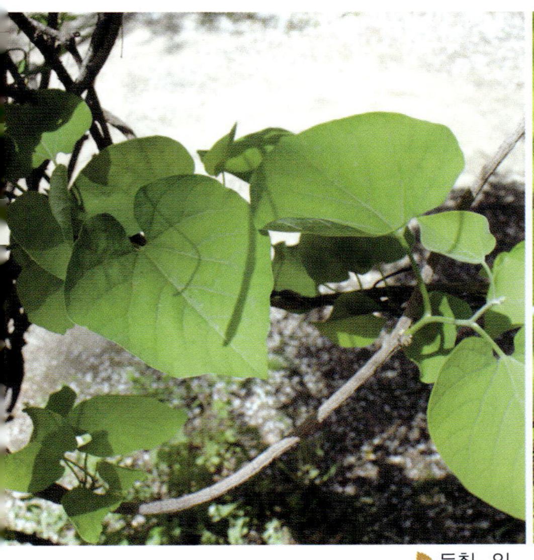

🍂 등칡_ 잎

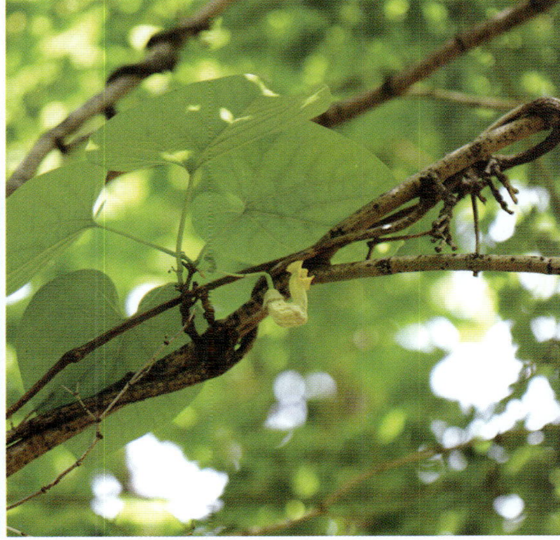

🍂 등칡_ 줄기와 꽃

【 혼동하기 쉬운 약초 비교 】

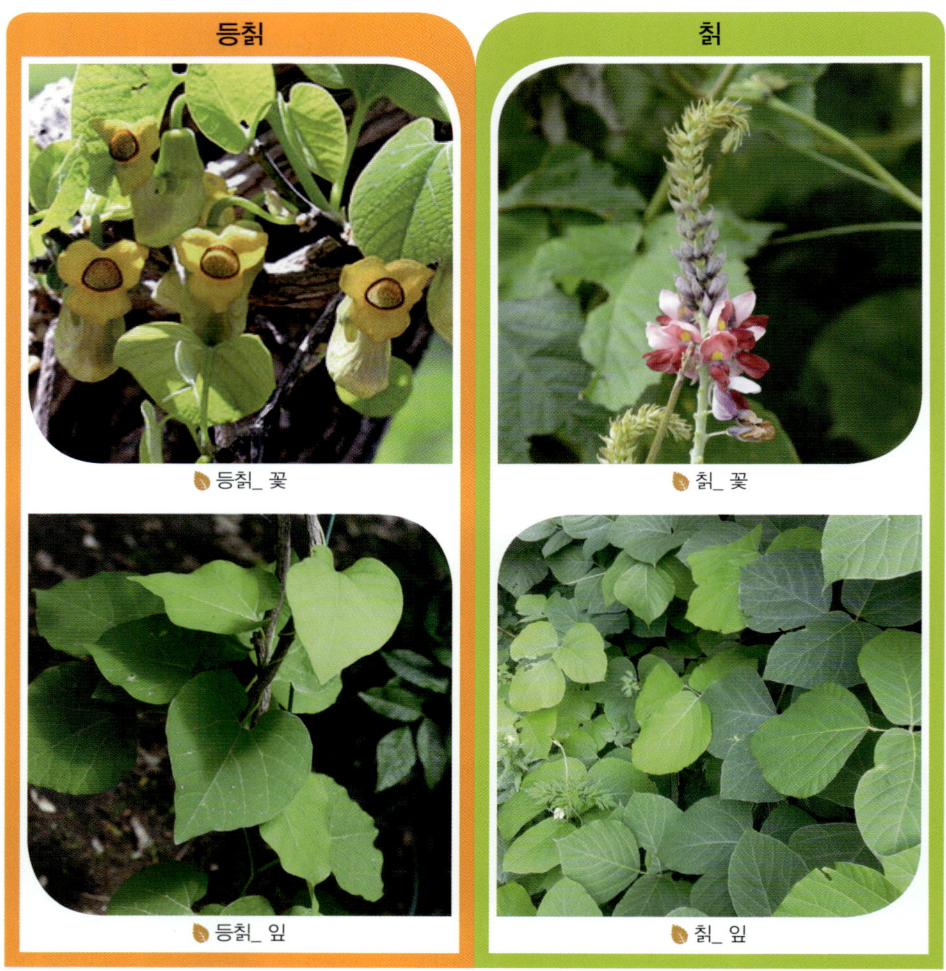

등칡

칡

🍂 등칡_ 꽃

🍂 칡_ 꽃

🍂 등칡_ 잎

🍂 칡_ 잎

🍂 **효능과 주치 :** 목질부 줄기는 생약명을 관목통(關木通)이라 하여 강심, 이뇨, 소종, 심장쇠약, 소변불리, 요로감염, 요독증, 구내염, 악성종양, 백대하, 유즙불통 등을 치료한다.

🍂 **약용법과 용량 :** 말린 줄기 10~20g을 물 900mL에 넣어 반이 될 때까지 달여 하루에 2~3회 나눠 마신다.

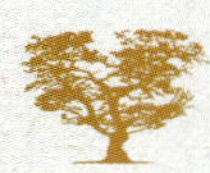

딱총나무

| 사용부위 | 뿌리, 뿌리껍질, 줄기, 가지, 잎, 꽃

Sambucus racemosa subsp. *sieboldiana* (Miq.) H. Hara

- **이명 :** 접골초(接骨草), 당딱총나무, 청딱총나무, 고려접골목, 당접골목
- **생약명 :** 접골목(接骨木)
- **과명 :** 인동과(Caprifoliaceae)
- **개화기 :** 4~5월

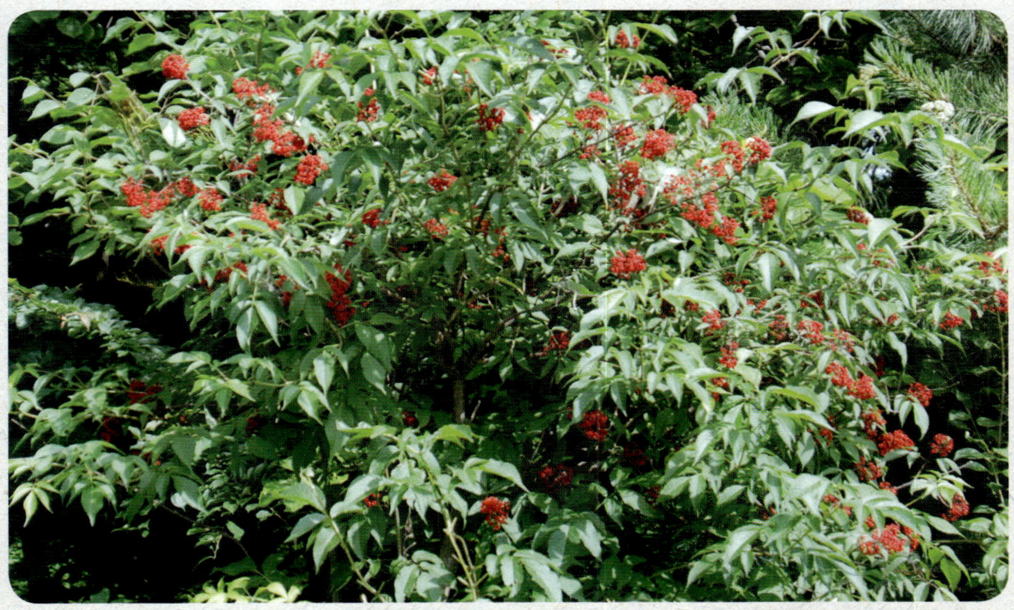

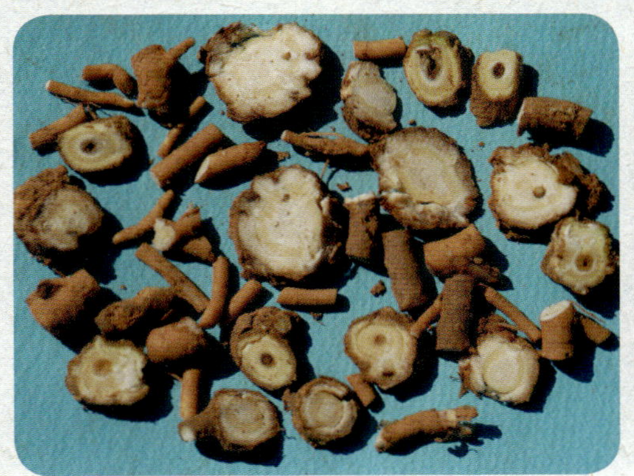

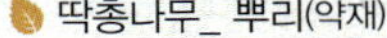

딱총나무_ 뿌리(약재)

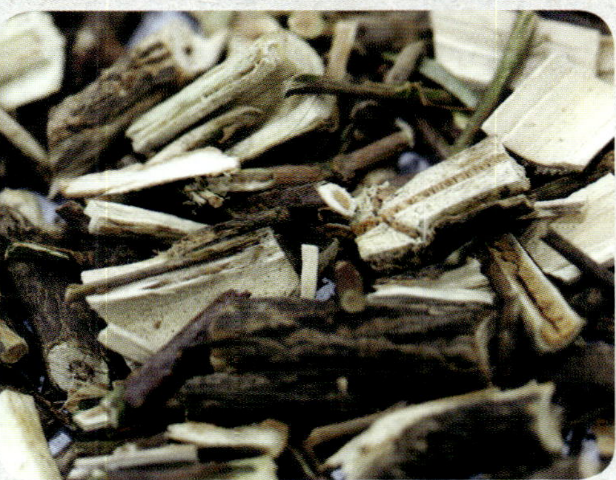

딱총나무_ 줄기(약재)

생육특성 : 딱총나무는 전국의 산골짜기 산기슭의 습기 많은 곳에서 분포하는 낙엽활엽관목으로, 높이 3~4m이다. 가지는 많이 갈라져 나오는데 회갈색 내지 암갈색이고 털은 없다. 잎은 2~3쌍의 잔잎으로 홀수깃꼴겹잎에 서로 마주나고 길쭉한 달걀 모양, 타원형 혹은 달걀 모양 바소꼴이며 잎끝은 날카롭고 밑부분은 좌우 같지 않은 넓은 쐐기 모양이며 가장자리에는 톱니가 있고 양면에는 모두 털이 없다. 꽃은 흰색 또는 담황색으로 4~5월에 피는데, 꽃받침은 종 모양에 쐐기 모양의 찢어진 조각이 5개 있다. 열매는 둥근 핵과의 씨열매로 둥글고 7~8월에 붉은색으로 달린다.

채취 방법과 시기 : 줄기, 가지는 연중 수시, 뿌리, 뿌리껍질은 9~10월, 잎은 4~10월, 꽃은 4~5월에 채취한다.

성분 : 알파-아미린(α-amyrin), 알부틴(arbutin), 올레인산(oleic acid), 우르솔릭산(ursolic acid), 베타-시토스테롤(β-sitosterol), 캠페롤(kaempferol), 쿼세

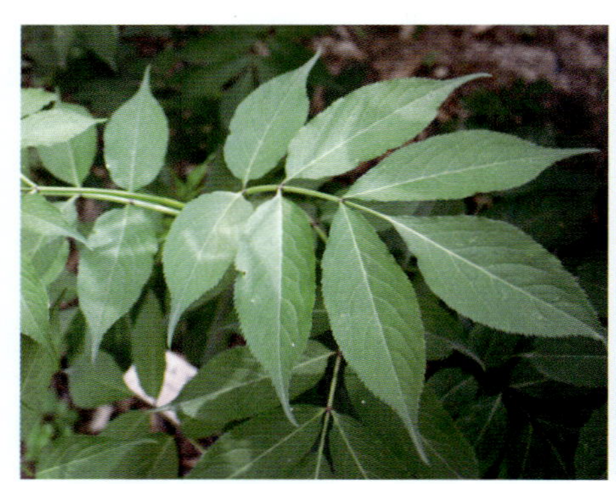

🍂 딱총나무_ 잎

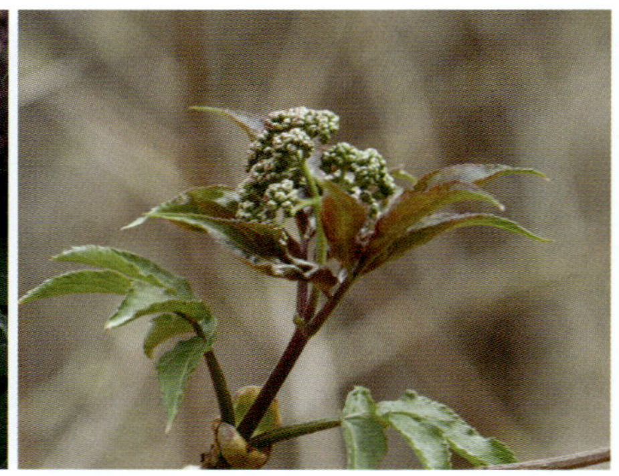

🍂 딱총나무_ 꽃봉오리

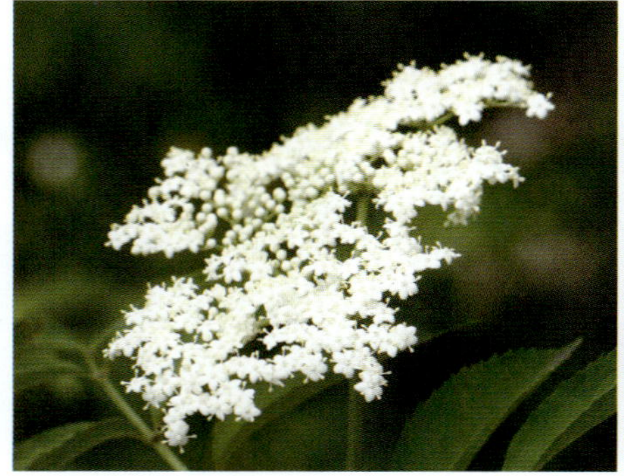

🍂 딱총나무_ 꽃

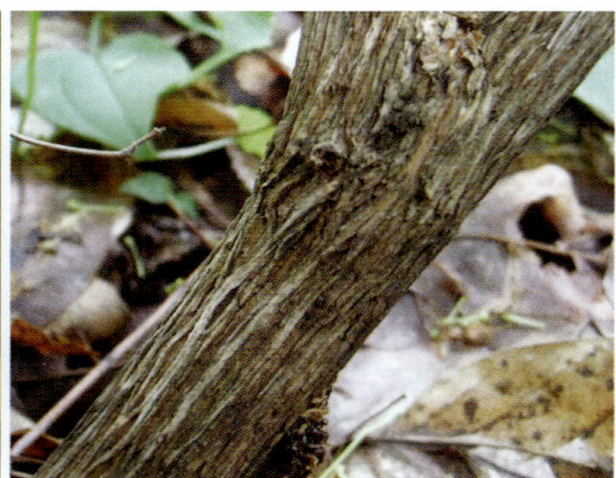

🍂 딱총나무_ 나무껍질

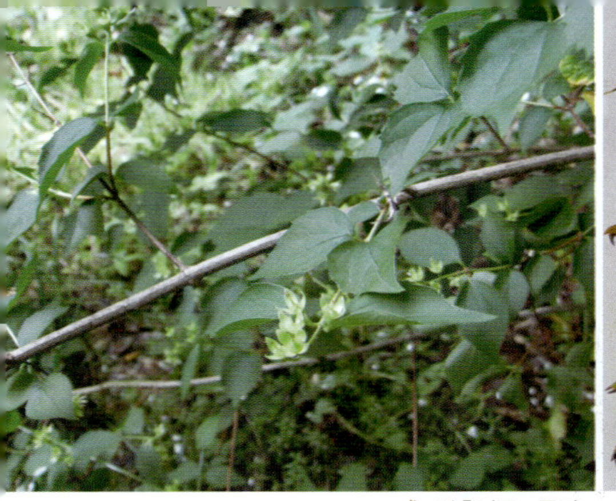
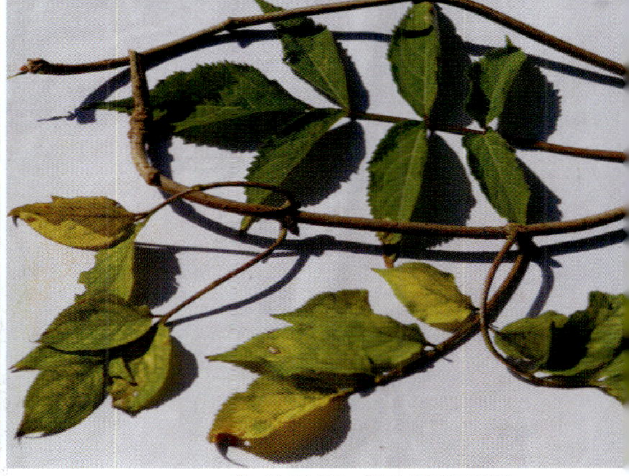

틴(quercetin), 타닌(tannin) 등이 함유되어 있다.

🌿 **성미 :** 줄기, 가지는 성질이 평범하고, 맛은 달고 쓰며, 독성이 없다. 뿌리, 뿌리껍질은 성질이 평범하고, 맛은 달며, 독성이 없다. 잎은 성질이 차고, 맛은 쓰다. 꽃은 성질이 평범하고, 맛은 달다.

🌿 **귀경 :** 간(肝), 심(心), 비(脾) 경락에 작용한다.

🌿 **효능과 주치 :** 줄기와 가지는 생약명을 접골목(接骨木)이라 하여 거풍, 진통, 활혈, 어혈, 타박상, 골절, 류머티즘에 의한 마비, 요통, 수종, 창상출혈, 심마진(尋麻疹, 두드러기), 근골동통 등을 치료한다. 뿌리 또는 뿌리껍질은 생약명을 접골목근(接骨木根)이라 하여 류머티즘에 의한 동통, 황달, 타박상, 화상 등을 치료한다. 잎은 생약명을 접골목엽(接骨木葉)이라 하여 진통, 어혈, 활혈, 타박, 골절, 류머티즘에 의한 통증, 근골동통을 치료한다. 꽃은 생약명을 접골목화(接骨木花)라 하여 이뇨, 발한의 효능이 있다.

🌿 **약용법과 용량 :** 말린 줄기와 가지 30~50g을 물 900mL에 넣어 반이 될 때까지 달여 하루에 2~3회 나눠 마신다. 말린 뿌리 또는 뿌리껍질 100~150g을 물 900mL에 넣어 반이 될 때까지 달여 하루에 2~3회 나눠 마신다. 외용할 경우에는 짓찧어 환부에 붙이거나 가루를 조합하여 바른다. 말린 잎 50~100g을 물 900mL에 넣어 반이 될 때까지 달여 하루에 2~3회 나눠 마신다. 외용할 경우에는 짓찧어서 환부에 붙이거나 달인 액으로 환부를 씻어주고 바른다. 말린 꽃 15~30g을 물 900mL에 넣어 반이 될 때까지 달여 하루에 2~3회 나눠 마신다.

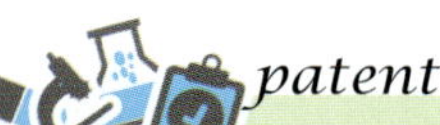

【 혼동하기 쉬운 약초 비교 】

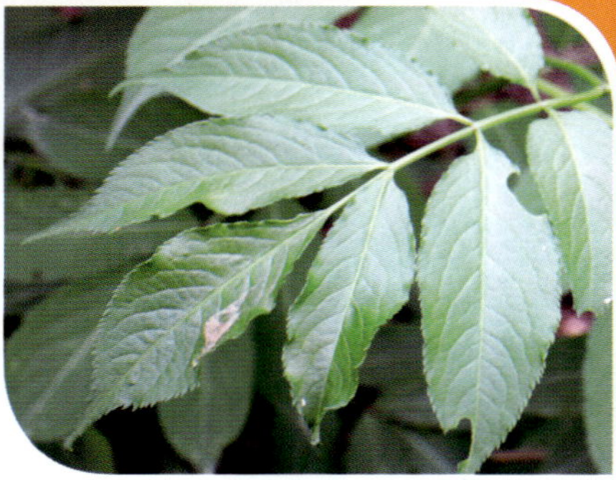

🍂 딱총나무_ 잎

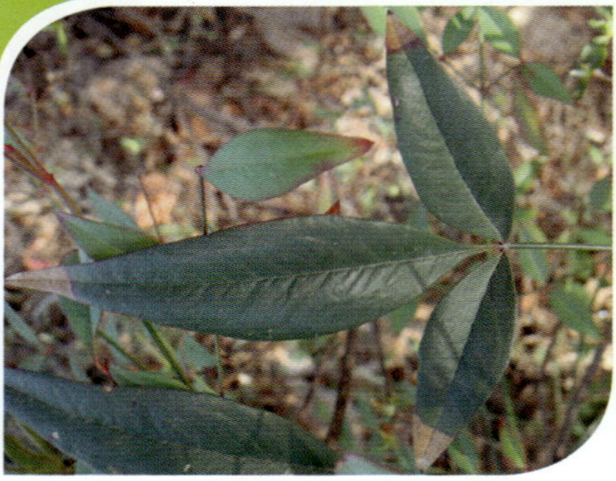

🍂 남천_ 잎

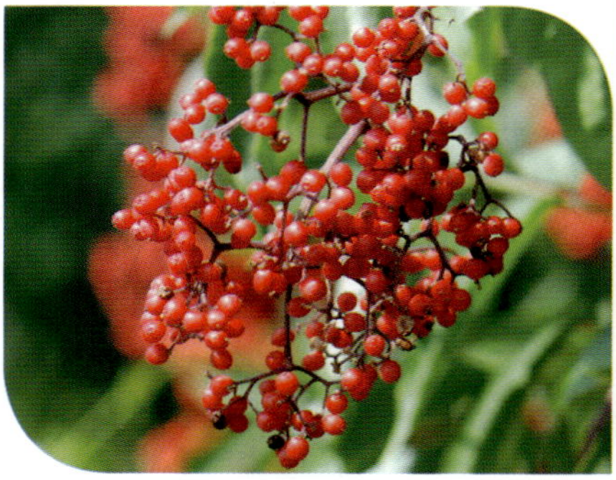

🍂 딱총나무_ 열매

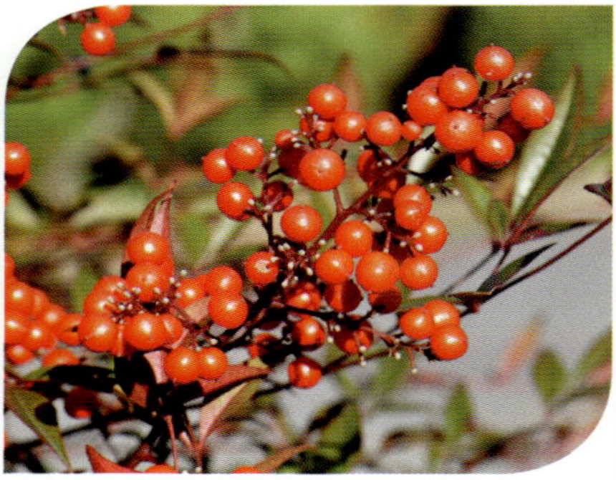

🍂 남천_ 열매

🍂 **사용 시 주의사항 :** 임산부는 복용을 금한다.

patent

딱총나무의 기능성 및 효능에 관한 특허자료

▶ **딱총나무 및 으아리 추출물을 유효성분으로 함유하는 주름개선용 화장료 조성물**

본 발명은 딱총나무 추출물 및 으아리 추출물을 유효성분으로 함유하는 주름개선용 화장료 조성물에 관한 것이다. 본 발명의 화장료 조성물은 보다 상세하게는 딱총나무와 으아리 추출물을 혼합추출물로 하여 주름개선 효과에 있어서 크게 향상된 시너지 효과를 나타내므로, 피부 내 콜라겐생성 촉진효과, MMP-1 생성 억제 효과 및 엘라스타제 저해활성 효과가 우수한 주름개선용 화장료 조성물로 이용될 수 있다.

– 공개번호 : 10-2015-0009266, 출원인 : (주)씨앤피코스메틱스 · (주)더마랩

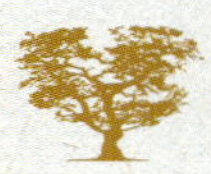

땃두릅나무

| 사용부위 | 뿌리

Oplopanax elatus (Nakai) Nakai = [*Echinopanax horridum* (Nondecne.) Kom.]

- **이명 :** 따드릅나무, 따두릅나무, 땅드릅나무, 바늘드릅나무, 자삼(刺蔘), 동북자인삼(東北刺人蔘), 인가목(人伽木)
- **생약명 :** 자인삼(刺人蔘)
- **과명 :** 두릅나무과(Araliaceae)
- **개화기 :** 6~7월

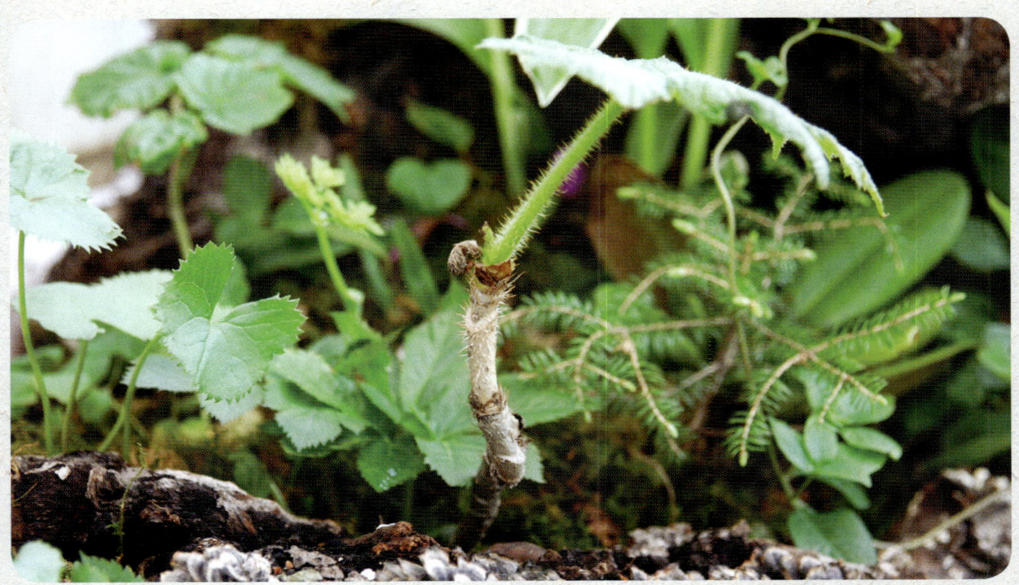

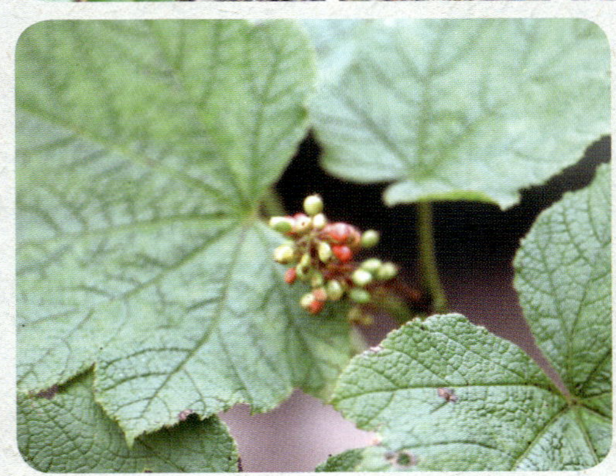

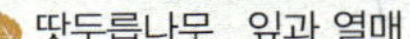

땃두릅나무_ 잎과 열매

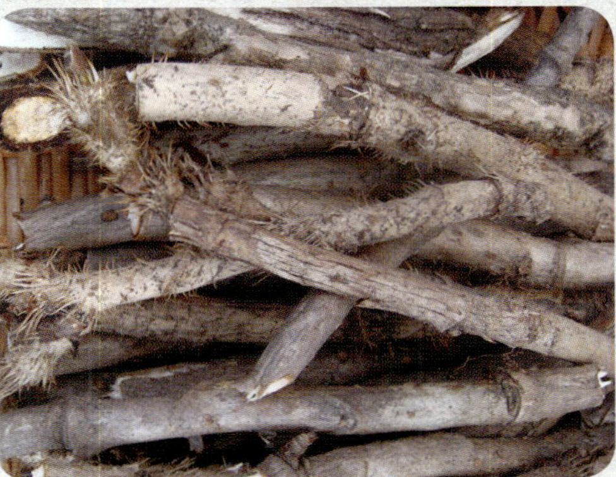

땃두릅나무_ 뿌리줄기(채취품)

- **생육특성** : 땃두릅나무는 전국의 깊고 높은 산 숲속에서 자라는 낙엽활엽관목으로, 뿌리는 굵고 크며 막대기 모양이다. 줄기는 곧추서고 가시가 많고 **빽빽하게** 나는데 나무껍질은 옅은 회황색이다. 잎은 서로 어긋나고 손바닥 모양으로 3～5열하여 밑부분은 심장 모양에 가장자리는 톱니와 가시가 나 있고 잎맥에는 가시와 같은 털이 나 있다. 꽃은 백록색으로 6～7월에 취산꽃차례로 피고, 열매는 액과상의 씨열매로 편평한 공 모양이고 9～10월에 붉은색으로 달린다.

- **채취 방법과 시기** : 가을부터 겨울까지 열매를 채취한다.

- **성분** : 뿌리에는 알칼로이드(alkaloid), 사포닌, 정유, 다당류, 강심배당체가 함유되어 있으며 그 외에는 대부분 정유가 들어 있다.

- **성미** : 성질이 따뜻하고, 맛은 맵고 쓰다.

- **귀경** : 심(心), 폐(肺) 경락에 작용한다.

- **효능과 주치** : 뿌리는 생약명을 자인삼(刺人蔘)이라 하여 해열, 진통, 진해, 진정 등에 효능이 있고 신경쇠약, 정신분열증, 강심, 이뇨, 당뇨, 기침, 가래 삭힘 등에 효과가 있다.

- **약용법과 용량** : 말린 뿌리 20～30g을 물 900mL에 넣어 반이 될 때까지 달여 하루에 2～3회 나눠 마신다.

patent

땃두릅나무의 기능성 및 효능에 관한 특허자료

▶ 땃두릅나무 잎 추출물을 포함하는 진통제 조성물

본 발명은 땃두릅나무 추출물을 유효성분으로 함유하는 진통제 조성물 및 이를 포함하는 통증 개선용 식품 조성물에 관한 것이다.

— 공개번호 : 10-2011-0077087, 출원인 : 한림대학교 산학협력단

▶ 땃두릅나무가 함유된 음료

본 발명에서 땃두릅나무를 몇 가지 약용식물과 혼합하여 건강음료로 개발하고 약리적 효능을 검정하였다. 본 발명의 건강음료는 물 20리터에 땅두릅나무 뿌리 1kg을 넣고 맛조절을 위하여 늙은 호박 5g, 대추 2g을 첨가하고 음료 품성 개량을 위하여 감초와 갈근 0.2kg, 전분 0.4kg, 생강 0.1kg을 넣고 섭씨 100℃에서 6시간 열수추출한 후 압착 여과하여 고형분을 제거하고 여액을 방냉한 후 저온냉장고(-3℃)에서 3시간 보관하여 침전물을 15,000rpm으로 20분간 원심분리한 후 상층액을 취하여 제조하는 혈당 및 혈압강하 효능이 있는 땃두릅나무를 주체로 하는 혼합음료 제조 방법이다.

— 공개번호 : 10-2002-0093691, 출원인 : 도대홍

진통, 천식해수, 독사교상에 사용하는

땅비싸리

| 사용부위 | 뿌리

Indigofera kirilowii Maxim. ex Palib. = [*Indigofera koreana* Ohwi.]

- **이명** : 논싸리, 땅비수리, 완도당비사리, 젓밤나무, 큰땅비싸리, 화목람(花木藍), 논싸리, 젓밤나무
- **생약명** : 산두근(山豆根)
- **과명** : 콩과(Leguminosae)
- **개화기** : 5~6월

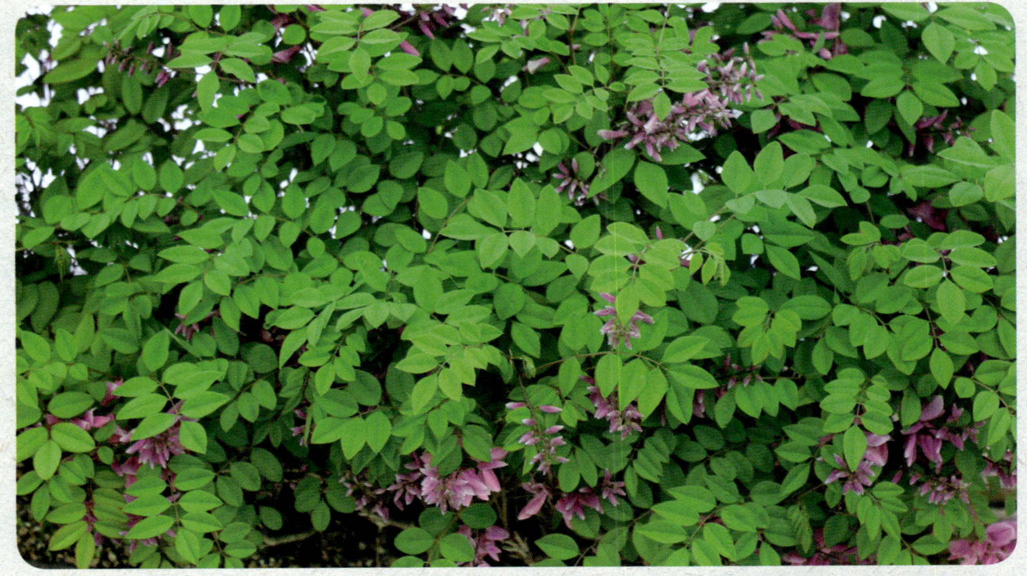

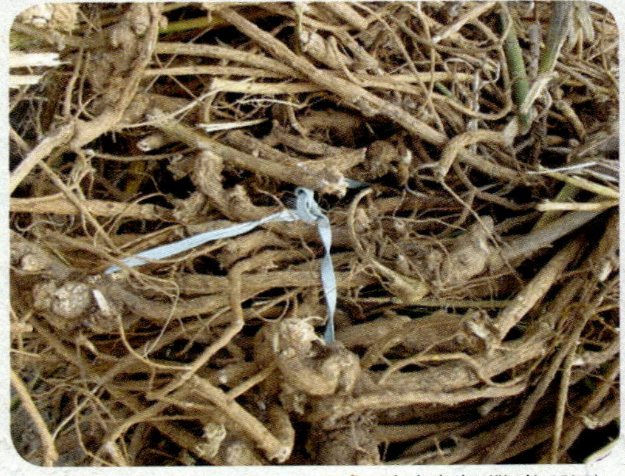

🌰 땅비싸리_ 뿌리(채취품)

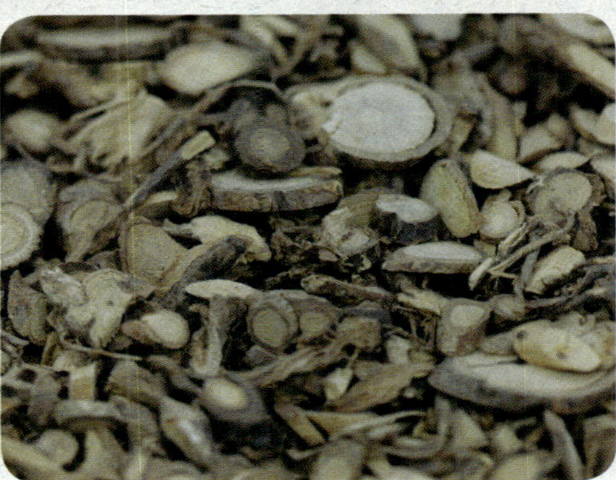

🌰 땅비싸리_ 뿌리(약재)

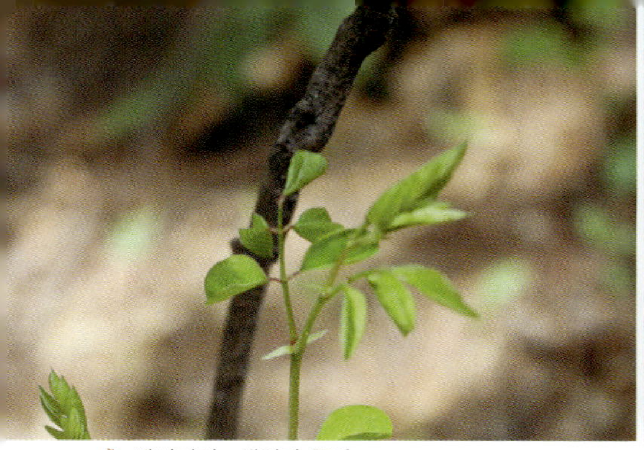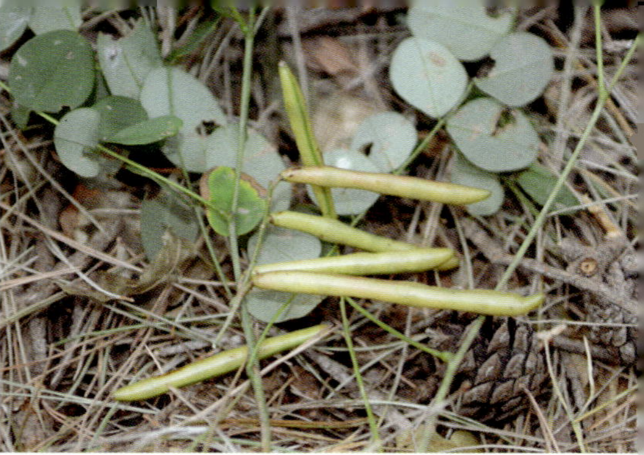

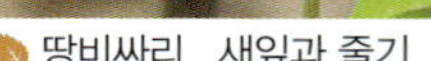 땅비싸리_ 새잎과 줄기　　　　　🍂 땅비싸리_ 열매

🌿 **생육특성** : 땅비싸리는 전국의 산기슭 양지쪽에서 자라는 낙엽활엽관목으로, 높이가 1m 전후이다. 뿌리에서 순이 많이 올라와 군생하는 것처럼 보이고 작은 가지에 줄이 약간 있으며 처음에는 잔털이 나 있으나 점차 없어진다. 잎은 타원형 또는 넓은 타원형에 서로 어긋나고 홀수깃꼴겹잎으로 잎의 양 끝은 뭉툭하고 거치가 없다. 꽃은 엷은 붉은색으로 5~6월에 총상꽃차례로 핀다. 열매는 원기둥 모양으로 9~10월에 달린다.

🍂 **채취 방법과 시기** : 가을부터 이른 봄까지 뿌리를 채취한다.

🌿 **성분** : 뿌리에는 알칼로이드(alkaloid)로서 마트린(matrine), 옥시마트린(oxymatine), 아나기린(anagyrine), N-메틸시티신(N-methylcytisine)이 함유되어 있고, 각종 플라본(flavon), 유도체로는 소포라논(sophoranone), 소포라딘(sophoradin), 소포라도크로멘(sophoradochromene), 게니스테인(genistein), 프테로칼핀(pterocarpine), 마키아인(maackiain), 루페올(lupeol), 카페인산(caffeic acid) 등이 함유되어 있다.

🌿 **성미** : 성질이 차고, 맛은 쓰며, 독성이 없다.

🌿 **귀경** : 심(心), 간(肝), 폐(肺), 대장(大腸) 경락에 작용한다.

🍂 **효능과 주치** : 뿌리는 생약명을 산두근(山豆根)이라 하여 화를 다스리고 해독, 종기, 후두염, 편도선염, 구내염, 잇몸염증, 종통, 천식해수, 황달, 하리(下痢), 치질, 가려움증, 독사·독충·개 등에 물린 상처를 치료한다. 뿌리는 악성종양(암)에 일정의 억제작용이 있으며 항균 시험에서는 포도상구균이나 칸디다 알비칸스(candida albicans)에 대하여 억제작용이 있는 것이 밝혀졌다. 망상 내피 계통(식세포로 인체방어 메카니즘의 일부를 이룸)에는

【 혼동하기 쉬운 약초 비교 】

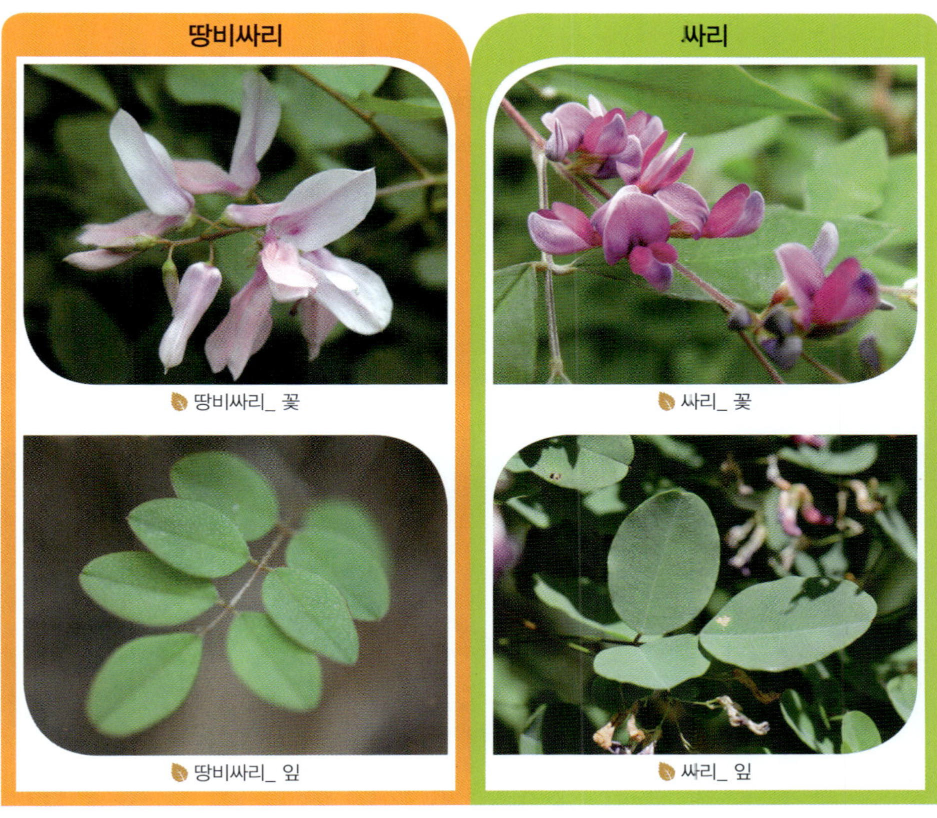

땅비싸리	싸리
땅비싸리_ 꽃	싸리_ 꽃
땅비싸리_ 잎	싸리_ 잎

흥분작용이 있고 위산의 분비를 억제하며 궤양 조직에 뚜렷한 개선작용이 있는 것도 확인된 바 있다.

🍃 **약용법과 용량 :** 말린 뿌리 30~50g을 물 900mL에 넣어 반이 될 때까지 달여 하루에 2~3회 나눠 마신다. 외용할 경우에는 달인 액으로 양치질하거나 짓찧어 환부에 바른다.

● ● ● 땅비싸리와 싸리

땅비싸리는 높이가 1m 정도로 소관목이지만 초본식물과 비슷하고, 싸리는 늪이가 3m 정도의 관목으로 모두 콩과 식물이다. 땅비싸리는 5~6월에 담홍색의 꽃이 피고, 싸리는 7~8월에 꽃이 피며 열매의 결실기는 모두 10월경이다. 땅비싸리와 싸리는 약효 성분이 다르고 약효도 땅비싸리는 악성 종양이나 황색포도구균에 대하여 억제작용과 독사 교상의 해독 효과가 있으며, 싸리는 진통, 관절통, 타박상, 백일해, 해수 등의 치료에 사용한다.

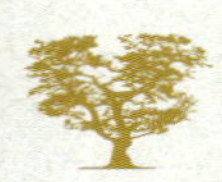

떡갈나무

| 사용부위 | 나무껍질, 잎

Quercus dentata Thunb. = [*Quercus obovata* Bunge.]

- 이명 : 선떡갈나무, 왕떡갈, 가나무, 참풀나무, 가랑닢나무, 곡수(槲樹), 곡목(槲木), 곡실(槲實), 박라수(薄羅樹)
- 생약명 : 곡피(槲皮)
- 과명 : 참나무과(Fagaceae)
- 개화기 : 4~5월

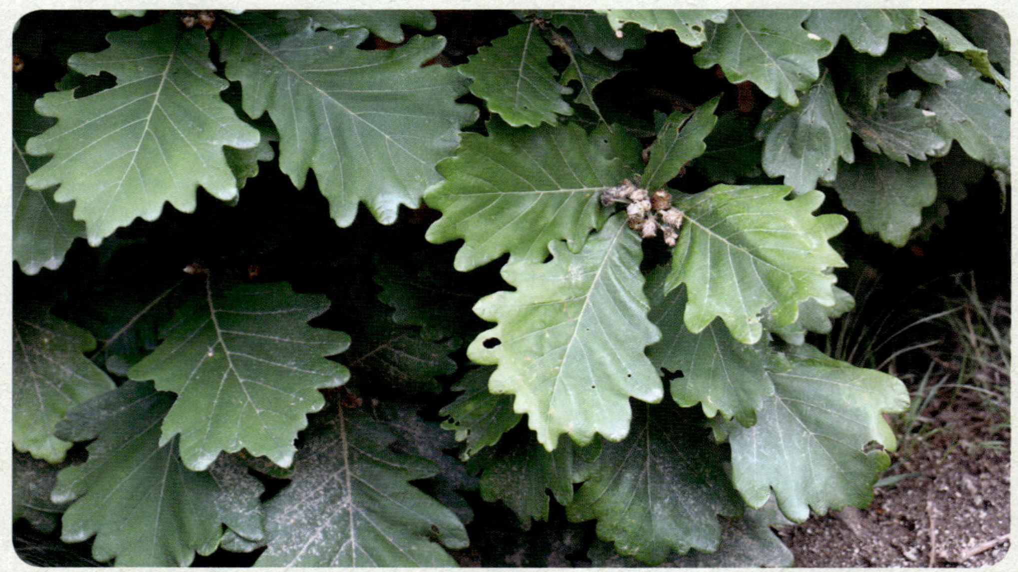

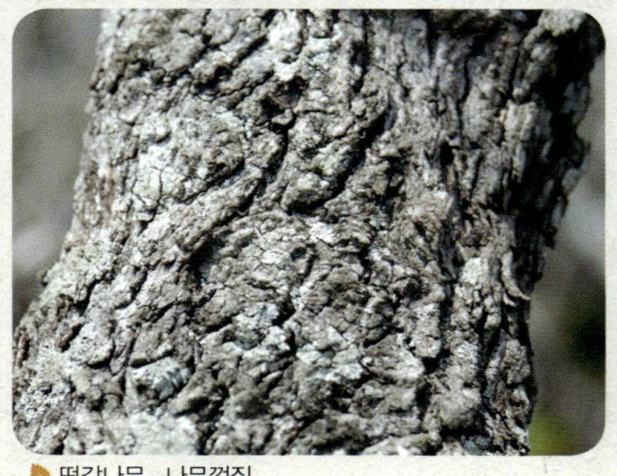

떡갈나무_ 나무껍질

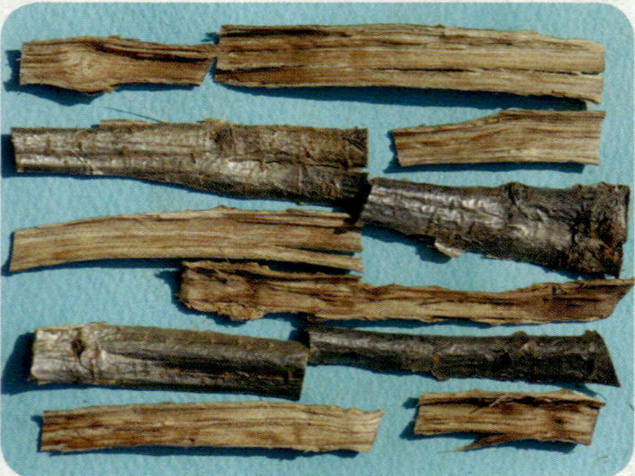

떡갈나무_ 나무 겉껍질(약재 전형)

- 🍃 **생육특성** : 떡갈나무는 전국 산야에서 자생하는 낙엽활엽교목으로, 높이는 25m 전후이며, 나무껍질은 암회색에 깊은 흠이 있고, 작은 가지는 굵고 튼튼하다. 잎은 넓은 달걀 모양에 두껍고 서로 어긋나며 잎 가장자리는 4~10쌍의 깊은 물결 모양의 톱니가 있어 깊이 갈라지고 잎끝은 뭉툭하다. 꽃은 황록색으로 4~5월에 암수한그루로 피고, 열매는 굳은열매로 달걀 모양 또는 타원형이고 9~10월에 달린다.

- 🍂 **채취 방법과 시기** : 나무껍질은 연중 수시, 잎은 7~8월에 채취한다.

- 🍃 **성분** : 나무껍질과 잎, 열매 등에는 타닌(tannin)이 함유되어 있다.

- 🍃 **성미** : 나무껍질은 성질이 평범하고, 맛은 쓰며, 독성이 없다. 잎은 성질이 평범하고, 맛은 달고 쓰며, 독성이 없다.

- 🍃 **귀경** : 심(心), 대장(大腸) 경락에 작용한다.

- 🍂 **효능과 주치** : 나무껍질은 생약명을 곡피(槲皮)라 하여 악창(惡瘡: 고치기 힘든 부스럼), 이질, 장염출혈을 치료한다. 잎은 생약명을 곡엽(槲葉)이라 하여 토열이나 객혈, 코피 등의 각종 출혈의 지혈제로 사용하고 치질의 혈치(血痔), 임병(淋病) 등을 치료한다. 떡갈나무의 추출물은 당뇨 합병증 치료 및 예방 개선 효과가 있다는 것이 연구결과 밝혀졌다.

- 🍃 **약용법과 용량** : 말린 나무껍질 30~50g을 물 900mL에 넣어 반이 될 때까지 달여 하루에 2~3회 나눠 마시거나 나무껍질을 볶아 가루로 만들어 복용

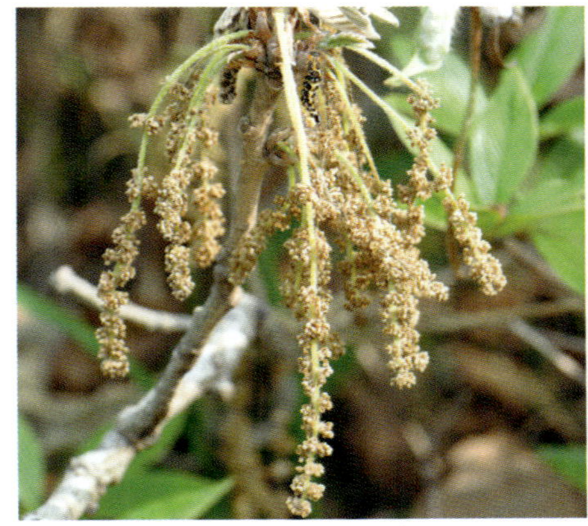

🌱 떡갈나무_ 꽃

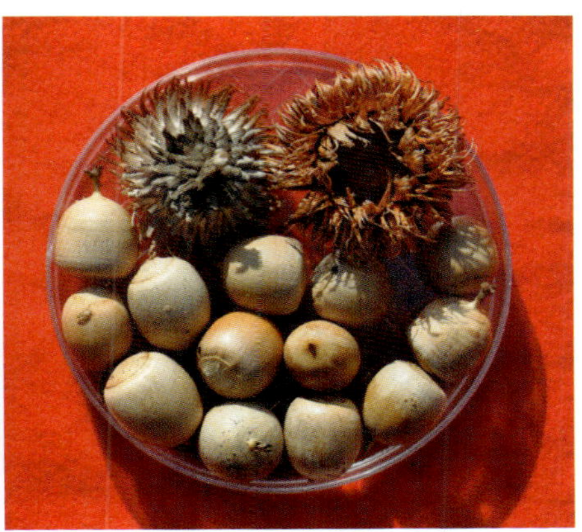

🌱 떡갈나무_ 종자(채취품)

【 혼동하기 쉬운 약초 비교 】

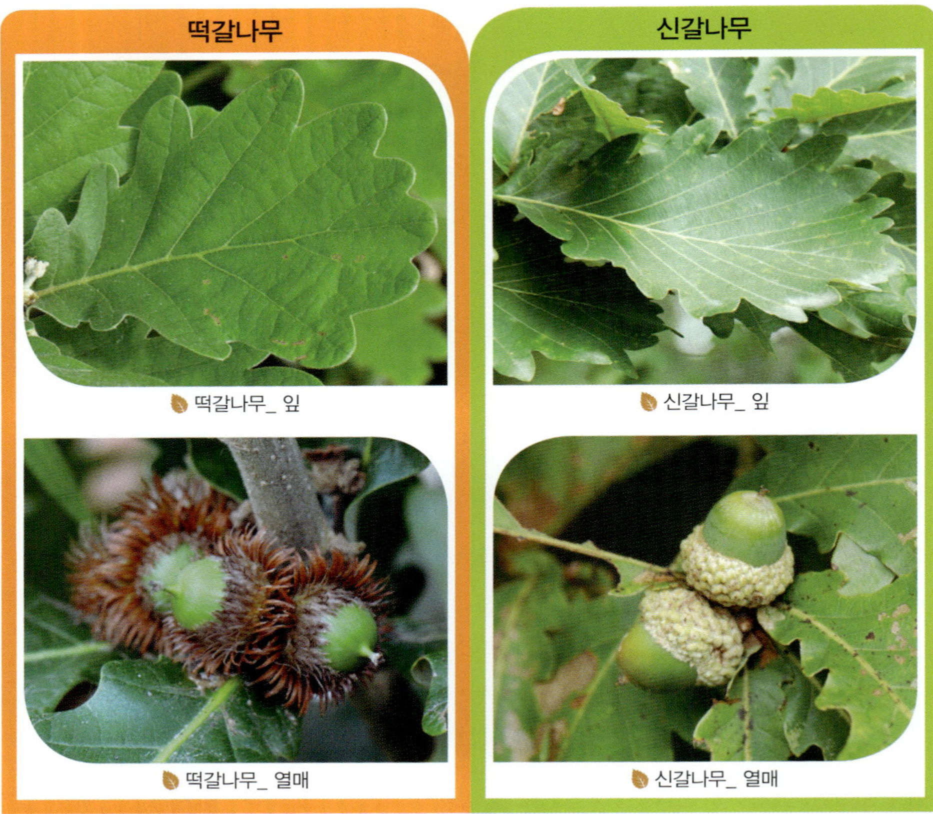

떡갈나무	신갈나무

🍂 떡갈나무_ 잎 　　　　🍂 신갈나무_ 잎

🍂 떡갈나무_ 열매 　　　　🍂 신갈나무_ 열매

해도 된다. 말린 잎 20~30g을 물 900mL에 넣어 반이 될 때까지 달여 하루에 2~3회 나눠 마신다. 외용할 경우에는 달인 액으로 환부를 씻어준다.

patent

떡갈나무의 기능성 및 효능에 관한 특허자료

▶ **떡갈나무 추출물을 포함하는 당뇨합병증 치료 또는 예방용 조성물**

본 발명은 떡갈나무 추출물을 유효성분으로 포함하는 당뇨합병증 치료 또는 예방용 조성물에 관한 것이다. 상기 떡갈나무 추출물은 항산화 활성과 알도스 환원효소 억제 활성 및 최종 당화산물 억제 작용이 우수한 것으로 확인되었을 뿐만 아니라, 천연물 추출물이므로 부작용과 안전성 관련 문제가 거의 없으므로 이를 유효성분으로 포함하는 상기 약학조성물 또는 건강기능성식품 조성물은 당뇨 합병증의 치료, 예방 또는 개선을 위하여 사용될 수 있다.

－ 공개번호 : 10-2011-0087417, 출원인 : 한림대학교 산학협력단

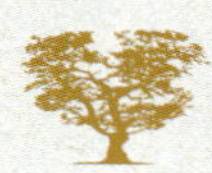

수렴, 타박상, 치질에 사용하는

뜰보리수

| 사용부위 | 뿌리, 뿌리껍질, 열매

Elaeagnus multiflora Thunb.

- **이명** : 녹비늘보리수나무, 사월자(四月子), 야앵도(野櫻桃)
- **생약명** : 목반하(木半夏)
- **과명** : 보리수나무과(Elaeagnaceae)
- **개화기** : 4~5월

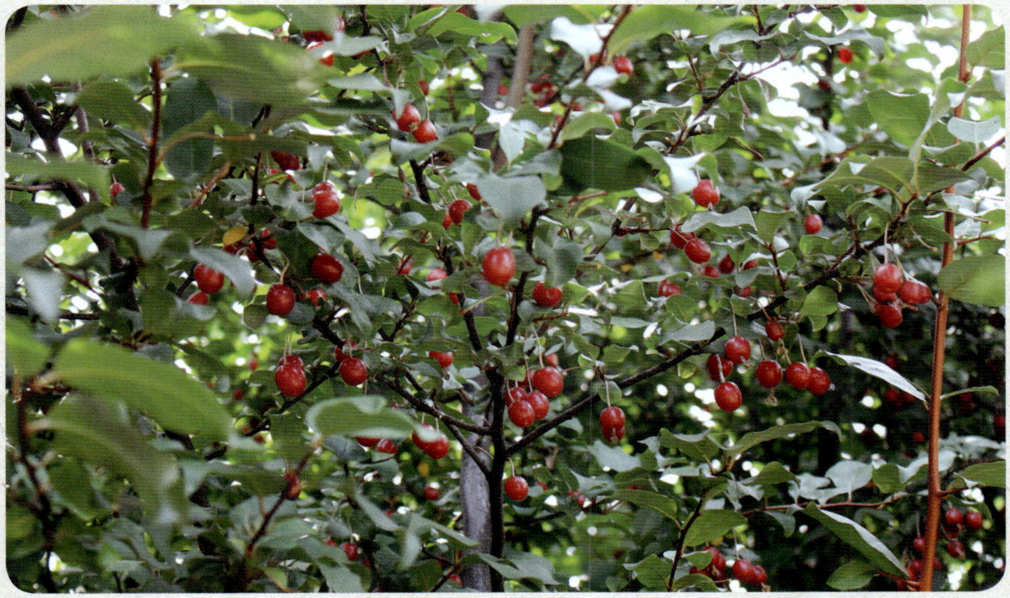

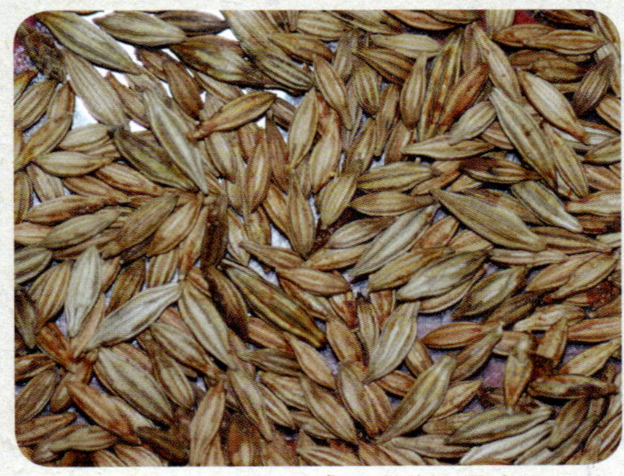

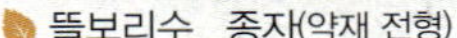
🌰 뜰보리수_ 종자(약재 전형)

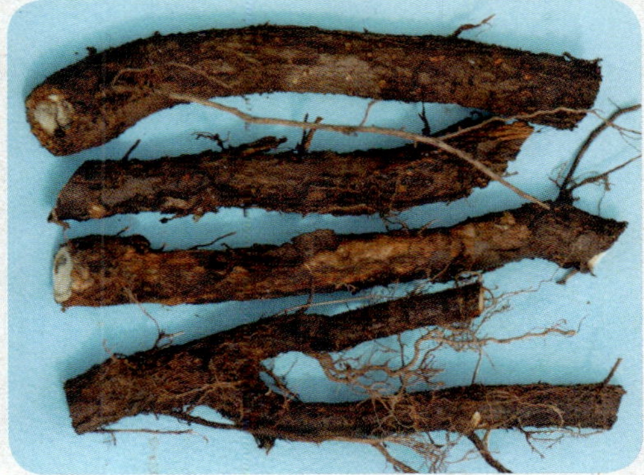
🌰 뜰보리수_ 뿌리(약재)

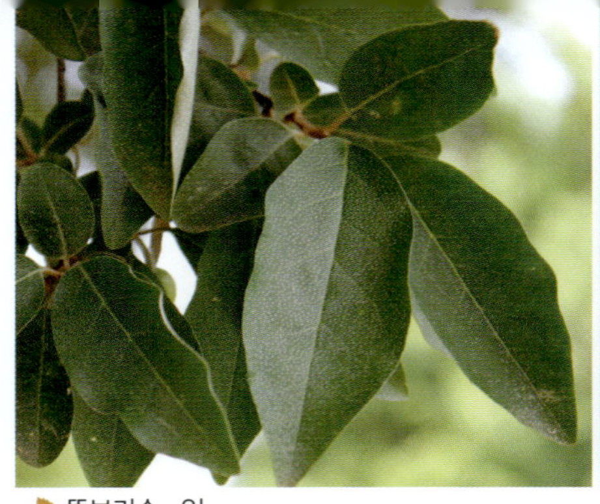

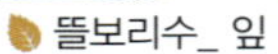
🍂 뜰보리수_ 잎

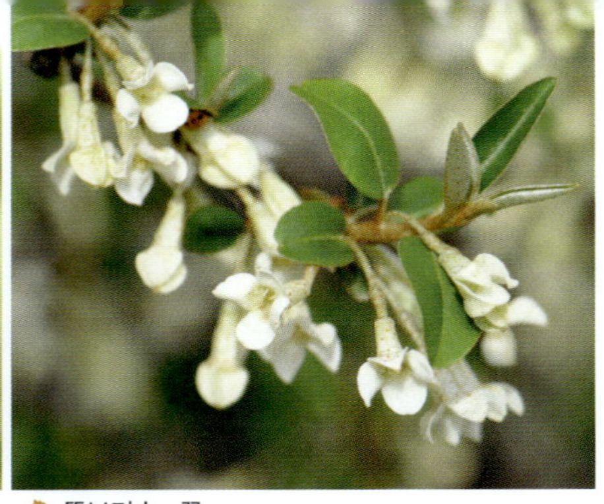
🍂 뜰보리수_ 꽃

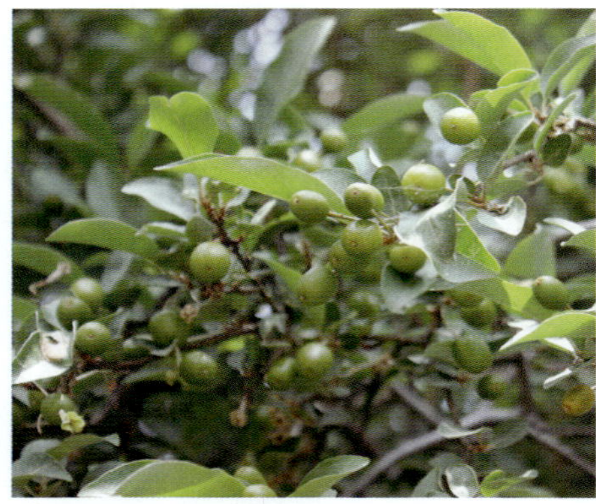
🍂 뜰보리수_ 덜 익은 열매

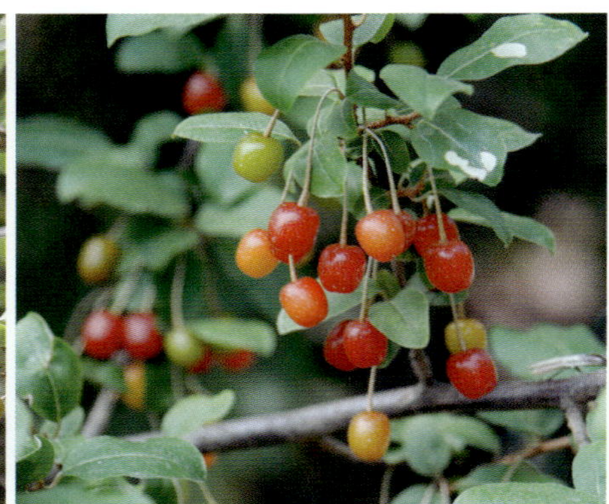
🍂 뜰보리수_ 익은 열매

🌿 **생육특성** : 뜰보리수는 정원이나 뜰에 심어 가꾸는 낙엽활엽관목으로, 높이 3m 전후이다. 가지는 많이 갈라지는데 가시는 없고 작은 가지는 홍갈색에 비늘조각이 빽빽하게 난다. 잎은 막질로 타원형에 서로 어긋나는데 잎 가장자리는 밋밋하며 밑부분은 넓은 쐐기 모양이거나 원형이다. 꽃은 은백색으로 4~5월에 1~2송이가 잎겨드랑이에서 피는데, 수술은 4개, 암술은 1개이다. 열매는 긴 타원형으로 6~7월에 붉은색으로 달린다.

🍂 **채취 방법과 시기** : 뿌리, 뿌리껍질은 9~10월, 열매는 가을에 채취한다.

🌿 **성분** : 뿌리 및 뿌리껍질은 약효 및 성분이 아직 밝혀지지 않았지만 예로부터 민간약재로 사용되어 왔다. 익은 열매에는 사과산(malic acid)이 함유되어 있고 과당, 서당 등 당류가 많이 함유되어 있다.

🌿 **성미** : 열매는 성질이 따뜻하고, 맛은 담백하고 떫다.

🌸 **귀경** : 심(心), 비(脾) 경락에 작용한다.

426

【 혼동하기 쉬운 약초 비교 】

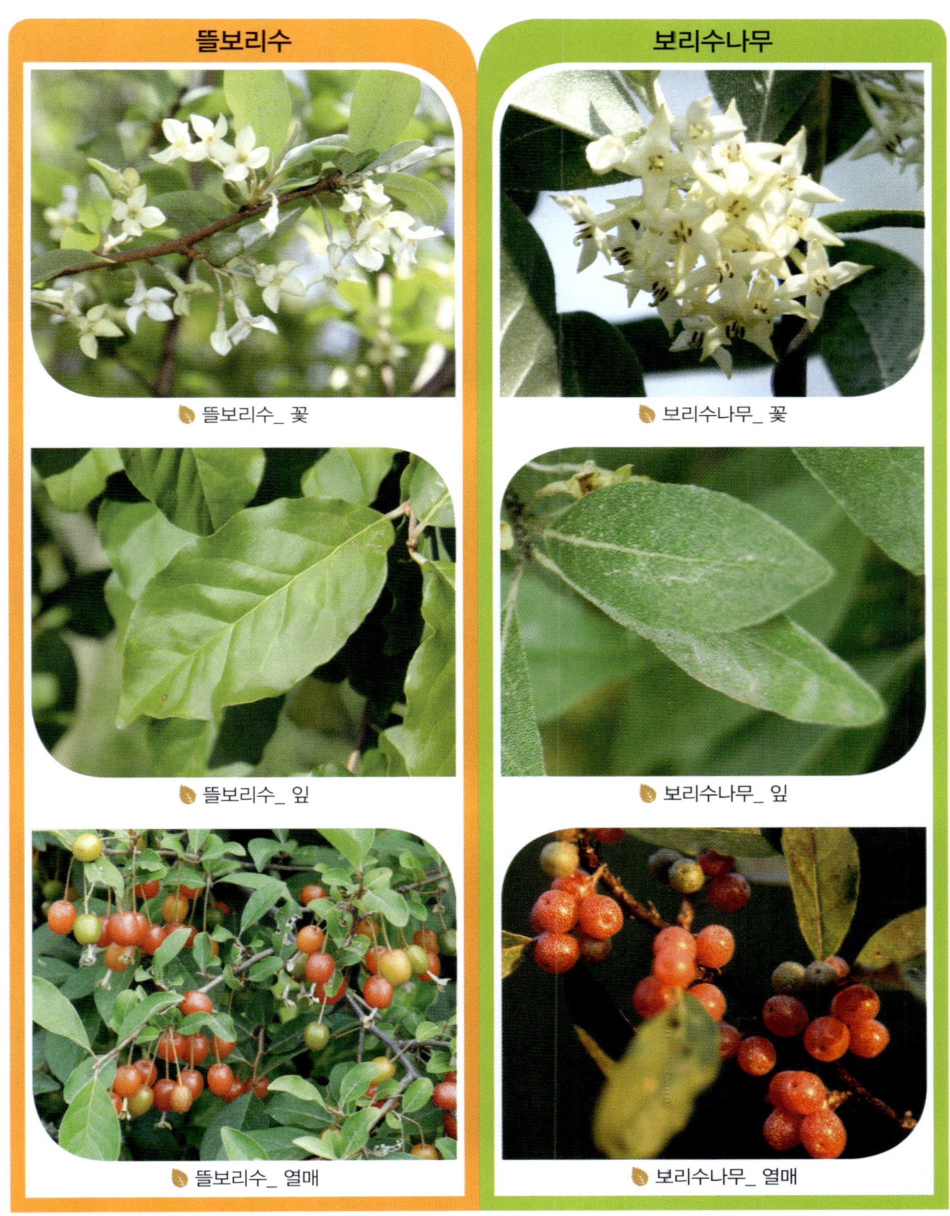

뜰보리수	보리수나무
뜰보리수_ 꽃	보리수나무_ 꽃
뜰보리수_ 잎	보리수나무_ 잎
뜰보리수_ 열매	보리수나무_ 열매

효능과 주치 : 뿌리 또는 뿌리껍질은 생약명을 목반하근(木半夏根)이라 하여 보허(補虛: 허한 것을 보함), 행기(行氣: 기운을 차려 몸을 움직임), 활혈의

효능이 있고 타박상 치질, 치창(痔瘡)을 치
료한다. 열매는 생약명을 목반하(木半夏)라
하여 수렴, 소종, 활혈, 행기의 효능이 있
고 타박상, 천식, 이질, 치질, 치창을 치료
한다. 열매 추출물은 항산화, 항염, 피부질
환 치료에 효과가 있는 것으로 밝혀졌다.

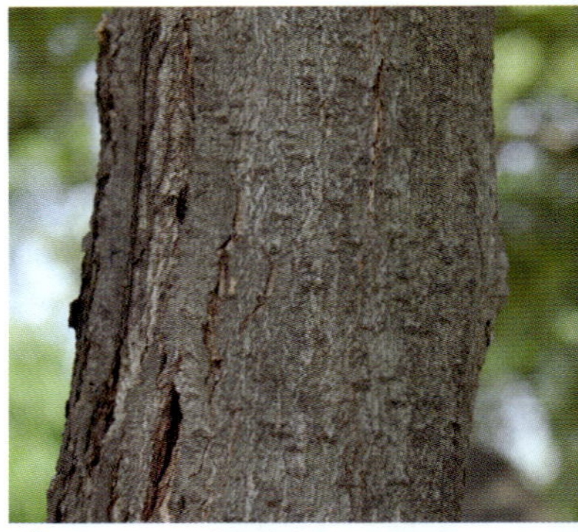

🍂 뜰보리수_ 나무껍질

🍂 **약용법과 용량** : 말린 뿌리 또는 뿌리껍질
40~70g을 물 900mL에 넣어 반이 될 때까
지 달여 하루에 2~3회 나눠 마시거나, 술
을 담가 아침저녁으로 마신다. 치질 치료를 위해 외용할 경우에는 뿌리껍
질 달인 물로 항문을 씻어준다. 말린 열매 30~50g을 물 900mL에 넣어
반이 될 때까지 달여 하루에 2~3회 나눠 마신다.

🧪 *patent*

뜰보리수의 기능성 및 효능에 관한 특허자료

▶ **뜰보리수 과실 추출물을 유효성분으로 함유하는 항산화, 항염 및 미백용 조성물**

본 발명은 항산화, 항염 및 미백 활성을 갖는 뜰보리수 과실 추출물을 유효성분으로 함유하는 피
부 외용 약학조성물 및 화장료 조성물에 관한 것으로, 본 발명의 뜰보리수 과실 추출물은 탁월한
DPPH 자유 라디칼 억제 활성, 환원력, 크산틴 산화효소 저해력, 혈소판 응집 억제 활성, 아질산염
생성 억제 활성 및 티로시나제 억제 활성을 나타내므로 산화적 스트레스로 인한 피부 질환 및 염증
질환의 예방 및 치료에 유용하게 사용할 수 있다.

– 출원번호 : 10-2006-0055830, 특허권자 : 대구한의대학교 산학협력단

▶ **뜰보리수 과실을 이용한 혼합음료**

본 발명은 뜰보리수 과실을 이용한 혼합음료에 관한 것으로, 더욱 상세하게는 여러 가지 약리성분
을 함유하고 있는 것으로 알려진 뜰보리수 과실과, 현미 자체의 영양성분과 발효식품의 특징을 모
두 갖춘 건강식품으로 꾸준한 소비증가 추세를 보이고 있는 현미식초를 최적 조건으로 혼합하여
바람직한 이화학적 품질 특성을 갖도록 한 음료에 관한 것이다.
상기한 목적을 달성하기 위한 본 발명에 따른 뜰보리수 과실을 이용한 혼합음료는, 뜰보리수 열수
추출물 19.2중량%와 현미식초 7.6중량%를 포함하는 것을 특징으로 한다. 또한 뜰보리수 열수 추출
물 24.7중량%와 현미식초 4.9중량%를 포함하는 것을 특징으로 한다. 또한 뜰보리수 열수 추출물
25.0중량%와 현미식초 4.3중량%를 포함하는 것을 특징으로 한다. 또한 위 각 경우에 있어서 뜰보
리수 열수 추출물과 현미식초 외에, 배농축액(10Brix) 9중량%, 액상과당(fructose) 10중량%, 블루베리
향료(G-3227-S) 0.01중량%, 수크랄로스(Sucralose) 0.01중량% 및 물을 추가로 포함하는 것을 특징으
로 한다.

– 공개번호 : 10-2009-0053992, 출원인 : 대구한의대학교 산학협력단

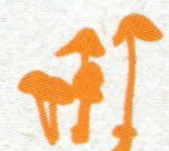

기침, 가래, 강장, 강정에 좋은

동충하초

Cordyceps militaris (Vuill.) Fr.

| 사용부위 | 동충하초균의 자실체와 인시목(鱗翅目) 곤충류 유충과의 복합체

- 이명 : 충초(蟲草), 동충초(冬蟲草), 하초동충(夏草冬蟲)
- 생약명 : 동충하초(冬蟲夏草)
- 과명 : 동충하초과(Cordycipitaceae)
- 발생시기 : 봄~가을

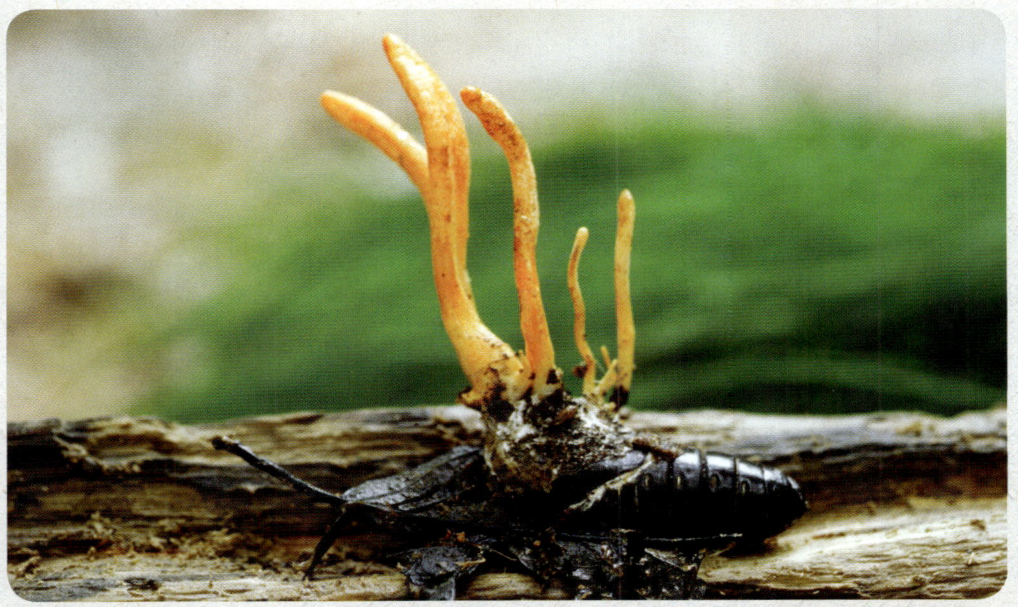

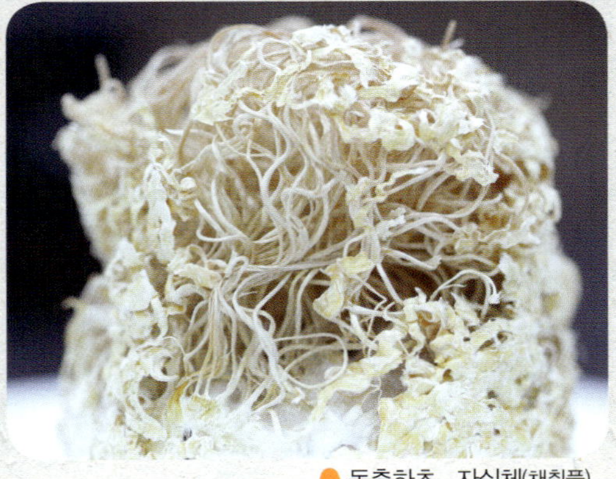

🍄 동충하초_ 자실체(채취품)

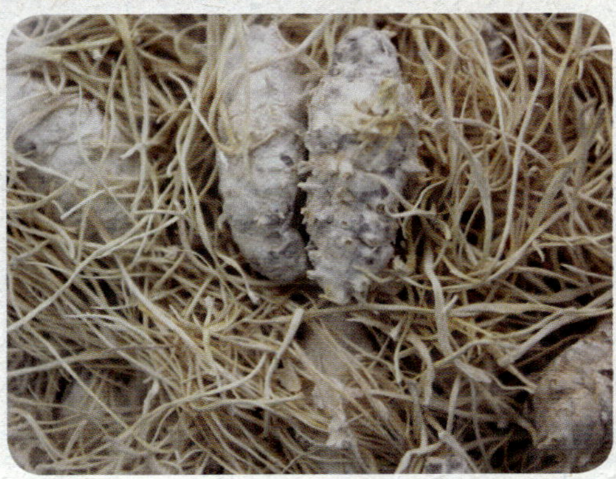

🍄 동충하초_ 자실체(약재 전형)

🍄 **생육특성** : 동충하초는 동충하초과의 버섯으로 분류되며, 나방류 번데기 속에서 기생하여 내성균핵을 형성하다가 성장하면 번데기 밖으로 나온다. 겨울에는 벌레이던 것이 여름에는 버섯으로 변한다고 해서 동충하초라고 부른다. 길이는 3～10cm로 원통형 또는 곤봉형이다. 대는 1개가 있지만 여러 개의 분지도 있을 수 있으며 등황색을 띠는데 밑부분으로 갈수록 색깔이 옅어진다. 자실체 상부에는 자실층이 있으며 포자의 모양은 원주형 방추 모양이다.

🍄 **발생 장소** : 죽은 나방류 등의 번데기 머리 또는 복부에서 기생한다.

🍄 **성분** : 단백질, 지방(불포화지방산이 82%), 조섬유, 탄수화물, 회분이 함유되어 있고, 단백질의 물분해물에서 글루탐산(glutamic acid), 페닐알라닌(phenylallanin), 프롤린(poline), 히스티딘(histidine), 발린(valine), 옥시발린(oxyvaline), 아르기닌(arginine), 알라닌(alanine) 등이 확인되었다.

🍄 **성미** : 성질이 따뜻하고, 맛은 달다.

🍄 **귀경** : 폐(肺), 신(腎) 경락에 작용한다.

🍄 **효능과 주치** : 진해, 거담, 진정, 강장, 강정 등의 효능이 있다. 최신 연구에

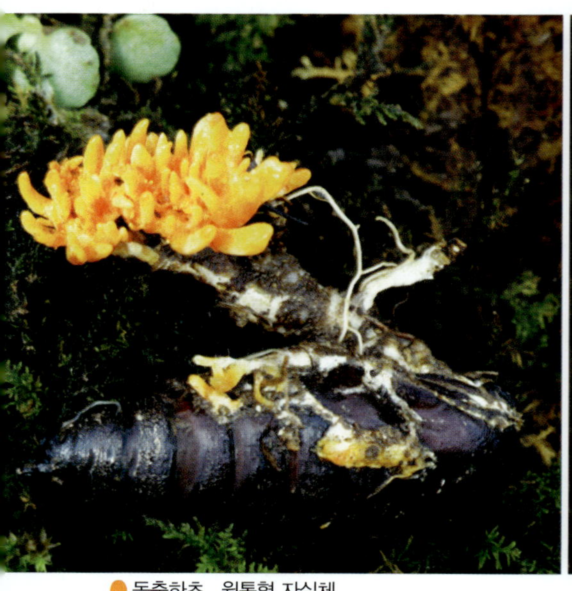

🍄 동충하초_ 원통형 자실체

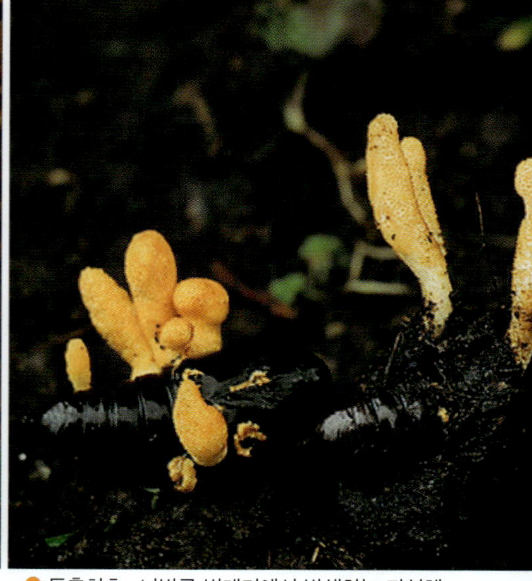

🍄 동충하초_ 나방류 번데기에서 발생하는 자실체

따르면 항암, 면역증강, 항피로, 노화 방지에 효과가 있음이 밝혀졌다. 일본과 미국에서 발표된 연구결과들에서도 항암효과, 면역증강, 신장이식 후 면역반응억제, 혈당강하 등에 효과가 있는 것으로 보고되었다.

🍄 **약용법과 용량** : 하루 복용량은 말린 동충하초 6~12g이다. 물에 달여 마시거나 환으로 만들어 복용하는데 약효가 서서히 나타나기 때문에 장복하는 것이 좋다. 빈혈, 성교 불능증, 유정(遺精)에는 동충하초 20~40g을 닭고기와 함께 푹 삶아 먹는다.

🍄 **사용 시 주의사항** : 혈당강하 작용이 있어 당뇨병 환자들은 복용 시 신중해야 하며, 발열이나 감기 증상 또는 평소에 열이 많은 사람은 복용을 삼가야 한다.

patent

동충하초의 기능성 및 효능에 관한 특허자료

▶ **동충하초 추출물을 포함하는 간암의 예방 또는 치료용 조성물**

본 발명은 간암의 억제 효능을 갖는 동충하초 추출물을 포함하는 간암의 예방 또는 치료용 조성물에 관한 것으로, 보다 상세하게는 세포 독성을 거의 나타내지 않는 범위 내에서 매트릭스 메탈로프로티나아제(Matrix metalloproteinase, MMP)의 활성을 저해하여 간암의 억제 효능을 나타내는 밀리타리스 동충하초 추출물을 제공하여 간암의 예방 및 치료 효과를 갖는 식기보조제, 기능성 식품, 식품 첨가제, 사료 첨가제, 의약 제조 등에 유용하게 이용할 수 있다.

— 공개번호 : 10-2005-0053911, 출원인 : 디성구 · 이형주 · 허행전 · 이기원

▶ **동충하초 균사체 추출물을 유효성분으로 함유하는 면역 억제용 조성물**

본 발명은 동충하초 균사체 추출물을 유효성분으로 함유하는 면역 억제용 조성물 또는 피부 질환 예방 및 치료용 조성물에 관한 것으로, 본 발명에 따른 동충하초 균사체 추출물은 장기 이식 시 면역 거절 반응에 따른 면역 항체의 생성량을 유의적으로 억제하고, 체중 변화 등의 부작용을 일으키지 않으며, 천연물이기 때문에 독성이 없고 인체에 무해하므로 장기 이식 시 면역 억제제로서 유용하게 사용될 수 있으며, 피부질환에 따른 진무름, 탈모 등을 억제함으로써 아토피, 알레르기, 욕창, 천포창, 천연두 등의 피부질환의 예방 및 치료에도 유용하게 사용될 수 있다.

— 공개번호 : 10-2010-0112597, 출원인 : (주)한국신약

▶ **동충하초 조파쇄 추출물을 포함하는 허혈성 뇌혈관 질환 예방 또는 개선용 조성물**

본 발명은 동충하초 조파쇄 추출물을 포함하는 허혈성 뇌혈관 질환 예방 또는 개선용 조성물에 관한 것으로, 보다 상세하게는 뇌허혈에 민감하다고 알려져 있는 해마조직 CA1 영역의 신경세포 손상을 효과적으로 예방할 뿐만 아니라, 인체에 부작용을 발생시키지 않는 무해한 동충하초 조파쇄 추출물을 포함하는 허혈성 뇌혈관 질환 예방 또는 개선용 조성물을 제공할 수 있다.

— 공개번호 : 10-2008-0000782, 출원인 : (주)머쉬텍 · 재단법인 춘천바이오산업진흥원

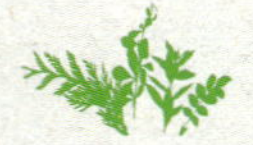

마타리 | 사용부위 | 전초

Patrinia scabiosaefolia Fisch. ex Trevir.

- **이명** : 가양취, 미역취, 가얌취, 녹사(鹿賜), 녹수(鹿首), 마초(馬草), 녹장(鹿醬)
- **생약명** : 패장(敗醬), 황화패장(黃花敗醬)
- **과명** : 마타리과(Valerianaceae)
- **개화기** : 7~8월

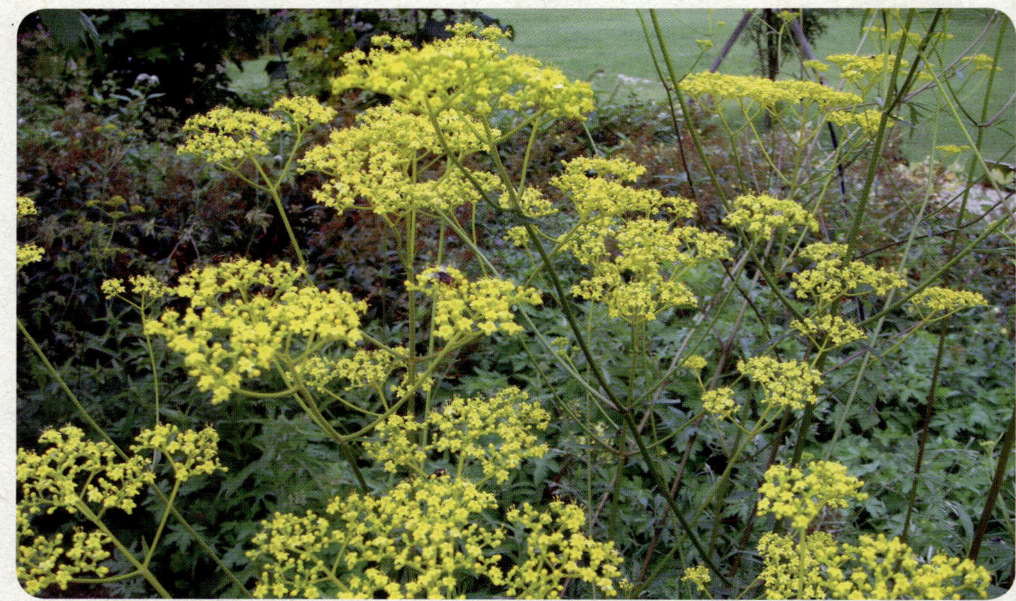

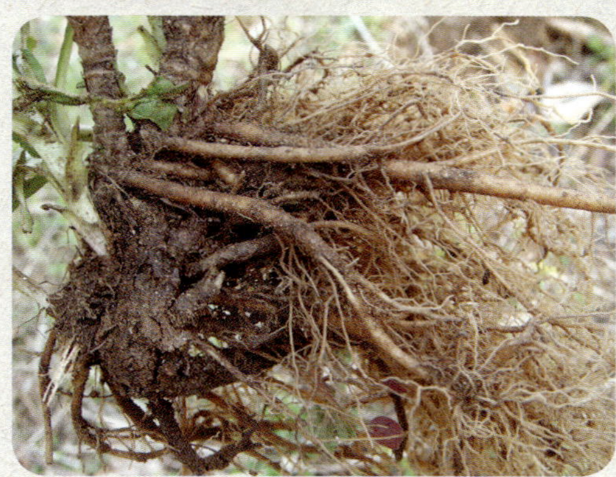

마타리_ 뿌리(채취품)

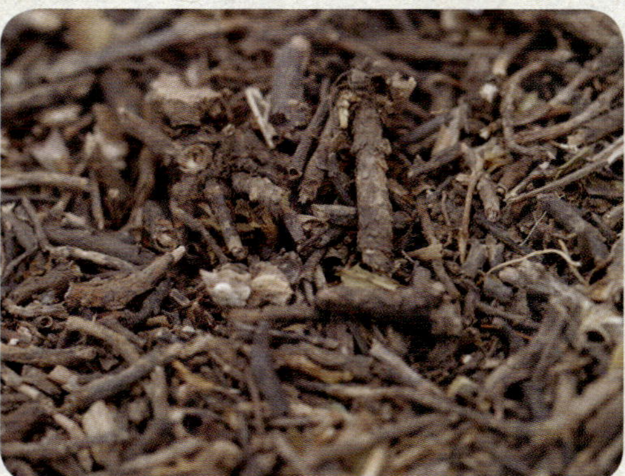

마타리_ 뿌리(약재)

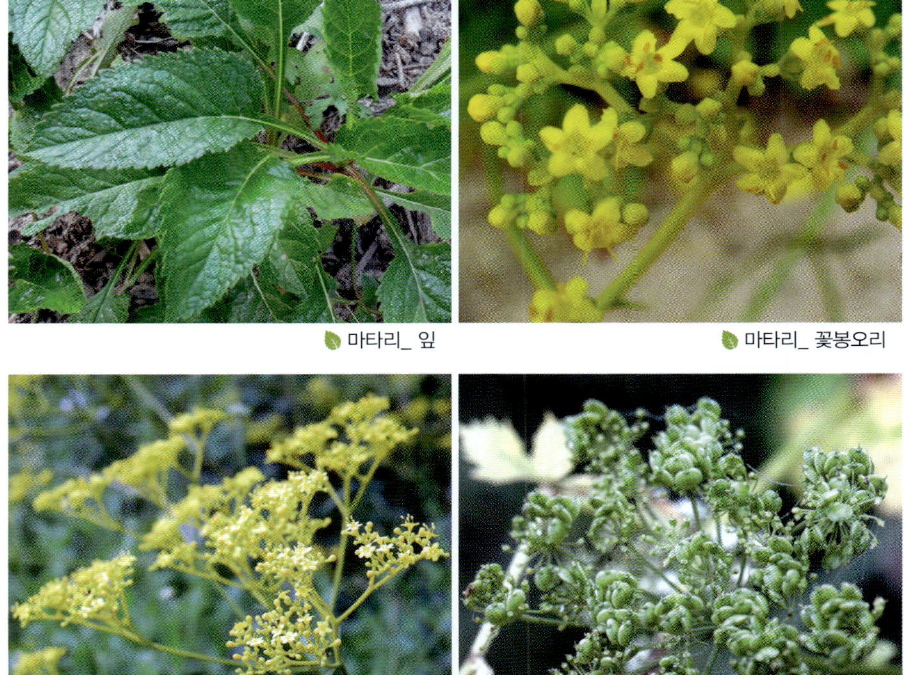

마타리_ 잎

마타리_ 꽃봉오리

마타리_ 꽃

마타리_ 종자 결실

🌿 **생육특성** : 마타리는 여러해살이풀로, 각지의 산야에서 분포한다. 키가 60~150cm에 달하며 곧게 자란다. 원줄기 길이는 50~100cm이다. 뿌리줄기는 원기둥 모양으로 한쪽으로 구부러졌고 마디가 있으며 마디와 마디 사이 길이는 2cm 정도로 마디 위에는 가는 뿌리가 있다. 줄기는 원기둥 모양으로 지름은 0.2~0.8cm인데 황록색 또는 황갈색으로 마디가 뚜렷하며 엉성한 털이 나 있다. 질은 부서지기 쉽고, 단면의 중앙에는 부드러운 속심이 있거나 비어 있다. 잎은 마주나고, 잎몸은 얇으며 쭈그러졌거나 파쇄되었고 다 자란 잎을 펴보면 깃꼴로 깊게 쪼개졌고 거친 톱니가 있으며 녹색 또는 황갈색이다. 꽃은 노란색으로 7~8월에 피며, 열매는 타원형이다.

🌿 **채취 방법과 시기** : 여름부터 가을에 걸쳐 채취하는데 이물질을 제거하고 두께 0.2~0.3cm로 가늘게 썰어 사용한다.

🌿 **성분** : 뿌리와 줄기에는 모로니사이드(morroniside), 로가닌(loganin), 빌로사이드(villoside), 파트리노사이드(patrinoside) C와 D, 스카비오사이드(scabioside) A~G 등이 함유되어 있다.

- **성미** : 성질이 약간 차고, 맛은 맵고 쓰며, 독성이 없다.

- **귀경** : 간(肝), 위(胃), 대장(大腸) 경락에 작용한다.

- **효능과 주치** : 열을 식히고 독을 풀어주는 청열해독, 종기를 다스리고 농을 배출하는 소종배농(消腫排膿), 어혈을 풀고 통증을 멈추게 하는 거어지통(去瘀止痛)의 효능이 있다. 또한 장옹(腸癰)과 설사, 적백대하, 산후어체복통(産後瘀滯腹痛: 산후에 어혈이 완전히 제거되지 않고 남아서 심한 복통을 유발하는 증상), 목적종통(目赤腫痛: 눈에 핏발이 서거나 종기가 생기면서 아픈 증상), 옹종개선(癰腫疥癬: 종양이나 옴) 등을 치유한다.

- **약용법과 용량** : 말린 전초 8~20g을 사용하는데 용도에 따라 적작약(청열소종), 율무(화농의 배설), 금은화(옹종 치료), 백두옹(설사) 등과 각각 배합하여 물을 붓고 끓여 복용하는데 보통 약재가 충분히 잠길 정도의 물을 붓고 끓기 시작하면 약하게 줄여 1/3이 될 때까지 달여 마신다. 또한 마타리는 열을 내리고 울결(鬱結: 막히고 덩어리 진 것)을 제거하며 소변을 잘 나오게 하고 부기를 가라앉히며 어혈을 없애고 농(膿)을 배출시키는 데 아주 좋은 효과가 있다. 산후에 오로(惡露)로 인하여 심한 복통이 있을 경우에는 이 약재 200g을 물 7~8L에 넣어 3~4L가 될 때까지 달여 한 번에 200mL씩, 하루에 3번 나눠 마신다.

- **사용 시 주의사항** : 맛이 쓰고 차서 혈액순환을 활성화시키고 어혈을 흩어지게 하는 작용이 있으므로 실열(實熱: 외부의 사기가 몸 안에 침입해 정기와 싸워 생기는 열)이나 어혈(瘀血)이 없는 경우에는 신중하게 사용할 것이며, 출산 후의 과도한 출혈이나 혈허(血虛), 또는 비위가 허약한 사람이나 임산부도 사용에 신중을 기해야 한다.

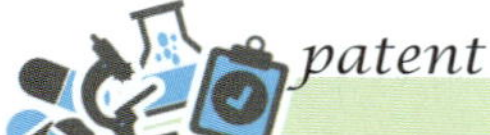

마타리의 기능성 및 효능에 관한 특허자료

▶ 마타리와 황백피의 혼합 수추출물을 함유하는 면역증강제 조성물

본 발명은 마타리와 황백피(황벽나무 줄기 속껍질)의 혼합 수추출물을 유효성분으로 함유하는 면역증강제 조성물에 관한 것이다. 본 발명의 추출물은 우수한 면역증강작용을 가지고 있어서 항암 화학요법이나 방사선 요법을 받는 환자에게서 손상된 면역기전을 부활 또는 증가시키고, 또한 면역 관련 백신을 사용할 때에 면역보조제로서 사용함으로써 항체 생성 강도를 증가시키는 효과를 나타낸다.

– 공개번호 : 10–1998–0021297, 출원인 : (주)파마킹, 한영복

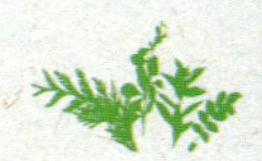

말나리

| 사용부위 | 비늘줄기, 종자

Lilium distichum Nakai ex Kamib.

- **이명 :** 왜말나리
- **생약명 :** 백합(百合), 윤엽백합(輪葉百合)
- **과명 :** 백합과(Liliaceae)
- **개화기 :** 6~8월

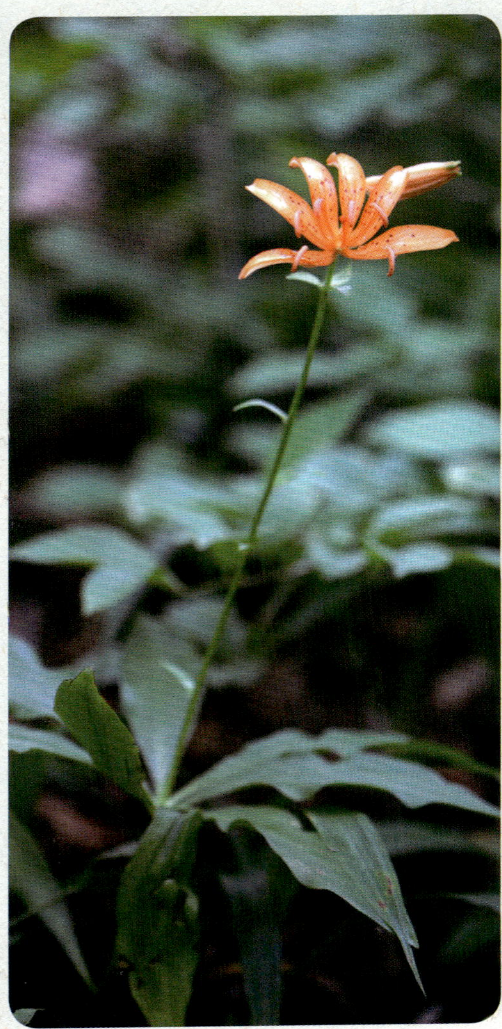

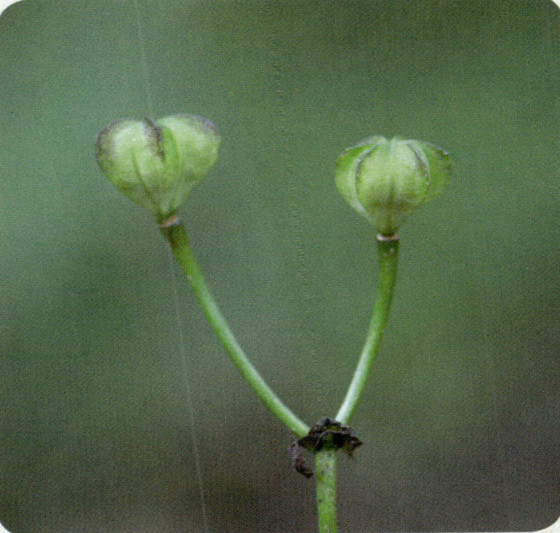

말나리_ 종자 결실

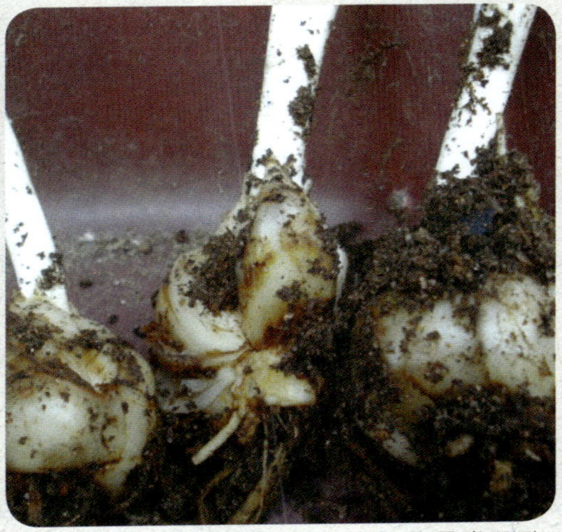

말나리_ 비늘줄기(채취품)

🔵 **생육특성 :** 말나리는 각처의 산지에서 자라는 여러해살이풀로, 생육환경은 반그늘이고 비옥한 토양의 낙엽수 아래이다. 키는 80cm 정도이고, 잎은 줄기 중간 부분에서 4~9장이 원을 그리며 도는 형태를 하고 있다. 잎은 달걀 모양이고 길이는 15cm 내외, 너비는 2~3cm이며 끝이 뾰족하다. 꽃은 황적색으로 6~8월에 줄기 끝에서 여러 송이가 핀

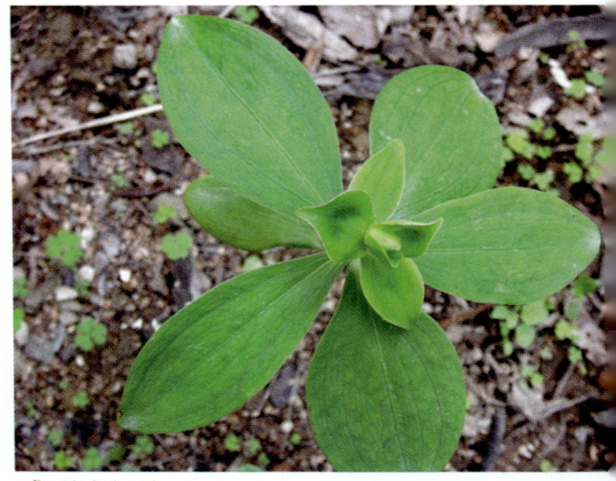

🌱 말나리_ 잎

다. 열매는 9~10월경에 둥글게 달리고, 안에는 둥글고 편평한 종자가 겹겹이 들어 있다.

🍂 **채취 방법과 시기 :** 흔히 구근 또는 알뿌리라고 부르는 땅속줄기인 인경(鱗莖: 둥글게 생긴 비늘줄기)을 가을에 채취하여 깨끗이 씻어 끓는 물에 잠깐 담갔다가 건져내거나, 살짝 쪄서 불에 쬐거나 햇볕에 말린다.

🌿 **성분 :** 콜히친(colchicine), 판토텐산(pantothenic acid), 베타-카로티노이드(β-carotinoid)가 함유되어 있다.

🍃 **성미 :** 성질이 평범하고, 맛은 달고 약간 쓰다.

🍃 **귀경 :** 심(心), 폐(肺), 비(脾) 경락에 작용한다.

🍂 **효능과 주치 :** 폐를 윤활하게 하는 윤폐(潤肺), 기침을 멈추게 하는 진해, 심기를 맑게 하는 청심(淸心), 정신을 안정시키는 안신(安神), 강장 등의 효능이 있어 폐결핵, 해수(咳嗽), 열병 후의 남은 열을 제거한다. 또한 경기와 심계항진(心悸亢進: 가슴 두근거림이 멈추지 않고 계속됨)을 다스리고 정신불안, 신체허약 등을 치료한다. 이 외에도 백합화(百合花: 꽃)는 정신을 안정시키는 효능이 있으며, 폐를 윤활하게 하며 해수, 현기증, 야침불안(夜寢不安: 밤이 되면 느끼는 불안감), 천포습창(天疱濕瘡: 물집이 생기는 종기. 창독 또는 매독)을 치료한다. 또한 백합자(百合子: 씨)는 장풍하혈(腸風下血: 치질의 하나. 대변을 볼 때 맑고 새빨간 피가 나오는 증상이 있는데 이는 풍사가 장위를

436

말나리 · 땅나리 · 참나리 · 하늘말나리

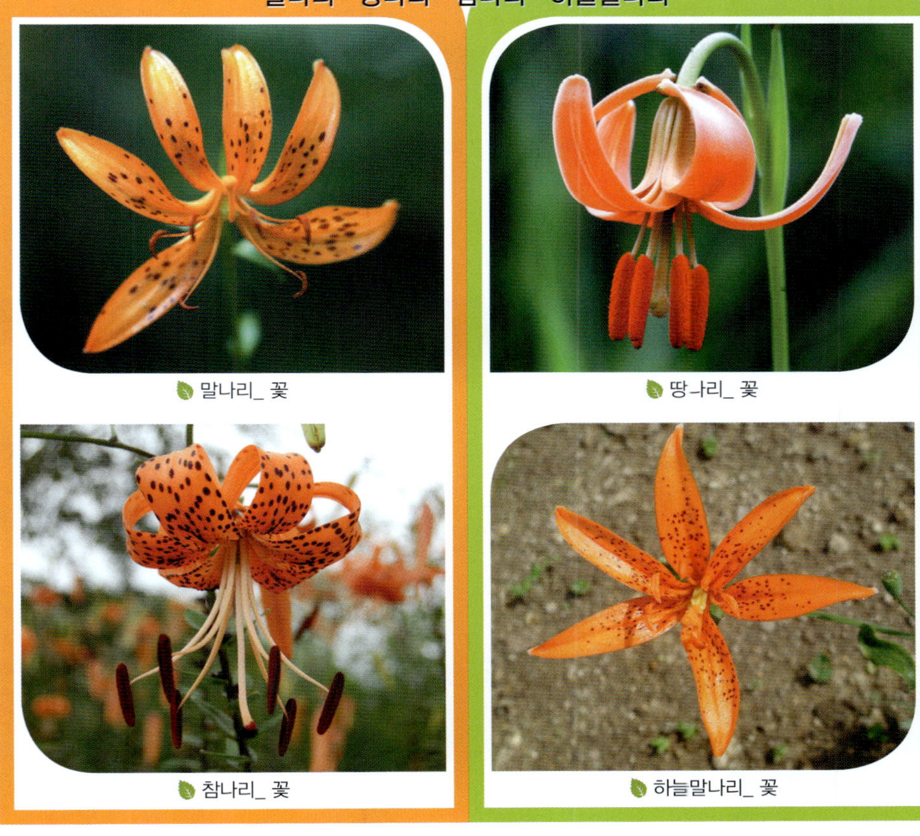

말나리_ 꽃

땅_나리_ 꽃

참나리_ 꽃

하늘말나리_ 꽃

침범하여 생김. 장풍이라고도 함)을 다스리는 데 효능이 있는데, 백합자에 술을 흡수시켜서 약간 빨갛게 될 정도로 볶아서 가루로 만들어 뜨거운 물에 섞어 마신다.

🌸 **약용법과 용량** : 말린 약재 10~30g을 물 1L에 넣어 1/3이 될 때까지 달여 하루에 2~3회 나눠 마시거나, 죽을 쑤어서 먹기도 한다. 말린 꽃(백합화) 6~12g을 달여 하루에 나눠 마시거나, 외용할 경우에는 가루로 만들어 환부에 고루 바른다. 말린 종자(백합자) 9~30g을 물 1L에 넣어 1/3이 될 때까지 달여 하루에 나눠 마시거나, 삶아 먹고, 죽을 만들어 먹는다. 백합자를 외용할 경우에는 짓찧어 환부에 바르기도 한다.

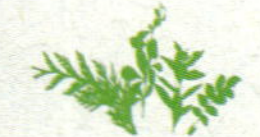

맥문동

| 사용부위 | 덩이뿌리

Liriope platyphylla F. T. Wang & T. Tang

- **이명 :** 알꽃맥문동, 넓은잎맥문동, 맥동(麥冬), 문동(門冬)
- **생약명 :** 맥문동(麥門冬)
- **과명 :** 백합과(Liliaceae)
- **개화기 :** 5~7월

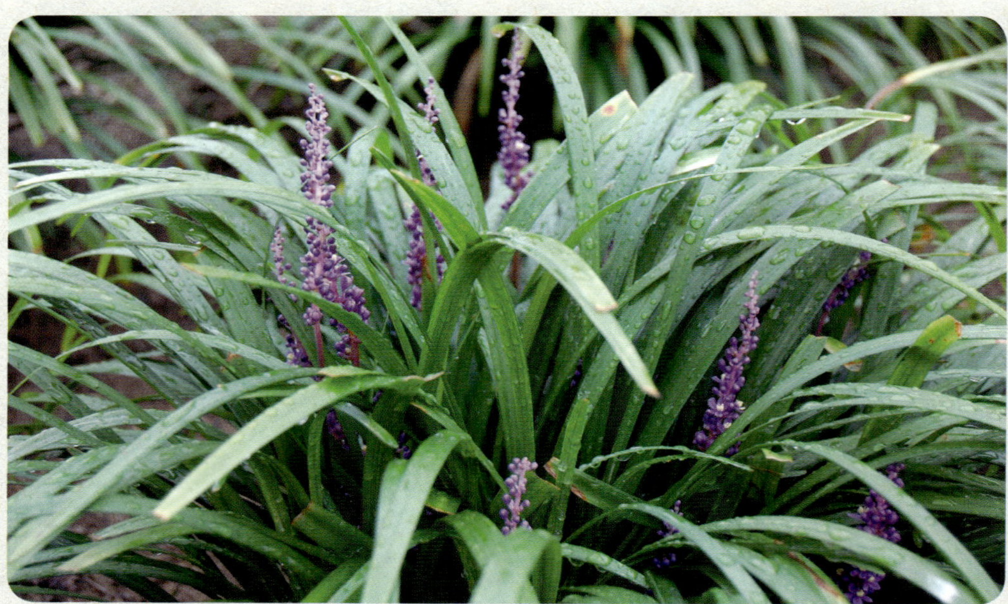

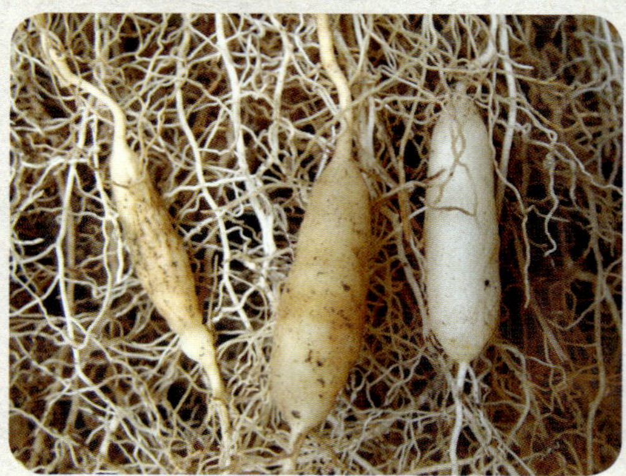

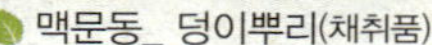

▼ 맥문동_ 덩이뿌리(채취품)

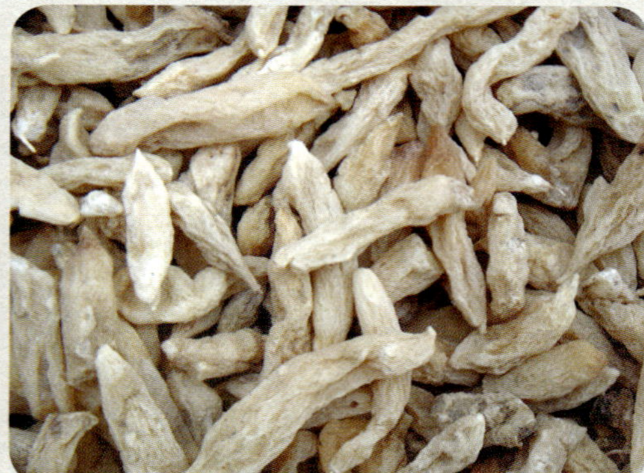

▼ 맥문동_ 덩이뿌리(약재 전형)

● **생육특성 :** 맥문동은 중부 이남의 산지에서 자라는 상록 여러해살이풀로, 생육환경은 반그늘 혹은 햇빛이 잘 들어오는 나무 아래이다. 키는 30~50cm로 자라는데, 줄기는 잎과 따로 구분되지 않는가. 짙은 녹색의 잎이 밑에서 모여나는데 길이는 30~50cm, 너비는 0.8~1.2cm이며 끝이 뾰족해지다가 둔해지기도 한다. 잎은 겨울에도 지상부에 남아 있기 때문에 쉽게 찾을 수 있다. 꽃은 자줏빛으로 5~7월에 1마디에 여러 송이가 피는데, 꽃대가 30~50cm로 자라 맥문동의 키가 된다. 열매는 10~11월에 푸른색으로 달리는데, 껍질이 벗겨지면 검은색 종자가 나타난다.
주변에 조경용으로 많이 심어 친숙한 식물이다.

● **채취 방법과 시기 :** 반드시 겨울을 넘겨 봄(4월 하순~5월 초순)에 채취하여 건조하고, 포기는 다시 정리하여 분주묘(分株苗: 포기나누기용 묘)로 사용한다. 폐, 위의 음기를 청양(淸養: 맑게 하고 길러주는 것)하려면 맑은 물에 2시간 이상 담가서 습윤(濕潤: 습기를 머금어서 무르지 된 것)한 다음 거심

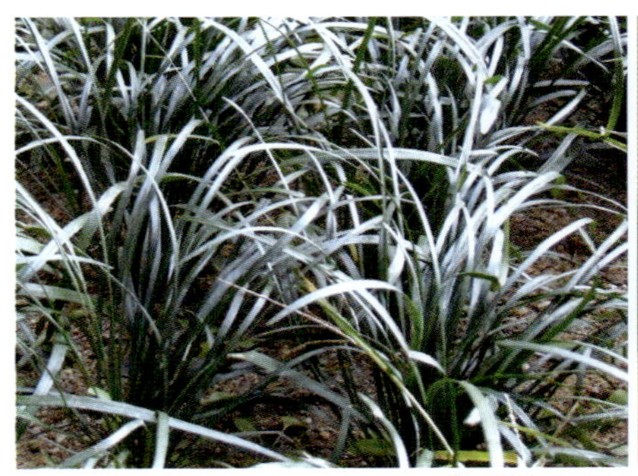

맥문동_ 잎

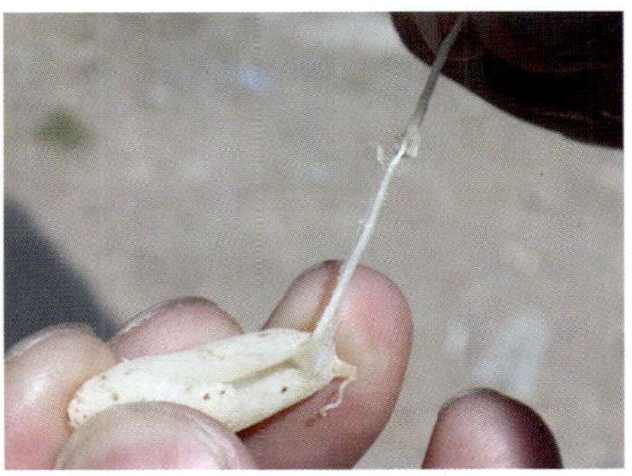

맥문동_ 겡이뿌리 심 제거(거심) 후 사용

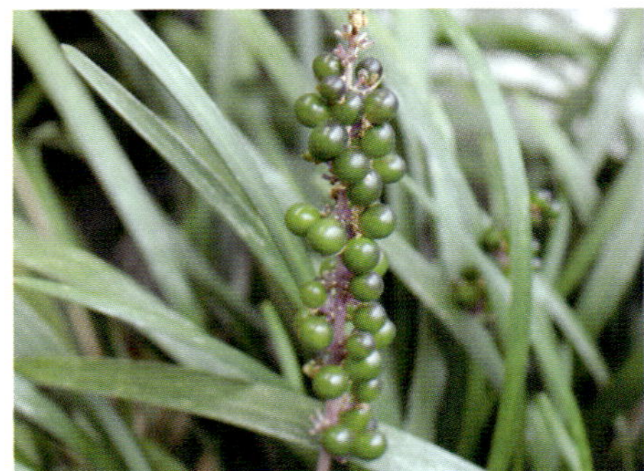

맥문동_ 덜 익은 열매

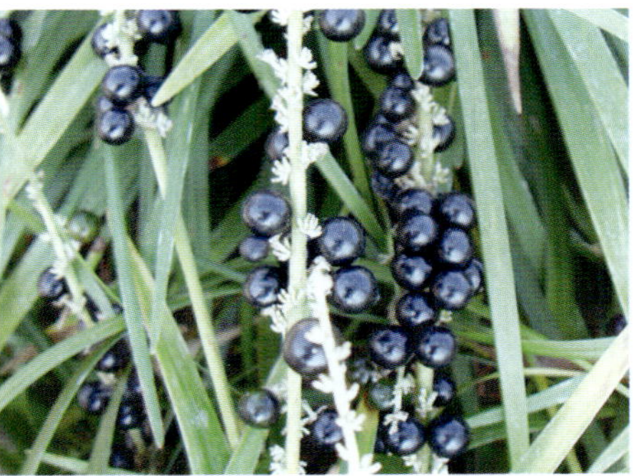

맥문동_ 익은 열매

【 혼동하기 쉬운 약초 비교 】

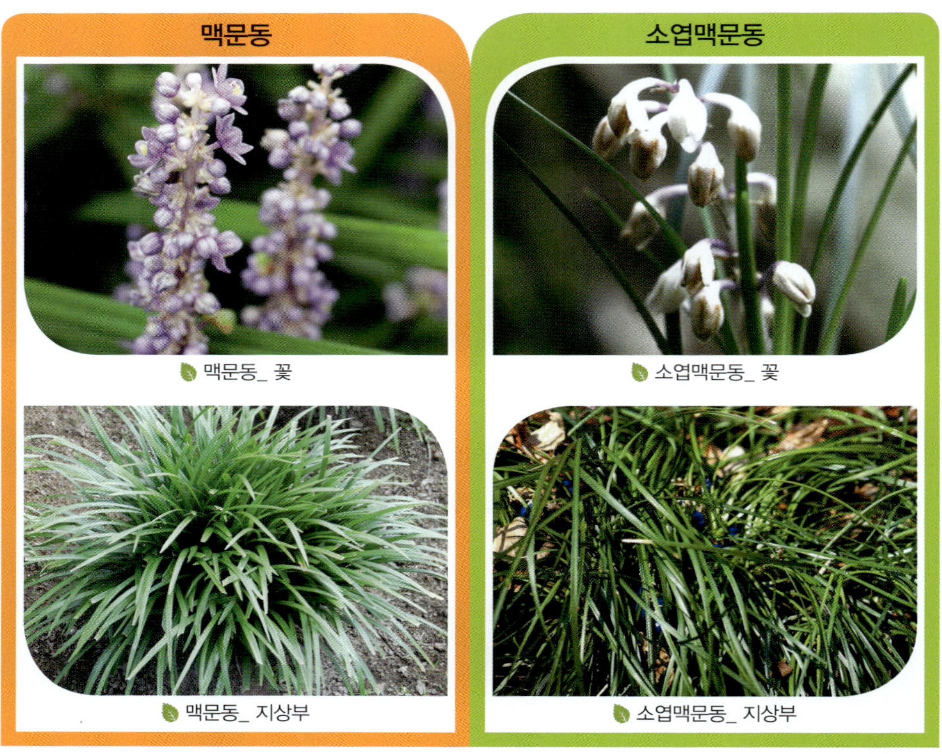

🌿 맥문동_ 꽃

🌿 소엽맥문동_ 꽃

🌿 맥문동_ 지상부

🌿 소엽맥문동_ 지상부

(祛心: 약재의 중간부를 관통하는 실뿌리를 제거함)하여 사용한다. 자음청심
(滋陰淸心: 음기를 기르고 심장의 열을 식힘)하려면 거심하여 사용하고, 자보
(滋補)하는 약에 넣으려면 주침(酒浸: 청주를 자작하게 부어서 충분히 스며들
게 함)하여 거심하여 사용하고, 정신을 안정시키는 안신(安神)약제에 응용
하려면 주맥문동[朱麥門冬: 속심을 제거한 맥문동을 대야에 담고 물을 조금 뿌
려서 눅눅하게 한 다음 여기에 부드러운 주사(朱砂) 가루를 뿌려줌과 동시에 수시
로 뒤섞어 맥문동의 겉면에 주사가 고루 묻게 한 다음 꺼내 말린다. 맥문동 5kg에
주사 110g 사용]을 만들어 사용하기도 한다.

🌿 **성분 :** 오피오코고닌(ophiopogonin) A~D, 베타-시토스테롤(β-sitosterol), 스
티그마스테롤(stigmaterol) 등이 함유되어 있다.

🌿 **성미 :** 성질이 약간 차고, 맛은 달며 조금 쓰고, 독성이 없다.

440

- **귀경** : 심(心), 폐(肺), 위(胃) 경락에 작용한다.

- **효능과 주치** : 음기를 자양하고 폐를 윤활하게 하는 자음윤폐(養陰潤肺), 심의 기능을 맑게 하여 번다(煩多 : 체한 것처럼 가슴이 답답하고 괴로운 증상) 증상을 제거하는 청심제번(淸心除煩), 위의 기운을 돕고 진액을 생성하는 익위생진(益胃生津) 등의 효능이 있어 폐의 건조함으로 오는 마른기침을 다스리는 폐조건해(肺燥乾咳), 토혈, 각혈, 폐의 기운이 위축된 증상, 폐옹(肺癰), 허로번열(虛勞煩熱), 소갈(消渴), 열병으로 진액이 손상된 열병상진(熱病傷津) 증상, 인후부의 건조함과 입안이 마르는 인건구조(咽乾口燥) 증상, 변비 등을 치료한다.

- **약용법과 용량** : 말린 덩이뿌리 10g을 물 700mL에 넣어 끓기 시작하면 약하게 줄여 200~300mL가 될 때까지 달여 하루에 2회 나눠 마신다. 말린 맥문동을 인삼, 오미자 등과 함께 달여 여름철 땀을 많이 흘린 뒤의 갈증과 기력 회복을 위한 음료수로 사용하기도 한다. 또한 위의 진액이 손상된 경우에는 이 맥문동에 사삼, 건지황, 옥죽(玉竹) 등을 배합하여 사용한다. 보통 정신불안에 사용하는 처방에는 맥문동을 쓰고, 유정, 강장 등의 처방에는 천문동을 사용한다. 맥문동과 천문동을 배합하면 마른기침과 지나친 방사(성행위)로 인한 기침을 치료하는 데 사용된다.

- **사용 시 주의사항** : 이 약재는 자이성(滋膩性 : 매끄럽고 끈적끈적 들러붙는 성질)으로 약하지만 달고 윤(潤 : 젖은)한 성질, 약간의 찬 성질 등이 있기 때문에 비위가 허하고 찬 원인으로 인해 설사를 하거나 풍사나 한사로 인해 기침과 천식이 유발된 경우에는 모두 피해야 한다.

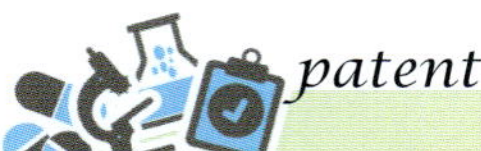

patent

맥문동의 기능성 및 효능에 관한 특허자료

▶ 맥문동 추출물을 유효성분으로 포함하는 염증성 질환 치료 및 예방용 조성물

본 발명은 맥문동 추출물을 유효성분으로 포함하는 것을 특징으로 하는 염증성 질환 치료 및 예방용 조성물에 관한 것으로, 더욱 상세하게는 맥문동 추출물 중 악티제닌의 함량이 일정 범위로 포함되도록 규격화 및 표준화시키고 제제화하여 진통 억제, 급성 염증 억제 및 급성 부종 억제 등의 염증성 변화에 의하여 나타나는 제 증상의 억제 효과가 우수하게 발현되어 관절염 등의 염증성 변화에 의한 질환 치료 및 예방에 유용한 약제로 사용할 수 있는 맥문동 추출물에 관한 것이다.

— 등록번호 : 10-1093731, 출원인 : 신도산업(주)

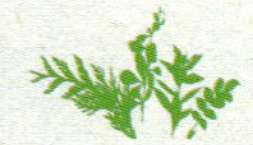

머위

| 사용부위 | 뿌리, 뿌리줄기, 잎

Petasites japonicus (Siebold & Zucc.) Maxim.

- **이명** : 머구, 머웃대, 백채(白菜), 사두초(蛇頭草), 야남과(野南瓜)
- **생약명** : 봉두채(蜂斗菜), 봉두근(蜂斗根)
- **과명** : 국화과(Compositae)
- **개화기** : 4~5월

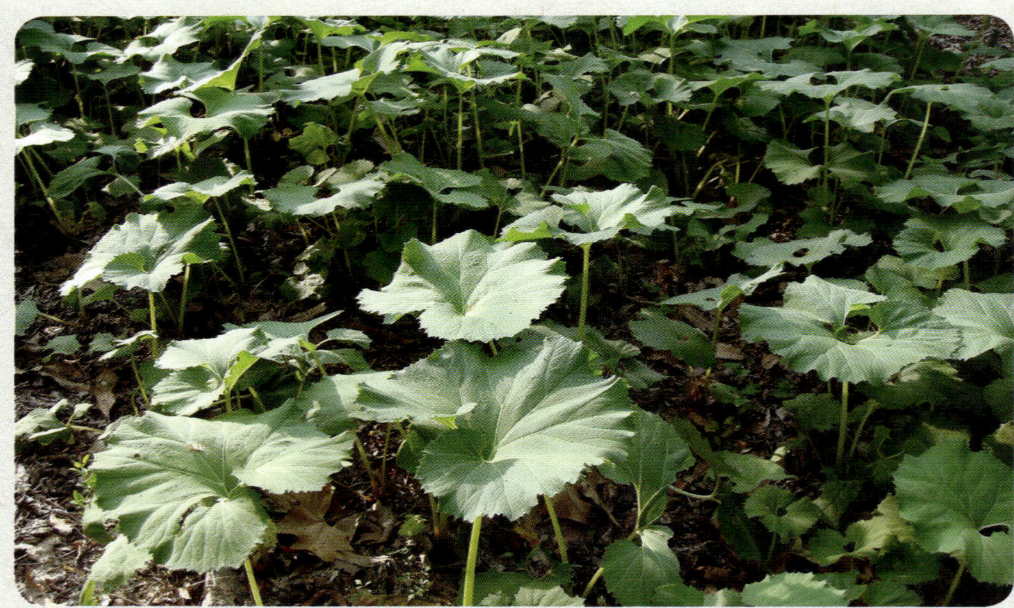

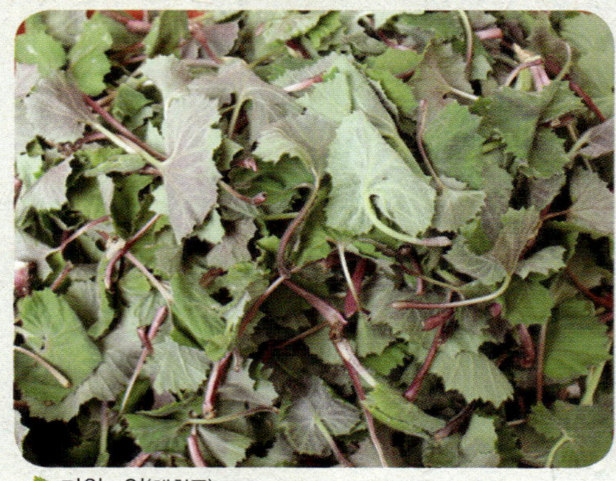

🌿 머위_ 잎(채취품)

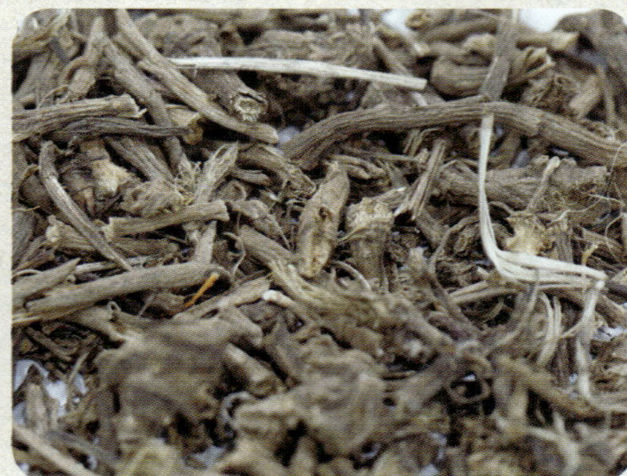

🌿 머위_ 뿌리(약재)

● **생육특성** : 머위는 여러해살이풀로, 중·남부 지방에서 주로 분포하며 보통 햇빛이 잘 드는 습한 곳을 좋아한다. 키는 5~45cm이고, 굵은 땅속줄기는 옆으로 뻗으며 줄기 끝에서 잎이 나온다. 잎은 지름이 15~30cm로 표면에 구부러진 털이 나 있으나 자라면서 없어지고 가장자리에는 불규칙한 치아 모양의 톱니가 있다. 콩팥 모양으로 생긴 잎은 둥글고 뿌리에서 난 근생엽은 잎자루가 길다. 꽃은 암꽃은 흰색, 수꽃은 황백색으로 4~5월에 여러 송이가 뭉쳐서 피는데 포가 밑부분을 둘러싸고 있으며 지름은 0.7~1cm이다. 열매는 6월경에 길이 약 3.5cm, 지름 0.05cm 정도의 크기로 열리며 모양은 원기둥 모양으로 겉에는 흰색의 갓털이 달린다.

● **채취 방법과 시기** : 가을철에 뿌리줄기 및 뿌리를 채취하여 햇볕에 말려 약재로 사용한다.

● **성분** : 뿌리의 정유에는 페타신(petasin) 50~55%와 그 밖에 카린(carene), 크레모필린(cremophilene), 티몰메틸에테르(thymolmethylether), 푸라노에레모필란(furanoeremophilane), 리굴라론(ligularone), 페타살빈(petasalbin), 알보프타신(alboprtasin) 등이 함유되어 있다. 특히 비타민 A가 많다.

● **성미** : 성질이 시원하고, 맛은 쓰고 맵다.

● **귀경** : 심(心), 폐(肺), 간(肝) 경락에 작용한다.

● **효능과 주치** : 어혈을 없애고, 독을 풀며, 종기를 없애는 소종의 효능이 있

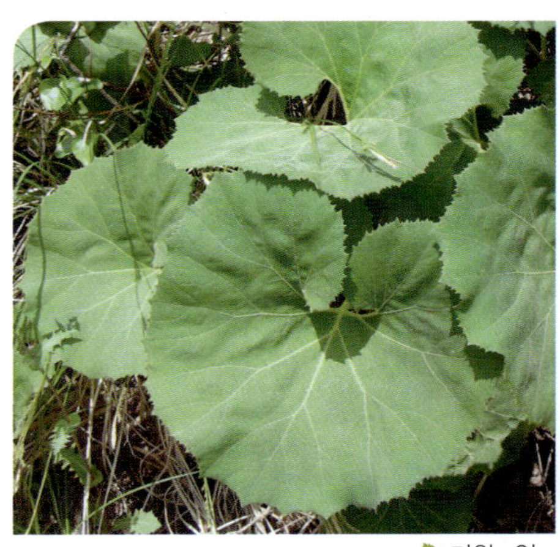

● 머위_ 잎

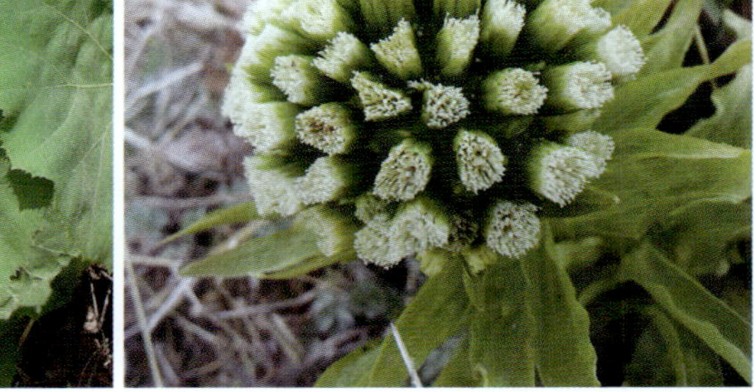

● 머위_ 꽃

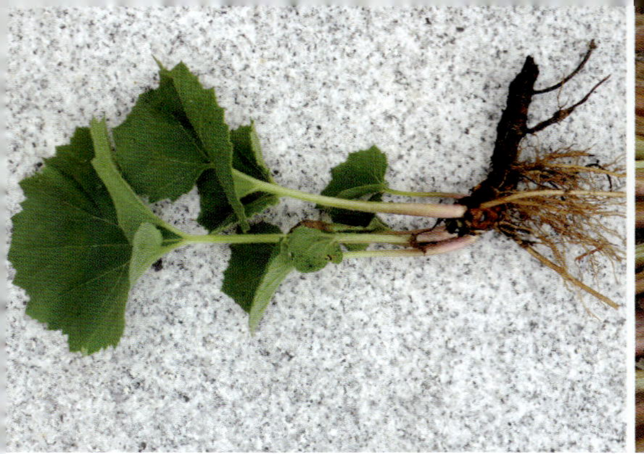
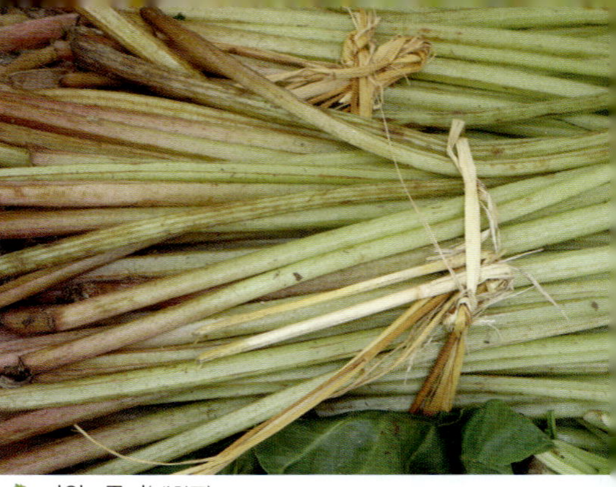

머위_ 전초(채취품)

머위_ 줄기(채취품)

어 타박상, 인후염, 편도선염, 기관지염, 옹종, 암종, 뱀에 물린 상처인 사교상 등에 사용한다. 전초를 봉두채, 꽃을 봉두화, 뿌리를 봉두근이라 하여 약재로 사용하고, 잎자루는 식용한다. 가을에 잎을 따 그늘에 말린 것은 항산화 효과가 뛰어나다. 꽃봉오리나 잎 모두 식욕증진과 가래를 없애는 데 효과적이다.

🍃 **약용법과 용량** : 말린 약재 15g을 물 700mL에 넣어 끓기 시작하면 약하게 줄여 200~300mL가 될 때까지 달여 하루에 3회 식사 전에 나눠 마시거나, 양치질 액으로 사용한다. 염좌에는 생잎을 불에 약간 구워 부드럽게 만들어 환부에 온습포를 하면 통증이 가라앉고 빨리 낫는다.

🍂 **사용 시 주의사항** : 시원하고 쓰고 매운 성미가 있으므로 비위가 허하고 냉한 사람은 주의해서 사용해야 한다. 민간에서는 머위의 꽃봉오리를 '관동화(款冬花)'라는 약재의 대용품으로 쓰기도 한다. 그러나 대한약전에 수재된 관동화는 관동(*Tussilago farfara* L.)이라는 식물의 꽃봉오리를 말린 것으로 혼동해서는 안 된다.

patent

머위의 기능성 및 효능에 관한 특허자료

▶ **머위 추출물을 함유하는 뇌 기능 개선용 약학적 조성물**

본 발명은 혈뇌장벽을 통과하여 뇌 기능 보호작용 및 기억력의 증강활성을 갖는 뇌 기능 개선을 위한 새로운 약물 소재인 머위 추출물에 관한 것이다. 또한 본 발명은 상기 머위 추출물을 유효성분으로 함유하는 뇌 기능 개선용 약학적 조성물에 관한 것이다. 본 발명의 머위 추출물은 청소년, 성인 및 노인층의 광범위한 계층까지 뇌 기능 보호작용 및 기억력 증강 효과를 기대할 수 있다.

— 공개번호 : 10−2005−0001419, 특허권자 : (주)케이티앤지

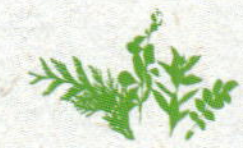

고혈압, 당뇨병, 소변불리, 소아열독을 치료하는

메꽃 | **사용부위** | 전초

Calystegia sepium var. *japonicum* (Choisy) Makino

- **이명** : 근근화(筋根花), 고자화(鼓子花)
- **생약명** : 선화(旋花), 구구앙(狗狗秧)
- **과명** : 메꽃과(Convolvulaceae)
- **개화기** : 6~8월

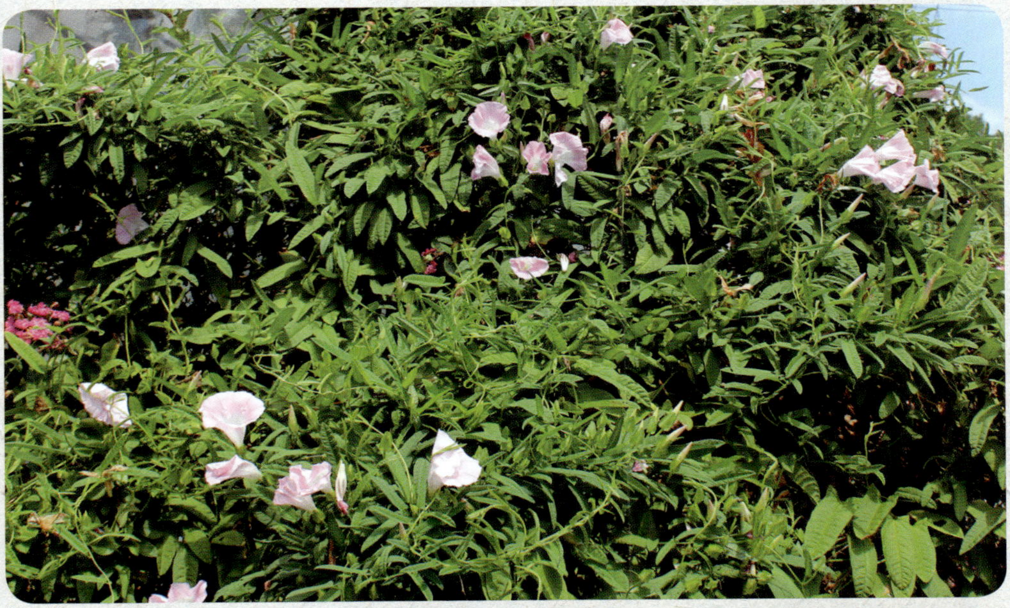

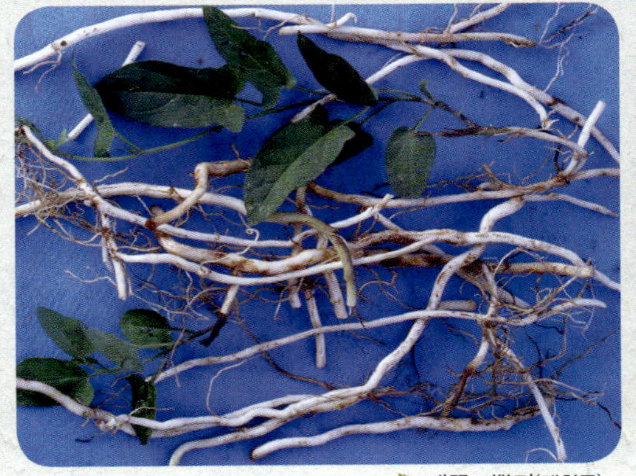

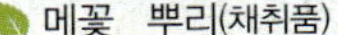
메꽃_ 뿌리(채취품)

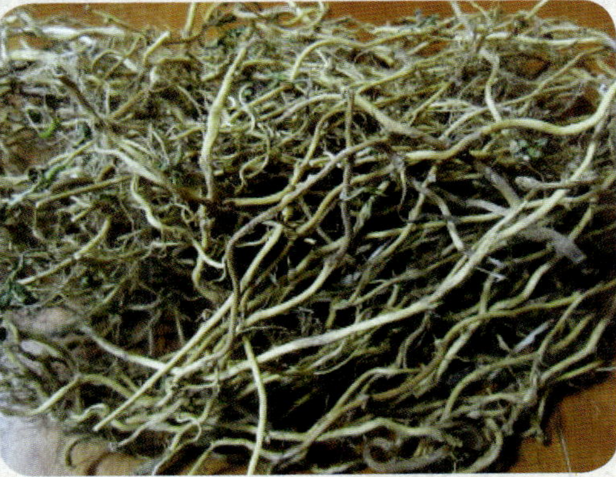
메꽃_ 뿌리(약재 전형)

🌿 **생육특성** : 메꽃은 덩굴성 여러해살이풀로, 전국 각지의 산야에서 자생한다. 줄기는 1~2m로 뻗고 지하줄기는 흰색인데 사방으로 뻗으면서 새순이 나온다. 잎은 타원형 바늘 모양으로 끝이 둔한 편이고, 꽃은 엷은 붉은색으로 6~8월에 피는데, 열매는 잘 맺지 않는다. 어린순은 나물로 식용한다.

🌿 **채취 방법과 시기** : 6~8월에 전초를 채취하여 흙먼지를 제거하고 햇볕에 말리거나 생것으로 사용하기도 한다.

🌿 **성분** : 뿌리와 꽃에는 캠페롤(kaempferol), 캠페롤-3-람노글루코사이드(kaempferol-3-rhamnoglucoside), 코럼빈(columbin), 팔마틴(palmatine) 등이 함유되어 있다.

🌿 **성미** : 성질이 따뜻하고, 맛은 달고 쓰다.

🌿 **귀경** : 비(脾), 신(腎) 경락에 작용한다.

🌿 **효능과 주치** : 기를 더해주는 익기, 소변을 잘 나오게 하는 이수, 혈당을 조절하는 항당뇨 등의 효능이 있어 신체가 허약하고 기가 손상되었을 때 사용할 수 있고, 소변을 잘 보지 못하는 소변불리, 고혈압, 당뇨병 등에 응용할 수 있다. 뿌리와 싹을 짓찧어서 그 즙을 마시면 단독(丹毒), 소아열독을 치료한다. 뿌리는 근골을 접합시키고 칼 등에 베인 상처를 아물게 한다.

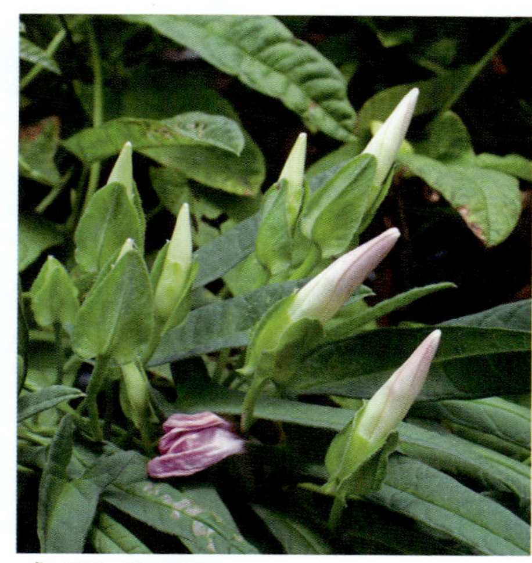

🌿 메꽃_ 꽃봉오리

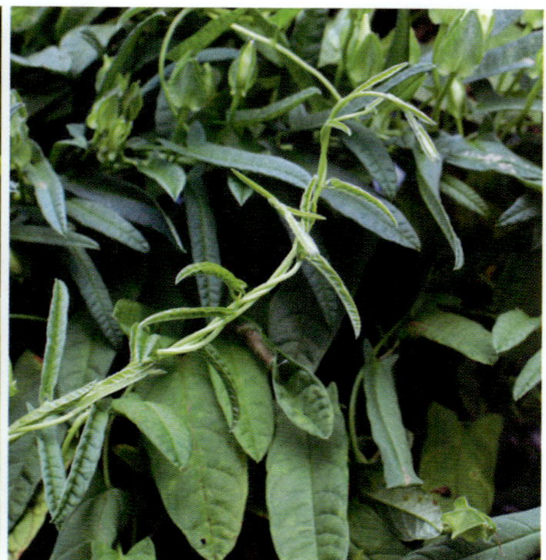

🌿 메꽃_ 덩굴줄기

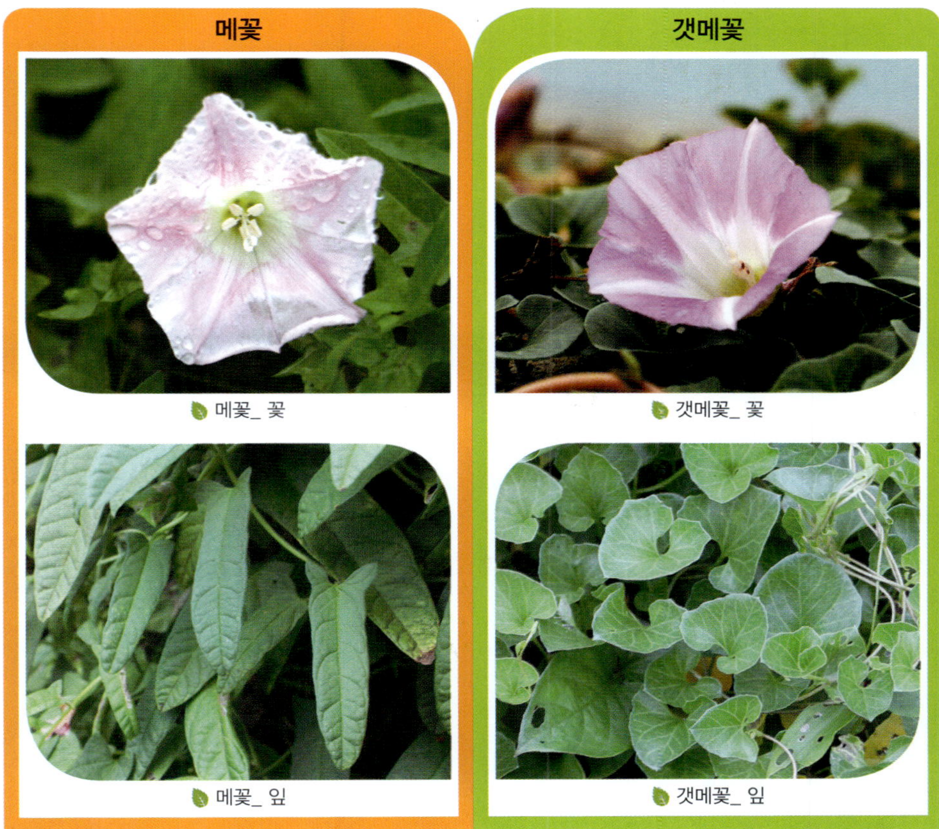

🌿 **약용법과 용량** : 말린 전초 20g을 물 700mL에 넣어 끓기 시작하면 약하게 줄여 200~300mL가 될 때까지 달여 하루에 2회 나눠 마신다. 신선할 때 채취하여 생즙을 내어 마시기도 한다.

patent

메꽃의 기능성 및 효능에 관한 특허자료

▶ **메꽃 추출물을 유효성분으로 함유하는 당뇨병 예방 및 치료용 약학적 조성물**

본 발명은 메꽃 추출물을 유효성분으로 함유하는 당뇨병 예방 및 치료용 약학적 조성물에 관한 것으로, 보다 상세하게는, 메꽃 추출물이 유의하게 α-글루코시다제 활성저해효과를 나타내므로, 당뇨병 예방 및 치료용 약학적 조성물 또는 상기 목적의 건강식품 조성물로 유용하게 사용될 수 있다.

– 공개번호 : 10-2014-0125594, 출원인 : (주)화평디엔에프

종기를 삭이고 이뇨제, 지혈제, 소염제로 사용되는

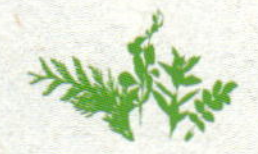

멸가치

| 사용부위 | 뿌리, 어린순

Adenocaulon himalaicum Edgew.

- 이명 : 개머위, 명가지, 옹취, 총취
- 생약명 : 선경채(腺梗菜), 야로(野蕗)
- 과명 : 국화과(Compositae)
- 개화기 : 8~10월

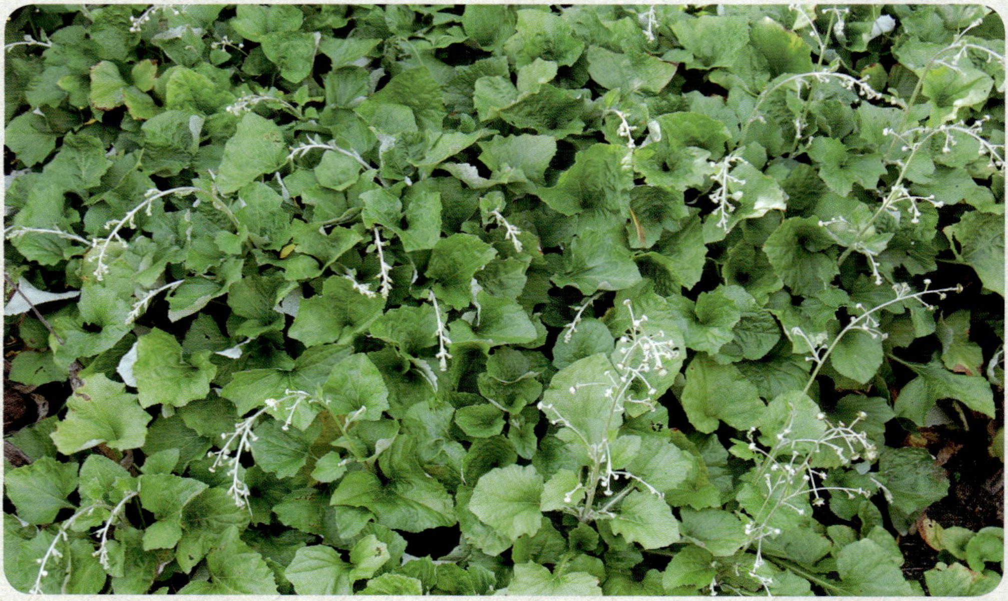

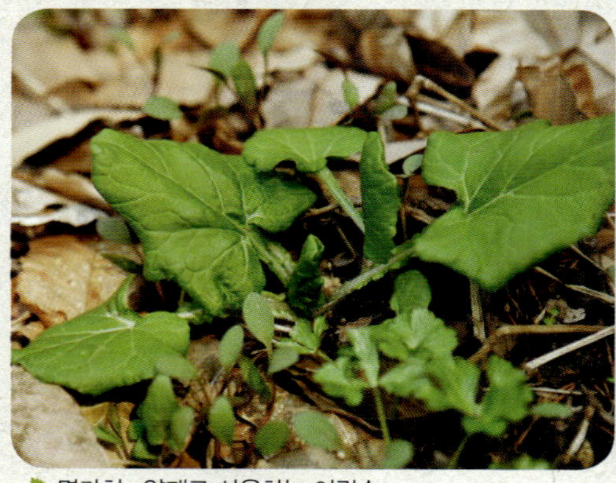

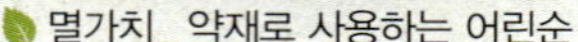

멸가치_ 약재로 사용하는 어린순

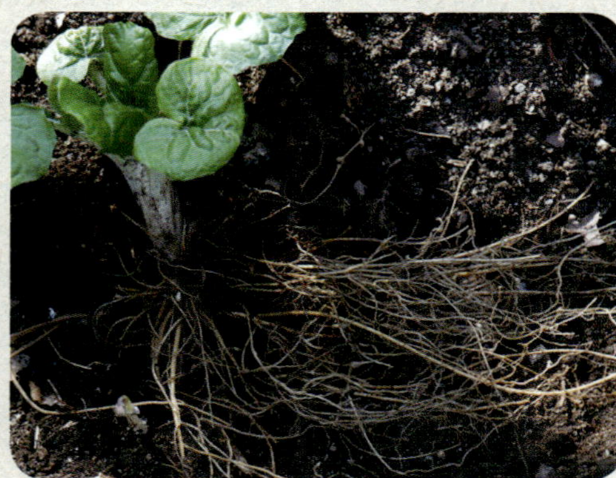

멸가치_ 전초(채취품)

- **생육특성 :** 멸가치는 각처의 산이나 들에서 자라는 여러해살이풀이다. 생육환경은 음지이며 습한 지역이다. 키는 50~100cm이고, 잎은 삼각의 심장 모양으로 길이는 7~13cm, 너비는 11~22cm이다. 잎 가장자리가 깊게 파여 톱니가 있고 표면은 녹색이고 뒷면은 흰빛이 나며 흰 솜털이 많이 나 있다. 꽃은 8~10월에 피는데 흰색에서 연한 붉은색으로 변하며 지름은 0.5cm 정도이다. 종자가 결실되는 자리는 마치 해바라기와 같은 무늬를 한 종자가 잔털과 함께 달린다.

- **채취 방법과 시기 :** 이른 봄에 어린순을 채취하여 식용하며, 잎이 전개된 후에는 전초를 채취하여 지상부를 제거하고 뿌리 부분단 남겨서 약재로 사용한다.

- **성분 :** 당류, 점유질, 회분이 함유되어 있다.

- **성미 :** 성질이 서늘하고, 맛은 약간 쓰다.

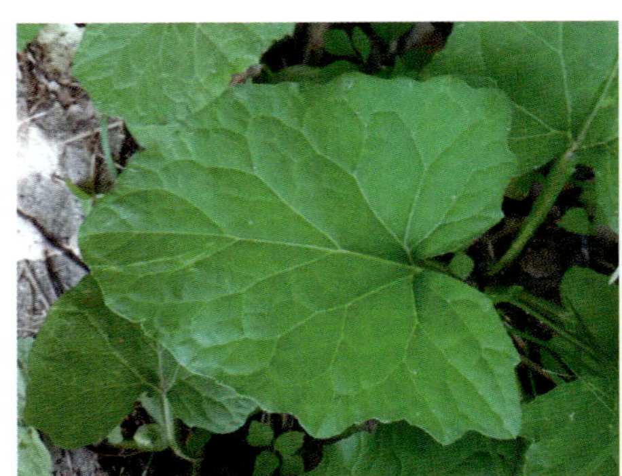

멸가치_ 잎

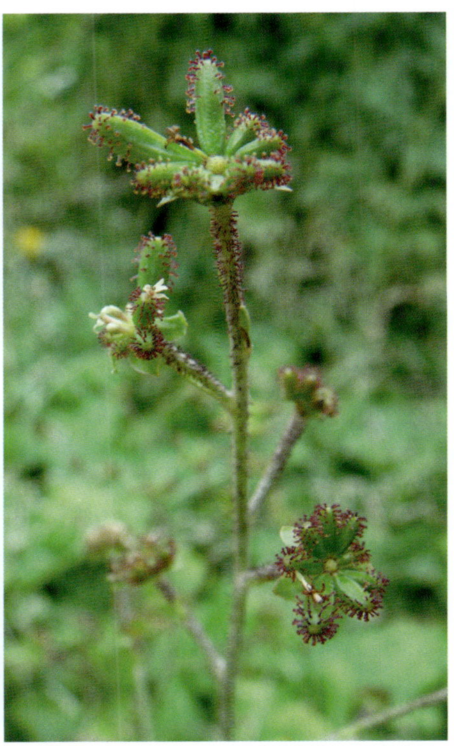

멸가치_ 종자 결실

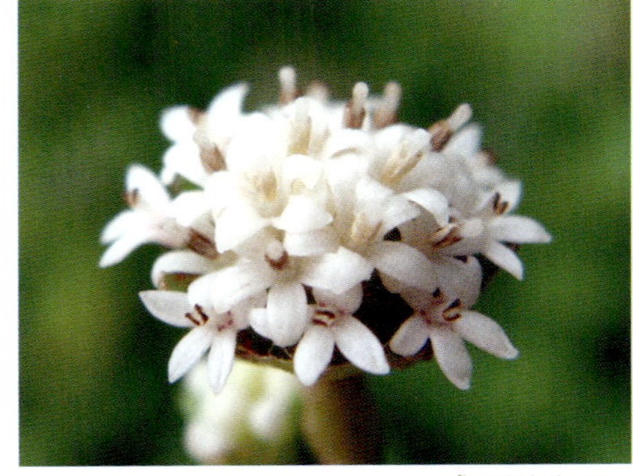

멸가치_ 꽃

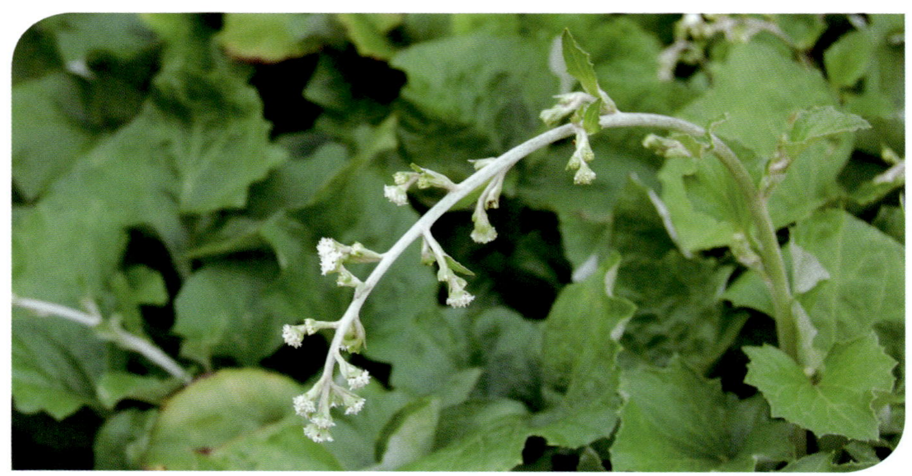

● **귀경** : 간(肝), 폐(肺), 신(腎) 경락에 작용한다.

● **효능과 주치** : 종기를 삭이는 소종, 기침을 멈추는 지해(止咳), 오줌을 잘 나가게 하는 이뇨, 어혈을 흩어지게 하는 산어(散瘀) 등의 효능이 있으며 종기와 악창, 외상 치료에 사용한다. 민간에서는 지혈제, 소염제로 사용했다. 뿌리줄기와 뿌리는 기침, 천식, 산후복통, 수종(水腫: 체내 수습이 정체되어 발생하는 부종), 종기와 악창(惡瘡), 소변불통에 내복하고 외상에는 짓찧어 환부에 붙인다.

● **약용법과 용량** : 말린 뿌리 20g을 물 1L에 넣어 1/3이 될 때까지 달여 하루에 2~3회 나눠 마시고, 외용할 경우에는 적당량을 짓찧어 환부에 바른다.

patent

멸가치의 기능성 및 효능에 관한 특허자료

▶ **멸가치 등의 자생식물 추출물을 유효성분으로 함유하는 암의 예방 또는 치료용 약학적 조성물**

본 발명은 멸가치, 독활, 담배풀, 벌개미취, 털부처꽃 등의 군으로부터 선택되는 1종 이상의 자생식물 추출물을 유효성분으로 함유하는 암의 예방 또는 치료용 약학적 조성물에 관한 것이다. 본 발명의 자생식물 추출물을 암세포의 성장촉진과 관련되는 알도-케토 환원효소 1B10에 처리하였을 때, 상기 효소의 활성이 효과적으로 감소하였으므로, 본 발명의 약학적 조성물은 암의 예방 또는 치료에 유용하게 이용될 수 있다.

– 공개번호 : 10-2011-0048236, 출원인 : 한국과학기술연구원

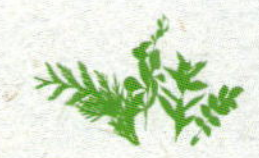

모시대

| 사용부위 | 뿌리

Adenophora remotiflora (Siebold & Zucc.) Miq.

- **이명** : 모시때, 모싯대, 첨길경, 백면근, 기니(芑苨), 매삼(梅蔘), 행삼(杏蔘)
- **생약명** : 제니(薺苨)
- **과명** : 초롱꽃과(Campanulaceae)
- **개화기** : 8~9월

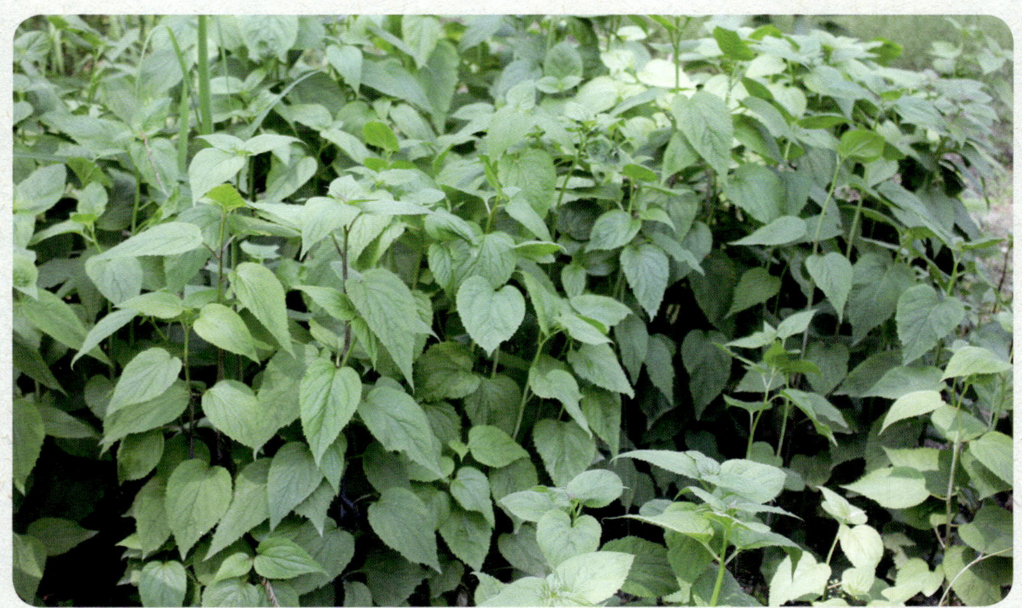

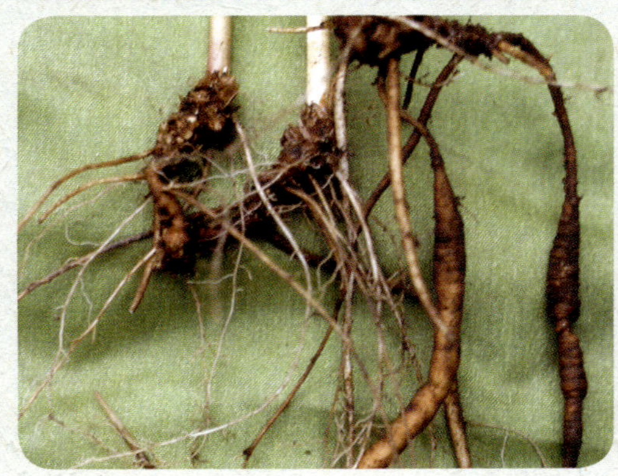

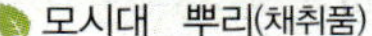
모시대_ 뿌리(채취품)

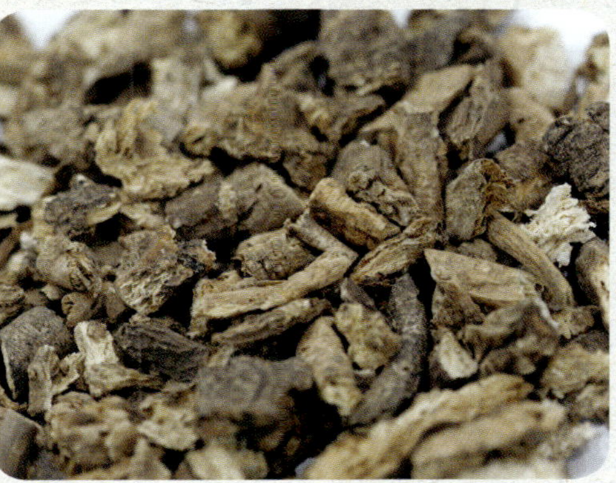
모시대_ 뿌리(약재)

🔵 **생육특성** : 모시대는 여러해살이풀로, 전국의 깊은 산속 나무 아래나 산기슭 등 습한 곳에서 군락을 이루어 자생하는데 전북 순창 지역에서 많이 재배한다. 키는 50~100cm로 곧게 자라며, 뿌리는 굵은 편이고, 줄기를 자르면 흰색의 유즙(乳汁)이 나온다. 잎은 어긋나고 잎자루가 있으며, 달걀 모양에 잎끝이 뾰족하고, 가장자리에 톱니가 있다. 꽃은 푸른빛을 띠는 자색으로 8~9월에 원뿔꽃차례로 피고, 열매는 10월에 달린다.

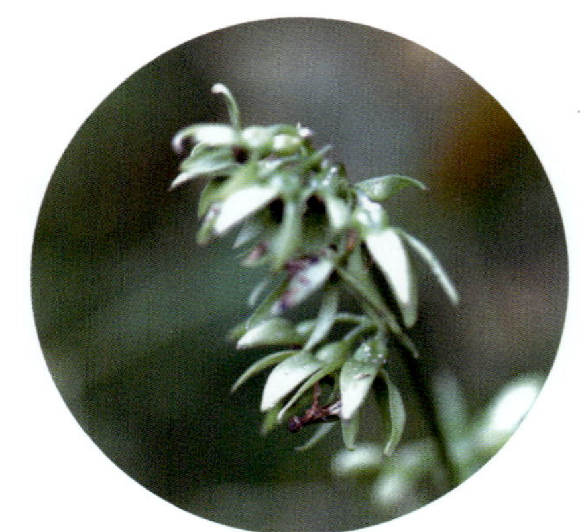

🌿 모시대_ 종자 결실

🟤 **채취 방법과 시기** : 가을에 지상부 줄기나 잎이 말라 죽은 후부터 이른 봄 대사작용이 시작되기 전에 채취해 햇볕에 말리거나 생것을 그대로 사용한다. 뿌리는 나물로 식용한다.

🟢 **성분** : 사포닌이 함유되어 있다.

🔵 **성미** : 성질이 차고, 맛은 달다.

🟣 **귀경** : 폐(肺), 비(脾) 경락에 작용한다.

🟠 **효능과 주치** : 열을 내리게 하는 해열, 가래를 제거하는 거담, 독을 푸는 해독, 종기를 없애는 소종 등의 효능이 있어 기관지염, 인후염, 해수(咳嗽), 폐결핵, 옹종, 창독(瘡毒), 약물중독 등에 응용할 수 있다. 『명의별록(名醫別錄)』에 의하면 '해백약독(解百藥毒)'이라 하여 모든 약물의 독을 풀어준다고 하였는데, 갈홍(葛洪)에 의하면 '제니 단미(單味)로서 여러 가지 독(毒)을 아울러 해독하려 할 경우에는 제니 농축액 2되(3.6L)를 복용하거나 가루로 만들어 복용하여도 좋다'고 하였다.

🟣 **약용법과 용량** : 말린 뿌리 10g을 물 700mL에 넣어 끓기 시작하면 약하게 줄여 200~300mL가 될 때까지 달여 하루에 2회 나눠 마시는데, 환으로 만들어 복용하기도 한다. 또한 급만성 기관지염을 치료하는 데에는 겉껍

452

모시대	초롱꽃

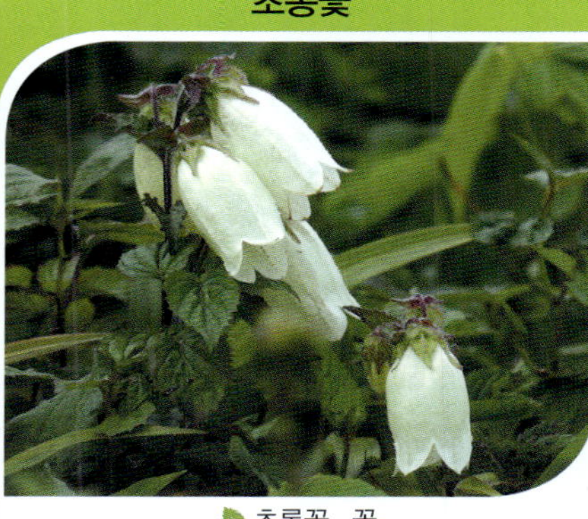

🌿 모시대_ 꽃

🌿 초롱꽃_ 꽃

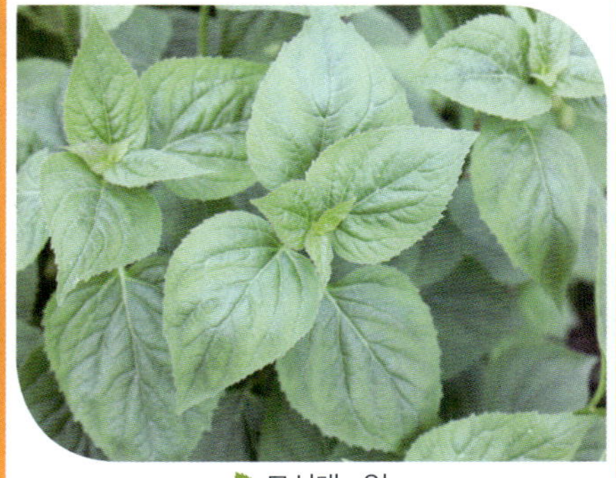

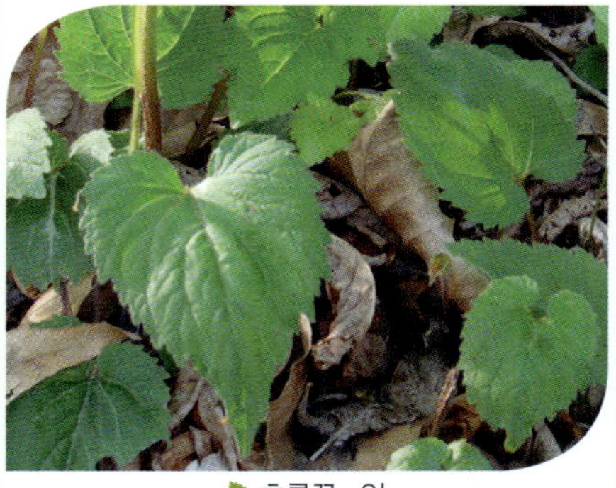

🌿 모시대_ 잎

🌿 초롱꽃_ 잎

질을 대충 벗긴 신선한 제니 뿌리 40g(건조한 것은 10g)에 털을 제거한 비파엽(枇杷葉) 15g을 더하는데 물 1,200mL에 넣어 1/3이 될 때까지 달여 하루에 2회 나눠 마신다.

patent

모시대의 기능성 및 효능에 관한 특허자료

▶ 모시대 추출물과 그를 함유한 혈당강하용 조성물

본 발명은 모시대 추출물과 그를 함유한 혈당강하용 조성물에 관한 것으로, 모시대의 잎, 뿌리, 줄기 등으로부터 물 또는 유기용매로 추출한 모시대 추출물은 알파글루코시다제 및 알파아밀라제 효소활성을 억제하여 식후 혈중 포도당(glucose) 농도의 급격한 상승을 억제하여 인체나 동물의 당뇨병 예방 및 치료에 이용할 수 있는 매우 뛰어난 효과가 있다.

– 공개번호 : 10–2002–0035230, 출원인 : 손건호, 장동재, 권정숙, 김정상

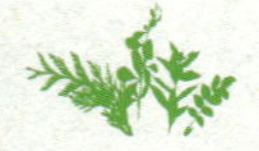

요통, 근골통, 장염, 유선염, 옹종을 다스리는

무릇

| 사용부위 | 비늘줄기, 잎

Scilla scilloides (Lindl.) Druce

- **이명** : 물구, 물굿, 물구지
- **생약명** : 면조아(綿棗兒)
- **과명** : 백합과(Liliaceae)
- **개화기** : 7~8월

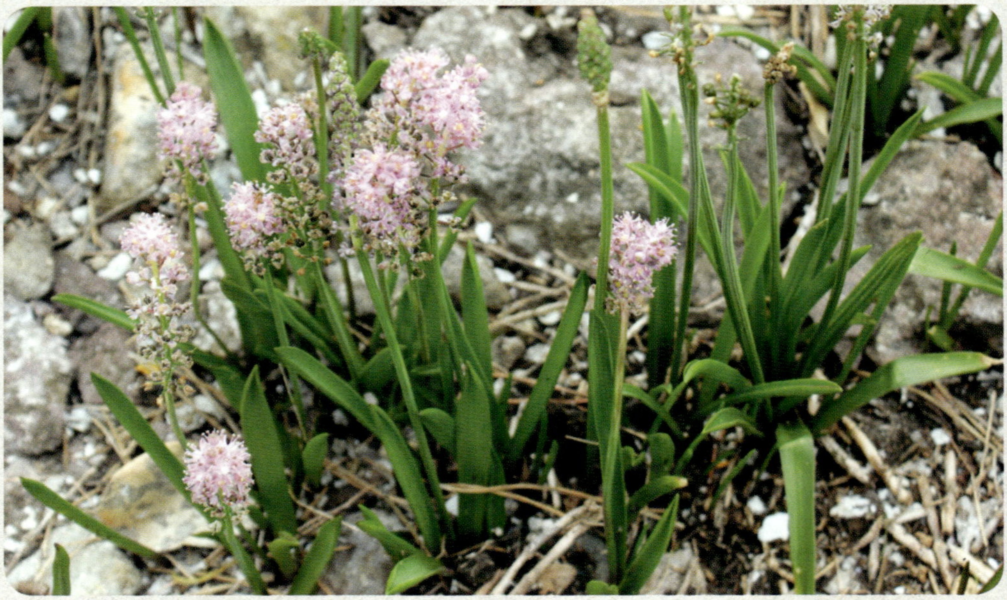

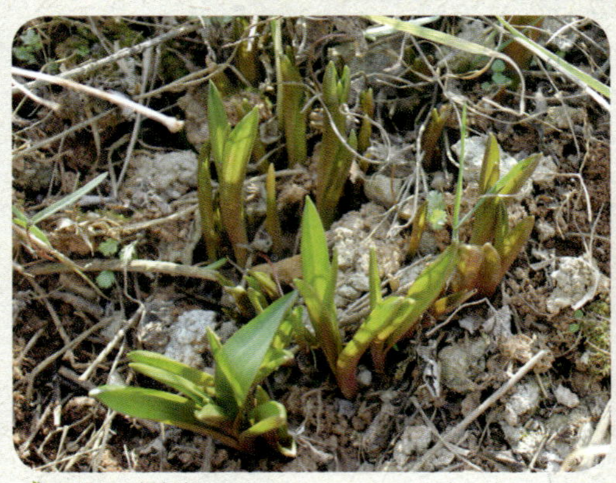

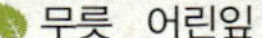
무릇_ 어린잎

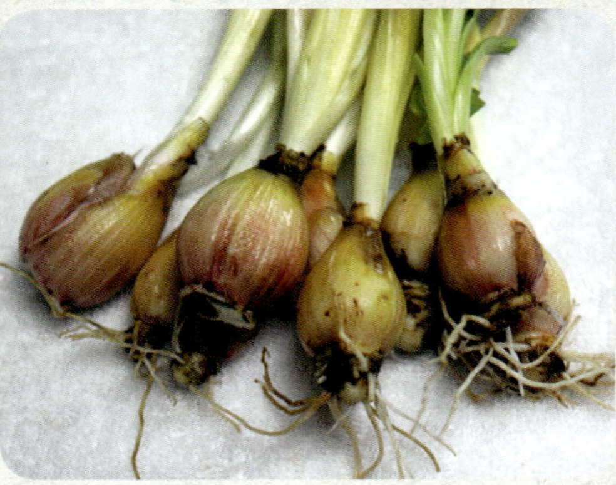
무릇_ 비늘줄기(채취품)

- **생육특성** : 무릇은 각처의 들이나 산에서 자라는 여러해살이풀로, 생육환경은 양지바른 곳이면 어디든지 좋다. 키는 20~50cm이고, 잎은 선 모양이며 여러 장의 잎이 밑동에서 나온다. 잎 끝이 날카로우며 길이는 15~30cm, 너비는 0.4~0.6cm이다. 꽃은 진한 분홍색으로 7~8월에 줄기 윗부분에서 여러 송이가 뭉쳐서 핀다. 뿌리는 둥글고 길이는 2~3cm인데 껍질은 흑갈색이다. 열매는 9~10월경에 달리고, 종자는 넓고 뾰족하다.

- **채취 방법과 시기** : 이른 봄에 어린잎을 채취하고, 가을에 땅속 뿌리(인경, 비늘줄기)를 채취하여 햇볕에 말린다.

- **성분** : 비늘줄기에는 과당, 자당, 전분 아밀로펙틴(amylopectin)과 같은 다당류, 이눌린(inulin)과 같은 다당, 프로-스킬라리딘(pro-scillaridin) A, 유독(有毒) 글루코사이드(glucoside)가 함유되어 있다.

- **성미** : 성질이 차고, 맛은 맵고 달다.

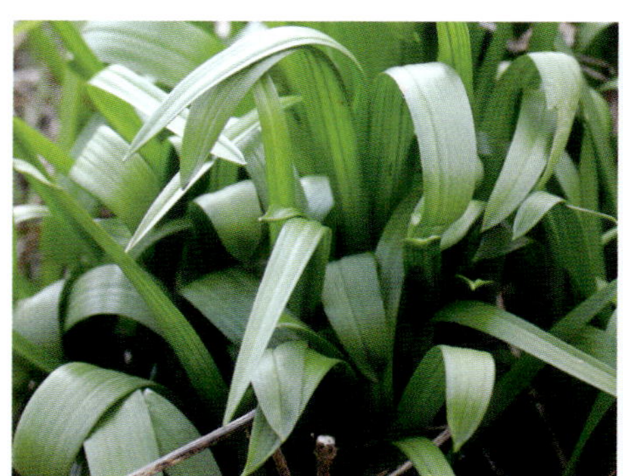

무릇_ 잎

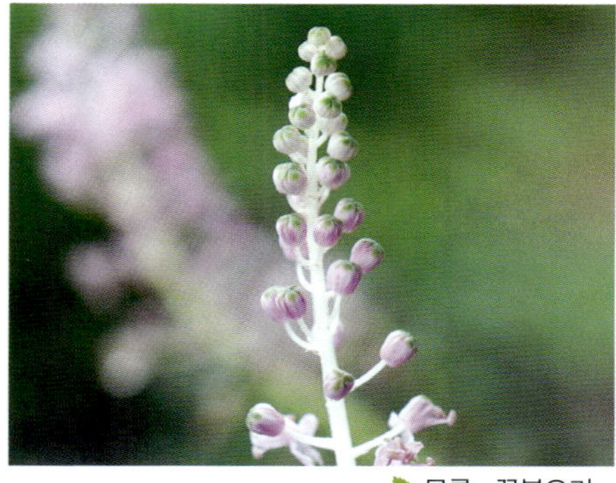

무릇_ 꽃봉오리

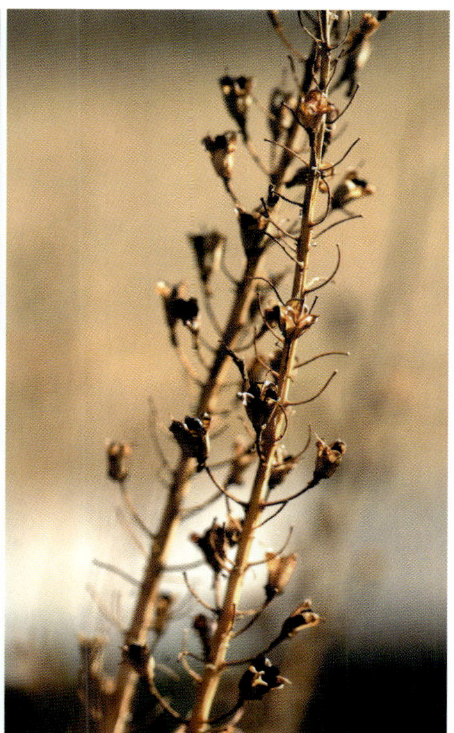

무릇_ 종자 결실

무릇	꼬리조팝나무
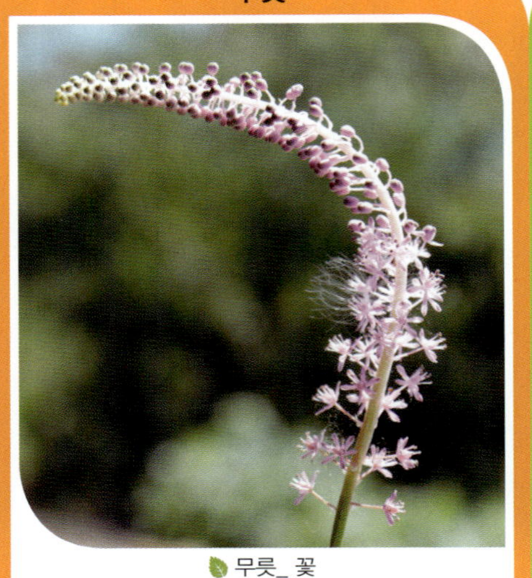	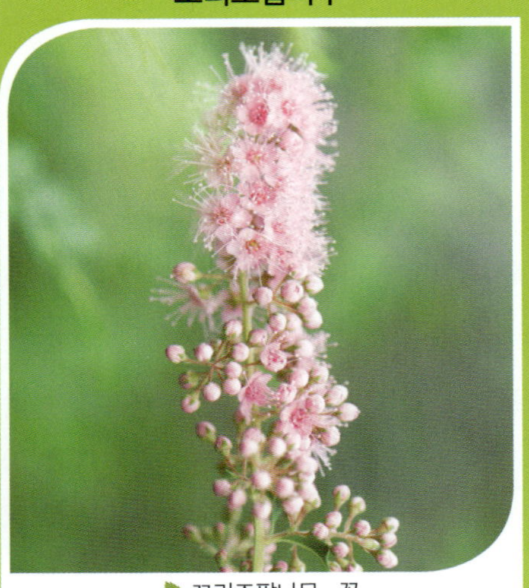
무릇_ 꽃	꼬리조팝나무_ 꽃

- **귀경 :** 간(肝), 심(心) 경락에 작용한다.

- **효능과 주치 :** 피돌기를 좋게 하는 활혈, 통증을 멈추게 하는 진통, 종기를 삭이는 소종 등의 효능이 있으며 요통, 근육과 뼈가 아픈 근골통증, 타박상, 장염, 유선염, 옹종 등을 다스리고 강심작용이 있다.

- **약용법과 용량 :** 말린 약재 9~12g을 물 1L에 넣어 1/3이 될 때까지 달여 하루에 2~3회 나눠 마시거나, 외용할 경우에는 짓찧어 환부에 붙인다.

- **사용 시 주의사항 :** 독성을 제거하기 위해 식용할 때에는 물에 담가 하룻밤 정도 두거나 쌀뜨물에 2~3시간 담갔다가 먹는다.

 *patent*

무릇의 기능성 및 효능에 관한 특허자료

▶ **항암 활성 무릇 생약제**

본 발명은 항암 활성 무릇 생약제에 관한 것으로서, 더욱 상세하게는 백합과 식물의 일종인 무릇 전초의 메탄올 추출액 중 부탄올 가용부의 크로마토그래피(chromatography)에 의하여 단리된 복합물로서 우수한 항암 활성을 가지는 무릇 생약제에 관한 것이다.

— 공개번호 : 10-2002-0060001, 출원인 : 한국생명공학연구원

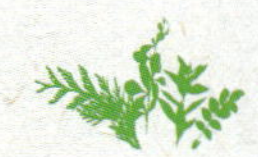

문주란

| **사용부위** | 비늘줄기, 잎

Crinum asiaticum var. *japonicum* Baker

- **이명** : 문주화
- **생약명** : 나군대(羅裙帶), 나군대근(羅裙帶根), 문주란과(文珠蘭果)
- **과명** : 수선화과(Amaryllidaceae)
- **개화기** : 7~9월

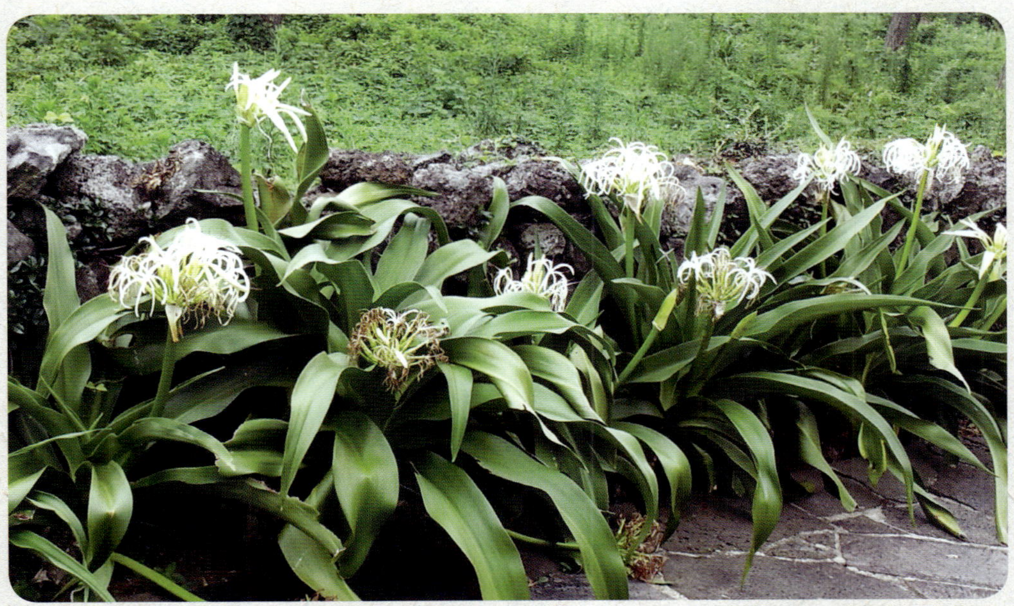

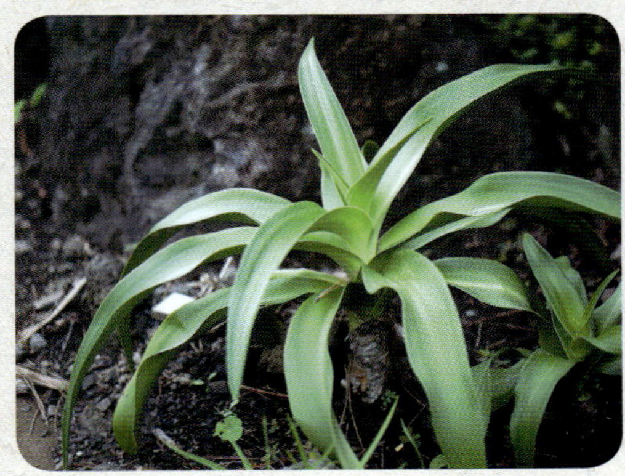

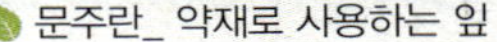

🌿 문주란_ 약재로 사용하는 잎

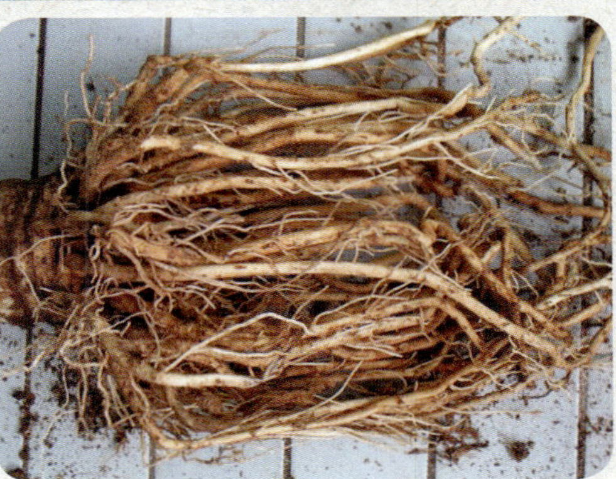

🌿 문주란_ 뿌리(채취품)

● **생육특성** : 문주란은 제주도 토끼섬 해변의 모래땅에서 자라는 상록 여러해 살이풀이다. 생육환경은 햇빛이 잘 들어오는 모래땅이며, 키는 30~50cm 이다. 잎은 길이가 30~60cm, 너비 4~9cm로 끝이 뾰족하다. 또한 털이 없고 육질이며 광택이 나고 밑부분이 둥근 뿌리를 둘러싼다. 뿌리는 알뿌 리이고 국수발과 같은 뿌리가 사방으로 뻗어나간다. 꽃은 흰색으로 7~ 9월에 잎 사이에서 꽃줄기가 올라와 우산 모양으로 위에서 아래로 처지 면서 피는데 길이는 6~10cm이고, 수술은 윗부분이 자주색이다. 열매는 9~10월경에 길이와 지름이 각각 2~2.5cm로 둥글게 달리며 회백색이다. 1980~1990년대에 가정에서 많이 키우던 식물로 제주도에 가면 선물로 몇 개씩 구입하곤 했다. 하지만 지금은 당시의 무분별한 채취로 인하여 토 끼섬에는 문주란이 얼마 남아 있지 않고 인근 제주도 관광지에서 많이 볼 수 있다. 무분별한 채취의 결과가 생태계에 얼마나 큰 영향을 끼치는지 잘 알려주는 예라 하겠다.

● **채취 방법과 시기** : 잎과 땅속 뿌리인 비늘줄기를 연중 채취하여 햇볕에 말 린다.

● **성분** : 잎에는 알칼로이드(alkaloid), 아미노산, 비늘줄기에는 라이코린 (lycorine), 타제틴(tazettine)이 함유되어 있다.

● **성미** : 성질이 시원하고, 맛은 맵다.

● **귀경** : 심(心), 간(肝) 경락에 작용한다.

● **효능과 주치** : 진통작용과 해독작용, 어혈을 흩어지게 하는 산어(散瘀), 종기

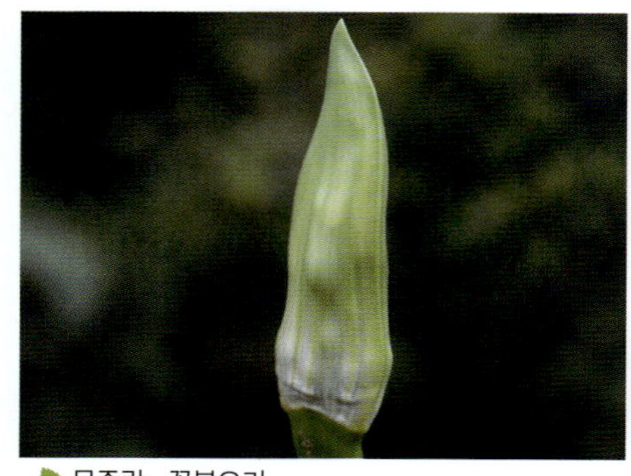

● 문주란_ 꽃봉오리

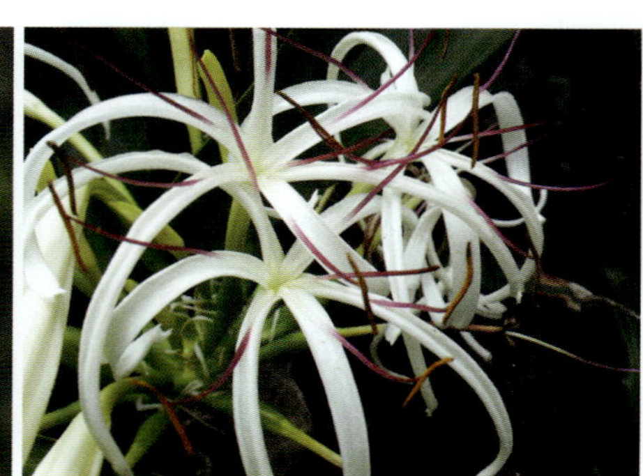

● 문주란_ 꽃

를 삭이는 소종 등의 효능이 있어 두통, 관절통, 타박상, 부스럼, 국소적으로 생기는 종기 등을 치료한다. 보통 잎과 뿌리, 열매를 따로 사용하는데 먼저 나군대(羅裙帶: 문주란 잎)는 열을 내리고 해독작용 및 어혈을 풀어주고 종기를 삭이는 효능이 있어 종기와 부스럼, 타박골절, 두통, 관절통을 치료한다. 유방암, 심기통(心氣痛)을 치료한다. 주조(酒糟), 밀당(蜜糖)과 같이 잎을 짓찧어 환부에 바르거나, 약한 불에 달여 그 액으로 외치(外痔: 항문의 바깥쪽에 생긴 치질)를 씻는다. 다음으로 나군대근(羅裙帶根: 문주란 뿌리)은 해수(咳嗽), 인후통, 타박상, 치통을 치료한다. 끝으로 문주란과(文珠蘭果: 문주란 열매)는 근육의 염좌로 인해 붓고 아픈 증상을 치료한다.

🌱 **약용법과 용량** : 신선한 잎 4~30g을 물 1L에 넣어 반이 될 때까지 달여 하루에 2~3회 나눠 마신다. 외용할 경우에는 잎을 짓찧어 환부에 붙이거나 짓찧어 낸 즙을 환부에 바른다. 또한 볶은 뜨거운 잎을 천 등에 담아 온습포(溫濕布)를 하거나, 잎을 물에 넣어 끓인 액, 즉 전액(煎液)으로 환부를 씻는다. 말린 뿌리 3~9g을 물 1L에 넣어 반이 될 때까지

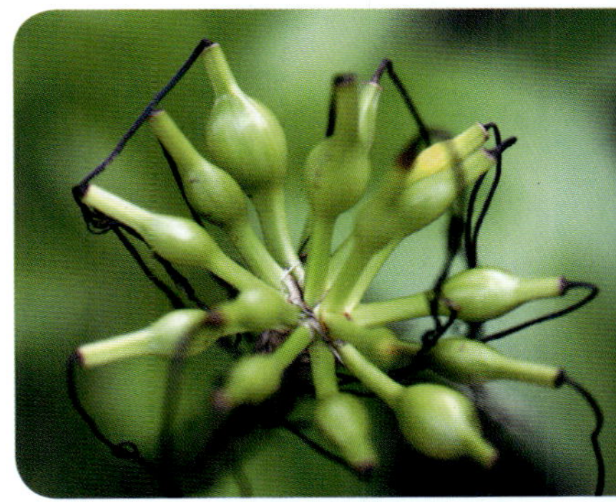

🌱 문주란_ 종자 결실

달여 하루에 2~3회 나눠 마시고, 외용할 경우에는 짓찧어 환부에 바른다. 열매는 신선한 것을 골라 짓찧어 환부에 바른다.

🍂 **사용 시 주의사항** : 성질이 차기 때문에 속이 냉한 사람은 신중하게 사용하여야 한다.

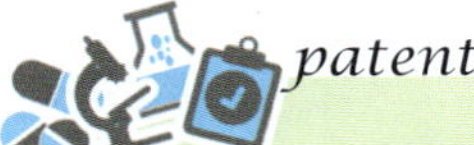

문주란의 기능성 및 효능에 관한 특허자료

▶ 문주란 추출물을 이용한 항비만 조성물 및 항고지혈증 조성물

본 발명에서 문주란 추출물은 지방세포로의 분화 억제 활성과 중성지방 축적 억제 활성을 갖고, 또한 PPARγ, C/EBRα, C/EBRβ 등의 전사인자, aP2 등의 지방세포 특이적 단백질의 발현 억제 활성을 가지며, 고지방 식이가 급여된 비만 유도 실험동물에 투여될 때도 실험동물의 체중을 감소시키고 혈중 지질 농도를 낮추는 활성을 갖는다.

－ 공개번호 : 10－2014－0122490, 출원인 : 재단법인 제주테크노파크, (주)아이지에스

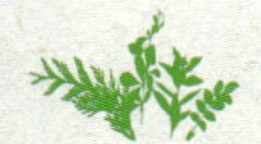

간의 열을 식히고, 피를 맑게 하며, 종기를 삭이는

물달개비 | 사용부위 | 전초

Monochoria vaginalis var. *plantaginea* (Roxb.) Solms

- 이명 : 물닭개비
- 생약명 : 압설초(鴨舌草), 곡채(薢菜)
- 과명 : 물옥잠과(Pontederiaceae)
- 개화기 : 7~9월

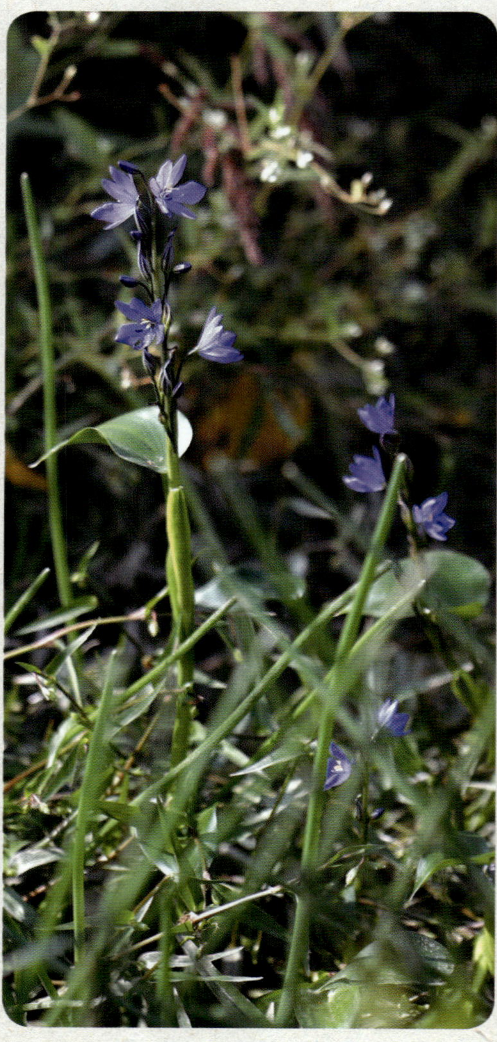

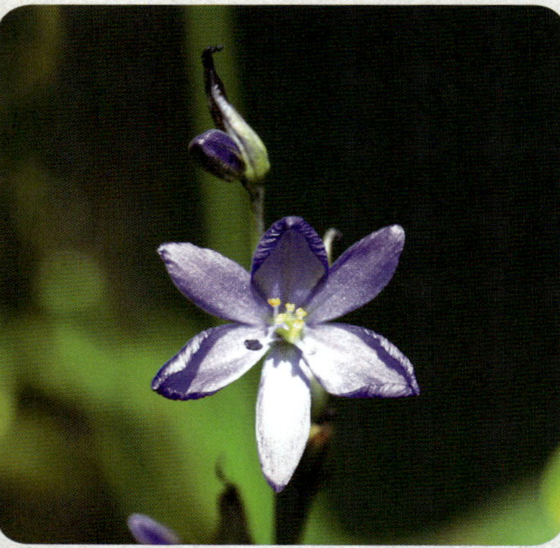

물달개비_ 꽃

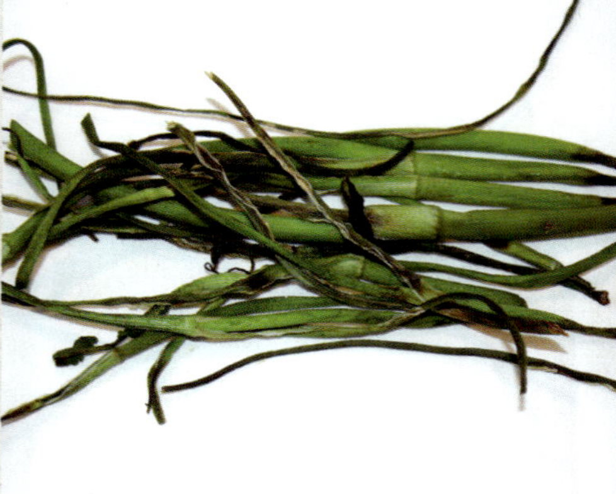

물달개비_ 전초(채취품)

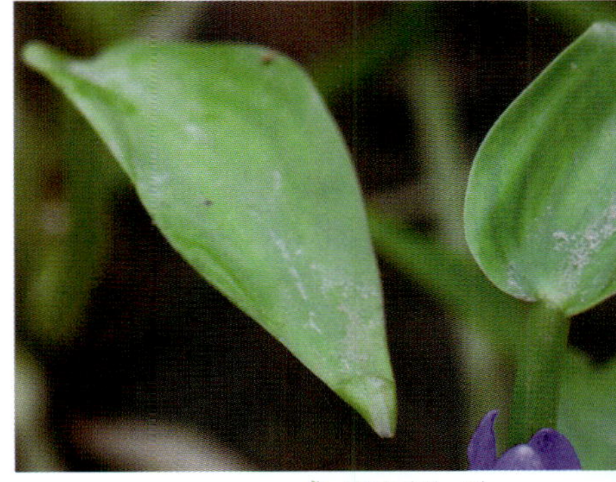

🌿 물달개비_ 잎

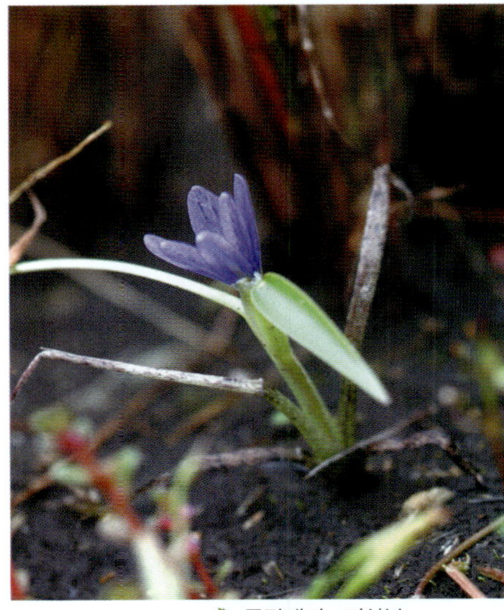

🌿 물달개비_ 지상부

🌿 **생육특성 :** 물달개비는 황해도 이남의 논이나 연못에서 주로 자라는 한해살이풀이다. 생육환경은 물기가 많은 곳이며, 키는 20cm 내외이고, 잎은 뾰족하고 너비는 3.5~5cm로 짙은 녹색이며 두꺼운 편이다. 꽃은 청자색으로 7~9월에 줄기 끝에서 피는데 지름은 1.5cm 내외이다. 이 식물은 주로 유속이 빠르지 않은 물가에서 자라기 때문에 쉽게 찾을 수 있다.

🌿 **채취 방법과 시기 :** 여름부터 가을에 걸쳐 전초를 채취하여 햇볕에 말린다.

🌿 **성미 :** 성질이 차고, 맛은 달다.

🌿 **귀경 :** 심(心), 간(肝), 폐(肺) 경락에 작용한다.

🌿 **효능과 주치 :** 간의 열을 식혀주는 청간(淸肝), 피를 맑게 해주는 양혈, 종기를 삭이는 소종 등의 효능이 있어 기관지염, 해혈, 요혈(尿血), 안질, 단독, 종독, 창종 등을 치료한다.

🌿 **약용법과 용량 :** 말린 전초 20g을 물 700mL에 넣어 반이 될 때까지 달여 하루에 2회 나눠 마신다.

🌿 **사용 시 주의사항 :** 성질이 차기 때문에 속이 냉한 사람은 신중하게 사용하여야 한다.

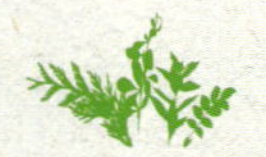

물레나물

| 사용부위 | 전초

Hypericum ascyron L.

- **이명** : 애기물레나물, 큰물레나물, 매대체, 좀물레나물, 긴물레나물
- **생약명** : 홍한련(紅旱蓮), 대련교(大連翹)
- **과명** : 물레나물과(Guttiferae)
- **개화기** : 6~8월

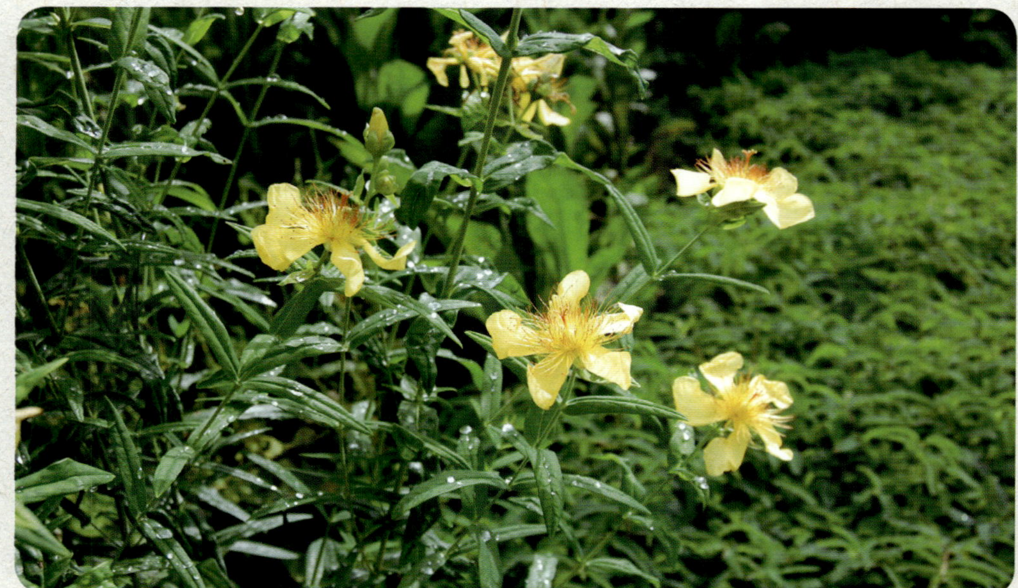

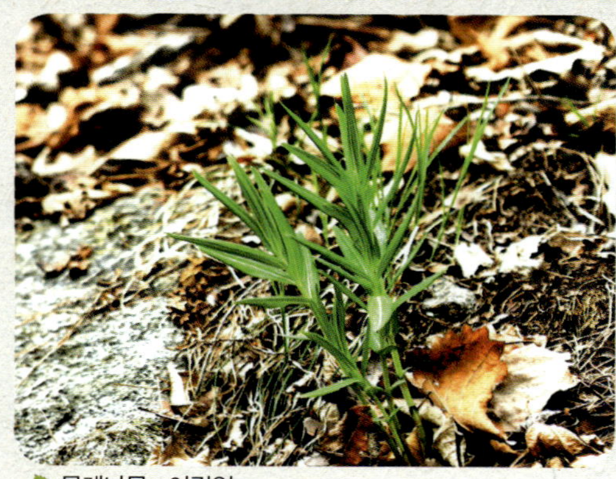

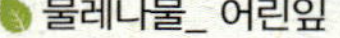
물레나물_ 어린잎

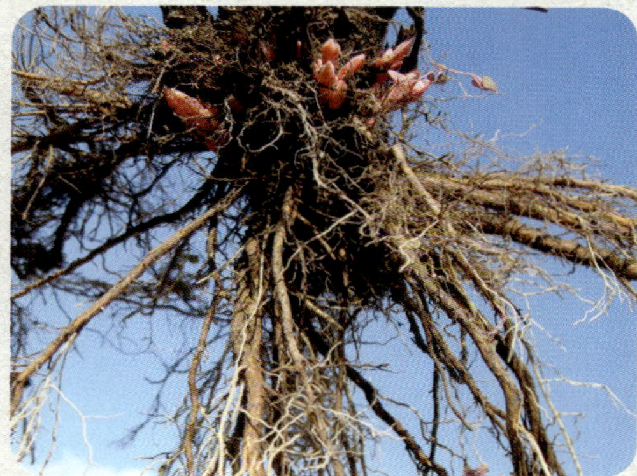
물레나물_ 뿌리(채취품)

🌿 **생육특성** : 물레나물은 각처의 산지에서 자라는 여러해살이풀이다. 생육환경은 반그늘이나 햇빛이 잘 들어오는 곳의 물기가 많은 곳으로, 키는 50~80cm이다. 잎은 바늘 모양이며 밑둥으로 줄기를 감싸고 있고 길이는 5~10cm, 너비는 1~2cm이다. 꽃은 노란색으로 6~8월에 줄기 끝에서 1송이씩 계속해서 피는데 지름은 4~6cm이다. 열매는 10~11월에 달리고, 종자는 작은 그물 모양인데 길이가 0.1cm 정도로 미서하다.

이 품종은 물기가 많은 곳에서 자라고 꽃이 크며 또 꽃의 모양이 마치 배의 스크루나 어린이들이 가지고 노는 바람개비와 비슷하기 때문에 찾기 쉬운 꽃이다.

🍂 **채취 방법과 시기** : 봄에 어린순과 잎을 채취하고, 가을에 열매가 완전히 익었을 때 전초를 채취하여 끓는 물에 담갔다가 건져 햇볕에 말린다.

🌿 **성분** : 쿼세틴(quercetin), 캠페롤(kaempferol), 하이페린(hyperin), 루틴(rutin), 이소쿼시트린(isoquercitrin) 등이 함유되어 있다.

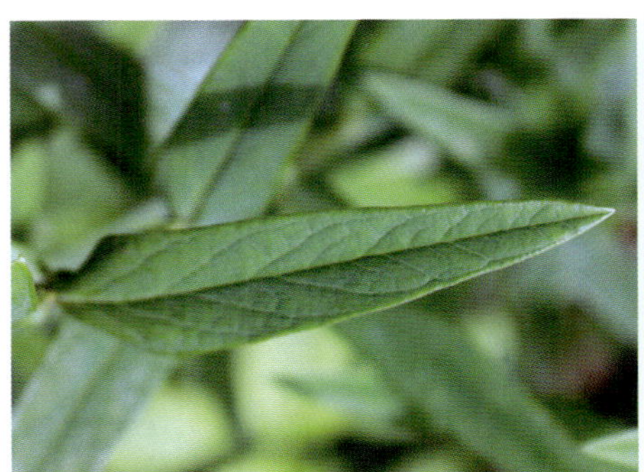

🌿 물레나물_ 잎(앞면)

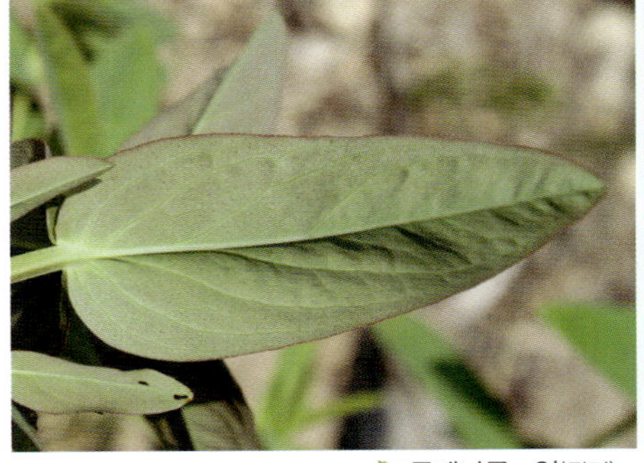

🌿 물레나물_ 잎(뒷면)

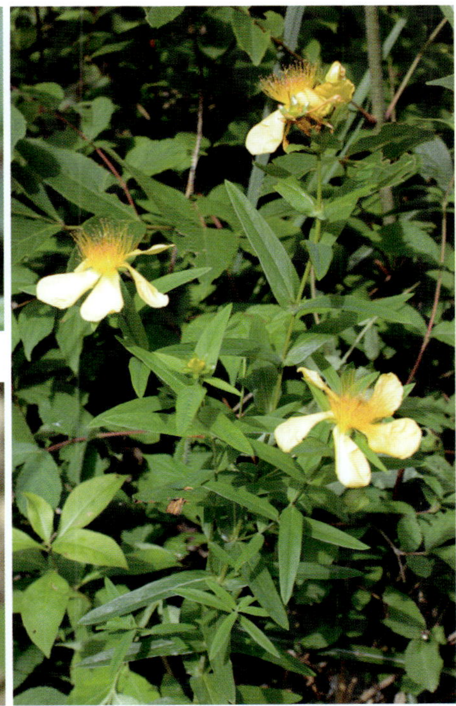

🌿 물레나물_ 지상부

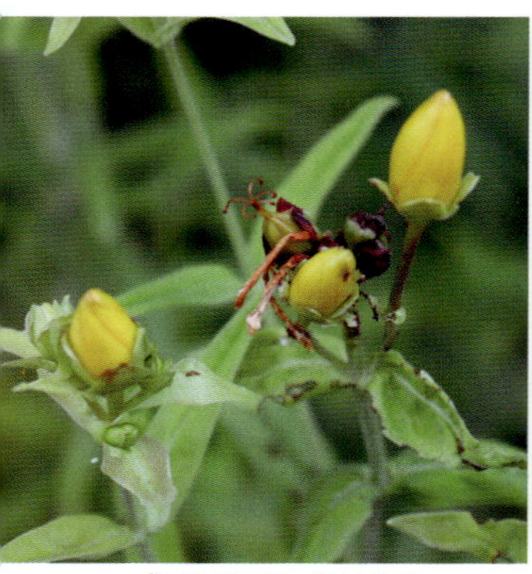

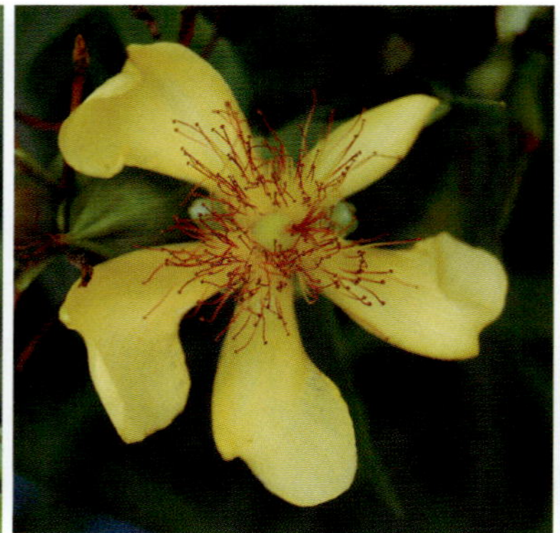

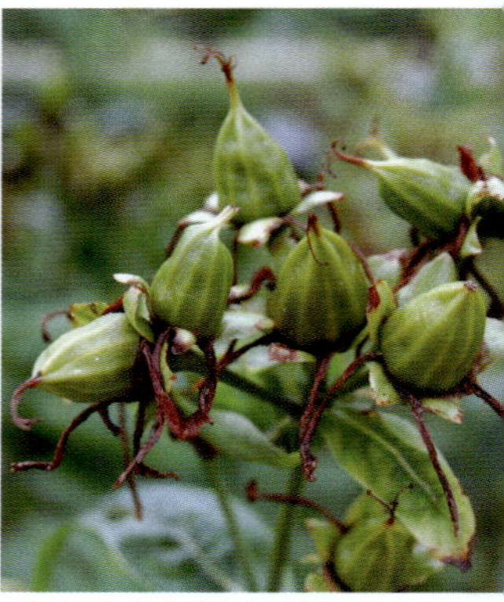

🍃 물레나물_ 꽃봉오리   🍃 물레나물_ 꽃   🍃 물레나물_ 종자 결실

🍃 **성미 :** 성질이 차고, 맛은 약간 쓰다.

🍃 **귀경 :** 간(肝), 심(心) 경락에 작용한다.

🍃 **효능과 주치 :** 간기(肝氣)를 편안하게 하며, 지혈작용과 종기를 삭이는 효능 등이 있다. 간염, 두통, 토혈, 코피, 타박상, 창종(瘡腫), 월경과다, 림프샘 염 등을 치료한다.

🍃 **약용법과 용량 :** 말린 전초 6~10g을 물 1L에 넣어 1/3이 될 때까지 달여 하 루에 2~3회 나눠 마시거나, 말린 전초 500g을 소주(30%) 3.6L에 부어 3개 월 정도 밀봉해두었다가 아침저녁 반주로 30mL 정도를 마신다.

🍃 **사용 시 주의사항 :** 성질이 차기 때문에 속이 냉한 사람은 신중하게 사용하 여야 한다.

patent

물레나물의 기능성 및 효능에 관한 특허자료

▶ **물레나물 추출물을 유효성분으로 하는 골질환 예방 및 치료용 조성물**

본 발명은 물레나물 추출물을 유효성분으로 하는 골질환 예방 및 치료용 조성물에 관한 것이다. 본 발명의 조성물은 파골세포(osteoclast)의 형성을 감소시켜 골 흡수를 억제하고, 조골세포(osteoblast)에 의한 염기성 인산분해효소의 발현 및 오스테오칼신의 발현을 증가시켜 골 생성을 촉진하는데 매우 우수한 효능을 발휘한다. 본 발명은 골질환, 예컨대 골다공증 및 암 세포의 골전이로 인하여 발생된 골질환의 예방 및 치료 효능을 가지는 물레나물 추출물의 의약 및 식품으로서의 기초적인 자료를 제공한다.

– 공개번호 : 10−2010−0038529, 출원인 : 대한민국(농촌진흥청장), 연세대학교 산학협력단

464

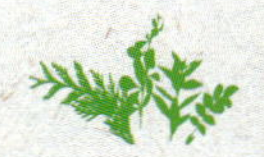

물매화

| 사용부위 | 전초

Parnassia palustris L.

- **이명** : 물매화풀, 풀매화
- **생약명** : 매화초(梅花草)
- **과명** : 범의귀과(Saxifragaceae)
- **개화기** : 7~9월

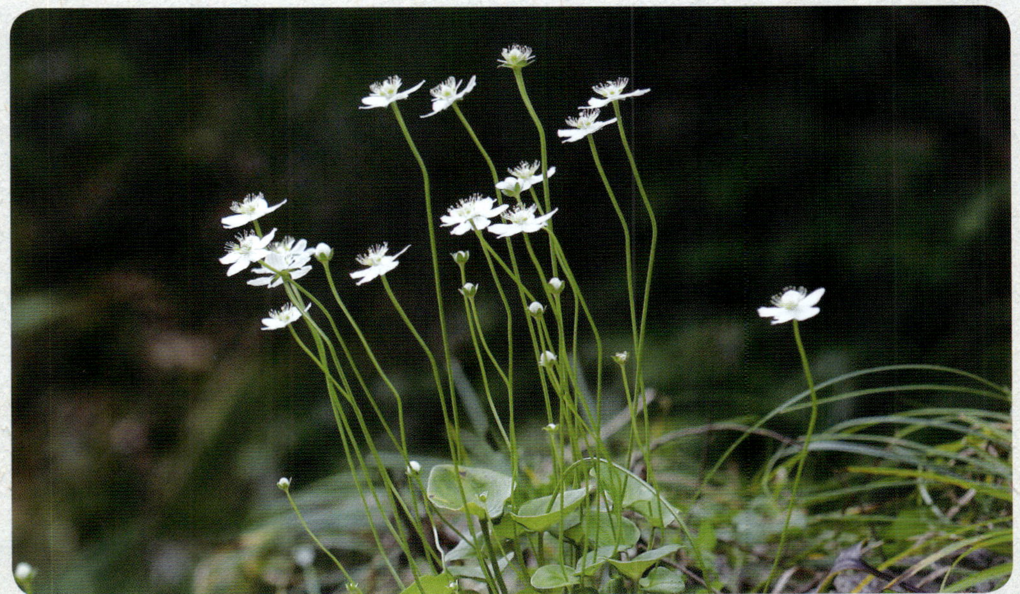

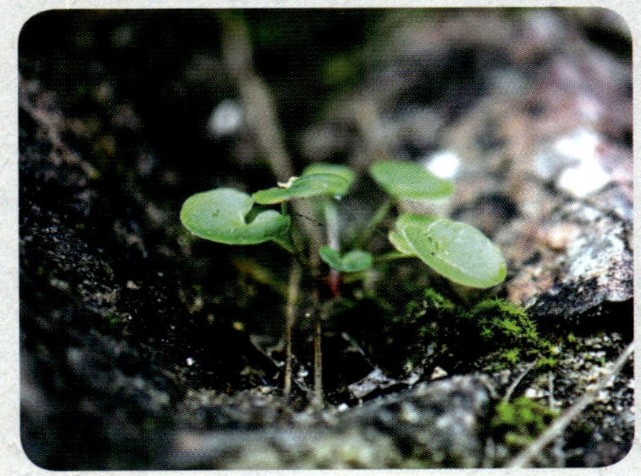

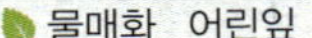

🌿 물매화_ 어린잎

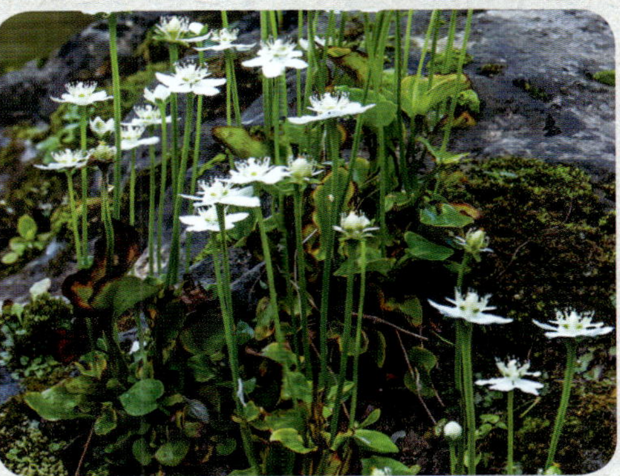

🌿 둗매화_ 약재로 사용하는 지상부

- 🍃 **생육특성** : 물매화는 각처의 산에서 자라는 여러해살이풀로, 생육환경은 햇빛이 잘 들어오는 양지와 습기가 많지 않은 산기슭이다. 키는 10~30cm이고, 잎은 달걀 모양으로 길이가 5~7cm, 너비는 3~5cm이며 끝은 뭉뚝하고 가장자리에는 톱니가 없다. 꽃은 흰색으로 7~9월에 줄기 끝에서 1송이가 피는데 수술 뒤쪽에 물방울 같은 모양이 많이 달린다. 열매는 길이가 1~1.2cm로 달걀 모양이며, 안에는 작은 종자가 많이 들어 있다.

- 🍂 **채취 방법과 시기** : 여름에 전초를 채취해 햇볕에 말린다.

- 🍃 **성분** : 전초에는 캠페롤(kaempferol), 루틴(rutin), 하이페린(hyperin), 쿼세틴(quercetin), 뿌리에는 알칼로이드(alkaloid)가 함유되어 있다.

- 🍃 **성미** : 성질이 차고, 맛은 쓰다.

- 🍃 **귀경** : 간(肝), 심(心) 경락에 작용한다.

- 🍂 **효능과 주치** : 열을 내리고 독성을 풀어주며 종기를 삭이는 효능이 있어 황달형 간염, 동맥염, 창종과 옹종 등을 다스린다.

- 🍃 **약용법과 용량** : 말린 전초 10~15g을 물 1L에 넣어 1/3이 될 때까지 달여 하루에 2회 나눠 마신다.

- 🍂 **사용 시 주의사항** : 성질이 차기 때문에 속이 냉한 사람은 신중하게 사용하여야 한다.

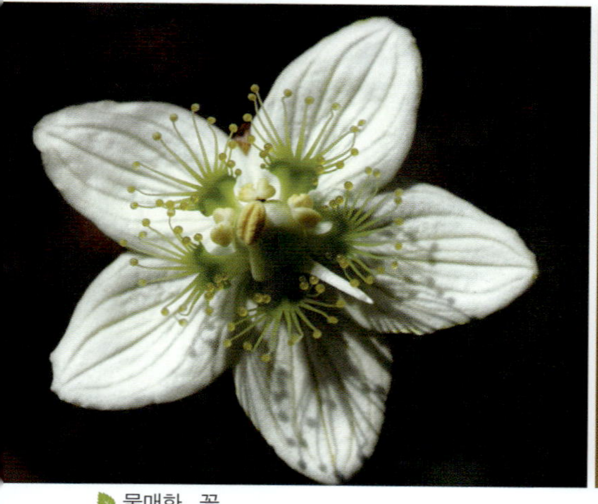

🍃 물매화_ 꽃

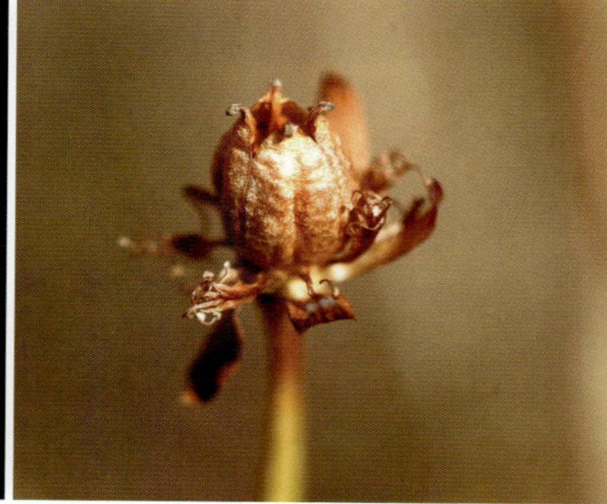

🍃 물매화_ 종자 완숙

466

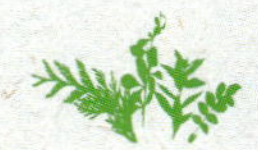

해독과 소종작용으로 궤양, 악창, 사교상을 치료하는

물봉선

| 사용부위 | 전초

Impatiens textori Miq.

- **이명** : 물봉숭, 물봉숭아
- **생약명** : 야봉선화(野鳳仙花)
- **과명** : 봉선화과(Balsaminaceae)
- **개화기** : 8~9월

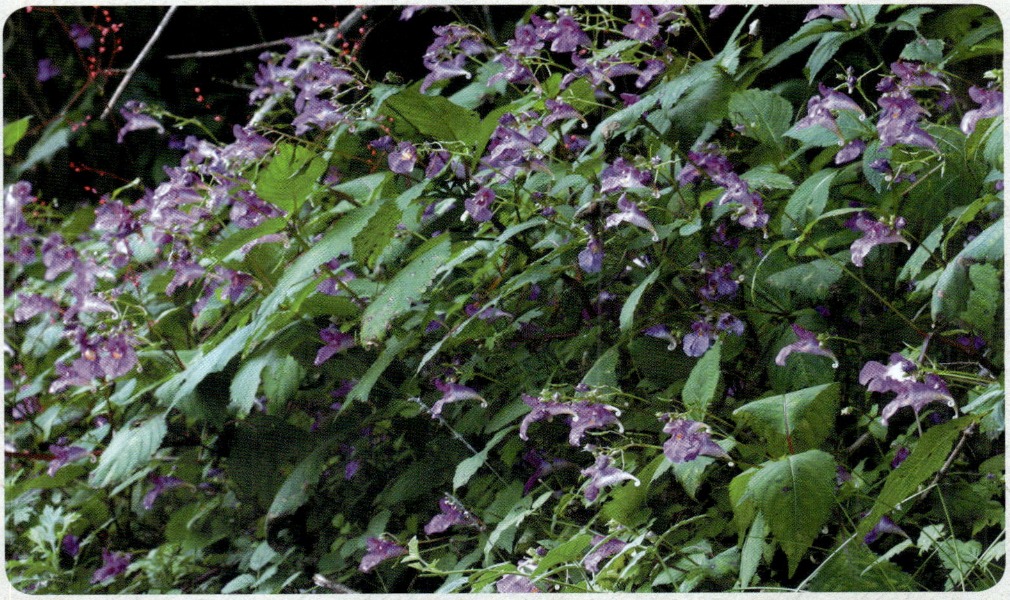

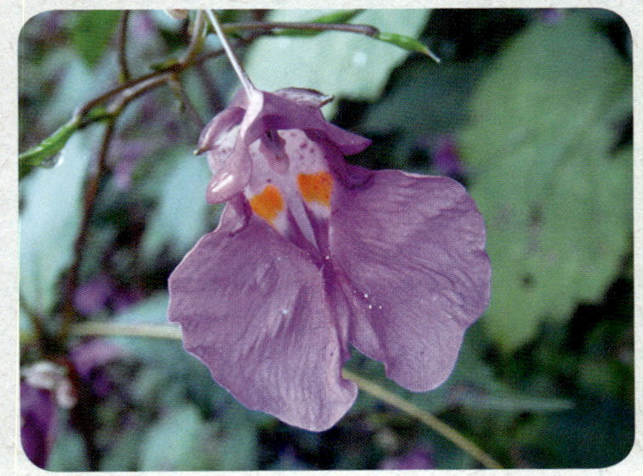

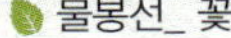
물봉선_ 꽃

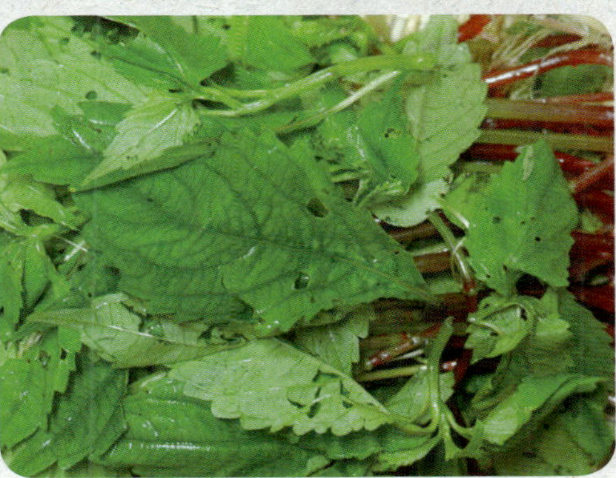
물봉선_ 전초(채취품)

- **생육특성** : 물봉선은 각처의 산이나 들에서 자라는 한해살이풀로, 생육환경은 습기가 많은 곳이나 계곡 근처의 물이 빨리 흐르지 않는 곳이다. 키는 60cm 내외이고, 잎은 달걀 모양으로 가장자리에 톱니가 있으며 길이는 6~15cm이다. 꽃은 홍자색으로 8~9월에 피는데 꽃자루가 길게 뻗어 있으며 자주색 반점이 있고 끝이 안으로 말리고 아랫부분에 붉은 샘털과 작은 포가 있다.

  유사한 종으로는 미색물봉선, 흰물봉선, 노랑물봉선, 가야물봉선 등이 있다.

- **채취 방법과 시기** : 여름부터 가을까지 전초를 채취해 생것으로 사용하거나 햇볕에 말린다.

- **성분** : 플라보노이드(flavonoid)가 함유되어 있다.

- **성미** : 성질이 차고, 맛은 쓰다.

- **귀경** : 간(肝), 심(心) 경락에 작용한다.

- **효능과 주치** : 전초를 야봉선화(野鳳仙花)라 하며 약재로 사용한다. 독성을 풀어주며 종기를 삭이는 효능이 있어 악창(惡瘡), 궤양, 뱀에 물린 상처에 사용한다.

- **약용법과 용량** : 전초를 짓찧어 환부에 바르거나, 물을 붓고 달인 액으로 환부를 씻어낸다.

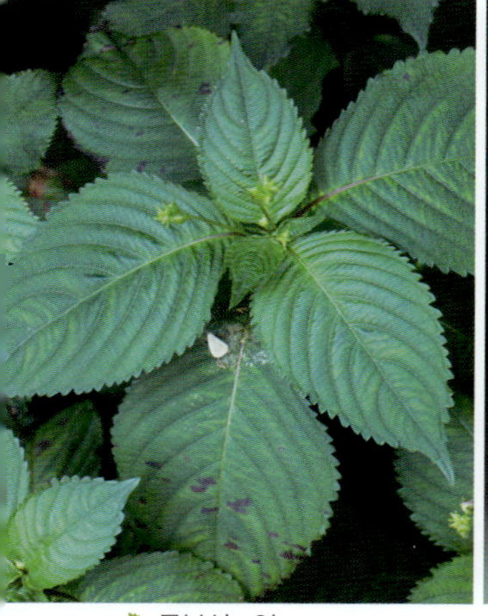

물봉선_ 잎

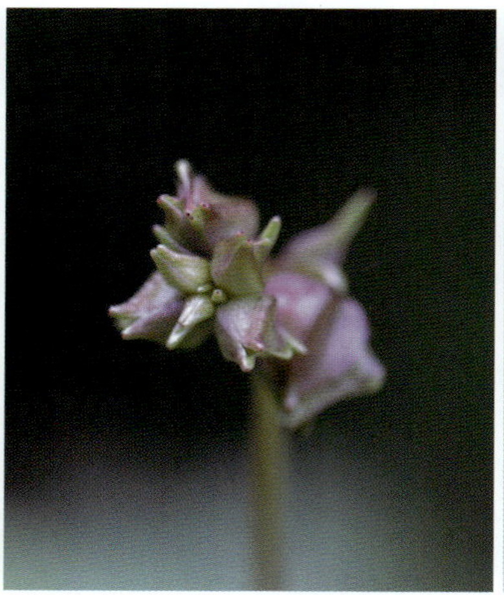

물봉선_ 꽃봉오리

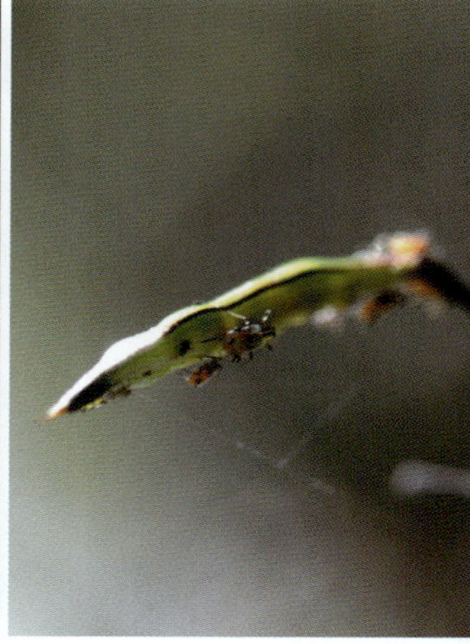

물봉선_ 종자 결실

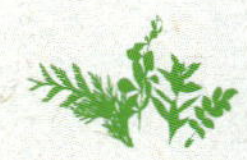

담을 삭게 하고 백일해, 타박상 치료에 좋은

미나리냉이

Cardamine leucantha (Tausch) O. E. Schulz

- **이명 :** 승마냉이, 미나리황새냉이
- **생약명 :** 채자칠(菜子七)
- **과명 :** 십자화과(Cruciferae)
- **개화기 :** 5~7월

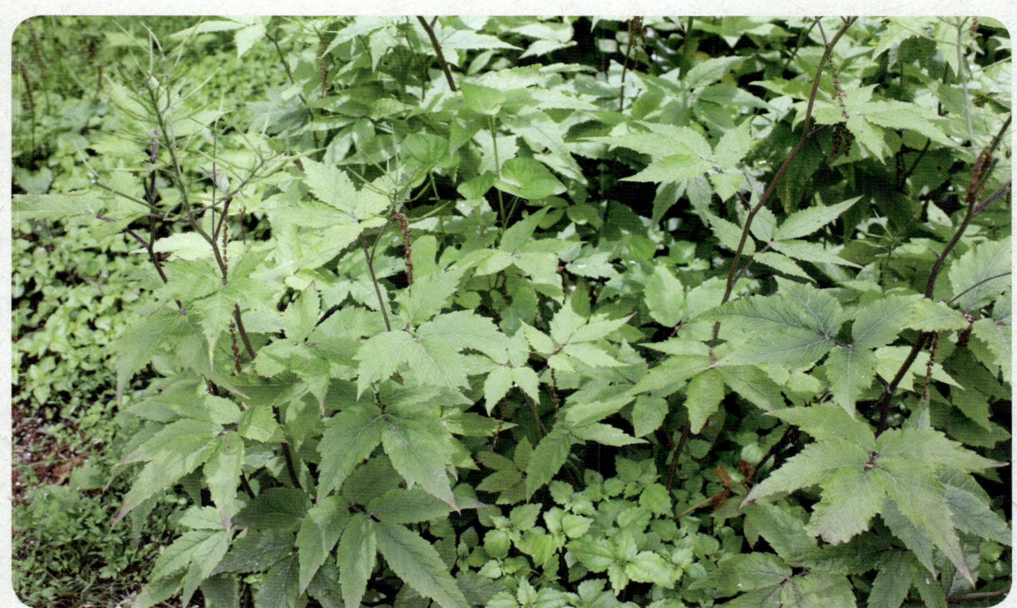

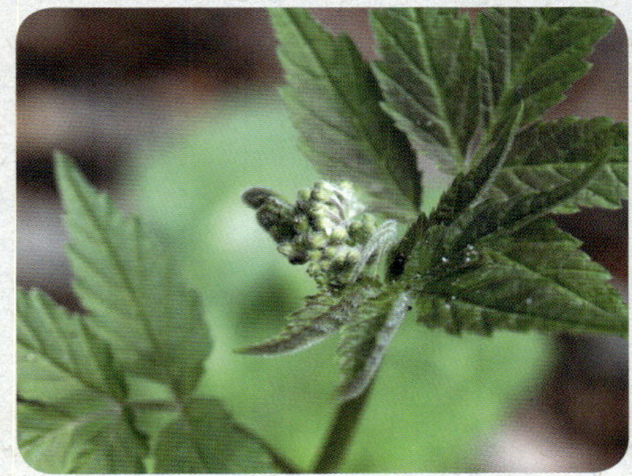

🌿 미나리냉이_ 꽃봉오리

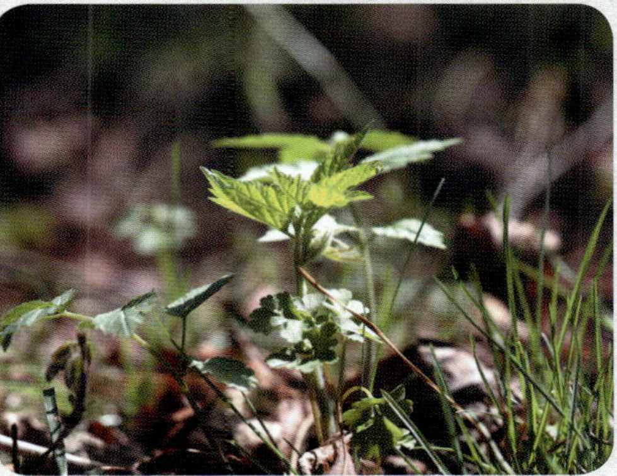

🌿 미나리냉이_ 약재로 사용하는 어린순

- 🍃 **생육특성** : 미나리냉이는 각처의 산골짜기에서 자라는 여러해살이풀로, 생육환경은 그늘진 골짜기의 물기가 많은 곳이며, 키는 50cm 내외이다. 전체적으로 부드러운 털이 나 있고, 잎은 길이가 15cm 정도이고 5~7장의 잔잎이 새의 날개 같은 모양을 하는데 가장자리에는 불규칙한 톱니가 있다. 꽃은 흰색으로 5~7월에 작은 꽃들이 원줄기 끝과 가지 끝에서 뭉쳐 피는데 지름은 0.5~0.8cm이다. 열매는 8~9월경에 달리는데 길이는 2~3cm, 너비는 0.1~0.15cm이며 옆으로 약간 퍼진다. 종자는 암갈색이고 달걀 모양이며 길이는 0.2cm 정도이다.

- 🍂 **채취 방법과 시기** : 이른 봄에 어린순을 채취하여 식용하며, 뿌리는 여름부터 가을 사이에 채취하여 햇볕에 말린다.

- 🍃 **성미** : 성질이 차고, 맛은 쓰다.

- 🍃 **귀경** : 간(肝), 폐(肺) 경락에 작용한다.

- 🍂 **효능과 주치** : 열을 식혀주고 폐의 기운을 윤활하게 하며 기침을 멈추게 하

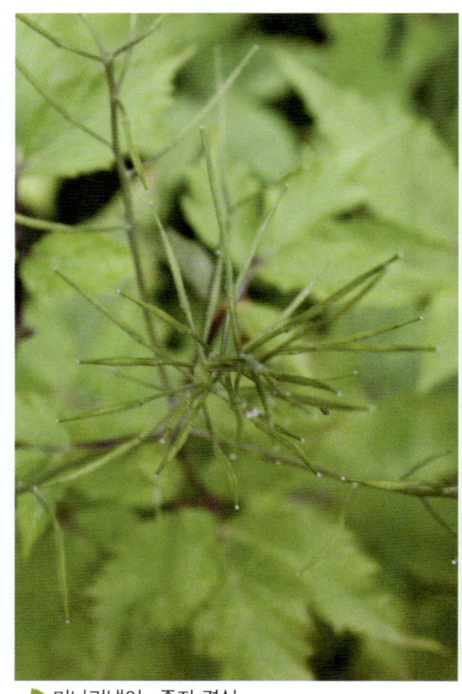

🍃 미나리냉이_ 종자 결실

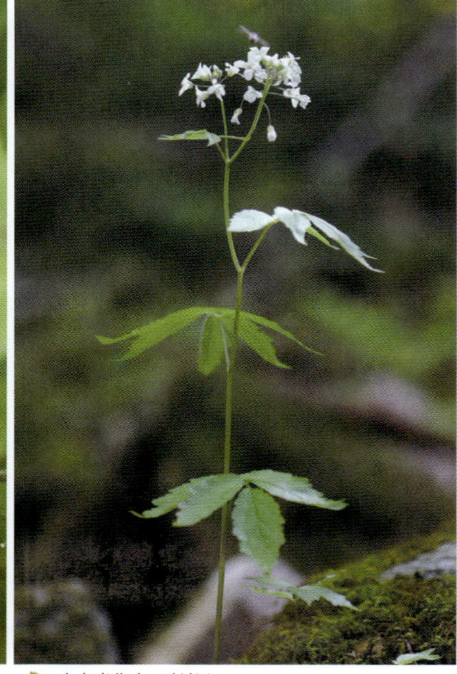

🍃 미나리냉이_ 지상부

470

【 혼동하기 쉬운 약초 비교 】

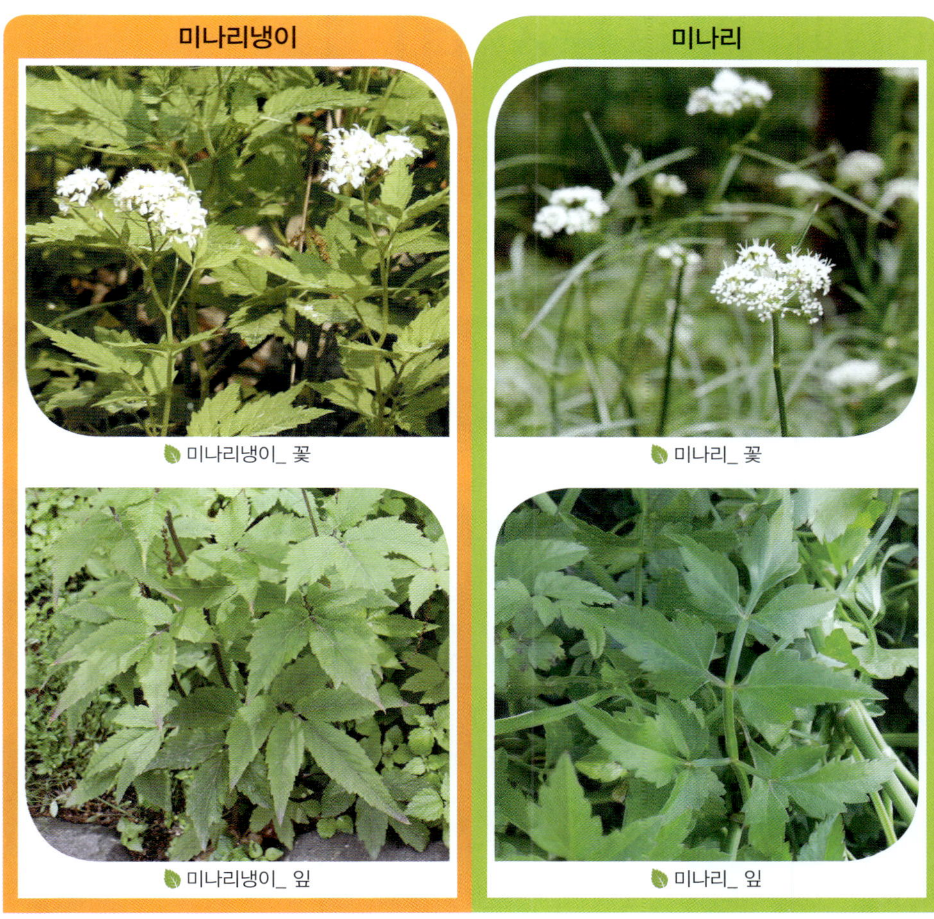

미나리냉이 / 미나리

미나리냉이_ 꽃

미나리_ 꽃

미나리냉이_ 잎

미나리_ 잎

는 지해(止咳)의 효능이 있어 담을 삭게 하고 백일해(百日咳), 타박상 치료
에 좋다.

🍃 **약용법과 용량 :** 말린 뿌리 15~30g을 물 1L에 넣어 1/3이 될 때까지 달여
하루에 3회 나눠 마신다. 또는 말린 약재를 가루로 만들어 꿀을 섞은 뒤
환으로 만들어 복용하기도 한다.

🍂 **사용 시 주의사항 :** 성질이 차기 때문에 속이 냉한 사람은 신중하게 사용하
여야 한다.

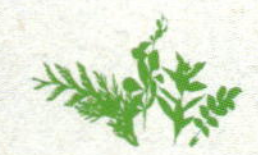

풍습성 관절염, 간염, 편두통, 위통을 치료하는

미나리아재비

Ranunculus japonicus Thunb.

- 이명 : 놋동이, 자래초, 바구지, 참바구지
- 생약명 : 모간(毛茛)
- 과명 : 미나리아재비과(Ranunculaceae)
- 개화기 : 6~7월

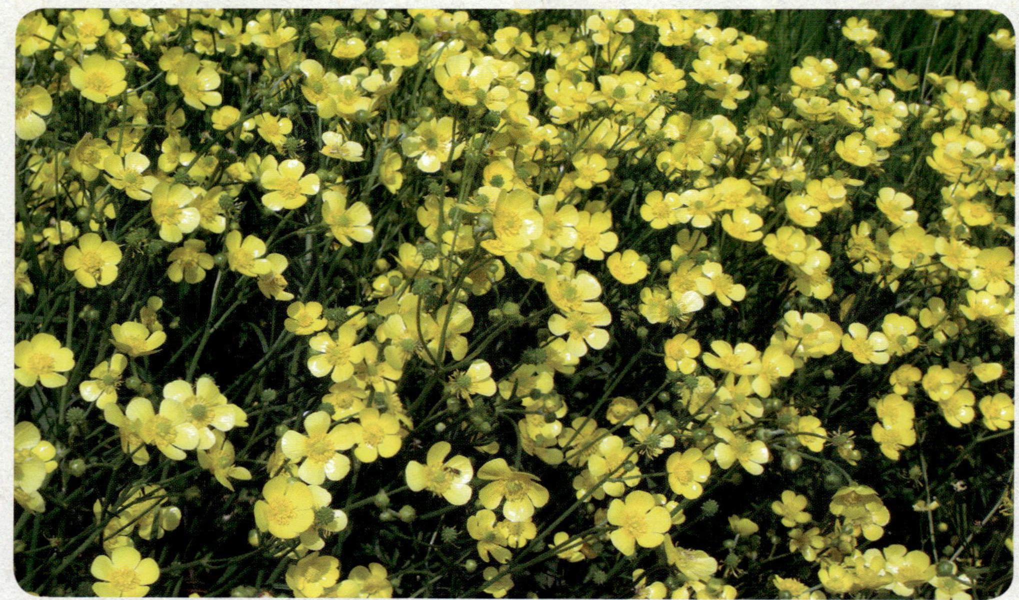

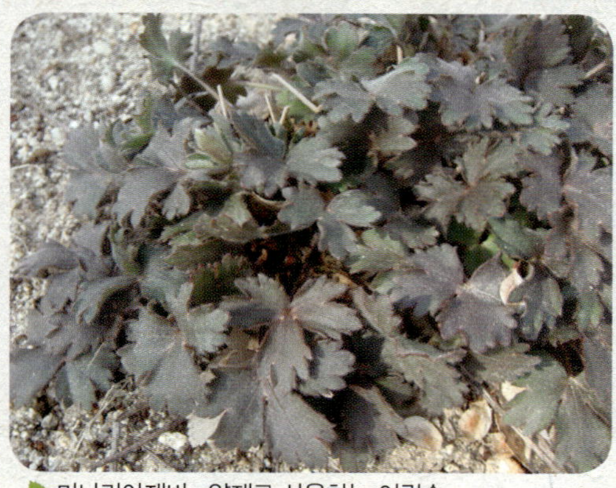

미나리아재비_ 약재로 사용하는 어린순

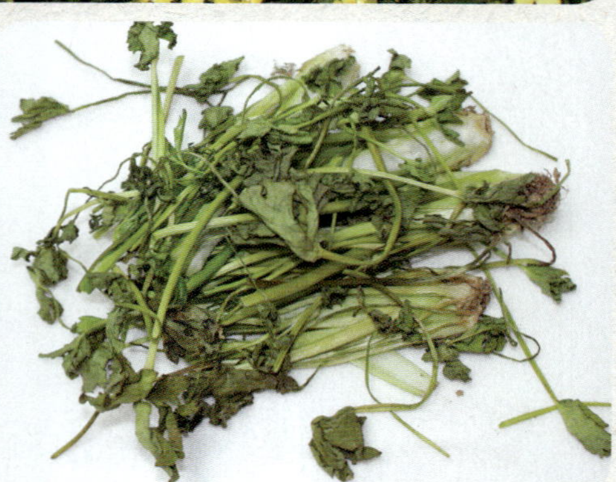

미나리아재비_ 전초(채취품)

- 🔵 **생육특성** : 미나리아재비는 각처의 산이나 들에서 자라는 여러해살이풀로, 생육환경은 햇빛이 잘 들어오는 곳의 약간 건조한 땅이다. 키는 50~70cm이고, 잎은 길이가 2.5~7cm, 너비는 3~10cm로 뭉쳐서 나는데 잎자루는 길고 오각형 원심장 모양으로 3개로 갈라지며 가장자리에는 톱니가 없다. 꽃은 짙은 노란색으로 6~7월에 줄기 끝에서 여러 송이가 붙어서 핀다. 열매는 8~9월경에 달리는데 약간 편평하며 끝에는 짧은 돌기가 있고 길이는 0.2~0.25cm이다.

  미나리아재비의 꽃은 마치 유화 물감처럼 노란색으로 광택이 많이 나서 쉽게 찾을 수 있다.

- 🟤 **채취 방법과 시기** : 이른 봄에 어린순을 채취해 식용하고, 여름부터 가을에 걸쳐 전초를 채취해 생으로 사용한다.

- 🟢 **성분** : 프로토아네모닌(protoanemonin), 아네모닌(anemonin), 라넌쿨린(ranunculin)이 함유되어 있다.

- 🔵 **성미** : 성질이 따뜻하고, 맛은 매우며, 독성이 있다.

- 🟣 **귀경** : 간(肝), 위(胃) 경락에 작용한다.

- 🟠 **효능과 주치** : 해열과 진통, 종기를 삭이는 소종 등의 효능이 있어 풍습성 관절염, 편두통, 위통, 간염 황달, 피부가 부으면서 부스럼이 생기는 증상, 종기, 옴 등을 치료한다.

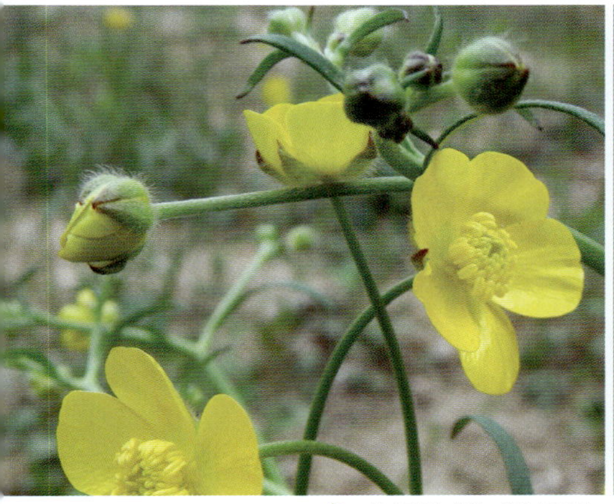

🌿 미나리아재비_ 꽃봉오리

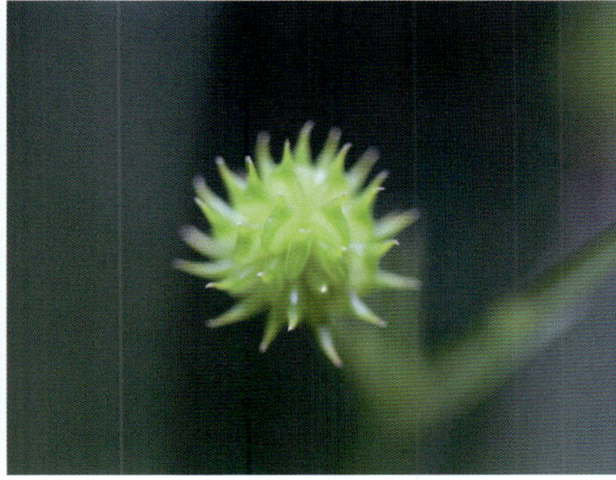

🌿 미나리아재비_ 종자 결실

【 혼동하기 쉬운 약초 비교 】

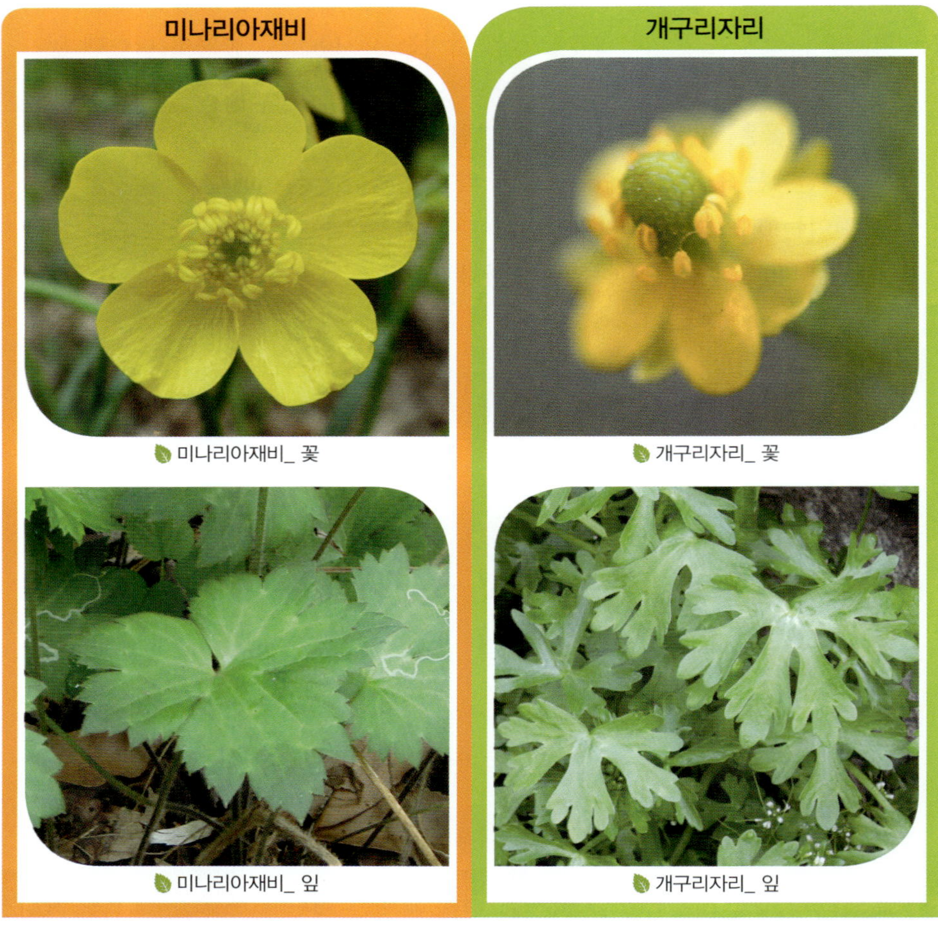

🌿 **약용법과 용량 :** 말린 약재 3~6g을 물 500~700mL에 넣어 1/3이 될 때까지 달여 하루에 2~3회 나눠 마시거나, 물에 달인 액으로 환부를 닦아내기도 하고, 짓찧어 환부에 붙인다.

🍂 **사용 시 주의사항 :** 성미가 쓰고 차며(고한苦寒) 독성이 강하므로 사용상 주의가 필요하다. 외용할 경우에는 짓찧어 환부에 붙이거나 약재의 액을 끓인 전액(煎液)으로 환부를 씻는데 수포(水疱)가 생기지 않도록 주의해야 한다.

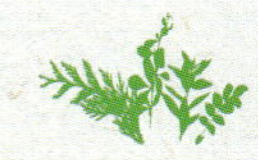

감기, 인후종통, 백일해, 소아경기를 치료하는

미역취

Solidago virgaurea subsp. *asiatica* Kitam. ex H. Hara

- 이명 : 돼지나물
- 생약명 : 일지황화(一枝黃花), 야황국(野黃菊), 황화세신(黃花細辛), 주금화(酒金花)
- 과명 : 국화과(Compositae)
- 개화기 : 7~10월

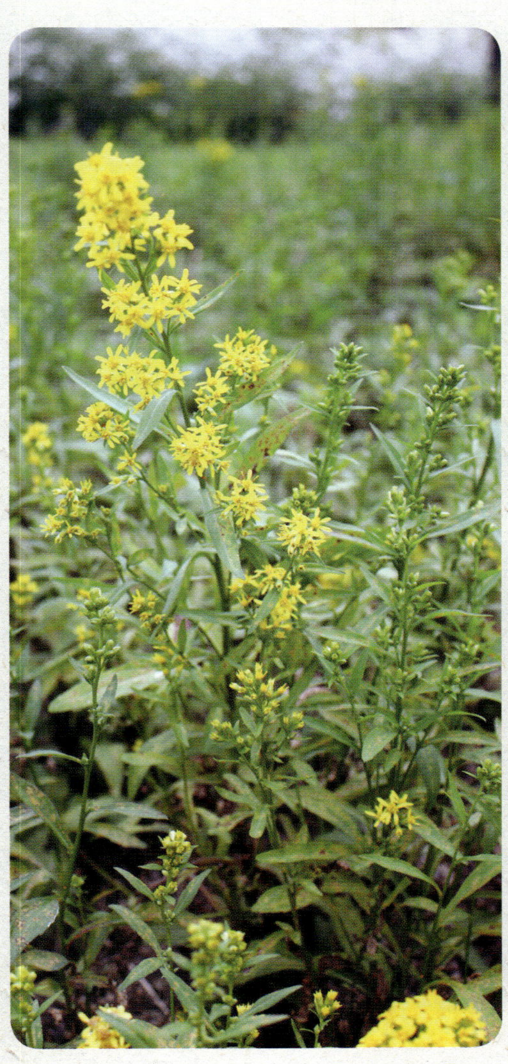

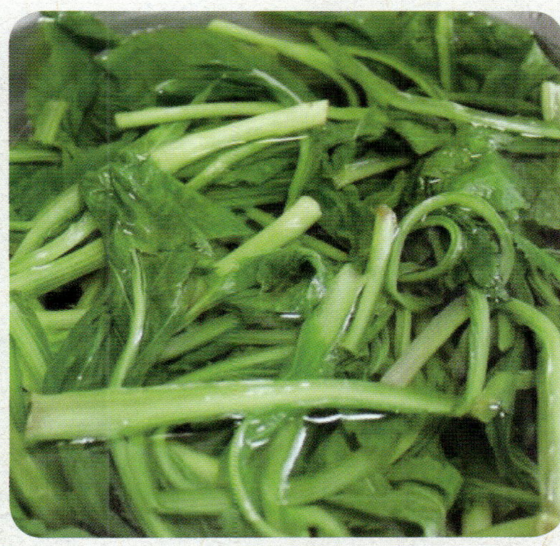

🌿 미역취_ 나물 재료로 데친 어린순

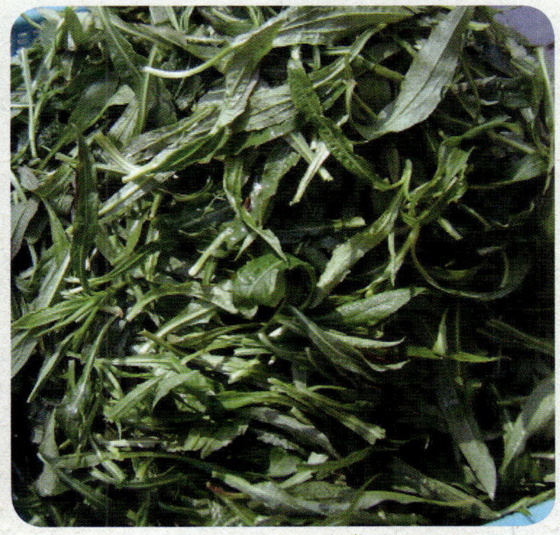

🌿 미역취_ 잎(채취품)

🌿 **생육특성 :** 미역취는 각처의 산이나 들에서 자라는 여러해살이풀로, 생육환경은 반그늘과 햇빛이 잘 들어오는 곳이다. 키는 30~80cm이고, 잎 표면은 녹색이고 약간의 털이 나 있으며 뒷면은 옅은 녹색이며 털이 없다. 위로 올라가면서 점점 작아지는데 가장자리에는 톱니가 있으며 길이는 7~9cm, 너비는 1.5~5cm이다. 꽃은 노란색으로 7~10월에 3~5송이가 뭉쳐서 핀다. 열매는 11월에 달리는데 씨방 끝에서 솜털과 같은 털이 나 있고 길이는 0.35cm 정도이다.

🍂 **채취 방법과 시기 :** 이른 봄에 어린순을 채취하고, 꽃이 필 때 전초를 채취해 그늘에 말린다.

🌿 **성분 :** 페놀, 타닌(tannin), 사포닌, 플라보노이드(flavonoid), 카페인산(caffeic acid), 쿼세틴(quercetin), 루틴(rutin), 아스트라갈린(astragalin), 시아니딘-3-게니토바이오사이드(cyanidin-3-genitobioside), 클로로게닉산(chlorogenic acid), 리모넨(limonen) 등이 함유되어 있다.

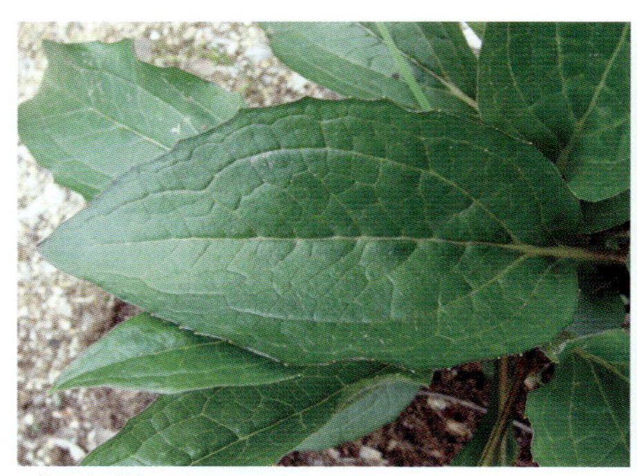

🌿 미역취_ 잎

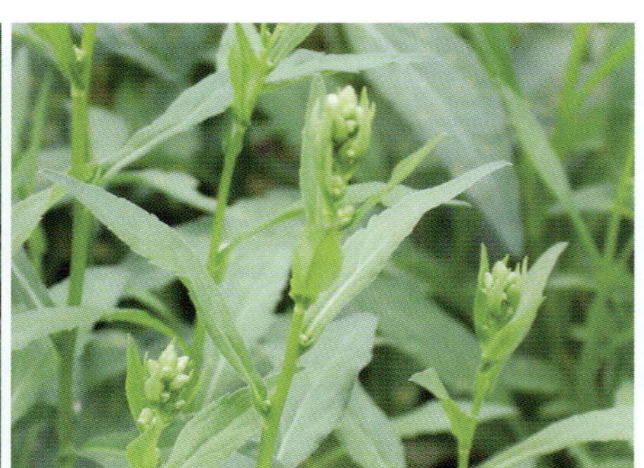

🌿 미역취_ 꽃봉오리

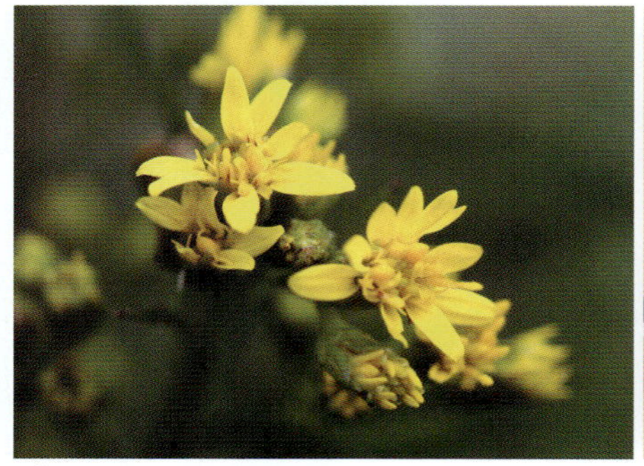

🌿 미역취_ 꽃(확대)

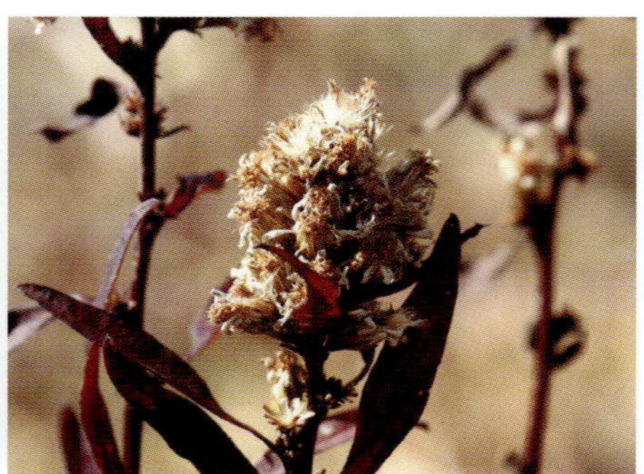

🌿 미역취_ 종자 결실

【 혼동하기 쉬운 약초 비교 】

미역취	참취
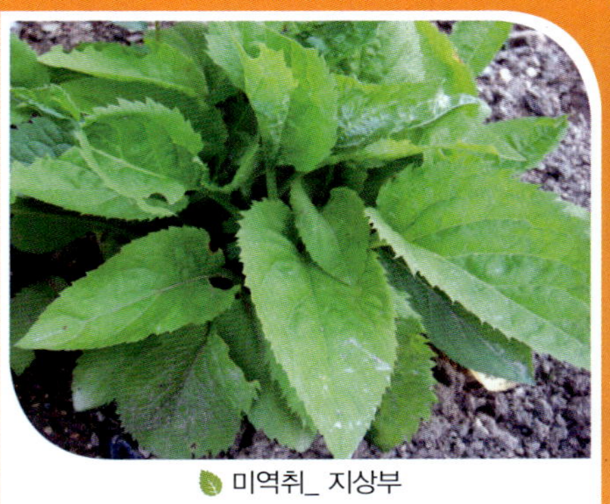	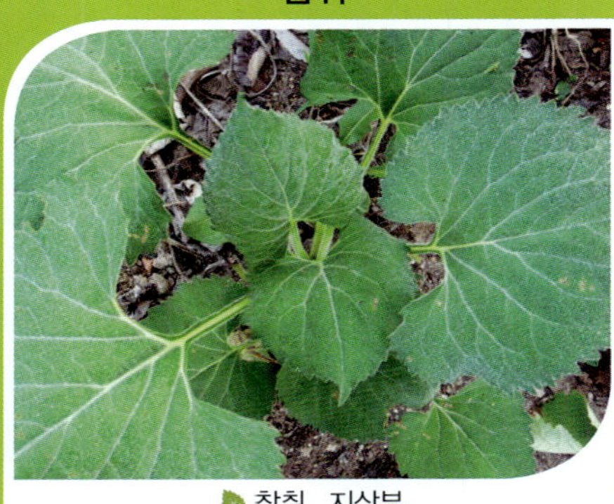
🍃 미역취_ 지상부	🍃 참취_ 지상부

🍃 **성미** : 성질이 시원하고, 맛은 맵고 쓰다.

🍃 **귀경** : 간(肝), 폐(肺), 담(膽) 경락에 작용한다.

🍃 **효능과 주치** : 열을 식히는 해열, 종기를 삭이는 소종, 기침을 멎게 하는 진해, 독을 풀어주는 해독 등의 효능이 있어 감기, 두통, 인후종통, 백일해, 소아경풍(小兒驚風: 어린아이들의 심한 경기), 간염, 황달, 피부염 등을 치료한다.

🍃 **약용법과 용량** : 말린 약재 10~20g을 물 1L에 넣어 1/3이 될 때까지 달여 하루에 2~3회 나눠 마시거나, 짓찧어 환부에 붙이거나, 물에 달인 액을 환부에 바른다.

patent

미역취의 기능성 및 효능에 관한 특허자료

▶ **골 대사 질환 예방 및 치료에 유용한 미역취 추출물**

본 발명은 골 대사 질환의 예방 및 치료에 유용한 미역취 추출물, 이를 함유하는 약학적 조성물, 및 허용 가능한 식품보조제를 포함하는 건강보조식품을 제공하기 위한 것이다. 본 발명의 미역취 추출물은 단일성분에 의한 것보다 복합적인 작용에 의하여 조골세포의 증식과 분화를 종래의 골질환에 좋다고 알려진 식품과 양성대조군에 비해 더 빠르게 유도하고, 또한 동물실험에서도 흰쥐의 성장에 대해 독성작용 없이 골밀도와 골무기질 함량을 높이므로 골질환 치료 및 예방에 적절한 도움을 줄 수 있는 효과가 있다.

– 공개번호 : 10–2006–0001233, 출원인 : 학교법인 계명대학교

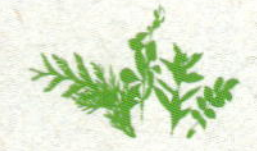

위궤양, 근육통, 주독(酒毒)에 의한 떨림을 치료하는

미치광이풀

Scopolia japonica Maxim.

- **이명** : 미치광이, 미친풀, 광대작약, 초우성, 낭탕, 독뿌리풀
- **생약명** : 낭탕근(莨菪根), 간탕초(看菪草), 낭탕자(莨菪子), 스코폴리아근
- **과명** : 가지과(Solanaceae)
- **개화기** : 4~5월

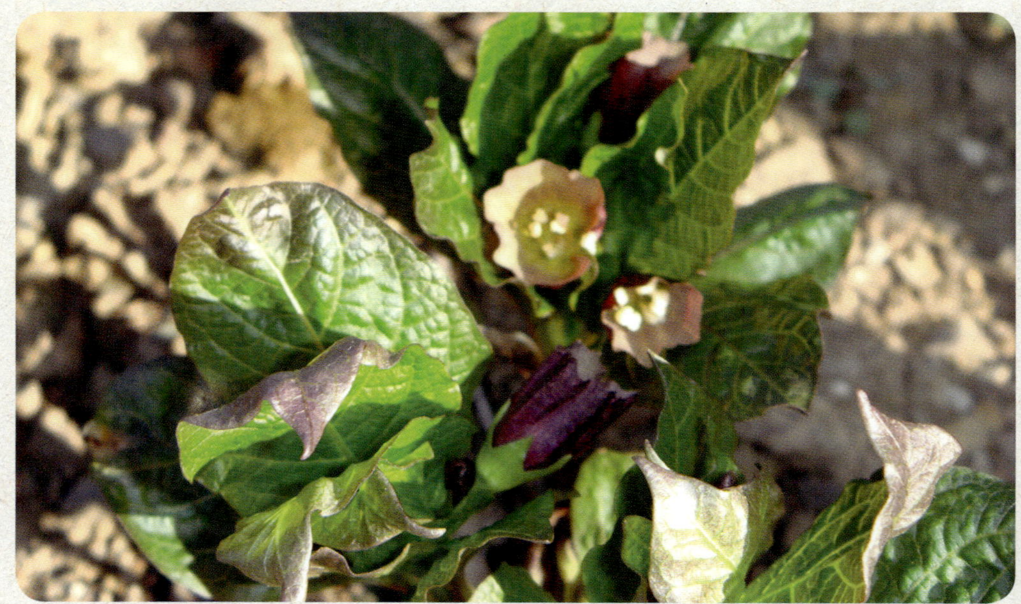

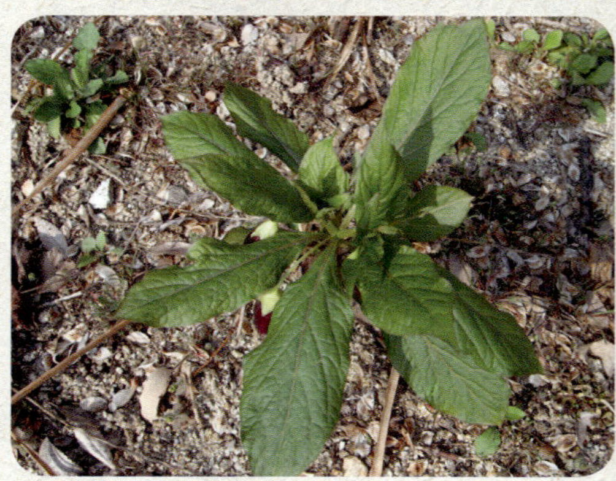

미치광이풀_ 약재로 사용하는 어린순

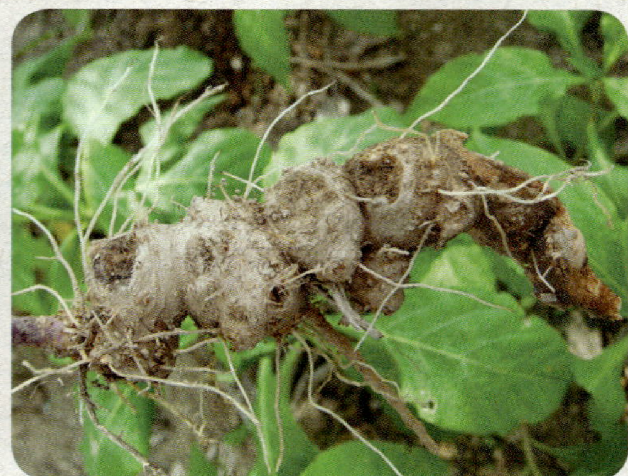

미치광이풀_ 뿌리(채취품)

 : 미치광이풀은 각처의 깊은 숲속에서 자라는 여러해살이풀로, 배수가 잘 되는 곳을 좋아해 생육환경은 주로 돌이 많은 반그늘 혹은 양지쪽이다. 키는 30~60cm이며, 잎은 길이가 10~20cm, 너비는 3~7cm로 마주나며 잎자루가 있고 타원형 달걀 모양이며 양 끝이 좁고 털이 없으며 연하다. 꽃은 검은 자색으로 4~5월에 잎 중간에서 1송이씩 아래를 향하며 피는데 작은 꽃줄기는 길이가 3~5cm이다. 열매는 7~8월경에 달리는데 지름 1cm 정도의 원형이며, 종자는 지름이 0.25cm 정도로 그물 모양의 무늬가 있다.

채취 방법과 시기 : 이른 봄에 어린순을 채취하고 봄, 가을에 뿌리를 채취해 햇볕에 말린다.

성분 : 알칼로이드(alkaloid), l-히요스키아민(l-hyoscyamine), 아트로핀

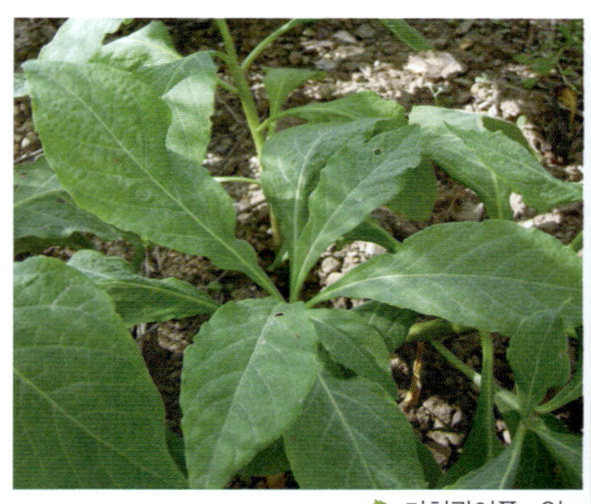

🌿 미치광이풀_ 잎

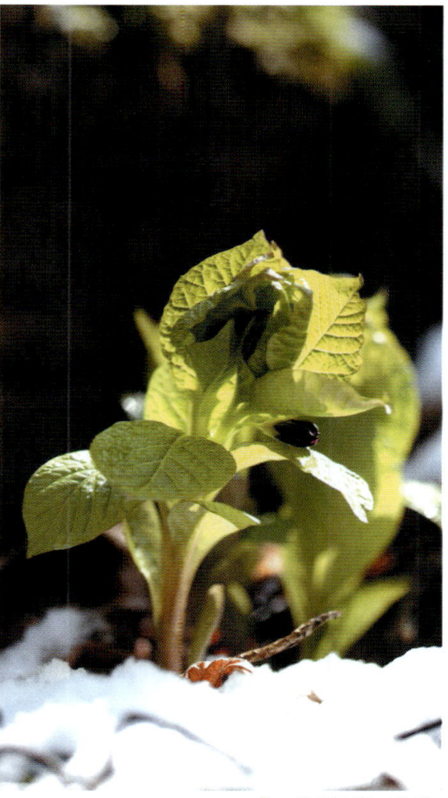

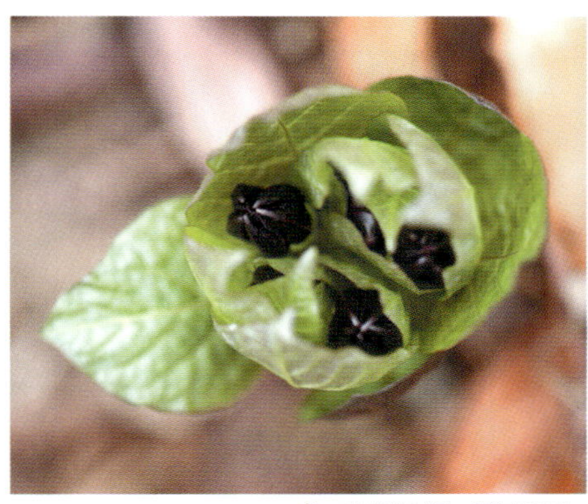

🌿 미치광이풀_ 꽃봉오리

🌿 미치광이풀_ 꽃대

미치광이풀	노랑미치광이풀
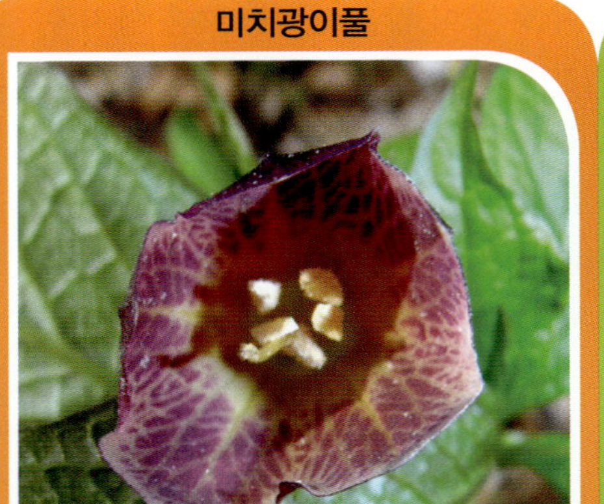	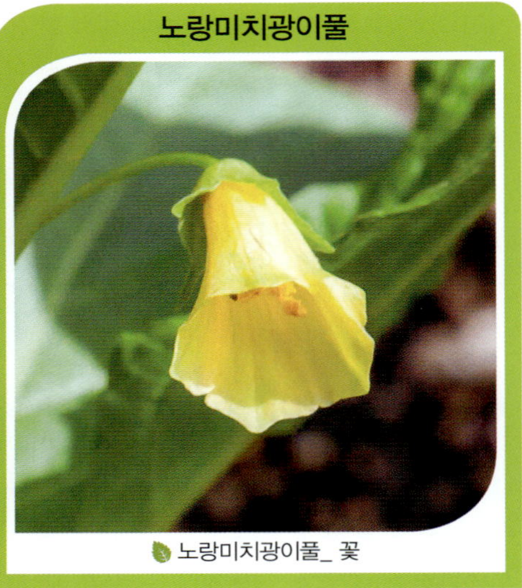
🍃 미치광이풀_ 꽃	🍃 노랑미치광이풀_ 꽃

(atropine), 스코폴라민(scopolamine) 등이 함유되어 있다.

🍃 **성미 :** 성질이 따뜻하고, 맛은 매우며, 독성이 있다.

🍃 **귀경 :** 간(肝), 심(心), 폐(肺) 경락에 작용한다.

🍃 **효능과 주치 :** 경련을 가라앉히는 진경(鎭痙), 진통작용, 땀을 멎게 하는 지한(止汗), 장의 수렴성을 높이는 장수렴(腸收斂) 등의 효능이 있어 위장통증, 위산과다, 위나 십이지장 궤양, 두통, 근육통, 옹종, 주독(酒毒)에 의한 떨림, 외상출혈 등을 다스린다.

🍃 **약용법과 용량 :** 가루로 만들어 복용하거나, 개어서 환부에 붙인다. 또는 달인 액으로 환부를 씻어낸다.

🍃 **사용 시 주의사항 :** 독성이 있으므로 주의해야 하는데 반드시 전문의의 처방에 따라야 한다.

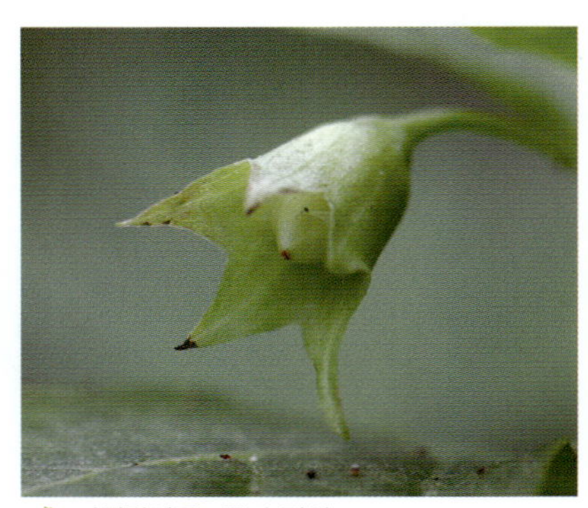
🍃 미치광이풀_ 종자 결실

480

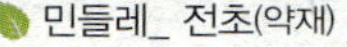

폐와 장의 농양, 목적(目赤), 황달을 치료하는

민들레 | 사용부위 | 전초

Taraxacum platycarpum Dahlst.

- 이명 : 안질방이, 부공영(鳧公英), 포공초(蒲公草), 지정(地丁)
- 생약명 : 포공영(蒲公英)
- 과명 : 국화과(Compositae)
- 개화기 : 4~5월

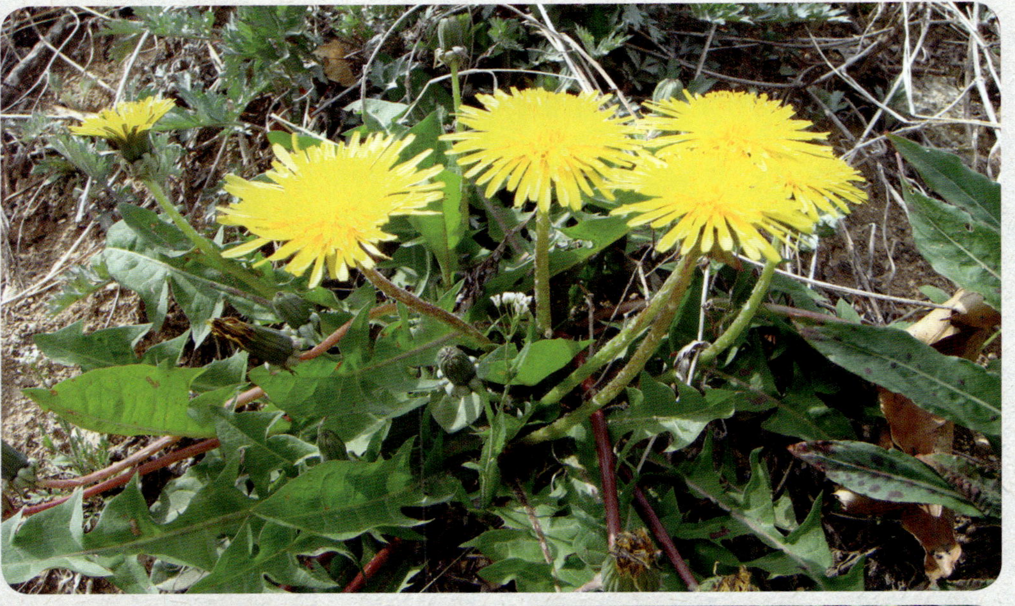

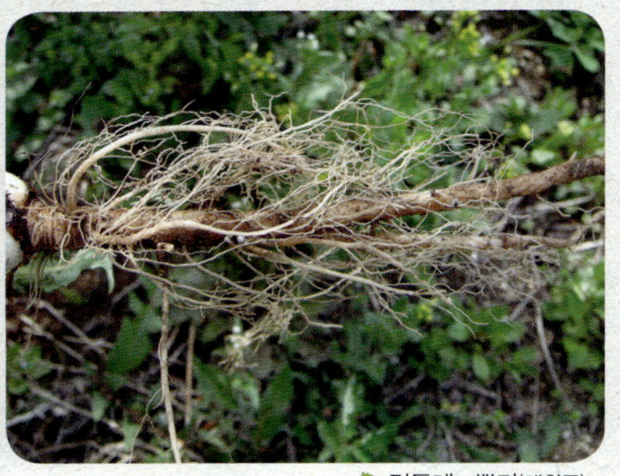

민들레_ 전초(약재)

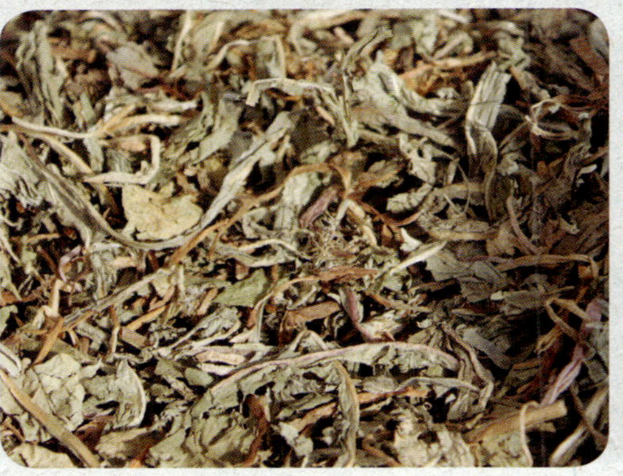

민들레_ 뿌리(채취품)

 민들레는 여러해살이풀로, 전국 각지에서 분포하는데 경남 의령과 강원도 양구에서 많이 재배한다. 키는 30cm 정도로 자라며 원줄기 없이 잎이 뿌리에서 모여나 옆으로 퍼진다. 잎의 길이는 6~15cm, 너비는 1.2~5cm이고 뾰족하다. 잎몸은 무 잎처럼 깊게 갈라지고 갈래는 6~8쌍이며 가장자리에 톱니가 있다. 꽃은 노란색으로 4~5월에 잎과 같은 길이의 꽃줄기 위에서 피는데 지름은 3~7cm이다(서양민들레는 3~9월에 핀다). 열매는 5~6월경에 검은색 종자가 달리는데 종자에는 하얀색이나 은색 날개 같은 갓털이 붙어 있다. 종자는 공처럼 둥글게 안쪽에 뭉쳐 있는데 이것이 바람에 날려 사방으로 퍼져 번식한다. 토종 민들레는 꽃받침이 그대로 있지만 서양민들레는 아래로 처진다. 뿌리는 육질로 길며 포공영이라 해서 약재로 사용한다. 생명력이 강해 뿌리를 잘게 잘라도 다시 살아난다.

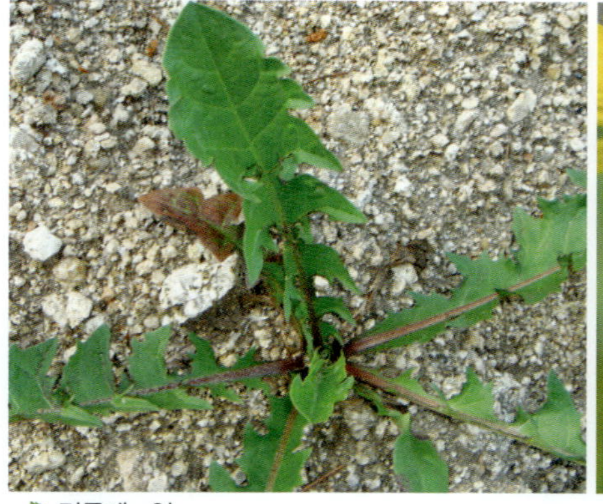

🌿 민들레_ 잎

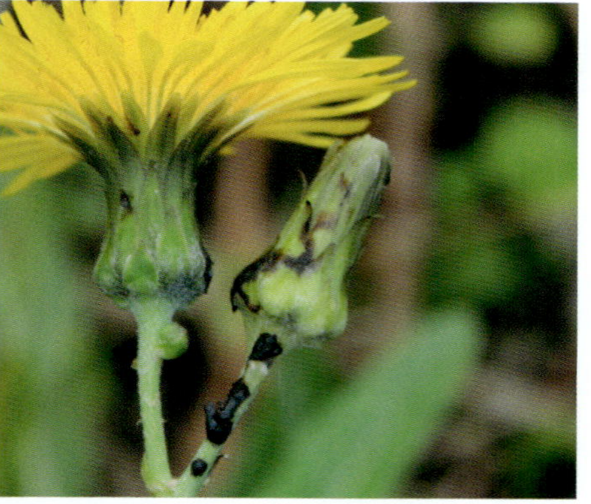

🌿 민들레_ 꽃봉오리

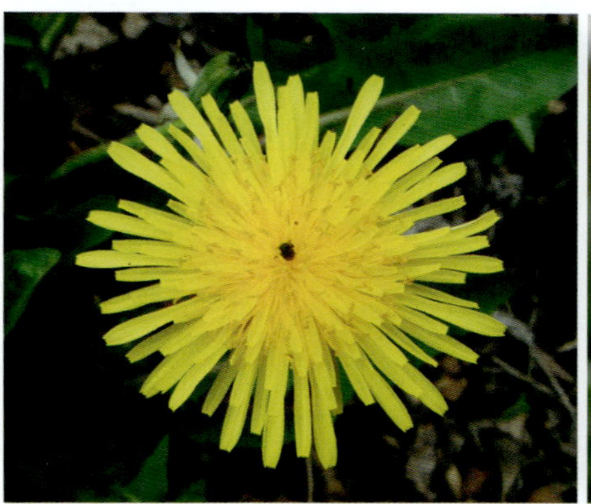

🌿 민들레_ 꽃

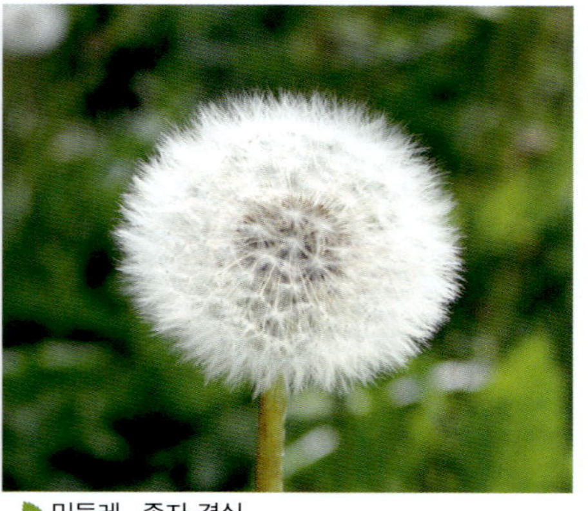

🌿 민들레_ 종자 결실

● **채취 방법과 시기** : 꽃이 피기 전이나 후인 봄과 여름에 채취해 흙먼지나 이물질을 제거하고 가늘게 썰어 말린 후 사용한다.

● **성분** : 전초에는 타락사스테롤(taraxasterol), 타락사롤(taraxarol), 타락세롤(taraxerol), 잎어는 루테인(rutein), 비오악산틴(vioaxanthin), 플라스토퀴논(plastoquinone), 꽃에는 아르니디올(arnidiol), 루테인(lutein), 플라복산틴(flavoxanthin)이 함유되어 있다.

● **성미** : 성질이 차고, 맛은 쓰며 달며, 독성이 없다.

● **귀경** : 간(肝), 위(胃), 신(腎) 경락에 작용한다.

● **효능과 주치** : 열을 내리고 독을 푸는 청열해독, 종기를 없애고 기가 뭉친 것을 흩어지게 하는 소종산결(消腫散結), 소변을 잘 나가게 하고, 종기 또는 배가 그득하게 차오르는 종창, 유옹(乳癰), 연주창, 눈이 충혈되고 아픈 목적(目赤), 목구멍의 통증, 폐의 농양, 장의 농양, 습열황달(濕熱黃疸) 등을 치료하는 효과가 있다.

● 민들레_ 전초(채취품)

● **약용법과 용량** : 말린 전초 15g을 물 700mL에 넣어 끓기 시작하면 약하게 줄여 200~300mL가 될 때까지 달여 하루에 2회 나눠 마신다. 녹차처럼 가볍게 덖어서 우려 마시기도 하며, 티백 차나 환으로 만들어 복용하기도 한다.

● **사용 시 주의사항** : 쓰고 찬 성미로 인해 열을 내리고 습사를 다스리는 청열이습(淸熱利濕)작용이 있으므로 실증(實症: 주로 급성 열병이나 기혈의 울혈, 담음, 식적 등이 있다)이 아니거나 음달(陰疸: 황달의 일종)인 경우에는 신중하게 사용해야 한다.

【 혼동하기 쉬운 약초 비교 】

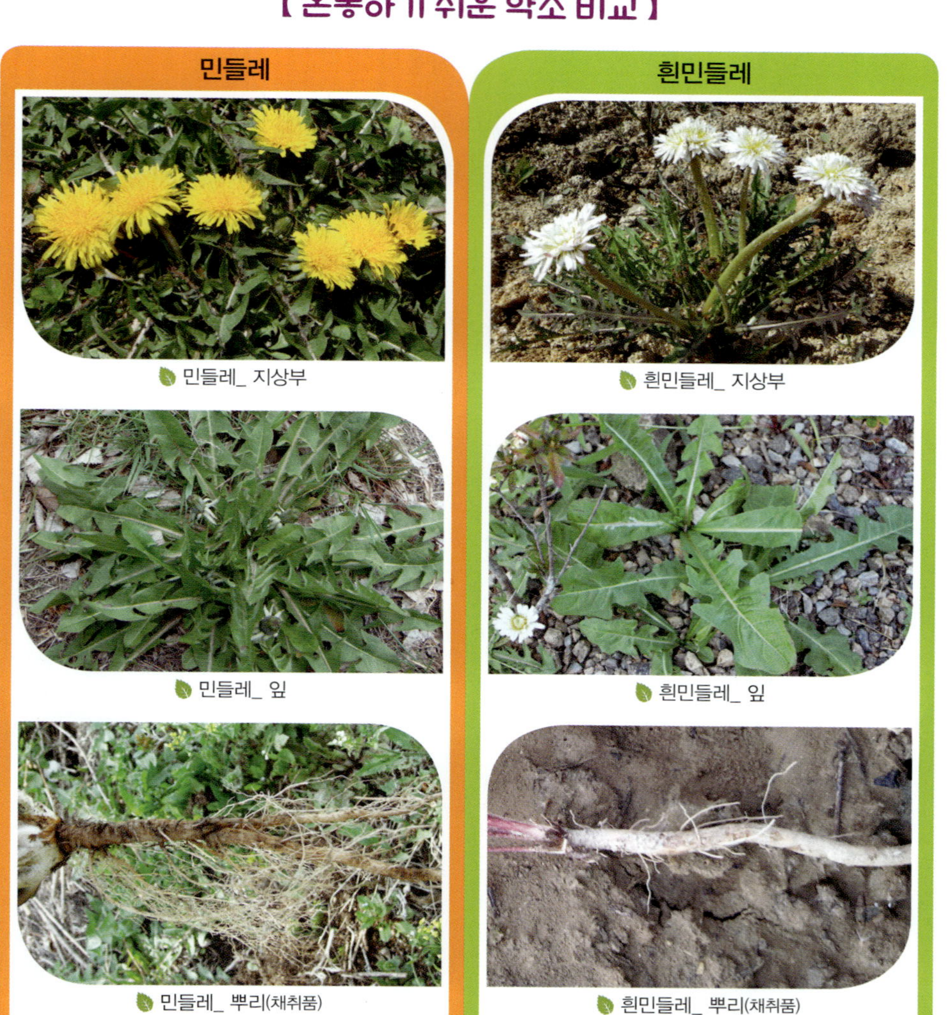

patent

민들레(포공영)의 기능성 및 효능에 관한 특허자료

▶ 포공영 추출물을 함유하는 급만성 간염 치료 및 예방용 조성물

본 발명은 급만성 간염 치료 및 예방 효과를 갖는 포공영 추출물 및 이를 함유하는 조성물에 관한 것으로, 각종 식이 방법에 의해 유발된 증가된 GOT 및 GPT 수치를 유의적으로 억제하여 급만성 간염의 예방 및 치료에 효과적이고 안전한 의약품 및 건강기능식품을 제공한다.

– 공개번호 : 10-2005-0051629, 출원인 : 학교법인 인제학원

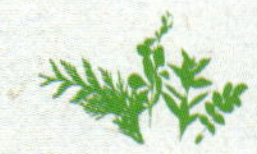

민백미꽃

| 사용부위 | 뿌리줄기, 뿌리

Cynanchum ascyrifolium (Franch. & Sav.) Matsum.

- 이명 : 흰백미
- 생약명 : 백전(白前)
- 과명 : 박주가리과(Asclepiadaceae)
- 개화기 : 5~7월

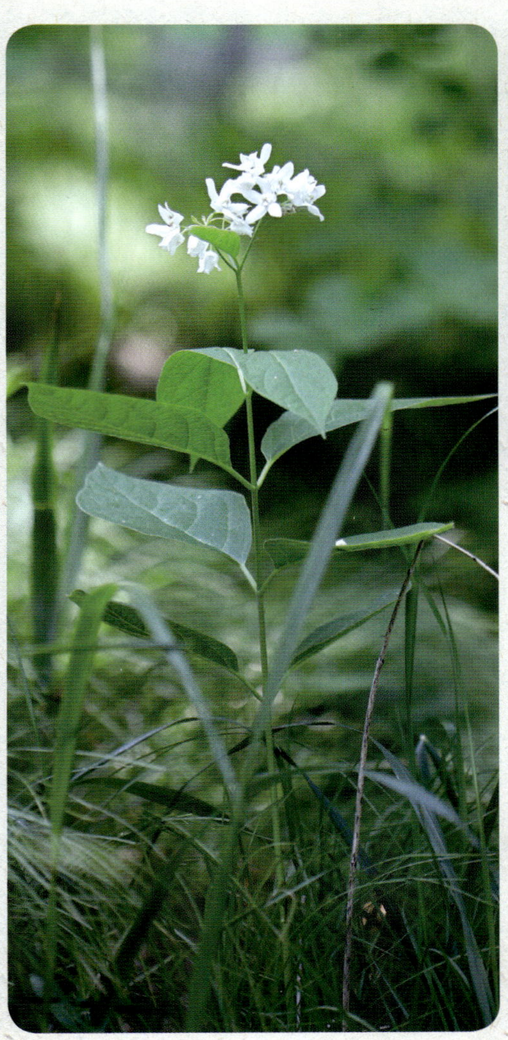

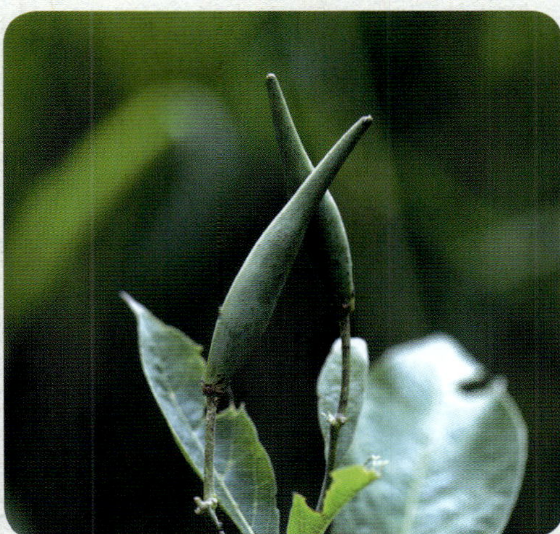

민백미꽃_ 종자 결실

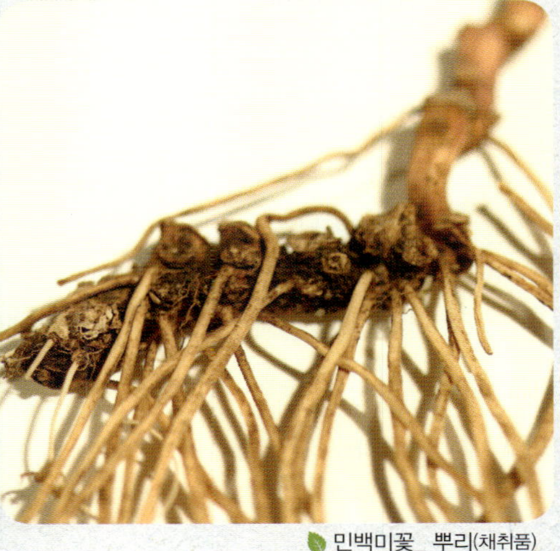

민백미꽃_ 뿌리(채취품)

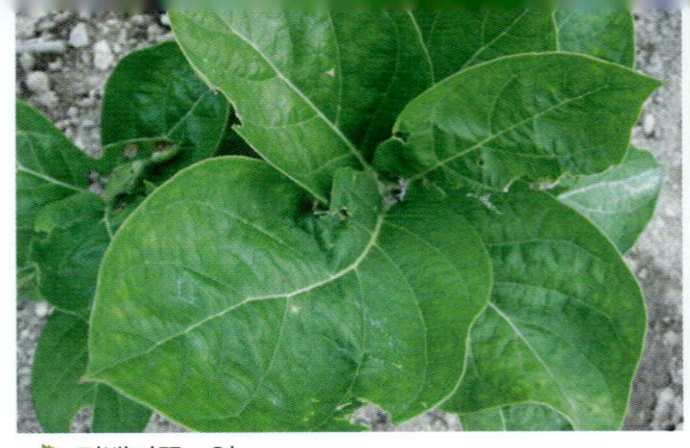
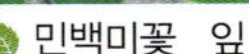
민백미꽃_ 잎

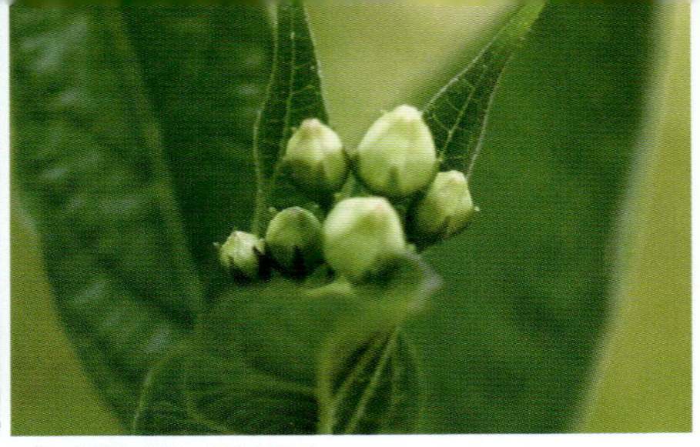
민백미꽃_ 꽃봉오리

● **생육특성 :** 민백미꽃은 여러해살이풀로, 전국 각지에서 자생하며 반그늘, 비옥한 토양에서 잘 자란다. 키는 30~60cm로 자라고, 잎은 길이가 8~15cm, 너비는 4~8cm로 양면에 잔털이 나 있으며 타원형이고 마주난다. 꽃은 흰색으로 5~7월에 원줄기 끝과 윗부분의 잎겨드랑이에서 펼쳐지듯 피는데 지름은 2cm 정도이다. 굵은 수염뿌리가 있으며 한방에서는 이를 백전(白前)이라 부르며 약재로 사용한다. 우리나라 생약규격집에는 민백미꽃을 백전으로 수재하고 있으나 중국에서는 유엽백전(柳葉白前)과 원화엽백전(芫花葉白前)을 백전으로 사용한다.

※ 유엽백전(柳葉白前) : 뿌리줄기는 가늘고 긴 둥근 기둥 모양으로 갈라지며 약간 구부러졌다. 길이는 4~15cm, 지름은 0.15~0.4cm이다. 표면은 황백색 또는 황갈색으로 마디가 뚜렷하고 마디와 마디 사이의 길이는 1.5~4.5cm이며 꼭대기에는 잔경(殘莖: 남은 줄기)이 있다. 질은 잘 부스러지고, 단면은 가운데가 비어 있다. 마디 부분에는 가늘고 구부러진 뿌리가 한데 무더기로 자라고 길이는 10cm 정도에 달하며 지름은 0.1cm 이내로 갈라져 수염처럼 되어 있다.

※ 원화엽백전(芫花葉白前) : 뿌리줄기는 비교적 짧고 작거나 덩어리 모양이다. 표면은 회녹색 또는 회황색으로 마디와 마디 사이의 길이는 1~2cm이다. 질은 비교적 단단하며 뿌리 끝은 구부러졌고 지름은 약 0.1cm이며 원래의 줄기에서 갈라져 나간다.

• 유엽백전과 원화엽백전은 중국의 절강, 안휘, 하남, 산동, 복건 및 광동 등지에서 주로 생산된다.

● **채취 방법과 시기 :** 가을에 채취해 토사와 이물질을 제거한 뒤 생으로 사용하거나 약재에 꿀물(약재 무게의 20~25%)을 흡수시킨 다음 프라이팬에 노릇노릇하게 볶아(밀자蜜炙) 사용한다.

486

민백미꽃	백미꽃
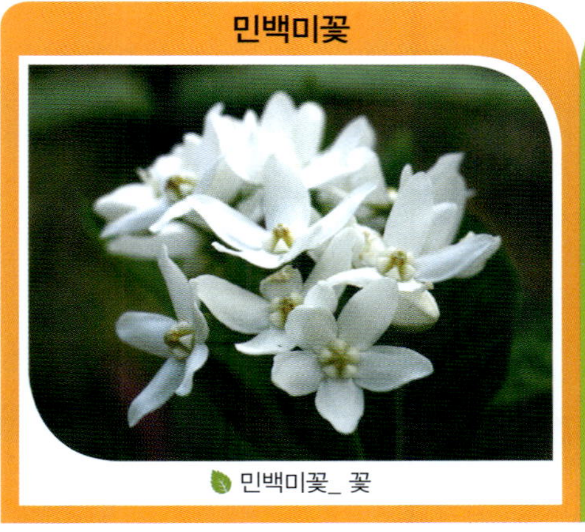	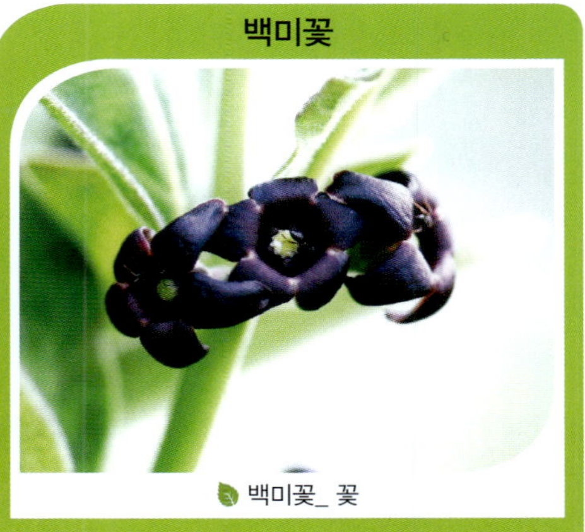
🍃 민백미꽃_ 꽃	🍃 백미꽃_ 꽃

🍃 **성분** : 뿌리에는 정유, 트리테르페노이드(triterpenoid), 사포닌 등이 함유되어 있다.

🍃 **성미** : 성질이 약간 따뜻하고, 맛은 맵고 쓰며, 독성이 없다.

🍃 **귀경** : 심(心), 폐(肺) 경락에 작용한다.

🍃 **효능과 주치** : 기가 위로 솟는 것을 내리게 하고 담을 제거한다. 기침을 멈추고, 폐기가 실한 것을 누그러뜨리고, 기침과 가래가 심한 증상인 해수담다[咳嗽痰多: 가래는 없이 기침만 있는 것을 해(咳)라 하고, 기침소리는 나지 않으면서 가래만 나오는 것을 수(嗽)라고 하는데 해수는 기침과 가래를 함께 하는 것을 말함], 가슴이 답답하고 기가 위로 솟아오르는 증상, 천식 등을 치료한다.

🍃 **약용법과 용량** : 말린 약재 4~12g을 사용하는데, 보통 볶은 백미 5~10g을 물 700mL에 넣어 끓기 시작하면 약하게 줄여 200~300mL가 될 때까지 달여 하루에 2회 나눠 마신다. 환 또는 가루로 만들어 따뜻한 물과 함께 복용한다.

🍃 **사용 시 주의사항** : 거담작용이 매우 강하여 위 점막어 자극이 있으므로 위장병이 있는 경우에는 피하고, 하기(下氣)작용이 있으므로 기가 허한 사람도 피해야 한다. 특히 사기로 인해 폐기(肺氣)가 충실하지 못한 증상에는 사용하면 안 된다.

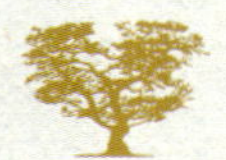

마가목

| **사용부위** | 나무껍질, 종자

Sorbus commixta Hedl.

- **이명** : 은빛마가목, 잡화추(雜花楸), 일본화추(日本花楸)
- **생약명** : 정공피(丁公皮), 마가자(馬家子)
- **과명** : 장미과(Rosaceae)
- **개화기** : 5~6월

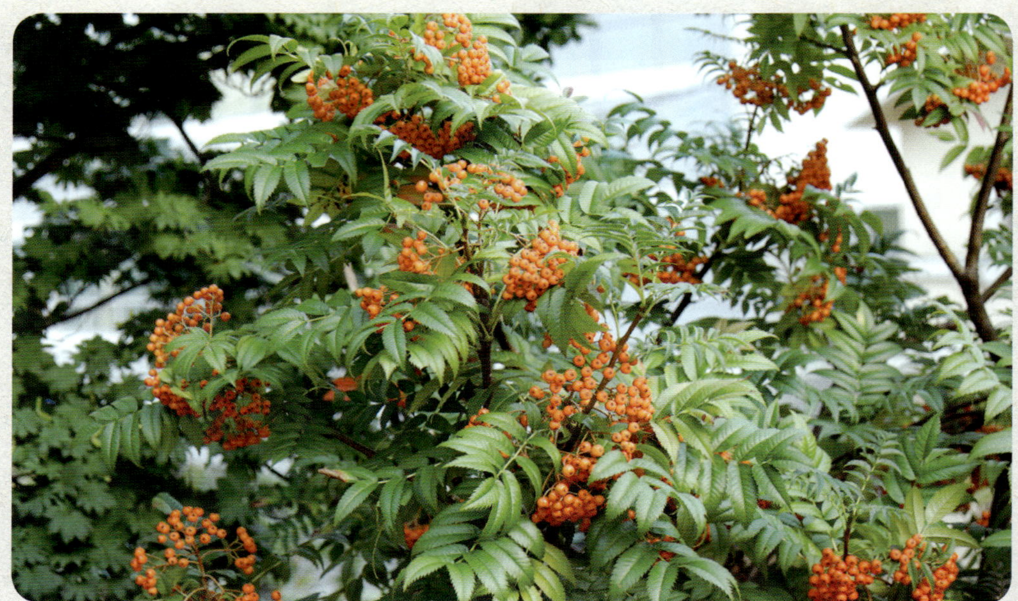

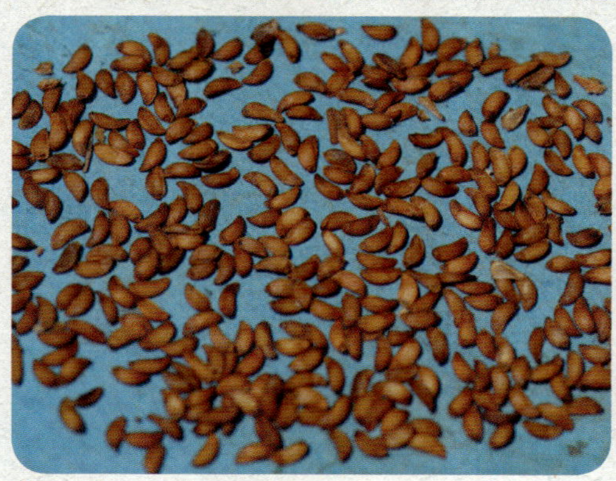

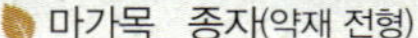

🌿 마가목_ 종자(약재 전형)

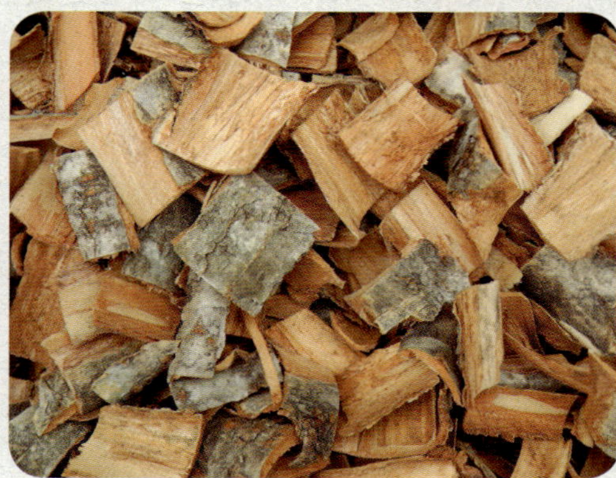

🌰 마가목_ 뿌리 겉껍질(약재)

- **생육특성 :** 마가목은 남부·중부 지방에서 자라는 낙엽활엽소교목으로, 높이 6~8m로, 작은 가지와 겨울눈에는 털이 없다. 잎은 깃꼴겹잎이며 서로 어긋나고 잔잎은 9~13장에 바늘 모양, 넓은 바늘 모양 또는 타원형 바늘 모양이고 양면에 털이 없이 잎 가장자리에 길고 뾰족한 겹톱니 또는 홑톱니가 있다. 꽃은 흰색으로 5~6월에 겹산방꽃차례로 피는데, 털이 없으며 열매는 이과(梨果)로 둥글고 9~10월에 붉은색 또는 황적색으로 달린다.

- **채취 방법과 시기 :** 나무껍질은 봄, 종자는 9~10월에 채취한다.

- **성분 :** 루페논(lupenone), 루페올(lupeol), 베타-시토스테롤(β-sitosterol), 리그난(lignan), 솔비톨(solbitol), 아미그달린(amygdalin), 플라보노이드(flavonoid)류가 함유되어 있다.

- **성미 :** 나무껍질은 성질이 따뜻하고, 맛은 시고 약간 쓰다.

- **귀경 :** 간(肝), 비(脾), 폐(肺), 신(腎) 경락에 작용한다.

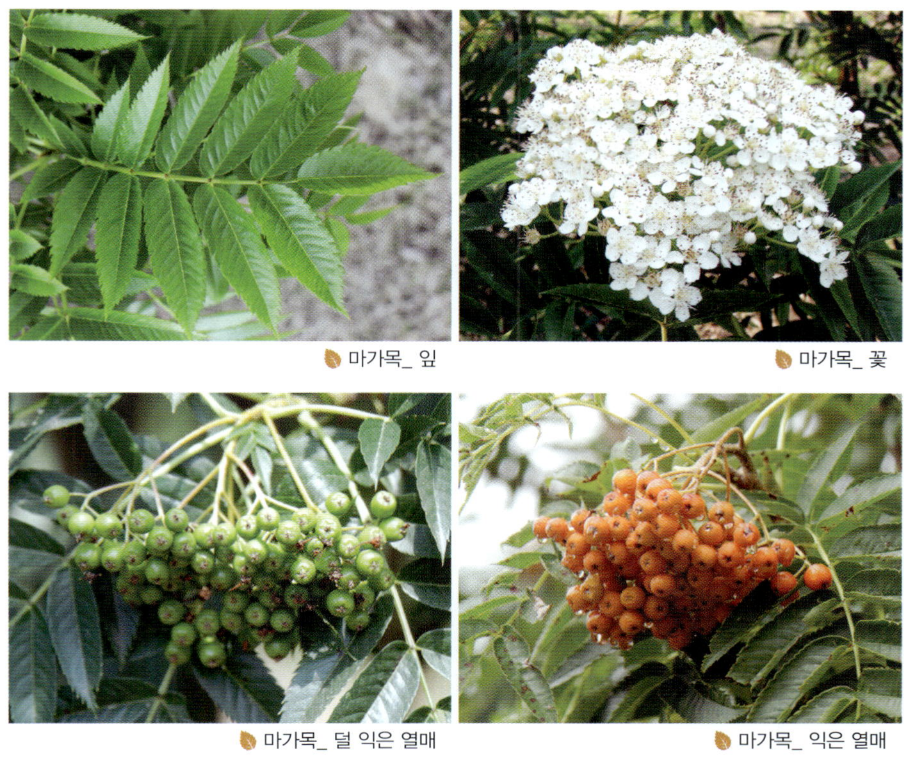

🍂 마가목_ 잎   🍂 마가목_ 꽃

🍂 마가목_ 덜 익은 열매   🍂 마가목_ 익은 열매

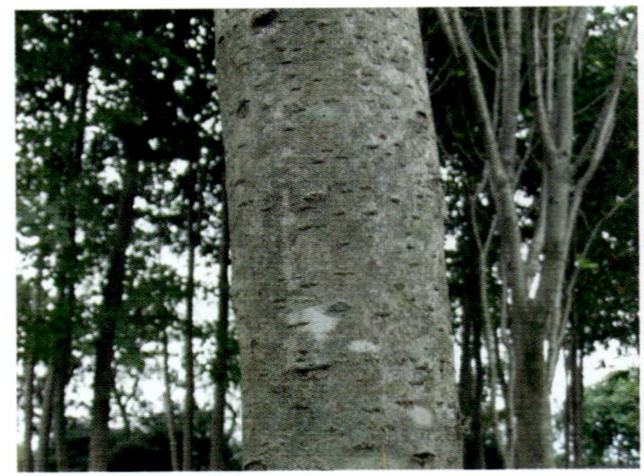

🍂 마가목_ 나무껍질

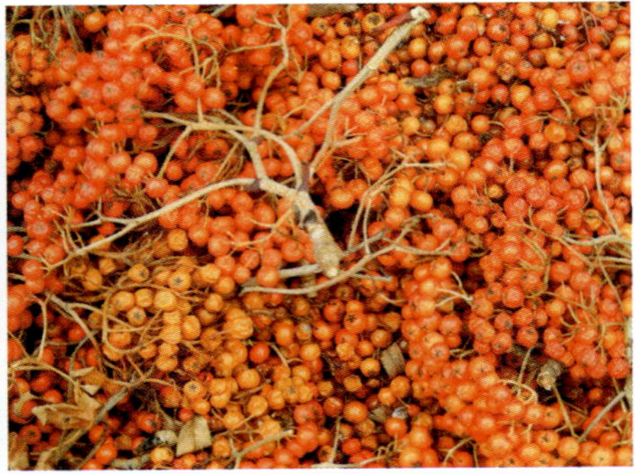

🍂 마가목_ 열매(채취품)

🍁 **효능과 주치** : 나무껍질은 생약명을 정공피(丁公皮)라 하여 거풍, 진해, 강장, 신체허약, 요슬산통(腰膝酸痛: 허리와 무릎이 저리고 아픈 증상), 풍습비통(風濕痺痛), 백발을 치료한다. 종자는 생약명을 마가자(馬家子)라 하여 진해, 거담, 이수, 지갈(止渴), 강장, 기관지염, 폐결핵, 수종, 위염, 신체허약, 해독 등을 치료한다. 연구결과 마가목의 추출물은 해독작용을 하는 것으로 밝혀졌다.

🍂 **약용법과 용량** : 말린 약재 40~80g을 물 900mL에 넣어 반이 될 때까지 달여 하루에 2~3회 나눠 마시거나, 술을 담가 마신다.

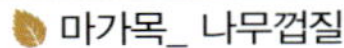

patent

마가목의 기능성 및 효능에 관한 특허자료

▶ **마가목 추출물을 유효성분으로 하는 흡연독성 해독용 약제학적 조성물**

본 발명은 흡연독성 해독용 약제학적 조성물에 관한 것으로서, 구체적으로는 마가목 추출물을 유효성분으로 하는 흡연독성 해독용 약제학적 조성물에 관한 것이다.

– 출원번호 : 10–2011–0044223, 특허권자 : 남종현

▶ **마가목 열매를 이용한 차의 제조방법**

본 발명은 마가목의 열매를 가공하여 차를 제조하는 방법에 관한 것으로, 잘 세척된 마가목 열매 100중량부에 대하여 400중량부 내지 500중량부의 물을 가하여 90분 내지 120분 동안 끓여 증숙시킨 다음 18메쉬체를 이용하여 추출액과 증숙된 마가목 열매를 분리하고, 증숙된 마가목 열매는 체 위에서 적정의 압력을 가한 상태로 문질러서 표피 및 씨가 제거된 증숙된 과육 착즙물을 얻은 다음, 얻어진 착즙물과 추출액을 혼합하여 60메쉬의 체로 감압 여과하여 고형물을 제거한 다음, 한천 0.15중량부 내지 0.25중량부와 솔스타 0.09 내지 0.10중량부를 첨가 혼합함을 특징으로 하는 마가목을 이용한 차의 제조방법을 제공한다.

– 공개번호 : 10–2002–0055831, 출원인 : 한국식품연구원

거풍, 지혈, 진통, 통경에 사용하는

마삭줄

| 사용부위 | 줄기, 잎, 열매

Trachelospermum asiaticum (Siebold & Zucc.) Nakai

- **이명** : 마삭나무, 조선마삭나무, 왕마삭줄, 민마삭나무, 겨우사리덩굴, 왕마삭나무, 민마삭줄, 마삭덩굴, 마삭풀, 낙석(洛石), 마삭나무, 내동(耐冬), 백화등(白花藤)
- **생약명** : 낙석등(絡石藤)
- **과명** : 협죽도과(Apocynaceae)
- **개화기** : 5~6월

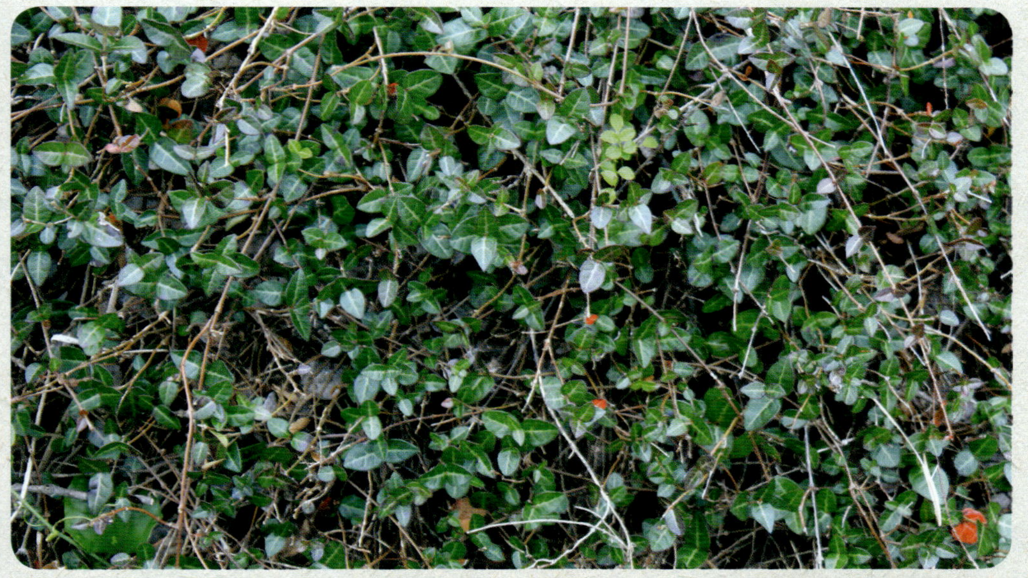

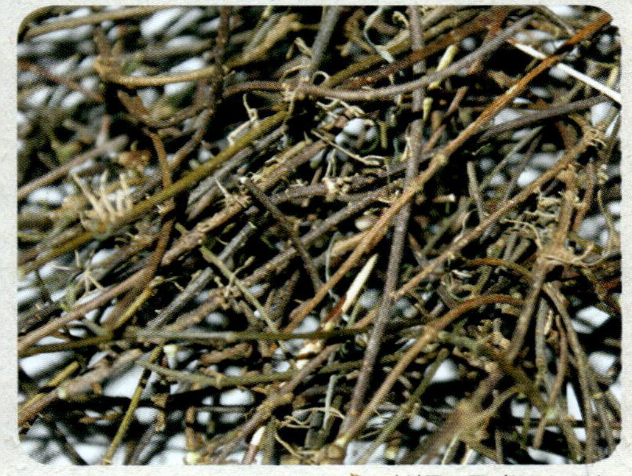

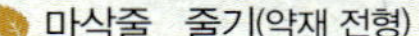

🍂 마삭줄_ 줄기(약재 전형)

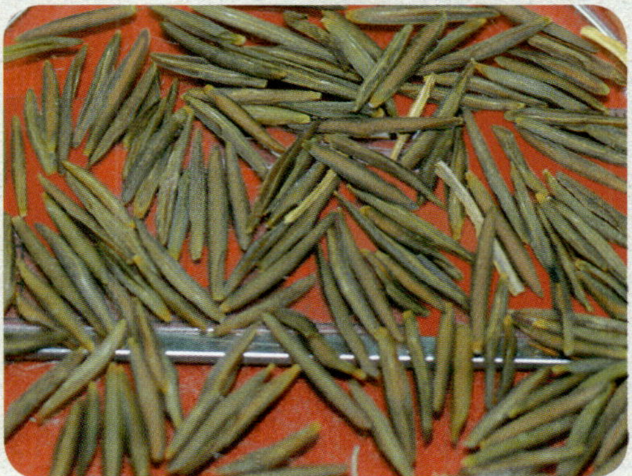

🍂 마삭줄_ 열매(약재 전형)

- 🔵 **생육특성 :** 마삭줄은 남부 지방의 산지나 울타리가에서 다른 식물이나 물체를 감아 올라가며 자라는 상록활엽 덩굴성 목본으로, 덩굴 길이가 5m 이상에 달한다. 잎은 타원형, 달걀 모양 또는 긴 타원형에 서로 마주나고 잎 표면은 짙은 녹색이며 윤채가 있고 뒷면에는 털이 나 있거나 없이 잎 가장자리는 밋밋하게 톱니가 없다. 꽃은 흰색으로 5~6월에 취산꽃차례로 줄기 끝이나 잎겨드랑이에서 피어 차츰 황색으로 변한다. 열매는 꼬투리 모양으로 2개가 아래로 늘어지고 9~10월에 달린다.

- 🍂 **채취 방법과 시기 :** 줄기와 잎은 가을, 열매는 8~9월에 덜 익었을 때 채취한다.

- 🌿 **성분 :** 줄기에는 알크티인(arctiin), 마타이레시노사이드(matairesinoside), 트라케로사이드(tracheloside), 담보니톨(dambonitol), 베타-시토스테롤-글루코시드(β-sitosterol-glucoside), 노르트라케로시드(nortracheloside), 시마로스(cymalose) 등이 함유되어 있는데 이 중 알크티인은 혈관확장, 혈압강하를 일으키며 냉혈 및 온혈동물에게 경련을 일으키고 또 실험동물인 쥐의 피부를 발적(發赤: 피부나 점막에 염증이 생겼을 때 그 부분이 발갛게 부어오르는 현상)시키거나 설사를 일으킨다.

- 🔵 **성미 :** 성질이 시원하고, 맛은 쓰다.

- 🟣 **귀경 :** 심(心), 간(肝) 경락에 작용한다.

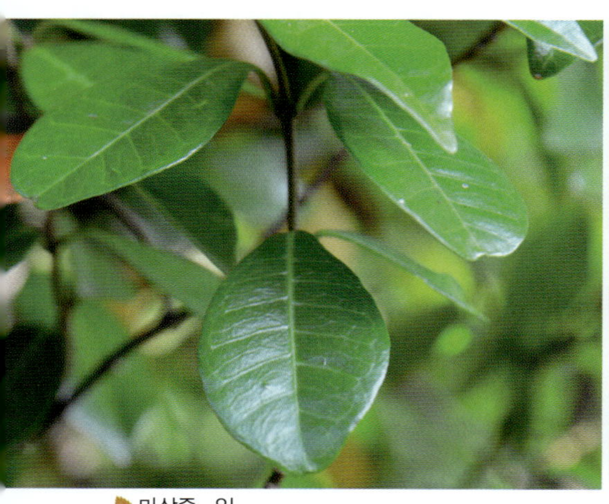

🍂 마삭줄_ 잎

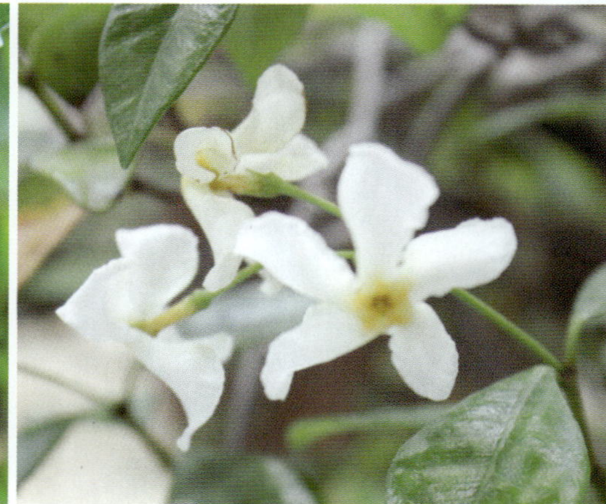

🍂 마삭줄_ 꽃

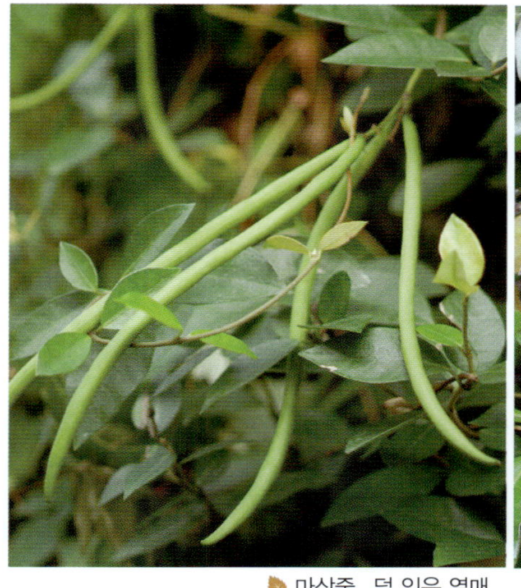

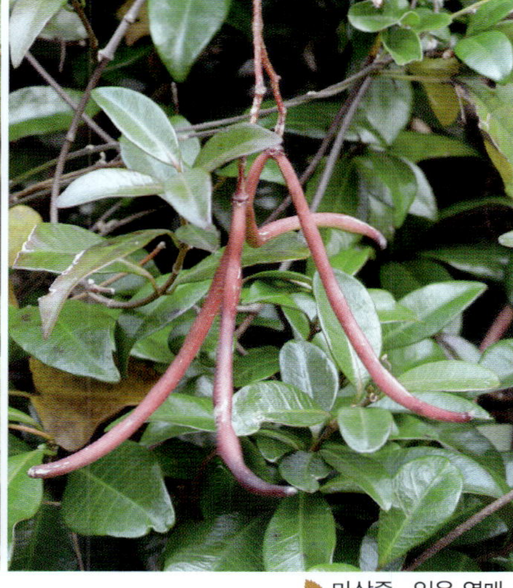

마삭줄_ 덜 익은 열매 　　　마삭줄_ 익은 열매

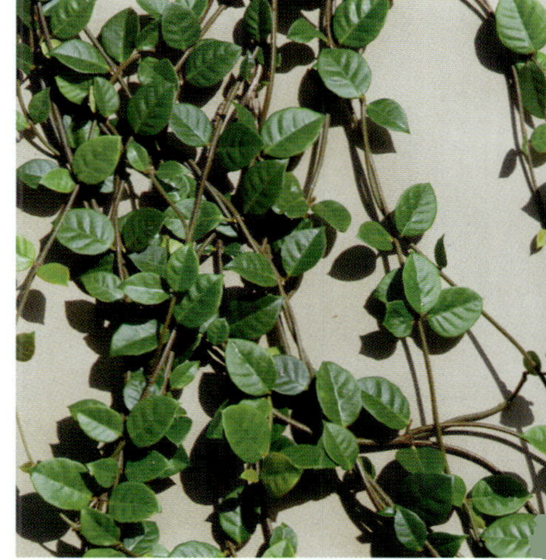

마삭줄_ 줄기와 잎

- **효능과 주치** : 줄기 또는 잎은 생약명을 낙석등(絡石藤)이 하여 거풍, 지혈, 진통, 통경(痛經: 월경 기간 전후의 하복부와 허리에 생기는 통증) 등을 치료한다. 열매는 생약명을 낙석과(絡石果)라 하여 근골통을 치료한다.

- **약용법과 용량** : 말린 줄기 또는 잎 30~50g을 물 900mL에 넣어 반이 될 때까지 달여 하루에 2~3회 나눠 마신다. 외용할 경우에는 가루로 만들어 환부에 바르거나, 짓찧어 그 즙액으로 환부를 씻어낸다. 말린 열매 20~50g을 물 900mL에 넣어 반이 될 때까지 달여 하루에 2~3회 나눠 마신다.

- **사용 시 주의사항** : 약효가 줄거나 부작용이 생기기 때문에 두충(杜沖), 목단(牧丹), 창포(菖蒲), 패모(貝母) 등과 함께 복용하는 것을 금지한다.

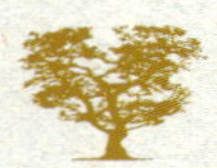

거풍, 진통, 관절통, 월경불순에 사용하는

만병초

| 사용부위 | 잎

Rhododendron brachycarpum D. Don ex G. Don

- **이명** : 뚝갈나무, 들쭉나무, 붉은만병초, 큰만병초, 홍뚝갈나무, 홍만병초, 흰만병초
- **생약명** : 석남엽(石南葉), 만병초(萬病草)
- **과명** : 진달래과(Ericaceae)
- **개화기** : 6~7월

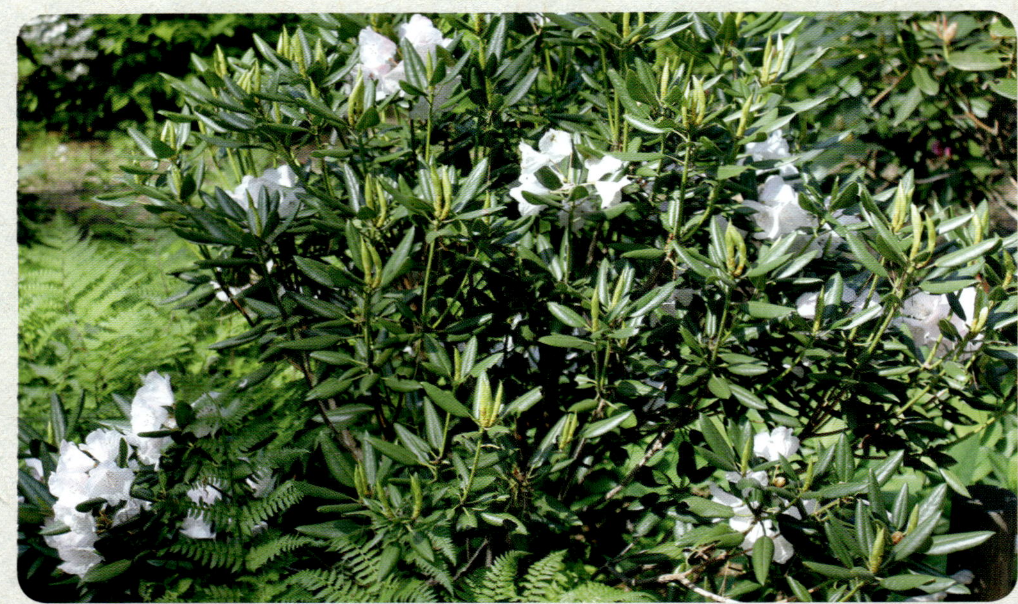

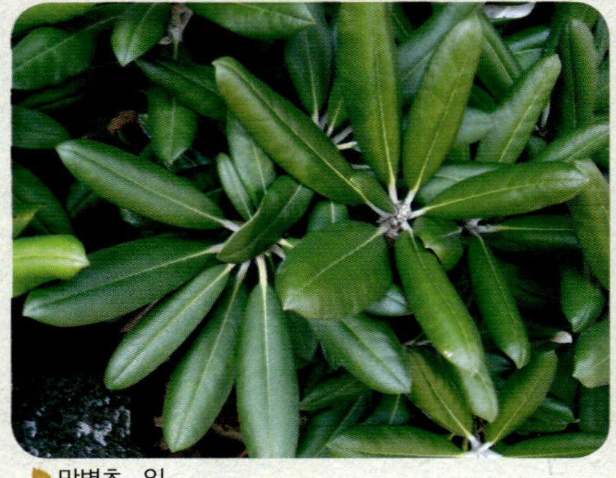

만병초_ 잎

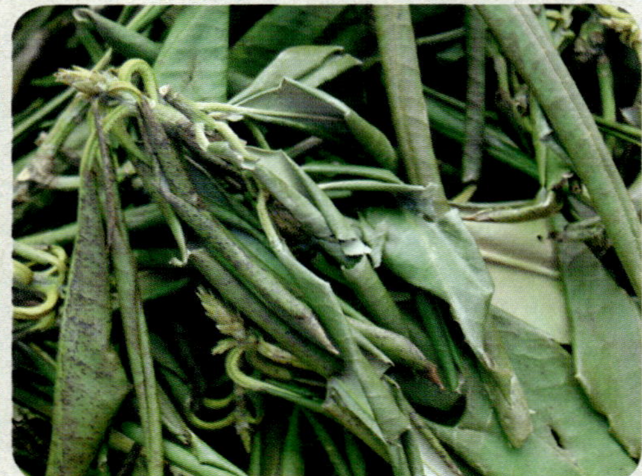

만병초_ 잎(채취품)

- **생육특성 :** 만병초는 전국 고산지대에서 자생하는 상록활엽관목으로, 높이가 4m 전후로 자라며, 어린 가지에는 회색 털이 빽빽하게 나지만 곧 없어지고 갈색으로 변한다. 잎은 서로 어긋나지만 가지 끝에서 5~7장이 모여나며 타원형 또는 타원형 바늘 모양이고 잎 가장자리에는 톱니가 없다. 잎 표면은 짙은 녹색이며 두꺼운데 뒤로 말리고 뒷면은 회갈색 또는 연한 갈색 털이 빽빽하게 나 있다. 꽃은 흰색, 붉은색, 노란색 등으로 6~7월에 가지 끝에서 10~20송이가 핀다. 열매는 튀는열매로 8~9월에 달린다.

- **채취 방법과 시기 :** 연중 수시로 잎을 채취한다.

- **성분 :** 알파-아미린(α-amyrin), 베타-아미린(β-amyrin), 우르소릭산(ursolic acid), 올레아놀릭산(oleanolic acid), 캄파눌린(campanulin), 우바올(uvaol), 시미아레놀(cimiarenol), 베타-시토스테롤(β-sitosterol), 퀘세틴(quercetin), 아비쿨라린(abicularin), 하이퍼린(hyperin) 등의 플라보노이드(flavonoid)류

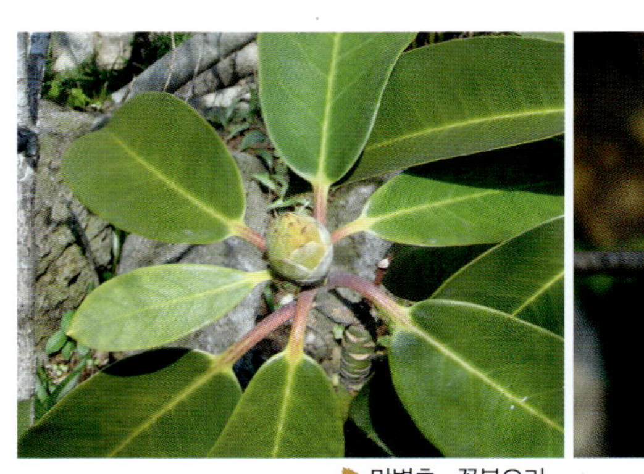

❀ 만병초_ 꽃봉오리

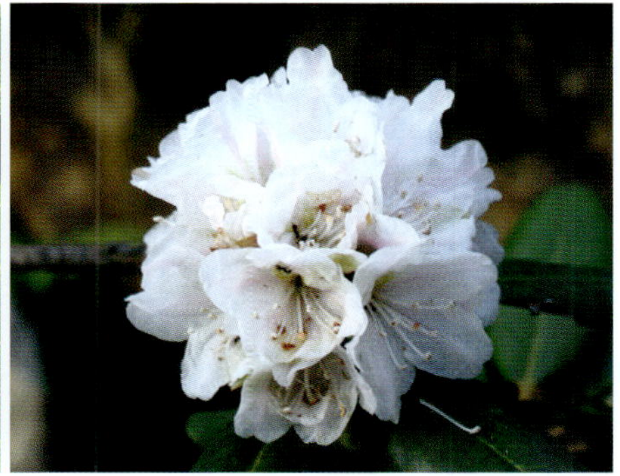

❀ 만병초_ 꽃

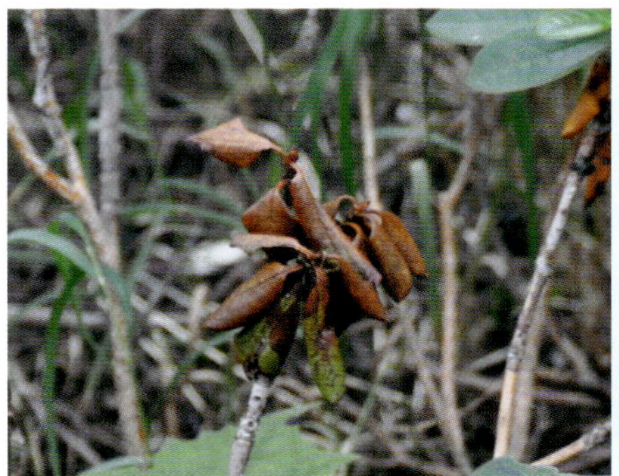

❀ 만병초_ 열매

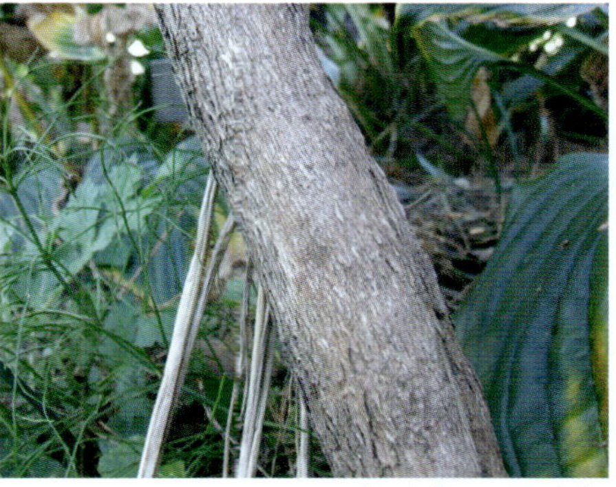

❀ 만병초_ 나무껍질

만병초	노랑만병초
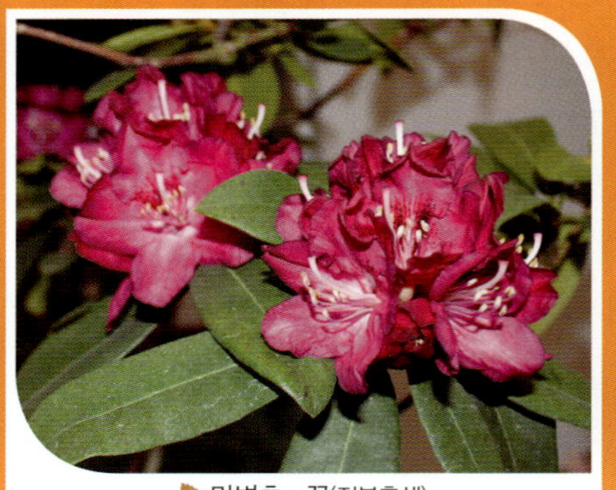	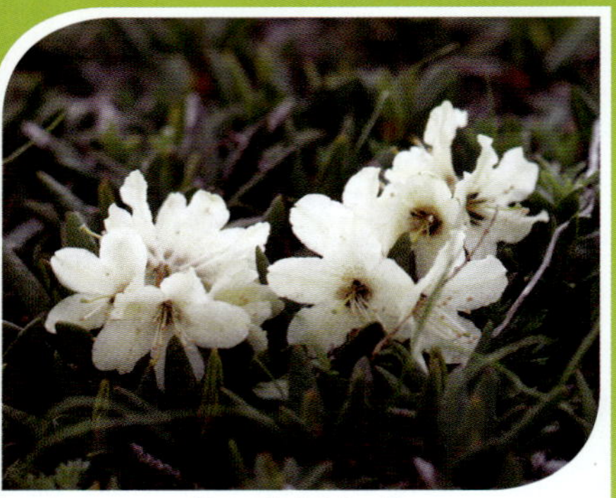
🍂 만병초_ 꽃(진분홍색)	🍂 노랑만병초_ 꽃

등이 함유되어 있다.

🍃 **성미 :** 성질이 평범하고, 맛은 쓰고 맵다.

🍃 **귀경 :** 간(肝), 비(脾), 신(腎) 경락에 작용한다.

🍃 **효능과 주치 :** 잎은 생약명을 석남엽(石南葉)이라 하여 거풍, 진통, 강장, 이뇨, 요배산통(腰背酸痛), 두통, 관절통, 신허요통(腎虛腰痛), 양위(陽痿), 월경불순, 불임증, 당뇨병, 비만 등을 치료한다.

🍃 **약용법과 용량 :** 말린 잎 20~30g을 물 900mL에 넣어 반이 될 때까지 달여 하루에 2~3회 나눠 마신다.

🍃 **사용 시 주의사항 :** 독성이 있으므로 반드시 전문가의 지도를 받아 사용하여야 하고 일반식품으로의 사용은 금한다.

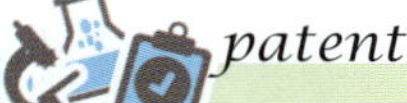 *patent*

만병초의 기능성 및 효능에 관한 특허자료

▶ 만병초로부터 분리된 트리테르페노이드계 화합물을 함유하는 대사성 질환의 예방 또는 치료용 조성물

본 발명은 만병초로부터 분리된 트리테르페노이드계 화합물을 함유하는 대사성 질환의 예방 또는 치료용 조성물에 관한 것이다. 상기 만병초 유래의 화합물들은 단백질 타이로신 탈인산화 효소 1B의 억제 활성이 우수하여 당뇨병 또는 비만의 예방 또는 치료용 조성물로 유용하게 사용될 수 있다.

– 등록번호 : 10–1278273–0000, 출원인 : 충남대학교 산학협력단

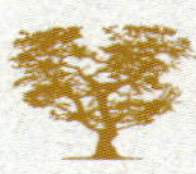

매발톱나무

| 사용부위 | 뿌리, 줄기, 가지

Berberis amurensis Rupr.

- **이명** : 자벽(自蘗), 산석류(山石榴)
- **생약명** : 소벽(小蘗)
- **과명** : 매자나무과(Berberidaceae)
- **개화기** : 5~6월

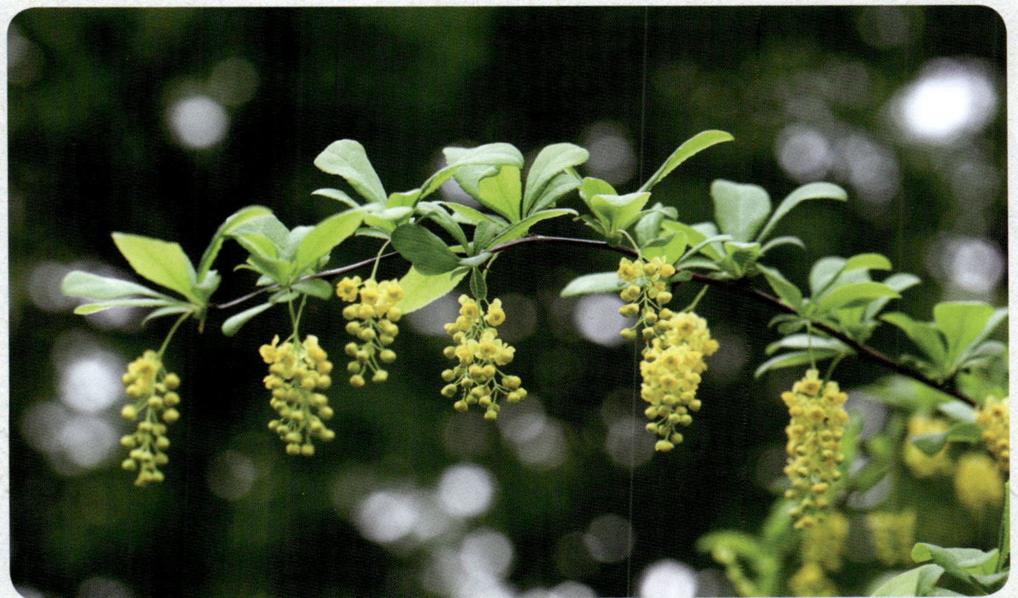

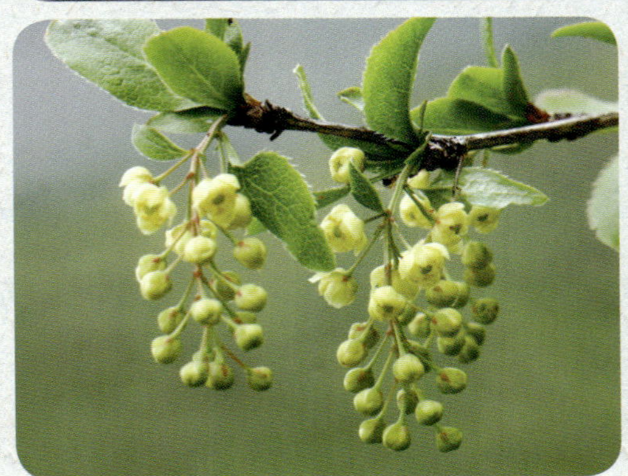

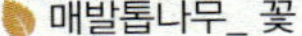

🌰 매발톱나무_ 꽃

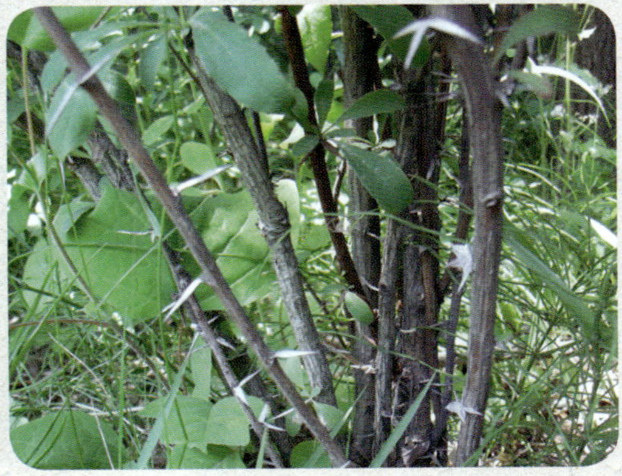

🌰 매발톱나무_ 약재로 사용하는 줄기

🍃 **생육특성** : 매발톱나무는 전국 산지 계곡의 양지에서 자생하는 낙엽활엽관목으로, 높이는 1∼3m로 자란다. 작은 가지에는 홈이 있고 2년생가지는 회황색 또는 회색에 가지는 3개로 갈라지며 길이는 1∼2cm이다. 잎은 새 가지에서는 서로 어긋나는데 짧은 가지에서는 모여 난 것처럼 보이며 타원형 또는 거꿀달걀 모양 타원형에 밑부분은 날카롭고 잎끝은 뭉툭하다. 잎 가장자리에는 불규칙한 바늘 모양의 톱니가 있다. 꽃은 황색으로 5∼6월에 총상꽃차례로 반쯤 아래로 처지며 10∼20송이가 핀다. 열매는 물열매로 9∼10월에 붉게 달린다.

🍂 **채취 방법과 시기** : 가을부터 이듬해 봄에 뿌리와 뿌리줄기를 채취해 햇볕에 말린다.

🍃 **성분** : 뿌리를 포함해 전주(全株)에는 알칼로이드(alkaloid)가 함유되어 있는데 뿌리에는 베르베린(berberine), 팔마틴(palmatine), 옥시아칸친(oxyacanthine), 콜럼바민(columbamine), 자트롤히진(jatrorrhigine) 등이 함유되어 있다. 잎에는 베르베린이 함유되어 있다.

🍃 **성미** : 성질이 매우 차고, 맛은 쓰며, 독성이 없다.

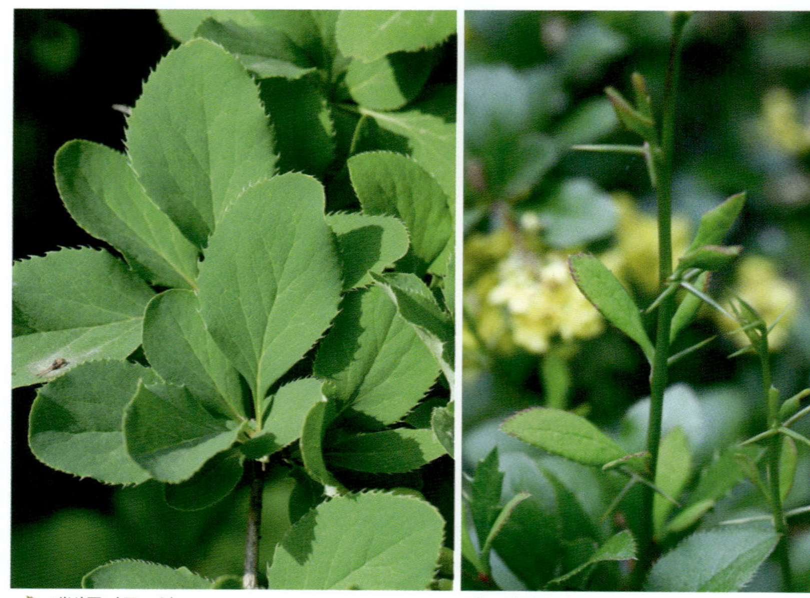

🍂 매발톱나무_잎　　　　　🍂 매발톱나무_줄기에 난 가시

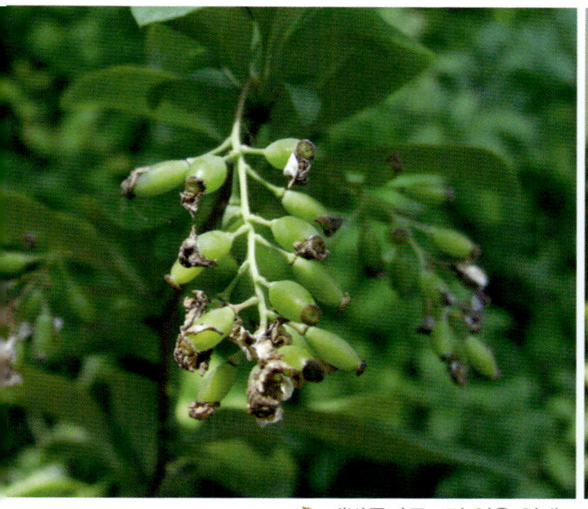

🍂 매발톱나무_ 덜 익은 열매

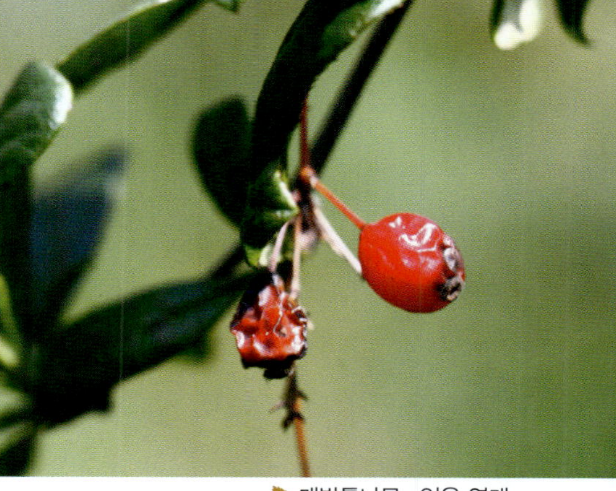

🍂 매발톱나무_ 익은 열매

🍃 **귀경 :** 심(心), 위(胃), 대장(大腸) 경락에 작용한다.

🍂 **효능과 주치 :** 뿌리와 줄기 및 가지는 생약명을 소벽(小檗)이라 하여 청열, 해독, 소염, 건위, 소화불량, 복통, 지사, 이질, 급성장염, 황달, 폐렴, 인후염, 결막염, 옹종, 창절, 혈붕, 습진 등을 치료한다.

🍃 **약용법과 용량 :** 말린 뿌리와 줄기 및 가지 15~30g을 물 900mL에 넣어 반이 될 때까지 달여 하루에 2~3회 나눠 마신다. 외용할 경우에는 뿌리와 줄기 및 가지 달인 액을 눈에 넣거나, 가루로 만들어 환부에 바른다.

patent

매발톱나무의 기능성 및 효능에 관한 특허자료

▶ **매발톱나무 추출물을 함유하는 화장료 조성물**

본 발명은 매발톱나무 추출물을 주요 활성성분으로 함유하는 노화방지 화장료 조성물에 관한 것으로서, 좀 더 구체적으로는 매발톱나무 추출물 0.001~30.0중량%를 함유하며 노화방지 효과가 우수한 화장료 조성물에 관한 것이다.

– 공개번호 : 10-2014-0055049, 출원인 : 한불화장품(주)

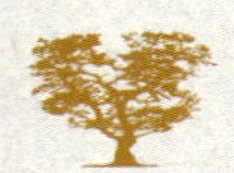

매실나무

| 사용부위 | 뿌리, 가지, 잎, 꽃봉오리, 열매, 종인

Prunus mume (Siebold) Siebold & Zucc.

- **이명** : 매화나무, 매화수(梅花樹), 육판매(六瓣梅), 천지매(千枝梅)
- **생약명** : 오매(烏梅), 매실(梅實)
- **과명** : 장미과(Rosaceae)
- **개화기** : 2~3월

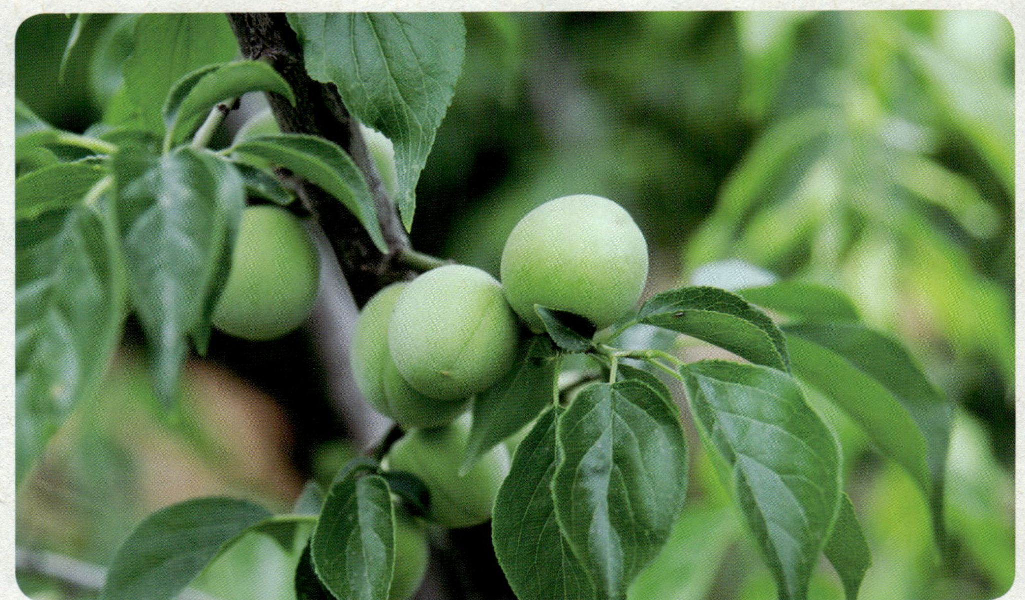

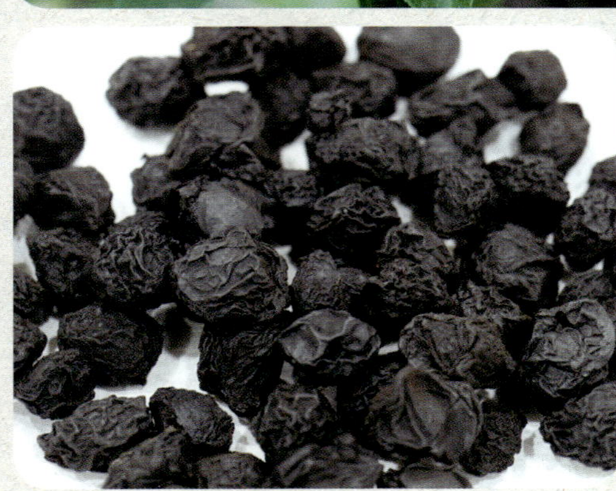

🌼 매실나무_ 9증9포한 열매(오매)

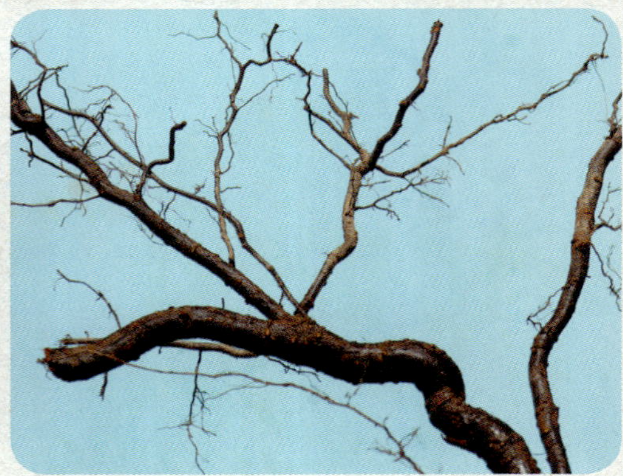

🌼 매실나무_ 뿌리(채취품)

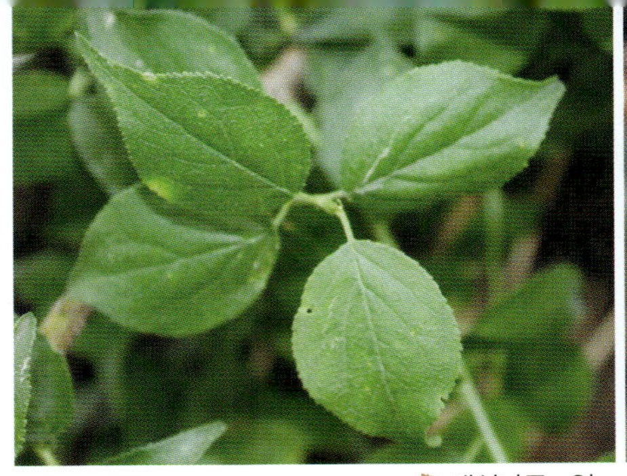

🍂 매실나무_ 잎

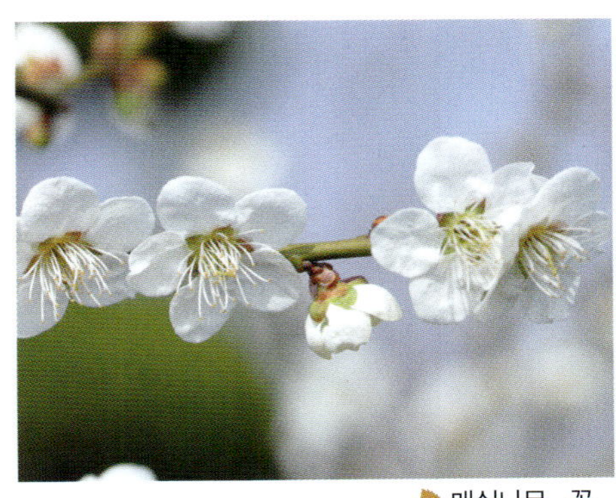

🍂 매실나무_ 꽃

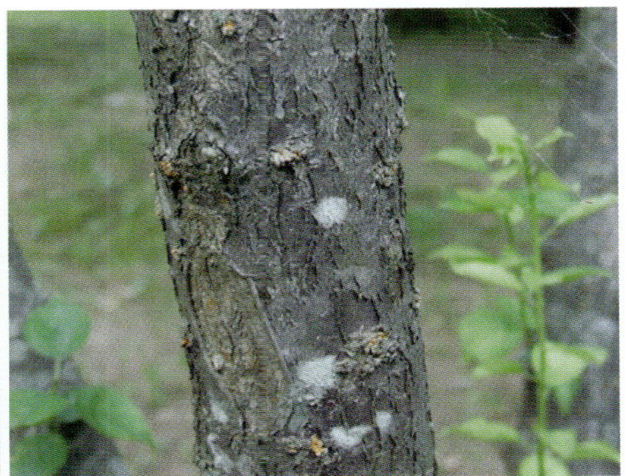

🍂 매실나무_ 꽃봉오리

🍂 매실나무_ 나무껍질

🔹 **생육특성** : 매실나무는 남부·중부 지방에서 재배하는 낙엽활엽소교목으로, 높이 5m 정도로 자라고, 나무껍질은 담회색 또는 담녹색에, 가지가 많이 갈라진다. 잎은 서로 어긋나고 잎자루 밑부분에 선형의 턱잎이 2장 있으며 잎 바탕은 달걀 모양에서 긴 타원형 달걀 모양에 양면으로 잔털이 나 있거나 뒷면의 잎맥 위에는 털이 나 있고 가장자리에도 예리한 긴 톱니가 있다. 꽃은 흰색 또는 분홍색으로 2~3월에 잎보다 먼저 피는데 향기가 강하며, 꽃잎은 넓은 거꿀달걀 모양이다. 열매는 씨열매로 둥글고 6~7월에 황색으로 달린다.

🍂 **채취 방법과 시기** : 꽃봉오리는 꽃이 피기 전인 2~3월, 열매는 6~7월, 잎, 가지는 여름, 종인은 6~7월, 뿌리는 연중 수시 채취한다.

🌿 **성분** : 열매에는 구연산, 사과산(malic acid), 호박산(succinic acid), 탄수화물, 시토스테롤(sitosterol), 납상물질(蠟狀物質), 올레아놀릭산(oleanolic acid)이 함유되어 있다. 꽃봉오리에는 정유가 있는데 그중에 중요한 성분은 벤즈알데하이드(benzaldehyde), 이소루게놀(isolugenol), 안식향산

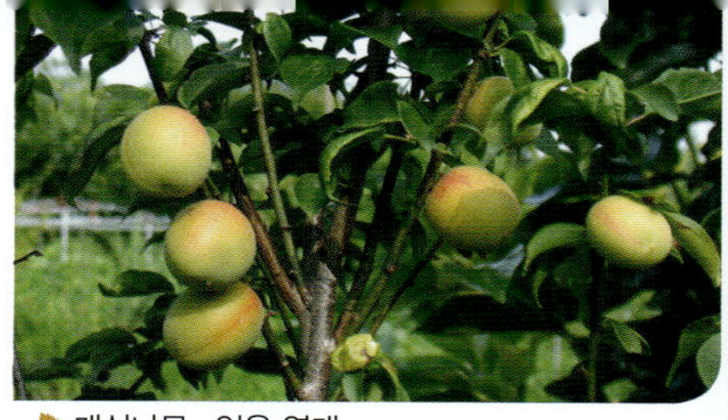

🍃 매실나무_ 익은 열매

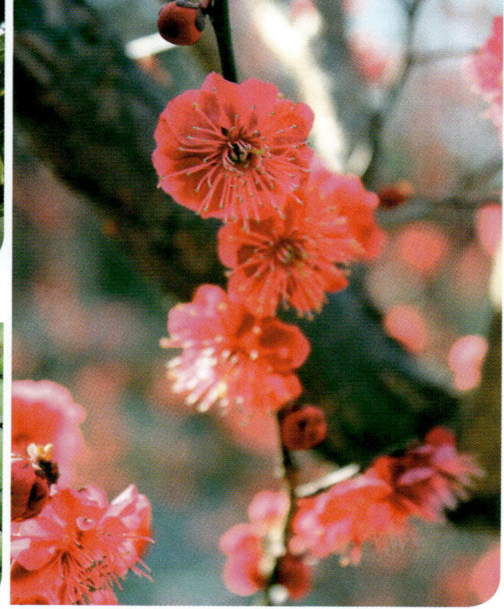

🍃 매실나무_ 홍매화(관상용)

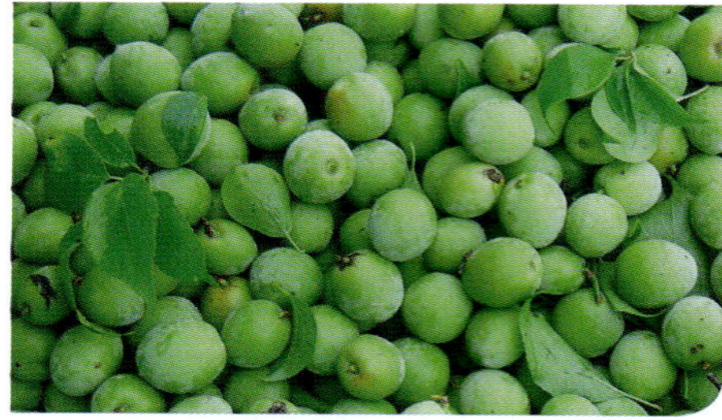

🍃 매실나무_ 열매(채취품)

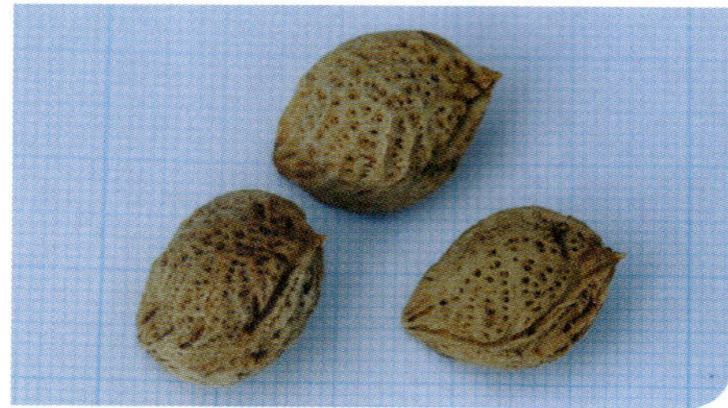

🍃 매실나무_ 종자

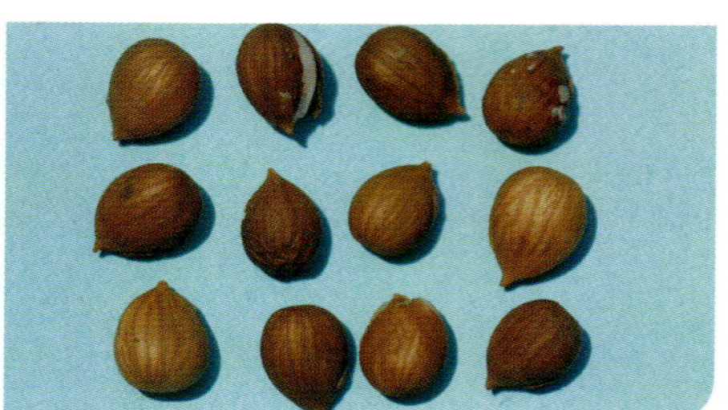

🍃 매실나무_ 열매의 종인(약재 전형)

(benzoic acid) 등이다. 종자의 종인 속에는 아미그달린(amygdalin)이 함유되어 있다.

🍃 **성미** : 꽃봉오리는 성질이 평범하고, 맛은 시고 떫으며, 독성이 없다. 열매는 성질이 따뜻하고, 맛은 시다. 잎, 가지는 성질이 평범하고, 맛은 시며, 독성이 없다. 종인은 성질이 평범하고 맛은 시며, 독성이 조금 있다. 뿌리는 성질이 평범하고, 맛은 시다.

🍃 **귀경** : 간(肝), 비(脾), 폐(肺), 신(腎) 경락에 작용한다.

🍃 **효능과 주치** : 미성숙한 열매를 볏짚이나 왕겨에 그을려 검게 된 것을 생약명으로 오매(烏梅)라 하는데 수렴, 지사, 이질, 항균, 항진균작용이 있고 구충, 해수, 혈변, 혈뇨, 혈붕(血崩), 복통, 구토, 식중독 등을 치료한다. 뿌리는 생약명을 매근(梅根)이라 하여 담낭염을 치료한다. 잎이 달린 줄기

502

와 가지는 생약명을 매경(梅莖)이라 하여 유산 치료에 도움을 준다. 잎은 생약명을 매엽(梅葉)이라 하여 곽란(霍亂)을 치료한다. 꽃봉오리는 생약명을 백매화(白梅花)라 하여 식욕부진, 화담(化痰)을 치료한다. 열매 속 종인은 생약명을 매핵인(梅核仁)이라 하여 번열, 청서(淸暑), 명목(明目), 진해거담, 서기곽란(暑氣霍亂: 더위를 먹어 일어나는 곽란)을 치료한다. 매실의 추출물은 항알레르기, 항응고, 혈전용해, 화상 등에 치료효과가 있다고 연구 결과로 밝혀졌다.

🍃 **약용법과 용량 :** 말린 미성숙 열매 10~20g을 물 900mL에 넣어 반이 될 때까지 달여 하루에 2~3회 나눠 마신다. 외용할 경우에는 강한 불로 볶거나 태워 가루로 만들어 환부에 바르거나, 다른 약재와 섞어 환부에 붙인다. 말린 뿌리 30~50g을 물 900mL에 넣어 반이 될 때까지 달여 하루에 2~3회 나눠 마신다. 말린 잎이 달린 줄기와 가지 20~30g을 물 900mL에 넣어 반이 될 때까지 달여 하루에 2~3회 나눠 마신다. 잎은 말려 가루로 만들어 10~20g을 하루에 2~3회 나눠 복용한다. 말린 꽃봉오리 10~20g을 물 900mL에 넣어 반이 될 때까지 달여 하루에 2~3회 나눠 마신다. 말린 열매 속 종인 10~20g을 물 900mL에 넣어 반이 될 때까지 달여 하루에 2~3회 나눠 마신다. 외용할 경우에는 짓찧어 환부에 바른다.

매실나무의 기능성 및 효능에 관한 특허자료

▶ 매실 추출물을 함유하는 피부 알레르기 완화 및 예방용 조성물

매실 추출물이 알레르기의 주된 인자인 히스타민의 유리를 탁월하게 억제하는 것으로부터 착안하여 피부 알레르기 완화를 목적으로 하는 조성물에 대한 것이다.

– 등록번호 : 10–0827195, 출원인 : (주)엘지생활건강

▶ 항응고 및 혈전용해 활성을 갖는 매실 추출물

천연물로부터 유래되어 인체에 안전할 뿐 아니라 항응고 및 혈전 용해효과가 뛰어난 매실 추출물의 유효성분을 함유하는 식품 및 의약 조성물을 제공한다.

– 공개번호 : 10–2011–0036281, 출원인 : 정산생명공학(주)

▶ 매실을 함유하는 화상 치료제

본 발명은 매실의 성분을 함유하는 화상 치료제에 관한 것으로서 수포, 동통, 발적과 같은 화상으로 인한 증상을 완화시켜 손상된 피부의 치유 기간을 단축시키는 역할을 한다.

– 등록번호 : 10–0775924, 출원인 : 한경동

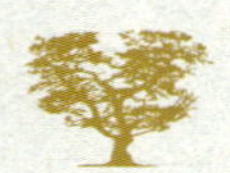

먼나무

| 사용부위 | 뿌리껍질, 나무껍질

Ilex rotunda Thunb. = [*Ilex microcarpa* Lindley.]

- **이명** : 좀감탕나무, 백난향(白蘭香), 동청자(冬靑子), 백은향(白銀銀), 구필응(救必應), 백목향(白木香)
- **생약명** : 철동청(鐵冬靑)
- **과명** : 감탕나무과(Aquifoliaceae)
- **개화기** : 5~6월

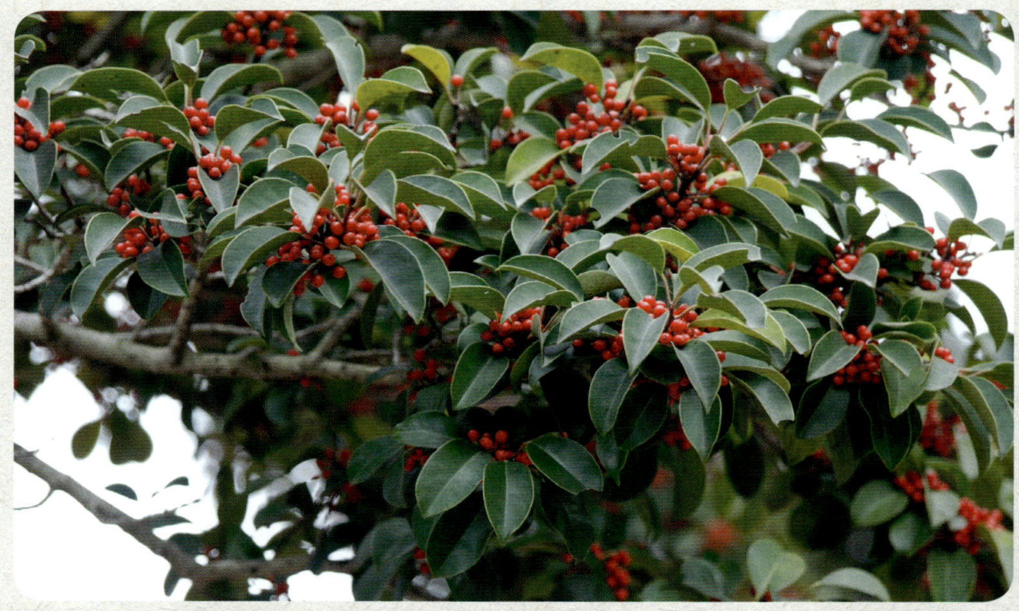

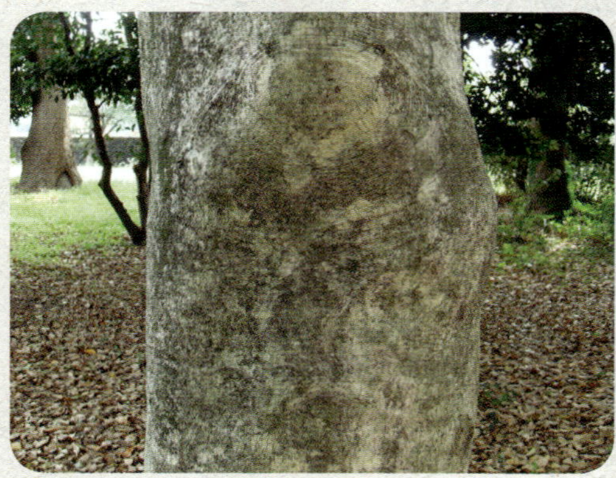

먼나무_ 약재로 사용하는 나무껍질

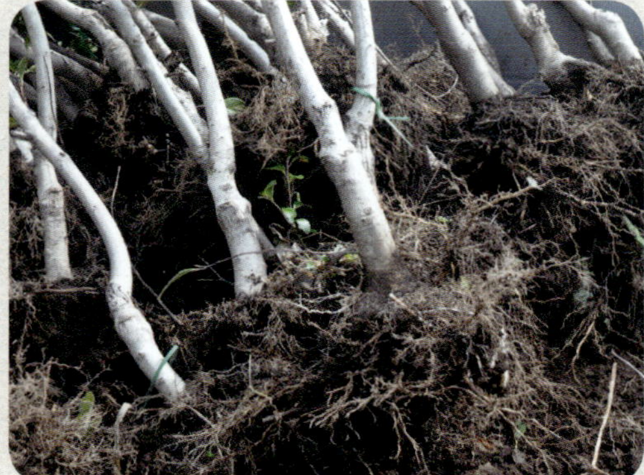

먼나무_ 줄기와 뿌리(채취품)

- **생육특성** : 먼나무는 제주도 및 남부 일부 지역에서 분포하는데 다도해 섬 지방, 보길도 등지에서 자생하고 섬 지방 차도에 가로수로 심어 가꾸는 상록활엽교목이다. 높이는 10m 전후로 가지에는 털이 없고 암갈색이다. 잎은 타원형에 서로 어긋나고 두꺼우며 잎끝은 날카롭고 밑쪽은 쐐기 모양이거나 둥글며 잎 가장자리는 밋밋하다. 꽃은 연한 자주색으로 5~6월에 취산꽃차례로 햇가지의 잎겨드랑이에서 암수딴그루로 핀다. 열매는 물열매로 둥글고 10~11월에 붉게 달린다.

- **채취 방법과 시기** : 여름에 뿌리껍질과 나무껍질을 채취한다.

- **성분** : 뿌리껍질과 나무껍질에는 플라보노이드(flavonoid) 배당체, 페놀류, 타닌(tannin), 트리테르펜(triterpene) 배당체, 베타-아미린(β-amyrin), 베타-시토스테롤(β-sitosterol), 스테아린(stearin)산이 함유되어 있다. 건조한 나무껍질에는 지혈의 유효 성분인 일렉신(ilexin) A, 즉 시린진(syringin)이 분리되어 나온다.

- **성미** : 성질이 차고, 맛은 쓰다.

- **귀경** : 간(肝), 심(心), 폐(肺), 위(胃) 경락에 작용한다.

- **효능과 주치** : 뿌리껍질과 나무껍질은 생약명을 철동청(鐵冬靑)이라 하여 청열, 해독, 이습, 진통, 지혈의 효능이 있고 감기발열, 편도선염, 인후종통, 급성간염, 급성위장염, 위·십이지장궤양, 류머티즘에 의한 관절염, 타박상, 화상 등을 치료한다. 근래에는 먼나무 잎의 추출물이 아토피 피부염,

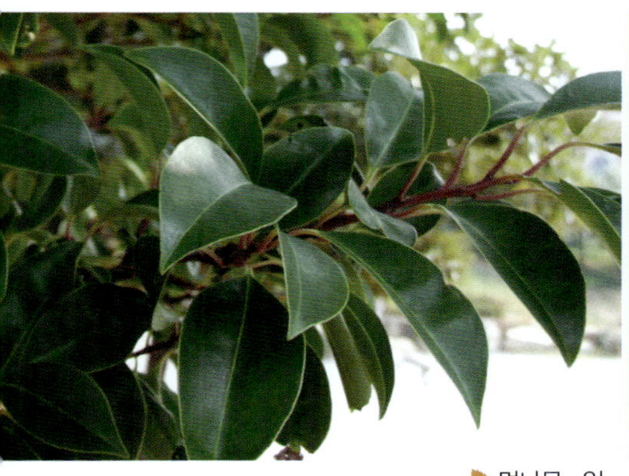

먼나무_ 잎

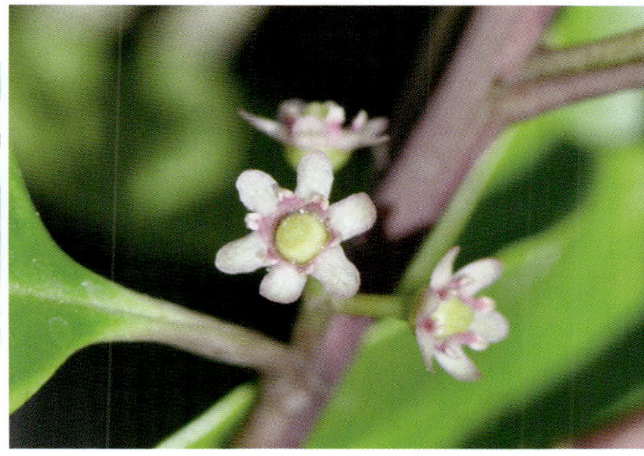

먼나무_ 꽃

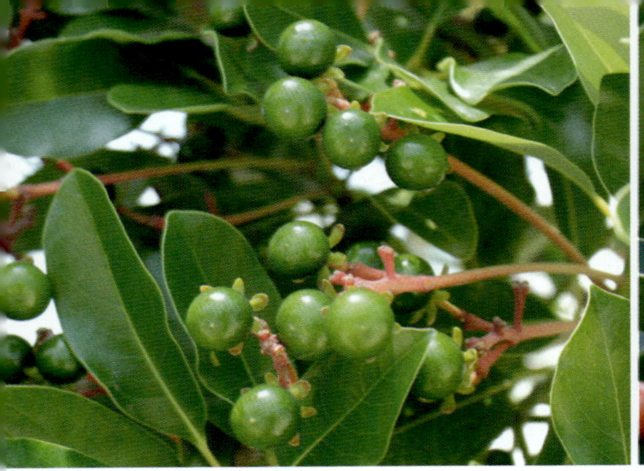

🍂 먼나무_ 덜 익은 열매

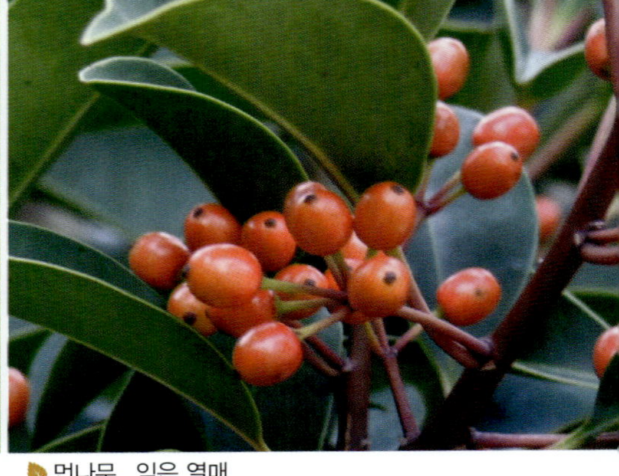

🍂 먼나무_ 익은 열매

항균, 항산화작용 등의 약효도 있다고 밝혀진 바 있다.

🍃 **약용법과 용량** : 말린 뿌리껍질 또는 나무껍질 30~60g을 물 900mL에 넣어 반이 될 때까지 달여 하루에 2~3회 나눠 마신다. 외용할 경우에는 뿌리껍질 또는 나무껍질을 짓찧어 환부에 바른다.

patent

먼나무의 기능성 및 효능에 관한 특허자료

▶ **먼나무 잎 추출물 또는 카페오일 유도체를 유효성분으로 포함하는 아토피 피부염의 예방 또는 치료용 조성물**

본 발명은 먼나무 잎 추출물 또는 카페오일(caffeoyl) 유도체를 유효성분으로 포함하는 아토피 피부염 치료 또는 예방용 조성물에 관한 것이다. 본 발명의 화합물인 3,4-디-카페오일퀴닌산, 3,5-디-카페오일퀴 닌산 또는 3,4,5-트리-카페오일퀴닌산은 강력한 항산화 활성, 자유 라디칼 소거 활성을 가지고 있을 뿐만 아니라, Th2 사이토카인인 IL(interleukin)-2, IL-4, IL-13 및 IFN-γ의 발현을 농도 의존적 방식으로 억제함으로써 매우 뛰어난 아토피 치료 활성을 가진다. 또한 본 발명의 유효성분은 천연물 추출물 또는 이로부터 분리한 화합물이므로 인체 적용 시 부작용 발생이 매우 적다.

– 공개번호 : 10-2012-0071841, 출원인 : 중앙대학교 산학협력단

▶ **먼나무 잎 추출물 또는 이로부터 분리된 페닐프로파노이드계 화합물을 유효성분으로 포함하는 항균 조성물**

본 발명은 먼나무 잎 추출물 또는 이로부터 분리된 카페인산, 3,5-디카페오일퀸산, 3,4-디카페오일 퀸산, 3,5-디카페오일시킴산, 3,4,5-트리카페오일퀸산 및 쿼세틴-3-루티노시드 중 어느 하나의 페닐프로파노이드계 화합물을 유효성분으로 함유하는 항균 조성물에 관한 것이다. 본 발명 조성물의 유효성분인 먼나무 잎 추출물 또는 상기 페닐프로파노이드계 화합물은 항균 활성이 뛰어나고, 특히 황색포도상구균(Staphylococcus aureus)에 대해 우수한 항균 활성을 나타낸다. 본 발명의 추출물 및 화합물은 세균, 특히 피부에 감염성이 높은 황색포도상구균에 대에 뛰어난 항균 활성을 가지므로 황색포도상구균에 의한 감염증을 치료, 예방 또는 완화시킬 수 있는 약물, 기능성 화장품 또는 기능성식품 또는 동물 사료의 활성 성분으로 개발될 수 있다.

– 공개번호 : 10-2012-0092763, 출원인 : 중앙대학교 산학협력단

506

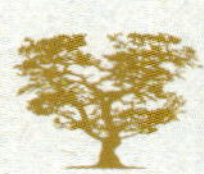

진통, 구충, 청열에 사용하는

멀구슬나무

Melia azedarach L.

| 사용부위 | 뿌리껍질, 나무껍질, 잎, 꽃, 열매

- **이명** : 말구슬나무, 구주목, 구주나무
- **생약명** : 고련(苦楝), 천련자(川楝子)
- **과명** : 멀구슬나무과(Meliaceae)
- **개화기** : 4~5월

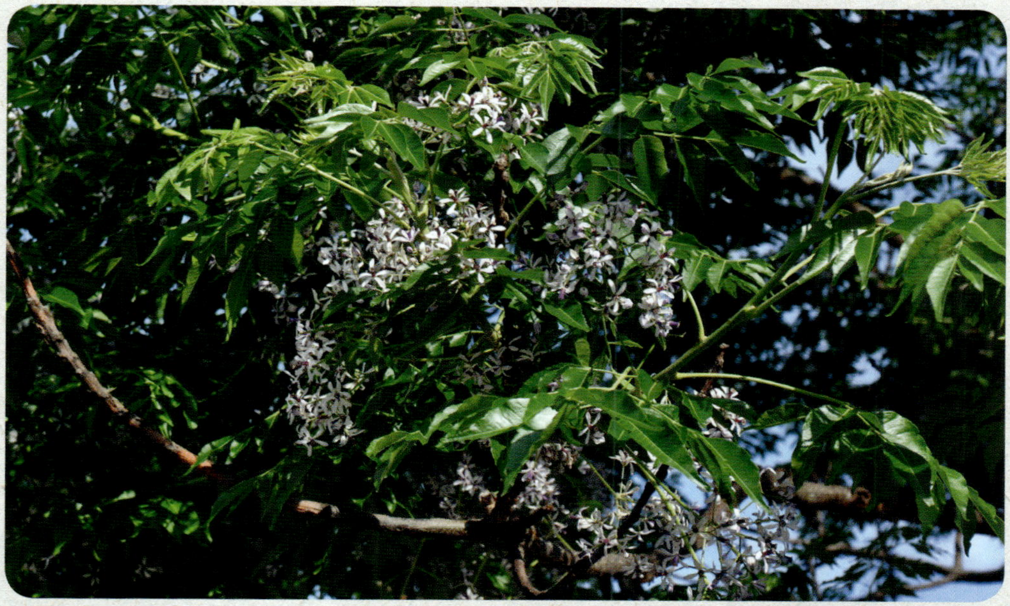

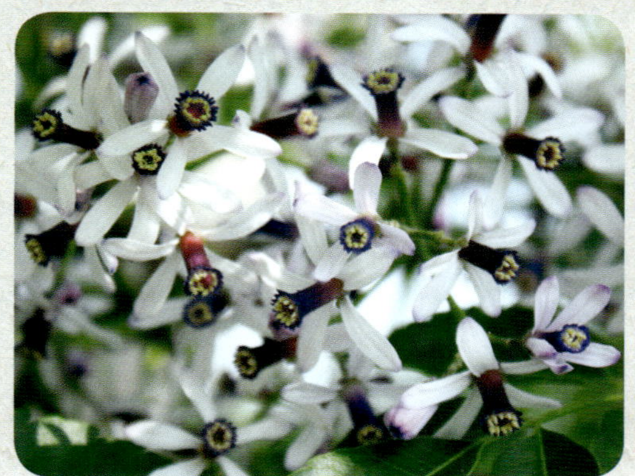

멀구슬나무_ 약재로 사용하는 꽃

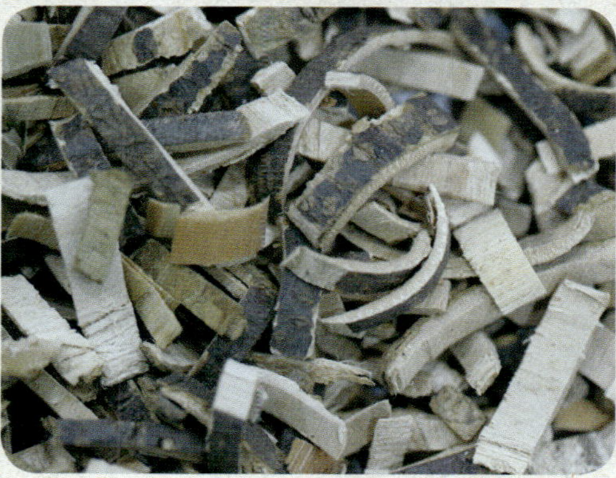

멀구슬나무_ 나무 겉껍질(약재)

❀ **생육특성** : 멀구슬나무는 제주도, 경남, 전남 지방에서 분포하는 낙엽활엽 교목으로, 높이는 10~20m로 자라는데, 가지는 많이 갈라지며 가지 끝에 잎이 달려 있다. 잎은 2~3회 홀수 깃꼴겹잎에 잎자루는 길고 밑부분은 굵다. 잔잎은 달걀 모양 또는 타원형에 양 끝이 뾰족하고 톱니 모양 또는 결각 모양이며 잎 표면에는 털이 없고 뒷면에는 털이 나 있으나 점차 없어진다. 꽃은 자주색으로 4~5월에 원뿔꽃차례로 가지 끝에서 핀다. 열매는 타원형이거나 원형에 가깝고 9~10월에 황색으로 달리는데 잎이 떨어진 후 다음해 1~2월까지도 매달려 있다.

❀ **채취 방법과 시기** : 꽃은 4~5월에 피었을 때, 열매는 가을에 익었을 때, 잎은 여름·가을, 뿌리껍질, 나무껍질은 연중 수시 채취한다.

❀ **성분** : 열매에는 투센다닌(toosendanin), 프락시네론(fraxinelone), 쿠리논(kulinone), 쿠락톤(kulactone), 메리안트리올(meliantriol), 산도락톤(sandolactone), 오키닌아세테이트(ochinine acetate), 산다놀(sandanol), 잎에는 케르시트린(quercitrin), 루틴(rutin), 꽃에는 플라보노이드(flavonoid) 배당체인 미리시트린(myricitrin), 아스트라가린(astragalin), 뿌리껍질과 나무껍질에는 여러 종류의 고미(苦味)가 있는 트리테르페노이드(triterpenoid) 성분이 함유되어 있다[주요한 고미 성분은 멜소신(mersosin)이다]. 그 외 바닐릭산(vanillic acid)과 dl-카테콜(dl-cathecol)도 함유되어 있다.

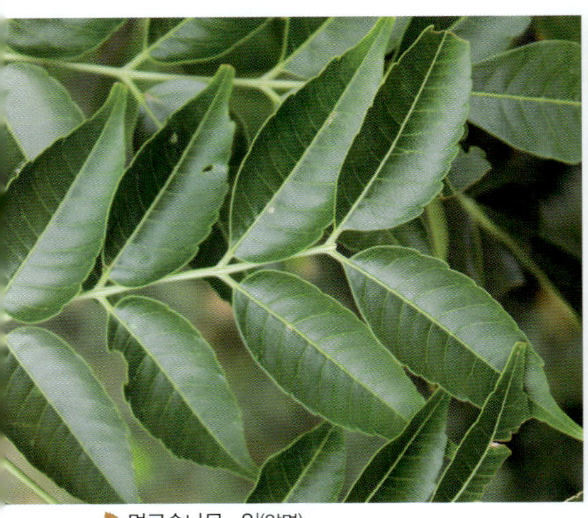

❀ 멀구슬나무_ 잎(앞면)

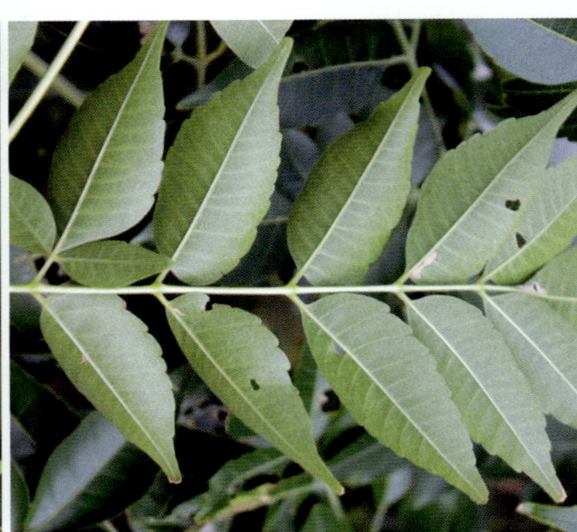

❀ 멀구슬나무_ 잎(뒷면)

- **성미** : 성질이 차고, 맛은 쓰며, 독성이 있다(잎은 독성이 적다).

- **귀경** : 위(胃), 대장(大腸) 경락에 작용한다.

- **효능과 주치** : 열매는 생약명을 천련자(川楝子)라 하는데 독성이 있으므로 사용에 주의를 요한다. 진통, 살충, 구충, 해열, 회충으로 인한 복통을 치료한다. 열매 추출물은 치매 예방 또는 치료에 효과가 있는 것으로 확인되었다. 잎은 생약명을 연엽(楝葉)이라 하여 진통, 살충, 회충, 타박종통(打撲腫痛), 정창(疔瘡), 피부습진을 치료한다. 잎 추출물은 패혈증 또는 내독소혈증의 예방 및 치료에 효과가 있는 것으로 밝혀졌다. 꽃은 생약명을 연화(楝花)라 하여 땀띠를 치료한다. 뿌리껍질 및 나무껍질은 생약명을 고련피(苦楝皮)라 하여 청열, 살충, 회충, 요충, 풍진, 가려움증을 치료한다.

- **약용법과 용량** : 말린 열매 15~30g을 물 900mL에 넣어 반이 될 때까지 달여 하루에 2~3회 나눠 마시고, 구충제로 사용할 경우에는 아침저녁 식전 1시간에 마신다. 말린 잎 20~30g을 물 900mL에 넣어 반이 될 때까지 달여 하루에 2~3회 나눠 마시고, 외용할 경우에는 달인 액으로 환부를 깨끗이 씻고 액즙을 바르며, 가루로 만들어 환부에 바르

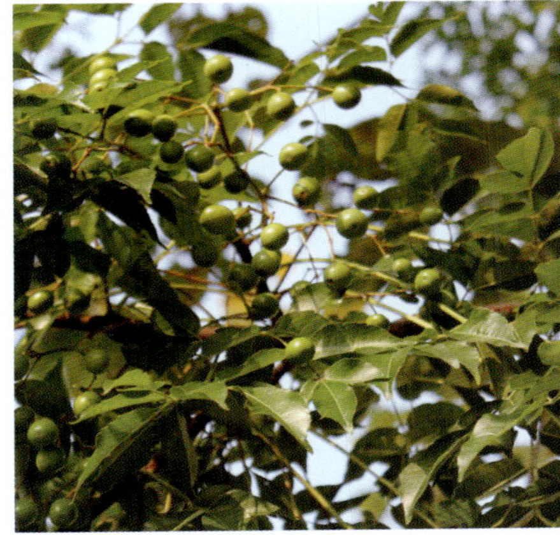

멀구슬나무_ 덜 익은 열매

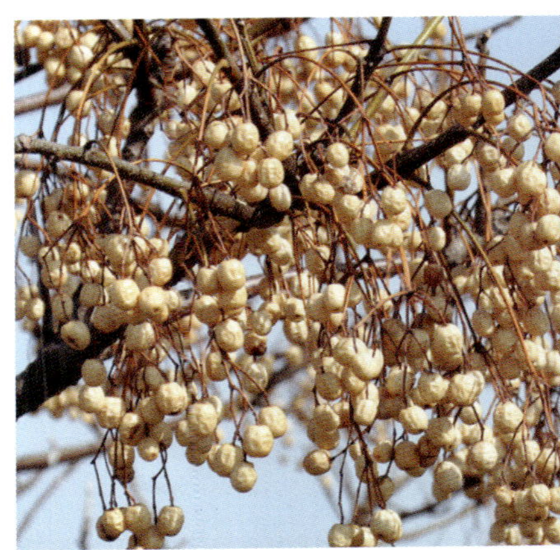

멀구슬나무_ 익은 열매

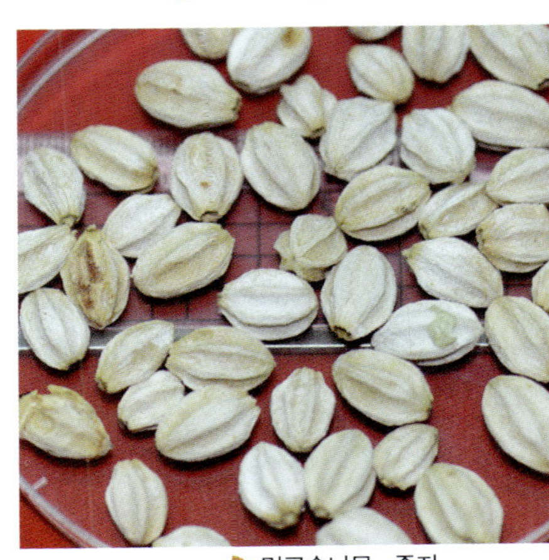

멀구슬나무_ 종자

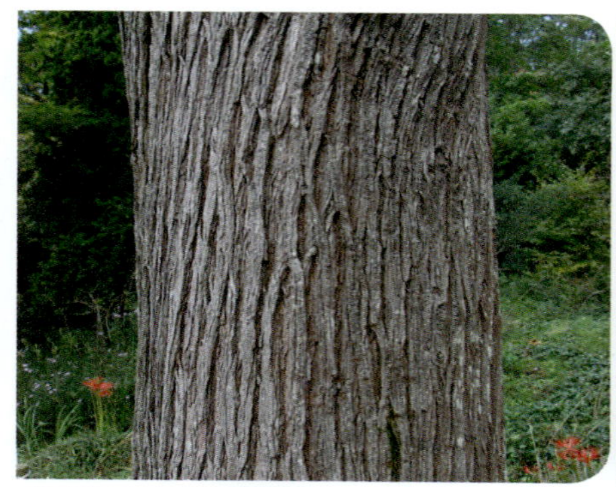

● 멀구슬나무_ 나무껍질

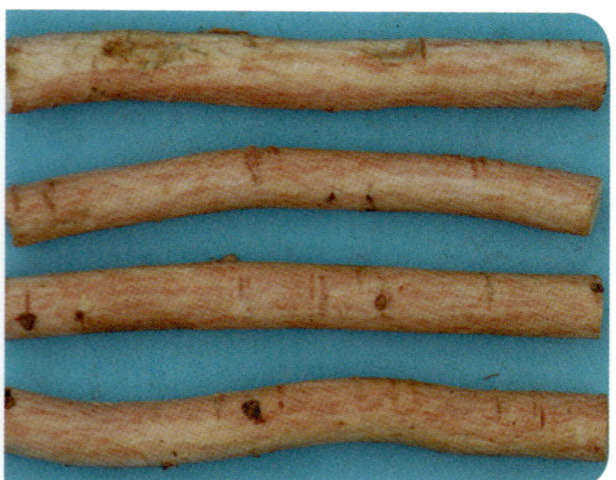

● 멀구슬나무_ 뿌리(약재 전형)

거나 참깨기름과 섞어 환부에 바른다. 말린 꽃은 가루로 만들어 환부에 뿌리며, 외용할 경우에는 달인 액을 환부에 발라 치료한다. 말린 뿌리껍질과 나무껍질 20~30g을 물 900mL에 넣어 반이 될 때까지 달여 하루에 2~3회 나눠 마시며, 외용할 경우에는 달인 액으로 환부를 씻는다.

● **사용 시 주의사항 :** 허약체질 및 비위가 허한 자는 복용을 금한다.

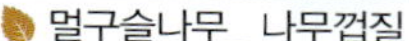

patent

멀구슬나무의 기능성 및 효능에 관한 특허자료

▶ **투센다닌 또는 멀구슬나무 추출물을 유효성분으로 함유하는 치매 예방 또는 치료용 조성물**

본 발명은 투센다닌 또는 멀구슬나무 추출물을 유효성분으로 함유하는 치매 예방 또는 치료용 조성물에 관한 것으로서 보다 상세하게는 투센다닌 또는 멀구슬나무 추출물을 유효성분으로 함유하는 치매 예방 또는 치료용 약학적 조성물에 관한 것이다. 본 발명의 멀구슬나무 추출물 또는 투센다닌을 유효성분으로 함유하는 약학적 조성물은 치매 예방 또는 치료에 효과적이다. 특히 본 발명의 조성물은 베타아밀로이드 생성 억제작용 및 신경세포 보호효과를 나타내는 APPα 생성 촉진을 유도하는 작용이 우수하여 알츠하이머병 같은 치매의 예방 또는 치료에 우수한 효능을 가진다.

– 공개번호 : 10–2010–0136713, 특허권자 : 일동제약(주)

▶ **인도산 멀구슬나무 잎 추출물을 유효성분으로 함유하는 패혈증 또는 내독소혈증의 예방 및 치료용 조성물**

본 발명은 인도산 멀구슬나무의 잎 추출물을 유효성분으로 함유하는 패혈증 또는 내독소혈증의 예방 및 치료용 약학조성물 또는 건강기능식품 조성물에 관한 것으로, 상세하게는 본 발명의 추출물이 LPS–유도 RAW 264.7 세포에서의 생존율 시험, tumor necrosis factor–α(TNF–α), NO 생성 및 iNOS 단백질 발현에 미치는 효과뿐만 아니라 C57BL/6 마우스를 이용한 패혈증 동물 모델 실험을 통하여 강력한 억제효과를 나타냄을 확인함으로써 상기 조성물은 패혈증 또는 내독소혈증의 예방 및 치료용 약학조성물 및 건강기능식품의 제공으로 유용하게 이용할 수 있다.

– 공개번호 : 10–2012–0139413, 출원인 : 원광대학교 산학협력단

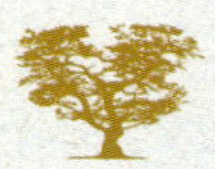

멀꿀

| 사용부위 | **뿌리, 덩굴줄기, 잎**

Stauntonia hexaphylla (Thunb.) Decne. = [*Rajania hexaphylla* Thunb.]

- **이명** : 멀꿀나무, 멀굴, 육엽야목과(六葉野木瓜), 칠조매등(七租妹藤)
- **생약명** : 야목과(野木瓜)
- **과명** : 으름덩굴과(Lardizabalaceae)
- **개화기** : 5~6월

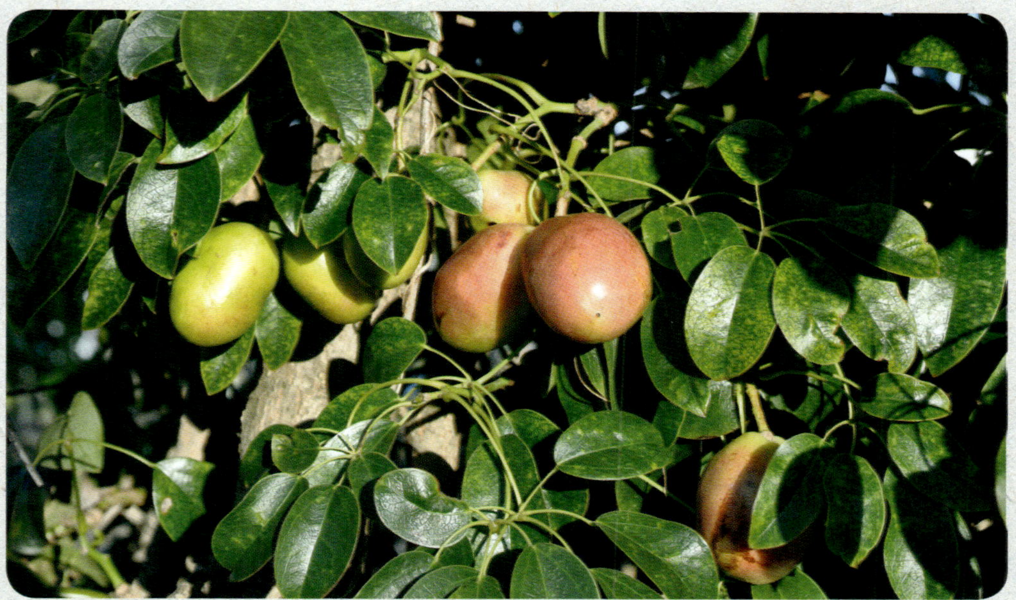

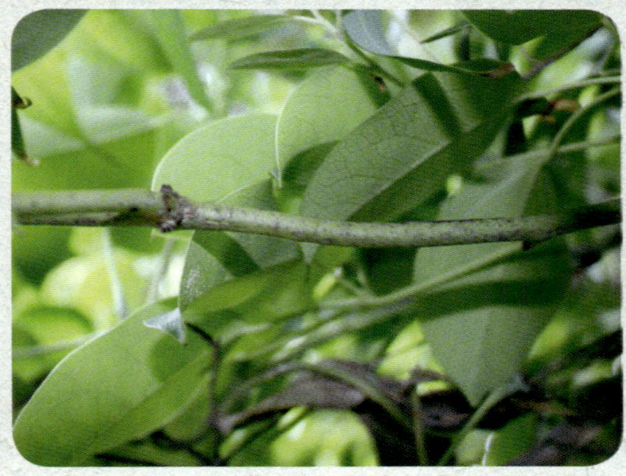

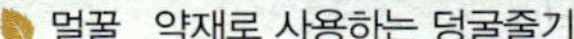

멀꿀_ 약재로 사용하는 덩굴줄기

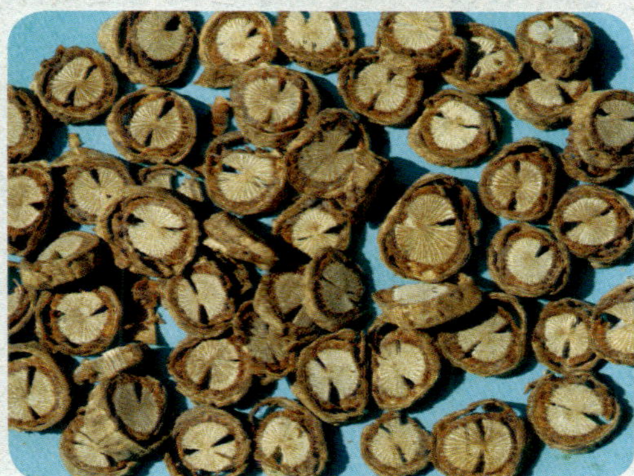

멀꿀_ 뿌리(약재)

- 🌿 **생육특성** : 멀꿀은 제주도를 포함한 남부 지방의 산기슭 혹은 산 중턱 계곡에서 분포하는 상록활엽덩굴성 식물로, 덩굴 길이는 15m 내외로 자란다. 잎은 손바닥 모양 겹잎으로 서로 어긋나고 5~7개의 잔잎은 타원형 혹은 달걀 모양에 잎끝은 짧고 날카로우며 가장자리는 톱니가 없이 밋밋하다. 꽃은 암수한그루로 흰색 또는 담홍색으로 5~6월에 상자 모양의 총상꽃차례로 핀다. 열매는 물열매로 달걀 모양으로 적갈색으로 달리는데, 과육은 황색이고 그 속에 검은색 종자가 많이 들어 있다.

- 🍂 **채취 방법과 시기** : 가을에 뿌리와 줄기를 채취해 껍질을 벗기고 햇볕에 말린다.

- 🌿 **성분** : 줄기와 잎에는 사포닌, 페놀류, 아미노산이 함유되어 있다. 종자에는 세 종류의 트리테르페노이드사포닌(triterpenoidsaponin), 즉 무베닌(mubenin) A, B, C가 분리, 추출되어 있다. 건조된 종자에는 지방이 들어 있다.

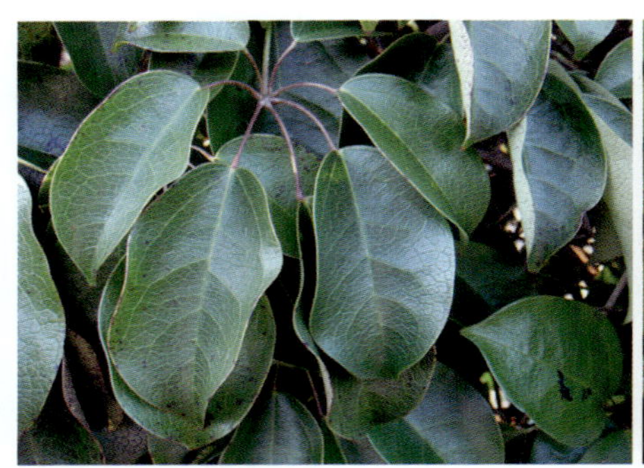

🍂 멀꿀_ 잎

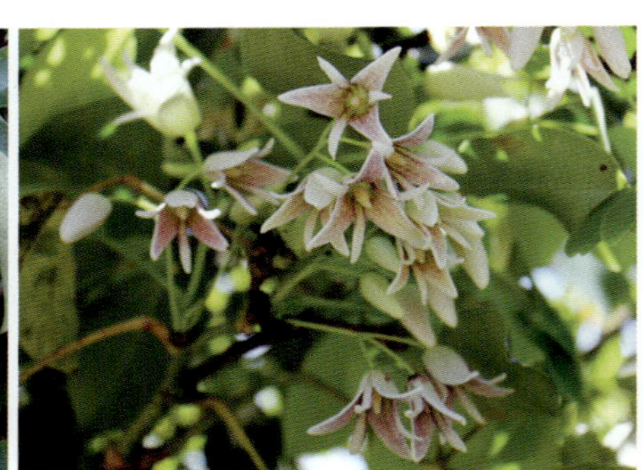

🍂 멀꿀_ 꽃

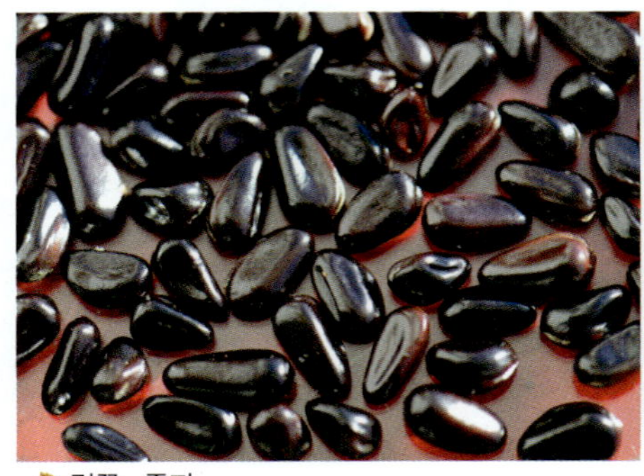

🍂 멀꿀_ 종자

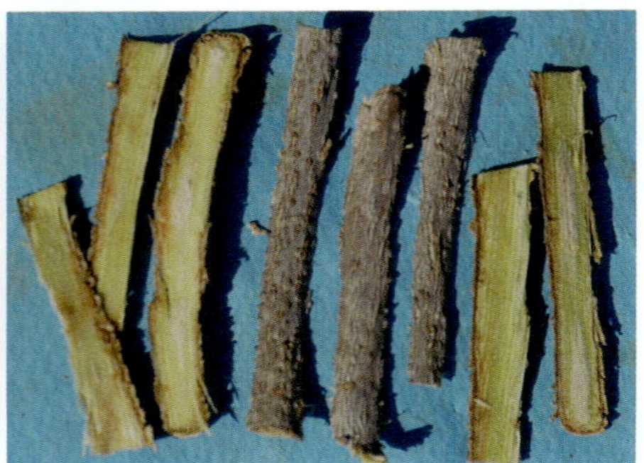

🍂 멀꿀_ 나무 겉껍질(약재 전형)

멀꿀	으름덩굴
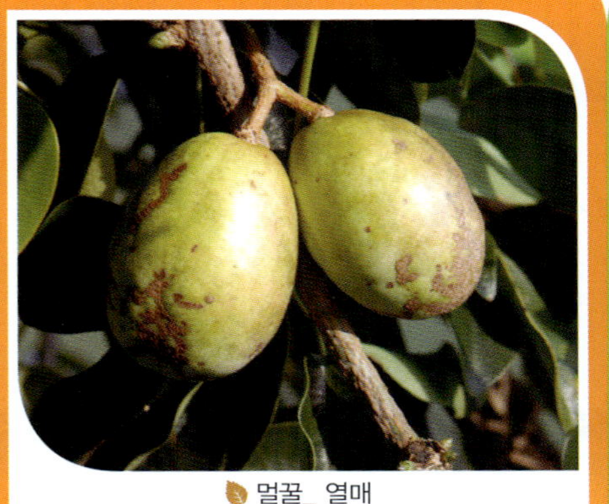	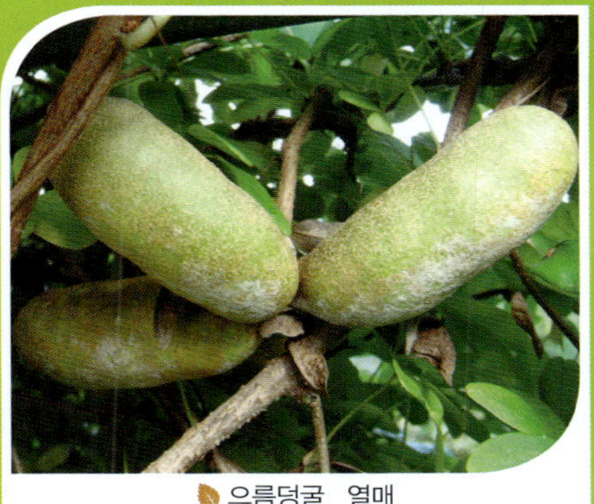
🍂 멀꿀_ 열매	🍂 으름덩굴_ 열매

🍃 **성미** : 성질이 평범하고, 맛은 조금 쓰다.

🍃 **귀경** : 심(心), 방광(膀胱) 경락에 작용한다.

🍂 **효능과 주치** : 줄기와 잎, 뿌리 등은 생약명을 야목과(野木瓜)라 하여 강심, 이뇨, 진통, 부종을 치료한다. 멀꿀 추출물은 간장보호, 피로해소, 숙취해소에 효과가 있는 것으로 밝혀졌다.

🍃 **약용법과 용량** : 말린 덩굴줄기 및 잎, 뿌리 50~100g을 물 900mL에 넣어 반이 될 때까지 달여 하루에 2~3회 나눠 마신다.

patent

멀꿀의 기능성 및 효능에 관한 특허자료

▶ **멀꿀 추출물을 유효성분으로 포함하는 간 보호용 조성물**

본 발명은 멀꿀 추출물을 유효성분으로 포함하는 간 보호용 조성물에 관한 것이다. 또한 본 발명은 멀꿀 추출물 또는 간 보호용 조성물을 유효성분으로 포함하는 간 질환 치료 또는 예방용 조성물 또는 간 보호 및 간 기능 개선용 식품 조성물에 관한 것이다. 본 발명의 멀꿀 추출물은 식용으로 사용되는 식물 유래 추출물로서 부작용이나 안전성에 대한 문제가 없고, 간 독성 물질인 사염화탄소 또는 아세트아미노펜(APAP)을 처리한 간 독성 유도 실험동물 모델에서 유의적으로 지질과 산화를 억제하고, 혈청 중 GOT 및 GPT 수치 증가를 억제하며, 사이토크롬 P450의 mRNA 발현량을 효과적으로 억제하여 간 보호, 간 손상 예방 및 간 기능 개선효과가 있는 것으로 확인되었다. 따라서 본 발명의 조성물은 간 질환 치료 또는 예방용 의약조성물 또는 간 기능 개선 또는 간 보호용 식품 조성물뿐만 아니라 피로해소 또는 숙취해소와 관련된 다양한 용도로 응용될 수 있다.

– 공개번호 : 10–2013–0020095, 출원인 : 재단법인 전라남도생물산업진흥재단

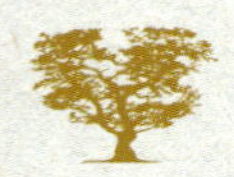

진통, 해독, 소종에 사용하는

멍석딸기

| 사용부위 | 뿌리, 잎과 줄기

Rubus parvifolius L.

- **이명** : 산멍덕딸기, 두메딸기, 긴잎멍석딸기, 멧딸기, 산매(山苺), 아매(芽苺), 소엽현구자(小葉懸鉤子)
- **생약명** : 호전표(薅田藨)
- **과명** : 장미과(Rosaceae)
- **개화기** : 5~6월

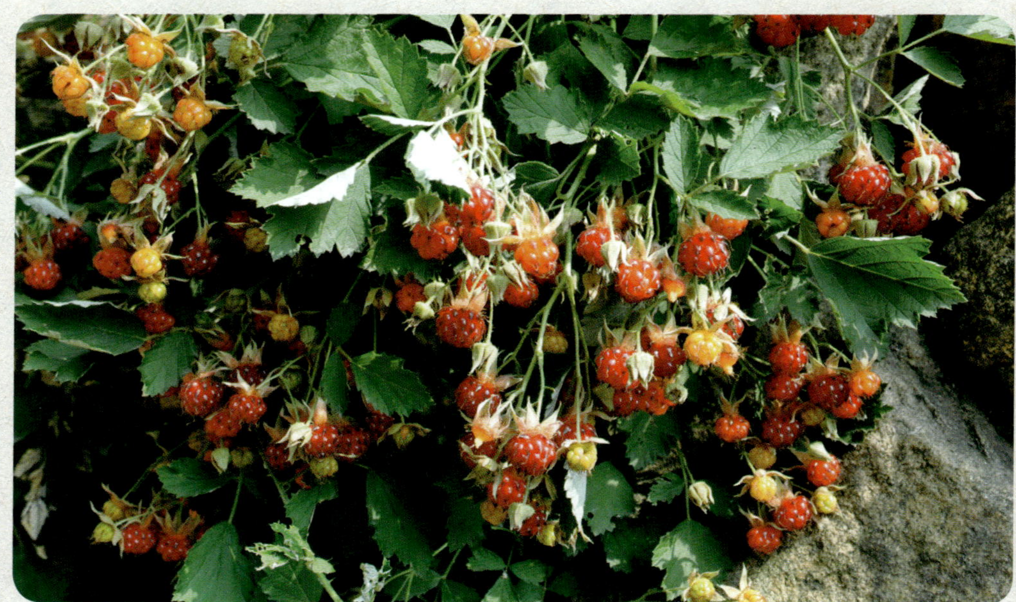

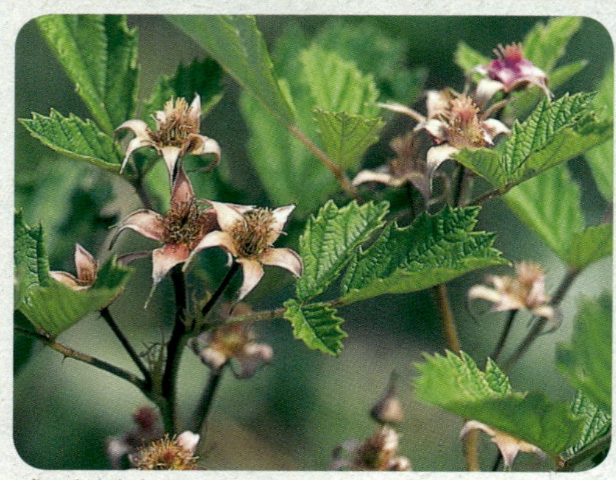

멍석딸기_ 꽃

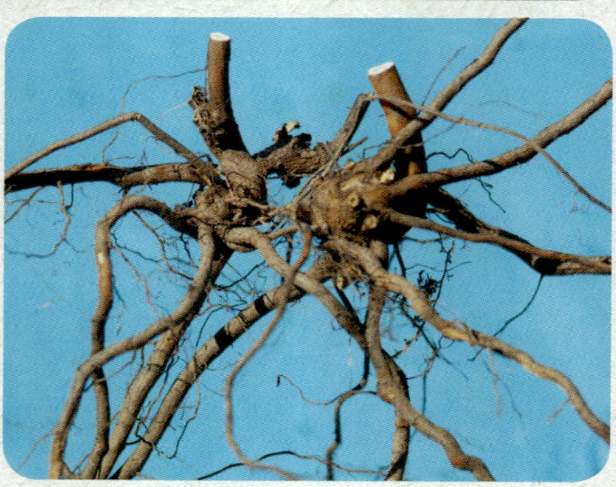

멍석딸기_ 뿌리(채취품)

- **생육특성** : 멍석딸기는 전국의 산이나 들에서 자생하는 낙엽활엽관목으로, 높이는 1m 전후로 자란다. 가지는 덩굴처럼 아치 모양으로 구부러지고 짧고 부드러운 털과 갈고리 모양의 가시가 나 있다. 잎은 홀수깃꼴겹잎으로 서로 어긋나고 잔잎은 보통 3장인데 5장씩 달리는 것도 있다. 위쪽의 잔잎은 마름모형 달걀 모양 또는 넓은 거꿀달걀 모양이고 옆쪽의 잔잎은 넓은 거꿀달걀 모양에 약간 작고 가장자리가 얕게 째져 있으며 잎끝은 둔하고 가장자리에 톱니가 있다. 꽃은 붉은색 또는 자색으로 5∼6월에 산방 또는 원뿔꽃차례로 피는데 꽃자루에는 가시와 털이 나 있다. 열매는 취합과로 공 모양이며 7∼8월에 붉은색으로 달린다.

- **채취 방법과 시기** : 줄기는 7∼8월, 뿌리는 봄·가을에 채취한다.

- **성분** : 구연산, 과당, 사과산, 비타민 C, 타닌(tannin), 당, 플라보노이드(flavonoid) 배당체가 함유되어 있다.

- **성미** : 줄기는 성질이 평범하고, 맛은 달고 시며, 독성이 없다. 뿌리는 성질이 평범하고, 맛은 달고 쓰다.

- **귀경** : 간(肝), 비(脾), 신(腎) 경락에 작용한다.

- **효능과 주치** : 잎을 포함한 줄기는 생약명은 호전표(薅田藨)라 하여 진통, 해독, 살충, 어혈, 토혈, 타박도상(打撲刀傷: 부딪치거나 칼로 베인 상처), 산후어체복통(産後瘀滯腹痛), 이질, 치질, 개창(疥瘡) 등을 치료한다. 뿌리는 생

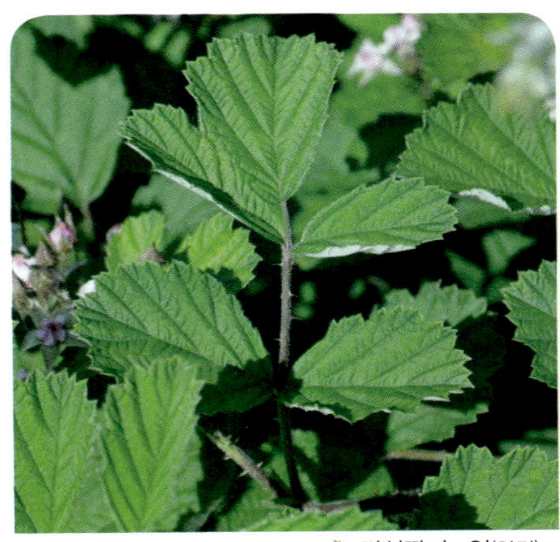

멍석딸기_ 잎(앞면)

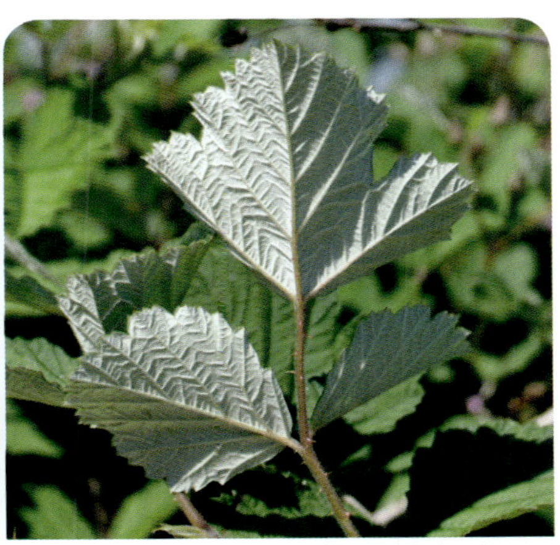

멍석딸기_ 잎(뒷면)

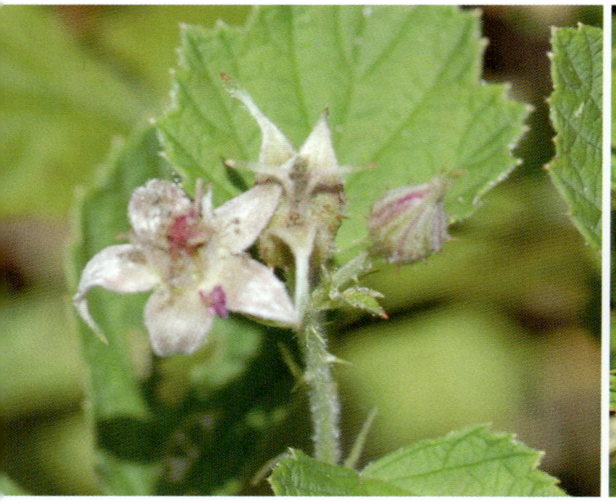

🍂 멍석딸기_ 꽃봉오리와 꽃

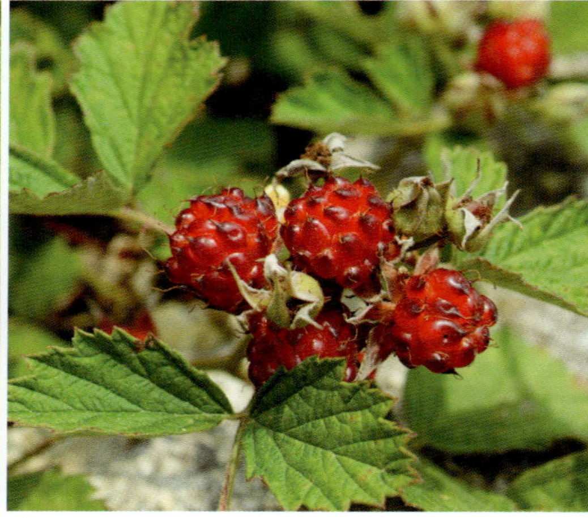

🍂 멍석딸기_ 열매

약명을 호전표근(薅田蔍根)이라 하여 청열해독, 거풍, 이습, 활혈, 소종, 감기로 인한 고열, 인후종통, 간염, 류머티즘에 의한 비통(痺痛), 설사, 신염부종, 요로감염, 결석, 타박상, 정창종상(疔瘡腫傷) 등을 치료한다.

🌿 **약용법과 용량** : 잎을 포함해 말린 줄기는 30~60g을 물 900mL에 넣어 반이 될 때까지 달여 하루에 2~3회 나눠 마신다. 외용할 경우에는 짓찧어 가루로 만들어 환부에 바른다. 말린 뿌리 20~50g을 물 900mL에 넣어 반이 될 때까지 달여 하루에 2~3회 나눠 마신다. 외용할 경우에는 짓찧어 환부에 바르거나, 가루로 만들어 연고제 등에 섞어 바른다.

patent

멍석딸기의 기능성 및 효능에 관한 특허자료

▶ **멍석딸기 추출물을 유효성분으로 함유하는 피부미백용 화장료 조성물**

본 발명은 멍석딸기 추출물을 유효성분으로 함유하는 피부미백용 화장료 조성물에 관한 것으로, 멍석딸기 추출물은 강력한 항산화 활성을 가질 뿐만 아니라 멜라닌 생성을 저해하며 티로시나아제 활성을 억제하고, 특히 세포 독성이 거의 나타나지 않기 때문에 피부미백용 화장료 조성물로 유용하게 사용될 수 있다.

– 공개번호 : 10-2009-0011682, 특허권자 : (주)더페이스샵코리아

거습, 근육경련, 각기에 사용하는

명자나무

| 사용부위 | 뿌리, 가지, 열매, 종자

Chaenomeles japonica (Thunb.) Lindl. ex Spach

- **이명** : 가시덱이, 명자꽃, 당명자나무, 잔털명자나무, 자주해당, 첩경해당(貼梗海棠), 백해당(白海棠)
- **생약명** : 목과(木瓜), 모과(木瓜)
- **과명** : 장미과(Rosaceae)
- **개화기** : 4~5월

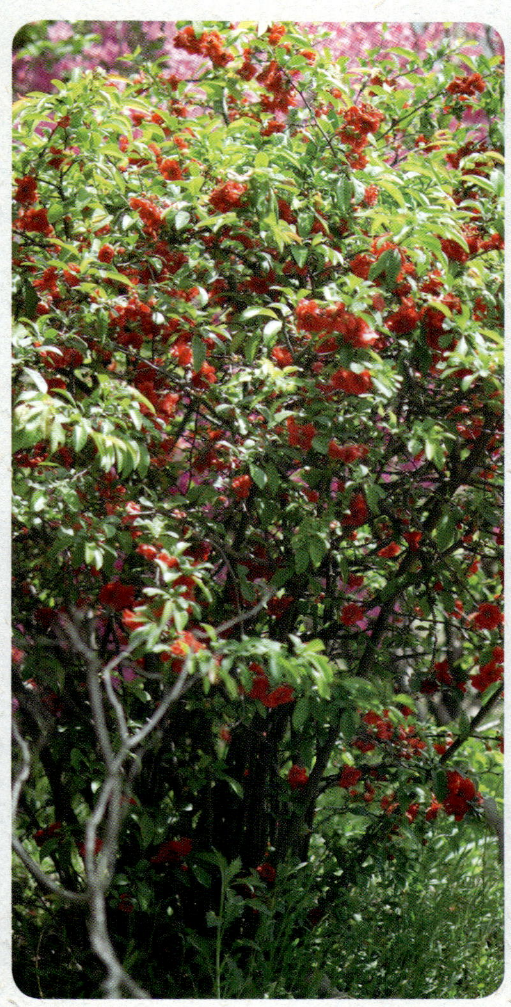

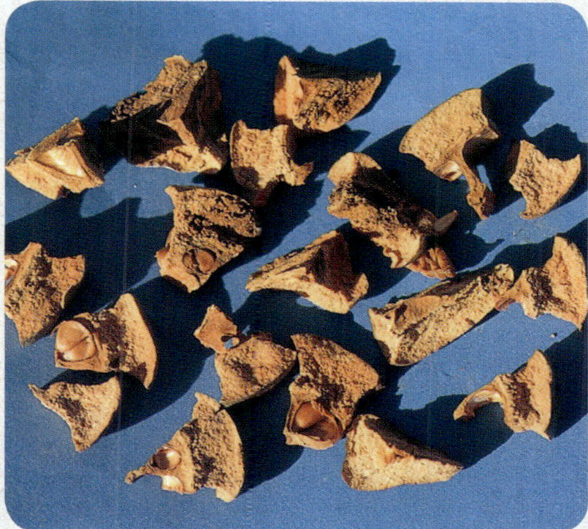

명자나무_ 열매(약재)

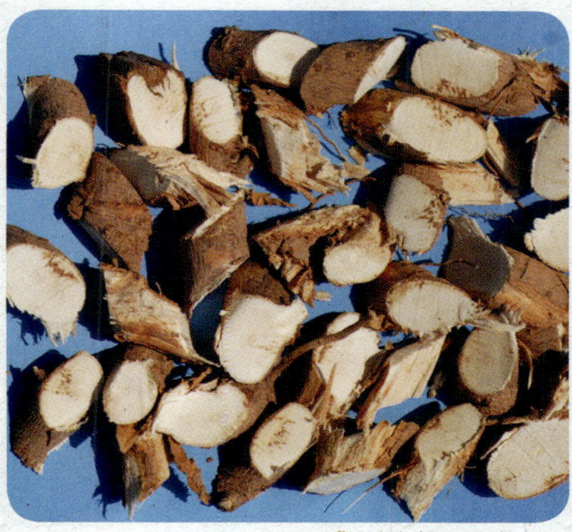

명자나무_ 뿌리(약재)

🍃 **생육특성** : 명자나무는 전국의 정원이나 울타리에 관상용으로 심는 낙엽활엽관목으로, 높이는 1~2m로 자라고 가지 끝이 가시로 변한 것이 있다. 잎은 타원형 또는 긴 타원형에 서로 어긋나고 양 끝이 뾰족하며 가장자리에는 잔톱니가 있고 잎자루는 짧은 편이다. 꽃은 연한 홍색 또는 붉은색으로 4~5월에 단성으로 피는데 꽃받침은 짧고 종 모양 또는 통 모양이며 5개로 갈라지는데 갈라진 조각은 둥글다. 꽃잎은 원형, 거꿀달걀 모양 또는 타원형에 밑부분이 뾰족하며 수술은 30~50개이고 암술대는 5개로 밑부분에 잔털이 나 있다. 열매는 타원형으로 9~10월에 익는다.

🍃 **채취 방법과 시기** : 열매, 종자는 9~10월, 뿌리는 연중 수시, 가지는 봄·가을·겨울에 채취한다.

🍃 **성분** : 열매에는 사포닌, 비타민 C, 플라보노이드(flavonoid), 타닌(tannin), 종자에는 시안화수소산(hydrocyanic acid)이 함유되어 있다.

🍃 **성미** : 열매는 성질이 따뜻하고, 맛은 시다. 뿌리, 가지는 성질이 따뜻하고, 맛은 시고 떫으며, 독성이 없다. 종자는 성질이 따뜻하고, 맛은 떫다.

🍃 **귀경** : 간(肝), 비(脾), 신(腎) 경락에 작용한다.

🍃 **효능과 주치** : 열매는 생약명을 목과(木瓜) 혹은 모과(木果)로 건위, 보간, 거습, 구토, 설사, 근육경련, 류머티즘에 의한 마비, 각기, 수종, 이질을 치

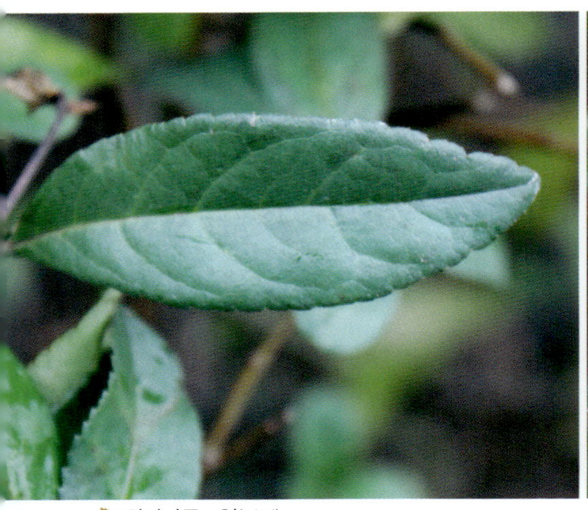

🍃 명자나무_ 잎(앞면)

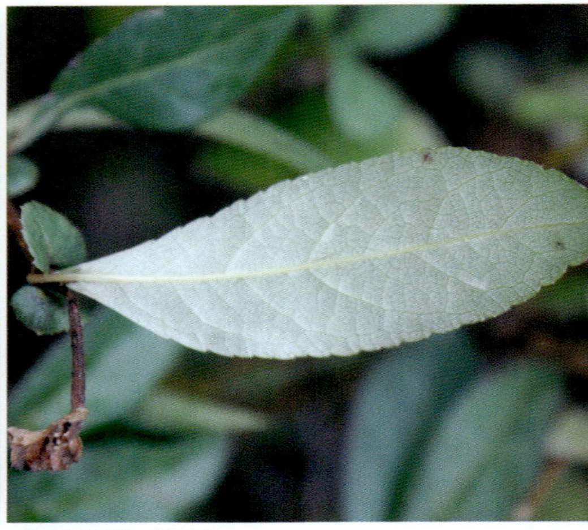

🍃 명자나무_ 잎(뒷면)

518

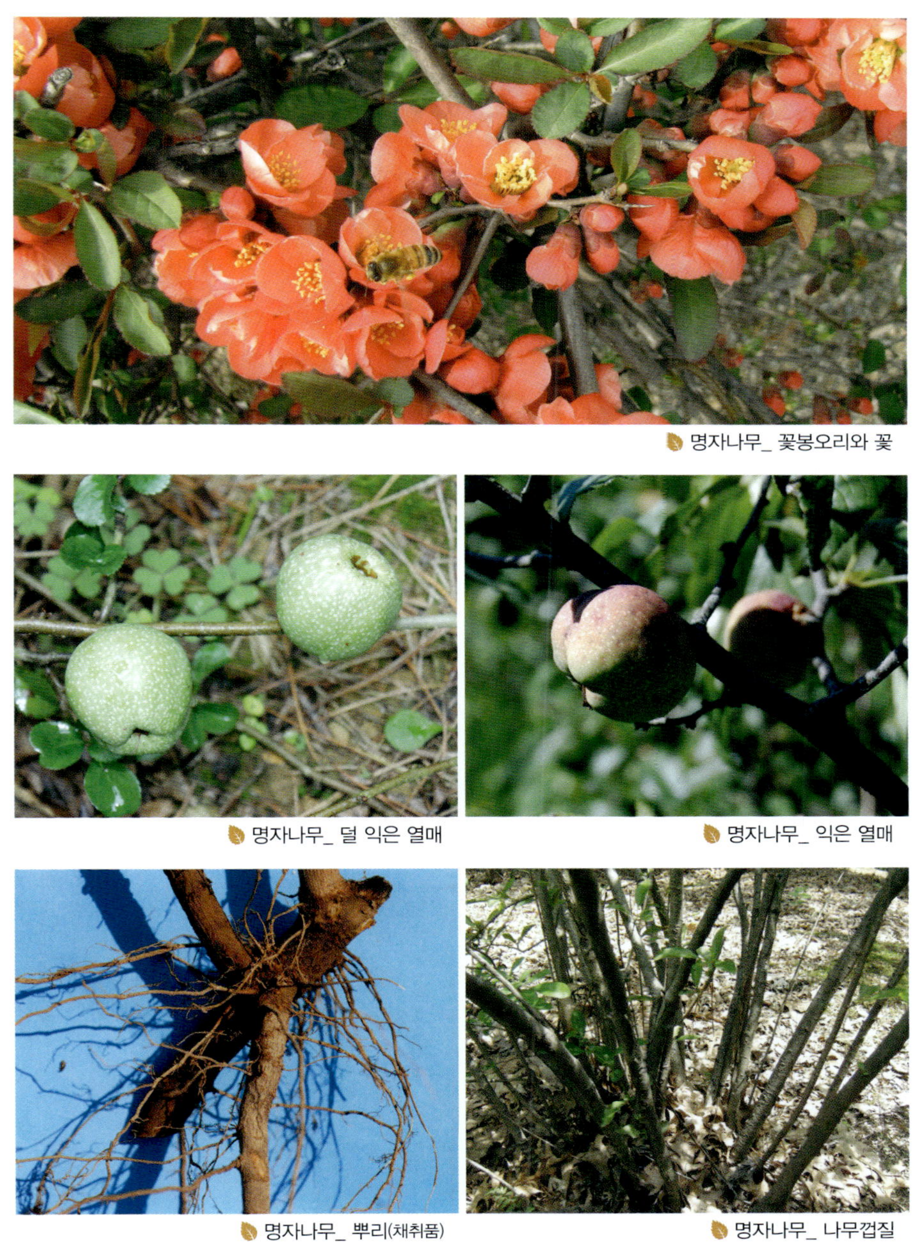

🍂 명자나무_ 꽃봉오리와 꽃

🍂 명자나무_ 덜 익은 열매

🍂 명자나무_ 익은 열매

🍂 명자나무_ 뿌리(채취품)

🍂 명자나무_ 나무껍질

료한다. 열매는 많이 먹으면 치아 및 뼈를 약하게 하고 손상시키므로 많이 먹지 않는 것이 좋다. 뿌리는 생약명을 목과근(木瓜根)이라고 하며 각기,

신경통, 풍습마비를 치료한다. 가지는 생약명을 목과지(木瓜枝)라고 하며 관절통, 토사곽란을 치료한다. 종자는 생약명을 목과핵(木瓜核)이라고 하며 곽란, 번조(煩躁)를 치료한다.

🌿 **약용법과 용량** : 말린 열매 15~30g을 물 900mL에 넣어 반이 될 때까지 달여 하루에 2~3회 나눠 마신다. 말린 뿌리 200~300g을 소주 500mL에 담가 60일 동안 숙성하여 하루에 2~3회 매 식전 50mL씩 마신다. 말린 가지 20~30g을 물 900mL에 넣어 반이 될 때까지 달여 하루에 2~3회 나눠 마신다. 종자는 한번에 10개씩 매 식후 씹어서 복용하는데 달여서 마셔도 된다.

🍂 **사용 시 주의사항** : 많이 먹거나 오래 복용하면 치아나 뼈를 약하게 하거나 손상시키므로 주의한다.

명자나무의 기능성 및 효능에 관한 특허자료

▶ **명자나무 추출물을 함유하는 화장료 조성물**

본 발명은 명자나무 추출물 및 이를 주요 활성성분으로 함유하는 화장료 조성물에 관한 것으로서, 좀 더 구체적으로는 장미과의 낙엽관목으로 명자나무의 줄기와 꽃의 추출물을 활성성분으로 0.001 내지 30.0중량%을 함유하는 것을 특징으로 하는 항산화효과, 주름방지효과, 여드름방지효과, 자극완화 효과가 우수한 화장료 조성물에 관한 것이다. 본 발명에 의하면 명자나무 추출물은 항산화뿐만 아니라 피부 잔주름 개선 효과, 여드름 방지 효과, 피부 자극 완화 효과가 있어 이 물질을 이용하여 각종 기능성 화장료를 제조할 수 있다.

— 공개번호 : 10-2008-0103890 출원인 : (주)코스트리

▶ **명자나무에 의한 영지 및 약용식물의 분해**

본 발명은 영지 및 약용식물의 효능을 향상시키기 위한 것이며 이것을 달성하기 위해서 영지 및 약용식물의 유효성분을 분해하여 사람이 복용하는 경우에 흡수가 잘 되어 여러 가지 성인병의 예방 및 치유에 도움을 주기 위한 것이다.

— 공개번호 : 10-2001-0000581, 출원인 : 정일수

▶ **명자나무에 의한 인삼의 분해**

본 발명은 인삼의 효능을 향상시키기 위한 것이며 이것을 달성하기 위해서 인삼의 유효성분을 분해하여 사람이 복용하는 경우에 흡수가 잘 되어 여러 가지 성인병의 예방 및 치유에 도움을 주기 위한 것이다.

— 공개번호 : 10-2001-0000579, 출원인 : 정일수

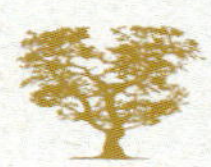

모감주나무

Koelreuteria paniculata Laxmann

- **이명** : 염주나무, 흑엽수(黑葉樹), 산황율두(山黃栗頭)
- **생약명** : 난화(欒花)
- **과명** : 무환자나무과(sapindaceae)
- **개화기** : 6~7월

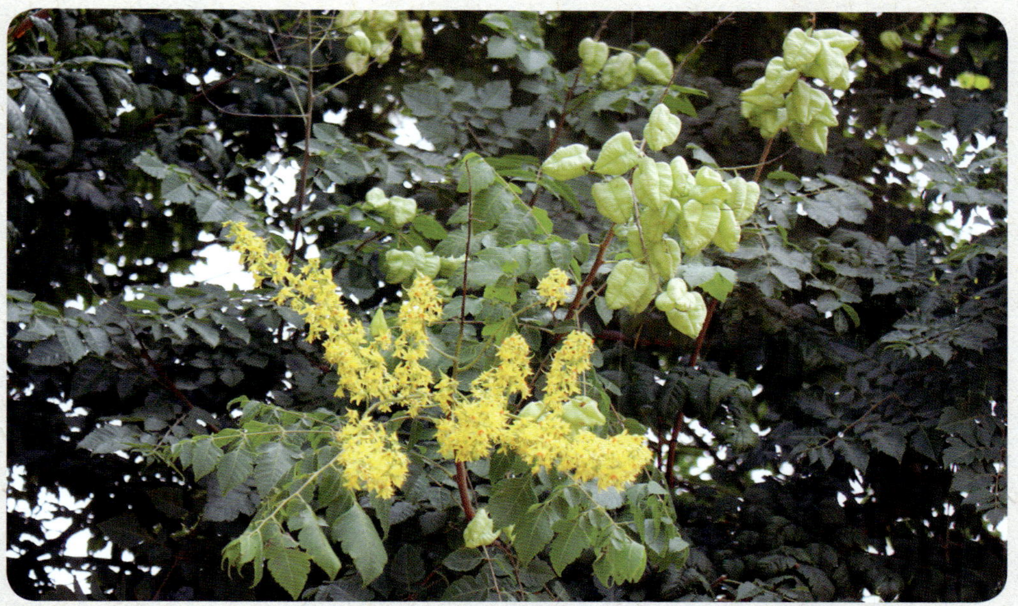

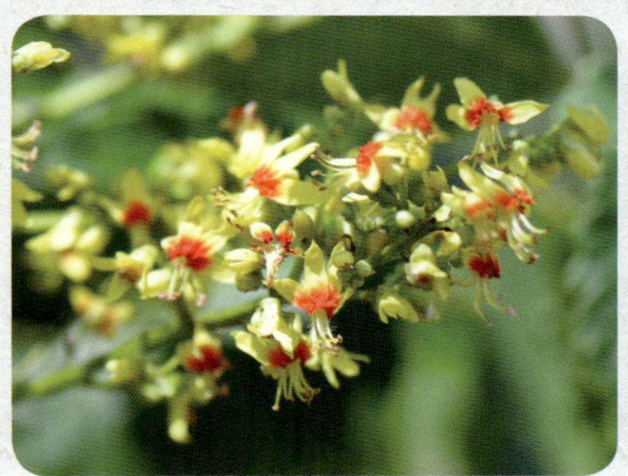

🍃 모감주나무_ 약재로 사용하는 꽃

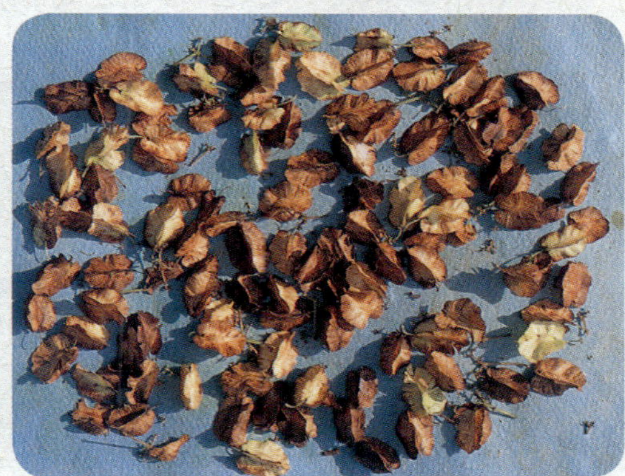

🍃 모감주나무_ 열매(약재 전형)

❀ **생육특성** : 모감주나무는 전국의 절이나 마을 부근에서 많이 자라는 낙엽활엽소교목이나 관목으로, 높이는 10m 전후이다. 잎은 서로 어긋나고 홀수깃꼴겹잎으로 잔잎은 7~15장이며 달걀 모양 또는 달걀 모양 긴 타원형에 불규칙한 둔한 톱니가 있다. 꽃은 담황색으로 6~7월에 원뿔꽃차례로 가지에서 피는데 중심부는 자색이며, 꽃받침은 거의 5장에, 꽃잎은 4장으로 긴 털이 드문드문 나 있고, 수술은 8개, 암술은 1개이다. 열매는 튀는열매로 9~10월에 달린다.

❀ **채취 방법과 시기** : 꽃은 6~7월에 피었을 때, 열매는 9~10월에 채취한다.

❀ **성분** : 열매에는 스테롤(sterol), 사포닌, 플라보노이드(flavonoid) 배당체, 안토시아닌(anthocyanin), 타닌(tannin), 폴리우론(polyuron)산이 함유되어 있다. 사포닌 중에는 난수 사포닌 A, B가 분리되어 있다. 건조된 종자에는 수분, 조단백, 레시틴, 인산, 전분, 무기성분, 지방유가 함유되어 있다. 종인에는 지방유가 있는데 스테롤(sterol)과 팔미틴산(palmitic acid)으로 분해된다. 잎에는 몰식자산(galic acid) 메틸에스테르(methylester)가 함유되어 있어 여러 종류의 세균이나 진균에 대해 억제작용을 한다.

❀ **성미** : 꽃은 성질이 차고, 맛은 쓰다. 열매는 성질이 차고, 맛은 약간 달고 쓰다.

❀ **귀경** : 간(肝), 신(腎) 경락에 작용한다.

❀ **효능과 주치** : 꽃은 생약명을 난화(欒花)라 하여 눈이 아프고 눈물을 흘리거나 눈이 붉게 충혈되었을 때 치료 효과가 있고 소화불량, 간염, 장염, 종통

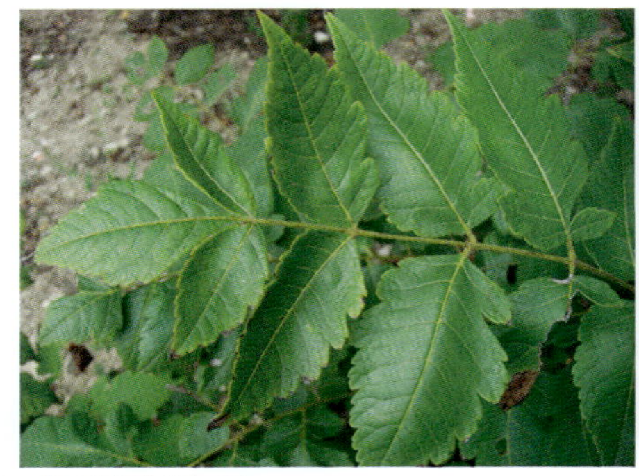

❀ 모감주나무_ 잎

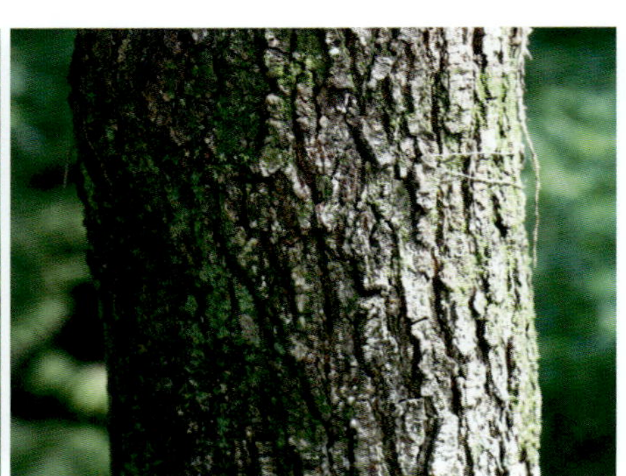

❀ 모감주나무_ 나무껍질

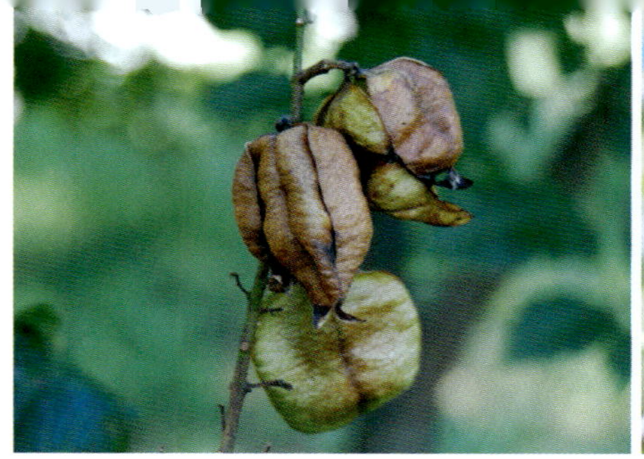

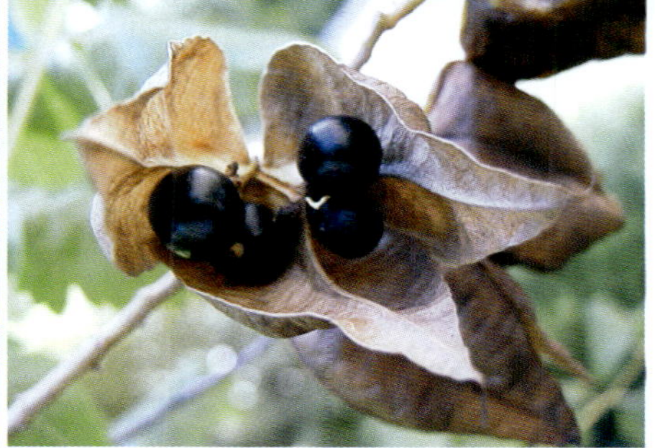

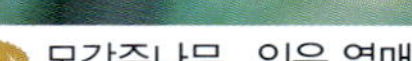
🍂 모감주나무_ 익은 열매

🍂 모감주나무_ 열매 속 종자

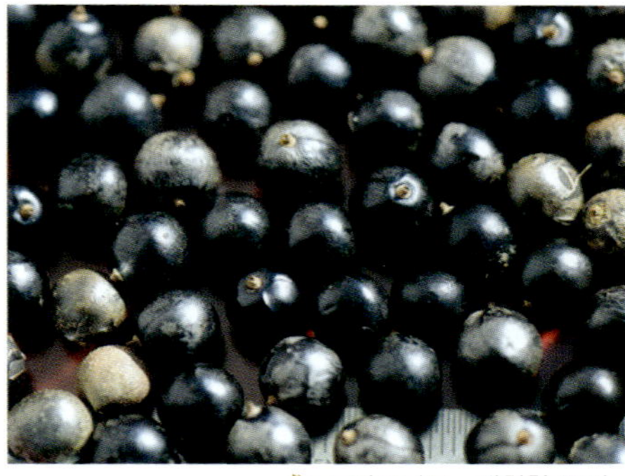

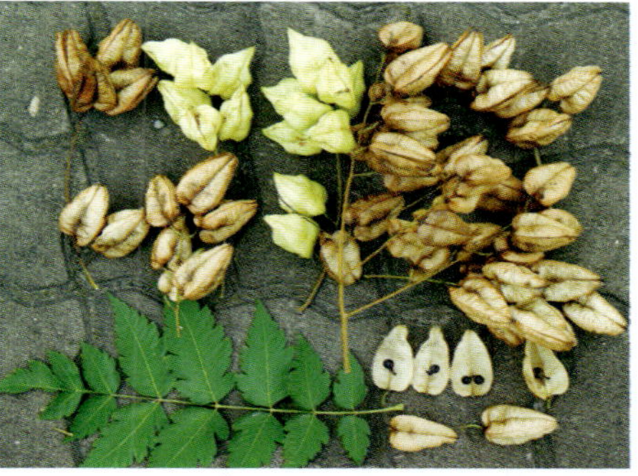

🍂 모감주나무_ 채취한 종자

🍂 모감주나무_ 채취한 잎과 열매

(腫痛), 요도염, 이질을 치료한다. 꽃의 추출물은 부종과 항염의 치료에도 효과적이다. 열매는 생약명을 난수자(欒樹子)라 하여 청열, 소종, 활혈, 해독, 진통, 황달, 이뇨, 창독, 신경통, 단독, 하리 등을 치료한다. 잎에는 여러 종류의 세균이나 진균에 대해 억제작용이 있는 것으로 확인된 바 있다.

🍃 **약용법과 용량** : 말린 꽃 10~20g을 물 900mL에 넣어 반이 될 때까지 달여 하루에 2~3회 나눠 마신다.

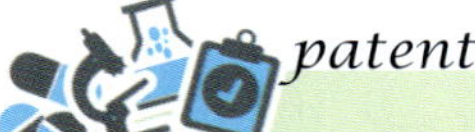

모감주나무의 기능성 및 효능에 관한 특허자료

▶ 모감주나무의 꽃(난화) 추출물 또는 이의 분획물을 유효성분으로 함유하는 부종 또는 다양한 염증의 예방 또는 치료용 항염증 조성물

본 발명은 모감주나무의 꽃(난화) 추출물 또는 이의 분획물을 유효성분으로 함유하는 부종 또는 다양한 염증의 예방 또는 치료용 항염증 조성물에 관한 것으로서, 본 발명의 모감주나무의 꽃(난화) 추출물 또는 이의 분획물은 염증성 매개체인 사이토카인 및 케모카인의 생산 또는 분비를 억제하며 염증성 부종을 억제하므로, 이를 유효성분을 함유하는 조성물은 부종 또는 다양한 염증의 예방. 치료 또는 개선을 위한 의약품, 건강기능식품 또는 화장품에 유용하게 사용될 수 있다.

– 공개번호 : 10-2010-0066C76, 특허권자 : 한국한의학연구원

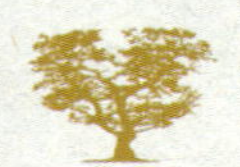

모과나무

| 사용부위 | **열매**

Chaenomeles sinensis (Thouin) Koehne = [*Pseudocydonia sinensis* C.K. Schn.]

- **이명** : 모과, 산목과(酸木瓜), 토목과(土木瓜), 화이목(花梨木), 화류목(華榴木), 향목과(香木瓜), 대이(大李), 목이(木李), 목이(木梨)
- **생약명** : 목과(木瓜), 명사(楙樝)
- **과명** : 장미과(Rosaceae)
- **개화기** : 4~5월

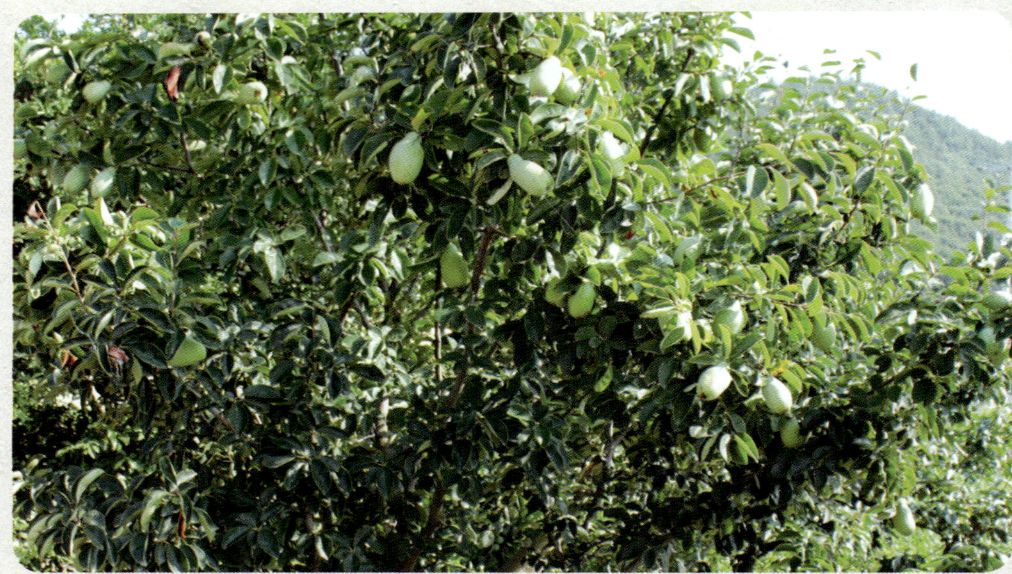

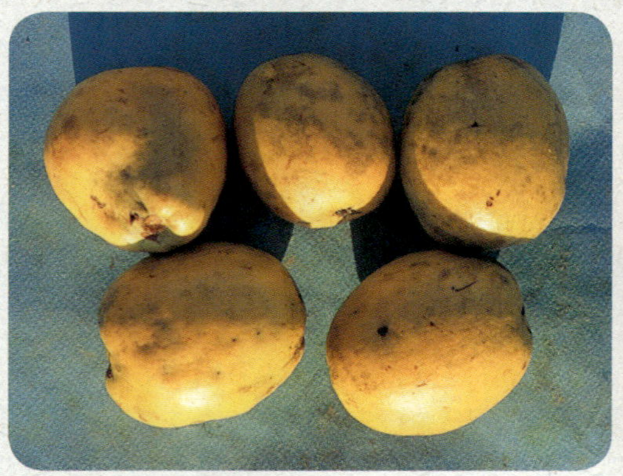

🌰 모과나무_ 열매(채취품)

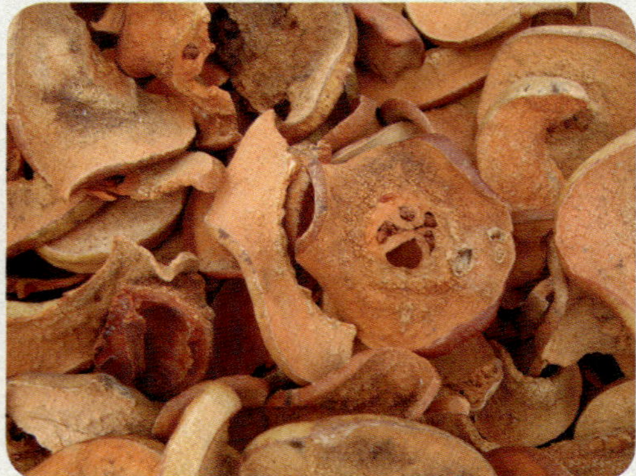

🌰 모과나무_ 열매(약재)

🌿 **생육특성** : 모과나무는 중부·남부 지방의 산야에서 야생하고 과수로 재배하는 낙엽활엽소교목 또는 교목으로, 높이 10m 전후로 자란다. 작은 가지에는 가시가 없고 어릴 때에는 털이 나 있으며 2년째 가지는 자갈색으로 윤태가 있다. 잎은 타원형 달걀 모양 또는 긴 타원형에 서로 어긋나며 양 끝이 좁고 가장자리에 뾰족한 잔톱니가 있으나 어릴 때는 선상이고 뒷면에는 털이 나 있으나 점차 없어진다. 꽃은 연한 붉은색으로 4~5월에 피고, 열매는 원형 또는 타원형으로 9~10월경에 황색으로 달리며 그윽한 향기를 풍기지만, 과육은 시큼하다.

🌿 **채취 방법과 시기** : 열매는 9~10월에 익었을 때 채취한다.

🌿 **성분** : 열매에는 사과산(malic acid), 주석산(tartaric acid), 구연산, 마린산(malic acid), 타타린산(tartaric acid), 시트르산(citric acid) 등의 유기산, 아스코르브산(비타민 C) 등이 함유되어 있다.

🌿 **성미** : 성질이 평범하고, 맛은 시다.

🌿 **귀경** : 간(肝), 비(脾), 폐(肺) 경락에 작용한다.

🌿 **효능과 주치** : 열매는 생약명을 목과(木瓜) 또는 명사(榠樝)라 하여 소담(消痰), 거풍습(祛風濕)의 효능이 있고 오심, 이질, 근골통 등을 치료한다. 열매의 추출물은 당뇨병의 예방 치료에도 도움을 준다는 연구결과가 나왔다.

🌿 **약용법과 용량** : 말린 열매 10~30g을 물 900mL에 넣어 반이 될 때까지 달

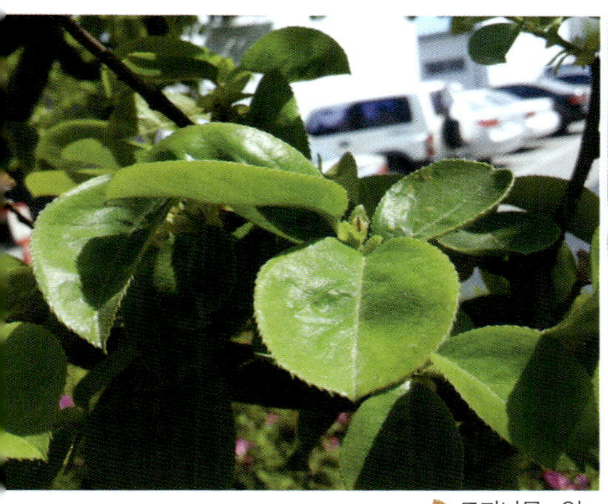

🌿 모과나무_잎

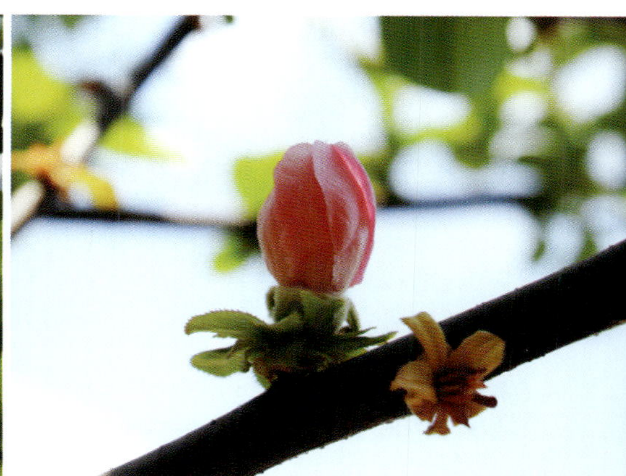

🌿 모과나무_꽃봉오리

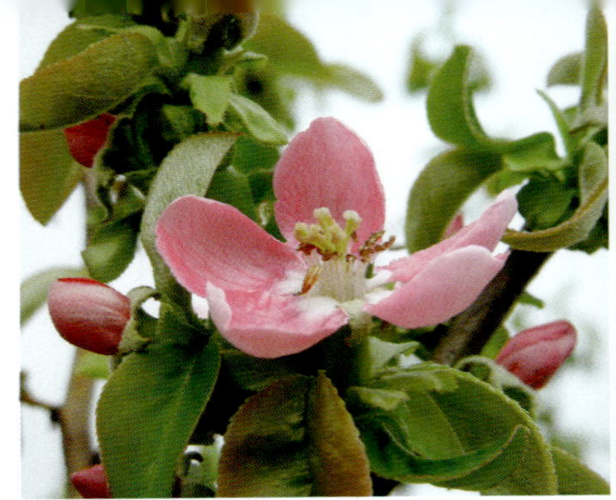
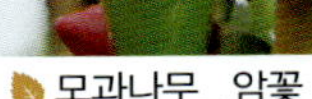
🍂 모과나무_ 암꽃

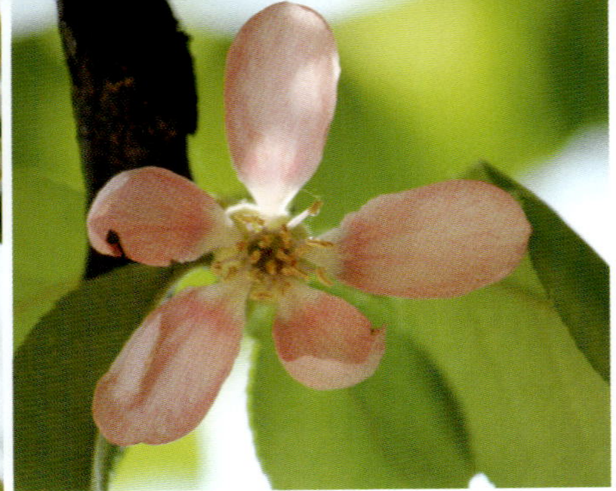
🍂 모과나무_ 수꽃

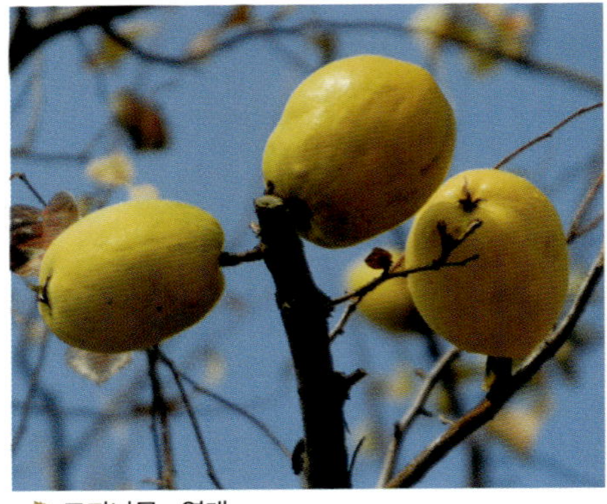
🍂 모과나무_ 열매

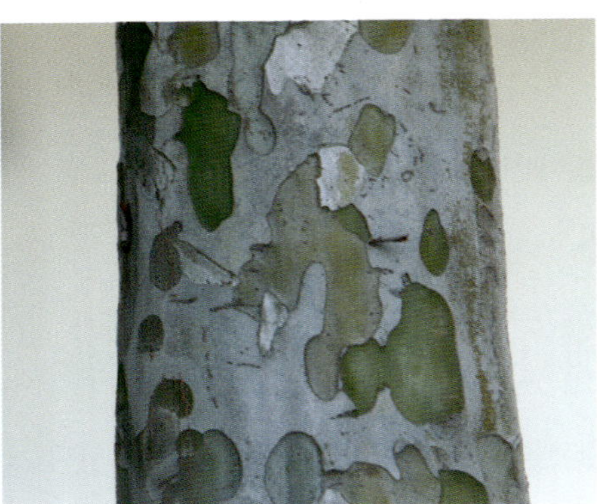
🍂 모과나무_ 나무껍질

여 하루에 2~3회 나눠 마신다.

🍂 **사용 시 주의사항 :** 많이 먹거나 오래 복용하면 치아나 뼈를 약하게 하고 손상시키므로 주의를 요한다.

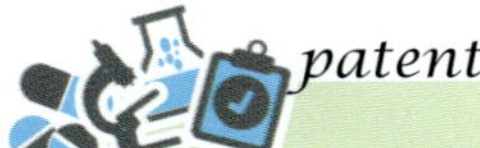 *patent*

모과나무의 기능성 및 효능에 관한 특허자료

▶ **모과 열매 추출물을 유효성분으로 함유하는 당뇨병의 예방 및 치료용 약학조성물 및 건강식품 조성물**

본 발명은 모과 열매의 용매 추출물을 유효성분으로 함유하는 당뇨병의 예방 및 치료용 약학조성물 및 건강기능식품에 관한 것이다.

– 공개번호 : 10–2011–0000323, 출원인 : 공주대학교 산학협력단

▶ **모과 추출물을 함유하는 미백 조성물**

본 발명은 모과 추출물을 함유하는 미백 조성물에 관한 것으로, 더 상세하게는 천연 미백 소재인 모과의 열수 추출물 또는 에탄올 추출물을 함유하는 미백 조성물에 관한 것이다.

– 공개번호 : 10–2003–0090126, 출원인 : 메디코룩스(주)

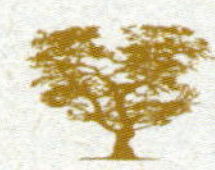

모란

| 사용부위 | 뿌리껍질, 꽃

Paeonia suffruticosa Andrews = [*Paeonia moutan* Sims.]

- 이명 : 목단(牧丹), 부귀화, 모단(牡丹)
- 생약명 : 목단피(牧丹皮)
- 과명 : 작약과(Paeoniaceae)
- 개화기 : 4~5월

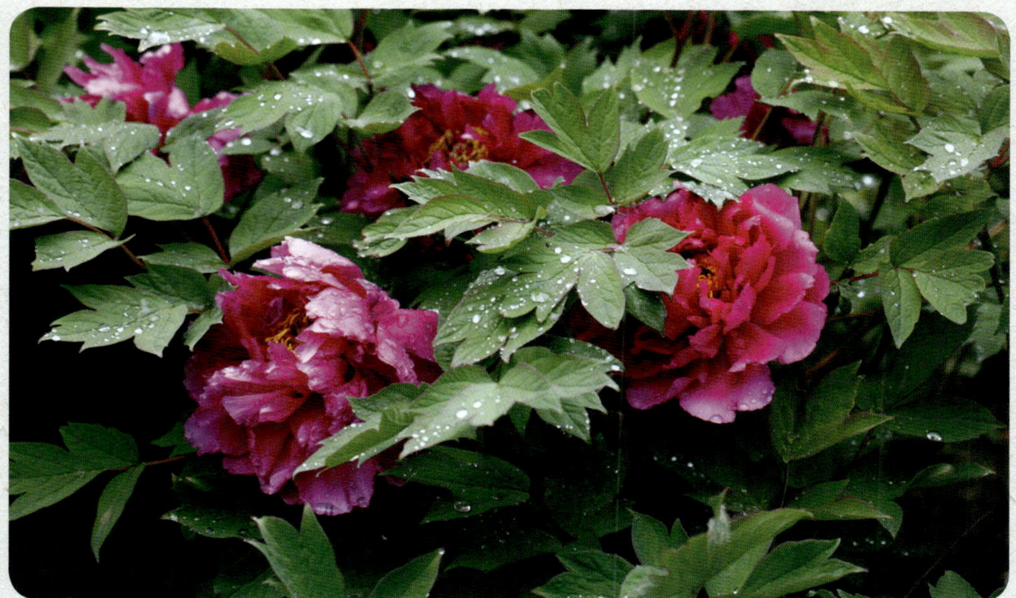

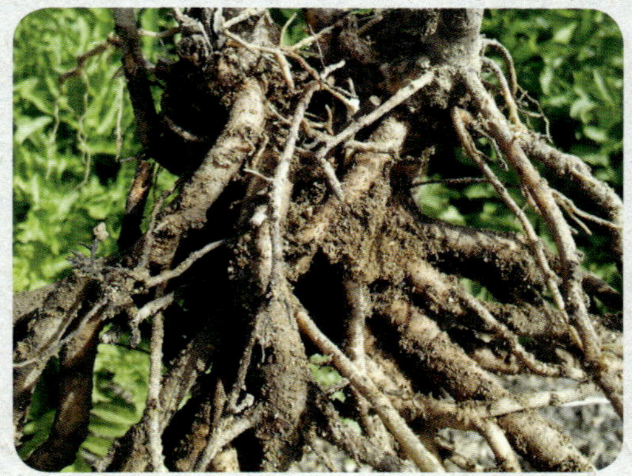

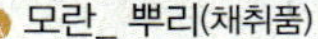

모란_ 뿌리(채취품)

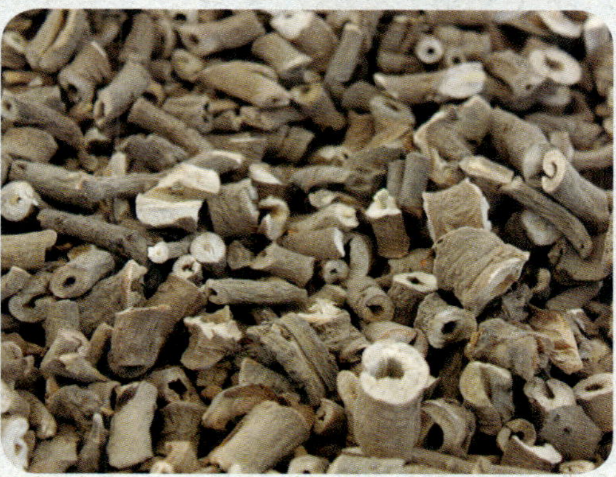

모란_ 뿌리(약재)

🍃 **생육특성** : 모란은 전국의 정원이나 꽃밭에 심는 낙엽활엽관목으로, 높이는 1~1.5m이다. 뿌리줄기는 통통하고 가지가 많이 갈라져 굵으며 튼튼하다. 잎은 2회 3출 잎으로 서로 어긋나고 잔잎은 달걀 모양 혹은 넓은 달걀 모양에 보통은 3개로 갈라지며 표면에는 털이 없고 뒷면에는 잔털이 나 있다. 꽃은 양성꽃으로 4~5월에 진홍색, 붉은색, 자색, 흰색 등의 꽃이 피고, 열매는 2~5개의 대과가 모여 7~8월에 달린다.

🍂 **채취 방법과 시기** : 꽃은 4~5월에 피었을 때, 뿌리껍질은 가을부터 이듬해 초봄(보통 4~5년생)에 채취한다.

🍃 **성분** : 뿌리와 뿌리껍질에는 파에오놀(paeonol), 파에오노시드(paeonoside), 파에오니플로린(paeoniflorin), 정유, 피토스테롤(phytosterol) 등이 함유되어 있다. 꽃에는 아스트라갈린(astragalin)이 함유되어 있다.

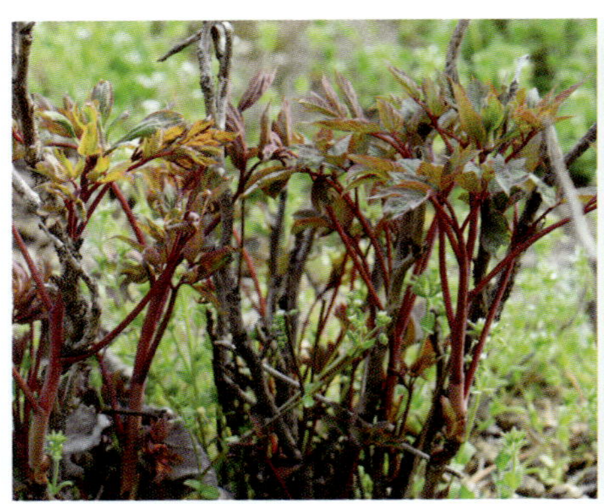

🍂 모란_ 어린순

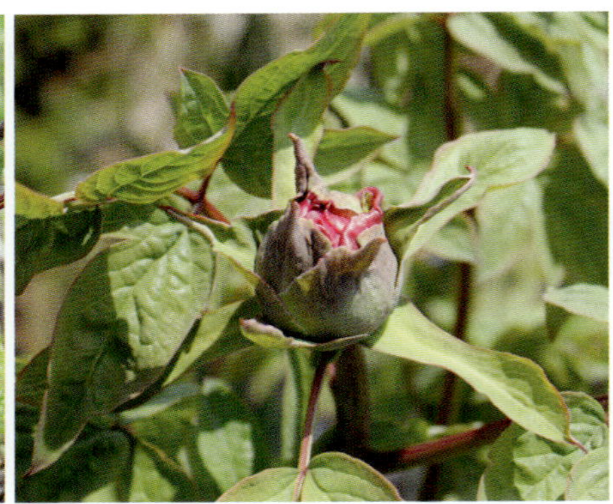

🍂 모란_ 꽃봉오리

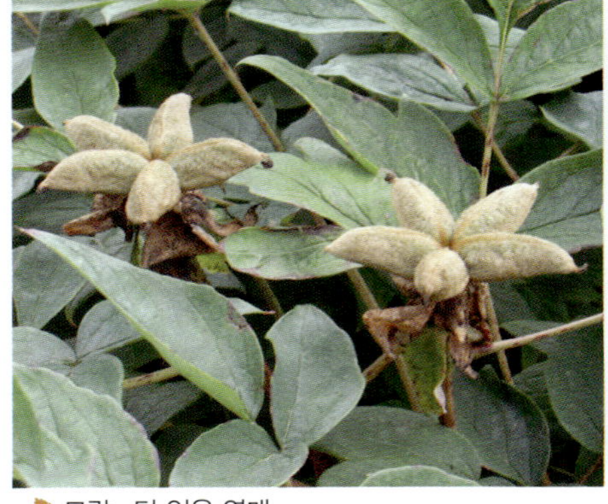

🍂 모란_ 덜 익은 열매

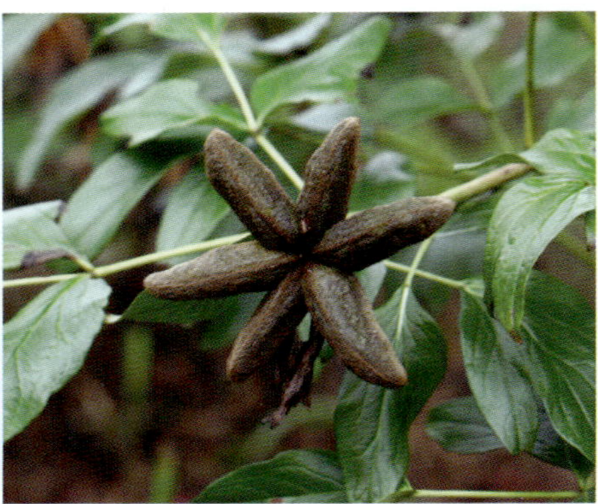

🍂 모란_ 익은 열매

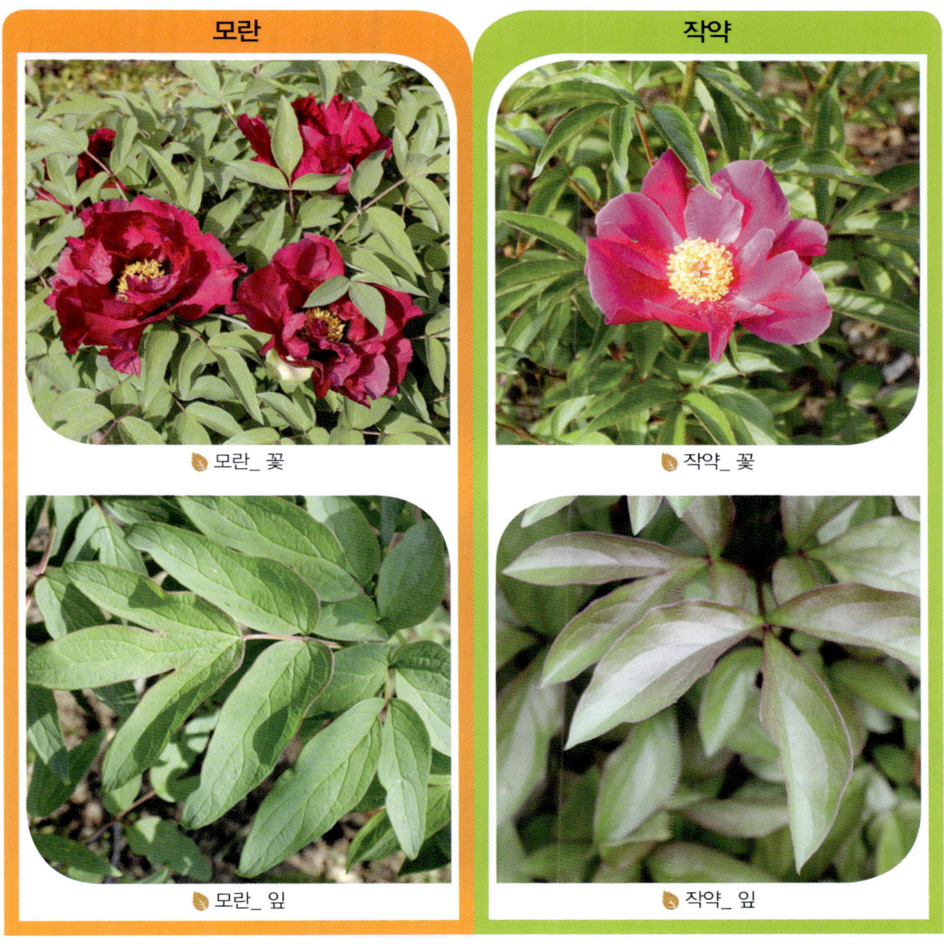

모란	작약

🍂 모란_ 꽃

🍂 작약_ 꽃

🍂 모란_ 잎

🍂 작약_ 잎

🔵 **성미** : 뿌리껍질은 성질이 시원하고, 맛은 맵고 쓰다. 꽃은 성질이 평범하고, 맛은 쓰고 담백하며, 독성이 없다.

🟣 **귀경** : 심(心), 간(肝), 폐(肺) 경락에 작용한다.

🟠 **효능과 주치** : 뿌리껍질은 생약명을 목단피(牧丹皮)라 하여 진정, 최면, 진통, 고혈압, 항균, 청열, 양혈, 어혈, 지혈, 타박상, 옹양 등을 치료한다. 꽃은 생약명을 목단화(牧丹花)라 하여 조경, 활혈의 효능이 있고 월경불순, 경행복통(徑行腹痛)을 치료한다.

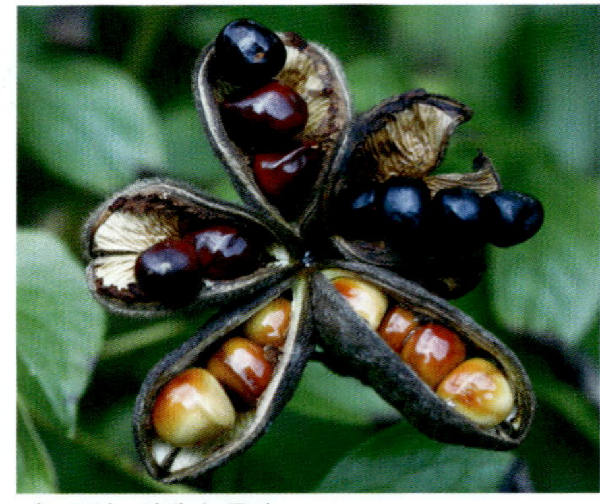

🍂 모란_ 열매 속 종자

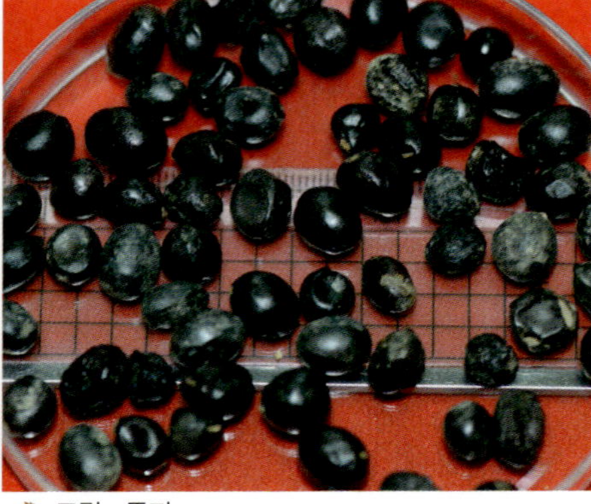

🍂 모란_ 종자

🌿 **약용법과 용량** : 말린 뿌리껍질 15~30g을 물 900mL에 넣어 반이 될 때까지 달여 하루에 2~3회 나눠 마신다. 말린 꽃 10~20g을 물 900mL에 넣어 반이 될 때까지 달여 하루에 2~3회 나눠 마신다.

🍂 **사용 시 주의사항** : 혈허한(血虛寒) 사람이나 임산부, 월경과다인 경우에는 주의를 요한다.

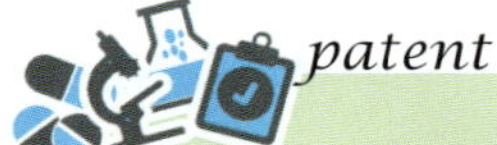

모란의 기능성 및 효능에 관한 특허자료

▶ **모란 뿌리, 상지 및 호이초 추출물의 혼합물을 포함하는 미백 화장료**

본 발명은 모란 뿌리, 상지 및 호이초 추출물의 혼합물을 포함하는 미백 화장료에 관한 것으로, 본 발명의 미백 화장료는 모란 뿌리 추출물, 상지 추출물 및 호이초 추출물의 혼합물을 화장료 총 건조 중량에 대하여 0.001~2중량%로 포함하며, 이때 모란 뿌리 추출물, 상지 추출물 및 호이초 추출물의 혼합물의 혼합비가 1:1~5:1~5인 것을 특징으로 한다. 본 발명의 미백 화장료는 모란 뿌리, 상지 및 호이초 추출물을 함께 포함함으로써 티로시나제의 활성 및 멜라노사이트의 생성을 저해하고, 동시에 멜라닌의 자동산화를 방지하여 뛰어난 미백효과를 나타낸다.

– 공개번호 : 2002-0094349, 출원인 : (주)코리아나화장품

▶ **모란꽃 식물 태좌 세포 배양 추출물을 함유한 항노화, 항염, 항산화 화장료 조성물**

본 발명은 미나리아재비목 식물의 태좌 세포 배양물 또는 그 추출물을 함유하는 화장료 조성물에 관한 것으로, 더욱 상세하게는, 모란꽃 식물의 태좌 세포 배양물 또는 그 추출물을 유효성분으로 함유하는 피부개선용 화장료 조성물에 관한 것이다. 본 발명에 따른 모란꽃 식물세포 배양물 또는 그 추출물 함유 화장료 조성물은 피부 세포에 독성이 없으면서도 피부 콜라겐 합성능이 탁월하며 모공축소, 미백, 피지분비억제, 보습, 항염, 여드름개선 효능을 가지고 있다.

– 공개번호 : 10-2015-0039187, 출원인 : (주)바이오에프디엔씨

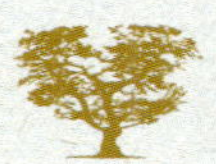

목련 | 사용부위 | 꽃봉오리, 꽃

Magnolia kobus DC.

- **이명** : 생정(生庭), 목필화(木筆花), 영춘(迎春), 방목(房木)
- **생약명** : 신이(辛夷)
- **과명** : 목련과(Magnoliaceae)
- **개화기** : 2~3월

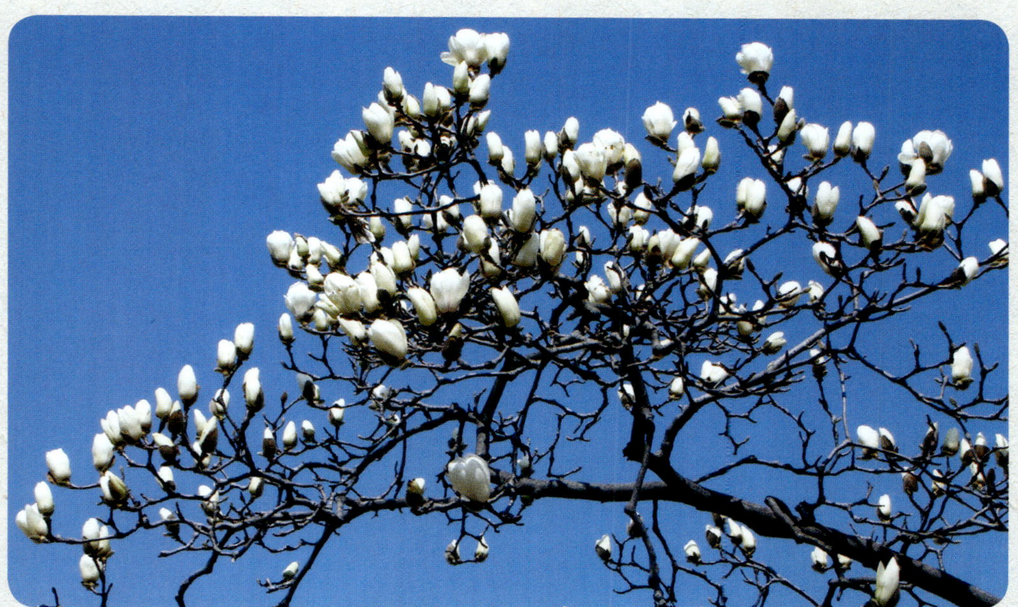

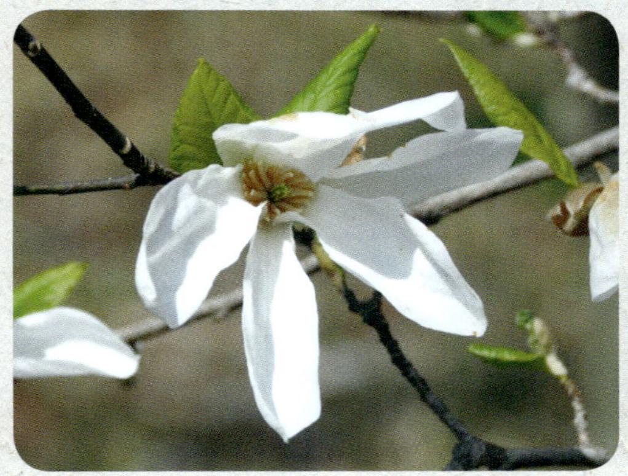

목련_ 약재로 사용하는 꽃

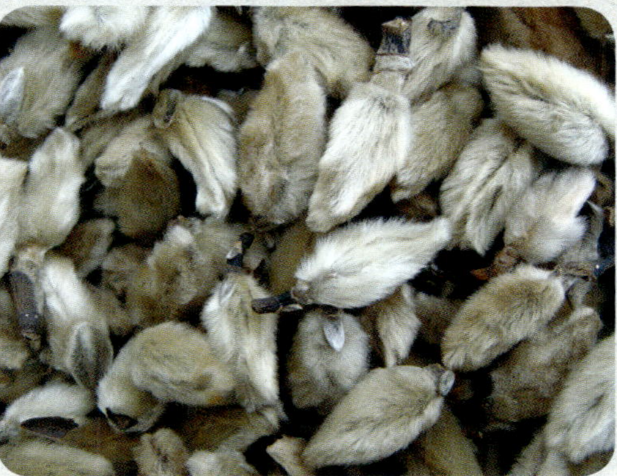

목련_ 꽃봉오리(약재 전형)

생육특성 : 목련은 제주도 및 남부 지방에서 자생 또는 식재하는 낙엽활엽 교목으로, 높이 10m 전후로 자란다. 나무껍질은 회백색으로 조밀하게 갈라지며 작은 가지는 녹색이다. 잎은 거꿀달걀 모양 타원형으로 중맥 밑부분에 흰색 털이 나 있고 뒷면은 회녹색이며 가장자리는 물결 모양이고 잎자루에는 흰색 털이 나 있다. 꽃은 흰색으로 2~3월에 잎보다 먼저 피고, 열매의 골돌과는 원뿔형으로 9~10월에 달린다.

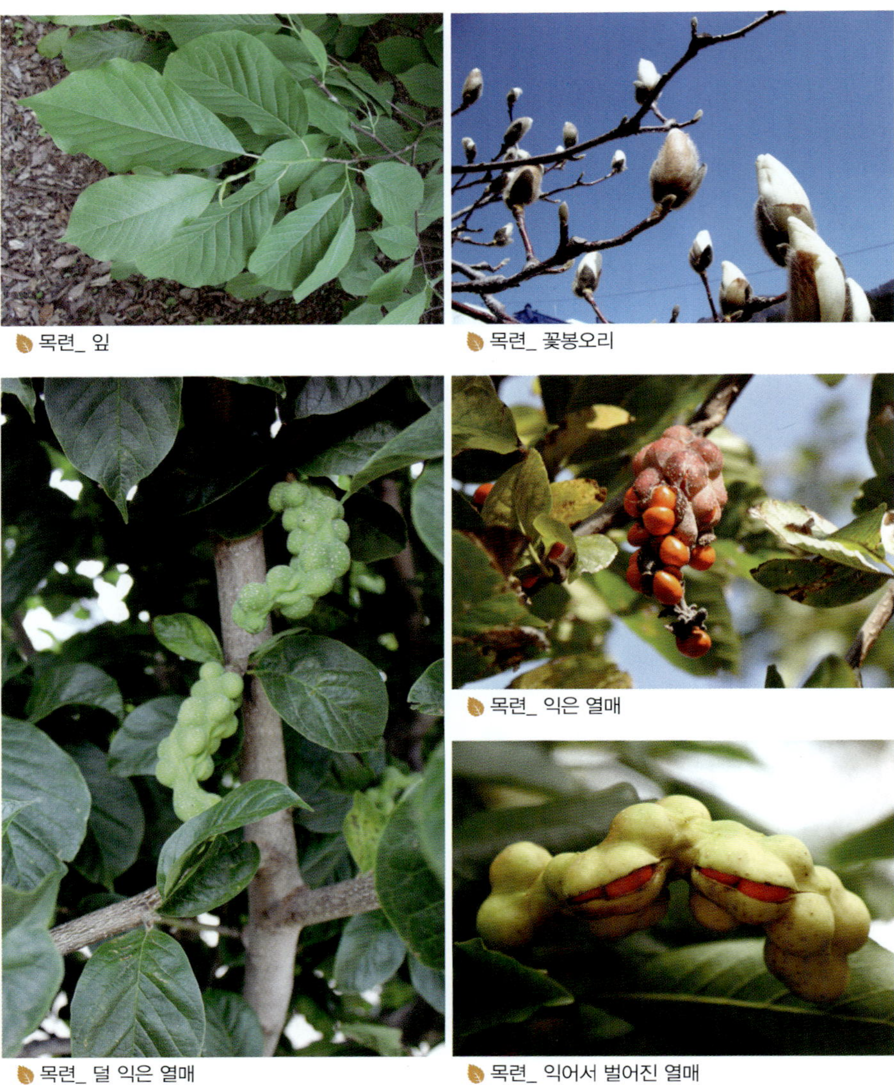

목련_ 잎

목련_ 꽃봉오리

목련_ 익은 열매

목련_ 덜 익은 열매

목련_ 익어서 벌어진 열매

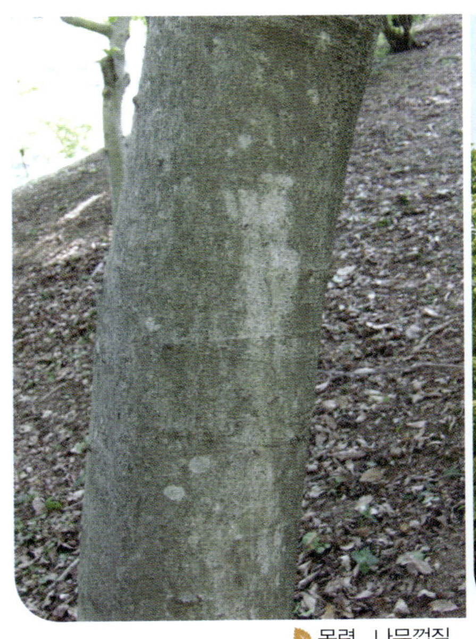

목련_ 나무껍질

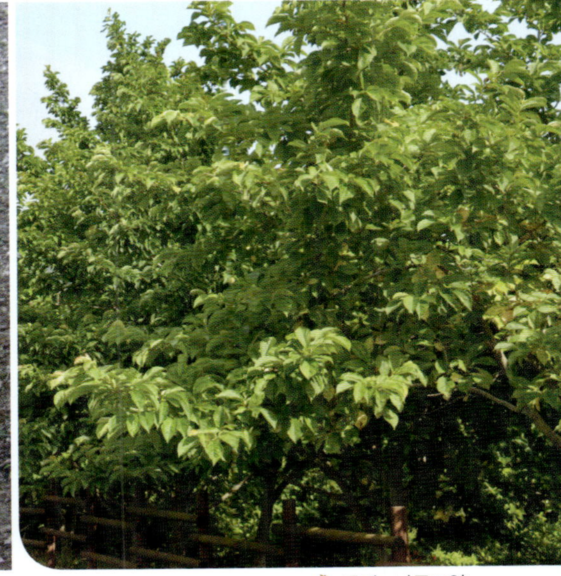

목련_ 나무모양

- **채취 방법과 시기** : 꽃이 피기 전 꽃봉오리는 2~3월, 꽃은 꽃이 피기 시작할 때 채취한다.

- **성분** : 꽃봉오리에는 정유가 들어 있으며 그 속에는 시트랄(citral), 오이게 놀(eugenol), 1,8-시네올(1,8-cineol)이 함유되어 있다. 뿌리에는 마그노플로린(magnoflorine), 잎과 열매에는 페오니딘(peonidin)의 배당체, 꽃에는 마그놀롤(magnolol), 호노키올(honokiol) 등이 함유되어 있다.

- **성미** : 성질이 따뜻하고, 맛은 맵다.

- **귀경** : 폐(肺), 위(胃) 경락에 작용한다.

- **효능과 주치** : 꽃봉오리는 생약명을 신이(辛夷)라 하여 고혈압, 항진균, 거풍, 두통, 축농증, 비염, 비색(鼻塞: 코막힘), 치통, 소담(消痰) 등을 치료한다. 꽃은 생약명을 옥란화(玉蘭花)라 하여 생리통, 불임증을 치료한다. 목련 추출물은 퇴행성 중추신경계질환 증상의 개선, 무방부화장료, 골질환의 예방 및 치료, 췌장암, 천식 등을 치료한다는 연구결과도 확인된 바 있다.

- **약용법과 용량** : 말린 꽃봉오리 20~30g을 물 900mL에 넣어 반이 될 때까

지 달여 하루에 2~3회 나눠 마신다. 외용할 경우에는 가루로 만들어 코 안에 바르거나 환부에 바른다. 말린 꽃 15~30g을 물 900mL에 넣어 반이 될 때까지 달여 하루에 2~3회 나눠 마신다.

사용 시 주의사항 : 창포(菖蒲), 황연(黃連), 석고(石膏) 등은 목련 꽃봉오리와 섞어 사용하지 않는다.

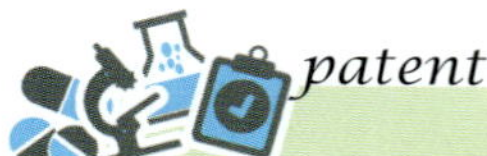

목련의 기능성 및 효능에 관한 특허자료

▶ **퇴행성 중추신경계 질환 증상의 개선을 위한 목련 추출물을 함유하는 기능성식품**

본 발명은 목련 추출물 또는 목련으로부터 단리된 에피유데스민(Epieudesmin)을 함유함을 특징으로 하는 퇴행성 중추신경계 질환 증상의 개선을 위한 기능성식품에 관한 것이다.

— 공개번호 : 10-2005-0111257, 출원인 : 대한민국

▶ **목련 추출물을 함유하는 무방부 화장료 조성물**

본 발명은 목련 추출물을 함유하는 무방부 화장료 조성물에 관한 것으로, 더욱 상세하게는 항균성 을 갖는 목련 추출물을 함유하는 무방부 화장료 조성물에 관한 것이다.

— 공개번호 : 10-2009-0025645, 출원인 : (주)엘지생활건강

▶ **신이 추출물을 유효성분으로 함유하는 골 질환 예방 및 치료용 조성물**

본 발명은 신이 추출물을 유효성분으로 함유하는 골 지환 예방 및 치료용 조성물에 관한 것으로 본 발명에 의한 조성물은 독성이 적으며 파골세포의 형성 및 파골세포에 의한 골 흡수를 억제하여 효 과적인 골 질환 치료제를 제공할 수 있다. 또한 최근 골 손상 치료에 쓰이는 비스포스포네이트 계열 의 치료제의 단점인 턱뼈 괴사 및 뼈나 관절의 무력화와 같은 문제점을 보완할 수 있다.

— 공개번호 : 10-2012-0123626, 출원인 : 연세대학교 산학협력단

▶ **신이 추출물을 포함하는 췌장암 치료용 조성물 및 건강 기능성식품**

본 발명은 신이 추출물의 신규한 용도에 관한 것에 관한 것으로서, 보다 상세하게는 신이 에탄올 추 출물을 유효성분으로 함유하는 췌장암 예방 및 치료용 조성물 및 식품학적으로 허용 가능한 식품 보조 첨가제를 포함하는 신이 에탄올 추출물을 유효성분으로 함유하는 췌장암 예방용 기능성식품 에 관한 것이다. 본 발명에 따른 췌장암 치료용 조성물 및 기능성식품은 췌장암 세포의 성장을 억제 하고 세포 사멸을 유도하는 효과가 있어 췌장암 치료 및 예방에 효과적으로 사용할 수 있다.

— 공개번호 : 10-2012-0122439, 출원인 : (주)한국전통의학연구소

▶ **항천식 효능을 가지는 신이 추출물 및 신이로부터 분리한 리그난 화합물**

본 발명은 항천식 효능을 가지는 신이 추출물 및 신이로부터 분리한 리그난 화합물에 관한 것으로, 신이를 유기 용매로 추출하여 얻어지는 본 발명의 신이 추출물 및 이로부터 분리되는 하기 화학식 1 내지 화학식 4의 리그난 화합물은 천식의 예방제, 치료제 및 치료 보조제를 비롯한 항천식 효능제 로 유용하게 사용될 수 있다.

— 등록번호 : 10-0328478, 출원인 : 한국과학기술연구원

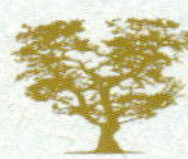

묏대추나무

| 사용부위 | 뿌리, 뿌리껍질, 가시, 열매, 종자

Zizyphus jujuba Mill. = [*Zizyphus vurgaris* var. *spinosus* Bunge]

- **이명** : 산대추나무, 메대추, 산대추, 살매나무, 멧대추나무, 조인(棗仁)
- **생약명** : 산조인(酸棗仁)
- **과명** : 갈매나무과(Rhamnaceae)
- **개화기** : 5~6월

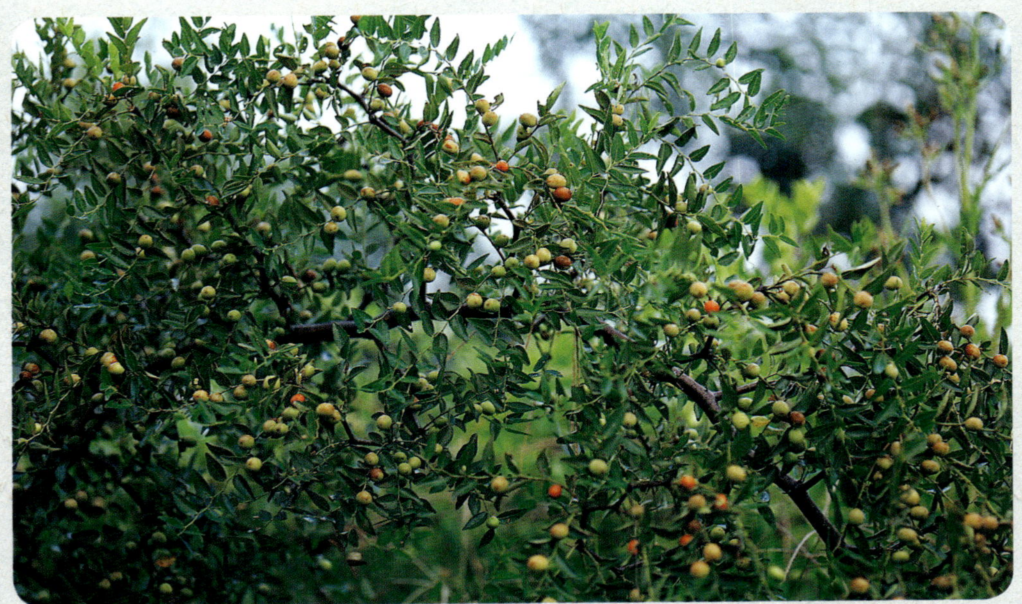

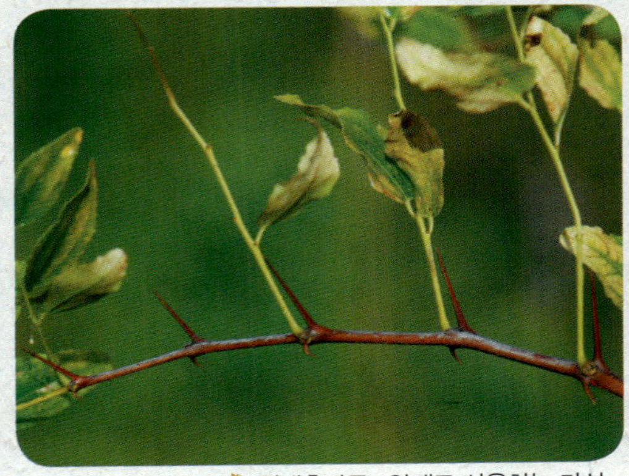

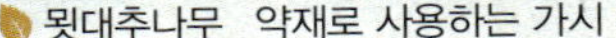

묏대추나무_ 약재로 사용하는 가시

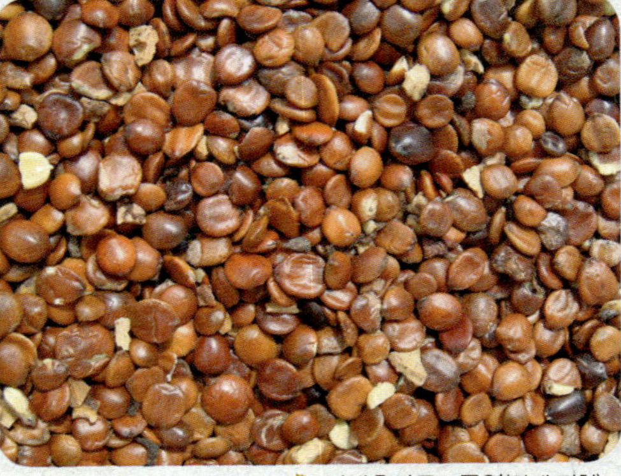

묏대추나무_ 종인(약재 전형)

● **생육특성** : 묏대추나무는 전국의 산비탈 양지나 인가 근처에서 자생 또는 재배하는 낙엽활엽관목 또는 소교목으로, 높이는 1~3m이며, 묵은 가지는 갈색이고 햇가지는 녹색으로 가지 중간에는 가시가 나 있다. 잎은 달걀 모양에 서로 어긋나고 잎자루는 매우 짧으며 윤채가 나고 잎 모양은 타원형 또는 달걀형 바늘 모양으로 가장자리에 둔한 톱니가 있다. 꽃은 황록색으로 5~6월에 잎겨드랑이에서 2~3송이씩 모여 핀다. 열매는 씨열매로 타원형 혹은 공 모양인데 9~10월에 적갈색 또는 암갈색으로 달리고, 과육이 적고 신맛이 있다.

● **채취 방법과 시기** : 열매, 종자는 9~10월, 뿌리, 뿌리껍질은 가을부터 이듬해 봄, 가시는 여름부터 겨울에 채취한다.

● **성분** : 열매에는 다량의 지방질과 단백질, 두 종의 스테롤(sterol)이 함유되어 있다. 베툴린산(betulic acid)과 베툴린(betulin)의 트리테르페노이드(triterpenoid)가 보고된 바 있고 주주보시드(jujuboside)라는 사포닌이 들어 있으며 이것의 과수분해물이 주주보게닌(jujubogenin)이다. 오래전 우리나라에서는 싸이클로펩타이드 알칼로이드(cyclopeptide alkaloid)로서

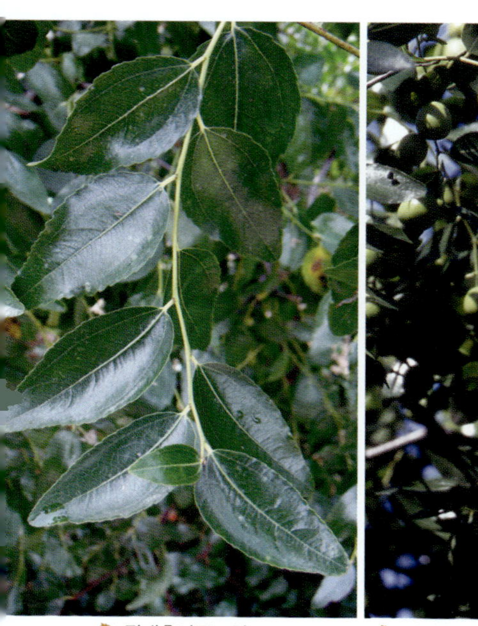

● 묏대추나무_ 잎

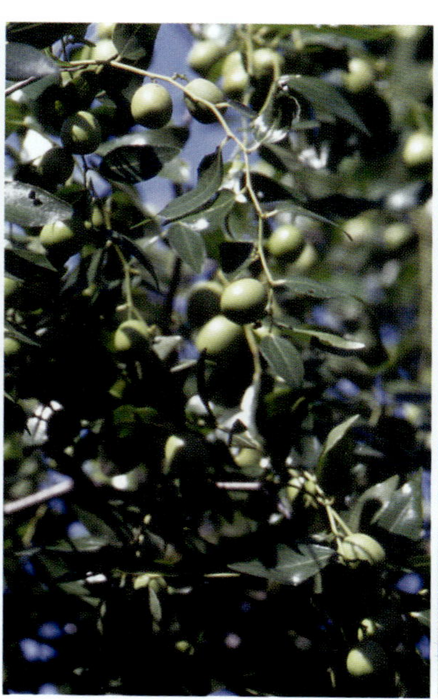

● 묏대추나무_ 덜 익은 열매

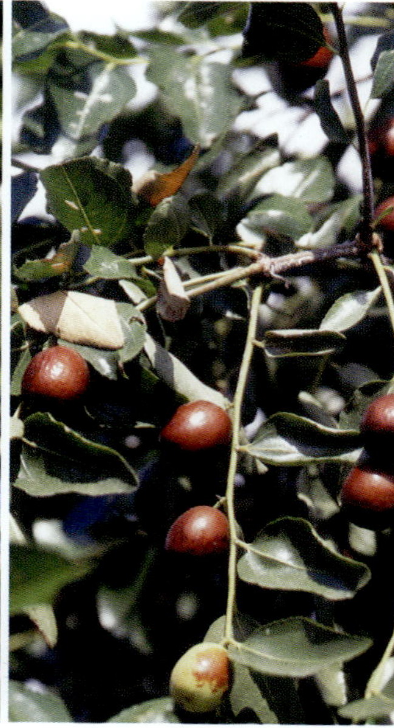

● 묏대추나무_ 익은 열매

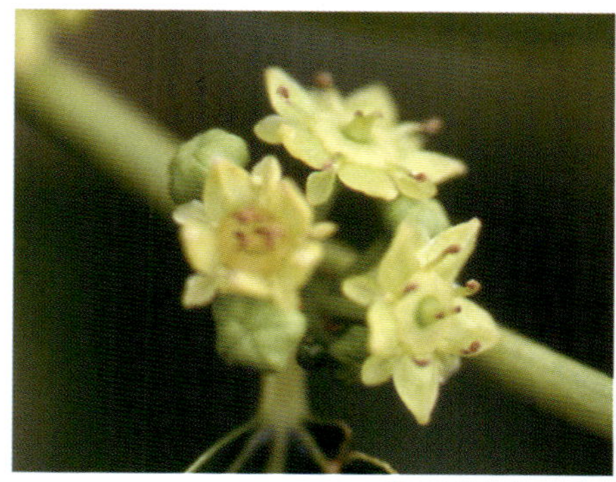

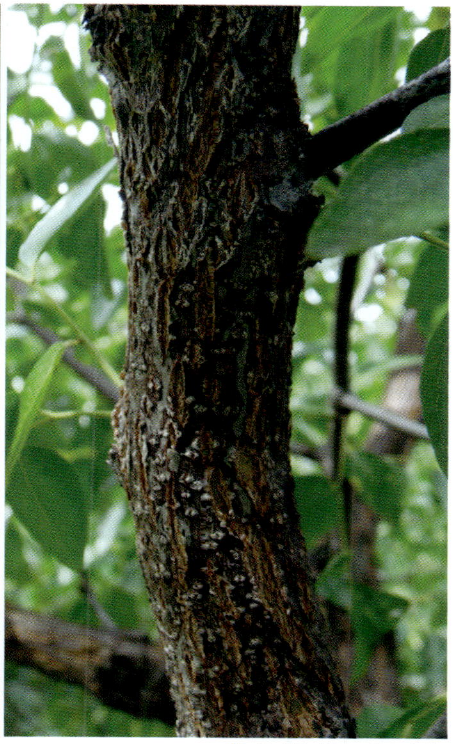

🍂 묏대추나무_ 꽃

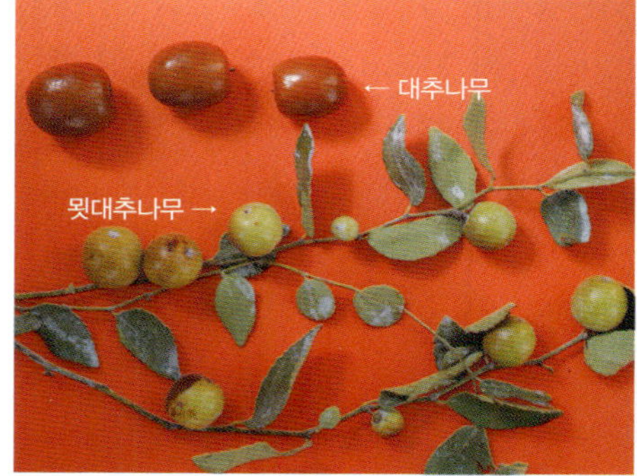

🍂 대추나무 열매(위)와 묏대추나무 열매(아래)

🍂 묏대추나무_ 나무껍질

산조이닌(sanjoinine), n-메틸아시미로빈(n-methyl asimilobine), 카아베린(caaverine) 등이 밝혀졌다. 잎에는 루틴(rutin), 베르베린(berberine), 프로토핀(protopine), 세릴알코올(cerylalcohol), 비타민 C 및 사과산(malic acid), 주석산(tartaric acid) 등이 함유되어 있다.

🍃 **성미** : 열매와 종자는 성질이 평범하고 독성이 없고, 뿌리와 뿌리껍질은 성질이 따뜻하고 맛은 떫다. 가시는 성질이 차고, 맛은 갭다.

🍃 **귀경** : 간(肝), 심(心), 비(脾) 경락에 작용한다.

🍂 **효능과 주치** : 열매는 과육은 적게 붙어 있지만 식용할 수 있고 생약명을 산조실(酸棗實)이라 하여 자양강장, 피로해소제로 사용한다. 열매의 딱딱한 씨 속에 들어 있는 종인은 생약명을 산조인(酸棗仁)이라 하여 진정, 최면, 진통, 강온작용이 있고 혈압강하, 항경련, 안신, 불안, 초조, 수렴, 번갈,

허한을 치료한다. 이 종인은 잠이 많이 올 때에는 생것을 복용하고 불안, 초조, 불면에는 열을 가해 볶아 사용해야 한다. 산조인의 추출물은 성장호르몬 분비촉진, 우울증의 치료에도 사용할 수 있다는 연구결과도 나왔다. 뿌리 및 뿌리껍질은 생약명을 산조근피(酸棗根皮)라 하여 혈변, 화상, 고혈압, 유정(遺精), 임탁(淋濁), 백대(白帶), 출혈을 치료한다. 가시는 생약명을 극침(棘針)이라 하여 보신, 보정, 종기, 진통, 옹종, 심복통, 혈뇨, 음위(陰痿), 정력감퇴, 발기불능, 유정, 요통을 치료한다.

● **약용법과 용량** : 열매 20～30개를 하루에 2～3회 매 식후 먹는다. 말린 종인 20～50g을 물 900mL에 넣어 반이 될 때까지 달여 하루에 2～3회 나눠 마신다. 말린 뿌리 및 뿌리껍질 50～100g을 물 900mL에 넣어 반이 될 때까지 달여 하루에 2～3회 나눠 마신다. 외용할 경우에는 뜨거운 물로 달인 액을 열을 가해 조려 환부에 바른다. 말린 가시 10～20g을 물 900mL에 넣어 반이 될 때까지 달여 하루에 2～3회 나눠 마신다. 외용할 경우에는 달인 액을 환부에 바른다.

patent

묏대추나무의 기능성 및 효능에 관한 특허자료

▶ **산조인 추출물 또는 베툴린산을 유효성분으로 함유하는 성장호르몬 분비촉진용 조성물**

본 발명의 산조인 추출물 또는 베툴린산은 성장호르몬 분비량을 현저하게 증가시키므로 소인증, 왜소증, 소아의 발육부진 및 성장저하와 같은 성장질환의 예방 및 치료에 유용하게 사용될 수 있다.
— 공개번호 : 10-2007-0093573, 출원인 : 한국한의학연구원

▶ **산조인 추출물을 유효성분으로 함유하는 속효성 우울증 예방 및 치료용 약학적 조성물**

본 발명의 산조인 추출물은 기존 우울증 치료제에 비하여 신속한 항우울 효과를 나타내므로, 상기 산조인 추출물은 우울증 예방 및 치료용 약학적 조성물 또는 상기 목적의 건강식품의 개발에 효과적으로 이용될 수 있다.
— 공개번호 : 10-2013-0086459, 출원인 : 경희대학교 산학협력단

▶ **산조인 성분을 함유한 진정제**

본 발명은 통상의 껌베이스에 볶거나 날것을 파쇄하거나 물과 혼합하여 달인 후 엑기스로 추출한 산조인 성분과 꿀을 첨가한 껌에 관한 것으로 껌을 씹을 때 각각 진정작용 또는 각성작용을 하게 하여 스트레스로 인해 각종 각성제와 진정제를 남용하는 현대인들을 위한 껌에 관한 것이다.
— 공개번호 : 10-2008-0090736, 출원인 : 김덕산

청열, 해독, 양혈에 사용하는

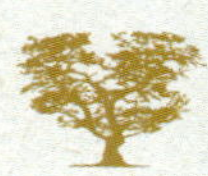

무궁화

| 사용부위 | 뿌리껍질, 나무껍질, 꽃, 열매

Hibiscus syriacus L.

- 이명 : 무궁화나무, 근수(槿樹), 근수피(槿樹皮), 목근화(木槿花), 목근(木槿)
- 생약명 : 목근피(木槿皮)
- 과명 : 아욱과(Malvaceae)
- 개화기 : 7~10월

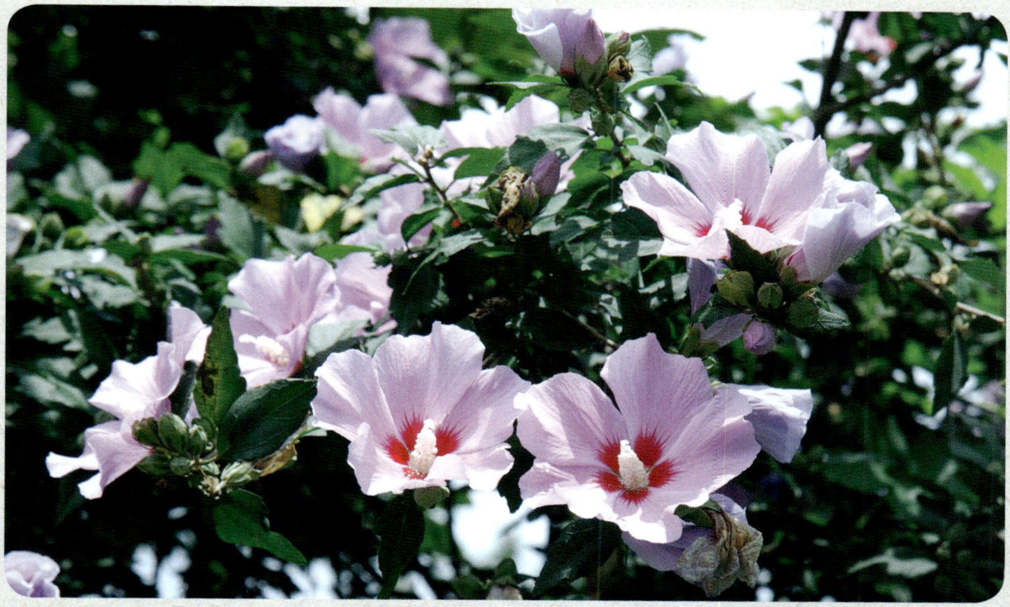

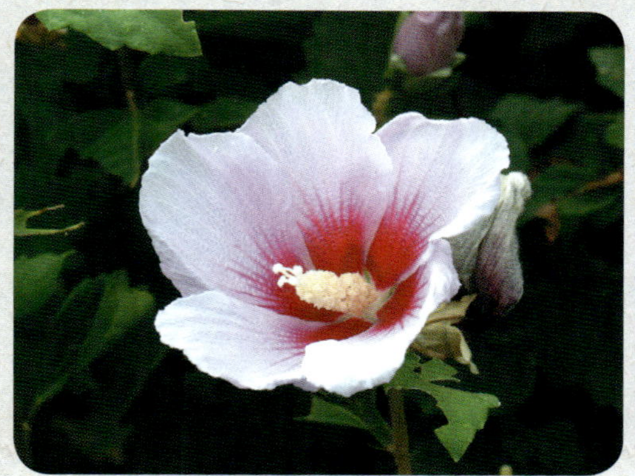

무궁화_ 약재로 사용하는 꽃(품명: 일편단심)

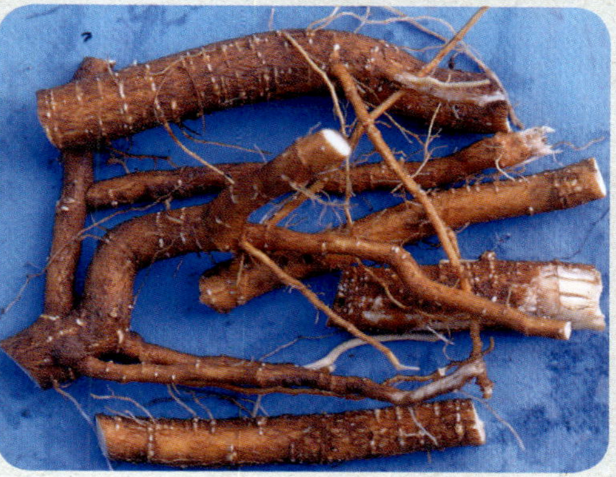

무궁화_ 뿌리(약재)

- 🍃 **생육특성** : 무궁화는 중부 지방 이남의 정원, 공원 가로수, 울타리 등에 심어 가꾸는 낙엽활엽관목 또는 소교목으로, 높이는 3~4m로 자란다. 나무껍질은 회갈색에 털이 없지만 새 가지에는 가는 털이 나 있다. 잎은 달걀 모양 또는 마름모형의 달걀 모양에 서로 어긋나고 간혹 3갈래로 갈라지며 밑부분은 쐐기 모양에 잎 가장자리에는 둔하거나 예리한 톱니가 있다. 잎의 표면에는 3개의 주맥이 뚜렷하고 양면에는 별 모양 털이 성기게 나 있으나 잎 뒷면에는 광택이 있고 반들반들해진다. 꽃은 담홍색이나 흰색, 자색 등으로 7~10월에 잎겨드랑이에서 핀다. 열매는 튀는열매로 긴 타원형으로 끝이 날카로운 부리 같고 전체가 가는 털로 덮여 있으며 10월에 익는다.

- 🍂 **채취 방법과 시기** : 뿌리껍질, 나무껍질은 4~5월, 꽃은 7~8월, 열매는 9~10월에 채취한다.

- 🍃 **성분** : 뿌리껍질과 나무껍질에는 타닌(tannin), 점액, 꽃에는 플라보노이드(flavonoid)의 사포나린(saponarin), 열매에는 유분(油分), α,β,γ-토코페롤(α,β,γ-tocopherol), 베타-시토스테롤(β-sitosterol), 캄페스테롤(campesterol) 등이 함유되어 있다.

- 🍃 **성미** : 꽃은 성질이 시원하고, 맛은 달고 쓰다. 열매는 성질이 평범하고, 맛은 달고, 독성이 없다. 뿌리껍질과 나무껍질은 성질이 시원하고, 맛은 달고 쓰며, 독성이 없다.

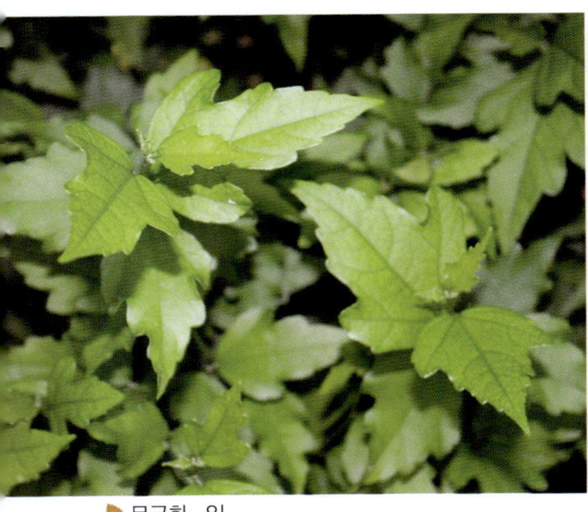

🍂 무궁화_ 잎

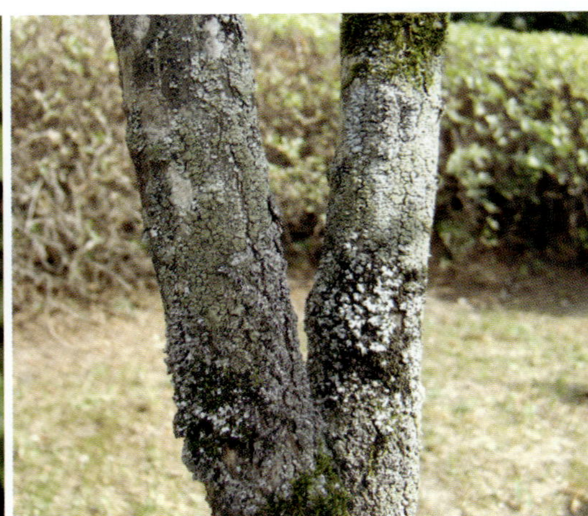

🍂 무궁화_ 나무껍질

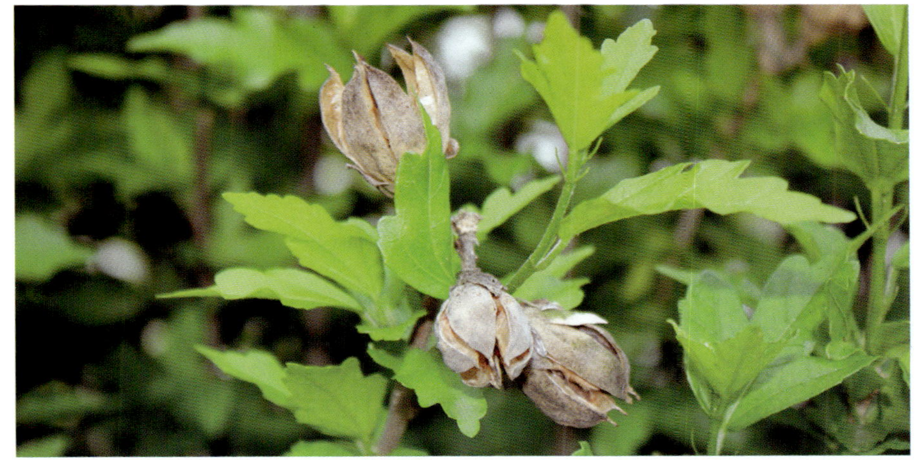

🍂 무궁화_ 열매

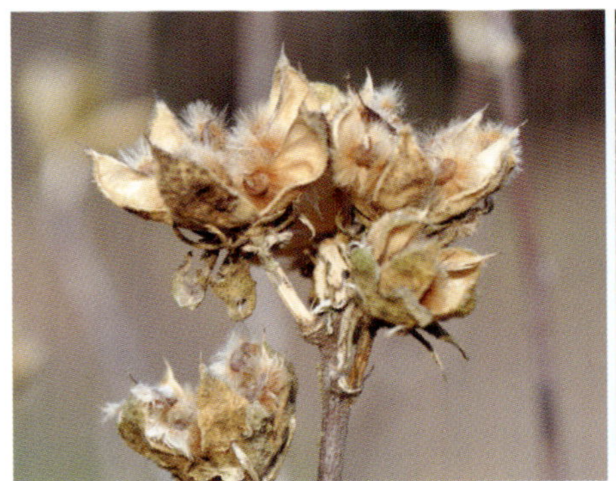

🍂 무궁화_ 열매 꼬투리 벌어진 모습

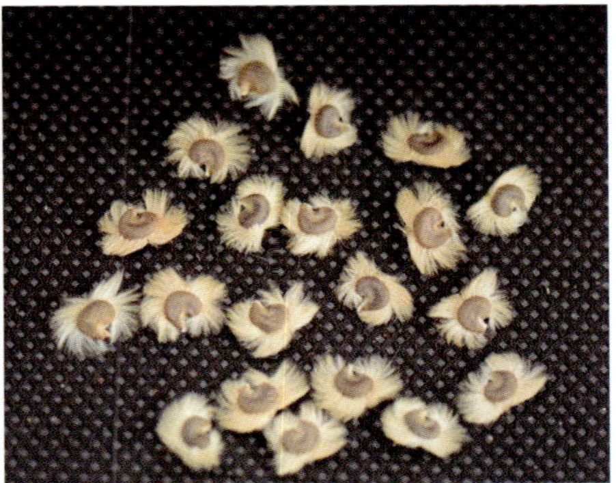

🍂 무궁화_ 종자

🟣 **귀경** : 뿌리껍질은 폐(肺), 대장(大腸), 방광(膀胱) 경락에 작용한다. 꽃은 폐(肺), 심(心), 대장(大腸) 경락에 작용한다.

🍊 **효능과 주치** : 뿌리껍질과 나무껍질은 생약명을 목근피(木槿皮)라 하여 청열, 해독, 이습, 소종의 효능이 있고 해수, 폐옹(肺癰), 장옹(腸癰), 출혈성 대장질환, 치질의 종통, 백대하, 개선(疥癬, 가려움증) 등을 치료한다. 꽃은 생약명을 목근화(木槿花)라 하여 청열, 이습, 양혈의 효능이 있고 출혈성 장염, 이질, 백대하, 피부염 등을 치료한다. 열매는 생약명을 목근자(木槿子)라 하여 편두통, 청폐(淸肺), 화담(化痰), 천식이나 해수에 의한 음성이 변한 증상을 치료한다.

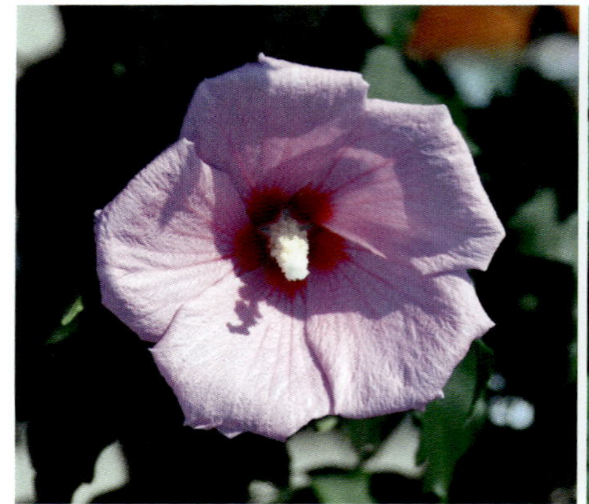

무궁화_ 홑꽃

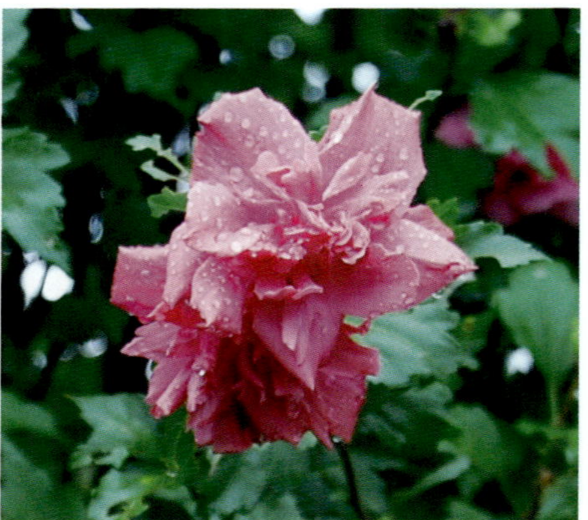

무궁화_ 겹꽃(개량종)

💧 **약용법과 용량 :** 말린 뿌리껍질 또는 나무껍질 100~150g을 물 900mL에 넣어 반이 될 때까지 달여 하루에 2~3회 나눠 마신다. 외용할 경우에는 달인 액으로 환부를 씻어준다. 말린 꽃 10~30g을 물 900mL에 넣어 반이 될 때까지 달여 하루에 2~3회 나눠 마시거나, 가루로 만들어 매 식후 복용한다. 말린 열매 30~50g을 물 900mL에 넣어 반이 될 때까지 달여 하루에 2~3회 나눠 마신다.

patent

무궁화의 기능성 및 효능에 관한 특허자료

▶ **무궁화에서 혈중 콜레스테롤을 제거할 수 있는 건강식품 제조 방법**

본 발명은 혈관 속에 있는 콜레스테롤 배설을 빠르게 하며 동맥경화를 해소하여 세포의 노화현상을 줄여주고 악성 종양 치료에도 좋은 영향을 준다는 사포나린 등 유효성분이 다량 함유되어 있는 무궁화에서 인체에 유효한 성분의 자연적인 색소를 효과적으로 추출, 제조함으로써 일회용 차 종류 또는 건강식품의 강장제와 각종 탄산가스가 첨가된 음료들, 주스, 시럽, 제과류, 유산균 음료, 주류 등의 첨가물로서 사용할 수 있도록 한다.

– 공개번호 : 특1994–0003493, 출원인 : 최영숙

▶ **아토피성 피부염 예방 및 치료에 효과적인 무궁화와 노나무 추출물**

본 발명은 무궁화와 노나무 추출물을 유효성분으로 함유하는 화장료 조성물에 관한 것으로서, 국내에 자생하는 식물 중에서 선택한 각질 형성 세포에 독성이 없는 저자극성 천연 추출물로서, 자체적으로 항균성을 나타내므로 별도의 방부제 첨가 없이 장기간 상온 보관에서도 미생물의 천이가 발생하지 않고, 항산화능이 강력하여 아토피성 피부염의 예방 및 치료, 피부미용 등에 효과적인 화장료 조성물에 관한 것이다.

– 등록번호 : 10–0985719, 출원인 : (주)지에프씨

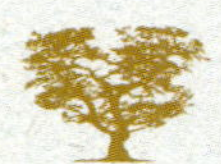

건위, 변비, 치질, 화상을 치료하는

무화과나무

| 사용부위 | 뿌리, 잎, 열매

Ficus carica L.

- **이명** : 선도(仙桃)
- **생약명** : 무화과(無花果)
- **과명** : 뽕나무과(Moraceae)
- **개화기** : 5~6월

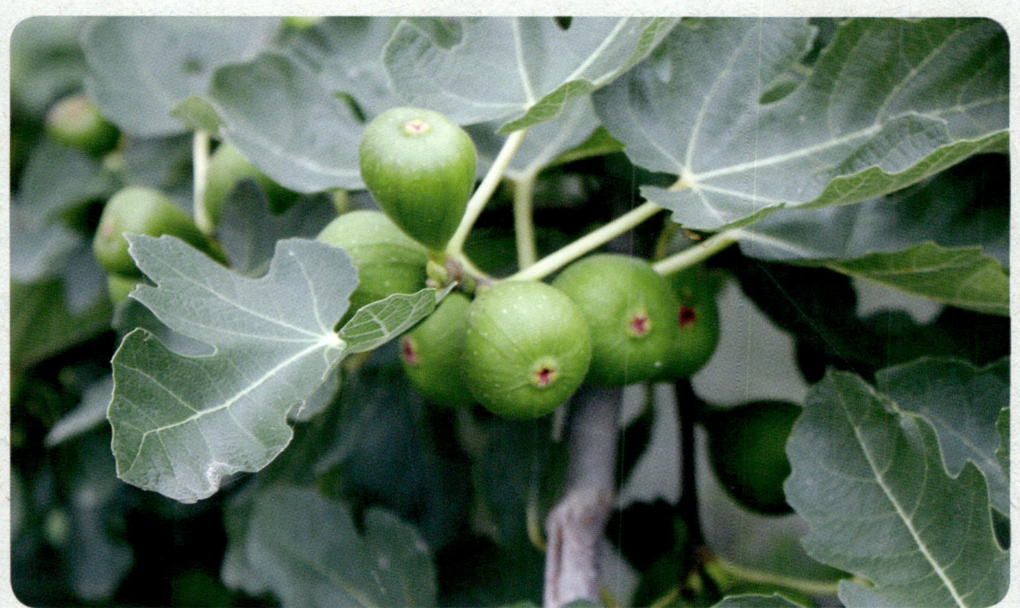

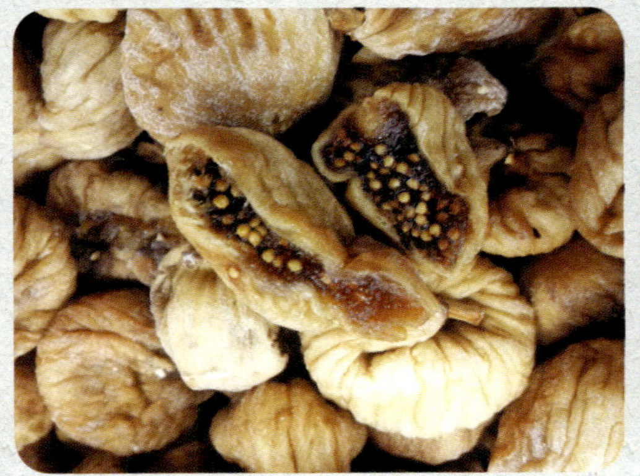

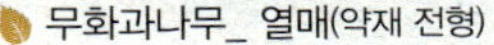

🌰 무화과나무_ 열매(약재 전형)

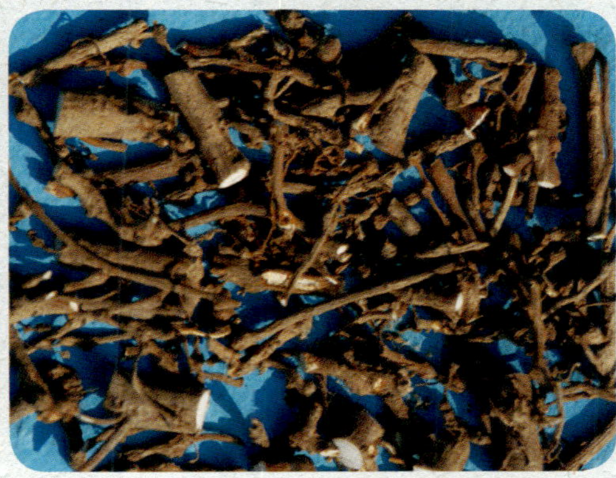

🌰 무화과나무_ 뿌리(약재)

 무화과나무는 제주도 및 남부 지방에서 분포 또는 재배하는 낙엽활엽관목으로, 높이는 2~4m이다. 가지가 많이 갈라지며 작은 가지는 굵고 튼튼한데 표면은 갈색의 털이 드문드문 나 있다. 잎은 서로 어긋나고 거꿀달걀 모양 혹은 타원형인데 3~5개로 깊게 갈라지고 갈라진 조각은 끝이 뭉툭하고 물결 모양의 톱니가 있다. 잎 윗면은 까끌까끌하고 심녹색이며 뒷면에는 털이 나 있고 두꺼우며 잎이나 잎줄기에 상처를 내면 흰색의 유액이 나온다. 꽃은 잎겨드랑이에서 주머니처럼 생긴 꽃차례가 발생하는데 그 속에는 작은 꽃들이 많이 들어 있으며 외부로 노출되지 않고 열매가 만들어져 8~10월에 은화과가 암자색으로 익는다.

채취 방법과 시기 : 열매는 8~10월, 잎은 여름·가을, 뿌리는 가을·겨울에 채취한다.

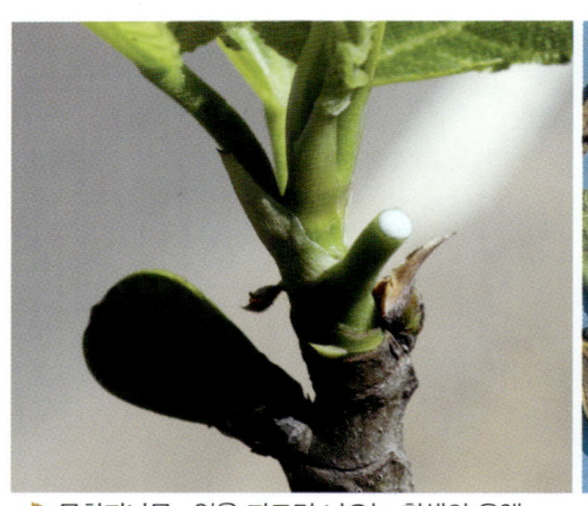
🍂 무화과나무_ 잎을 자르면 나오는 흰색의 유액

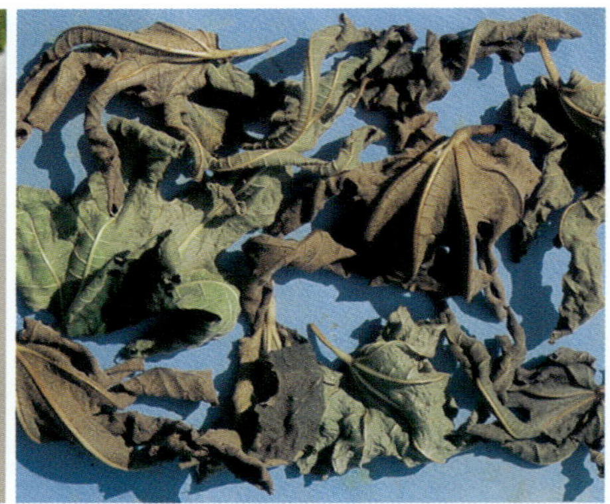
🍂 무화과나무_ 잎(약재 전형)

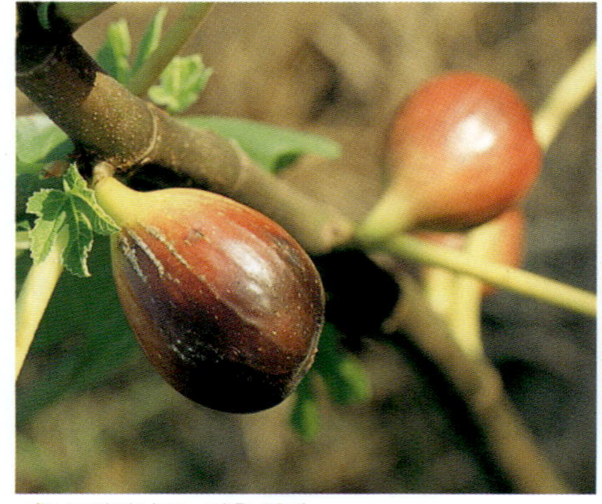
🍂 무화과나무_ 익은 열매

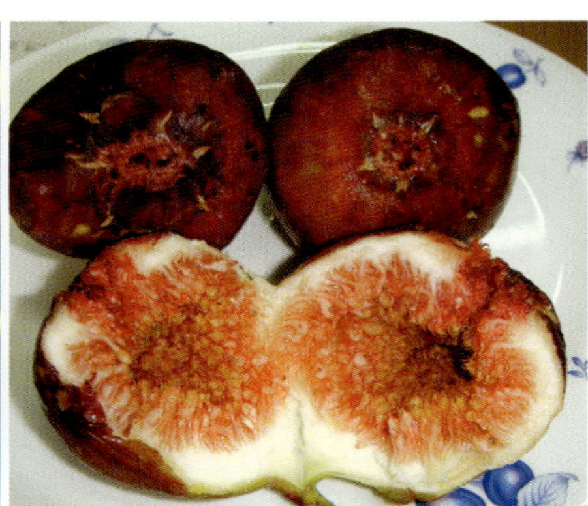
🍂 무화과나무_ 익은 열매 속

- **성분** : 열매에는 포도당, 서당, 과당, 구연산, 푸말산(fumalic acid), 호박산(succinic acid), 마론산(malonic acid), 사과산(malic acid), 퀴닌산(quinic acid), 쉬키민산(shikimic acid), 식물생장호르몬 오옥신(auxin)이 함유되어 있다. 건조한 열매, 덜 익은 열매, 유즙에는 모두 항종양 성분이 함유되어 있으며 유즙에는 아밀라아제, 에스테라제(esterase), 리파아제(lipase), 프로테아제(protease)가 들어 있다. 뿌리에는 프소랄렌(psoralen), 베르갑텐(bergapten), 구아이아줄렌(guaiazulene), 잎에는 프

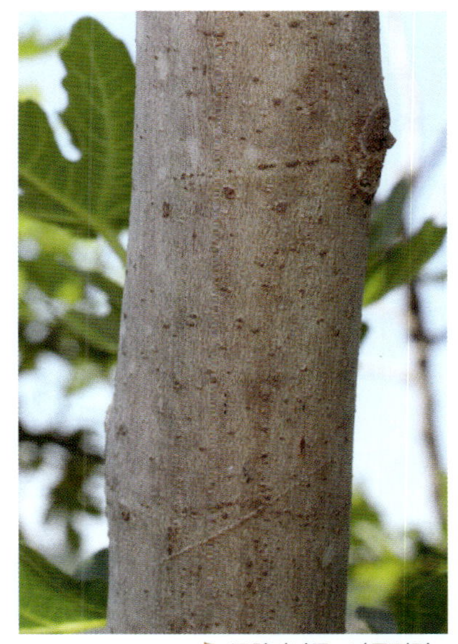

무화과나무_ 나무껍질

솔라렌(psolalen), 베르갑텐, 베타-시토스테롤(β-sitosterol), 루페올(lupeol), 팔미틴산(palmitic acid), 펜탄산(pentanoic acid), 과이아콜(guaiacol), 옥타코산(octacosane), 루틴(rutin), 푸로쿠마린(furocumarine) 류 등이 함유되어 있으므로 사람의 피부에 접촉하면 광선에 대한 과민 반응이 나타난다.

- **성미** : 열매는 성질이 평범하고, 맛은 달다. 잎은 성질이 평범하고, 맛은 약간 맵고, 독성이 조금 있다. 뿌리는 성질이 평범하고, 맛은 약간 맵다.

- **귀경** : 위(胃), 대장(大腸) 경락에 작용한다.

- **효능과 주치** : 열매는 생약명을 무화과(無花果)라 하여 건위, 종기, 해독, 장염, 이질, 변비, 치질, 인후통, 옹창(癰瘡), 항암, 개선(疥癬) 등을 치료한다. 뿌리는 생약명을 무화과근(無花果根)이라 하여 근골동통, 치창(痔瘡), 화상, 유즙분비를 치료한다. 잎은 생약명을 무화과엽(無花果葉)이라 하여 치창, 종독(腫毒), 심통(心痛)을 치료한다.

- **약용법과 용량** : 말린 열매 200~300g을 물 900mL에 넣어 반이 될 때까지 달여 하루에 2~3회 나눠 마시거나, 한 번에 생열매 2~3개를 먹는다. 말린 뿌리 30~60g을 물 900mL에 넣어 반이 될 때까지 달여 하루에 2~3회 나

무화과나무	천선과나무

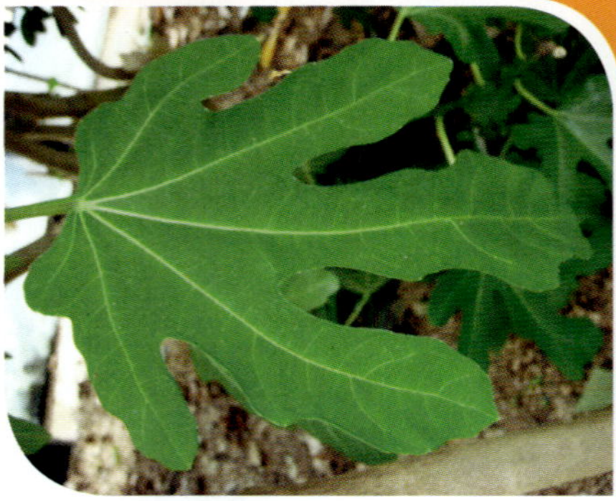

무화과나무_ 잎

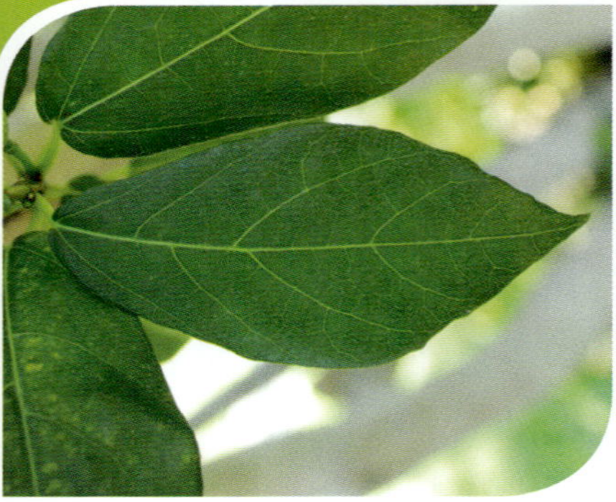

천선과나무_ 잎

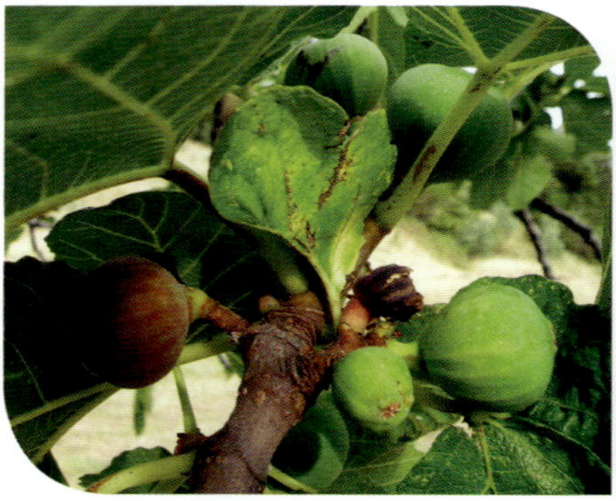

무화과나무_ 열매

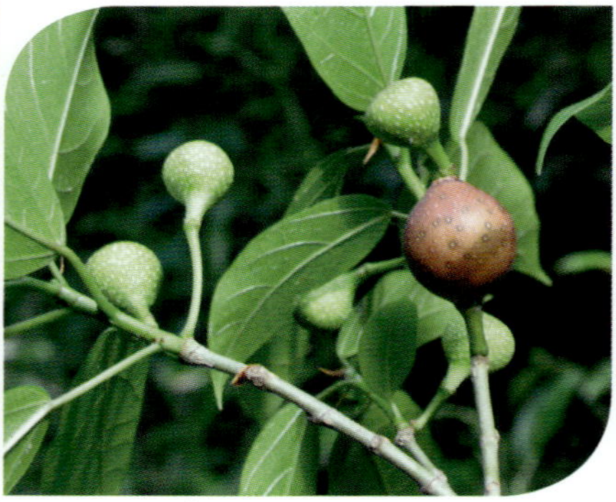

천선과나무_ 열매

뉘 마신다. 외용할 경우에는 달인 액으로 환부를 씻어준다. 말린 잎 30~
50g을 물 900mL에 넣어 반이 될 때까지 달여 하루에 2~3회 나눠 마신다.
외용할 경우에는 달인 액으로 환부를 씻는다.

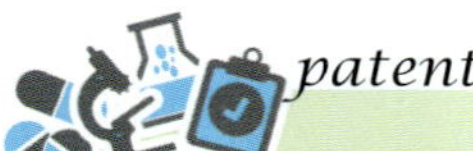

patent

무화과나무의 기능성 및 효능에 관한 특허자료

▶ 무화과로부터 항혈전 기능의 식품성분을 추출하는 방법 및 항혈전성 추출물

본 발명은 무화과로부터 항혈전 기능의 식품성분을 추출하는 방법 및 그 추출 방법에 의해 추출된
항혈전성 추출물에 관한 것으로, 본 방법에 의해 추출된 추출물은 혈소판 응집 억제율이 우수하여
혈전 형성을 수반하는 질환의 예방 및 치료에 유용하게 사용될 수 있다.

– 공개번호 : 10–2012–0019968, 특허권자 : 풀무원건강생활(주)

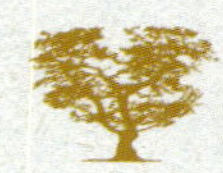

물오리나무

| 사용부위 | 나무껍질

Alnus hirsuta (Spach) Fisch. ex Rupr.

- **이명** : 털물오리나무, 산오리나무, 덤불오리나무, 털떡오리나무, 참오리나무, 물갬나무, 색적목 (色赤木), 산적양(山赤楊), 참산오리나무
- **생약명** : 색적양(色赤楊)
- **과명** : 자작나무과(Betulaceae)
- **개화기** : 3~4월

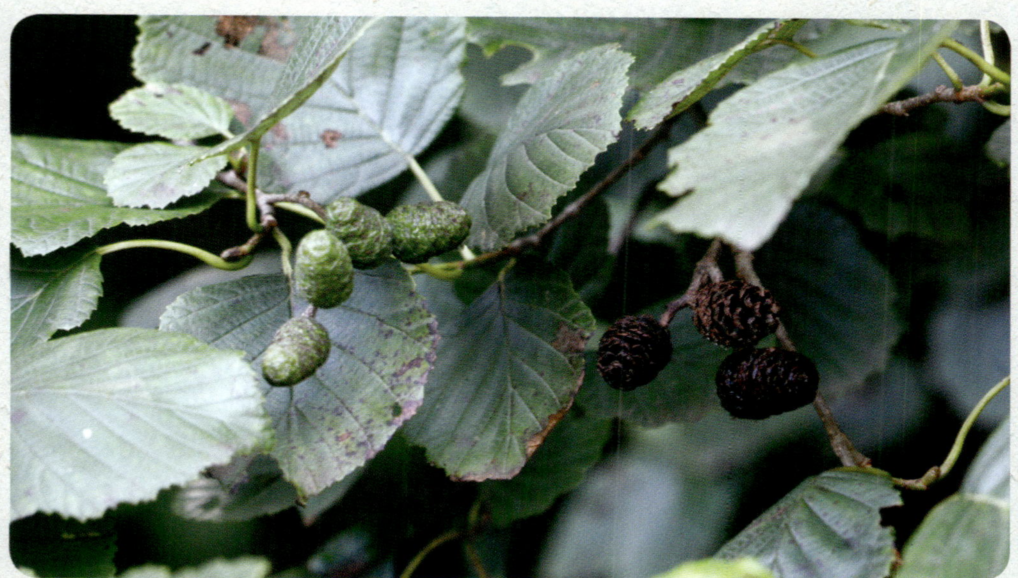

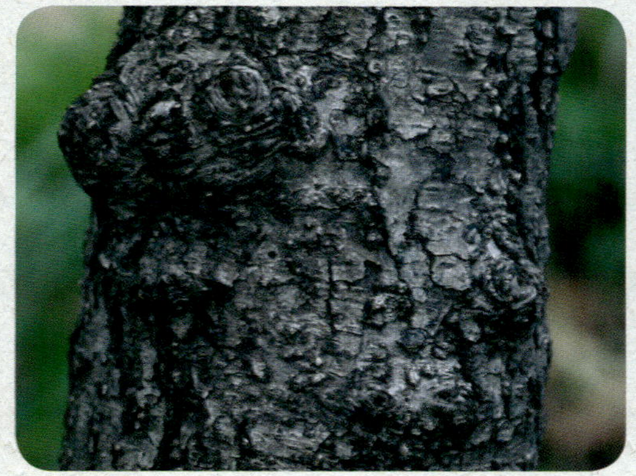

물오리나무_ 나무껍질

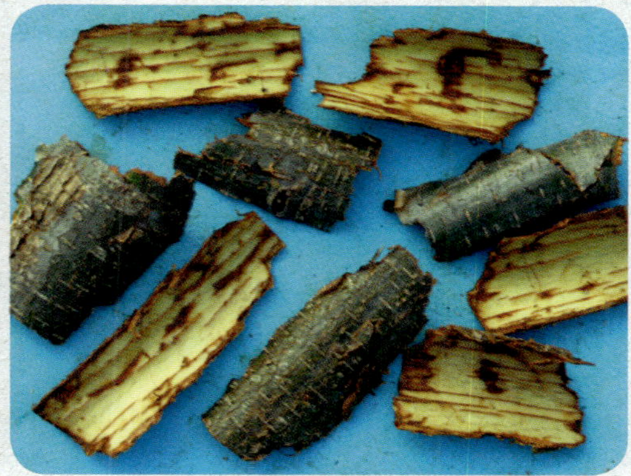

물오리나무_ 나무 겉껍질(약재 전형)

- 🍃 **생육특성** : 물오리나무는 중부 이북 지방에서 자생 또는 분포하는데 남부 지방에서는 예전 사방사업 때 심어 많이 자라는 낙엽활엽교목 또는 대관목(大灌木)으로, 높이는 15~20m이다. 나무껍질은 광택이 나고 매끄러우며 회갈색이다. 잎은 홑잎인데 서로 어긋나고 비교적 크며 엷은 넓은 달걀 모양이거나 거꿀달걀 모양 또는 원형으로 표면에는 털이 없으며 뒷면에는 잔털이 드문드문 나 있고 가장자리에는 얕은 톱니가 있다. 꽃은 황갈색으로 3~4월에 단성에 암수딴그루로 피며, 열매의 과수는 타원형 달걀 모양에 구과상으로 10~11월에 달린다.

- 🍂 **채취 방법과 시기** : 봄에 나무껍질을 채취한다.

- 🍃 **성분** : 나무껍질에는 힐수타노놀(hirsutanonol), 힐수테논(hirsutenone), 루브라노시드(rubranoside) A, B, C, 오레고닌(oregonin), 알누스디올(alnusdiol), 알누소놀(alnusonol), 베툴린산(betulic acid), 안토시아닌(anthocyanin) 등이 함유되어 있다.

- 🍃 **성미** : 성질이 평범하고, 맛은 쓰고 떫다.

- 🍃 **귀경** : 심(心), 폐(肺), 간(肝) 경락에 작용한다.

- 🍂 **효능과 주치** : 나무껍질은 생약명을 색적양(色赤楊)이라 하여 진해, 거담, 평천(平喘, 기침을 멎게 함), 항균작용이 있고 염증, 천식, 만성 기관지염을 치료한다. 줄기 및 나무껍질 추출물은 간독성 질환의 예방 치료, 비만, 당뇨병에 대한 예방치료 효과가 인정되고 있다.

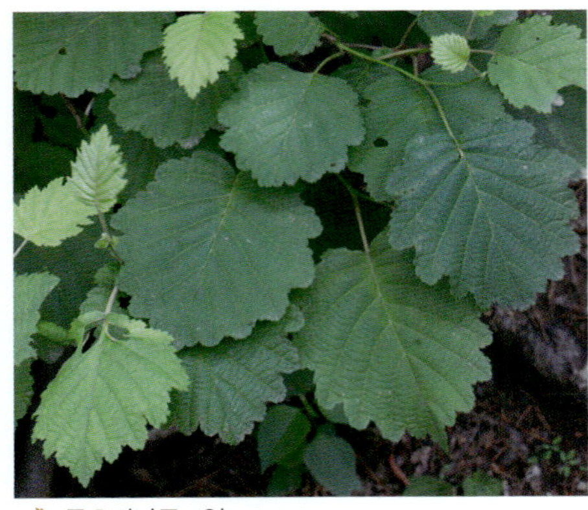

🍂 물오리나무_잎

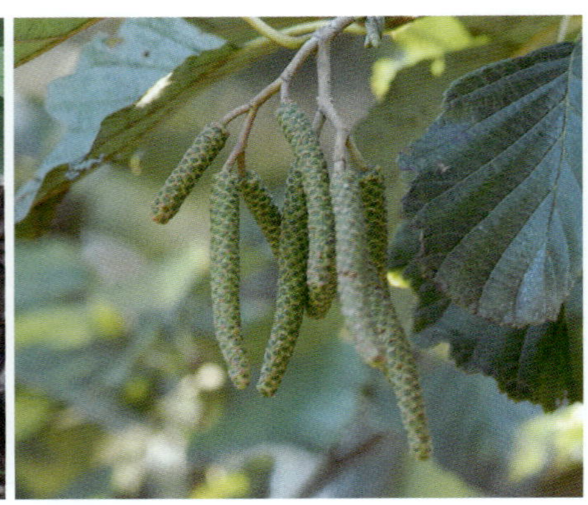

🍂 물오리나무_꽃

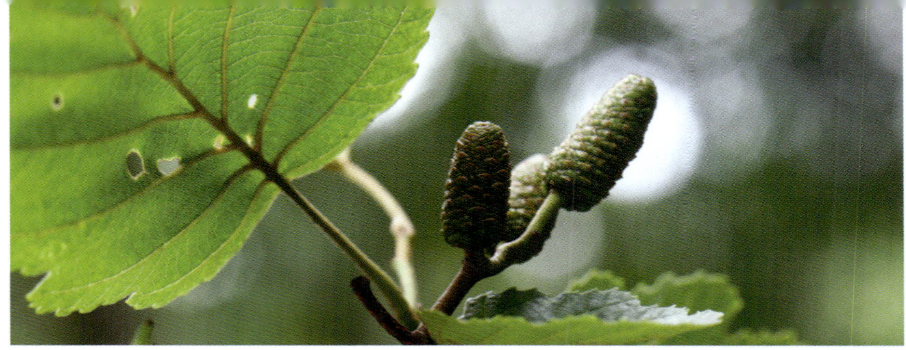

🍂 물오리나무_ 덜 익은 열매

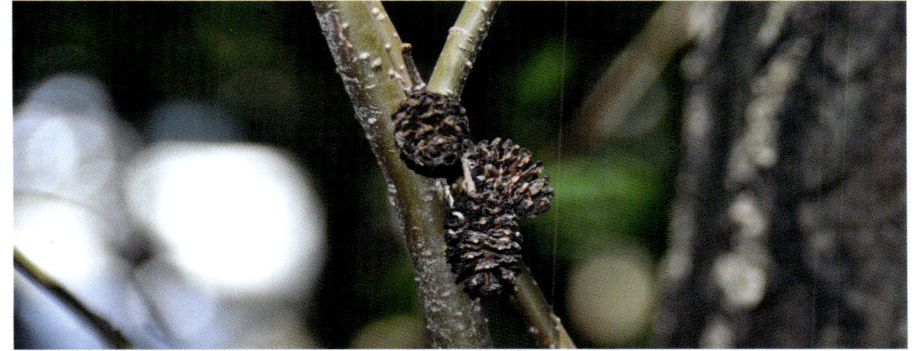

🍂 물오리나무_ 익은 열매

🔹 **약용법과 용량** : 말린 나무껍질 30~50g을 물 900mL에 넣어 반이 될 때까지 달여 하루에 2~3회 나눠 마신다.

patent

물오리나무의 기능성 및 효능에 관한 특허자료

▶ **물오리나무 줄기 추출물 또는 이로부터 분리된 화합물을 함유하는 간독성 질환 예방 및 치료용 조성물**

본 발명은 물오리나무 줄기 추출물 또는 이로부터 분리된 화합물을 함유하는 간독성 질환 예방 및 치료용 조성물에 관한 것으로서, 더욱 상세하게는 물오리나무의 줄기를 알코올로 추출하여 얻은 알코올 추출물과 이로부터 분리된 화합물들(화학식 1)을 유효성분으로 함유하는 간독성 질환 예방 및 치료용 조성물에 관한 것이다.

– 공개번호 : 10–2010–0084038, 특허권자 : 한국과학기술연구원

▶ **물오리나무 추출물 또는 베툴린산을 포함하는 비만 및 제2형 당뇨병 예방 및 치료용 조성물**

본 발명은 물오리나무 추출물 또는 베툴린산(betulic acid)을 포함하는 아실 코에이:디아실글리세롤 아실트랜스퍼라제(acyl CoA: diacylglycerol acyltransferase, DGAT) 저해 활성을 가지는 조성물에 관한 것으로, 상기 조성물은 특히 비만 및 제2형 당뇨병에 대한 예방 및 치료효과를 가진다.

– 공개번호 : 10–2006–0127338, 특허권자 : 한국생명공학연구원

【 혼동하기 쉬운 약초 비교 】

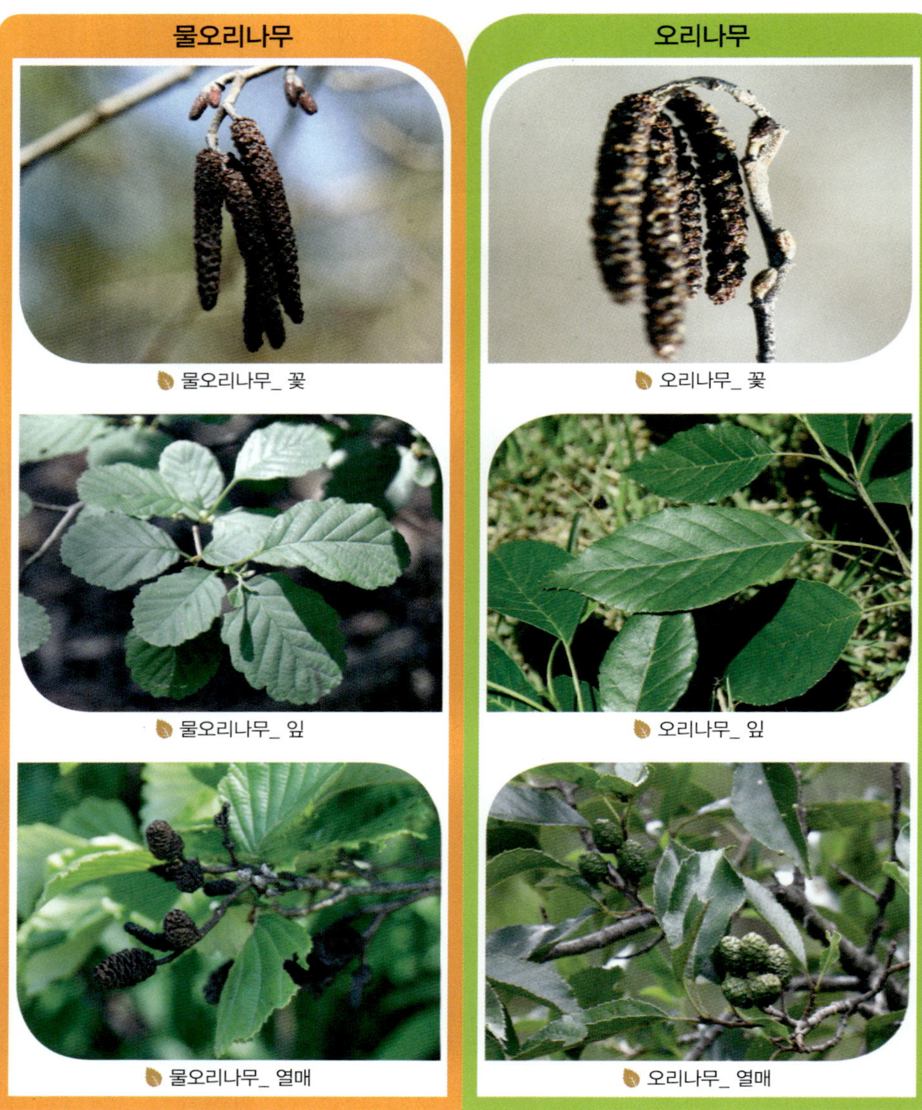

물오리나무	오리나무
물오리나무_ 꽃	오리나무_ 꽃
물오리나무_ 잎	오리나무_ 잎
물오리나무_ 열매	오리나무_ 열매

물오리나무와 오리나무

자작나무과에 속하는 물오리나무와 오리나무는 낙엽활엽교목의 키가 큰 나무들로 잎의 모양은 다르지만 꽃과 열매는 비슷한 점이 많다. 꽃은 단성으로 암수한그루에 같이 있으며, 수꽃은 다 같이 밑으로 늘어지고 암꽃의 이삭은 타원형 달걀 모양이다. 물오리나무, 오리나무는 같은 과 식물로 친근감이 가지만 약효면에 있어서는 각기 전혀 다르다.

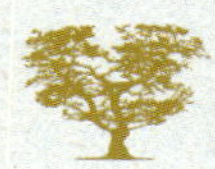

물푸레나무

| 사용부위 | 나무껍질

Fraxinus rhynchophylla Hance

- **이명** : 쉬청나무, 떡물푸레나무, 광능물푸레나무, 민물푸레나무, 고력책랍수(苦櫪白蠟樹), 대엽백사수(大葉白蠟樹)
- **생약명** : 진피(秦皮)
- **과명** : 물푸레나무과(Oleaceae)
- **개화기** : 5~6월

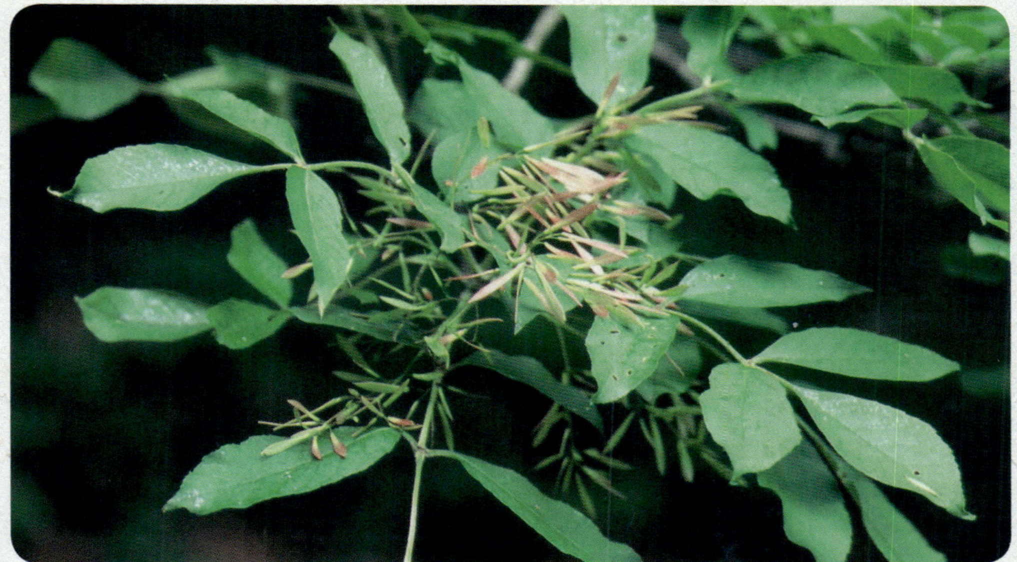

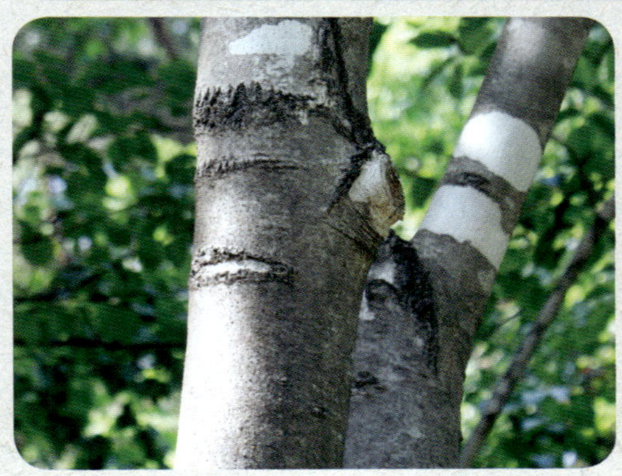

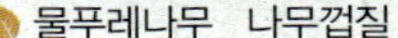

물푸레나무_ 나무껍질

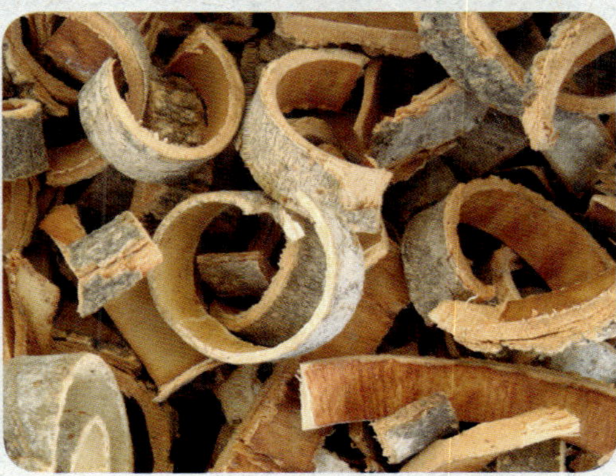

물푸레나무_ 나무 겉껍질(약재)

🌿 **생육특성 :** 물푸레나무는 전국의 산기슭, 골짜기, 개울가에서 자생하는 낙엽활엽교목으로, 높이는 10m 전후로, 보통 관목상이고 나무껍질은 회갈색이다. 잎은 홀수깃꼴겹잎에 서로 마주나고 잔잎은 보통 5장인데 3장 또는 7장인 것도 있다. 잔잎의 잎자루는 짧고 달걀 모양이며 끝에 달린 1개가 가장 크며 밑부분에 있는 한 쌍은 작고 잎 가장자리에는 얕은 톱니가 있다. 꽃은 연한 백록색으로 5~6월에 원뿔꽃차례로 잎과 함께 피거나 잎보다 조금 늦게 핀다. 열매는 날개열매로 긴 거꿀바소꼴이고 9~10월에 달린다.

🍂 **채취 방법과 시기 :** 봄부터 가을까지 나무껍질을 채취한다.

🌿 **성분 :** 나무껍질에는 애스쿨린(aesculin), 애스쿨레틴(aesculetin) 및 α·β·d-

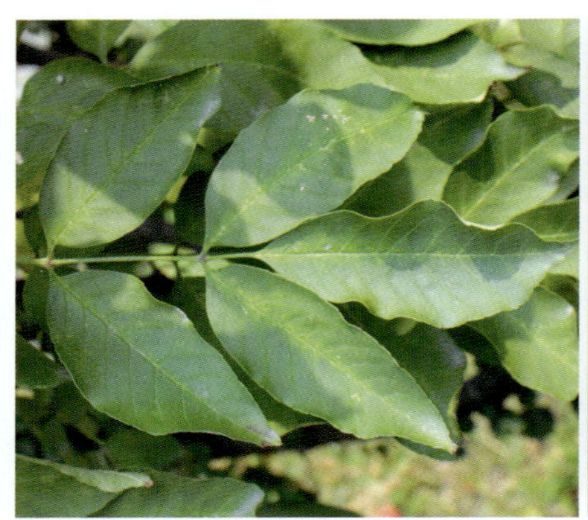

🍂 물푸레나무_ 잎(앞면)

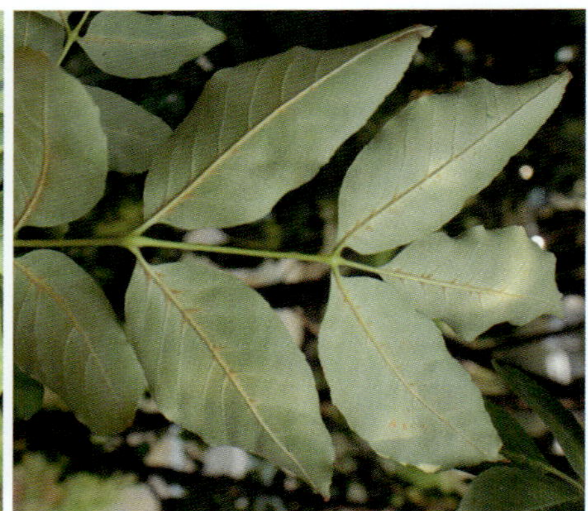

🍂 물푸레나무_ 잎(뒷면)

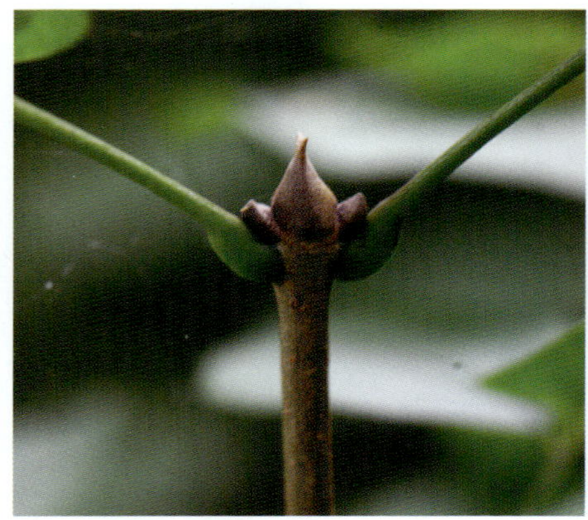

🍂 물푸레나무_ 어린순

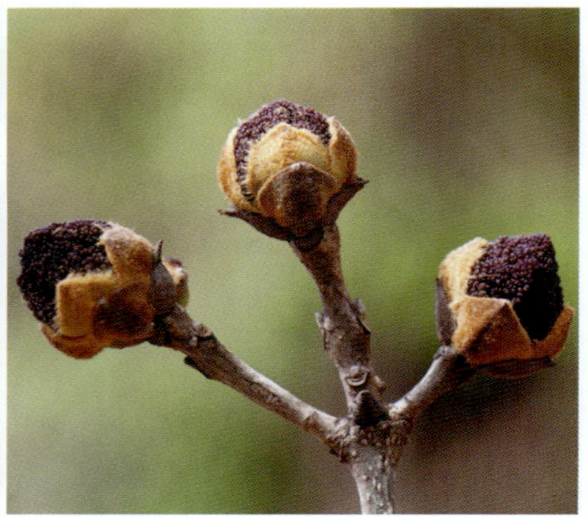

🍂 물푸레나무_ 꽃봉오리

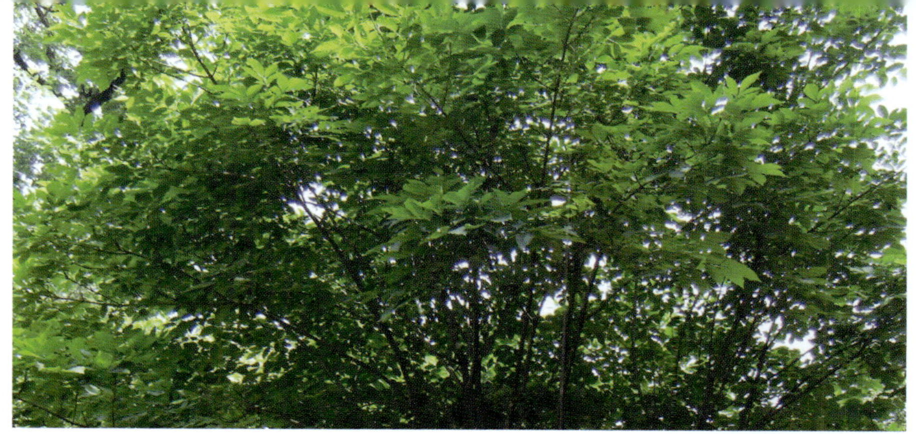

🍂 물푸레나무_ 나무모양

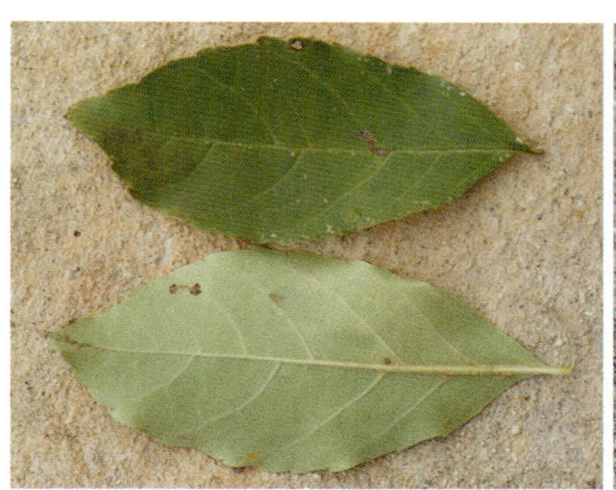

🍂 물푸레나무_ 잎(채취품)

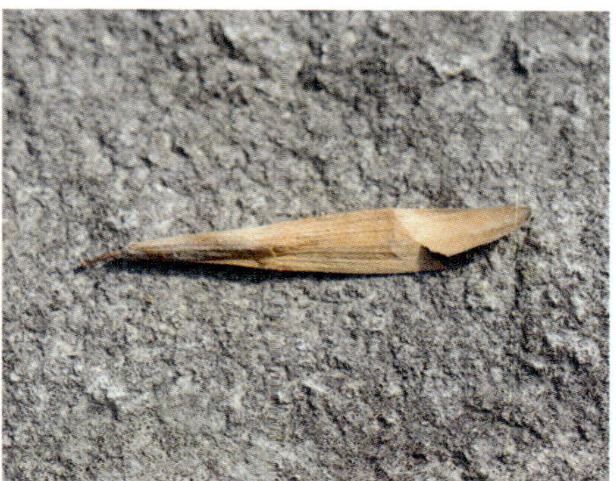

🍂 물푸레나무_ 열매(채취품)

글루코시드(α·β·d-glucoside)인 애스쿨린(aesculin)이 함유되어 있다.

🍃 **성미 :** 성질이 차고, 맛은 쓰다.

🍃 **귀경 :** 간(肝), 신(腎), 폐(肺), 대장(大腸) 경락에 작용한다.

🍃 **효능과 주치 :** 나무껍질은 생약명을 진피(秦皮)라 하여 청열, 천식, 기침, 가래, 명목, 항균, 세균성 이질, 장염, 백대하, 만성 기관지염, 목적종통(目赤腫痛), 눈물 분비과다증 등을 치료한다. 최근에 물푸레나무의 추출물에서 피부미백작용이 있다는 것이 밝혀졌다.

🍃 **약용법과 용량 :** 말린 나무껍질 20~30g을 물 900mL에 넣어 반이 될 때까지 달여 하루에 2~3회 나눠 마신다. 외용할 경우에는 달인 액으로 환부를 씻어준다.

🍃 **사용 시 주의사항 :** 대극, 산수유는 상극이므로 함께 사용하지 않는다.

물푸레나무	쇠물푸레나무

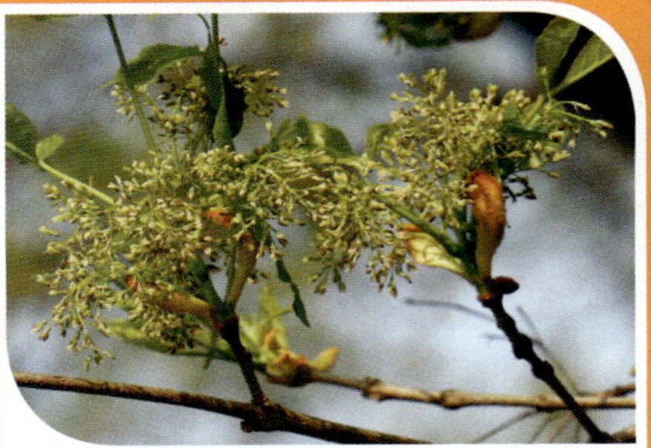

🍂 물푸레나무_ 꽃

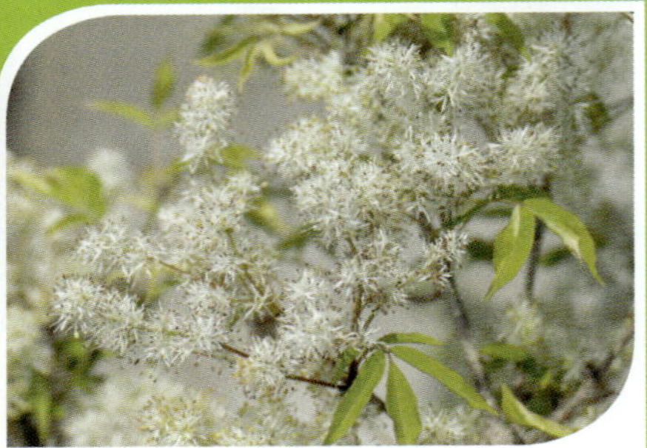

🍂 쇠물푸레나무_ 꽃

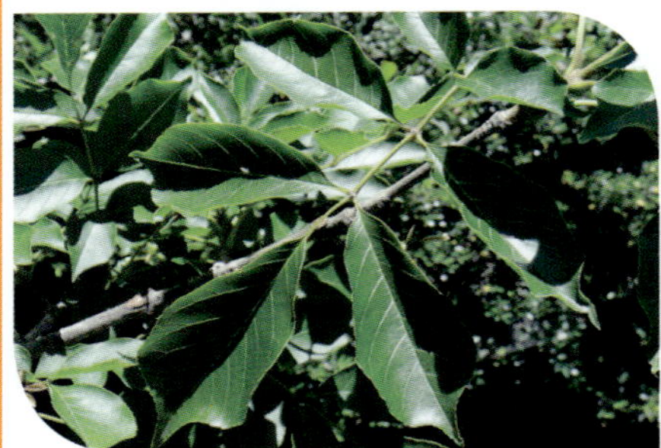

🍂 물푸레나무_ 잎

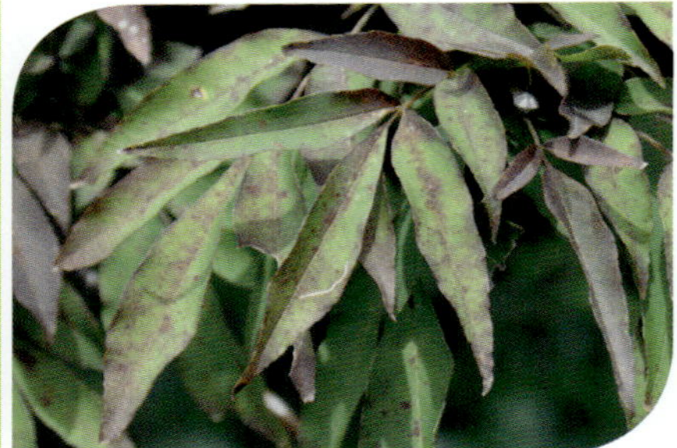

🍂 쇠물푸레나무_ 잎

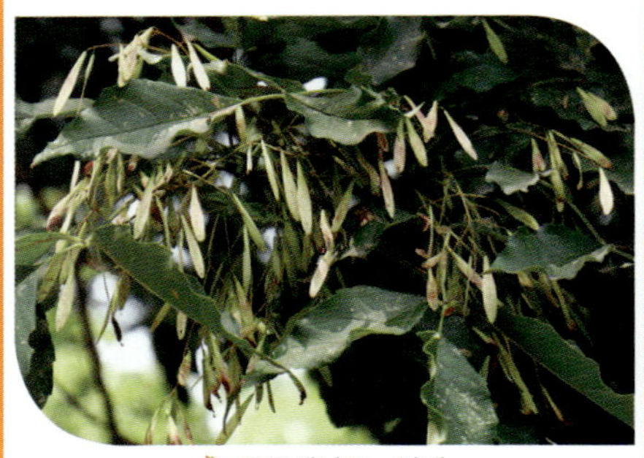

🍂 물푸레나무_ 열매

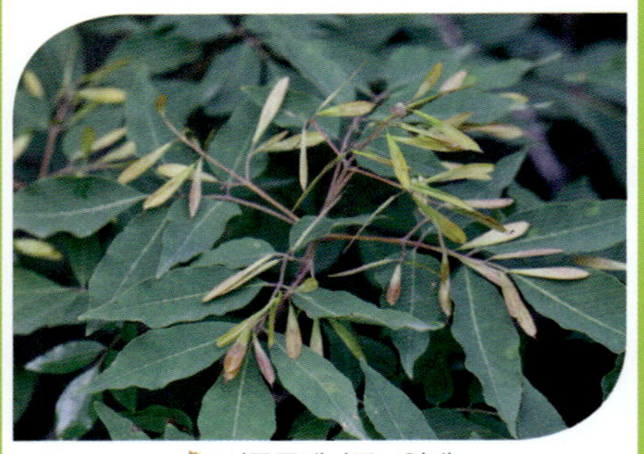

🍂 쇠물푸레나무_ 열매

patent

물푸레나무의 기능성 및 효능에 관한 특허자료

▶ 물푸레나무 추출물의 발효물을 포함하는 피부미백용 조성물

본 발명은 물푸레나무 추출물의 발효물을 유효성분으로 포함하는 피부미백용 조성물을 개시한다.

– 공개번호 : 10–2013–0003171, 출원인 : (주)아모레퍼시픽

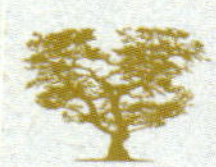

미역줄나무

| 사용부위 | 뿌리, 잎, 꽃

Tripterygium regelii Sprague & Takeda
= [*Tripterygium wilfordii* var. *regelii* (Sprague et Takeda) Makino]

- **이명 :** 메역순나무, 한삼덩굴, 노방구덤불, 미역순나무
- **생약명 :** 뇌공등(雷公藤)
- **과명 :** 노박덩굴과(Celastraceae)
- **개화기 :** 5~6월

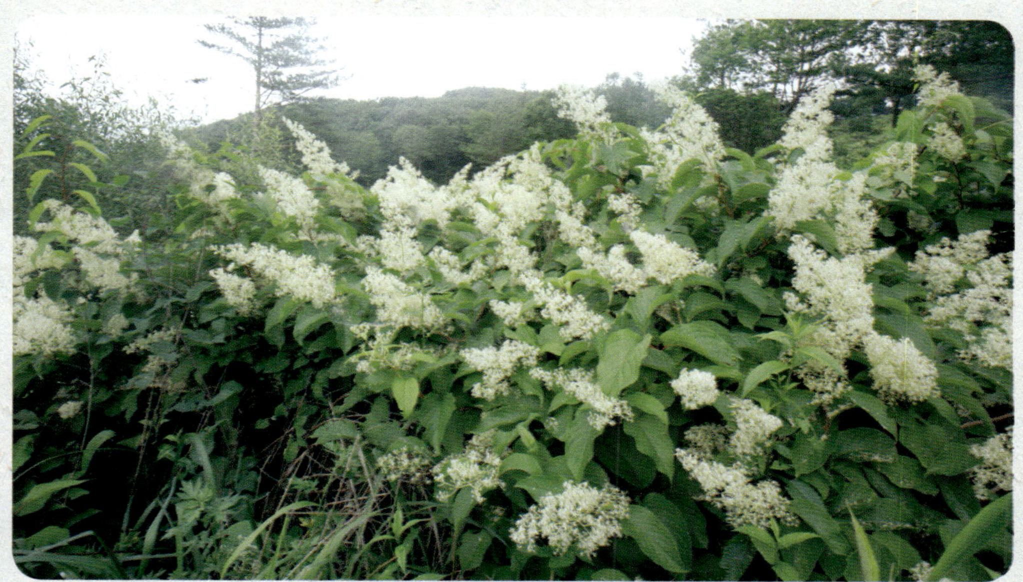

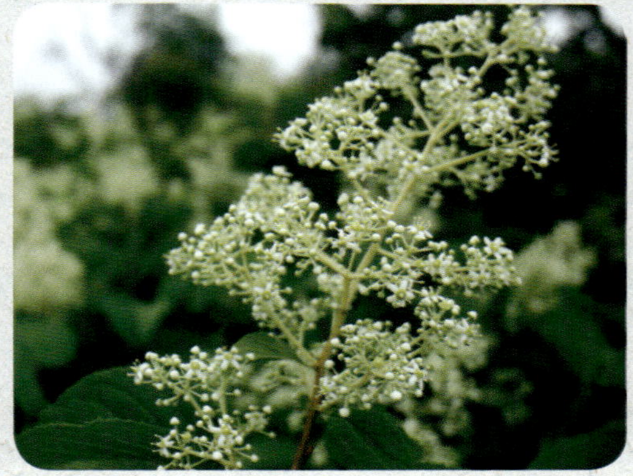

🌰 미역줄나무_ 약재로 사용하는 꽃

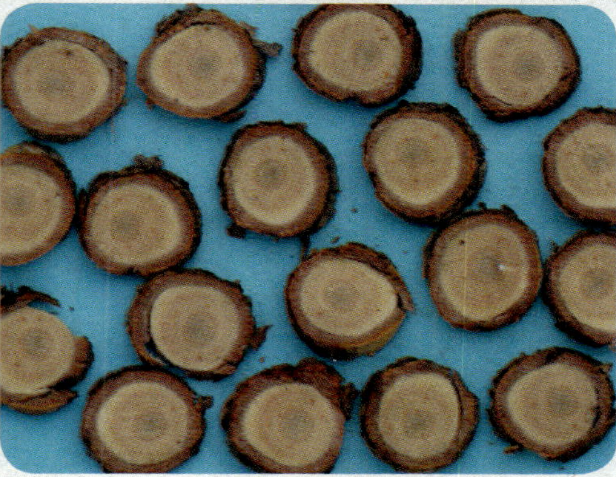

🌰 미역줄나무_ 뿌리(약재)

- **생육특성** : 미역줄나무는 전국의 산비탈이나 계곡에서 자생하는 낙엽활엽 덩굴성 식물로, 덩굴 길이가 2~3m로 자란다. 잎은 달걀 모양, 타원형 또는 넓은 타원형인데 서로 어긋나고 홑잎이며 잎끝은 뾰족하고 가장자리에는 가는 톱니가 있다. 꽃은 흰색으로 5~6월에 가지 끝에서 큰 원뿔꽃차례로 피고, 열매는 나무열매로 9~10월에 달리는데 연한 녹색이지만 붉은빛이 도는 것도 있으며 3개의 날개가 붙어 있다.

- **채취 방법과 시기** : 여름부터 가을에 뿌리, 줄기, 잎을 채취한다.

- **성분** : 뿌리에는 디테르페노이드(diterpenoid)의 트리프토리드(triptolide), 트리프디오리드(tripdiolide), 트리프토니드(triptonide), 세라시닌(celacinnine), 세라벤진(celabenzine), 세라푸린(celafurine) 및 윌포르딘(wilfordine), 윌포린(wilforine), 윌포르긴(wilforgine), 윌포르트린(wilfortrine), 윌포르진(wilforzine) 등의 알칼로이드, 하이포라이드(hypolide), 세라스트롤(celastrol), 둘시톨(dulcitol), 포도당, 타닌(tannin) 등이 함유되어 있다.

- **성미** : 성질이 매우 차고, 맛은 쓰며, 독성이 있다.

- **귀경** : 폐(肺), 간(肝) 경락에 작용한다.

- **효능과 주치** : 뿌리, 잎, 꽃 등은 생약명을 뇌공등(雷公藤)이라 하는데 독성

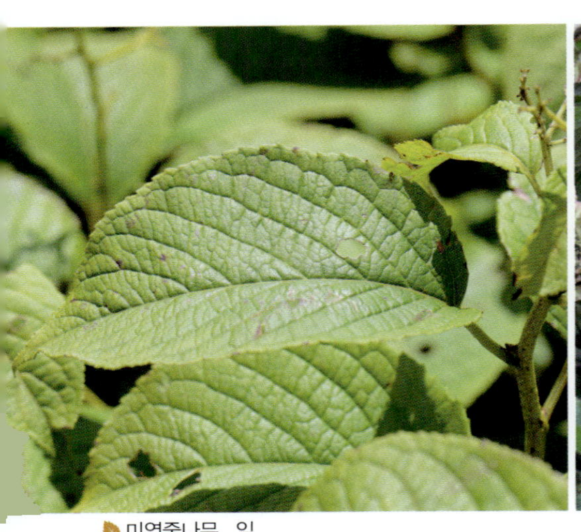

미역줄나무_ 잎

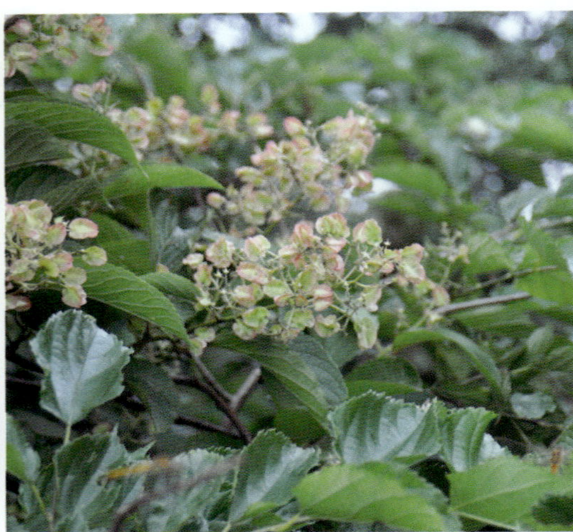

미역줄나무_ 열매

556

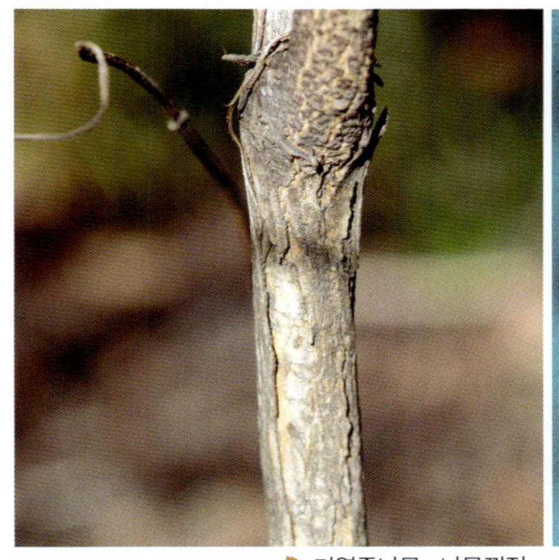

🍂 미역줄나무_ 나무껍질

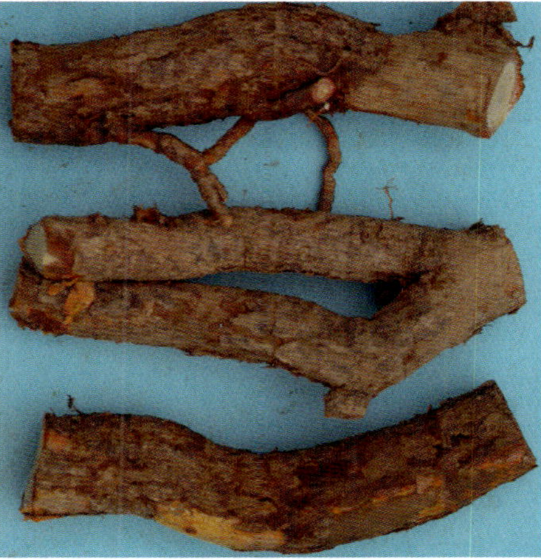

🍂 미역줄나무_ 뿌리(약재)

이 강하므로 복용하는 데 주의를 요한다. 항백혈병작용과 살충작용이 있고 소염, 관절염, 해독의 효능이 있다. 독성분은 에테르(ether)로 침출 제거할 수 있지만 되도록 복용하지 말고 외용하는 것이 좋다.

🍃 **약용법과 용량** : 류머티즘에 의한 관절염의 치료를 위해서는 뿌리와 잎을 짓찧어 환부에 바르고 30분 후에 제거한다. 단, 오래 바르면 피부에 수포가 생기므로 주의해야 한다.

🍃 **사용 시 주의사항** : 독성에 주의를 요한다.

patent

미역줄나무의 기능성 및 효능에 관한 특허자료

▶ **미역줄나무 추출물을 활용한 암에 대한 방사선 치료 증진용 조성물**

본 발명은 미역줄나무 또는 미역줄나무로부터 추출된 활성 화합물을 활성성분으로서 포함하는 암에 대한 방사선 치료 증진용 조성물을 제공한다.

— 공개번호 : 10−2010−0038707, 출원인 : 재단법인 한국원자력의학원

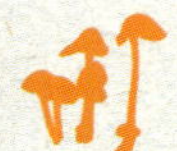

말굽버섯 | 사용부위 | 자실체

Fomes fomentarius (L.) Gillet

- 이명 : 화균지(樺菌芝), 목제층공균(木蹄層孔菌)
- 생약명 : 목제(木蹄)
- 과명 : 구멍장이버섯과(Polyporaceae)
- 발생시기 : 여름~가을

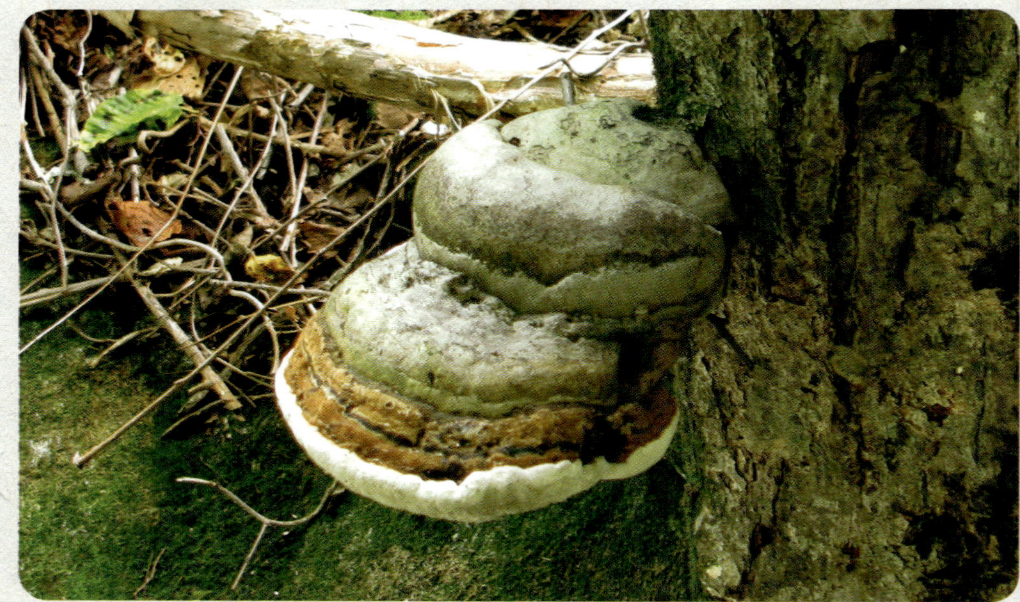

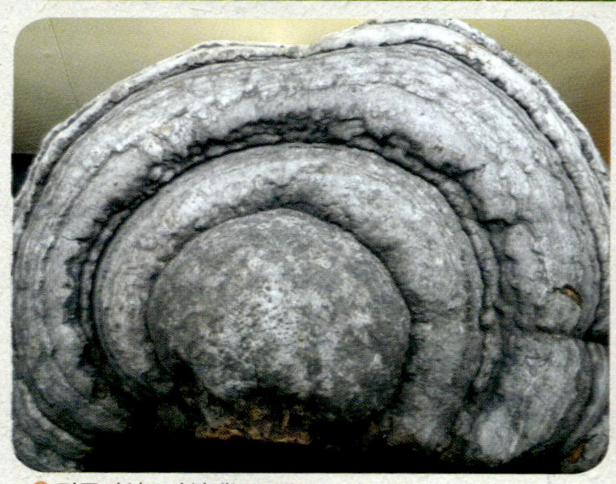

🍄 말굽버섯_ 자실체(채취품)

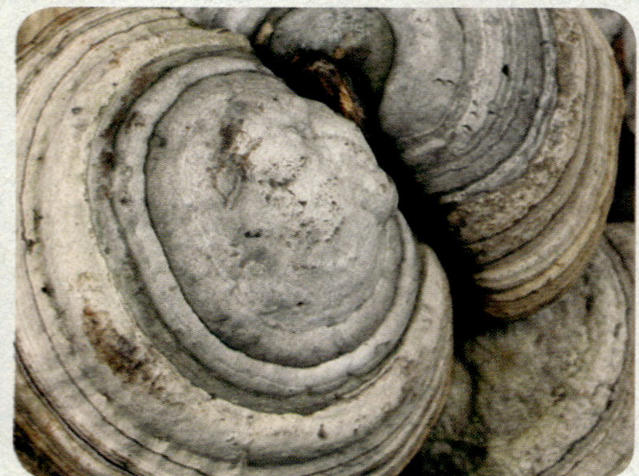

🍄 말굽버섯_ 자실체(약재 전형)

🍄 **생육특성** : 말굽버섯은 의성(醫聖) 히포크라테스도 뜸을 뜨는 데 사용하였다는 기록이 있고, 오래된 유적에서도 발견되어 현재 가장 오래된 버섯 가운데 하나로 알려져 있으며, 벚나무 등 활엽수 나무의 몸통 위에서 자란다. 갓의 지름은 5~50cm, 두께는 3~20cm의 대형 버섯으로, 전체가 딱딱한 말굽을 닮아 말굽버섯이라고도 부른다. 겉은 두꺼운 각피로 덮여 있는데, 표면은 회백색 또는 회갈색이며, 동심원상의 물결 모양 선이 있다. 조직은 황갈색이고 가죽질이다. 관공은 여러 개의 층으로 형성되며, 회백색을 띤다. 포자문은 흰색이고, 포자 모양은 긴 타원형이다.

🍄 **발생 장소** : 활엽수의 고목이나 살아 있는 나무 등에서 홀로 발생한다.

🍄 **성분** : 다당류, 포멘타리올(fomentariol), 포만타린산(fomantaric acid), 사포닌, 알칼로이드(alkaloid), 폴리사카라이드(polysaccharide), 렉틴(lectin), 포멘타리올(fomentariol), 포멘타르산(fomentaric acid), 아가리틴산(agaritinic acid), 아가리올레신(agariolesin), 카복시메틸셀룰라제(caboxymethylcellulase), 프로테아제(protease) 등이 함유되어 있다.

🍄 **성미** : 성질이 평범하고, 맛은 쓰고 담담하다.

🍄 **귀경** : 간(肝), 폐(肺), 위(胃) 경락에 작용한다.

🍄 **효능과 주치** : 식도암, 위암, 자궁암 등의 치료 효과가 있는 것으로 알려져 있다. 항종양 효과 시험에서 Sarcoma 180/마우스, 억제율 80%, Ehrlich

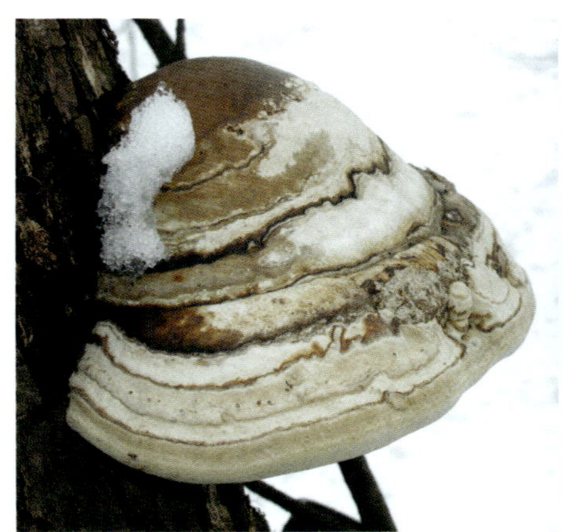

🍄 말굽버섯_ 자실체

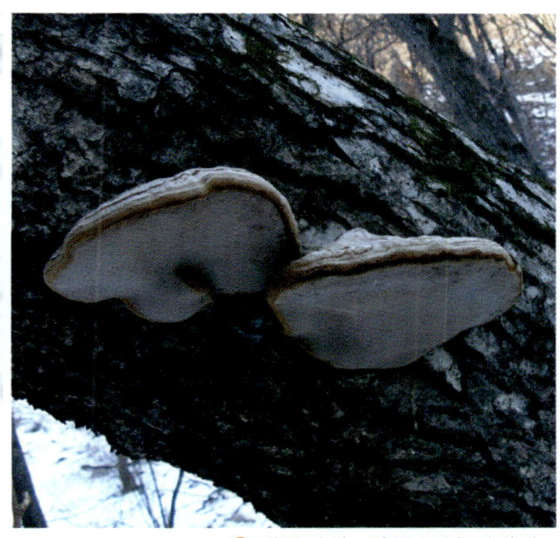

🍄 말굽버섯_ 말굽 모양 자실체

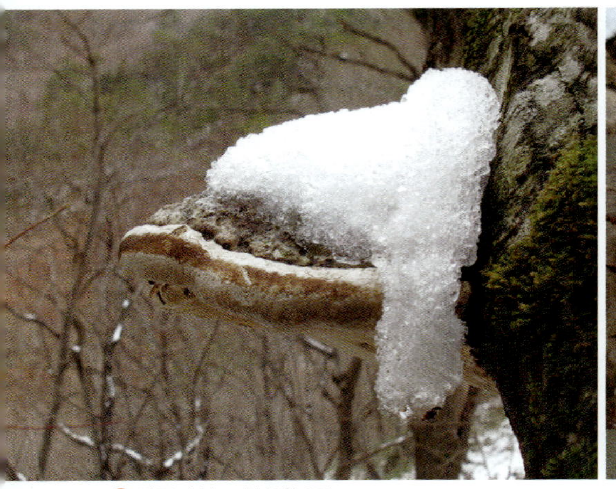
말굽버섯_ 자실체(겨울)

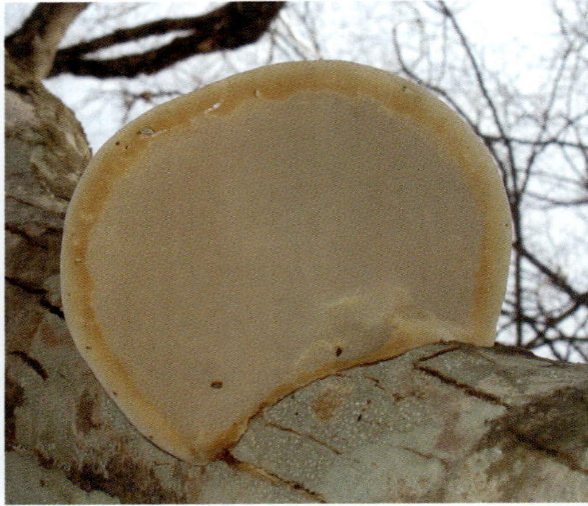
말굽버섯_ 관공

복수암/마우스, 억제율 70%의 결과가 보고되었고, 그밖에도 해열, 이뇨, 발열, 눈병, 복통, 감기, 변비, 폐결핵 등의 치료에 적용할 수 있는 것으로 보고되었다.

약용법과 용량 : 민간요법에서는 식도암, 위암, 자궁암 치료를 위해 말린 말굽버섯 13~16g을 물에 달여 하루에 2회 나눠 마신다고 한다. 어린이들의 식체에는 말굽버섯 9g과 홍석이(紅石耳) 13g을 물에 달여 하루에 2회 나눠 마신다.

사용 시 주의사항 : 껍질이 매우 단단해서 물에 달일 때에는 잘게 썰어서 사용해야 한다.

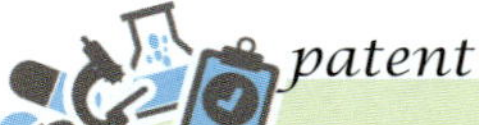

patent

말굽버섯의 기능성 및 효능에 관한 특허자료

▶ **말굽버섯 추출물 및 망개나무 추출물을 포함하는 정신장애의 예방 또는 치료용 조성물**

본 발명은 말굽버섯 추출물 및 망개나무 추출물을 유효성분으로 포함하는 정신장애의 예방 또는 치료용 조성물에 관한 것이다. 본 발명에 따르면 말굽버섯 추출물 및 망개나무 추출물을 유효성분으로 포함함으로써 과활성화된 시상하부-뇌하수체-부신 축(hypothalamic-pituitary-adrenal axis, HPA)에 의해 유발된 염증성 사이토카인의 발현을 제어하고, 망개나무 추출물에 의한 항염증조절기작으로 뇌 내의 NFκ-B의 발현을 하향 조절하여, 정신장애를 예방 또는 치료하는 데 뛰어난 효과가 있고, 천연물로서 인체에 부작용이 적고, 용이하게 제조 및 섭취할 수 있는 효과가 있다.

– 공개번호 : 10-2017-0061469, 출원인 : 동의대학교 산학협력단

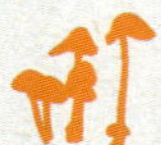

목이

| 사용부위 | 자실체

Auricularia auricula-judae (Bull.) Quél.

- 이명 : 목이버섯
- 생약명 : 목이(木耳)
- 과명 : 목이과(Auriculariaceae)
- 발생시기 : 봄~가을

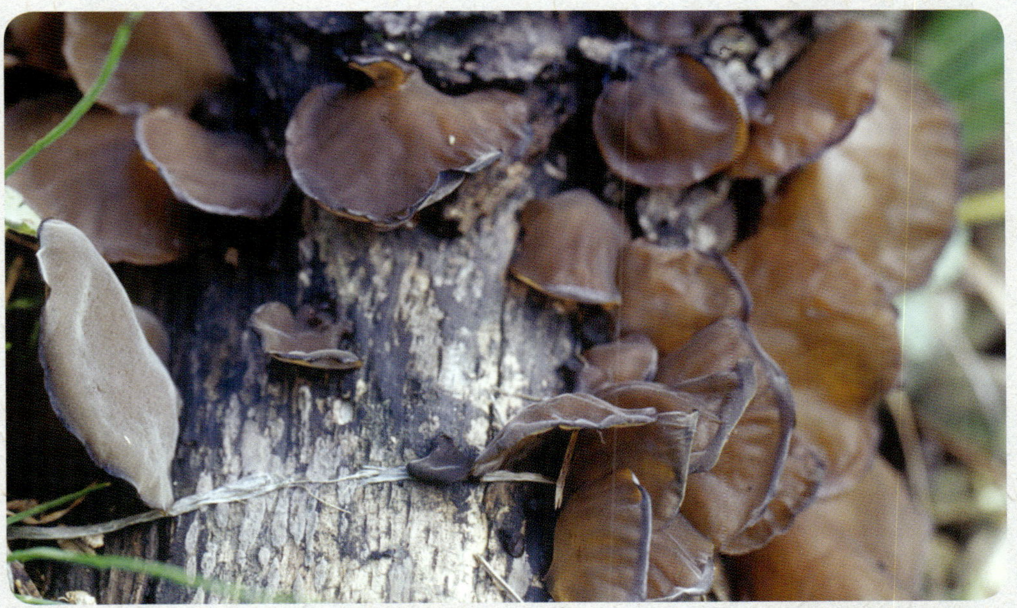

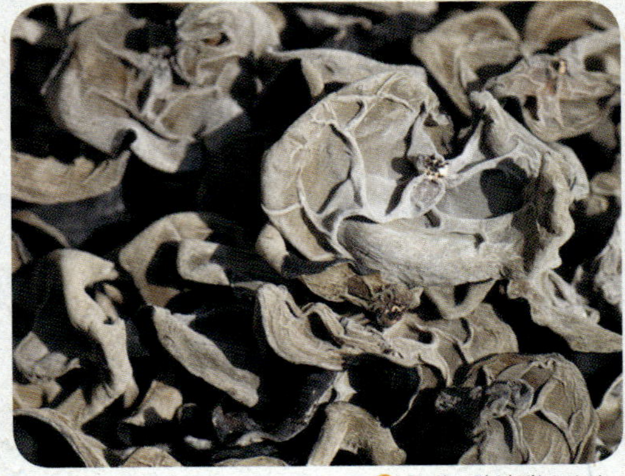

목이_ 자실체(채취품)

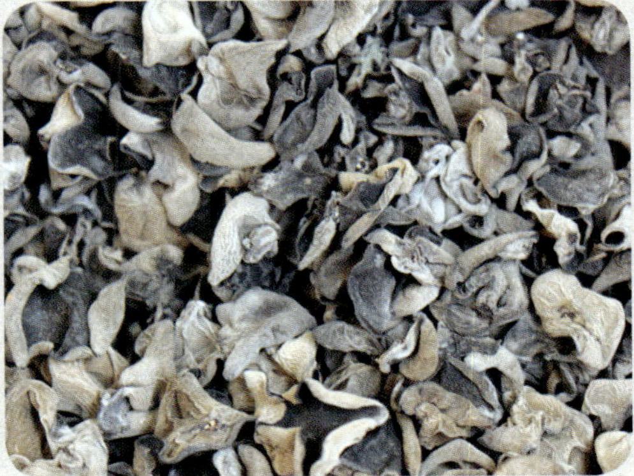

목이_ 자실체(약재 전형)

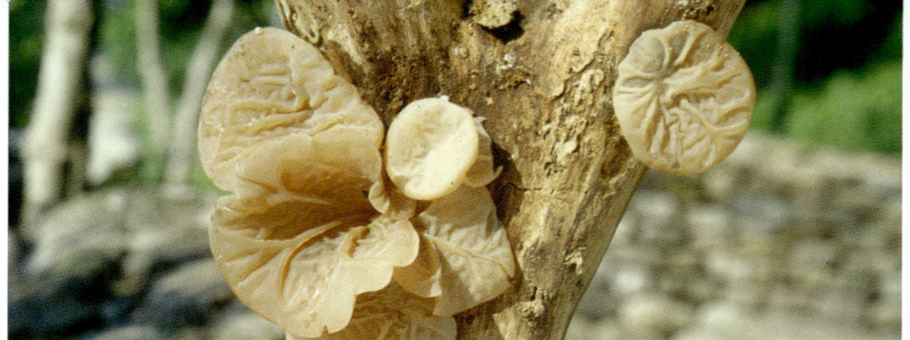

🍄 목이_ 자실층의 간맥

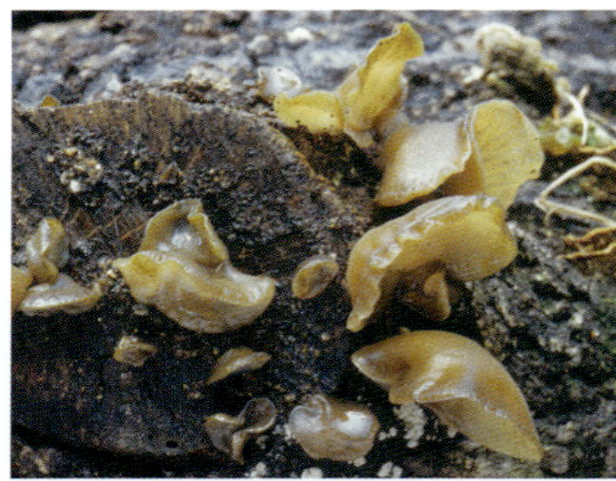

🍄 목이_ 젤라틴질의 귀 모양 자실체

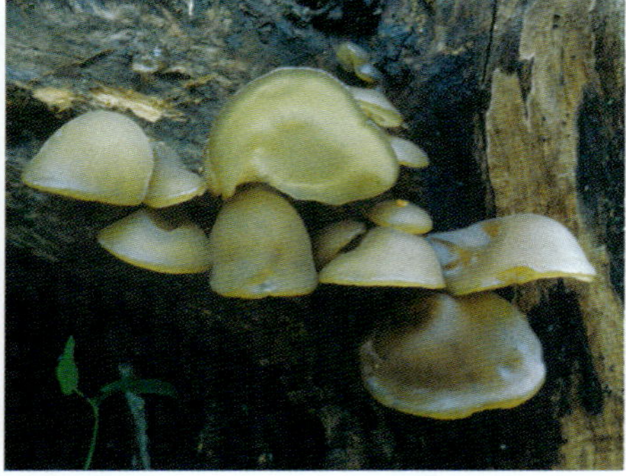

🍄 목이_ 갓

🍄 **생육특성 :** 귀처럼 생겨서 '나무의 귀'라는 뜻으로 목이라고 부르는 목이는 목재부후균으로 주로 활엽수의 고목에서 발생한다. 뽕나무와 물푸레나무, 닥나무, 느릅나무, 버드나무에서 발생한 것을 '5목'이라 하여 최고로 친다. 식용 및 약용하는데 중국요리에 많이 쓰인다. 몇 개가 달라붙어 덩어리를 이루며 습기를 머금으면 흐물흐물해져 흐르레기라고도 한다. 갓의 지름은 2~10cm이고, 갓 윗면은 자갈색이고 아랫면은 광택이 있다. 전체가 아교질로 되어 있고 반투명한 것이 특징이다.

🍄 **발생 장소 :** 활엽수의 고목이나 죽은 가지에서 무리 지어 발생한다.

🍄 **성분 :** 유리아미노산 20여 종, 에르고스테롤(ergosterol), 지방산 6종, 비타민 B₁·B₂·D 및 니아신(niacin), 글리세롤(glycerol), 만니톨(mannitol), 글루코스(glucose), 트리할로스(trehalose), 셀룰로스(cellulose), 헤미셀룰로스(hemicellulose), 키틴(chitin), 펙틴(pectin), 프로테인(protein), 포스포리피드(phospholipid) 등이 함유되어 있고, 항염 및 콜레스테롤 강하 성분인 글루코녹실로만난(gluconoxylomannan)이 함유되어 있다.

- **성미** : 성질이 평범하고, 맛은 달다.

- **귀경** : 심(心), 비(脾), 폐(肺), 신(腎) 경락에 작용한다.

- **효능과 주치** : 기력이 없고 혈액이 부족한 것을 보하는 효능이 있고, 혈액 순환을 돕고 출혈을 멎게 하는 효능도 있다. 따라서 몸이 허약해져 기력이 없고 얼굴이 창백한 사람에게 좋고, 폐기능이 약하여 만성적으로 기침이 계속되는 경우, 각혈, 토혈, 코피, 자궁출혈, 치질로 인한 출혈 등에 사용하면 좋다. 각종 류머티즘성 동통, 수족마비, 산후허약, 혈리(血痢), 치질출혈, 대하, 자궁출혈, 구토, 고혈압, 변비, 붕루(崩漏) 등에도 적용할 수 있다.

- **약용법과 용량** : 여름과 가을에 채취해 햇볕에 말려 사용하는데 기력이 없는 사람은 목이를 상시 복용하면 좋다. 1회 복용량인 말린 목이 20~40g을 물에 달여 마시거나 가루 또는 환으로 만들어 복용한다. 자궁출혈에는 연기가 날 때까지 목이를 볶은 후 가루로 만들어 1회에 8g씩 복용한다.

- **사용 시 주의사항** : 대변을 묽게 만드는 특성이 있으므로 평소에 설사를 자주 하는 사람은 다량 섭취를 삼가야 한다.

목이의 기능성 및 효능에 관한 특허자료

▶ **저지혈증 효과를 갖는 목이버섯 자실체 유래의 다당체 및 그 제조 방법**

본 발명은 여러 단계를 포함하는, 목이버섯으로부터 항혈전 기능의 식품성분을 추출하는 방법 및 그 추출 방법에 의해 추출된 항혈전성 추출물에 관한 것으로, 본 방법에 의해 추출된 물질들은 생체 내에서 출혈을 일으키지 않고, 독성이 없으면서도, 항혈전 효과가 우수하다.
– 공개번호 : 10–2010–0018669, 출원인 : (주)비케이 바이오, 가천대학교 산학협력단

▶ **저지혈증 효과를 갖는 목이버섯 자실체 유래의 다당체 및 그 제조 방법**

본 발명은 저지혈증 효과를 갖는 목이버섯(Auricularia auricula–judae) 자실체 유래의 다당체 및 그 제조방법에 관한 것으로, 목이버섯 자실체 유래의 다당체는 저지혈증 효과로 인하여 고지혈증 치료에 뛰어난 효과가 있으며, 혈장의 총 콜레스테롤, 트리글리세라이드, 동맥경화지수 및 저농도 지단백(LDL) 콜레스테롤의 농도를 감소시키고, 고농도 지단백(HDL) 콜레스테롤의 농도는 높게 유지시켜 아테롬성 동맥경화증을 예방하는 뛰어난 효과가 있다.
– 출원번호 : 10–2007–0008511, 출원인 : 대구대학교 산학협력단

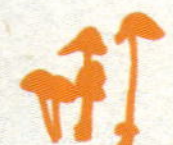

지혈, 양혈, 소종, 대하증, 월경불순, 빈혈, 항암에 좋은

목질열대구멍버섯

| 사용부위 | 자실체

Tropicoporus linteus (Berk. & M.A. Curtis) L.W. Zhou & Y.C. Dai

- **이명 :** 상황버섯, 뽕나무상황, 상신(桑臣), 매기생(梅寄生), 상황고(桑黃菇)
- **생약명 :** 수구심(綉球蕈)
- **과명 :** 소나무비늘버섯과(Hymenochaetaceae)
- **발생시기 :** 연중

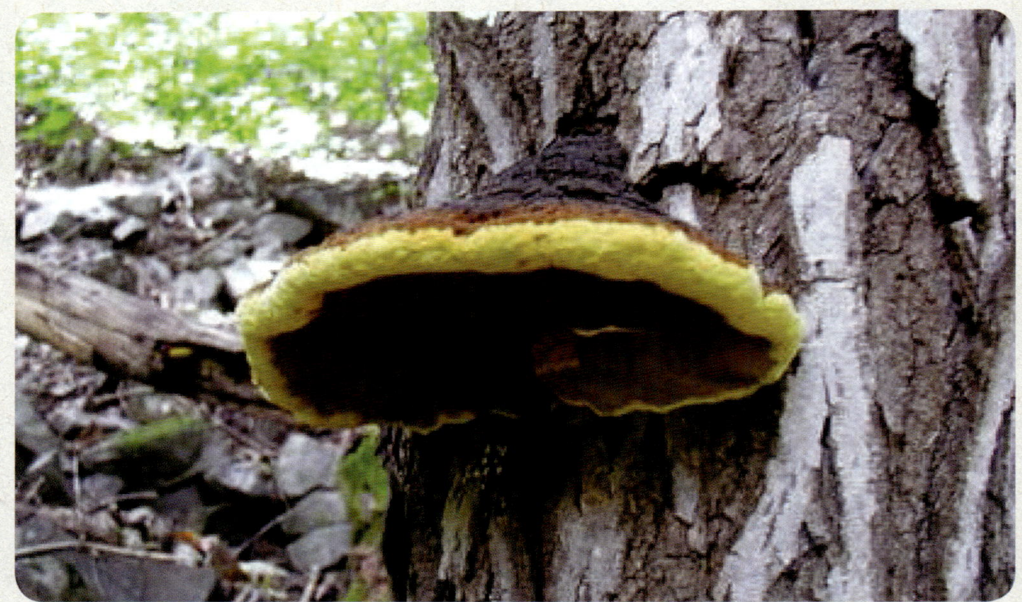

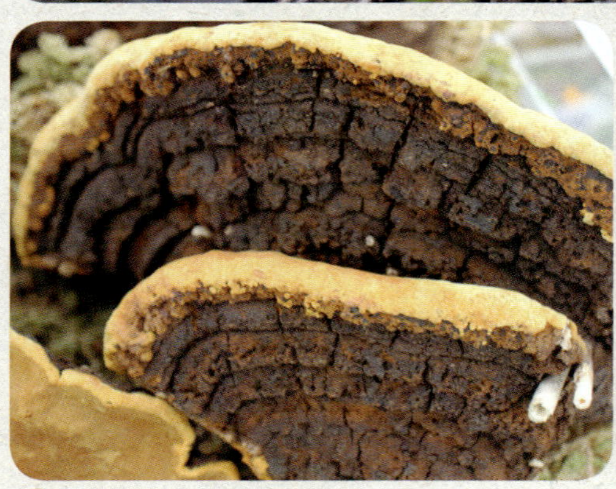

목질열대구멍버섯_ 자실체(채취품)

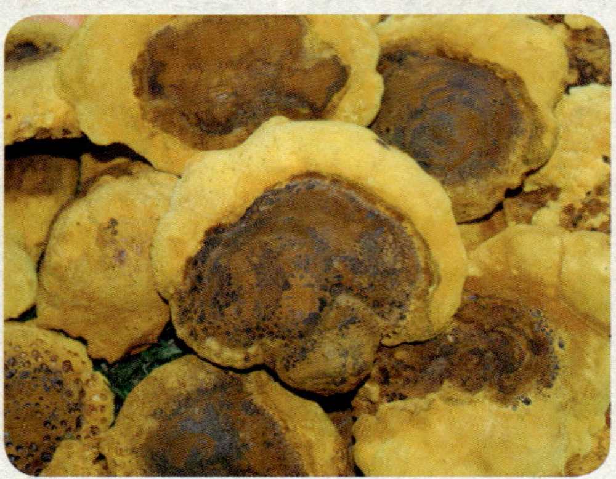

목질열대구멍버섯_ 자실체(약재 전형)

 목질열대구멍버섯은 뽕나무에서 발생한다고 하여 흔히 '상황버섯'이라고도 불리지만 자작나무나 산벚나무, 참나무 등 대부분의 활엽수에서도 기생하며 나무의 종류와 장소에 따라 형태가 조금씩 다르게 나타난다. 갓의 지름은 6∼12cm, 두께는 2∼10cm이며, 반원형, 편평형, 말굽형 등 다양한 모양으로 자란다. 표면은 흑갈색의 짧은 털이 나 있으나 점차 없어지고 딱딱한 각피질로 변하며, 흑갈색 고리 홈선과 가로와 세로로 등이 갈라진다. 대는 없고, 자실층 아랫면의 관공은 황갈색, 포자문은 연한 황갈색이며, 포자 모양은 유구형이다. 자랄 때에는 갓 둘레가 선명한

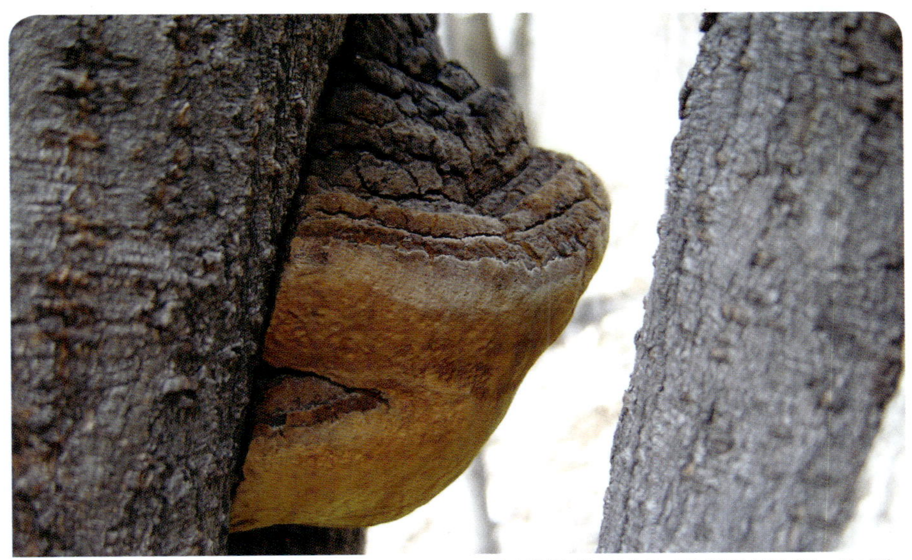

🍄 목질열대구멍버섯_ 말굽형의 대가 없는 자실체

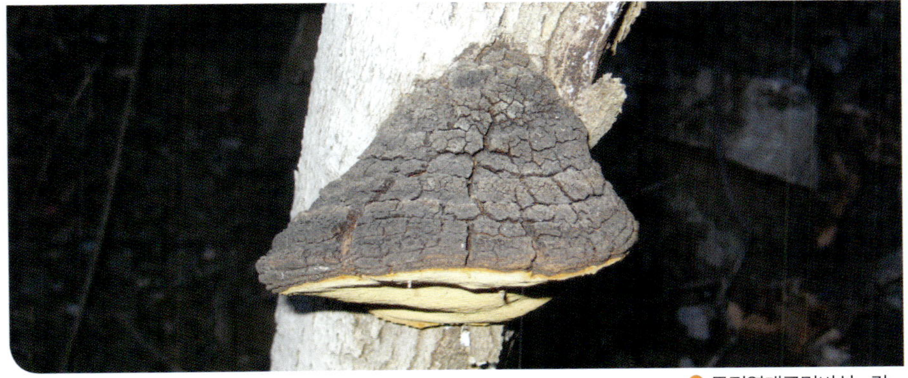

🍄 목질열대구멍버섯_ 갓

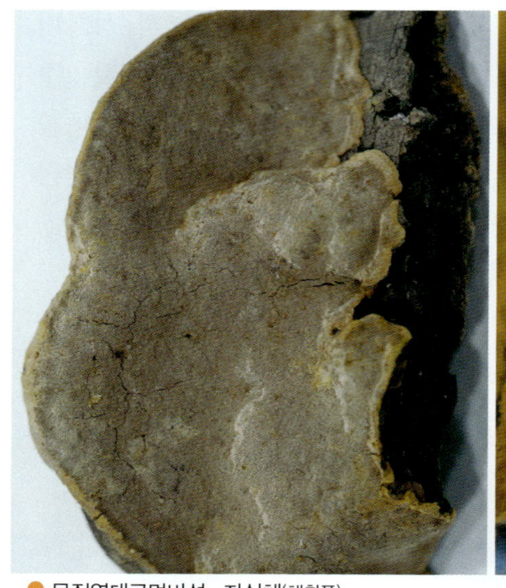 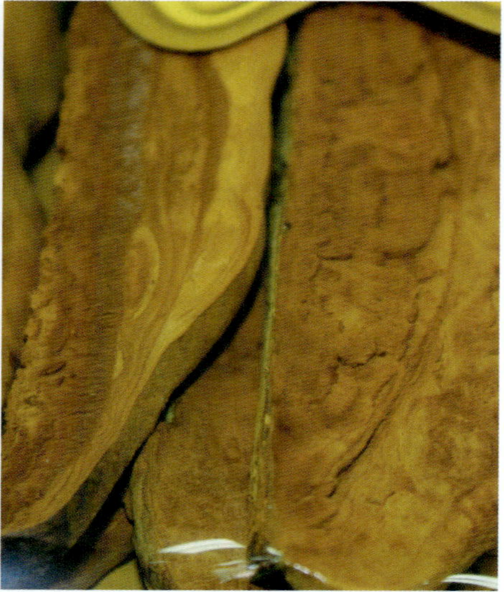

🍄 목질열대구멍버섯_ 자실체(채취품)　　🍄 목질열대구멍버섯_ 자실체(약재)

황색을 띤다. 항암효과가 뛰어나 약용한다.

🍄 **발생 장소** : 뽕나무, 자작나무, 산벚나무, 참나무 등의 활엽수에서 홀로 또는 무리 지어 발생하여 부생한다.

🍄 **성분** : 아가릭산(agaricic acid), 지방산, 포화탄화수소(saturated hydrocarbon), 아미노산(amino acid, 중요한 것은 글리신, 아스파라긴산), 옥살산(oxalic acid), 트리테르펜산(triterpenic acid), 카탈라아제(katalase), 우레아제(urease), 리파제(lipase), 수크라제(sucrase), 말타아제(maltase), 락타아제(lactase), 셀룰라제(cellulase) 등 여러 가지 효소가 함유되어 있다.

🍄 **성미** : 성질이 평범하고, 맛은 달고 매우며, 독성은 없다.

🍄 **귀경** : 비(脾), 폐(肺), 신(腎), 대장(大腸) 경락에 작용한다.

🍄 **효능과 주치** : 자궁출혈, 소변출혈, 대변출혈 등의 증상을 멎게 하는 지혈에 사용하고, 여성의 대하증과 월경이 고르지 못한 증상을 치료하며, 양혈(凉血)과 소종 등의 효능이 있다. 『동의보감』에도 '장풍(腸風)으로 피를 쏟는 것과 부인의 자궁출혈, 적백대하를 치료하고, 월경이 고르지 못한 것과 월경이 막히고 피가 엉긴 것 등에 주로 쓴다'라고 하였다. 또한 최근에는

566

항암작용이 뛰어나다는 것이 알려지면서 암환자들에게 주목받고 있다. 특히 위암, 식도암, 결장암, 직장암, 유방암, 간암 등의 치료 효과가 좋은 것으로 알려져 있다. 목질열대구멍버섯의 항암작용은 정상 세포에 독작용을 나타내지 않고 오히려 인체의 면역기능을 강화하여 암세포를 억제하는 것으로 밝혀졌다.

🍄 **약용법과 용량 :** 하루 복용량은 말린 목질열대구멍버섯 6~9g이다. 물에 달여 마시거나 가루나 환으로 만들어 복용한다. 『동의보감』에서는 술에 달여서 마시고, 가루로 만들어 복용할 때에도 술과 마시라고 하였다. 치질로 인한 출혈이나 각종 대장출혈에는 멥쌀 3홉에 목질열대구멍버섯 80g을 섞어 죽을 쑤어 빈속에 먹는다.

🍄 **사용 시 주의사항 :** 목질열대구멍버섯을 포함한 대부분 버섯의 항암효과는 단기간에 고용량을 복용하기보다는 오랜 기간 지속적으로 복용하는 것이 효과적이다. 또한 직접적인 항암 치료가 아닌 예방과 보조요법으로 이용하는 것이 바람직하다.

patent

목질열대구멍버섯의 기능성 및 효능에 관한 특허자료

▶ **상황버섯 발효산물을 유효성분으로 함유하는 골손실 예방 및 치료용 조성물**

본 발명은 골다공증 치료 및 예방에 관한 것으로, 구체적으로는 상황버섯 및 상황버섯 발효산물을 포함하는 골손실 예방용 조성물에 관한 것이다.

– 공개번호 : 10-2011-0105428, 출원인 : 배재대학교 산학협력단

▶ **상황버섯 추출물을 포함하는 당뇨병 합병증 치료 또는 예방용 조성물**

본 발명은 상황버섯 추출물을 포함하는 당뇨병 합병증 예방 또는 치료용 조성물에 관한 것이다. 특히 본 발명은 알도스 환원효소의 활성을 저해하여 당뇨병 합병증을 억제시킬 수 있을 뿐만 아니라, 최종당화산물 생성을 억제하는 활성이 뛰어난 것으로 확인되어 고혈당을 강하시킬 수 있으므로, 당뇨병 합병증의 예방 또는 치료용 조성물로 사용할 수 있는 식물 추출물을 제공한다.

– 공개번호 : 10-2009-0007955, 출원인 : 한림대학교 산학협력단

▶ **국내산 상황버섯 추출물을 함유하는 독감 또는 감기의 치료 및 예방용 조성물**

본 발명은 인플루엔자 바이러스 억제능을 갖는 국내산 상황버섯 추출물을 함유하는 조성물에 관한 것으로, 본 발명의 국내산 상황버섯 추출물은 항바이러스 효과 및 면역 활성 기능의 증강에 의해 인플루엔자 바이러스의 증식을 억제하므로 독감 또는 감기의 치료 및 예방용 조성물로서 의약품 또는 건강기능식품에 유용하게 사용할 수 있다.

– 공개번호 : 10-2005-0041276, 출원인 : 김문보 · 김진동

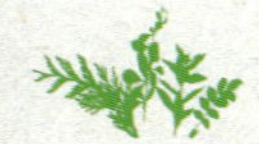

혈붕, 대하, 옹종, 코피, 혈뇨를 치료하는

바늘엉겅퀴

| 사용부위 | 뿌리, 어린순

Cirsium rhinoceros (H. Lév. & Vaniot) Nakai

- 이명 : 탐라엉겅퀴
- 생약명 : 대계(大薊), 침계(針薊)
- 과명 : 국화과(Compositae)
- 개화기 : 7~8월

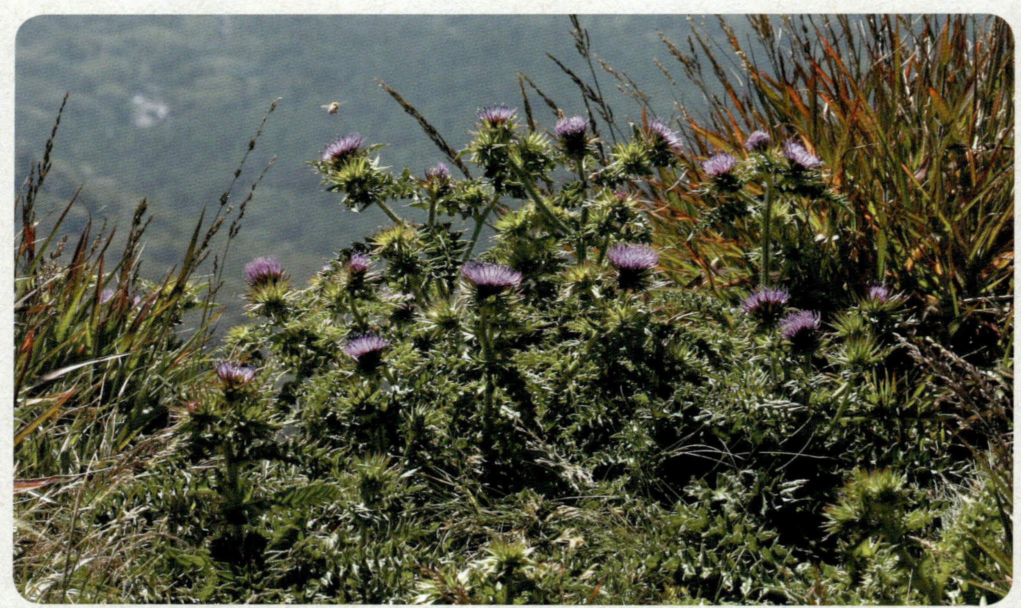

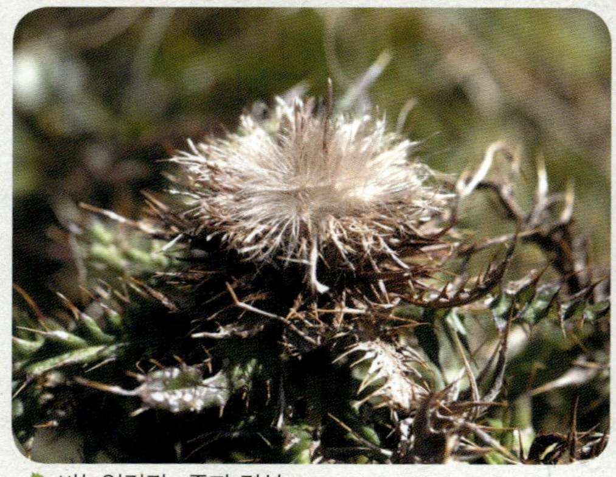

🌿 바늘엉겅퀴_ 종자 결실

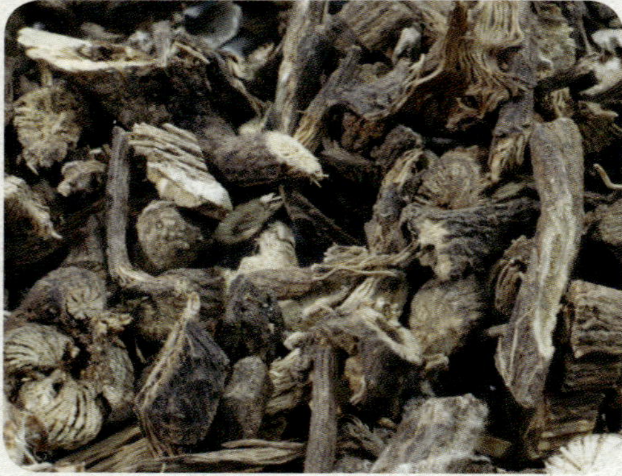

🌿 바늘엉겅퀴_ 뿌리(약재)

🍃 **생육특성** : 바늘엉겅퀴는 제주도, 전남 보길도에서 자라는 여러해살이풀로, 생육환경은 햇빛이 잘 들어오며 토양의 유기질 함량이 높은 곳이다. 키는 50cm 정도이며 줄기는 윗부분이 2~3갈래로 갈라지고 잎과 가지가 많이 달리며 줄과 털이 나 있다. 줄기 밑부분의 잎은 뾰족하고 끝이 꼬리처럼 길어지며 규칙적으로 좁게 깃잎처럼 갈라진다. 갈라진 조각은 보통 3개이고 가장자리에는 딱딱하고 날카로운 가시가 있다. 꽃은 자주색으로 7~8월에 가지 끝과 원줄기 끝에서 1송이씩 피는데 길이는 3~3.5cm이다. 열매 윗부분은 황색이고 다른 부분은 자주색인데 9~10월경에 길이 0.35cm 정도로 달린다. 잎, 줄기, 뿌리는 약재로 사용하고 어린잎은 식용한다.

🍂 **채취 방법과 시기** : 이른 봄에 어린순을 채취해 식용하고, 꽃이 피는 여름부터 가을까지 전초를 채취해 햇볕에 말린다.

🍃 **성분** : 타락삭스테릴아세테이트(taraxaxteryl acetate), 스티그마스테롤(stigmasterol), 알파-아미린(α-amyrin), 베타-시토스테롤(β-sitosterol)이 함유되어 있다.

🍃 **성미** : 약성은 시원하고, 맛은 달다.

🍂 **귀경** : 간(肝), 심(心), 비(脾) 경락에 작용한다.

🍂 **효능과 주치** : 혈분의 열사를 제거하여 피를 맑게 하는 양혈, 출혈을 멈추게

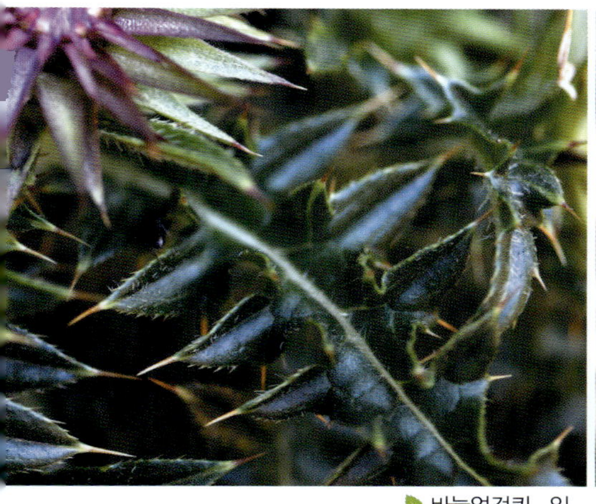

🍃 바늘엉겅퀴_ 잎

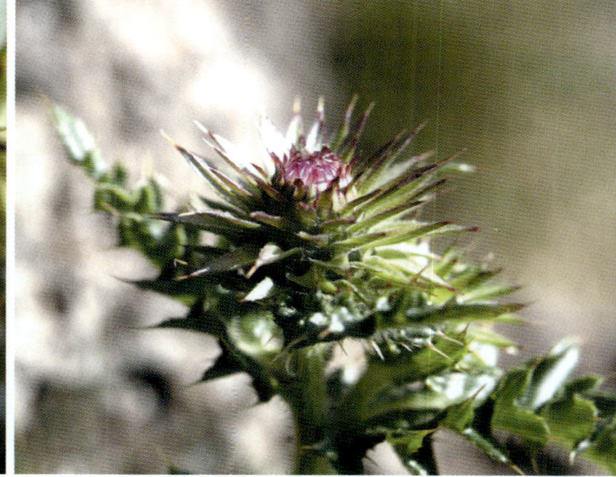

🍃 바늘엉겅퀴_ 꽃봉오리

바늘엉겅퀴	지느러미엉겅퀴

바늘엉겅퀴_ 꽃

지느러미엉겅퀴_ 꽃

바늘엉겅퀴_ 잎과 줄기

지느러미엉겅퀴_ 잎과 줄기

하는 지혈, 어혈을 제거하는 거어(袪瘀), 옹종을 삭이는 효능이 있어 코피, 토혈, 혈뇨, 혈림(血淋)을 치료한다. 또한 월경 주기가 아닌데도 갑자기 음도(陰道)에서 대량의 출혈이 있는 혈붕(血崩), 대하, 내장의 풍사로 인하여 하혈을 하는 장풍하혈(腸風下血), 장의 기가 통하지 않고 막혀서 배가 아픈 장옹(腸癰), 종기나 부스럼으로 인한 독을 치료한다.

🌿 **약용법과 용량** : 말린 약재 5~10g(생것 30~60g)을 물 1L에 넣어 1/3이 될 때까지 달여 하루에 2~3회 나눠 마시거나, 즙 또는 가루로 만들어 복용한다. 즙을 내 환부에 바르기도 한다.

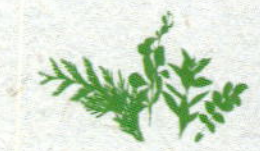

감기, 해수, 천식, 풍열두통을 치료하는

바디나물

Angelica decursiva (Miq.) Franch. & Sav.

- **이명** : 사약채, 흰사약채, 흰꽃바디나물, 흰바디나물
- **생약명** : 전호(前胡), 일전호(日前胡)
- **과명** : 산형과(Umbelliferae)
- **개화기** : 8~9월

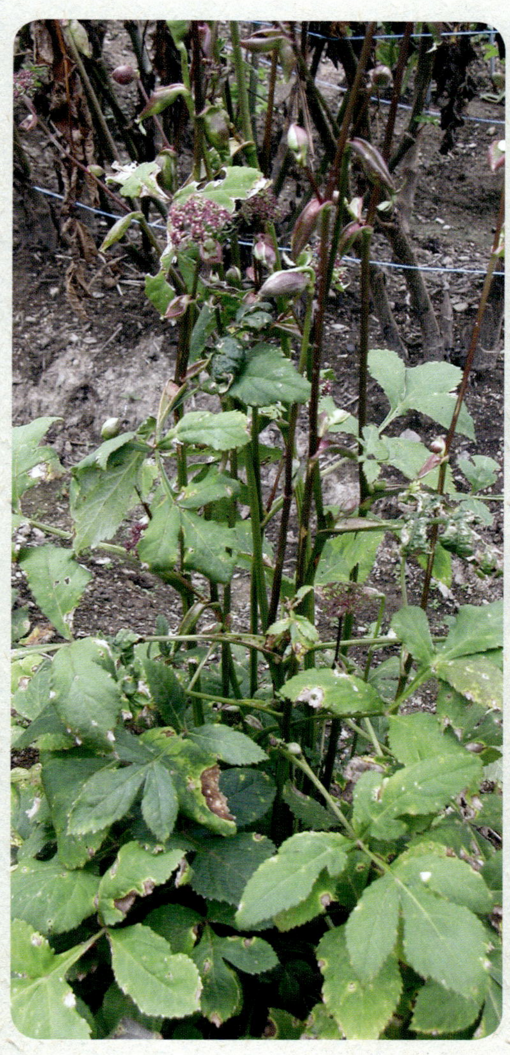

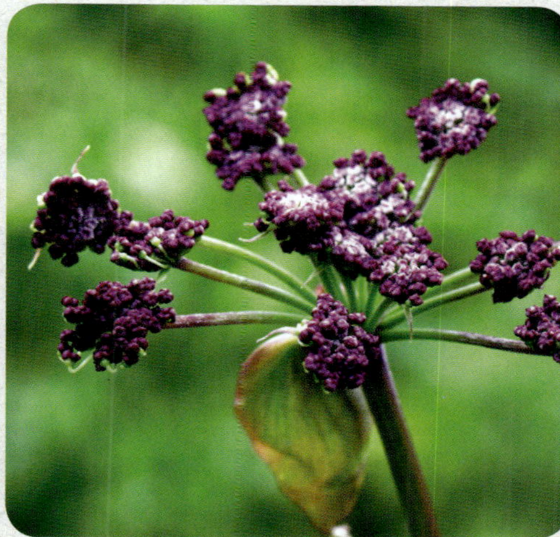

바디나물_ 꽃

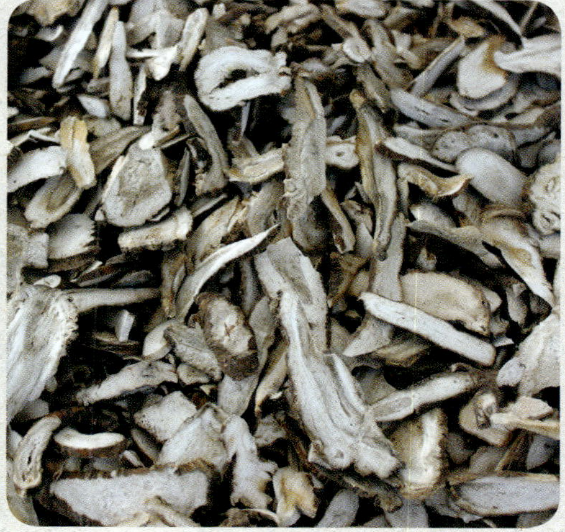

바디나물_ 뿌리(약재)

- **생육특성** : 바디나물은 각처의 산야, 습기가 많은 곳에서 자라는 여러해살이풀로, 생육환경은 햇빛이 잘 들어오는 양지와 반그늘의 물기가 많은 곳이다. 키는 80~150cm이고, 잎은 삼각형의 넓은 달걀 모양으로 깃꼴겹잎이다. 잎의 길이는 5~10cm이고, 결각 모양의 톱니와 예리한 톱니가 있다. 꽃은 짙은 자주색이나 흰색으로 8~9월에 줄기와 잎 사이에서 핀다. 열매는 10~11월경에 달리는데 길이가 0.5cm이며 편평한 타원형이다.

- **채취 방법과 시기** : 이른 봄에 어린순을 채취해 식용하고, 가을부터 겨울에 걸쳐 뿌리를 채취해 햇볕에 건조한다.

- **성분** : 뿌리에는 푸로쿠마린(furocumarine) 종류인 노다케닌(nodakenin), 스폰게스테롤(spongesterol), 만니톨(mannitol), 에스트라골(estragole), 리미넨(liminene)이 함유되어 있다.

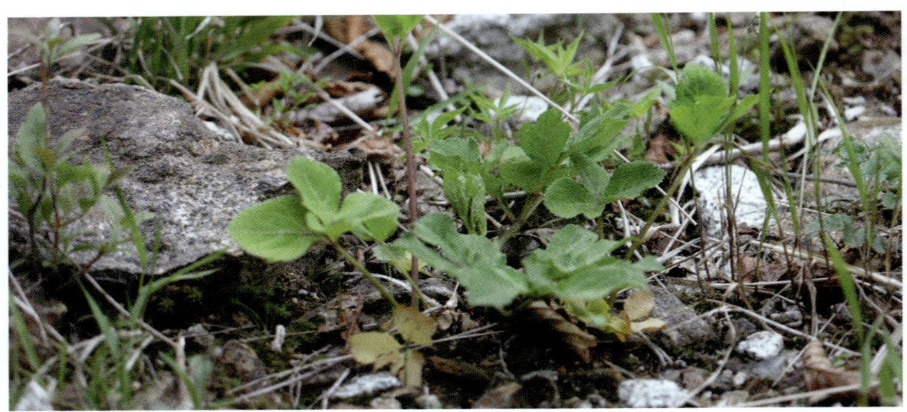

바디나물_ 어린순 올라오는 모습

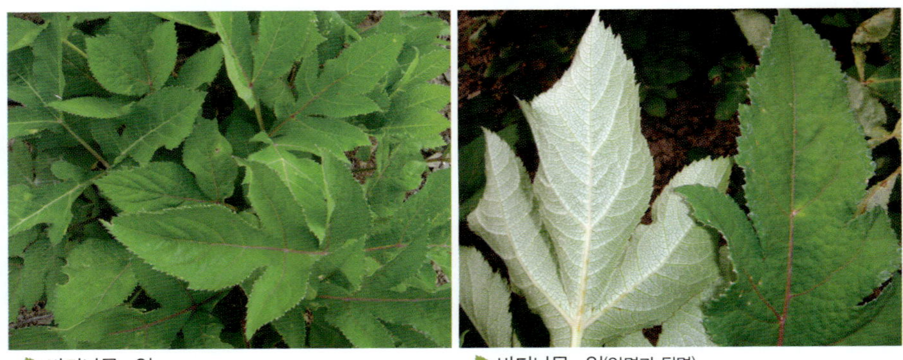

바디나물_ 잎

바디나물_ 잎(앞면과 뒷면)

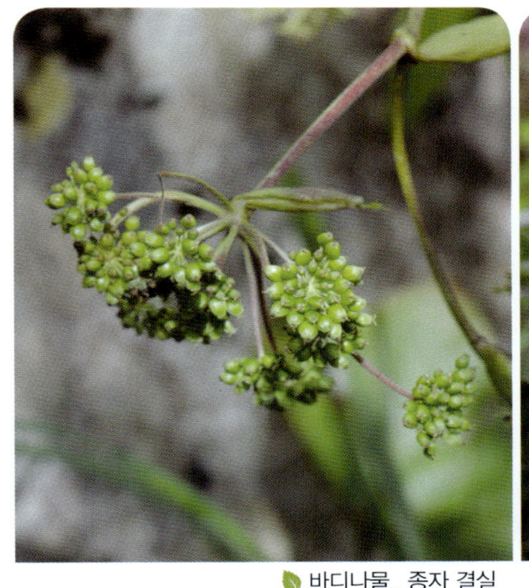

🍃 바디나물_ 종자 결실

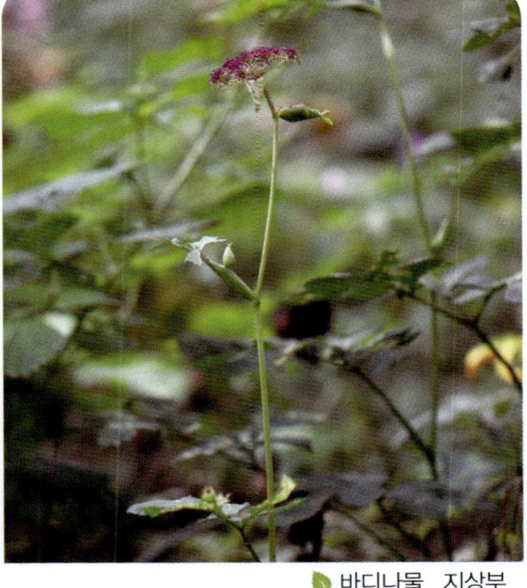

🍃 바디나물_ 지상부

🍃 **성미** : 약성은 약간 차고, 맛은 맵고 쓰다.

🍃 **귀경** : 비(脾), 폐(肺) 경락에 작용한다.

🍃 **효능과 주치** : 열을 식히는 청열, 담을 제거하는 거담, 기침을 다스리는 진해, 기를 내리는 하기(下氣) 등의 효능이 있어 감기, 발열, 해수, 천식, 구역(嘔逆), 풍열두통(風熱頭痛: 풍사와 열사로 인한 두통), 흉격만민(胸膈滿悶: 가슴이 그득하고 답답한 증상) 등을 치료한다.

🍃 **약용법과 용량** : 말린 뿌리 6~12g을 물 1L에 넣어 1/3이 될 때까지 달여 하루에 2~3회 나눠 마시거나, 환 또는 가루로 만들어 복용한다.

patent

바디나물의 기능성 및 효능에 관한 특허자료

▶ **바디나물 추출물을 포함하는 항암제 조성물**

본 발명은 암세포 내의 캐스파아제(caspase) 3/7을 활성화시켜 세포핵 내의 염색체 DNA를 절단하여 세포의 아폽토시스(apoptosis)를 유도하여 암세포를 사멸시키는 특징을 갖는 바디나물 추출물을 주성분으로 포함하는 항암제 조성물에 관한 것이다. 본 발명에 따른 조성물은 정상세포의 성장에는 영향을 주지 않고 각종 암세포를 사멸시키므로, 각종 암세포의 항암 치료를 위한 의약품 또는 예방을 위한 기능성 식품으로 유용하게 이용될 수 있다.

– 공개번호 : 10−2010−0007377, 출원인 : 김춘성, 김도경, 이숙영, 전홍성

감기, 폐농양, 백일해, 중이염을 치료하는

바위떡풀

| 사용부위 | 어린순, 전초

Saxifraga fortunei var. *incisolobata* (Engl. & Irmsch.) Nakai

- **이명** : 지이산바위떡풀, 지리산바위떡풀, 대문자꽃잎풀, 섬바위떡풀, 지이산떡풀
- **생약명** : 화중호이초(華中虎耳草)
- **과명** : 범의귀과(Saxifragaceae)
- **개화기** : 8~9월

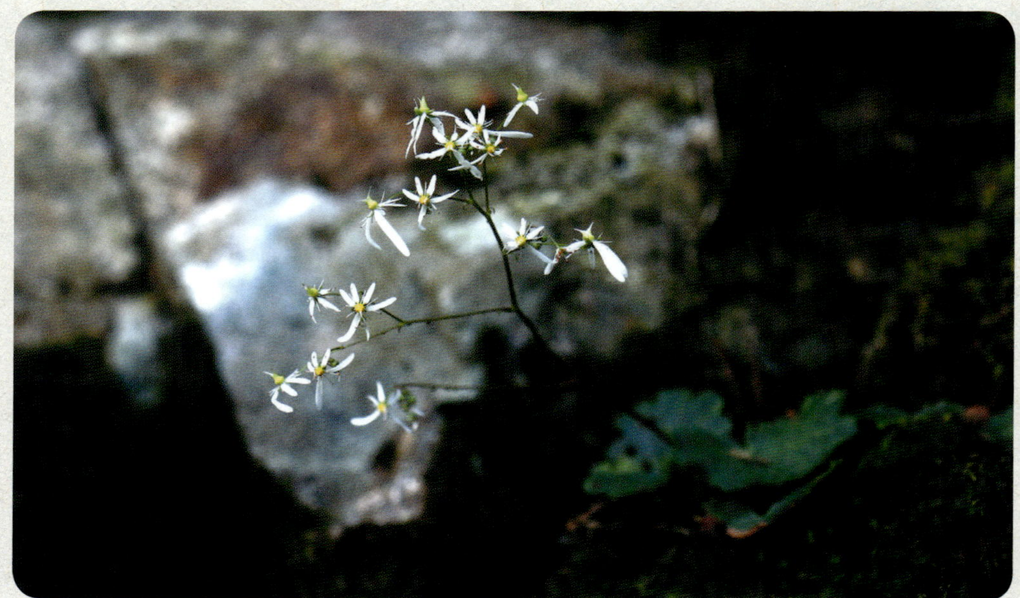

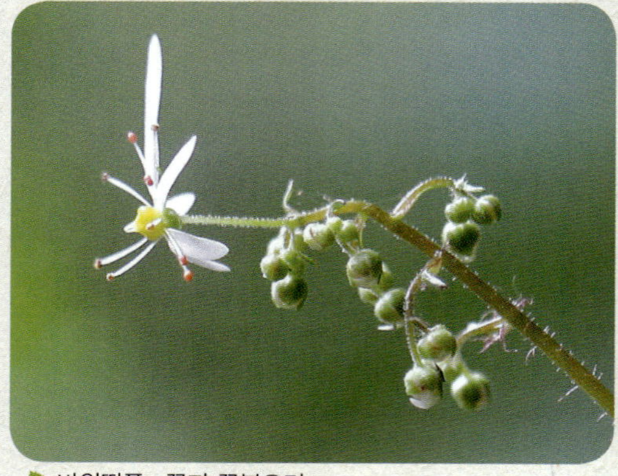

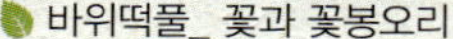

바위떡풀_ 꽃과 꽃봉오리

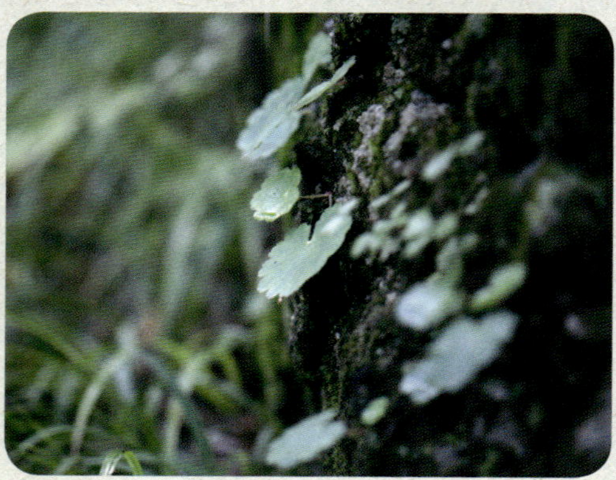

바위떡풀_ 약재로 사용하는 어린순

🌿 **생육특성** : 바위떡풀은 각처의 산속 습한 곳에서 자라는 여러해살이풀로, 생육환경은 산속 바위틈의 물기가 많은 곳과 습한 이끼가 많은 곳이다. 키는 7~17cm이고, 잎은 약간 다육질이며 둥근 심장 모양이다. 잎은 길이가 5~9cm, 너비는 7~10cm이며 가장자리는 손바닥 모양으로 갈라지고 뒷면은 흰색이다. 꽃은 흰색으로 8~9월에 길이 5~30cm의 꽃대 위에서 핀다. 열매는 10월에 달리는데 길이는 0.4~0.6cm로 달걀 모양이며 끝에는 2개의 돌기가 있다. 종자는 긴 방추형이고 길이는 0.08cm이다. 유사종으로는 지리산바위떡풀이 있는데 바위떡풀보다 잎의 털이 적은 것을 보고 구분한다.

🍂 **채취 방법과 시기** : 이른 봄에 어린순을 채취해 식용하고, 꽃이 필 무렵에 전초를 채취해 햇볕에 말린다.

🌿 **성분** : 베르게닌(bergenin), 글루코스(glucose), 알부틴(arbutin), 애스쿨린(aesculin), 타닌(tannin) 등이 함유되어 있다.

🌿 **성미** : 성질이 차고, 맛은 맵고 약간 쓰고, 약간의 독성이 있다.

🍂 **귀경** : 비(脾), 폐(肺) 경락에 작용한다.

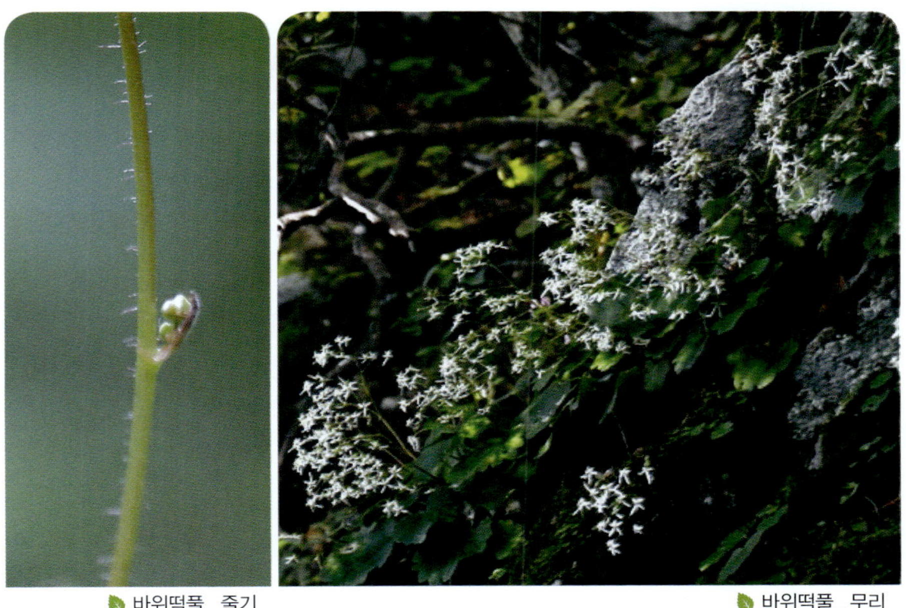

🌿 바위떡풀_ 줄기　　　　　　　　　　　　　　　　🌿 바위떡풀_ 무리

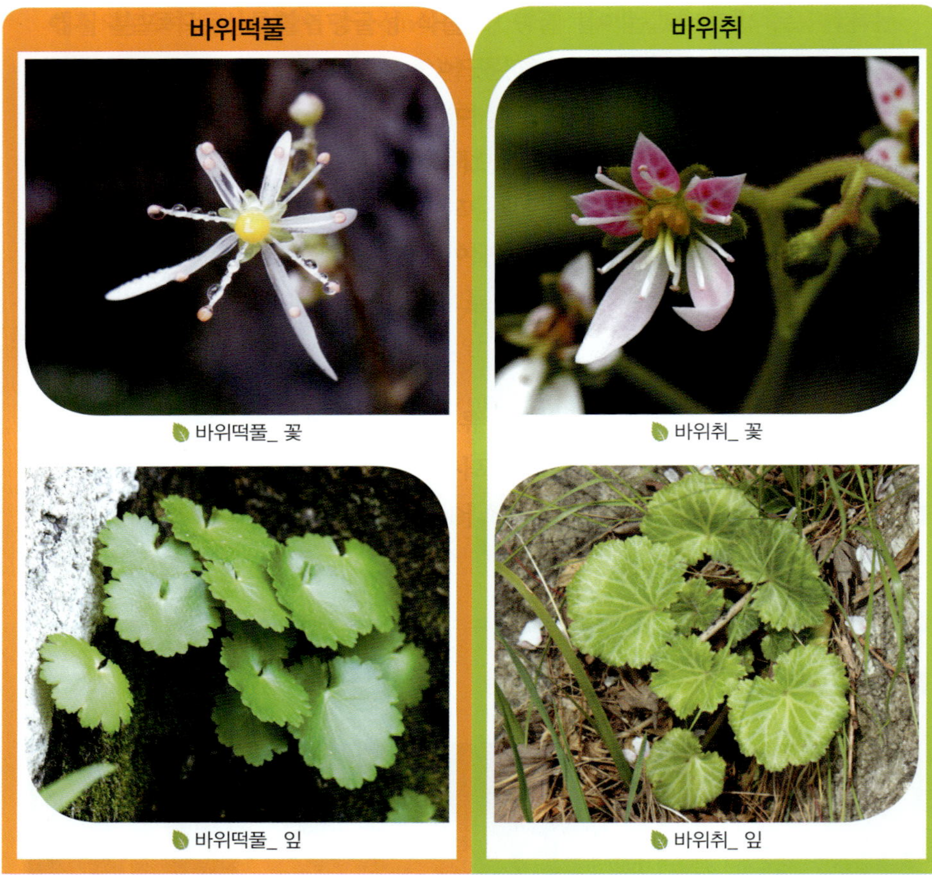

🍂 **효능과 주치** : 풍사를 없애 풍을 치료하는 거풍, 열을 식히는 해열, 독을 풀어주는 해독, 종기를 삭이는 소종 등의 효능이 있어 감기, 고열, 해수, 백일해, 폐농양(肺膿瘍), 중이염, 습진 등을 치료하며 화상과 같이 피부가 벌겋게 되면서 화끈거리고 열이 나는 단독(丹毒)을 치료한다.

🍃 **약용법과 용량** : 말린 약재 12~24g을 물 1L에 넣어 1/3이 될 때까지 달여 하루에 2~3회 나눠 마시거나, 즙을 내어 환부에 바르거나, 달인 액으로 환부를 씻어낸다.

🍂 **사용 시 주의사항** : 독성이 있으므로 신중하게 사용해야 한다.

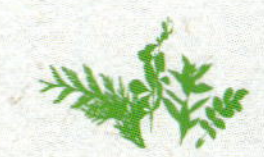

간염, 습진, 치질, 말라리아, 화상을 치료하는

바위솔 | 사용부위 | 전초

Orostachys japonica (Maxim.) A. Berger

- **이명** : 지붕직이, 와송, 넓은잎지붕지기, 오송, 넓은잎바위솔(북)
- **생약명** : 와송(瓦松)
- **과명** : 돌나물과(Crassulaceae)
- **개화기** : 9월

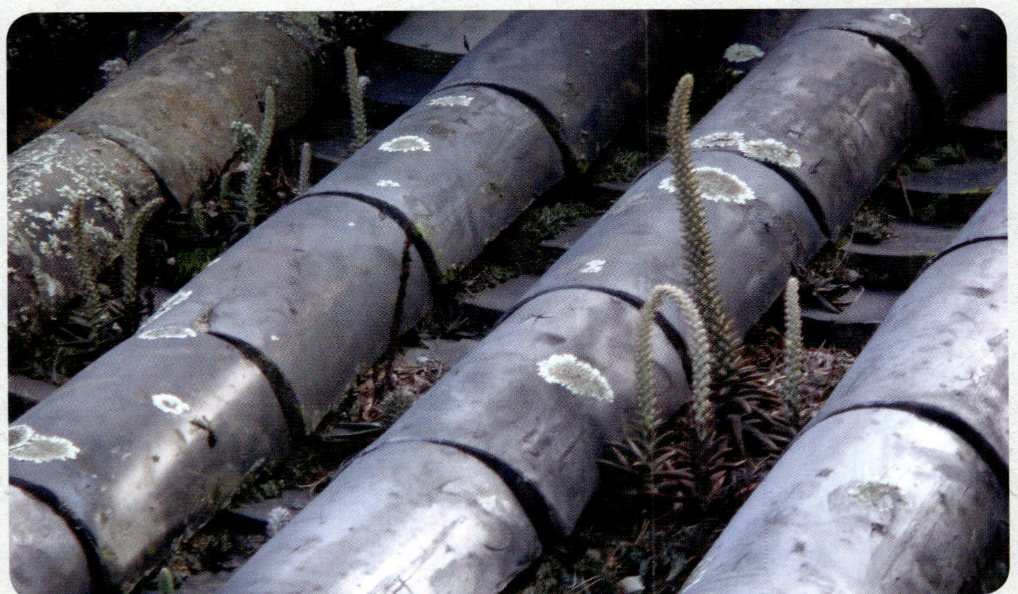

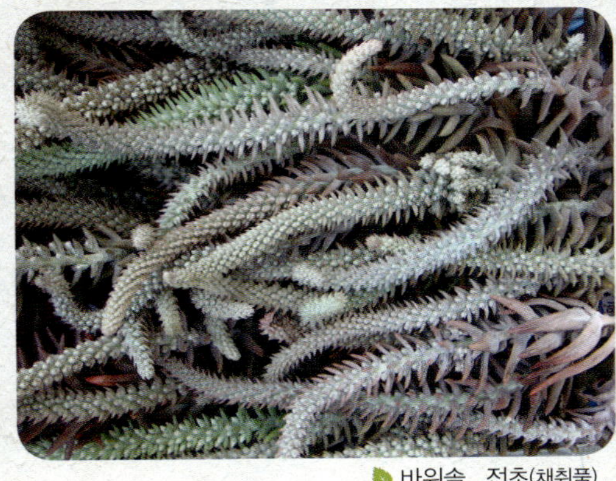

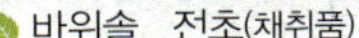

바위솔_ 전초(채취품)

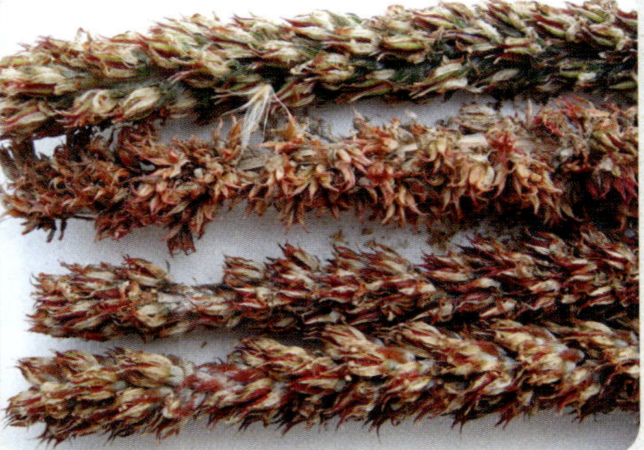

바위솔_ 전초(약재 전형)

- **생육특성** : 바위솔은 각처의 산과 바위에서 자라는 여러해살이풀로, 생육환경은 햇빛이 잘 들어오는 바위나 집 주변의 기와이다. 키는 20~40cm이고, 잎은 원줄기에 많이 붙어 있는데 끝부분은 가시처럼 날카롭다. 꽃은 흰색으로 줄기 아랫부분에서 위쪽으로 올라가며 핀다. 꽃대가 출현하면 아래에서 올라와 위로 올라가면서 촘촘하던 잎들은 모두 줄기를 따라 올라가며 느슨해진다. 9월에 꽃이 피고 종자가 열리면 잎은 모두 고사한 상태로 남아 있다.

  집 주변의 오래된 기와에서 흔히 볼 수 있는 품종으로 일명 와송(瓦松)이라고도 한다.

- **채취 방법과 시기** : 여름부터 가을에 걸쳐 전초를 채취하는데 뿌리와 이물질을 제거하고 햇볕에 말린다.

- **성분** : 수산(oxalic acid), 15-메틸-헵타데카노익산(15-methyl-heptadecanoic

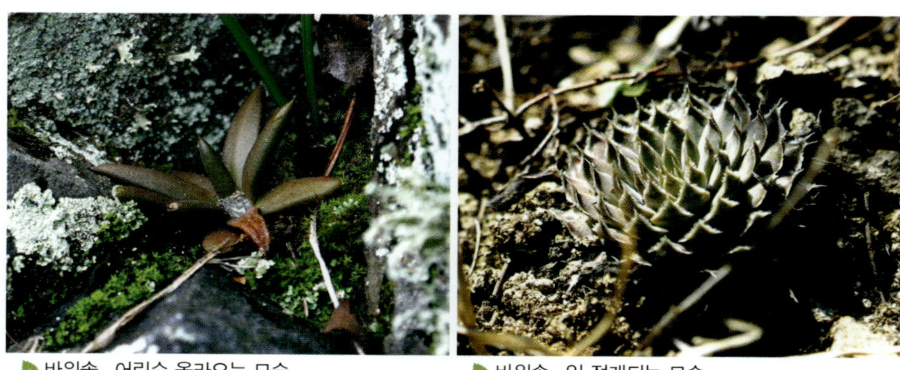

바위솔_ 어린순 올라오는 모습

바위솔_ 잎 전개되는 모습

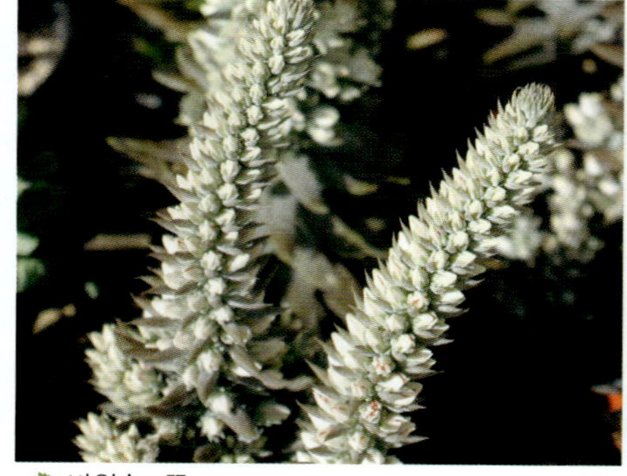

바위솔_ 꽃

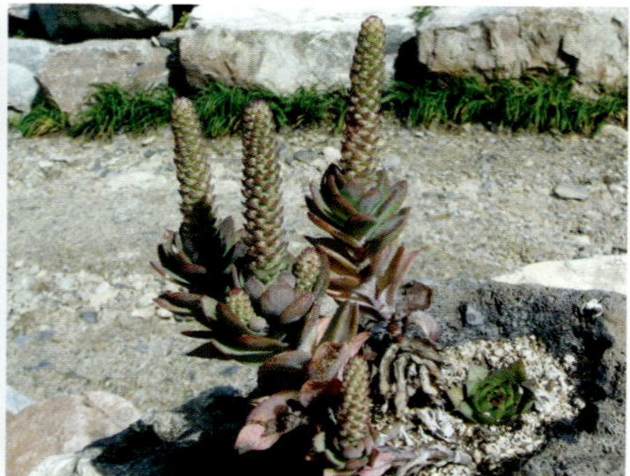

바위솔_ 지상부

acid), 1-헥사코신(1-hexacosene), 아라키딘산(arachidic acid), 비헤닉산(behenic acid), 베타-아미린(β-amyrin), 프리델린(friedelin), 글루티놀(glutinol), 글루티논(glutinone), 헥사트리아콘타놀(hexatriacontanol), 스테아릭산(stearic acid) 등이 함유되어 있다.

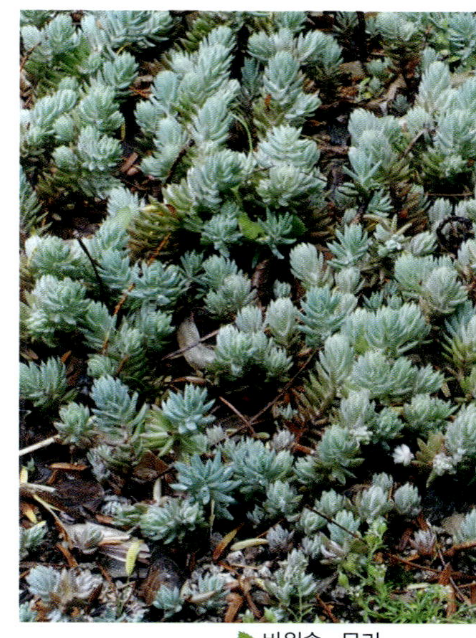

- **성미** : 성질이 시원하고, 맛은 시고 쓰다.

- **귀경** : 간(肝), 폐(肺) 경락에 작용한다.

- **효능과 주치** : 열을 식히는 해열, 종기를 삭이는 소종, 출혈을 멈추게 하는 지혈, 하초의 수습을 오줌으로 나가게 하는 이습 등의 효능이 있어 간염, 습진, 치창, 말라리아, 옹종, 코피, 적리(赤痢)라고도 하는 혈리(血痢: 대변에 피가 섞여 나오는 이질), 화상 등을 치료한다.

- **약용법과 용량** : 말린 전초 15~30g을 물 1L에 넣어 1/3이 될 때까지 달여 하루에 2~3회 나눠 마시거나, 환으로 만들어 복용하기도 하고, 즙을 내어 마시기도 한다. 짓찧거나, 숯으로 만든 뒤 그 가루를 환부에 바르거나 뿌린다.

patent

바위솔(와송)의 기능성 및 효능에 관한 특허자료

▶ **바위솔(와송)의 에틸아세테이트 분획물을 유효성분으로 포함하는 간암의 예방 또는 치료용 조성물**

본 발명에 따른 와송 에틸아세테이트 분획물은 세포 독성이 없고, 항세포사멸 인자인 bcl-2, caspase-3, caspase-8 및 caspase-9를 억제하며 세포사멸을 유도한다고 알려져 있는 시토크롬 C의 발현을 촉진 또는 증가시켜 간암 세포의 세포사멸을 유도하는 활성을 가지고 있다. 본 발명에 따른 바위솔의 에틸아세테이트 분획물을 유효성분으로 포함하는 본 발명의 조성물은 간암의 치료 및 예방에 유용한 치료제 및 간암을 개선할 수 있는 기능성 식품의 제조에 사용할 수 있는 효과가 있다.

– 공개번호 : 10–2014–0065184, 출원인 : 인제대학교 산학협력단

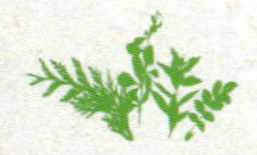

바위취

| 사용부위 | **잎줄기**

Saxifraga stolonifera Meerb.

- **이명** : 겨우사리범의귀, 석하엽, 천하엽, 불이초, 이농초, 홍전초
- **생약명** : 호이초(虎耳草)
- **과명** : 범의귀과(Saxifragaceae)
- **개화기** : 5월

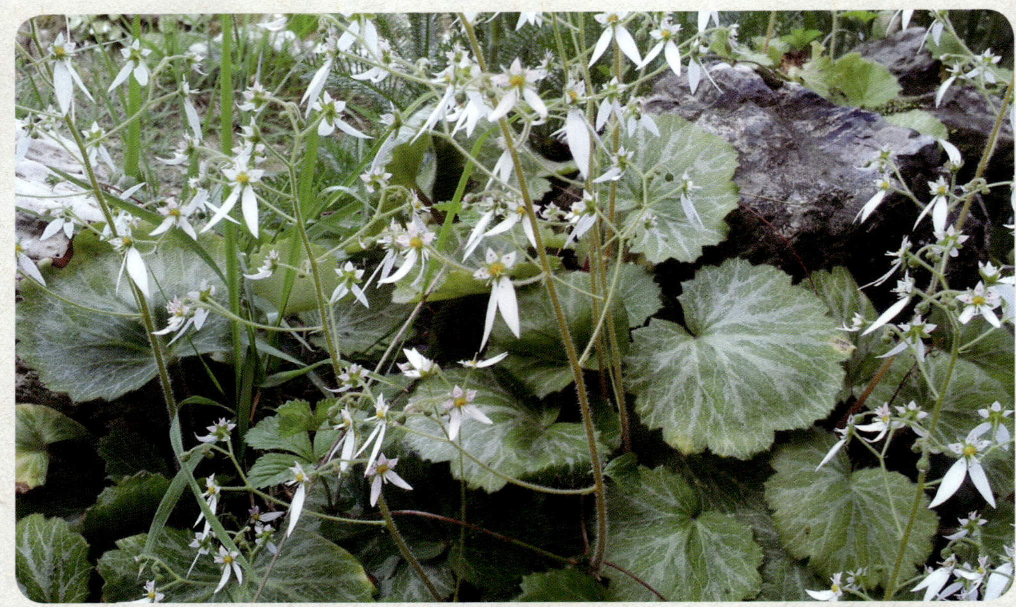

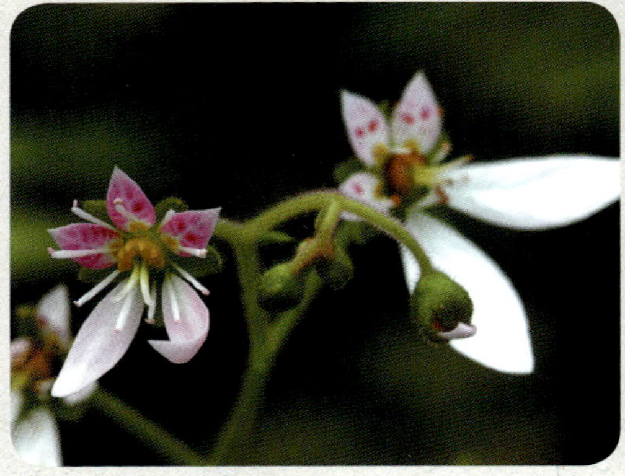

🌿 바위취_ 꽃

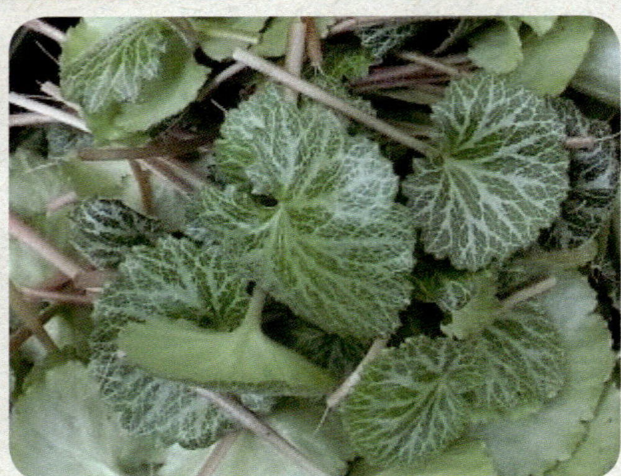

🌿 바위취_ 잎줄기(채취품)

 : 바위취는 상록여러해살이풀로, 중부 이남의 그늘지고 습한 곳에서 잘 자라며 재배도 한다. 높이는 60cm 정도로 자라고, 식물체 전체에 털이 나 있고, 뿌리줄기는 옆으로 뻗으면서 번식한다. 잎은 뿌리줄기로부터 뭉쳐나고 콩팥 모양 원형으로 가장자리에는 물결 고양 같은 톱니가 있다. 꽃은 흰색으로 5월에 총상꽃차례로 핀다. 열매는 7~8월에 달린다.

채취 방법과 시기 : 여름부터 가을까지 잎줄기를 채취해 햇볕에 말린다.

성분 : 질산칼륨, 염화칼륨 외에 알칼로이드(alkaloid), 알부틴(arbutin) 애스쿨린(aesculin) 등이 함유되어 있다.

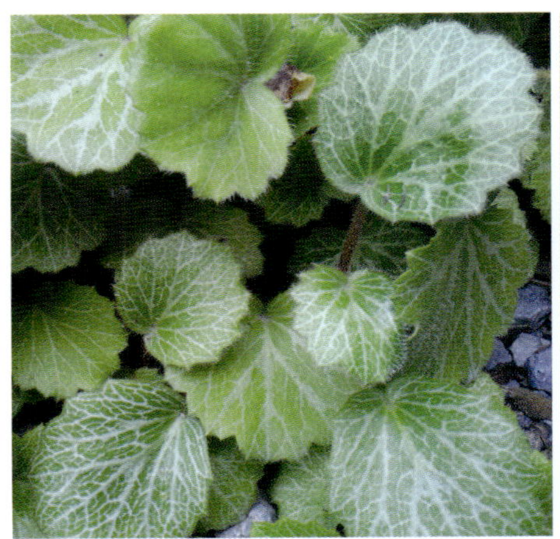

바위취_ 잎

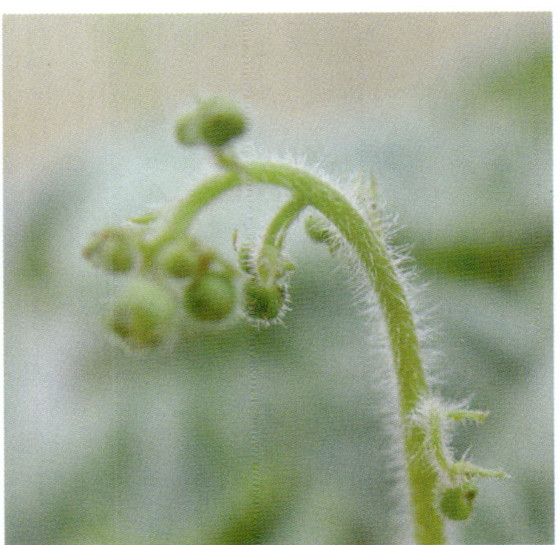

바위취_ 꽃봉오리

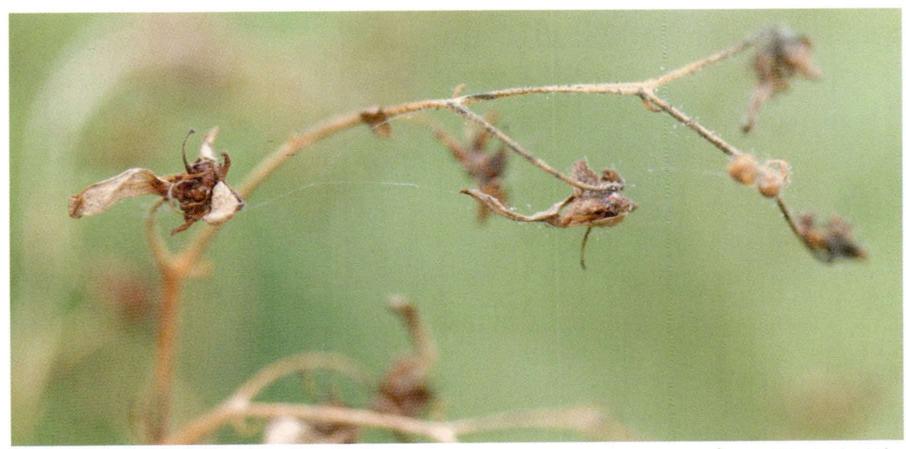

바위취_ 종자 결실

【 혼동하기 쉬운 약초 비교 】

바위취	바위떡풀
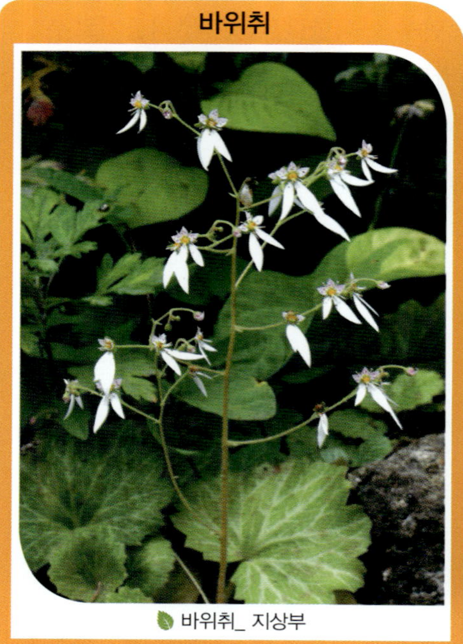	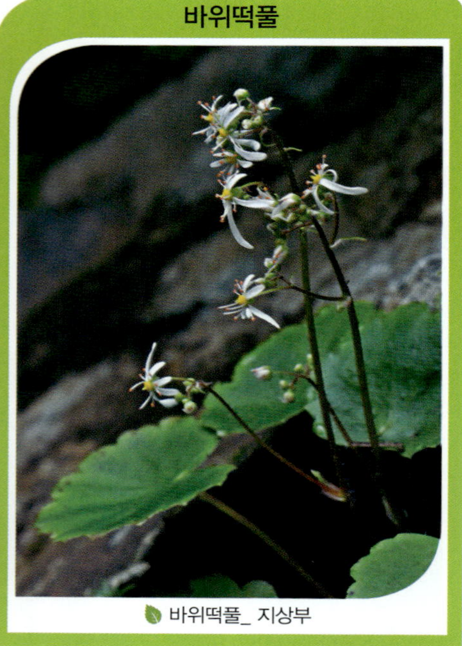
🌿 바위취_ 지상부	🌿 바위떡풀_ 지상부

🌿 **성미** : 성질이 차고, 맛은 맵고 약간 쓰다. 약간의 독성이 있다.

🌿 **귀경** : 비(脾), 폐(肺) 경락에 작용한다.

🌿 **효능과 주치** : 풍을 제거하는 거풍, 열을 내리는 해열, 독을 풀어주는 해독, 종기를 삭히는 소종 등의 효능이 있어 감기, 고열, 해수(咳嗽), 백일해, 폐농양(肺膿瘍), 중이염, 습진, 단독(丹毒) 등에 사용할 수 있다.

🌿 **약용법과 용량** : 말린 잎줄기 15~20g을 물 700mL에 넣어 끓기 시작하면 약하게 줄여 200~300mL가 될 때까지 달여 하루에 2회 나눠 마신다. 외용할 경우에는 즙을 내어 상처에 바르거나, 달여서 환부를 닦아내기도 한다. 치질로 고생하는 경우에는 햇볕에 말린 약재 적당량을 변기에 넣고 태워 그 연기를 환부에 쏘인다.

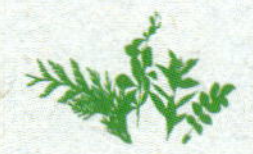

인후염, 간질, 황달, 피부질환을 개선하는

박새

| 사용부위 | 뿌리, 뿌리줄기

Veratrum oxysepalum Turcz.

- **이명** : 묏박새, 넓은잎박새, 꽃박새
- **생약명** : 여로(藜蘆), 첨피여로(尖被藜蘆), 녹총(鹿蔥)
- **과명** : 백합과(Liliaceae)
- **개화기** : 6~7월

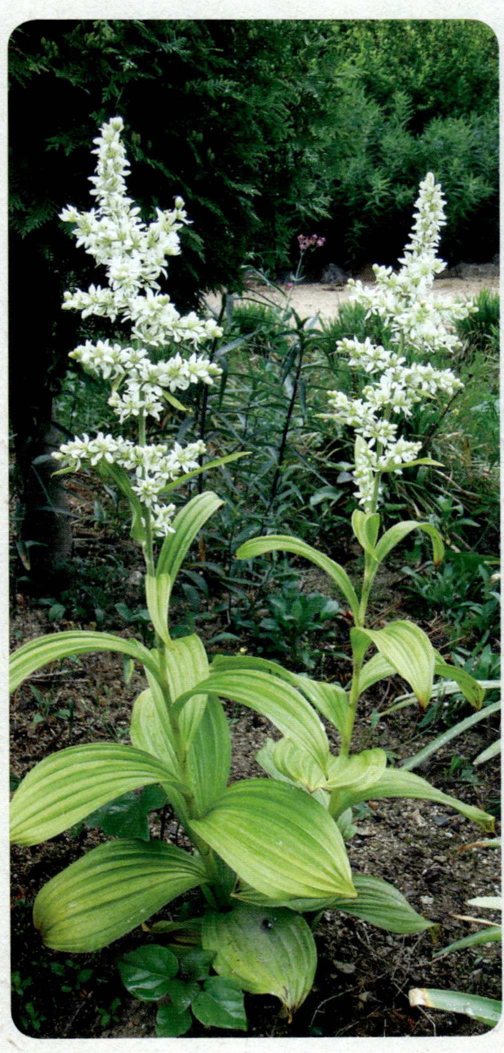

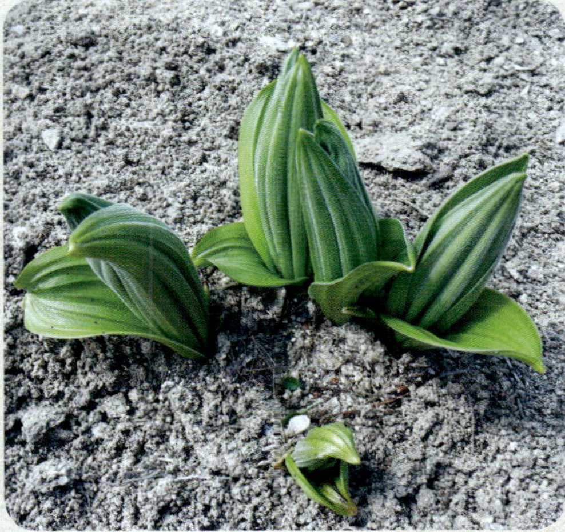

🌿 박새_ 어린순

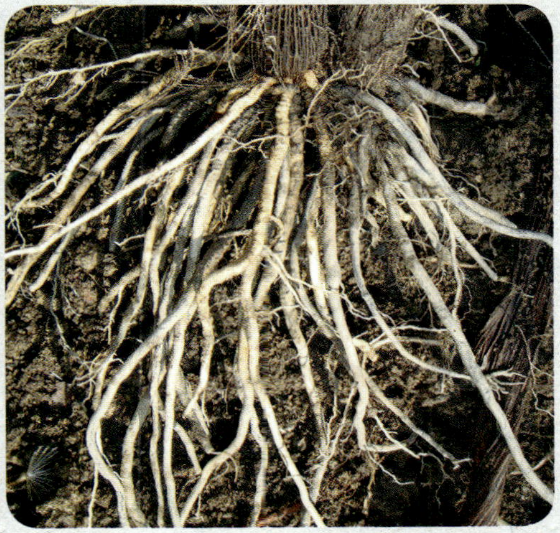

🌿 박새_ 뿌리(채취품)

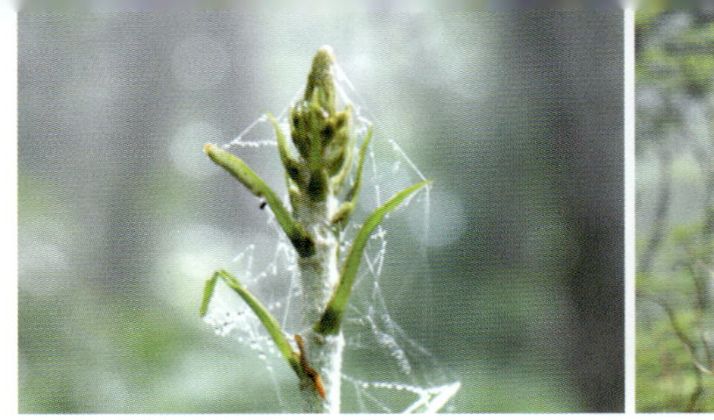

🍃 박새_ 꽃봉오리

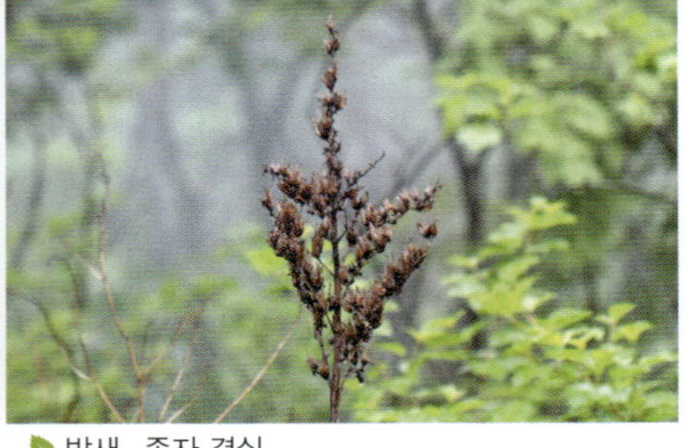

🍃 박새_ 종자 결실

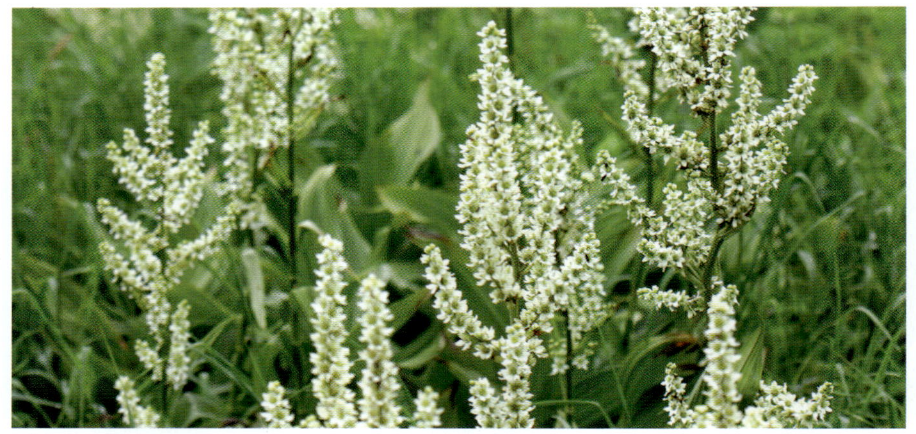

🍃 박새_ 무리

🍃 **생육특성** : 박새는 각처의 깊은 산지에서 자라는 여러해살이풀로, 생육환경은 반그늘이고 습기가 많은 곳이다. 키는 1.5m 정도이며, 잎은 타원형으로 가장자리에는 털이 많이 나 있고, 길이는 20cm 정도 혹은 12cm 정도이다. 잎맥이 많으며 주름이 져 있고 뒷면에는 짧은 털이 나 있다. 꽃은 안쪽은 연한 황백색, 뒤쪽은 황록색으로 6~7월에 피는데 지름은 2.5cm 정도이다. 열매는 9~10월경에 달리는데 타원형이며 길이는 2cm 정도이고 윗부분이 3개로 갈라진다.

🍃 **채취 방법과 시기** : 꽃대가 출현하기 전인 이른 봄과 줄기가 시든 후인 가을에 뿌리를 채취해 햇볕에 말리거나 끓는 물에 데친 후 햇볕에 말린다.

🍃 **성분** : 뿌리에는 제르빈(jervine), 슈도제르빈(pseudojervine), 루비제르빈(rubijervine), 콜히친(colchicine), 제르메린(germerine), 베르트로일-지가데닌(veratroyl-zygadenine) 등의 알칼로이드(alkaloid), 베타-시토스테롤(β-sitosterol)이 함유되어 있다.

584

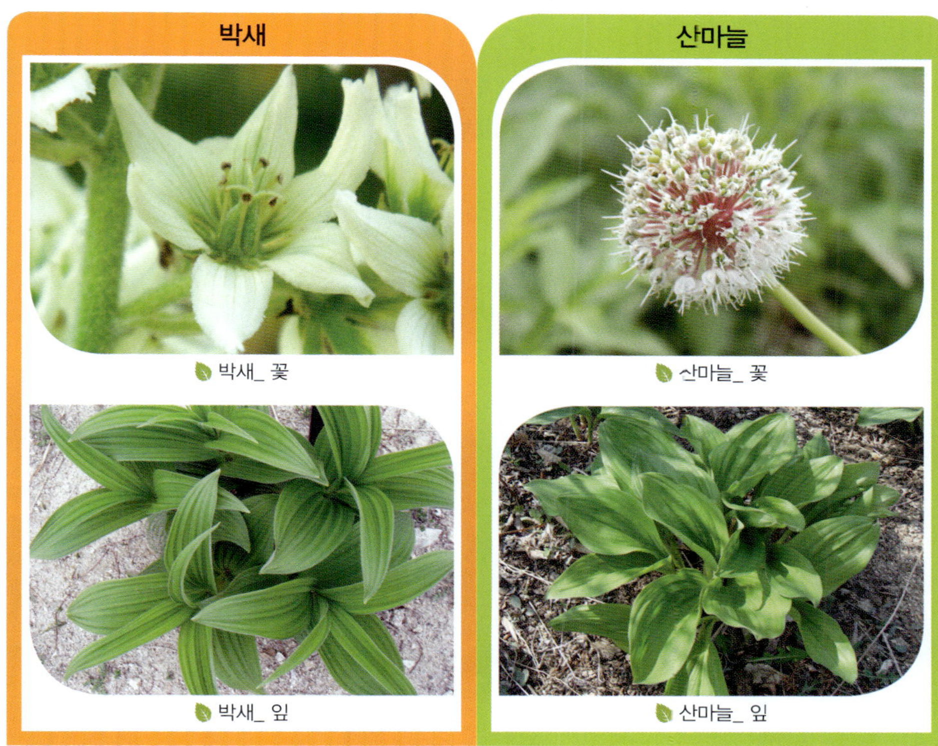

성미 : 성질이 차고, 맛은 쓰고 맵고, 독성이 있다.

귀경 : 간(肝), 폐(肺) 경락에 작용한다.

효능과 주치 : 풍담(風痰: 풍증을 일으키는 담병 또는 풍으로 생기는 담병)을 토하게 하고, 충독(蟲毒: 벌레에 의한 독)을 제거하는 효능이 있어 가래가 목에 낀 듯하고 목구멍이 붓고 아픈 인후염, 간질, 오러된 학질, 황달, 피부질환을 치료하며 농약(살충제)의 원료로도 사용된다.

약용법과 용량 : 말린 약재 0.3∼0.6g을 환 또는 가루로 만들어 복용한다. 피부질환에는 가루로 빻은 것을 기름에 개어 환부어 바른다. 민간에서는 이가 아플 때 진통제로 박새 뿌리를 넣어 사용하는 경우가 있으나 독성이 있어 위험하다.

사용 시 주의사항 : 독성이 있으므로 신중하게 사용해야 한다.

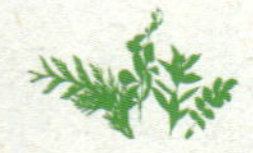

박주가리

| 사용부위 | 전초, 열매껍질

Metaplexis japonica (Thunb.) Makino

- **이명 :** 고환(苦丸), 작표(雀瓢), 백환등(白環藤), 세사등(細絲藤), 양각채(羊角菜)
- **생약명 :** 나마(蘿藦), 천장각(天漿殼)
- **과명 :** 박주가리과(Asclepiadaceae)
- **개화기 :** 7~8월

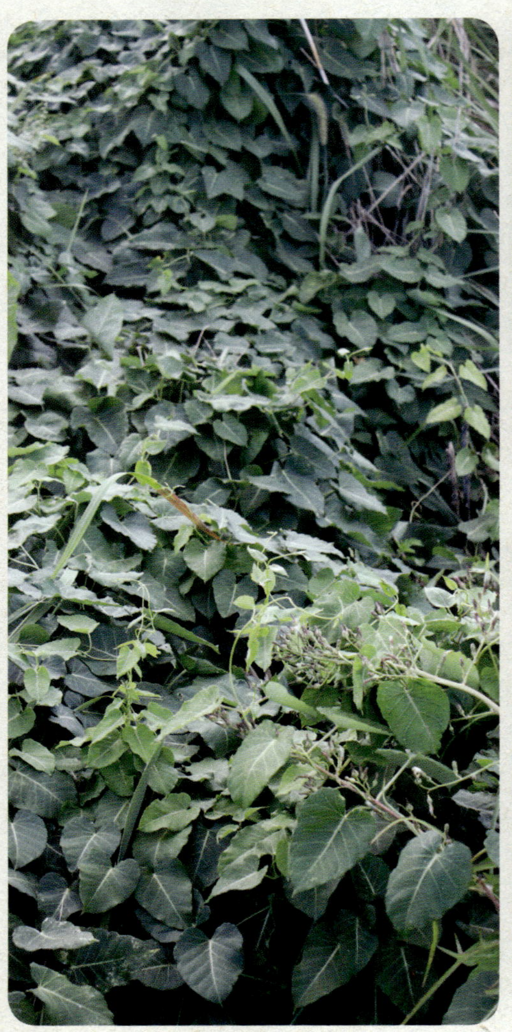

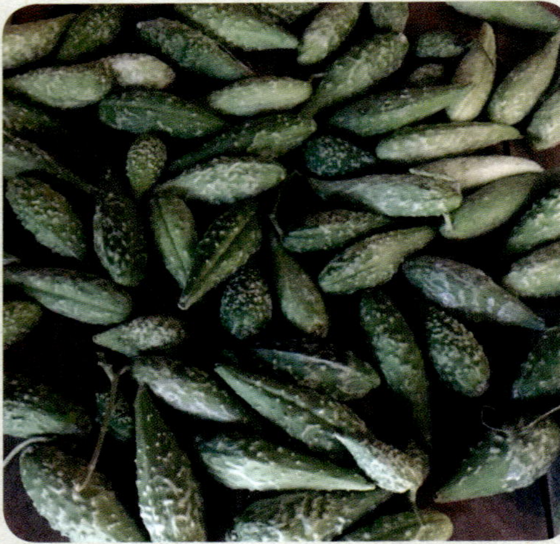

박주가리_ 열매(채취품)

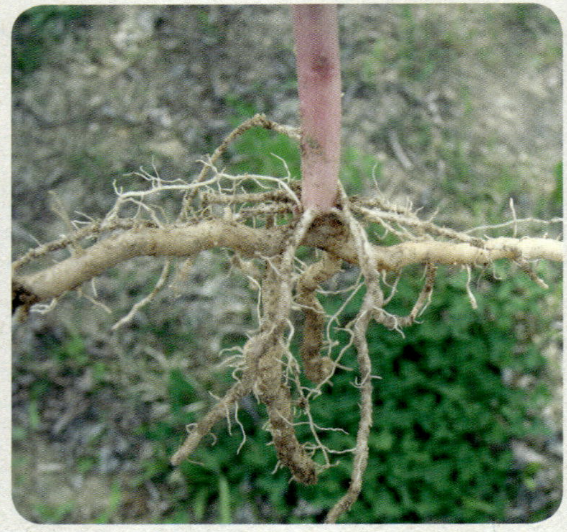

박주가리_ 뿌리(채취품)

🍃 **생육특성 :** 박주가리는 여러해살이덩굴성풀로, 양지의 건조한 곳에서 잘 자란다. 줄기는 3m 이상 자라며, 줄기나 잎을 자르면 흰색 유즙이 나온다. 잎은 마주나고 달걀 모양으로 잎끝이 뾰족하다. 꽃은 자주색으로 7~8월에 총상꽃차례로 잎겨드랑이에서 핀다. 열매는 8~10월에 달린다.

일반적으로 박주가리와 혼동하는 식물로 큰조롱(*Cynanchum wilfordii*)과 하수오(*Fallopia multiflora*)가 있다. 같은 박주가리과의 큰조롱은 생약명이 백수오이고 은조롱이나 하수오라는 이명으로도 불린다. 바로 이 하수오라는 이명 때문에 마디풀과에 속하는 하수오와 혼동되는 식물이다. 큰조롱은 박주가리처럼 줄기에서 유즙이 나오며 꽃은 연한 황록색인데, 하수오는 유즙이 없으며 꽃은 흰색이다.

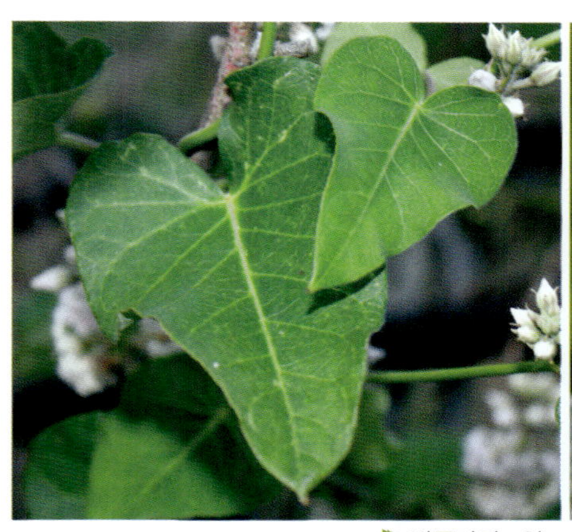

🍃 박주가리_ 잎

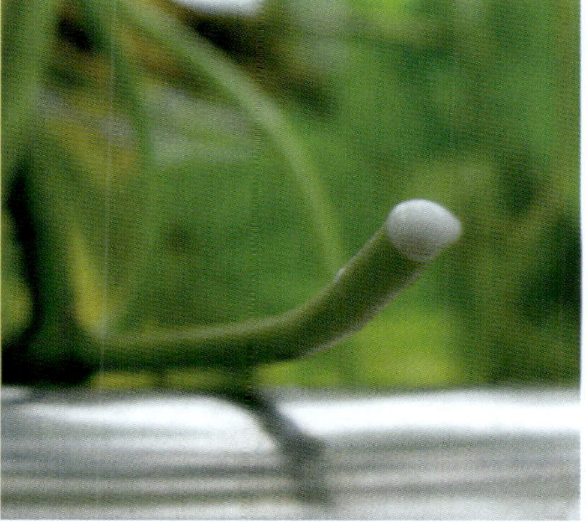

🍃 박주가리_ 줄기에서 나오는 즙

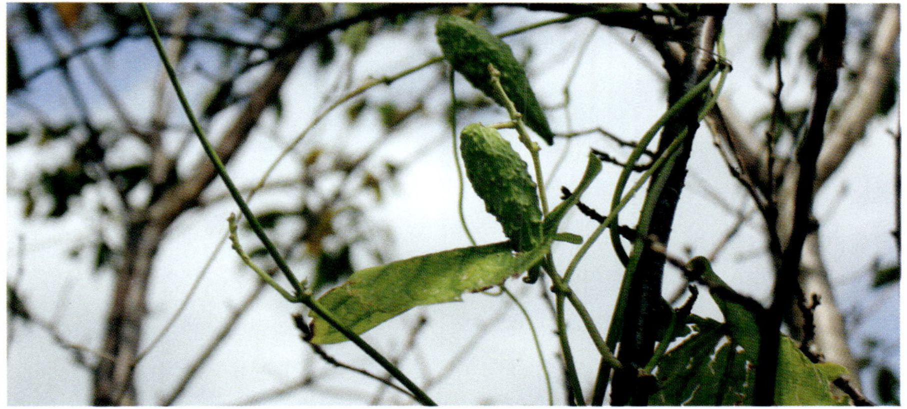

🍃 박주가리_ 덩굴줄기

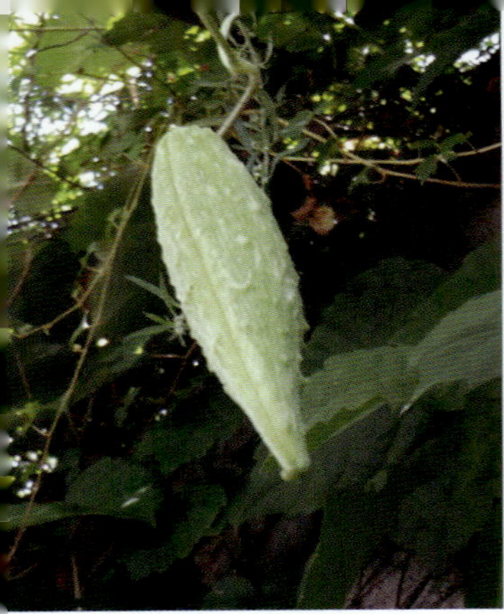
박주가리_ 열매

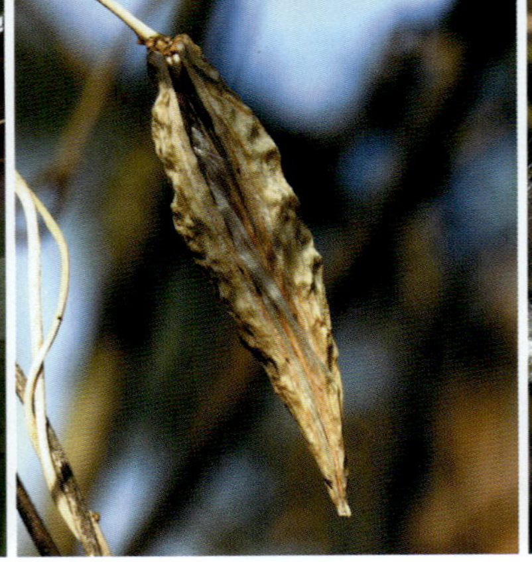
박주가리_ 종자 터지기 전

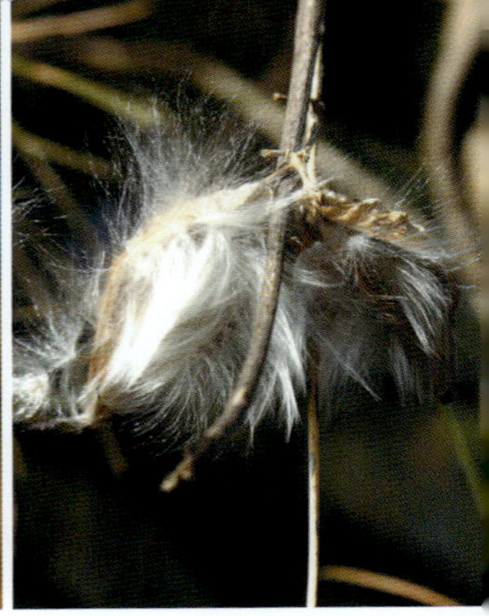
박주가리_ 종자 터지는 모습

🍂 **채취 방법과 시기 :** 가을에 과실이 성숙할 때 채취해 햇볕에 말리거나 생것으로 사용한다.

🍃 **성분 :** 뿌리에는 벤조일라마논(benzoylramanone), 메타플렉시게닌(metaplexigenin), 이소람논(isoramanone), 사르코시틴(sarcositin)이 함유되어 있다. 잎과 줄기에는 디지톡소즈(digitoxose), 사르코스틴(sarcostin), 우텐딘(utendin), 메타플렉시게닌 등이 함유되어 있다.

🍃 **성미**

① 나마(蘿藦) : 박주가리의 전초 또는 뿌리를 여름에 채취해 햇볕에 말리거나 생으로 사용하는 것으로 성질이 평범하고, 맛은 달고 맵다.

② 천장각(天漿殼): 박주가리의 성숙한 과실의 열매껍질을 말린 것으로 표주박처럼 생겼으며 성질이 평범하고, 맛은 짜며, 독성이 없다.

🍃 **귀경 :** 나마는 비(脾), 신(腎) 경락에 작용한다. 천장각은 간(肝), 폐(肺) 경락에 작용한다.

🍂 **효능과 주치**

① 나마 : 정액과 기를 보하는 보익정기(補益精氣), 젖이 잘 나오게 하는 통유(通乳), 독을 풀어주는 해독 등의 효능이 있어 신(腎)이 허해서 오는 유정(遺精), 방사(성행위)를 지나치게 많이 하여 오는 기의 손상, 양도(陽道)가 위축되는 양위(陽萎), 여성의 냉이나 대하, 젖이 잘 나오지 않는 유즙불통, 단독, 창독 등의 치료에 응용할 수 있으며, 뱀이나 벌레 물린 상처 등에 사용할 수 있다.

588

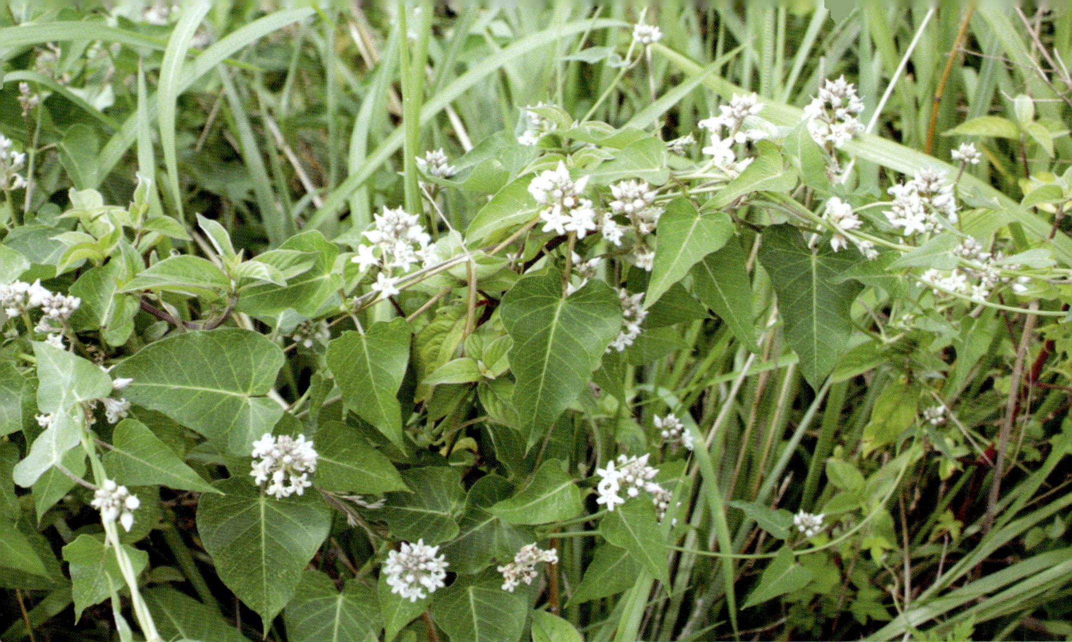

② 천장각 : 폐의 기운을 깨끗하게 하고 가래를 없애는 청폐화담(淸肺化痰), 기침을 멈추고 천식을 다스리는 지해평천(止咳平喘), 발진이 솟아 나오도록 하는 투진(透疹) 등의 효능이 있어 기침과 가래가 많은 해수담다(咳嗽痰多), 백일해, 여러 가지 천식 기운을 가리키는 기천(氣喘), 마진이 있는데 열꽃이 피지 못해서 고생하는 마진투칼불창(麻疹透發不暢)에 응용할 수 있다.

🍃 **약용법과 용량** : 천장각은 6~9g, 나마는 15~60g을 사용한다.

① 나마 : 말린 뿌리 40g을 물 900mL에 넣어 끓기 시작하면 약하게 줄여 200~300mL가 될 때까지 달여 하루에 2회 나눠 마신다.

② 천장각 : 말린 열매 10g을 물 700mL에 넣어 끓기 시작하면 약하게 줄여 200~300mL가 될 때까지 달여 하루에 2회 나눠 마신다. 또는 짓찧어 환부에 붙이기도 한다.

🍂 **사용 시 주의사항** : 대변을 통하게 하고 장을 윤활하게 하며 수렴하는 성질이 있으므로 대변당설(大便溏泄: 곱이 섞인 묽은 대변을 누면서, 소변은 누렇고 가슴이 답답하면서 목이 마르는 증상) 및 습담(濕痰: 속어 수습이 오래 머물러 생긴 담증)이 있는 경우에는 사용하지 말고, 무씨와 함께 사용하지 않는다.

【 혼동하기 쉬운 약초 비교 】

박주가리	큰조롱

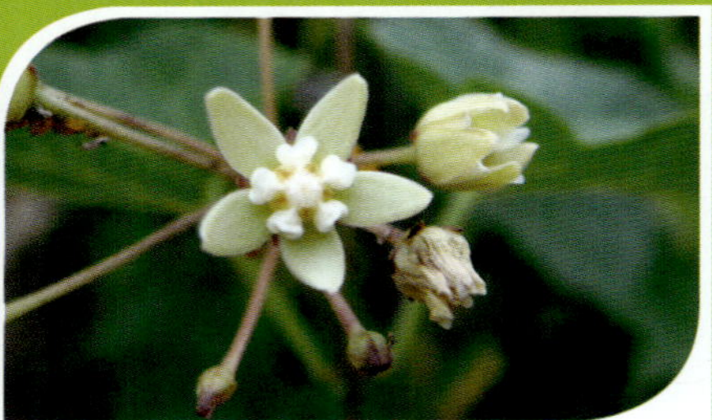

🌿 박주가리_ 꽃

🌿 큰조롱_ 꽃

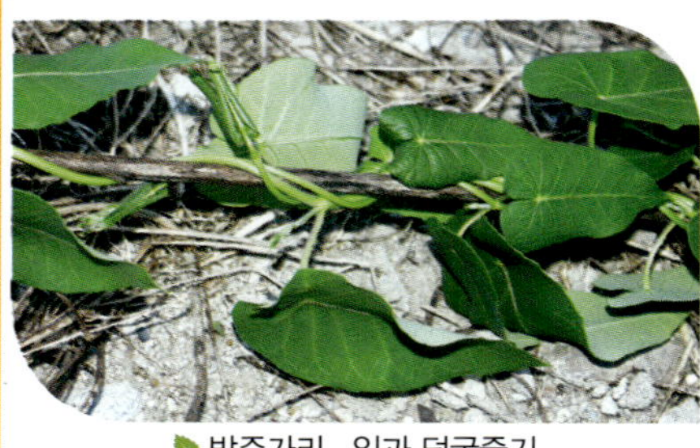

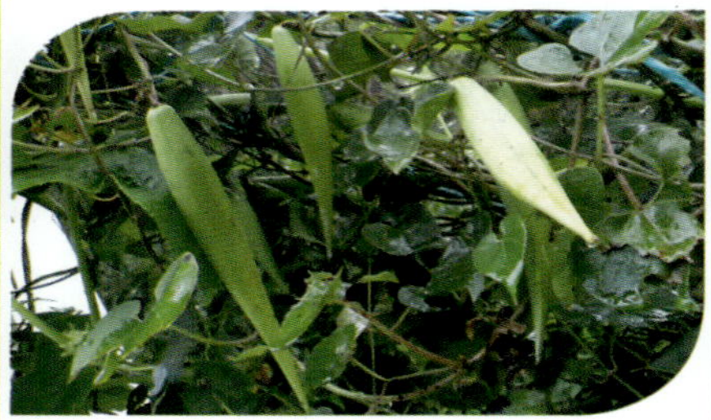

🌿 박주가리_ 열매

🌿 큰조롱_ 열매

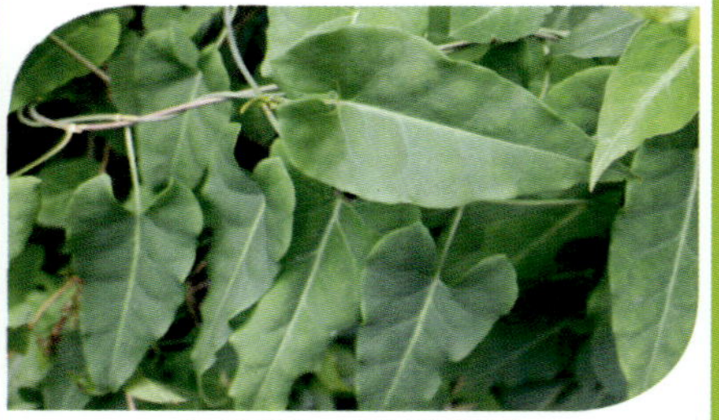

🌿 박주가리_ 잎과 덩굴줄기

🌿 큰조롱_ 잎과 덩굴줄기

patent

박주가리의 기능성 및 효능에 관한 특허자료

▶ 박주가리 추출물 또는 이의 분획물을 유효성분으로 함유하는 퇴행성 뇌질환 예방 및 치료용 조성물

본 발명은 박주가리 추출물 또는 상기 추출물의 에틸 아세테이트 또는 부탄올 분획물은 뇌허혈에 의해 유도되는 뇌신경세포 손상을 보호하는 효과를 나타내고, 신경행동학적 회복 효과 실험에서 뛰어난 회복 효과가 있으므로 퇴행성 뇌질환의 예방 및 치료용 조성물 또는 건강기능식품의 유효성분으로 유용하게 사용될 수 있다.

– 공개번호 : 10–2010–0052119, 출원인 : 경희대학교 산학협력단

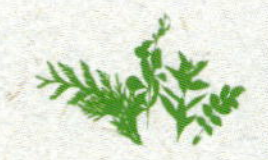

박하

ㅣ사용부위ㅣ 지상부

Mentha piperascens (Malinv.) Holmes

- **이명** : 털박하, 재배종박하, 소박하(蘇薄荷)
- **생약명** : 박하(薄荷)
- **과명** : 꿀풀과(Labiatae)
- **개화기** : 7~9월

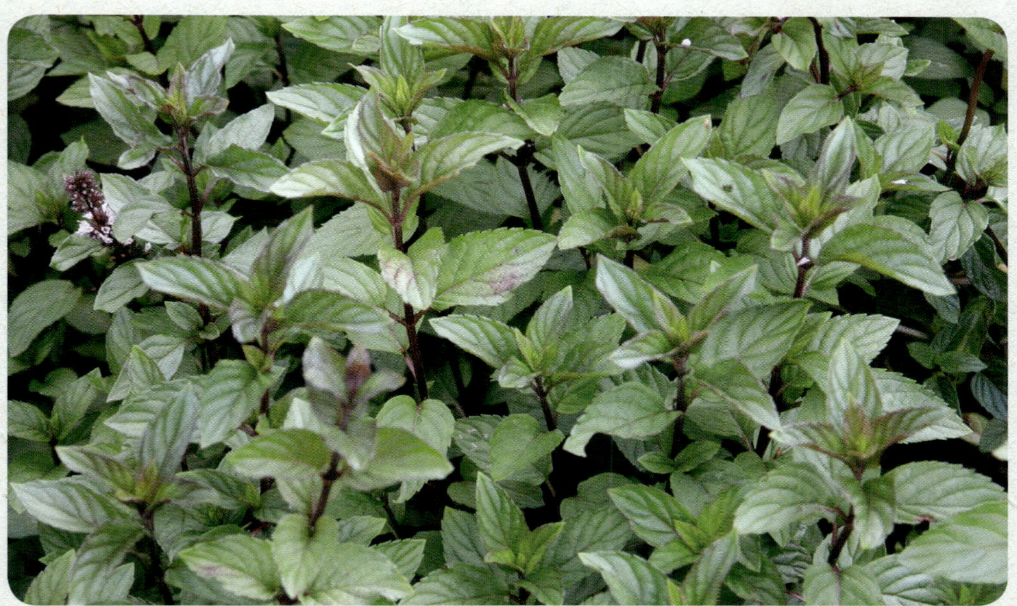

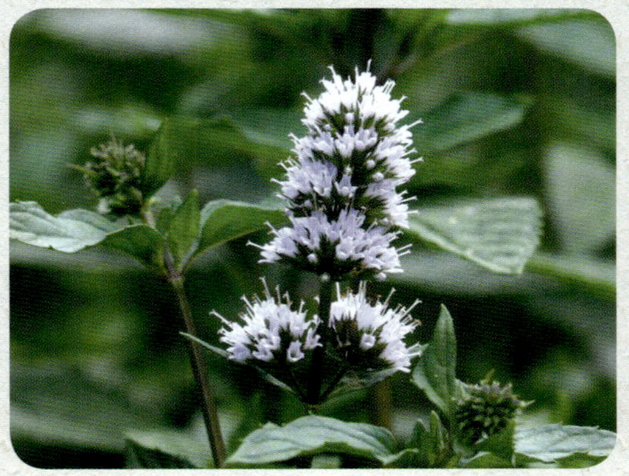

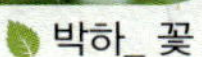
박하_ 꽃

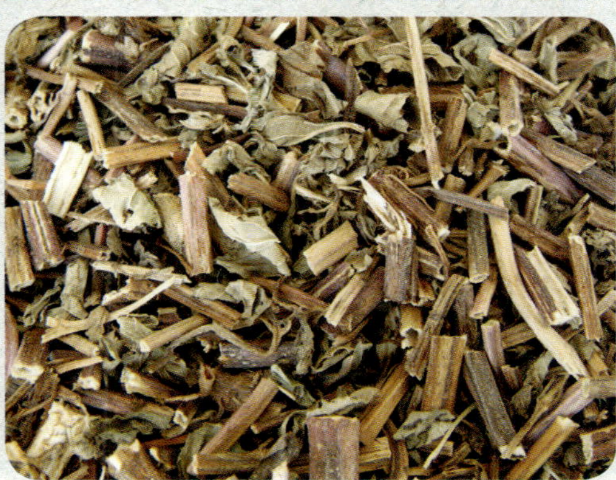
박하_ 지상부(약재)

 : 박하는 여러해살이풀로, 전국 각지의 습지나 냇가에서 자라거나 재배도 한다. 키는 50cm 정도로 자라며, 뿌리는 땅속줄기를 뻗어 번식한다. 줄기는 곧추서고 가지가 갈라지는데 줄기의 표면은 자갈색 또는 담녹색으로 네모지고 무성한 털이 나 있으며 마디 사이의 길이는 2~5cm이다. 단면은 흰색으로 속은 비어 있다. 잎은 마주나는데 긴 타원형이고 끝이 뾰족하며 가장자리에는 톱니가 있다. 양면에는 유점과 털이 나 있으며 길이는 2~7cm, 너비는 1~3cm이고, 짧은 잎자루는 쭈그러져 말려 있다. 꽃은 연보라색으로 7~9월에 윗부분과 가지의 잎겨드랑이에서 층을 이루며 핀다.

채취 방법과 시기 : 여름과 가을에 잎이 무성하고 꽃이 세 둘레 정도 피었을 때 날씨가 맑은 날 채취하여 그늘에서 말리거나 건조기에 넣어 말린다. 묵은 줄기와 이물질을 제거하고 절단해 사용한다.

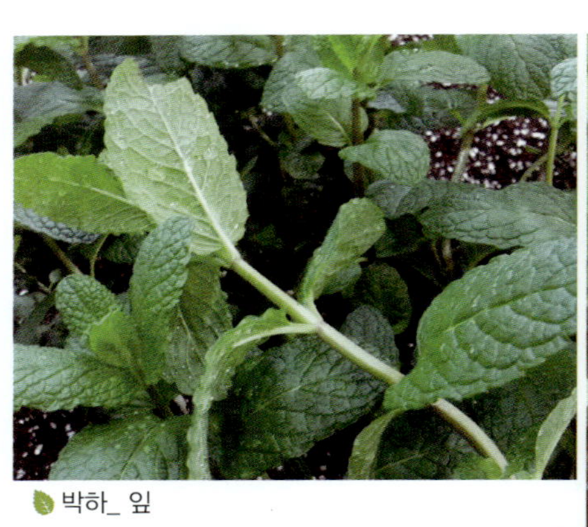

박하_ 잎

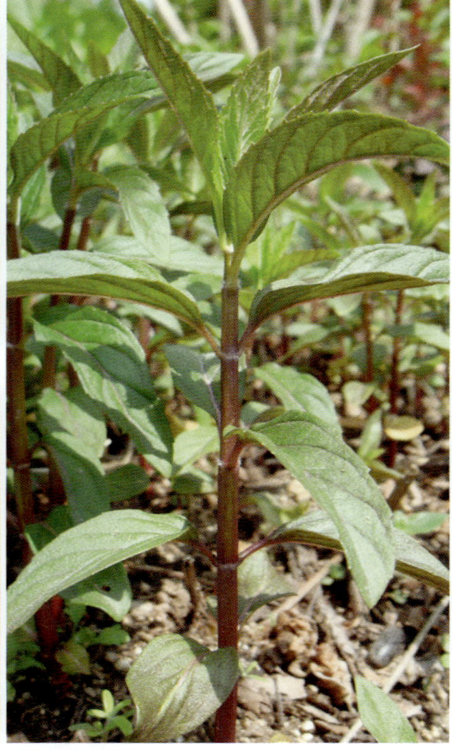

박하_ 줄기

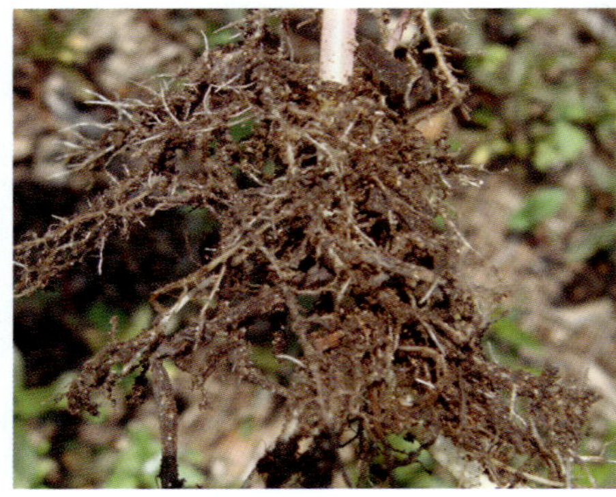

박하_ 뿌리(채취품)

- **성분** : 잎과 줄기에는 정유 성분이 1% 내외로 들어 있는데 주성분이 멘톨(menthol)로 전체의 70~90%에 달한다. 그 외에 멘톤(menthone), 캄펜(camphene), 리모넨(limonene), 이소멘톤(isomenthone), 피페리톤(piperitone), 플리겐(pulegene) 등이 함유되어 있다.

- **성미** : 성질이 시원하고, 맛은 맵고, 독성이 없다.

- **귀경** : 간(肝), 폐(肺) 경락에 작용한다.

- **효능과 주치** : 풍열을 잘 흩어지게 하고, 머리와 눈을 맑게 하며, 투진(透疹: 열꽃이 잘 피어나게 하는 것)하는 효능이 있어 풍열감기를 치료하고, 두통, 눈이 충혈되는 목적(目赤), 후비(喉痺: 목구멍의 통증), 구창(口瘡: 입안의 종창), 풍진(風疹: 풍사를 받아서 생긴 발진성 전염병의 하나), 마진(麻疹: 어린이의 급성 발진성 전염병의 하나, 홍역), 흉협창민(胸脇脹悶) 등을 다스린다.

- **약용법과 용량** : 말린 지상부 10g을 물 700mL에 넣어 끓기 시작하면 약하게 줄여 200~300mL가 될 때까지 달여 하루에 2회 나눠 마신다. 민간요법으로는 감기, 구내염, 결막염, 위경련 치료 등에 박하를 물에 달여 먹기도 한다.

- **사용 시 주의사항** : 맛이 맵고 발산작용과 소간작용(疏肝: 간에 울체된 기운을 풀어주는 것)을 하므로 표허(表虛: 외부를 보존하는 양기가 쇠약하여 나타나는 증후)로 인한 자한(自汗)과 음허혈조(陰虛血燥: 음기가 허하여 혈이 부족한 증상), 간양항성(肝陽亢盛: 간의 양기가 지나치게 충만한 증상) 등의 병증에는 맞지 않다. 유즙 분비가 줄어드는 부작용이 있으므로 수유 시에는 사용하지 않는다.

patent

박하의 기능성 및 효능에 관한 특허자료

▶ **박하 등 생약혼합물의 추출물을 함유하는 스트레스 해소용 건강기능식품**

본 발명은 박하, 감국, 하고초, 향유, 울금을 포함하는 생약혼합물의 추출물을 함유하는 건강기능식품에 관한 것으로서, 상기 생약혼합물의 추출물을 함유하는 조성물은 스트레스 해소 효과가 우수하여 수험생, 직장인, 일상에 지친 현대인들의 스트레스 해소용 식품으로 용이하게 사용 가능하다.

— 등록번호 : 10–1450813–0000, 출원인 : 구미경

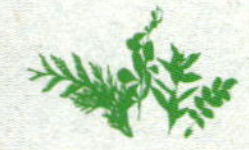

위산과다, 위장 동통, 타박상, 골절, 동상을 다스리는

반디지치

| 사용부위 | 열매(종자)

Lithospermum zollingeri A. DC.

- 이명 : 억센털개지치, 깔깔이풀
- 생약명 : 지선도(地仙挑)
- 과명 : 지치과(Boraginaceae)
- 개화기 : 5~6월

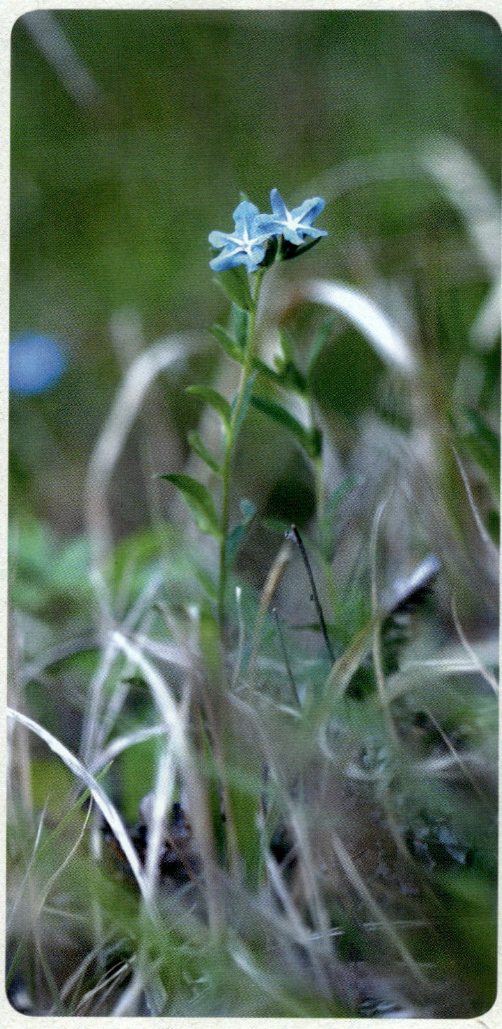

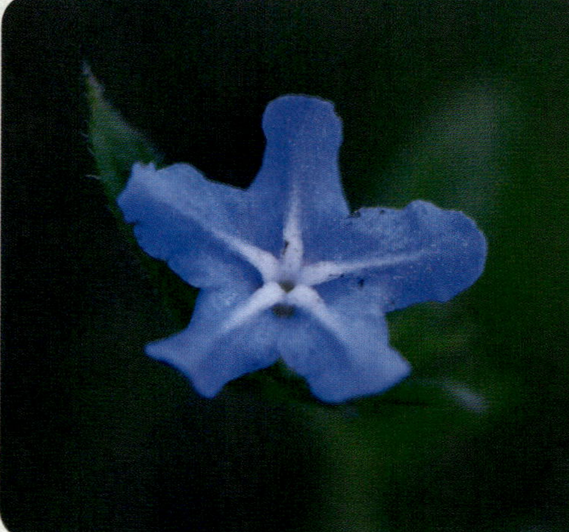

반디지치_ 꽃

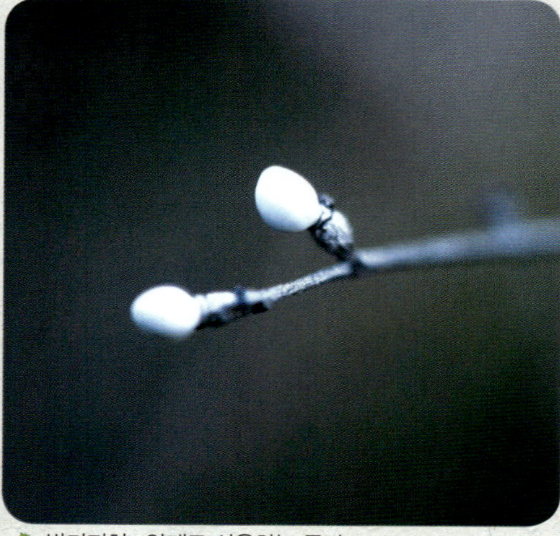

반디지치_ 약재로 사용하는 종자

- 🌿 **생육특성** : 반디지치는 영·호남 지방의 산이나 들, 건조한 풀밭 혹은 모래 땅에서 자라는 여러해살이풀이다. 생육환경은 햇빛이 잘 들어오거나 반그늘의 토양이 비옥하거나 모래 혹은 황토가 많은 땅이다. 키는 15~25cm이고, 잎은 양면에 거센 털로 인해 껄끄러우며 마주나고 긴 타원형으로 길이는 2.5~6cm, 너비는 1~2cm이다. 원줄기에는 퍼진 털이 나 있고 다른 부분에는 비스듬히 선 털이 나 있으며 꽃이 핀 후 옆으로 뻗는 가지가 자라 뿌리가 내리고 다음해에는 싹이 돋는다. 꽃은 벽자색으로 5~6월에 줄기 윗부분의 잎겨드랑이에서 1송이씩 피는데 길이는 0.5~0.6cm이다. 꽃잎 중앙부에는 꽃잎보다 높게 돌출된 흰색 선이 있다. 열매는 흰색으로 7~8월경에 달리는데 지름은 0.3cm 정도이다.

- 🍂 **채취 방법과 시기** : 7~9월의 성숙기에 열매를 채취해 햇볕에 말린다.

- 🌿 **성분** : 전초에는 루틴(rutin), 카페인산(caffeic acid), n-트리아콘탄(n-triacontane), 세릴알콜(ceryl alcohol), 팔미트산(palmitic acid), 올레산(oleic acid), 리놀렌산(linolenic acid), 지방산, 글루코스(glucose), 뿌리에는 푸마르산(fumaric acid), 글루코스 등이 함유되어 있다.

- 🌿 **성미** : 성질이 따뜻하고, 맛은 달고 맵다.

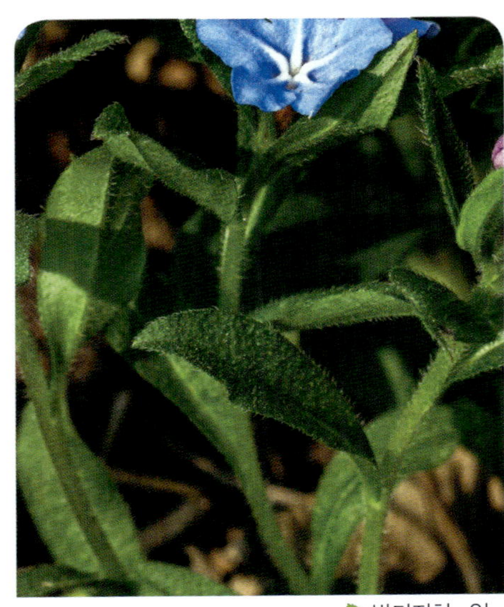

🌿 반디지치_ 잎

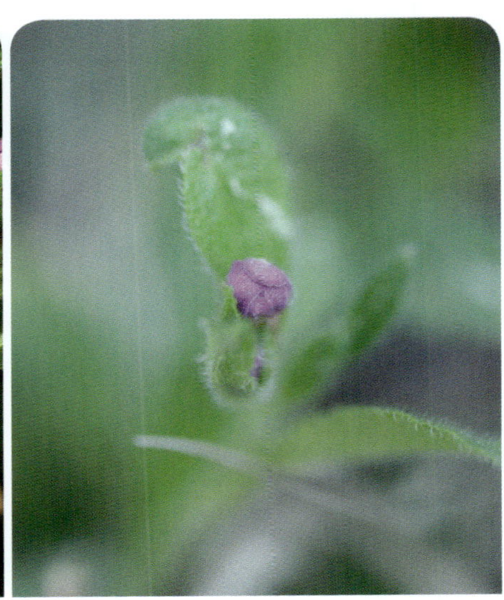

🌿 반디지치_ 꽃봉오리

【 혼동하기 쉬운 약초 비교 】

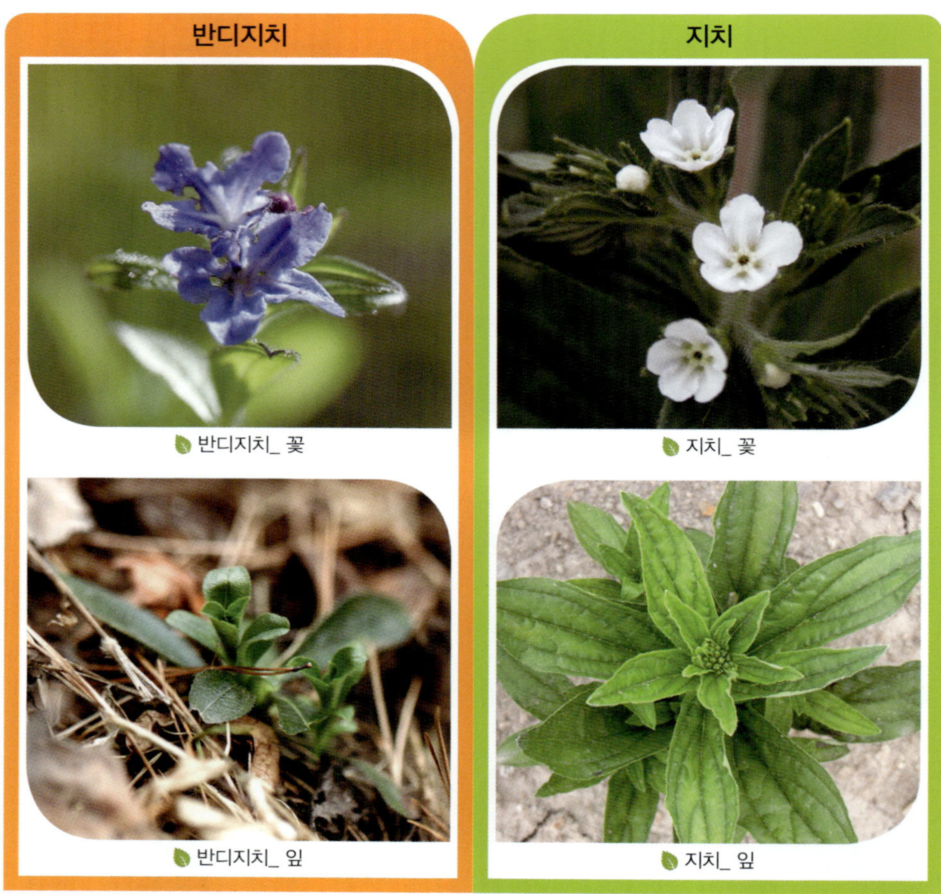

반디지치

지치

🍃 반디지치_ 꽃

🍃 지치_ 꽃

🍃 반디지치_ 잎

🍃 지치_ 잎

🍃 **귀경** : 신(腎), 위(胃) 경락에 작용한다.

🍊 **효능과 주치** : 중초(비위)를 따뜻하게 하고 위를 튼튼하게 하며 부기를 가라 앉히고 통증을 완화시키는 효능이 있어 토혈, 이뇨제로 사용한다. 또한 위가 창만하고 위산이 많은 증상, 위가 차고 동통이 있는 증상, 타박상, 골절, 동상, 피부병 등을 다스린다.

🍃 **약용법과 용량** : 말린 열매 또는 뿌리 5g을 물 500~700mL에 넣어 1/3이 될 때까지 달여 하루에 2회 나눠 마신다. 짓찧어 환부에 바르기도 한다.

596

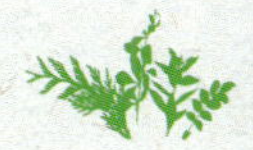

반하

| 사용부위 | 알뿌리

Pinellia ternate (Thunb.) Breit.

- **이명** : 끼무릇
- **생약명** : 반하(半夏)
- **과명** : 천남성과(Araceae)
- **개화기** : 5~7월

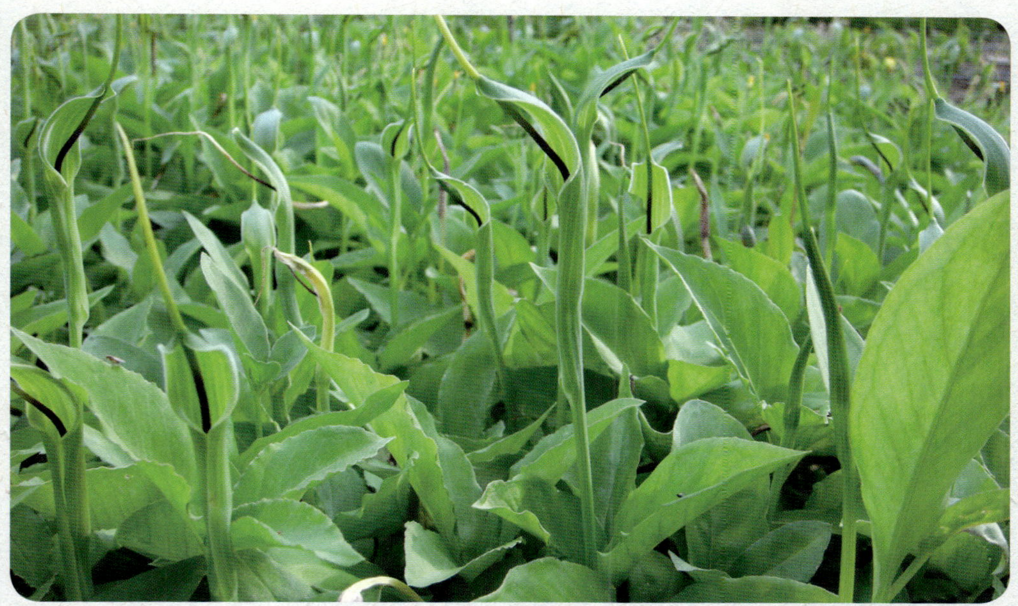

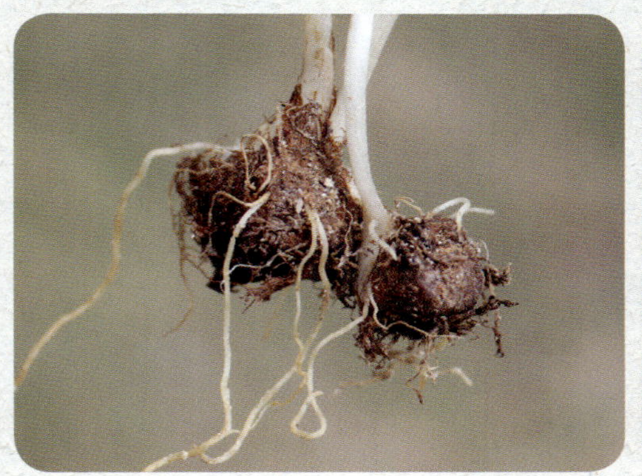

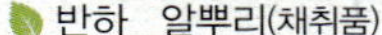

반하_ 알뿌리(채취품)

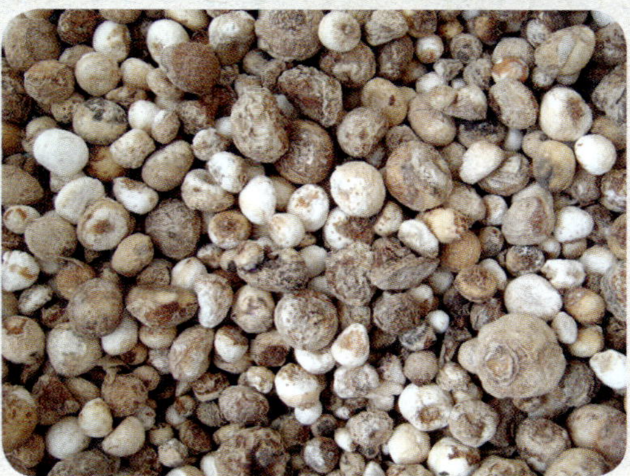

반하_ 알뿌리(약재 전형)

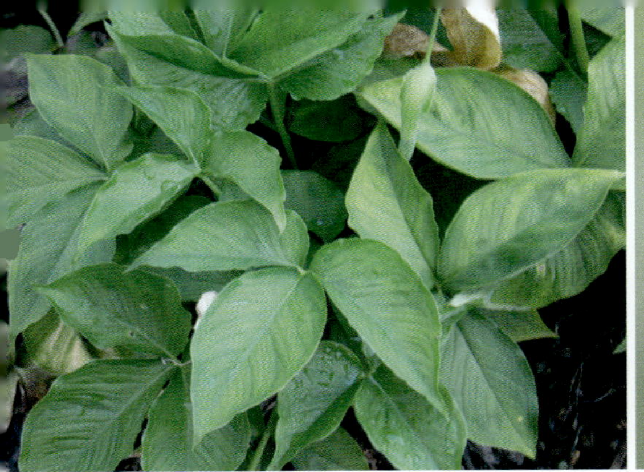

🌿 반하_ 잎

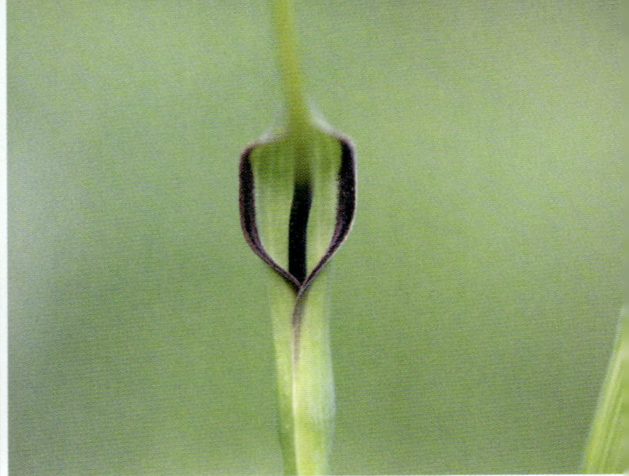

🌿 반하_ 꽃

🌿 **생육특성** : 반하는 각처의 밭에서 나는 여러해살이풀로, 생육환경은 풀이 많고 물 빠짐이 좋은 반음지 혹은 양지이다. 키는 20~40cm이고, 잎은 잔 잎은 3장이고 길이는 3~12cm, 너비는 1~5cm이며 가장자리는 밋밋한 긴 타원형이고, 잎몸은 길이가 10~20cm이고 밑부분 안쪽에 1개의 눈이 달리는데 끝에 달릴 수도 있다. 뿌리는 땅속에 지름 1cm 정도의 알뿌리가 있고 1~2개의 잎이 나온다. 꽃은 녹색으로 5~7월에 피는데 길이는 6~ 7cm이며 몸통부분은 길이가 1.5~2cm이다. 꽃줄기 밑부분에 암꽃이 달리고 윗부분에는 1cm 정도의 수꽃이 달리는데 수꽃은 대가 없는 꽃밥만으로 이루어져 있고 연한 황백색이다. 열매는 8~10월경에 맺는데 녹색이고 작다. 덩이줄기는 약용한다.

🌿 **채취 방법과 시기** : 가을에 알뿌리를 채취하여 껍질을 벗기고 햇볕에 말린다.

🌿 **성분** : 정유, 소량의 지방, 전분, 점액질, 아스파라긴산(asparagin acid), 글루타민(glutamine), 캠페스테롤(campesterol), 콜린(choline), 니코틴, 다우코스테롤(daucosterol), 피넬리아렉틴(pinellia lectin), 베타-시토스테롤(β-sitosterol) 등이 함유되어 있다.

🌿 **성미** : 성질이 따뜻하고, 맛은 맵고, 독성이 있다.

🌿 **귀경** : 폐(肺), 비(脾), 위(胃) 경락에 작용한다.

🌿 **효능과 주치** : 토하는 것을 가라앉히고 기침을 멎게 하며 담을 없애는 효능이 있다. 또한 습사를 다스리는 조습(燥濕), 결린 것을 낫게 하고 맺힌 것은 흩어지게 하는 소비산결(消痞散結), 종기를 삭이는 소종 등의 효능이 있

598

어 오심, 구토, 반위(反胃: 음식물을 소화시켜 아래로 내리지 못하고 위로 올리는 증상으로 위암 등의 병증이 있을 때 나타남), 여러 가지 기침병, 담다불리(痰多不利: 가래가 많고 이를 뱉어내지 못하는 증세), 가슴이 두근거리면서 불안해하는 심계(心悸), 급성 위염, 어지럼증(현기증), 구안와사, 반신불수, 간질, 경련, 부스럼이나 종기 등을 다스린다.

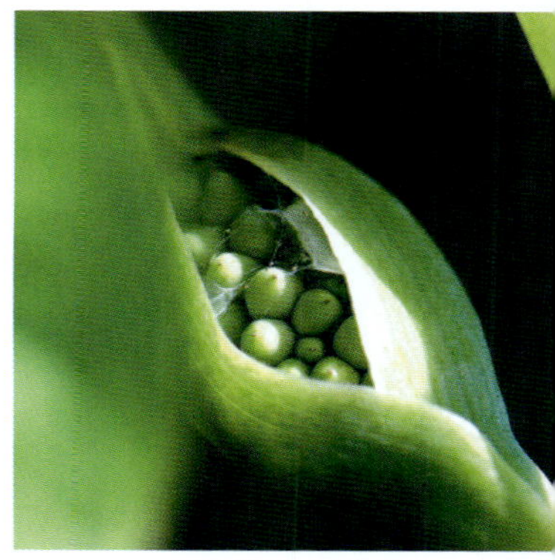

🍃 반하_ 종자 결실

🍃 **약용법과 용량** : 말린 알뿌리 4~10g을 물 1L에 넣어 1/3이 될 때까지 달여 하루에 2~3회 나눠 마신다. 보통은 처방에 따라 다른 약재와 함께 조제해 사용한다.

🍂 **사용 시 주의사항** : 독성이 있으므로 반드시 정해진 방법에 따라 포제를 하여야 하는데, 쪼개서 혀끝에 댔을 때 톡 쏘는 마설감(麻舌感)이 없을 때까지 물에 담가서 독성을 제거해 사용한다. 또는 생강 달인 물이나 백반 녹인 물에 담가 끓인 후 혀끝에 대어 마설감이 없도록 포제한 다음 사용하는데, 사용할 때에는 전문가의 지도를 받아야 한다.

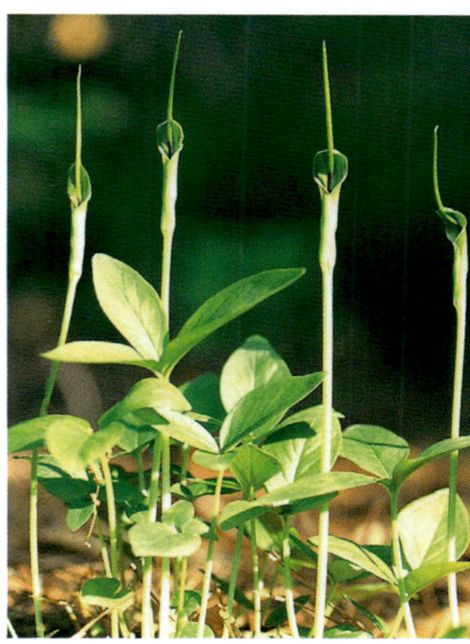

🍃 반하_ 지상부

patent

반하의 기능성 및 효능에 관한 특허자료

▶ **반하, 백출, 천마, 진피 등을 포함하는 한약제제 혼합물의 동맥경화 및 관련 질환의 예방 및 치료용 추출물과 약학 조성물**

본 발명은 반하, 백출, 천마, 진피, 복령, 산사, 희렴 및 황련을 포함하는 한약제제 혼합물의 동맥경화 및 관련 질환의 예방 및 치료용 추출물과 이를 유효성분으로 포함하는 약학 조성물에 관한 것으로, 본 발명에 따른 추출물은 동맥경화 및 관련 질환의 예방 및 치료용 제재로 유용하게 사용될 수 있다.

– 등록번호 : 10-0787174, 출원인 : 동국대학교 산학협력단

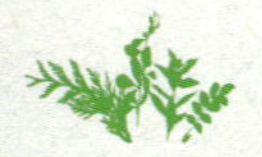

방아풀 | 사용부위 | 전초

Isodon japonicus (Burm.) Hara

- **이명** : 회채화(回菜花)
- **생약명** : 연명초(延命草)
- **과명** : 꿀풀과(Labiatae)
- **개화기** : 8~9월

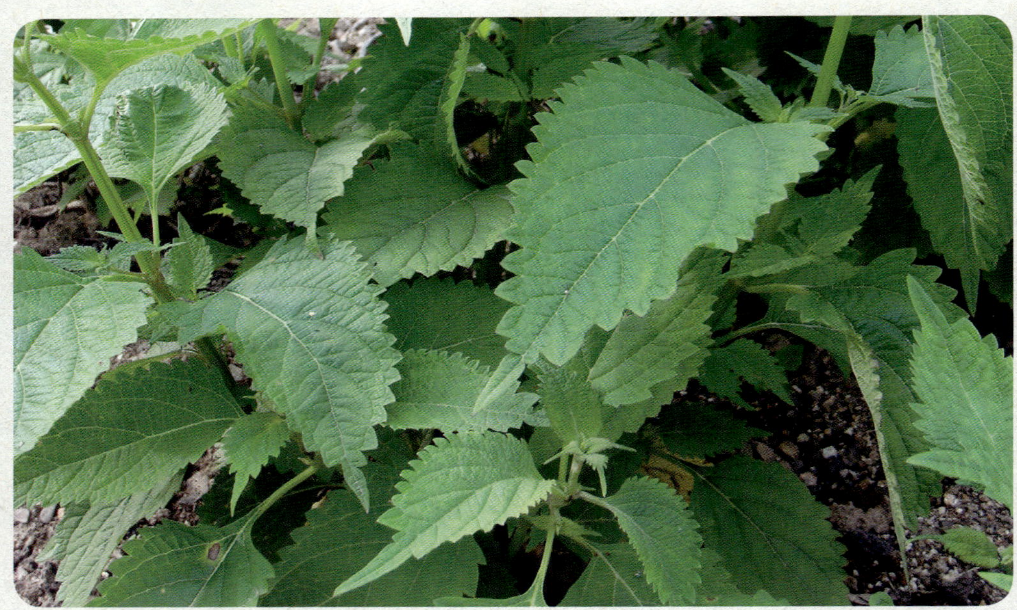

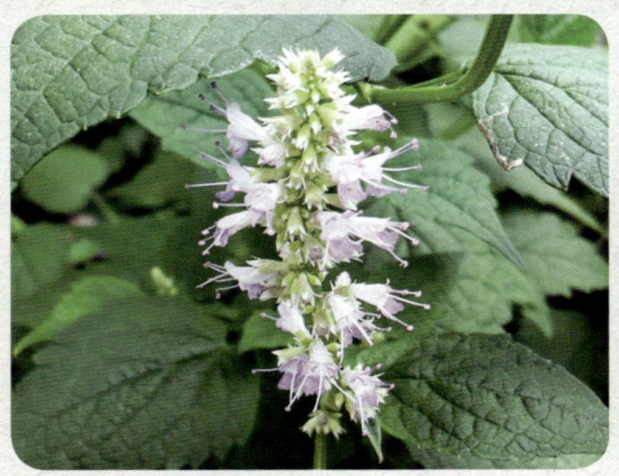

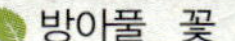

방아풀_ 꽃

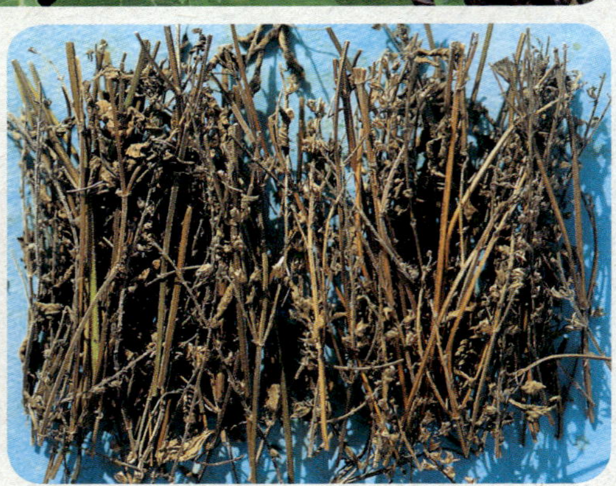

방아풀_ 전초(약재 전형)

● **생육특성 :** 방아풀은 여러해살이풀로, 전국 각지의 산야어서 자생하는데 농가에서도 재배하고 있다. 키는 50~100cm로 곧게 자라고, 줄기는 사각형이며 부드러운 털이 아래를 향해 나 있다. 잎은 마주나고 넓은 달걀 모양이며 톱니가 있고 끝이 뾰족하다. 꽃은 연한 자주색으로 8~9월에 취산꽃차례(전체적으로는 원뿔꽃차례)로 핀다. 열매는 10월에 달린다.

● **채취 방법과 시기 :** 꽃이 필 때 채취해 햇볕이나 그늘에서 말리는데 그대로 잘게 썰어 사용한다.

● **성분 :** 전초에는 쓴맛의 성분인 카우렌(kaurene) 계통의 디트르페노이드(diterpenoid) 화합물인 디하이드로엔메인(dihydroenmein), 엔메인(enmein), 엔메인-3-아세테이트(enmein-3-acetate), 이소도카르핀(isodocarpin), 노도신(nodosin), 이소도트리신(isodotricin) 등이 함유되어 있다.

● **성미 :** 성질이 차고, 맛은 쓰다.

● **귀경 :** 간(肝), 심(心), 비(脾) 경락에 작용한다.

● **효능과 주치 :** 통증을 멈추게 하는 진통, 위를 튼튼하게 하는 건위(健胃), 혈액을 맑게 하는 양혈, 독을 풀어주는 해독, 종기를 없애주는 소종, 열을 풀어주는 해열과 항암 등의 효능이 있어 소화불량, 복통, 타박상, 옹종, 암종(癌腫: 식도, 간, 유방), 인후종통(咽喉腫痛), 뱀에 물린 상처 등의 치료

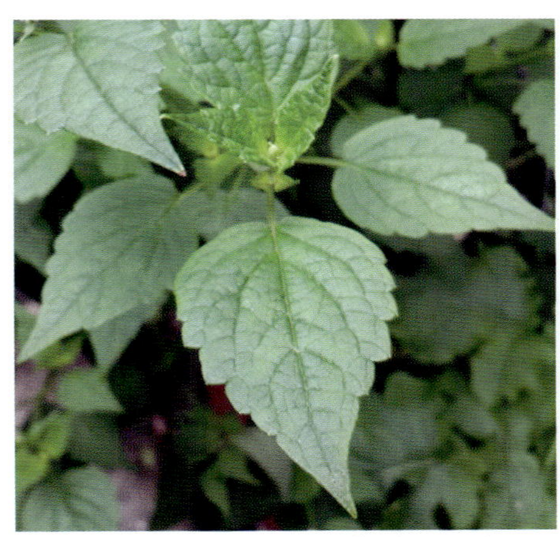

● 방아풀_ 잎(앞면)

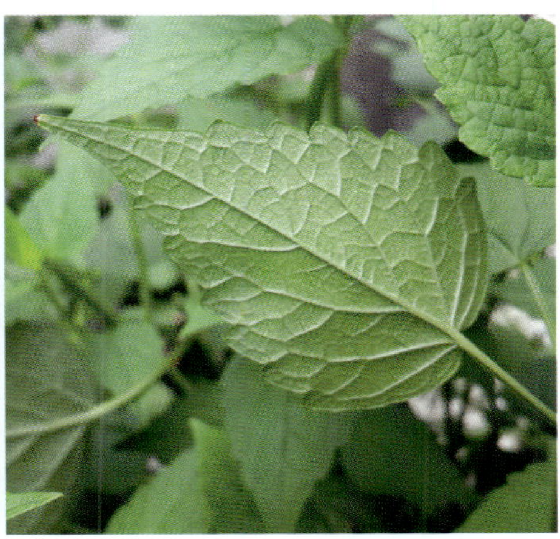

● 방아풀_ 잎(뒷면)

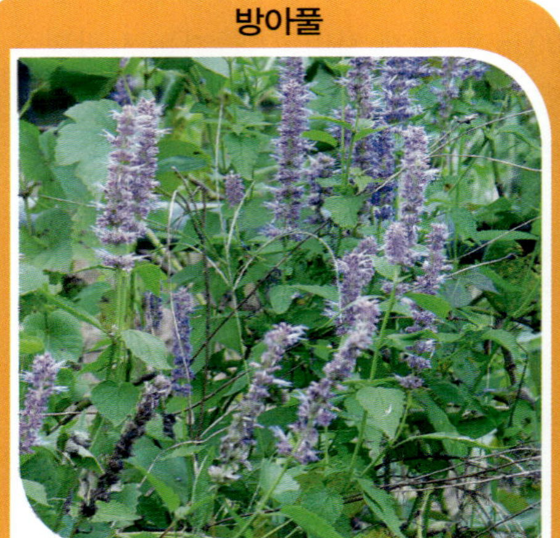

방아풀

🌿 방아풀_ 지상부

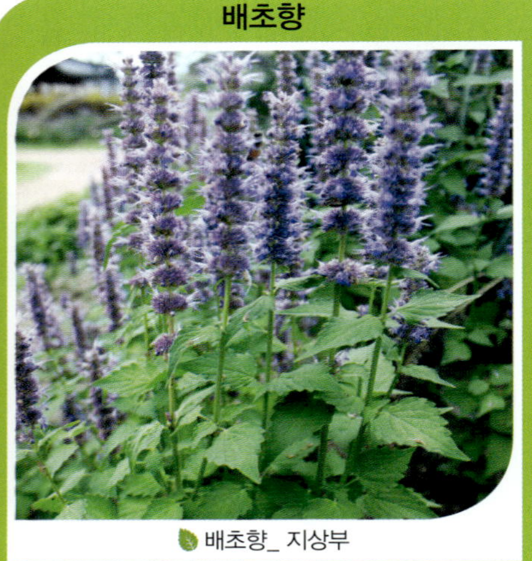

배초향

🌿 배초향_ 지상부

에 사용할 수 있다.

🌿 **약용법과 용량** : 말린 전초 15g을 물 700mL에 넣어 끓기 시작하면 약하게 줄여 200~300mL가 될 때까지 달여 하루에 2회 나눠 마신다. 가루로 만들어 복용하기도 하며, 짓찧어 환부에 붙이기도 한다.

🍂 **사용 시 주의사항** : 어떠한 병증에도 부작용이나 사용 시 금기는 없다. 다만 그 기원에 있어, 특히 영남 지방에서는 추어탕이나 보신탕에 넣어서 즐겨 먹는 방아잎이라는 식물이 있는데 이는 식물 기원으로 볼 때 배초향(곽향)이라는 식물로 그 기원이 방아풀과는 같지 않다(배초향편 참조). 배초향은 씹어보면 약간 쓴맛이 나면서도 강한 향기가 나는데 방아풀은 강한 쓴맛이 나기 때문에 쉽게 구별할 수 있다.

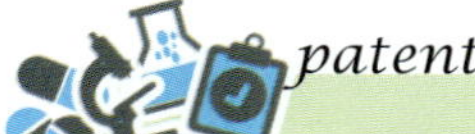 *patent*

방아풀의 기능성 및 효능에 관한 **특허자료**

▶ **방아풀 추출물을 함유하는 신경 염증 예방 및 치료용 조성물**

본 발명은 방아풀 추출물에서 정제한 천연화합물인 Glaucocalyxin A(GLA)가 미세교세포의 활성을 억제하는 효능을 가짐을 이용하여 미세교세포를 매개로 하는 신경 염증을 예방 및 치료할 수 있는 조성물과 이러한 방아풀 추출물을 추출하는 방법에 관한 것이다.

– 공개번호 : 10–2015–0017603, 출원인 : 건국대학교 산학협력단

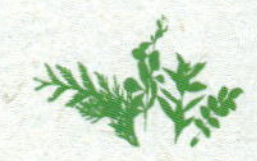

배암차즈기

| 사용부위 | 어린순, 전초

Salvia plebeia R. Br.

- **이명** : 배암차즈키, 뱀차조기, 배암배추, 뱀배추, 곰보배추
- **생약명** : 여지초(荔枝草)
- **과명** : 꿀풀과(Labiatae)
- **개화기** : 5~7월

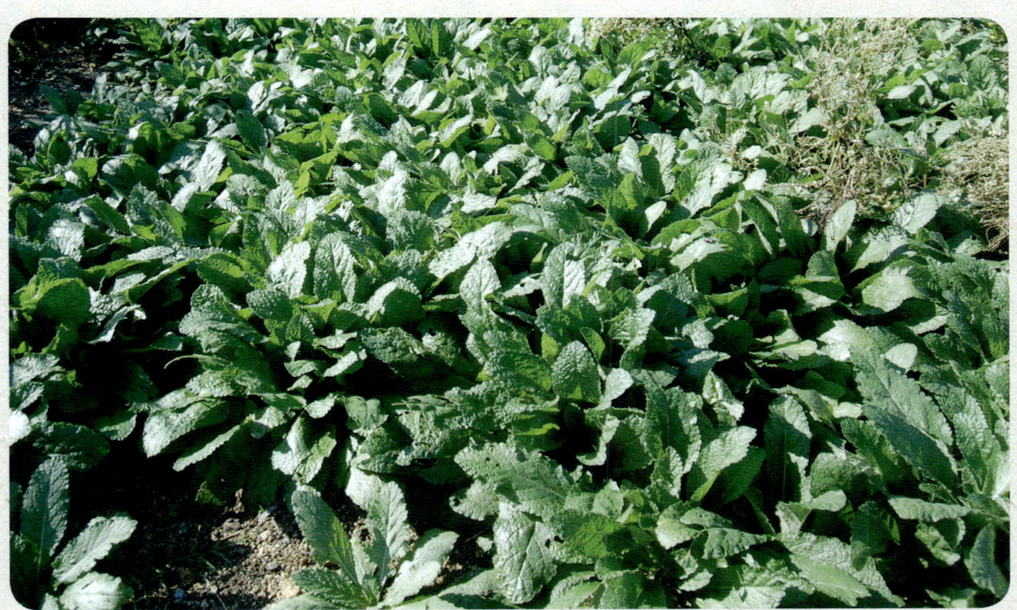

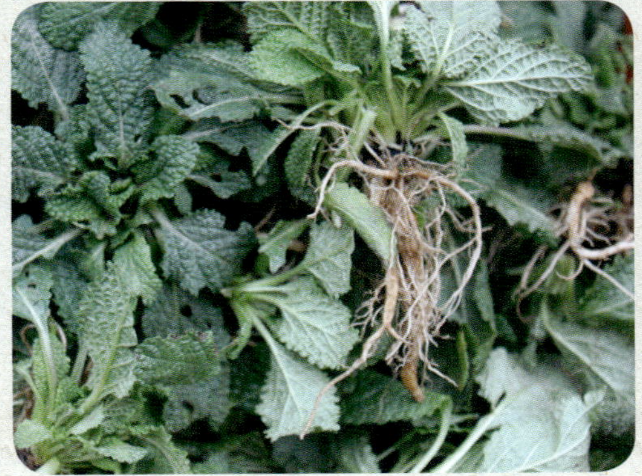

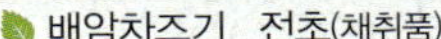

배암차즈기_ 전초(채취품)

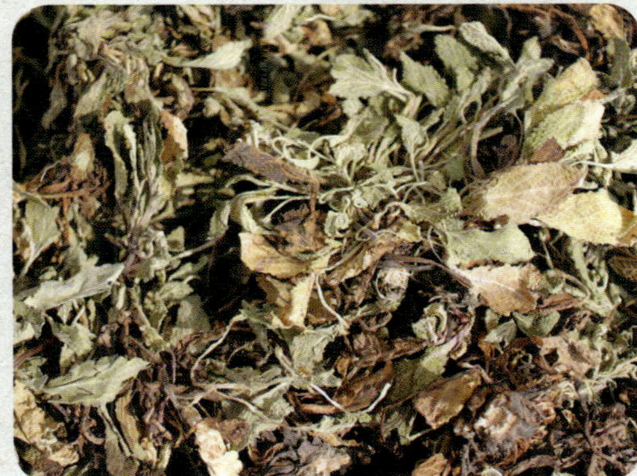

배암차즈기_ 전초(약재 전형)

● **생육특성** : 배암차즈기는 각처의 산과 들의 습한 곳에서 자라는 두해살이 풀로, 생육환경은 주변의 습한 도랑이나 물기가 많은 곳이다. 키는 30∼70cm이고, 잎은 긴 타원형으로 끝이 둔하고 밑은 뾰족하다. 잎 가장자리에는 둔한 톱니가 있고 양면에는 잔털이 드물게 나 있으며 길이는 3∼6cm이다. 꽃은 연한 보라색으로 5∼7월에 줄기 윗부분과 잎 사이에서 피는데 길이는 0.4∼0.5cm이다. 열매는 짙은 갈색이며 타원형이다.

● **채취 방법과 시기** : 이른 봄에는 어린순을, 전초는 3∼5월경에 채취해 햇볕에 말리고, 뿌리는 4∼6월경에 채취해 햇볕에 말린다.

● **성분** : 호모플란타기닌(homoplantaginin), 유파폴린(eupafolin), 히스피둘린(hispidulin), 유파폴린-7-글루코사이드(eupafolin-7-glucoside)가 함유되어 있다.

● **성미** : 성질이 시원하고, 맛은 맵다.

● **귀경** : 간(肝), 폐(肺), 신(腎) 경락에 작용한다.

● **효능과 주치** : 피를 맑게 하는 양혈, 수습을 다스리는 이수 또는 이뇨, 독을 풀어주는 해독, 기생충을 구제하는 구충 등의 효능이 있어 해혈, 토혈, 혈뇨, 자궁출혈, 자궁염, 생리불순, 냉증 등의 여성질환과 치질, 기침, 가래,

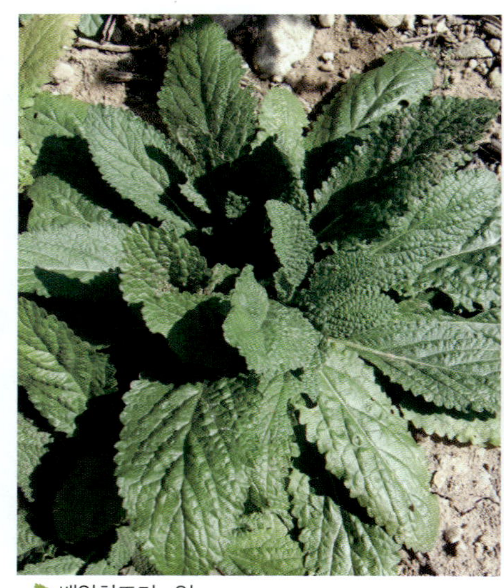

● 배암차즈기_ 잎

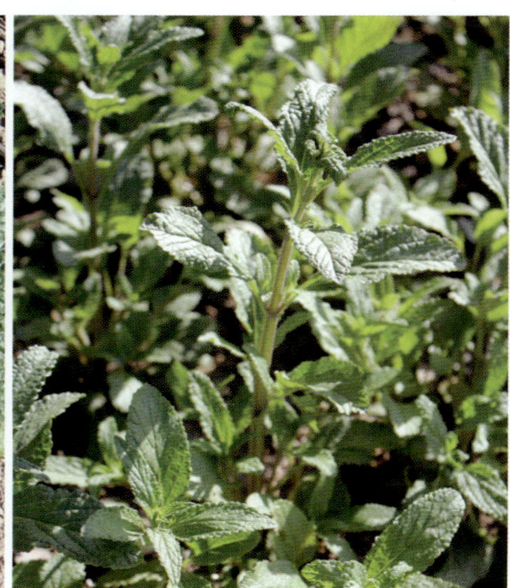

● 배암차즈기_ 잎줄기

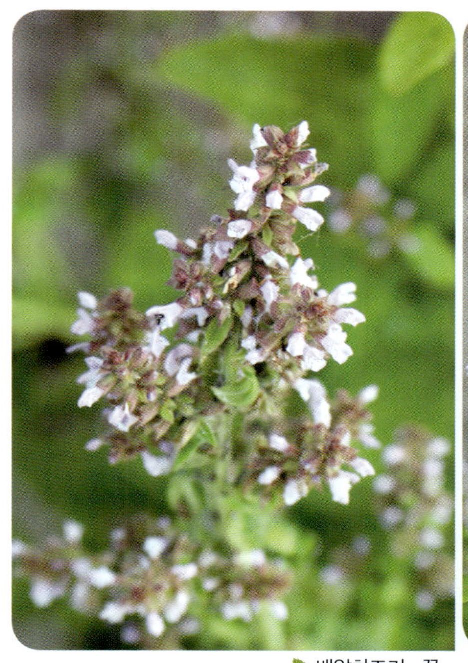

🌿 배암차즈기_ 꽃

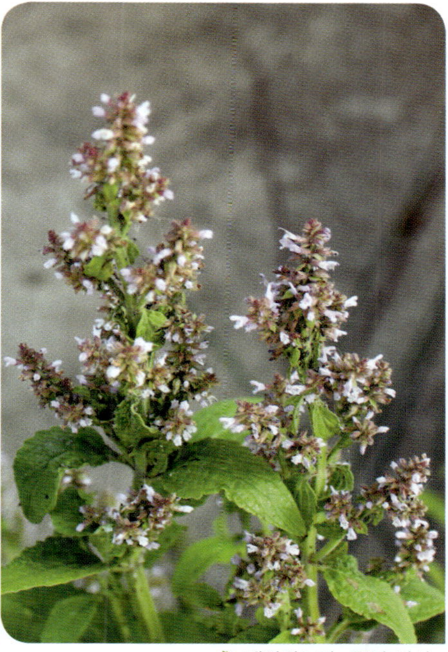

🌿 배암차즈기_ 종자 결실

편도선염, 감기, 국부적인 종기, 타박상, 피부병, 복수(腹水), 백탁(白濁: 뿌연 오줌, 단백뇨), 목구멍이 붓고 아픈 증상을 다스리는 데 사용한다.

🌿 **약용법과 용량** : 말린 약재 10~25g을 물 1L에 넣어 1/3이 될 때까지 달여 하루에 2~3회 나눠 마신다. 환 또는 가루로 만들어 복용하기도 한다. 외용할 경우에는 짓찧어 환부에 바른다. 짓찧은 즙을 입에 머금어 양치하거나 귀에 떨어뜨려 넣거나 달인 물로 씻는다.

patent

배암차즈기의 기능성 및 효능에 관한 **특허자료**

▶ 배암차즈기 추출물을 유효성분으로 하는 죽상동맥경화증 개선 및 예방 조성물

본 발명에 따른 방법으로 제조된 배암차즈기 추출물을 유효성분으로 하는 죽상동맥경화증 개선 및 조성물은 부작용이 없으면서 죽상동맥경화증의 발달단계 중 거품세포의 형성을 감소시키고, 이미 축적된 거품세포에서는 축적된 콜레스테롤을 외부로 유출하는 것을 촉진함으로써 죽상동맥경화증의 개선 및 예방할 수 있는 성분으로 제공될 수 있다.

— 공개번호 : 10-2013-0010941, 출원인 : 한림대학교 산학협력단

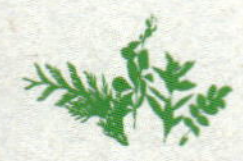

표사를 멈추게 하고 더위 먹은 것을 풀어주는

배초향

| 사용부위 | 꽃, 전초

Agastache rugosa (Fisch. & Mey.) Kuntze

- **이명** : 방앳잎, 토곽향(土藿香), 두루자향(兜婁姿香)
- **생약명** : 곽향(藿香)
- **과명** : 꿀풀과(Labiatae)
- **개화기** : 7~9월

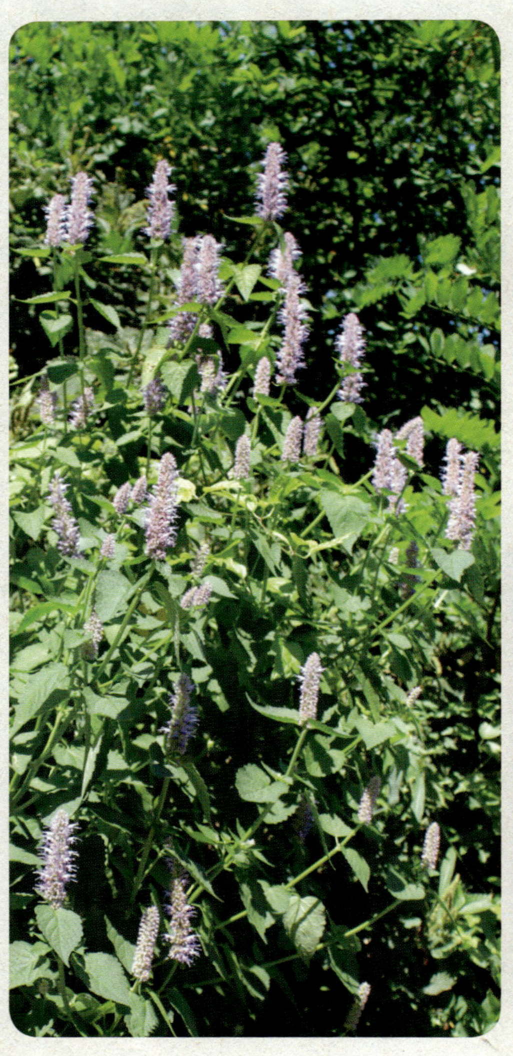

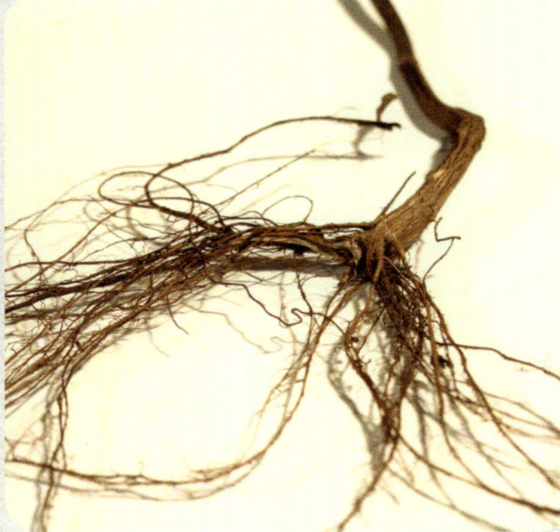

배초향_ 뿌리(채취품)

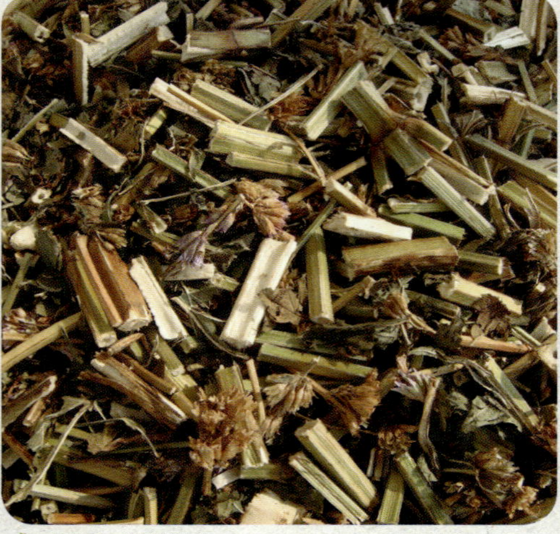

배초향_ 전초(약재)

● **생육특성** : 배초향은 전국 각지의 산야에서 자라는 여러해살이풀로, 생육 환경은 토양에 부엽질이 풍부한 양지 혹은 반그늘이다. 키는 40~100cm 로 자라고, 줄기 윗부분에서 가지가 갈라지며 네모가 져 있다. 줄기 표면 은 황록색 또는 회황색으로 잔털이 적거나 혹은 없으며 단면의 중앙에는 흰색의 부드러운 속심이 있다. 잎은 길이가 5~10cm, 너비는 3~7cm로 끝 이 뾰족하고 심장 모양이다. 꽃은 자주색으로 7~9월에 가지 끝에서 원기 둥 모양 꽃이삭에 입술 모양의 꽃이 촘촘하게 모여 핀다. 열매는 10~11월 에 달리는데 짙은 갈색으로 변한 씨방에는 종자가 미세한 형태로 많이 들 어 있다.

비슷한 이름으로 꿀풀과의 여러해살이풀인 광곽향[廣藿香, *Pogostemon cablin* (Blanco.) Benth.]이 있으나 식물 기원이 전혀 다르고 정유 성분 또한 다르기 때문에 혼용 또는 오용하지 않도록 한다.

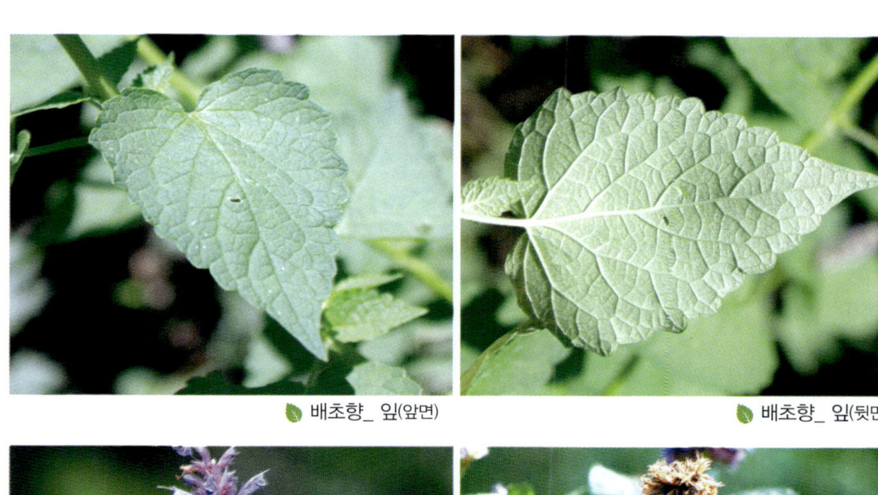

🌿 배초향_ 잎(앞면)　　　　🌿 배초향_ 잎(뒷면)

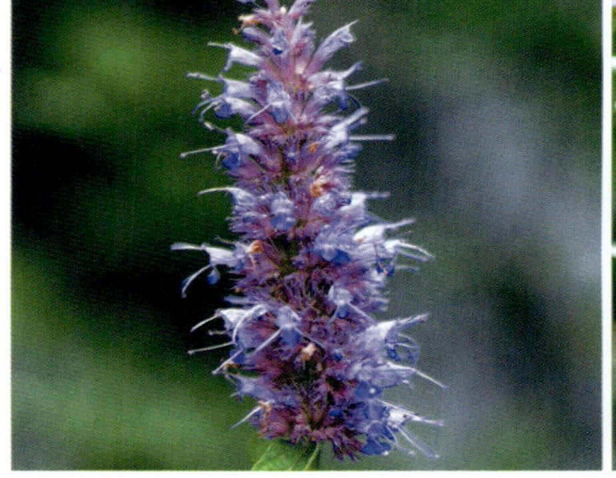

🌿 배초향_꽃

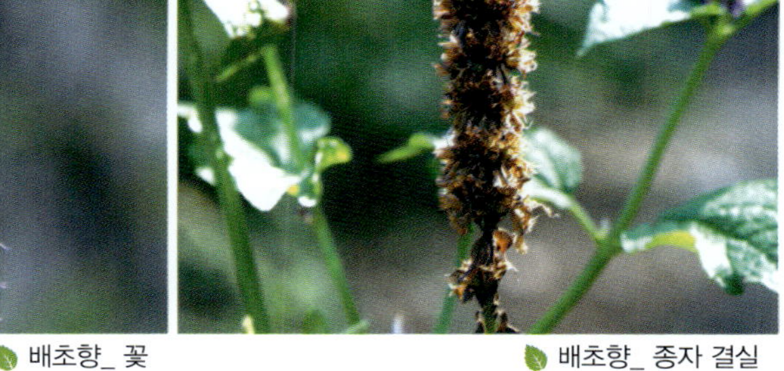

🌿 배초향_ 종자 결실

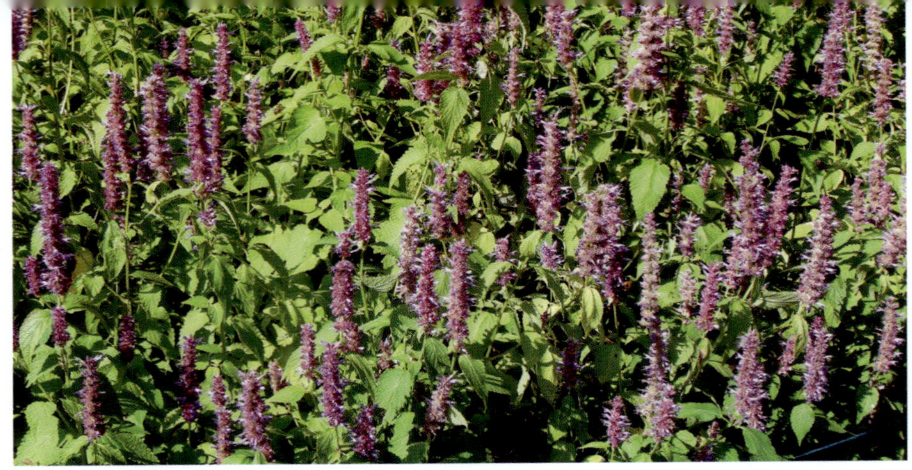

🌿 배초향_ 무리

🌰 **채취 방법과 시기 :** 꽃이 피기 직전부터 막 피었을 때까지인 6~7월에 꽃을 포함한 전초를 채취해 햇볕이나 그늘에서 말려 보관한다. 약재로 쓸 때에는 이물질을 제거하고 윤투(潤透: 습기를 약간 주어 부스러지지 않도록 하는 과정)시킨 다음 잘게 썰어 사용한다.

🌿 **성분 :** 전초에는 정유 성분이 들어 있는데, 주성분은 메틸카비콜(methyl chavicol)이고, 그 밖에도 아네톨(anethole), 아니스알데하이드(anisaldehyde), 델타-리모넨(δ-limonene), p-메톡시시남알데하이드(p-methoxycinnamaldehyde), 델타-피넨(δ-pinene) 등이 함유되어 있다.

🌿 **성미 :** 성질이 약간 따뜻하고, 맛은 매우며, 독성이 없다.

🌿 **귀경 :** 폐(肺), 비(脾), 위(胃) 경락에 작용한다.

🌿 **효능과 주치 :** 방향화습(芳香化濕: 방향성 향기가 있어 습사를 말려줌), 중초를 조화롭게 하며 구토를 멈추게 한다. 표사(表邪)를 흩어지게 하고 더위 먹은 것을 풀어준다.

🌿 **약용법과 용량 :** 말린 약재 10g을 물 700mL에 넣어 끓기 시작하면 약하게 줄여 200~300mL가 될 때까지 달여 하루에 나눠 마신다. 환 또는 가루로 만들어 복용하기도 한다. 민간요법으로 옴이나 버짐 치료에는 곽향 달인 물에 환부를 30분간 담갔다고 한다. 또 구취가 날 때에는 곽향 달인 물로 양치를 하고 그 밖에도 복부팽만, 식욕부진, 구토, 설사, 설태가 두텁게 끼는 증상 등에도 사용한다.

608

【 혼동하기 쉬운 약초 비교 】

배초향	방아풀
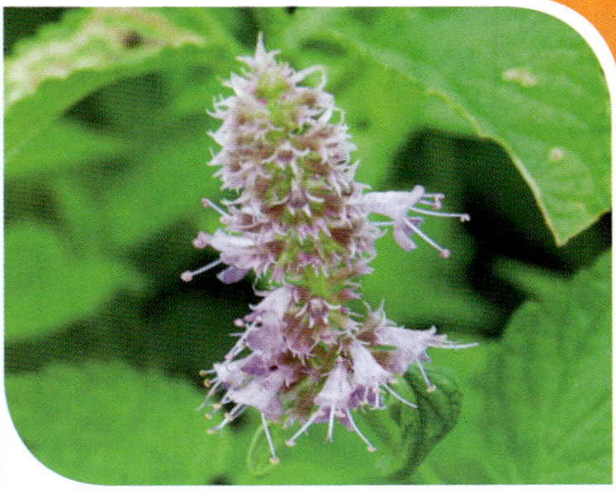 배초향_ 꽃	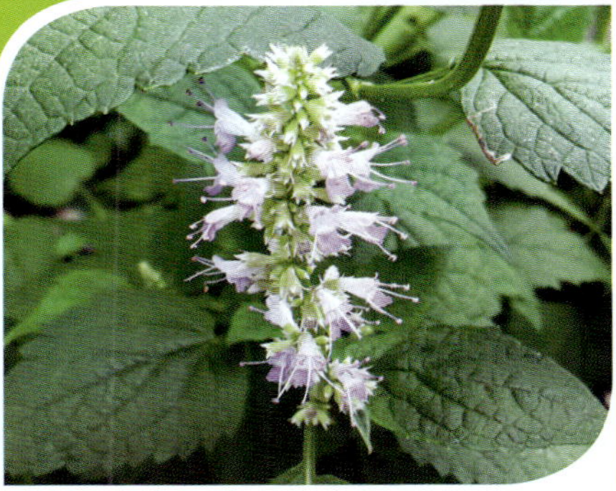 방아풀_ 꽃
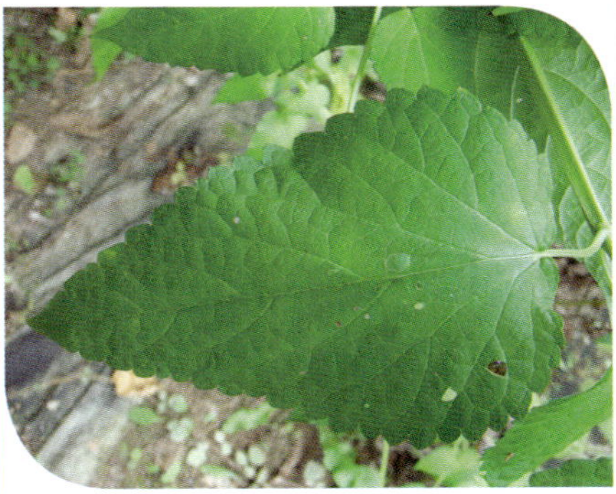 배초향_ 잎	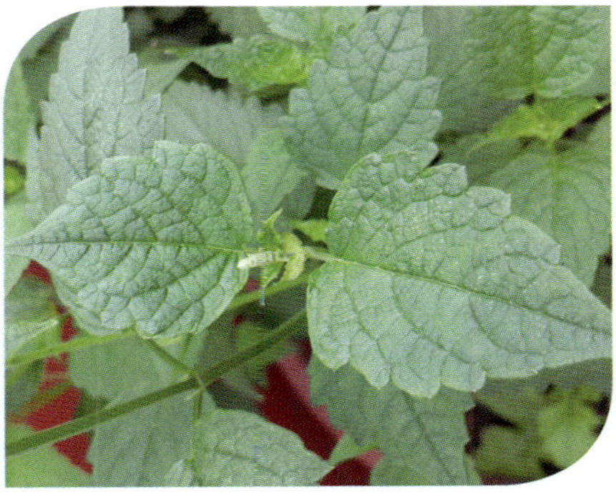 방아풀_ 잎

🍃 **사용 시 주의사항** : 진한 향과 따뜻하고 매운 성질 때문에 자칫 음기를 손상하고 기를 소모할 우려가 있기 때문에 혈허(血虛) 또는 무습(無濕)의 경우이거나 음허(陰虛)인 경우에는 피한다.

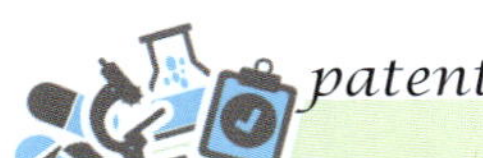

patent

배초향의 기능성 및 효능에 관한 특허자료

▶ 당뇨 질환의 예방, 치료용 배초향 추출물 및 이를 포함하는 치료용 제제

본 발명은 당뇨 질환의 예방, 치료용 배초향(방아, 곽향) 추출물 및 이를 포함하는 치료용 제제에 관한 것으로, 더욱 상세하게는 퍼록시좀 증식인자 활성자 수용체 감마(PPARγ)의 활성화와 지방세포의 분화 조절, 인슐린 민감도의 증가를 일으키는 배초향 추출물에 관한 것이다.

— 공개번호 : 10–2011–0099369, 출원인 : 연세대학교 산학협력단

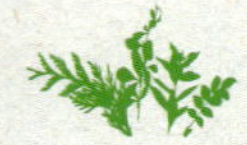

백미꽃

| 사용부위 | 뿌리, 뿌리줄기

Cynanchum atratum Bunge

- **이명** : 아마존, 미(微), 백막(白幕), 백미, 털개백미
- **생약명** : 백미(白薇)
- **과명** : 박주가리과(Asclepiadaceae)
- **개화기** : 5~7월

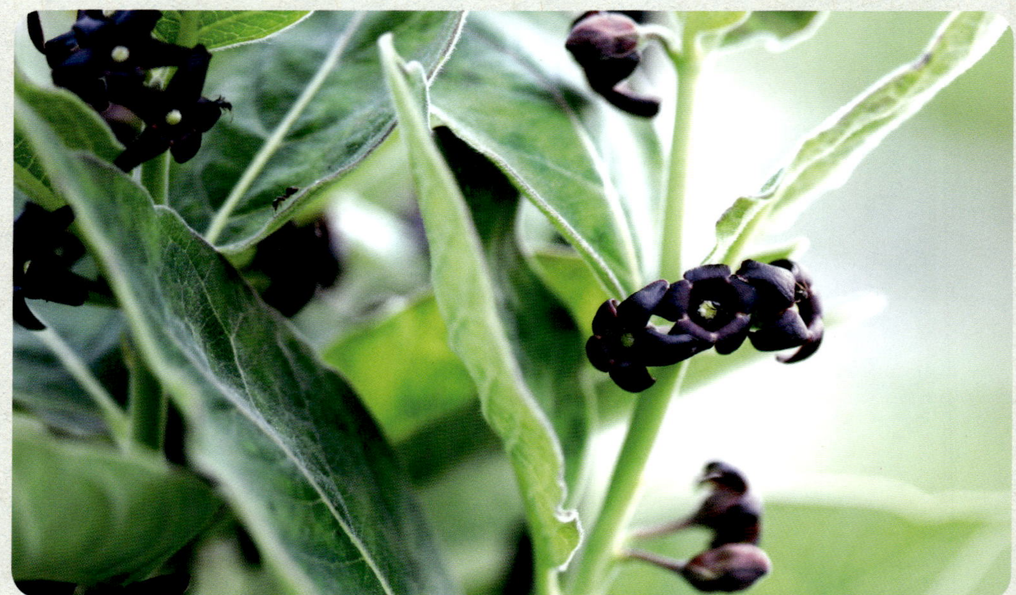

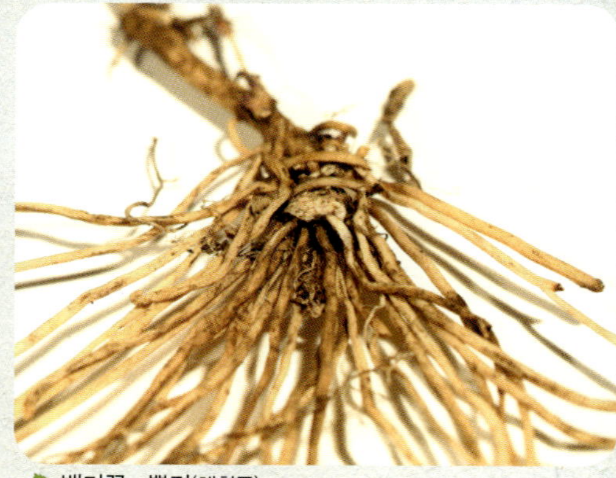

🌿 백미꽃_ 뿌리(채취품)

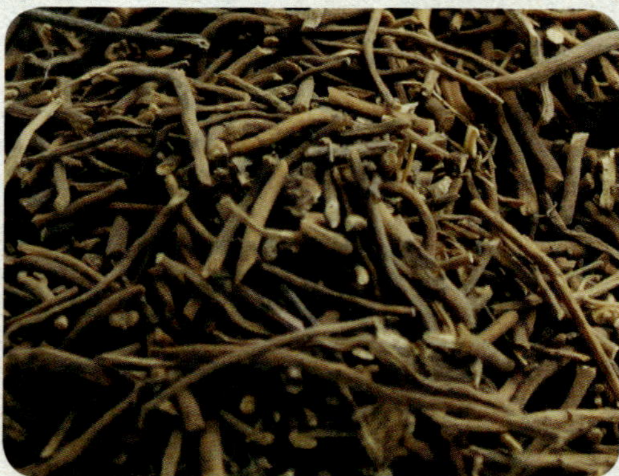

🌿 백미꽃_ 뿌리(약재)

🍃 **생육특성** : 백미꽃은 전국 각지에서 자생하는 여러해살이풀로, 키는 50cm 내외로 자란다. 뿌리줄기는 거칠고 짧으며 뭉친 마디가 있고 구부러졌다. 위쪽에는 원형의 줄기 자국이 있고 아래쪽과 양측에는 가늘고 긴 뿌리가 많이 붙어 있다. 뿌리의 길이는 10~25cm, 지름은 0.1~0.2cm이다. 뿌리 표면은 갈황색이며 질은 부서지기 쉽고 단면의 피부는 황백색이고 물관부는 황색이다. 줄기는 곧추서고 전체에 털이 빽빽하게 난다. 꽃은 흑자색으로 5~7월에 핀다. 열매는 골돌과로 넓은 바늘 모양이다.

백미꽃 뿌리줄기와 뿌리뿐만 아니라 중국의 요녕, 하북, 하남, 산동, 산서, 안휘성에서 자라는 만생백미(蔓生白薇, *C. versicolor* Bge.) 등의 뿌리와 뿌리줄기도 백미라 부르며 건조해 약재로 쓴다.

🍂 **채취 방법과 시기** : 봄과 가을에 뿌리와 뿌리줄기를 채취해 이물질을 제거하고 잘게 썰어 사용한다.

🍃 **성분** : 뿌리에는 정유, 강심배당체, 시난콜(cynancol) 등이 함유되어 있다.

🍃 **성미** : 성질이 차고, 맛은 쓰면서 짜며, 독성이 없다.

🍃 **귀경** : 간(肝), 위(胃) 경락에 작용한다.

🍂 **효능과 주치** : 열을 식히고 피를 맑게 하는 청열양혈(淸熱凉血), 소변을 잘 나가게 하는 이뇨통림(利尿通淋), 해독하고 종창을 치료하는 해독료창(解毒

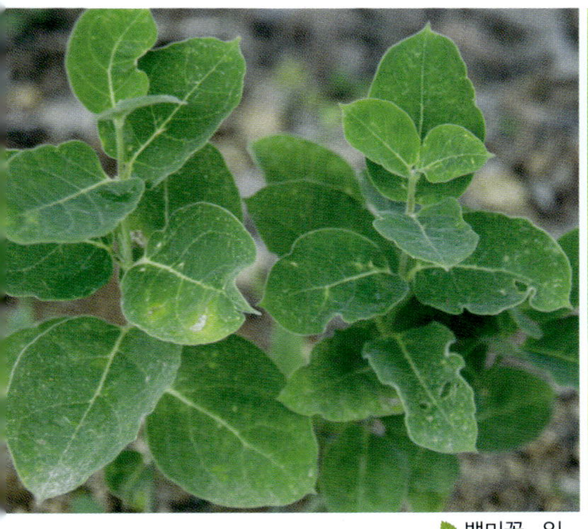

🍃 백미꽃_ 잎

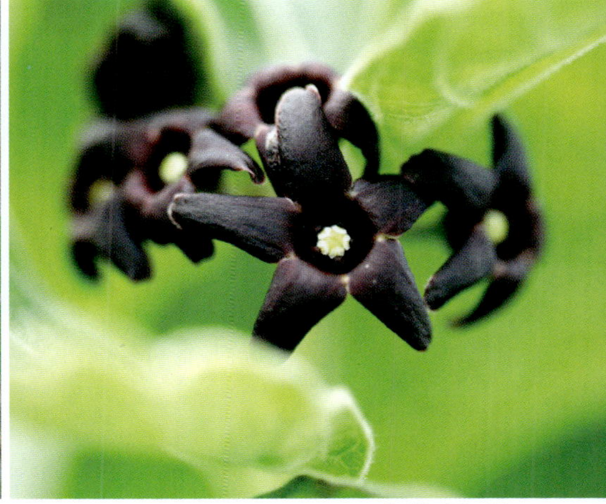

🍃 백미꽃_ 꽃

백미꽃	민백미꽃
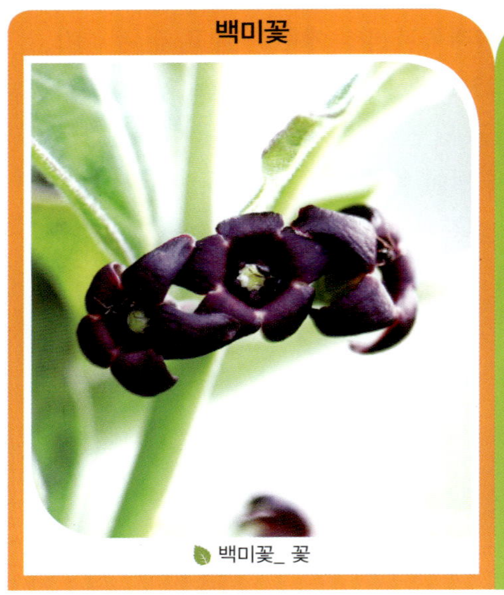	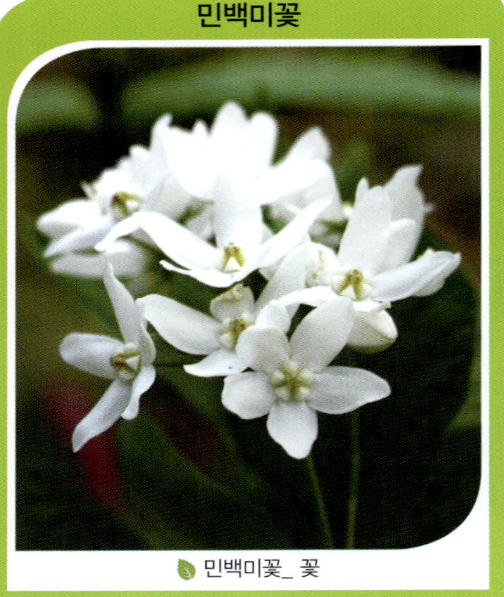
백미꽃_ 꽃	민백미꽃_ 꽃

療瘡) 등의 효과가 있으며, 열사로 영혈이 상하여 발열이 생긴 것을 치료하며, 음허로 인한 발열, 골증노열(骨蒸勞熱), 류머티즘 등을 치료한다. 그리고 산모가 출산 전후에 열림(熱痲: 습열사가 하초에 몰려 생기는 임증의 하나) 또는 혈림(血淋)으로 괴로워할 때에는 백작약을 배합하여 다스리거나 활석(滑石), 목통(木通), 생지황(生地黃) 등을 배합하여 응용하기도 한다. 혈열(血熱)에는 좋으나, 혈허(血虛)에는 부적당하다.

🍃 **약용법과 용량** : 말린 약재 10g을 물 700mL에 넣어 끓기 시작하면 약하게 줄여 200~300mL가 될 때까지 달여 하루에 2회 나눠 마신다.

🍂 **사용 시 주의사항** : 성질이 차기 때문에 비위가 허(虛)하고 냉한 사람, 중초(中焦: 비, 위 등 주로 소화기능을 담당하는 장부)가 차고 대변이 진흙처럼 나오는 사람 등은 신중하게 사용해야 하며, 양고기와 함께 먹으면 안 된다.

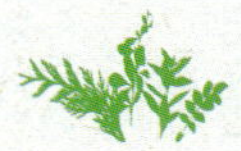

백선 | 사용부위 | 뿌리껍질

Dictamnus dasycarpus Turcz.

- **이명** : 자래초, 검화, 백전, 백양(白羊), 지양선(地羊鮮)
- **생약명** : 백선피(白鮮皮)
- **과명** : 운향과(Rutaceae)
- **개화기** : 5~6월

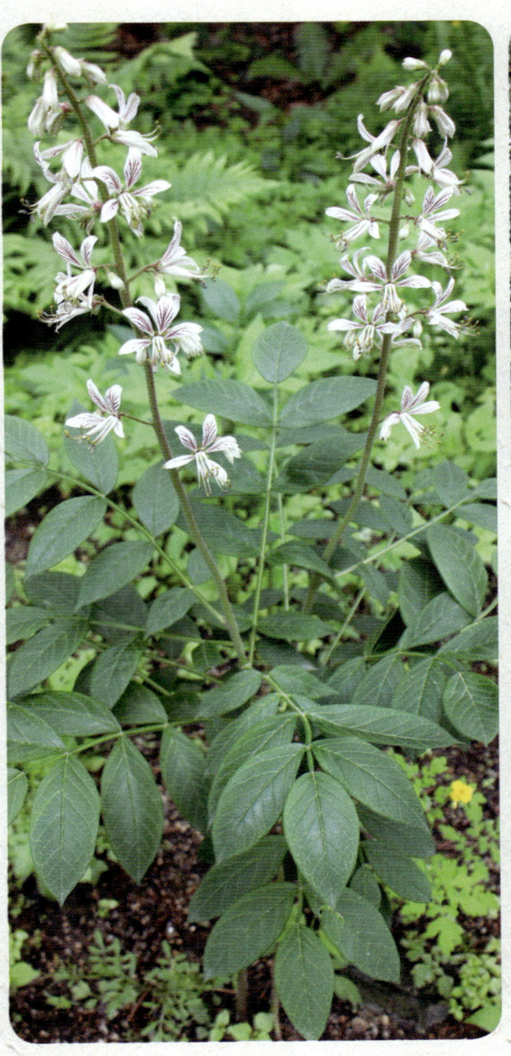

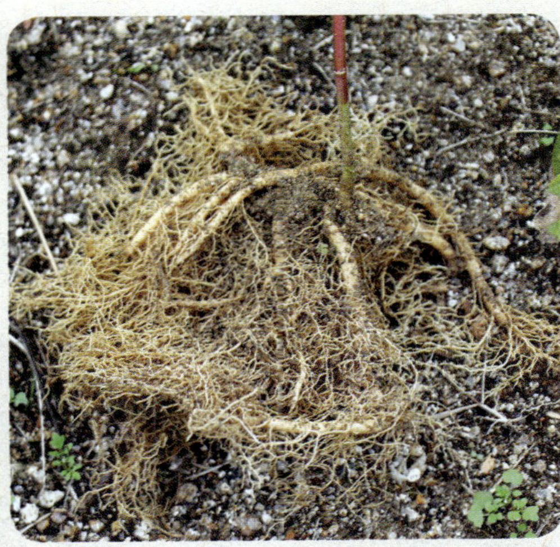

백선_ 뿌리(채취품)

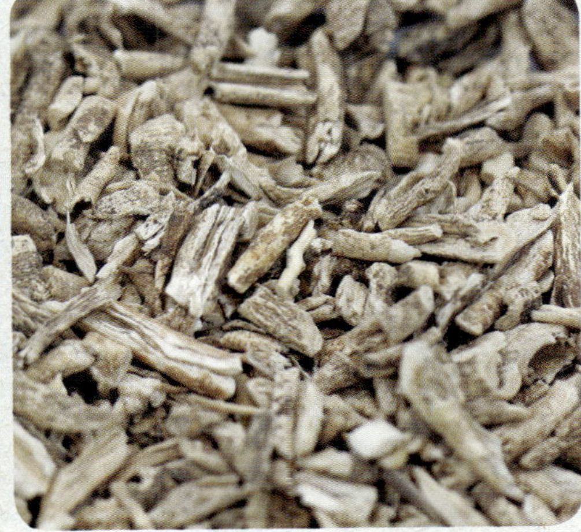

백선_ 뿌리(약재)

 : 백선은 숙근성 여러해살이풀로, 제주도를 제외한 전국의 산기슭에서 자란다. 키는 90cm 정도 자라며, 줄기는 크고 곧추서며, 뿌리는 굵다. 뿌리의 심을 빼낸 약재는 안으로 말려 들어간 통 모양으로 길이는 5~15cm, 지름은 1~2cm, 두께는 0.2~0.5cm이다. 바깥 표면은 회백색 또는 담회황색으로 가는 세로 주름과 가는 뿌리의 흔적이 있으며 돌기된 과립상(顆粒狀)의 작은 점이 있다. 안쪽 표면은 유백색으로 가는 세로 주름이 있다. 질은 부스러지기 쉬운데 절단할 때 분말이 일어나며 단면은 평탄하지 않고 약간 층을 이룬 조각 모양이다. 잎은 어긋나는데 줄기의 중앙부에 모여난다. 꽃은 엷은 홍색으로 5~6월에 원줄기 끝에서 총상꽃차례로 피는데 지름은 2.5cm 정도이다.

채취 방법과 시기 : 뿌리는 봄과 가을에 채취하는데 흙과 모래, 코르크층을 제거하고 뿌리껍질을 벗겨 이물질을 제거해 잘게 썰어서 말린다.

성분 : 뿌리에는 푸로퀴놀론알칼로이드(furoquinolone alkalloid)로 딕타

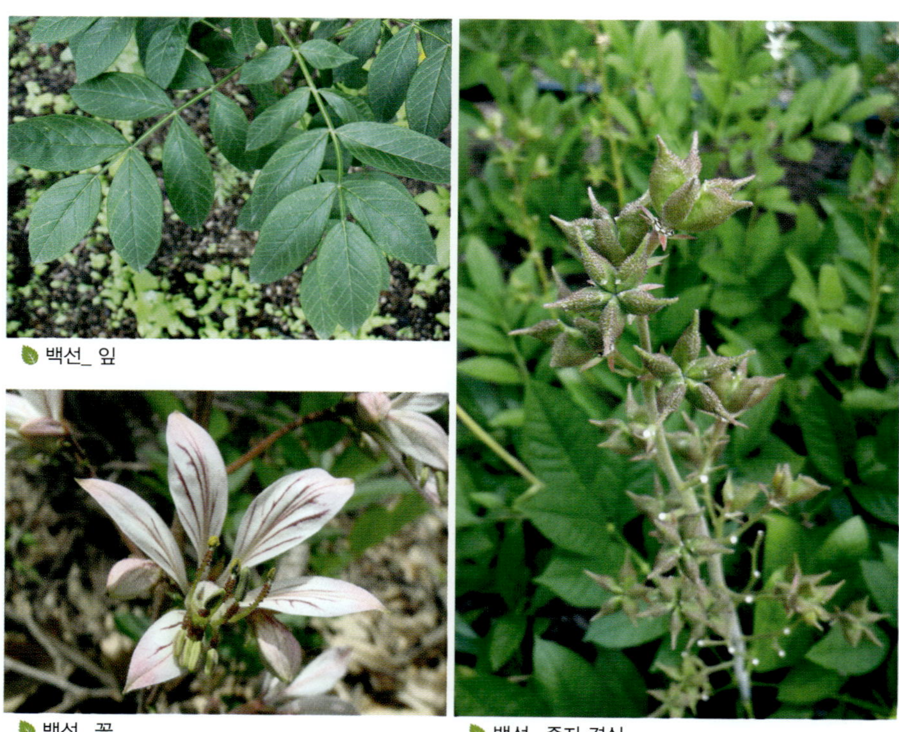

백선_ 잎

백선_ 꽃

백선_ 종자 결실

614

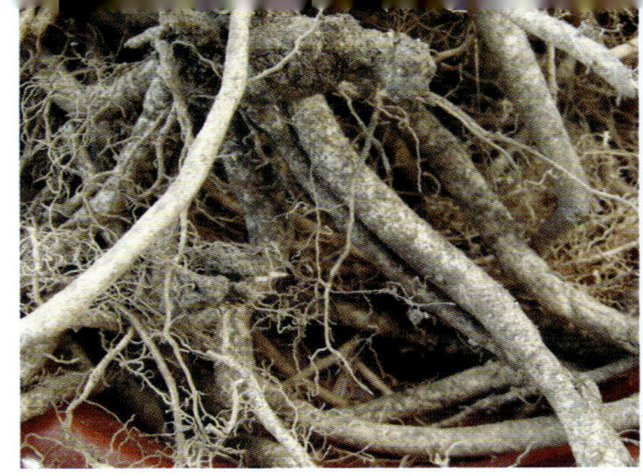

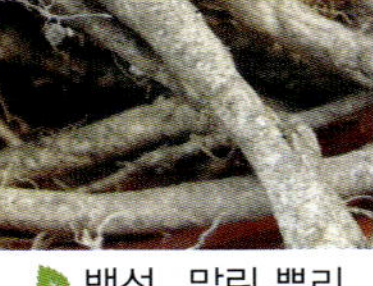

🍃 백선_ 말린 뿌리　　　　🍃 백선_ 뿌리 속의 심

민(dictamine), 스킴미아닌(skimmianine), 감마-파가린(γ-fagarine), 로부스틴(robustine), 할로파인(halopine), 마쿨로시딘(maculosidine), 리모닌(limonin), 크리고넬린(trigonellin), 프락시넬론(fraxinellone), 오바쿨라톤(obakulatone), 사포닌 등이 함유되어 있다.

🍃 **성미** : 성질이 차고, 맛은 쓰며, 독성이 없다.

🍃 **귀경** : 비(脾), 위(胃), 방광(膀胱) 경락에 작용한다.

🍃 **효능과 주치** : 열을 내리고 습사를 다스리며, 풍사를 제거하고 해독하며, 습열창독을 치료한다. 또한 습진(濕疹), 풍진 등을 다스린다.

🍃 **약용법과 용량** : 말린 뿌리껍질 10g을 물 700mL에 넣어 끓기 시작하면 약하게 줄여 200~300mL가 될 때까지 달여 하루에 2회 나눠 마신다.

🍃 **사용 시 주의사항** : 성미가 쓰고 차면서 아래로 내리는 성질이 있어 하초(下焦: 신장, 방광, 자궁 등 생식과 배설을 담당하는 장부)가 허하고 냉한 경우에는 사용을 피한다.

patent

백선(백선피)의 기능성 및 효능에 관한 특허자료

▶ 백선피 추출물을 유효성분으로 포함하는 지질 관련 심혈관 질환 또는 비만의 예방 및 치료용 조성물

본 발명은 백선피 추출물, 또는 백선피와 길경 또는 인삼의 혼합 생약재 추출물을 유효성분으로 함유하는 항비만용 조성물에 관한 것이다. 본 발명의 추출물들은 고지방식이게 의한 체중 증가 및 체지방 증가를 억제하고, 혈중 지질인 트리글리세라이드(triglyceride), 총 콜레스테롤을 낮춤으로써 비만 증상을 개선시키므로, 지질 관련 심혈관 질환 또는 비만의 예방 또는 치료제, 또는 상기 목적의 건강식품으로 유용하게 사용될 수 있다.

– 공개번호 : 10–2011–0097220, 출원인 : 사단법인 진안군 친환경흥삼한방산업클러스터사업단

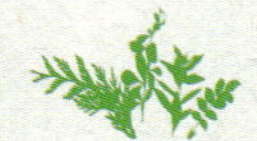

백작약

| **사용부위** | 뿌리

Paeonia japonica (Makino) Miyabe & Takeda

- **이명** : 산작약, 작약, 백작(白芍), 금작약(金芍藥)
- **생약명** : 작약(芍藥)
- **과명** : 작약과(Paeoniaceae)
- **개화기** : 6월

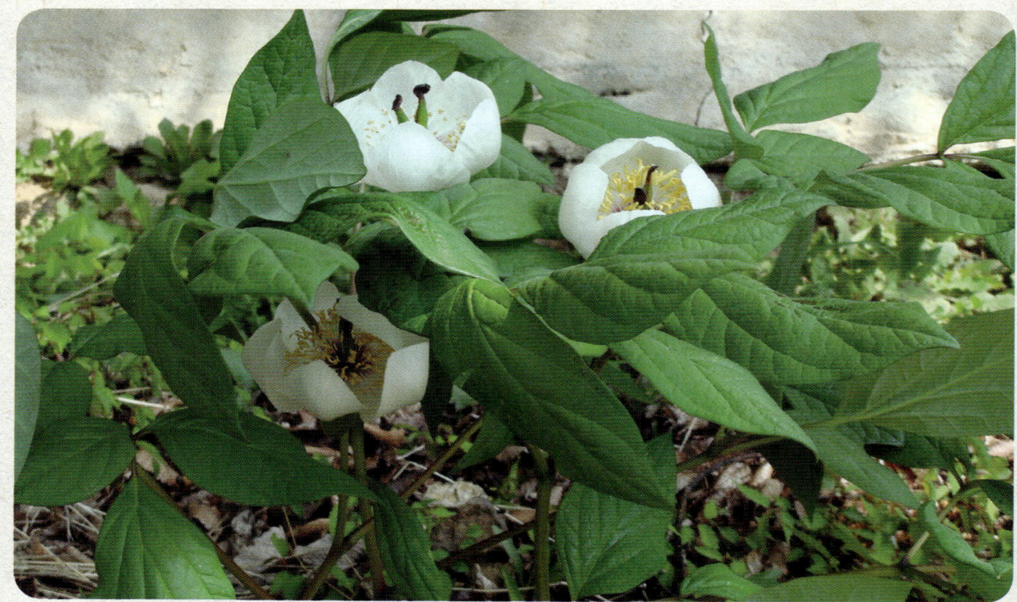

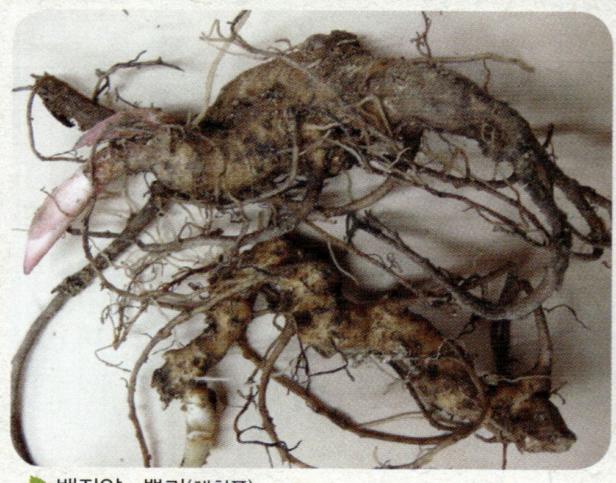

백작약_ 뿌리(채취품)

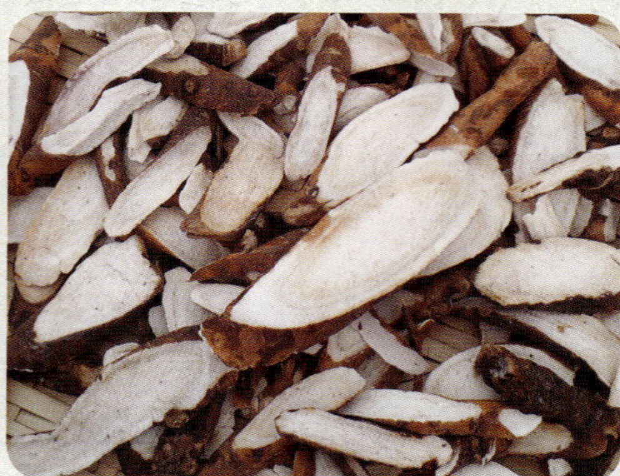

백작약_ 뿌리(약재)

 : 백작약은 숙근성 여러해살이풀로, 중부 지방에서 주로 분포하는데 토심이 깊고 배수가 잘 되는 곳의 양지에서 잘 자란다. 꽃이 아름다워 관화식물로도 이용된다. 높이는 40~50cm로 자라며, 뿌리는 육질이고 굵은데 원기둥 모양 또는 방추형으로 자르면 붉은빛이 돈다. 잎은 3~4장이 어긋나고 잎자루가 긴 편이다. 뿌리나 땅속줄기에서 돋아나온 뿌리 쪽 잎은 1~2회로 날개깃 모양으로 갈라지며 윗부분은 3개로 깊게 갈라지기도 한다. 꽃은 흰색으로 4~5월에 *P. lactiflora*보다 1개월 정도 먼저 피는데 원줄기 끝에서 큰 꽃이 1송이씩 달린다. 꽃잎은 5~7장으로 거꿀달걀 모양이고 길이는 2~3cm이다.

뿌리가 자라는 속도가 늦어 농가에서는 재배를 꺼리는 편이며 경북에서 품종육성시험을 하고 있다.

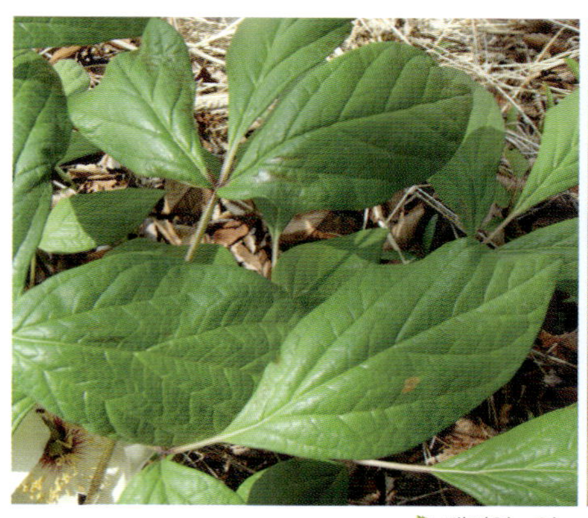

백작약_ 잎

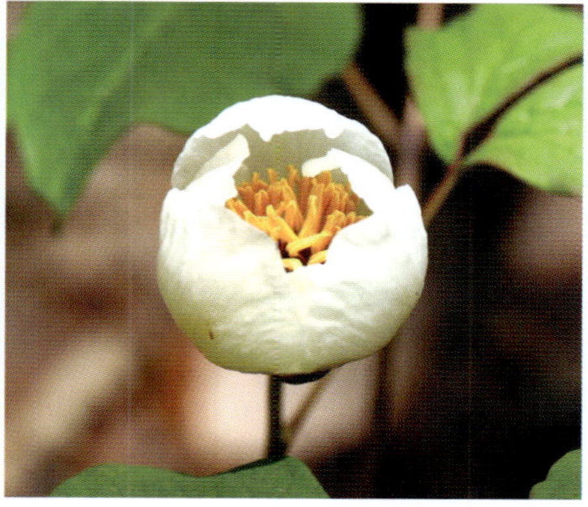

백작약_ 꽃봉오리

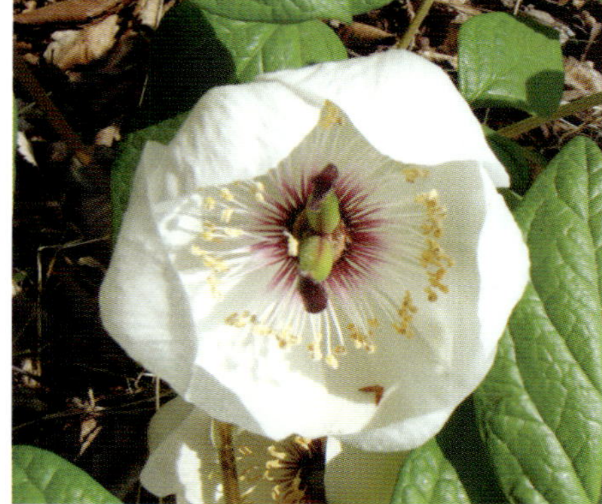

백작약_ 꽃

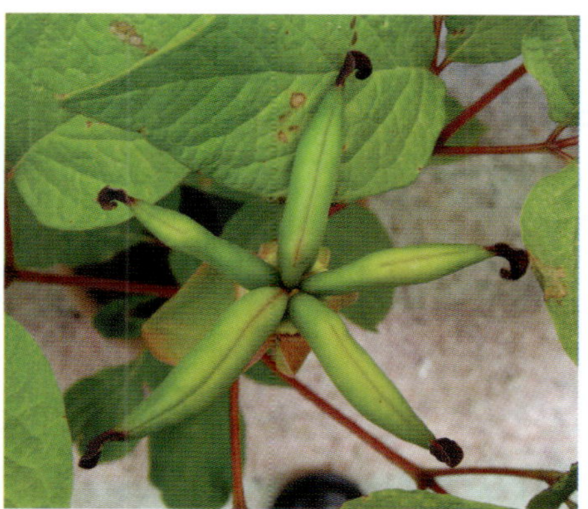

백작약_ 종자 결실

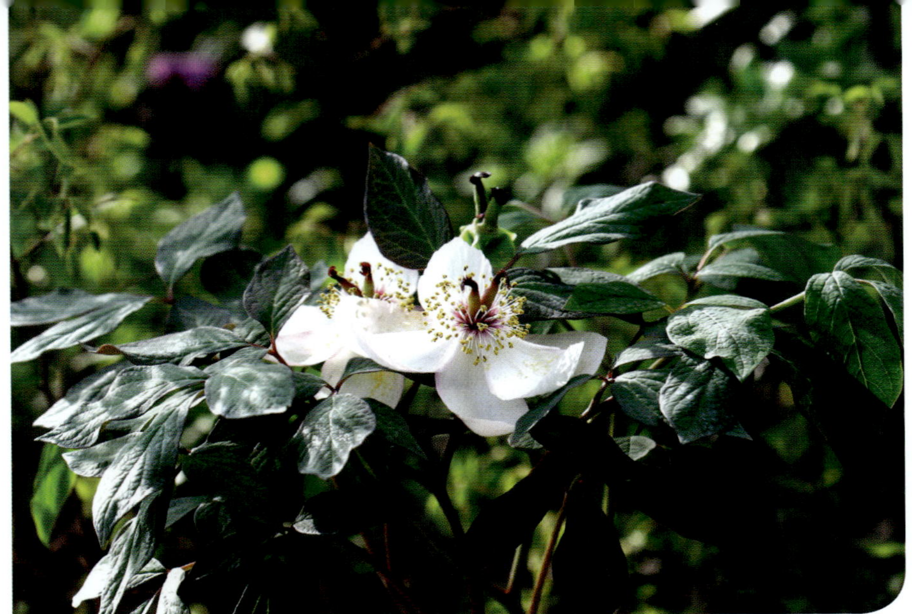

보통 백작약의 이명이 산작약이기 때문에 두 식물을 혼동하는 경우가 있다. 백작약과 산작약(*Paeonia obovata* Maxim.)은 둘 다 우리나라 특산식물이라는 공통점이 있으며, 생김새와 특징도 거의 비슷하고 생약명도 '작약'으로 동일하다. 다만, 백작약은 꽃이 흰색이고 산작약(이명: 민산작약)은 꽃이 붉은색이라는 차이점이 있다. 또한 붉은색이나 흰색으로 꽃이 피는 작약(*Paeonia lactiflora* Pall.)은 이명인 '적작약'으로 더 많이 불리는데 현재 농가에서 재배하는 작약은 대부분 이 식물을 기원으로 한다. 작약, 백작약, 산작약의 뿌리는 모두 생약명이 '작약'이며 한방에서는 이 두 개의 효능이 비슷한데 뿌리를 약재로 가공하는 방법에 따라 백작약과 적작약으로 구분해 유통되고 있는 실정이다.

🍂 **채취 방법과 시기** : 가을에 채취해 뿌리의 겉껍질인 조피(粗皮)를 벗긴 후 말리는데 쪄서 말리기도 한다. 말린 것을 그대로 사용하는 생용(生用)하면 음기를 수렴하여 간의 기를 평하게 하는 염음평간(斂陰平肝)의 작용이 강하여 간양상항(肝陽上亢)으로 인한 두통, 현훈(眩暈: 어지럼증), 이명 등의 증상에 적용하고, 술을 흡수시킨 후 볶아서 사용하는 주초용(酒炒用: 약재 무게의 20~25%에 해당하는 술을 미리 약재에 흡수시킨 뒤 프라이팬에서 약한 불로 노릇노릇하게 볶아주는 것)하면 시고 차가운 성미가 완화되어 중초의 기

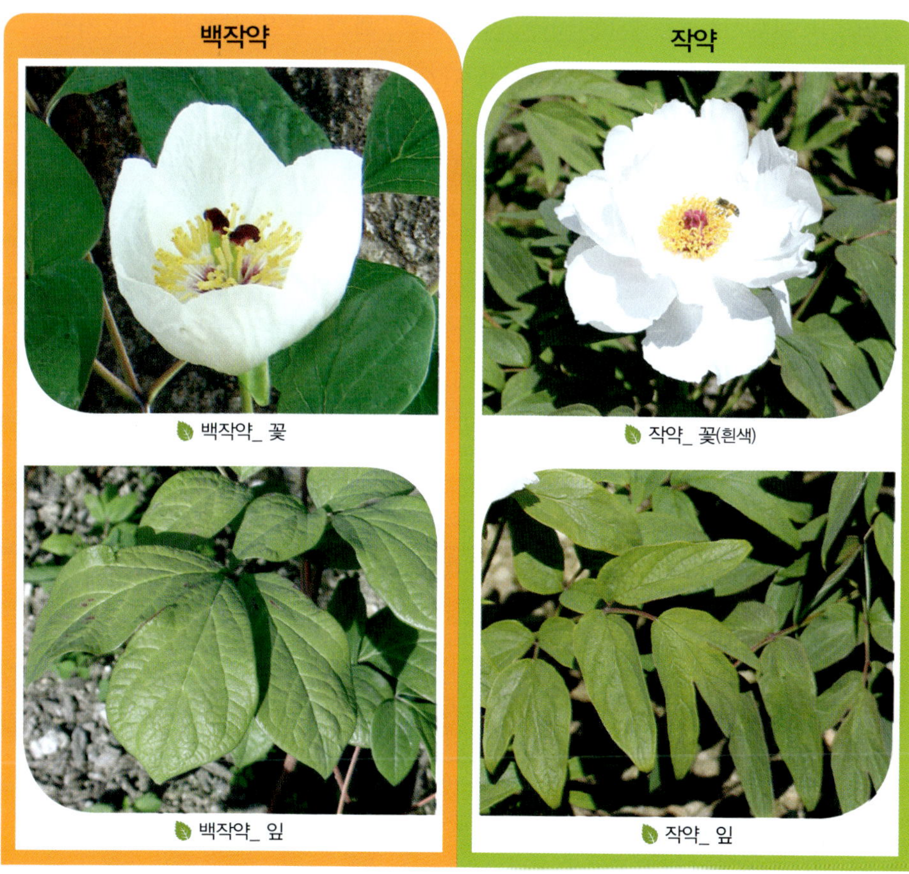

백작약

작약

백작약_ 꽃

작약_ 꽃(흰색)

백작약_ 잎

작약_ 잎

운을 완화하는 효능이 있어 협륵동통(脇肋疼痛)과 복통을 치료하는 데 응용한다. 주자(酒炙: 위 주초용과 같음)하면 산후복통을 치료하고, 초용(炒用)하면 약성의 성질이 완화되어 혈액을 자양하고 음기를 수렴하는 양혈렴음(養血斂陰)의 효능이 있어 간의 기운이 항성(亢盛: 지나치게 항진됨)되고 비의 기운이 허한 간왕비허(肝旺脾虛)의 증상에 사용한다.

성분 : 뿌리에는 정유, 지방유, 수지, 당, 전분, 점액질, 단백질, 타닌, 패오니플로린(paeoniflorin), 헤데라게닌(hederagenin) 등이 함유되어 있다.

성미 : 성질이 시원하고, 맛은 쓰고 시다.

귀경 : 간(肝), 비(脾) 경락에 작용한다.

● **효능과 주치** : 혈을 자양하며 간기능을 보하는 양혈보간(養血補肝), 통증을 멈추는 진통, 경련을 완화시키는 진경(鎭痙), 완화, 땀을 멈추게 하는 지한 (止汗) 등의 효능이 있어 신체허약을 다스리고, 음기를 수렴하며, 땀을 거두어들인다. 가슴과 복부 그리고 옆구리의 동통을 치료한다. 설사와 복통을 다스리며, 자한과 도한을 치유한다. 그 밖에도 음허발열(陰虛發熱), 월경부조(月經不調), 붕루, 대하 등을 다스린다.

● **약용법과 용량** : 작약은 용도가 다양한데 민간요법에서 설사나 복통을 치료하기 위한 방법은 말린 작약 뿌리 15g과 말린 감초 6g을 물 1L에 넣어 끓기 시작하면 약하게 줄여 200~300mL가 될 때까지 달여 하루에 2회 나눠 마신다. 눈병을 치료하기 위해서는 말린 작약 뿌리, 말린 당귀 뿌리, 말린 깽깽이풀 뿌리를 같은 양으로 섞은 다음 적당량의 물을 붓고 끓으면 그 김을 환부에 쏘이고, 달인 물로 눈을 자주 씻는다. 여성의 냉병 치료를 위해서는 작약 뿌리 볶은 것 20g, 건강(乾薑) 볶은 것 5g의 비율로 섞어 부드럽게 가루로 만들어 한 번에 3~4g씩, 하루 2회 미음에 타서 마신다. 또 담석증 치료를 위해서는 말린 작약 뿌리 10g, 말린 감초 6g을 물에 달여 하루 2~3회 나누어 식사하는 사이에 마시는데, 이 약은 작약감초탕이라 하여 평활근의 경련을 풀어주는 효과가 있어 담석증으로 오는 경련성 통증을 멈추게 한다.

● **사용 시 주의사항** : 양혈(凉血)하고 염음(斂陰: 음적 기운을 수렴하는 작용)이 있으므로 허한복통(虛寒腹痛), 설사의 경우에는 신중하게 사용해야 하며, 여로(黎蘆)와는 함께 사용하면 안 된다.

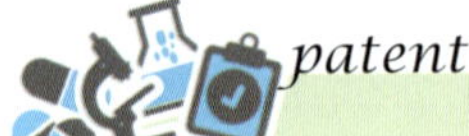

patent

백작약의 기능성 및 효능에 관한 특허자료

▶ **항산화활성을 갖는 백작약 추출물을 함유하는 조성물**

본 발명의 백작약 추출물은 항산화활성을 가지고 있어서 뇌허혈에 의해 유도되는 신경세포 손상을 보호하는 효과가 있으므로, 이를 포함하는 조성물은 신경세포의 사멸에 의해 발생되는 퇴행성 뇌질환, 즉 뇌졸중, 중풍, 치매, 알츠하이머병, 파킨슨병, 헌팅턴병, 피크(pick)병 및 크로이츠펠트-야콥병 등의 예방 및 치료를 위한 의약품 및 건강기능식품으로 이용될 수 있다.

– 공개번호 : 10-2006-0023884, 출원인 : (주)정우제약

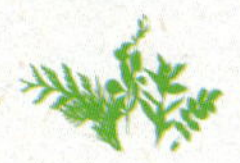

위장염, 암종(癌腫), 안질, 패혈증을 치료하는

번행초 | 사용부위 | 어린잎, 전초

Tetragonia tetragonoides (Pall.) Kuntze

- **이명** : 번향
- **생약명** : 번행(番杏), 법국파채(法國菠菜)
- **과명** : 번행초과(Aizoaceae)
- **개화기** : 4~10월

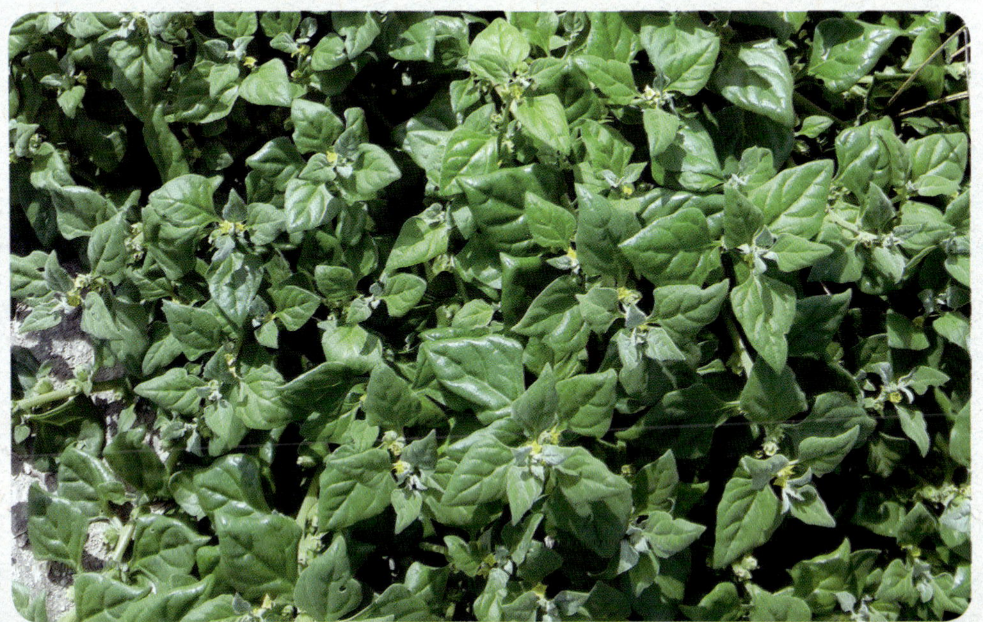

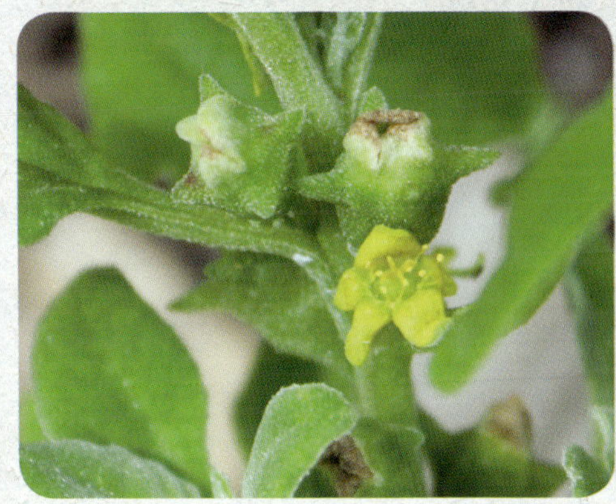

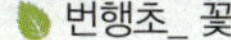

번행초_ 꽃

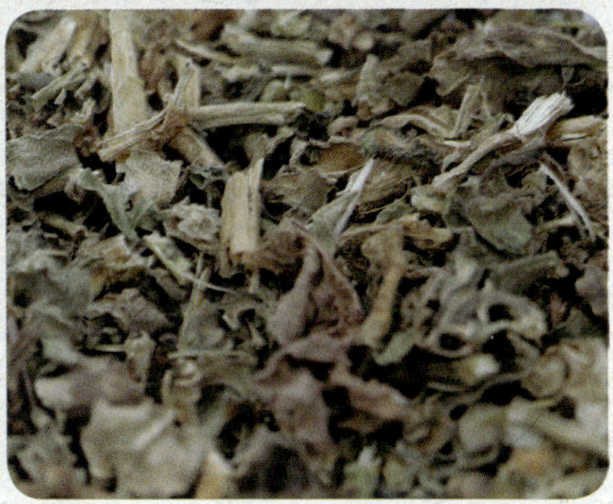

번행초_ 전초(약재)

● **생육특성** : 번행초는 남부 지방의 바닷가 모래땅에서 나는 여러해살이풀로, 생육환경은 햇빛이 잘 들어오는 곳의 척박한 곳이나 바위틈이다. 키는 60cm 정도이고, 잎은 길이가 4~6cm, 너비는 3~4.5cm이고 삼각형으로 어긋나며 잎 표면은 우둘투둘하여 까실하다. 줄기는 땅을 기듯 뻗어 나가며 가지를 치고 잎과 더불어 다육성으로 부러지기 쉬우며 사마귀 같은 돌기가 있다. 꽃은 노란색으로 4~10월에 잎겨드랑이에서 1~2송이씩 종 모양 꽃부리로 피는데 꽃받침통은 길이가 0.4cm 정도이며 찢어진 꽃받침은 겉은 초록색이고 안쪽은 황색이며 수술은 9~16개로 황색이다. 7~10월경에 꽃이 지면 시금치 씨처럼 4~5개의 딱딱한 뿔 같은 돌기와 더불어 꽃받침이 붙어 있는 열매가 달리는데 열매 속에 여러 개의 종자가 들어 있다.

● **채취 방법과 시기** : 꽃이 질 때까지 연한 잎을 채취하고, 여름부터 가을에 걸

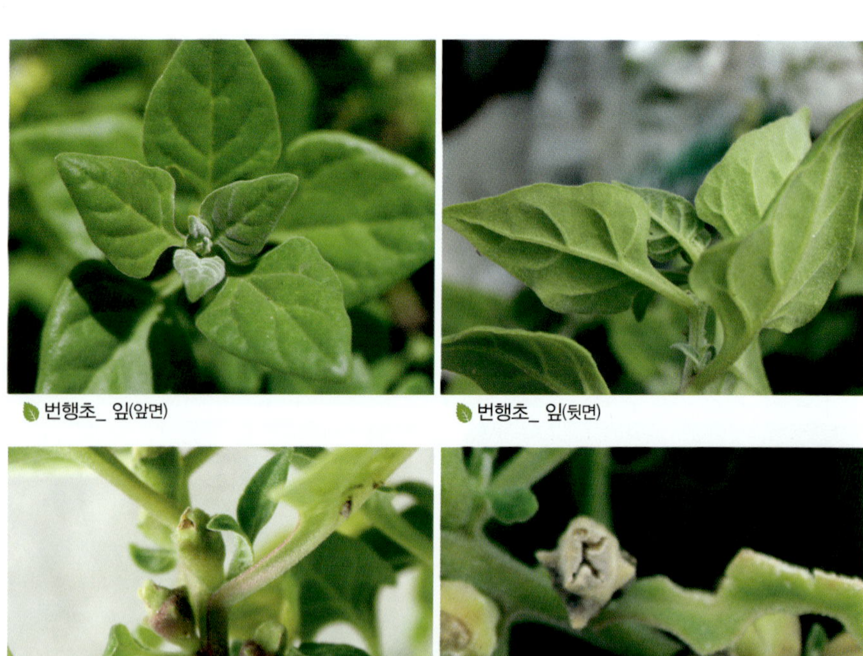

● 번행초_ 잎(앞면)

● 번행초_ 잎(뒷면)

● 번행초_ 꽃봉오리

● 번행초_ 종자 결실

처 전초를 채취해 햇볕에 말리거
나 생것으로 쓴다.

- 🌿 **성분** : 철분, 칼슘, 비타민 A와
B, 포스파티딜콜린(phosphatidyl
choline), 포스파티딜에타놀아민
(phosphatidyl ethanolamine), 포
스파티딜세린(phosphatidyl serin),
포스파티딜이노시톨(phosphatidyl
inositol), 항균물질인 테트라고닌
(tetragonin) 등이 함유되어 있다.

- 🌿 **성미** : 성질이 평범하고, 맛은 달고
약간 맵다.

- 🌿 **귀경** : 간(肝), 위(胃), 대장(大腸) 경
락에 작용한다.

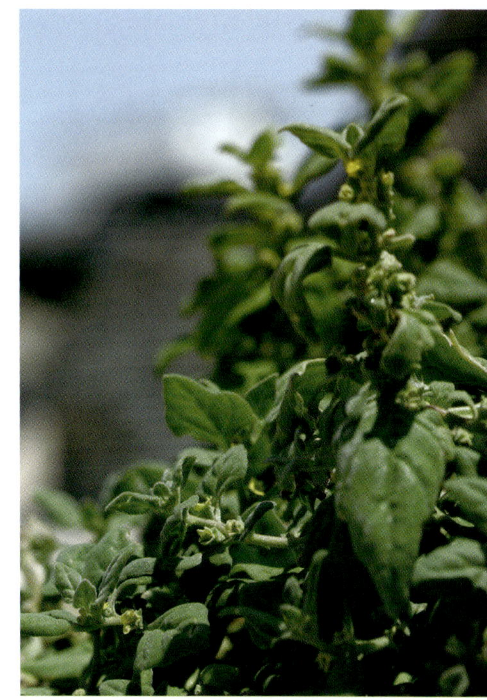

🌿 번행초_ 지상부

- 🌿 **효능과 주치** : 해열 및 해독작용을
하며 종기를 삭이는 소종의 효능이 있어 위장염, 안질, 패혈증, 정창(疔
瘡), 암종 등을 치료한다.

- 🌿 **약용법과 용량** : 말린 약재 30~60g을 충분한 양의 물에 넣고 달여 하루에
2~3회 나눠 마신다. 생즙을 내서 마시기도 하며, 짓찧어 환부에 바르기
도 한다.

patent

번행초의 기능성 및 효능에 관한 특허자료

▶ **항당뇨 및 혈중 콜레스테롤 저해활성을 갖는 번행초 추출물**

본 발명은 번행초를 유기용매로 추출하여 얻어진 추출물 및 이로부터 분리된 기능성 물질에 관한
것이다. 본 발명에 따른 번행초 추출물은 세포 독성이 없는 식용이 가능함은 물론 항당뇨 효과와 혈
중 콜레스테롤 저해활성을 나타내므로 건강식품산업 및 의약산업상 매우 유용하다.

— 등록번호 : 10-1108885, 출원인 : 주우홍

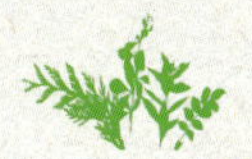

해열, 진해, 이뇨, 보익(補益)의 효능이 있는

벌개미취

Aster koraiensis Nakai

- 이명 : 고려쑥부쟁이
- 과명 : 국화과(Compositae)
- 개화기 : 6~10월

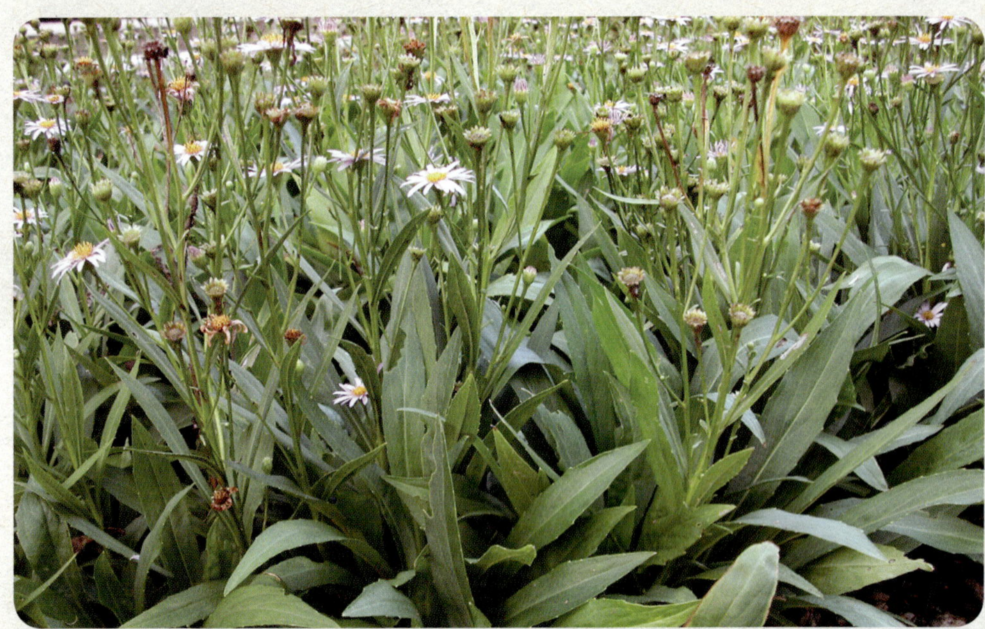

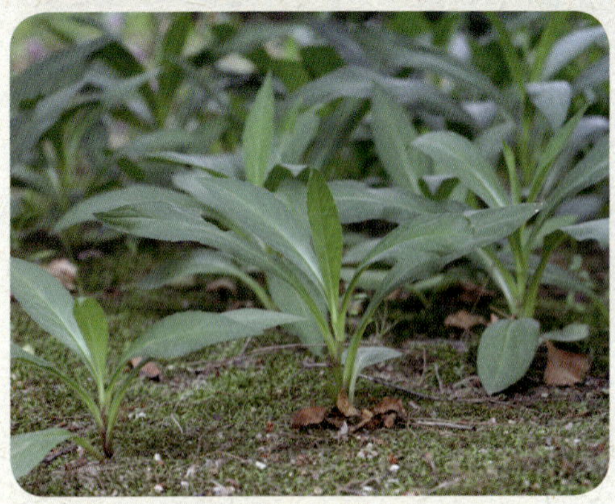

벌개미취_ 약재로 사용하는 어린순

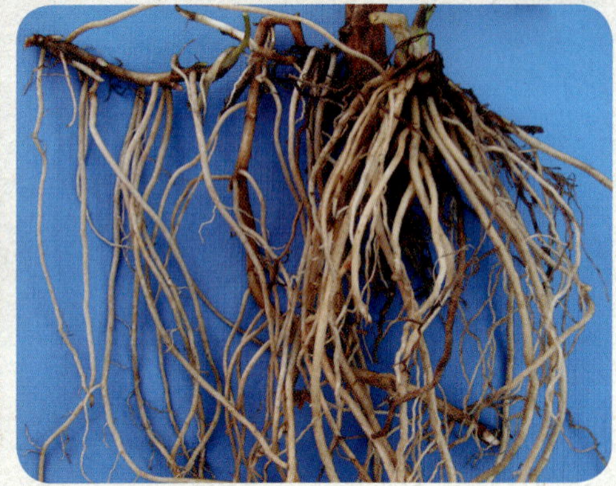

벌개미취_ 뿌리(채취품)

- 🌿 **생육특성** : 벌개미취는 경기도 이남의 산이나 들에서 자라는 여러해살이 풀로, 생육환경은 햇빛이 잘 들고 물기가 많은 곳이다. 키는 50~60cm이고, 바늘 모양 잎이 어긋나며 앞으로 길게 나고 끝이 뽀족하다. 잎 길이는 12~19cm, 너비는 1.5~3cm이며 잎 가장자리에는 작은 톱니가 있고 위쪽으로 올라가면서 잎이 작아진다. 꽃은 연한 자주색과 연한 보라색으로 6~10월에 줄기나 가지 끝에서 1송이씩 핀다. 열매는 11월에 시든 꽃잎이 붙은 채로 결실되며 길이는 약 0.4cm, 너비는 0.13cm 정도로 타원형이며 털이 없다.

- 🍂 **채취 방법과 시기** : 이른 봄에 어린순을 채취해 식용하고, 가을에 전초를 채취해 햇볕에 말린다.

- 🌿 **성미** : 성질이 시원하고, 맛은 약간 쓰다.

- 🍃 **귀경** : 간(肝), 폐(肺), 신(腎) 경락에 작용한다.

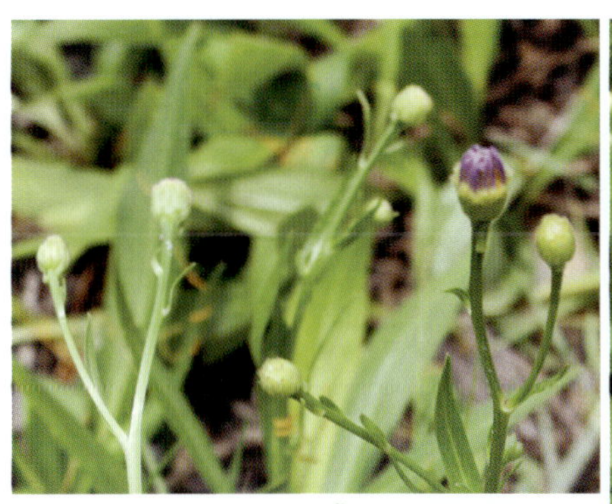

🌿 벌개미취_ 꽃봉오리

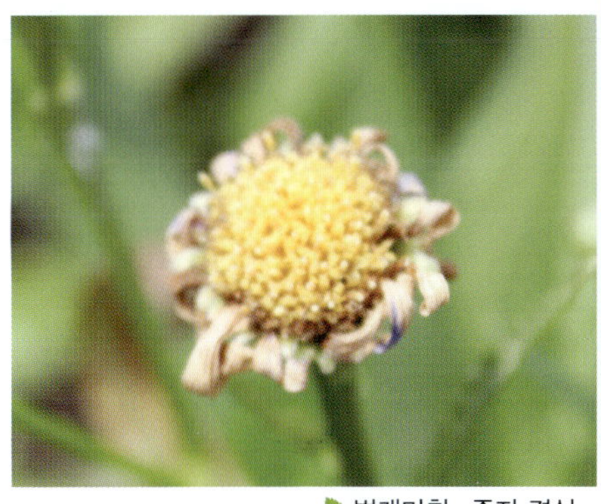

🌿 벌개미취_ 종자 결실

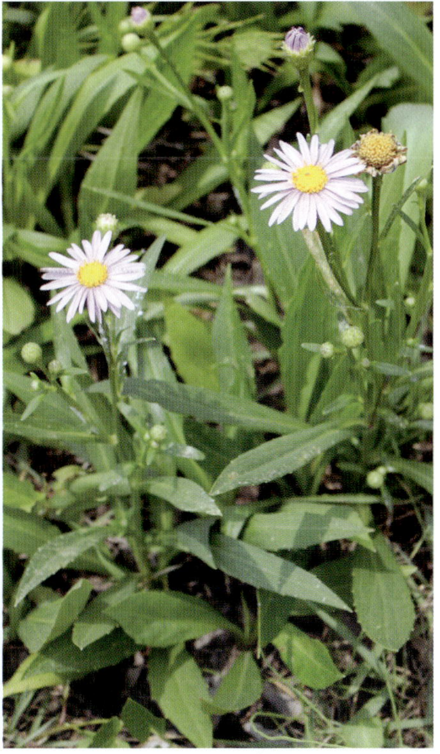

🌿 벌개미취_ 지상부

벌개미취	미역취
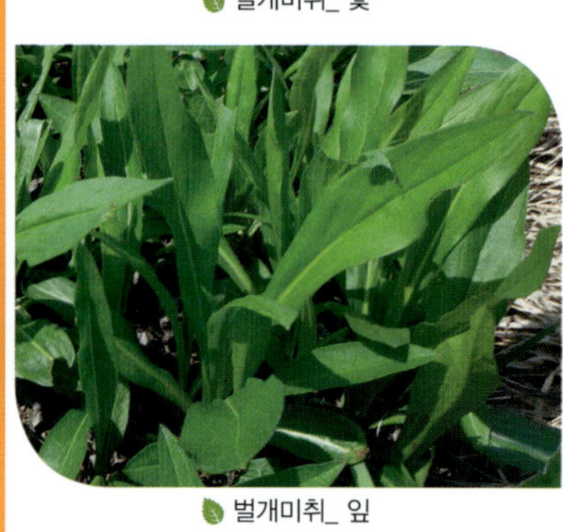	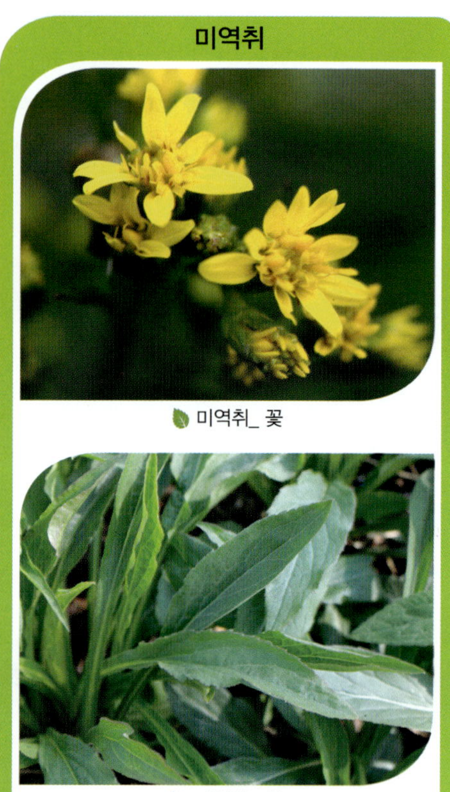
🍃 벌개미취_ 꽃	🍃 미역취_ 꽃
🍃 벌개미취_ 잎	🍃 미역취_ 잎

🍂 **효능과 주치** : 열을 내리는 해열 및 기침을 멎게 하는 진해, 이뇨의 효능이 있어 기침을 멈추게 하고 해수를 다스리며, 이뇨와 보익하는 데 사용한다.

🍃 **약용법과 용량** : 말린 약재 5~10g을 물 1L에 넣어 1/3이 될 때까지 달여 하루에 2~3회 나눠 마신다.

 *patent*

벌개미취의 기능성 및 효능에 관한 특허자료

▶ **벌개미취 추출물 또는 이의 분획물을 포함하는 망막질환 예방 및 치료용 조성물**

본 발명의 벌개미취 추출물 또는 이의 분획물은 산화스트레스로부터 유도한 망막 신경세포의 퇴화를 막을 수 있어 천연물의 안전한 특성을 이용하여 노인성 황반 변성, 녹내장 등 망막질환 예방 및 치료용 조성물 또는 기능성 식품, 의약품 소재로 유용하게 활용될 수 있다.

– 공개번호 : 10–2012–0095251, 출원인 : 한국과학기술연구원

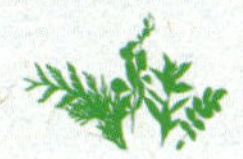

치통, 두통, 토혈, 타박상, 장염, 이질을 치료하는

벌깨덩굴

| 사용부위 | 어린순

Meehania urticifolia (Miq.) Makino

- ■ **이명** : 벌개덩굴
- ■ **생약명** : 한신초(韓信草), 지마화(芝麻花), 미한화(美漢花)
- ■ **과명** : 꿀풀과(Labiatae)
- ■ **개화기** : 5월

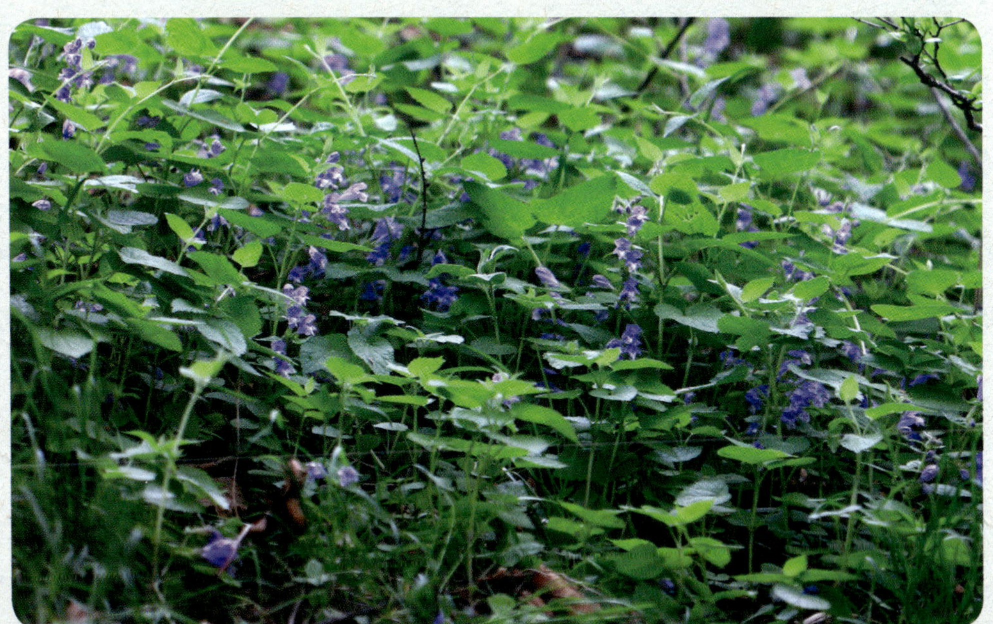

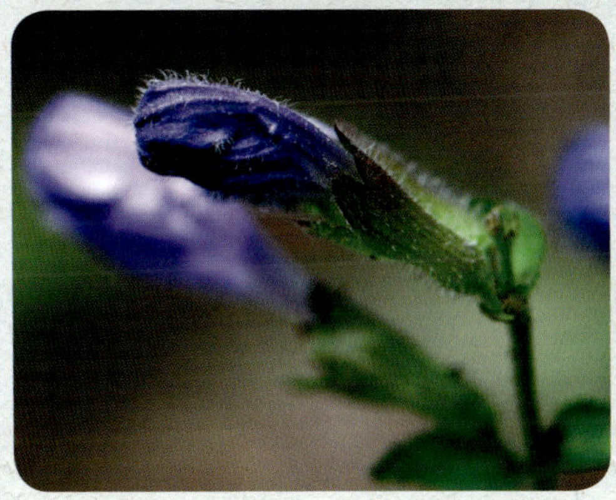

🌿 벌깨덩굴_ 꽃봉오리

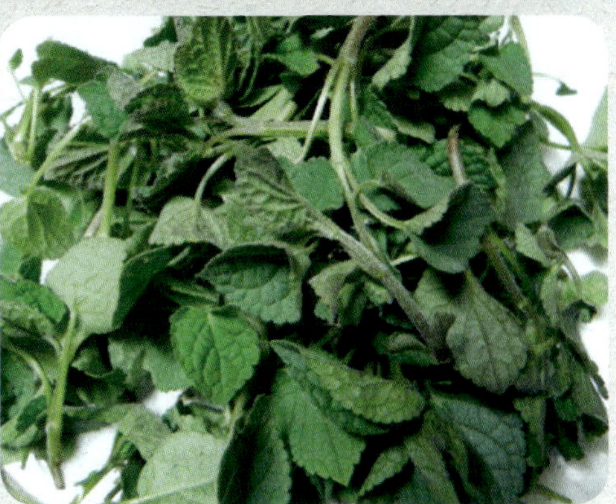

🌿 벌깨덩굴_ 전초(채취품)

 : 벌깨덩굴은 각처의 산지에서 자라는 여러해살이풀로, 생육환경은 숲속의 약간 습기 있는 그늘진 곳이다. 키는 15~30cm이며, 줄기는 사각형이다. 잎은 길이가 2~5cm, 너비 2~3.5cm이고 심장 모양으로 약간 세모지며 가장자리에 둔한 톱니가 있다. 꽃은 보라색으로 5월에 4~8송이 정도가 윗부분과 줄기의 위쪽 잎 사이에서 커다란 입술 모양을 하며 한쪽을 향해 핀다. 열매는 7~8월경에 달걀 모양으로 달린다.

꽃은 피어 있을 때 위로 곧게 자라지만 꽃이 지고 종자가 결실되기 시작하면 덩굴처럼 다른 식물을 감는데, 처음 모습과는 확연히 다른 모습으로 변하는 식물이다. 그래서 철 지난 후 자생지에 가면 원래의 모습은 없고 덩굴만 남아 있어 다른 식물로 오인하는 경우가 종종 있다.

채취 방법과 시기 : 이른 봄에 어린순을 채취한다.

성미 : 성질이 평범하고, 맛은 맵고 쓰다.

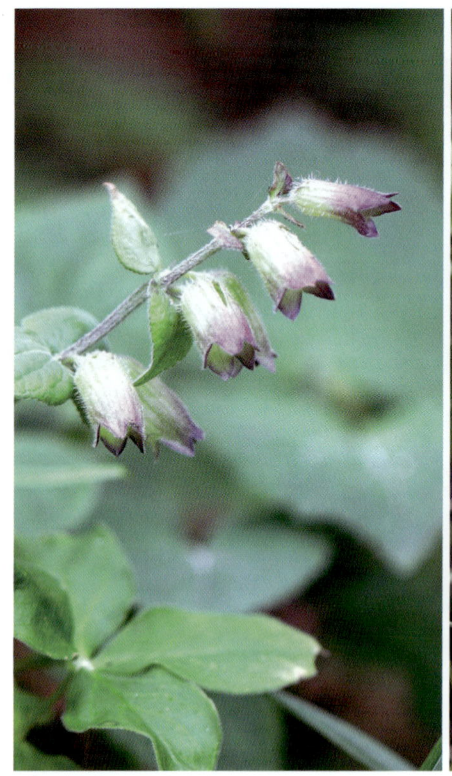

벌깨덩굴_ 종자 결실

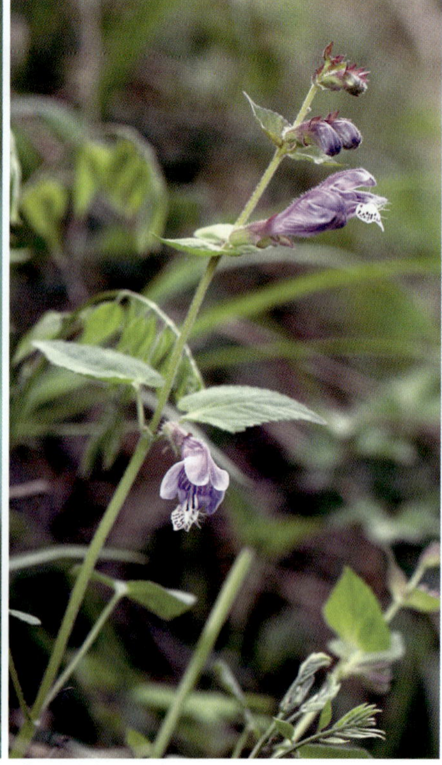

벌깨덩굴_ 지상부

628

벌깨덩굴	들깨

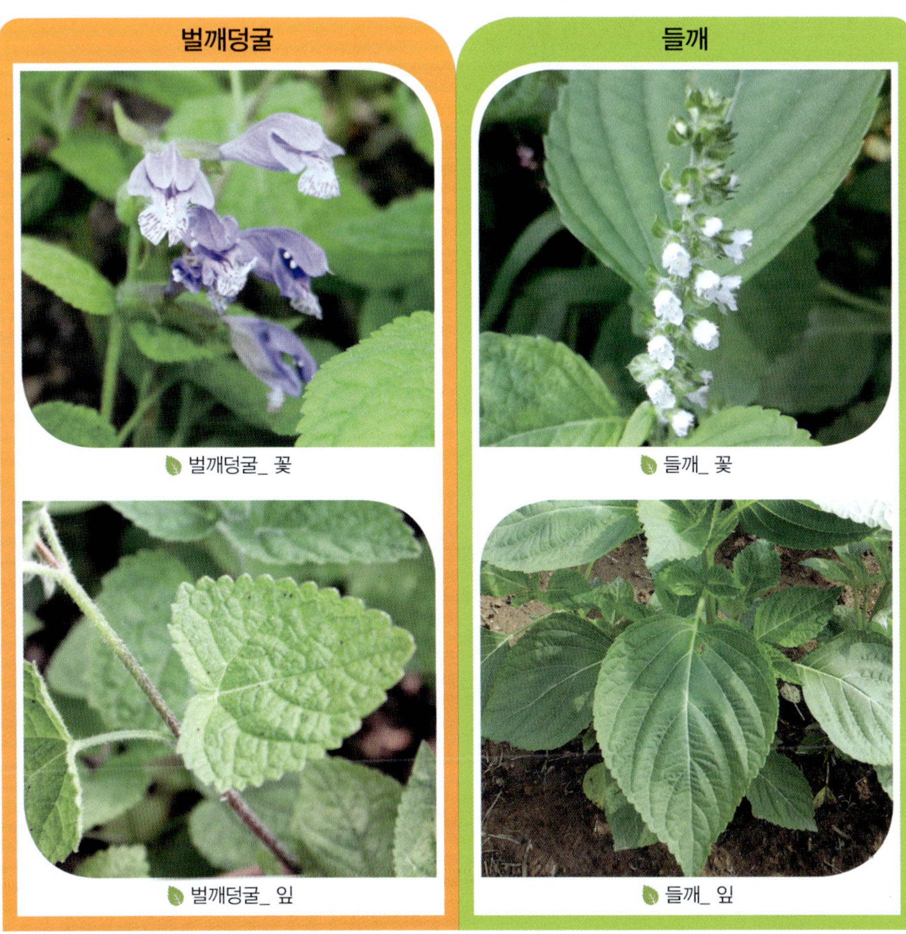

🌿 벌깨덩굴_ 꽃   🌿 들깨_ 꽃

🌿 벌깨덩굴_ 잎   🌿 들깨_ 잎

🌿 **귀경** : 간(肝), 심(心), 폐(肺) 경락에 작용한다.

🌿 **효능과 주치** : 통증을 멈추는 진통작용, 혈액순환이 잘 되게 하는 활혈, 출혈을 멎게 하는 지혈, 종기를 삭이는 소종의 효능이 있어 치통, 두통, 토혈, 해혈(咳血 : 기침할 때 피가 나는 증상), 타박상, 외상출혈, 인후종통, 장염, 이질 등을 치료하며 뱀에 물린 데에도 사용한다.

🌿 **약용법과 용량** : 말린 어린순 6~12g을 물 1L에 넣어 1/3이 될 때까지 달여 하루에 2~3회 나눠 마신다. 짓찧어 환부에 바르기도 한다.

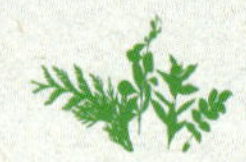

인후염, 대장염, 감기, 혈변, 이질을 다스리는

벌노랑이 | 사용부위 | 전초

Lotus corniculatus var. *japonica* Regel

- **생약명** : 백맥근(百脈根), 우각화(牛角花), 금화채(金花菜)
- **과명** : 콩과(Leguminosae)
- **개화기** : 5~8월

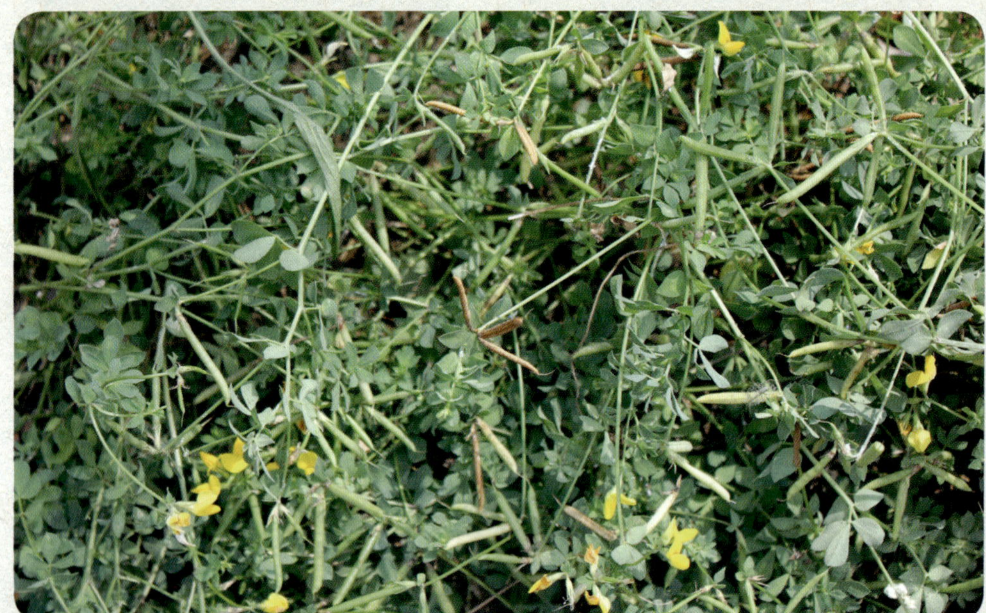

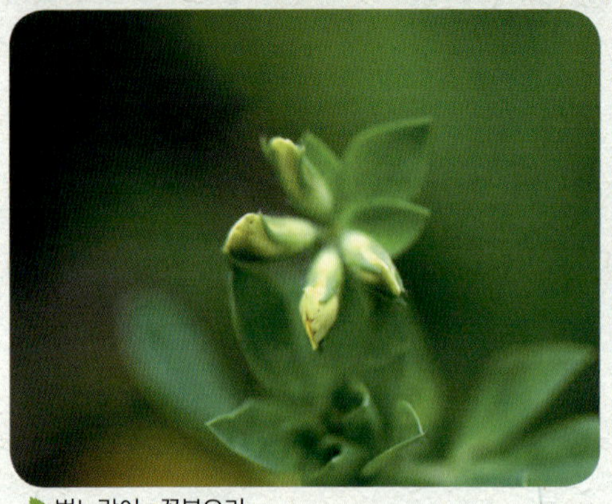

벌노랑이_ 꽃봉오리

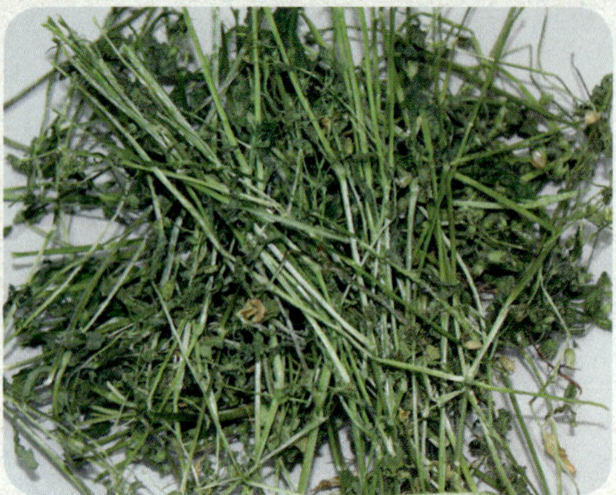

벌노랑이_ 전초(채취품)

🌿 **생육특성** : 벌노랑이는 중부 이남의 숲이나 풀밭에서 나는 여러해살이풀로, 생육환경은 반그늘 혹은 양지이다. 키는 30cm 정도이고, 잎은 길이가 0.7~1.5cm로 5장의 잔잎으로 되어 있다. 꽃은 노란색으로 5~8월에 잎겨드랑이의 꽃자루 끝에서 피는데 길이는 1.5cm이다. 열매는 8~9월경에 달리는데, 종자는 검은색이다.

🌿 **채취 방법과 시기** : 5~6월에 전초를 채취해 햇볕에 말린다.

🌿 **성미** : 성질이 평범하고, 맛은 달다.

🌿 **귀경** : 폐(肺), 대장(大腸) 경락에 작용한다.

🌿 **효능과 주치** : 열을 식히는 해열, 출혈을 멎게 하는 지혈의 효능이 있다. 또한 갈증을 멎게 하는 지갈, 열과 허로(虛勞)를 제거하고 허한 것을 보하는 효능이 있어 감기, 인후염, 대장염 등을 치료하고 대변에 피가 묻어 나오는 증상과 이질 등을 다스린다.

🌿 **약용법과 용량** : 말린 전초 15~30g을 물 1L에 넣어 1/3이 될 때까지 달여 하루에 2~3회 나눠 마신다. 또 술을 담가 마시거나, 가루로 만들어 복용한다.

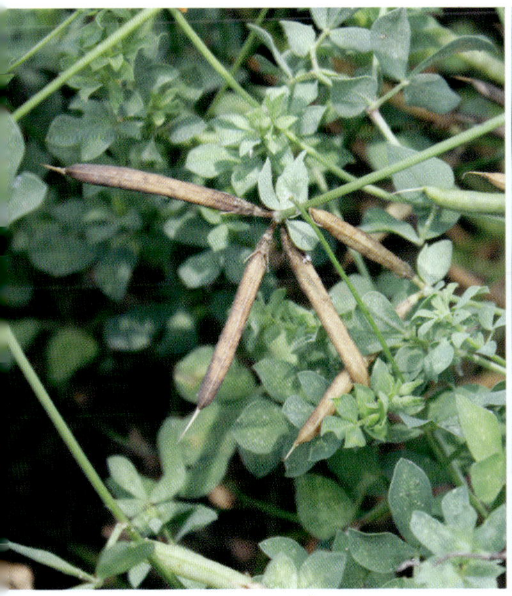

🌿 벌노랑이_ 종자 결실

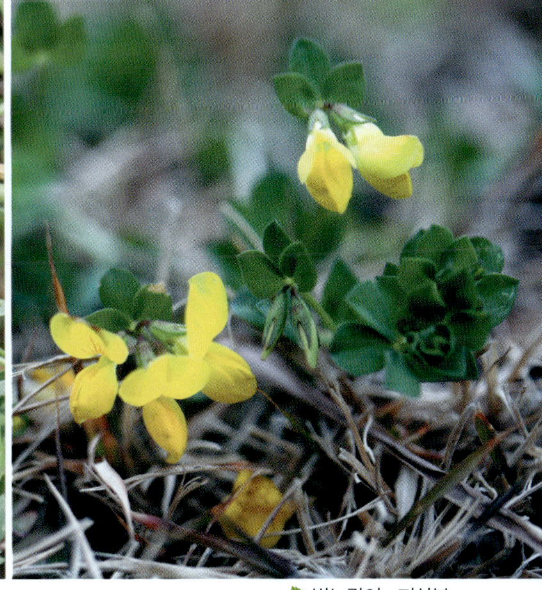

🌿 벌노랑이_ 지상부

【 혼동하기 쉬운 약초 비교 】

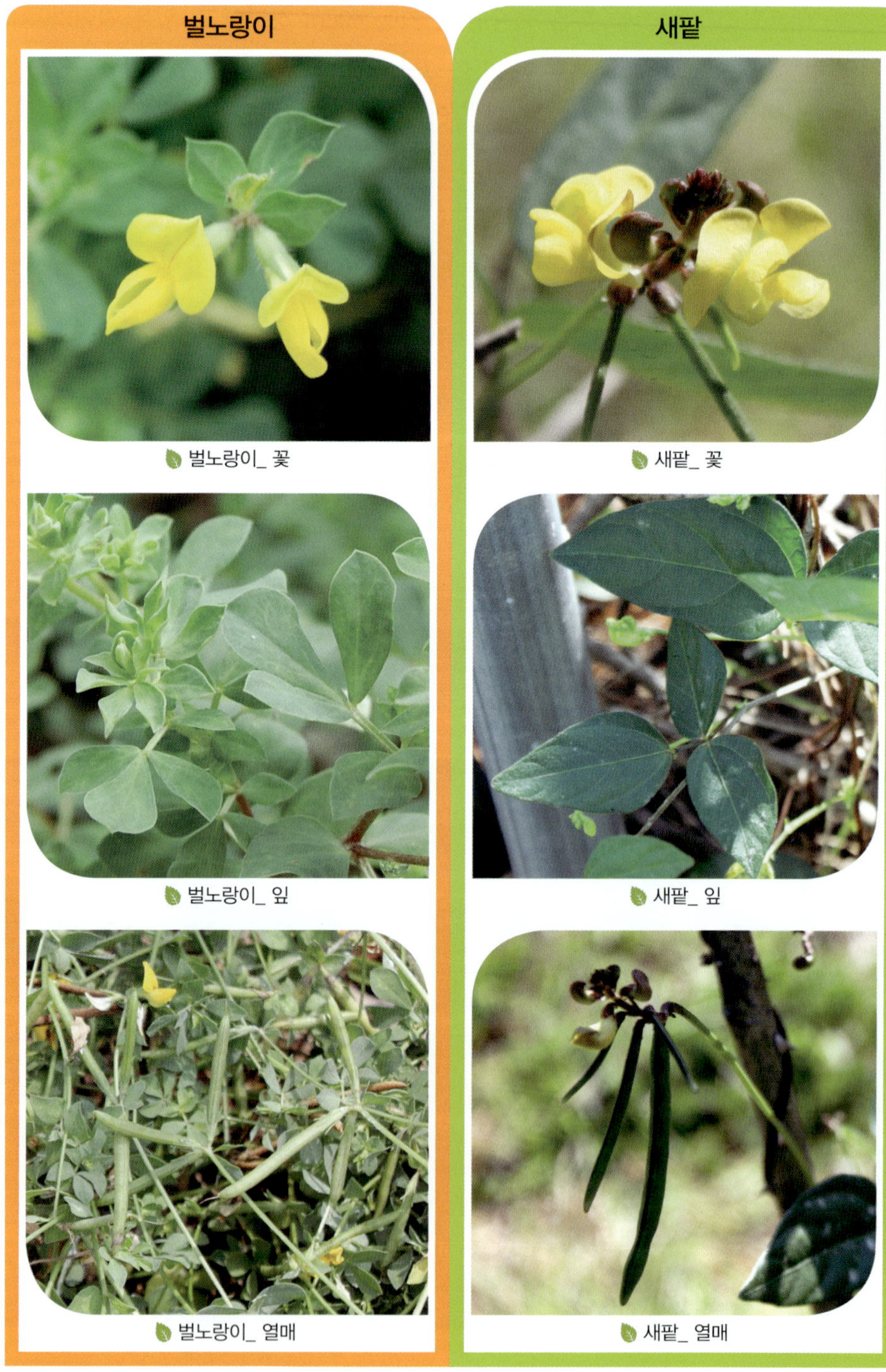

벌노랑이	새팥
벌노랑이_ 꽃	새팥_ 꽃
벌노랑이_ 잎	새팥_ 잎
벌노랑이_ 열매	새팥_ 열매

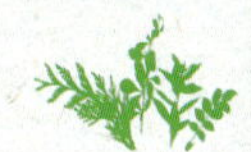

열병, 경기, 파상풍, 장염, 구내염을 치료하는

범꼬리

| 사용부위 | 뿌리, 어린순

Bistorta manshuriensis (Petrov ex Kom.) Kom.

- **이명** : 만주범의꼬리, 북범꼬리풀
- **생약명** : 권삼(拳蔘)
- **과명** : 마디풀과(Polygonaceae)
- **개화기** : 6~7월

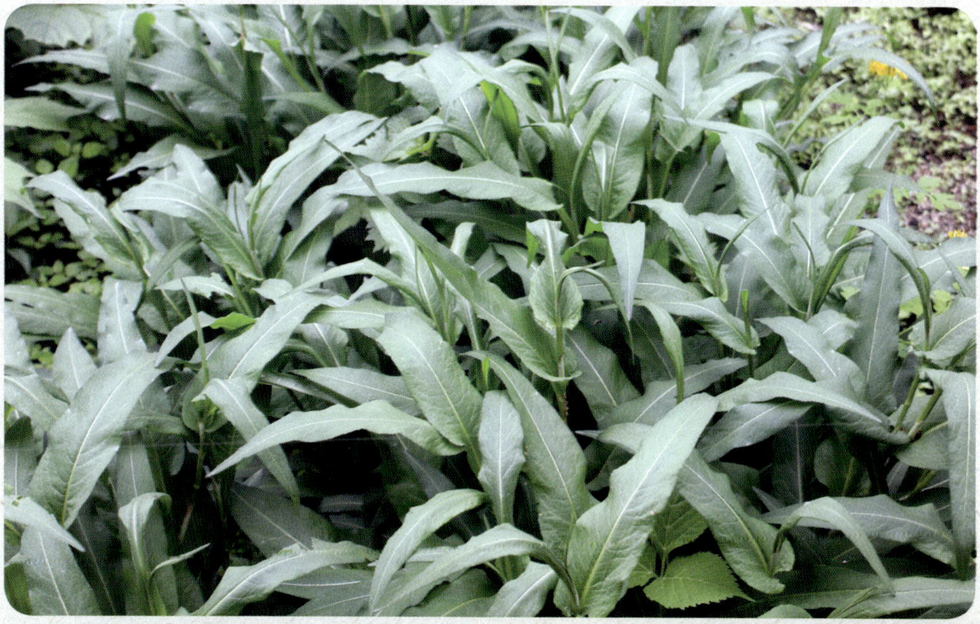

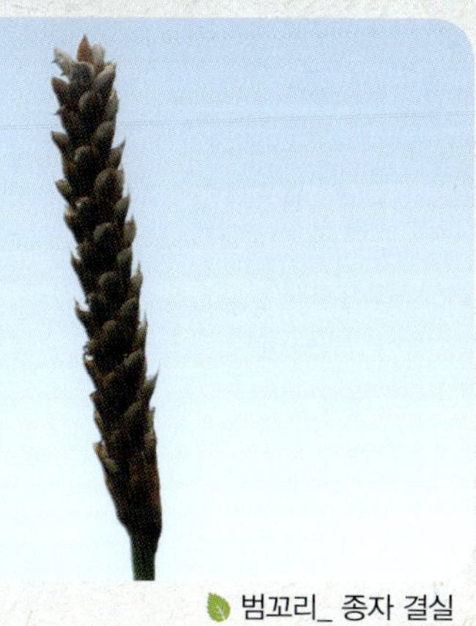

범꼬리_ 종자 결실

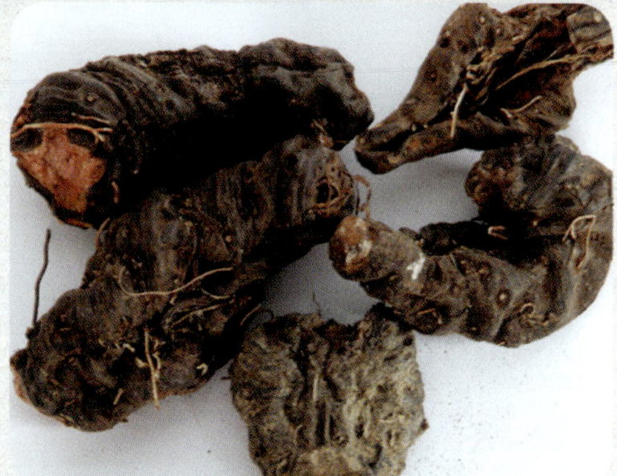

범꼬리_ 뿌리(약재)

● **생육특성 :** 범꼬리는 각처의 깊은 산에서 나는 여러해살이풀로, 생육환경은 양지 혹은 반그늘의 습기가 많은 곳이며, 키는 30~80cm이다. 뿌리에서 난 잎(근생엽)은 어긋나고 잎자루가 길며 넓은 달걀 모양인데 점차 좁아져 끝이 뾰족하고 앞면은 진한 녹색이나 뒷면은 연한 녹색이다. 잎은 길이가 5~10cm, 너비는 3~7cm로 끝이 뾰족해진다. 줄기에 달린 잎은 근생엽과 비슷하지만 잎자루가 짧거나 없으며 잎도 작다. 꽃은 연분홍색으로 6~7월경에 수상꽃차례로 피는데 꽃자루 끝에서 길이 3~8cm의 원기둥 모양의 화수(花穗: 꽃이삭)가 발달한다. 꽃받침은 연한 붉은색 또는 흰색이고 길이는 0.3cm 정도이며 5개로 갈라지고 원기둥 모양이다. 열매는 9~11월경에 달걀 모양으로 달리는데, 종자는 광택이 난다.

● **채취 방법과 시기 :** 이른 봄에 어린순과 줄기를 채취하고, 가을부터 이른 봄에 뿌리를 채취해 햇볕에 말린다.

● **성분 :** 뿌리줄기에는 엘라그산(ellagic acid), d-세테콜(d-cetechol), 3,6-디갈로일글루코스(3,6-digalloyl glucose) 등이 함유되어 있다.

● **성미 :** 성질이 시원하고, 맛은 쓰다.

● **귀경 :** 간(肝), 심(心) 경락에 작용한다.

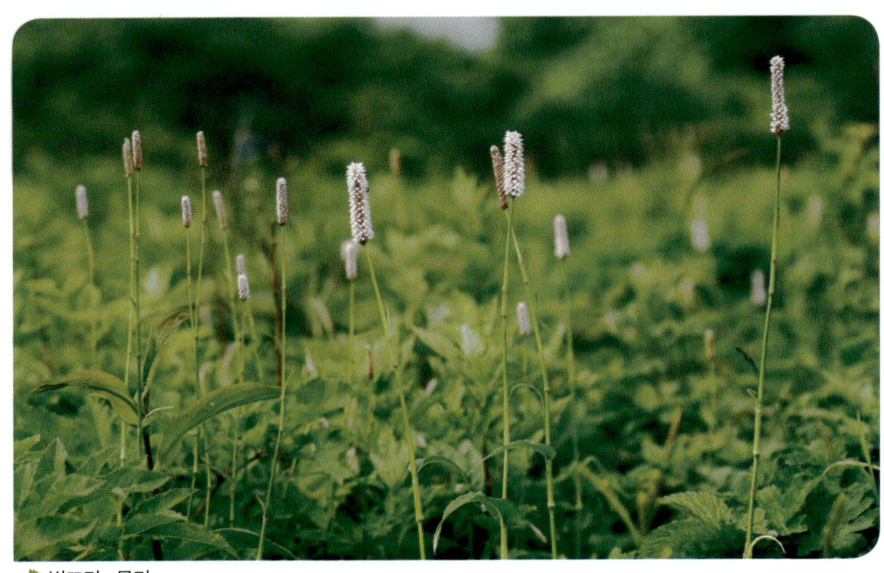

● 범꼬리_ 무리

【 혼동하기 쉬운 약초 비교 】

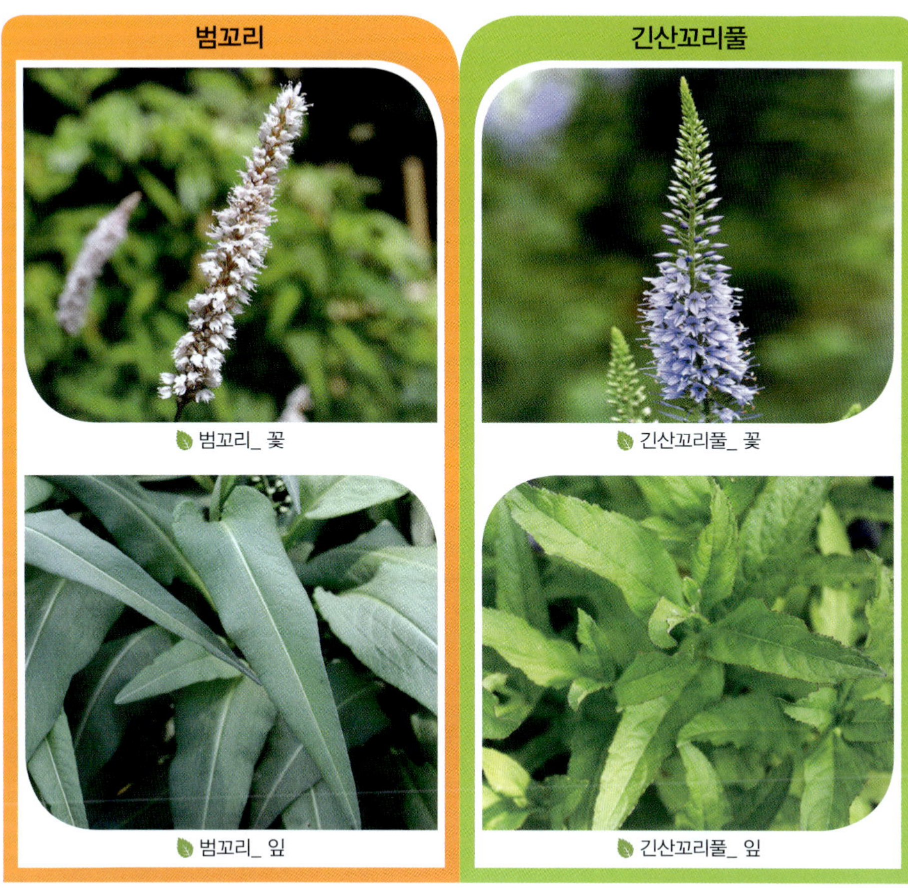

🍂 **효능과 주치 :** 열을 식히는 해열, 경기를 진정시키는 진경, 종기를 삭이는 소종 등의 효능이 있어 열병, 경기, 경간(驚癎: 놀라서 발생하는 간질), 파상풍, 장염, 이질, 림프 선종, 옹종을 다스리고 구내염, 지혈제로 사용한다. 민간에서는 산후보혈(産後補血), 정신이상을 치료하는 데 사용한다.

🍃 **약용법과 용량 :** 말린 약재 6~12g을 물 1L에 넣어 1/3이 될 때까지 달여 하루에 2~3회 나눠 마신다. 환 또는 가루로 만들어 복용하기도 하고, 짓찧어 환부에 바르거나, 달인 액으로 환부를 닦아내기도 한다.

🍂 **사용 시 주의사항 :** 속이 냉한 사람은 전문가의 처방에 따라 신중하게 사용해야 한다.

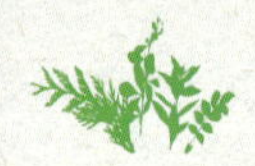

인후종통, 편도선염, 결핵성 림프샘염을 치료하는

범부채 | 사용부위 | 뿌리

Belamcanda chinensis (L.) DC.

- 이명 : 사간
- 생약명 : 사간(射干)
- 과명 : 붓꽃과(Iridaceae)
- 개화기 : 7~8월

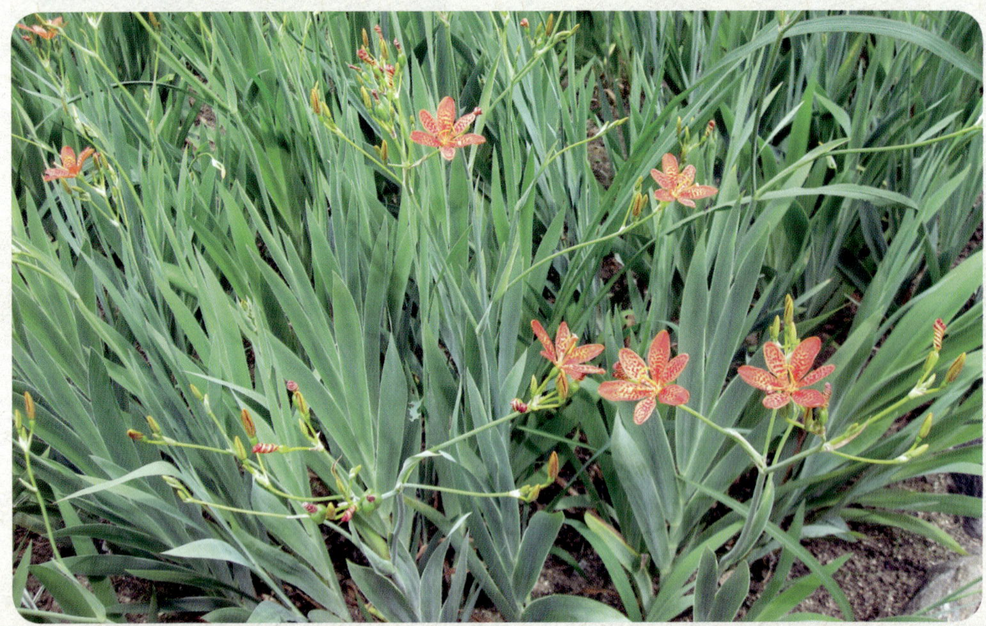

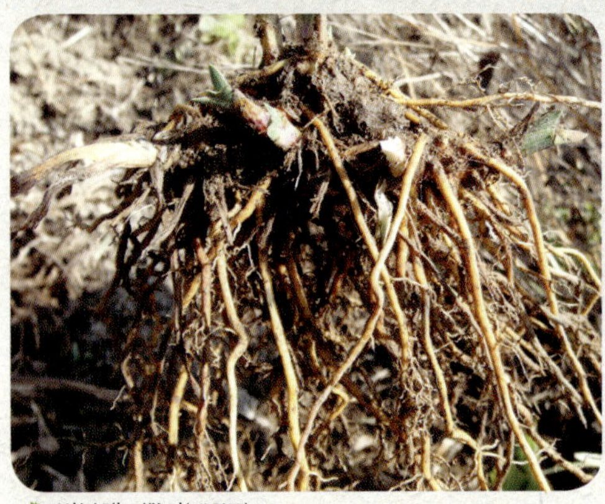

🌿 범부채_ 뿌리(채취품)

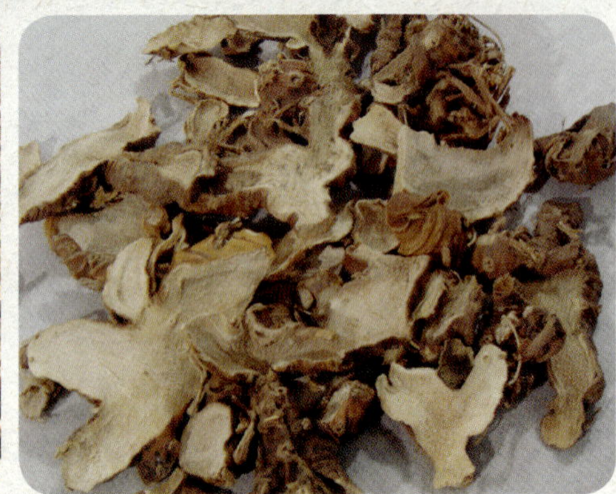

🌿 범부채_ 뿌리(약재)

 : 범부채는 중부 지방 이남의 섬과 해안을 중심으로 자라는 여러 해살이풀로, 생육환경은 물 빠짐이 좋은 양지 혹은 반그늘의 풀숲이다. 키는 50~100cm이고, 잎은 녹색 바탕에 약간의 분백색이 있으며 길이는 30~50cm, 너비는 2~4cm로 끝이 뾰족하고 부챗살 모양으로 펴진다. 꽃은 황적색 바탕에 반점이 있는데 7~8월에 원줄기 끝과 가지 끝이 1~2회 갈라져 한 군데에서 몇 송이가 핀다. 열매는 9~10월경에 달리는데 타원

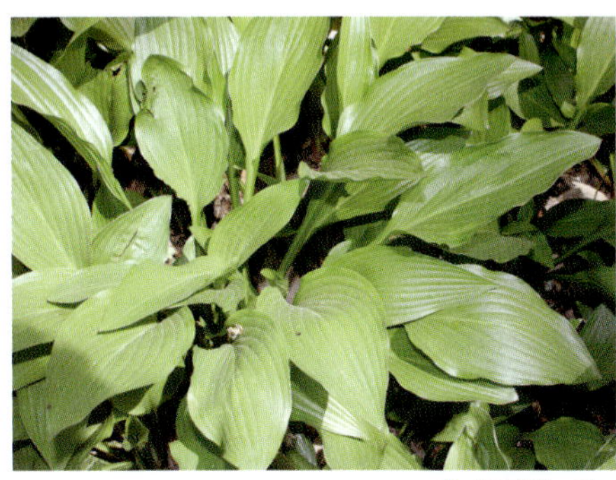

범부채_ 잎

범부채_ 꽃

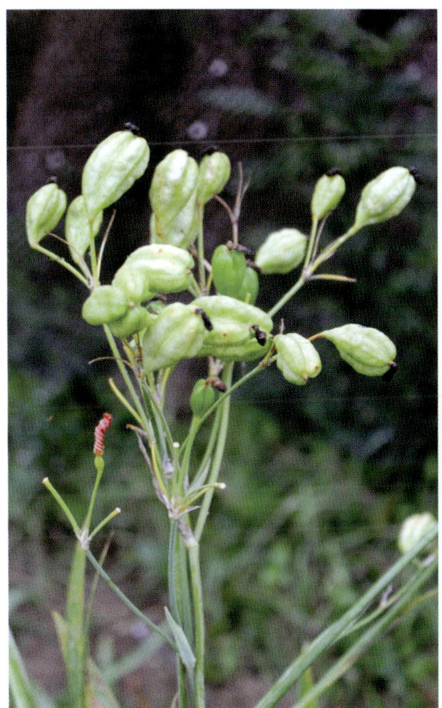

범부채_ 덜 익은 열매

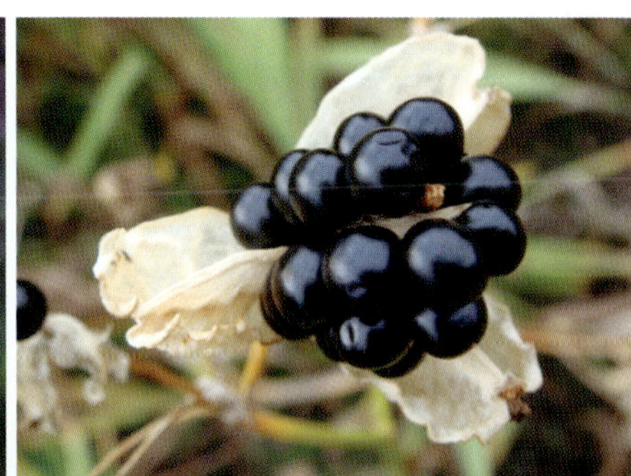

범부채_ 열매가 터져 종자가 나온 모습

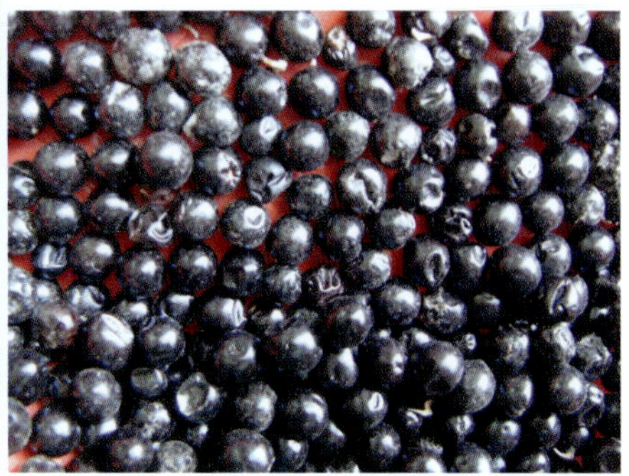

범부채_ 종자

형이며 길이는 3cm 정도이고, 종자는 포도송이처럼 달리는데 검은색 윤기가 난다.

🍂 **채취 방법과 시기** : 봄부터 가을까지 뿌리를 포함한 전초를 채취해 줄기와 가는 뿌리를 제거하고 반쯤 말려서 수염뿌리를 불에 태우고 다시 햇볕에 말린다.

🍃 **성분** : 뿌리줄기에는 벨람칸딘(belamcandin), 이리딘(iridin), 텍토리딘(tectoridin), 텍토리게닌(tectorigenin), 꽃과 잎에는 만기프레인(mangifrein), 아포시닌(apocynine), 벨람칸달(belamcandal), 벨람카니딘(belamcanidin), 디아세틸벨람칸달(deacetylbelamcandal), 디메틸텍토리게닌(dimetyltectorigenin), 이리게닌(irigenin), 이리스플로렌틴(irisflorentin), 이리스테코리게닌(iristecorigenin) A∼B, 이소이리도게르마날(isoiridogermanal), 메틸이리솔리돈(methyl irisolidone), 뮤닌진(muningin), 세가논(sheganone), 세간수(shegansu) A가 함유되어 있다.

🍃 **성미** : 성질이 차고, 맛은 쓰다.

🍃 **귀경** : 간(肝), 폐(肺) 경락에 작용한다.

🍂 **효능과 주치** : 담을 제거하는 거담, 기침을 멎게 하는 진해, 염증을 제거하는 소염, 화기를 내리게 하는 강화(降火) 등의 효능이 있어 해수, 인후종통, 편도선염, 결핵성 림프샘염 등을 치료하는 데 사용한다.

🍃 **약용법과 용량** : 말린 뿌리 3∼6g을 물 1L에 넣어 1/3이 될 때까지 달여 하루에 2∼3회 나눠 마신다. 가루로 만들어 목 안에 흡입시키거나 고루 바른다.

🍂 **사용 시 주의사항** : 열을 내리고 독성을 풀어주는 작용이 강하므로 실열(實熱)이 없거나 비기능이 허한 변당(便糖: 변당설사의 줄임말. 대변이 묽고 횟수가 많은 증상)의 경우, 임신부는 사용해서는 안 된다.

출산 후 어혈복통과 젖이 부족한 증상을 다스리는

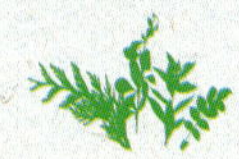

별꽃 | 사용부위 | 어린순, 전초

Stellaria media (L.) Vill

- 생약명 : 번루(繁縷)
- 과명 : 석죽과
- 개화기 : 5~6월

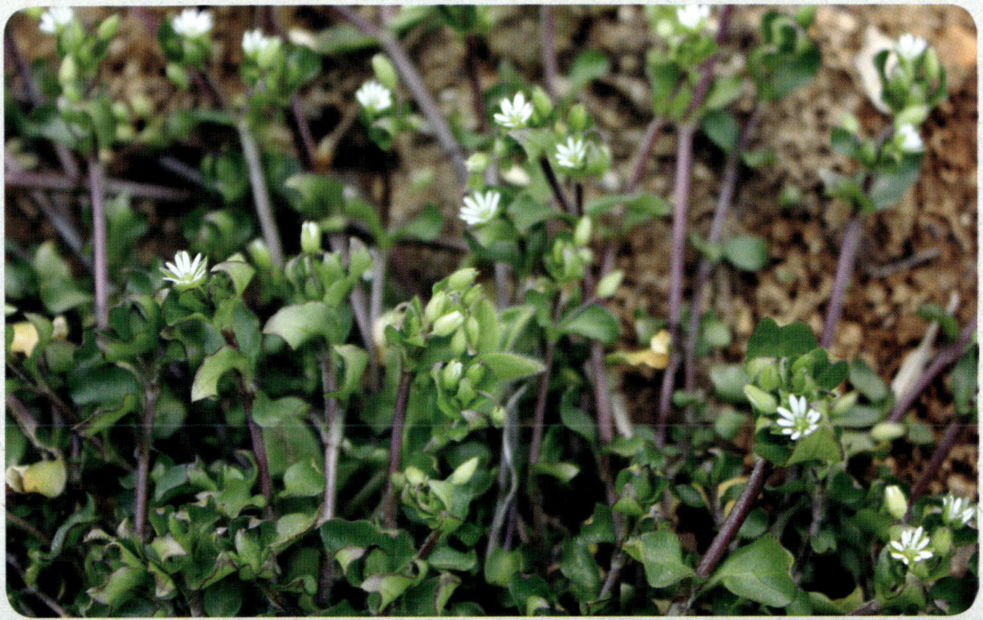

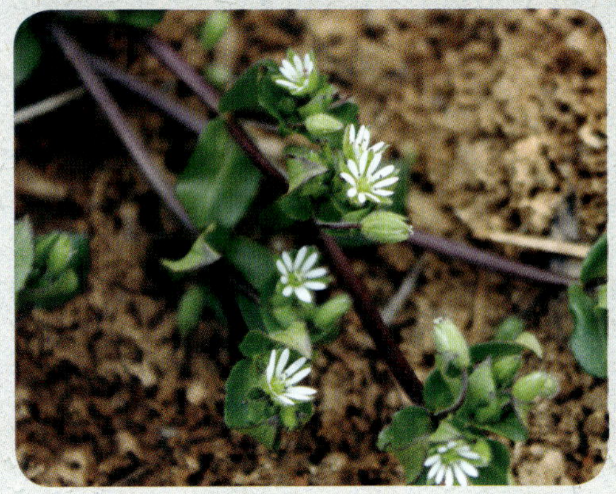

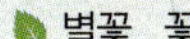

별꽃_ 꽃

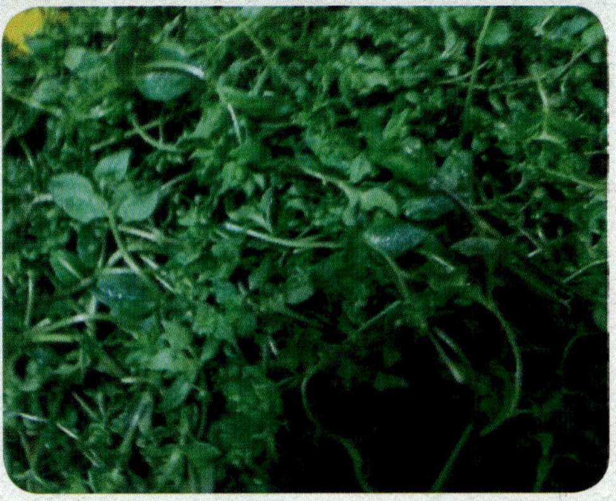

별꽃_ 전초(채취품)

🌿 **생육특성** : 별꽃은 각처의 밭이나 길가에서 나는 두해살이풀로, 양지 혹은 반그늘 어디서나 잘 자란다. 키는 10~20cm이고, 잎은 달걀 모양이고 마주나는데 길이가 1~2cm, 너비는 0.8~1.5cm로 양면에 털이 없고 하반부 가장자리에 털이 약간 나 있는 것도 있다. 꽃은 흰색으로 5~6월에 피는데 작은꽃줄기는 길이가 0.5~4cm로 한쪽에 털이 나 있으며 꽃이 핀 다음 밑으로 처졌다가 열매가 익으면 다시 위로 향한다. 열매는 8~9월경에 달린다.

🌿 **채취 방법과 시기** : 이른 봄에 어린순을 채취해 식용하고, 5~6월 꽃이 필 때 줄기와 잎을 채취해 햇볕에 말린다.

🌿 **성분** : 카보닉안하이드라제(carbonic-anhydrase), 파이로퀴논(phylloquinone), 아스코르브산(ascorbic acid), 비헤닉산(behenic acid), 베타카로틴(beta-carotene), 부탄-1-4-디오익산(butane-1-4-dioic acid), 칼슘, 칼슘옥사이드(calcium-oxide), 카보하이드레이트(carbohydrates), 카복실산(carboxylic acids), 세릴세로테이트(ceryl-cerotate), c-글리코실-플라본(c-glycosyl-flavones), 클로린(chlorine), 크로미움(chromium), 코발트(cobalt), 쿠마린(coumarin) 등이 함유되어 있다.

🌿 **성미** : 성질이 평범하고, 맛은 달고 약간 짜다.

🌿 **귀경** : 심(心), 비(脾), 대장(大腸) 경락에 작용한다.

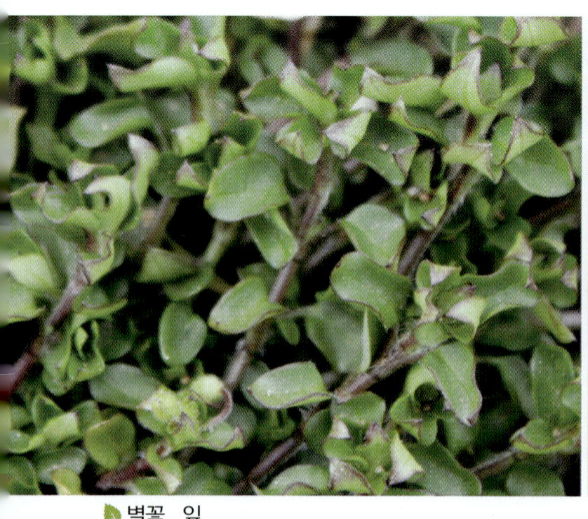

🌿 별꽃_ 잎

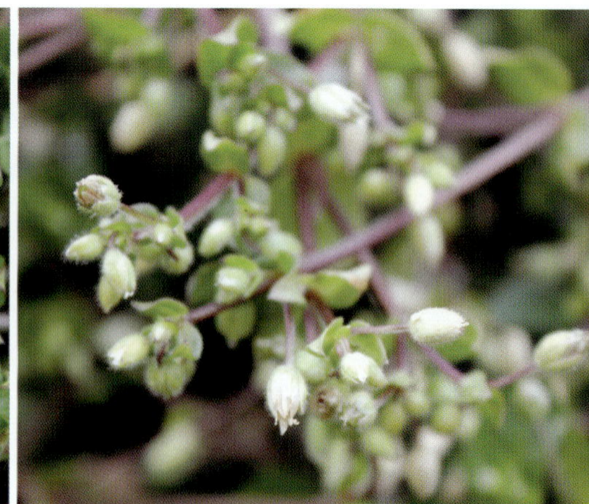

🌿 별꽃_ 꽃봉오리

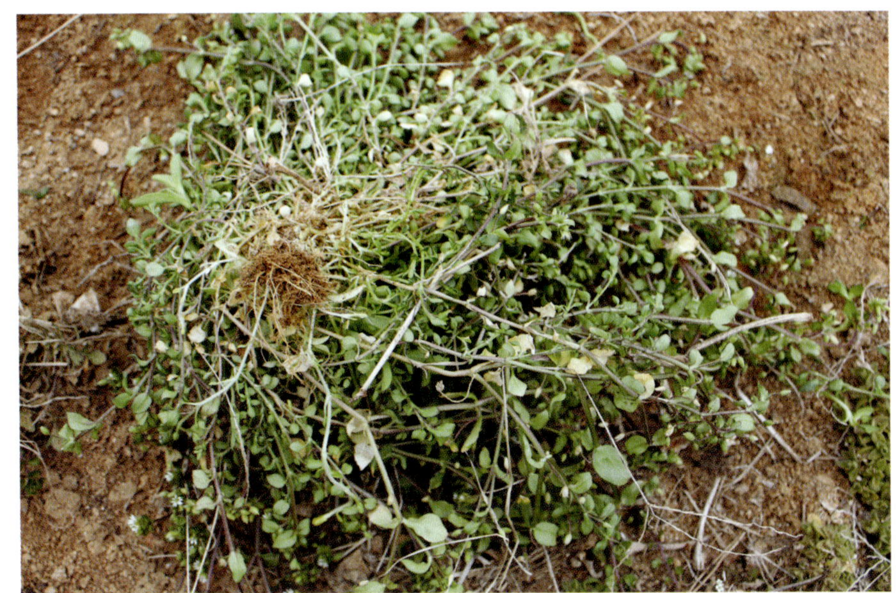

- **효능과 주치** : 어혈(瘀血)을 풀어주고 피돌기를 좋게 하며 젖이 잘 나오게 하고 종기를 삭이는 소종의 효능이 있어 출산 후 어혈복통을 다스리고, 젖이 부족한 증상을 다스린다. 또한 타박상, 유종(乳腫), 위염, 충수염 등을 치료하는 데 사용할 수 있다.

- **약용법과 용량** : 말린 약재 30~60g을 물 1L에 넣어 1/3이 될 때끼지 달여 하루에 2~3회 나눠 마신다. 또는 짓찧어 즙을 마시기도 하고, 짓찧어 약성이 남을 정도까지 태워 가루로 만들어 환부에 바르기도 한다.

 *patent*

별꽃의 기능성 및 효능에 관한 특허자료

▶ 별꽃 추출물 등을 포함하는 여성 호르몬 조절 질환의 예방과 치료 또는 개선용 약학 조성물

본 발명은 별꽃 추출물 또는 별꽃 및 백리향 복합 추출물을 유효성분으로 포함하는 여성 호르몬 조절이상 관련 질환 및 증상의 예방 및 개선용 식품 조성물 또는 약학적 조성물에 관한 것이다. 본 발명에 따른 조성물은 혈중 성호르몬 전구체와 생체 성호르몬 억제 활성물질의 농도를 감소시킴으로써 여성 호르몬 조절 이상 관련 질환 및 증상의 예방 및 치료에 효과적이며 이를 통해 여성 갱년기 증상의 개선과 예방에 효과적이다.

— 등록번호 : 10-1400913-0000, 출원인 : (주)파미니티

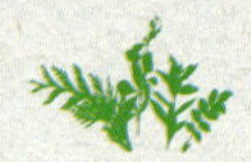

백일해, 폐결핵, 각혈, 신경쇠약, 요로감염을 치료하는

보춘화

| 사용부위 | 뿌리, 잎, 꽃

Cymbidium goeringii (Rchb. f.) Rchb. f

- **이명** : 춘란, 보춘란
- **생약명** : 춘란(春蘭)
- **과명** : 난초과(Orchidaceae)
- **개화기** : 3~4월

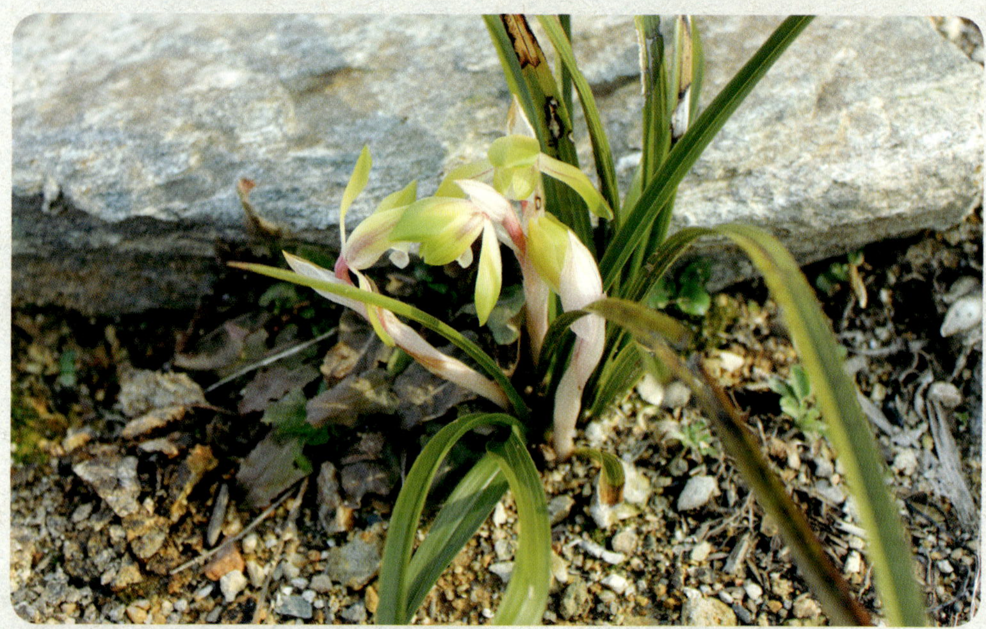

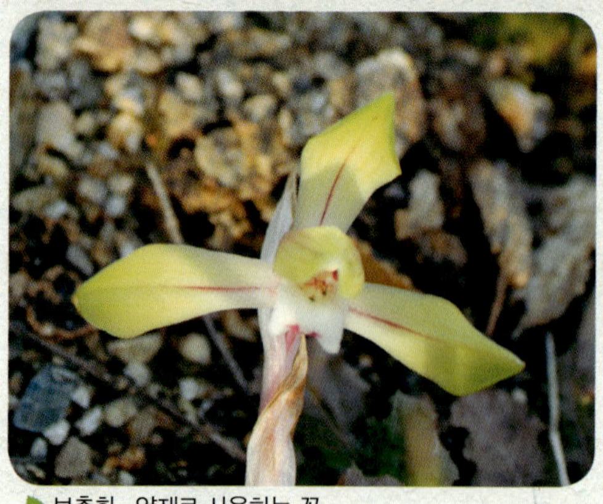

🌱 보춘화_ 약재로 사용하는 꽃

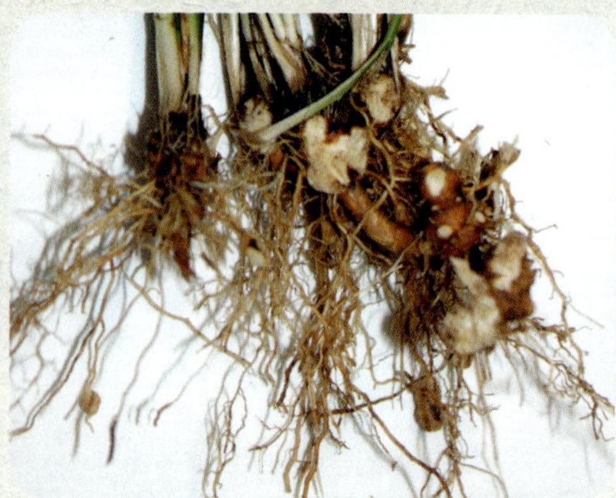

🌱 보춘화_ 뿌리(채취품)

생육특성 : 보춘화는 남부와 중남부 해안의 삼림 내에서 자라는 여러해살이풀로, 생육환경 및 조건에 따라 잎과 꽃의 변이가 많이 일어나는 품종이다. 자생하는 소나무가 많은 곳에서 집단적으로 자라는데 최근에는 내륙에서도 많은 자생지가 관찰된다. 꽃대의 높이는 10~25cm이다. 잎은 가죽질에 짙은 녹색을 띠는데 뿌리에서 모여나고 선형이며 길이는 20~50cm, 너비는 0.6~1cm이다. 잎끝은 뾰족하고 가장자리에는 미세한 톱니가 있으며 뒤로 젖혀진다. 꽃은 3~4월에 피는데 흰색 바탕에 짙은 홍자색 반점이 있으며 안쪽은 울퉁불퉁하고 중앙에 홈이 있는데 끝이 3개로 갈라진다. 꽃 길이는 3~3.5cm이고 연한 황록색이며 뿌리 하나에 1송이씩 달리는 1경 1화이다. 열매는 길이가 5cm 정도인데 6~7월경에 달리고, 안에는 먼지와 같은 종자가 무수히 들어 있다.

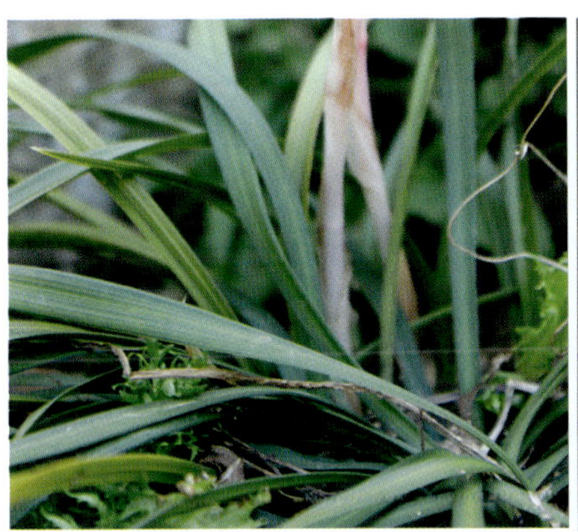

보춘화_ 잎

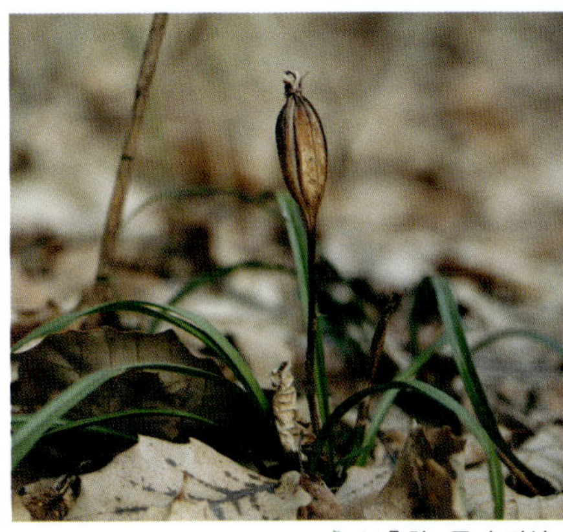

보춘화_ 종자 결실

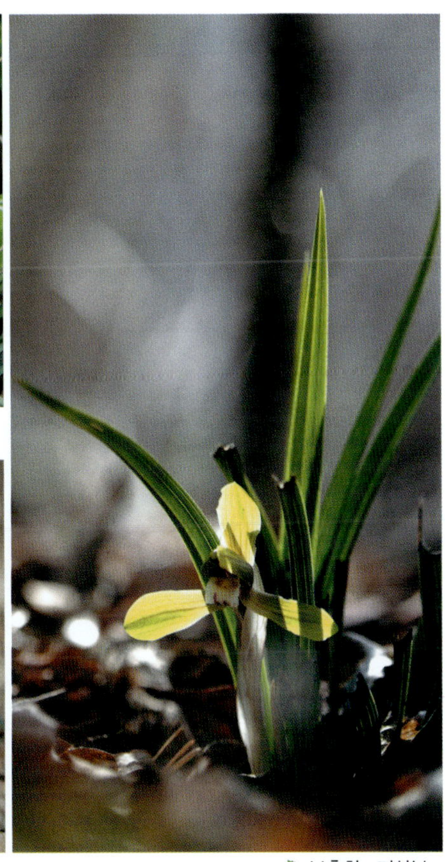

보춘화_ 지상부

🍂 **채취 방법과 시기** : 전초는 연중 채취해 신선한 것을 그대로 쓰거나 햇볕에 말린다.

🍃 **성미** : 성질이 평범하고, 맛은 맵다.

🍃 **귀경** : 간(肝), 폐(肺) 경락에 작용한다.

🍂 **효능과 주치** : 음기를 자양하고 폐의 기운을 깨끗하게 해주는 자음청폐(滋陰淸肺), 담을 없애고 기침을 멎게 하는 화담지해(化痰止咳)의 효능이 있어 백일해, 폐결핵으로 인한 기침, 각혈, 신경쇠약, 요로감염, 백대(白帶) 등을 치료하는 데 사용한다.

부위별로 나타나는 효능은 다음과 같다. 먼저 건란화(建蘭花 : 꽃)는 기를 잘 통하게 하고 기가 울체된 것을 풀어주며 눈을 밝게 하는 명목(明目), 정서적 억울로 기가 막힌 것을 잘 통하게 하는 관중(寬中)의 효능이 있어 구해(久咳 : 오래된 기침), 복사(腹瀉 : 설사. 대변이 묽고 횟수가 많은 증상), 청맹내장(靑盲內障 : 시력저하로부터 시작되어 점차 실명에 이르게 되는 내장질환)을 치료한다. 건란근(建蘭根 : 뿌리)은 기의 순환과 혈액순환을 돕고 습사를 배출시키고 종기를 삭이는 효능이 있어 기침과 함께 피를 토하는 해수토혈(咳嗽吐血), 내장의 풍사(風邪)로 인해 하혈을 하는 장풍하혈, 자궁출혈, 임질, 백탁(白濁 : 뿌연 오줌, 단백뇨), 백대(白帶), 타박상, 국부적인 종기를 치료한다. 건란엽(建蘭葉 : 잎)은 열을 식히고 피를 맑게 하며 기를 잘 통하게 하고 습사를 배출시키는 효능이 있어 각종 기침과 각혈, 폐옹(肺癰 : 기침에 농혈을 섞어 토하는 병증), 뿌연 오줌(단백뇨), 백대, 부스럼과 종기를 치료한다.

🍃 **약용법과 용량** : 말린 약재 3~10g을 물 1L에 넣어 1/3이 될 때까지 달여 하루에 2~3회 나눠 마시거나, 신선한 뿌리 적당량과 술 찌꺼기를 섞어 찧은 후 환부에 바른다.

부위에 따라 각각 다른 활용도를 가지는데 꽃은 차로 마시거나 약한 불로 삶아 복용한다. 신선한 생뿌리 15~45g을 달이거나 짓찧어 즙을 내어 마시고, 짓찧어 환부에 바르기도 한다. 신선한 잎 15~30g을 달여서 마시거나, 가루로 만들어 복용하기도 하며, 즙을 내어 환부에 바르기도 한다.

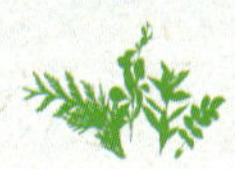

복수초 | 사용부위 | 전초

Adonis amurensis Regel & Radde

- **이명** : 가지복수초, 가지복소초, 눈색이속, 복풀(중)
- **생약명** : 복수초(福壽草)
- **과명** : 미나리아재비과(Ranunculaceae)
- **개화기** : 4월

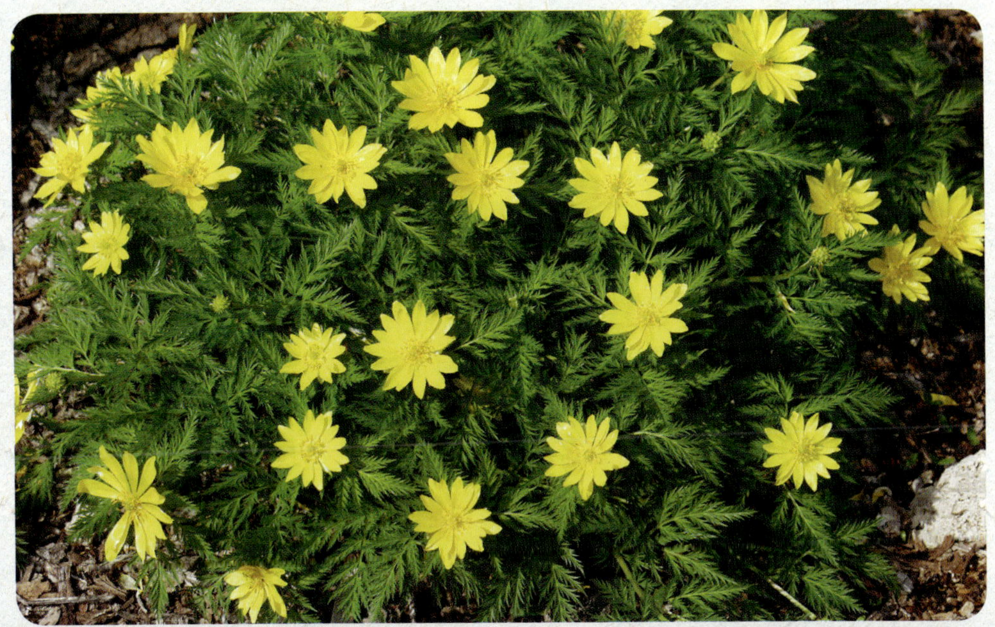

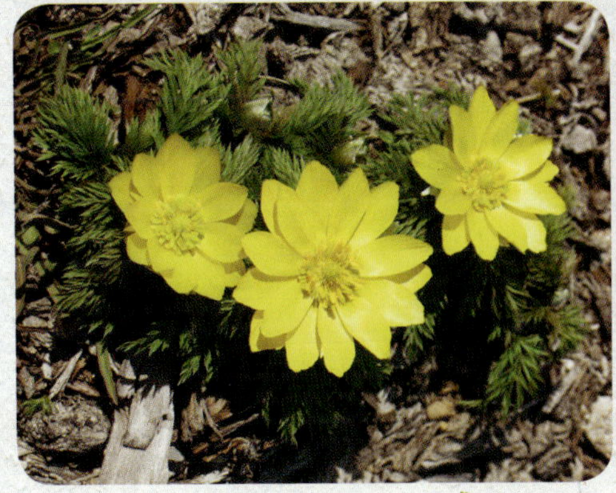

복수초_ 꽃

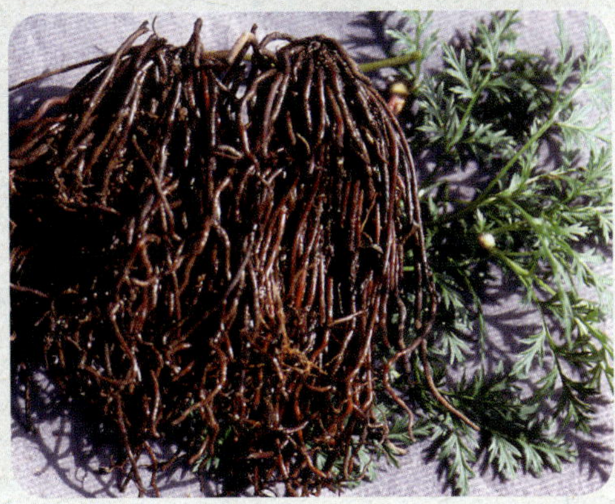

복수초_ 전초(채취품)

🍃 **생육특성** : 복수초는 각처의 숲속에서 자라는 여러해살이풀로, 생육환경은 햇빛이 잘 드는 양지와 습기가 약간 있는 곳이며, 키는 10~30cm이다. 잎은 어긋나고 3갈래로 갈라지는데 끝이 둔하고 털이 없다. 꽃대가 올라오고, 4월에 꽃이 피면 꽃 뒤쪽으로 잎이 전개되기 시작한다. 꽃은 노란색으로 지름이 4~6cm이고 줄기 끝에서 1송이가 핀다. 열매는 6~7월경에 별사탕처럼 울퉁불퉁하게 달린다.

우리나라에는 최근 복수초 3종류가 보고되고 있는데 제주도에서 자라는 세복수초와 개복수초 및 복수초가 그것이다. 여름이 되면 하고현상(고온이 되면 고사하는 현상)이 일어나 지상부가 없어지는 품종이다.

🍂 **채취 방법과 시기** : 4월 꽃이 필 때 뿌리를 포함한 전초를 채취해 햇볕에 말린다.

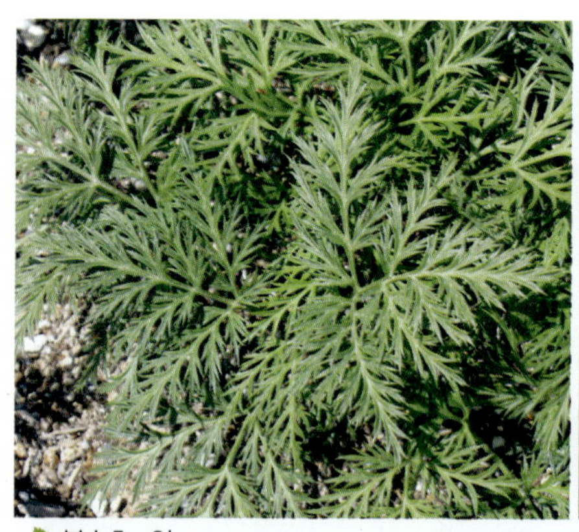

🍃 복수초_ 잎

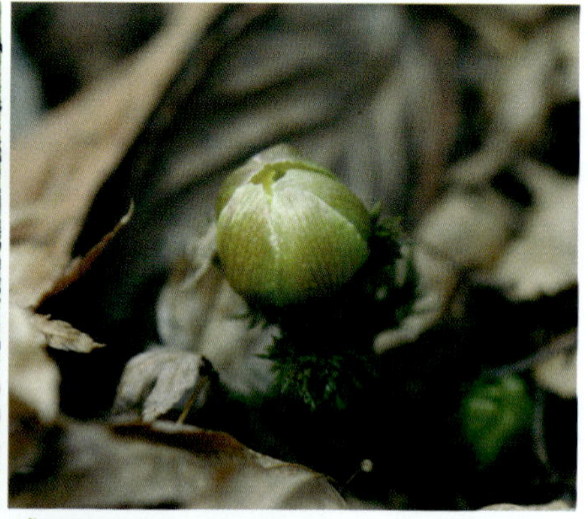

🍃 복수초_ 꽃봉오리

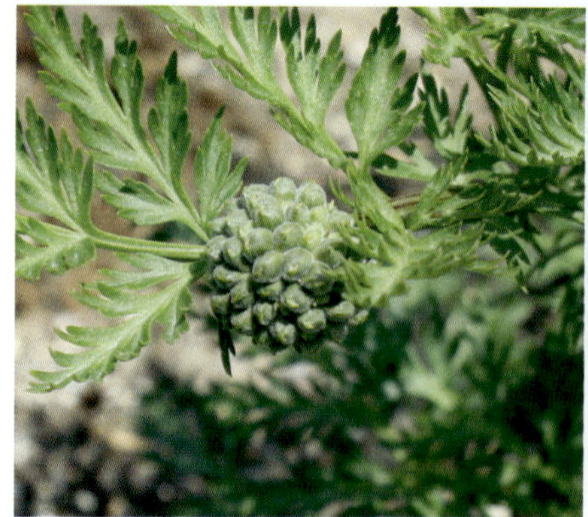

🍃 복수초_ 열매

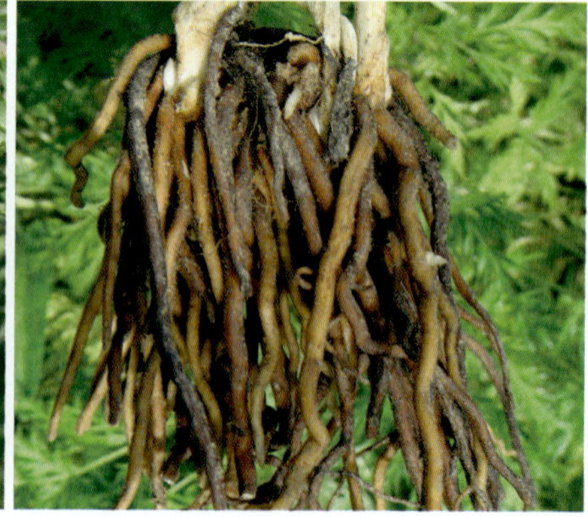

🍃 복수초_ 뿌리(채취품)

- **성분** : 시마린(cymarin), 시마롤(cymarol), 코르코로사이드(corchoroside) A, 콘발라톡신(convallatoxin), 리네올론(lineolone), 이소리네올론(isolineolone), 아노닐라이드(adonilide), 니코티토일이소라마논(nicotinoylisoramanone), 푸쿠쥬손(fukujusone), 푸무쥬소노론(fukujusonorone), 움벨리페론(umbelliferone), 스코폴레틴(scopoletin), 이소람논(isoramanone), 디지톡시게닌(digitoxigenin), 페르굴라린(pergularin), 스트로판티딘(strophanthidin), 벤조일리네올론(benzoyl-lineolone) 등이 함유되어 있다.

- **성미** : 성질이 시원하고, 맛은 쓰며, 독성이 있다.

- **귀경** : 심(心), 방광(膀胱) 경락에 작용한다.

- **효능과 주치** : 심장을 튼튼하게 하는 강심작용과 이뇨의 효능이 있어 심장 쇠약, 가슴이 두근거리면서 불안한 증상, 정신쇠약, 수종, 소변이 잘 나오지 않는 증상 등을 다스린다. 그 밖에 만성 심부전이나 심장 대사기능 이상에 따른 질환을 치료한다.

- **약용법과 용량** : 말린 전초 2~3g을 술이나 물에 타서 하루에 나눠 마신다.

- **사용 시 주의사항** : 독성이 있으므로 주의해서 사용해야 하며, 일주일 이상 복용하지 않도록 권장되기도 한다.

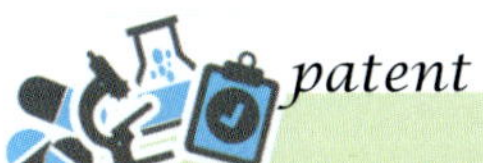

복수초의 기능성 및 효능에 관한 특허자료

▶ 복수초와 음나무 등에서 약성을 추출한 당뇨병제 및 제조방법

본 발명은 한국 산야에서 자라는 약초로 달여서 새로운 물질의 약성을 만들어내는 제조방법이다. 여러 가지 약초를 섞어 달여서 새로운 물질의 약성을 만들어 당뇨병 치료에 사용하는 데 그 목적이 있다. 이 발명은 복수초, 음나무, 조릿대, 화살나무, 감초를 진공상태에서 달여서 약성을 추출하여 당뇨병 치료에 사용되는 약성의 물질을 만드는 방법이다.

– 공개번호 : 10-2003-0080459, 출원인 : 송호엽

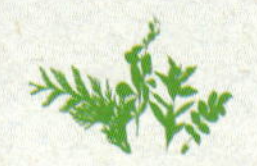

출혈을 멈추고, 피를 잘 통하게 하며, 어혈을 제거하는

부들 | 사용부위 | 꽃가루

Typha orientalis C. Presl

- 이명 : 향포(香蒲), 포화(蒲花), 감통(甘痛)
- 생약명 : 포황(蒲黃)
- 과명 : 부들과(Typhaceae)
- 개화기 : 6~7월

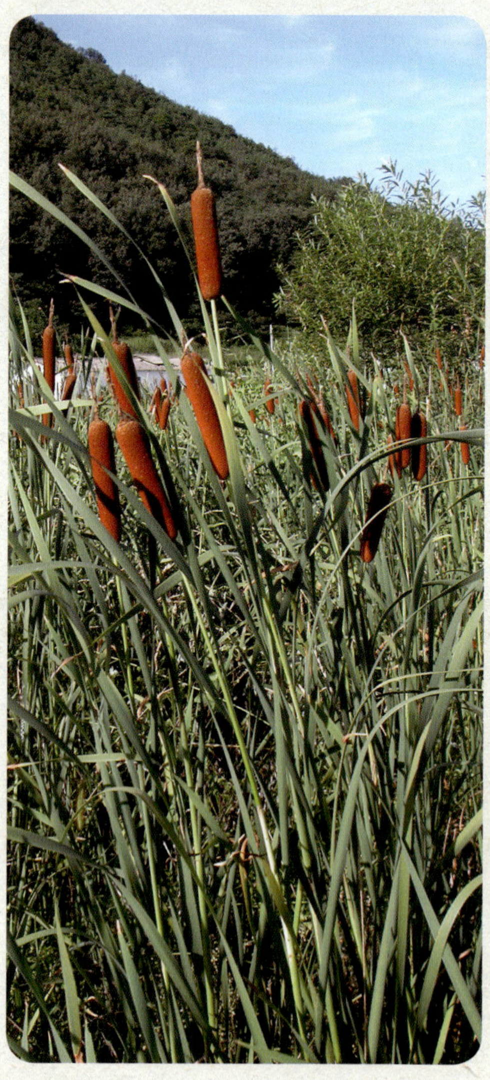

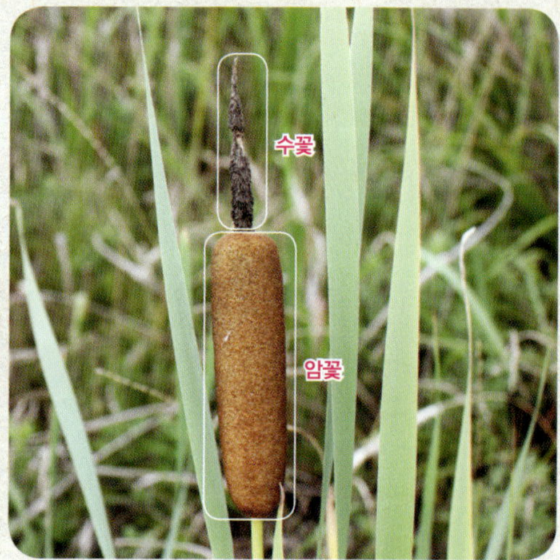

🌿 부들_ 꽃

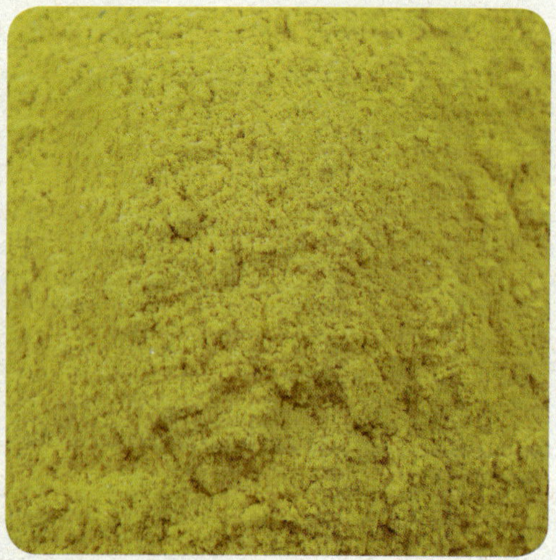

🌿 부들_ 꽃가루(채취품)

● **생육특성** : 부들은 중부와 남부 지방에서 분포하는 여러해살이풀로, 꽃은 암수한그루이고 적갈색으로 6~7월에 피는데 원기둥 모양의 수상꽃차례를 이루며 윗부분에는 수꽃, 아랫부분에는 암꽃이 달린다. 꽃은 작고 많으며, 포는 없거나 일찍 떨어진다. 암꽃에는 긴 꽃자루가 있고, 수꽃은 수술만 2~3개이다. 개화기에 꽃가루를 수시로 채취해 말리는데 황색의 가루이다. 꽃가루는 가볍고 물에 넣으면 수면에 뜨고 손으로 비비면 매끄러운 느낌이 있으며 손가락에 잘 붙는다. 현미경으로 보면 4개의 꽃가루 입자가 정방형이나 사다리형으로 결합되어 있고 지름은 35~40㎛이다. 애기부들(*T. angustifolia* L.) 및 동속근연식물의 꽃가루도 부들과 같은 약재로 사용한다.

● **채취 방법과 시기** : 꽃이 피어날 때 윗부분의 수꽃 이삭을 채취해 꽃가루를 채취하고, 전초는 수시로 채취하여 말린다. 이물질을 제거하여 쓰는데 혈을 잘 통하게 하며 어혈을 제거하는 행혈화어(行血化瘀)를 위한 약재는 그대로 쓰고, 수렴지혈(收斂止血)을 위한 약재는 초탄(炒炭: 프라이팬에 넣고 가열하여 불이 붙으면 산소를 차단해서 검은 숯을 만드는 포제 방법)하여 사용한다.

● **성분** : 꽃가루에는 이소람네틴(isorhamnetin), 베타-시토스테롤(β-sitosterol), 알파-티파스테롤(α-typhasterol) 등이 함유되어 있다.

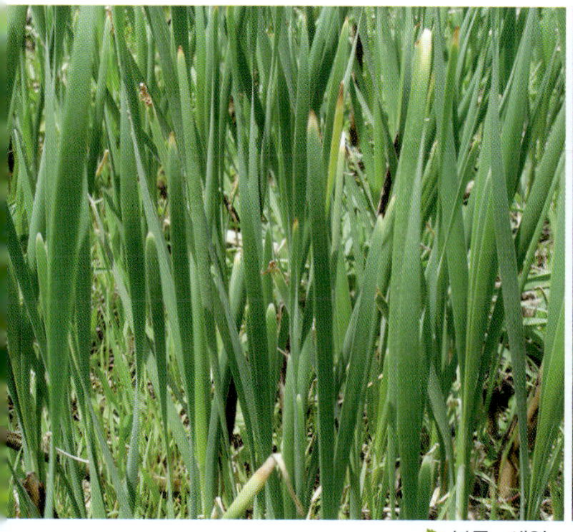

● 부들_ 새잎

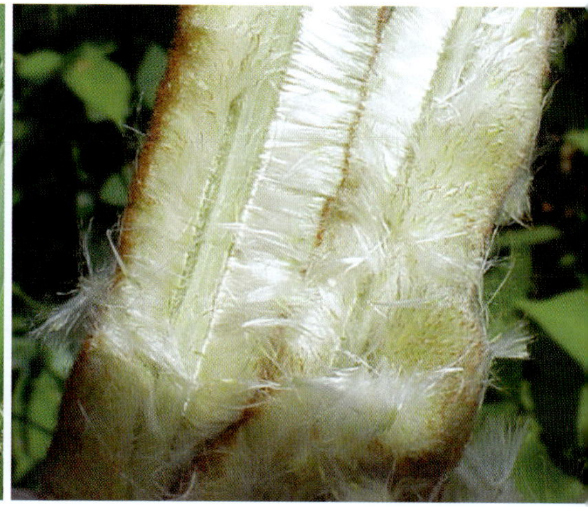

● 부들_ 꽃 속

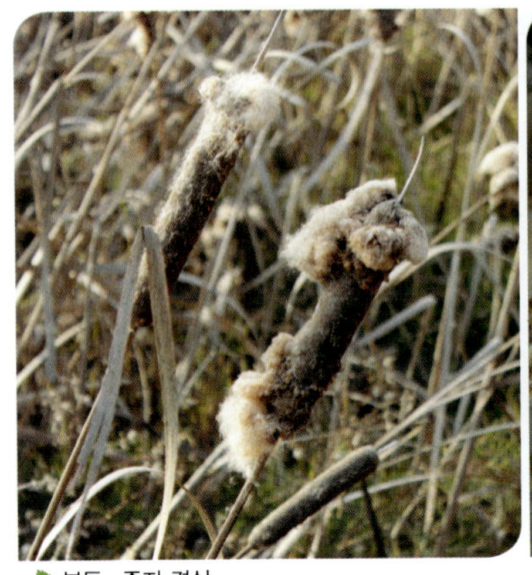

🌿 부들_ 종자 결실

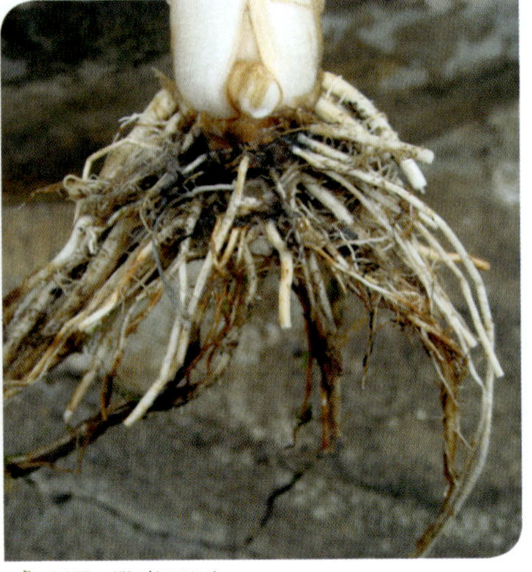

🌿 부들_ 뿌리(채취품)

🌿 **성미** : 성질이 평범하고, 맛은 달며, 독성이 없다.

🌿 **귀경** : 간(肝), 심포(心包) 경락에 작용한다.

🌿 **효능과 주치** : 출혈을 멈추게 하고, 혈을 잘 통하게 하며 어혈을 제거한다. 토혈과 육혈(衄血: 코피), 각혈, 붕루, 외상출혈 등을 치료하고, 여성들의 폐경이나 월경이 잘 이루어지지 않을 때, 위를 찌르는 듯한 복통 등을 치료하는 데 사용한다. 외용할 경우에는 짓찧어 환부에 바르기도 한다.

🌿 **약용법과 용량** : 꽃가루 10g을 물 700mL에 넣어 끓기 시작하면 약하게 줄여 200~300mL로 달여 하루에 2회 나눠 마신다.

🌿 **사용 시 주의사항** : 자궁의 수축작용이 있으므로 임신부는 사용에 신중을 기한다.

patent

부들의 기능성 및 효능에 관한 특허자료

▶ **부들 추출물을 포함하는 순환기 질환의 예방 및 치료용 조성물**

본 발명은 부들 화분의 유기용매 추출물 및 이로부터 분리한 나린게닌 화합물에 관한 것으로, 이들은 혈관 평활근 세포의 증식을 억제하여 순환기 계통 질환의 예방 및 치료에 널리 이용될 수 있다.

— 등록번호 : 10-1039145, 출원인 : 충남대학교 산학협력단

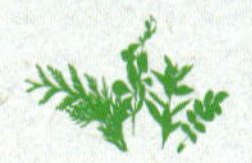

세균성 설사, 이질, 자궁출혈, 피부궤양을 치료하는

부처꽃

| 사용부위 | 전초

Lythrum anceps (Koehne) Makino

- 이명 : 두렁꽃
- 생약명 : 천굴채(千屈菜)
- 과명 : 부처꽃과(Lythraceae)
- 개화기 : 7~8월

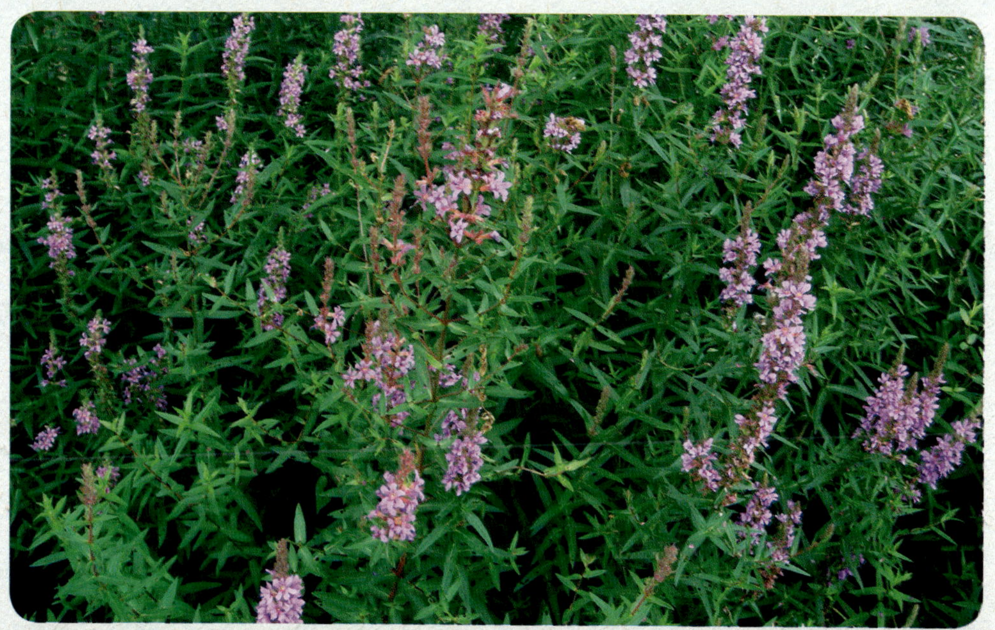

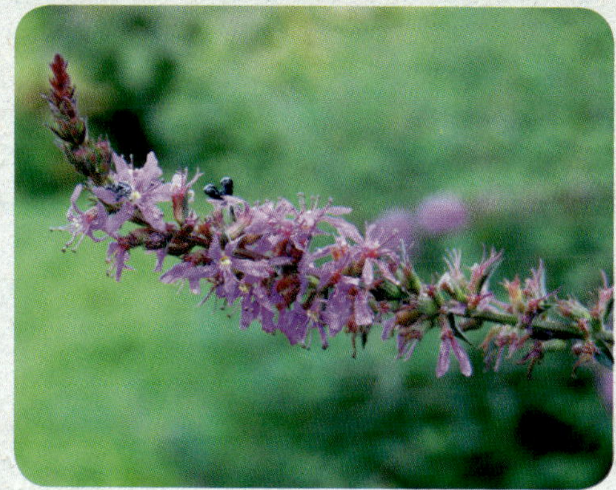

부처꽃_ 꽃

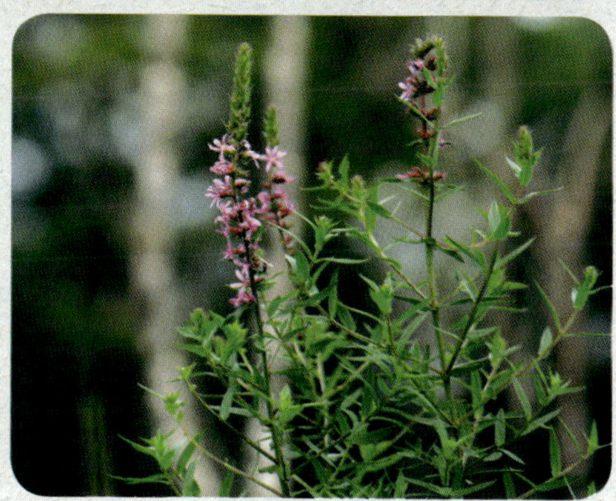

부처꽃_ 약재로 사용하는 지상부

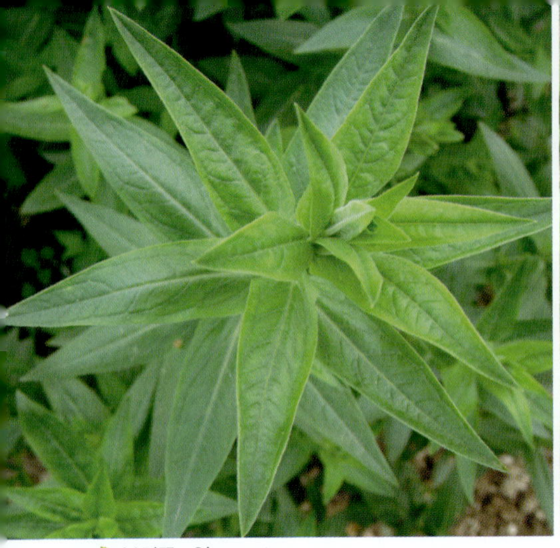
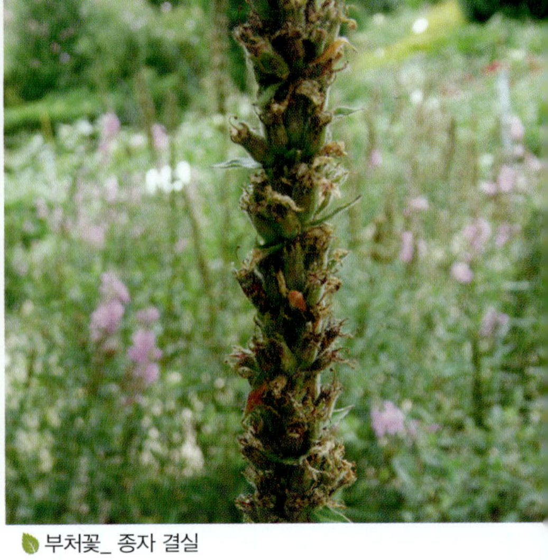

🌿 부처꽃_ 잎　　　　　　　　🌿 부처꽃_ 종자 결실

🔵 **생육특성** : 부처꽃은 각처의 산과 들의 습지에서 나는 여러해살이풀로, 생육환경은 양지 혹은 반그늘의 습기가 많은 곳이다. 키는 1m 정도이고, 잎은 길이가 3~4cm, 너비는 1cm 내외로 끝은 뾰족하며 마주난다. 꽃은 자홍색으로 7~8월에 정상부 잎겨드랑이에서 3~5송이가 피는데 줄기를 따라 올라가며 달린다. 열매는 9월경에 긴 타원형으로 달린다.

🍂 **채취 방법과 시기** : 8~9월에 전초를 채취해 햇볕에 말린다.

🌿 **성분** : 전초에는 다량의 철분과 살리카린(salicarin), 타닌(tannin), 꽃에는 비텍신(vitexin), 오리엔틴(orientin), 말빈(malvin), 시아니딘-3-모노갈락토사이드(cyanidin-3-monogalactoside), 엘라그산(ellagic acid), 클로로게닉산(chlorogenic acid) 등이 함유되어 있다.

🔵 **성미** : 성질이 차고, 맛은 쓰다.

🟣 **귀경** : 심(心), 대장(大腸) 경락에 작용한다.

🟠 **효능과 주치** : 피를 맑고 차게 해주는 청혈과 양혈, 설사를 그치게 하는 지사작용을 함으로써 세균성 설사, 이질, 월경이 멈추지 않고 계속되는 자궁출혈, 피부궤양 등을 치료하는 데 사용한다.

🟣 **약용법과 용량** : 말린 전초 15~20g을 물 1L에 넣어 1/3이 될 때까지 달여 하루에 2~3회 나눠 마시거나, 가루로 만들어 환부에 개어 붙이거나, 짓찧어 환부에 바른다.

요통, 해수천식, 탈항, 타박상, 월경 막힘을 치료하는

부처손

| 사용부위 | 전초

Selaginella involvens (Sw.) Spring

- **이명** : 두턴부처손, 표족(豹足), 구고(求股), 신투시(神投時), 교시(交時)
- **생약명** : 권백(卷柏)
- **과명** : 부처손과(Selaginellaceae)
- **개화기** : 포자번식

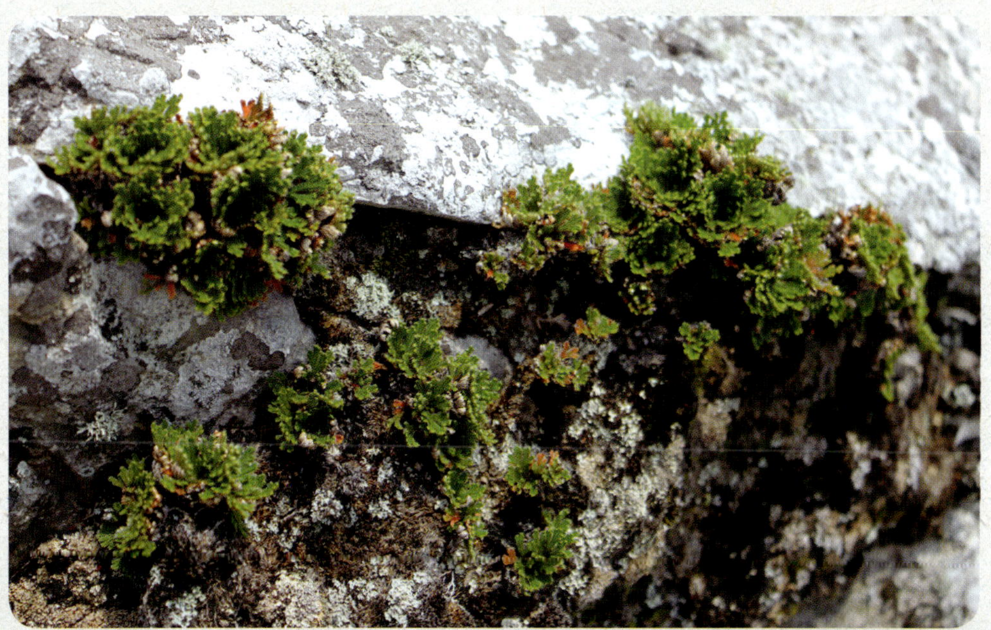

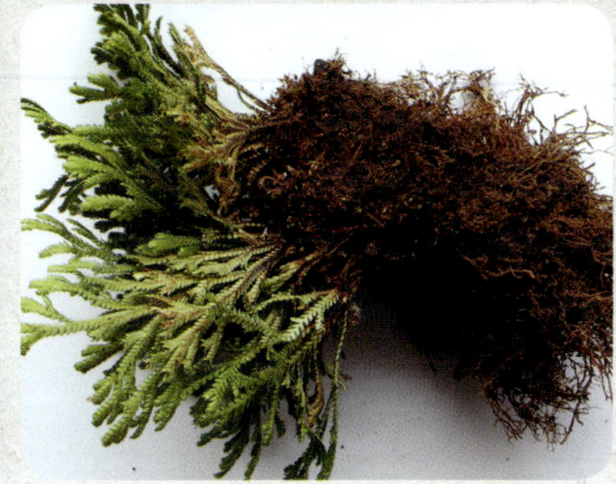

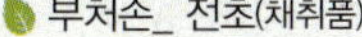

부처손_ 전초(채취품)

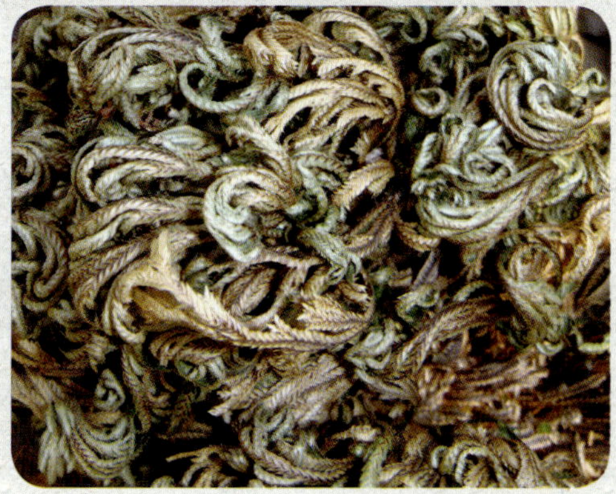

부처손_ 전초(약재 전형)

🌿 **생육특성** : 부처손은 제주도 및 전국 산지의 건조한 바위 위나 나무 위에서 자라는 여러해살이 상록 풀로, 일본, 대만, 중국에도 분포한다. 전체가 말려져 쭈그러졌는데 그 모양이 주먹과 같으며 크기는 일정하지 않다. 줄기와 잎이 주먹 모양을 하고 있는 특징 때문에 약재 이름을 권백(卷柏)이라 한다. 일반적으로 키는 15~40cm에 이르며, 줄기 윗부분에 다발로 뭉쳐난 여러 개의 가지가 바큇살 모양으로 퍼지는데 녹색 또는 갈황색으로 속으로 말리면서 구부러지고 분지에는 비늘조각 모양의 잔잎이 빽빽하게 나 있다. 질은 부스러지기 쉽다.

유사종으로는 부처손(*Selaginella tamariscina*)이 있다.

🍂 **채취 방법과 시기** : 봄부터 가을까지 전초를 채취해 이물질을 제거하고 말린다.

🌿 **성분** : 플라본(flavone), 페놀, 아미노산, 프리할로스(trehalose), 아피게닌(apigenin), 아멘토플라본(amentoflavone), 히노키플라본(hinokiflavone), 살리카인(salicain), 실리카이린(silicairin), 페칼라인(pecaline) 등이 함유되어 있다.

🌿 **성미** : 성질이 평범하고, 맛은 매우며, 독성이 없다.

🌿 **귀경** : 간(肝), 담(膽) 경락에 작용한다.

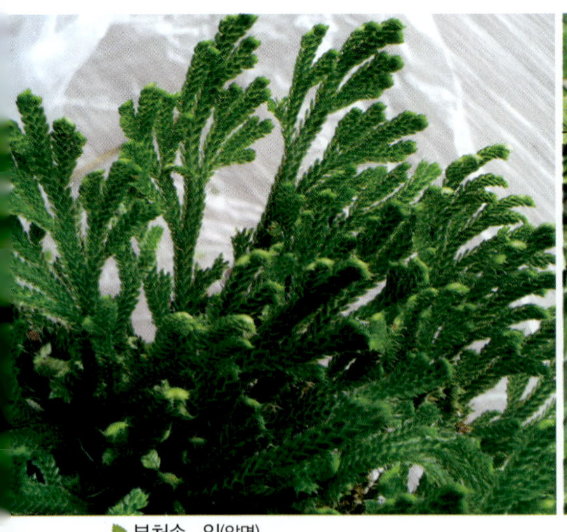

🌿 부처손_ 잎(앞면)

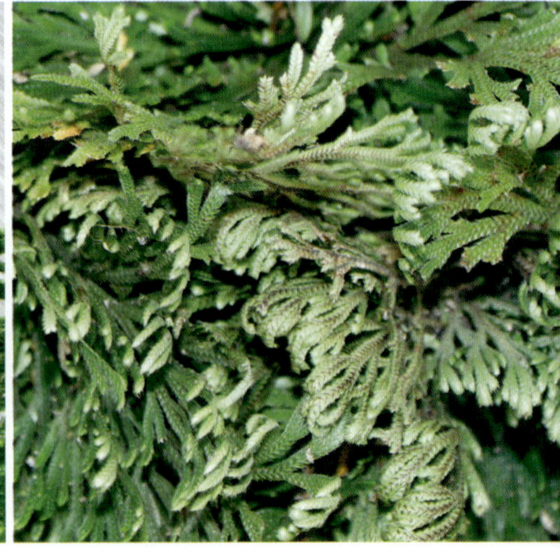

🌿 부처손_ 잎(뒷면)

【 혼동하기 쉬운 약초 비교 】

부처손	개부처손
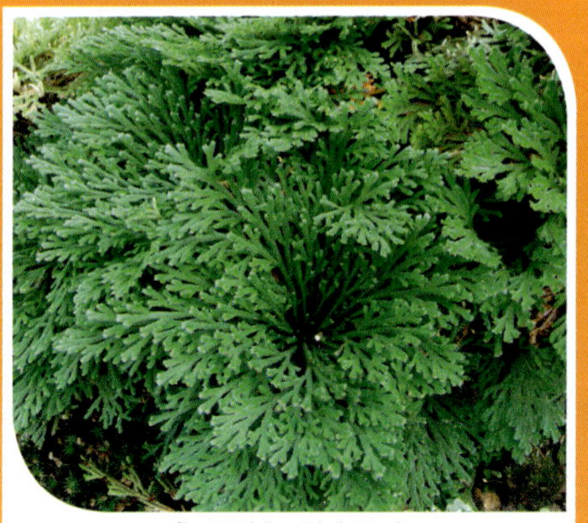	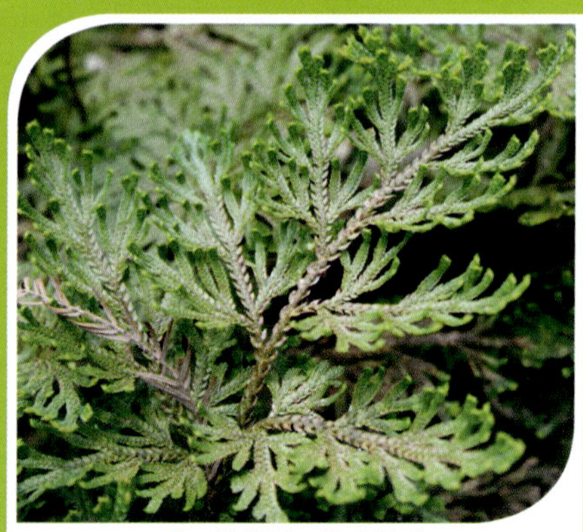
🌿 부처손_ 잎과 줄기	🌿 개부처손_ 잎과 줄기

🔶 **효능과 주치 :** 어혈을 푸는 데는 생용(生用: 볶지 않고 말린 것을 그대로 사용)하고, 지혈에는 초용(炒用: 볶아서 사용)한다. 생용을 하면 경폐(經閉: 여성들의 월경이 막힌 것), 징가(癥瘕: 몸 안에 기가 뭉친 덩어리), 타박상, 요통, 해수천식 등을 치료할 수 있고, 볶아서 사용하면 토혈, 변혈, 요혈, 탈항 등을 치료한다. 아울러 석위, 해금사, 차전자 등의 약물과 배합하여 소변임결(小便淋結: 소변 보는 횟수는 많으나 양은 적고 배출이 힘들며 방울방울 떨어지는 증상)의 병증을 다스린다.

🍃 **약용법과 용량 :** 하루에 말린 전초 2~6g을 사용하는데 보통 파혈(破血: 어혈을 제거하는 것)에는 생용하고, 지혈에는 초용한다.

🍂 **사용 시 주의사항 :** 파혈작용이 있으므로 임신부는 사용을 피한다.

patent

부처손의 기능성 및 효능에 관한 특허자료

▶ **부처손 추출물 또는 이의 분획물을 포함하는 폐 기능 향상용 약학적 조성물**

본 발명에서 제안하고 있는 폐 기능 향상용 약학적 조성물에 따르면, 부처손 추출물 또는 이의 분획물을 유효성분으로 포함함으로써, 폐 기능을 향상시켜 운동능력, 특히 유산소성 운동능력을 향상시킬 수 있다.

― 공개번호 : 10-2013-0056137, 출원인 : 서웅진

몸을 튼튼하게 하고, 정력을 강하게 하는

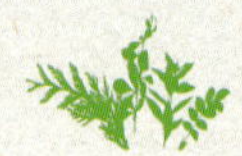

부추

| 사용부위 | 전초, 종자

Allium tuberosum Rottler ex Spreng.

- **이명 :** 솔, 정구지, 구채자(韭菜子), 구채인(韭菜仁)
- **생약명 :** 구자(韭子), 구채(韭菜)
- **과명 :** 백합과(Liliaceae)
- **개화기 :** 7~8월

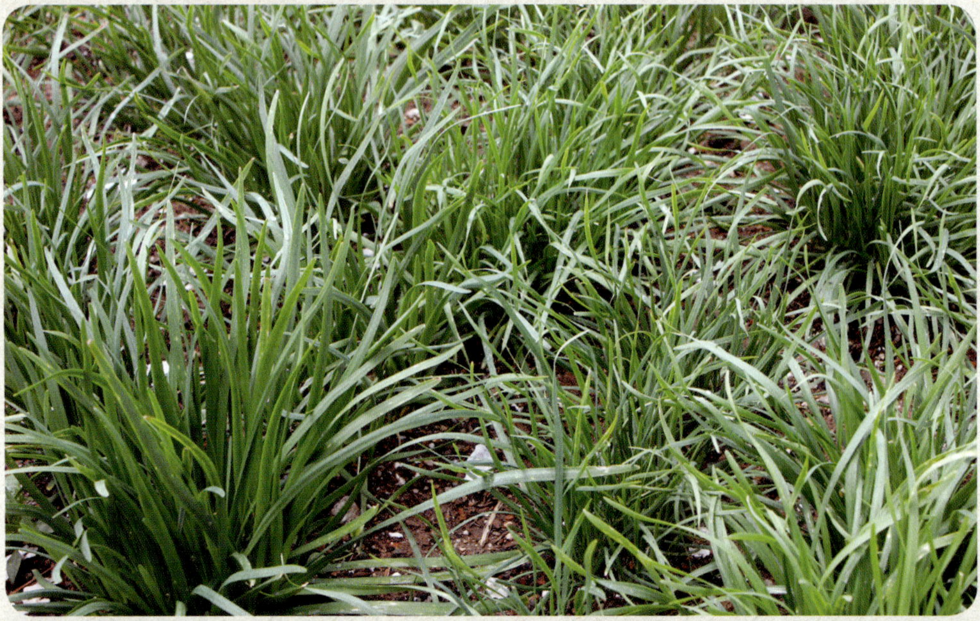

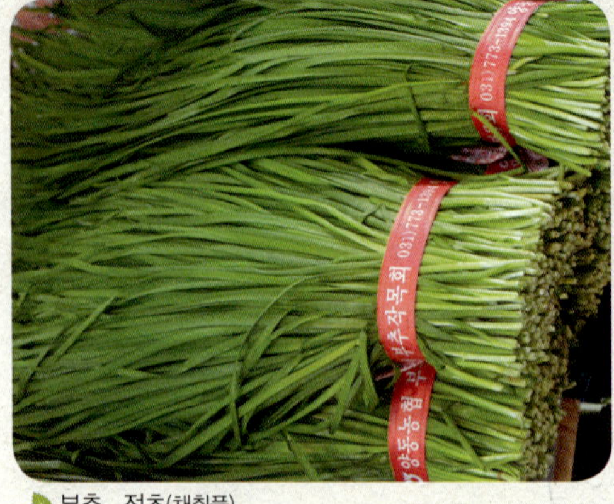

부추_ 전초(채취품)

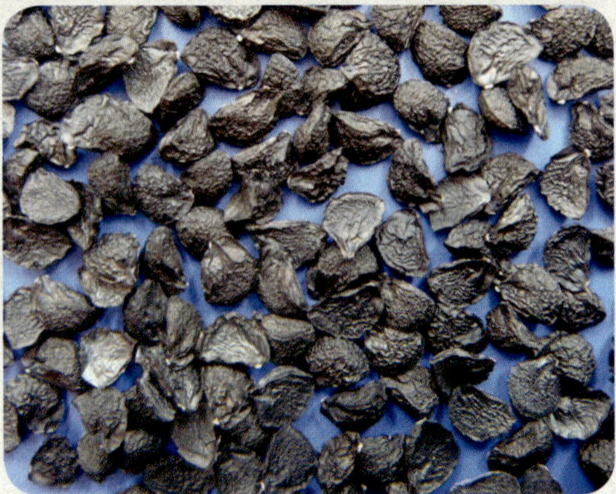

부추_ 종자(약재 전형)

🌿 **생육특성** : 부추는 여러해살이풀로, 전국 각지에서 자생하는데 보통은 재배한다. 꽃대는 키가 30~40cm까지 자란다. 비늘줄기 밑부분에 짧은 뿌리줄기가 있고 식물 전체에서 특이한 향이 난다. 잎은 녹색으로 줄 모양으로 길고 좁으며 연약하다. 꽃은 흰색으로 7~8월에 산형꽃차례로 피는데 꽃자루가 길고 꽃덮이는 수평으로 퍼진다. 8~9월에 맺는 열매는 튀는 열매(蒴果: 열매 속이 여러 칸으로 나뉘어졌고, 각 칸 속에 많은 종자가 들어 있음)로 3갈래로 포배가 터져 6개의 검은 종자가 나오는데 이것을 구자(韭子)라고 한다. 향이 좋아 부드러운 잎줄기는 식용하며, 비늘줄기와 종자는 약용한다.

🍂 **채취 방법과 시기** : 9월경 과실 성숙기에 종자를 채취해 햇볕에 말린다.

🌿 **성분** : 비타민 C, 디메틸디설파이드(dimethyl disulfide), 디알릴디설파이

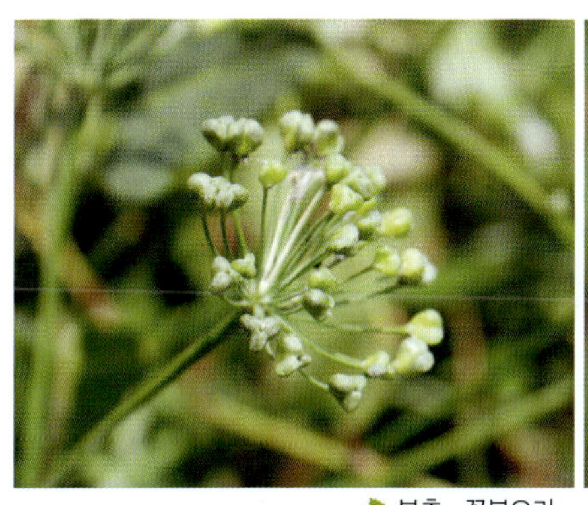

🌿 부추_ 꽃봉오리

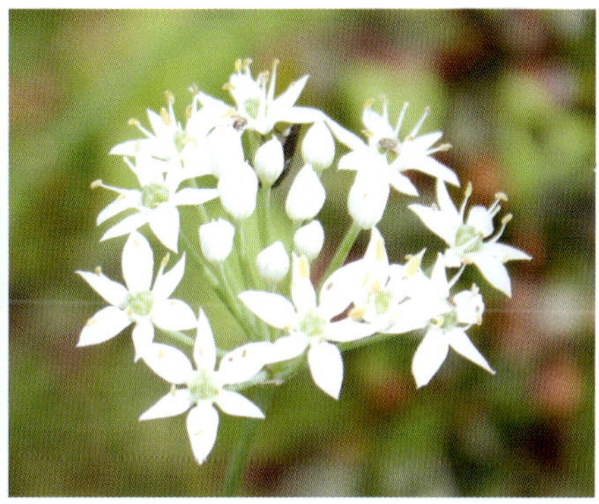

🌿 부추_ 꽃

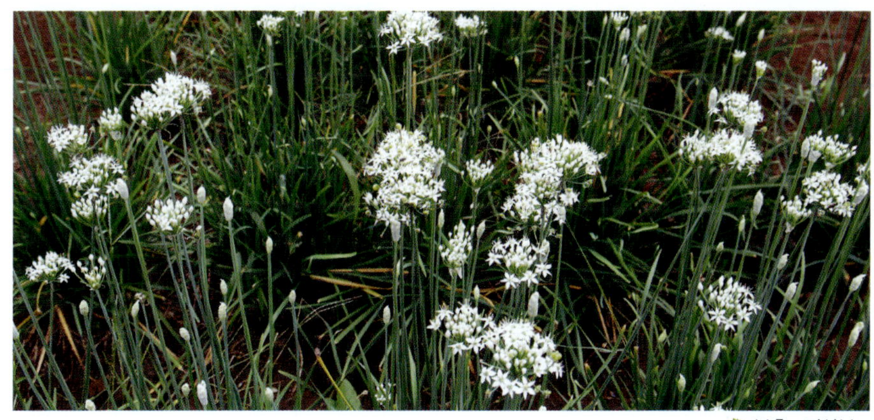

🌿 부추_ 지상부

드(diallyl disulfide), 메틸알릴디설파이드(methyl allyl disulfide) 등이 함유되어 있다.

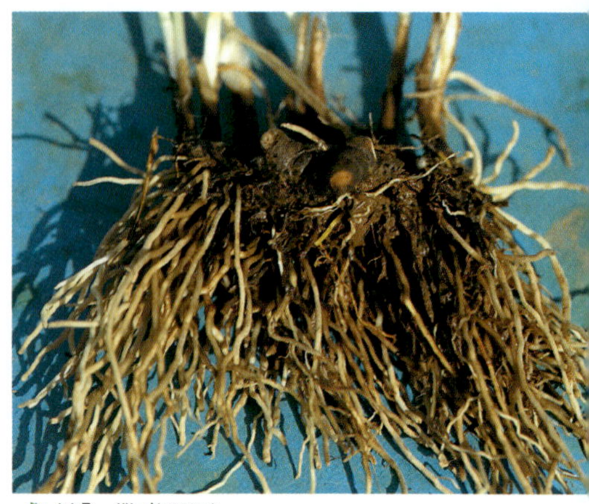

부추_ 뿌리(채취품)

- **성미** : 성질이 따뜻하고, 맛은 맵고 달다.

- **귀경** : 심(心), 비(脾), 신(腎) 경락에 작용한다.

- **효능과 주치** : 몸을 튼튼하게 하는 강장, 정력을 강하게 하는 강정, 흥분(興奮), 지뇨(止尿)하는 효능이 있어 양위(陽萎), 유정, 소변빈삭(小便頻數: 소변을 자주 보는 것), 유뇨, 대하, 요슬산통(腰膝疝痛: 허리와 무릎의 심한 통증) 등에 응용한다.

- **약용법과 용량** : 말린 약재 8g을 물 700mL에 넣어 끓기 시작하면 약하게 줄여 200~300mL로 달여 하루에 2회 나눠 마신다. 환이나 가루로 만들어 복용하기도 하는데 약재 무게의 2~3%의 소금을 물에 타 그 소금물을 끓인 후 2~3분 정도 담갔다가 건져서 햇볕에 말리거나 프라이팬에 약한 불로 볶아 사용하면 더욱 좋다. 남자의 누정(漏精)이나 여성의 대하, 소변빈삭(小便頻數), 백탁(白濁) 등을 다스리고자 할 때에는 이 약재에 상표초(桑螵蛸), 또는 용골(龍骨)을 배합하여 환 또는 가루로 만들어 복용하기도 한다.

- **사용 시 주의사항** : 음허화왕(陰虛火旺: 음적 진액은 부족한 상태에서 양적인 화기가 왕성한 비정상적인 증상)인 경우에는 사용을 피한다.

patent

부추의 기능성 및 효능에 관한 특허자료

▶ **부추 추출물을 유효성분으로 함유하는 당뇨 질환의 예방 및 치료용 약학 조성물**

부추 추출물은 당화 헤모글로빈 농도, 혈장 포도당(glucose) 농도 및 혈장 인슐린 농도를 유의적으로 감소시키며, 또한 당뇨 질환의 예방 및 치료에 유용하게 사용될 수 있다.

– 등록번호 : 10–0535322, 출원인 : 학교법인 인제학원

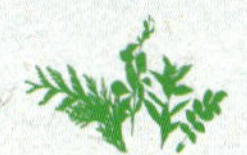

붉은대극 | 사용부위 | 뿌리

Euphorbia ebracteolata Hayata

- **이명** : 민대극, 면대극(綿大戟), 산나복(山蘿蔔), 대장군(大將軍), 홍낭독(紅狼毒)
- **생약명** : 낭독(狼毒), 풍도대극
- **과명** : 대극과(Euphorbiaceae)
- **개화기** : 4월

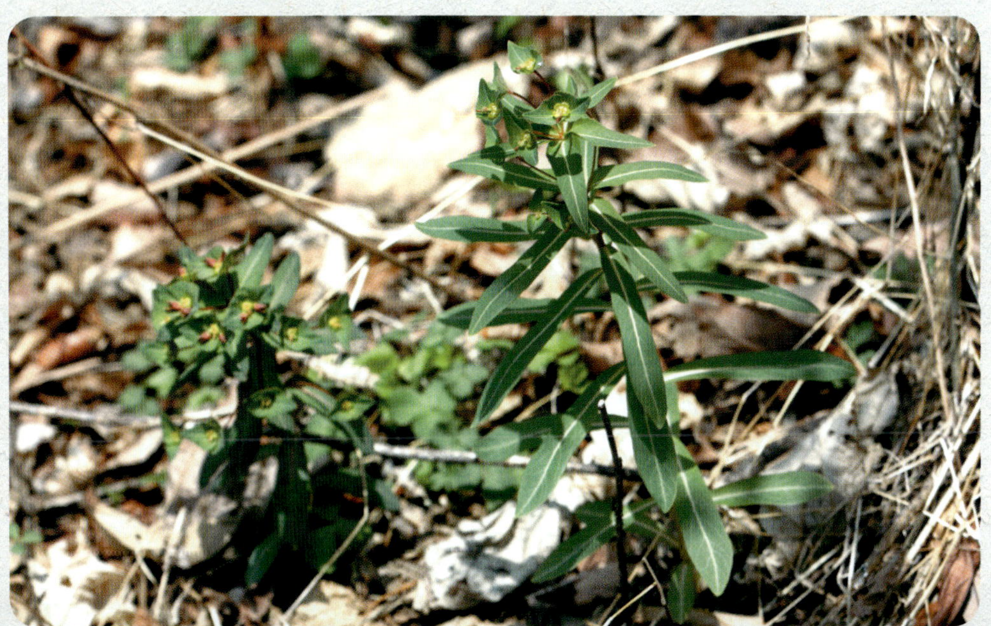

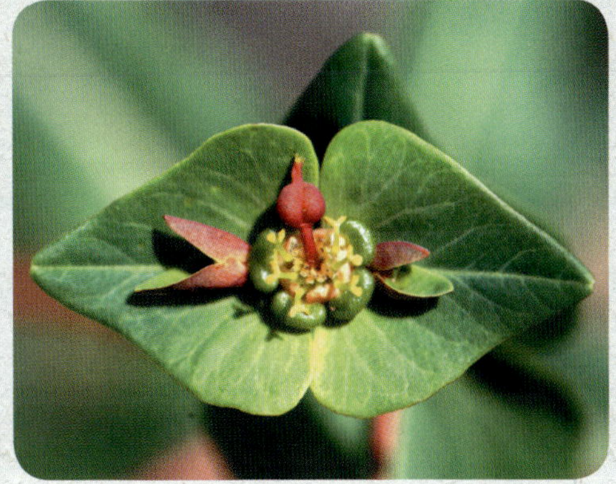

붉은대극_ 꽃봉오리

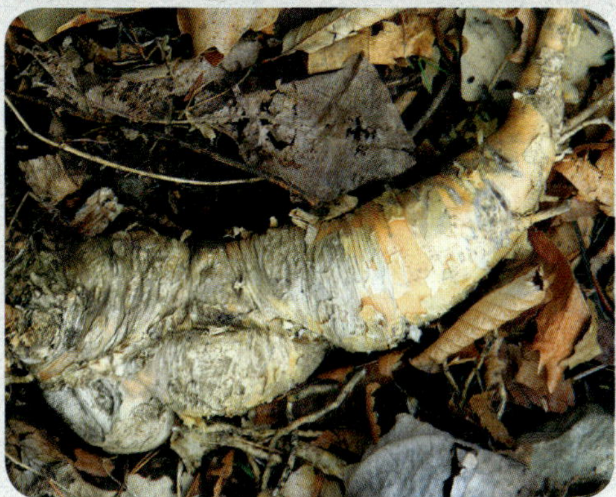

붉은대극_ 뿌리(채취품)

생육특성 : 붉은대극은 각처의 산지에서 자라는 여러해살이풀로, 생육환경은 햇빛이 잘 들어오는 양지바른 곳의 유기질 함량이 많고 물 빠짐이 좋은 곳이다. 키는 40~50cm이고, 잎은 뿌리에서 나온 것은 긴 타원형이고 길이는 9~10cm, 너비는 1.5cm 정도인데 어긋나고 어릴 때 잎은 붉은색을 띤다. 뿌리는 직근성으로 아래로 뻗어 내려가는데 통통하며 잔가지가 옆으로 뻗어나간다. 꽃은 연녹색으로 4월에 줄기 끝의 잎겨드랑이에서 곁가지가 나와 핀다. 5~6월경에 열매가 위에서 아래로 벌어지는 형태로 달리는데, 안에는 많은 종자가 들어 있다. 뿌리를 자르면 황색의 유액이 많이 흘러나온다. 이 황색 유액이 손에 묻으면 바로 씻어야 하는데, 이는 이 식물이 강한 맹독성이기 때문이다.

채취 방법과 시기 : 이른 봄 또는 늦가을에 뿌리를 채취해 흙을 털고 잔뿌리를 제거한 다음 햇볕에 말린다. 말린 것을 그대로 잘게 썰어 사용한다.

성분 : 뿌리에는 유독한 고분자 유기산, 경성(硬性)의 검(gum), 스테롤(sterol), 페놀, 아미노산, 트리테르펜(triterpenes), 레신(resin) 등이 함유되어 있다.

성미 : 성질이 평범하고, 맛은 쓰고 매우며, 독성이 있다.

귀경 : 폐(肺), 신(腎), 삼초(三焦) 경락에 작용한다.

효능과 주치 : 관상용으로 쓰이며, 뿌리는 약용하는데 살충작용과 항균작

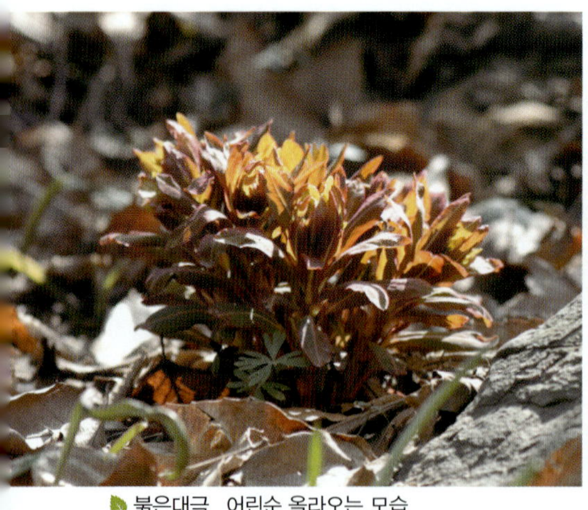

붉은대극_ 어린순 올라오는 모습

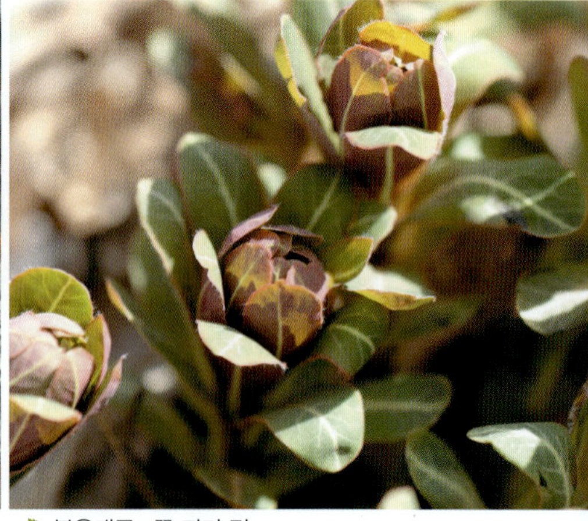

붉은대극_ 꽃 피기 전

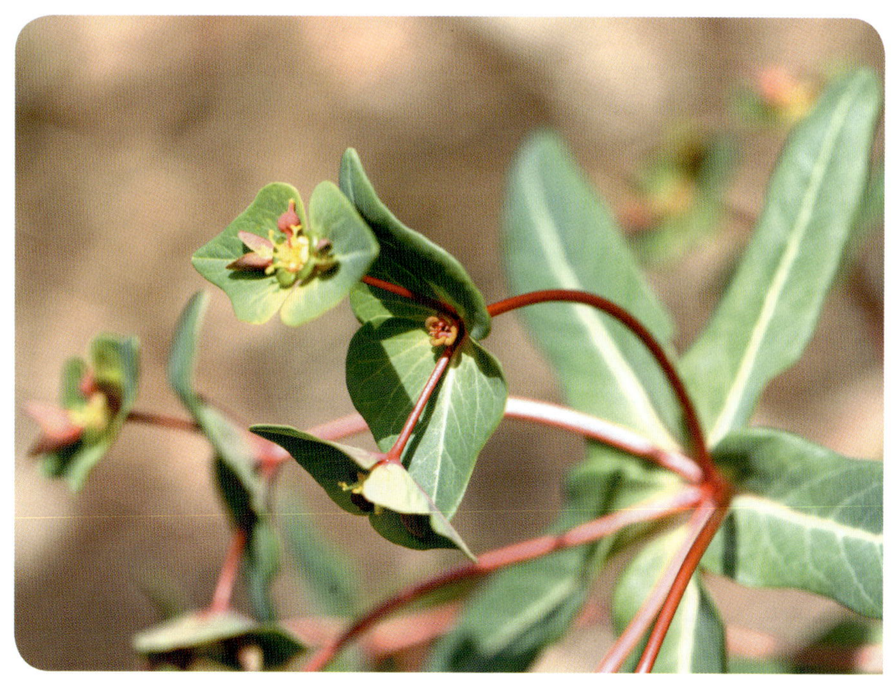

용, 몸 안의 습사를 몰아내고 가래를 삭이는 효능이 있어 수종에 의해 배가 더부룩하면서 불러 오르는 복창(腹脹), 담(痰)·식(食)·충적(蟲積)에 의한 심복동통(心腹疼痛), 만성 기관지염, 해수, 천식, 결핵, 옴, 치질 등을 치료한다.

🍃 **약용법과 용량** : 말린 뿌리 1~3g을 물 300mL에 넣어 달여 하루에 3회 나눠 마시거나, 환이나 가루로 만들어 복용한다. 외용할 경우에는 갈아서 즙을 환부에 바르거나, 가루로 만들어 환부에 바른다.

🍂 **사용 시 주의사항** : 맹독성이므로 내복할 때에는 특별히 주의해야 한다. 반드시 한의사나 약사의 지시에 따라야 하며 포제를 하여 사용해야 한다. 포제법은 물에 깨끗이 씻어 충분히 수분이 스며들게 한 다음 썰어서 햇볕에 말리거나 낭독편(狼毒片)을 식초에 넣고 잘 저어서 약간 뜸을 들인 다음 식초가 흡수되었으면 가마 속에 넣고 약한 불에서 조금 마를 때까지 볶아서 말린다(낭독편 무게의 20~30%의 식초를 쓴다).

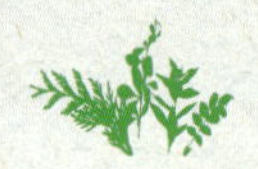

붓꽃

| 사용부위 | 뿌리줄기

Iris sanguinea Donn ex Horn

- 이명 : 연미
- 생약명 : 자포연미(紫苞鳶眉)
- 과명 : 붓꽃과(Iridaceae)
- 개화기 : 5~6월

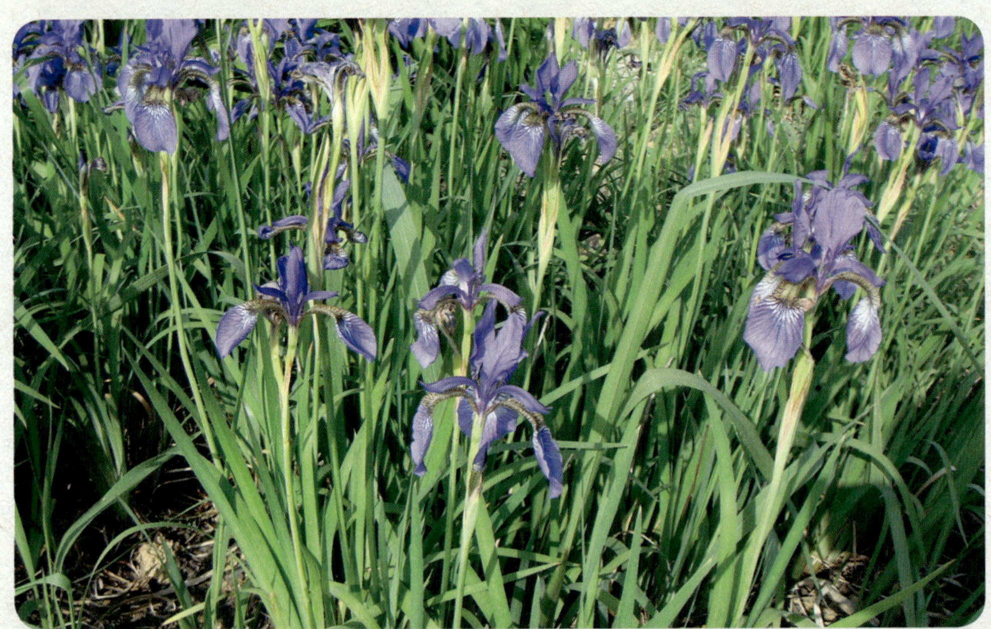

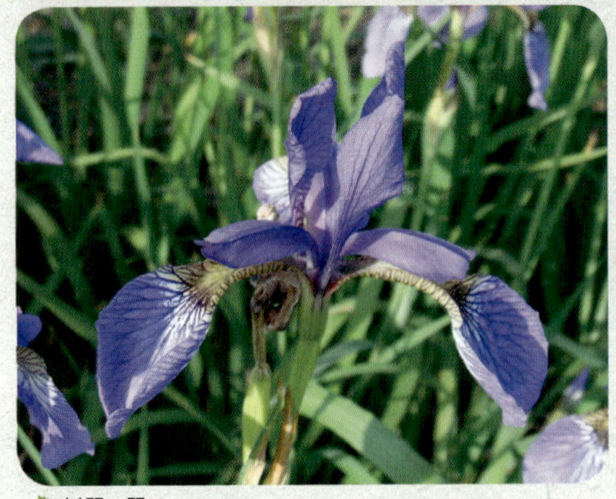

🌿 붓꽃_ 꽃

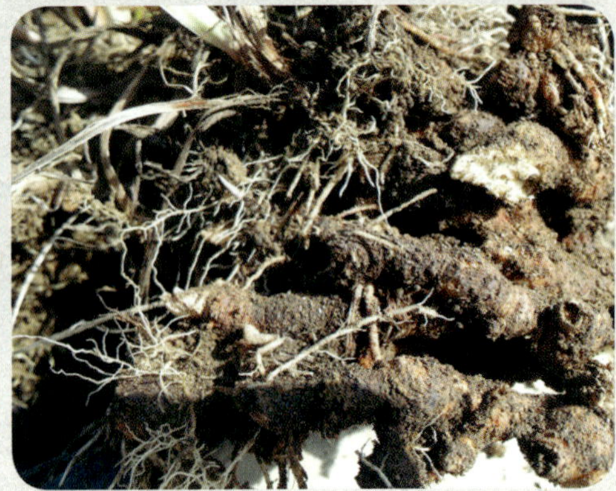

🌿 붓꽃_ 뿌리줄기(채취품)

🍃 **생육특성** : 붓꽃은 여러해살이풀로, 생육환경은 전국 각지의 산지 나무 밑, 습기가 많은 곳이다. 키는 60cm 정도로 자라며, 뿌리줄기는 옆으로 뻗어 나가는데 마디가 많다. 잎은 어긋나고 2열로 선형을 이루는데 길이는 30~50cm이며 너비는 0.5~1cm이다. 꽃은 청자색으로 5~6월에 피는데 지름은 8cm 내외이다. 열매는 튀는열매로 9~10월에 달리는데 튀는열매 끝이 터지면 그 안에서 갈색의 종자가 나온다.

붓꽃의 뿌리줄기뿐만 아니라 유사종인 부채붓꽃(*Iris setosa* Pall. ex Link)

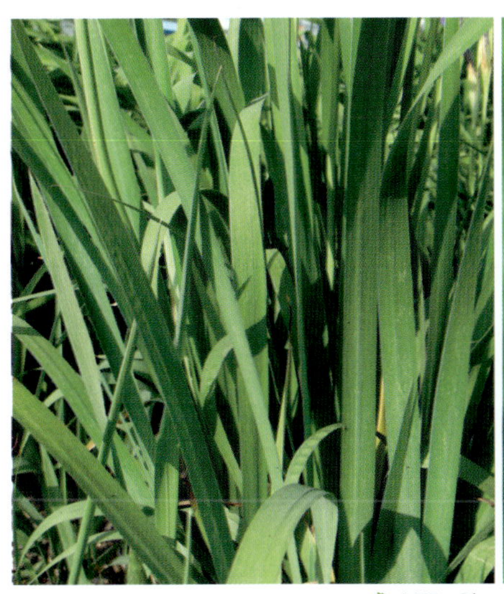

🍃붓꽃_ 잎

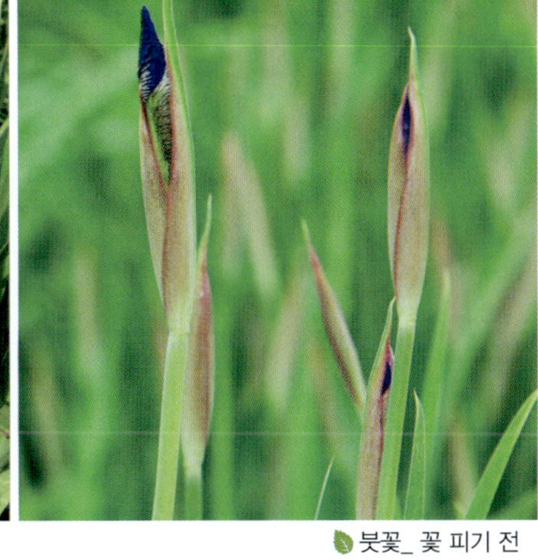

🍃붓꽃_ 꽃 피기 전

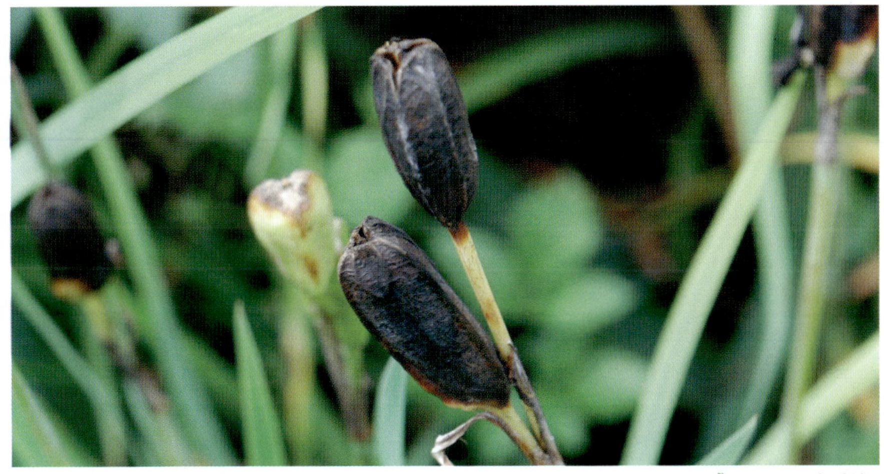

🍃붓꽃_ 종자 결실

등의 뿌리줄기도 붓꽃처럼 동일한 약재로 사용된다. 부채붓꽃은 경기도와 강원도의 북부 지방의 습지에서 자란다.

🍂 **채취 방법과 시기 :** 가을철에 뿌리줄기를 채취해 그대로 썰어 햇볕에 말린다.

🍃 **성분 :** 뿌리줄기에는 이리솔이래인(irissol irane), 비타민 C, 엠비닌(embinin), 엑토리딘(ectoridin), 이리스텍토린(iristectorin) A, B, 텍토루사이드(tectoruside), 꽃에는 플라보야메닌(flavoyamenin), 스웨리티신(swertisin), 스웨르티아자포닌(swertiajaponin) 등이 함유되어 있다.

🍃 **성미 :** 성질이 차고, 맛은 맵고 쓰다.

🍂 **귀경 :** 간(肝), 심(心), 위(胃) 경락에 작용한다.

🍂 **효능과 주치 :** 소화, 어혈을 풀고, 종기를 없애는 소종 등의 효능이 있어 소화불량, 배가 그득하게 불러 오르는 증상인 창만(脹滿), 적취(積聚), 타박상, 치질, 옹종, 개선(疥癬) 등을 치료하는 데 사용한다.

🍃 **약용법과 용량 :** 말린 뿌리줄기 5~10g을 물 700mL에 넣어 끓기 시작하면 약하게 줄여 200~300mL가 될 때까지 달여 하루에 2회 나눠 마신다. 가루로 만들어 복용하기도 한다.

🍂 **사용 시 주의사항 :** 성질이 차고 쓰고 맵기 때문에 비위가 허하고 냉한 사람은 사용에 신중을 기한다.

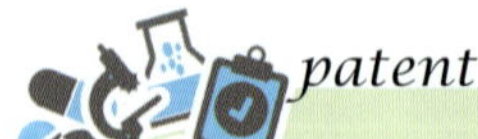
patent

붓꽃의 기능성 및 효능에 관한 특허자료

▶ 붓꽃 추출물을 포함하는 암의 예방 및 치료용 약학 조성물

본 발명은 붓꽃 추출물을 유효성분으로 포함하는 암의 예방 및 치료용 약학 조성물 및 이를 포함하는 암의 예방 및 억제용 식품 조성물에 관한 것이다. 본 발명에 따른 붓꽃 추출물은 암세포의 세포사멸을 유도하여 암의 예방, 억제 및 치료 효과를 갖는다.

– 공개번호 : 10-2011-0004678, 출원인 : 진동훈, 김태원, 고성규, 이석영

부녀허약, 자궁출혈, 위통, 치통, 궤양을 치료하는

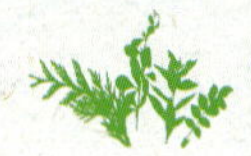

비비추

| 사용부위 | 전초

Hosta longipes (Franch. & Sav.) Matsum.

- 생약명 : 자옥잠(紫玉簪), 장경옥잠(長梗玉簪)
- 과명 : 백합과(Liliaceae)
- 개화기 : 7~8월

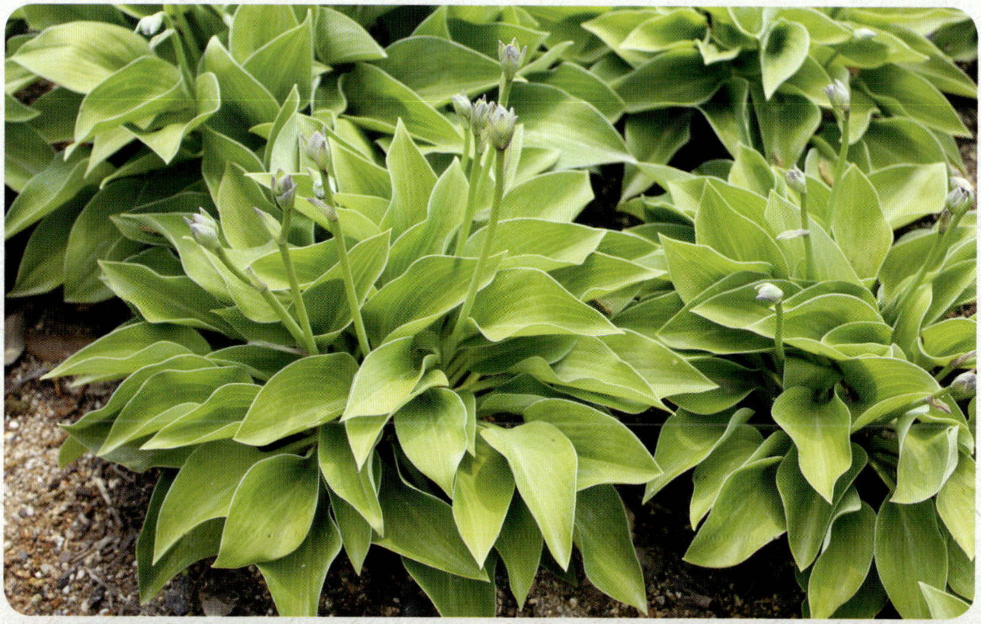

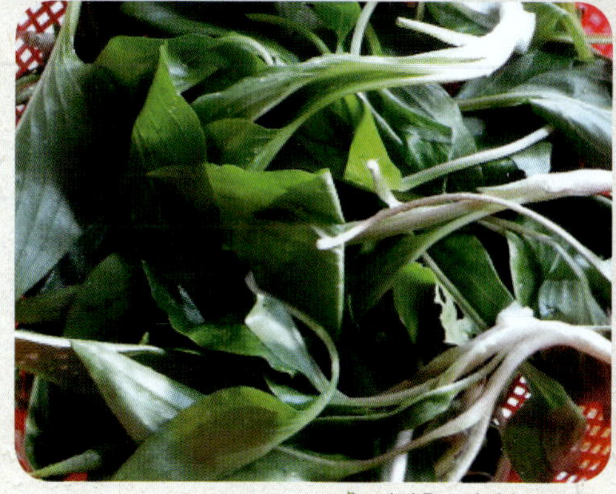

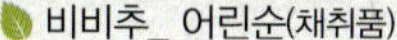

비비추_ 어린순(채취품)

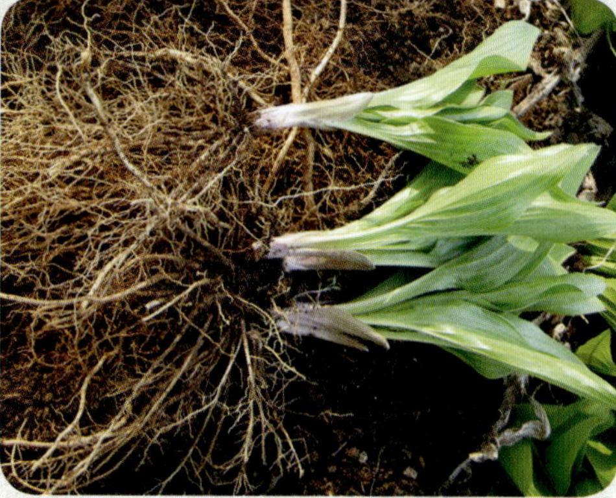

비비추_ 전초(채취품)

 : 비비추는 중부 이남의 산골짜기에서 자라는 여러해살이풀로, 생육환경은 반그늘이나 햇빛이 잘 드는 약간 습한 지역이다. 키는 35cm 내외이며, 잎은 심장 모양 혹은 넓은 타원형으로 암자색의 가는 점이 많이 있다. 잎은 암녹색을 띠며 길이는 5~15cm이다. 꽃은 연한 보라색으로 7~8월에 얇은 막질을 한 포에 싸여 줄기를 따라 종 모양으로 핀다. 열매는 9~10월경에 긴 타원형으로 달리는데, 그 안에는 종자가 검은색의 얇은 막으로 싸여 있다.

채취 방법과 시기 : 7~8월 꽃이 필 때 꽃과 뿌리를 포함한 전초를 채취해 햇볕에 말린다.

성분 : 사포닌이 함유되어 있다.

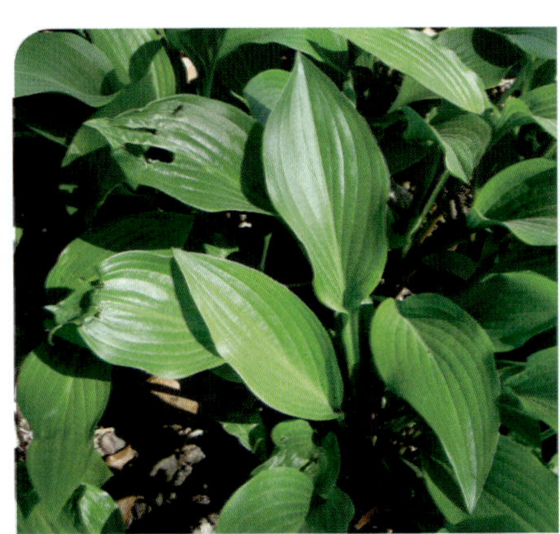
비비추_ 잎

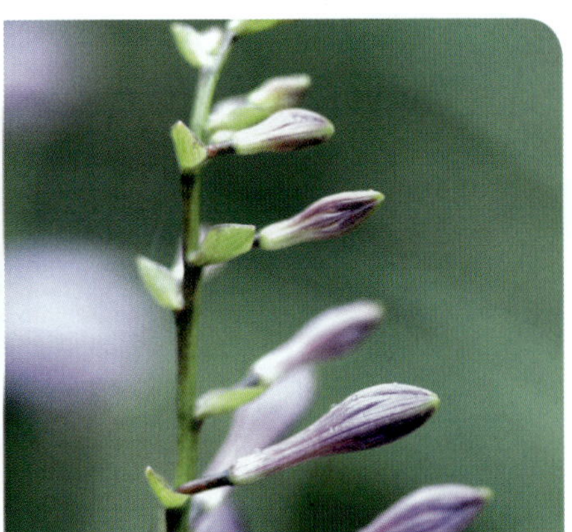
비비추_ 꽃봉오리

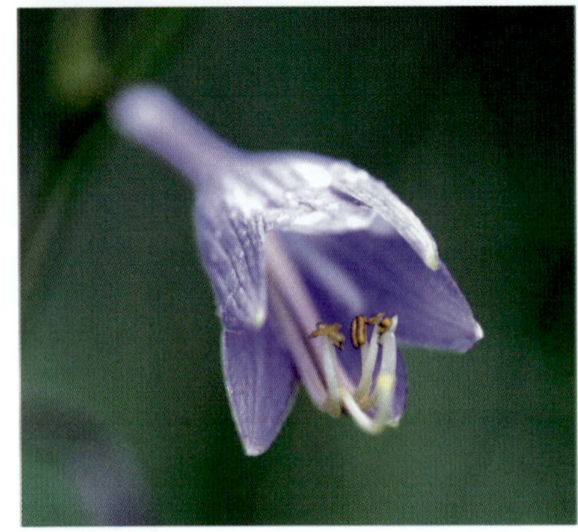
비비추_ 꽃

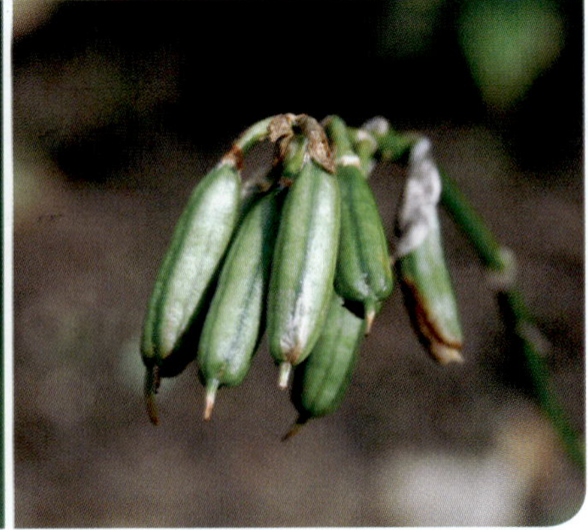
비비추_ 열매

- **성미** : 성질이 평범하고, 맛은 달고 약간 쓰다.

- **귀경** : 간(肝), 심(心) 경락에 작용한다.

- **효능과 주치** : 각 부위별로 달리 사용하는데 꽃은 기의 운행이 순조롭게 되도록 조절하는 조기(調氣), 혈을 고르게 하는 화혈(和血), 보허(補虛)의 효능이 있어 부녀허약(婦女虛弱), 자궁출혈과 대하, 정액이 흘러나가는 유정, 토혈, 목 안이 벌겋게 붓는 증상을 치료한다. 뿌리는 기를 잘 통하게 하고 보허와 화혈, 통증을 멈추게 하는 효능이 있어 목 안이 붓고 아픈 증세, 치통, 위통, 월경이 멈추지 않고 계속되는 자궁출혈, 대하, 피부화농증(종기), 연주창을 치료한다. 잎은 자궁출혈과 대하, 궤양을 치료한다.

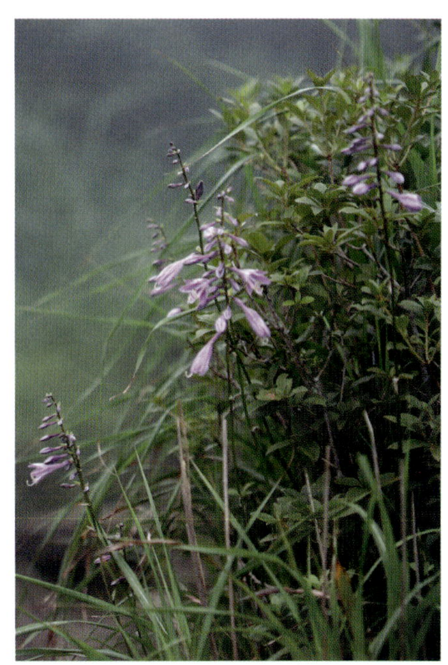

🍃 비비추_ 무리

- **약용법과 용량** : 말린 전초 12~24g을 물 1L에 넣어 1/3이 될 때까지 달여 하루에 2~3회 나눠 마신다. 짓찧어 환부에 바르기도 한다.

- **사용 시 주의사항** : 어린순은 나물로 식용하는데 독성이 있으므로 순을 따서 손으로 비벼 거품이 일면 물에 2~3일 정도 불려 독성을 제거한 후 먹는다.

patent

비비추의 기능성 및 효능에 관한 특허자료

▶ 항산화 또는 항염 효과가 있는 비비추 추출물을 함유하는 화장료 조성물

본 발명은 비비추의 추출물을 유효성분으로 함유하는 것을 특징으로 하는 화장료 조성물에 관한 것으로, 항산화, 피부자극 완화, 항염, 외부 스트레스 방어 및 보습 효과가 우수한 비비추의 추출물을 유효성분으로 함유함으로써 노화방지 및 피부개선 효과를 발휘한다.

─ 등록번호 : 10-0949390-0000, 출원인 : (주)마임, (주)코씨드바이오팜

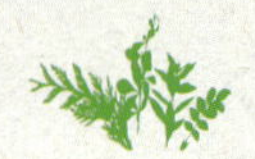

허한 것을 보하며 폐결핵과 해수를 치료하는

뻐꾹나리

Tricyrtis macropoda Miq.

- **과명** : 백합과(Liliaceae)
- **개화기** : 7~8월

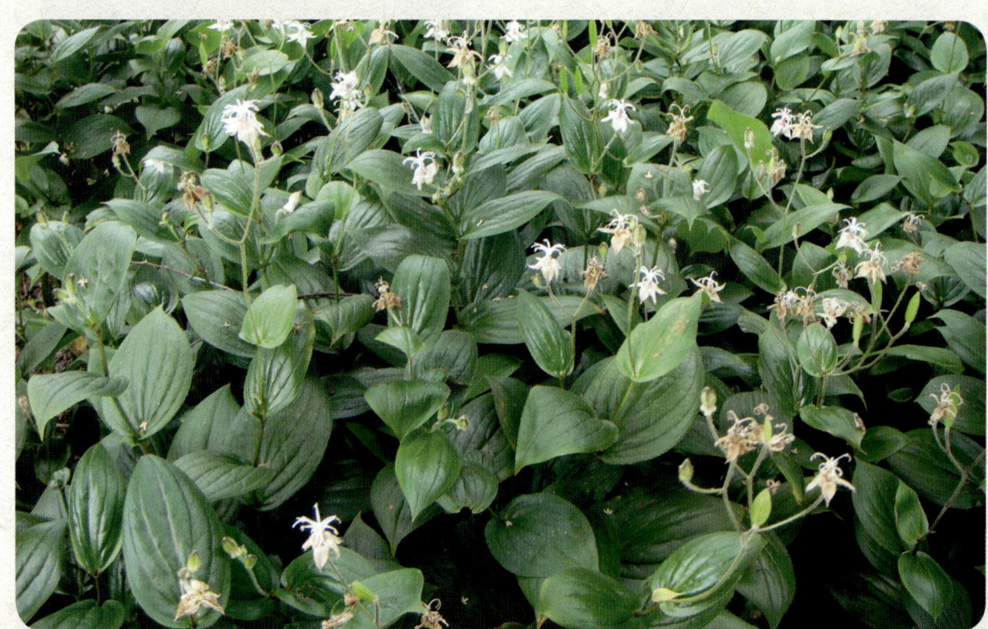

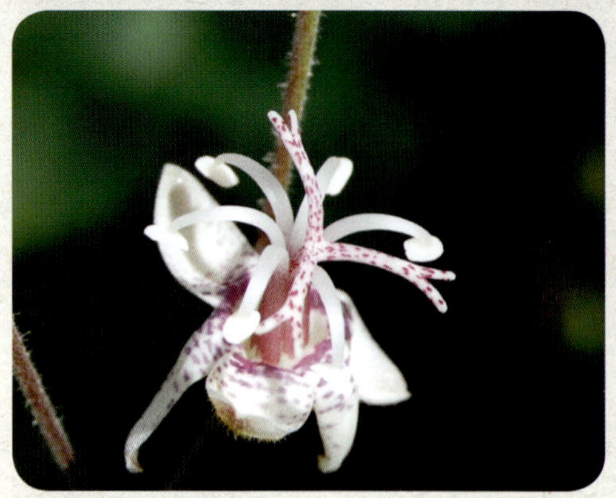

🌱 뻐꾹나리_ 꽃

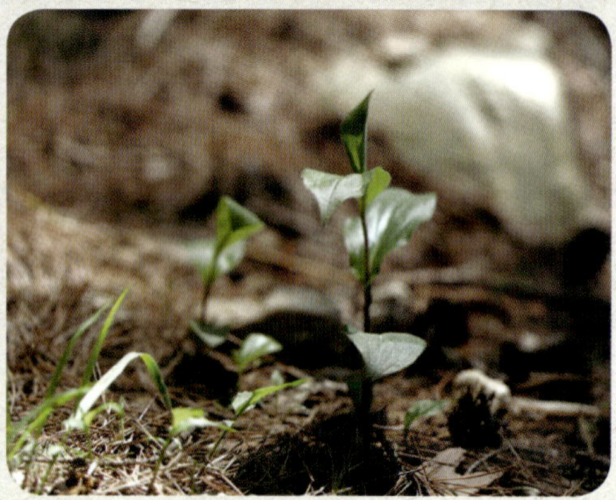

🌱 뻐꾹나리_ 약재로 사용하는 어린순

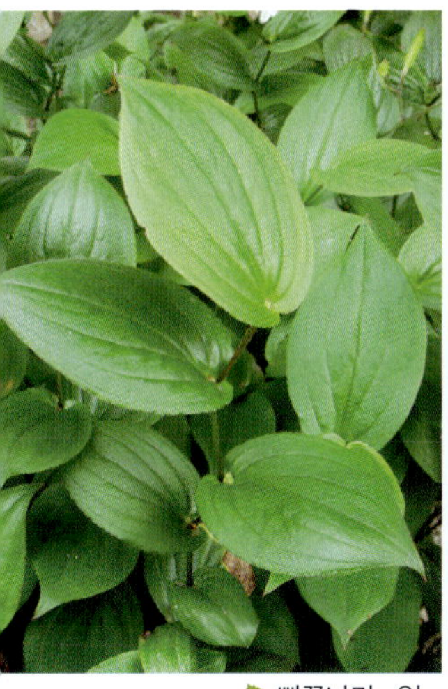

🌿 뻐꾹나리_ 잎

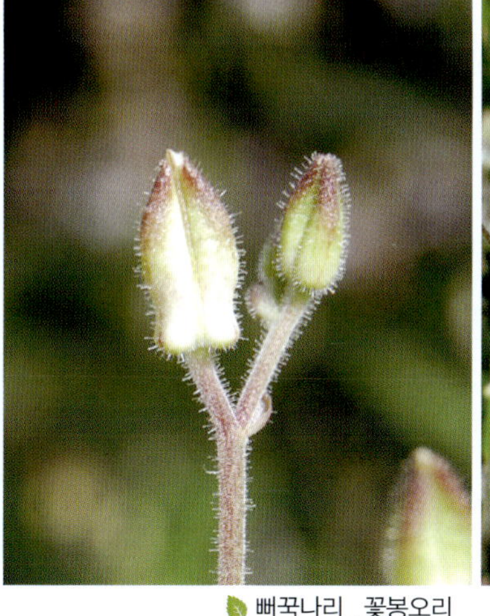

🌿 뻐꾹나리_ 꽃봉오리

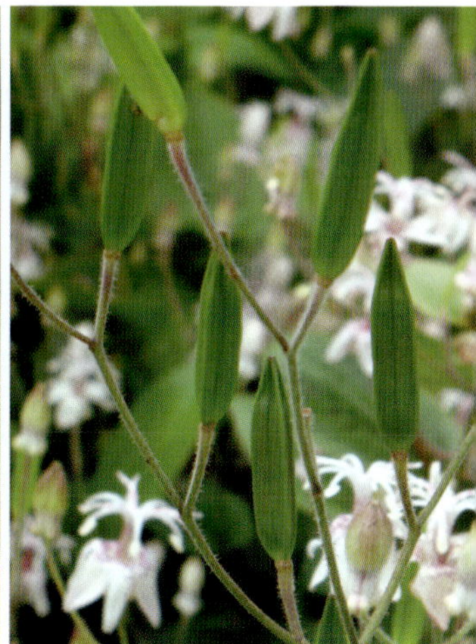

🌿 뻐꾹나리_ 종자 결실

🌿 **생육특성** : 뻐꾹나리는 중부 이남의 산지 숲에서 자라는 여러해살이풀로, 생육환경은 과습하지 않을 만큼의 습기가 있는 반그늘이며, 키는 50~80cm이다. 잎은 어긋나며 길이가 5~15cm, 너비는 2~7cm이고 긴 타원형으로 끝이 뾰족하다. 꽃은 흰색에 자주색 반점이 있으며 7~8월에 줄기나 잎 사이에서 달리는데, 위에는 수술과 암술이 나와 있으며 아래를 향해 핀다. 열매는 10~11월경에 달리는데 삼각형 모양으로 뾰족하게 생긴 씨방에는 작은 종자가 많이 들어 있다.

🌿 **채취 방법과 시기** : 4~5월경에 어린순을 채취한다.

🌿 **성미** : 성질이 따뜻하고, 맛은 달다.

🌿 **귀경** : 간(肝), 폐(肺) 경락에 작용한다.

🌿 **효능과 주치** : 허한 것을 보하는 보허(補虛), 기침을 멎게 하는 지해(止咳)의 효능이 있어 폐결핵과 해수(咳嗽)를 치료하는 데 사용한다.

🌿 **약용법과 용량** : 어린순은 생것 그대로 국에 넣거나 튀김을 해서 먹는다. 또는 소금을 약간 넣은 물에 데쳐서 나물로 먹기도 한다. 꽃이 피기 전이라면 줄기 끝의 연한 부분도 먹을 수 있다.

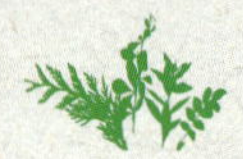

근골동통, 통풍, 림프샘염, 유선염, 치질을 치료하는

뻐꾹채

Rhaponticum uniflorum (L.) DC.

- 이명 : 뻑국채
- 생약명 : 누로(漏蘆), 기주누로(祁州漏蘆)
- 과명 : 국화과(Compositae)
- 개화기 : 5~7월

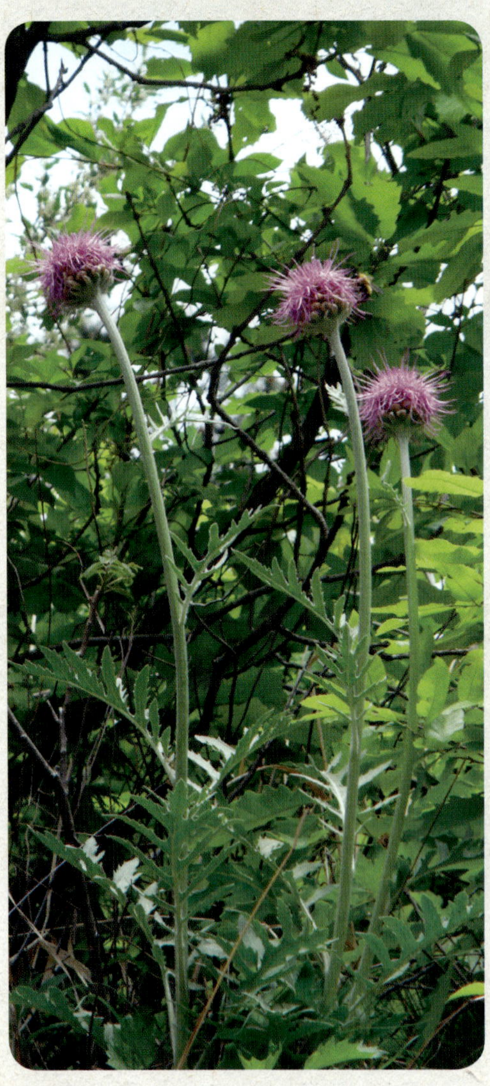

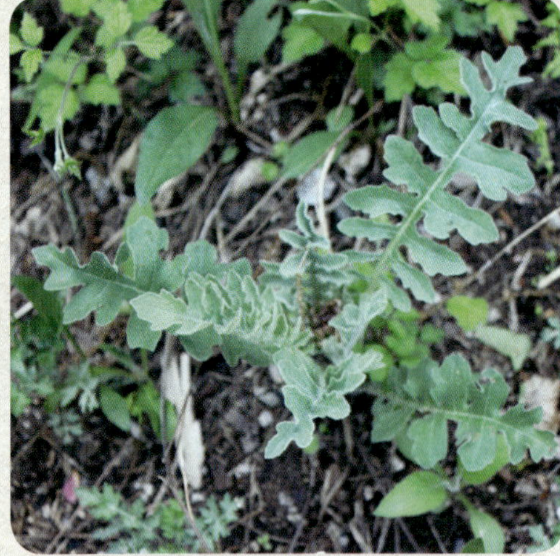

뻐꾹채_ 약재로 사용하는 어린순

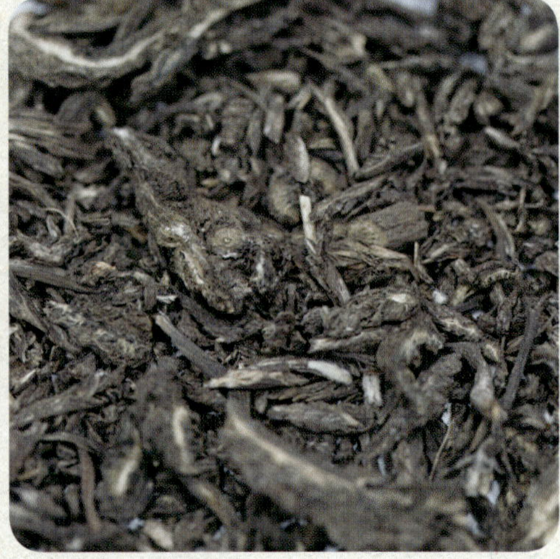

뻐꾹채_ 뿌리(약재)

 : 뻐꾹채는 각처의 산과 들에서 자라는 여러해살이풀로, 생육환경은 햇빛이 잘 들어오고 물 빠짐이 좋은 비탈이나 산소 주변과 같이 마른 땅이다. 키는 30~70cm로, 줄기는 흰색 털로 덮여 있으며 가지가 없고 곧게 자란다. 잎은 흰색 털이 빽빽하게 나며 가장자리에는 불규칙한 톱니가 있고 뿌리에서 생긴 잎은 꽃이 필 때까지 남아 있으며 길이는 15~20cm이다. 줄기에서 생긴 잎은 어긋나고 위로 올라갈수록 점차 작아진다. 꽃은 홍자색으로 5~7월에 원줄기 끝에서 1송이씩 피는데, 꽃부리는 길이가 3cm 정도이며 통 모양으로 이루어진 부분이 다른 부분보다 짧다. 열매는 긴 타원형으로 9~10월경에 달리는데, 길이가 2cm 정도 되는 갓털이 여러 줄 달려 있다.

5월에는 가정의 달과 감사의 달로 많은 행사가 있는데, 한때 카네이션 대신 어버이날과 스승의 날에 뻐꾹채를 달자는 운동이 있었다. 그 당시만 해도 우리나라 야생화는 주목받지 못했지만 이제는 야생화에 대한 관심이 높기 때문에 이제는 '뻐꾹채의 반란'이 시작되어도 좋을 것 같다.

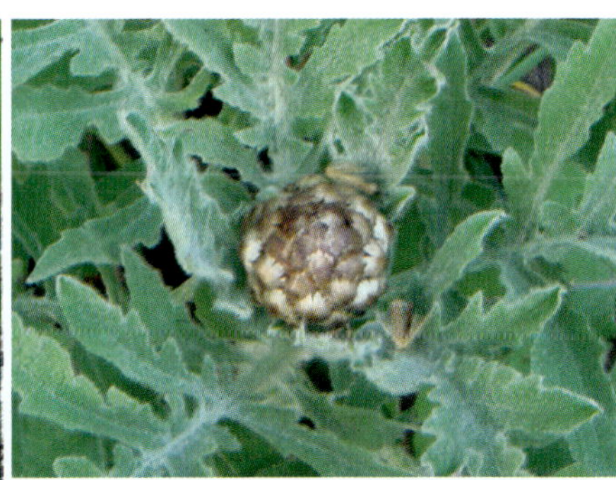

🌿 뻐꾹채_ 꽃봉오리

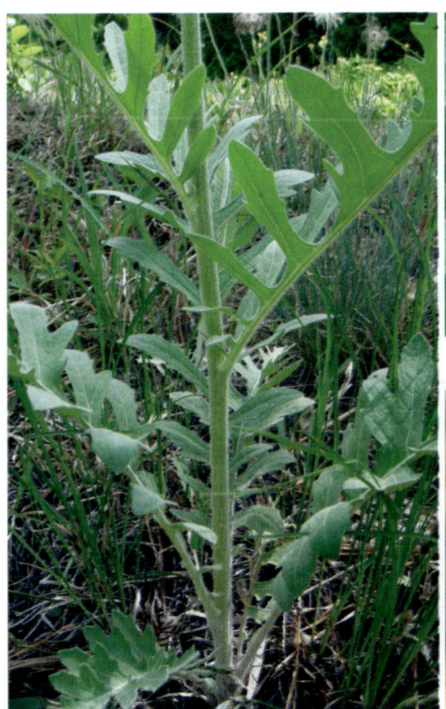

🌿 뻐꾹채_ 잎과 줄기

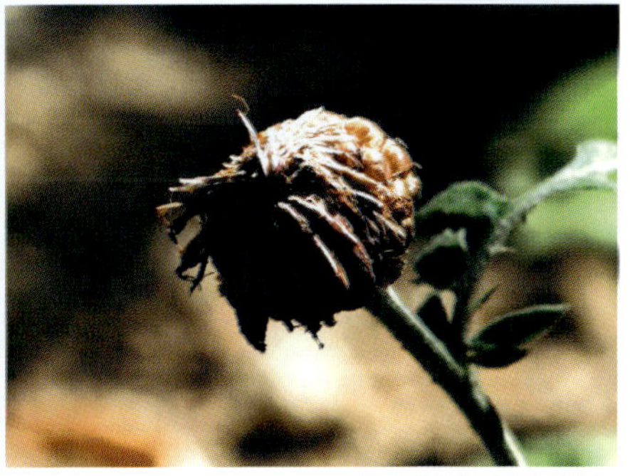

🌿 뻐꾹채_ 종자 결실

【 혼동하기 쉬운 약초 비교 】

뻐꾹채	엉겅퀴
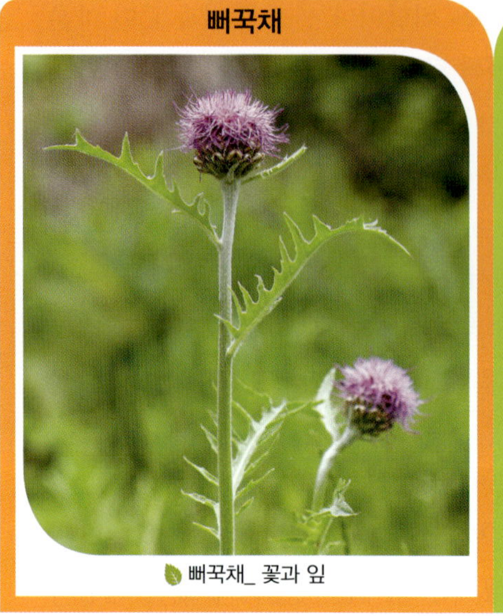	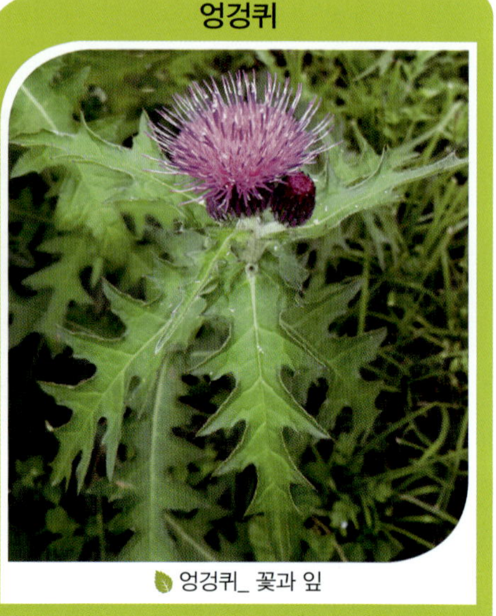

🌿 뻐꾹채_ 꽃과 잎

🌿 엉겅퀴_ 꽃과 잎

🌿 **채취 방법과 시기** : 이른 봄에 어린순을 채취해 식용하고, 가을에 뿌리를 채취해 흙을 털어내고 수염뿌리를 제거한 후 그늘에서 말린다.

🌿 **성분** : 에키노린(echinorine), 에키닌(echinine) 등이 함유되어 있다.

🌿 **성미** : 성질이 차고, 맛은 짜고 쓰다.

🌿 **귀경** : 폐(肺), 신(腎), 위(胃) 경락에 작용한다.

🌿 **효능과 주치** : 열을 내리게 하는 해열, 독을 풀어주는 해독, 종기를 삭이는 소종, 농을 배출하는 배농(排膿), 젖이 잘 나게 하는 최유(催乳) 등의 효능이 있어 근골동통, 풍습비통(風濕痺痛: 풍사와 습사로 인해 저리고 아픈 증상, 통풍), 림프샘염, 유선염, 옹저(癰疽), 창종, 습진, 치질, 유즙불통(乳汁不通) 등을 다스리는 데 사용한다.

🌿 **약용법과 용량** : 말린 약재 6~12g을 물 1L에 넣어 1/3이 될 때까지 달여 하루에 2~3회 나눠 마신다. 봄에 채취한 어린순은 산나물로 식용한다.

🌿 **사용 시 주의사항** : 성질이 차고 쓰기 때문에 기가 허한 사람이나 임신부는 주의한다.

672

박쥐나무

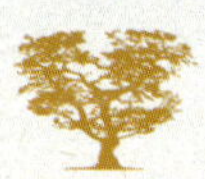

| 사용부위 | 뿌리, 수염뿌리, 뿌리껍질

Alangium platanifolium var. *trilobum* (Miq.) Ohwi

- **이명** : 누른대나무, 털박쥐나무, 팔각풍근(八角楓根), 대엽과목(大葉瓜木), 압각판수(鴨脚板樹), 과목근(瓜木根)
- **생약명** : 팔각풍(八角楓)
- **과명** : 박쥐나무과(Alangiaceae)
- **개화기** : 6~8월

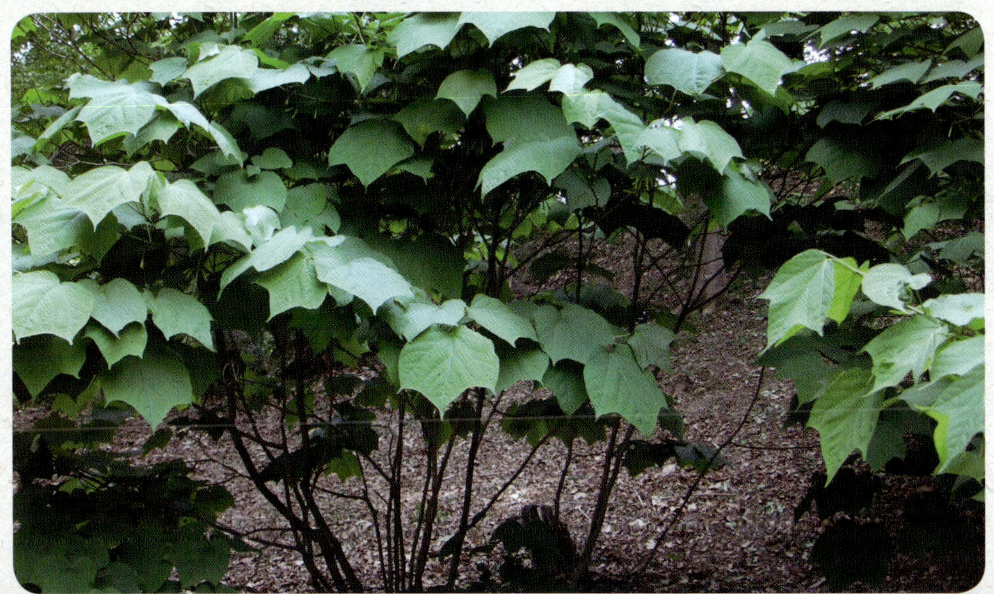

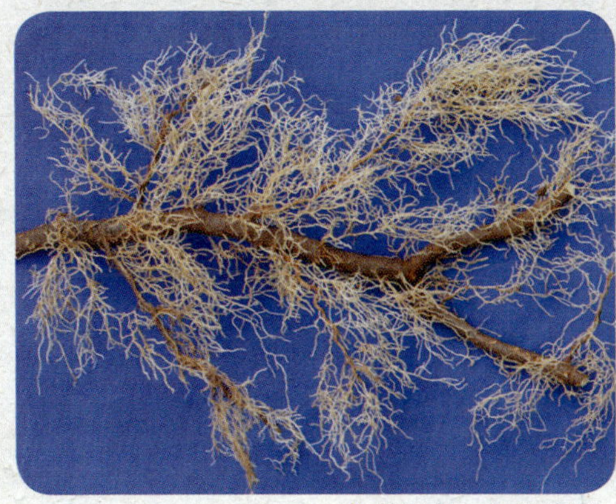

박쥐나무_ 뿌리(채취품)

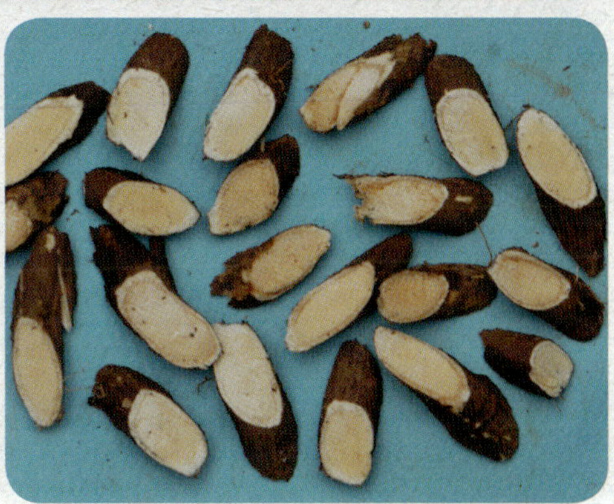

박쥐나무_ 뿌리(약재)

🍃 **생육특성** : 박쥐나무는 남부 지방의 숲속이나 산기슭에서 자생하는 낙엽활엽관목으로, 높이는 3m 전후로 자란다. 나무껍질은 회색이며 작은 가지에는 털이 나 있으나 곧 없어진다. 잎은 4각상 심원형 또는 원형으로 서로 어긋나고 잎끝은 3~5개로 얕게 갈라지며 열편은 삼각형에 가장자리에는 톱니가 없고 표면은 황록색에 약간 짧은 털이 나 있으나 뒷면은 잔털이 드문드문 나 있다. 꽃은 연한 황색으로 6~8월에 취산꽃차례로 잎겨드랑이에서 2~3송이가 핀다. 열매는 타원형으로 9~10월에 붉은빛이 도는 검은색으로 달린다.

🍂 **채취 방법과 시기** : 뿌리, 수염뿌리, 뿌리껍질을 연중 수시 채취한다.

🍃 **성분** : 수염뿌리와 뿌리껍질에는 알칼로이드(alkaloid), 페놀류, 아미노산, 유기산, 수지가 함유되어 있는데 수염뿌리에는 주로 알칼로이드의 dl-아나바신(dl-anabashine), 글루코시드(glucoside), 강심 배당체 등이 함유되어 있다.

🍃 **성미** : 성질이 따뜻하고, 맛은 매우며, 독성이 있다.

🍃 **귀경** : 간(肝), 심(心) 경락에 작용한다.

🍂 **효능과 주치** : 수염뿌리와 뿌리껍질은 생약명을 팔각풍근(八角楓根)이라 한다. 뿌리는 진통작용이 있으며 마취 및 근육의 이완작용이 있고 거풍, 어혈, 류머티즘에 의한 동통, 반신불수, 요통, 타박상 등을 치료한다.

🍃 **약용법과 용량** : 말린 수염뿌리 5~10g을 물 900mL에 넣어 반이 될 때까지

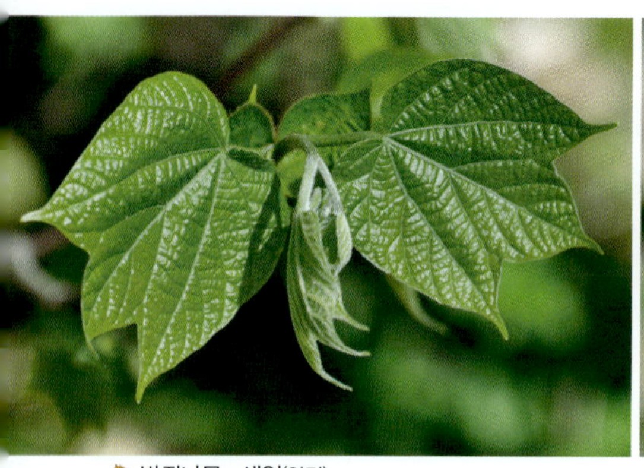

🍂 박쥐나무_ 새잎(앞면)

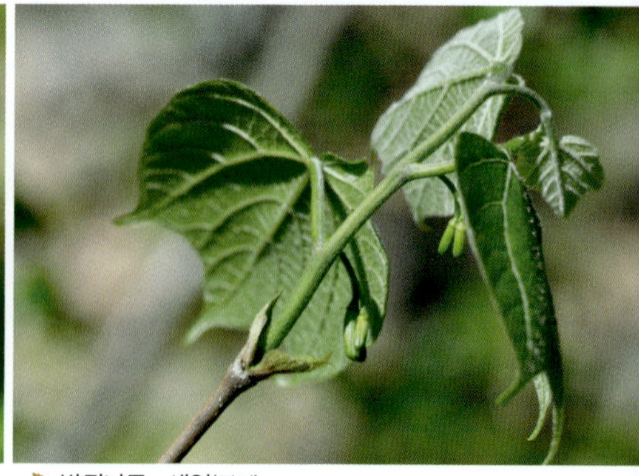

🍂 박쥐나무_ 새잎(뒷면)

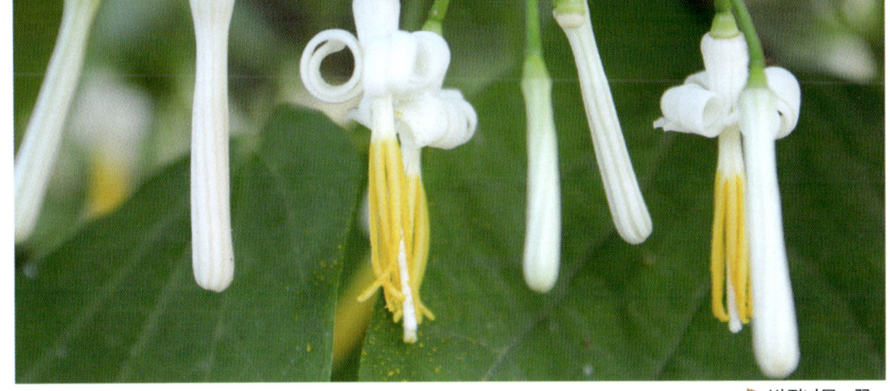

🍂 박쥐나무_ 꽃

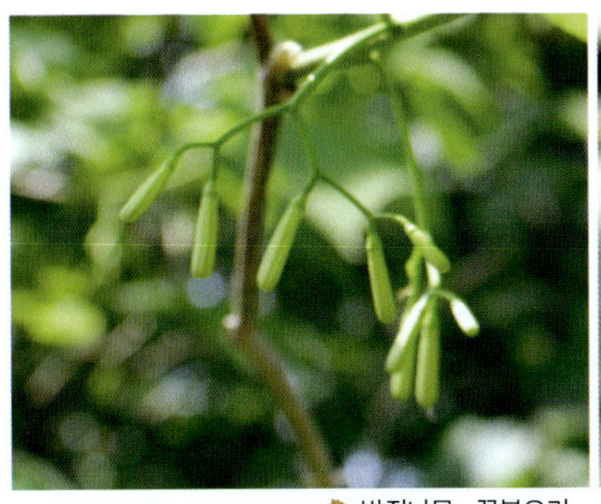

🍂 박쥐나무_ 꽃봉오리

🍂 박쥐나무_ 나무껍질

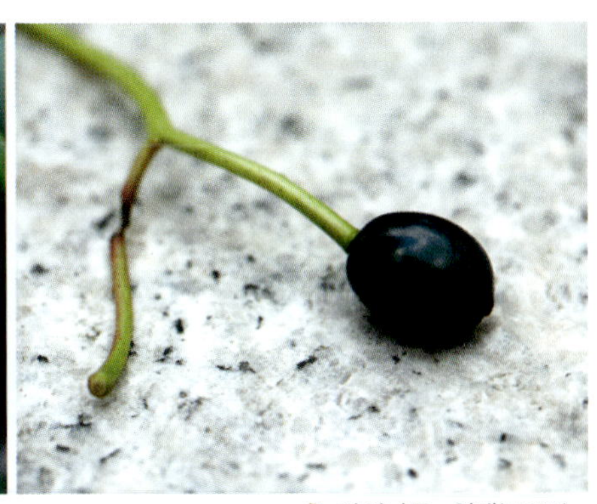

🍂 박쥐나무_ 열매

🍂 박쥐나무_ 열매(채취품)

달여 하루에 2~3회 나눠 마신다. 말린 뿌리 10~20g을 물 900mL에 넣어 반이 될 때까지 달여 하루에 2~3회 나눠 마신다. 외용할 경우에는 뿌리나 수염뿌리를 짓찧어 환부에 바른다.

🍂 **사용 시 주의사항 :** 뿌리에는 독성이 있기 때문에 용법과 용량을 지켜 복용해야 한다.

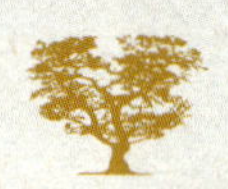

종기, 해독, 사충교상에 사용하는

박태기나무

| 사용부위 | 뿌리껍질, 목질부, 나무껍질, 꽃, 열매

Cercis chinensis Bunge

- **이명** : 소방목, 밥태기꽃나무, 구슬꽃나무, 나지수(裸枝樹), 자형목(紫荊木), 소방목(蘇方木)
- **생약명** : 자형(紫荊)
- **과명** : 콩과(Leguminosae)
- **개화기** : 4~5월

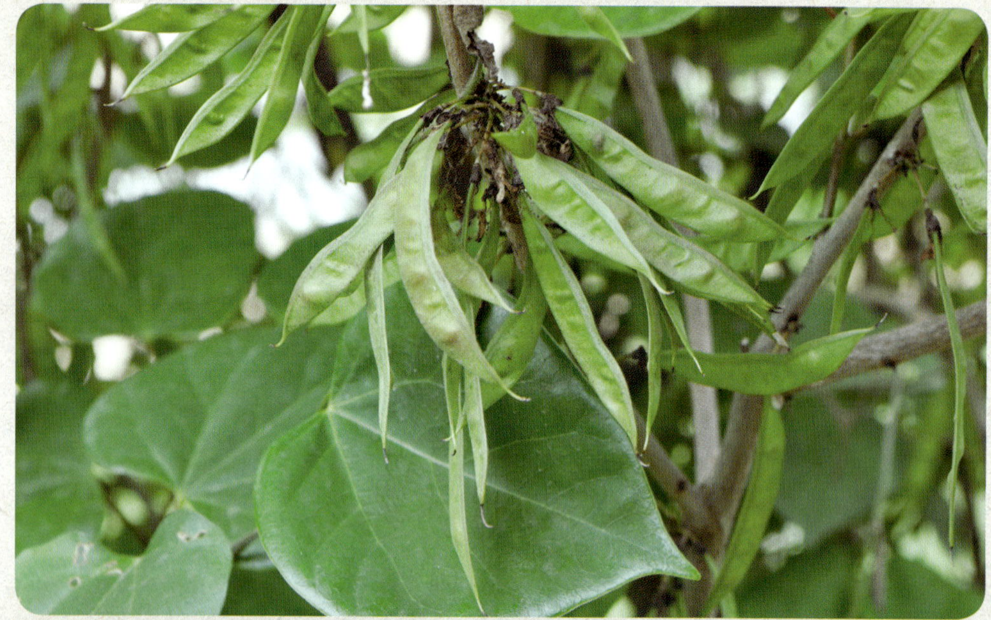

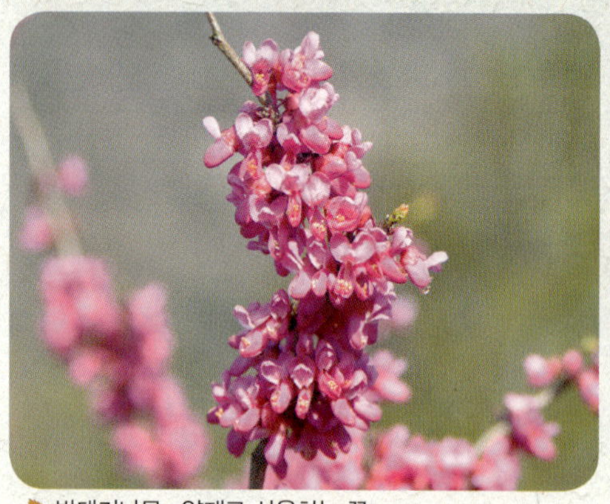

박태기나무_ 약재로 사용하는 꽃

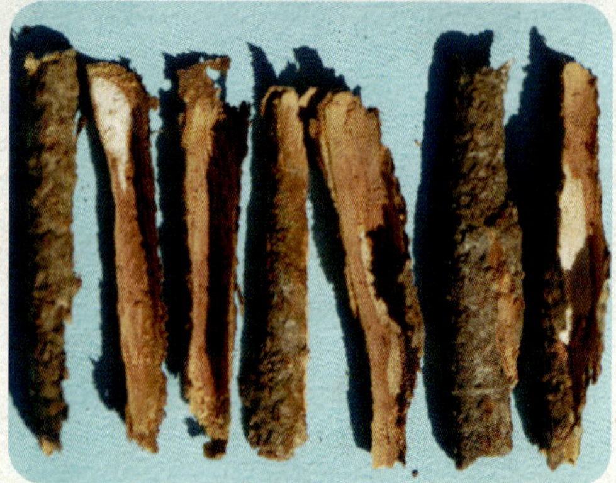

박태기나무_ 나무 겉껍질(약재 전형)

● **생육특성** : 박태기나무는 전국의 정원이나 인가에서 자라는 낙엽활엽관목으로, 높이는 3~5m이며, 작은 가지에는 껍질눈이 많고 골 속은 사각형과 비슷하다. 잎은 서로 어긋나는데 홑잎에 두꺼우며 심장 모양이고 표면은 윤태가 있어 반들반들하다. 꽃은 자홍색으로 4~5월에 잎보다 먼저 피는데 4~10송이가 묶은 가지에 모여 나며, 꽃받침은 종 모양이고 가장자리에는 5개의 둔한 톱니가 있다. 열매의 꼬투리는 편평하고 8~9월에 달리는데, 종자는 타원형에 황록색이다.

● **채취 방법과 시기** : 꽃은 4~5월, 열매는 8~9월, 나무껍질은 7~8월, 뿌리껍질은 가을·겨울, 목질부는 연중 수시로 채취한다.

● **성분** : 박태기나무에는 타닌(tannin)이 함유되어 있는데, 종자에는 미량의 유리 리신(lysin)과 아스파라긴산이 함유되어 있다.

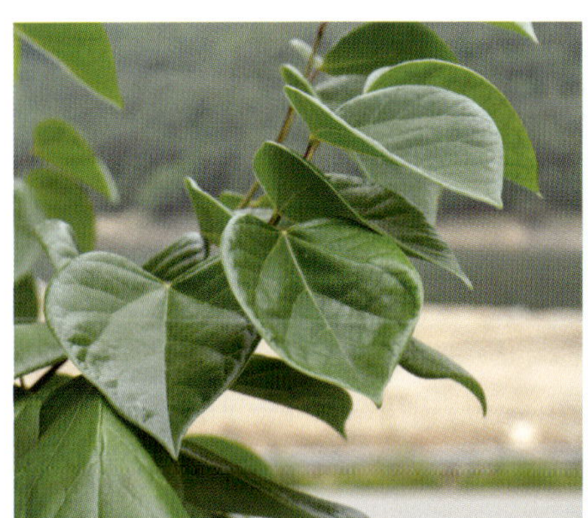

● 박태기나무_ 잎

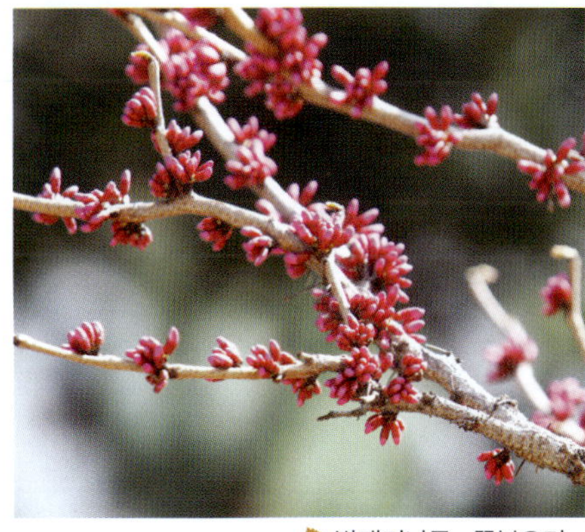

● 박태기나무_ 꽃봉오리

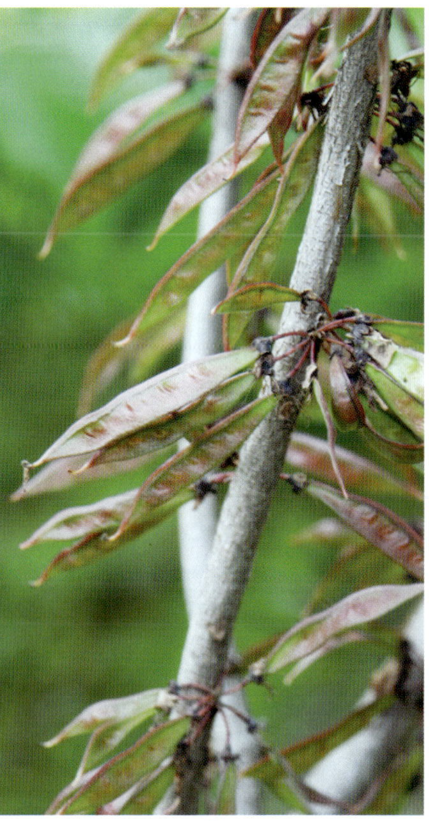

● 박태기나무_ 익은 열매

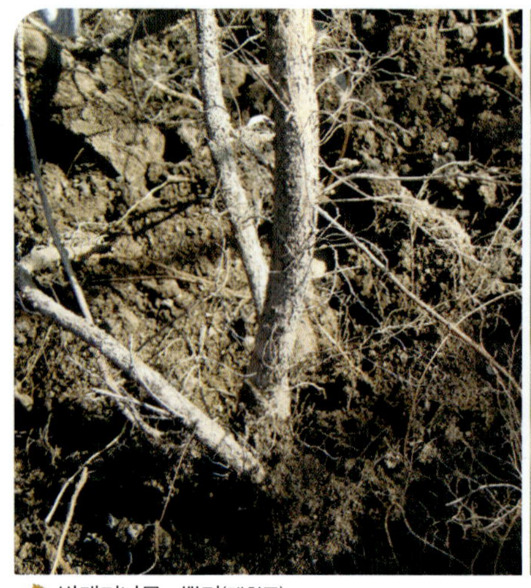

🍂 박태기나무_ 뿌리(채취품)

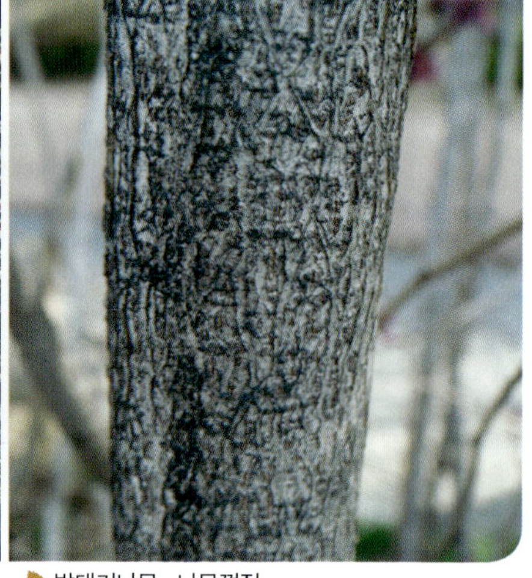

🍂 박태기나무_ 나무껍질

🍃 **성미** : 꽃, 열매는 성질이 평범하고, 맛은 약간 쓰다. 나무껍질은 성질이 평범하고, 맛은 쓰다. 뿌리껍질, 목질부는 성질이 평범하고 맛은 쓰고, 독성이 없다.

🍃 **귀경** : 간(肝), 심(心) 경락에 작용한다.

🍃 **효능과 주치** : 나무껍질은 생약명을 자형피(紫荊皮)라 하여 종기, 해독, 활혈, 월경통, 월경폐지, 임질, 옹종, 개선(疥癬), 타박상, 사충교상을 치료한다. 뿌리껍질은 생약명을 자형근피(紫荊根皮)라 하여 어혈, 종기, 해독, 활혈, 광견교상(狂犬咬傷)을 치료한다. 목질부는 생약명을 자형목(紫荊木)이라 하여 어혈, 복통, 임병, 활혈, 통림(通淋)을 치료한다. 꽃은 생약명을 자형화(紫荊花)라 하여 청열과 거풍, 해독, 양혈, 류머티즘에 의한 근골통 등을 치료한다. 열매는 생약명을 자형과(紫荊果)라 하여 해수와 임산부의 심통을 치료한다. 박태기나무의 추출물은 항산화·항노화작용이 확인된 바 있다.

🍃 **약용법과 용량** : 말린 나무껍질 20~40g을 물 900mL에 넣어 반이 될 때까지 달여 하루에 2~3회 나눠 마신다. 말린 뿌리껍질 20~40g을 물 900mL에 넣어 반이 될 때까지 달여 하루에 2~3회 나눠 마신다. 외용할 경우에는 짓찧어 환부에 바른다. 말린 물관부 50~100g을 물 900mL에 넣어 반

678

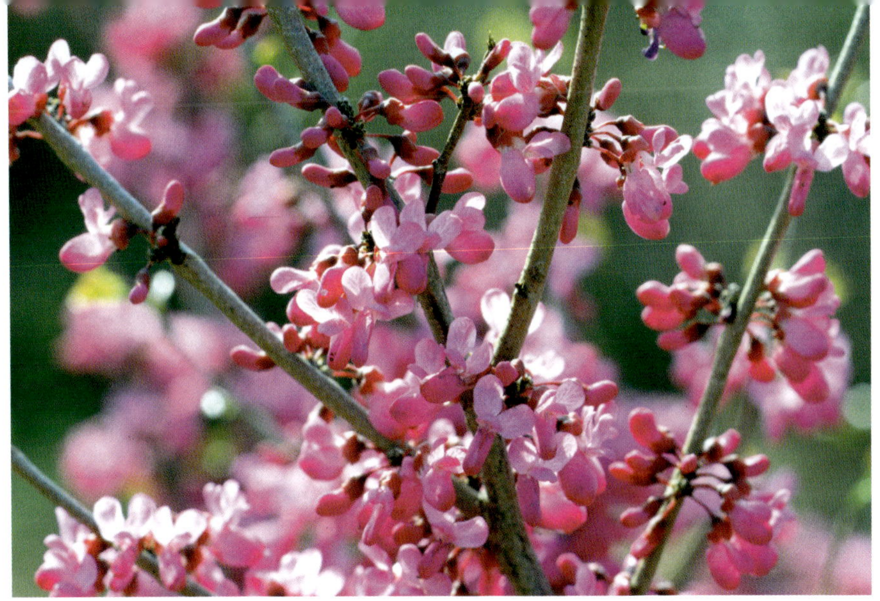

이 될 때까지 달여 하루에 2~3회 나눠 마신다. 말린 꽃 10~20g을 물 900mL에 넣어 반이 될 때까지 달여 하루에 2~3회 나눠 마신다. 말린 열매 20~40g을 물 900mL에 넣어 반이 될 때까지 달여 하루에 2~3회 나눠 마신다.

사용 시 주의사항 : 임산부는 복용해서는 안 된다.

patent

박태기나무의 기능성 및 효능에 관한 특허자료

▶ 항산화 및 노화 억제 활성을 가지는 박태기나무 추출물 및 이를 함유하는 항산화, 피부노화 억제 및 주름 개선용 화장료 조성물

본 발명은 항산화, 피부노화 억제, 피부탄력 유지 또는 주름억제용 박태기나무 추출물 및 이를 유효성분으로 함유하는 피부노화 억제 및 주름개선용 화장료 조성물에 관한 것으로서, 보다 상세하게는 자원 확보가 용이하고 기존에 항산화 활성 및 피부세포 노화 억제 활성에 관한 보고가 없었던 박태기나무의 알코올 조추출물을 용매 분획한 후, 항산화 활성을 보이는 에틸아세테이트 분획과 부탄올 분획으로부터 분리한 항산화 활성, 노화 억제 활성을 갖는 화학식 1내지 화학식 20으로 표시되는 화합물을 포함하는 박태기나무 추출물 및 이를 포함하는 피부노화 억제용 화장료 조성물에 관한 것이다. 본 발명의 박태기나무 추출물은 피부의 노화를 유발하는 산화적 스트레스를 억제하는 기능이 우수할 뿐 만 아니라 노화와 관련된 텔로미어 길이의 단축 속도를 늦춤으로써 피부세포의 수명을 연장시킬 수 있으므로, 박태기나무 추출물을 포함하는 화장료 조성물은 피부노화 방지, 피부탄력 유지 또는 주름 완화를 위한 피부 외용 제형의 화장료로서 유용하게 이용될 수 있다.

– 공개번호 : 10–2004–0060729, 특허권자 : (주)한국신약

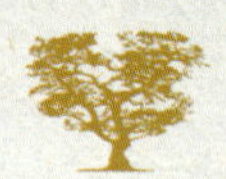

배롱나무

| 사용부위 | 뿌리, 잎, 꽃

Lagerstroemia indica L.

- **이명** : 백일홍(百日紅), 오리향(五里香), 홍미화(紅微花)
- **생약명** : 자미화(紫薇花)
- **과명** : 부처꽃과(Lythraceae)
- **개화기** : 7~9월

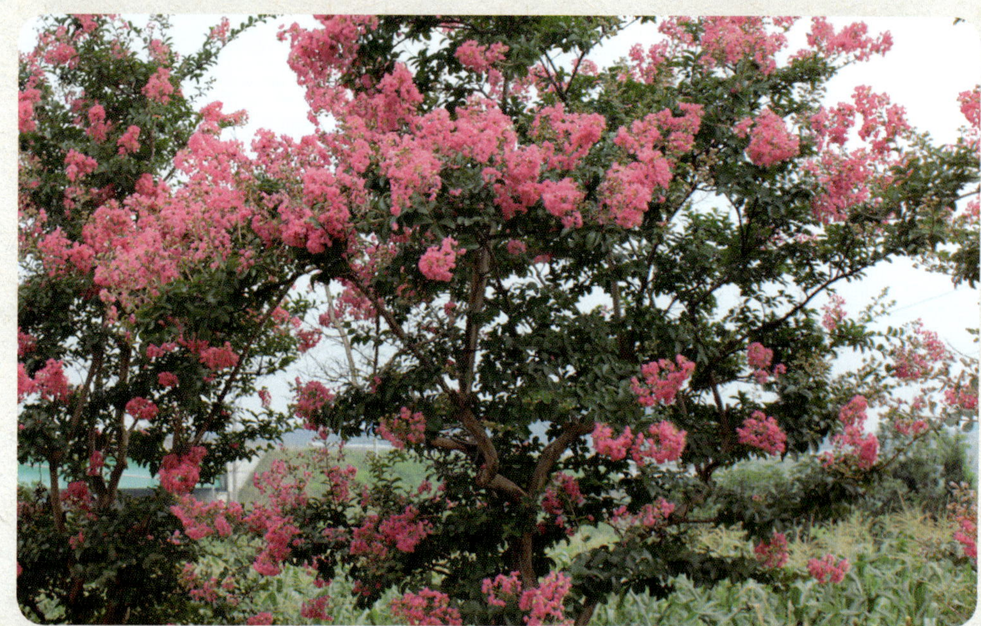

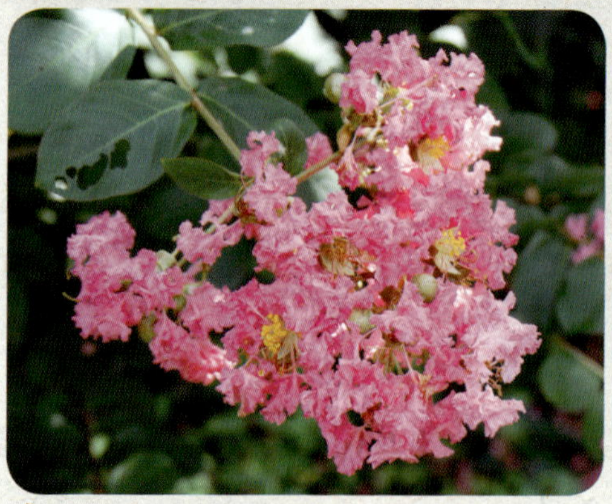

🌿 배롱나무_ 약재로 사용하는 꽃

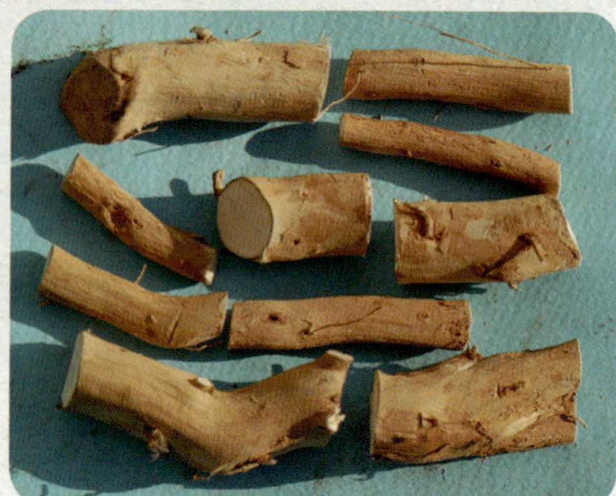

🌿 배롱나무_ 뿌리(약재)

🍃 **생육특성** : 배롱나무는 중부·남부 지방의 정원이나 도로변 가로수로 심는 낙엽활엽관목 또는 소교목으로, 높이는 5m 전후에, 가지는 윤기가 나고 매끄러우며 햇가지에는 4개의 능선이 있다. 잎은 마주나기 또는 마주나기에 가깝고 위로 올라가면 서로 어긋나며 잎자루는 거의 없고 타원형 또는 거꿀달걀 모양이다. 꽃은 붉은색, 분홍색, 흰색, 형광색 등으로 7~9월에 원뿔꽃차례로 가지 끝에서 핀다. 열매는 튀는열매로 긴 타원형이고 10~11월에 달린다.

🍂 **채취 방법과 시기** : 꽃은 7~9월, 뿌리는 연중 수시, 잎은 봄부터 초가을에 채취한다.

🍃 **성분** : 꽃에는 델피니딘-3-아라비노시드(delphinidin-3-arabinoside), 페투니딘-3-아라비노시드(petunidin-3-arabinoside), 몰식자산(galic acid), 메틸에스테르(methyl ester), 에라긴산(ellagic acid), 알칼로이드의 메틸라게린(methyl lagerine), 뿌리에는 시토스테롤(sitosterol), 3,3′,4-트리메틸 에라긴산(3,3′,4-trimethyl ellagic acid), 잎에는 데시닌(decinine), 데카민(decamine), 라겔스트로에민(lagerstroemine), 라게린(lagerine), 디하이드로벨티실라틴(dihydroverticillatine), 데코딘(decodine) 등의 알칼로이드(alkaloid)가 함유되어 있다.

🍃 **성미** : 성질이 차고, 맛은 약간 시다.

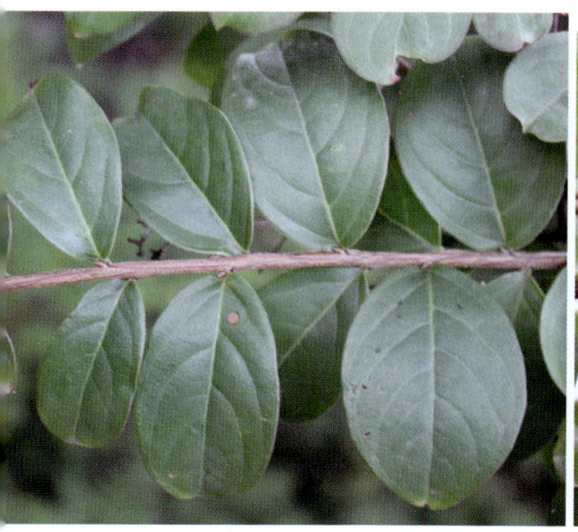

🍂 배롱나무_ 잎(앞면)

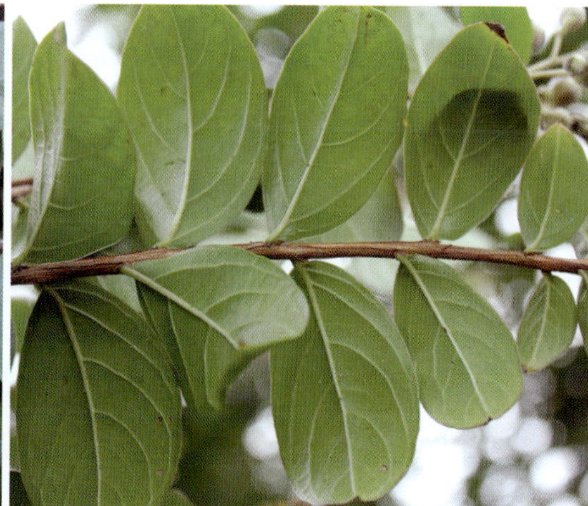

🍂 배롱나무_ 잎(뒷면)

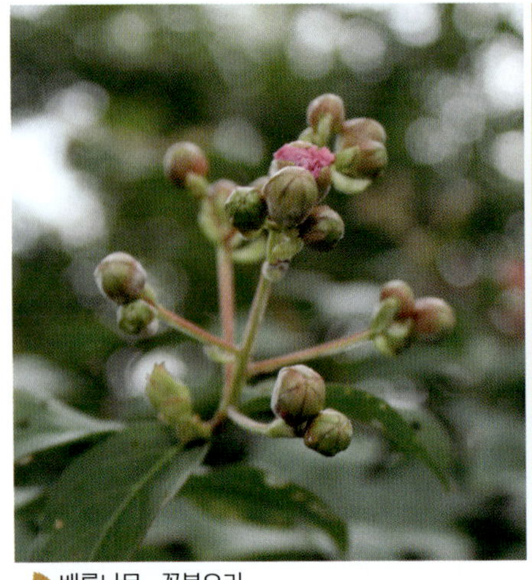

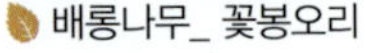
🍂 배롱나무_ 꽃봉오리

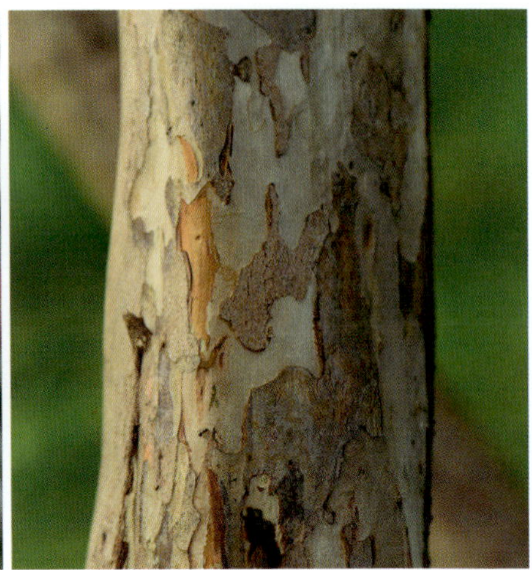
🍂 배롱나무_ 나무껍질

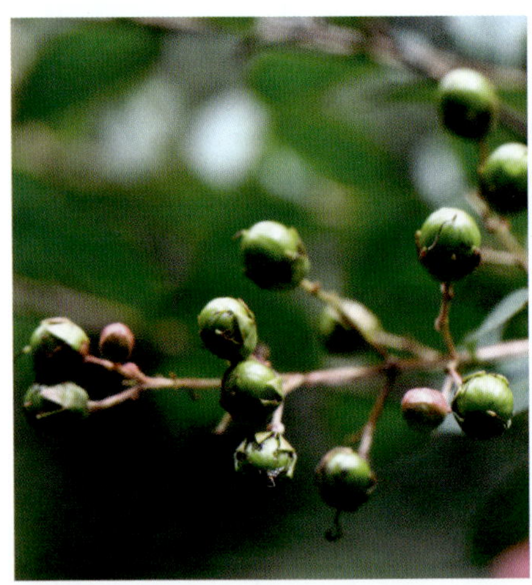
🍂 배롱나무_ 덜 익은 열매

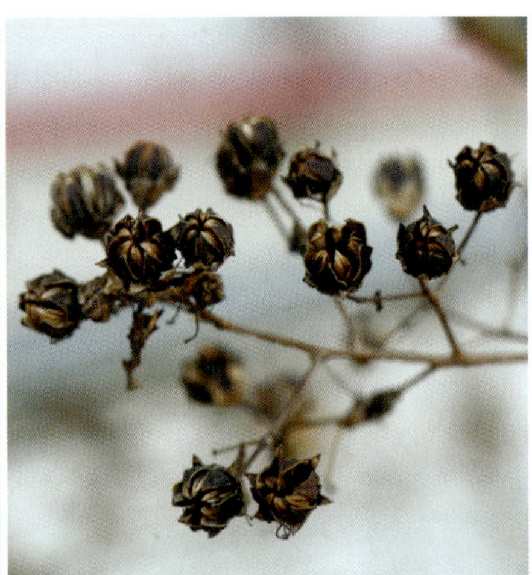
🍂 배롱나무_ 익은 열매

🍃 **귀경** : 간(肝), 심(心) 경락에 작용한다.

🍂 **효능과 주치** : 꽃은 생약명을 자미화(紫薇花)라 하여 산후출혈, 소아태독(小兒胎毒), 대하증 등을 치료한다. 뿌리는 생약명을 자미근(紫薇根)이라 하여 옹저창독(癰疽瘡毒), 치통, 이질 등을 치료한다. 잎은 생약명을 자미엽(紫薇葉)이라 하여 항진균작용이 있으며 이질, 습진, 창상출혈(瘡傷出血)을 치료한다. 배롱나무의 추출물은 항알레르기, 아토피피부염, 천식 개선 등에 유효하다는 연구결과가 밝혀졌다.

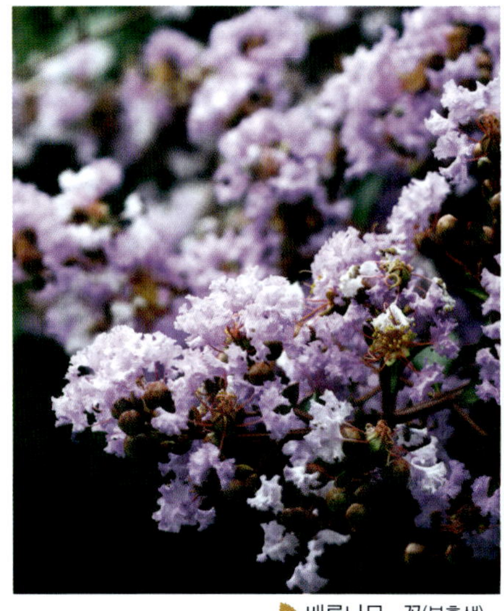

🍂 배롱나무_ 꽃(분홍색)

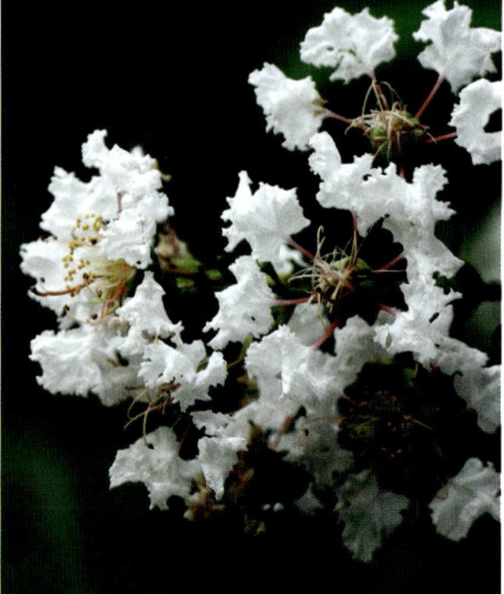

🍂 배롱나무_ 꽃(흰색)

🍃 **약용법과 용량 :** 말린 꽃 10~30g을 물 900mL에 넣어 반이 될 때까지 달여 하루에 2~3회 나눠 마신다. 외용할 경우에는 달인 액으로 환부를 닦는다. 말린 뿌리 30~50g을 물 900mL에 넣어 반이 될 때까지 달여 하루에 2~3회 나눠 마신다. 외용할 경우에는 가루로 만들어 다른 약재와 섞어 환부에 붙인다. 말린 잎 20~30g을 물 900mL에 넣어 반이 될 때까지 달여 하루에 2~3회 나눠 마신다. 외용할 경우에는 달인 액으로 환부를 닦는다. 짓찧어 환부에 바르거나, 가루로 만들어 뿌리기도 한다.

patent

배롱나무의 기능성 및 효능에 관한 특허자료

▶ 배롱나무의 추출물을 유효성분으로 함유하는 알레르기 예방 또는 개선용 약학적 조성물

본 발명은 천연물을 유효성분으로 하는 항아토피용 약학조성물에 관한 것으로, 보다 상세하게는 배롱나무 추출물 및 이를 유효성분으로 함유하는 알레르기 예방 또는 개선용 약학조성물에 관한 것으로, 상기 본 발명에 따른 약학조성물은 인체에 무해하고 피부에 전혀 자극이 없으며, 염증성 사이토카인 및 케모카인(chemokine)의 분비 조절, 면역 글로불린 IgE의 합성 억제 등에 작용하여 홍반 감소, 가려움증 소멸작용, 항균작용, 면역 억제 및 조절작용 등의 효과를 나타내어 아토피 또는 천식의 개선 또는 치료의 개선에 적용함으로써 유용하게 이용할 수 있다.

– 공개번호 : 10–2011–0050938, 특허권자 : 대전대학교 산학협력단

항균, 진통, 항염에 사용하는

백량금

| 사용부위 | 뿌리, 잎

Ardisia crenata Sims

- **이명** : 탱자아재비, 큰백량금, 왕백량금, 그늘백량금, 선꽃나무, 양산자(凉傘子), 대량산(大凉傘), 홍동반(紅銅盤)
- **생약명** : 주사근(朱砂根)
- **과명** : 자금우과(Myrsinaceae)
- **개화기** : 6~7월

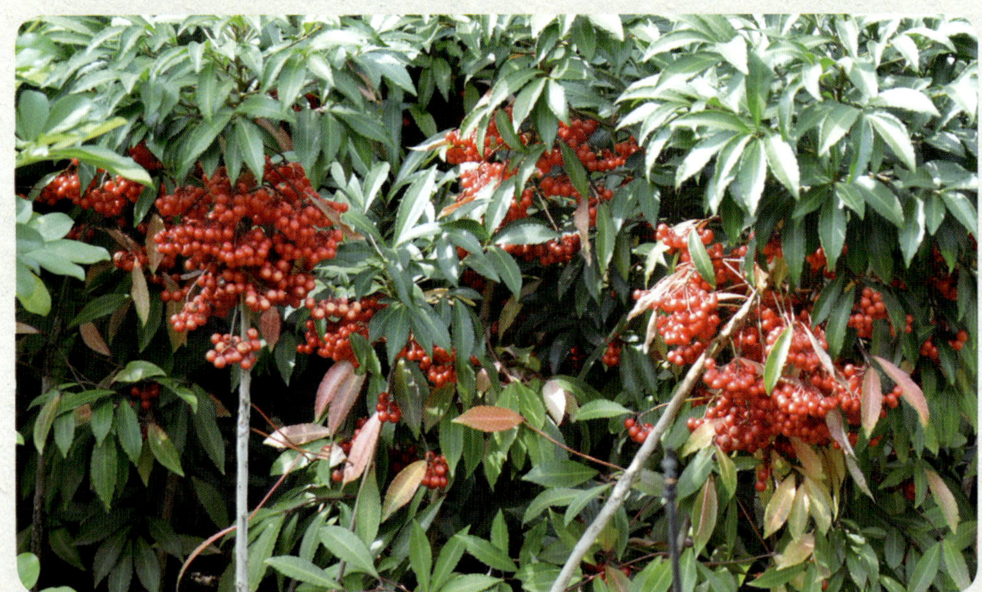

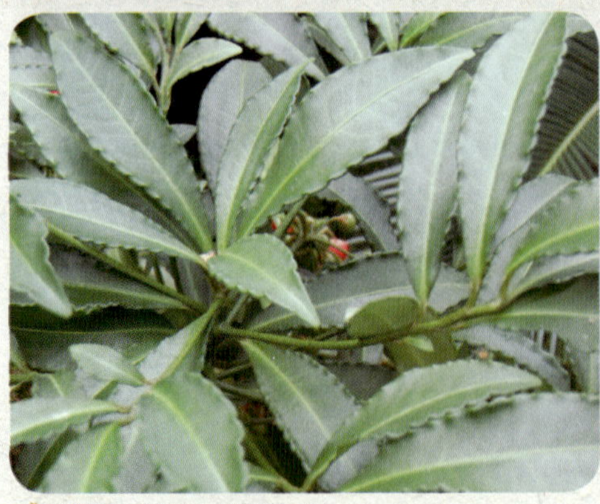

🌱 백량금_ 약재로 사용하는 잎

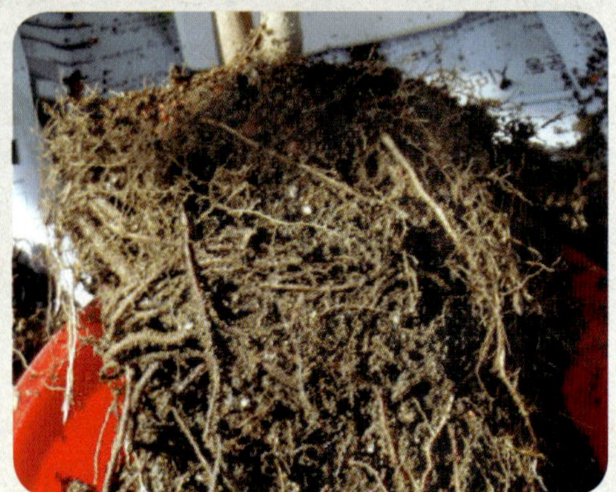

🌱 백량금_ 뿌리(채취품)

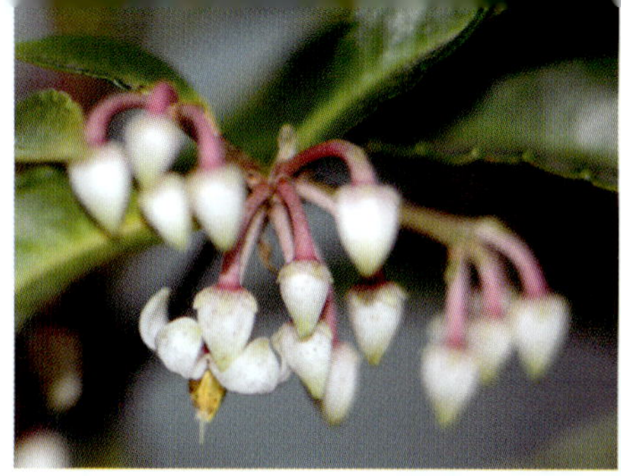

🍂 백량금_ 꽃봉오리

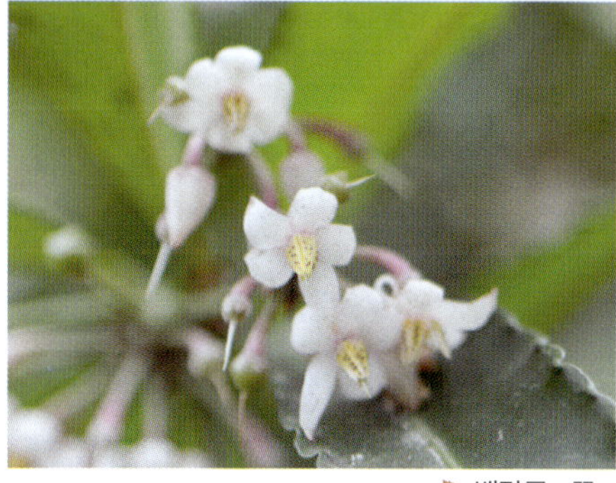

🍂 백량금_ 꽃

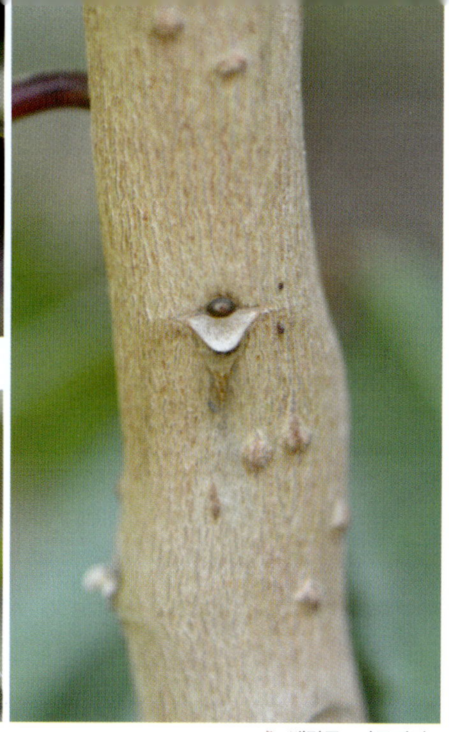

🍂 백량금_ 나무껍질

🍃 **생육특성** : 백량금은 제주도를 비롯하여 남해안 섬 지역에서 자생하거나 심어 가꾸는 상록활엽관목으로, 높이 1m 전후로 자라고, 원줄기는 하나로 올라가지만 가지는 갈라지는 것도 있는데 윗부분에서 가지가 더 퍼진다. 잎은 타원형 또는 바소꼴로 서로 어긋나고 잎끝은 짧고 서서히 뾰족해지며 양면은 모두 털이 없고 가장자리에는 둥그스름한 물결 모양의 톱니가 있다. 꽃은 흰색 혹은 담홍색으로 6~7월에 산형꽃차례로 가지 끝이나 잎 겨드랑이에서 핀다. 열매는 씨열매로 둥글고 9~10월에 붉은색으로 달리는데 다음해 꽃 필 때까지도 떨어지지 않고 매달린 채 싹이 트는 경우도 있다.

🍂 **채취 방법과 시기** : 뿌리는 늦가을, 잎은 여름·가을에 채취한다.

🍃 **성분** : 뿌리와 잎에는 페놀, 아미노산, 사포닌, 당류 등이 함유되어 있다.

🍃 **성미** : 성질이 시원하고, 맛은 쓰고 맵다.

🍂 **귀경** : 심(心), 비(脾), 폐(肺) 경락에 작용한다.

🍂 **효능과 주치** : 뿌리는 생약명을 주사근(朱砂根)이라 하여 각종 세균에 대한

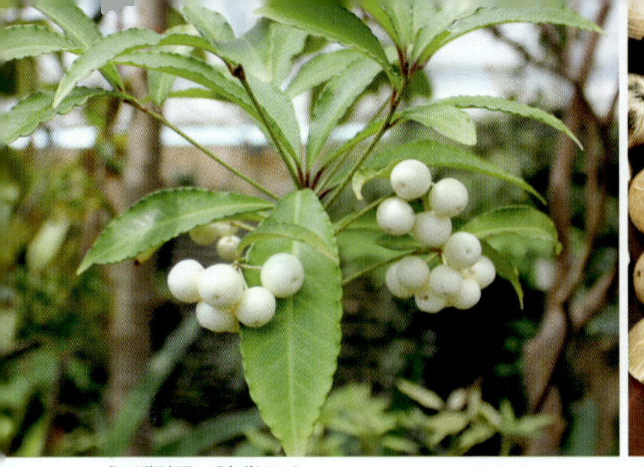

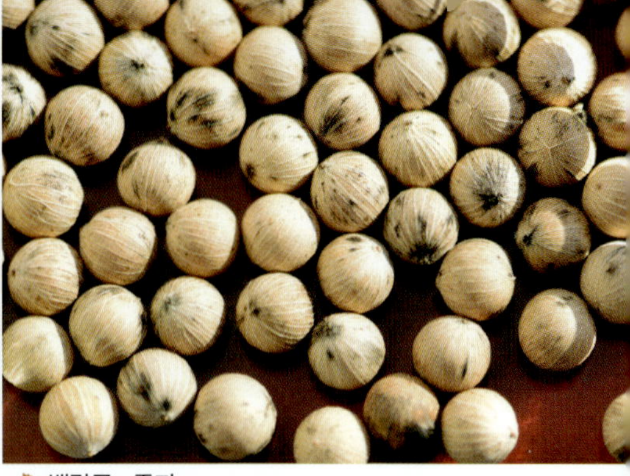

🍂 백량금_ 열매(흰색)　　　　　　🍂 백량금_ 종자

항균작용이 있으며 청열, 해독, 어혈, 진통, 편도선염, 인후염, 단독, 림프샘염, 토혈, 류머티즘 골통, 타박상 등을 치료한다. 잎은 생약명을 주사근엽(朱砂根葉)이라 하여 활혈, 어혈, 해혈(咳血), 무명종독(無名腫毒), 타박상 등을 치료한다. 백량금의 추출물은 피부질환 개선, 항염, 주름생성억제 등의 효과가 연구되었다.

🍃 **약용법과 용량** : 말린 뿌리 30~50g을 물 900mL에 넣어 반이 될 때까지 달여 하루에 2~3회 나눠 마시거나 술을 담가 마신다. 신선한 생잎 50~80g을 물 900mL에 넣어 반이 될 때까지 달여 하루에 2~3회 나눠 마신다. 외용할 경우에는 짓찧어 술과 꿀을 같이 섞어 환부에 바르거나, 술과 함께 짓찧어 가열해 환부에 바른다.

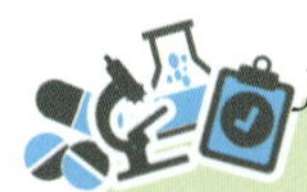

patent

백량금의 기능성 및 효능에 관한 특허자료

▶ **미백 활성을 갖는 백량금 추출물을 함유하는 피부 외용 조성물**

본 발명은 미백효과가 뛰어난 백량금 추출물을 함유하는 피부 외용 약학조성물 또는 화장료 조성물에 관한 것으로, 더욱 상세하게는 티로시나제 활성을 저해하고 멜라닌 생성을 억제하여 미백 활성을 갖는 백량금 추출물을 포함하는 피부 외용 약학조성물 또는 화장료 조성물에 관한 것이다.

– 출원번호 : 10-2006-0037366, 특허권자 : (주)바이오랜드

▶ **주름 생성 억제 및 개선 활성을 갖는 백량금 추출물을 함유하는 피부 외용 조성물**

본 발명은 주름 생성 억제 및 개선효과가 뛰어난 백량금 추출물을 함유하는 피부 외용 약학조성물 또는 화장료 조성물에 관한 것으로, 더욱 상세하게는 콜라겐 합성을 촉진시킬 뿐만 아니라 인체 피부탄력도를 개선시키므로 주름 생성 억제 및 개선 활성을 갖는 백량금 추출물을 포함하는 피부 외용 약학조성물 또는 화장료 조성물에 관한 것이다.

– 출원번호 : 10-2006-0037350, 특허권자 : (주)바이오랜드

686

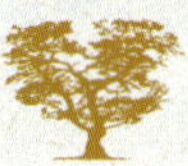

진통, 감기, 가려움증, 항산화작용에 사용하는

백리향

Thymus quinquecostatus Celak. = [*Thymus serpyllum* var. *ibukiensis* Kudo]

- 이명 : 백리향(百里香), 산백리향, 지초(地椒)
- 생약명 : 사향초(麝香草)
- 과명 : 꿀풀과(Labiatae)
- 개화기 : 6~7월

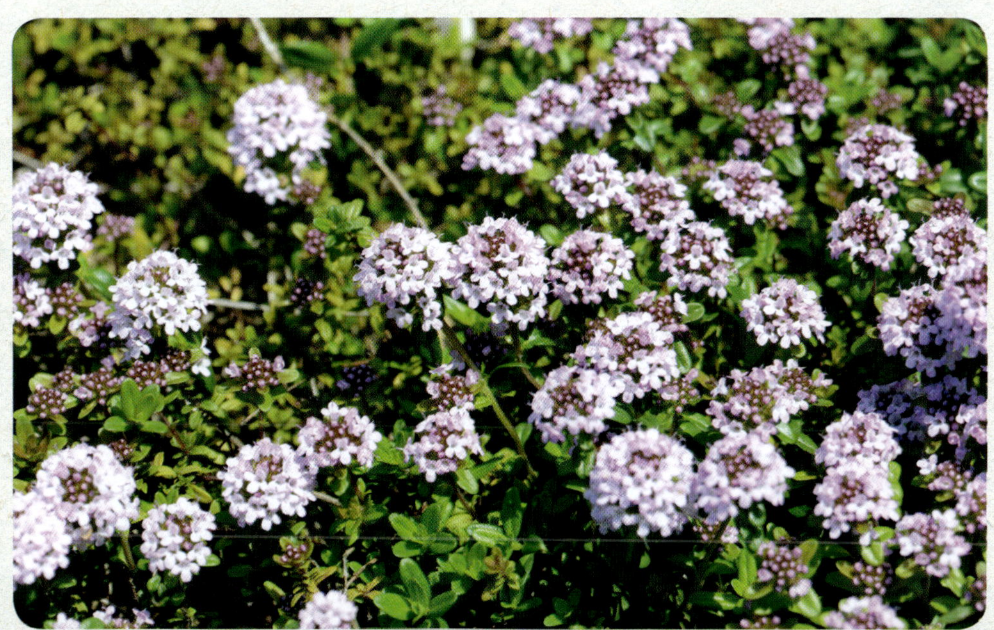

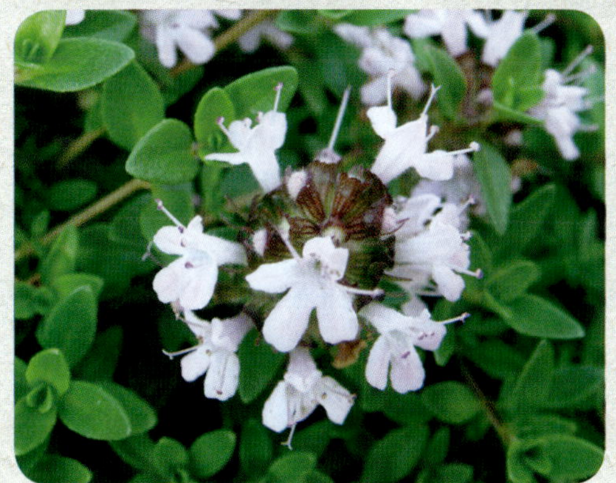

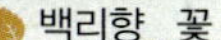

🌿 백리향_ 꽃

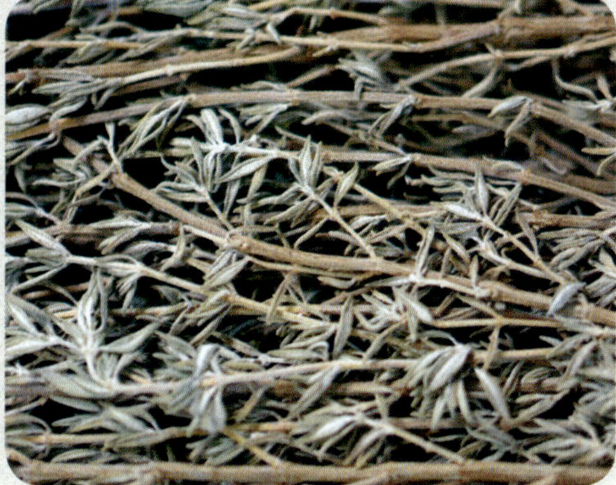

🌿 백리향_ 전초(약재 전형)

 : 백리향은 전국 각지의 높은 산꼭대기나 바닷가 바위 곁에서 자라는 낙엽활엽반관목으로, 가지가 많이 갈라지고 옆으로 퍼진다. 높이는 20~40cm이고, 잎은 달걀 모양의 타원형으로 길이는 0.5~1.2cm, 너비는 0.3~0.8cm이다. 잎 양면에는 오목하게 들어간 샘점이 있으며, 잎 가장자리에는 톱니가 거의 없거나 간혹 물결 모양의 톱니가 있다. 꽃은 홍자색으로 5~6월에 잎 겨드랑이에서 2~4송이씩 피는데 가지 끝부분에서 총생하기 때문에 짧은 이삭 모양으로 보인다. 꽃자루는 길이가 0.3cm 정도이며 털이 나 있다. 꽃부리는 홍자색으로 길이는 0.7~0.9cm, 지름은 0.5cm이고, 수술은 4개이며 수술대와 꽃받침은 모두 연한 자주색이다. 향이 매우 진해 향료식물로 많이 사용된다. 9~10월경에 지름 0.1cm 정도로 아주 작은 열매들이 암갈색으로 달린다.

채취 방법과 시기 : 5~6월경 꽃이 필 때 전초를 채취해 그늘에서 말린다.

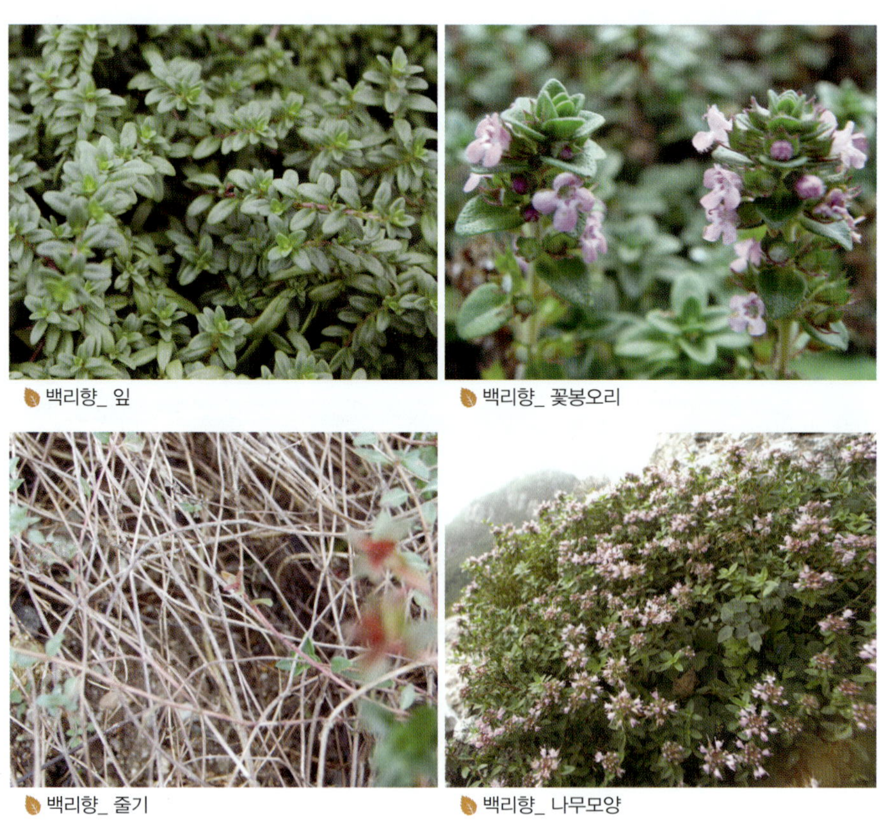

백리향_ 잎

백리향_ 꽃봉오리

백리향_ 줄기

백리향_ 나무모양

- **성분** : 전초에는 플라본류의 아피게닌(apigenin), 루테올린-7-글루코시드(luteolin-7-glucoside), 스쿠텔라레인-헤테로사이드(scutellarein-heteroside), 정유 중 카바크롤(carbacrol), p-시멘(p-cymene), 감마-터피넨(γ-terpinene), 알파-터피네올(α-terpineol), 진지베렌(zingiberene), 보르네올(borneol), 우르솔산(ursolic acid), 타닌(tannin), 티몰(thymol), 지방유, 수지, 고무질 등이 함유되어 있다.

- **성미** : 성질이 따뜻하고, 맛은 맵고, 독성이 조금 있다.

- **귀경** : 간(肝), 폐(肺) 경락에 작용한다.

- **효능과 주치** : 감기몸살, 진통, 온중, 산한, 구토, 복통, 구풍, 천식으로 인한 해수, 치통, 가려움증 등을 치료한다. 백리향 추출물은 항산화, 피부질환, 항진균의 치료 효과도 가지고 있다.

- **약용법과 용량** : 말린 전초 30~50g을 물 900mL에 넣어 반이 될 때까지 달여 하루에 2~3회 나눠 마신다. 술을 담가 마시거나, 가루로 만들어 복용하기도 한다. 외용할 경우에는 가루로 만들어 환부에 바르거나 달인 액으로 환부를 씻는다.

patent

백리향의 기능성 및 효능에 관한 특허자료

▶ 백리향 추출물을 함유하는 항산화 조성물

본 발명은 항산화효과를 갖는 백리향 추출물의 추출 방법과 그 추출물을 유효성분으로 함유하는 조성물에 관한 것이다. 본 발명에 따른 백리향 추출물은 천연물 유래물질로서 독성 및 부작용이 없으며 탁월한 항산화효과를 나타내므로 활성산소에 의해 생성되는 산화물들에 기인하는 노화 및 질환의 억제 또는 치료에 안전하고 효과적으로 이용될 수 있다.

— 공개번호 : 10-2012-0106398, 출원인 : 건국대학교 산학협력단

▶ 백리향 또는 섬백리향 정유 및 케토코나졸을 유효성분으로 함유하는 복합 항진균제

본 발명은 백리향 또는 섬백리향 정유 및 케토코나졸(ketoconazole)을 유효성분으로 포함하는 복합 항진균제 및 상기 복합 항진균제를 이용하여 진균을 치료하는 방법에 관한 것이다. 천연 식물에서 추출한 백리향 또는 섬백리향 정유 및 합성 항진균제인 케토코나졸로 구성된 본 발명의 복합 항진균제는 진균에 대한 항진균 효능이 뛰어날 뿐만 아니라 인체에 안전하므로 널리 활용될 수 있다.

— 공개번호 : 10-2005-0099420, 출원인 : 학교법인 덕성학원

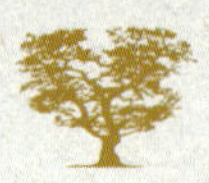

벽오동

| 사용부위 | 뿌리, 나무껍질, 잎, 꽃, 열매

Firmiana simplex (L.) W. F. Wight = [*Firmiana platanifolia* Schott. et Endl.]

- **이명** : 벽오동나무, 청오동나무, 오동수(梧桐樹), 청피수(靑皮樹), 청동목(靑桐木), 동마수(洞麻樹)
- **생약명** : 오동(梧桐), 오동자(梧桐子), 오동근(梧桐根), 오동백피(梧桐白皮), 오동엽(梧桐葉), 오동화 (梧桐花)
- **과명** : 벽오동과(Sterculiaceae)
- **개화기** : 6~7월

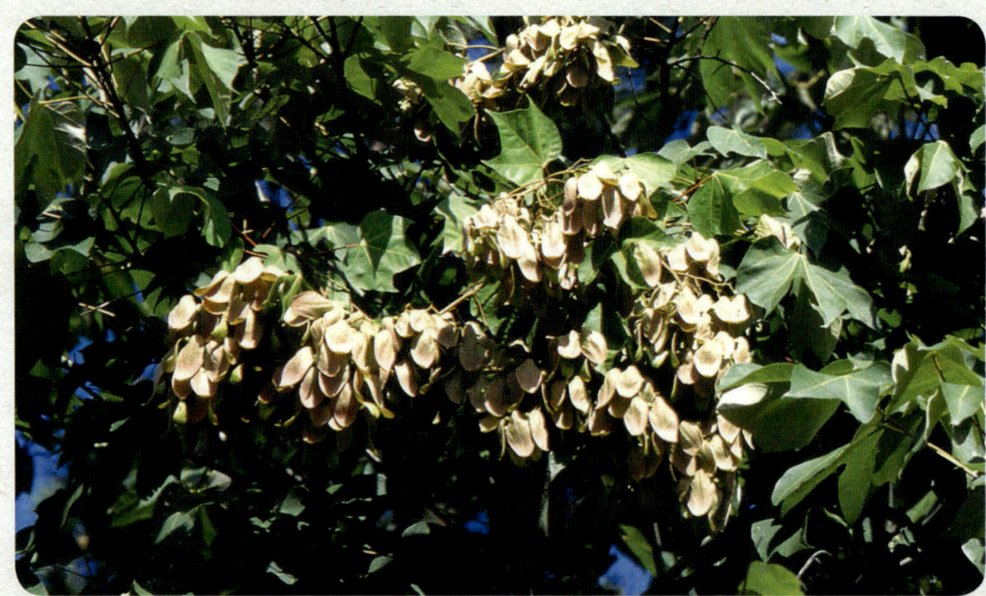

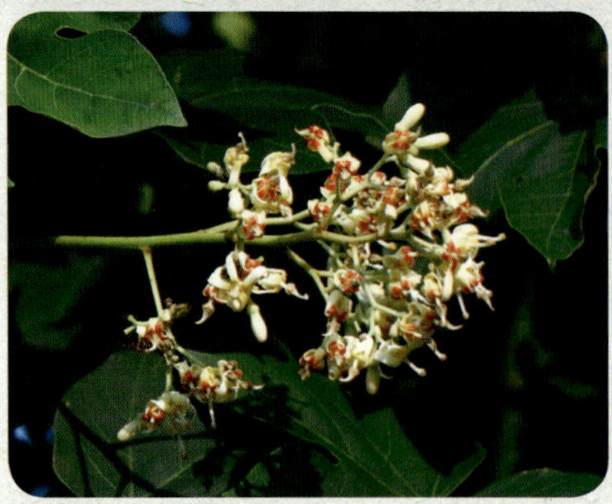

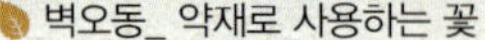

🌰 벽오동_ 약재로 사용하는 꽃

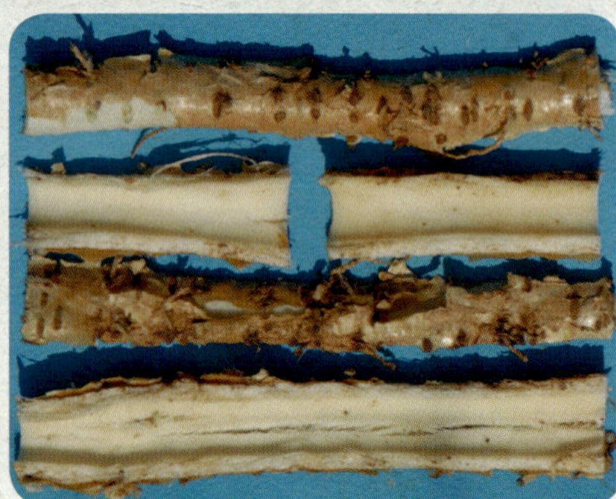

🌰 벽오동_ 뿌리 겉껍질(약재 전형)

🌿 **생육특성** : 벽오동은 남부 지방의 마을 근처 과수원 주위에 심어 가꾸는 낙엽활엽교목으로, 높이가 15m 전후로 자라고, 원줄기는 가지와 더불어 오랫동안 넓고 매끄러우며 녹색이다. 잎은 서로 어긋나지만 가지 끝에서는 모여 나는데 끝이 3~5개로 갈라지고 밑부분은 심장 모양에 끝은 날카롭고 어릴 때에는 표면에 털이 나 있다가 시간이 지나면 없어진다. 잎 뒷면은 손바닥 모양이며 별 모양의 털이 덮여 있고, 잎자루 길이는 잎 길이와 거의 같고 갈색의 털로 덮여 있다. 꽃은 담녹색으로 6~7월에 원뿔꽃차례로 가지 끝에서 단성으로 매우 작게 핀다. 꽃받침 잎은 타원형으로 5장인데 1cm 정도로 뒤로 젖혀지고, 꽃잎은 없다. 열매는 10~11월에 달린다.

🌿 **채취 방법과 시기** : 열매는 9~10월에 익었을 때, 뿌리는 9~10월, 나무껍질은 가을·겨울, 잎은 여름, 꽃은 6~7월에 채취한다.

🌿 **성분** : 열매에는 카페인 스테르쿨린산(sterculic acid), 나무껍질에는 펜토산(pentosan), 펜토스(pentose), 옥타코사놀(octacosanol), 루페논(lupenone), 갈락탄(galactan), 우론산(uronic acid), 잎에는 베타인(betaine), 콜린(choline), 헨트리아콘탄(hentriacontane), 베타-아미린(β-amyrin), 루틴(rutin), 베타-아미린-아세테이트(β-amyrin-acetate), 베타-시토스테롤(β-sitosterol) 등이 함유되어 있다.

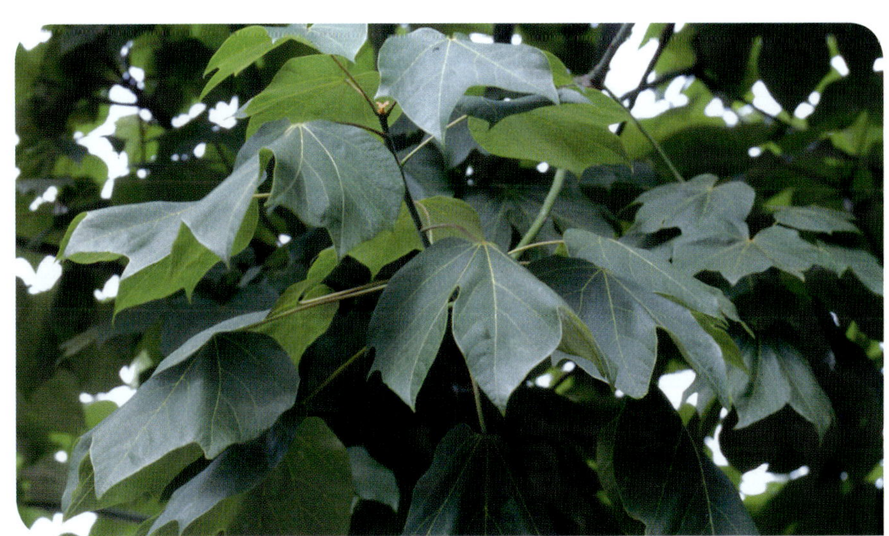

🌿 벽오동_ 잎

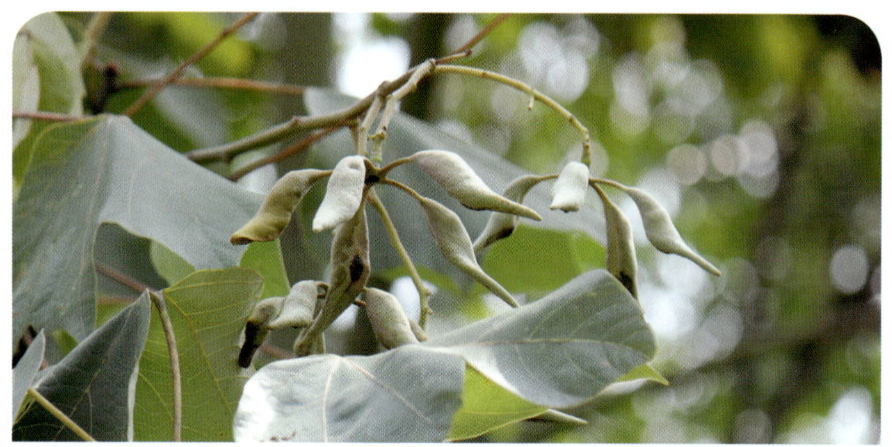

🍂 벽오동_ 열매

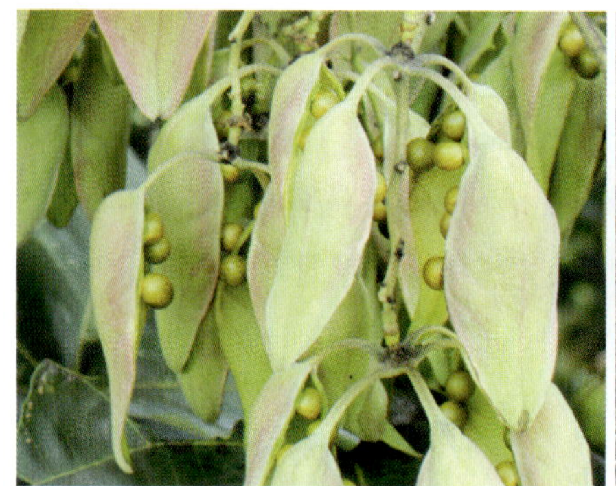

🍂 벽오동_ 열매 꼬투리 벌어진 모습

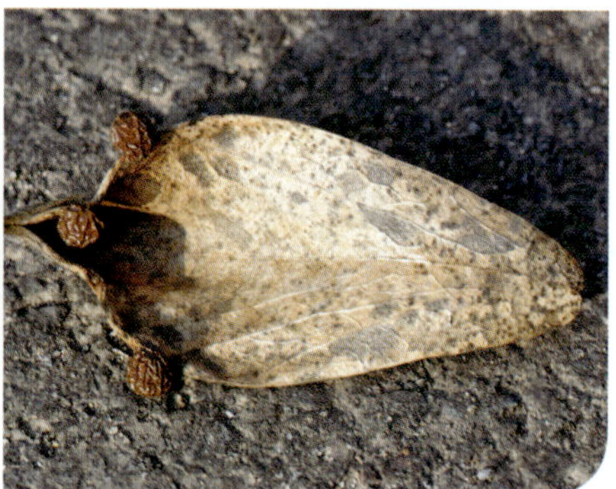

🍂 벽오동_ 열매(채취품)

🔹 **성미** : 열매, 꽃은 성질이 평범하고, 맛은 달다. 뿌리는 성질이 평범하고 맛은 담백하고, 독성이 없다. 나무껍질, 잎은 성질이 차고 맛은 쓰고, 독성이 없다.

🔶 **귀경** : 종자는 위(胃), 신(腎) 경락에 작용한다. 잎은 심(心), 간(肝), 신(腎) 경락에 작용한다.

🔶 **효능과 주치** : 열매는 생약명을 오동자(梧桐子)라 하여 위통, 건위, 식체, 소아구창 등을 치료한다. 뿌리는 생약명을 오동근(梧桐根)이라 하여 거풍습, 류머티즘에 의한 관절통, 월경불순, 타박상, 장풍하혈을 치료한다. 나무껍질은 생약명을 오동백피(梧桐白皮)라 하여 거풍, 활혈, 진통, 류머티즘에 의한 마비통, 이질, 단독(丹毒), 월경불순, 타박상 등을 치료한다. 잎은 생

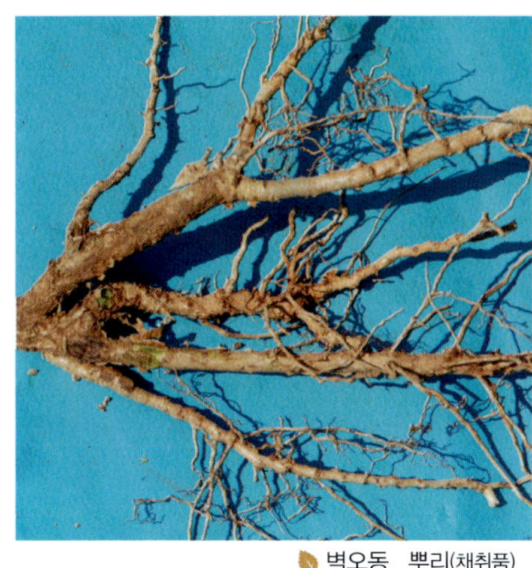

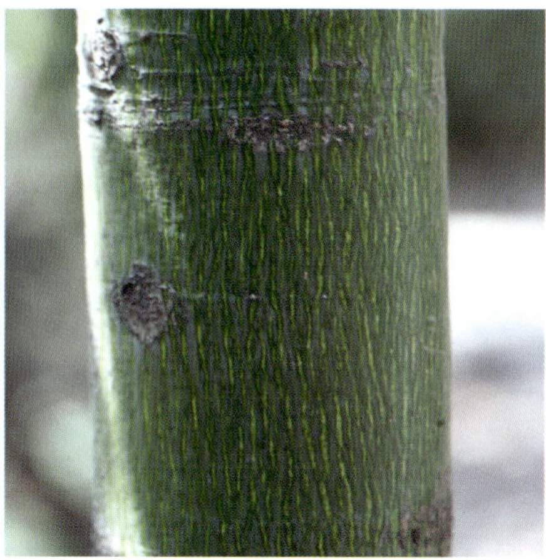

🍂 벽오동_ 뿌리(채취품)

🍂 벽오동_ 나무껍질

약명을 오동엽(梧桐葉)이라 하여 거풍(祛風), 제습(蔭濕), 청열, 해독, 류머티즘에 의한 동통, 마비, 종기, 창상출혈, 고혈압 등을 치료한다. 꽃은 생약명을 오동화(梧桐花)라 하여 청열, 해독, 부종, 화상 등을 치료하고, 외용할 경우에는 가루로 만들어 환부에 바른다. 벽오동의 추출물은 항산화제로 사용할 수 있다.

🌿 **약용법과 용량** : 말린 열매 50~100g을 물 900mL에 반이 될 때까지 달여 하루에 2~3회 나눠 마시며, 외용할 경우에는 열매를 볶아 약간 태워 가루로 만들어 환부에 바른다. 뿌리, 나무껍질, 잎, 꽃 등은 열매와 같은 방법으로 사용한다.

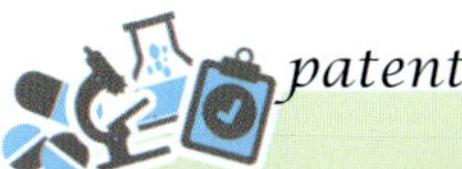 *patent*

벽오동의 기능성 및 효능에 관한 특허자료

▶ 벽오동 추출물을 함유한 천연 항산화제 조성물 및 이의 제조 방법

본 발명은 벽오동 추출물을 함유한 천연 항산화제 조성물 및 이의 제조 방법에 관한 것으로, 벽오동 나무의 파쇄물 3 내지 15 중량%와 용매 85 내지 97 중량%를 용기에 충전하여 60 내지 150℃의 온도에서 상기 용매의 중량%가 45 내지 65가 될 때까지 가열한 후 건조하여 분말 성상의 항산화제 조성물 및 이의 제조 방법을 제공함으로써 우리나라 전역에 자생하고 있는 벽오동나무를 가지, 잎 및 열매 부분을 이용하여 강력한 항산화제를 대량 제조할 수 있으며, 독성이 없고 항산화도가 매우 높은 천연 지용성 물질로, 액상 및 분말 성상 등으로 제조가 가능함은 물론 다양한 기능성 물질의 부가가 용이한 효과가 있다.

– 공개번호 : 10–2005–0117975, 출원인 : 김진수

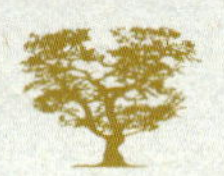

보리수나무

| 사용부위 | 뿌리, 잎, 열매

Elaeagnus umbellata Thunb. = [*Elaeagnus crispa* Thunb.]

- 이명 : 볼네나무, 보리장나무, 보리화주나무, 보리똥나무, 산보리수나무
- 생약명 : 우내자(牛奶子)
- 과명 : 보리수나무과(Elaeagnaceae)
- 개화기 : 5~6월

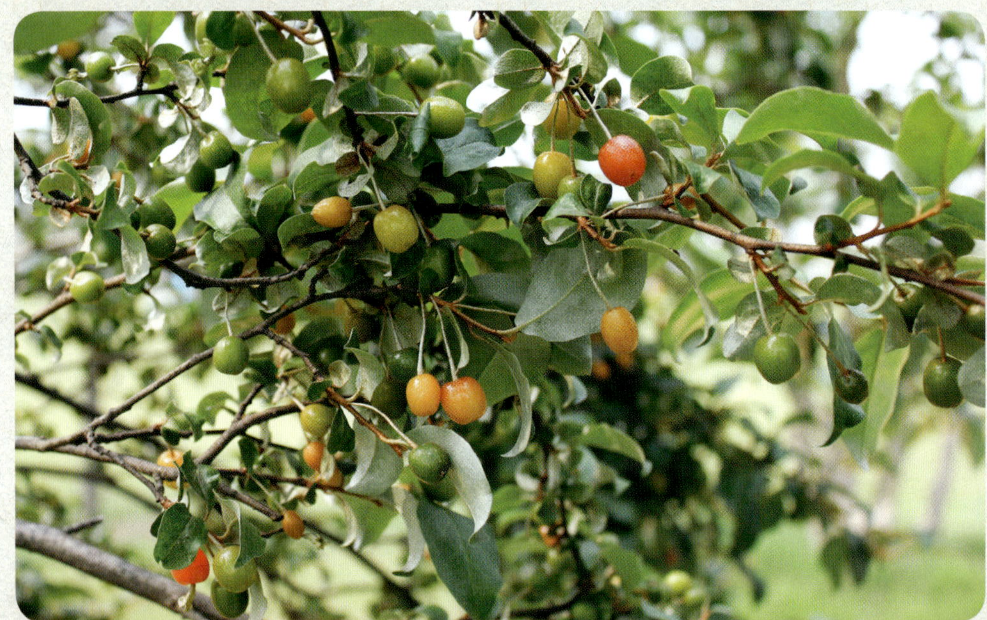

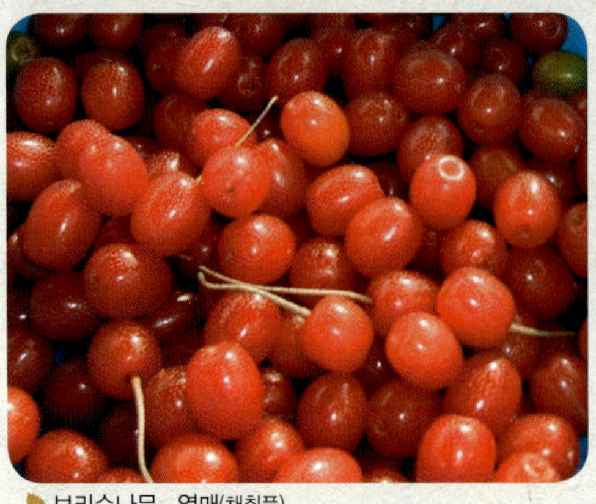

보리수나무_ 열매(채취품)

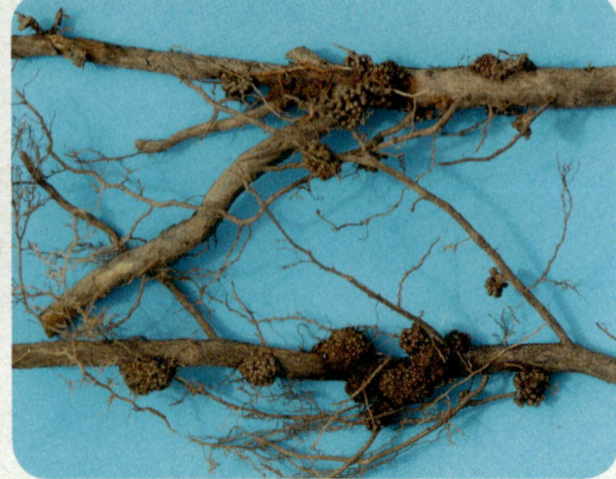

보리수나무_ 뿌리(채취품)

- **생육특성** : 보리수나무는 전국의 산기슭 및 계곡에서 자생하는 낙엽활엽관목으로, 높이는 3~4m로 자라고, 가지에는 가시가 돋아나 있다. 잎은 타원형 또는 달걀 모양으로 서로 어긋나고 잎끝은 둔형으로 짧고 뾰족한 모양이며 밑부분은 원형에서 넓은 쐐기 모양으로 가장자리는 말려서 오그라들고 톱니가 없다. 꽃은 5~6월에 흰색으로 피어 황색으로 변하고 방향성 향기가 있으며, 열매는 공 모양 혹은 달걀 모양이고 9~10월에 옅은 붉은색으로 달린다.

- **채취 방법과 시기** : 뿌리는 겨울부터 이듬해 봄, 잎은 여름, 열매는 가을에 채취한다.

- **성분** : 뿌리, 잎, 열매의 종자 등에는 세로토닌이 함유되어 있다.

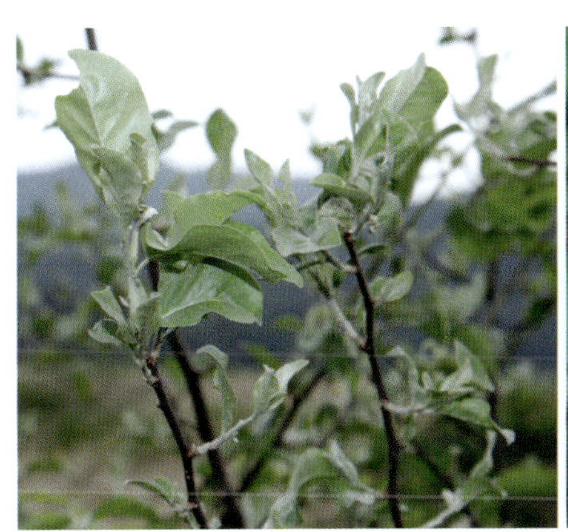

보리수나무_ 잎과 줄기

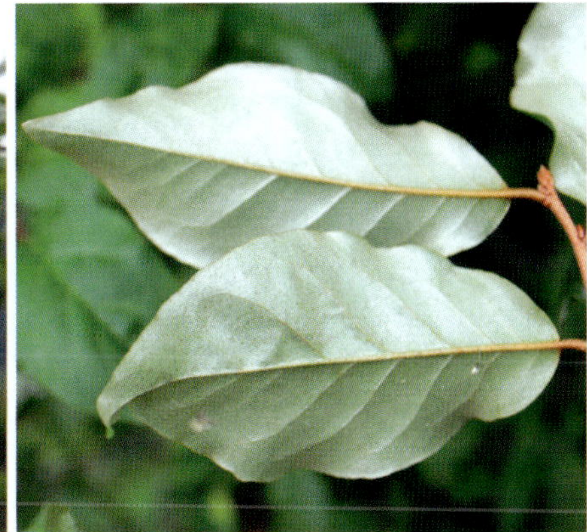

보리수나무_ 잎(뒷면)

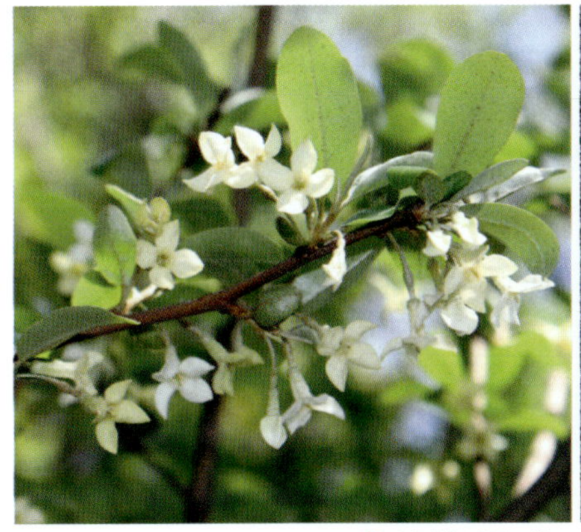

보리수나무_ 꽃

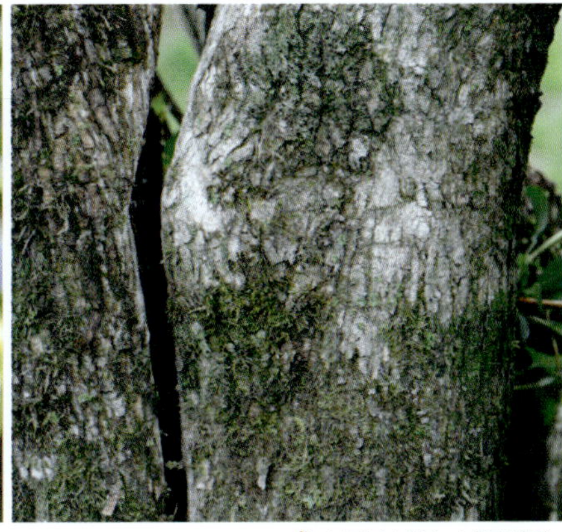

보리수나무_ 나무껍질

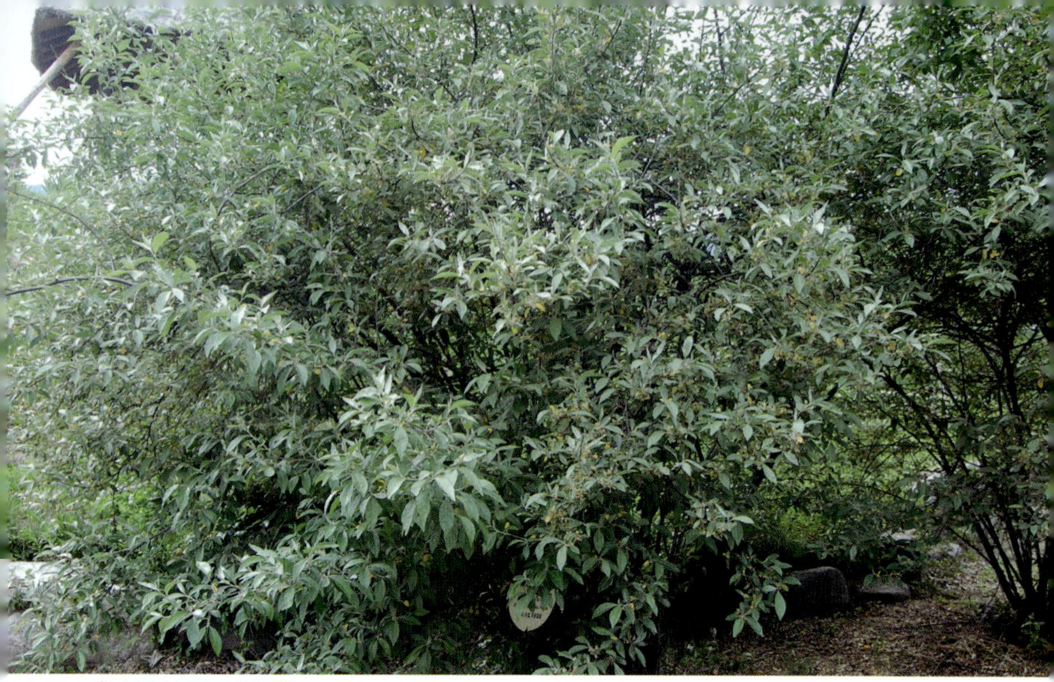

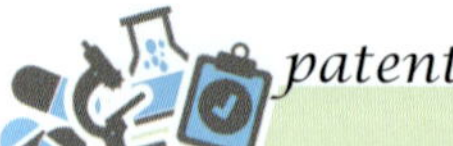

🍃 보리수나무_ 나무모양

🍃 **성미** : 성질이 시원하고, 맛은 달고 쓰다.

🍃 **귀경** : 비(脾), 대장(大腸) 경락에 작용한다.

🍃 **효능과 주치** : 뿌리와 잎, 열매는 생약명을 우내자(牛內子)라 하여 청열이습(淸熱利濕)작용이 있고 해수, 하리, 이질, 임병, 붕대를 치료한다.

🍃 **약용법과 용량** : 말린 약재 30~50g을 물 900mL에 넣어 반이 될 때까지 달여 하루에 2~3회 나눠 마신다.

patent

보리수나무의 기능성 및 효능에 관한 특허자료

▶ **보리수나무 열매를 주재로 한 약용술의 제조방법**

본 발명의 생약을 주재로 한 약용 술 중 보리수나무 열매인 호로자를 주재한 신규의 약용술로, 잘 익은 호로자를 채취하여 수세건조하고, 이를 소주(25~30%)에 침지, 밀봉한 다음 음지에서 15~30일 동안 숙성발효시키고 여과한 여액을 다시 음지에서 2~3개월 2차 숙성발효시킨 능금산이나 주석산(tartaric acid) 등이 함유된 갈색의 약용 술이다. 이 약용 술은 보리수나무 열매의 자연적인 향과 마을 그대로 유지하면서 인체의 자양강장, 허약체질, 육체피로 등에 탁월한 개선효과가 있는 것으로 본 발명은 산업적으로 매우 유용한 발명이다.

— 공개번호 : 10-1996-0007764, 출원인 : 박봉흠

【 혼동하기 쉬운 약초 비교 】

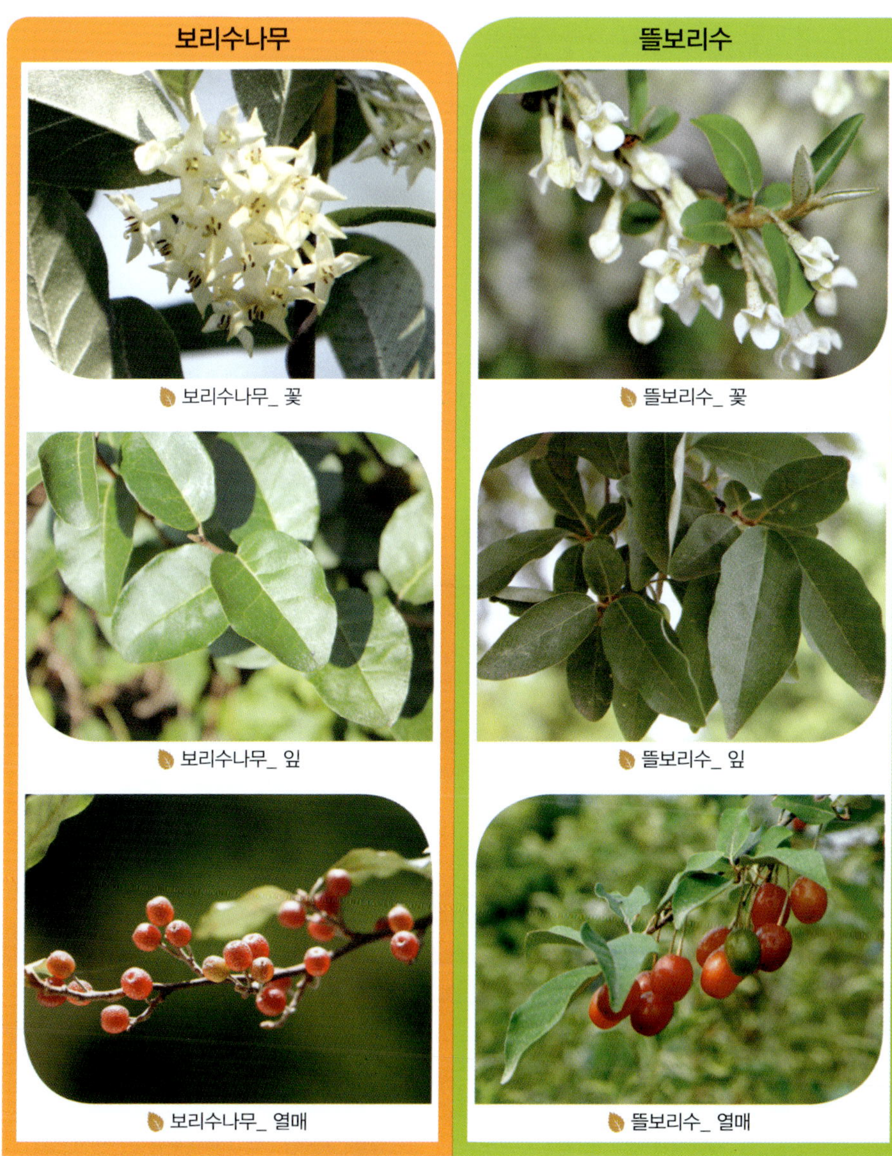

보리수나무

보리수나무_ 꽃

보리수나무_ 잎

보리수나무_ 열매

뜰보리수

뜰보리수_ 꽃

뜰보리수_ 잎

뜰보리수_ 열매

보리수나무와 뜰보리수

보리수나무과에 속하는 뜰보리수와 보리수나무는 낙엽관목으로 두 나무의 높이도 3~4m로 비슷하고 나무의 잎이나 꽃 등의 모양도 비슷하다. 다만 열매의 크기와 결실 시기가 다른데 뜰보리수는 열매가 크고 6월에 빨갛게 달리고, 보리수나무는 열매가 아주 작고 9~10월에 옅은 붉은색으로 달리며 두 열매 모두 식용할 수 있다. 뜰보리수와 보리수나무는 약효 성분이나 작용이 다르다.

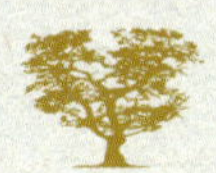

정력감퇴, 활혈, 기억력 개선에 사용하는

복분자딸기

Rubus coreanus Miq. = [*Rubus tokkura* Sieb.]

- **이명** : 곰딸, 곰의딸, 복분자딸, 복분자, 교맥포자(蕎麥抛子), 조선현구자(朝鮮懸鉤子), 호수묘(胡須苗), 삽전포(揷田泡)
- **생약명** : 복분자(覆盆子)
- **과명** : 장미과(Rosaceae)
- **개화기** : 5~6월

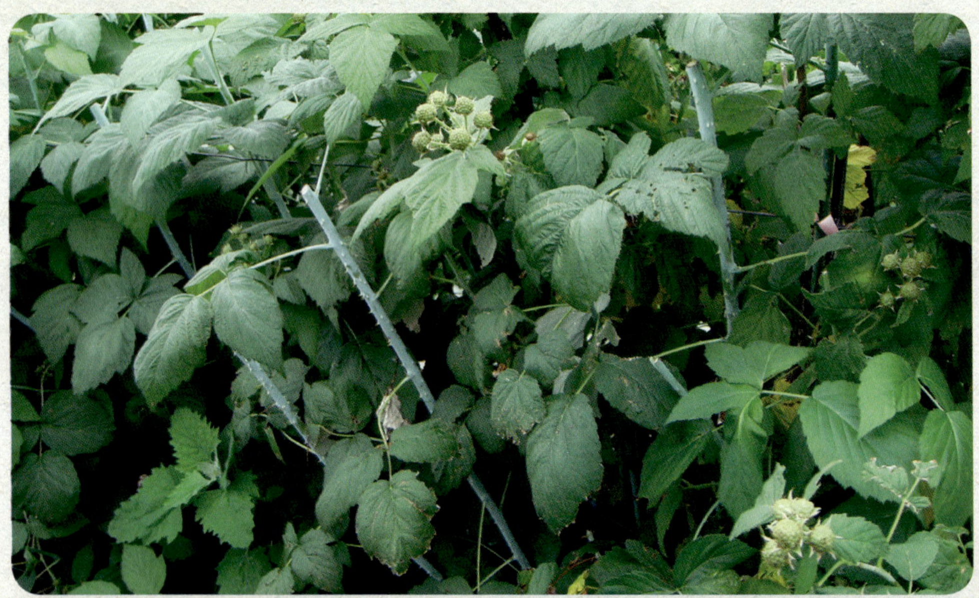

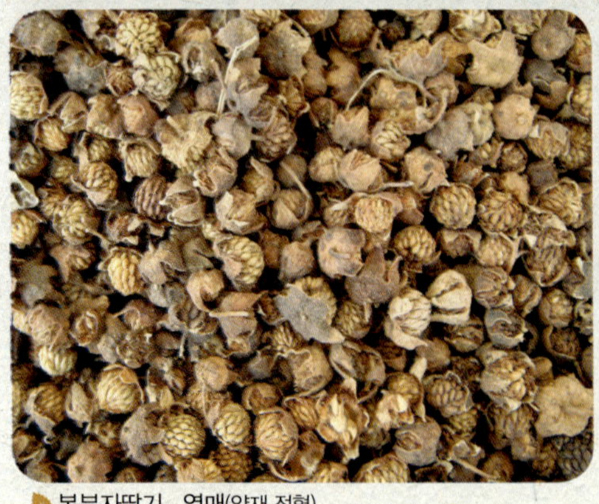

🌰 복분자딸기_ 열매(약재 전형)

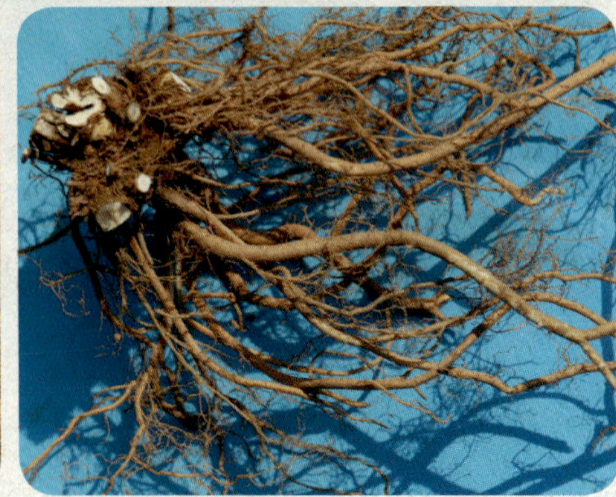

🌰 복분자딸기_ 뿌리(채취품)

- 🍃 **생육특성** : 복분자딸기는 남부·중부 지방의 산기슭 계곡 양지에서 자생 또는 재배하는 낙엽활엽관목으로, 높이는 3m 전후로 자라고, 줄기는 곧게 서지만 덩굴처럼 휘어져 땅에 닿으면 뿌리를 내리며 적갈색에 백분(白粉)이 덮여 있고 갈고리 모양의 가시가 나 있다. 잎은 홀수깃꼴겹잎인데 어긋나고 잎자루가 있으며 잔잎은 3~7장이다. 가지 끝에 붙어 있는 잔잎은 비교적 크고 달걀 모양으로 잎끝은 날카롭고 가장자리에는 불규칙한 크고 날카로운 톱니가 있다. 꽃은 담홍색으로 5~6월에 산방꽃차례로 가지 끝이나 잎겨드랑이에서 핀다. 열매는 취합과로 작은 달걀 모양인데 7~8월에 붉은색으로 달리지만 나중에 검은색이 된다.

- 🍂 **채취 방법과 시기** : 열매는 익기 전인 7~8월, 뿌리는 연중 수시, 줄기와 잎은 봄부터 가을에 채취한다.

- 🍃 **성분** : 열매에는 필수아미노산과 비타민 B_2, 비타민 E, 주석산(tartaric acid), 구연산, 트리테르페노이드글리코시드(triterpenoid glycoside), 카보

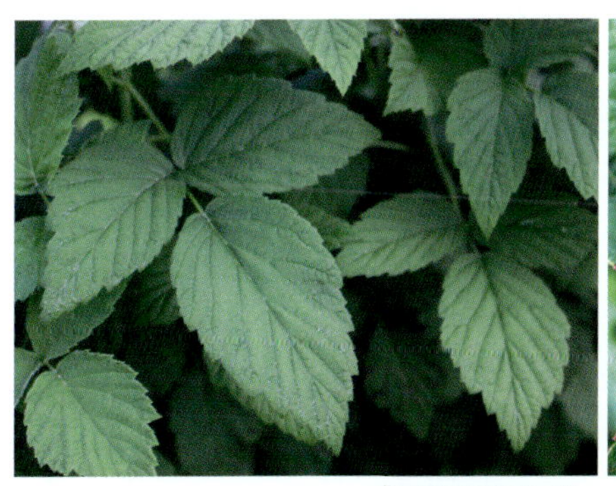

🍂 복분자딸기_ 잎

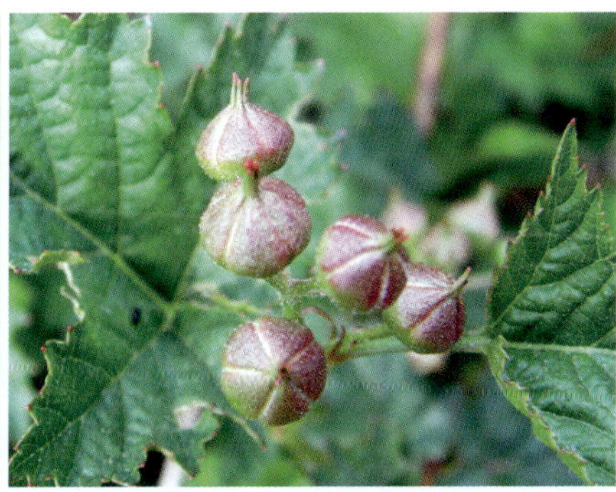

🍂 복분자딸기_ 꽃봉오리

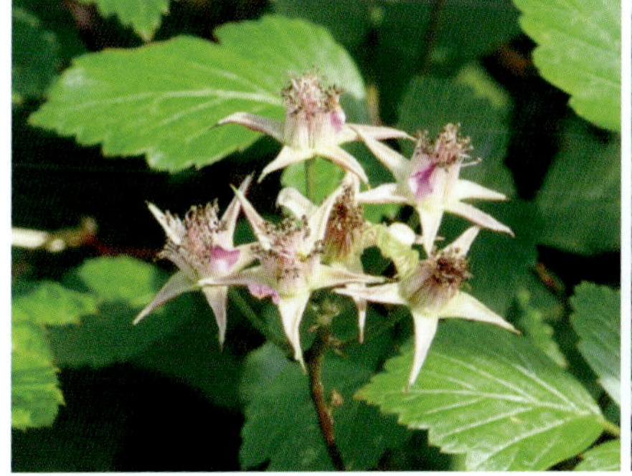

🍂 복분자딸기_ 꽃

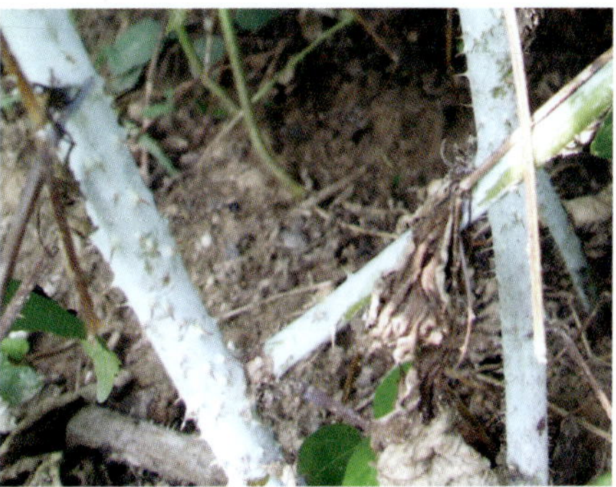

🍂 복분자딸기_ 나무껍질에 난 가시

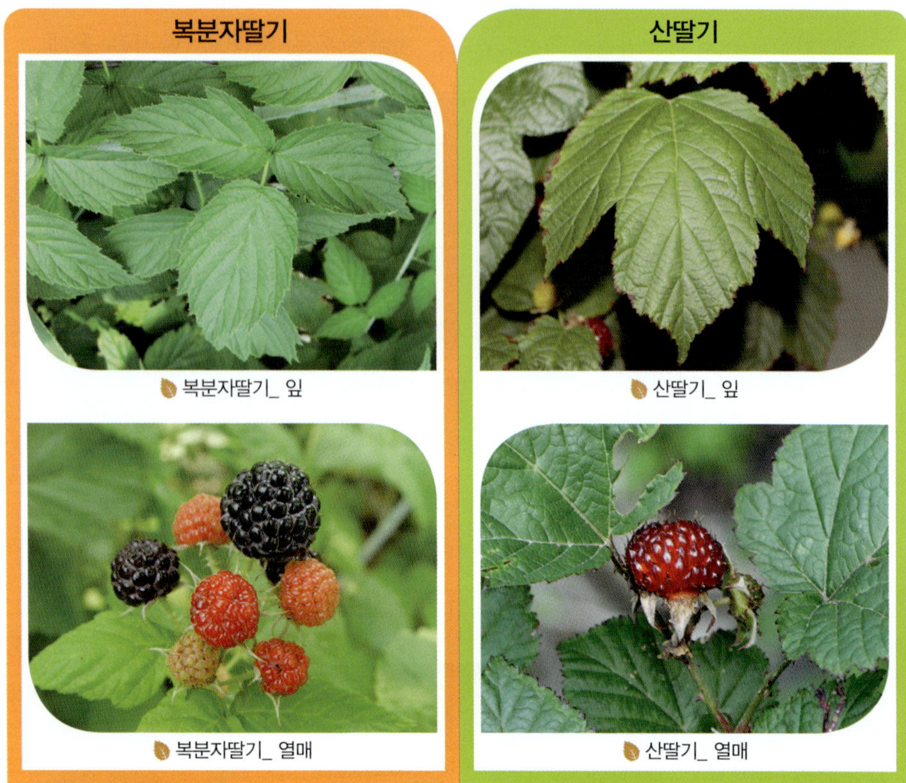

닉산(carvonic acid), 소량의 비타민 C, 당류, 뿌리 및 줄기와 잎에는 플라
보노이드(flavonoid) 배당체가 함유되어 있다.

🔵 **성미** : 열매는 성질이 평범하고, 맛은 달고 시다. 뿌리는 성질이 평범하고,
맛은 짜고 시고, 독성이 없다. 줄기, 잎은 성질이 평범하고, 맛은 짜고 시
고, 독성이 없다.

🟣 **귀경** : 간(肝), 비(脾), 신(腎) 경락에 작용한다.

🟠 **효능과 주치** : 미성숙 열매는 생약명을 복분자(覆盆子)라 하여 보간(補肝), 보
신(補腎), 정력감퇴, 명목(明目), 양위(陽痿), 유정 등을 치료한다. 뿌리는
생약명을 복분자근(覆盆子根)이라 하여 지혈, 활혈, 토혈, 월경불순, 타박
상 등을 치료한다. 줄기와 잎은 생약명을 복분자경엽(覆盆子莖葉)이라 하
여 명목(明目), 지누(止淚), 다누(多淚), 습기수렴(濕氣收斂), 치통, 염창(臁

700

瘡) 등을 치료한다. 복분자 추출물은 골다공증, 기억력 개선, 비뇨기 기능 개선, 우울증, 치매 등의 예방 및 치료 효과도 인정되고 있다.

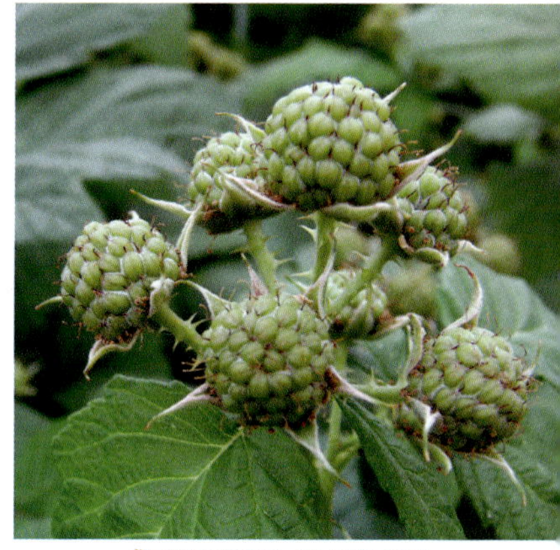

🍂 복분자딸기_ 덜 익은 열매

🌿 **약용법과 용량** : 말린 열매 30~50g을 물 900mL에 넣어 반이 될 때까지 달여 하루에 2~3회 나눠 마신다. 또 술을 담그거나 가루, 환, 고(膏)로 만들어 사용한다. 말린 뿌리 20~30g을 물 900mL에 넣어 반이 될 때까지 달여 하루에 2~3회 나눠 마신다. 또 술을 담가 마신다. 외용할 경우에는 뿌리를 짓찧어 환부에 붙인다. 줄기와 잎은 짓찧어 즙을 내어 살균 후 눈에 넣거나 달인 액을 눈에 넣는다. 가루로 만들어 환부에 바르기도 한다.

patent

복분자딸기의 기능성 및 효능에 관한 특허자료

▶ **복분자 추출물을 함유하는 골다공증 예방 또는 치료용 조성물**

본 발명의 조성물은 조골세포 활성 유도뿐만 아니라 파골세포 활성 억제효과를 동시에 나타내므로 다양한 원인으로 인해 유발되는 골다공증의 예방 또는 치료에 유용하게 사용될 수 있다.

— 등록번호 : 10-0971039, 출원인 : 한재진

▶ **복분자 추출물을 포함하는 기억력 개선용 식품 조성물**

본 발명은 복분자 추출물을 유효성분으로 포함하는 기억력 개선용 식품 조성물에 관한 것으로, 인체에 무해하고 부작용이 문제되지 아니한 복분자 추출물을 유효성분으로 포함하는 기억력 개선용 식품 조성물에 관한 것이다.

— 공개번호 : 10-2012-0090140, 출원인 : 한림대학교 산학협력단 외

▶ **복분자 추출물을 이용한 비뇨 기능 개선용 조성물**

본 발명의 복분자 추출물은 비뇨 기능 개선용 의약품 및 건강기능성식품의 조성물로 제공할 수 있다.

— 등록번호 : 10-1043596, 출원인 : 전라북도 고창군

▶ **복분자 추출물을 포함하는 불안 및 우울증의 예방 및 치료용 약학조성물**

복분자 추출물을 포함하는 불안, 우울증 및 치매의 예방 및 치료와 기억 증진용 조성물에 관한 것으로, 현대인들의 불안, 우울증 및 치매의 예방 및 치료와 기억력 증진효과를 유발하는 약제 및 건강보조식품에 이용할 수 있다.

— 등록번호 : 10-0780333, 출원인 : 김성진

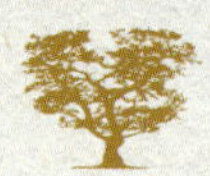

복사나무

| 사용부위 | 뿌리, 잎, 종인

Prunus persica (L.) Batsch = [*Amygdalus persica* L.]

- **이명 :** 복숭아나무, 복성아나무, 복사, 도수(桃樹), 선과수(仙果樹)
- **생약명 :** 도인(桃仁), 도근(桃根), 도엽(桃葉)
- **과명 :** 장미과(Rosaceae)
- **개화기 :** 4~5월

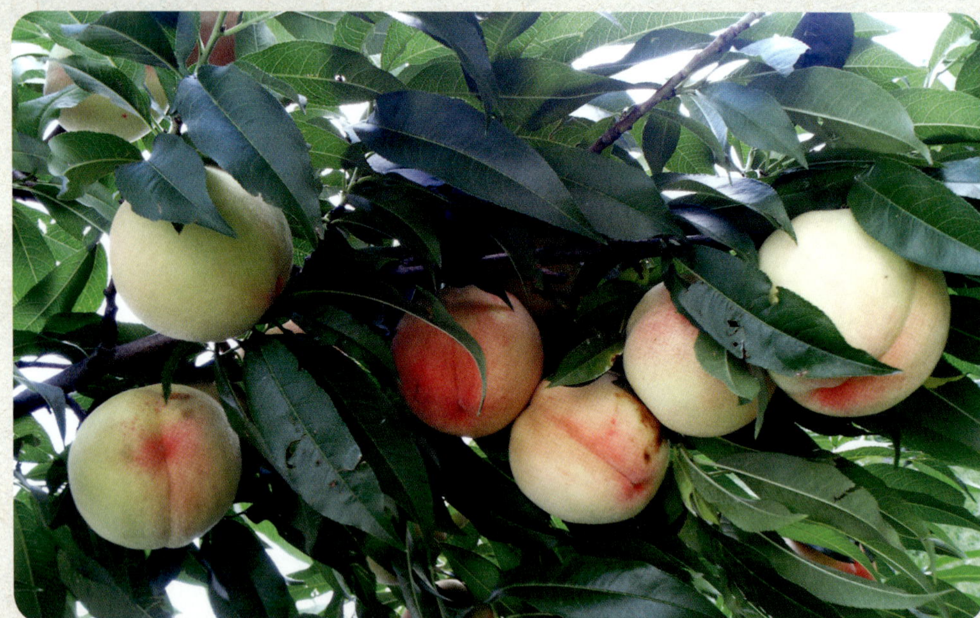

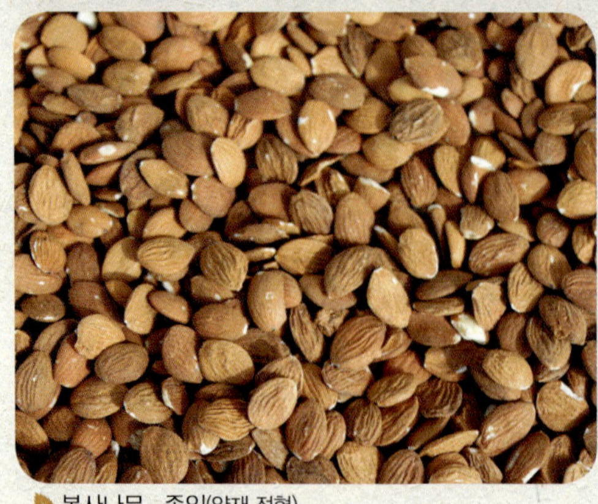

복사나무_ 종인(약재 전형)

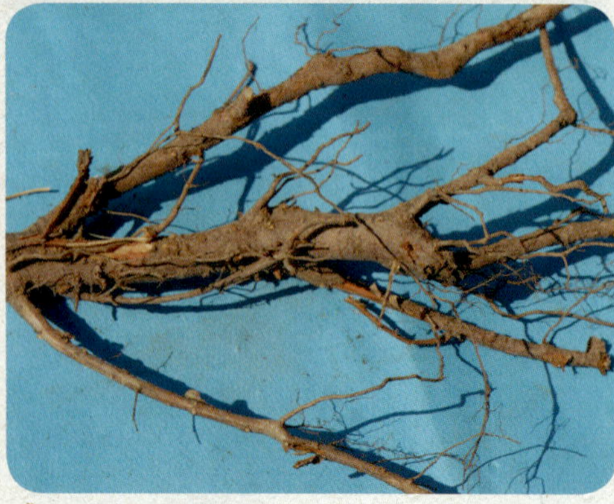

복사나무_ 뿌리(채취품)

- 🍃 **생육특성 :** 복사나무는 전국의 산야에서 자라거나 과수로 재배하는 낙엽활엽소교목으로, 높이가 6m 내외로 자라고, 작은 가지에는 털이 없으며, 겨울눈에는 털이 나 있다. 잎은 타원형 바소꼴 혹은 달걀 모양 바소꼴에 서로 어긋나고 잎끝은 길게 뾰족해지며 가장자리에는 톱니가 있고 양쪽 면에는 털이 없다. 꽃은 보통 암수딴꽃이며 분홍색으로 4~5월에 잎보다 먼저 피고, 짧은 꽃자루가 있는데 꽃받침 잎은 5장, 꽃잎도 5장으로 거꿀달걀 모양이다. 열매는 씨열매로 달걀 모양이고 짧고 가는 털이 나 있으며 7~8월에 달린다. 과육은 흰색 또는 황색인데 과육 속에는 딱딱한 종자가 있고, 종자 속에는 종인이 들어 있다.

- 🍂 **채취 방법과 시기 :** 종인은 7~8월, 뿌리는 연중 수시, 잎은 여름에 채취한다.

- 🍃 **성분 :** 종인에는 아미그달린(amygdalin), 정유, 지방유가 함유되어 있는데 지방유 중에는 주로 올레산(oleic acid), 글리세린, 소량의 리놀산글리세린(linoleic glycerin), 그 외 에멀신(emulsin)도 함유되어 있다. 뿌리에는 d-카테콜(d-catechol), 갈로일에피카테킨(galloylepicatechin), 잎에는 글리코시드(glycoside), 나린게닌(naringenin), 퀴닉산(quinic acid), 리코펜(licopen), 타닌(tannin), 니트릴글리코시드(nitrile glycoside)가 함유되어 있다.

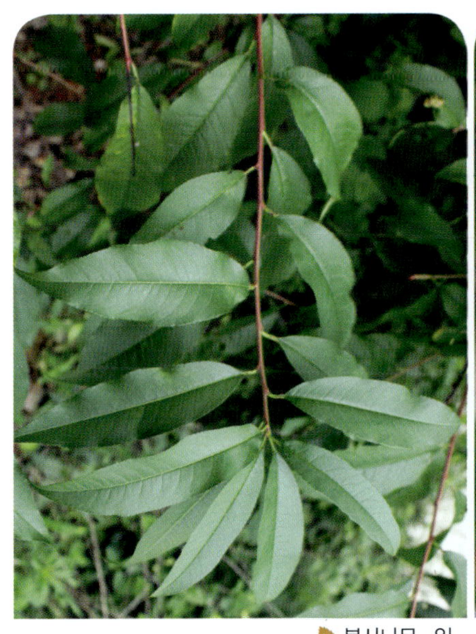

🍂 복사나무_ 잎

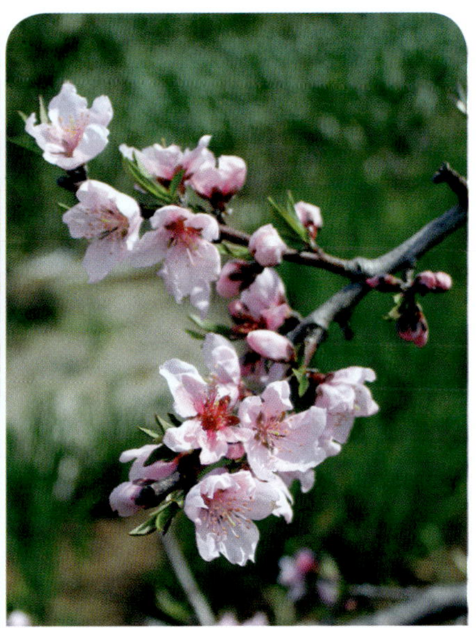

🍂 복사나무_ 꽃

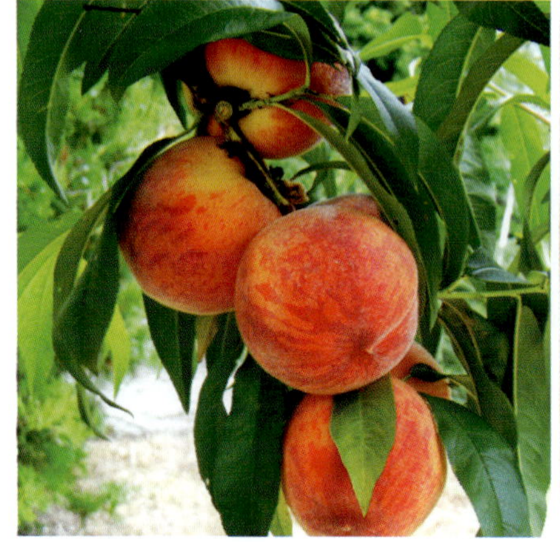

🌰 복사나무_ 익은 열매

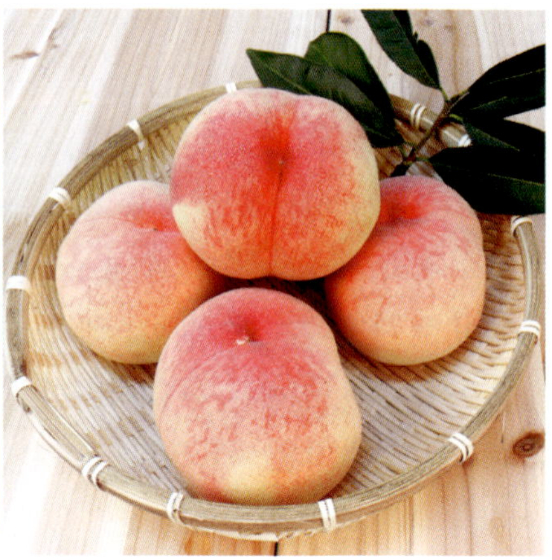

🌰 복사나무_ 열매(채취품)

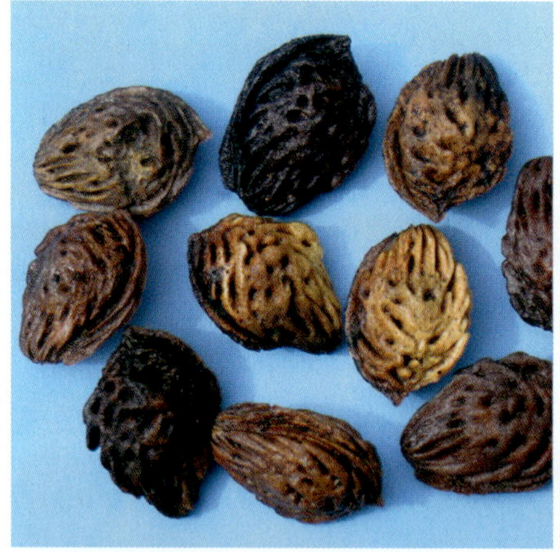

🌰 복사나무_ 종자

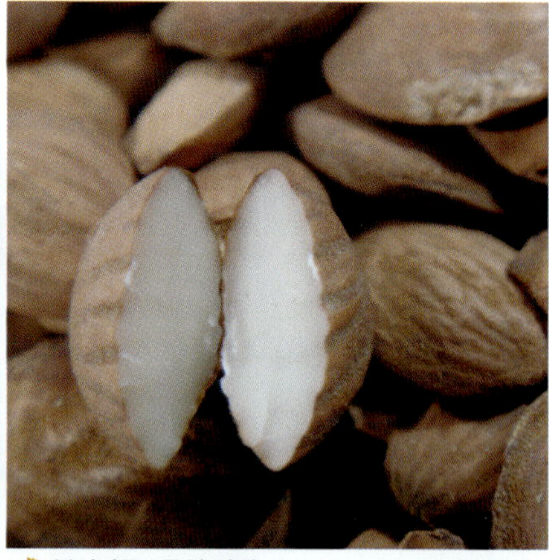

🌰 복사나무_ 종인 단면

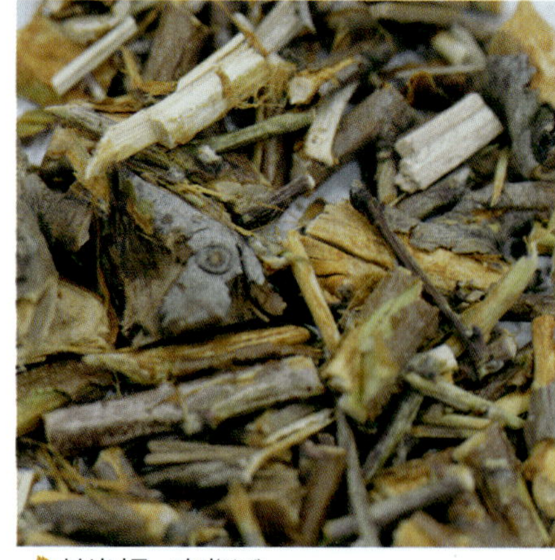

🌰 복사나무_ 가지(약재)

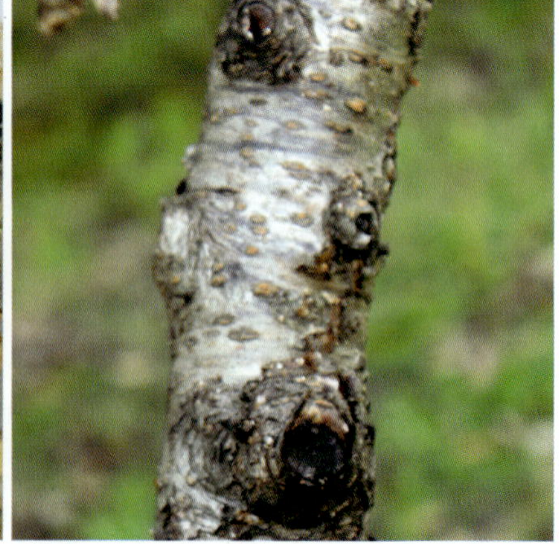

🌰 복사나무_ 나무껍질

- **성미 :** 종인은 성질이 평범하고, 맛은 쓰고 달다. 뿌리는 성질이 평범하고, 맛은 쓰고, 독성이 없다. 잎은 성질이 평범하고, 맛은 쓰다.

- **귀경 :** 간(肝), 심(心), 대장(大腸) 경락에 작용한다.

- **효능과 주치 :** 종자 속의 종인은 생약명을 도인(桃仁)이라 하여 파혈(破血), 윤조(潤燥), 활장(滑腸), 무월경, 류머티즘, 말라리아, 타박상, 진해, 거담, 종독, 변비를 치료한

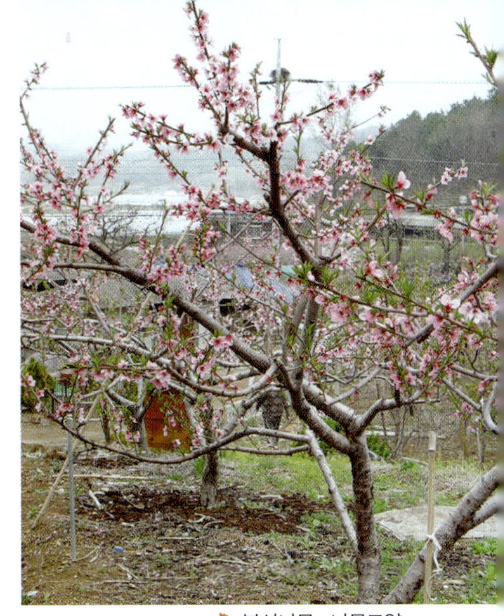

다. 뿌리는 생약명을 도근(桃根)이라 하여 황달, 토혈, 월경폐지, 옹종, 치창을 치료한다. 잎은 생약명을 도엽(桃葉)이라 하여 거풍습(祛風濕), 청열, 살충, 신경성 두통, 류머티즘, 습진, 종창 등을 치료한다. 복사나무의 추출물은 동맥경화증, 항산화, 혈전 등의 예방 및 치료에도 사용할 수 있다.

- **약용법과 용량 :** 말린 종인 15~30g을 물 900mL에 넣어 반이 될 때까지 달여 하루에 2~3회 나눠 마신다. 외용할 경우에는 도인을 짓찧어 환부에 붙인다. 말린 뿌리 200~300g을 물 900mL에 넣어 반이 될 때까지 달여 하루에 2~3회 나눠 마신다. 외용할 경우에는 달인 액으로 환부를 씻어준다. 말린 잎 50~100g을 물 900mL에 넣어 반이 될 때까지 달여 하루에 2~3회 나눠 마신다. 외용할 경우에는 달인 액으로 환부를 씻거나 바른다.

- **사용 시 주의사항 :** 임산부는 복용을 금지한다.

patent

복사나무의 기능성 및 효능에 관한 특허자료

▶ 복사나무 추출물을 유효성분으로 함유하는 동맥경화증을 포함한 산화관련 질환 또는 혈전관련 질환의 예방 및 치료용 조성물

본 발명은 복사나무 추출물을 함유하는 조성물에 관한 것으로서, 구체적으로 본 발명의 복사나무 추출물은 동맥경화증을 포함한 산화관련 질환 또는 혈전관련 질환의 예방 및 치료용 약학조성물로 유용하게 이용될 수 있다.

― 공개번호 : 10-2009-0018466, 출원인 : 동국대학교 산학협력단

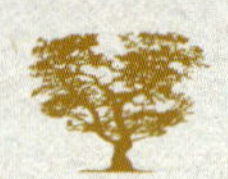

부용

| 사용부위 | 잎, 꽃

Hibiscus mutabilis L.

- **이명** : 부용화(芙蓉花), 지부용(地芙蓉), 주취부용(酒醉芙蓉), 부용엽(芙蓉葉), 산부용(山芙蓉), 부용목련(芙蓉木蓮)
- **생약명** : 목부용(木芙蓉), 목부용화(木芙蓉花), 목부용엽(木芙蓉葉)
- **과명** : 아욱과(Malvaceae)
- **개화기** : 8~9월

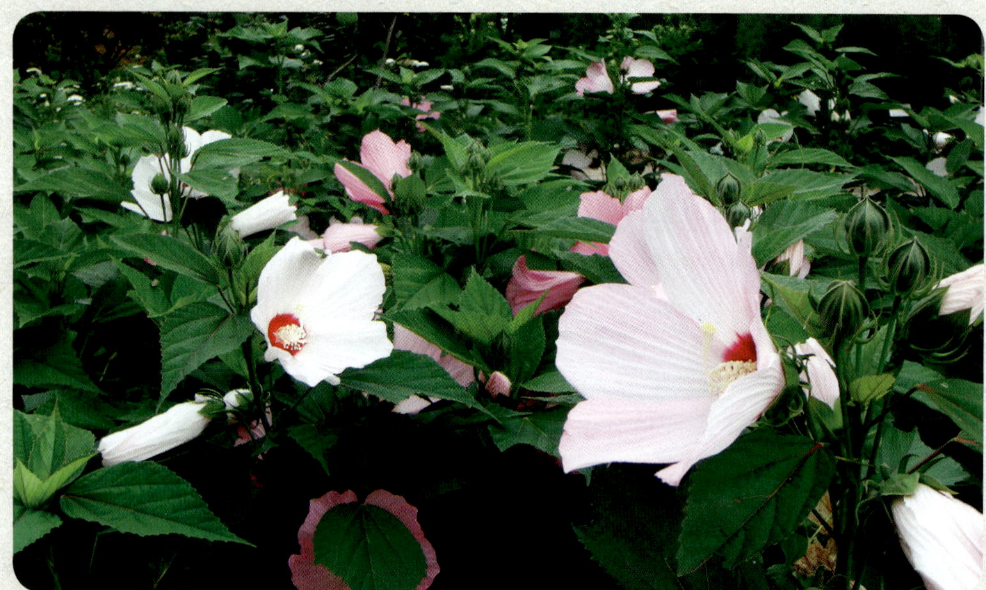

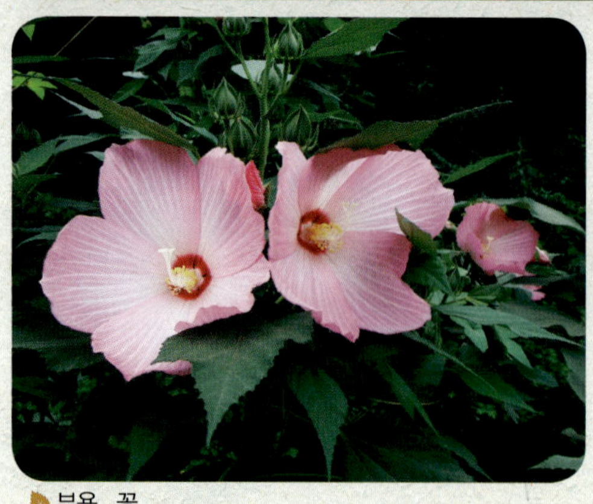

부용_ 꽃

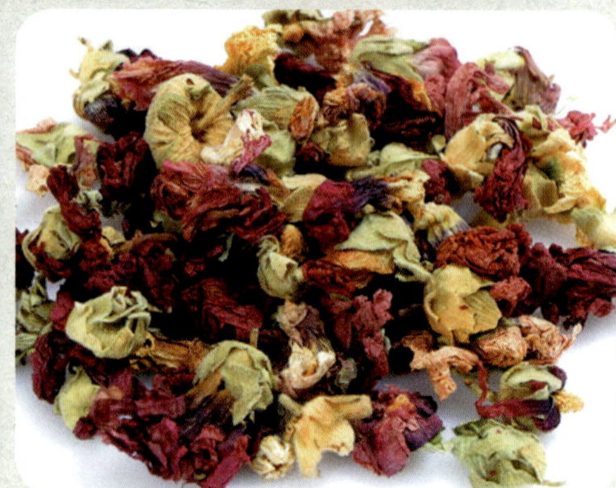

부용_ 꽃(약재 전형)

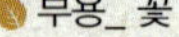

- 🍃 **생육특성** : 부용은 전국에서 관상용으로 심어 가꾸는 낙엽활엽반관목으로, 높이가 2~3m이고, 가지는 부드러운 털로 뒤덮여 있다. 잎은 어긋나며 넓은 달걀 모양이거나 3~7개로 얕게 갈라지는데, 열편은 삼각상 달걀 모양이다. 잎의 밑부분은 심장 모양이고 잎끝은 뾰족하며, 잎의 가장자리에는 물결 모양의 둔한 톱니가 있고 표면에는 털이 빽빽하게 나 있다. 꽃은 8~9월에 가지 끝이나 잎겨드랑이에서 모여서 피는데 아침 일찍 피어날 때에는 흰색 또는 담황색으로 피어 오후에는 선홍색이 된다. 열매는 튀는열매로 둥글고 긴 털로 싸여 있으며 10~11월에 달린다.

- 🍂 **채취 방법과 시기** : 꽃은 9~10월, 잎은 여름부터 가을에 채취한다.

- 🍃 **성분** : 꽃에는 플라보노이드(flavonoid) 배당체로 이소쿼시트린(isoquercitrin), 하이페린(hyperin), 루틴(rutin), 쿼시메리트린(quercimeritrin), 안토시아닌(anthocyanin)이 함유되어 있다. 안토시아닌의 성분 함유량은 꽃 색의 변화에 따라 다른데 아침 일찍 피는 담황색 꽃에는 안토시아닌이 없고, 낮에 피는 담홍색 꽃과 저녁에 피는 분홍색 꽃에는 시아니딘 3, 5-디글루코시드시아니딘(3, 5-diglucoside cyanidin)이 함유되어 있다. 잎에는 플라보노이드 배당체, 페놀(phenol)류, 아미노산, 타닌(tannin), 환원당이 함유되어 있다. 부용 추출물은 피부외용제 조성물로 피부보습, 노화방지, 탄력증진에 뛰어난 효과가 있어 화장료 조성물 또는 약학 조성물로 사용할 수 있다.

- 🍃 **성미** : 성질이 평범하고, 맛은 맵다.

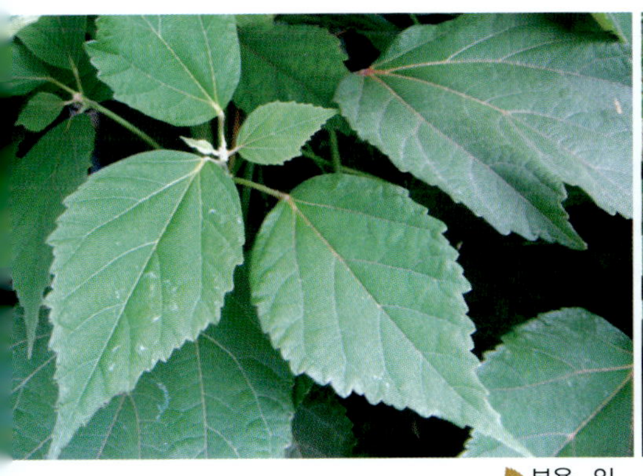

🍂 부용_ 잎

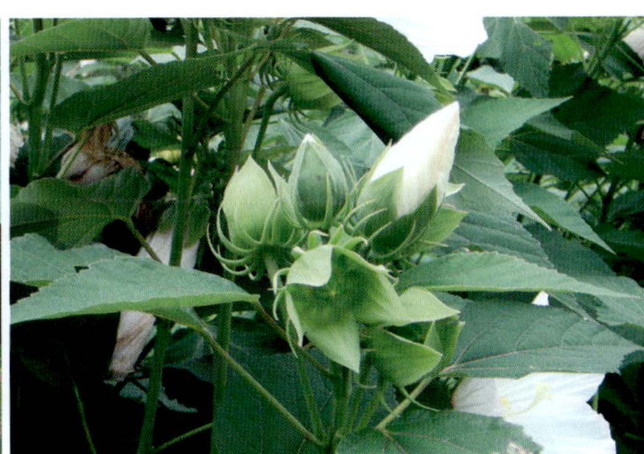

🍂 부용_ 꽃봉오리

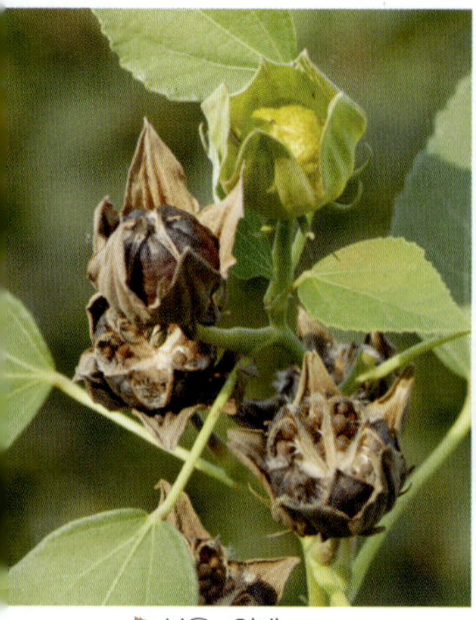

🍂 부용_ 열매

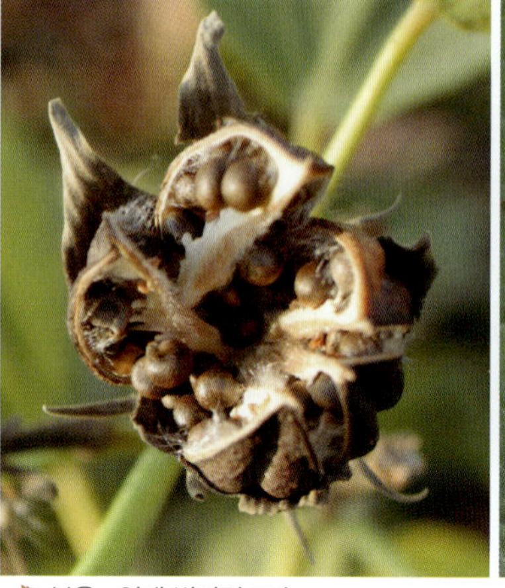

🍂 부용_ 열매 벌어진 모습

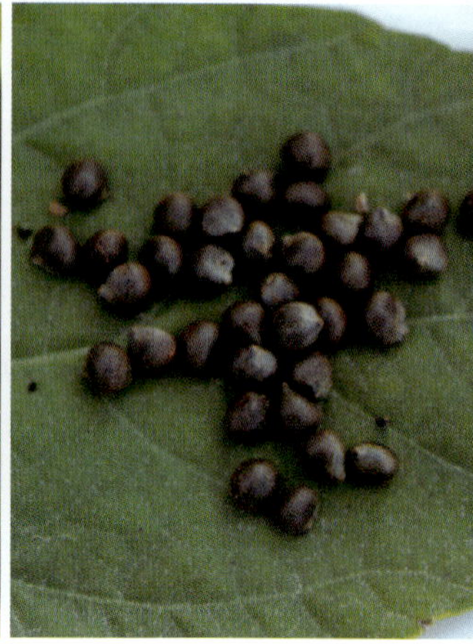

🍂 부용_ 종자(채취품)

🍃 **귀경 :** 심(心), 폐(肺) 경락에 작용한다.

🍂 **효능과 주치 :** 꽃은 생약명을 목부용화(木芙蓉花)라 하여 청열, 소종, 해독, 양혈의 효능이 있고 옹종, 화상, 해수, 토혈, 백대를 치료한다. 잎은 생약명을 목부용엽(木芙蓉葉)이라 하여 진통, 소종, 해독, 양혈의 효능이 있고 옹종, 대상포진, 화상, 목적종통(目的腫痛), 타박상 등을 치료한다.

🍇 **약용법과 용량 :** 말린 꽃 20~40g을 물 900mL에 넣어 반이 될 때까지 달여 하루에 2~3회 나눠 마신다. 외용할 경우에는 짓찧어 환부에 바르거나 가루로 만들어 연고 등과 섞어 환부에 바른다. 말린 잎 30~50g을 물 900mL에 넣어 반이 될 때까지 달여 하루에 2~3회 나눠 마신다. 외용할 경우에는 짓찧어 환부에 바른다.

 *patent*

부용의 **기능성 및 효능에 관한 특허자료**

▶ **부용화 추출물을 함유하는 피부 외용제 조성물**

본 발명은 부용화 추출물을 함유하는 피부 외용제 조성물에 관한 것이다. 본 발명의 상기 부용화 추출물을 함유하는 피부 외용제 조성물은 피부 자극이 없으면서 보습효과가 우수하고 엘라스틴 및 콜라겐 생성을 촉진하는 효과가 있어 피부보습, 노화방지 및 탄력증진에 뛰어난 효과를 나타낸다. 따라서 본 발명의 상기 피부 외용제 조성물은 피부보습용, 노화방지용 및 탄력증진용으로서 화장료 조성물 또는 약학조성물로 사용할 수 있다.

– 공개번호 : 10-2010-0067698, 출원인 : (주)아모레퍼시픽

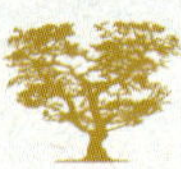

붉나무

| **사용부위** | 뿌리, 뿌리껍질, 잎, 벌레집(오배자), 열매

Rhus javanica L. = [*Rhus chinensis* Mill.]

- **이명** : 오배자나무, 굴나무, 뿔나무, 불나무, 염해자(鹽海子)
- **생약명** : 염부자(鹽膚子), 염부자근(鹽膚子根), 염부수근피(鹽膚樹根皮), 염부수백피(鹽膚樹白皮), 염부엽(鹽膚葉), 염부화(鹽膚花)
- **과명** : 옻나무과(Anacardiaceae)
- **개화기** : 8~9월

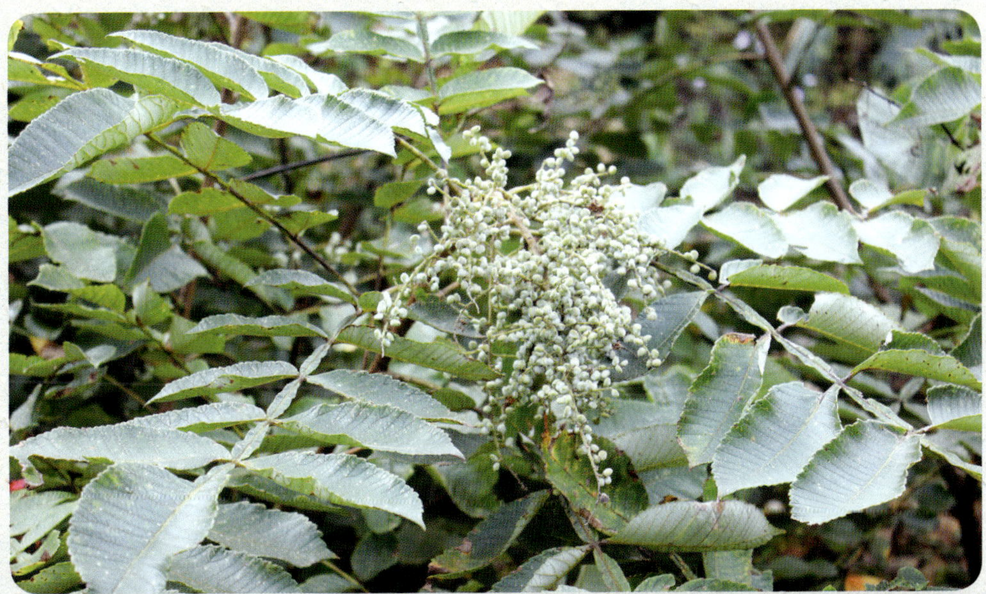

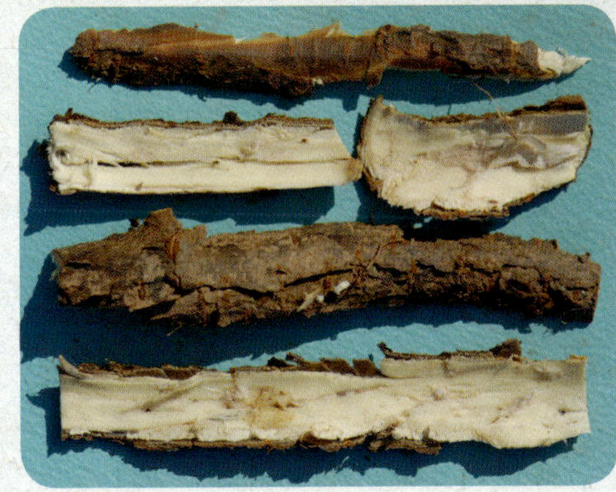

붉나무_ 뿌리껍질(약재 전형)

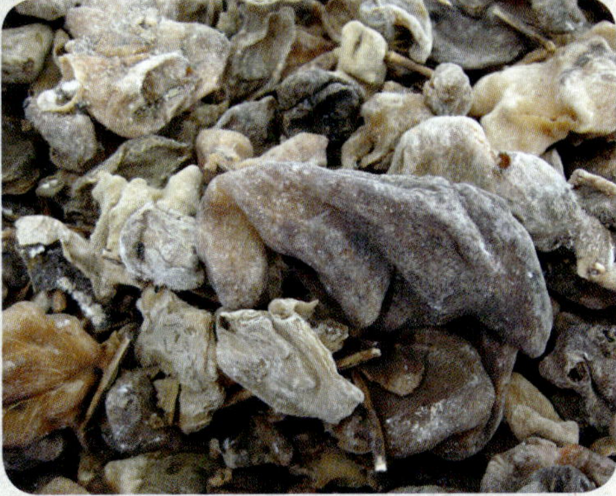

붉나무_ 벌레집(오배자, 약재 전형)

🍃 **생육특성 :** 붉나무는 전국의 산기슭이나 산골짜기에서 자라는 낙엽활엽관목 또는 소교목으로, 높이는 7m 전후이며, 굵은 가지가 드문드문 있고 작은 가지는 노란색을 띠고 있다. 잎은 홀수깃꼴겹잎으로 서로 어긋나고 잔잎은 7~13장이다. 잔잎은 달걀 모양이거나 달걀 모양 타원형에 잎자루가 없고 잎 축에는 날개가 붙어 있으며 잎끝은 날카롭고 밑부분은 둥글거나 뾰족하며 가장자리에는 거친 톱니가 있다. 꽃은 황백색으로 8~9월에 잡성에 원뿔꽃차례로 가지 끝에서 핀다. 열매는 씨열매로 납작하게 둥근 모양인데 10~11월에 황갈색으로 달린다.

🍂 **채취 방법과 시기 :** 열매는 10~11월, 뿌리, 뿌리껍질은 연중 수시, 잎은 여름, 오배자는 가을에 채취한다.

🍃 **성분 :** 열매에는 타닌(tannin)이 50~70% 함유되어 있으며 유기몰식자산(galic acid)이 2~4%, 그 외 지방, 수지, 전분이 함유되어 있으며 유기물에는 사과산(malic acid), 주석산(tartaric acid), 구연산 등이 함유되어 있다. 뿌리와 뿌리껍질에는 스코폴레틴 3,7,4-트리하이드록시플라본(scopoletin 3,7,4-trihydroxy flavone), 휘세틴(ficetin), 잎에는 쿼세틴(quercetin), 메틸에스테르(methylester), 엘라그산(ellag acid), 벌레집에는 갈로타닌(gallotannin), 펜타갈로일글루코스(pentagalloylglucose)가 함유되어 있다.

🍃 **성미 :** 열매는 성질이 시원하고, 맛은 시다. 뿌리, 뿌리껍질은 성질이 시원

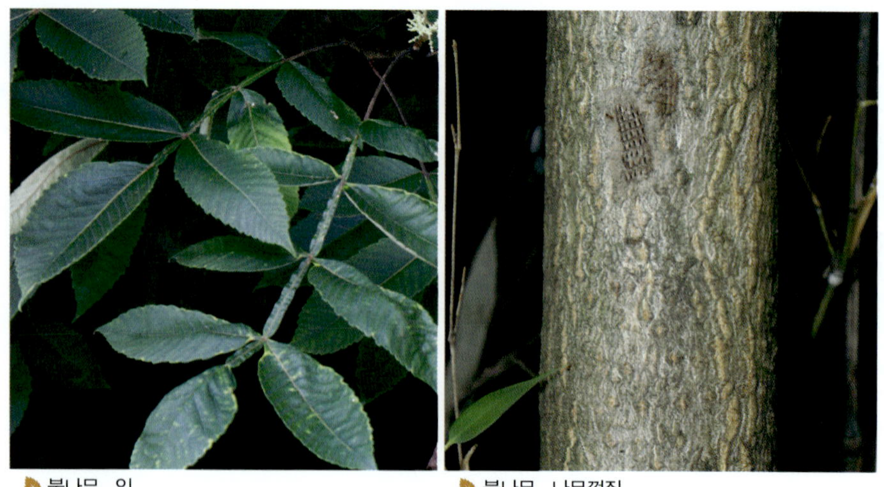

🍂 붉나무_ 잎   🍂 붉나무_ 나무껍질

710

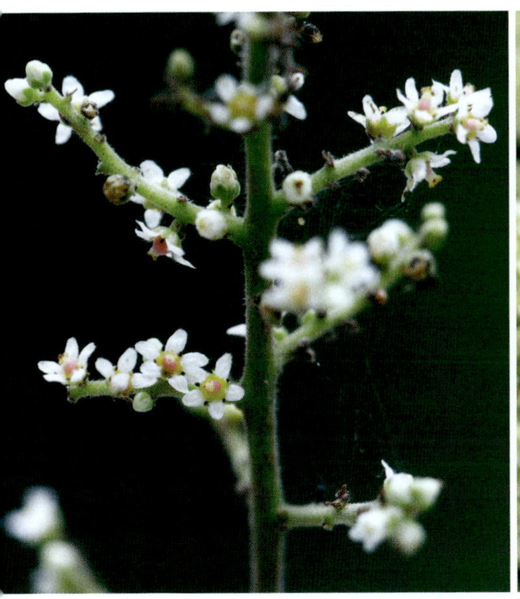

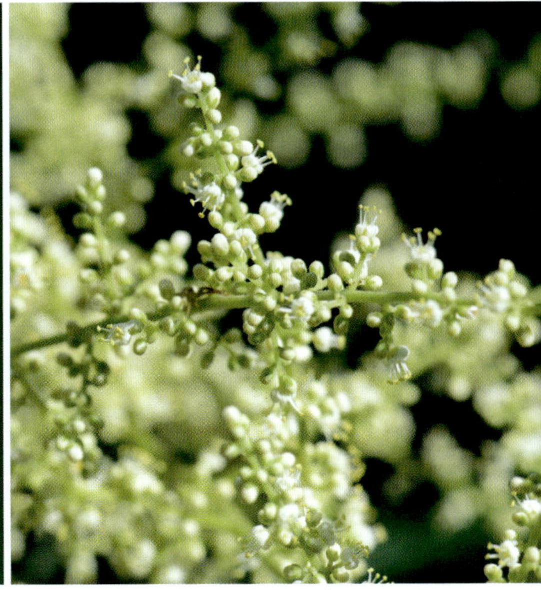

하고, 맛은 시고 짜며 떫다. 잎은 성질이 차고, 맛은 시고 짜다. 벌레집은 성질이 평범하고, 맛은 떫다.

🍂 **귀경** : 간(肝), 폐(肺) 경락에 작용한다.

🍂 **효능과 주치** : 열매는 생약명을 염부자(鹽膚子)라 하여 수렴, 지사, 화담의 효능이 있고 해수, 황달, 도한, 이질, 완선, 두풍 등을 치료한다. 뿌리는 생약명을 염부자근(鹽膚子根)이라 하여 거풍, 소종, 화습(化濕)의 효능이 있고 감기에 의한 발열, 해수, 하리, 수종, 류머티즘에 의한 동통, 타박상, 유선염, 주독 등을 치료한다. 뿌리껍질은 생약명을 염부수근피(鹽膚樹根皮)라 하며, 청열, 해독, 어혈(瘀血), 해수, 요통, 기관지염, 황달, 외상출혈, 수종, 타박상, 종독, 독사교상 등을 치료한다. 잎은 생약명을 염부엽(鹽膚葉)이라 하여 수렴, 해독, 진해, 화담의 효능이 있다. 벌레집은 생약명을 오배자(五倍子)라 하여 수렴(收斂), 지사제로서 지사, 지혈, 지한, 궤양, 습진, 진해, 항균, 항염, 구내염, 창상, 화상, 동상 등의 치료에 사용한다. 붉나무의 추출물은 뇌기능 개선, 당뇨병의 예방 및 치료에도 사용할 수 있다.

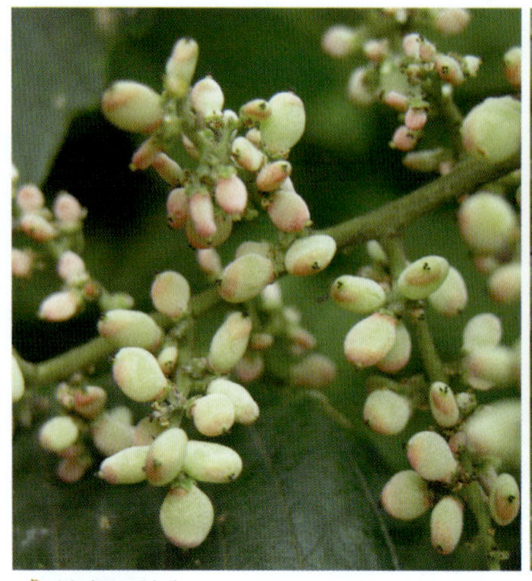

🍂 붉나무_ 열매

🍂 붉나무_ 벌레집(오배자)

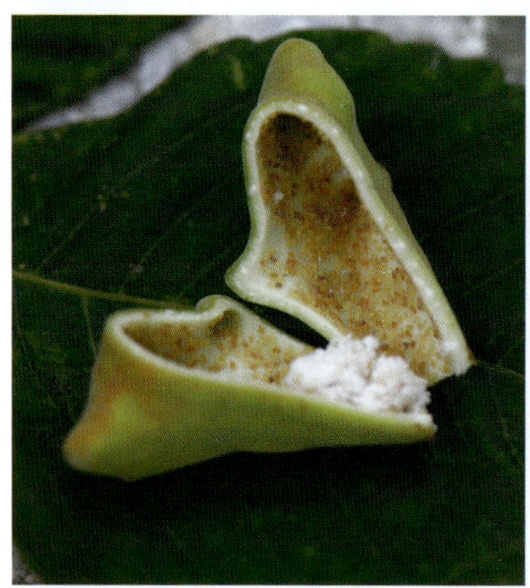

🍂 붉나무_ 벌레집(내부)

🍂 붉나무_ 종자

오배자

붉나무의 잎에 오배자 진딧물의 자상에 의하여 생긴 벌레집을 오배자(五倍子)라고 한다.

- 오배자 생김새와 성질 : 불규칙하게 2~4개의 갈라진 주머니 모양을 하거나 깨져 있다. 바깥면은 회색을 띤 회갈색으로 연한 회갈색의 짧은 털로 덮여 있고 길이는 3~7cm, 너비는 2~5cm, 두께는 0.2cm 정도이며 단단하면서 부서지기 쉽다. 속은 비어 있지만 회백색의 분질 또는 죽은 벌레와 분비물이 남아 있을 때가 있다. 냄새가 없고 맛은 떫으며 수렴성이다.

- 오배자의 약효 : 오배자는 수렴, 지사제로 단백질에 대한 수렴작용으로 장 점막에 불용성의 보호막을 형성하여 장 연동운동을 억제해 지사 효과를 낸다. 그 외 지혈, 지한, 습진, 진해, 항균 효과를 가지고 있다.

● **약용법과 용량 :** 말린 열매 30~50g을 물 900mL에 넣어 반이 될 때까지 달여 하루에 2~3회 나눠 마시거나, 가루로 만들어 복용한다. 외용할 경우에는 열매 달인 액으로 씻거나 짓찧어 도포하며 가루로 만들어 참깨기름이나 들깨기름에 섞어 환부에 바른다. 말린 뿌리 및 뿌리껍질 30~50g(생것은 100~150g)을 물 900mL에 넣어 반이 될 때까지 달여 하루에 2~3회 나눠 마시며, 외용할 경우에는 열매와 같은 방법으로 한다. 생 잎 100~150g을 물 900mL에 넣어 반이 될 때까지 달여 하루에 2~3회 나눠 마시며, 외용할 경우에는 잎을 짓찧어 환부에 바르거나, 즙을 내어 가제에 적셔 환부에 바른다. 말린 벌레집 10~20g을 물 900mL에 넣어 반이 될 때까지 달여 하루에 2~3회 나눠 마시며, 외용할 경우에는 벌레집을 가루로 만들어 연고제 등과 섞어 환부에 바른다.

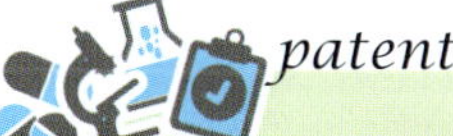

붉나무의 기능성 및 효능에 관한 특허자료

▶ 뇌 기능 개선효과를 가지는 붉나무 추출물을 포함하는 약학조성물 및 건강식품조성물

본 발명은 뇌 기능 개선효과를 가지는 성분인 붉나무 추출물을 포함하는 약학조성물 및 건강식품조성물에 관한 것으로 보다 상세하게는 붉나무로부터 추출된 담마레인 트리테르펜 화합물(3-hydroxy-3,19-epoxydammar-20,24-dien-22,26-olide)을 포함하는 것을 특징으로 하는 뇌 기능 개선용 약학조성물 및 건강식품조성물에 관한 것이다. 본 발명의 붉나무 추출물을 포함하는 약학조성물은 뇌 기능 개선의 효과를 가지는 바 뇌관련 질환의 치료 및 예방에 유용하게 사용될 수 있을 것이며, 또한 본 발명의 붉나무 추출물을 포함하는 건강식품조성물은 일반 소비자가 거부감 없이 즐길 수 있는 기능성 건강식품을 제공하여 국민생활건강에 이바지할 수 있을 것이다.

― 공개번호 : 10-2011-0004691, 출원인 : 대한민국(농촌진흥청장)

▶ 붉나무 추출물을 포함하는 당뇨병 치료 또는 예방용 조성물

본 발명은 붉나무 추출물을 유효성분으로 포함하는 당뇨병 치료 또는 예방용 조성물에 관한 것으로 붉나무 추출물은 알파-글루코시다제 저해효과가 우수할 뿐만 아니라, 프로틴 티로신 포스파타제(protein tyrosinephosphatase, PTP1B) 저해효과와 인슐린 저항성 완화효과가 우수하여 당뇨병의 치료 또는 예방 효과가 우수하다.

― 공개번호 : 10-2010-0128668, 출원인 : 목포대학교 산학협력단

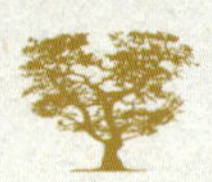

강정, 시력감퇴, 항산화작용에 사용하는

비수리

| 사용부위 | 전초

Lespedeza cuneata G. Don

- **이명** : 철소파(鐵掃把), 철선팔초(鐵線八草), 야계초(野鷄草)
- **생약명** : 야관문(夜關門)
- **과명** : 콩과(Leguminosae)
- **개화기** : 8~9월

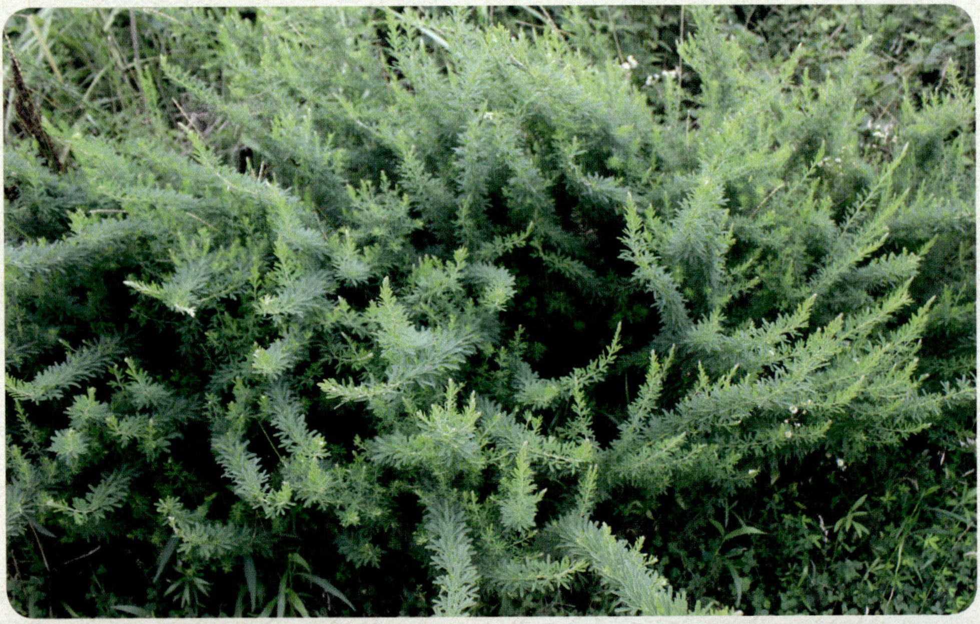

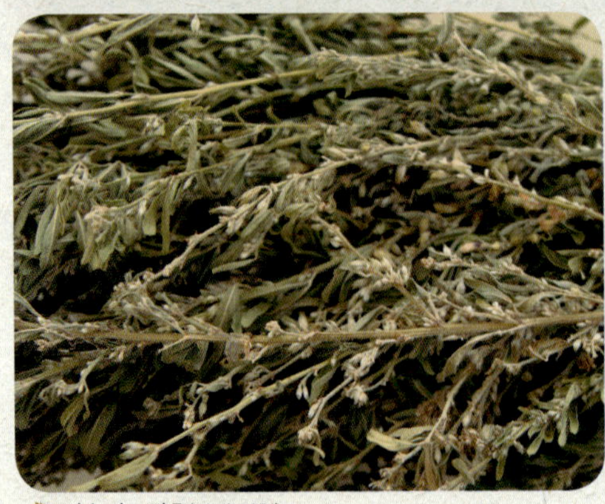

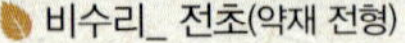
비수리_ 전초(약재 전형)

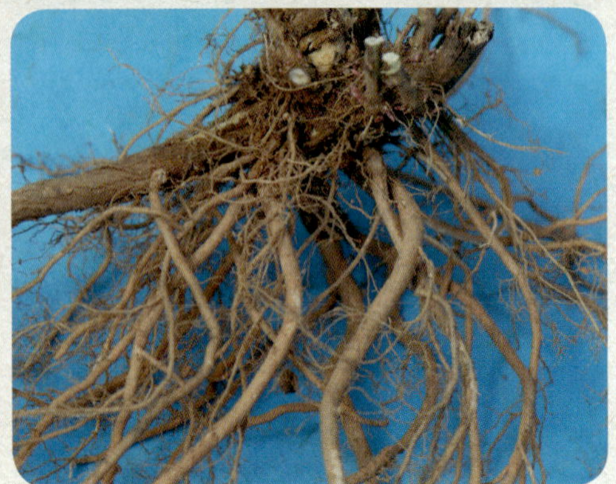
비수리_ 뿌리(채취품)

🔵 **생육특성** : 비수리는 전국의 산야, 산기슭, 도로변 등에 자생하거나 재배하는 여러해살이풀 혹은 낙엽활엽반관목으로, 전체에 가는 털이 나 있다. 높이는 1m 전후이고, 줄기는 곧게 자라는데 위쪽은 가지가 많이 갈라지고, 잎은 서로 어긋나고 3출엽이며 잔잎은 선상 거꿀바소꼴로 표면에는 털이 없고 뒷면에는 잔털이 나 있다. 꽃은 흰색으로 8~9월에 피는데 자색의 반점줄이 있고 꽃받침 잎은 선상 바늘 모양이며 밑부분까지 갈라져 있는데 각 열편은 1개의 맥과 명주털이 나 있다. 열매는 꼬투리열매로 넓은 달걀 모양이며 10~11월에 달린다.

🟤 **채취 방법과 시기** : 꽃이 피는 8~9월에 전초를 채취한다.

🟢 **성분** : 피니톨(pinitol), 플라보노이드(flavonoid), 페놀, 타닌(tannin), 베타-시토스테롤(β-sitosterol)이 함유되어 있고, 플라보노이드(flavonoid)에서는

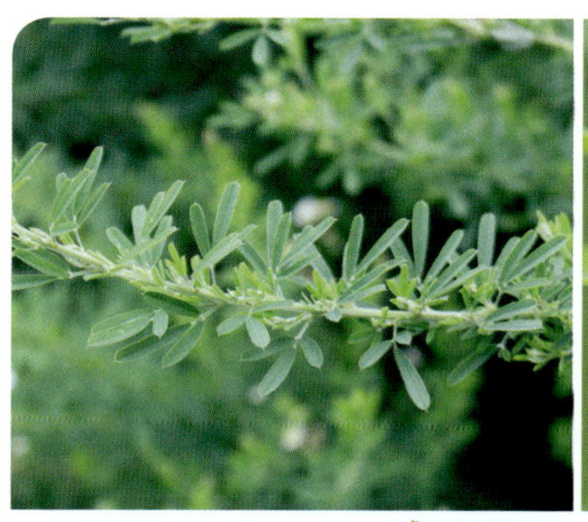

🟤 비수리_ 잎

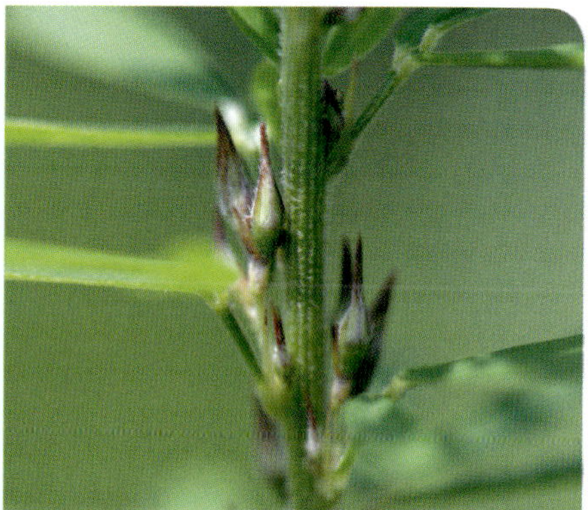

🟤 비수리_ 꽃봉오리

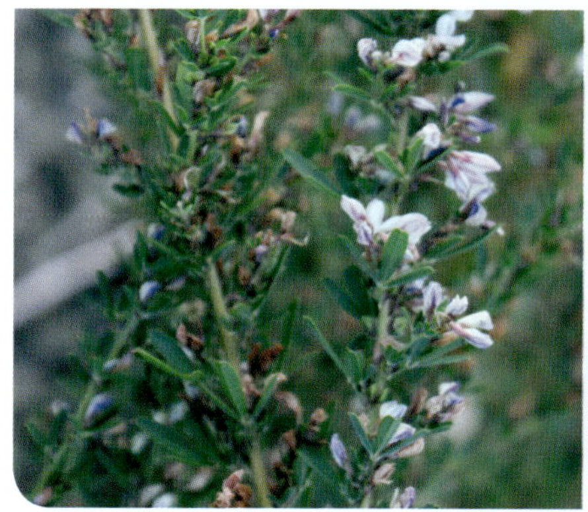

🟤 비수리_ 꽃과 줄기

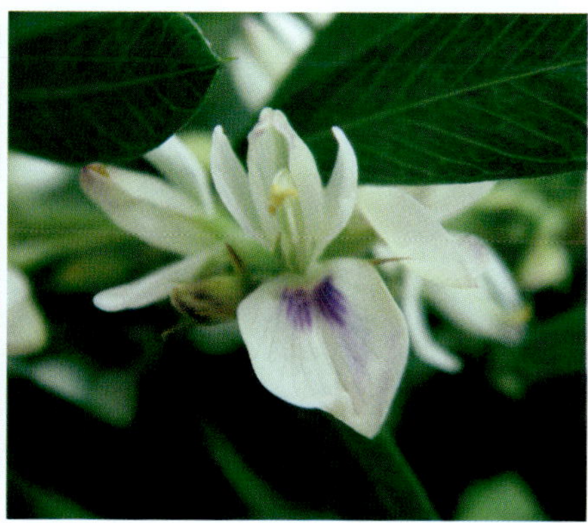

🟤 비수리_ 꽃(확대)

쿼세틴(quercetin), 캠페롤(kaempferol), 비텍신(vitexin), 오리엔틴(orientin) 등이 분리된다.

🍃 **성미** : 성질이 시원하고, 맛은 쓰고 맵다.

🍃 **귀경** : 간(肝), 신(腎), 폐(肺) 경락에 작용한다.

🍂 **효능과 주치** : 전초는 생약명을 야관문(夜關門)이라 하는데 이는 '밤에 문이 열린다'는 뜻으로 정력작용에 좋다는 것을 강조한 듯하다. 정력작용 외에 간장과 신장을 도와주고 폐음(肺陰)을 보익(補益)하며 종기, 유정(遺精), 유뇨(遺尿), 백대(白帶), 위통, 하리, 타박상, 시력감퇴, 목적(目赤), 결막염, 급성 유선염(乳腺炎) 등을 치료한다. 비수리의 추출물은 항산화작용, 세포 손상보호, 피부노화방지 등의 효과가 있다.

🍃 **약용법과 용량** : 말린 전초 50~100g을 물 900mL에 넣어 반이 될 때까지 달여 하루에 2~3회 나눠 마신다.

patent

비수리의 기능성 및 효능에 관한 특허자료

▶ **항산화작용을 갖는 비수리의 추출물을 포함하는 조성물**

본 발명은 비수리 추출물을 유효성분으로 포함하는 항산화 조성물에 관한 것이다. 비수리 추출물은 1,1-디페닐-2-피크릴 하이드라질 라디칼 소거 활성 및 수산(oxalic acid)기 라디칼 소거 활성이 우수하고 강한 항산화 활성을 가져 화장료 조성물, 약학조성물, 건강기능식품 등에 다양하게 이용할 수 있다.

– 공개번호 : 10-2012-0055476, 출원인 : 대한민국(산림청 국립수목원장)

▶ **비수리 추출물 함유 기능성 맥주 및 상기 기능성 맥주 제조 방법**

본 발명은 맥주 제조 방법에 관한 것으로 보다 상세하게는 맥주의 맛과 향, 건강 기능상의 효과를 향상시키기 위해 기능성 식물인 비수리의 지상부 추출물을 함유한 기능성 맥주 및 상기 기능성 맥주의 제조 방법에 관한 것이다.

– 공개번호 : 10-2012-0082571, 출원인 : 강진오 · 박서현

▶ **항산화 및 세포 손상 보호 효능을 갖는 비수리 추출물 및 이를 함유하는 화장료 조성물**

본 발명은 항산화 및 세포 보호 효능을 갖는 비수리 추출물 및 이를 함유하는 화장료 조성물에 관한 것이다. 더욱 상세하게는 세포에 독성이 없고, 피부 자극을 유발하지 않을 뿐만 아니라 산화적 스트레스(Oxidative Stress)로부터 세포 손상 보호 효능을 가지며, 항산화효과를 나타내는 피부노화 방지 화장료 조성물로 사용할 수 있다.

– 공개번호 : 10-2012-0004620, 출원인 : (주)래디안

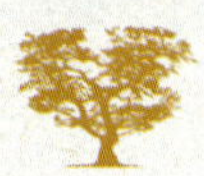

구충, 살충, 뱀교상, 고지혈증에 사용하는

비자나무 | 사용부위 | 종인

Torreya nucifera (L.) Siebold & Zucc.

- **이명** : 비실(榧實), 향비(香榧)
- **생약명** : 비자(榧子)
- **과명** : 주목과(Taxaceae)
- **개화기** : 3~4월

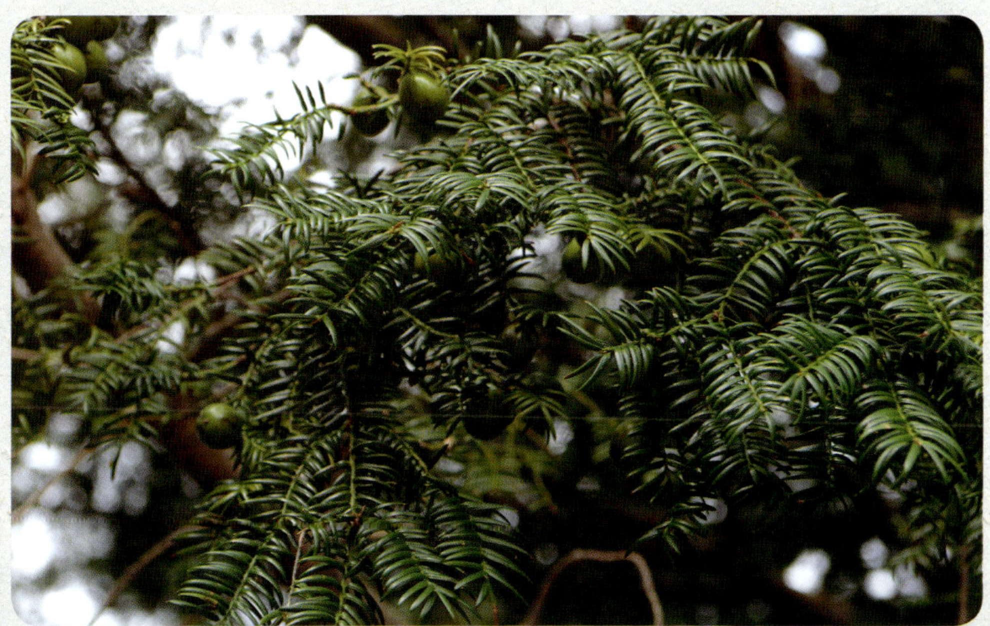

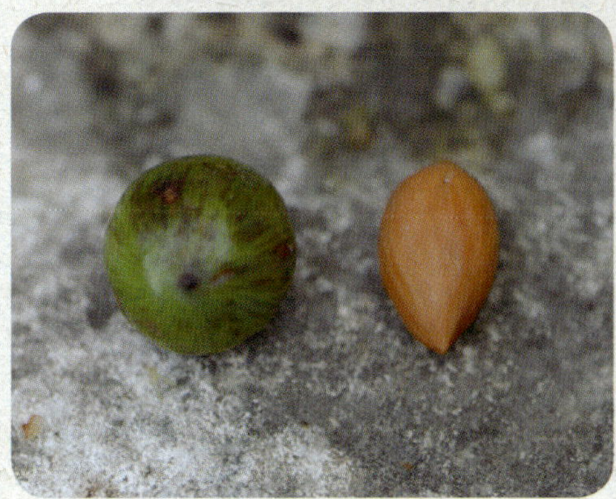

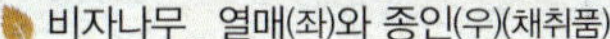

🌰 비자나무_ 열매(좌)와 종인(우)(채취품)

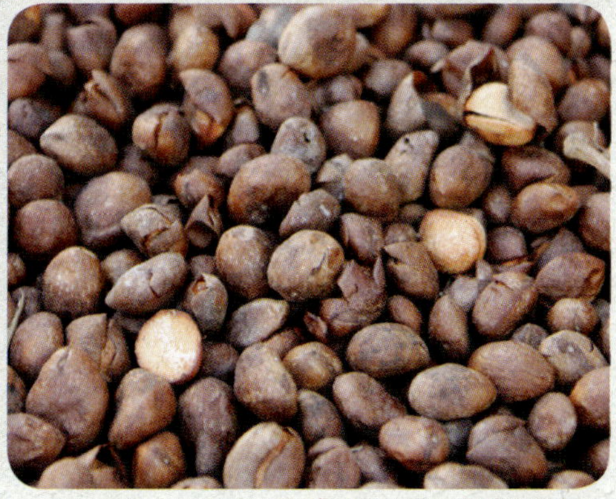

🌰 비자나무_ 종인(약재 전형)

🌿 **생육특성** : 비자나무는 남부 지방의 산 계곡에서 자라는 상록침엽교목으로, 높이는 25m 전후로 자라고, 나무껍질은 회갈색이다. 잎은 선상 바소꼴에 새 날개깃 모양으로 배열되고 잎 길이는 1.2~1.5cm, 너비는 0.2~0.3cm 로 위로 갈수록 좁아져 끝은 가시 모양으로 뾰족해지며 가장자리는 밋밋 하고 단단하다. 꽃은 미황색으로 3~4월에 암수딴그루로 피는데 수꽃은 타원형 또는 달걀 모양의 원형으로 길이는 1cm로 한 화경(꽃자루, 꽃줄기) 에 10여 송이의 꽃이 달리는데 암꽃은 화경이 없고 마주나지만 꽃이 발육 하여 1개의 배주가 곧게 달린다. 열매는 타원형에 육질로 싸여 있으며 다 음해 9~10월에 홍갈색으로 달린다.

🌿 **채취 방법과 시기** : 9~10월에 열매를 채취한다.

🌿 **성분** : 종인에는 지방유가 들어 있는데 그 속에는 팔미틱산(palmitic acid),

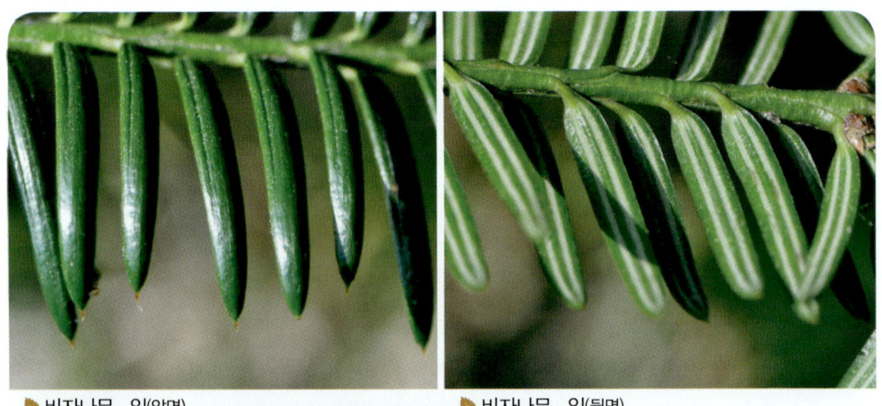

🌿 비자나무_ 잎(앞면)

🌿 비자나무_ 잎(뒷면)

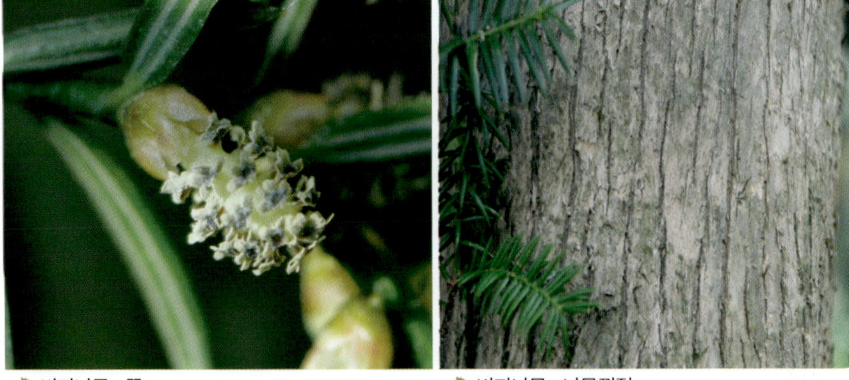

🌿 비자나무_ 꽃

🌿 비자나무_ 나무껍질

【 혼동하기 쉬운 약초 비교 】

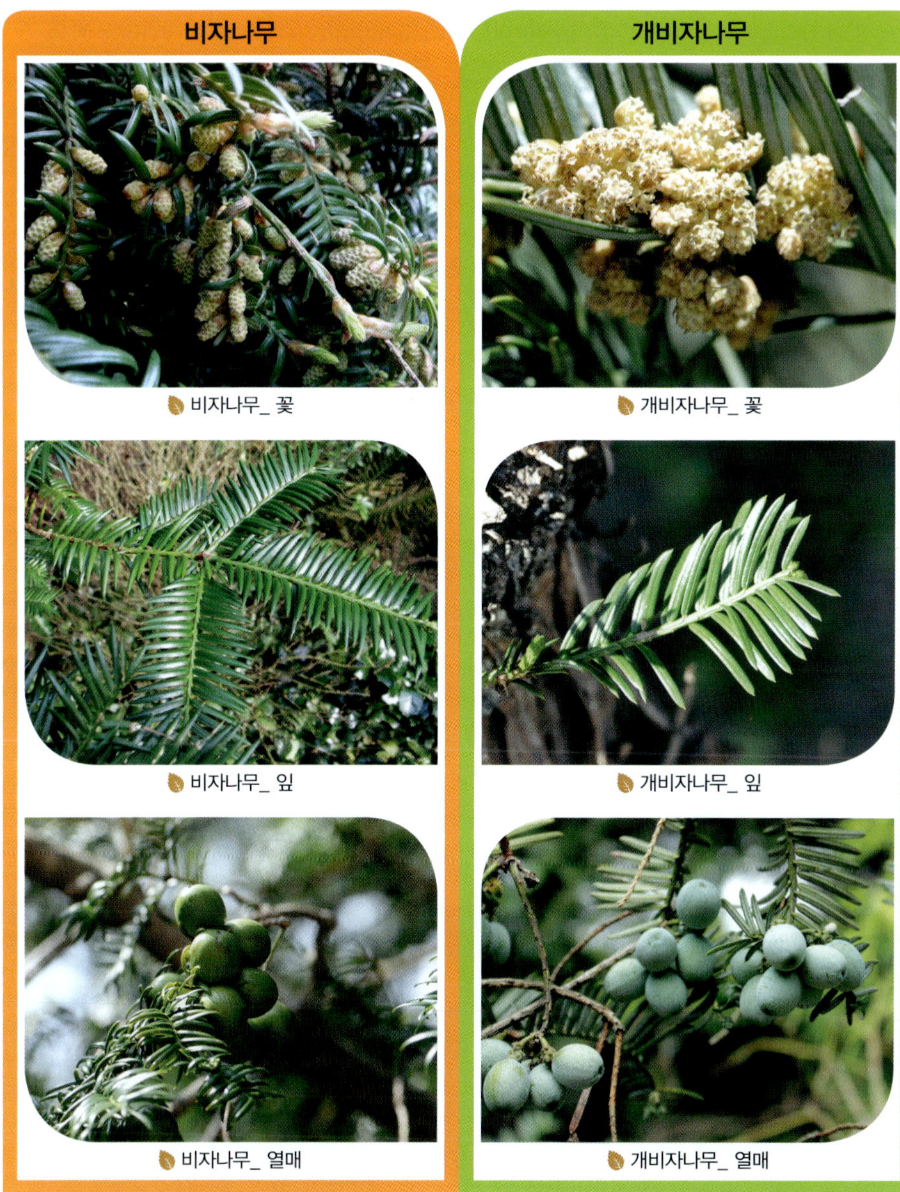

비자나무	개비자나무

비자나무_ 꽃

개비자나무_ 꽃

비자나무_ 잎

개비자나무_ 잎

비자나무_ 열매

개비자나무_ 열매

비자나무와 개비자나무

개비자나무와 비자나무는 외형적으로 보기에 거의 비슷하다. 열매의 생김새도 비슷하고 암수딴그루
인 것도, 약효도 같아 둘 다 구충제로 사용하는 점도 비슷하다. 다른 점이라면 개비자나무는 높이가
2~5m 정도로 자라고, 비자나무는 높이가 25m 전후로 높이에서 차이를 보인다.

스테아릭산(stearic acid), 올레산(oleic acid), 리놀레산(linoleic acid), 글리세라이드(glyceride), 스테롤(sterol), 타닌(tannin), 수산(oxalic acid), 포도당, 다당류, 정유 등이 함유되어 있다.

🍃 **성미** : 성질이 평범하고, 맛은 달다.

🍃 **귀경** : 비(脾), 위(胃), 대장(大腸) 경락에 작용한다.

🍂 **효능과 주치** : 종인은 생약명을 비자(榧子)라 하여 살충, 구충, 식적, 충적, 변비, 치질의 치창, 뱀교상 등을 치료하며 오래된 만성 소화불량과 적체된 위장 질환을 치료한다. 기생충으로 인한 위장 내부의 경결(硬結)과 복통을 치료하고, 류머티즘으로 인한 종통(腫痛), 수종을 치료한다. 뱀에 물렸을 때에도 해독제로 사용한다. 비자나무의 추출물은 심장순환계의 질환에 약효가 있으며 항균작용이 있다는 것이 밝혀졌다.

🍃 **약용법과 용량** : 말린 종인 30~40g을 물 900mL에 넣어 반이 될 때까지 달여 하루에 2~3회 나눠 마시거나, 환이나 가루로 만들어 복용한다. 구충제로 사용할 경우에는 아침저녁 공복에 복용한다.

patent

비자나무의 기능성 및 효능에 관한 특허자료

▶ **비자나무 추출물 또는 그로부터 분리된 아비에탄디테르페노이드계 화합물을 유효성분으로 하는 심장순환계 질환의 예방 및 치료용 조성물**

본 발명은 비자나무 추출물 또는 그로부터 분리된 아비에탄디테르페노이드계 화합물을 유효성분으로 하는 심장순환계 질환의 예방 및 치료용 조성물에 관한 것이다. 본 발명의 비자나무 추출물 또는 그로부터 분리된 아비에탄디테르페노이드계 화합물은 저밀도 지질 단백질에 대한 항산화 활성이 우수할 뿐만 아니라 ACAT에 대한 활성을 효과적으로 억제한다. 또한 본 발명의 비자나무 추출물은 혈청 LDL을 감소시킴과 동시에 혈중 콜레스테롤을 낮추어준다. 따라서 본 발명의 조성물은 콜레스테릴 에스테르의 합성 및 축적으로 유발되는 고지혈증 및 동맥경화증과 같은 심장순환계 질환의 예방 및 치료에 유용하게 사용할 수 있다.

– 공개번호 : 10–2007–0041484, 특허권자 : 한국생명공학연구원

▶ **비자나무 유래 추출물을 포함하는 항미생물제 조성물 및 방부제 조성물**

본 발명은 항미생물제 조성물 및 방부제 조성물을 개시한다. 구체적으로 본 발명 비자나무 유래 추출물을 유효성분으로 포함하는 항미생물제 조성물 및 방부제 조성물을 개시한다.

– 공개번호 : 10–2008–0107687, 특허권자 : 재단법인 제주테크노파크

지갈, 진해, 거담에 사용하는

비파나무 | 사용부위 | 잎, 꽃, 열매

Eriobotrya japonica (Thunb.) Lindl. = [*Mespilus japonica* Thunb.]

- 이명 : 비파
- 생약명 : 비파(枇杷), 비파엽(枇杷葉), 비파근(枇杷根), 비파화(枇杷花)
- 과명 : 장미과(Rosaceae)
- 개화기 : 10~11월

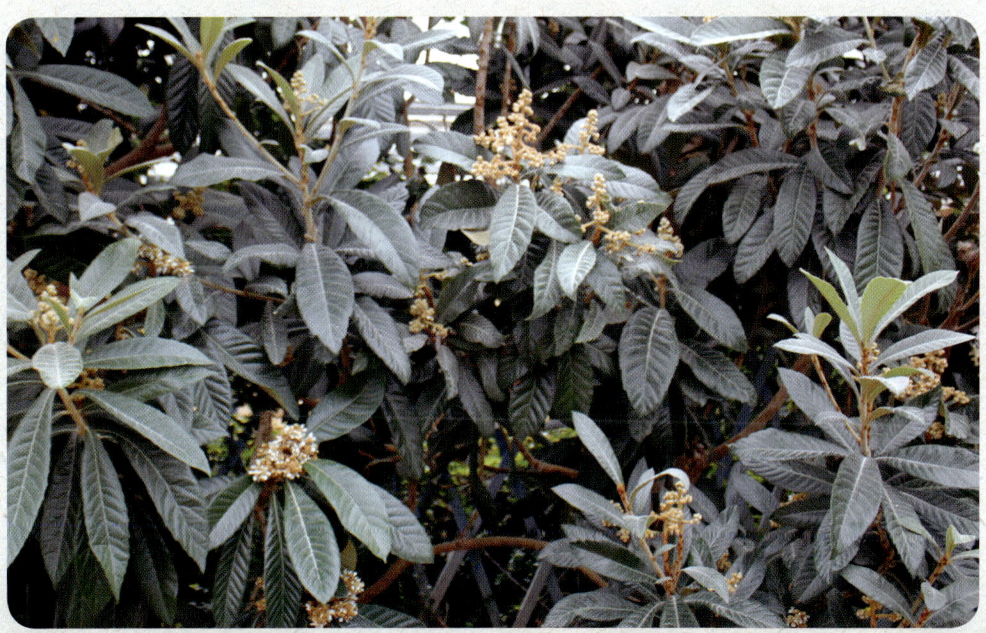

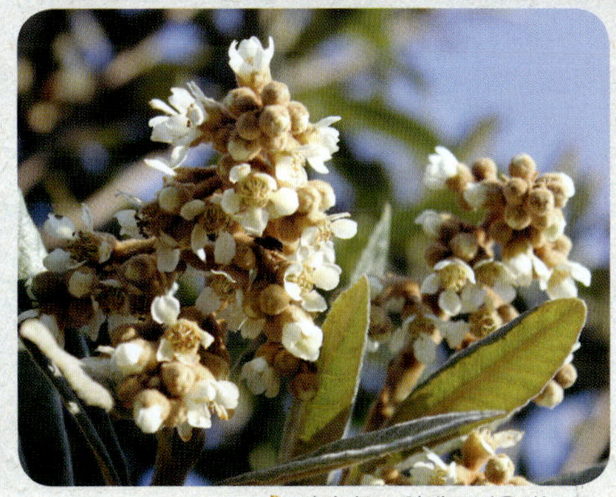

비파나무_ 약재로 사용하는 꽃

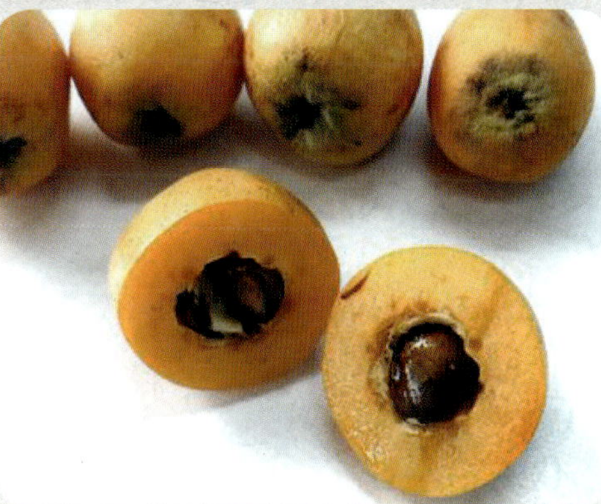

비파나무_ 열매(채취품)

 : 비파나무는 제주도 및 남부 지방에서 과수 또는 관상용으로 재배하는 상록활엽소교목으로, 높이가 10m 내외로 자란다. 작은 가지는 굵고 튼튼한데 가지는 많이 갈라지고 연한 갈색의 가는 털로 덮여 있다. 잎은 두껍고 서로 어긋나는데 긴 타원형 또는 거꿀달걀 모양 바소꼴로 잎끝은 짧고 뽀족하다. 잎 가장자리에는 톱니가 있고 윗면은 심녹색에 광택이 나며 밑면은 연한 갈색의 가는 털이 밀생해 있다. 꽃은 황백색으로 10~11월에 원뿔꽃차례로 수십 송이가 한데 모여서 핀다. 열매는 액상의 이과로 공 모양 또는 타원형에 가깝고 다음해 6~7월에 황색 혹은 등황색으로 달린다.

 : 열매는 6~7월, 잎은 연중 수시, 꽃은 10~11월에 채취한다.

 : 열매에는 수분, 질소, 탄수화물이 함유되어 있는데, 그중에서 환원당이 70% 이상을 차지하고 이 밖에 펜토산(pentosan)과 조섬유가 차지한다. 과육에는 지방, 당류, 단백질, 셀룰로오스(cellulose), 펙틴(pectin), 타닌(tannin), 회분 중에는 나트륨, 칼륨, 철분, 인 등이 함유되어 있고 비타민 B·C도 함유되어 있다. 그리고 크립토크산틴(cryptoxanthin), 베타-카로틴 등의 색소가 함유되어 있고, 열매의 즙에는 포도당, 과당, 서당, 사과산(malic acid), 잎에는 정유가 들어 있는데 그 주성분은 네롤리돌(nerolidol) 및 파르네솔(farnesol)이다. 그 외에는 알파-피넨(α-pinene),

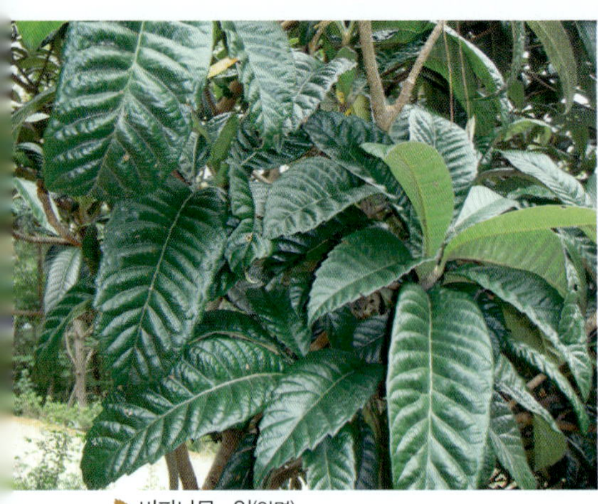

비파나무_ 잎(앞면)

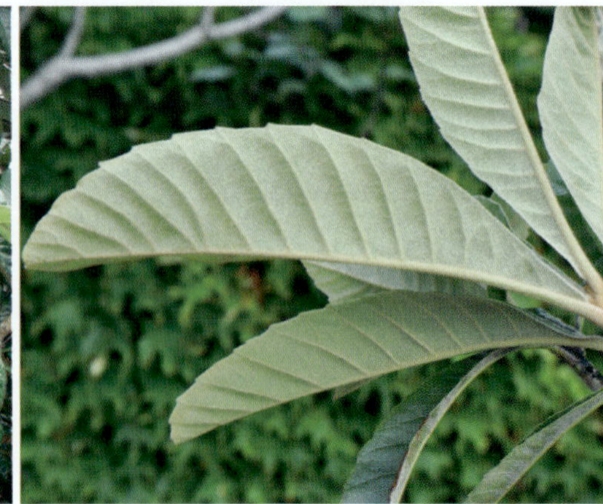

비파나무_ 잎(뒷면)

722

베타-피넨(β-pinene), 캄펜, 밀센(myrcene), p-시멘(p-cymene), 리날룰
(linalool), 알파-일란겐(α-ylangene), 알파-파르네센(α-farnesene), 베타-파
르네센(β-farnecene), 캄퍼(camphor), 네롤(nerol), 게라니올(geraniol), 알
파-카디놀(α-cadinol), 에레몰(elemol), 리날룰옥사이드(linalool oxide), 아
미그달린(amygdalin), 우르솔산(ursolic acid), 올레아놀산(oleanolic acid),
주석산(tartaric acid), 사과산, 타닌, 비타민 B·C, 소비톨(sorbitol) 등이 함
유되어 있다. 꽃에는 정유와 올리고사카라이드(oligosaccharide)가 함유되
어 있다.

🍃 **성미** : 열매는 성질이 시원하고, 맛은 달고 시며, 독성이 없다. 잎은 성질이
시원하고, 맛은 쓰다. 꽃은 성질이 조금 따뜻하고, 맛은 담백하다.

🍃 **귀경** : 폐(肺), 위(胃), 방광(膀胱) 경락에 작용한다.

🍃 **효능과 주치** : 열매는 생약명을 비파(枇杷)라 하여 자양강장작용을 비롯하여
지갈(止渴), 윤폐(潤肺), 하기(下氣), 해수, 토혈, 비혈, 조갈, 구토를 치료한
다. 잎은 생약명을 비파엽(枇杷葉)이라 하여 건위, 청폐(淸肺), 강기(降氣),
화담(化痰), 진해, 거담, 비출혈, 구토 등을 치료한다. 꽃은 생약명을 비파
화(枇杷花)라 하여 감기, 해수, 혈담(血痰)을 치료한다.

🍃 **약용법과 용량** : 생열매 10~15개를 하루에 2~3회 매 식후 나눠 먹는다. 또

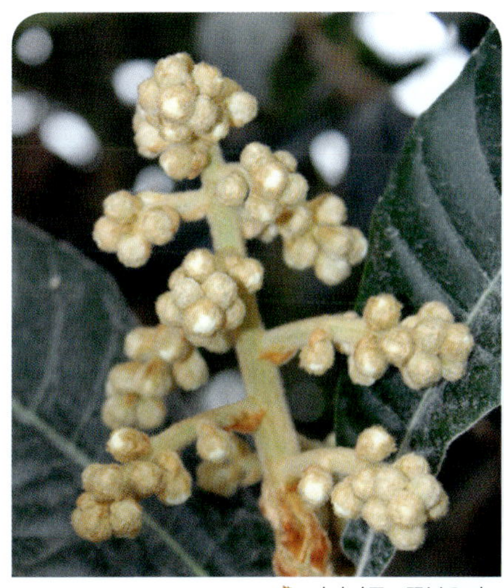

🍂 비파나무_ 꽃봉오리

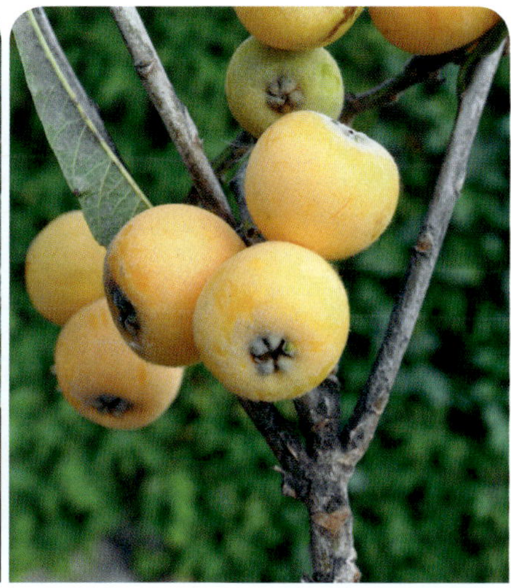

🍂 비파나무_ 익은 열매

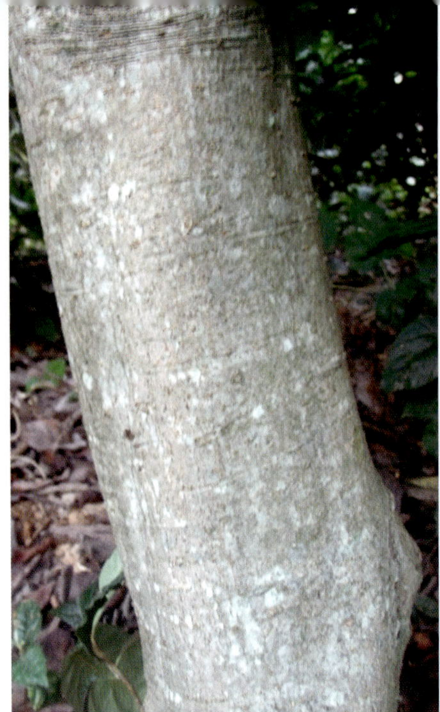

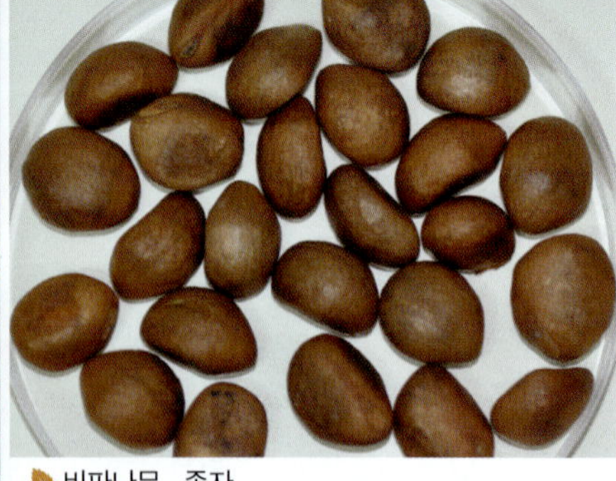

🌰 비파나무_ 종자

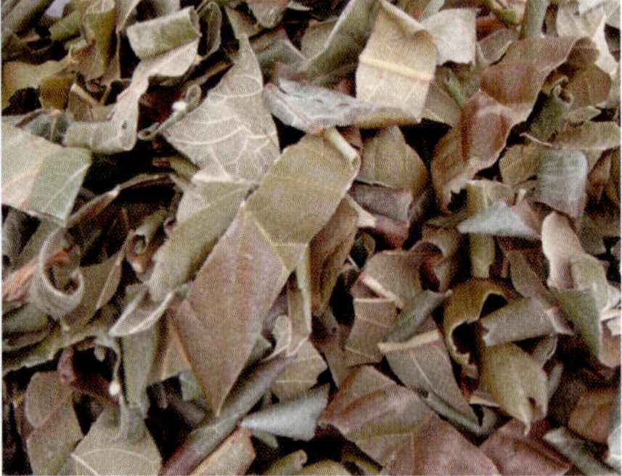

🌰 비파나무_ 잎(약재)

🌰 비파나무_ 나무껍질

는 생열매 10~15개를 물 900mL에 넣어 반이 될 때까지 달여 하루에 2~3회 나눠 마신다. 말린 잎 20~30g을 물 900mL에 넣어 반이 될 때까지 달여 하루에 2~3회 나눠 마신다. 말린 꽃 20~30g을 물 900mL에 넣어 반이 될 때까지 달여 하루에 2~3회 나눠 마신다.

 *patent*

비파나무의 기능성 및 효능에 관한 특허자료

▶ 비파나무 잎차(불로장수 복복차)의 제조방법

본 발명은 비파나무 잎차의 제조방법에 관한 것으로, 더욱 상세하게는 바다 부근 야산에서 서식하는 비파나무에서 산출되는 잎을 이용하여 맛과 향이 우수한 비파나무 차를 제조하는 것으로, 비파나무 잎을 채취하는 단계(A)와 채취한 비파나무 잎을 깨끗이 세척하는 단계(B)와 세척된 비파나무 잎을 2~3cm의 크기로 절단하는 단계(C)와 절단된 비파나무 잎을 소금물에 투입하는 단계(D)와 소금물에 투입된 비파나무 잎을 건져 물기를 제거하는 단계(E)와 물기가 제거된 비파나무 잎을 쪄내는 단계(F)와 쪄낸 비파나무 잎을 냉각시켜 털어서 엉킨 잎을 풀어주는 단계(G)와 냉각된 비파나무 잎을 높은 온도에서 낮은 온도로 덖는 단계(H)와 덖어진 비파나무 잎을 건조시키는 단계(I) 및 건조시킨 비파나무 잎을 미세하게 마쇄하는 단계(J)를 포함하여 이루어지는 것을 특징으로 한다. 또한 본 발병은 분말화된 비파나무 잎 분말 2~5중량%에 우유 90~96중량% 및 인삼 분말 2~5중량%을 혼합하여 비파나무 잎차 함유 음료를 제조함을 특징으로 한다.

– 등록번호 : 10–0554449–0000, 출원인 : 오경자 · 신혜원 · 신희림

724

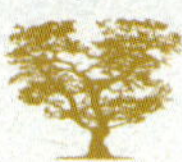

거풍, 고혈압, 자양강장, 당뇨에 사용하는

뽕나무

| 사용부위 | 뿌리, 뿌리껍질, 가지, 잎, 열매

Morus alba L.

- 이명 : 오듸나무, 새뽕나무, 상목(桑木)
- 생약명 : 상엽(桑葉), 상근백피(桑根白皮), 상근(桑根), 상지(桑枝), 상심(桑椹)
- 과명 : 뽕나무과(Moraceae)
- 개화기 : 5~6월

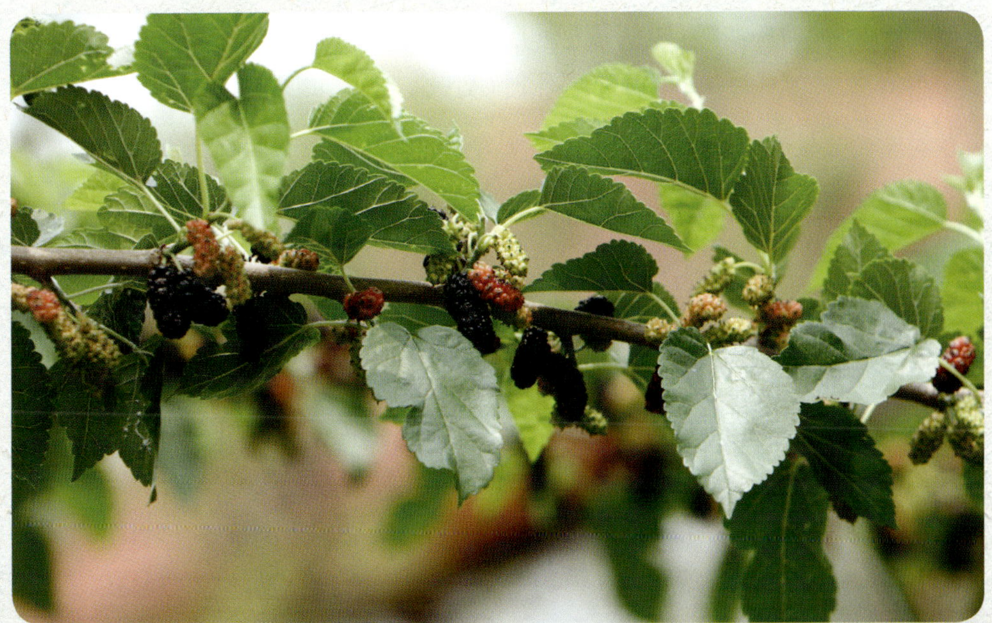

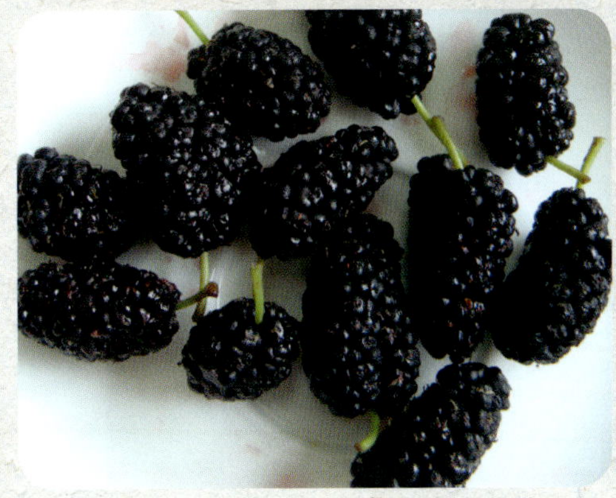

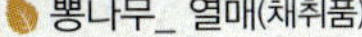

🌰 뽕나무_ 열매(채취품)

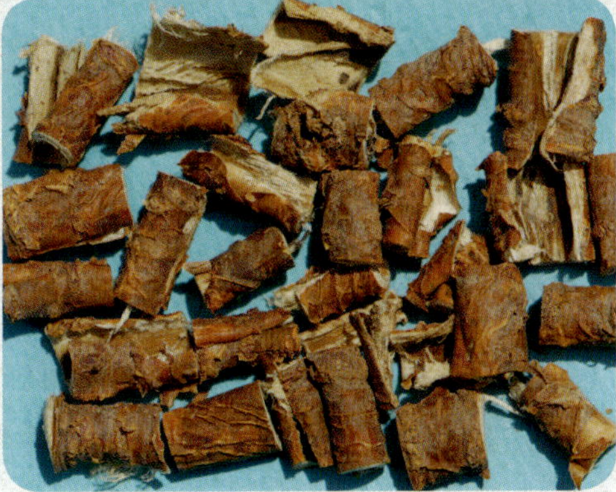

🌰 뽕나무_ 뿌리 겉껍질(약재)

● **생육특성** : 뽕나무는 전국의 산기슭이나 마을 부근에서 자생하거나 심어 가꾸는 낙엽활엽교목 또는 관목으로, 작은 가지가 많고 회백색 혹은 회갈색으로 잔털이 나 있으나 차츰 없어진다. 잎은 달걀 모양의 원형 또는 긴 타원형 달걀 모양으로 3~5개로 갈라지는데 가장자리에는 둔한 톱니가 있으며 잎끝이 뾰족하고 표면은 거칠거나 평활하다. 꽃은 황록색으로 5~6월에 단성에 암수딴그루로 잎과 거의 동시에 피는데, 수꽃은 새 가지의 밑부분 잎겨드랑이에서 밑으로 처지는 미상꽃차례로 달리고 암꽃은 길이가 0.5~1cm이고 암술대는 거의 없다. 열매는 6월에 검은색으로 달린다.

● **채취 방법과 시기** : 잎은 봄·여름, 뿌리, 뿌리껍질은 겨울, 가지는 늦은 봄부터 초여름, 열매는 6월에 익었을 때 채취한다.

● **성분** : 뿌리껍질(상백피)은 움벨리페론(umblliferone), 멀베로크로멘(mulberrochromene), 시클로멀베린(cyclomulberrin), 시클로멀베로크로맨(cyclomulberrochromene), 스코폴레틴(scopoletin), 트리고넬린(trigonelline), 타닌(tannin)질 등이 함유되어 있고 플라보노이드(flavonoid)계의 모루신(morusin), 트리테르페노이드(triterpenoid)계의 알파,베타-아미린(α,β-amyrin), 시토스테롤(sitosterol), 베물린산, 아데닌(adenin), 베타인(betaine), 팔미트산(palmitic acid), 스테아르산(stearic acid) 등이 함유되어 있다. 열매(상심)에는 당분, 탄닌이 함유되어 있고, 사과산(malic acid), 레몬산(citric acid) 같은 유기산과, 비타민 B_1, B_2, C, 카로틴(carotene), 리놀산(linolic acid), 스테아린산(stearic acid), 올레인산(oleic acid) 등이 함유되

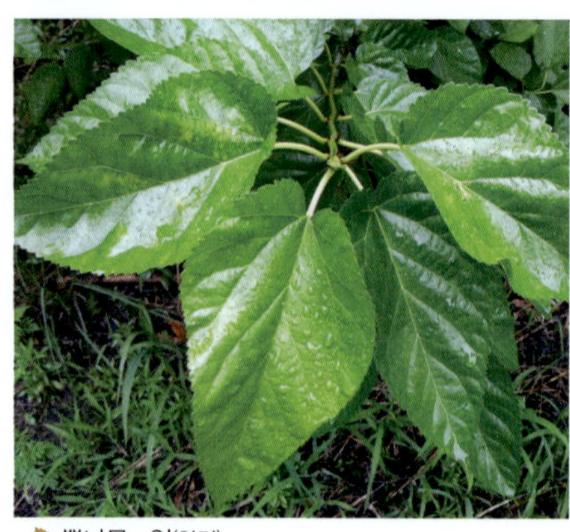

● 뽕나무_ 잎(앞면)

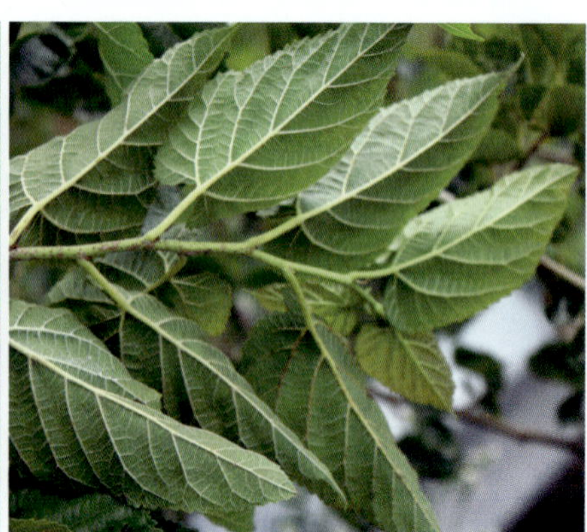

● 뽕나무_ 잎(뒷면)

726

어 있다. 잎(상엽)에는 곤충 변태성 호르몬인 이노코스테론(inokosterone), 엑다이스테론(ecdysterone), 트리테르페노이드(triterpenoid)계 베타-시토스테롤(β-sitosterol), 베타-시토스테롤-베타-글루코시드(β-sitosterol-β-glucoside)가 함유되어 있고, 플라보노이드계의 루틴(rutin), 모라세틴(moracetin), 이소쿼시트린(isoquercetin)이 함유되어 있으며, 쿠마린(coumarin)계의 움벨리페론(umbelliferone), 스코폴레틴(scopoletin), 스코폴린(scopolin) 등이 함유되어 있다. 정유(精油, essential oils) 성분으로 알파,베타-헥세날(α,β-hexenal), 오이게놀(eugenol), 과이어콜(guaiacol), 메틸살리실레이트(methyl salicylate) 등 20여 종의 물질로 이루어져 있다. 그 밖에 염기성물질인 트리고넬린(trigonelline), 아데닌(adenin)과, 유기산인 클로로겐산(chlorogenic acid), 푸마르산(fumal acid), 엽산(folate, 비타민 B$_9$)

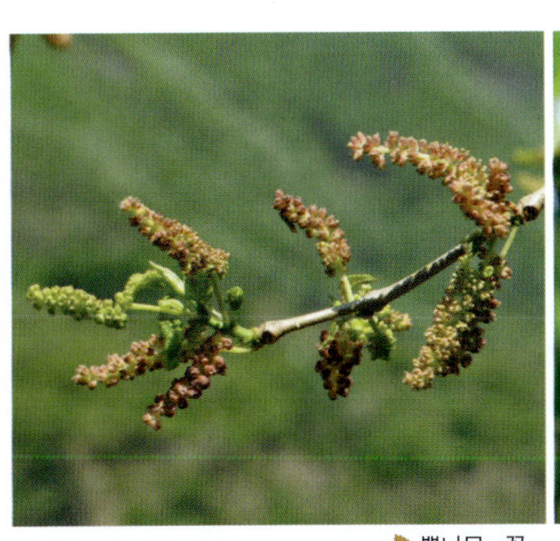

🍂 뽕나무_ 꽃

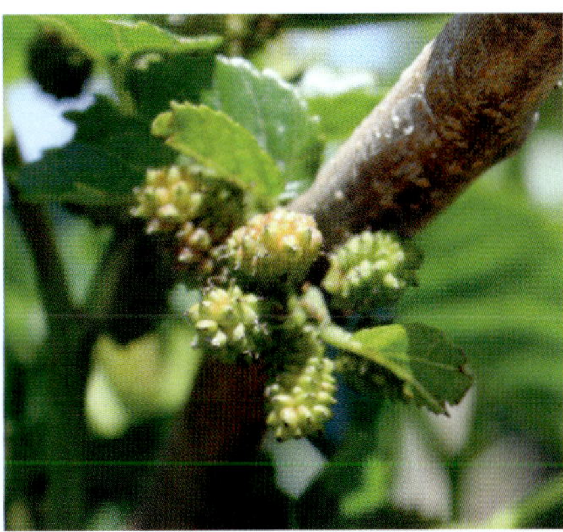

🍂 뽕나무_ 덜 익은 열매

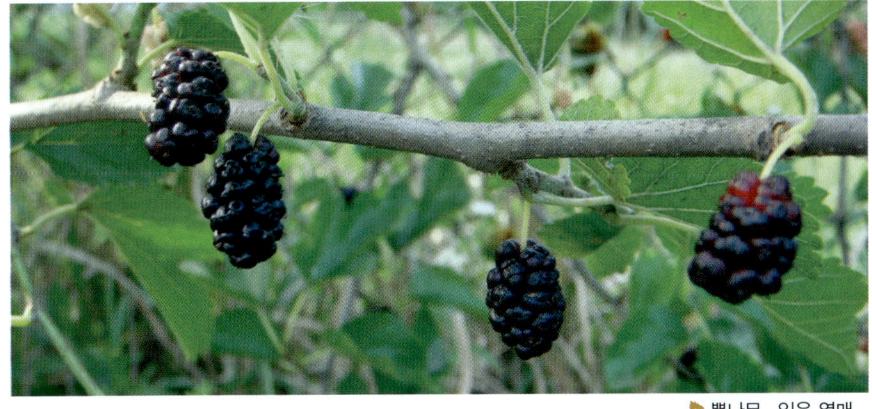

🍂 뽕나무_ 익은 열매

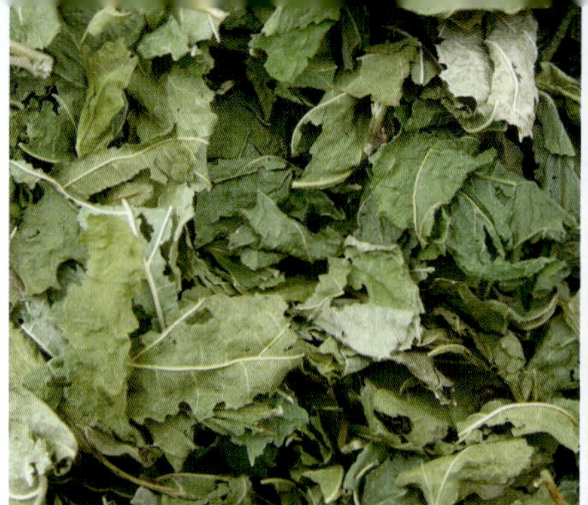

🍂 뽕나무_ 잎(상엽, 약재 전형)

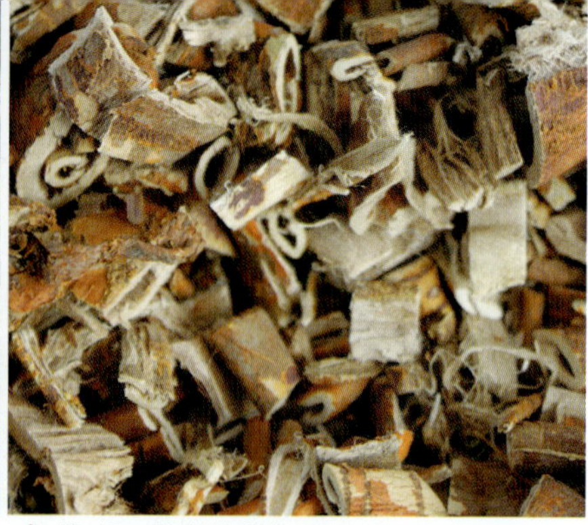

🍂 뽕나무_ 뿌리 겉껍질(상근백피, 약재)

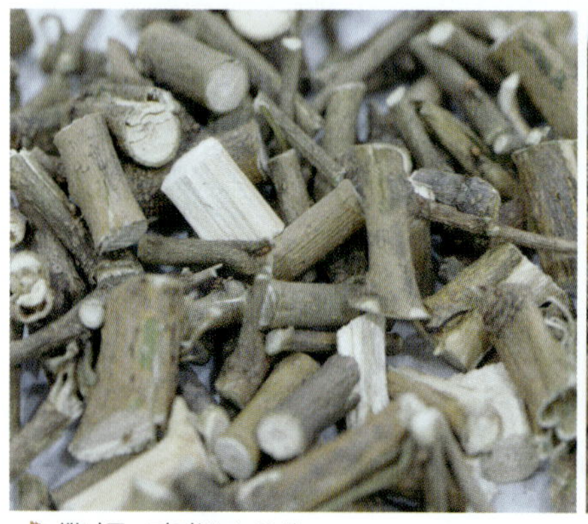

🍂 뽕나무_ 가지(상지, 약재)

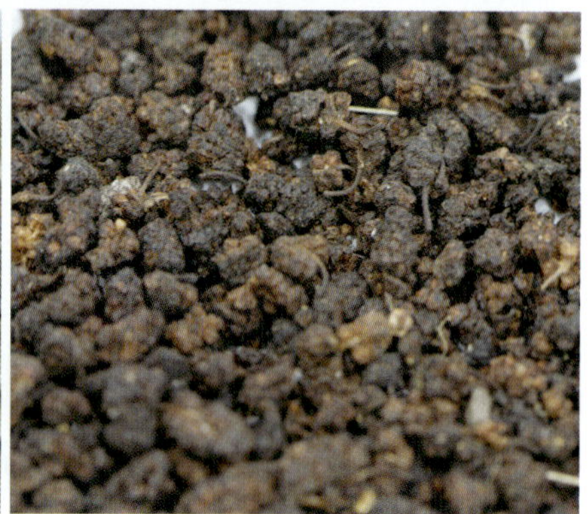

🍂 뽕나무_ 열매(상심, 약재 전형)

등을, 아미노산인 아스파라긴산(asparaginicacid), 글루탐산(glutamic acid), 감마-아미노부틸산(γ-Aminobutyric Acid), 피페콜산(pipecolic acid), 클루타치온(glutathione) 등이 함유되어 있다. 이 밖에도 티아민(thiamine), 리보플라빈(rivoflavin, 비타민 B_2), 피리독신(pyridoxine, 비타민 B_6), 니코틴산(nicotinic acid), 판토텐산(pantothenic acid), 타닌질 등이 함유되어 있다.

🔵 **성미** : 잎은 성질이 차고, 맛은 쓰고 달다. 뿌리는 성질이 따뜻하고, 맛은 달고, 독성이 없다. 뿌리껍질, 열매는 성질이 차고, 맛은 달다. 가지는 성질이 평범하고, 맛은 쓰다.

🟣 **귀경** : 뿌리껍질은 비(脾), 폐(肺), 신(腎) 경락에 작용한다. 잎은 간(肝), 비(脾), 폐(肺) 경락에 작용한다.

🟠 **효능과 주치** : 잎은 생약명을 상엽(桑葉)이라 하여 당뇨, 거풍, 청열, 양혈, 두통, 목적, 고혈압, 구갈, 중풍, 해수, 습진, 하지상피종 등을 치료한다. 뿌리는 생약명을 상근(桑根)이라 하여 진균 억제작용이 있고 어린이의 경

728

풍, 관절통, 타박상, 눈충혈, 아구창을 치료한다. 뿌리껍질의 코르크층을 제거한 가죽질의 껍질은 생약명을 상근백피(桑根白皮)라 하여 이뇨, 고혈압, 해열, 진해, 천식, 종기, 황달, 토혈, 수종, 각기, 빈뇨를 치료한다. 가지는 생약명을 상지(桑枝)라 하여 고혈압, 각기부종, 거풍습, 수족마비, 손발저림 등을 치료한다. 열매는 오디라 하는데 생약명으로는 상심(桑椹)이며 보간, 익신, 진해, 소갈, 당뇨, 변비, 이명, 피로해소, 자양강장, 관절 부위를 치료한다.

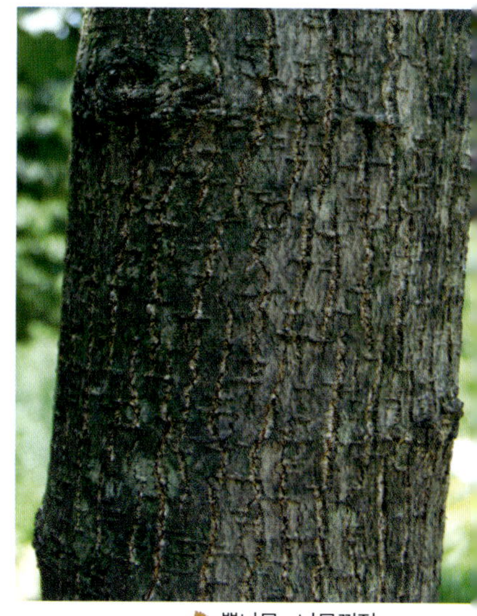

🍃 뽕나무_ 나무껍질

🍃 **약용법과 용량 :** 말린 잎 20~30g을 물 900mL에 넣어 반이 될 때까지 달여 하루에 2~3회 나눠 마신다. 말린 뿌리 50~100g을 물 900mL에 넣어 반이 될 때까지 달여 하루에 2~3회 나눠 마신다. 말린 뿌리껍질 20~50g을 물 900mL에 넣어 반이 될 때까지 달여 하루에 2~3회 나눠 마신다. 외용할 경우에는 짓찧어 환부에 바른다. 말린 가지 100~150g을 물 900mL에 넣어 반이 될 때까지 달여 하루에 2~3회 나눠 마신다. 생열매 50~100g을 하루에 2~3회 나눠 먹거나, 물 900mL에 넣어 반이 될 때까지 달여 하루에 2~3회 나눠 마신다.

patent

뽕나무의 기능성 및 효능에 관한 특허자료

▶ **항당뇨 기능성 뽕나무 오디 침출주 및 그 제조 방법**

본 발명은 뽕나무 오디를 시료로 오디 주스분말, 오디 침출주, 오디 발효주 및 오디 식초를 제조하고 식이군으로 나누어 스트렙토조토신(streptozotocin) 유발 당뇨 쥐를 실험동물로 하여 실험한 결과, 오디 침출주 투여군이 혈당 수준, 혈청인슐린 수준 및 혈청콜레스테롤과 중성지방에 있어서 가장 우수하였다.

– 공개번호 : 10-2012-0118379, 출원인 : 대구가톨릭대학교 산학협력단

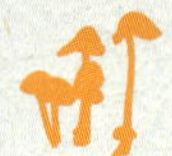

복령

| **사용부위** | 균괴

Wolfiporia extensa (Peck) Ginns

- **이명** : 복토(茯菟), 복령(茯靈), 복령(伏苓), 운령(云苓), 송서(松薯)
- **생약명** : 백복령(白茯苓), 백복신(白茯神)
- **과명** : 구멍장이버섯과(Polyporaceae)
- **발생시기** : 연중

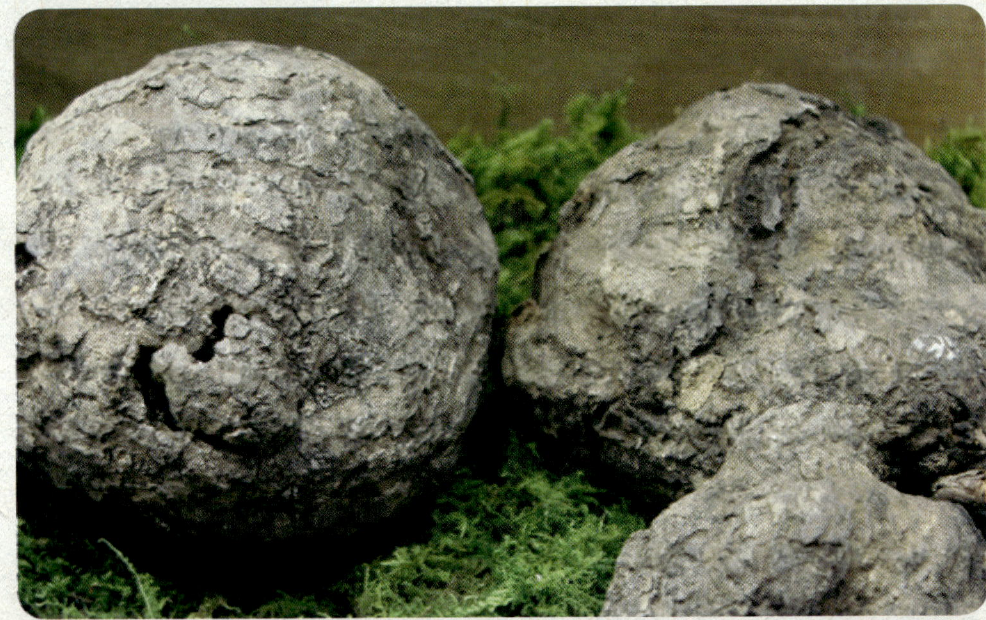

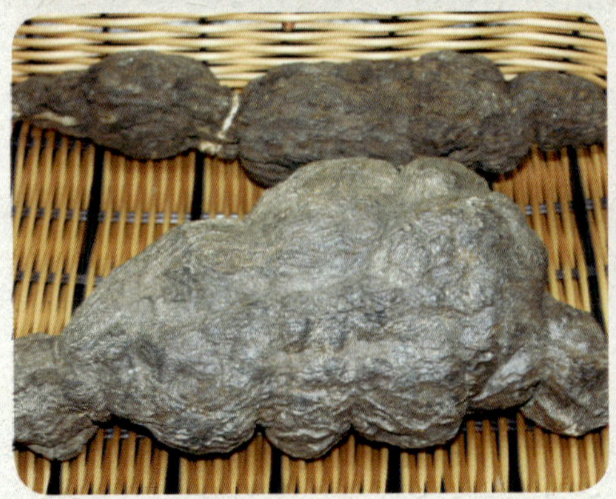

복령_ 자실체(채취품)

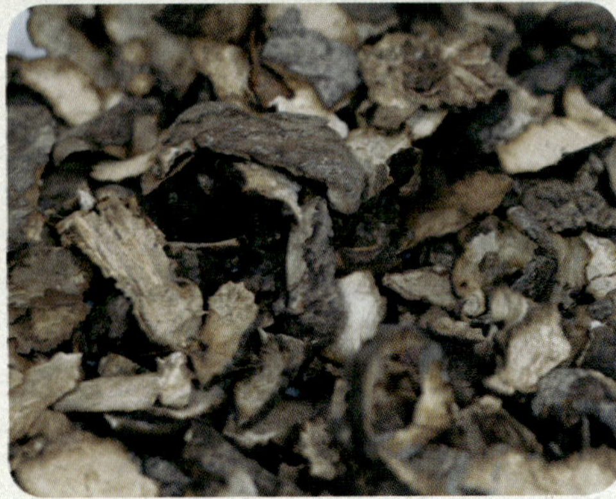

복령_ 자실체(약재)

- **생육특성** : 복령은 벌채한 지 3~10년 된 소나무 뿌리에서 기생하여 성장하는 균핵으로 소나무 뿌리가 내부에 남아 있는 것은 복신, 뿌리가 없어지고 안이 흰 것은 백복령, 붉은 것은 적복령이라고 하여 약용한다. 지름은 10~30cm이고 형체는 일정하지 않다. 겉은 암갈색, 안은 회백색의 육질로 되어 있다.

- **발생 장소** : 땅속 소나무 뿌리에서 발생해 기생하므로 긴 꼬챙이로 소나무 밑의 땅을 찔러서 느낌으로 채취한다.

- **성분** : 파키만(pachiman), 파킴산(pachymic acid), 에부리콜산(eburicoic acid), 디하이드로에부리콜산(dehydroeburicoic acid), 피니콜산(pinicolic acid) 외에 당, 무기물(철, 칼슘, 마그네슘, 칼륨, 나트륨), 에르고스테롤(ergosterol) 등이 함유되어 있다.

- **성미** : 성질이 평범하고, 맛은 달고 담담하다.

- **귀경** : 심(心), 비(脾), 폐(肺), 신(腎), 방광(膀胱) 경락에 작용한다.

- **효능과 주치** : 이뇨작용이 있어 몸이 붓거나 요도염, 방광염 등이 있을 때 사용하는데, 다른 이뇨제와 달리 위장을 튼튼하게 하고 신경을 안정시키는 효능이 있어 몸이 약한 사람에게 좋다. 따라서 인삼이나 황기, 백출, 감초 등과 함께 달여 먹으면 위장이 약하여 소화가 안 되고 설사하는 증상을 치료할 수 있다.

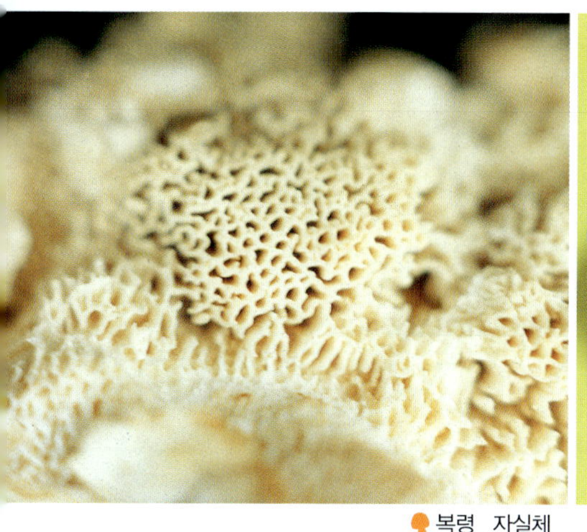

복령_ 자실체

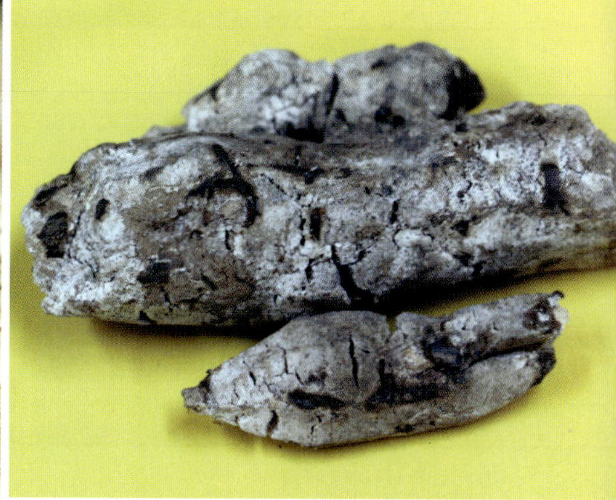

복령_ 복신(채취품)

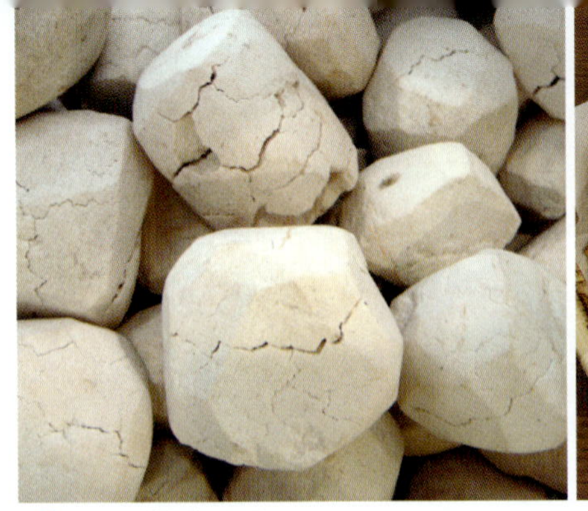

복령_ 백복령(채취품)

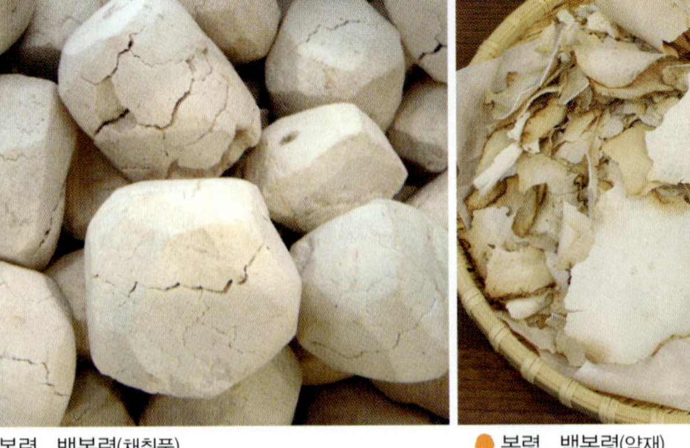

복령_ 백복령(약재)

약용법과 용량 : 자연산 복령은 7월부터 이듬해 3월 사이에 소나무 숲에서 채취하고, 인공 재배한 복령은 종균을 접종한 2년 후 7~8월에 채취하여 사용한다. 1회 복용량은 말린 복령 10~15g이다. 다른 약초와 함께 달여서 마시거나 가루나 환으로 만들어 복용한다. 소변이 자주 마렵고 요실금이 있을 때에는 같은 양의 산약과 백복령을 가루로 만들어 묽은 미음으로 만들어 먹는다.

사용 시 주의사항 : 복령은 독이 없어 안전한 약재이기는 하지만 체질적으로 평소에 늘 기운이 없고 땀과다증이 있는 사람은 복용을 삼가야 한다.

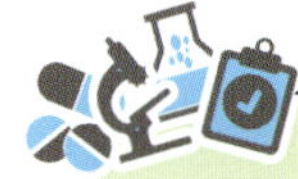

patent

복령의 기능성 및 효능에 관한 특허자료

▶ 복령 추출물을 유효성분으로 포함하는 다중약물내성 억제용 조성물

본 발명은 다중약물내성(multidrug resistance, MDR) 억제능이 매우 뛰어난 복령 추출물을 유효성분으로 포함하는 다중약물내성 억제용 약학적 조성물을 제공한다. 본 발명의 조성물은 항암제에 내성을 나타내는 다중약물 내성 세포에서 보이는 항암제 내성을 극복할 수 있어, 약학적으로 유용한 다중약물내성 억제용 조성물 및 항암보조제로 사용될 수 있다.

— 공개번호 : 10-2012-0124145, 출원인 : 경희대학교 산학협력단

▶ 복령피 추출물을 함유하는 퇴행성 신경질환의 예방, 개선 또는 치료용 조성물

본 발명의 복령피(Poria cocos) 추출물을 유효성분으로 함유하는 퇴행성 신경질환 예방 또는 치료용 약학적 조성물 및 퇴행성 신경질환 예방 또는 개선용 식품 조성물에 관한 것으로, 본 발명의 조성물에 포함되는 유효성분인 복령피 추출물은 베타아밀로이드 생성 및 타우 인산화 억제, NGF 생성 촉진작용을 통한 신경세포 보호작용, 신경세포 보호 및 아세틸콜린에스터라제 억제를 통한 기억력 개선작용을 가짐으로써, 퇴행성 신경질환 예방 또는 치료용 약학적 조성물, 또는 상기 목적의 건강식품으로 유용하게 사용될 수 있다.

— 공개번호 : 10-2016-0075183, 출원인 : 동아에스티(주)

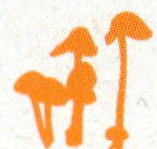

불로초(영지)

| 사용부위 | 자실체

Ganoderma lucidum (Curtis) P. Karst.

- **이명** : 지(芝), 삼수(三秀), 영지초(靈芝草), 장수버섯, 이령
- **생약명** : 영지(靈芝)
- **과명** : 불로초과(Ganodermataceae)
- **발생시기** : 여름~가을

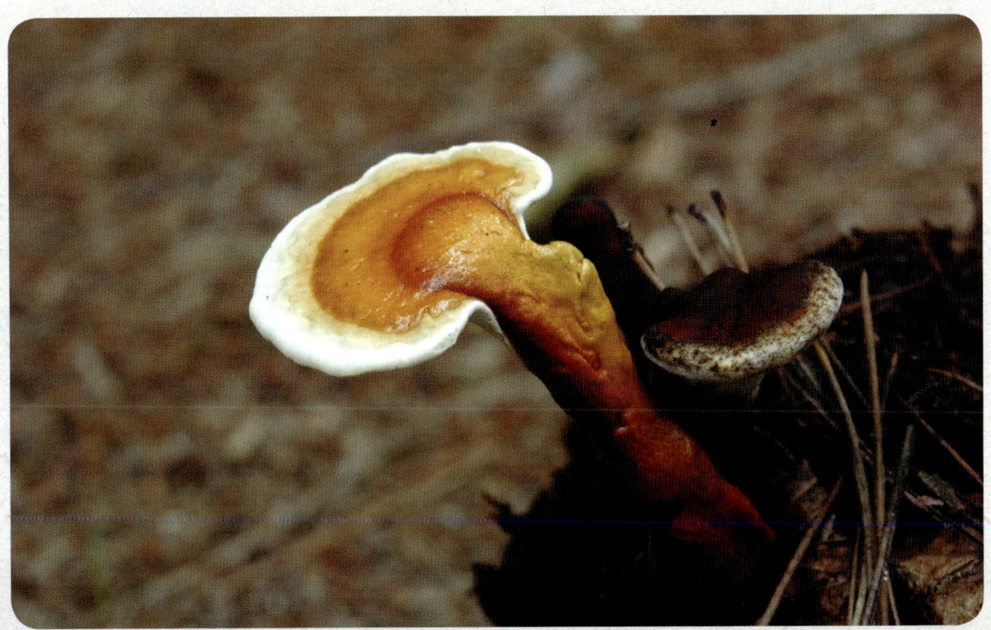

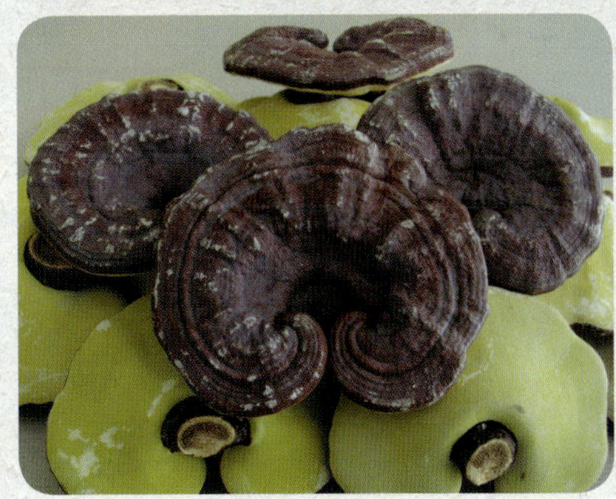

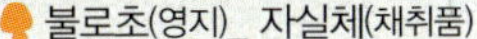

🍄 불로초(영지)_ 자실체(채취품)

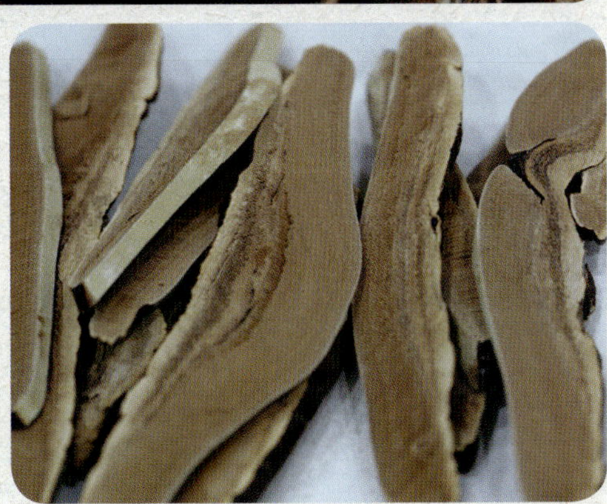

🍄 불로초(영지)_ 자실체(약재)

🍄 **생육특성** : 불로초는 불로초과의 버섯으로 불로초(不老草)로 불릴 정도로 약재로 많이 이용된다. 갓의 지름은 5~15cm, 두께는 1~1.5cm이다. 전체적으로 니스를 칠한 듯 광택이 나고 반원형, 신장 모양, 부채 모양이며 편평하고 동심형의 고리 모양 홈이 있다. 갓의 표면은 노란빛이 도는 흰색이었다가 점차 갈색, 붉은 갈색, 밤갈색으로 변한다. 버섯대는 3~15cm로 붉은 갈색 또는 검은 갈색이며 약간 굽는다. 홀씨는 이중 막이며 연한 갈색이다.

🍄 **발생 장소** : 활엽수의 살아 있는 나무 밑동이나 그루터기 위에서 무리 짓거나 홀로 발생하여 부생한다.

🍄 **성분** : 에르고스테롤(ergosterol), 트레할로오스(trehalose), 유기산(organic acid, 리시놀산과 푸마르산), 아미노포도당 등이 함유되어 있다.

🍄 **성미** : 성질이 평범하고, 맛은 달고 쓰다.

🍄 **귀경** : 심(心), 간(肝), 폐(肺) 경락에 작용한다.

🍄 **효능과 주치** : 강장, 정신안정, 치매예방, 혈압강하, 면역증진 등의 효과가 있다. 꿈을 많이 꾸거나 불면증, 불안증, 건망증 등의 치료에 사용하여 신경을 안정시켜 준다. 특히 기와 혈을 보하는 효능이 있어 기력이 없고 위장이 약한 사람이 이와 같은 증상이 있을 때 보다 효과적이다. 이 밖에도

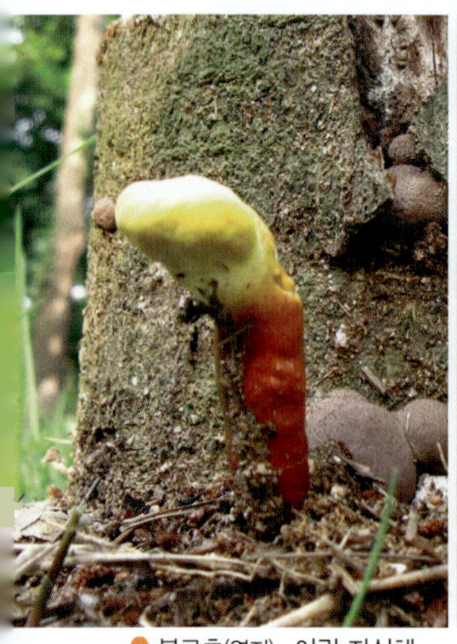

🍄 불로초(영지)_ 어린 자실체

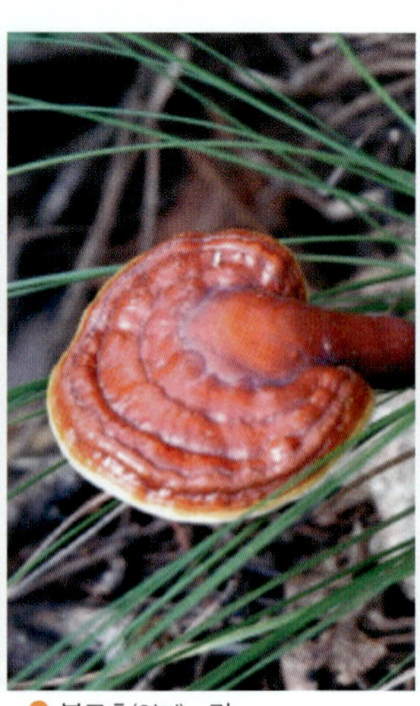

🍄 불로초(영지)_ 갓

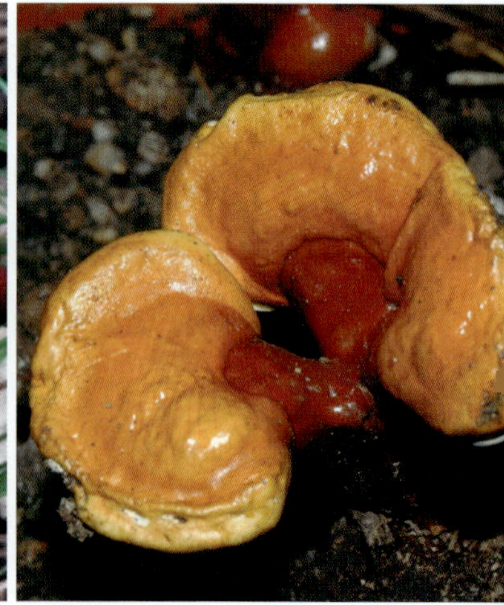

🍄 불로초(영지)_ 자실체(위에서 본 모습)

734

【 혼동하기 쉬운 약초 비교 】

불로초(영지)	붉은사슴뿔버섯
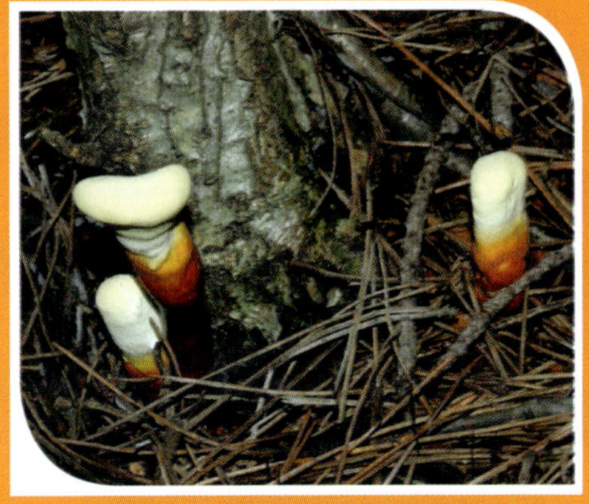	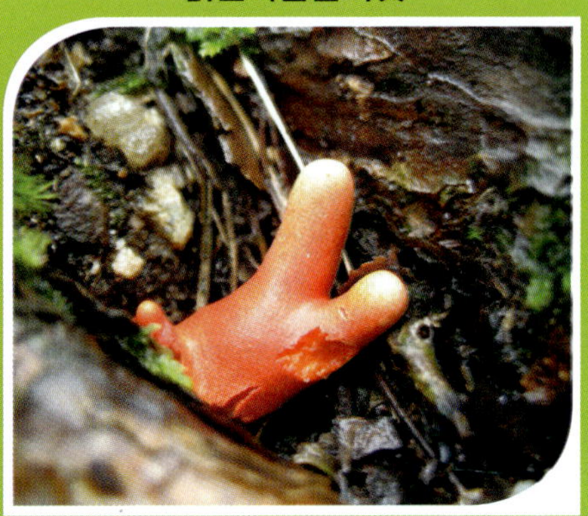

불로초는 만성기침과 천식 치료에도 효과가 있고 고혈압, 고지혈증, 관상 동맥경화증, 간염 등에도 치료 효과를 나타낸다.

- **약용법과 용량** : 1회 복용량은 말린 불로초 4~20g이다. 잘게 잘라 물에 달여 마시거나 가루로 만들어 복용한다. 신경쇠약으로 불면증, 불안증, 건망증 등이 있을 때에는 영지와 오디를 함께 달여 차로 만들어 마신다. 만성기침과 천식에는 영지를 달여 장기간 차로 마신다.

- **사용 시 주의사항** : 우리나라에서 자생하는 불로초는 쓴맛이 강하기 때문에 위장이 약하고 기력이 없는 사람은 많이 사용하지 않는 것이 좋다.

patent

불로초(영지)의 기능성 및 효능에 관한 특허자료

▶ **골다공증 예방 및 치료용 영지버섯 추출물**

본 발명에 의한 영지버섯 추출물은 골다공증 치료제 또는 예방제로서 사용될 수 있을 뿐만 아니라 건강식품으로도 응용될 수 있다.

– 등록번호 : 10–0554387, 출원인 : (주)오스코텍

▶ **저지혈증 효과를 갖는 영지버섯 유래의 세포외다당체와 세포내다당체 및 그 용도**

본 발명은 저지혈증 효과를 갖는 영지버섯 유래의 세포외다당체 및 세포내다당체에 관한 것으로, 저지혈증 효과가 증가하는 뛰어난 효과가 있다.

– 등록번호 : 10–0468648, 출원인 : 학교법인

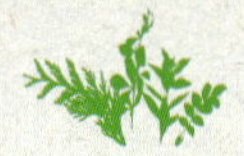

양기를 튼튼하게 하며 조루, 불임증, 음낭습진을 개선하는

사상자

Torilis japonica (Houtt.) DC.

- **이명** : 뱀도랏, 진들개미나리, 사미(蛇米), 사주(蛇珠)
- **생약명** : 사상자(蛇床子)
- **과명** : 산형과(Umbelliferae)
- **개화기** : 6~8월

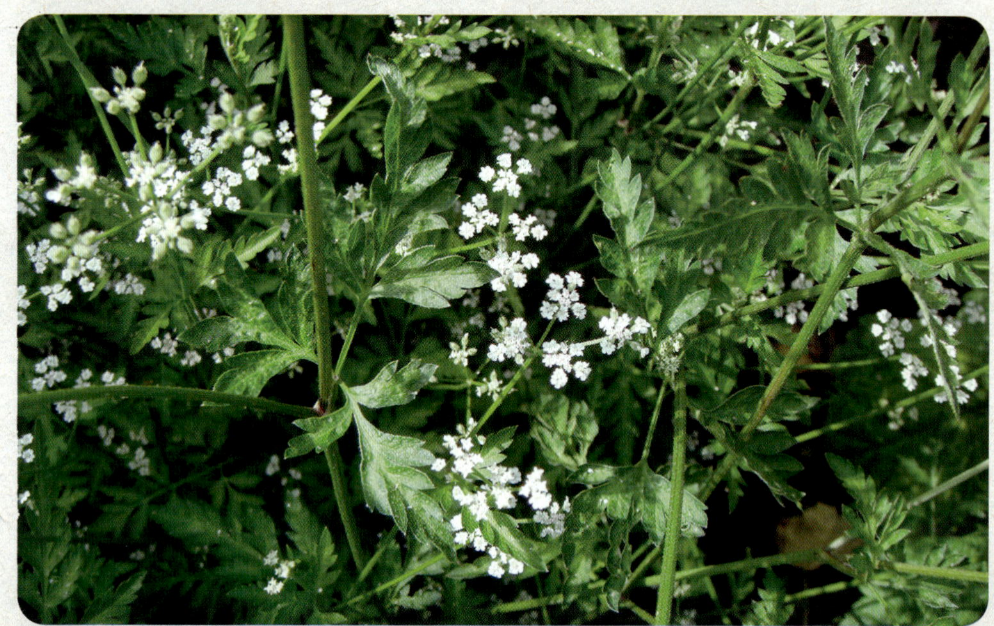

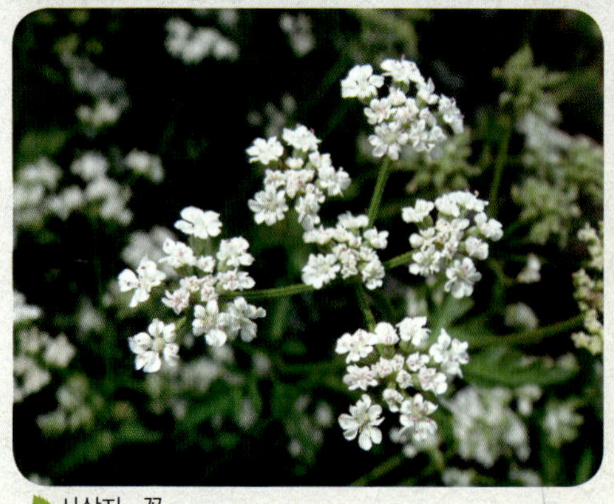

사상자_ 꽃

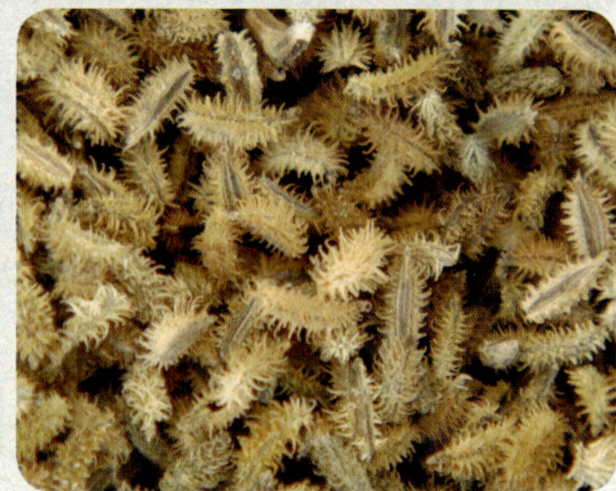

사상자_ 열매(약재 전형)

🌿 **생육특성** : 사상자는 전국 각지의 산야에서 흔하게 자라는 두해살이풀로, 키는 30~70cm로 곧게 자라고 전체에는 잔털이 나 있다. 잎은 어긋나고 3출 2회 깃꼴로 갈라지며 잔잎은 달걀 모양 바소꼴로 가장자리에 톱니가 있고 끝이 뾰족하다. 꽃은 흰색으로 6~8월에 겹산형꽃차례로 핀다. 소산경(小傘梗 : 작은 우산대 모양의 꽃자루)은 5~9개로 6~20송이의 꽃이 달린다. 열매는 달걀 모양으로 8~9월에 맺으며 짧은 가시 같은 털이 나 있어서 다른 물체에 잘 달라붙는다.

🍂 **채취 방법과 시기** : 열매가 익었을 때 채취하여 햇볕에 말린다.

🌿 **성분** : 열매에는 약 1.4%의 정유가 함유되어 있는데 주성분은 알파-카디넨(α-cadinene), 토릴렌(torilene), 토릴린(torilin) 등이고, 그 밖에 페트로셀린(petroceline), 미리스틴(myristine), 올레인(oleine) 등이 함유되어 있다.

🌿 **성미** : 성질이 따뜻하고, 맛은 맵고 쓰다.

🌿 **귀경** : 비(脾), 신(腎) 경락에 작용한다.

🌼 **효능과 주치** : 신장 기능을 따뜻하게 하여 양기를 튼튼하게 하며, 풍을 제거하는 거풍의 효능이 있고, 수렴성 소염작용을 한다. 양위(陽萎), 자궁이 한랭하여 불임이 되는 증, 음낭의 습진, 부인 음부 가려움증, 습진, 피부 가려움증 등에 사용할 수 있다.

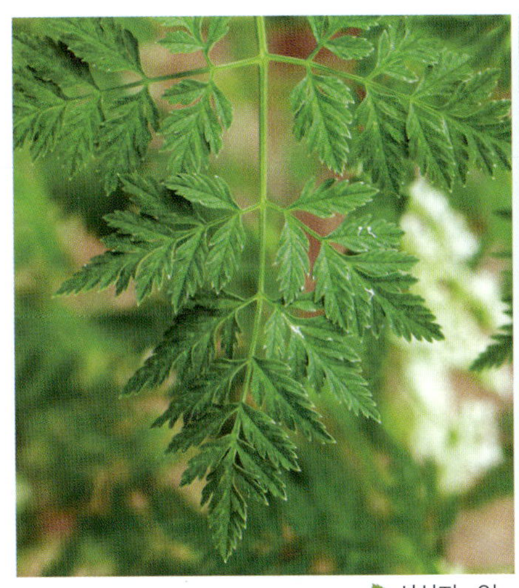

🌿 사상자_ 잎

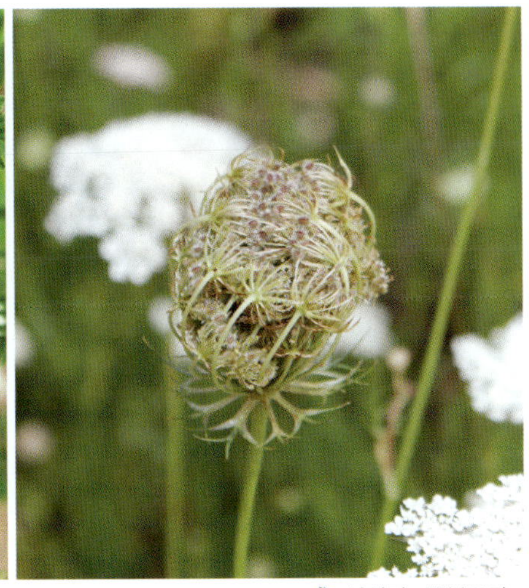

🌿 사상자_ 꽃봉오리

【 혼동하기 쉬운 약초 비교 】

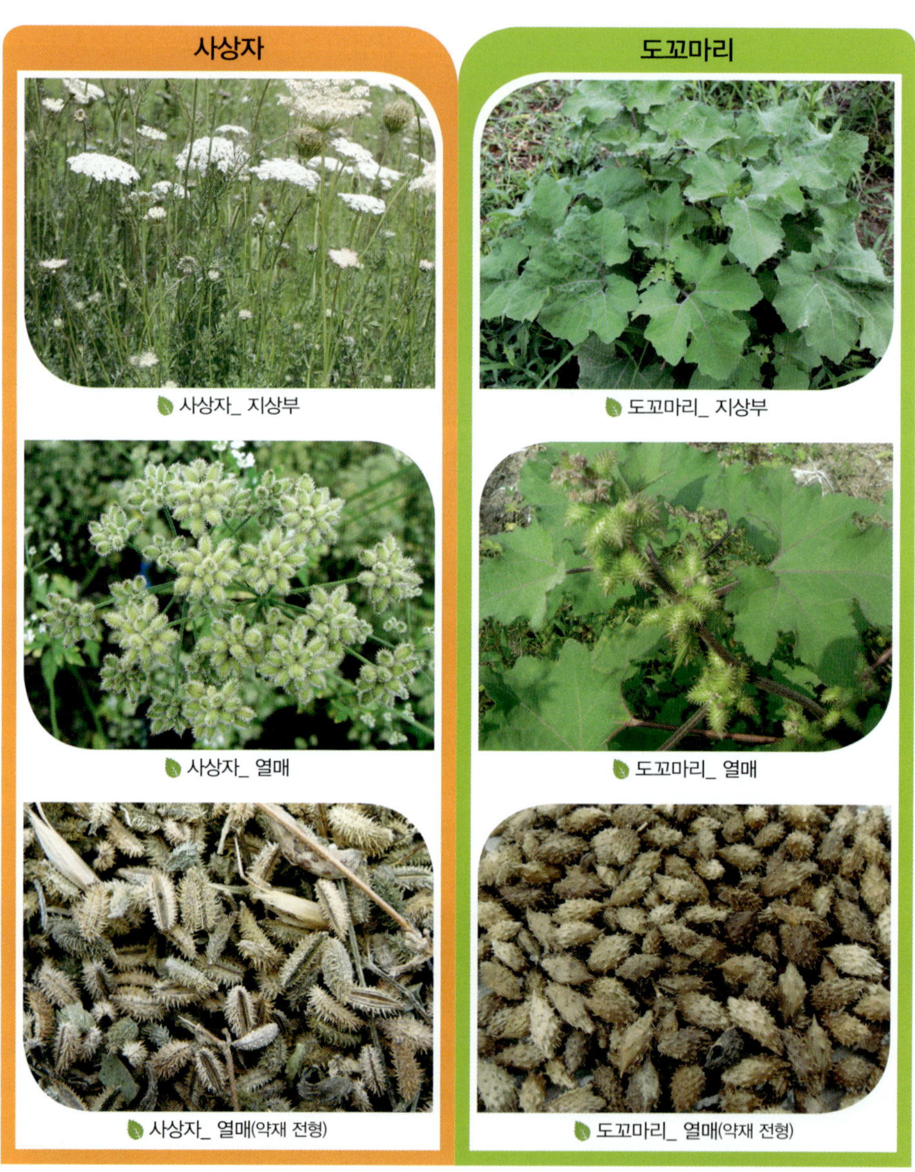

사상자	도꼬마리
🌿 사상자_ 지상부	🌿 도꼬마리_ 지상부
🌿 사상자_ 열매	🌿 도꼬마리_ 열매
🌿 사상자_ 열매(약재 전형)	🌿 도꼬마리_ 열매(약재 전형)

🌿 **약용법과 용량** : 말린 종자 10g을 물 700mL에 넣어 끓기 시작하면 약하게 줄여 200~300mL가 될 때까지 달여 하루에 2회 나눠 마신다. 가루나 환으로 만들어 복용하기도 한다. 사상자는 복분자, 구기자, 토사자(菟絲子), 오미자 등과 합하여 오자(五子)라 불리며 같은 양을 배합하여 신장의 정기

738

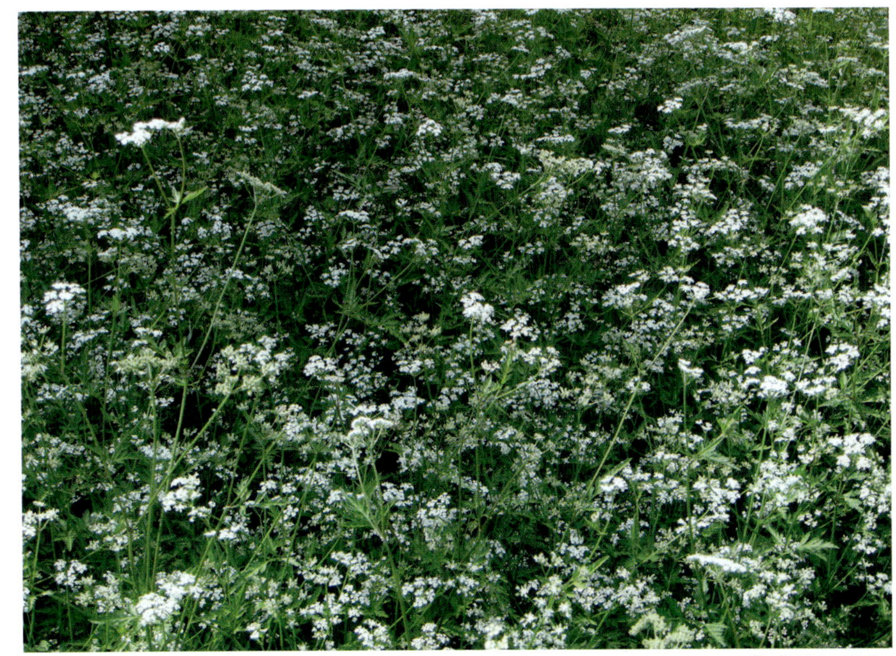

🌿 사상자_ 무리

를 돋우는 최고의 처방으로 사용됐다.

🍂 **사용 시 주의사항 :** 양기를 보하고 습사를 말리는 작용을 하기 때문에 하초(下焦)에 습열(濕熱)이 있거나 신음(腎陰)이 부족한 증상 또는 정활불고(精滑不固: 정이 단단하지 못하여 유정, 몽정 등으로 잘 흘러나가는 경우)인 경우에는 사용하지 않는다.

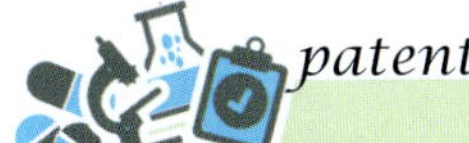 *patent*

사상자의 기능성 및 효능에 관한 특허자료

▶ 사상자 추출물을 함유하는 면역 증강용 조성물

본 발명은 사상자의 추출물을 함유하는 면역 활성 증강을 위한 조성물에 관한 것으로, 보다 구체적으로 본 발명은 선천성 면역에 관계된 수용체인 TLR-2 및 TLR-4(Toll-like receptor 2 and 4)의 면역세포 내에서 활성 증진 효과, 실험동물에서 림프구 수의 증가 및 대장균 감염을 유도한 동물 모델의 면역 증강 효능이 우수하여 면역 저하증의 예방, 억제 및 치료에 우수한 면역 증강 효능을 갖는 식품, 의약품 및 사료 첨가제로서 유용하다.

– 공개번호 : 10-2010-0102756, 출원인 : 원광대학교 산학협력단

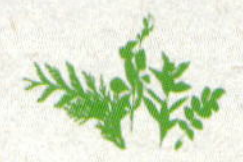

열을 내리고 종기를 삭이는 효능이 있는

산괭이눈

Chrysosplenium japonicum (Maxim.) Makino

- **이명** : 괭이눈
- **생약명** : 금전고엽초(金錢苦葉草)
- **과명** : 범의귀과(Saxifragaceae)
- **개화기** : 4~5월

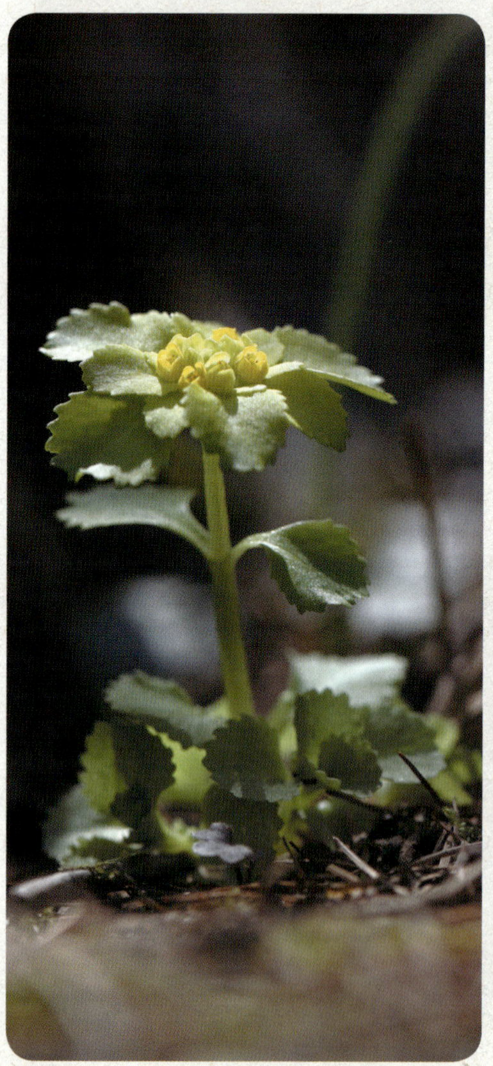

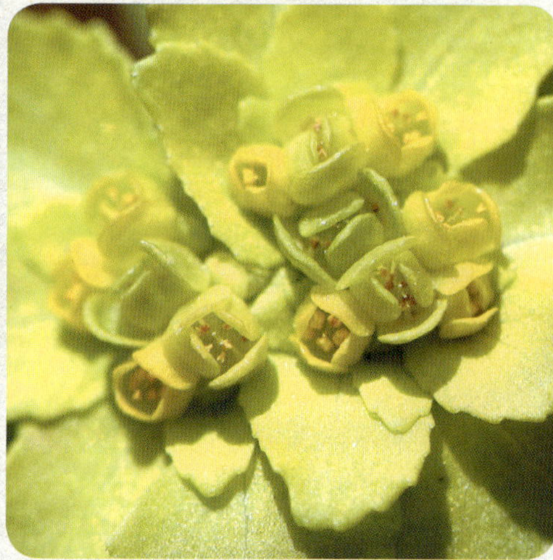

산괭이눈_ 꽃봉오리

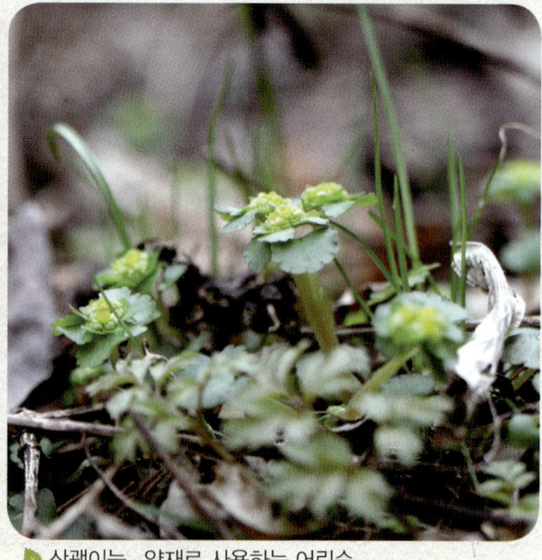

산괭이눈_ 약재로 사용하는 어린순

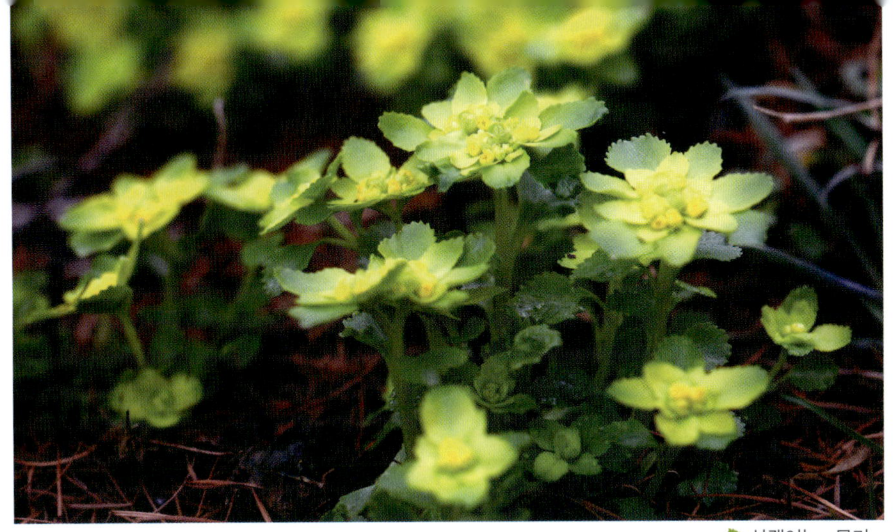

생육특성 : 산괭이눈은 중북부 이북에서 자라는 여러해살이풀로, 생육환경은 주로 응달이나 고목 주변이다. 키는 10~15cm이며, 잎 주변의 줄기에는 잔털이 나 있다. 잎은 길이가 0.5~2cm, 너비는 0.8~2.5cm이고 둥근 모양을 한 심장 모양이다. 꽃은 연한 녹색에 가운데는 노란색으로 4~5월에 상단부에서만 뭉쳐 피는데 지름은 1~2cm 내외이다. 꽃이 필 때 주변의 녹색 잎들은 매개충을 모으기 위해 꽃처럼 노란색으로 변하고, 종자가 맺으면 다시 녹색으로 돌아온다. 열매는 6~7월경에 달리는데 넓은 달걀 모양이다.

다른 괭이눈 종류들이 대부분 개울이나 습지에서 자라는 반면 산괭이눈은 약간 마른 땅에서 자라는 특성을 가지고 있다.

채취 방법과 시기 : 이른 봄에 전초를 채취하여 신선한 것을 사용한다.

성분 : 플라보노이드 배당체, 크리소그라야닌(chrysograyanin), 크리소스플레놀-C(chrysosplenol-C) 등이 함유되어 있다.

성미 : 성질이 시원하고, 맛은 쓰다.

귀경 : 간(肝), 폐(肺) 경락에 작용한다.

효능과 주치 : 열을 내리고 종기를 삭이는 효능이 있으며 헐고 부스럼이 나는데 마치 못을 박아놓은 것같이 창의 크기가 작고 뿌리가 깊으면서 단단한 정창을 치료한다.

산괭이눈	등대풀

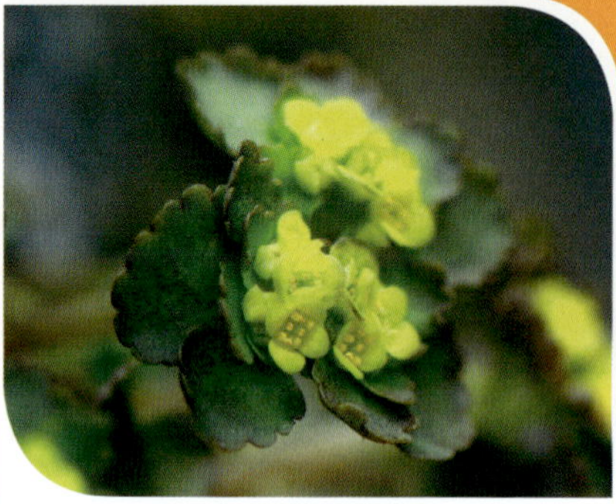

산괭이눈_ 꽃

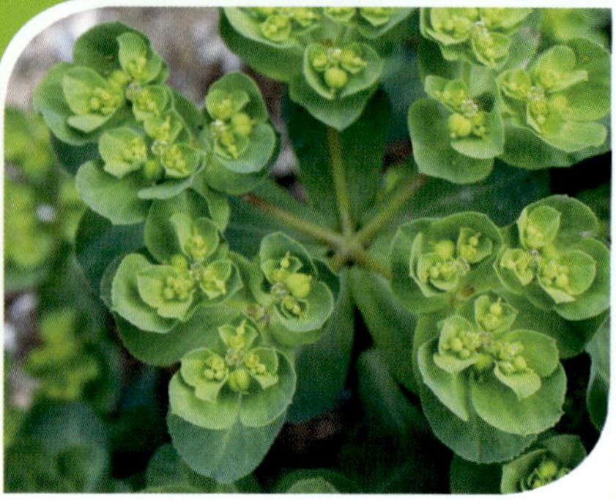

등대풀_ 꽃

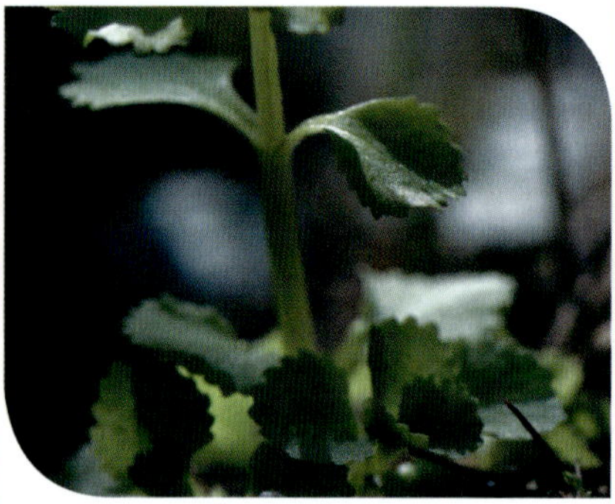

산괭이눈_ 잎

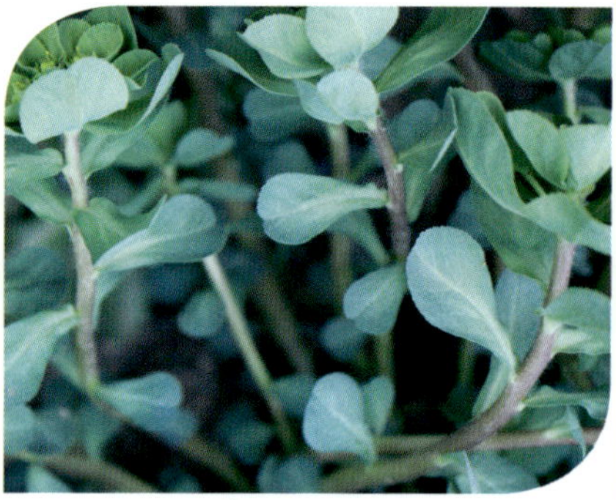

등대풀_ 잎

🌿 **약용법과 용량** : 소금물에 신선한 전초를 넣어 짓찧어 환부에 바른다.

🌿 **사용 시 주의사항** : 기가 허한 사람은 신중하게 사용하여야 한다.

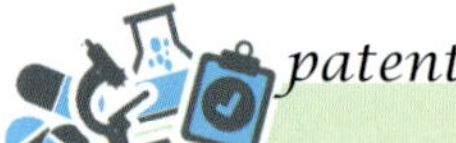 *patent*

산괭이눈의 기능성 및 효능에 관한 특허자료

▶ 산괭이눈 등의 생약 추출물을 유효성분으로 함유하는 알러지성 또는 비알러지성 피부 질환의 예방 및 치료용 약학 조성물

본 발명은 강황, 곰보배추, 산괭이눈, 선괭이눈 및 애기괭이눈 등으로 구성된 군으로부터 선택된 하나 이상의 생약 추출물로 조성된 생약 추출물은 가려움증 감소, 피부 염증, 홍반, 부종 두께 증가와 같은 병리적 손상의 발생 억제를 확인함으로써 알러지성 또는 비알러지성 피부질환의 치료 및 예방에 유용한 조성물을 제공할 수 있다.

− 공개번호 : 10−2015−0026579, 출원인 : (주)와이디생명과학

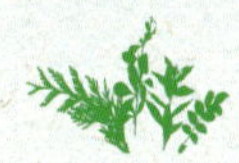

경기와 경련을 진정시키고 월경을 고르게 하는

산괴불주머니

Corydalis speciosa Maxim.

- **이명** : 암괴불주머니
- **생약명** : 황근(黃菫), 습지자근(濕地紫菫)
- **과명** : 현호색과(Fumariaceae)
- **개화기** : 4~6월

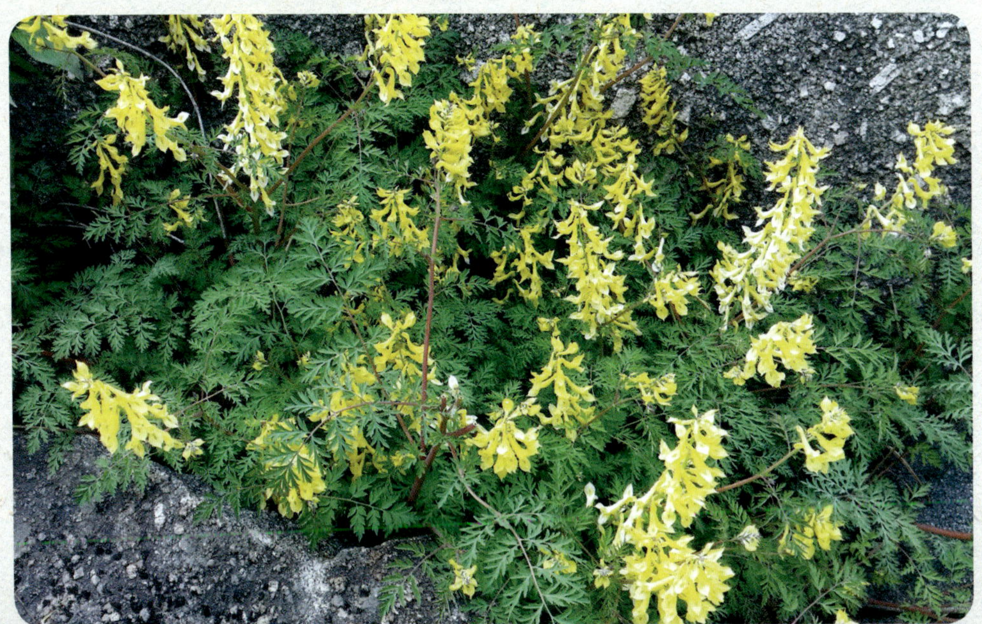

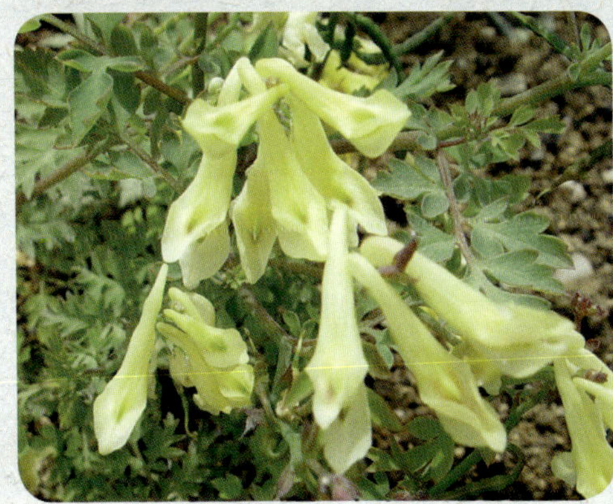

산괴불주머니_ 꽃

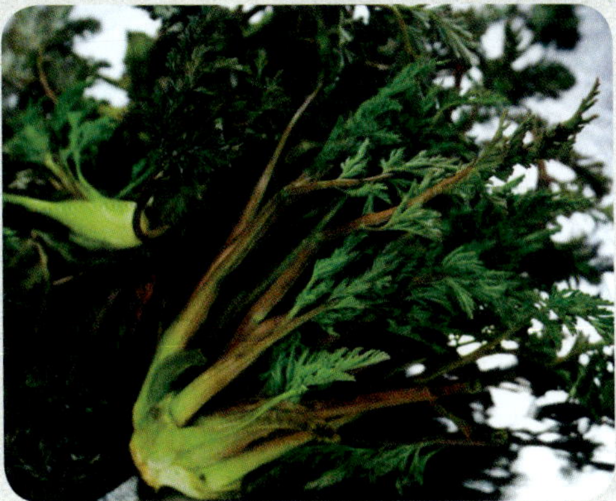

산괴불주머니_ 전초(채취품)

🍃 **생육특성 :** 산괴불주머니는 각처의 산이나 들에서 자라는 두해살이풀로, 생육환경은 습기가 많은 반그늘이다. 키는 40cm 정도이고, 어긋나는 잎은 잎자루가 있으며 깃꼴겹잎으로 끝은 뾰족하고 길이는 10~15cm로 줄기 속은 비어 있다. 꽃은 노란색으로 4~6월에 원줄기와 가지 끝에서 총상꽃차례로 핀다. 열매는 7~8월경에 배 모양으로 달리고, 종자는 검은색이며 작다. 그해에 떨어진 종자는 가을에 발아를 하는데 겨울이 되면 잎이 고사하고 이듬해에 꽃을 피운다.

🍂 **채취 방법과 시기 :** 여름부터 가을까지 뿌리를 포함한 전초를 채취하여 햇볕에 말린다. 때로는 생풀을 채취하여 쓰기도 한다.

🍃 **성분 :** 알칼로이드(alkaloid), 사포닌이 함유되어 있다.

🍃 **성미 :** 성질이 약간 차고, 맛은 달고 담담하다.

🍃 **귀경 :** 간(肝), 비(脾) 경락에 작용한다.

🍊 **효능과 주치 :** 열을 식히는 청열, 독을 푸는 해독, 어혈을 풀어주는 산어(散瘀), 종기를 삭이는 소종 등의 효능이 있어 부스럼이나 종기를 낫게 하고, 꽃은 눈병을 치료한다. 또한 경기와 경련을 진정시키는 진경(鎭痙), 월경을 고르게 하는 조경(調經), 이질, 복통, 진통, 탈항, 허리와 무릎 마비 증상, 타박상, 종기, 뱀에 물린 상처, 옴이나 벌레 독에 의한 피부염 치료에 효과적이다.

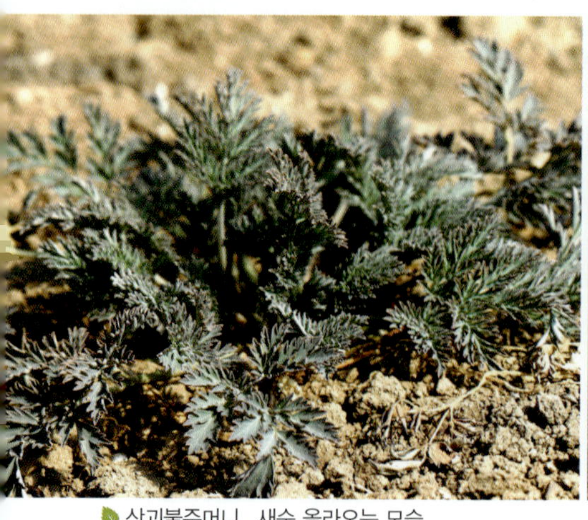

🍃 산괴불주머니_ 새순 올라오는 모습

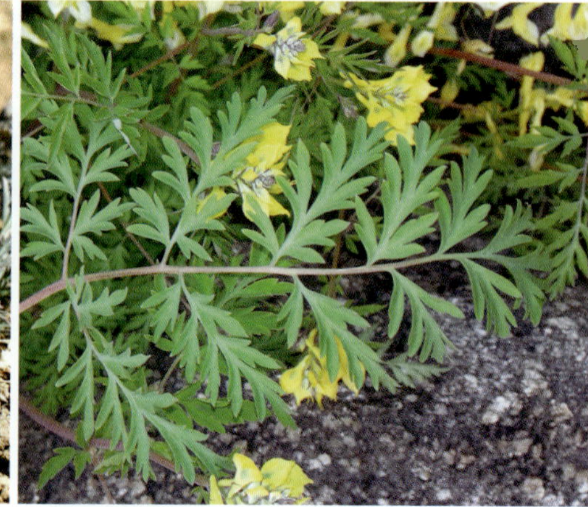

🍃 산괴불주머니_ 잎

744

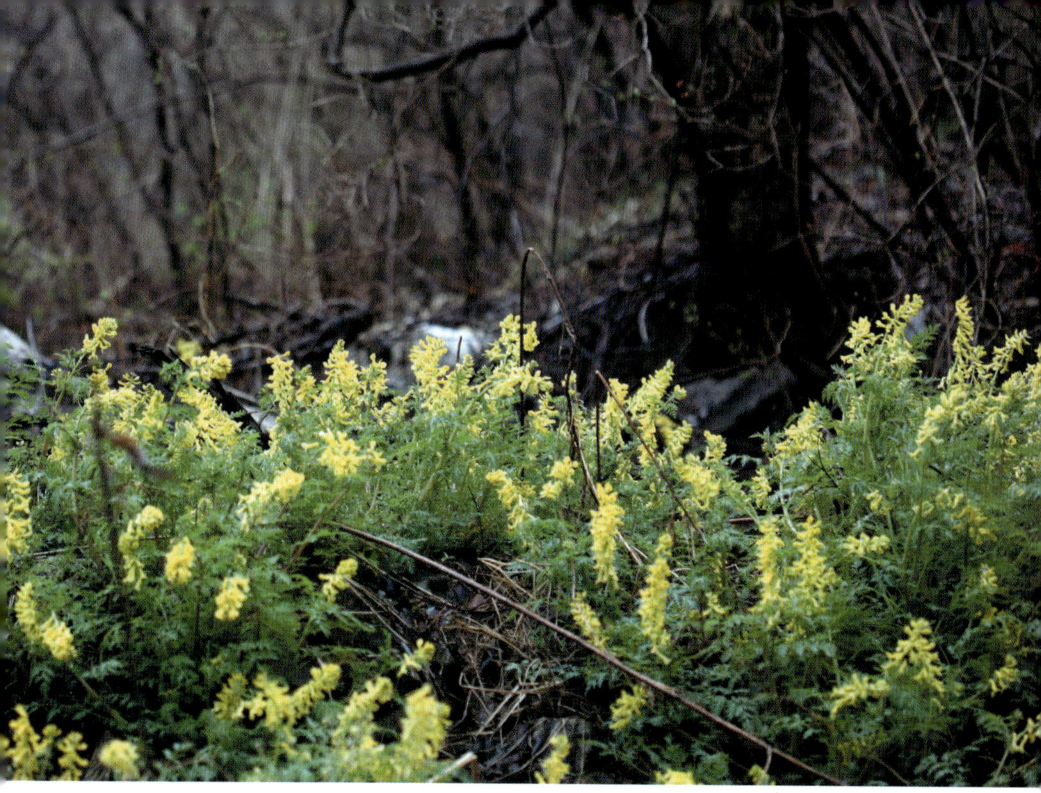

- **약용법과 용량** : 외용할 경우에는 적당량을 짓찧어 환부에 붙인다. 말린 전초를 적당한 양의 물에 넣어 뭉근하게 달여 그 물로 환부를 닦아내기도 한다.

- **사용 시 주의사항** : 찬 성질이 있으므로 비위가 허하고 냉한 사람은 사용에 신중을 기해야 한다.

patent

산괴불주머니의 기능성 및 효능에 관한 특허자료

▶ 산괴불주머니 등의 추출물을 포함하는 비만세포의 과립 분비 억제용 조성물

본 발명은 산괴불주머니, 일본잎갈나무, 짚신나물 등으로 이루어진 군으로부터 선택된 하나 이상의 추출물을 포함하는 비만세포의 과립 분비 억제용 조성물에 관한 것으로 이 조성물은 알레르기성 질환의 예방, 개선, 치료에 효과적이므로 알레르기성 질환의 개선, 예방 또는 치료용 약제학적 조성물, 식품 조성물, 의약외품 조성물 등으로 사용될 수 있다.

– 공개번호 : 10–2012–0105403, 출원인 : 성균관대학교 산학협력단

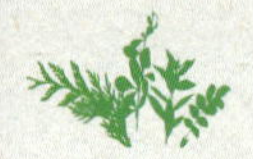

감기로 인한 발열, 폐렴, 위염, 장염, 옹종을 치료하는

산국

| 사용부위 | 어린순, 전초

Dendranthema boreale (Makino) Ling ex Kitam.

- **이명** : 감국, 개국화, 나는개국화, 들국
- **생약명** : 산국(山菊), 야국(野菊)
- **과명** : 국화과(Compositae)
- **개화기** : 9~10월

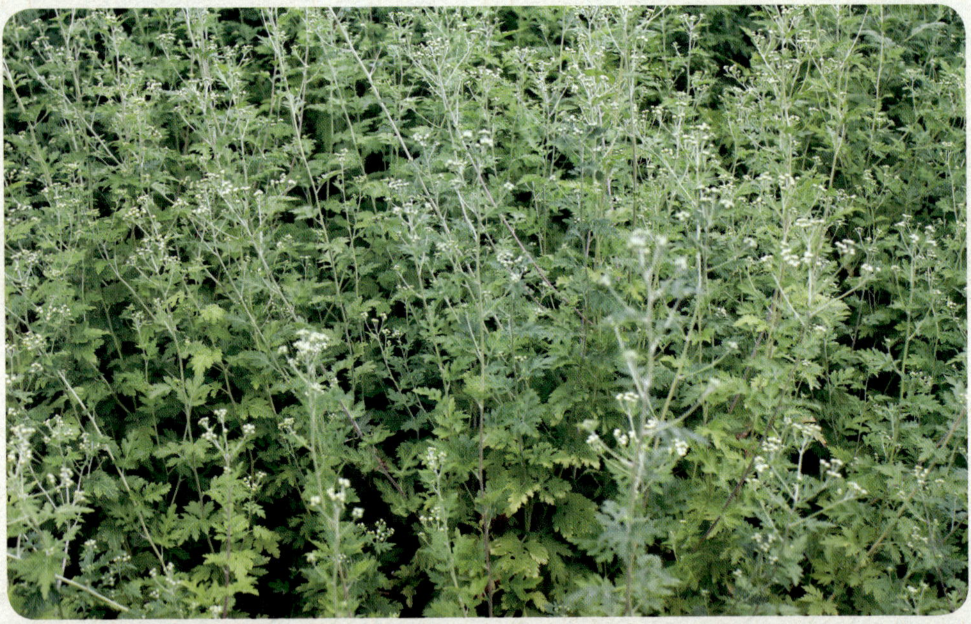

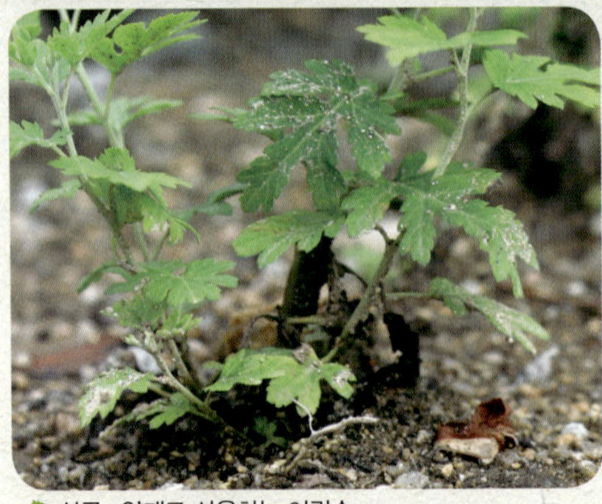

산국_ 약재로 사용하는 어린순

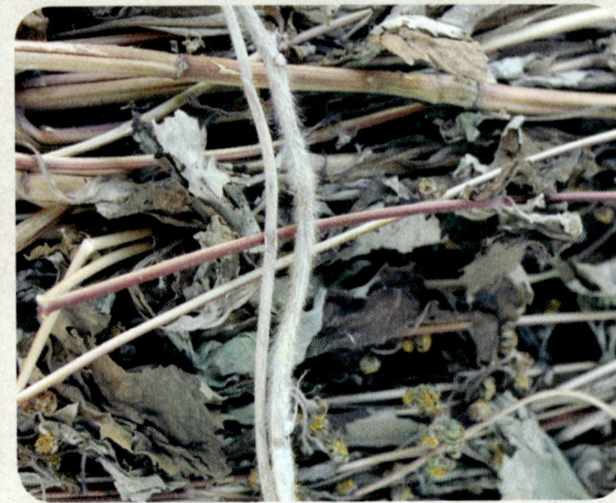

산국_ 전초(약재 전형)

- **생육특성** : 산국은 각처의 산지에서 자라는 여러해살이풀로, 생육환경은 토양에 부엽질이 많고 햇빛이 들어오는 반그늘이며, 키는 1~1.5m이다. 잎은 달걀 모양으로 감국의 잎보다 깊게 갈라지며 날카로운 톱니가 있고 길이는 5~7cm이다. 꽃은 노란색으로 9~10월에 줄기 끝에서 피는데 지름은 1.5cm 정도이다. 열매는 11~12월경에 달린다.

- **채취 방법과 시기** : 이른 봄에 어린순을 채취하고, 가을에 전초를 채취하여 햇볕에 말린다.

- **성분** : 아카신(acaciin), 아르테미시아-트랜스-스피로케탈레노에테르폴린(artemisia-trans-spiroketalenoether polyne), 디하이드로아트리카리아(dehydromatricaria), 폰티캐폭사이드(ponticaepoxide), 타나세틴(tanacetin) 등이 함유되어 있다.

- **성미** : 성질이 시원하고, 맛은 쓰고 맵다.

- **귀경** : 간(肝), 폐(肺), 위(胃) 경락에 작용한다.

- **효능과 주치** : 열을 식혀주고 진정, 독성을 풀어주며 종기를 삭이는 효능이 있어 감기로 인한 발열, 폐렴, 기관지염, 두통, 고혈압, 위염, 장염, 구내염, 눈에 핏발이 서는 목적(目赤), 림프샘염, 옹종, 정창, 두훈 등을 다스린다.

- **약용법과 용량** : 말린 약재 9~15g을 물 1L에 넣어 1/3이 될 때까지 달여 차처럼 하루에 나눠 마신다. 어린잎을 삶아 나물로 먹기도 한다. 꽃으로 술

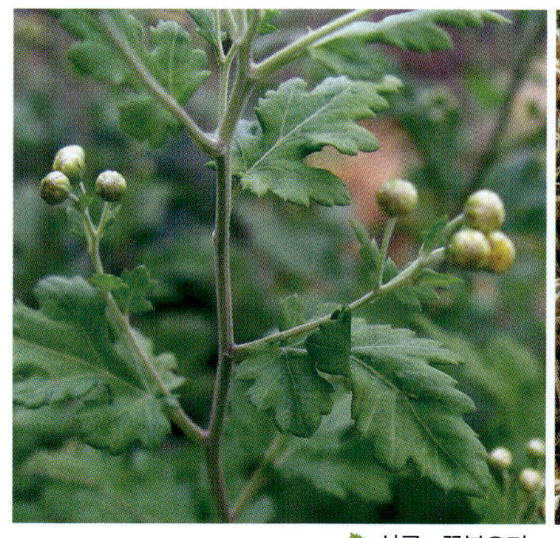

산국_ 꽃봉오리

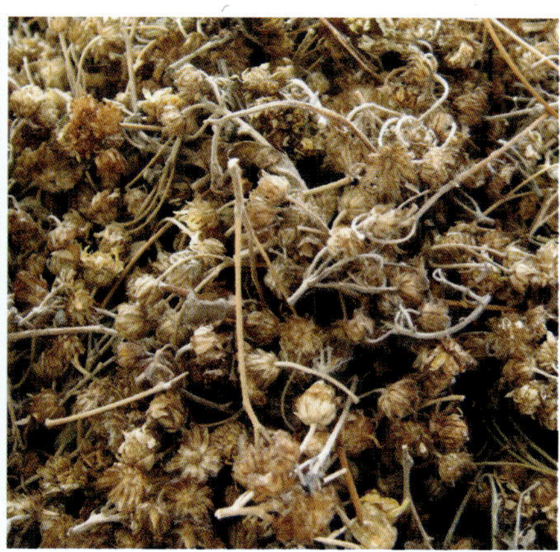

산국_ 꽃(약재 전형)

<h1 align="center">【 혼동하기 쉬운 약초 비교 】</h1>

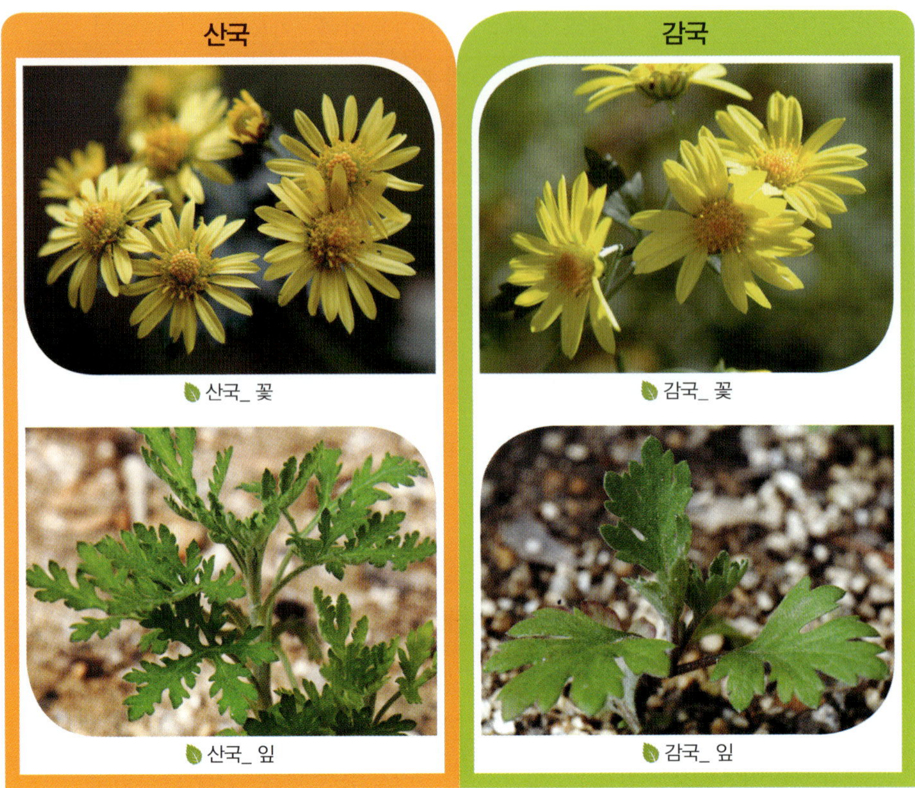

산국	감국
산국_ 꽃	감국_ 꽃
산국_ 잎	감국_ 잎

을 담그기도 하고, 차로 우려 마시기도 하고, 꽃을 말려 베갯속으로 사용하기도 한다.

🍂 **사용 시 주의사항 :** 위나 장이 냉한 사람은 지나치게 많이 복용하지 않도록 주의한다.

patent

산국의 기능성 및 효능에 관한 특허자료

▶ 산국 증류액 성분을 포함하는 동맥경화 또는 심혈관질환의 예방 또는 치료용 조성물

본 발명은 산국으로부터 수증기 증류법을 통해 분리되는 성분을 포함하는 심혈관 질환의 예방 및 치료용 조성물에 관한 것으로서, 더욱 상세하게는 혈관평활근세포의 이동과 증식 및 혈관평활근 조직의 성장 억제능을 갖는 산국 수증기 증류액 성분을 유효성분으로 하여 동맥경화증, 협심증, 고혈압, 뇌경색 등의 질환을 예방 및 치료하는 약학 조성물에 관한 것이다.

– 공개번호 : 10–2014–0038678, 출원인 : 호서대학교 산학협력단

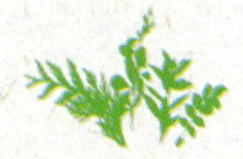

산마늘

| **사용부위** | 어린잎, 비늘줄기

Allium microdictyon Prokh.

- **이명 :** 망부추, 멩이풀, 서수레, 얼룩산마늘, 명이나물
- **생약명 :** 각총(茖葱), 산총(山葱), 격총(格葱), 산산(山蒜)
- **과명 :** 백합과(Liliaceae)
- **개화기 :** 5~7월

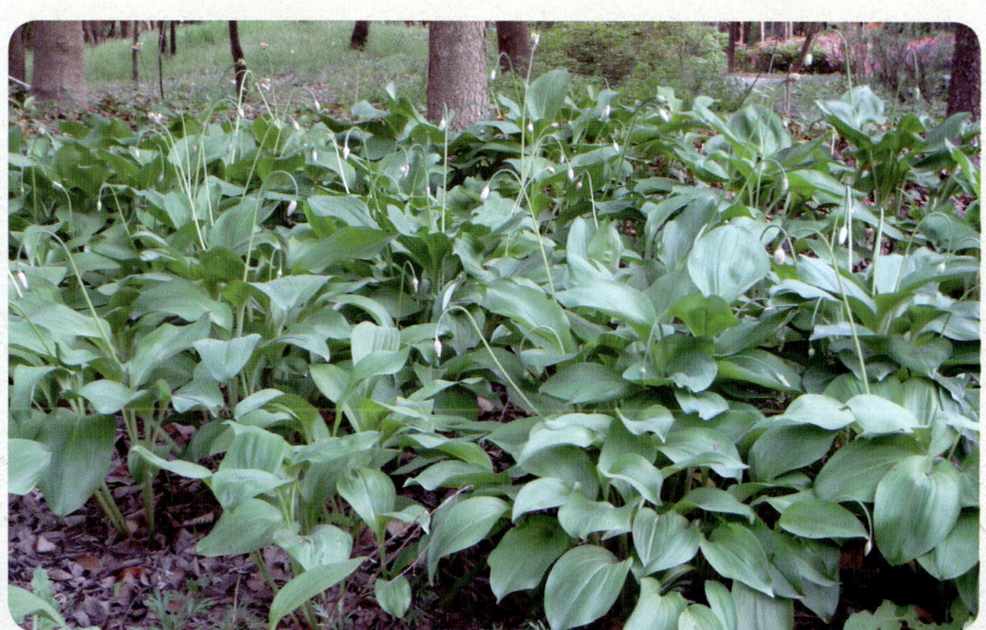

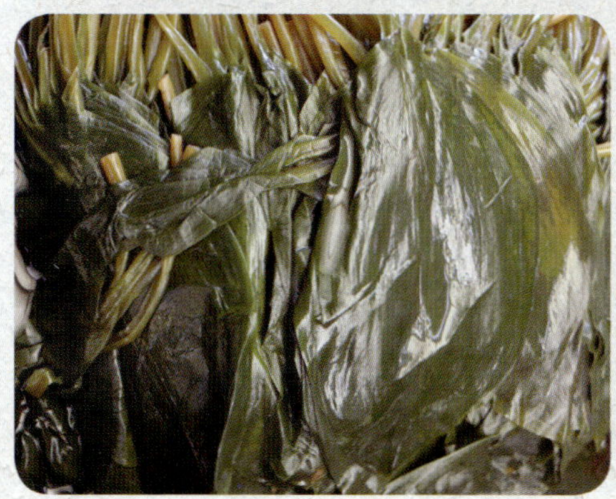

산마늘_ 장아찌

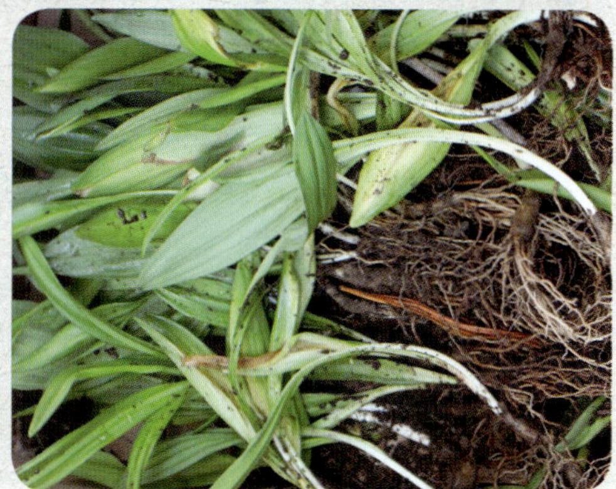
산마늘_ 전초(채취품)

- **생육특성** : 산마늘은 지리산, 설악산, 울릉도의 숲속이나 북부 지방에서 자라는 여러해살이풀로, 생육환경은 토양에 부엽질이 풍부하고 약간의 습기가 있는 반그늘이다. 키는 25~40cm이고, 잎은 2~3장이 줄기 밑에 붙어서 난다. 잎은 약간 흰빛을 띤 녹색으로 길이는 20~30cm, 너비는 3~10cm이다. 꽃은 흰색으로 5~7월에 줄기 꼭대기에서 뭉쳐서 원형으로 핀다.

  산마늘이 마늘과 다른 점은 잎이 주된 식용 부위이며, 전체에서 마늘 냄새가 나고, 뿌리는 한 줄기로 이루어져 있다는 차이다. 산마늘을 '명이나물'이라 부르게 된 시기는 1157년 고려시대의 공도정책으로 울릉도에 사람이 살지 않다가 1882년 조선시대 고종 때 개척령으로 인해 본토에서 울릉도로 100여 명이 이주하였는데 겨울이 되자 식량이 떨어지고 풍랑이 심해 양식을 구할 길이 없자 굶주림에 시달리다 눈 속에서 싹이 나오는 이 산마늘을 발견하여 삶아 먹으며 긴 겨울 동안 생명을 이었다고 해서 '명이나물'이라 부르게 되었다고 한다.

- **채취 방법과 시기** : 이른 봄에 어린잎을 채취하고, 8~9월에 땅속 비늘줄기를 채취하여 햇볕에 말리거나 생것으로 사용한다.

- **성분** : 정유, 당분 외에 비타민 A, 베타-카로틴, 사포닌, 아스코르브산(ascorbic acid), 알린(alliin), 알리신(allicin), 알리나제(allinase), 알리치아민(allithiamine) 등이 함유되어 있다.

- **성미** : 성질이 따뜻하고, 맛은 맵다.

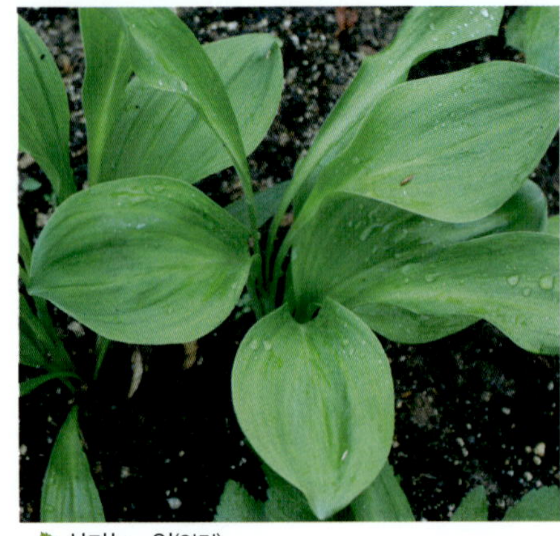

산마늘_ 잎(앞면)

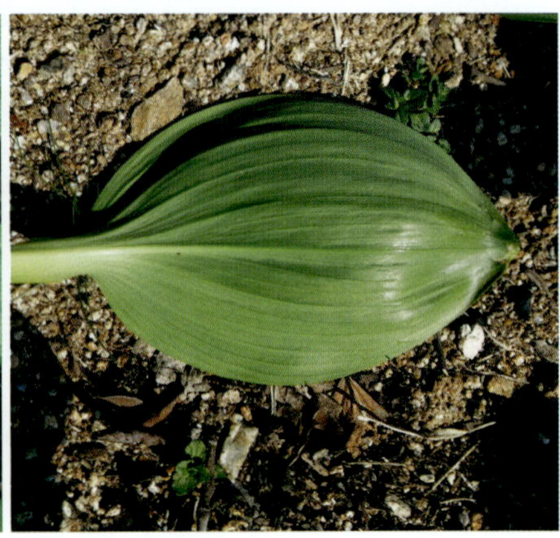

산마늘_ 잎(뒷면)

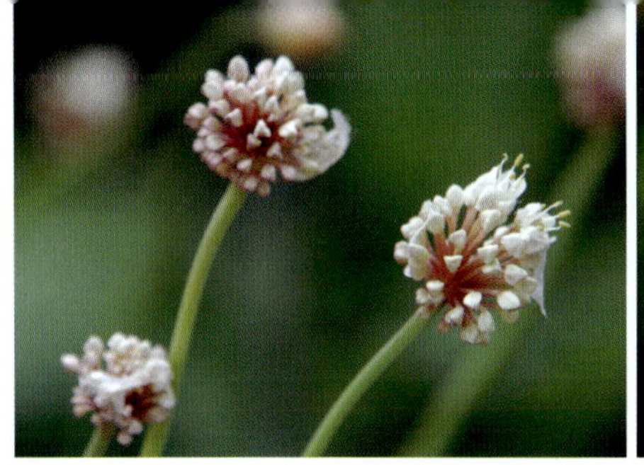

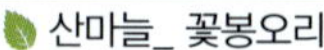

🌿 산마늘_ 꽃봉오리

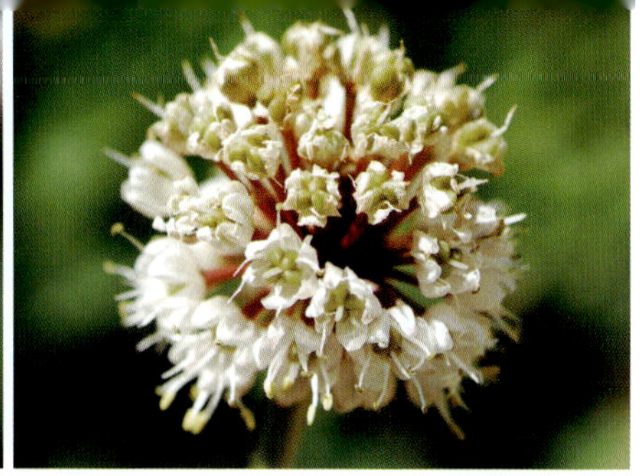

🌿 산마늘_ 꽃

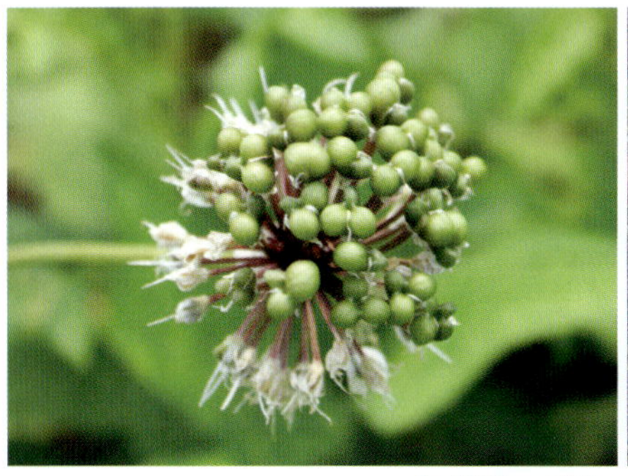

🌿 산마늘_ 열매

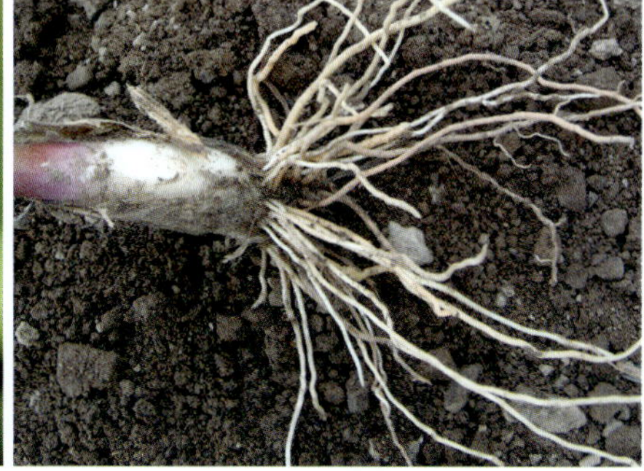

🌿 산마늘_ 뿌리(채취품)

🌿 **귀경** : 심(心), 위(胃) 경락에 작용한다.

🌿 **효능과 주치** : 중초를 따뜻하게 하는 온중(溫中), 위를 튼튼하게 하는 건위, 독을 풀어주는 해독의 효능이 있어 소화불량, 심복통(心腹痛), 피부나 근육에 국부적으로 생긴 종기, 독충에 물린 상처 등을 치료한다.

🌿 **약용법과 용량** : 말린 약재 6∼12g을 물 1L에 넣어 1/3이 될 때까지 달여 하루에 2∼3회 마시거나, 신선한 것을 짓찧어 환부에 바른다. 생것 30g을 강판에 갈아 즙을 내 일반 생채소 즙과 같이 먹으면 그 효능이 배가 된다. 어린잎은 섬유질이 연하여 식용으로 사용하는데 장아찌를 담가서 먹는다.

patent

산마늘의 기능성 및 효능에 관한 특허자료

▶ **산마늘 추출물을 함유하는 암 예방 또는 치료용 조성물**

본 발명의 산마늘 추출물은 암 발생 또는 암 진행 시 나타나는 간극 결합부의 세포 내 신호전달(GJIC)의 억제를 회복시키는 효과가 있을 뿐만 아니라, 세포 독성도 없어서, 암 예방 또는 치료용 조성물의 유효성분으로 사용될 수 있다. 또한 산마늘은 우리나라 전역에서 서식하므로 구하기가 쉽고, 천연식물로부터 유래하므로 합성 약물에서 나타나는 부작용이 없다.

– 공개번호 : 10–2009–0100573, 출원인 : 덕성여자대학교 산학협력단

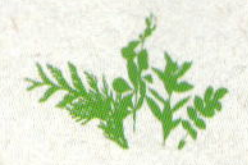

소화불량, 흉복창만, 감기, 두통, 치통을 다스리는

산박하

Isodon inflexus (Thunb.) Kudo

- **이명** : 깻잎나물, 깻잎오리방풀, 애잎나울
- **생약명** : 산박하(山薄荷)
- **과명** : 꿀풀과(Labiatae)
- **개화기** : 6~8월

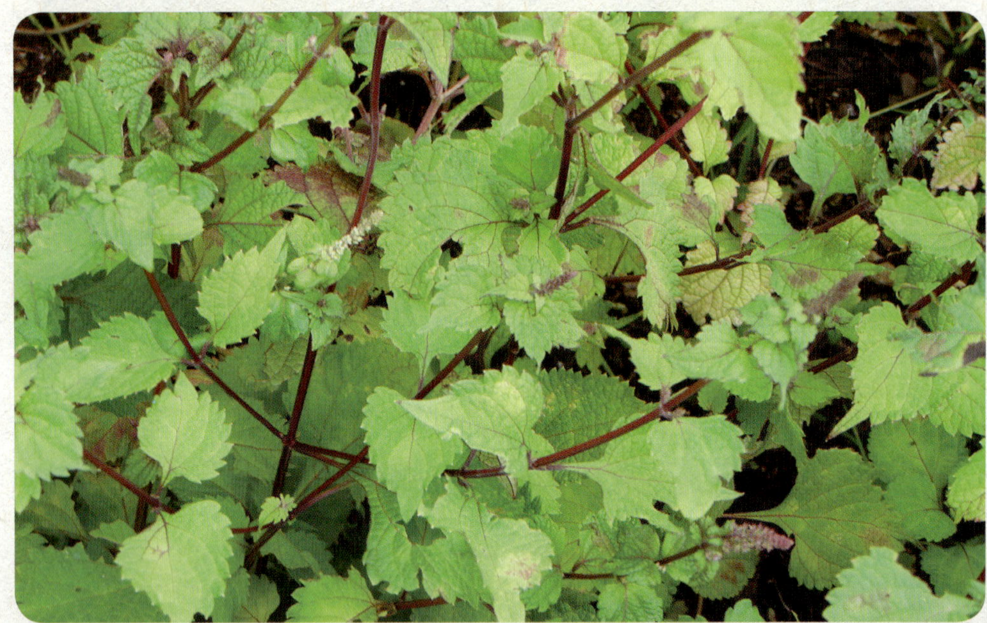

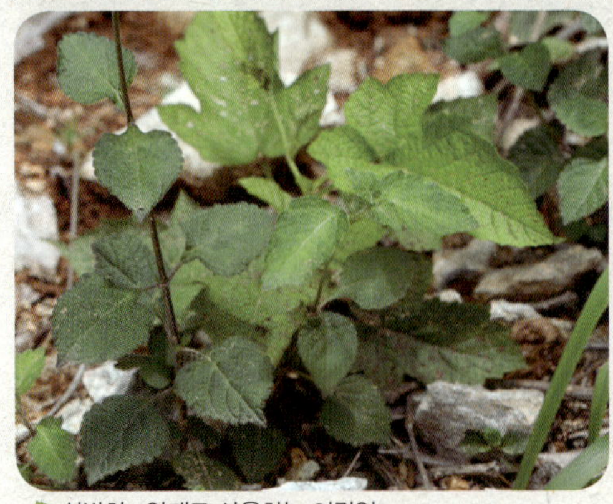

🌿 산박하_ 약재로 사용하는 어린잎

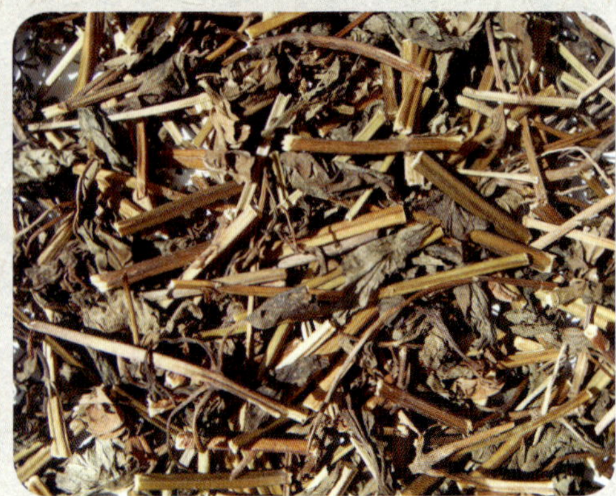

🌿 산박하_ 전초(약재)

🍃 **생육특성** : 산박하는 각처의 산지에서 자라는 여러해살이풀이다. 생육환경은 햇빛이 잘 들고 토양이 비옥한 곳이며, 키는 1m 정도이다. 잎은 마주나고 달걀 모양이며 가장자리에는 톱니가 있는데 길이는 3~6cm, 너비는 2~4cm이다. 꽃은 하늘색으로 6~8월에 줄기 아래에서 위쪽으로 올라가면서 핀다. 열매는 9~10월경에 달린다.

🍂 **채취 방법과 시기** : 이른 봄에 어린잎을 줄기째 채취하여 햇볕에 말리거나 생으로 먹는다.

🍃 **성미** : 성질이 시원하고, 맛은 맵다.

🍃 **귀경** : 간(肝), 폐(肺), 위(胃) 경락에 작용한다.

🍂 **효능과 주치** : 위를 튼튼하게 하는 건위, 풍을 구제하는 구풍, 열을 흩어지게 하는 산열, 종기를 삭이는 소종 등의 효능이 있어 소화불량, 흉복창만, 감기, 두통, 치통, 인후종통, 눈에 핏발이 서는 목적(目赤) 등을 다스린다.

🍃 **약용법과 용량** : 말린 어린잎 6~12g을 물 1L에 넣어 1/3이 될 때까지 달여 하루에 2~3회 나눠 마시거나, 가루 또는 환으로 만들어 복용하기도 한다. 어린잎은 식용하며 밀원용으로도 사용한다.

🍂 **사용 시 주의사항** : 맛이 매워서 발산작용이 강하고 간기(肝氣)가 울결(鬱結)된 것을 흩어지게 하는 작용이 있으므로 양허(陽虛)로 인하여 가만히 있어도 이유 없이 땀이 나는 자한(自汗)이 있거나 음허하여 혈이 부족한 사람, 간의 양기가 지나치게 항성된 사람 등은 모두 피한다.

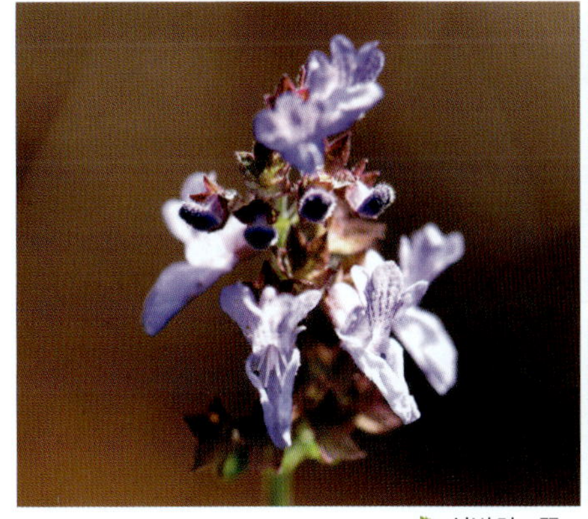

🍃 산박하_ 꽃

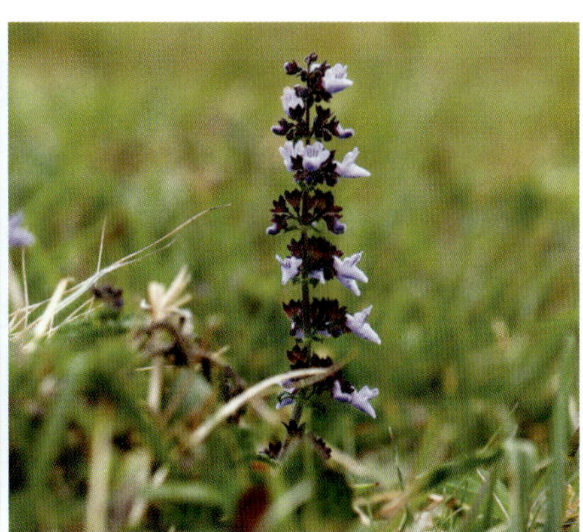

🍃 산박하_ 지상부

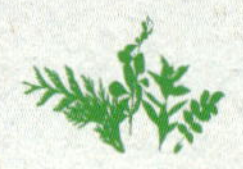

오래된 설사, 풍열 감기, 월경통, 치질을 다스리는

산비장이

Serratula coronata subsp. *insularis* (Iljin) Kitam.

- 이명 : 큰산나물, 산비쟁이
- 생약명 : 마화두(麻花頭), 조선마화두(朝鮮麻花頭)
- 과명 : 국화과(Compositae)
- 개화기 : 8~10월

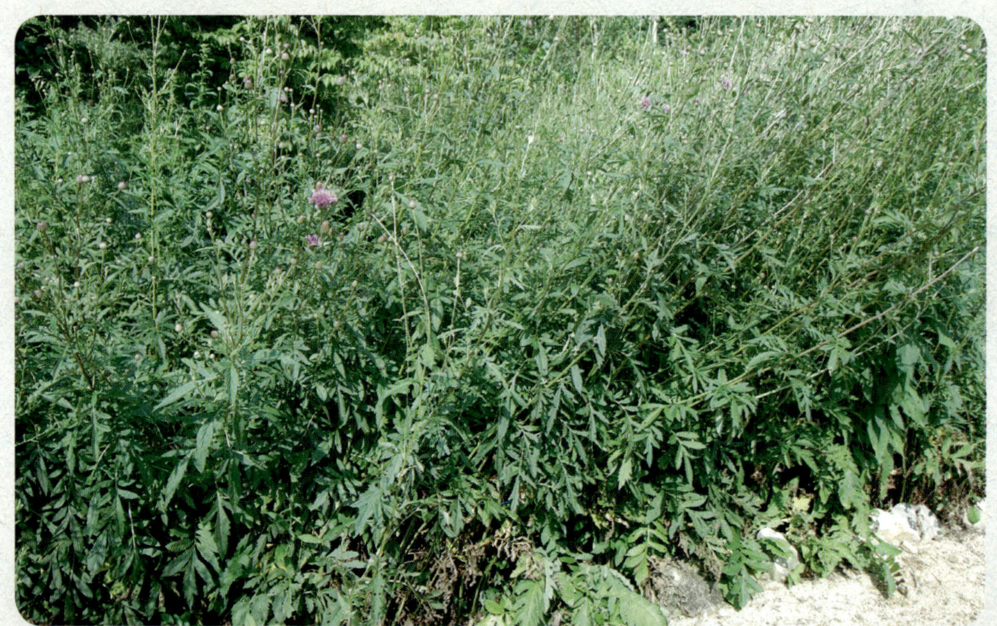

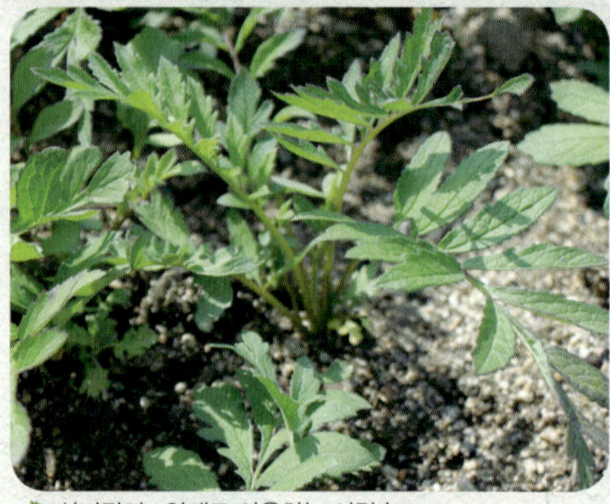

산비장이_ 약재로 사용하는 어린순

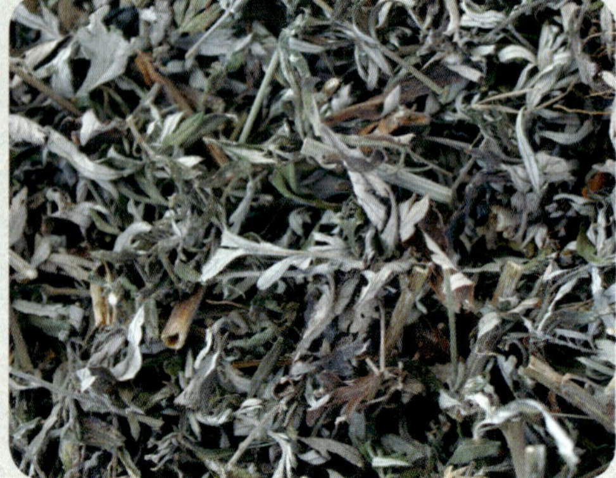

산비장이_ 전초(약재)

🍃 **생육특성** : 산비장이는 각처의 산지에서 자라는 여러해살이풀이다. 생육환경은 숲속 양지쪽의 약간 건조한 땅에서 자라며, 키는 30~140cm이다. 뿌리잎과 줄기잎의 모양이 비슷한데 뿌리잎은 꽃이 필 때 없어지거나 남아 있으며 달걀 모양의 긴 타원형으로 끝이 뾰족하다. 줄기에서 어긋나는 잎은 위로 갈수록 크기가 작아지며 가장자리가 새의 깃처럼 완전히 갈라진다. 타원형의 갈래조각은 6~7쌍으로 잎의 가장자리에 불규칙한 톱니가 있다. 잎자루 길이는 11~30cm인데 잎 앞면은 녹색이고 뒷면은 흰색이다. 꽃은 황록색으로 8~10월에 줄기 끝과 가지 끝에서 1송이씩 피는데 지름은 3~4cm이다. 열매는 11월에 익으며 갈색으로 된 갓털이 종자 끝에 달린다.

🍂 **채취 방법과 시기** : 4~5월에 어린순을 채취하여 식용하고, 가을에 전초를 채취하여 햇볕에 말린다.

🍃 **성분** : 전초에는 플라보노이드(flavonoid)가 함유되어 있다.

🍃 **성미** : 성질이 약간 차고, 맛은 맵고 쓰다.

🍃 **귀경** : 비(脾), 폐(肺) 경락에 작용한다.

🍂 **효능과 주치** : 기를 보하는 보기(補氣), 비 기능을 튼튼하게 하는 건비(健脾), 발진을 쉽게 해주는 발표투진(發表透疹) 등의 효능이 있어서 중초의 기운이 부족한 증상, 오래된 설사, 풍열 감기 등을 치료하고 월경통, 치질 등을 다스린다.

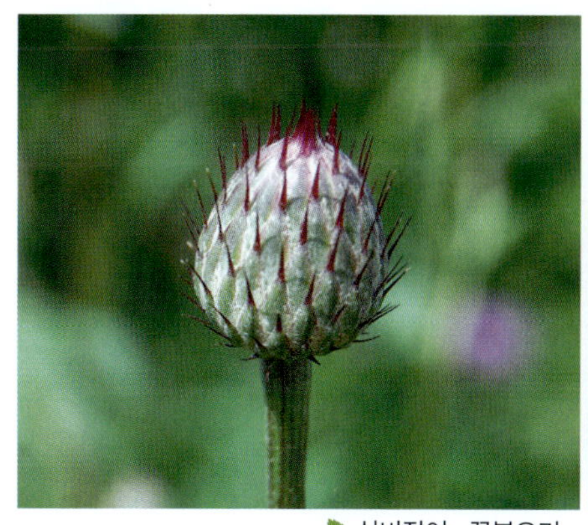

🍃 산비장이_ 꽃봉오리

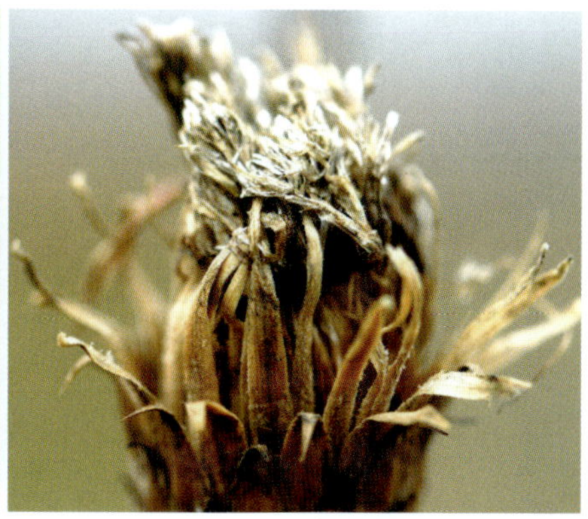

🍃 산비장이_ 종자 결실

【 혼동하기 쉬운 약초 비교 】

산비장이	뻐꾹채

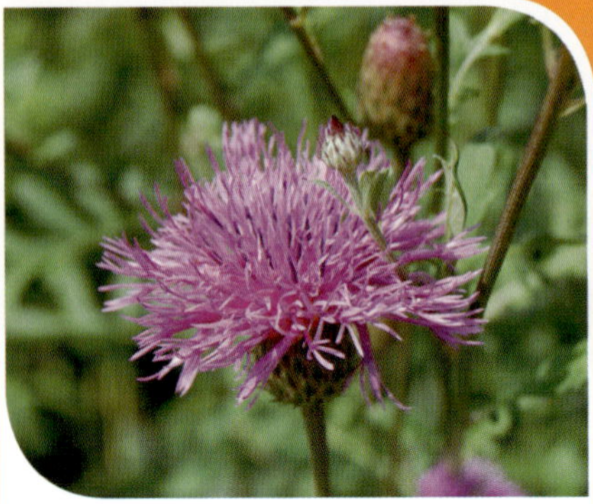

산비장이_ 꽃

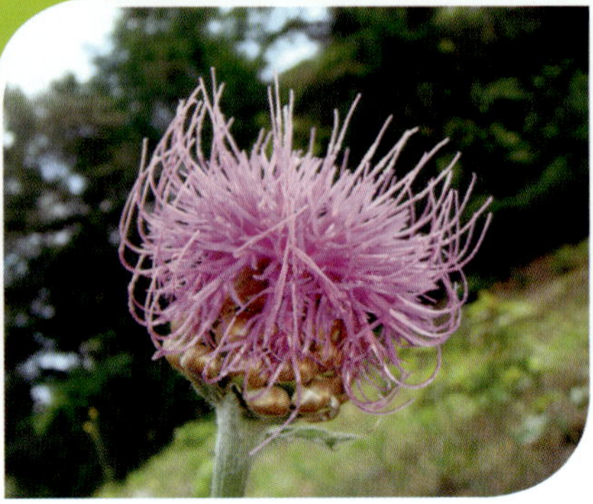

뻐꾹채_ 꽃

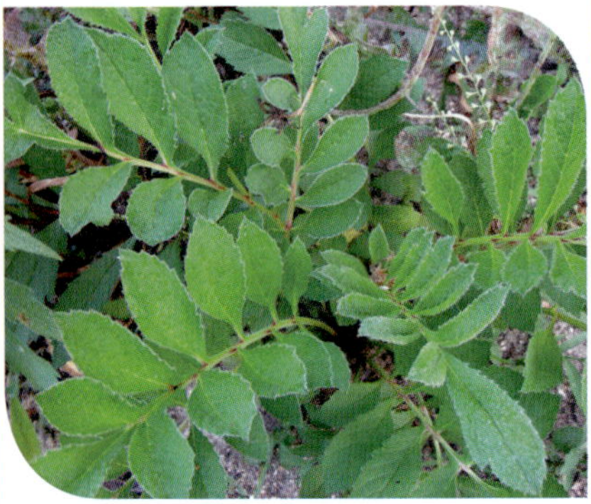

산비장이_ 잎

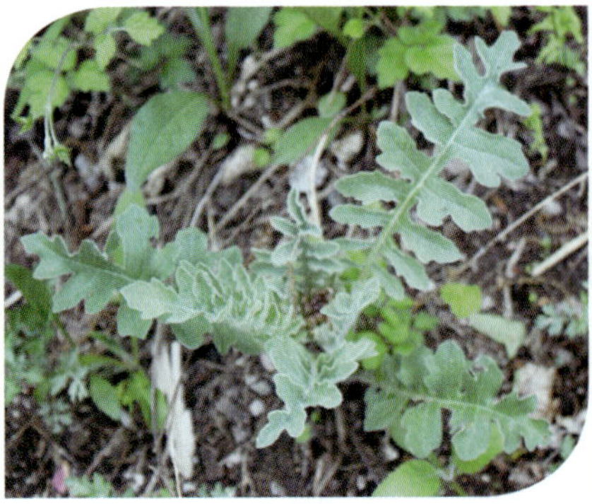

뻐꾹채_ 잎

- **약용법과 용량** : 말린 약재 10~15g을 물 1L에 넣어 1/3이 될 때까지 달여 하루에 2~3회 나눠 마신다.

- **사용 시 주의사항** : 성질이 약간 차기 때문에 비위가 허하고 냉한 사람은 신중하게 사용하여야 한다.

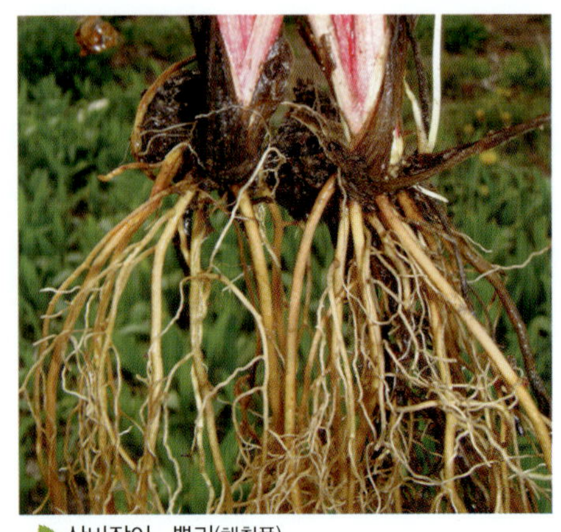

산비장이_ 뿌리(채취품)

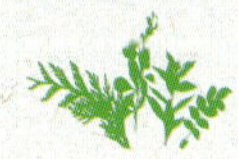

월경과다, 대장염, 치루, 이질, 외상출혈을 치료하는

산오이풀

Sanguisorba hakusanensis Makino

- 생약명 : 지유(地榆)
- 과명 : 장미과(Rosaceae)
- 개화기 : 8~9월

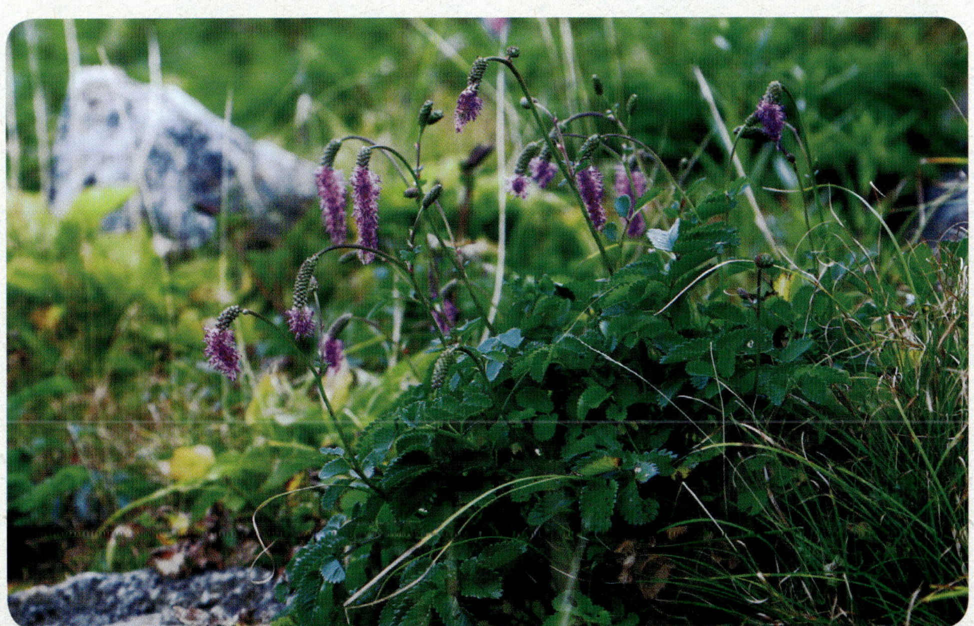

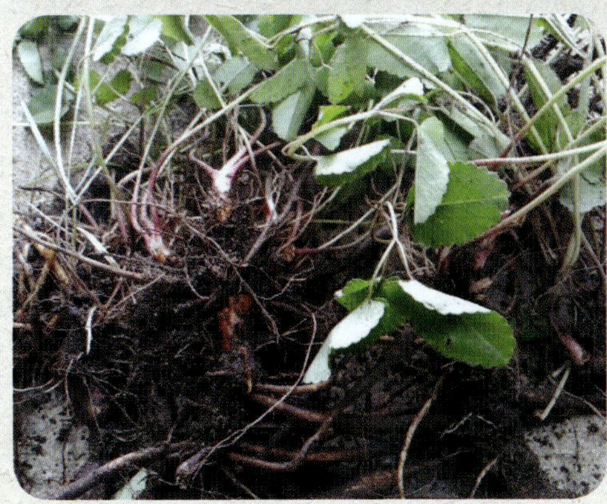

산오이풀_ 전초(채취품)

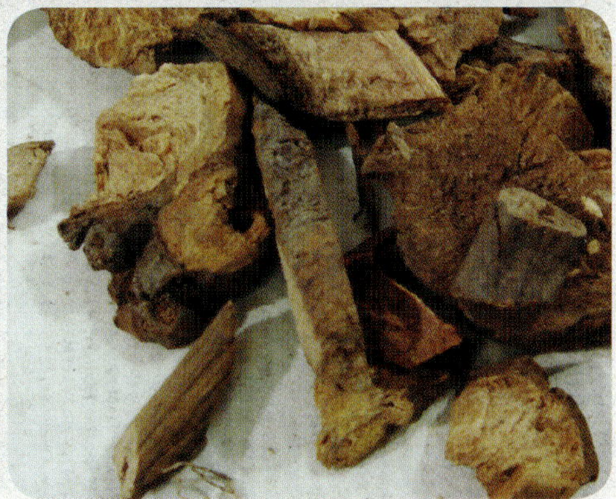

산오이풀_ 뿌리(약재)

● **생육특성** : 산오이풀은 중부 이남의 고산 중턱 이상에서 자라는 여러해살이 풀이다. 생육환경은 산 정상이나 중턱부의 햇빛이 잘 드는 곳에서 자라며, 키는 50~70cm이다. 잎은 깃꼴겹잎이며 잔잎이 5~11장 있다. 잎 가장자리에는 치아 모양의 톱니가 있는데 오이풀보다는 좀 큰 편이다. 꽃은 홍자색으로 8~9월에 가지 끝에서 피는데 길이 4~10cm, 지름 1cm 정도의 긴 둥근기둥 모양의 형태를 하고 밑으로 처져 있는데 위에서부터 꽃이 다닥다닥 달려 아래로 피면서 내려온다. 열매는 10월경에 익으며 네모진 형태를 하고 있다. 산짐승들이 산오이풀의 뿌리를 좋아하여 자생지에서는 뿌리가 많이 파헤쳐져 있는 것을 볼 수 있다.

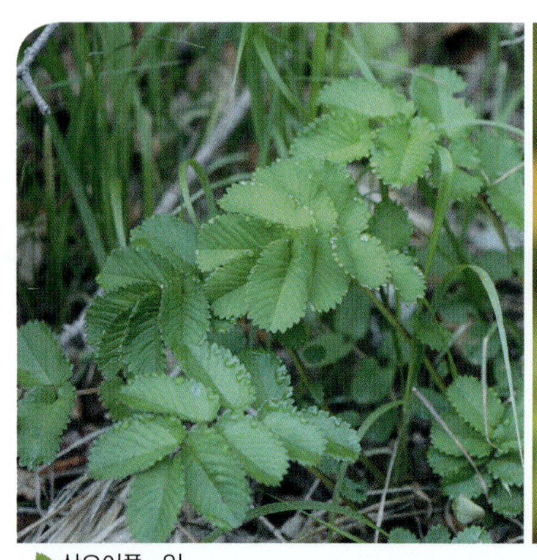

산오이풀_ 잎

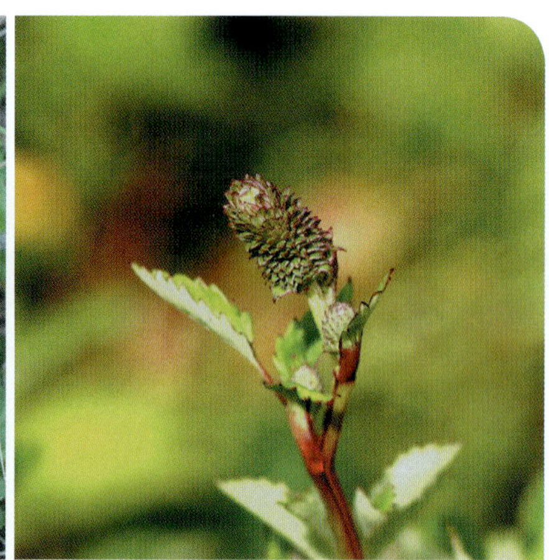

산오이풀_ 꽃봉오리

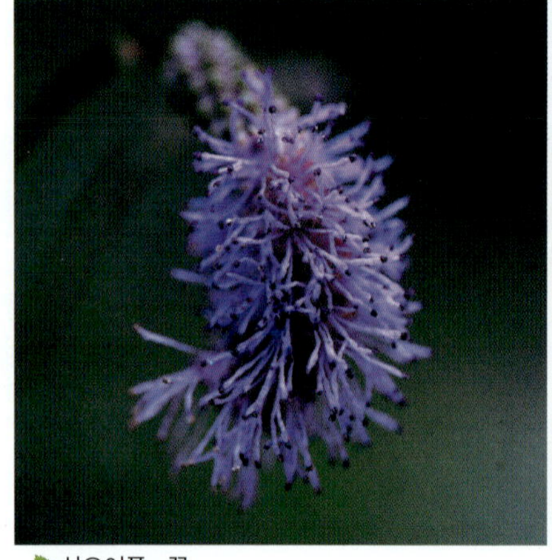

산오이풀_ 꽃

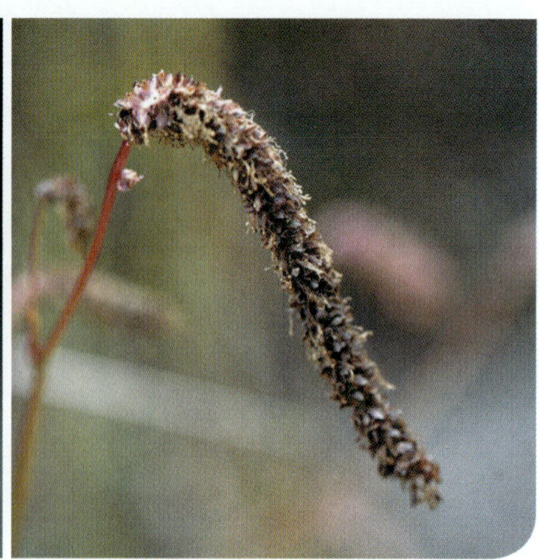

산오이풀_ 종자 결실

758

- **채취 방법과 시기** : 어린잎은 이른 봄에 채취하여 식용하고, 뿌리는 가을이나 봄에 채취하여 햇볕에 말린다.

- **성분** : 상구이소르바(sanguisorba), 타닌(tannin), 트리테르페노이드계 사포닌, 크라이산테민(chrysantemin), 시아닌(cyanin) 등이 함유되어 있다.

- **성미** : 성질이 차고, 맛은 쓰고 시다.

- **귀경** : 간(肝), 심(心), 대장(大腸) 경락에 작용한다.

- **효능과 주치** : 혈분의 열을 식히는 양혈, 출혈을 멎게 하는 지혈, 독을 풀어 주는 해독, 기를 거두어들이는 수렴(收斂), 종기를 삭이는 소종의 효능이 있어서 피를 토하는 토혈, 코피를 흘리는 육혈, 월경과다, 자궁출혈, 대장염, 치루, 대변에 피가 섞여 나오는 이질, 설사, 피부나 근육에 국부적으로 생기는 종기, 습진, 외상출혈 등을 치료한다.

- **약용법과 용량** : 말린 약재 6~12g을 물 1L에 넣어 1/3이 될 때까지 달여 하루에 2~3회 나눠 마신다. 외용할 경우에는 가루로 만들거나, 짓찧어서 환부에 바른다.

- **사용 시 주의사항** : 비위가 허하고 냉한 사람은 신중하게 사용하여야 한다.

---

patent

산오이풀(지유)의 기능성 및 효능에 관한 특허자료

▶ 주름 생성 억제 및 개선 효과를 갖는 지유 추출물을 함유하는 조성물

본 발명은 주름 생성 억제 및 개선 효과를 갖는 Sanguisorba 속(屬)에 속하는 지유(地楡: 오이풀, 산오이풀, 긴오이풀 등의 뿌리)의 추출물을 함유하는 화장료 조성물에 관한 것이다. 본 발명의 조성물은 콜라겐과 같은 세포외 간질을 생합성하는 섬유아세포의 증식과 대사를 원활히 할 뿐만 아니라, 콜라겐의 생합성을 촉진하며 세포외 간질 성분 분해효소(MMPs)를 억제함으로써 피부의 주름, 잔주름 및 거칠어짐 등의 피부 노화를 근본적으로 예방 및 개선할 수 있는, 주름 생성 억제 및 개선용 화장료 조성물 및 피부 외용제로 사용할 수 있다.

– 공개번호 : 10-2005-0100222, 출원인 : (주)참존, 바이오랜드

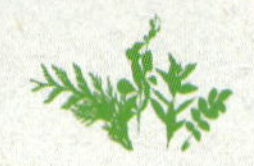

임질, 이질, 토혈, 정신질환, 소변불리를 치료하는

산일엽초

Lepisorus ussuriensis (Regel & Maack) Ching

- **생약명** : 와위(瓦葦), 사계미(射鷄尾)
- **과명** : 잔고사리과(Dennstaedtiaceae)
- **개화기** : 상록

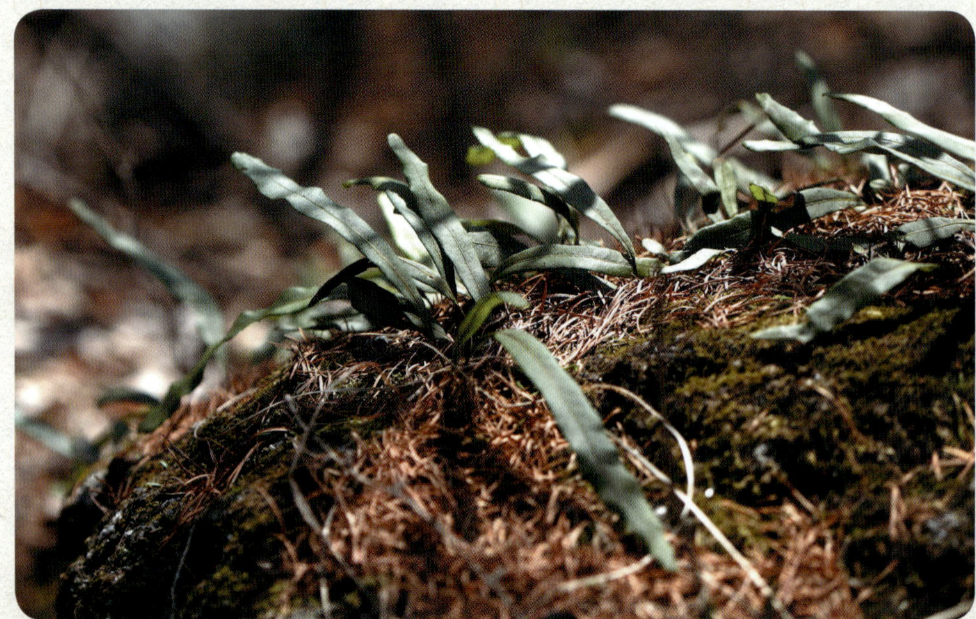

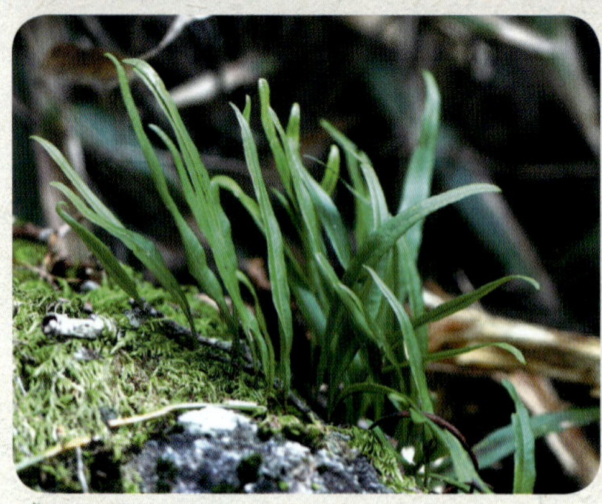

🌿 산일엽초_ 잎

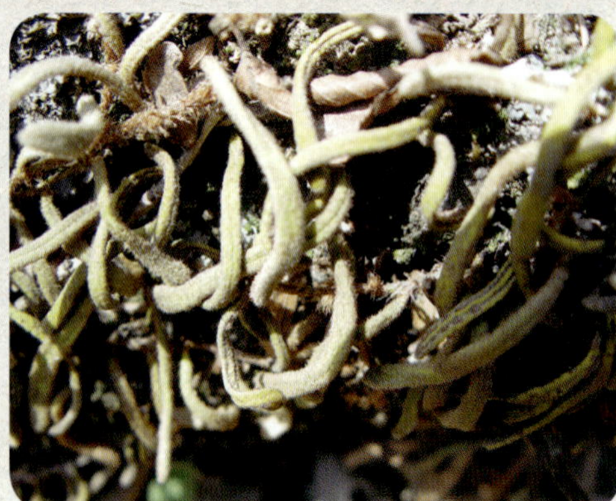

🌿 산일엽초_ 전초(약재 전형)

- 🌿 **생육특성 :** 산일엽초는 전국 각처의 산에서 자라는 상록성 여러해살이풀인데 온대성 양치류에 속한다. 생육환경은 반그늘 돌 틈에 붙어 무리 지어 살아간다. 키는 20cm 미만으로 작은 편이다. 양치식물이므로 꽃을 피우지는 못하지만 잎이 날씬해서 관상 가치가 높다. 잎에 있는 포자낭 속의 포자로 번식하는데 잎 뒷면에 2줄 혹은 1줄로 갈색의 둥근 포자낭이 죽 매달려 있다.

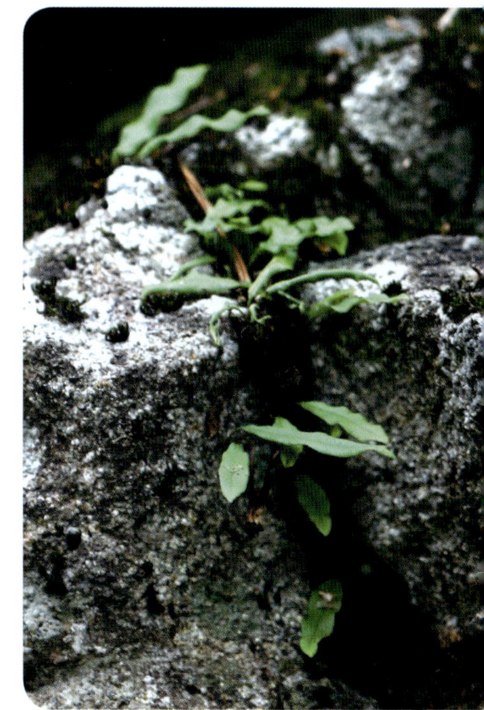

🌿 산일엽초_ 무리

  일엽초라는 이름은 잎이 하나라는 뜻인데 선 모양의 바소꼴 잎은 짙은 녹색이고 검은색 점이 있다. 잎자루는 길이가 2~5cm이고 잎몸은 길이가 10~30cm, 너비 0.5~1.5cm이다.

- 🌿 **채취 방법과 시기 :** 연중 지상부(잎)를 채취하여 햇볕에 말린다.

- 🌿 **성미 :** 성질이 차고, 맛은 달다.

- 🌿 **귀경 :** 심(心), 방광(膀胱) 경락에 작용한다.

- 🌿 **효능과 주치 :** 소변을 잘 나가게 하는 이뇨, 출혈을 멈추는 지혈의 효능이 있어서 임질, 이질, 토혈, 풍사를 없애서 풍을 치료하는 거풍, 혈액순환을 원활하게 하는 활혈, 해수, 정신병, 청열, 소변 배출이 원활하지 않은 소변불리, 월경불순, 타박상 등을 치료한다.

- 🌿 **약용법과 용량 :** 말린 지상부 10~20g을 물 1L에 넣어 1/3이 될 때까지 달여 하루에 2~3회 나눠 마신다.

- 🌿 **사용 시 주의사항 :** 성질이 차기 때문에 비위가 허하고 냉한 사람은 신중하게 사용하여야 한다.

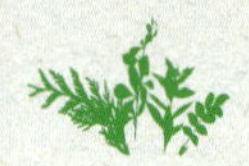

산자고

| 사용부위 | 비늘줄기(알뿌리)

Tulipa edulis (Miq.) Baker

- 이명 : 물구, 물굿, 까치무릇
- 생약명 : 산자고(山慈姑), 광자고(光慈姑), 금등롱(金燈籠)
- 과명 : 백합과(Liliaceae)
- 개화기 : 4～5월

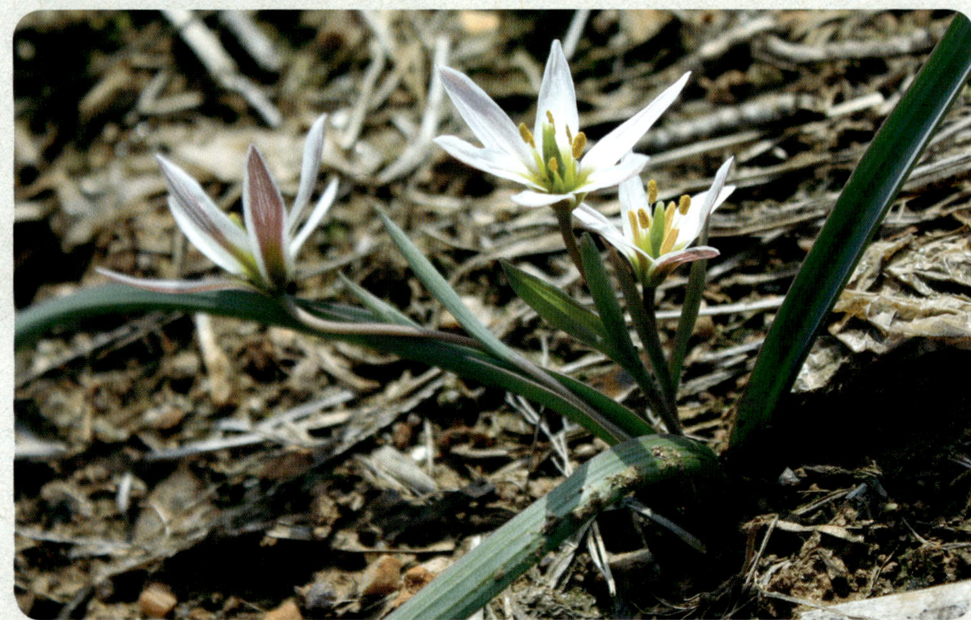

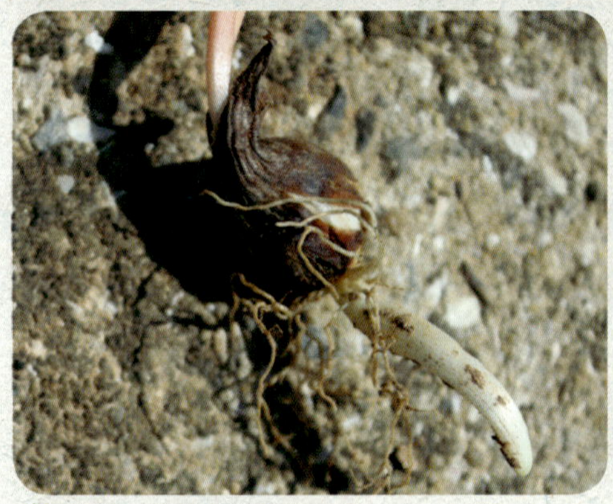

산자고_ 비늘줄기(채취품)

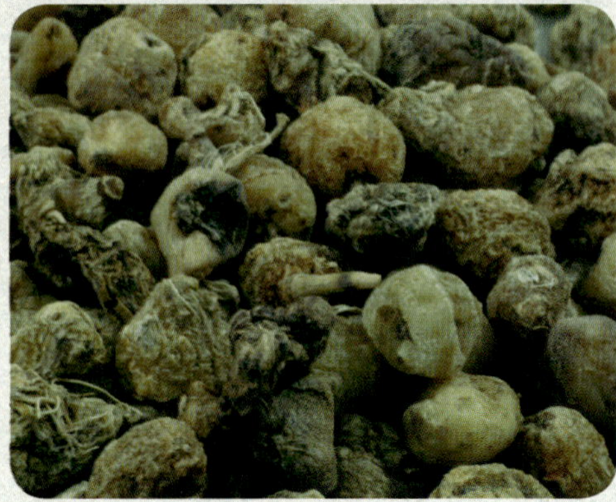

산자고_ 비늘줄기(약재 전형)

- **생육특성** : 산자고는 중부 이남의 산과 들에서 자라는 여러해살이풀이다. 생육환경은 양지쪽의 토양이 비옥한 곳이며, 키는 20cm 정도이다. 잎은 회녹색으로 길이는 15~30cm, 너비는 0.4~0.5cm이고 2장이 뿌리에서 나오는데 끝이 날카롭다. 꽃은 흰색으로 4~5월에 줄기 끝에서 1송이가 피는데 넓은 종 모양이며 지름은 1cm 내외이다. 꽃잎 뒷부분은 자주색 선이 선명한데 개화하기 전에는 붉은색 계통이 많이 들어가 있다. 열매는 7~8월경에 삼각형으로 달린다.

  일반적으로 다른 꽃들은 곧추서서 자라지만 산자고는 비스듬히 옆으로 누워 있는 모습이다. 중국에서는 광자고(光慈姑)로 불린다.

- **채취 방법과 시기** : 5~6월 꽃이 진 후 땅속 비늘줄기를 채취하여 햇볕에 말린다.

- **성분** : 전분, 스테로이드 사포닌, 알칼로이드인 콜히친(colchicine)이 함유되어 있다.

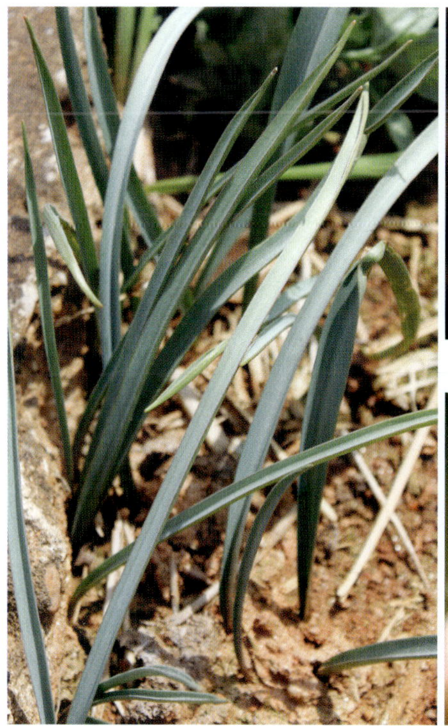

산자고_ 잎

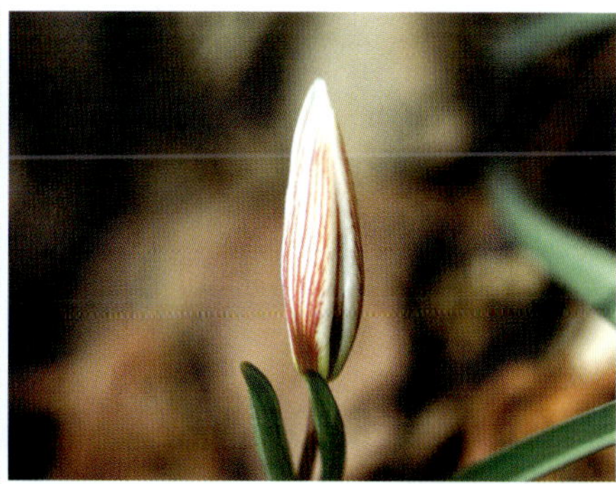

산자고_ 꽃봉오리

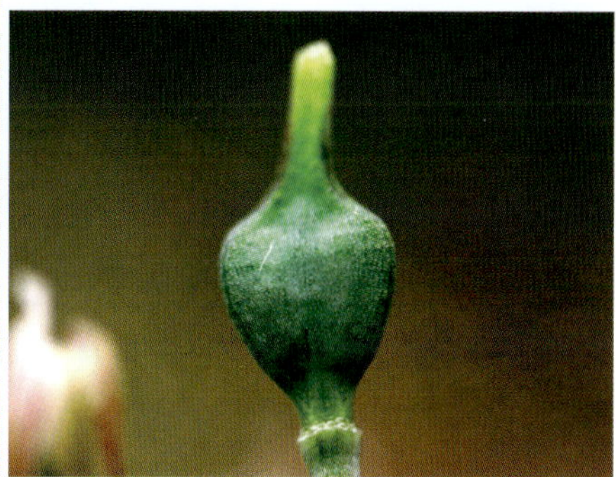

산자고_ 종자 결실

【 혼동하기 쉬운 약초 비교 】

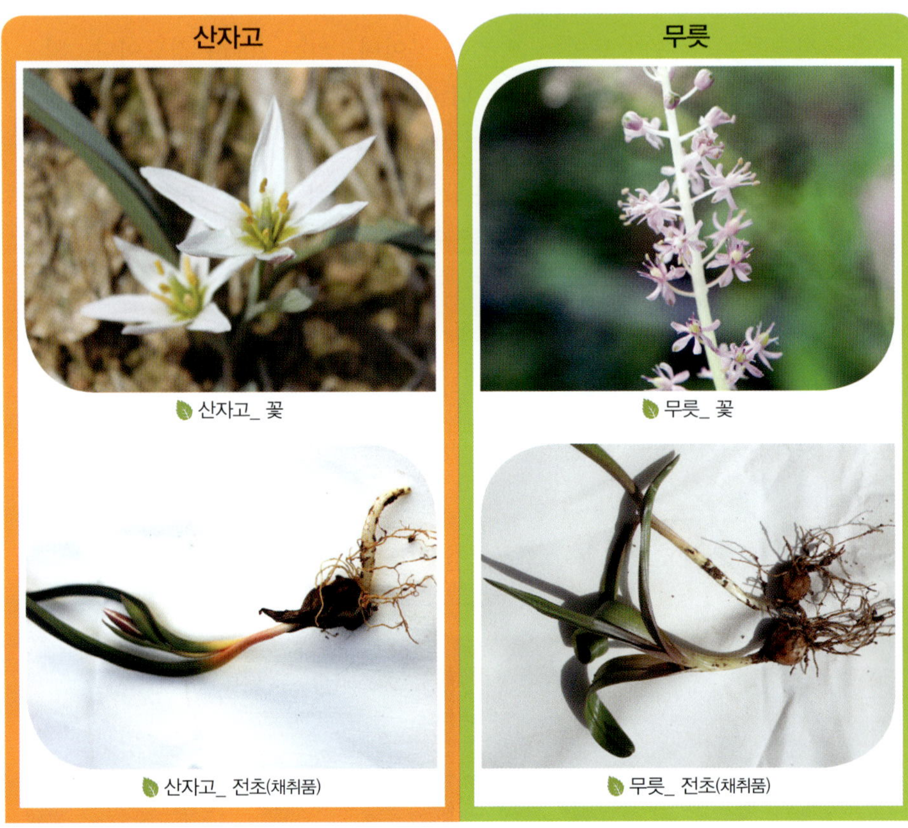

산자고	무릇

🌿 산자고_ 꽃

🌿 무릇_ 꽃

🌿 산자고_ 전초(채취품)

🌿 무릇_ 전초(채취품)

🌿 **성미 :** 성질이 차고, 맛은 달고 약간 맵다.

🌿 **귀경 :** 간(肝), 비(脾), 폐(肺) 경락에 작용한다.

🌿 **효능과 주치 :** 종기를 삭이고 기침을 멎게 하며 독성을 풀어주는 효능이 있어서 목구멍이 붓고 아픈 인후염, 산후 어혈로 인한 갖가지 증세, 화농성 종기, 옴 등을 다스리는 데 사용한다.

🌿 **약용법과 용량 :** 말린 비늘줄기 3~9g을 물 1L에 넣어 1/3이 될 때까지 달여 하루에 2~3회 나눠 마신다. 외용할 경우에는 짓찧어서 환부에 바르거나, 가루로 만들어 물에 개어 환부에 바른다.

🌿 **사용 시 주의사항 :** 성질이 차기 때문에 비, 위 또는 장이 허하고 냉한 사람은 신중하게 사용하여야 한다.

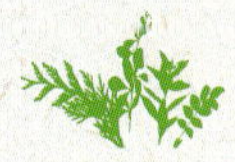

담낭염, 간염, 알레르기 피부염, 결막염을 치료하는

산층층이

| 사용부위 | 어린순, 전초

Clinopodium chinense var. *shibetchense* (H. Lev.) Koidz.

- **이명** : 개층꽃, 산층층꽃
- **생약명** : 웅담초(熊膽草), 풍륜채(風輪菜)
- **과명** : 꿀풀과(Labiatae)
- **개화기** : 7~8월

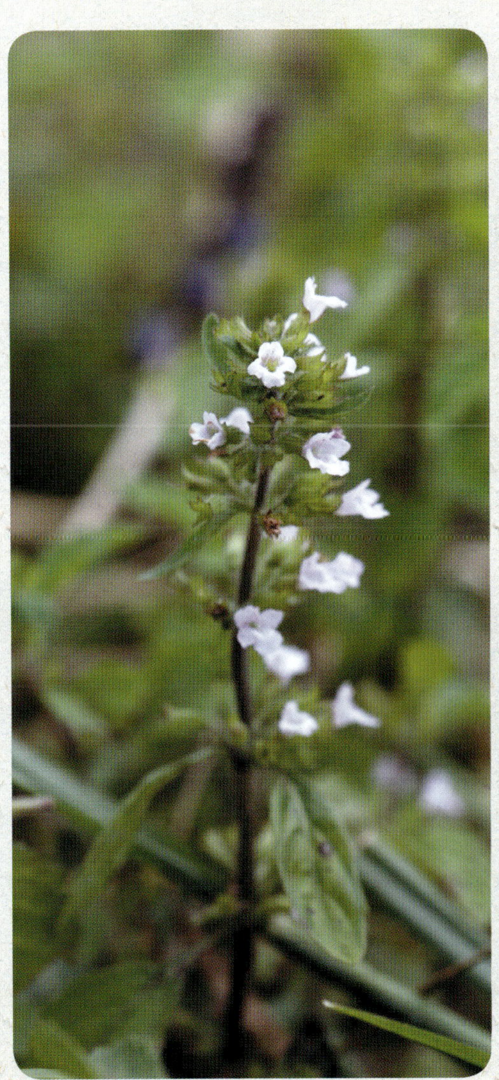

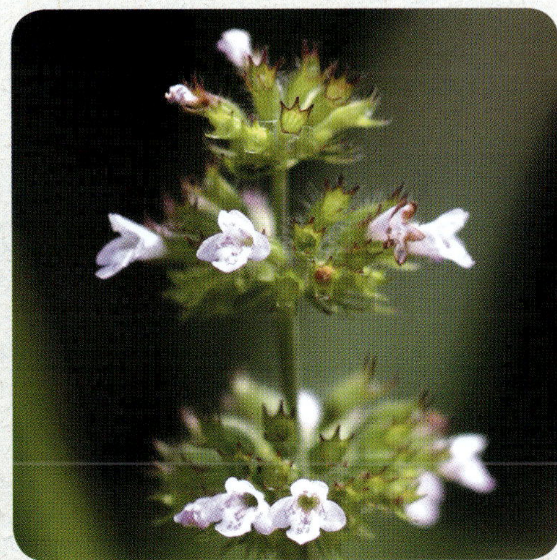

산층층이 꽃

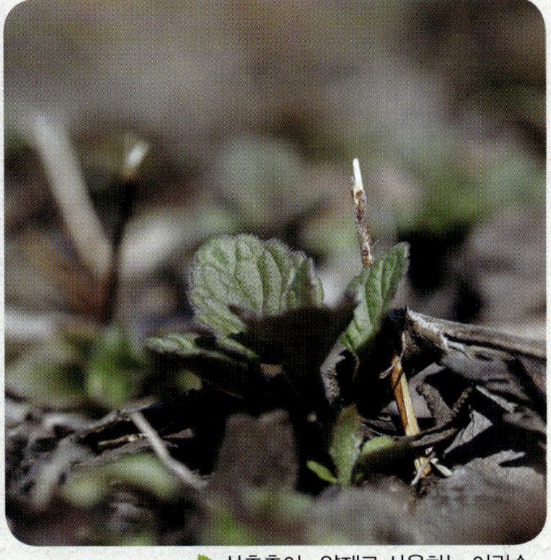

산층층이_ 약재로 사용하는 어린순

🌿 **생육특성** : 산층층이는 각처의 산이나 들에서 자라는 여러해살이풀이다. 생육환경은 햇빛이 잘 들고 물 빠짐이 좋으며 유기질 함량이 많은 토양이다. 키는 15~40cm이고, 잎은 길이가 2~4cm, 너비 1~1.3cm로 긴 달걀 모양이고 가장자리에는 톱니가 있고 마주난다. 줄기는 네모지고 짧은 털이 나 있으며 녹색인데 어렸을 때에는 약간 비스듬히 자라다 위

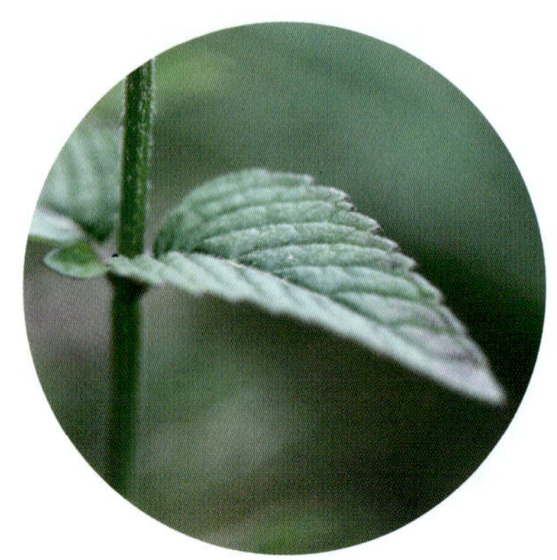

🌿 산층층이_ 잎

로 곧추 자란다. 꽃은 흰색으로 7~8월에 원줄기 끝과 가지 끝에서 층층으로 피는데 길이는 0.5~0.8cm이다. 꽃부리는 길이가 0.8~1.1cm로 겉에는 잔털이 나 있고 입술 모양이다. 열매는 9~10월경에 지름 0.6cm 정도로 둥글게 달린다.

🍂 **채취 방법과 시기 :** 이른 봄에 어린순을 채취하고, 가을에 전초를 채취하여 햇볕에 말린다.

🌿 **성분 :** 당류, 수지, 단백질, 무기염 및 플라보노이드(flavonoid), 사포닌, 락톤(lactone), 카보닉산(carbonic acid), 페놀 등이 함유되어 있다.

🌿 **성미 :** 성질이 시원하고, 맛은 쓰고 맵다.

🌿 **귀경 :** 간(肝), 심(心), 폐(肺) 경락에 작용한다.

🌿 **효능과 주치 :** 열을 식히는 해열, 독을 푸는 해독, 종기를 삭이는 소종의 효능이 있어서 감기, 급성 담낭염, 간염, 장염, 이질, 이하선염, 유선염, 알레르기 피부염, 급성 결막염, 편도선염, 황달, 인후염, 종창, 습진 등을 다스린다.

🌿 **약용법과 용량 :** 말린 약재 10~20g을 물 1L에 넣어 1/3이 될 때까지 달여 하루에 2~3회 나눠 마시거나, 외용할 경우에는 짓찧어 환부에 바르거나, 달인 액으로 환부를 닦아낸다.

🍂 **사용 시 주의사항 :** 비위가 허하고 냉한 사람은 신중하게 사용하여야 한다.

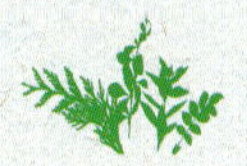

요통, 타박상, 완복통, 습진, 완선을 치료하는

산해박

| **사용부위** | 뿌리, 뿌리줄기

Cynanchum paniculatum (Bunge) Kitag.

- **이명** : 산새박, 석하장경(石下長卿), 별선종(別仙踪), 영웅초(英雄草)
- **생약명** : 서장경(徐長卿)
- **과명** : 박주가리과(Asclepiadaceae)
- **개화기** : 6~7월

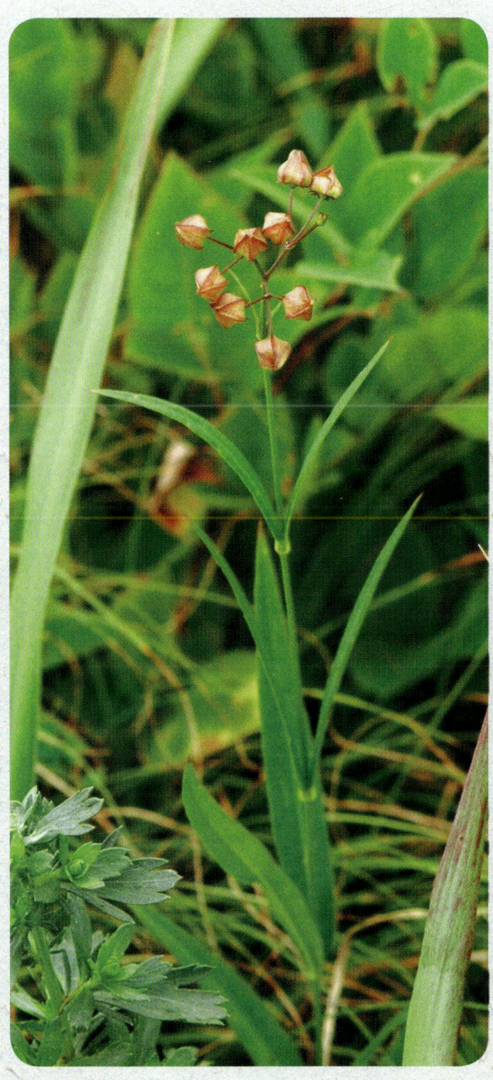

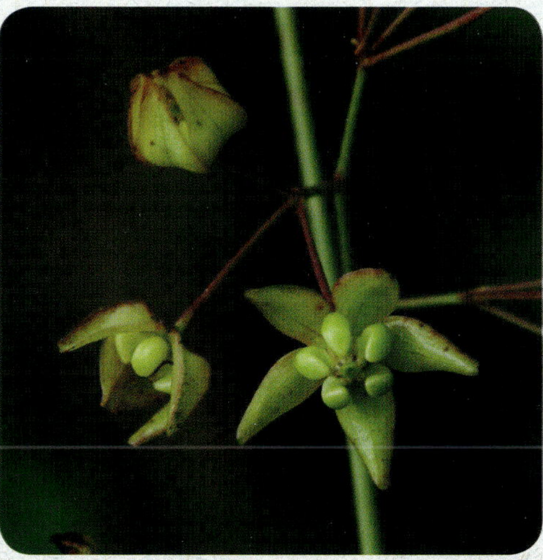

산해박_ 꽃

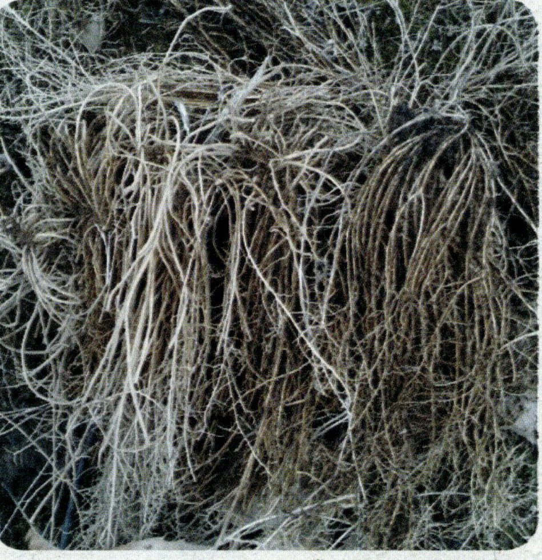

산해박_ 뿌리(채취품)

🌿 **생육특성** : 산해박은 전국 각지의 산야 양지에서 자생하는 여러해살이풀로, 키는 60cm 정도 자란다. 꽃은 연한 황록색으로 6~7월에 피고, 열매는 골돌과로 뿔 같으며 길이가 0.6~0.8cm로 털은 없다. 약재로 쓰이는 뿌리줄기는 불규칙한 기둥 모양으로 마디가 있으며 길이 0.5~3cm, 지름 0.2~0.4cm로 주위에 많은 잔뿌리가 붙어 있다. 뿌리는 둥근기둥 모양으로 구부러졌고 길이 10~16cm, 지름 0.1~0.15cm이다. 뿌리의 표면은 담갈색 또는 담황갈색으로 미세한 세로 주름과 섬세한 수염뿌리가 있으며, 질은 부서지기 쉽고, 뿌리 단면의 껍질부는 황백색이고, 목질부는 가늘고 작으며 황갈색으로 분성(粉性)이 있다.

고대에 유명한 의원이었던 서장경(徐長卿)이란 사람이 이 약재를 사용하여 많은 사람을 치료하였다는 데서 그를 기념하여 붙여진 이름(생약명)이다.

🍂 **채취 방법과 시기** : 여름에 뿌리와 뿌리줄기를 채취하여 토사와 이물질을 제거한 뒤 가늘게 썰어서 말린 후 사용한다.

🌿 **성분** : 전초에는 약 1%의 파에오놀(paeonol)이 함유되어 있으며 사르코스틴(sarcostin), 디아실시안코게닌(deacylcyanchogenin), 소멘토게닌(tomentogenin), 디아실메타플레시게닌(deacylmetaplesigenin)과 유사물질 및 아세트산(acetic acid), 사이나믹산(cinnamic acid) 등도 함유되어 있다. 뿌리에는 플라보노이드글리코사이드(flavonoid glycoside), 카보하이드레이

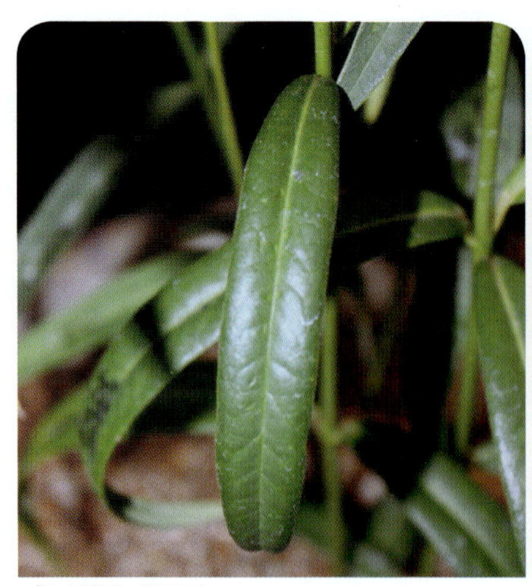

🌿 산해박_ 잎(앞면)

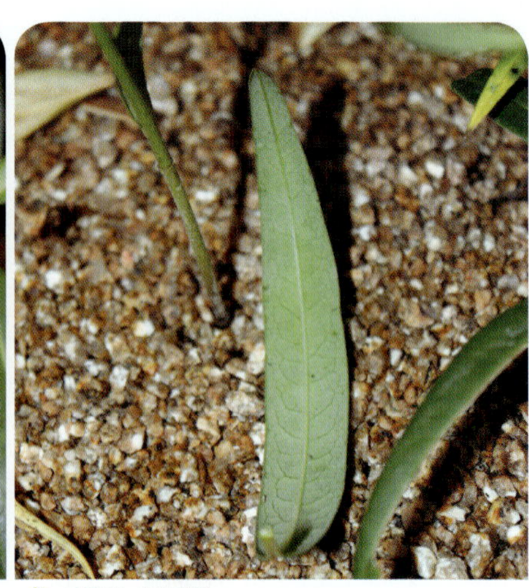

🌿 산해박_ 잎(뒷면)

768

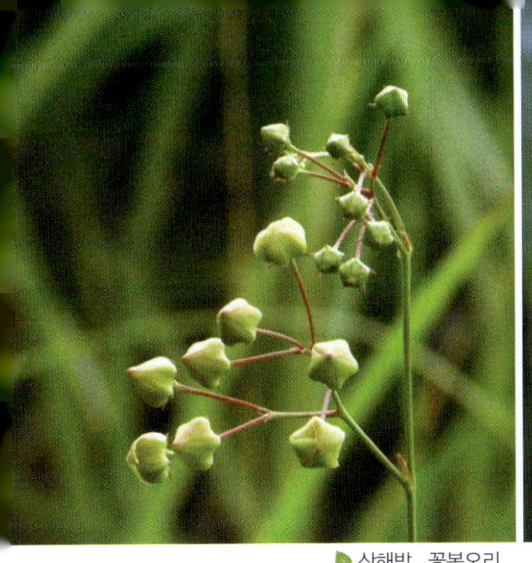

산해박_ 꽃봉오리

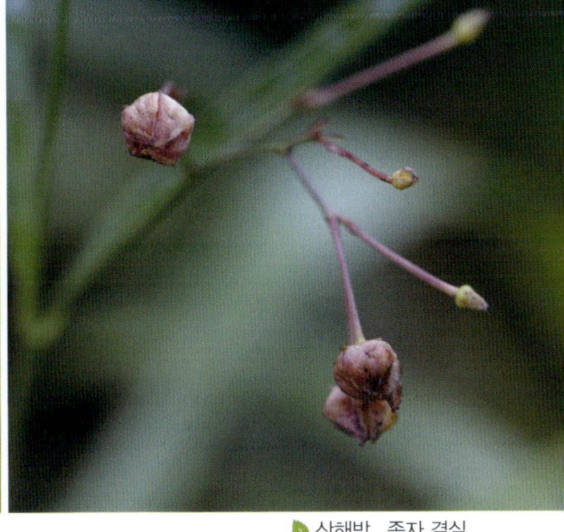

산해박_ 종자 결실

트(carbohydrate), 아미노산, 페놀 등이 함유되어 있다.

🍃 **성미 :** 성질이 따뜻하고, 맛은 맵고, 독성이 없다.

🍃 **귀경 :** 간(肝), 위(胃) 경락에 작용한다.

🔥 **효능과 주치 :** 풍을 제거하고 경락을 잘 통하게 하는 거풍통락(祛風通絡), 통증을 멈추고 독을 풀어주는 지통해독(止痛解毒) 등의 효능이 있어서 풍습과 비통(痺痛: 결리고 아픈 통증)을 치료하며, 요통, 타박상 동통, 완복통(脘腹痛: 배 중완부의 통증), 습진, 완선(頑癬: 헌데가 둥글고 불그스름하며 가려운 피부병) 능을 치료하고 그 밖에 독사에 물린 상처인 독사교상(毒蛇咬傷)을 치료한다.

🍃 **약용법과 용량 :** 말린 약재 10g을 물 700mL에 넣어 끓기 시작하면 약하게 줄여 200~300mL가 될 때까지 달여 2회 나눠 마신다. 민간에서는 풍습(風濕)으로 인한 관절동통을 치료하기 위하여 이 약재에 위령선(威靈仙: 으아리의 뿌리), 오가피, 목방기, 호장근 등의 약재들을 배합하여 달여 먹기도 하며, 허리 통증이 있을 때에는 두충, 속단, 독활 등을 배합하여 응용하기도 한다.

🍁 **사용 시 주의사항 :** 방향성이 강하므로 물을 붓고 끓이는 탕전(湯煎)을 할 때에는 오래 끓이는 것은 적당하지 않으며, 몸이 허약할 때에는 신중하게 사용하여야 한다.

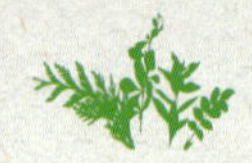

청열이수(淸熱利水), 해독소종(解毒消腫)의 효능이 있는

삼백초 | 사용부위 | 전초

Saururus chinensis (Lour.) Baill.

- **이명** : 수목통(水木通), 오로백(五路白), 삼점백(三點白)
- **생약명** : 삼백초(三白草)
- **과명** : 삼백초과(Saururaceae)
- **개화기** : 6~8월

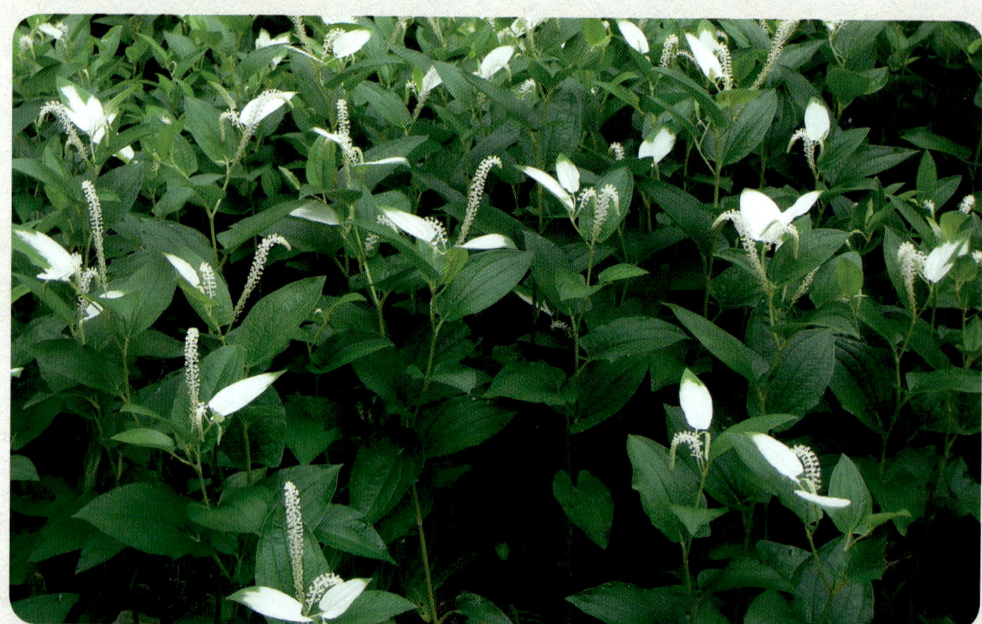

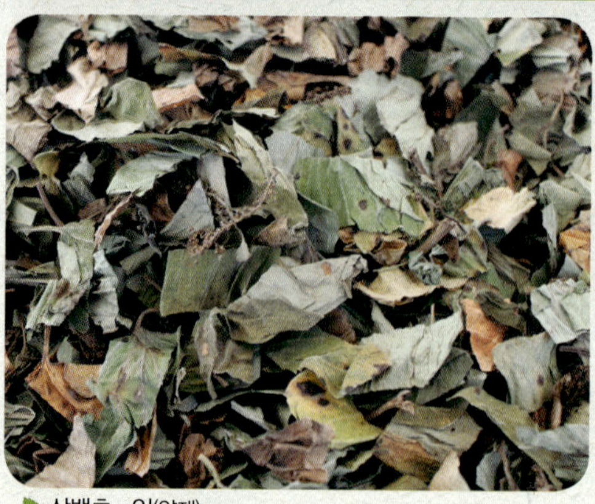

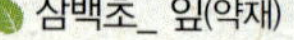

삼백초_ 잎(약재)

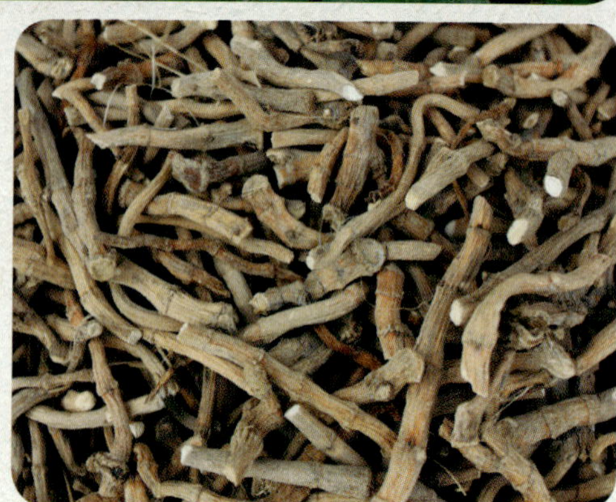

삼백초_ 뿌리(약재)

- **생육특성** : 삼백초는 제주도에서 자생하고 남부 지방에서 많이 재배하는 숙근성 여러해살이풀로, 꽃, 잎, 뿌리의 세 곳이 흰색을 띤다고 하여 삼백(三白)으로 이름이 붙여졌다. 키는 50~100cm이다. 잎은 어긋나고 5~7개의 맥이 있으며 뒷면은 연한 흰색이고 끝부분의 2~3장은 잎의 앞면이 흰색이다. 꽃은 흰색으로 6~8월에 수상꽃차례를 이루는데 처음에는 처져 있으나 꽃이 피면 곧추서고 양성이고 꽃잎은 없다. 열매는 둥글고 종자는 각 실에 1개씩 들어 있다.

- **채취 방법과 시기** : 7~8월에 전초를 채취하여 햇볕에 말린다. 토사와 이물질을 제거하고 가늘게 썰어서 사용한다.

- **성분** : 정유가 함유되어 있는데 주성분은 메틸-n-노닐케톤(methyl-n-nonylketone)이다. 그 외에 쿼세틴(quercetin), 이소쿼시트린(isoquercitrin), 아비쿨라린(avicularin), 하이페린(hyperin), 루틴(rutin) 등이 함유되어 있다.

- **성미** : 성질이 차고, 맛은 쓰고 매우며, 독성이 없다.

- **귀경** : 심(心), 폐(肺), 방광(膀胱) 경락에 작용한다.

- **효능과 주치** : 열을 식히고 소변을 잘 나가게 하는 청열이수, 독을 풀고 종기를 삭히는 해독소종, 담을 제거하는 거담 등의 효능이 있어서 수종과 각기, 황달, 임탁, 대하, 옹종, 종독 등을 치료한다.

- **약용법과 용량** : 청열, 이수, 대하 등에는 한 가지 약재를 사용하는데 삼

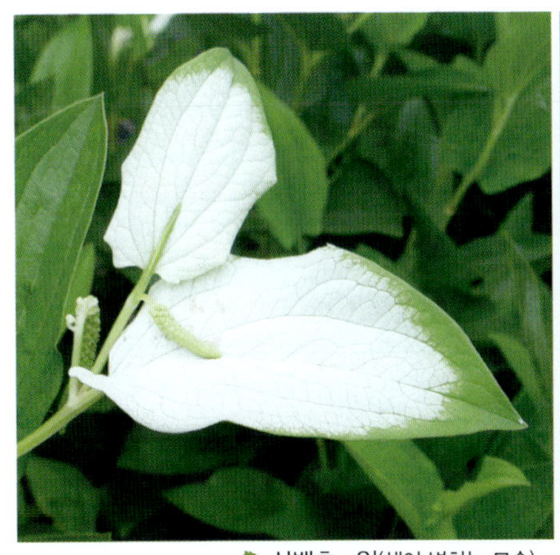

삼백초_ 잎(색이 변하는 모습)

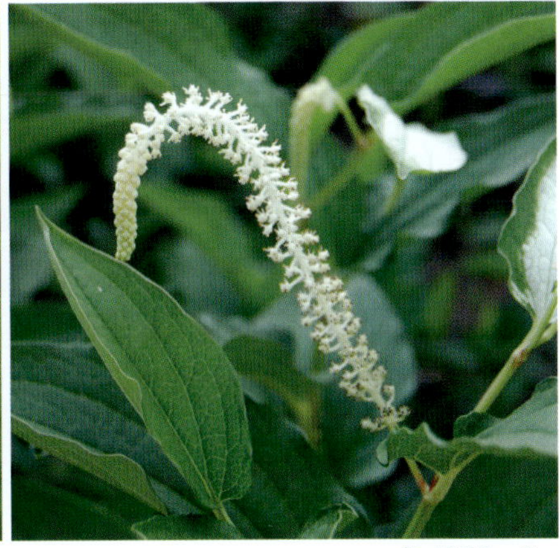

삼백초_ 꽃

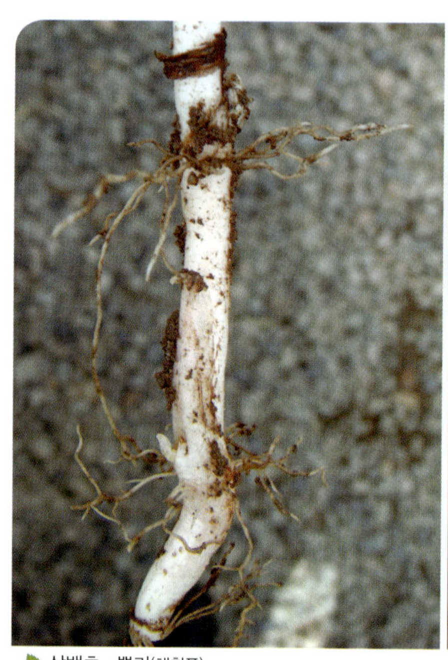
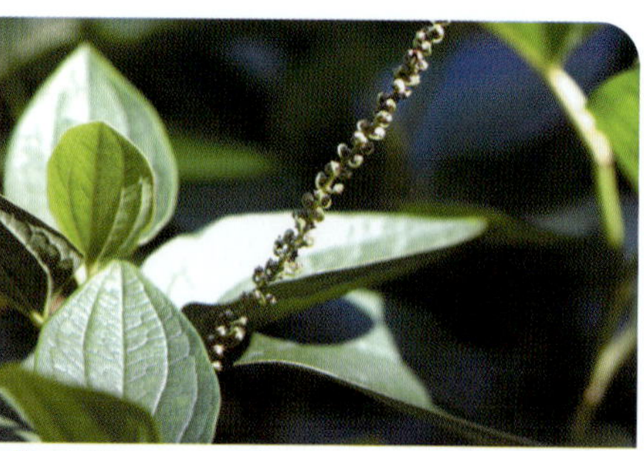

🌿 삼백초_ 종자 결실

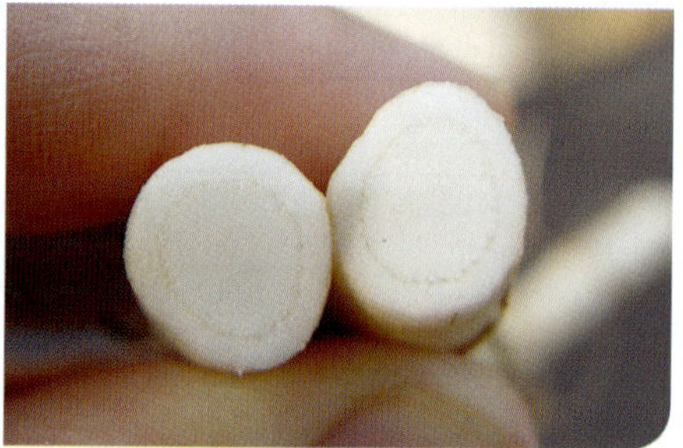

🌿 삼백초_ 뿌리(채취품)   🌿 삼백초_ 뿌리 단면

백초의 말린 전초 15g을 물 700mL에 넣어 끓기 시작하면 약하게 줄여 200~300mL가 될 때까지 달여 하루에 2회 나눠 마신다. 특히 민간에서는 간암으로 인한 복수(腹水)가 있을 때, 황달이나 각기, 부녀자들의 대하에 사용한다고 한다.

🍁 **사용 시 주의사항 :** 찬 성질의 약재이므로 비위가 허하고 냉한 경우에는 사용에 신중을 기한다.

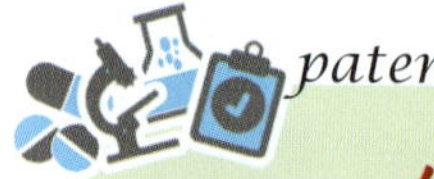 *patent*

삼백초의 기능성 및 효능에 관한 특허자료

▶ **삼백초 추출물을 포함하는 당뇨병 예방 및 치료용 조성물**

본 발명은 현저한 혈당강하 효과를 갖는 삼백초 잎 추출물을 유효성분으로 함유하는 조성물에 관한 것으로서, 본 발명의 삼백초 잎 추출물은 우수한 α-글루코시다제 저해활성을 나타낼 뿐만 아니라 식후 탄수화물의 소화 속도를 느리게 하여 혈중 포도당(glucose) 농도의 급격한 상승을 억제하므로, 이를 포함하는 조성물은 당뇨병 예방 및 치료를 위한 의약품 및 건강기능식품으로 유용하게 이용될 수 있다.

– 공개번호 : 10-2005-0093371, 특허권자 : 학교법인 인제학원

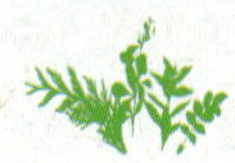

삼지구엽초

| 사용부위 | 전초

Epimedium koreanum Nakai

- **이명** : 음양각, 선령비(仙靈脾), 천냥금(千兩金)
- **생약명** : 음양곽(淫羊藿)
- **과명** : 매자나무과(Berberidaceae)
- **개화기** : 4~5월

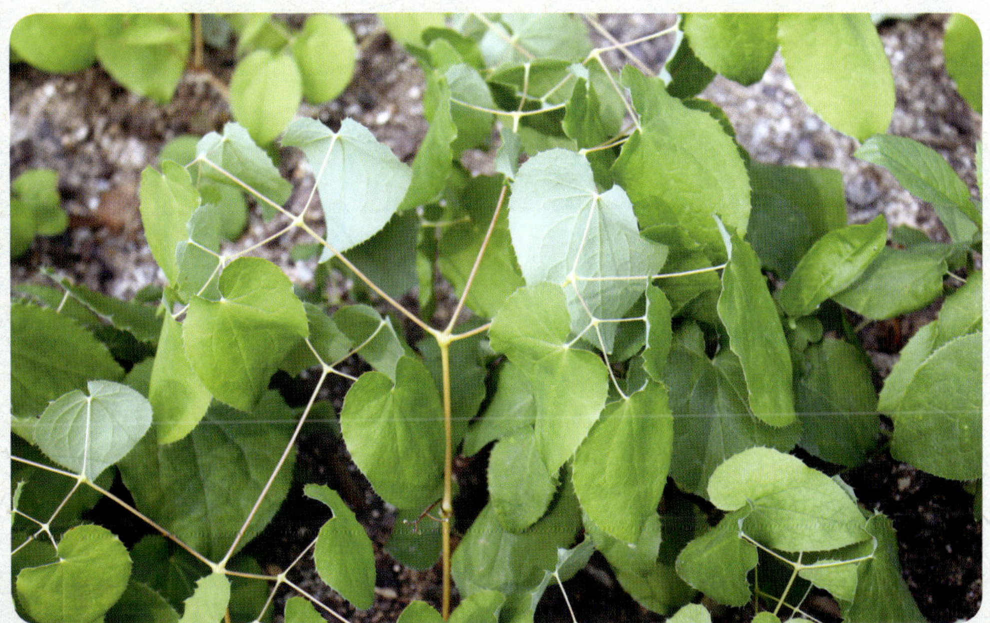

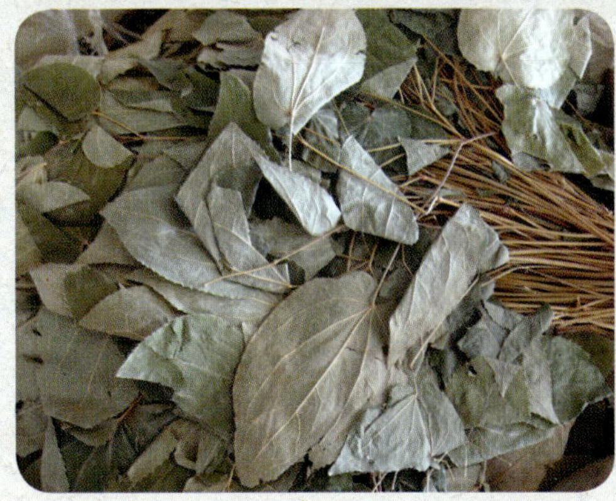

🌿 삼지구엽초_ 전초(약재 전형)

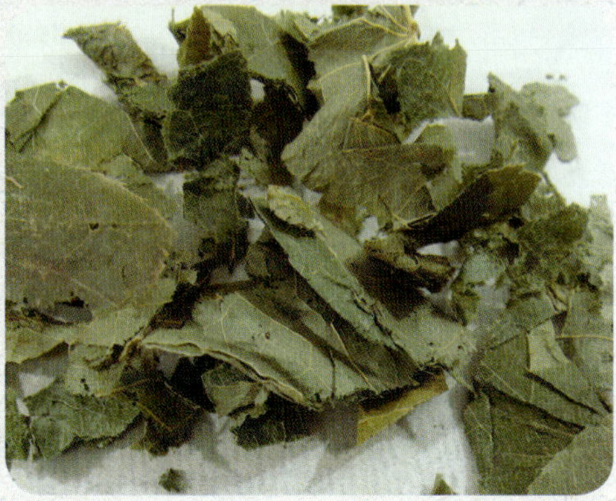

🌿 삼지구엽초_ 잎(약재)

🌿 **생육특성 :** 삼지구엽초는 강원도와 경기도 등 주로 경기도 이북의 산속, 숲에서 자생하는 여러해살이풀이다. 키는 30cm 정도로 자라며, 꽃은 황백색으로 4~5월에 아래를 향하여 피고, 열매는 튀는열매로 방추형이며 2개로 갈라진다. 3갈래로 갈라진 가지에 각각 달린 3개의 잔잎은 조금 긴 작은 잎자루를 가지며 끝이 뾰족하고 긴 달걀 모양이다. 잔잎은 길이 5~13cm, 너비 2~7cm이다. 표면은 녹갈색이며 잔잎 뒷면은 엷은 녹갈색이다. 잎의 가장자리에는 잔 톱니가 있고 밑부분은 심장 모양이며 옆으로 난 잔잎은 좌우가 고르지 않고 질은 빳빳하며 부스러지기 쉽다. 줄기는 속이 비었으며 약간 섬유성이다.

중국에서는 음양곽(*E. brevicornum* Maxim.), 유모음양곽(柔毛淫羊藿, *E. pubescens* Maxim.) 등을 사용한다.

🍂 **채취 방법과 시기 :** 여름과 가을에 줄기와 잎이 무성할 때 채취하여 햇볕 또는 그늘에서 말린다. 사용할 때에는 그대로 사용하거나 특별한 가공을 하여 사용하는데, 가공을 하여 사용하면 약효를 높일 수 있다.

① 양지유(羊脂油) 가공 : 양지유(양의 지방 부위를 팬에 눌러가며 기름을 추출하여 모은 것)를 가열하여 용화(溶化)하고 가늘게 절단한 음양곽을 넣어 약한 불[文火]로 볶아서[炙] 음양곽에 양지유가 충분히 흡수되어 겉면이 고르게 광택이 날 때 꺼내어 건조한 후 사용한다.

② 연유(酥乳: 수유) 가공 : 음양곽 무게의 약 15% 무게의 연유를 용기에 넣고 약한 불로 가열하여 완전히 녹인 뒤에 재차 음양곽을 넣고 고르게 저어주면서 볶아낸다.

③ 술 가공[주제(酒製)] : 음양곽에 황주(막걸리)를 분사하여 황주가 음양곽에 충분히 스며들게 한 뒤에 볶아준다(황주 20~25%).

🌿 **성분 :** 지상부(잎과 줄기)에는 이카린(icariin), 케릴알코올(cerylalcohol), 헤니트리아콘탄(henitriacontane), 파이토스테롤(phytosterol), 팔미트산(palmitic acid), 올레산(oleic acid), 리놀레산(linoleic acid), 뿌리에는 데스-O-메틸이카린(des-O-methylicariin)이 함유되어 있다.

🌿 **성미 :** 성질이 따뜻하고, 맛은 맵고 달며, 독성이 없다.

🌸 **귀경 :** 간(肝), 신(腎) 경락에 작용한다.

🔸 **효능과 주치** : 신(腎)을 보하며 양기를 튼튼하게 하는, 풍사를 물리치고 습
사를 제거하는 등의 효능이 있어서 양도가 위축되어 일어서지 않는 증상
을 치료한다. 또한 소변임력(小便淋瀝), 반신불수, 허리와 무릎의 무력증인
요슬무력(腰膝無力), 풍사와 습사로 인하여 결리고 아픈 통증인 풍습비통
(風濕痺痛), 기타 반신불수나 사지불인(四肢不仁), 갱년기 고혈압증(更年期高
血壓症) 등을 치료하는 데 사용한다.

🔹 **약용법과 용량** : 말린 약재 15g을 물 700mL에 넣어 끓기 시작하면 약하게
줄여 200~300mL가 될 때까지 달여 하루에 2회 나눠 마신다. 풍습을 제
거하는 데에는 말린 약재를 그대로 생용(生用)하고, 신(腎)의 양기를 보하

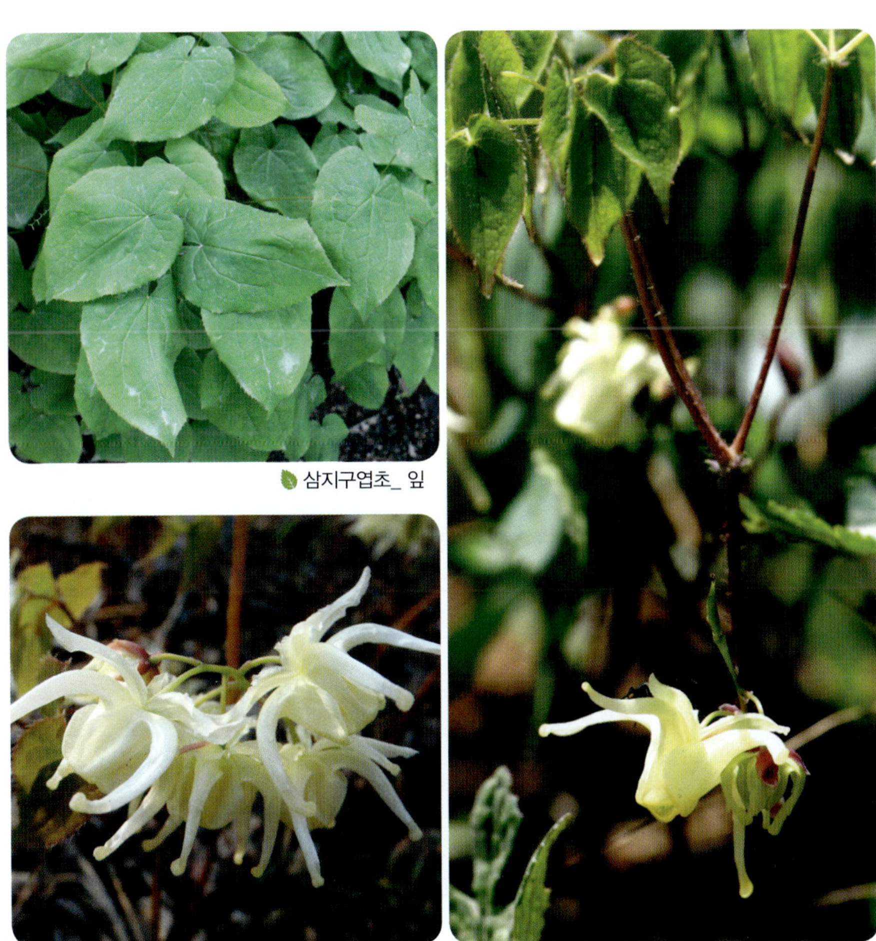

🍃 삼지구엽초_ 잎

🍃 삼지구엽초_ 꽃

🍃 삼지구엽초_ 지상부

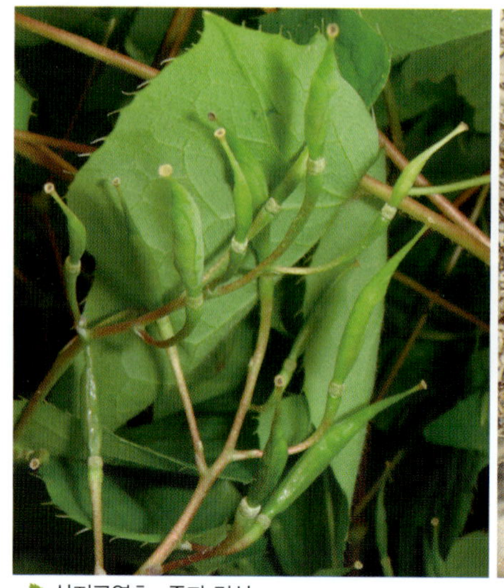

삼지구엽초_ 종자 결실

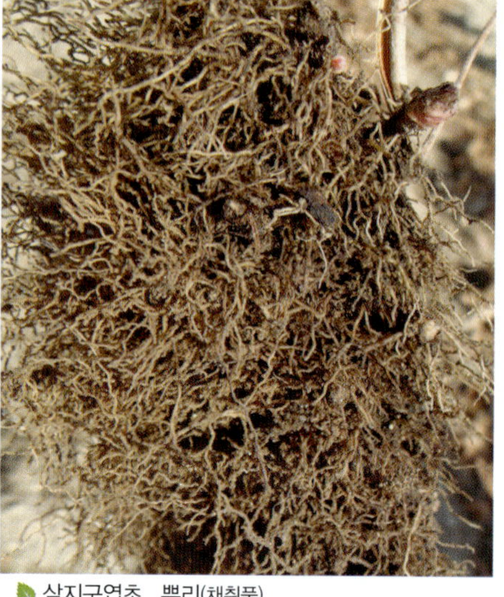

삼지구엽초_ 뿌리(채취품)

고자 할 때, 또는 몸을 따뜻하게 하여 한사를 흩어지게 하고자 할 때에는 양지유로 가공하여 사용한다. 전통적으로 민간에서는 남성불임에 음양곽 20g을 차처럼 달여서 하루 동안 여러 차례 나눠 마셨다. 또한 빈혈 치료, 부인 냉병 치료 등에도 널리 사용되었다.

🍂 **사용 시 주의사항 :** 성미가 맵고 따뜻하면서 양기를 튼튼하게 하는 작용이 있으므로 음허로 스트레스가 쉽게 생기는 경우에는 사용을 피한다. 일부 민간에서 '꿩의다리' 종류를 삼지구엽초라고 잘못 알고 사용하는 사람이 있으나 기원이 다르므로 주의해야 한다.

patent

삼지구엽초(음양곽)의 기능성 및 효능에 관한 특허자료

▶ **삼지구엽초 추출물을 포함하는 허혈성 뇌혈관 질환 예방 또는 개선용 조성물**

본 발명은 삼지구엽초 추출물을 포함하는 허혈성 뇌혈관 질환 예방 또는 개선용 조성물에 관한 것으로, 보다 상세하게는 뇌허혈에 민감하다고 알려져 있는 해마조직 CA1 영역의 신경세포 손상을 효과적으로 예방할 뿐만 아니라, 인체에 부작용을 발생시키지 않는 무해한 삼지구엽초 추출물을 포함하는 허혈성 뇌혈관 질환 예방 또는 개선용 조성물을 제공할 수 있다.

— 공개번호 : 10-2007-0092497, 출원인 : (주)네추럴에프앤피

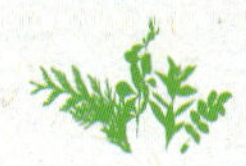

식욕부진, 비위허약, 식은땀을 치료하는

삽주(큰삽주)

| 사용부위 | **뿌리줄기**

Atractylodes ovata (Thunb.) DC.

- **이명** : 산계(山薊), 출(朮), 산개(山芥), 천계(天薊), 산강(山薑)
- **생약명** : 백출(白朮: 큰삽주), 창출(蒼朮: 삽주)
- **과명** : 국화과(Compositae)
- **개화기** : 7~10월

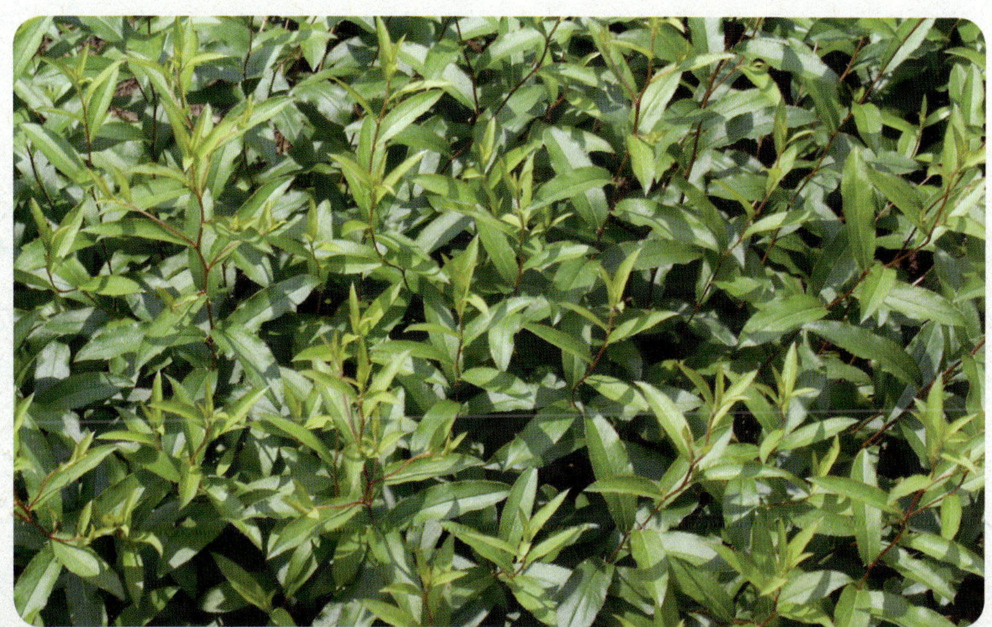

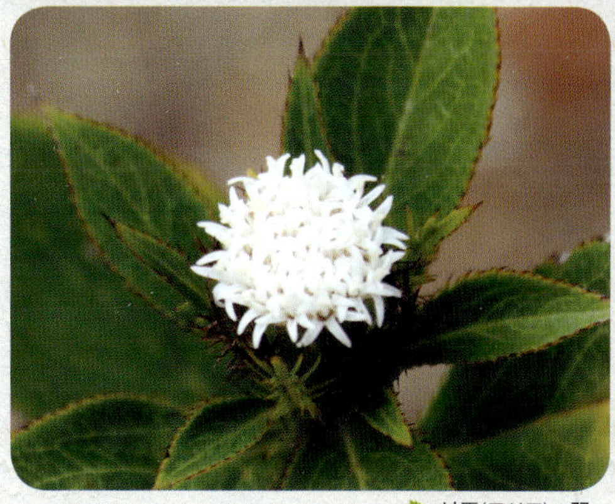

🌿 삽주(큰삽주)_ 꽃

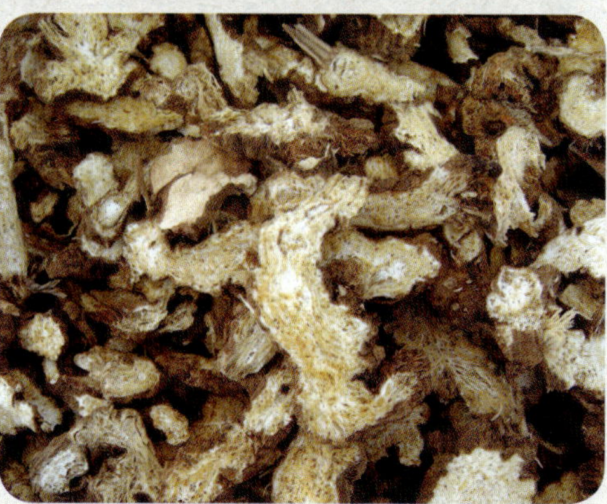

🌿 삽주(큰삽주)_ 뿌리줄기(창출, 약재)

 : 삽주(창출)와 큰삽주(백출)를 구분하면, 분류학적으로 백출(白朮)과 창출(蒼朮)은 주의해야 하는데 대한약전에 따르면 백출은 백출(*Atractylodes macrocephala*)과 삽주(*A. japonica*)를 기원으로 하고 창출은 가는잎삽주(=모창출, *A. lancea* D.C.) 또는 만주삽주(=북창출, 당삽주, *A. chinensis* D.C.)의 뿌리줄기라고 기재하고 있으나 본서에서는 국생종에 따라 큰삽주(*A. ovata*)는 백출로, 삽주(*A. japonica*)는 창출로 정리하였다. 일반인들이 가장 쉽게 식물체를 분류할 수 있는 특징은 백출 기원의 큰삽주와 백출의 경우에는 잎자루(엽병)가 있으나 창출 기원의 모창출과 북창출의 경우에는 모창출의 신초 잎을 제외하고는 잎자루(엽병)가 전혀 없다는 점이다. 이를 주의하여 관찰하면 쉽게 구분할 수 있다.

① 삽주(창출) : 삽주는 여러해살이풀로 키가 30~100cm로 자라고, 꽃은 흰색과 붉은색으로 7~10월에 원줄기 끝에서 두상꽃차례로 피는데 암수딴그루이며 지름은 1.5~2cm이다. 암꽃은 모두 흰색이다. 뿌리줄기를 창출이라 하여 약재로 사용하는데 섬유질이 많고, 백출에 비하여 분성이 적다. 불규칙한 연주상 또는 결절상의 둥근기둥 모양으로 약간 구부러졌으며 분지된 것도 있는데 길이 3~10cm, 지름 1~2cm이다. 표면은 회갈색으로 주름과 수염뿌리가 남아 있고, 정단에는 줄기의 흔적이 있다. 질은 견실하고, 단면은 황백색 또는 회백색으로 여러 개의 등

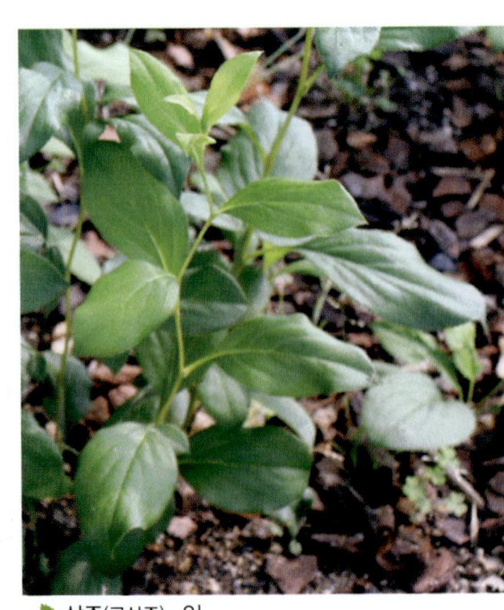

삽주(큰삽주)_ 잎

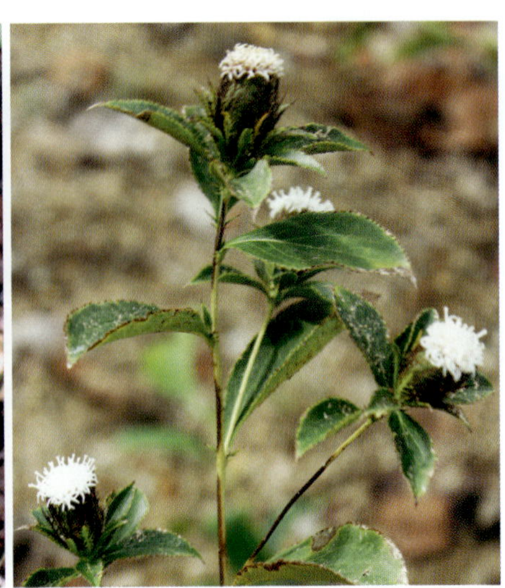

삽주(큰삽주)_ 지상부

황색 또는 갈홍색의 유실(油室)이 흩어져 존재한다.

② 큰삽주(백출) : 큰삽주는 여러해살이풀로, 키가 50~60cm로 자라고, 꽃은 7~10월에 원줄기 끝에서 암수딴그루로 핀다. 열매는 여윈열매로 부드러운 털이 나 있다. 약재는 불규칙한 덩어리 또는 일정하지 않게 구부러진 둥근기둥 모양을 하고 길이 3~12cm, 지름 1.5~7cm이다. 표면은 회황색 또는 회갈색으로 혹 모양의 돌기가 있으며 끊겼다 이어지는 세로 주름과 수염뿌리가 떨어진 자국이 있고 맨 꼭대기에는 잔기와 싹눈의 흔적이 있다. 질은 단단하고 잘 절단되지 않으며, 단면은 평탄하고 황백색 또는 담갈색으로 갈황색의 점상유실(點狀油室)이 흩어져 있으며 창출에 비하여 섬유질이 적고 분성이 많다. 삽주(창출)는 우리나라 각지에서 분포하고, 백출은 중국의 절강성에서 대량 재배되는데, 다른 지역에서도 재배되고 있다.

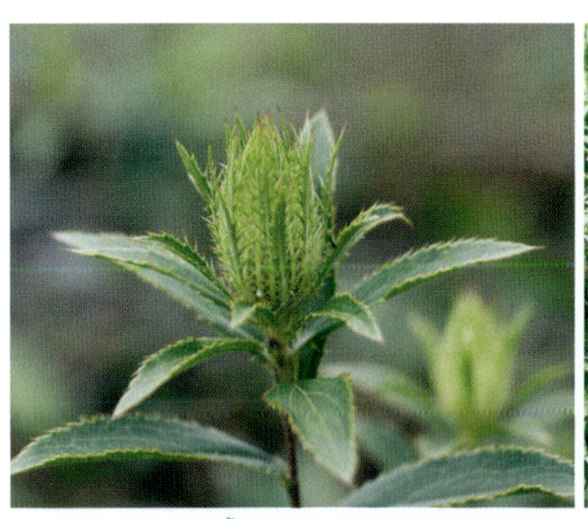

🌿 삽주(큰삽주)_ 꽃봉오리(모창출)

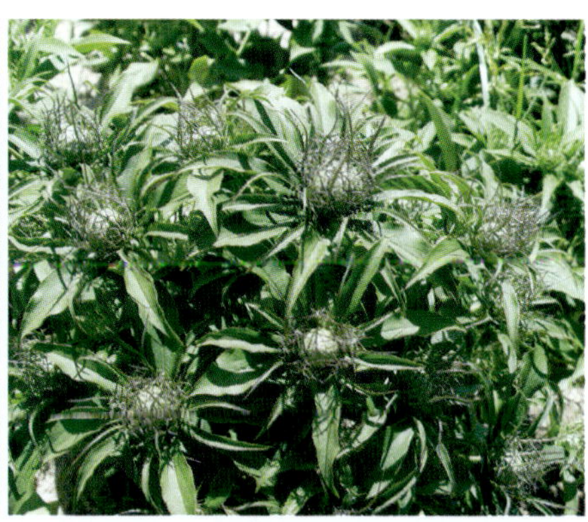

🌿 삽주(큰삽주)_ 꽃봉오리(백출)

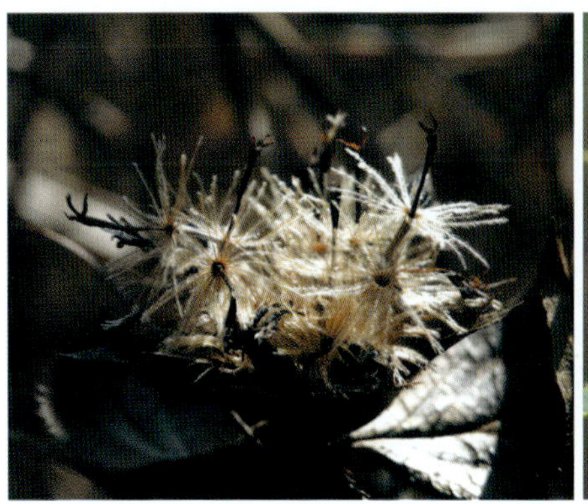

🌿 삽주(큰삽주)_ 종자 결실

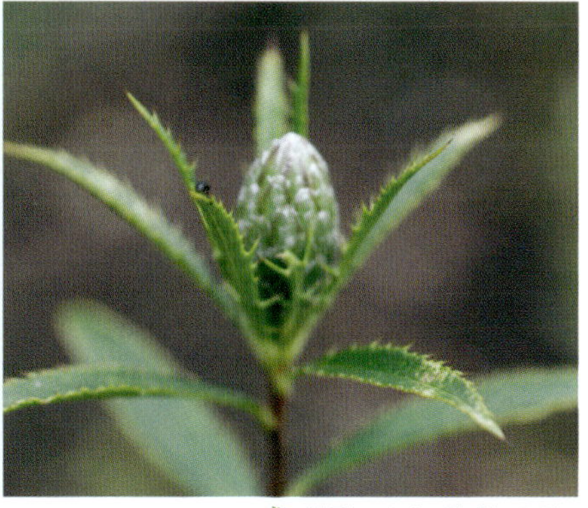

🌿 삽주(큰삽주)_ 열매(북창출)

🍂 **채취 방법과 시기** : 상강(霜降) 무렵부터 입동(立冬) 사이에 뿌리줄기를 채취하여 줄기와 잎의 흙과 모래 등을 제거하고 건조한 후 다시 이물질을 제거하고 저장한다.

🌿 **성분** : 뿌리줄기에는 아트락티롤(atractylol), 아트락틸론(atractylon), 푸르푸랄(furfural), 3β-아세톡시아트락틸론(3β-acetoxyatractylon), 셀리나-4(14)-7(11)-디엔-8-원[selina-4(14)-7(11)-diene-8-one], 아트락틸레놀리(atractylenolie) Ⅰ~Ⅲ 등이 함유되어 있다.

🫐 **성미**
① 삽주(창출) : 성질이 따뜻하고, 맛은 맵고 쓰며, 독성이 없다.
② 큰삽주(백출) : 성질이 따뜻하고, 맛은 쓰고 달며, 독성이 없다.

🍃 **귀경** : 삽주는 간(肝), 비(脾), 위(胃) 경락에 작용한다. 큰삽주는 비(脾), 위(胃) 경락에 작용한다.

🍁 **효능과 주치**
① 삽주(창출) : 습사를 말리고 비(脾)를 튼튼하게 하는 조습건비(燥濕健脾), 풍사와 습사를 제거하는 거풍습(去風濕), 눈을 밝게 하는 명목(明目) 등의 효능이 있어서 식욕부진, 구토설사, 각기, 풍한사에 의한 감기 등을 치료하는 데 사용된다.
② 큰삽주(백출) : 비의 기운을 보하고 기를 더하는 보비익기(補脾益氣), 습사를 말리고 소변을 잘 나가게 하는 조습이수(燥濕利水), 피부를 튼튼하게 하며 땀을 멈추게 하는 고표지한(固表止汗), 태아를 안정시키는 안태(安胎) 등의 효능이 있어서 비위허약과 음식을 못 먹고 헛배가 부르는 증상, 설사, 소변을 못 누는 증상, 기가 허하여 식은땀을 흘리는 증상, 태동불안 등을 치료하는 데 사용된다.
③ 사용상의 주의 : 삽주(창출)와 큰삽주(백출)는 모두 습사를 제거하고 비를 튼튼하게 하는 작용이 있으나 백출은 비를 튼튼하게 하는 보비(補脾)의 효능이 뛰어나지만 습사를 말리는 조습(燥濕) 효능은 창출에 비하여 떨어진다. 반면 창출은 조습의 효능이 백출보다 뛰어나면서 운비(運脾)의 효능이 좋다. 따라서 비위가 허하여 그 기능을 보하고자 할 때에는 백출을 사용하고, 비위가 실(實)하여 그 기능을 사(瀉)하고자 할 때에는

【 혼동하기 쉬운 약초 비교 】

삽주(창출)
큰삽주(백출)
삽주(창출)_ 꽃(분홍색)
큰삽주(백출)_ 꽃(흰색)
삽주(창출)_ 잎
큰삽주(백출)_ 잎
삽주(창출)_ 뿌리(채취품)
큰삽주(백출)_ 뿌리(채취품)
삽주(창출)_ 뿌리(약재)
큰삽주(백출)_ 뿌리(약재)

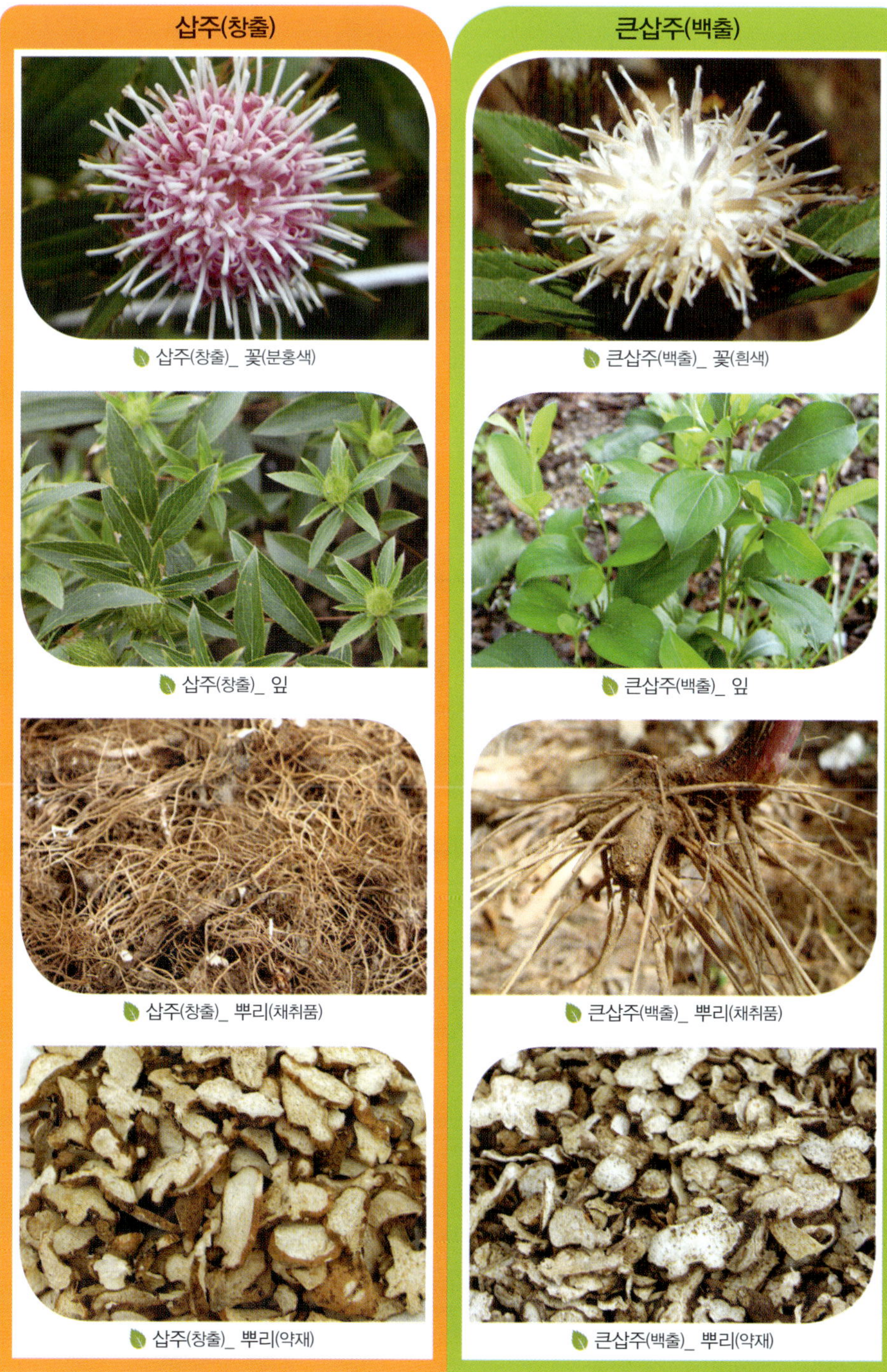

창출을 사용하는 것이 좋다. 그러므로 습사로 인하여 결리고 아픈 증상을 치료하는 데 있어서 허하면서 습이 중할 때에는 백출을, 실할 때에는 창출을 응용하는 것이 좋다.

💜 **약용법과 용량** : 습사를 말리고 수도를 편하게 하기 위해서는 말린 채 가공하지 않고 그대로 사용하고, 기를 보하고 비를 튼튼하게 하는 목적으로 사용할 때에는 쌀뜨물에 담갔다가 건져서 약한 불에 볶아서 사용하면 좋고, 건비지사(健脾止瀉)에는 갈색이 나도록 볶아 사용한다. 민간에서는 음식 먹고 체한 데, 소화불량을 치료하는 데 삽주 가루 5g 정도를 사용하였고, 만성 위염(부드럽게 가루로 만든 것을 4~6g씩 하루 3회 복용), 감기 치료 등에 응용하였다. 민간에서는 말린 뿌리 10g을 물 700mL에 넣어 끓기 시작하면 약하게 줄여 200~300mL가 될 때까지 달여 하루에 2회 나눠 마신다.

🍂 **사용 시 주의사항**

① 창출 : 성질이 따뜻하고 건조하고, 맛이 매워 음액(陰液)을 손상시킬 우려가 있으므로 음허내열(陰虛內熱: 음기가 허하고 내적으로 열이 있는 증상. 음허화왕과 같은 뜻이다)의 경우나 기허다한(氣虛多汗: 기가 허하여 땀을 많이 흘리는 증상)의 경우에는 사용을 피한다.

② 백출 : 성질이 따뜻하고 건조하고, 맛이 쓰기 때문에 많은 양을 오래 복용할 때에는 음기(陰氣: 진액)가 손상될 염려가 있으므로 음허내열 또는 진액휴모(津液虧耗: 진액이 소진된 경우)의 경우에는 사용에 신중을 기한다.

patent

삽주(백출·창출)의 기능성 및 효능에 관한 특허자료

▶ **항알레르기 효과를 가지는 백출(삽주) 추출물**

본 발명은 항알레르기 효과를 가지는 백출(삽주) 추출물에 관한 것으로, 보다 구체적으로는 전통약재인 백출로부터 열탕 또는 유기용매를 이용하여 항알레르기 효과를 가지는 성분을 추출하는 방법 및 상기 추출된 물질을 함유하는 항알레르기 기능성 식품 또는 의약조성물에 대한 것이다.

– 공개번호 : 10-2005-0051741, 출원인 : 학교법인 건국대학교

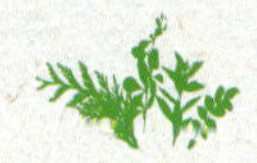

천식, 기관지염, 림프샘염, 종기를 치료하는

삿갓나물

| 사용부위 | 뿌리

Paris verticillata M. Bieb.

- 이명 : 삿갓풀, 자주삿갓나물, 자루삿갓풀
- 생약명 : 북중루(北重樓), 조휴(蚤休)
- 과명 : 백합과(Liliaceae)
- 개화기 : 6~7월

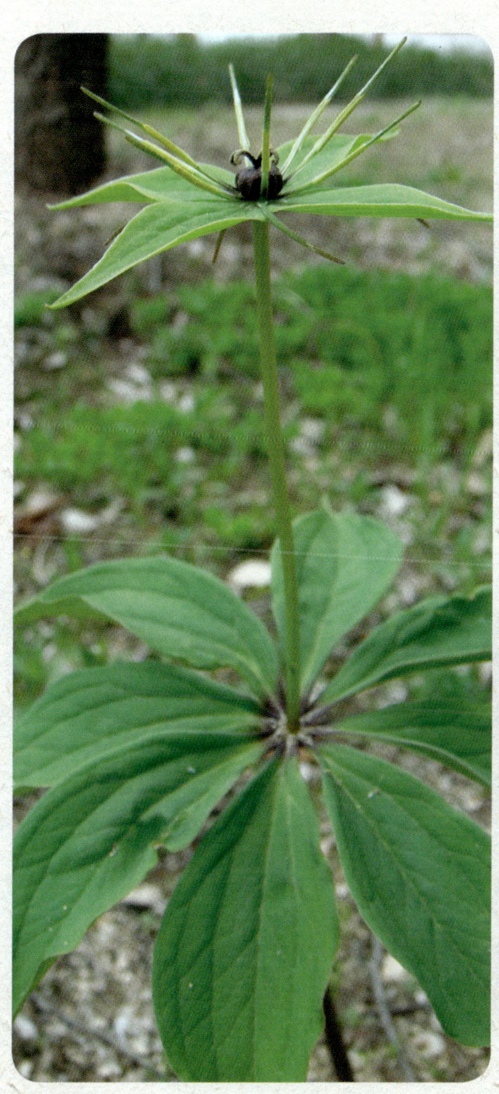

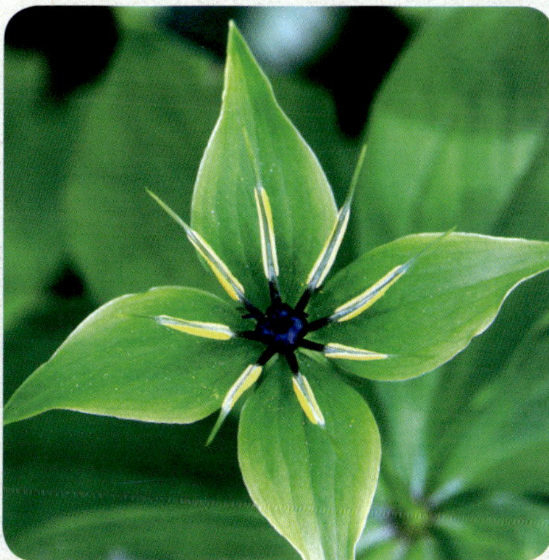

삿갓나물_ 꽃

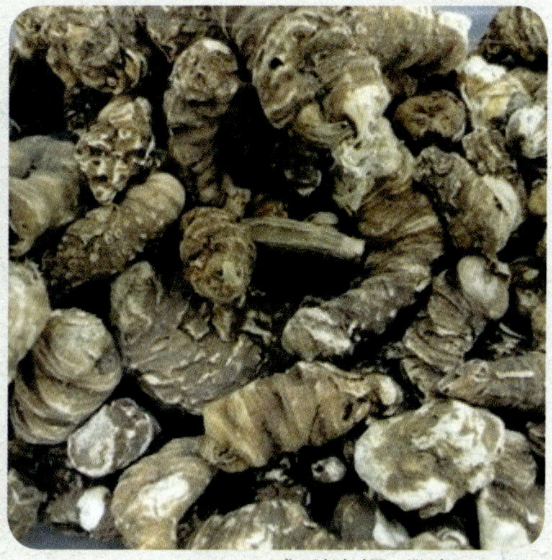

삿갓나물_ 뿌리(약재 전형)

🌿 **생육특성** : 삿갓나물은 전역의 산에서 자라는 여러해살이풀이다. 반그늘을 좋아하며 수분이 많은 토양에서 잘 자라며, 키는 30~50cm이다. 잎은 길이가 3~10cm, 너비가 1.5~4cm로 뾰족하며 좁고 긴 타원형이다. 꽃은 녹색이지만 한가운데는 노란색으로 6~7월에 잎 중앙에서 1개의 꽃자루가 길게 나와 1송이의 꽃이 하늘을 향해 피는데 둥근 모양이다. 수술은 8~10개로 길이는 0.5~0.7cm, 꽃밥은 길이가 0.5~0.8cm이며 자방은 검은 자갈색이다. 열매는 9~10월경에 달리는데 둥글며 자줏빛이 도는 검은색이다.

농촌에서는 삿갓나물을 '우산나물'이라고도 부르는데 우산나물은 식용이지만 삿갓나물은 독성이 많기 때문에 식용해서는 안 되는 품종이다. 우산나물의 잎 끝은 'V' 자 모양으로 갈라져 있지만, 삿갓나물은 원 잎에서 갈라질 뿐 하나의 잎이 길게 나와 있는 것으로 구분할 수가 있다.

🍂 **채취 방법과 시기 :** 연중 채취 가능하지만 가을에 뿌리를 채취한 후 깨끗이 씻어 수염뿌리를 제거하고 햇볕에 말리거나 약한 불에 쬐어 말린다.

🌿 **성분 :** 파이토스테릴-베타-디-글루코피라노사이드(phytosteryl-β-D-glucopyranoside), 파라덴(pariden), 파리스티닌(paristyhnin), 디오스게닌(diosgenin) 등이 함유되어 있다.

🌿 **성미 :** 성질이 차고, 맛은 맵고 쓰다.

🌿 **귀경 :** 간(肝), 심(心), 폐(肺) 경락에 작용한다.

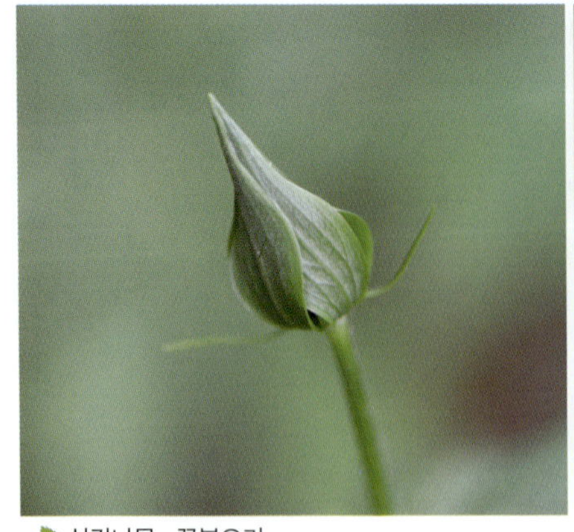

🌿 삿갓나물_ 꽃봉오리

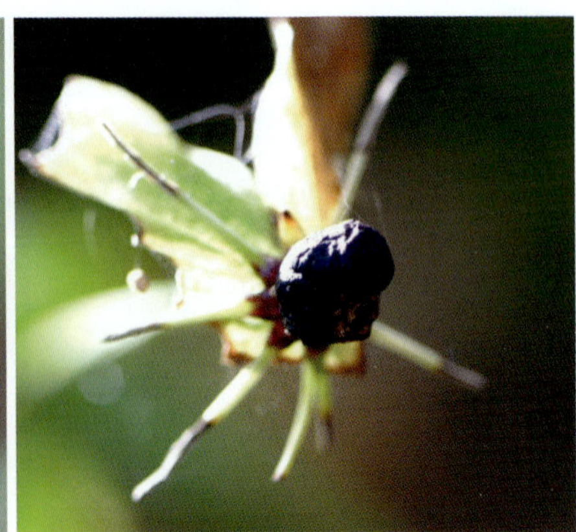

🌿 삿갓나물_ 종자 결실

삿갓나물	우산나물
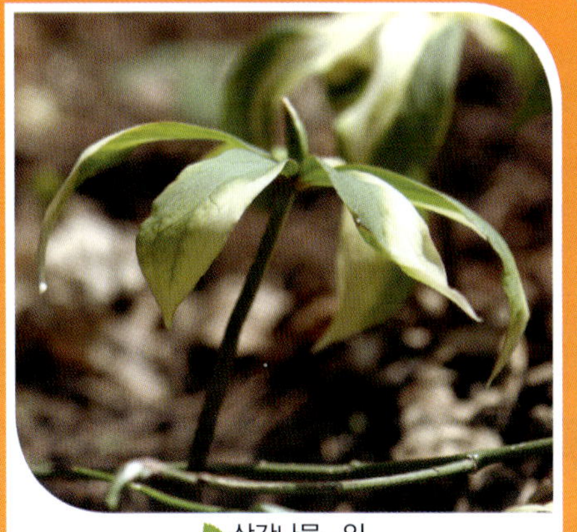	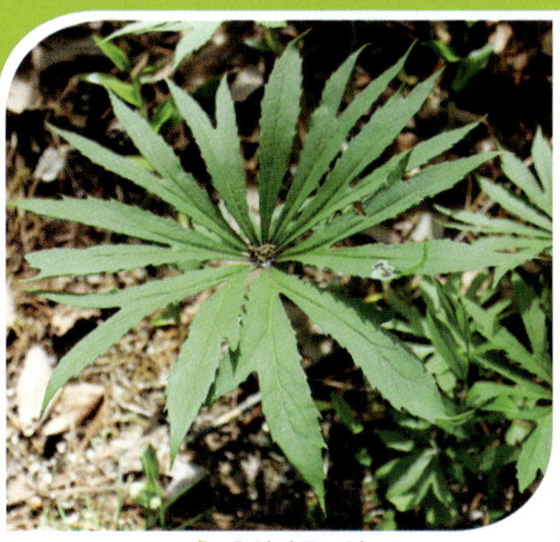
🌿 삿갓나물_ 잎	🌿 우산나물_ 잎

🍂 **효능과 주치 :** 열을 식히는 해열, 기침을 멎게 하는 진해, 천식을 다스리는 평천(平喘), 독을 푸는 해독, 종기를 삭이는 소종 등의 효능이 있어서 여러 종류의 기침병, 천식, 기관지염, 후두염, 편도선염, 림프샘염, 피부나 근육에 국부적으로 생기는 종기, 부스럼, 연주창, 뱀에 물린 상처 등에 사용한다.

🍃 **약용법과 용량 :** 말린 뿌리 3~12g을 물 1L에 넣어 1/3이 될 때까지 달여 하루에 2~3회 나눠 마시거나, 짓찧어서 환부에 바른다. 가루로 만들어 환부에 바르거나 개어 바르기도 한다.

🍂 **사용 시 주의사항 :** 성미가 차고 독성이 있기 때문에 비위가 허하고 냉한 사람은 신중하게 사용하여야 한다.

patent

삿갓나물의 기능성 및 효능에 관한 특허자료

▶ 삿갓나물 추출물을 유효성분으로 함유하는 항산화 효과 조성물

본 발명은 삿갓나물 추출물을 유효성분으로 함유하는 조성물에 관한 것으로서, 본 발명에 따른 삿갓나물 추출물은 항산화 효과, 세포재생 효과, MMP-1 생성 억제 효과, 자외선 유도에 의한 MMP-1 생성 억제 효과, 콜라겐 합성 증진 효과, 멜라닌 생성 억제 효과, 주름개선 효과, 탄력개선 효과 및 보습 효과가 있어 각종 기능성 화장료의 유효성분으로 사용될 수 있다.

— 공개번호 : 10-2011-0119316, 출원인 : (주)코리아나화장품

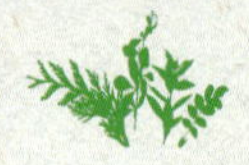

부종, 옹종, 옴을 치료하는

상사화

Lycoris squamigera Maxim.

- **이명** : 개가재무릇, 이별초, 녹총(鹿葱)
- **생약명** : 상사화(相思花)
- **과명** : 수선화과(Amaryllidaceae)
- **개화기** : 8월

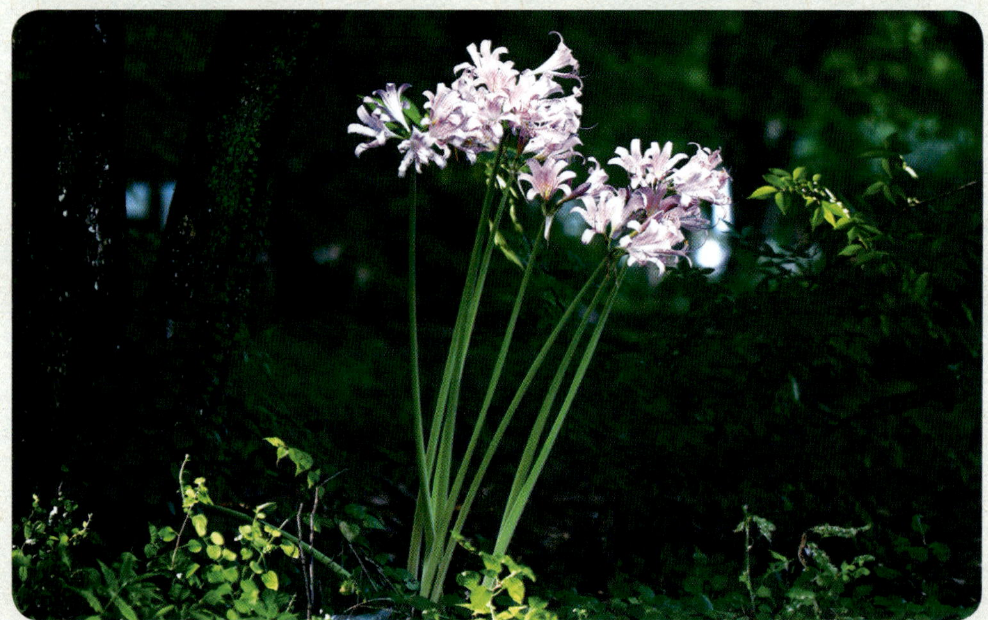

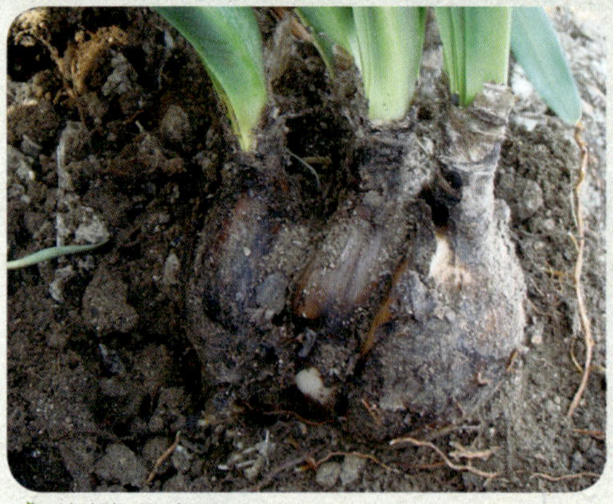

상사화_ 뿌리(채취품)

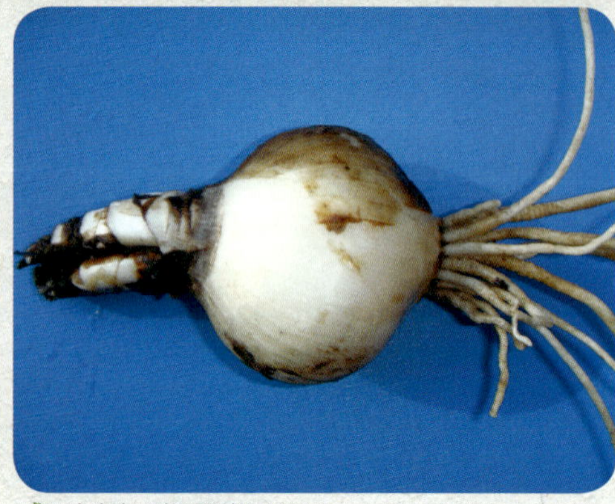

상사화_ 비늘줄기(채취품)

- **생육특성** : 상사화는 제주도를 포함하여 중부 지방 이남에서 자생하고 재배도 하는 여러해살이풀이다. 키는 60cm로 자라며, 비늘줄기의 겉껍질은 흑갈색이다. 잎은 넓은 선 모양으로 길이는 20~30cm이며 봄에 나와서 6~7월에 말라 죽는다. 꽃은 연한 홍자색으로 8월에 산형꽃차례를 이루며 피는데 관상용으로 재배된다.

  '상사화(相思花)'라는 이름은 꽃이 필 때에는 잎이 없고, 잎이 있을 때에는 꽃이 피지 않으므로 꽃과 잎이 서로 그리워한다는 뜻에서 붙여졌다.

- **채취 방법과 시기** : 알뿌리 모양의 비늘줄기는 언제든지 채취가 가능하고, 햇볕에 말려서 보관하면서 사용하거나, 생것을 그대로 사용한다. 생용은 대부분 생것을 짓찧어 환부에 붙일 때에 쓰는 약용법이다.

- **성분** : 비늘줄기에는 전분, 알칼로이드(alkaloid), 라이코린(lycorine) 등이 함유되어 있다.

- **성미** : 성질이 따뜻하고, 맛은 매우며, 독성이 없다.

- **귀경** : 간(肝), 방광(膀胱) 경락에 작용한다.

- **효능과 주치** : 소변을 잘 나가게 하는 이수, 종기를 삭히는 소종 등의 효능이 있어서 수종(水腫: 부종), 옹종, 개선(疥癬: 옴) 등의 치료에 응용한다.

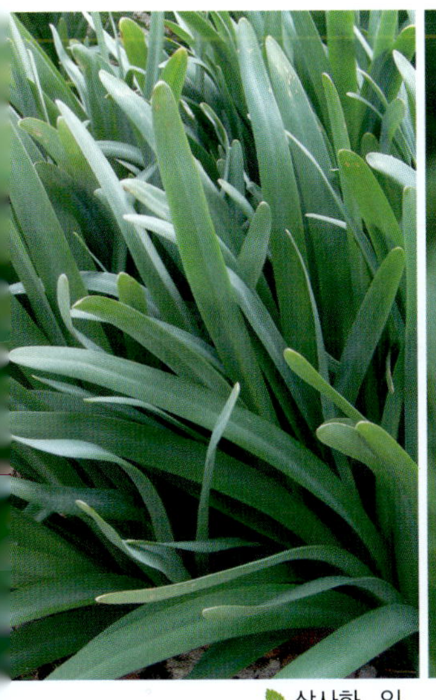

상사화_ 잎

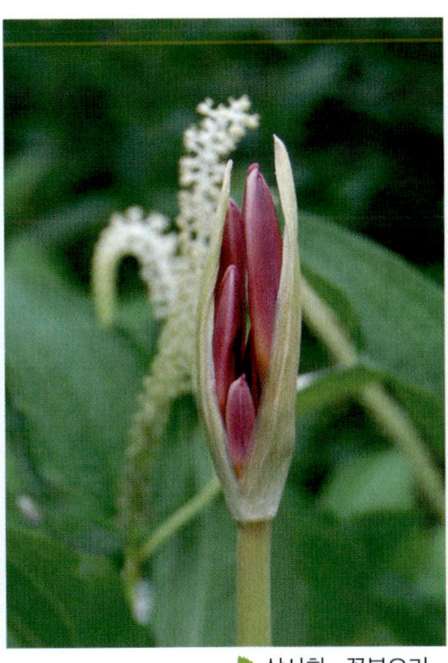

상사화_ 꽃봉오리

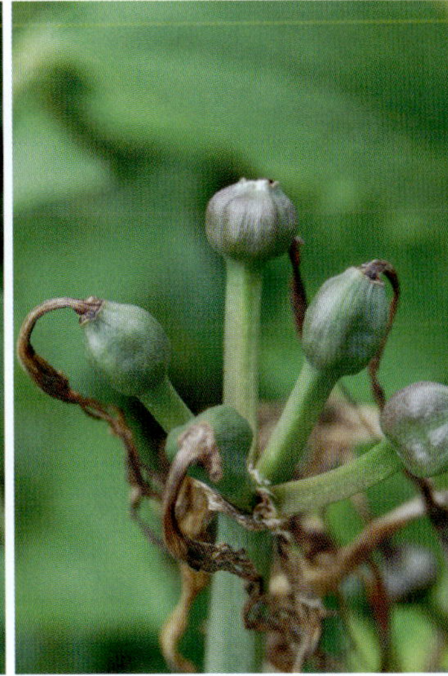

상사화_ 열매

【 혼동하기 쉬운 약초 비교 】

상사화	석산(꽃무릇)

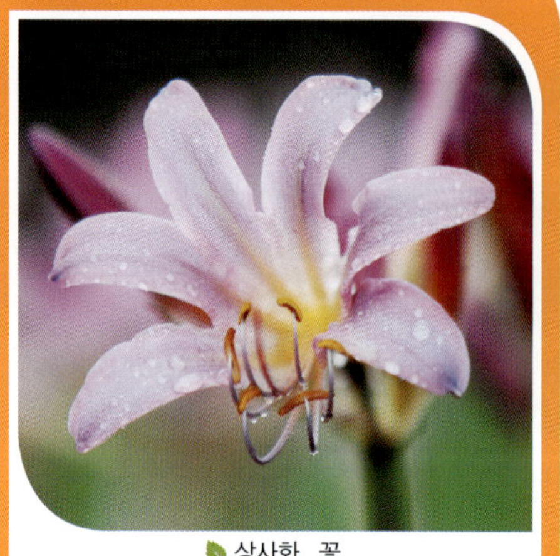

상사화_ 꽃

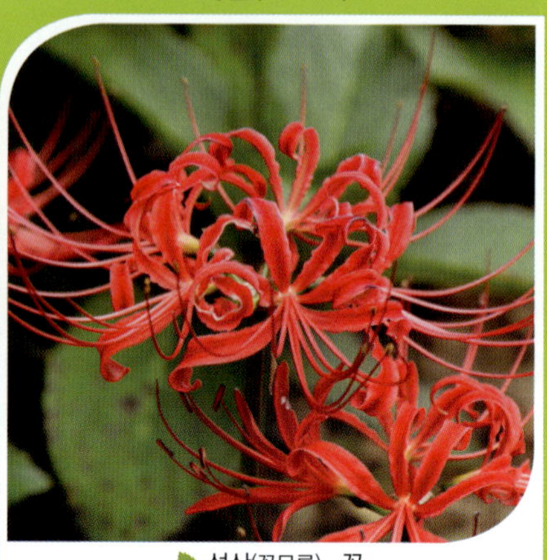

석산(꽃무릇)_ 꽃

- **약용법과 용량** : 말린 비늘줄기 5g을 물 700mL에 넣어 끓기 시작하면 약하게 줄여 200~300mL가 될 때까지 달인 뒤 하루에 2회 나눠 마신다. 생것을 짓찧어서 환부에 바르기도 하는데 보통은 자기 전에 붙이고 다음 날 아침에 떼어낸다.

- **사용 시 주의사항** : 따뜻하고 매운맛으로 인하여 기혈을 손상시킬 우려가 있으므로 지나치게 많이 사용하지 않도록 주의한다. 꽃무릇(석산: 石蒜)을 상사화로 잘못 알고 있는 사람들도 있으나 꽃무릇에는 독이 있으므로 구별해서 사용해야 한다.

patent

상사화의 기능성 및 효능에 관한 특허자료

▶ 상사화 추출물을 함유하는 항바이러스 조성물

본 발명은 상사화 추출물을 함유하는 항바이러스 조성물에 관한 것으로서, 더욱 상세하게는 인간, 돼지, 말, 조류 등을 감염시키는 인플루엔자 바이러스(influenza virus) 질환의 예방 또는 치료용 조성물에 관한 것이다. 본 발명의 상사화 추출물은 정상세포에 대한 독성이 낮으면서도 항바이러스 효과가 탁월하므로 이를 포함하는 조성물은 인플루엔자 바이러스 질환의 예방 및 병증 개선을 위한 식품 또는 약학 조성물 등에 유용하다.

– 등록번호 : 10–0740563–0000, 출원인 : (주)알앤엘바이오

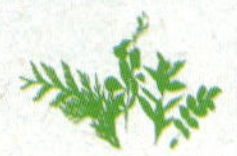

편도선염, 림프샘염, 치질, 타박상을 치료하는

새우난초

| 사용부위 | 전초

Calanthe discolor Lindl.

- **이명 :** 새우란
- **생약명 :** 하척란(虾脊蘭), 해노근(海老根), 하척란(蝦脊蘭), 구자연환초(九子蓮還草)
- **과명 :** 난초과(Orchidaceae)
- **개화기 :** 4~5월

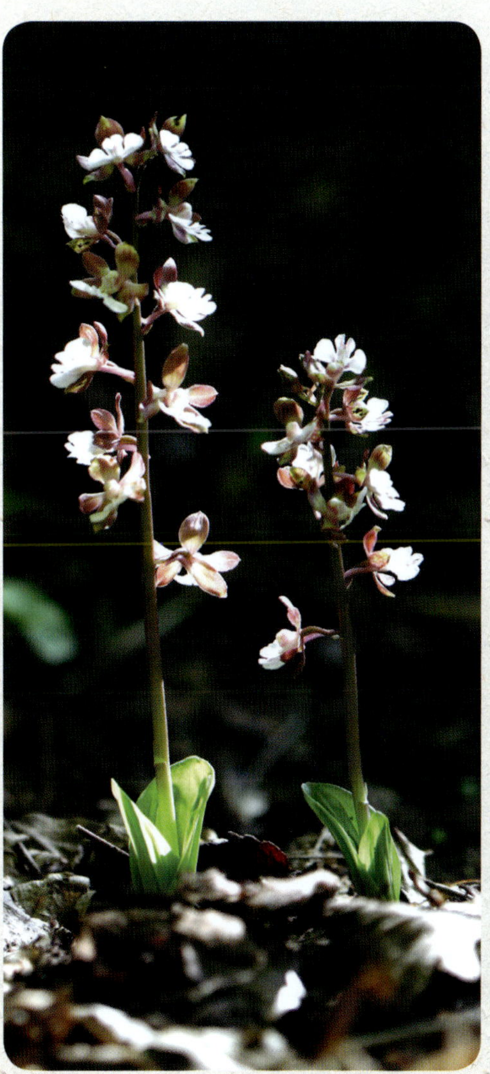

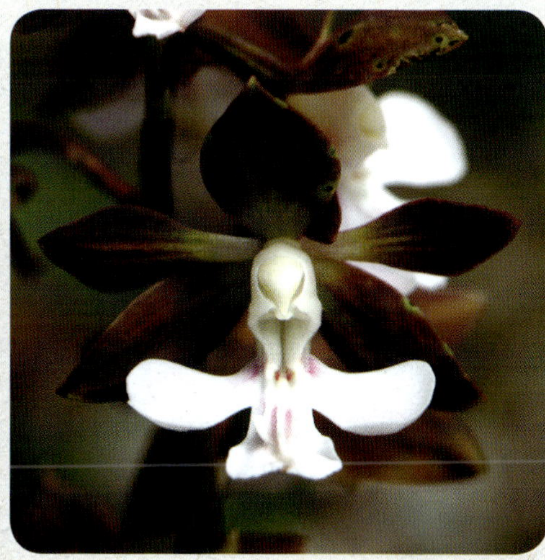

새우난초_ 꽃

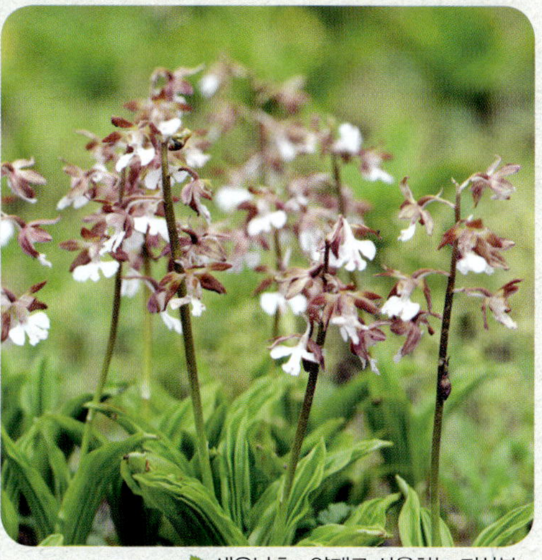

새우난초_ 약재로 사용하는 지상부

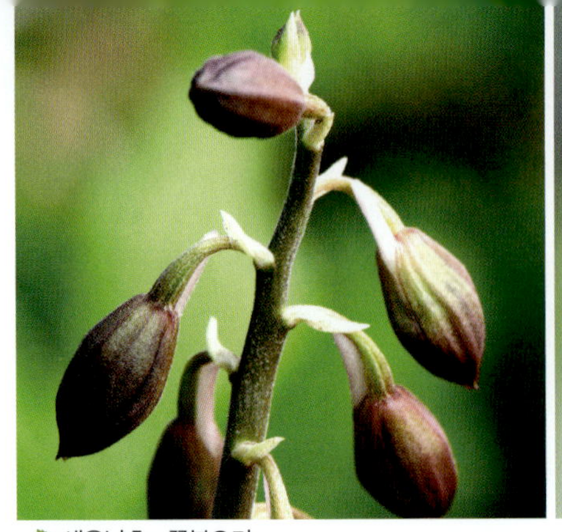
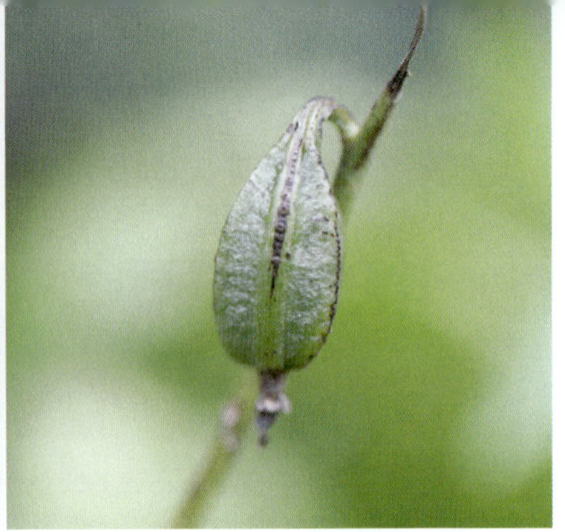

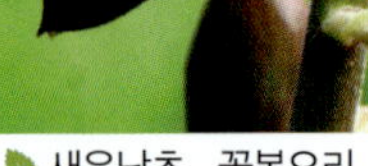 새우난초_ 꽃봉오리

🌿 새우난초_ 종자 결실

🌺 **생육특성** : 새우난초는 남도 지방에서 자라는 여러해살이풀이다. 생육환경은 날씨가 따뜻한 반그늘이며 키는 30~50cm이다. 뿌리 부분은 포복성으로 마디가 많고 수염뿌리다. 잎은 2년생으로 첫해에는 2~3장의 잎이 자라지만 이듬해에는 옆으로 늘어진다. 잎은 길이가 15~25cm, 너비가 4~6cm이며 잎 밑과 끝이 날카로우며 세로로 주름져 겹쳐져 있다. 꽃은 꽃받침과 곁꽃잎은 붉은빛이 도는 갈색이고 입술꽃잎은 자줏빛을 띤 흰색으로 4~5월에 10여 송이가 길이 15cm 정도의 꽃줄기에 걸쳐 윗부분에서 뭉쳐 핀다. 잎 사이에서 꽃대가 나타나는데 짧은 털이 나 있으며 1~2개의 비늘 같은 잎이 달린다. 열매는 7~8월경에 긴 타원형으로 달리고 안에는 작은 종자들이 많이 들어 있다.

🍂 **채취 방법과 시기** : 꽃이 핀 6~7월에 전초를 채취하여 햇볕에 말려 그대로 썰어 사용한다.

🌿 **성미** : 성질이 따뜻하고, 맛은 뿌리는 맵고, 잎줄기는 약간 쓰고 맵다.

🍃 **귀경** : 심(心), 폐(肺) 경락에 작용한다.

🍁 **효능과 주치** : 혈액순환을 좋게 하는 활혈, 독을 풀어주는 해독, 종기를 삭이는 소종 등의 효능이 있어서 편도선염, 림프샘염, 치질, 타박상 등의 치료에 사용한다.

🌿 **약용법과 용량** : 말린 전초 12g을 물 1L에 넣어 1/3이 될 때까지 달여 하루에 2~3회 나눠 마시거나, 가루로 만들어 환부에 개어 붙이거나, 짓찧어서 붙인다.

790

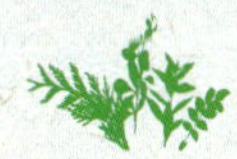

거담, 이뇨, 소종, 최토(催吐)의 효능이 있는

석산(꽃무릇)

| 사용부위 | 비늘줄기

Lycoris radiata (L'Hér.) Herb.

- **이명** : 가을가재무릇, 꽃무릇, 오산(烏蒜), 독산(獨蒜)
- **생약명** : 석산(石蒜)
- **과명** : 수선화과(Amaryllidaceae)
- **개화기** : 9~10월

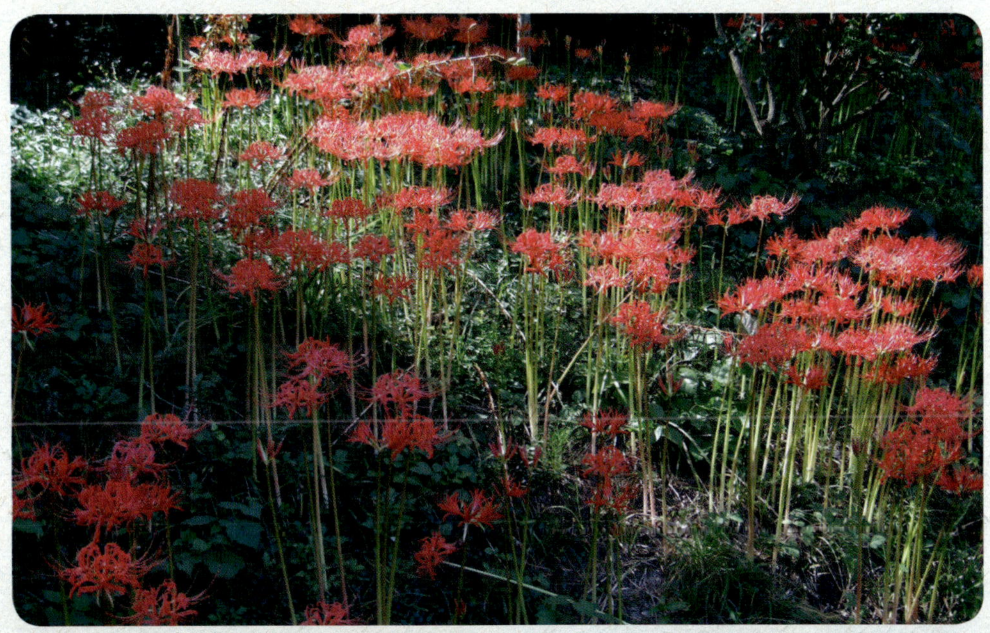

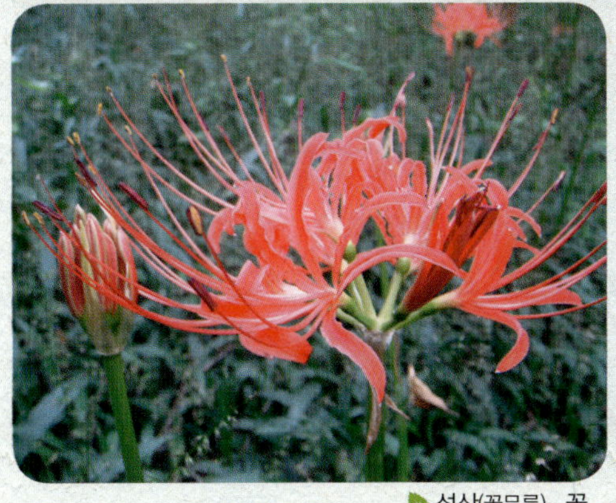

석산(꽃무릇)_ 꽃

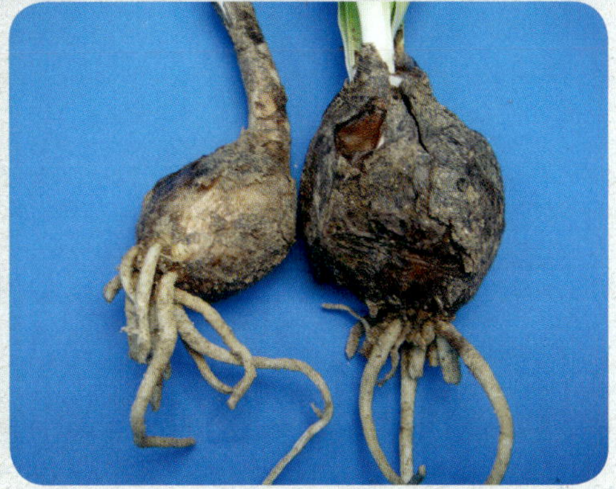

석산(꽃무릇)_ 비늘줄기(채취품)

 : 석산은 여러해살이풀로, 남부 지방에서 주로 분포하는데 전북 고창 선운사와 전남 영광 불갑사 등의 석산 군락지가 유명하여, 습윤한 곳에서 잘 자란다. 비늘줄기는 타원형 또는 공 모양이며 외피는 자갈색이다. 잎은 한곳에 모여나기하고 줄 모양 또는 띠 모양이며 윗면은 청록색, 아랫면은 분녹색(粉綠色)이다. 꽃은 붉은색으로 9~10월에 피지만 잎이 없이 꽃대가 나와서 피며 열매도 맺지 않고, 꽃이 스러진 다음에 짙은 녹색의 잎이 나온다.

비늘줄기는 물에 담가서 알칼로이드를 제거하면 좋은 녹말을 얻을 수 있다. 이 석산을 상사화로 혼동하는 사람들이 더러 있으나 다른 식물이므로 혼동하지 않도록 주의를 요한다.

 : 가을에 꽃이 진 뒤에 채취한 비늘줄기를 깨끗이 씻어서 그늘에서 말린다.

 : 비늘줄기에는 호모라이코린(homolycorine), 라이코레닌(lycorenine), 타제틴(tazettine), 라이코라민(lycoramine), 라이코린(lycorine), 슈도라이코린(pseudolycorine), 칼라르타민(calarthamine) 등과 같은 여러 종류의 알칼로이드가 함유되어 있다. 그 밖에 20%의 전분과 식물의 생장 억제 및 항암작용이 있는 라이코리시디놀(lycoricidinol), 라이코리시딘(lycoricidine)이 함유되어 있다. 잎과 꽃에는 당류와 글리코사이드(glycoside)가 함유되어 있다.

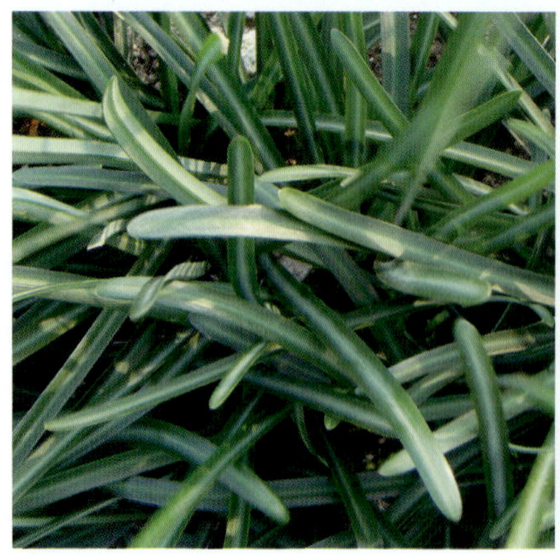

석산(꽃무릇)_ 잎

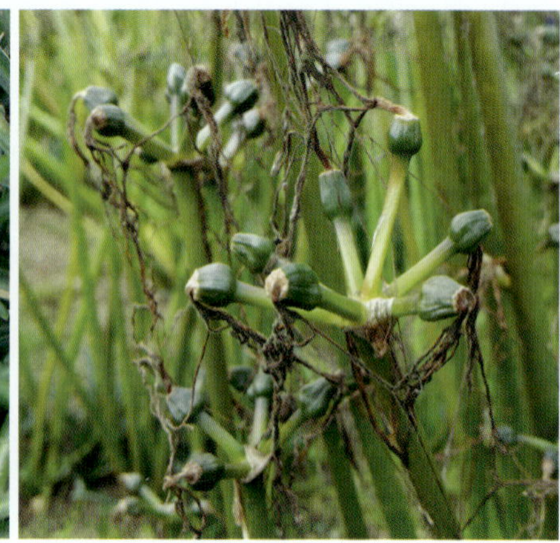

석산(꽃무릇)_ 열매

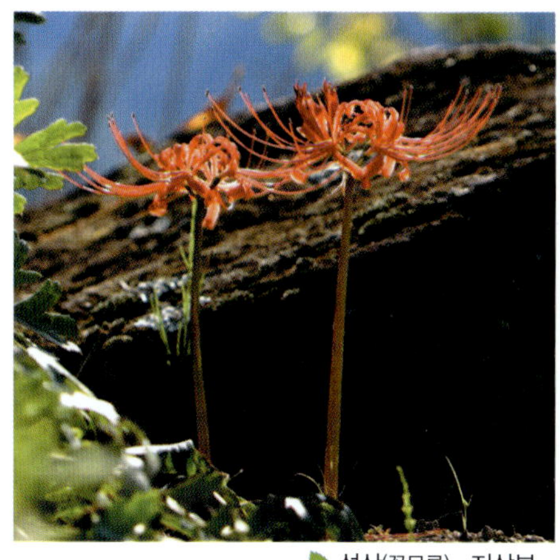
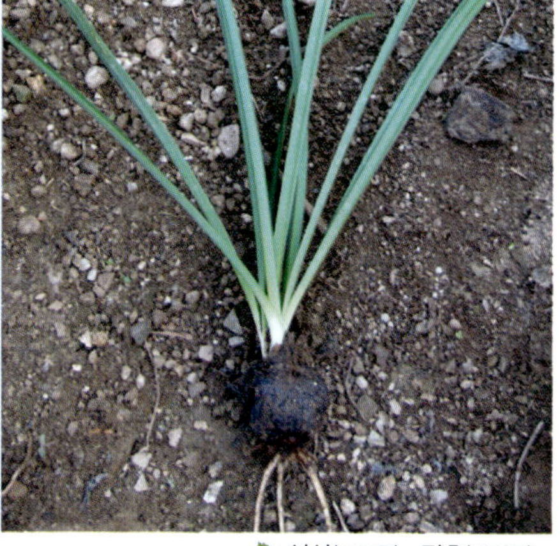

석산(꽃무릇)_ 지상부

석산(꽃무릇)_ 전초(채취품)

성미 : 성질이 따뜻하고, 맛은 맵고, 독성이 있다(상사화는 독성이 없음).

귀경 : 간(肝), 비(脾), 폐(肺), 신(腎) 경락에 작용한다.

효능과 주치 : 가래를 제거하는 거담, 소변을 잘 나가게 하는 이뇨, 종기를 삭히는 소종, 잘 토하도록 도와주는 최토(催吐) 등의 효능이 있어서 해수, 수종(水腫), 림프샘염 등에 사용할 수 있다. 또한 옹저(癰疽), 창종(瘡腫) 등의 치료에 사용하기도 한다.

약용법과 용량 : 말린 비늘줄기 2~3g을 물 700mL에 넣어 끓기 시작하면 약하게 줄여 200~300mL가 될 때까지 달여 하루에 2회 나눠 마신다. 생것을 짓찧어서 환부에 붙이거나, 달인 물로 환부를 씻어내기도 한다.

사용 시 주의사항 : 독성이 있으므로 함부로 복용하면 안 된다. 특히 신체가 허약한 사람, 실사(實邪)가 없고 구역질을 하는 사람은 복용하면 안 된다.

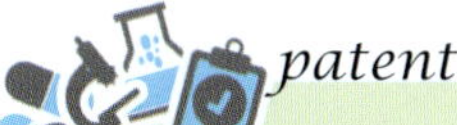 *patent*

석산(꽃무릇)의 기능성 및 효능에 관한 특허자료

▶ 석산 추출물을 유효성분으로 포함하는 항균용 조성물

본 발명의 석산 추출물은 식중독 병원균인 대장균, 녹농균, 살모넬라균 및 황색포도상구균에 대한 항균활성을 나타낼 뿐만 아니라 헬리코박터 파일로리균(helicobacter pylori)에 대한 항균활성도 우수하므로, 이를 유효성분으로 포함하는 본 발명의 조성물은 항균 용도로 유용하게 사용될 수 있다.

― 공개번호 : 10-2013-0079282, 출원인 : 태극제약(주), 영광군, 충남대학교 산학협력단

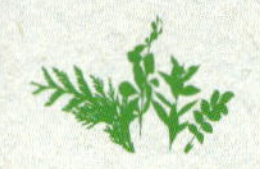

대상포진, 인후염, 폐농양, 코피, 자궁염을 치료하는

석잠풀 | 사용부위 | 어린순, 전초

Stachys japonica Miq.

- 이명 : 배암배추, 뱀배추, 민석잠풀
- 생약명 : 초석잠(草石蠶), 광엽수소(廣葉水蘇)
- 과명 : 꿀풀과(Labiatae)
- 개화기 : 6~9월

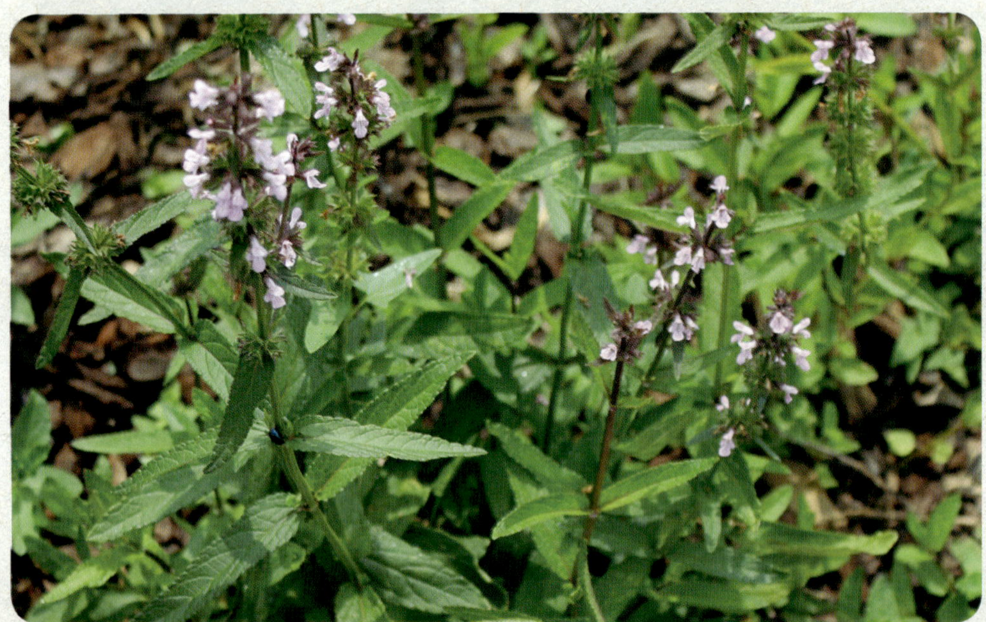

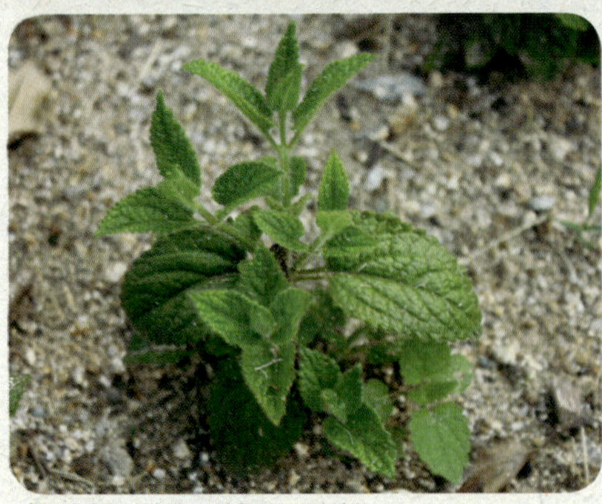

석잠풀_ 약재로 사용하는 어린순

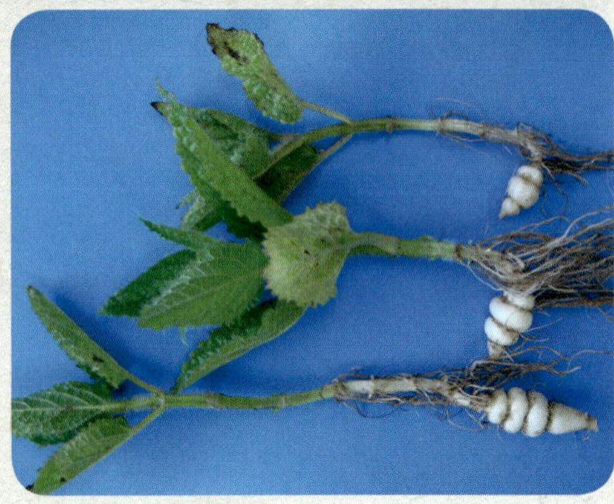

석잠풀_ 전초(채취품)

- **생육특성** : 석잠풀은 전역에서 자라는 숙근성 여러해살이풀이다. 생육환경은 양지바르고 물 빠짐이 좋은 곳이며, 키는 30~60cm이다. 잎은 마주나며 바소꼴로 길이가 4~8cm, 너비가 1~2.5cm, 잎자루 길이가 0.5~1.5cm이고 끝은 뾰족하다. 꽃은 연한 홍색으로 6~9월에 줄기와 잎 사이에서 돌아가며 피는데 길이는 1.2~1.5cm이다. 열매는 10월경에 달린다. 뿌리의 형태가 누에 번데기처럼 생겨서 초석잠(草石蠶)이라 부른다.

- **채취 방법과 시기** : 4~5월에 어린순을 채취해 식용하고, 봄부터 초겨울에 걸쳐 전초를 채취하여 햇볕에 말린다.

- **성분** : 카페인산(caffeic acid), 클로르게닉산(chorogenic acid), 사포닌 및 3종의 플라보노이드인 7-메톡시바이칼레인(7-methoxy baicalein), 팔러스트린(palustrine), 팔러스트리노사이드(palustrinoside) 등이 함유되어 있다.

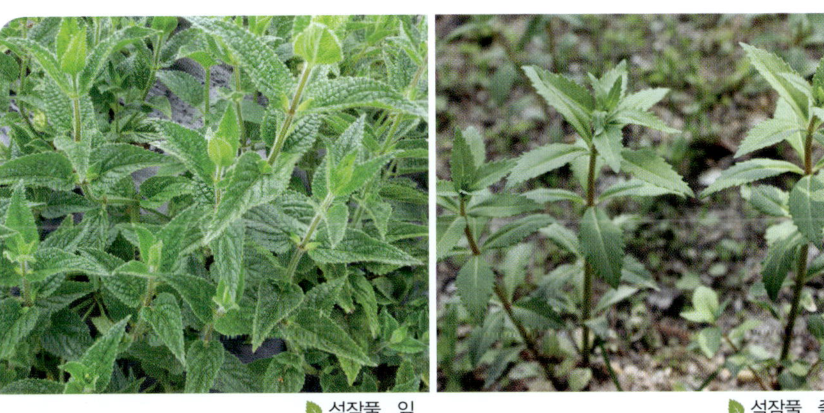

석잠풀_ 잎

석잠풀_ 줄기

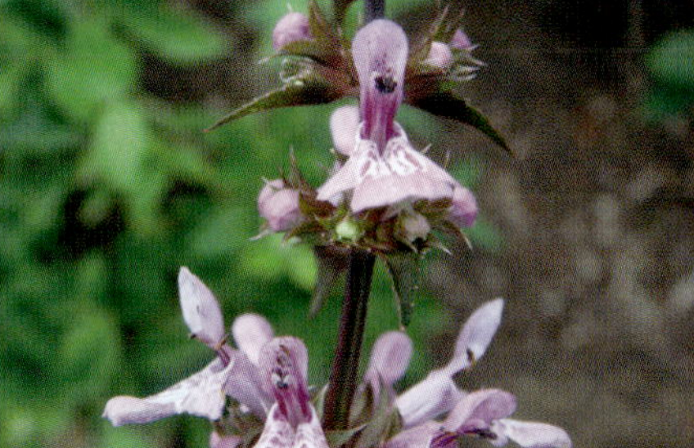

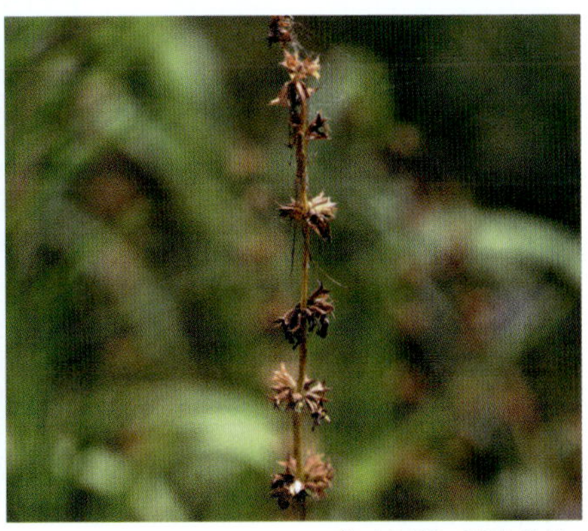

석잠풀_ 꽃

석잠풀_ 종자 결실

석잠풀	벌깨덩굴
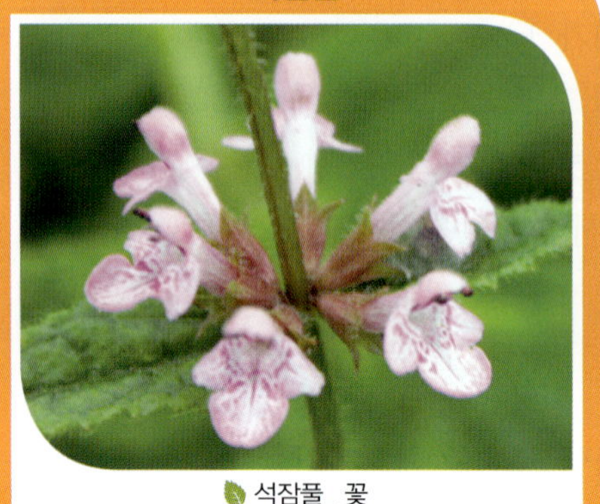	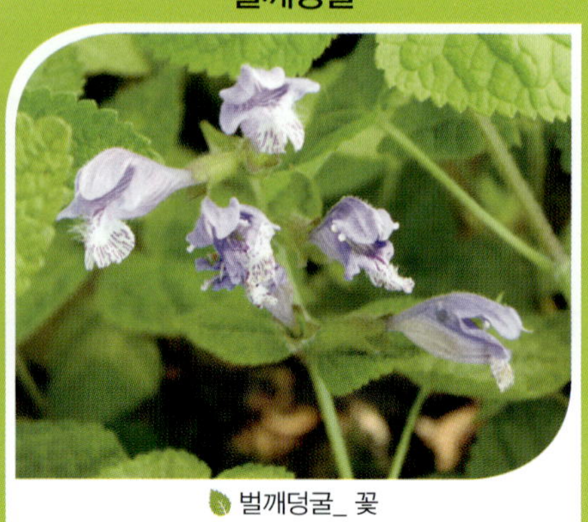
🍃 석잠풀_ 꽃	🍃 벌깨덩굴_ 꽃

🍃 **성미** : 성질이 따뜻하고, 맛은 맵다.

🍃 **귀경** : 심(心), 간(肝), 폐(肺) 경락에 작용한다.

🍃 **효능과 주치** : 민간에서는 땀을 잘 나가게 하며 가래를 가라앉히고 출혈을 멈추며 종기를 삭게 하고 항균의 효능이 있어서 감기, 두통, 인후염, 기관지염, 폐농양, 백일해, 대상포진, 코피, 토혈, 요혈(尿血), 변혈, 월경과다, 월경불순, 자궁염 등을 치료하는 데 사용한다.

🍃 **약용법과 용량** : 말린 약재 10~20g을 물 1L에 넣어 1/3이 될 때까지 달여 하루에 2~3회 나눠 마시거나, 환 또는 가루로 만들어 복용한다. 짓찧어서 환부에 붙이기도 하고, 달이거나 가루로 만들어 환부에 바른다.

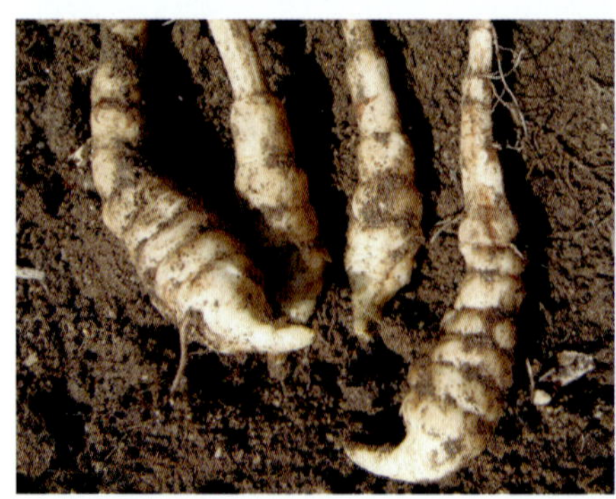
🍃 석잠풀_ 뿌리(채취품)

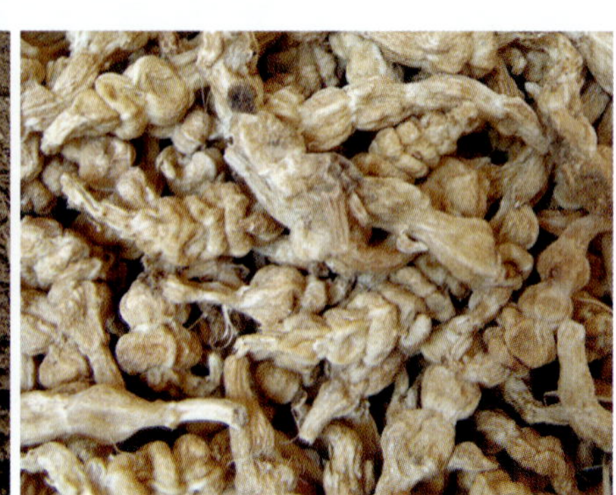
🍃 석잠풀_ 뿌리(약재 전형)

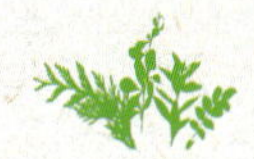

열병, 간질 발작, 복부창만, 이명, 건망증을 다스리는

석창포
| 사용부위 | **뿌리줄기**

Acorus gramineus Sol.

- **이명** : 석장포, 창포(菖蒲), 창본(昌本), 창양(昌陽), 구절창포(九節昌蒲)
- **생약명** : 석창포(石菖蒲)
- **과명** : 천남성과(Araceae)
- **개화기** : 6~7월

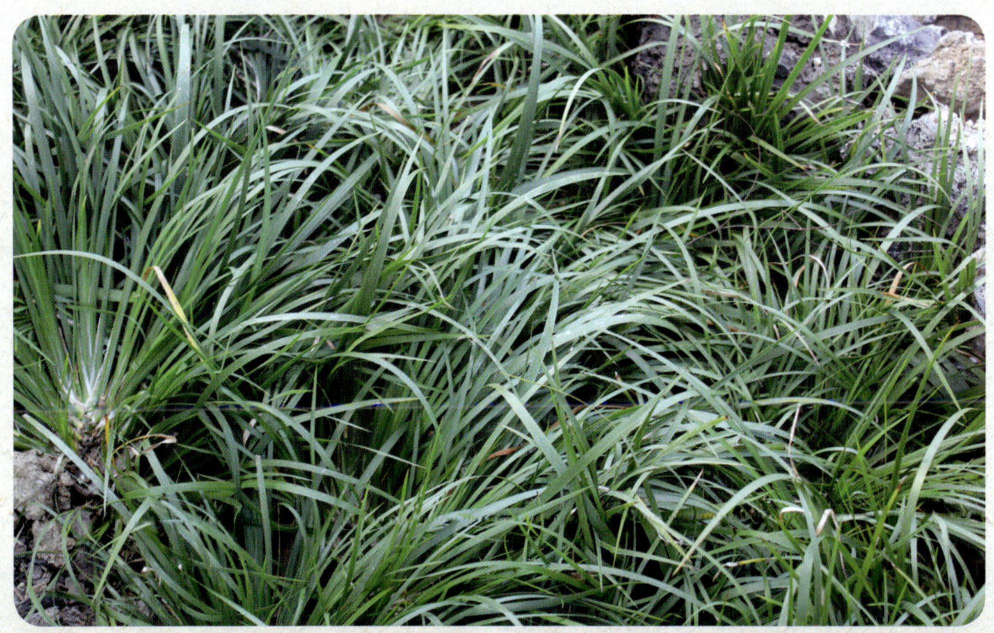

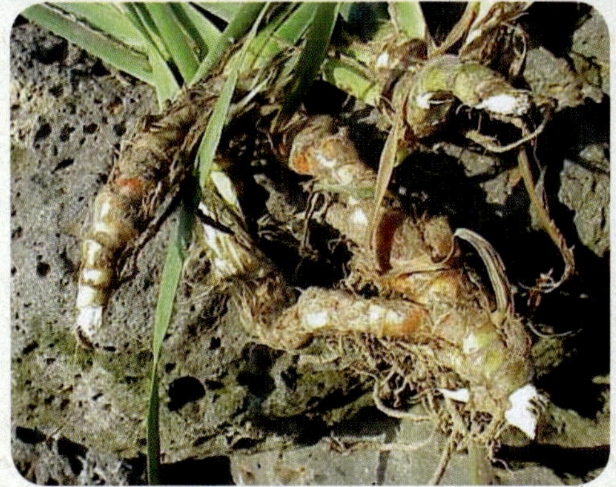

🌱 석창포_ 뿌리줄기(채취품)

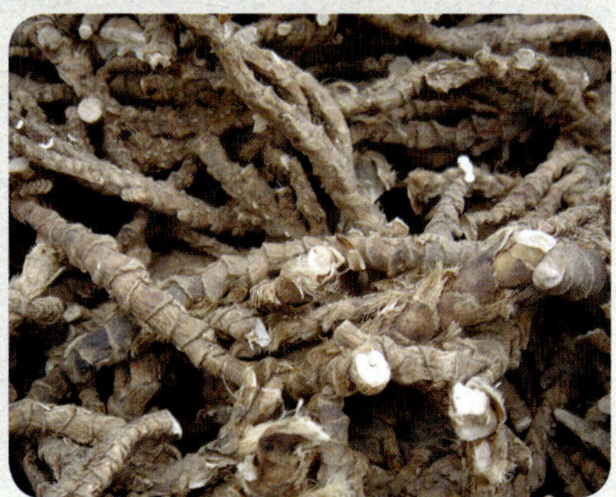

🌱 석창포_ 뿌리줄기(약재 전형)

- **생육특성** : 석창포는 여러해살이풀로, 제주도와 전남에서 분포하고 일부 농가에서는 재배도 한다. 꽃은 연한 황색으로 6~7월에 핀다. 열매는 튀는 열매로 달걀 모양이다. 약재로 쓰는 뿌리줄기는 납작하고 둥근기둥 모양으로 구부러지고 갈라졌으며 길이는 3~20cm, 지름은 0.3~1cm이다. 뿌리줄기의 표면은 자갈색 또는 회갈색으로 거칠고 고르지 않은 둥근 마디가 있으며 마디와 마디 사이 길이는 0.2~0.8cm로 고운 세로 주름이 있다. 다른 한쪽은 수염뿌리가 남아 있거나 둥근 점 모양의 뿌리 흔적이 있다. 잎 흔적은 삼각형으로 좌우로 서로 어긋나게 배열되었고 그 위에는 털 비늘 모양의 남은 엽기가 붙어 있다. 질은 단단하고 단면은 섬유성으로 유백색 또는 엷은 홍색이며 내피의 층층고리인 층환(層環)이 뚜렷하고 많은 유관속과 갈색의 유세포를 볼 수 있다.

- **채취 방법과 시기** : 가을과 겨울에 뿌리줄기를 채취하여 수염뿌리와 이물질을 제거하고 깨끗이 씻어서 햇볕에 말린다.

- **성분** : 정유, 베타-아사론(β-asarone), 아사론(asarone), 카리오필렌(caryophyllene), 세키숀(sekishone) 등이 함유되어 있다.

- **성미** : 성질이 따뜻하고, 맛은 맵고 쓰며, 독성이 없다.

- **귀경** : 간(肝), 심(心), 비(脾) 경락에 작용한다.

- **효능과 주치** : 담을 없애고 막힌 곳을 뚫어주는 화담개규(化痰開竅), 습사를 없애고 기를 통하게 하는 화습행기(化濕行氣), 풍사를 제거하고 결리고 아픈 증상을 다스리는 거풍이비(祛風利痺), 종기를 다스리고 통증을 없애는 소종지통(消腫止痛) 등의 효능이 있어서 열병으로 정신이 혼미한 증상, 심한 가래, 배가 그득하게 차오르며 통증이 있는 증상, 풍사와 습사로 인하여 결리고 아픈 증상, 간질 발작, 광증(狂症), 건망증, 이명, 이농(耳膿: 귓속의 농), 타박상, 기타 부스럼과 종창, 옴 등을 다스리는 데 응용한다.

- **약용법과 용량** : 세정하여 잠시 침포(浸泡)한 다음 윤투(潤透)되면 절편해서 햇볕에 말려 사용한다. 말린 석창포 12g을 물 700mL에 넣어 끓기 시작하면 약하게 줄여 반 정도가 될 때까지 달여 하루에 2~3회 나눠 마시면 간질의 발작 횟수가 줄어들고 발작 증상도 가벼워진다고 한다. 중풍의 치료

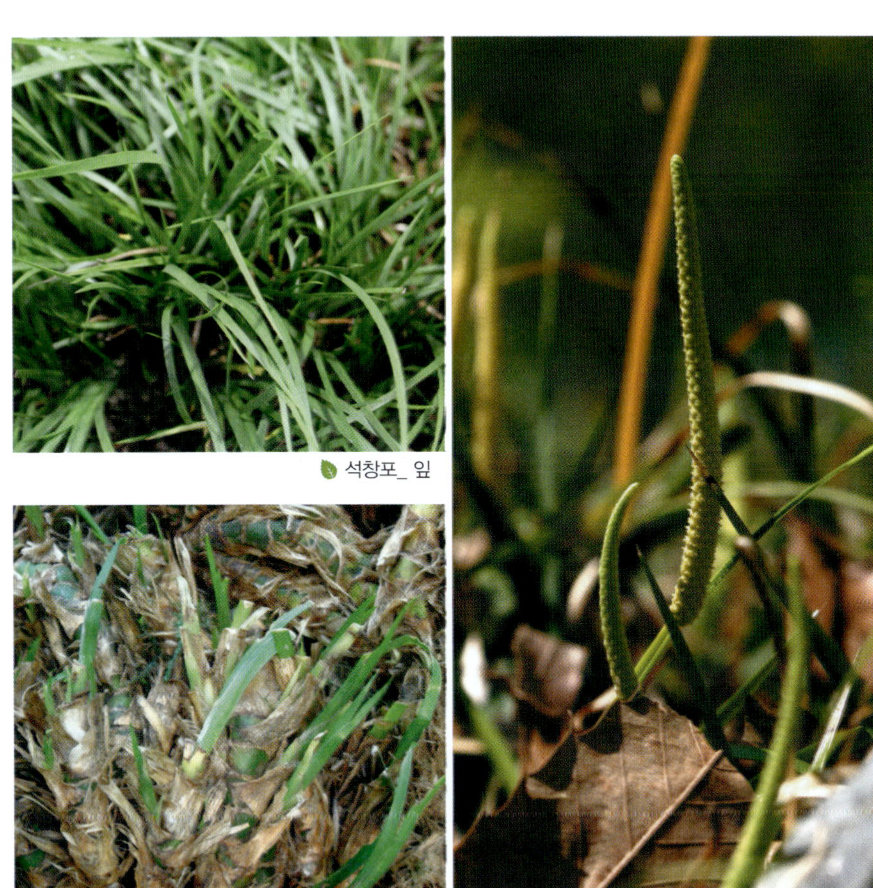

를 위해서도 활용하는데 얇게 썰어서 말린 석창포 1.8kg을 자루에 넣어 청주 180L에 담가 밀봉해서 100일 동안 두었다가 술이 초록빛이 되면 기장쌀 8kg으로 밥을 지어 술을 넣고 밀봉해 14일 동안 두었다가 걸러서 매일 마신다.

사용 시 주의사항 : 성미가 맵고 따뜻하며 방향성이 있어 공규(孔竅: 오장육부의 기를 여닫는 9개의 구멍)를 열어 통하게 하고, 담을 제거하는 작용이 있으므로 음기가 훼손되고 양기가 항진된 음휴양항(陰虧陽亢)의 경우나 땀이 많이 나는 다한, 정액이 잘 흘러나가는 활정 등의 병증에는 신중하게 사용하여야 한다.

【 혼동하기 쉬운 약초 비교 】

석창포	창포

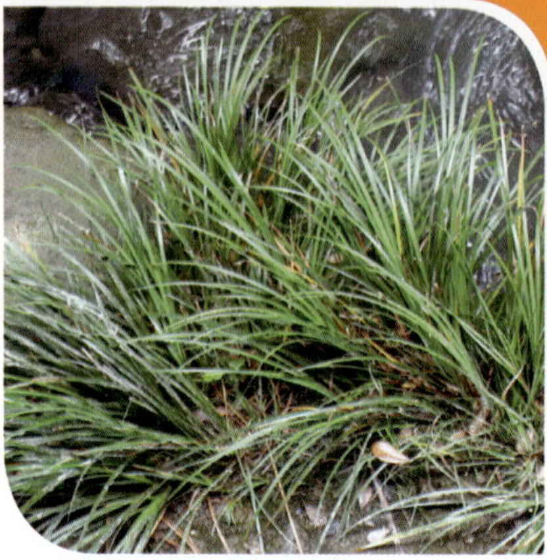

🍃 석창포_ 지상부

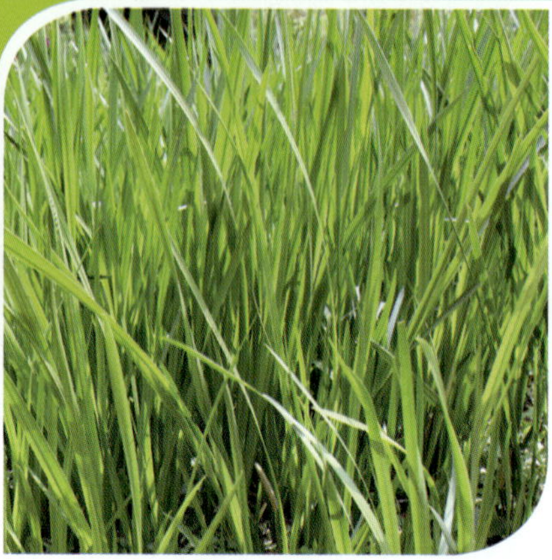

🍃 창포_ 지상부

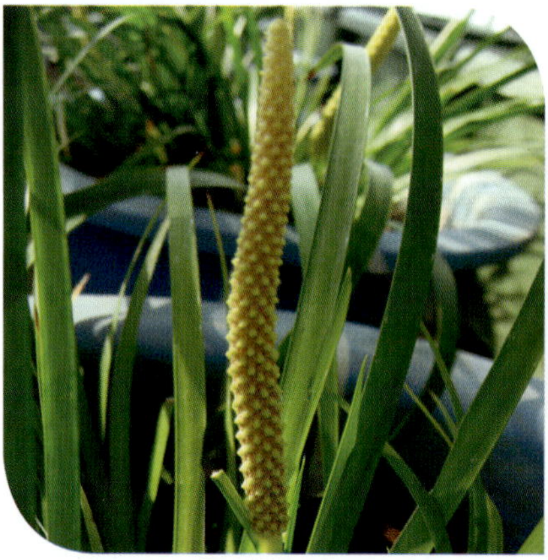

🍃 석창포_ 꽃

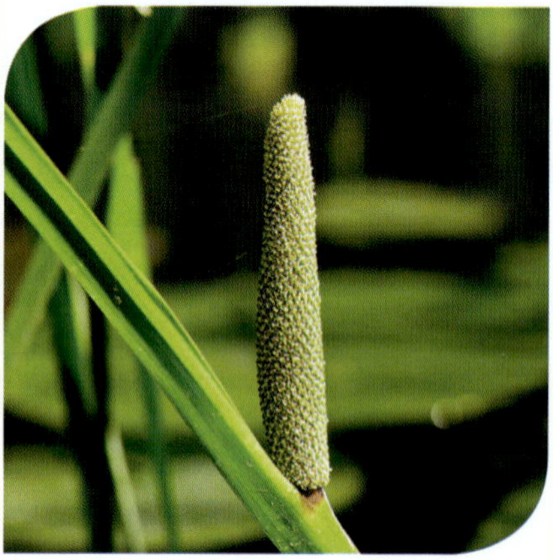

🍃 창포_ 꽃

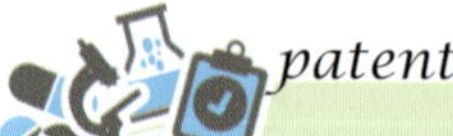 *patent*

석창포의 기능성 및 효능에 관한 특허자료

▶ 석창포 추출물을 함유하는 당뇨병 치료 또는 예방제 그리고 이를 포함하는 약학적 제제

본 발명은 석창포 추출물을 유효성분으로 함유하는 인슐린 분비 촉진제에 관한 것으로, 더욱 상세하게는 수용성 유기용제나 물을 사용하여 추출한 석창포 추출물을 유효성분으로 함유시켜 인슐린 분비 저하로 인해 발생하는 고혈당 및 당뇨 치료에 효과적인 인슐린 분비 촉진 제제 그리고 이를 포함하는 약학적 제제 및 식품에 관한 것이다.

― 공개번호 : 10-2004-0049959, 출원인 : 임강현, 김혜경, 최강덕, 정주호

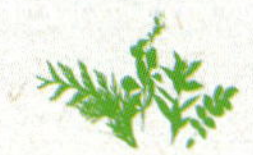

근골통증, 관절염, 매독, 임질, 무월경을 치료하는

선밀나물

| 사용부위 | 뿌리, 어린순

Smilax nipponica Miq.

- **이명 :** 새밀
- **생약명 :** 우미채(牛尾菜)
- **과명 :** 백합과(Liliaceae)
- **개화기 :** 5~6월

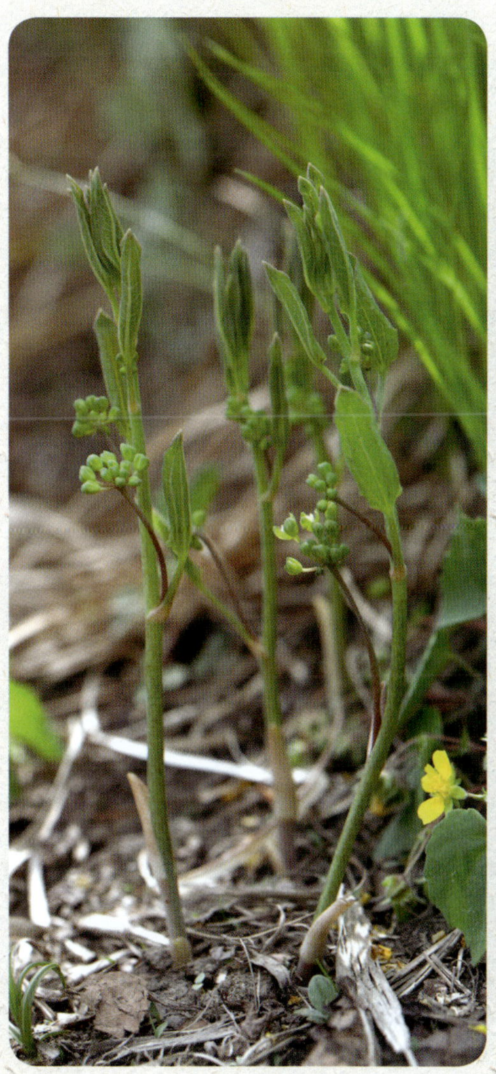

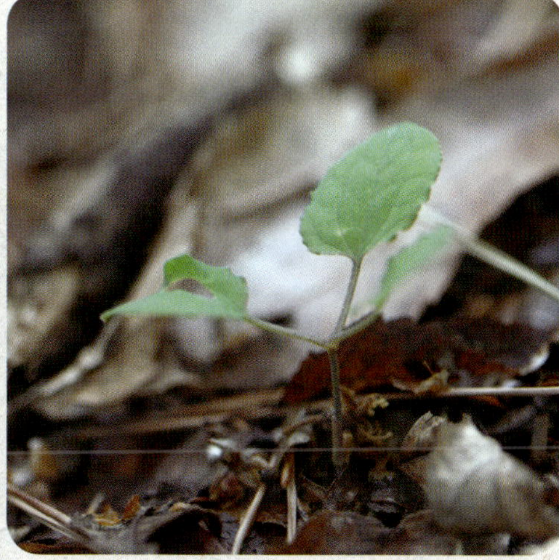

선밀나물_ 약재로 사용하는 어린순

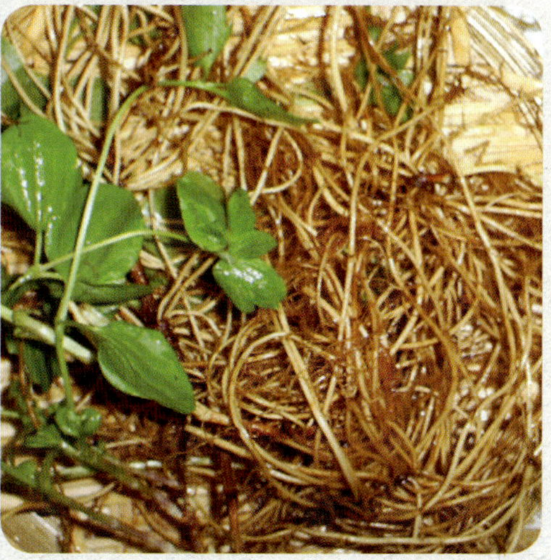

선밀나물_ 뿌리(채취품)

● **생육특성 :** 선밀나물은 각처의 산과 들에서 자라는 여러해살이풀이다. 생육 환경은 반그늘 혹은 양지이며, 키는 1m 정도이다. 잎은 길이가 5~15cm, 너비가 2.7~7cm로 표면은 녹색이고 뒷면은 분백색이며 넓은 타원형으로 어긋난다. 꽃은 황록색으로 5~6월에 피는데 밑부분의 잎겨드랑이에서 길이가 4~10cm의 꽃줄기가 나온다. 수꽃은 길이가 0.4cm 정도로 옆으로 퍼지며 잎겨드랑이에서 여러 송이가 달리고, 암꽃은 둥근 씨방에 붙어 있다. 열매는 7~8월경에 검은색으로 익고 흰 분가루로 덮여 있으며 둥글게 달린다.

● **채취 방법과 시기 :** 이른 봄에 어린순을 채취하고, 줄기가 시든 가을에는 뿌리를 채취하여 이물질을 제거하고 햇볕에 말린다.

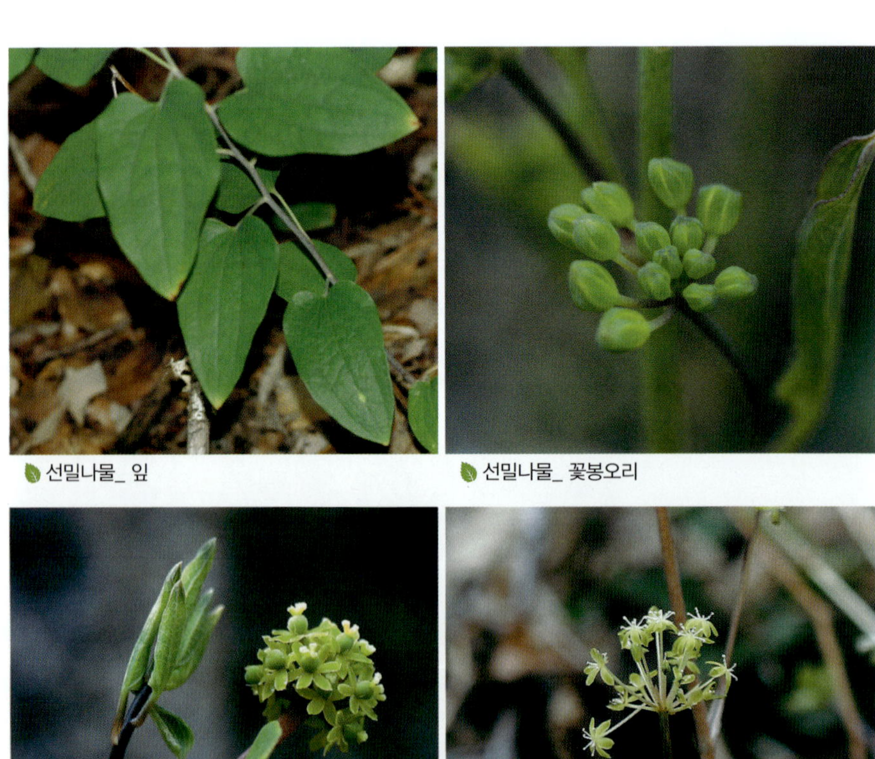

● 선밀나물_ 잎

● 선밀나물_ 꽃봉오리

● 선밀나물_ 암꽃

● 선밀나물_ 수꽃

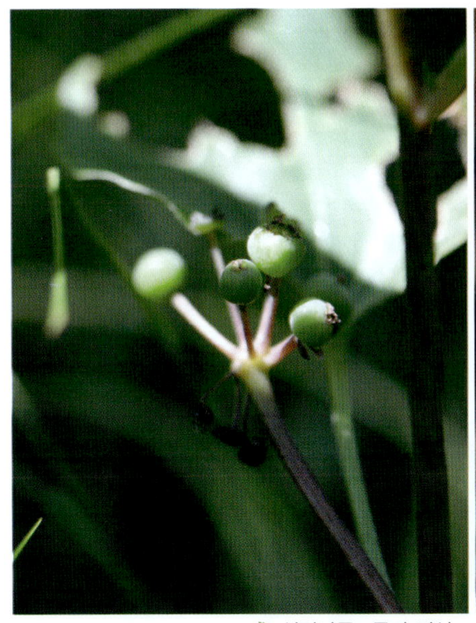
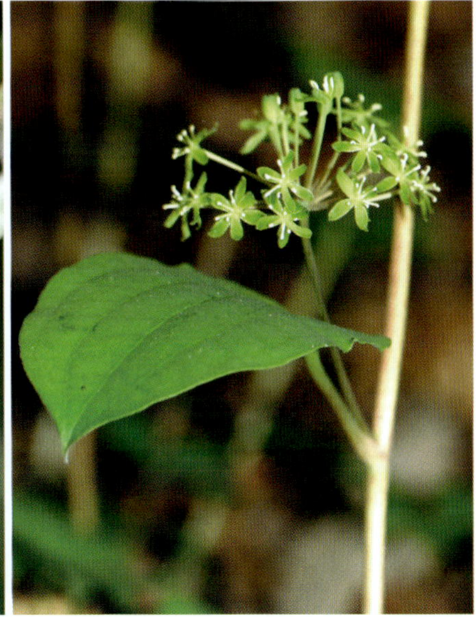

🍃 선밀나물_ 종자 결실　　　　🍃 선밀나물_ 줄기

🍃 **성분** : 뿌리에는 3-P-아세톡시-5-프리겐-베타-엔-20-원(3-P-acetoxy-5-pregen-β-en-20-one)이 함유되어 있다.

🍃 **성미** : 성질이 평범하고, 맛은 쓰다.

🍃 **귀경** : 간(肝), 비(脾), 신(腎) 경락에 작용한다.

🍃 **효능과 주치** : 통증을 가라앉히는 진통, 근육을 풀어주는 서근(舒筋), 혈액순환을 원활하게 하는 활혈 등의 효능이 있어서 허리와 대퇴부의 근골통증, 관절염, 폐경, 매독, 임질, 소화, 경락유통, 무월경 등의 치료에 사용한다.

🍃 **약용법과 용량** : 말린 약재 6~15g을 물 1L에 넣어 1/3이 될 때까지 달여 하루에 2~3회 나눠 마시거나, 술을 담가서 반주로 마신다.

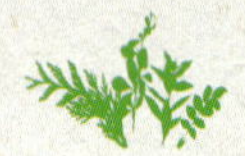

류머티즘 동통, 타박상, 장염, 설사를 치료하는

선이질풀

| 사용부위 | 전초

Geranium krameri Franch. & Sav.

- **이명** : 세잎쥐손이, 털손잎풀, 참이질풀
- **생약명** : 현초(玄草), 노관초(老觀草)
- **과명** : 쥐손이풀과(Geraniaceae)
- **개화기** : 7~8월

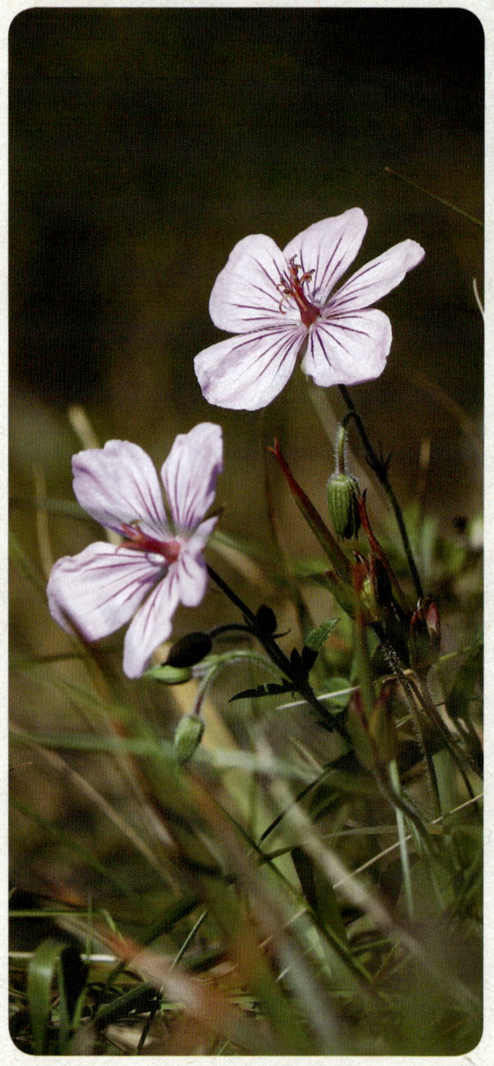

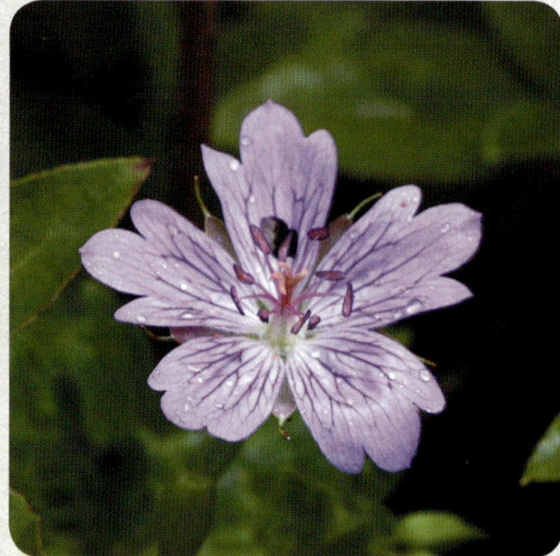

선이질풀_ 꽃

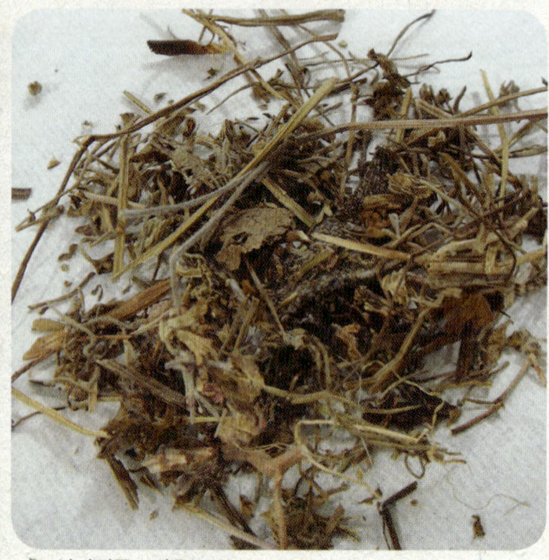

선이질풀_ 전초(약재)

- **생육특성 :** 선이질풀은 각처의 산에서 자라는 여러해살이풀이다. 생육환경은 습도가 높은 곳의 양지 혹은 반그늘이며, 키는 60~80cm이다. 잎은 길이가 30cm 정도의 잎자루가 있고 위로 갈수록 짧아지고 좁아지는 모양이다. 꽃은 홍자색으로 7~8월에 꽃대의 꼭대기에서 1송이가 피고 다음으로 옆 가지에서 다른 꽃들이 핀다. 열매는 9~10월경에 익으며 종자는 5칸으로 나누어지고 그 칸에 각각 종자가 들어 있다.

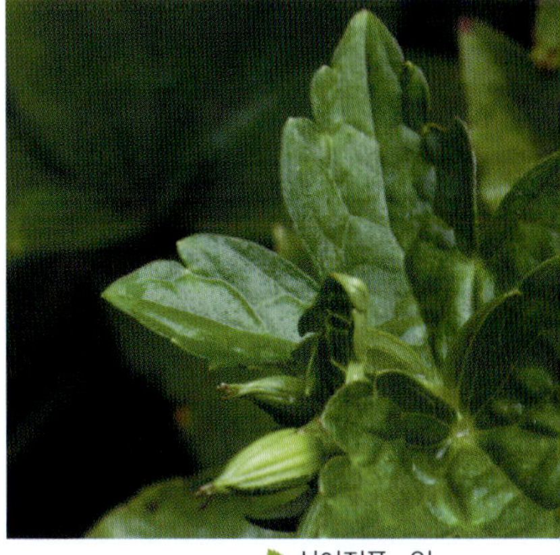

🌿 선이질풀_ 잎

- **채취 방법과 시기 :** 여름부터 가을철 종자가 완전히 익기 전에 지상부 또는 뿌리째 채취하여 햇볕에 말린다.

- **성분 :** 게라니올(geraniol), 쿼세틴(quercetin), 캠페리트린(kaempferitrin) 등이 함유되어 있다.

- **성미 :** 성질이 평범하고, 맛은 쓰고 맵다.

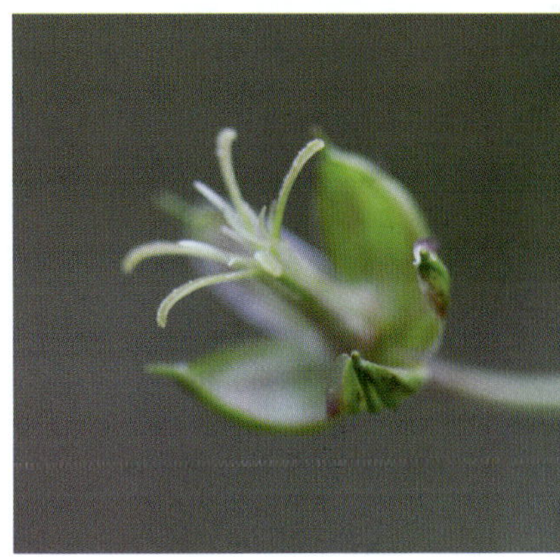

🌿 선이질풀_ 종자 결실

- **귀경 :** 간(肝), 심(心), 대장(大腸) 경락에 작용한다.

- **효능과 주치 :** 기를 거두어들이는 수렴, 풍사를 없애서 풍을 치료하는 거풍, 혈행을 좋게 하는 활혈, 독을 풀어주는 해독 등의 효능이 있어서 풍사와 습사로 인한 질병, 경련과 마비, 화농성 종양, 류머티즘에 의한 동통, 타박상, 장염, 설사, 이질 등을 치료하는 데 사용한다.

- **약용법과 용량 :** 말린 전초 6~24g을 물 1L에 넣어 1/3이 될 때까지 달여 하루에 2~3회 나눠 마신다.

- **사용 시 주의사항 :** 이 약재는 설사와 변비 증상 모두를 치료할 수 있다. 물에 달인 액을 따뜻하게 복용하면 설사를 멈추게 할 수 있으며, 식혀서 먹으면 변비를 치료할 수 있으므로 혼동하지 않도록 주의한다.

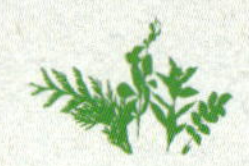

세뿔석위 | 사용부위 | 전초

Pyrrosia hastata (Thunb.) Ching

- **생약명** : 석위(石韋)
- **과명** : 고란초과(Polypodiaceae)

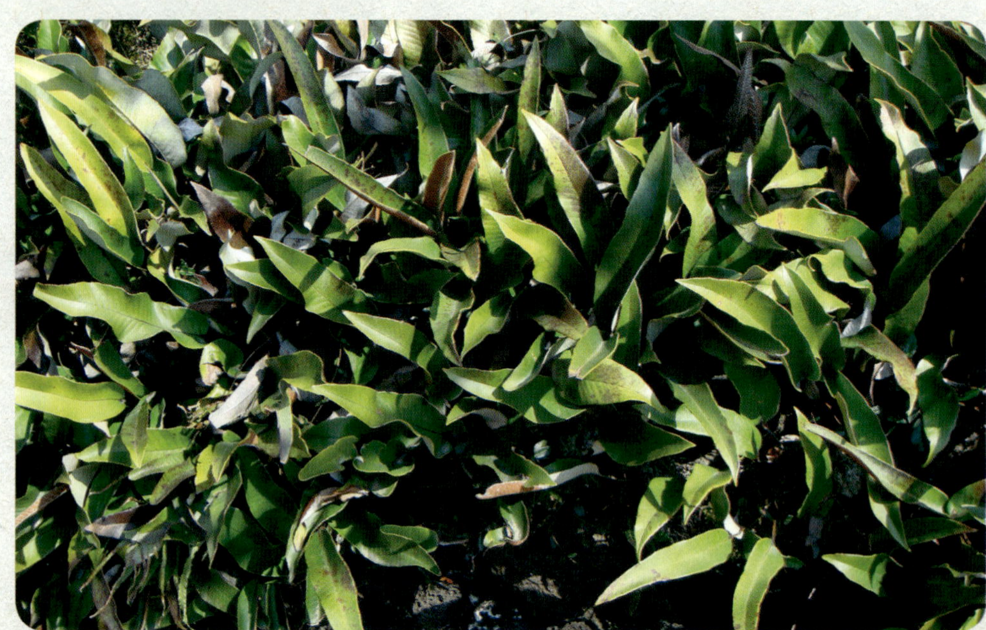

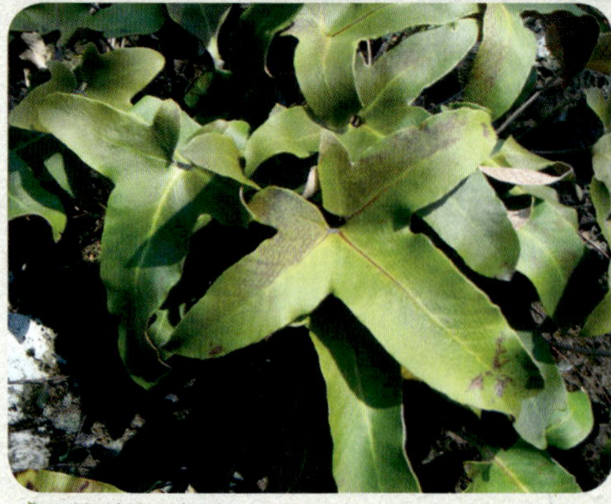

세뿔석위_ 잎

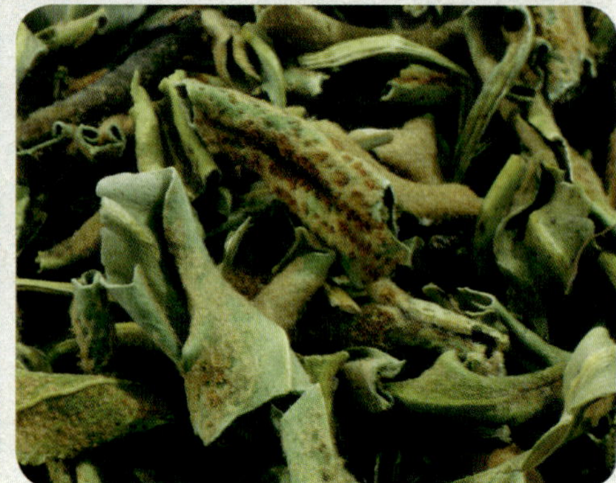

세뿔석위_ 잎(약재)

- **생육특성** : 세뿔석위는 제주, 전남, 전북, 경남에서 나는 상록 여러해살이풀이다. 생육환경은 반그늘 혹은 양지의 공중습도가 높은 바위틈이다. 잎은 길이가 7~10cm, 너비는 2~3cm이며 두꺼우며 표면은 녹색이고 뒷면에는 붉은빛이 도는 갈색 털이 빽빽하게 나 있다. 토양이 마르거나 주변습도가 높지 않으면 가장자리가 뒤로 말린다. 잎몸은 쌍날칼을 꽂은 창과 비슷한 모양으로 3~5개로 갈라진다. 포자는 잎 뒤 모든 부분에 붙는다.

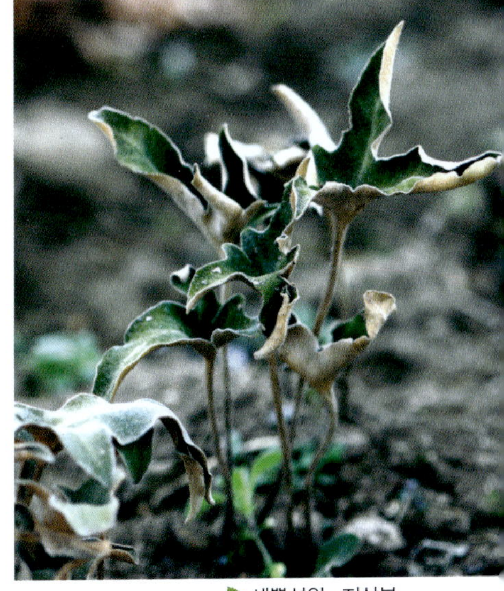

세뿔석위_ 지상부

- **채취 방법과 시기** : 연중 전초를 채취하는데 뿌리줄기를 제거하고 햇볕에 잘 말린다. 사용 전에 잎 뒷면의 비늘을 깨끗이 닦아내고 잘게 썬다.

- **성미** : 성질이 시원하고, 맛은 달고 쓰다.

- **귀경** : 폐(肺), 방광(膀胱) 경락에 작용한다.

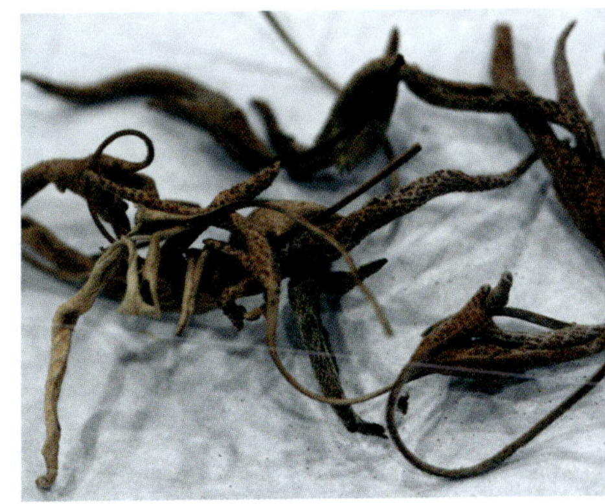

세뿔석위_ 잎(채취품)

- **효능과 주치** : 소변을 잘 내보내는 이뇨, 폐의 기운을 맑게 하는 청폐(淸肺), 종기를 삭이는 소종 등의 효능이 있어서 임질, 요로결석, 신장염, 요혈, 자궁출혈, 폐열로 인한 여러 가지 기침병, 기관지염, 화농성 피부종양 등을 치료하는 데 사용한다.

- **약용법과 용량** : 말린 전초 5~10g을 물 1L에 넣어 1/3이 될 때까지 달여 하루에 2~3회 나눠 마시거나, 가루로 만들어 복용하기도 한다.

- **사용 시 주의사항** : 음허와 습열이 없는 경우에는 사용을 피한다.

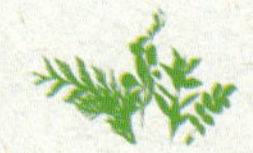

결핵성 골수염, 구강염, 소아경련, 종기를 치료하는

세잎양지꽃

| 사용부위 | 전초

Potentilla freyniana Bornm.

- **이명 :** 털양지꽃, 털세잎양지꽃, 우단양지꽃
- **생약명 :** 삼엽위릉채(三葉萎陵菜), 삼장엽(三張葉)
- **과명 :** 장미과(Rosaceae)
- **개화기 :** 3~4월

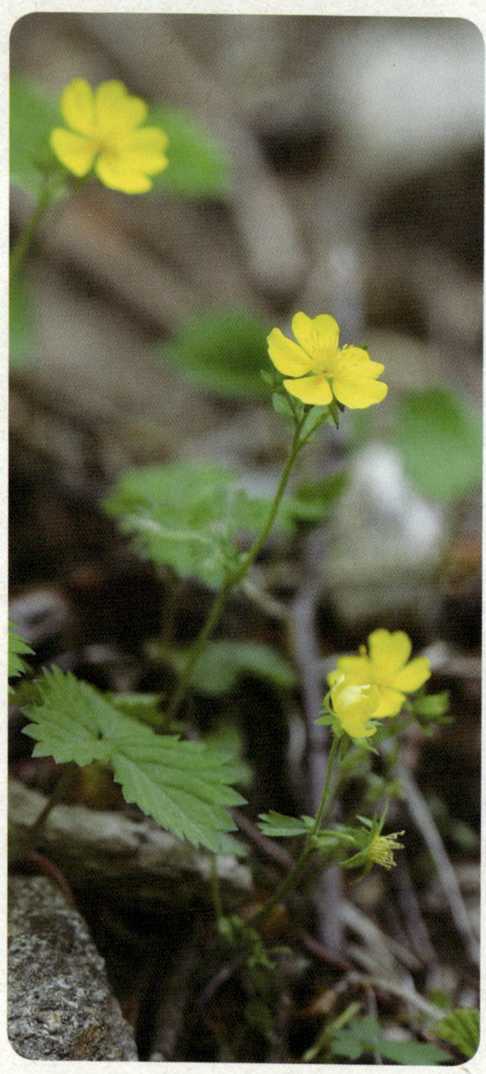

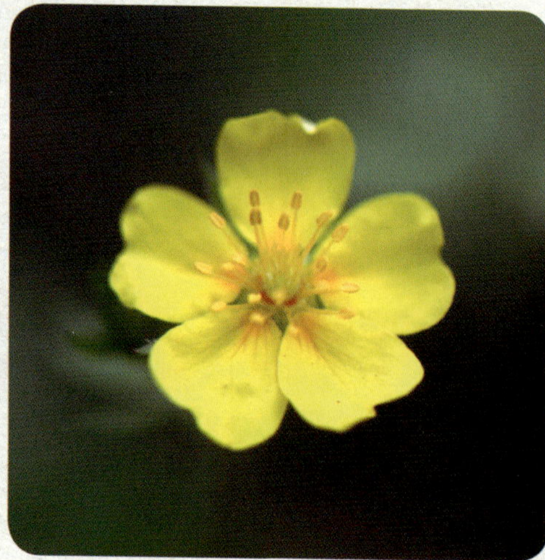

세잎양지꽃_ 꽃

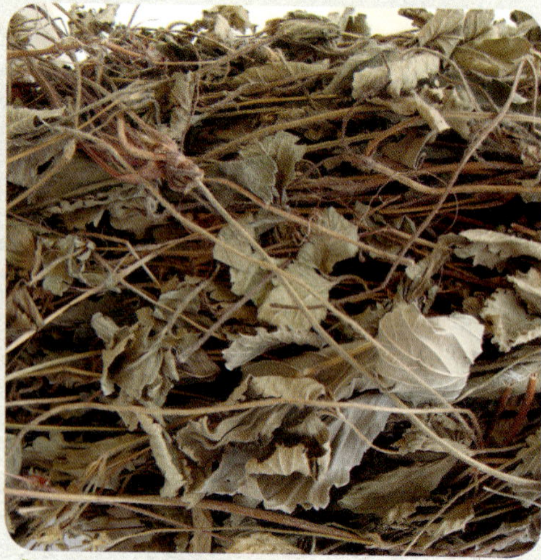

세잎양지꽃_ 전초(약재 전형)

- 🌿 **생육특성 :** 세잎양지꽃은 전역의 산과 들에서 자라는 여러해살이풀이다. 생육환경은 햇볕이 많이 들어오는 곳이며, 키는 15~30cm이다. 잎은 길이가 2~5cm, 너비는 1~3cm이고 긴 타원형 또는 달걀 모양으로 앞면은 녹색이고 뒷면은 맥 위에 잔털이 많이 나 있다. 꽃은 노란색으로 3~4월에 끝이 오목한 원형으로 달리는데 지름은 1~1.5cm이다. 열매는 연갈색으로 6~7월경에 열리는데 안에는 0.1cm 정도의 작은 종자가 들어 있다.

- 🌿 **채취 방법과 시기 :** 꽃이 필 때부터 가을까지 전초를 채취하여 햇볕에 말린다.

- 🌿 **성미 :** 성질이 차고, 맛은 쓰다.

- 🍂 **귀경 :** 간(肝), 심(心) 경락에 작용한다.

- 🍁 **효능과 주치 :** 열을 식히는 해열, 어혈을 풀어주는 구어혈(驅瘀血), 출혈을 멎게 하는 지혈, 종기를 삭이는 소종의 효능이 있어서 결핵성 골수염, 결핵성 림프샘염, 종기를 삭이고 열을 내리는 데 쓴다. 또한 구강염, 지혈, 타박상, 외상출혈, 보허(補虛), 해독, 소아경련, 치질 등의 치료에 사용한다.

- 🌿 **약용법과 용량 :** 말린 전초 12~24g을 물 1L에 넣어 1/3이 될 때까지 달여 하루에 2~3회 나눠 마시거나, 짓찧어서 환부에 붙이기도 하며, 달인 액으로 환부를 닦아내기도 한다.

- 🍁 **사용 시 주의사항 :** 비위가 허하고 냉해서 생기는 오래된 설사에는 사용하지 않는다.

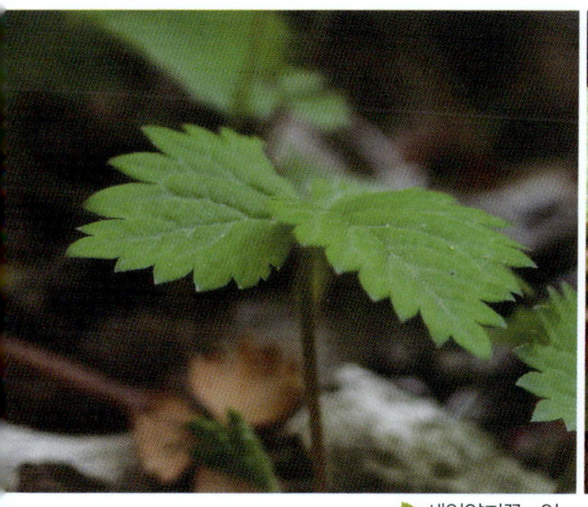

🌿 세잎양지꽃_ 잎

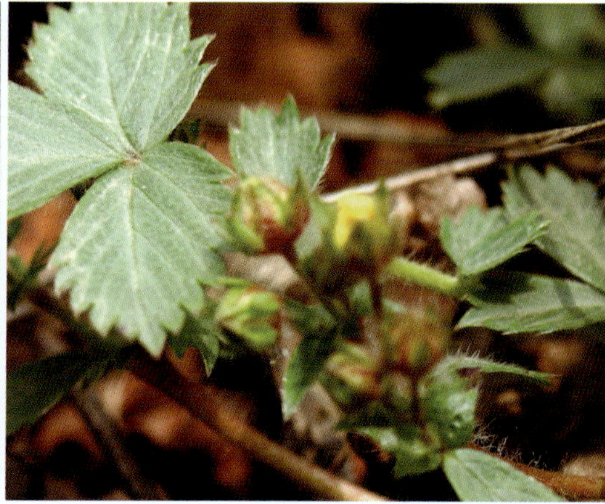

🌿 세잎양지꽃_ 꽃봉오리

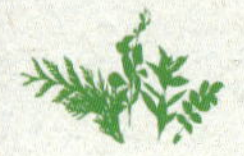

소엽맥문동

| 사용부위 | 덩이뿌리

Ophiopogon japonicus (Thunb.) Ker Gawl.

- **이명** : 겨우사리맥문동, 좁은맥문동, 긴잎맥문동
- **생약명** : 맥문동(麥門冬)
- **과명** : 백합과(Liliaceae)
- **개화기** : 7~8월

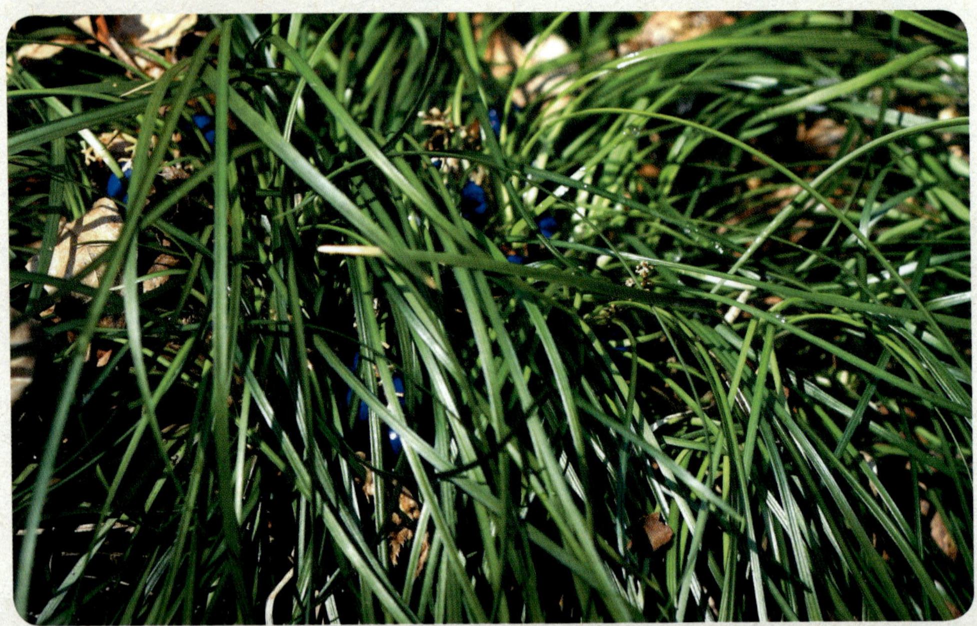

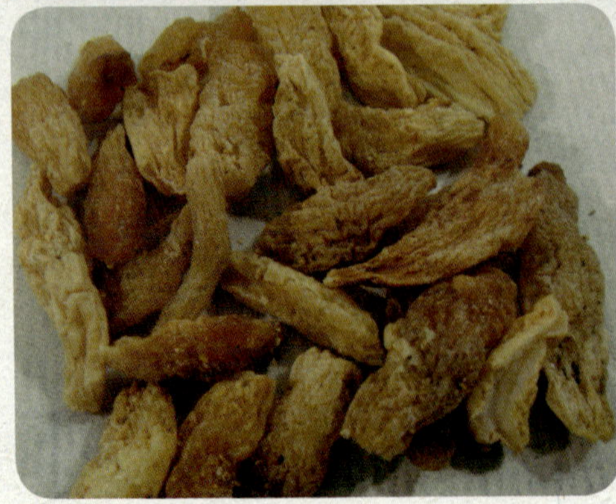

소엽맥문동_ 덩이뿌리(약재 전형)

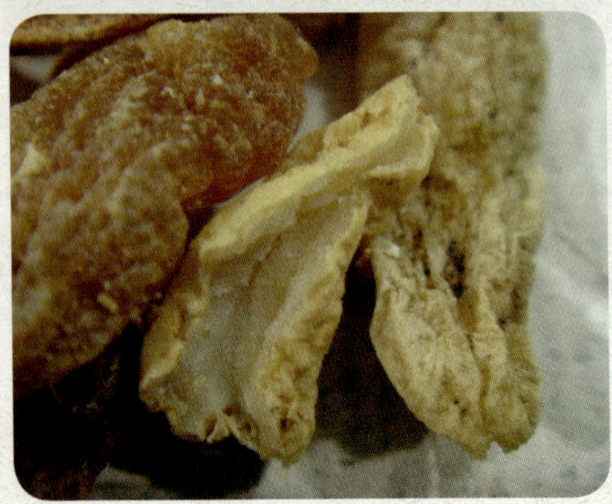

소엽맥문동_ 심을 제거한 덩이뿌리(약재)

- 🍃 **생육특성** : 소엽맥문동은 남부 지방의 산에서 자라는 여러해살이풀이다. 생육환경은 풀숲의 반그늘 또는 양지이며, 키는 7~12cm이다. 잎은 밑부분에서 뭉쳐서 나고 선 모양이며 길이는 10~30cm, 너비는 0.2~0.4cm로 끝이 둔하다. 꽃은 연한 자주색 또는 흰색으로 7~8월에 10송이 정도의 꽃이 피는데 작은꽃줄기는 길이가 1~3cm이다. 열매는 짙은 하늘색이며 9~10월경에 둥글게 달린다.

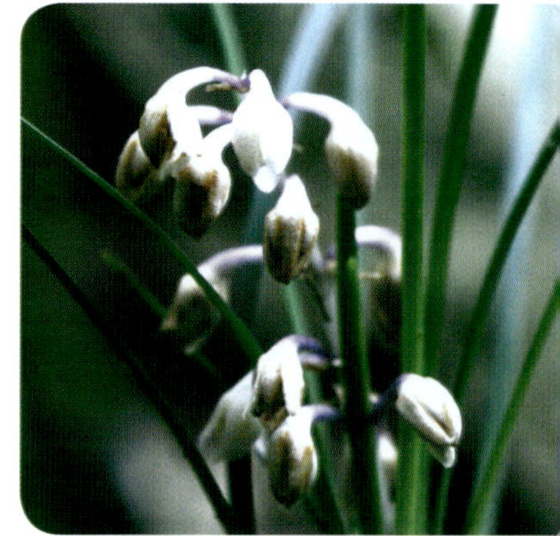

🍃 소엽맥문동_ 꽃

- 🍃 **채취 방법과 시기** : 가을에 덩이뿌리를 채취하여 햇볕에 말린다.

- 🍃 **성분** : 뿌리에는 스테로이드계 사포닌과 베타-시토스테롤(β-sitosterol), 스티그마스테롤(stigmasterol), 베타-시토스테롤-베타-d-글루코사이드(β-sitosterol-β-d-glucoside), 열매에는 오피오사이드(ophioside)가 함유되어 있다.

- 🍃 **성미** : 성질이 차고, 맛은 달고 약간 쓰다.

- 🍃 **귀경** : 심(心), 폐(肺), 위(胃) 경락에 작용한다.

- 🍃 **효능과 주치** : 몸에 부족한 기운을 길러주는 자양, 폐의 기운을 윤활하게 하는 윤폐(潤肺), 기침을 멎게 하는 진해, 심기를 맑게 하는 청심(淸心), 위의 기를 길러주는 양위(養胃), 진액을 생성해주는 생진(生津) 등의 효능이 있어서 신체허약, 만성 기관지염, 폐결핵, 당뇨병을 치료하는 약재로 쓰인다. 또한 마른기침이 나거나 목구멍과 입안이 마르는 증세, 변비를 다스리는 데 쓰인다.

- 🍃 **약용법과 용량** : 말린 덩이뿌리 6~15g을 물 1L에 넣어 1/3이 될 때까지 달여 하루에 2~3회 나눠 마신다.

- 🍃 **사용 시 주의사항** : 성질이 차고 윤(潤)하므로 감기가 있거나 담습(痰濕)으로 인한 기침이 심할 때, 비위가 허하고 냉해서 생기는 설사에는 사용하지 않는다.

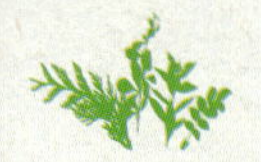

속단

| 사용부위 | 뿌리, 어린순

Phlomis umbrosa Turcz.

- **이명** : 묏속단, 멧속단, 두메속단
- **생약명** : 한속단(韓續斷)
- **과명** : 꿀풀과(Labiatae)
- **개화기** : 7월

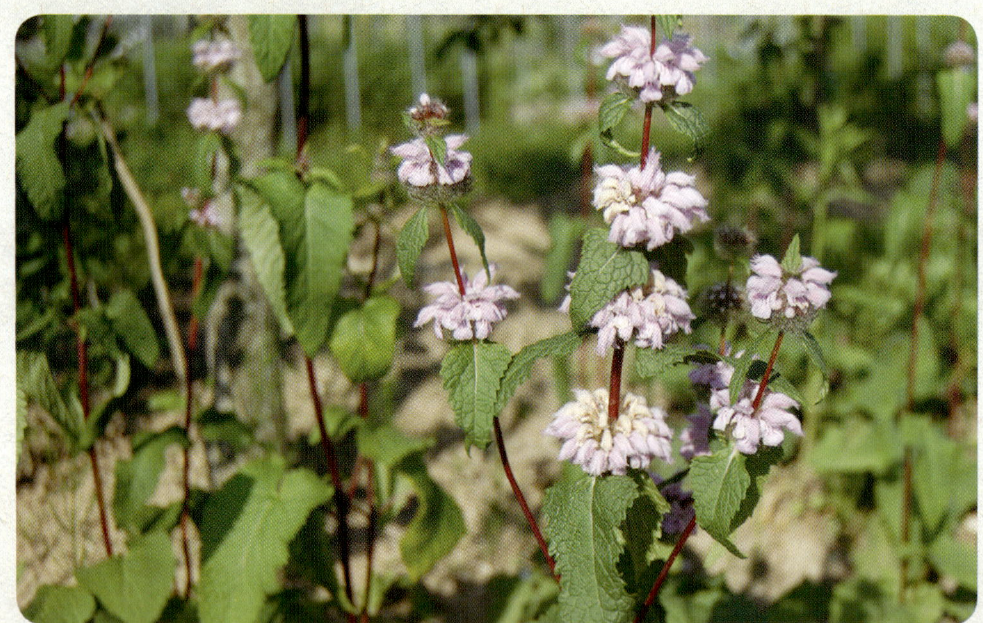

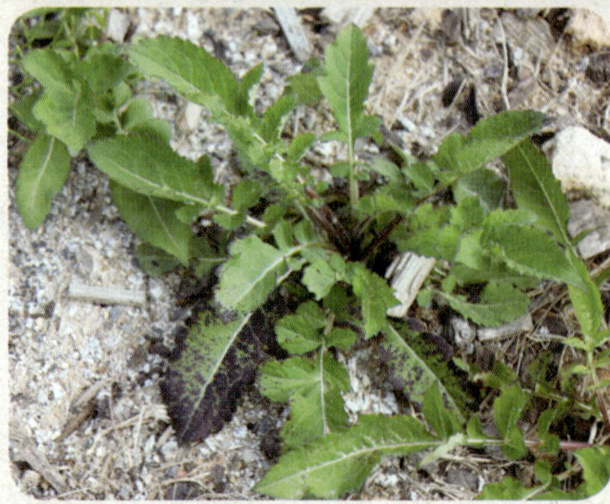

속단_ 약재로 사용하는 어린순

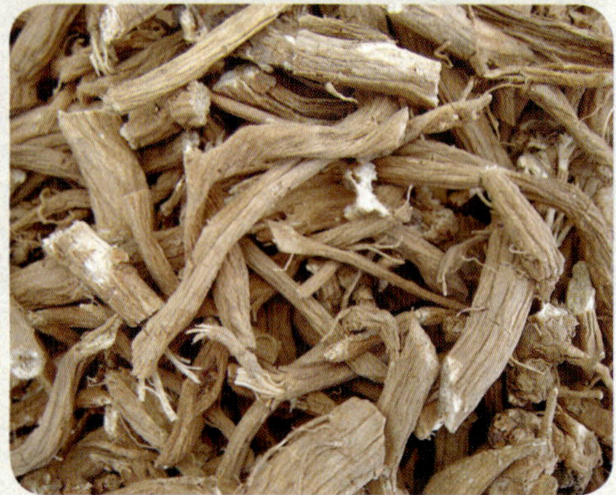

속단_ 뿌리(약재)

- 🍃 **생육특성** : 속단은 각처의 산에서 자라는 여러해살이풀로, 생육환경은 습기가 많은 반그늘의 비옥한 토양이다. 키는 1m 정도이고, 잎은 길이가 약 13cm, 너비가 10cm 정도이며 뒷면에는 잔털이 나 있다. 또한 잎 가장자리에는 둔하고 규칙적인 톱니가 있으면서 달걀 모양이며 마주난다. 꽃은 붉은빛이 도는데 7월에 원줄기 윗부분에서 마주나며 입술 모양으로 길이는 1.8cm 정도이다. 꽃의 윗입술 부분은 모자 모양으로 겉에 우단과 같은 털이 빽빽하게 나 있고 아랫입술 부분은 3개로 갈라져서 퍼지고 겉에는 털이 나 있다. 열매는 달걀 모양으로 9~10월경에 꽃받침에 싸여 익는다.

- 🍂 **채취 방법과 시기** : 4~5월경에 어린순을 채취하여 식용하고 봄·가을에 뿌리를 채취하여 진흙을 털어내고 깨끗이 씻어서 햇볕에 말린다.

- 🍃 **성분** : 어린순에는 정유, 플라보노이드 배당체, 아미노산, 스테로이드(steroid), 타닌(tannin), 뿌리에는 알칼로이드(alkaloid)가 함유되어 있다.

- 🍃 **성미** : 성질이 따뜻하고, 맛은 쓰다.

- 🍃 **귀경** : 간(肝), 심(心), 신(腎) 경락에 작용한다.

- 🍂 **효능과 주치** : 간과 신을 보하는 보간신(補肝腎), 통증을 다스리는 진통, 근육과 뼈를 튼튼하게 하는 강근골(强筋骨), 염증을 제거하는 소염, 태아를

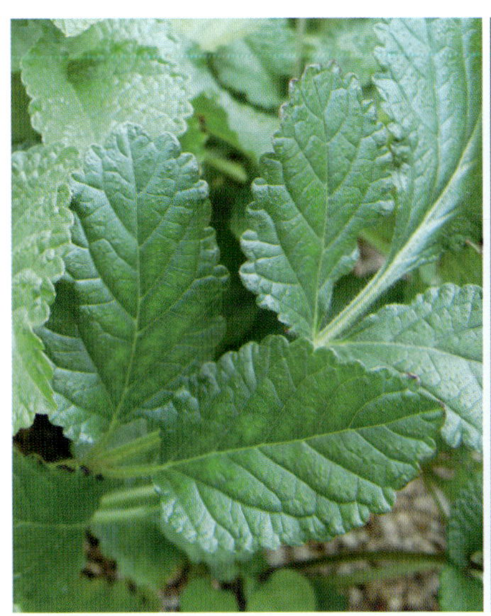

🍃 속단_ 잎

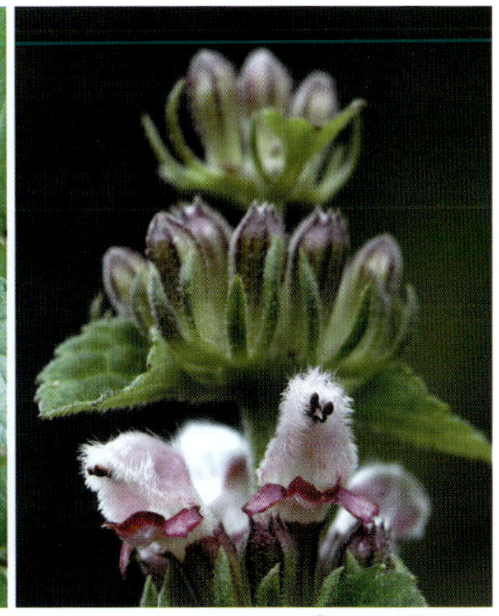

🍃 속단_ 꽃봉오리

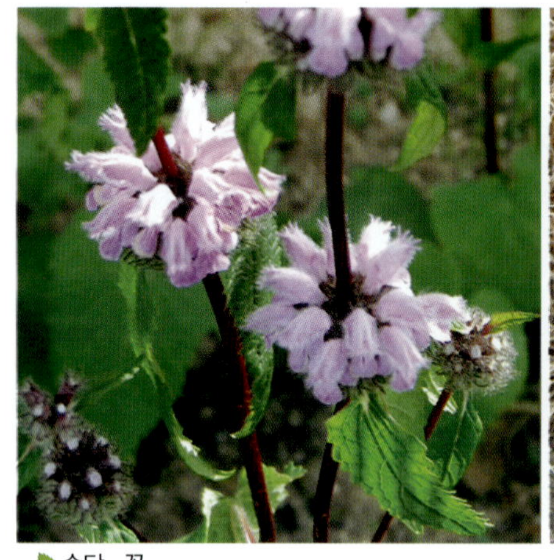

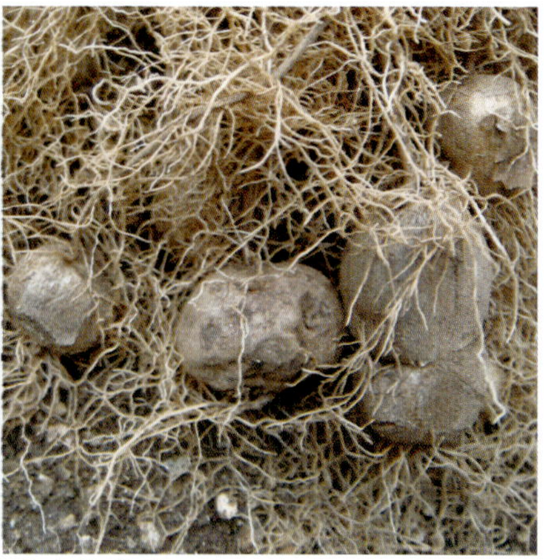

🌿 속단_ 꽃

🌿 속단_ 뿌리(채취품)

안정시키는 안태 등의 효능이 있어서 허리의 동통, 발목과 무릎의 무력감, 골절, 타박상, 유정, 자궁이 냉한 증상, 붕루, 치질, 옹종 등을 치료한다.

🌿 **약용법과 용량** : 말린 약재 9~15g을 물 1L에 넣어 1/3이 될 때까지 달여 하루에 2~3회 나눠 마시거나, 가루 또는 환으로 만들어 복용하기도 한다. 짓찧어서 환부에 붙이기도 한다.

속단의 기능성 및 효능에 관한 특허자료

▶ 속단 추출물을 유효성분으로 포함하는 지질 관련 심혈관질환 또는 비만의 예방 및 치료용 조성물

본 발명은 물, 알코올 또는 이들의 혼합물을 용매로 하여 추출되는 속단 추출물을 유효성분으로 함유하는 지질 관련 심혈관질환 또는 비만의 예방 및 치료용 조성물에 관한 것이다. 본 발명의 추출물은 고지방식이에 의한 체중 증가 및 체지방 증가를 억제하고, 지방분해 및 열대사를 촉진하며, 혈중 지질인 트리글리세라이드(triglyceride), 총 콜레스테롤(total cholesterol)을 낮춤으로써 비만 증상을 개선시키므로, 지질 관련 심혈관질환 또는 비만의 예방 또는 치료제, 또는 상기 목적의 건강식품으로 유용하게 사용될 수 있다.

— 공개번호 : 10-2011-0114940, 출원인 : 사단법인 진안군친환경홍삼한방산업클러스터사업단

814

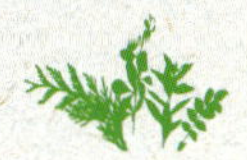

대장염, 장출혈, 탈항, 후두염, 옹종을 치료하는

속새 | 사용부위 | 지상부

Equisetum hyemale L.

- **이명** : 찰초(擦草), 좌초(銼草), 목적초(木賊草), 절골초(節骨草), 절절초(節節草)
- **생약명** : 목적(木賊)
- **과명** : 속새과(Equisetaceae)
- **개화기** : 포자번식

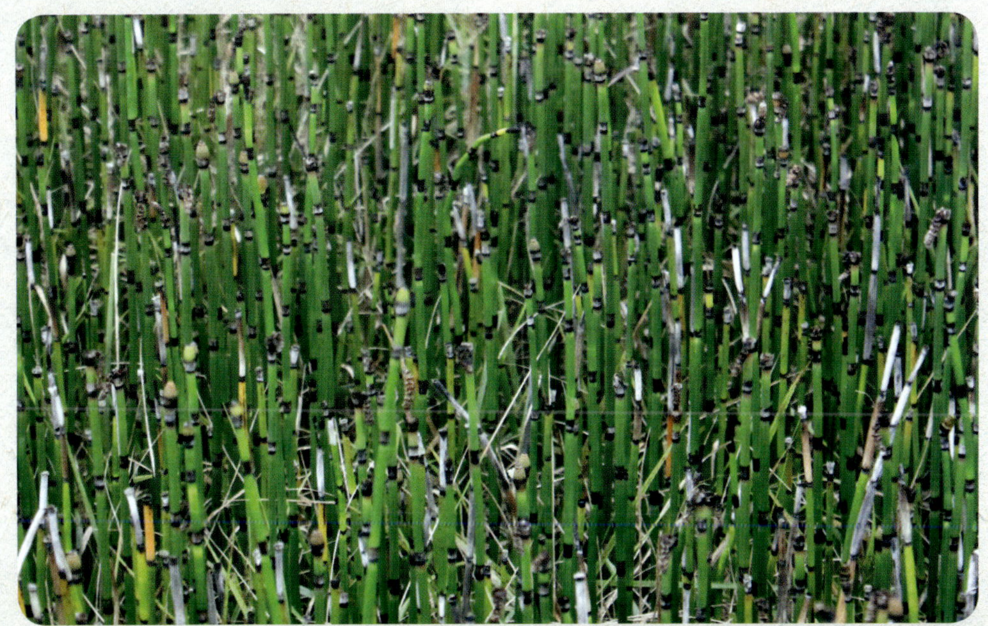

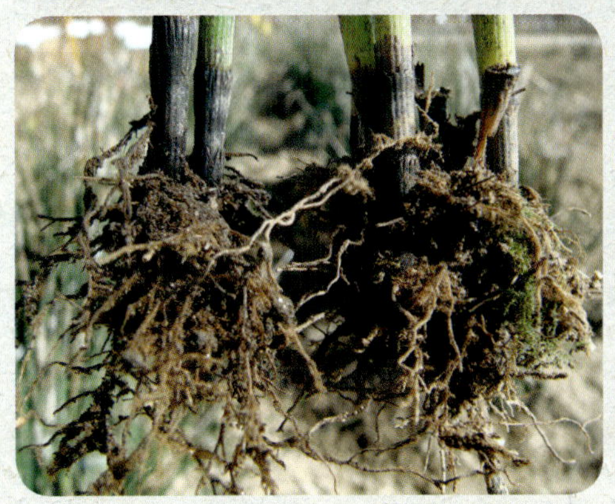

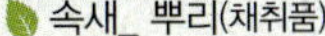

속새_ 뿌리(채취품)

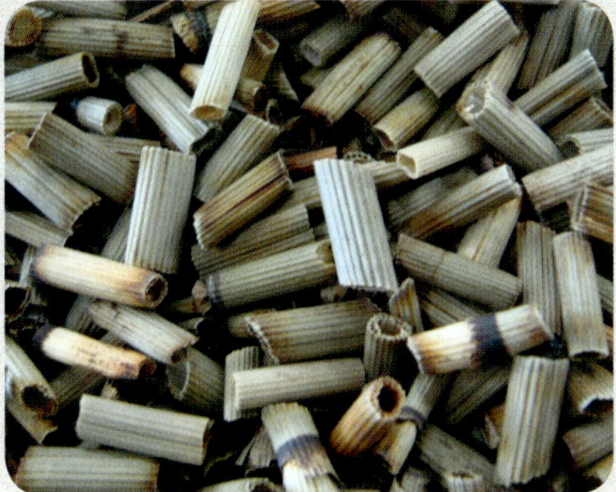

속새_ 지상부(약재)

- 🍃 **생육특성** : 속새는 강원도 이북 지방과 제주도에서 분포하는 상록 여러해살이풀로, 생육환경은 산지의 나무 밑이나 음습지이다. 줄기의 키는 30~60cm까지 자라며 지상부 줄기는 곧고 밀집해서 나온다. 땅 위 가까운 곳에서 여러 갈래로 갈라져서 나오기 때문에 여러 줄기가 모여난 것 같다. 잎은 퇴화되어 비늘같이 보인다. 마디 부분을 완전히 둘러싸

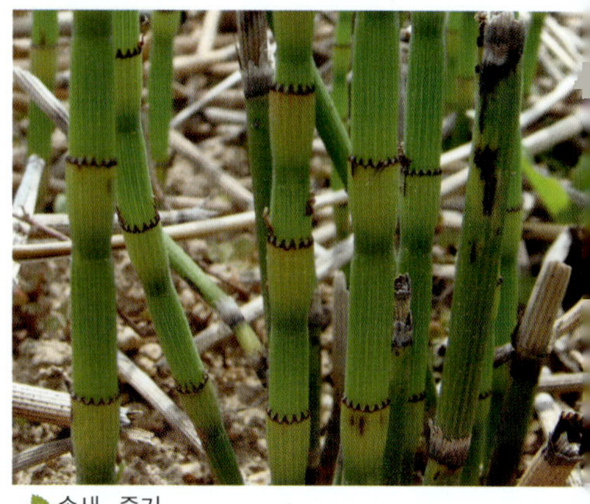

🍃 속새_ 줄기

엽초(칼집 모양의 잎자루)가 되는데 끝은 톱니가 있고 검정색이나 갈색 기운이 돈다. 뿌리줄기는 짧고 검정색인데 옆으로 뻗는다. 원줄기 속은 비어 있고 가지를 치지 않으며 많은 마디와 세로 방향으로 패인 10~18개의 가느다란 능선을 가지고 있는데 규산염이 축적되어 있어 단단하다.

- 🍂 **채취 방법과 시기** : 여름부터 가을 사이에 지상부를 채취하여 짧게 절단하여 그늘에서 말리거나 햇볕에 말린다.

- 🍃 **성분** : 줄기에는 파우스트린(paustrine), 디메틸설폰(dimethylsulfone), 티민(thymine), 바닐린(vanillin), 캠페롤(kaempferol), 캠페롤글루코사이드(kaempferol glycoside) 등이 함유되어 있다.

- 🍃 **성미** : 성질이 평범하고, 맛은 달고 약간 쓰다.

- 🍃 **귀경** : 간(肝), 폐(肺), 담(膽) 경락에 작용한다.

- 🍂 **효능과 주치** : 풍사를 없애는 소풍(疏風), 열을 내리게 하는 해열 등의 효능이 있으며 그 밖에도 이뇨, 소염, 해기(解肌: 외감병 초기에 땀이 약간 나는 표증을 치료하는 방법), 퇴예(退翳: 백내장을 치료함) 등의 효능이 있으며 대장염, 장출혈, 탈항, 후두염, 옹종 등의 치료에 응용한다.

- 🍃 **약용법과 용량** : 말린 지상부 10g을 물 700mL에 넣어 끓기 시작하면 약하게 줄여 200~300mL가 될 때까지 달여 하루에 2회 나눠 마신다. 환이나 가루로 만들어 복용하기도 한다.

816

【 혼동하기 쉬운 약초 비교 】

속새	쇠뜨기

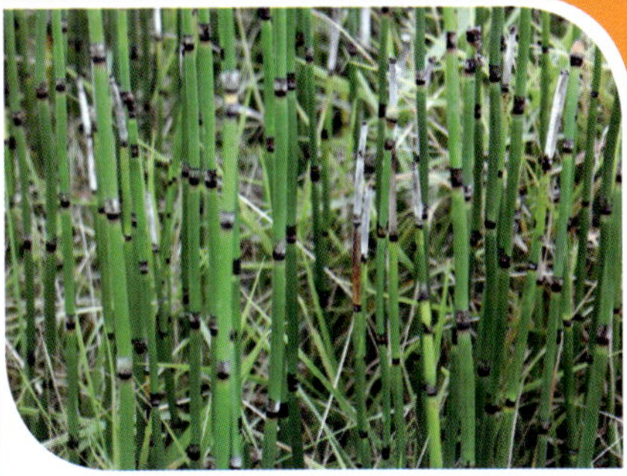

🌿 속새_ 지상부

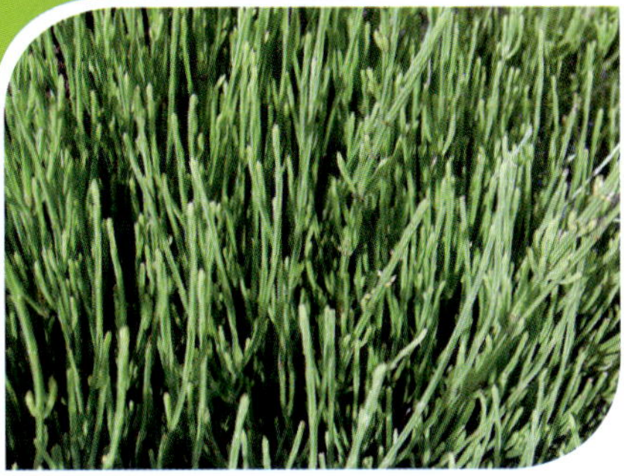

🌿 쇠뜨기_ 지상부

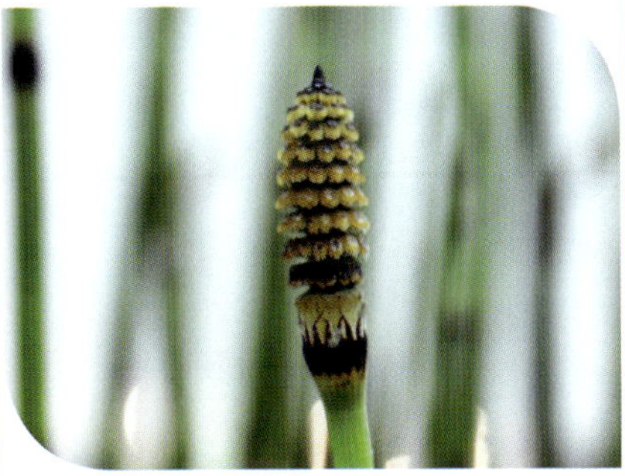

🌿 속새_ 포자낭

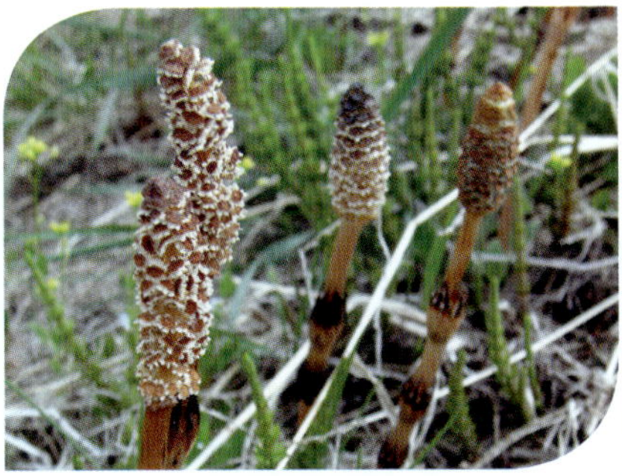

🌿 쇠뜨기_ 포자낭

🍂 **사용 시 주의사항** : 발산작용으로 진액이 손상될 우려가 있으므로 기혈이 허한 경우에는 사용에 신중을 기해야 한다.

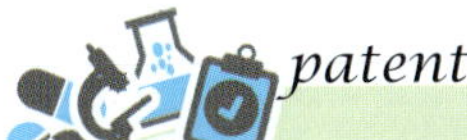 *patent*

속새(목적)의 기능성 및 효능에 관한 특허자료

▶ 속새 등 약용식물 추출 발효물을 유효성분으로 함유하는 숙취 예방 또는 해소용 조성물 및 그 제조방법

본 발명은 속새, 감초, 갈근 등 약용식물 추출 발효물을 유효성분으로 함유하는 숙취 예방 또는 해소용 조성물 및 그 제조방법에 관한 것으로, 보다 상세하게는 인체에 부작용이 없으면서, 알코올 탈수소효소(ADH) 활성을 저해하면서 알데하이드 탈수소효소(ALDH) 활성을 촉진하여 숙취해소 효과가 뛰어난 약용식물 추출 발효물을 유효성분으로 함유하는 숙취 예방 또는 해소용 조성물 및 제조방법에 관한 것이다.

– 등록번호 : 10–0963227–0000 , 출원인 : 극동에치팜(주)

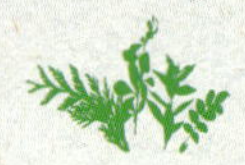

간염, 황달, 인후종통, 월경불순, 피부염을 치료하는

솔나물

| 사용부위 | 어린순, 전초

Galium verum var. *asiaticum* Nakai

- **이명** : 큰솔나물
- **생약명** : 봉자채(蓬子菜)
- **과명** : 꼭두서니과(Rubiaceae)
- **개화기** : 6~8월

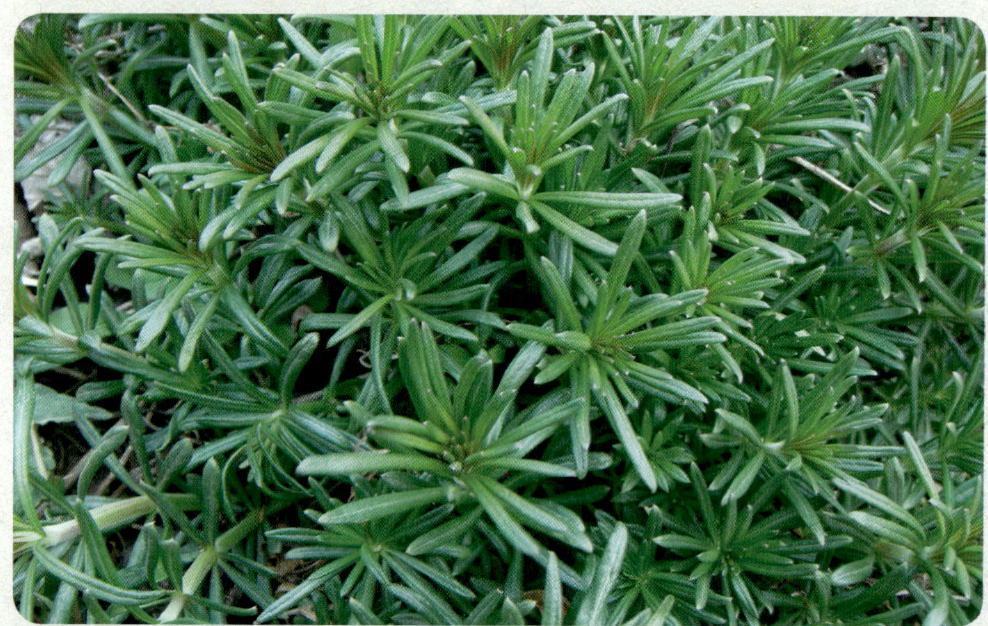

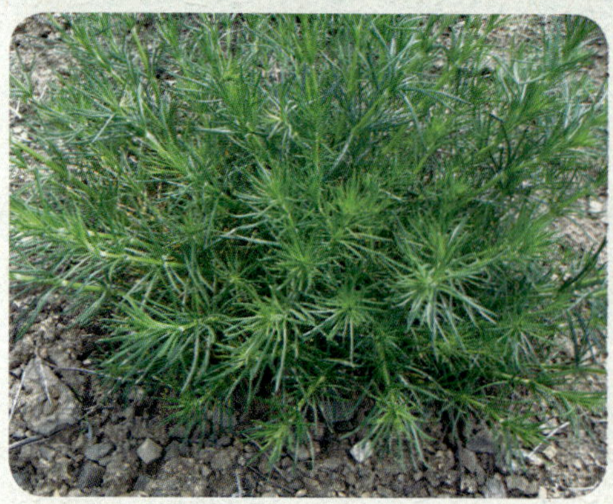

솔나물_ 약재로 사용하는 어린순

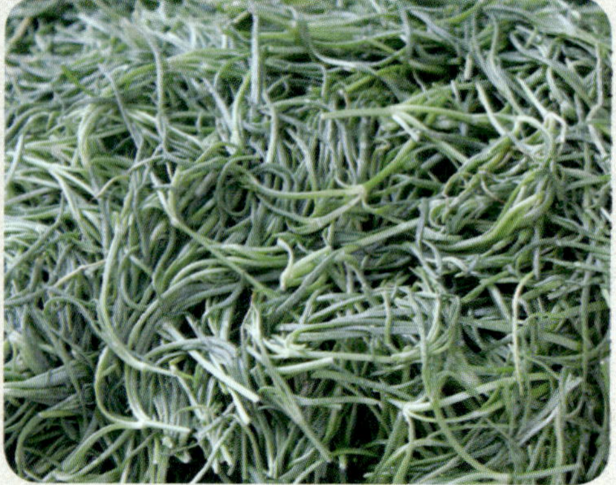

솔나물_ 전초(채취품)

- **생육특성** : 솔나물은 전국의 산과 들에서 자라는 숙근성 여러해살이풀이다. 생육환경은 햇빛을 많이 받고 토양의 비옥도가 높은 곳이며, 키는 70~100cm이다. 잎은 길이가 2~3cm, 너비는 0.15~0.3cm로 길고 뾰족하며 줄기를 중심으로 돌아가면서 달린다. 꽃은 노란색으로 6~8월에 많은 꽃들이 뭉쳐서 피는데 작은 꽃 하나의 지름이 0.25cm 정도로 작다. 열매는 9~10월경에 익으며 타원형이다.

- **채취 방법과 시기** : 이른 봄에 어린순을 채취하여 식용하고, 여름부터 가을까지 전초를 채취하여 말린다.

- **성분** : 전초에는 팔러스트로사이드(palustroside), 루틴(rutin), 아스페룰로사이드(asperuloside), 메틸바닐린(methylvanilin), 피페라오날(piperonal), 뿌리에는 루비아딘(rubiadine), 프라이머베로사이드(primeveroside), 슈도푸

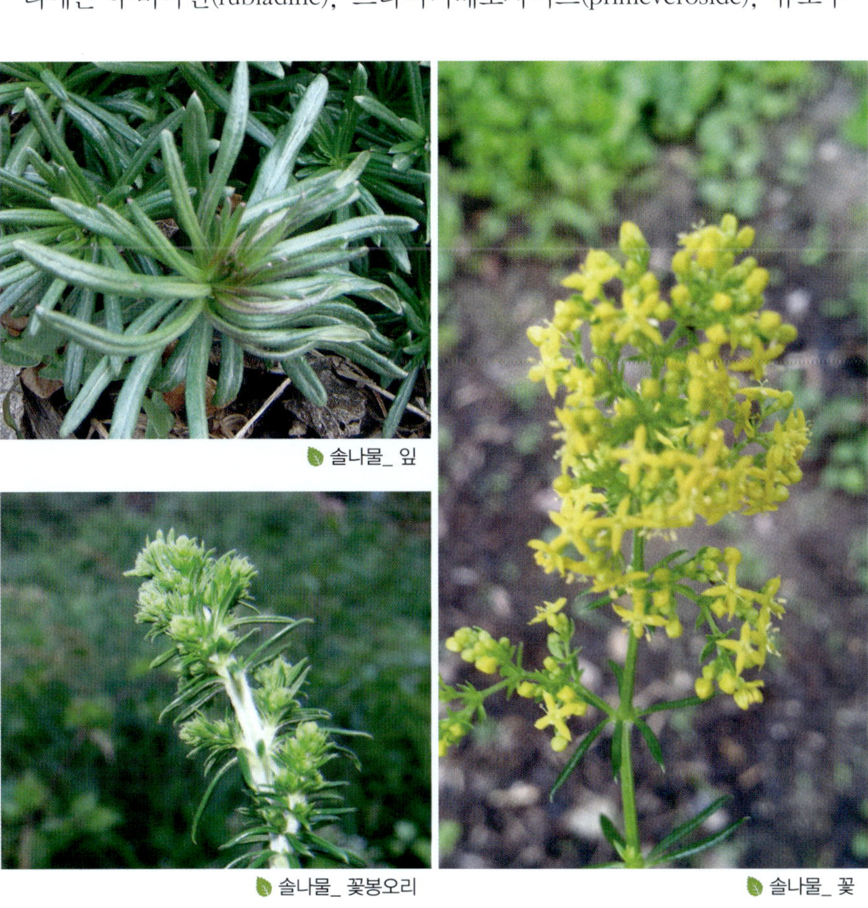

🌿 솔나물_ 잎

🌿 솔나물_ 꽃봉오리

🌿 솔나물_ 꽃

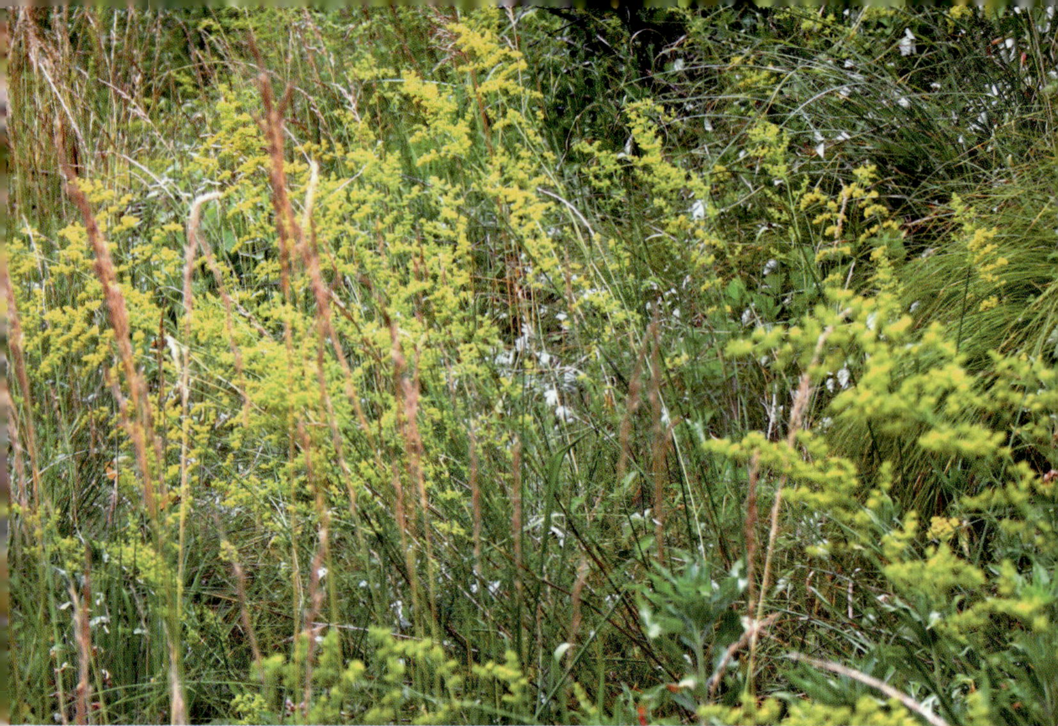

르푸린글루코사이드(pseudo purpurine glucoside)가 함유되어 있다.

성미 : 성질이 차고, 맛은 쓰고 약간 맵다.

귀경 : 간(肝), 심(心) 경락에 작용한다.

효능과 주치 : 열을 내리는 해열, 혈행을 좋게 하는 활혈, 독을 풀어주는 해독, 종기를 삭이는 소종의 효능이 있어서 감기, 인후종통, 월경불순, 월경통, 타박상, 간염, 황달, 알레르기성 피부염(두드러기), 부스럼 등의 치료에 사용한다.

약용법과 용량 : 말린 약재 20~30g을 물 1L에 넣어 1/3이 될 때까지 달여 하루에 2~3회 나눠 마시거나, 즙을 내어 마시기도 한다. 짓찧거나 고(膏)를 만들어 환부에 붙이기도 한다.

사용 시 주의사항 : 비위가 허하고 냉한 사람은 과용하지 않도록 주의한다.

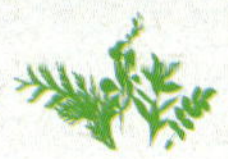

간화(肝火)로 인한 두통이나 발열, 해수, 황달을 치료하는

솔체꽃 | 사용부위 | 꽃

Scabiosa tschiliensis Gruning

- 이명 : 체꽃
- 생약명 : 산라복(山蘿蔔)
- 과명 : 산토끼꽃과(Dipsacaceae)
- 개화기 : 8~9월

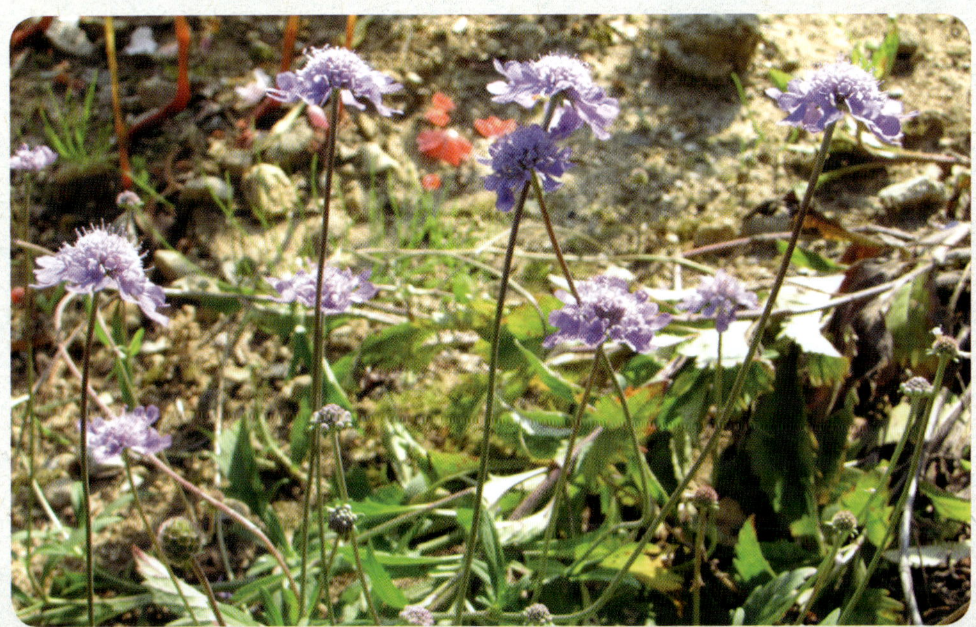

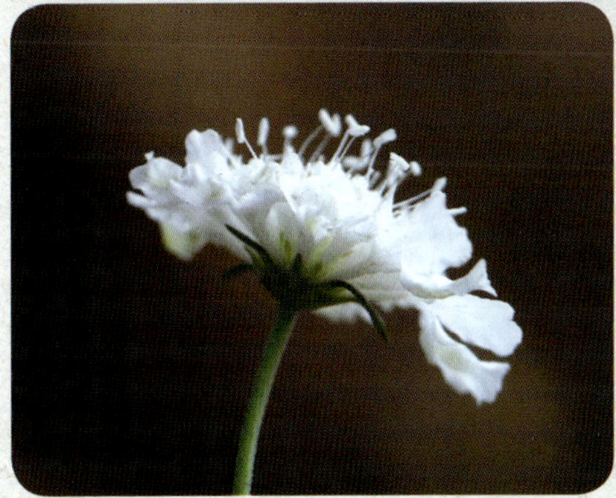

솔체꽃_ 꽃(흰색)

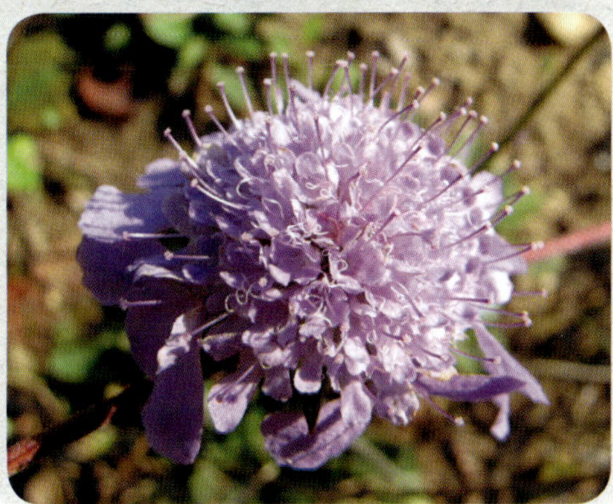

솔체꽃_ 약재로 사용하는 꽃

● **생육특성** : 솔체꽃은 중북부 이북의 깊은 산에서 자라는 두해살이풀이다. 생육환경은 습기가 많은 반그늘과 산기슭 경사지 혹은 풀숲이며, 키는 50~90cm이다. 중앙에 있는 잎은 길이가 약 9cm, 너비는 3cm 정도이고, 뿌리에서 나온 잎은 꽃이 필 때 없어진다. 꽃은 하늘색으로 8~9월에 가지와 줄기 끝에서 뭉쳐 핀다. 열매는 10~11월경에 달리고 꽃자루에 붙어 있는데 갈색으로 변하고 바람이 불면 바로 떨어진다.

● **채취 방법과 시기** : 여름에 꽃을 채취하여 햇볕에 말린다.

● **성분** : 알칼로이드(alkaloid), 사포닌, 클로로게닉산(chlorogenic acid), 카페인산(caffeic acid), 루테올린산(luteolinic acid), 디오스메틴(diosmetin) 등이 함유되어 있다.

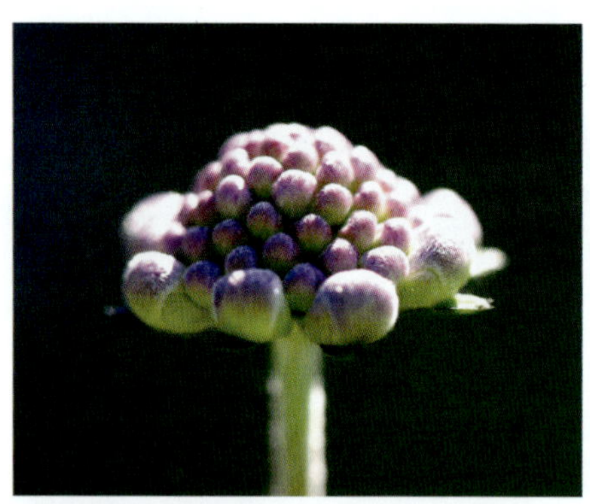

● 솔체꽃_ 꽃봉오리

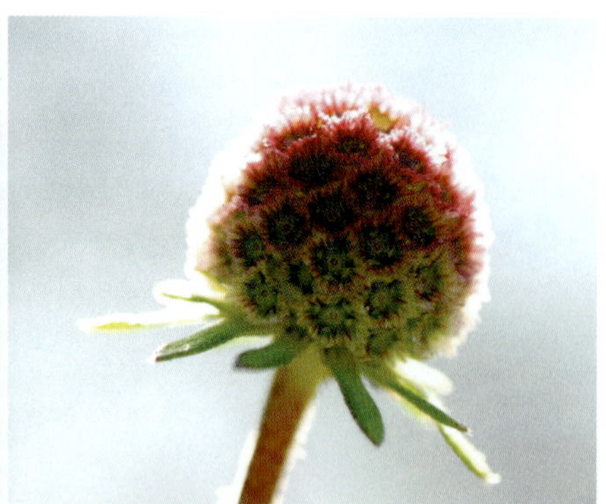

● 솔체꽃_ 종자 결실

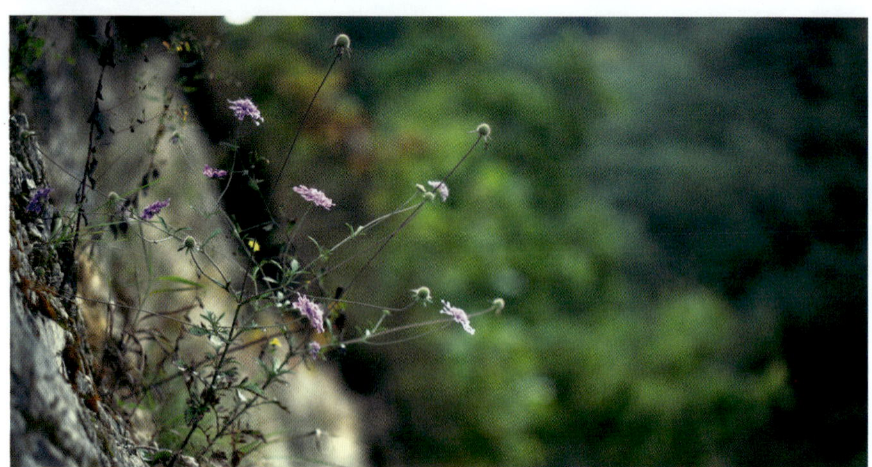

● 솔체꽃_ 지상부

【 혼동하기 쉬운 약초 비교 】

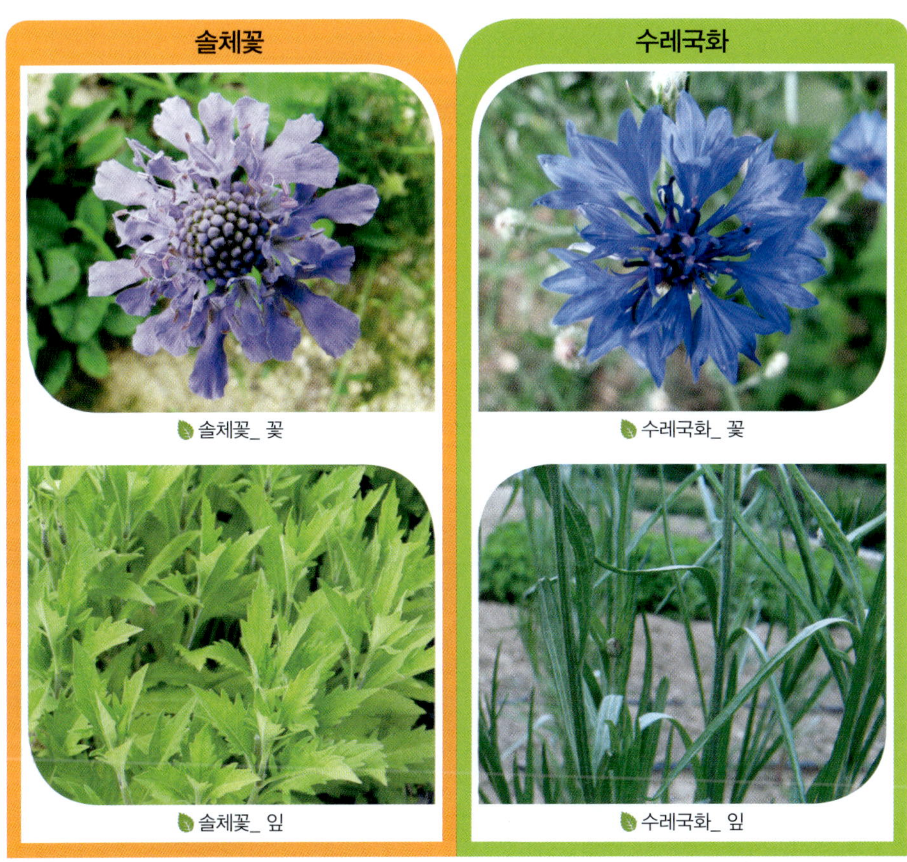

솔체꽃	수레국화

🌿 솔체꽃_ 꽃

🌿 수레국화_ 꽃

🌿 솔체꽃_ 잎

🌿 수레국화_ 잎

🔹 **성미 :** 성질이 시원하고, 맛은 약간 쓰고 달다.

🔹 **귀경 :** 간(肝), 폐(肺) 경락에 작용한다.

🔸 **효능과 주치 :** 열을 내리고 화기를 제거하는 청열사화(淸熱瀉火)의 효능이 있어서 간화(肝火)로 인한 두통이나 발열, 폐열에 의한 해수, 황달 등을 치료한다.

🔹 **약용법과 용량 :** 말린 꽃을 가루로 만들어 3g씩, 하루에 3회 복용한다. 환으로도 만들어 복용한다.

🔻 **사용 시 주의사항 :** 찬 성질이 있어서 비위가 허한 사람은 신중하게 사용해야 한다.

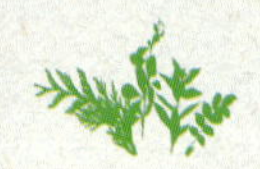

기관지염, 인후염, 신장염, 부종을 치료하는

솜방망이

| 사용부위 | 어린순, 전초

Tephroseris kirilowii (Turcz. ex DC.) Holub

- **이명** : 들솜쟁이, 구설초, 산방망이, 소곰쟁이
- **생약명** : 구설초(狗舌草), 구설초근(狗舌草根)
- **과명** : 국화과(Compositae)
- **개화기** : 5~6월

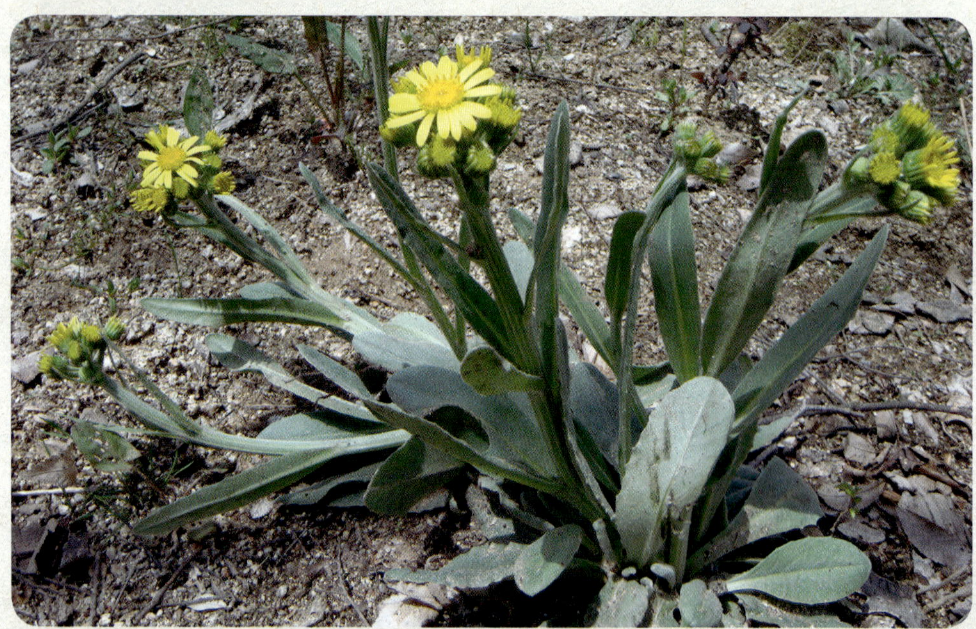

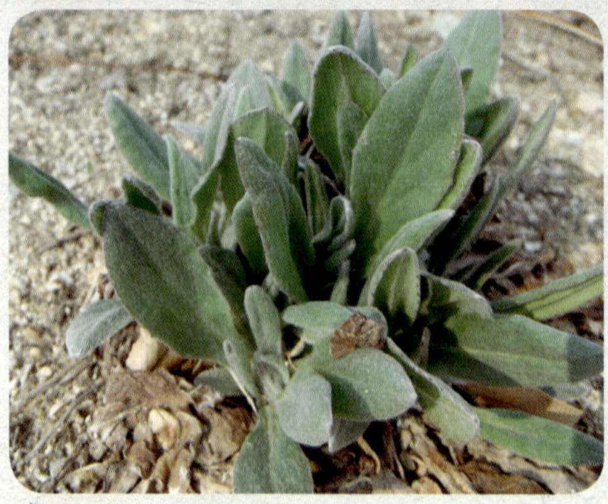

솜방망이_ 약재로 사용하는 어린순

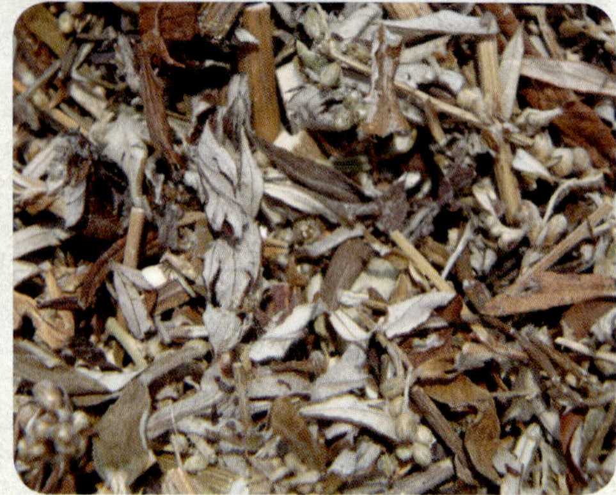

솜방망이_ 전초(약재)

● **생육특성** : 솜방망이는 전국 각처의 들에서 자라는 여러해살이풀로, 주로 무덤가 근처와 같이 햇빛이 잘 드는 곳에서 집단적으로 핀다. 생육환경은 비교적 척박한 토양에서도 잘 자라지만 부엽질이 많은 양지바른 곳에서 군락을 이룬다. 키는 20~60cm로 큰 편이며, 잎은 길이가 5~10cm, 너비가 1.5~2.5cm인데 여러 겹으로 이루어져 있어 개화기까지 남아 있으며 긴 타원형이다. 이른 봄에 잎이 올라올 때 잎 전체가 잔털로 덮여 있지만 자라면서 잔털은 많이 없어진다. 잎 양면이 많은 솜털로 덮여 있어 '솜방망이'라고 부른다. 꽃은 노란색으로 5~6월에 줄기 끝에서 3~9송이가 피는데 지름은 3~4cm이다. 열매는 7~8월경에 달리는데 길이가 0.25cm이며 원기둥 모양으로 털이 촘촘히 나 있다.

● **채취 방법과 시기** : 이른 봄에 어린순을 채취하여 식용하고, 꽃을 포함한 전초를 개화기에 채취하여 햇볕에 말린다.

● **성분** : 알칼로이드(alkaloid)가 함유되어 있다.

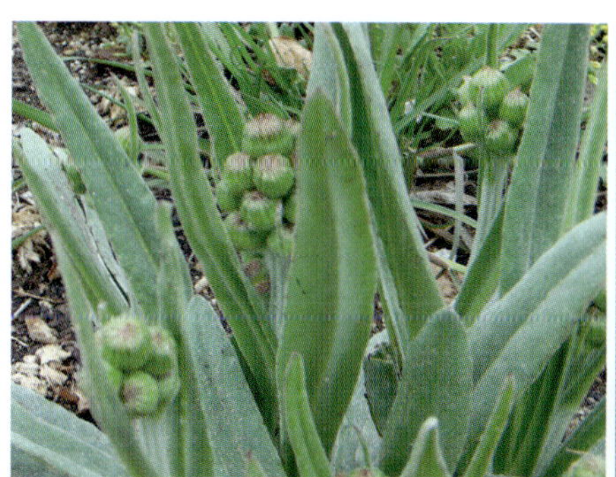

● 솜방망이_ 꽃봉오리

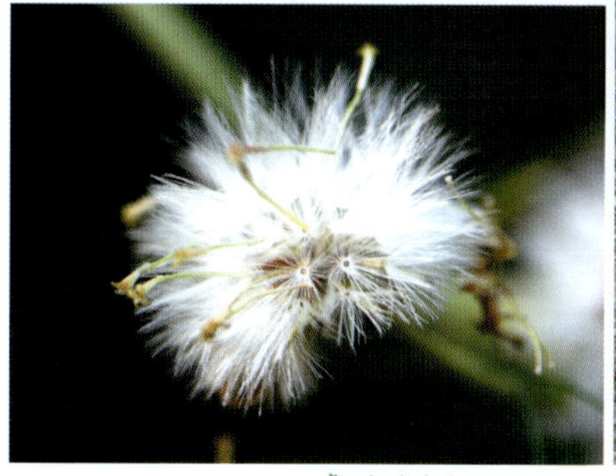

● 솜방망이_ 종자 결실

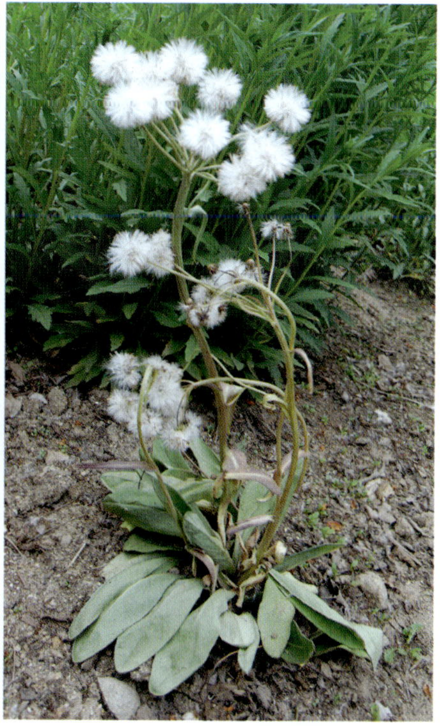

● 솜방망이_ 지상부

【 혼동하기 쉬운 약초 비교 】

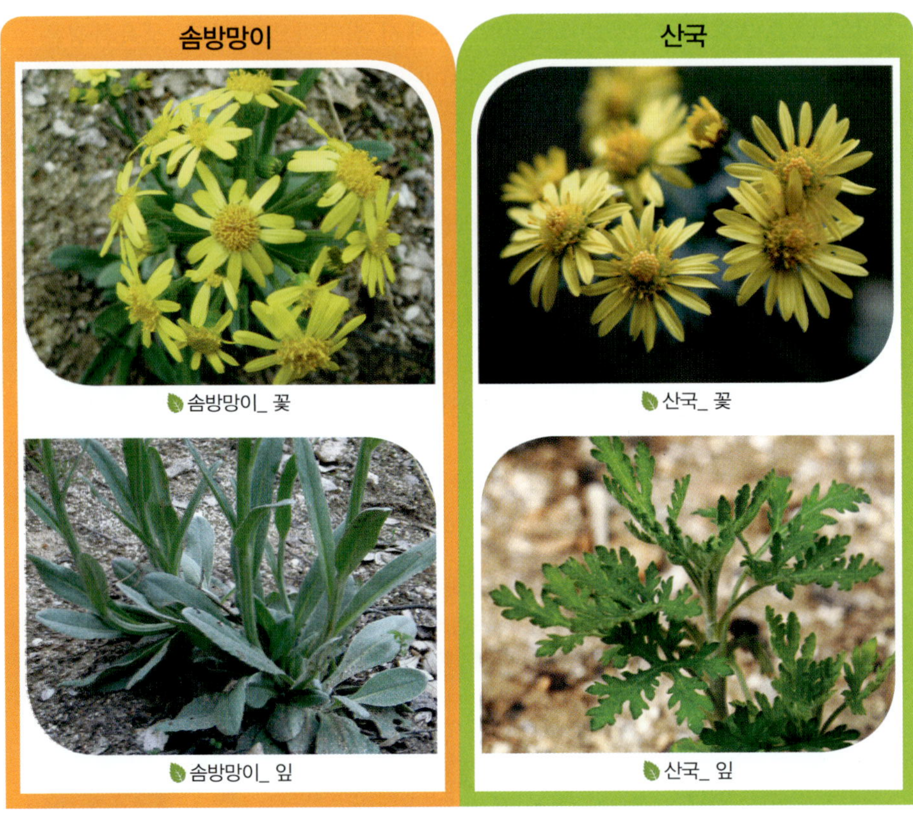

🌿 솜방망이_ 꽃

🌿 산국_ 꽃

🌿 솜방망이_ 잎

🌿 산국_ 잎

🌿 **성미** : 성질이 차고, 맛은 쓰며, 독성이 있다.

🌿 **귀경** : 폐(肺), 신(腎) 경락에 작용한다.

🌿 **효능과 주치** : 열을 내리고 소변을 잘 나가게 하며 가래와 종기를 삭이는 효
능이 있어서 감기로 인한 발열, 기관지염, 인후염, 기침, 신장염, 체내에
수습(水濕)이 정체되어 발생하는 부종, 기혈의 순환이 나빠 피부나 근육에
국부적으로 생기는 종기, 옴 등을 치료한다.

🌿 **약용법과 용량** : 말린 약재 10~15g을 물 1L에 넣어 1/3이 될 때까지 달여
하루에 2~3회 나눠 마신다. 외용할 경우에는 가루로 만들어 환부에 뿌리
거나 짓찧어 도포한다.

🌿 **사용 시 주의사항** : 유독식물이므로 전문가의 지시에 따른다.

826

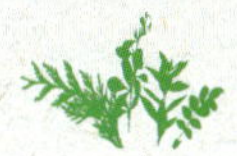

중풍, 신장염, 부종, 소변불리를 치료하는

송장풀 | 사용부위 | 지상부

Leonurus macranthus Maxim.

- **이명** : 개속단, 개방앳잎, 산익모초
- **생약명** : 대화익모초(大花益母草), 누호(蔞蒿)
- **과명** : 꿀풀과(Labiatae)
- **개화기** : 8월

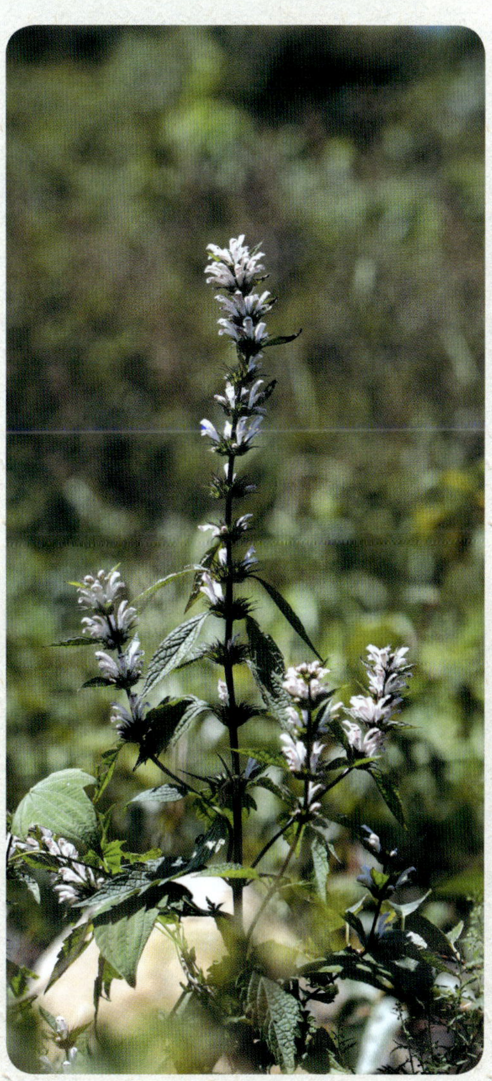

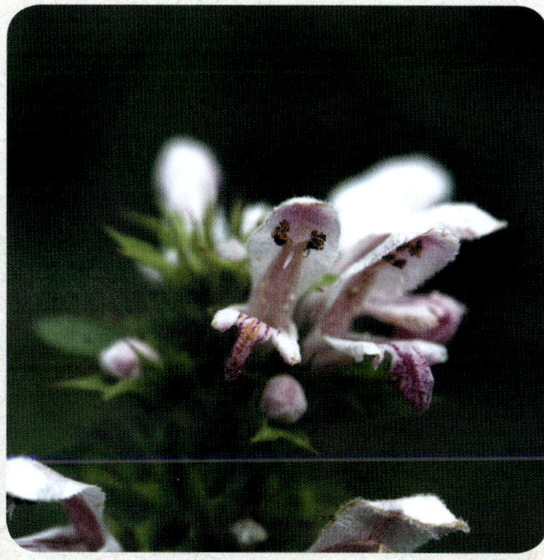

송장풀_ 꽃

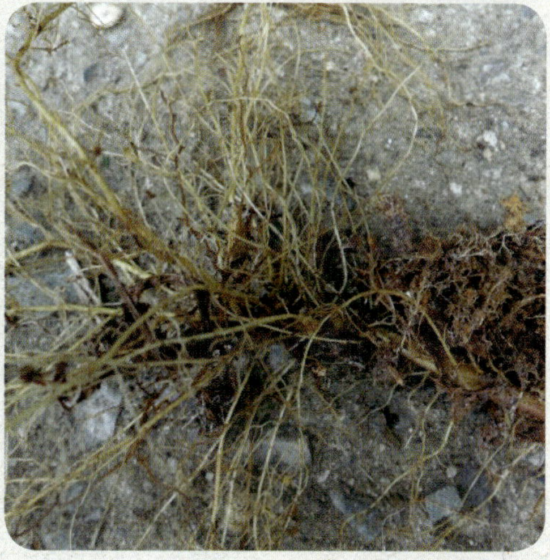

송장풀_ 뿌리(채취품)

● **생육특성** : 송장풀은 각처의 산지에서 나는 여러해살이풀이다. 생육환경은 바위가 많은 곳의 햇빛이 잘 드는 곳이나 반그늘이면서 부엽질이 많은 토양이다. 키는 1m 정도이고, 잎은 길이가 6~10cm, 너비는 3~6cm로 좁은 달걀 모양이다. 마주나는 잎은 가장자리에 둔한 톱니가 있으며 표면은 녹색으로 누운 털이 나 있고 뒷면은 회녹색이며 표면보다 털이 더 많이 나 있다. 줄기는 녹색 또는 자주색이 도는 둔한 사각형이고 줄기 반대로 거세게 난 털이 많다. 꽃은 연한 홍색으로 8월에 잎겨드랑이에서 5~6송이가 피는

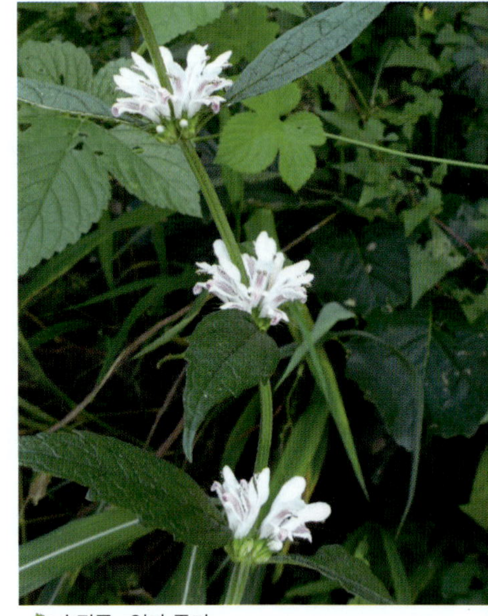

● 송장풀_ 잎과 줄기

데 길이는 2.5~3.2cm이고 꽃부리는 2개로 갈라지는데 길이는 2~2.8cm로 윗부분과 아랫부분이 갈라지며 윗부분 뒷면에는 흰색 털이 나 있다. 열매는 10~11월경에 달리는데 길이는 2.5cm 정도이며 검은색으로 익는다.

● **채취 방법과 시기** : 가을에 지상부를 채취하여 햇볕에 말린다.

● **성미** : 성질이 평범하고, 맛은 달고 맵다.

● **귀경** : 간(肝), 신(腎) 경락에 작용한다.

● **효능과 주치** : 어혈을 풀어주는 구어혈의 효능이 있어서 산후 어혈복통을 다스리는 데 약재로 쓰이며, 이뇨작용과 정수를 강하게 하는 강정의 효능이 있어 소변 배출이 원활하지 않은 소변불리, 신장염과 이로 인한 부종, 중풍을 치료하는 데 약재로 사용된다.

● **약용법과 용량** : 말린 지상부 5~15g을 물 1L에 넣어 1/3이 될 때까지 달여 하루에 2~3회 나눠 마신다. 잎과 줄기를 짓찧거나 가루로 만들어 개어 환부에 바른다.

● **사용 시 주의사항** : 임산부는 사용에 주의한다.

828

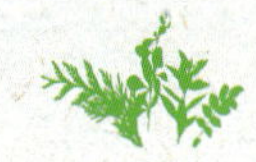

토혈, 코피, 장출혈, 해수, 임질을 치료하는

쇠뜨기

| 사용부위 | 전초

Equisetum arvense L.

- **이명** : 뱀밥, 쇠띠기, 즌솔, 토필(土筆), 필두채(筆頭菜), 마봉초(馬蜂草)
- **생약명** : 문형(問荊)
- **과명** : 속새과(Equisetaceae)
- **개화기** : 포자 번식

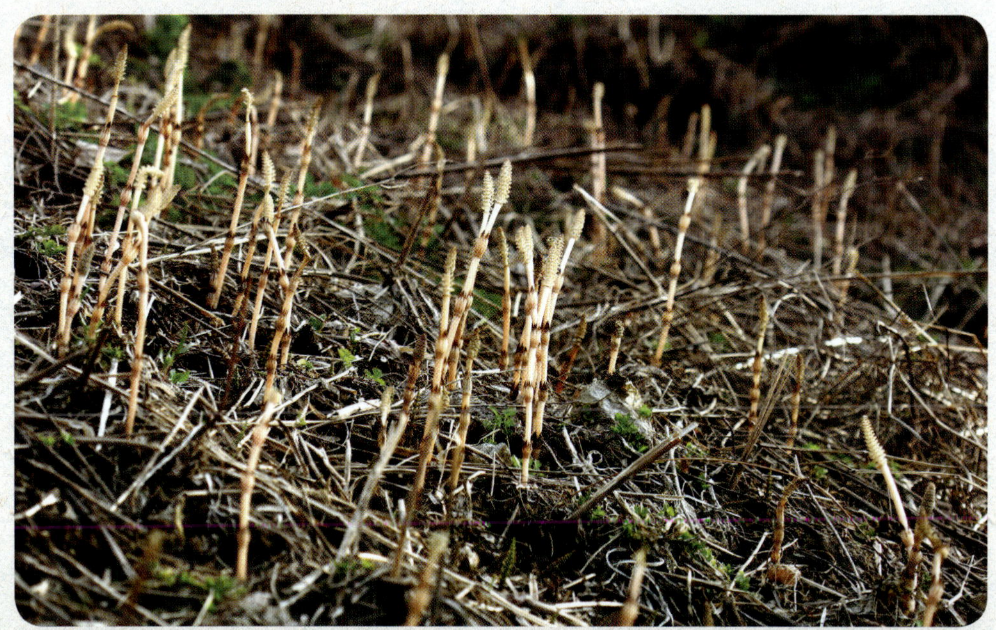

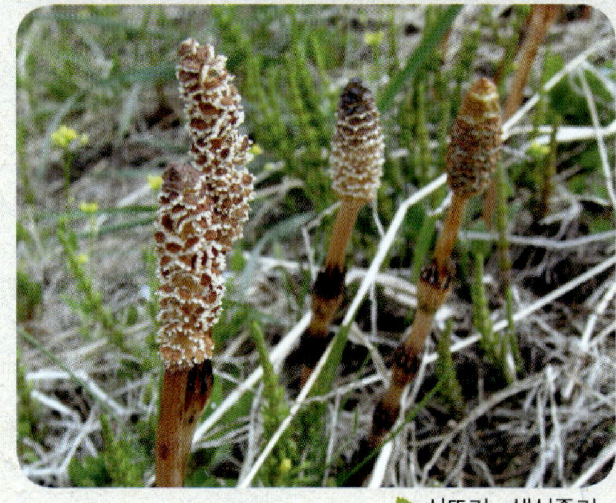

쇠뜨기_ 생식줄기

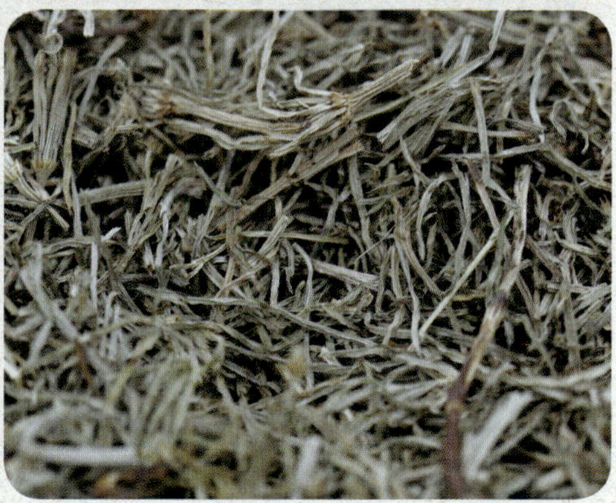

쇠뜨기_ 전초(약재)

- **생육특성 :** 쇠뜨기는 전국 각지에서 분포하는 여러해살이풀이다. 키는 30~40cm로 자라며, 땅속줄기는 옆으로 뻗으며 번식한다. 생식줄기는 이른 봄에 나와서 포자낭수(胞子囊穗: 이삭 모양의 포자주머니)를 형성하고 마디에는 비늘 같은 잎이 돌려나며 가시는 없다. 포자낭수는 5~6월에 나와서 줄기의 맨 끝에 나며, 영양줄기는 뒤늦게 나오는데 키 30~40cm로 속이 비어 있고 마디에는 비늘 같은 잎이 돌려난다. 쇠뜨기라는 이름은 소가 이 풀을 잘 먹어서 '소가 뜯는 풀'이라는 뜻이다. 연한 생식줄기는 나물로 식용하거나 약용하고 영양줄기는 이뇨제 등의 약재로 쓰인다.

- **채취 방법과 시기 :** 여름철에 전초를 채취하여 그늘에서 말린다. 더러는 생식하기도 한다.

- **성분 :** 에퀴세토닌(equisetonin), 에퀴세트린(equisetrin), 마티쿨라린(articulain), 이소쿼레이트린(isoquereitrin), 갈루테올린(galuteolin), 포풀닌(populnin), 캠페롤-3,7-디클루코사이드(kaempferol-3,7-diglucoside), 아스트라갈린(astragalin), 팔러스트린(palustrine), 고시피트린(gossypitrin), 3-메톡시피리딘(3-methoxypyridine), 허바세트린(herbacetrin) 등이 함유되어 있다.

- **성미 :** 성질이 시원하고, 맛은 쓰다.

- **귀경 :** 심(心), 폐(肺), 방광(膀胱) 경락에 작용한다.

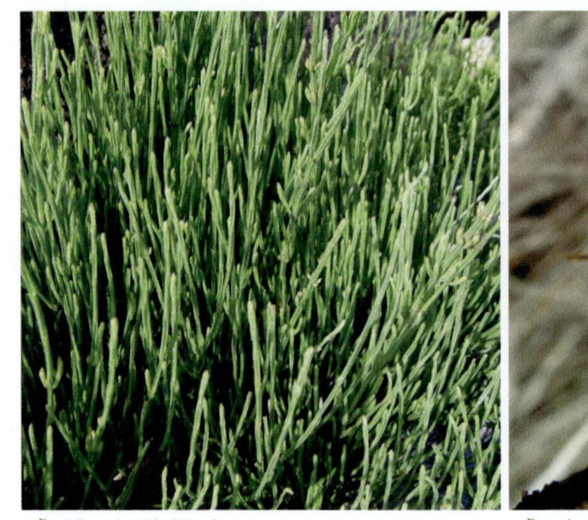

쇠뜨기_ 영양줄기

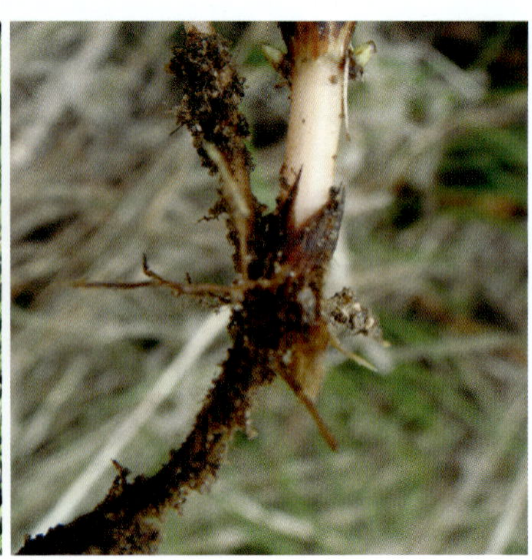

쇠뜨기_ 뿌리(채취품)

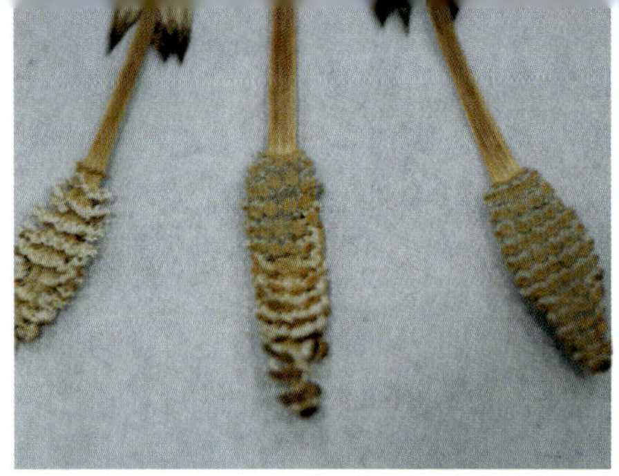

🌿 쇠뜨기_ 말린 생식줄기

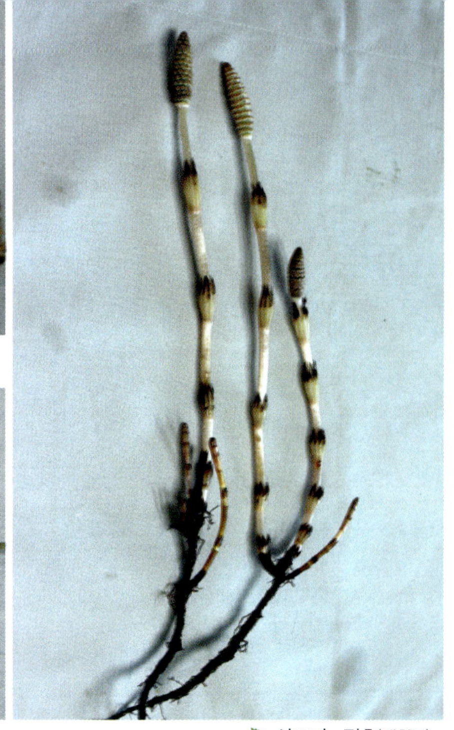

🌿 쇠뜨기_ 전초(채취품)

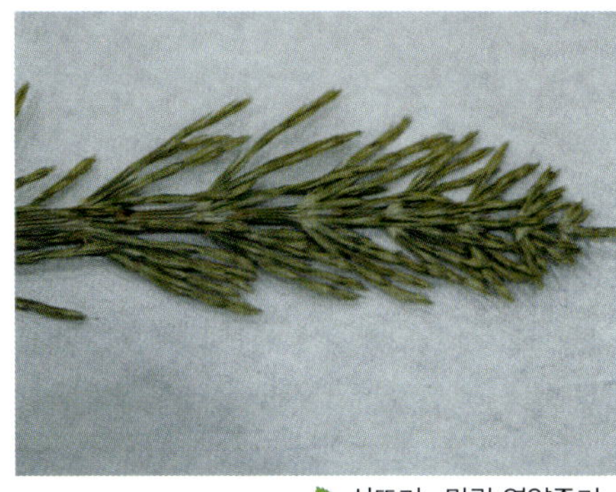

🌿 쇠뜨기_ 말린 영양줄기

🍂 **효능과 주치** : 양혈, 진해, 이뇨하는 효능이 있고 토혈, 장출혈, 코피, 해수, 기천(氣喘), 소변불리, 임질 등에 응용할 수 있다.

🍃 **약용법과 용량** : 말린 전초 10g을 물 700mL에 넣어 끓기 시작하면 약하게 줄여 200~300mL가 될 때까지 달여 하루에 2회 나눠 마신다. 생식줄기를 생즙을 내어 마시기도 하며, 짓찧어 환부에 붙이기도 한다.

🍂 **사용 시 주의사항** : 맛이 쓰고 성질이 서늘하기 때문에 비위가 냉해서 설사를 하는 사람은 신중하게 사용하여야 한다.

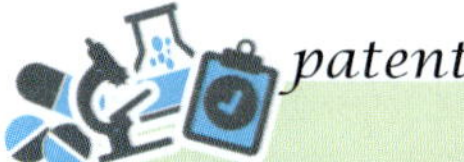 *patent*

쇠뜨기의 기능성 및 효능에 관한 특허자료

▶ **이뇨작용을 갖는 쇠뜨기 등의 천연식물의 음료 조성물**

본 발명은 탁월한 이뇨작용을 갖고 있는 것으로 알려진 쇠뜨기 줄기, 등칡 줄기, 으름덩굴 줄기 등, 여러 천연식물의 추출물에 비타민 C, 감미료, 유기산 등을 첨가하여 맛의 신선함과 동시에 이러한 천연식물의 생리적 효능(이뇨작용)을 기대하는 새로운 음료 조성물 및 이에 함유되는 천연식물 추출액의 제조방법에 관한 것이다.

− 등록번호 : 10−0177548−0000, 출원인 : 씨제이(주)

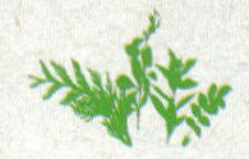

허리와 무릎이 아프고 시린 증상, 월경부조를 개선하는

쇠무릎 | 사용부위 | 뿌리

Achyranthes japonica (Miq.) Nakai

- **이명** : 쇠무릅, 우경(牛莖), 우석(牛夕), 백배(百倍), 접골초(接骨草)
- **생약명** : 우슬(牛膝)
- **과명** : 비름과(Amaranthaceae)
- **개화기** : 8~9월

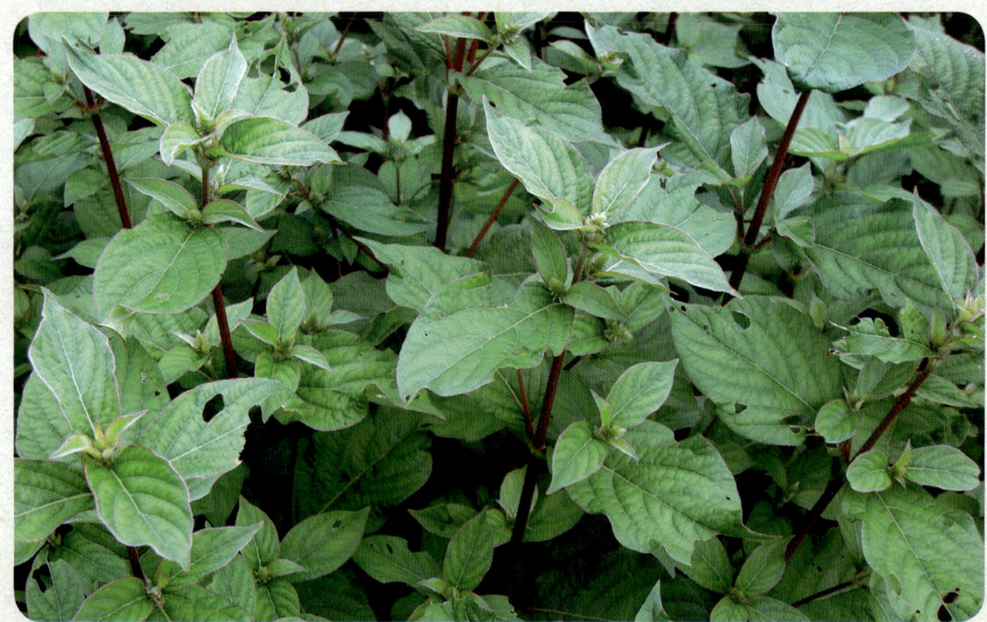

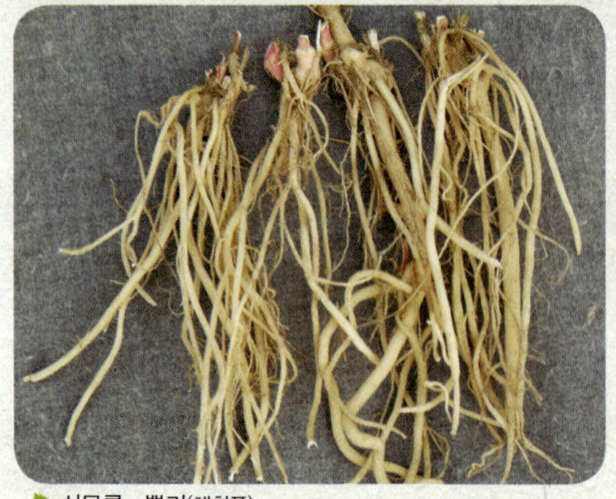

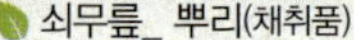

🌿 쇠무릎_ 뿌리(채취품)

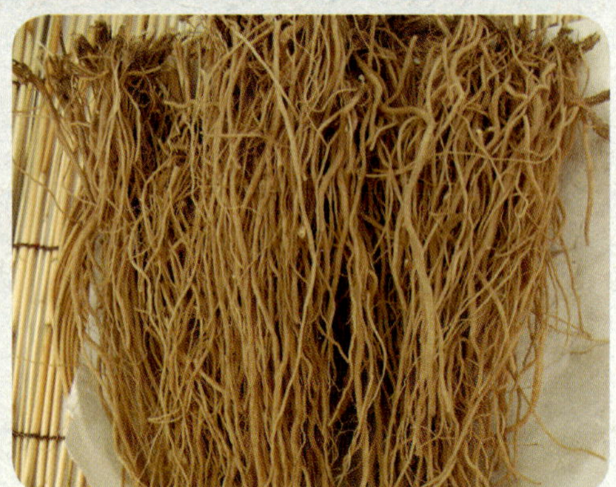

🌿 쇠무릎_ 뿌리(약재 전형)

- **생육특성** : 쇠무릎은 여러해살이풀로 전국 각처의 산야에서 분포하며, 키는 50~100cm로 자란다. 원줄기는 네모지고 곧추서며 가지가 많이 갈라진다. 줄기에 털이 나 있으며 뿌리는 가늘고 길며 토황색이다. 줄기 마디가 소의 무릎처럼 굵어서 쇠무릎이라고 부른다. 잎은 마주나고 타원형 또는 거꿀달걀 모양이며, 꽃은 녹색으로 8~9월에 잎겨드랑이와 원줄기 끝에서 이삭 모양으로 핀다. 열매는 포과(胞果)로 긴 타원형이며 9~10월에 맺는다. 당우슬은 남서부 섬 지방에, 붉은쇠무릎은 제주도 등지에 분포한다.

- **채취 방법과 시기** : 가을부터 이듬해 봄 사이에 줄기와 잎이 마른 뒤 뿌리를 채취하되 잔털과 이물질을 제거하고 말린다.

- **성분** : 엑다이스테론(ecdysterone), 이노코스트론(inokostrone), 미시스틱산(mysistic acid), 팔미틱산(palmitic acid), 올레산(oleic acid), 리놀릭산(linolic acid), 아키란테스사포닌(achiranthes saponin) 등이 함유되어 있다.

- **성미** : 성질이 평범하고, 맛은 쓰고 시다.

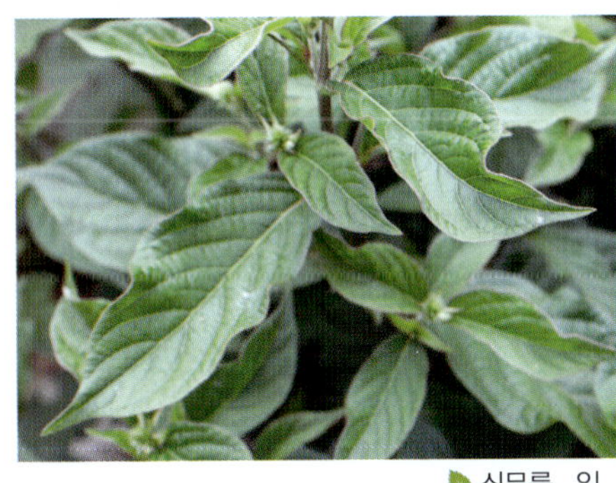
🌱 쇠무릎_ 잎

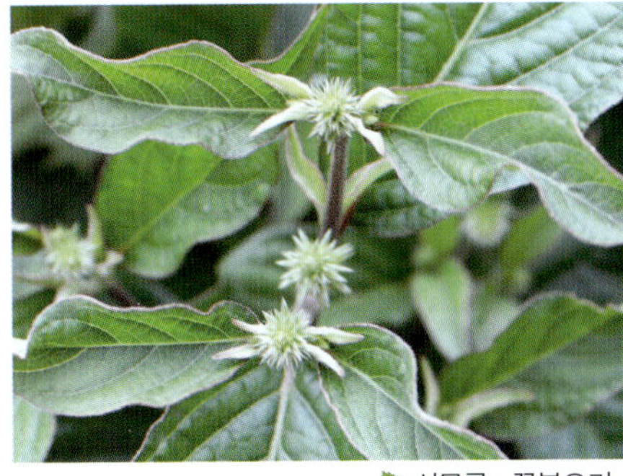
🌱 쇠무릎_ 꽃봉오리

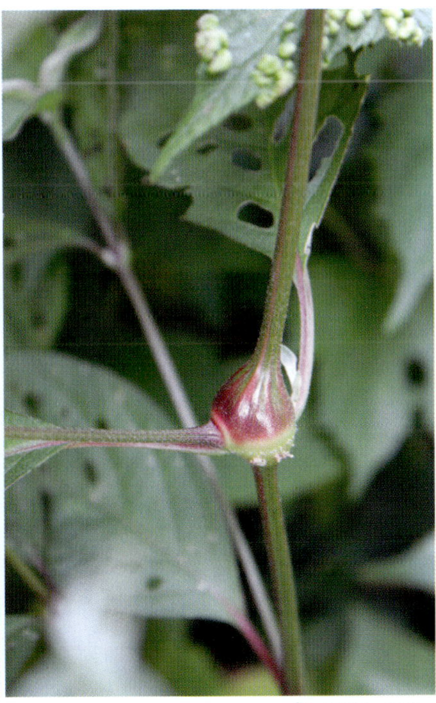
🌱 쇠무릎_ 줄기

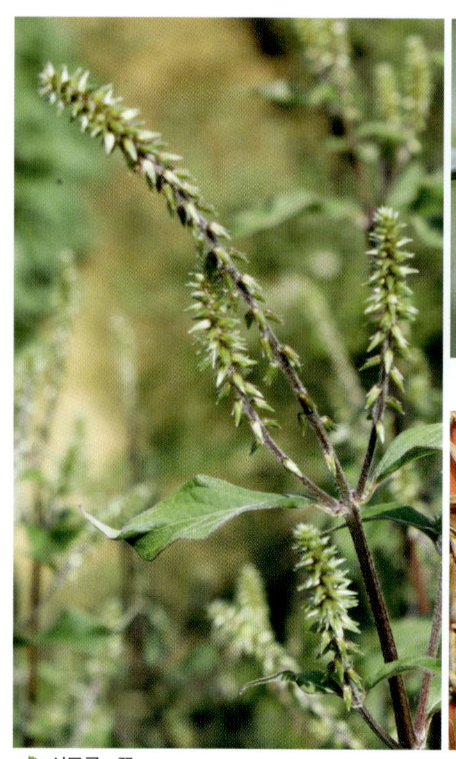

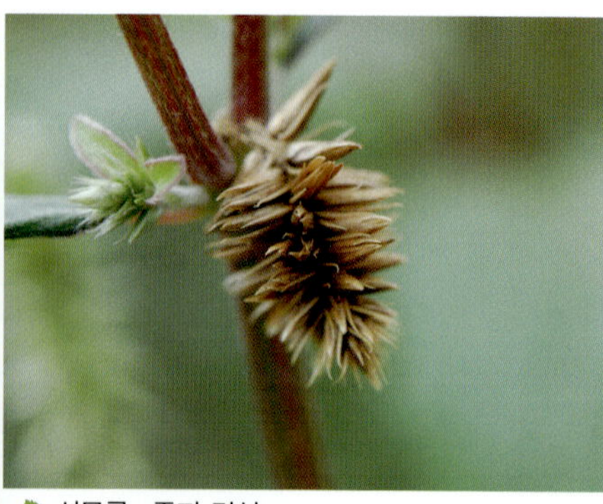

🍃 쇠무릎_ 종자 결실

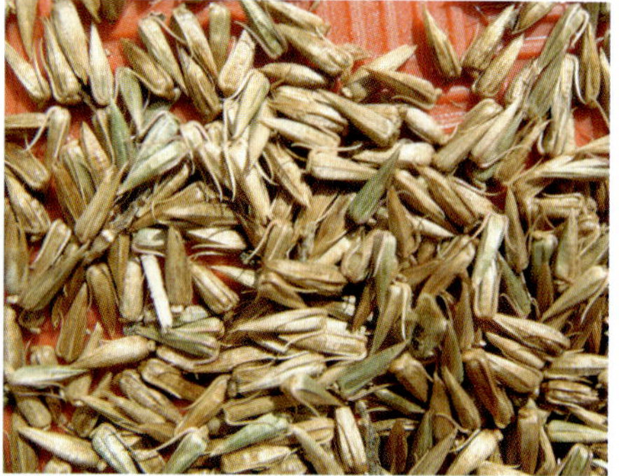

🍃 쇠무릎_ 종자

🍃 쇠무릎_ 꽃

🟣 **귀경** : 간(肝), 심(心), 신(腎) 경락에 작용한다.

🟠 **효능과 주치** : 혈액순환과 경락을 잘 통하게 하는 활혈통락(活血通絡), 관절을 편하고 이롭게 하는 통리관절(通利關節), 혈을 하초로 인도하는 인혈하행(引血下行), 간과 신장의 기능을 보하는 보간신, 허리와 무릎을 강하게 하는 강요슬(强腰膝), 임질 등의 병증으로 소변이 원활하지 못할 때 이를 잘 통하게 하는 이뇨통림(利尿通淋) 등의 효능이 있어서 월경이 좋지 않은 월경부조(月經不調), 월경을 통하게 하는 통경(通經), 월경이 막힌 경폐(經閉), 출산 후의 태반이 나오지 않아서 오는 복통(腹痛), 습사와 열사로 인하여 관절이 결리고 아플 때, 코피를 흘릴 때, 입안의 종기나 상처, 두통, 어지럼증, 허리와 무릎이 시리고 아프며 무력한 병증인 요슬산통무력(腰膝痠痛無力) 등에 응용할 수 있다.

🔵 **약용법과 용량** : 사용할 때에는 노두(蘆頭: 뿌리 꼭대기 줄기가 나오는 부분)를

834

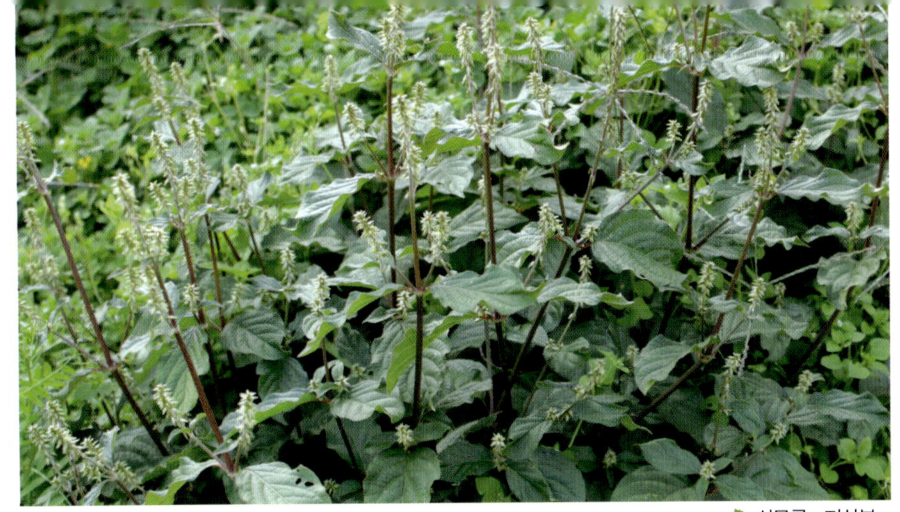

제거하고 잘게 썰어서 그대로 또는 주초(酒炒: 약재 무게의 약 20%의 술을 흡수시켜 프라이팬에서 약한 불로 노릇노릇하게 볶음)하여 사용한다. 말린 약재 10g을 물 700mL에 넣어 끓기 시작하면 약하게 줄여 200~300mL가 될 때까지 달여 하루에 2회 나눠 마신다. 환, 가루, 또는 고로 만들거나 주침(酒浸)하여 복용하기도 한다. 말린 약재에 간과 신을 보하는 기능이 있는 두충(杜沖), 상기생(桑寄生), 금모구척(金毛狗脊), 모과(木瓜) 등의 약재를 배합하여 허리와 대퇴부의 시리고 아픈 증상, 발과 무릎이 연약해지고 무력해지는 증상 등을 치료하는 데 응용한다. 보통 이들 약재를 같은 양으로 물을 붓고 달여서 먹기도 하지만, 식혜를 만들어 마시기도 한다.

사용 시 주의사항 : 월경과다, 몽정이나 유정일 경우, 임산부 등은 사용하지 않는다.

patent

쇠무릎(우슬)의 기능성 및 효능에 관한 특허자료

▶ 우슬 또는 유백피 추출물을 함유한 류마토이드 관절염 치료용 약제 조성물

본 발명은 관절염 치료를 위하여 슈퍼옥사이드(Superoxide), 프로스타글란딘(PGE2), 인터루킨–1β (Interleukin–1β)의 생성을 억제할 뿐만 아니라 결합조직의 기질인 콜라겐 단백질을 분해하는 콜라게나제 효소의 활성을 억제시킴과 동시에 콜라겐 단백질 합성을 촉진시키는 우슬(쇠무릎 뿌리) 추출물, 유백피 추출물, 또는 이들의 혼합물을 함유한 류마토이드 관절염 치료용 약제 조성물에 관한 것이다.

— 공개번호 : 10–1999–0039416, 출원인 : (주)엘지생활건강

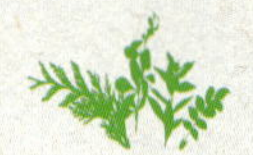

세균성 설사, 옹종, 사충교상, 시력감퇴를 다스리는

쇠비름 | **사용부위** | 지상부

Portulaca oleracea L.

- **이명** : 돼지풀, 마현(馬莧), 오행초(五行草), 마치채(馬齒菜), 오방초(五方草)
- **생약명** : 마치현(馬齒莧)
- **과명** : 쇠비름과(Portulacaceae)
- **개화기** : 6~9월

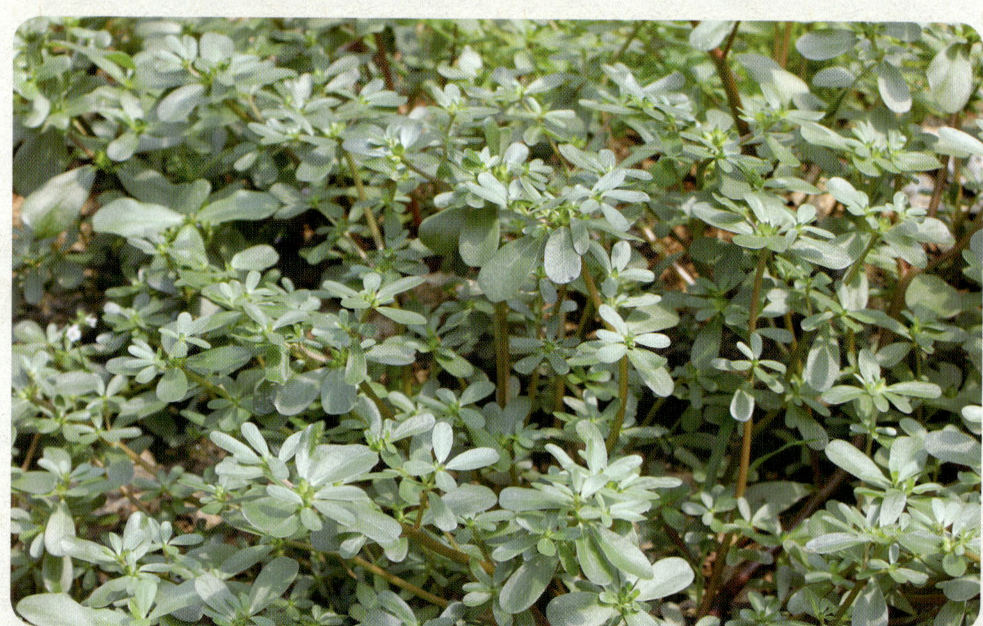

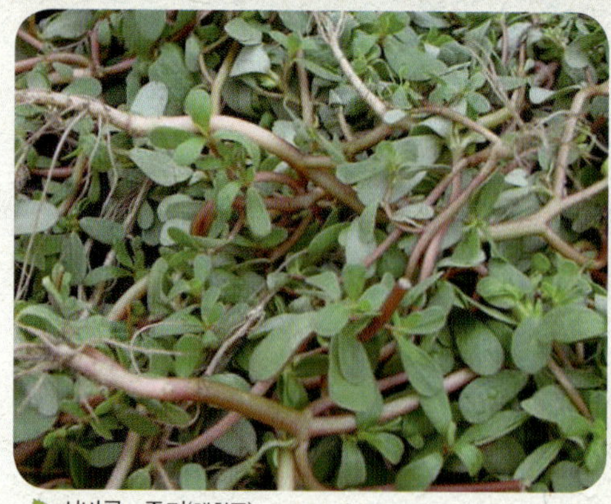

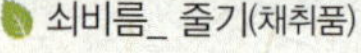
쇠비름_ 줄기(채취품)

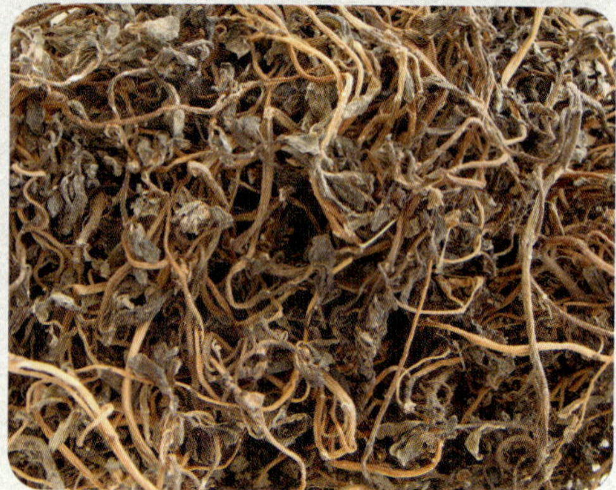
쇠비름_ 지상부(약재 전형)

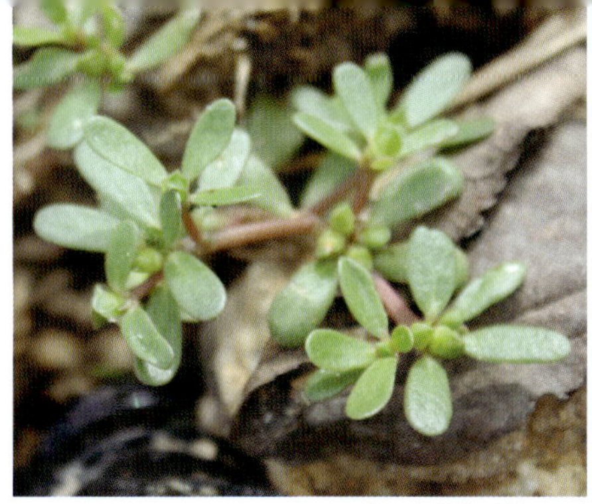

🌿 쇠비름_ 잎(앞면)

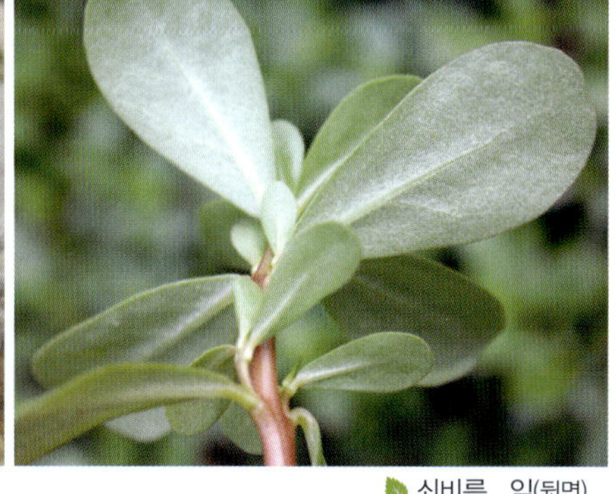

🌿 쇠비름_ 잎(뒷면)

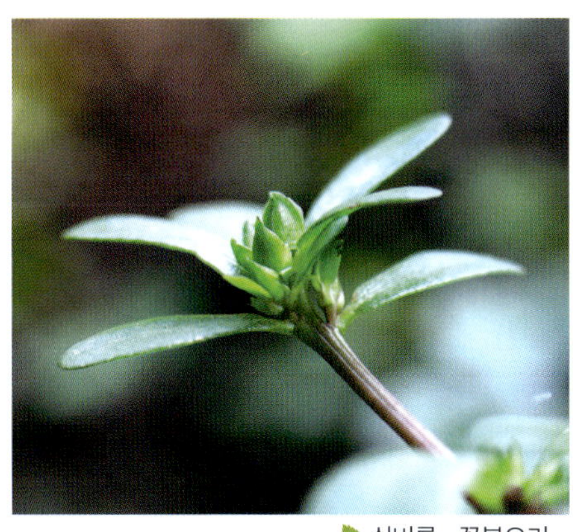
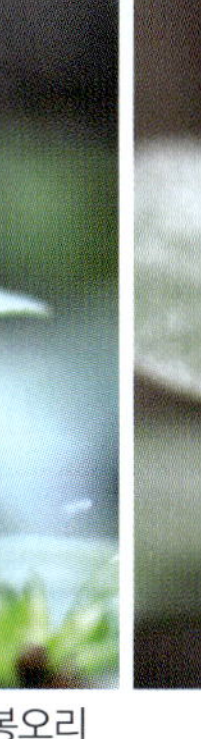

🌿 쇠비름_ 꽃봉오리

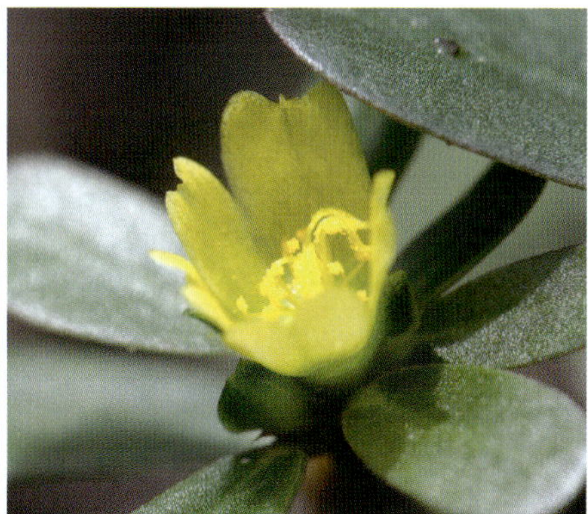

🌿 쇠비름_ 꽃

🌿 **생육특성 :** 쇠비름은 한해살이풀로 각지의 산야에서 분포한다. 밭이나 밭둑, 나대지 등에 잡초로 많이 나며, 키는 30cm 정도이다. 줄기는 갈적색의 육질이며 둥근기둥 모양으로 가지가 많이 갈라져 옆으로 비스듬히 퍼진다. 잎은 마주나거나 어긋나지만 밑부분의 잎은 돌려난 것처럼 보인다. 긴 타원형의 잎은 끝이 둥글고 밑부분은 좁아진다. 잎의 길이는 1.5~2.5cm, 지름은 0.5~1.5cm이다. 꽃은 노란색으로 6월부터 가을까지 줄기나 가지 끝에서 3~5송이씩 모여서 피는데 양성화이다. 열매는 타원형으로 가운데가 옆으로 갈라져 많은 종자가 퍼진다. 뿌리는 흰색이지만 손으로 훑으면 원줄기처럼 붉은색으로 변한다.

🌿 **채취 방법과 시기 :** 여름과 가을에 지상부를 채취하여 이물질을 제거하고 물로 씻은 다음 살짝 찌거나 끓는 물에 담갔다가 햇볕에 말린 뒤 절단하여 사용한다. 잘 마르지 않으므로 절단하여 열풍식 건조기에 말려 사용하는 것이 효과적이다.

- 🌱 **성분** : 칼륨염, 카테콜라민(catecholamines), 노르에피네프린(norepinephrine), 도파민, 비타민 A와 B, 마그네슘 등이 함유되어 있다.

- 🍃 **성미** : 성질이 차고, 맛은 시며, 독성이 없다.

- 🌿 **귀경** : 간(肝), 대장(大腸) 경락에 작용한다.

- 🍂 **효능과 주치** : 열을 식히고 독을 풀어주는 청열해독, 혈의 열을 식히고 출혈을 멈추게 하는 양혈지혈 등의 효능이 있어서 열독과 피가 섞인 설사(대부분 세균성 설사를 말함)를 치료한다. 또한 옹종, 습진, 단독(丹毒), 뱀이나 벌레에 물린 상처인 사충교상을 치료한다. 그리고 변혈, 치출혈(痔出血), 붕루대하 등을 다스리며 눈을 밝게 하고, 청맹(靑盲: 눈뜬 장님)과 시력감퇴 등을 다스린다.

- 🍃 **약용법과 용량** : 말린 지상부 4~8g을 물 1L에 넣어 끓기 시작하면 약하게 줄여 200~300mL가 될 때까지 달여 하루에 2회 나눠 마시거나 생즙을 내어 마시기도 한다. 짓찧어서 환부에 붙이거나, 태워서 재로 만들어 개어 환부에 붙이거나, 물에 끓여서 환부를 세척하기도 한다. 민간에서는 무좀을 치료하기 위하여 말린 약재를 태운 재에 물을 부어 한동안 놓아 두면 위에 맑은 물이 생기는데 이 물에 발을 10~15분씩 담그기도 한다.

- 🍂 **사용 시 주의사항** : 청열작용을 하기 때문에 비허변당(脾虛便糖: 비의 기운이 허하여 진흙처럼 무른 설사를 하는 증상) 또는 임신부의 경우에는 신중하게 사용하여야 한다.

patent

쇠비름의 기능성 및 효능에 관한 특허자료

▶ **항암 기능을 가지는 쇠비름 추출물**

본 발명은 각종 암세포 성장을 억제할 수 있는 항암 기능을 가진 쇠비름 추출물을 이용한 항암제에 관한 것이다. 본 발명은 쇠비름을 헥산, 메탄올 등의 용매를 사용하여 용해한 후 고순도의 쇠비름 추출물을 구하는 것으로, 본 발명에 의하여 얻어진 쇠비름 추출물은 정상 세포에는 거의 영향을 미치지 않으나 각종 암세포, 즉 간암세포, 대장암세포, 위암세포, 자궁경부암세포 등에는 탁월한 암세포 성장 억제력을 발휘하여 각종 암의 치료 효과를 기대할 수 있는 것이다.

– 공개번호 : 10-1999-0064952, 출원인 : 배지현

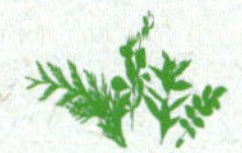

쇠서나물

| 사용부위 | 어린잎, 전초

Picris hieracioides var. *koreana* Kitam.

- **이명** : 모련채, 참모련채, 조선모련채, 털쇠서나물
- **생약명** : 창도채근(槍刀菜根), 모련채(毛蓮菜)
- **과명** : 국화과(Compositae)
- **개화기** : 6~9월

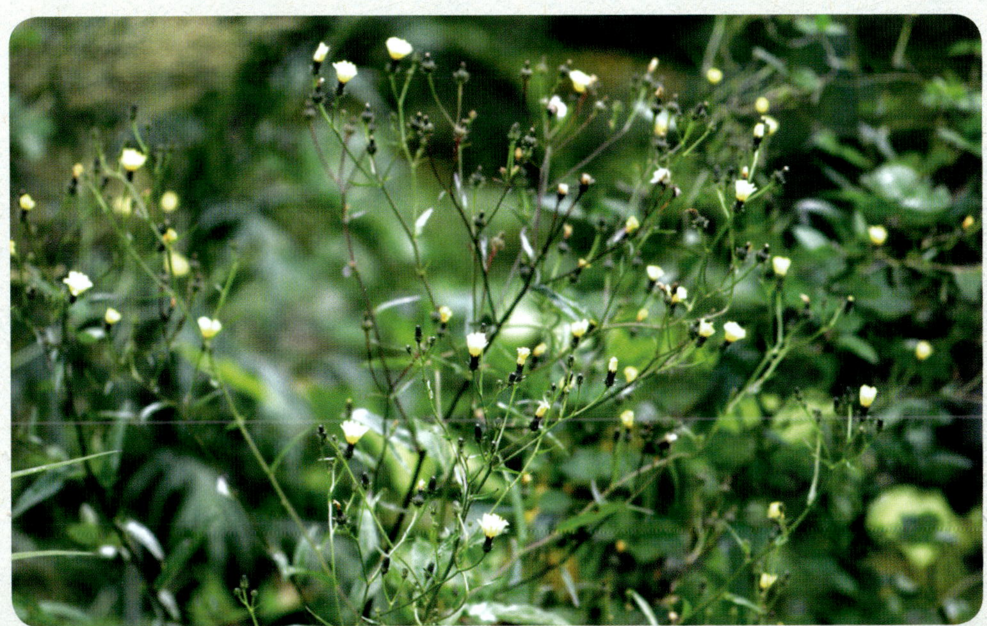

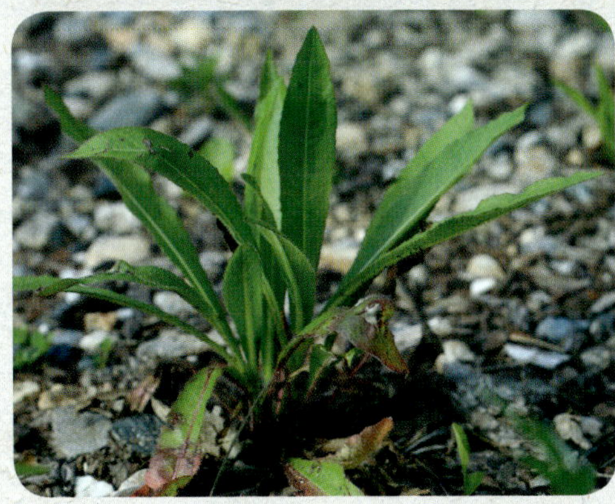

쇠서나물_ 약재로 사용하는 어린잎

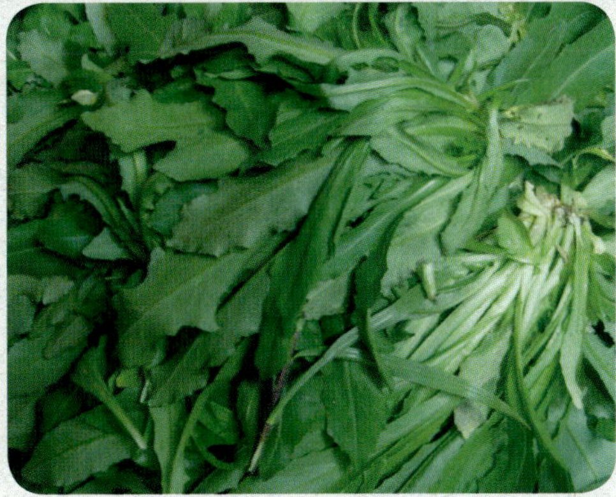

쇠서나물_ 전초(채취품)

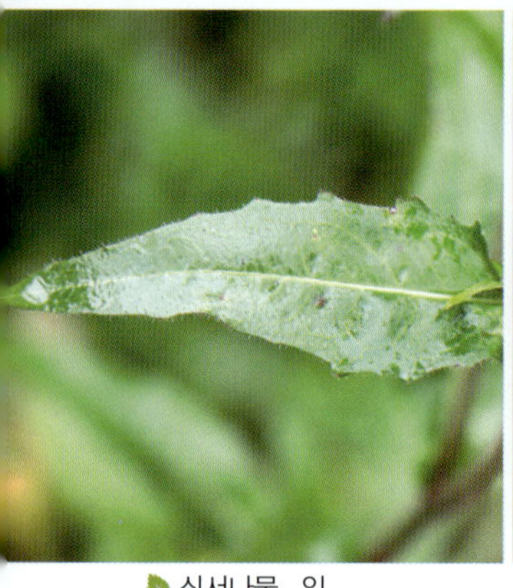
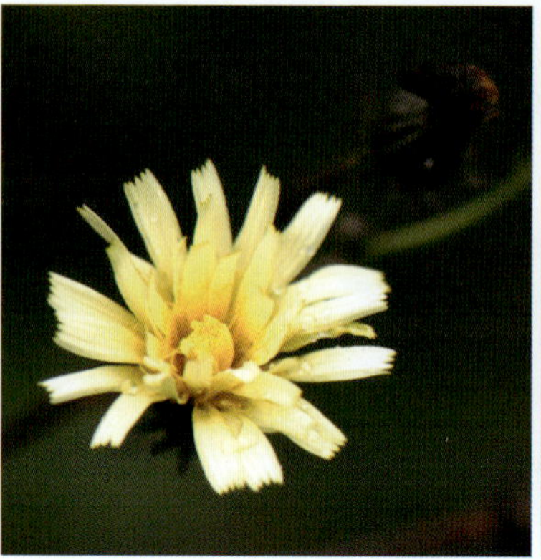
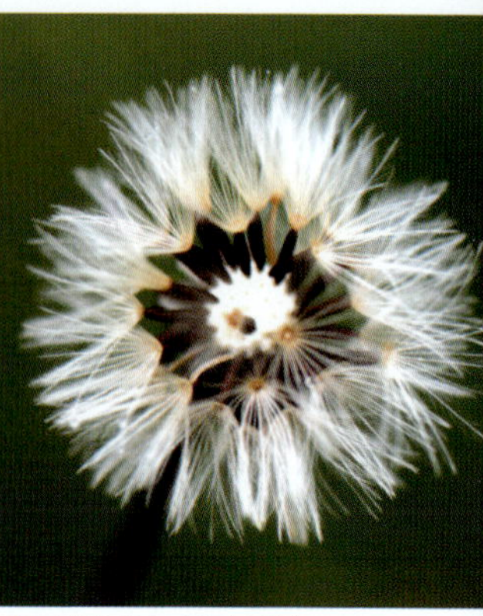

쇠서나물_ 잎　　　　　쇠서나물_ 꽃봉오리와 꽃　　　　　쇠서나물_ 종자 결실

생육특성 : 쇠서나물은 전역에서 분포하는 두해살이풀이다. 생육환경은 반 그늘 혹은 양지이며, 키는 90cm 정도이다. 잎은 뿌리에서 나온 것은 꽃이 필 때 없어지고 줄기에서 나온 잎은 길이가 8~22cm, 너비가 1~4cm로 배 모양이며 끝은 뾰족하다. 꽃은 노란색으로 6~9월에 줄기와 가지 끝에서 피는데 꽃줄기 길이는 1.2~5cm이고, 제일 위에서 피는 꽃의 지름은 2~2.5cm이다. 열매는 9월에 홍갈색으로 달리는데 종자에 붙어 있는 갓털은 어두운 흰색 또는 담갈색으로 길이는 0.6~0.7cm이다.

채취 방법과 시기 : 이른 봄에 어린순을 채취하고, 여름에 전초를 채취하여 햇볕에 말린다.

성분 : 타닌(tannin), 락투신(lactucin), 락투카롤(lactucarol) 등이 함유되어 있다.

성미 : 성질이 시원하고, 맛은 맵다.

귀경 : 간(肝), 비(脾), 폐(肺), 신(腎) 경락에 작용한다.

효능과 주치 : 독성을 풀어주는 해독, 통증을 멎게 하는 진통, 위를 튼튼하게 하는 건위, 진정, 이뇨의 효능이 있어서 유행성 감기, 기관지염, 기침, 유선염, 설사, 소변 배출이 원활하지 않은 소변불리, 동통 등의 치료에 사용한다.

약용법과 용량 : 말린 약재 15~30g을 물 1L에 넣어 1/3이 될 때까지 달여 하루에 2~3회 나눠 마신다.

840

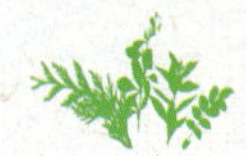

당뇨병, 류머티즘, 위염, 십이지장궤양, 폐렴을 치료하는

수리취

| 사용부위 | 어린잎, 전초

Synurus deltoides (Aiton) Nakai

- **이명** : 개취, 조선수리취, 다후리아수리취
- **생약명** : 산우방(山牛蒡)
- **과명** : 국화과(Compositae)
- **개화기** : 9~10월

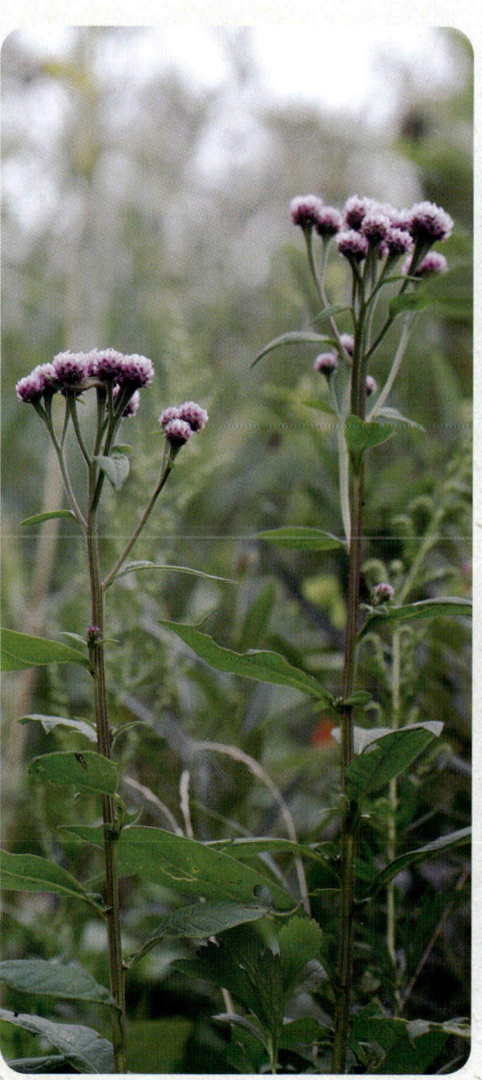

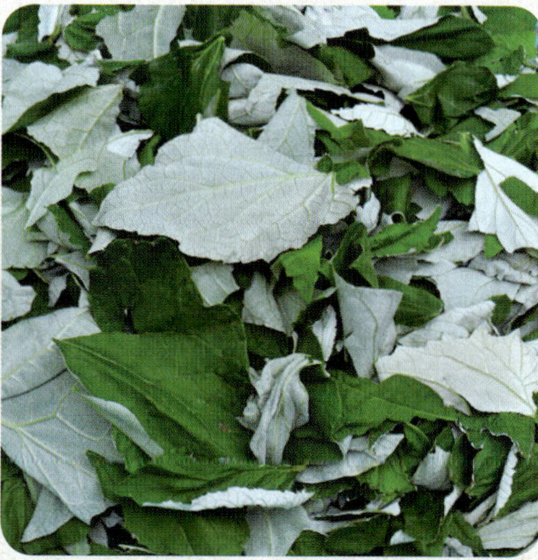

수리취_ 어린잎(채취품)

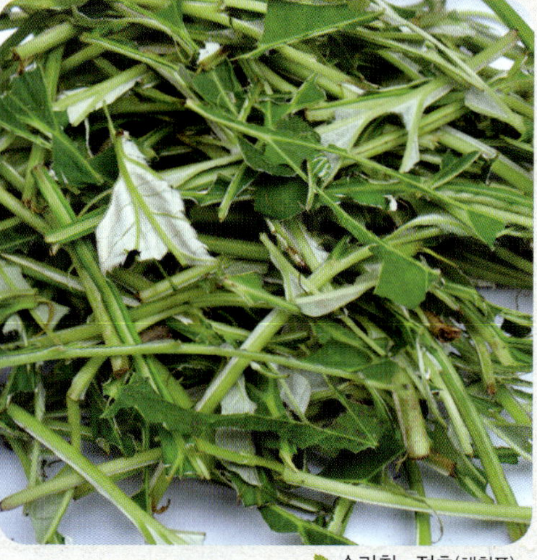

수리취_ 전초(채취품)

🌿 **생육특성 :** 수리취는 전역의 높은 산에서 자라는 여러해살이풀이다. 생육환경은 양지 혹은 반그늘의 물 빠짐이 좋고 토양 비옥도가 높은 곳이며, 키는 40~100cm이다. 잎은 어긋나고 길이는 10~20cm로 표면에는 꼬불꼬불한 털이 나 있으며 뒷면에는 흰색 털이 촘촘히 나 있다. 잎은 긴 타원형으로 가장자리에는 결각상의 톱니가 있으며 끝이 뾰족하다. 꽃은 갈자색 또는 검은빛을 띤 녹색으로 9~10월에 피는데 길이는 약 3cm, 지름은 4.5~5.5cm로 겉에는 거미줄과 같은 흰색 선이 감싸고 있다. 열매는 11월경에 갈색으로 달리고 1.8cm 정도 되는 갓털이 있다.

🌰 **채취 방법과 시기 :** 이른 봄에 어린순을 채취하고, 가을에 전초를 채취하여 햇볕에 말린다.

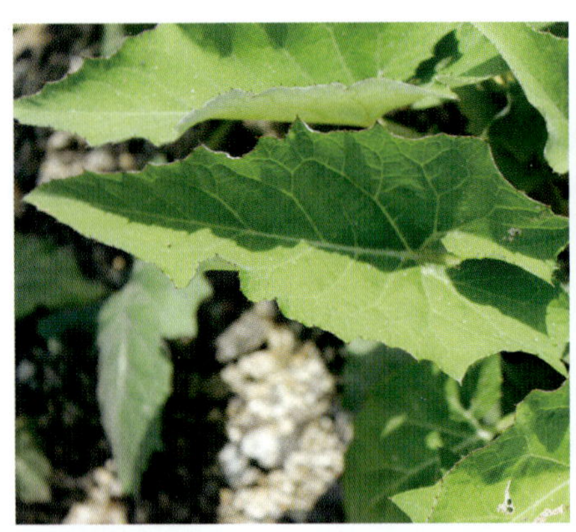

🌿 수리취_ 잎

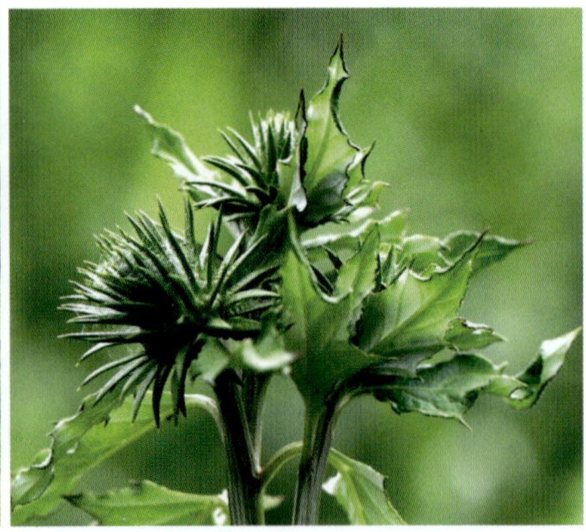

🌿 수리취_ 꽃봉오리

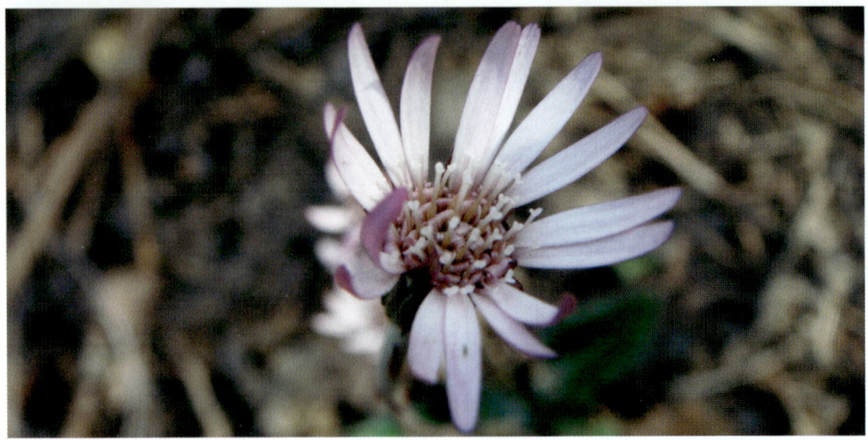

🌿 수리취_ 꽃

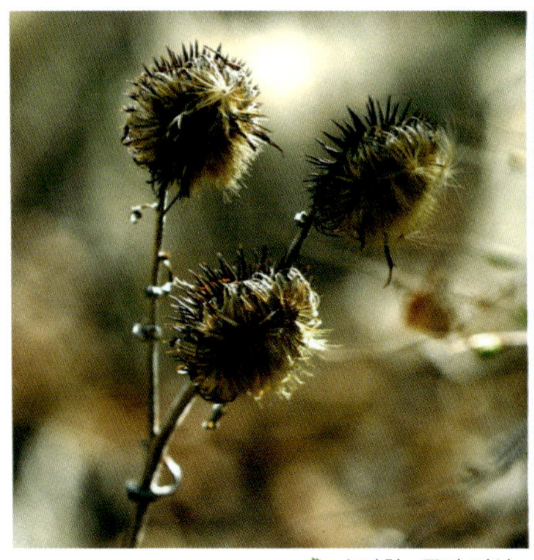

🍃 수리취_ 종자 결실

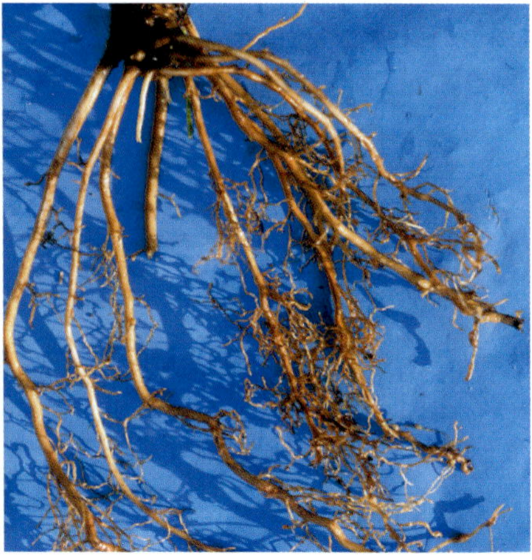

🍃 수리취_ 뿌리(채취품)

🍃 **성미** : 성질이 시원하고, 맛은 달고 쓰다.

🍃 **귀경** : 간(肝), 비(脾), 폐(肺), 신(腎) 경락에 작용한다.

🍃 **효능과 주치** : 열을 내리고 독을 풀어주는 청열해독, 출혈을 멈추는 지혈, 소변을 잘 나가게 하고 대변을 잘 통하게 하는 이뇨통변의 효능이 있어서 부종, 토혈, 고혈압, 변비, 당뇨병 치료 및 종기를 삭이고 균을 억제하는 데 사용한다. 또한 기침, 감기, 홍역, 인후종통, 두드러기, 피부병, 폐렴, 폐결핵, 기관지염, 류머티즘, 위염, 위십이지장궤양 등을 치료하는 약재로 쓰인다.

🍃 **약용법과 용량** : 말린 약재 15~30g을 물 1L에 넣어 1/3이 될 때까지 달여 하루에 2~3회 나눠 마신다.

patent

수리취의 기능성 및 효능에 관한 특허자료

▶ **수리취 추출물을 포함하는 세포노화 억제용 조성물**

본 발명은 수리취 추출물을 포함하는 세포노화 억제용 조성물에 관한 것으로, 세포노화 억제 효능이 우수한 수리취 추출물을 유효성분으로 함유하는 조성물은 노화 관련 질환, 예를 들어 피부노화, 류머티즘성 관절염, 골관절염, 간염, 만성 피부손상 조직, 동맥경화, 전립샘 증식증 또는 간암 등과 같은 질환의 예방에 유용하게 사용될 수 있다.

– 공개번호 : 10–2014–0111184, 출원인 : 대한민국(발명자: 이승은 외)

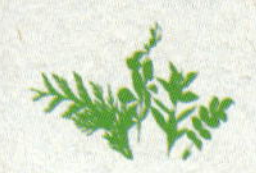

황달, 설사와 이질, 부종, 뱀에 물린 상처를 치료하는

수염가래꽃

Lobelia chinensis Lour.

- 이명 : 수염가래
- 생약명 : 반변련(半邊蓮)
- 과명 : 초롱꽃과(Campanulaceae)
- 개화기 : 5~8월

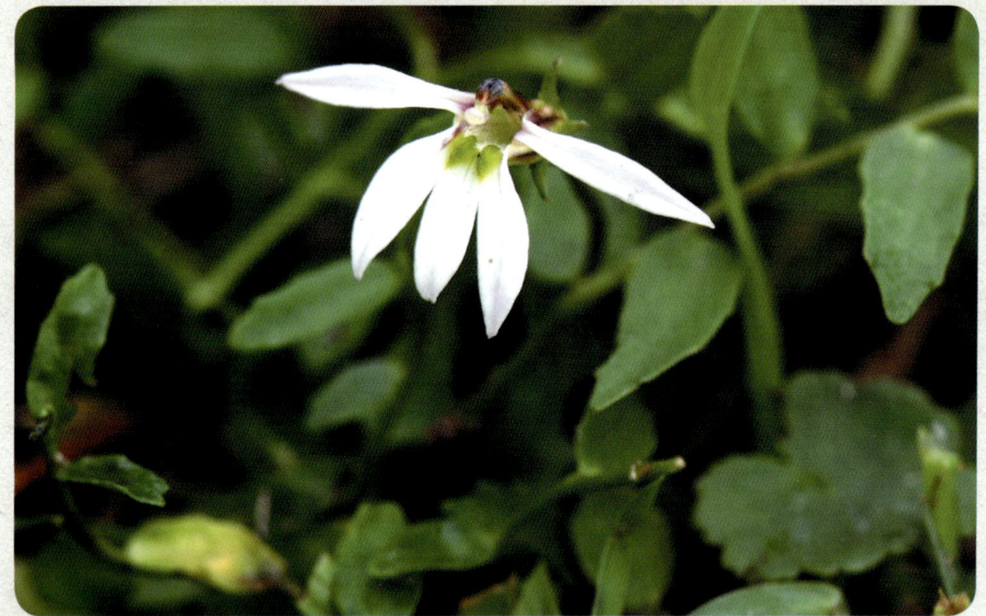

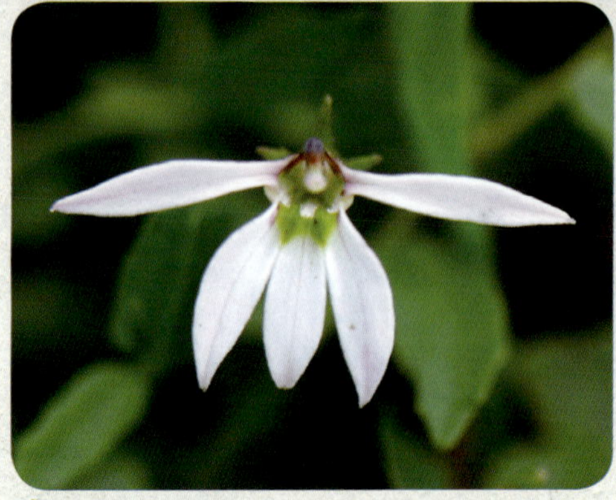

수염가래꽃_ 꽃

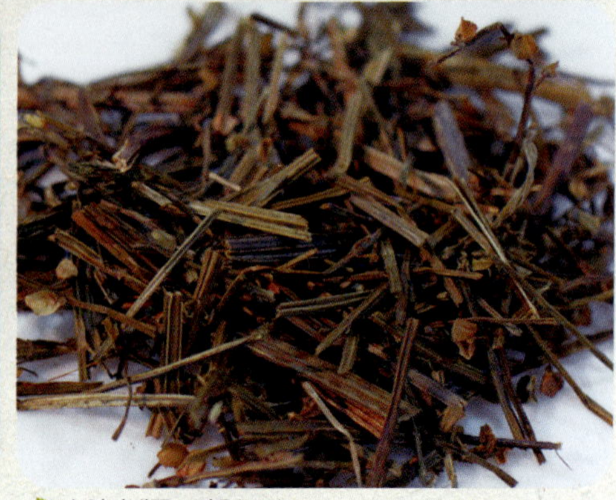

수염가래꽃_ 전초(약재)

- 🍃 **생육특성 :** 수염가래꽃은 전역의 들에서 자라는 여러해살이풀이다. 생육환경은 토양에 관계없이 햇빛이 잘 드는 곳이며, 키는 3~15cm이다. 잎은 길이가 1~2cm, 너비가 0.2~0.4cm이고 2줄로 배열되며 잎자루가 없고 뾰족하거나 좁은 타원형이다. 꽃은 연한 자줏빛이 도는데 5~8월에 한 가지에서 1~2송이씩 피고 길이는 1.5~3cm이다. 꽃이 필 때에는 서 있지만 꽃이 지면 아래로 처진다. 꽃받침은 끝이 5개로 갈라지고 꽃부리 길이는 약 1cm이며 5갈래로 갈라진다. 열매는 7~9월경에 달리는데 길이는 0.5~0.7cm이며, 종자는 적갈색으로 크기가 작다.

- 🍂 **채취 방법과 시기 :** 여름에 전초를 채취하여 그늘이나 햇볕에 말린다.

- 🍃 **성분 :** 전초에는 알칼로이드, 플라보노이드 배당체, 사포닌, 아미노산이 함유되어 있다. 뿌리에는 로벨리닌(lobelinin), 폴리프럭토산(polyfructosan) 등이 함유되어 있다.

- 🍃 **성미 :** 성질이 평범하고, 맛은 달고 맵다.

- 🍁 **귀경 :** 심(心), 간(肝), 방광(膀胱) 경락에 작용한다.

- 🍊 **효능과 주치 :** 소변을 잘 나가게 하는 이뇨, 염증을 없애는 소염, 종기를 삭이는 소종, 독을 풀어주는 해독 등의 효능이 있어서 황달, 설사와 이질, 체내에 수습이 정체되어 발생하는 부종, 뱀에 물린 상처, 종기나 부스럼, 습진, 옴 등을 치료한다.

- 🍃 **약용법과 용량 :** 말린 전초 20~60g을 물 1L에 넣어 1/3이 될 때까지 달여 하루에 2~3회 나눠 마시거나, 짓찧어서 환부에 붙이기도 하며, 생즙을 내어 환부에 바르기도 한다.

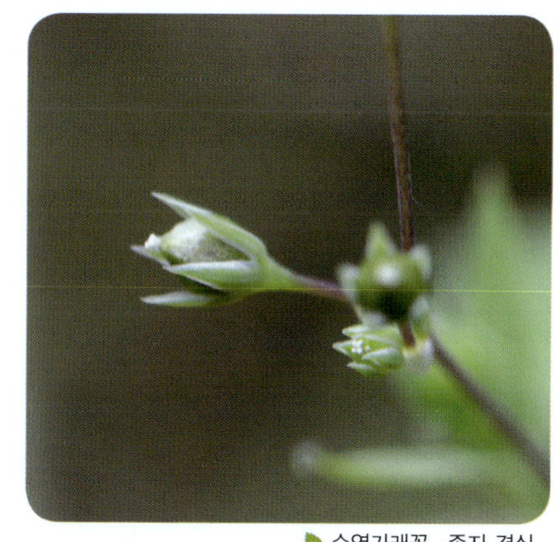

🍃 수염가래꽃_ 종자 결실

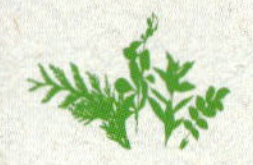

술패랭이꽃 | 사용부위 | 지상부

Dianthus longicalyx Miq.

- 이명 : 수패랭이꽃, 거구맥(巨句麥), 대란(大蘭), 산구맥(山瞿麥), 남천축초(南天竺草)
- 생약명 : 구맥(瞿麥)
- 과명 : 석죽과(Caryophyllaceae)
- 개화기 : 7~8월

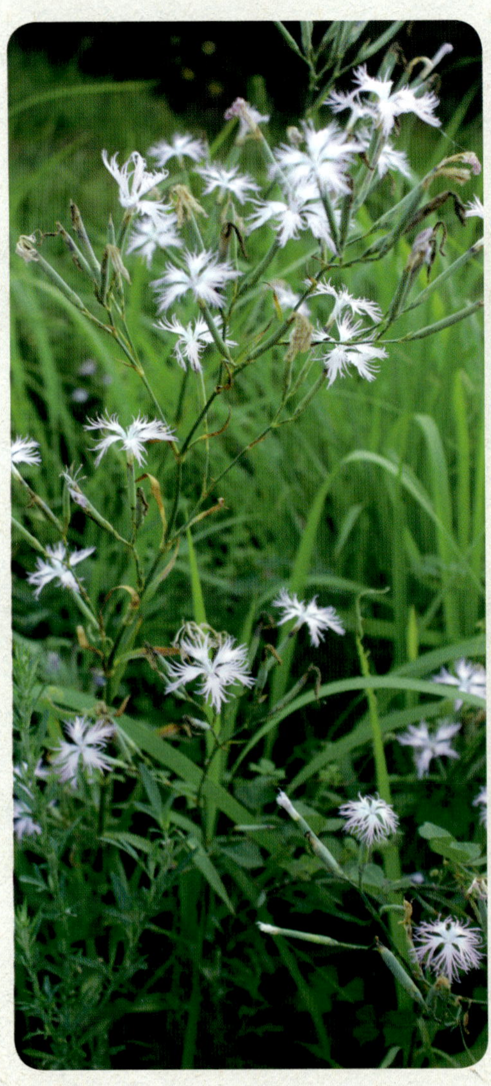

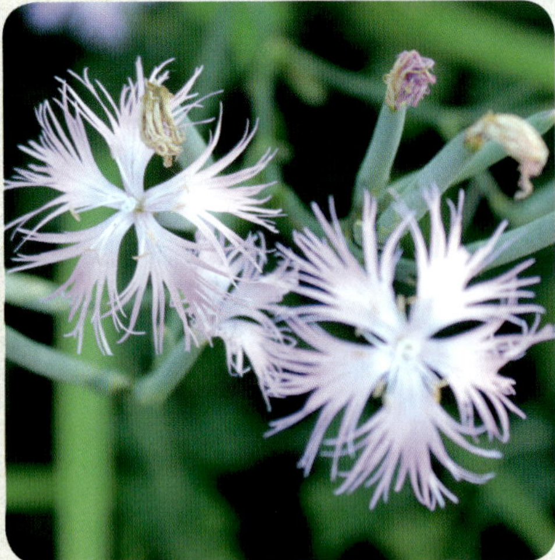

술패랭이꽃_ 꽃

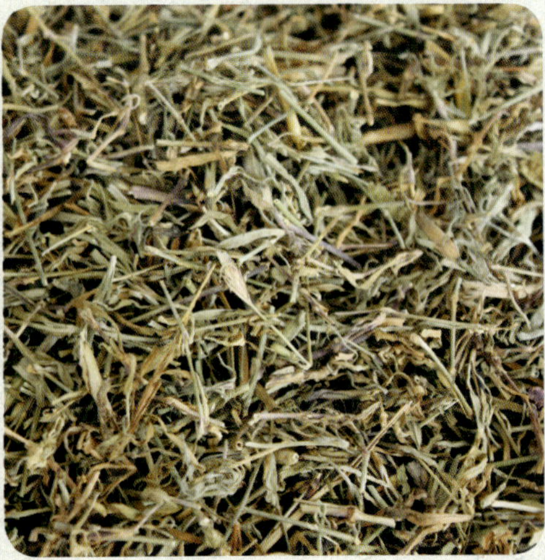

술패랭이꽃_ 지상부(약재)

● **생육특성** : 술패랭이꽃은 여러해살이풀로 각지에서 분포하며, 키는 30～100cm이다. 줄기는 모여나고 곧게 자라며 전체에 분백색이 돌며 둥근기둥 모양으로 상부는 갈라진다. 표면은 담녹색 또는 황록색으로 넓고 털이 없으며 마디는 뚜렷하고 약간 부풀어져 있으며 단면의 속은 비어 있다. 잎은 마주나고 쭈그러졌는데 펴보면 잎몸은 배 모양 또는 선상 바소꼴이다. 꽃은 연한 홍색으로 7～8월에 원줄기 끝과 가지 끝에서 취산꽃차례로 핀다. 꽃대를 감싼 꽃턱잎의 조각은 4～6개이고, 꽃잎은 자갈색 또는 황갈색으로 말려서 구부러져 있고, 끝은 깊이 쪼개져 가는 실 모양이다. 술패랭이꽃과 패랭이꽃(*D. chinensis* L.)의 차이는 꽃잎 가장자리가 얕게 갈라진다는 점이다. 술패랭이꽃의 열매는 튀는열매이며 긴 대롱 모양으로 작고 많은 종자가 들어 있다.

● **채취 방법과 시기** : 여름부터 가을 사이, 꽃이 피어 있을 때에 지상부를 채

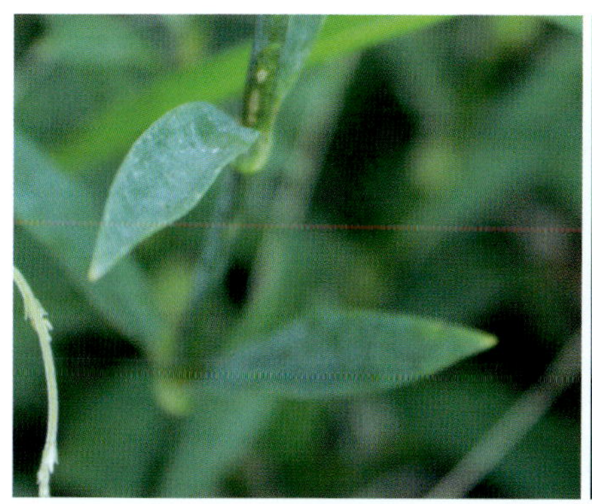

🍃 술패랭이꽃_ 잎과 줄기

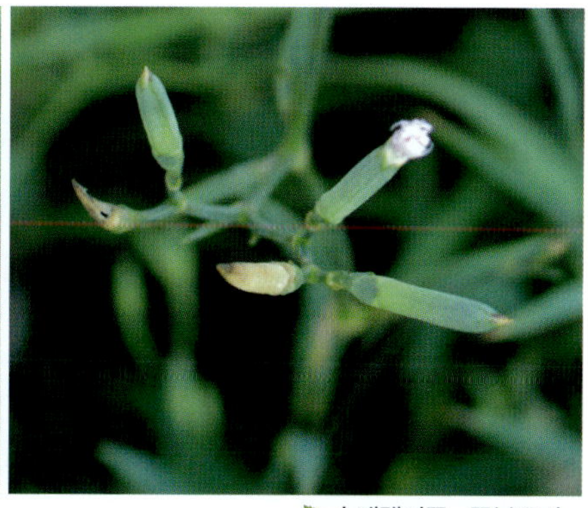

🍃 술패랭이꽃_ 꽃봉오리

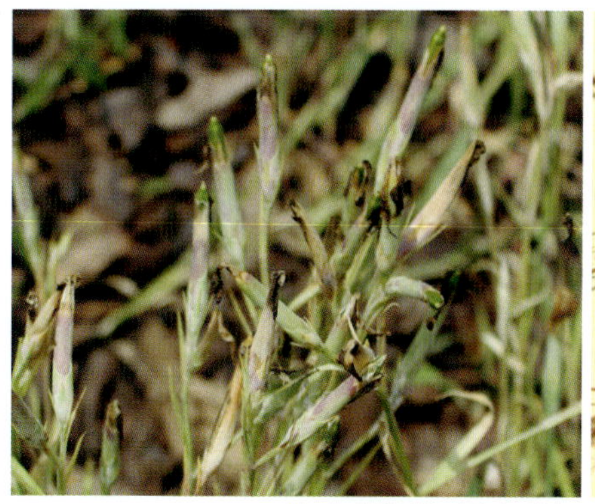

🍃 술패랭이꽃_ 종자 결실

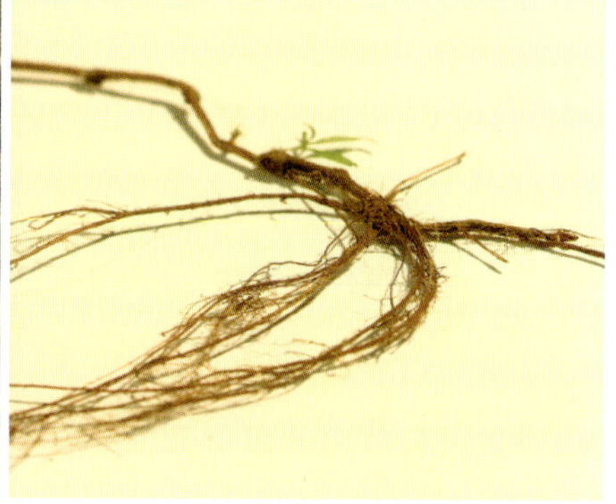

🍃 술패랭이꽃_ 뿌리(채취품)

취하여 햇볕에 말린다. 이물질을 제거하고 가늘게 잘라 그대로 생용(生用)한다.

- **성분** : 신선한 전초에는 수분 77.3%, 조단백 2.62%, 무질소 추출물 13.13%, 조섬유 4.95%, 조회분 11.09%, 인산 0.13%가 함유되어 있다. 그 밖에 비타민 A 및 알칼로이드도 함유되어 있다.

- **성미** : 성질이 차고, 맛은 쓰며, 독성이 없다.

- **귀경** : 간(肝), 심(心), 소장(小腸), 방광(膀胱) 경락에 작용한다.

- **효능과 주치** : 소변을 잘 나가게 하는 이수통림(利水通淋), 어혈을 깨뜨리고 경락을 통하게 하는 파혈통경(破血通經) 등의 효능이 있어서 열림(熱痲: 임질)을 치료하고, 혈림, 석림(石淋), 소변불통, 임력삽통(淋瀝澁痛), 월경폐지(月經閉止) 등의 증상에 응용한다.

- **약용법과 용량** : 말린 지상부 10~15g을 물 1L에 넣어 끓기 시작하면 약하게 줄여 200~300mL가 될 때까지 달여 하루에 2회 나눠 마신다. 가루나 환으로 만들어 복용한다. 외용할 경우에는 개어 환부에 붙인다. 민간에서는 소변을 잘 나가게 하기 위해 사용했는데 보통 1회에 2~4g의 약재를 물에 달이거나 곱게 가루로 만들어 내복한다. 백일해, 홍역 등으로 오래된 기침을 다스릴 때에도 사용한다.

- **사용 시 주의사항** : 비(脾)나 신(腎)의 기운이 허한 사람(보통 소변이 잘 나가지 않음) 또는 임신부는 사용하지 않는다.

patent

술패랭이꽃의 기능성 및 효능에 관한 특허자료

▶ 술패랭이꽃의 향취를 재현한 조성물 및 이를 함유하는 피부 외용제 조성물

본 발명은 SPME법에 의해 분석된 술패랭이꽃의 향취 성분인 트랜스-오시멘(trans-ocimene), 리날로올(linalool)) 및 메틸안트라닐레이트(methyl anthranilate)를 주요 향취 성분으로 함유하고, 여기에 인공합성물질인 메틸살리실레이트(methyl salicylate)를 첨가하여 제조함으로써 술패랭이꽃 고유의 향취를 재현하면서 뛰어난 기호성을 갖는 향료 조성물 및 이를 함유하는 피부 외용제 조성물에 관한 것이다.

– 공개번호 : 10-2012-0056481, 출원인 : (주)아모레퍼시픽

848

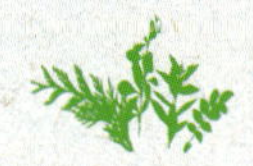

기관지염, 편도선염, 해수, 옹종을 치료하는

숫잔대 | 사용부위 | 전초

Lobelia sessilifolia Lamb.

- 이명 : 진들도라지, 잔대아재비, 습잔대
- 생약명 : 산경채(山梗菜)
- 과명 : 초롱꽃과(Campanulaceae)
- 개화기 : 7~8월

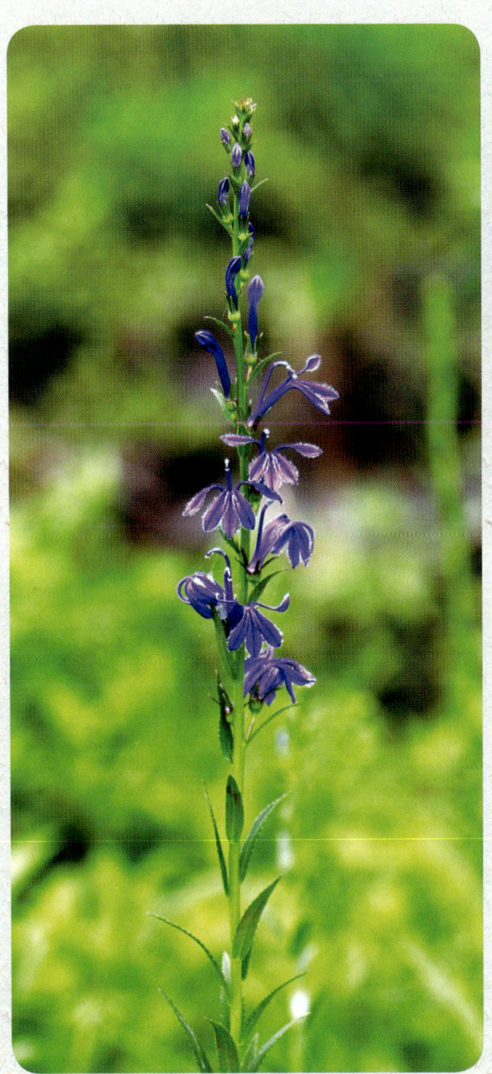

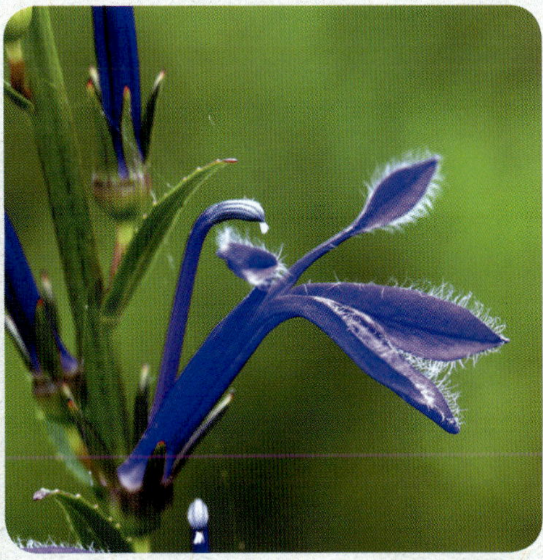

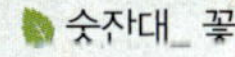

숫잔대_ 꽃

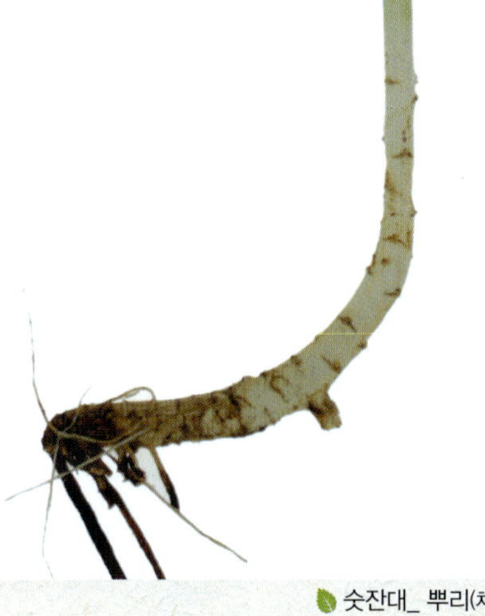

숫잔대_ 뿌리(채취품)

 : 숫잔대는 남부 도서 지방과 제주도를 제외한 전국에서 자라는 여러해살이풀이다. 생육환경은 주변습도가 높거나 소형 늪지대와 같은 물기가 많은 곳이다. 키는 50~100cm로 곧게 자라고, 잎은 길이가 4~7cm, 너비가 0.5~1.5cm로 많이 붙어 있는데 중앙부는 잎자루가 없고 끝이 좁아진다. 꽃은 벽자색으로 7~8월에 원줄기 끝에서 1송이가 뭉쳐서 피는데 윗부분에서 암술이 아래를 향해 있고 꽃잎 끝에서는 작고 가는 털들이 나 있다. 작은꽃자루의 길이는 0.5~1.2cm이다. 열매는 9~10월경에 길이 0.8~1cm의 긴 타원형으로 달리는데, 종자는 편평하고 매끄러우며 길이는 0.15cm 정도이다.

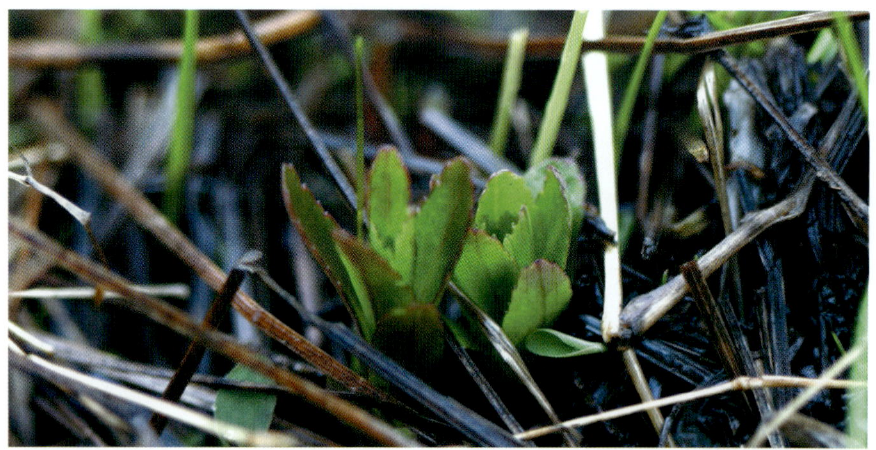

숫잔대_ 어린순 올라오는 모습

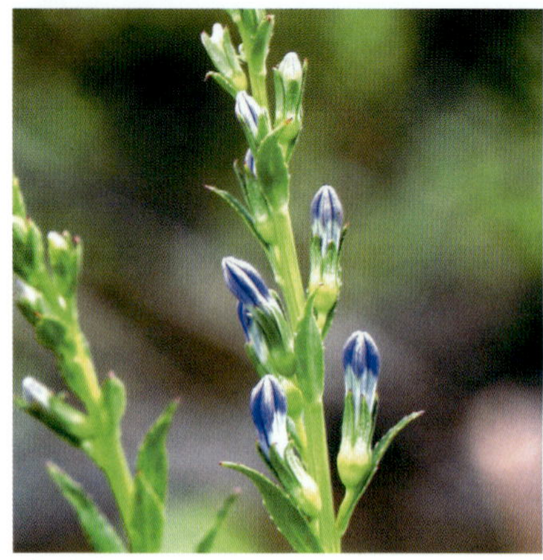

숫잔대_ 꽃봉오리

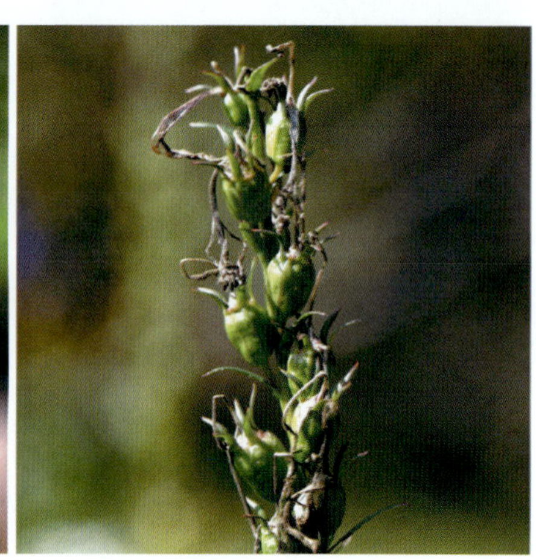

숫잔대_ 종자 결실

【 혼동하기 쉬운 약초 비교 】

숫잔대	수염가래꽃
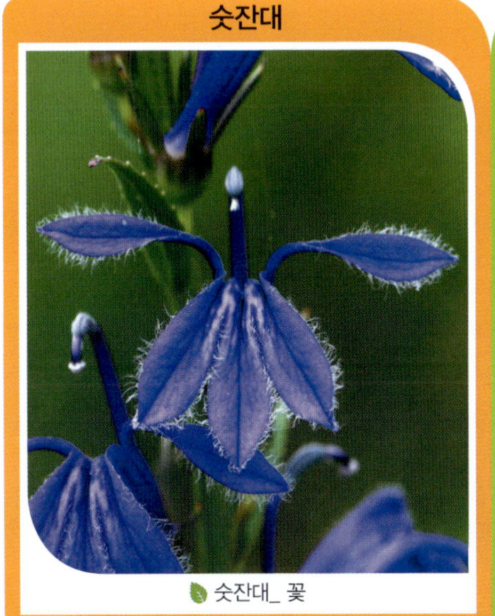	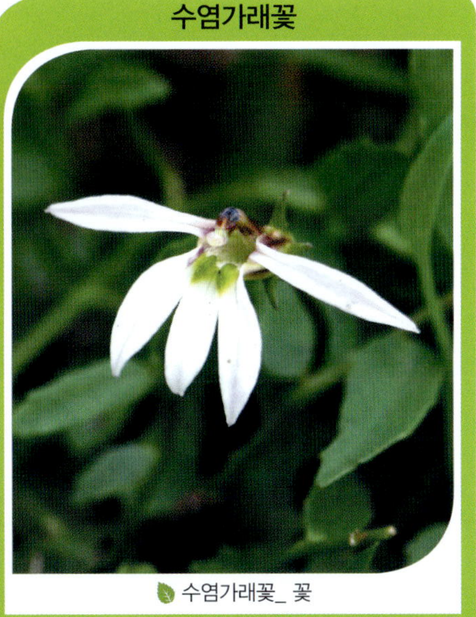
🌿 숫잔대_ 꽃	🌿 수염가래꽃_ 꽃

🌰 **채취 방법과 시기 :** 여름부터 가을에 걸쳐 전초를 뽑아 햇볕에 말린다.

🌿 **성분 :** 로벨린(lobeline), 세실리폴란(sessilifolan), 멜리식산(melissic acid), 노나코산(nonacosane), 우르솔산(ursolic acid) 등이 함유되어 있다.

🌿 **성미 :** 성질이 평범하고, 맛은 달다.

🌿 **귀경 :** 간(肝), 폐(肺) 경락에 작용한다.

🌿 **효능과 주치 :** 기침을 멎게 하는 진해, 가래를 삭게 하는 거담, 독을 풀어주는 해독, 종기를 삭이는 소종의 효능이 있어서 기관지염, 편도선염, 해수, 옹종을 치료하고, 그 밖에 뱀이나 벌레 물린 상처를 치료한다.

🌿 **약용법과 용량 :** 말린 전초 6~15g을 물 1L에 넣어 1/3이 될 때까지 달여 하루에 2~3회 나눠 마신다. 즙을 내어 마시기도 하며, 짓찧어 환부에 붙이기도 한다.

월경불순, 산후의 어혈복통, 타박상, 부종을 치료하는

쉽싸리

| 사용부위 | 어린순, 전초

Lycopus lucidus Turcz. ex Benth.

- **이명** : 택란, 개조박이, 쉽사리, 털쉽사리
- **생약명** : 택란(澤蘭), 지순(地筍)
- **과명** : 꿀풀과(Labiatae)
- **개화기** : 7~8월

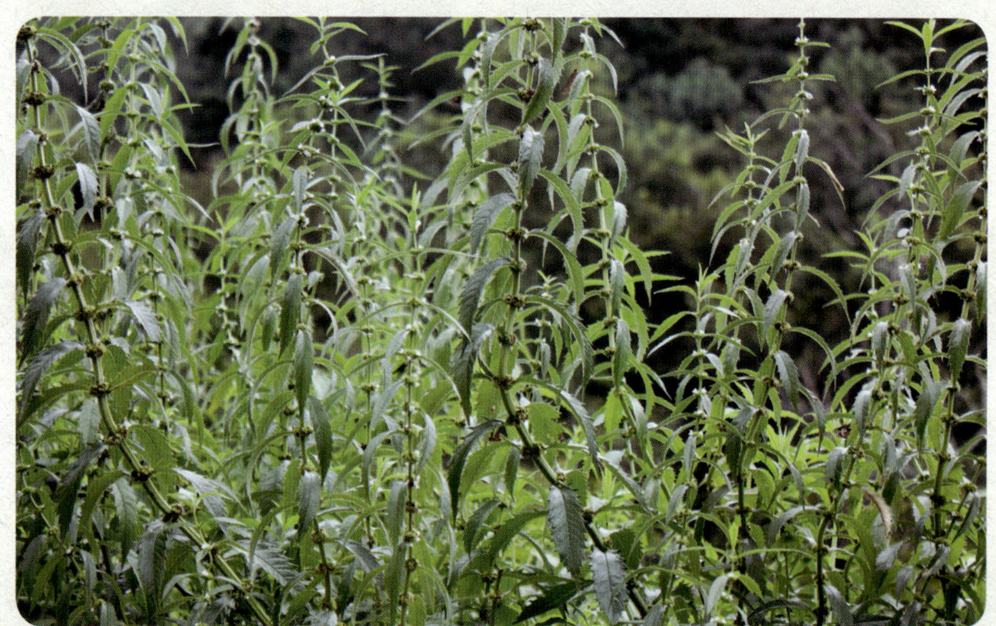

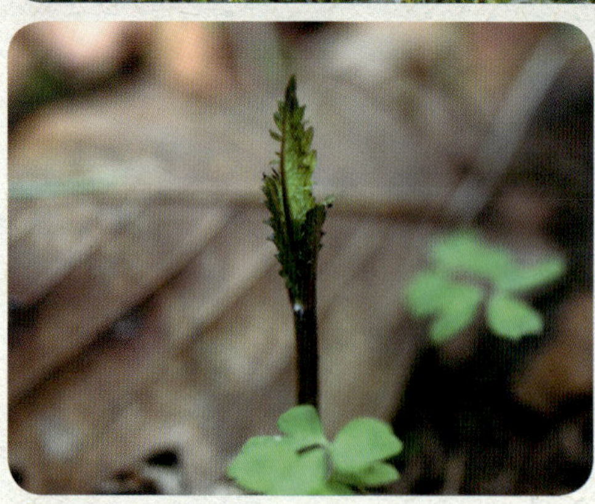

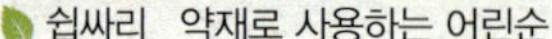

쉽싸리_ 약재로 사용하는 어린순

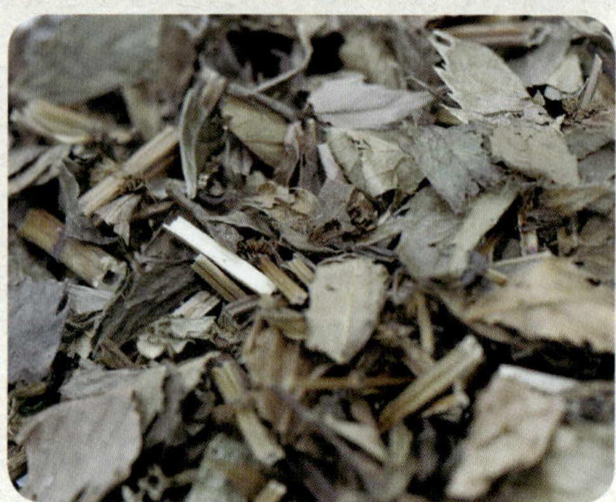

쉽싸리_ 전초(약재)

● **생육특성** : 쉽싸리는 각처의 산에서 자라는 여러해살이풀이다. 생육환경은 낙엽수가 있는 반그늘이나 양지쪽인데, 키가 1m 정도까지 자라는 비교적 큰 초본식물이다. 잎은 마주나는데 길이가 2~4cm, 너비가 1~2cm이고 잎자루가 없이 옆으로 퍼진다. 꽃은 흰색으로 7~8월에 암꽃과 수꽃이 따로 피는 암수딴그루이다. 열매는 9~10월경에 달리고 사각형이다.

● **채취 방법과 시기** : 4~5월에 어린순을 채취하여 식용하고, 7~8월에 잎과 줄기가 무성해졌을 때 전초를 채취하여 햇볕에 말린다.

● **성분** : 3-에피마슬리닉(3-epimaslinic), 아카신(acaciin), 베타-파네신(β-farnesene), 베툴린산(betulinic acid), 카바크롤(carvacrol), 티몰(thymol), 토르멘틱산(tormentic acid), 베타-피넨(β-pinene), 1,8-시네롤(1,8-cineloe), 카리오필렌 알파-옥사이드(caryophyllene α-oxide), 코로솔릭산(corosolic

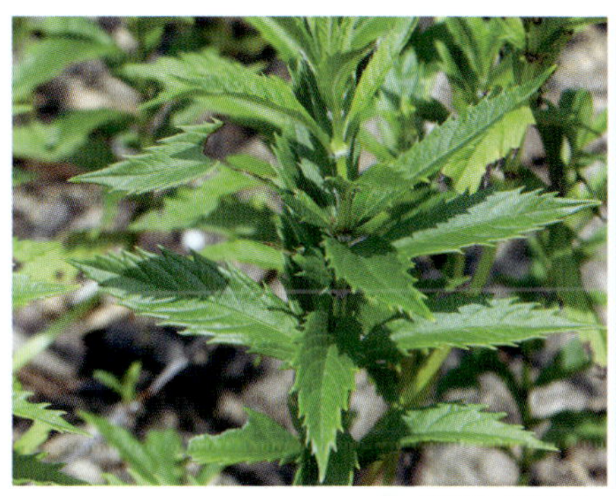

🌿 쉽싸리_ 잎(앞면)

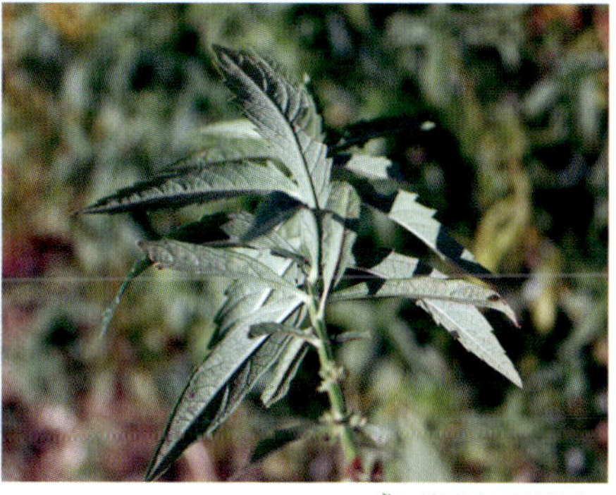

🌿 쉽싸리_ 잎(뒷면)

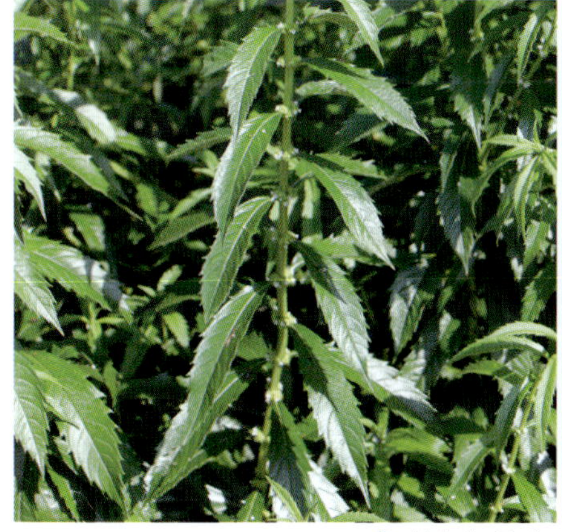

🌿 쉽싸리_ 줄기

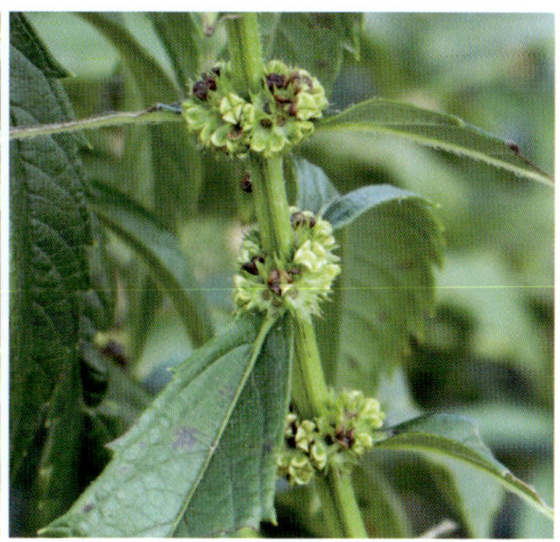

🌿 쉽싸리_ 종자 결실

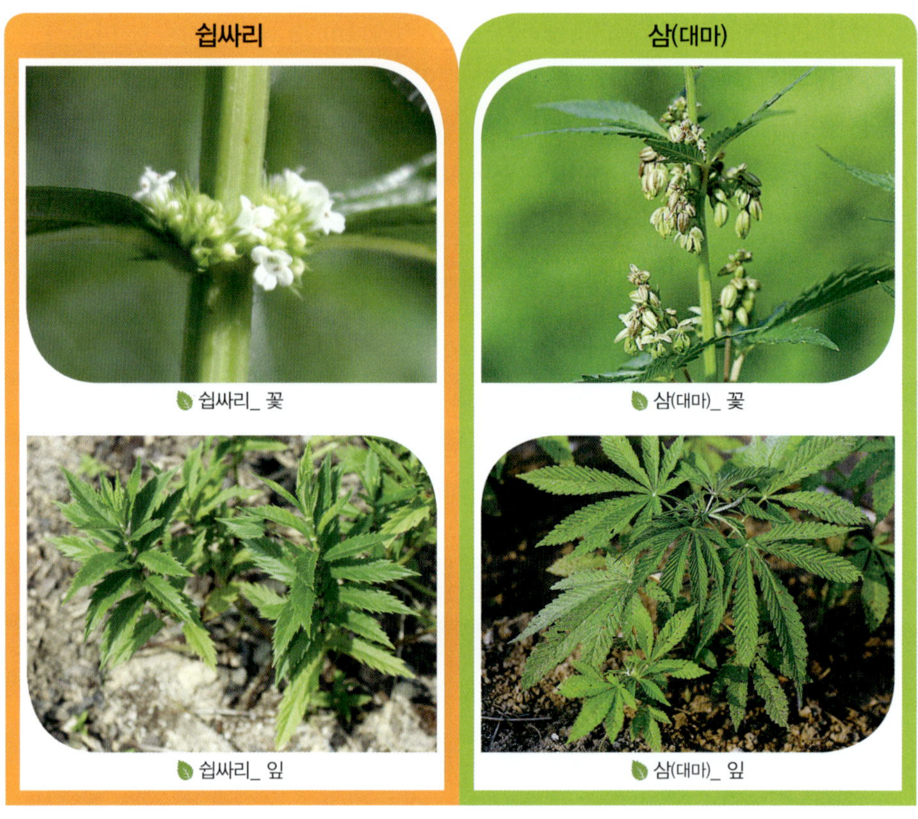

쉽싸리

🌿 쉽싸리_ 꽃

🌿 쉽싸리_ 잎

삼(대마)

🌿 삼(대마)_ 꽃

🌿 삼(대마)_ 잎

acid), 다우코스테롤(daucosterol), 올레아놀릭산(oleanolic acid), 스파툴레
놀(spathulenol) 등이 함유되어 있다.

🌿 **성미** : 성질이 약간 따뜻하고, 맛은 쓰고 맵다.

🌿 **귀경** : 간(肝), 비(脾) 경락에 작용한다.

🌿 **효능과 주치** : 혈행을 좋게 하는 활혈, 수도를 이롭게 하는 이수(利水), 종기
를 삭이는 소종의 효능이 있어서 월경불순, 폐경, 산후어혈복통, 수종, 타
박상, 종기와 부스럼 등을 치료하는 데 사용한다.

🌿 **약용법과 용량** : 말린 약재 5～10g을 물 1L에 넣어 1/3이 될 때까지 달여 마
시거나, 환 또는 가루로 만들어 복용한다. 외용할 경우에는 짓찧어 환부에
바르거나 달인 액으로 환부에 김을 쏘이며 씻어낸다.

854

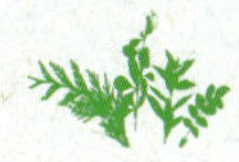

감기, 학질, 탈항, 월경부조, 자궁하수를 다스리는

시호

| 사용부위 | 뿌리

Bupleurum falcatum L.

- **이명** : 큰일시호, 자호(茈胡), 산채(山菜), 여초(茹草), 자초(紫草)
- **생약명** : 시호(柴胡)
- **과명** : 산형과(Umbelliferae)
- **개화기** : 8~9월

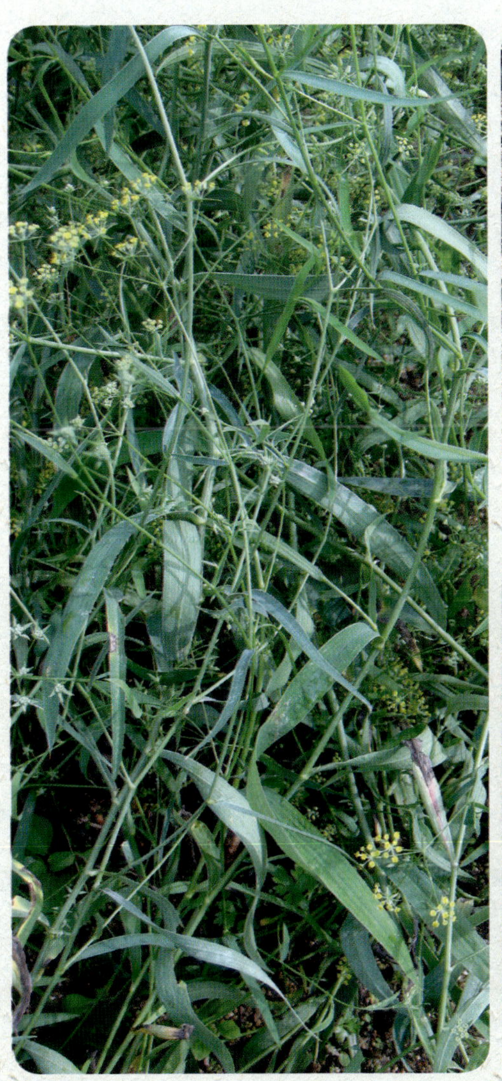

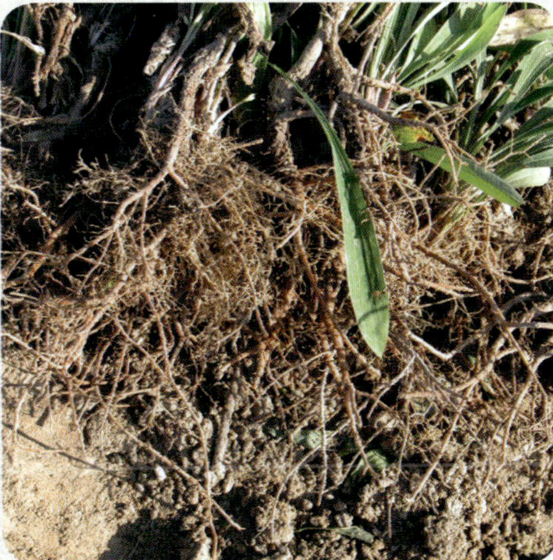

시호_ 뿌리(채취품)

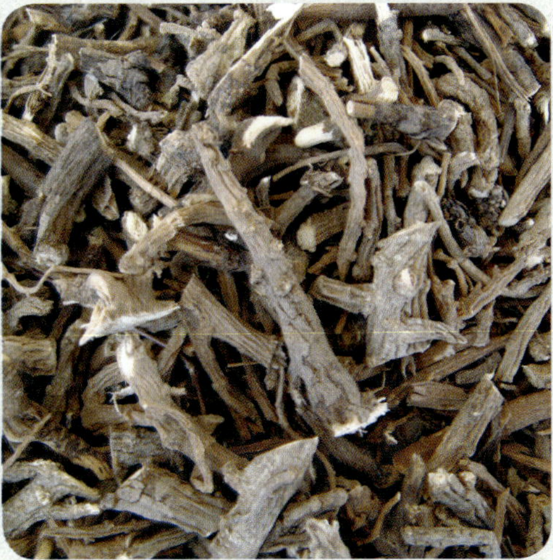

시호_ 뿌리(약재)

생육특성 : 시호는 각지의 산야에서 분포하는데 지금은 밭에서 재배한다. 북시호는 길림, 요녕, 하남, 산동, 안휘, 강소, 절강, 호북, 사천, 산서, 합서, 감숙, 서장 등의 지역에서, 남시호는 흑룡강, 길림, 요녕, 내몽고, 하북, 산동, 강소, 안휘, 감숙, 청해, 신강, 사천, 호북 등에서 분포한다.

① 시호(柴胡) : 시호는 여러해살이풀로, 키는 40~70cm이다. 줄기잎은 넓은 선 모양 또는 바소꼴로 길이는 4~10cm, 너비는 0.5~1.5cm로 끝이 뾰족하고 밑부분이 좁아져서 잎자루처럼 되고 잎맥은 평행하며 가장자리는 밋밋하다. 꽃은 노란색으로 8~9월에 원줄기 끝과 가지 끝에서 겹우산 모양으로 핀다. 열매는 타원형으로 9월에 익는다. 뿌리를 약재로 사용하는데 뿌리의 상부는 굵고, 하부는 가늘고 길며, 머리 부분에는 줄기의 밑부분이 남아 있다. 뿌리 표면은 엷은 갈색 또는 갈색이며 깊은 주름이 있다. 질은 절단하기 쉽고, 단면은 약간 섬유성이다.

② 북시호(北柴胡) : 둥근기둥 모양으로 분지되어 있으며 길이 6~15cm, 지름 0.3~0.8cm이다. 표면은 흑갈색 또는 담자갈색으로 세로주름과 곁뿌리의 흔적 및 피공(皮孔)이 있다. 정단에는 줄기의 밑부분과 섬유상의 잎 밑부분이 남아 있다. 질은 단단하면서 질기며 절단하기 어렵다. 단면은 편상의 섬유성으로 껍질부는 엷은 갈색이며 물관부는 황백색이다.

③ 남시호(南柴胡) : 비교적 가늘고 많이 분지되었다. 표면은 갈홍색 또는 흑갈색으로 뿌리의 머리 부분에는 여러 개의 혹 모양의 돌기가 있으며, 정단에는 섬유상의 엽기로 싸여 있다. 질은 약간 유연하고 절단하기 쉬우며, 단면은 약간 평탄하다.

채취 방법과 시기 : 봄과 가을에 뿌리를 채취하여 줄기잎과 흙모래 및 이물질을 제거하고 건조한다. 외감에는 말린 것을 그대로 사용(生用)하고, 내상승기(內傷升氣)에는 약재에 술을 흡수시킨 후 프라이팬에서 약한 불로 볶아내는 주초(酒炒)를 하여 사용한다. 음이 허한 사람에게 사용할 때에는 초초(醋炒 : 식초를 흡수시켜 볶아서 사용하는 것)하거나 또는 별혈초(鱉血炒 : 자라피를 흡수시켜서 볶아서 사용하는 것)한다.

성분 : 뿌리에는 사포닌 3%와 사이코사포닌(saikosaponin) A~E 등과 루틴(rutin), 캠페리트린(kaempferitrin), 캠페롤-7-람노사이드(kaempferol-7-rhamnoside) 등이 함유되어 있다.

856

🌿 **성미** : 성질이 약간 차고, 맛은 쓰며, 독성이 없다.

🌿 **귀경** : 간(肝), 담(膽) 경락에 작용한다.

🌿 **효능과 주치** : 표사를 풀고 열을 물리치는 해표퇴열(解表退熱), 간의 기운을 통하게 하여 울체된 기운을 풀어주는 소간해울(疏肝解鬱), 양기를 거두어 올리는 승거양기(升擧陽氣)하는 등의 효능이 있는 약물로 감기발열을 치료하고, 한열이 왕래하는 증상, 가슴이 그득하고 옆구리가 통증이 있는 증상, 입이 마르고 귀에 농이 생기는 구고이농(口苦耳聾), 두통과 눈이 침침한 증상, 학질, 심한 설사로 인한 탈항, 월경부조, 자궁하수 등을 다스린다.

🌿 **약용법과 용량** : 말린 뿌리 4~12g을 물 1L에 넣어 1/3이 될 때까지 달여 하루에 나눠 마시거나, 환이나 가루로 만들어 복용한다. 민간에서는 해열, 진통, 감기 치료를 위하여 시호, 모과, 진피, 인동덩굴 각 8g씩을 물 1L에 넣

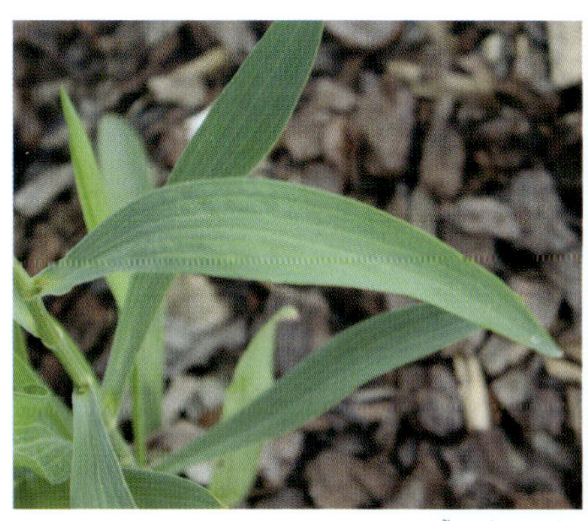

🌿 시호_ 잎

🌿 시호_ 꽃봉오리

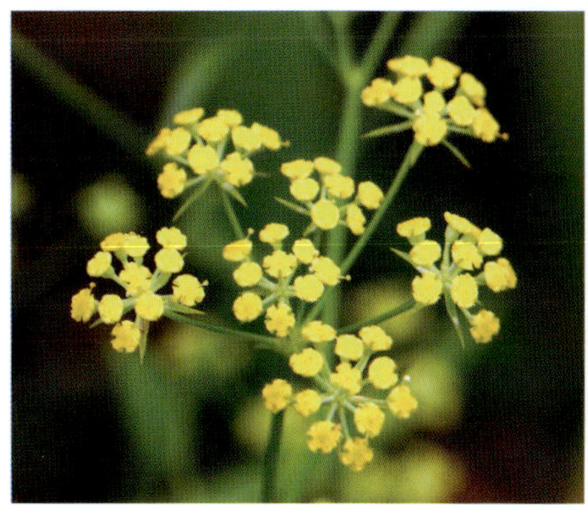

🌿 시호_ 꽃

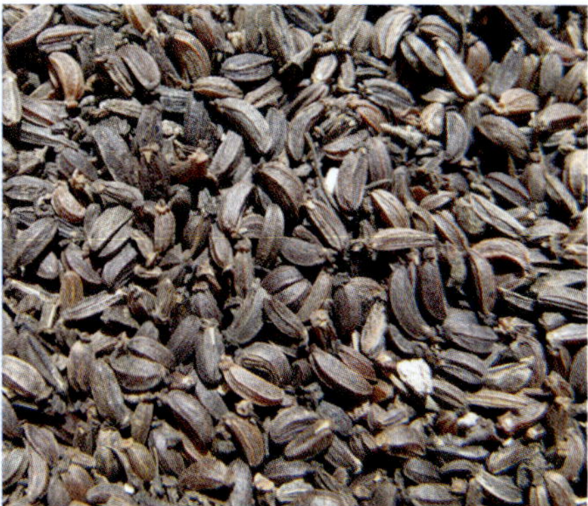

🌿 시호_ 종자

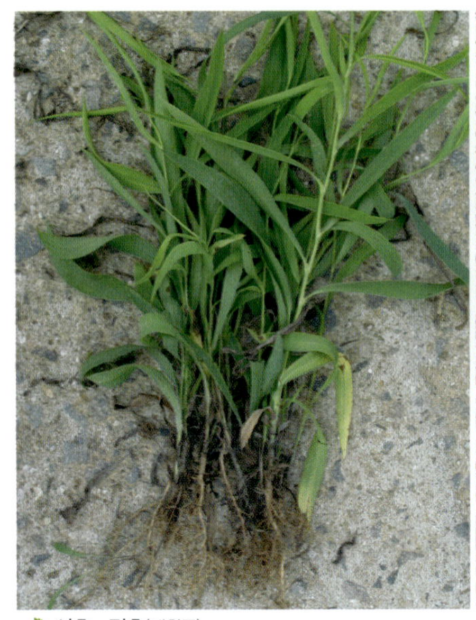

🌿 시호_ 전초(채취품)

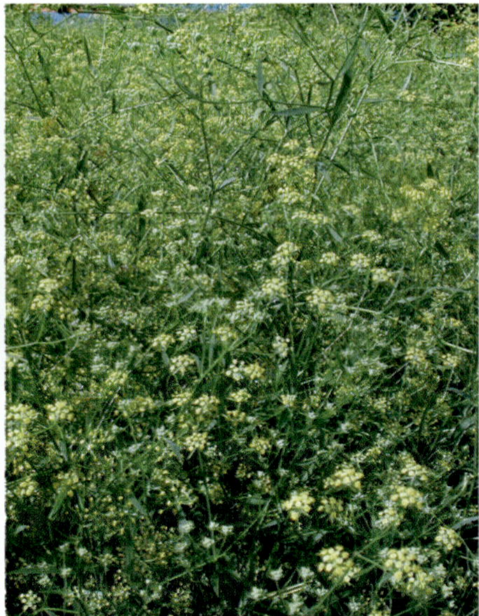

🌿 시호_ 무리

어 끓기 시작하면 약하게 줄여 200~300mL가 될 때까지 달여 하루에 2회 나눠 마신다고 한다. 학질 치료를 위하여는 말린 뿌리 15~20g을 물 1L에 넣어 1/3이 될 때까지 달여 발작하기 2~3시간 전에 먹으면 추웠다 더웠다 하는 한열왕래(寒熱往來) 증상을 잘 낫게 한다.

🍂 **사용 시 주의사항** : 상승(上昇)하고 발산(發散)하는 승발(昇發)의 기운이 있으므로 진액이 휴손된 경우나 간의 양기가 위로 항진된 간양상항(肝陽上亢)의 경우 및 간의 풍사가 안으로 동하는 간풍내동(肝風內動)의 경우에는 사용하지 않는다.

 *patent*

시호의 기능성 및 효능에 관한 특허자료

▶ **시호 추출물을 포함하는 뇌암 치료용 조성물 및 건강기능성 식품**

본 발명은 시호 에탄올 추출물을 유효성분으로 함유하는 뇌암 예방 및 치료용 조성물 및 뇌암 예방용 기능성 식품에 관한 것이다. 본 발명에 따른 뇌암 치료용 조성물 및 기능성 식품은 뇌암 세포의 성장을 억제하고 세포사멸을 유도하는 효과가 있어 뇌암 치료 및 예방에 효과적으로 사용할 수 있다.

— 공개번호 : 10-2012-0092272, 출원인 : (주)한국전통의학연구소

858

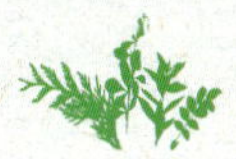

실새삼

| **사용부위** | 종자

Cuscuta australis R. Br.

- **이명** : 토노(菟蘆), 사실(絲實)
- **생약명** : 토사자(菟絲子), 토사(菟絲)
- **과명** : 메꽃과(Convolvulaceae)
- **개화기** : 7~8월

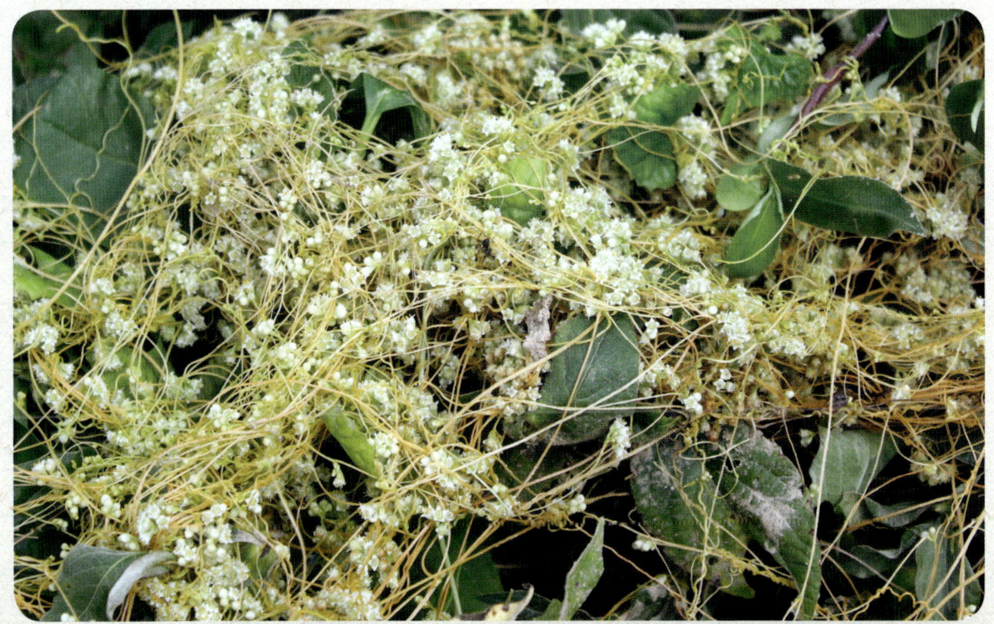

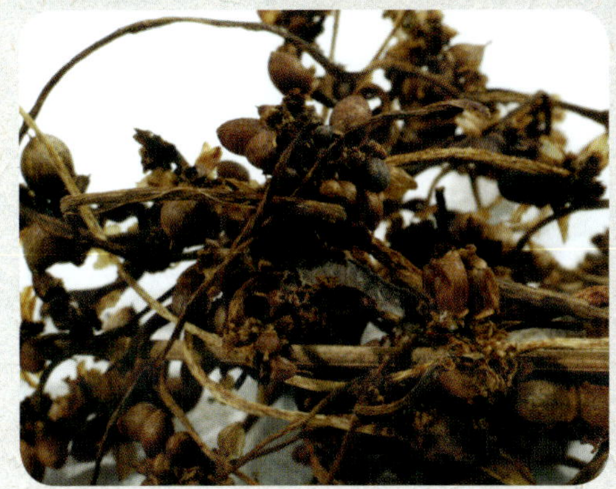

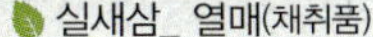

실새삼_ 열매(채취품)

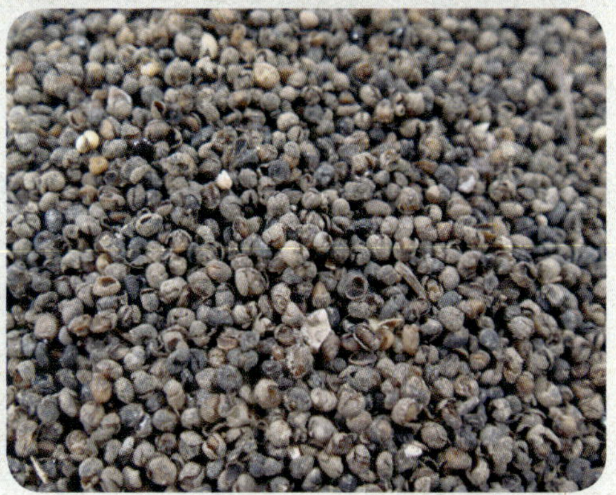

실새삼_ 종자(약재 전형)

🍃 **생육특성 :** 새삼이나 실새삼은 우리나라 각지에서 자생하고 있으며 중국의 요녕, 길림, 하북, 하남, 산동, 산서, 강소성 등지에서 '토사자'를 생산하고 있다. 대토사자는 섬서, 귀주, 운남, 사천성 등지에서 생산하며 거의 전량을 중국에서 수입한다.

① 새삼 : 새삼(*Cuscuta japonica* Choisy)은 한해살이 덩굴성 기생 풀로 줄기는 가늘고 황색이며 기생하는 식물체에 붙어서 왼쪽으로 감아 올라간다. 잎은 어긋나고 비늘 같은 것이 드문드문 달린다. 꽃은 흰색으로 8~9월에 가지의 각 부분에서 총상꽃차례로 핀다. 꽃자루는 매우 짧거나 없다. 열매는 9~10월에 황갈색으로 익는다. 전초를 토사(菟絲)라고

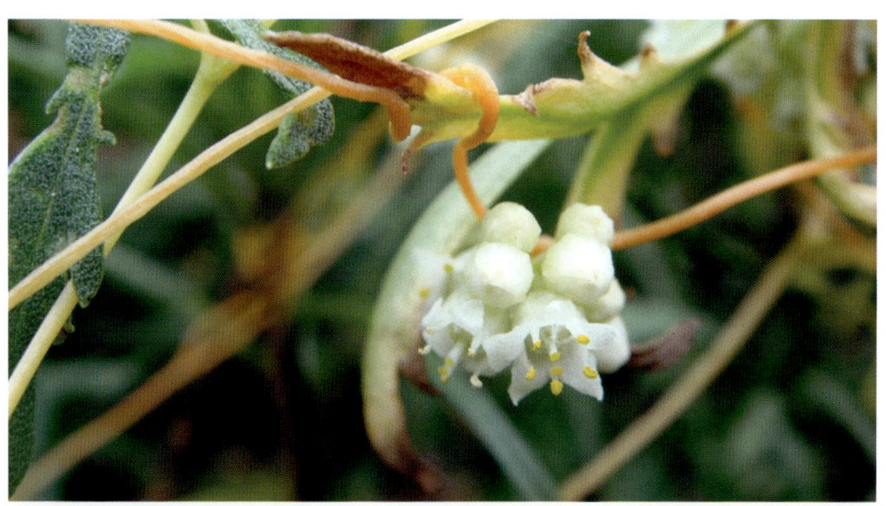

🍃 실새삼_ 꽃

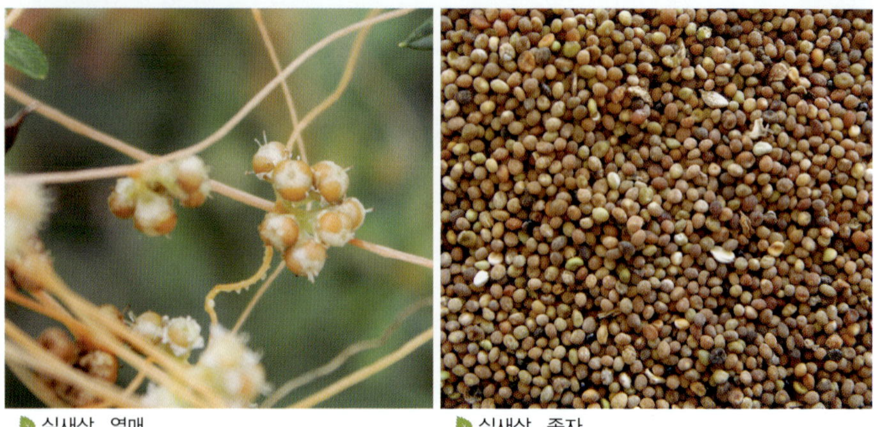

🍃 실새삼_ 열매　　　🍃 실새삼_ 종자

하고, 종자를 토사자(菟絲子)라고 부른다. 열매는 튀는열매로 달걀 모양이며 지름은 0.25~0.3cm이다. 표면은 회갈색 또는 황갈색으로 세밀한 돌기의 작은 점이 있고 한쪽 끝에는 조금 들어간 홈의 종자배꼽(種臍)이 있다. 질은 견실하여 손가락으로 눌러도 부서지지 않는다.

② 실새삼 : 실새삼은 새삼에 비하여 줄기가 가늘고 꽃은 새삼보다 한 달가량 이른 7~8월에 흰색으로 핀다. 꽃자루가 짧고 몇 개의 잔꽃이 모여 달리며, 암술대는 1개이고 열매는 타원형이다. 그 밖의 약성, 약효 등은 유사종인 새삼과 동일하다.

🍂 **채취 방법과 시기** : 9~10월에 성숙한 종자를 채취하여 이물질을 제거하고 깨끗이 씻어서 햇볕에 말린 다음 사용한다. 전제(煎劑: 끓이는 약)에 넣을 때는 프라이팬에 미초(微炒: 약한 불로 살짝 볶음)하여 가루로 만들고, 환에 넣을 때에는 소금물(2% 정도)에 삶은 후 갈아서 떡(餅)으로 만들어 햇볕에 말려서 사용한다.

🍃 **성분** : 배당체로서 종자에는 베타-카로틴(β-carotene), 감마-카로틴(γ-carotene), 5,6-에폭시-알파-카로틴(5,6-epoxy-α-carotene, tetraxanthine), 루테인(lutein) 등이 함유되어 있다.

🍂 **성미** : 성질이 평범하고, 맛은 맵고 달며, 독성이 없다.

🍃 **귀경** : 간(肝), 비(脾), 신(腎) 경락에 작용한다.

🍂 **효능과 주치** : 간과 신을 보하며, 정액을 단단하게 하는 고정(固精), 간 기능을 자양하고 눈을 밝게 한다. 또한 안태(安胎)하며 진액을 생성하는 생진(生津)의 효능이 있어서 강장, 강정하고 정수를 보하는 기능이 있다. 신체 허약, 허리와 무릎이 시리고 아픈 통증을 치료하며, 유정, 소갈(消渴: 당뇨), 음위(陰痿), 빈뇨 및 잔뇨감, 당뇨, 비허설사, 습관성 유산 등을 치료하는 데 사용한다.

🍃 **약용법과 용량** : 말린 종자 6~15g을 물 1L에 넣어 1/3이 될 때까지 달여 마시거나, 환이나 가루로 만들어 복용한다. 숙지황, 구기자, 오미자, 육종용 등을 가미하여 신(腎)의 양기를 보양하고, 두충과 함께 사용하여 간과 신을 보하고 안태하는 효과를 얻는다. 민간에서는 말린 종자(토사자) 15g을

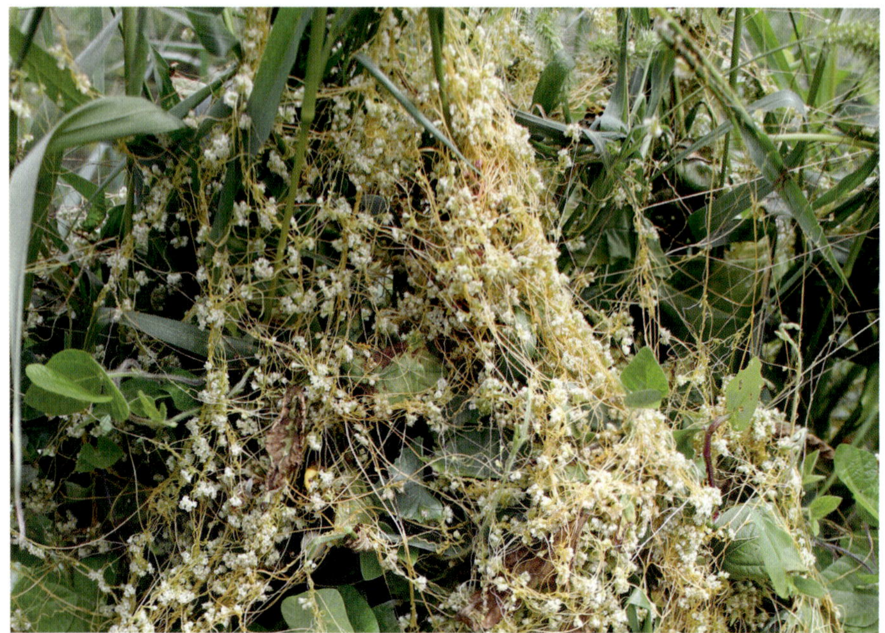

물 700mL에 넣어 끓기 시작하면 약하게 줄여 200~300mL가 될 때까지 달여 하루에 2회 나눠 마신다고 한다.

🍁 **사용 시 주의사항 :** 양기를 튼튼하게 하고 지사작용이 있기 때문에 신(腎)에 열이 많거나 양기가 강성하여 위축되지 않는 강양불위(强陽不萎), 대변조결(大便燥結)인 경우에는 모두 피한다.

patent

실새삼(토사자)의 기능성 및 효능에 관한 특허자료

▶ **토사자 추출물을 포함하는 당뇨병 예방 및 치료를 위한 조성물**

본 발명은 토사자(새삼 또는 실새삼의 씨앗) 추출물을 포함하는 당뇨병 예방 및 치료를 위한 조성물에 관한 것으로, 본 발명의 토사자 추출물은 우수한 혈당강하작용을 나타내 당뇨병 및 이로 인한 각종 합병증의 예방 및 치료에 유용한 약제 및 건강기능식품으로 이용할 수 있다.

‒ 공개번호 : 10‒2005‒0003668, 출원인 : 씨제이제일제당

862

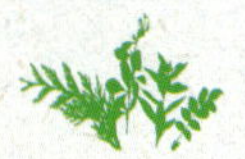

기침, 감기, 기관지염, 유선염, 종기를 치료하는

쑥부쟁이

Aster yomena (Kitam.) Honda

- 이명 : 권영초
- 생약명 : 산백국(山白菊)
- 과명 : 국화과(Compositae)
- 개화기 : 7~10월

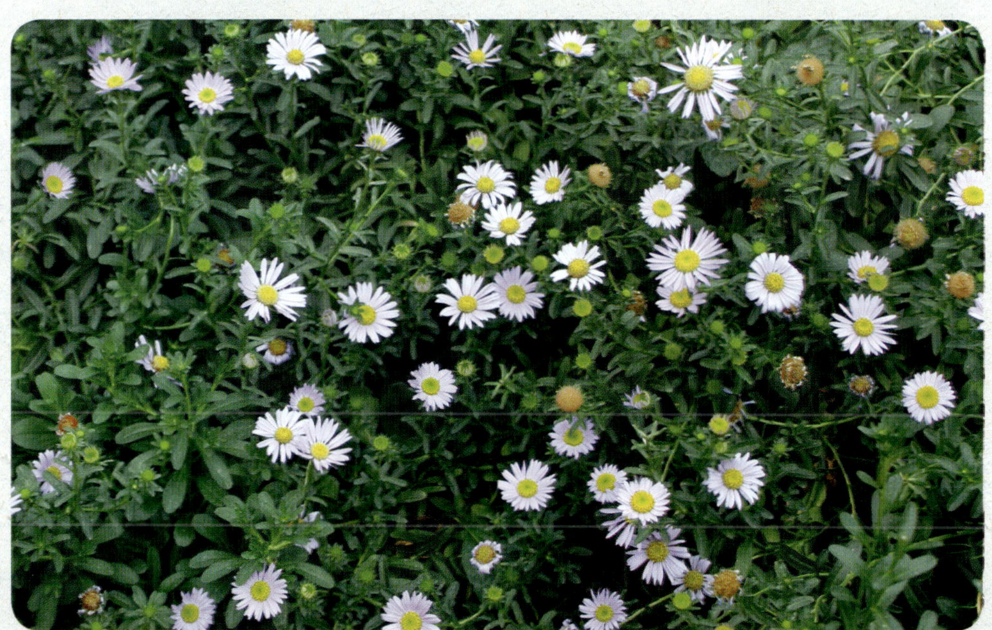

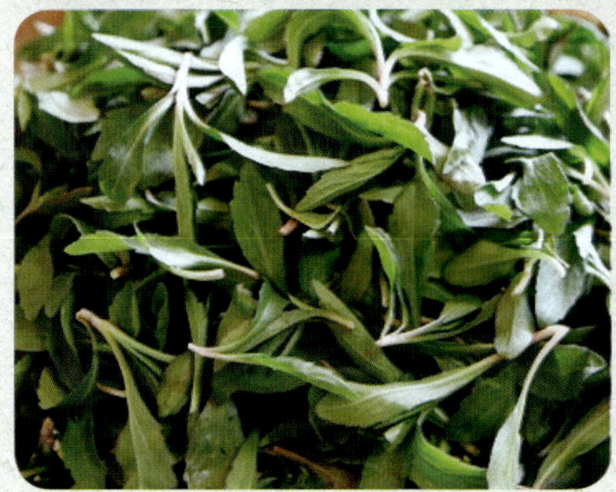

🍃 쑥부쟁이_ 어린순(채취품)

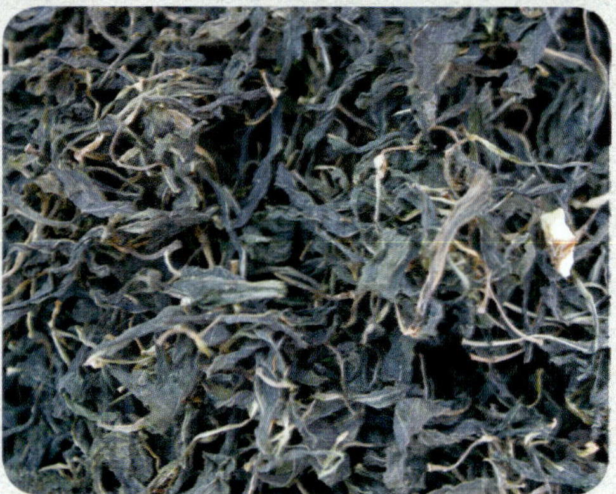

🍃 쑥부쟁이_ 전초(약재)

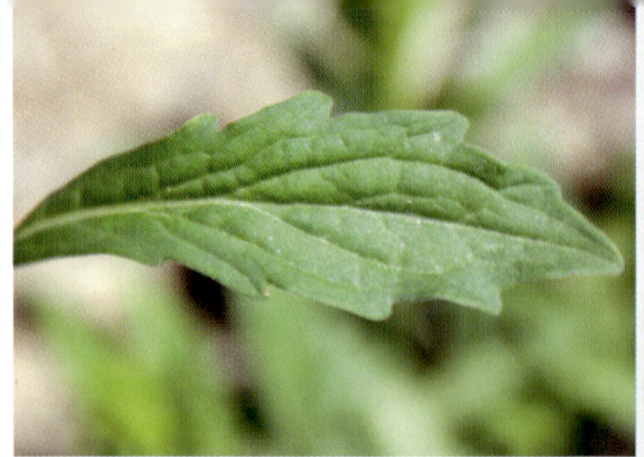

🌿 쑥부쟁이_ 잎

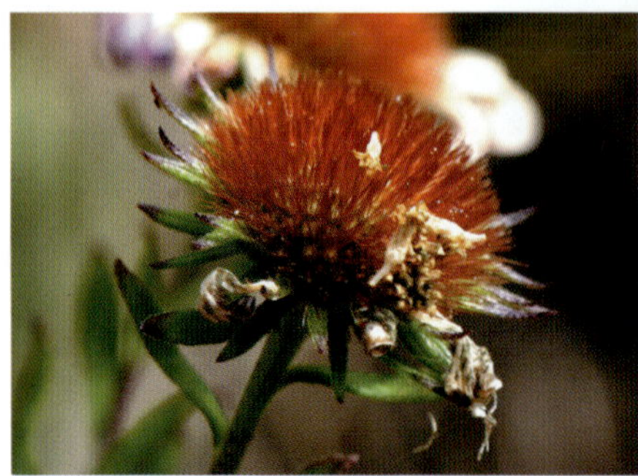

🌿 쑥부쟁이_ 종자 결실

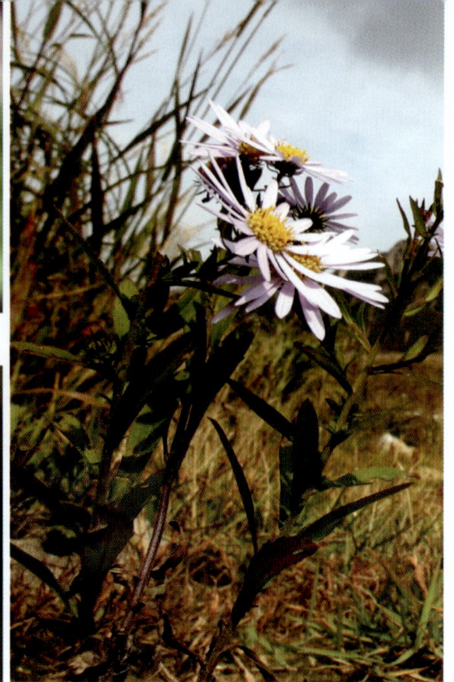

🌿 쑥부쟁이_ 지상부

�';' **생육특성** : 쑥부쟁이는 각처의 산과 들에서 자라는 여러해살이풀이다. 생육환경은 반그늘 혹은 양지이며, 키는 35~50cm이다. 잎은 어긋나고 길이가 5~6cm, 너비가 2.5~3.5cm로 타원형이며 잎자루가 길고 잎 끝에는 큰 톱니와 털이 나 있고 처음 올라온 잎은 꽃이 필 때 말라 죽는다. 꽃은 연한 자색, 노란색으로 7~10월에 가지 끝과 원줄기 끝에서 여러 송이가 핀다. 열매는 10~11월경에 달리는데 종자 끝에는 붉은빛이 도는 갓털이 있으며 길이는 0.25~0.3cm이다.

🌿 **채취 방법과 시기** : 이른 봄에 어린순을 채취하여 식용하고, 여름부터 가을에 걸쳐 전초를 채취하여 신선한 것으로 사용하거나 햇볕에 말려 사용한다.

🌿 **성분** : 캠페롤(kaempferol), 쿼세틴(quercetin), 쿼세틴람노사이드(quercetin rhamnoside), 쿼세틴글루코사이드(quercetin glucoside), 쿼세틴글루코람노사이드(quercetin glucorhamnoside), 캠페롤-3-글루코람노사이드(kaempferol-3-glucorhamnoside) 등이 함유되어 있다.

🌿 **성미** : 성질이 시원하고, 맛은 쓰고 맵다.

🌿 **귀경** : 간(肝), 폐(肺) 경락에 작용한다.

【 혼동하기 쉬운 약초 비교 】

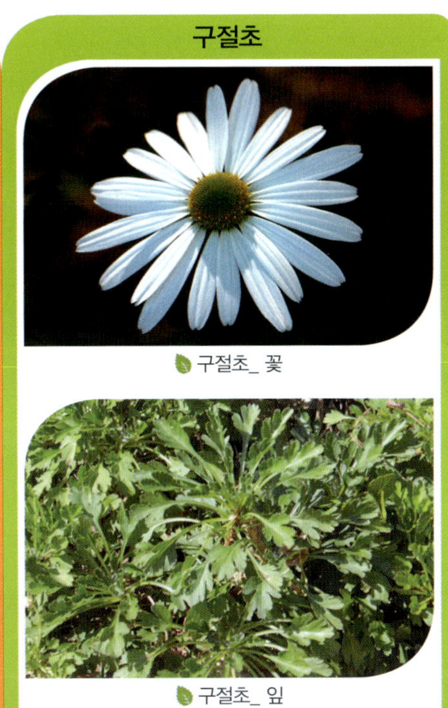

쑥부쟁이	구절초
🌿 쑥부쟁이_ 꽃	🌿 구절초_ 꽃
🌿 쑥부쟁이_ 잎	🌿 구절초_ 잎

🍂 **효능과 주치 :** 해열, 진해, 거담, 소염, 해독 등의 효능이 있어서 기침, 감기, 발열, 기관지염, 편도선염, 유선염, 종기나 부스럼 등을 치료하며 뱀이나 벌레에 물린 상처를 치료하기도 한다.

🌿 **약용법과 용량 :** 말린 약재 15~30g을 물 1L에 넣어 1/3이 될 때까지 달여 하루에 2~3회 나눠 마시거나, 짓찧어 환부에 붙인다.

 *patent*

쑥부쟁이의 기능성 및 효능에 관한 특허자료

▶ 쑥부쟁이 추출물을 함유하는 생리활성 조성물

본 발명은 항산화 효과, 아질산염 제거 효과 및 항암 효과를 가지는 쑥부쟁이 추출물을 활성성분으로 하는 생리활성 조성물에 관한 것이다. 또한 쑥부쟁이 추출물이 폐암, 결장암 및 폐암 세포의 증식 억제에 미치는 효과를 조사한 결과 400mg/L 이상의 농도에서 모두 78% 이상의 억제 효과를 나타냈다.

– 공개번호 : 10-2013-0057145, 출원인 : 전남도립대학교 산학협력단

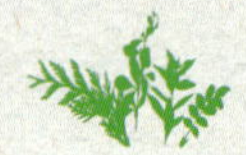

소화불량, 식욕부진, 탈모증을 치료하는

쓴풀 | 사용부위 | 전초

Swertia japonica (Schult.) Griseb.

- 이명 : 참쓴풀, 당약
- 생약명 : 당약(當藥)
- 과명 : 용담과(Gentianaceae)
- 개화기 : 9~10월

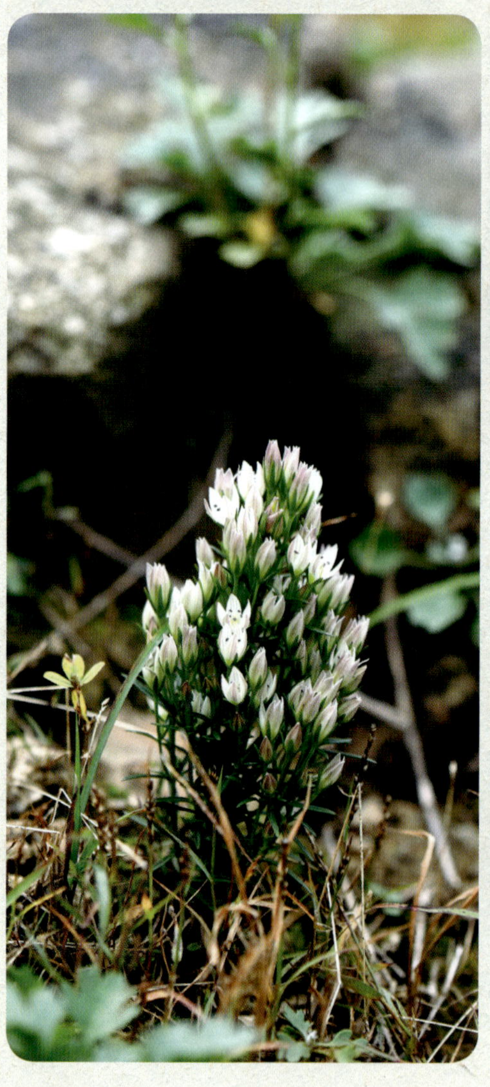

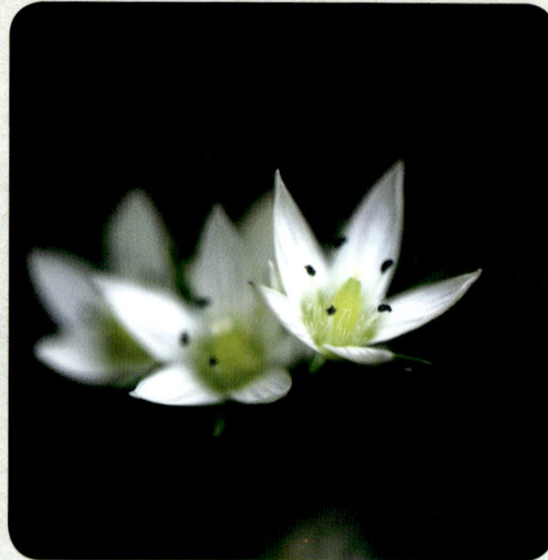

쓴풀_ 꽃

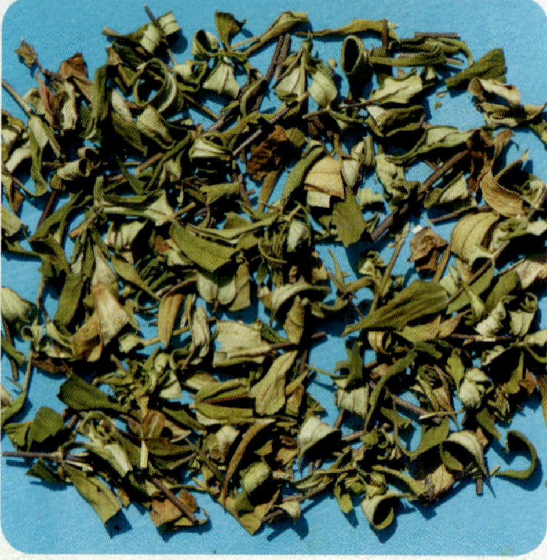

쓴풀_ 전초(약재)

- **생육특성** : 쓴풀은 전국의 산과 들에서 자생하는 한두해살이풀로, 생육환경은 과습하지 않은 양지나 반그늘의 풀숲이다. 키는 5~20cm이고, 줄기는 곧게 선다. 잎은 마주나고 선 모양이며 길이는 2~4cm, 너비는 좁은 편으로 0.1~0.3cm이다. 꽃은 흰색으로 9~10월에 아래에서 위쪽으로 피는데 상단부에는 3~5송이가 뭉쳐서 달리며 지름은 1cm 내외이다. 줄기에는 잔털이 없으며, 열매는 10~11월에 달린다.
  유사종으로는 개쓴풀과 자주쓴풀이 있고 고산지역에서 나오는 네귀쓴풀도 동일한 종류에 속한다.

- **채취 방법과 시기** : 가을에 전초를 채취하여 말린다.

- **성분** : 스웨르티아마린(swertiamarin), 스웨르사이드(swerside), 겐티오피크로사이드(gentiopicroside), 아마로겐틴(amarogentin), 아마로스웨린(amaroswerin), 스웨리타닌(swertianin), 노르스웨리타닌(norswertianin), 벨리디포린(belidiforin), 세르티신(sertisin), 세르티아자포닌(sertiajaponin), 이소빅세틴(isovixetin) 등이 함유되어 있다.

- **성미** : 성질이 차고, 맛은 쓰다.

- **귀경** : 위(胃) 경락에 작용한다.

- **효능과 주치** : 위를 튼튼하게 하는 건위, 소화, 머리털을 잘 나게 하는 발모의 효능이 있어서 소화불량, 식욕부진, 탈모증 등을 치료한다.

- **약용법과 용량** : 말린 전초 1~3g을 물 1L에 넣어 1/3이 될 때까지 달여 하루에 2~3회 나눠 마시거나, 가루로 만들어 복용하기도 한다. 알코올에 우려내어 환부에 바르기도 한다.

- **사용 시 주의사항** : 위가 허하고 냉한 사람은 신중하게 사용하여야 한다.

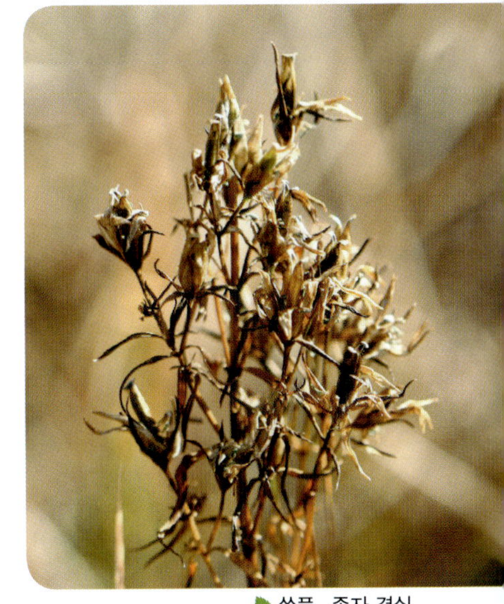

쓴풀_ 종자 결실

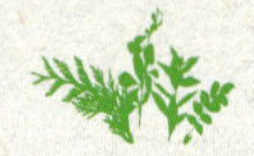

씀바귀

| **사용부위** | 전초

Ixeridium dentatum (Thunb.) Tzvelev

- **이명** : 씸배나물, 고채(苦菜), 활혈초(活血草)
- **생약명** : 산고매(山苦蕒), 황과채(黃瓜菜)
- **과명** : 국화과(Compositae)
- **개화기** : 5~7월

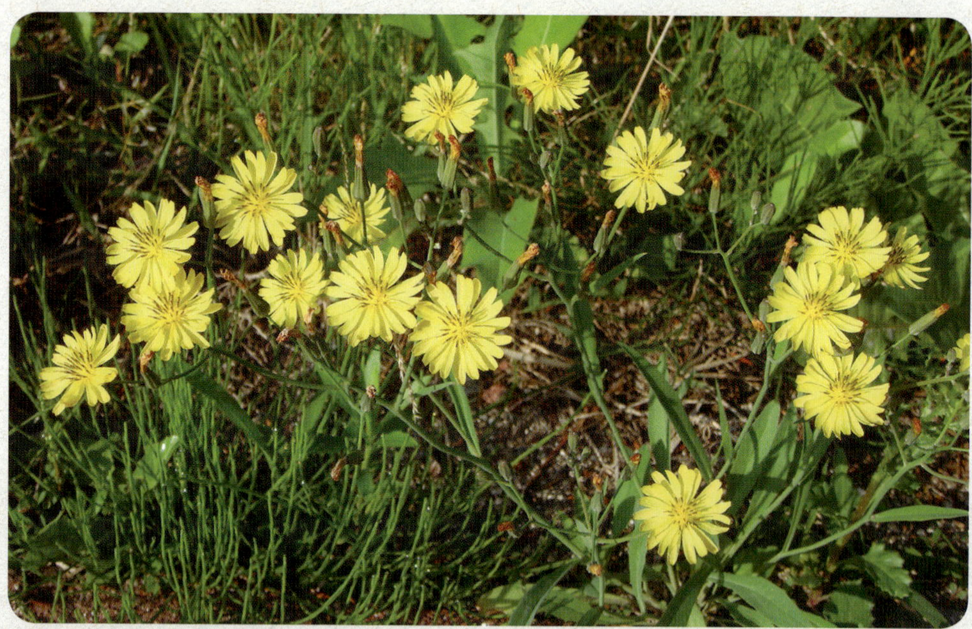

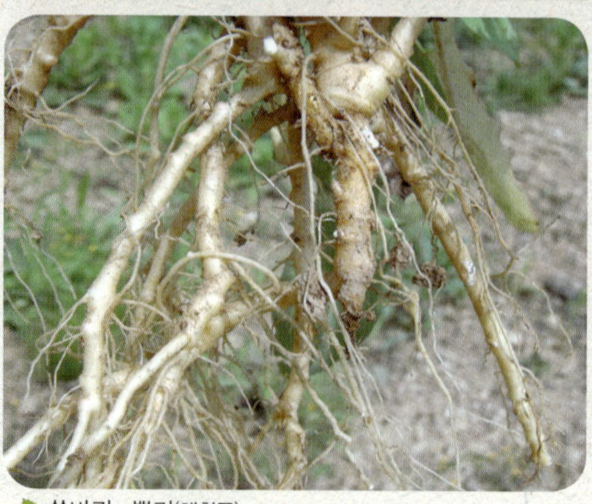

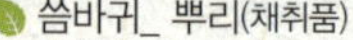

씀바귀_ 뿌리(채취품)

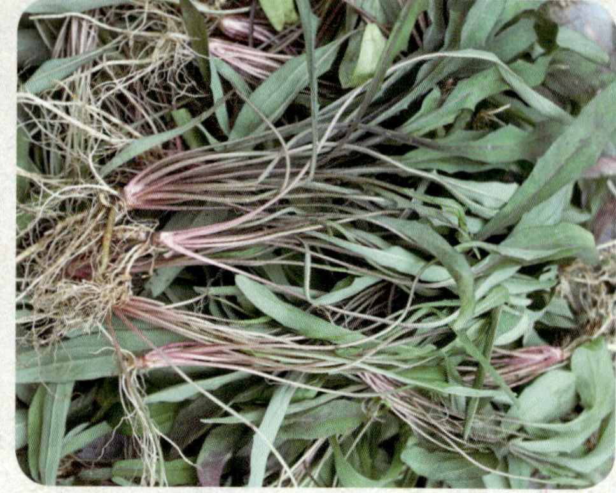

씀바귀_ 전초(채취품)

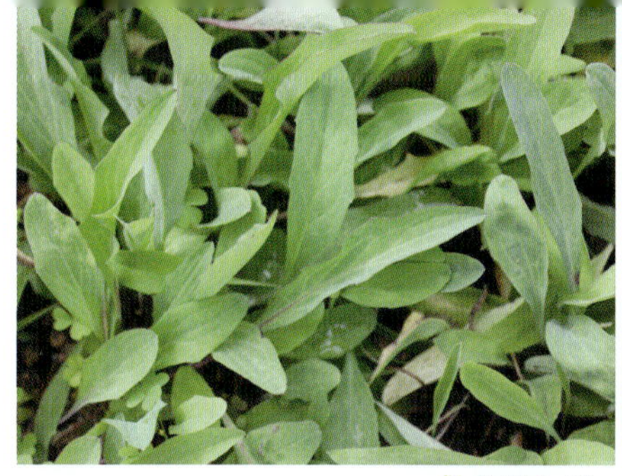

씀바귀_ 잎

씀바귀_ 종자 결실

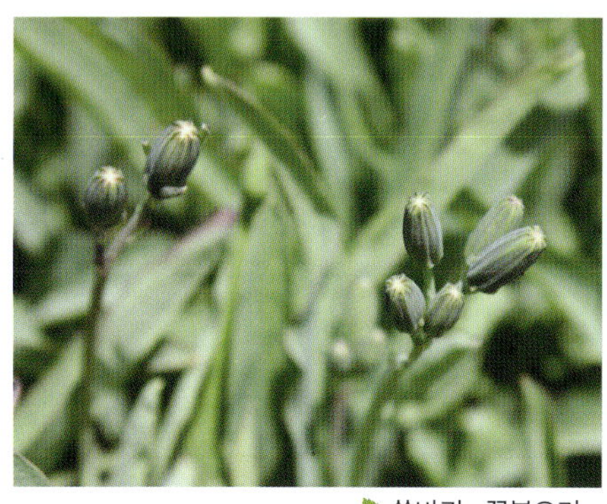

씀바귀_ 꽃봉오리

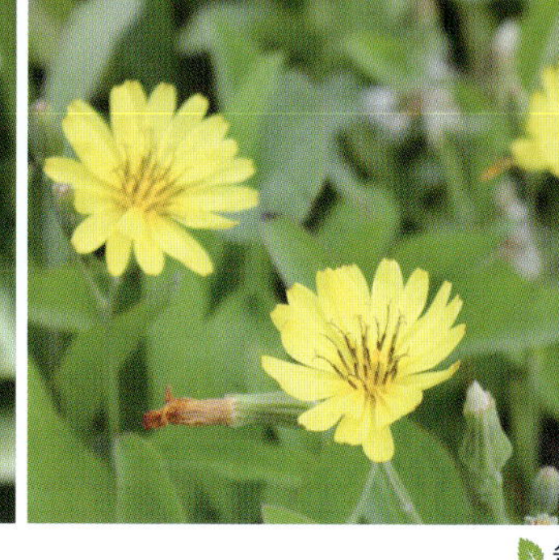

씀바귀_ 꽃

생육특성 : 씀바귀는 여러해살이풀로 전국의 산이나 들에서 자란다. 줄기의 키는 25~30cm이며 상층부에서 가지가 갈라진다. 잎은 끝이 뾰족하고 밑은 좁아져 잎자루로 이어지는데 절반 이하에서 치아 모양의 톱니가 생긴다. 꽃은 노란색으로 5~7월에 원줄기 끝에서 두상화가 산방꽃차례로 핀다. 열매는 9~10월경에 맺으며, 종자는 0.5~0.7cm의 길이로 겉에는 연한 갈색의 갓털이 난다. 이 갓털 때문에 민들레 씨처럼 종자가 바람에 날려 번식한다. 줄기와 잎을 자르면 강한 쓴맛이 나고 흰 즙이 나온다. 어린 순과 뿌리는 식용, 전초는 약용으로 쓰인다.

채취 방법과 시기 : 초봄에 채취하여 햇볕에 말린다.

성분 : 타락사스테롤(taraxasterol), 바우에레놀(bauerenol), 우르솔산(ursolic acid), 올레아놀릭산(oleanolic acid), 트리페르페노이드(triperpenoids) 등이 함유되어 있다.

성미 : 성질이 차고, 맛은 쓰다.

귀경 : 심(心), 간(肝), 폐(肺) 경락에 작용한다.

씀바귀

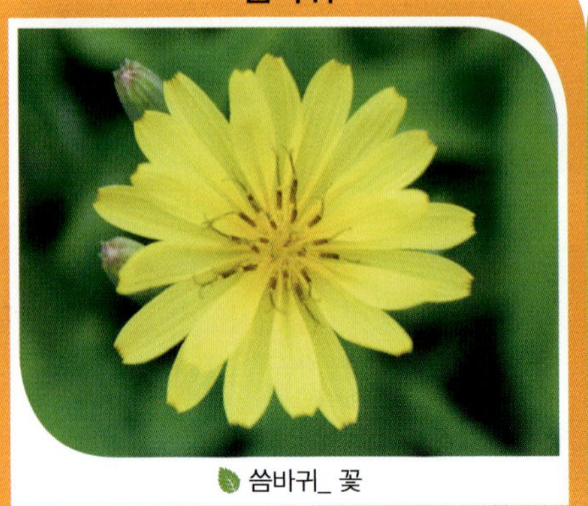

🍃 씀바귀_ 꽃

선씀바귀

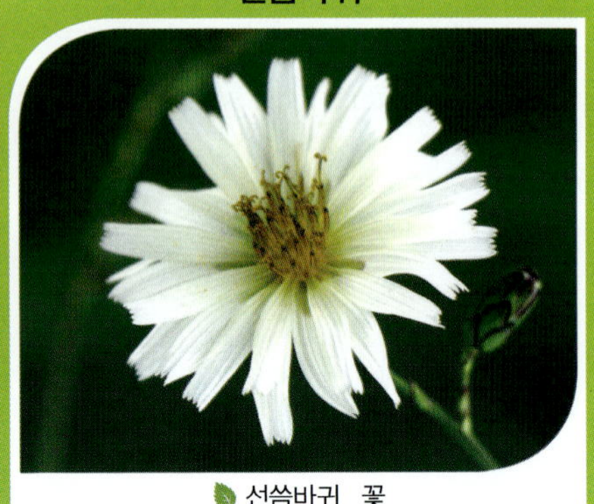

🍃 선씀바귀_ 꽃

🔸 **효능과 주치 :** 열을 내리게 하는 해열, 폐의 열기를 식히는 청폐열(淸肺熱), 혈의 열을 식히고 잘 돌려주는 양활혈(涼活血), 종기를 다스리는 소종, 새 살을 돋게 하는 생기(生肌) 등의 효능이 있다. 폐렴, 간염, 소화불량, 음낭 습진, 골절, 타박상, 종독 등을 치료하는 데 사용한다.

🔹 **약용법과 용량 :** 말린 약재 10g을 물 700mL에 넣어 끓기 시작하면 약하게 줄여 200~300mL가 될 때까지 달여 하루에 2회 나눠 마신다. 음낭습진, 타박상 등 외용할 경우에는 신선한 식물체를 짓찧어서 환부에 붙이거나, 물로 달여서 환부를 씻기도 한다.

🔸 **사용 시 주의사항 :** 성미가 차고 쓰기 때문에 비위가 냉한 경우에는 신중하 게 사용하여야 한다.

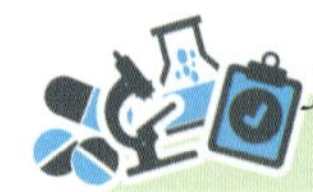 *patent*

씀바귀의 기능성 및 효능에 관한 특허자료

▶ 씀바귀 또는 씀바귀 추출물을 활성성분으로 포함하는 궤양성 대장염 개선 및 치료용 조성물

본 발명은 씀바귀 또는 씀바귀 추출물의 대장염 개선 및 치료 효과를 확인하여 씀바귀 또는 씀바귀 추출물을 활성성분으로 포함하여 대장염, 특히 궤양성 대장염의 개선 및 치료 효능을 가진 조성물 에 관한 것으로서, 본 발명의 실시 예 및 시험 예에 의하면 씀바귀 추출물은 체중 변화, 장 길이 변 화, 질병 활성도, 혈장 인터루킨-6 변화에 효과를 보였다. 따라서 본 발명에 따른 조성물을 종래의 물질을 대체하여 대장염 개선 또는 치료에 유용하게 사용할 수 있다.

– 공개번호 : 10-2012-0108079, 출원인 : 원광대학교 산학협력단

870

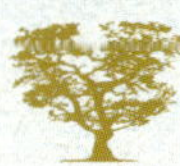

근골동통, 경간한열, 곽란설리에 사용하는

사위질빵

Clematis apiifolia DC.

- **이명** : 질빵풀, 백근초(百根草), 화목통(花木通), 근엽철선연(芹葉鐵線蓮)
- **생약명** : 여위(女萎)
- **과명** : 미나리아재비과(Ranunculaceae)
- **개화기** : 8~9월

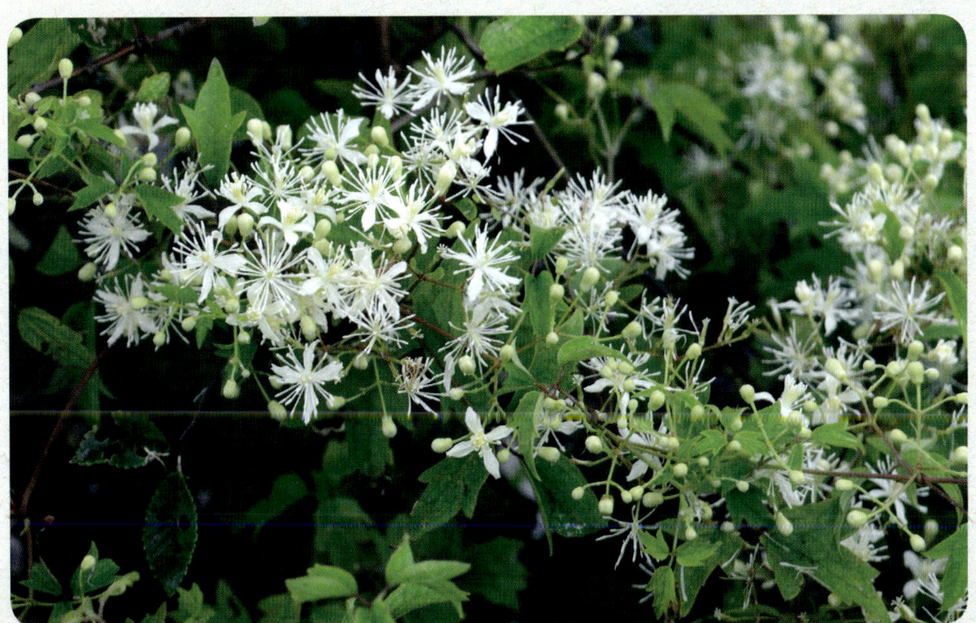

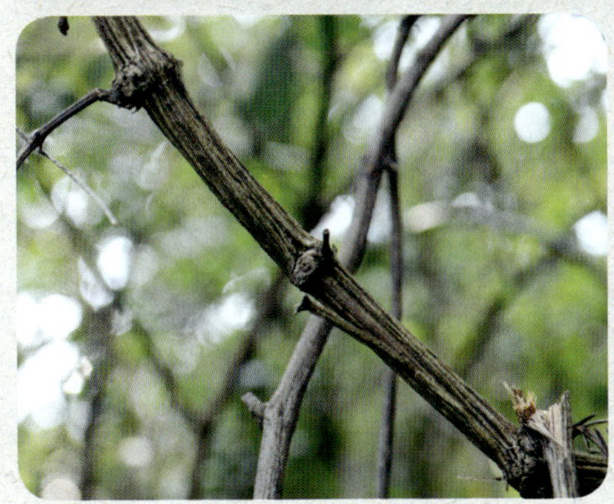

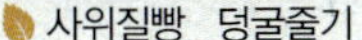

사위질빵_ 덩굴줄기

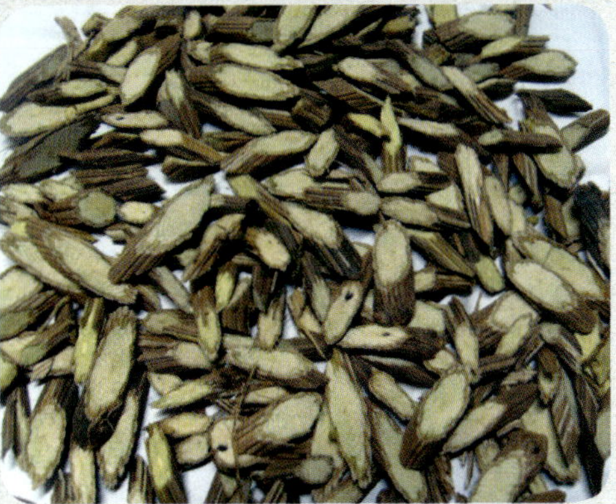

사위질빵_ 덩굴줄기(약재)

🌿 **생육특성** : 사위질빵은 전국에서 자생하는 낙엽활엽관목의 덩굴성 목본으로, 덩굴 길이는 3~4m이다. 어린 가지에는 잔털이 나 있고 가지가 갈라지면 옆의 나무나 다른 물체를 타고 올라간다. 잎은 1회 3출 겹잎으로 마주나고 잔잎은 달걀 모양 또는 달걀 모양 바소꼴에 잎 가장자리에는 결각상의 톱니가 드문드문 나 있으며 표면에는 처음에 털이 나지만 점차 없어지고 뒷면 맥 위에 잔털이 나 있다. 꽃은 흰색으로 7~9월에 원뿔 모양의 취산꽃차례로 피고, 열매는 여윈열매로 5~10개씩 모여 달리는데 9~10월에 결실되고, 종자에는 흰색 혹은 연한 갈색 털이 달려 있다.

🍂 **채취 방법과 시기** : 가을에 덩굴줄기를 채취한다.

🌿 **성분** : 덩굴줄기와 잎 등 전체에는 쿼세틴(quercetin), 스테롤(sterol), 유기산, 소량의 알칼로이드(alkaloid)가 함유되어 있다.

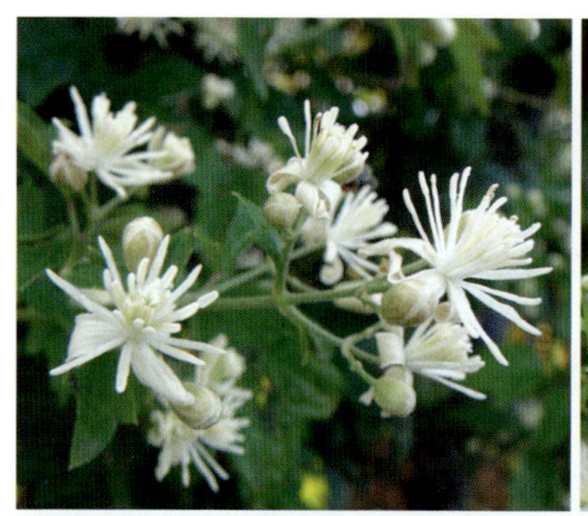

🍂 사위질빵_ 꽃봉오리

🍂 사위질빵_ 꽃

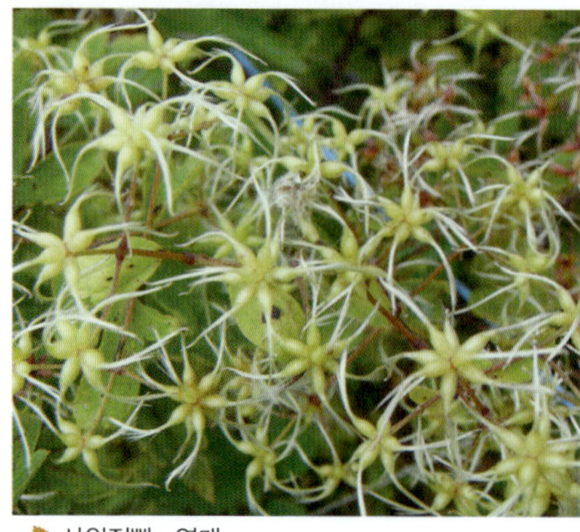

🍂 사위질빵_ 열매

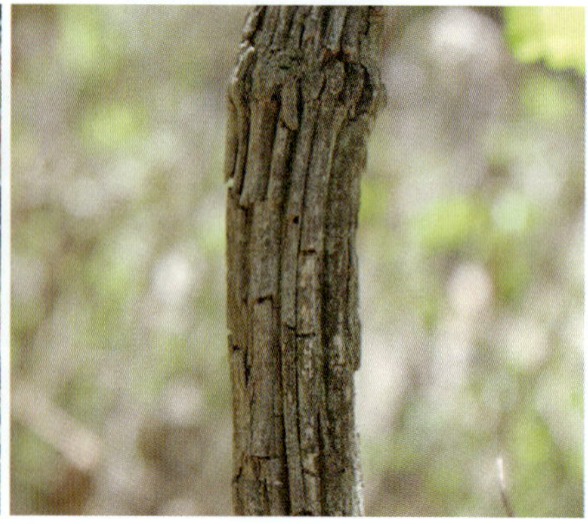

🍂 사위질빵_ 나무껍질

872

【 혼동하기 쉬운 약초 비교 】

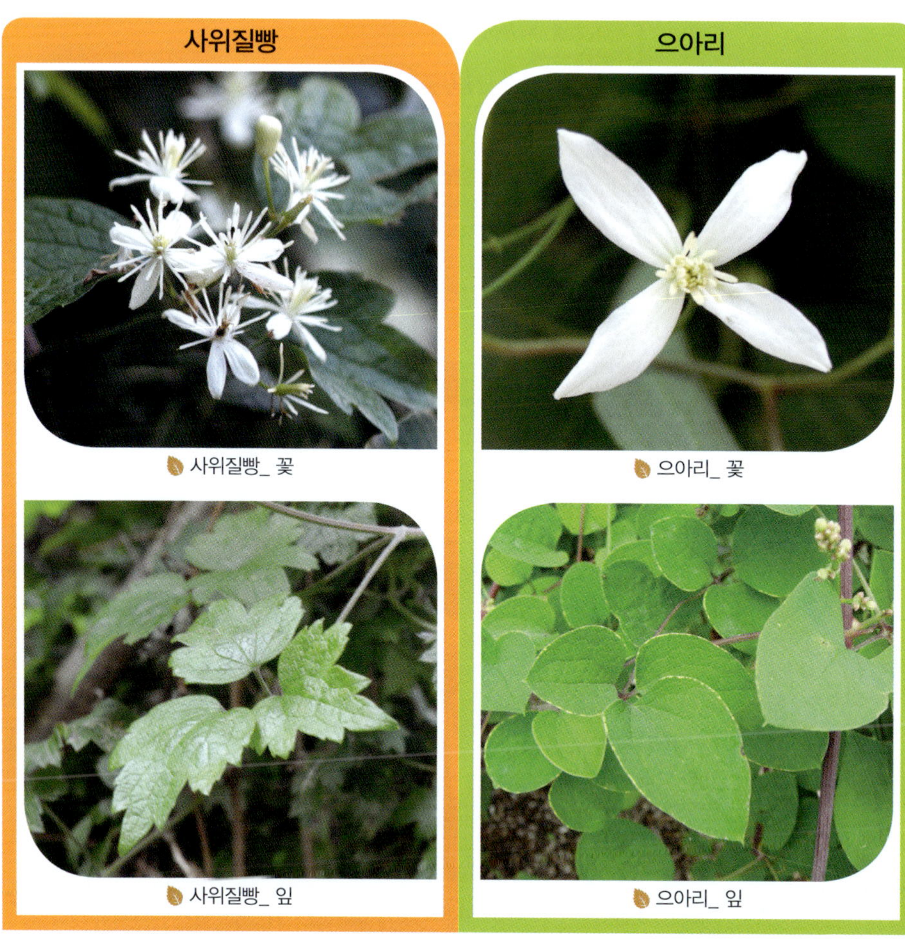

🍂 사위질빵_ 꽃

🍂 으아리_ 꽃

🍂 사위질빵_ 잎

🍂 으아리_ 잎

🍃 **성미** : 성질이 따뜻하고, 맛은 맵다.

🍃 **귀경** : 간(肝), 대장(大腸), 방광(膀胱) 경락에 작용한다.

🍂 **효능과 주치** : 덩굴줄기는 생약명을 여위(女萎)라고 하며 근골동통, 진통, 관절통, 설사탈항(泄瀉脫肛), 경간한열(驚癎寒熱), 곽란설리(霍亂泄痢: 콜레라성 설사) 등을 치료한다.

🍃 **약용법과 용량** : 말린 덩굴줄기 30~50g을 물 900mL에 넣어 반이 될 때까지 달여 하루에 2~3회 나눠 마신다.

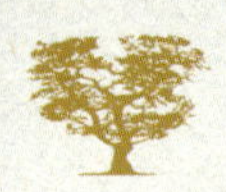

어혈, 월경불순, 신경통에 사용하는

사철나무

Euonymus japonicus Thunb. = [*Masakia japonica* Nakai.]

- **이명** : 들쭉나무, 개동굴나무, 겨우사리나무, 긴잎사철나무, 넓은잎사철나무, 동청목, 들축나무, 무른나무, 무른사철나무, 푸른나무, 동청위모(冬靑瑋矛), 정목(正木), 팔목(八木), 동청(冬靑)
- **생약명** : 화두충(和杜沖), 조경초(調經草)
- **과명** : 노박덩굴과(Celastraceae)
- **개화기** : 6~7월

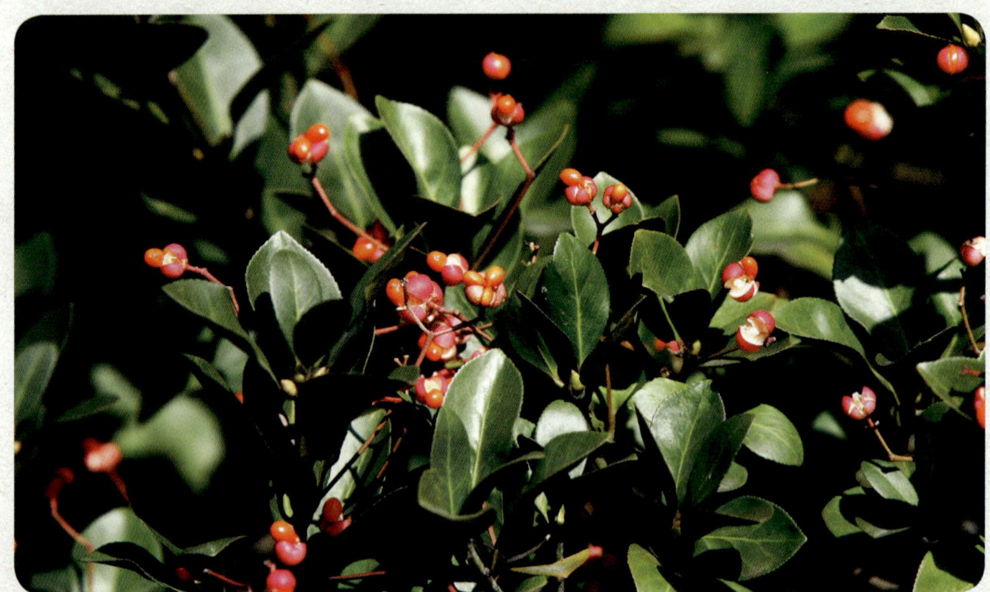

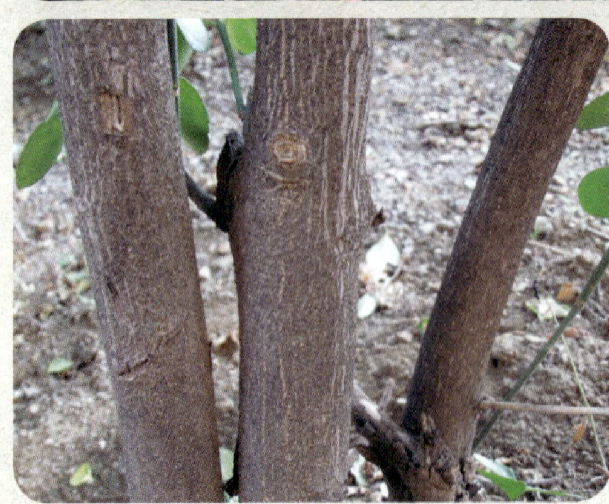

🌰 사철나무_ 약재로 사용하는 나무껍질

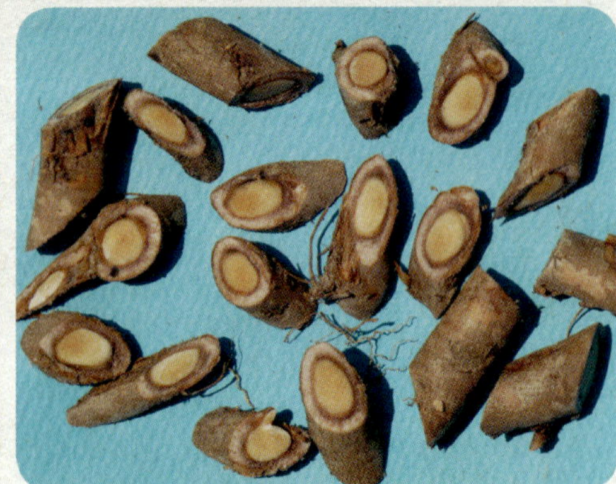

🌰 사철나무_ 뿌리(약재)

🍃 **생육특성 :** 사철나무는 전국의 마을 부근이나 정원에 많이 심어 가꾸는 상록활엽관목이며, 높이는 3m 정도로 자라고, 가지에는 흰색의 껍질눈이 있다. 잎은 거꿀달걀 모양 또는 두꺼운 타원형이며 서로 마주나고 잎끝이 뾰족하거나 뭉툭하고 밑부분은 쐐기 모양이며 잎 가장자리에는 둔한 톱니가 있다. 잎 앞면은 심녹색이며 윤이 나고 뒷면은 옅은 색이며 잎자루의 길이는 1cm 내외이다. 꽃은 녹백색으로 6~7월에 꽃이 피는데 양성화이다. 열매는 튀는열매로 9~10월에 익는데 가종피가 벌어지면 갈색의 종자가 각 열매마다 2개씩 나온다.

🍃 **채취 방법과 시기 :** 뿌리, 나무껍질을 연중 수시 채취한다.

🍃 **성분 :** 트리테르페노이드(triterpenoid)인 후리에데린(friedelin), 에피후리에

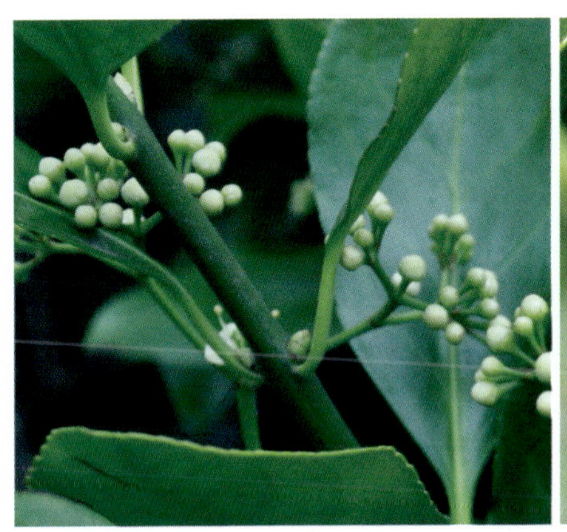

🍂 사철나무_ 꽃봉오리

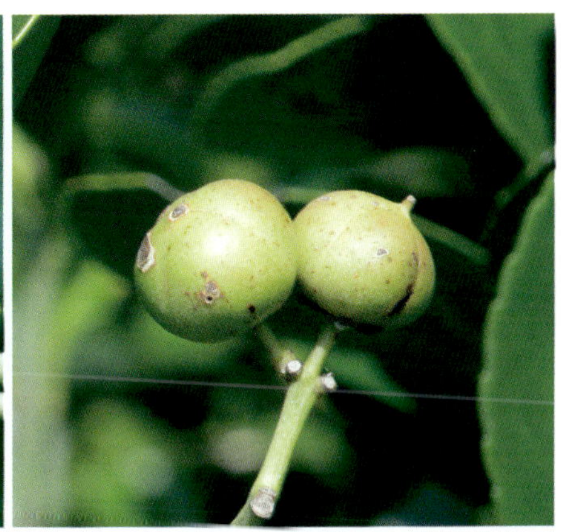

🍂 사철나무_ 덜 익은 열매

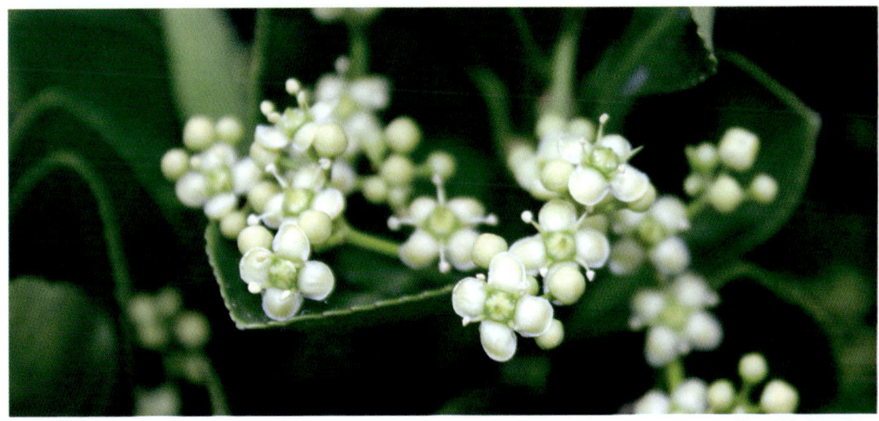

🍂 사철나무_ 꽃

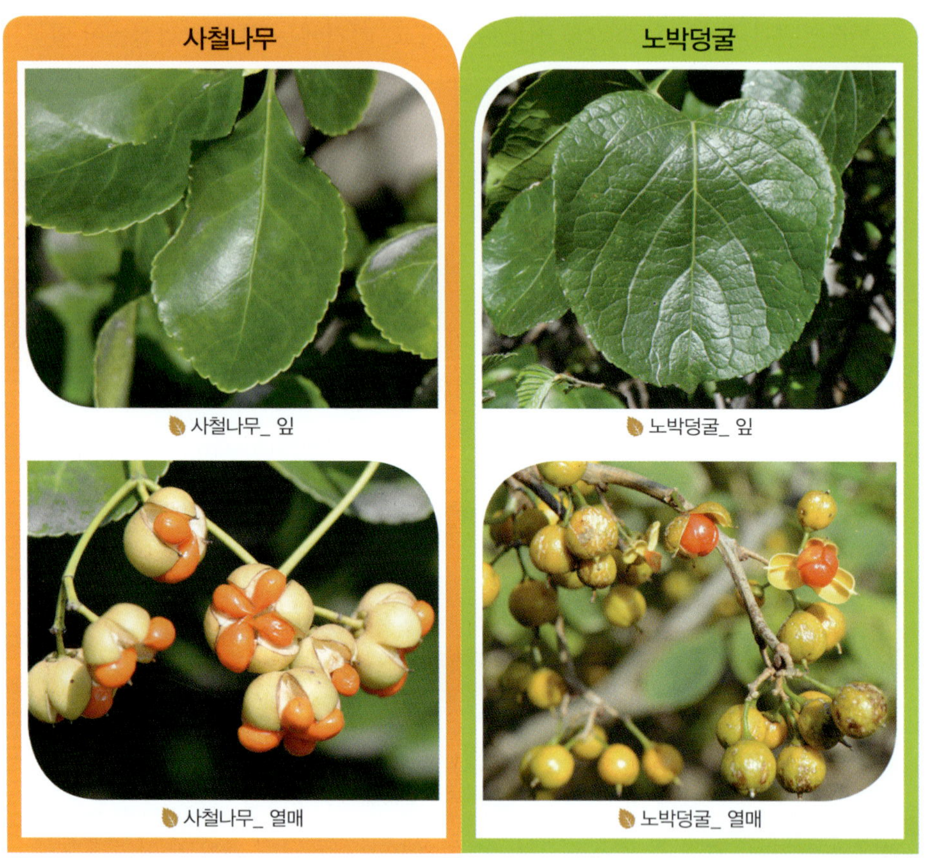

데라놀(epitriedelanol), 후리에데라놀(friedelanol), 플라보노이드(flavonoid)
가 함유되어 있다.

🌿 **성미** : 성질이 따뜻하고, 맛은 맵다.

🌿 **귀경** : 간(肝), 폐(肺), 신(腎) 경락에 작용한다.

🌿 **효능과 주치** : 뿌리와 나무껍질의 생약명을 화두충(和杜沖) 또는 조경초(調經
草)라고 하며 여성의 생리적인 경도(經度)를 조절해주고 어혈을 풀어주며
월경불순, 월경통, 신경통, 소변불리 등을 치료한다.

🌿 **약용법과 용량** : 말린 약재 30g을 물 900mL에 넣어 반이 될 때까지 달여 하
루에 2~3회 나눠 마신다. 육고기와 함께 달여서 복용해도 된다.

876

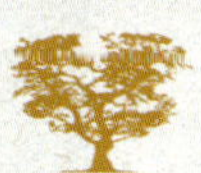

수렴, 청열, 강장에 사용하는

산딸나무

Cornus kousa F. Buerger ex Miq.

- **이명** : 들메나무, 준딸나무 미영꽃나무, 쇠박달나무, 산달나무, 딸나무, 석조자(石棗子), 사조화(四照花), 산려지(山荔枝)
- **생약명** : 사조화(四照花), 야여지(野茹枝)
- **과명** : 층층나무과(Cornaceae)
- **개화기** : 6월

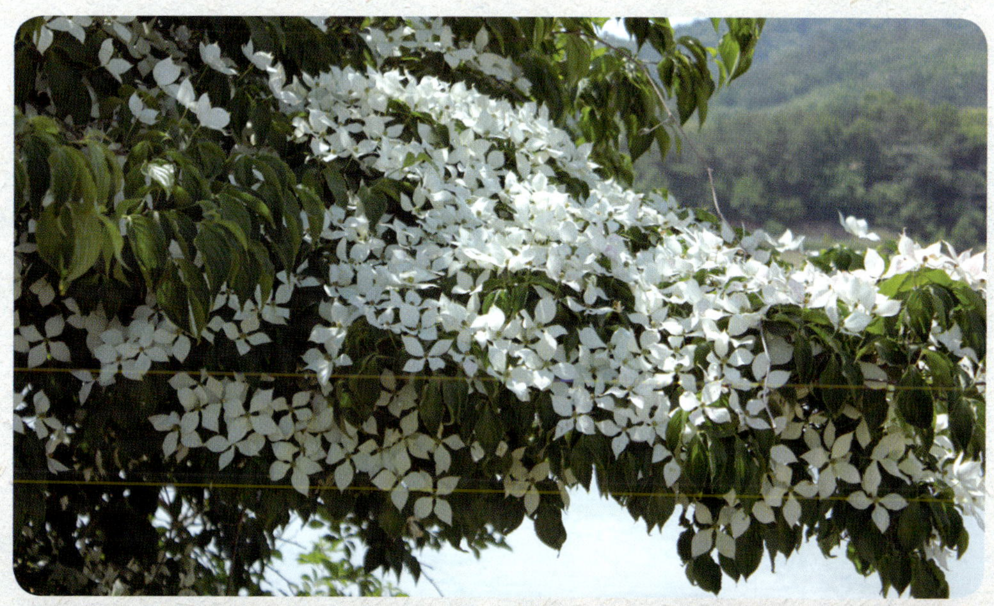

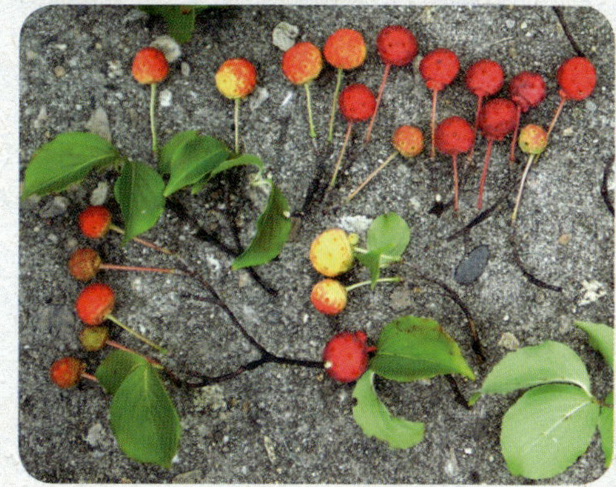

🍂 산딸나무_ 열매(채취품)

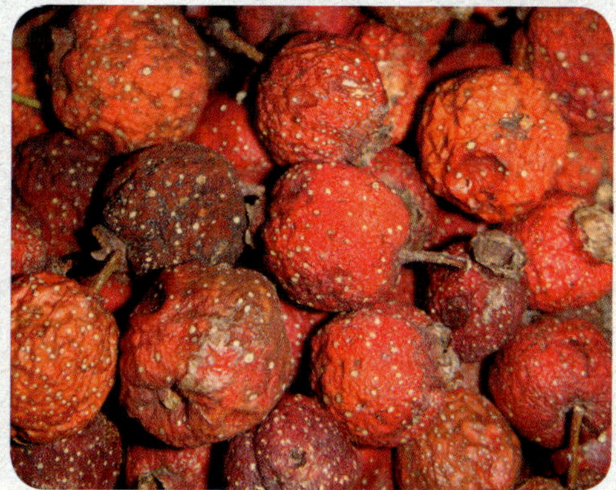

🍂 산딸나무_ 열매(약재 전형)

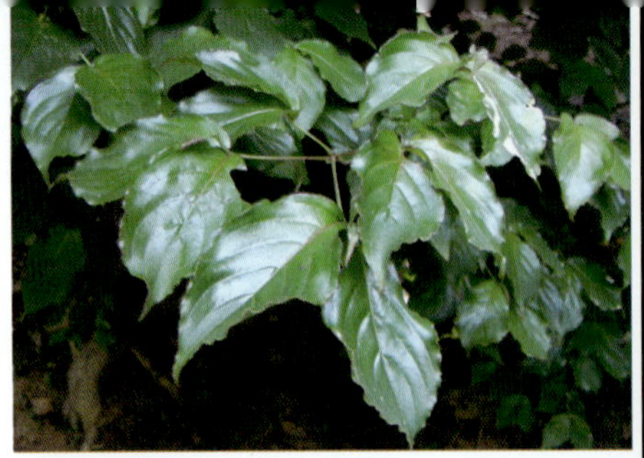

🍂 산딸나무_ 잎

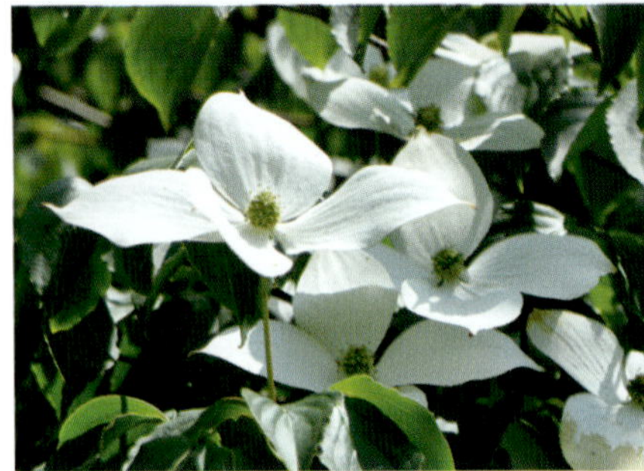

🍂 산딸나무_ 꽃

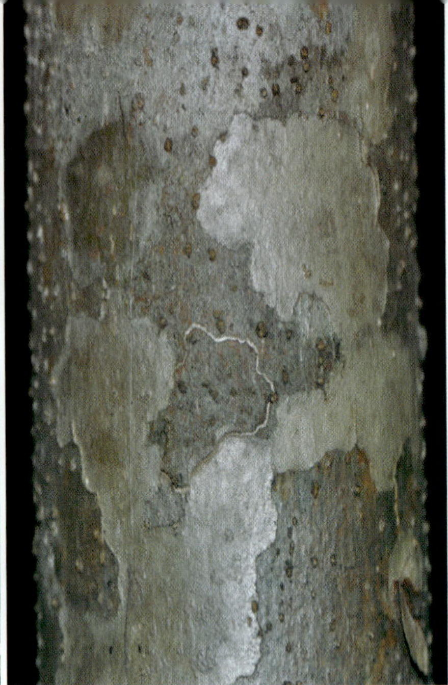

🍂 산딸나무_ 나무껍질

🌿 **생육특성** : 산딸나무는 일본과 우리나라의 황해도, 경기도 및 충청 이남 지역에서 분포하는 낙엽활엽교목으로, 높이가 7m 정도이다. 가지는 층을 이루어 수평으로 퍼지며 줄기에 털이 있다가 차차 없어진다. 잎은 달걀 모양으로 마주나고, 앞면은 녹색이며 뒷면은 회녹색을 띠고, 잎 가장자리에는 톱니가 있다. 꽃은 흰색으로 6월에 피는데 꽃잎과 수술은 각각 4개이다. 열매는 덩어리열매로 둥글고 붉은색을 띠며 우둘두둘한 돌기가 나 있다. 종자는 9~10월에 익는데 타원형이며 종자를 둘러싸고 있는 꽃턱은 두꺼우며 먹으면 달다.

🍃 **채취 방법과 시기** : 9~10월에 열매를 채취한다.

🌿 **성분** : 열매에는 주석산(tartaric acid), 구연산, 과당, 타닌(tannin) 등이 함유되어 있다.

🌿 **성미** : 성질이 평범하고, 맛은 달고 떫다.

🍃 **귀경** : 간(肝), 비(脾), 신(腎) 경락에 작용한다.

🍂 **효능과 주치** : 열매는 생약명을 사조화(四照花) 또는 야여지(野茹枝)라고 하여 수렴, 청열, 지혈의 효능이 있고 이질복통(痢疾腹痛), 팽만복통, 외상출

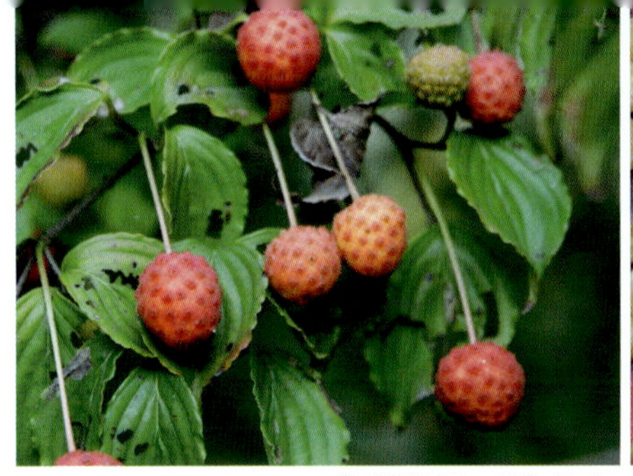

산딸나무_ 익은 열매

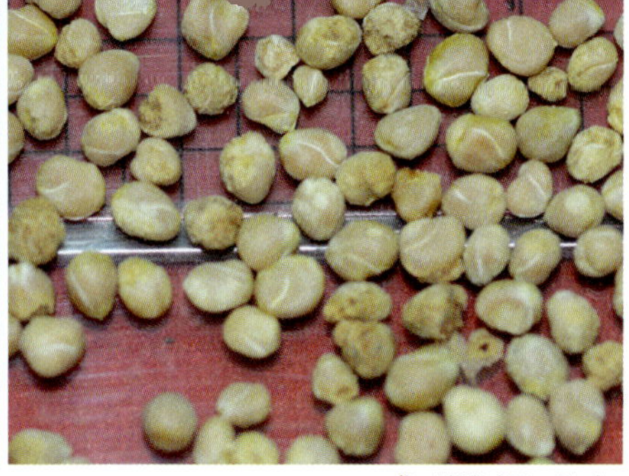

산딸나무_ 종자

혈, 강장, 피로해소. 습진, 단독, 타박상, 골절통 등을 치료한다.

🍃 **약용법과 용량** : 말린 열매 15~30g을 물 900mL에 넣어 반이 될 때까지 달여 하루에 2~3회 나눠 마신다. 외용할 경우에는 짓찧어서 환부에 바른다.

patent

산딸나무의 기능성 및 효능에 관한 특허자료

▶ **산딸나무 잎 추출물을 포함하는 항당뇨 조성물**

본 발명은 제2형 당뇨병의 예방 및 치료제 성분을 포함하는 산딸나무 잎 추출물 및 이를 구성 성분으로 하는 당뇨병 치료 조성물에 관한 것으로, 상세하게는 퍼록시좀 증식인자 수용체 감마(PPARγ)의 활성화와 전지방세포의 분화 조절을 통한 지방축적, 인슐린 민감성 증가를 일으키는 산딸나무 잎 추출물에 관한 것이다.

– 공개번호 : 10–2011–0097209, 출원인 : 농촌진흥청장 · 연세대학교 산학협력단

▶ **산딸나무 추출물을 유효성분으로 함유하는 염증성 장질환 치료 및 예방용 약학조성물**

본 발명은 산딸나무 추출물을 유효성분으로 함유하는 염증성 장질환 치료 및 예방용 약학조성물에 관한 것으로, 상기 산딸나무 추출물은 천연물질로서 부작용이 적으면서도 대장세포에서 단핵구 부착 등을 억제시키고, 염증성 사이토카인 예를 들어 MCP–1, IL–8의 발현을 감소시킴으로써 염증성 장질환의 치료제로 유용하게 사용할 수 있다.

– 공개번호 : 10 2009–0024397, 출원인 : 영남대학교 산학협력단

▶ **산딸나무 열매 추출물, 산딸나무 열매 분획물, 이로부터 분리된 트리테르펜계 화합물 또는 이의 약학적으로 허용 가능한 염을 유효성분으로 함유하는 고콜레스테롤혈증에 기인하는 심혈관 질환의 예방 및 치료용 약학적 조성물**

본 발명은 산딸나무 열매 추출물, 산딸나무 열매 분획물, 이로부터 분리된 트리테르펜계 화합물 또는 이의 약학적으로 허용 가능한 염을 유효성분으로 함유하는 고콜레스테롤혈증에 기인하는 심혈관 질환의 예방 및 치료용 약학적 조성물에 관한 것으로서, 특히 산딸나무 열매로부터 분리되어진 산딸나무 열매 추출물, 산딸나무 열매 분획물, 이로부터 분리된 트리테르펜계 화합물 또는 이의 약학적으로 허용 가능한 염은 천연물질로서 휴먼 아실 코에이(Human Acyl–CoA; hACAT)에 대한 억제효과를 나타내므로 고지혈증, 관상동맥심장병, 동맥경화증, 심근경색증 등과 같은 고콜레스테롤혈증에 기인하는 심혈관 질환의 예방 및 치료에 유용하게 사용될 수 있다.

– 공개번호 : 10–2011–0018671, 출원인 : 경희대학교 산학협력단

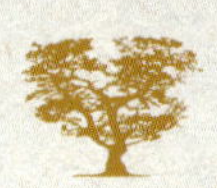

식적, 요통, 건위, 퇴행성뇌질환에 사용하는

산사나무

Crataegus pinnatifida Bunge

- **이명** : 아아가위나무, 아그배나무, 찔구배나무, 질배나무, 동배, 애광나무, 산사, 양구자(羊仇子)
- **생약명** : 산사(山査), 산사자(山査子)
- **과명** : 장미과(Rosaceae)
- **개화기** : 4~5월

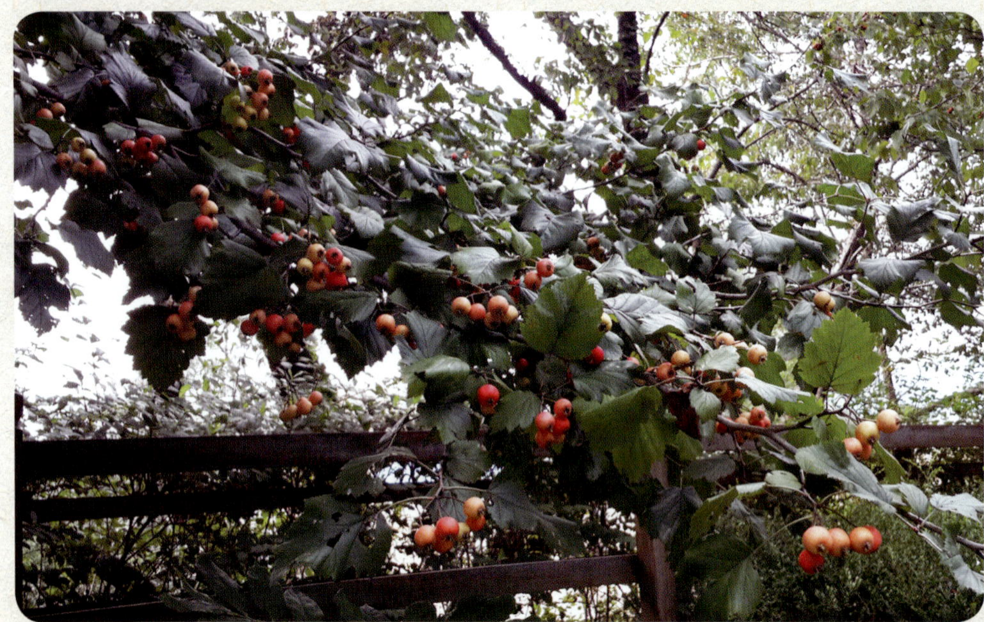

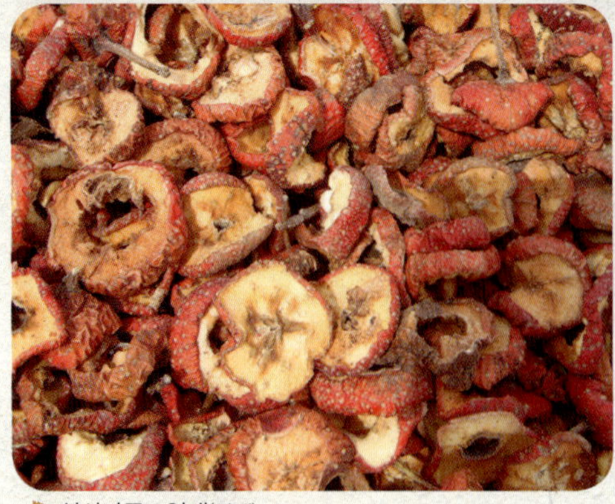

🌳 산사나무_ 열매(약재)

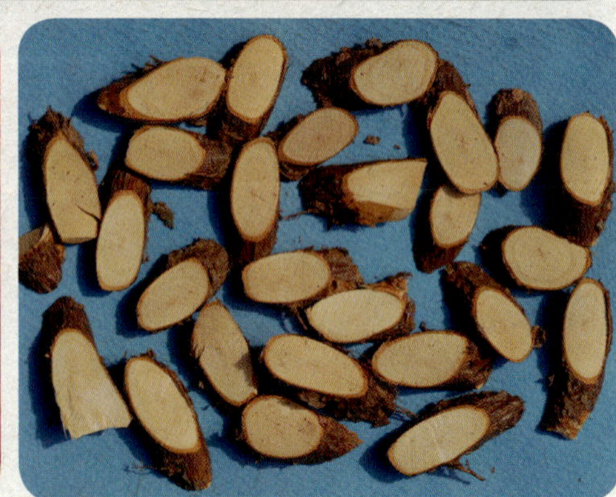

🌳 산사나무_ 뿌리(약재)

◉ **생육특성** : 산사나무는 전국 각지의 산야, 촌락 부근에서 자생 또는 심어 가꾸는 낙엽활엽교목으로, 높이는 6m 정도이며, 가지에는 털이 없고 가시가 나 있다. 잎은 넓은 달걀 모양 또는 삼각상 달걀 모양으로 서로 어긋나고 새 날개깃처럼 깊게 갈라지며 가장자리에는 불규칙한 톱니가 있다. 꽃은 흰색으로 4~5월에 산방꽃차례로 10~12송이가 모여서 피고, 열매는 이과(梨果)로 둥글며 흰색 반점이 있고 9~10월에 붉게 익는다.

◉ **채취 방법과 시기** : 열매는 가을에 익었을 때, 뿌리는 봄·겨울, 목재는 연중 수시 채취한다.

◉ **성분** : 열매에는 하이페로시드(hyperoside), 쿼세틴(quercetin), 안토시아니딘(anthocyanidin), 올레아놀산(oleanolic acid), 당류, 산류 등이 함유되어 있고, 비타민 C가 많이 들어 있다. 그 외 타닌(tannin), 하이페린(hyperin), 클로로겐산(chlorogenic acid), 아세틸콜린(acetylcholine), 지방

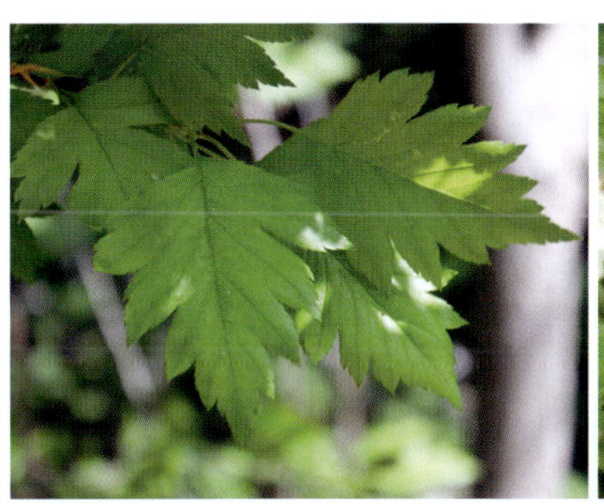

◉ 산사나무_ 잎

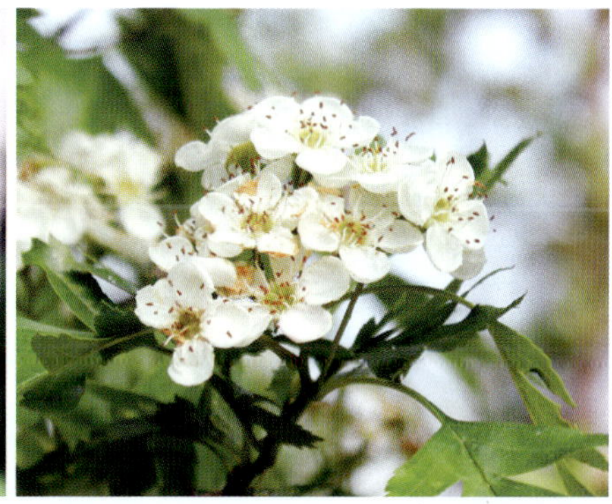

◉ 산사나무_ 꽃

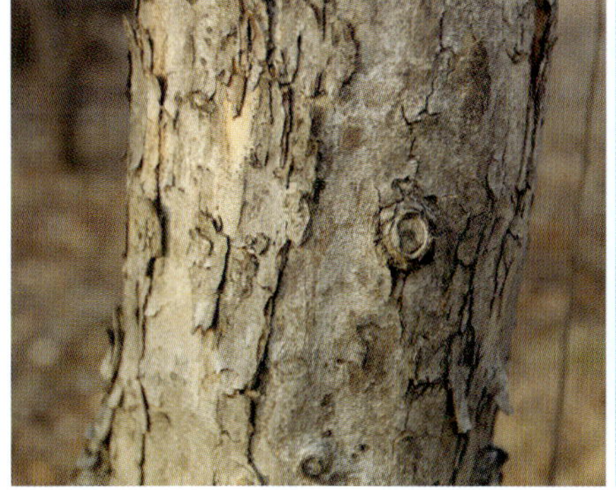

◉ 산사나무_ 나무껍질

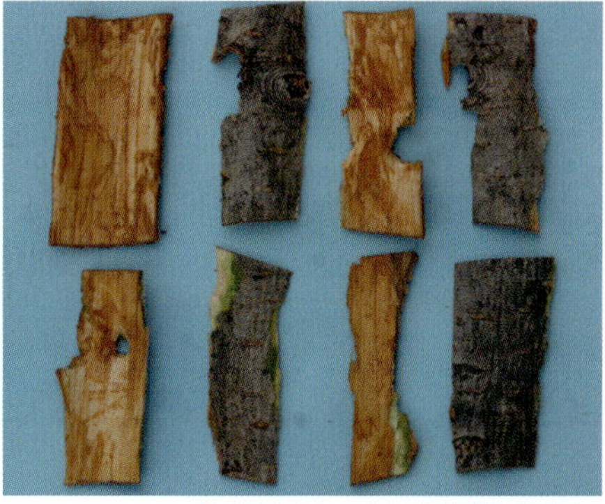

◉ 산사나무_ 나무 겉껍질(약재 전형)

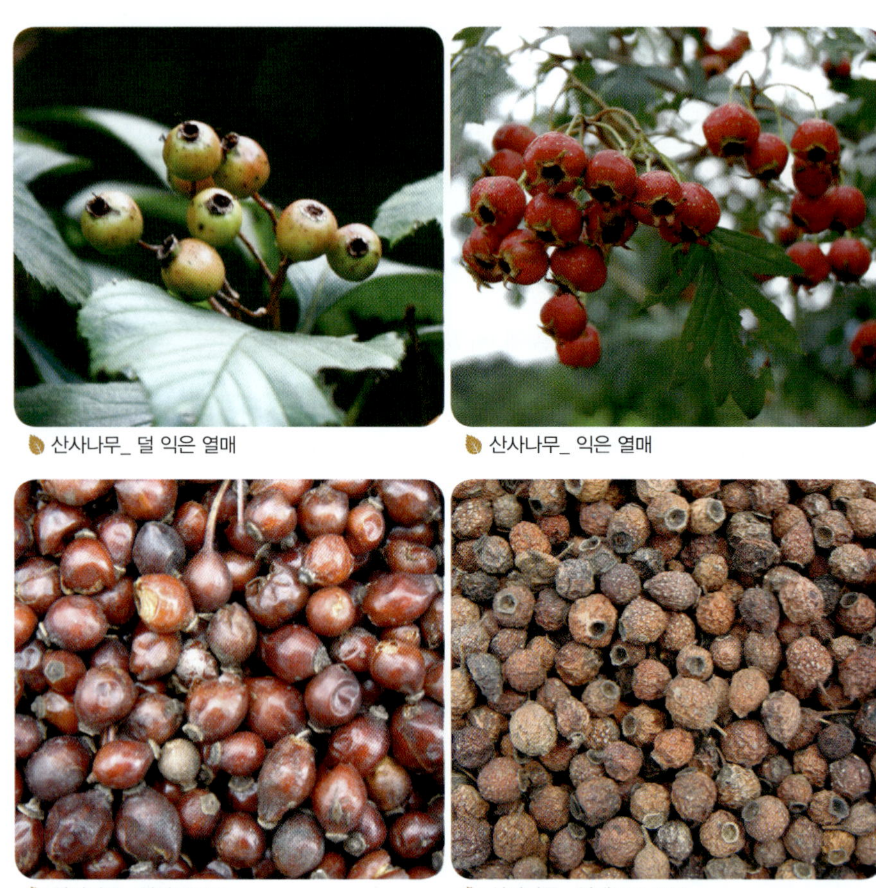

유, 시토스테롤(sitosterol), 주석산(tartaric acid), 사과산(malic acid) 등도 함유되어 있다. 종자에는 아미그달린(amygdalin), 하이페린(hyperin), 지방유가 함유되어 있고, 뿌리 및 나무껍질, 목재에는 애스쿠린(aesculin)이 함유되어 있다.

성미 : 열매는 성질이 조금 따뜻하고, 맛은 시고 달다. 뿌리는 성질이 평범하고, 맛은 달다. 목재는 성질이 차고, 맛은 쓰고, 독성이 없다.

귀경 : 간(肝), 심(心), 비(脾), 위(胃) 경락에 작용한다.

효능과 주치 : 열매는 생약명을 산사자(山査子)라고 하며 혈압강하작용과 항균작용이 있고 식적(食積: 음식이 잘 소화되지 않고 뭉쳐 생기는 증상)을 치료

하고 어혈을 풀어주며 조충(條蟲: 촌충)을 구제해주는 효능이 있고 건위, 육고기 정체(肉積), 소화불량, 식욕부진, 담음(痰飮: 체내의 수액이 잘 돌지 못해 만들어진 병리적인 물질), 하리, 장풍(腸風: 대변을 볼 때 피가 나오는 증상), 요통, 선기(仙氣) 등을 치료한다. 뿌리는 생약명을 산사근(山査根)이라고 하여 소적(消積), 거풍, 지혈, 식적, 이질, 관절염, 객혈을 치료한다. 목재는 생약명을 산사목(山査木)이라고 하여 심한 설사, 두풍(頭風: 머리 통증이 오랫동안 수시로 발작하는 증상), 가려움증을 치료한다. 산사 추출물은 최근에 지질 관련 대사성질환과 건망증 및 뇌질환 치료에 유용한 약학조성물이라는 연구결과가 발표된 바 있다.

● **약용법과 용량** : 말린 열매 20~30g을 물 900mL에 넣어 반이 될 때까지 달여 하루에 2~3회 나눠 마신다. 외용할 경우에는 열매 달인 액으로 환부를 씻거나 짓찧어서 붙인다. 말린 뿌리 30~50g을 물 900mL에 넣어 반이 될 때까지 달여 하루에 2~3회 나눠 마신다. 말린 목재 50~60g을 물 900mL에 넣어 반이 될 때까지 달여 하루에 2~3회 나눠 마신다.

● **사용 시 주의사항** : 비위 허약자는 복용에 주의한다. 많은 양을 오래 복용하면 치아가 손상될 수 있으니 주의한다.

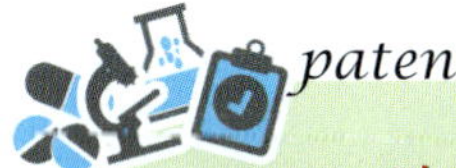

patent

산사나무의 기능성 및 효능에 관한 특허자료

▶ **산사 및 진피의 복합 추출물을 유효성분으로 함유하는 비만 또는 지질 관련 대사성 질환의 치료 또는 예방용 약학조성물**

본 발명은 산사 및 진피의 복합 추출물을 유효성분으로 포함하는 약학조성물 또는 건강기능식품을 제공한다. 상기 복합 추출물은 체중을 감소시키고 혈관 내 지질을 감소시키는 효과를 나타낸다.

— 공개번호 : 10-2014-0028293, 출원인 : (주)뉴메드

▶ **산사 추출물을 유효성분으로 함유하는 퇴행성 뇌질환 치료 및 예방용 조성물**

본 발명은 장미과에 속하는 산리홍의 성숙한 과실인 산사자의 추출물을 유효성분으로 함유하는 건망증 개선 및 퇴행성 뇌 질환 치료용 약학조성물 또는 건강기능식품에 관한 것으로, 상세하게는 본 발명의 산사자 추출물은 스코폴라민에 의해 유도된 기억력 감퇴 동물군에서 수동 회피 실험, 모리스 수중 미로 실험 및 Y 미로 실험에서 학습 증진 및 공간 지각능력을 높은 수준으로 향상시키는 탁월한 효능을 나타내므로 건망증 개선 및 퇴행성 뇌질환 치료에 유용한 약학조성물 또는 건강기능식품을 제공한다.

— 공개번호 : 10-2011-0065151, 출원인 : 대구한의대학교 산학협력단

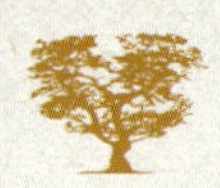

식적, 건위, 거담, 피부염에 사용하는

산수국

Hydrangea serrata f. acuminata (Siebold & Zucc.) E. H. Wilson

- **이명** : 털수국, 털산수육, 납연수구(臘蓮繡球), 산형수구(繖形繡球), 산화팔선(繖花八仙), 대엽토상산(大葉土常山), 산수국(山水菊)
- **생약명** : 토상산(土常山)
- **과명** : 범의귀과(Saxifragaceae)
- **개화기** : 7~8월

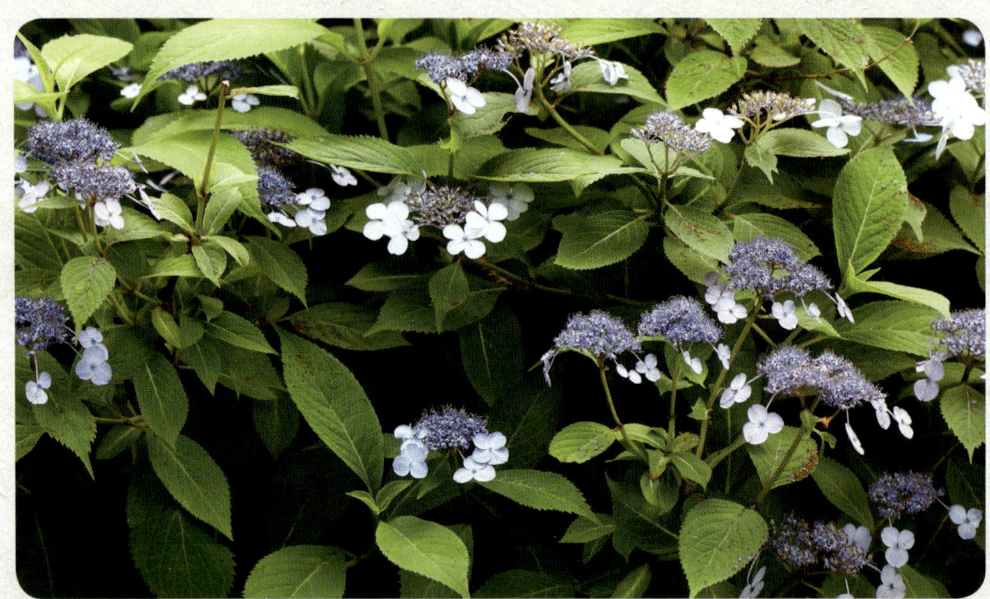

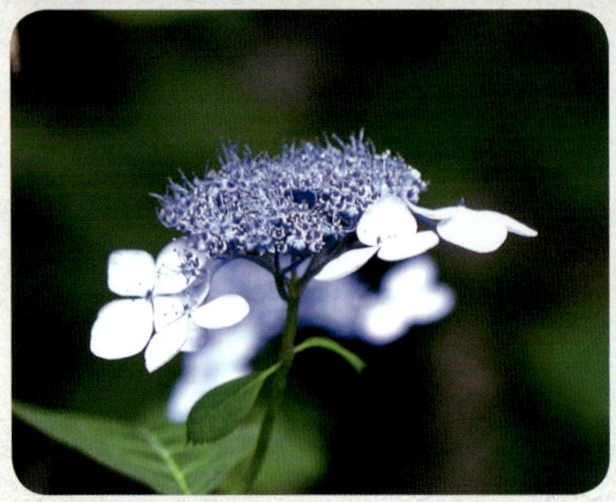

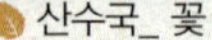 산수국_꽃

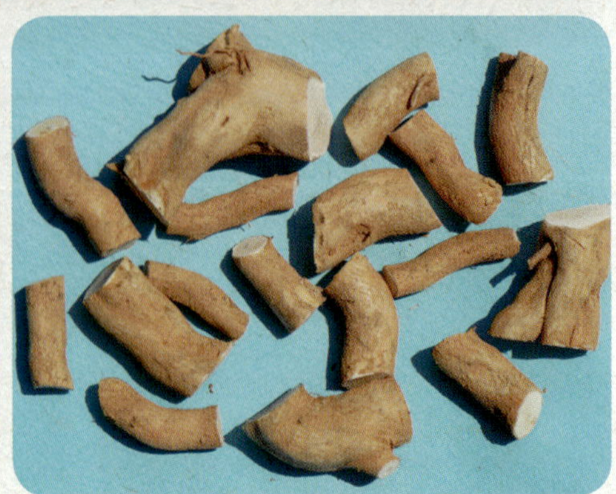 산수국_ 뿌리(약재)

884

● **생육특성** : 산수국은 물이 있는 바위틈이나 계곡에서 잘 자라는 낙엽활엽 관목으로, 높이는 1m 정도이다. 밑에서 많은 줄기가 나와 군집을 이루고, 작은 가지에는 잔털이 나 있으며, 잎은 타원형 및 달걀 모양으로 마주나며 가장자리에는 예리한 톱니가 있고 양면 맥 위에는 털이 나 있다. 꽃은 흰 색 또는 청백색으로 7~8월에 가지 끝에서 큰 산방꽃차례를 이루며 핀다. 가장자리의 무성화는 지름 2~3cm로 3~5개의 푸른빛이 도는 엷은 홍색 인 꽃잎 같은 꽃받침 잎으로 되어 있으며 유성화는 가운데에 수북하게 자 리 잡고 있다. 열매는 튀는열매로 거꿀달걀 모양이고 9~10월에 짙은 갈 색으로 익는다.

● **채취 방법과 시기** : 뿌리를 연중 수시 채취한다.

● **성분** : 알칼로이드(alkaloid), 당류가 함유되어 있다.

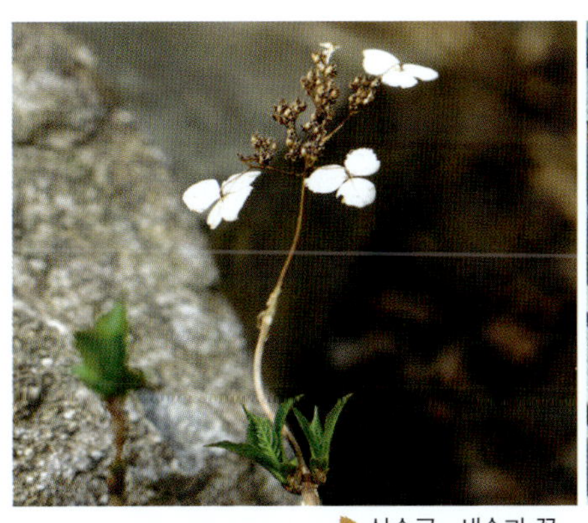

● 산수국_ 새순과 꽃

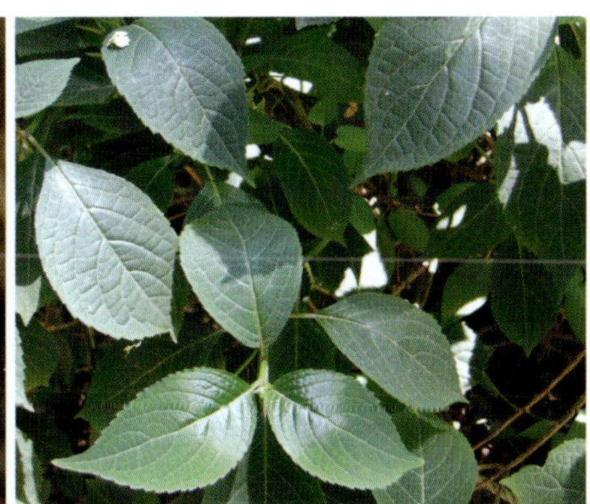

● 산수국_ 잎

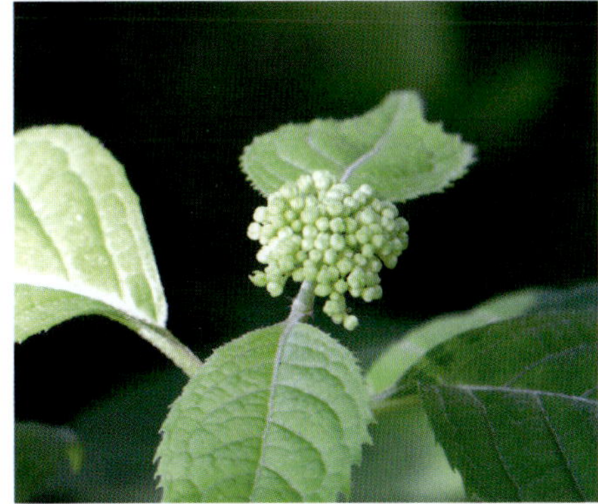

● 산수국_ 꽃봉오리

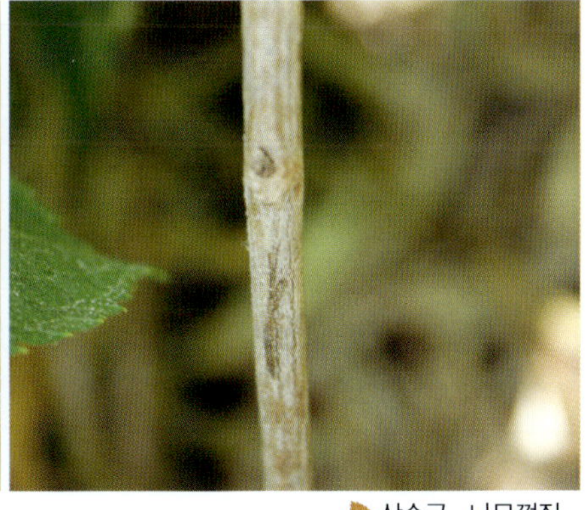

● 산수국_ 나무껍질

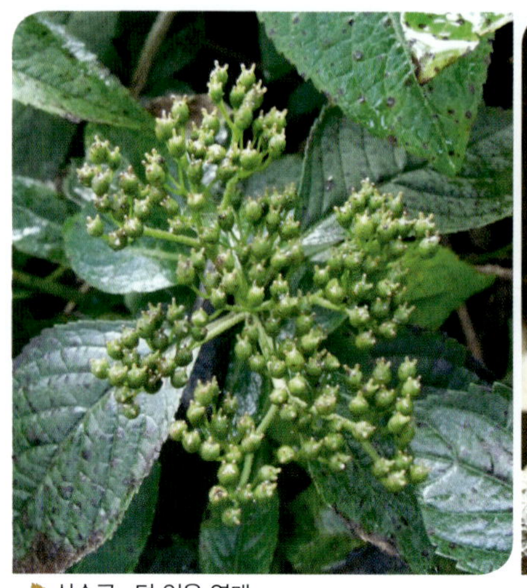
🍂 산수국_ 덜 익은 열매

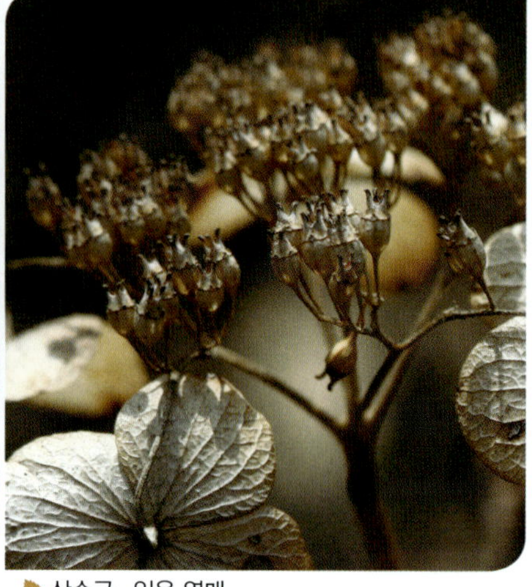
🍂 산수국_ 익은 열매

🍃 **성미** : 성질이 서늘하고, 맛은 맵고 시고, 독성이 조금 있다.

🍃 **귀경** : 간(肝), 심(心), 폐(肺) 경락에 작용한다.

🍂 **효능과 주치** : 뿌리는 생약명을 토상산(土常山)이라고 하며 만성적인 식적, 식체, 건위, 해독, 거담, 종독, 열독, 살충, 옴, 버짐, 복부팽만감, 피부염 등을 치료한다.

🍃 **약용법과 용량** : 말린 뿌리 20~30g을 물 900mL에 넣어 반이 될 때까지 달여 하루에 2~3회 나눠 마신다. 외용할 경우에는 뿌리를 짓찧어서 환부에 붙인다.

patent

산수국의 기능성 및 효능에 관한 특허자료

▶ **산수국 추출물을 함유하는 항인플루엔자 바이러스제 및 그것을 포함하는 조성물과 음식물**

일상적으로 안심하고 사용할 수 있는 안전성이 높은 식물 추출물을 이용해서 인플루엔자 바이러스의 감염에 대하여 높은 억제 효과를 나타내고, 부작용이 없는 항인플루엔자 바이러스제 및 그것을 포함하는 조성물과 음식물을 제공한다. 산수국, 라즈베리, 블랙베리, 무화과, 명아주, 아그리모니, 유칼립투스, 복숭아, 사과, 바이올렛, 쿠로모지, 과라나, 밀몽화, 닭의장풀, 냉이, 연명초, 와일드 스트로베리, 허하운드, 마쉬말로우, 질경이, 레몬버베나, 서양톱풀, 빙도의, 머위의 추출물을 유효성분으로 한다.

― 공개번호 : 10-2012-0027040, 출원인 : 가부시키가이샤 롯데

886

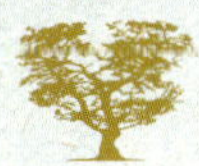

자양강장, 정기수렴, 강정, 항산화에 사용하는

산수유

| **사용부위** | 과육

Cornus officinalis Siebold & Zucc. = [*Macrocarpium officinale* (Sieb. et Zucc.) Nakai]

- **이명** : 산수유나무, 산시유나무, 실조아(實棗兒), 촉산조(蜀酸棗), 약조(藥棗), 홍조피(紅棗皮), 육조(肉棗), 계족(鷄足)
- **생약명** : 산수유(山茱萸)
- **과명** : 층층나무과(Cornaceae)
- **개화기** : 3~4월

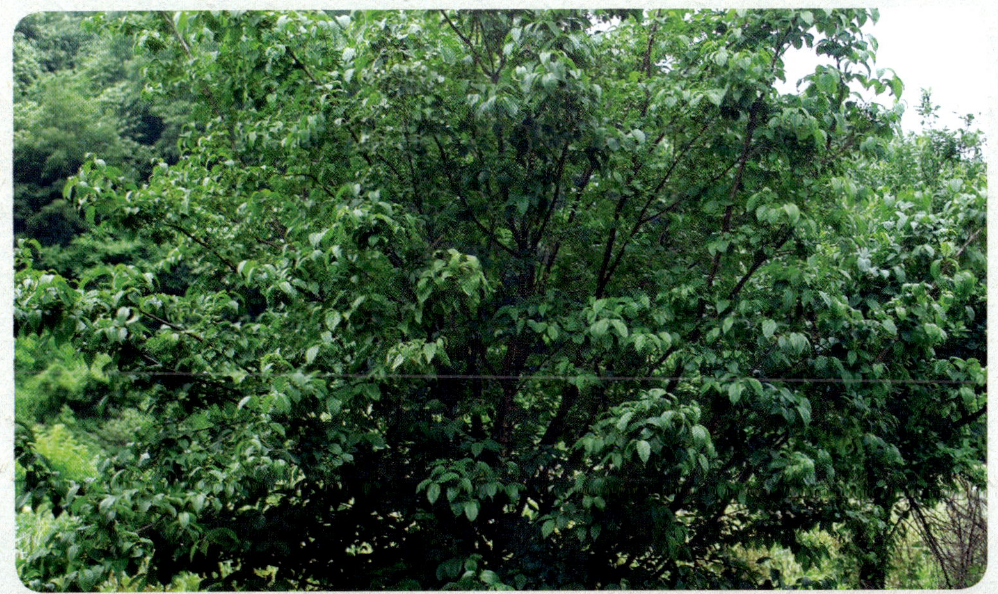

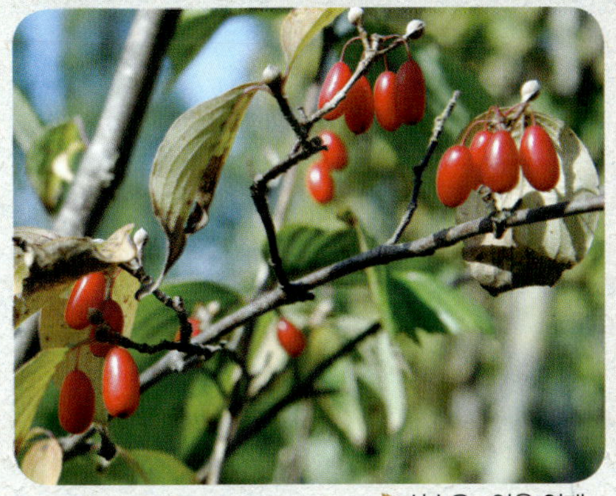

🌰 산수유_ 익은 열매

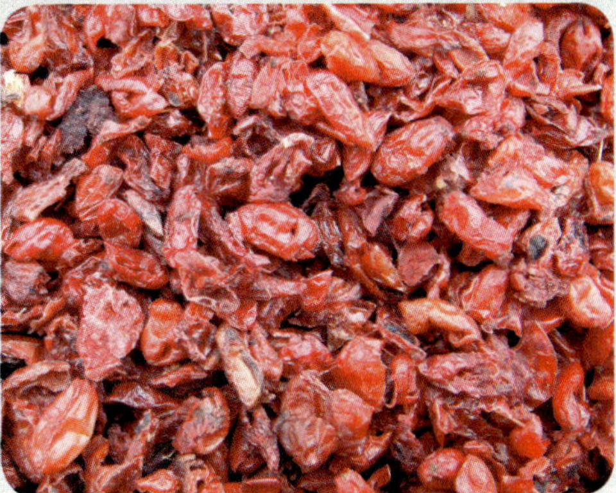

🌰 산수유_ 씨를 제거한 과육(약재)

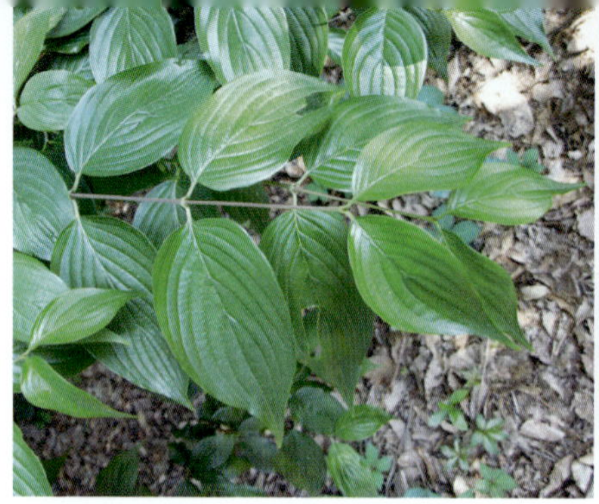

🍂 산수유_ 잎

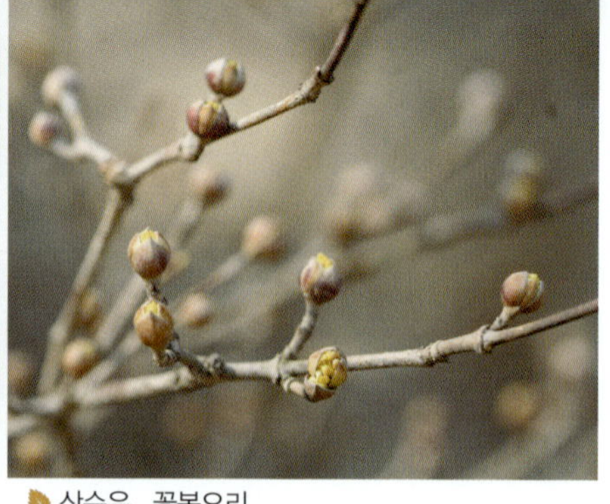

🍂 산수유_ 꽃봉오리

🍃 **생육특성 :** 산수유는 전국 산지의 산비탈, 인가 근처에서 자생 또는 재배하는 낙엽활엽소교목으로, 높이 7m 전후로 자라는데, 나무껍질은 연한 갈색이며 잘 벗겨지고 큰 가지나 작은 가지에는 털이 없다. 잎은 달걀 모양, 타원형 또는 긴 타원형에 서로 마주나고 잎끝이 좁고 날카로우며 밑은 둥글거나 넓은 쐐기형이고 가장자리는 밋밋하다. 꽃은 양성화인데 황색으로 3∼4월에 잎보다 먼저 피고 작은 꽃이 산형꽃차례로 20∼30송이씩 달려 있다. 열매는 씨열매로 긴 타원형에 9∼10월경에 적색으로 익는다.

🍂 **채취 방법과 시기 :** 9∼10월에 열매를 채취한다.

🍃 **성분 :** 과육의 주성분은 코르닌(cornin), 즉 벨베나린사포닌(verbenalin saponin), 타닌(tannin), 우르솔산(ursolic acid), 몰식자산(galic acid), 사과산(malic acid), 주석산(tartaric acid), 비타민 A가 함유되어 있으며, 종자의 지방유에는 팔미틴산(palmitic acid), 올레산(oleic acid), 리놀산(linolic acid) 등이 함유되어 있다.

🍂 **성미 :** 성질이 약간 따뜻하고, 맛은 시고 달고, 독성이 없다.

🍂 **귀경 :** 간(肝), 신(腎) 경락에 작용한다.

🍂 **효능과 주치 :** 과육은 생약명을 산수유(山茱萸)라고 하며 항균작용과 혈압강하 및 이뇨작용이 있고 보간, 보신, 정기수렴, 요슬둔통(腰膝鈍痛), 이명, 양위, 유정, 빈뇨, 간허한열 등을 치료한다. 산수유 추출물은 협전증, 항산화, 노화방지 등에 약효가 있다는 것이 연구결과 밝혀졌다.

🍂 **약용법과 용량 :** 말린 과육 20∼30g을 물 900mL에 넣어 반이 될 때까지 달여 하루에 2∼3회 나눠 마신다.

888

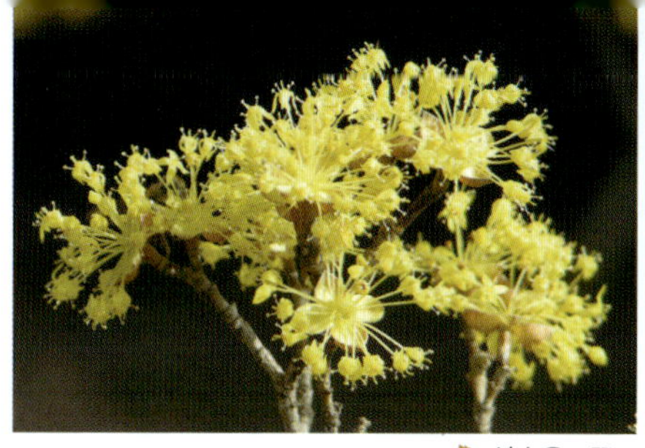
🍂 산수유_ 꽃

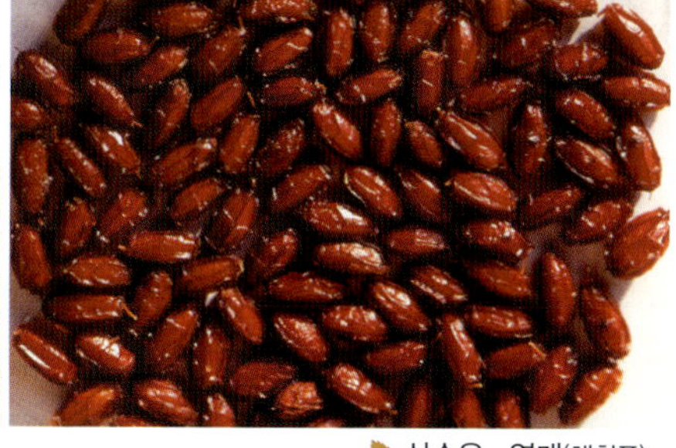
🍂 산수유_ 덜 익은 열매

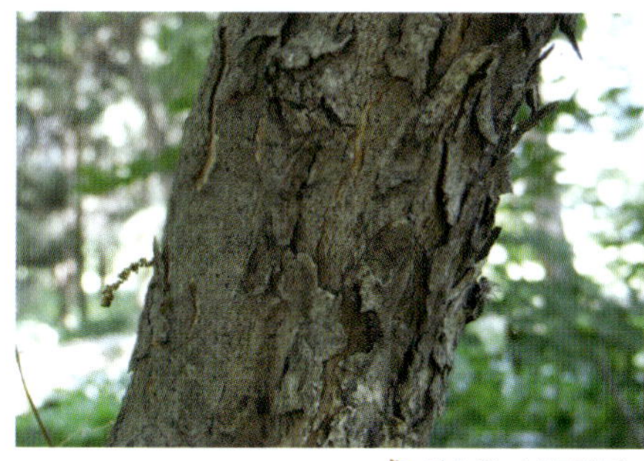
🍂 산수유_ 나무껍질

🍂 산수유_ 열매(채취품)

🍁 **사용 시 주의사항** : 길경(桔梗), 방풍(防風), 방기(防己) 등은 산수유와 배합금기이므로 사용해서는 안 된다.

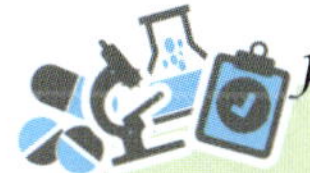
patent

산수유의 기능성 및 효능에 관한 특허자료

▶ **산수유 추출물을 함유하는 혈전증 예방 또는 치료용 조성물**

산수유 추출물을 유효성분으로 함유하는 약학조성물은 트롬빈 저해활성 및 혈소판 응집 저해 활성을 나타내어 혈전 생성을 효율적으로 억제할 수 있으며 추출액, 분말, 환, 정 등의 다양한 형태로 가공되어 상시 복용 가능한 제형으로 조제할 수 있는 뛰어난 효과가 있다.

– 공개번호 : 10–2013–0058518, 출원인 : 안동대학교 산학협력단

▶ **포제를 활용한 산수유 추출물을 함유하는 항노화용 화장료 조성물**

포제를 활용한 산수유 추출물을 함유하는 화장료 조성물은 프로콜라겐 생성 촉진 및 콜라게나제 발현 억제효과를 나타냈으며, 두 가지 활성의 복합 상승작용으로 인하여 우수한 피부주름 개선 및 항노화효과를 갖는다.

– 공개번호 : 10–2009–0128677, 출원인 : (주)아모레퍼시픽

▶ **항산화 활성을 증가시킨 산수유 발효 추출물의 제조 방법**

본 발명에 따른 추출 방법은 산수유를 증기로 찌고, 이를 락토바실러스 브레비스로 발효시킨 다음 열수 추출함으로써 로가닌 함량이 높고 항산화 활성을 증가시킨 산수유 발효 추출물을 효율적으로 얻을 수 있다.

– 공개번호 : 10–2012–0139462, 출원인 : 동의대학교 산학협력단

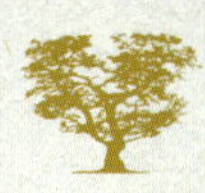

산초나무

| 사용부위 | 뿌리, 잎, 열매

Zanthoxylum schinifolium Siebold & Zucc.

- **이명** : 분지나무, 산추나무, 상초나무, 천초(川椒), 대초(大椒), 진초(秦椒), 촉초(蜀椒), 남초(南椒), 파초(巴椒), 한초(漢椒), 육초(溙椒)
- **생약명** : 산초(山椒), 화초(花椒), 화초근(花椒根), 화초엽(花椒葉)
- **과명** : 운향과(Rutaceae)
- **개화기** : 8~9월

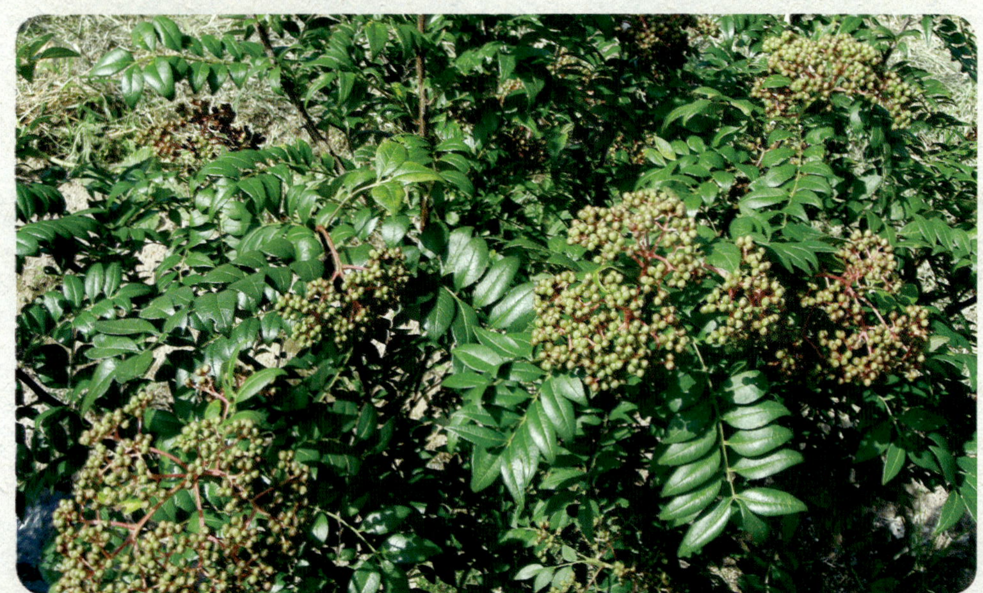

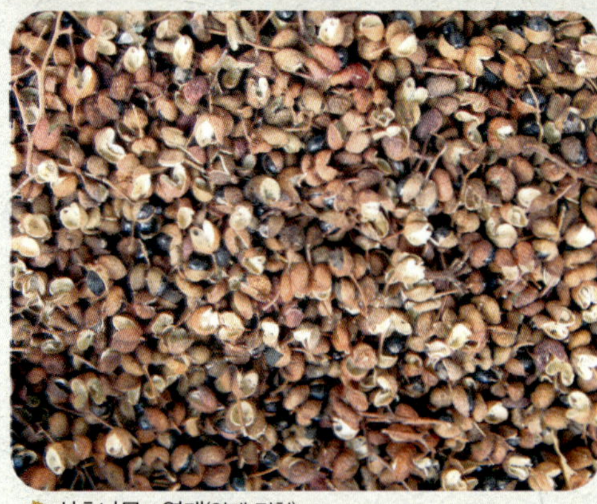

▲ 산초나무_ 열매(약재 전형)

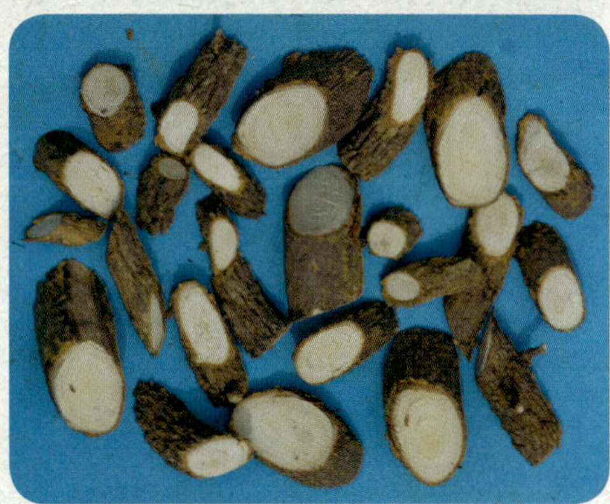

▲ 산초나무_ 뿌리(약재)

- **생육특성** : 산초나무는 전국의 산기슭 또는 등산로 주변에서 야생으로 자라거나 밭둑이나 마을 주위에 심어 가꾸는 낙엽활엽관목으로, 높이가 3m 전후로, 작은 가지에는 가시가 나 있다. 잎은 새 날개 모양의 겹잎이고 잔잎은 13~21개로 바소꼴 또는 타원형 바소꼴에 끝이 좁아지며 잎 길이가 1.5~5cm로 가장자리에는 물결 모양의 톱니가 있고 잎 축에는 잔가시가 나 있다. 꽃은 연한 녹색으로 8~9월에 산방꽃차례로 핀다. 열매는 10~11월에 녹갈색으로 익으며 열매껍질이 터져 검은색 종자가 나온다.

- **채취 방법과 시기** : 열매는 10~11월, 뿌리는 연중 수시, 잎는 봄·여름에 채취한다.

- **성분** : 열매에는 정유가 함유되어 있고, 산쇼아마이드(sanshoamide), α, β, γ-산쇼올(α, β, γ-sanshool), 알파-테르피네올(α-terpineol), 게라니올(geraniol), 리모넨(limonene), 쿠믹알코올(cumic alcohol), 불포화유기산, 벨갑텐

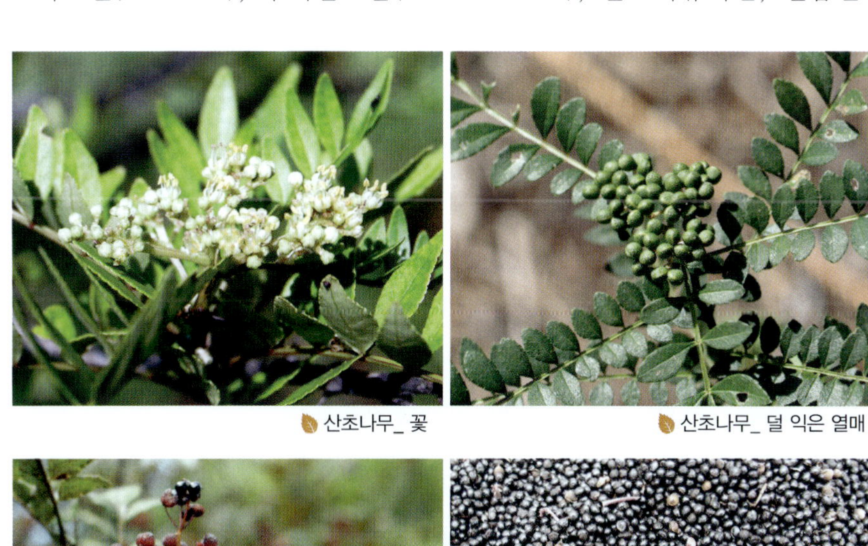

산초나무_ 꽃

산초나무_ 덜 익은 열매

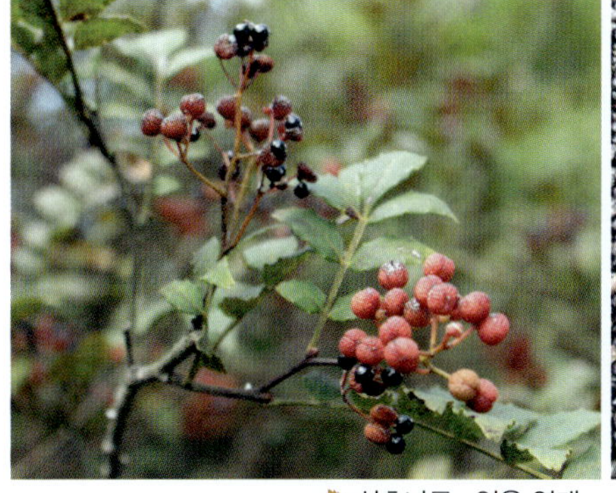

산초나무_ 익은 열매

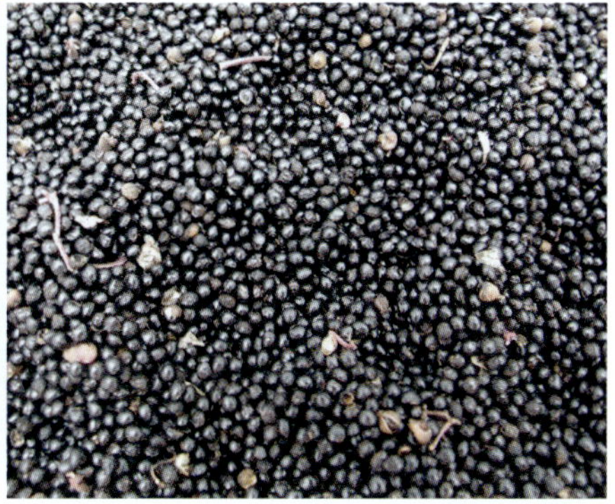

산초나무_ 종자

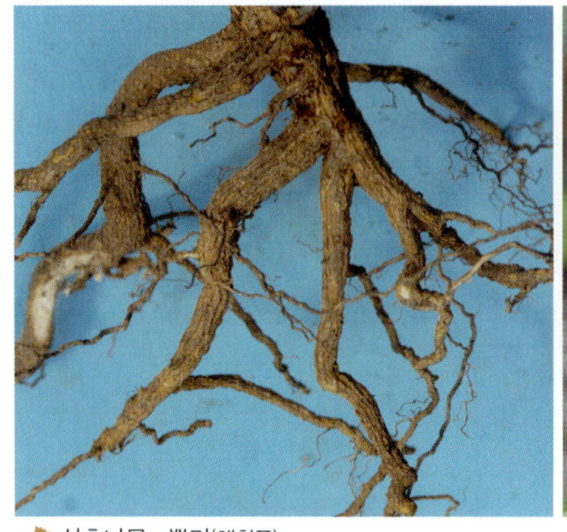
산초나무_ 뿌리(채취품)

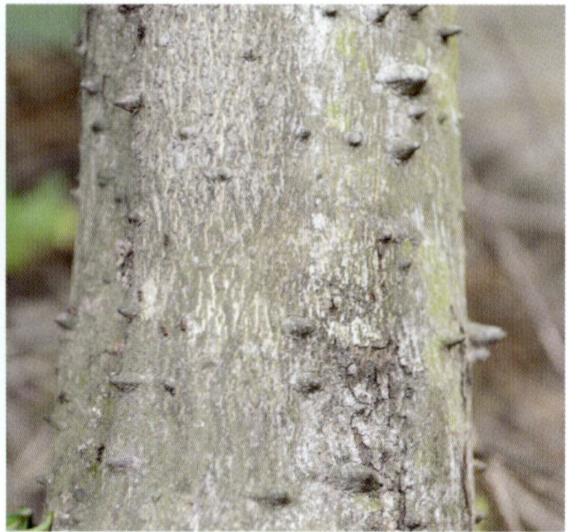
산초나무_ 나무껍질

(bergapten), 타닌(tannin), 안식향산(benzoic acid), 뿌리에는 알칼로이드가 함유되어 있으며 주성분은 스킴미아닌(skimmianine), 베르베린(berberine), 애스쿨레틴(aesculetin), 디메틸에테르(dimethylether), 잎에는 알부틴, 마그노플로린(magnoflorine) 정유, 수지, 페놀성 성분이 함유되어 있으며 정유에는 메틸-n-노닐-케톤(methyl-n-nonyl-ketone)이 함유되어 있고, 생잎에는 베타-시토스테롤(β-sitosterol)이 함유되어 있다.

성미 : 열매는 성질이 따뜻하고, 맛은 맵고, 독성이 조금 있다. 뿌리는 성질이 덥고, 맛은 맵고, 독성이 조금 있다. 잎은 성질이 덥고, 맛은 맵고, 독성이 없다.

귀경 : 비(脾), 폐(肺), 신(腎), 위(胃) 경락에 작용한다.

효능과 주치 : 열매는 생약명을 산초(山椒) 또는 화초(花椒)라고 하며 항균 시험에서 대장균, 적리균, 황색포도구균, 녹농균 디프테리아균, 폐염구균 및 피부사상균에 억제작용이 있고 진통, 살충, 소화불량, 구토, 해수, 감기몸살, 하리, 치통, 구충, 습진, 피부 가려움증, 피부염 등을 치료한다.

산초나무 기름

옛날부터 산초나무 열매로 기름을 짜서 민간약재로 사용해오고 있는데 소화불량이나 지사, 정장 염증, 변비, 기침, 가래, 습진, 피부 가려움증, 치통, 감기, 몸살, 구충, 종기, 기타 여러 가지 질병의 치료에 사용하고 있다.

【 혼동하기 쉬운 약초 비교 】

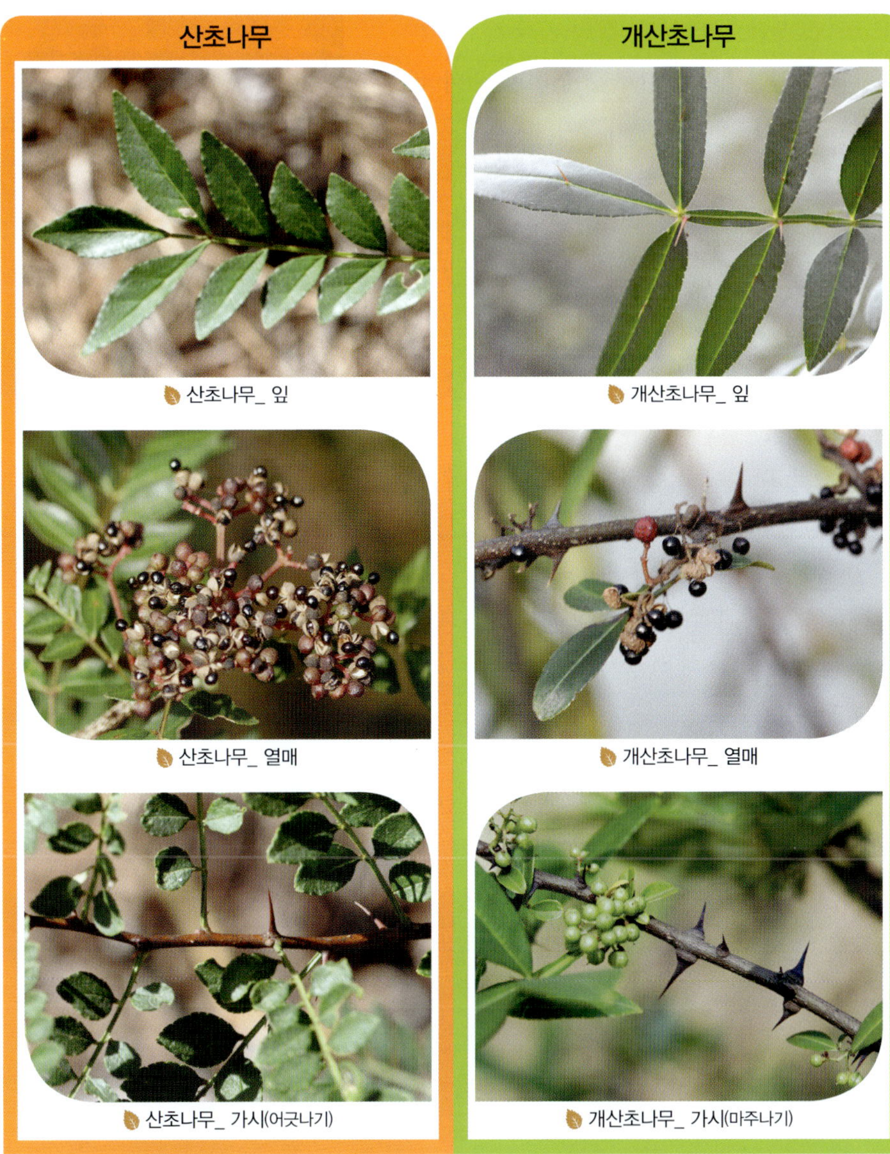

산초나무_ 잎

개산초나무_ 잎

산초나무_ 열매

개산초나무_ 열매

산초나무_ 가시(어긋나기)

개산초나무_ 가시(마주나기)

산초나무와 개산초나무

개산초나무의 잎은 서로 어긋나기로 붙어 있고 줄기에 가시가 마주나 있으며, 산초나무는 새 날개 깃 모양의 겹잎으로 되어 있고 줄기에는 가시가 어긋나 붙어 있다. 또한 개산초의 꽃은 암수딴그루로 5~6월에 피고 9월경에 결실하며, 산초나무의 꽃은 8~9월에 피고 10~11월에 결실한다. 약효는 비슷하지만 산초나무의 약효가 광범위하여 더 쓰임새가 많다.

뿌리는 생약명을 산초근(山椒根)이라 하여 방광염으로 인한 혈림(血淋)을 치료한다. 잎은 생약명을 산초엽(山椒葉)이라 하고 한적(寒積), 곽란, 각기, 피부염, 피부 가려움증 등을 치료한다. 산초나무의 추출물은 항균, 항바이러스, 항진균작용이 있다.

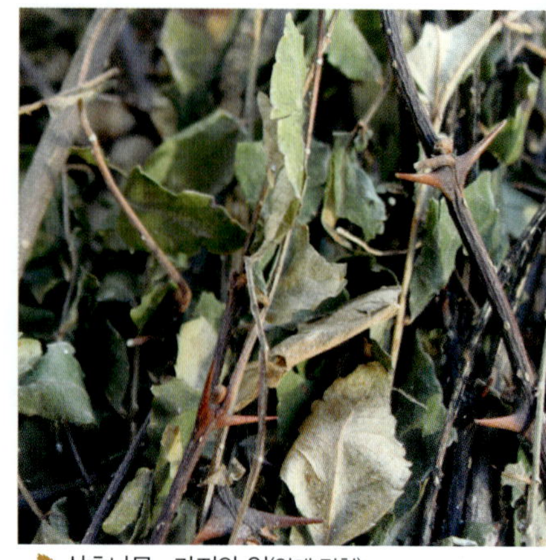

🍂 산초나무_ 가지와 잎(약재 전형)

🌿 **약용법과 용량** : 말린 열매껍질 5~15g을 물 900mL에 넣어 반이 될 때까지 달여 하루에 2~3회 나눠 마시거나, 가루나 환으로 만들어 복용한다. 외용할 경우에는 가루로 만들어 환부에 뿌리거나 도포한다. 말린 뿌리 10~20g을 물 900mL에 넣어 반이 될 때까지 달여 하루에 2~3회 나눠 마신다. 말린 잎 20~30g을 물 900mL에 넣어 반이 될 때까지 달여 하루에 2~3회 나눠 마신다. 외용할 경우에는 생잎을 짓찧어서 환부에 도포한다.

🧪 *patent*

산초나무의 기능성 및 효능에 관한 특허자료

▶ **산초나무 추출물을 유효성분으로 포함하는 천연 항균 조성물**

본 발명은 산초나무 추출물을 유효성분으로 포함하는 천연 항균 조성물에 관한 것이다. 특히 식중독균에 대하여 강한 살균효과를 가지며, 인체에 무해하고, 열 안정성이 우수한 산초나무 추출물 및 이를 포함하는 천연 항균 조성물을 제공한다.

– 공개번호 : 10-2004-0075263, 출원인 : 삼성에버랜드(주)

▶ **산초나무 추출물을 함유하는 항바이러스용 조성물**

본 발명은 산초나무 추출물을 함유하는 항바이러스용 조성물에 관한 것으로, 더욱 구체적으로 산초나무 추출물을 유효성분으로 함유하는 인플루엔자 바이러스 질환 예방 및 치료용 조성물에 관한 것이다.

– 공개번호 : 10-2011-0046193, 출원인 : 고려대학교 산학협력단

▶ **항진균 활성을 갖는 산초나무 추출물 또는 조성물**

본 발명은 항진균 활성을 갖는 산초나무 추출물 또는 그로부터 분리, 정제된 분획을 함유하는 항진균성 조성물에 관한 것이다. 본 발명의 조성물은 항진균능이 매우 우수하며 세포 독성이 없으므로 다양한 진균 감염증의 치료 및 예방을 위한 의약품 또는 건강기능식품으로 사용할 수 있다.

– 공개번호 : 10-2005-0035009, 출원인 : 김성덕

894

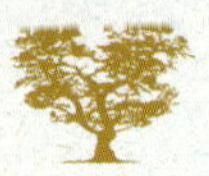

살구나무

| 사용부위 | 뿌리, 나무껍질, 열매, 종인

Prunus armeniaca var. *ansu* Maxim.

- **이명** : 살구, 개살구나무, 행수(杏樹), 행자(杏子), 대과감행(大果甘杏)
- **생약명** : 행인(杏仁)
- **과명** : 장미과(Rosaceae)
- **개화기** : 4~5월

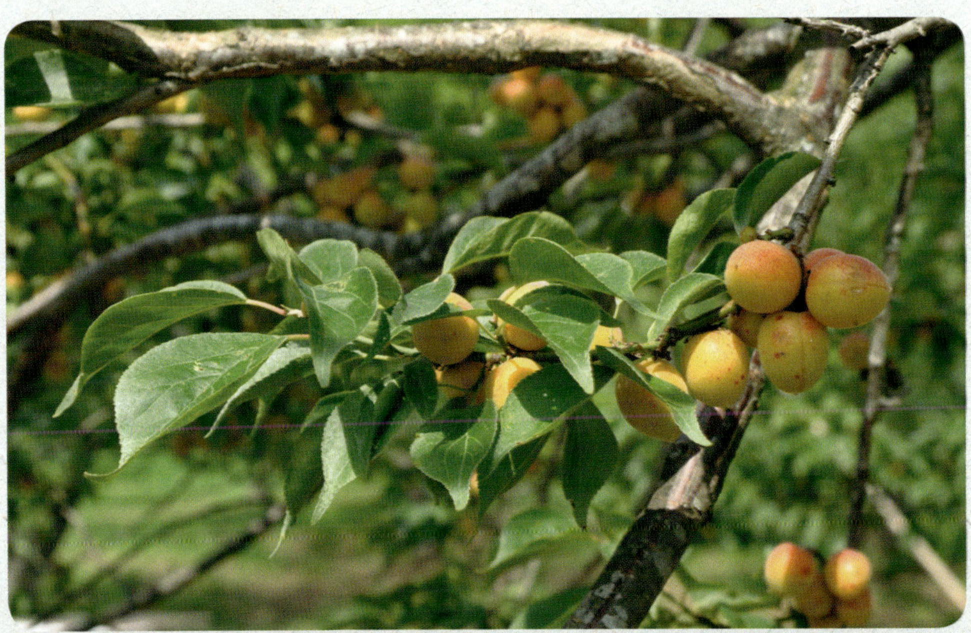

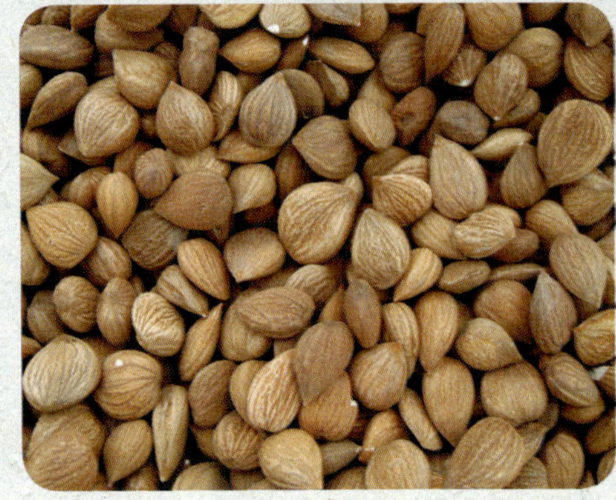

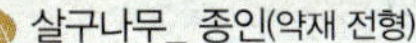

살구나무_ 종인(약재 전형)

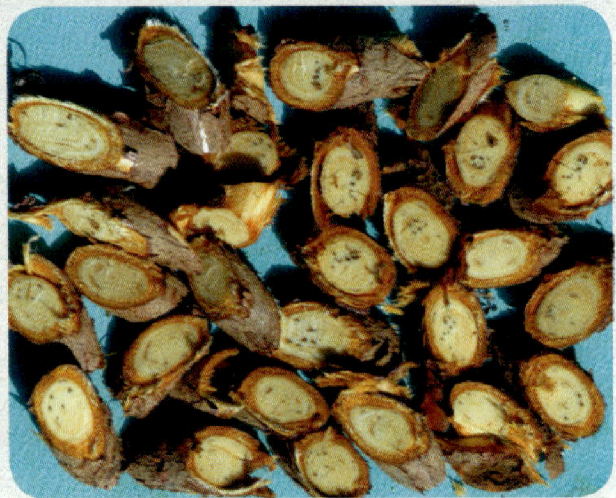

살구나무_ 뿌리(약재)

- **생육특성** : 살구나무는 전국의 인가 근처 과수로 재배하는 낙엽활엽소교목으로, 높이가 5m 전후로 자라고, 어린 가지는 매끄럽고, 나무껍질은 암적갈색이다. 잎은 달걀 모양 또는 넓은 타원형에 서로 어긋나고 잎 밑쪽은 둥글고 끝 쪽은 날카로우며 뾰족하고 가장자리에는 작은 톱니가 있다. 꽃은 백색 또는 담홍색으로 4~5월에 잎보다 먼저 피고, 열매는 씨열매로 6~7월에 황색 또는 적황색으로 익는다.

- **채취 방법과 시기** : 종인은 6~7월에 열매가 익었을 때, 뿌리는 연중 수시, 나무껍질은 봄·겨울, 열매는 6~7월에 채취한다.

- **성분** : 딱딱한 씨 속에 있는 종인(種仁)에는 아미그달린(amygdalin), 행인유, 단백질 및 각종 유리아미노산이 함유되어 있다. 아미그달린은 종인 중의 아미그달라아제(amygdalase) 및 푸루나아제(prunase) 등 베타-글리코시다아제(β-glycosidase)에 의해 가수분해되어 차례로 푸루나신(prunasin)과 벤즈알데하이드(benzaldehyde)를 생성하고 다시 분해되어 벤즈알데하이드(benzaldehyde)와 시안화수소(hydrogen cyanide)를 생성한다. 열매 속에는 구연산, 베타-카로틴, 소량의 감마-카로틴(γ-carotene)과 리코펜이 함유되어 있다. 정유 성분에는 밀센(myrcene), 리모넨(limonene), p-시멘(p-cymene), 터피노렌(terpinolene), 알파-터피네올(α-terpineol), 게라니알(geranial), 게라니올(geraniol), 2-메틸(2-methyl)락산, 초산(醋酸), 리나룰(linalool), 감마-데카노락톤(γ-decanolacton), 네랄(neral), 시트랄(citral) 등이 함유되어 있다. 미성숙 열매에는 클로로겐산(chlorogenic acid)

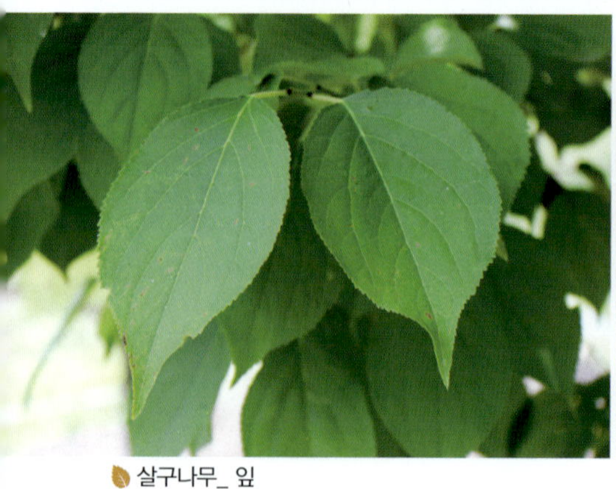

살구나무_ 잎

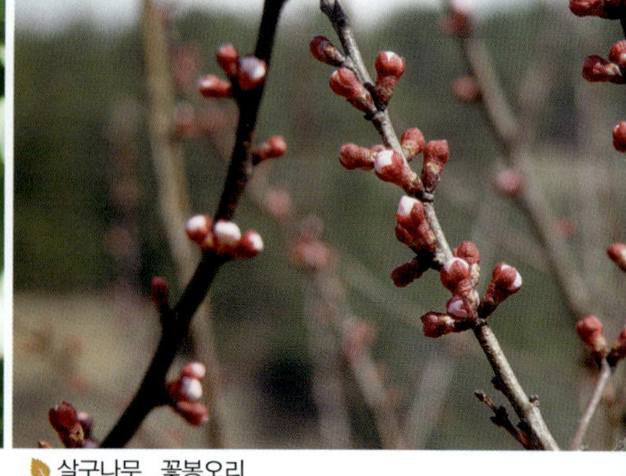

살구나무_ 꽃봉오리

류 피로카테콜(pyrocatechol)류, 플로바타닌(phlobatannin), 플라보노이드(flavonoid) 성분이 함유되어 있다.

🍃 **성미 :** 종인은 성질이 따뜻하고, 맛은 쓰고, 독성이 있다. 뿌리는 성질이 따뜻하고, 맛은 쓰다. 나무껍질은 성질이 평범하고, 맛은 쓰다. 열매는 성질이 따뜻하고, 맛은 시고 달다.

🍃 **귀경 :** 간(肝), 심(心), 비(脾), 폐(肺), 대장(大腸) 경락에 작용한다.

🍂 **효능과 주치 :** 종인은 생약명을 행인(杏仁)이라고 하며 성분에 함유되어 있는 아미그달린은 체내에서 서서히 분해되어 차츰 미량의 청산(靑酸)을 생성한다. 이 청산은 호흡중추에 진정작용을 하여 호흡 운동을 안정시켜 진해, 평천[平喘, 천(喘)을 치료하는 방법] 효과를 나타낸다. 또 함유되어 있는 지방유(杏仁油)는 장을 윤활시켜 대변을 잘 내려가게 한다. 하지만 많은 양을 복용하면 중독되기 쉽고 종인에서 분해된 다량의 청산은 연수의 생명중추 각각에 대하여 먼저 자극하고 뒤에 마비시킨다. 또 효소의 활동을 억제하고 신진대사를 방해하므로 조직의 질식을 일으킨다. 따라서 거담, 진해, 평천, 윤장, 변비 등을 치료한다. 뿌리는 생약명을 행수근(杏樹根)이라 하여 수태를 치료하며, 나무껍질은 생약명을 행수피(杏樹皮)라고 하여 행인중독을 치료한다. 열매는 생약명을 행자(杏子)라고 하여 윤폐, 천식, 지갈, 열독을 치료한다. 살구의 추출물은 피부개선 효과가 있으며 무좀, 습진 등의 치료가 가능하다.

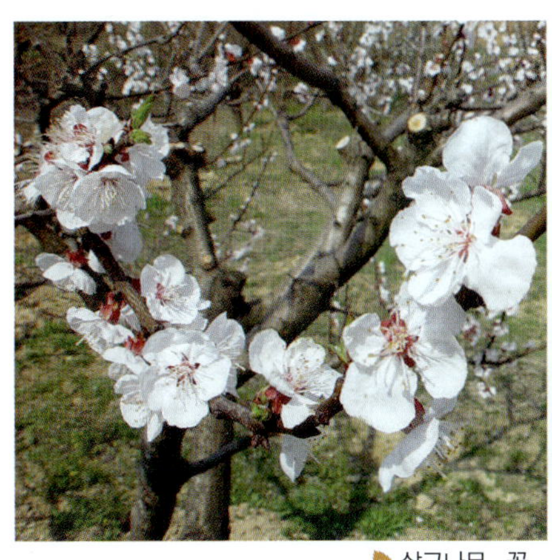
🍂 살구나무_ 꽃

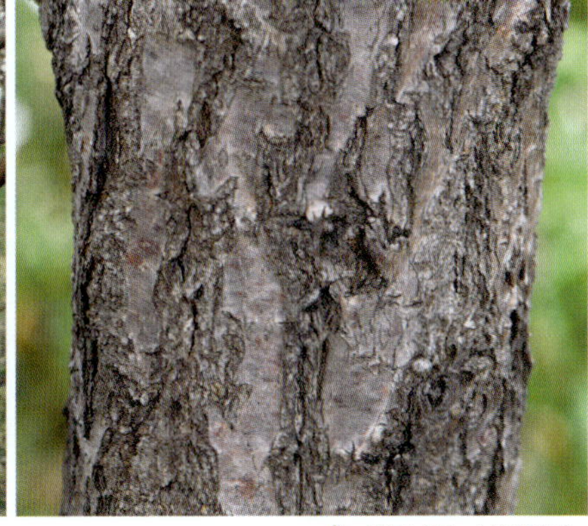
🍂 살구나무_ 나무껍질

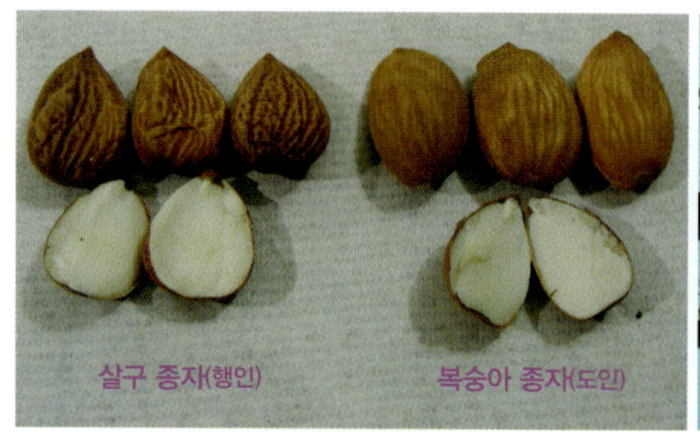
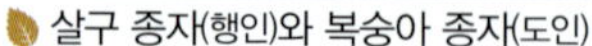

살구 종자(행인)와 복숭아 종자(도인)

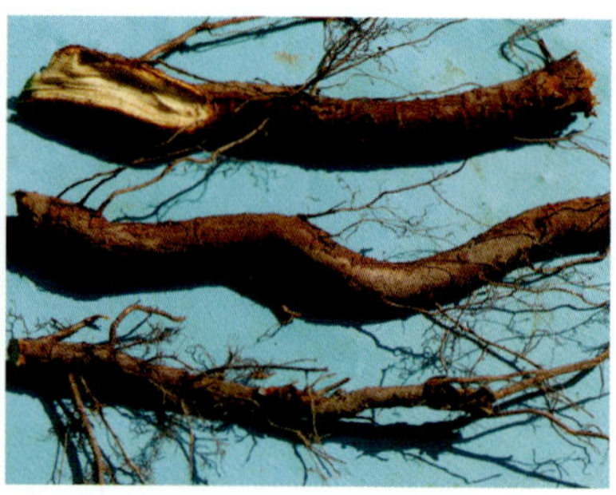

살구나무_ 뿌리(채취품)

🌿 **약용법과 용량** : 말린 종인 15~20g을 물 900mL에 넣어 반이 될 때까지 달여 하루에 2~3회 나눠 마신다. 외용할 경우에는 종인을 짓찧어서 환부에 붙인다. 말린 뿌리 100~150g을 물 900mL에 넣어 반이 될 때까지 달여 하루에 2~3회 나눠 마신다. 말린 나무껍질 100~150g을 물 900mL에 넣어 반이 될 때까지 달여 하루에 2~3회 나눠 마신다. 말린 열매 200~300g을 물 900mL에 넣어 반이 될 때까지 달여 하루에 2~3회 나눠 마신다. 익은 열매를 그대로 먹을 때에는 한 번에 2~4개를 복용한다.

patent

살구나무의 기능성 및 효능에 관한 특허자료

▶ **살구와 빙초산을 이용한 무좀·습진약 제조 방법**

본 발명은 살구와 빙초산(CH_3COOH)을 이용한 무좀·습진약 제조 방법으로서 그 제조 방법은 다음과 같다. 빙초산(CH_3COOH)과 씨를 제거한 살구의 비율을 1:1로 하여 항아리에 담아 밀봉하여 3~4개월간 숙성시키는 단계를 거친다. 숙성 단계가 완료 되면 빙초산(CH_3COOH)과 살구가 혼합될 수 있도록 잘 저어서 고운 채를 통해 걸러주는 단계를 거치게 되면 살구색의 맑은 액체만 추출이 가능하다. 이 액체가 바로 무좀·습진약이며, 약 7일 동안 하루 1회 사용으로 무좀·습진 치료가 가능하다.

― 공개번호 : 10-2006-0014554, 출원인 : 최용석

▶ **훈자 살구 추출물을 함유하는 화장료 조성물**

본 발명은 훈자 살구 추출물을 함유하는 화장료 조성물에 관한 것으로, 보다 상세하게는 훈자 지방의 살구 추출물을 유효성분으로 함유하여 피부에 수분을 더욱 원활히 공급하고 들떠 있는 각질을 감소시키며 피부결을 부드럽게 할 뿐만 아니라, 훈자 살구 추출물의 강력한 항산화 효능이 피부에 존재하는 활성산소를 제거하고 피부 표면 케라틴 변성과 세포 손상을 억제하여 피부 수분 손실이나 피부가 칙칙해지는 현상을 개선하여 궁극적으로 피부 수분량의 증가와 피부결 개선효과를 나타내는 화장료 조성물에 관한 것이다.

― 공개번호 : 10-2011-0027308, 특허권자 : (주)아모레퍼시픽

898

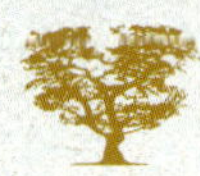

조루, 혈붕, 백대에 사용하는

삼지닥나무

| 사용부위 | 뿌리, 꽃봉오리

Edgeworthia chrysantha Lindl. = [*Edgeworthia papyrifera* S. et Z]

- **이명** : 삼아나무, 황서향나무, 매듭삼지나무, 삼지목(三枝木), 황서향(黃瑞香)
- **생약명** : 몽화(夢花)
- **과명** : 팥꽃나무과(Thymelaeaceae)
- **개화기** : 3~4월

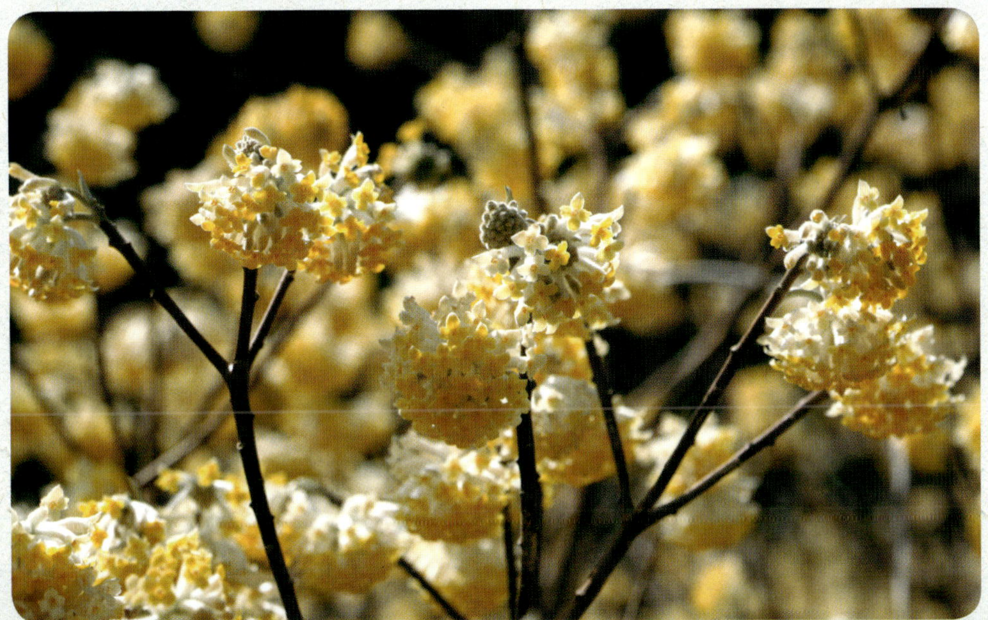

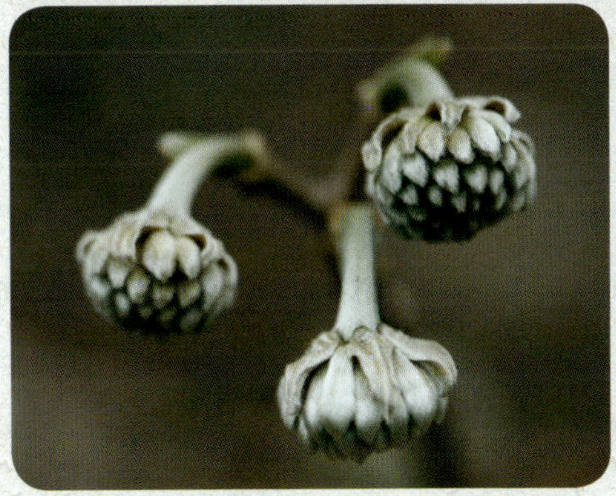

삼지닥나무_ 약재로 사용하는 꽃봉오리

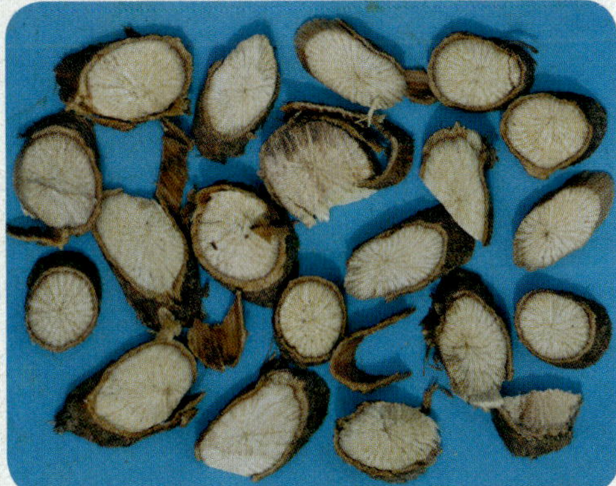

삼지닥나무_ 뿌리(약재)

● **생육특성** : 삼지닥나무는 제주도 및 남부 지방에서 분포하는데 정원이나 농장에서 심어 가꾸는 낙엽활엽관목으로, 높이는 1~2m이며, 전체에 부드러운 털이 많이 나 있다. 가지는 황갈색에 보통 세 가지로 갈라지며, 잎은 홑잎으로 가지 끝에서 모여 나는데 서로 어긋나고 타원형이거나 타원형의 바소꼴에 양 끝이 좁으며 가장자리는 밋밋하다. 가을철 낙엽이 질 무렵 가지 끝에서는 1~2송이의 꽃봉오리가 생기는데 겨울을 지나 이른 봄인 3~4월에 잎보다 먼저 황색의 꽃이 둥글게 모여 피고 꽃줄기는 밑으로 처진다. 열매는 씨열매로 핵질이고 7~8월에 결실한다.

● **채취 방법과 시기** : 꽃봉오리는 꽃이 피기 전인 2~3월, 뿌리는 연중 수시 채취한다.

● **성분** : 꽃봉오리에는 쿠마린(coumarin), 스테로이드류, 루틴(rutin), 니코틴플로린(nicotiflorin) 등의 플라보노이드(flavonoid)류, 정유, 시린진(syringin), 알칼로이드[1H-iso-indole-1,3(2H)-dione], 지방산[테트라코사노익산(tetracosanoic acid)], 베타-시토스테롤(β-sitosterol), 벤즈알데하이드(benzaldehyde), 벤질아세테이트(benzylacetate)가 함유되어있다. 뿌리에는 플라보노이드와 베타-시토스테롤이 함유되어 있다.

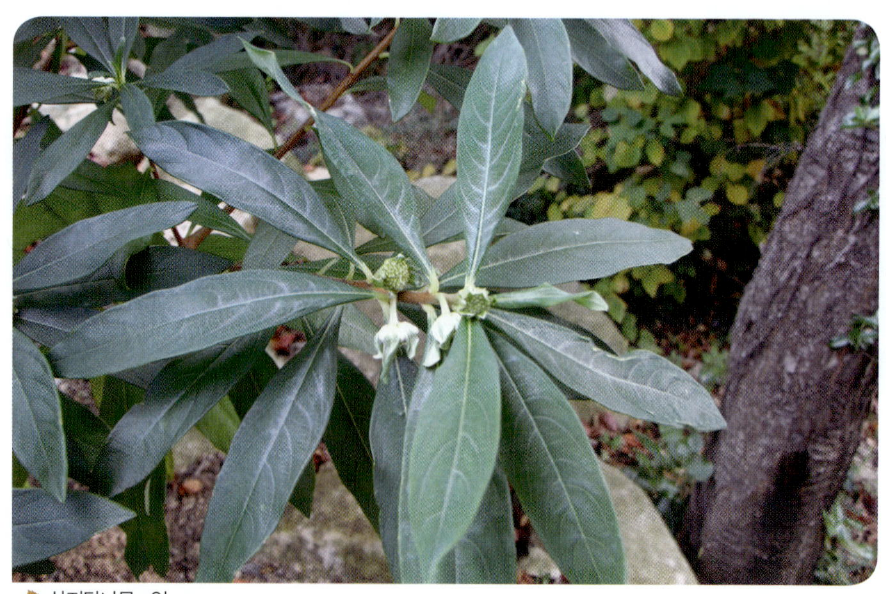

● 삼지닥나무_ 잎

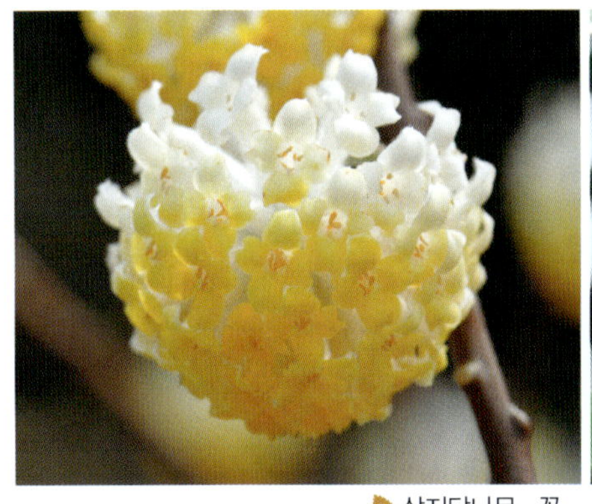

🍂 삼지닥나무_ 꽃

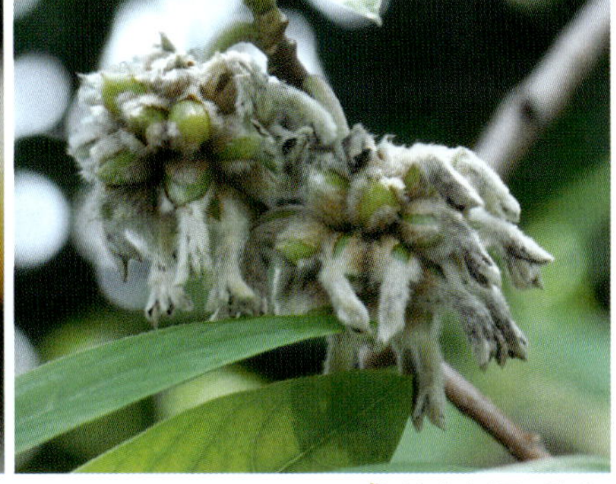

🍂 삼지닥나무_ 열매

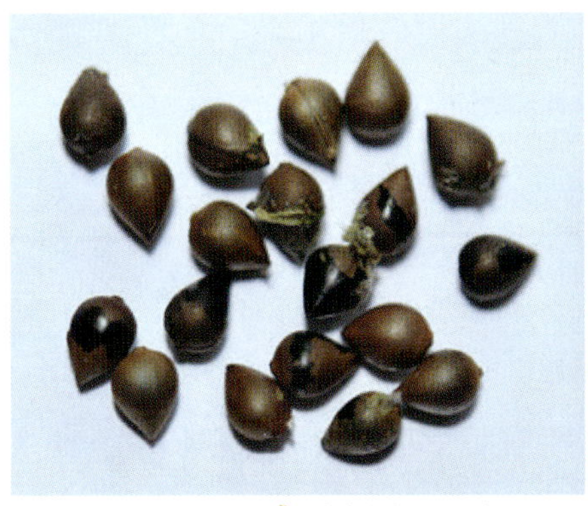

🍂 삼지닥나무_ 종자(채취품)

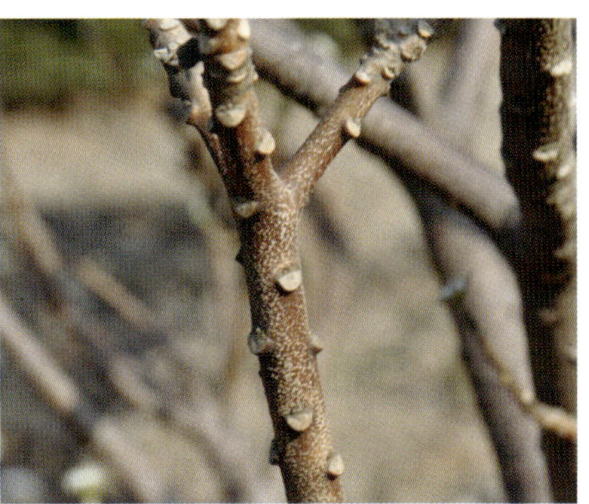

🍂 삼지닥나무_ 나무껍질

🍂 **성미** : 꽃봉오리는 성질이 평범하고, 맛은 담백하고, 독성이 없다. 뿌리는 성질이 따뜻하고, 맛은 맵다.

🍂 **귀경** : 간(肝), 신(腎) 경락에 작용한다.

🍂 **효능과 주치** : 꽃봉오리는 생약명을 몽화(夢花)라고 하며 청맹, 각막백반(角膜白斑), 눈물분비과다증, 시신경쇠약, 몽정, 허림(虛淋), 실음(失音) 등을 치료한다. 뿌리는 생약명을 몽화근(夢花根)이라 하여 몽정, 조루, 백탁(白濁), 허림, 혈붕, 백대를 치료한다.

🍂 **약용법과 용량** : 말린 꽃봉오리 10~15g을 물 900mL에 넣어 반이 될 때까지 달여 하루에 2~3회 나눠 마신다. 말린 뿌리 30~50g을 물 900mL에 넣어 반이 될 때까지 달여 하루에 2~3회 나눠 마신다.

감기몸살, 진통, 류머티즘에 의한 관절염에 사용하는

상산 | 사용부위 | 뿌리

Orixa japonica Thunb. = [*Othera orixa* (Thunb.) Lam.]

- **이명** : 송장나무, 상산나무, 일본상산
- **생약명** : 취상산(臭常山)
- **과명** : 운향과(Rutaceae)
- **개화기** : 4~5월

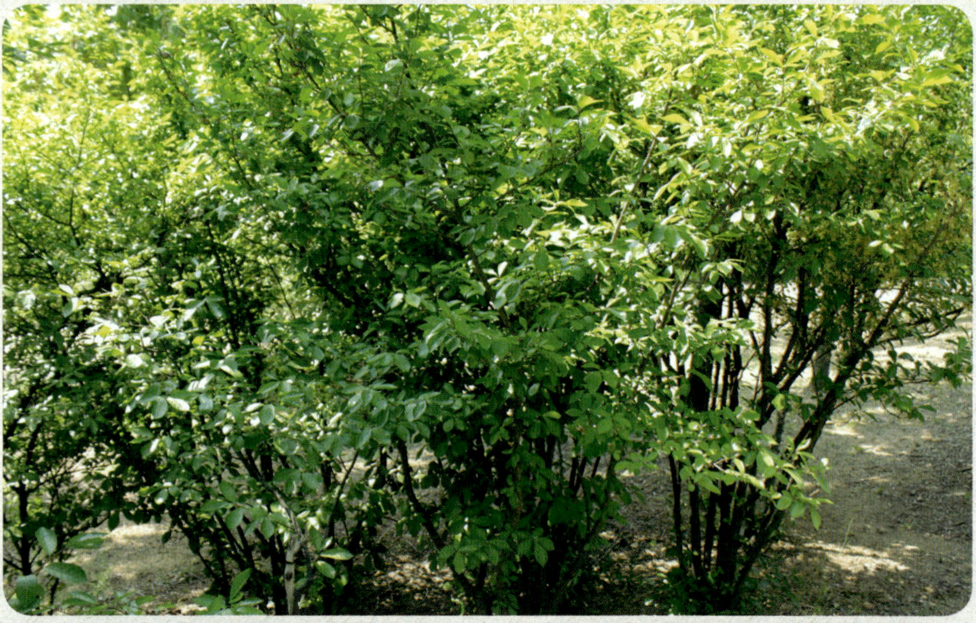

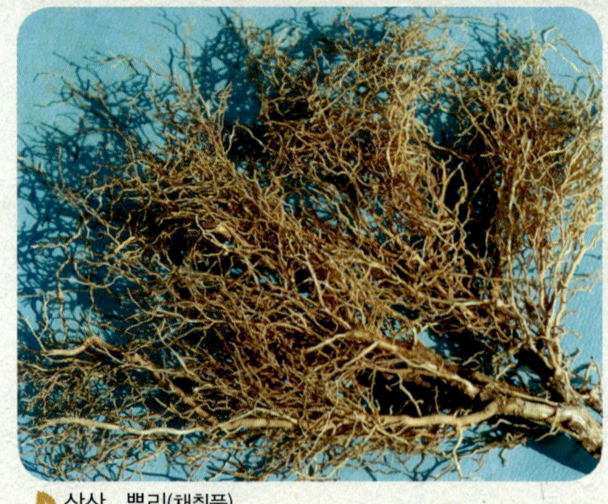

상산_ 뿌리(채취품)

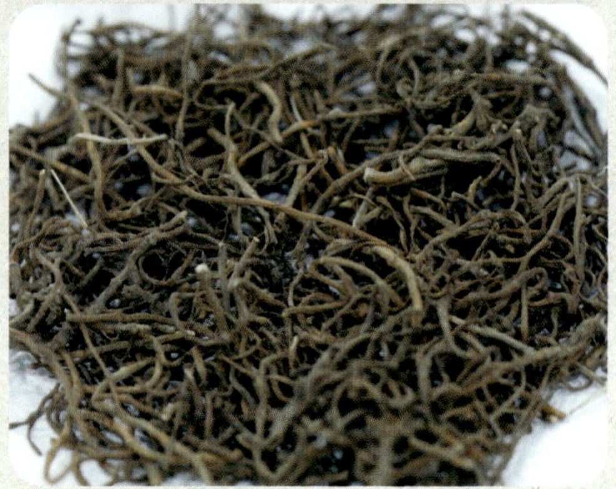

상산_ 뿌리(약재 전형)

- 🍃 **생육특성** : 상산은 남부·중부 지방의 해안가 및 산기슭에서 자생하는 낙엽활엽관목으로, 높이가 1~2m이고, 가지는 황갈색을 띠고 털이 없으며 새 가지는 녹색을 띠고 백색의 털이 나 있으나 차츰 없어지고 매끄러워진다. 잎은 홑잎으로 타원형 또는 거꿀달걀 모양에 서로 어긋나고 반투명한 황색의 선점이 나 있으며 가장자리는 밋밋하거나 물결 모양의 톱니가 있고 독특한 냄새가 난다. 꽃은 황록색으로 4~5월에 단성화에 암수딴그루로 피고, 열매는 4개로 갈라지는 튀는열매로 9~10월에 익는다.

- 🍂 **채취 방법과 시기** : 9~10월에 뿌리를 채취한다.

- 🍃 **성분** : 뿌리에는 오릭신(orixine), 코쿠사긴(kokusagine), 코쿠사기닌(kokusaginine), 코쿠사기노린(kokusaginoline), 스킨미아닌(skimmianine), 놀오릭신(nororixine) 등의 알칼로이드가 함유되어 있다.

- 🍃 **성미** : 성질이 차고, 맛은 맵고 쓰고, 약간의 독성이 있다.

- 🍃 **귀경** : 심(心), 폐(肺), 대장(大腸) 경락에 작용한다.

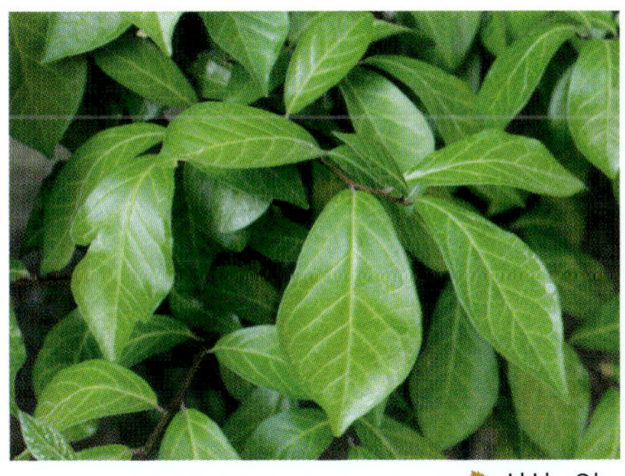

🍂 상산_ 잎

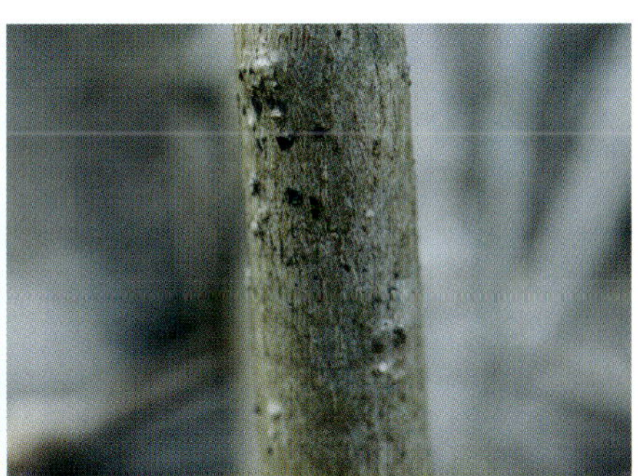

🍂 상산_ 나무껍질

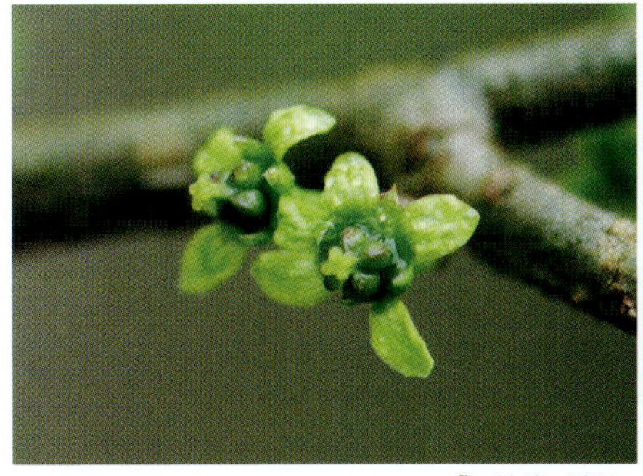

🍂 상산_ 암꽃

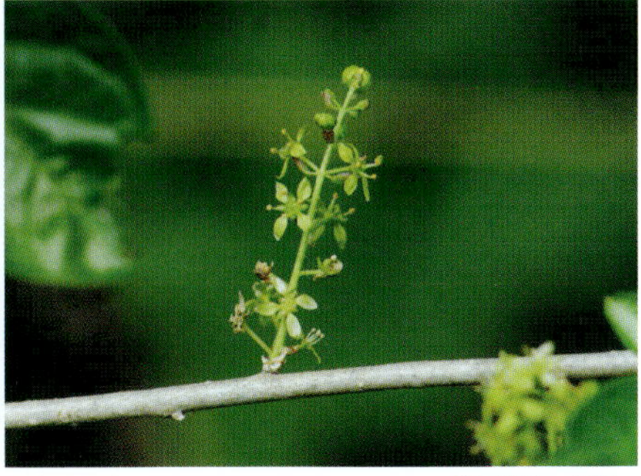

🍂 상산_ 수꽃

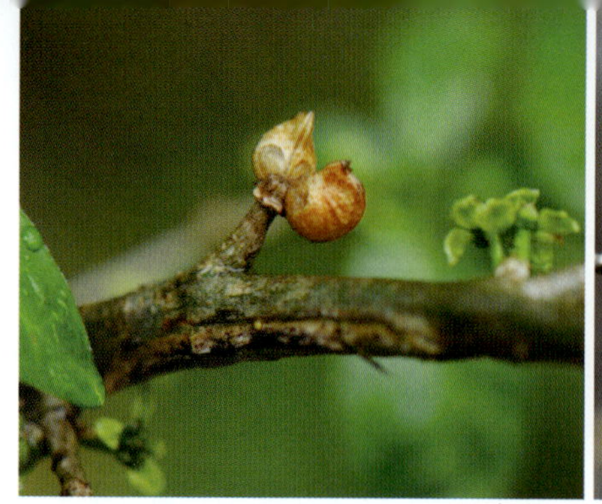
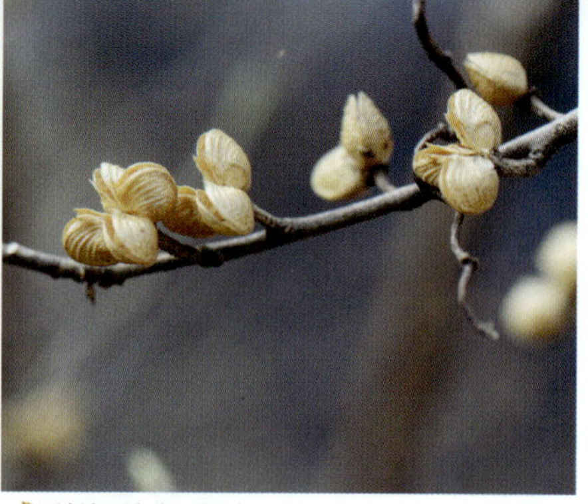

🍂 상산_ 열매　　　　　　　　　　🍂 상산_ 열매 꼬투리

🍂 **효능과 주치** : 뿌리는 생약명을 취상산(臭常山)이라고 하며 청열해표(淸熱解表), 거풍이습(祛風利濕), 감기몸살, 이질, 치통, 두통, 복통, 진통, 류머티즘에 의한 관절염, 신경통, 타박상, 무명종독 등을 치료한다.

🍂 **약용법과 용량** : 말린 뿌리 30~50g을 물 900mL에 넣어 반이 될 때까지 달여 하루에 2~3회 나눠 마신다. 외용할 경우에는 가루로 만들어 연고제 등과 조합하여 환부에 도포한다.

 *patent*

상산의 기능성 및 효능에 관한 특허자료

▶ **상산 정유 추출물을 이용한 기능성 천연 향료 조성물**

본 발명은 상산 정유 추출물을 이용한 기능성 천연 향료 조성물을 개시한다. 구체적으로 본 발명은 항스트레스 활성을 가지는 상산 정유 추출물을 유효성분으로 이용하는 기능성 천연향료 조성물을 개시한다.

― 공개번호 : 10-2014-0029918 출원인 : 김경남

▶ **상산근 발효 추출물을 포함하는 미백 및 보습 기능성 조성물 및 그 제조방법**

본 발명은 상산근 발효 추출물을 포함하는 미백 및 보습 기능성 조성물 및 그 제조방법에 관한 기술이다. 보다 상세하게는 상산의 뿌리로부터 상산근 추출물을 추출하고, 상기 상산근 추출물을 발효하여 얻어낸 상산근 발효 추출물을 함유하는 미백 및 보습 기능성 조성물 및 그 제조방법에 관한 기술이다.

― 공개번호 : 10-2013-0109886, 출원인 : 한경대학교 산학협력단

▶ **상산근 발효 추출물을 포함하는 아토피성 피부염의 예방 및 치료용 조성물 및 그 제조방법**

본 발명은 상산근 발효 추출물을 포함하는 아토피성 피부염의 예방 및 치료용 조성물 및 그 제조방법에 관한 기술이다. 보다 상세하게는 상산의 뿌리로부터 상산근 추출물을 추출하고, 상기 상산근 추출물을 발효하여 얻어낸 상산근 발효 추출물을 함유하는 아토피성 피부염의 예방 및 치료용 조성물 및 그 제조방법에 관한 기술이다.

― 공개번호 : 10-2013-0109882, 출원인 : 한경대학교 산학협력단

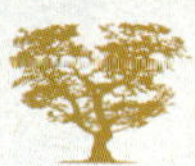

상수리나무

Quercus acutissima Carruth.

| 사용부위 | 뿌리껍질, 나무껍질, 열매, 깍정이

- **이명** : 참나무, 도토리나무, 보충나무, 상두자(橡斗子)
- **생약명** : 상실(橡實), 상자(橡子), 상실각(橡實殼), 상목피(橡木皮)
- **과명** : 참나무과(Fagaceae)
- **개화기** : 5~6월

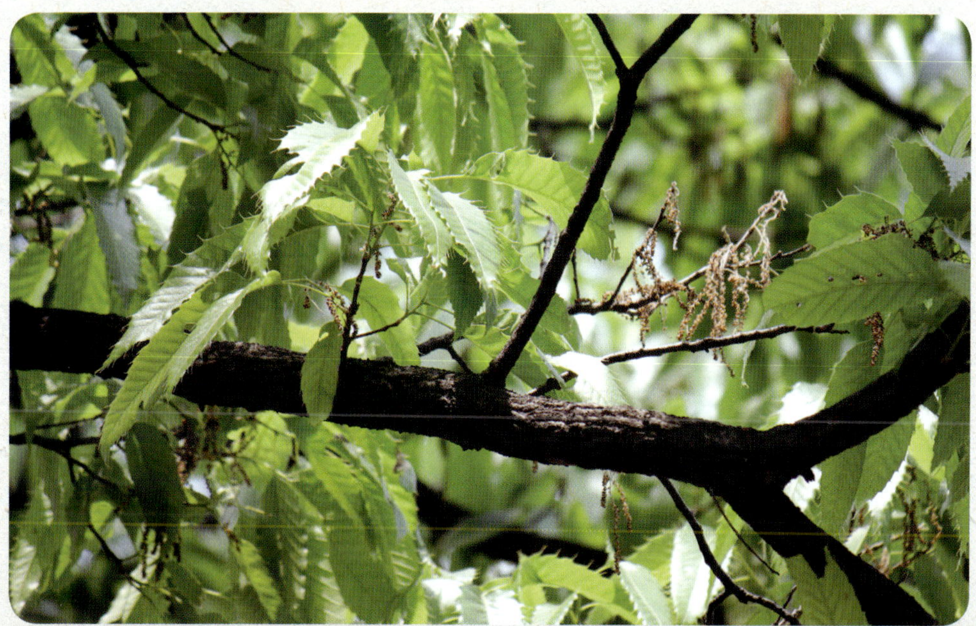

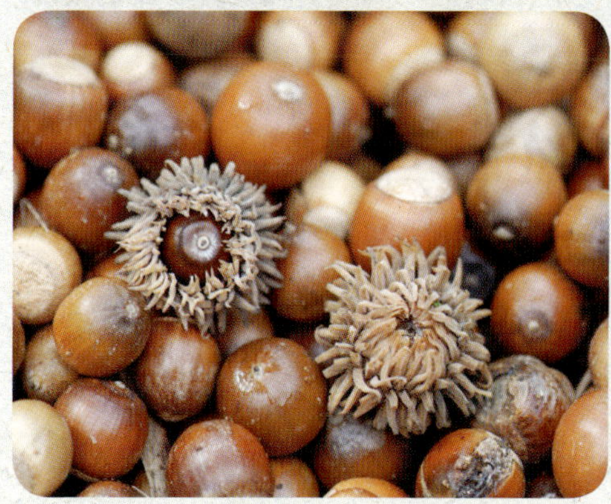

상수리나무_ 열매와 깍정이(채취품)

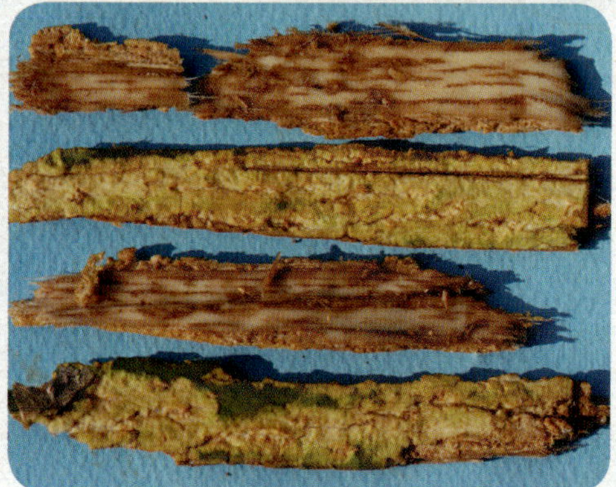

상수리나무_ 나무 겉껍질(약재 전형)

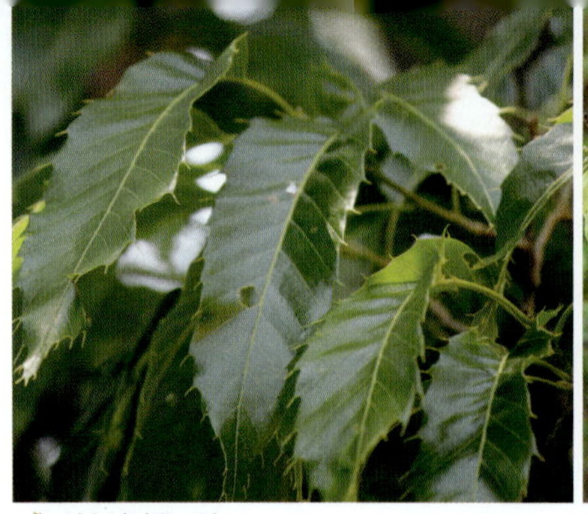

🍂 상수리나무_ 잎

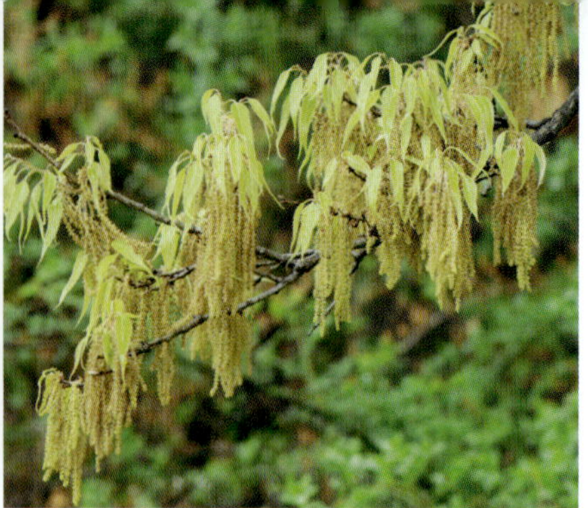

🍂 상수리나무_ 꽃

🍃 **생육특성 :** 상수리나무는 전국의 구릉지나 산지, 산자락에서 자생 또는 심어 가꾸는 낙엽활엽교목으로, 높이가 15~20m로 자라며, 나무껍질은 회갈색으로 불규칙하고 깊이 갈라진다. 겨울눈은 원뿔형에 회갈색이고 비늘조각은 넓은 달걀 모양으로 털이 나 있다. 잎은 타원형의 바소꼴 또는 타원형의 달걀 모양에 서로 어긋나고 잎 끝은 날카로우며 가장자리에는 가시 모양의 톱니가 있다. 꽃은 노란빛을 띤 초록색으로 5~6월에 자웅 암수 한그루로 피며, 열매는 굳은열매로 둥글고 비늘 같은 억센 털의 깍정이에 둘러싸여 있으며 다음 해 9~10월에 결실해 떨어진다.

🍂 **채취 방법과 시기 :** 열매와 깍정이는 9~10월, 나무껍질, 뿌리껍질은 연중 수시로 채취한다.

🍃 **성분 :** 열매나 깍정이에는 타닌(tannin)이 다량 함유되어 있으며, 열매(종자)에는 전분을 비롯해서 지방유가 소량 함유되어 있다.

🍃 **성미 :** 열매는 성질이 약간 따뜻하고, 맛은 쓰고 떫다. 깍정이는 성질이 따뜻하고, 맛은 떫고 독성이 없다. 나무껍질, 뿌리껍질은 성질이 평범하고, 맛은 쓰고, 독성이 없다.

🍃 **귀경 :** 심(心), 대장(大腸) 경락에 작용한다.

🍂 **효능과 주치 :** 열매는 생약명을 상실(橡實) 또는 상자(橡子)라고 하며 치질, 탈항, 치출혈을 치료한다. 깍정이는 생약명을 상실각(橡實殼)이라고 하여 수렴, 지사, 지혈, 장풍하혈(腸風下血), 사리탈항(瀉痢脫肛), 붕중대하(崩中帶下)를 치료한다. 나무껍질 또는 뿌리껍질은 생약명을 상목피(橡木皮)라 하여 사리(瀉痢), 정장, 악창(惡瘡)을 치료한다.

906

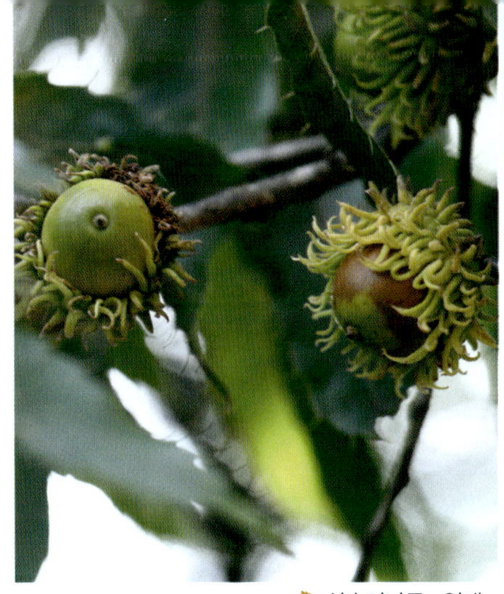

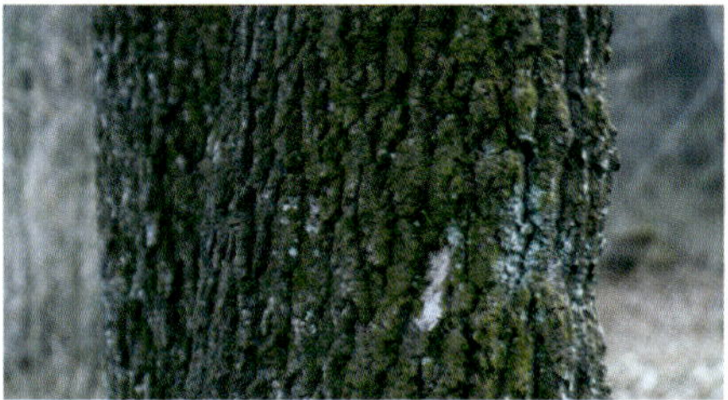
🍂 상수리나무_ 뿌리(약재)

🍂 상수리나무_ 열매

🍂 상수리나무_ 나무껍질

🌿 **약용법과 용량 :** 말린 열매 30~60g을 물 900mL에 넣어 반이 될 때까지 달여 하루에 2~3회 나눠 마신다. 외용할 경우에는 갈아서 식초를 조금 넣어 환부에 붙인다. 말린 깍정이 50~100g을 물 900mL에 넣어 반이 될 때까지 달여 하루에 2~3회 나눠 마신다. 외용할 경우에는 달인 액으로 환부를 씻어주거나, 가루로 만들어 조합하여 환부에 붙인다. 말린 나무껍질 및 뿌리껍질 40~80g을 물 900mL에 넣어 반이 될 때까지 달여 하루에 2~3회 나눠 마신다. 외용할 경우에는 달인 액을 환부에 발라준다.

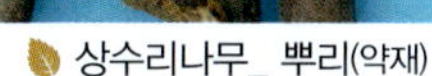*patent*

상수리나무의 기능성 및 효능에 관한 특허자료

▶ 상수리나무 수피를 이용한 β-세크레타제 활성 저해 조성물

본 발명은 알츠하이머성 치매의 원인물질인 베타 아밀로이드 펩타이드의 생성과정에 관여하는 효소의 하나인 β-세크레타제(β-site Amyloid precursor protein Cleaving Enzyme, BACE)의 활성을 특이적으로 저해하는 상수리나무 수피의 추출물을 유효 성분으로 포함하는 것을 특징으로 하는 치매 예방용 조성물, 발효유, 건강식품 및 음료에 관한 것이다.

– 출원번호 : 10-2007-0022743, 출원인 : (주)한국야쿠르트

▶ 상수리나무 추출물을 함유하는 발모촉진제 및 그의 제조방법

본 발명은 상수리나무피, 버드나무 속껍질, 유근피, 하수모, 복분자, 감초, 복숭아씨, 측백나무 잎, 청호도껍질 및 보골지에서 추출한 생약재 추출물을 주성분으로 함유하고, 여기에 보조제로서 혈행촉진제, 국소자극제, 모포부활제, 항지루제, 소염살균제, 비타민류 등을 함유하는 생약재 추출물을 주재로한 발모촉진제 및 그의 제조방법에 관한 것이다.

– 공개번호 : 10-1999-0068281, 출원인 : 최이선

어혈, 진통, 신경통, 피부염에 사용하는

생강나무

| 사용부위 | 나무껍질

Lindera obtusiloba Blume = [*Benzoin obtusiloboum* (Bl.) O. Kuntze.]

- **이명** : 아귀나무, 동백나무, 아구사리, 개동백나무, 삼각풍(三角楓), 향려목(香麗木), 단향매(檀香梅)
- **생약명** : 삼찬풍(三鑽風), 황매목(黃梅木)
- **과명** : 녹나무과(Lauraceae)
- **개화기** : 3월

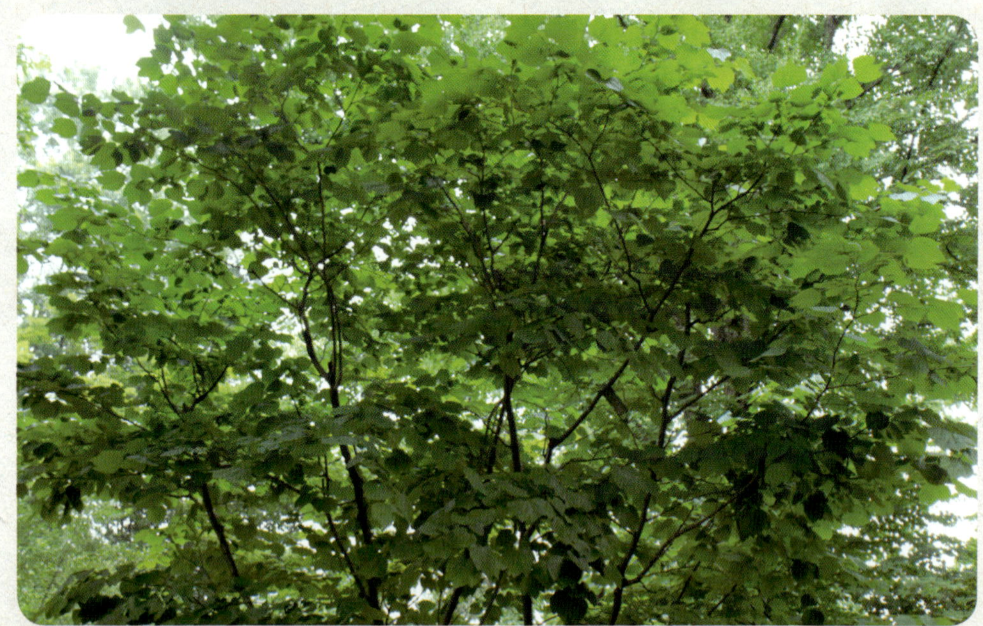

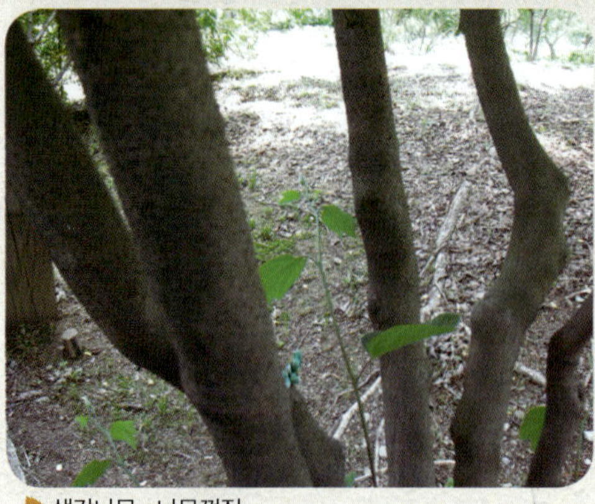

🌿 생강나무_ 나무껍질

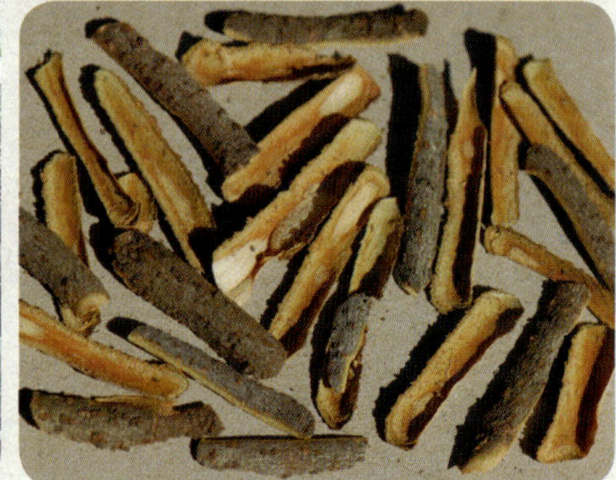

🌿 생강나무_ 나무 겉껍질(약재 전형)

🌿 **생육특성 :** 생강나무는 전국의 산기슭 계곡에서 잘 자라는 낙엽활엽관목으로, 높이는 3m 정도로, 가지가 많이 갈라지며 꺾으면 생강 냄새가 난다. 잎은 달걀 모양 또는 넓은 달걀 모양에 서로 어긋나고 잎 밑은 날카로우며 양 끝은 뭉툭하고 가장자리에는 톱니가 없이 윗부분은 3개로 갈라진다. 윗면은 녹색이고 처음에는 단모(短毛)가 있으나 뒤에는 털이 없어지며 아랫면은 명주털이 빽빽하게 나 있거나 털이 없다. 꽃은 암수딴그루인데 황색으로 3월에 잎보다 먼저 피고 꽃자루가 없이 산형꽃차례로 많이 핀다. 열매는 씨열매로 둥글고 9~10월에 검은색으로 익는다.

🌿 **채취 방법과 시기 :** 나무껍질을 연중 수시 채취한다.

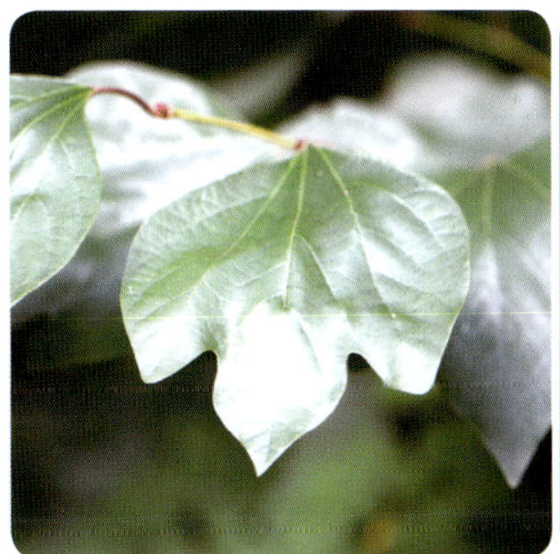

🌰 생강나무_ 잎

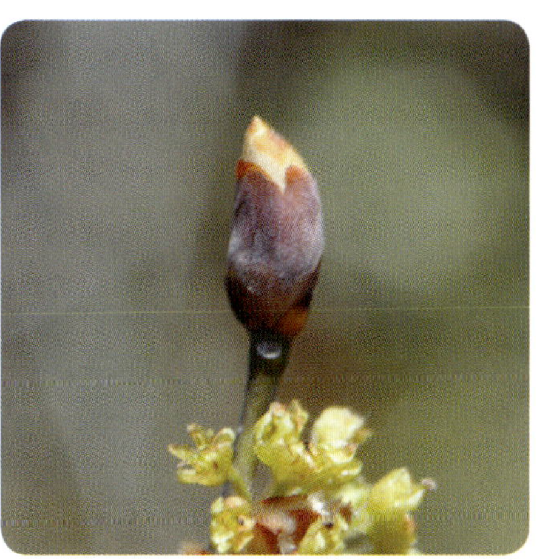

🌰 생강나무_ 꽃봉오리

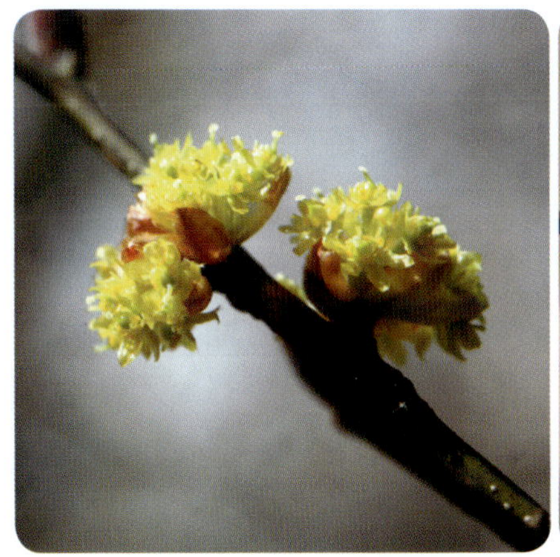

🌰 생강나무_ 암꽃

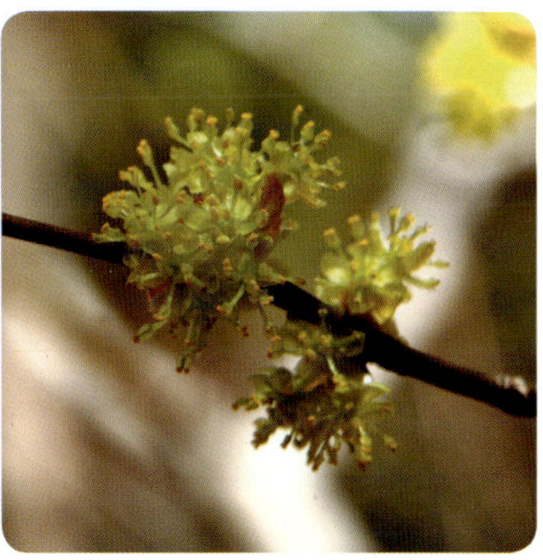

🌰 생강나무_ 수꽃

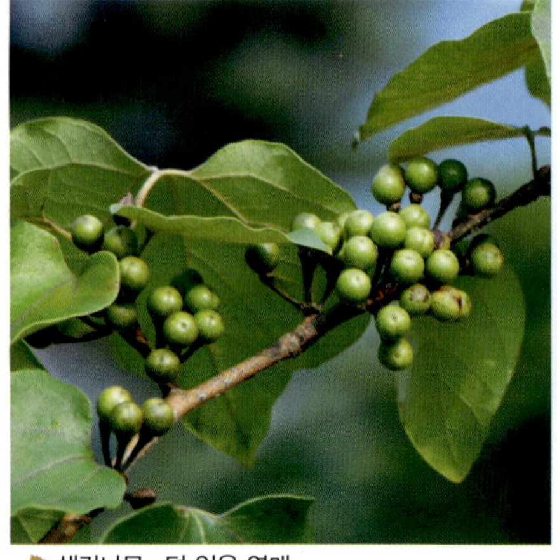

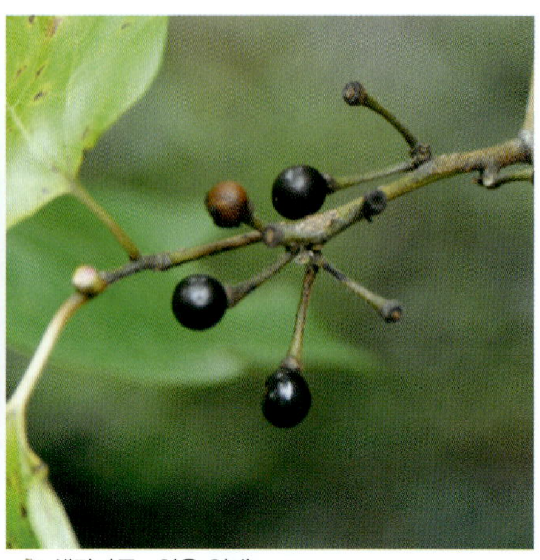

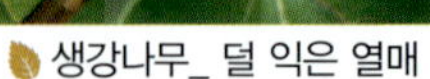
🍂 생강나무_ 덜 익은 열매

🍂 생강나무_ 익은 열매

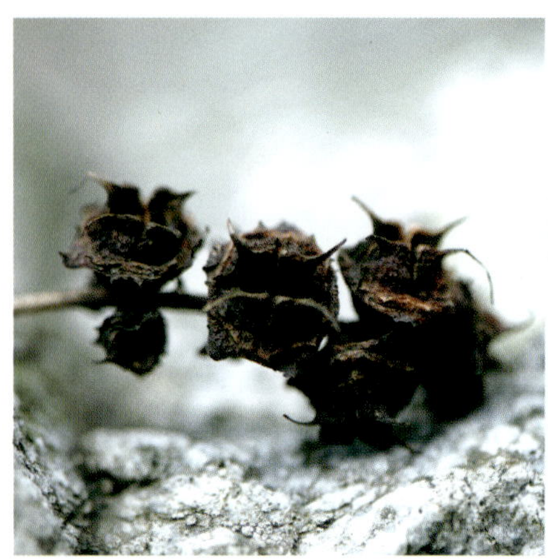

🍂 생강나무_ 종자 결실

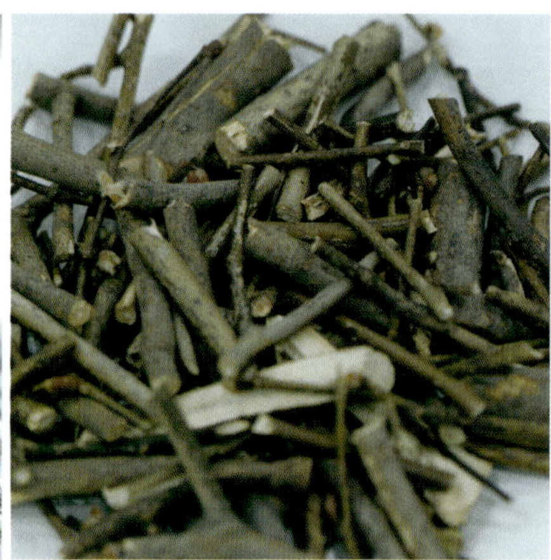

🍂 생강나무_ 줄기(약재)

🌿 **성분** : 나무껍질에는 시토스테롤(sitosterol), 스티그마스테롤(stigmasterol), 캄페스테롤(campesterol), 가지와 잎에는 방향유가 함유되어 있으며 주성분은 린데롤(linderol), 즉 l-보르네올(l-borneol)이다. 종자유 속에는 카프린산(capric acid), 라우린산(lauric acid), 미리스틴산(myristic acid), 린데린산(linderic acid), 동백산(decan-4-oic acid), 추주산(tsuzuic acid), 올레인산(oleic acid), 리놀레산(linoleic acid) 등이 함유되어 있다.

🌀 **성미** : 성질이 따뜻하고, 맛은 맵다.

🍁 **귀경** : 심(心), 폐(肺), 간(肝) 경락에 작용한다.

- **효능과 주치** : 나무껍질은 생약명을 삼찬풍(三鑽風)으로 소종, 활혈, 어혈의 효능이 있고 타박상, 어혈종통(瘀血腫痛), 진통, 신경통, 염좌를 치료한다. 생강나무의 추출물은 피부질환의 아토피, 염증, 알레르기, 혈액순환, 심혈관질환, 피부미백 등의 치료효과도 있다.

- **약용법과 용량** : 말린 나무껍질 20~30g을 물 900mL에 넣어 반이 될 때까지 달여 하루에 2~3회 나눠 마신다. 외용할 경우에는 생것을 짓찧어 환부에 붙인다.

생강나무의 기능성 및 효능에 관한 특허자료

▶ 생강나무 추출물을 유효성분으로 함유하는 혈행 개선 조성물

본 발명은 생강나무 추출물을 유효성분으로 함유하는 혈행 개선 조성물에 관한 것으로서, 더욱 상세하게는 생강나무 추출물을 유효성분으로 함유하는 혈행 개선에 의한 혈전 질환의 예방 및 치료용 약학조성물 및 건강보조식품에 관한 것이다. 본 발명의 생강나무 추출물 및 조정제물은 물, 에탄올, 메탄올, 부탄올 등의 다양한 용매로 추출하여 획득할 수 있으며, 추출물 및 조정제물은 시험관 내에서 다양한 응집유도에 의해 유도된 혈소판 응집 저해효과가 우수할 뿐 아니라, 생체 내 급격한 혈전생성 저해효과가 우수하므로 혈전 색전증 등과 같이 혈액순환 장애로 수반되는 질환의 예방 및 치료에 유용하게 사용될 수 있다.

– 공개번호 : 10–2011–0055872, 특허권자 : 양지화학(주)

▶ 생강나무 가지의 추출물을 포함하는 심혈관계 질환의 예방 및 치료용 조성물

본 발명은 생강나무 가지의 추출물을 포함하는 심혈관계 질환의 치료 및 예방을 위한 조성물에 관한 것으로서 구체적으로 생강나무 추출물은 혈관 질환의 주요 원인인 NAD(P)H 옥시다제(oxidase)를 강력하게 저해하는 동시에 혈관평활근(vascular smooth muscle)의 수축과 이완을 조절하여 강력한 혈관 이완효과를 나타내어 혈압 조절 및 혈관 내피세포 기능장애(endothelial dysfunction)를 개선시키므로, 이를 유효성분으로 함유하는 조성물은 심혈관계 질환의 예방 및 치료를 위한 의약품 또는 건강기능식품으로 유용하게 이용될 수 있다.

– 공개번호 : 10–2009–0079584, 특허권자 : 한화제약(주)

▶ 생강나무 잎 추출물을 포함하는 피부미백 및 주름 개선용 조성물

본 발명은 생강나무 잎 추출물을 포함하는 피부미백 및 주름 개선용 화장료 조성물 또는 기능성식품 조성물을 제공한다. 본 발명의 미백효과 및 주름 개선효과는 멜라닌 함유량의 감소, 멜라닌 생성에 관여하는 단백질의 발현 저해, UVB에 의해 색소 침착을 유도한 마우스의 멜라노사이트에서의 멜라노솜 생성 억제, 표피에 분포하는 멜라닌 색소의 감소, 표피의 두께 감소 등의 작용을 통하여 확인된다. 따라서 본 발명에 따른 생강나무 잎 추출물을 포함하는 조성물은 부작용이 없고 뛰어난 효능의 피부미백효과 또는 피부주름 개선효과를 나타내는 화장료 조성물 또는 기능성 식품 조성물로 이용될 수 있다.

– 공개번호 : 10–2010–0072398, 특허권자 : 경희대학교 산학협력단

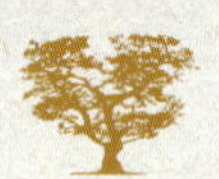

생달나무

| 사용부위 | 나무껍질, 열매

Cinnamomum yabunikkei H. Ohba = [*Cinnamomum japonicum* Sieb.]

- **이명** : 신신무, 토육계(土肉桂)
- **생약명** : 계피(桂皮)
- **과명** : 녹나무과(Lauraceae)
- **개화기** : 6~7월

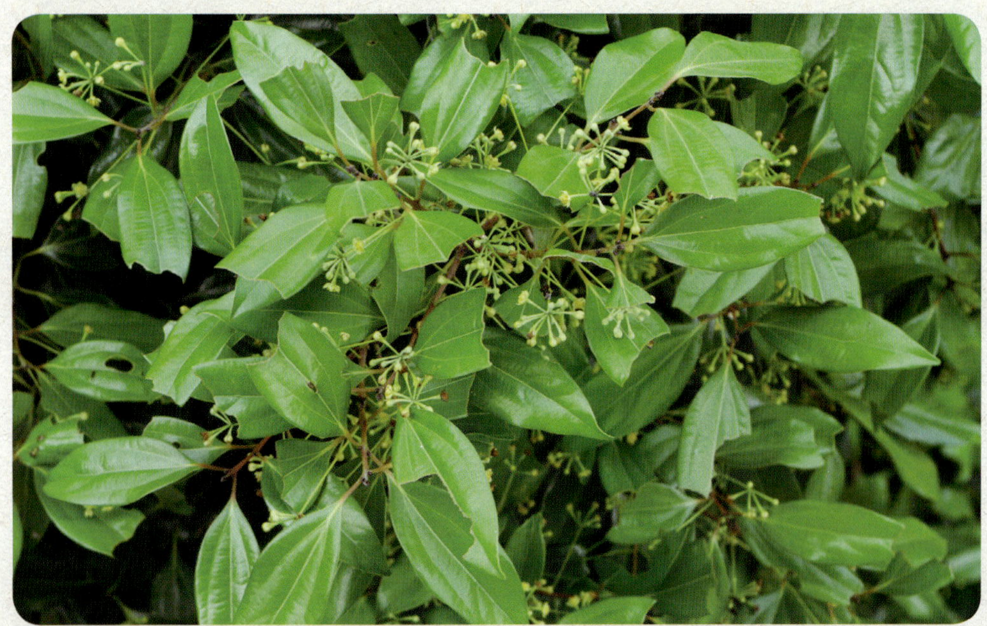

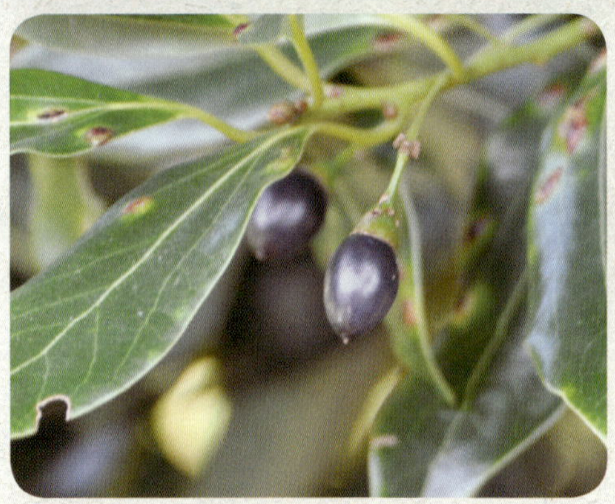

🌰 생달나무_ 약재로 사용하는 익은 열매

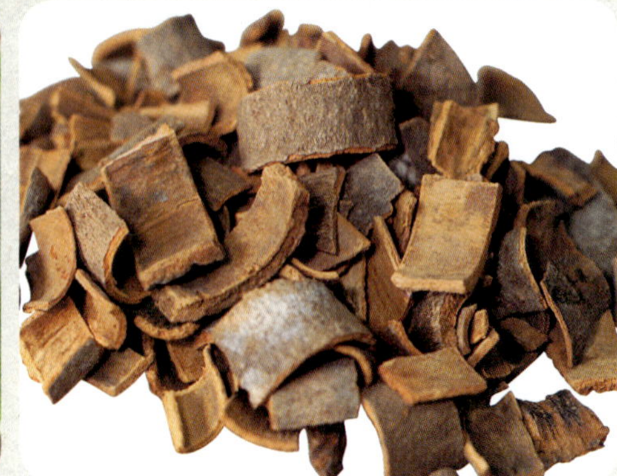

🌰 생달나무_ 나무 겉껍질(약재)

🍃 **생육특성** : 생달나무는 제주도 및 남부 지방의 산기슭, 해변, 야산에서 자생 또는 심어 가꾸는 상록활엽교목으로, 높이가 15m 정도로 자라며, 나무껍질은 검은색이고, 작은 가지는 녹색으로 향기가 있고 털은 없이 매끈하다. 잎은 홑잎에 서로 어긋나고 긴 타원형 또는 타원형이며 잎끝은 뾰족해지다가 둥글게 끝난다. 잎 밑부분은 날카롭거나 다소 둥글고 가장자리는 톱니가 없이 밋밋하다. 꽃은 황색으로 6~7월에 양성화가 피고, 열매는 물렁열매로 타원형이며 10~12월에 자흑색으로 익는다.

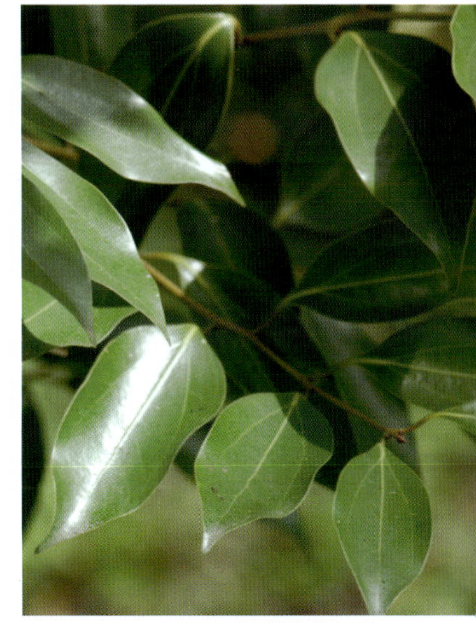

🍂 생달나무_ 잎

🍃 **채취 방법과 시기** : 나무껍질은 가을부터 겨울, 열매는 10~12월에 채취한다.

🍃 **성분** : 나무껍질과 열매에는 정유가 함유되어 있으며 페닐-프로파노이드(phenyl-propanoid)인 신남알데하이드(cinnanaldehyde)와 신나밀아세테이트(cinamylacetate), 페닐프로필아세테이트(phenylpropyl acetate), 신나믹산(cimamic acid), 살리실알데하이드(salicylaldehyde) 등의 주성분이 함유되어 있다. 그 외 디테르페노이드(diterphenoid)와 타닌(tannin), 펠란드렌(phellandrene), 오이게놀(eugenol), 사프롤(safrole), 메틸오이게놀(methyleugenol)이 함유되어 있다.

🍃 **성미** : 나무껍질은 성질이 따뜻하고, 맛은 맵다. 열매는 성질이 따뜻하고, 맛은 달고 맵다.

🍃 **귀경** : 간(肝), 비(脾), 폐(肺), 위(胃) 경락에 작용한다.

🍃 **효능과 주치** : 나무껍질은 생약명을 계피(桂皮)라고 하며 방향성 건위약으로 식욕부진, 소화불량과 혈맥을 잘 통하게 하고 찬바람으로 감기몸살과 위와 비장을 따뜻하게 하는 효능이 있으며 진통, 진경, 구토, 하지복통, 하복부 냉감증을 치료한다. 열매는 생약명을 계자(桂子)라고 하여 위를 따뜻

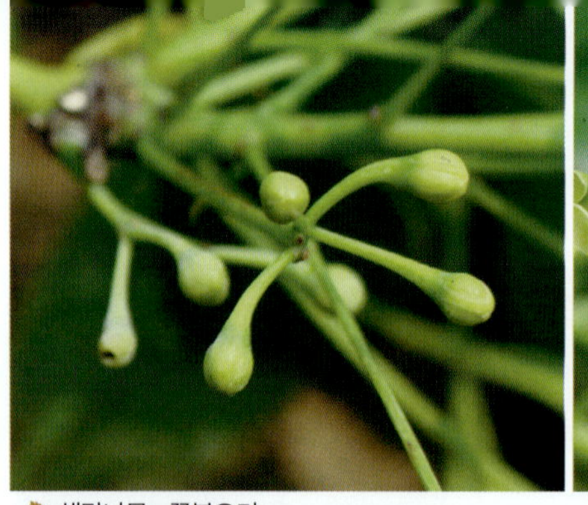
🟤 생달나무_ 꽃봉오리

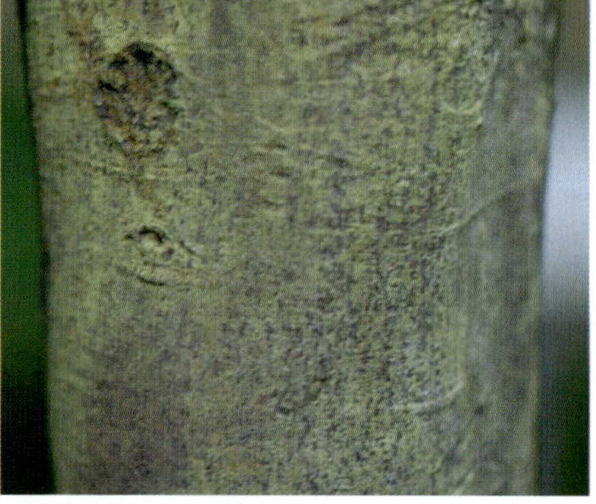
🟤 생달나무_ 꽃

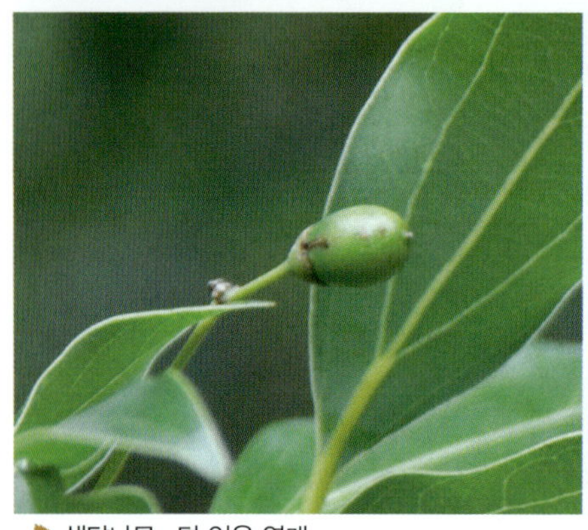
🟤 생달나무_ 덜 익은 열매

🟤 생달나무_ 나무껍질

하게 해주고 간과 위를 보익하고 한기가 들고 감기가 오는 것을 치료한다. 생달나무의 추출물인 정유는 항균 및 피부염 치료에도 효과가 있다.

🍃 **약용법과 용량** : 말린 나무껍질 15~30g을 물 900mL에 넣어 반이 될 때까지 달여 하루에 2~3회 나눠 마신다. 말린 열매 10~20g을 물 900mL에 넣어 반이 될 때까지 달여 하루에 2~3회 나눠 마신다.

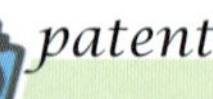 *patent*

생달나무의 기능성 및 효능에 관한 특허자료

▶ **생달나무 추출 정유를 포함하는 항균성 조성물**

본 발명은 생달나무 추출 정유를 포함하는 항균용 조성물에 관한 것으로서 더욱 상세하게는 생달나무로부터 추출한 정유의 성분을 분석하고, 정유가 말라세지아 패시더마티스(Malassezia pachydermatis), 말라세지아 푸르푸르(Malassezia furfur), 칸디다 알비칸스(Candida albicans) 등의 피부염 원인균에 대한 항균 활성을 가짐을 확인함으로써 생달나무 추출 정유를 유효성분으로 포함하는 항균성 조성물, 피부 외용제 및 화장료에 관한 것이다.

― 출원번호 : 10−2011−0124121, 특허권자 : 전라남도

914

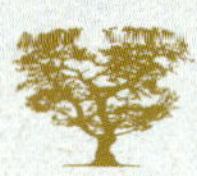

생열귀나무

| 사용부위 | 뿌리, 꽃, 열매

Rosa davurica Pall. = [*Rosa willdenowii* Sprengel.]

- **이명** : 범의찔레, 가마귀밥나무, 붉은인가목, 뱀찔레, 생열귀장미, 산자민(山刺玫), 산자매(山刺玫), 산자민화(山刺玫花)
- **생약명** : 자매과(刺莓果), 자매과근(刺莓果根), 자매화(刺莓花)
- **과명** : 장미과(Rosaceae)
- **개화기** : 5월

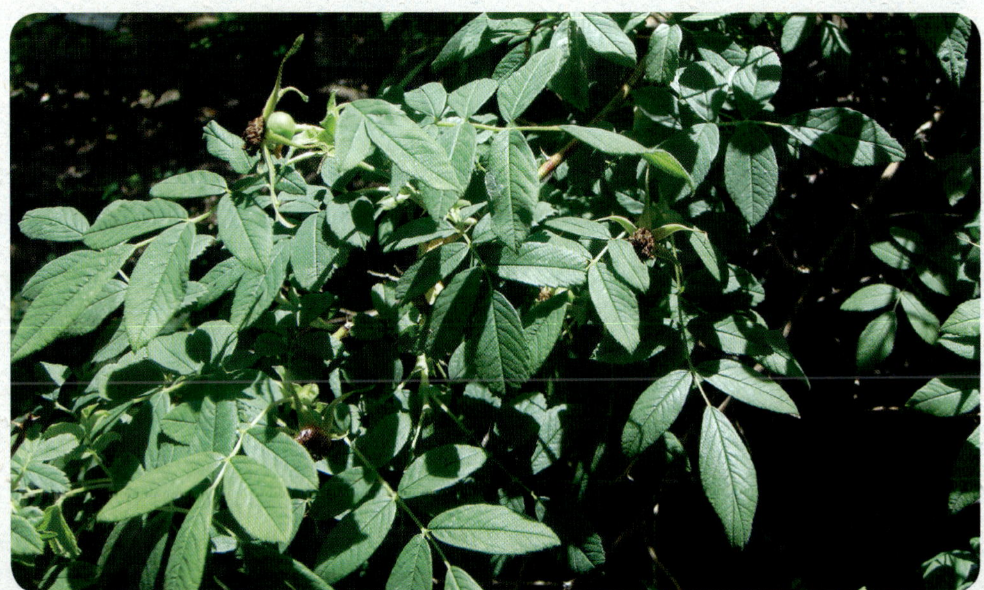

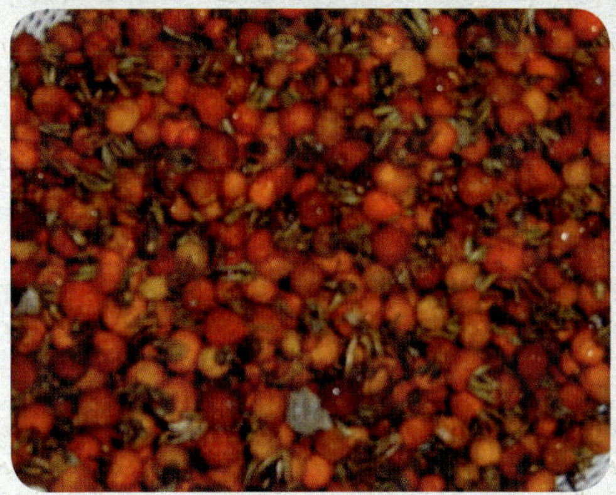

생열귀나무_ 열매(약재 전형)

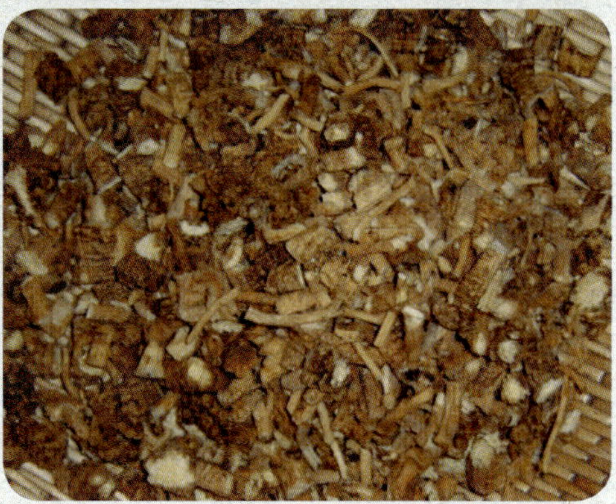

생열귀나무_ 뿌리(약재)

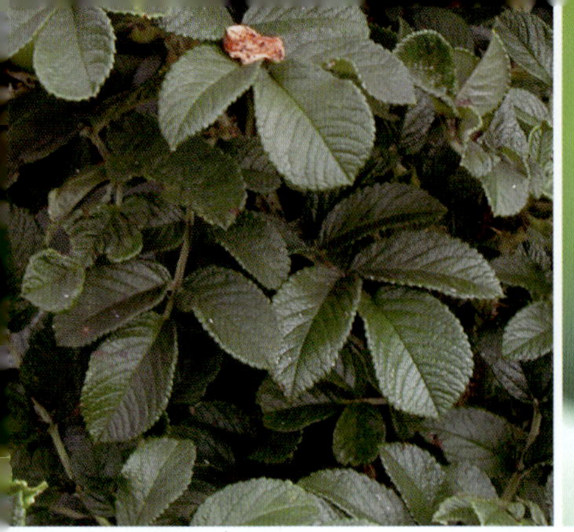

🍂 생열귀나무_ 잎

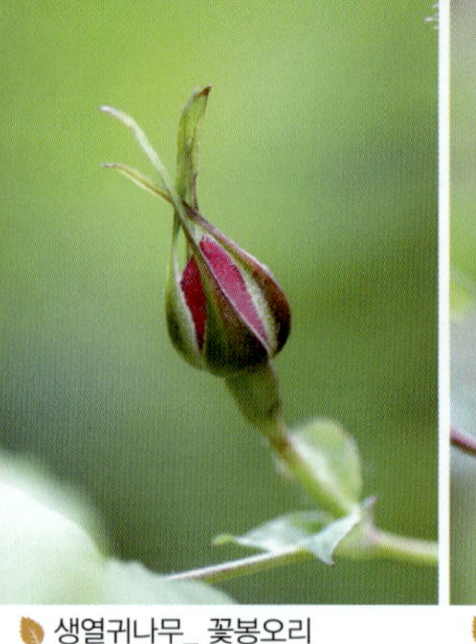

🍂 생열귀나무_ 꽃봉오리

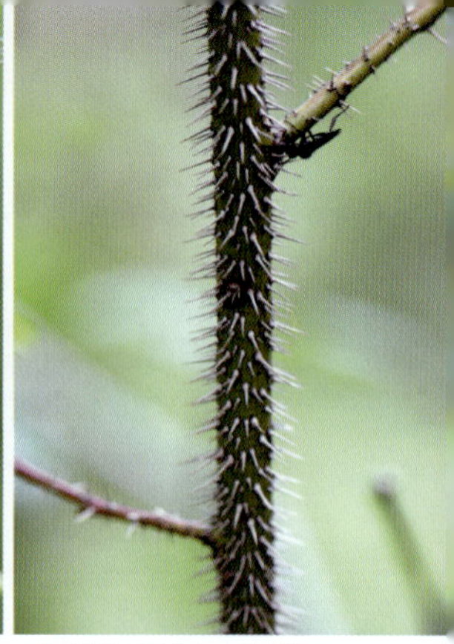

🍂 생열귀나무_ 나무껍질

🍂 **생육특성** : 생열귀나무는 중국, 극동러시아와 우리나라 평안도와 함경도에서 강원도 백두대간까지 분포하는 낙엽활엽관목으로, 높이는 1~1.5m이고, 뿌리는 굵고 길며 짙은 갈색이다. 가지는 암자색이며 털이 없다. 작은 가지와 잎자루 밑부분에 한 쌍의 가시가 나 있다. 잎은 어긋나며 타원형이거나 깃 모양으로 길이 1~3.5cm, 너비 0.5~1.5cm이다. 잎 윗면은 짙은 녹색이고 털이 없으며 밑면은 회백색이고 짧고 부드러운 털이 나 있다. 꽃은 홍자색으로 5월에 단생 혹은 2~3송이가 피는데 지름은 4cm 정도이다. 열매는 공 모양 또는 둥근 달걀 모양이며 적색이다. 열매는 9월에 익는데, 열매 내의 종자 수는 24~30여 개다.

🍂 **채취 방법과 시기** : 열매는 9월, 뿌리는 연중 수시, 꽃은 5월에 채취한다.

🍂 **성분** : 열매에는 베타-카로틴과 비타민 C 등이 함유되어 있다.

🍂 **성미** : 열매는 성질이 따뜻하고, 맛은 시다. 뿌리는 성질이 따뜻하고, 맛은 쓰다. 꽃은 성질이 평범하고, 맛은 달다.

🍂 **귀경** : 비(脾), 위(胃), 신(腎) 경락에 작용한다.

🍂 **효능과 주치** : 열매는 생약명을 자매과(刺莓果)라고 하며 소화불량, 소화촉진, 위통, 건비, 양혈(養血), 기체복사(氣滯腹瀉), 월경불순 등을 치료한다. 뿌리는 생약명을 자매과근(刺莓果根)이라고 하며 월경부지(月經不止)를 치료하고 세균성 이질의 치료에도 효과가 있다. 꽃은 생약명을 자매화(刺莓花)라고 하며 월경과다를 치료한다. 생열귀나무 추출물은 항산화, 항노화용 피부 화장료 및 비타민 C의 약효에 사용할 수 있다.

916

생열귀나무	해당화
생열귀나무_ 꽃	해당화_ 꽃
생열귀나무_ 열매	해당화_ 열매

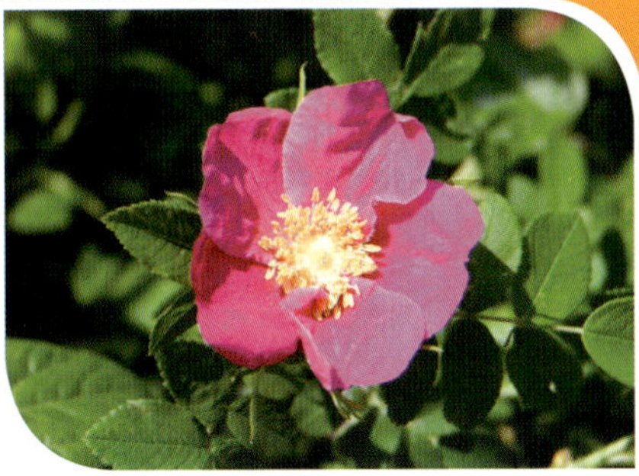

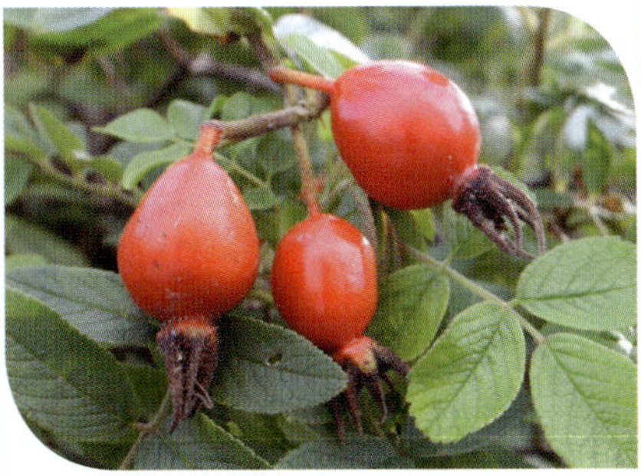

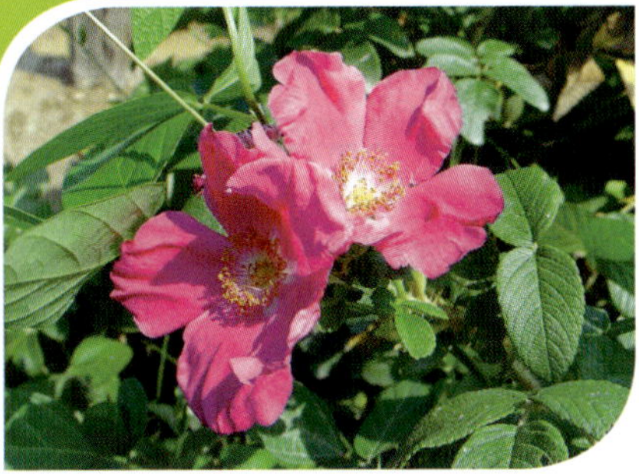

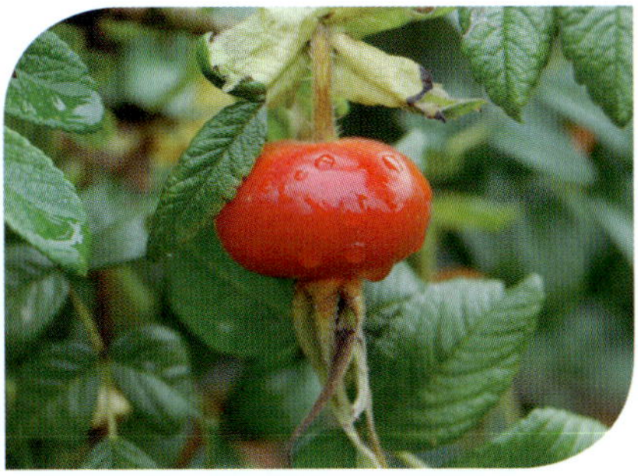

🍂 **약용법과 용량** : 말린 열매 20∼30g을 물 900mL에 넣어 반이 될 때까지 달여 하루에 2∼3회 나눠 마신다. 말린 뿌리 20∼30g을 물 900mL에 넣어 반이 될 때까지 달인 뒤 달걀 1개를 넣어 하루에 2∼3회 나눠 마신다. 말린 꽃 10∼20개를 물 900mL에 넣어 반이 될 때까지 달여 하루에 2∼3회 나눠 마신다.

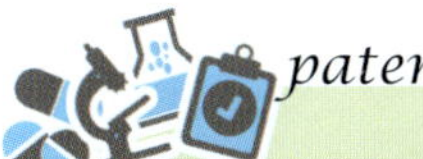

patent

생열귀나무의 기능성 및 효능에 관한 특허자료

▶ 생열귀나무로부터 비타민 성분의 추출방법

생열귀나무 열매에 아스코르빈산은 레몬보다 10배 이상 함유하고, β-카로틴은 당근보다 8∼10배 많이 함유하고 있어 이들 열매로부터 고수율로 비타민을 추출 분리하여 건강보조식품인 음료, 분말 및 주류 등의 제품에 사용할 수 있다.

− 공개번호 : 10−1996−0040363, 출원인 : 신국현 외

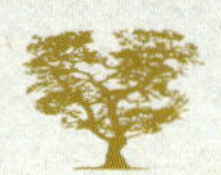

석류나무

| 사용부위 | 뿌리껍질, 잎, 꽃, 열매, 열매껍질

Punica granatum L.

- **이명** : 석류, 석누나무, 석류수(石榴樹), 석류목(石榴木), 안석류(安石榴)
- **생약명** : 석류(石榴)
- **과명** : 석류나무과(Punicaceae)
- **개화기** : 6~7월

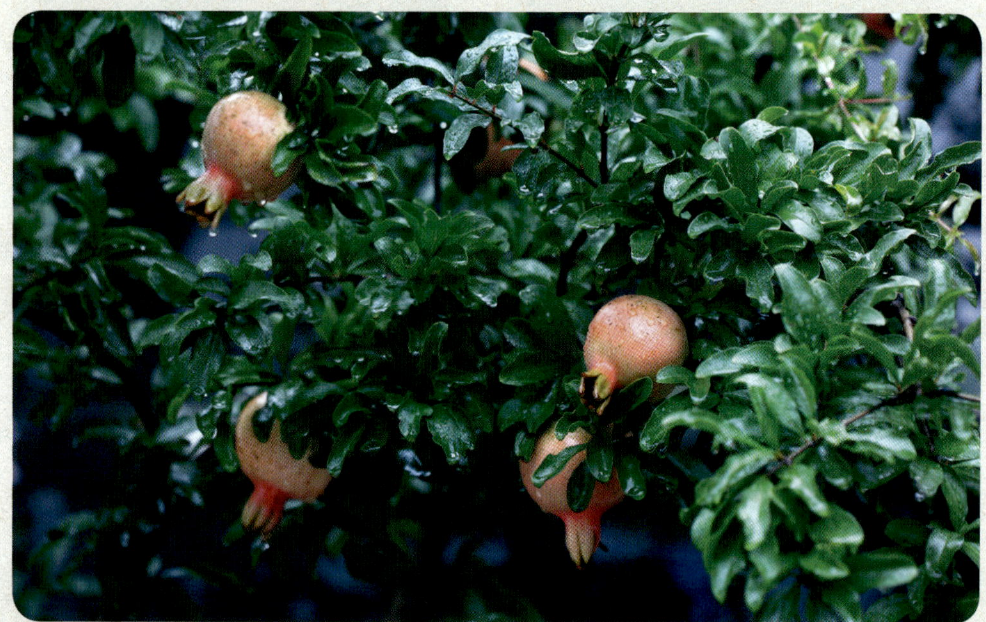

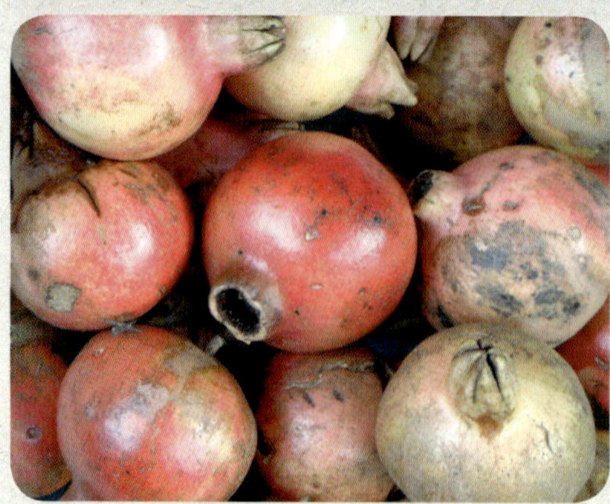

석류나무_ 열매(채취품)

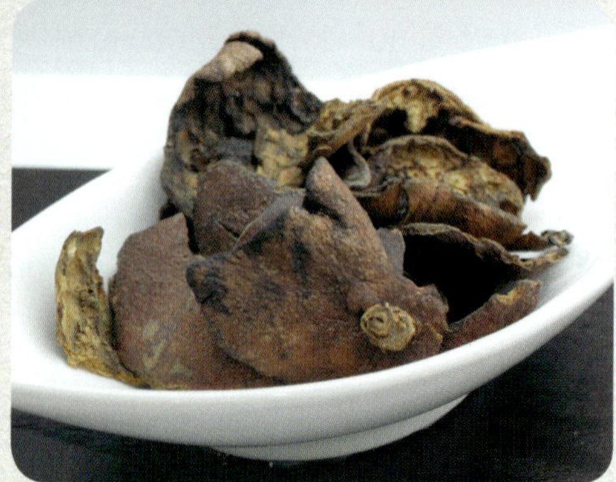

석류나무_ 열매껍질(약재 전형)

- ● **생육특성** : 석류나무는 남부 지방에서 심어 가꾸는 낙엽활엽소교목으로, 높이가 3~5m에, 작은 가지는 네모지고 가지 끝에는 가시 모양으로 되어 있으며 털은 없다. 잎은 서로 마주나고 거꿀달걀 모양 또는 긴 타원형에 잎끝은 뭉툭하며 가장자리에는 톱니가 없이 밋밋하고 잎 표면에는 광택이 있고 잎자루는 아주 짧다. 꽃은 홍색으로 6~7월에 1송이 혹은 여러 송이가 가지의 끝 또는 잎겨드랑이에서 피고, 열매는 물열매로 둥글고, 열매껍질은 두꺼우며 가죽질에 9~10월에 황색으로 결실하여 열매껍질이 갈라져 터진다.

- ● **채취 방법과 시기** : 열매, 열매껍질은 9~10월, 뿌리껍질은 가을, 잎은 여름, 꽃은 6~7월에 채취한다.

- ● **성분** : 열매껍질에는 타닌(tannin)이 함유되어 있으며, 만니톨(mannitol), 이누린(inulin), 펙틴(pectin), 칼슘, 이소쿼세틴(isoquercetin)과 납, 지방, 점액질, 당, 식물고무, 몰식자산(galic acid), 사과산(malic acid), 수산(oxalic acid) 등이 함유되어 있다. 뿌리에는 이소펠레티에린(isopelletierine), 베타-시토스테롤(β-sitosterol), 만니톨이 함유되어 있고, 이소펠레티에린(isopelletierne), 세우토펠레티에린(seudopelletierine), 메틸이소펠레티에린(methylisopelletierine) 등의 알칼로이드(alkaloid)가 함유되어 있다. 신맛이 나는 열매의 종자유 중에는 푸니식산(punicic acid)이 함유되어 있고, 그 외에 에스트론(estrone) 및 에스트라디올(estradiol), 베타-시도스테롤, 만니톨, 천연 식물성 에스트로겐(estrogen), 플라보노이드, 다이드제인

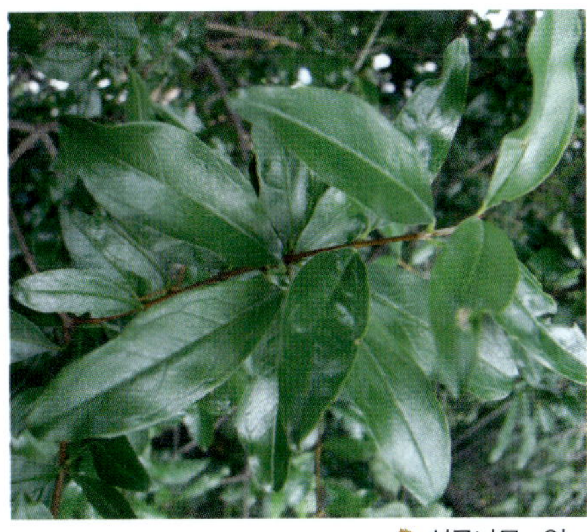

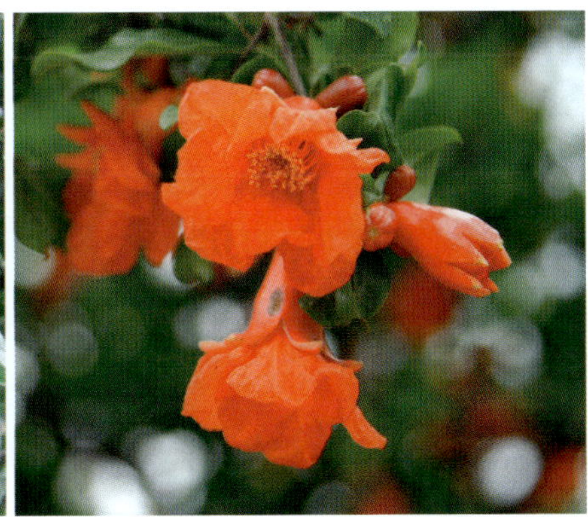

석류나무_ 잎

석류나무_ 꽃봉오리와 꽃

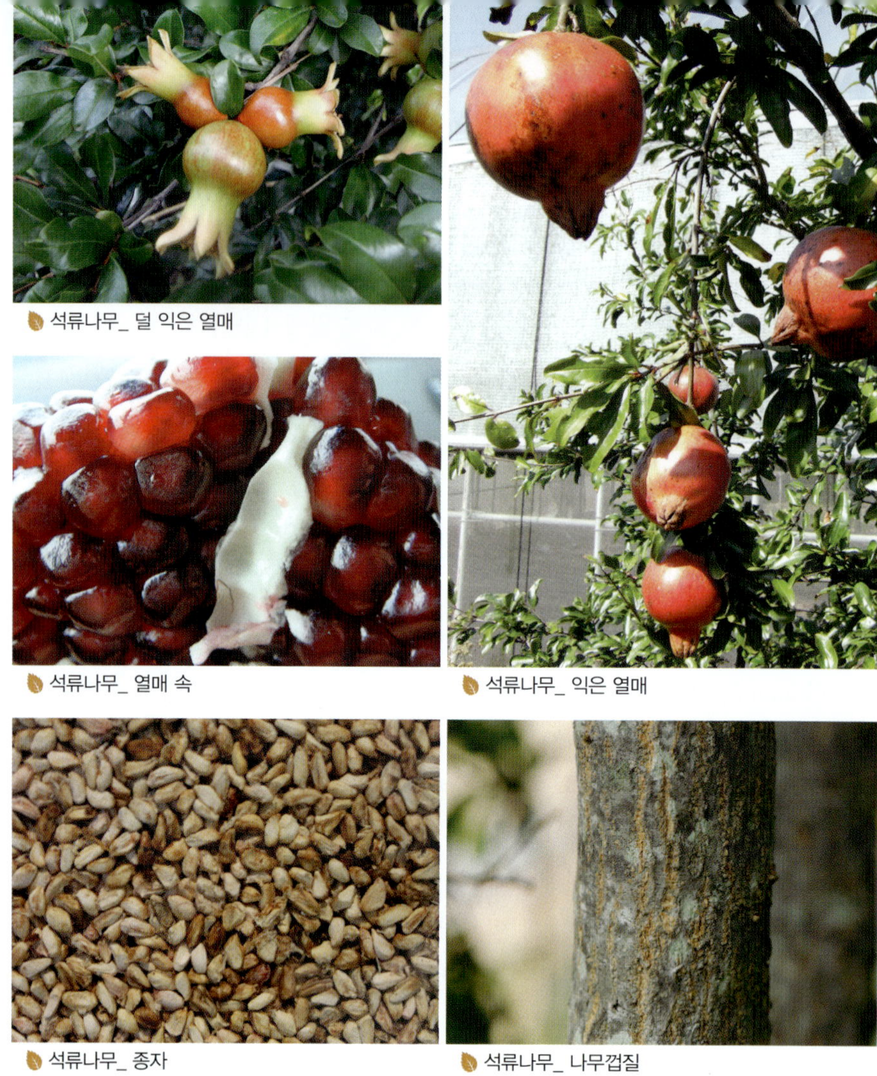
🍃 석류나무_ 덜 익은 열매

🍃 석류나무_ 열매 속

🍃 석류나무_ 익은 열매

🍃 석류나무_ 종자

🍃 석류나무_ 나무껍질

(daidzein), 제니스테인(genistein), 비타민 A 또는 E도 함유되어 있다. 잎에는 쉬키민산(shikimic acid), 디하이드론쉬키민산(dehydroshikimic acid), 키닌산(qunic acid), 아라비노스(arabinose), d-글루코스(d-glucose), 타닌, 과당, 서당 등이 함유되어 있다.

🍃 **성미 :** 열매껍질은 성질이 따뜻하고, 맛은 시고 떫고, 독성이 있다. 뿌리껍질은 성질이 따뜻하고, 맛은 시고 떫다. 잎은 성질이 따뜻하고, 맛은 시고 떫고, 독성이 없다. 꽃은 성질이 평범하고, 맛은 시고 떫다.

🍃 **귀경 :** 대장(大腸), 신(腎) 경락에 작용한다.

- **효능과 주치** : 열매의 열매살은 생약명을 산석류(酸石榴)라고 하며 지갈(止渴), 이질, 위장병, 대하증 등을 치료한다. 열매껍질은 생약명을 석류피(石榴皮)라 하며 지혈작용과 구충의 효능이 있으며 치질의 탈항, 자궁출혈, 백대하증으로 인한 복통, 가려움증, 갱년기장애, 고혈압, 유방암, 전립선암, 전립선 비대, 심혈관 질환 등을 치료하며 노화방지, 혈액순환, 면역력 증진, 스트레스 해소에 효능이 있다. 뿌리껍질은 생약명을 석류근피(石榴根皮)라 하여 황색포도구균, 적리로 대장균, 장티푸스균, 결핵균 등 항균작용과 항진균 억제작용이 있으며 살충, 대하증, 회충, 조충 등을 치료한다. 잎은 생약명을 석류엽(石榴葉)이라고 하여 타박상의 치료에 사용한다. 꽃은 생약명을 석류화(石榴花)라고 하여 중이염, 코피, 자상(刺傷)에 의한 각종 출혈의 지혈제로 사용하고 토혈, 월경불순, 백대하, 화상, 치통, 중이염 등을 치료한다. 석류의 추출물은 항산화, 비만증, 탈모방지 등의 효능을 가지고 있다.

- **약용법과 용량** : 열매살 1개를 즙을 내어 하루에 2~3회 나눠 마신다. 말린 열매껍질 10~20g을 물 900mL에 넣어 반이 될 때까지 달여 하루에 2~3회 나눠 마신다. 말린 뿌리껍질 20~30g을 물 900mL에 넣어 반이 될 때까지 달여 하루에 2~3회 나눠 마신다. 말린 잎 10~15g을 짓찧어서 환부에 붙여 치료한다. 말린 꽃 10~20g을 물 900mL에 넣어 반이 될 때까지 달여 하루에 나눠 마시고, 외용할 경우에는 가루로 만들어 환부에 뿌리거나, 기름에 개어 바른다.

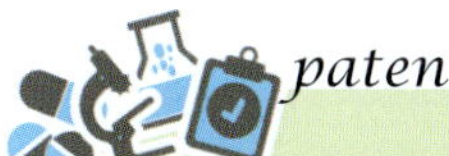

석류나무의 기능성 및 효능에 관한 특허자료

▶ **석류 추출물을 함유하는 비만 예방 및 치료용 조성물**

본 발명은 석류 추출물을 유효성분으로 하는 비만 예방 및 치료용 조성물에 관한 것이다. 본 발명은 성숙 지방 세포주 내 지방 축적을 저해하는 석류의 냉수, 에탄올, 열수 추출물을 이용하여 MTT 분석법으로 세포 증식을 검색한 결과 높은 저해능을 나타내었고, 오일 레드 오(Oil red O) 염색법으로 성숙지방세포주 내 지방축적 저해 활성을 검색한 결과 높은 저해능을 나타내었다. 실시간(Real-Time) PCR을 이용해 지방분화에 관여하는 유전자의 발현율을 확인한 결과 또한 높은 저해능을 나타내었다. 이로 인해 비만 예방 및 치료용 기능성식품 및 의약품에 유용하게 사용될 수 있다.

– 공개번호 : 10–2010–0076842, 특허권자 : 고흥석류친환경영농조합법인

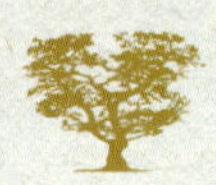

소귀나무

| 사용부위 | 뿌리, 나무껍질, 열매

Myrica rubra (Lour.) Siebold & Zucc.

- **이명** : 속나무, 수매(樹梅)
- **생약명** : 양매(楊梅), 양매근(楊梅根), 양매수피(楊梅樹皮)
- **과명** : 소귀나무과(Myricaceae)
- **개화기** : 4~5월

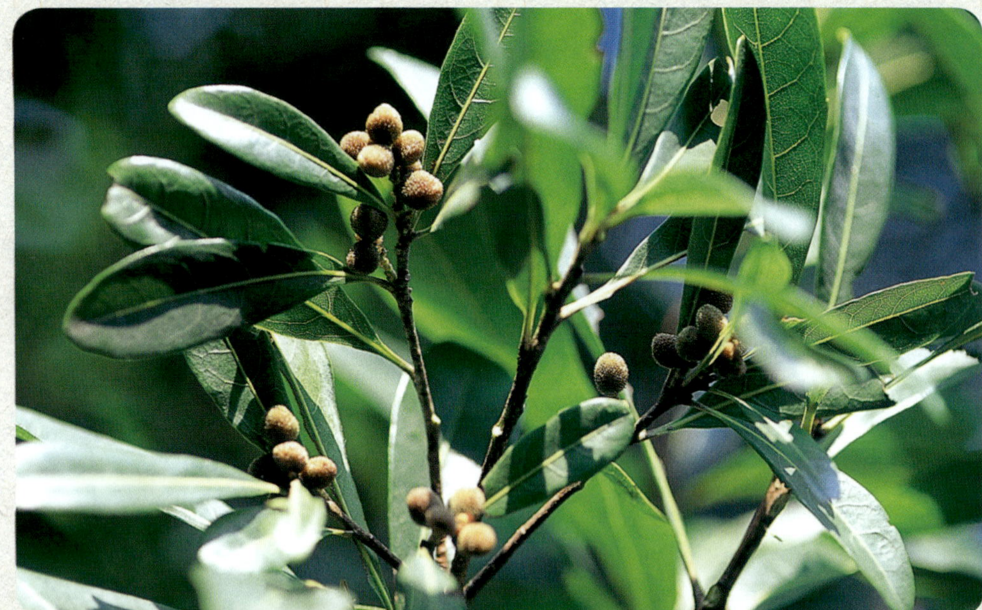

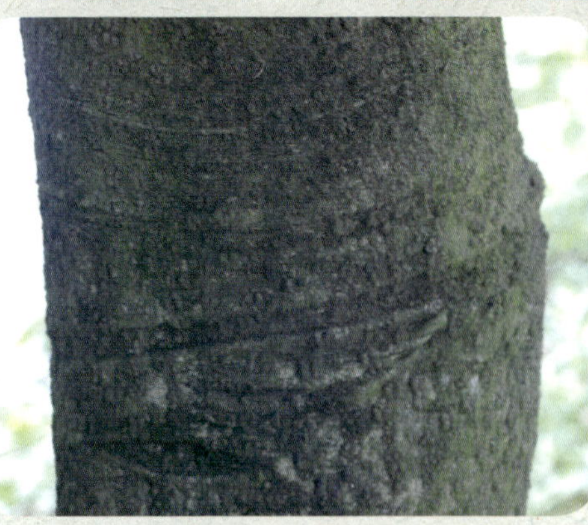

🌿 소귀나무_ 약재로 사용하는 나무껍질

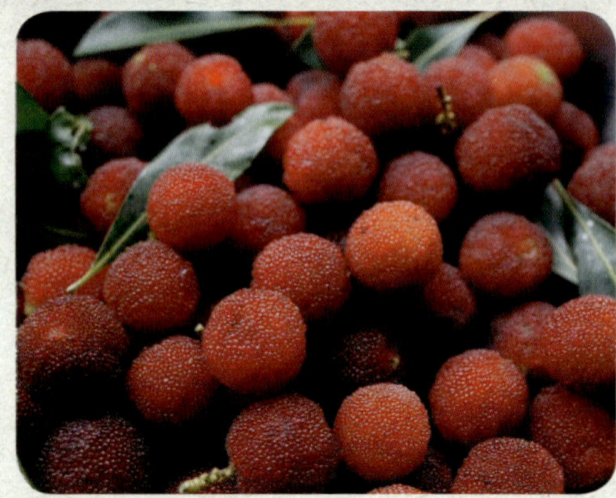

🌿 소귀나무_ 열매(채취품)

- **생육특성** : 소귀나무는 제주도에서 분포하는 상록활엽교목으로, 높이는 10~15m로 자라고, 잎은 두꺼우며 긴 타원형 혹은 거꿀 바소꼴이고 잎끝은 약간 둔하고 가장자리는 밋밋하거나 끝이 둔한 톱니가 조금 있는 것도 있다. 꽃은 자색으로 4~5월에 피는데 암수딴그루로 꽃덮개 없이 2개의 빨간 암술머리만 있다. 열매는 씨열매로 둥글고 6~7월에 짙은 갈색으로 익는데 사마귀 같은 돌기로 덮여 있다.

- **채취 방법과 시기** : 열매는 6~7월, 뿌리는 연중 수시, 나무껍질은 봄에 채취한다.

- **성분** : 열매에는 포도당, 과당, 구연산, 사과산, 수산(oxalic acid), 유산 등이 함유되어 있고, 안토시아니딘(anthocyanidin)의 모노글루코시드(monoglucoside)와 소량의 디글루코시드(diglucoside)가 함유되어 있고, 잎

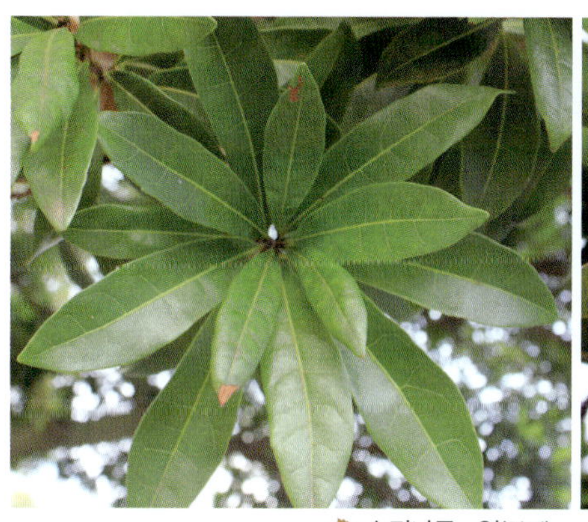

소귀나무_ 잎(앞면)

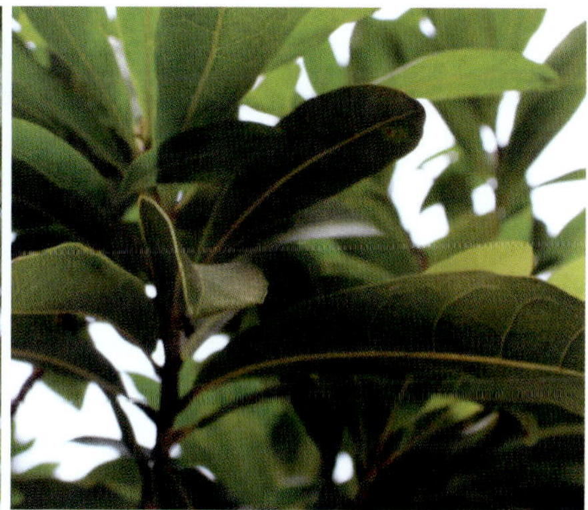

소귀나무_ 잎(뒷면)

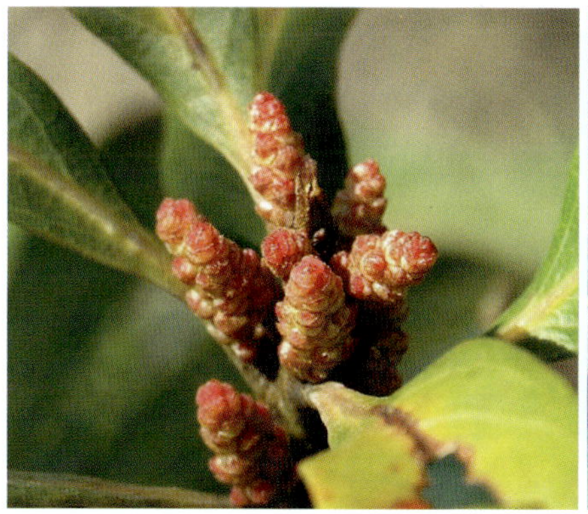

소귀나무_ 꽃

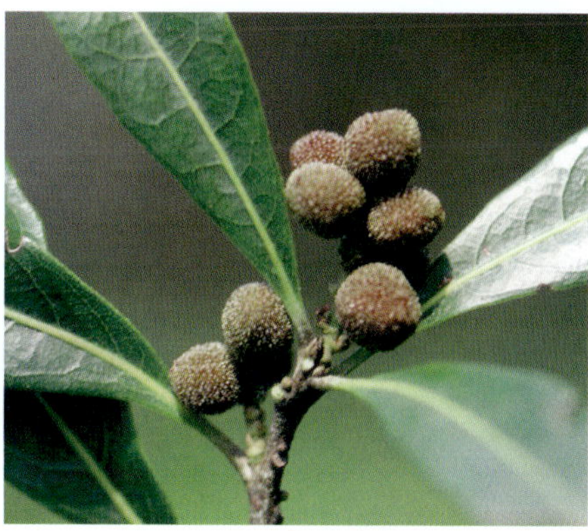

소귀나무_ 덜 익은 열매

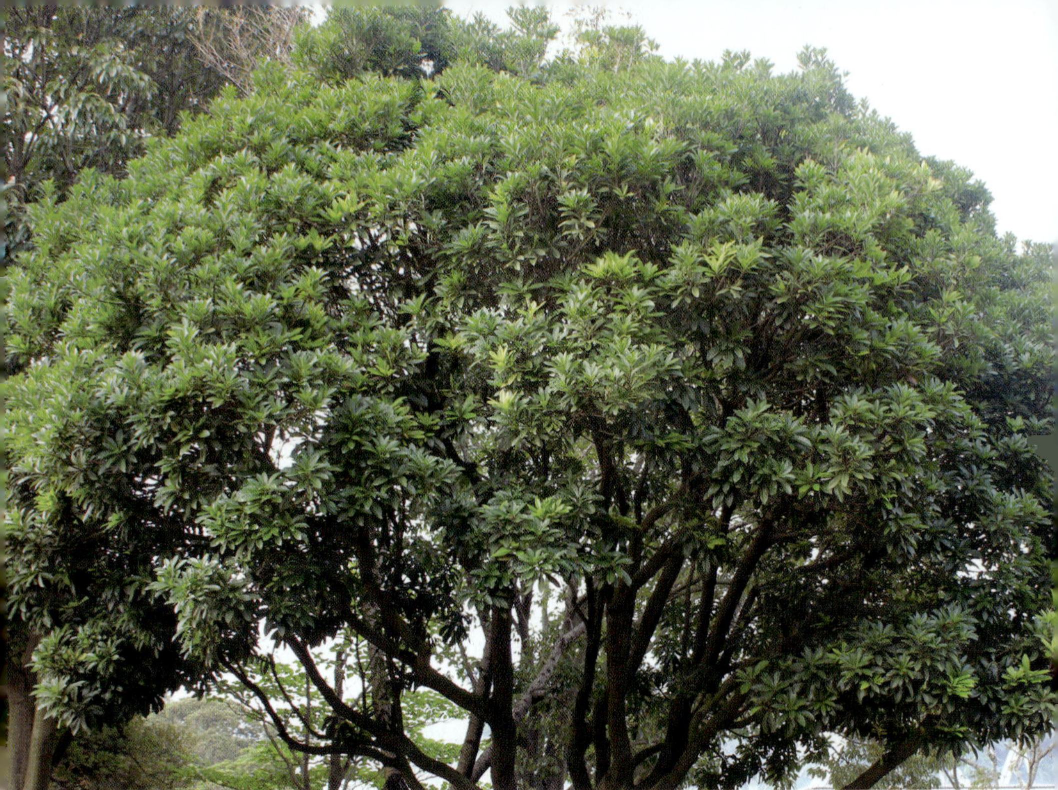

소귀나무_ 나무모양

에는 정유와 타닌(tannin), 타락세롤(taraxerol), 알파-아미린(α-amyrin), 베타-아미린(β-amyrin), 루페올(lupeol), 미오이노시톨(myoinisitol), 미리시트린(myricitrin) 등이 함유되어 있다. 나무껍질에는 미리시트린, 미리세틴(myricetin), 타닌, 칸나비스시트린(cannabiscitrin)이 함유되어 있으며, 뿌리에는 타닌이 함유되어 있다.

성미 : 열매는 성질이 따뜻하고, 맛은 달고 시다. 뿌리는 성질이 따뜻하고, 맛은 맵다. 나무껍질은 성질이 따뜻하고, 맛은 쓰고 맵고 떫고, 독성이 없다.

귀경 : 간(肝), 심(心), 비(脾) 경락에 작용한다.

효능과 주치 : 열매는 생약명을 양매(楊梅)라고 하며 생진지갈(生進止渴), 건위소식(健胃消食)의 효능이 있고 번갈, 구토, 하리, 이질, 복통, 인후염 등을 치료한다. 뿌리는 생약명을 양매근(楊梅根)이라 하여 각종 지혈제로 사용하고 어혈, 위통, 구토, 헤르니아, 토혈, 양혈, 치혈(痔血), 혈붕, 외상출혈, 타박상, 치통, 화상, 악창(惡瘡), 개선 등을 치료한다. 나무껍질은 생약

924

명을 양매수피(楊梅樹皮)라 하여 이질, 타박상, 눈의 각막 혼탁, 치통, 화상, 악창 등을 치료한다.

🍃 **약용법과 용량** : 열매 6~15개를 하루에 2~3회 매 식후에 복용한다. 외용할 경우에는 짓찧어서 환부에 붙이고, 불에 볶아서 가루로 만들어 환부에 뿌리거나, 기름에 개어서 환부에 바른다. 말린 뿌리 20~50g을 물 900mL에 넣어 반이 될 때까지 달여 하루에 2~3회 나눠 마신다. 외용할 경우에는 달인 액으로 양치질을 하거나 환부를 씻어주고, 불에 볶아서 가루로 만든 후 기름에 개어 환부에 도포한다. 말린 나무껍질 50~60g을 물 900mL에 넣어 반이 될 때까지 달여 하루에 2~3회 나눠 마신다. 외용할 경우에는 달인 액으로 환부를 씻어주거나, 볶아서 가루로 만들어 기름에 개어 환부에 바른다.

🍂 **사용 시 주의사항** : 열매를 많이 먹으면 치아 및 뼈를 약하게 할 수 있다. 임산부는 복용해서는 안 된다.

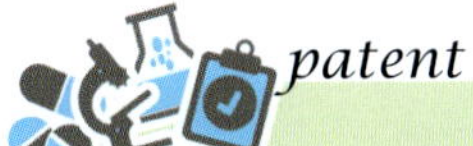
patent

소귀나무의 기능성 및 효능에 관한 특허자료

▶ **소귀나무잎으로부터 분리된 신규 황산염 페놀성 화합물 및 이의 항산화 및 항염 용도**

본 발명은 소귀나무 잎 추출물로부터 분리된 신규 주글라닌 B 11-O-포타슘 설페이트 화합물 1 및 미리세틴 3'-O-포타슘 설페이트 화합물에 관한 것이다. 본 발명의 화합물은 강력한 자유 라디칼 소거능을 가짐으로써 항산화 활성을 나타내며, NO(Nitric oxide) 생성을 억제하는 강력한 항염증 활성을 보인다. 따라서 본 발명의 신규 화합물은 항산화 및 항염증 활성이 필요한 의약품, 화장품, 기능성 식품 등의 활성성분으로 유용하게 사용될 수 있다.

- 공개번호 : 10-2014-0000757, 출원인 : 중앙대학교 산학협력단

▶ **소귀나무에서 기능성 화장품 성분 추출 방법**

본 발명은 본 발명은 식물에서 항산화성 및 기능성 화장품 성분 검출 방법에 관한 것으로, 항산화성 및 기능성 화장품 성분 함유 식물은 잎, 가지 또는 열매에 항산화성, 주름 개선 효과 또는 미백 효과를 가지는 성분을 함유하는 식물에 있어서 상기 식물은 소귀나무, 자금우, 산딸나무, 이삭여뀌, 붉나무를 포함하는 군에서 선택되는 것으로서 항산화 활성은 물론 피부 미백과 주름개선에 우수한 효과를 나타내는 기능성 화장품 소재로 이용 가능하다.

- 공개번호 : 10-2008-0078753, 출원인 : 제주대학교 산학협력단

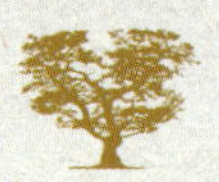

거풍, 관절통, 부종, 수렴에 사용하는

소나무

Pinus densiflora Siebold & Zucc.

- **이명** : 적송, 육송, 여송, 솔나무
- **생약명** : 송엽(松葉), 송근(松根), 송구(松毬)
- **과명** : 소나무과(Pinaceae)
- **개화기** : 4~5월

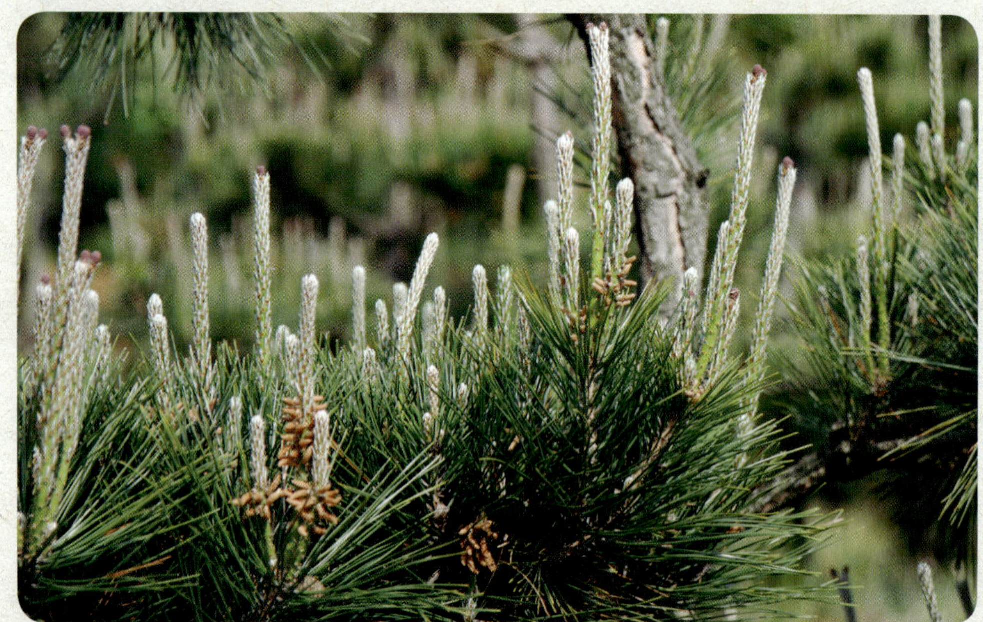

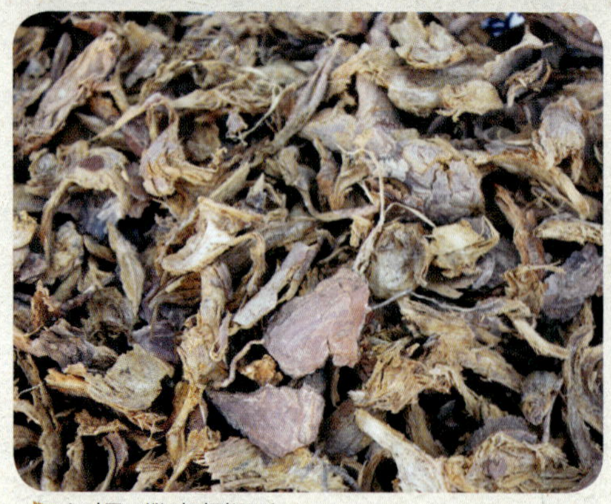

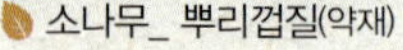

소나무_ 뿌리껍질(약재)

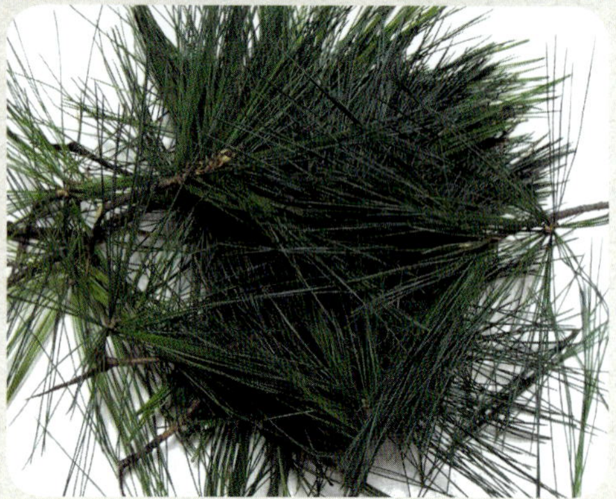

소나무_ 잎(약재 전형)

🌼 **생육특성** : 소나무는 전국적으로 분포하는 상록침엽교목으로, 높이는 30m 정도에, 가지가 많이 갈라지고, 잎은 2장씩 한 묶음으로 바늘 모양이며 가장자리에는 작은 톱니가 있고 앞뒤 양면에 기공선(氣孔線)이 있다. 꽃은 황색, 황록색으로 4~5월에 자웅동주로 핀다. 열매는 방울열매로 달걀 모양이고 다음 해 9~10월에 익는다. 종자는 자갈색 또는 갈색을 띠며 날개가 붙어 있다.

🍂 **채취 방법과 시기** : 열매는 가을·겨울, 뿌리와 잎은 연중 수시 채취한다.

🌿 **성분** : 열매에는 단백질, 지방, 탄수화물, 뿌리에는 수지(樹脂), 정유, 타닌(tannin), 쿼세틴(quercetin), 잎에는 정유가 함유되어 있으며, 주성분은 알파-피넨(α-pinene), 베타-피넨(β-pinene), 캄펜(camphene) 등이고 플라보노이드(flavonoid) 중에는 쿼세틴, 캄페롤(kaempferol) 등이 있으며 그 외 타닌, 수지, 아비에틱산(abietic acid), 색소 등도 함유되어 있다.

🍃 **성미** : 성질이 따뜻하고, 맛은 쓰고, 독성이 없다.

🍁 **귀경** : 잎은 심(心), 비(脾), 방광(膀胱) 경락에 작용한다. 송지(松脂)는 간(肝), 비(脾) 경락에 작용한다.

🍊 **효능과 주치** : 열매는 생약명을 송구(松毬)라고 하며 보기(補氣), 치질, 풍비(風痺) 등을 치료한다. 뿌리는 생약명을 송근(松根)이라고 하여 근골통 류머티즘, 타박상, 종통을 치료한다. 잎은 생약명을 송엽(松葉)이라고 하여

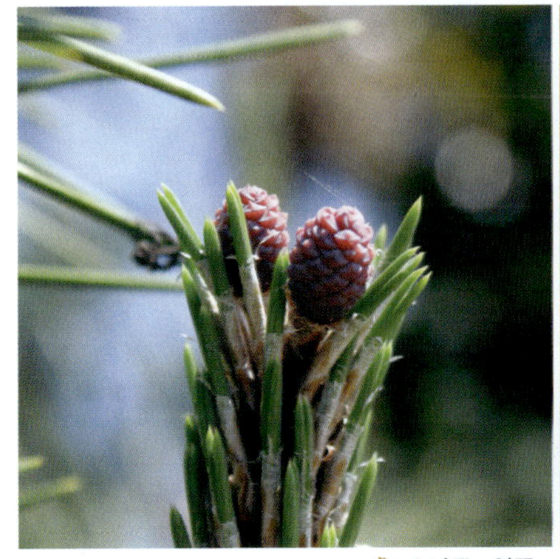

🌰 소나무_ 암꽃

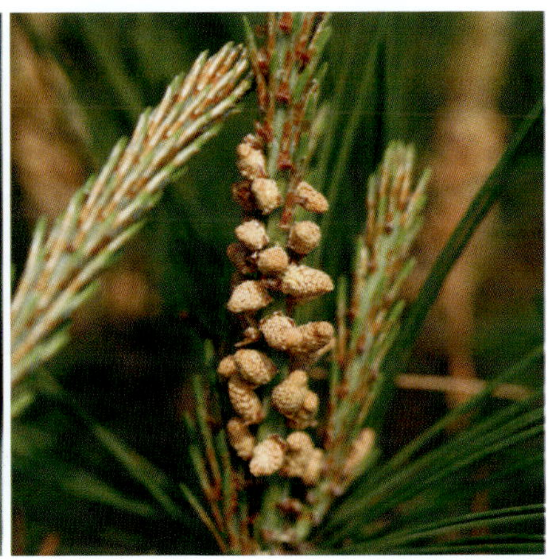

🌰 소나무_ 수꽃

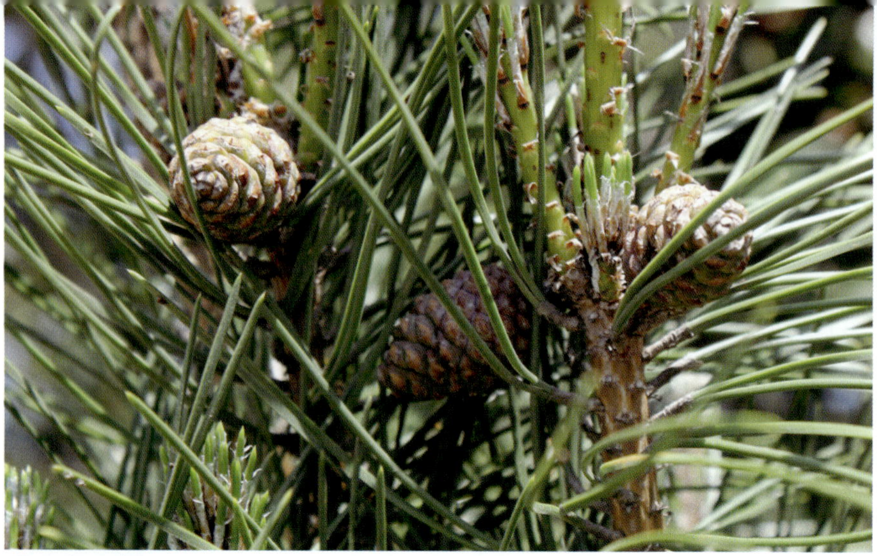

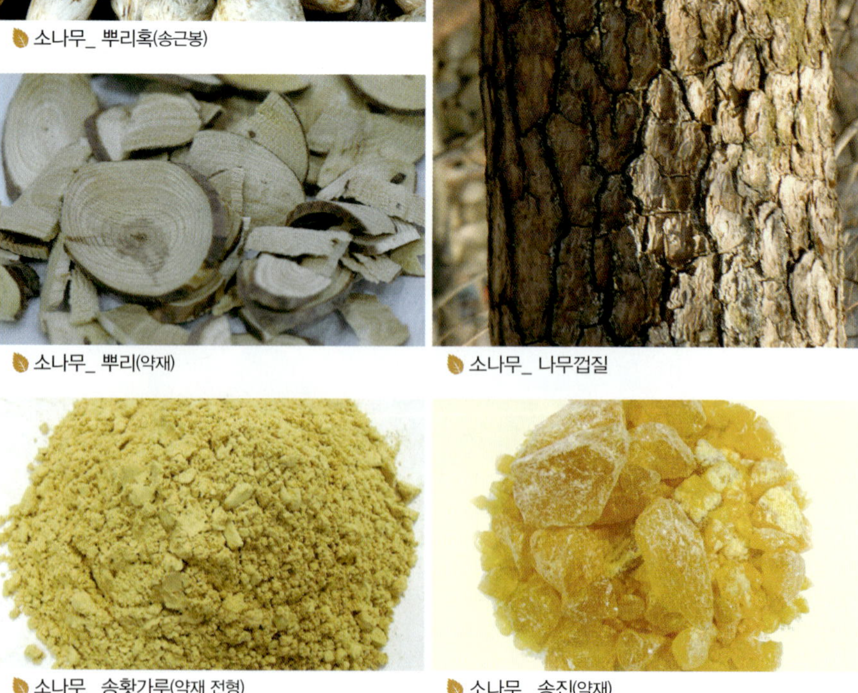

소나무_ 열매

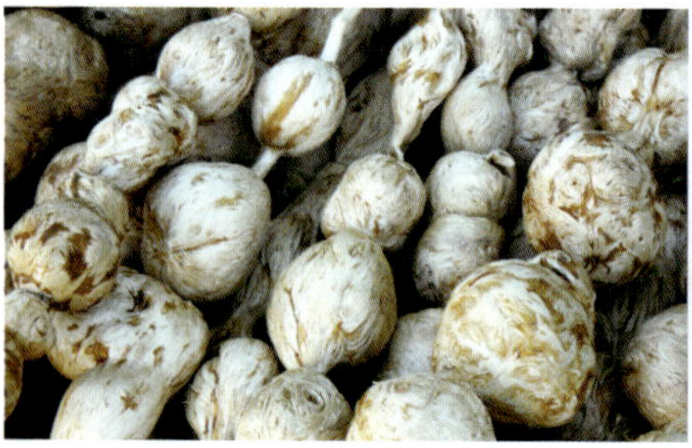

소나무_ 뿌리혹(송근봉)

소나무_ 뿌리(약재)

소나무_ 나무껍질

소나무_ 송홧가루(약재 전형)

소나무_ 송진(약재)

거풍, 살충, 타박상, 가려움증, 부종, 습진 등을 치료한다. 소나무의 추출물은 콜레스테롤의 개선과 피부노화방지, 주름개선, 탈모방지, 발모촉진 등의 효과를 가지고 있다.

🍃 **약용법과 용량** : 말린 열매 10~20g을 물 900mL에 넣어 반이 될 때까지 달여 하루에 2~3회 나눠 마신다. 말린 뿌리 20~30g을 물 900mL에 넣어 반이 될 때까지 달여 하루에 2~3회 나눠 마신다. 말린 잎 30~40g을 물 900mL에 넣어 반이 될 때까지 달여 하루에 2~3회 나눠 마신다. 외용할 경우에는 열탕에 달인 액을 환부에 바르거나 씻어준다.

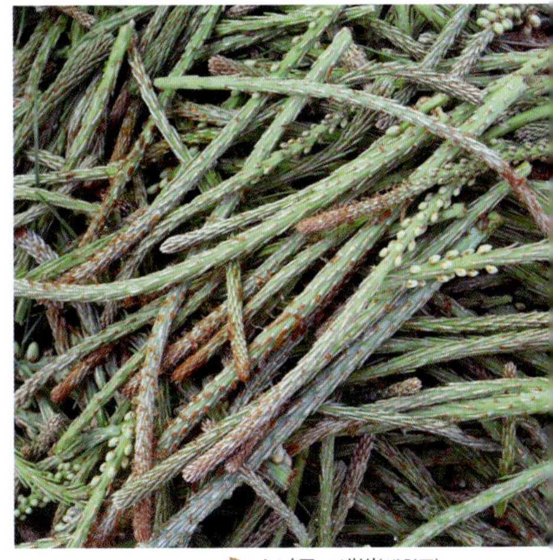

🍂 소나무_ 새싹(채취품)

patent

소나무의 기능성 및 효능에 관한 특허자료

▶ **소나무 추출물을 유효성분으로 포함하는 고콜레스테롤증 개선 또는 예방용 조성물**

본 발명은 소나무 추출물을 유효성분으로 포함하는 콜레스테롤 과다 섭취로 인한 질환의 개선 또는 예방용 조성물에 관한 것으로서, 보다 상세하게는 적송 잎에 대하여 아임계 추출 과정을 수행하여 얻은 추출물을 유효성분으로 포함하는 콜레스테롤 과다 섭취로 인한 질환의 개선 또는 예방용 조성물에 관한 것이다. 본 발명의 추출방법에 의해 수득한 소나무 추출물은 단순 소나무 열수 추출물에 비하여 혈행 개선능 및 간 보호능이 우수하여 과다 콜레스테롤 섭취로 인한 혈액 유동성 저하를 개선하고, 혈액순환을 원활하게 할 뿐만 아니라, 과다 콜레스테롤 섭취에 따른 간 손상을 예방하고 개선할 수 있으므로 콜레스테롤 과다 섭취와 관련된 다양한 질환의 개선, 치료 또는 예방과 관련된 용도 특히, 건강기능성식품 등과 관련된 다양한 산업에 폭넓게 이용될 수 있다.

― 공개번호 : 10―2012―0031191, 출원인 : 신라대학교 산학협력단

▶ **소나무 뿌리 생장점으로부터 분리한 식물 줄기세포 추출물을 함유하는 항노화 피부 외용제 조성물**

본 발명은 소나무 뿌리 생장점으로부터 분리한 식물 줄기세포 추출물을 함유하는 피부 외용제 조성물에 관한 것으로, 피부세포 활성화 및 콜라겐 생합성 촉진효과가 우수한 노화 방지용 피부 외용제 조성물에 관한 것이다. 본 발명에 의한 피부 외용제 조성물에 있어서 상기 소나무 뿌리 생장점으로부터 분리한 식물 줄기세포 추출물은 항산화효과, 세포막 보호효과, 유전자 보호효과 콜라겐 생합성 촉진효과가 우수한 것으로 확인되어 피부노화를 방지하고 주름을 개선하는 효과를 제공한다.

― 공개번호 : 10―2011―0041102, 출원인 : (주)아우딘퓨처스

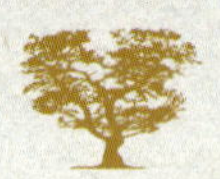

소철 | **사용부위** | 잎, 꽃, 열매(종자)

Cycas revoluta Thunb.

- **이명** : 철수(鐵樹), 풍미초(豊尾蕉), 피화초(避火蕉)
- **생약명** : 봉미초엽(鳳尾蕉葉), 봉미초화(鳳尾蕉花), 철수과(鐵樹果)
- **과명** : 소철과(Cycadaceae)
- **개화기** : 6~8월

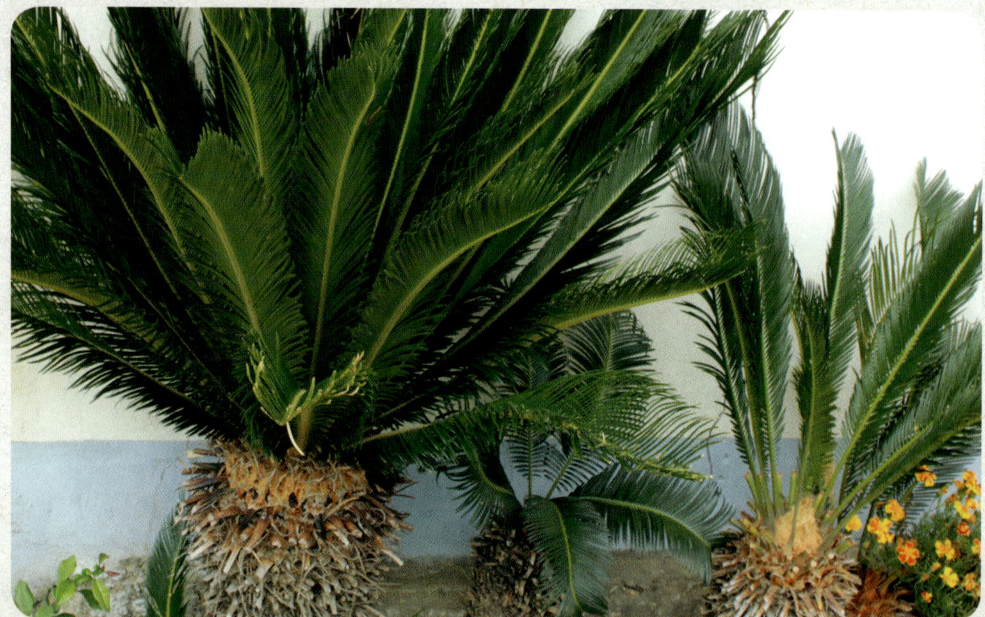

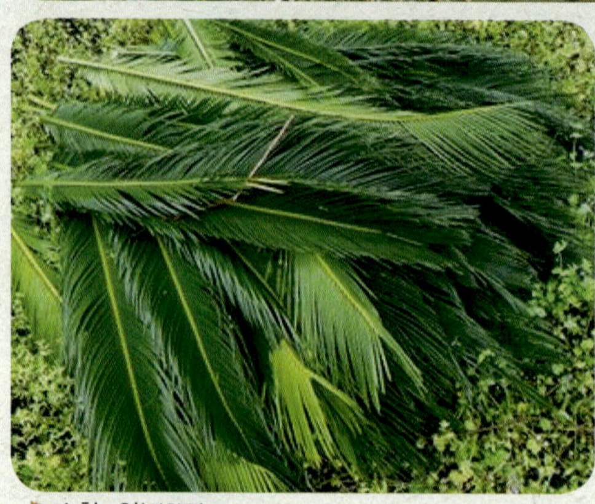

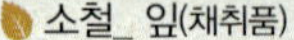

소철_ 잎(채취품)

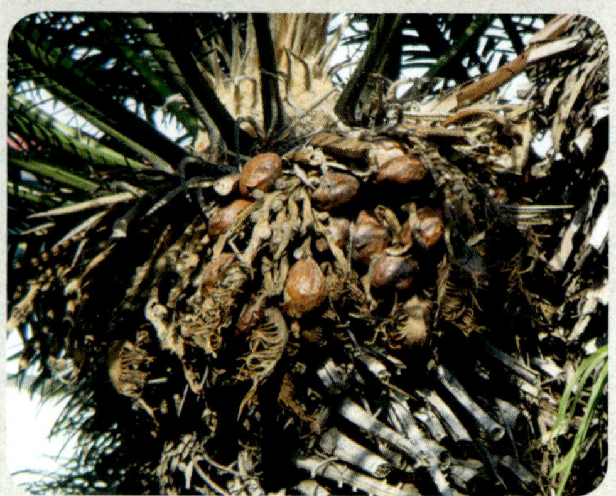

소철_ 약재로 사용하는 열매

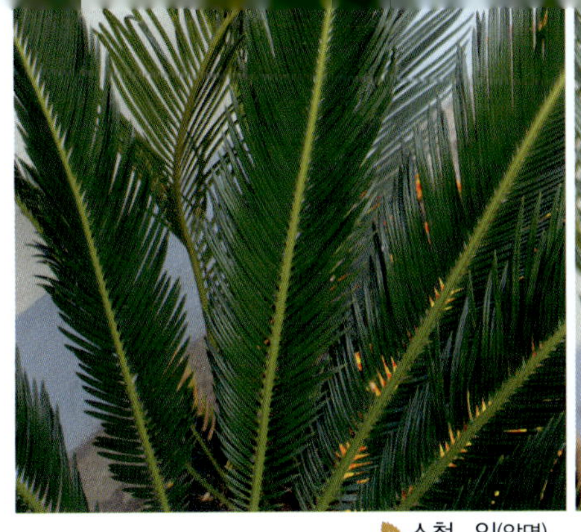
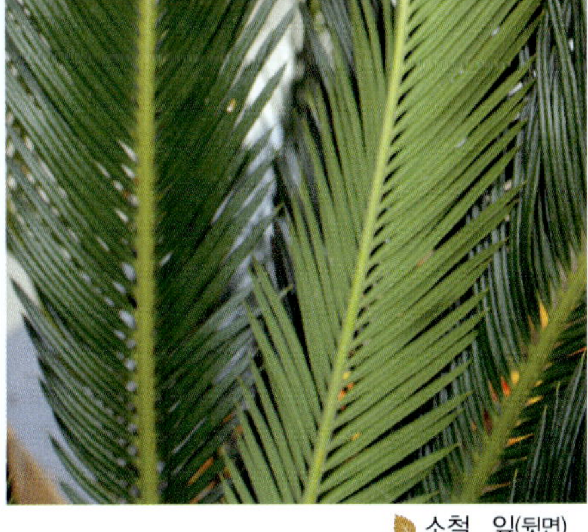

소철_ 잎(앞면)　　　　소철_ 잎(뒷면)

생육특성 : 소철은 제주도나 남부 지방의 일부 지역에서 분포하는데 기타 지역에서는 관상수로 온실이나 실내에 심어 가꾸는 상록침엽관목 또는 소교목으로, 높이가 2~3m이다. 줄기는 단생으로 원뿔형에 잎의 흔적이 둘러싸이고 줄기 끝 쪽에 많은 잎이 둘러싸 활짝 펴져 있다. 잎은 1회 홀수 깃꼴겹잎으로 선상 바소꼴이고 잎끝은 뾰족하며 날카롭고 가장자리는 다소 뒤로 말린다. 꽃은 6~8월에 암수딴그루로 핀다. 수꽃은 둥근기둥 모양이고 암꽃은 원줄기 끝에서 둥글게 모여 피며 원줄기에서 가까운 양쪽에 3~5개의 배주가 달린다. 종자는 길이 4cm 정도로 편평하고 외종피는 각질이며 적갈색이다.

채취 방법과 시기 : 잎은 연중 수시, 꽃은 여름, 열매는 가을에 채취한다.

성분 : 잎에는 시카신(cycasin)의 배딩체가 힘유되어 있고 소철 플라본이 함유되어 있으며 그 외 전분, 단백질, 지방, 당류, 사과산, 알기닌(alginine), 콜린(choline) 등이 함유되어 있다. 꽃은 화분(花粉)에 아데닌(adenine), 콜린, 단백질, 당류 등이 함유되어 있다. 종자를 포함한 열매에는 시카신, 네오시카신(neocycasin) A·B·C·D·E·F·G, 다량의 유리 팔미틴산(palmitic acid), 베타-카로틴(β-carotene), 크립토크산틴(cryptoxanthin), 제아크산틴(zeaxanthin) 등의 색소가 함유되어 있다.

성미 : 잎은 성질이 약간 따뜻하고, 맛은 시고 달고, 독성이 조금 있다. 꽃은 성질이 약간 따뜻하고, 맛은 달고, 독성이 조금 있다. 열매는 성질이 평범하고, 맛은 쓰고 떫고, 독성이 있다.

귀경 : 간(肝), 비(脾), 폐(肺), 신(腎) 경락에 작용한다.

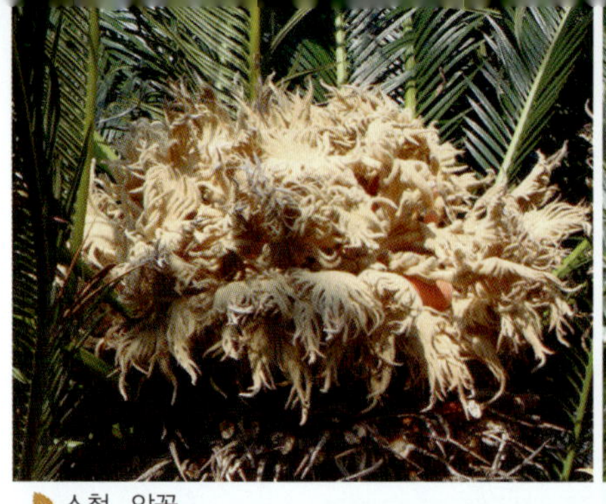
🍂 소철_ 암꽃

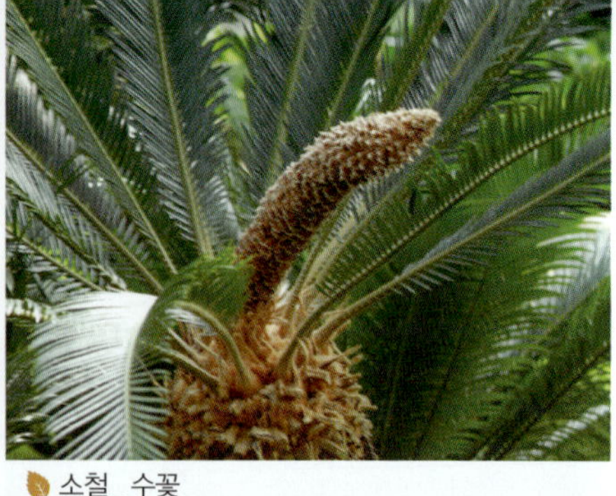
🍂 소철_ 수꽃

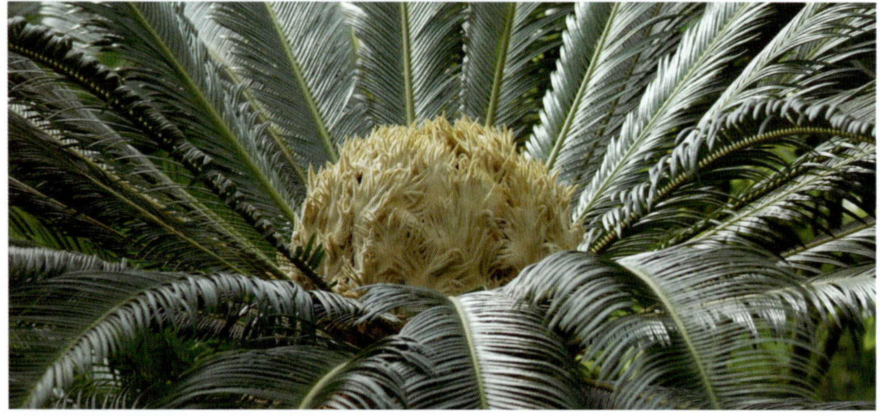
🍂 소철_ 열매 보호막

🔶 **효능과 주치 :** 잎은 생약명을 봉미초엽(鳳尾蕉葉)이라고 하며 거풍, 해독, 활혈의 효능이 있고, 간위기통(肝胃氣痛), 월경폐지, 해수, 토혈, 타박상, 도상(刀傷)을 치료한다. 꽃은 생약명을 봉미초화(鳳尾蕉花)라고 하며 어혈, 활혈, 토혈, 타박상 등을 치료한다. 종자는 생약명을 봉미초과(鳳尾蕉果)라고 하며 수렴(收斂), 통경, 소화, 진해 거담, 이질 등을 치료하고, 그 외 열매 속의 전분은 이질, 딸꾹질, 소염, 지혈, 해수 등을 치료한다.

🔷 **약용법과 용량 :** 말린 잎 30~50g을 물 900mL에 넣어 반이 될 때까지 달여 하루에 2~3회 나눠 마시거나, 볶아서 가루로 만들어 복용한다. 외용할 경우에는 볶아서 가루로 만들어 연고제 등과 혼합하여 환부에 도포한다. 말린 꽃 100~150g을 물 900mL에 넣어 반이 될 때까지 달여 하루에 2~3회 나눠 마신다. 말린 종자 30~50g을 물 900mL에 넣어 반이 될 때까지 달이거나, 가루로 만들어 연고제 등과 조합하여 환부에 바른다.

🔴 **사용 시 주의사항 :** 독성이 약간 있으나 용법대로만 사용하면 된다.

932

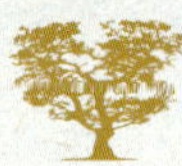

소태나무

| 사용부위 | 뿌리껍질, 나무껍질, 목질부

Picrasma quassioides (D. Don) Benn. = [*Picrasma ailanthoides* (Bunge) Planch.]

- **이명** : 쇠태, 고목(苦木), 고피(苦皮)
- **생약명** : 고수피(苦樹皮)
- **과명** : 소태나무과(Simaroubaceae)
- **개화기** : 5~6월

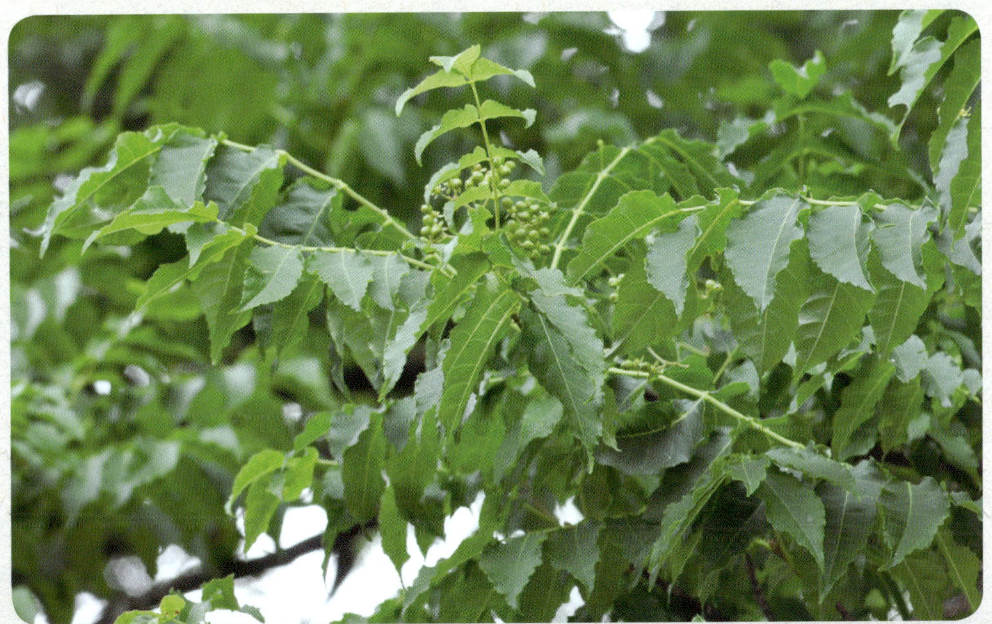

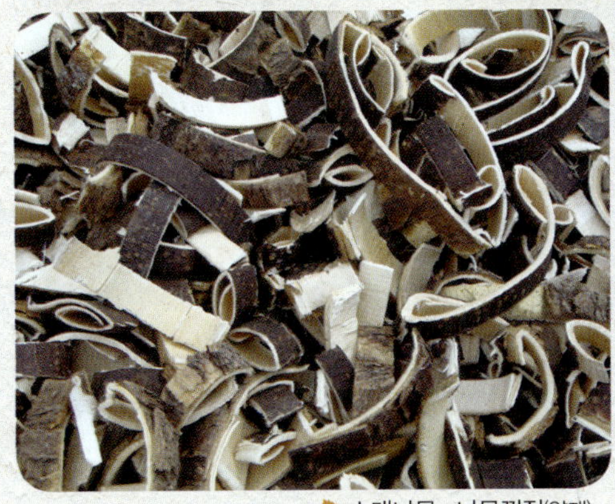

🌿 소태나무_ 나무껍질(약재)

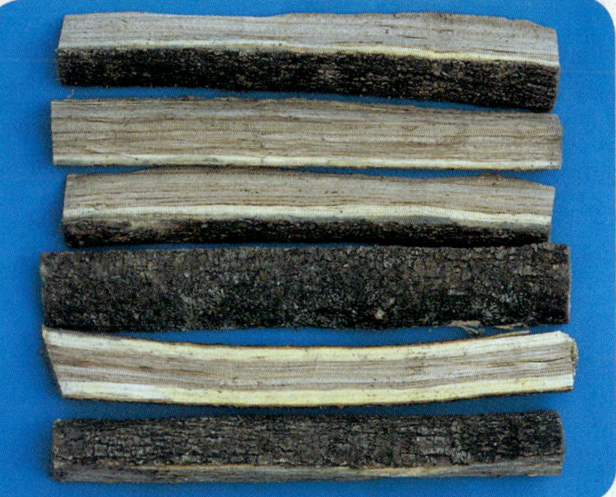

🌿 소태나무_ 목질부(약재 전형)

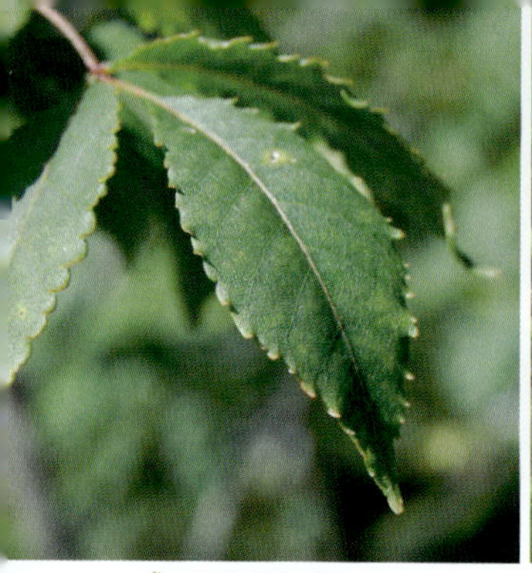

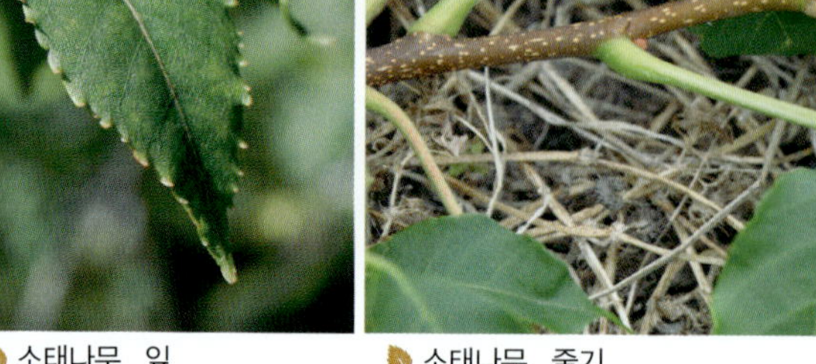

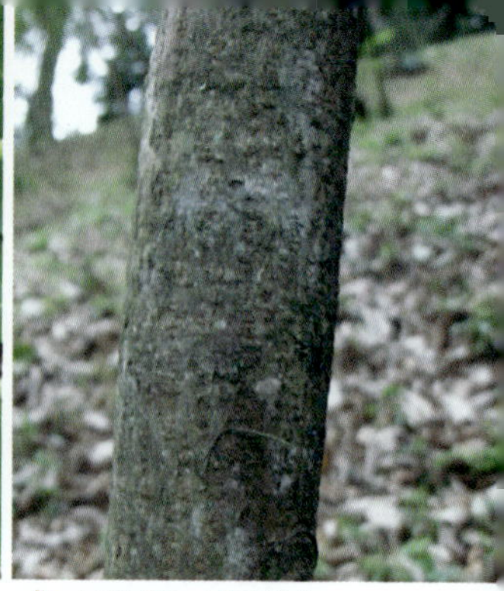

🍂 소태나무_ 잎　　🍂 소태나무_ 줄기　　🍂 소태나무_ 나무껍질

🌿 **생육특성** : 소태나무는 전국의 산기슭, 골짜기, 인가 근처 등에서 자생하는 낙엽활엽소교목이며, 높이 7~10m로 자란다. 나무껍질은 회흑색이고, 어린 가지는 회녹색에 털이 없으며 선명한 황색의 껍질눈이 있다. 잎은 1회 홀수깃꼴겹잎이 서로 어긋나는데 보통 가지의 끝에 모여 달리며 잔잎은 11~12개에 달걀 모양 바소꼴 또는 넓은 달걀 모양으로 잎끝은 날카롭고 밑쪽은 둥글고 잎 가장자리는 고르지 않은 톱니가 있다. 꽃은 청록색으로 5~6월에 암수딴그루로 잎겨드랑이서 6~8송이의 작은 꽃들이 핀다. 열매의 씨열매는 거꿀달걀 모양에 다육질이며 8~9월에 적색으로 익는다.

🌿 **채취 방법과 시기** : 나무껍질, 뿌리껍질, 목질부를 연중 수시 채취한다.

🌿 **성분** : 소태나무에 함유되어 있는 총 알칼로이드(alkaloid)에는 항균·소염작용이 있다. 알칼로이드 중 쿠무지안(kumujian)이라는 7종의 물질이 분리되고 그중 쿠무지안 D는 메틸니가키논(methyl nigakinone)이라고도 한다. 특이한 고미질로 콰시인(quassin), 피크라신-A(picrasin-A), 니가키락톤-A(nigakilactone-A), 니가키논(nigakinone), 메틸니가키논, 하르만(harmane) 등이다.

🌿 **성미** : 성질이 차고, 맛은 쓰고, 독성이 있다.

🌿 **귀경** : 위(胃), 담(膽), 폐(肺), 대장(大腸) 경락에 작용한다.

🌿 **효능과 주치** : 나무껍질, 뿌리껍질, 목질부는 생약명을 고수피(苦樹皮)라고 하며 성분 중에 콰시인의 쓴맛이 건위제가 되어 식욕증진을 시키지만 초과량이 되면 구토작용을 일으키기도 한다. 소화불량, 세균성 하리, 위장염, 담도감염, 살충, 해독, 청열조습, 편도선염, 인후염, 습진, 화상 등을

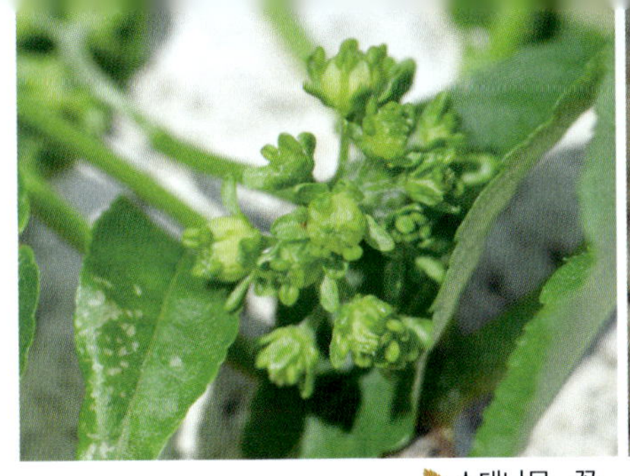

❀ 소태나무_ 꽃

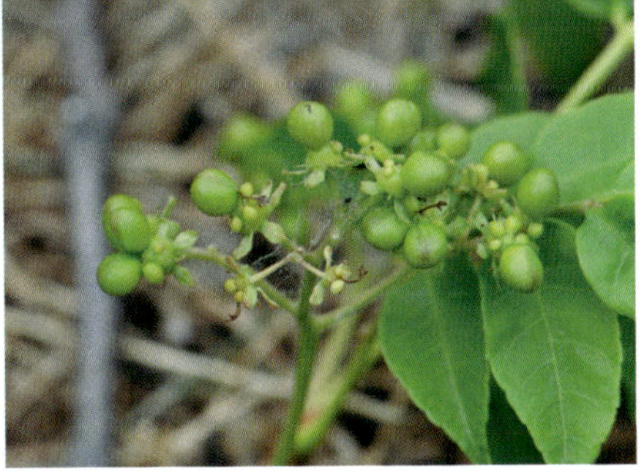

❀ 소태나무_ 열매

치료한다. 소태나무의 추출물은 간암, 간경화, 지방간, 아토피피부염, 알레르기질환 등에 탁월한 효과가 있다.

❀ **약용법과 용량** : 말린 약재 10~30g을 물 900mL에 넣어 반이 될 때까지 달여 하루에 2~3회 나눠 마신다. 외용할 경우에는 달인 액으로 환부를 씻어주거나, 가루로 만들어 환부에 발라준다. 또는 즙을 내어 환부를 씻어주기도 한다.

❀ **사용 시 주의사항** : 임산부는 사용하면 안 된다.

patent

소태나무의 기능성 및 효능에 관한 특허자료

▶ **소태나무 추출액을 이용한 간암과 간경화 및 지방간 치료 제품 및 그 제조 방법**

본 발명은 간암, 간경화, 지방간 등에 효과가 있는 서목태, 구연산(citric acid) 및 버섯 추출물을 함유한 제품에 관한 것이다. 본 발명의 주첨가물로서 간암, 간경화, 시방간에 효과가 있는 서목대 분말, 구연산(citric acid), 소태나무, 산뽕나무(구찌뽕), 벌나무(산청목) 추출물과 운지버섯, 상황버섯 추출물로 이루어진 군으로 인체 내 노폐물을 배설하는 추출물과 보조 첨가물로서 간 질환과 관련된 성인병을 예방하고 체력을 증진시켜주는 순수 천연 재료를 이용한 제조 방법이다. 본 발명의 제품은 인체 내 노폐물을 배설하여 체력을 활성화시켜 간암, 간경화, 지방간에 탁월한 효능이 있는 것이다.

– 공개번호 : 10-2008-0055771, 출원인 : 권호철

▶ **소태나무 추출물을 유효성분으로 포함하는 아토피 피부염 또는 알레르기성 피부 질환의 예방 및 치료를 위한 조성물**

본 발명은 아토피 피부염 또는 알레르기성 피부 질환의 예방 및 치료를 위한 조성물에 관한 것으로서, 소태나무 추출물 또는 이의 분획물을 포함하는 것을 특징으로 하는 바, 구체적으로는 소태나무 추출물 또는 이의 분획물을 포함하는 아토피 피부염 또는 알레르기성 피부 질환의 예방 및 치료를 위한 조성물, 상기 조성물을 포함하는 화장료 조성물 및 기능성 식품에 관한 것이다. 본 발명에 의한 상기 조성물은 조직 내에서 염증세포의 침윤과 비만세포의 탈과립화를 억제하고, 면역 반응을 안정화시켜 아토피 피부염 또는 알레르기성 피부 질환의 예방 및 치료에 유용하게 사용될 수 있다.

– 공개번호 : 10-2011-0068095, 출원인 : 서정희

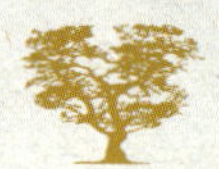

송악

| 사용부위 | 줄기, 잎, 열매

Hedera rhombea (Miq.) Siebold & Zucc. ex Bean = [*Hedera tobleri* Nakai.]

- **이명** : 담장나무, 큰잎담장나무, 삼각풍(三角風)
- **생약명** : 상춘등(常春藤)
- **과명** : 두릅나무과(Araliaceae)
- **개화기** : 10월

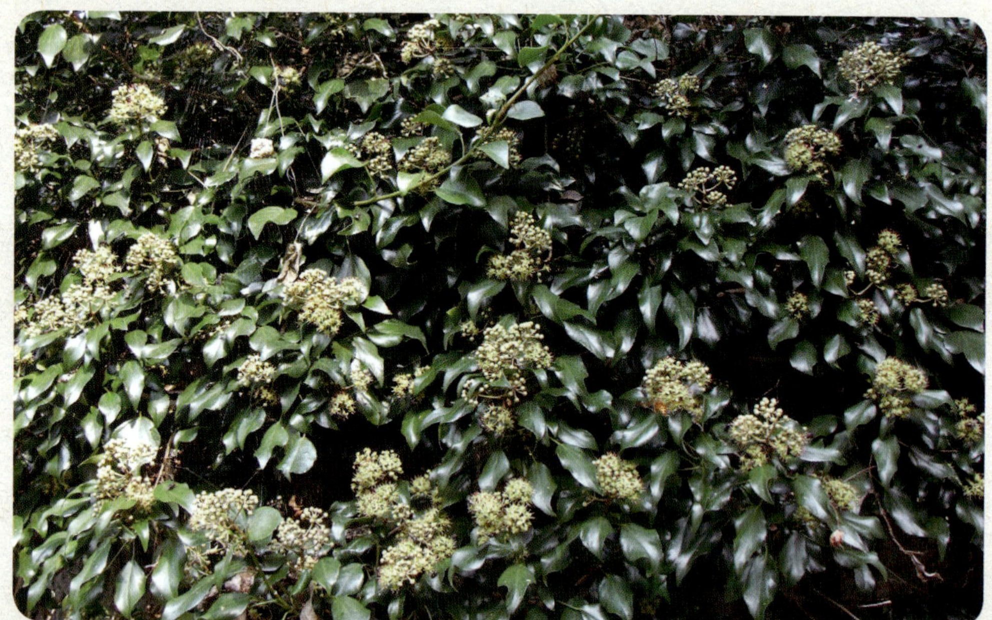

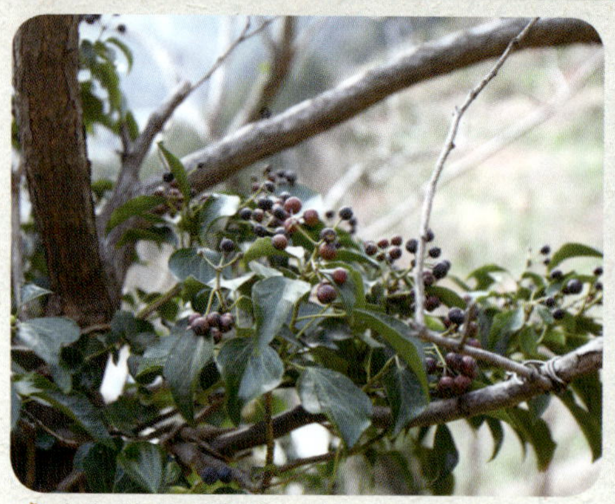

송악_ 약재로 사용하는 줄기

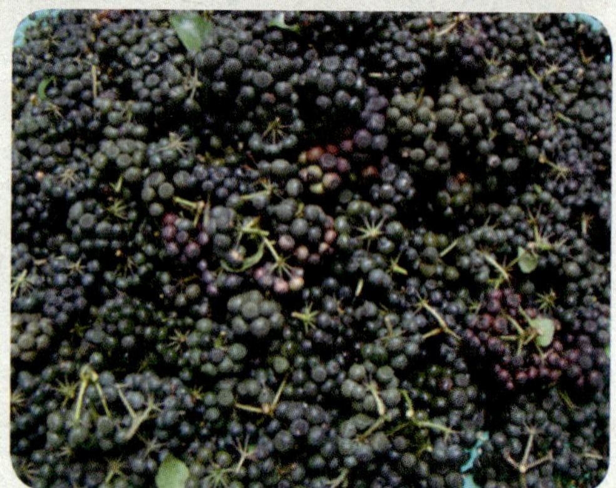

송악_ 열매(채취품)

🌿 **생육특성** : 송악은 남부·중부 지방에서 분포하는 상록활엽덩굴성 목본으로, 덩굴 길이가 10m 이상 자라며, 줄기의 어린 가지에는 인편상(鱗片狀)의 부드러운 털이 나 있고 마디의 뿌리에 의해 타 물체에 붙어 뻗어나간다. 잎은 달걀 모양 혹은 넓은 달걀 모양에 서로 어긋나고 가죽질에 광택이 있는 짙은 녹색이며 이제 막 자라는 가지의 잎은 삼각형과 비슷하고 3~5개로 얕게 갈라져 잎 양 끝은 좁다. 꽃은 녹색으로 10월에 산형꽃차례로 1송이 또는 여러 송이의 작은 꽃이 취산상으로 핀다. 열매는 씨열매로 공 모양이며 다음 해 4~5월에 검은색으로 익는다.

🍂 **채취 방법과 시기** : 줄기와 잎은 가을, 열매는 4~5월에 채취한다.

🌿 **성분** : 줄기에는 타닌(tannin), 수지가 함유되어 있고, 잎에는 헤데린(hederin), 이노시톨(inositol), 카로틴(carotene), 타닌, 당류, 열매에는 페트로셀린산(phetrocellinic acid), 팔미틴산(palmitic acid), 올레인산(oleic acid) 등이 함유되어 있다.

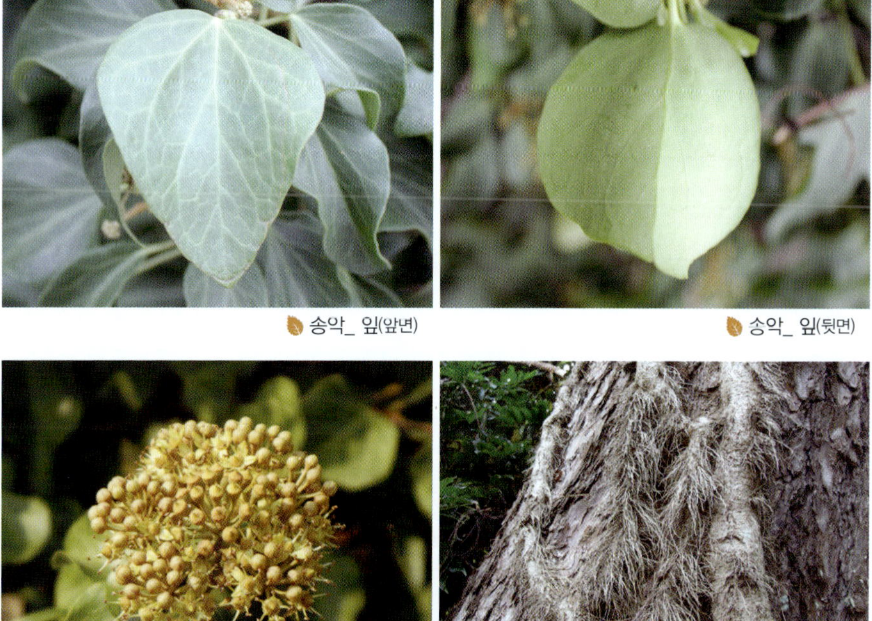

🍂 송악_ 잎(앞면)

🍂 송악_ 잎(뒷면)

🍂 송악_ 꽃

🍂 송악_ 뿌리줄기

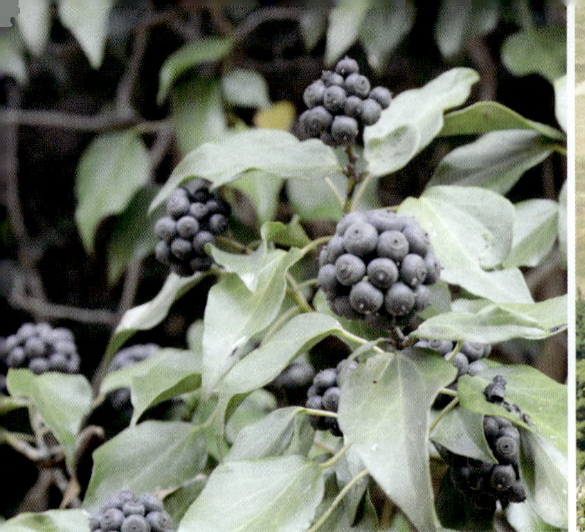
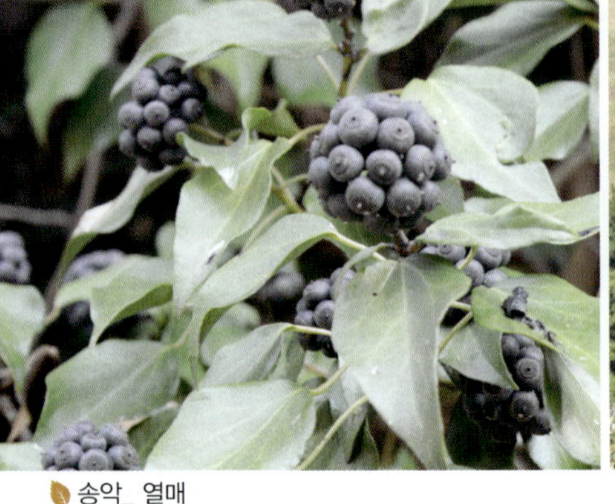

🍂 송악_ 열매

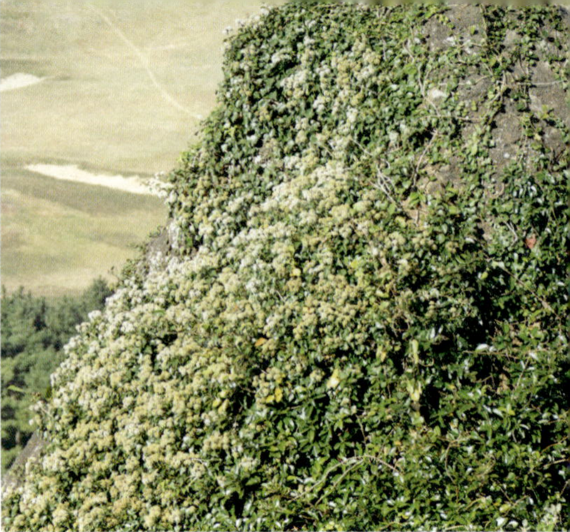

🍂 바위에 붙어서 자라는 송악

🍃 **성미** : 줄기, 잎은 성질이 시원하고, 맛은 쓰다. 열매는 성질이 따뜻하고, 맛은 달고, 독성이 없다.

🍃 **귀경** : 간(肝), 비(脾) 경락에 작용한다.

🍃 **효능과 주치** : 줄기와 잎은 생약명을 상춘등(常春藤)이라고 하며 진정작용이 있고 진균에 억제작용이 있으며 거풍, 해독, 보간, 간염, 황달, 종기, 종독, 관절염, 구안와사, 비출혈, 타박상, 광견교상 등을 치료한다. 열매는 생약명을 상춘등자(常春藤子)라고 하여 빈혈증과 노쇠(老衰)를 치료한다. 송악의 추출물은 멜라닌 생성을 억제하는 효능이 있어 피부미백제로 사용한다.

🍃 **약용법과 용량** : 말린 줄기와 잎 20~30g을 물 900mL에 넣어 반이 될 때까지 달여 하루에 2~3회 나눠 마신다. 외용할 경우에는 달인 액으로 환부를 씻어주거나, 짓찧어서 환부에 붙여준다. 말린 열매 20~40g을 물 900mL에 넣어 반이 될 때까지 달여 하루에 2~3회 나눠 마신다.

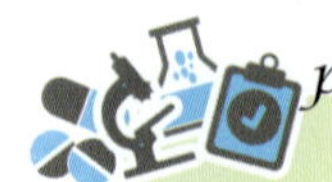

송악의 기능성 및 효능에 관한 특허자료

▶ 송악 추출물을 함유하는 미백 화장료 조성물

본 발명은 멜라닌 생성 억제성 및 티로시나제 저해 활성을 갖는 송악 추출물을 제조하는 방법에 관한 것으로, 상기 송악 추출물은 미백 화장료 조성물 및 멜라닌 생성 억제제로 사용할 수 있다.

– 공개번호 : 10-2009-0104519, 출원인 : 재단법인 제주하이테크산업진흥원

항말라리아, 심장질환, 혈관강화에 사용하는

수국

| 사용부위 | 뿌리, 잎, 꽃

Hydrangea macrophylla (Thunb.) Ser.

- **이명** : 분수국, 수구(繡球), 수구화(繡球花), 자양화(紫陽花), 감차(甘茶)
- **생약명** : 팔선화(八仙花)
- **과명** : 범의귀과(Saxifragaceae)
- **개화기** : 6~7월

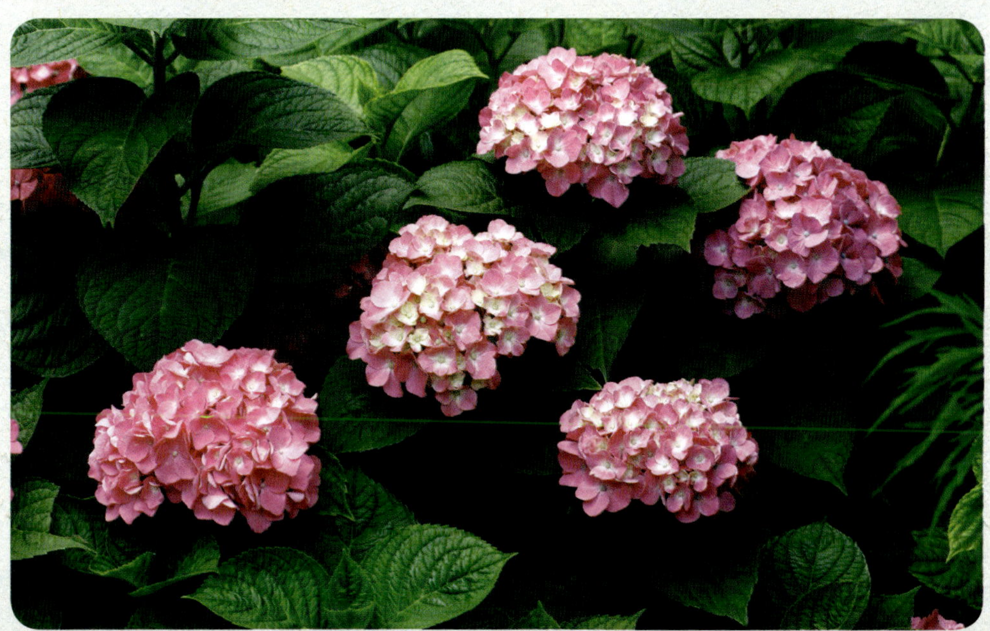

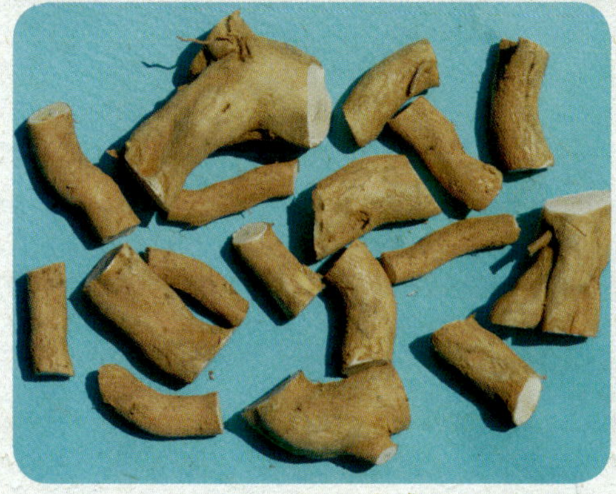

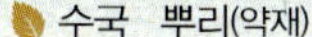

수국_ 뿌리(약재)

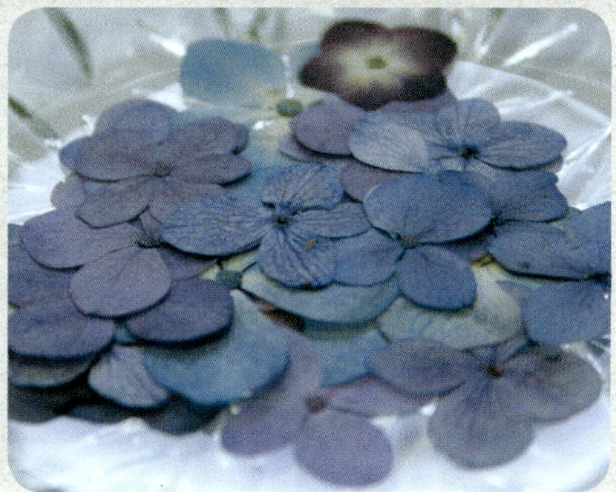

수국_ 꽃(약재 전형)

● **생육특성** : 수국은 전국적으로 분포하는데 관상용으로 널리 심어 가꾸는 낙엽활엽관목으로, 높이 1m 전후로 자라고, 겨울에는 윗부분이 말라죽는다. 잎은 타원형 또는 넓은 달걀 모양에 서로 마주나고 잎끝은 뾰족하며 가장자리에는 거친 톱니가 있다. 꽃은 연한 자주색으로 6~7월에 산방꽃차례로 줄기 끝에서 피어 차츰 짙은 푸른색으로 변했다가 다시 연한 홍색으로 변한다. 꽃은 무성화이고 꽃받침 잎은 4~5장인데 꽃잎 모양이며 수술은 10개 정도이고 암술은 퇴화되어 암술대는 3~4개이다. 열매는 잘 결실되지 않는다.

● **채취 방법과 시기** : 뿌리와 잎과 꽃을 봄·가을에 채취한다.

● **성분** : 항말라리아알칼로이드(antimalaria alkaloid)가 함유되어 있는데 뿌리 및 기타 부분에는 다프네틴메틸에테르(daphnetin methyl ether)와 움벨리페론(umbelliferone), 뿌리에는 하이드란게놀(hydrangenol), 하이드란게아

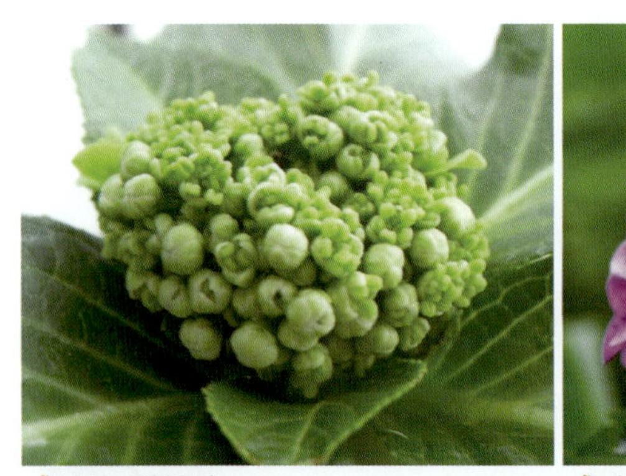

● 수국_ 꽃봉오리

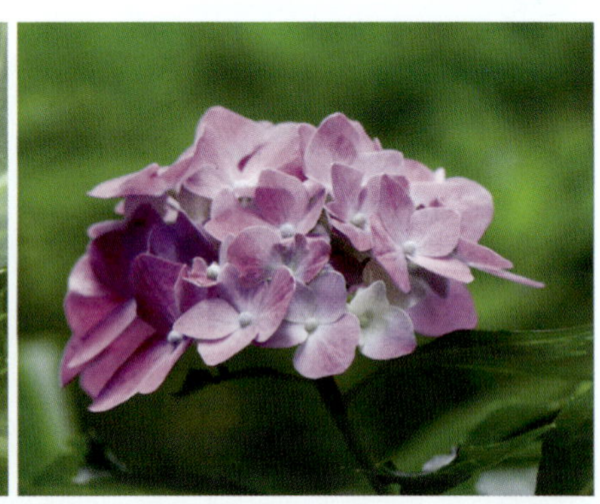

● 수국_ 꽃

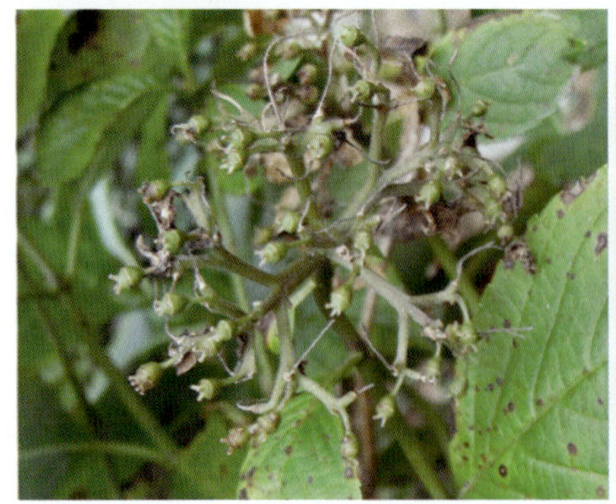

● 수국_ 열매

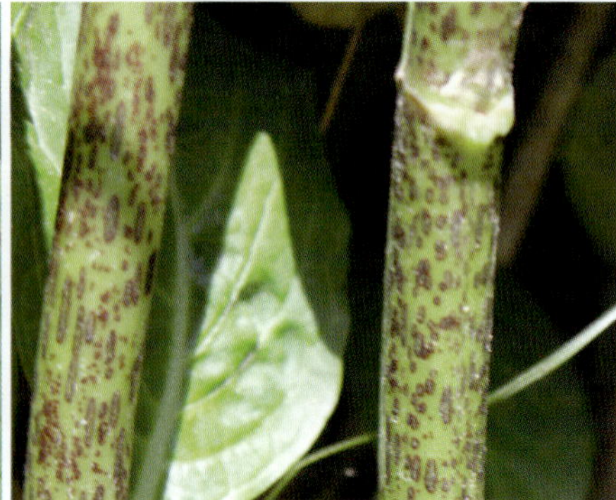

● 수국_ 나무껍질

【 혼동하기 쉬운 약초 비교 】

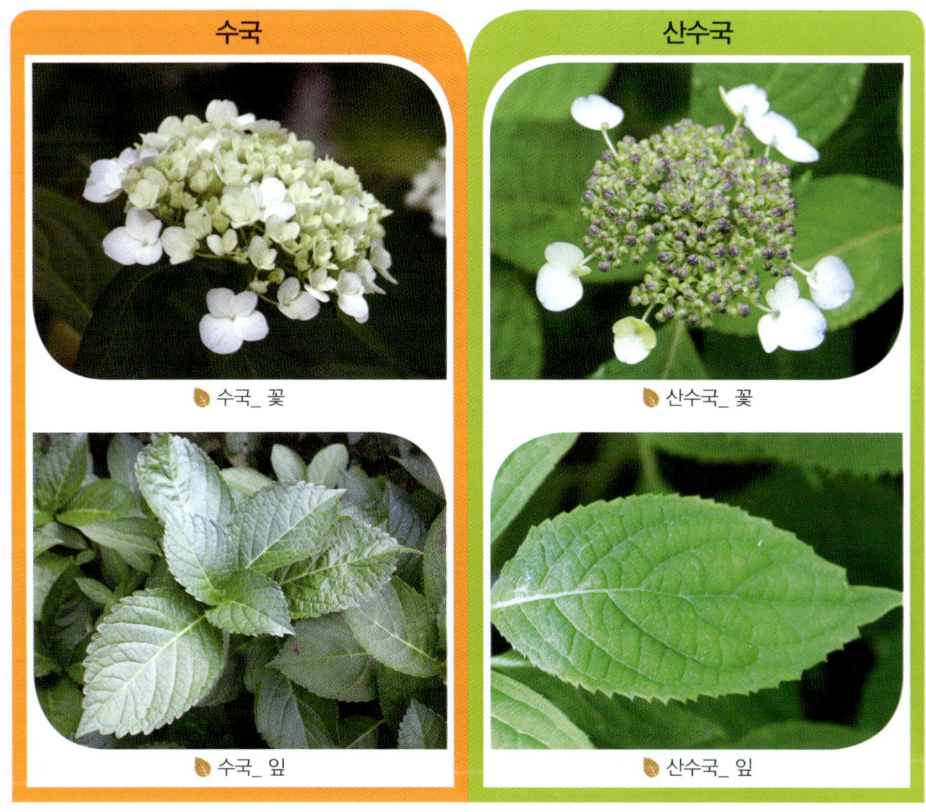

수국	산수국
🍂 수국_ 꽃	🍂 산수국_ 꽃
🍂 수국_ 잎	🍂 산수국_ 잎

산(hydrangeaic acid), 루눌라르산(lunularic acid), 잎에는 스킴민(skimmin), 꽃에는 루틴(rutin)이 함유되어 있다.

🍃 **성미** : 성질이 차고, 맛은 쓰고 약간 맵고, 독성이 조금 있다.

🍃 **귀경** : 간(肝), 심(心) 경락에 작용한다.

🍃 **효능과 주치** : 뿌리와 잎, 꽃은 생약명을 팔선화(八仙花)라고 하며 항말라리아 약으로 심계항진 번조(煩躁), 심열경계(心熱驚悸), 혈관강화, 기타 심장병에 치료 효과가 있다.

🍃 **약용법과 용량** : 말린 약재 30~40g을 물 900mL에 넣어 반이 될 때까지 달여 하루에 2~3회 나눠 마신다. 외용할 경우에는 달인 액으로 환부를 씻거나, 즙을 내어 환부에 바른다.

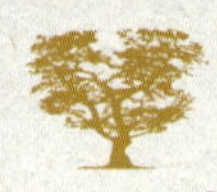

수양버들

| 사용부위 | 뿌리껍질, 나무껍질, 가지, 잎

Salix babylonica L.

- **이명** : 참수양버들, 수유(垂柳)
- **생약명** : 유지(柳枝)
- **과명** : 버드나무과(Salicaceae)
- **개화기** : 3~4월

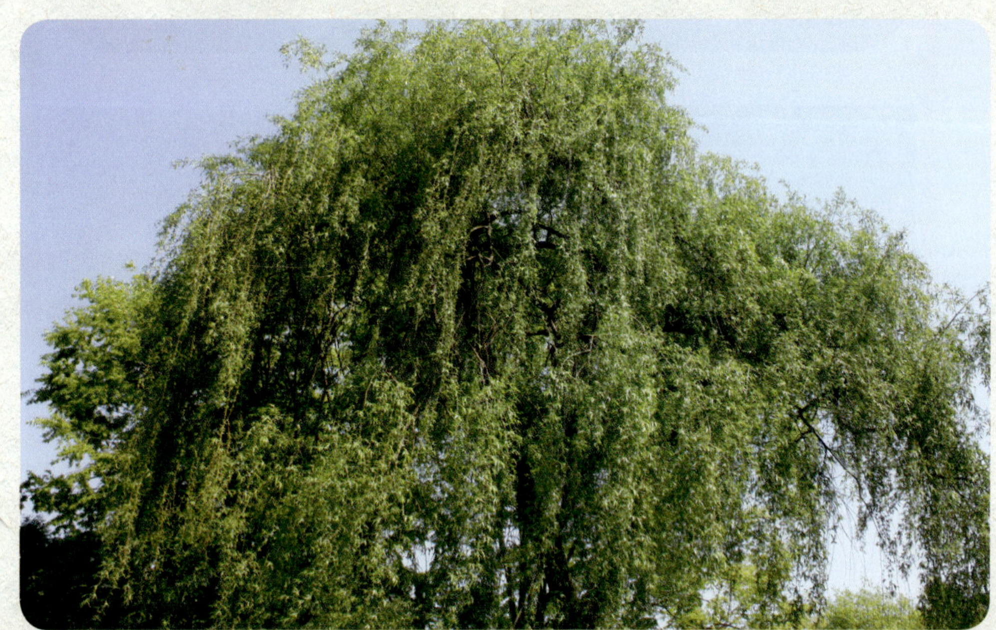

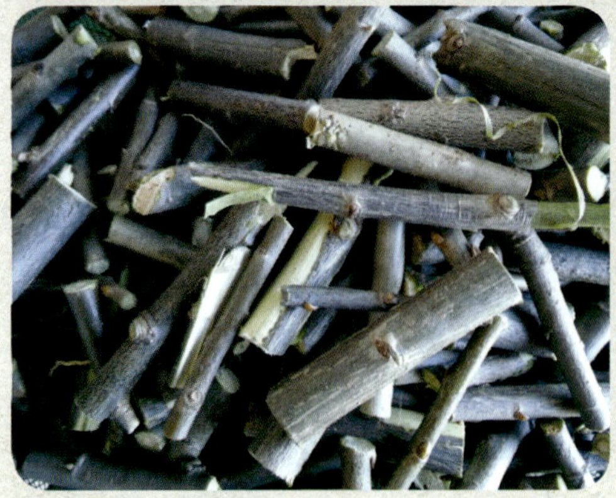

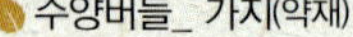

🌰 수양버들_ 가지(약재)

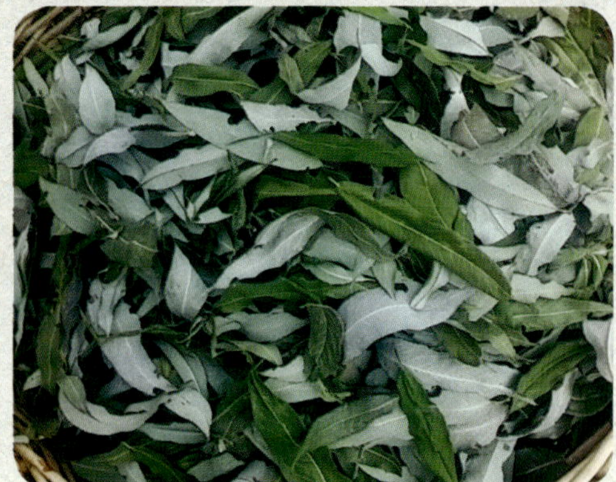

🌰 수양버들_ 잎(약재 전형)

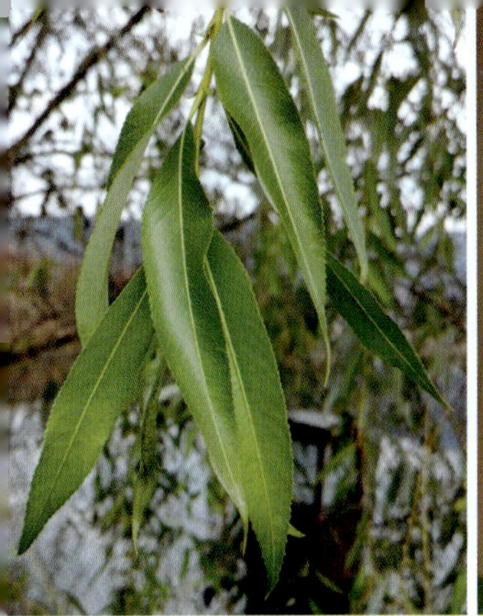
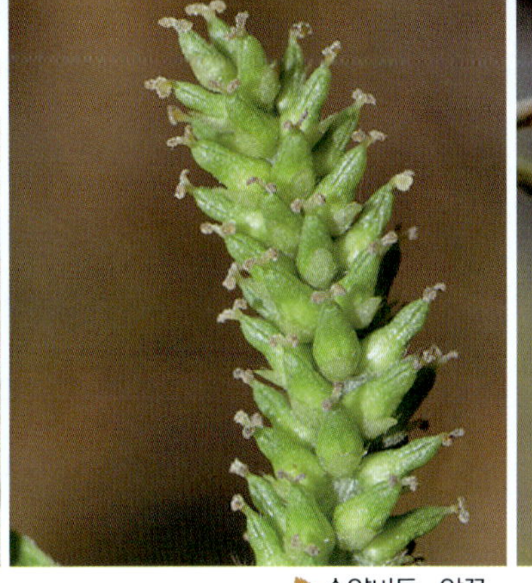
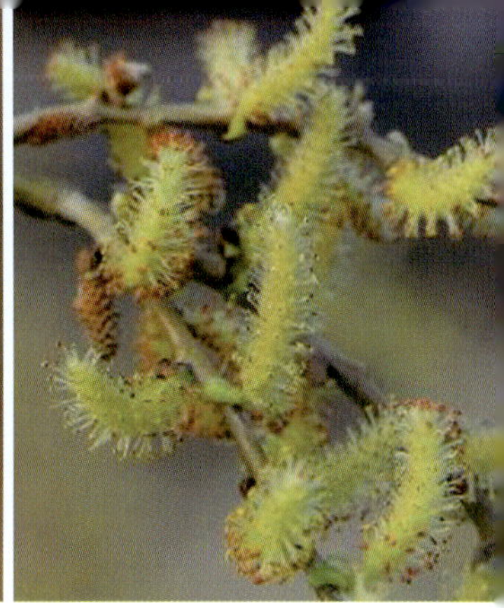

🍂 수양버들_ 잎   🍂 수양버들_ 암꽃   🍂 수양버들_ 수꽃

🍃 **생육특성** : 수양버들은 전국적으로 분포하는 낙엽활엽교목으로 높이는 10~20m이며, 가지가 길게 아래로 늘어지고 작은 가지는 갈색에 털이 없으나 어린 가지에는 털이 조금 나 있다. 잎은 바소꼴 또는 선상 바소꼴에 가장자리에는 가는 톱니가 있고 윗면은 녹색이며 아랫면은 흰색을 띠고 있다. 꽃은 녹색으로 3~4월에 자웅 암수딴그루로 봄에 잎이 피기 전에 꽃이 먼저 핀다. 열매는 튀는열매로 4~5월에 결실한다.

🍂 **채취 방법과 시기** : 가지는 연중 수시, 잎은 봄·여름, 나무껍질과 뿌리껍질은 연중 수시 채취한다.

🍃 **성분** : 가지와 뿌리에는 살리신(salicin)이 함유되어 있으며 살리신을 염산 혹은 횡신괴 함께 달이면 가수분해되어 살리게닌(saligenin, salicylacohol)과 포도당이 된다. 살리신은 고미제로 되어 이 고미질이 위에 국소작용을 일으켜 흡수된 뒤에 일부가 곧 가수분해되어 살리실산(salicylic acid)으로 변화된다. 즉 해열 및 진통의 약효를 발휘한다. 잎과 나무껍질 또는 뿌리의 인피(靭皮)에는 살리신과 타닌(tannin)이 함유되어 있다.

🍃 **성미** : 가지는 성질이 차고, 맛은 쓰다. 잎과 나무껍질, 뿌리껍질은 성질이 차고, 맛은 쓰고, 독성이 없다.

🍃 **귀경** : 어린 가지는 간(肝), 심(心), 폐(肺), 신(腎) 경락에 작용한다. 잎은 간(肝), 신(腎), 폐(肺) 경락에 작용한다.

🍂 **효능과 주치** : 가지는 생약명을 유지(柳枝)라고 하며 거풍, 종기, 이뇨, 진통의 효능이 있으며 소변불통, 임병, 전염성 간염, 풍종(風腫), 단독, 충치,

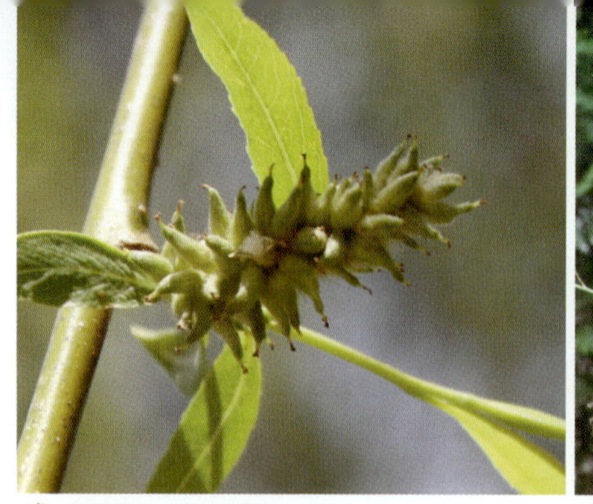
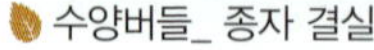
🍂 수양버들_ 종자 결실

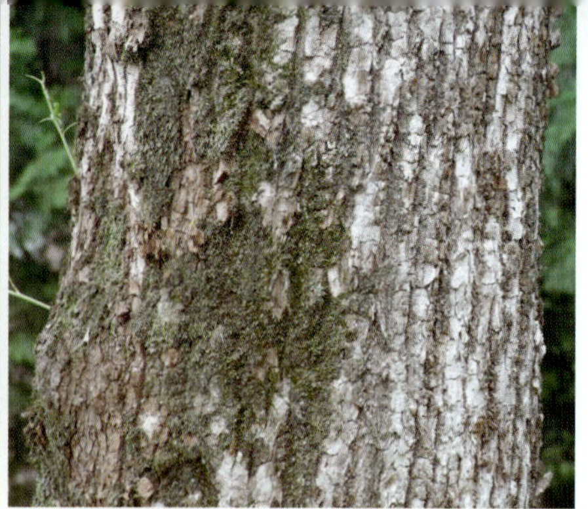
🍂 수양버들_ 나무껍질

치통 등을 치료한다. 잎은 생약명으로 유엽(柳葉)이라 하여 청열, 이뇨, 해독, 유선염, 갑상선종, 단독, 화상, 치통 등을 치료한다. 나무껍질, 뿌리껍질은 생약명을 유백피(柳白皮)라고 하여 거풍, 종기, 진통, 이습(利濕)의 효능이 있으며 류머티즘에 의한 통증, 황달, 임탁(淋濁), 유선염, 치통, 화상 등을 치료한다. 또한 나무껍질과 뿌리껍질은 아스피린(aspirine)의 원료가 된다.

🍃 **약용법과 용량** : 말린 가지 100~150g을 물 900mL에 넣어 반이 될 때까지 달여 하루에 2~3회 나눠 마신다. 외용할 경우에는 달인 액으로 환부를 씻거나, 발라주거나, 술을 만들어 온습포를 한다. 말린 잎 30~50g을 물 900mL에 넣어 반이 될 때까지 달여 하루에 2~3회 나눠 마신다. 외용할 경우에는 달인 액으로 환부를 씻거나, 발라주거나, 잎을 가루로 만들어 기름과 함께 혼합하여 환부에 바른다. 말린 나무껍질, 뿌리껍질 15~30g을 물 900mL에 넣어 반이 될 때까지 달여 하루에 2~3회 나눠 마신다.

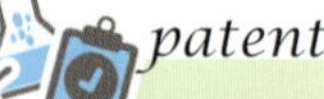
patent

수양버들의 기능성 및 효능에 관한 특허자료

▶ **수양버들 추출물을 함유하는 자연분말치약**

본 발명은 가정에서 식품으로 사용하는 한번구운 천일염과 해체뿌리. 해대뿌리 송진으로 주원료로 하여 분말화된 자연분말치약을 제공하는 자연분말치약의 제조방법에 관한 것이다. 본 발명은 한번 구운 천일염을 400매쉬 이하의 분말로 성형한 30중량%의 한번구운 분말천일염과 해체뿌리. 해대뿌리 1:1로 혼합한 것을 400매쉬 이하 분말하여 30중량%에 채취하고 송진 200매쉬 이하의 분말로 성형한 송진 분말 30중량% 채취하며 무해한 한약제 계피. 수양버들 잎 1:1로 혼합하여 400매쉬 이하의 분말로 성형한 계피 5중량% 수양버들 잎 5중량%합한 한약제 10 중량%로 이루어짐을 특징으로 하여 요약한 것이다.

– 공개번호 : 10-2009-0059653, 출원인 : 재단법인 서울보건연구재단

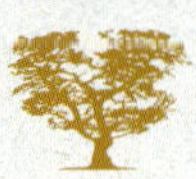

편두통, 진통, 항암, 항산화에 사용하는

순비기나무

| 사용부위 | 잎, 잎가지, 열매

Vitex rotundifolia L. f.

- **이명** : 풍나무, 만형자나무, 만형, 단엽만형(單葉蔓荊), 대형자(大荊子), 백포강(白蒲姜)
- **생약명** : 만형자(蔓荊子), 만형자엽(蔓荊子葉)
- **과명** : 마편초과(Verbenaceae)
- **개화기** : 7~8월

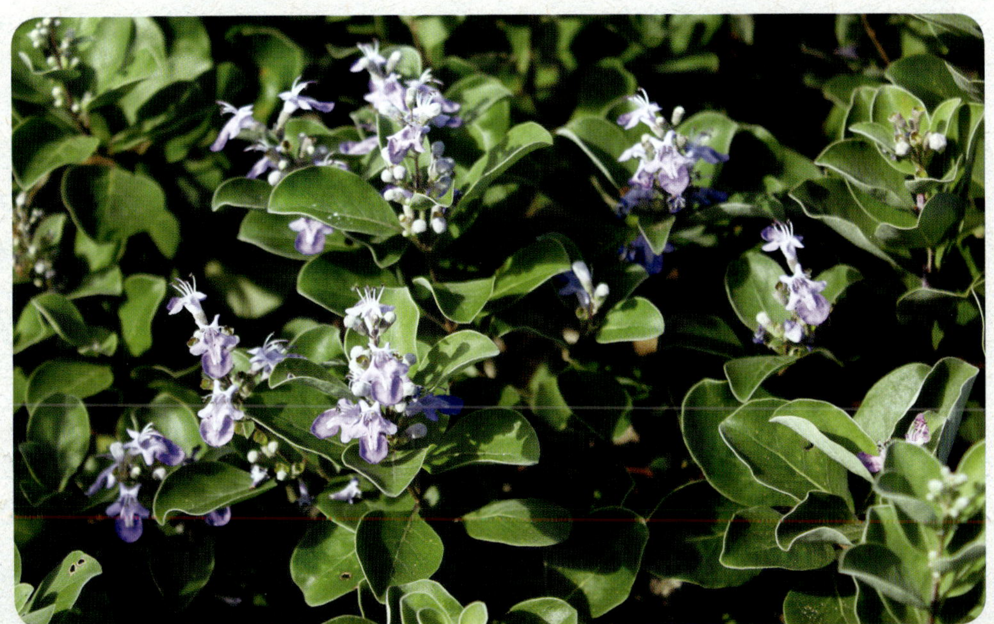

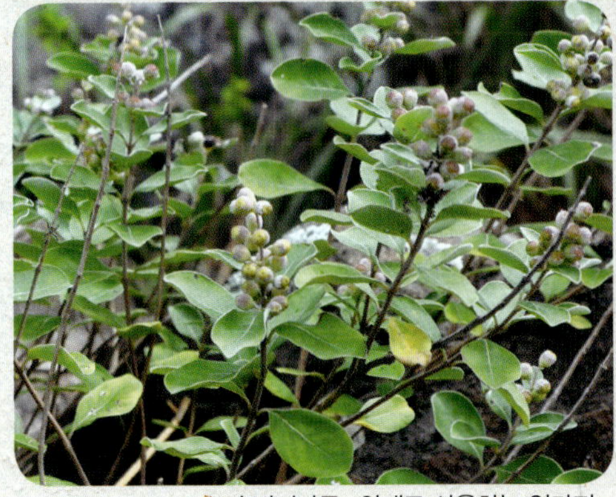

🌰 순비기나무_ 약재로 사용하는 잎가지

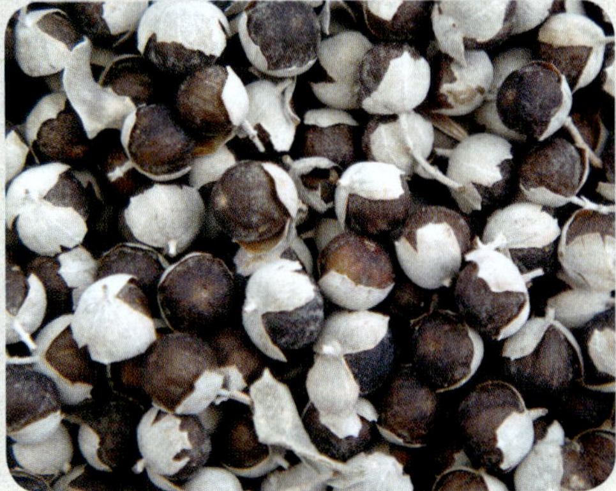

🌰 순비기나무_ 열매(약재 전형)

🌼 **생육특성** : 순비기나무는 제주도, 중부·남부 지방에서 분포하는 낙엽활엽 관목으로, 높이가 3m 전후로 자라며, 그윽한 향기가 있다. 어린 가지는 네모지고 잔털이 빽빽하게 나 있지만 묵은 가지는 차차 둥글게 되면서 털이 없어진다. 잎은 단잎으로 달걀 모양 또는 거꿀달걀 모양에 서로 마주나며 잎끝은 뾰족하고 잎 가장자리는 밋밋하다. 잎 표면은 녹색으로 잔털과 선점(腺點)이 나 있고 뒷면은 백색에 잔털과 선점이 빽빽하게 나 있으며 약 8쌍의 측맥이 있다. 꽃은 연보라색으로 7~8월에 수상(穗狀) 원뿔꽃차례로 가지 끝에서 피는데 꽃자루가 짧은 꽃이 많이 달린다. 열매는 물열매로 공 모양으로 9~10월에 결실한다.

🍂 **채취 방법과 시기** : 열매는 7~8월, 잎, 가지는 6~9월에 채취한다.

🌿 **성분** : 열매에는 정유가 함유되어 있는데 주성분은 캄펜(camphene)과 피넨(pinene)이며 미량의 알칼로이드(alkaloid)와 비타민 A도 함유되어 있다.

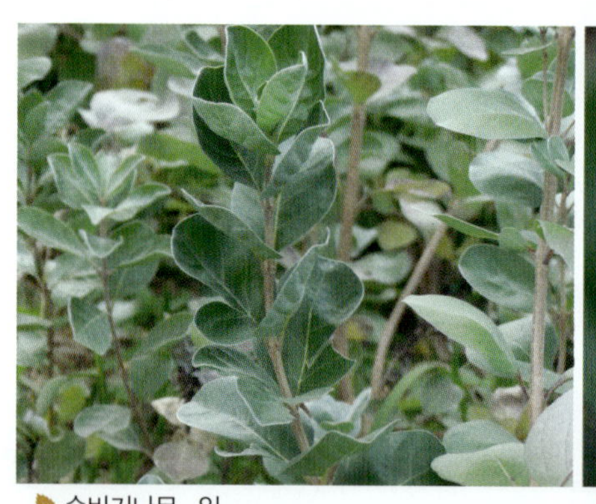

🌼 순비기나무_ 잎

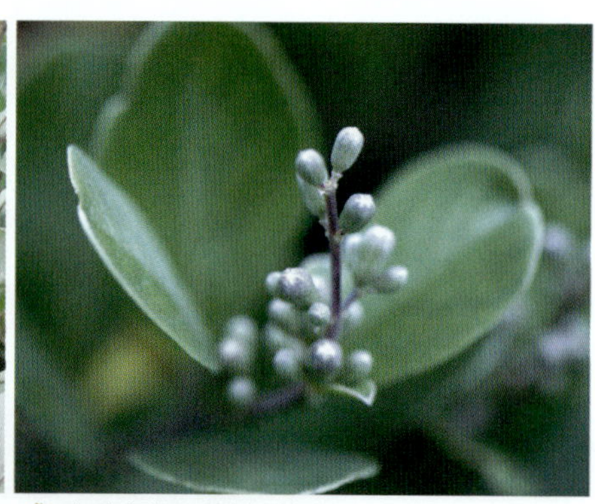

🌼 순비기나무_ 꽃봉오리

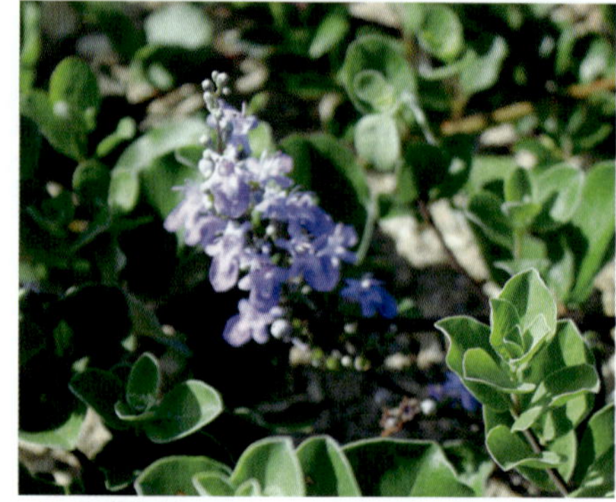

🌼 순비기나무_ 꽃

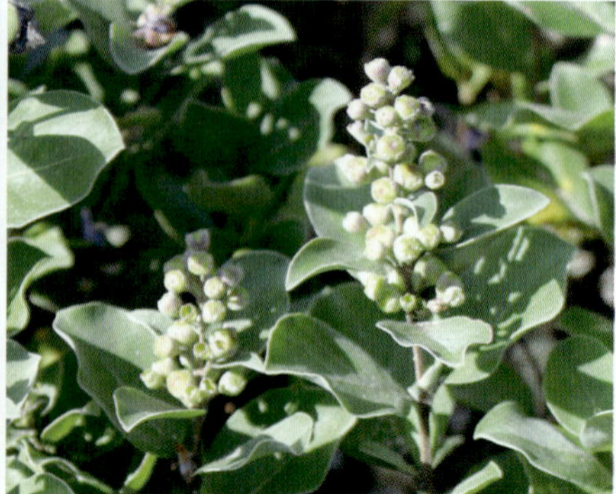

🌼 순비기나무_ 열매

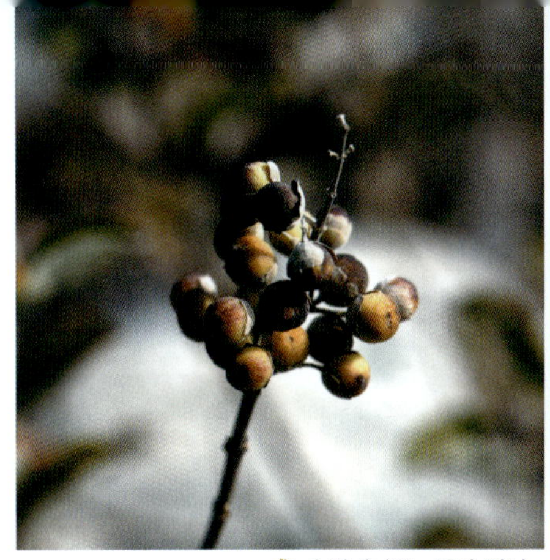

🍂 순비기나무_ 종자 결실

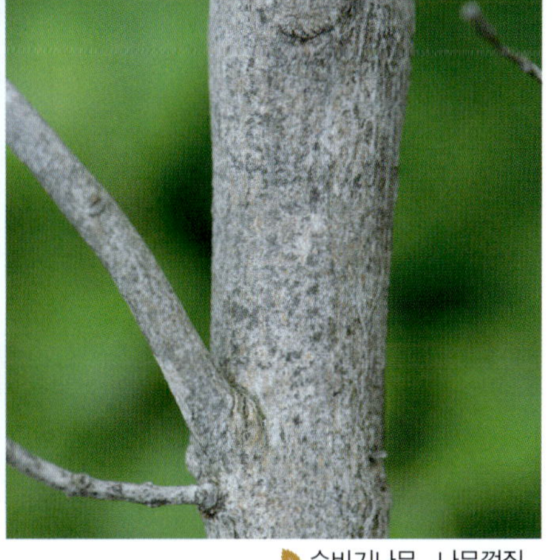

🍂 순비기나무_ 나무껍질

그 외 비텍시칼핀(vitexicarpin), 카스티신(casticin), 알테메틴(artemetin)도 함유되어 있다. 잎 또는 잎가지에는 정유가 함유되어 있고, 기름은 알파-피넨(α-pinene), 캄펜, 터피닐아세테이트(terpinylacetate), 디테르펜알코올(diterpene alcohol)이 함유되어 있다. 잎 속에는 카스티신, 루테올린-7-글루코시드(luteolin-7-glucoside)가 함유되어 있다.

🌿 **성미 :** 열매는 성질이 시원하고, 맛은 쓰고 맵다. 잎, 가지는 성질이 약간 차고, 맛은 맵고 쓰다.

🌿 **귀경 :** 간(肝), 폐(肺), 신(腎) 경락에 작용한다.

🍁 **효능과 주치 :** 열매는 생약명을 만형자(蔓荊子)라고 하며 풍열을 없애주는 효과와 머리를 맑게 하고 눈을 좋게 해주는 효능이 있으며 풍열감기, 편두통, 두통, 치통, 눈의 충혈, 눈이 침침하고 눈물이 나는 증상, 관절염, 신경통으로 인한 손발이 저린 증상 등을 치료한다. 잎은 생약명을 만형자엽(蔓荊子葉)이라고 하며 타박상, 신경성 두통 등을 치료하고, 가지와 잎은 진통, 소종, 도상(刀傷)의 출혈, 타박상, 류머티즘 등을 치료한다. 순비기나무 추출물은 항암, 항산화, 아토피 피부염 등을 예방, 치료하는 효과가 있다.

🌿 **약용법과 용량 :** 말린 열매 20~30g을 물 900mL에 넣어 반이 될 때까지 달여 하루에 2~3회 나눠 마신다. 외용할 경우에는 짓찧어서 환부에 도포한다. 말린 잎, 가지 20~30g을 물 900mL에 넣어 반이 될 때까지 달여 하루에 2~3회 나눠 마신다. 또는 같은 양을 짓찧어서 즙을 내어 소주와 조금

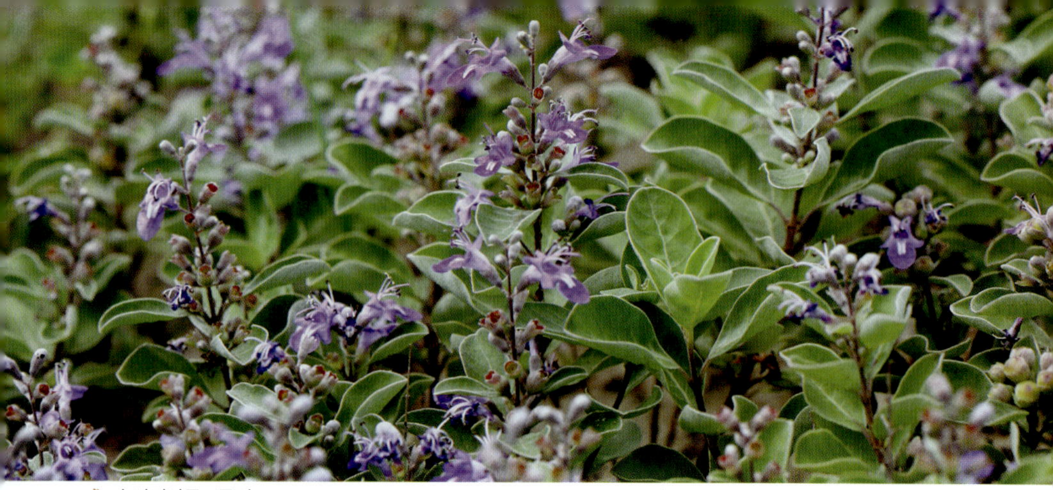

🌿 순비기나무_ 무리

혼합하여 하루에 2~3회 나눠 마신다. 외용할 경우에는 짓찧어서 환부에 도포한다.

🍂 **사용 시 주의사항 :** 초오, 부자와는 함께 쓰지 않는다.

🧪 patent

순비기나무의 기능성 및 효능에 관한 특허자료

▶ **항산화효과를 갖는 순비기나무 추출물을 유효성분으로 함유하는 화장료 조성물**

본 발명은 항산화효과를 갖는 순비기나무 추출물을 함유하는 조성물에 관한 것으로, 순비기나무 추출물은 높은 폴리페놀 함량, 우수한 전자공여능, SOD 유사활성능, 아질산염 소거능, 크산틴 산화효소 저해능 및 티로시나아제 저해능을 지니므로 상기 조성물은 피부노화 방지 및 미백용 화장료로 유용하게 이용될 수 있다.

– 공개번호 : 10–2008–0090745, 출원인 : 대구한의대학교 산학협력단

▶ **순비기나무 추출물을 유효성분으로 함유하는 항아토피용 화장료 조성물**

본 발명은 항아토피용 화장료 조성물에 관한 것으로, 보다 구체적으로는 순비기나무 추출물 및 이를 유효성분으로 함유하는 항아토피성 화장료 조성물에 관한 것이다. 상기 발명에 따른 화장료 조성물은 사이토카인 분비 조절 및 면역 억제를 통해 홍반 및 가려움증 개선, 건조 피부의 진정효과 등을 나타내어 아토피 증상을 효과적으로 개선할 수 있어 아토피 피부염 개선을 위하여 유용하게 이용될 수 있다.

– 등록번호 : 10–1127929, 출원인 : 대전대학교 산학협력단

▶ **순비기나무 유래 플라보노이드계 화합물을 함유하는 항암용 조성물**

본 발명은 순비기나무 추출물 또는 그로부터 유래한 플라보노이드계 화합물 또는 이의 약제학적으로 허용 가능한 염 및 이를 유효성분으로 함유하는 암의 예방, 치료 또는 억제용 약학조성물을 제공한다.

– 등록번호 : 10–1125778, 출원인 : 부경대학교 산학협력단

948

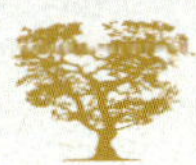

실거리나무

| 사용부위 | 뿌리, 줄기껍질, 종자

Caesalpinia decapetala (Roth) Alston

- **이명** : 띠거리나무, 띠거리나무
- **생약명** : 도계우(倒桂牛), 운실(雲實)
- **과명** : 콩과(Leguminosae)
- **개화기** : 5~6월

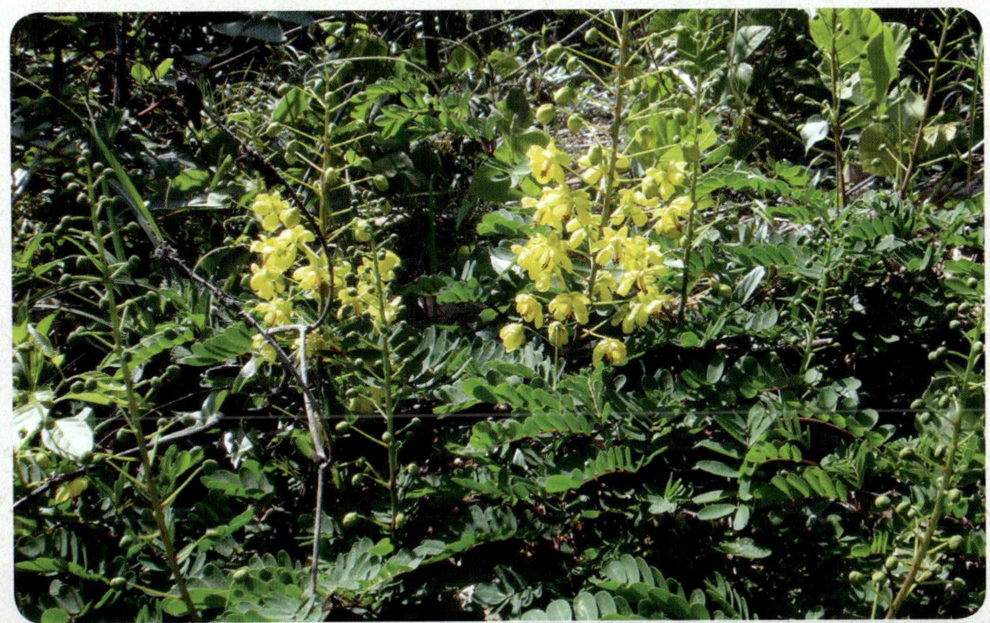

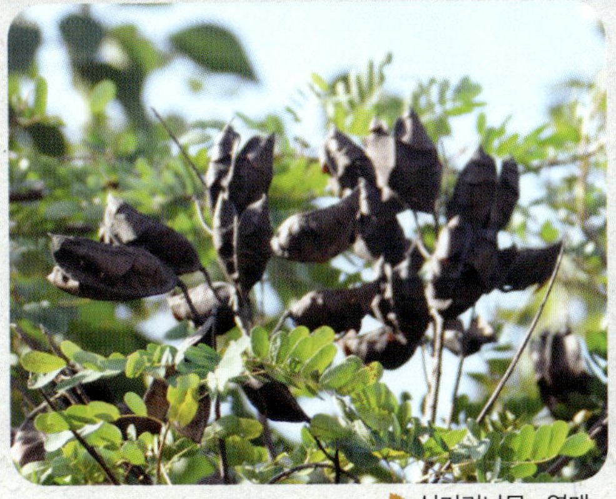

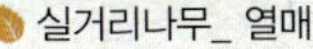

🌰 실거리나무_ 열매

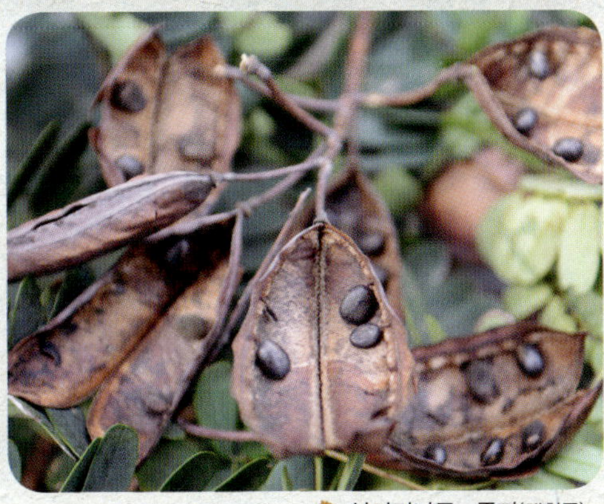

🌰 실거리나무_ 종자(채취품)

- ✿ **생육특성** : 실거리나무는 제주도 및 남부 지방 일부의 산기슭, 양지쪽에서 자라는 낙엽활엽덩굴성 관목으로, 높이는 4m 전후로 덩굴 전체에 꼬부라진 날카로운 가시가 나 있고, 햇가지에는 갈색의 짧은 털이 많으며 묵은 가지는 적갈색이다. 잎은 2회 홀수깃꼴겹잎으로 잎자루가 있고 잔잎은 6~9쌍이다. 꽃은 황색으로 5~6월에 총상꽃차례로 피고, 열매는 6~8월에 결실한다.

- 🍂 **채취 방법과 시기** : 뿌리, 줄기껍질은 여름·가을, 종자는 가을에 열매가 익었을 때 채취한다.

- 🍃 **성분** : 플라보노이드(flavonoid)류, 팔미틴산(palmitic acid) 등의 지방산, 베타-시토스테롤(β-sitosterol) 등의 스테로이드(steroid)류, 베타-카로틴(β-carotene) 등의 카로티노이드(carotenoid)류, 페놀류 등이 함유되어 있다.

- 🍃 **성미** : 뿌리, 줄기껍질은 성질이 덥고, 맛은 떫고, 독성이 조금 있다. 종자는 성질이 따뜻하고, 맛은 맵다.

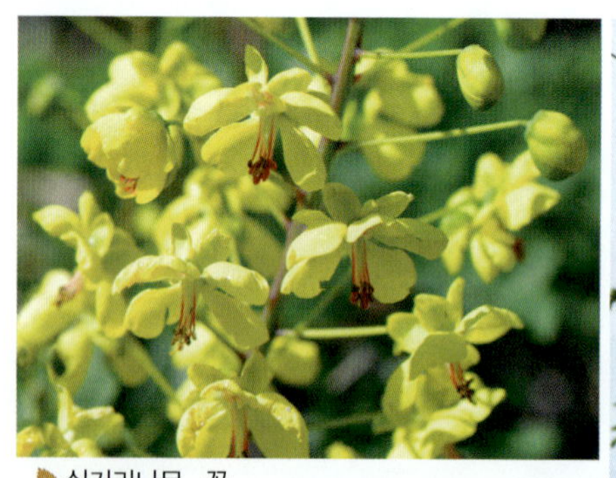

🌼 실거리나무_ 꽃

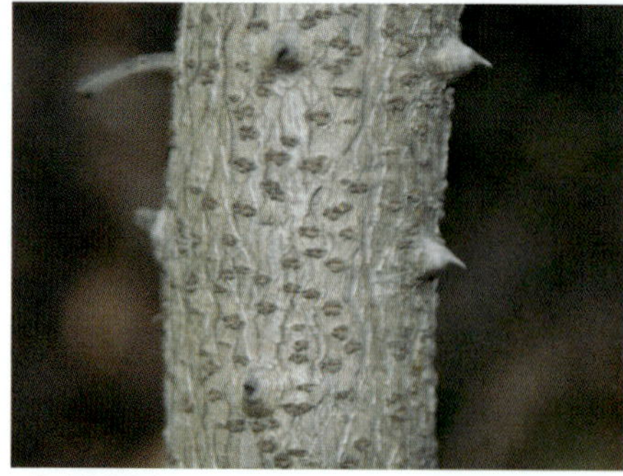

🌼 실거리나무_ 나무껍질

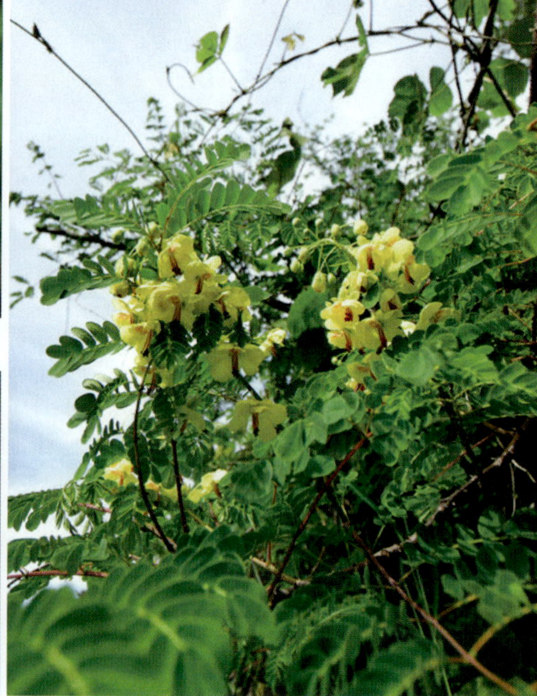

🌼 실거리나무_ 나무모양

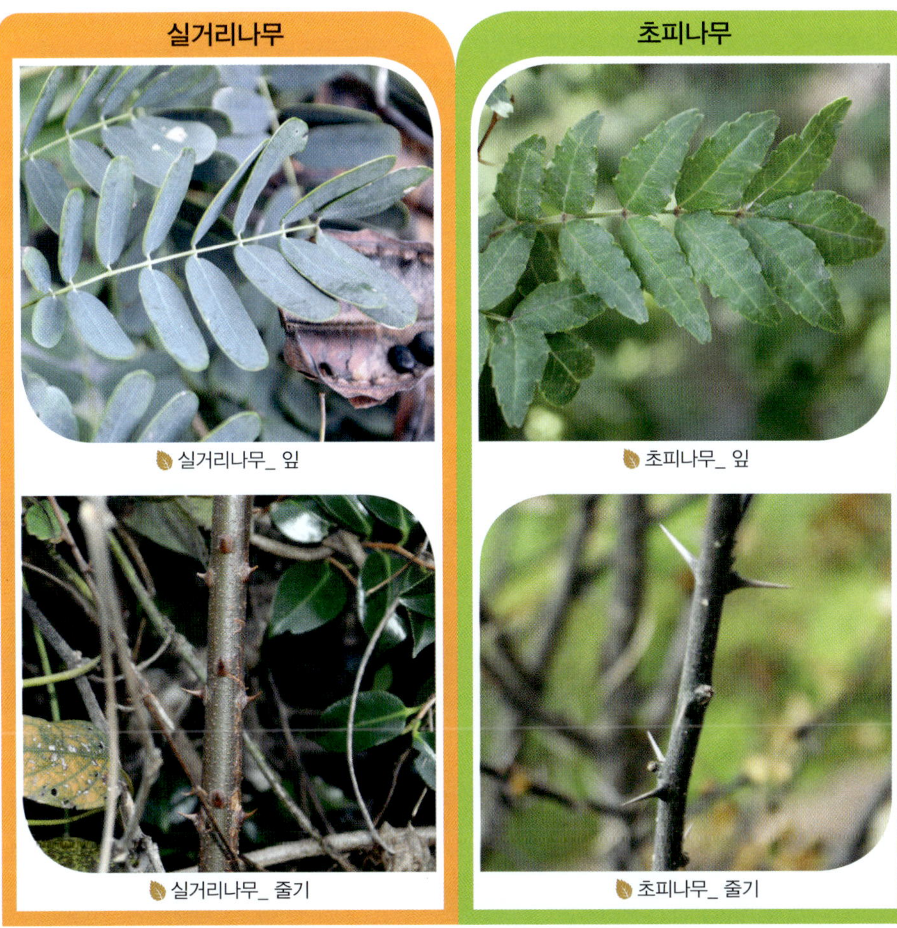

실거리나무	초피나무
🌿 실거리나무_ 잎	🌿 초피나무_ 잎
🌿 실거리나무_ 줄기	🌿 초피나무_ 줄기

🌿 **귀경** : 폐(肺), 소장(小腸) 경락에 작용한다.

🌿 **효능과 주치** : 뿌리, 줄기껍질은 생약명을 도계우(倒桂牛)라고 하며 발한, 해표(解表), 감기, 두통, 근골동통, 타박상을 치료한다. 종자는 생약명을 운실(雲實)이라고 하여 해열, 제습, 살충, 학질, 이질, 설사를 치료한다.

🌿 **약용법과 용량** : 말린 뿌리, 줄기껍질 30~50g을 물 900mL에 넣어 반이 될 때까지 달여 하루에 2~3회 나눠 마신다. 말린 종자 40~60g을 물 900mL에 넣어 반이 될 때까지 달여 하루에 2~3회 나눠 마신다.

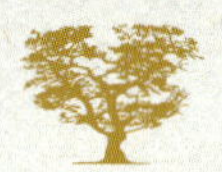

청열, 타박상, 항산화에 사용하는

싸리

| 사용부위 | 뿌리, 줄기, 잎

Lespedeza bicolor Turcz.

- 이명 : 싸리나무, 형조(荊條), 수군차(髓軍茶)
- 생약명 : 호지자(胡枝子)
- 과명 : 콩과(Leguminosae)
- 개화기 : 7~8월

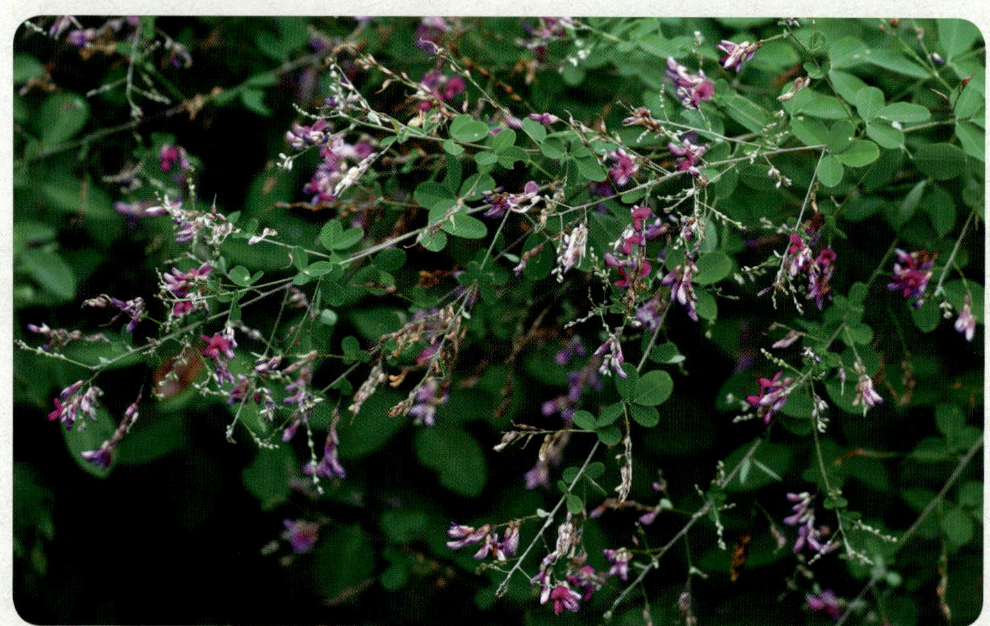

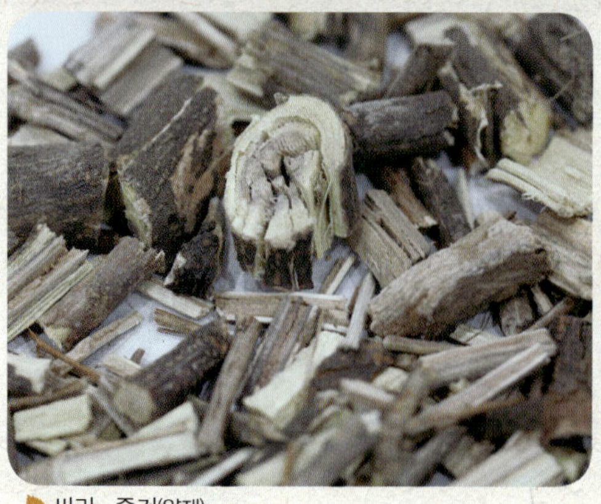

🌿 싸리_ 줄기(약재)

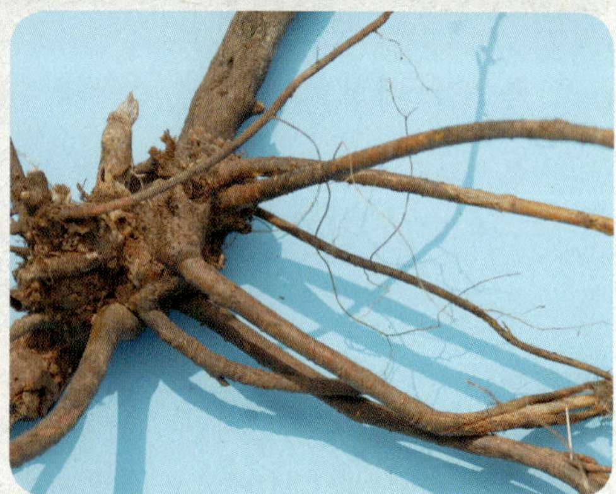

🌿 싸리_ 뿌리(채취품)

952

- **생육특성** : 싸리는 전국의 산야에서 자생하는 낙엽활엽관목으로, 높이가 3m 전후이며, 가지는 많이 갈라진다. 잎은 달걀 모양 또는 거꿀달걀 모양에 3출 겹잎이고 옆의 잔잎은 비교적 작고 밑부분은 차차 뾰족해진다. 잎 끝은 보통 둥글면서 뭉툭하고 가장자리는 밋밋하며 톱니가 없다. 꽃은 홍자색으로 7~8월에 총상꽃차례로 잎겨드랑이나 가지 끝에서 피며, 열매의 꼬투리는 넓은 타원형으로 9~10월에 결실한다.

- **채취 방법과 시기** : 줄기, 잎은 7~8월, 뿌리는 4~10월에 채취한다.

- **성분** : 줄기, 잎에는 쿼세틴(quercetin), 캠페롤(kaempferol), 트리포린(trifolin), 이소쿼세틴(isoquercetin), 이소오리엔틴(isoorientin), 호모-오리엔틴(homo-orientin), 오리엔틴(orientin), 뿌리에는 플라보놀(flavonol)의 쿼세틴 배당체가 함유되어 있다.

- **성미** : 성질이 평범하고, 맛은 달다.

- **귀경** : 간(肝), 폐(肺), 신(腎), 비(脾) 경락에 작용한다.

- **효능과 주치** : 줄기, 잎은 생약명을 호지자(胡枝子)라 하며 청열, 진통, 이수(利水), 윤폐(潤肺)의 효능이 있고 백일해, 해수, 비출혈, 임병을 치료한다. 뿌리는 생약명을 호지자근(胡枝子根)이라 하여 관절통, 타박상, 대하증, 종독을 치료한다. 싸리의 추출물은 항산화, 항염, 미백 효과가 있다.

- **약용법과 용량** : 말린 줄기, 잎 30~50g을 물 900mL에 넣어 반이 될 때까

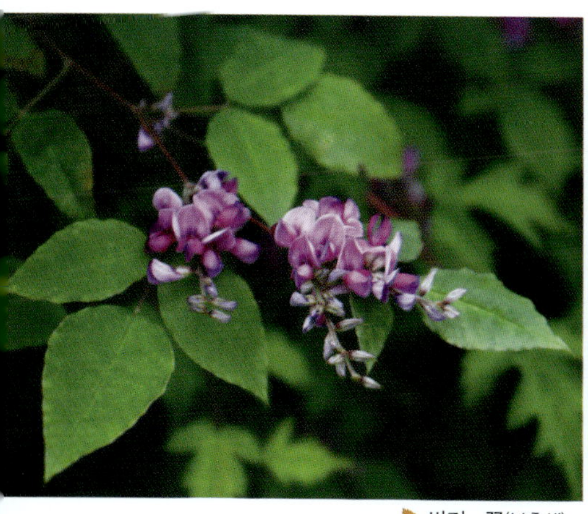

싸리_ 꽃(분홍색)

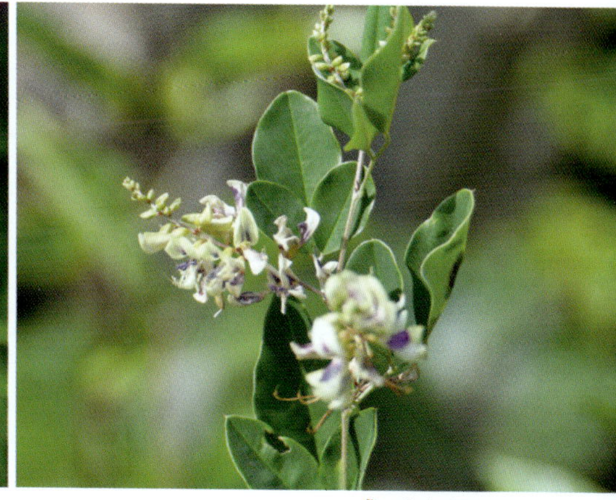

싸리_ 꽃(흰색)

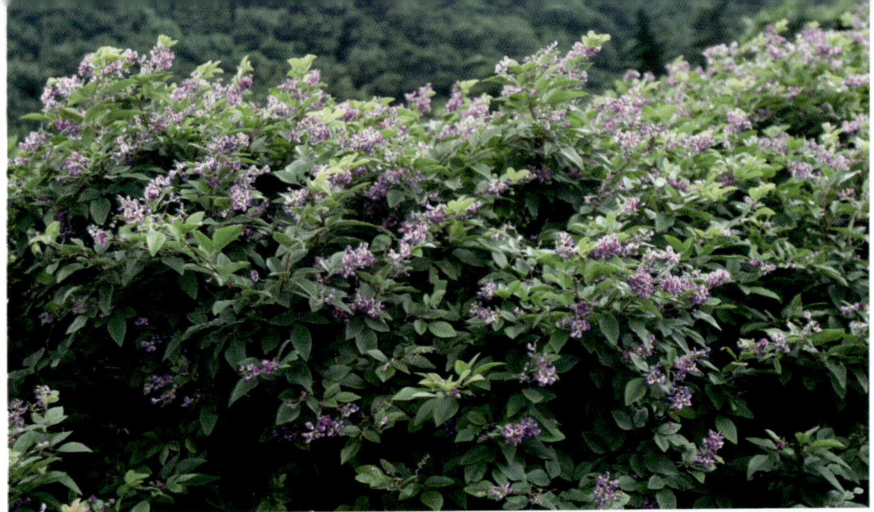
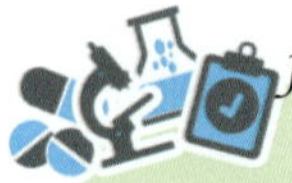 싸리_ 나무모양

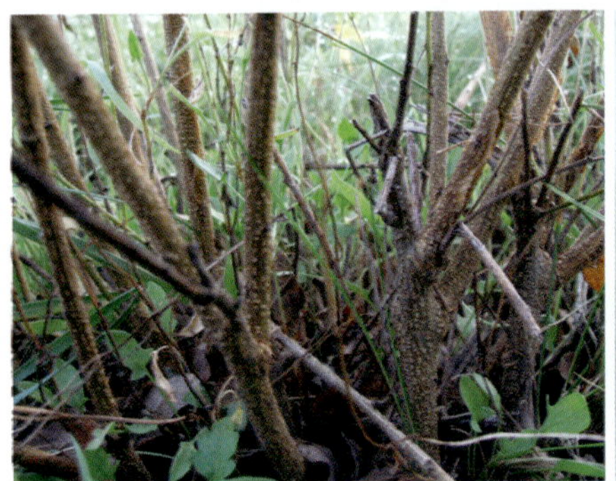
싸리_ 나무껍질

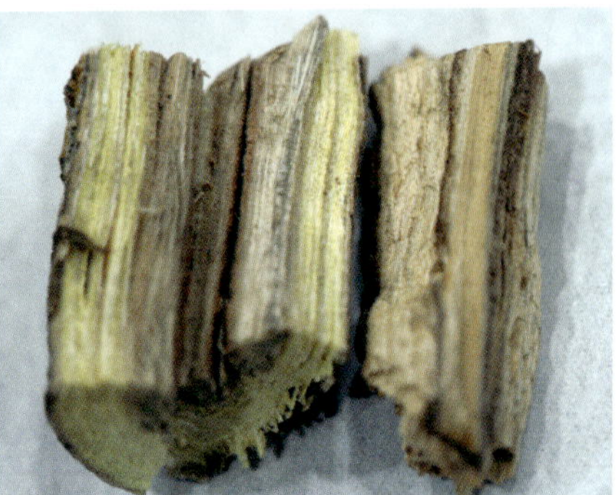
싸리_ 목질부(약재 전형)

지 달여 하루에 2~3회 나눠 마신다. 말린 뿌리, 뿌리껍질 50~100g을 물 900mL에 넣어 반이 될 때까지 달여 하루에 2~3회 나눠 마신다. 외용할 경우에는 가루로 만들어 환부에 도포하여 치료한다.

patent

싸리의 기능성 및 효능에 관한 특허자료

▶ 항산화, 항염증 및 미백에 유효한 싸리 성분의 추출 방법

본 발명은 항산화, 항염증 및 미백효과를 갖는 싸리 추출물에 관한 것으로 보다 구체적으로는 다단계 추출법을 이용하여 항산화 및 항염증효과가 가장 좋은 추출물을 고농도로 획득하는 방법 및 그 추출물에 관한 것이다. 본 발명의 추출 방법은 70% 메탄올(methanol), 클로로포름(chloroform), 에틸 아세테이트(ethyl acetate) 등을 순차적으로 이용하여 목적하는 싸리의 추출물을 얻는 것을 특징으로 한다.

— 공개번호 : 10-2011-0088868, 특허권자 : 계명대학교 산학협력단

【 혼동하기 쉬운 약초 비교 】

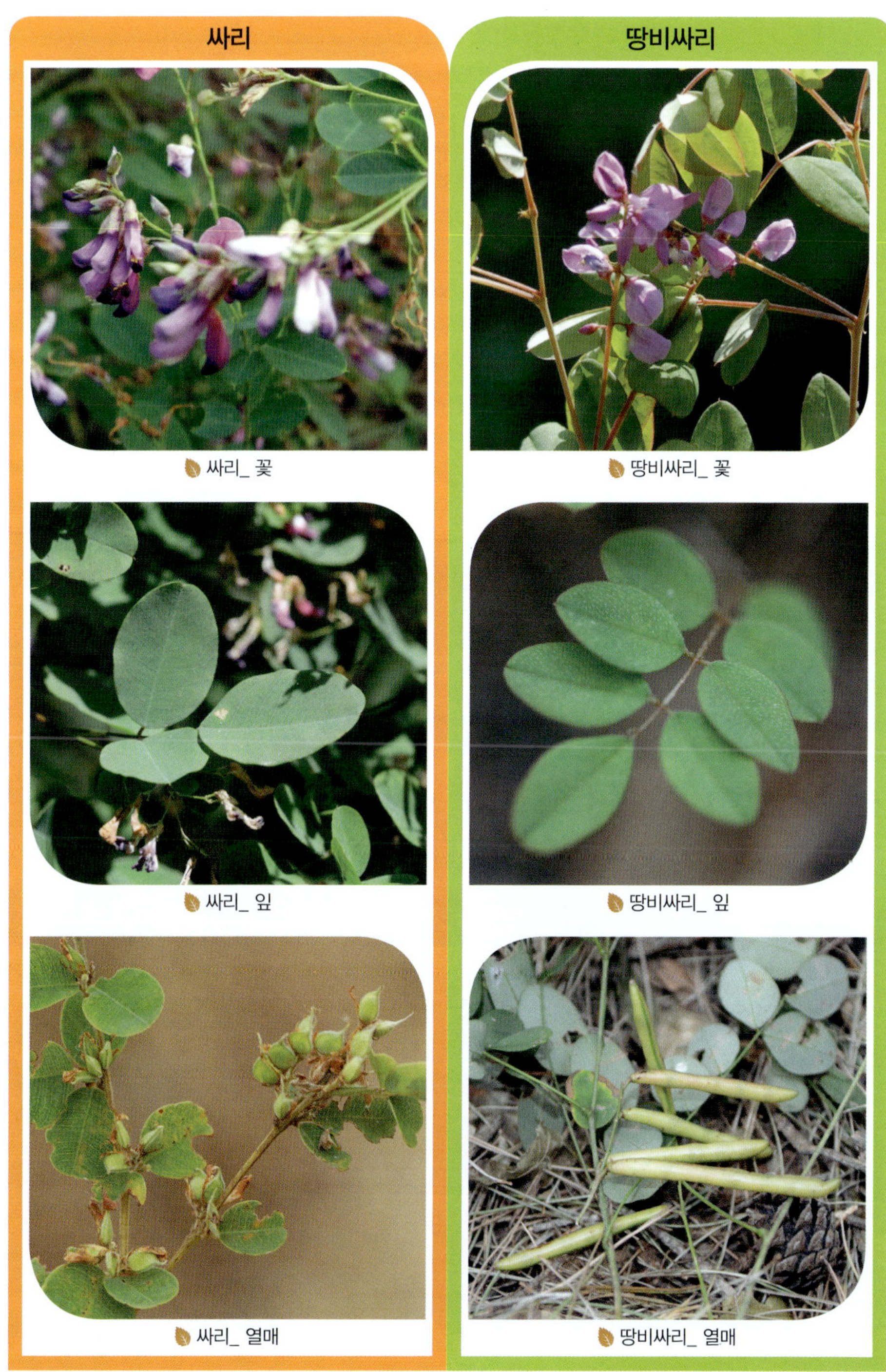

싸리	땅비싸리
🌰 싸리_ 꽃	🌰 땅비싸리_ 꽃
🌰 싸리_ 잎	🌰 땅비싸리_ 잎
🌰 싸리_ 열매	🌰 땅비싸리_ 열매

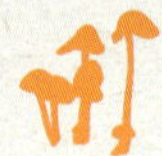

맛과 향이 뛰어난 고급 식용버섯으로 항암효과에 좋은

송이

| 사용부위 | 자실체

Tricholoma matsutake (S. Ito & S. Imai) Singer

- **이명** : 송심(松蕈), 송구마(松口蘑)
- **생약명** : 송이(松栮)
- **과명** : 송이과(Tricholomataceae)
- **발생시기** : 가을(땅속 온도가 19℃ 이하로 5~7일간 지속될 때)

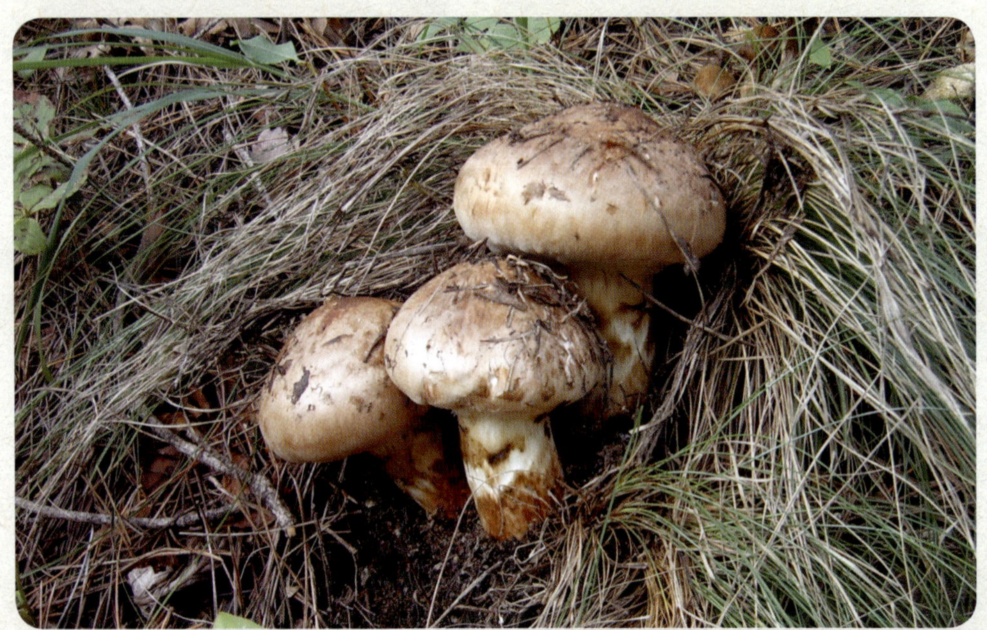

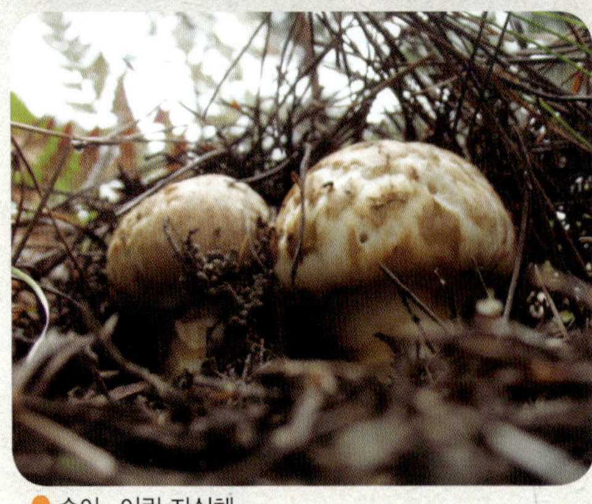

♠ 송이_ 어린 자실체

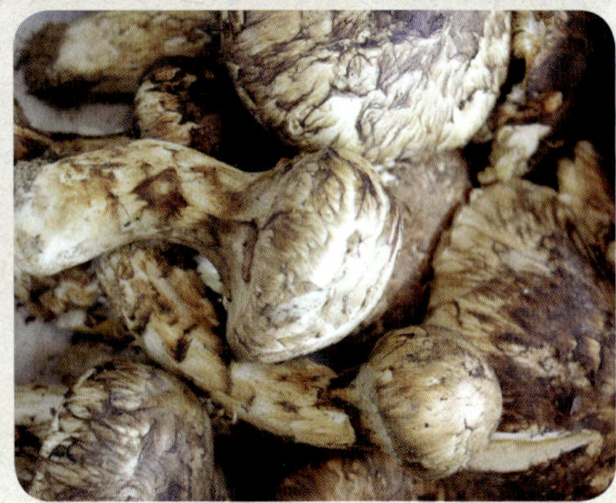

♠ 송이_ 자실체(채취품)

🍄 **생육특성** : 송이의 갓은 지름이 5~25cm인데 초기에는 공 모양으로 가장자리 안쪽으로 말리다가 성장하면서 편평하게 펴진다. 갓은 섬유상 막질의 내피막으로 싸여 있다. 갓 표면은 옅은 황색 바탕에 황갈색, 적갈색의 섬유상 인피 또는 누운 섬유상 인피가 있으며, 성장하면 종종 바큇살 모양으로 갈라져 하얀 조직이 나오기도 한다. 주름살은 대에 홈주름살이고 약간 치밀하며, 흰색이지만 성장하면서 갈색 얼룩이 진다.

🍄 **발생 장소** : 소나무 숲의 땅바닥에 흩어져 나거나 무리 지어 균륜 형태로 발생한다.

🍄 **성분** : 조단백질 15.6%, 조지방 6.3%, 수용성 무질소물질 62.6%, 조섬유 8.8%, 회분 6%가 함유되어 있다. 글루코스(glucose)만으로 이루어진 다당류인 글루칸(glucan), 에르고스테롤(ergosterol), 만니톨(mannitol), 항종양 성분인 에미타민(emitamin)이 함유되어 있다.

🍄 **성미** : 성질이 평범하고, 맛은 달다.

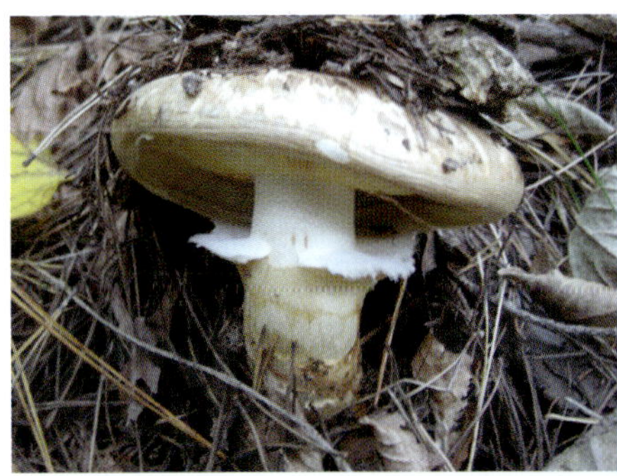

🍄 송이_ 흰색 분질물이 있는 턱받이

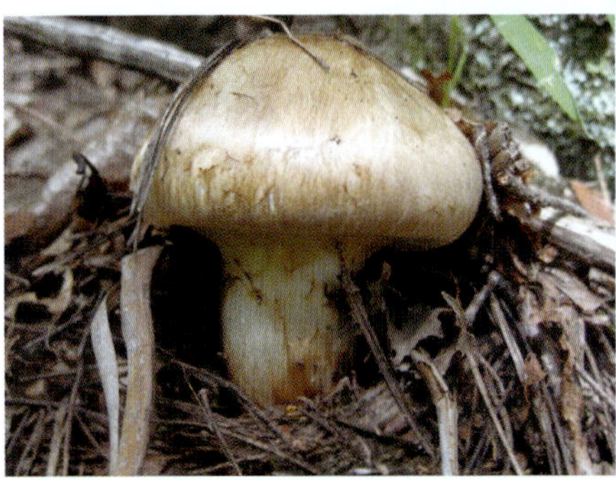

🍄 송이_ 주름살이 턱받이에 싸여 있는 어린 자실체

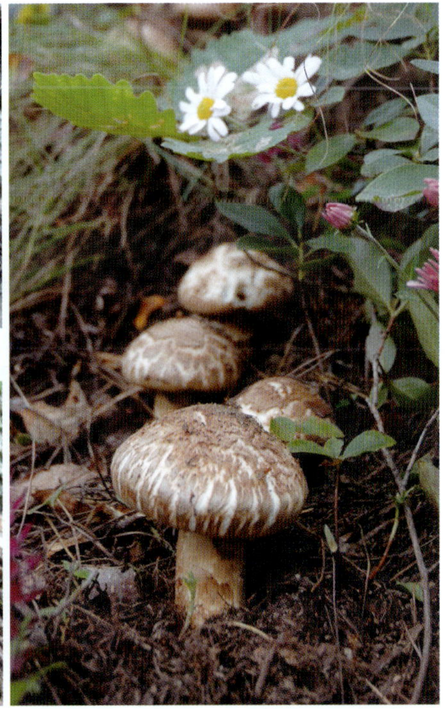

🍄 송이_ 자실체 무리

🍄 **귀경** : 간(肝), 비(脾), 신(腎) 경락에 작용한다.

🍄 **효능과 주치** : 송이는 장과 위의 기능을 강화하는 효능이 있어 식욕을 돋우고 설사를 멎게 하며 기운을 나게 한다. 실제로 송이에는 강력한 소화효소가 함유되어 있어 송이밥을 만들어 먹으면 소화가 잘된다. 또한 통증을 멎게 하고, 담을 삭이며, 소변이 뿌옇게 나오는 증상, 소변을 참지 못하는 증상, 허리와 대퇴가 시리고 아픈 증상, 수족이 마비되는 증상 등을 치료한다. 뿐만 아니라 송이는 항암효과가 뛰어난 버섯 중 하나인데 균사체에 있는 다당류 성분인 글루칸이라는 물질이 강력한 항암작용을 할 뿐 아니라 병에 대한 저항력도 높여준다.

🍄 **약용법과 용량** : 1회 복용량은 말린 송이 4~12g이다. 물에 달여 마시거나 가루로 만들어 복용한다. 다른 버섯과 달리 향이 있어 오래 달여 복용하는 것은 좋지 않은데 이는 송이뿐 아니라 향이 있는 버섯이나 약초의 공통점이기도 하다. 다른 버섯도 마찬가지지만 송이도 체질이 냉하거나 잘 붓는 사람은 한 번에 많이 복용하지 않도록 한다.

🍄 **사용 시 주의사항** : 송이를 식용할 때에는 물로 씻지 말고 흙을 잘 긁어 제거하고 젖은 면(綿)으로 닦아 생으로 먹거나 구워서 소금장에 찍어 먹는 것이 일반적이다. 굳이 물에 씻어야 할 때에는 단시간에 끝내 오래 담가 두지 않는다. 칼로 자르면 쇠 냄새가 나므로 잘게 사용할 때에는 손으로 찢어서 사용하는 것이 좋으며, 보관할 때에는 신문지에 싸서 냉장고에 넣는다.

patent

송이의 기능성 및 효능에 관한 특허자료

▶ 우수한 풍미와 증진된 기능성을 갖는 혼합곡물의 송이버섯균사체 발효조성물, 그의 제조방법 및 그의 식품에서의 이용

본 발명에서는 이취가 차폐되고 송이버섯의 향이 가미되어 풍미가 우수하고, 필수아미노산 및 불포화지방산의 함량이 증진되어 영양성이 우수하고, 총 페놀릭스 및 비배당체 이소플라본(아글리콘)의 함량이 증가되고, 항산화 활성 및 소화효소 저해활성이 증진된 혼합곡물의 송이버섯균사체 발효조성물, 그 제조방법 및 이를 포함하는 건강기능성 식품이 제공된다.

본 발명에 따른 발효조성물은 항산화, 체중 조절, 콜레스테롤 저하, 고지혈증 개선, 동맥경화 완화, 당뇨병 완화, 혈액순환 개선, 면역력 개선, 안면홍조 개선 및 골다공증 개선 등의 여성호르몬 불균형에 따른 갱년기질환 개선용 건강기능성 식품으로서 유용하다.

– 공개번호 : 10-2017-0051053, 출원인 : 경남과학기술대학교 산학협력단

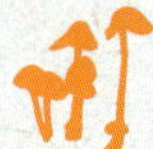

싸리버섯

| 사용부위 | 자실체

Ramaria botrytis (Pers.) Ricken

- **이명** : 싸리, 쥐버섯, 쥐다리버섯
- **생약명** : 포도색정지호균(葡萄色頂枝瑚菌)
- **과명** : 나팔버섯과(Gomphaceae)
- **발생시기** : 여름~가을

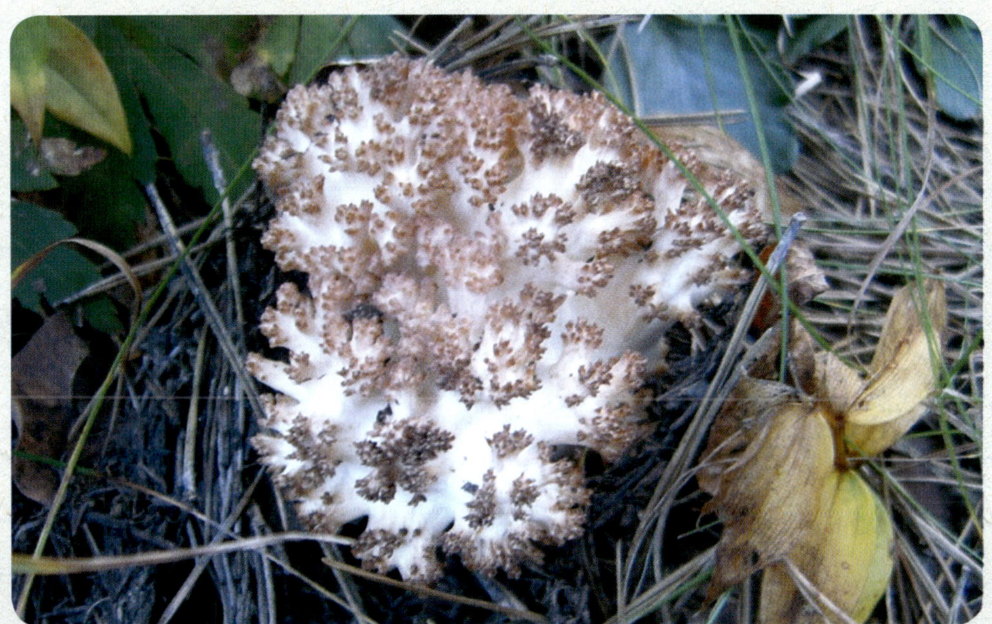

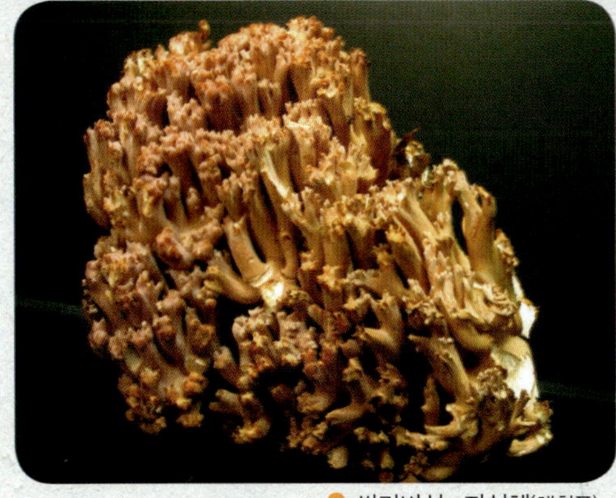

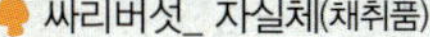

🍄 싸리버섯_ 자실체(채취품)

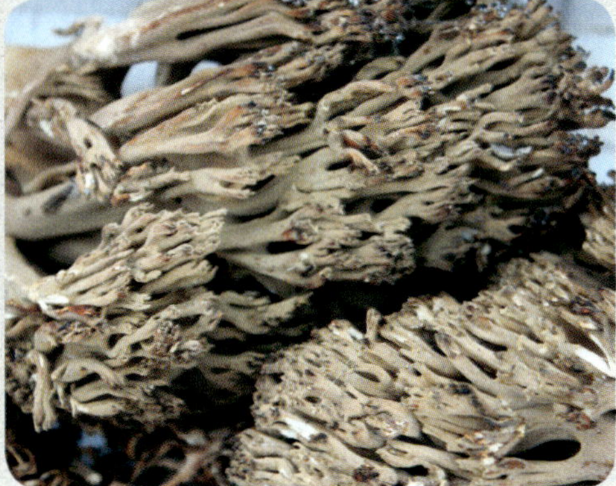

🍄 싸리버섯_ 자실체(약재 전형)

🍄 **생육특성** : 싸리버섯은 우리나라, 동아시아, 유럽, 북미 등에서 분포한다. 우리나라에서는 가을철 소나무와 참나무류의 혼합림에서 무리지어 나거나 홀로 8월 중순부터 10월 말에 발생한다. 싸리버섯은 버섯 갓 형태가 산호 모양 또는 싸리 빗자루와 비슷하여 붙여진 이름이다. 싸리버섯 갓의 가지 끝을 잘 보면 쥐의 다리 끝과 아주 흡사하여 쥐버섯, 쥐다리버섯이라고도 부른다. 가지의 끝부분에도 작은 가닥이 있고 여기에 포자(씨앗)가 생긴다. 또한 3~5cm의 굵은 흰자루 위에 싸리비 모양의 가지를 치고, 끝부분은 많은 가지가 모여 담홍색에서 담자색의 꽃양배추 모양이 된다. 싸리버섯 갓의 살은 흰색으로 차 있고 육질이며 잘 부스러진다. 싸리버섯의 종류는 매우 다양한데 우리나라에서는 송이싸리버섯, 참싸리버섯, 물싸리버섯, 좀싸리버섯, 물푸레싸리버섯, 자주싸리, 광대싸리, 붉은싸리버섯, 노랑싸리버섯, 창싸리버섯, 다박싸리, 황금싸리 등 10여 종이 채집·보고되었으며, 대부분 식용할 수 있는데 이 중 붉은싸리버섯, 노랑싸리버섯은 독성이 매우 강해 참싸리라고 부르는 싸리버섯을 주로 식용한다. 또한 대부분의 싸리버섯이 땅 위에서 발생하는 것과는 달리 소나무 등에 주로 발생하는 좀나무싸리버섯도 버섯도감 등에는 식용불명에서 최근 식용으로 바뀌었다.

🍄 **발생 장소** : 활엽수림의 땅 위에서 뭉쳐 발생한다.

🍄 **성분** : 비타민 B_2·C, 프로비타민 D_2, 유리아미노산(28종), 에르고스테롤(ergosterol), 지방산(6종), 글리세롤(glycerol), 만니톨(masnnitol), 글루코스(glucose), 셀룰로스(cellulose), 헤미셀룰로스(hemicellulose), 펙틴(pectin), 리그닌(lignin) 등이 함유되어 있다.

🍄 **성미** : 성질이 평범하고, 맛은 담담하다.

🍄 **귀경** : 간(肝), 심(心) 경락에 작용한다.

🍄 **효능과 주치** : 항종양, 혈장콜레스테롤 증가 등의 효과가 있다.

🍄 **약용법과 용량** : 싸리버섯은 식용으로 맛이 좋아 인기가 좋은 버섯으로 삶아 먹거나 버섯 전골, 버섯 국 등의 재료로 활용되며 고명, 졸임, 소스, 피클, 그라탕, 피자 등의 부재료로 널리 쓰인다. 돼지고기와 함께 찌개를 끓여도

맛있는데 주재료는 싸리버섯, 돼지고기, 고춧가루, 양파, 파, 애호박, 풋고추, 소금 등이다. 돼지고기를 참기름과 고추가루에 같이 볶으면서 물을 붓고 끓인다. 그 후 채소와 싸리버섯을 넣고 소금, 마늘로 간을 하여 끓이면 되는데 국물이 걸쭉해 아주 맛있다. 돼지고기는 적당히 지방층이 있는 것이 좋고 양파, 파, 애호박 등과 함께 요리하면 좋다. 싸리버섯은 채취 후 끓는 물에 데쳐서 하루이상 찬물에 담가 수용성인 독소를 빼야 하는데 데치지 않고 바로 생것으로 우릴 때에는 이틀 정도 우려내는 것이 안전하다. 충분히 우려냈으면 깨끗이 씻은 후 바로 요리에 들어간다(염장된 싸리버섯은 소금물로 씻으면 짠기가 잘 빠진다). 싸리버섯은 과일 향과 닭고기의 흰살맛이 나며, 잘게 썬 뿌리덩어리 부분은 씹히는 맛이 전복과 비슷한데 과식하면 위장장애를 겪을 수 있으니 주의해야 한다. 이 밖에 야생버섯 송이, 능이, 야생식용 잣버섯 등과 같은 요리법대로 다양하게 요리해서 먹으면 된다. 버섯국, 탕, 찌개, 구이, 튀김, 무침, 버섯밥 등 다양한 요리를 즐길 수 있다.

🍄 **사용 시 주의사항** : 싸리버섯을 말리면 회색빛을 띤 흰색으로 바뀌어 독버섯과의 구별이 쉽지 않으므로 각별히 주의해야 한다. 싸리버섯과 비슷한 붉은싸리버섯(*R. formosa*)이나 노랑싸리버섯(*R. flava*) 등은 설사, 구토, 복통을 일으키는 독이 있으므로 황색이나 오렌지색 싸리버섯류는 주의해야 한다.

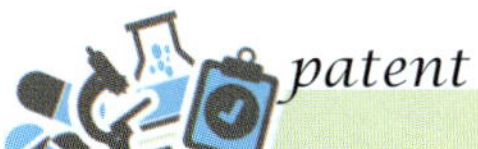

patent

싸리버섯의 기능성 및 효능에 관한 특허자료

▶ **싸리버섯 융합체를 이용한 인지능 개선 추출물의 제조법**

본 발명은 식용버섯인 싸리버섯(*Ramaria botrytis*) 융합체 추출물을 이용한 인지능 개선을 목적으로 싸리버섯 융합체 추출물의 제조법, 유효분획물 생산방법, 식품첨가제, 건강기능성 식품 및 의약품원료로 활용할 수 있는 제조 및 활용방법에 관한 것이다. 이를 위하여 본 발명에서는 알츠하이머 질병 유발 효소로 알려진 프롤릴 엔도펩다아제(proyl endopeptidase; PEP)에 대하여 효소활성 저해 효과가 있는 유효물질 생산을 위하여 싸리버섯 융합체 추출방법과 인지능 개선의 효능이 있는 식품첨가제, 건강기능성 식품 및 약학적 조성물의 제조방법을 특징으로 한다.

– 공개번호 : 1020080088721, 출원인 : 한영환

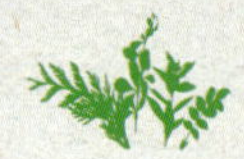

앉은부채 | 사용부위 | 전초

Symplocarpus renifolius Schott ex Miq.

- **이명** : 산부채풀, 삿부채잎, 우엉취
- **생약명** : 취숭(臭菘)
- **과명** : 천남성과(Araceae)
- **개화기** : 3~5월

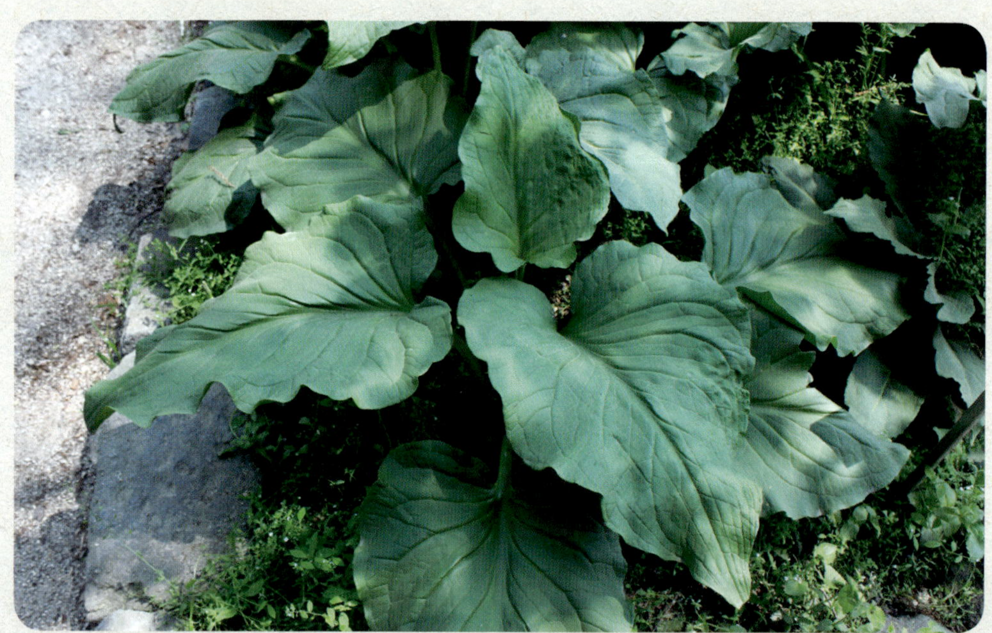

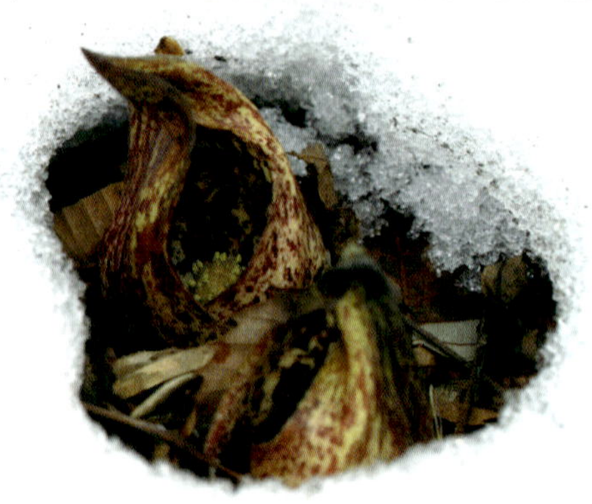

🌿 앉은부채_ 약재로 사용하는 지상부

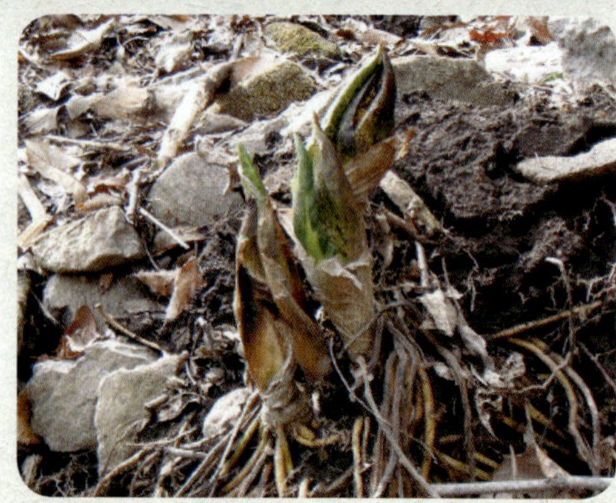

🌿 앉은부채_ 전초(채취품)

🍃 **생육특성** : 앉은부채는 전국에서 자생하는 여러해살이풀이다. 생육환경은 골짜기나 약하게 경사진 곳이며, 키는 10~20cm이다. 잎은 길이가 30~40cm, 너비가 35~42cm로 둥글고 길며 끝이 뾰족하고 뿌리에서 발달되어 나온다. 꽃은 검은 자갈색으로 3~5월에 잎보다 먼저 피는데 길이가 10~20cm이고, 포의 길이는 8~20cm, 지름은 5~12cm이다. 열매는 6~7월경에 둥글게 모여 달린다. 잎은 꽃이 시든 후 크게 펼쳐지는데 그런 이유로 상춘객들이 모여드는 시기에는 꽃은 시들고 없고 잎만 무성하게 자라 있어 품종을 구분하기 힘들다. 특히 이른 봄에 자생지에 가면 꽃 안에 들어 있는 열매가 사라지고 없는 것을 볼 수 있는데 이는 겨우내 굶주렸던 들쥐가 따 먹고 없기 때문이다.

🍂 **채취 방법과 시기** : 봄·여름에 잎을 채취하여 식용하고, 여름부터 가을까지 전초를 채취하여 햇볕에 말린다.

🍃 **성분** : 전초에는 정유, 고형기름, 납, 철분, 규산염과 수지물질 및 칼슘 등이 함유되어 있으며, 잎, 뿌리에는 알칼로이드(alkaloid), 스테로이드 사포닌(steroid saponin)이 함유되어 있다.

🍃 **성미** : 성질이 덥고, 맛은 맵고 쓰고, 독성이 있다.

🍃 **귀경** : 심(心), 간(肝) 경락에 작용한다.

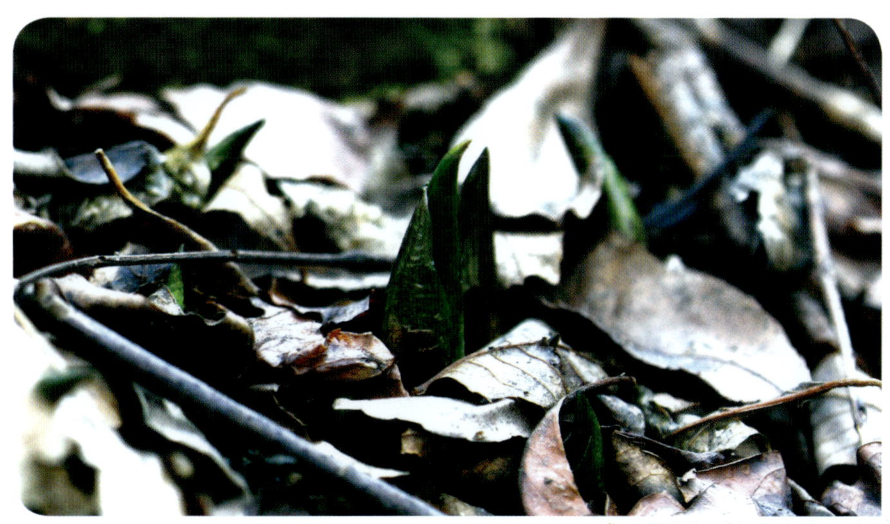

🍃 앉은부채_ 새순 올라오는 모습

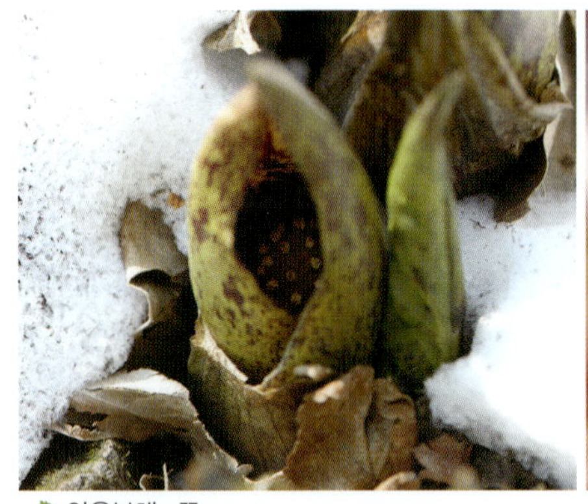

🍃 앉은부채_ 꽃

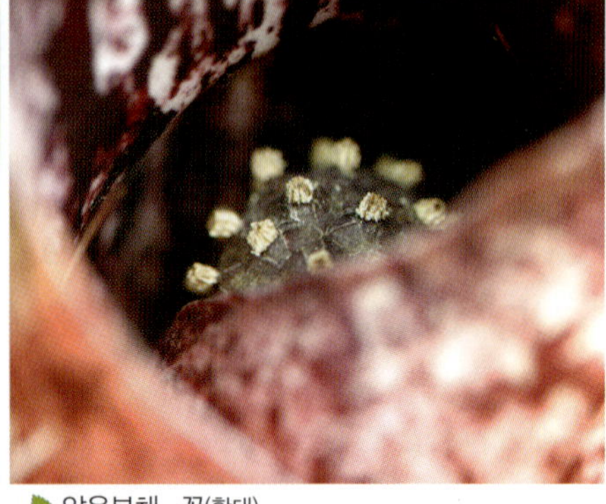

🍃 앉은부채_ 꽃(확대)

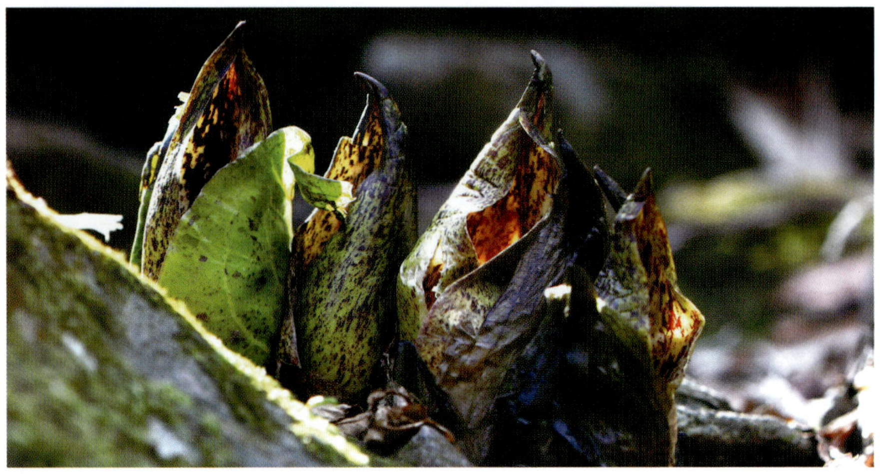

🍃 앉은부채_ 꽃잎을 오므리고 있는 모습

🍂 **효능과 주치 :** 심장을 튼튼하게 하는 강심, 마음을 가라앉히는 진정의 효능이 있어서 잠을 못 이루는 실면증(失眠症)과 풍습성(風濕性) 심장병을 치료하는 데 사용한다.

🍃 **약용법과 용량 :** 말린 전초 10g을 물 1L에 넣어 1/3이 될 때까지 달여 하루에 2~3회 나눠 마신다.

🍂 **사용 시 주의사항 :** 앉은부채는 독성이 강해 초식성 동물은 물론 멧돼지도 먹지 않는다고 한다. 유독성 식물이므로 주의해서 사용해야 하고, 약재로 쓸 때에도 과량 섭취하지 않도록 하며, 반드시 전문가의 도움을 받아야 한다.

964

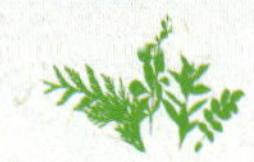

식적창만, 폐결핵, 천식, 대장출혈을 치료하는

애기나리

| 사용부위 | 어린순, 전초

Disporum smilacinum A. Gray

- ■ 이명 : 가지애기나리
- ■ 생약명 : 보주초(寶珠草)
- ■ 과명 : 백합과(Liliaceae)
- ■ 개화기 : 4~5월

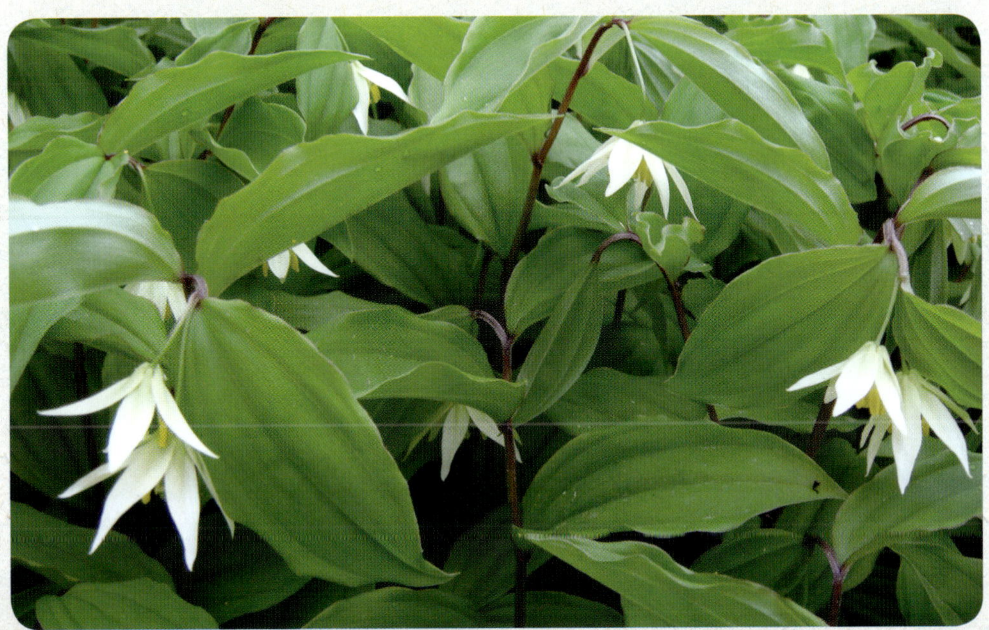

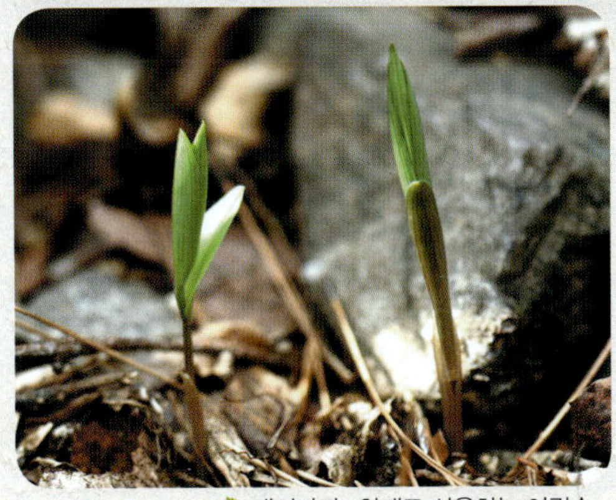

애기나리_ 약재로 사용하는 어린순

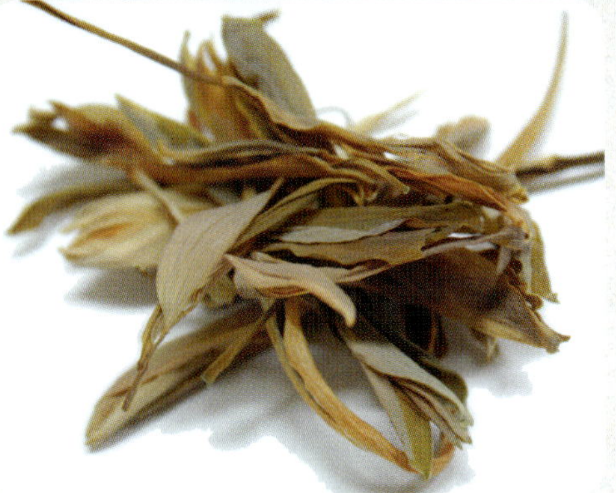

애기나리_ 잎(약재 전형)

- **생육특성 :** 애기나리는 중부 지방 이남의 산지에서 자라는 여러해살이풀이다. 생육환경은 반그늘이나 양지쪽에서 잘 자라며 배수가 잘 되는 토양을 좋아한다. 키는 20~40cm이고, 잎은 타원형으로 길이는 4~7cm, 너비는 1.5~3.5cm이다. 꽃은 연한 녹색으로 4~5월에 가지 끝에서 밑을 향해 핀다. 열매는 둥글고 길며 검은색으로 익는다.

- **채취 방법과 시기 :** 이른 봄에 어린순을, 가을부터 겨울까지 전초를 채취하여 햇볕에 말린다.

- **성미 :** 성질이 따뜻하고, 맛은 맵다.

- **귀경 :** 간(肝), 비(脾), 폐(肺) 경락에 작용한다.

- **효능과 주치 :** 폐를 윤활하게 하고 기침을 멎게 하며 비(脾) 경락을 튼튼하

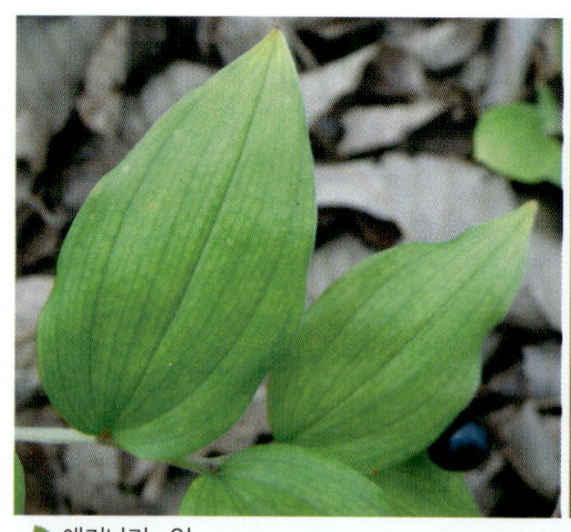

🌿 애기나리_ 잎

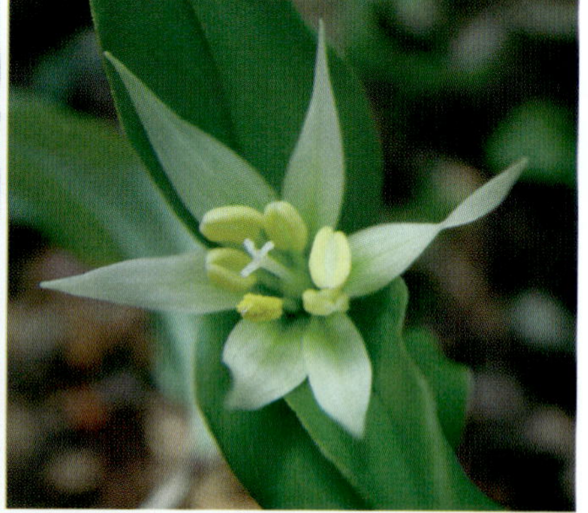

🌿 애기나리_ 꽃

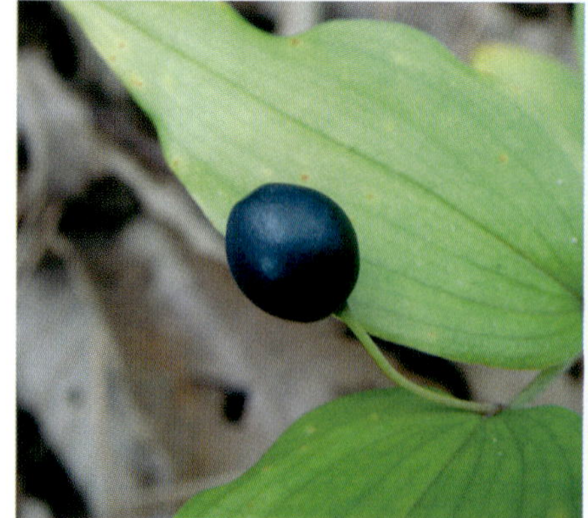

🌿 애기나리_ 종자 결실

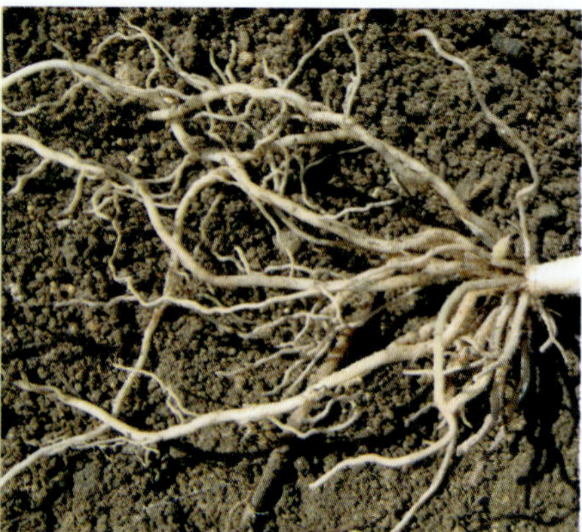

🌿 애기나리_ 뿌리(채취품)

게 하고 소화기능을 돕는 효능이 있
어서 음식을 내리지 못하고 적체가
되며 헛배가 부르는 식적창만(食積脹
滿), 폐결핵, 폐기종을 치료한다. 또
한 풍사와 습사를 제거하는 효능이
있어서 소모성 질환 등으로 인하여
기혈이 허하고 손상되어 오는 기침
과 천식을 다스리며 장염, 대장출혈,
치질을 치료하고 풍습성 관절염 치
료에도 사용한다.

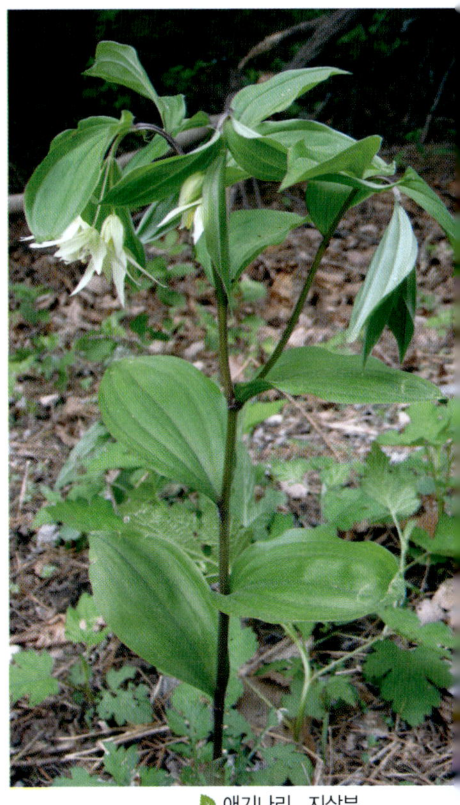

🌿 애기나리_ 지상부

● **약용법과 용량 :** 말린 약재 9~15g을
물 1L에 넣어 1/3이 될 때까지 달
여 하루에 2~3회 나눠 마신다. 민
간요법에서는 뿌리줄기 30g에 물
1,200mL를 넣고 달인 액을 반으로
나눠 반은 하루에 나눠 마시고, 반은
짓찧어서 환부에 바른다.

● **사용 시 주의사항 :** 맵고 따뜻한 성질이 있어서 몸에 진액이 부족한 경우에
는 신중하게 사용하여야 한다.

patent

애기나리의 기능성 및 효능에 관한 특허자료

▶ **애기나리 함유 약학적 조성물 또는 식품 조성물**

본 발명은 부작용이 적어 안전하면서도 장 내분비세포 자극 활성이 뛰어난 약학적 조성물 또는 식
품 조성물에 관한 것으로서, 애기나리 추출물을 유효성분으로 포함한다. 본 발명의 조성물은 당뇨
병 예방 및 개선, 심장질환 개선, 식욕억제 또는 비만 예방 및 개선, 동맥경화증 개선, 신경보호작
용, 또는 간질환 치료 또는 개선 등을 위한 약학적 조성물 또는 식품 조성물로 유용하게 사용될 수
있다.

– 공개번호 : 10-2015-0028789, 출원인 : 한국식품연구원

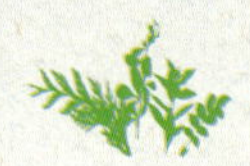

위장동통, 해수, 간염, 황달, 간경화를 치료하는

애기똥풀

| 사용부위 | 전초

Chelidonium majus var. *asiaticum* (H. Hara) Ohwi

- **이명** : 까치다리, 젖풀, 씨아똥
- **생약명** : 백굴채(白屈菜)
- **과명** : 양귀비과(Papaveraceae)
- **개화기** : 5~8월

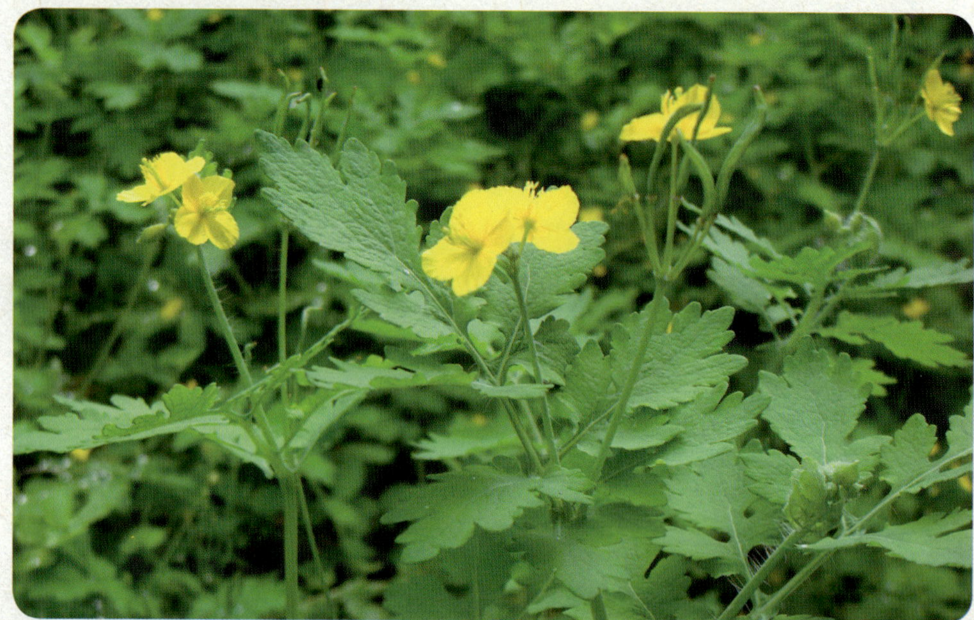

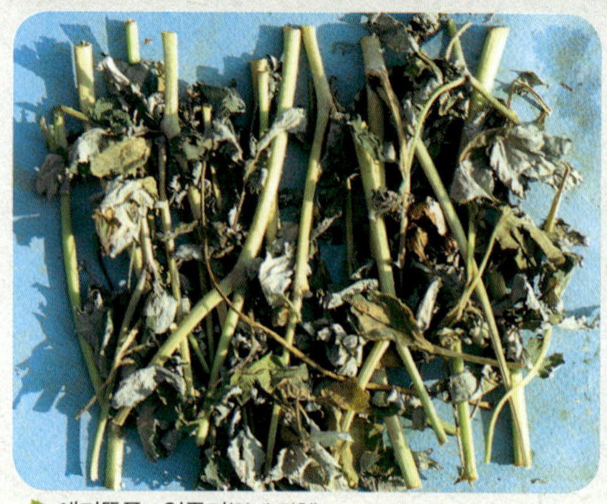

애기똥풀_ 잎줄기(약재 전형)

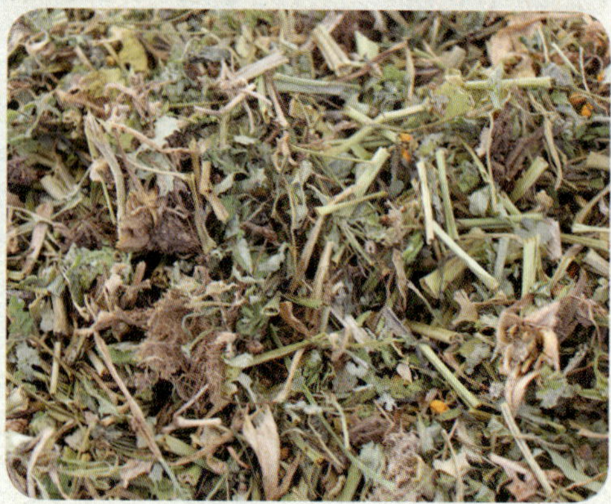

애기똥풀_ 전초(약재)

- **생육특성** : 애기똥풀은 전국의 산지와 동네 주변에서 자라는 두해살이풀로, 양지바른 곳이면 어디에서나 잘 자란다. 키는 30~70cm이고, 잎은 어긋나며 길이는 7~14cm, 너비는 5~10cm로 끝이 둥글고 가장자리에 둔한 톱니가 있다. 꽃은 노란색으로 5~8월에 줄기 옆에서 피는데 꽃잎은 4장이며, 길이는 1.2cm이고 꽃봉오리 상태에서는 많은 털이 나 있다. 열매는 9월경에 길이 3~4cm, 지름 0.2cm 정도의 좁은 둥근기둥 모양으로 달린다. 애기똥풀은 꽃줄기를 자르면 노란 액체가 뭉쳐 있는 것을 볼 수 있는데 그 모습이 마치 애기의 똥과 같다고 하여 붙여진 이름이다.

- **채취 방법과 시기** : 전초는 꽃이 필 때 채취하여 통풍이 잘 되는 곳에서 말리고, 뿌리는 여름에 채취하여 그늘에서 말린다.

- **성분** : 켈리도닌(chelidonine), 켈러리드린(chelerythrine), 프로토핀(protopine), 호모켈리도닌(homochelidonine), 켈리도닉산(chelidonic acid), 켈리도니올(chelidoniol), 상귀나린(sanguinarine) 등이 함유되어 있다.

- **성미** : 성질이 따뜻하고, 맛은 쓰고 맵고, 독성이 있다.

- **귀경** : 간(肝), 폐(肺), 신(腎) 경락에 작용한다.

- **효능과 주치** : 통증을 멎게 하는 진통, 기침을 멎게 하는 진해, 소변을 잘 나가게 하는 이뇨, 독을 풀어주는 해독, 종기를 삭이는 소종의 효능이 있어서 위장동통, 해수, 백일해, 기관지염, 간염, 황달, 간경화, 옴, 염증이나 종양으로 인한 부기 등을 치료하고 벌레나 뱀에 물린 상처를 치료하는 데에도 사용한다.

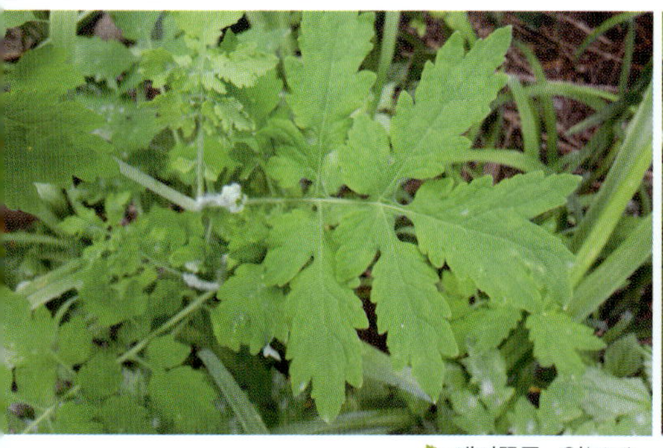

🌿 애기똥풀_ 잎(앞면)

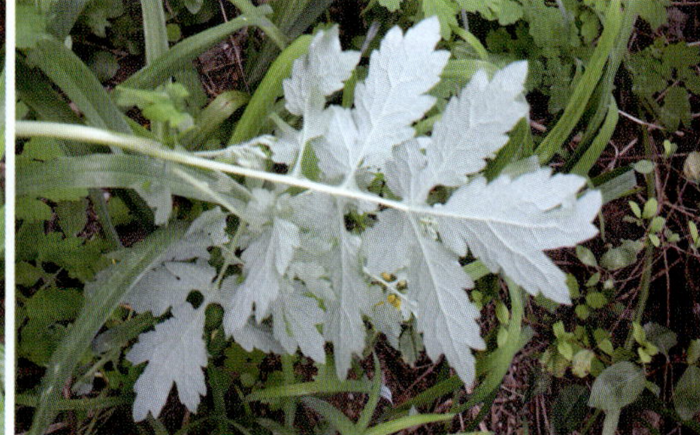

🌿 애기똥풀_ 잎(뒷면)

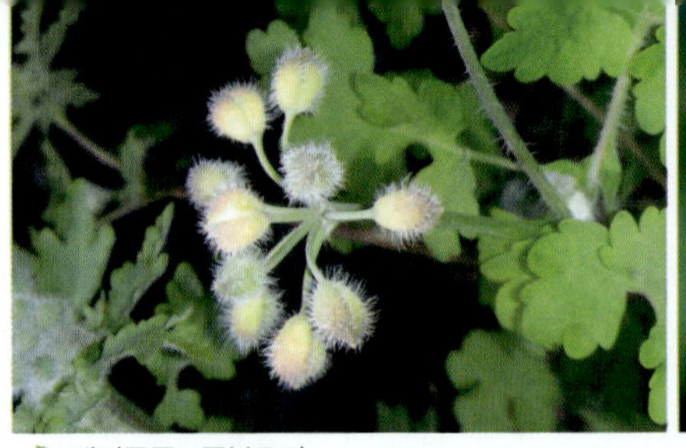
🌿 애기똥풀_ 꽃봉오리

🌿 애기똥풀_ 꽃

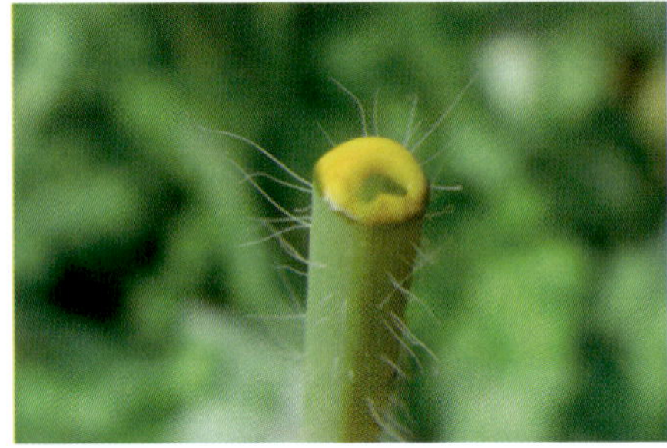
🌿 애기똥풀_ 유액

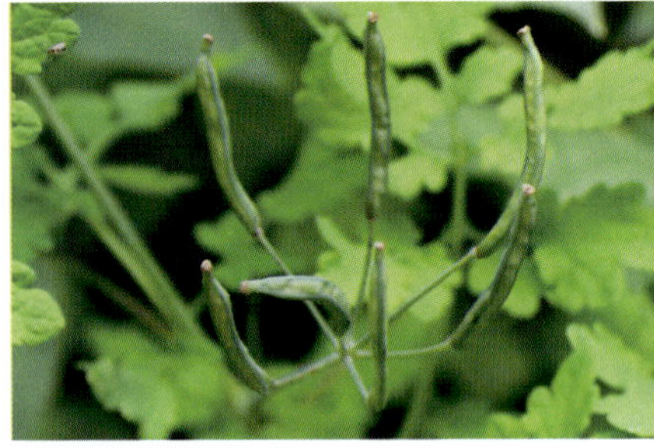
🌿 애기똥풀_ 종자 결실

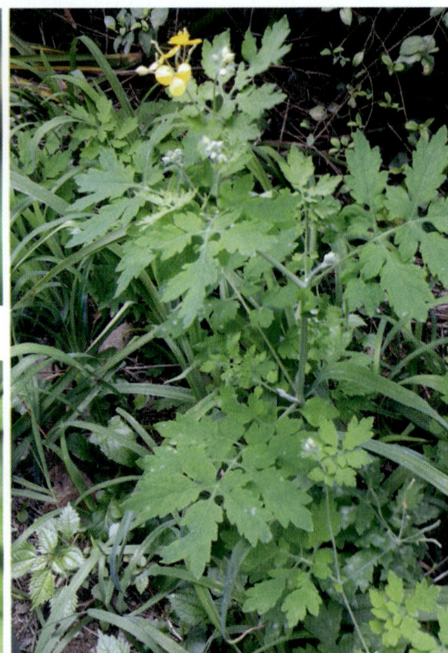
🌿 애기똥풀_ 지상부

🌼 **약용법과 용량** : 말린 전초 3~6g을 물 1L에 넣어 1/3이 될 때까지 달여 하루에 2~3회 나눠 마시거나, 짓찧어 즙액을 환부에 바른다.

🍂 **사용 시 주의사항** : 독성이 있으므로 신중하게 사용하여야 한다.

patent

애기똥풀의 기능성 및 효능에 관한 특허자료

▶ 애기똥풀의 잎으로부터 분리한 스틸로핀을 유효성분으로 함유하는 항염증제 조성물

본 발명은 애기똥풀의 잎으로부터 분리한 스틸로핀(stylopine)을 유효성분으로 하는 항염증제 조성물에 관한 것이다. 보다 상세하게는, 상기 조성물은 스틸로핀을 유효성분으로 함유하여 일산화질소(NO), 프로스타글란딘 E2, 종양 괴사 인자-α, 인터류킨-1β 및 IL-6 생산, 유도성 일산화질소 합성효소(iNOS) 및 사이클로옥시제나제-2(COX-2) 발현을 억제하여 항염증반응을 나타내는 것이다.

– 공개번호 : 10-2005-0080882, 출원인 : 정헌택, 장선일, 채규윤, 권태오

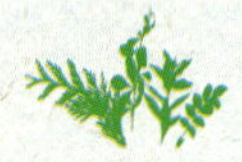

기침병, 기관지염, 인후종통, 불면증, 히스테리를 치료하는

애기풀 | **사용부위** | 어린순, 전초

Polygala japonica Houtt.

- **이명** : 영신초, 아기풀
- **생약명** : 과자금(瓜子金), 영신초(靈神草)
- **과명** : 원지과(Polygalaceae)
- **개화기** : 4~5월

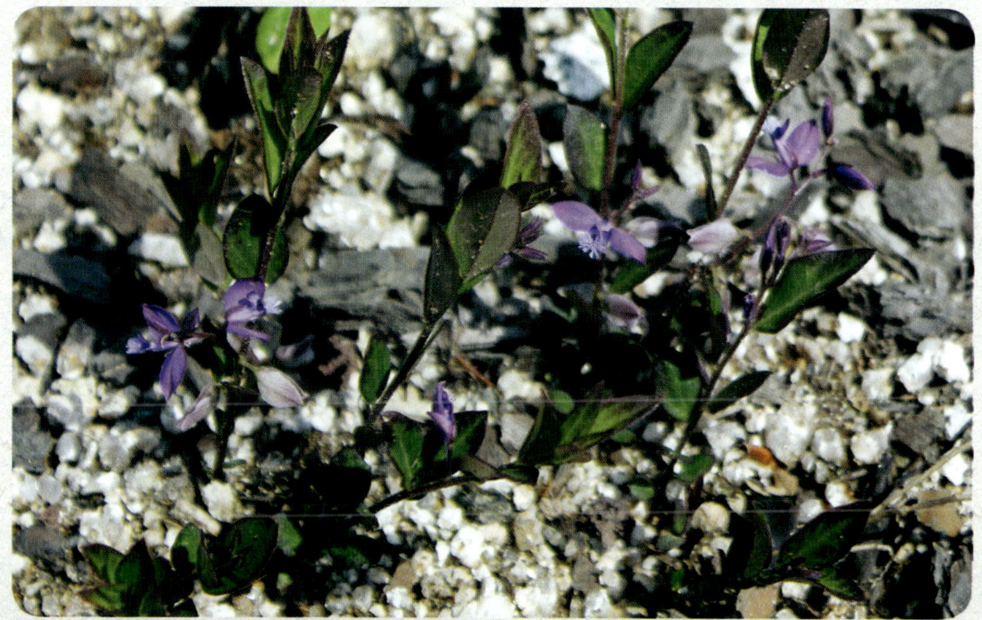

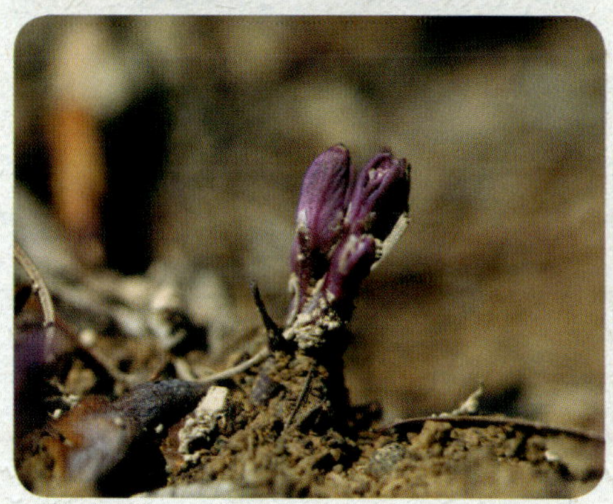

🌿 애기풀_ 약재로 사용하는 어린순

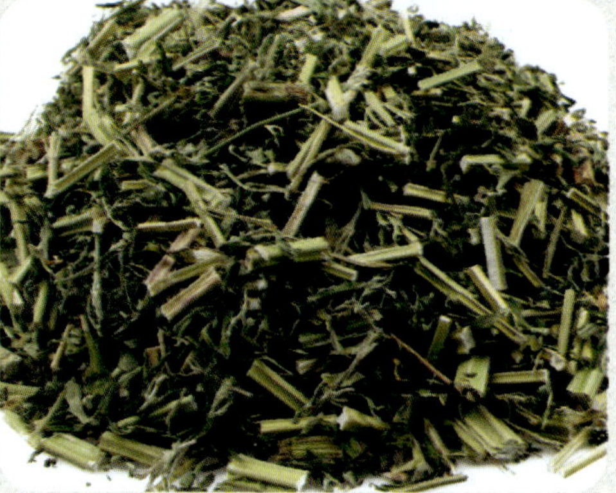

🌿 애기풀_ 전초(약재)

● **생육특성 :** 애기풀은 각처의 산이나 들에서 자라는 초본성 반관목이다. 생육환경은 토양의 수분이 적은 곳과 물 빠짐이 좋고 햇빛이 잘 들어오는 곳이다. 키는 20cm 정도이고, 잎은 달걀 모양으로 잔털이 나 있으며 마주난다. 줄기는 뿌리에서 여러 대가 나와 바로 서거나 비스듬히 자라며 전체에 잔털이 나 있다. 꽃은 연한 홍색으로 4~5월에 나비와 같은 모습으로 핀다. 꽃받침잎은 5장으로 양쪽 2개의 꽃받침잎이 날개 모양이 된다. 열매에는 넓은 날개가 있으며 편평한 원형으로 9월경에 달린다.

● **채취 방법과 시기 :** 이른 봄에 어린순을 채취하여 식용하고, 뿌리를 포함한 전초는 여름부터 가을에 걸쳐 채취하여 말린다.

● **성분 :** 수지, 지방유, 사포닌, 폴리갈리톨(polygalitol) 등이 함유되어 있다.

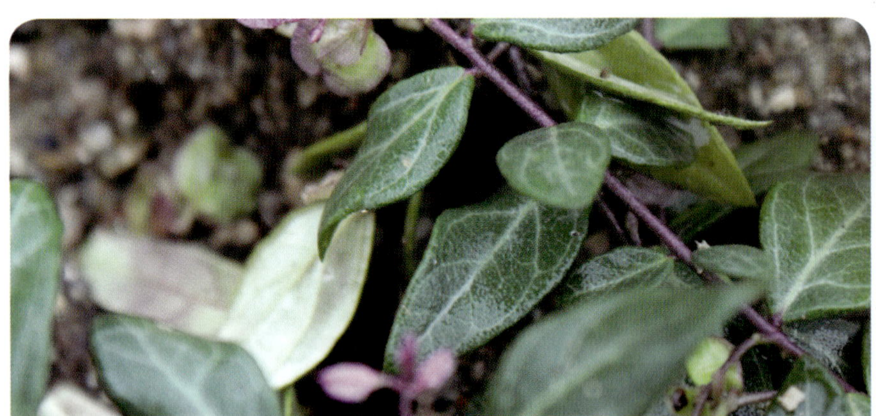

● 애기풀_ 잎

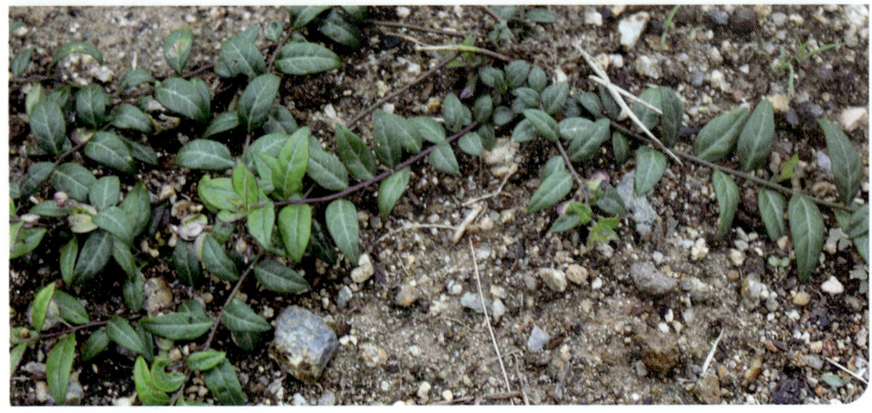

● 애기풀_ 잎줄기

🔹 **성미** : 성질이 평범하고, 맛은 맵고 쓰다.

🔹 **귀경** : 심(心), 비(脾), 폐(肺) 경락에 작용한다.

🔹 **효능과 주치** : 기침을 멎게 하고 가래를 삭게 하며 마음을 가라앉히는 안신(安神)의 효능이 있다. 또한 출혈을 멎게 하며 종기를 삭이고 독을 풀어주는 효능이 있어서 여러 가지 기침병, 가래가 많아 기혈이 잘 통하지 못하는 병증, 기관지염, 백일해, 편도선염, 인후종통(咽喉腫痛: 목구멍의 종기로 인한 통증), 히스테리, 불면증, 소아경풍(小兒驚風: 어린아이들의 심한 경기), 토혈, 장출혈, 종기나 부스럼 등을 치료하고 뱀에 물린 상처를 치료하기도 한다.

🔹 **약용법과 용량** : 말린 약재 10~20g을 물 1L에 넣어 1/3이 될 때까지 달여 하루에 2~3회 나눠 마시거나, 짓찧어서 환부에 붙인다.

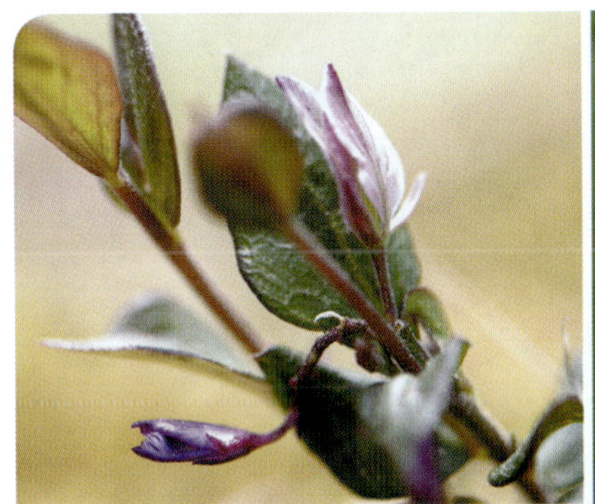

🔹 애기풀_ 꽃봉오리

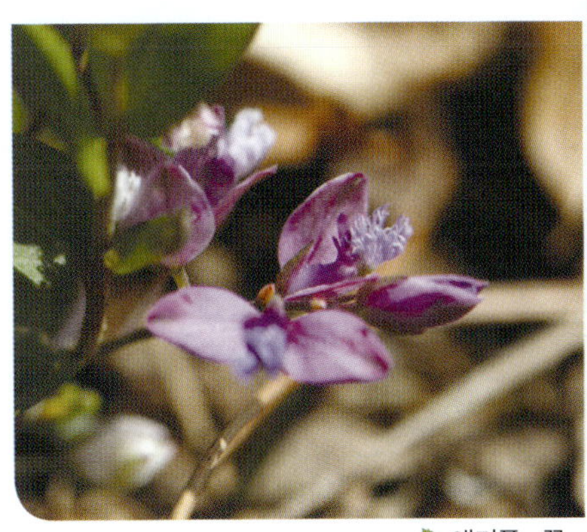

🔹 애기풀_ 꽃

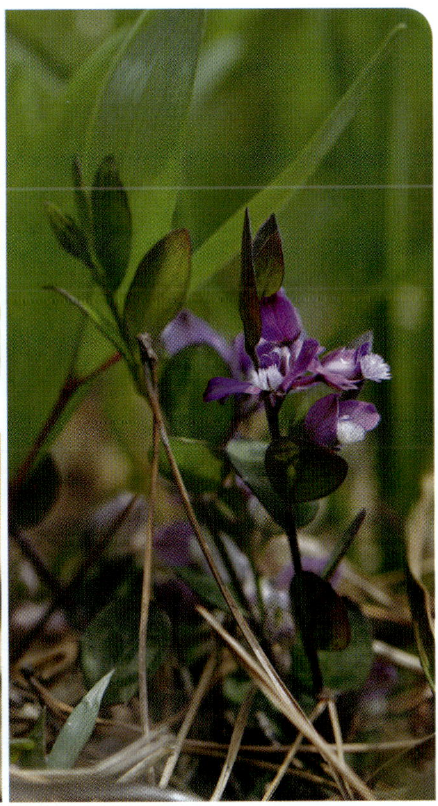

🔹 애기풀_ 지상부

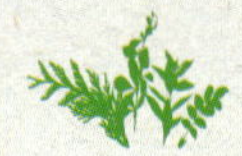

앵초

| 사용부위 | 뿌리, 뿌리줄기, 어린순

Primula sieboldii E. Morren

- **이명** : 취란화, 깨풀, 연앵초
- **생약명** : 앵초근(櫻草根)
- **과명** : 앵초과(Primulaceae)
- **개화기** : 4월

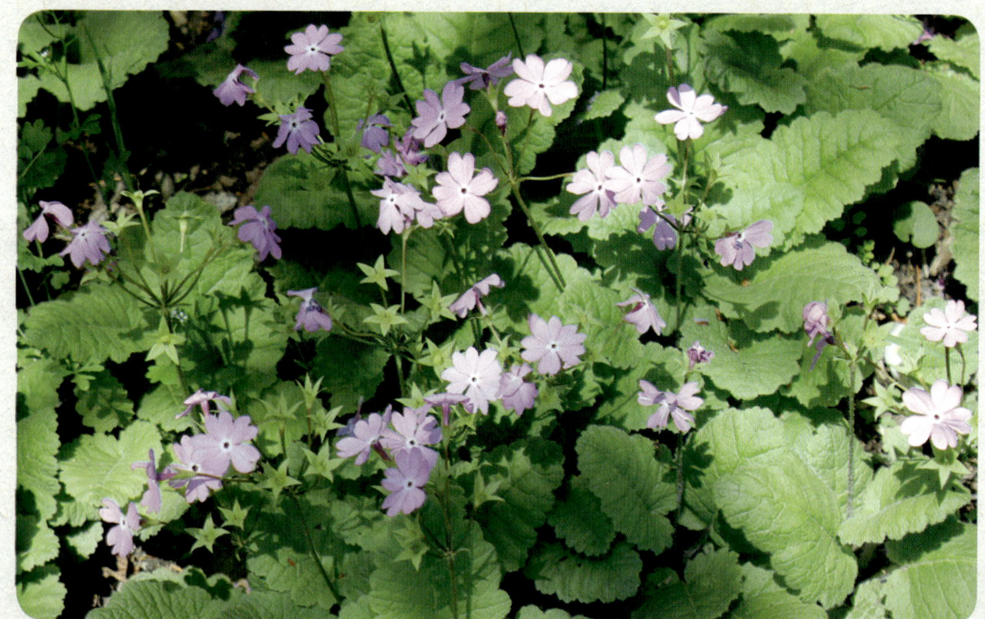

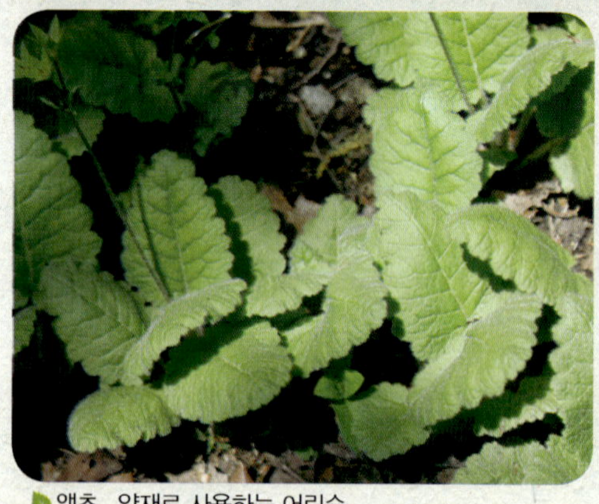

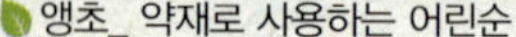

🌿 앵초_ 약재로 사용하는 어린순

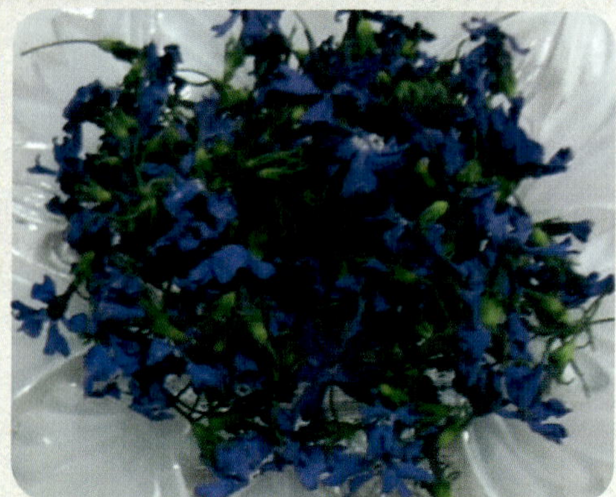

🌿 앵초_ 꽃(채취품)

🍃 **생육특성** : 앵초는 전국 각처의 산지에서 자라는 숙근성 여러해살이풀로, 생육환경은 배수가 잘되고 비옥한 토양의 반그늘이다. 키는 10~25cm이고, 잎은 타원형이며 길이는 4~10cm, 너비는 3~6cm이다. 잎에는 가는 털이 나 있고 표면은 주름이 많이 지며 가장자리가 얕게 갈라지고 뿌리에 모여 있다. 꽃은 홍자색으로 4월에 피는데, 줄기 끝에서 7~20송이가 옆으로 펼쳐지듯 달린다. 열매는 둥글고 지름 0.5cm 정도로 8월경에 달린다. 앵초라는 이름은 꽃 모양이 마치 앵두와 같다고 하여 붙여졌는데 유사한 꽃들이 시중에 많이 판매된다. 이는 앵초가 '프리뮬라' 속에 속하는 식물이라서 외국에서는 많이 개량되어 판매되고 있기 때문이다.

🍂 **채취 방법과 시기** : 이른 봄에 어린순을 채취하고, 8~9월에 뿌리를 채취하여 햇볕에 말린다.

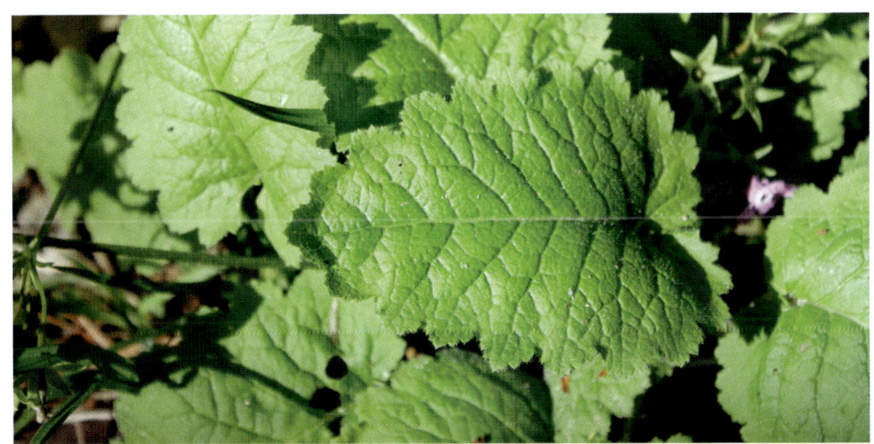

🍃 앵초_ 잎

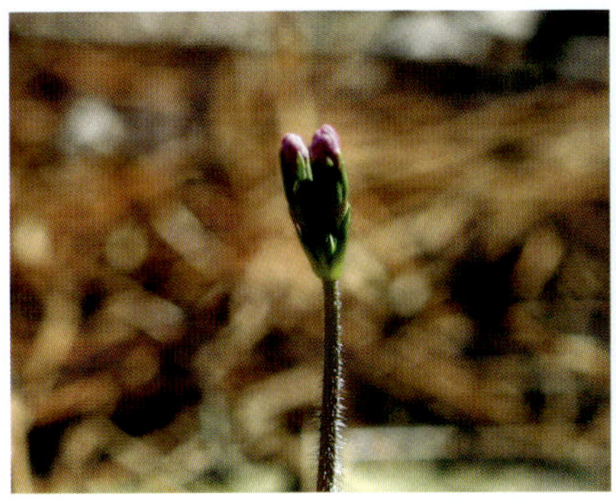

🍃 앵초_ 꽃봉오리

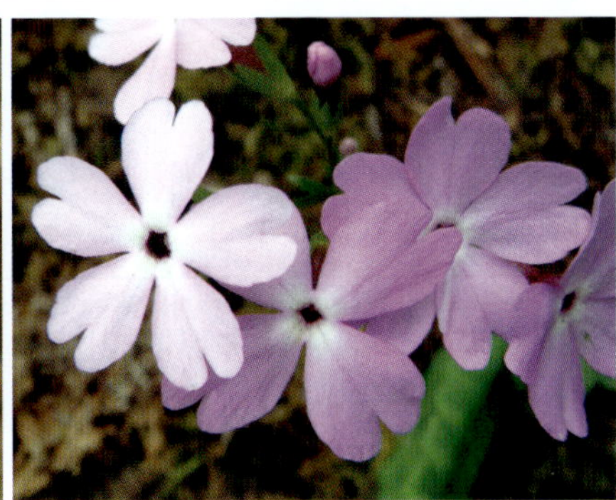

🍃 앵초_ 꽃

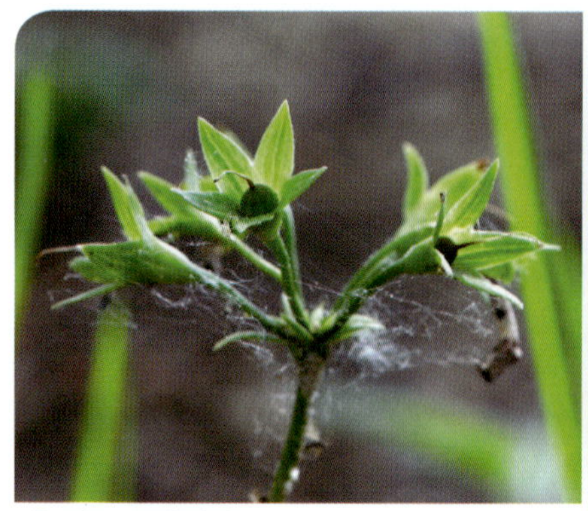

🍃 앵초_ 종자 결실

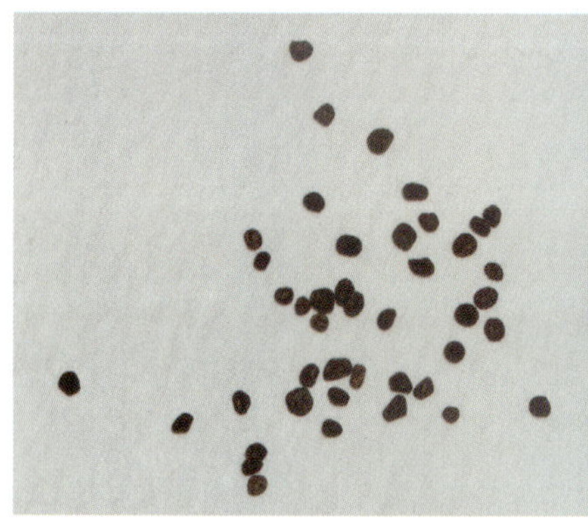

🍃 앵초_ 종자(채취품)

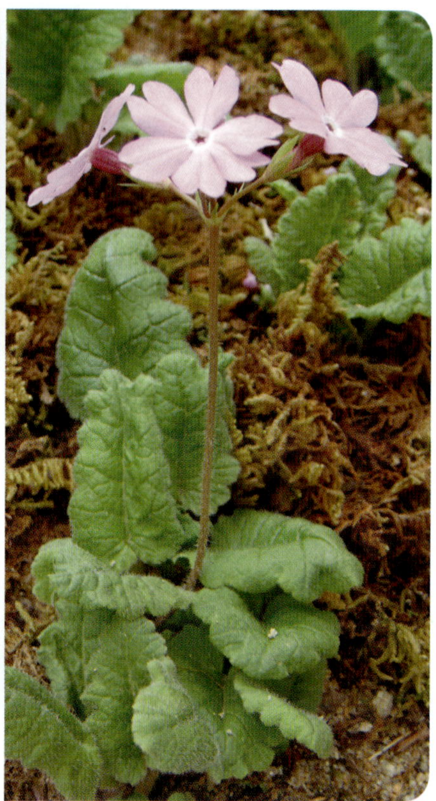

🍃 앵초_ 지상부

🍃 **성분 :** 전초에는 트리테르페노이드(triterpenoid)계 사포닌, 사쿠라소산 (sakuraso acid)이 함유되어 있다.

🍃 **성미 :** 성질이 평범하고, 맛은 달다.

🍃 **귀경 :** 폐(肺) 경락에 작용한다.

🍃 **효능과 주치 :** 기침을 멎게 하는 진해, 가래를 제거하는 거담, 종기를 삭이 는 소종 등의 효능이 있어서 해수, 천식, 기관지염, 창종 등을 치료한다. 특히 오래된 기침을 다스리는 데 효과적이다.

🍃 **약용법과 용량 :** 말린 약재 10~15g을 물 1L에 넣어 1/3이 될 때까지 달여 하루에 2~3회 나눠 마신다.

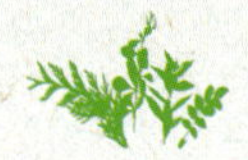

폐농양, 폐렴, 수종, 암종, 자궁염, 냉증을 치료하는

약모밀 | **사용부위** | 전초

Houttuynia cordata Thunb.

- **이명** : 즙채, 십약, 집약초, 십자풀, 자배어성초(紫背魚星草)
- **생약명** : 어성초(魚腥草), 중약(重藥)
- **과명** : 삼백초과(Saururaceae)
- **개화기** : 5~6월

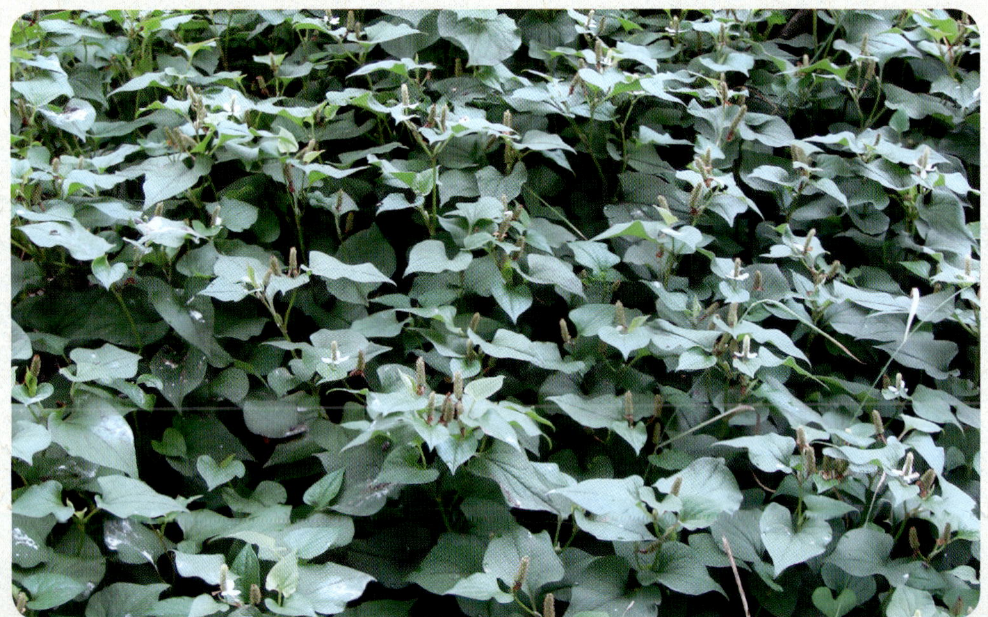

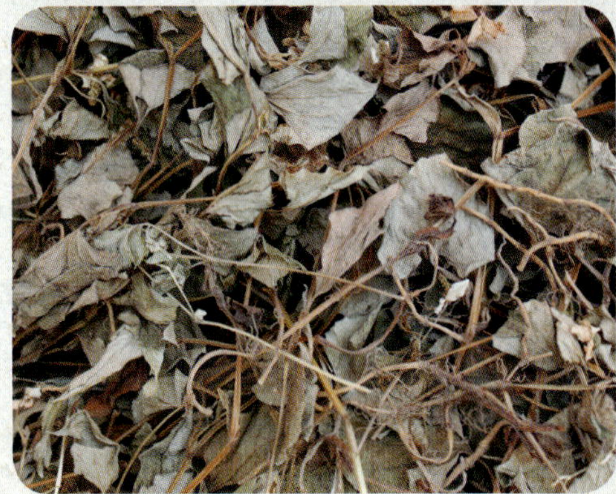

약모밀_ 전초(약재 전형)

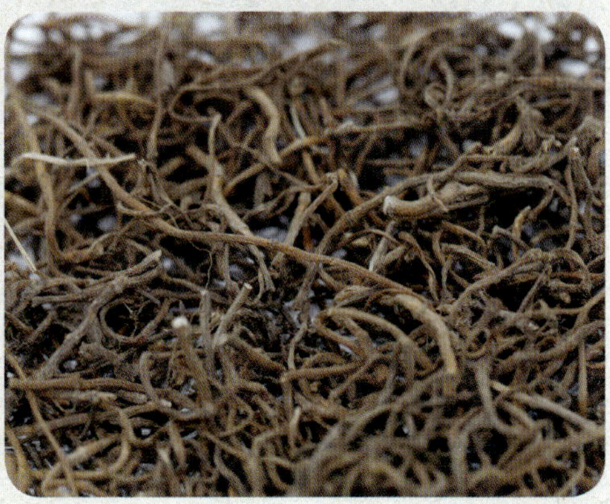

약모밀_ 뿌리(약재 전형)

생육특성 : 약모밀은 여러해살이풀로 흔히 생약명인 어성초로도 불린다. 제주도, 남부 지방의 습지에서 잘 자라며 중부 지방에도 분포하고 농가에서도 재배하고 있다. 줄기는 납작한 둥근기둥 모양으로 비틀려 구부러졌고 키는 20~50cm이다. 줄기 표면은 갈황색으로 세로로 능선이 여러 개가 있고, 마디는 뚜렷하여 하부의 마디 위에는 수염뿌리가 남아 있으며, 질은 부스러지기 쉽다. 잎은 어긋나고 잎몸은 말려 쭈그러지는데 펴보면 심장 모양으로 길이 3~8cm, 너비 3~6cm이다. 끝은 뾰족하고 가장자리에는 톱니가 없이 매끈하며 잎자루는 가늘고 길다. 꽃은 흰색으로 5~6월에 이삭 모양의 수상꽃차례로 줄기 끝에서 피는데 삼백초와는 달리 꽃차례가 짧다. 잎을 비비면 생선 비린내가 난다고 하여 어성초(魚腥草)라는 이름이 붙여졌다.

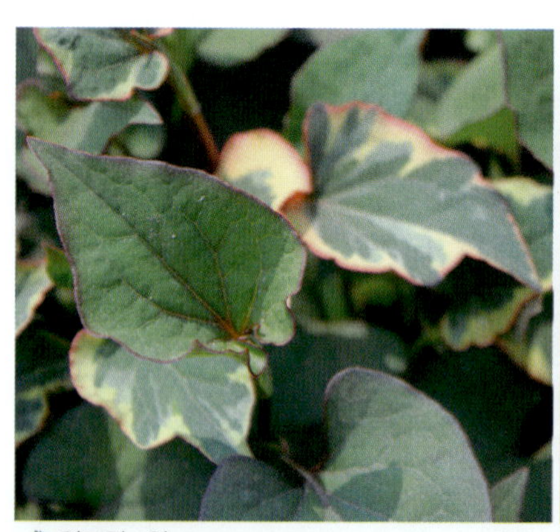

약모밀_ 잎

약모밀_ 꽃

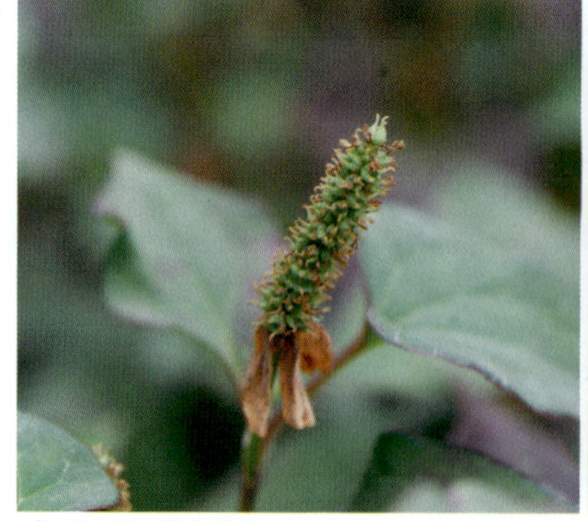

약모밀_ 종자 결실

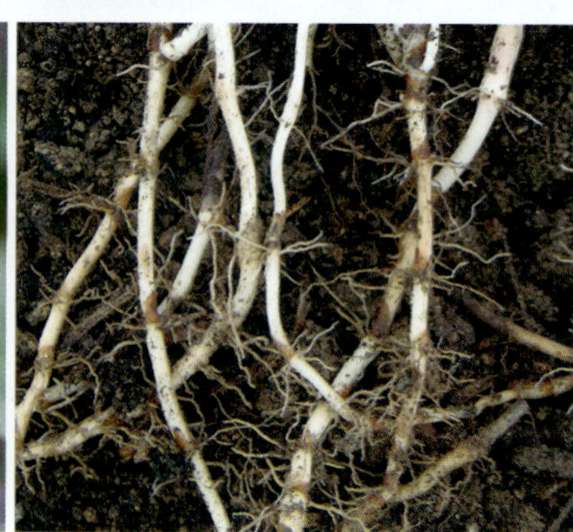

약모밀_ 뿌리(채취품)

【 혼동하기 쉬운 약초 비교 】

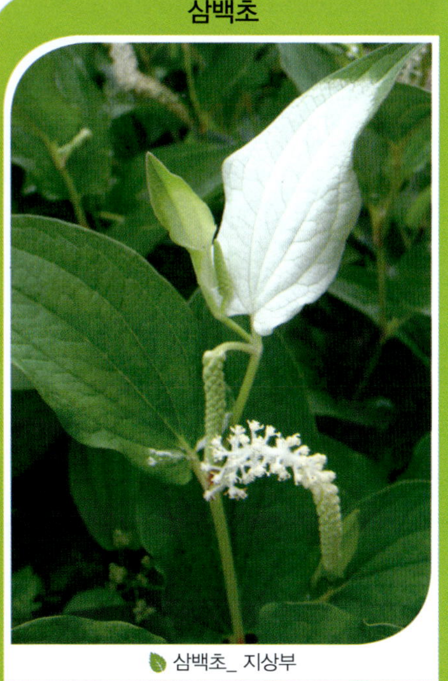

약모밀	삼백초

🌿 약모밀_ 지상부

🌿 삼백초_ 지상부

🌿 **채취 방법과 시기 :** 주로 여름철 줄기와 잎이 무성하고 꽃이 많이 필 때, 때로는 가을까지 전초를 채취하여 햇볕에 말리는데 이물질을 제거하고 절단하여 사용한다.

🌿 **성분 :** 지상부에는 정유, 후투이니움(houttuynium), 데카노일아세트알데하이드(decanoyl acetaldehyde), 쿼시트린(quercitrin), 이소쿼시트린(isoquercitrin) 등이 함유되어 있다.

🌿 **성미 :** 성질이 약간 차고(약간 따뜻하다고 함), 맛은 맵다.

🌿 **귀경 :** 폐(肺), 대장(大腸), 방광(膀胱) 경락에 작용한다.

🌿 **효능과 주치 :** 열을 식히고 독을 푸는 청열해독, 염증을 없애는 소염, 종기를 삭히는 소종 등의 효능이 있어서 폐에 고름이 고이는 폐농양, 폐렴, 기관지염, 인후염, 수종, 자궁염, 대하, 탈항, 치루, 일체의 옹종, 악창, 습진, 이질, 암종 등의 치료에 다양하게 사용되고 있다.

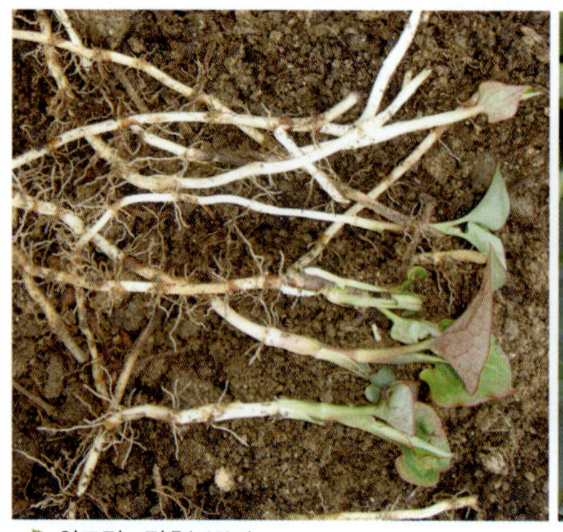

🌿 약모밀_ 전초(채취품)

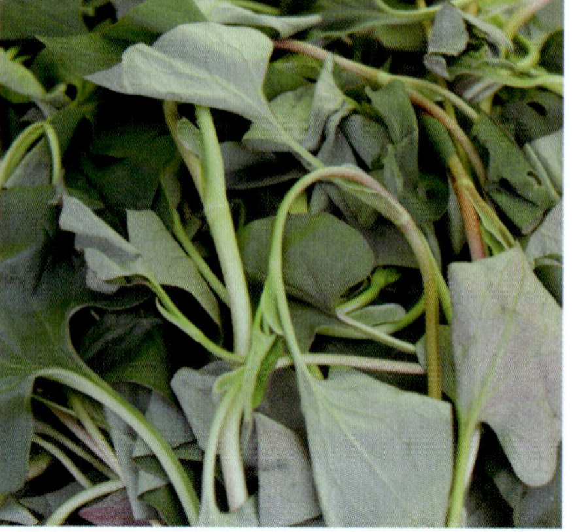

🌿 약모밀_ 잎줄기(채취품)

🌿 **약용법과 용량** : 그냥 사용하면 생선 비린내 때문에 복용하기 힘들다. 따라서 채취한 후 약간 말려 시들시들할 때 술을 뿌려서 시루에 넣어 찌고 햇볕에 널어 말리고, 다시 술을 뿌려 찌고 말리는 과정을 반복하여 비린내가 완전히 가시고 고소한 냄새가 날 때까지 반복하면 복용하기도 좋고 약효도 더 좋아진다. 민간에서는 길경, 황금, 노근 등을 배합하여 폐옹(肺癰: 폐의 악창)을 다스리거나 기침과 혈담을 치료하는 데 사용했고, 폐렴이나 급만성 기관지염, 장염, 요로감염증 등에 사용하여 많은 효과를 보았다. 물을 부어 달여 마시기도 하고, 환이나 가루로 만들어 복용하기도 한다. 외용할 경우에는 짓찧어 환부에 바르기도 한다. 가정에서는 말린 전초 15g을 물 700mL에 넣어 끓기 시작하면 약하게 줄여 200~300mL가 될 때까지 달여 하루에 2회 나눠 마신다.

🍁 **사용 시 주의사항** : 이뇨작용이 있으므로 허약한 사람은 피한다.

patent

약모밀(어성초)의 기능성 및 효능에 관한 특허자료

▶ **항당뇨 활성을 갖는 어성초 혼합 추출액**

본 발명에 따른 어성초(약모밀 전초) 혼합 추출액은 당뇨 흰쥐의 체중 감소를 억제시키고 식이효율 저하를 방지하며, 췌장 β-세포로부터의 인슐린 분비를 증진시킬 뿐만 아니라 췌장조직을 보호하는 효과가 있어 항당뇨 활성이 우수하다.

– 공개번호 : 10–2010–0004328, 출원인 : 성숙경 외

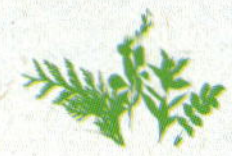

양지꽃 | 사용부위 | 전초

Potentilla fragarioides var. *major* Maxim.

- **이명** : 소시랑개비, 큰소시랑개비, 좀양지꽃, 애기양지꽃, 왕양지꽃
- **생약명** : 치자연(雉子筵), 연위릉(筵萎陵)
- **과명** : 장미과(Rosaceae)
- **개화기** : 4~6월

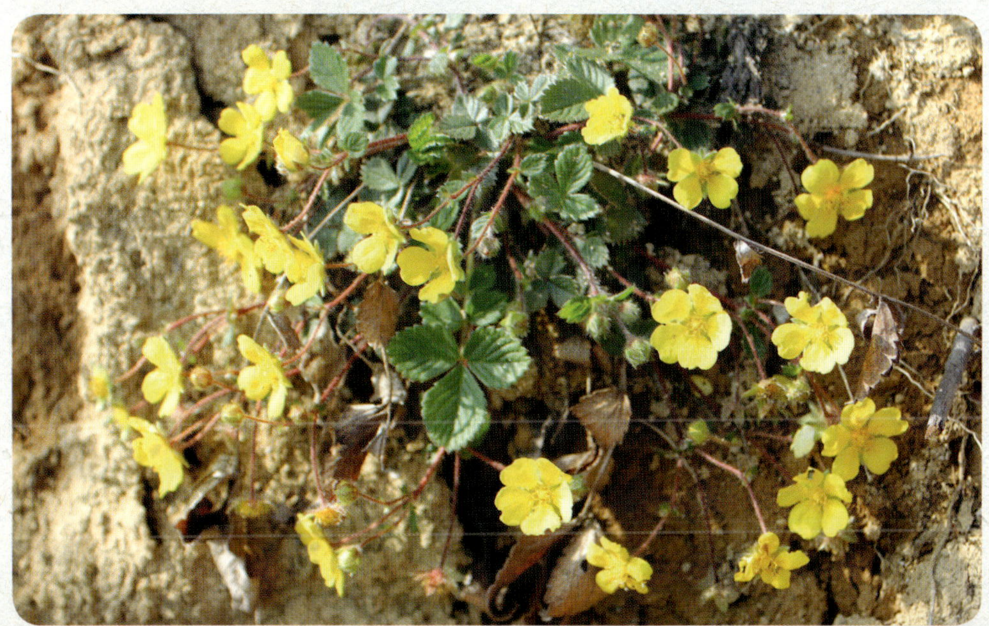

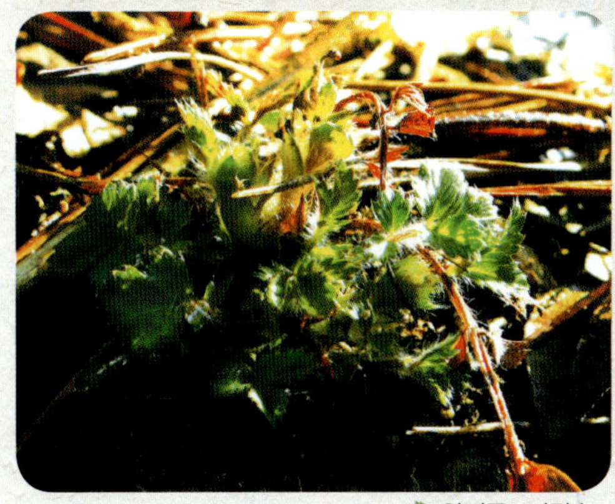

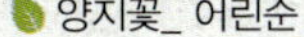

양지꽃_ 어린순

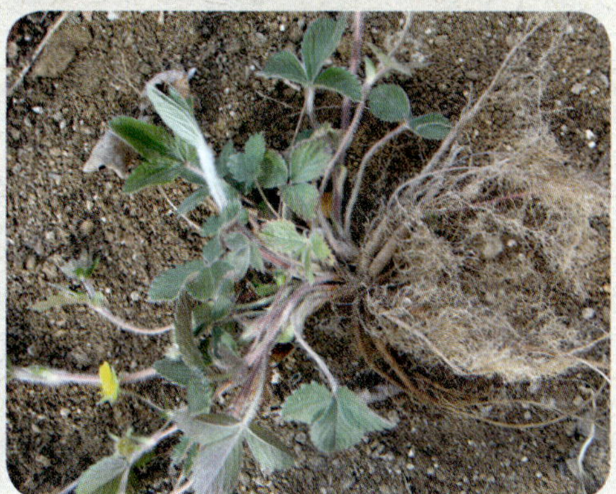

양지꽃_ 전초(채취품)

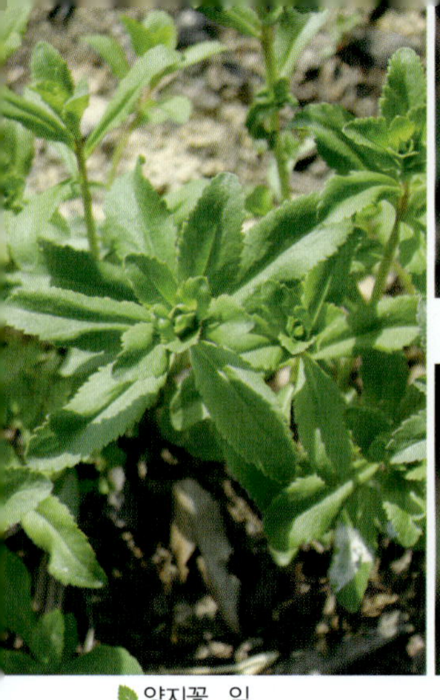
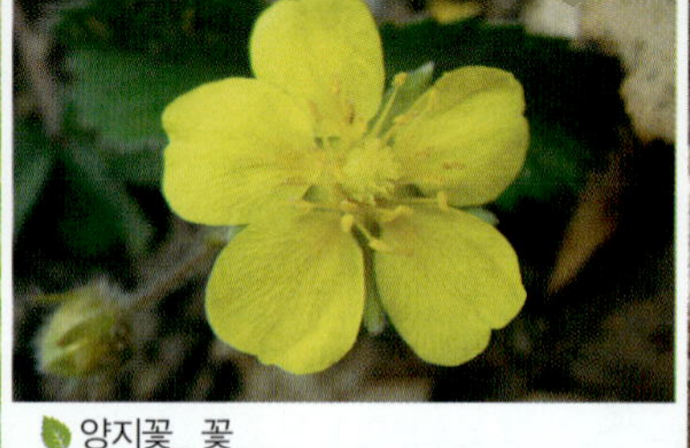

양지꽃_ 꽃

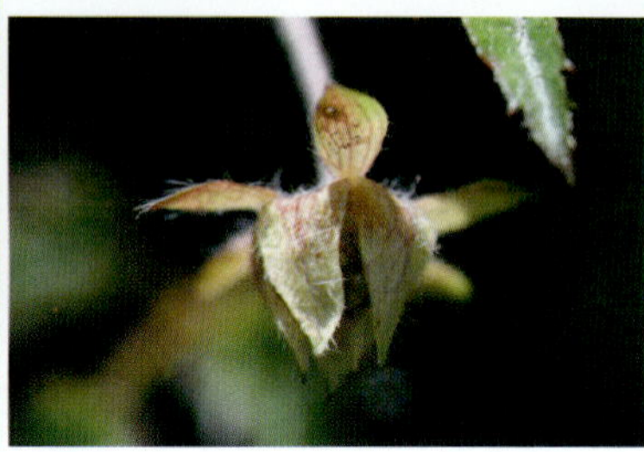
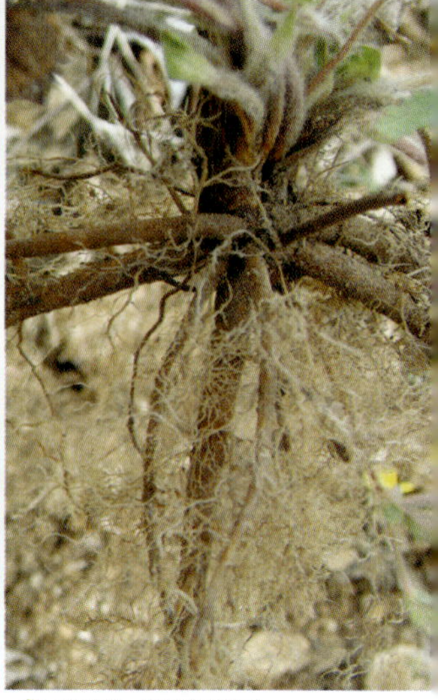

❧ 양지꽃_ 잎　　　　❧ 양지꽃_ 종자 결실　　　　❧ 양지꽃_ 뿌리(채취품)

❧ **생육특성** : 양지꽃은 전국의 산과 들에서 자라는 여러해살이풀로, 생육환경은 토질에 관계없이 햇빛이 잘 드는 곳이다. 키는 30~50cm이고, 잎은 길이가 1.5~5cm, 너비가 1~3cm로 여러 장이 나와 사방으로 퍼지며 양 끝이 좁고 양면에 털이 나 있으며 타원형이다. 꽃은 노란색으로 4~6월에 피는데 직경이 1.5~2cm로 꽃받침보다 1.5~2배 정도 더 길다. 열매는 6~7월경에 길이가 0.2cm 정도로 달리는데 털이 없으며 달걀 모양이다.

❧ **채취 방법과 시기** : 이른 봄에 어린순을 채취하고, 여름에 전초를 채취하여 햇볕에 말린다.

❧ **성분** : d-카테콜(d-catechol)이 함유되어 있다.

❧ **성미** : 성질이 따뜻하고, 맛은 달다.

❧ **귀경** : 심(心), 비(脾) 경락에 작용한다.

❧ **효능과 주치** : 기를 더하는 익기, 출혈을 멈추는 지혈의 효능이 있으며 신체허약, 토혈, 코피, 기능성 자궁출혈, 자궁근종출혈, 월경과다 등을 치료하는 데 사용한다.

❧ **약용법과 용량** : 말린 전초 12~24g을 물 1L에 넣어 1/3이 될 때까지 달여 하루에 2~3회 나눠 마신다.

❧ **사용 시 주의사항** : 생리 중일 때에는 주의해서 사용해야 한다.

982

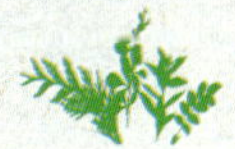

어수리
| 사용부위 | 뿌리, 어린순

Heracleum moellendorffii Hance

- **이명 :** 개독활
- **생약명 :** 만주독활(滿州獨活), 백지(白芷), 노산근(老山芹)
- **과명 :** 산형과(Umbelliferae)
- **개화기 :** 7~8월

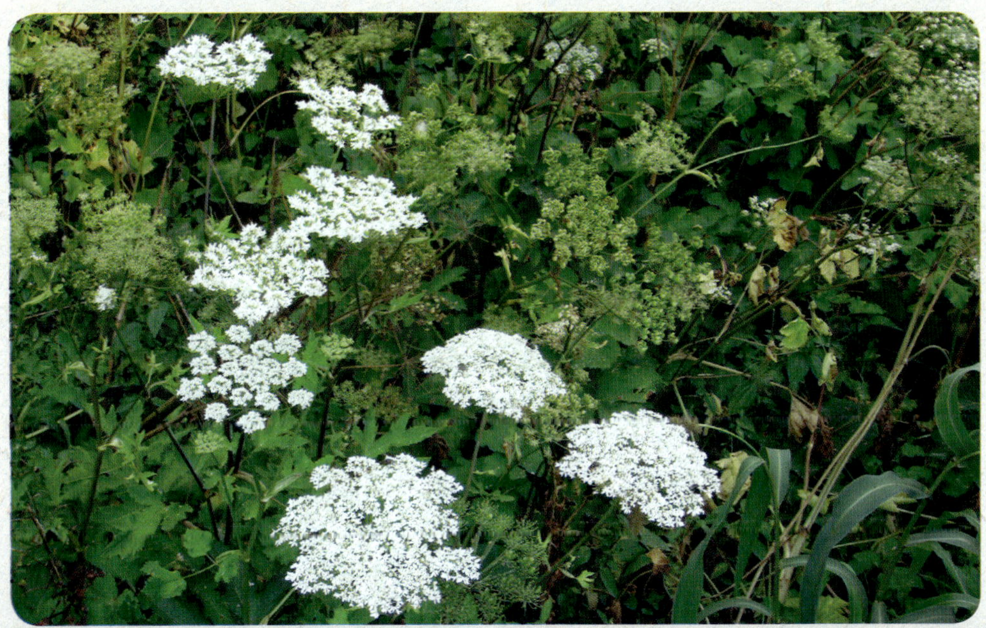

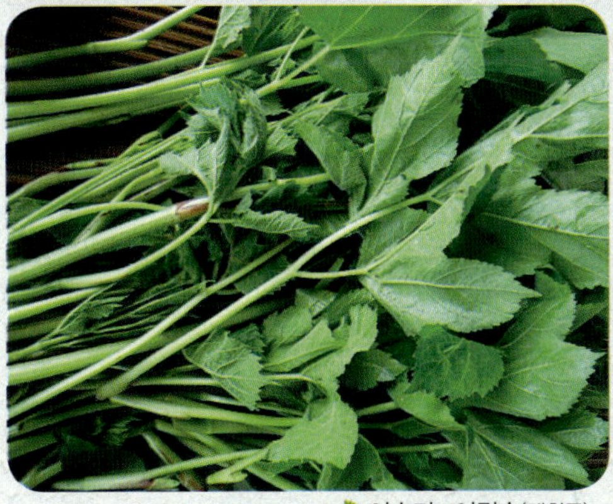

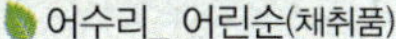

🌿 어수리_ 어린순(채취품)

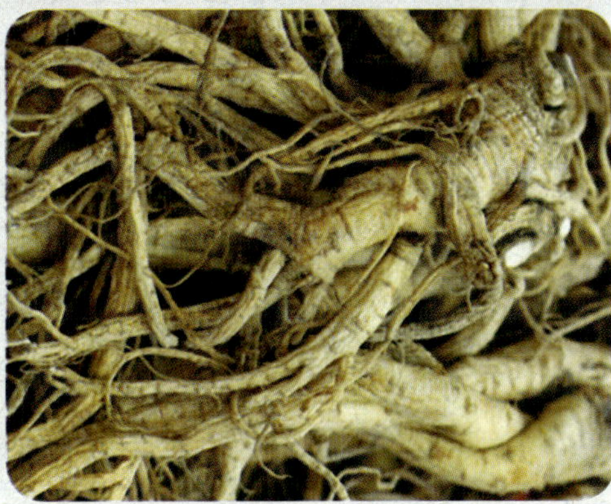

🌿 어수리_ 뿌리(채취품)

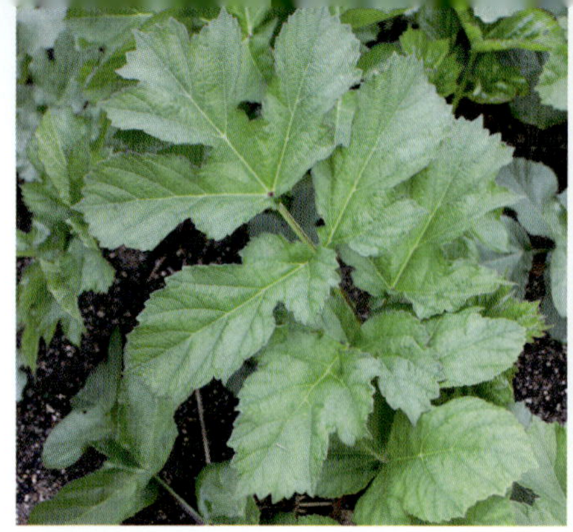

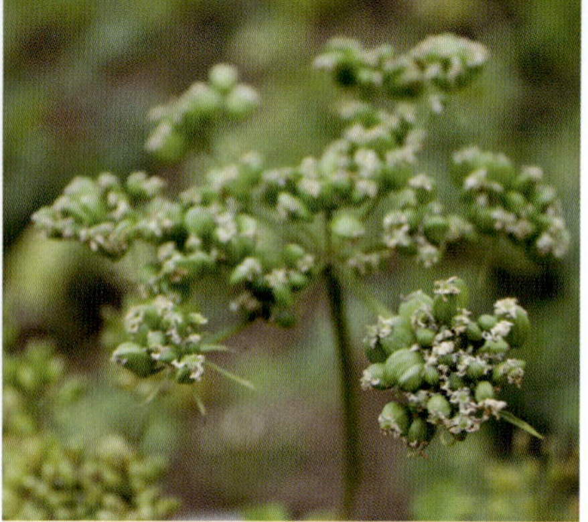

생육특성 : 어수리는 제주도와 도서 지방을 제외한 전국에서 분포하는 여러해살이풀이다. 생육환경은 비옥한 토질과 반그늘 혹은 양지이며, 키는 70~150cm이다. 잎에는 잎자루가 있는데 크고 새의 깃과 같은 모양으로 3~5개의 잔잎으로 구성되어 있다. 옆에서 나온 잎은 2~3개로 갈라지고 길이는 7~20cm이다. 꽃은 흰색으로 7~8월에 가지와 원줄기 끝에서 달리는데 길이가 7~10cm의 작은 줄기 20~30개가 갈라져 25~30송이의 꽃이 각각 핀다. 열매는 9~10월경에 달리는데 납작하며 윗부분에 무늬가 있다.

채취 방법과 시기 : 이른 봄에 어린순을 채취하고, 가을에 뿌리를 채취하여 햇볕에 말린다.

성분 : 정유, 쿠마린(coumarin), 사포닌, 플라보노이드(flavonoid), 이소베르갑텐(isobergapten), 안젤리신(angelicin), 산토톡신(xanthotoxin), 스폰딘(sphondin) 등이 함유되어 있다.

성미 : 성질이 따뜻하고, 맛은 맵고 달다.

귀경 : 간(肝), 비(脾), 방광(膀胱) 경락에 작용한다.

효능과 주치 : 땀을 잘 나가게 하는 발표(發表), 풍사를 없애 풍을 치료하는 거풍, 혈액순환을 좋게 하는 활혈 효능이 있어서 허리와 무릎이 시리고 아픈 요슬산통(腰膝酸痛), 풍습, 두통 등을 다스린다. 뿌리는 요통, 두통, 신경통, 감기, 당뇨 치료와 노화 방지 효과가 있다.

약용법과 용량 : 말린 약재 10~20g을 물 1L에 넣어 1/3이 될 때까지 달여

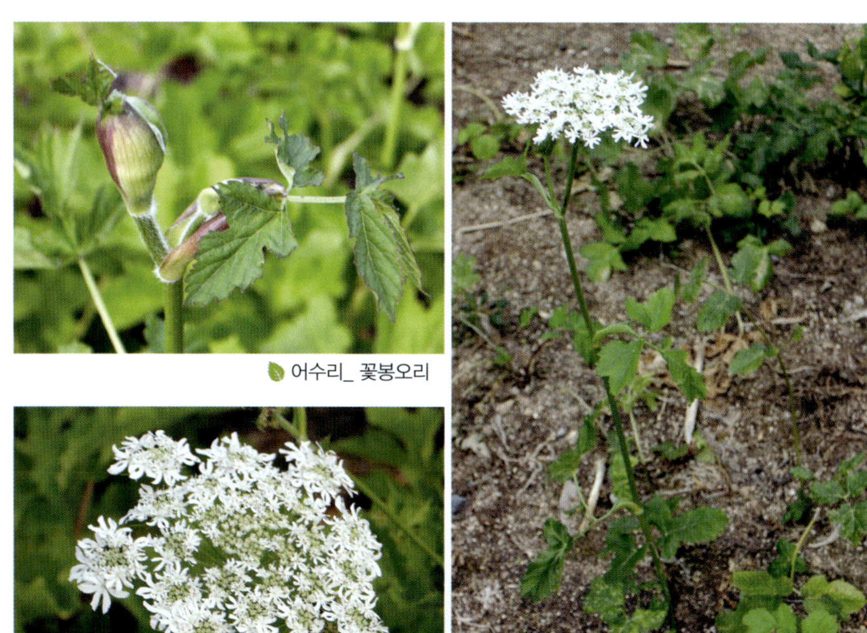

어수리_ 꽃봉오리

어수리_ 꽃

어수리_ 지상부

하루에 2~3회 나눠 마신다. 어린순은 나물로 식용하는데 어수리의 연한 잎 200g에 초고추장과 꿀 2큰술, 현미식초와 배즙 각 1큰술, 레몬즙 반 큰술, 다진 마늘 1작은술, 깨소금과 참기름 약간을 넣고 무쳐 먹는다.

사용 시 주의사항 : 따뜻하고 매운 성질이 있으므로 진액이 부족한 사람은 신중하게 사용하여야 한다.

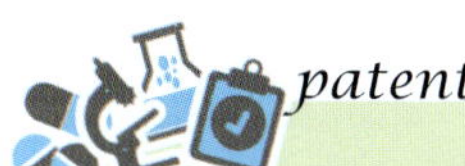 *patent*

어수리의 기능성 및 효능에 관한 특허자료

▶ **어수리의 잎으로부터 추출된 어수리 천연정유를 포함하는 향장 조성물**

본 발명은 어수리의 잎으로부터 추출된 천연정유를 포함하는 향장 조성물에 관한 것으로, 본 발명의 어수리의 잎으로부터 추출된 천연정유는 인간의 뇌파 중 슬로우 알파(slow alpha)파를 감소시키고, 하이 베타(high beta)파를 증가시켜, 정신집중 효과 및 각성 효과를 유발하므로 본 발명은 향장 산업에 광범위하게 적용될 수 있다.

― 공개번호 : 10-2013-0048021, 출원인 : 강원대학교 산학협력단

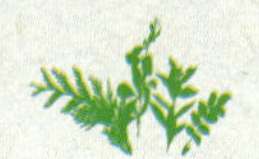

맹수에 물린 상처, 기침병, 소변불리를 치료하는

억새

| 사용부위 | 뿌리, 줄기

Miscanthus sinensis var. *purpurascens* (Andersson) Rendle

- **이명** : 자주억새
- **생약명** : 망경(芒莖), 망근(芒根)
- **과명** : 벼과(Gramineae)
- **개화기** : 9월

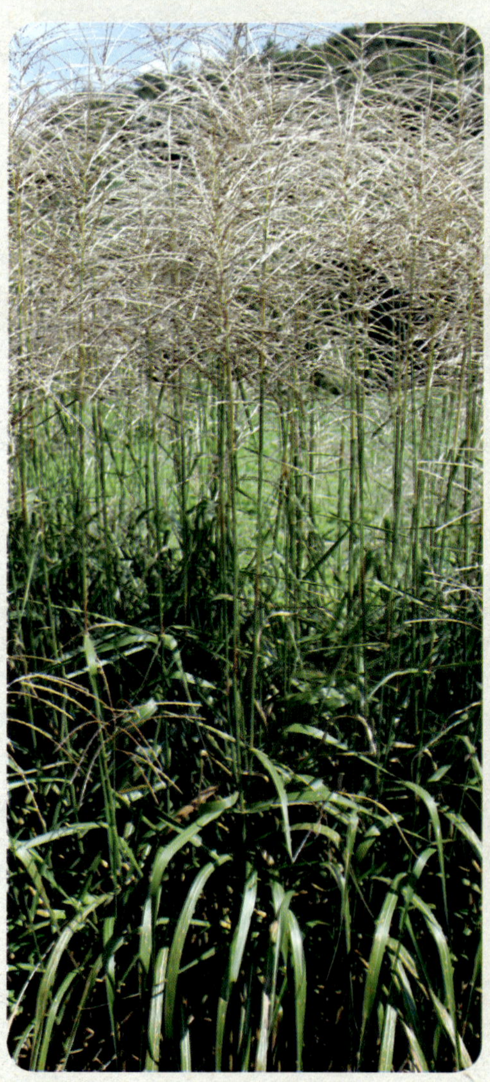

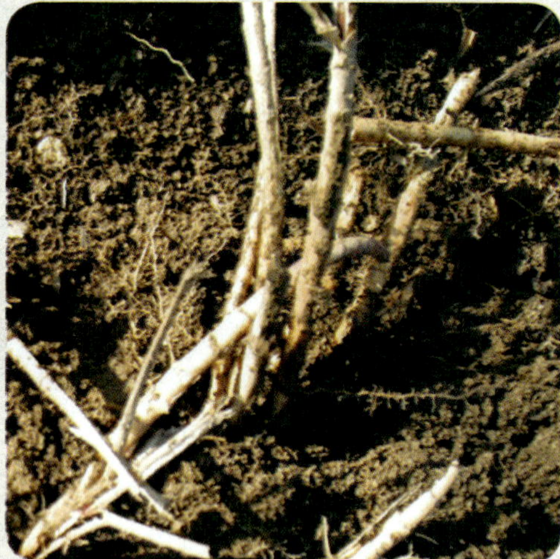

억새_ 뿌리(채취품)

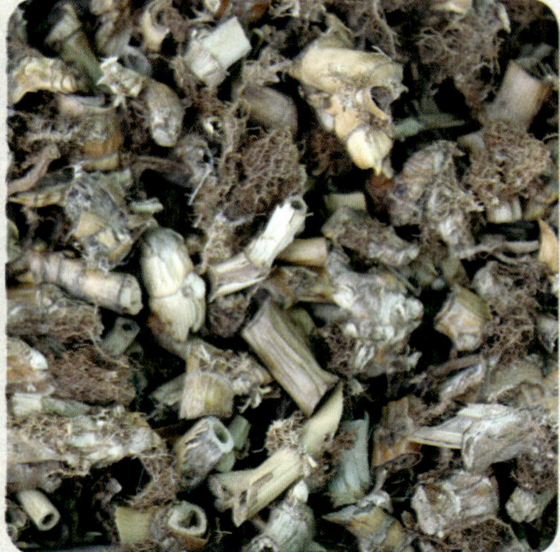

억새_ 뿌리(약재)

- **생육특성 :** 억새는 전국의 산과 들에서 자라는 여러해살이풀로, 생육환경은 산 정상과 들판의 양지이다. 키는 1~2m이고, 잎은 길이가 약 1m, 너비는 1~2cm로 표면은 녹색이며 가장자리에는 잔톱니가 있고 딱딱하다. 꽃은 회갈색으로 9월에 피는데 길이는 20~30cm로 이삭처럼 달린다.

- **채취 방법과 시기 :** 가을과 겨울에 줄기와 뿌리를 채취하여 햇볕에 말린다.

- **성분 :** 푸루닌(prunin), 미스칸토사이드(miscanthoside) 등이 함유되어 있다.

- **성미 :** 성질이 평범하고, 맛은 달다.

- **귀경 :** 폐(肺), 방광(膀胱) 경락에 작용한다.

- **효능과 주치 :** 줄기와 뿌리를 분리하여 사용한다. 줄기는 호랑이나 이리 등의 맹수에게 물린 상처를 치료하는 데 사용한다. 줄기나 뿌리에 갈근(葛根)을 혼합하여 진하게 달여 마시거나 생즙을 내어 마신다. 삶은 즙을 마시면 어혈을 흩어지게 하고 이뇨, 해열, 해독하며 풍사를 치료한다. 뿌리

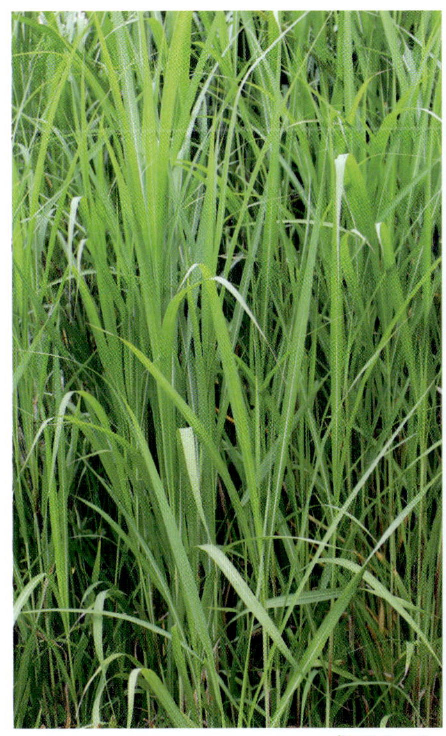

억새_ 잎

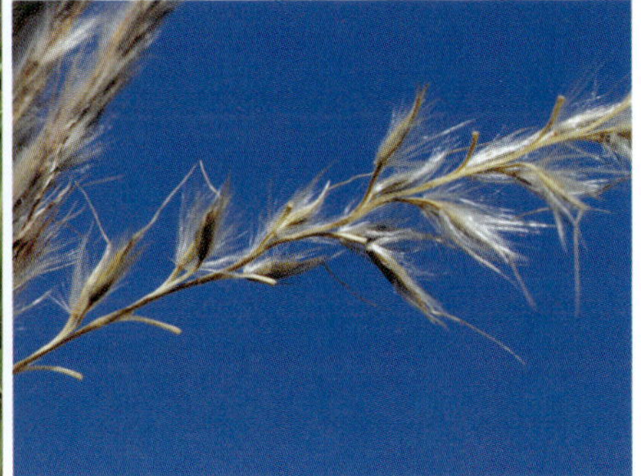

억새_ 꽃 핀 모습

억새_ 종자 결실

【 혼동하기 쉬운 약초 비교 】

억새	갈대

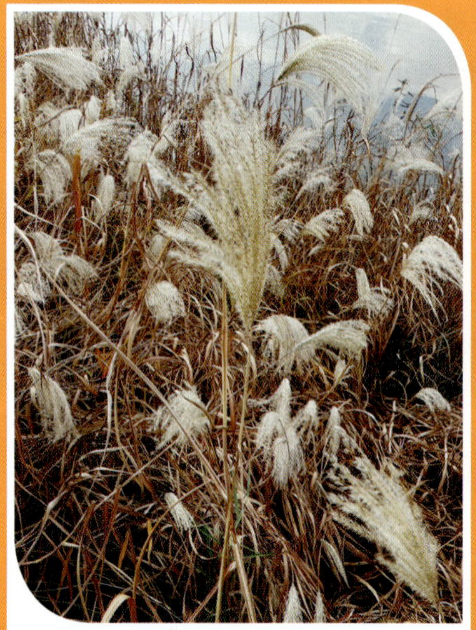

🍃 억새_ 지상부

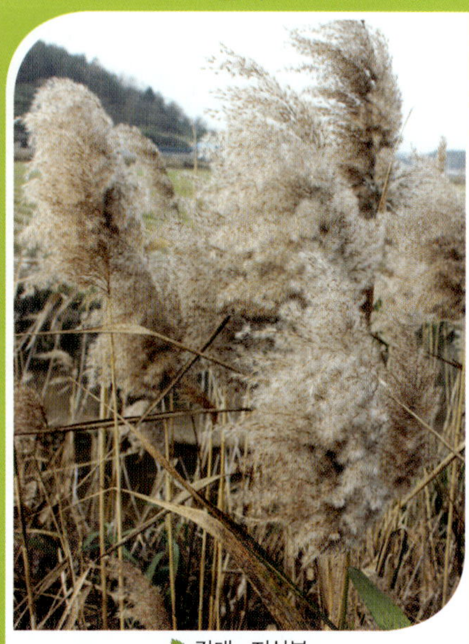

🍃 갈대_ 지상부

는 가을부터 겨울에 걸쳐 채취하여 지상경을 제거하고 햇볕에 말려 사용하는데 기혈을 통하게 하는 통기혈(通氣血), 갈증을 멎게 하는 지갈의 효능이 있어서 여러 종류의 기침병, 백대하, 소변 배출이 원활하지 않은 소변불리, 성 전염병인 임병을 치료하는 데 사용한다.

🍃 **약용법과 용량** : 말린 약재 10~20g을 물 1L에 넣어 1/3이 될 때까지 달여 하루에 2~3회 나눠 마신다.

patent

억새의 기능성 및 효능에 관한 특허자료

▶ **억새꽃 추출물을 유효성분으로 함유하는 탈모 방지 또는 발모 촉진용 조성물**

본 발명은 억새꽃 추출물을 유효성분으로 함유하는 탈모 방지 또는 발모 촉진용 약학 조성물에 관한 것이다. 억새꽃 추출물은 만성 스트레스를 유발시킨 C57BL/6 암컷 마우스에서 스트레스의 영향으로 발현량이 증가하는 TGF-β1의 발현량을 감소시켜 모발 성장에 좋은 영향이 있음을 확인하고, 생체 내 시험을 실시하여 탈모 또는 발모에 탁월한 효과가 있음을 나타냈다.

– 등록번호 : 10-1467731-0000, 출원인 : 중앙대학교 산학협력단

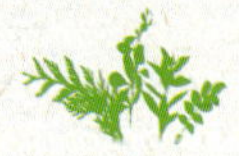

위장을 튼튼하게 하고 설사, 구토, 이질을 치료하는

얼레지 | **사용부위** | 비늘줄기, 잎

Erythronium japonicum (Balrer) Decne.

- **이명** : 가재무릇
- **생약명** : 차전엽산자고(車前葉山慈姑), 편율전분(片栗澱粉)
- **과명** : 백합과(Liliaceae)
- **개화기** : 4월

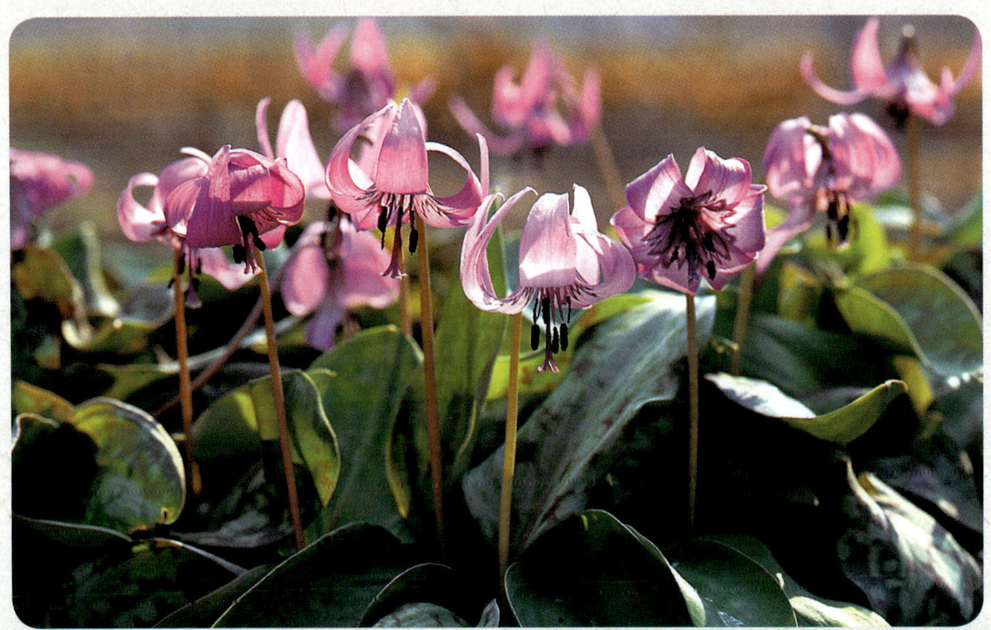

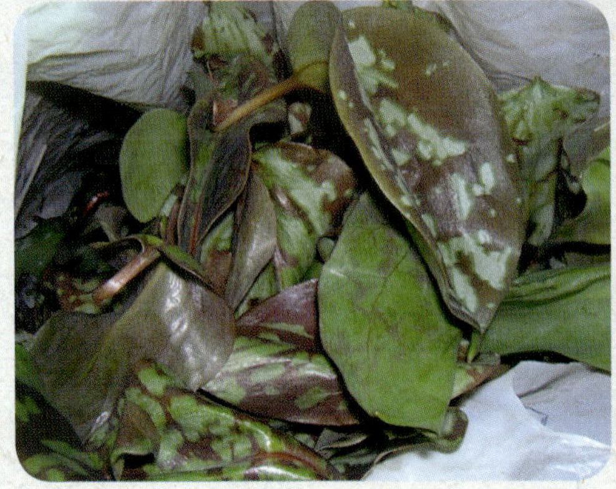

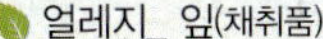

얼레지_ 잎(채취품)

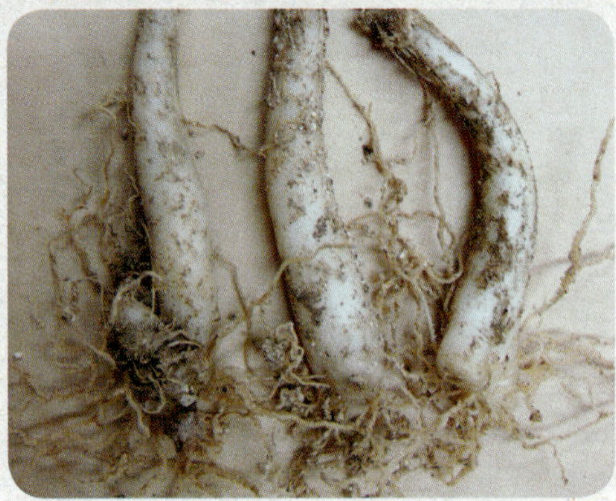

얼레지_ 비늘줄기(채취품)

🌿 **생육특성 :** 얼레지는 전국의 높은 산에서 자라는 여러해살이풀로 구근식물이다. 생육환경은 반그늘이며 물 빠짐이 좋은 비옥한 토질이어야 한다. 키는 20~30cm이고, 잎은 길이가 6~12cm, 너비가 2.5~5cm로 녹색 바탕에 자주색 무늬가 있으며 좁은 달걀 모양 또는 타원형이다. 꽃은 자주색으로 4월에 2장의 잎 사이에서 긴 하나의 꽃줄기가 나오는데 상단부에 하나의 꽃이 밑을 향해 핀다. 꽃잎은 6장이고 길이는 5~6cm, 너비는 0.5~1cm로 아침에는 꽃봉오리가 닫혀 있다가 햇빛이 들어오면 꽃잎이 벌어지는데 그 시간은 불과 10분 이내이며 오후가 가까워지면 꽃잎이 뒤로 말린다. 꽃 안쪽에는 짙은 자색 선으로 된 'W'자 모양의 무늬가 선명하게 나 있다. 열매는 6~7월경에 갈색으로 변하는데 타원형 또는 공 모양이며 종자는 검은색으로 뒤에는 흰 액과 같은 것이 붙어 있다. 씨방이 아래로 향해 있기 때문에 시기를 놓치면 쏟아져 받을 수 없다. 잎은 1장이나 2장이 나오는데 1장을 가진 잎은 개화하지 않는다. 하지만 간혹 1장인 잎에서 꽃대가 올라오는 경우가 있지만 이는 다른 잎이 손상되어 나타나는 현상이다. 또한 종자 발아로 생긴 구근은 해마다 땅속 깊이 들어가는 특성을 보이는데 많이 들어간 경우는 30cm 정도 되고 보통은 20cm 정도 들어가 있다. 얼레지는 1경 1화(1개의 구근에서 1개의 꽃이 핌)이다. 간혹 흰얼레지[*Erythronium japonicum* (Balrer) Decne. for. *album* T. Lee]가 발견되기도 하는데 이는 외국에서 자생하는 흰얼레지와는 다른 형태의 것으로 생각된다.

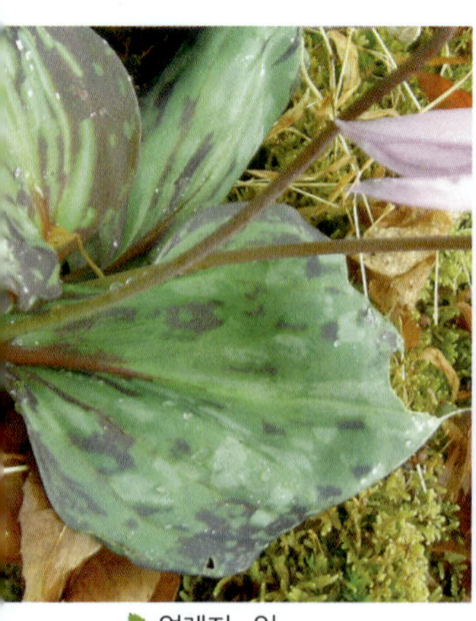

🌿 얼레지_ 잎

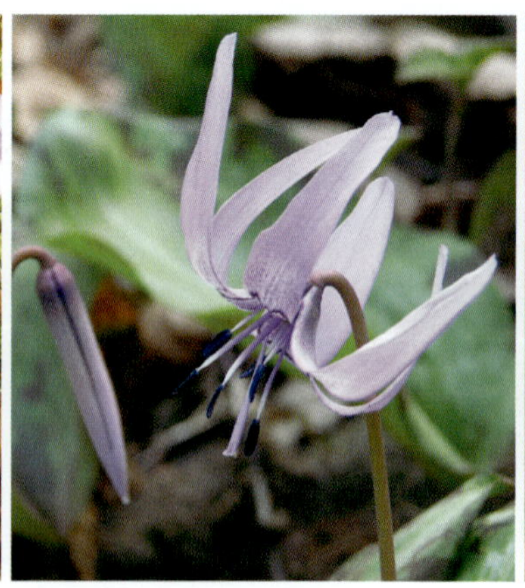

🌿 얼레지_ 꽃봉오리와 꽃

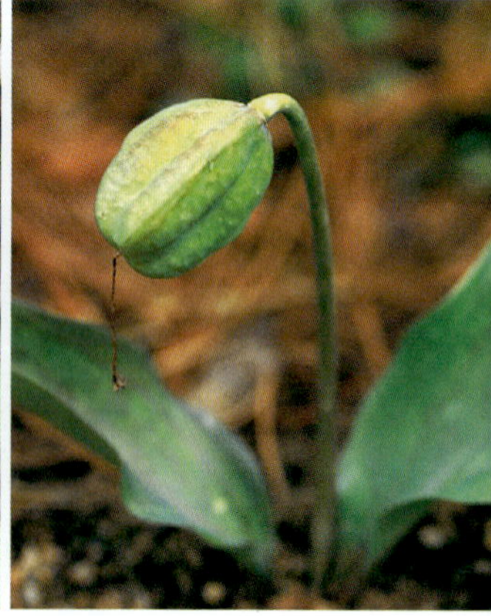

🌿 얼레지_ 종자 결실

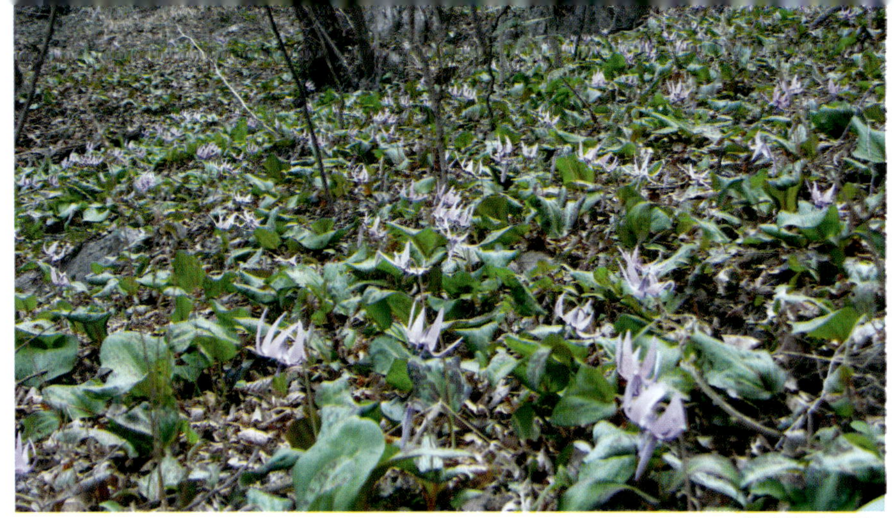

- **채취 방법과 시기** : 이른 봄에 잎을 채취하여 식용하고, 비늘줄기, 즉 땅속 알뿌리는 여름에 채취하여 말린다.

- **성분** : 비늘줄기에는 40~50%의 전분이 함유되어 있고, 꽃에는 시아니딘(cyanidin), 3,5-디글루코사이드(3,5-diglucoside)가 함유되어 있다.

- **성미** : 성질이 따뜻하고, 맛은 달다.

- **귀경** : 위(胃), 대장(大腸) 경락에 작용한다.

- **효능과 주치** : 위를 튼튼하게 하는 건위, 구토를 멎게 하는 진토, 설사를 멎게 하는 지사의 효능이 있어서 위장염, 구토, 설사와 이질, 화상 치료 등에 사용되며 최고급 전분의 원료로도 사용한다.

- **약용법과 용량** : 말린 약재 12~18g을 물 1L에 넣어 1/3이 될 때까지 달여 하루에 2~3회 나눠 마시거나, 짓찧어서 환부에 붙인다.

patent

얼레지의 기능성 및 효능에 관한 특허자료

▶ **얼레지 추출물을 포함하는 항암 조성물**

본 발명은 얼레지 추출물을 유효성분으로 포함하는 항암 조성물에 관한 것이다. 상기 얼레지 추출물은 암세포를 이용하여 측정한 항암 효과 즉, 암세포에 대한 세포사멸 효과가 있을 뿐만 아니라, 천연물 추출물이므로 부작용과 안전성 관련 문제가 거의 없으므로, 이를 유효성분으로 포함하는 상기 항암 조성물은 암을 치료, 예방 또는 개선하기 위하여 사용될 수 있다.

– 공개번호 : 10-2014-0041187, 출원인 : 재단법인 전남생물산업진흥원

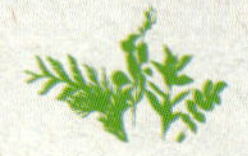

감기, 백일해, 신장염, 자궁출혈을 치료하는

엉겅퀴 | 사용부위 | 뿌리, 어린순, 잎

Cirsium japonicum var. *maackii* (Maxim.) Matsum.

- 이명 : 가시엉겅퀴, 가시나물, 항가새
- 생약명 : 대계(大薊)
- 과명 : 국화과(Compositae)
- 개화기 : 6~8월

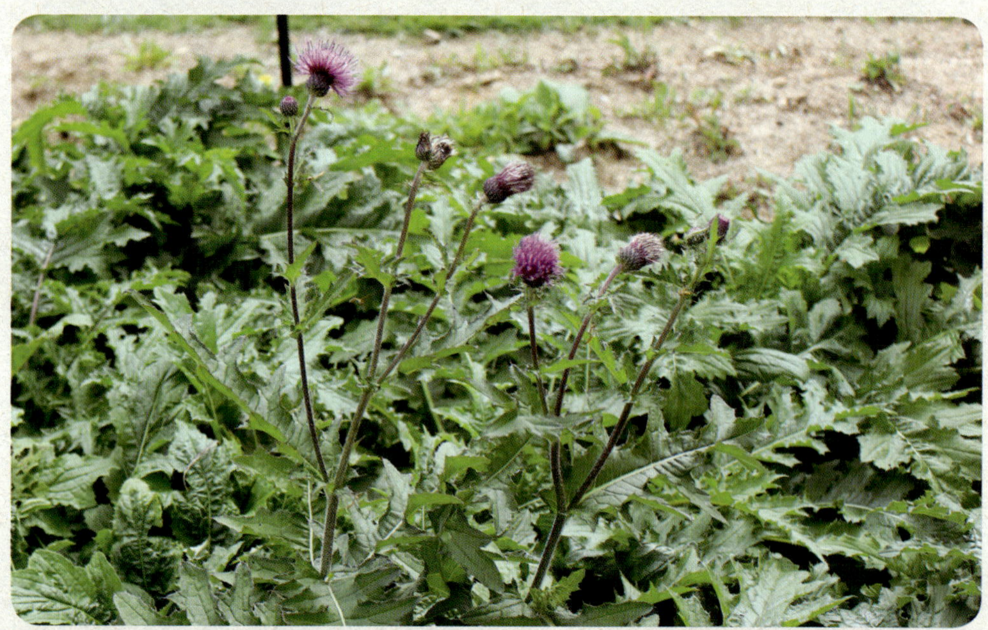

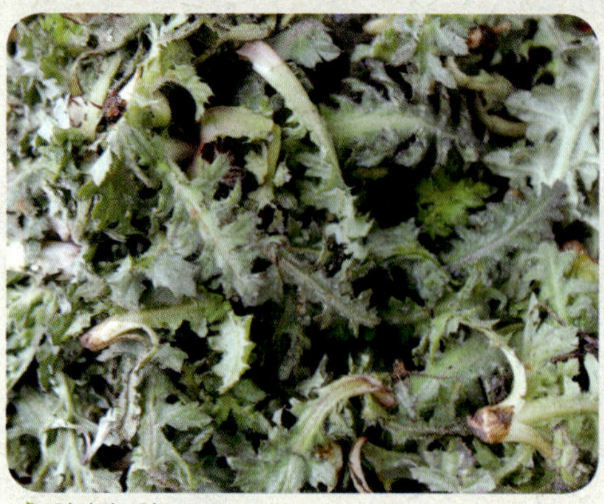

🌱 엉겅퀴_ 잎(채취품)

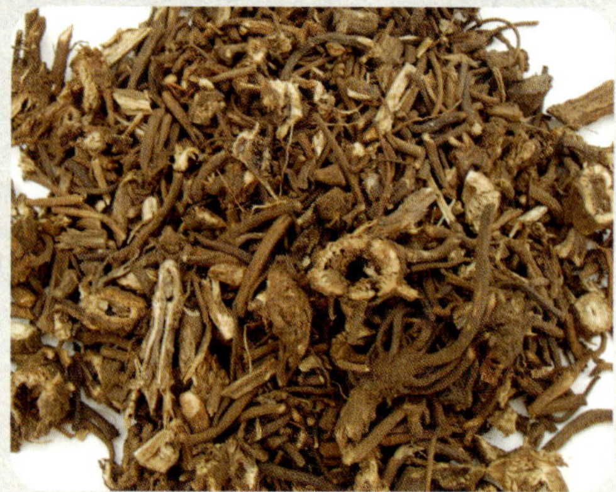

🌱 엉겅퀴_ 뿌리(약재)

🍃 **생육특성 :** 엉겅퀴는 전역의 산과 들에서 자라는 여러해살이풀이다. 생육환경은 양지의 물 빠짐이 좋은 토양이며, 키는 50~100cm 내외이다. 잎은 길이가 15~30cm, 너비는 6~15cm로 타원형 또는 뾰족한 타원형이며 밑부분이 좁고 새의 깃털과 같은 모양으로 6~7쌍이 갈라진다. 잎 가장자리에는 결각상의 톱니가 가시와 더불어 있다. 꽃은 6~8월에 피며 가지 끝과 원줄기 끝에서 1송이씩 피는데 지름은 3~5cm이다. 꽃부리는 자주색 또는 적색이며 길이는 1.9~2.4cm이다. 열매는 9~10월경에 달리는데 흰색 갓털은 길이가 1.6~1.9cm이다.

🍂 **채취 방법과 시기 :** 이른 봄이나 가을에 잎을 채취하고, 가을에는 뿌리를 채취하여 햇볕에 말린다.

🍃 **성분 :** 리나린(linarin), 타락사스테릴(taraxasteryl), 아세테이트(acetate), 스티그마스테롤(stigmasterol), 알파-아미린(α-amyrin) 등이 함유되어 있다.

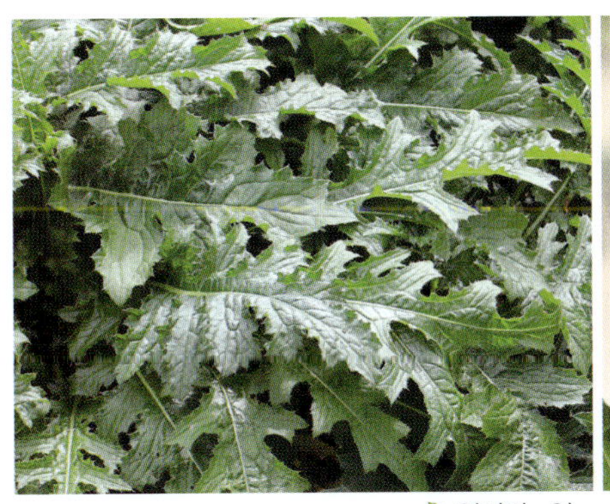

🍃 엉겅퀴_ 잎

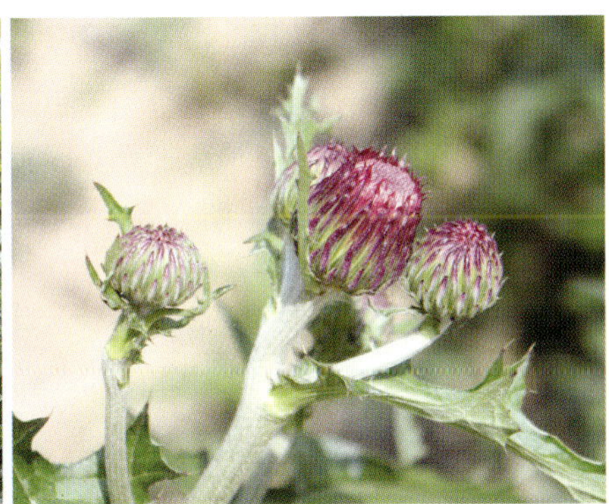

🍃 엉겅퀴_ 꽃봉오리

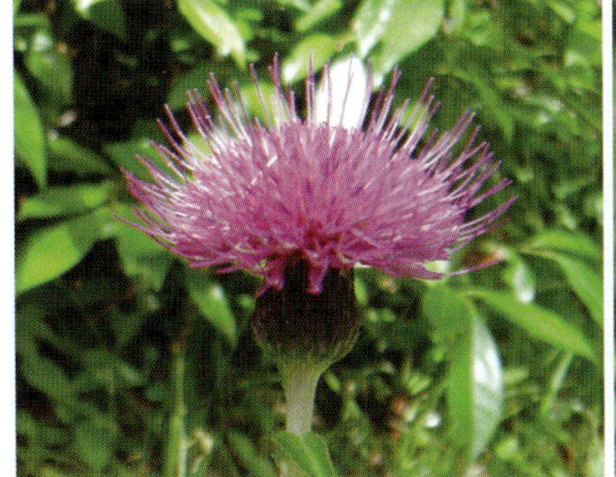

🍃 엉겅퀴_ 꽃

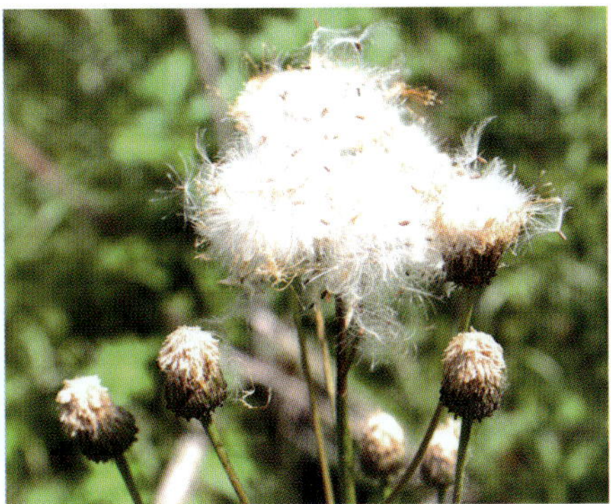

🍃 엉겅퀴_ 종자 결실

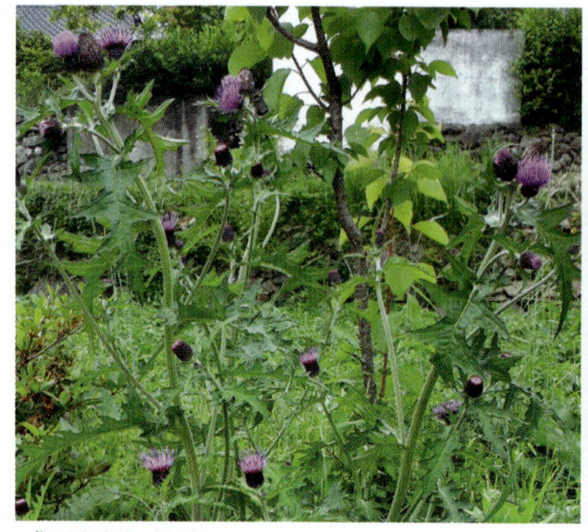
🌿 엉겅퀴_ 무리

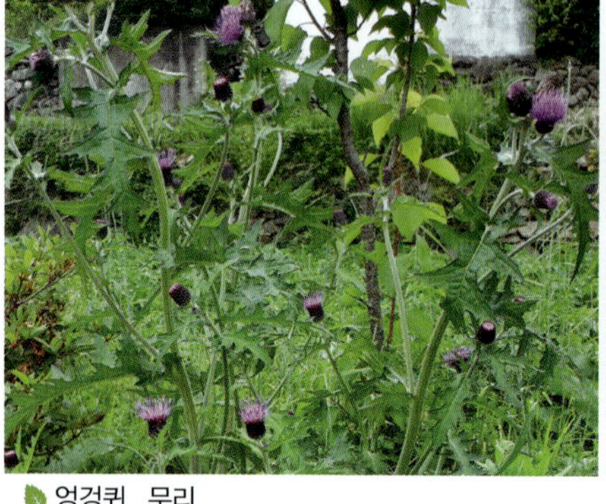
🌿 엉겅퀴_ 뿌리(채취품)

🌿 **성미 :** 성질이 시원하고, 맛은 쓰고 달다.

🌿 **귀경 :** 간(肝), 심(心), 비(脾) 경락에 작용한다.

🌿 **효능과 주치 :** 혈분의 열을 식혀주는 양혈, 출혈을 멎게 하는 지혈, 열을 내리는 해열, 종기를 삭이는 소종의 효능이 있어서 감기, 백일해, 고혈압, 장염, 신장염, 토혈, 혈뇨, 혈변, 산후출혈 등 자궁출혈이 멎지 않고 지속되는 병증, 대하증, 종기를 치료하는 데 사용한다.

🌿 **약용법과 용량 :** 말린 약재 6~12g을 물 1L에 넣어 1/3이 될 때까지 달여 하루에 2~3회 나눠 마시거나, 가루 또는 즙을 내서 복용하기도 하며 짓찧어서 환부에 붙인다.

🌿 **사용 시 주의사항 :** 비위가 차고 허하면서 어혈과 적체가 없는 경우에는 사용을 피한다.

patent

엉겅퀴(대계)의 기능성 및 효능에 관한 특허자료

▶ **대계(엉겅퀴) 추출물을 포함하는 골다공증 예방 또는 치료용 조성물**

본 발명은 골다공증 예방 또는 치료용 조성물에 관한 것으로, 보다 상세하게는 대계(엉겅퀴) 추출물을 유효성분으로 함유하는 골다공증 예방 또는 치료용 약학적 조성물 및 건강식품에 관한 것이다. 본 발명의 대계 추출물을 포함하는 조성물은 파골세포 분화 및 관련 유전자 발현의 억제 효과가 뛰어나므로 골다공증의 예방 및 치료용으로 유용하게 사용될 수 있다.

– 공개번호 : 10-2012-0044450, 출원인 : 한국한의학연구원

간질, 황달, 설사, 두통, 종기를 치료하는

여로
| 사용부위 | 뿌리

Veratrum maackii var. *japonicum* (Baker) T. Schmizu

- **생약명** : 여로(藜蘆), 녹총(鹿蔥)
- **과명** : 백합과(Liliaceae)
- **개화기** : 7~8월

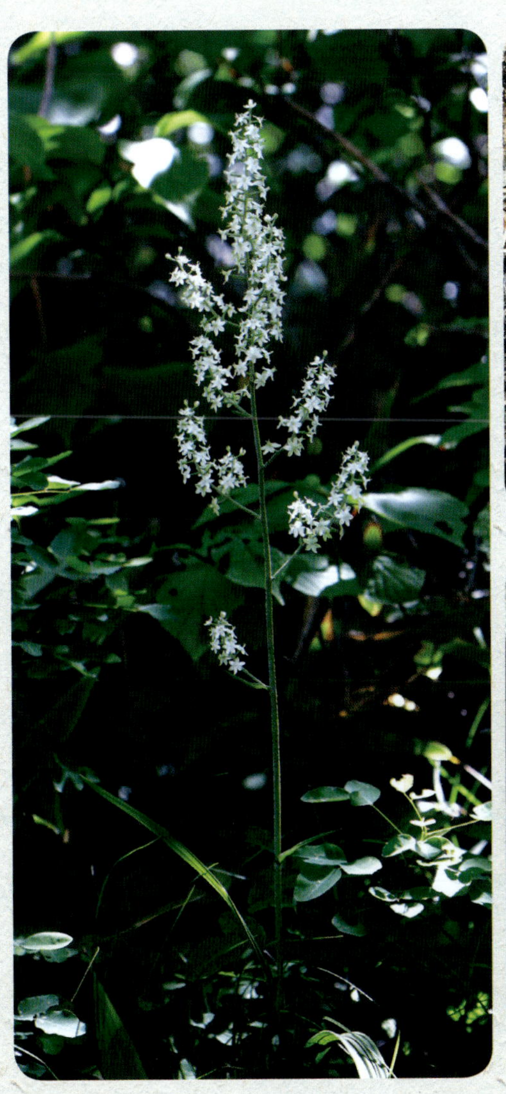

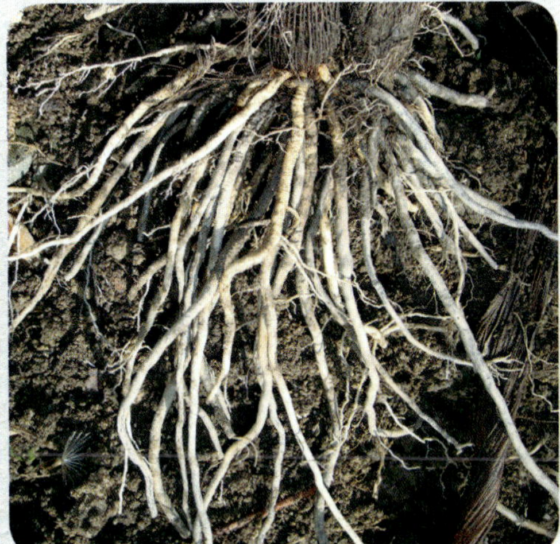

여로_ 뿌리(채취품)

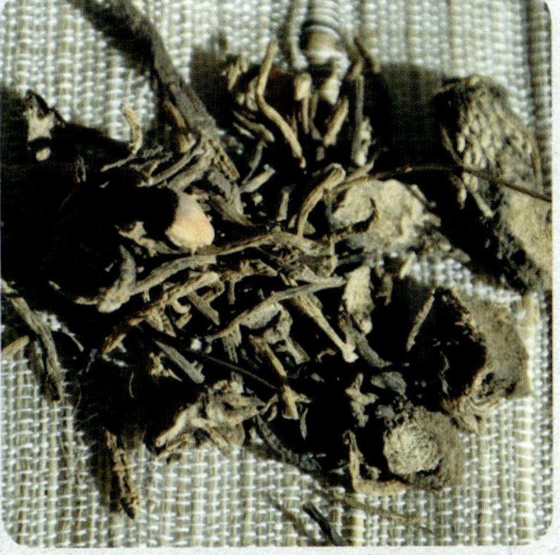

여로_ 뿌리(약재)

🔵 **생육특성** : 여로는 전역에서 자생하는 여러해살이풀로, 생육환경은 습기가 많은 반그늘이나 양지이다. 키는 40~120cm이고, 잎은 줄기 가운데 아랫부분에서 어긋나고 잎집이 원줄기를 완전히 둘러싼다. 밑부분에 있는 잎은 좁고 뾰족하며 길이는 20~35cm, 너비는 3~5cm이다. 꽃은 짙은 자줏빛이 도는 갈색으로 7~8월에 피는데 약간 드문드문 달리고, 지름은 1cm 정도로 반쯤 퍼지고 밑부분에는 수꽃, 윗부분에는 수꽃과 암꽃이 모두 달린다. 열매는 9~10월경에 달리는데 타원형이다. 사슴이 병에 걸렸을 때 먹는 풀이라 하여 '녹총(鹿蔥)'이라 부르기도 한다.

🟤 **채취 방법과 시기** : 이른 봄과 가을에 뿌리를 채취하여 그늘에서 말리거나, 끓는 물에 담갔다가 햇볕에 말려 사용한다.

🟢 **성분** : 알칼로이드계 베라트라민(veratramine), 베라틴(veratine), 슈도제르빈(pseudojervine), 제르빈(jervine), 루비제르빈(rubijervine), 콜히친(colchicine), 게르메린(germerine), 베라트로일-지가데닌(veratroyl-zygadenine) 등이 함유되어 있다.

🔵 **성미** : 성질이 차고, 맛은 쓰고 맵다.

🟣 **귀경** : 간(肝), 폐(肺) 경락에 작용한다.

🟠 **효능과 주치** : 구토를 촉진시키는 최토(催吐)와 살충의 효능이 있으며, 풍담(風痰: 풍증을 일으키는 담병)을 토하게 하고 벌레의 독을 제거하는 작용이 있다. 중풍담용(中風痰湧: 중풍으로 인하여 담이 많이 생긴 증상), 풍간전질(風癎癲疾: 간의 내풍으로 인하여 생긴 간질), 황달, 오래된 학질, 설사, 두통, 목

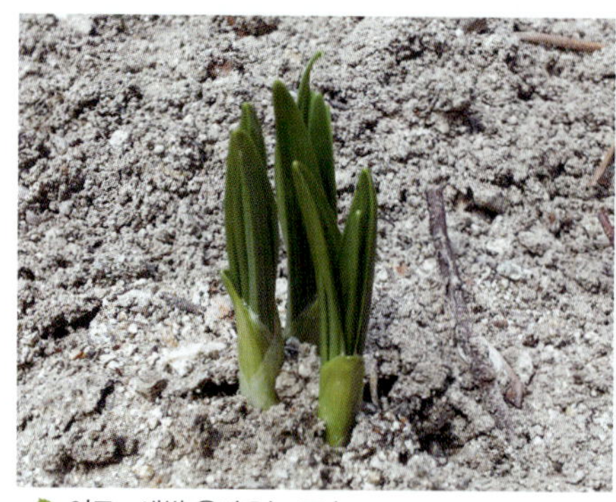

🟢 여로_ 새싹 올라오는 모습

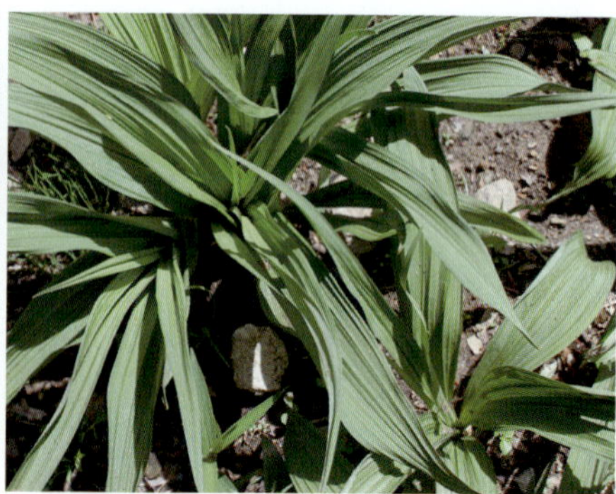

🟢 여로_ 잎

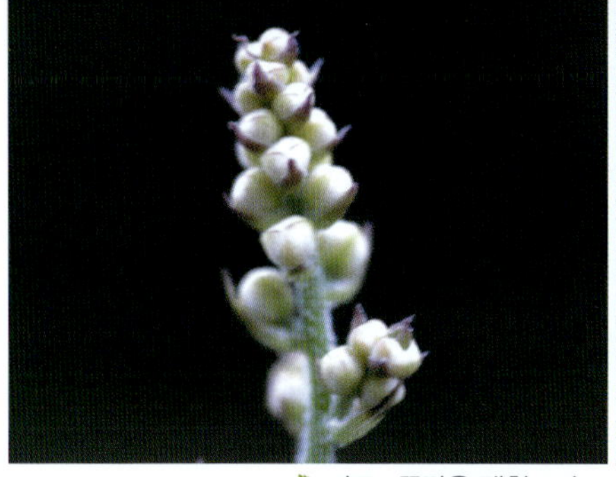

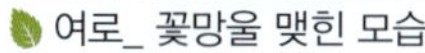
여로_ 꽃망울 맺힌 모습

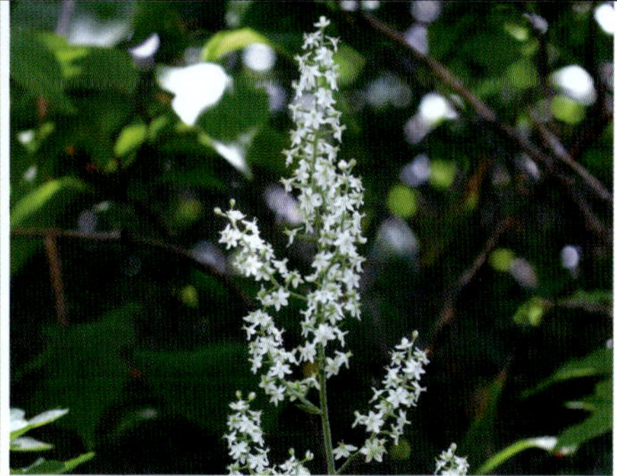
여로_ 꽃

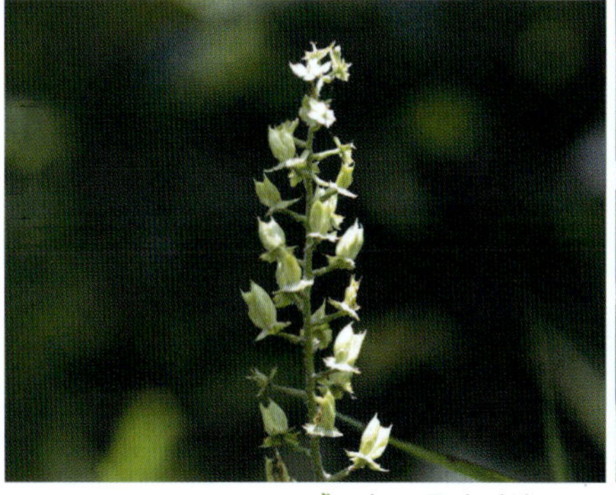
여로_ 종자 결실(미숙)

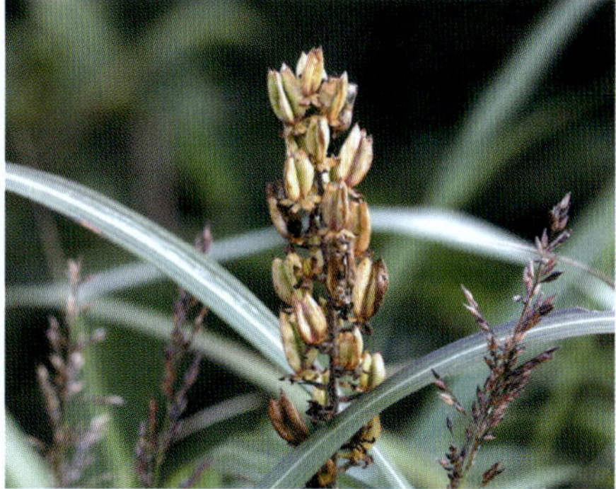
여로_ 종자 결실(완숙)

구멍이 붓고 아픈 증세, 비식(鼻瘜 : 콧속에 군살이 생겨서 콧구멍을 가로막는 증상), 옴, 악성 화농성 종기 등을 치료한다.

🔹 **약용법과 용량** : 말린 뿌리 0.3~0.6g을 물 1L에 넣어 1/3이 될 때까지 달여 하루에 2~3회 나눠 마신다. 환 또는 가루로 만들어 복용히기니, 가루를 개어서 환부에 바르거나 코 안에 넣기도 한다.

🔻 **사용 시 주의사항** : 독성이 있는 약재이므로 반드시 전문가의 처방에 따라 써야 하며 일반인의 단독 사용을 금한다.

 *patent*

여로의 기능성 및 효능에 관한 특허자료

▶ **여로 등의 혼합 추출물을 유효성분으로 포함하는 비만의 예방 또는 치료용 조성물**

본 발명은 인삼 및 여로의 혼합 추출물을 유효성분으로 포함하는 비만의 예방 또는 치료용 조성물에 관한 것이다. 본 발명에 따른 인삼 및 여로의 혼합 추출물은 비만 동물모델에서 체중 및 백색지방 증가를 억제하고, 혈중 총 콜레스테롤, 중성지방, LDL 수치를 낮추는 우수한 효과를 가지고 있어, 비만의 예방 또는 치료에 유용하게 사용될 수 있다.

– 공개번호 : 10-2014-0074560, 출원인 : 원광대학교 산학협력단

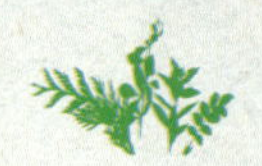

연꽃

| 사용부위 | 뿌리, 잎, 열매, 종자

Nelumbo nucifera Gaertn.

- **이명** : 연
- **생약명** : 연자심(蓮子心), 연자육(蓮子肉)
- **과명** : 수련과(Nymphaeaceae)
- **개화기** : 7~8월

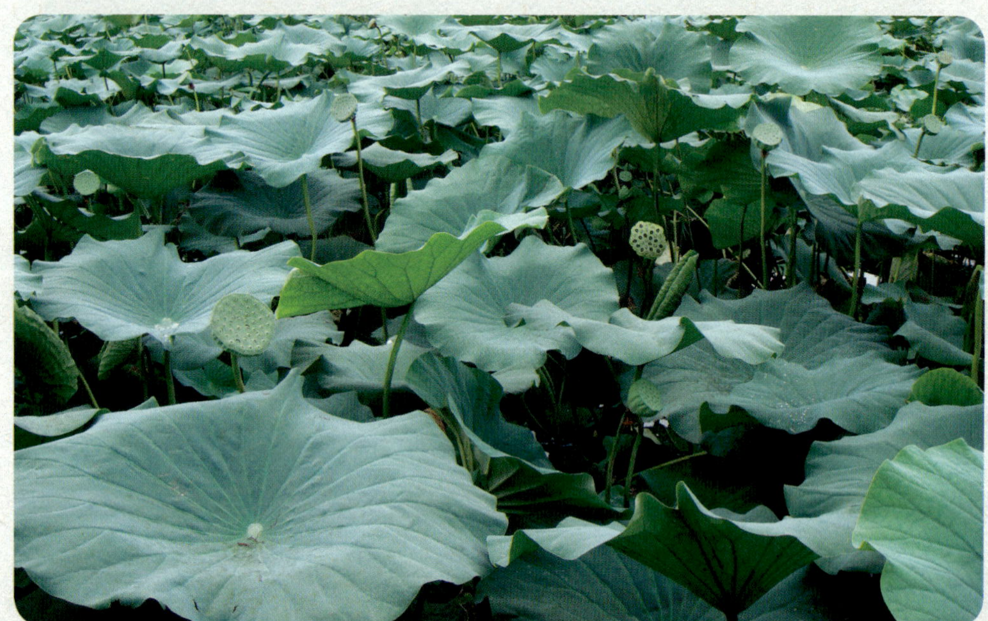

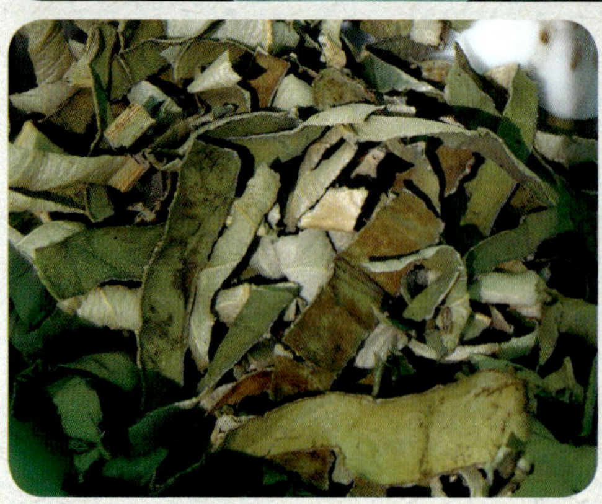

연꽃_ 잎(약재)

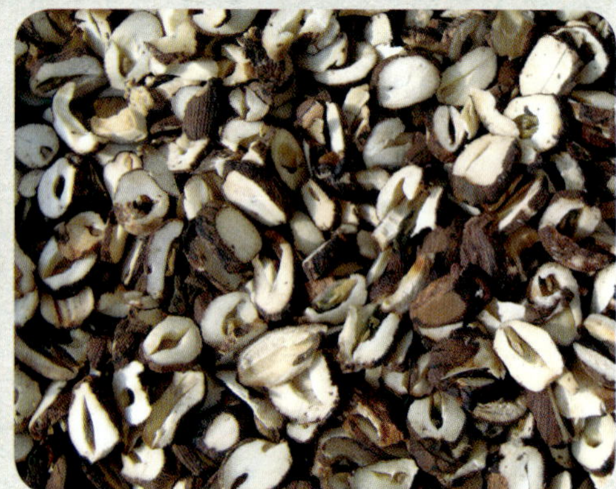

연꽃_ 종자(약재)

🍃 **생육특성** : 연꽃은 원산지가 인도로 추정되나 확실치 않지만 일부에서는 이집트라고도 한다. 우리나라에서는 중부 이남 지방에서 재배되는 여러해살이 수초이다. 생육환경은 습지나 마을 근처의 연못과 같은 곳이다. 키는 1m 정도 자라고, 잎은 지름이 40cm 정도인데 방패 모양으로 물 위로 올라와 있다. 뿌리에서 나온 잎은 잎자루가 길며 물에 잘 젖지 않고 꽃잎과 같이 수면보다 위에서 전개된다. 꽃은 연한 홍색 또는 흰색으로 7~8월에 꽃줄기 끝에서 대형 꽃이 1송이 피는데 지름이 15~20cm로 뿌리에서 꽃줄기가 나오고 꽃줄기는 잎자루처럼 가시가 나 있다. 열매는 검은색이고 타원형이며 길이는 2cm 정도이다.

🍂 **채취 방법과 시기** : 열매와 종자는 늦가을에 채취하고, 뿌리줄기와 뿌리줄기 마디는 연중 채취하며, 잎은 여름에 채취하여 말린다.

🍃 **성분** : 종자에는 누시페린(nuciferine), 노르누시페린(nornuciferine), 노르마르메파빈(norarmepavine), 잎에는 로메린(roemerine), 누시페린, 노르누시페린, 아르메파빈(armepavine), 프로누시페린(pronuciferine), 리리오데닌(liriodenine), 아노나인(anonaine), 퀘세틴(quercetin), 이소퀘시트린(isoquercitrin), 넬럼보사이드(nelumboside) 등이 함유되어 있다.

🍃 **성미** : 부위에 따라서 약간씩 차이가 있다. 연자육(열매, 종자)은 성질이 평범하고, 맛은 달고 떫다. 연자심(익은 종자에서 빼낸 녹색의 배아)은 맛이 달

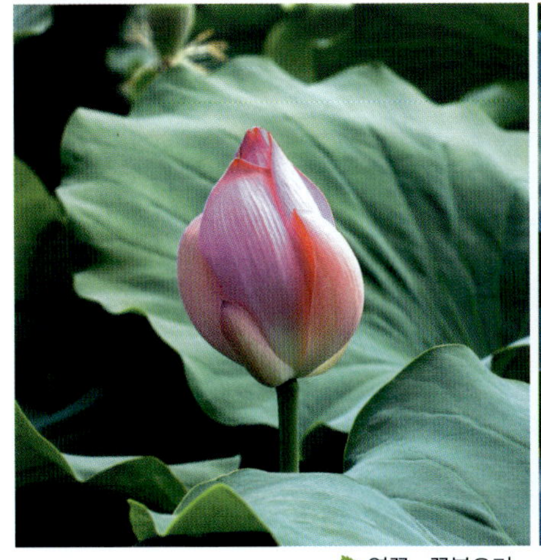

🍃 연꽃_ 꽃봉오리

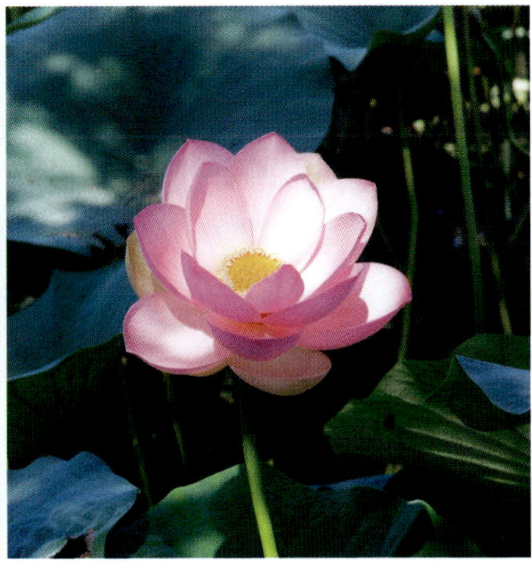

🍃 연꽃_ 꽃

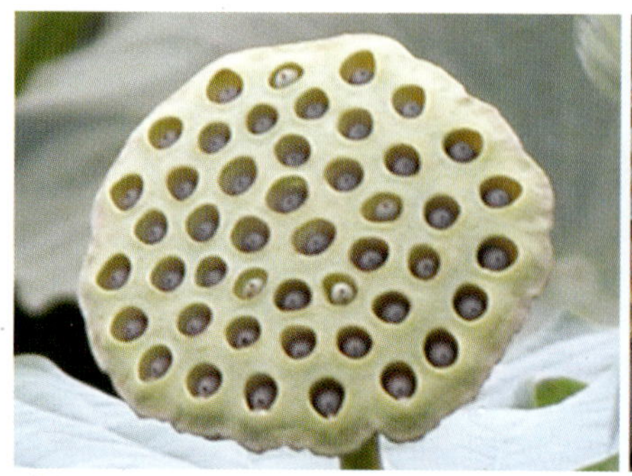

🍃 연꽃_ 종자가 들어 있는 연방

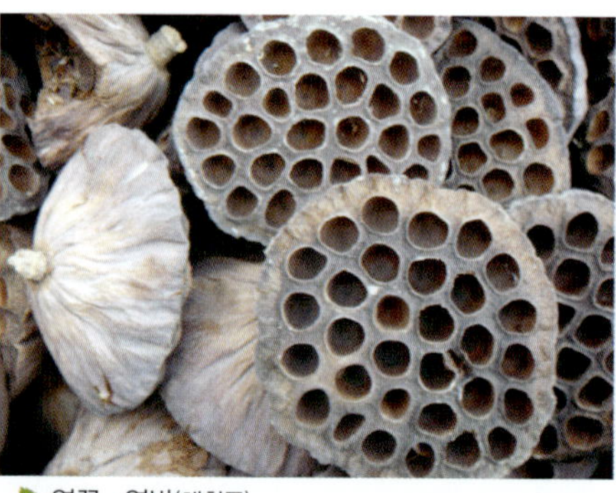

🍃 연꽃_ 연방(채취품)

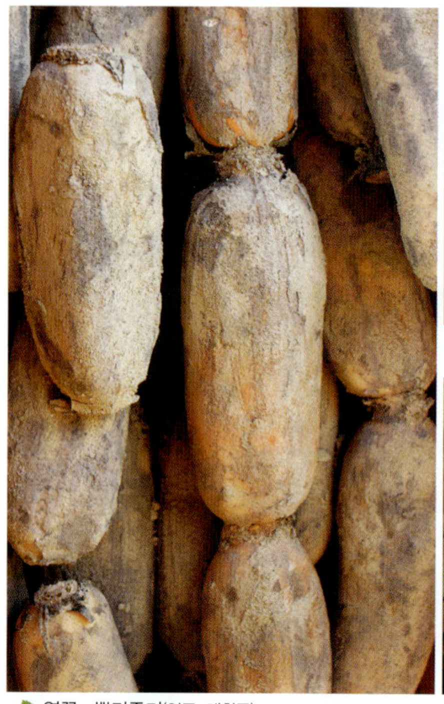

🍃 연꽃_ 뿌리줄기(연근, 채취품)

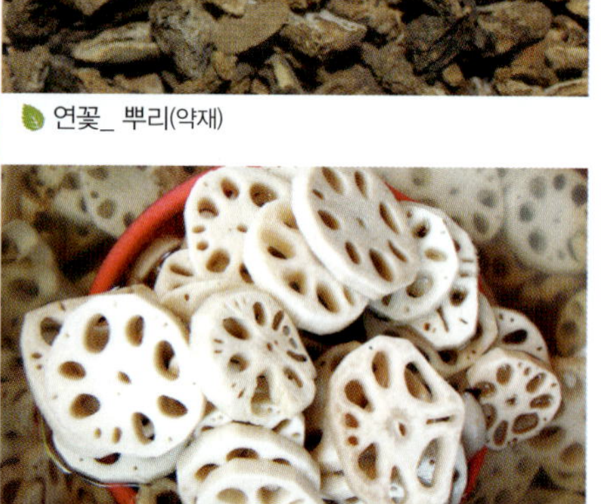

🍃 연꽃_ 뿌리(약재)

🍃 연꽃_ 생연근(절단)

다. 연근(뿌리줄기)은 성질이 차고, 맛은 달다. 하엽(잎)은 성질이 평범하고, 맛은 쓰다.

🔮 **귀경 :** 열매는 심(心), 비(脾), 신(腎) 경락에 작용한다. 뿌리는 심(心), 비(脾) 경락에 작용한다. 잎은 심(心), 비(脾), 간(肝) 경락에 작용한다.

🍂 **효능과 주치 :** 부위에 따라 정리하면 다음과 같다.

① 연자(蓮子, 열매와 종자) : 허약한 심기를 길러주고 신(腎) 경락의 기운을 더해주어 유정을 멈추게 하는 효능이 있다. 또한 수렴작용 및 비장을 강화하는 효능이 있어서 오래된 이질이나 설사를 멈추게 하고 꿈이 많아 숙면을 취하지 못하는 다몽(多夢), 임질, 대하를 치료하는 데 사용한다.

② 우절(耦節, 뿌리줄기) : 열을 내리고 어혈을 제거하며 독성을 풀어주는 효능이 있어서 가슴이 답답하고 열이 나며 목이 마르는 열병번갈(熱病煩渴), 주독, 토혈, 열이 하초에 몰려 생기는 임질을 치료하는 데 사용한다.

③ 하엽(荷葉, 잎) : 수렴제 및 지혈제로 사용하거나 민간요법으로 야뇨증 치료에 사용했다.

④ 꽃봉오리 : 혈액순환을 돕고 풍사와 습사를 제거하며 지혈의 효능이 있다.

⑤ 연방(蓮房) : 뭉친 응어리를 풀어주고 습사를 제거하며 지혈의 효능이 있다. 연꽃의 익은 종자에서 빼낸 녹색의 배아(胚芽), 즉 연자심(蓮子·心)은 마음을 진정시키고 열을 내려주며 지혈, 신장 기능을 강화하여 유정을 멈추게 하는 효능이 있다.

🍃 **약용법과 용량** : 말린 연자육 12~24g에 물 1L를 붓고 1/3이 될 때까지 달여 하루에 나눠 마시거나, 환 또는 가루로 만들어 복용하며, 말린 연잎 6~12g에 물 1L를 붓고 1/3이 될 때까지 달여 하루에 나눠 마시거나, 환 또는 가루로 만들어 복용한다.

🍂 **사용 시 주의사항** : 변비가 심한 사람은 과용하지 않도록 한다.

patent

연꽃(연잎)의 기능성 및 효능에 관한 특허자료

▶ 연잎 추출물 및 타우린을 함유하는 대사성 질환 예방 및 치료용 조성물

본 발명은 고지혈증 또는 지방간 예방 및 치료용 조성물에 관한 것으로서, 보다 상세하게는 연잎 추출물 및 타우린을 유효성분으로 함유하는 대사성 질환인 고지혈증 또는 지방간 예방 및 치료용 조성물에 관한 것이다.

− 등록번호 : 10−1176435, 출원인 : 인하대학교 산학협력단

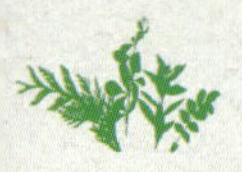

고혈압, 현기증, 두통, 타박상, 요통을 치료하는

연영초

Trillium kamtschaticum Pall. ex Pursh

- **이명** : 연령초, 큰연영초, 큰연령초, 왕삿갓나물, 큰꽃삿갓풀
- **생약명** : 우아칠(芋兒七)
- **과명** : 백합과(Liliaceae)
- **개화기** : 5~6월

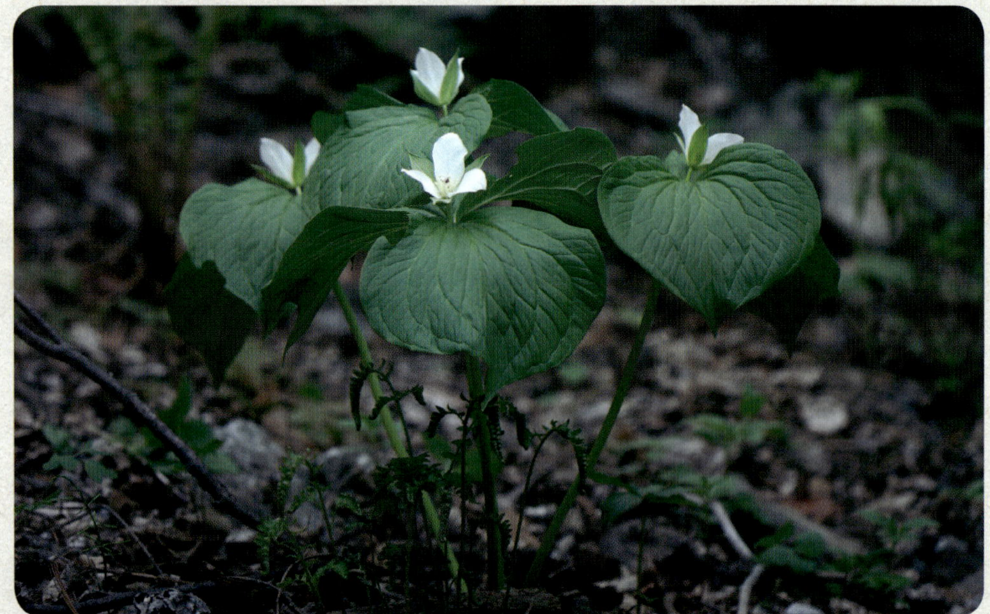

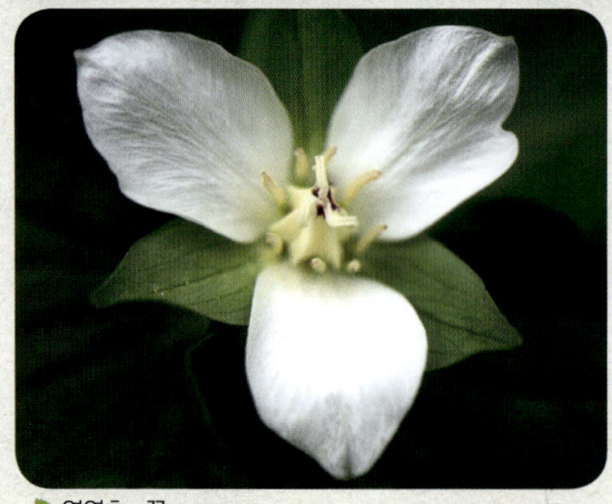

연영초_ 꽃

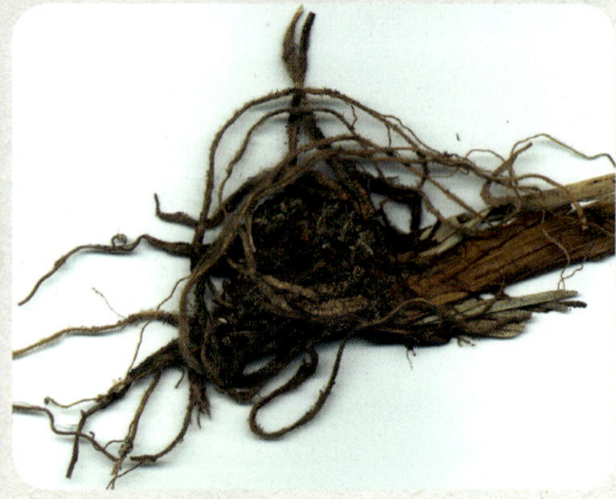

연영초_ 뿌리(채취품)

 : 연영초는 경북(울릉도), 강원, 경기 이북의 산지에서 자라는 여러해살이풀로, 생육환경은 주변습도가 높거나 개울가 반음지 혹은 음지의 부엽질이 풍부한 곳이다. 키는 20~40cm이고, 잎 끝은 짧게 뾰족하고 밑은 약간 둥글며 가장자리는 밋밋하고 뒷면에는 작은 돌기가 있다. 잎은 길이와 너비가 각 7~17cm이고, 줄기 끝에서 3장의 잎이 돌아가며 난다. 꽃은 흰색으로 5~6월에 꽃줄기 끝에서 1송이가 비스듬히 위를 향해 피는데 길이는 4~6cm이다. 꽃받침조각은 3개이며 타원형으로 길이는 2.5~3.5cm이다. 꽃잎도 3장이며 타원형으로 끝이 둔하고 길이는 3~4cm이다.

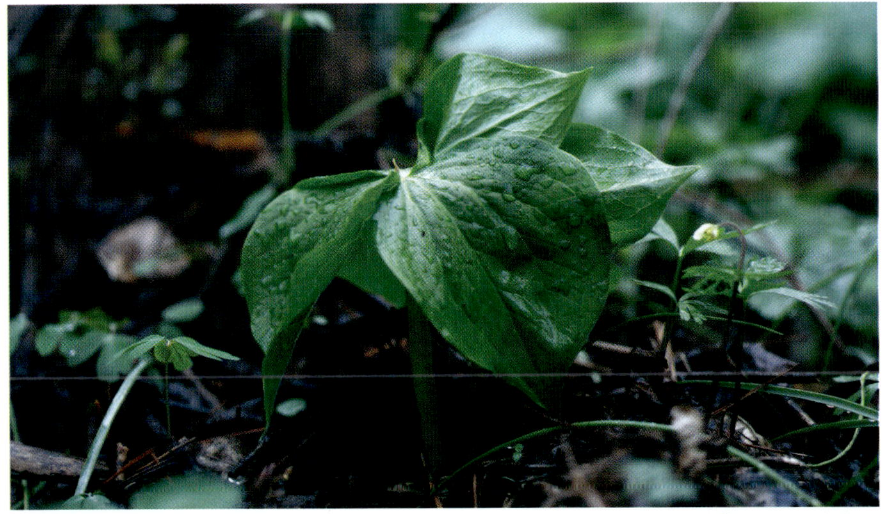

연영초_ 어린순

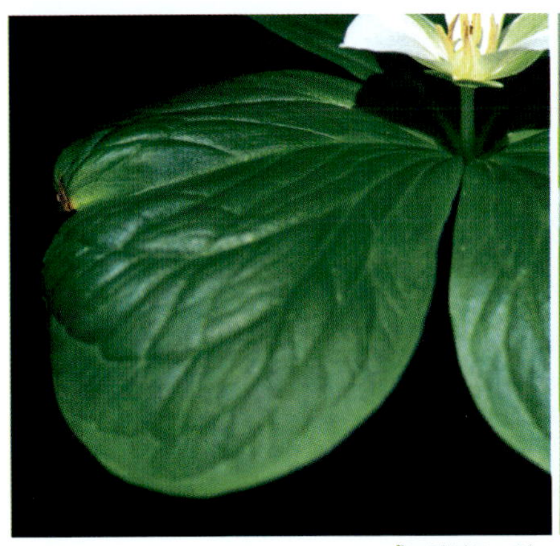

연영초_ 잎

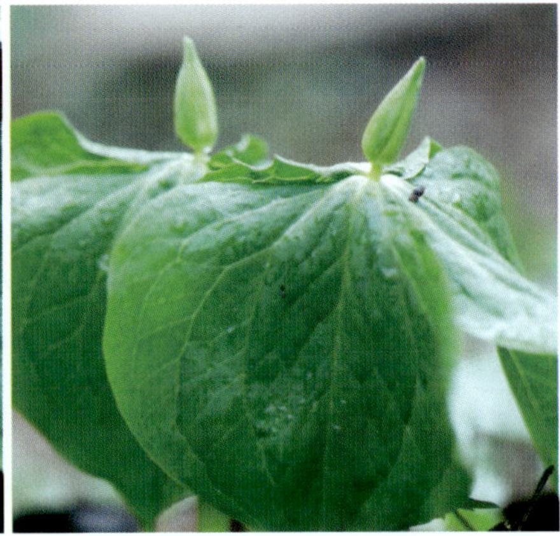

연영초_ 꽃봉오리

열매는 7~8월경에 둥글게 달린다.

학명의 *trillium*은 3을 뜻하는 그리스어 'treis'에서 유래했는데 꽃잎과 잎이 모두 3장인데서 온 말이다. 연영초(延齡草)의 뜻은 '수명을 연장하는 풀'이다.

🍂 **채취 방법과 시기** : 여름부터 가을에 걸쳐 뿌리를 채취하여 햇볕에 말린다.

🍃 **성분** : 트릴린(trillin), 트릴라린(trillarin), 시아스테론(cyasterone), 엑다이스테론(ecdysterone), 디오스게닌(diosgenin), 트릴로사이드(trilloside) A, B 등이 함유되어 있다.

🍃 **성미** : 성질이 따뜻하고, 맛은 달고 맵다.

🍂 **귀경** : 심(心), 비(脾) 경락에 작용한다.

🍂 **효능과 주치** : 풍사를 없애서 풍을 치료하는 거풍, 간기가 울체된 것을 풀어주는 서간(舒肝), 혈액순환을 좋게 하는 활혈, 출혈을 멎게 하는 지혈의 효능이 있어서 고혈압, 현기증, 두통, 타박상, 요통, 외상출혈을 치료하는 데 사용한다.

🍃 **약용법과 용량** : 말린 뿌리 6~10g을 물 1L에 넣어 1/3이 될 때까지 달여 하루에 2~3회 나눠 마시거나, 가루로 만들어 복용하기도 하고 가루를 환부에 뿌리기도 한다.

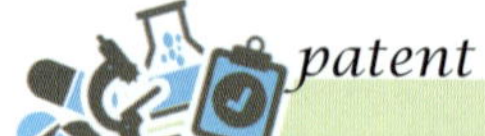
patent

▶ **연영초 추출물을 유효성분으로 함유하는 비만 억제 및 혈당강하용 조성물**

본 발명은 지방산 흡수 억제 효능을 이용하여 지방세포에서의 에너지 축적을 저해하고, 알파–글루코시다제(α–glucosidase)의 활성을 저해하여 혈당강화 효능을 가지는 연영초(연령초)의 에탄올 추출물을 유효성분으로 함유하는 비만 억제 및 혈당 강하용 조성물에 관한 것이다. 본 발명의 연영초 에탄올 추출물은 세포 내에 지방이 축적되는 것을 막는 효과가 있어 이를 포함하는 조성물은 비만 억제 및 당뇨병 예방을 위한 의약품 또는 건강기능식품으로 유용하게 이용될 수 있다.

– 등록번호 : 10–0773246–0000, 출원인 : (주)한국야쿠르트

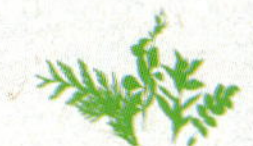

여러 가지 허증(虛症)을 다스리고 천식을 치료하는

영아자

| 사용부위 | 뿌리, 어린순

Asyneuma japonicum (Miq.) Briq.

- **이명** : 염아자, 여마자, 염마자
- **생약명** : 목근초
- **과명** : 초롱꽃과(Campanulaceae)
- **개화기** : 7~8월

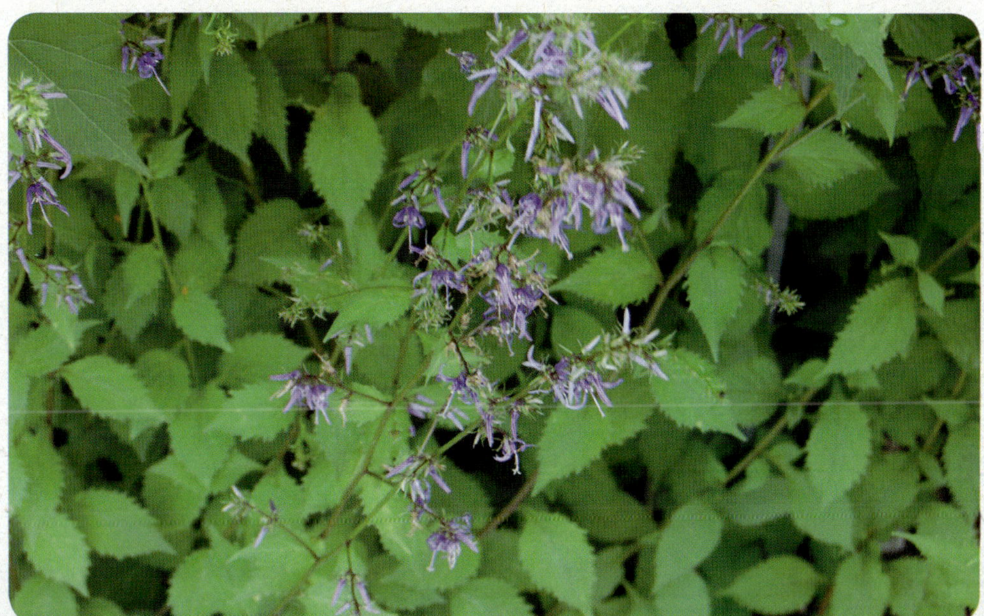

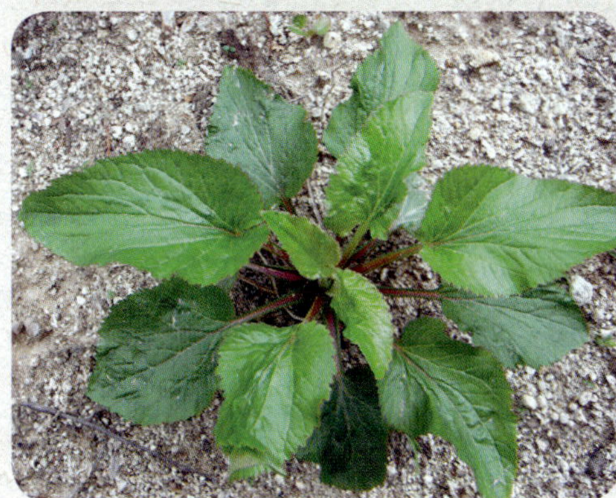

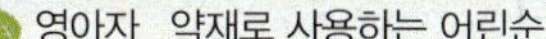

영아자_ 약재로 사용하는 어린순

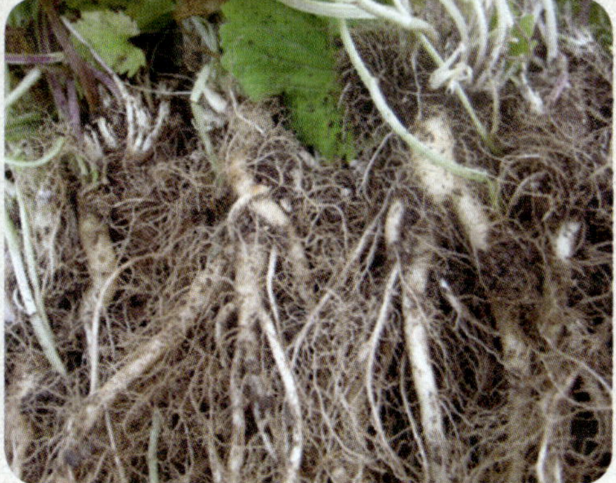

영아자_ 뿌리(채취품)

- 🍃 **생육특성** : 영아자는 각처의 산골짜기의 낮은 지대에서 자라는 여러해살이 풀이다. 생육환경은 토양이 비옥한 반그늘이며 키는 50~90cm이다. 잎은 길이가 5~12cm, 너비가 2.5~4cm이고, 표면에는 약간의 털이 나 있으며 양 끝은 뾰족하고 어긋난다. 꽃은 보라색으로 7~8월에 피는데 암술대가 길게 나와 있고 꽃잎이 뒤로 말려 있다. 열매는 10~11월에 익으며 납작하고 둥근 모양이다.

- 🍂 **채취 방법과 시기** : 이른 봄에 어린순을, 가을에 뿌리를 채취하여 햇볕에 말리거나 생것으로 쓴다.

- 🍃 **성미** : 성질이 시원하고, 맛은 쓰다.

- 🍁 **귀경** : 간(肝), 폐(肺) 경락에 작용한다.

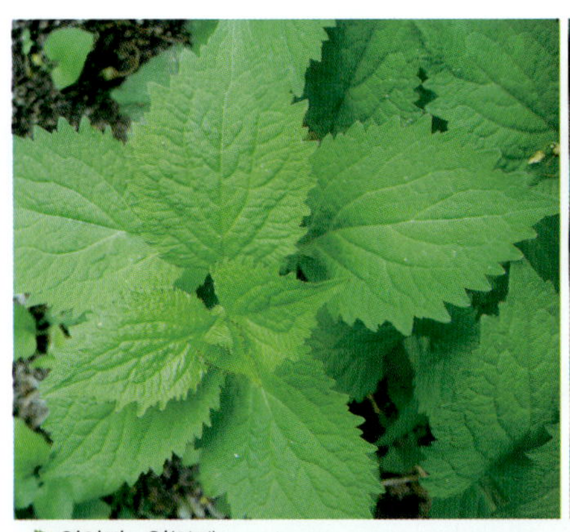

🍃 영아자_ 잎(앞면)

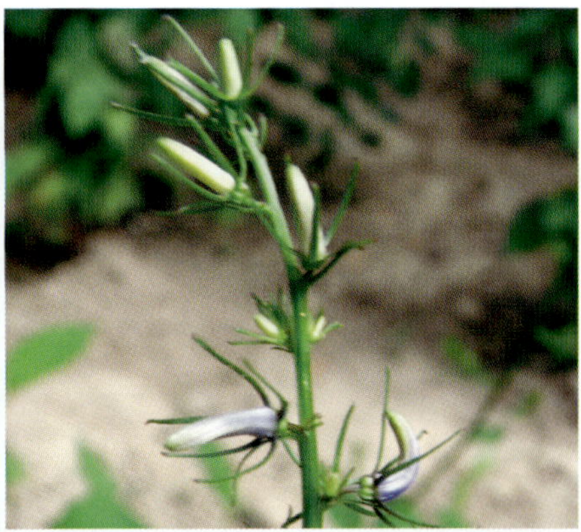

🍃 영아자_ 꽃봉오리

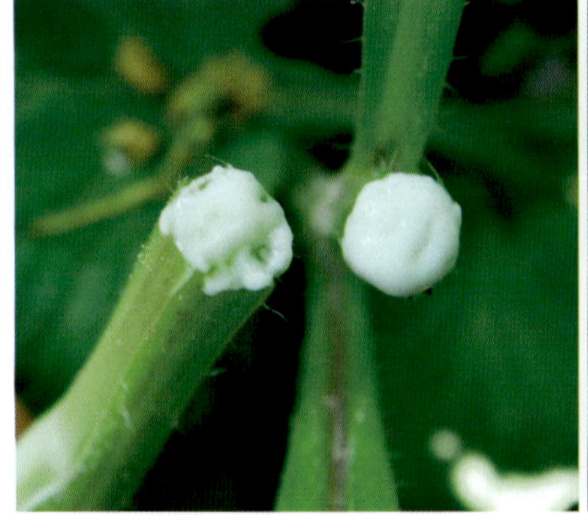

🍃 영아자_ 줄기에서 나오는 즙

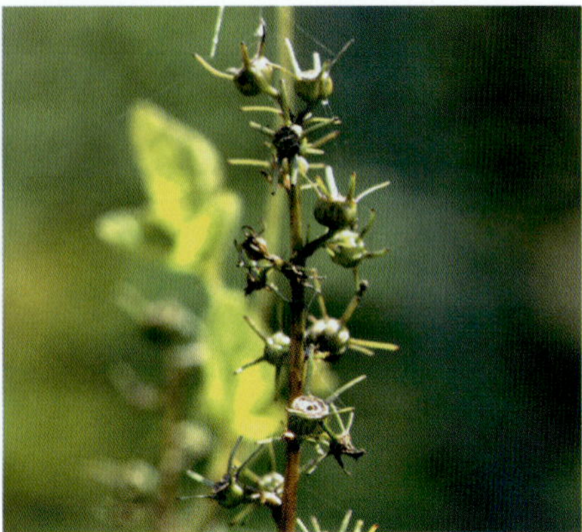

🍃 영아자_ 종자 결실

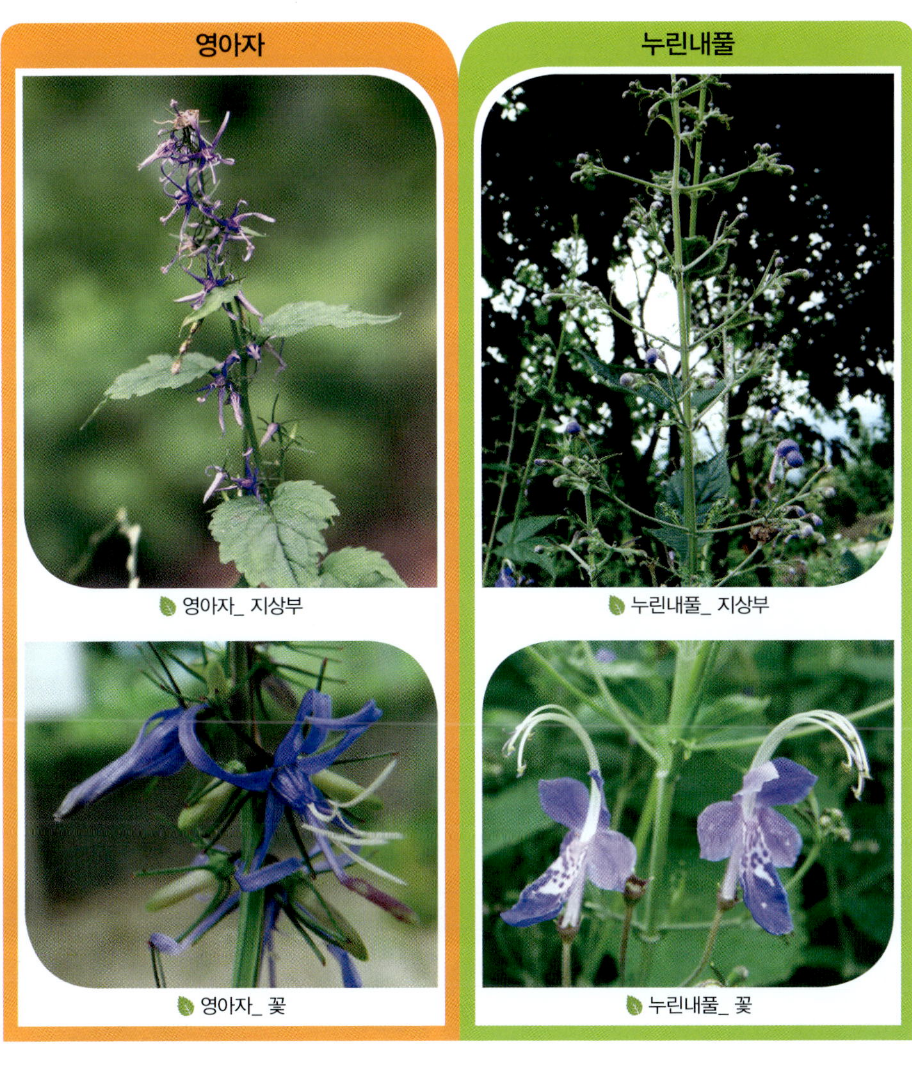

🍃 영아자_ 지상부

🍃 누린내풀_ 지상부

🍃 영아자_ 꽃

🍃 누린내풀_ 꽃

🍂 **효능과 주치** : 기혈과 음양을 보하는 보익, 열을 내리는 청열 등의 효능이 있어서 민간에서 여러 가지 허증(虛症)을 다스리고 천식을 치료하는 데 사용한다고 한다.

🍃 **약용법과 용량** : 말린 약재 5~10g을 물 1L에 넣어 1/3이 될 때까지 달여 하루에 2~3회 나눠 마신다.

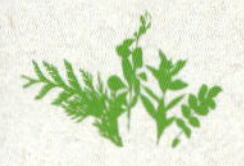

소화불량, 위염, 월경불순, 유선염, 암종을 치료하는

오리방풀

Isodon excisus (Maxim.) Kudo

- 이명 : 둥근오리방풀, 지리오리방풀
- 생약명 : 연명초(延命草)
- 과명 : 꿀풀과(Labiatae)
- 개화기 : 6~8월

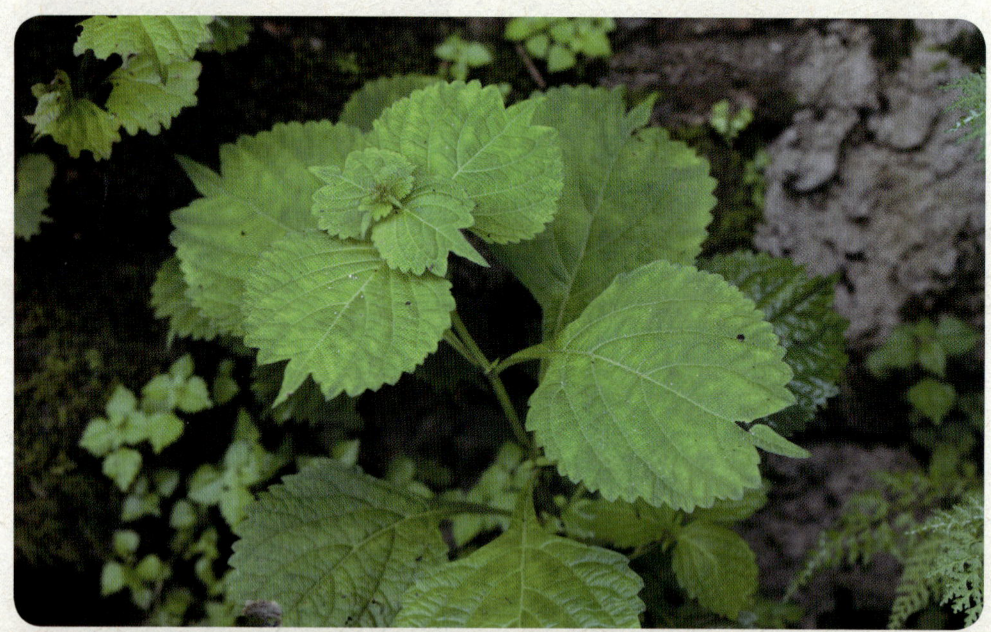

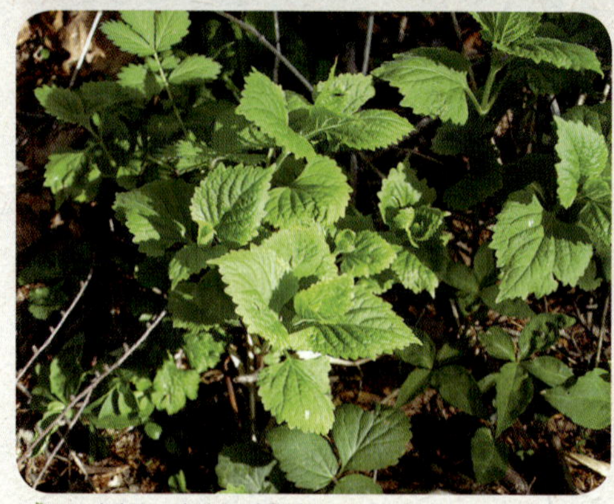

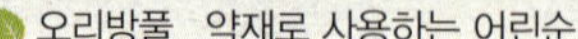

오리방풀_ 약재로 사용하는 어린순

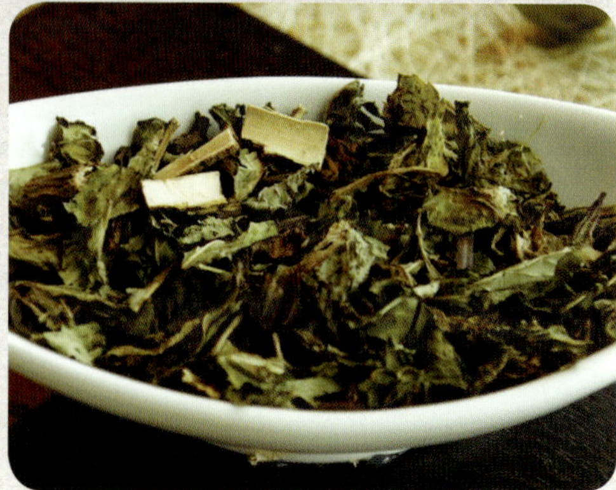

오리방풀_ 전초(약재)

● **생육특성** : 오리방풀은 각처의 산에서 자라는 여러해살이풀이다. 생육환경은 습기가 많고 반그늘이며 토양이 비옥한 곳이며, 키는 50~100cm이다. 잎은 원형이며 끝이 거북이 꼬리 같고 길이는 2~5cm이다. 꽃은 자주색으로 6~8월에 원줄기 끝에서 마주나며 피는데 윗부분의 꽃입술은 얕게 갈라지며 젖혀지고, 아랫부분의 꽃입술은 배와 같은 모양을 하고 앞으로 나와 있다. 열매는 9~10월에 익는다. 드물게 흰 꽃이 피는 흰오리방풀 [*Isodon excisus* f. *albiflorus* (Sakata) Hara]도 보인다.

● **채취 방법과 시기** : 이른 봄에 어린순을 채취하여 식용하고, 가을에 뿌리를 제외한 전초를 채취하여 햇볕에 말린다.

● **성분** : 디테르펜(diterpene)의 고미질로서 엔메인(enmein), 디하이드로엔메인(dihydroenmein), 엔메인-3-아세테이트(enmein-3-acetate), 이소도카핀(isodocarpin), 노도신(nodosin), 이소도트리신(isodotricin), 포니시딘(ponicidin), 에피노도시놀(epinodosinol), 소도포닌(sodoponin), 이소도아세탈(isodoacetal), 노도시닌(nodosinin), 오도니신(odonicin)이 함유되어 있다.

● **성미** : 성질이 차고, 맛은 쓰다.

● **귀경** : 간(肝), 심(心), 비(脾) 경락에 작용한다.

● **효능과 주치** : 위를 튼튼히게 히고 통증을 멎게 히며, 혈을 식혀주고 독을

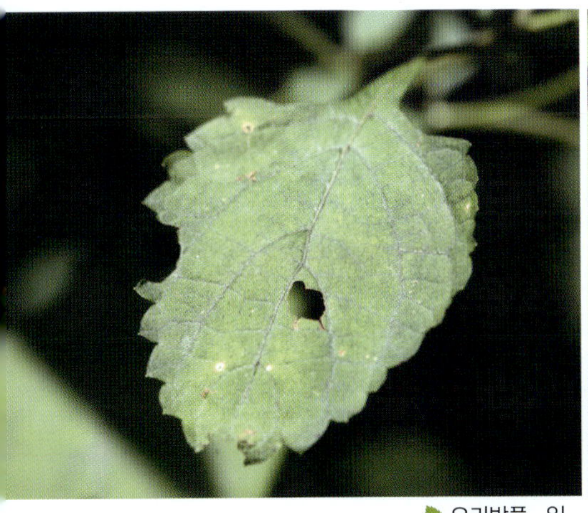

● 오리방풀_ 잎

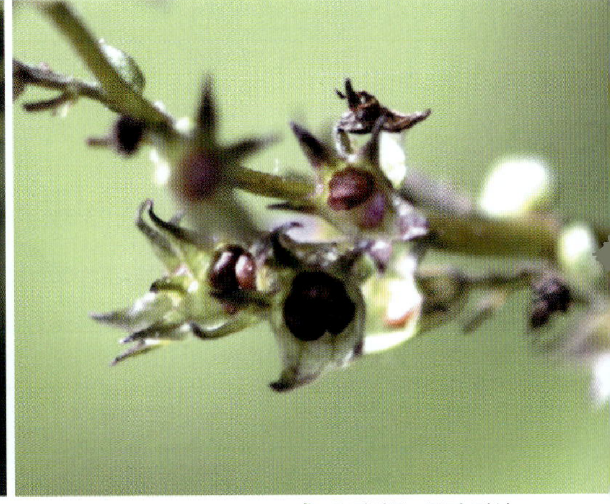

● 오리방풀_ 종자 결실

오리방풀	배초향
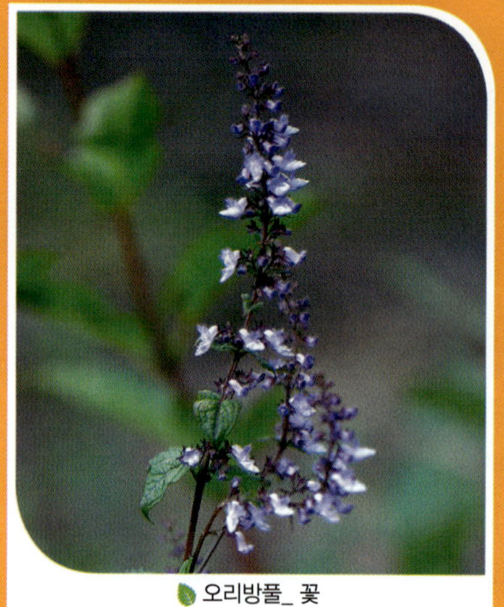	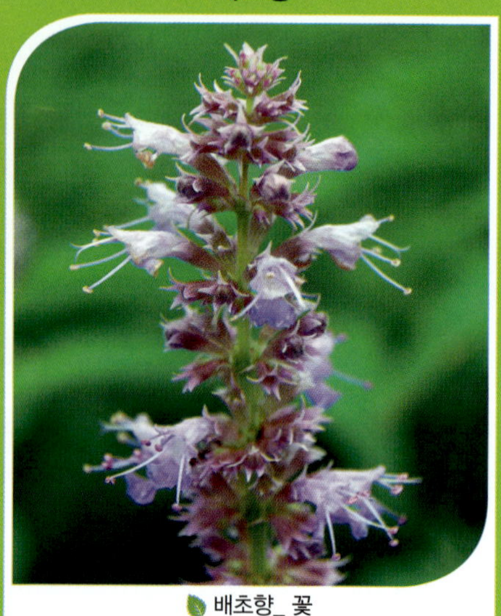
🌿 오리방풀_ 꽃	🌿 배초향_ 꽃

풀어준다. 또 종기를 삭이는 효능이 있어서 소화불량, 식욕부진, 복통, 편도선염, 위염, 간염, 유선염, 타박상, 종기와 부스럼, 암종, 월경불순, 관절염, 뱀에 물린 상처를 치료하는 데 사용한다.

🌿 **약용법과 용량 :** 말린 약재 12~24g을 물 1L에 넣어 1/3이 될 때까지 달여 하루에 2~3회 나눠 마시거나, 즙을 내서 마시고, 가루로 만들어 복용하기도 하며, 짓찧어서 환부에 붙이기도 한다.

patent

오리방풀의 기능성 및 효능에 관한 특허자료

▶ 오리방풀로부터 분리한 인플렉시놀을 유효성분으로 포함하는 암의 예방 또는 치료용 약제학적 조성물

본 발명은 오리방풀로부터 분리한 디테르페노이드(diterpenoid)계 화합물인 인플렉시놀(Inflexinol)을 함유하는 암의 예방 또는 치료용 조성물에 관한 것이다. 본 발명의 조성물의 유효성분인 인플렉시놀은 암세포에서만 특이적으로 NF-κB의 활성을 억제하여 아폽토시스에 의한 암세포의 사멸을 유도하는 효능을 가짐으로써 암의 예방 또는 치료에 매우 유용하게 사용될 수 있다.

– 공개번호 : 10-2009-0037561, 출원인 : 충북대학교 산학협력단

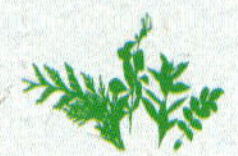

오이풀

| 사용부위 | 뿌리줄기

Sanguisorba officinalis L.

- **이명** : 지우초, 수박풀, 외순나물, 백지유(白地楡), 서미지유(鼠尾地楡)
- **생약명** : 지유(地楡)
- **과명** : 장미과(Rosaceae)
- **개화기** : 7~9월

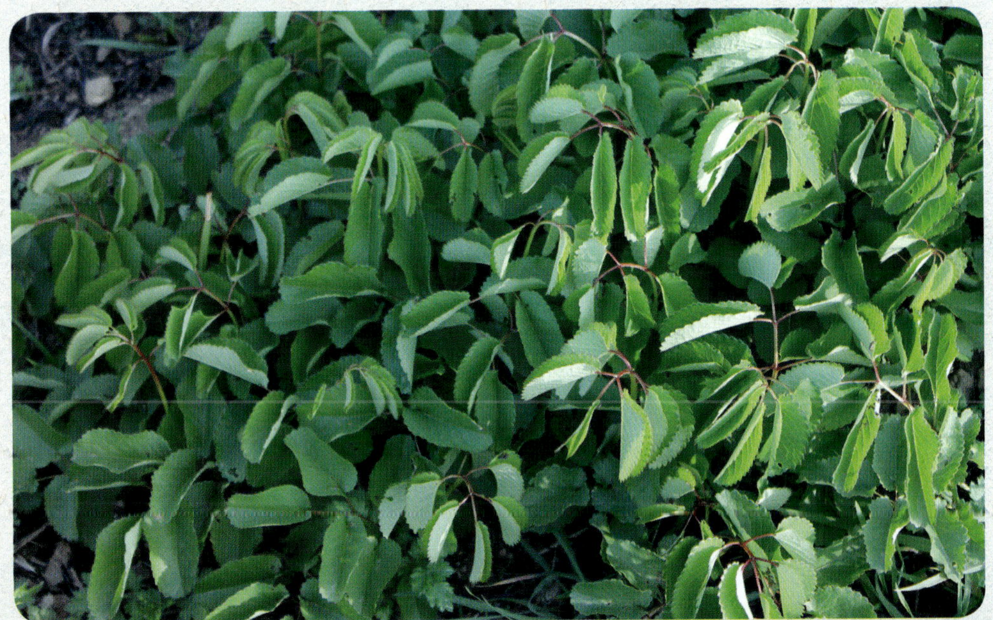

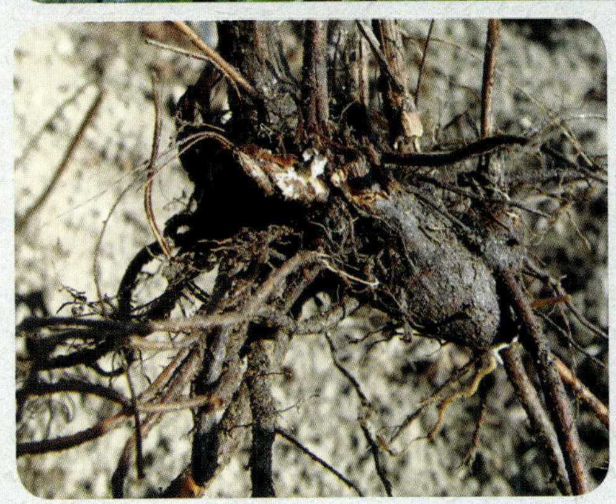

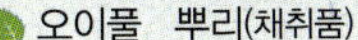

🌿 오이풀_ 뿌리(채취품)

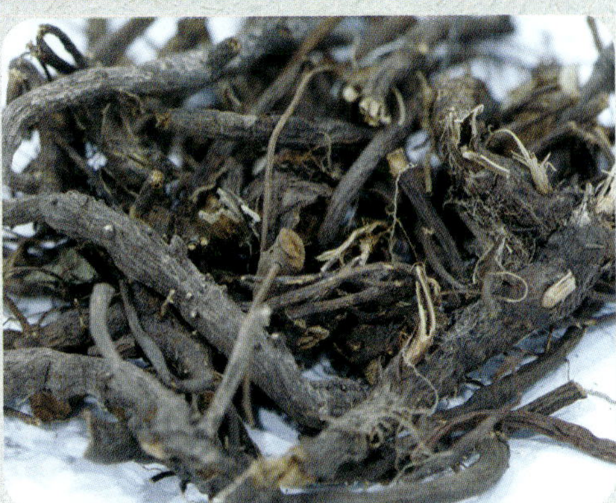

🌿 오이풀_ 뿌리(약재 전형)

🌿 **생육특성** : 오이풀은 숙근성 여러해살이풀로, 전국의 산야에서 자라며, 키는 30~150cm이다. 뿌리의 표면은 회갈색, 자갈색 또는 어두운 갈색으로 거칠고 세로 주름과 세로로 갈라진 무늬 및 곁뿌리의 자국이 있다. 약재로 쓰이는 뿌리줄기는 불규칙한 양끝이 뾰족한 원기둥꼴 또는 둥근기둥 모양으로 조금 구부러지거나 비틀려 구부러졌다. 질은 단단하고, 단면은 평탄하거나 혹은 껍질부에 황백색 또는 황갈색의 선상섬유(線狀纖維)가 많으며, 목질부는 황색 또는 황갈색이며 바큇살 모양으로 배열되어 있다. 유사종인 가는오이풀, 긴오이풀, 산오이풀, 큰오이풀의 뿌리도 모두 '지유(地楡)'라는 생약명으로 불리며 동일한 약재로 사용한다. 원줄기는 곧게 자라고 상층부에서 가지가 갈라진다. 잎은 길이가 2.5~5cm, 너비는 1~2.5cm로 삼각형의 톱니가 있고 타원형이다. 꽃은 어두운 홍자색으로 7~9월에 핀다. 열매는 이삭 모양으로 달걀 모양이며 날개가 있다.

🍂 **채취 방법과 시기** : 발아 전인 봄이나 가을에 줄기잎이 마른 다음 뿌리를 채취하여 햇볕에 말린다. 이물질을 제거하고 양혈지혈(凉血止血)에는 말린 것을 그대로 사용[生用]하고, 지혈, 수렴, 하리 등의 치료 효과를 높이고자 하면 초탄(炒炭: 프라이팬에 넣고 가열하여 불이 붙으면 산소를 차단해서 검은 숯을 만드는 포제 방법)하여 사용한다.

🌿 **성분** : 지우사포닐(ziyusaponil), 상구이소르빈[sanguisorbin, 게닌상구이소르비게닌(genin sanguisorbigenin)=토메토솔릭산(tometosolic acid)], 타닌(tannin), 비타민 C, 포몰릭(pomolic), 사포닌 등이 함유되어 있다.

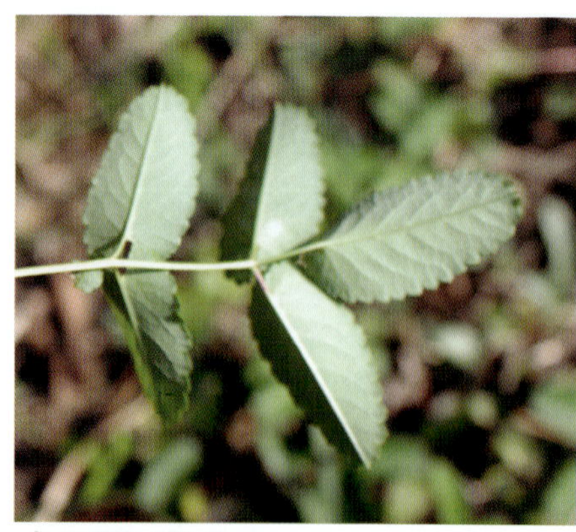

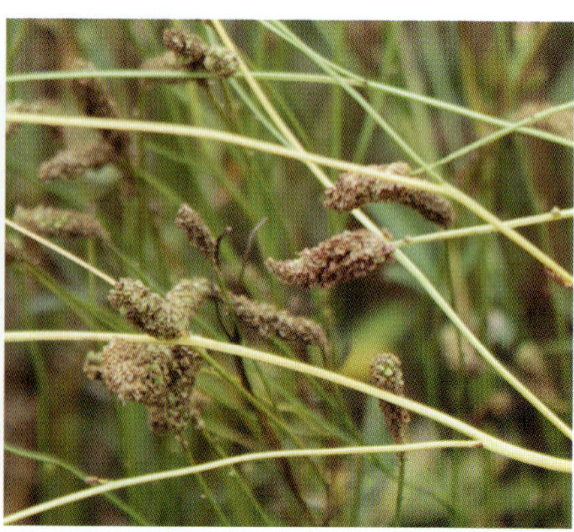

🌿 오이풀_ 잎(뒷면)　　　　🌿 오이풀_ 종자 결실

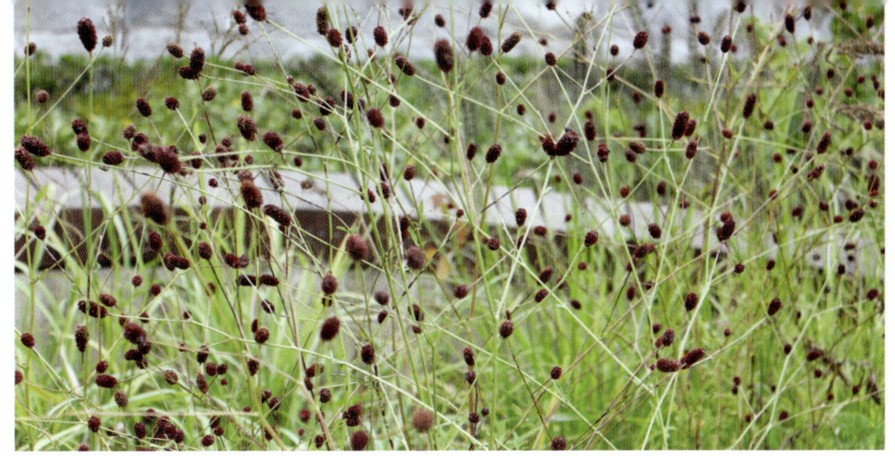

● **성미** : 성질이 약간 차고, 맛은 쓰고 시며, 독성이 없다.

● **귀경** : 간(肝), 심(心), 대장(大腸) 경락에 작용한다.

● **효능과 주치** : 혈을 식히는 양혈, 출혈을 멈추게 하는 지혈, 독을 푸는 해독, 기를 거두어들이는 수렴, 종기를 없애는 소종 등의 효능이 있어서 토혈, 코피, 월경과다, 혈붕, 대장염, 치루, 변혈, 치출혈, 혈리, 붕루, 물이나 불에 덴 데 등을 치유하고 그 밖에도 외상출혈이나, 습진 등을 치유하는 중요한 약이다. 특히 지유는 소염, 항균작용이 뛰어나서 소염제로 습진이나 생손앓이, 화상 치료 등에 아주 요긴하게 사용되던 민간약재였다. 소염제로 사용할 때에는 오이풀 뿌리를 씻은 다음 짓찧어서 따끈따끈하게 만들어 염증이나 타박상, 곪은 곳, 상처가 부은 곳에 붙인다. 생손앓이에는 오이풀 뿌리 달인 물에 손가락을 담근다. 또 화상 치료에는 오이풀 뿌리를 가루로 만들어 끓는 식물성 기름에 넣고 풀처럼 되게 고루 섞은 다음 멸균된 병에 담아두고 환부에 고루 바르면 분비물이 줄어들고 딱지가 생기면서 감염도 방지되고 통증도 멈추며 새살이 빨리 돋아난다.

● **약용법과 용량** : 민간에서는 말린 뿌리줄기 10g을 물 1L에 넣어 끓기 시작하면 약하게 줄여 200~300mL가 될 때까지 달여 하루에 2회 나눠 마신다. 환이나 가루로 만들어 복용하고, 가루를 개거나 짓찧어서 환부에 붙이기도 한다. 습진에는 불에 타도록 볶아서 가루로 만든 뿌리 30g에 바셀린 70g을 넣고 고루 섞어서 환부에 바르는데 이때 자초(지치 뿌리)와 황백(황벽나무 껍질) 가루를 각각 10, 30g씩 첨가하면 더욱 좋다.

【 혼동하기 쉬운 약초 비교 】

오이풀	가는오이풀

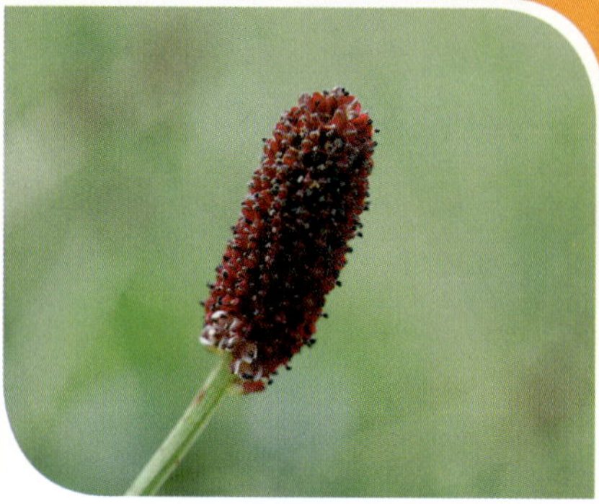

🍃 오이풀_ 꽃

🍃 가는오이풀_ 꽃

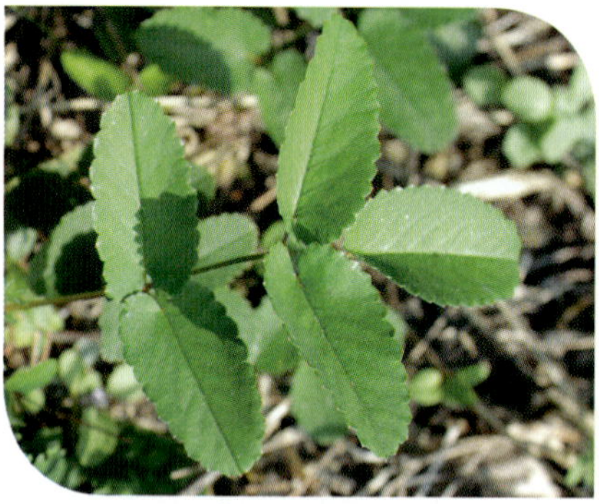

🍃 오이풀_ 잎

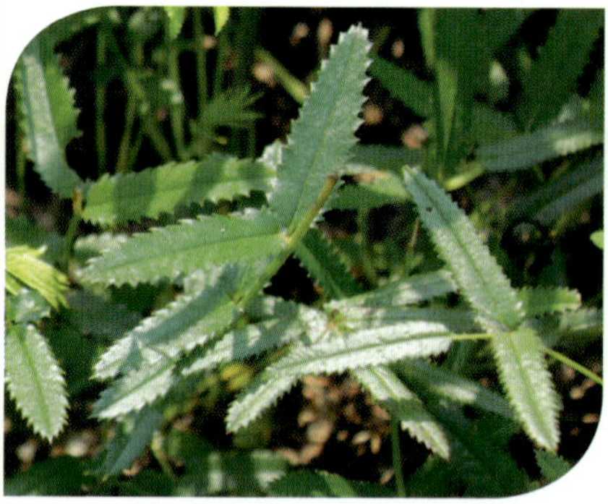

🍃 가는오이풀_ 잎

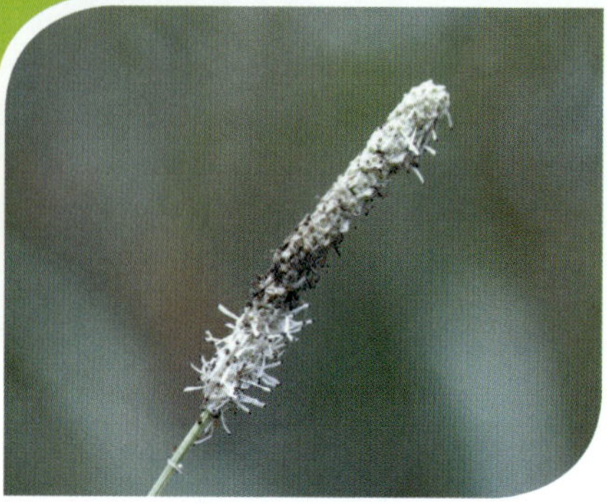

🍂 **사용 시 주의사항** : 수렴양혈(收斂凉血)하는 작용이 있으므로 허한(虛寒) 또는 출혈 등의 경우에는 피하고, 비위가 허한하거나 설사, 붕루, 대하 등의 증상이 있는 경우에는 신중하게 사용하여야 한다.

patent

오이풀의 기능성 및 효능에 관한 특허자료

▶ **오이풀 등을 이용한 아토피성 피부질환을 위한 외용제 조성물**

본 발명은 뽕나무 뿌리, 어성초, 유백피, 오이풀 및 창이자 등을 이용하여 아토피성 피부질환을 완화 또는 치유하는 조성물에 관한 것이다. 본 발명의 조성물은 천연 한약재를 원료로 하여 부작용이 적고 각종 건성 및 지성 피부염 등에도 뛰어난 치유 효과를 갖는다.

– 등록번호 : 10–0987563–0000, 출원인 : 오재필, 오수철

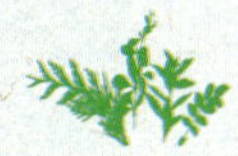

편도선염, 인후염, 자궁염, 산후출혈을 다스리는

왕고들빼기 | 사용부위 | 전초

Lactuca indica L.

- 이명 : 고채(苦菜), 백룡두(白龍頭)
- 생약명 : 산와거(山萵苣)
- 과명 : 국화과(Compositae)
- 개화기 : 7~9월

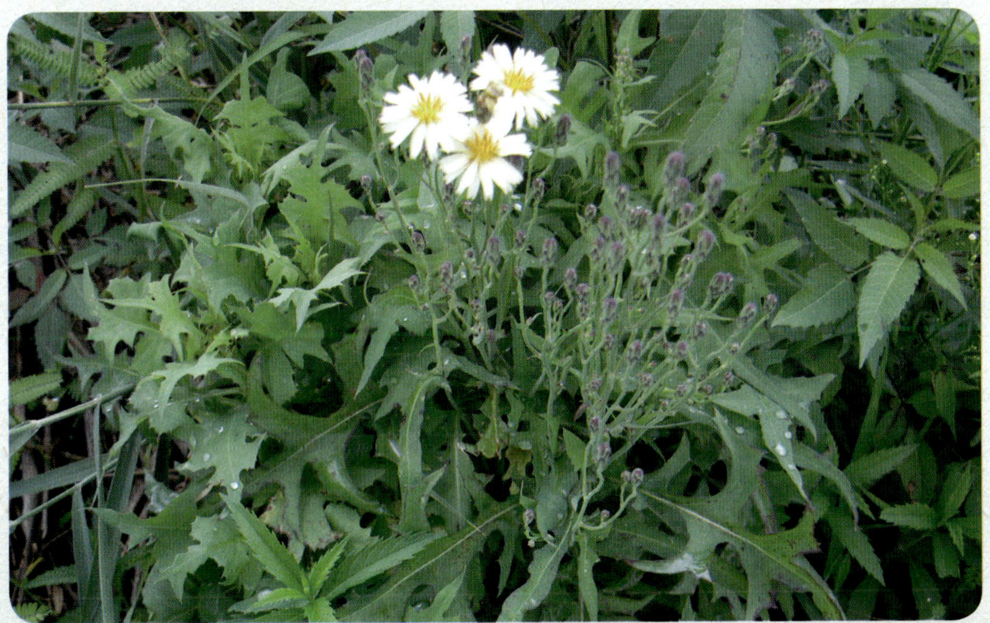

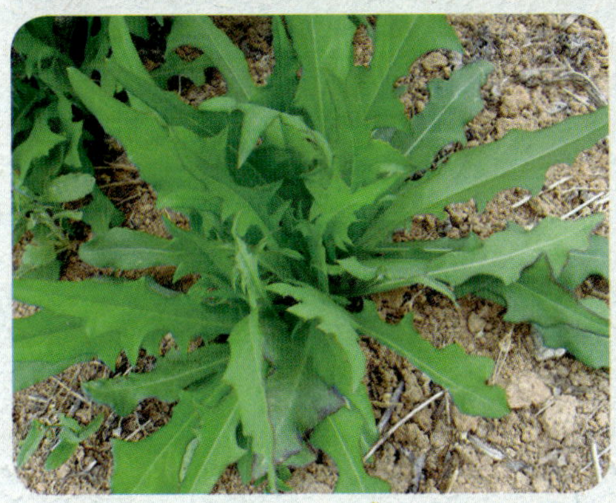

왕고들빼기_ 어린순

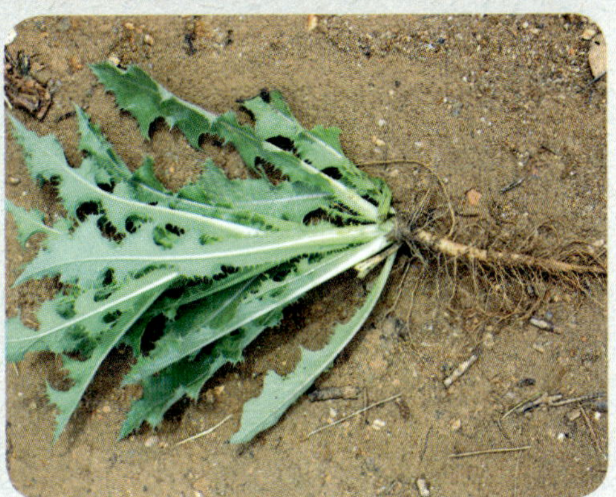

왕고들빼기_ 전초(채취품)

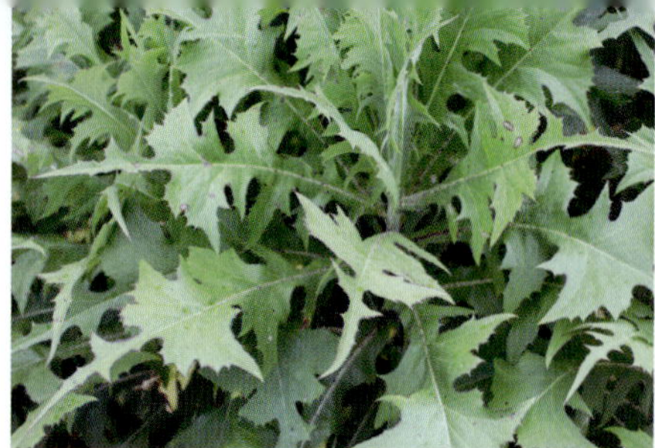

왕고들빼기_ 잎

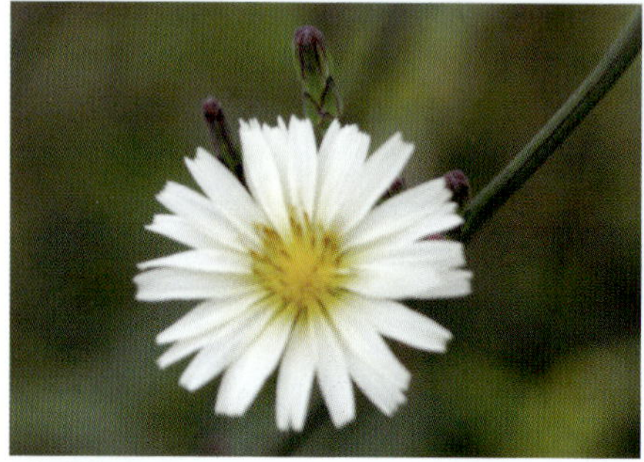

왕고들빼기_ 꽃봉오리와 꽃

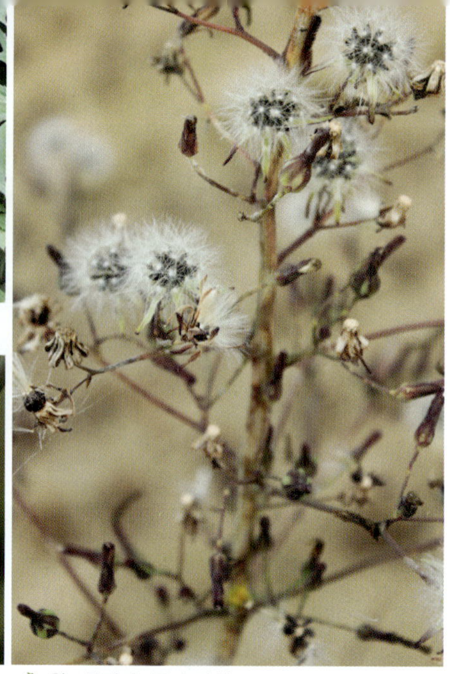

왕고들빼기_ 종자 결실

생육특성 : 왕고들빼기는 전국의 산과 들에서 분포하는 한두해살이풀이다. 생육환경은 반그늘이나 양지이며, 키는 1~2m까지 자란다. 잎은 앞면은 녹색이고 뒷면은 분백색이며 길이는 10~30cm, 너비는 1~5cm로 타원형이며 끝이 뾰족하다. 꽃은 연한 황색으로 7~9월에 원가지에서 여러 개 갈라져 피는데 지름 2cm 정도의 작은 꽃들이 길이 20~40cm의 원뿔꽃차례에 달려 있다. 열매는 9월경에 흰색으로 달리고, 종자 위의 갓털은 길이 0.7~0.8cm이다.

채취 방법과 시기 : 이른 봄부터 여름까지 어린순과 잎을 채취하여 식용하고, 전초를 채취하여 신선한 것을 먹거나 햇볕에 말려 약재로 사용한다.

성분 : 베타-아미린(β-amyrin), 타락사스테롤(taraxasterol), 게르마니콜(germanicol) 등의 트리테르페노이드(triterpenoids) 및 스티그마스테롤(stigmasterol), 베타-시토스테롤(β-sitosterol)가 함유되어 있다.

성미 : 성질이 차고, 맛은 쓰다.

귀경 : 심(心), 폐(肺) 경락에 작용한다.

효능과 주치 : 봄부터 여름 사이에 뿌리를 달여 마시면 열을 내리게 하고 감

왕고들빼기	고들빼기
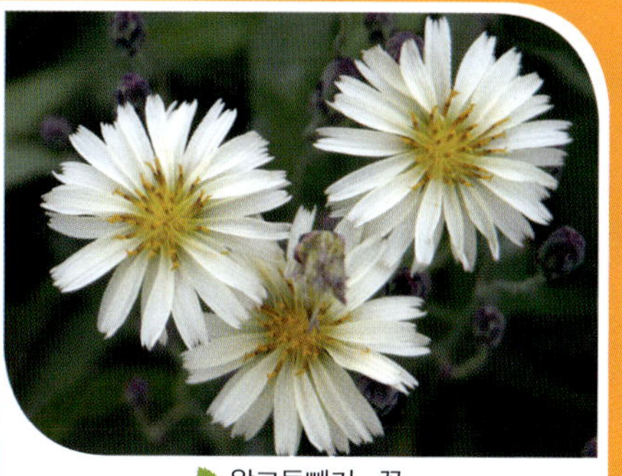	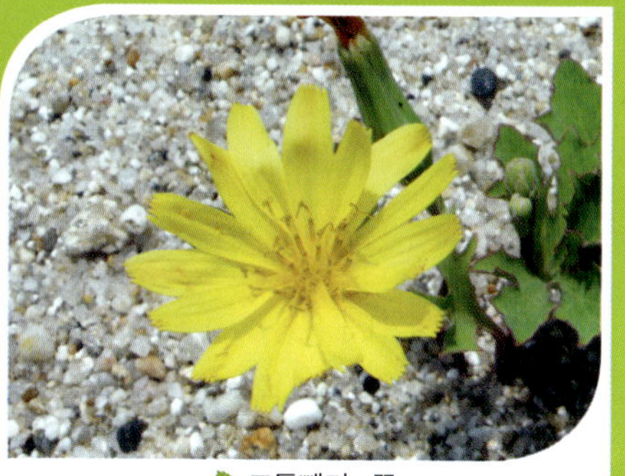
왕고들빼기_ 꽃	고들빼기_ 꽃

기, 편도선염, 인후염, 유선염, 자궁염, 산후출혈, 종기 따위의 치료에 효능을 발휘한다. 동양의학에서는 건위(健胃), 소화제, 해열제로 쓰였다. 생즙은 진정작용과 마취작용이 있으며, 줄기와 잎을 달여서 마시면 해열 효능이 있다.

약용법과 용량 : 말린 전초 15~30g을 물 1L에 넣어 1/3이 될 때까지 달여 하루에 2~3회 나눠 마시거나, 즙을 내서 마시기도 하고, 짓찧어서 환부에 붙인다.

사용 시 주의사항 : 비위가 허하고 냉한 사람은 신중하게 복용한다. 두메고들빼기(*L. triangulata*)는 동속근연식물이지만, 고들빼기(*Crepidiastrum sonchifolium*)는 식물이름과 서로 유사하지만 속이 다른 식물이므로 구분해야 한다.

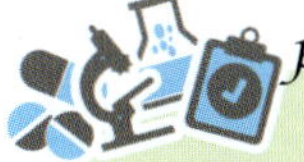 *patent*

왕고들빼기의 기능성 및 효능에 관한 특허자료

▶ 왕고들빼기를 유효성분으로 함유하는 면역 증강을 위한 조성물

본 발명은 왕고들빼기를 유효성분으로 함유하는 면역 증강을 위한 조성물에 관한 것이다. 보다 구체적으로는, 산화질소(NO)의 생성을 촉진하고, 항알레르기 활성 및 항산화 활성을 촉진함으로써, 면역 증강을 할 수 있는 기술적 특징을 보유하고 있다. 이에 따라 본 발명에 따른 조성물은 면역 부족 또는 이상 상태에 따른 각종 질환에 이용될 수 있는 약학적 조성물, 건강기능식품 등으로 제공될 수 있다.

— 공개번호 : 10-2014-0047790, 출원인 : 농업회사법인 지평선 유기농 유한회사

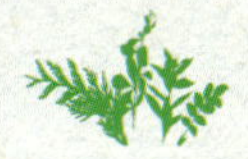

소화불량, 간열증, 담낭염, 뇌염, 방광염을 치료하는

용담

| 사용부위 | 뿌리

Gentiana scabra Bunge

- **이명** : 초룡담, 섬용담, 과남풀, 선용담, 초용담, 룡담
- **생약명** : 용담(龍膽)
- **과명** : 용담과(Gentianaceae)
- **개화기** : 8~10월

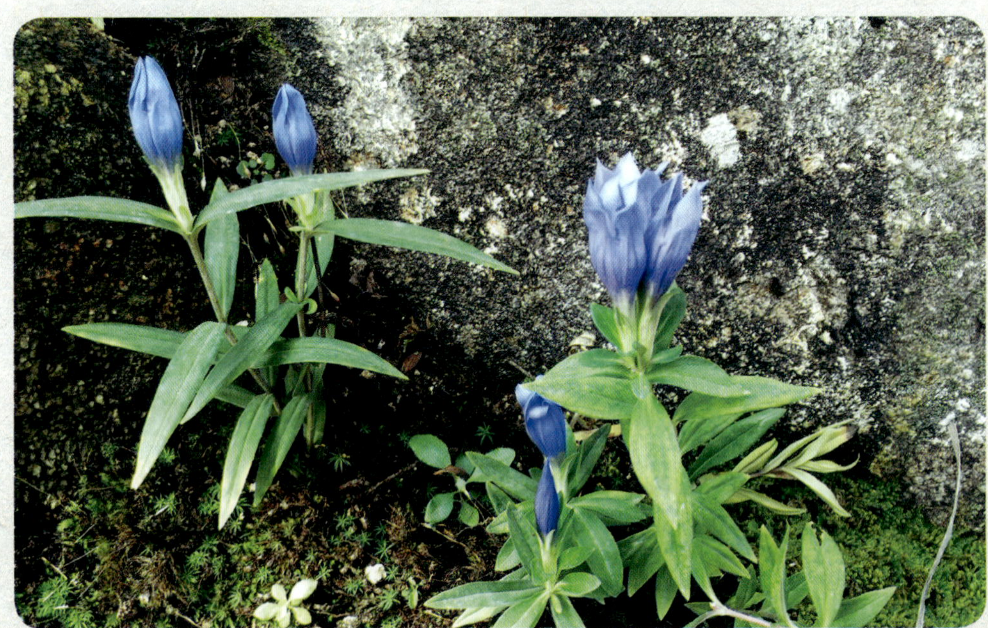

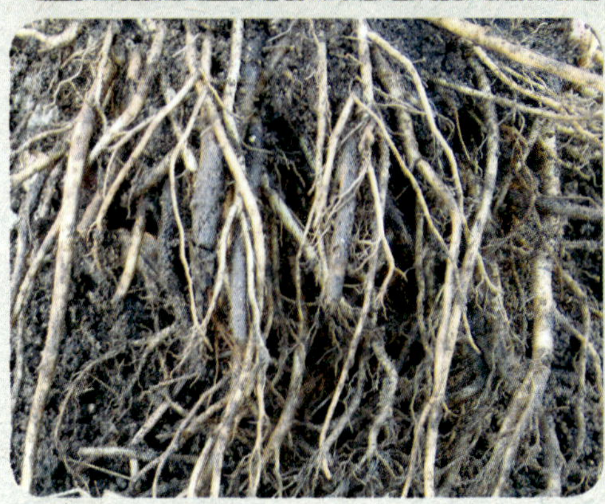

🌿 용담_ 뿌리(채취품)

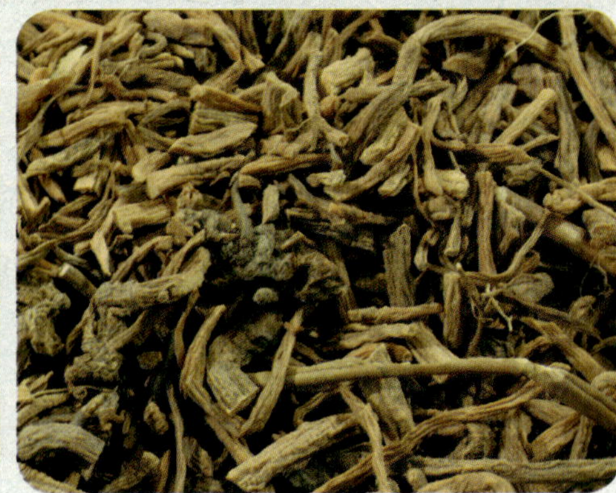

🌿 용담_ 뿌리(약재)

- 🌿 **생육특성** : 용담은 전국의 산과 들에서 자라는 숙근성 여러해살이풀로, 생육환경은 풀숲이나 양지이다. 키는 20~60cm이고, 잎은 표면이 녹색이고 뒷면은 회백색을 띤 연녹색이며 길이는 4~8cm, 너비는 1~3cm로 마주나고 잎자루가 없이 뾰족하다. 꽃은 자주색으로 8~10월에 윗부분의 잎겨드랑이와 끝에서 피는데 꽃자루는 없고 길이는 4.5~6cm이다. 열매는 10~11월에 달리는데 시든 꽃부리와 꽃받침에 달려 있다. 작은 종자들이 씨방에 많이 들어 있다. 꽃이 많이 달리면 옆으로 처지는 경향이 있고 바람에도 약해 쓰러진다. 하지만 쓰러진 잎과 잎 사이에서 꽃이 많이 피기 때문에 줄기가 상했다고 해서 끊어내서는 안 된다.

- 🌿 **채취 방법과 시기** : 봄과 가을에 뿌리를 채취하여 햇볕에 말리는데 가을에 말린 것이 약성이 더 좋다.

- 🌿 **성분** : 겐티오피크린(gentiopicrin), 겐티아닌(gentianine), 겐티아노스(gentianose), 스웨르티아마린(swertiamarin) 등이 함유되어 있다.

- 🌿 **성미** : 성질이 차고, 맛은 쓰다.

- 🌿 **귀경** : 간(肝), 심(心), 담(膽) 경락에 작용한다.

- 🌿 **효능과 주치** : 위를 튼튼하게 하는 건위, 열을 풀어주는 해열, 담 기능을 이롭게 하는 이담, 간열을 내리는 사간(瀉肝), 염증을 없애는 소염의 효능이 있어서 소화불량, 간열증(肝熱症), 담낭염, 황달, 두통, 간질, 뇌염, 방광

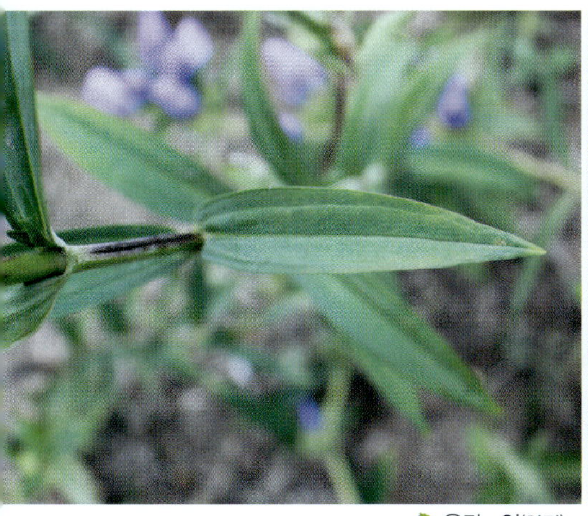

🌿 용담_ 잎(앞면)

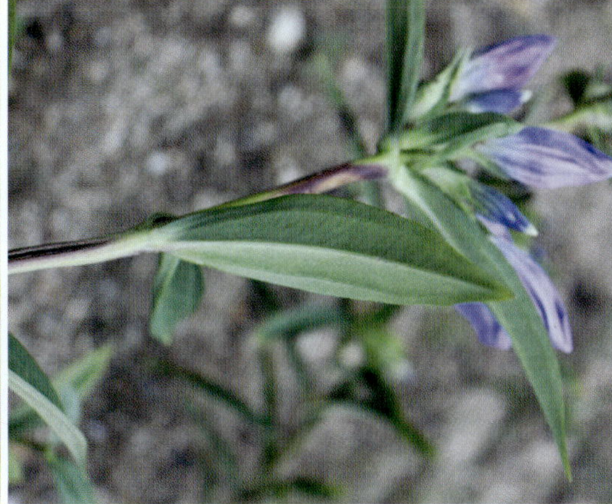

🌿 용담_ 잎(뒷면)

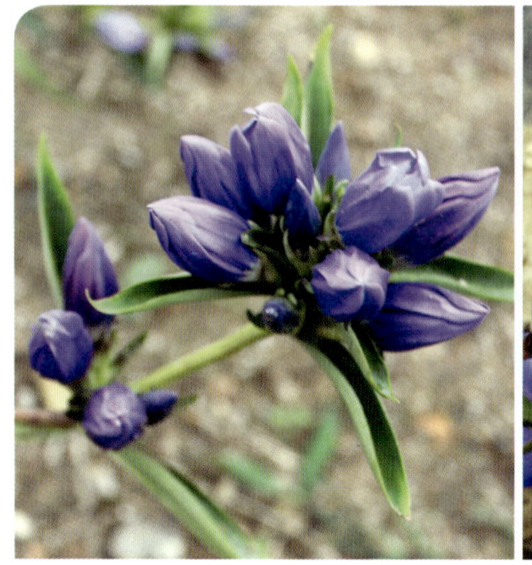

용담_ 꽃봉오리

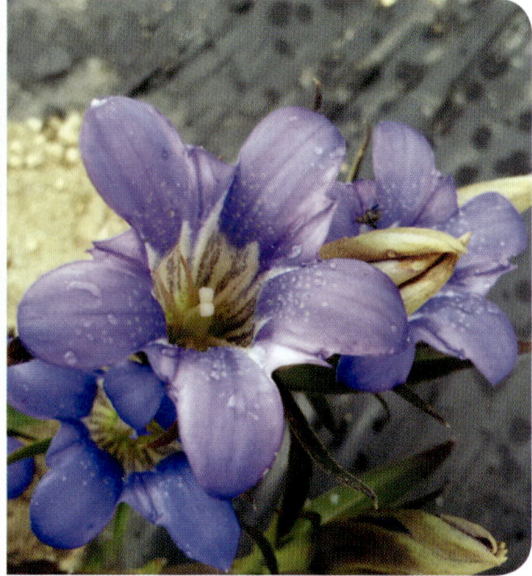

용담_ 꽃

염, 요도염, 눈에 핏발이 서는 증상 등을 치료하는 데 사용한다.

- **약용법과 용량 :** 말린 뿌리 3~10g을 물 1L에 넣어 1/3이 될 때까지 달여 하루에 2~3회 나눠 마신다.

- **사용 시 주의사항 :** 쓰고 찬 성질이 강하므로 전문가의 처방에 따라 신중하게 사용해야 한다.

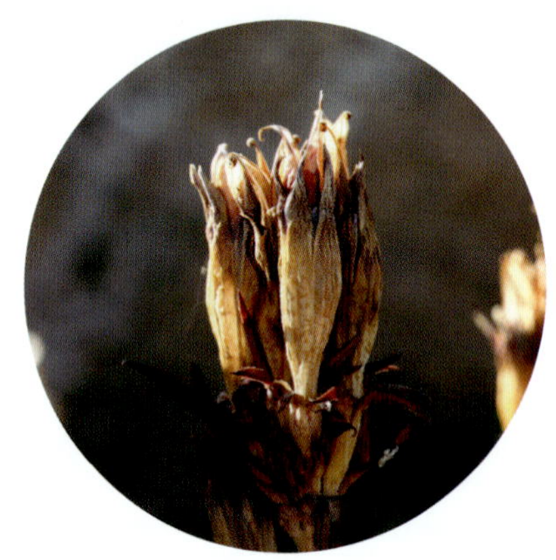

용담_ 종자 결실

용담의 기능성 및 효능에 관한 특허자료

▶ 용담 추출물의 분획물을 유효성분으로 포함하는 당뇨병 전증 또는 당뇨병의 예방 또는 치료용 조성물

본 발명은 용담 추출물의 특정 분획물의 당뇨병 전증 또는 당뇨병의 예방 또는 치료용 조성물에 관한 것이다. 상기 조성물은 생체 내 독성이 없으면서도, 인간 장내분비세포에서의 GLP-1의 분비를 촉진하고 혈당 강하 효능을 가지므로, 당뇨병 전증 또는 당뇨병의 예방 또는 치료에 효과적인 의약품 또는 건강기능식품으로 사용할 수 있다.

– 공개번호 : 10-2014-0147482, 출원인 : 경희대학교 산학협력단

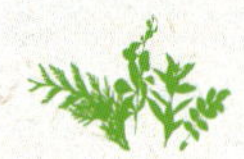

해독과 활혈작용으로 마비증상, 관절동통을 치료하는

우산나물

| 사용부위 | 어린순, 전초

Syneilesis palmata (Thunb.) Maxim.

- **이명** : 섬우산나물, 대청우산나물, 삿갓나물
- **생약명** : 토아산(兎兒傘)
- **과명** : 국화과(Compositae)
- **개화기** : 6~8월

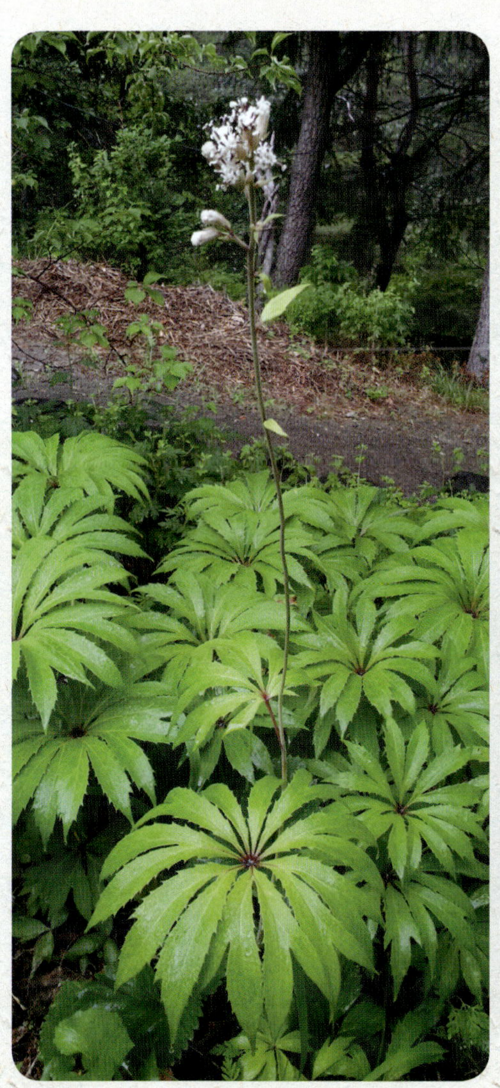

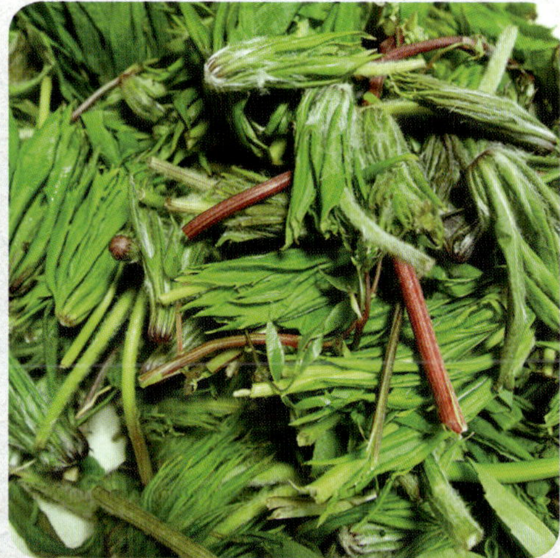

🌿 우산나물_ 어린순(채취품)

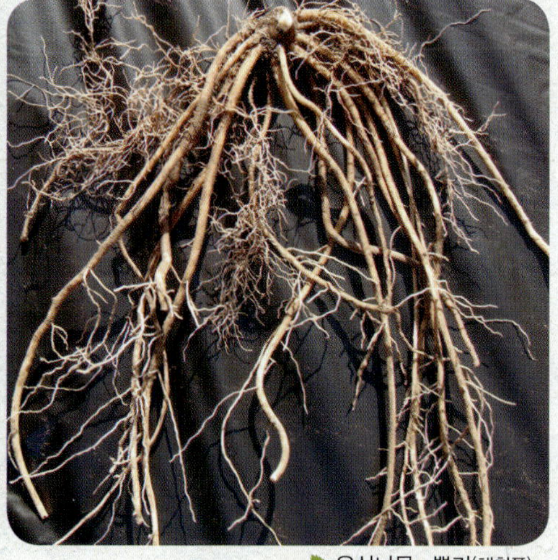

🌿 우산나물_ 뿌리(채취품)

🌿 **생육특성** : 우산나물은 전국의 산에서 넓게 분포하는 여러해살이풀이다. 전국의 야산에서부터 표고 1,000m의 고산지대까지 수림 밑의 반그늘진 습한 곳에서 군락을 이루며 자생한다. 키는 70~120cm이고, 잎은 지름이 35~40cm이며 손바닥 모양으로 7~9장이 원형으로 끝이 깊게 2갈래로 갈라지고 꽃이 피기 전에 윗부분에 달려 있다. 이른 봄에 올라오는 잎은 우산대 모양으로 가는 털이 잎에 많이 나 있다. 꽃은 흰색으로 6~8월에 가운데 꽃줄기 길이는 긴데 밖으로 나가면서 작아지면서 피는데 지름은 0.8~1cm이다. 작은 꽃들이 뭉쳐 피는 품종이고 암술은 다른 품종들과는 달리 '∞' 모양을 한다. 종자는 9~10월경에 결실되며 갈색의 갓털이 붙어 있는데 결실이 완료되는 시점을 놓치게 되면 종자는 금방 바람에 날아가버린다. 속명인 *Syneilesis*는 '한데 붙어 있는 어린잎이 있다'는 뜻이고, 종소명인 *palmata*는 '손바닥 모양의 잎을 가지고 있다'는 뜻이다.

🌰 **채취 방법과 시기** : 이른 봄에 어린순을 채취하여 식용하고, 가을에 전초를 채취하여 햇볕에 말리는데 신선한 것(생품)을 그대로 쓰는 경우도 있다.

🌿 **성분** : 세코피롤리진(secopyrrolizidine), 아세틸시네일레신(acetylsyneilesine), 시네일레신(syneilesine), 세네시오닌(senecionine)이 함유되어 있다.

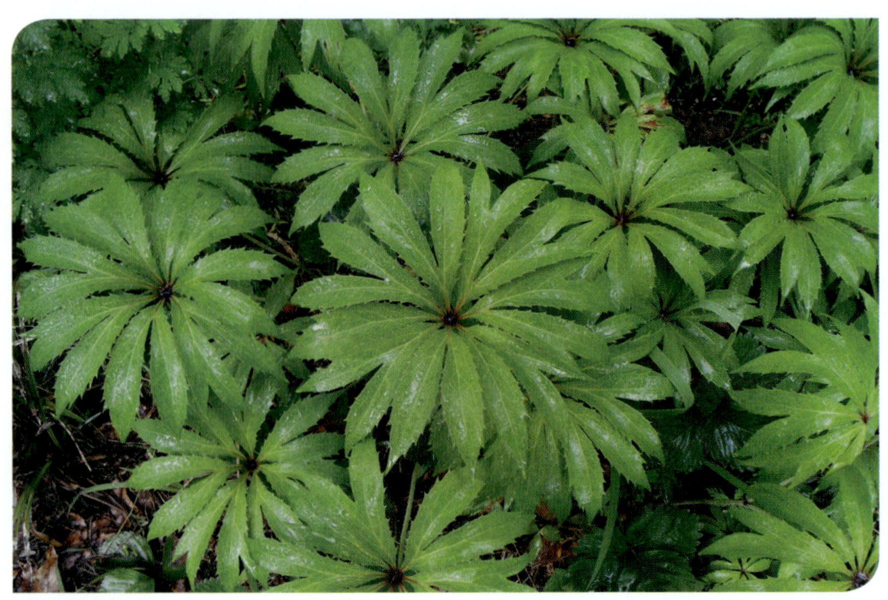

🌿 우산나물_ 잎

1022

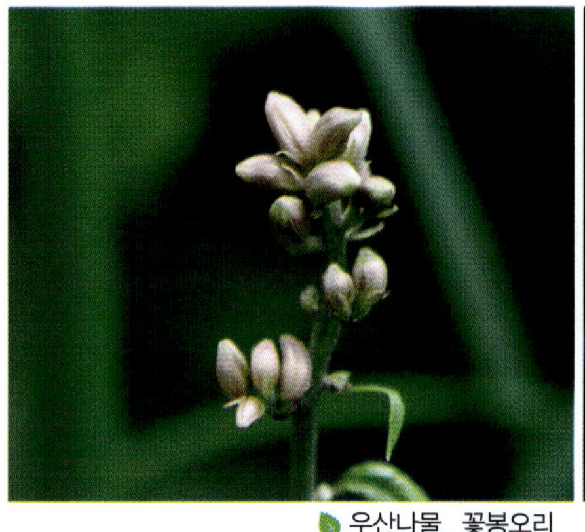

우산나물_ 꽃봉오리

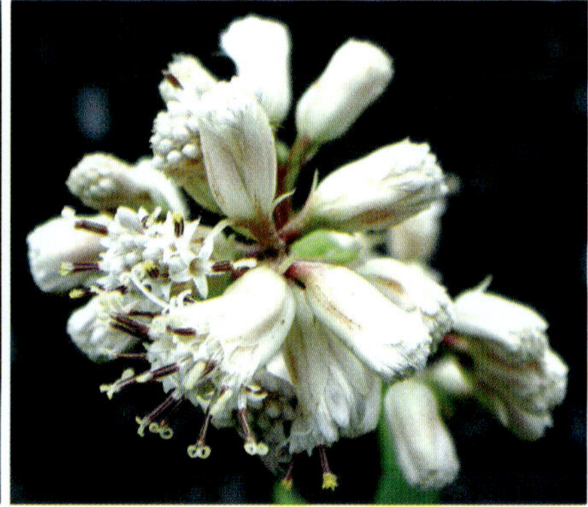

우산나물_ 꽃

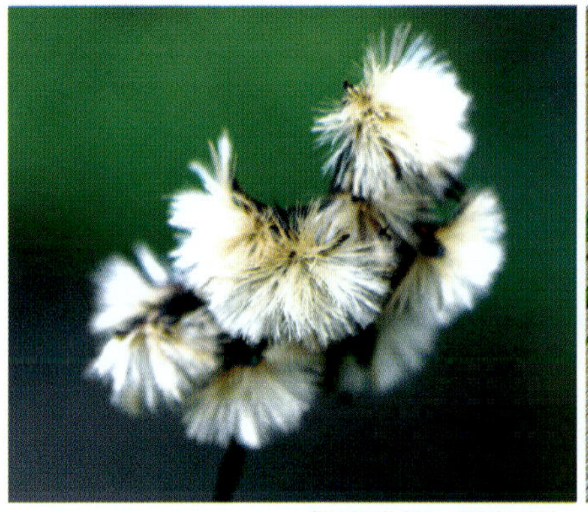

우산나물_ 종자 결실

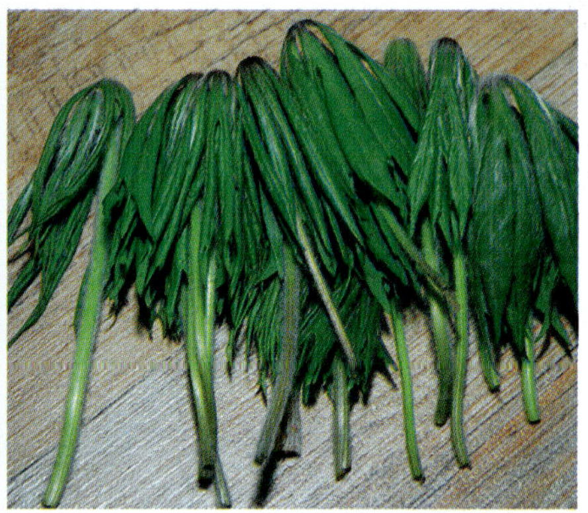

우산나물_ 지상부(채취품)

🌿 **성미 :** 성질이 따뜻하고, 맛은 쓰고 맵다.

🌿 **귀경 :** 간(肝), 심(心) 경락에 작용한다.

🌿 **효능과 주치 :** 바람으로 인한 나쁜 사기인 풍사를 없애서 풍을 치료하는 거풍, 습이 병을 일으키는 사기가 된 습사를 제거하는 제습, 독을 풀어주는 해독, 혈액순환을 돕는 활혈, 종기를 삭이는 소종, 통증을 멈추는 지통(止痛)의 효능이 있어서 풍사와 습사로 인하여 나타나는 마비증상, 관절동통, 부스럼과 종기, 타박상 등을 치료한다.

🌿 **약용법과 용량 :** 말린 약재 9~20g을 물 1L에 넣어 1/3이 될 때까지 달여 하루에 2~3회 나눠 마시거나, 짓찧어서 환부에 붙인다.

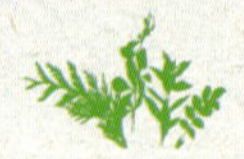

원추리

| 사용부위 | 어린순, 전초

Hemerocallis fulva (L.) L.

- **이명** : 넘나물, 들원추리, 큰겹원추리, 겹첩넘나물, 홑왕원추리
- **생약명** : 훤초근(萱草根), 금침채(金針菜)
- **과명** : 백합과(Liliaceae)
- **개화기** : 6~8월

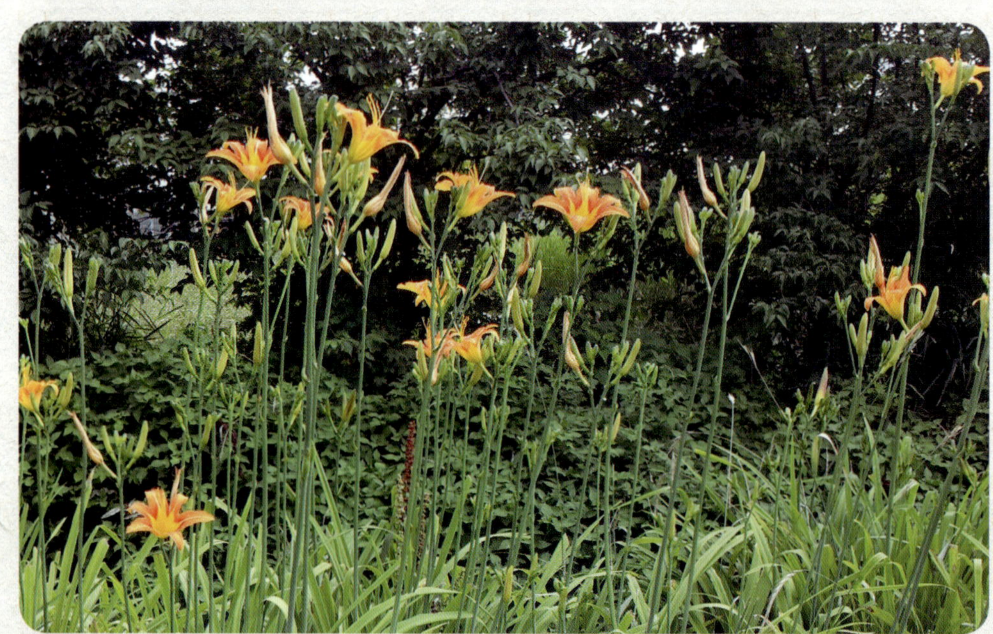

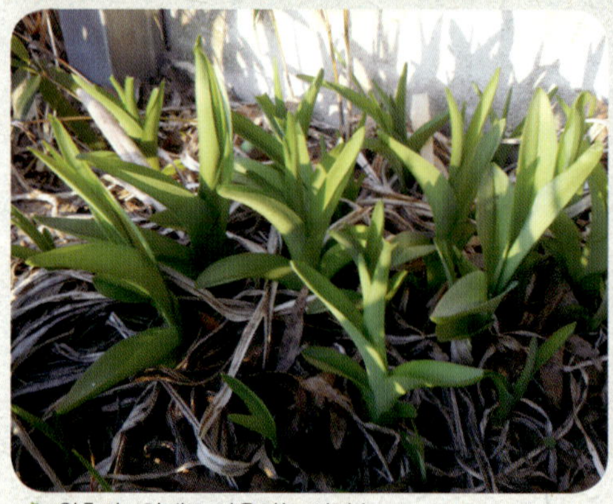

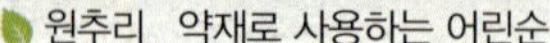

원추리_ 약재로 사용하는 어린순

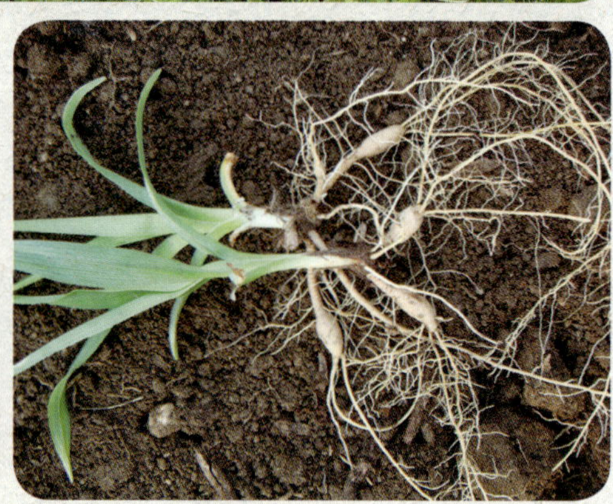

원추리_ 전초(채취품)

● **생육특성** : 원추리는 각처의 산지 계곡이나 산기슭에서 자라는 숙근성 여러해살이풀이다. 생육환경은 습도가 높고 토양이 비옥한 곳이며, 키는 50∼100cm이다. 잎은 길이가 60∼80cm, 너비가 1.2∼2.5cm로 밑에서 2줄로 마주나고 끝이 둥글게 뒤로 젖혀지며 흰빛이 도는 녹색이다. 꽃은 노란색으로 6∼8월에 원줄기 끝에서 짧은 가지가 갈라지며 6∼8송이가 뭉쳐 피는데 아침에 피었다가 저녁에 시들며 계속 꽃이 피고 진다. 열매는 9∼10월경에 타원형으로 달리고, 종자는 광택이 나며 검은색이다.

● **채취 방법과 시기** : 이른 봄에 어린순을 채취하고, 여름에는 꽃, 가을에는 뿌리를 채취하여 햇볕에 말린다.

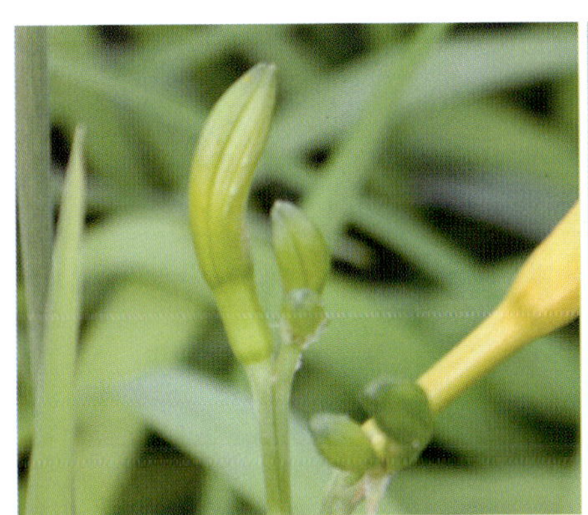

● 원추리_ 꽃봉오리

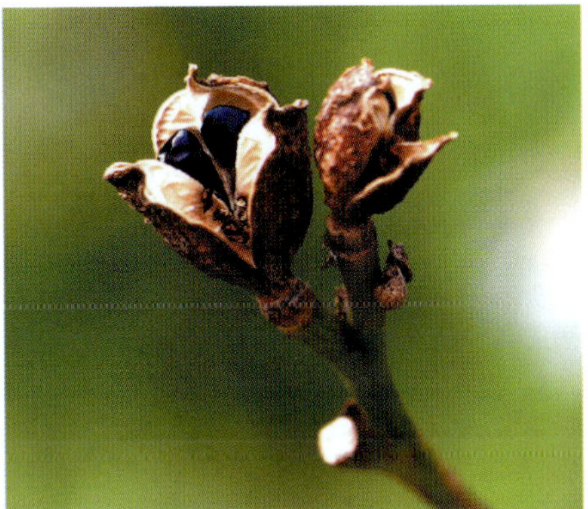

● 원추리_ 종자 결실

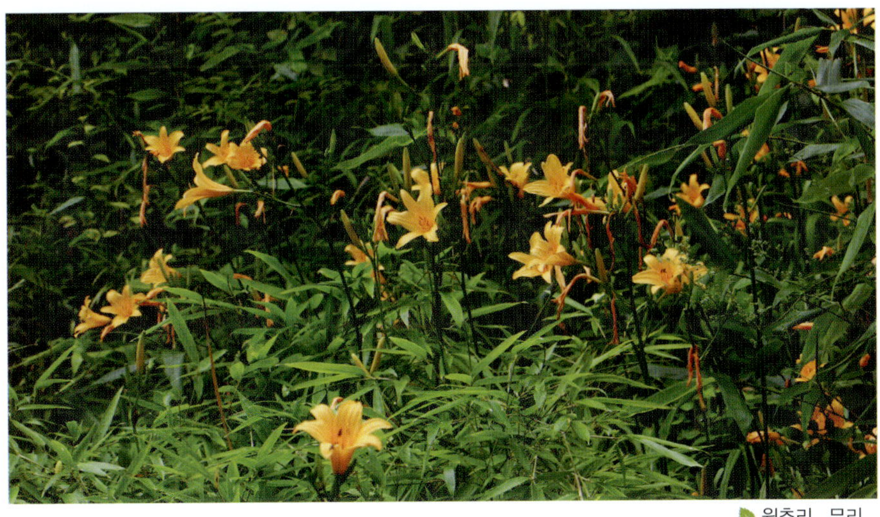

● 원추리_ 무리

【 혼동하기 쉬운 약초 비교 】

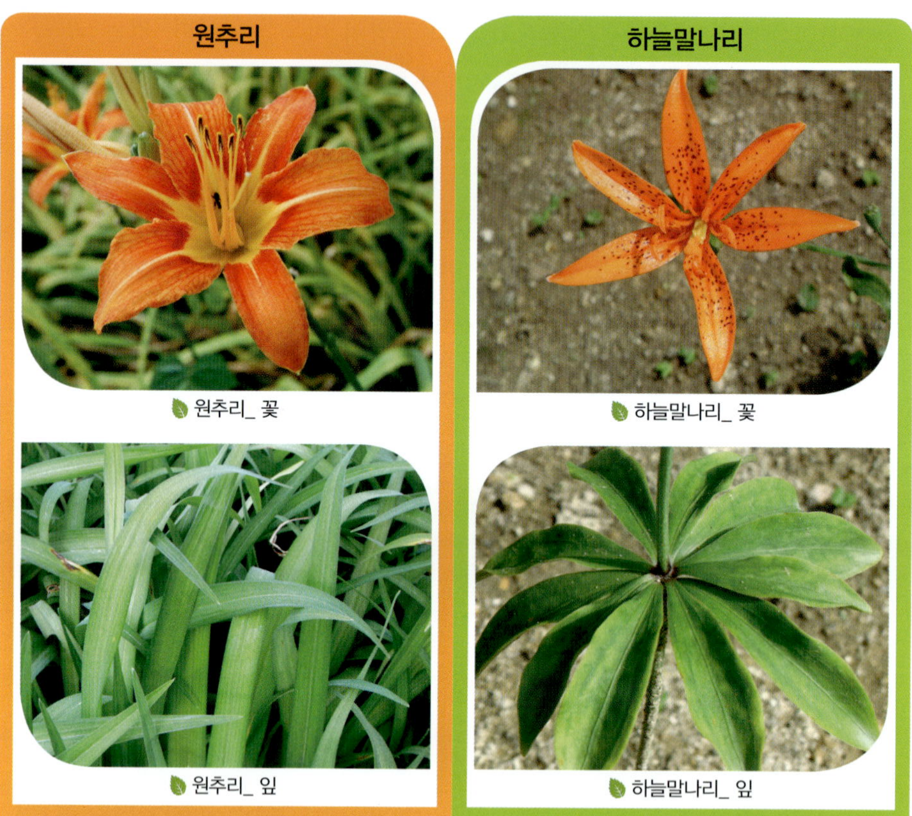

원추리

원추리_ 꽃

원추리_ 잎

하늘말나리

하늘말나리_ 꽃

하늘말나리_ 잎

🌿 **성분** : 꽃에는 비타민 A가 풍부하고, 잎에는 비타민 C가 함유되어 있다. 뿌리에는 아스파라긴(asparagine), 콜히친(colchicine), 감마-하이드로 글루탐산(γ-hydro glutamic acid), 프리델린(friedelin), 베타-시토스테롤(β-sitosterol), D-글루코사이드(D-glucoside), 비타민 A·B·C, 티로신(tyrosine), 아르기닌(arginine), 락트산(lactic acid), 리신(lysine), 에틸벤조에이트(ethylbenzoate)가 함유되어 있다.

🌿 **성미** : 성질이 시원하고, 맛은 달다.

🌿 **귀경** : 심(心), 비(脾), 방광(膀胱) 경락에 작용한다.

🌿 **효능과 주치** : 사용 부위에 따라 나타나는 효능은 다음과 같다.

① 원추리 뿌리 : 수도를 이롭게 하는 이수(利水), 혈분의 열을 식히는 양

혈의 효능이 있어서 체내 수습이 정체되어 발생하는 부종, 배뇨 곤란, 임질, 대하, 황달, 코피, 혈변, 월경기가 아닌 때 갑자기 대량의 자궁출혈이 멎지 않고 지속되는 병증인 붕루, 유선염이나 유방암을 말하는 유옹(乳癰), 석림(石淋: 임질의 하나. 콩팥이나 방광에 돌처럼 굳은 것이 생겨서 소변 볼 때 요도 통증이 심하며 돌이 섞여 나옴) 등을 치료한다.

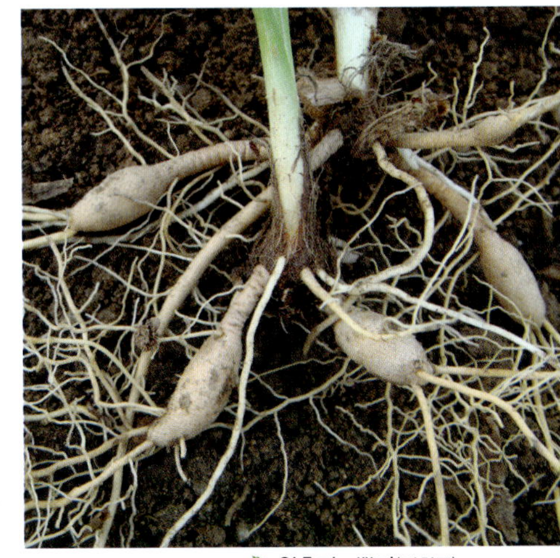

🌿 원추리_ 뿌리(채취품)

② 원추리 어린순 : 습사와 열사를 내려주는 효능이 있으며 가슴을 편안하게 해준다. 또한 소화를 촉진하고 체증을 가라앉히는 효능이 있어서 가슴이 답답하고 열이 나는 증상을 다스리며, 황달을 치료하고, 소변이 붉고 시원치 않은 증세를 개선하는 데 사용한다.

③ 원추리 꽃 : 습사와 열사를 내려주고 흉격의 기를 잘 통하게 하는 관흉격(寬胸膈)의 효능이 있어서 소변이 붉고 시원치 않은 증세, 가슴 답답증, 번열증, 우울증, 불면증, 치질로 인한 혈변을 치료한다.

🌸 **약용법과 용량** : 말린 뿌리 6~15g, 신신한 어린순 15~30g, 밀린 꽃 15~30g을 사용하는데 각각 물 1L에 넣어 1/3이 될 때까지 달여 하루에 2~3회 나눠 마시거나, 짓찧어서 즙을 마시기도 한다.

patent

원추리의 기능성 및 효능에 관한 특허자료

▶ 원추리 꽃 추출물을 유효성분으로 함유하는 우울증의 예방 및 치료용 조성물

본 발명은 원추리 꽃 추출물을 유효성분으로 함유하는 우울증의 예방 및 치료를 위한 조성물에 관한 것으로, 상세하게는 본 발명의 원추리 추출물은 기존의 우울증 치료제에 비하여 강력하게 우울증을 억제시킴을 확인하였으므로, 우울증의 예방 및 치료에 유용한 약학조성물 및 건강기능식품에 이용될 수 있다.

– 공개번호 : 10–2011–0064917, 출원인 : 대구한의대학교 산학협력단

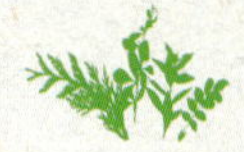

해수, 폐결핵, 장염, 대장출혈, 치질을 치료하는

윤판나물

| 사용부위 | 뿌리, 어린순

Disporum uniflorum Baker

- **이명 :** 대애기나리, 큰가지애기나리, 금윤판나물
- **생약명 :** 석죽근(石竹根)
- **과명 :** 백합과(Liliaceae)
- **개화기 :** 4~6월

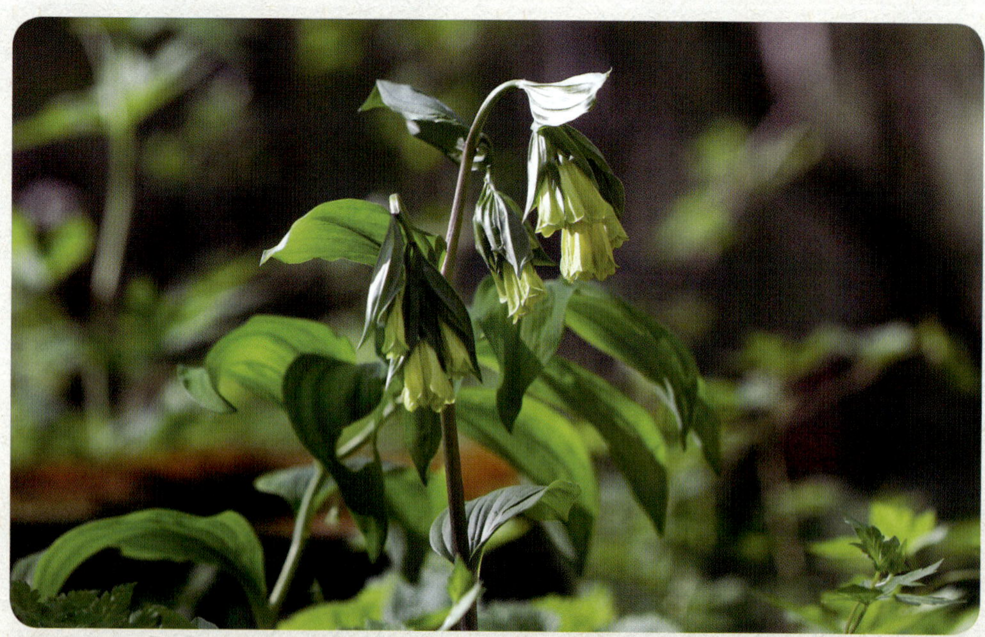

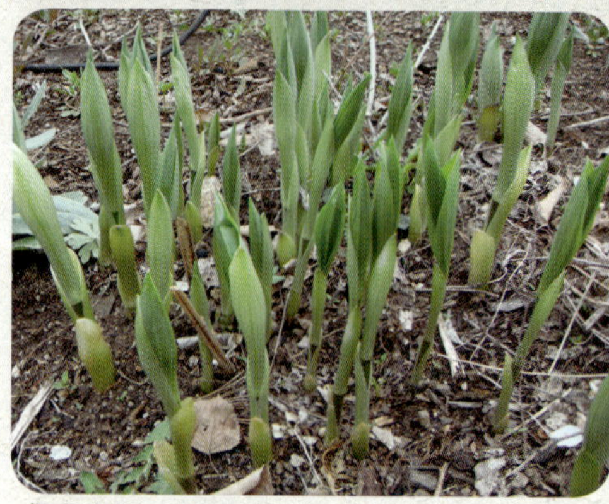

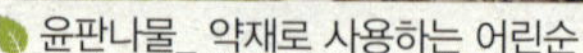

윤판나물_ 약재로 사용하는 어린순

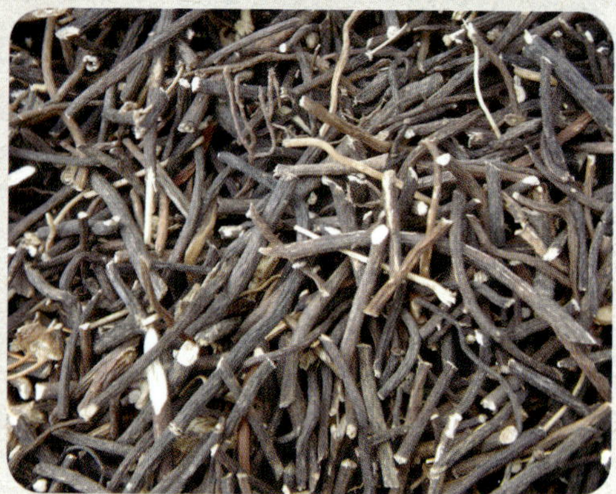

윤판나물_ 뿌리(약재)

- 🍃 **생육특성** : 윤판나물은 중부 이남에서 자생하는 숙근성 여러해살이풀로, 생육환경은 반그늘이 있는 비옥한 토양이다. 키는 30~60cm이고, 잎은 길이가 5~15cm, 너비가 1.5~4cm로 타원형이고 끝이 뾰족하며 어긋난다. 꽃은 노란색으로 4~6월에 가지 끝에서 1~3송이가 통 모양으로 아래를 향해 피는데 길이는 2cm 정도이다. 열매는 7~8월경에 검은색으로 둥글게 달리는데 길이가 1cm 정도이다.

- 🍂 **채취 방법과 시기** : 이른 봄에 어린순을 채취하고, 여름부터 가을까지 뿌리를 채취하여 햇볕에 말린다.

- 🍃 **성미** : 성질이 평범하고, 맛은 달다.

- 🍁 **귀경** : 비(脾), 폐(肺) 경락에 작용한다.

- 🍁 **효능과 주치** : 폐 기능을 윤활히 하는 윤폐(潤肺), 기침을 멈추는 지해(止咳), 비를 튼튼하게 하는 건비, 적취(積聚: 뱃속에 덩이가 생겨 아픈 증상)를 삭이

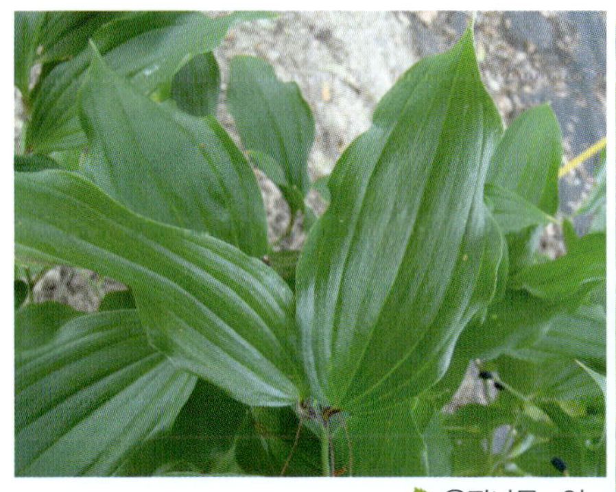

🍃 윤판나물_ 잎

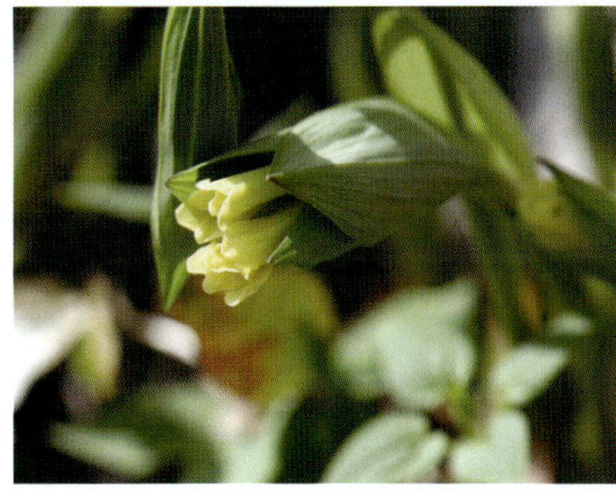

🍃 윤판나물_ 꽃봉오리

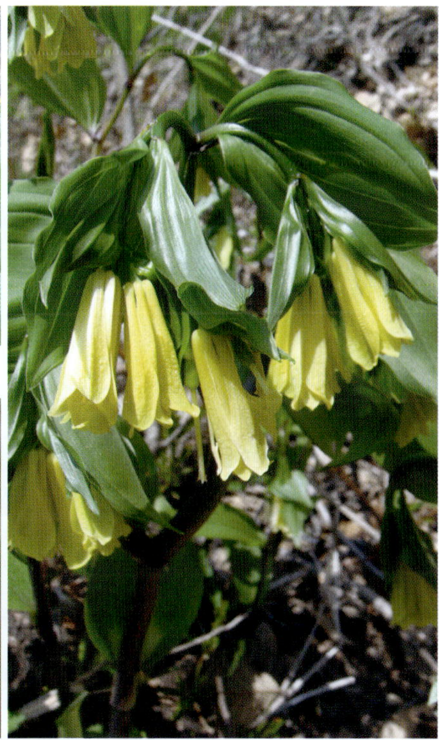

🍃 윤판나물_ 꽃

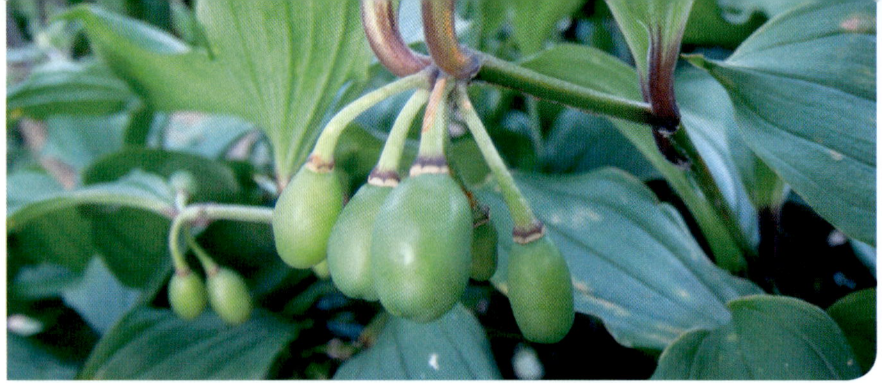

🌿 윤판나물_ 덜 익은 열매

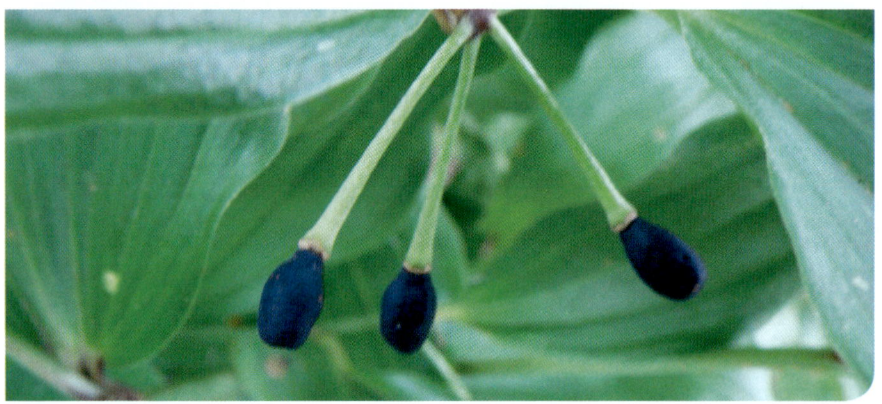

🌿 윤판나물_ 익은 열매

는 소적(消積) 효능이 있어 기침병인 해수, 가래가 끼는 객담(喀痰), 폐결핵, 폐기종(肺氣腫), 음식이 적체되며 헛배가 부르는 식적창만(食積脹滿), 장염, 대장출혈, 치질 등을 치료한다.

🌿 **약용법과 용량** : 말린 약재 15~30g을 물 1L에 넣어 1/3이 될 때까지 달여 하루에 2~3회 나눠 마시거나, 짓찧어서 환부에 바르기도 한다.

patent

윤판나물의 기능성 및 효능에 관한 특허자료

▶ 항염활성을 나타내는 윤판나물 추출물

본 발명은 항염증 활성을 나타내는 윤판나물 추출물에 관한 것으로, 보다 상세하게는 백합과 식물인 윤판나물의 지상부를 메탄올을 용매로 사용해 추출하여 윤판나물 추출물을 유효성분으로 함유하는 항염증 조성물에 관한 것이다. 윤판나물 추출물은 염증 유발 물질에 의한 염증을 억제할 수 있는 항염증 조성물, 가공식품, 기능성 식품, 또는 식품 첨가제로 제공될 수 있는 효과를 지니고 있다.

― 공개번호 : 10-2012-0064218, 출원인 : 경희대학교 산학협력단

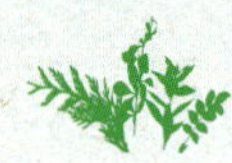

신경통, 관절염, 손발 마비, 통풍, 간염을 치료하는

으아리

| 사용부위 | 뿌리, 뿌리줄기

Clematis terniflora var. *mandshurica* (Rupr.) Ohwi

- **이명** : 큰위령선, 노선(露仙), 능소(能消), 철각위령선(鐵脚威靈仙)
- **생약명** : 위령선(威靈仙)
- **과명** : 미나리아재비과(Ranunculaceae)
- **개화기** : 6~8월

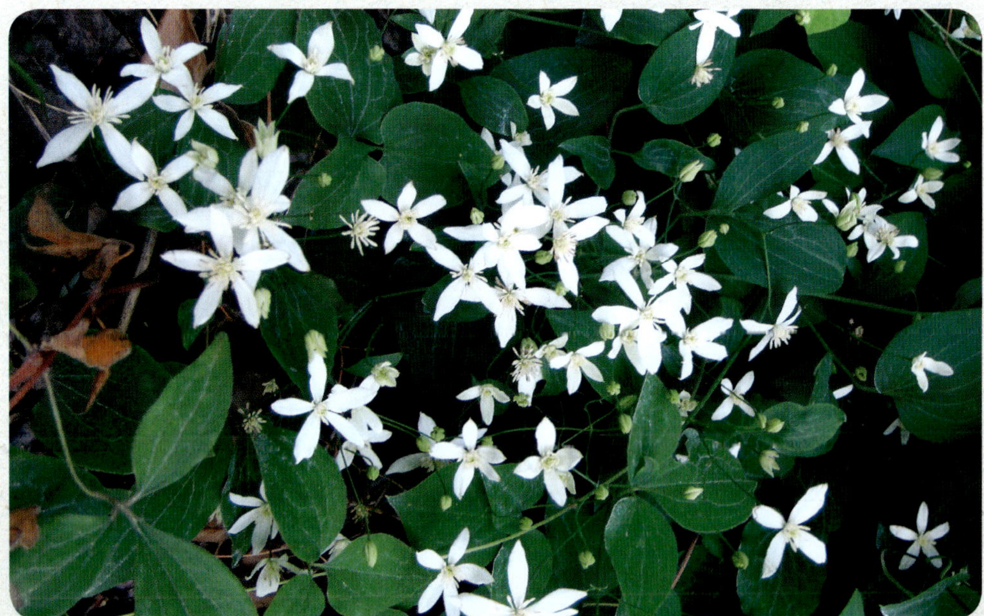

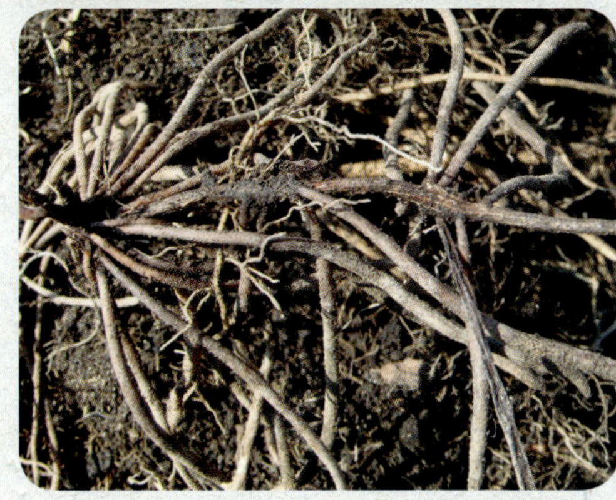

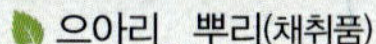

🌿 으아리_ 뿌리(채취품)

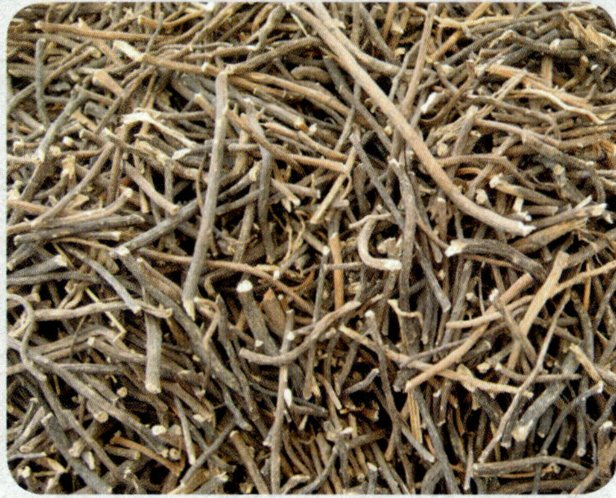

🌿 으아리_ 뿌리줄기(약재)

- 🌿 **생육특성** : 으아리는 낙엽활엽 만경목(덩굴식물)으로, 줄기는 2m 정도 뻗으며, 잎은 마주나고 깃꼴겹잎이며 보통 5장의 잔잎을 가진다. 잔잎은 달걀 모양 또는 타원형이다. 꽃은 흰색으로 6~8월에 피는데 취산꽃차례는 줄기 끝에서 나오는 정생(頂生) 또는 줄기와 잎 사이에서 나오는 액생(腋生: 잎겨드랑이나기)이며, 열매는 9~10월에 결실한다. 어린잎은 식용한다.

① 위령선(威靈仙: 뿌리) : 뿌리줄기는 기둥 모양으로 길이 1.5~10cm, 지름 0.3~1.5cm이다. 표면은 담갈황색으로 정단(頂端)에는 줄기의 밑부분이 잔류되어 있고, 질은 단단하고 질기며, 단면은 섬유성으로 아래쪽에는 많은 가는 뿌리가 붙어 있다. 뿌리는 가늘고 긴 둥근기둥 모양으로 약간 구부러졌고 길이 7~15cm, 지름 0.1~0.3cm이다. 표면은 흑갈색으로 가는 세로 주름이 있으며 껍질 부분은 탈락되어 황백색의 목질부가 노출되어 있다. 질은 단단하면서 부스러지기 쉽고, 단면의 껍질 부분은 비교적 넓고, 목질부는 담황색으로 방형(方形)이며 껍질 부분과 목질부 사이는 항상 벌어져 있다.

② 면단철선연(棉團鐵線蓮) : 이 약의 뿌리줄기는 짧은 기둥 모양[短柱狀]으로 길이 1~4cm, 지름은 0.5~1cm이다. 뿌리는 길이 4~20cm, 지름 0.1~0.2cm이다. 표면은 자갈색 또는 흑갈색이며, 단면의 목질부는 원형이다.

③ 동북철선연(東北鐵線蓮) : 이 약의 뿌리줄기는 기둥 모양으로 길이 1~11cm, 지름 0.5~2.5cm이다. 뿌리는 비교적 밀집되었고 길이 5~23cm, 지름 0.1~0.4cm이다. 표면은 자흑색으로, 단면의 물관부는 원형에 가깝다.

- 🍂 **채취 방법과 시기** : 가을에 채취하는데 이물질을 제거하고 가늘게 절단하여 말려서 사용한다.

- 🌿 **성분** : 뿌리에는 아네모닌(anemonin), 아네모놀(anemonol), 스테롤(sterol), 락톤(lactone), 프로토아네모닌(protoanemonin), 사포닌 등이 함유되어 있다.

- 🌿 **성미** : 성질이 따뜻하고, 맛은 맵고 짜며, 독성이 없다.

- 🌸 **귀경** : 간(肝), 폐(肺), 방광(膀胱) 경락에 작용한다.

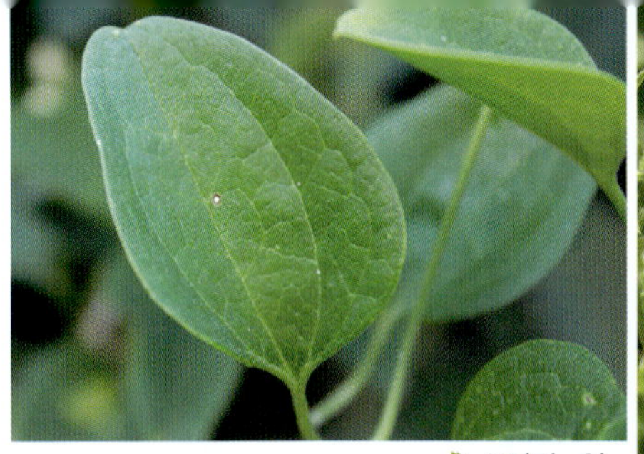

으아리_ 잎

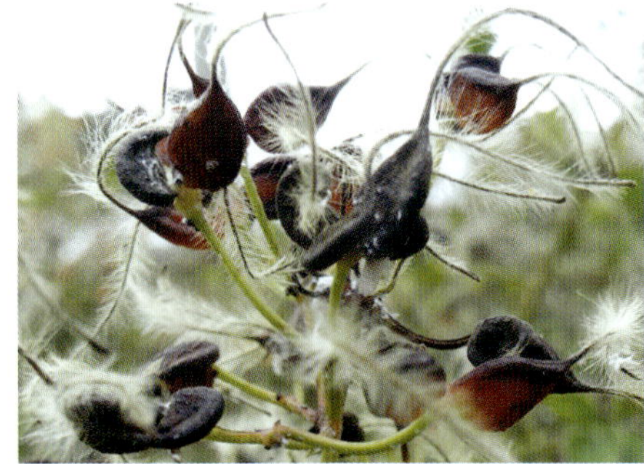

으아리_ 종자 결실

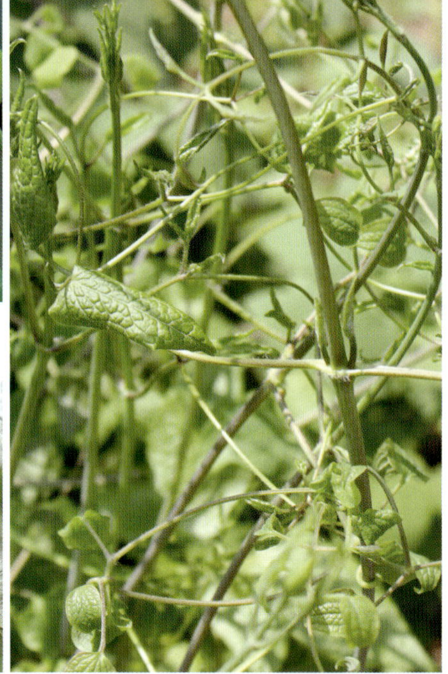

으아리_ 잎줄기

효능과 주치 : 통증을 가라앉히는 진통, 풍사와 습사를 제거하는 거풍습, 경락을 통하게 하는 통경락(通經絡) 등의 효능이 있어서 각종 신경통, 관절염, 근육통, 수족마비, 언어장애, 통풍, 각기병, 편도염, 볼거리, 간염, 황달 등에 유효하다.

약용법과 용량 : 말린 약재 4~12g을 물 700mL에 넣어 끓기 시작하면 약하게 줄여 200~300mL가 될 때까지 달여 하루에 2회 나눠 마신다. 환이나 가루로 만들어 복용하며, 짓찧어 환부에 붙이기도 한다. 민간에서는 구안와사증(口眼喎斜: 풍으로 인하여 입이 돌아가는 증상), 류머티즘성 관절염, 편도염의 치료에 다음과 같이 사용하기도 한다.

① 구안와사증 : 잎, 줄기, 뿌리 등 어떤 부위라도 마늘 한 쪽과 함께 찧어 중간 정도 크기의 조개껍질에 소복하게 채워서 팔목관절에서 4cm 정도 손바닥 안쪽, 또는 엄지와 검지손가락 사이 합곡혈(合谷穴)에 붙이는데 왼쪽으로 돌아가면 오른쪽 손에, 오른쪽으로 돌아가면 왼쪽 손에 붙인다. 하루에 7시간 정도를 붙이고 있다가 살이 불에 데인 자국처럼 물집이 생기면 떼어낸다.

② 류머티즘성 관절염 : 뿌리를 병에 잘게 썰어 넣고 푹 잠기게 술을 부어

으아리	큰꽃으아리
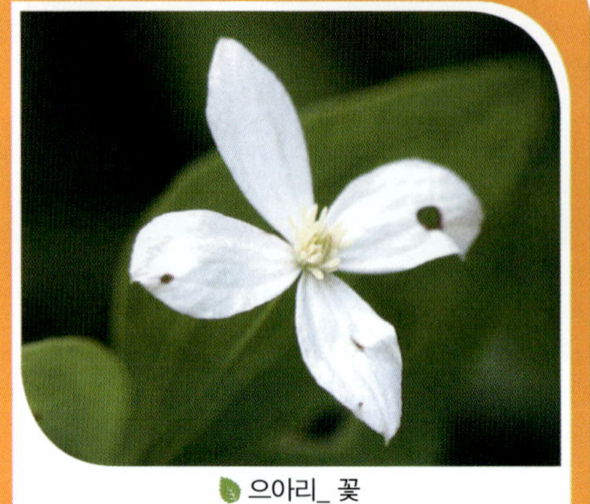	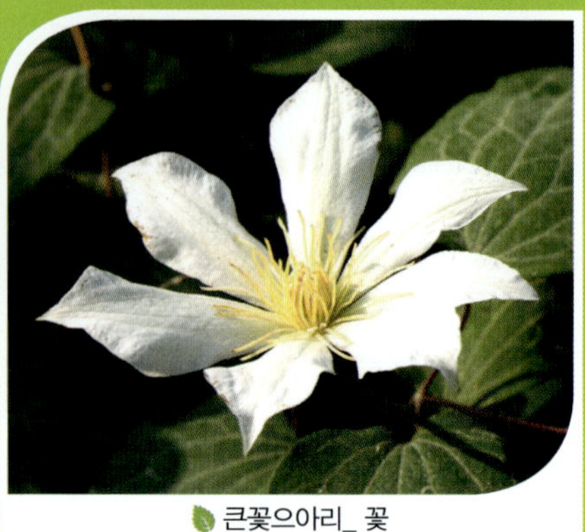
🌿 으아리_ 꽃	🌿 큰꽃으아리_ 꽃

넣고 마개를 꼭 막아 일주일 정도 두었다가 꺼내어 잘 말려서 부드럽게 가루로 만든 다음 꿀로 반죽하여 환으로 만들어 하루에 3회, 한 번에 4~6g씩 식후에 먹는다. 또는 잘게 썬 말린 뿌리 20g을 물 1L에 넣어 반이 될 때까지 달여 하루에 3회 나눠 마시거나, 으아리 12g, 오가피 10g을 물 1L에 넣어 1/3이 될 때까지 달여 하루에 3회 나눠 마셔도 좋다.

③ 편도염 : 말린 줄기, 잎 30~60g을 물 1L에 넣어 1/3이 될 때까지 달여 하루에 2~3회 나눠 공복에 마시면 염증을 가라앉히고 진통작용을 한다.

🍁 **사용 시 주의사항** : 약성이 매우 강하여 기혈을 소모시킬 우려가 있기 때문에 기혈이 허약한 사람이나 임산부는 신중하게 사용해야 한다.

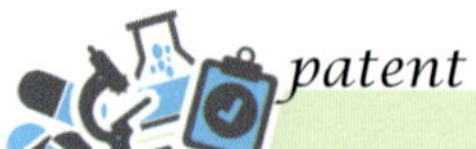 *patent*

으아리(위령선)의 기능성 및 효능에 관한 특허자료

▶ **으아리 추출물을 유효성분으로 포함하는 피부상태 개선용 조성물**

본 발명은 으아리 추출물을 유효성분으로 포함하는 피부상태 개선용 화장료, 약제학적 및 식품 조성물에 관한 것이다. 본 발명의 조성물은 콜라겐 합성을 증대시키고 콜라겐을 분해시키는 효소인 콜라게나아제의 활성을 억제시켜 우수한 주름 개선 및 피부재생 효능을 가진다. 또한 활성산소에 의하여 손상된 세포의 재생을 촉진시켜 우수한 피부 노화 방지 효능을 가진다.

— 공개번호 : 10-2014-0117055, 출원인 : 바이오스펙트럼(주)

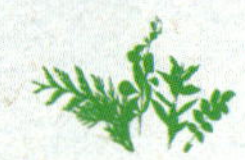

심장쇠약, 소변불리, 부종, 타박상을 치료하는

은방울꽃 | 사용부위 | 전초

Convallaria keiskei Miq.

- 이명 : 비비추, 초롱꽃, 향수화(香水花), 초옥란(草玉蘭), 초옥령(草玉鈴)
- 생약명 : 영란(鈴蘭)
- 과명 : 백합과(Liliaceae)
- 개화기 : 4~5월

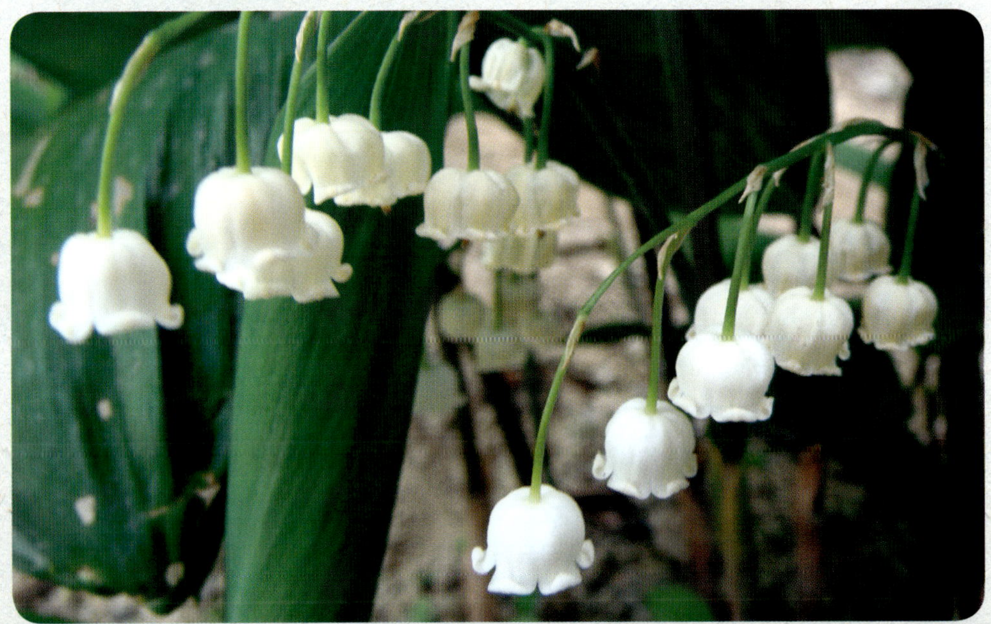

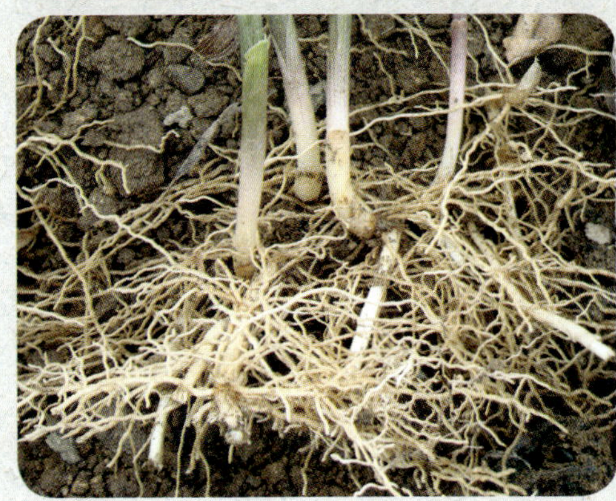

● 은방울꽃_ 뿌리(채취품)

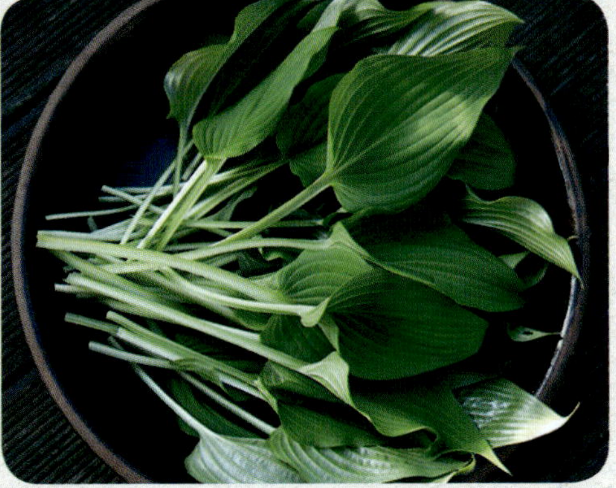

● 은방울꽃_ 잎(채취품)

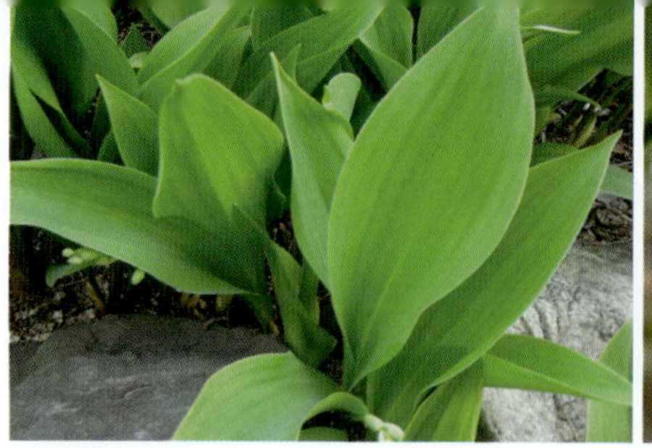

🌿 은방울꽃_ 잎

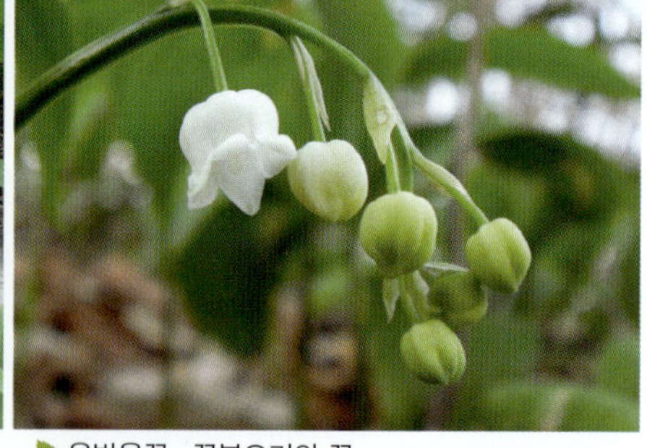

🌿 은방울꽃_ 꽃봉오리와 꽃

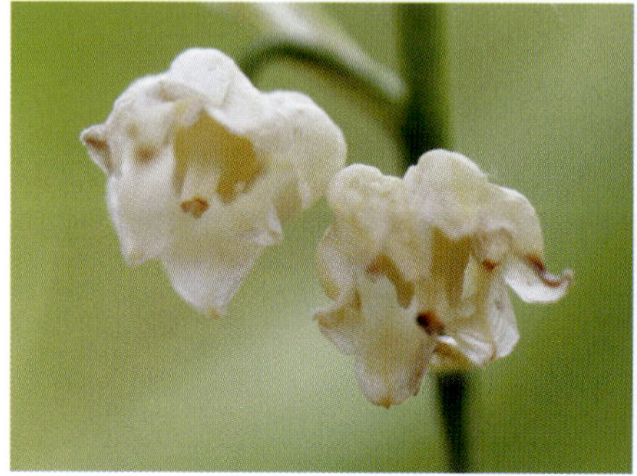

🌿 은방울꽃_ 꽃

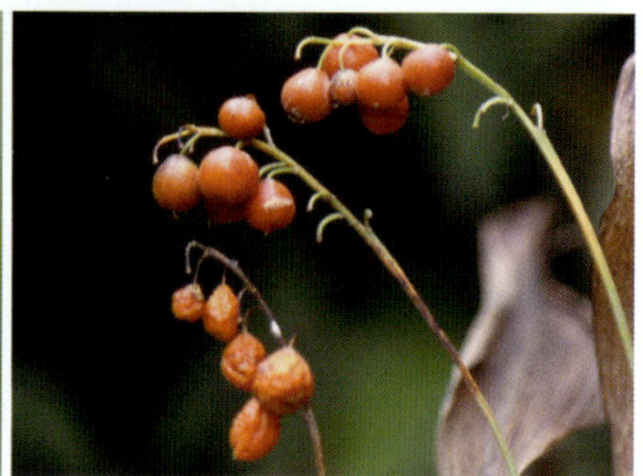

🌿 은방울꽃_ 열매

🌿 **생육특성** : 은방울꽃은 숙근성 여러해살이풀로 전국 각처의 산지에서 자생한다. 꽃대의 높이는 20~35cm로 자라고, 줄기는 털이 없이 매끄럽다. 땅속줄기는 옆으로 뻗는데 그 밑에 수염뿌리가 난다. 잎은 2~3장으로 타원형 또는 달걀 모양인데 끝이 뾰족하다. 작은 종 모양의 예쁜 꽃이 4~5월에 흰색으로 핀다. 총상꽃차례는 한쪽으로 치우치는데 꽃이 달린 꽃차례는 길이가 4~6cm에 이른다. 열매는 6~7월에 맺는데 은방울처럼 생긴 물렁열매는 붉은색으로 익는다.

은방울꽃은 꽃이 아름다워서 분재로 만들거나 정원에 심어서 관상용으로 많이 사용된다.

🍂 **채취 방법과 시기** : 전초는 꽃이 피는 시기에 채취하고, 뿌리는 8월경에 채취하여 햇볕에 말린다.

🌿 **성분** : 잎과 뿌리에는 콘발라톡신(convallatoxin), 콘발라톡솔(convallatoxol), 콘발로사이드(convalloside), 디글리코케리오톡신(deglycocheriotoxin) 등이 함유되어 있으며, 독성물질은 잎보다 뿌리 부분에 많다.

🌿 **성미** : 성질이 따뜻하고, 맛은 쓰고, 독성이 있다.

은방울꽃	산마늘
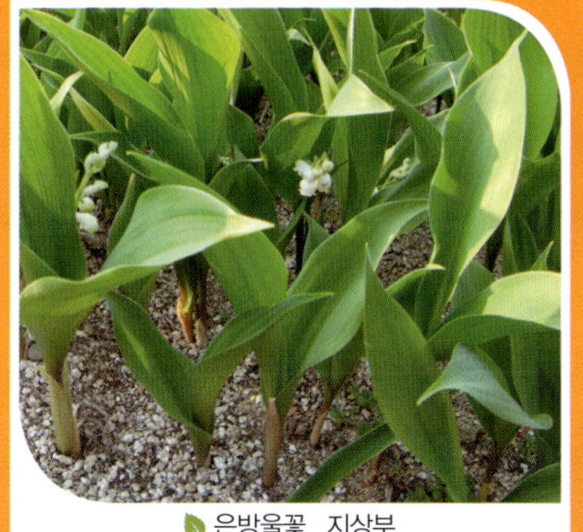	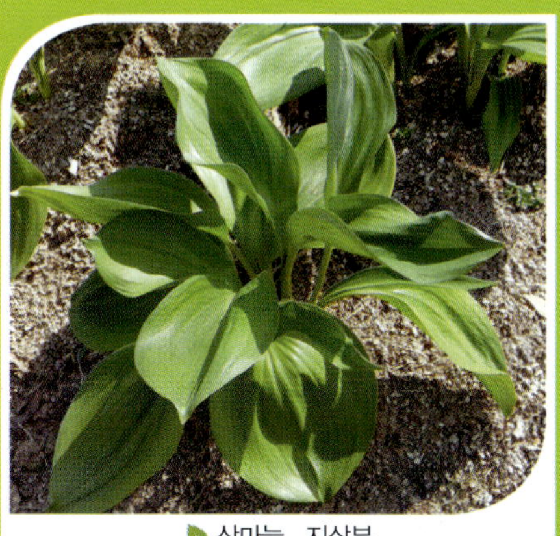
🌿 은방울꽃_ 지상부	🌿 산마늘_ 지상부

🌿 **귀경** : 심(心), 방광(膀胱) 경락에 작용한다.

🌿 **효능과 주치** : 심장 기능을 강화하는 강심, 소변을 잘 나가게 하는 이수, 혈을 잘 동하게 하는 활혈 등의 효능이 있어서 심장쇠약, 소변불리, 부종, 타박상 등의 치료에 사용한다.

🌿 **약용법과 용량** : 말린 전초 5g을 물 700mL에 넣어 끓기 시작하면 약하게 줄여 200~300mL가 될 때까지 달여 하루에 2회 나눠 마신다. 가루로 만들어 복용하기도 한다.

🌿 **사용 시 주의사항** : 독성이 있으므로 규정량 이상을 사용해서는 안 된다. 또한 급성 심근염, 심장내막염 등에는 사용하면 안 된다.

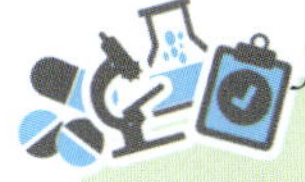 *patent*

은방울꽃의 기능성 및 효능에 관한 특허자료

▶ **은방울꽃 추출물을 함유하는 피부 보습 및 탄력 개선 조성물**

본 발명은 은방울꽃, 은매화꽃 및 수선화꽃의 추출물 중에서 선택된 하나 이상을 함유하는 화장료 조성물에 관한 것으로, 보다 상세하게는 상기 추출물을 유효성분으로 함유하여 피부에 수분을 더욱 원활히 공급하고 들떠 있는 각질을 감소시켜 피부결을 부드럽게 할 뿐만 아니라, 피부 수분 손실을 개선하여 궁극적으로 피부 수분량의 증가와 피부 탄력도 개선 효과를 나타내는 화장료 조성물에 관한 것이다.

– 공개번호 : 10-2011-0051880, 출원인 : (주)아모레퍼시픽

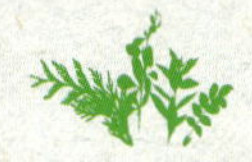

이고들빼기

| 사용부위 | 뿌리, 어린순

Crepidiastrum denticulatum (Houtt.) Pak & Kawano

- 이명 : 고들빼기, 고들빽이, 강화고들빼기, 깃고들빼기, 꽃고들빼기
- 생약명 : 고매체
- 과명 : 국화과(Compositae)
- 개화기 : 8~9월

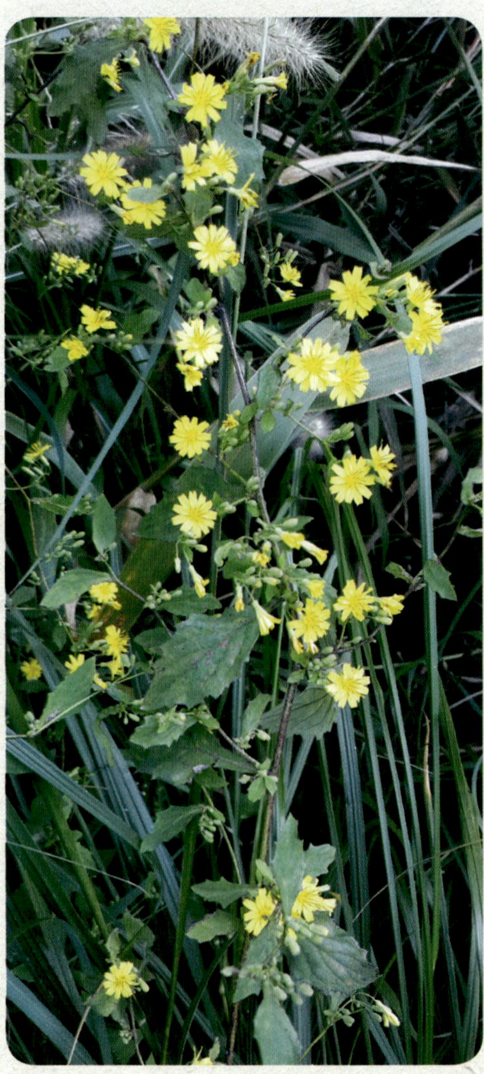

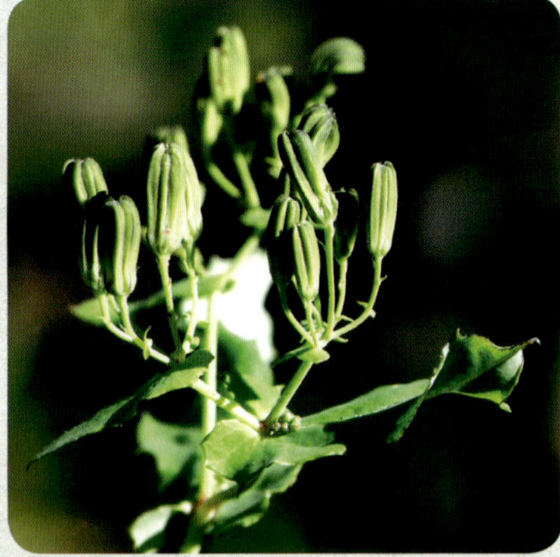

이고들빼기_ 꽃봉오리

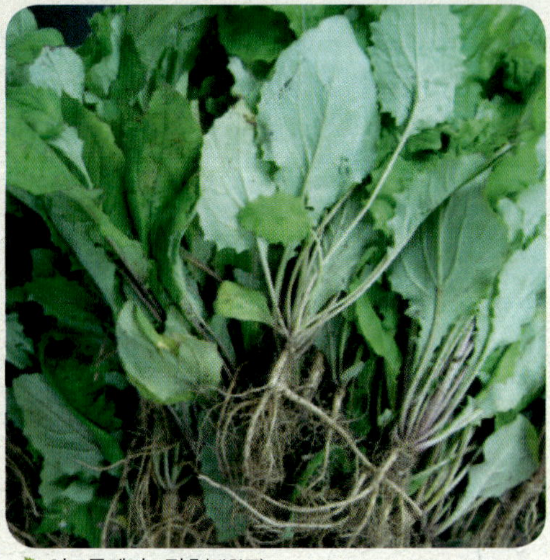

이고들빼기_ 전초(채취품)

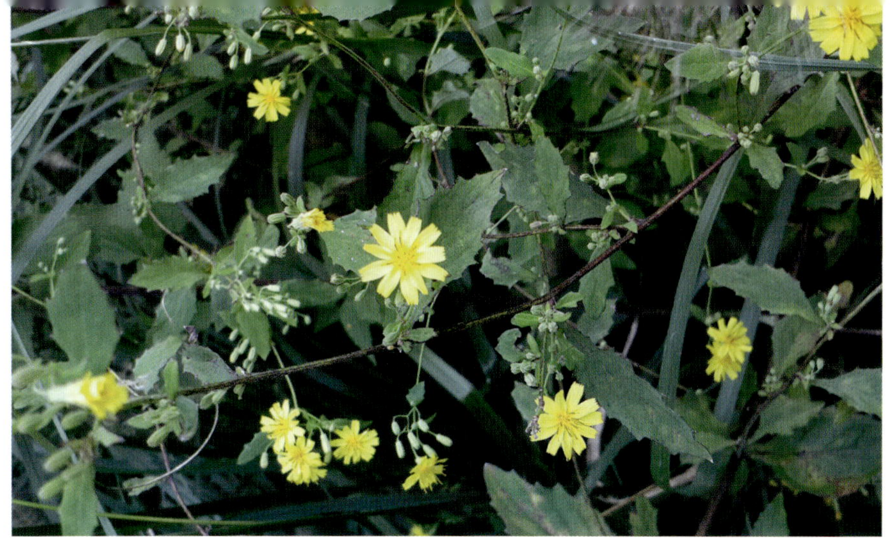

생육특성 : 이고들빼기는 전국 각지의 산과 들에서 자라는 한두해살이풀로, 생육환경은 반그늘 혹은 양지이다. 키는 30~70cm이고, 잎은 길이가 6~11cm, 너비가 3~7cm로 어긋나고 끝이 둔하며 불규칙한 톱니가 있다. 꽃은 노란색으로 8~9월에 가지 끝과 원줄기 끝에서 펼쳐지듯 피는데 꽃자루는 꽃이 필 때에는 곧게 서지만 핀 다음에는 처진다. 열매는 10~11월경에 달리는데 길이는 0.3~0.4cm로 갈색 또는 검은색이며, 갓털은 흰색으로 길이는 0.3cm 정도이나.

채취 방법과 시기 : 봄부터 가을까지 잎을 채취하고, 가을에 뿌리를 채취한다.

성분 : 정유 성분인 프로파놀(propanol) 등을 포함한 알콜류 10종, 에스테르(esters)류 2종, 헥사놀(hexanal) 등을 포함한 알데하이드(aldehyde)류 6종, 케톤(ketones)류 5종, 하이드로카본(hydrocarbons)류 3종, 산(acids)류 2종 외에 알파-아미린(α-amyrin), 베타-아미린(β-amyrin), 루페닐아세테이트(lupenyl acetate) 등이 함유되어 있다.

성미 : 성질이 차고, 맛은 쓰다.

귀경 : 심(心), 폐(肺) 경락에 작용한다.

효능과 주치 : 열을 식히는 청열, 독을 풀어주는 해독, 고름을 배출하는 배농(排膿), 통증을 멈추는 지통의 효능이 있어서 충수염, 장염, 이질, 화농성 염증, 흉통(胸痛), 치질을 치료한다.

이고들빼기	씀바귀
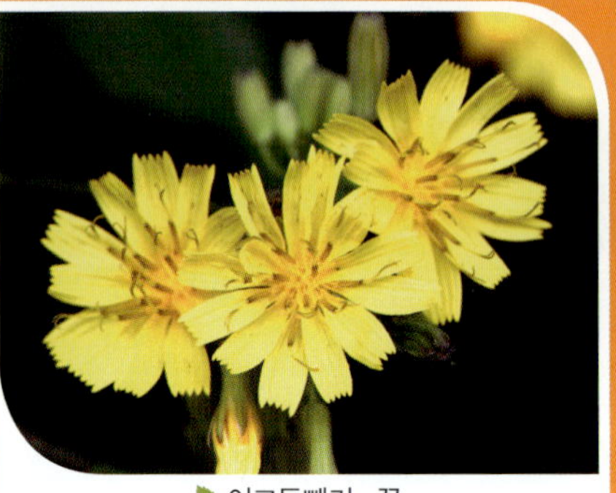	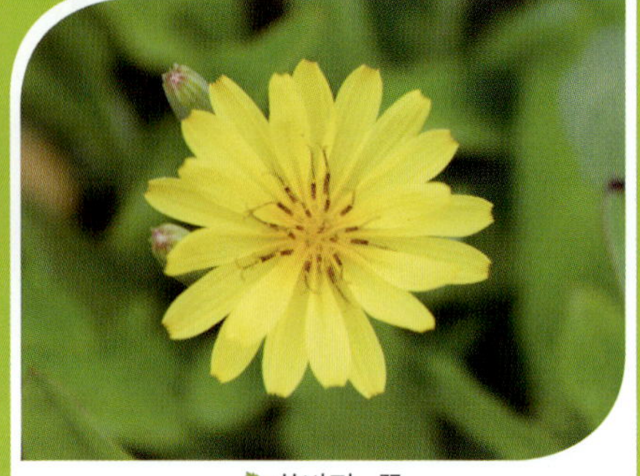
🌿 이고들빼기_ 꽃	🌿 씀바귀_ 꽃
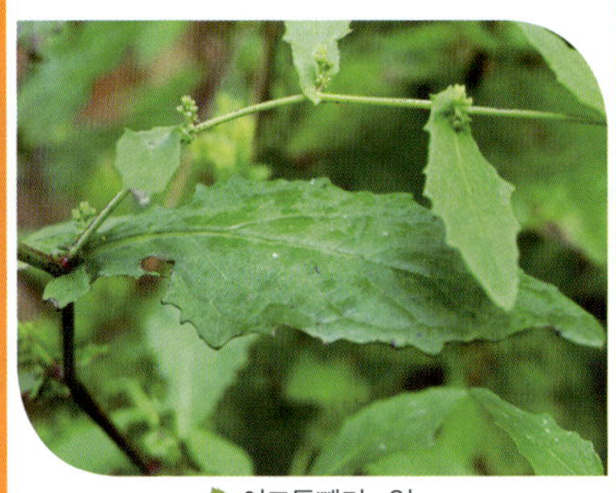	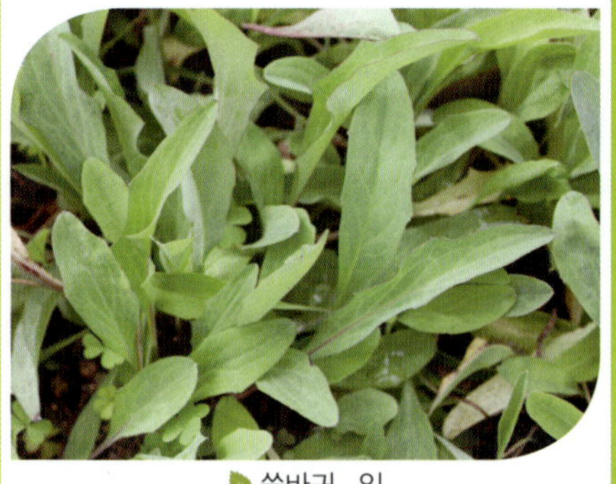
🌿 이고들빼기_ 잎	🌿 씀바귀_ 잎

🌿 **약용법과 용량** : 말린 약재 15~30g을 물 1L에 넣어 1/3이 될 때까지 달여 하루에 2~3회 나눠 마시거나, 즙을 내서 마시기도 하고, 짓찧어서 환부에 붙인다.

🍁 **사용 시 주의사항** : 비위가 허하고 냉한 사람은 신중하게 사용한다.

patent

이고들빼기의 기능성 및 효능에 관한 특허자료

▶ 이고들빼기 추출물을 유효성분으로 함유하는 체중감량 및 비만의 예방과 치료용 조성물

본 발명은 이고들빼기 추출물을 유효성분으로 함유하는 체중감량 및 비만의 예방과 치료용 조성물에 관한 것으로, 본 발명에 따른 이고들빼기 추출물은 고지방 식이를 섭취한 마우스의 체중 증가 저해 효과와 고지방 식이에 따른 비알코올성 지방간 억제 효과가 있으므로, 본 발명에 따른 조성물은 체중감량 및 비만의 예방과 치료를 위한 약제 및 건강기능식품에 유용하게 사용될 수 있다.

— 공개번호 : 10-2013-0037934, 출원인 : 한국과학기술연구원

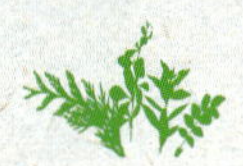

요통, 관절통, 위통, 월경통, 변혈, 피부염을 치료하는

이삭여뀌

| 사용부위 | 뿌리, 전초

Persicaria filiformis (Thunb.) Nakai ex Mori

- 생약명 : 금선초(金線草)
- 과명 : 마디풀과(Polygonaceae)
- 개화기 : 7~8월

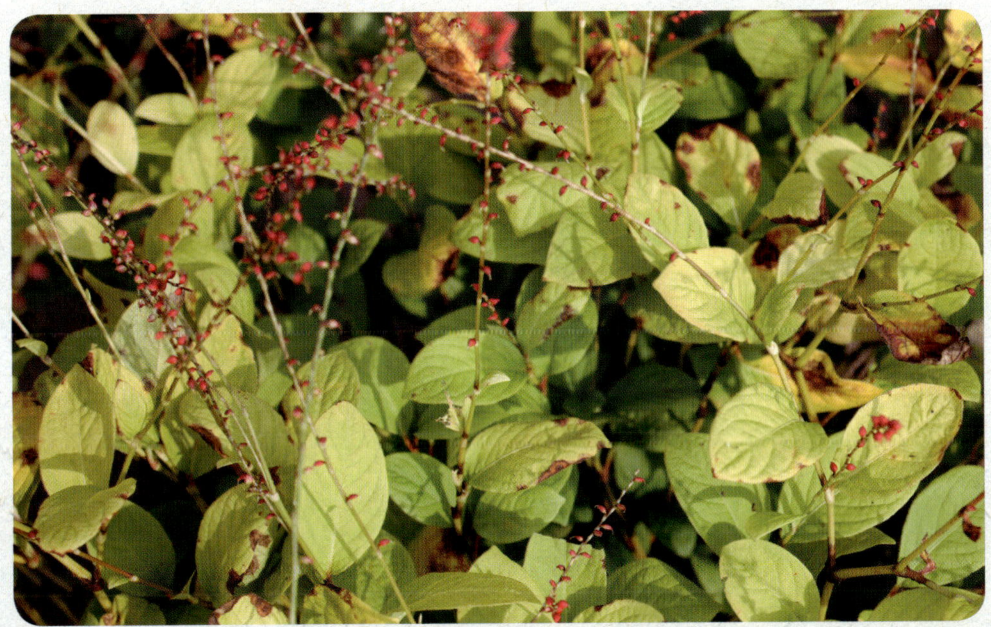

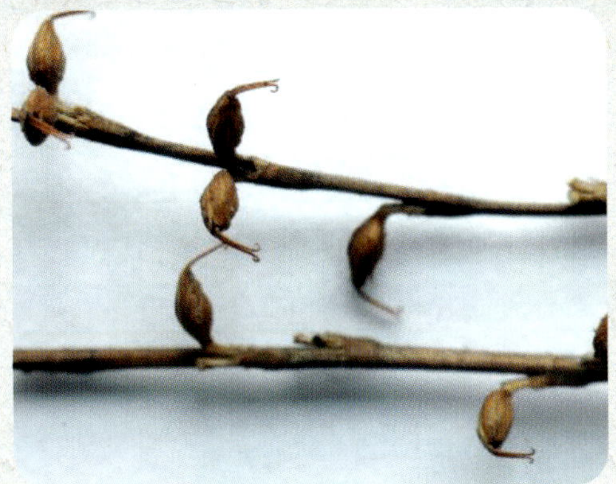

이삭여뀌_ 줄기(약재 전형)

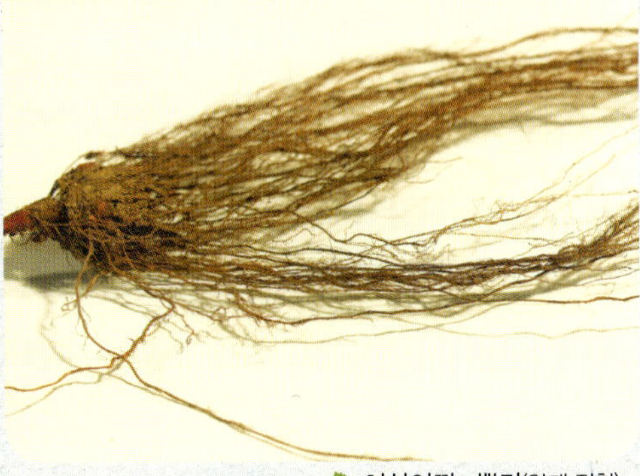

이삭여뀌_ 뿌리(약재 전형)

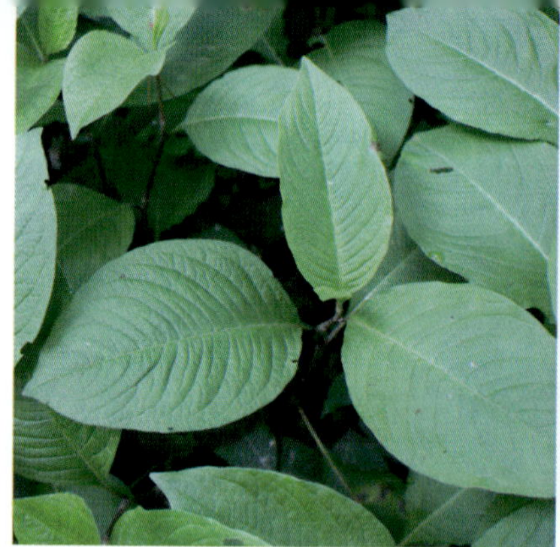
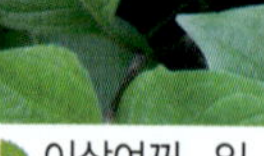
🌿 이삭여뀌_ 잎

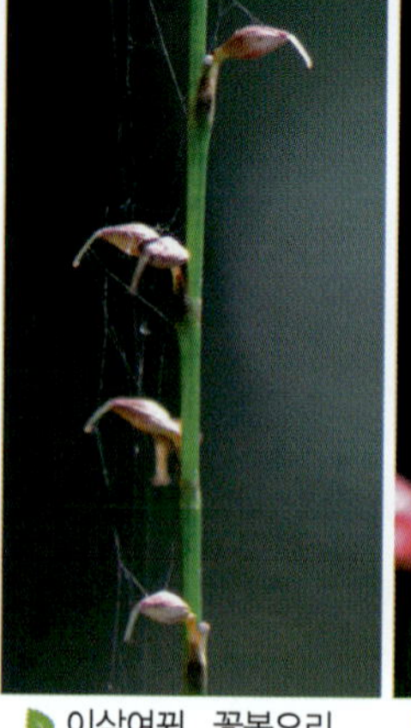
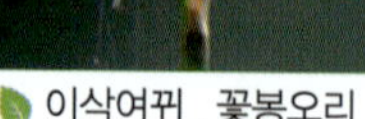
🌿 이삭여뀌_ 꽃봉오리

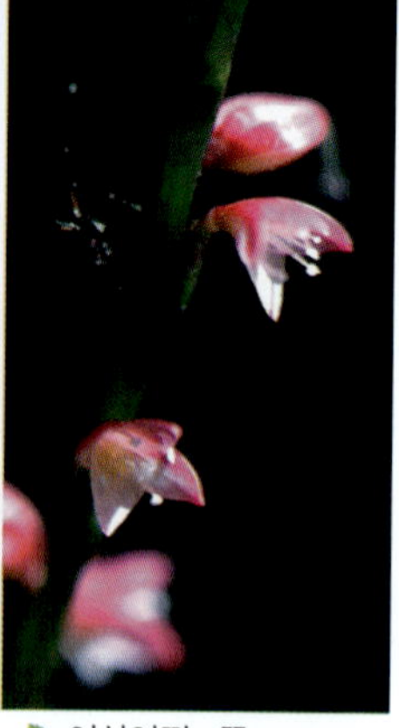
🌿 이삭여뀌_ 꽃

🌿 **생육특성 :** 이삭여뀌는 각처의 산지에서 자라는 여러해살이풀이다. 생육환경은 반그늘이고 습기가 많은 곳의 풀숲이며, 키는 50~80cm이다. 잎은 달걀 모양으로 길이는 7~15cm, 너비는 4~9cm로 끝이 뾰족하고 밑부분이 좁으며 잎자루는 길이가 0.5~3cm로 짧다. 잎 가장자리는 밋밋하며 양면에 털이 나 있고 앞면에는 검은색 반점이 있다. 꽃은 붉은색으로 7~8월에 길이 20~40cm인데 원줄기 끝과 윗부분에서 피는데 드문드문 달린다. 열매는 9~10월경에 달리고 길이는 0.2cm 정도이며 짙은 갈색이다.

🌿 **채취 방법과 시기 :** 가을에 전초와 뿌리를 채취하여 햇볕에 말리거나 신선한 것을 그대로 쓴다.

🌿 **성미 :** 성질이 따뜻하고, 맛은 맵다.

🌿 **귀경 :** 간(肝), 심(心), 신(腎) 경락에 작용한다.

🌿 **효능과 주치 :** 바람으로 인한 나쁜 사기인 풍사와 습이 병을 일으키는 사기가 된 습사를 제거하고, 통증을 가라앉힌다. 또한 어혈을 풀어주고 출혈을 멎게 하며 종기를 삭이는 효능이 있어서 풍습동통, 요통, 관절통, 타박상, 위통, 월경통, 산후의 복통, 코피, 변혈, 피부염 치료에 사용한다.

🌿 **약용법과 용량 :** 말린 약재 15~20g을 물 1L에 넣어 1/3이 될 때까지 달여 하루에 2~3회 나눠 마시거나 짓찧어서 환부에 붙이거나 달인 물로 환부를 닦아내기도 한다.

🌿 **사용 시 주의사항 :** 비 기능이 허하여 설사를 하는 사람이나 음적 에너지원이 부족한 사람은 사용해서는 안 된다.

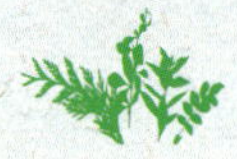

활혈과 해독의 효능으로 풍습동통, 장염, 설사를 다스리는

이질풀

| 사용부위 | 전초

Geranium thunbergii Siebold & Zucc.

- **이명** : 개발초, 이질초, 방우아초, 오엽초(五葉草), 오판화(五瓣花)
- **생약명** : 현초(玄草), 노관초(老鸛草)
- **과명** : 쥐손이풀과(Geraniaceae)
- **개화기** : 8~9월

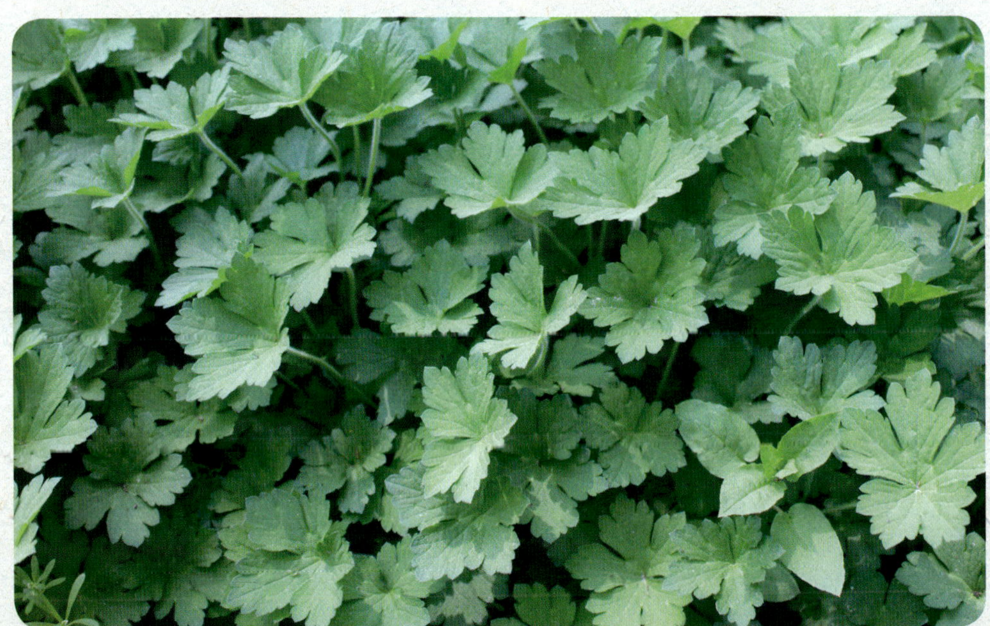

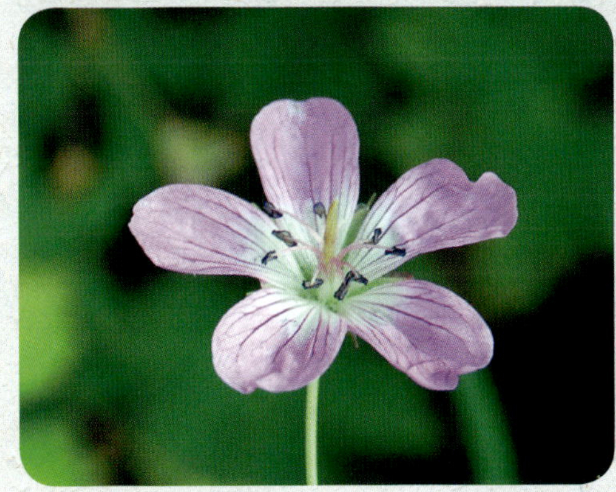

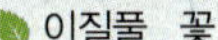

이질풀_ 꽃

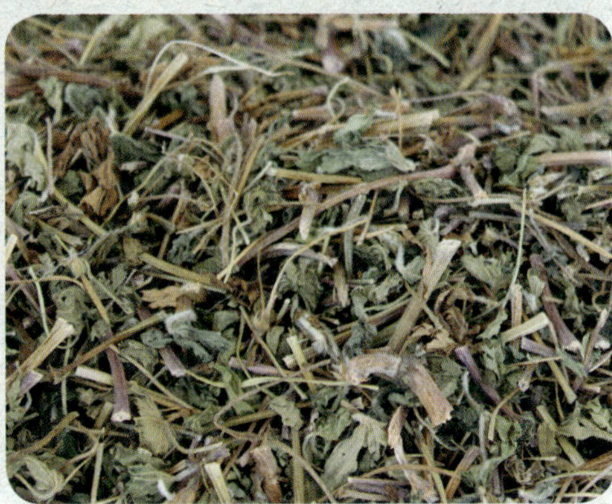

이질풀_ 전초(약재)

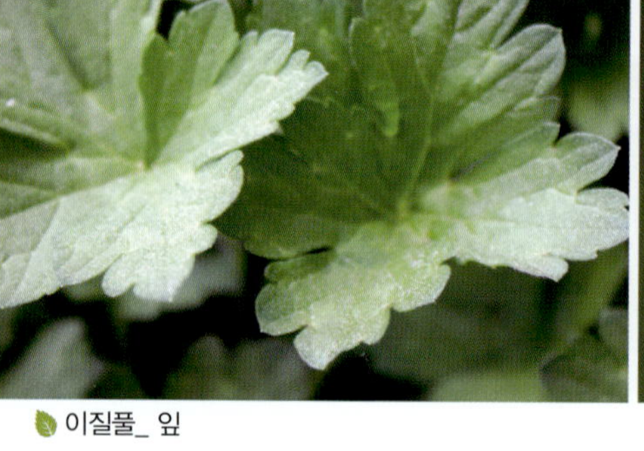

이질풀_ 잎

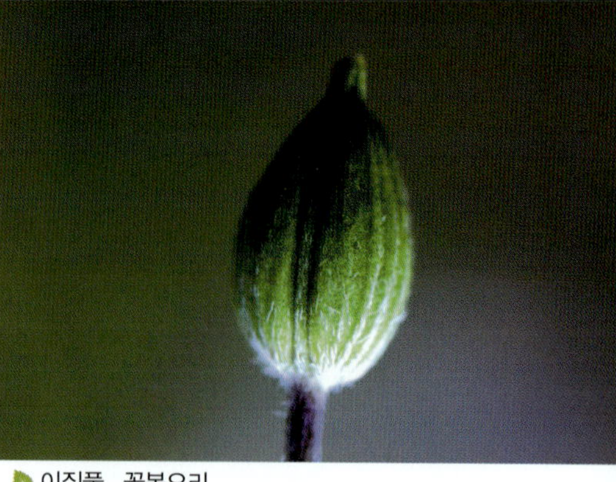

이질풀_ 꽃봉오리

생육특성 : 이질풀은 여러해살이풀로 전국 각지의 산야에서 자란다. 키는 50cm 정도로 비스듬하게 자라며, 잎은 마주나고 잎자루가 있다. 잎의 모양은 손바닥을 편 것 같으며 잎몸은 3~5개로 갈라진다. 꽃은 연한 홍색, 홍자색 또는 흰색으로 8~9월에 꽃줄기에서 2개의 작은꽃줄기가 갈라져 각 1송이씩 피는데 지름은 1~1.5cm이다. 열매는 10월경에 달리는데 길이가 1.5~2cm로 학의 부리처럼 생겼다. 검은색의 씨방은 5개로 갈라져서 위로 말리는데 각각의 씨방에는 종자가 1개씩 들어 있다.

이질풀 및 쥐손이풀(이명: 손잎풀, 이질풀)의 동속근연식물 열매가 달린 전초는 모두 '노관초(老鸛草)'라는 생약명으로 부르며 약용하는데, 특히 이질에 걸렸을 때 달여 마시면 탁월한 효과가 있다고 하여 이질풀이라는 이름이 붙었다.

채취 방법과 시기 : 꽃이 피는 시기의 약효가 가장 좋기 때문에 이때 채취하여 말려두고 사용하면 된다.

성분 : 타닌이 50~70%로 주성분은 게라닌(geraniin)이다. 디하이드로게라닌(dehydrogeraniin), 후로신(furosin)이 소량 함유되어 있고, 쿼세틴(quercetin), 캠페롤-7-람노사이드(kaempferol-7-rhamnoside), 캠페롤(kaempferol) 등의 플라보노이드(flavonoid) 성분이 함유되어 있다.

성미 : 성질이 평범하고, 맛은 쓰고 맵고, 독성이 없다.

귀경 : 간(肝), 심(心), 대장(大腸) 경락에 작용한다.

효능과 주치 : 수렴(收斂)하는 성질이 강하며, 풍을 제거하고, 활혈과 해독의 효능이 있어서 풍사와 습사로 인하여 결리며 쑤시고 아픈 풍습동통(風濕疼

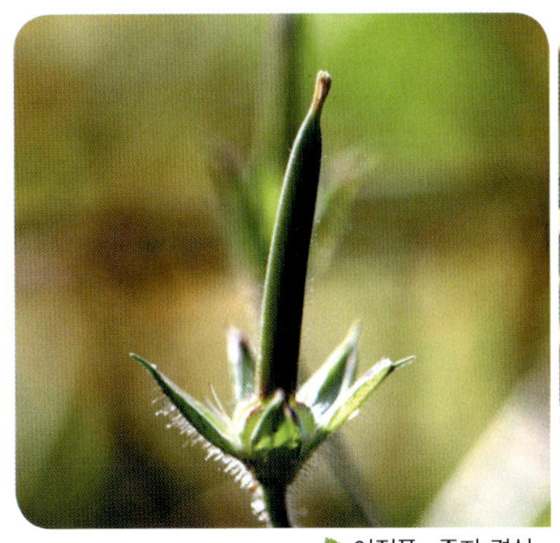

🍃 이질풀_ 종자 결실

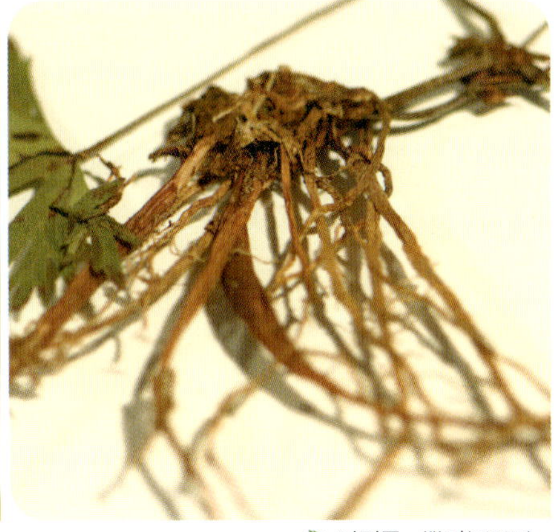

🍃 이질풀_ 뿌리(채취품)

痛)과 구격마목(拘擊麻木), 장염, 이질, 설사 등을 다스리는 데 아주 유용하다. 이질풀은 설사에는 최고의 효과를 가지는데 수렴성이 강하고 위장의 점막을 보호하며 염증을 완화하는 효과도 있다. 설사를 멈추고, 장내 세균을 억제하는 효과가 있어 식중독이 많이 발생하는 여름철에 아주 요긴한 약재이다. 차 대신 자주 마시면 건위와 정장약으로 뛰어난 효과가 있는데, 설사약으로 사용할 때에는 진하게 달여서 마셔야 한다.

🍃 **약용법과 용량** : 말린 전초 15~20g을 물 700mL에 넣어 끓기 시작하면 약하게 줄여 200~300mL가 될 때까지 달여 하루에 2회 나눠 마신다.

🍁 **사용 시 주의사항** : 설사와 변비에 함께 사용할 수 있다. 달인 것을 따뜻하게 마시면 설사를 멈추게 하고, 식혀서 마시면 숙변을 배출하는 데 도움이 되므로 주의해야 한다. 과민성대장증후군에 응용할 수도 있다.

patent

이질풀의 기능성 및 효능에 관한 특허자료

▶ 항염증 효능을 가지는 이질풀 추출물 및 이를 유효성분으로 함유하는 조성물

본 발명은 NF-κB, 사이클로옥시게나제-2(Cyclooxygenase-2), 콘드로이티나제(chondroitinase)의 활성화 저해를 통해 항염증 효능을 가지는 이질풀 추출물 및 이를 유효성분으로 함유하는 항염증용 조성물, 발효유, 음료 및 건강기능식품에 관한 것으로서, 이질풀 추출물은 항염증 효능을 가지는 작용이 탁월하여 염증성 질환의 치료 및 예방을 목적으로 하는 약학적 조성물 등으로 이용될 수 있다.

— 공개번호 : 10-2009-0056171, 출원인 : (주)한국야쿠르트

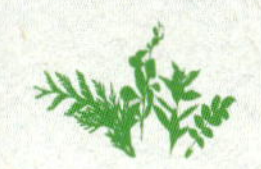

월경불순, 월경통, 급성 신염, 소화불량, 혈뇨를 치료하는

익모초

| 사용부위 | 잎, 줄기, 종자

Leonurus japonicus Houtt.

- **이명** : 임모초, 개방아, 충울(茺蔚), 익명(益明), 익모(益母)
- **생약명** : 익모초(益母草)
- **과명** : 꿀풀과(Labiatae)
- **개화기** : 7~8월

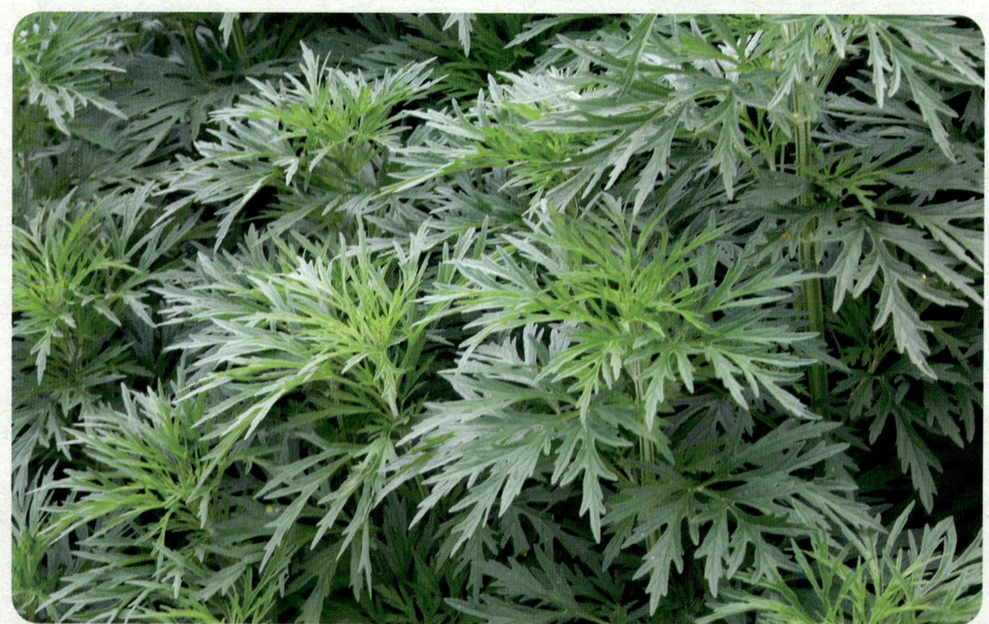

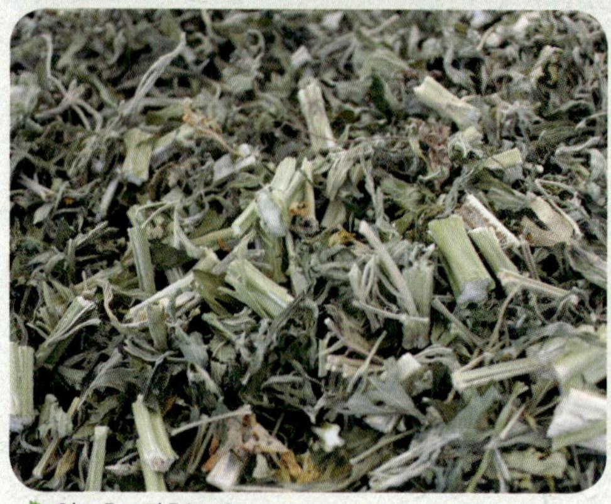

🌿 익모초_ 전초(약재)

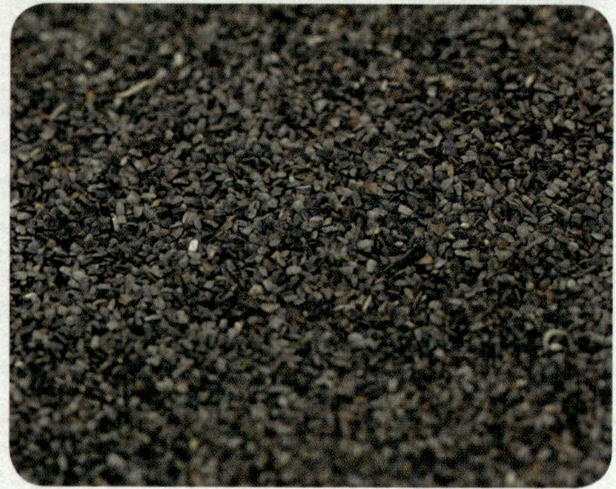

🌿 익모초_ 종자(약재 전형)

 : 익모초는 두해살이풀로 전국 각지에서 자생하며, 키는 1~2m
이다. 줄기는 참깨 줄기처럼 모가 나고 곧추서며, 잎은 서로 마주난다. 뿌
리에서 난 잎은 약간 둥글고 깊게 갈라지며 꽃이 필 때 없어진다. 줄기에
달린 잎은 3갈래의 깃 모양으로 갈라진다. 꽃은 홍자색으로 7~8월에 잎
겨드랑이에서 뭉쳐서 피는데 꽃받침은 5갈래로 갈라진다. 열매는 분과로
8~9월에 달걀 모양으로 익는다. 충울자(茺蔚子)라고 부르는 종자는 3개의
능각이 있어서 단면이 삼각형처럼 보이고 검게 익는다.

여성들의 부인병을 치료하는 데 효과가 있어 익모초(益母草)라는 이름이
붙었으며 농가에서 약용작물로 재배하거나 화단이나 작은 화분에 관상용
으로 재배하기도 한다.

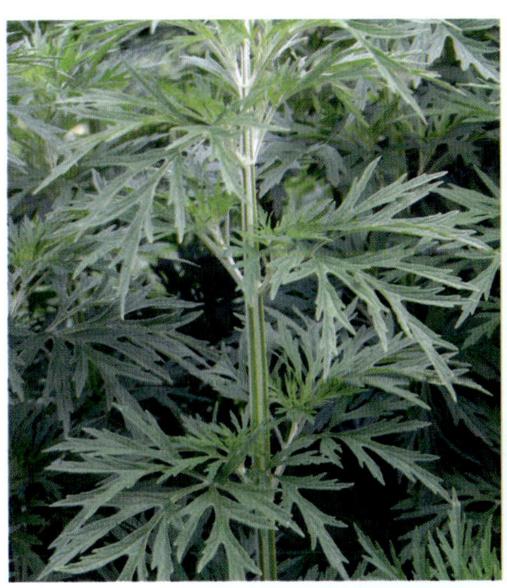

익모초_ 잎줄기

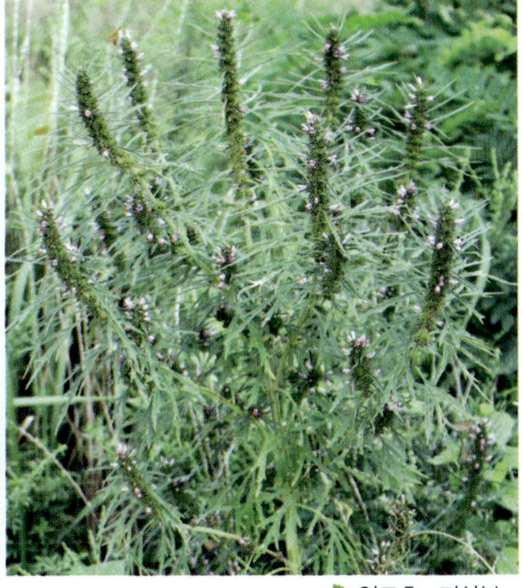

익모초_ 지상부

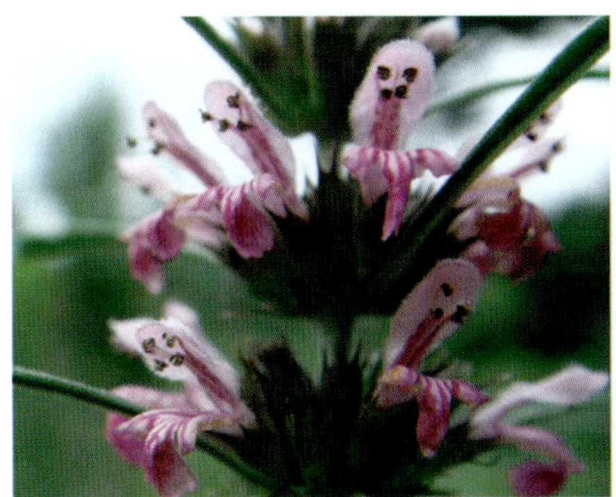

익모초_ 꽃(확대)

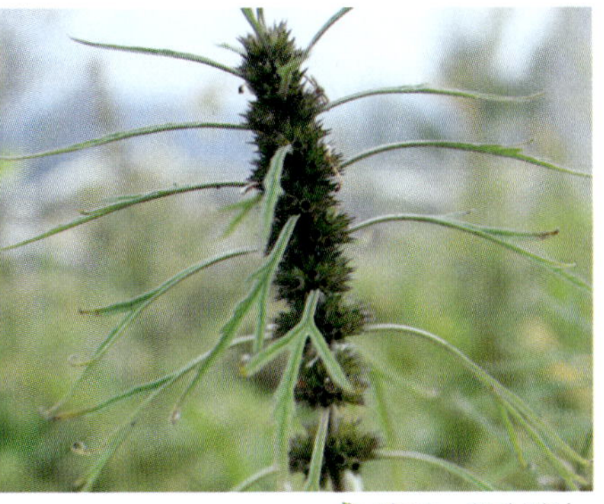

익모초_ 종자 결실

【 혼동하기 쉬운 약초 비교 】

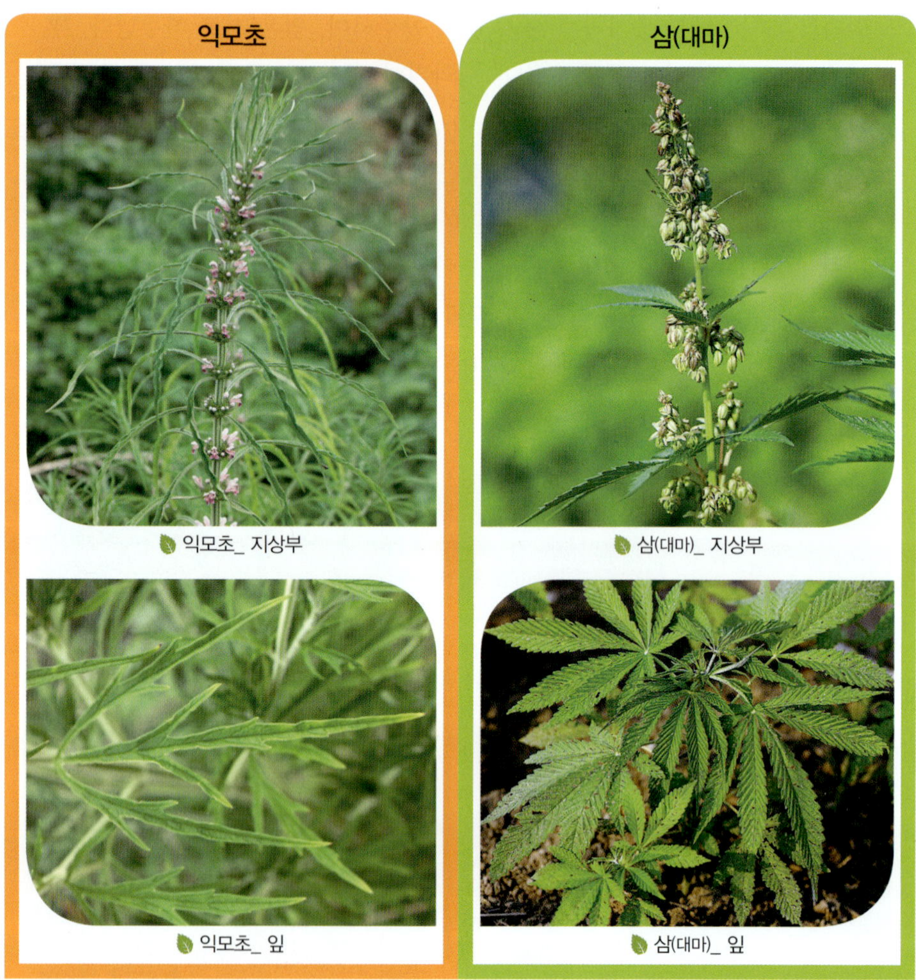

🍂 **채취 방법과 시기** : 줄기잎이 무성하고 꽃이 피기 전인 여름철에 채취하여 이물질을 제거하고 절단하여 그늘에서 말려서 사용한다.

🍃 **성분** : 리누린(leonurine), 스타키드린(stachydrine), 리누리딘(leonuridine), 리누리닌(leonurinine), 루테인(rutein), 안식향산(benzoic acid), 라우릭산(lauric acid), 스테롤, 비타민 A, 아르기닌(arginine), 스타키오스(stachyose) 등이 함유되어 있다.

🍂 **성미** : 성질이 약간 차고, 맛은 쓰고 맵고, 독성이 없다.

1048

- 🍂 **귀경** : 간(肝), 심(心), 비(脾), 신(腎) 경락에 작용한다.

- 🍂 **효능과 주치** : 어혈을 풀어주고 월경을 조화롭게 하며, 혈의 순환을 돕고, 수도를 이롭게 하고, 자궁수축 등의 효능이 있어서 월경불순, 출산 시 후산이 잘 안 되는 오로불하(惡露不下)와 어혈복통(瘀血腹痛), 월경통, 붕루, 타박상, 소화불량, 급성 신염, 소변불리, 혈뇨, 식욕부진 등을 치료하는 데 유용하다.

- 🍂 **약용법과 용량** : 말린 약재를 가루로 만들어 한 번에 5g 정도를 물 700mL에 넣어 끓기 시작하면 약하게 줄여 200~300mL가 될 때까지 달여 하루에 2회 나눠 마신다. 민간에서는 이 방법으로 여성의 손발이 차고 월경이 고르지 못한 부인병을 치료하거나 대하증을 치료하는 데 사용하였고, 산후에 배 앓이를 치료하기 위하여 꽃이 필 무렵 채취하여 깨끗이 씻은 다음 짓찧어 즙을 내는데 한 번에 익모초 즙 한 숟가락에 술을 약간씩 섞어서 먹는데 하루에 3회 나눠 마신다. 또한 무더운 여름에 더위를 먹고 토하면서 설사를 할 때에는 익모초를 짓찧어 즙을 내서 한 번에 1~2숟가락씩 자주 마신다.

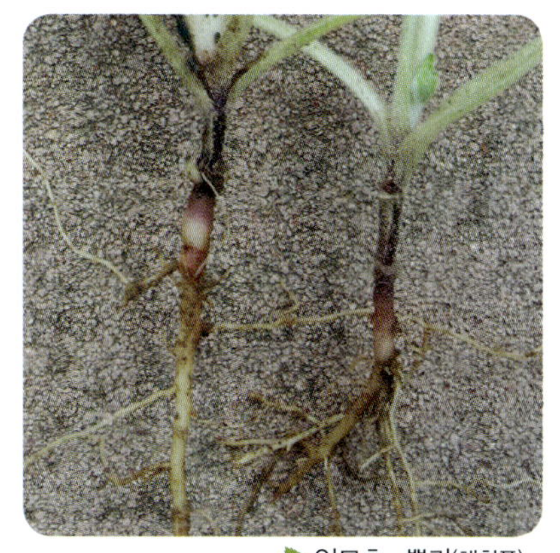

🍃 익모초_ 뿌리(채취품)

- 🍂 **사용 시 주의사항** : 혈이 허하고 어혈이 없을 때에는 사용을 금한다.

🧪 *patent*

익모초의 기능성 및 효능에 관한 특허자료

▶ **익모초 추출물을 함유하는 고혈압의 예방 및 치료용 약학 조성물**

본 발명은 익모초 추출물을 함유하는 조성물에 관한 것으로, 본 발명의 익모초 추출물은 ACE(안지오텐신 전환효소)를 저해함으로써 안지오텐신 전환효소의 작용으로 발생하는 혈압상승을 효과적으로 억제할 뿐만 아니라, 인체에 대한 안전성이 높으므로, 이를 함유하는 조성물은 고혈압의 예방 및 치료용 약학 조성물 및 건강기능식품으로 유용하게 이용될 수 있다.

— 등록번호 : 10-0845338, 출원인 : 동국대학교 산학협력단

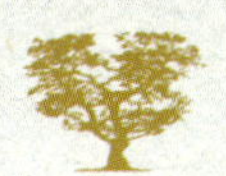

아까시나무

| 사용부위 | 뿌리껍질, 꽃

Robinia pseudoacacia L.

- **이명** : 아까시아나무, 개아까시나무, 양괴(洋槐), 덕국괴(德國槐), 괴수(槐樹), 자인괴(刺人槐)
- **생약명** : 자괴화(刺槐花), 자괴근피(刺槐根皮)
- **과명** : 콩과(Leguminosae)
- **개화기** : 5~6월

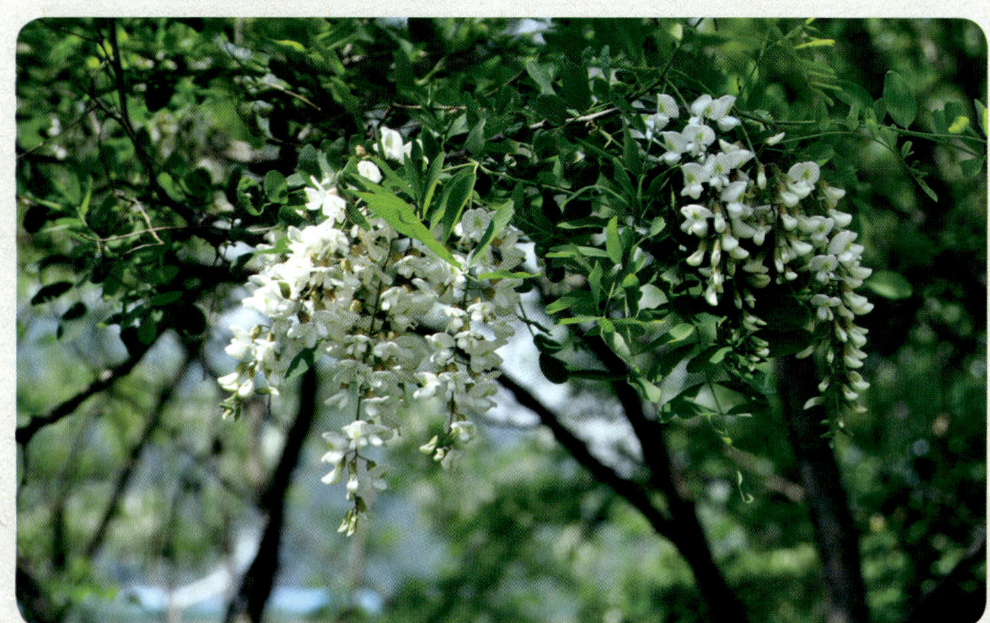

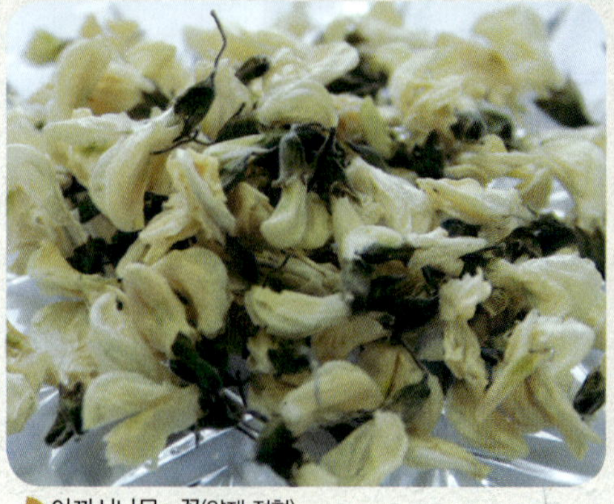

🌿 아까시나무_ 꽃(약재 전형)

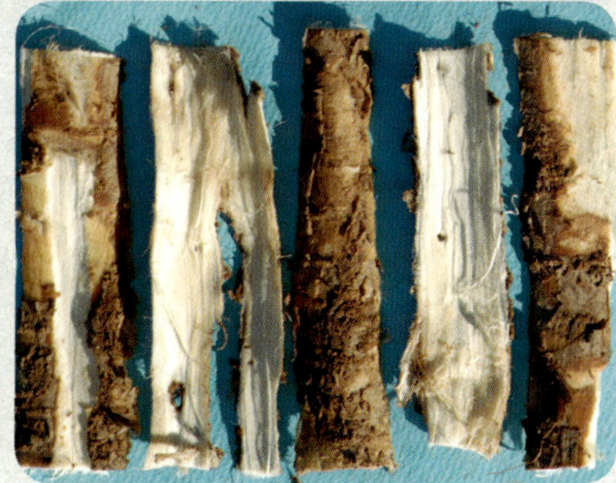

🌿 아까시나무_ 뿌리껍질(약재 전형)

🌿 **생육특성** : 아까시나무는 전국 산야에서 식재 또는 자생 분포하는 낙엽활엽교목으로, 높이 25m 전후로 자란다. 나무껍질은 갈색에 깊게 파진 홈이 있으며, 가지에는 침 모양의 억센 가시가 나 있다. 잎은 1회 홀수깃꼴겹잎으로 서로 어긋나고 잔잎은 7~19장이며 타원형 또는 장난형으로 잎 끝은 원형 또는 뭉툭한 모양이고 밑부분은 원형이거나 넓은 쐐기형에 잎 가장자리는 밋밋하다. 꽃은 흰색으로 5~6월에 총상꽃차례로 아래로 늘어져 피는데 방향성이 강하다. 열매는 꼬투리로 편평하고 넓은 원형인데 7~8월경 익으면 적갈색이 되고, 종자는 4~10개가 들어 있는데 신장 모양에 흑갈색이다.

🍂 **채취 방법과 시기** : 꽃은 5~6월, 뿌리는 연중 수시 채취한다.

🌿 **성분** : 꽃에는 카나린(canaline), 타닌(tannin), 플라보노이드(flavonoid), 리신(lysine), 아스파라긴산(asparagin acid), 글루탐산(glutamic acid), 히스티딘(histidine), 알기닌(alginine), 오르니친(ornithine), 로이신(leucine), 페닐아라닌(phenyalanine), 발린(valine), 티로신(tyrosine), 트레오닌(threonine) 등 여러 종류의 아미노산이 함유되어 있다. 신선한 잎에는 비타민 C가 함유되어 있고, 미성숙 종자 및 그 외측의 견피(堅皮)에는 카나린이 함유되어 있으며, 종자에는 파이토헤마글루티닌(phytohemagglutinine)이 함유되어 있다. 뿌리껍질에는 아카세틴(acacetin), 아카신(acaciin), 로비닌

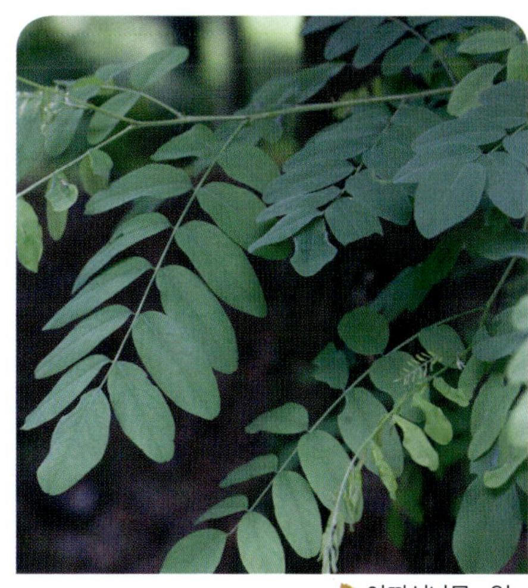

🍂 아까시나무_ 잎

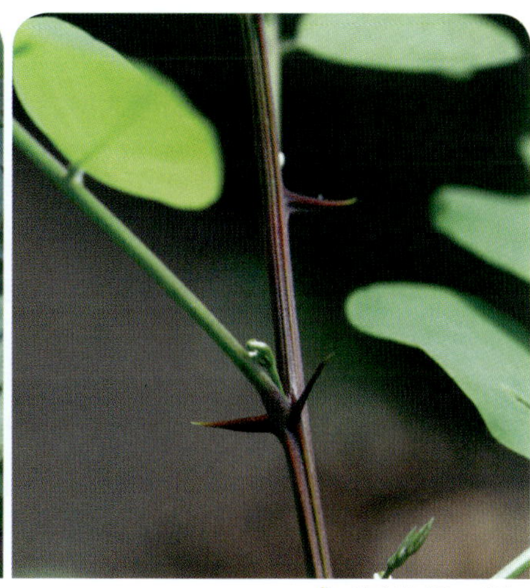

🍂 아까시나무_ 가시

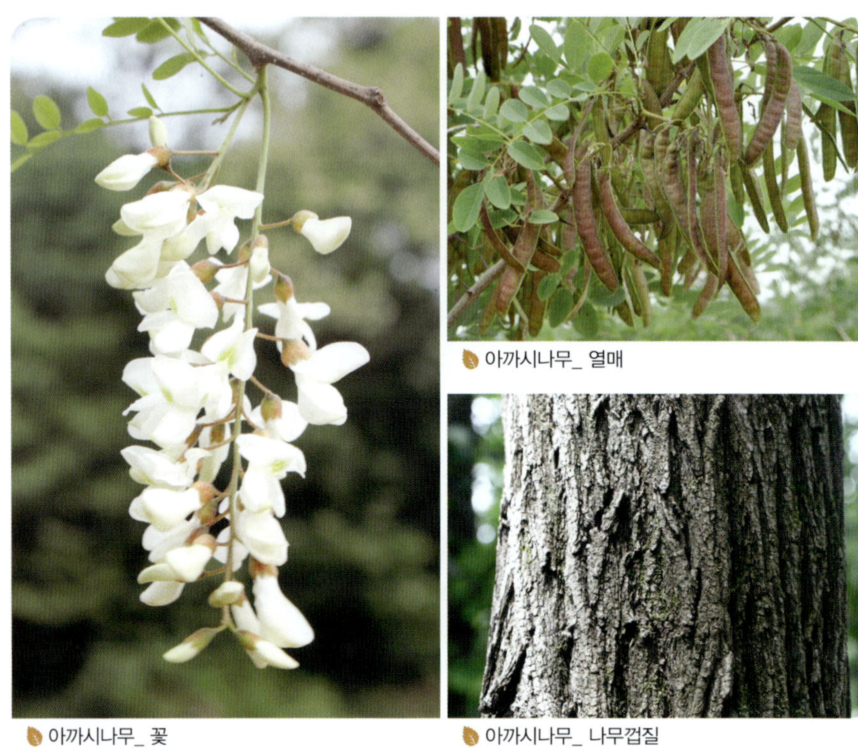

🍂 아까시나무_ 열매

🍂 아까시나무_ 꽃

🍂 아까시나무_ 나무껍질

(robinin), 로빈(robin), 로비네틴(robinetine), 헤리오트로핀(heliotropin) 등
이 함유되어 있다.

🌿 **성미** : 성질이 평범하고, 맛은 맵다.

🌿 **귀경** : 폐(肺), 신(腎), 대장(大腸) 경락에 작용한다.

🍂 **효능과 주치** : 꽃은 생약명을 자괴화(刺槐花)라고 하며 약성은 평범하고, 맛
이 맵고 치질, 대장하혈, 객혈, 토혈 등을 치료한다. 뿌리껍질은 생약명을
자괴근피(刺槐根皮)라고 하며 이뇨, 완하, 수종, 임질, 변비 등을 치료한다.

🌿 **약용법과 용량** : 말린 꽃 20~50g을 물 900mL에 넣어 반이 될 때까지 달여
하루에 2~3회 나눠 마신다. 말린 뿌리껍질 30~60g을 물 900mL에 넣어
반이 될 때까지 달여 하루에 2~3회 나눠 마신다.

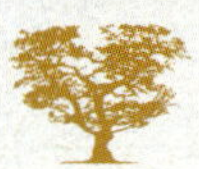

이뇨, 발열두통, 종독악창에 사용하는

영춘화

Jasminum nudiflorum Lindl.

- **이명**: 소황화(小黃花), 금요대(金腰帶), 영춘(迎春), 황매(黃梅)
- **생약명**: 영춘화(迎春花), 영춘화엽(迎春花葉)
- **과명**: 물푸레나무과(Oleaceae)
- **개화기**: 3~4월

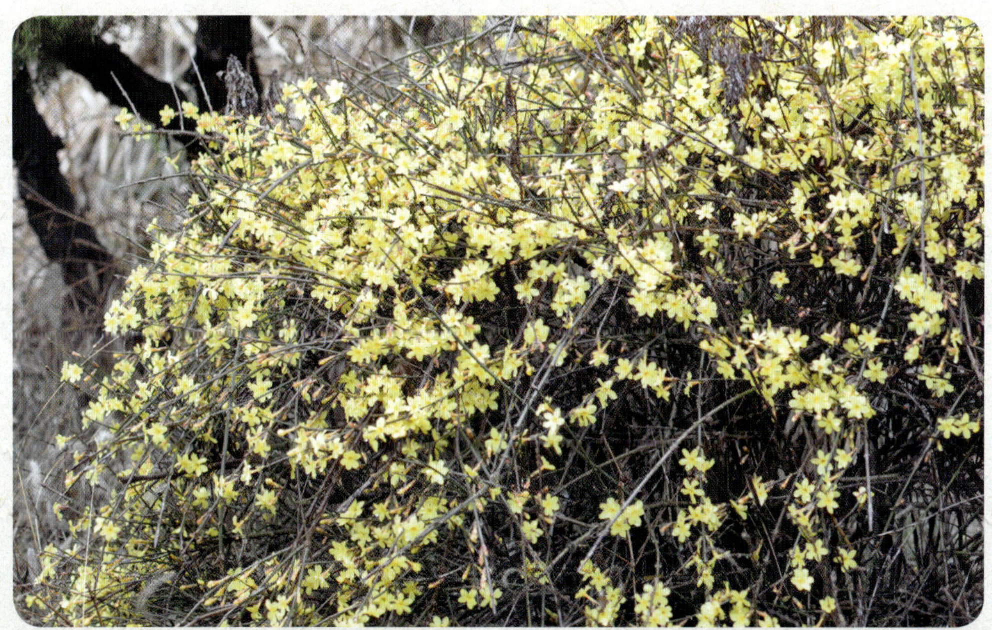

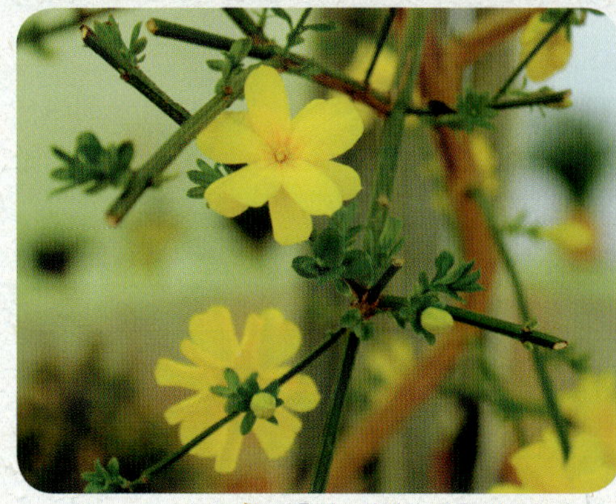

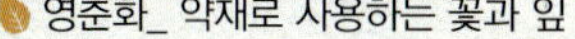

영춘화_ 약재로 사용하는 꽃과 잎

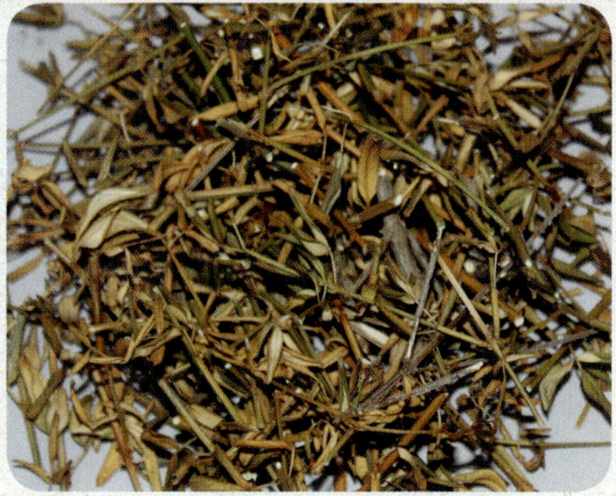

영춘화_ 전초(약재)

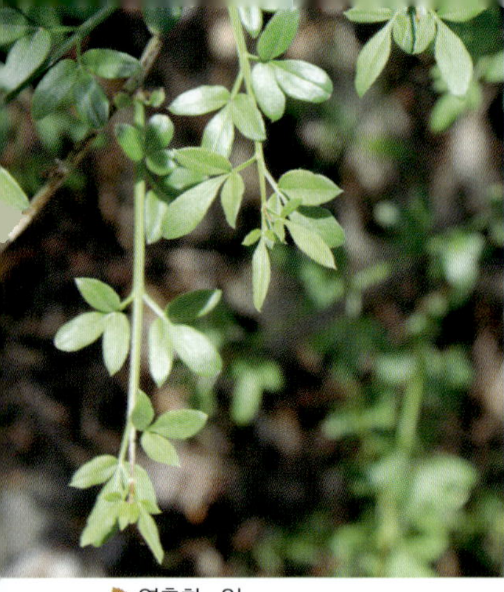

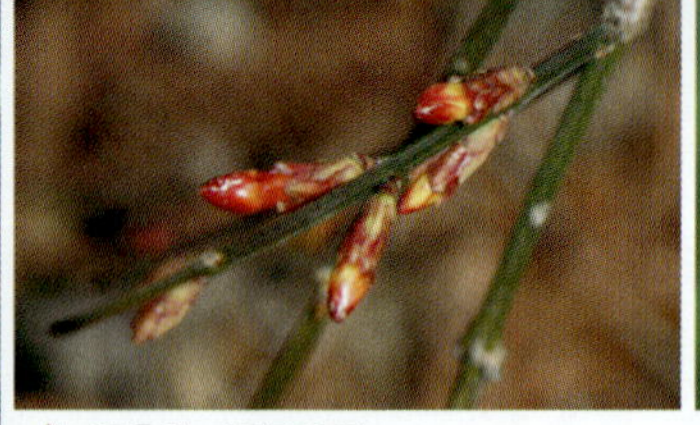

영춘화_ 꽃봉오리

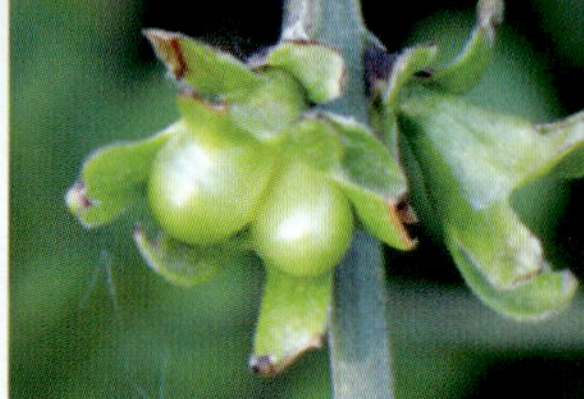

영춘화_ 열매

영춘화_ 잎

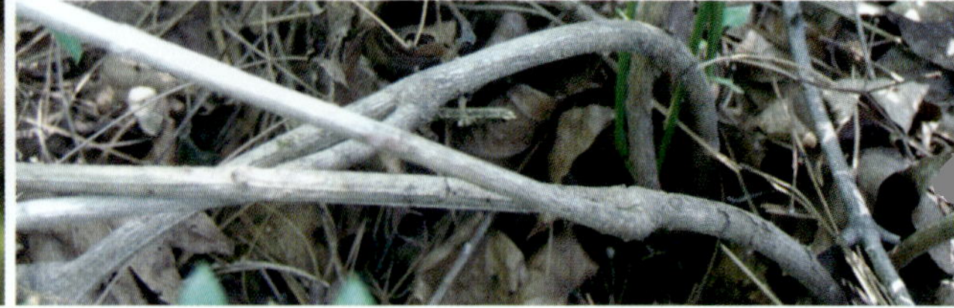

영춘화_ 나무껍질

🍃 **생육특성** : 영춘화는 남부 지방에서 심어 가꾸는 낙엽활엽관목으로, 높이는 1~2m로, 가지는 가늘고 길며 곧게 서거나 아치형이고 작은 가지는 매끄럽고 털이 없다. 잎은 겹잎으로 서로 마주나고 잔잎은 3장에 달걀 모양 혹은 긴 타원형 달걀 모양이며 잎끝은 뾰족하고 가장자리에는 가는 털이 나 있다. 꽃은 황색으로 3~4월에 지난해 자란 가지에서 잎보다 꽃이 먼저 피고, 열매는 튀는열매로 7월경에 익는다.

🍂 **채취 방법과 시기** : 꽃은 3~4월, 잎은 5~7월에 채취한다.

🌿 **성분** : 꽃에는 시린진(syringin), 자스미플로린(jasmiflorin), 자스미피크린(jasmipicrin)이 함유되어 있다.

🍃 **성미** : 꽃은 성질이 평범하고, 맛은 달고 쓰며 떫다. 잎은 성질이 평범하고, 맛은 쓰고 떫고, 독성이 없다.

🍁 **귀경** : 심(心), 간(肝), 신(腎) 경락에 작용한다.

🍊 **효능과 주치** : 꽃은 생약명을 영춘화(迎春花)라고 하며 해열, 이뇨, 발열두통, 소변열통 등을 치료한다. 잎은 생약명을 영춘화엽(迎春花葉)이라고 하여 종독악창(腫毒惡瘡), 타박상, 창상출혈 등을 치료한다.

🍃 **약용법과 용량** : 말린 꽃 10~20g을 물 900mL에 넣어 반이 될 때까지 달여 하루에 2~3회 나눠 마신다. 말린 잎 20~30g을 물 900mL에 넣어 반이 될 때까지 달여 하루에 2~3회 나눠 마신다. 외용할 경우에는 가루로 만들어 연고 등과 조합하여 환부에 붙인다.

1054

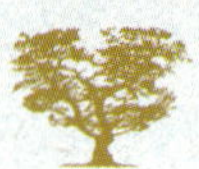

예덕나무

| 사용부위 | 나무껍질

Mallotus japonicus (L. f.) Müll. Arg. = [*Croton japonicum* Thunb.]

- **이명** : 꽤잎나무, 비닥나무, 시닥나무, 예닥나무, 야동(野桐), 적아곡(赤芽槲)
- **생약명** : 야오동(野梧桐)
- **과명** : 대극과(Euphorbiaceae)
- **개화기** : 7~8월

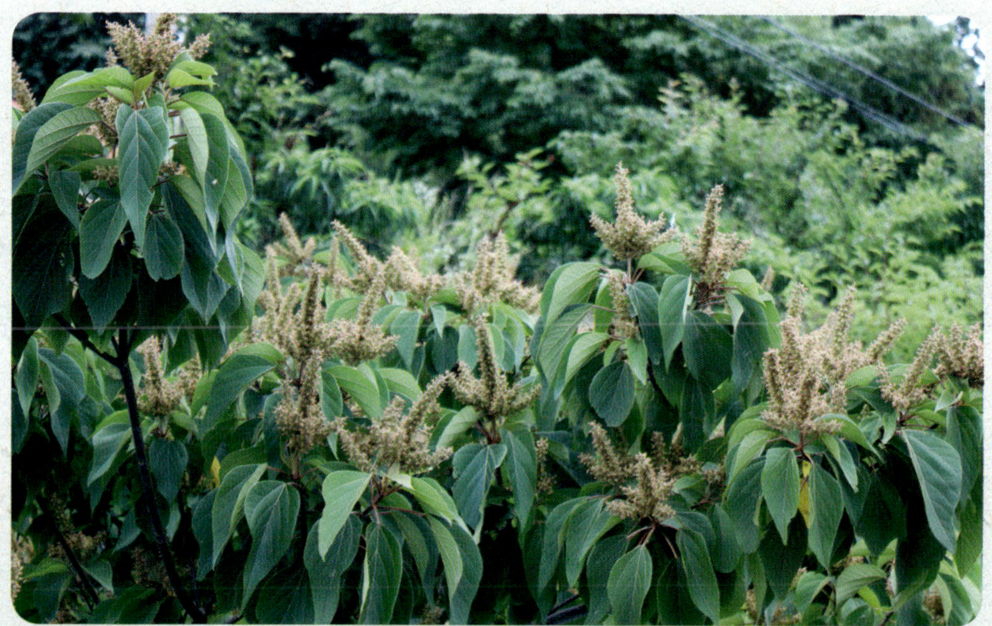

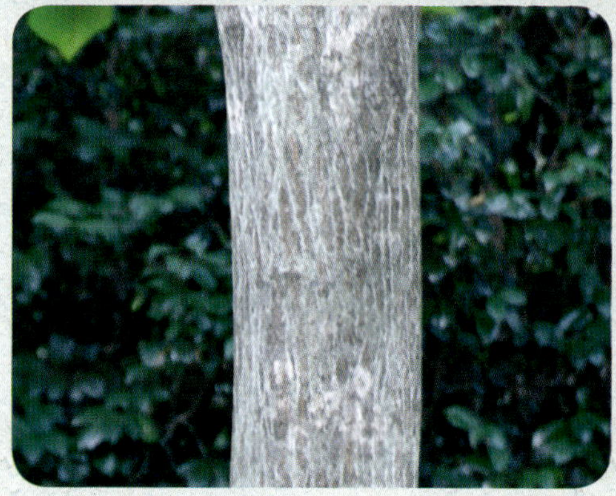

🌰 예덕나무_ 나무껍질

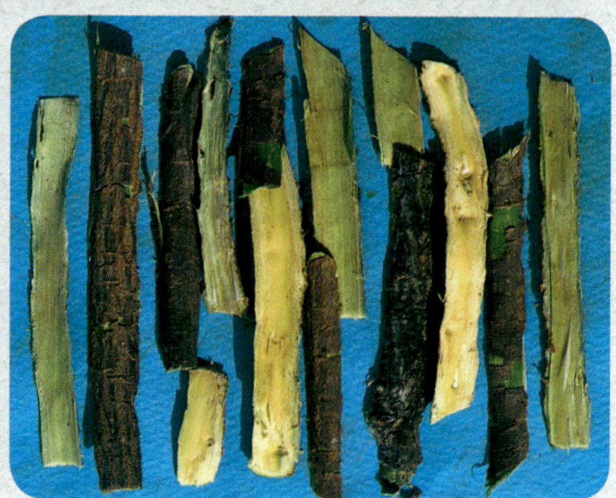

🌰 예덕나무_ 나무 겉껍질(약재 전형)

 : 예덕나무는 제주도 및 남해안 바닷가와 산지에서 분포하는 낙엽 활엽소교목으로, 높이가 10m 정도로, 나무껍질은 매끄럽고, 잎은 서로 어긋나며 가지의 끝에 모여 난다. 새로 나온 잎은 붉은색으로 달걀 모양 혹은 마름모형에 잎끝은 뾰족하고 밑부분은 뭉툭하거나 넓은 쐐기형이며 보통은 잎 가장자리가 밋밋하거나 3갈래로 갈라진다. 잎 표면에는 붉은 선모가 나 있고 뒷면에는 황갈색의 작은 선점이 있으며 잎자루는 기다랗다. 꽃은 녹황색으로 7∼8월에 원뿔꽃차례로 가지 끝에서 피는데 암수딴그루이며 털이 빽빽하게 나 있다. 열매는 튀는열매로 공 모양이며 9∼10월에 익어 벌어진다.

채취 방법과 시기 : 봄·가을에 나무껍질을 채취한다.

성분 : 나무껍질에는 벨게닌(bergenin)이 함유되어 있고, 잎에는 루틴(rutin), 리놀레산(linoleic acid)이 함유되어 있다.

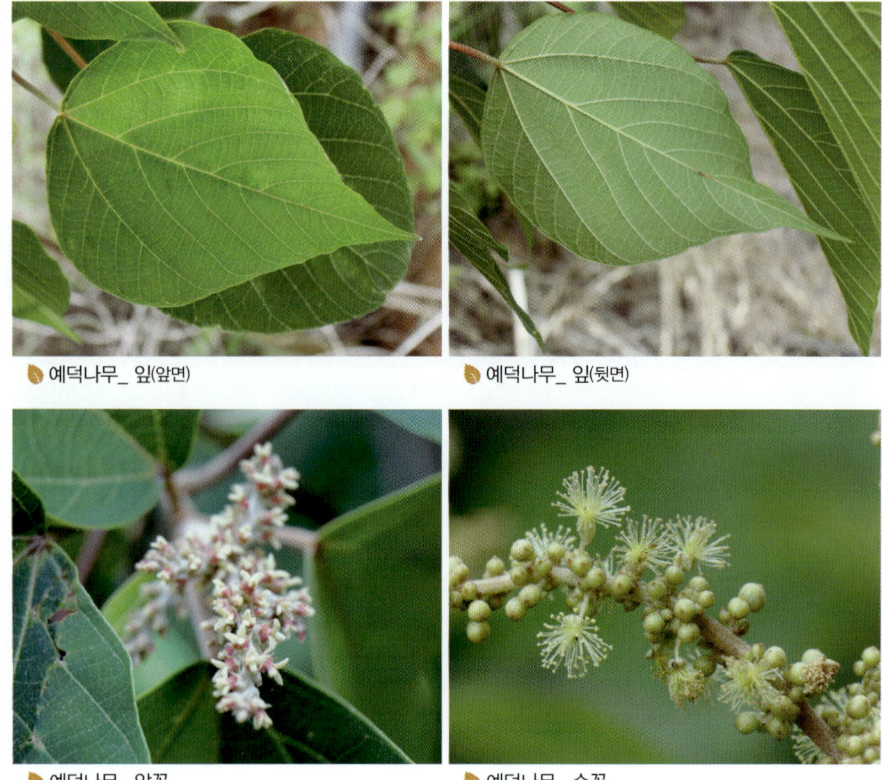

예덕나무_ 잎(앞면)

예덕나무_ 잎(뒷면)

예덕나무_ 암꽃

예덕나무_ 수꽃

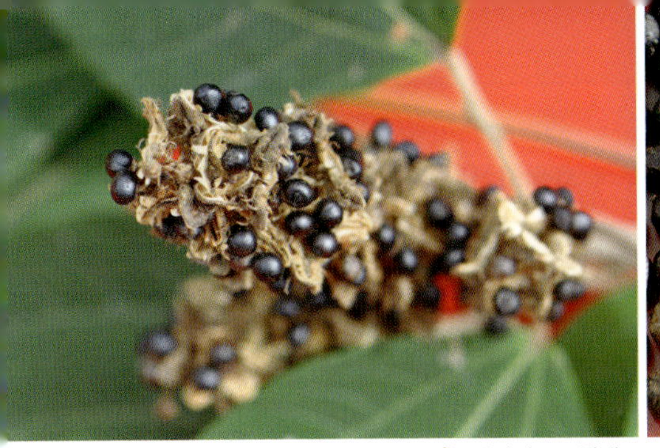

예덕나무_ 열매

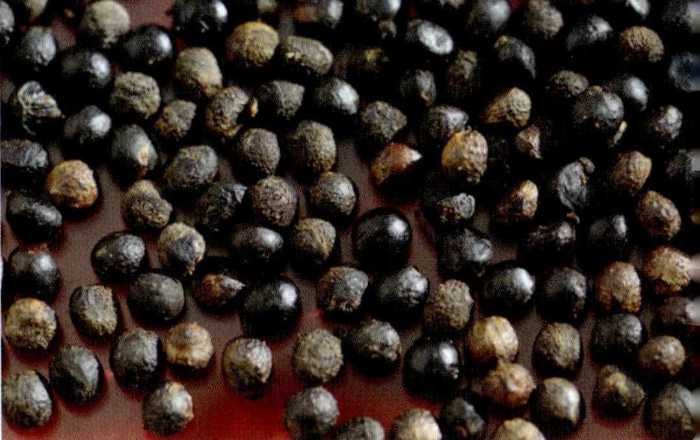

예덕나무_ 종자

🍃 **성미** : 성질이 평범하고, 맛은 쓰고 떫다.

🍃 **귀경** : 위(胃), 담(膽) 경락에 작용한다.

🍂 **효능과 주치** : 나무껍질은 생약명을 야오동(野梧桐)이라고 하며 위염, 위궤양, 십이지장궤양을 치료하며 위를 편안하게 해준다. 나무껍질 농축액은 간기능을 개선하고, 추출물은 피부노화 방지나 여드름의 예방과 개선에 효과가 있다.

🍃 **약용법과 용량** : 말린 나무껍질 30~40g을 물 900mL에 넣어 바이 될 때까지 달여 하루에 2~3회 나눠 마신다.

patent

예덕나무의 기능성 및 효능에 관한 특허자료

▶ **예덕나무피 엑기스를 유효성분으로 하는 간 기능 개선제**

본 발명은 예덕나무피 엑기스를 유효성분으로 하는 간 기능 개선제에 관한 것으로 본 발명의 간 기능 개선제는 간 질환의 예방 및 치료작용을 가지고 있다.

– 공개번호 : 10-1999-0066787, 특허권자 : 오기완

▶ **예덕나무 추출물을 포함하는 여드름 피부용 화장료 조성물**

본 발명은 예덕나무 추출물을 포함하는 여드름 피부용 화장료 조성물에 관한 것으로, 더욱 상세하게는 여드름의 주원인균인 프로피오니박테리움 아크네스(Propionibacterium acnes)의 성장 저해능을 가지며, 장기간 사용해도 부작용이 없는 천연물질인 대극과(Euphorbiaceae) 식물인 예덕나무, 특히 나무 수목, 잎의 피(皮)를 이용하여 만든 추출물이 여드름의 주원인균인 프로피오니박테리움 아크네스(Propionibacteriumacnes)에 대해 특이적인 항균작용을 나타내는 것으로, 이 예덕나무 추출물의 여드름 피부용 화장료 조성물을 이용하여 여드름을 예방 및 치료하는 수용성 스킨제, 점도와 경도 조절제, 자외선 흡수제, 안료, 보습, 세정제, 방부제 또는 전기물질의 혼합물 등의 제조 시 예덕나무 추출물 및 분획물을 적용함으로써 여드름의 예방 및 개선에 효과가 있는 여드름에 유효한 화장료 조성물을 제공하기 위한 것이다.

– 공개번호 : 10-2009-0029503, 출원인 : 방선이

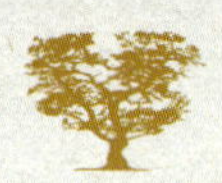

오갈피나무

| 사용부위 | 뿌리껍질, 나무껍질, 잎

Eleutherococcus sessiliflorus (Rupr. & Maxim.) S. Y. Hu
= [*Acanthopanax sessiliflorus* (Rupr. et Max.) Seem]

- **이명** : 오갈피, 서울오갈피나무, 서울오갈피, 참오갈피나무, 아관목, 문장초(文章草)
- **생약명** : 오가피(五加皮), 오가엽(五加葉)
- **과명** : 두릅나무과(Araliaceae)
- **개화기** : 8~9월

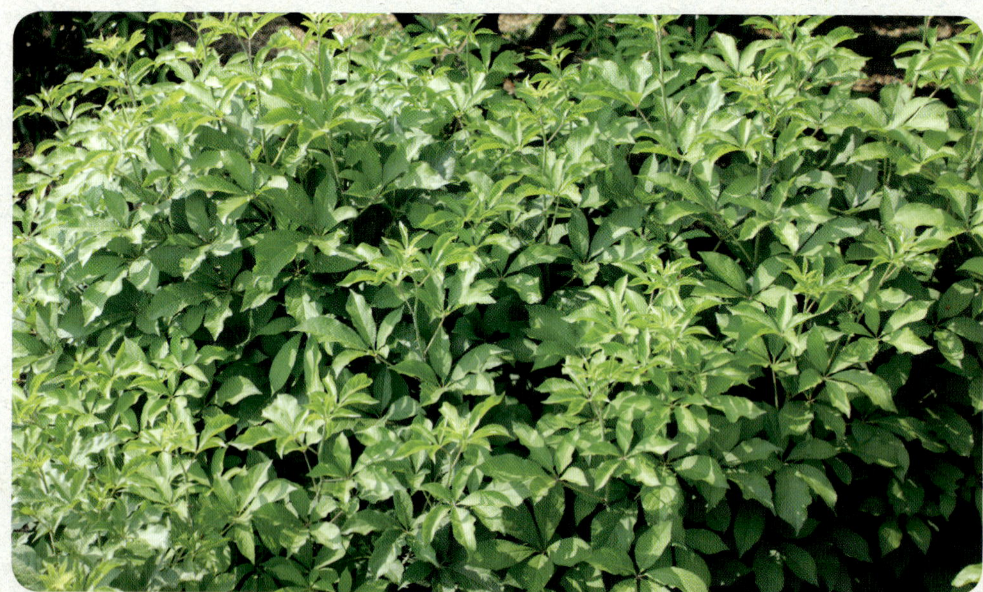

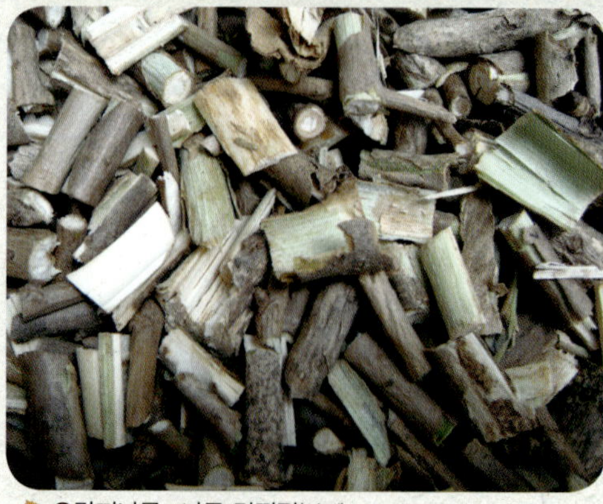

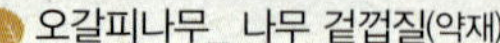

오갈피나무_ 나무 겉껍질(약재)

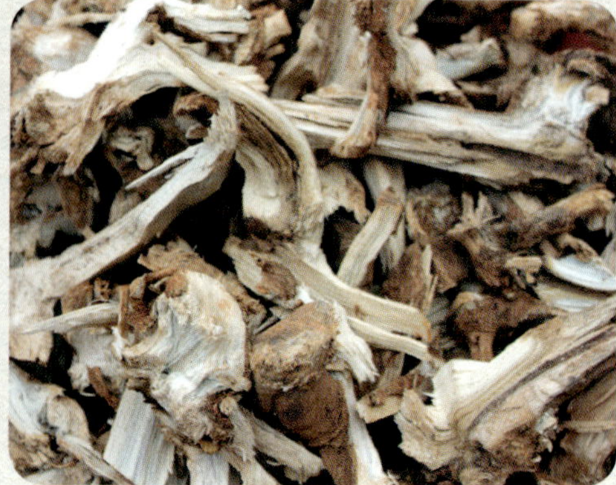

오갈피나무_ 뿌리껍질(약재)

🔹 **생육특성** : 오갈피나무는 전국적으로 분포하는 낙엽활엽관목으로, 높이는 3~4m에, 뿌리 근처에서 가지가 많이 갈라져 사방으로 뻗치는데 털이 없고 가시가 드문드문 하나씩 나 있다. 밑쪽은 손바닥 모양 겹잎에 서로 어긋나고 잔잎은 3~5장으로 거꿀달걀 모양 또는 거꿀달걀 타원형이다. 잎 가장자리에는 톱니가 있고 표면은 녹색에 털이 없으며 잎맥 위에는 잔털이 나 있다. 꽃은 자주색으로 8~9월에 산형꽃차례로 가지 끝에서 피는데 취산상으로 배열된다. 열매는 물렁열매로 타원형이며 10~11월에 결실한다.

🔹 **채취 방법과 시기** : 나무껍질은 가을 이후, 뿌리껍질은 봄부터 초여름, 잎은 봄·여름에 채취한다.

🔹 **성분** : 나무껍질 및 뿌리껍질에는 아칸토시드(acanthoside) A, B, C, D, 시링가레시놀(syringaresinol), 타닌(tannin), 팔미틴산(palmitin acid), 강심 배

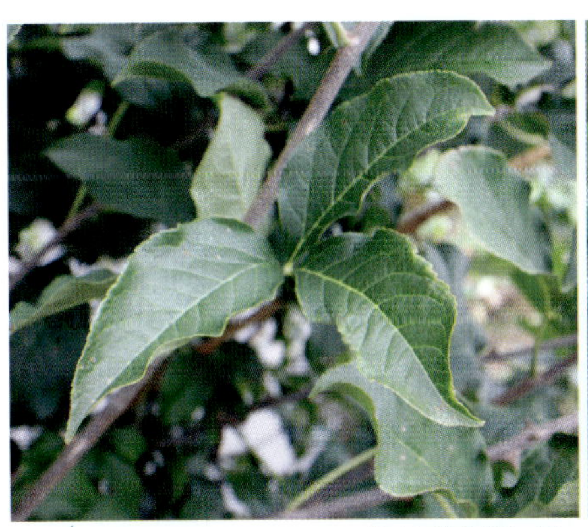

🔸 오갈피나무_ 잎

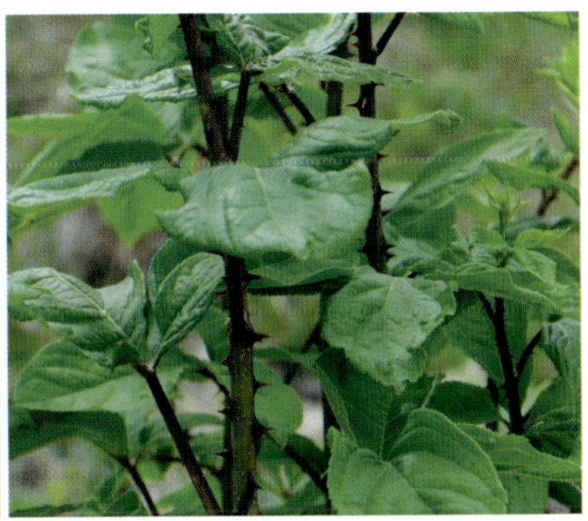

🔸 오갈피나무_ 가시

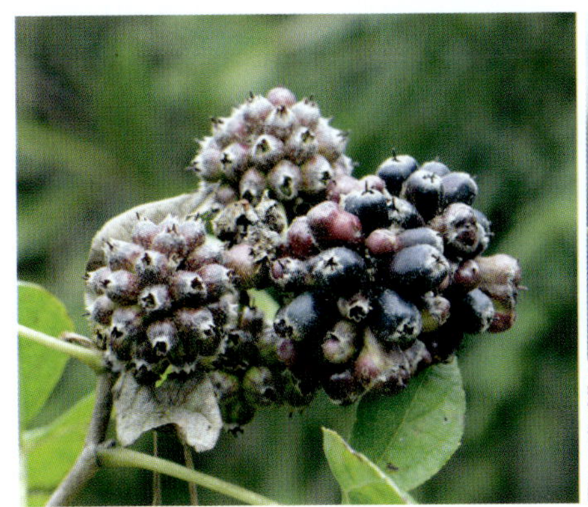

🔸 오갈피나무_ 덜 익은 열매

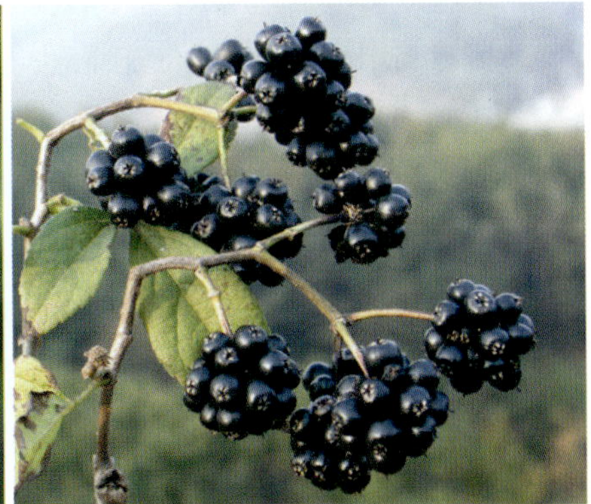

🔸 오갈피나무_ 익은 열매

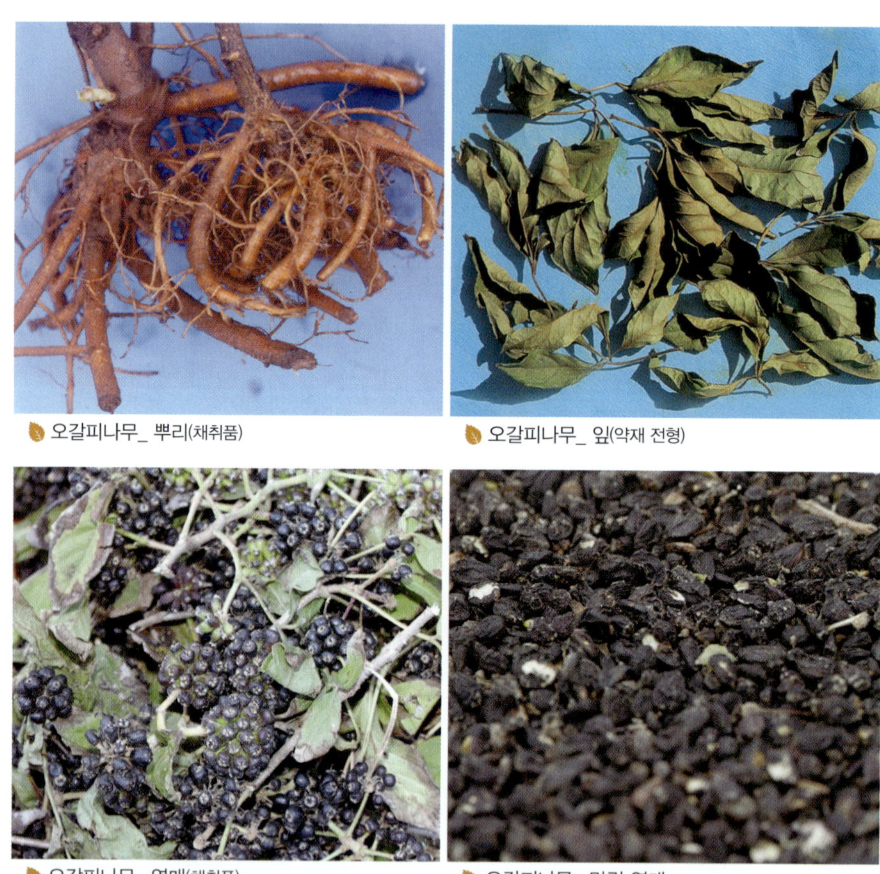

오갈피나무_ 뿌리(채취품)

오갈피나무_ 잎(약재 전형)

오갈피나무_ 열매(채취품)

오갈피나무_ 말린 열매

당체, 세사민(sesamin), 사비닌(savinin), 사포닌, 안토사이드(antoside), 캠페리트린(kaempferitrin), 다우코스테롤(daucosterol), 글루칸(glucan), 쿠마린(coumarin) 등이 함유되어 있다. 정유성분으로 4-메틸사이르실알데하이드(4-methylsailcyl aldehyde)도 함유되어 있다. 잎에는 강심 배당체, 정유, 사포닌 및 여러 종류의 엘레우테로사이드(eleutheroside), 쿠마린(coumarin) X, 베타-시토스테린(β-sitosterin), 카페인산(caffeic acid), 올레아놀릭산(oleanolic acid), 콘페릴알데히드(conferylaldehyde), 에틸에스테르(ethylester), 세사민 등이 함유되어 있다.

🌿 **성미** : 나무껍질은 성질이 따뜻하고, 맛은 맵고 쓰며 약간 달고, 독성이 없다. 뿌리껍질, 잎은 성질이 따뜻하고, 맛은 쓰고 맵다.

1060

【 혼동하기 쉬운 약초 비교 】

오갈피나무

🍃 오갈피나무_ 꽃

🍃 오갈피나무_ 나무껍질

가시오갈피

🍃 가시오갈피_ 꽃

🍃 가시오갈피_ 나무껍질

🍃 **귀경 :** 폐(肺), 신(腎) 경락에 작용한다.

🍃 **효능과 주치 :** 나무껍질, 뿌리껍질은 생약명을 오가피(五加皮)라고 하며 자양강장, 강정, 강심, 항종양, 항염증, 면역증강약으로 독특한 효력을 지니고 있고 보간, 보신, 진통, 진정, 신경통, 관절염, 요통, 마비 통증, 타박상, 각기, 불면증 등을 치료하며 간세포 보호작용과 항지간(抗脂肝)작용도 있다. 잎은 생약명을 오가엽(五加葉)이라고 하여 심장병의 치료에 효과적이며 피부 풍습이나 피부 가려움증, 타박상, 어혈 등을 치료한다. 오갈피 추출물은 골다공증, 위염, 위궤양, 치매, C형 간염 등에 치료 효과가 있다.

● **약용법과 용량** : 말린 나무껍질, 뿌리껍질 20~30g을 물 900mL에 넣어 반이 될 때까지 달여 하루에 2~3회 나눠 마시며, 외용할 경우에는 짓찧어서 타박상이나 염좌 등에 도포한다. 말린 잎 30~40g을 물 900mL에 넣어 반이 될 때까지 달여 하루에 2~3회 나눠 마시며, 피부 풍습이나 가려움증에 생잎을 채소로 식용하고, 타박상이나 어혈 치료를 위해 외용할 경우에는 짓찧어서 환부에 도포한다.

patent

오갈피나무의 기능성 및 효능에 관한 특허자료

▶ 오갈피 추출물의 골다공증 예방 또는 치료용 약학적 조성물

본 발명의 오갈피 추출물은 골다공증, 퇴행성 골 질환 및 류머티즘에 의한 관절염과 같은 골 질환의 예방 또는 치료에 유용하게 사용될 수 있다.

— 등록번호 : 10-0399374, 출원인 : (주)오스코텍

▶ 오갈피 추출물을 유효성분으로 함유하는 위장 질환의 예방 또는 치료용 조성물

본 발명에 따른 오갈피 추출물은 위염, 위궤양 및 십이지장궤양 등의 위장 질환의 예방 또는 치료에 유용하게 사용될 수 있다.

— 등록번호 : 10-1120000, 출원인 : (주)휴럼

▶ 오갈피 추출물을 포함하는 치매 예방 또는 치료용 조성물

본 발명은 오갈피 추출물을 포함하는 치매 예방 또는 치료용 조성물에 관한 것이다. 본 발명에 따른 상기 오갈피 추출물은 오가피에 물, 증류수, 알코올, 핵산, 에틸아세테이트, 아세톤, 클로로포름, 메틸렌 클로라이드 또는 이들의 혼합 용매를 첨가하여 추출된 것이다.

— 공개번호 : 10-2005-0014710, 출원인 : (주)바이오시너젠 · 성광수

▶ 오갈피 열매 추출물을 유효성분으로 함유하는 암 예방 및 치료용 약학적 조성물

본 발명은 오갈피 열매 추출물, 오가피 열매 분획물, 이로부터 분리된 화합물 또는 이의 약학적으로 허용 가능한 염을 유효성분으로 함유하는 암 질환의 예방 및 치료용 약학적 조성물에 관한 것으로, 암세포의 증식 억제 활성을 가짐으로써 종래의 암 치료제에 비해 천연물을 사용하여 부작용을 현저히 감소시킬 수 있다.

— 공개번호 : 10-2012-0085048, 출원인 : 정선군 · 경희대학교 산학협력단

▶ 오갈피 추출물을 포함한 C형 간염 치료제

본 발명은 오갈피속 나무(뿌리, 줄기, 가지 부분의 껍질)의 추출물을 포함하는 C형 간염 치료제에 관한 것으로, 오가피 추출물은 C형 간염 단백질 분해효소에 대한 강한 저해 활성을 나타내므로 C형 간염 치료제로 유용하게 사용될 수 있을 뿐만 아니라 각종 식음료에 포함되어 사용될 수 있다.

— 공개번호 : 10-1999-0047905, 출원인 : (주)엘지

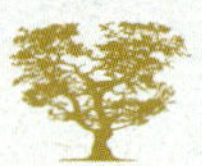

치질, 종기, 진해, 항균에 사용하는

오동나무

| 사용부위 | 나무껍질, 잎, 열매

Paulownia coreana Uyeki

- **이명** : 오동, 동목(桐木), 백동(白桐), 포동(泡桐), 붉동나무
- **생약명** : 동피(桐皮), 동엽(桐葉), 포동과(泡桐果)
- **과명** : 현삼과(Scrophulariaceae)
- **개화기** : 5~6월

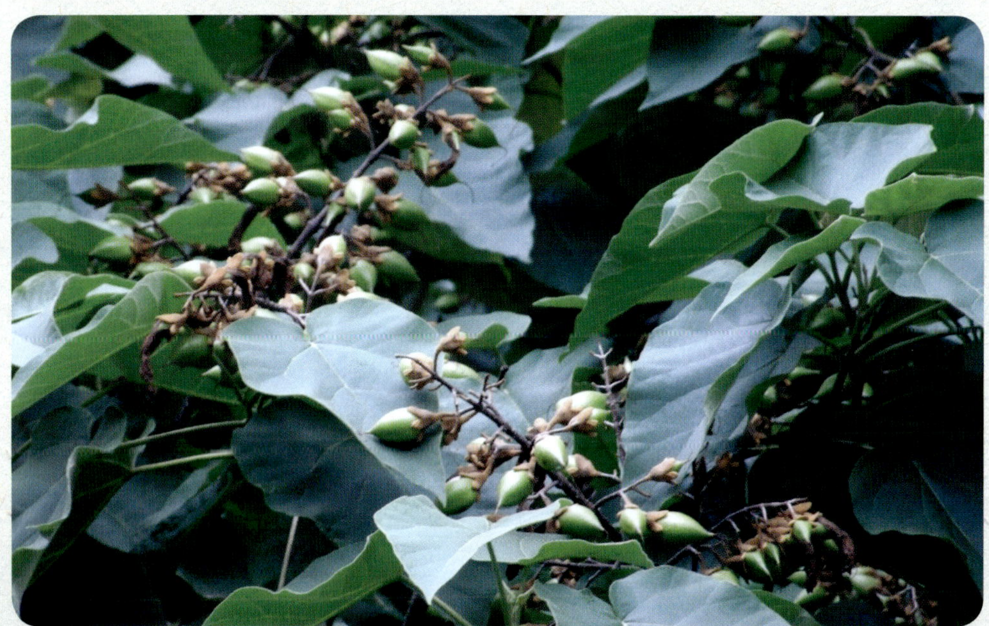

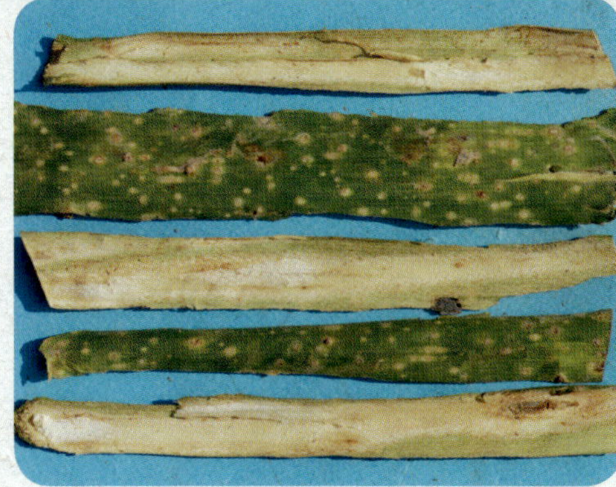

🌰 오동나무_ 나무 겉껍질(약재 전형)

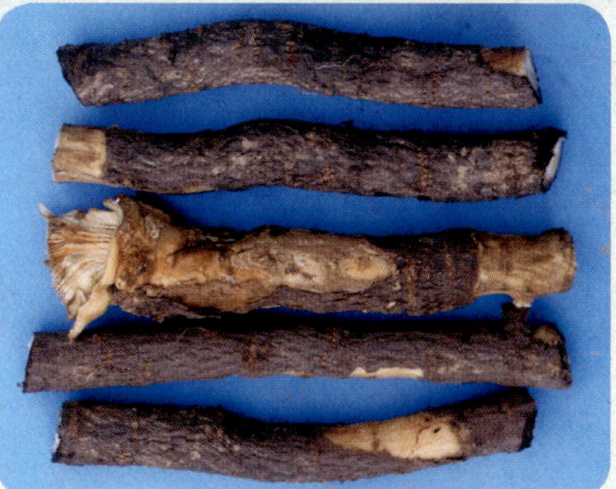

🌰 오동나무_ 뿌리(약재 전형)

🔵 **생육특성** : 오동나무는 전국의 인가 부근 유휴지에서 심어 가꾸는 낙엽활엽 교목으로, 높이가 15m 전후로 자라는데, 잎은 마주나고 달걀 모양의 원형 또는 타원형이지만 오각형도 있다. 잎 표면에는 털이 거의 없으며 잎 뒷면에는 다갈색 털이 나 있고 가장자리에는 톱니가 없다. 꽃은 자주색으로 5~6월에 대롱 모양으로 끝이 다섯 갈래로 갈라지며 피는데 길이는 5~6cm이다. 열매는 둥글고 끝이 뾰족한 모양으로 10~11월에 결실한다.

🍂 **채취 방법과 시기** : 나무껍질은 연중 수시, 잎은 봄·여름, 열매는 10~11월에 채취한다.

🍃 **성분** : 나무껍질에는 시린진(syringin), 잎에는 우루소릭산(ursolic acid), 글루코사이드(glucoside), 폴리페놀(polyphenol), 열매에는 에레오스테아릭산(eleostearic acid), 지방산, 플라보노이드(flavonoid), 알칼로이드(alkaloid) 등이 함유되어 있다.

🔵 **성미** : 나무껍질은 성질이 차고, 맛은 쓰다. 잎은 성질이 차고, 맛은 쓰고, 독성이 없다. 열매는 성질이 차고, 맛은 쓰고 떫고, 독성이 있다.

🍇 **귀경** : 열매는 위(胃), 신(腎) 경락에 작용한다. 잎은 심(心), 간(肝), 신(腎) 경락에 작용한다.

🍂 **효능과 주치** : 나무껍질은 생약명을 동피(桐皮)라고 하며 종기, 타박상, 단

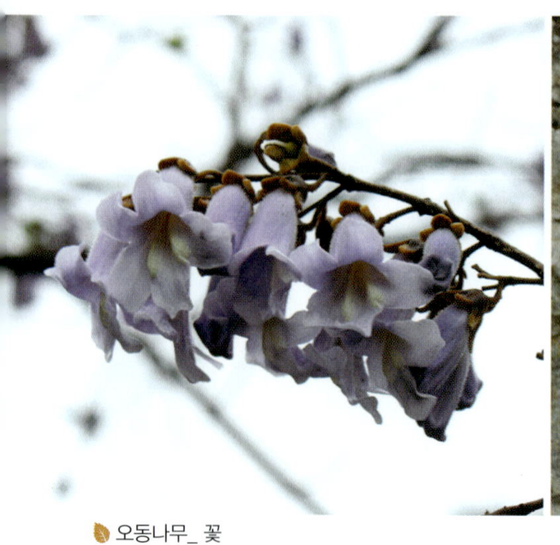

🍃 오동나무_ 꽃

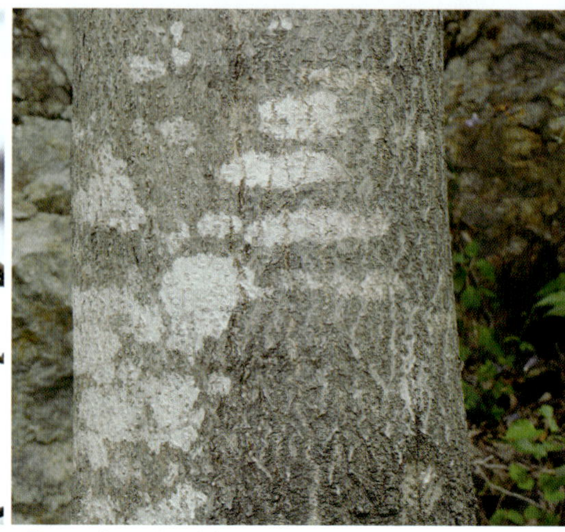

🍂 오동나무_ 나무껍질

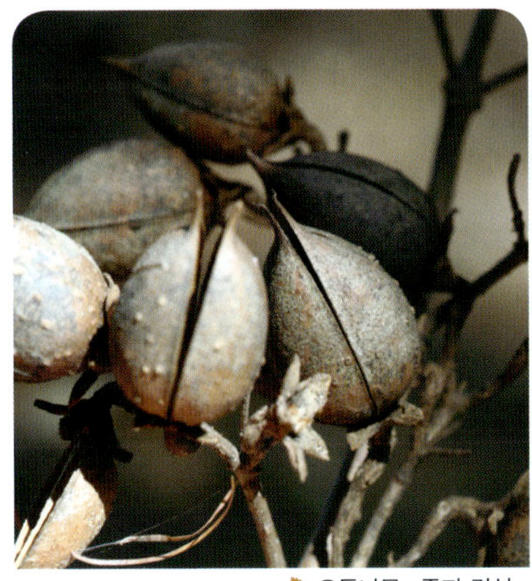

🍃 오동나무_ 종자 결실

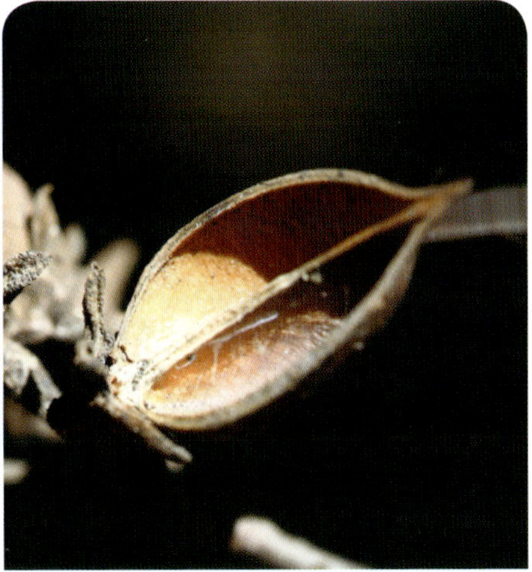

🍃 오동나무_ 열매껍질

독, 습진, 피부염, 치질, 어혈 등을 치료하고 위염, 장염을 치료한다. 잎은 생약명을 동엽(桐葉)이라고 하여 옹종, 창상출혈, 정창 등을 치료한다. 열매는 생약명을 포동과(泡桐果)라고 하여 진해, 거담, 천식, 기관지염을 치료하며 황색포도구균 및 티푸스균, 대장균에 대한 항균작용을 가지고 있다.

🍃 **약용법과 용량** : 말린 나무껍질 50~100g을 물 900mL에 넣어 반이 될 때까지 달여 하루에 2~3회 나눠 마신다. 외용할 경우에는 짓찧거나 달인 액을 환부에 발라 치료한다. 말린 잎 50~100g을 물 900mL에 넣어 반이 될 때까지 달여 하루에 2회 나눠 마신다. 말린 열매 20~30g을 물 900mL에 넣어 반이 될 때까지 달여 하루에 2~3회 나눠 마신다.

patent

오동나무의 기능성 및 효능에 관한 특허자료

▶ 오동나무 수피의 물 추출물을 포함하는 항균성 천연염료 및 이를 이용한 항균 섬유

본 발명에서는 오동나무의 수피의 물 추출물을 포함하는 천연 항균물질과 항균성 천연염료 및 이를 섬유에 염색시켜 제조되는 항균 섬유를 제공한다.

– 공개번호 : 10-2003-0093040, 특허권자 : 최순화

【 혼동하기 쉬운 약초 비교 】

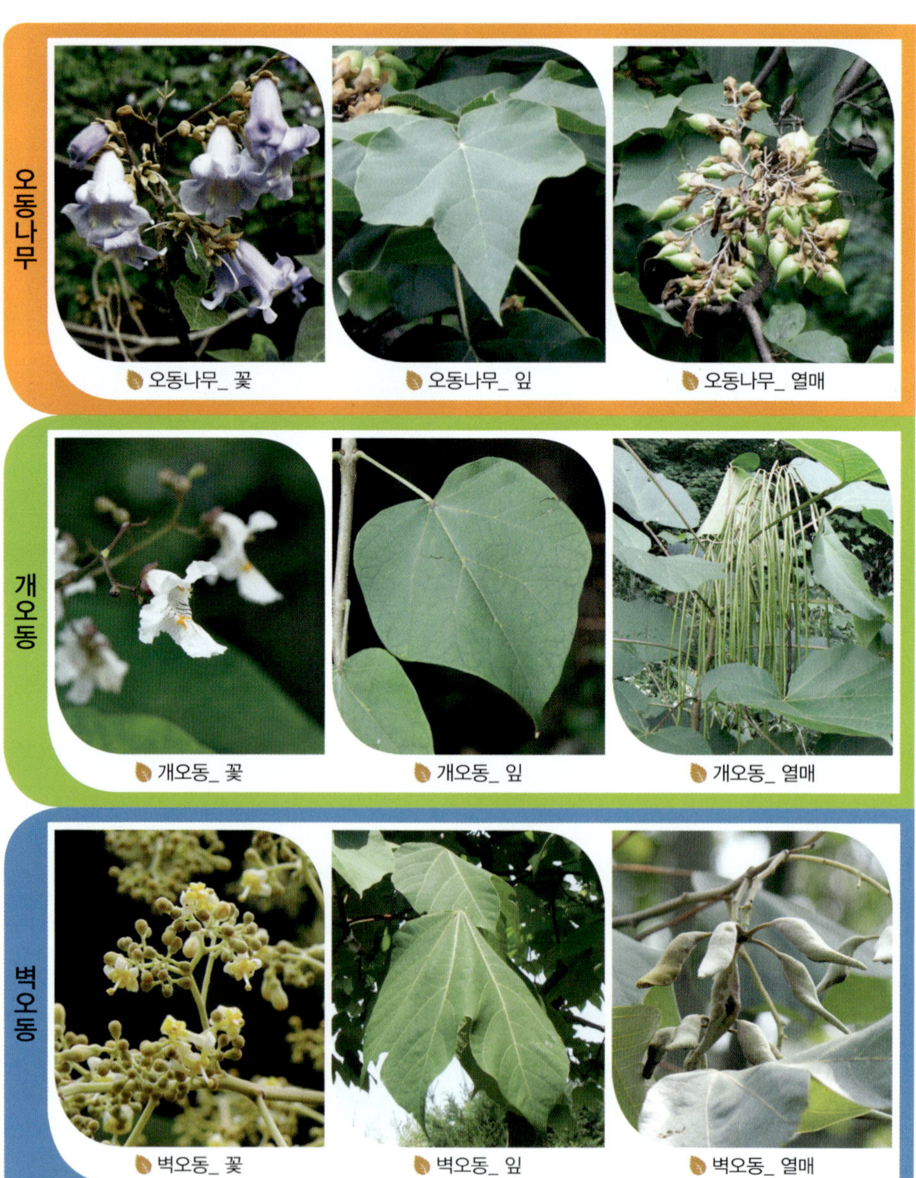

오동나무, 개오동, 벽오동

이름이 비슷한 개오동, 벽오동, 오동나무 세 나무는 모두 높이 10m 이상의 큰 나무(교목)로 자란다. 잎도 모두 큰 편에 속하지만 벽오동은 손바닥 모양으로 갈라진다. 세 나무가 이름은 비슷하지만 각각 과명이 능소화과, 벽오동과, 현삼과로 전혀 다르며, 약의 성분이라든지 약효, 약성도 모두 다르다.

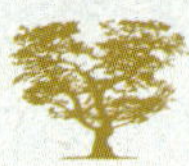

오리나무

| 사용부위 | 나무껍질, 줄기, 잎

Alnus japonica (Thunb.) Steud. = [*Betula japonica* Thunb.]

- **이명** : 물오리나무, 잔털오리나무, 섬오리나무, 너른잎잔털오리나무, 오리목(五里木), 수과수(水瓜樹), 수동과(水冬瓜)
- **생약명** : 적양(赤楊)
- **과명** : 자작나무과(Betulaceae)
- **개화기** : 3~4월

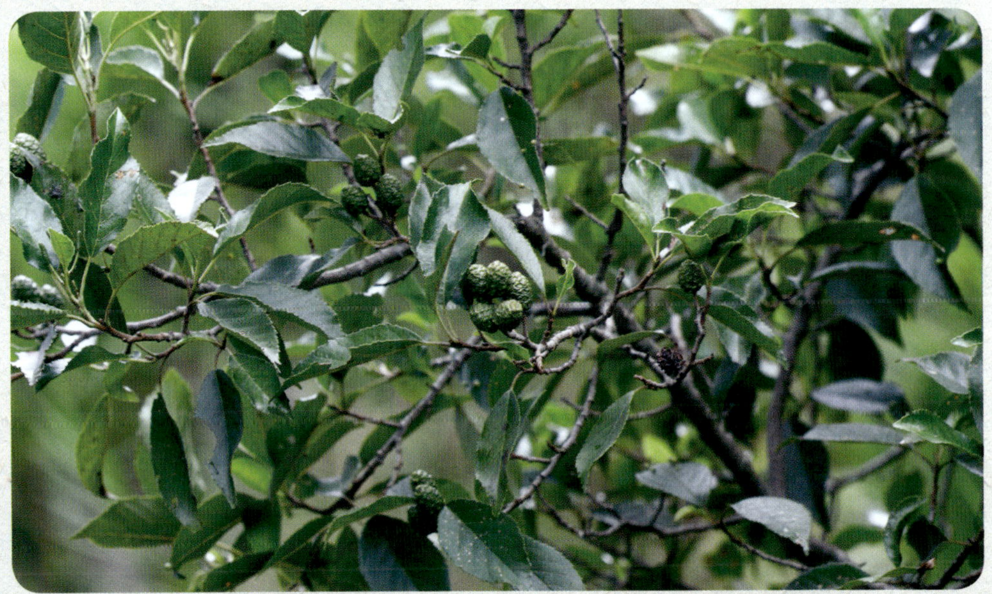

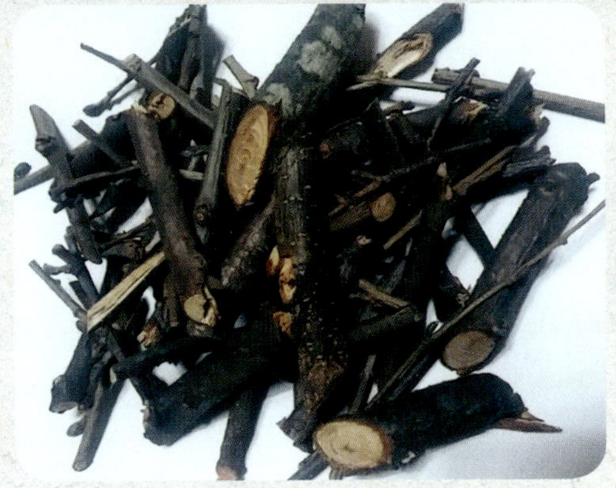

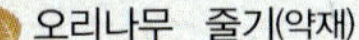

오리나무_ 줄기(약재)

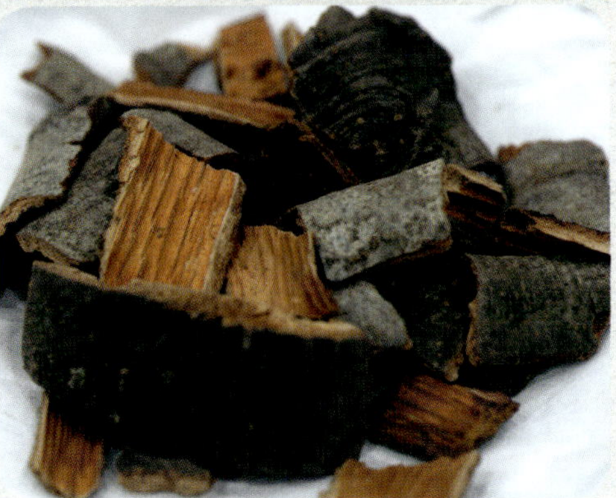

오리나무_ 나무 겉껍질(약재)

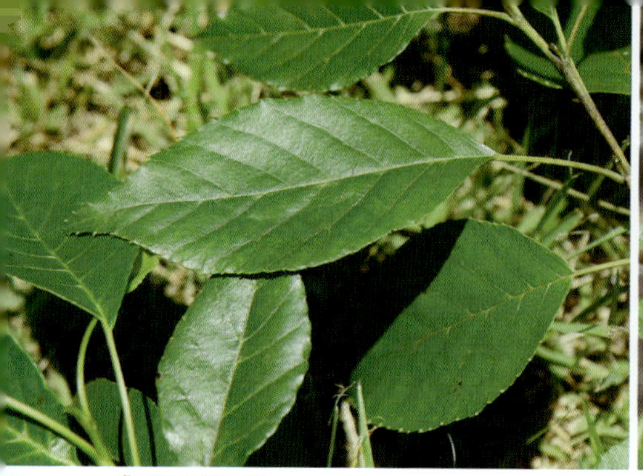

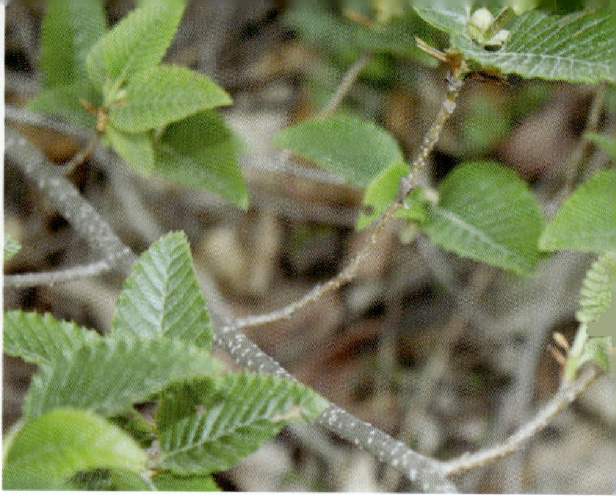

🍂 오리나무_ 잎

🍂 오리나무_ 가지와 잎

🍃 **생육특성** : 오리나무는 전국 각지 산야의 습기 많은 곳이나 마을 근처에서 자라는 낙엽활엽교목으로, 높이가 20m 전후이다. 나무껍질은 담자갈색으로 거칠고 불규칙하게 갈라진다. 잎은 타원형 또는 거꿀달걀 모양에 서로 어긋나고 잎끝은 날카로우며 밑부분은 쐐기 모양이고 가장자리에는 뾰족한 톱니가 있다. 꽃은 자주색으로 3~4월에 단성에 자웅 암수한그루로 잎이 먼저 피고 꽃이 피는데 수꽃이삭은 길게 늘어지고 암꽃이삭은 타원형이다. 열매의 과수는 달걀 모양에 심갈색으로 10~11월에 결실한다.

🍂 **채취 방법과 시기** : 가지, 잎, 나무껍질은 봄·가을에 채취한다.

🍃 **성분** : 가지, 잎, 나무껍질에는 루페논(lupenone), 베타-아미린(β-amyrin), 글루테놀(glutenol), 타락세롤(taraxerol), 베툴린산(betulic acid) 등 다종의 트리테르페노이드(triterpenoid) 외에 베타-시토스테롤(β-sitosterol), 헵타코산(heptacosane), 지방족 알코올, 피로카테콜(pyrocatechol)계 타닌(tannin)이 함유되어 있다.

🍃 **성미** : 성질이 시원하고, 맛은 쓰고 떫다.

🍃 **귀경** : 심(心), 폐(肺) 경락에 작용한다.

🍂 **효능과 주치** : 가지, 잎, 나무껍질은 생약명을 적양(赤楊)이라고 하며 청열과 화를 내리는 효능이 있으며 혈변, 장염, 설사, 외상출혈을 치료한다. 오리나무의 추출물은 항산화, 간세포 보호, 심장질환 개선, 항바이러스 치료 효과도 있다.

🍃 **약용법과 용량** : 말린 가지, 잎, 나무껍질 50~100g을 물 900mL에 넣어 반

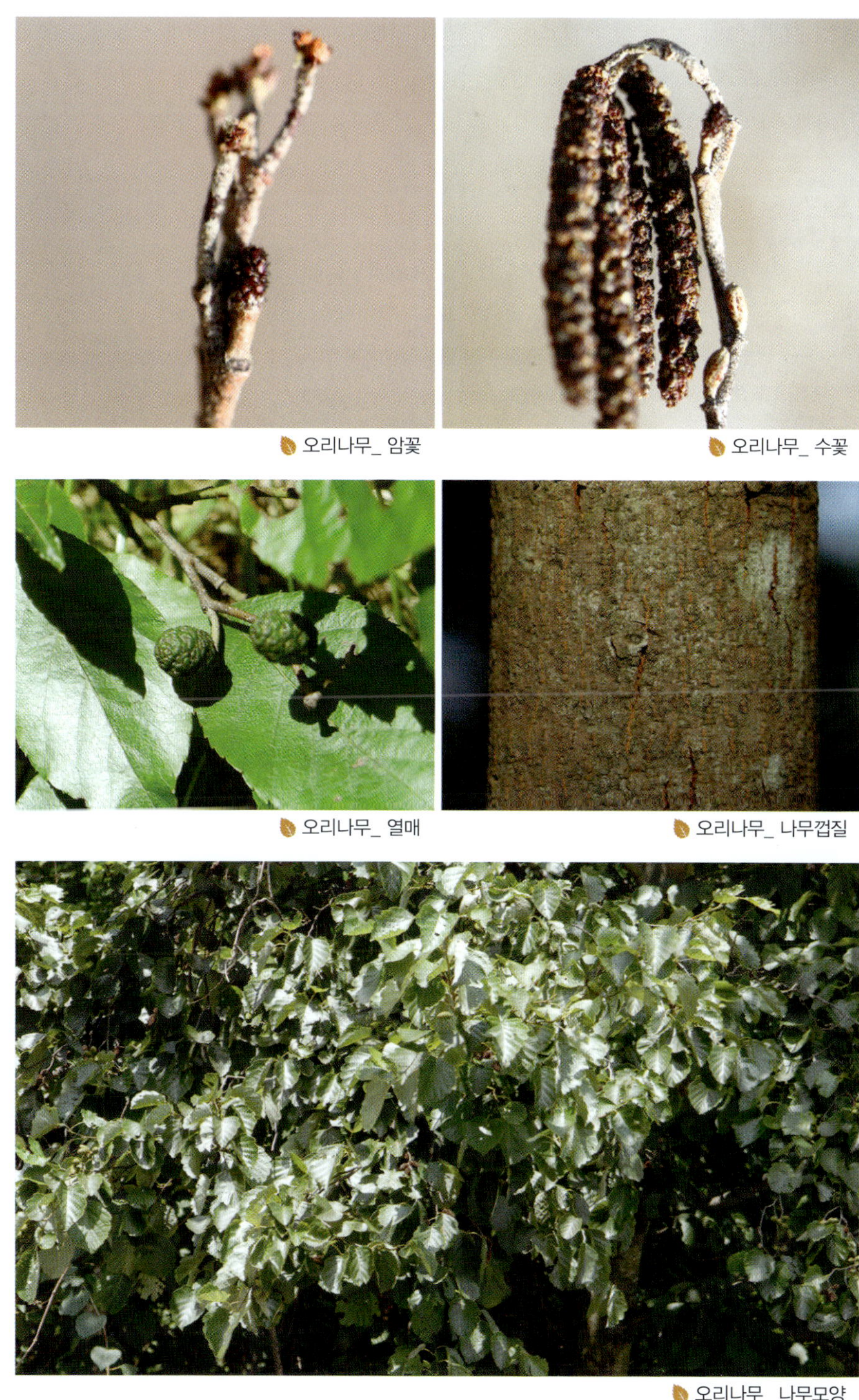

오리나무_ 암꽃

오리나무_ 수꽃

오리나무_ 열매

오리나무_ 나무껍질

오리나무_ 나무모양

이 될 때까지 달여 하루에 2~3회 나눠 마신다. 외용할 경우에는 짓찧어서 환부에 도포하거나, 가루로 만들어 환부에 뿌리거나, 기름에 개어서 환부에 붙이기도 한다.

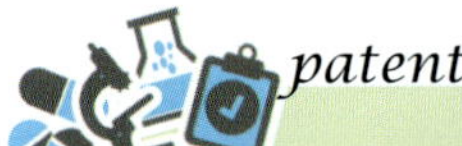 *patent*

오리나무의 기능성 및 효능에 관한 특허자료

▶ 오리나무 유래 디아릴헵타노이드계 화합물을 포함하는 항산화 및 간 보호용 조성물

본 발명은 항산화 및 간 보호용 조성물에 관한 것으로서 더욱 상세하게는 오리나무 유래 디아릴헵타노이드계 화합물을 포함하는 항산화 및 간 보호용 조성물에 관한 것이다. 상기 오리나무 유래 디아릴헵타노이드계 화합물은 alusenone 1a, alusenone 1b, hirsutenone, hirsutanonol, oregonin, alnuside A, alnuside B, rubranoside B 및 rubranoside C로 구성된 군에서 선택되는 화합물을 포함한다. 본 발명에 따른 항산화 및 간 보호용 조성물은 부작용이 없으면서 항산화 및 간 보호 활성이 우수하므로 항산화 관련 질환 및 간 질환 예방 및 치료에 유용하다.

– 출원번호 : 10-2009-0123863, 특허권자 : (주)알앤엘바이오

▶ 오리나무 추출물 또는 그로부터 분리된 화합물을 유효성분으로 포함하는 간 섬유화 억제용 조성물

본 발명은 오리나무 추출물 또는 그의 분획물 또는 디하이드로히르수타논올을 유효성분으로 함유하는 간 섬유증, 간경변 및 간 기능 부전의 예방, 개선 또는 치료용 조성물에 관한 것이다. 본 발명의 조성물은 간 성상세포의 증식 억제 또는 자가사멸 유도 활성을 나타내며, 간 성상세포 내 콜라겐 발현을 억제함으로써 간 섬유화 과정을 저해하므로 간 섬유화로 인해 야기되거나 그를 수반하는 질환의 예방 또는 치료를 위한 용도로 광범위하게 응용될 수 있다.

– 공개번호 : 10-2012-0089118, 출원인 : (주)엘컴사이언스

▶ 오리나무 추출물 또는 그로부터 분리된 디아릴헵타노이드계 화합물을 유효성분으로 하는 심장순환계 질환의 예방 및 치료용 조성물

본 발명은 오리나무 추출물 또는 그로부터 분리된 디아릴헵타노이드계 화합물을 유효성분으로 하는 심장순환계 질환의 예방 및 치료용 조성물에 관한 것이다. 본 발명의 오리나무 추출물 또는 그로부터 분리된 디아릴헵타노이드계 화합물은 저밀도 지질 단백질에 대한 항산화 활성효과가 매우 우수하므로 저밀도 지질 단백질의 산화에 의해 유발되는 것으로 알려진 고지혈증 및 동맥경화증과 같은 심장순환계 질환의 예방 및 치료에 유용하게 사용할 수 있다.

– 공개번호 : 10-2005-0088775, 특허권자 : 한국생명공학연구원

▶ 오리나무 추출물을 함유하는 항바이러스 조성물

본 발명은 오리나무 추출물을 함유하는 항바이러스 조성물에 관한 것으로서, 더욱 상세하게는 인간, 돼지, 말 및 조류 등을 감염시키는 인플루엔자 바이러스(influenza virus) 질환의 예방 또는 치료용 조성물에 관한 것이다. 본 발명의 오리나무 추출물은 정상세포에 대한 독성이 낮으면서도 항바이러스 효과가 탁월하므로 이를 포함하는 조성물은 인플루엔자 바이러스 질환의 예방 및 병증 개선을 위한 식품 또는 약학조성물 등에 유용하다.

– 출원번호 : 10-2007-0012216, 특허권자 : (주)알앤엘바이오

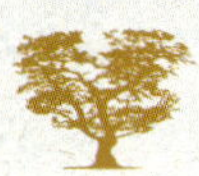

자양강장, 해수, 수렴, 항암에 사용하는

오미자

| 사용부위 | 열매

Schisandra chinensis (Turcz.) Baill.

- 이명 : 개오미자, 오매자(五梅子)
- 생약명 : 오미자(五味子)
- 과명 : 오미자과(Schisandraceae)
- 개화기 : 5~6월

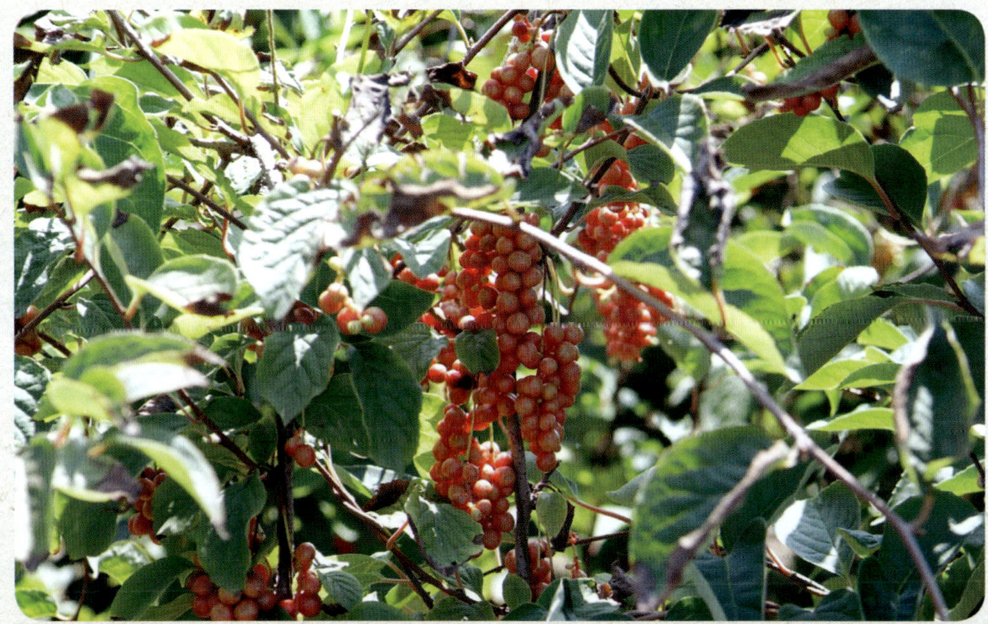

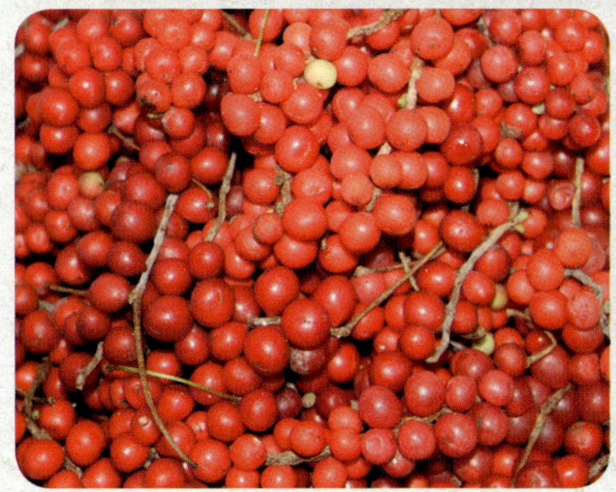

🌿 오미자_ 열매(채취품)

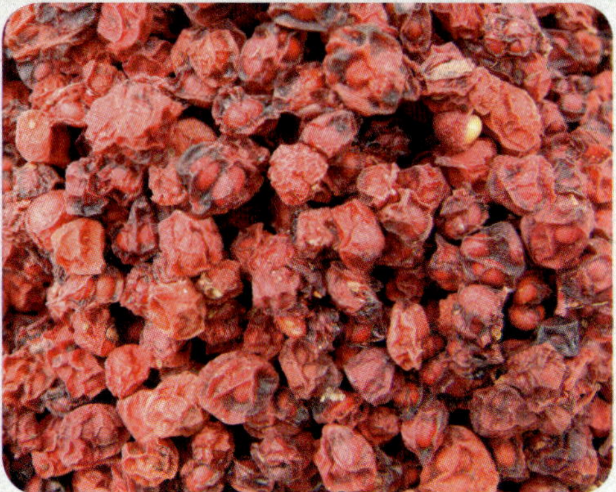

🌿 오미자_ 열매(약재 전형)

🌿 **생육특성** : 오미자는 전국의 깊은 산 계곡 골짜기에서 자생 또는 재배하는 낙엽활엽덩굴성 목본으로, 높이가 3m 전후이다. 작은 가지는 홍갈색이고 오래된 가지는 회갈색이며 겉 나무껍질은 조각조각으로 떨어져 벗겨진다. 잎은 넓은 타원형, 타원형 또는 달걀 모양이고 서로 어긋나며 가장자리에는 치아 모양의 톱니가 있으며 잎자루 길이는 1.5~3cm이다. 꽃은 붉은빛이 도는 황백색으로 5~6월에 자웅 암수딴그루로 피고, 열매는 물열매로 둥글며 9~10월에 심홍색으로 익는다.

🌿 **채취 방법과 시기** : 9~10월에 열매를 채취한다.

🌿 **성분** : 열매에는 데옥시쉬잔드린(deoxyschizandrin), 감마-쉬잔드린(γ-schizandrin), 쉬잔드린(schzandrin) A, B, C, 이소쉬잔드린(isoschizandrin), 안겔로일이소고미신(angeloylisogomisin) H, O, P, Q, 벤조일고미신(benzoylgomisin) H, 벤조일이소고미신(benzoylisogomisin) O, 티그로일고미신(tigloylgomisin) H, P, 에피고민(epigomin) O, 데옥시고미신

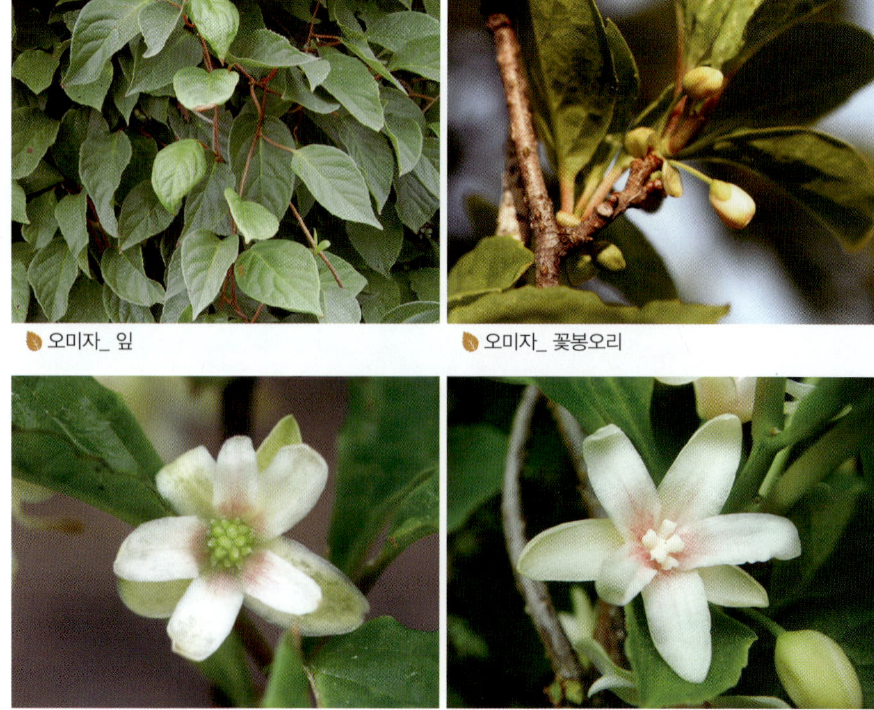

🌿 오미자_ 잎

🌿 오미자_ 꽃봉오리

🌿 오미자_ 암꽃

🌿 오미자_ 수꽃

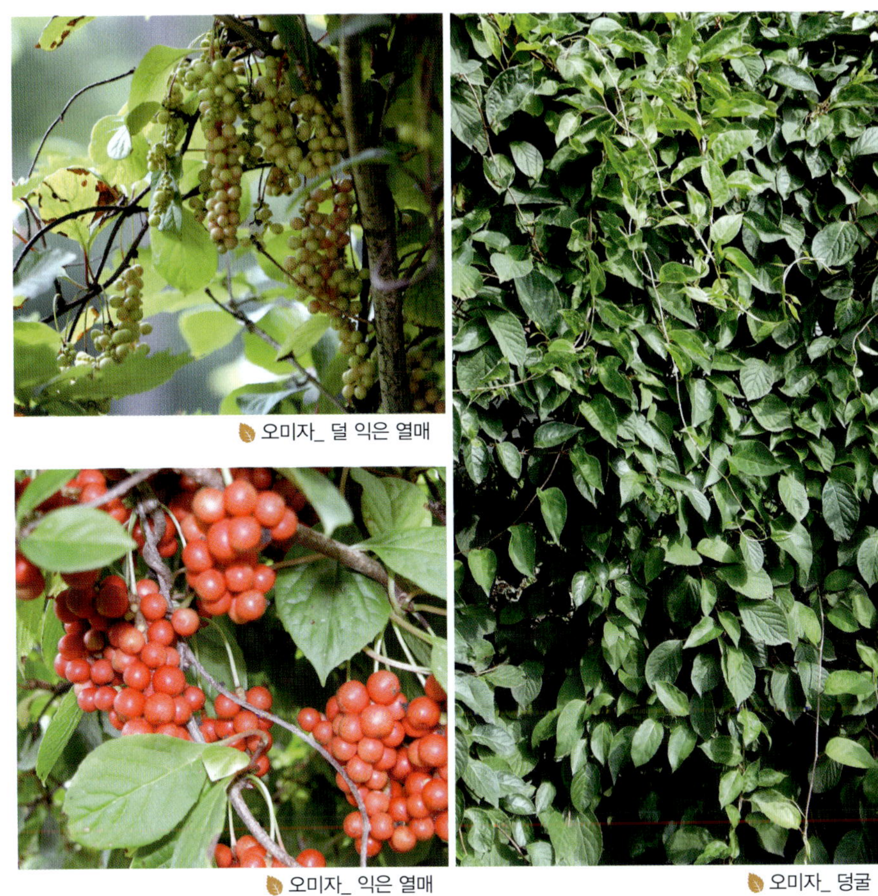

오미자_ 덜 익은 열매

오미자_ 익은 열매

오미자_ 덩굴

(deoxygomisin) A, 프레곤미신(pregonmisin), 우웨이지수(wuweizisu) A-C, 우웨이지춘(wuweizichun) A, B, 쉬잔헤놀(shizanherol) 등이 함유되어 있고, 정유에는 시트랄(citral), 알파,베타-차미그레날(α,β-chamigrenal)과 기타 유기산인 시트린산(citric acid), 말린산(malic acid), 타타린산(tataric acid), 비타민 C, 지방산 등이 함유되어 있다.

성미 : 성질이 따뜻하고, 맛은 시고 달다.

귀경 : 심(心), 폐(肺), 신(腎) 경락에 작용한다.

효능과 주치 : 열매는 생약명을 오미자(五味子)라고 하며 자양강장작용, 중추신경 흥분작용, 간세포 보호작용, 진해, 거담작용이 있고 수렴, 지사,

만성 설사, 몽정, 유정, 도한, 자한, 구갈, 해수, 삽정, 고혈압 등을 치료한다. 열매 및 종자 추출물은 항암, 대장염, 알츠하이머병, 비만 등의 치료 효과도 있다.

🍃 **약용법과 용량 :** 말린 열매 20~30g을 물 900mL에 넣어 반이 될 때까지 달여 하루에 2~3회 나눠 마신다. 외용할 경우에는 가루로 만들어 환부에 문지르거나 달인 액으로 환부를 씻어준다.

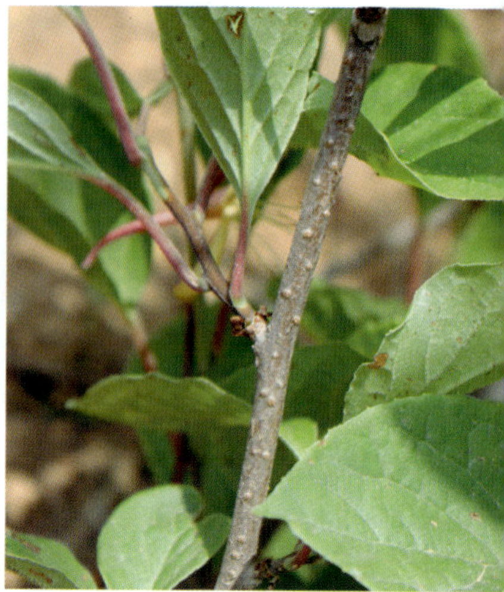

🍂 오미자_ 나무껍질

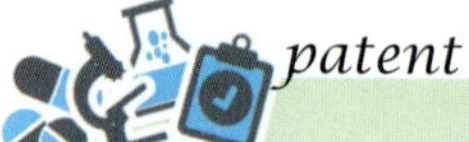 *patent*

오미자의 기능성 및 효능에 관한 특허자료

▶ **오미자 씨앗 추출물을 함유하는 항암 및 항암 보조용 조성물**

본 발명은 항암 및 항암 보조용 조성물에 관한 것으로서, 오미자 씨앗 추출물을 유효성분으로 함유하는 것을 특징으로 한다.

— 공개번호 : 10-2012-0060676, 출원인 : 문경시

▶ **오미자 추출물로부터 분리된 화합물을 유효성분으로 함유하는 대장염 질환의 예방 및 치료용 조성물**

오미자 추출물로부터 분리된 화합물을 유효성분으로 함유하는 조성물을 대장염 질환의 예방 및 치료용 약학조성물 또는 건강기능식품으로 유용하게 이용할 수 있다.

— 공개번호 : 10-2012-0008366, 출원인 : 김대기

▶ **오미자 씨앗 추출물을 함유하는 알츠하이머씨병 예방 및 치료용 조성물**

본 발명은 알츠하이머씨병을 예방 및 치료하는 기능을 갖는 조성물에 관한 것으로서 본 발명에 따른 알츠하이머씨병 예방 및 치료용 조성물은 오미자 씨앗 추출물을 유효성분으로 함유하는 것을 특징으로 한다.

— 공개번호 : 10-2012-0060678, 출원인 : 문경시

▶ **오미자 에틸아세테이트 분획물을 유효성분으로 포함하는 비만 예방 또는 치료용 조성물**

본 발명의 오미자 에틸아세테이트 분획물 또는 이로부터 분리한 우웨이지수 C는 지방세포의 분화를 억제하고, 지질의 축적을 억제하는 효능이 우수하므로 비만의 예방 또는 치료에 유용하게 사용될 수 있다.

— 공개번호 : 10-2012-0112137, 출원인 : 서울대학교 산학협력단

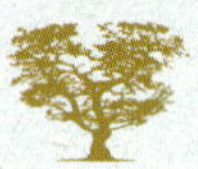

소적, 살충, 어혈, 진통에 사용하는

옻나무

| 사용부위 | 뿌리껍질, 목질부, 수지, 나무껍질

Rhus verniciflua Stokes

- **이명** : 옷나무, 참옷나무, 칠수(漆樹), 대목칠(大木漆)
- **생약명** : 건칠(乾漆), 생칠(生漆), 칠수피(漆樹皮), 칠수목심(漆樹木心)
- **과명** : 옻나무과(Anacardiaceae)
- **개화기** : 5~6월

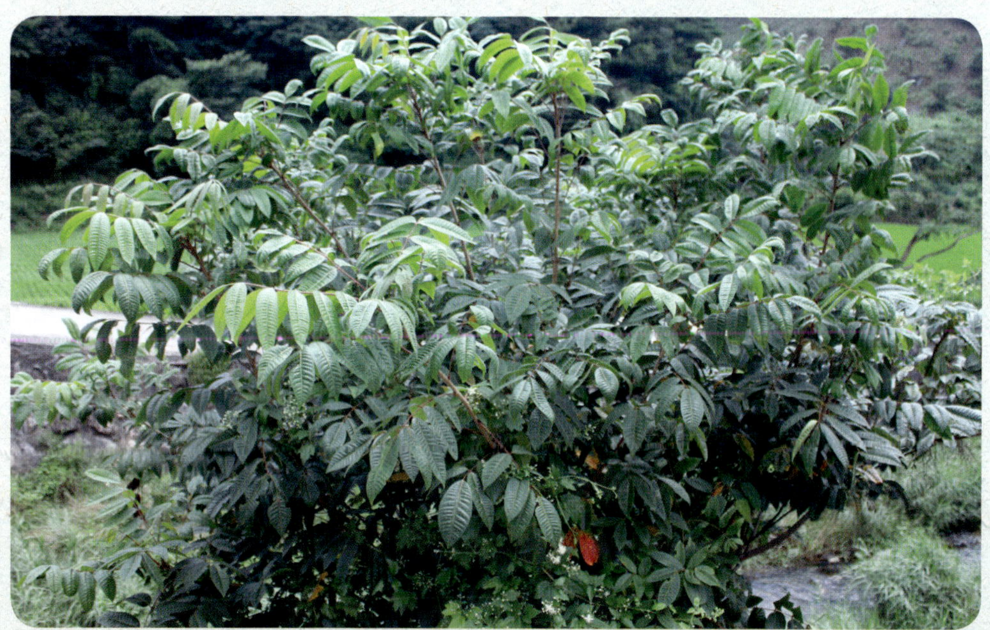

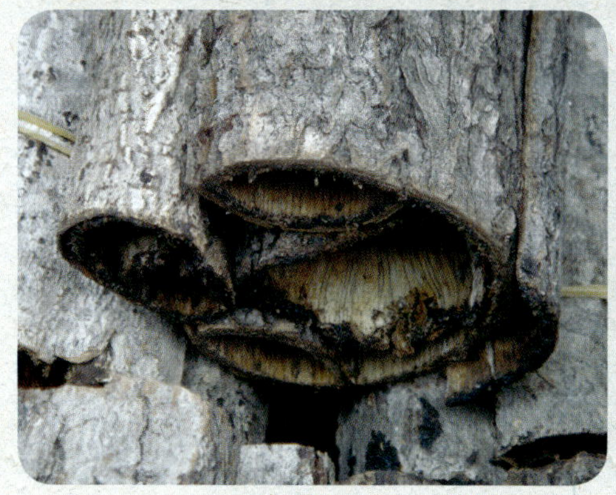

🌿 옻나무_ 나무 겉껍질(약재 전형)

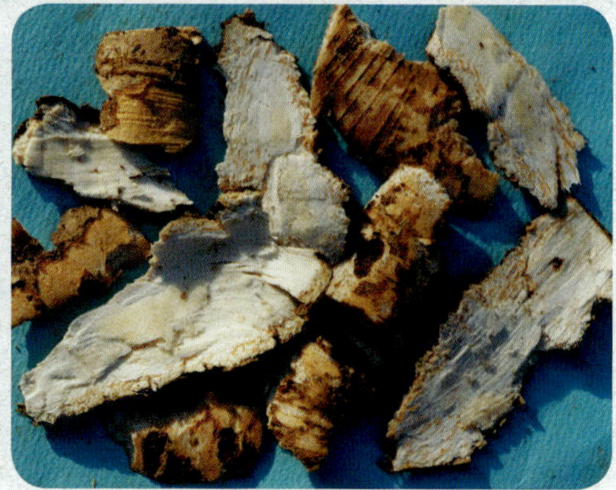

🌿 옻나무_ 뿌리껍질(약재 전형)

🔷 **생육특성** : 옻나무는 전국의 산지에서 자생 또는 재배하는 낙엽활엽교목으로, 높이 20m 내외로 자라고, 작은 가지는 굵으며 회황색이고 어릴 때는 털이 있으나 차츰 없어진다. 잎은 1회 홀수깃꼴겹잎이 나선상으로 서로 어긋나고 잔잎은 9~11장인데 달걀 모양 또는 타원형 달걀 모양으로 잎끝은 점차적으로 날카로운 모양이고 밑부분은 쐐기형 또는 원형으로 가장자리는 밋밋하다. 꽃은 황록색으로 5~6월에 단성이거나 양성, 자웅이주 혹은 잡성에 원뿔꽃차례로 잎겨드랑이에서 피는데 꽃자루는 짧다. 열매는 씨열매로 편평한 원형에 10~11월경 결실한다.

🍂 **채취 방법과 시기** : 수지는 4~5월, 나무껍질, 뿌리껍질은 봄·가을, 목질부는 연중 수시 채취한다.

🌿 **성분** : 수지의 생약명을 생칠(生漆)이라고 하는데, 이 생칠을 가공한 건조품을 건칠(乾漆)이라고 한다. 건칠의 성분은 생칠 중의 우르시올(urushiol)

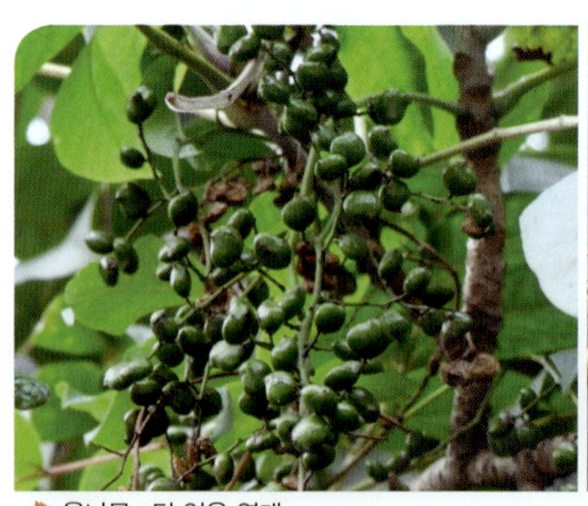

🔸 옻나무_ 덜 익은 열매

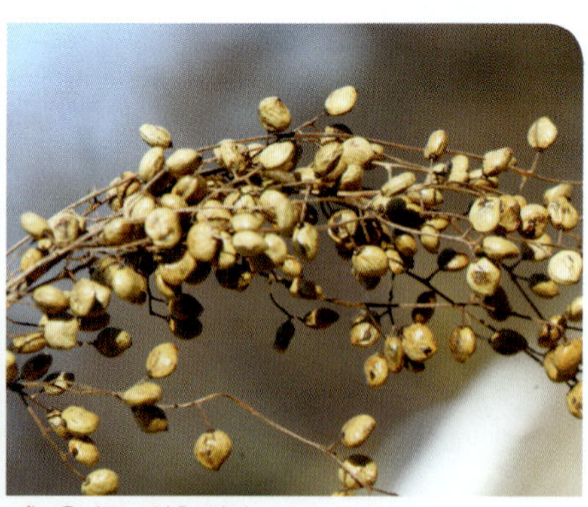

🔸 옻나무_ 익은 열매

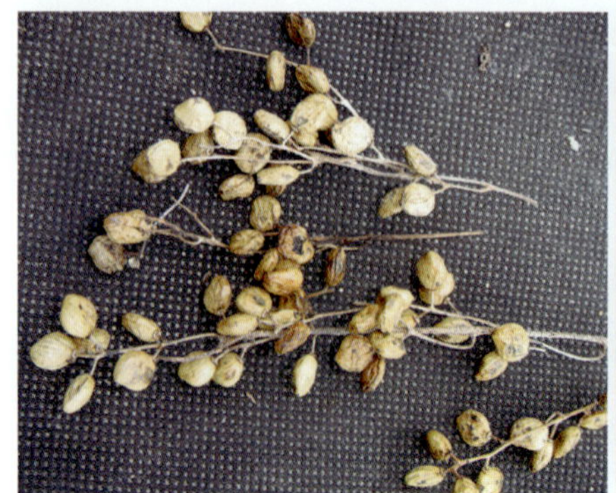

🔸 옻나무_ 열매(채취품)

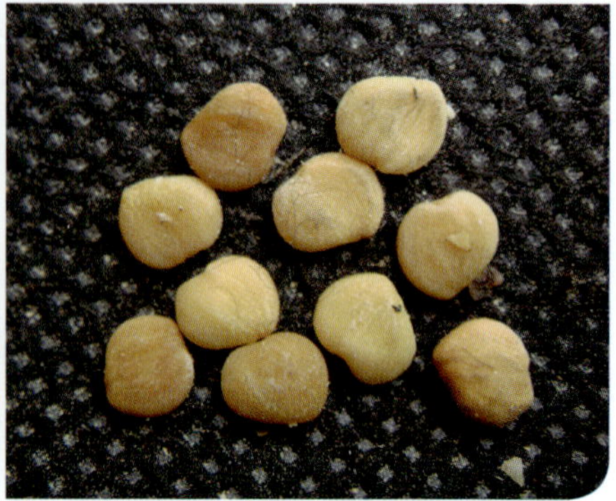

🔸 옻나무_ 종자(채취품)

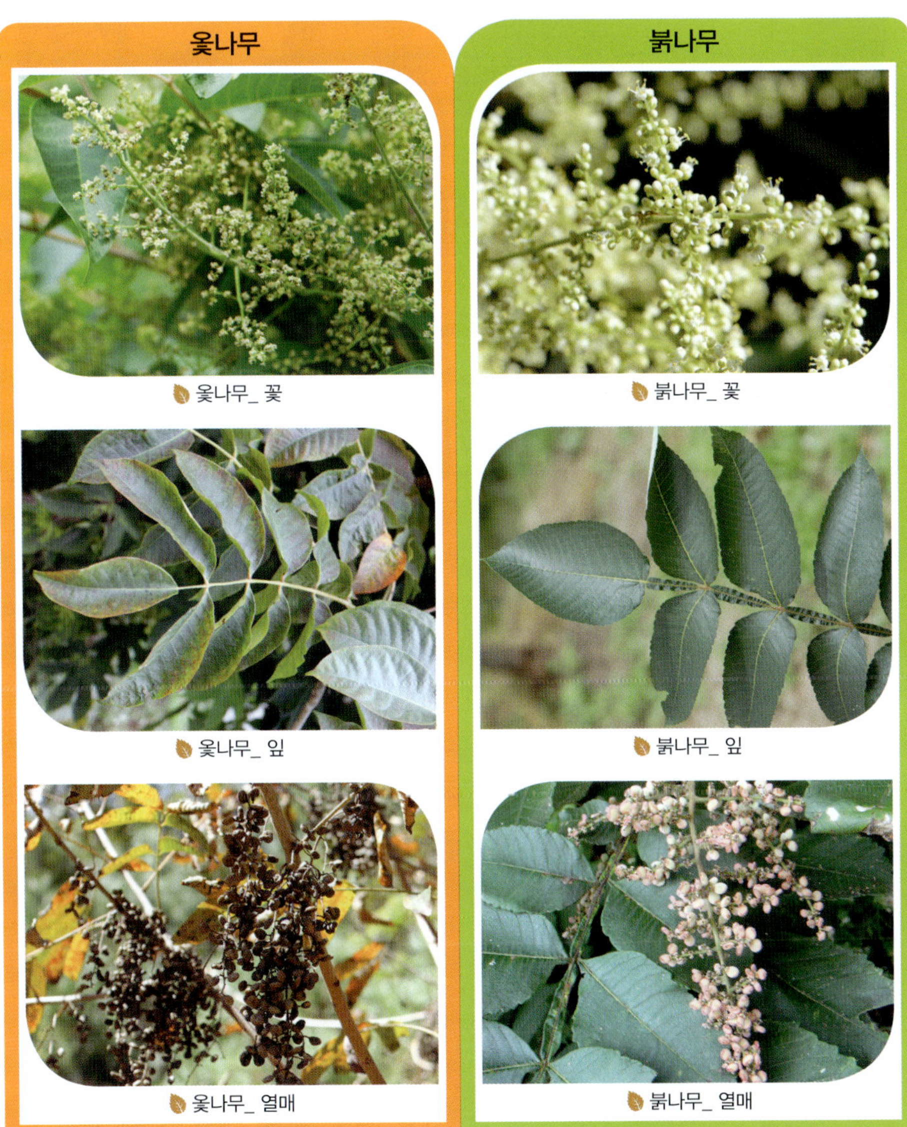

옻나무와 붉나무

옻나무과에 속하는 옻나무와 붉나무는 둘다 낙엽교목으로 두 나무 모두 잎이 1회 홀수깃꼴겹잎이고 꽃차례도 원뿔꽃차례이며 열매도 씨열매로 비슷하다. 단지 옻나무는 독성이 있어 접촉하면 피부 알레르기를 일으켜 가렵고 홍반이 생기며 심지어 호흡곤란을 일으키는 등 심한 부작용이 일어나지만, 붉나무는 그렇지 않다. 옻나무와 붉나무는 성분이나 약효도 모두 다르다. 특히 붉나무 잎에는 오배자 진딧물에 의하여 생긴 벌레집을 오배자라고 하여 수렴제로 사용하는 점이 특이하다.

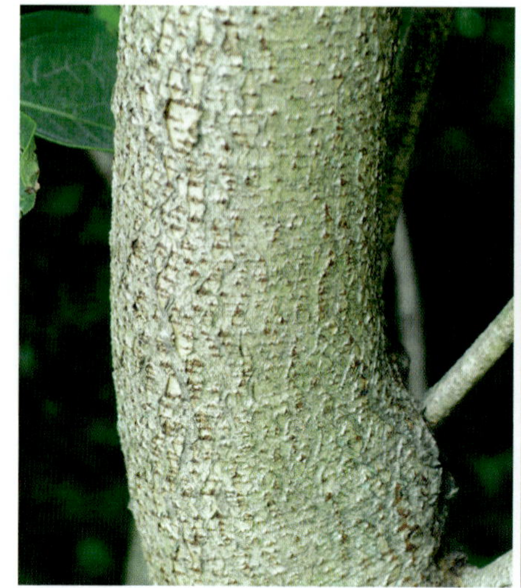

🍂 옻나무_ 나무껍질

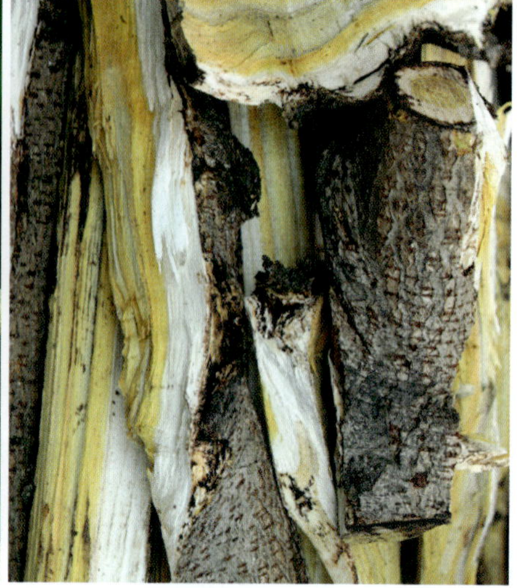

🍂 옻나무_ 목질부(약재 전형)

이 라카아제(laccase)작용으로 공기 중에서 산화되어 생성된 검은색의 수지 물질을 가공한 건조품이다. 생칠은 나무껍질을 긁어 상처를 내어 나오는 지방액을 모아서 저장하였다가 사용한다. 수지는 스텔라시아닌(stellacyanin), 라카아제(laccase), 페놀라아제(phenolase), 타닌과 콜로이드 질도 함유되어 있다. 콜로이드(colloid) 주요 성분은 다당류로 글루크론산(glucuronic acid), 갈락토스(galactose), 자일로스(xylose)도 함유되어 있다.

🍃 **성미** : 수지는 성질이 따뜻하고, 맛은 쓰고, 독성이 있다. 건칠은 약성이 따뜻하고, 맛이 맵고, 독성이 있다. 나무껍질, 목질부는 성질이 따뜻하고, 맛은 맵고, 독성이 조금 있다.

🍃 **귀경** : 간(肝), 비(脾), 위(胃) 경락에 작용한다.

🍃 **효능과 주치** : 건칠은 살충, 소적(消積), 어혈, 해열, 학질, 소염, 건위, 통경, 월경폐지, 진해, 관절염을 치료한다. 나무껍질과 뿌리껍질은 생약명을 칠수피(漆樹皮)라고 하여 접골, 타박상을 치료하는 데 사용하며 특히 흉부손상에 효과적이고 심재는 생약명을 칠수목심(漆樹木心)이라고 하여 진통, 행기(行氣), 심위기통(心胃氣痛)을 치료한다.

🍃 **약용법과 용량** : 건칠 10~15g을 가루나 환으로 만들어 하루에 2~3회 나

뉘 복용한다. 말린 나무껍질 5~
10g을 물 900mL에 넣어 반이 될
때까지 달여 하루에 2~3회 나
눠 마시거나 10~20g을 닭 한 마
리에 넣고 고와서 적당히 복용한
다. 외용할 경우에는 짓찧어서
술에 볶아 환부에 붙인다. 말린
심재 10~20g을 물 900mL에 넣
어 반이 될 때까지 달여 하루에
2~3회 나눠 마신다. 옻나무의
추출물은 간 질환의 예방 및 치
료에 효과적이라는 연구도 발표
되었다.

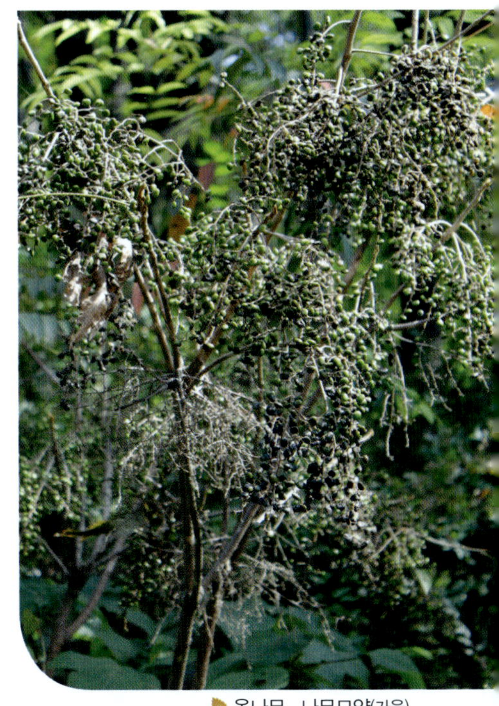

옻나무_ 나무모양(가을)

● **사용 시 주의사항 :** 임산부, 신체허
약자는 주의하여 복용한다. 옻이
체질에 맞지 않거나 알레르기를
일으키는 사람은 복용을 금지한다. 반하(半夏)는 배합금기이다. 수지의 독
성은 피부염이나 알레르기 질환을 일으키므로 주의를 요한다.

patent

옻나무의 기능성 및 효능에 관한 **특허자료**

▶ 옻나무로부터 분리된 추출물 및 플라보노이드 화합물들을 함유한 간질환 치료제

본 발명은 옻나무의 극성용매 또는 비극성용매 가용추출물 및 그 분획물로부터 분리된 푸스틴 및
설퍼레틴 화합물을 함유하는 간기능 개선, 간세포 섬유화에 따른 간경화 예방 및 치료를 위한 조성
물에 관한 것으로서 담도 결찰하여 간 섬유화를 유도한 군에서 발생하는 AST, ALT, SDH, γ-GT 활
성을 저해할 뿐만 아니라 총 빌리루빈, 히드록시프롤린 및 MDA 농도량을 유의성 있게 억제하여 간
질환의 예방 및 치료에 효과적이고 안전한 의약품 및 건강보조식품을 제공한다.

– 공개번호 : 10-2004-0043255, 출원인 : 학교법인 상지학원

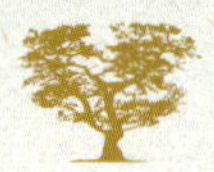

월계수

| 사용부위 | 잎, 열매

Laurus nobilis L.

- **이명** : 계수나무, 월계(月桂), 감람수, 계수
- **생약명** : 월계자(月桂子), 월계엽(月桂葉)
- **과명** : 녹나무과(Lauraceae)
- **개화기** : 4~5월

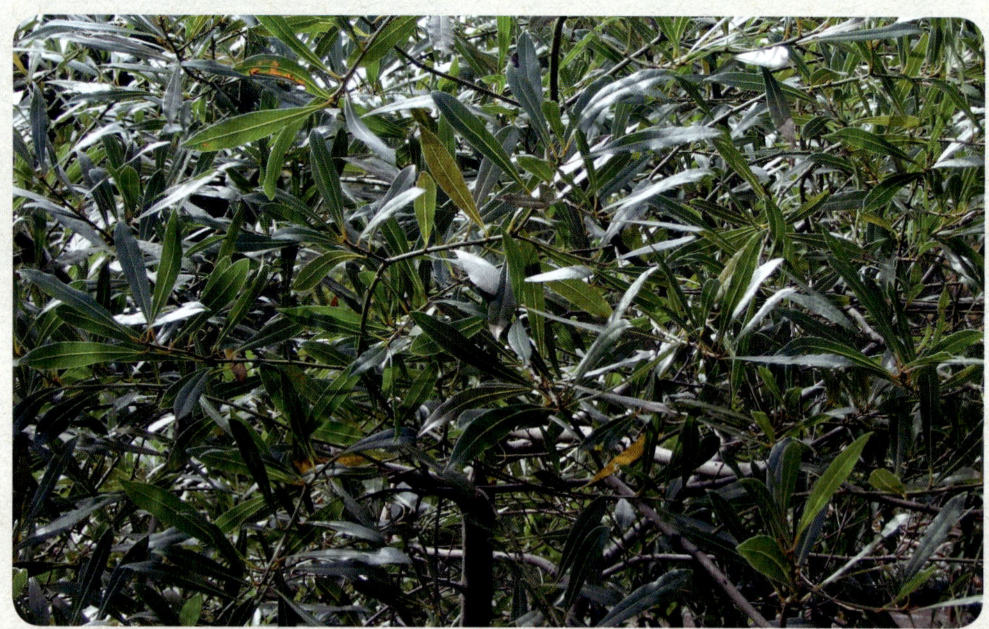

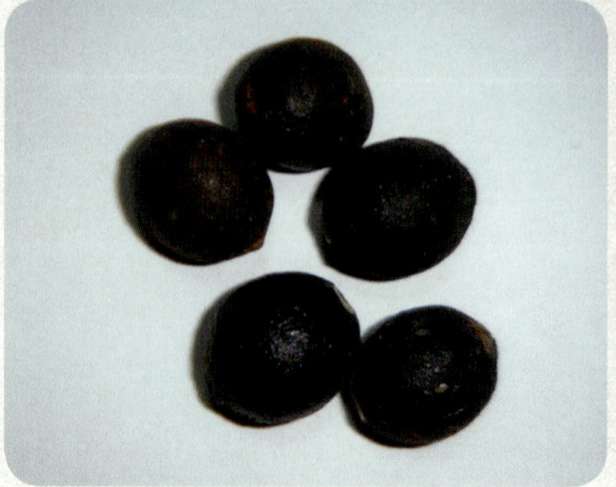

월계수_ 열매(약재 전형)

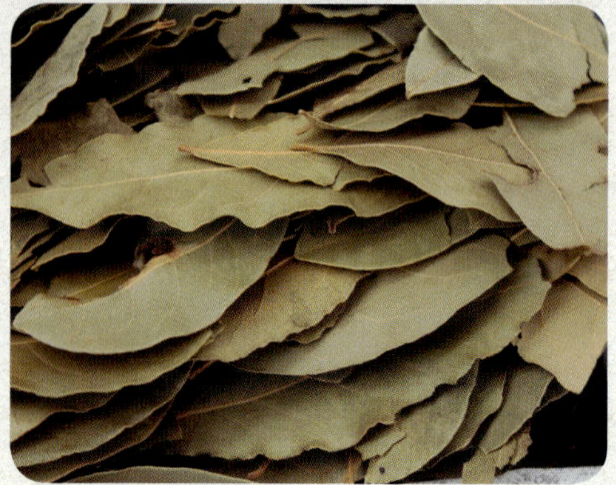

월계수_ 잎(약재 전형)

- **생육특성** : 월계수는 남부 지방에서 관상수로 심어 가꾸는 상록활엽교목으로, 높이는 9~12m이고, 나무껍질은 흑갈색이다. 잎은 타원형 또는 바소꼴에 서로 어긋나고 두꺼우며 잎끝은 날카롭고 가장자리는 밋밋하거나 약간의 물결 모양이다. 꽃은 암수딴그루이며 황색으로 4~5월에 잎겨드랑이에서 작은 꽃이 산형꽃차례로 핀다. 열매는 물열매로 타원형이며 9~10월경 짙은 자색으로 익는다.

- **채취 방법과 시기** : 열매는 9~10월, 잎은 봄·여름에 채취한다.

- **성분** : 열매에는 정유, 지방이 함유되어 있는데 그중에 라우릴산(lauric acid), 팔미틴산(palmitic acid), 올레인산(oleic acid), 리놀레산(linoleic acid), 리놀레닌산(linolenic acid) 등이다. 종자에는 단백질 글루텐류와 글로블린류이 함유되어 있다. 잎에는 정유가 많이 함유되어 있는데, 그 주요 성분은 리날룰(linalool), 오이게놀(eugenol), 게라니올(geraniol), 1,8-시네올(1,8-cineol), 터피네올(terpineol), 아세틸오이게놀(acetyleugenol), 메틸오이게놀(methyleugenol), 알파-피엔(α-pinene), 펠란드렌(phellandrene) 등이며 세스퀴터펜락돈(sesquiterpenlactone)의 겔마크라노리드(germacranolide)와 루틴(rutin)도 함유되어 있다.

- **성미** : 성질이 따뜻하고, 맛은 맵고, 독성이 없다.

- **귀경** : 간(肝), 폐(肺), 위(胃) 경락에 작용한다.

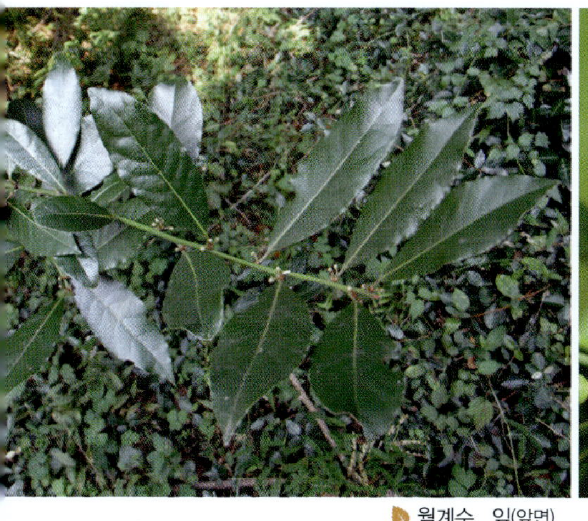

🍃 월계수_ 잎(앞면)

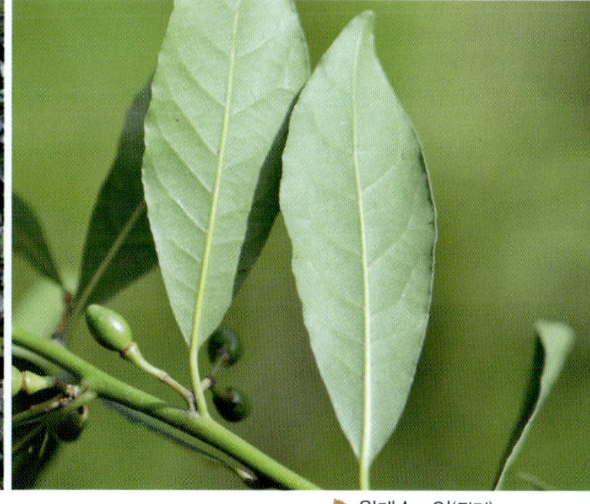

🍃 월계수_ 잎(뒷면)

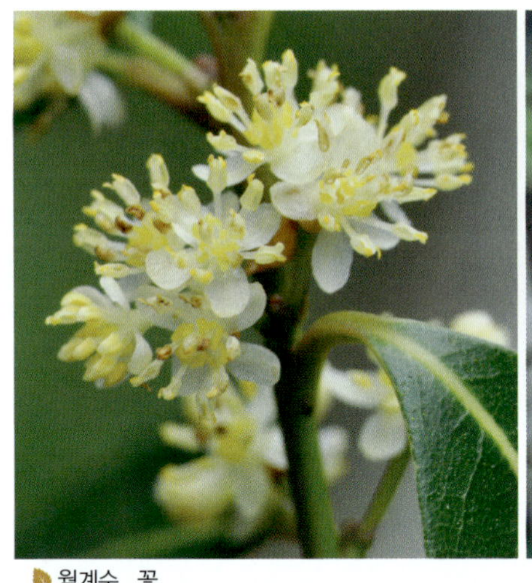

🌰 월계수_ 꽃

🌰 월계수_ 나무껍질

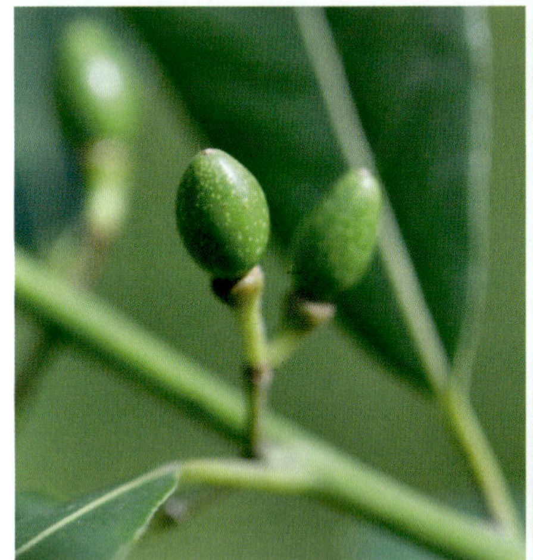

🌰 월계수_ 덜 익은 열매

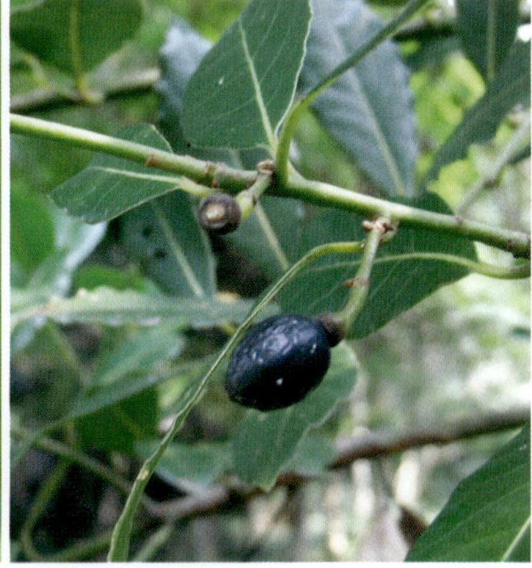

🌰 월계수_ 익은 열매

🔶 **효능과 주치** : 열매는 생약명을 월계자(月桂子)라고 하며 정유에 항균작용이 있어 소아의 이창(耳瘡), 습진, 복어 중독의 해독, 가려움증을 치료한다. 잎은 생약명을 월계엽(月桂葉)이라고 하여 방향성 건위약으로 쓰고 류머티즘, 가려움증 등을 치료한다. 잎의 추출물은 간경화 및 간섬유화, 파킨슨병과 뇌신경질환, 항산화제 등의 치료 효과가 있다.

🔷 **약용법과 용량** : 말린 열매 10~20g을 물 900mL에 넣어 반이 될 때까지 달여 하루에 2~3회 나눠 마신다. 외용할 경우에는 가루로 만들어 기름과 혼

합하여 환부에 붙여준다. 말린 잎 15~30g을 물 900mL에 넣어 반이 될 때까지 달여 하루에 2~3회 나눠 마신다. 외용할 경우에는 정유를 환부에 도포한다.

patent

월계수의 기능성 및 효능에 관한 특허자료

▶ 월계수 잎 추출물로 구성된 간경화 및 간 섬유화 치료 또는 예방용 조성물

본 발명은 월계수의 알코올 용매에 의한 알코올 추출물과 이를 분획한 클로로포름층으로 구성되어 간세포 독성을 유발하기 위한 Thioacetamide(TAA) 유도 간독성 모델을 이용하여 세포의 괴사와 사멸을 유도하여 간경화 및 간 섬유화를 유발하는 것을 억제하고 간 성상세포의 증식 및 활성화를 억제함으로써 간경화 및 간 섬유화를 저지할 수 있는 월계수 추출물로 구성된 간경화 및 간 섬유화 치료 또는 예방용 조성물에 관한 것으로, 월계수 알코올 추출물 및 클로로포름층에서 간세포 자가사멸을 방지하는 효능이 있고, 산화적 손상 또는 그 이외의 원인에 의한 간세포 손상을 방지하는 효능이 있으며, 간경화 또는 간섬유화의 새로운 치료 방법 및 예방 방법으로 대두되고 있는 간 성상세포의 자가사멸을 유도하는 효능이 있어 간 보호용 또는 간경화 및 간 섬유화 치료 또는 예방용 조성물의 유효성분으로 이용될 수 있다.

– 공개번호 : 10–2009–0069720, 출원인 : 재단법인 서울대학교 산학협력재단

▶ 월계수 잎의 단일 성분 추출물을 함유한 파킨슨병과 퇴행성 신경계 뇌 질환의 예방 및 치료용 조성물

본 발명은 월계수 잎에서 추출한 코스투놀라이드(costunolide), 디하이드로코스투스락톤(dehydrocostuslactone), 스피라폴라이드(spirafolide), 레이노신(reynosin) 3알파–아세톡시유데스마–1,4(15), 11(13)–트리엔–12,6알파– 올라이드(3α–acetoxyeudesma–1,4(15), 11(13)–trien–12,6α–olide)의 단일 성분 물질들의 전 처리로 H2O2와 Dopamine에 의한 세포사멸이 억제되었고, 이로 인한 세포 내 ROS 생성이 억제되는 효과가 되었으며, Dopamine에 의한 염색체 응축이나 DNA 절편 등 세포사멸의 특징이 줄어드는 효과가 있고, 또한 Dopamine을 처리한 실험군에서는 Active caspase–3와 a–synuclein 단백질의 양이 증가하였는데 월계수 단일 성분물질의 동시 처리는 Active caspase–3와 a–synuclein의 과발현을 감소하고, SH–SY5Y cell과 흰 쥐 대뇌피질 일차배양 신경세포에서 Dopamine으로 유도된 세포사멸에 대해 월계수 단일 성분물질이 신경세포 손실에 대해 보호 및 회복할 수 있어 뇌신경세포 보호 및 파킨슨병과 퇴행성 신경계 뇌 질환의 예방 및 치료용 조성물에 관한 것이다.

– 공개번호 : 10–2010–0036052, 출원인 : 서울대학교 산학협력단

▶ 월계수 잎으로부터 분리한 항산화제 및 그의 정제 방법

본 발명은 월계수 잎으로부터 분리한 천연 항산화제 및 이의 정제 방법에 관한 것으로서, 구체적으로는 월계수 잎의 에탄올 추출물로부터 에틸아세테이트로 분획하고, 흡착 크로마토그래피, 크기배제 칼럼크로마토그래피를 수행하여 황산화 활성, 특히 알킬 페록시 라디칼 소거활성을 갖는 물질을 분리하여 제공함으로써 본 발명의 항산화제 및 정제 방법은 기능성 식품 및 가공식품 등의 소재로 이용되어 식품에서는 지질 산패를 방지하고 생체 내에서는 세포막 지질과 산화에 의한 노화를 억제할 수 있다.

– 공개번호 : 2001–0081484, 특허권자 : 대한민국

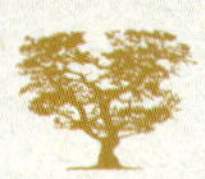

월귤

| 사용부위 | 잎, 열매

Vaccinium vitis-idaea L.

- **이명 :** 월귤나무, 땃들쭉, 큰잎월귤나무, 땅들쭉나무, 땅들쭉, 웅과엽(熊果葉), 땃들죽나무
- **생약명 :** 월귤엽(越橘葉), 월귤과(越橘果)
- **과명 :** 진달래과(Ericaceae)
- **개화기 :** 6~7월

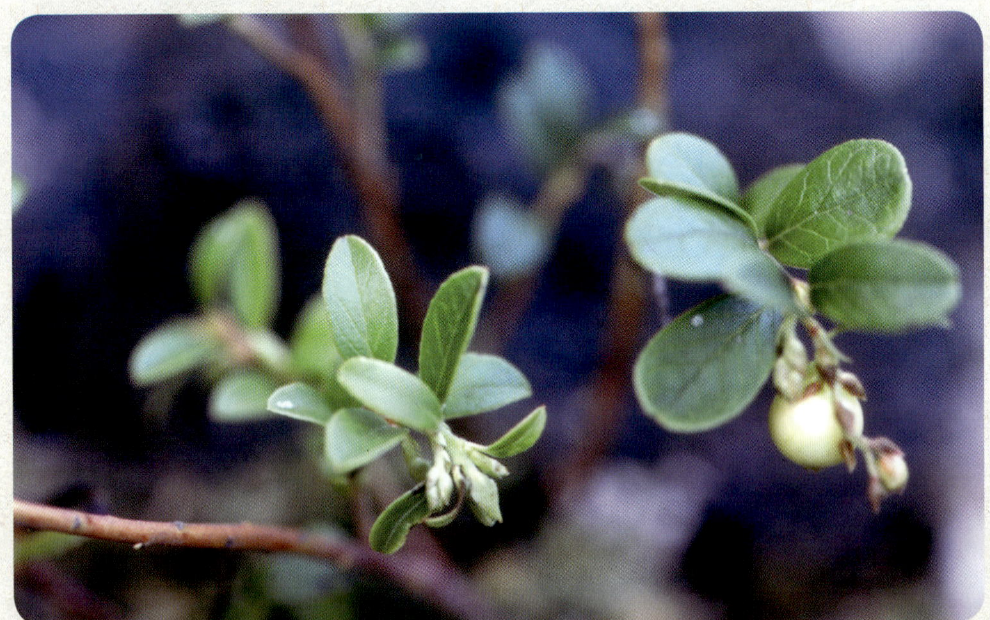

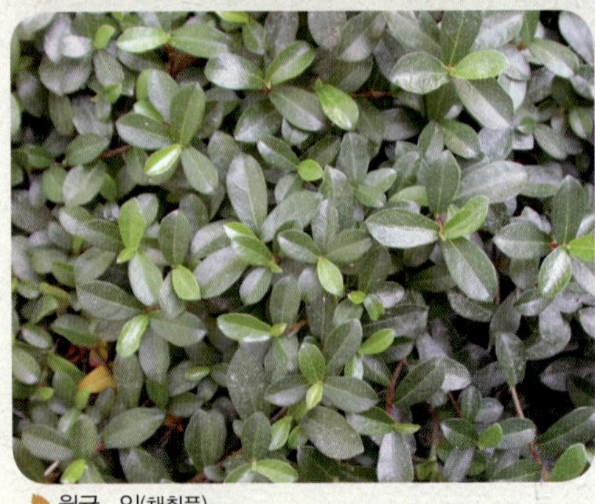

월귤_ 잎(채취품)

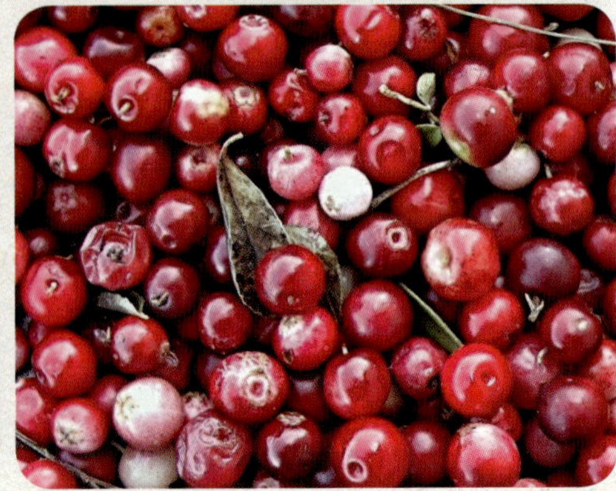

월귤_ 열매(채취품)

● **생육특성** : 월귤은 중부 북부의 고산지대 숲속 또는 바위 틈새에 자라는 상록활엽교목으로, 높이는 20~30cm에, 줄기는 곧추서고, 작은 가지는 가늘며 회갈색을 띠고 있다. 잎은 타원형 또는 거꿀달걀 모양에 서로 어긋나고 두꺼우며 잎끝은 둥글고 가장자리는 밋밋하다. 꽃은 흰색 또는 연한 홍색으로 6~7월에 가지 윗부분의 잎겨드랑이에서 총상꽃차례에 2~3송이씩 핀다. 열매는 물열매로 둥글고 9~10월에 굴홍색으로 익는다.

● **채취 방법과 시기** : 잎은 봄·여름, 열매는 9~10월에 채취한다.

● **성분** : 잎에는 알부틴(albutin), 타닌(tannin), 우르솔릭산(ursolic acid), 피로시드(pyroside), 박시닌(vaccinin), 열매에는 7종의 모노사카라이드(monossacharide), 하이페린(hyperin), 사리드로시드(salidroside), 퀴닉산(quinic acid), 쿼세틴(quercetin), 알파-카테킨(α-catechin), l-에피카테킨(l-epicatechin), 캠페롤(campferol), 갈릭산(gallic acid), 에피갈로카테킨(epigallocatechin), 프로시아니딘(procyanidin), 시남타닌(cinamtannin), 아비쿠라린(avicularin), 이소쿼세틴(isoquercetin) 등이 함유되어 있다. 열매에는 일부틴과 타닌이 함유되어 있나.

● **성미** : 성질이 따뜻하고, 맛은 쓰고 떫고, 독성이 조금 있다.

● **귀경** : 간(肝), 신(腎) 경락에 작용한다.

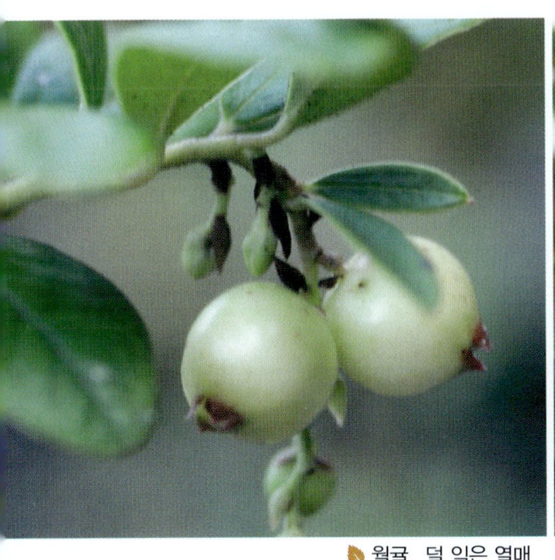

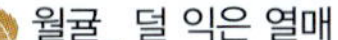

● 월귤_ 덜 익은 열매

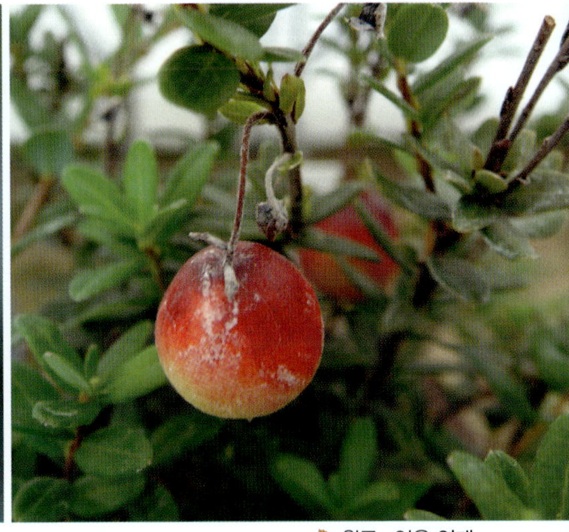

● 월귤_ 익은 열매

【 혼동하기 쉬운 약초 비교 】

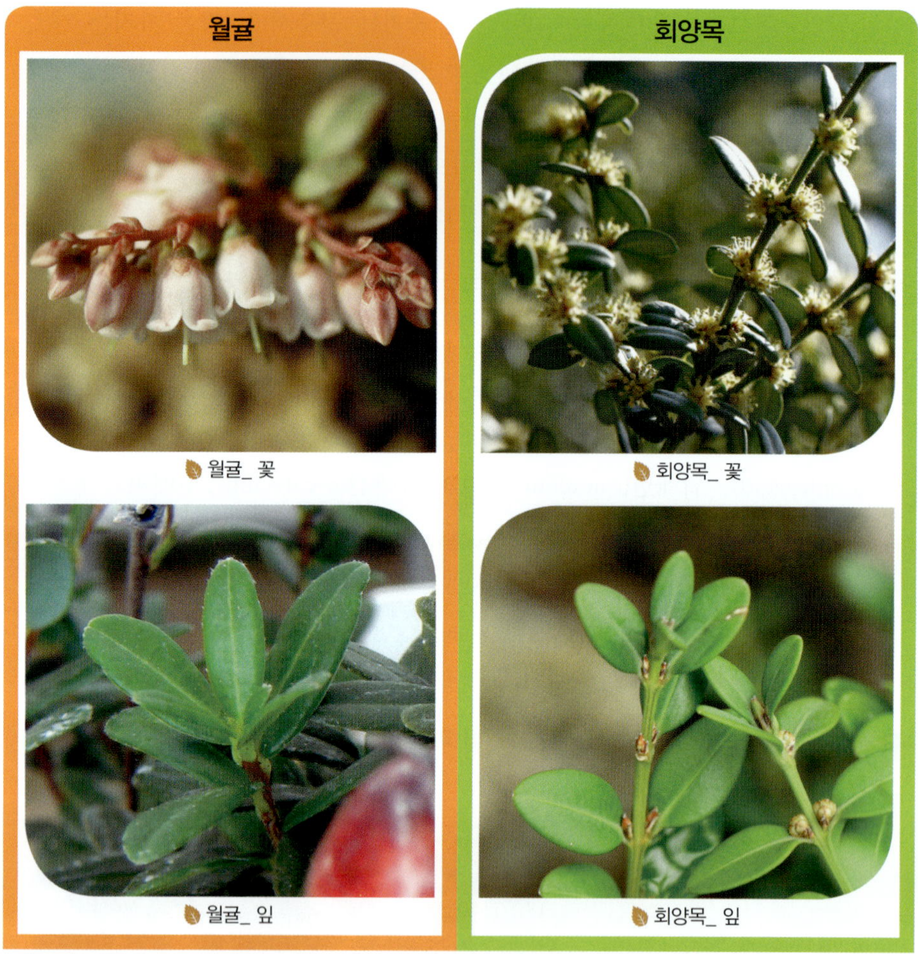

🍂 **효능과 주치** : 이뇨, 해독의 효과가 있고 요도염이나 방광염, 요로결석, 방부작용, 류머티즘, 통풍 등의 치료에 사용한다. 열매는 생약명을 월귤과(越橘果)라고 하여 진통효과와 전염성 설사를 치료한다.

🍂 **약용법과 용량** : 말린 잎 10~20g을 물 900mL에 넣어 반이 될 때까지 달여 하루에 나눠 마신다. 말린 열매 15~30g을 물 900mL에 넣어 반이 될 때까지 달여 하루에 나눠 마신다.

🍂 **사용 시 주의사항** : 독성이 약간 있으나 용법, 용량대로 사용하면 괜찮다.

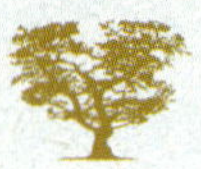

유동

| 사용부위 | 뿌리, 종자

Aleurites fordii (Hemsl.) Airy Shaw

- **이명** : 유동, 기름오동나무, 기름오동, 통자(桐子), 호자동(虎子桐), 당유동(糖油桐), 앵자동(罌子桐)
- **생약명** : 유동(油桐), 유동자(油桐子), 유동근(油桐根)
- **과명** : 대극과(Euphorbiaceae)
- **개화기** : 4~5월

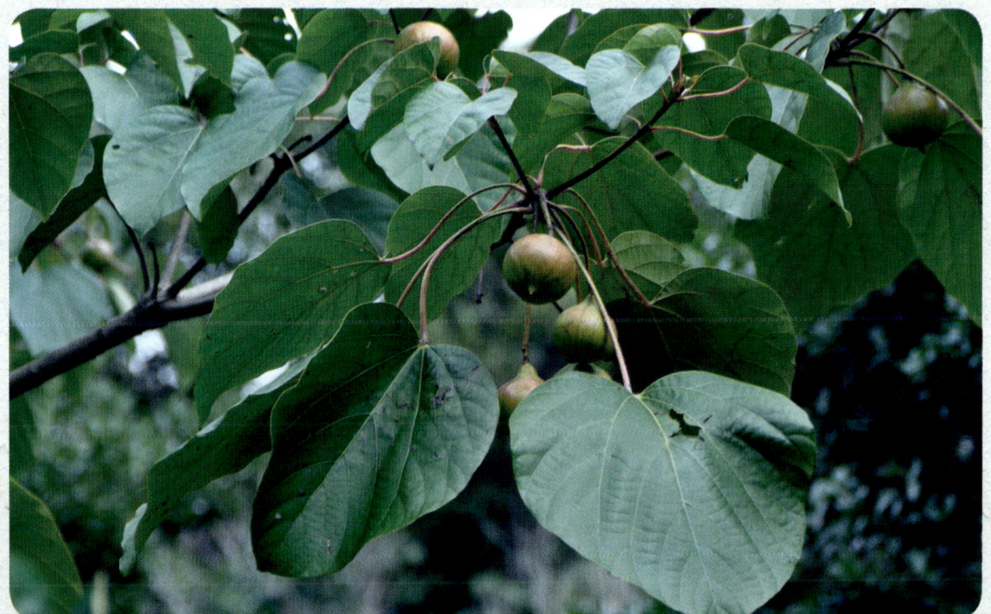

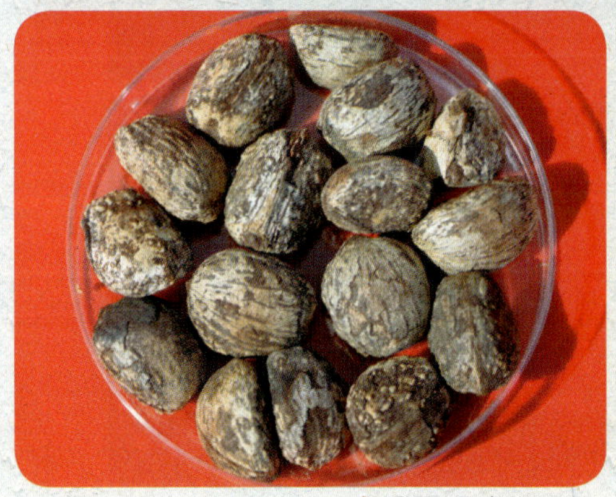

유동_ 종자(약재 전형)

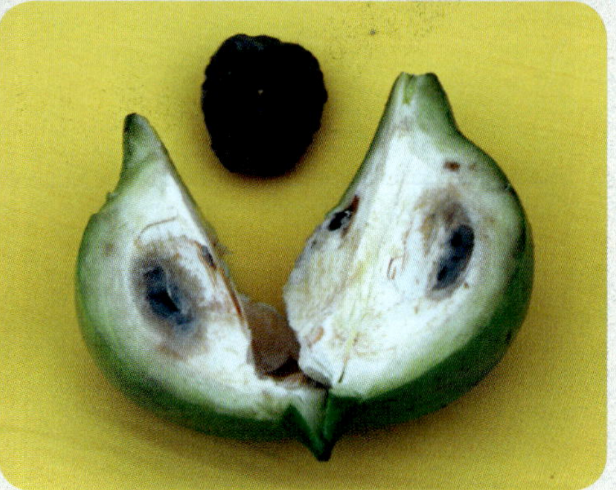

유동_ 종자와 열매 속(채취품)

● **생육특성** : 유동은 남부 지방 산기슭이나 밭둑가에 심어 가꾸는 낙엽활엽교목으로, 높이가 3~10m로 자라는데, 원줄기에서 곧고 굵은 가지가 퍼지며 어린 가지에는 긴 털이 약간 나 있다. 잎은 어긋나고 심장 모양에 두꺼우며 잎끝이 뾰족하다. 잎 가장자리는 톱니가 없이 밋밋하며, 열편이 3개로 된 것이 간혹 있고 잎자루는 길다. 꽃은 붉은빛이 약간 도는 흰색으로 4~5월에 가지 끝에서 암수딴그루로 원뿔꽃차례로 핀다. 열매는 공 모양의 튀는열매로 9~10월에 익는다.

● **채취 방법과 시기** : 종자와 뿌리를 9~10월에 채취한다.

● **성분** : 열매의 종자에는 펜토산(pentosan), 사포닌, 지방, 단백질, 비환원당, 인(燐) 등이 함유되어 있다.

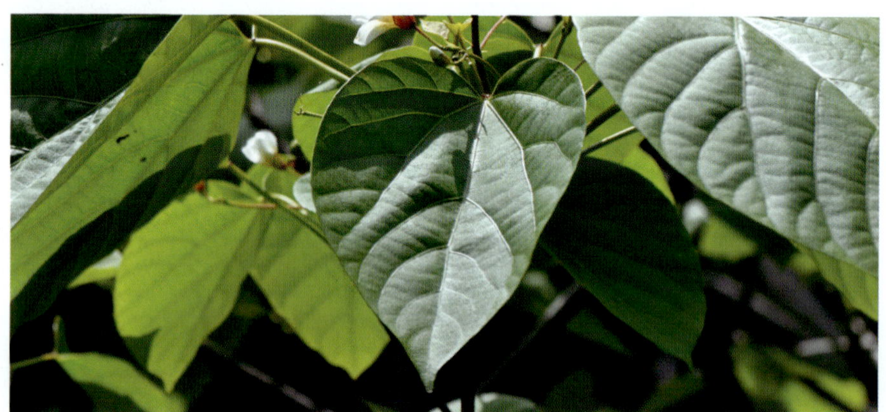
● 유동_ 잎

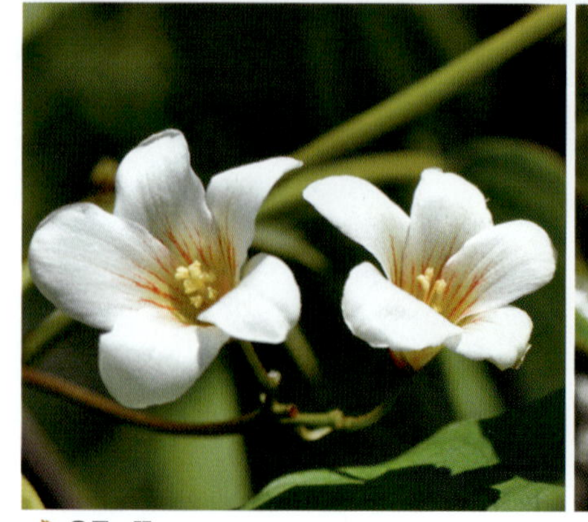
● 유동_ 꽃

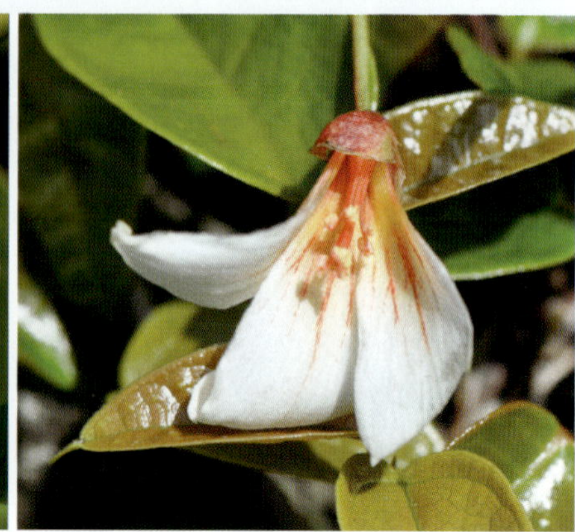
● 유동_ 꽃(내부)

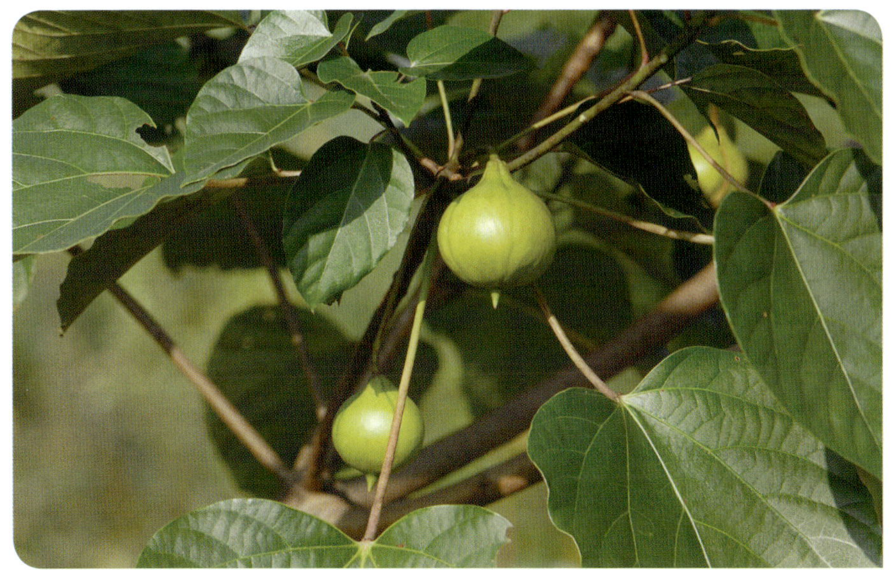

🔵 **성미** : 열매의 종자는 성질이 차고, 맛은 달고, 독성이 있으며, 뿌리는 성질이 차고, 맛은 맵고, 독성이 있다.

🟣 **귀경** : 폐(肺), 신(腎), 방광(膀胱) 경락에 작용한다.

🟠 **효능과 주치** : 열매의 종자는 생약명을 유동 혹은 유동자(油桐子)라고 하며 종기 및 종기 독을 삭여주며 독성을 없애주고 후두염의 후두결핵, 후두매독 등을 치료하고 또 피부 가려움증, 화상, 농포창, 단독, 식적복창, 대소변불통 등을 치료한다. 뿌리는 생약명을 유동근(油桐根)이라 하며 소화불량으로 만성화된 식적을 치료해주고 이수, 화담(化痰), 살충의 효능이 있으며 역시 소화불량으로 복부가 빵빵한 증상, 수종, 속이 답답한 증상, 회충으로 인한 복부 불쾌감을 치료한다.

🔵 **약용법과 용량** : 말린 열매 2~3개를 물 900mL에 넣어 반이 될 때까지 달여 하루에 2~3회 나눠 마신다. 말린 뿌리 30~50g을 물 900mL에 넣어 반이 될 때까지 달여 하루에 2~3회 나눠 마신다.

🔴 **사용 시 주의사항** : 독성이 있으므로 용법, 용량을 잘 준수하여 복용하고, 임신부는 복용을 금지하는 것이 좋다.

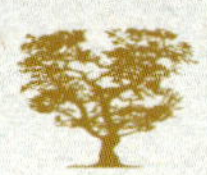

유자나무

| 사용부위 | 열매, 열매껍질

Citrus junos Siebold ex Tanaka

- **이명** : 산유자나무, 향등(香橙), 금구(金球), 유자(柚子)
- **생약명** : 등자(橙子), 등자피(橙子皮)
- **과명** : 운향과(Rutaceae)
- **개화기** : 5~6월

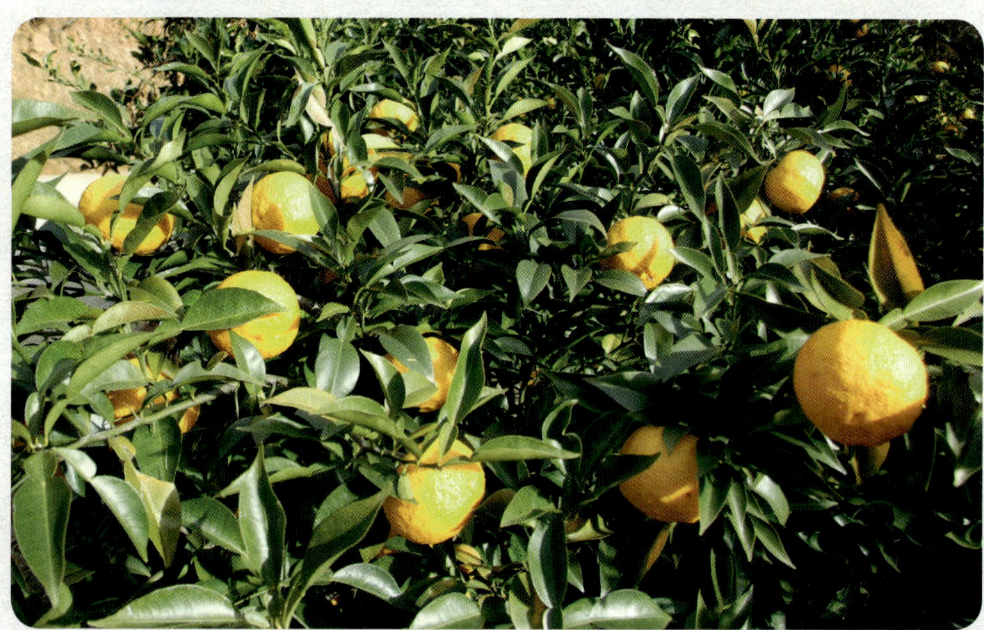

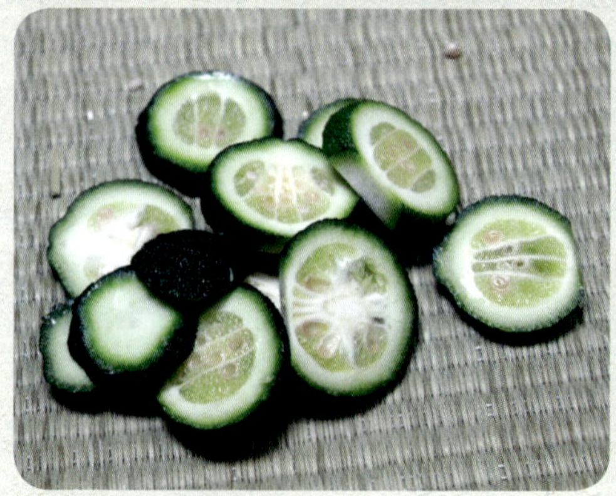

유자나무_ 열매(약재 전형)

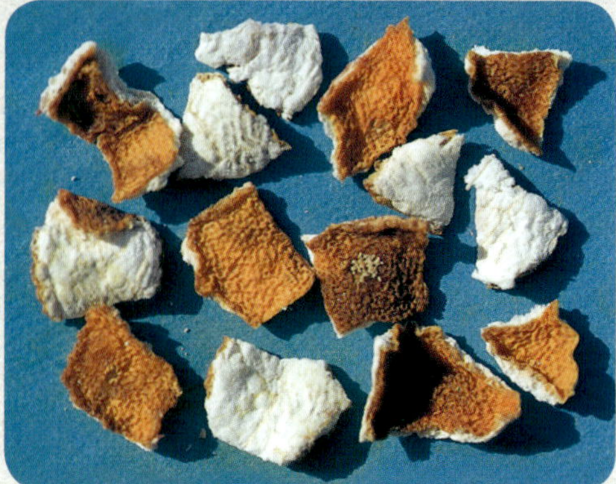

유자나무_ 열매껍질(약재)

🔵 **생육특성** : 유자나무는 제주도와 남부 지방 일부에서 심어 가꾸는 상록활엽 소교목으로, 높이는 4m 전후로 자라고, 가지에는 길고 뾰족한 가시가 나 있다. 잎은 어긋나고 타원형 또는 긴 달걀 모양에 잎끝이 뾰족하며 조금 오목하게 들어가고, 잎 가장자리가 밋밋하거나 얕은 물결 모양의 톱니가 있다. 꽃은 흰색으로 5~6월에 단일 또는 쌍생(雙生)하는데 잎겨드랑이에 서 핀다. 열매는 10~11월에 황색으로 익는다. 열매껍질은 까끌까끌하고 울퉁불퉁하며 방향성 향기를 풍긴다.

🍃 **채취 방법과 시기** : 열매와 열매껍질을 10~11월에 채취한다.

🍃 **성분** : 열매에는 헤스페리딘(hesperidin), 구연산, 사과산, 호박산(succinic acid), 지방유, 단백질, 당류, 펙틴(pectin), 비타민 C 등이 함유되어 있 고 정유는 0.1~0.3%가 함유되어 있는데 주요 성분은 게라니알(geranial), 리모넨(limonene) 등이고 정유에는 테르페네스(terpenes), 알데하이드 (aldehyde), 케톤(keton), 페놀(phenol), 알코올, 에스테르(ester), 산(酸, acid) 및 쿠마린(coumarin)류 등 70여 종이 함유되어 있다는 보고도 있다.

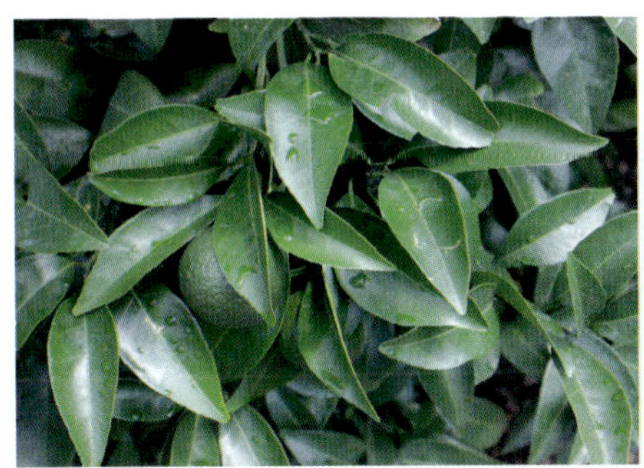

🍂 유자나무_ 잎

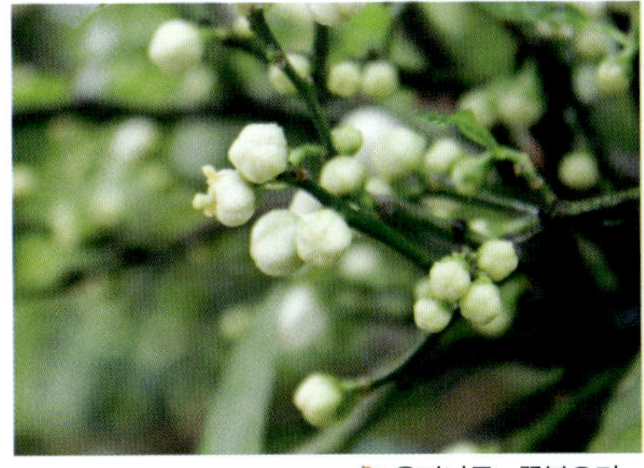

🍂 유자나무_ 꽃봉오리

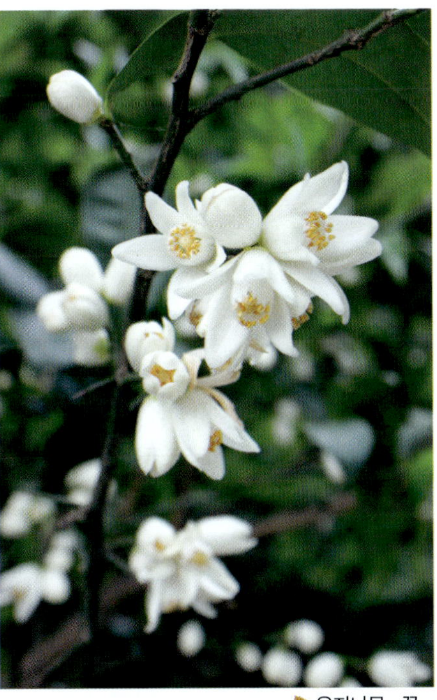

🍂 유자나무_ 꽃

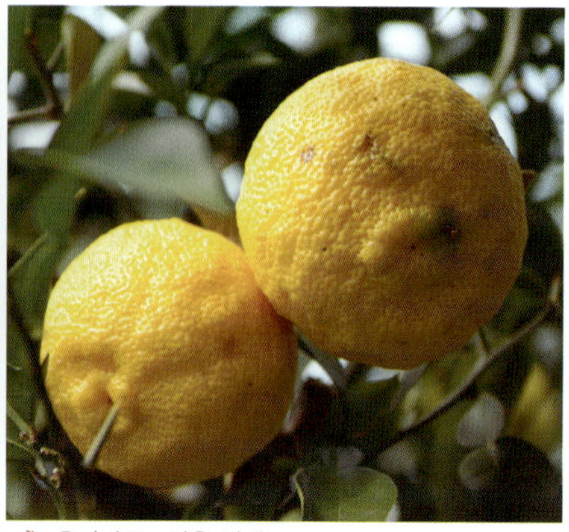

🍂 유자나무_ 익은 열매

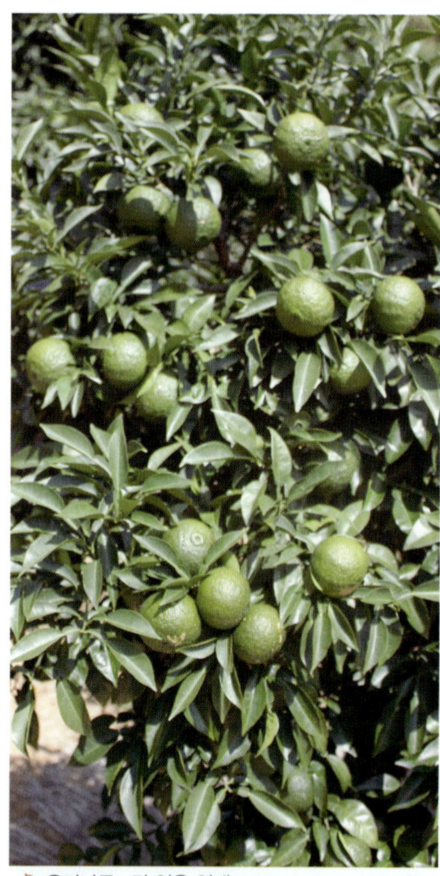

🍂 유자나무_ 덜 익은 열매

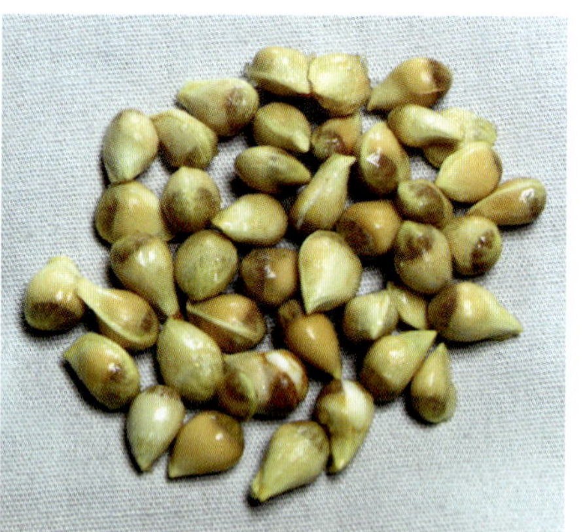

🍂 유자나무_ 종자(채취품)

열매껍질에는 헤스페리딘(hesperidin), 정유, 펙틴, 카로틴(carotene) 등이 함유되어 있고, 정유의 주성분은 게라니알(geranial), 리모넨 등이며, 또 겔마크렌(germacrene) B·D, 오바쿨락톤(obaculactone), 노밀린(nomilin), 비사이클로겔마크렌(bicyclogermacrene)이 분리되기도 했다.

🔵 **성미** : 열매는 성질이 시원하고, 맛은 시다. 열매껍질은 성질이 따뜻하고, 맛은 쓰다.

🟣 **귀경** : 열매껍질은 폐(肺), 위(胃) 경락에 작용한다. 종자는 간(肝), 위(胃) 경락에 작용한다.

🟠 **효능과 주치** : 열매는 생약명을 등자(橙子)라고 하여 주독 및 어독 해독과 구

1092

토, 구역질 등을 치료한다. 열매 껍질은 생약명을 등자피(橙子皮)라고 하여 해독의 효능이 있으며 건위, 구토, 만성 위장병, 화담(化痰)을 치료한다. 열매와 열매껍질 추출물은 뇌질환, 심장질환, 당뇨 등의 예방 및 치료에 효과적이다.

🍃 **약용법과 용량** : 말린 열매 50~100g을 물 900mL에 넣어 반이 될 때까지 달여 하루에 2~3회 나눠 마신다. 말린 열매껍질 30~50g을 물 900mL에 넣어 반이 될 때까지 달여 하루에 2~3회 나눠 마신다.

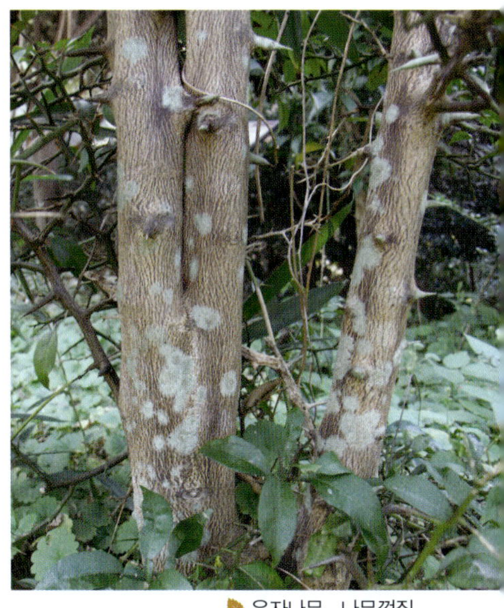

🍂 유자나무_ 나무껍질

patent

유자나무의 기능성 및 효능에 관한 특허자료

▶ **유자 추출물을 함유하는 뇌혈관 질환의 예방 또는 치료용 조성물**

본 발명의 유자 추출물을 포함하는 조성물은 뇌세포에 대한 보호효과를 나타낼 뿐만 아니라, 허혈성 뇌혈관 질환인 뇌경색 억제에도 뛰어난 효능이 있으므로 다양한 뇌혈관 질환의 예방 또는 치료에 유용하게 사용될 수 있다.

– 등록번호 : 10–1109174, 출원인 : 건국대학교 산학협력단 외

▶ **유자 추출물을 유효성분으로 함유하는 심장 질환의 예방 또는 치료용 조성물**

본 발명의 유자 추출물을 포함하는 조성물은 심근세포에 대한 보호효과를 나타낼 뿐만 아니라, 허혈성 심장 질환인 심근경색 억제에도 뛰어난 효능이 있으므로 다양한 심장 질환의 예방 또는 치료에 유용하게 사용될 수 있다.

– 등록번호 : 10–1109771, 출원인 : 건국대학교 산학협력단 외

▶ **유자 과피 추출물을 유효성분으로 포함하는 항당뇨 조성물 및 이의 제조 방법**

본 발명에 의한 항당뇨 조성물은 혈당, 당화혈 색소 및 혈중 지질의 수치 감소, 인슐린 감수성 개선을 통해 항당뇨효과를 제공할 수 있다.

– 공개번호 : 10–2013–0001510, 출원인 : 한국식품연구원 외

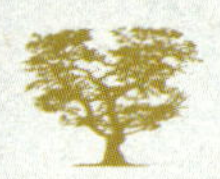

으름덩굴

| 사용부위 | 뿌리, 덩굴줄기와 목질, 열매

Akebia quinata (Houtt.) Decne. = [*Rojania quinata* Thunb.]

- **이명** : 으름, 목통, 통초(通草), 연복자(燕覆子)
- **생약명** : 목통(木通), 팔월찰(八月札), 목통근(木通根)
- **과명** : 으름덩굴과(Lardizabalaceae)
- **개화기** : 4~5월

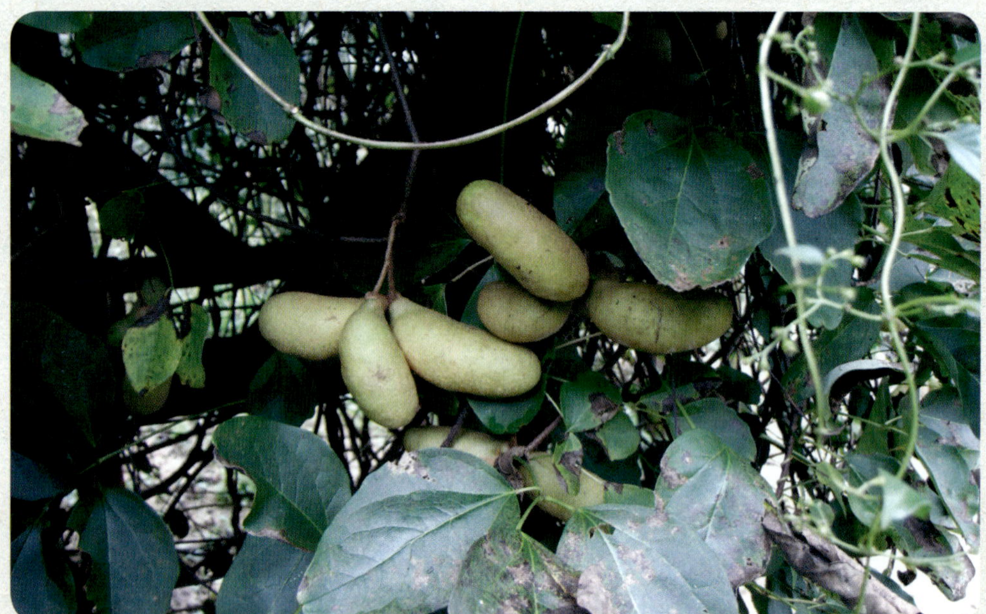

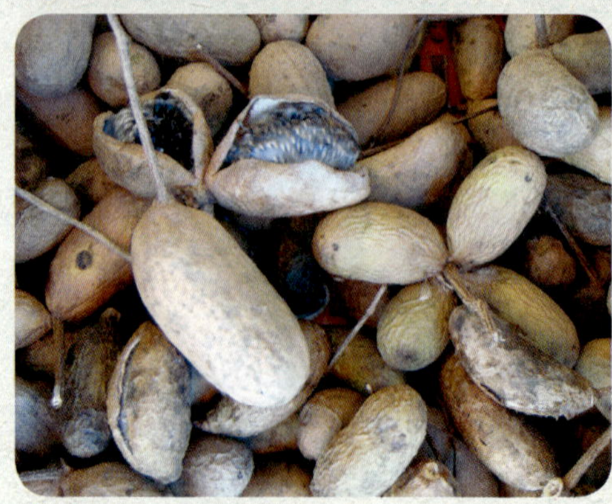

으름덩굴_ 열매(약재 전형)

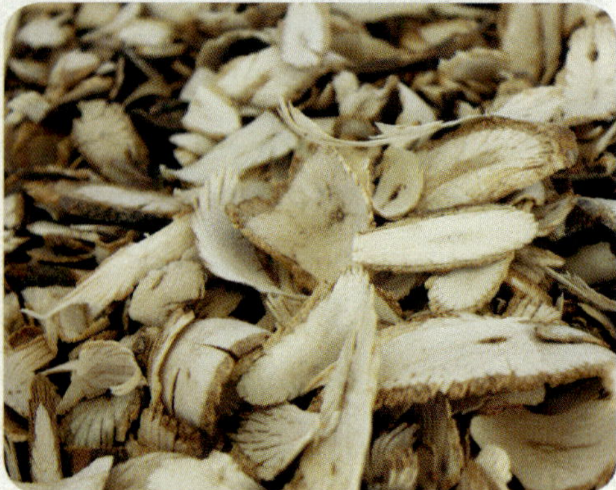

으름덩굴_ 덩굴줄기(약재)

🌿 **생육특성** : 으름덩굴은 전국의 산기슭 계곡에서 자라는 낙엽활엽덩굴성 목본으로, 덩굴 길이는 5m 전후로 뻗어나가고, 가지는 회색에 가는 줄이 있으며 껍질눈은 돌출한다. 잎은 손바닥처럼 생긴 손꼴겹잎이고 3~5장의 겹잎이 가지 끝에 모여나거나 서로 어긋나며 잎자루는 가늘고 길다. 잔잎은 보통 5장으로 거꿀달걀 모양 또는 타원형에 잎끝은 약간 오목하고 양면에 털이 나 있으며 가장자리는 밋밋하다. 꽃은 4~5월에 암자색으로 피며, 열매는 물열매로 원기둥 모양에 양 끝은 둥글고 9~10월에 익어 벌어진다.

🌿 **채취 방법과 시기** : 열매는 9~10월, 덩굴줄기와 목질은 가을, 뿌리는 9~10월에 채취한다.

🌿 **성분** : 열매에는 트리테르페노이드사포닌(triterpenoid saponin), 올레아놀릭산(oleanolic acid), 헤드라게닌(hedragenin), 콜린소니딘(collinsonidin), 카로파낙스사포닌(kalopanaxsaponin) A, 헤데로시드(hederoside) D2, 덩굴줄

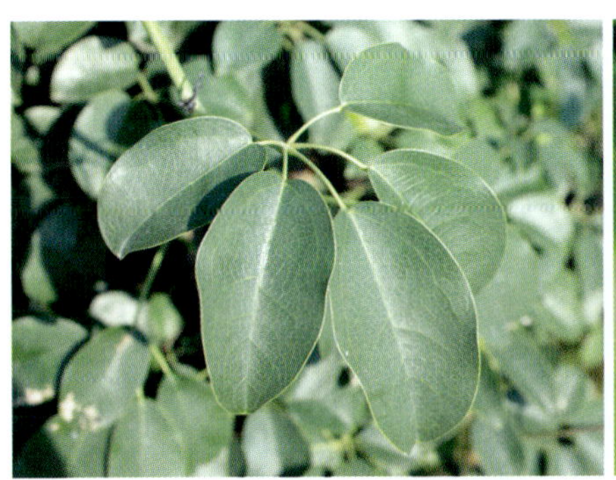

🌿 으름덩굴_ 잎

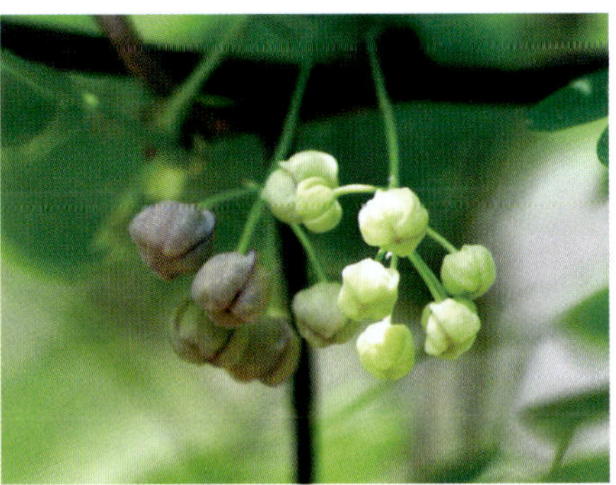

🌿 으름덩굴_ 꽃봉오리

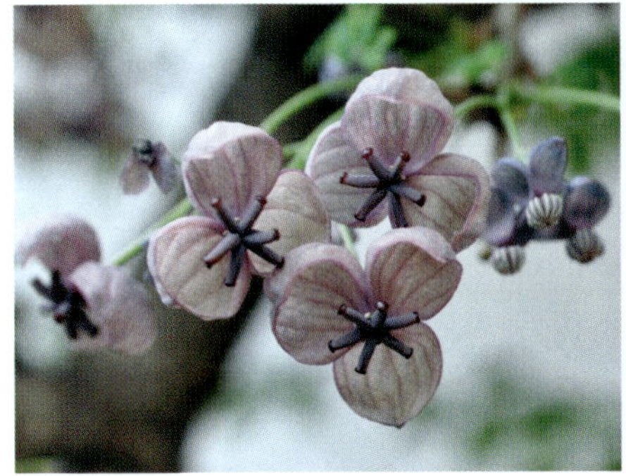

🌿 으름덩굴_ 암꽃

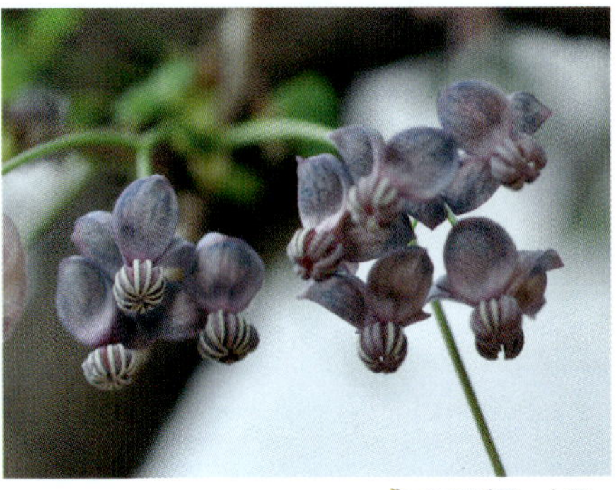

🌿 으름덩굴_ 수꽃

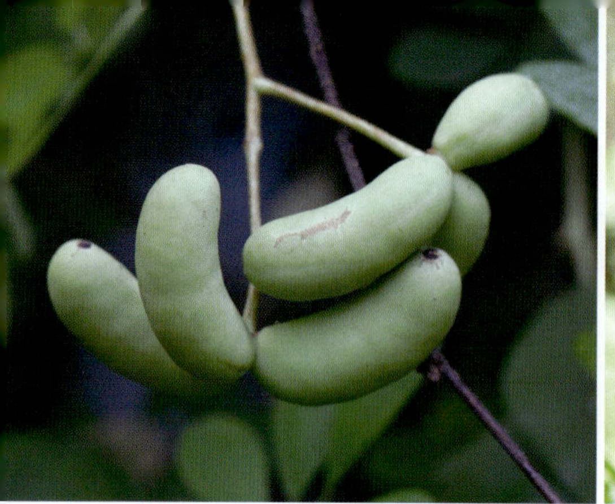
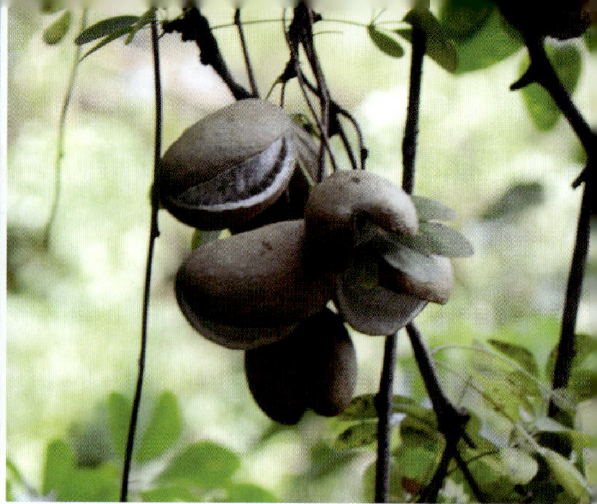

으름덩굴_ 덜 익은 열매

으름덩굴_ 익은 열매

기와 목질부에는 사포닌의 헤드라게닌 및 올레아놀릭산을 게닌(genin)으로 하는 아케보시드(akeboside) st b~f, h~k, 키나토시드(quinatosid) A~D 등과 트리테르페노이드(triterpenoid), 노라주노린산(norajunolic acid), 기타 스티그마스테롤(stigmasterol), 스테롤(sterol) 등이 함유되어 있다. 뿌리에는 스티그마스테롤, 베타-시토스테롤(β-sitosterol), 베타-시토스테롤-베타-d-글루코시드(β-sitosterol-β-d-glucoside), 아케보시드 stg. 등이 함유되어 있다.

🍃 **성미 :** 열매는 성질이 차고, 맛은 달다. 덩굴줄기와 목질은 성질이 시원하고, 맛은 쓰다. 뿌리는 성질이 평범하고, 맛은 쓰다.

🍃 **귀경 :** 심(心), 소장(小腸), 방광(膀胱) 경락에 작용한다.

🍂 **효능과 주치 :** 열매는 생약명을 팔월찰(八月札)이라고 하며 진통, 이뇨, 활혈, 번갈, 이질, 요통, 월경통, 헤르니아, 혈뇨, 탁뇨, 요로결석을 치료한다. 덩굴줄기와 목질은 생약명을 목통(木桶)이라고 하여 이뇨작용과 항균작용이 있고 병원성 진균에 대한 억제작용이 있으며 소변불리, 혈맥통리(血脈通利), 사화(瀉火), 진통, 진정, 소변혼탁, 수종, 부종, 항염, 전신의 경직통, 유즙불통 등을 치료한다. 뿌리는 생약명을 목통근(木桶根)이라고 하여 거풍, 이뇨, 활혈, 행기(行氣), 보신, 보정, 관절통, 소변곤란, 헤르니아, 타박상 등을 치료한다. 으름덩굴의 종자 추출물은 암 예방과 치료에 효과적이다.

🍃 **약용법과 용량 :** 말린 열매 50~100g을 물 900mL에 넣어 반이 될 때까지

1096

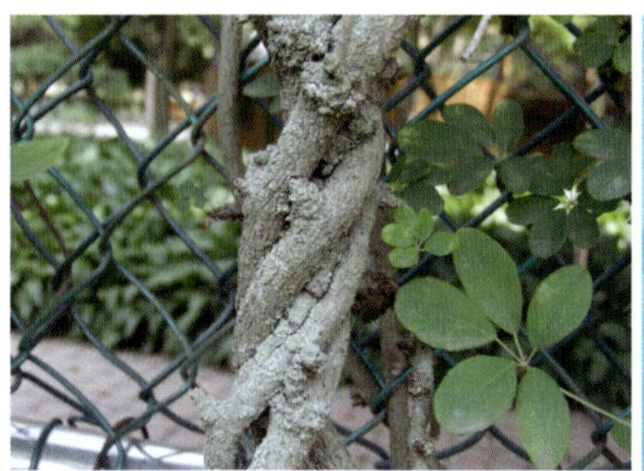

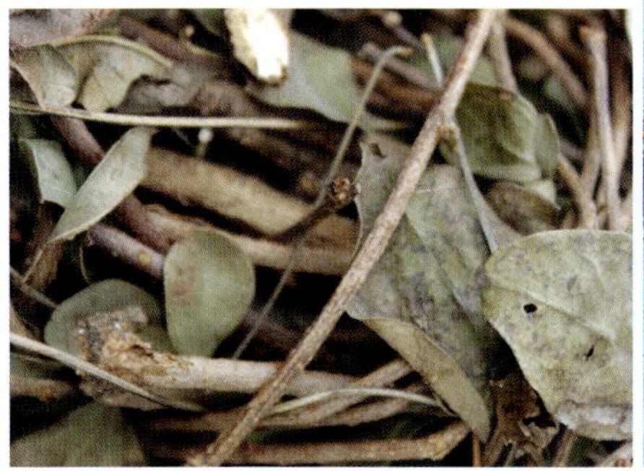

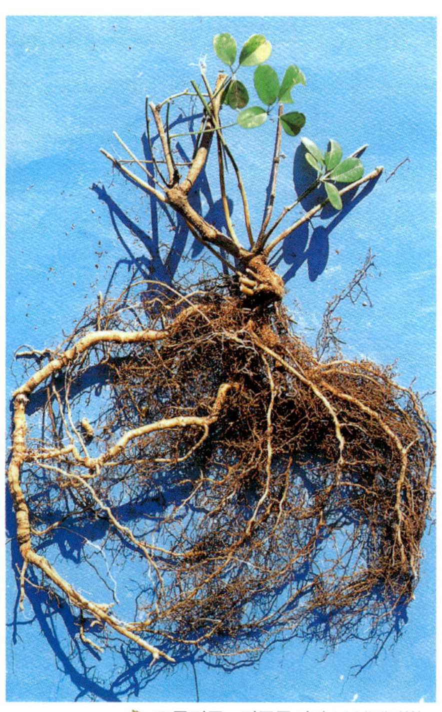

달여 하루에 2~3회 나눠 마신다. 또는 술에 용출하여 아침저녁으로 마셔도 된다. 말린 덩굴줄기와 목질 20~30g을 물 900mL에 넣어 반이 될 때까지 달여 하루에 2~3회 나눠 마신다. 말린 뿌리 30~50g을 물 900mL에 넣어 반이 될 때까지 달여 하루에 2~3회 나눠 마신다. 또는 즙을 내어 마셔도 되고, 술에 용출하여 마셔도 된다. 외용할 경우에는 뿌리를 짓찧어서 환부에 붙인다.

patent

으름덩굴의 기능성 및 효능에 관한 특허자료

▶ 으름덩굴 종자 추출물을 포함하는 항암 조성물 및 그의 제조 방법

본 발명은 으름덩굴 종자 추출물을 포함하는 항암 조성물 및 그의 제조 방법에 관한 것으로, 본 발명의 조성물은 우수한 항암성을 나타내며, 이에 추가적으로 전호, 인삼 또는 울금 추출물을 처방하여 보다 증강된 항암효과를 얻을 수 있어 암의 예방 또는 치료제로서 유용하게 사용할 수 있다.

— 공개번호 : 10-2005-0087498, 출원인 : 김승진

항균, 천식, 수렴, 발모촉진에 사용하는

은행나무

| 사용부위 | 뿌리껍질, 나무껍질, 잎, 열매

Ginkgo biloba L.

- **이명** : 공손수(公孫樹), 백과수(白果樹), 행자목(杏子木), 압각수(鴨脚樹), 백과목(白果木), 은행목(銀杏木)
- **생약명** : 백과(白果), 은행(銀杏)
- **과명** : 은행나무과(Ginkgoaceae)
- **개화기** : 5월

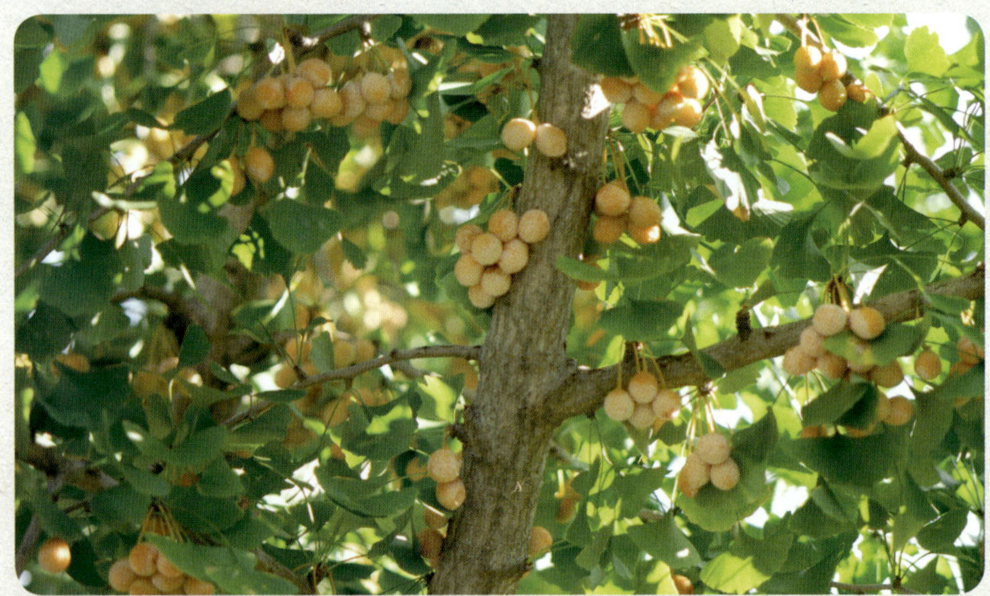

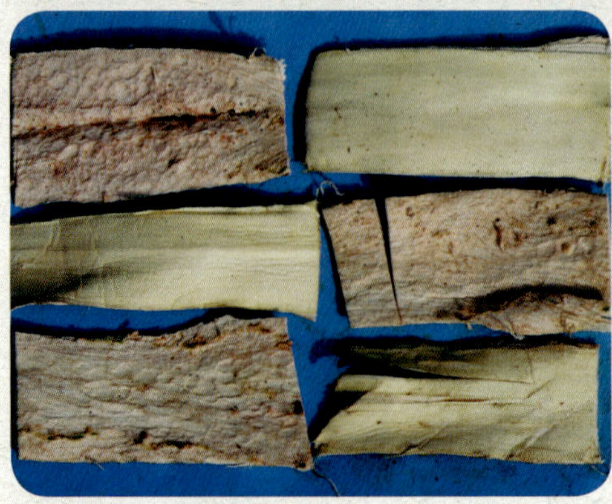

은행나무_ 나무껍질(약재 전형)

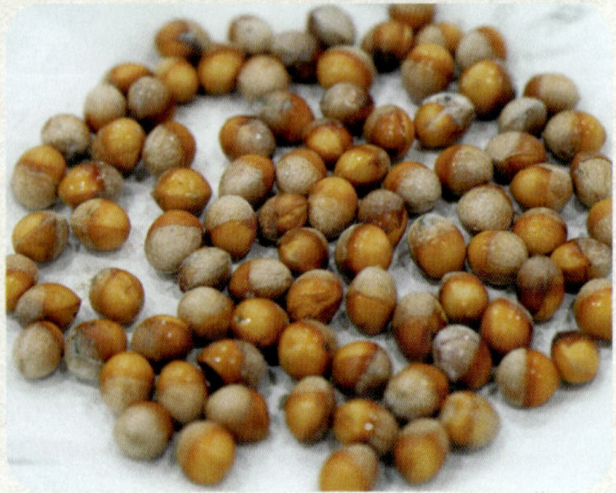

은행나무_ 종인(약재 전형)

- 🍃 **생육특성** : 은행나무는 전국의 공원이나 길가에 심어 가꾸는 낙엽침엽교목으로, 높이가 40m 이상 자라며, 가지는 길고 짧은 두 종류인데 긴 가지는 잎이 서로 어긋나고 짧은 가지는 모여난다. 긴 잎자루의 잎은 부채 모양이고 잎끝은 중간에서 2개로 얕게 갈라지며 밑부분은 쐐기 모양에 잎맥은 평행하고 두 갈래로 갈라진다. 꽃은 연한 녹색으로 4~5월에 암수딴그루로 짧은 가지에서 핀다. 수꽃은 밑으로 늘어진 짧은 미상꽃차례를 이루어 4~6송이가 달리고, 암꽃은 1가지에 2~3송이씩 달려 길이 2cm 정도의 꽃자루에 각각 2개씩 배주(胚珠)가 달리지만 그중 1개만이 9~10월에 결실한다. 열매는 황색으로 익는데 열매의 과육과 종피는 악취가 나며 빨리 썩는다.

- 🍃 **채취 방법과 시기** : 잎은 9~10월, 나무껍질은 봄·가을, 열매는 9~10월, 뿌리껍질은 9~10월에 채취한다.

- 🍃 **성분** : 잎에는 이소람네틴(isorhamnetin), 캠페롤(kaempferol), 쿼세틴(quercetin), 루틴(rutin), 쿼시트린(quercitrin), 긴케틴(ginkgetin), 카테킨(catechin), 타닌(tannin), 아피게닌(apigenin), 아카세틴(acacetin), 아스트라가린(astragalin), 미리세틴(myricetin), 빌로발리드(bilobalide), 플라보노이드(flavonoid), 나무껍질에는 타닌, 내피에는 쉬키믹크산(shikimic acid), 목질부에는 셀룰로스(cellulose), 체미셀룰로스(hemicellulose), 리그난(lignan), 글루코만난(glucomannan), 다량의 라피노스(raffinose)가 함유되어 있다. 종자에는 소량의 청산 배당체와 지베렐린(gibberellin), 사이토키닌(cytokinin)과 같은 물질이 함유되어 있다. 내배유에는 2종의 리보뉴크레아제(ribonuclease)가 함유되어 있으며, 종자의 일반조성은 단백질, 지방, 탄수화물, 칼륨, 인, 철분, 카로틴, 비타민 B_2와 여러 종류의 아미노산이다. 종자 껍질에는 독성 성분인 징코산(ginkgolic acid), 비로볼(bilobol), 긴놀(ginnol), 아스파라긴(asparagin), 의산(蟻酸), 프로피온산(propionic acid), 락산(酪酸), 옥타노인산(octanoic acid) 등이 함유되어 있다. 꽃가루는 여러 종류의 아미노산, 글루타민, 아스파라긴, 단백질, 구연산, 서당 등이 함유되어 있다. 뿌리껍질에는 징코라이드(ginkgolide) A·B가 함유되어 있다.

- 🍃 **성미** : 잎은 성질이 평범하고, 맛은 쓰고 달며 떫다. 나무껍질은 성질이 평범하고, 맛은 쓰고 떫다. 열매는 성질이 평범하고, 맛은 달고 쓰며 떫고

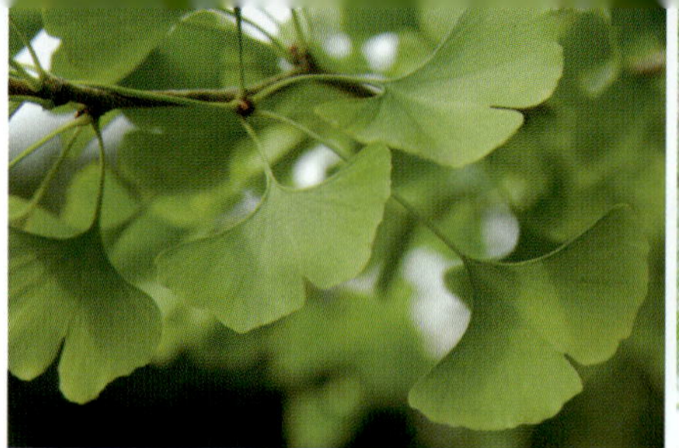

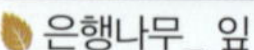
🍃 은행나무_ 잎

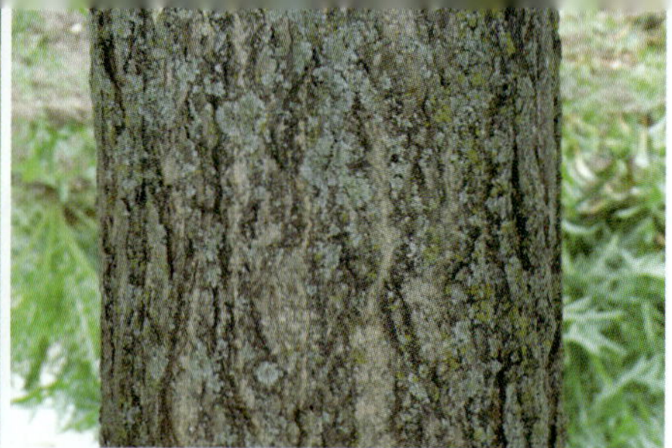
🍃 은행나무_ 나무껍질

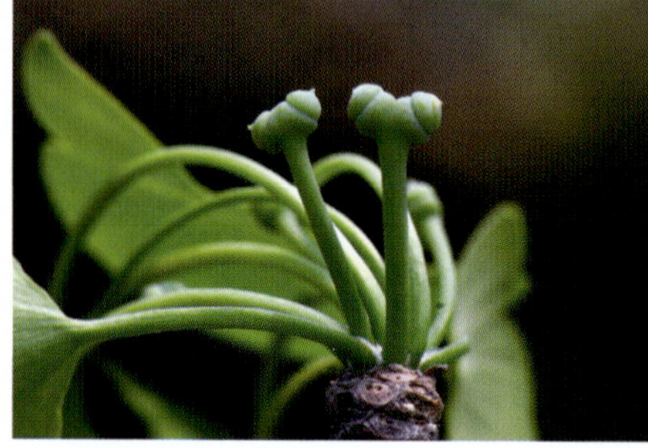

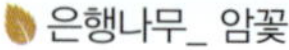
🍃 은행나무_ 암꽃

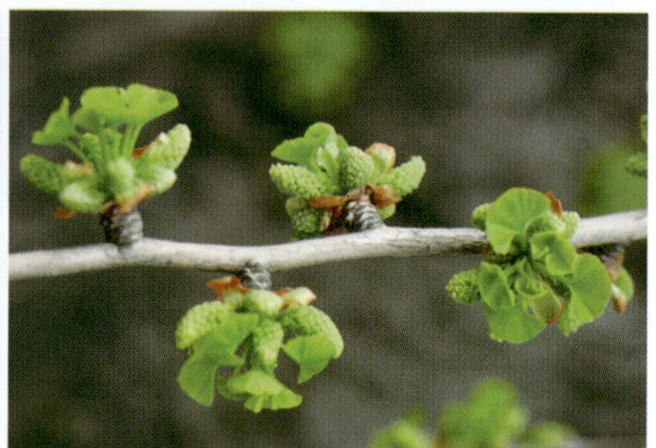
🍃 은행나무_ 수꽃

독성이 있다. 뿌리껍질은 성질이 평범하고, 맛은 달고 독성이 없다.

🍃 **귀경** : 심(心), 비(脾), 폐(肺) 경락에 작용한다.

🍂 **효능과 주치** : 잎은 생약명을 백과엽(白果葉)이라 하며 혈관확장작용이 있어서 혈액순환을 잘 도와주며 익심, 지사, 화습(化濕)의 효능이 있고 천식해수(喘息咳嗽), 수양하리(水樣下痢), 심장동통, 진해거담, 백대, 백탁을 치료한다. 나무껍질은 생약명을 백과수피(白果樹皮)라 하여 지사, 수렴, 습진, 단독을 치료한다. 열매는 생약명을 백과(白果)라고 하여 기관지 천식을 진정시키고 수렴작용과 진해, 거담작용이 있으며 천식, 담수(痰嗽), 백대, 임병, 유정을 치료한다. 포도구균, 연쇄구균, 디프테리아균, 탄저균, 고초균, 대장균에 대한 억제작용이 있으며 열매살은 열매껍질보다 항균력이 강하다. 뿌리껍질은 생약명을 백과근(白果根)이라 하여 기를 돋우고 허약을 보하는 효능이 있으며 백대, 유정을 치료하며 과로로 인한 허약 증상을 다스린다. 뿌리의 추출액은 탈모 치료 효과가 있다.

🍃 **약용법과 용량** : 말린 잎 20~30g을 물 900mL에 넣어 반이 될 때까지 달여 하루에 2~3회 나눠 마신다. 가루로 만들어 복용해도 된다. 말린 나무껍질 10~20g을 물 900mL에 넣어 반이 될 때까지 달여 하루에 2~3회 나눠

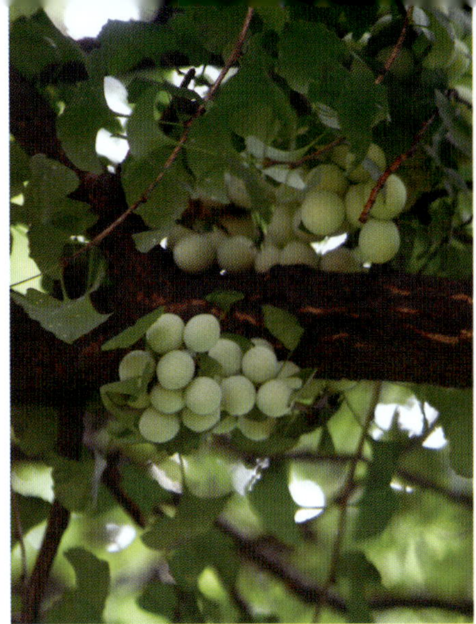

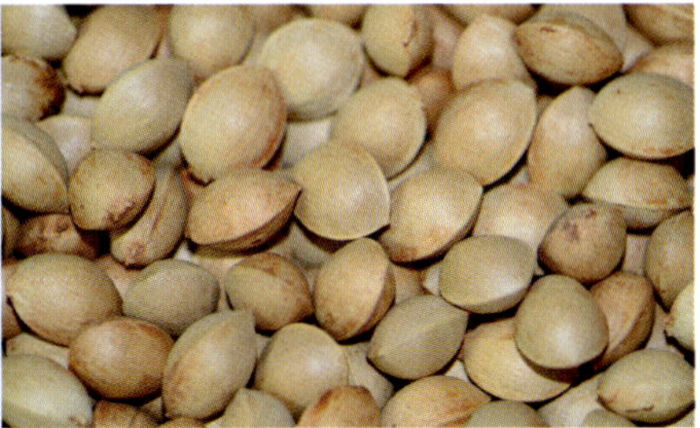

은행나무_ 열매(채취품)

은행나무_ 덜 익은 열매

은행나무_ 과육을 벗긴 열매(약재 전형)

마신다. 외용할 경우에는 짓찧어서 환부에 붙이거나 즙을 바른다. 말린 열매 30~50g을 물 900mL에 넣어 반이 될 때까지 달여 하루에 2~3회 나눠 마신다. 외용할 경우에는 열매살을 짓찧어 환부에 붙인다. 말린 뿌리껍질 10~20g을 물 900mL에 넣어 반이 될 때까지 달여 하루에 2~3회 나눠 마신다.

사용 시 주의사항 : 생열매에는 독성이 있으므로 많이 먹으면 중독을 일으킨다. 삶거나 볶아서 복용해야 한다. 종자 껍질에는 피부염을 일으키는 긴코톡신(ginkgotoxine)이 함유되어 있어서 알레르기 증상으로 피부가 가렵거나 두드러기가 일어난다.

 *patent*

은행나무의 기능성 및 효능에 관한 특허자료

▶ **은행나무 뿌리 추출액을 함유하는 발모제**

본 발명은 은행나무 뿌리 추출액을 유효성분으로 함유하는 발모제에 관한 것이다. 또한 본 발명에서는 발모제 성분으로 사용할 수 있는 은행나무 뿌리 추출액의 제조 방법이 제공된다. 본 발명에 따른 은행나무 뿌리 추출액 발모제를 계속하여 3개월 정도 적용할 경우 건강한 모발이 자라는 정상적인 모주기를 회복하여 대부분의 경우에서 탈모 전의 정상 모발 상태로 돌아갈 수 있으며, 또 본 발명의 발모제는 장기간 사용 시에도 부작용이 없으므로 그동안 치료 방법이 없어 고민하던 많은 탈모 환자의 치료에 이용될 수 있다.

– 등록번호 : 10–0604949, 출원인 : 이덕희

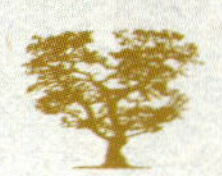

음나무

| 사용부위 | 뿌리, 나무껍질

Kalopanax septemlobus (Thunb.) Koidz. = [*Kalopanax pictus* (Thunb.) Nakai]

- **이명** : 개두릅나무, 당엄나무, 당음나무, 멍구나무, 엉개나무, 엄나무, 해동목(海桐木)
- **생약명** : 해동피(海桐皮), 해동수근(海桐樹根)
- **과명** : 두릅나무과(Araliaceae)
- **개화기** : 8월

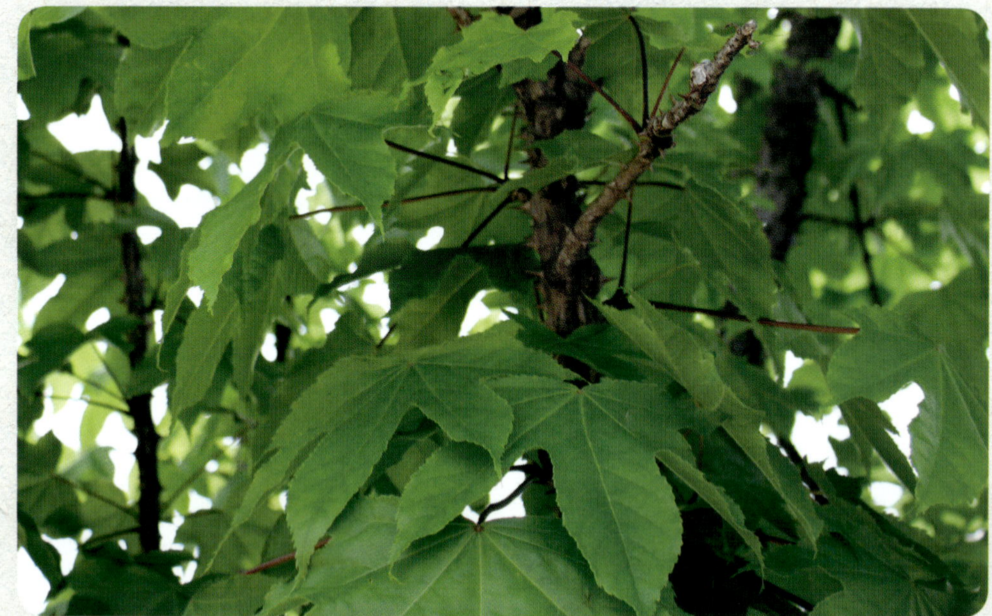

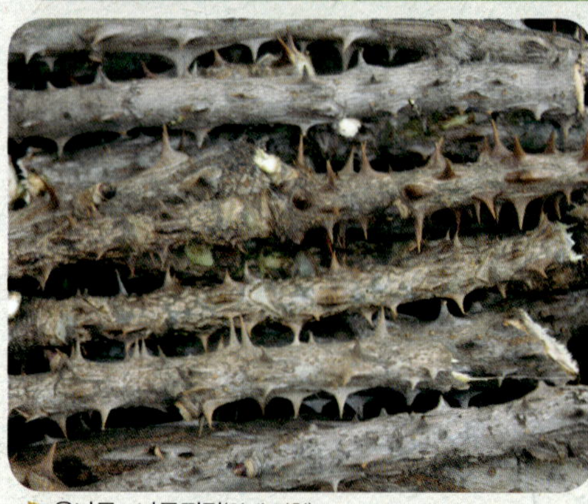

🌱 음나무_ 나무껍질(약재 전형)

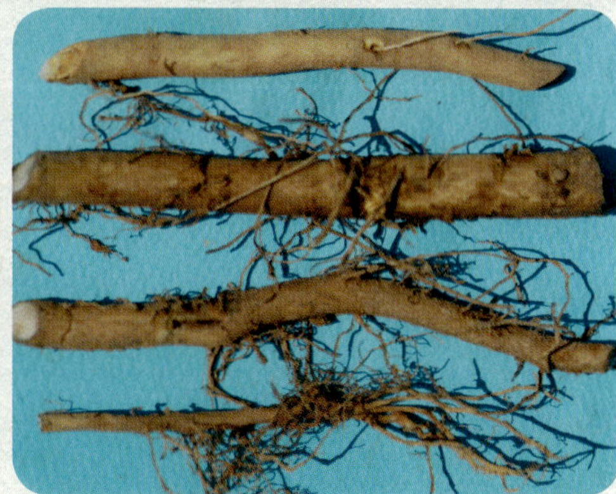

🌱 음나무_ 뿌리(약재 전형)

🍃 **생육특성** : 음나무는 전국의 산기슭 양지쪽 길가에서 자라는 낙엽활엽교목으로, 높이가 20m 전후로 자라며, 나무와 가지에 굵은 가시가 많이 나 있다. 잎은 긴 가지에서는 서로 어긋나고 짧은 가지에서는 모여나며 손바닥 모양으로 5~7갈래로 찢어져 잎끝은 길게 뾰족하고 가장자리에는 톱니가 있다. 꽃은 황록색으로 7~8월에 우산 모양의 산형꽃차례로 피는데 윤기가 나며 다섯으로 갈라진다. 열매는 공 모양에 가깝고 9~10월에 결실한다.

🍂 **채취 방법과 시기** : 나무껍질은 연중 수시, 뿌리는 늦여름부터 가을에 채취한다.

🍃 **성분** : 나무껍질에는 트리터펜사포닌(triterpene saponin)으로 카로파낙스사포닌(kalopanaxsaponin) A, B, G, K, 페리칼프사포닌(pericarpsaponin) P13, 헤데라사포닌(hederasaponin) B, 픽토시드(pictoside) A가 함유되어 있고 리그난(lignan)으로 리리오덴드린(liriodendrin)이 함유되어 있으며 페놀 화합물(phenolic compound)로 코니페린(coniferin), 카로파낙신(kalopanaxin) A, B, C, 기타 포리아세치렌(polyacetylen) 화합물, 타닌(tannin), 플라보노이드(flavonoid), 쿠미린(coumarin), 글루고시드(glucoside), 알칼로이드(alkaloid)류, 정유, 레신(resin), 전분 등이 함유되어 있다. 뿌리에는 다당류가 함유되어 있고 가수분해 후에 갈락투론산(galacturonic acid), 글루코스(glucose), 아라비노스(arabinose), 갈락토스(galactose), 글루칸(glucan), 펙틴(pectin)질이 함유되어 있다.

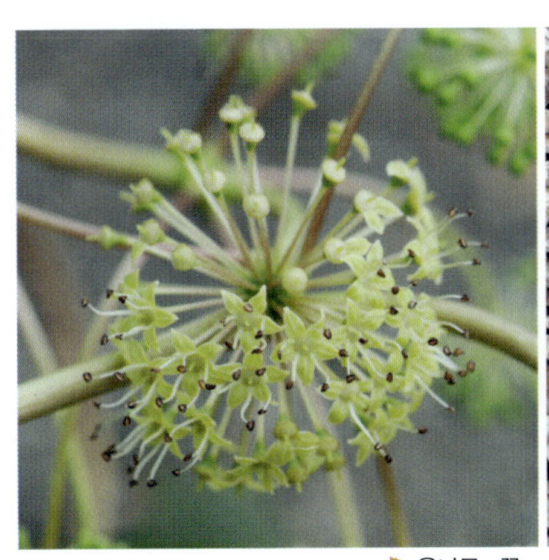

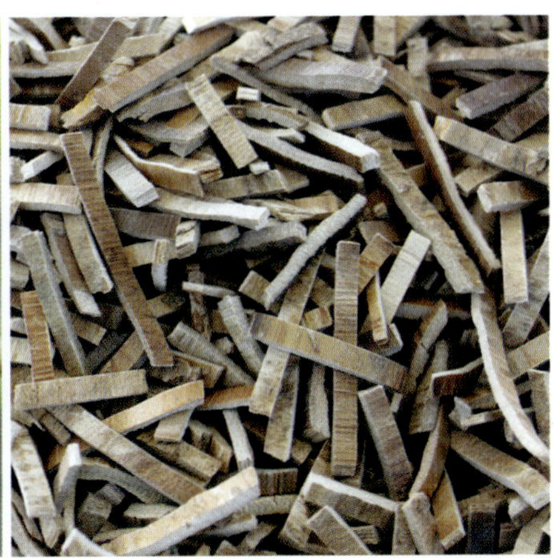

🌼 음나무_ 꽃   🌼 음나무_ 겉껍질 제거한 나무껍질(약재)

【 혼동하기 쉬운 약초 비교 】

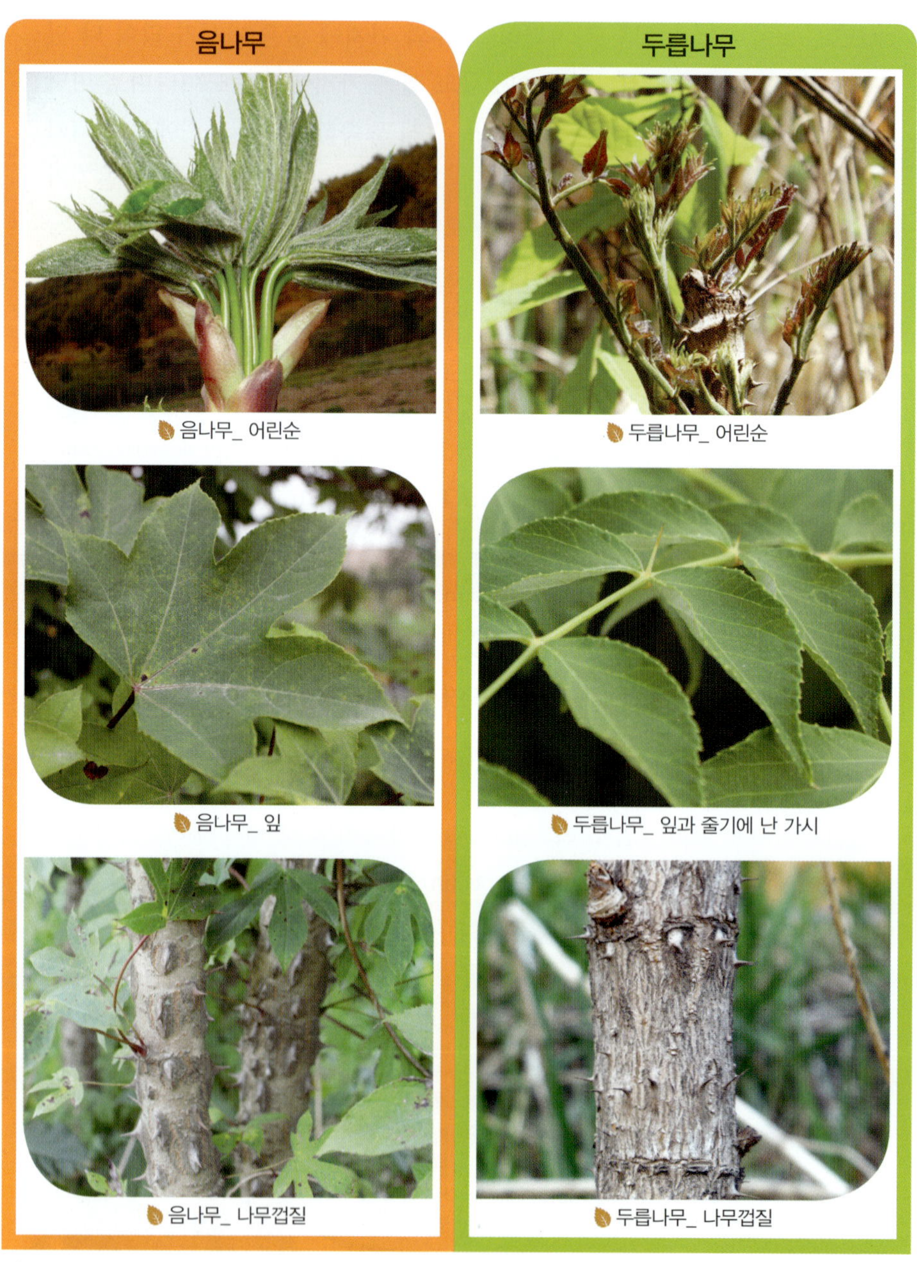

음나무	두릅나무
음나무_ 어린순	두릅나무_ 어린순
음나무_ 잎	두릅나무_ 잎과 줄기에 난 가시
음나무_ 나무껍질	두릅나무_ 나무껍질

성미 : 나무껍질은 성질이 평범하고, 맛은 쓰고 맵다. 뿌리는 성질이 시원하고, 맛은 쓰고, 독성이 없다.

🍂 **귀경** : 간(肝), 심(心), 비(脾) 경락에 작용한다.

🍂 **효능과 주치** : 나무껍질은 생약명을 해동피(海桐皮)라고 하며 수렴, 진통약으로 거풍습, 살충, 활혈의 효능이 있고 류머티즘에 의한 근육마비, 근육통, 관절염, 가려움증 등을 치료한다. 또 황산화작용을 비롯해서 항염, 항진균, 항종양, 혈당강하, 지질저하작용 등이 있다. 뿌리 또는 뿌리껍질에는 생약명을 해동수근(海桐樹根)이라 하여 거풍, 제습, 양혈, 어혈의 효능이 있고 장풍치혈(腸風痔血), 타박상, 류머티즘에 의한 골통 등을 치료한다. 음나무 추출물은 HIV증식 억제 활성으로 AIDS(후천성 면역 결핍증), 퇴행성 중추신경계질환 개선 등의 치료효과를 가지고 있다.

🍂 **약용법과 용량** : 말린 나무껍질 30~50g을 물 900mL에 넣어 반이 될 때까지 달여 하루에 2~3회 나눠 마신다. 외용할 경우에는 달인 액으로 환부를 씻거나 짓찧어서 환부에 붙이거나 가루로 만들어 기름에 개어 환부에 붙인다. 말린 뿌리 20~40g을 물 900mL에 넣어 반이 될 때까지 달여 하루에 2~3회 나눠 마신다. 외용할 경우에는 짓찧어서 환부에 붙인다.

patent

음나무의 기능성 및 효능에 관한 특허자료

▶ **HIV 증식 억제 활성을 갖는 음나무 추출물 및 이를 유효성분으로 함유하는 AIDS 치료제**

본 발명은 HIV 억제 활성을 갖는 음나무 추출물 및 이를 유효성분으로 함유하는 AIDS 치료제에 관한 것이다. 본 발명의 음나무 추출물은 HIV 역전사효소 활성 억제, 프로테아제 활성 억제, 글루코시다제 활성 억제 및 HIV 증식 억제 활성이 뛰어나므로 AIDS를 치료하고 진행을 억제시키며 감염을 억제하는 데 유용하게 사용될 수 있다.

— 공개번호 : 10-2005-0045117, 특허권자 : 유영법 · 최승훈 · 심범상 · 안규석

▶ **음나무 추출물을 함유하는 퇴행성 중추신경계 질환 증상의 개선을 위한 기능성 식품**

본 발명은 음나무 추출물 및 음나무로부터 단리된 디하이드로디하이드로코니페릴 알코올(Dihydrodehydroconiferylalcohol)을 함유함을 특징으로 하는 퇴행성 중추신경계 질환 증상 개선을 위한 기능성 식품에 관한 것이다.

— 공개번호 : 10-2005-0111258, 특허권자 : 충북대학교 산학협력단

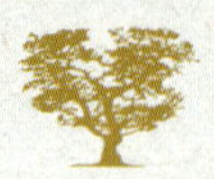

인동덩굴

| 사용부위 | 덩굴줄기, 잎, 꽃봉오리

Lonicera japonica Thunb. = [*Lonicera acuminata* var. *japonica* Miq.]

- **이명 :** 인동, 눙박나무, 능박나무, 털인동덩굴, 우단인동, 덩굴섬인동, 금은등(金銀藤), 이포화(二包花), 노옹수, 금채고
- **생약명 :** 금은화(金銀花), 인동등(忍冬藤)
- **과명 :** 인동과(Caprifoliaceae)
- **개화기 :** 6~7월

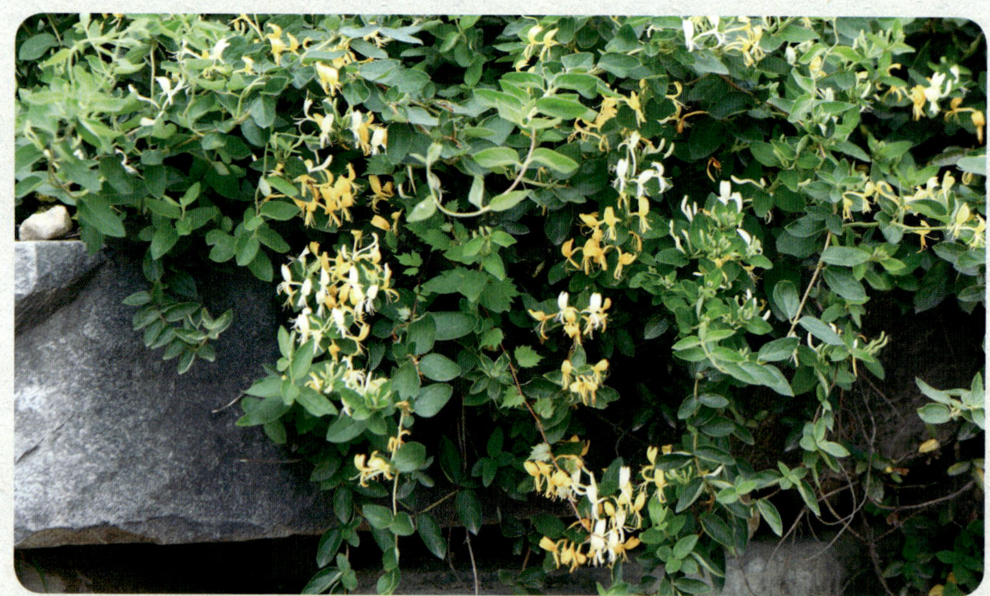

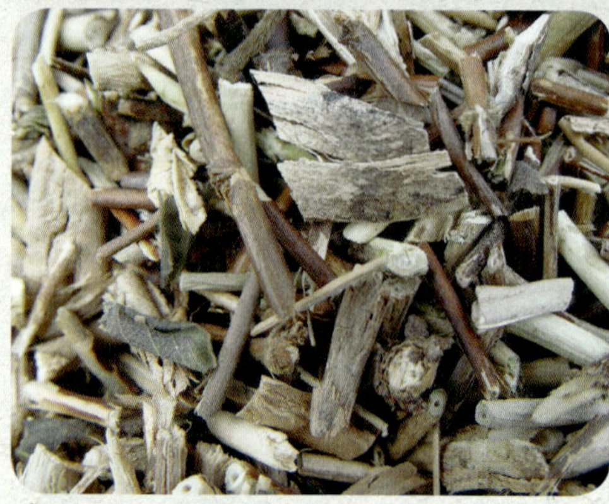

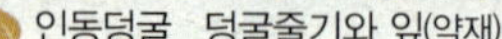

🌿 인동덩굴_ 덩굴줄기와 잎(약재)

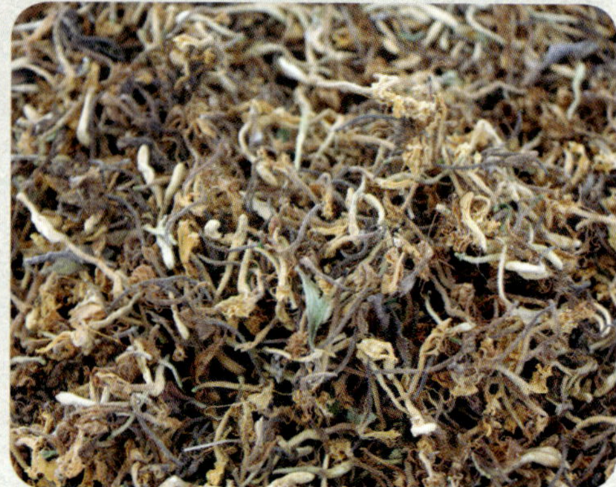

🌿 인동덩굴_ 꽃봉오리(약재 전형)

● **생육특성** : 인동덩굴은 전국 산기슭이나 울타리 근처에서 자생하는 반상록 활엽 덩굴성 관목으로, 덩굴줄기가 오른쪽으로 감아 올라가고 덩굴줄기는 3m 전후로 뻗어나간다. 작은 가지는 적갈색에 털이 나 있고, 줄기 속은 비어 있으며, 잎은 달걀형 또는 긴 달걀 모양으로 서로 마주난다. 잎끝은 뾰족하고 밑부분은 둥글거나 심장 모양에 가깝고 가장자리는 밋밋하다. 꽃은 흰색으로 6~7월에 피는데 3~4일이 지나면 황금색으로 변하며, 꽃잎은 입술 모양으로 위쪽 꽃잎은 얕고 4개로 갈라져 바깥면은 부드러운 털로 덮여 있다. 꽃이 처음 필 때에는 흰색을 띠는 은빛이고 3~4일이 지나면 황금색이 되어 이 꽃을 '금은화(金銀花)'라고 이름 지었다고 한다. 열매는 물열매로 둥글고 9~10월에 검은색으로 익는다.

● **채취 방법과 시기** : 덩굴줄기와 잎은 가을·겨울, 꽃봉오리는 5~6월에 채취한다.

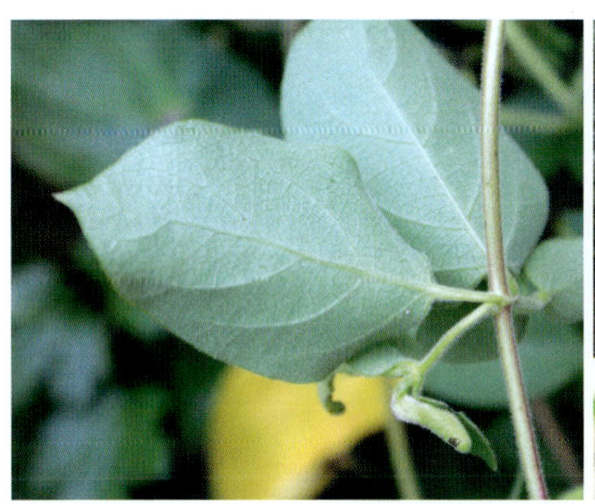

● 인동덩굴_ 잎(뒷면)

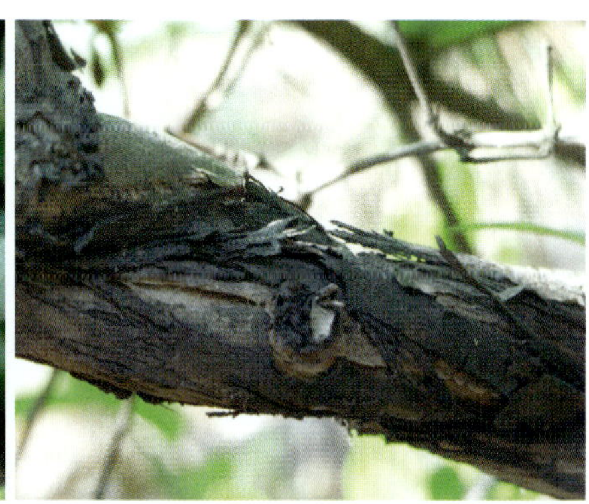

● 인동덩굴_ 나무껍질

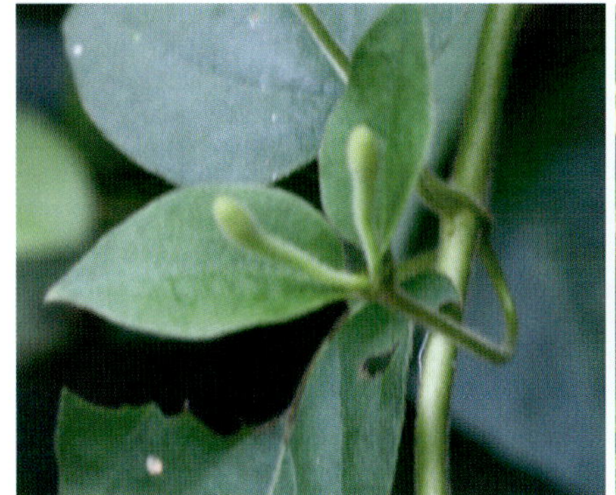

● 인동덩굴_ 꽃봉오리

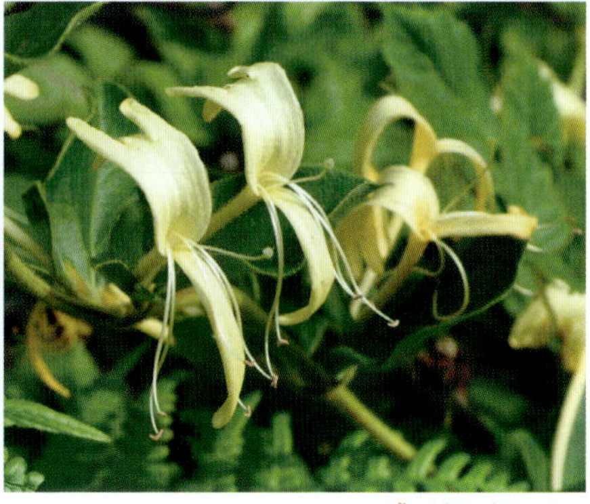

● 인동덩굴_ 꽃

<h1 align="center">【 혼동하기 쉬운 약초 비교 】</h1>

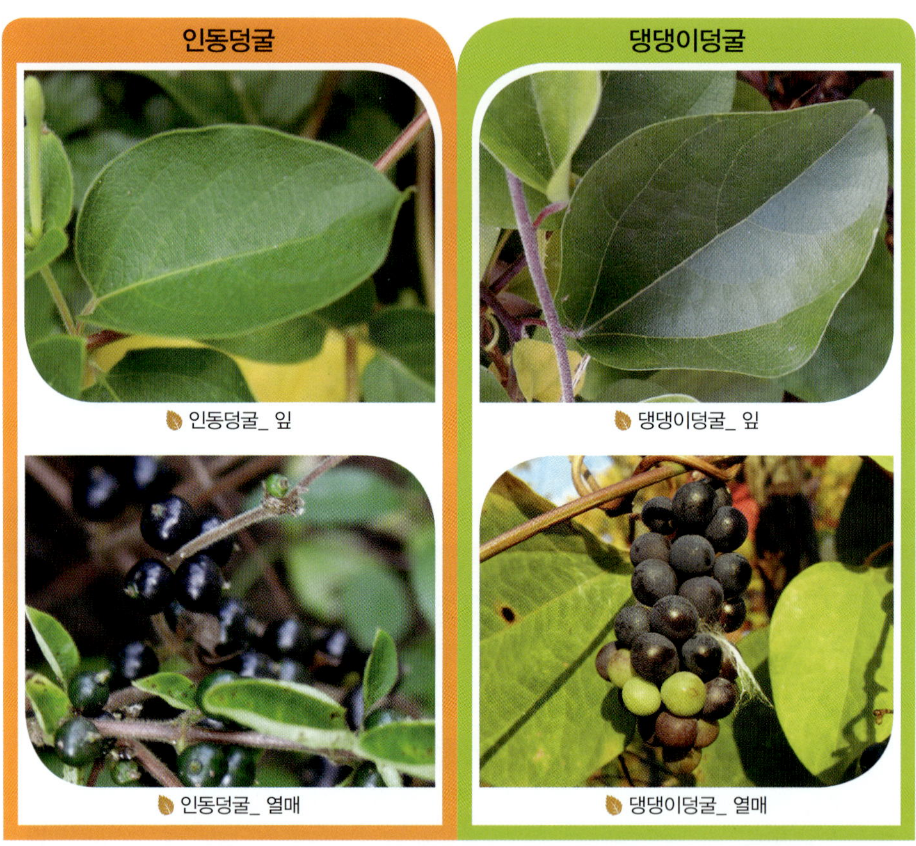

인동덩굴_ 잎

댕댕이덩굴_ 잎

인동덩굴_ 열매

댕댕이덩굴_ 열매

🌿 **성분** : 잎과 덩굴줄기에는 로니세린(lonicerin), 루테올린(luteolin) 등의 플라보노이드류가 함유되어 있으며, 줄기에는 타닌(tannin), 알칼로이드(alkaloid)가 함유되어 있다. 그 외 로가닌(loganin), 세코로가닌(secologanin), 트리터펜사포닌(tritepene saponin)의 로니세로시드(loniceroside) A~C 등도 함유되어 있다. 꽃봉오리에는 루테올린, 이노시톨(inositol), 로가닌, 세코로가닌, 로니세린, 사포닌 중에 헤데라게닌(hederagenin), 클로로게닌산(chlorogenic acid), 긴놀(ginnol), 아우로잔틴(auroxanthin) 등이 함유되어 있다.

🌿 **성미** : 성질이 차고, 맛은 달다.

🌿 **귀경** : 심(心), 폐(肺) 경락에 작용한다.

1108

효능과 주치 : 덩굴줄기와 잎은 생약명을 인동등(忍冬藤)이라 하며 약성은 차고, 맛이 달며 달인 액은 황색포도상구균과 대장균 등의 발육을 억제하는 항균작용과 항염증작용이 있다. 또한 에탄올 추출물에는 고지혈증의 치료 효과가 있으며 메탄올의 추출물은 암세포주에 대하여 세포 독성을 나타내고 감기몸살로 인한 해열작용이 있다. 또한 이뇨·소염약으로 종기의 부종을 삭여주고 버섯 중독의 해독제로도 사용하며 전염성 간염의 치료에도 도움을 준다. 꽃은 생약명을 금은화라고 한다. 또한 알코올 추출물은 살모넬라균, 티프스균, 대장균 등의 성장을 억제하는 항균작용이 있고 인플루엔자 바이러스에 대한 항바이러스작용도 있다. 특히 전염성 질환의 발열의 치료 효과가 있고 청열, 해독의 효능이 있으며 감기몸살의 발열, 해수, 장염, 종독, 세균성 적리, 이하선염, 염증, 패혈증, 외상감염, 종기, 창독 등을 치료한다. 인동덩굴의 추출물은 성장호르몬 분비촉진, 자외선에 의한 세포변이 억제 효과가 있다.

약용법과 용량 : 말린 덩굴줄기와 잎 50~100g을 물 900mL에 넣어 반이 될 때까지 달여 하루에 2~3회 나눠 마신다. 외용할 경우에는 달인 액으로 환부를 씻거나 달인 액을 조려서 고(膏)로 만들어 환부에 붙이거나 가루로 만들어 기름과 조합하여 환부에 붙인다. 말린 꽃봉오리 10~30g을 물 900mL에 넣어 반이 될 때까지 달여 하루에 2~3회 나눠 마신다.

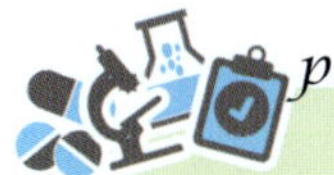

인동덩굴의 기능성 및 효능에 관한 특허자료

▶ 성장호르몬 분비 촉진 활성이 뛰어난 인동 추출물, 이의 제조 방법 및 용도

본 발명의 인동초 추출물은 강력한 성장호르몬 분비 촉진 활성을 나타냄은 물론 천연 약재로서 안전성이 확보되어 있으므로 성장호르몬 분비 촉진제용 의약품, 화장품 및 식품 등으로 유용하게 사용될 수 있다.

– 공개번호 : 10–2005–0005633, 출원인 : (주)엠디바이오알파

▶ 자외선에 의한 세포 변이 억제 효과를 갖는 인동 추출물을 포함하는 조성물

본 발명에서는 인동을 이용하여 자외선에 의한 세포 손상 또는 세포 변이에 따른 질환을 방지, 억제할 수 있는 추출물 및 그 추출 방법을 제안한다. 본 발명에 따라 얻어진 인동 추출물은 예를 들어 자외선 노출로 인한 세포 계획사(apoptosis), 세포막 변이, 세포분열 정지, DNA 변이와 같은 핵 성분의 파괴 등을 억제할 수 있음을 확인하였다.

– 공개번호 : 10–2009–0001237, 출원인 : 순천대학교 산학협력단

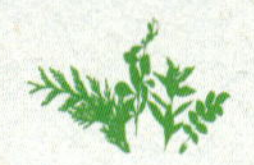

인후염, 해수, 부스럼, 대상포진, 안질을 치료하는

자운영

Astragalus sinicus L.

- 생약명 : 자운영(紫雲英), 홍화채(紅花菜)
- 과명 : 콩과(Leguminosae)
- 개화기 : 4~6월

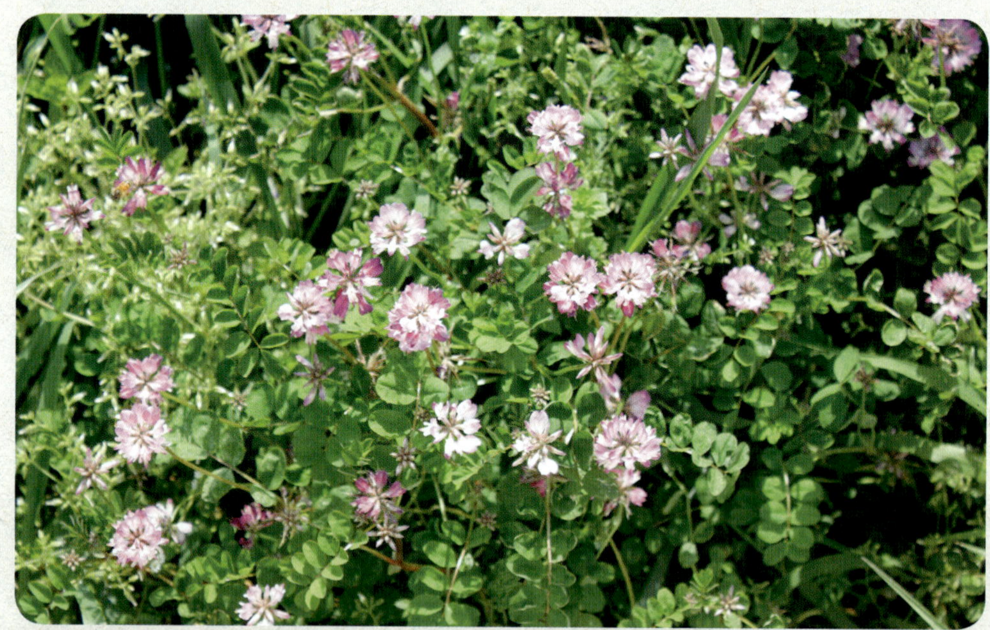

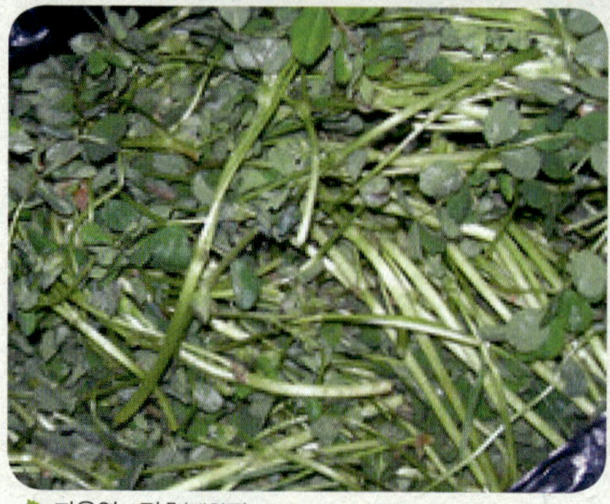

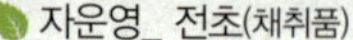

자운영_ 전초(채취품)

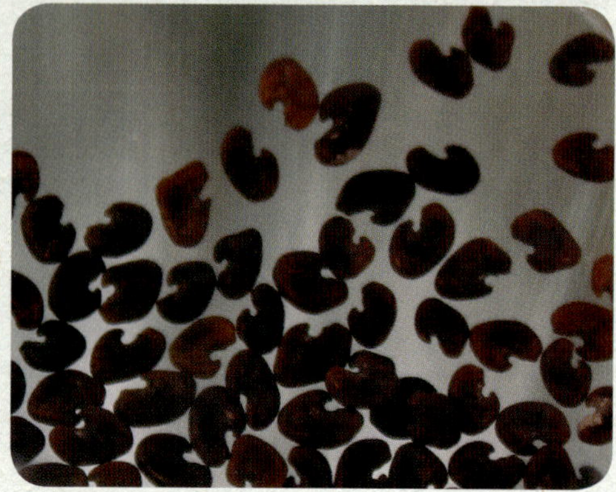

자운영_ 종자(약재 전형)

- **생육특성 :** 자운영은 중국이 원산으로 우리 나라에서는 남부 지방에서 재배하는 두해살이풀이다. 따뜻한 양지에서 잘 자라며, 키는 10~25cm이다. 잎은 길이가 0.6~2cm, 너비가 0.3~1.5cm로 타원형이며 잔잎은 9~11쌍 정도 된다. 꽃은 홍자색으로 4~6월에 줄기 끝에서 7~10송이가 펼쳐지듯 핀다. 열매는 7~8월경에 길이가 2~2.5cm, 지름이 0.6cm 정도로 누른빛이 도는 종자가 달린다.

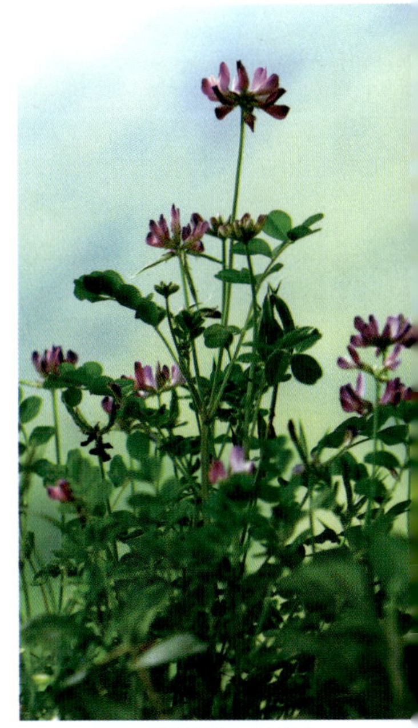

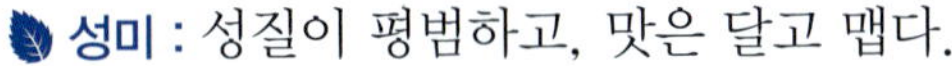
자운영_ 지상부

- **채취 방법과 시기 :** 전초는 3~4월에 채취하여 햇볕에 말리거나 생것으로 사용하며, 가을에 성숙해진 종자를 채취하여 햇볕에 말린다.

- **성분 :** 전초에는 지방, 단백질, 다양한 비타민, 아미노산, 콜린(choline), 아데닌(adenine), 트리고넬라인(trigonelline), 카나바닌(canavanine), 히스티딘(histidine), 말로닉산(malonic acid) 등이 함유되어 있고, 종자에는 카날라인(canaline), 호모세린(homoserin) 등이 함유되어 있다.

- **성미 :** 성질이 평범하고, 맛은 달고 맵다.

- **귀경 :** 폐(肺), 신(腎) 경락에 작용한다.

- **효능과 주치 :** 전초는 열을 내려주고 해독작용 및 수도를 이롭게 하는 이수(利水), 종기를 삭이는 소종 등의 효능이 있어서 풍담(風痰)과 해수, 인후염과 인후통, 안질, 외상출혈, 대상포진, 헌데나 부스럼을 치료하는 데 사용한다. 종자는 혈액순환을 원활하게 하는 활혈과 눈을 밝게 하는 명목(明目)의 효능이 있어서 안질을 치료하는 데 사용한다.

- **약용법과 용량 :** 말린 전초 15~30g을 물 1L에 넣어 1/3이 될 때까지 달여 하루에 나눠 마시거나, 생즙을 내서 마신다. 외용할 경우에는 짓찧어서 환부에 붙이거나, 가루로 만들어 조합하여 환부에 붙인다. 말린 종자 6~9g을 물 1L에 넣어 1/3이 될 때까지 달여 하루에 나눠 마신다.

【 혼동하기 쉬운 약초 비교 】

자운영	토끼풀

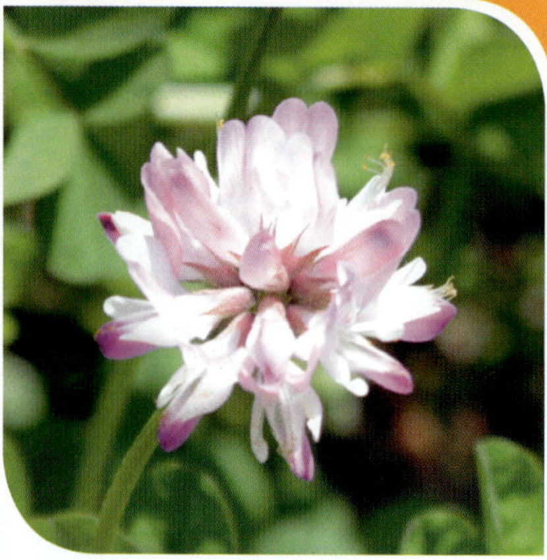

🌿 자운영_ 꽃

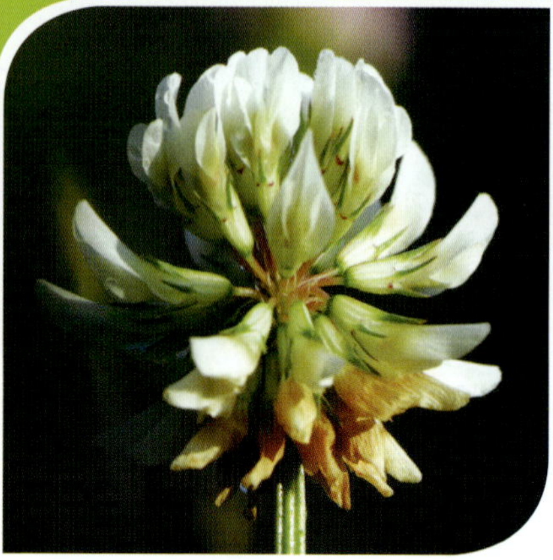

🌿 토끼풀_ 꽃

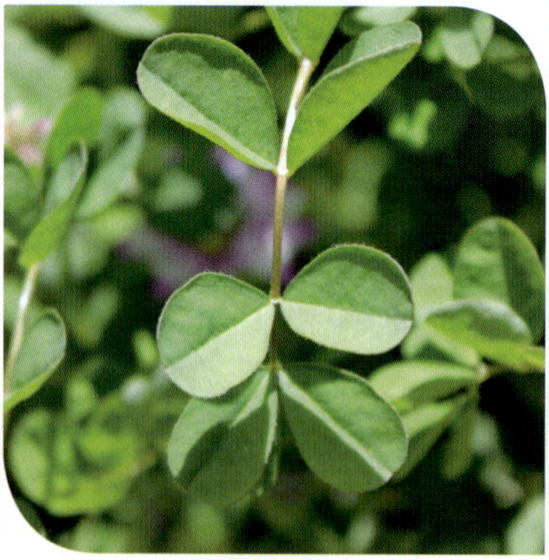

🌿 자운영_ 잎

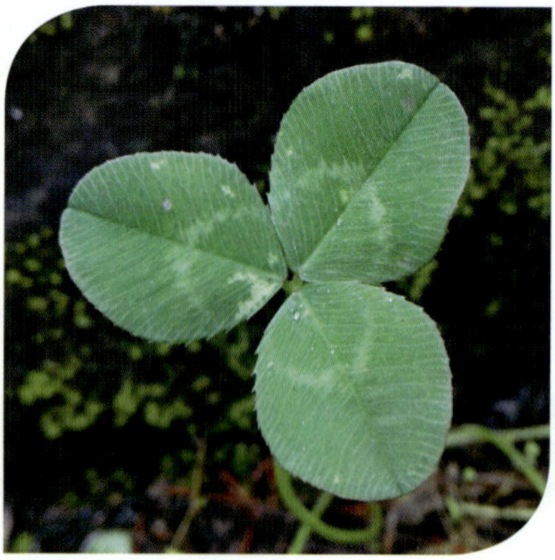

🌿 토끼풀_ 잎

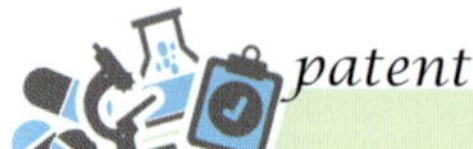

자운영의 기능성 및 효능에 관한 특허자료

▶ 자운영 추출물 또는 분획을 포함하는 염증성 피부질환 예방 또는 치료용 조성물

본 발명은 자운영 추출물 또는 분획을 유효성분으로 포함하는 염증성 피부질환 예방 또는 치료용 약학적 조성물에 관한 것이다. 본 발명의 자운영 추출물 또는 분획물은 염증을 촉진시키는 NF-kB, JAK/STAT, PI3K/Akt 경로의 활성을 억제하고, 염증 매개 인자들의 발현을 저해하므로, 염증성 피부질환을 치료하는 데 효과적이다.

— 공개번호 : 10-2015-0017278, 출원인 : 가톨릭대학교 산학협력단

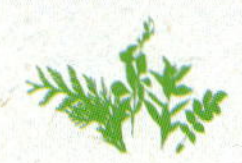

자주괴불주머니

| 사용부위 | 전초

Corydalis incisa (Thunb.) Pers.

- **이명** : 자주현호색, 자지괴불주머니, 자주뿔꽃
- **생약명** : 자근초(紫菫草), 자화어등초(紫花魚燈草)
- **과명** : 현호색과(Fumariaceae)
- **개화기** : 5월

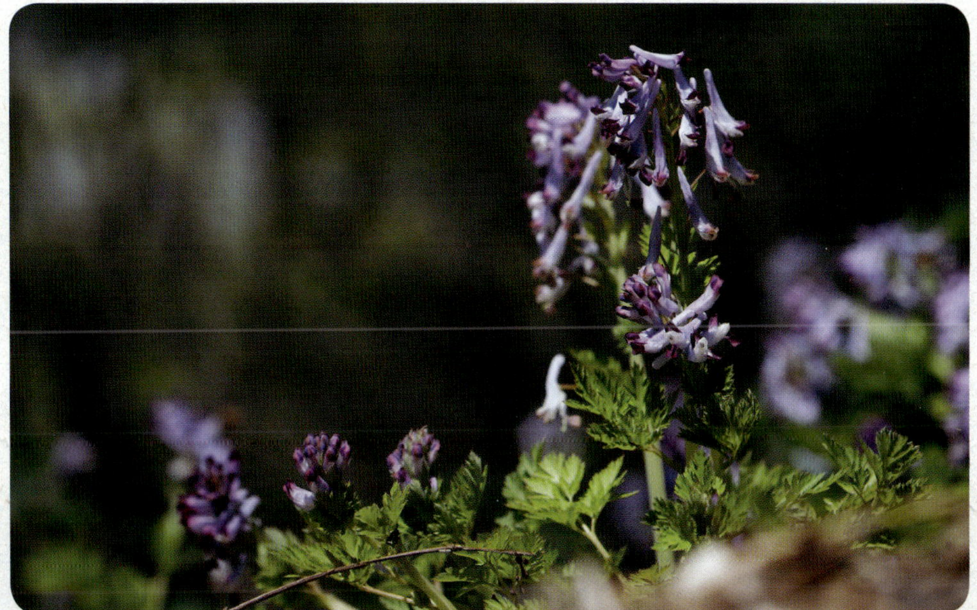

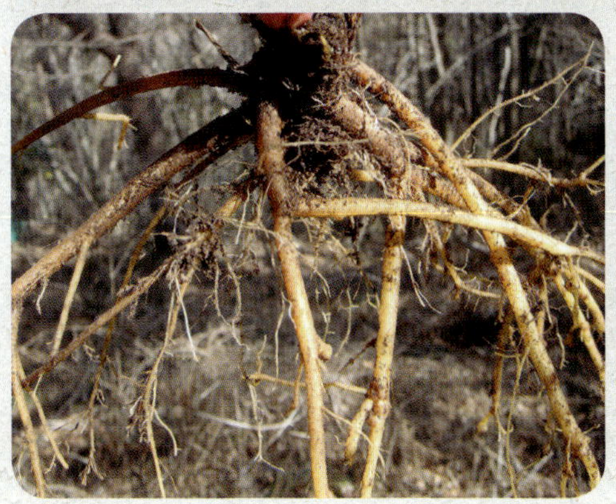

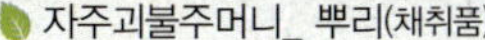

▼ 자주괴불주머니_ 뿌리(채취품)

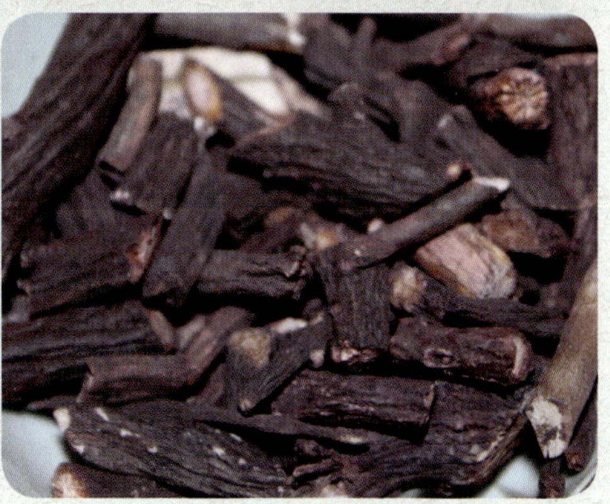

▼ 자주괴불주머니_ 뿌리(약재)

- 🌿 **생육특성 :** 자주괴불주머니는 남부 지방에서 주로 자라는 두해살이풀로, 생육환경은 습기가 많은 양지나 반그늘이며, 키는 20~50cm이다. 잎은 길이 3~8cm로 삼각상 원형이고 3개씩 2회 갈라지며 가장자리에는 톱니가 있고 어긋난다. 꽃은 홍자색으로 5월에 원줄기 끝에서 부채 모양으로 뭉쳐서 피는데 길이는 4~12cm이다. 열매는 6~7월경에 달리는데 길이는 1.5cm, 너비는 0.3~0.5cm의 타원형이며 종자는 검고 광택이 난다.

- 🌿 **채취 방법과 시기 :** 5~6월에 전초를 채취하여 생것으로 사용하거나 햇볕에 말린다.

- 🌿 **성분 :** 프로토파인(protopine), 상구이나린(sanguinarine), 콥티신(coptisine), 코리사민(corysamine), 코리놀록신(corynoloxine), 코리놀린(corynoline), 이소코리놀린(isocorynoline), 아세틸코리놀린(acetylcorynoline), 아세틸이소코리올린(acetylisocoryoline), n-포밀코리다린(n-formylcorydarine), 코리카빈(corycavine), 1-테트라하이드로코리사민(1-tetrahydrocorysamine), 메틸에스테르(methyl ester), 코리다민(corydamine), 1-케일란티오폴린(1-cheilanthifoline), 1-스쿨레린(1-scoulerine), 코렉시민(coreximine), d-레티쿨린(d-reticuline), 시노아쿠틴(sinoacutine), 팔리딘(pallidine), 아들루미딘(adlumidine), 1-코리팔민(1-corypalmine) 등이 함유되어 있다.

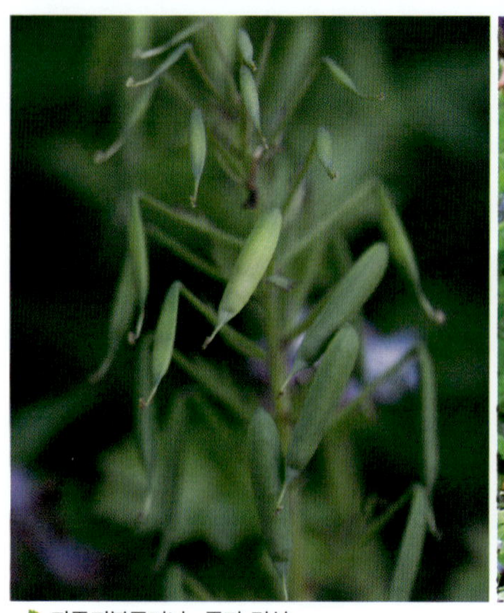

🌿 자주괴불주머니_ 종자 결실

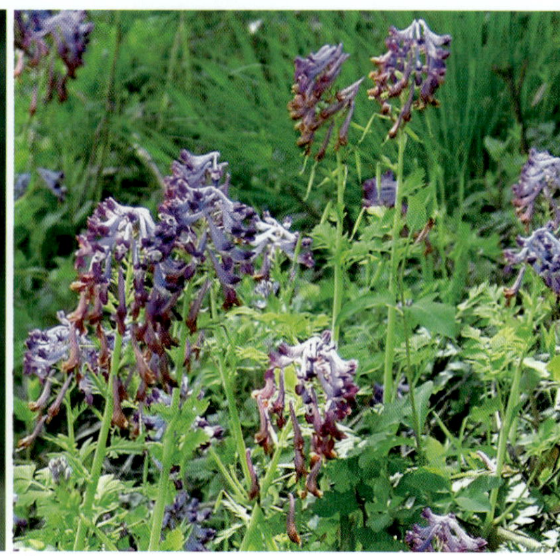

🌿 자주괴불주머니_ 무리

【 혼동하기 쉬운 약초 비교 】

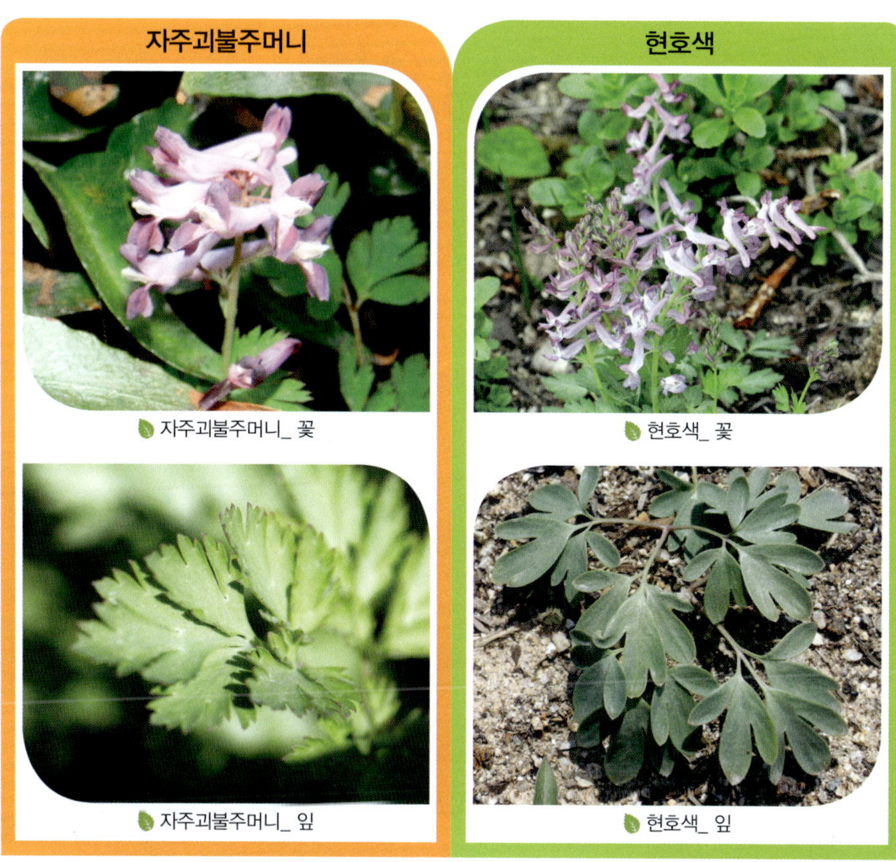

자주괴불주머니
현호색

🌿 자주괴불주머니_ 꽃

🌿 현호색_ 꽃

🌿 자주괴불주머니_ 잎

🌿 현호색_ 잎

🌿 **성미 :** 성질이 차고 맛은 쓰다.

🌿 **귀경 :** 간(肝), 폐(肺) 경락에 작용한다.

🌿 **효능과 주치 :** 균을 죽이는 살균, 독을 풀어주는 해독, 벌레를 죽이는 살충 (殺蟲) 등의 효능이 있어서 옴을 치료하고 각종 헌데(상처)의 독을 다스리 며 칼에 베인 상처를 치료하는 데에도 사용한다.

🌿 **약용법과 용량 :** 적당량을 짓찧어 환부에 붙이거나, 달여서 환부에 김을 쐬 고 닦아낸다.

🌿 **사용 시 주의사항 :** 유독성 식물이기 때문에 주의해야 하며 반드시 전문가의 지도나 처방을 받아서 사용하도록 한다.

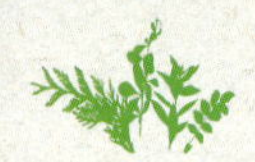

인후염, 두통, 위통, 동맥경화증을 치료하는

자주꽃방망이

Campanula glomerata var. *dahurica* Fisch. ex Ker Gawl.

- **이명** : 자주꽃방맹이, 꽃방맹이, 자지꽃방맹이, 꽃방망이
- **생약명** : 취화풍령초(聚花風鈴草), 산소채(山小菜)
- **과명** : 초롱꽃과(Campanulaceae)
- **개화기** : 7~8월

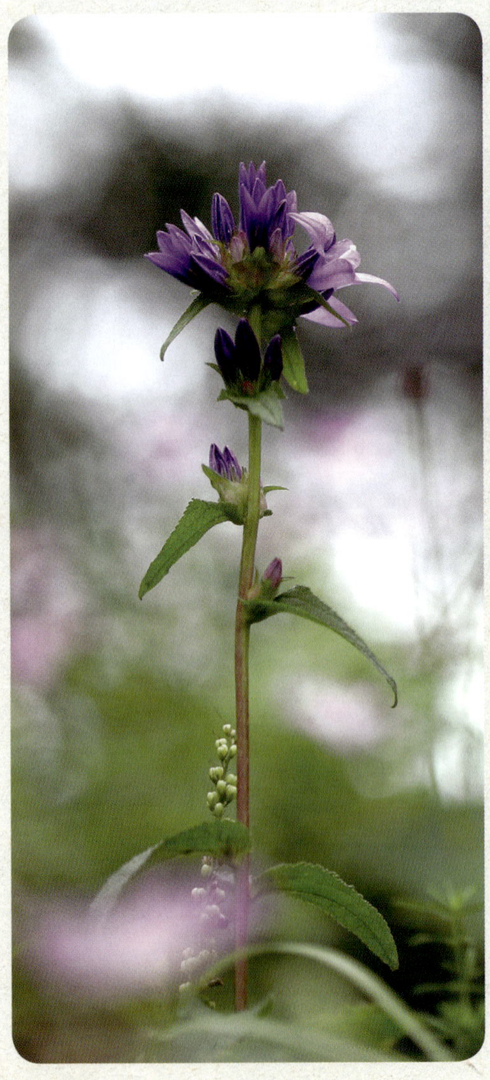

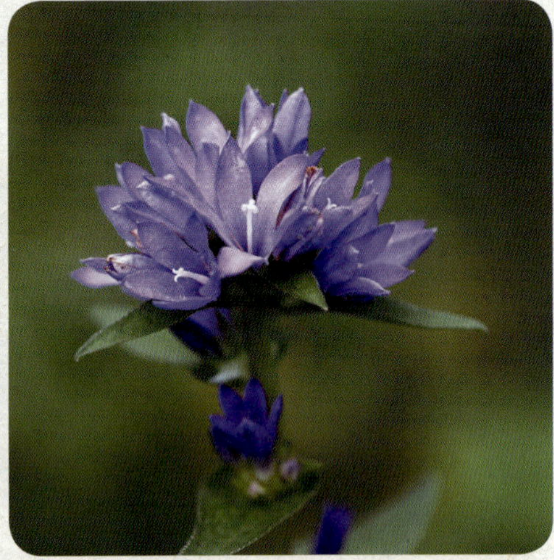

자주꽃방망이_ 꽃

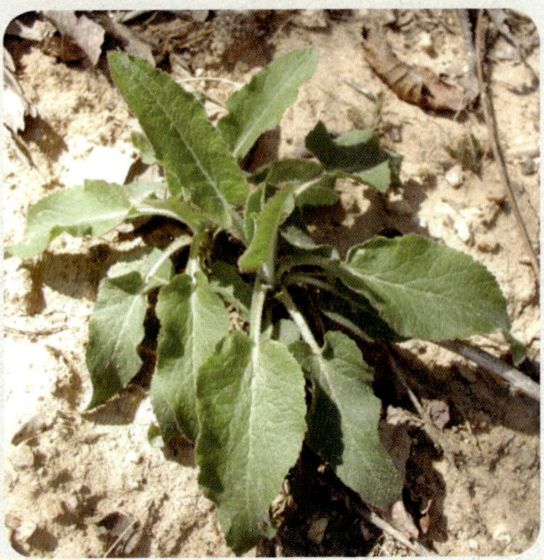

자주꽃방망이_ 약재로 사용하는 어린순

● **생육특성** : 자주꽃방망이는 제주도와 남해안을 제외한 전국에서 분포하나 주로 지리산과 중북부 지방의 표고 500m 이상의 지역에서 자라는 여러해살이풀이다. 생육환경은 낙엽이 많이 떨어진 풀숲의 반그늘이며, 키는 40~100cm이며 전체에 털이 많이 나 있다. 뿌리에서 난 잎은 긴 잎자루를 갖는데 달걀 모양 또는 달걀 모양 바소꼴이다. 줄기에서 난 잎은 어긋나고 밑부분의 잎은 날개가 있는 잎자루가 있으나 윗부분의 잎은 잎자루가 없고 타원형 또는 좁은 달걀 모양으로 길이가 5~10cm, 너비가 1~3cm로 끝이 뾰족하다. 꽃은 자주색으로 7~8월에 원줄기 끝에서 10송이 정도가 머리 모양으로 모여 위를 향해 피는데 윗부분의 잎자루에도 핀다. 열매는 9~10월에 성숙하는데 안에는 작은 종자가 많이 들어 있다.

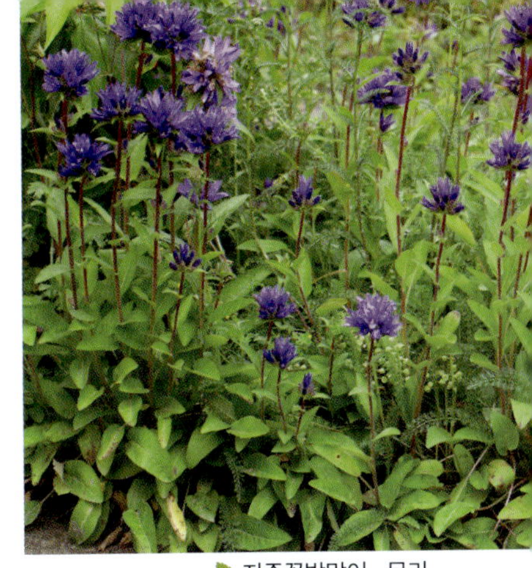
● 자주꽃방망이_ 무리

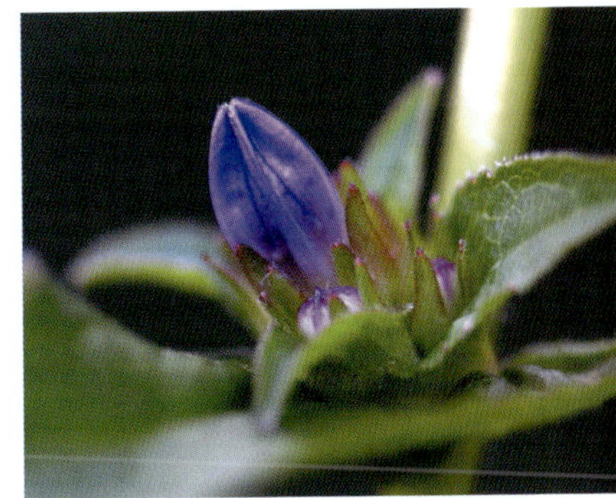
● 자주꽃방망이_ 꽃봉오리

● **채취 방법과 시기** : 이른 봄에 어린순을 채취하고, 가을에 전초를 채취하여 햇볕에 말린다.

● **성미** : 성질이 시원하고, 맛은 쓰다.

● **귀경** : 간(肝), 폐(肺) 경락에 작용한다.

● **효능과 주치** : 열을 내리는 청열, 독을 풀어주는 해독, 통증을 멎게 하는 지통의 효능이 있어서 인후염과 두통, 위통, 산후통, 천식, 편도선염 등의 치료에 사용한다. 민간에서는 간질, 동맥경화증, 월경과다, 백대하, 산통, 매독, 변비에 사용했다.

● **약용법과 용량** : 말린 약재 5~10g을 물 1L에 넣어 1/3이 될 때까지 달여 하루에 나눠 마신다.

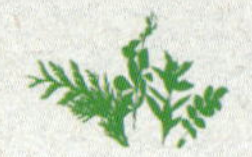

자주쓴풀

| 사용부위 | 전초

Swertia pseudochinensis H. Hara

- **이명 :** 털쓴풀
- **생약명 :** 당약(當藥), 천진(千振)
- **과명 :** 용담과(Gentianaceae)
- **개화기 :** 9~10월

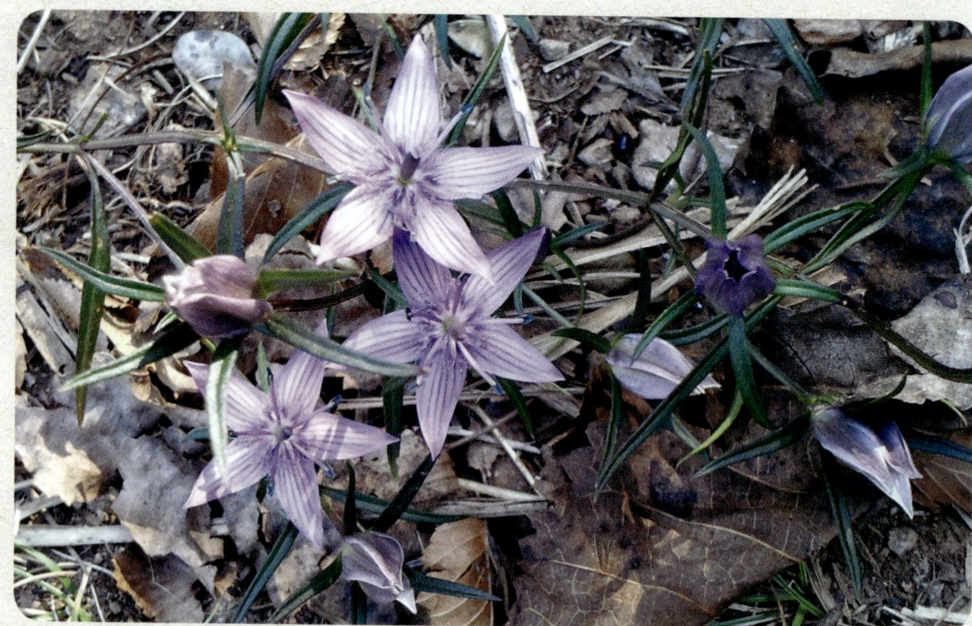

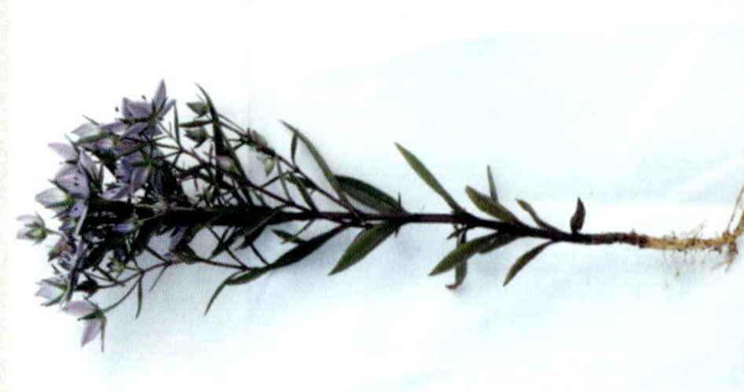

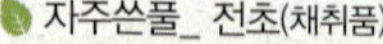

자주쓴풀_ 전초(채취품)

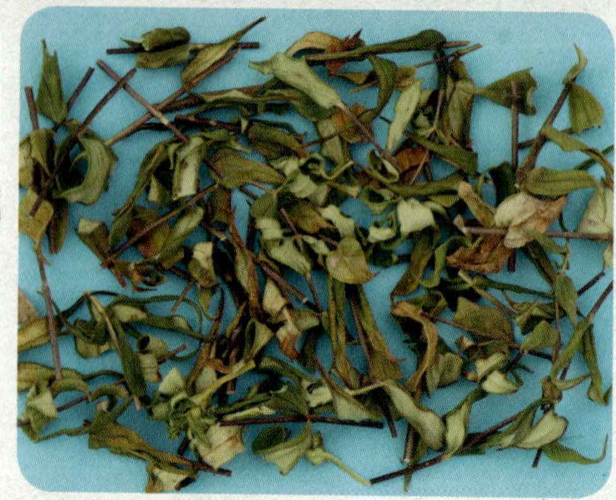

자주쓴풀_ 전초(약재)

- **생육특성 :** 자주쓴풀은 각처의 산과 들에서 자라는 두해살이풀이다. 생육 환경은 양지 혹은 반그늘의 풀숲이며, 키는 15~30cm이다. 잎은 길이가 2~4cm, 너비가 0.3~0.8cm로 마주나며 양 끝이 좁아져서 뾰족하다. 꽃은 자주색으로 9~10월에 원줄기 윗부분에서 달리는데 전체가 원뿔형이며 위에서부터 핀다. 꽃잎은 길이가 1~1.5cm이며 짙은 색의 맥이 있고 밑부분은 가는 털들이 많이 나 있다. 열매는 11월경에 달리고 뾰족하며 종자는 둥글다.

- **채취 방법과 시기 :** 여름부터 가을까지 전초를 채취하여 마디를 자르고 그늘에서 말린다.

- **성분 :** 겐티아닌(gentianine), 사포나레틴(saponaretin), 스웨르티아마린 (swertiamarin), 스웨르티신(swertisin), 겐티신(gentisin), 겐티신글루코사이드(gentisin glucoside), 벨리디오폴린(bellidifolin), 디메틸벨리디폴린

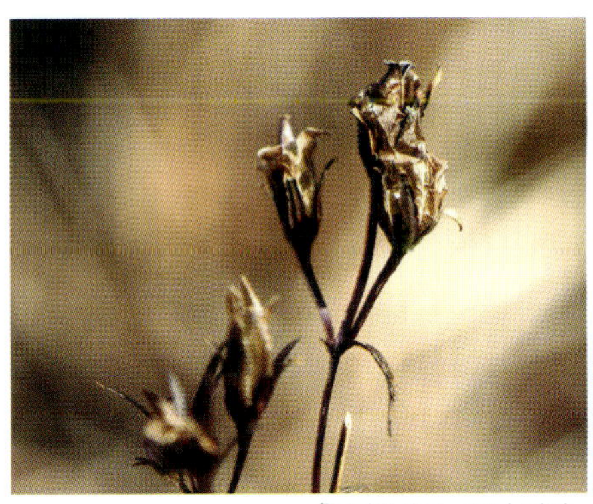

🌿 자주쓴풀_ 종자 결실

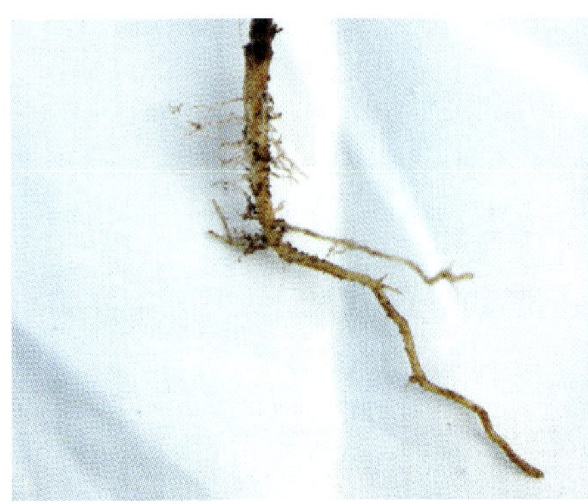

🌿 자주쓴풀_ 뿌리(채취품)

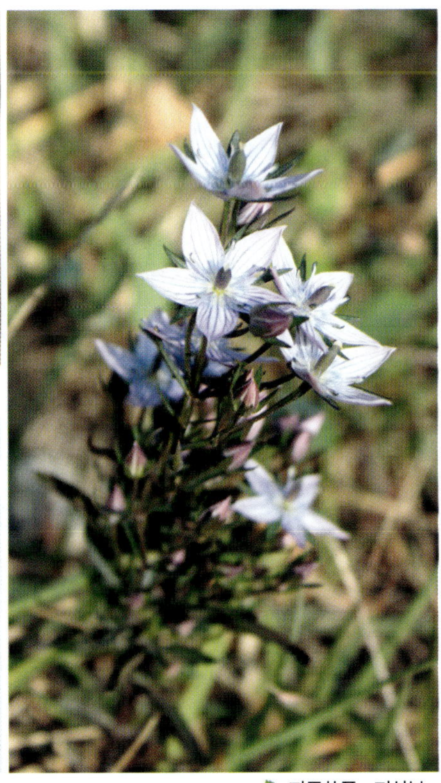

🌿 자주쓴풀_ 지상부

【 혼동하기 쉬운 약초 비교 】

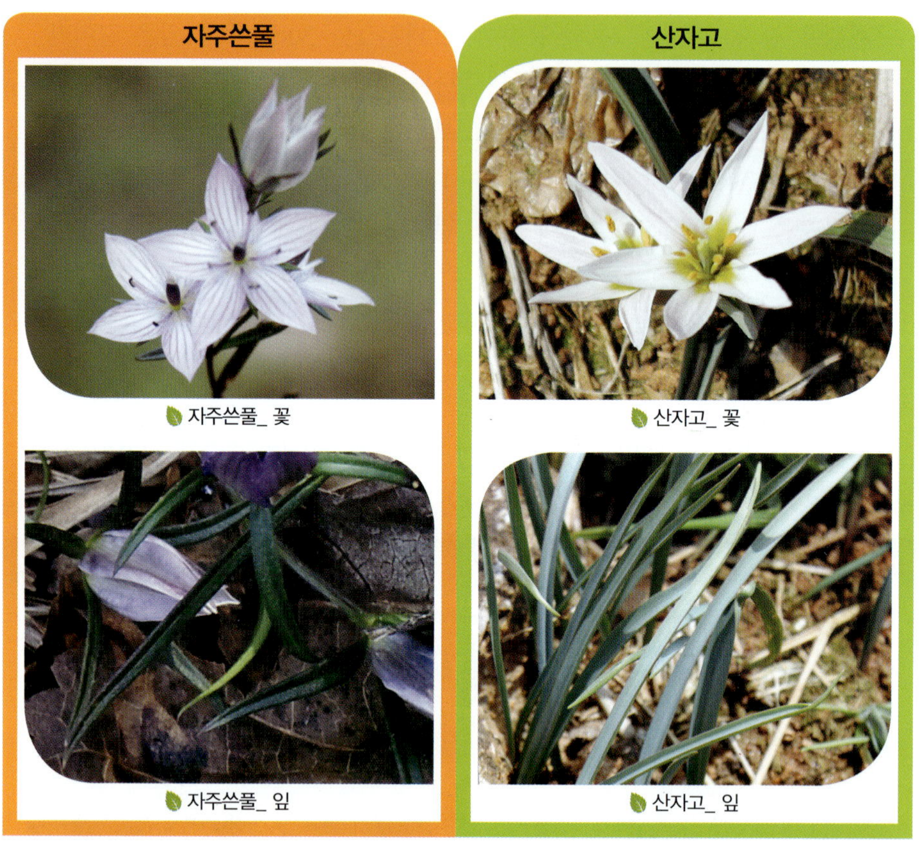

자주쓴풀   산자고

자주쓴풀_ 꽃

산자고_ 꽃

자주쓴풀_ 잎

산자고_ 잎

(dimethylbellidifolin) 등이 함유되어 있다.

🌿 **성미** : 성질이 차고, 맛은 쓰다.

🌿 **귀경** : 위(胃), 신(腎) 경락에 작용한다.

🌿 **효능과 주치** : 위를 튼튼하게 하는 건위, 소화(消化), 발모 등의 효능이 있어서 소화불량, 식욕부진, 탈모증 등을 치료한다.

🌿 **약용법과 용량** : 말린 전초 1~3g을 물 1L에 넣어 1/3이 될 때까지 달여 하루에 2~3회 나눠 마시거나, 가루로 만들어 복용하기도 한다. 알코올에 우려내어 환부에 바르기도 한다.

🌿 **사용 시 주의사항** : 위가 허하고 냉한 사람은 신중하게 사용하여야 한다.

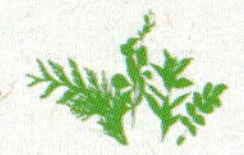

폐수, 옹종을 치료하고 출산 후 회복기의 산모에게 유용한

잔대 | 사용부위 | 뿌리

Adenophora triphylla var. *japonica* (Regel) H. Hara

- **이명** : 갯딱주, 남사삼(南沙參), 지모(知母), 사엽사삼(四葉沙參)
- **생약명** : 사삼(沙蔘)
- **과명** : 초롱꽃과(Campanulaceae)
- **개화기** : 7~9월

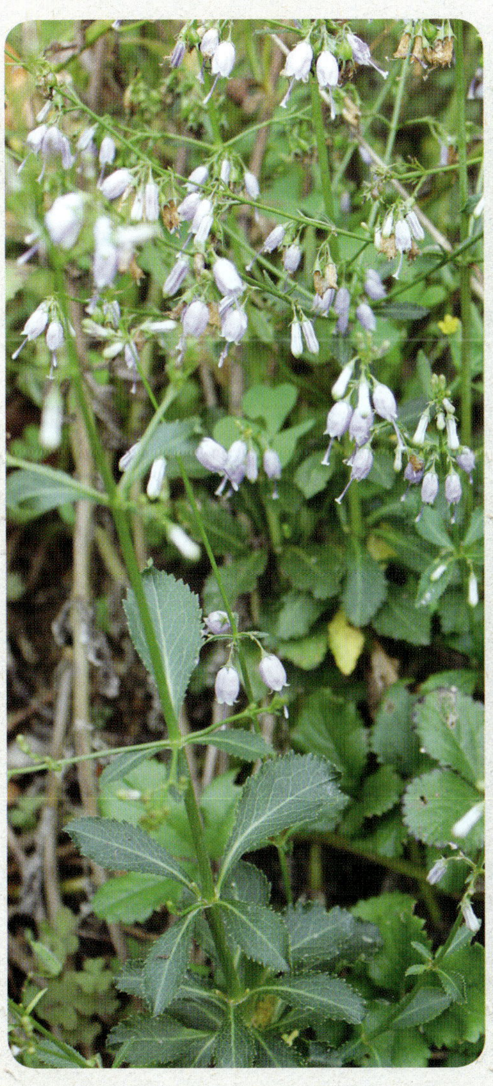

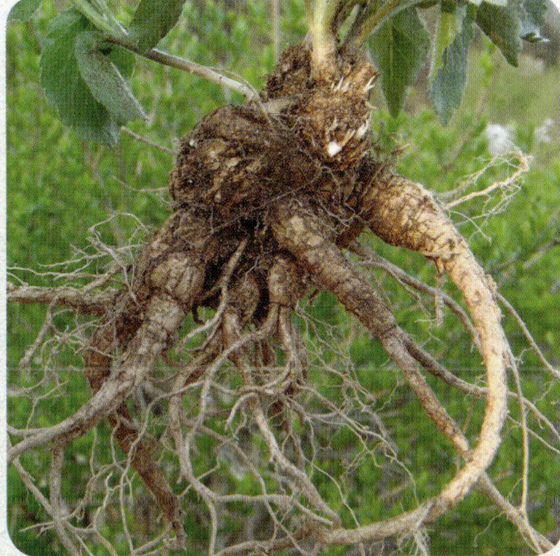

잔대_ 뿌리(채취품)

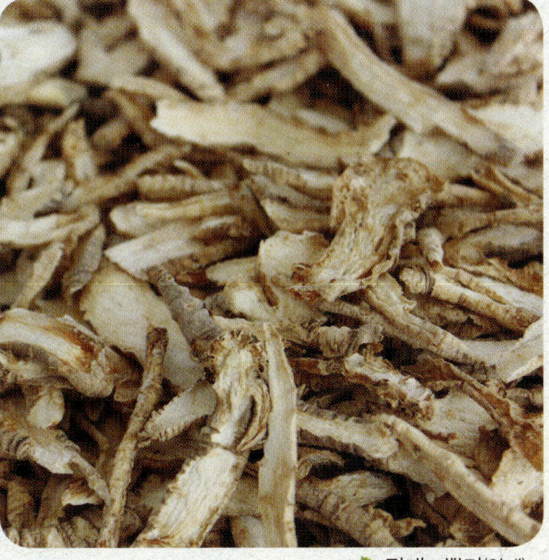

잔대_ 뿌리(약재)

🌿 **생육특성** : 잔대는 여러해살이풀로, 전국 산야에서 자생하며, 키는 40~120cm로 자란다. 뿌리는 도라지처럼 엷은 황백색을 띠며 굵은데 이를 '사삼(沙蔘)'이라 부르며 약으로 사용한다. 뿌리의 질은 가볍고 절단하기 쉬우며, 절단면은 유백색을 띠고 빈틈이 많다. 줄기는 곧추서고 잔털이 많이 나 있다. 뿌리에서 나온 잎은 원심형으로 길지만 꽃이 필 때쯤 사라지고, 줄기잎은 마주나기 또는 돌려나기, 어긋나며 타원형 또는 바소꼴, 넓은 선형 등 다양하다. 줄기잎은 양 끝이 좁고 톱니가 있다. 꽃은 보라색이나 분홍색으로 7~9월에 원뿔꽃차례로 원줄기 끝에서 피는데 종 모양이고 길이는 1.5~2cm이다. 열매는 10월경에 달리는데 갈색으로 된 씨방에는 먼지와 같은 작은 종자들이 많이 들어 있다.

🍂 **채취 방법과 시기** : 가을에 뿌리를 채취하여 이물질을 제거하고 세정한 후

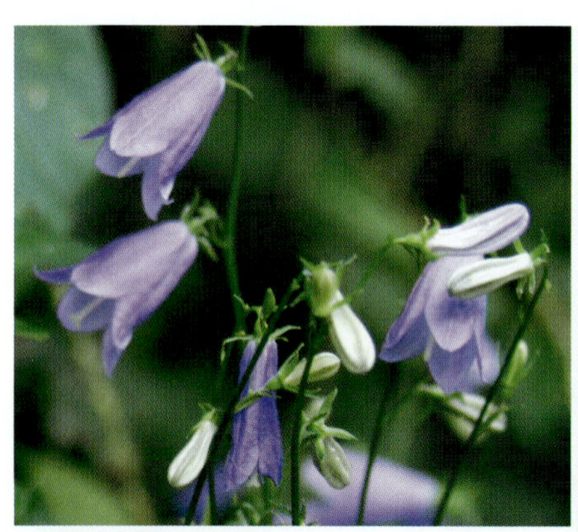

🌿 잔대_ 꽃봉오리와 꽃

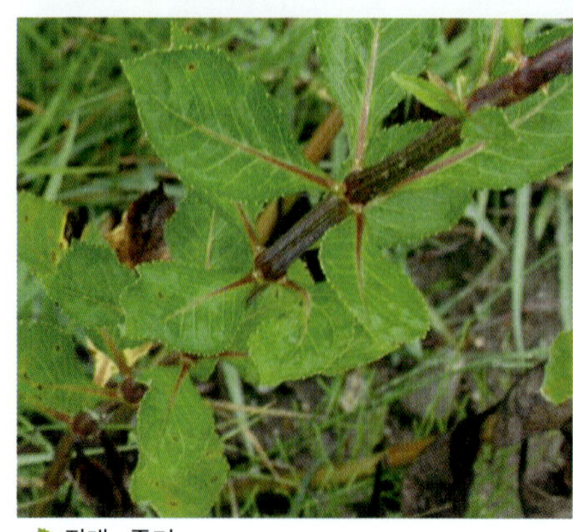

🌿 잔대_ 줄기

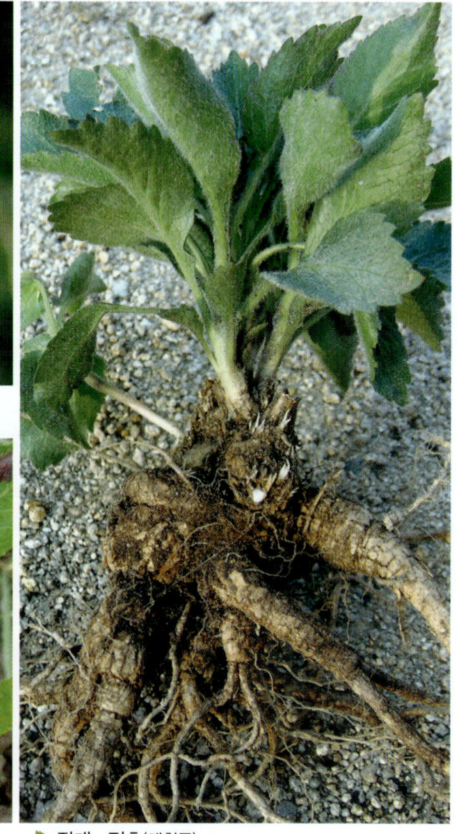

🌿 잔대_ 전초(채취품)

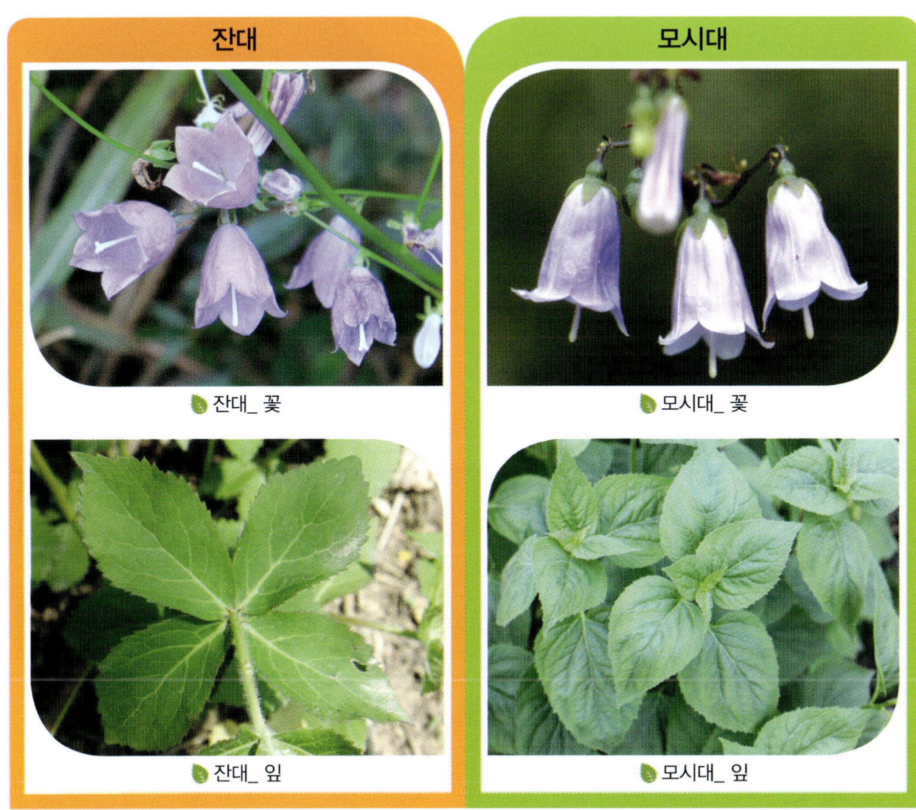

잔대_ 꽃

모시대_ 꽃

잔대_ 잎

모시대_ 잎

두껍게 절편하여 건조해서 사용한다.

🌿 **성분** : 뿌리에는 사세노사이드(shashenoside) Ⅰ∼Ⅲ, 시린지노사이드(siringinoside), 베타-시토스테롤글루코사이드(β-sitosterolglucoside), 리놀레익산(linoleic acid), 메티스테아레이트(methystearate), 6-하이드록시유게놀(6-hydroxyeugenol), 사포닌(saponin), 이눌린(inulin) 등이 함유되어 있다.

🌿 **성미** : 성질이 약간 차고, 맛은 달며, 독성이 없다.

🌿 **귀경** : 간(肝), 비(脾), 폐(肺) 경락에 작용한다.

🌿 **효능과 주치** : 강장, 청폐(淸肺), 진해, 거담, 소종하는 효능이 있어서 폐결핵성 해수나 해수, 옹종 등의 치료에 유용하다. 특히 잔대는 각종 독성을 해독하는 효능이 뛰어나고 자궁의 수축 기능이 있기 때문에 출산 후 회복

기의 산모에게 매우 유용하게 사용될 수 있다.

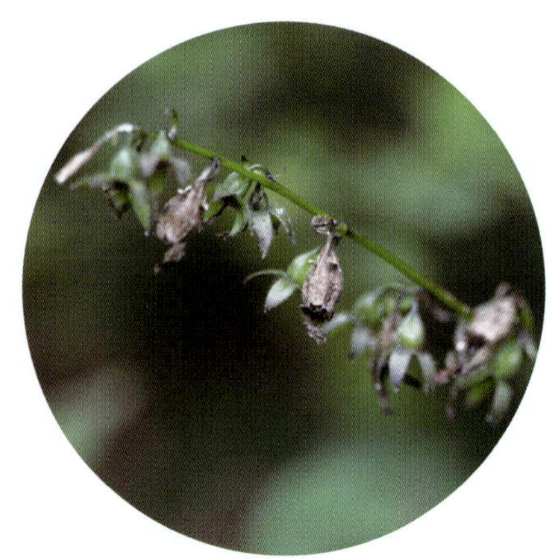

잔대_ 종자 결실

🌿 **약용법과 용량** : 말린 뿌리 10~20g을 물 700mL에 넣어 끓기 시작하면 약하게 줄여 200~300mL가 될 때까지 달여 하루에 2회 나눠 마신다. 환이나 가루로 만들어 복용하기도 한다.

민간에서는 주로 독성을 제거하는 데 유용하게 사용해왔다. 아울러 민간에서는 산후조리를 위하여 다음의 방법으로 약재로 사용했다. 먼저 말린 잔대 100~150g과 대추 100g을 함께 넣고 푹 달인 다음 삼베에 거른다. 여기에 잘 익은 늙은 호박 하나를 골라 속을 긁어내고 작게 토막 내어 넣고 푹 삶은 다음, 호박을 으깨어 삼베에 거른다. 여기에 막걸리 1병을 넣어 다시 끓인 다음, 하루 2~3차례 한 대접씩 먹는데, 맛도 좋고 산후의 부기를 빼주며 자궁의 수축 효과가 있어 산모의 산후 회복에 도움을 준다. 산후에 2번 정도 만들어 먹으면 산모의 회복에 매우 좋다.

🍁 **사용 시 주의사항** : 성미가 달고 차므로 풍사와 한사로 인하여 기침을 하는 풍한해수(風寒咳嗽) 및 비위가 허하고 찬 경우에는 부적당하다. 방기(防己)나 여로(黎蘆)와 함께 사용하지 않는다.

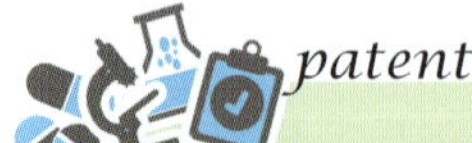
patent

잔대의 기능성 및 효능에 관한 특허자료

▶ **잔대로부터 추출된 콜레스테롤 생성 저해 조성물**

본 발명은 잔대의 에탄올 추출물을 유효성분을 포함하는 콜레스테롤 생성 저해기능을 갖는 조성물 및 그 제조방법에 관한 것으로, 잔대의 유효성분이 콜레스테롤 생합성 과정 중 후반부 경로에 관여하는 효소를 특이적으로 저해하는 것을 특징으로 한다. 이러한 본 발명은 현재 가장 많이 복용되는 스타틴(statin)계 약물이 콜레스테롤 생합성 전반부에 작용하면서 부작용을 동반하고 있는 것과는 달리 콜레스테롤 생합성 후반부에 작용함으로써 부작용이 적은 치료제나 건강식품의 성분으로써 유용하게 사용될 수 있다.

– 공개번호 : 10-2003-0013482, 출원인 : (주)한국야쿠르트

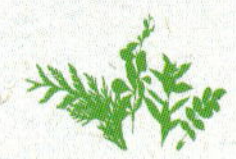

월경불순, 유즙불통, 유방의 종양을 치료하는

장구채 | 사용부위 | 전초

Silene firma Siebold & Zucc.

- **이명 :** 여루채(女婁菜), 불류행(不留行), 금궁화(禁宮花), 맥람자(麥藍子)
- **생약명 :** 왕불류행(王不留行)
- **과명 :** 석죽과(Caryophyllaceae)
- **개화기 :** 7~8월

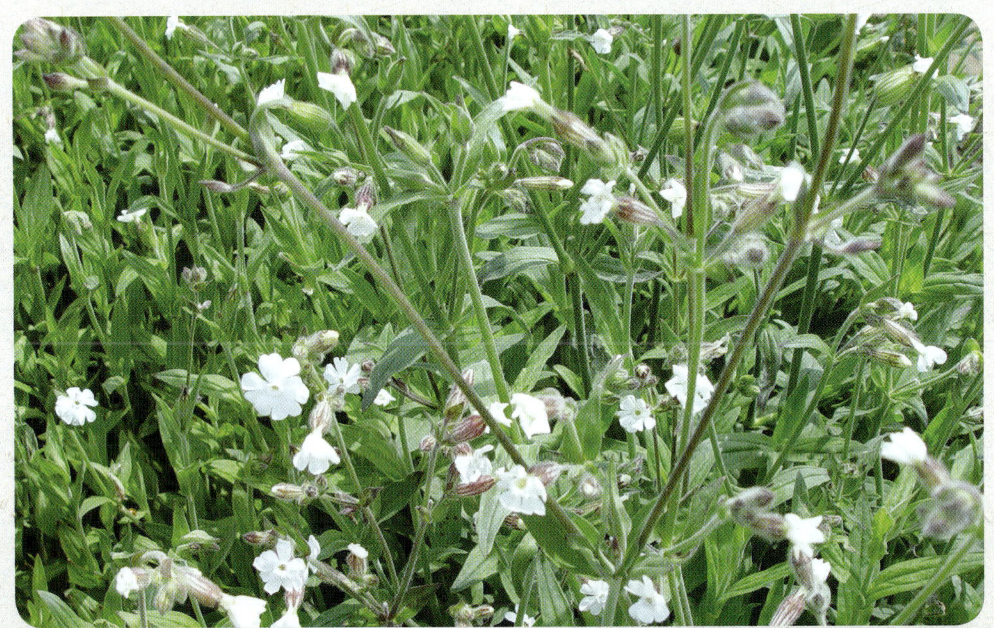

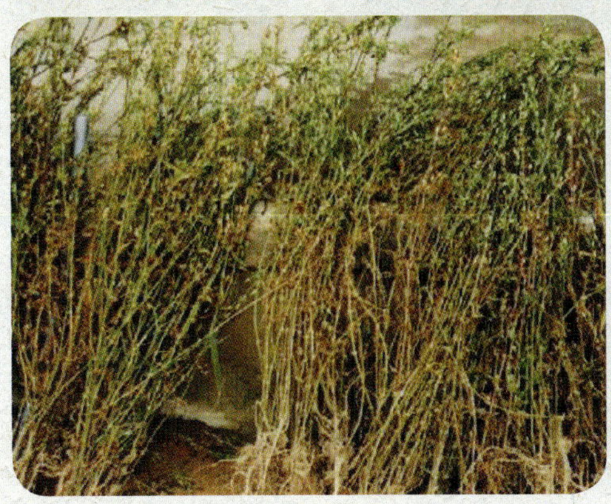

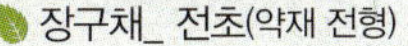

장구채_ 전초(약재 전형)

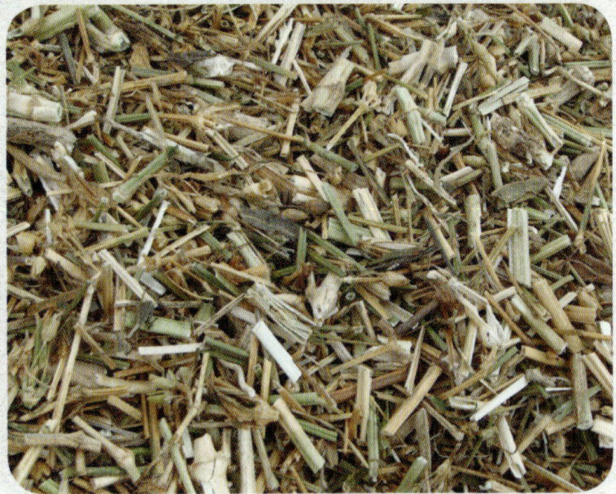

장구채_ 전초(약재)

🍂 **생육특성** : 장구채는 두해살이풀로 전국 각지에서 야생하며, 키는 30～80cm로 자란다. 줄기는 곧추서고 분지하지 않으며 털이 없고 녹색 또는 자색을 띠는 녹색으로 마디 부분은 흑자색이다. 잎은 마주나는데 바소꼴 또는 타원형으로 잎자루가 없다. 꽃은 흰색으로 7～8월에 작은 꽃이 취산 꽃차례로 핀다.

유사종인 애기장구채는 전체에 가는 털이 나 있으며 잎은 배 모양의 바소 꼴이다. 장구채의 한자명은 여루채(女婁菜)이고, 왕불류행(王不留行)이라는 생약명으로 많이 불린다.

🍂 **채취 방법과 시기** : 장구채는 여름부터 가을 사이에 전초를 채취하여 이물질을 제거하고 햇볕에 말려서 사용한다.

🍂 **성분** : 종자에는 많은 종류의 사포닌이 함유되어 있다.

🍂 **성미** : 성질이 평범하고, 맛은 쓰고 달며, 독성이 없다.

🍂 **귀경** : 간(肝), 심(心), 방광(膀胱) 경락에 작용한다.

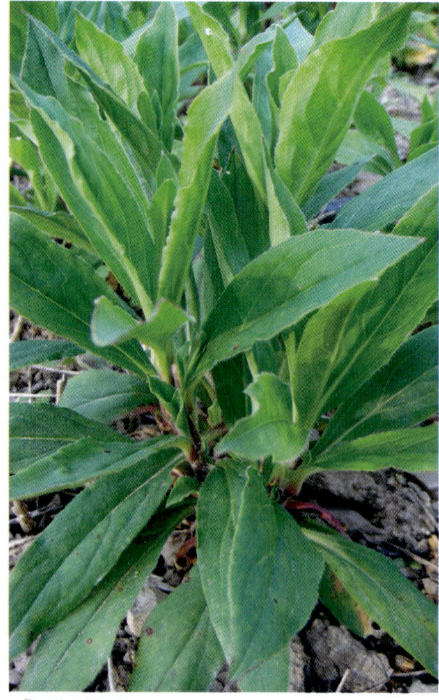

🍃 장구채_ 잎

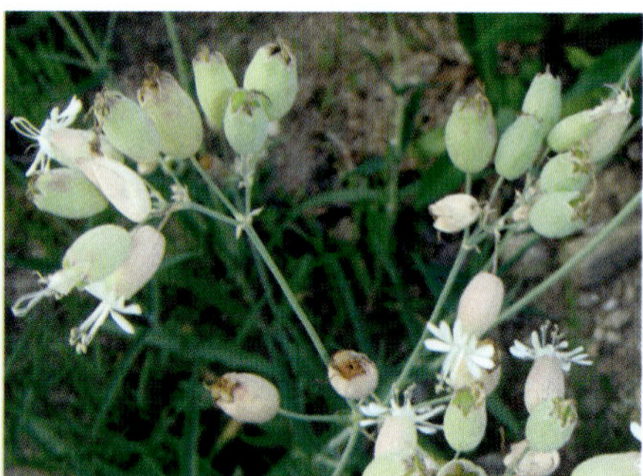

🍃 장구채_ 꽃봉오리

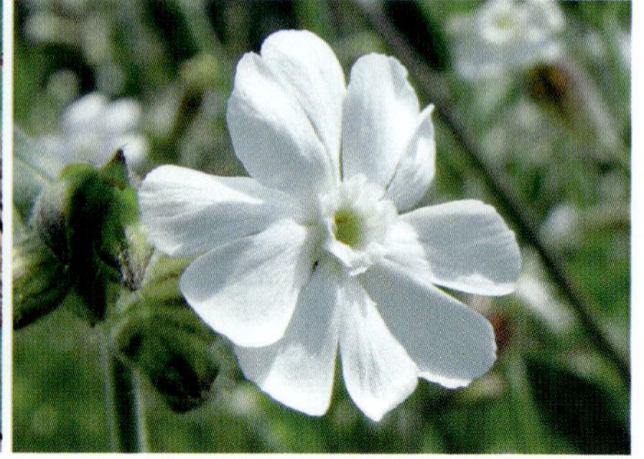

🍃 장구채_ 꽃

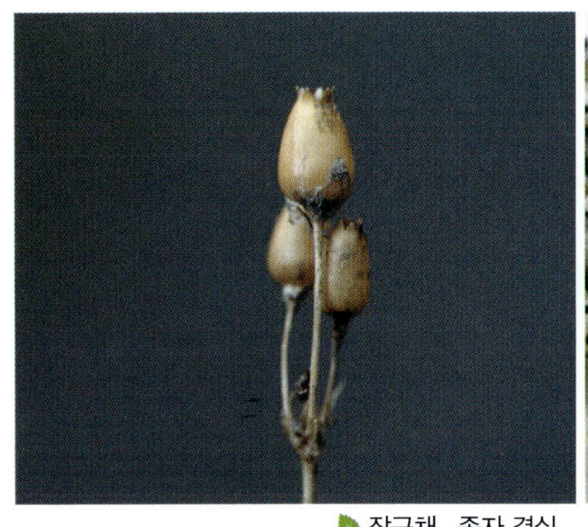
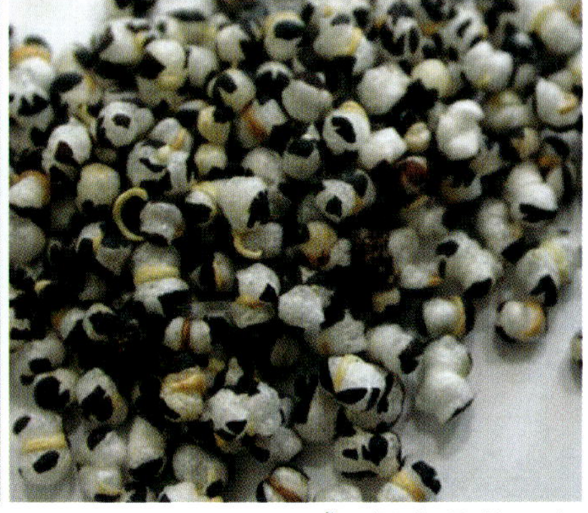

🌿 장구채_ 종자 결실　　　　　🌿 장구채_ 종자(채취품)

🍂 **효능과 주치 :** 말린 전초는 혈을 잘 돌게 하고 경락을 잘 통하게 하는 활혈통경(活血通經), 젖이 잘 나게 하고 종기를 다스리는 하유소종(下乳消腫), 부녀자들의 월경이 멈춘 부녀경폐(婦女經閉), 월경불순, 유즙불통, 유방의 멍울이나 종기종양 등으로 인한 유옹종통(乳癰腫痛) 등을 치료하는 데 사용한다.

🍃 **약용법과 용량 :** 말린 전초 10g을 물 700mL에 넣어 끓기 시작하면 약하게 줄여 200~300mL가 될 때까지 달여 하루에 2회 나눠 마신다. 가루로 만들어 복용하기도 한다. 경폐(經閉: 생리가 끊긴 증상)를 다스리고자 할 때에는 이 약재에 당귀, 향부자, 천궁(川芎), 도인(桃仁), 홍화 등의 약물을 배합하여 사용하고, 젖이 잘 나오지 않을 때에는 이 약재에 천산갑(穿山甲), 맥문동(麥門冬), 구맥(瞿麥), 용골(龍骨) 등의 약물을 배합하여 사용한다.

🍂 **사용 시 주의사항 :** 활혈통경(活血通經)의 효능으로 조산의 우려가 있기 때문에 임신부 또는 혈허하면서 어체(瘀滯)가 없는 경우에는 사용을 피한다.

 *patent*

장구채의 기능성 및 효능에 관한 특허자료

▶ **장구채 뿌리 추출물을 포함하는 항암제 조성물**

본 발명은 장구채 식물 추출물을 유효성분으로 함유하는 항암제 조성물 및 이를 포함하는 건강기능성 식품 조성물에 관한 것이다.

– 공개번호 : 10–2012–0000246, 출원인 : 한림대학교 산학협력단

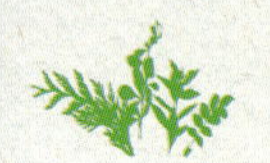

장대나물

Arabis glabra Bernh.

- **이명** : 장대, 깃대나물
- **생약명** : 남개채(南芥菜), 수과남개(垂果男芥)
- **과명** : 십자화과(Cruciferae)
- **개화기** : 4~6월

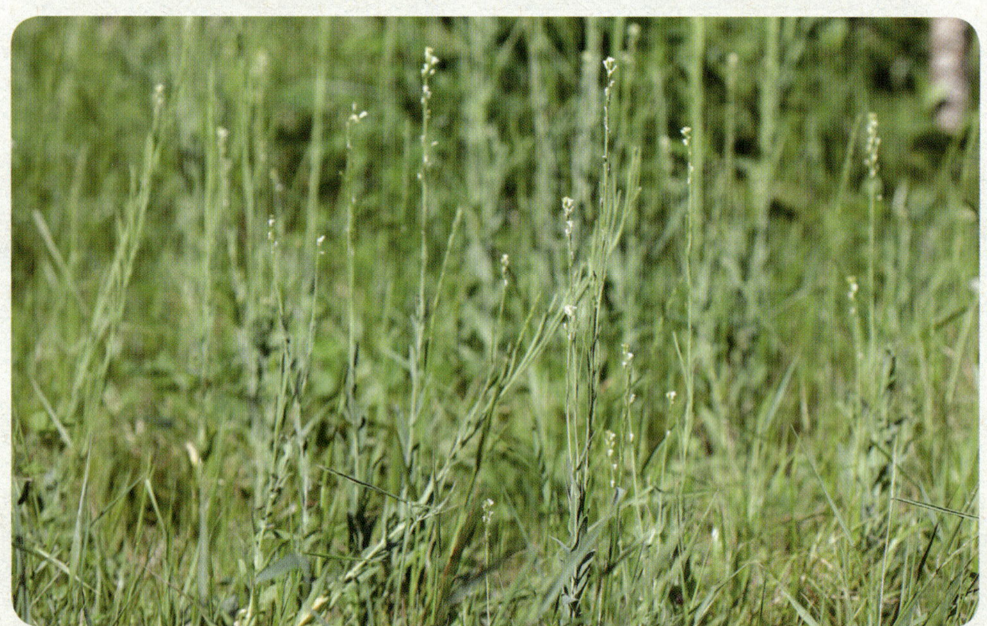

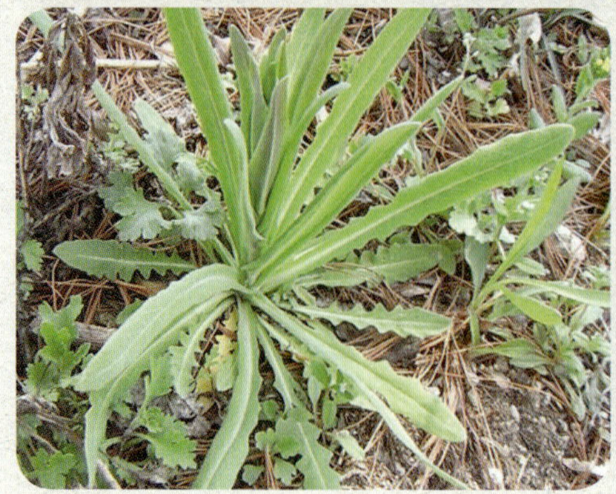

🌱 장대나물_ 어린순

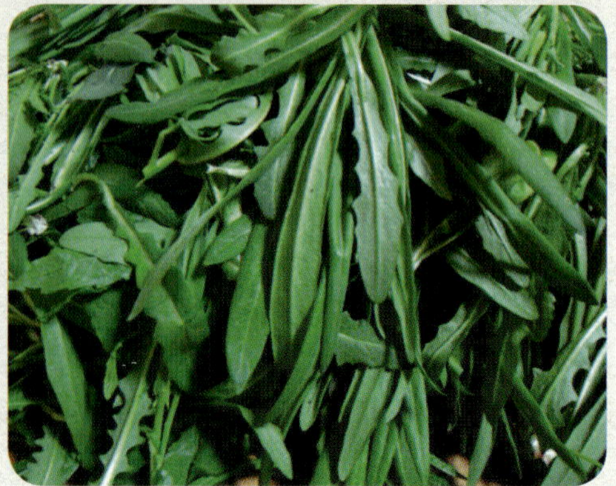

🌱 장대나물_ 어린순(채취품)

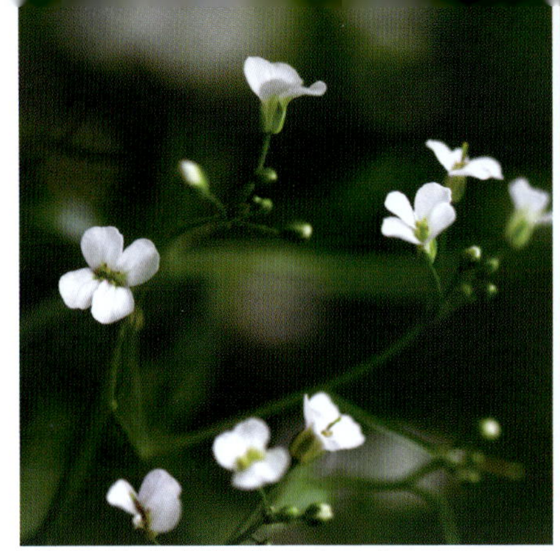
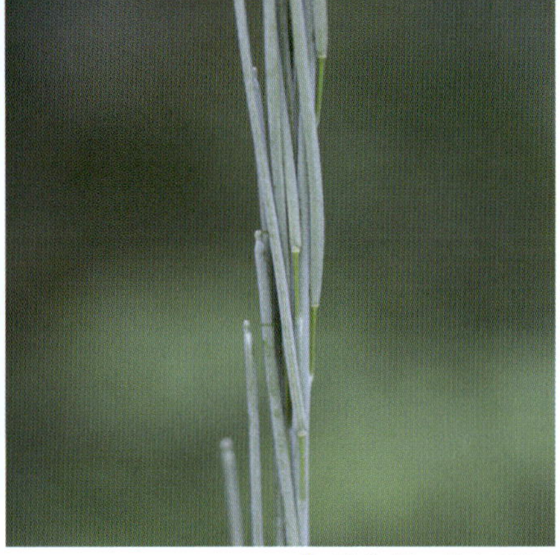

🍃 장대나물_ 꽃　　　　　🍃 장대나물_ 종자 결실

🍃 **생육특성** : 장대나물은 각처의 산과 들에서 자라는 두해살이풀이다. 생육환경은 물 빠짐이 좋은 양지이며, 키는 70cm 정도이다. 잎의 밑부분은 뿌리에서 생긴 잎과 더불어 털이 나 있으나 윗부분의 잎은 털이 없고 줄기에서 난 잎은 타원형이다. 꽃은 흰색으로 4~6월에 원줄기 끝에서 십자화 모양으로 핀다. 열매는 8~9월경에 길이 4~6cm로 달리는데, 종자는 길이가 0.3cm 정도이다.

🍃 **채취 방법과 시기** : 이른 봄에 어린순을 채취한다.

🍃 **성미** : 성질이 평범하고, 맛은 쓰다.

🍃 **귀경** : 간(肝), 폐(肺) 경락에 작용한다.

🍃 **효능과 주치** : 열을 내리고 독을 푸는 청열해독, 종기를 삭이는 소종 등의 효능이 있어서 부스럼과 종기, 헌데(상처)의 독을 치료하는 데 사용한다.

🍃 **약용법과 용량** : 말린 어린순 3~9g을 물 1L에 넣어 1/3이 될 때까지 달여 하루에 2~3회 나눠 마시거나, 달인 액으로 환부를 닦기도 한다.

 *patent*

장대나물의 기능성 및 효능에 관한 특허자료

▶ **항염증 활성을 가지는 장대나물 등의 추출물**

본 발명은 항염증 활성을 가지는 장대나물 추출물 또는 풀솜대 추출물에 관한 것으로, 더욱 상세하게는 풀솜대의 추출물 또는 분획물, 장대나물의 추출물 또는 분획물을 유효성분으로 함유하는 염증성 질환의 예방, 치료 및 개선용 조성물에 관한 것이다.

– 공개번호 : 10–2014–0023462 , 출원인 : 대한민국

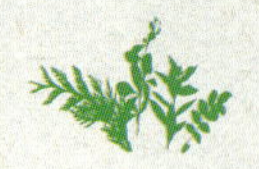

종양, 유방종통, 유즙불통, 골절동통, 치질을 치료하는

절굿대

| 사용부위 | 뿌리

Echinops setifer Iljin

- **이명** : 절구대, 절구때, 개수리취, 둥둥방망이, 분취아재비
- **생약명** : 누로(漏蘆)
- **과명** : 국화과(Compositae)
- **개화기** : 7~8월

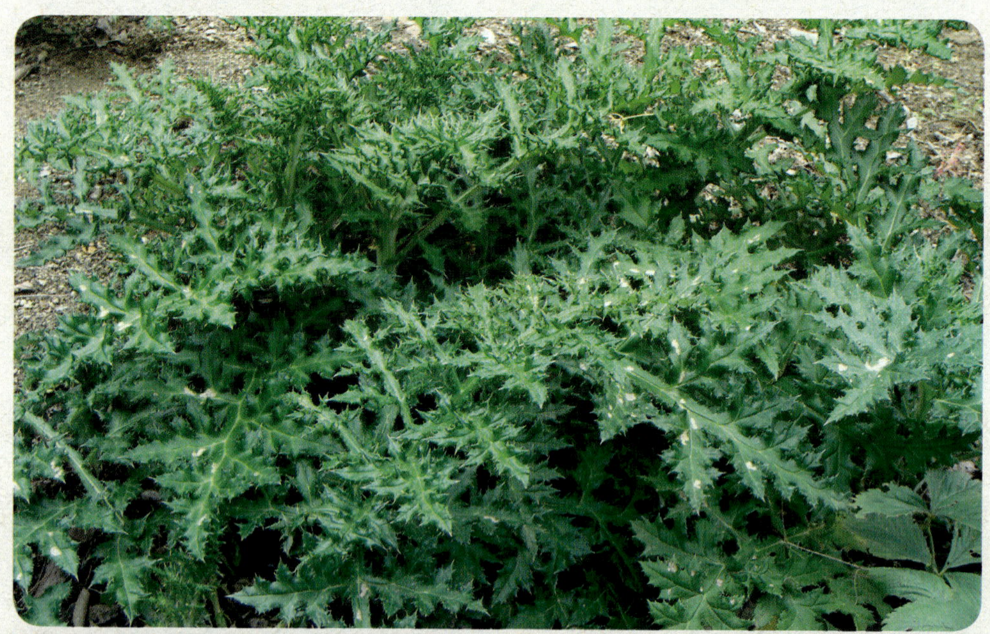

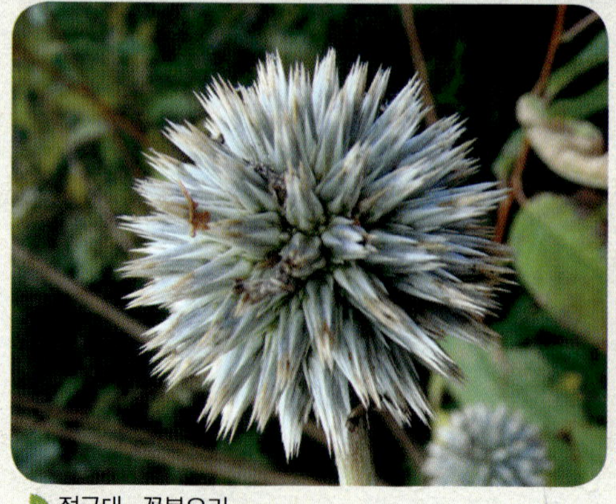

🌿 절굿대_ 꽃봉오리

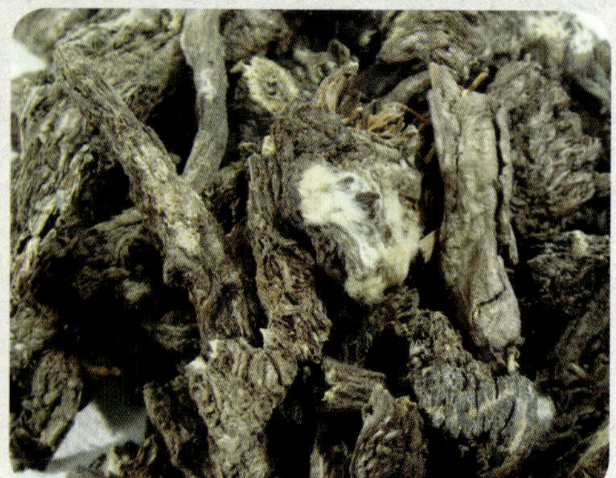

🌿 절굿대_ 뿌리(약재)

- 🔵 **생육특성 :** 절굿대는 전국의 산지에서 자라는 여러해살이풀이다. 생육환경은 물 빠짐이 좋은 산 경사지의 반그늘 혹은 양지이며, 키는 1m 정도이다. 잎은 엉겅퀴의 잎처럼 어긋나며 길이 0.2~0.3cm 되는 가시가 달린 뾰족한 톱니가 있다. 잎 앞면은 녹색이고 뒷면은 면모로 덮여 있는 흰색인데 수분이 적고 건조하면 검은색으로 변한다. 꽃은 남자색으로 7~8월에 원줄기 끝과 가지 끝에서 여러 송이가 피는데 지름은 5cm 정도이다. 열매는 9~10월에 달리는데 원기둥 모양으로 황갈색 털이 촘촘히 나 있으며 갓털은 가시처럼 되고 밑부분은 뾰족하게 도드라진다. 속명은 그리스어로 'echinos(고슴도치)'와 'pos(발)'의 합성어인데 둥근 꽃 모양이 가시 돋은 고슴도치의 발처럼 생긴 데서 유래했다.

- 🟤 **채취 방법과 시기 :** 가을에 뿌리를 채취하여 그늘에 말린다.

- 🟢 **성분 :** 에키놉신(echinopsine), 에키노린(echinorine), 에키닌(echinine), 아세틸렌컴파운드(acetylene compound) 등이 함유되어 있다.

- 🔵 **성미 :** 성질이 차고, 맛은 짜고 쓰다.

- 🟣 **귀경 :** 폐(肺), 신(腎), 위(胃) 경락에 작용한다.

- 🟠 **효능과 주치 :** 열을 내리고 독성을 풀어주며 고름을 배출시키는 효능이 있

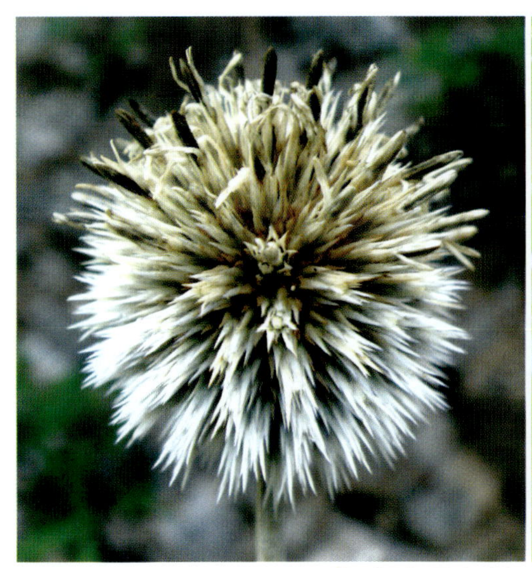

🌿 절굿대_ 종자 결실

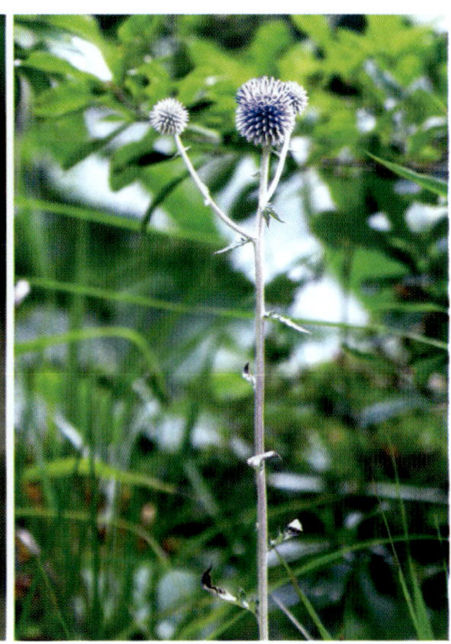

🌿 절굿대_ 지상부

【 혼동하기 쉬운 약초 비교 】

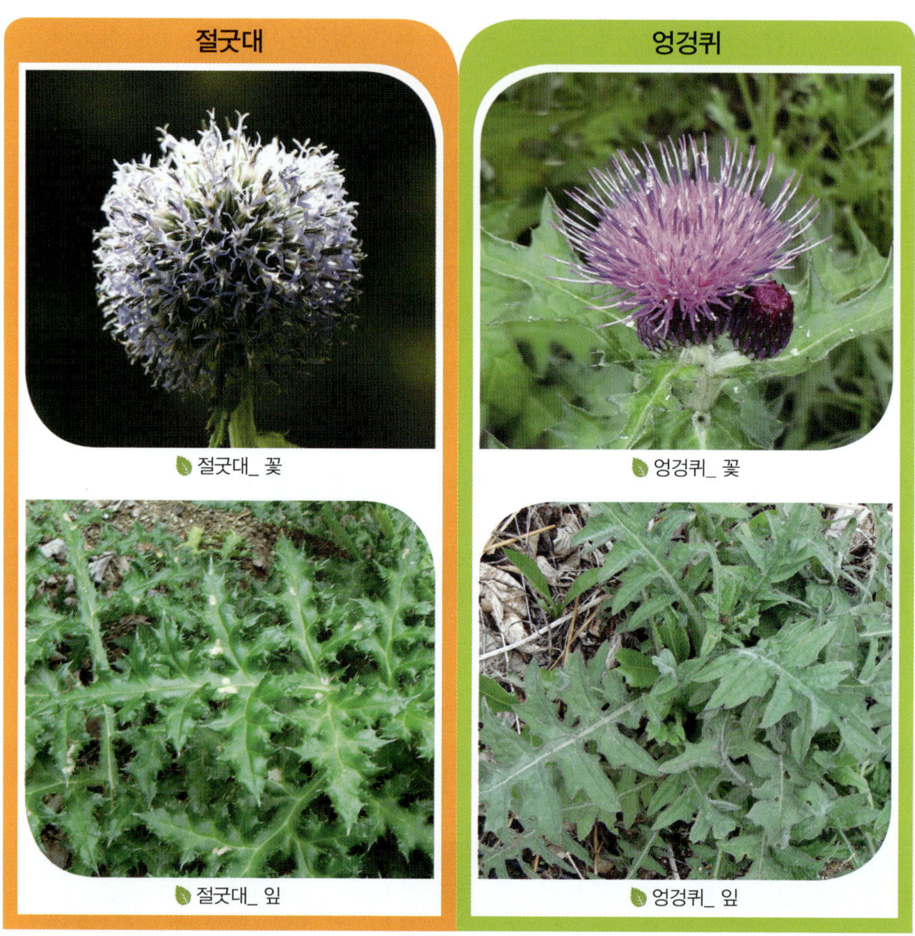

절굿대

엉겅퀴

절굿대_ 꽃

엉겅퀴_ 꽃

절굿대_ 잎

엉겅퀴_ 잎

다. 또한 종기를 삭이고 젖을 잘 나오게 하며 힘줄과 혈맥을 소통시키는 효능이 있어서 종양, 유방종통, 유즙불통, 골절동통, 치질로 인한 출혈을 치료한다.

약용법과 용량 : 말린 뿌리 6~15g을 물 1L에 넣어 1/3이 될 때까지 달여 하루에 2~3회 나눠 마시거나, 환 또는 가루로 만들어 복용하기도 하고, 갈아서 환부에 뿌리거나, 물로 달여서 환부를 씻어낸다.

사용 시 주의사항 : 쓰고 찬 성질이 있으므로 기가 허한 사람 또는 임신부는 사용을 피한다.

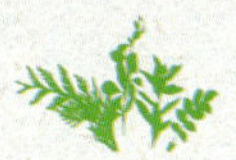

종기와 부스럼, 독사교상, 눈의 충혈과 종통을 치료하는

제비꽃

Viola mandshurica W. Becker

- **이명** : 가락지꽃, 오랑캐꽃, 장수꽃, 씨름꽃, 병아리꽃, 옥녀제비꽃
- **생약명** : 자화지정(紫花地丁), 지정(地丁), 지정초(地丁草)
- **과명** : 제비꽃과(Violaceae)
- **개화기** : 4~5월

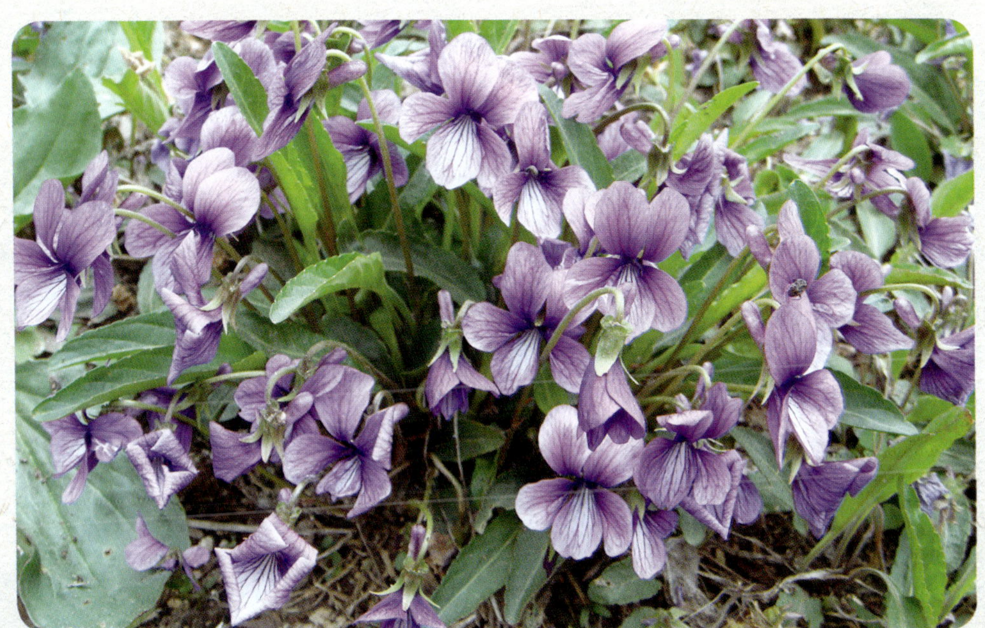

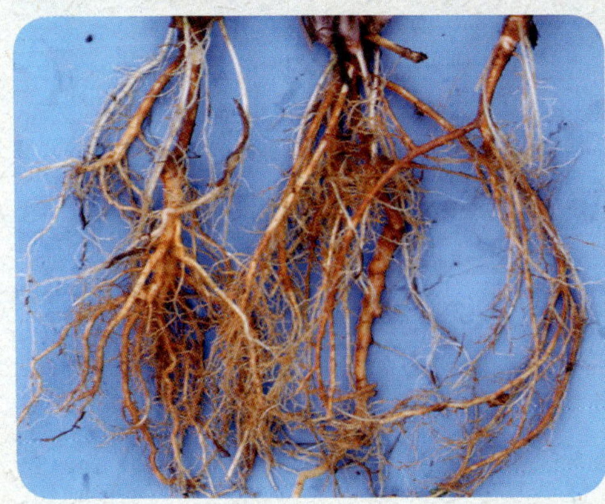

🌿 제비꽃_ 뿌리(채취품)

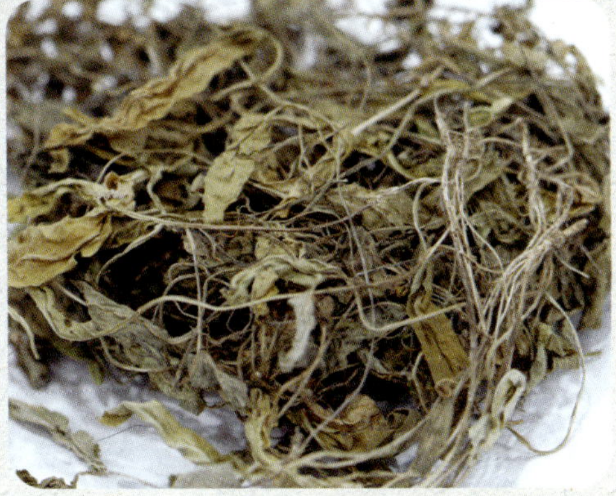

🌿 제비꽃_ 전초(약재 전형)

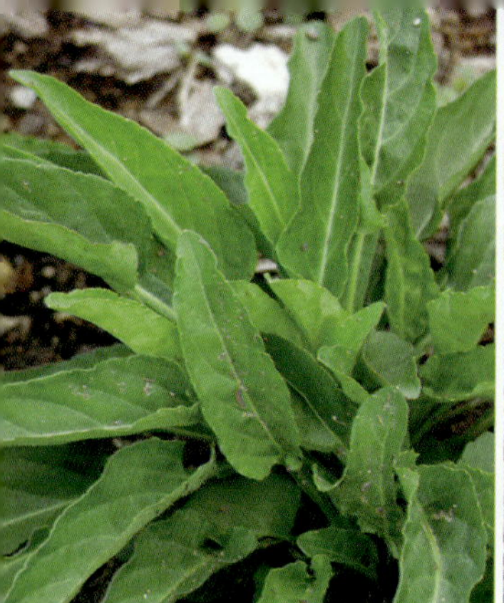

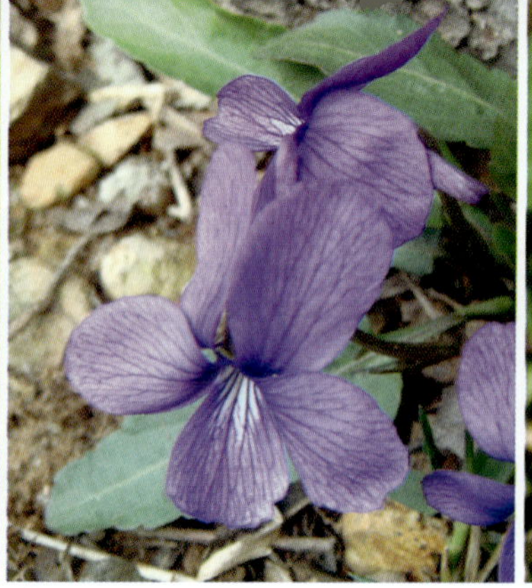

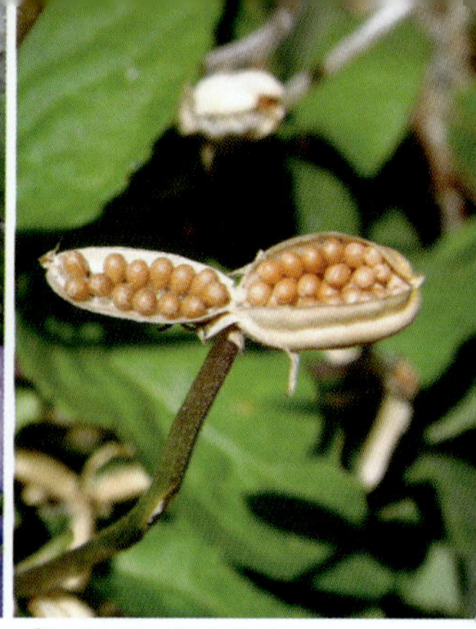

제비꽃_ 잎   제비꽃_ 꽃   제비꽃_ 종자 결실

🌿 **생육특성** : 제비꽃은 여러해살이풀로 전국 각지의 산야에서 자생하며, 키는 10~15cm로 자란다. 원줄기는 없고, 뿌리는 쭈그러졌으며, 원뿌리는 긴 원기둥 모양으로 지름은 0.1~0.3cm이고 담황갈색이며 가는 세로 주름이 있다. 뿌리에서 긴 잎자루가 있는 잎이 모여나고 잎몸은 바늘 모양 또는 달걀 모양 바소꼴로 길이 3~8cm, 너비 1~2cm이고, 잎 끝부분은 둔하고 밑부분은 절형(截形) 또는 약간 심장 모양이며 가장자리는 둔한 톱니가 있고 양면에는 털이 나 있다. 꽃은 보라색 또는 자색으로 4~5월에 잎 사이에서 5~20cm의 가늘고 긴 꽃자루 끝에 1송이가 한쪽 방향으로 핀다. 꽃잎은 5장이며 입술 모양 꽃부리는 구두주걱 모양으로 자색의 줄이 있다. 열매는 튀는열매로 타원형인데 3갈래로 갈라지고 안에는 담갈색의 종자가 많이 들어 있다.

🌿 **채취 방법과 시기** : 이른 봄에는 꽃을 채취하고, 5~8월 열매가 성숙하면 뿌리째 뽑아서 이물질을 제거하고 말려서 가늘게 썰어서 사용한다.

🌿 **성분** : 전초에는 세로틱산(cerotic acid), 플라본(flavone) 등이 함유되어 있고, 꽃잎에는 비타민 C가 오렌지의 4배 정도 많다. 뿌리에는 사포닌 성분이 함유되어 있다.

🌿 **성미** : 성질이 차고, 맛은 쓰고 맵고, 독성이 없다.

🌿 **귀경** : 간(肝), 심(心) 경락에 작용한다.

🌿 **효능과 주치** : 열을 식히고 독을 푸는 청열해독, 혈열을 시원하게 하며 종양을 제거하는 양혈소종 등의 효능이 있어서 종기와 부스럼, 종독을 치료하

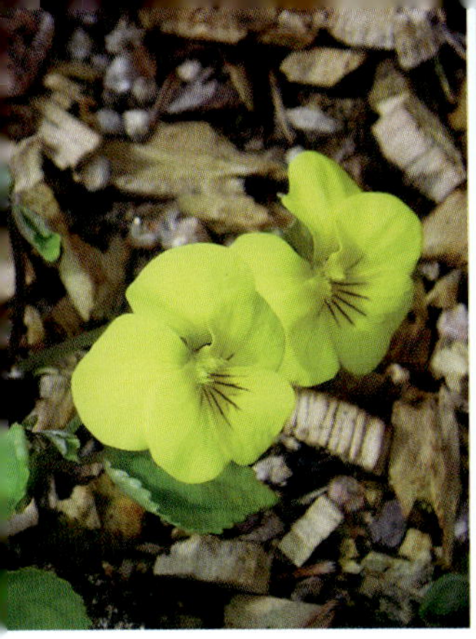

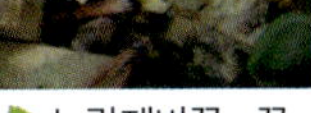
노랑제비꽃_ 꽃

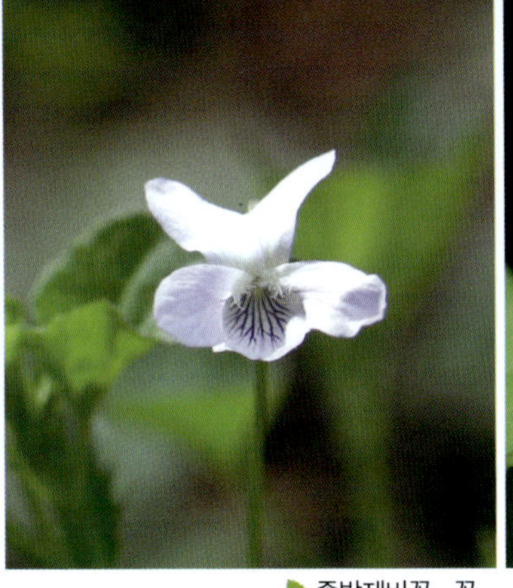

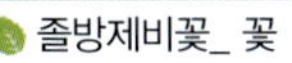
졸방제비꽃_ 꽃

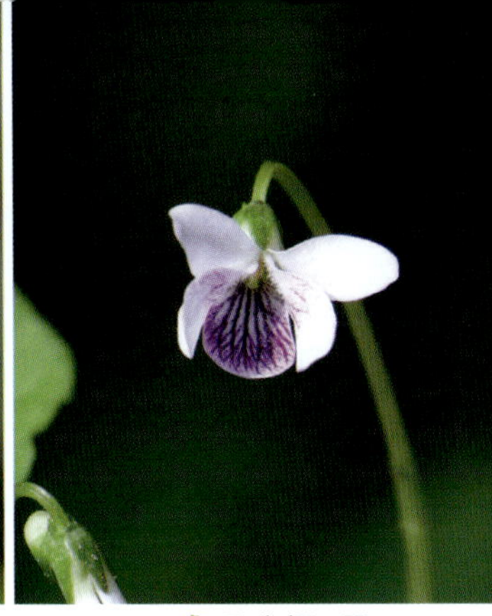
콩제비꽃_ 꽃

고, 단독이나 독사 물린 데 사용하고, 눈이 붉게 충혈되고 종기가 나서 아픈 목적종통(目赤腫痛)을 치료하는 데 사용한다.

● **약용법과 용량** : 말린 약재 15~40g을 사용하는데, 민간에서는 화농(짓무름)과 타박상 치료에 많이 사용했었다. 화농에는 제비꽃을 채취하여 깨끗이 씻은 뒤 약절구에 곱게 찧어 화농 부위에 붙여두면 증상이 호전된다. 명주천에 짓찧은 약재를 싸서 환부에 감싸두어도 된다. 또 타박상 치료에는 제비꽃을 통째로 소금에 버무려 환부에 붙여두거나, 말린 제비꽃에 적당량의 물을 붓고 반으로 달여 그 물에 적신 헝겊을 환부에 덮어 습포를 한다. 견비통이나 요통, 관절염에도 효과가 있는데 약절구에 곱게 찧은 약새를 통증 부위에 붙이고 그 위에 얇은 거즈를 덮고 뜨거운 물에 적신 수건을 덮어 찜질을 하면 효과가 좋다.

● **사용 시 주의사항** : 성질이 차서 청열작용을 하므로 비위가 냉한 경우에는 사용에 신중을 기한다.

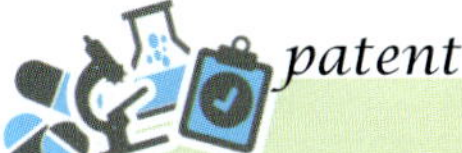

patent

제비꽃의 기능성 및 효능에 관한 특허자료

▶ **제비꽃 잎 추출물을 유효성분으로 함유하는 당뇨병 예방 및 치료용 조성물**

본 발명은 현저한 혈당강하 효과를 갖는 제비꽃 잎 추출물을 유효성분으로 함유하는 조성물에 관한 것으로, 보다 상세하게는 본 발명의 제비꽃 잎 추출물은 우수한 알파–글루코시다제 저해 활성을 나타낼 뿐만 아니라 식후 혈당 농도의 급격한 상승을 억제하는 탁월한 혈당강하 효과를 나타냄으로써 당뇨병 예방 및 치료를 위한 약학조성물 및 건강기능식품으로 유용하게 이용될 수 있다.

– 공개번호 : 10–2010–0090371, 출원인 : 인제대학교 산학협력단

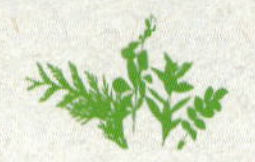

이뇨, 양혈, 소종, 접골의 효능이 있는

조개나물

| 사용부위 | 전초

Ajuga multiflora Bunge

- **생약명** : 다화근골초(多花筋骨草), 백하초(白夏草)
- **과명** : 꿀풀과(Labiatae)
- **개화기** : 5~6월

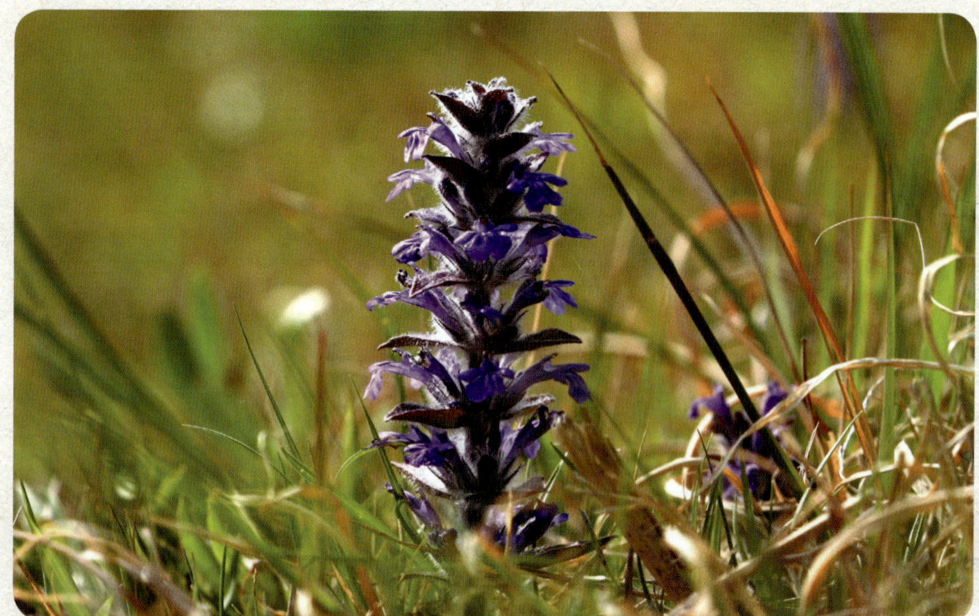

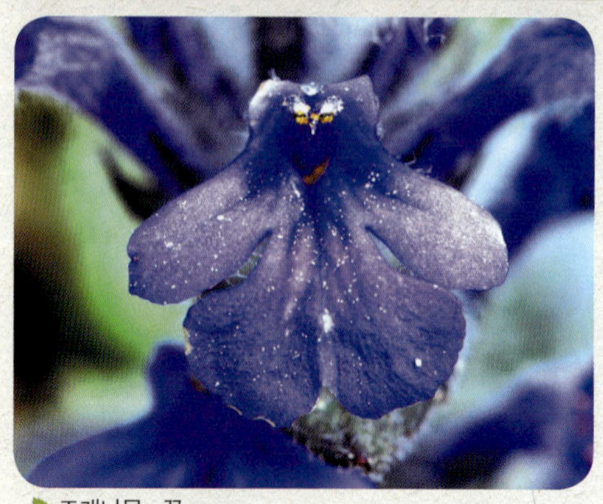

조개나물_ 꽃

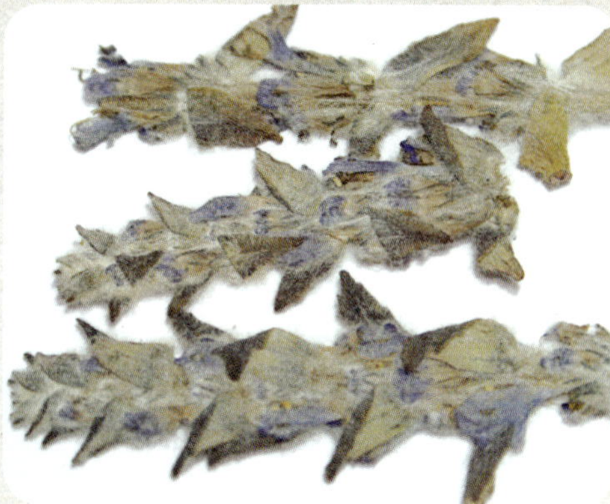

조개나물_ 전초(약재)

- **생육특성** : 조개나물은 경기 이남에서 자라는 여러해살이풀이다. 생육환경은 양지쪽의 토양이 비교적 메마른 곳, 즉 산소 주변이나 잔디가 많은 곳이다. 키는 30~40cm이고, 잎은 길이가 1.5~3cm, 너비가 0.7~2cm로 타원형 또는 달걀 모양이며 마주나고 가장자리에는 톱니가 있다. 꽃은 자색으로 5~6월에 잎겨드랑이에서 뭉쳐 위로 올라가며 피는데 끝이 입술 모양인 통 모양이고 꽃잎 뒤쪽에는 작은 털이 나 있다. 열매는 7~8월경에 납작하고 둥근 모양으로 달린다. 조개나물 지상부 전초는 염료용으로도 사용하는데 적은 양으로도 염색이 잘 되는 편이다.

- **채취 방법과 시기** : 이른 봄에 꽃이 달린 전초를 채취하여 말린다.

- **성분** : 8-O-아세틸하르파가이드(8-O-acetylharpagide), 하르파가이드(harpagide), 아주고사이드(ajugoside), 아주골(ajugol) 등이 함유되어 있다.

- **성미** : 성질이 평범하고, 맛은 달다.

- **귀경** : 심(心), 방광(膀胱) 경락에 작용한다.

- **효능과 주치** : 소변 배출을 이롭게 하는 이뇨, 혈분의 열을 식히는 양혈, 종기를 삭이는 소종, 부러진 뼈를 잘 붙게 하는 접골의 효능이 있어서 폐렴, 기관지염, 급성 담낭염, 간염, 소변 배출이 원활하지 않은 소변불리, 고혈

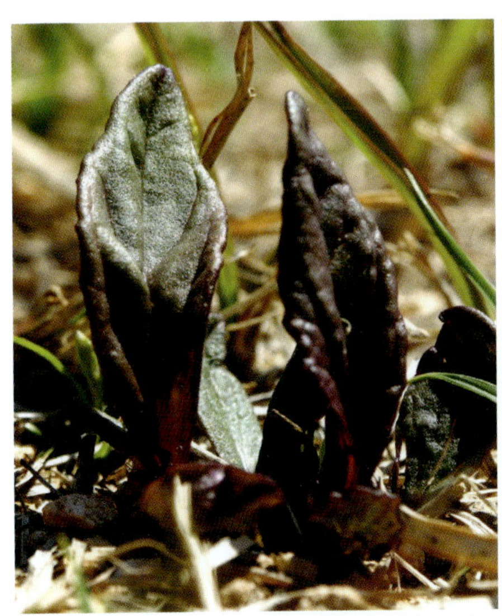

🌿 조개나물_ 새순 올라오는 모습

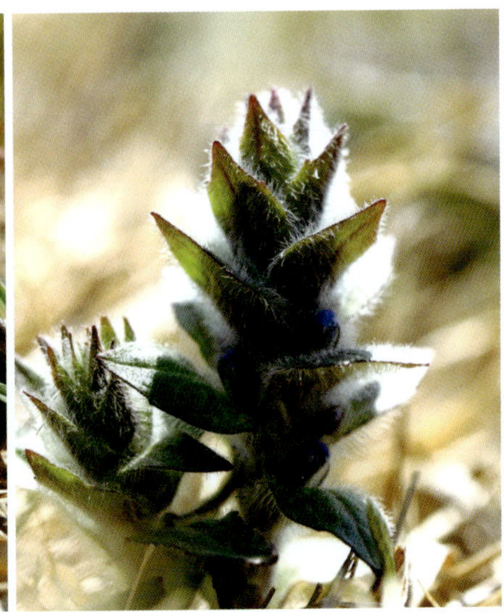

🌿 조개나물_ 꽃봉오리

조개나물	금창초
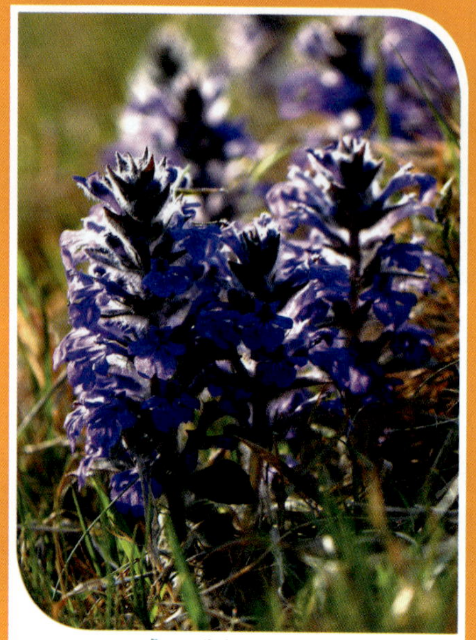	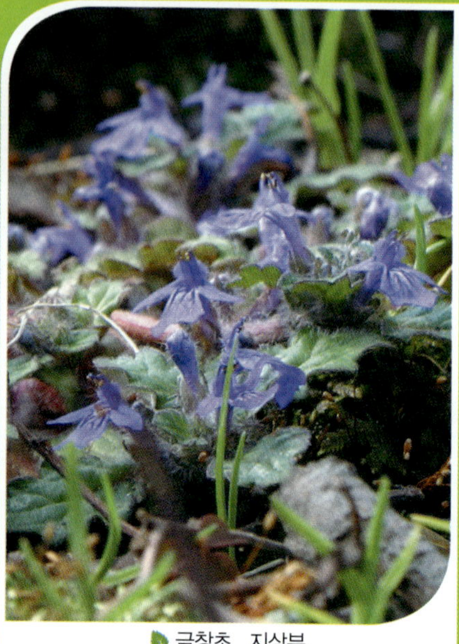
🌿 조개나물_ 지상부	🌿 금창초_ 지상부

압, 림프샘염, 종기와 부스럼, 편도선염, 이질, 매독 등을 치료하는 데 사용한다.

🌿 **약용법과 용량 :** 말린 전초 15~20g을 물 1L에 넣어 1/3이 될 때까지 달여 하루에 2~3회 나눠 마시거나, 짓찧어 환부에 붙인다.

patent

조개나물의 기능성 및 효능에 관한 특허자료

▶ **조개나물로부터 추출한 당뇨병 예방 및 치료용 조성물**

본 발명은 조개나물로부터 혈당 강하작용이 강하고 안전성이 매우 높은 추출물을 저렴한 유기용매를 사용하여 간단하면서도 효과적으로 추출 정제하는 방법과 이 정제된 추출물을 약학적으로 사용 가능한 부형제 또는 보조제 등과 함께 단독 또는 기타의 유효 약물들과 함께 병용해서 사용하는 당뇨병 치료제 조성물에 관한 것이다. 본 발명에 의한 조성물은 기존의 당뇨병 치료제로 널리 쓰이는 약물들과 비교할 때 혈당 강하작용이 우수하고 안전성이 높으며 또한 부작용이 크게 감소된 당뇨병의 예방과 치료제이다.

— 공개번호 : 10-1999-0024840, 출원인 : 삼진제약(주)

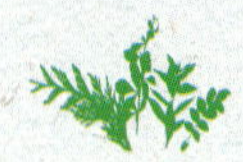

위염과 위통, 심계, 신경쇠약, 불면증을 개선하는

조름나물

| 사용부위 | 뿌리, 잎

Menyanthes trifoliata L.

- **생약명** : 수채(睡菜), 수채근(睡菜根)
- **과명** : 조름나물과(Menyanthaceae)
- **개화기** : 5~6월(※일반 식물도감의 개화기는 7~8월)

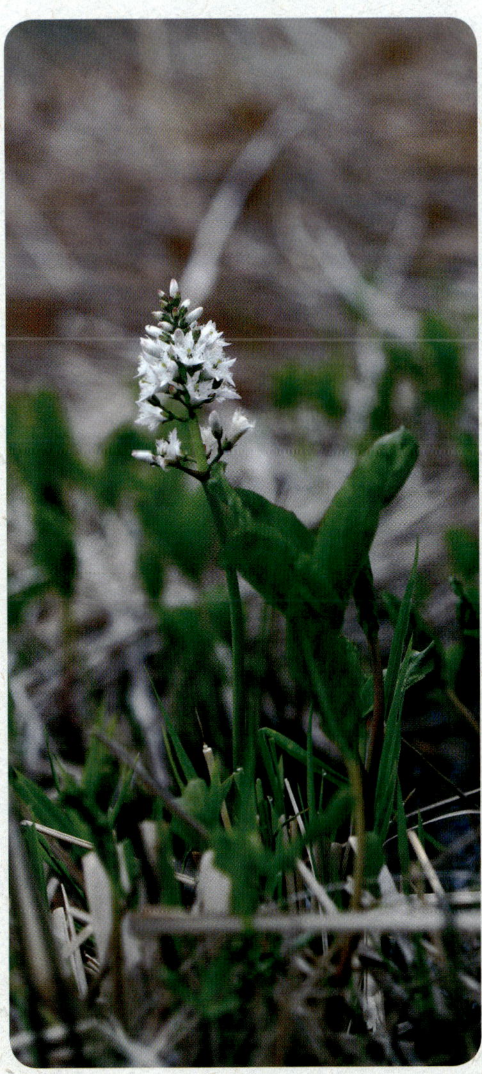

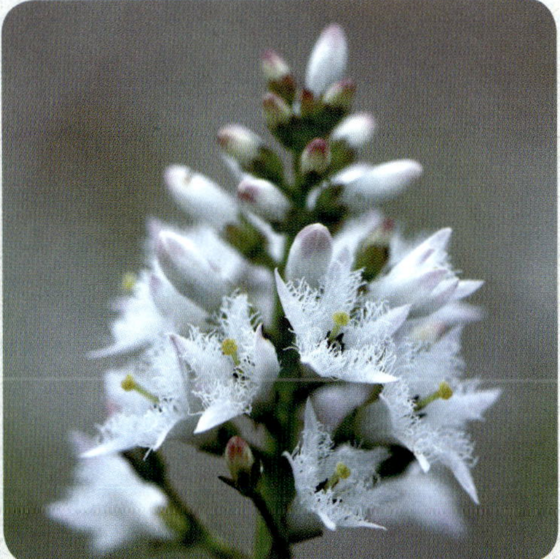

조름나물_ 꽃

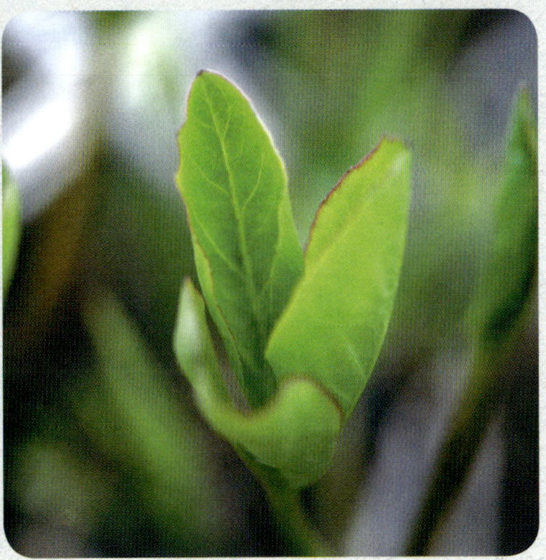

조름나물_ 약재로 사용하는 잎

🔵 **생육특성** : 조름나물은 강원도, 함경도, 평안북도, 백두산의 습지나 연못, 도랑에서 나는 여러해살이풀이다. 생육환경은 습지가 잘 발달된 곳으로 햇빛이 잘 들어오는 곳이나 반그늘인 곳의 습원이다. 키는 20~35cm이고, 잎은 길이가 4~8cm, 너비가 2~5cm이며 잎자루는 길고 가장자리에는 둔한 톱니가 있거나 밋밋하다. 뿌리줄기는 녹색이며 길게 옆으로 뻗어 자라는데 지름은 1cm 정도 되며 다른 개체들과 뿌리줄기가 뭉쳐 있거나 따로 떨어져 땅속 깊이 들어가 있다. 꽃은 흰색인데 아직 피지 않은 꽃봉오리는 붉은색으로 7~8월에 잎 사이에서 나온 꽃줄기 끝부분에 20~30송이가 뭉쳐서 피는데 작은꽃송이의 지름은 1~1.5cm이다. 열매는 8~9월경에 원형으로 달린다.

조름나물은 이름에서 알 수 있듯 동물들이 조름나물의 잎을 먹으면 졸음이 온다고 하여 붙여진 이름으로 이 품종은 멸종위기식물 2급으로 분류하여 관리하고 있다. 현재까지 발견된 야생화와 약초 도감의 개화 시기가 다른 이유는, 우리나라 강원도를 중심으로 개화시기를 잡을 경우 빠른 개체는 4월 하순경에도 꽃이 피지만 일반적으로 5~6월경에 만개하며 백두산에서도 대체적으로 6~7월이면 만개하는 것을 확인하였기 때문이다. 직접 자생지를 확인한 결과, 7월이면 강원도 고산에 있는 개체도 꽃이 모두 시든 것을 확인하였고 개화기에 많은 차이를 보였기 때문에 개화기를 2가지로 기재하였다.

🟤 **채취 방법과 시기** : 여름부터 가을에 걸쳐 잎자루가 붙은 잎을 채취하여 햇볕에 말리고, 뿌리는 연중 채취하여 말린다.

🟢 **성분** : 멜리아틴(meliatin), 겐티아닌(gentianine), 트리폴린(trifolin), 리콜로가닌(recologanin), 스테롤, 베투리닉산(betulinic acid), 루틴(rutin), 멘티아폴린(menthiafolin), 디하이드로폴리아멘틴(dihydrofoliamenthin), 세콜로가닌(secologanin) 등이 함유되어 있다.

🔵 **성미** : 성질이 차고, 맛은 약간 쓰다.

🟣 **귀경** : 간(肝), 심(心), 비(脾) 경락에 작용한다.

🟠 **효능과 주치** : 비를 튼튼하게 하고 음식을 잘 소화시키는 건비소식(健脾消

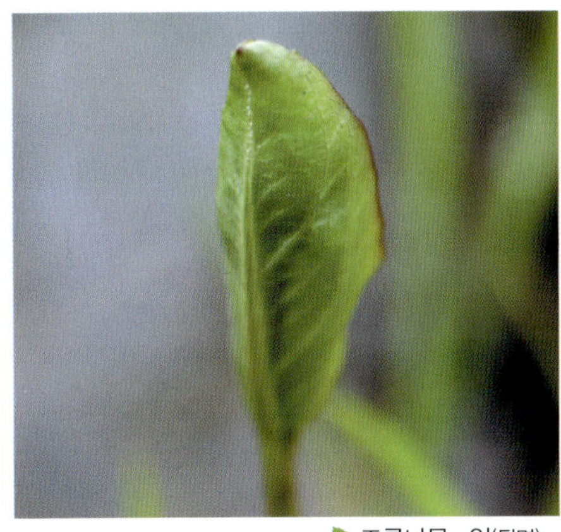

🌿 조름나물_ 잎(뒷면)

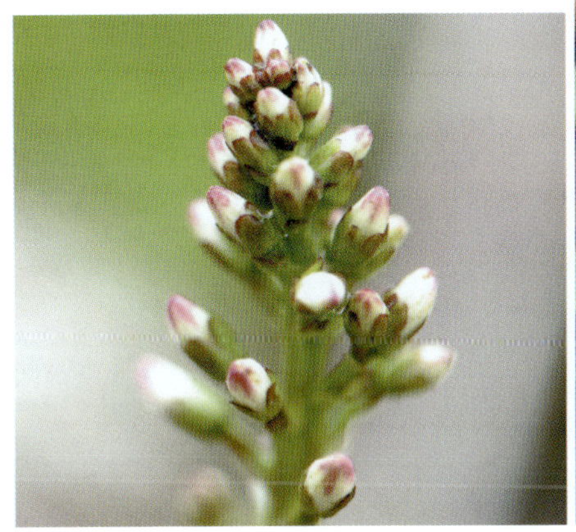

🌿 조름나물_ 꽃봉오리

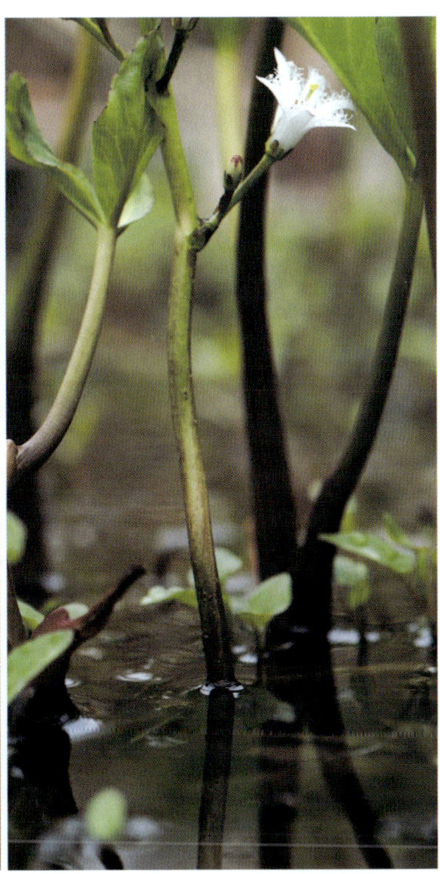

🌿 조름나물_ 줄기

食), 열을 내리고 소변을 잘 나가게 하는 청열이뇨, 혈압을 내리고 정신을 안정시키는 강압안신(降壓安神)의 효능이 있어서 위염과 위통, 소화불량, 가슴이 두근거리면서 불안한 심계(心悸), 신경쇠약, 정신불안, 불면증, 담도염, 황달, 고혈압 등을 치료한다.

🌿 **약용법과 용량** : 말린 약재 5~15g을 물 1L에 넣어 1/3이 될 때까지 달여 하루에 2~3회 나눠 마신다.

🌿 **사용 시 주의사항** : 성질이 차고 쓴맛이 있으므로 비위가 허하고 기가 약한 사람은 신중하게 사용하여야 한다.

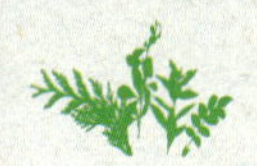

족도리풀

| 사용부위 | 전초

Asarum sieboldii Miq.

- **이명** : 족두리풀, 세삼, 소신(小辛, 少辛), 세초(細草)
- **생약명** : 세신(細辛)
- **과명** : 쥐방울덩굴과(Aristolochiaceae)
- **개화기** : 4~6월

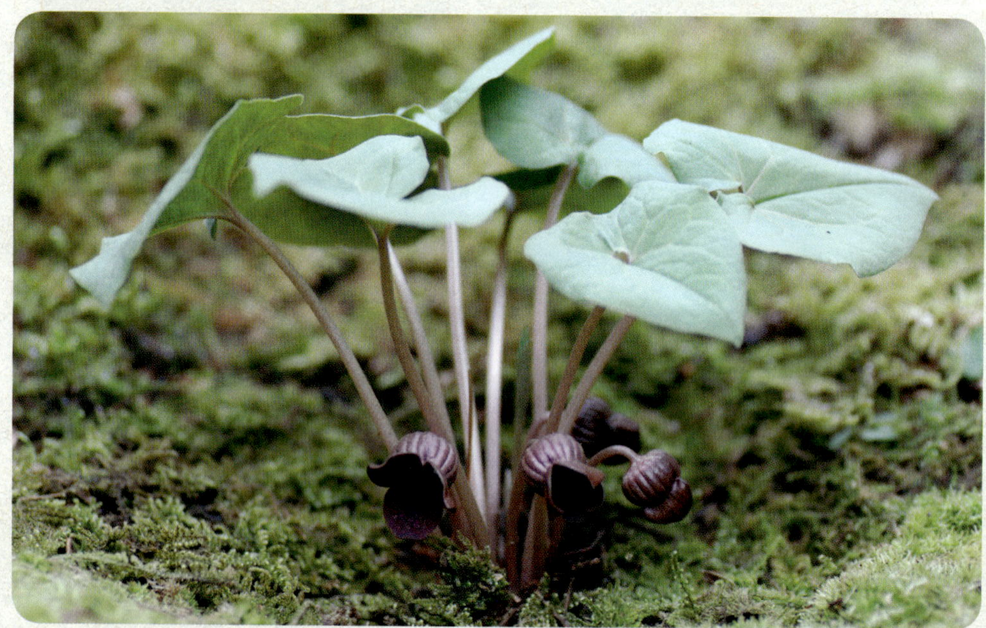

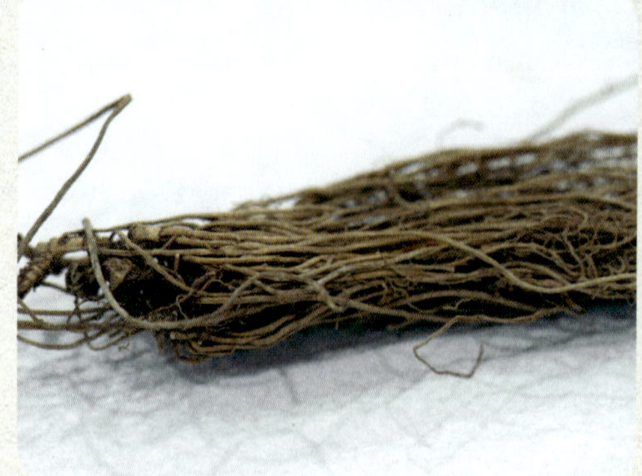

족도리풀_ 뿌리(약재 전형)

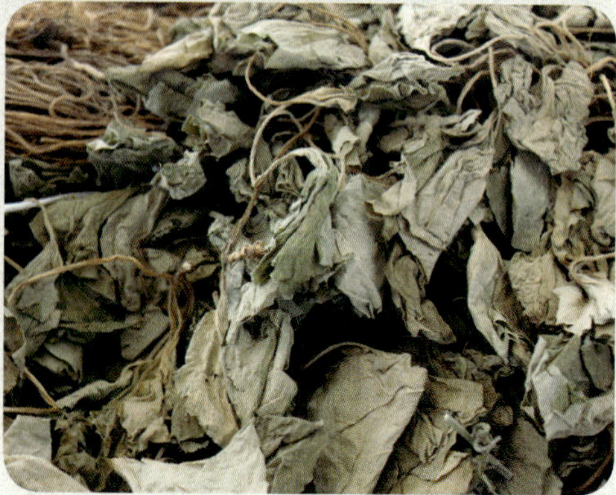

족도리풀_ 전초(약재 전형)

 : 족도리풀은 전국 각처의 산지에서 자라는 여러해살이풀로, 반그늘 또는 양지의 토양이 비옥한 곳에서 잘 자란다. 키는 15~20cm이며, 줄기는 자줏빛을 띤다. 잎은 줄기 끝에서 2장이 나오는데 너비는 5~10cm이고 하트 모양이다. 잎의 표면은 녹색이고 뒷면에는 잔털이 많이 나 있다. 꽃은 검은 홍자색으로 4~6월에 피는데 항아리 모양이고 끝이 3갈래로 갈라진다. 꽃은 잎 사이에서 올라오기 때문에 잎 주위의 쌓여 있는 낙엽들을 살짝 걷어내면 그 속에 수줍은 듯 숨어 있다. 열매는 8~9월경에 두툼하고 둥글게 달린다. 뿌리줄기는 마디가 많고 옆으로 비스듬히 기며 마디에서 뿌리가 내린다.

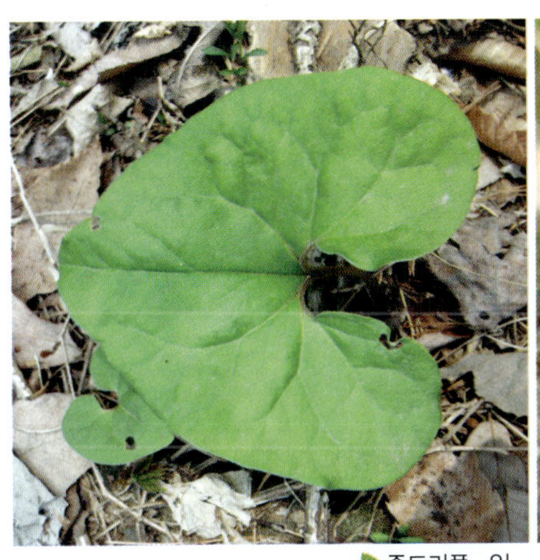

족도리풀_ 잎

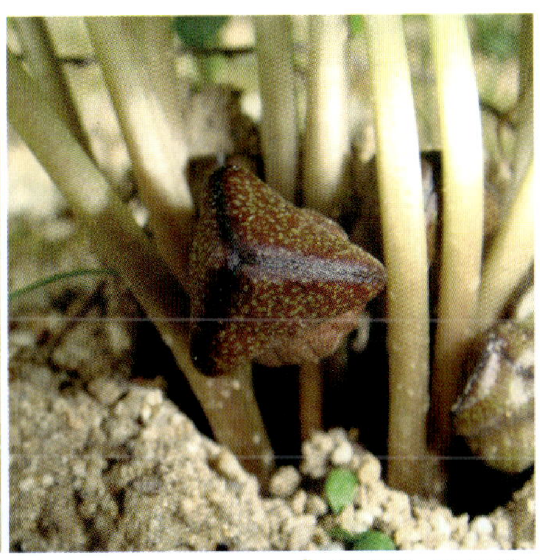

족도리풀_ 꽃봉오리

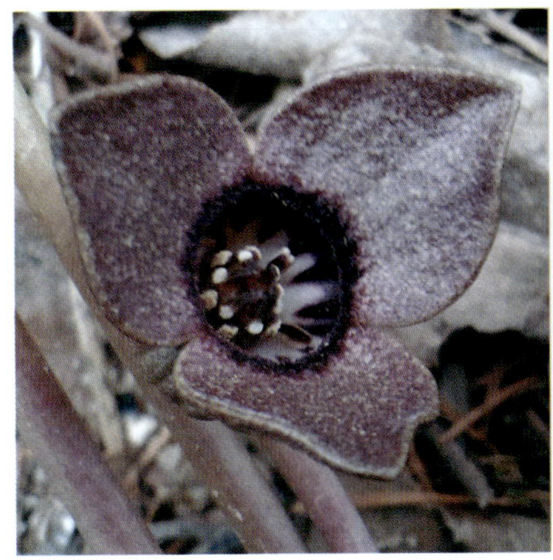

족도리풀_ 꽃

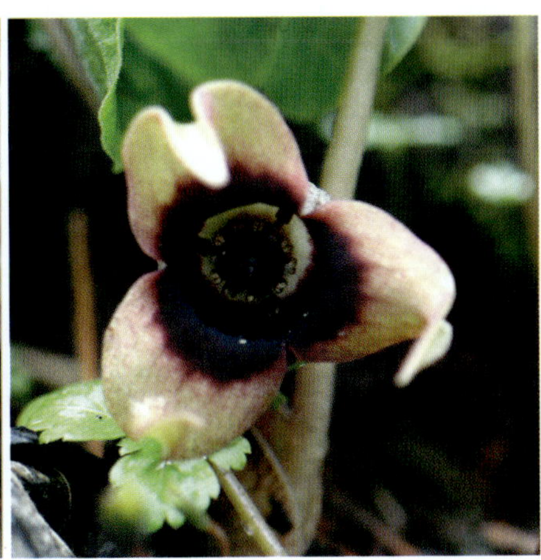

족도리풀_ 꽃(변이체)

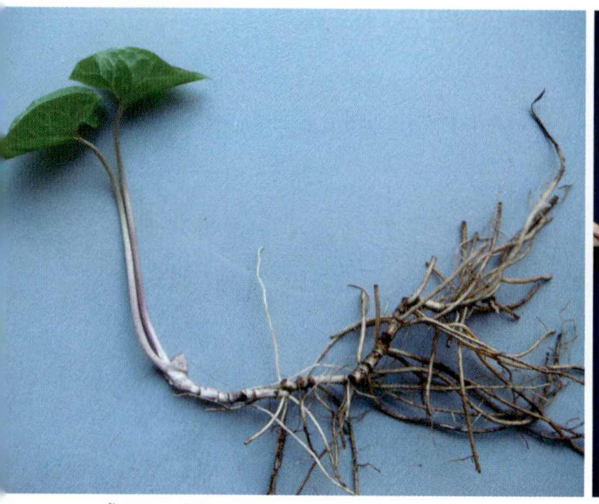

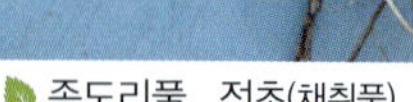
족도리풀_ 전초(채취품)

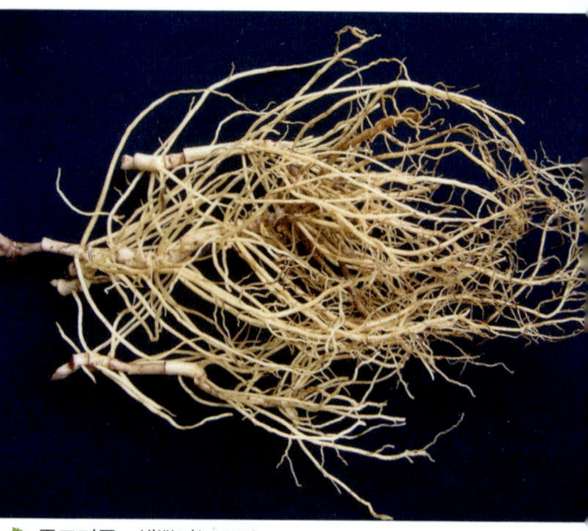
족도리풀_ 생뿌리(채취품)

🍂 **채취 방법과 시기** : 5~7월에 전초를 뿌리째 채취하는데 이물질을 제거하고 부스러지지 않도록 습기를 줘 부드럽게 만든 뒤 절단해 햇볕에 말려 사용한다. 또는 봄·가을에 뿌리만을 채취하여 같은 방법으로 약재로 가공한다.

🍃 **성분** : 뿌리에는 메틸류게놀(methylleugenol), 아사릴케톤(asarylketone), 사프롤(safrol), 1,8-시네올(1,8-cineol), 유카본(eucarvone), 아사리닌(asarinin), 히게나민(higenamine) 등이 함유되어 있다.

🍃 **성미** : 성질이 따뜻하고, 맛은 맵고, 독성이 없다.

🍃 **귀경** : 심(心), 폐(肺), 신(腎) 경락에 작용한다.

🍂 **효능과 주치** : 풍사를 제거하고 한사를 흩어지게 하는 거풍산한(祛風散寒), 구규(九竅: 몸의 9개의 구멍으로 눈, 코, 귀, 입, 요도, 항문 등을 가리키며 오장육부의 상태나 병증을 나타내는 창문의 역할)를 통하게 하고 통증을 멈추게 하는 통규지통(通竅止痛), 폐기를 따뜻하게 하고 음식을 잘 소화시키는 온폐화음(溫肺化飲) 등의 효능이 있어서 풍사와 한사로 인한 감기를 치료하고, 두통, 치통, 코 막힘을 치료하며, 풍습비통(風濕痺痛)과 담음천해(痰飮喘咳: 가래와 천식, 기침)를 다스린다.

🍃 **약용법과 용량** : 말린 전초 1.5~4g을 물에 넣어 끓여 탕전하거나 환이나 가루로 만들어 복용하는데 가루를 코 안에 뿌리기도 한다. 매운맛이 강하여

족도리풀	개족도리풀
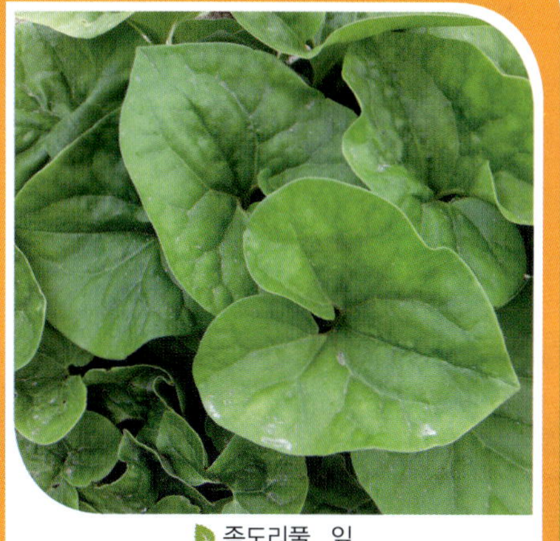	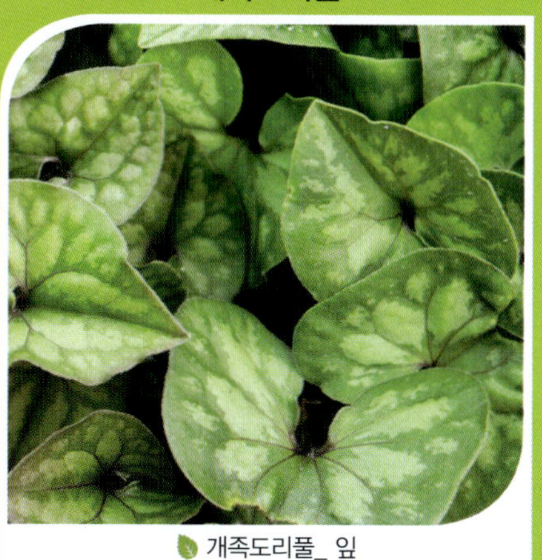
🌿 족도리풀_ 잎	🌿 개족도리풀_ 잎

차나 음료로 마시기에는 부적당하며 약재로 사용한다. 추위나 바람에 노출되어 얻은 감기로 인하여 오는 오한발열, 두통, 비색(鼻塞: 코막힘) 등의 병증을 다스리는데 특히 두통이 심한 감기증상에 적합하다.

🍁 **사용 시 주의사항** : 발산작용이 있는 약재이므로 음허, 혈허, 기허다한(氣虛多汗), 음허양항두통(陰虛陽亢頭痛: 음적인 에너지 소스가 부족하면서 양기가 항성하여 오는 두통), 음허폐열해수(陰虛肺熱咳嗽) 등에는 모두 사용하면 안 되며 가루약의 사용량이 너무 많지 않도록 주의한다. 안면홍조나 어지럼증, 다한 등을 일으킬 수 있고 심하면 가슴이 답답하고 오심, 구토, 심계(心悸) 등의 증상을 일으킬 수 있다.

patent

족도리풀의 기능성 및 효능에 관한 특허자료

▶ 족도리풀 추출물을 함유하는 구강청정제 및 그 제조방법

본 발명은 구강청정제 및 그 제조방법에 관한 것으로, 보다 상세하게는 족도리풀의 추출물(extract)을 함유시킴으로써 이 족도리풀 추출물의 광범위한 항균작용으로 잇몸질환, 충치, 구취 등의 원인균을 제거하고 프라그가 없어지도록 하여 각종 구강질환 및 잇몸질환을 치료 및 예방하는 효과가 있는 구강청정제 및 그 제조방법에 관한 것이다.

– 공개번호 : 10–2001–0007646, 출원인 : (주)바이오썸

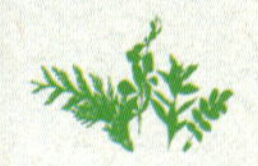

감기, 해수, 소변불리, 창종, 부종을 치료하는

졸방제비꽃

| 사용부위 | 어린순, 전초

Viola acuminata Ledeb.

- **이명** : 졸방나물
- **생약명** : 산지정(山地丁), 주변강(走邊疆)
- **과명** : 제비꽃과(Violaceae)
- **개화기** : 5~6월

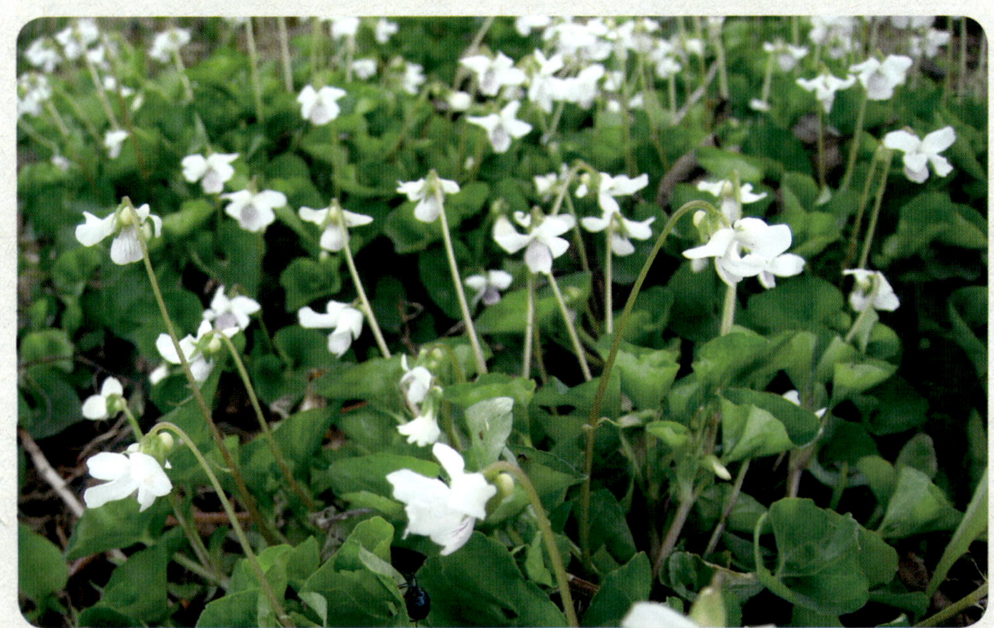

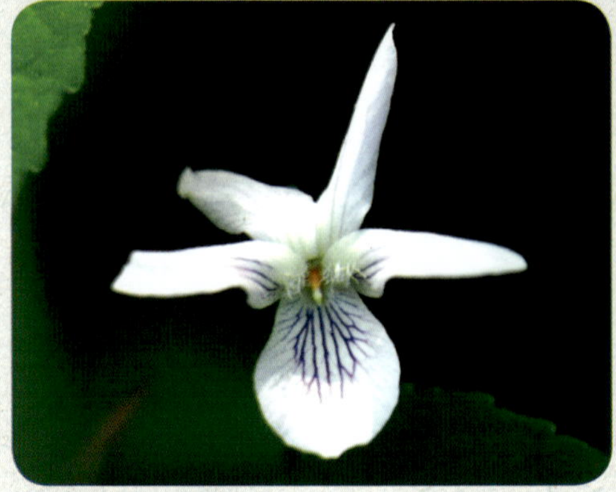

졸방제비꽃_ 꽃

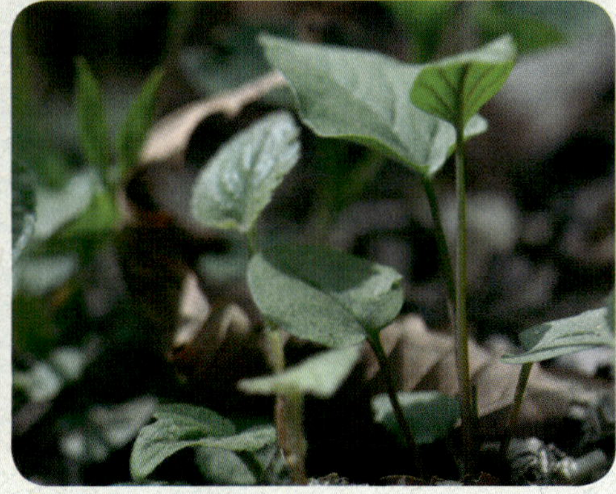

졸방제비꽃_ 약재로 사용하는 어린순

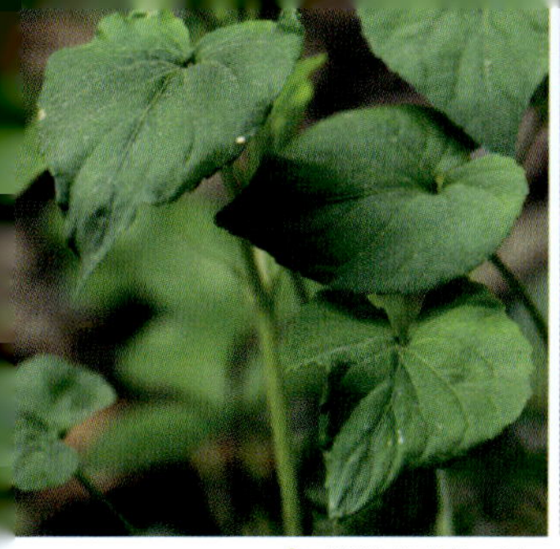
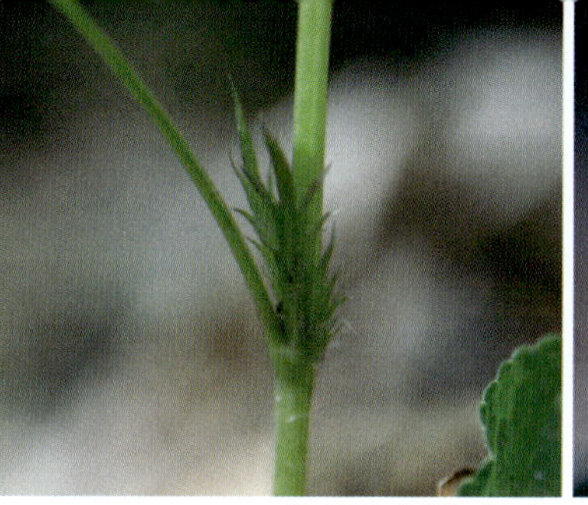
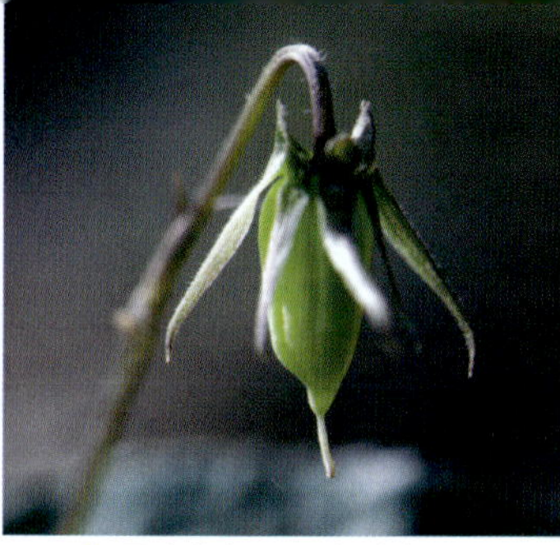

생육특성 : 졸방제비꽃은 각처의 산과 들에서 자라는 여러해살이풀로, 생육환경은 양지 혹은 반그늘이며, 키는 20~40cm이다. 잎은 줄기 마디마다 서로 어긋나는데 세모진 심장 모양으로 잎은 끝이 뾰족하고 긴 잎자루를 가지고 있다. 잎 길이는 2.5~4cm, 너비는 0.3~0.5cm로 가장자리에는 무딘 톱니가 있다. 잎자루 밑부분의 턱잎은 타원형으로 빗살 같은 톱니가 있다. 꽃은 흰색 또는 연한 자줏빛으로 5~6월에 원줄기 윗부분의 잎자루에서 옆을 향해 피는데 길이 5~10cm의 꽃줄기가 나온다. 열매는 7~8월경에 달리는데 타원형이며 길이는 1cm 정도된다.
꽃잎 안쪽을 제외한 전체에 털이 없는 것을 '민졸방제비꽃'이라 하며 함께 사용한다.

채취 방법과 시기 : 이른 봄에 어린순을 채취하고, 여름에 열매가 달린 전초를 채취하여 이물질을 제거하고 햇볕에 말린다.

성미 : 성질이 차고, 맛은 달다.

귀경 : 간(肝), 방광(膀胱) 경락에 작용한다.

효능과 주치 : 열을 내려주며 소변을 잘 나가게 하고 종기를 삭이며 통증을 멈추게 하는 효능이 있어서 감기, 가래를 동반하는 심한 기침병인 해수, 소변 배출이 원활하지 않은 소변불리, 창종, 타박상에 의한 부종과 통증을 치료하는 데 사용한다.

약용법과 용량 : 말린 약재 15~25g을 물 1L에 넣어 1/3이 될 때까지 달여 하루에 2~3회 나눠 마시거나, 짓찧어서 환부에 붙인다.

사용 시 주의사항 : 성질이 차므로 비위가 허하고 냉한 사람은 신중하게 사용하여야 한다.

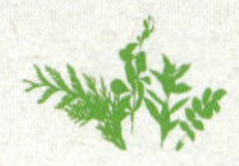

좀가지풀

| 사용부위 | 전초

Lysimachia japonica Thunb.

- **이명** : 돌좁쌀풀, 금좁쌀풀, 좀가지꽃
- **생약명** : 만도배(蠻刀背), 소가(小茄)
- **과명** : 앵초과(Primulaceae)
- **개화기** : 5~6월

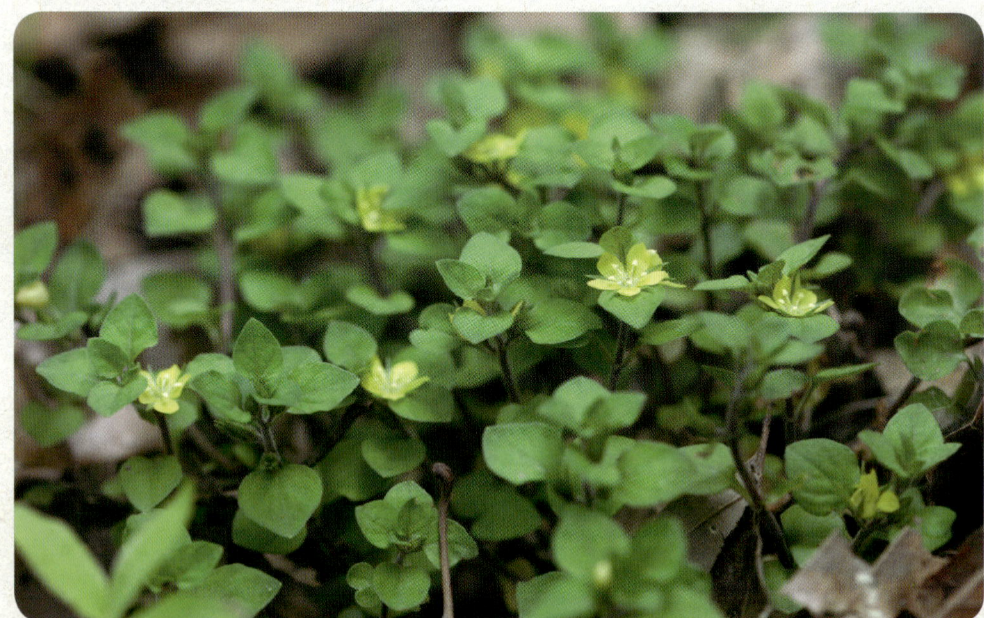

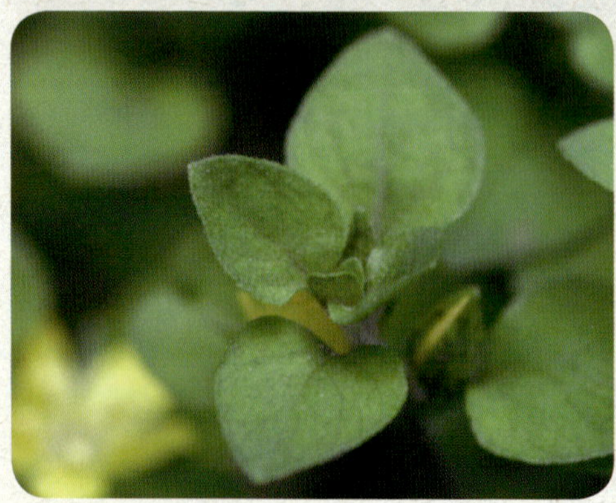

좀가지풀_잎

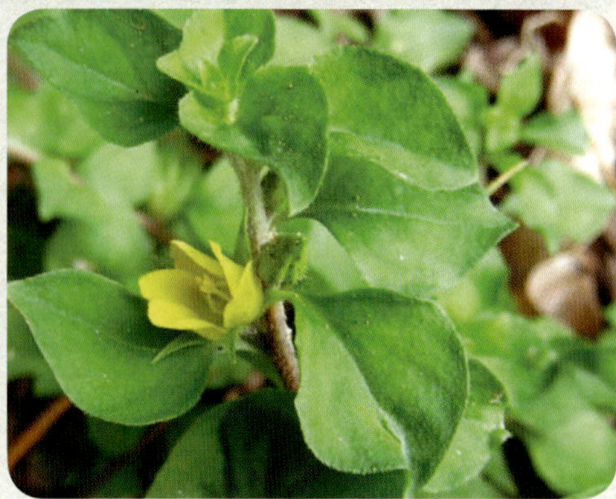

좀가지풀_ 약재로 사용하는 지상부

🌿 **생육특성** : 좀가지풀은 제주도, 지리산, 강화도의 산지에서 나는 여러해살이풀이다. 생육환경은 겨울이 따뜻한 남부와 토양의 물 빠짐이 좋고 부엽질이 풍부한 곳이다. 키는 7~20cm이고, 잎은 길이가 0.6~2.3cm, 너비는 0.5~1.5cm로 넓은 달걀 모양이고 짧은 털이 나 있으며 어긋난다. 줄기는 비스듬히 서지만 나중에는 옆으로 길게 벋는다. 꽃은 노란색으로 5~6월에 잎자루에서 1송이씩 핀다. 열매는 8~9월경에 둥글게 달리는데 윗부분에 긴 털이 나 있다. 열매에는 1개의 능선이 있고 두드러기 같은 돌기가 빽빽하게 나 있고, 종자는 검은색이다.

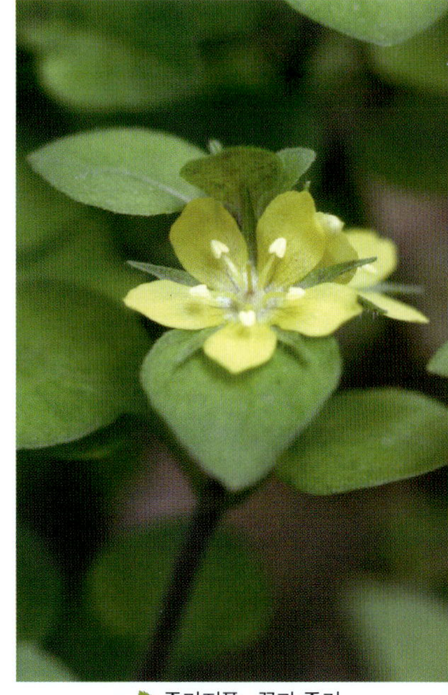

🌿 좀가지풀_ 꽃과 줄기

🌿 **채취 방법과 시기** : 봄부터 여름에 걸쳐 전초를 채취하여 햇볕에 말린다.

🌿 **성분** : 루틴(rutin), 하이페린(hyperin), 캠페롤-3-O-루티노사이드(kaempferol-3-O-rutinoside), 살리실산(salicylic acid), 그레비롤(grevillol) 등이 함유되어 있다.

🌿 **성미** : 성질이 시원하고, 맛은 시고 약간 쓰며 떫다.

🌿 **귀경** : 간(肝), 심(心) 경락에 작용한다.

🌿 **효능과 주치** : 어혈을 제거하는 거어(祛瘀), 종기를 삭이는 소종의 효능이 있어서 타박상으로 인한 동통, 염좌, 혈열(血熱: 세균이 피에 침입하여 생기는 열)을 다스리는 데 사용한다.

🌿 **약용법과 용량** : 말린 전초 10~15g을 물 1L에 넣어 1/3이 될 때까지 달여 하루에 2~3회 나눠 마시거나, 즙을 내어 마시기도 하는데, 술을 담가서 마시기도 한다.

🌿 **사용 시 주의사항** : 비위가 냉하고 허한 사람은 신중하게 사용하여야 한다.

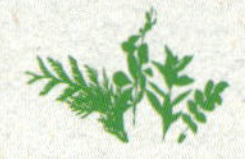

좁쌀풀

| 사용부위 | 어린순, 전초

Lysimachia vulgaris var. *davurica* (Ledeb.) R. Kunth

- **이명** : 가는좁쌀풀, 큰좁쌀풀, 노란꽃꼬리풀
- **생약명** : 황련화(黃蓮花), 황속채(黃粟菜)
- **과명** : 앵초과(Primulaceae)
- **개화기** : 6~8월

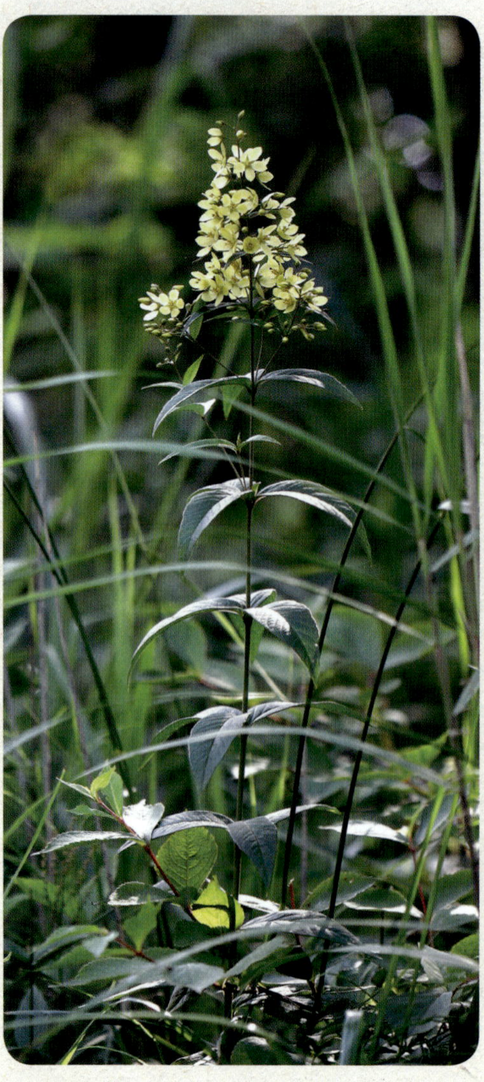

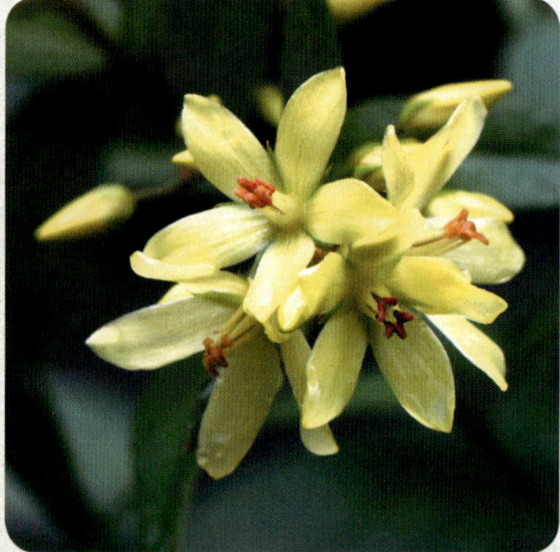

좁쌀풀_ 꽃

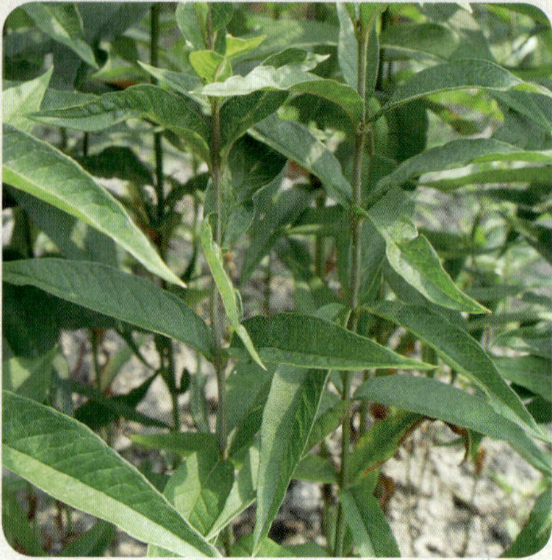

좁쌀풀_ 약재로 사용하는 지상부

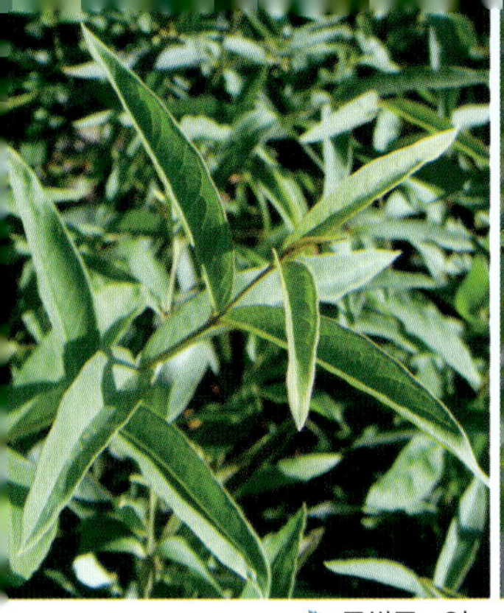
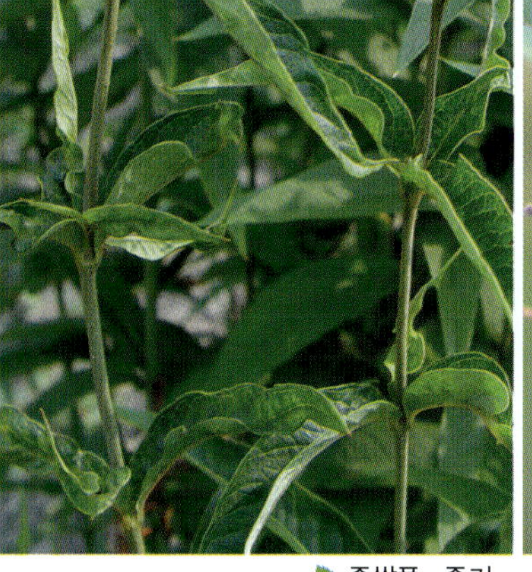
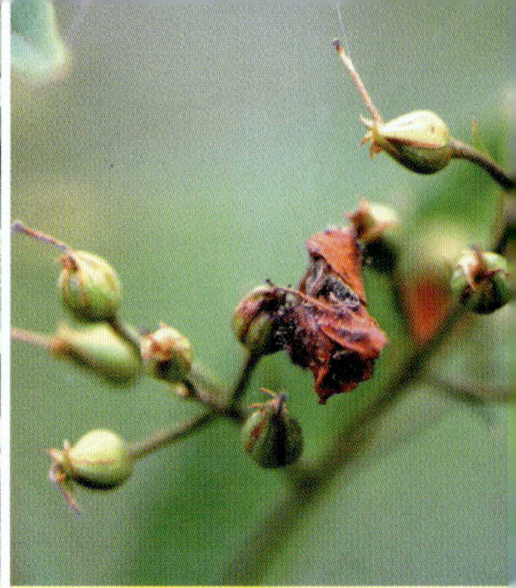

🍃 좁쌀풀_ 잎　　🍃 좁쌀풀_ 줄기　　🍃 좁쌀풀_ 종자 결실

🌿 **생육특성** : 좁쌀풀은 각처의 산지에서 자라는 숙근성 여러해살이풀이다. 생육환경은 양지 혹은 반그늘인 풀숲의 가장자리이다. 키는 40~80cm이고, 잎은 좁은 달걀 모양으로 길이는 4~12cm, 너비는 1~4cm로 마주나고 양 끝이 좁으며 가장자리가 밋밋하다. 꽃은 노란색으로 6~8월에 아래에서 위쪽으로 올라가면서 많은 꽃송이가 달리는데 원줄기 끝에서 피며 지름은 1.2~1.5cm이다. 작은꽃줄기는 길이가 0.7~1.2cm이다. 열매는 9~10월경에 달리고 지름은 0.4cm 정도로 둥글다.

🍂 **채취 방법과 시기** : 이른 봄에 어린순을 채취하고, 가을에 전초를 채취하여 햇볕에 말린다.

🍃 **성분** : 전초에는 약 5%, 뿌리에는 약 3%, 꽃이삭에는 1.5~2%의 타닌(tannin), 사포닌, 많은 양의 플라보노이드가 함유되어 있다.

🍃 **성미** : 성질이 시원하고, 맛은 시고 약간 쓰며 떫다.

🍃 **귀경** : 간(肝), 심(心), 신(腎) 경락에 작용한다.

🍂 **효능과 주치** : 진정작용과 지혈작용, 혈압을 떨어뜨리는 강혈압(降血壓), 염증을 다스리는 소염의 효능이 있어서 고혈압, 두통, 불면증, 자궁탈수(子宮脫垂), 각혈, 변혈, 장염, 이질, 설사 등을 치료하는 데 사용한다.

🍃 **약용법과 용량** : 말린 약재 10~20g을 물 1L에 넣어 1/3이 될 때까지 달여 하루에 2~3회 나눠 마시거나, 즙을 내어 마시기도 한다. 타박상에는 전초를 짓찧어서 환부에 붙인다.

🍂 **사용 시 주의사항** : 비위가 냉하고 허한 사람은 신중하게 사용하여야 한다.

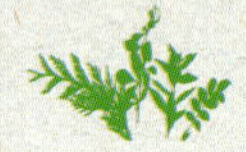

중나리

| 사용부위 | 비늘줄기, 어린순

Lilium leichtlinii var. *maximowiczii* (Regel) Baker

- 이명 : 단나리
- 생약명 : 백합(百合)
- 과명 : 백합과(Liliaceae)
- 개화기 : 7~8월

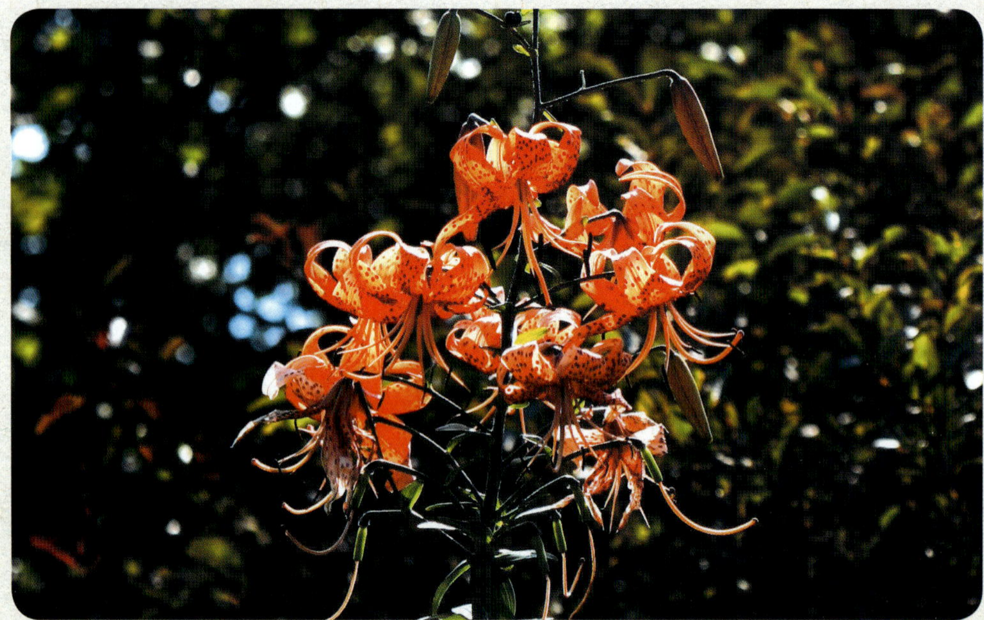

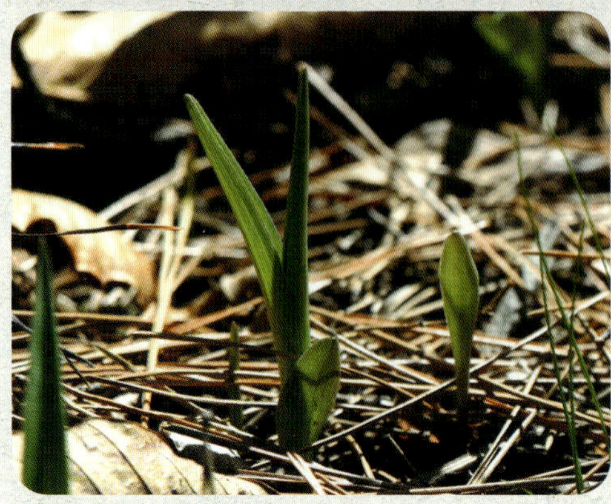

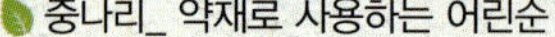

🌿 중나리_ 약재로 사용하는 어린순

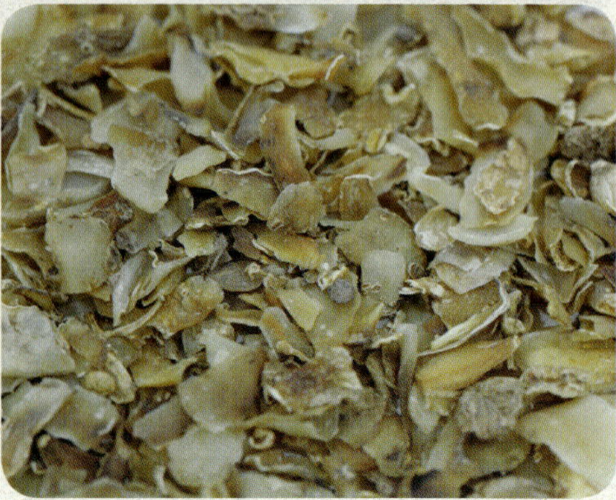

🌿 중나리_ 비늘줄기(약재)

🌿 **생육특성** : 중나리는 경기 북부 이북과 강원도 일원, 지리산 높은 곳에서 자라는 여러해살이풀이다. 생육환경은 양지 혹은 반그늘의 물 빠짐이 좋은 곳과 주변습도가 높은 곳이다. 키는 1m 정도이고, 잎은 넓은 선형인데 길이가 8~15cm, 너비가 0.5~1.2cm이며 촘촘히 줄기를 따라 올라간다. 꽃은 황적색으로 7~8월에 원줄기 끝과 가지 끝에서 밑을 향해 2~10송이가 피는데 길이가 6~8cm이고 안쪽에 자주색 점이 많이 있으며 꽃잎이 뒤로 말린다. 열매는 9~10월경에 갈색으로 달리는데 타원형이며 안에는 둥글고 편평한 종자가 들어 있다.

참나리와 비슷한데 구별하는 방법으로는 줄기를 따라 올라가며 갈색의 크기가 작은 이차 비늘줄기가 달리지 않는다는 점이다.

🌿 **채취 방법과 시기** : 이른 봄에 땅속 알뿌리인 비늘줄기와 어린잎을 채취하고 가을부터 이른 봄에 비늘줄기를 채취하여 햇볕에 말린다.

🌿 **성미** : 성질이 차고, 맛은 달고 약간 쓰다.

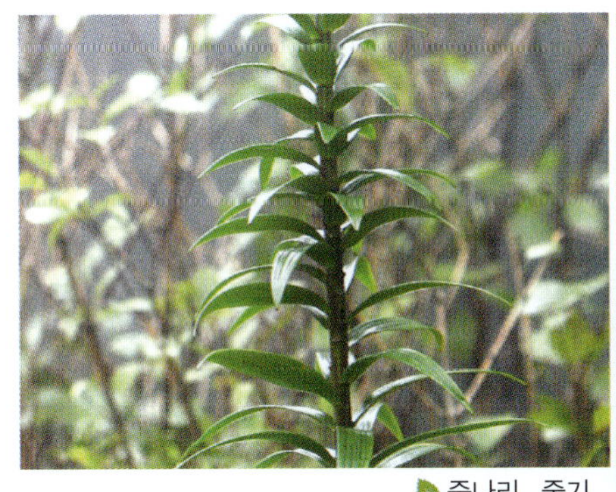

🌿 중나리_ 줄기

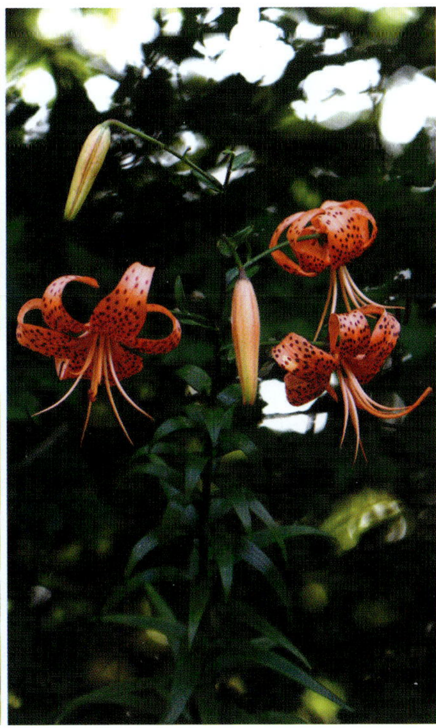

🌿 중나리_ 지상부

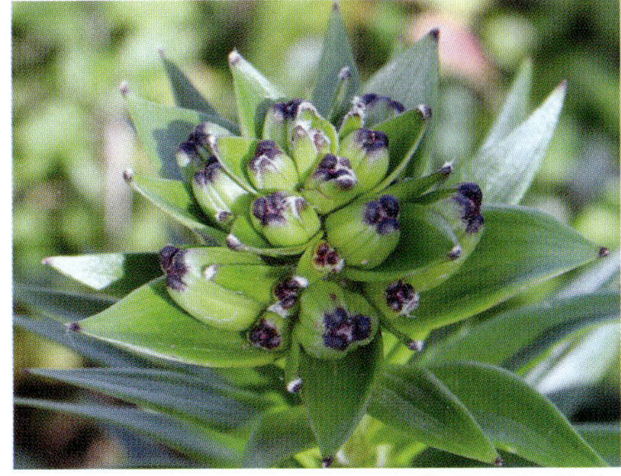

🌿 중나리_ 열매

【 혼동하기 쉬운 약초 비교 】

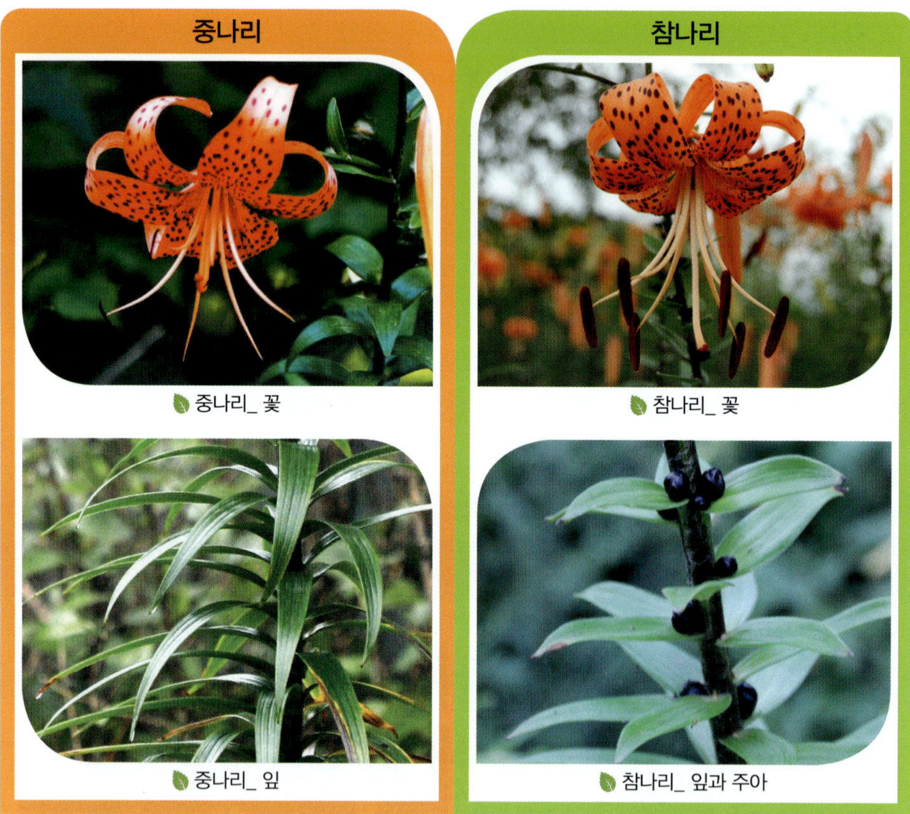

중나리

참나리

중나리_ 꽃

참나리_ 꽃

중나리_ 잎

참나리_ 잎과 주아

🍃 **귀경** : 심(心), 비(脾), 폐(肺) 경락에 작용한다.

🍂 **효능과 주치** : 폐의 기운을 촉촉하게 하는 윤폐(潤肺), 기침을 멎게 하는 진해, 심기를 맑게 하는 청심, 정신을 안정시키는 안신(安神), 몸을 튼튼하게 하는 강장의 효능이 있어서 유방염, 백일해, 후두염, 폐결핵, 폐렴, 기관지염, 신경쇠약, 신체허약증, 종기, 역질(疫疾)을 다스릴 때 사용한다.

🍃 **약용법과 용량** : 말린 약재 10~30g을 물 1L에 넣어 1/3이 될 때까지 달여 하루에 2~3회 나눠 마시거나, 죽을 쑤어 먹기도 한다.

🍂 **사용 시 주의사항** : 성미가 달고 찬 약물이므로 바람으로 인한 나쁜 사기인 풍사, 추위와 찬 기운이 병을 일으키는 사기가 된 한사로 인해 생긴 해수, 중초가 차고 변이 무른 증상에는 사용할 수 없다.

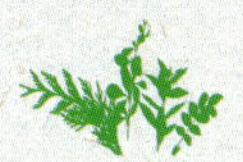

중의무릇

| 사용부위 | 비늘줄기

Gagea lutea (L.) Ker Gawl.

- 이명 : 중무릇, 조선중무릇, 참중의무릇, 반도중무릇, 애기물구지
- 생약명 : 정빙화(頂氷花)
- 과명 : 백합과(Liliaceae)
- 개화기 : 4~5월

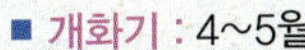

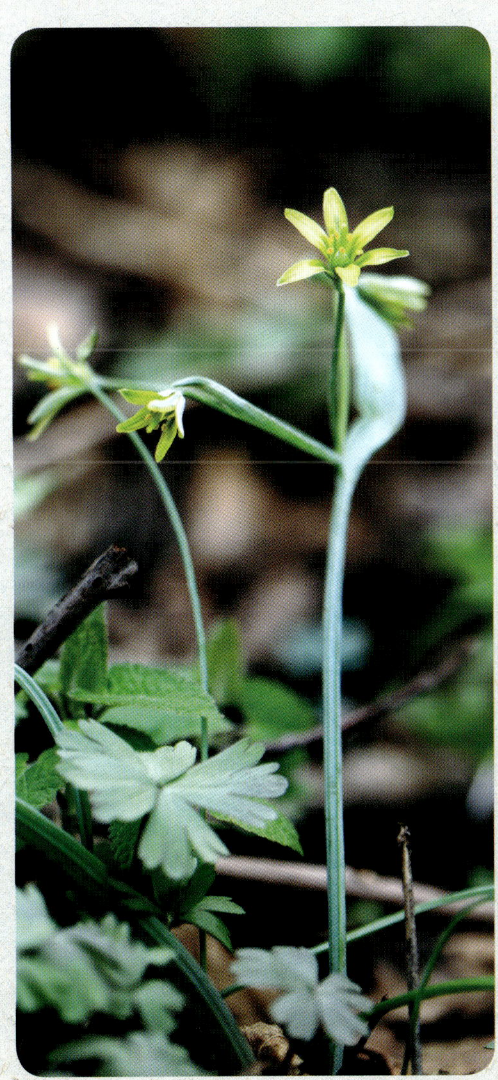

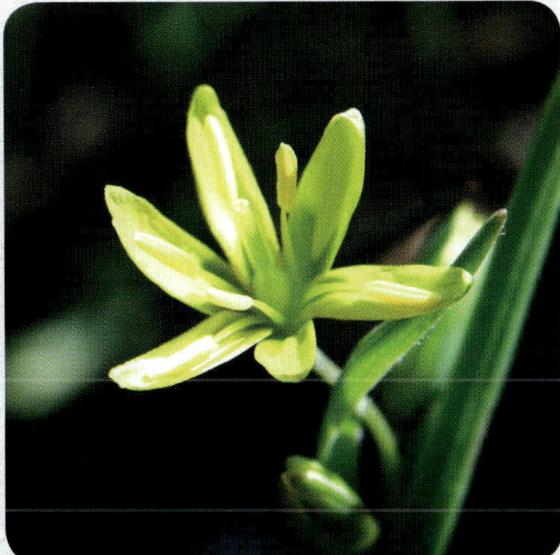

중의무릇_ 꽃

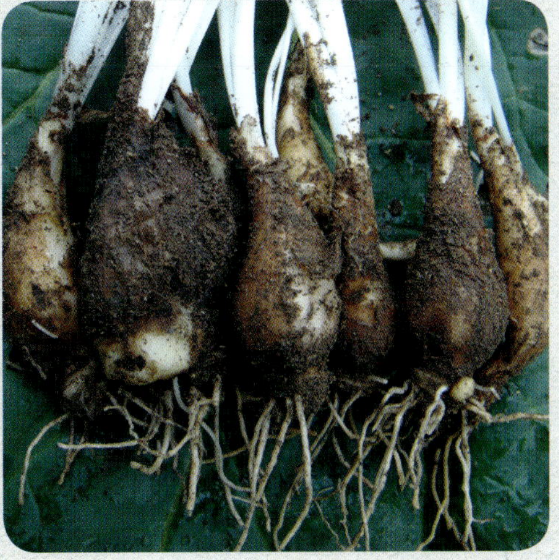

중의무릇_ 비늘줄기(채취품)

● **생육특성** : 중의무릇은 중부 지방에서 자생하는 여러해살이풀이다. 생육환경은 부엽질이 많은 반그늘이며, 키는 15~20cm이다. 잎은 길이가 15~30cm, 너비는 0.5~0.9cm로 비늘줄기가 위치한 밑부분에서 1장이 올라오는데 안쪽으로 말리는 듯하고 육질이 있다. 꽃은 노란색으로 4~5월에 피며 길이는 1.2cm 정도인데 어두워지면 꽃이 오므라지고 빛이 많은 한낮에는 꽃이 활짝 핀다. 꽃잎은 6장인데 꽃잎 뒷면은 초록빛이 돌고 윗부분에 잎이 2장 붙어 있는데 이는 꽃봉오리를 보호하기 위해 둘러싸고 있는 잎의 일종이다. 열매는 6~7월경에 둥글게 달리는데 길이가 0.7cm 정도이다.

● **채취 방법과 시기** : 가을에 땅속 알뿌리인 비늘줄기를 채취하여 햇볕에 말린다.

● **성미** : 성질이 차고, 맛은 맵다.

● **귀경** : 간(肝), 심(心) 경락에 작용한다.

● **효능과 주치** : 통증을 다스리며 혈액순환을 좋게 하고 종기를 삭이는 효능이 있어서 심장병을 치료하고 진통과 진정제, 자양강장제로 사용되며 요통, 근골통증, 타박상, 장염, 종기나 부스럼을 치료하는 데 사용한다.

● **약용법과 용량** : 말린 비늘줄기 10~15g을 물 1L에 넣어 1/3이 될 때까지 달여 하루에 2~3회 나눠 마시거나 신선한 약재를 짓찧어서 환부에 붙인다.

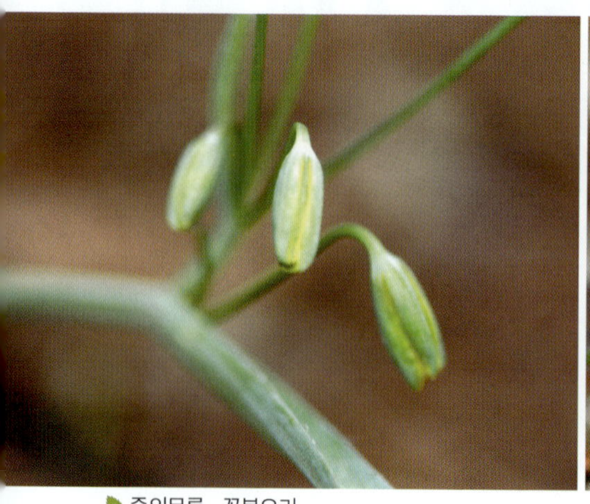

● 중의무릇_ 꽃봉오리

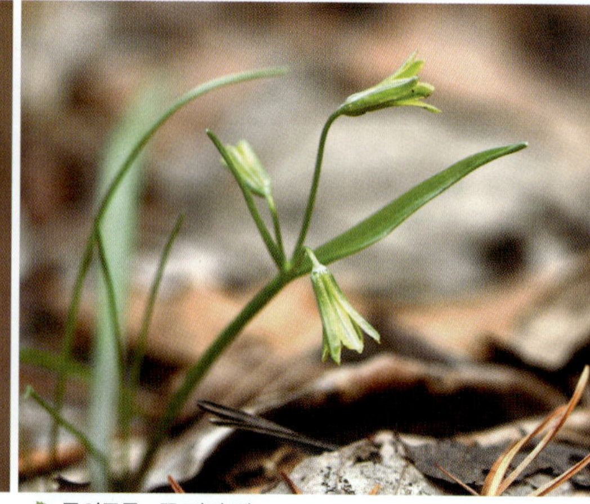

● 중의무릇_ 꽃 피기 전

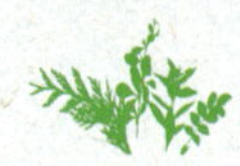

감기, 인후통, 신염 부종, 근골동통을 치료하는

쥐꼬리망초

Justicia procumbens L.

- **이명** : 무릎꼬리풀, 쥐꼬리망풀
- **생약명** : 작상(爵床)
- **과명** : 쥐꼬리망초과(Acanthaceae)
- **개화기** : 7~9월

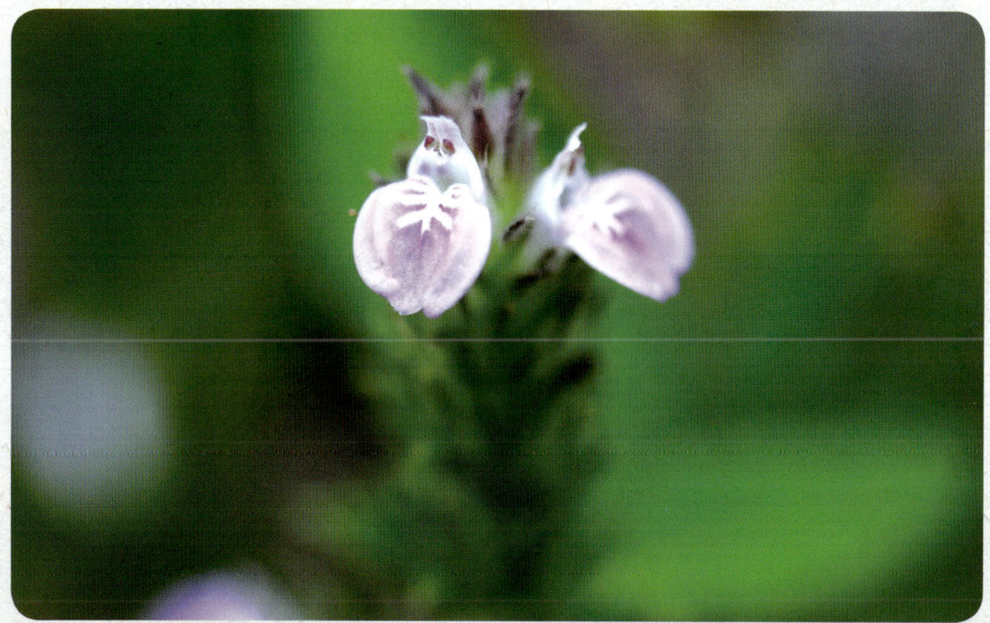

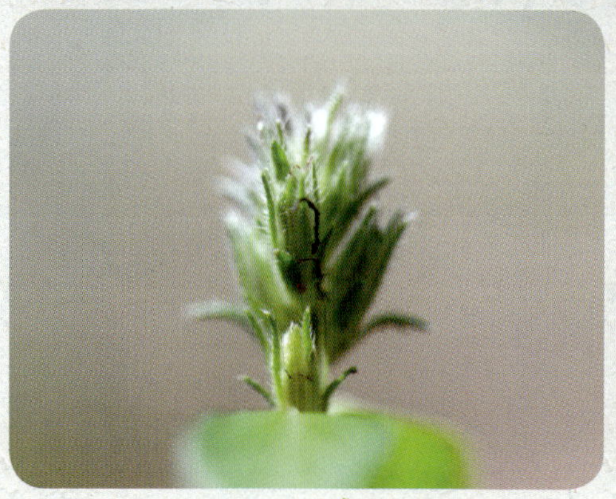

🌿 쥐꼬리망초_꽃봉오리

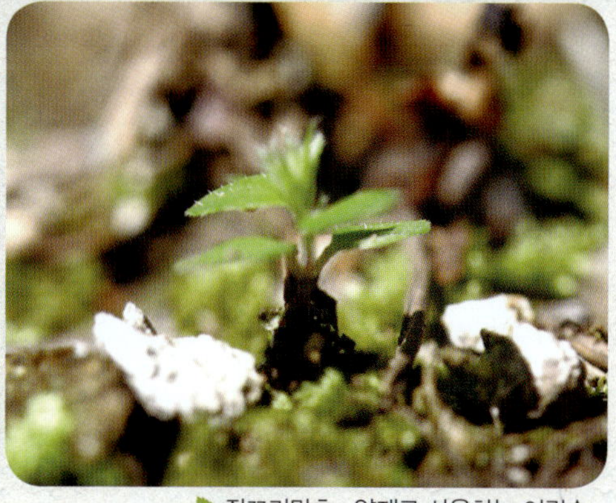

🌿 쥐꼬리망초_약재로 사용하는 어린순

- **생육특성** : 쥐꼬리망초는 경기도 이남의 산과 들에서 자라는 한해살이풀로, 생육환경은 양지나 반그늘의 풀숲이다. 키는 30cm 정도이고, 잎은 길이가 2~4cm, 너비는 1~2cm로 가장자리에는 가느다란 톱니가 있고 타원형이다. 꽃은 연한 자홍색으로 7~9월에 원줄기나 가지 끝에서 피는데 길이가 2~5cm이다. 종자는 9~10월경에 달리는데 잔주름이 있다. 간혹 흰색의 흰쥐꼬리망초(*Justicia procumbens* L. for. *albiflora* Y. Lee for. nov.)가 있다.

- **채취 방법과 시기** : 봄에 어린순을 채취하고, 가을에 전초를 채취하여 햇볕에 말린다.

- **성분** : 알칼로이드(alkaloid), 저스티시딘(justicidin) C 및 D 등의 리그난(lignan) 등이 함유되어 있다.

- **성미** : 성질이 차고, 맛은 짜다.

- **귀경** : 간(肝), 담(膽) 경락에 작용한다.

- **효능과 주치** : 해열 및 해독, 습사를 풀어주는 이습, 혈액순환 촉진, 통증 완화, 적체(積滯: 음식물이 소화되지 않고 위에 머물러 있는 증상)를 없애는 도체(導滯)의 효능이 있어서 감기발열, 기침, 인후통, 말라리아, 세균성 설사,

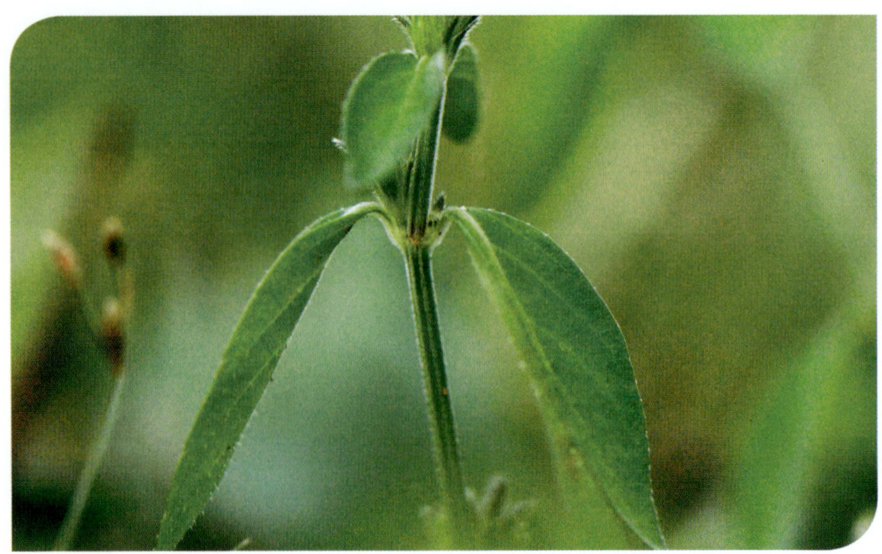

🍃 쥐꼬리망초_ 줄기와 잎

1158

쥐꼬리망초 · 광대수염 · 들깨풀 · 흰쥐꼬리망초

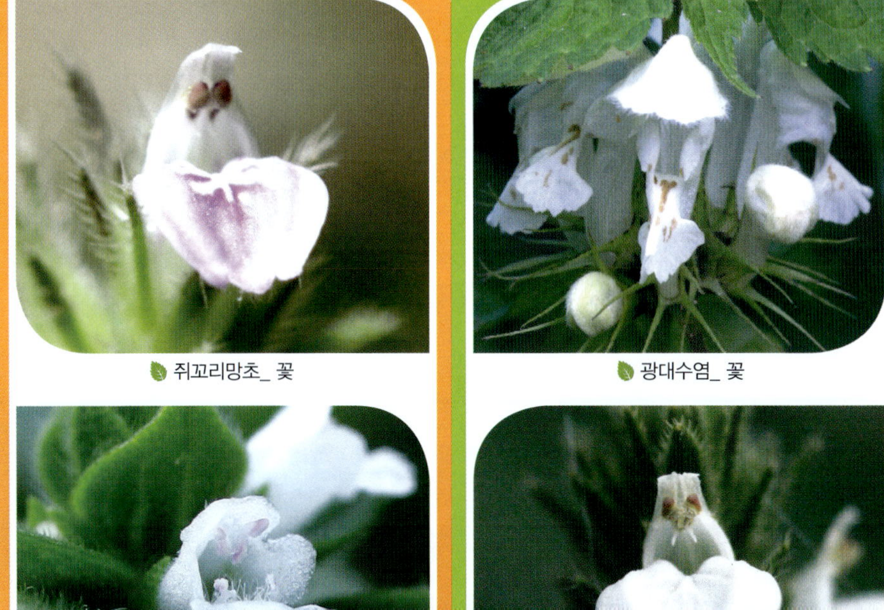

🌿 쥐꼬리망초_ 꽃

🌿 광대수염_ 꽃

🌿 들깨풀_ 꽃

🌿 흰쥐꼬리망초_ 꽃

황달, 신염으로 인한 부종, 근골동통(筋骨疼痛: 근육과 뼈가 쑤시고 아픈 증상), 소아감적(小兒疳積: 아이의 얼굴이 누렇고 배가 부은 듯하며 몸이 여위는 증상), 타박상, 종기, 정창(疔瘡) 등을 치료하는 데 사용한다.

🌿 **약용법과 용량** : 말린 약재 10~15g(신선한 약재는 30~45g)을 물 1L에 넣어 1/3이 될 때까지 달여 하루에 2~3회 나눠 마신다. 외용할 경우에는 짓찧어 환부에 바르거나 달인 액으로 씻어낸다.

🍂 **사용 시 주의사항** : 비(脾)의 기운이 약해질 우려가 있으므로 지나치게 많이 복용하지 않도록 한다. 특히 비기(脾氣)가 허하고 냉한 사람은 신중하게 사용하여야 한다.

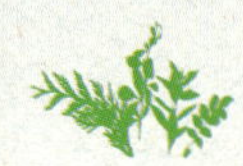

청폐, 강기, 진해, 거담의 효능이 있는

쥐방울덩굴

| 사용부위 | 뿌리, 줄기, 잎, 열매

Aristolochia contorta Bunge

- **이명** : 쥐방울, 마도령, 까치오줌요강, 방울풀
- **생약명** : 마두령(馬兜鈴), 청목향(青木香), 천선등(天仙藤)
- **과명** : 쥐방울덩굴과(Aristolochiaceae)
- **개화기** : 7~8월

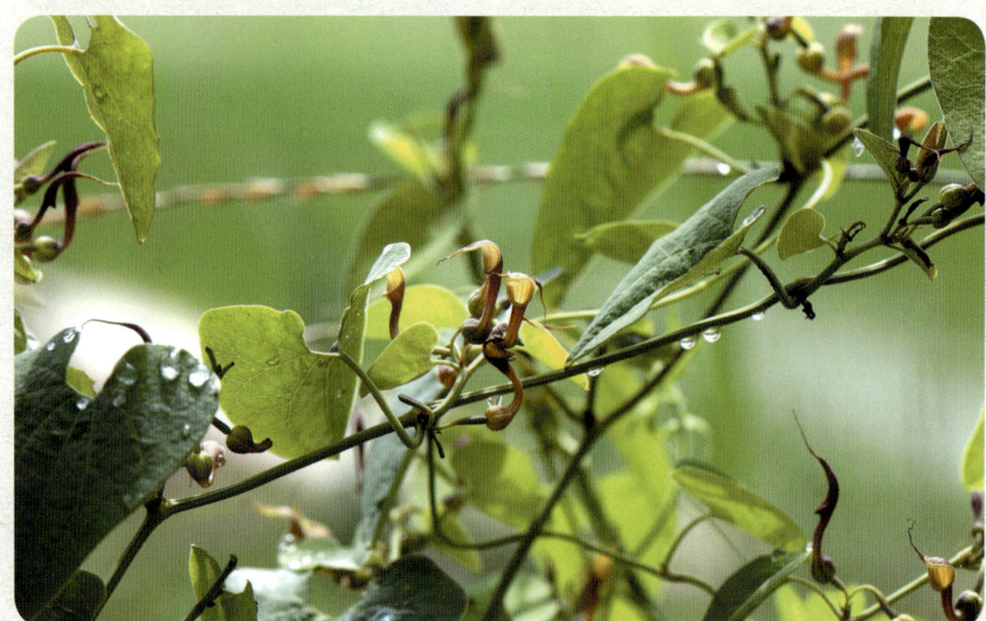

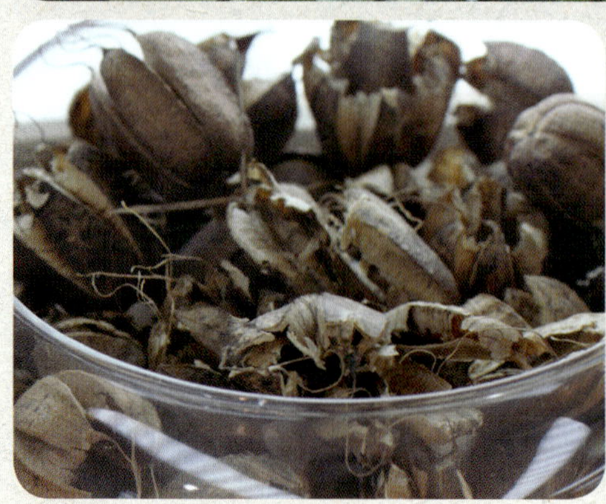

쥐방울덩굴_ 열매(약재 전형)

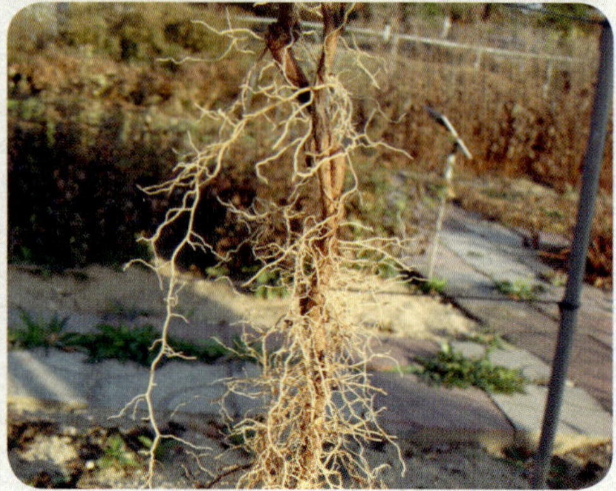

쥐방울덩굴_ 뿌리(채취품)

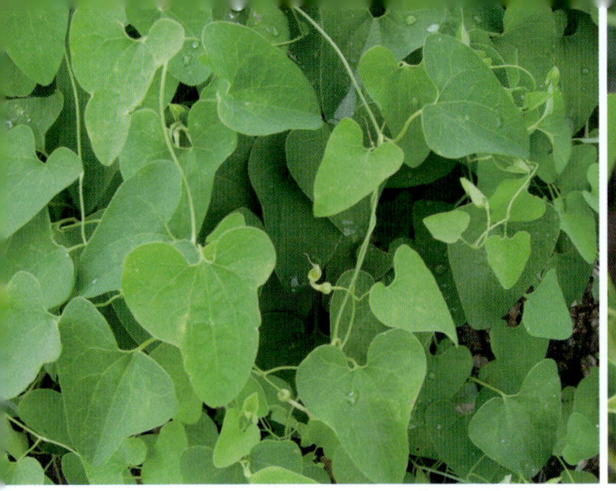
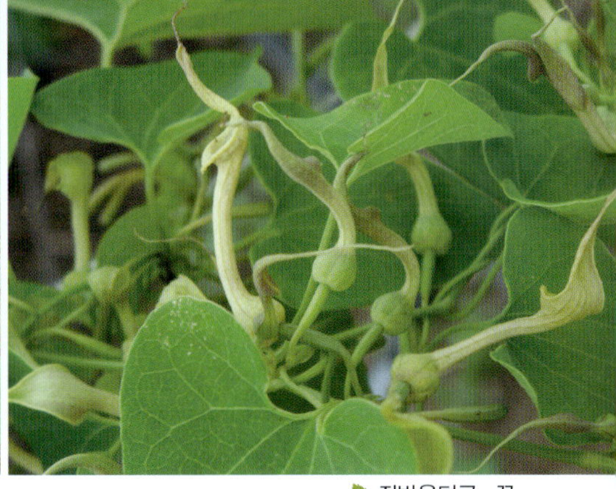

- **생육특성 :** 쥐방울덩굴은 각처의 산과 들의 숲 가장자리에서 자라는 다년생 덩굴식물이다. 생육환경은 반그늘 혹은 양지의 물 빠짐이 좋은 곳이며, 키는 1.5m 정도이다. 잎은 길이가 4~10cm, 너비 3.5~8cm로 흰빛이 도는 녹색이며 심장 모양으로 어긋난다. 꽃은 7~8월에 녹자색으로 피는데 꽃 모양은 통 같은데 잎겨드랑이에서 꽃자루가 1개씩 나오고 둥글게 커지는데 안쪽에 긴 털이 나 있고 윗부분이 좁아졌다가 나팔처럼 벌어지고 한쪽이 길게 뾰족해진다. 열매는 10월경에 길이 3~5cm로 둥글게 달리는데, 안에는 많은 종자가 들어 있다.

- **채취 방법과 시기 :** 열매기 디지기 전에 채취하고, 뿌리는 가을에 채취하며, 줄기, 잎은 서리가 내리기 전후 잎이 떨어지기 전에 채취하여 햇볕에 말린다.

- **성분 :** 종자에는 아리스토로킥산(aristolochic acid), 뿌리에는 아리스톨론 (aristolone), 마그노플로린(magnoflorine)이 함유되어 있다.

- **성미 :** 성질이 차고, 맛은 쓰다.

- **귀경 :** 폐(肺) 경락에 작용한다.

- **효능과 주치 :** 폐의 기운을 깨끗하게 하는 청폐(淸肺), 폐의 깨끗한 기운을 온몸으로 잘 내리게 하는 강기(降氣), 기침을 다스리는 진해, 담을 제거하는 거담, 혈압을 내리는 강압, 종기를 삭이는 소종의 효능이 있다. 사용하는 부위별로 다음과 같은 효능이 있는데 열매에는 폐의 기를 맑게 하고 좋은 기운을 온몸에 잘 내리게 하며 천식을 다스리고 기침을 멎게 하는 효능

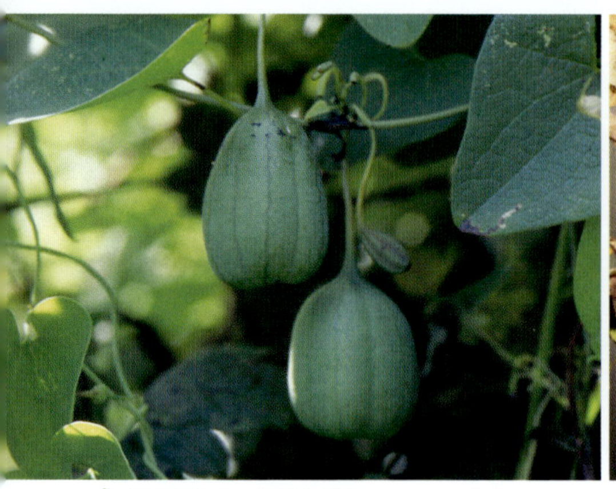

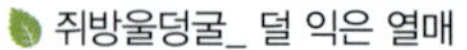
🌿 쥐방울덩굴_ 덜 익은 열매

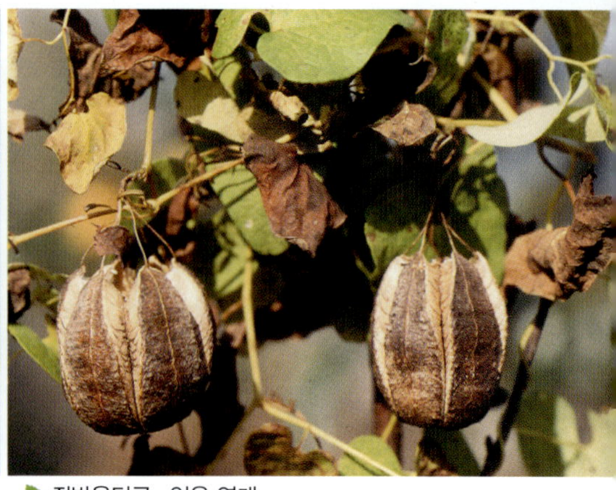
🌿 쥐방울덩굴_ 익은 열매

이 있어서 천식, 해수 각혈, 목이 쉬어 말을 하지 못하는 증세, 치루, 부종과 통증을 치료한다. 줄기와 잎, 뿌리에는 기혈의 운행을 좋게 하며 습사를 다스리고 통증을 멎게 하는 효능이 있어서 위통, 산기통(疝氣痛), 임신수종(姙娠水腫: 임신 7~8개월의 임신부에게 나타나는 임신중독증. 하지에 가벼운 부종이 생기다가 몸 전체가 붓거나 체중이 비정상적으로 증가함), 산후복통, 류머티즘성 동통을 치료한다.

🌿 **약용법과 용량** : 말린 열매 3~10g을 물 1L에 넣어 1/3이 될 때까지 달여 하루에 2~3회 나눠 마신다. 단독으로 사용하기보다는 다른 약재와의 혼합제로 사용한다.

🍂 **사용 시 주의사항** : 사용량이 많은 경우 구토를 촉진하는 최토(催吐)의 부작용이 나타나므로 전문가의 지도를 받아서 사용한다.

patent

쥐방울덩굴(마두령)의 기능성 및 효능에 관한 특허자료

▶ **마두령(쥐방울덩굴 열매) 추출물 등을 함유하는 구강용 조성물**

본 발명은 클루코실트랜스퍼레이즈(Glucosyltransferase; GTase)의 활성을 억제함으로써 프라그 형성에 의한 충치 및 치주질환을 예방하기 위한 구강용 조성물에 관한 것으로, 특히 관동화, 구맥(패랭이꽃 전초), 마두령(쥐방울덩굴 열매) 등을 물, 메탄올, 아세톤 등의 극성 용매로 환류 또는 침적 추출한 식물 추출물을 1종 이상 선택적으로 함유하는 것을 특징으로 하는데, 본 발명에 의한 구강용 조성물은 우수한 프라그의 억제 효과를 나타냄으로써 충치를 예방할 수 있다.

— 공개번호 : 10-1993-0011987, 출원인 : (주)태평양

1162

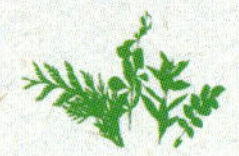

경련과 마비, 장염, 이질, 식중독을 다스리는

쥐손이풀

Geranium sibiricum L.

- 이명 : 손잎풀
- 생약명 : 노관초(老觀草)
- 과명 : 쥐손이풀과(Geraniaceae)
- 개화기 : 6~8월

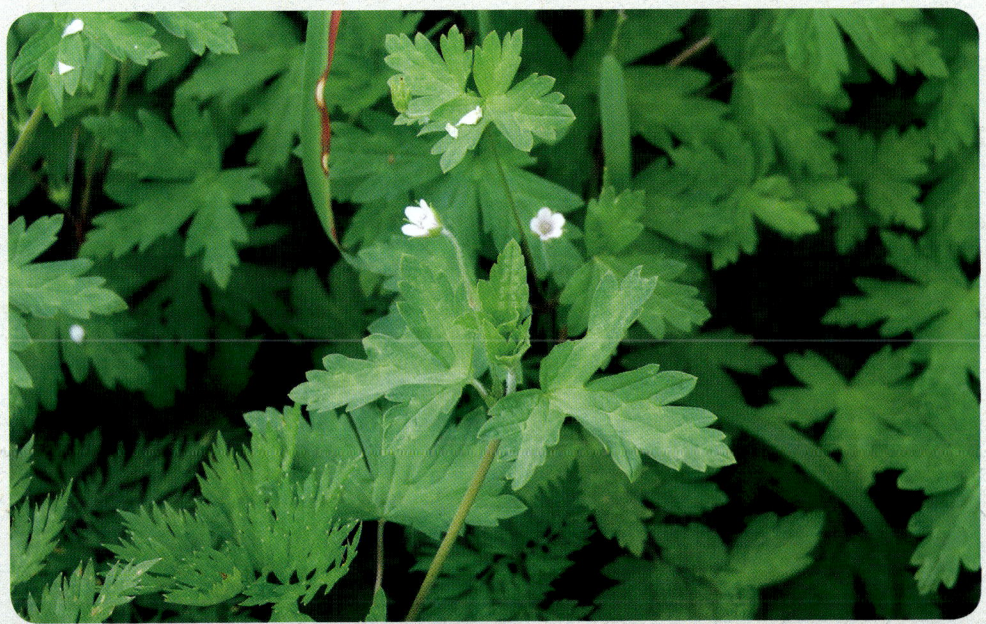

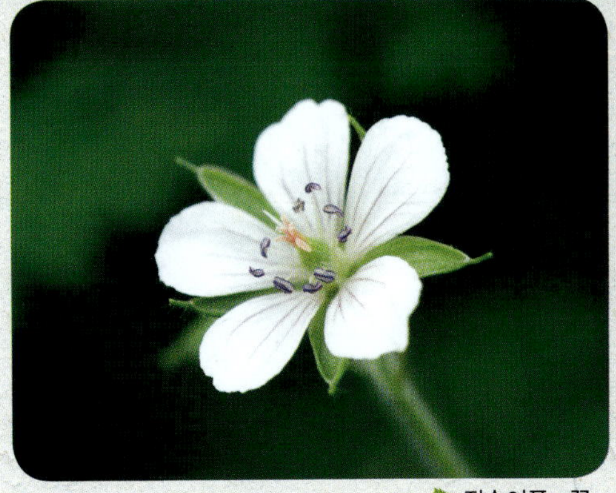

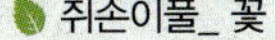

쥐손이풀_ 꽃

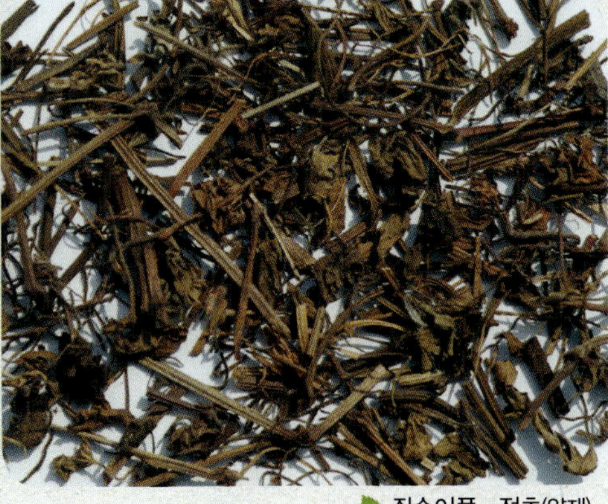

쥐손이풀_ 전초(약재)

🌿 **채취 방법과 시기 :** 여름부터 가을에 열매가 익기 전, 뿌리째 뽑아서 깨끗이 씻어 햇볕에 말린다. 50cm 정도로 자라고 꽃이 피는 시기가 약효가 가장 좋은데 이때 채취하여 말려두고 사용하면 된다.

🌿 **성분 :** 코릴라긴(corilagin), 엘라그산(ellagic acid), 에틸브레비폴린카복실 레이트(ethyl brevifolincarboxylate), 갈릭산(gallic acid), 게라닌(geraniin),

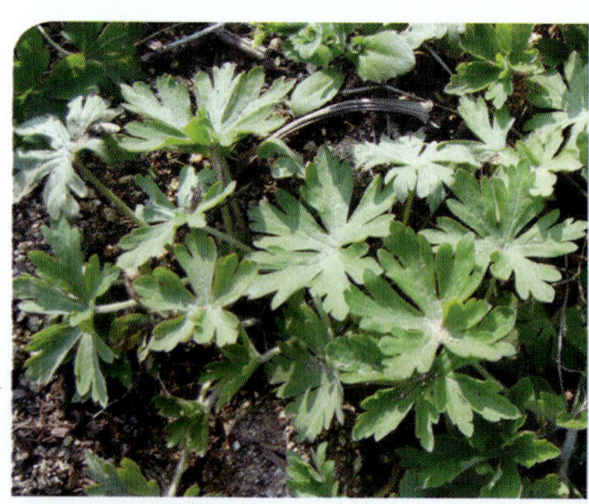

🌿 쥐손이풀_ 잎

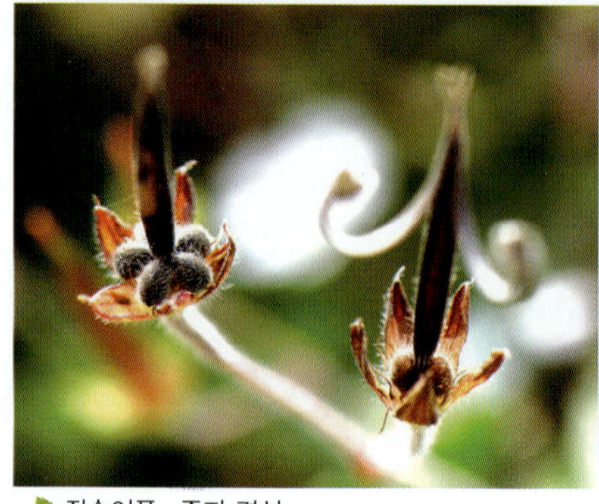

🌿 쥐손이풀_ 종자 결실

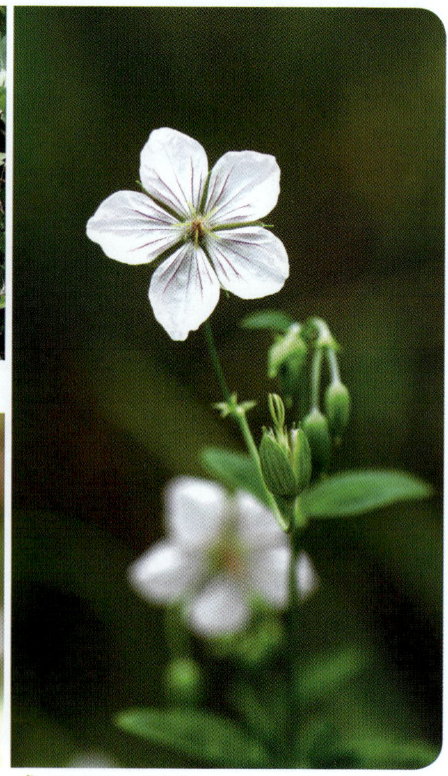

🌿 쥐손이풀_ 지상부

1164

캠페롤(kaempferol), 프로토카테쿠익산(protocatechuic acid), 쿼세틴(quercetin), 산톡실린(xanthoxylin) 등이 함유되어 있다.

🍃 **성미** : 성질이 평범하고, 맛은 쓰고 맵고, 독성이 없다.

🍃 **귀경** : 간(肝), 심(心), 대장(大腸) 경락에 작용한다.

🍂 **효능과 주치** : 수렴성이 강하며 위장의 점막을 보호하고 염증을 완화하는 효능이 있다. 또한 풍사를 없애서 풍을 치료하며 혈액순환을 좋게 하고 독성을 풀어주는 효능이 있어서 풍사와 습사로 인하여 결리고 쑤시고 아픈 풍습동통(風濕疼痛)과 구련마목(拘攣痲木 : 경련과 마비), 타박상, 장염, 이질, 설사 등을 치료하는 데 아주 유용하다. 장내 세균을 억제하는 효과가 있어서 식중독이 자주 발생하는 여름철에 요긴한 약재로 쓰인다.

🍃 **약용법과 용량** : 말린 전초 15~20g을 물 700mL에 넣어 끓기 시작하면 약하게 줄여 200~300mL가 될 때까지 달여 하루에 2회 나눠 마신다. 달인 액을 졸여서 고(膏)로 만들어 복용기도 한다.

🍂 **사용 시 주의사항** : 설사와 변비에 함께 사용할 수 있다. 이질풀 종류는 설사 치료에 뛰어난 효과가 있는데 위를 튼튼하게 하는 건위와 정장약의 효능도 있어서 달여서 따뜻하게 마시면 지사제로, 차게 마시면 변비를 개선할 수가 있다. 그렇기에 증상별 약용법을 혼돈하지 않도록 주의해야 한다.

patent

쥐손이풀의 기능성 및 효능에 관한 특허자료

▶ **쥐손이풀 추출물을 유효성분으로 함유하는 탈모 방지 또는 발모 촉진용 조성물**

본 발명은 쥐손이풀 추출물을 유효성분으로 함유하는 탈모 방지 또는 발모 촉진용 조성물에 관한 것으로서, 상세하게는 탈모 방지 또는 발모 촉진 효과를 나타내는 쥐손이풀 추출물을 유효성분으로 함유하는 화장료 조성물 및 약제학적 조성물을 제공한다. 쥐손이풀 추출물은 폴리페놀, 플라보노이드, DPPH 소거능 측정을 통해 항산화 활성이 있음을 확인하고, 생체 내와 시험관 내 실험 및 세포 독성 평가를 실시하여 탈모 또는 발모에 탁월한 효과가 있음을 나타냈다.

– 공개번호 : 10-2014-0031489, 출원인 : 중앙대학교 산학협력단

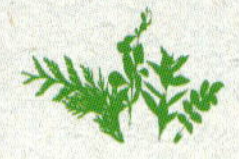

쥐오줌풀

| 사용부위 | 뿌리, 어린순

Valeriana fauriei Briq.

- **이명** : 길초, 긴잎쥐오줌, 줄댕가리, 은댕가리, 바구니나물
- **생약명** : 길초근(吉草根)
- **과명** : 마타리과(Valerianaceae)
- **개화기** : 5~7월

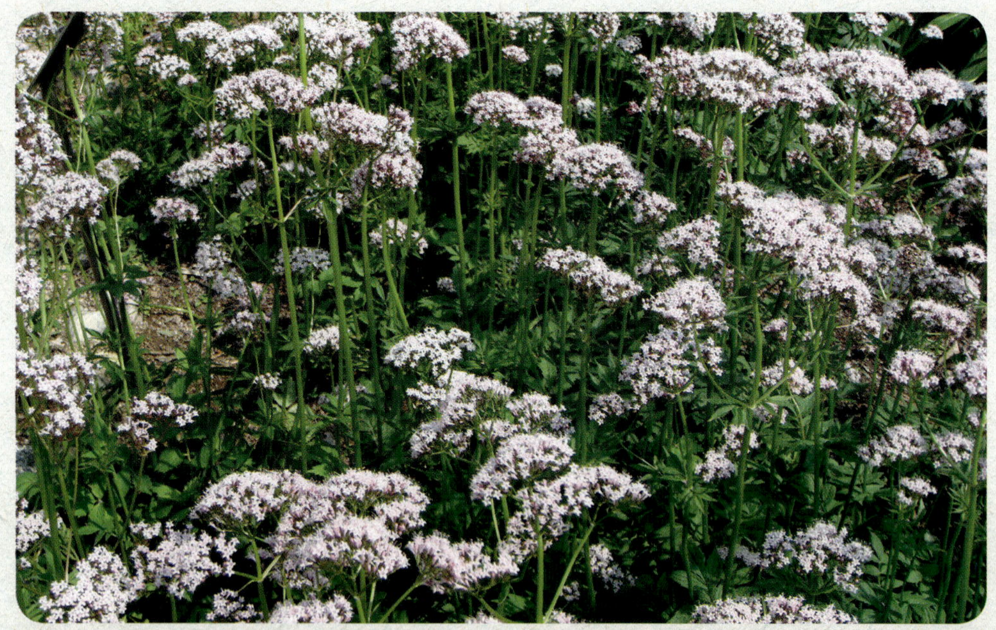

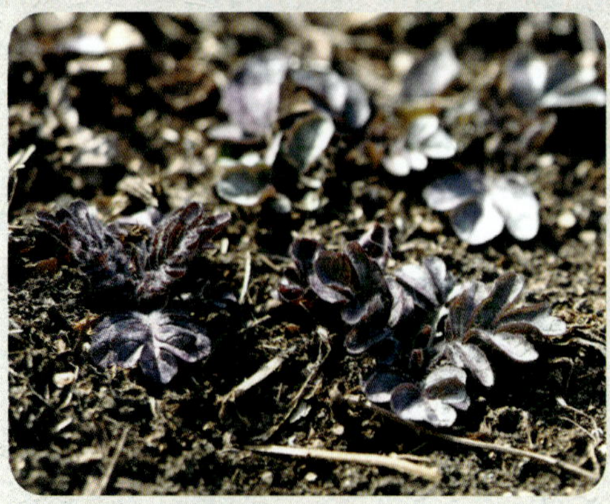

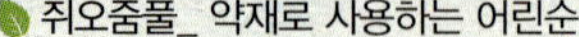

쥐오줌풀_ 약재로 사용하는 어린순

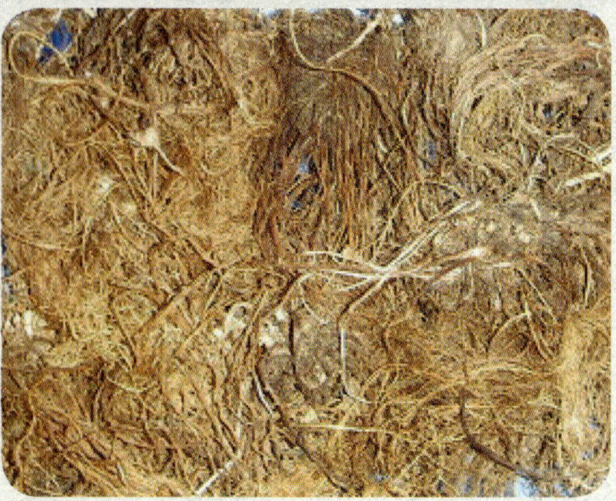

쥐오줌풀_ 뿌리(약재 전형)

🍃 **생육특성** : 쥐오줌풀은 전국의 각처에서 분포하는 숙근성 여러해살이풀인데, 척박한 토양에서도 잘 자라지만 비교적 토양 비옥도가 높은 곳과 반그늘 혹은 양지에서 잘 자란다. 키는 40~80cm이고, 잎은 지상부로 올라오고 난 후에는 뿌리잎이 자라지만 개화 때에는 없어지고 줄기잎이 자라는데 줄기잎은 5~7장으로 갈라지고 톱니가 있다. 꽃은 연한 붉은색으로 5~7월에 원줄기 끝과 옆 가지에서 둥근 형태로 핀다. 열매는 길이 0.4cm 정도인데 8월경에 꽃잎이 붙은 자리에서 짧은 갓털을 가지고 달리는데 가을의 약한 바람에도 쉽게 떨어져나간다.

🍂 **채취 방법과 시기** : 이른 봄에 어린순을 채취하고, 가을에 뿌리를 채취하여 햇볕에 말린다.

🍃 **성분** : 뿌리에는 정유가 함유되어 있으며 주성분은 보닐이소발레리아네

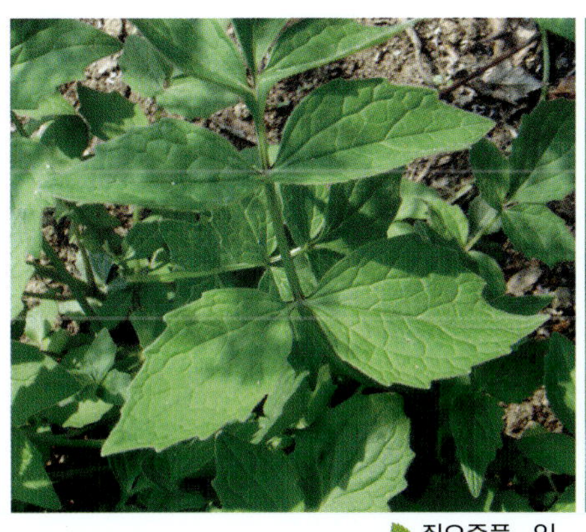

🍃 쥐오줌풀_ 잎

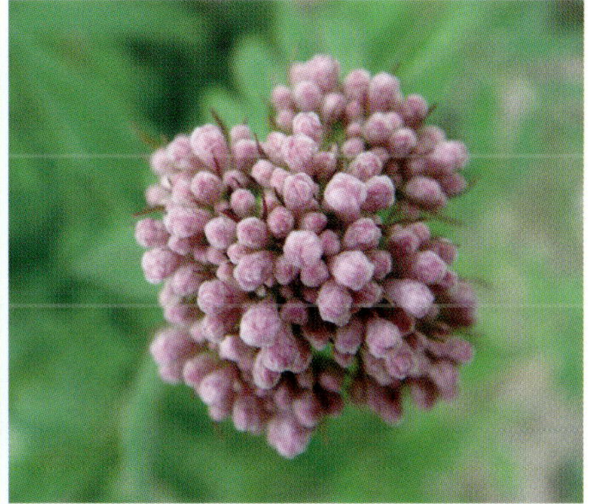

🍃 쥐오줌풀_ 꽃봉오리

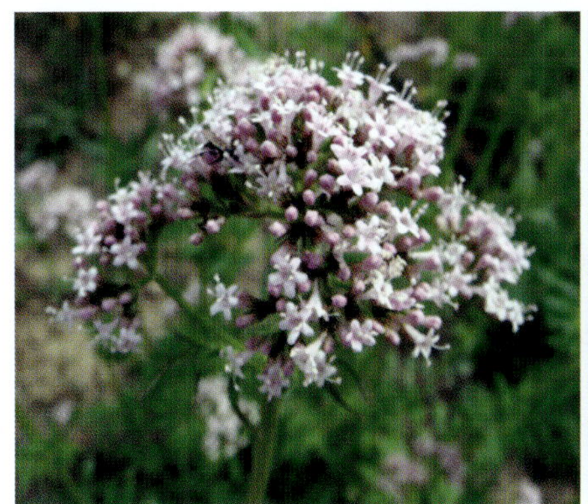

🍃 쥐오줌풀_ 꽃

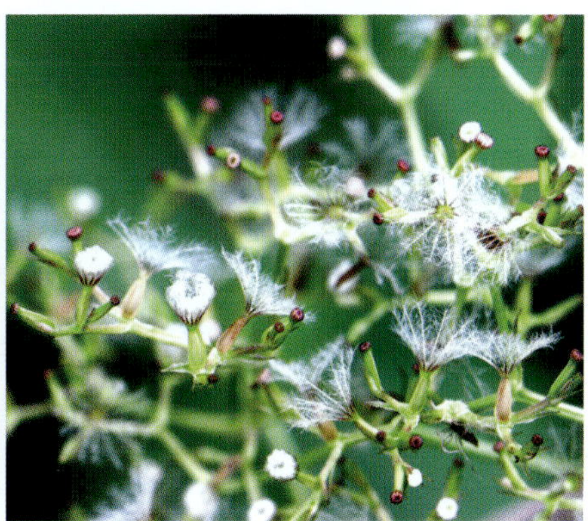

🍃 쥐오줌풀_ 종자 결실

이트(bornyl isovalerianate)이다. 기타 성분으로는 보네올(borneol), 캄펜(camphene), 알파-피넨(α-pinene), d-터피네올(d-terpineol), l-리미넨(l-liminen), 펠란드렌(phellandrene), 미르센(myrcene), 발레리아놀(valerianol), 발러레닉산(valerenic acid), 헤스페리티닉산(hesperitinic acid), 비헤닉산(behenic acid), 이소발레릭산(isovaleric acid), 마알리알콜(maali alcohol), 보닐아세테이트(bornyl acetate) 등이 함유되어 있다.

🍃 **성미** : 성질이 따뜻하고, 맛은 맵고 쓰다.

🍃 **귀경** : 심(心), 위(胃) 경락에 작용한다.

🍂 **효능과 주치** : 진정작용과 경련을 멈추는 진경작용 등의 효능이 있어서 신경쇠약, 정신불안, 요통, 월경불순, 무월경, 심장이나 위장의 쇠약을 치료하는 데 사용한다. 또한 심장쇠약의 합병증에 따르는 심근염(心筋炎), 류머티즘성 심장병, 위장경련, 관절염, 타박상, 외상출혈 등을 치료한다. 뿌리는 진정제로 특히 히스테리, 신경과민을 다스리는 데 효능이 매우 크다.

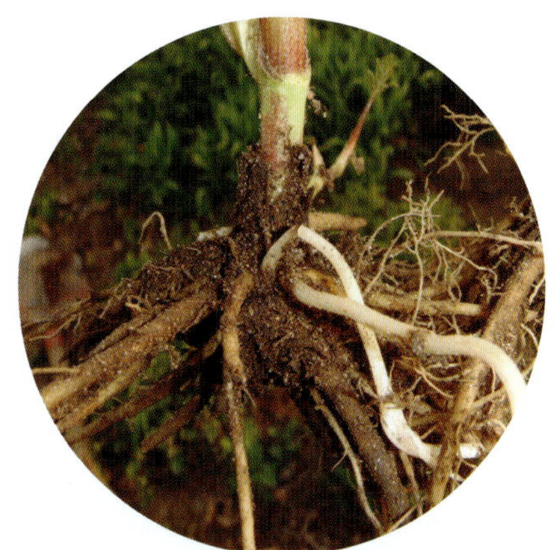

🌿 쥐오줌풀_ 뿌리(채취품)

🍃 **약용법과 용량** : 말린 약재 3~5g을 물 1L에 넣어 1/3이 될 때까지 달여 하루에 2~3회 나눠 마시거나, 술에 우려서 마신다.

patent

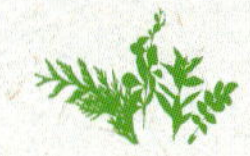

팔다리가 저리고 아픈 증세, 피부자양을 치료하는

지느러미엉겅퀴

| 사용부위 | 어린순, 전초

Carduus crispus L.

- **이명** : 지느레미엉겅퀴, 엉거시
- **생약명** : 비렴(飛廉)
- **과명** : 국화과(Compositae)
- **개화기** : 6~8월

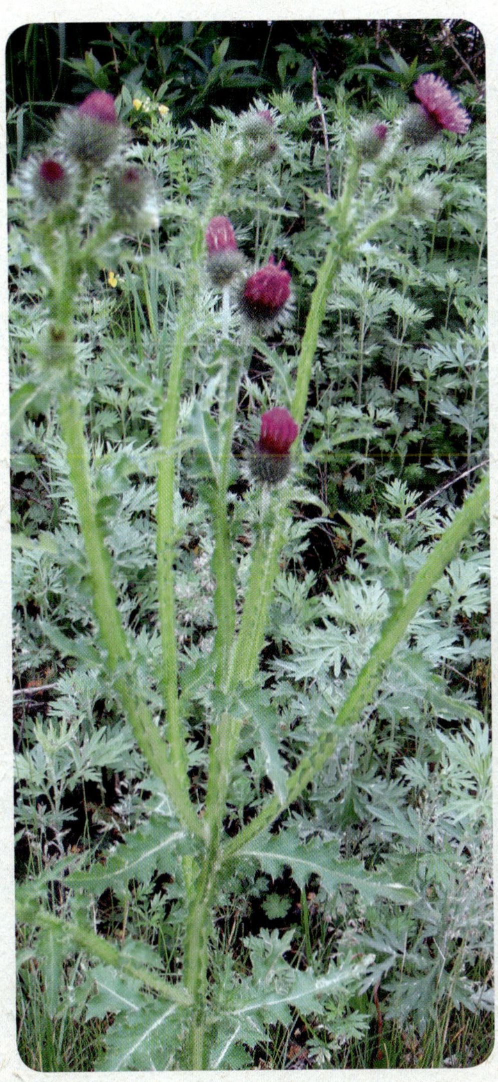

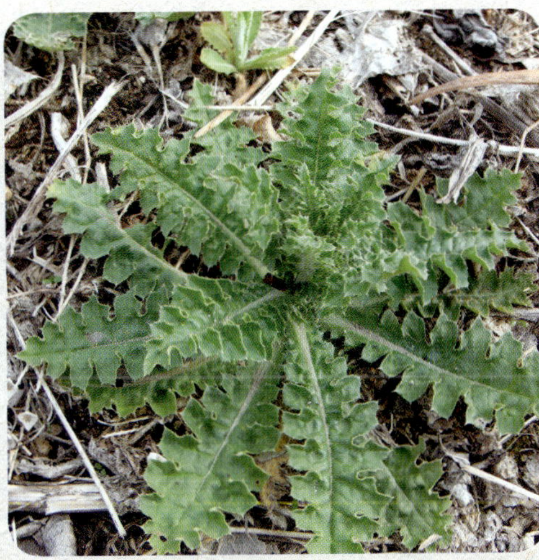

지느러미엉겅퀴_ 약재로 사용하는 어린순

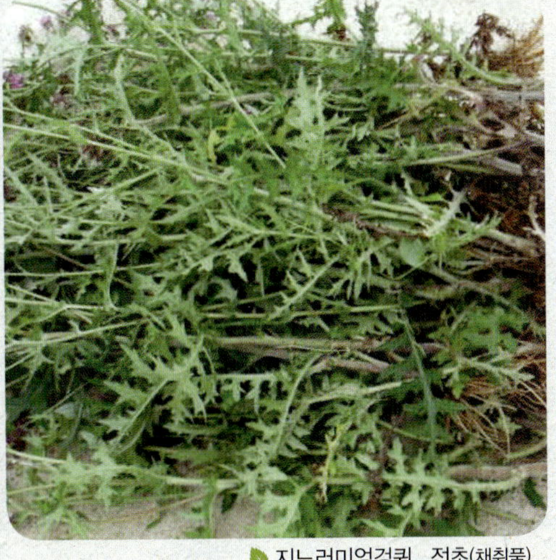

지느러미엉겅퀴_ 전초(채취품)

🌿 **생육특성** : 유럽과 서아시아가 원산인 지느러미엉겅퀴는 우리나라 각처의 들에서 자라는 두해살이풀이다. 생육환경은 햇빛이 잘 들어오는 양지이고, 키는 70~100cm이며, 줄기는 가지가 갈라지고 지느러미 모양의 좁은 날개가 있다. 잎은 길이가 30~40cm로 가장자리에는 가시가 나 있고 뒷면 맥 위에는 털이 나 있다. 잎은 타원형 바소꼴로 끝이 뾰족하고 뿌리에서 나온 잎은 꽃이 필 때 없어진다. 꽃은 자주색 또는 흰색으로 6~8월에 피는데 길이는 1.5cm 정도로 끝은 뾰족한 가시 모양으로 퍼지거나 뒤로 젖혀진다. 열매는 11월경에 달리고 길이 1.5cm 정도의 갓털이 나 있다.

🌿 **채취 방법과 시기** : 봄에는 어린순을, 여름에는 줄기를, 가을부터 이듬해 봄까지는 뿌리를 채취하여 신선한 채로 사용하거나 햇볕에 말려 사용한다.

🌿 **성분** : 아칸소이딘(acanthoidine), 아칸소인(acanthoine) 등이 함유되어 있다.

🌿 **성미** : 성질이 평범하고, 맛은 쓰다.

🌿 **귀경** : 간(肝), 심(心) 경락에 작용한다.

🌿 **효능과 주치** : 풍사를 없애서 풍을 치료하며, 열을 식히고 습사를 배출시키는 효능이 있어서 풍열에 의하여 팔다리가 저리고 아픈 증세, 침으로 찌르는 듯하며 가려운 피부병인 피부자양(皮膚刺痒), 요로감염, 혈뇨, 대하, 어혈과 종기, 화상 등을 치료하는 데 사용한다.

🌿 **약용법과 용량** : 말린 약재 10~20g을 물 1L에 넣어 1/3이 될 때까지 달여

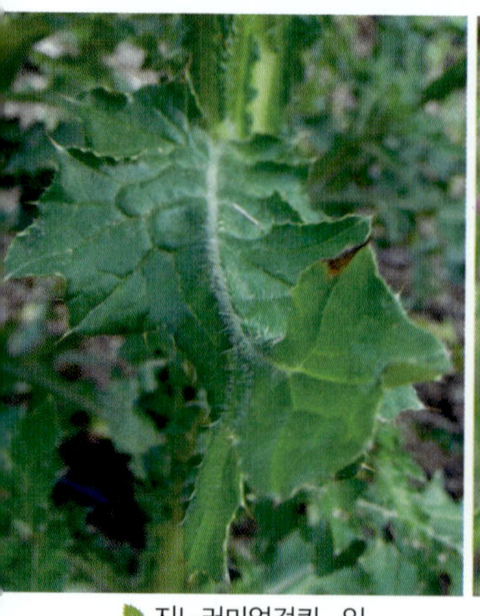

🌿 지느러미엉겅퀴_ 잎

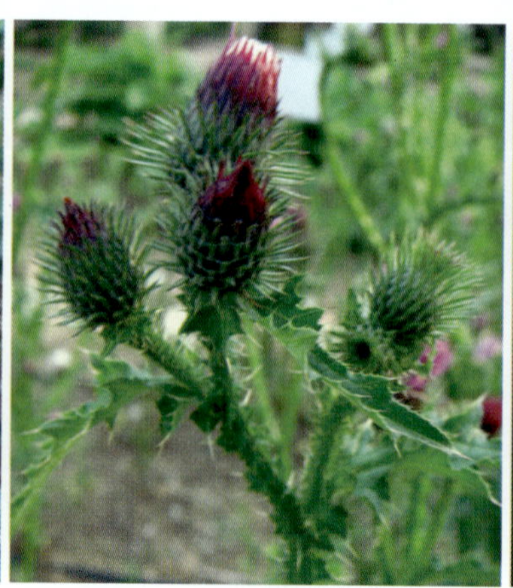

🌿 지느러미엉겅퀴_ 꽃봉오리

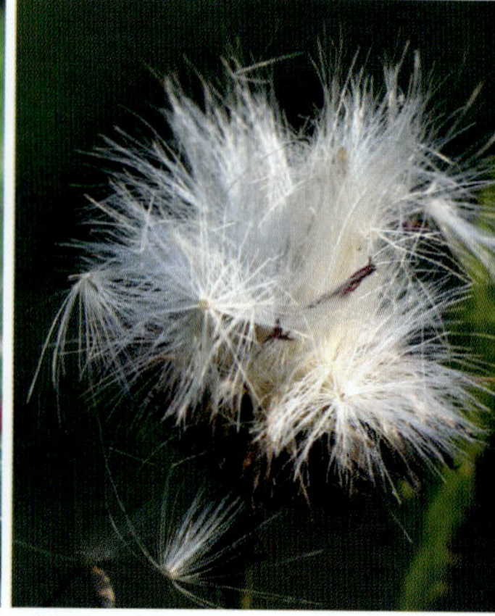

🌿 지느러미엉겅퀴_ 종자 결실

지느러미엉겅퀴	고려엉겅퀴
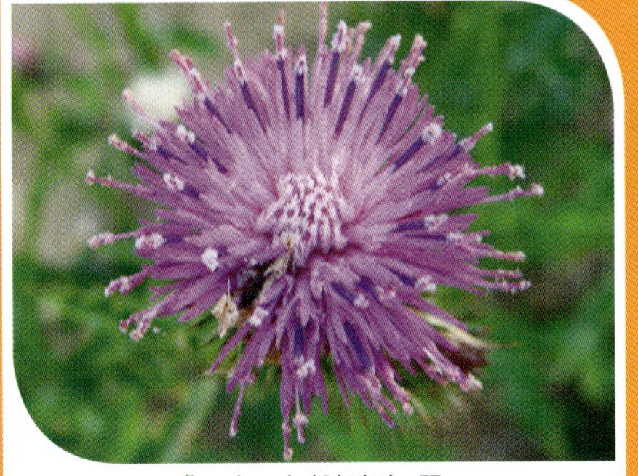	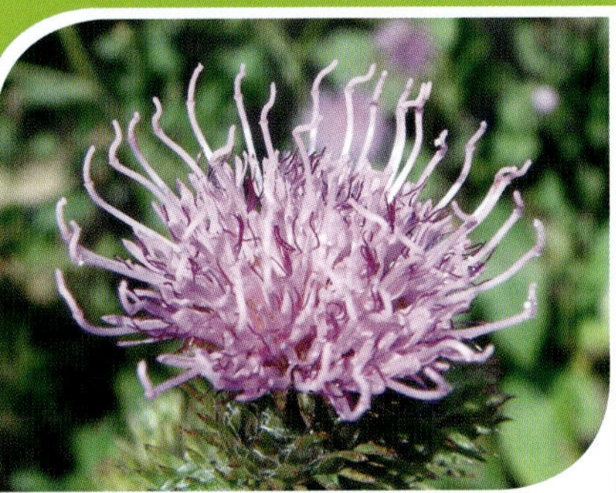

🌿 지느러미엉겅퀴_ 꽃

🌿 고려엉겅퀴_ 꽃

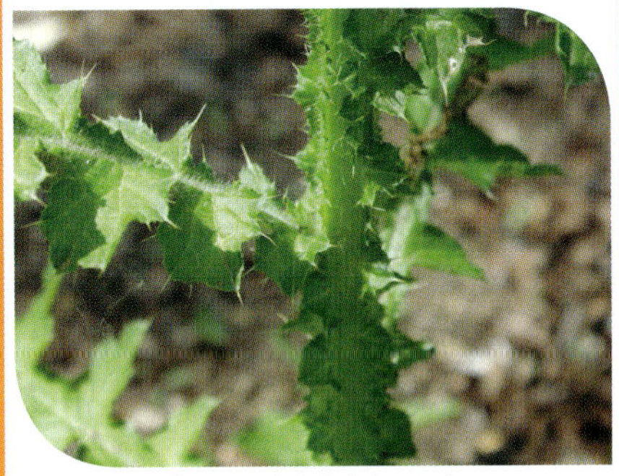	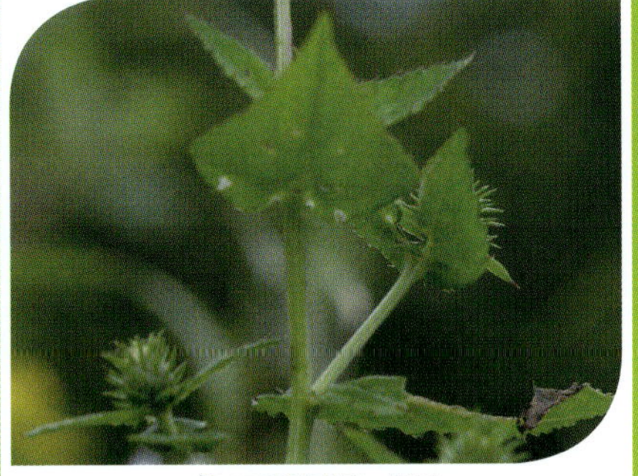

🌿 지느러미엉겅퀴_ 줄기

🌿 고려엉겅퀴_ 줄기

하루에 2~3회 나눠 마시거나, 가루로 만들어 복용하기도 하고, 술에 우려서 마시기도 한다. 외용할 경우에는 짓찧어서 환부에 붙이거나, 약재를 검게 태워 가루를 환부에 뿌린다.

patent

지느러미엉겅퀴의 기능성 및 효능에 관한 특허자료

▶ **지느러미엉겅퀴로부터 추출한 혈당 강하 및 진통제 조성물**

본 발명은 지느러미엉겅퀴로부터 혈당 강하작용이 강하고, 진통 활성이 우수하며, 안전성이 매우 높은 엑기스를 저렴한 유기용매를 사용하여 간단하면서도 효과적으로 추출 정제하는 방법과 이 정제된 엑기스를 약학적으로나 기능적으로 사용 가능한 부형제 또는 보조제 등과 함께 단독 또는 기타의 유효 약물들이나 성분 및 엑기스들과 함께 병용해서 사용하는 당뇨병 예방. 치료보조제 및 치료제 조성물과 소염 또는 해열진통제 등의 진통제 조성물에 관한 것이다.

– 공개번호 : 10–2003–0064921, 출원인 : 삼진제약(주)

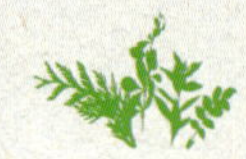

지치

| 사용부위 | 뿌리

Lithospermum erythrorhizon Siebold & Zucc.

- **이명**: 지초, 지추, 자초(紫草), 자초근(紫草根), 자단(紫丹), 자초용(紫草茸)
- **생약명**: 자근(紫根)
- **과명**: 지치과(Boraginaceae)
- **개화기**: 5~6월

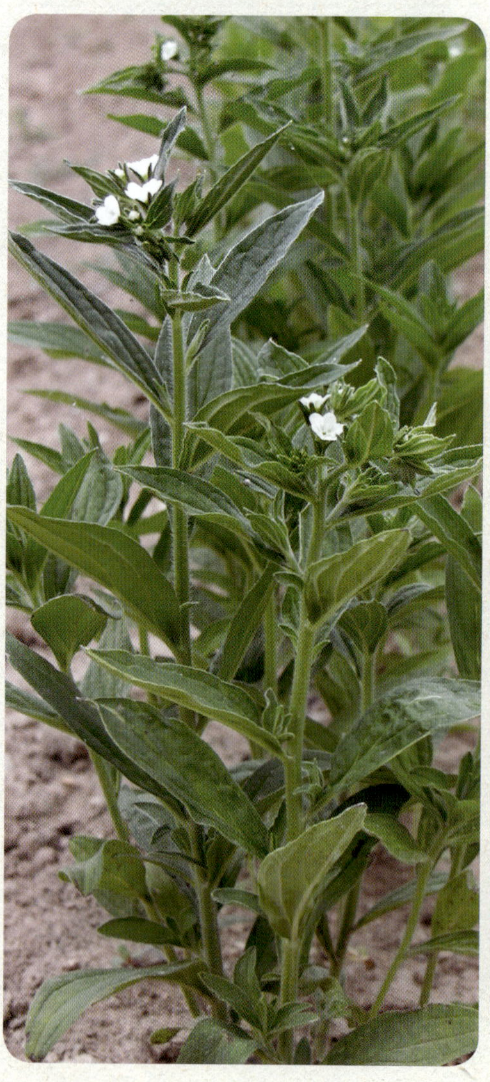

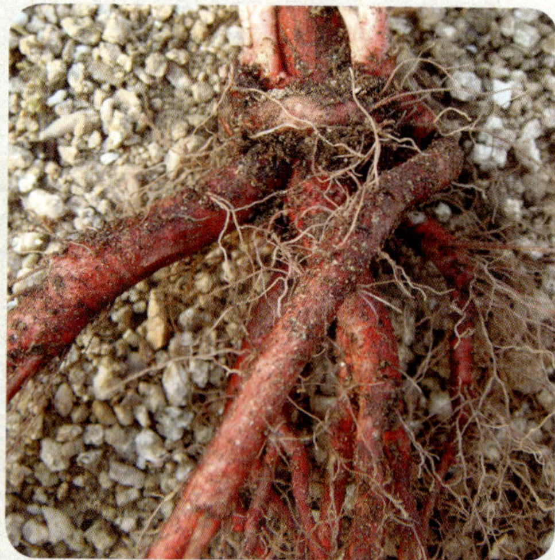

지치_ 뿌리(채취품)

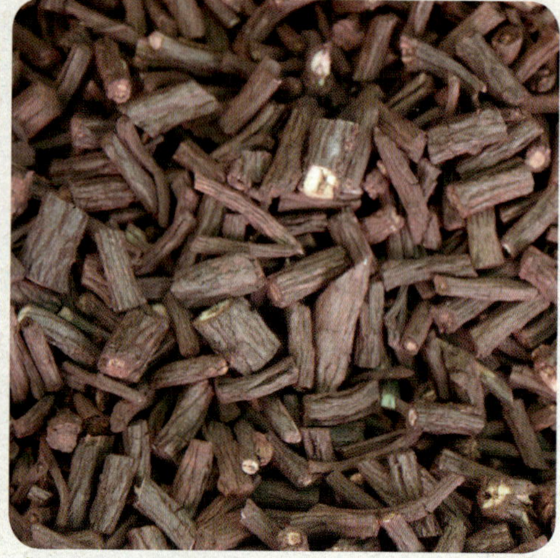

지치_ 뿌리(약재)

 : 지치는 각지에서 분포하며 재배도 하는 여러해살이풀이다. 키는 30~70cm이며, 줄기는 곧게 자라고 전체에 털이 있다. 잎은 바소꼴로 잎자루가 없는 채로 어긋나며 질은 두터운 편이다. 꽃은 흰색으로 5~6월에 줄기와 가지 끝에서 총상꽃차례로 피는데 잎 모양의 포가 있다. 자근(紫根)이라 부르며 약용하는 뿌리는 곧게 뻗어나가는 편인데 원기둥 모양으로 비틀려 구부러졌고 가지가 갈라지며 길이 7~14cm, 지름 1~2cm이다. 약재 표면은 자홍색 또는 자흑색으로 거칠고 주름이 있으며 껍질부는 얇아 쉽게 탈락한다. 질은 단단하면서도 부스러지기 쉽고 단면은 고르지 않으며 목질부는 비교적 작고 황백색 또는 황색이다.

채취 방법과 시기 : 가을부터 이듬해 봄 사이에 뿌리를 채취하여 이물질을 제거하고 건조하며 절단해 사용한다.

성분 : 뿌리에는 쉬코닌(shikonin), 아세틸쉬코닌(acetylshikonin), 알카닌(alkanin), 이소바이틸쉬코닌(isobytylshikonin), 베타,베타-디메틸아크릴-

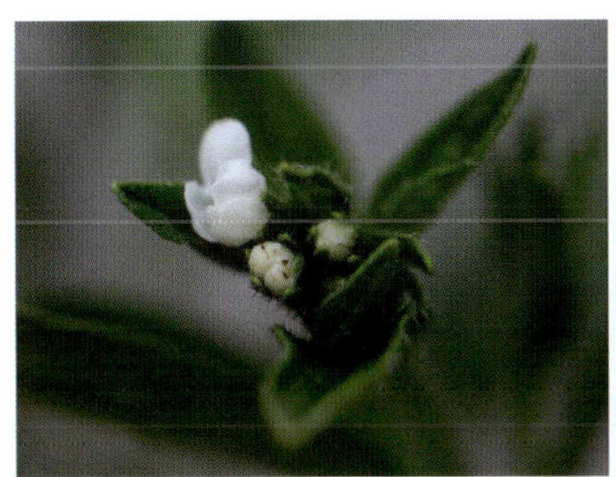

지치_ 꽃봉오리

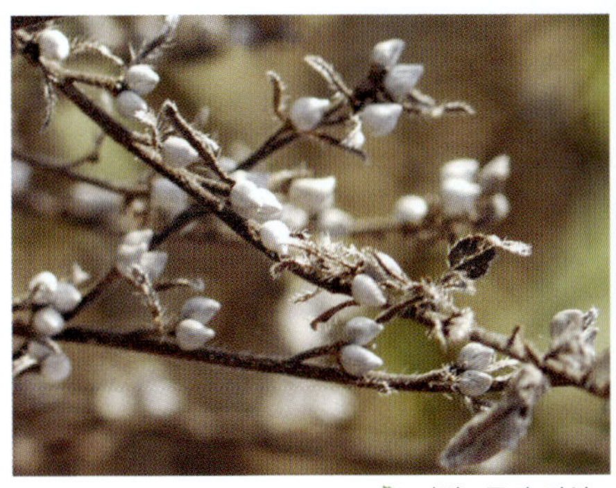

지치_ 종자 결실

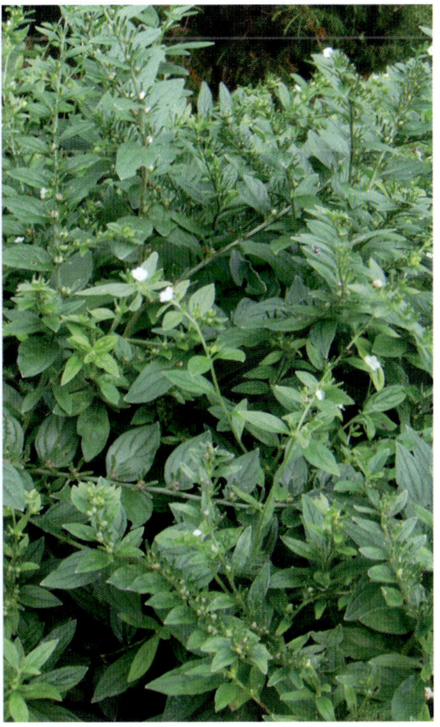

지치_ 무리

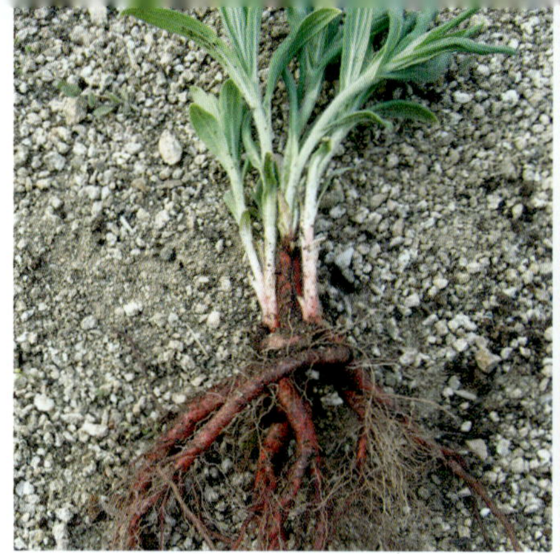
🌿 지치_ 전초(채취품)

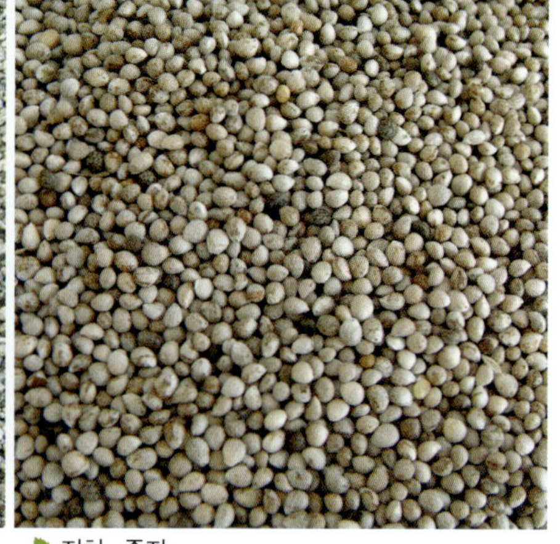
🌿 지치_ 종자

쉬코닌(β,β-dimethylacryl-shikonin), 베타-하이드록시이소발러릴쉬코닌(β-hydroxyisovalerylshikonin), 테트라크릴쉬코닌(tetracrylshikonin) 등이 함유되어 있으며, 주성분인 쉬코닌, 아세틸쉬코닌은 항염증, 창상 치유, 항종양작용 등이 있어 고약으로 만들어 화상, 피부염증, 항균작용 등에 사용한다.

🍃 **성미** : 성질이 차고, 맛은 달며, 독성이 없다.

🍃 **귀경** : 간(肝), 심(心) 경락에 작용한다.

🍂 **효능과 주치** : 열을 풀어주는 해열, 혈액순환을 잘 되게 하는 활혈, 심기능을 강화하는 강심, 독을 풀어주는 해독, 종기를 제거하는 소종 등의 효능이 있어서 간염, 습열황달(濕熱黃疸), 열결변비(熱結便秘), 토혈, 코피, 요혈, 자반병, 단독, 동상, 화상, 습진 등을 치료하는 데 사용한다.

🍃 **약용법과 용량** : 말린 뿌리 4~12g을 물 1L에 넣어 1/3이 될 때까지 달여 마시거나, 가루로 만들어 복용한다. 민간에서는 말린 뿌리 10g을 물 700mL에 넣어 끓기 시작하면 약하게 줄여 200~300mL가 될 때까지 달여 하루에 2회 나눠 마셨다. 외용할 경우에는 고약으로 만들어 환부에 붙인다. 민간에서는 황백(황벽나무 껍질)과 지치를 3:1로 섞어 가루로 만들어 참기름에 개어 연고처럼 만들어 주부습진에 사용하는데 저녁에 잠자리에 들기 전 손을 깨끗이 씻고 참기름에 개어둔 연고를 바르고 자면 효과가 매우 좋다고 한다. 그 밖에도 증류주를 내릴 때 소줏고리를 통과한 술을 지치를 통과하게 하여 붉은 색소와 약효를 동시에 얻는 전통 민속주로 활용하기

지치	반디지치
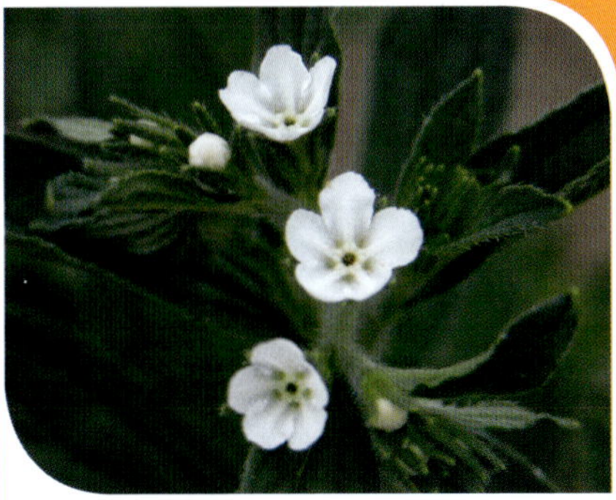 지치_ 꽃	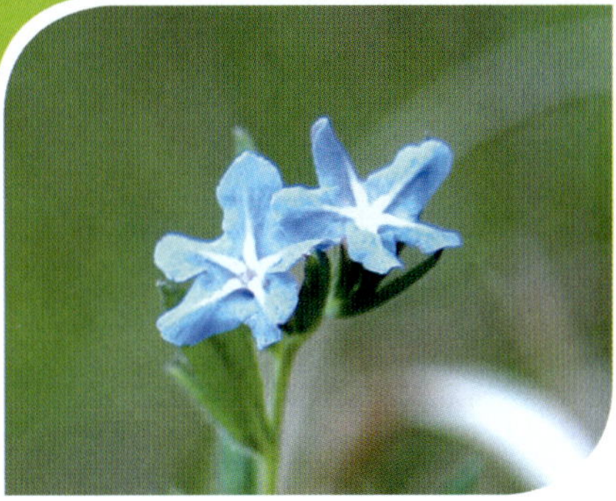 반디지치_ 꽃
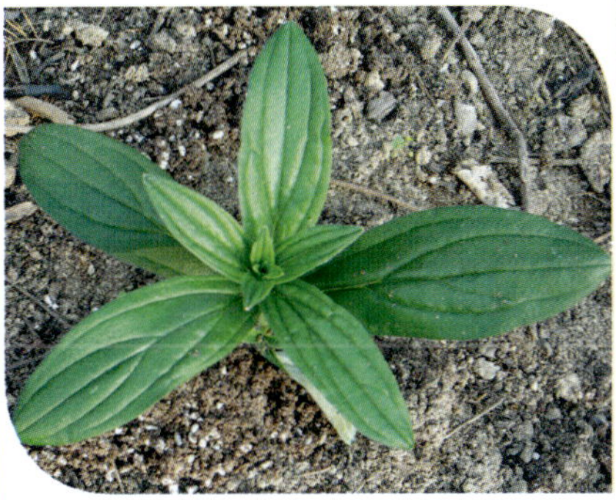 지치_ 잎	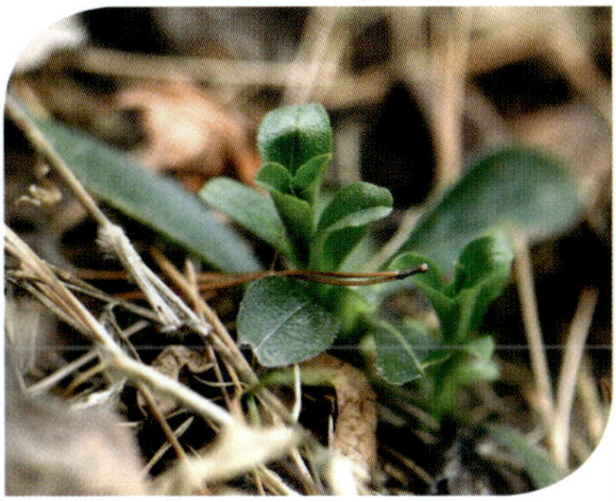 반디지치_ 잎

도 하고(진도 홍주), 공업적으로는 자줏빛 염료로 활용하기도 하는데 그 빛깔이 고와 예로부터 민간에서 애용되어왔다.

🍁 **사용 시 주의사항** : 성질이 차고 활설(滑泄)하므로 비 기능이 약하여 변이 무른 사람은 신중하게 사용하여야 한다.

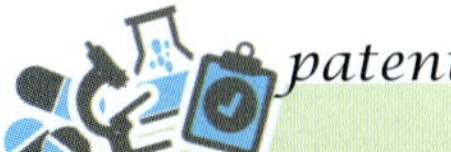

지치의 기능성 및 효능에 관한 특허자료

▶ 지치 추출물을 유효성분으로 하는 지방간 개선용 식품조성물

본 발명은 지방간 개선용 식품조성물에 관한 것으로서, 구체적으로는 지치 추출물을 유효성분으로 하는 지방간 개선용 식품조성물에 관한 것이다.

– 공개번호 : 10–2011–0059572, 출원인 : 남종현

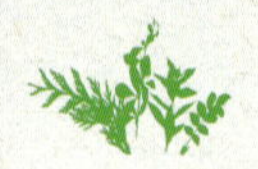

지칭개

| 사용부위 | 어린순, 전초

Hemistepa lyrata Bunge

- **이명** : 지칭개나물
- **생약명** : 이호채(泥胡菜)
- **과명** : 국화과(Compositae)
- **개화기** : 5~7월

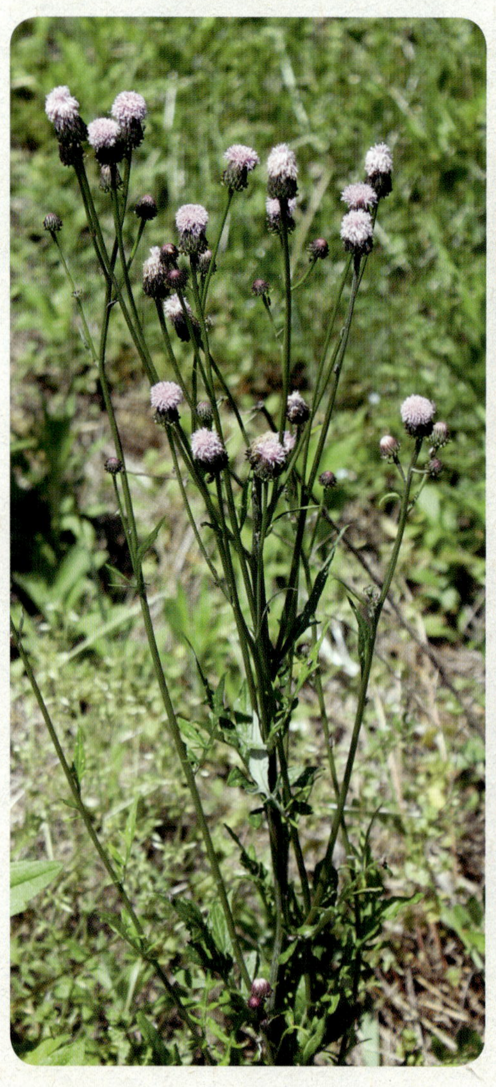

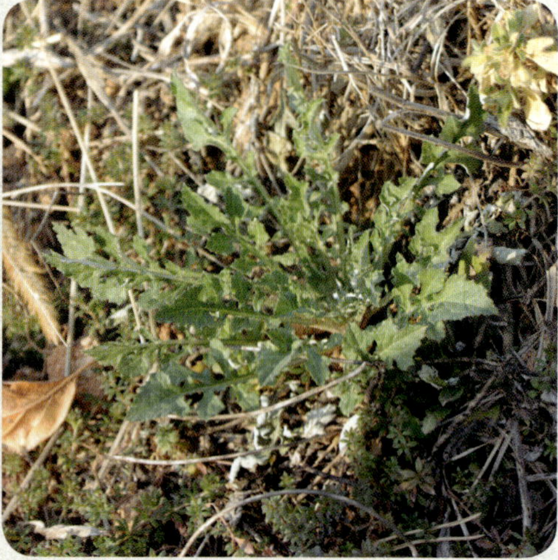

지칭개_ 약재로 사용하는 어린순

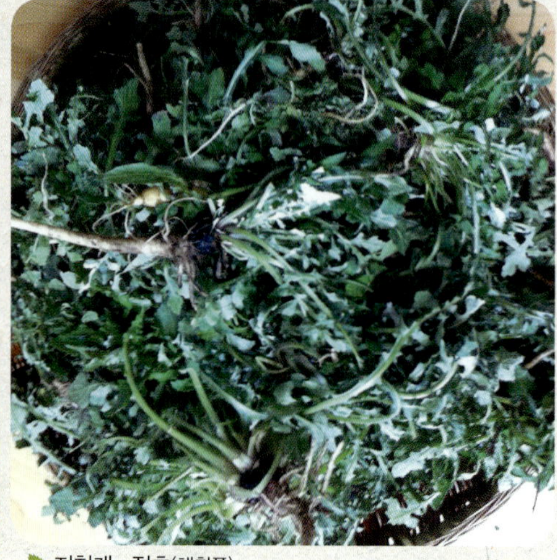

지칭개_ 전초(채취품)

🔹 **생육특성** : 지칭개는 중부 지방 이남의 산과 들에서 자라는 두해살이풀이다. 생육환경은 건조하고 마른 양지 혹은 반그늘이며, 키는 60~80cm이다. 줄기 속은 비어 있고 가지는 갈라진다. 뿌리에서 나온 잎은 꽃이 필 때 말라 없어지고 줄기 밑부분에 달린 잎은 거꾸로 세운 바소꼴 또는 바소꼴 타원형이다. 잎의 길이는 7~21cm로 뒷면에는 흰 털이 빽빽하고 뾰족하게 나 있다. 꽃은 통꽃인데 홍자색으로 5~7월에 줄기나 가지 끝에서 1송이씩 위를 향해 피는데 꽃이 필 때에는 곧게 선다. 열매는 짙은 갈색으로 8~10월경에 타원형으로 달린다.

🔹 **채취 방법과 시기** : 이른 봄에 어린순을, 가을에 전초를 채취하여 햇볕에 말린다.

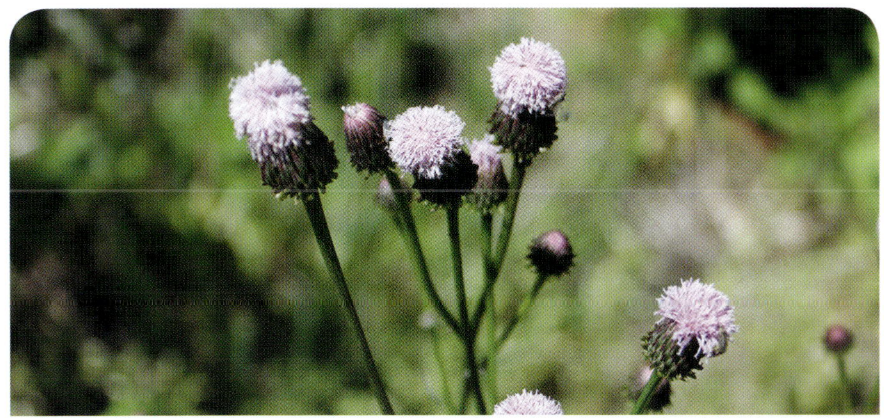

🌿 지칭개_ 꽃봉오리와 꽃

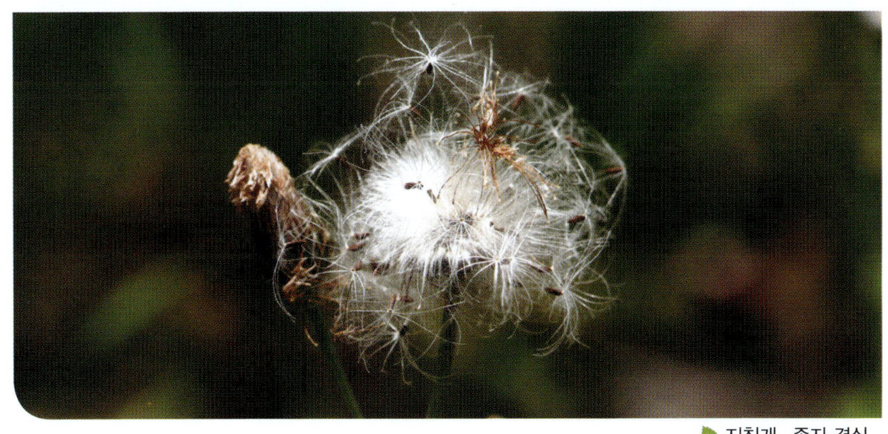

🌿 지칭개_ 종자 결실

지칭개	냉이
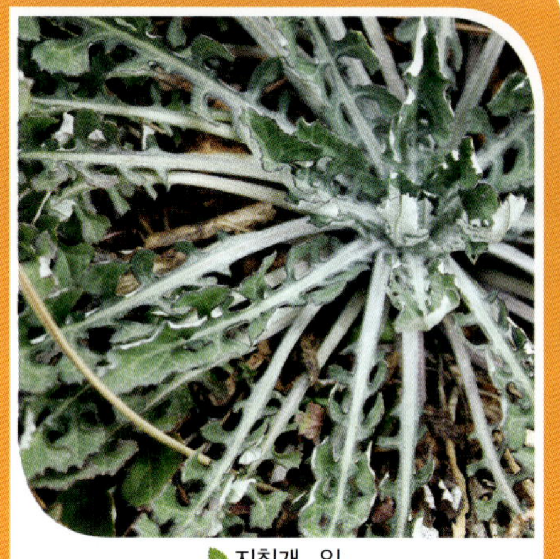	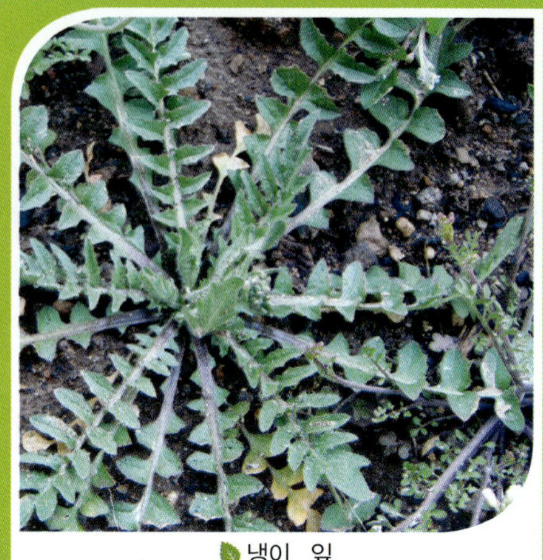
🌿 지칭개_ 잎	🌿 냉이_ 잎

🌿 **성미** : 성질이 차고, 맛은 달다.

🌿 **귀경** : 간(肝), 대장(大腸) 경락에 작용한다.

🌿 **효능과 주치** : 열을 식히는 청열, 독성을 풀어주는 해독, 종기를 삭이는 소종, 어혈을 제거하는 거어(祛瘀)의 효능이 있어서 치루, 종기와 부스럼, 외상출혈, 골절을 치료하는 데 사용한다.

🌿 **약용법과 용량** : 말린 약재 10~20g을 물 1L에 넣어 1/3이 될 때까지 달여 하루에 2~3회 나눠 마시거나, 짓찧어서 환부에 붙이기도 하고 달인 물로 환부를 닦아내기도 한다.

patent

지칭개의 기능성 및 효능에 관한 특허자료

▶ **지칭개에서 분리된 유효성분인 헤미스텝신을 함유하는 혈당 강하용 제약조성물**

본 발명은 구아노리드 형태의 헤미스텝신, 특히 지칭개에서 분리된 α,β─불포화 세스퀴테페노이드 락톤을 포함하는 혈당 강하용 제약 조성물에 관한 것이다. 구아노리드 형태의 헤미스텝신을 포함하는 본 발명의 혈당 강하용 제약 조성물은 종래의 당뇨병 치료제보다 활성이 우수하고 부작용 등의 문제가 적어 당뇨병 치료에 매우 효과적이다.

─ 공개번호 : 10─2002─0065950, 출원인 : 양민석, 박기훈

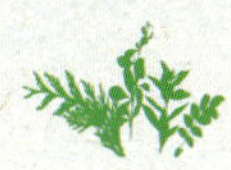

청열, 자양, 강장, 양혈, 강심, 진액 생성의 효능이 있는

지황

| 사용부위 | 덩이뿌리

Rehmannia glutinosa (Gaertn.) Libosch. ex Steud.

- 이명 : 지수(地髓), 숙지(熟地)
- 생약명 : 생지황(生地黃), 건지황(乾地黃), 숙지황(熟地黃)
- 과명 : 현삼과(Scrophulariaceae)
- 개화기 : 6~7월

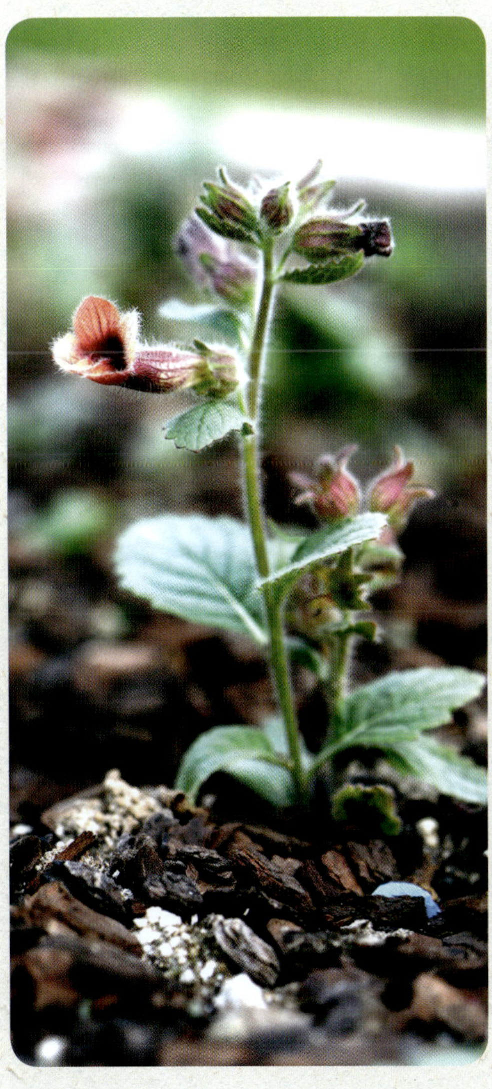

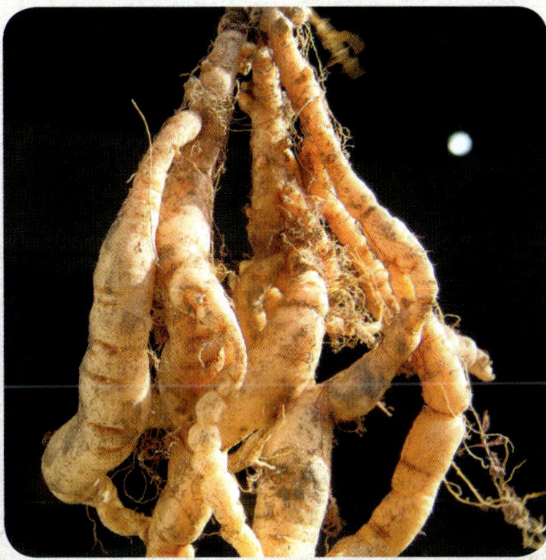

지황_ 덩이뿌리(채취품)

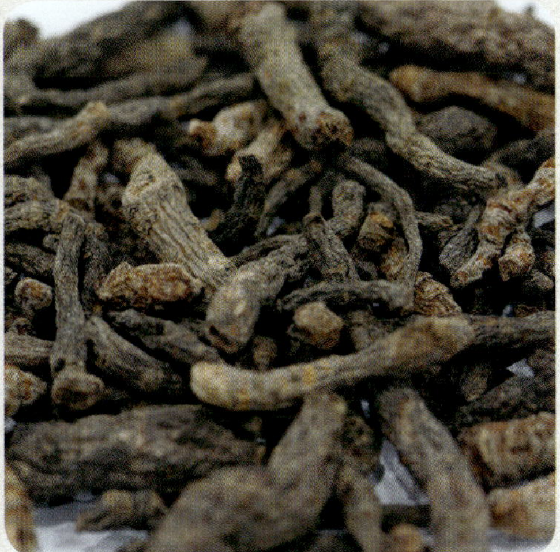

지황_ 덩이뿌리(약재)

🍃 **생육특성 :** 지황은 여러해살이풀로, 전국 각지에서 분포하고 재배도 많이 하는데 특히 전북 정읍 옹동면은 전통적으로 지황의 주산지이고 최근 충남 서천과 서산 지방에서도 많이 재배하고 있다. 키는 20~30cm로 자라고, 줄기는 곧추서며 전체에 짧은 털이 나 있다. 뿌리는 감색으로 굵고 옆으로 뻗는데, 생뿌리는 생지황(生地黃), 건조한 뿌리는 건지황(乾地黃), 말린 뿌리는 숙지황(熟地黃)이라고 한다. 뿌리에서 나온 잎은 뭉쳐나고 타원형이다. 잎끝은 둔하고 밑부분이 뾰족하며 가장자리에 물결 모양의 톱니가 있다. 잎 표면에는 주름이 있으며 뒷면에는 맥이 튀어나와 그물 모양이된다. 줄기에 달린 잎은 타원형으로 어긋난다. 꽃은 홍자색으로 6~7월에 총상꽃차례로 15~18cm의 꽃대 위에서 핀다. 열매는 튀는열매로 타원형이다.

🍂 **채취 방법과 시기 :** 숙지황 제조하는 방법[가을에 지상부가 고사하면 덩이뿌리를 채취하는데 겨울에 동해(凍害)가 없는 곳에서는 이듬해 이른 봄에 채취하기도 함]

① 지황즙(地黃汁)으로 제조하는 방법 : 먼저 깨끗이 씻은 지황을 물에 담가 물에 가라앉는 지황을 숙지황 원재료로 준비하고, 물의 중간부에 뜨는 지황[인황(人黃)]과 수면 위에 전부 뜨는 지황[천황(天黃)]을 건져내어 함께 짓찧어 즙액을 만든다. 먼저 건져둔 지황에 짓찧어 준비한 천황과 인황을 버무린 다음 찜통에 넣고 충분히 쪄서 꺼내 햇볕에 말리고 다시 지황즙 속에 하룻밤 담갔다가 찐 후 햇볕에 말린다. 이렇게 찌고 말리

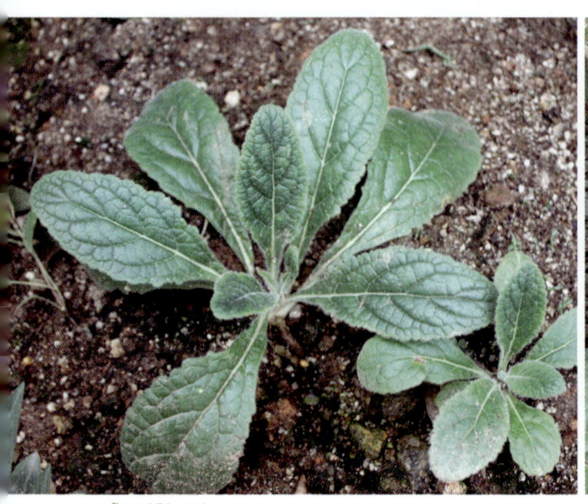

🍃 지황_ 잎

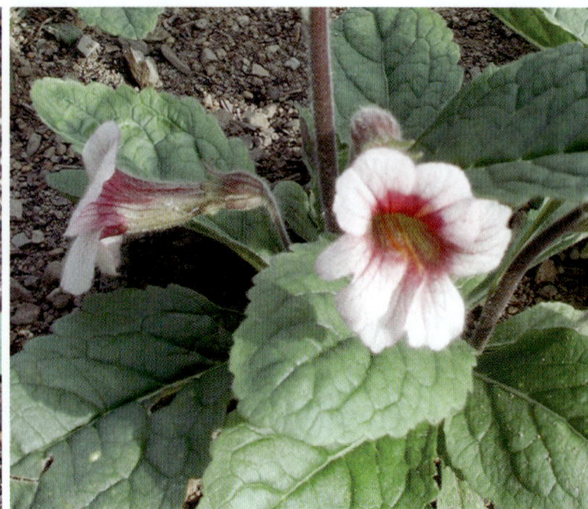

🍃 지황_ 꽃

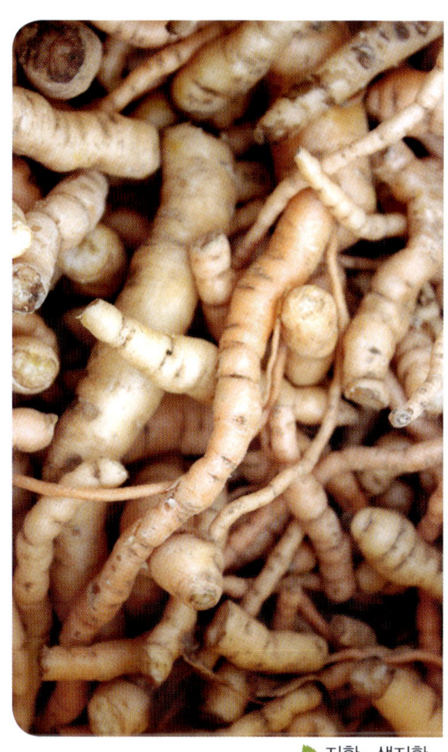
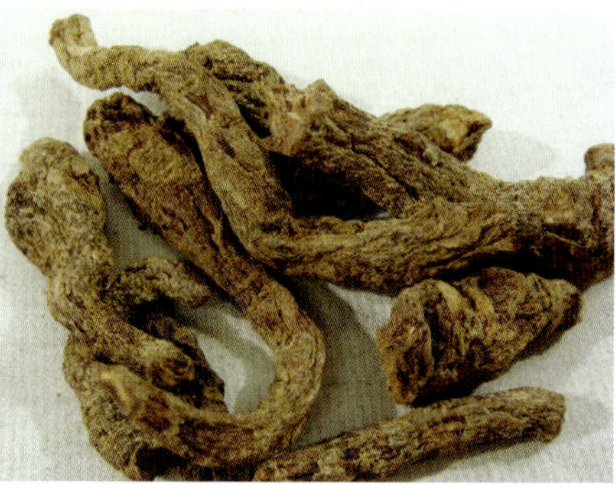

지황_ 건지황

지황_ 생지황

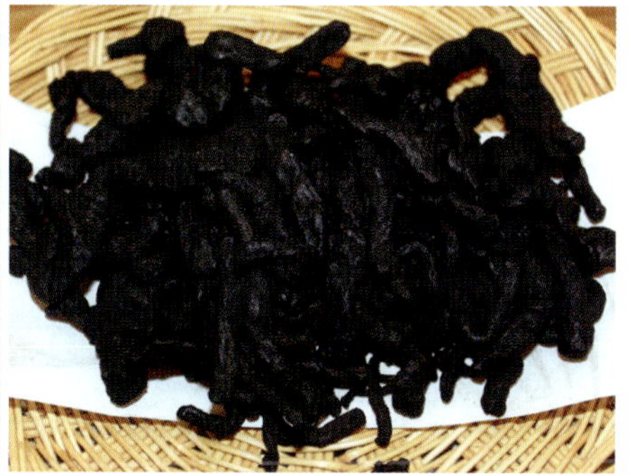

지황_ 숙지황

는 과정을 9번 반복하여 제조한다.

② 술, 사인(砂仁), 진피(陳皮) 등을 보료로 하여 제조하는 방법 : 술(주로 막걸리를 빚어서 사용)에 지황을 버무려 찌고 말리는 과정을 반복하는데 겉과 속이 검은색이며 질이 유윤하면 햇볕에 말려서 제조한다.

성분 : 뿌리에는 카탈폴(catalpol), 아쿠빈(aucubin), 레오누리드(leonuride), 멜리토사이드(melitoside), 세레브로사이드(cerebroside), 렘니오사이드(rhemnnioside) A~C, 모노멜리토사이드(monomelitoside) 등이 함유되어 있다.

성미 : 생지황은 성질이 차고, 맛은 달고 쓰며, 숙지황은 성질이 따뜻하고, 맛은 달다. 생지황과 숙지황 모두 독성이 없다.

귀경 : 생지황은 심(心), 간(肝), 신(腎) 경락에 작용한다. 숙지황은 간(肝), 비(脾), 신(腎) 경락에 작용한다.

🍂 효능과 주치

① 생지황은 열을 내리게 하는 청열, 혈분의 나쁜 사기를 제거하는 양혈, 양기를 길러주는 자양, 진액을 생성하는 생진(生津), 심장 기능을 강화하는 강심 등의 효능이 있어서 월경불순, 혈붕, 토혈, 육혈(衄血), 소갈, 당뇨병, 관절동통(關節疼痛), 습진 등을 치료한다.

② 숙지황은 혈을 보하는 보혈, 몸을 튼튼하게 하는 강장, 태아를 안정되게 하는 안태 등의 효능이 있어, 빈혈, 신체허약, 양위(陽萎), 유정, 골증(骨蒸: 골증조열의 준말), 태동불안(胎動不安), 월경불순, 소갈증, 이농(耳膿) 등을 치료하는 데 유용하다.

🍃 약용법과 용량 : 숙지황 4~20g을 각종 배합에 넣어 물을 붓고 끓여 마신다

[사물탕(四物湯), 팔물탕(八物湯), 십전대보탕(十全大補湯) 등]. 또는 환으로 만들어 복용하기도 한다[육미지황환(六味地黃丸)]. 숙지황을 삶아서 추출한 물을 팥 앙금에 소량 첨가하여 반죽하면 팥 앙금이 쉽게 상하는 것을 방지할 수 있다.

🍁 사용 시 주의사항 : 숙지황이나 건지황의 경우 성질이 끈끈하고 점액질이기

때문에 비위가 허약한 사람, 기가 울체되어 담이 많은 사람, 복부가 팽만되고 변이 진흙처럼 무른 사람 등은 모두 사용하지 말고, 무를 함께 사용할 수 없다. 또한 반드시 충분하게 찌고 말리는 과정을 반복하여 사용하여야 복통, 소화불량 등을 방지할 수 있다. 생지황의 경우에는 다액(多液)인데다가 그 성질이 응체(凝滯)되기 쉬우므로 비 기능이 허하고 습이 많은 경우와 위 기능이 허하고 소화기능이 떨어지는 경우, 복부가 팽만하고 진흙처럼 무른 변을 누는 사람은 사용을 피한다.

patent

지황의 기능성 및 효능에 관한 특허자료

▶ 항산화 활성을 갖는 지황 추출물을 유효성분으로 함유하는 조성물

본 발명은 항산화 활성을 갖는 지황 추출물을 유효성분으로 함유하는 조성물에 관한 것으로, 본 발명의 지황 추출물은 활성산소종(ROS) 제거 효과, UV에 의한 세포보호 효과, 세포사멸 저해 효과, 티로시나아제 활성 저해 효과를 나타냄을 확인함으로써 피부 노화 방지, 미백 또는 각질 제거용 피부 외용 약학 조성물 및 화장료 조성물로 이용될 수 있다.

− 공개번호 : 10-2009-0072850, 출원인 : 대구한의대학교 산학협력단

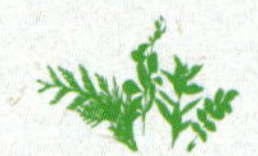

허리와 무릎의 통증, 반신불수, 관절염을 치료하는

진득찰 | **사용부위** | 전초

Sigesbeckia glabrescens (Makino) Makino

- **이명** : 민진득찰, 진동찰, 찐득찰, 화렴, 호렴, 점호채, 풍습초
- **생약명** : 희렴(豨薟), 희첨(豨簽)
- **과명** : 국화과(Compositae)
- **개화기** : 8~9월

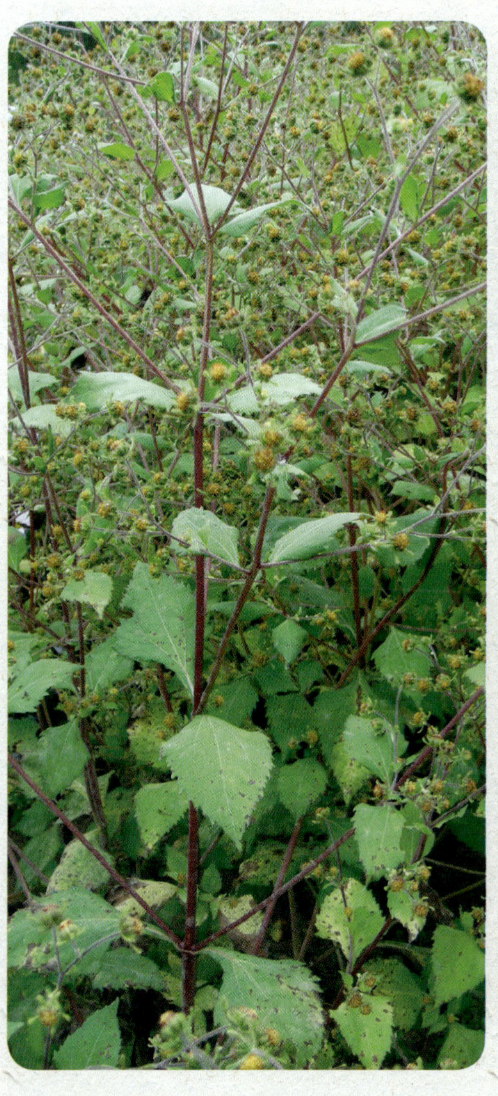

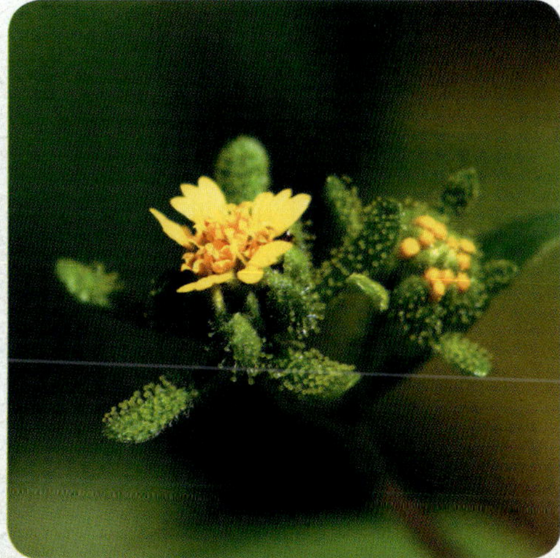

진득찰_ 꽃

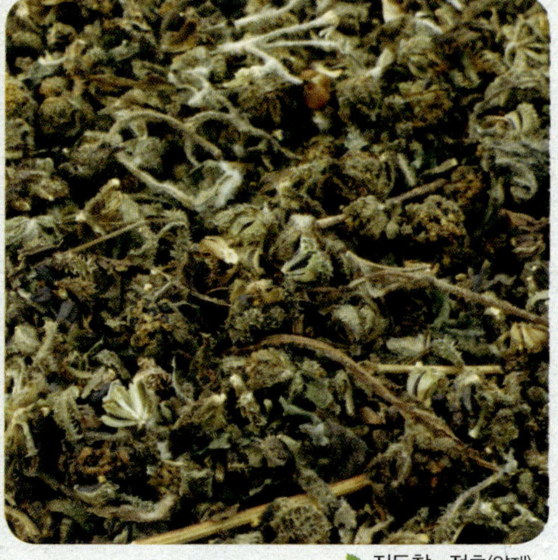

진득찰_ 전초(약재)

● **생육특성** : 진득찰은 한해살이풀로 전국 각처에서 분포하는데 들이나 밭둑 근처에서 자란다. 키는 40∼100cm로 자라며, 원줄기 전체에 부드러운 털이 나 있다. 원줄기는 둥근기둥 모양이고 자갈색 가지는 마주난다. 달걀 모양의 삼각형 잎은 마주나며 끝이 뾰족하고 톱니가 있다. 꽃은 노란색으로 8∼9월경에 가지 끝과 원줄기 끝에서 핀다. 여원열매[수과(瘦果: 성숙해도 열매껍질이 작고 말라서 단단하여 터지지 않고, 가죽질이나 나무질로 되어 있음)]로 결실하는 열매는 10월경에 열린다.

● **채취 방법과 시기** : 꽃이 피기 시작하는 6∼8월경 무렵에 전초를 채취하여 그늘에서 말린다. 돼지 분변 냄새가 나기 때문에 술을 뿌려서 시루에 찌고 말리는 과정을 반복하여 냄새를 제거하고 사용한다.

● **성분** : 다루틴-비테르(darutin-bitter), 알칼로이드(alkaloid), 키레놀(kirenol), 17-디하이드록시-16알파-(-)카우란-19-oic산[17-hydroxy-16α-(-)kauran-19-oic acid], 각종 에스테르(ester)도 함유되어 있다.

● **성미** : 성질이 차고, 맛은 쓰다.

● **귀경** : 간(肝), 심(心), 신(腎) 경락에 작용한다.

● **효능과 주치** : 풍사와 습사를 제거하는 거풍습(去風濕), 통증을 가라앉히는 진통, 혈압을 내리고, 소종하는 등의 효능이 있어서 풍습진통(風濕鎭痛), 사지마비, 허리와 무릎의 냉통, 허리와 무릎의 무력증, 류머티즘성 관절염, 고혈압, 간염, 황달, 창종, 반신불수 등에 사용하는데 일반적으로 습

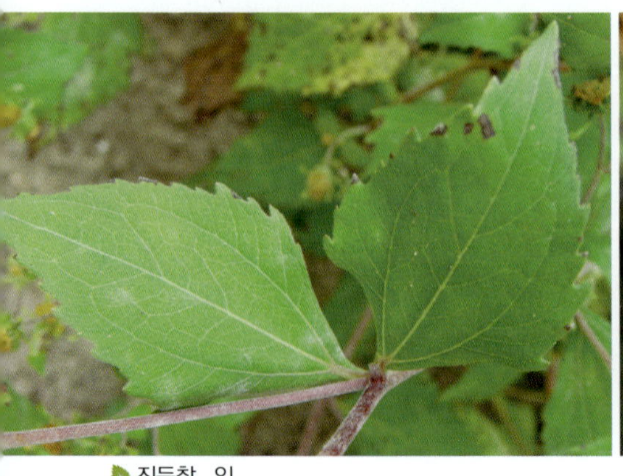
● 진득찰_ 잎

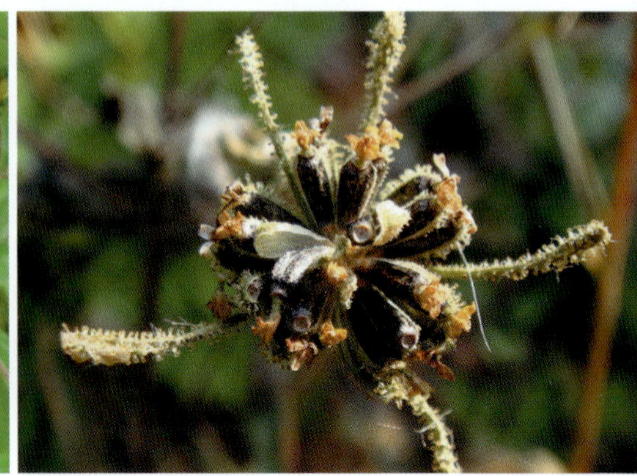
● 진득찰_ 종자 결실

열에 의해서 발생하는 병증에는 생용(生用)하고, 사지마비, 반신불수 등에는 술로 포제하는 주제(酒製)하여 사용한다.

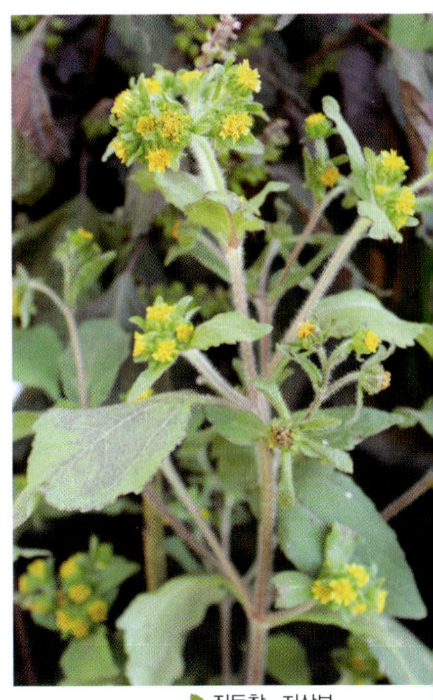

🌿 진득찰_ 지상부

- **약용법과 용량** : 진득찰은 효과가 좋으므로 단독으로 사용하기도 하지만 다른 처방에 배합하여 사용하기도 한다. 말린 전초 20g을 물 700mL에 넣어 끓기 시작하면 약하게 줄여 200~300mL가 될 때까지 달여 하루에 2회 나눠 마신다. 보통 술을 뿌려서 시루에 찌고 햇볕에 말리는 작업을 9번 반복한 진득찰 가루를 꿀로 버무려 환으로 만들어 복용(희첨환)하면 중풍의 구안와사, 언어건삽(言語蹇澁: 혀가 잘 돌아가지 않거나 의식이 흐려 말을 잘하지 못하는 증상), 반신불수 등을 치료한다. 그러나 풍습이 아닌 경우에는 신중하게 사용해야 하며 음혈(陰血: 진액)이 부족한 경우에는 사용을 피한다.

- **사용 시 주의사항** : 풍사와 습사를 제거하는 거풍습(去風濕)의 작용이 있으므로 풍습이 아닌 경우에는 신중하게 사용하고, 음혈이 부족한 경우에는 사용을 피한다. 생용을 하거나 많은 양을 사용할 때에는 구토를 일으킬 수 있다.

patent

진득찰의 기능성 및 효능에 관한 특허자료

▶ **진득찰 등의 천연 식물 추출물을 포함하는 항균 조성물**

본 발명은 음나무나 진득찰 또는 두 종의 식물의 추출물을 포함하는 항균 조성물에 관한 것이다. 본 발명의 항균 조성물은 광범위한 항균 스펙트럼을 나타낼 뿐만 아니라 항산화능을 지니며 인체에 독성을 나타내지 않으므로, 의약품을 포함하여 항균 활성이 필요한 다양한 분야에 적용하여 우수한 항균 효과를 얻을 수 있다.

― 등록번호 : 10―0855314―0000, 출원인 : 스킨큐어(주)

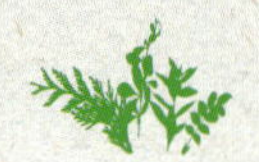

관절염, 근골 경련, 황달, 소변불리를 치료하는

진범 | 사용부위 | 뿌리

Aconitum pseudolaeve Nakai

- **이명** : 진교, 줄오독도기, 줄바꽃
- **생약명** : 진교(秦艽)
- **과명** : 미나리아재비과(Ranunculaceae)
- **개화기** : 8월

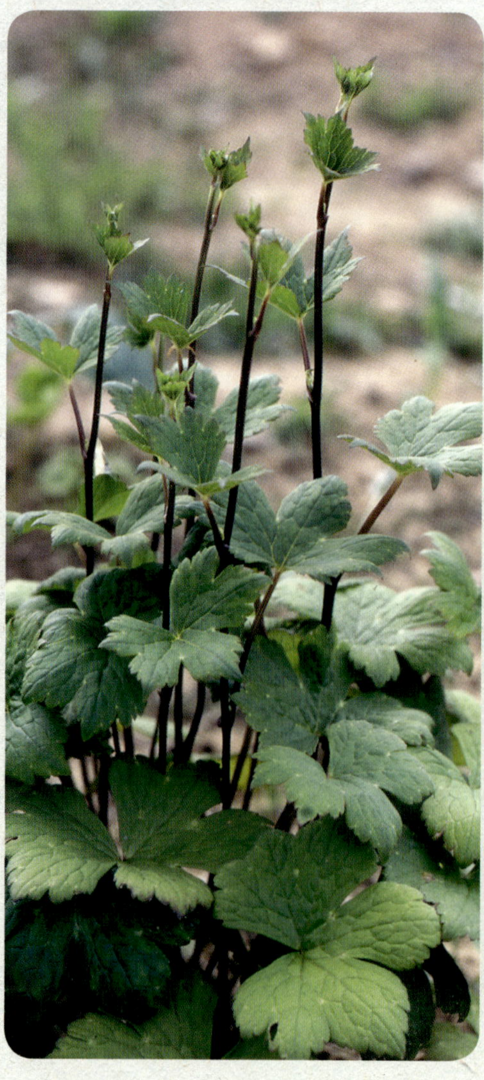

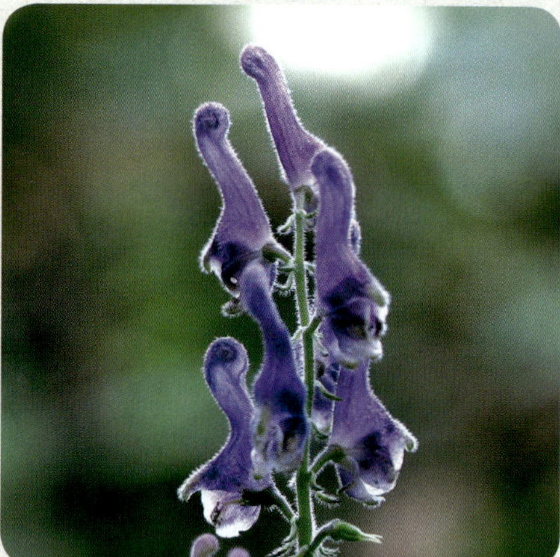

진범_ 꽃

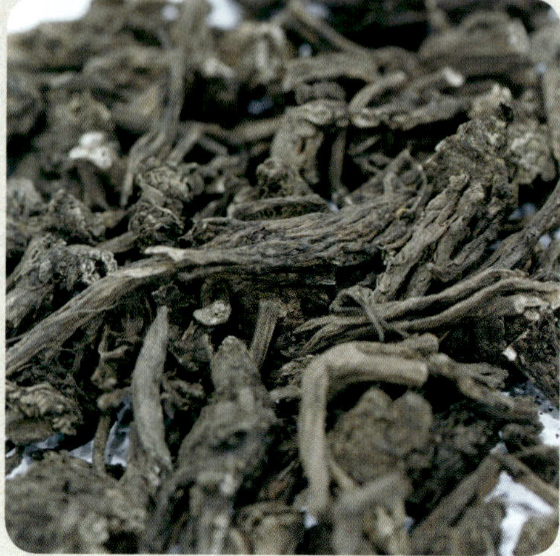

진범_ 뿌리(약재)

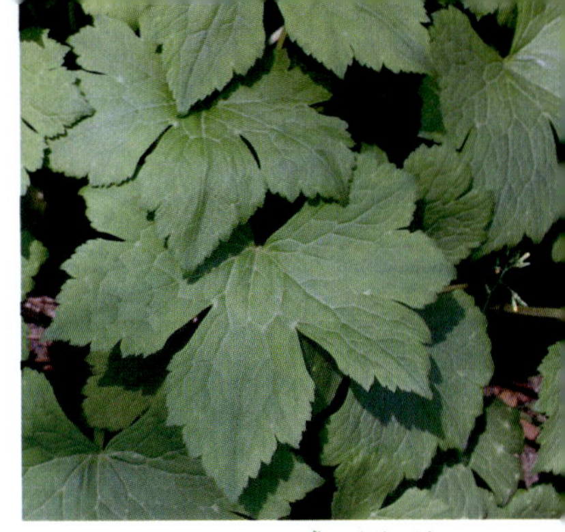

- **생육특성** : 진범은 흔히 '진교'라고도 불리는 여러해살이풀로, 각처의 산지에서 자란다. 생육환경은 물 빠짐이 좋은 반그늘 혹은 양지의 토양이 비옥한 곳이며, 키는 1m 정도이다. 밑부분의 잎은 3~7개로 갈라지고 윗부분의 잎은 3~5개로 갈라진다. 갈라진 조각의 가장자리는 깊이 패어들어간 모양이고 톱니가 있으며 전체적으로 털이 없다. 줄기는 바로 자라거나 약간 비스듬히 자라며 자줏빛이 돌고 윗부분에 짧은 털이 나 있다. 꽃은 연한 자주색으로 8월에 원줄기 끝과 윗부분의 잎겨드랑이에서 총상꽃차례로 핀다. 꽃받침조각은 5개로 꽃잎 모양이고 뒤쪽 것은 투구 같으며 2장의 꽃잎은 길어져 끝부분이 꿀샘처럼 되고 뒤쪽 원기둥 모양의 꽃받침 속으로 들어간다. 열매는 10~11월경에 삼각형 모양으로 달린다.

- **채취 방법과 시기** : 가을부터 이른 봄까지 뿌리를 채취하여 햇볕에 말린다.

- **성분** : 라이카코니틴(lycaconitin), 미오스틴(myostine), 아바다리딘(avadharidine), 셉텐트리오딘(septentriodine) 등이 함유되어 있다.

- **성미** : 성질이 평범하고, 맛은 쓰고 맵다.

- **귀경** : 간(肝), 심(心), 위(胃), 방광(膀胱) 경락에 작용한다.

- **효능과 주치** : 통증과 경기를 멎게 하는 진통 및 진경(鎭痙)의 효능이 있고, 굳어진 근육을 풀어주는 서근(舒筋), 수도를 이롭게 하는 이수, 바람으로 인한 나쁜 사기인 풍사와 습이 병을 일으키는 사기가 된 습사를 제거하는 효능이 있어서 풍습으로 인하여 팔다리가 저리고 아픈 풍습비통(風濕痺痛), 관절염, 근골의 경련, 황달, 소변 배출이 원활하지 않은 소변불리를 치료하는 데 사용한다.

- **약용법과 용량** : 말린 뿌리 6~12g을 물 1L에 넣어 1/3이 될 때까지 달여 하루에 2~3회 나눠 마시거나, 환으로 만들어 복용하기도 한다. 보통 단일 약재로 사용하기보다는 다른 처방에 합방하여 사용한다.

- **사용 시 주의사항** : 유독성 식물이므로 전문가의 지도와 처방을 받아야 한다.

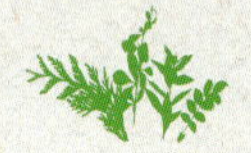

질경이 | 사용부위 | 전초, 종자

Plantago asiatica L.

- **이명** : 길장구, 빼뿌쟁이, 길짱귀, 차전초(車前草)
- **생약명** : 차전자(車前子), 차전(車前)
- **과명** : 질경이과(Plantaginaceae)
- **개화기** : 6~8월

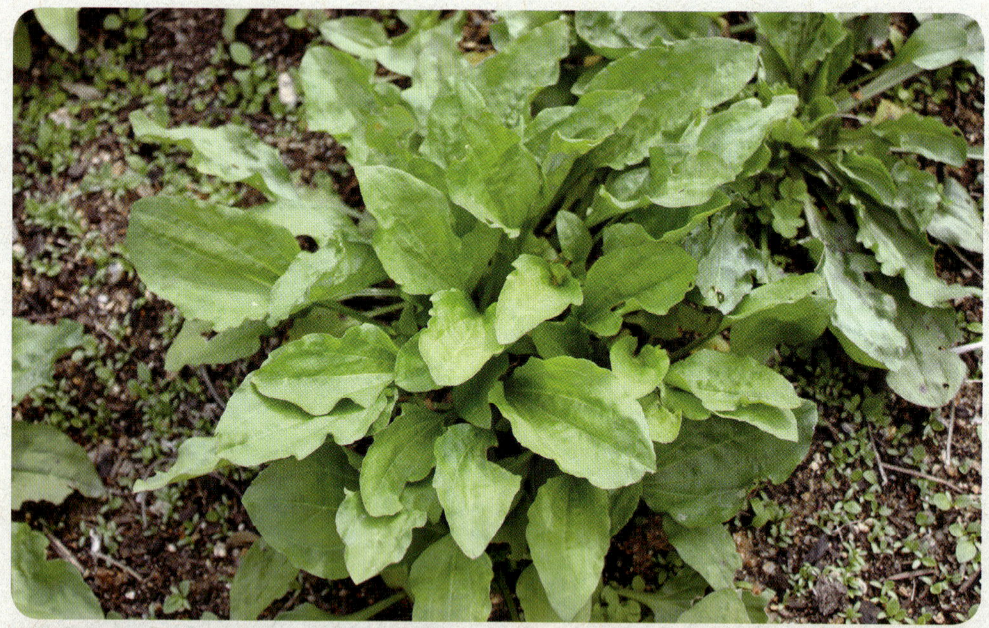

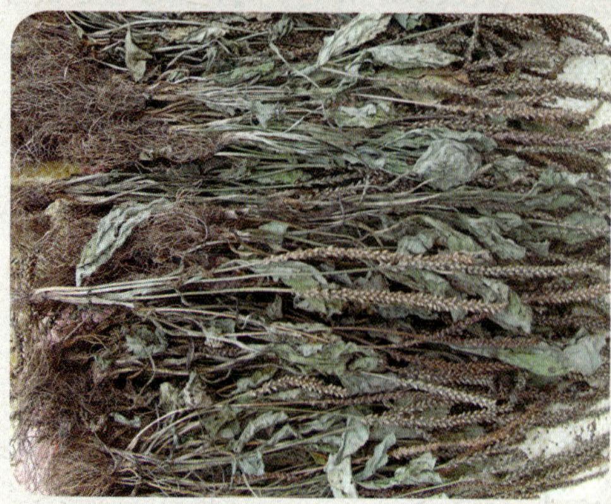

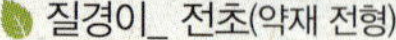

질경이_ 전초(약재 전형)

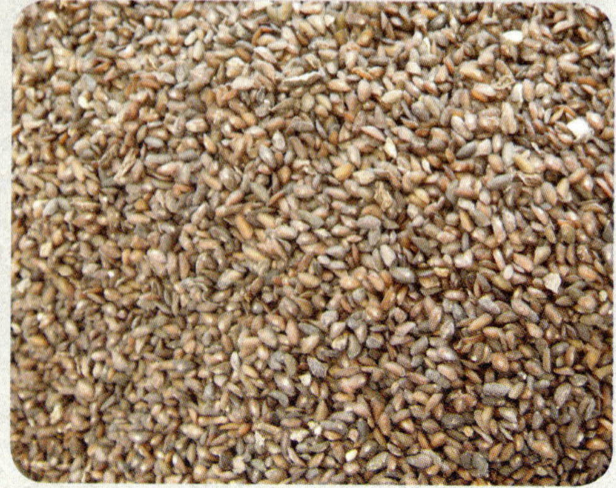

질경이_ 종자(약재 전형)

🔵 **생육특성 :** 질경이는 각지의 들이나 길가에서 흔하게 분포하는 여러해살이 풀로, 키는 10~50cm로 자란다. 수염뿌리가 있으며 원줄기는 없고 많은 잎이 뿌리에서 뭉쳐 올라와 비스듬히 퍼진다. 잎은 달걀 모양 또는 타원형에 잎 끝은 날카롭거나 뭉툭하며 잎맥이 5~7개 정도가 나타난다. 잎의 길이는 4~15cm, 너비는 3~8cm이다. 꽃은 흰색으로 6~8월에 핀다. 열매가 튀는열매[삭과(蒴果: 열매 속이 여러 칸으로 나뉘어졌고, 각 칸 속에 많은 종자가 들어 있음)]로 결실하면 옆으로 갈라지면서 6~8개의 흑갈색 종자가 나온다. 마차가 지나간 바퀴자국 옆에서 잘 자란다고 하여 차전초(車前草) 혹은 차과로초(車過路草)라는 이름으로 불렸으며, 종자는 차전자(車前子)라고 하여 약으로 사용한다.

🍂 **채취 방법과 시기 :** 전초는 여름에 잎이 무성할 때 채취하여 물에 씻고 햇볕에 건조하여 그대로 썰어서 사용한다. 종자는 가을에 종자가 성숙할 때 채취하여 말린 다음 이물질을 제거하고 살짝 볶아서 사용하거나 소금물에 침지한 후 볶아서 사용한다.

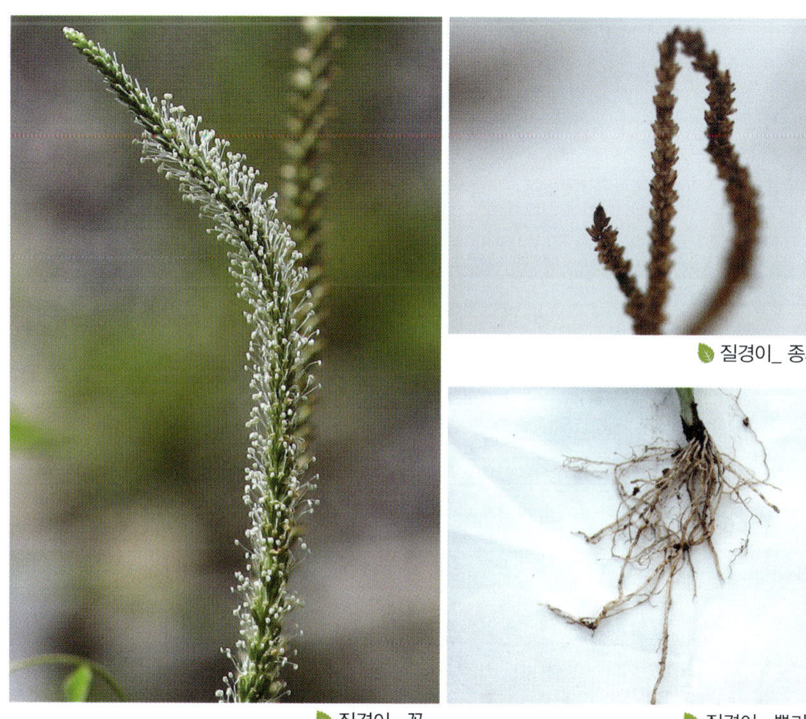

🌿 질경이_ 종자 결실

🌿 질경이_ 꽃

🌿 질경이_ 뿌리(채취품)

【 혼동하기 쉬운 약초 비교 】

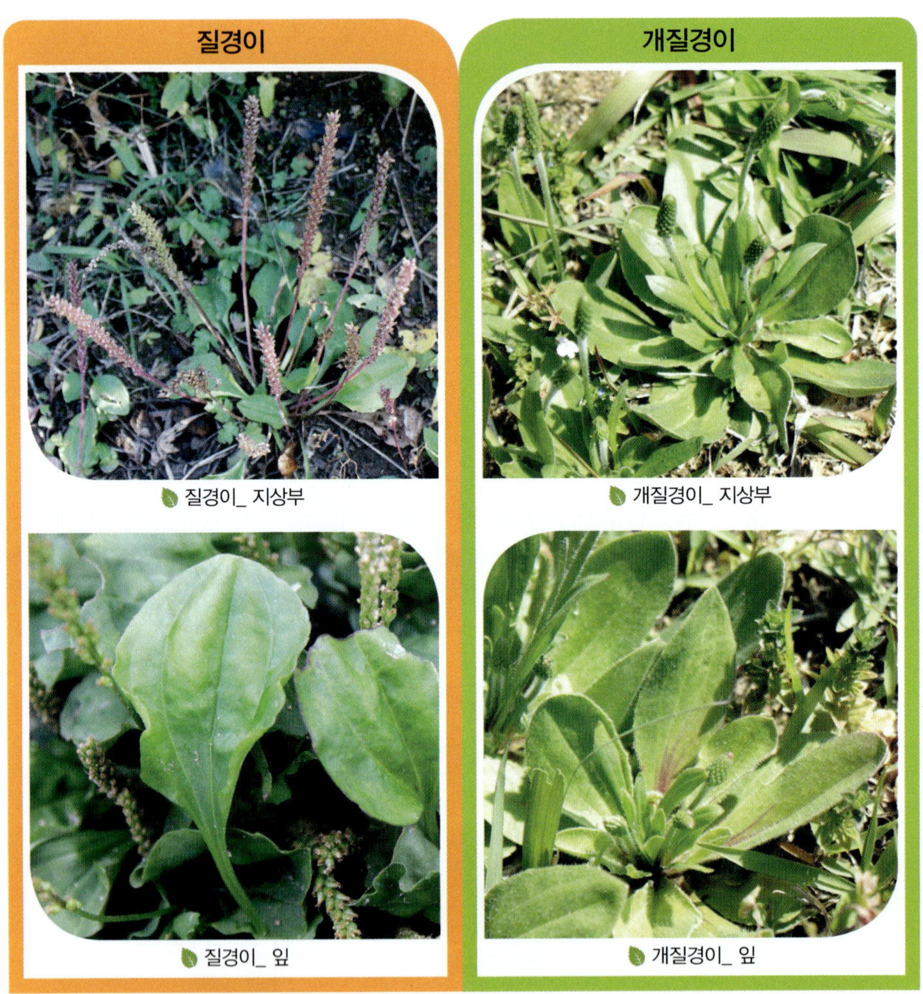

질경이

질경이_ 지상부

질경이_ 잎

개질경이

개질경이_ 지상부

개질경이_ 잎

🌿 **성분** : 전초에는 헨트리아콘탄(hentriacontane), 플란타긴-인(plantagin-in), 우르솔산(ursolic acid), 아우큐빈(aucubin), 베타-시토스테롤(β-sitosterol)이 함유되어 있다. 종자에는 숙신산(succinic acid), 콜린(choline), 팔미트산(palmitic acid), 올레산(oleic acid) 등이 함유되어 있다.

🌿 **성미** : 전초는 차전(車前), 종자는 차전자(車前子)라 하며 약용한다.
① 차전 : 성질이 차고, 맛은 달며, 독성이 없다.
② 차전자 : 성질이 차고, 맛은 달며, 독성이 없다.

- **귀경** : 전초는 간(肝), 비(脾), 폐(肺), 신(腎) 경락에 작용한다. 종자는 간
  (肝), 신(腎), 폐(肺), 방광(膀胱) 경락에 작용한다.

- **효능과 주치**

  ① 차전 : 소변을 잘 나가게 하는 이뇨, 간의 독을 풀어주는 청간, 열을 내
    리게 하는 해열, 담을 제거하는 거담의 효능이 있어 소변불리, 수종,
    혈뇨, 백탁, 간염, 황달, 감기, 후두염, 기관지염, 해수, 대하, 이질 등
    에 사용한다.

  ② 차전자 : 소변을 잘 나가게 하는 이뇨, 간의 기운을 더하는 익간(益肝),
    기침을 멈추게 하는 진해, 담을 제거하는 거담 효능이 있어 소변불리,
    복수(腹水), 임탁(淋濁), 방광염, 요도염, 해수, 간염, 설사, 고혈압, 변
    비 등에 사용할 수 있다.

- **약용법과 용량** : 말린 약재 12~20g을 사용하는데, 민간요법에서는 다이어
  트를 위해 약한 불에 볶은 차전자와 율무를 1:3으로 섞어 하루 2~3회 한
  숟가락씩 따뜻한 물과 함께 복용하라고 말하기도 했다. 또한 현재 제약업
  계에서는 변비치료제로 주목받고 있다.

- **사용 시 주의사항** : 성질이 차고 활설(滑泄: 오래되거나 심한 설사)하므로 양기
  가 하함(下陷: 기가 아래로 내려감. 주로 비기가 허약하여 수렴하지 못하고 조직
  이 느슨해져서 장기탈수 등의 병증이 발생)하거나 신기능이 허하여 오는 유정
  및 습열이 없는 경우에는 사용을 피한다. 특히 이수(利水: 이뇨)하면서 기
  가 함께 빠져나가기 때문에 반드시 기를 보충하는 대책을 세워주어야 한
  다. 다이어트를 위해 차전자를 약재로 사용할 경우 율무를 함께 사용하는
  것은 이러한 원리이다.

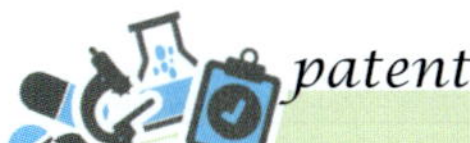

질경이의 기능성 및 효능에 관한 특허자료

▶ 항암 기능을 가진 질경이 추출물

본 발명은 질경이가 가지는 탁월한 암세포 억제 성분(항암성분)을 인체에 적절하게 적용할 수 있도
록 하여 각종 암 예방은 물론 그 치료까지도 기대할 수 있는 항암 효능을 가진 질경이 추출물에 관
한 것이다.

— 공개번호 : 10-2002-0036807, 출원인 : 학교법인 계명대학교

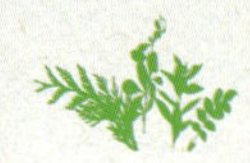

짚신나물

| 사용부위 | 전초

Agrimonia pilosa Ledeb.

- **이명** : 선학초(仙鶴草), 등골짚신나물, 산짚신나물, 선주용아초(施州龍牙草), 황룡미(黃龍尾)
- **생약명** : 용아초(龍芽草)
- **과명** : 장미과(Rosaceae)
- **개화기** : 6~8월

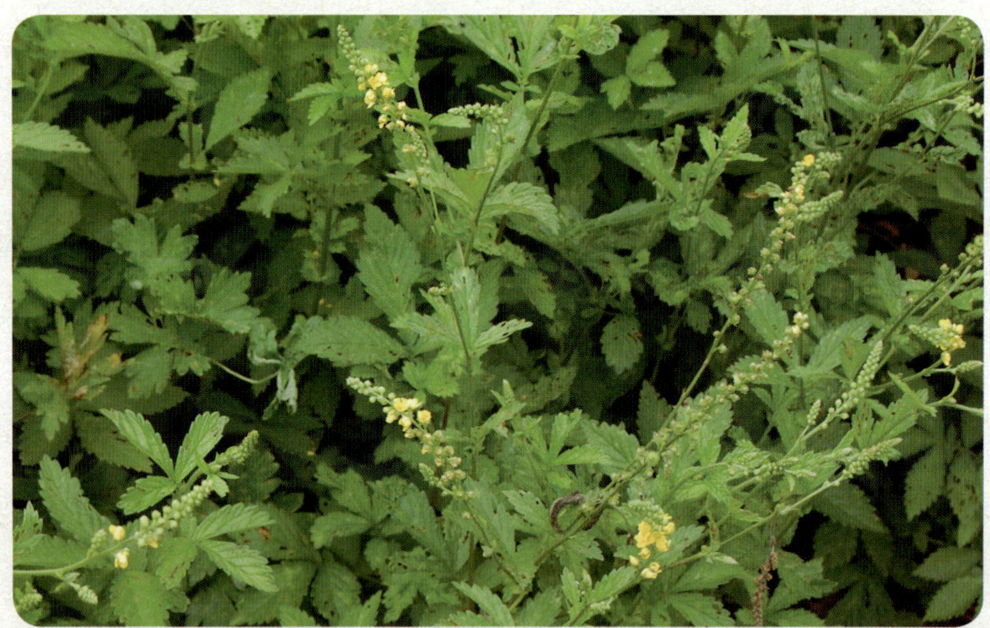

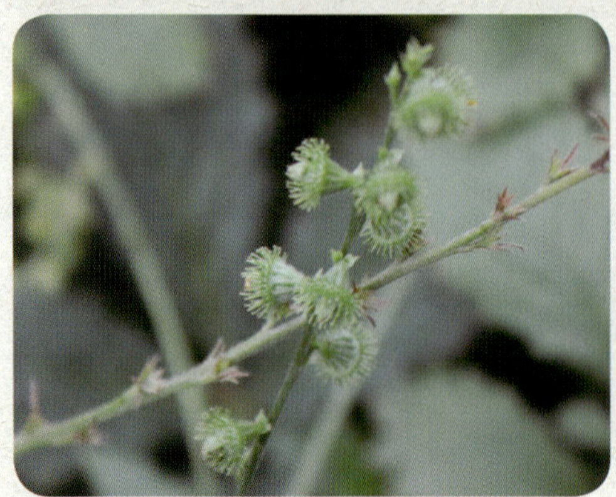

짚신나물_ 종자 결실

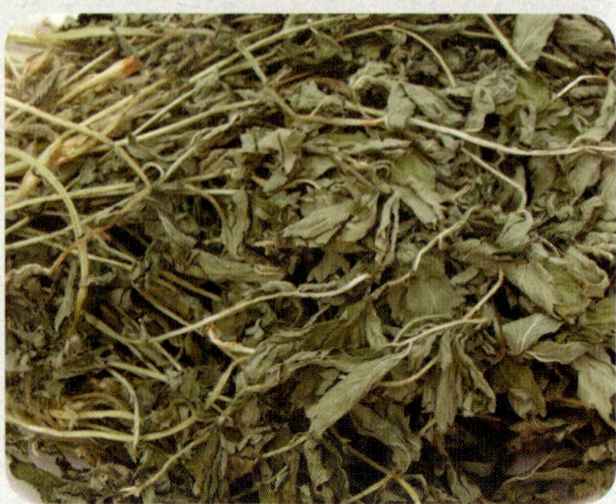

짚신나물_ 전초(약재 전형)

생육특성 : 짚신나물은 여러해살이풀로, 각지의 산과 들에서 흔하게 자생한다. 키는 30~100cm로 전체에 부드러운 흰 털이 덮여 있다. 줄기의 하부는 둥근기둥 모양으로 지름이 0.4~0.6cm이고 홍갈색이며, 상부는 각진 기둥 모양으로 4면이 약간 움푹하며 녹갈색으로 세로 골과 능선이 있고 마디가 있다. 몸체는 가볍고 질은 단단하나 절단하기 쉽고 단면은 가운데가 비어 있다. 잎은 홀수깃꼴겹잎으로 어긋나고 어두운 녹색이며 쭈그러져 말려 있고 질은 부서지기 쉽다. 잎몸은 크고 작은 2종이 있는데 잎줄기 위에 나며 꼭대기의 잔잎은 비교적 크고 완전한 잔잎을 펴보면 달걀 모양 또는 타원형으로 선단은 뾰족하고 잎 가장자리에는 톱니가 있다. 꽃은 노란색으로 6~8월경에 수상꽃차례로 피는데 꽃잎은 5장이다. 열매는 여윗열매로 8~9월경에 익는데 가시 모양의 털이 많이 나 있어 옷이나 짐승

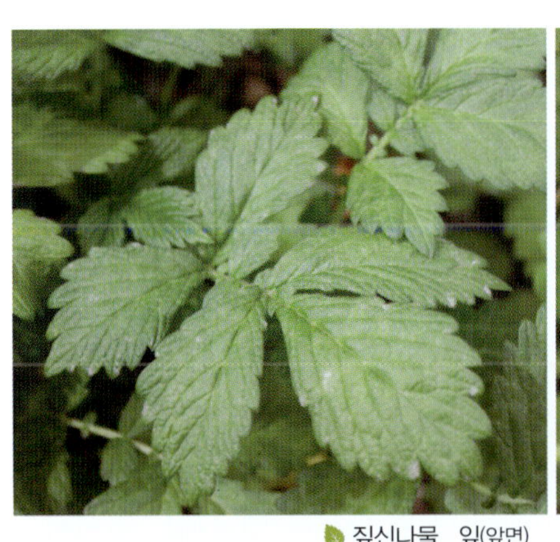

짚신나물_ 잎(앞면)

짚신나물_ 잎(뒷면)

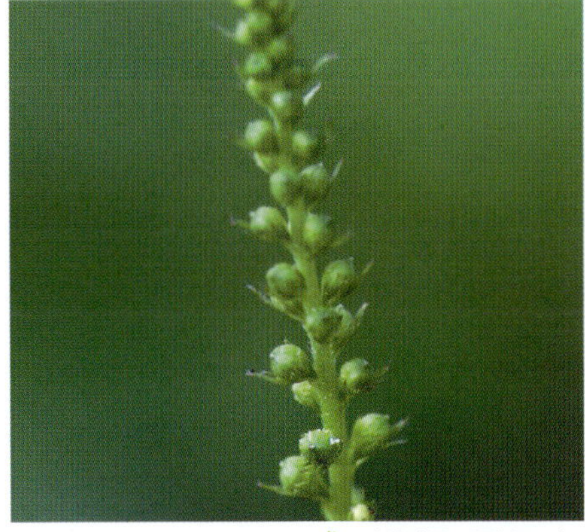

짚신나물_ 꽃봉오리

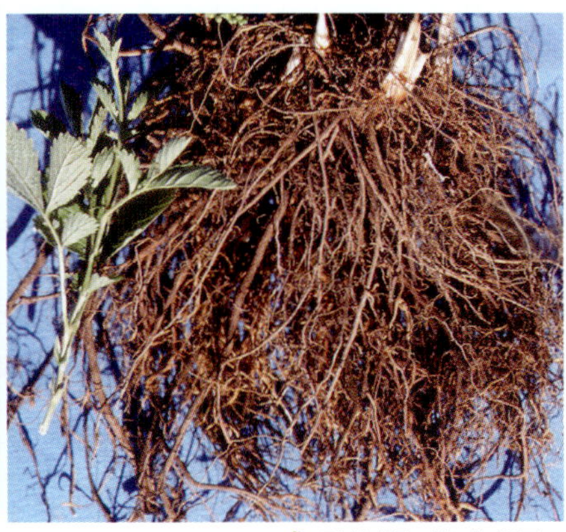

짚신나물_ 뿌리(채취품)

【 혼동하기 쉬운 약초 비교 】

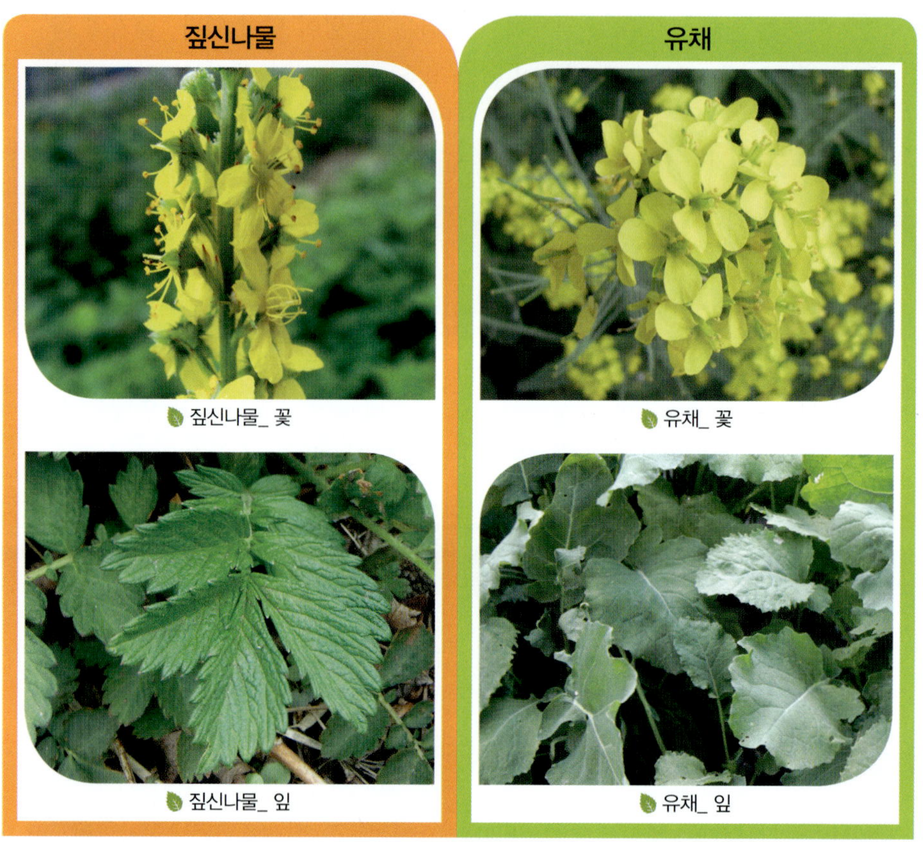

짚신나물	유채
짚신나물_ 꽃	유채_ 꽃
짚신나물_ 잎	유채_ 잎

의 몸에 잘 달라붙는다. 짚신나물의 열매에 난 털 때문에 옛날에는 짚신이
나 버선에 잘 달라붙었다 하여 짚신나물이라는 이름이 붙었다는 이야기도
전한다.

채취 방법과 시기 : 여름철 줄기와 잎이 무성하고 개화 직전에 전초를 채취
하여 이물질을 제거하고 물을 뿌려 촉촉하게 만든 뒤 절단하여 사용한다.

성분 : 전초에 함유된 성분은 대부분 정유이며 아그리모닌(agrimonin),
아그리모놀라이드(agrimonolide), 루테올린-7-글루코사이드(luteolin-7-
glucoside), 아피게닌-7-글루코사이드(apigenin-7-glucoside), 타닌(tannin),
탁시폴린(taxifolin), 바닐릭산(vanillic acid), 아그리모놀(agrimonol), 사포닌
등이 함유되어 있다.

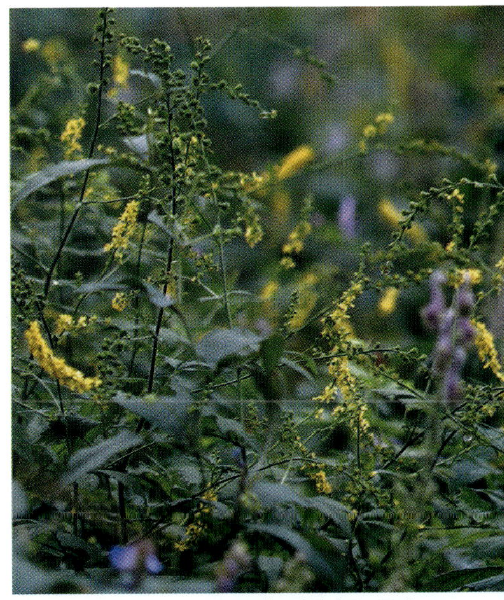

🌿 **성미** : 성질이 평범하고, 맛은 쓰며, 독성이 없다.

🌿 **귀경** : 간(肝), 비(脾), 폐(肺) 경락에 작용한다.

🌿 **효능과 주치** : 기혈이 밖으로 흘러나가는 것을 막고 안으로 거두어들이는 수렴지혈(收斂止血), 설사를 멈추게 하는 지리(止痢), 독을 풀어주는 해독 등의 효능이 있어서 각종 출혈과 외상출혈, 붕루, 대하, 위궤양, 심장쇠약, 장염, 적백리(赤白痢), 토혈, 학질, 혈리(血痢) 등을 치료한다.

🌿 **약용법과 용량** : 말린 전초 10g을 물 700mL에 넣어 끓기 시작하면 약하게 줄여 200~300mL가 될 때까지 달여 하루에 2회 나눠 마시거나, 가루 또는 생즙을 내어 복용한다. 외용할 경우에는 짓찧어 환부에 붙인다. 민간에서는 전초를 항암제로 사용해왔다고 하는데 특히 항균 및 소염작용이 뛰어나서 예로부터 민간에서 많이 사용해왔는데 말린 약재를 달여서 마시거나 생초를 짓찧어서 환부에 붙이는 방법을 사용했다.

🌿 짚신나물_ 무리

patent

짚신나물(선학초)의 기능성 및 효능에 관한 특허자료

▶ 선학초(짚신나물) 추출물을 유효성분으로 함유하는 장출혈성 대장균 감염증의 예방 또는 치료용 약학 조성물

본 발명은 선학초(짚신나물) 추출물을 유효성분으로 함유하는 장출혈성 대장균 감염증의 예방 또는 치료용 약학 조성물에 관한 것이다. 본 발명에 따른 선학초 추출물은 장출혈성 대장균 O157:H7에 대한 항균활성을 우수하게 나타냄으로써, 장출혈성 대장균 감염증의 예방 또는 치료에 유용하게 사용될 수 있다.

— 공개번호 : 10-2013-0096093, 출원인 : 경희대학교 산학협력단

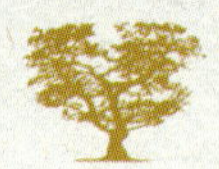

자귀나무

| **사용부위** | 나무껍질, 꽃, 꽃봉오리

Albizzia julibrissin Durazz.

- **이명** : 합혼피(合昏皮), 합환목, 애정목, 합환수
- **생약명** : 합환피(合歡皮), 합환화(合歡花)
- **과명** : 콩과(Leguminosae)
- **개화기** : 6~7월

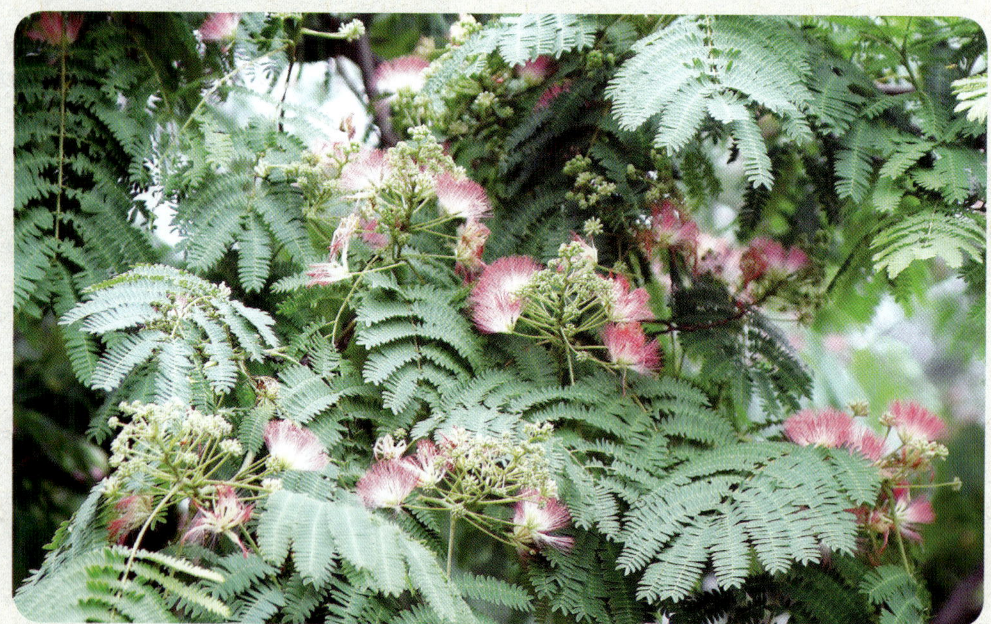

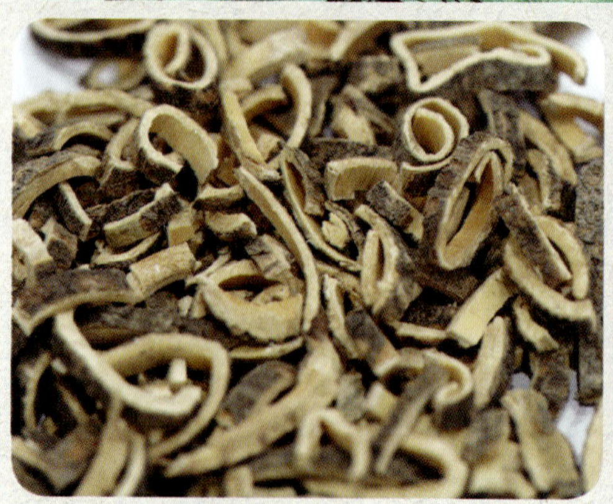

자귀나무_ 나무 겉껍질(약재)

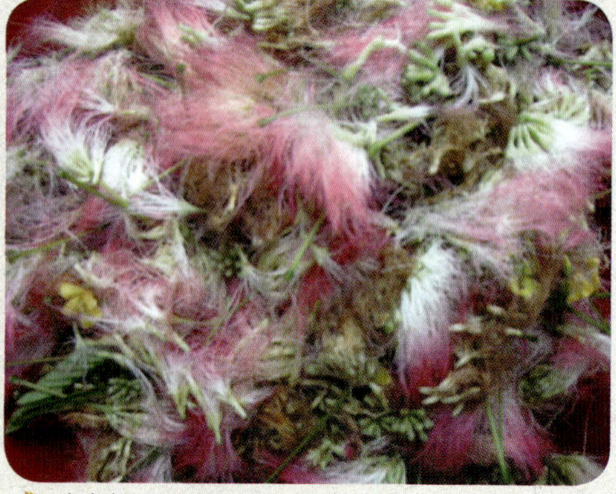

자귀나무_ 꽃과 꽃봉오리(약재 전형)

🌿 **생육특성** : 자귀나무는 전국적으로 분포하는 낙엽활엽소교목으로, 키는 3~5m이며 관목상으로 작은 가지는 털이 없고 능선이 있다. 잎은 2회 새 날개깃 모양의 겹잎이고 서로 어긋나며 잔잎은 낫처럼 생기고 원줄기를 향해 굽어 좌우가 같지 않은 타원형에 양면으로 털이 없거나 뒷면 맥 위에 털이 나 있으며 밤에는 잎이 접힌다. 꽃은 담홍색으로 6~7월에 두상꽃차례로 가지 끝에서 핀다. 열매는 콩과로 편평한데 9~10월에 꼬투리 안에서 5~6개의 타원형의 종자가 갈색으로 익는다.

🌿 **채취 방법과 시기** : 나무껍질에는 여름·가을, 꽃, 꽃봉오리는 6~7월에 채취한다.

🌿 **성분** : 나무껍질에는 사포닌, 타닌(tannin)이 함유되어 있으며, 처음 새로 핀 신선한 잎에는 비타민 C가 많이 함유되어 있다.

🌿 **성미** : 성질이 평범하고, 맛은 달다.

🌿 **귀경** : 간(肝), 심(心), 폐(肺) 경락에 작용한다.

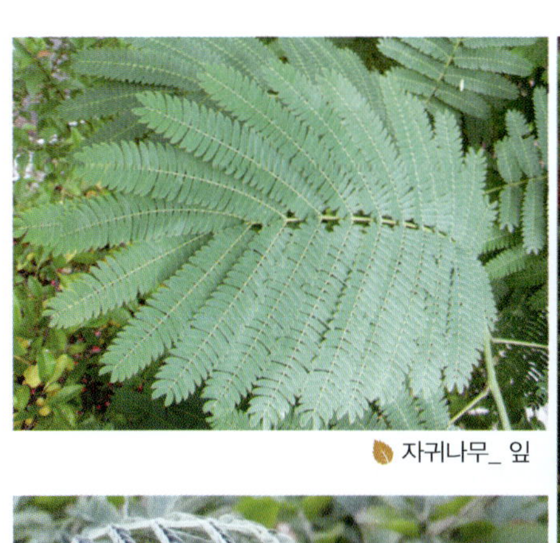

🍂 자귀나무_ 잎

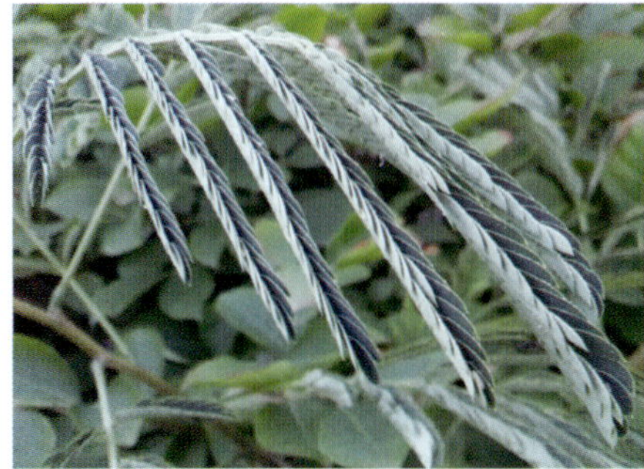

🍂 자귀나무_ 잎 오므라든 모습

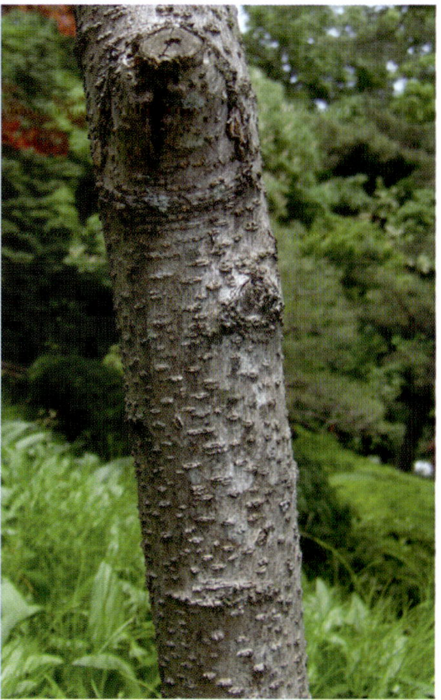

🍂 자귀나무_ 나무껍질

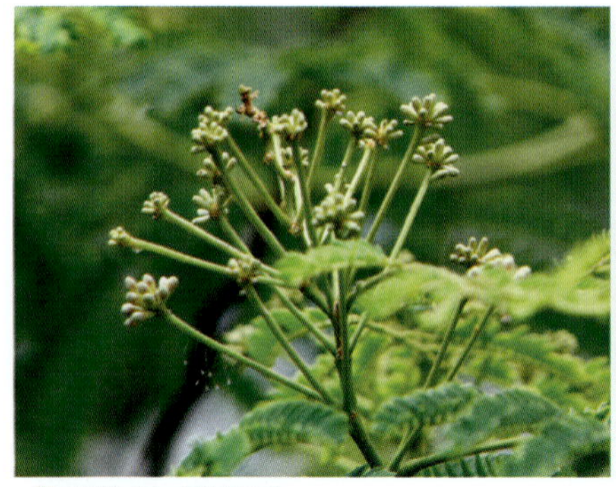

🍂 자귀나무_ 꽃봉오리

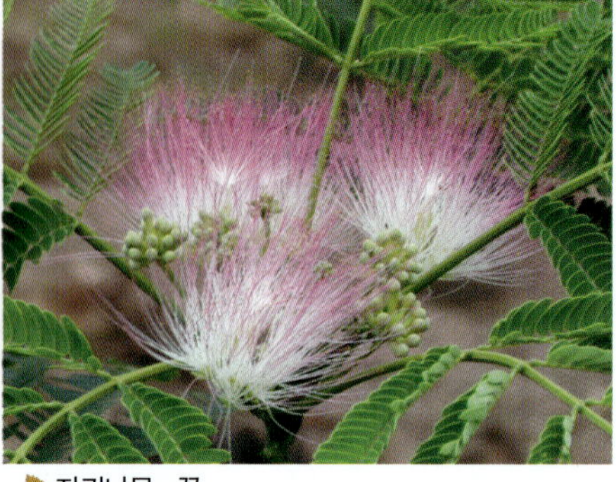

🍂 자귀나무_ 꽃

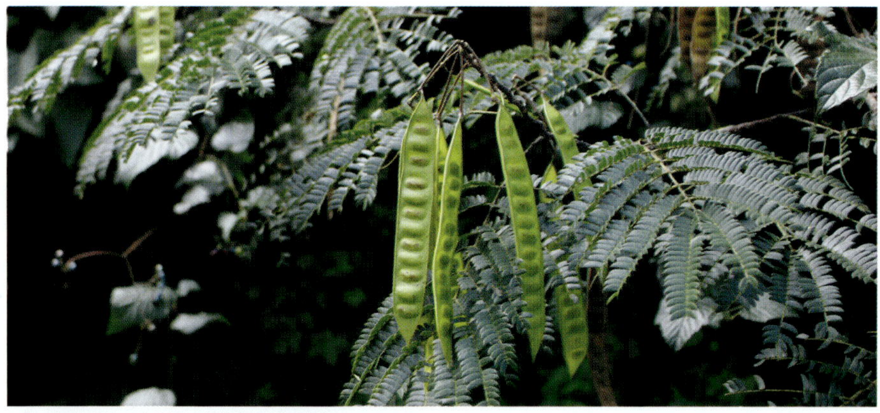

🍂 자귀나무_ 덜 익은 열매와 익은 열매

🔥 **효능과 주치** : 나무껍질은 생약명을 합환피(合歡皮)라고 하며 약성은 평범하고 맛이 달아 심신불안을 안정화하고 근심, 걱정을 덜어주며 마음을 편안하게 하며 우울불면, 근골절상, 옹종종독, 소종, 신경과민, 히스테리 등을 치료한다. 꽃은 생약명을 합환화(合歡花)라고 하고, 꽃봉오리는 생약명을 합환미(合歡米)라고 하여 불안, 초조, 불면, 건망, 옹종, 타박상, 동통 등을 치료한다. 자귀나무 추출물은 항암작용이 있다.

🔵 **약용법과 용량** : 말린 나무껍질 15~30g을 물 900mL에 넣어 반이 될 때까지 달여 하루에 2~3회 나눠 마신다. 외용할 경우에는 가루로 만들어 기름에 개어 환부에 붙인다. 말린 꽃과 꽃봉오리 10~20g을 물 900mL에 넣어 반이 될 때까지 달여 하루에 2~3회 나눠 마신다. 외용할 경우에는 가루로 만들어 기름에 개어 환부에 붙인다.

【 혼동하기 쉬운 약초 비교 】

자귀나무	왕자귀나무

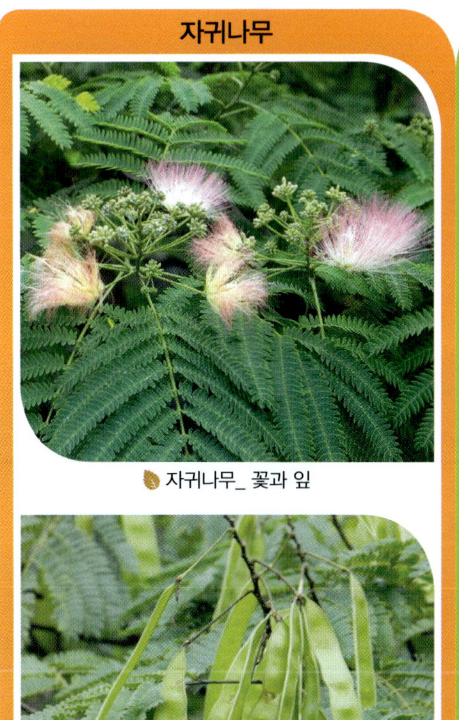

자귀나무_ 꽃과 잎

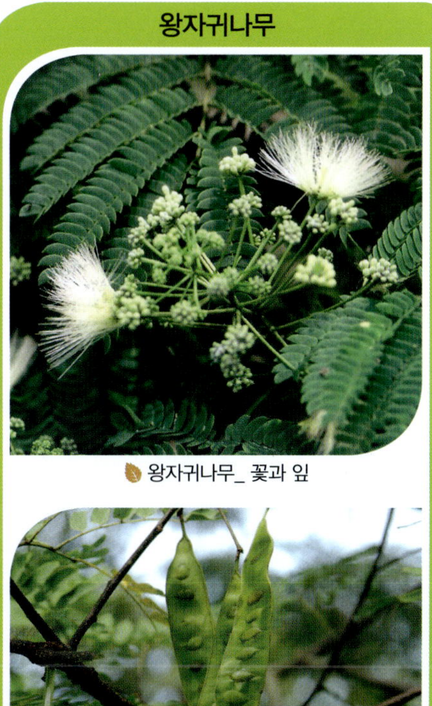

왕자귀나무_ 꽃과 잎

자귀나무_ 열매

왕자귀나무_ 열매

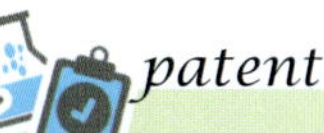 *patent*

자귀나무의 기능성 및 효능에 관한 특허자료

▶ 자귀나무 추출물을 포함하는 항암 또는 항암 보조용 조성물

본 발명은 자귀나무 껍질 추출물을 포함하는 항암 또는 항암 보조용 조성물에 관한 것이다. 본 발명에 따른 자귀나무 껍질 추출물은 천연식물로부터 유래하여 소비자에게도 안전하며, 기존의 항암제와의 병용 투여 시 기존 항암제를 적은 용량으로 투여하는 경우에도 약물의 상승효과가 나타나 항암 활성이 극대화되므로 적은 투여용량의 기존 항암제를 사용함으로써 항암제 투여에 따른 독성 및 부작용을 줄일 수 있는 항암 또는 항암 보조용 조성물에 관한 것이다.

— 공개번호 : 10-2012-0090118, 출원인 : 학교법인 동의학원

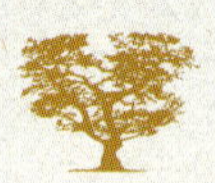

자금우

| 사용부위 | 뿌리, 줄기, 잎

Ardisia japonica (Thunb.) Blume = [*Bladhia japonica* Thunb.]

- **이명** : 평지목(平地木), 소청수(小靑樹), 통선목(通仙木), 지길자(地桔子)
- **생약명** : 자금우(紫金牛), 자금우근(紫金牛根)
- **과명** : 자금우과(Myrsinaceae)
- **개화기** : 6~7월

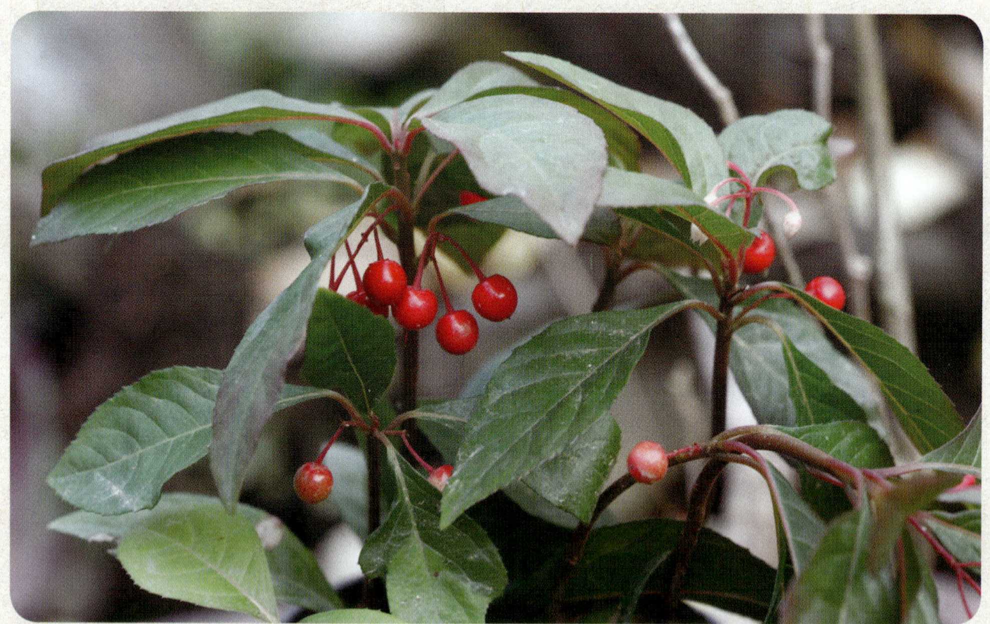

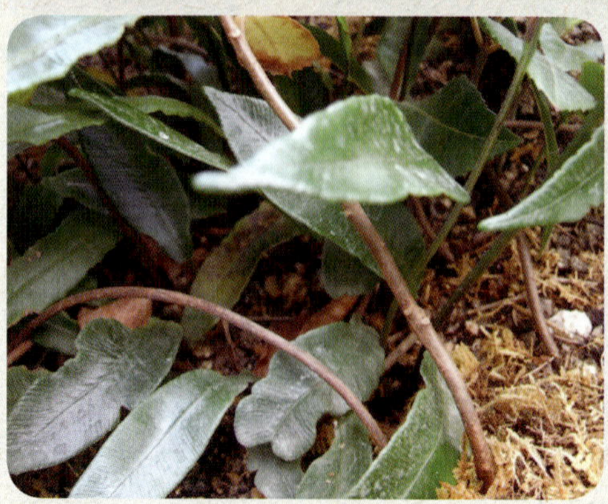

🌰 자금우_ 약재로 사용하는 줄기와 잎

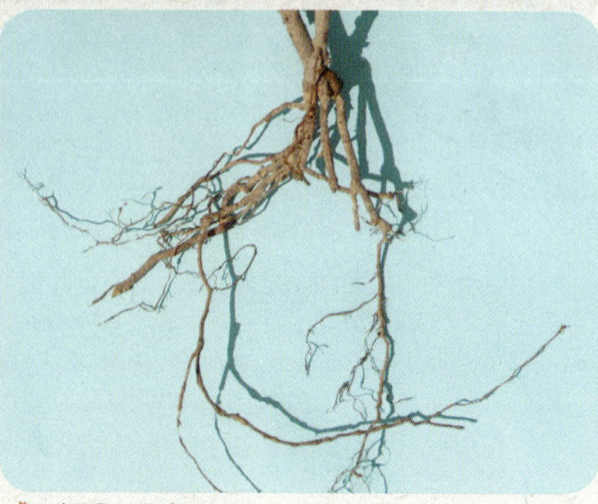

🌰 자금우_ 뿌리(채취품)

 : 자금우는 제주도 및 남부 지방의 양지바른 곳에서 분포하는 상록활엽관목으로, 높이는 15~20cm로 자라고, 땅속줄기는 옆으로 뻗어나가며 막뿌리가 나온다. 줄기는 둥근기둥 모양으로 곧추서고 표면은 자갈색으로 가는 줄이 있으며 짧은 선모가 있다. 잎은 서로 어긋나고 보통 3~4장씩 줄기 끝에서 모여 나며, 잎줄기는 길이가 0.5~1cm이고 짧은 선모가 빽빽하게 나 있다. 잎줄기에 붙은 잎은 서로 마주나거나 돌려나고 타원형 또는 달걀 모양에 양 끝이 뾰족하며 가장자리에 톱니가 있다. 꽃은 흰색 또는 담홍색으로 6~7월에 양성화로 줄기의 끝이나 끝단의 잎겨드랑이에서 2~6송이가 모여 피는데 산형을 이룬다. 열매는 씨열매로 9~10월에 홍색으로 익는다. 열매가 오랫동안 달려 가정에서 관상용으로 화단이나 화분에 즐겨 심는다.

채취 방법과 시기 : 줄기, 잎, 뿌리를 연중 수시 채취한다.

성분 : 줄기에는 정유, 진해약의 유효 성분인 베르게닌(bergenin), 트리테르

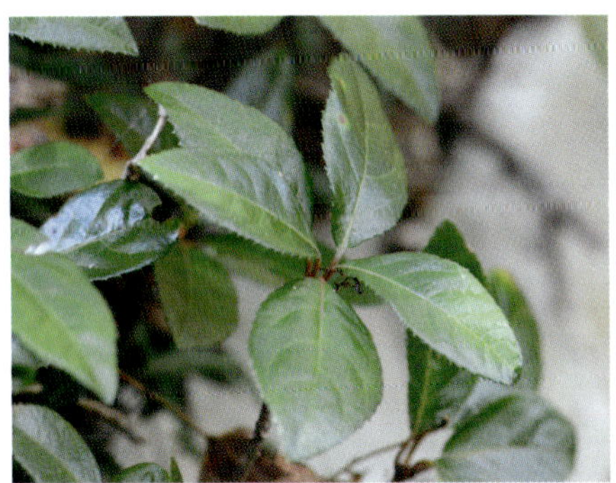

자금우_ 잎(앞면)

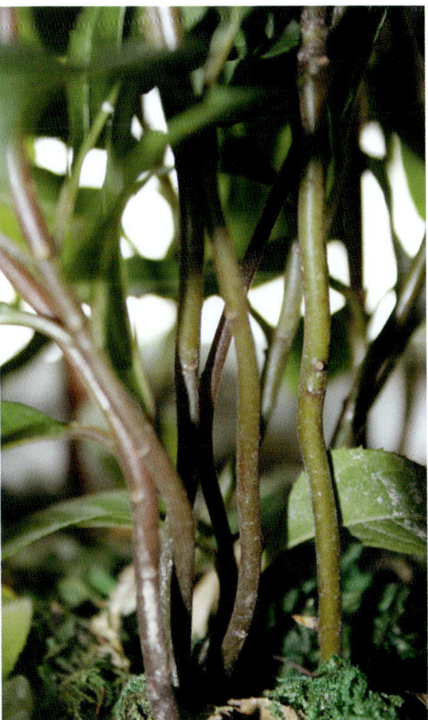

자금우_ 나무껍질

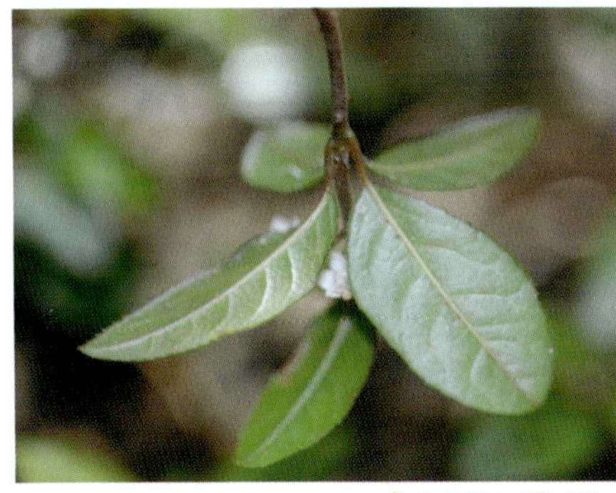

자금우_ 잎(뒷면)

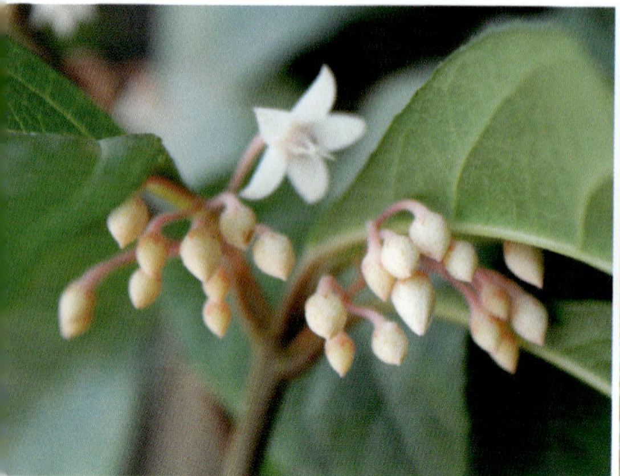

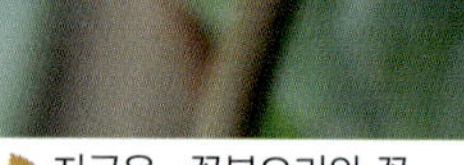

🍃 자금우_ 꽃봉오리와 꽃

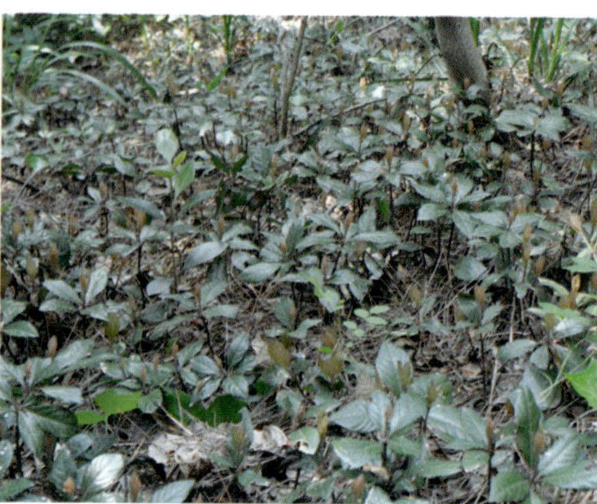

🍃 자금우_ 무리

페노이드(triterpenoid)가 함유되어 있으며, 잎에는 쿼세틴(quercetin), 미리시트린(myricitrin), 베르게닌, 이렉솔(ilexol)이 함유되어 있다. 뿌리에는 결핵치료 성분인 아르디신(ardisin) A 및 B, 아르디시올(ardisiol) Ⅰ 및 Ⅱ, 쿼세틴, 엠베린(emberin)이 함유되어 있다.

🌿 **성미** : 줄기, 잎은 성질이 평범하고, 맛은 쓰다. 뿌리는 성질이 평범하고, 맛은 맵다.

🍂 **귀경** : 심(心), 폐(肺), 방광(膀胱) 경락에 작용한다.

🍊 **효능과 주치** : 줄기와 잎은 생약명을 자금우(紫金牛)라고 하며 진해, 거담, 천식, 이뇨, 해독의 효능이 있고 만성 기관지염, 폐결핵, 해수, 객혈, 토혈, 근골산통, 간염, 이질, 급·만성 신장염, 고혈압, 종독 등을 치료한다. 또 줄기와 잎은 결핵균과 포도상구균 등에 대한 항균작용이 있고 인플루엔자 바이러스에 대한 억제작용이 있어 항바이러스 치료에도 도움을 준다. 뿌리는 생약명을 자금우근(紫金牛根)이라고 하여 거풍, 어혈, 해독의 치료에 사용한다.

🍃 **약용법과 용량** : 말린 줄기와 잎 30~50g을 물 900mL에 넣어 반이 될 때까지 달여 하루에 2~3회 나눠 마시거나, 즙을 내어 마신다. 외용할 경우에는 짓찧어 환부에 붙인다. 말린 뿌리 20~40g을 물 900mL에 넣어 반이 될 때까지 달여 하루에 2~3회 나눠 마신다.

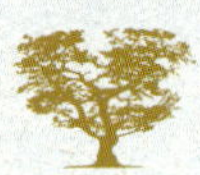

자두나무

| 사용부위 | 뿌리, 잎, 열매, 종인

Prunus salicina Lindl.

- **이명** : 오얏나무, 양벚나무, 추리나무, 이화수(李花樹), 대앵도수(大櫻桃樹), 산이자(山李子)
- **생약명** : 이자(李子), 자도(紫桃), 이근(李根), 이실(李實)
- **과명** : 장미과(Rosaceae)
- **개화기** : 4~5월

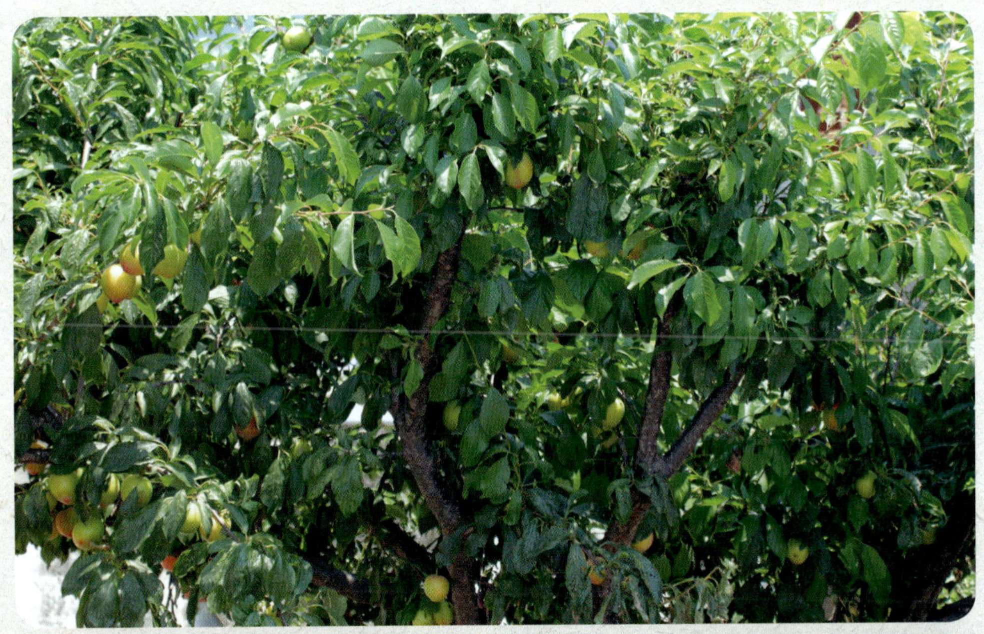

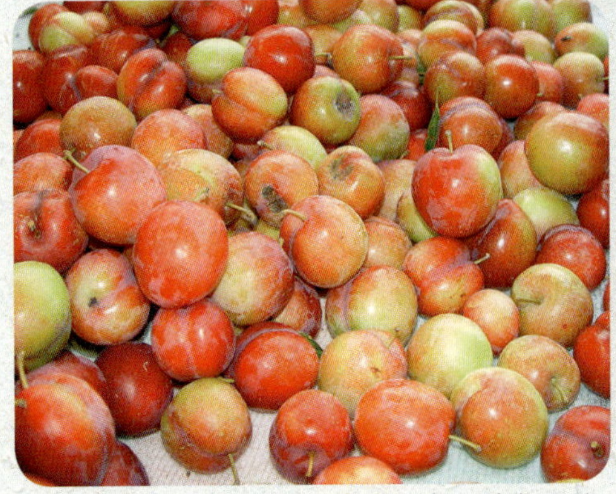

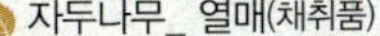

🌿 자두나무_ 열매(채취품)

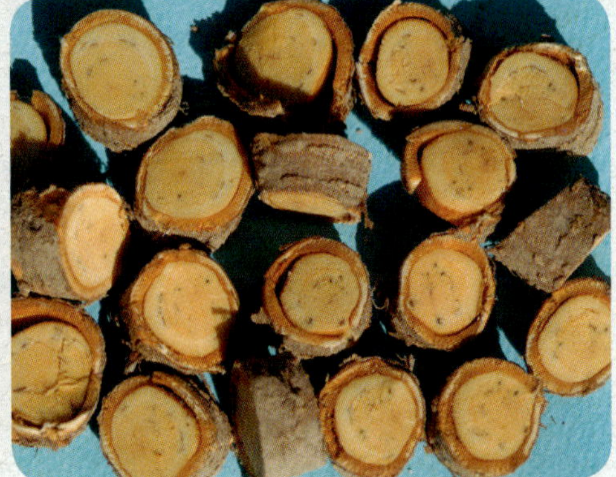

🌿 자두나무_ 뿌리(약재)

 : 자두나무는 전국 산지의 계곡, 저목림에서 야생하거나 과수로 재배하는 낙엽활엽교목으로, 높이 10m 전후로 자란다. 작은 가지는 적갈색이고 윤이 나며 잎은 타원형 바소꼴 혹은 타원형 거꿀달걀 모양으로 서로 어긋나게 붙어 있다. 잎끝은 급하게 뾰족하고 밑부분은 차차 좁아지며 가장자리에는 둔하고 가는 이중 톱니가 있다. 꽃은 흰색 혹은 아주 연한 녹색으로 4~5월에 3송이가 한곳에 붙어 핀다. 열매의 씨열매는 공 모양 혹은 달걀 모양으로 7~8월에 황색 혹은 담황록색으로 익는데 간혹 홍색인 것도 있다.

 : 열매는 7~8월, 뿌리는 9~10월, 잎은 여름, 종인은 7~8월에 채취한다.

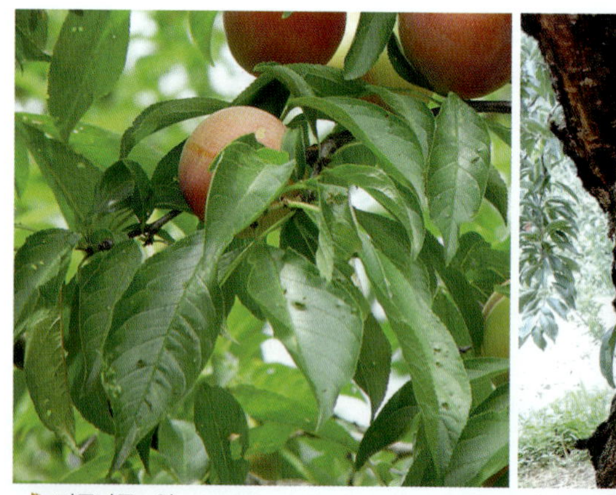

자두나무_ 잎

자두나무_ 나무껍질

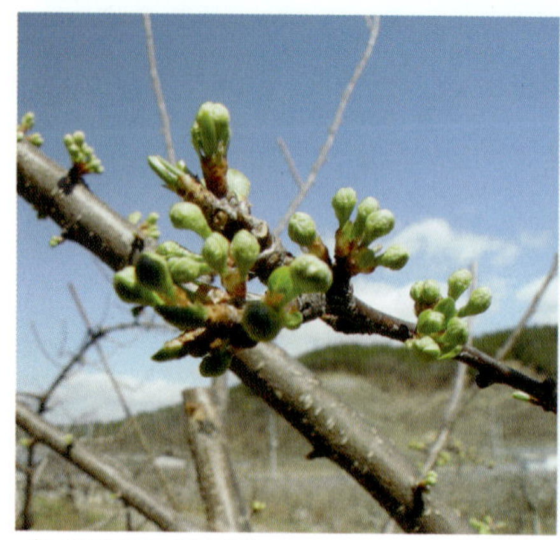

자두나무_ 꽃봉오리

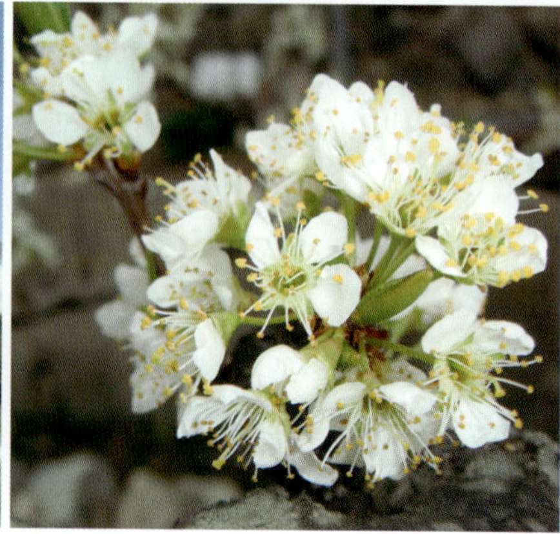

자두나무_ 꽃

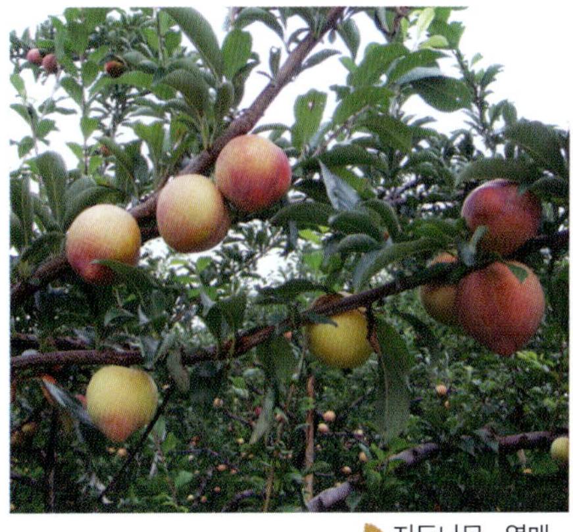

자두나무_ 열매

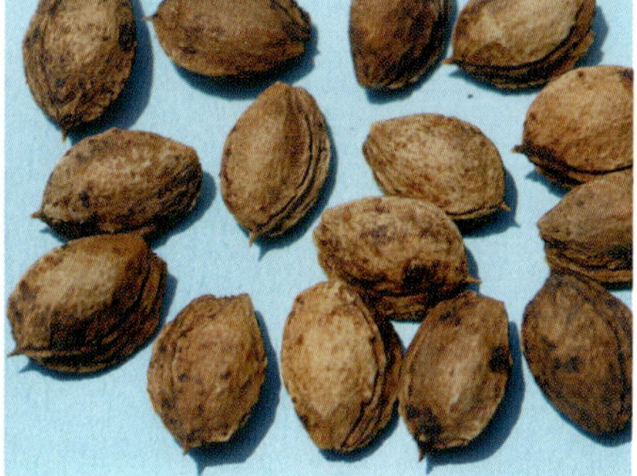

자두나무_ 종자(채취품)

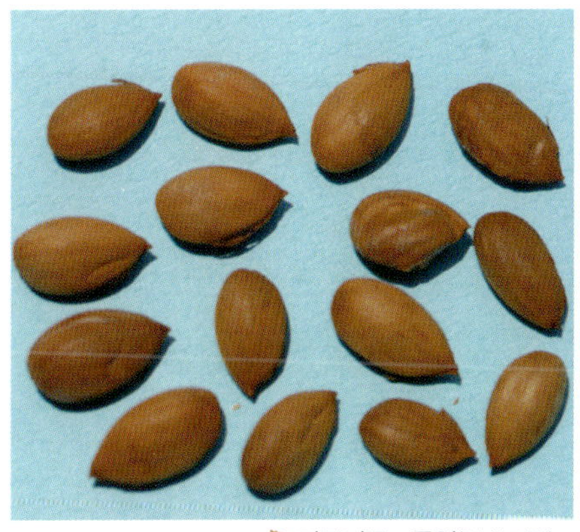

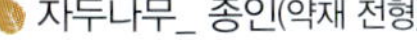

자두나무_ 종인(약재 전형)

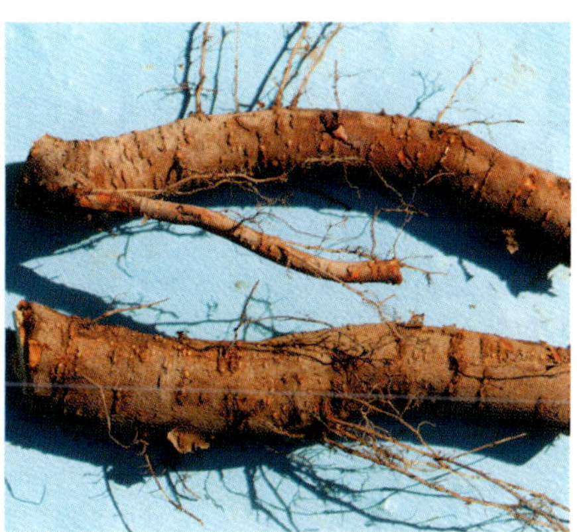

자두나무_ 뿌리(약새 선형)

성분 : 열매에는 아스파라긴 0.1%가 함유되이 있고 글루타민(glutamine), 세린(serine), 글리신(glycine), 프롤린(proline), 트레오닌(threonine), 펙틴(pectin), 타닌(tannin), 각종 유기산, 감마-아미노 락산(γ-amino 酪酸), 뿌리에는 사리실산(salycilic acid), 잎에는 비타민 C, 종인에는 아미그달린(amygdalin)이 함유되어 있다.

성미 : 열매는 성질이 평범하고, 맛은 달고 시다. 뿌리는 성질이 시원하고, 맛은 쓰고 떫고, 독성이 없다. 잎은 성질이 평범하고, 맛은 달고 시고, 독성이 없다. 종인은 성질이 평범하고, 맛은 달고 쓰고, 독성이 없다.

귀경 : 뿌리 또는 뿌리껍질은 간(肝), 심(心) 경락에 작용한다. 종인은 심(心), 폐(肺), 대장(大腸) 경락에 작용한다.

🔸 **효능과 주치 :** 열매는 생약명을 이자(李子) 또는 자도(紫桃)라고 하며 청간, 해독, 소갈, 복수 등을 치료한다. 뿌리는 생약명을 이근(李根)이라고 하여 청열, 해독, 임병, 이질, 단독, 치통을 치료한다. 잎은 생약명을 이수엽(李樹葉)이라고 하여 어린이의 발열, 경간(驚癎)을 치료한다. 종인은 생약명을 이핵인(李核仁)이라고 하여 어혈, 윤장(潤腸), 타박상, 해수, 해충 및 독사의 교상을 치료한다.

🔹 **약용법과 용량 :** 말린 열매 50~60g을 물 900mL에 넣어 반이 될 때까지 달여 하루에 2~3회 나눠 마시거나, 잘 익은 열매 3~6개를 그대로 먹어도 되며, 과즙을 내어 마셔도 된다. 뿌리는 열을 가해 타기 직전까지 볶아 가루로 만들어 기름에 개어 환부에 바른다. 말린 잎 20~30g을 물 900mL에 넣어 반이 될 때까지 달여 하루에 2~3회 나눠 마신다. 말린 종인 15~30g을 물 900mL에 넣어 반이 될 때까지 달여 하루에 2~3회 나눠 마신다. 외용할 경우에는 가루로 만들어 기름에 개어 환부에 붙인다.

자두나무의 기능성 및 효능에 관한 특허자료

▶ 자두 추출물을 유효성분으로 포함하는 피부 상태 개선용 조성물

본 발명은 자두 추출물을 포함하는 피부 상태 개선용 조성물에 관한 것이다. 본 발명의 자두 추출물은 인체 피부섬유아세포에서 독성이 거의 없으며, 콜라겐의 합성을 촉진시키고, 콜라겐 분해작용을 하는 MMP-2(matrix metalloproteinase-2)의 활성을 억제하고, MMP-1(matrix metalloproteinase-1) 유전자의 발현도 억제하는 활성을 가지므로 피부주름 형성 억제, 피부주름 개선, 피부노화 방지, 피부감촉 개선에 효과적으로 사용될 수 있다. 본 발명의 조성물은 피부주름 개선 및 피부노화 방지용 화장품 원료 소재로 개발될 수 있다.

- 공개번호 : 10-2014-0125234, 출원인 : 계명대학교 산학협력단

▶ 자두 추출물을 함유하는 화장비누 및 그 추출방법

화학 항균제를 대체하여 여드름균과 같은 피부상재 세균을 포함한 인체 병원성균에 대하여 소량으로도 항균효과를 나타내는 자두 추출물을 함유하는 화장비누를 제공한다. 본 발명의 화장비누는 천연 자두 추출물 0.006~5중량부, 감초 추출물 0.1~1중량부, 비타민 E 아세테이트 0.05~5중량부 및 폴리에틸렌글리콜 0.1~10중량부를 함유한다. 자두 추출물은 자두의 메탄올 추출액으로부터 헥산을 사용하여 자두의 헥산 분획추출물을 얻고, 상기 헥산 분획추출물과 분리된 하층에 승홍을 가하여 승홍추출물을 얻고, 상기 승홍추출물로 분리된 상층에 에틸아세테이트를 첨가하여 에틸아세테이트 분획물을 얻고, 상기 에틸아세테이트로 분리된 하층에 부탄올을 혼합하여 부탄올 분획물 및 상기 부탄올로 분리된 물층을 감압농축하여 물분획물을 얻는다.

- 공개번호 : 10-2004-0072769, 출원인 : 학교법인 신천학원

자양강장, 콜레스테롤, 당뇨에 사용하는

잣나무

| 사용부위 | 종자

Pinus koraiensis Siebold & Zucc.

- **이명** : 홍송(紅松), 송자(松子), 송자인(松子仁), 신라송자(新羅松子)
- **생약명** : 해송자(海松子)
- **과명** : 소나무과(Pinaceae)
- **개화기** : 4~5월

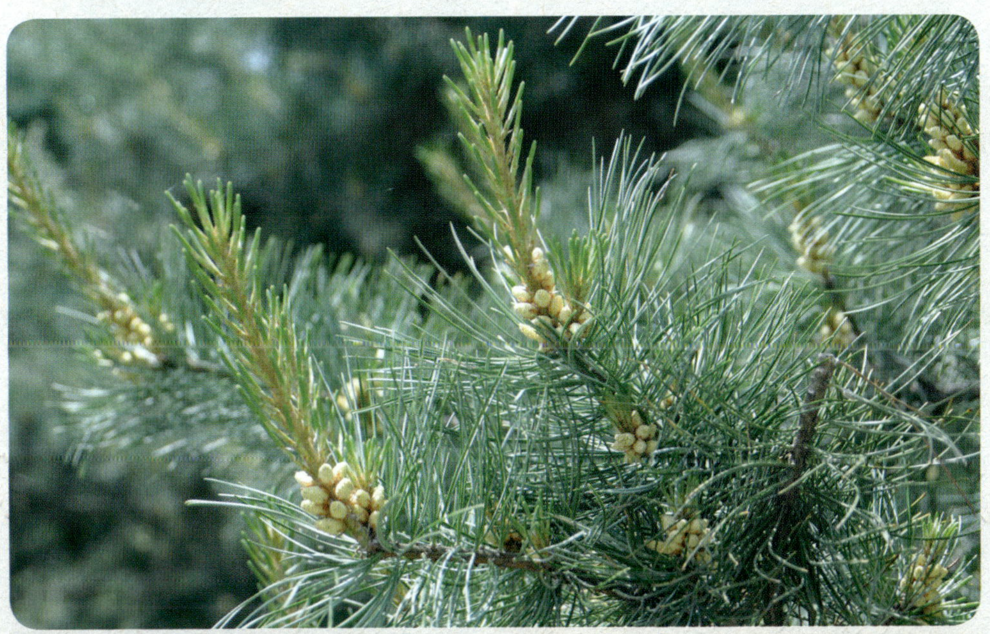

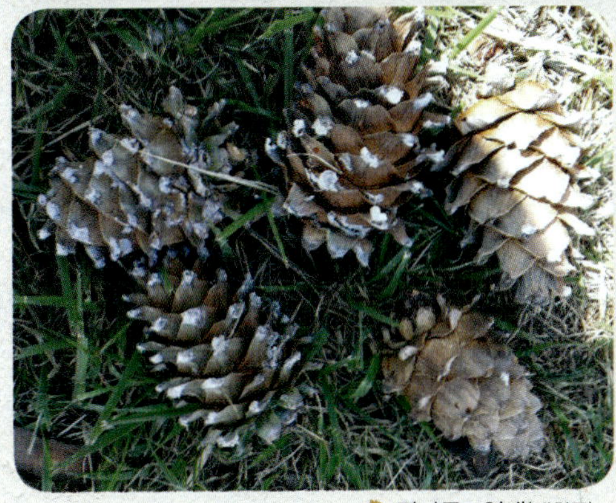

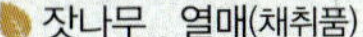

잣나무_ 열매(채취품)

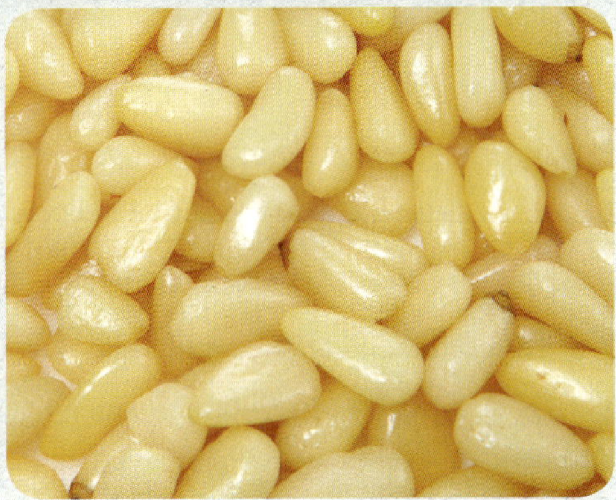

잣나무_ 종인(약재 전형)

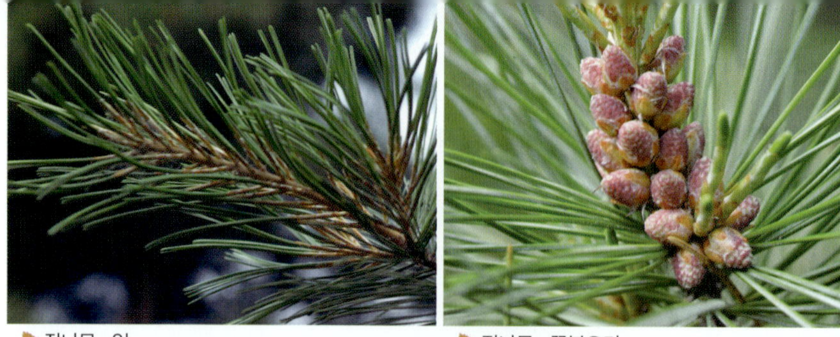

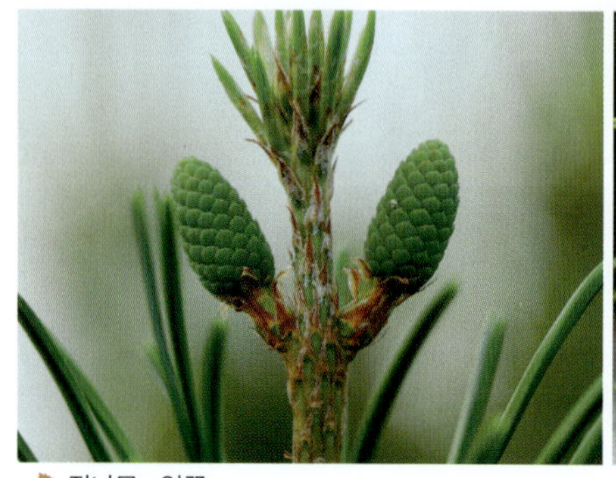

❧ 잣나무_ 잎

❧ 잣나무_ 꽃봉오리

❧ 잣나무_ 암꽃

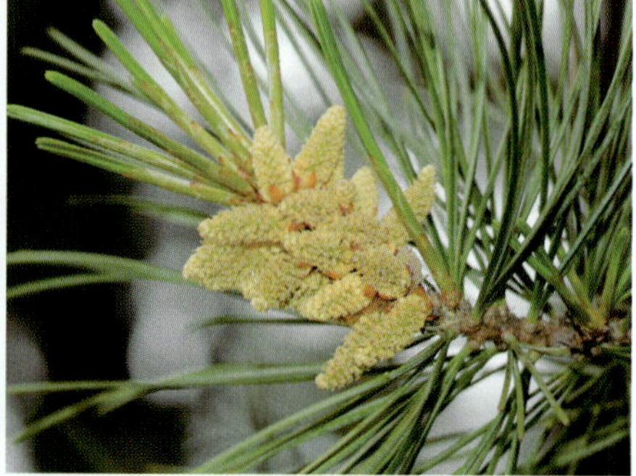

❧ 잣나무_ 수꽃

🍃 **생육특성** : 잣나무는 전국의 산야에서 분포하는 상록침엽교목으로, 높이가 30m 정도로 자라고, 나무껍질은 회갈색이며 비늘 모양으로 갈라진다. 잎은 침형으로 5장씩 모여 나고 3개의 능선이 있으며 양면에 흰색의 기공선이 5~7줄 있고 가장자리에는 잔톱니가 있다. 꽃은 적황색으로 4~5월에 암수한그루로 핀다. 열매는 솔방울의 방울열매로 긴 달걀 모양 또는 달걀 모양 타원형으로 10~11월에 결실한다. 열매 속에 들어 있는 종자는 달걀 모양 삼각형으로 날개는 없고 양면에는 얇은 막이 있다.

🍂 **채취 방법과 시기** : 10~11월에 종자를 채취한다.

🍃 **성분** : 종자에는 지방유가 74% 함유되어 있는데 주성분은 에틸올레산 (ethyloleic acid), 에틸리놀레산(ethyllinoleic acid)이며 팔미틴(palmitin), 단백질, 정유 등도 함유되어 있다. 유수지(油樹脂)에는 알파,베타-피넨 (α,β-pinene), 캄펜(camphene), 3-카렌(3-carene), 사비넨(sabinene), 디펜텐(dipentene), 밀센(myrsene), 베타-펠란드렌(β-pellandrene), 감마-테피넨(γ-terpinene), p-시멘(p-cymene), 셈부렌(cembrene), 이소셈부롤 (isocembrol), 이랑게(ylange), 롤기포렌(longifolene), 피나센(pinacene) 등

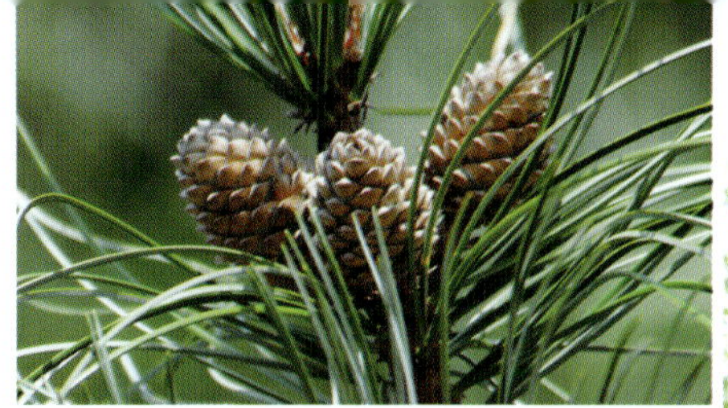

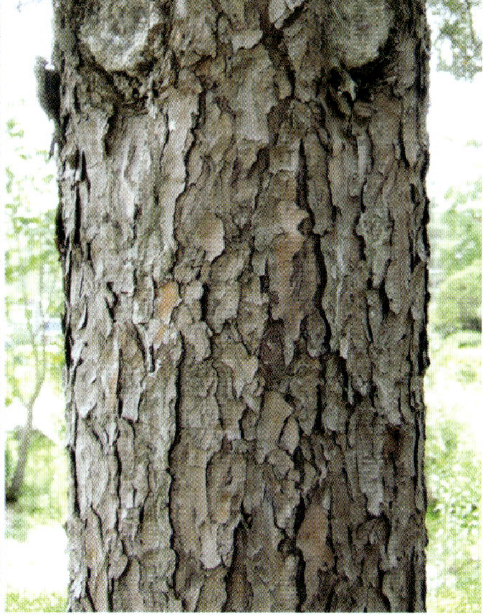

ⓘ 잣나무_ 열매

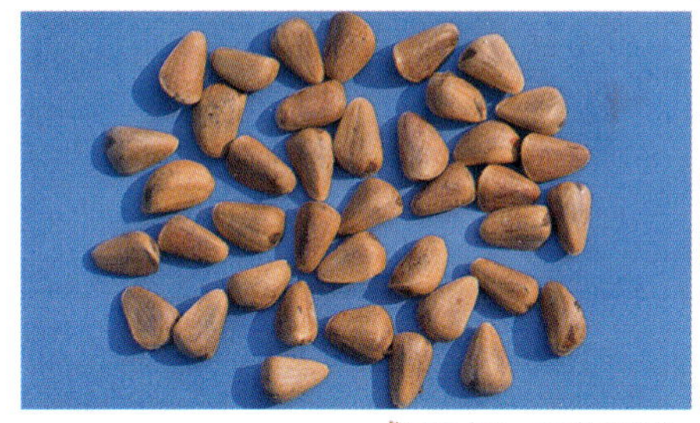

ⓘ 잣나무_ 종자(채취품)

ⓘ 잣나무_ 나무껍질

이 함유되어 있다.

ⓘ **성미** : 성질이 따뜻하고, 맛은 달고, 독성이 없다.

ⓘ **귀경** : 비(脾), 폐(肺), 대장(大腸) 경락에 작용한다.

ⓘ **효능과 주치** : 종자는 식용 또는 약용하는데 생약명을 해송자(海松子)라고 하며 자양강장, 보기(補氣), 양혈, 토혈, 변비, 두현(頭眩)을 치료한다. 잎 추출물은 혈중 콜레스테롤을 내려주고 당뇨의 예방 치료에 효과적으로 사용할 수 있다.

ⓘ **약용법과 용량** : 말린 종자 20~30g을 물 900mL에 넣어 반이 될 때까지 달여 하루에 2~3회 나눠 마신다.

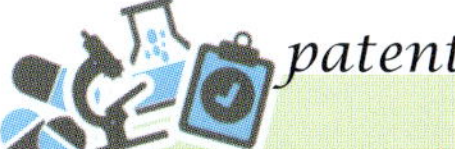 *patent*

잣나무의 기능성 및 효능에 관한 특허자료

▶ 잣나무 잎 추출물을 유효성분으로 함유하는 혈중 콜레스테롤 강하용 조성물

본 발명은 혈당 그리고 콜레스테롤을 조절하는 데 있어서의 잣나무 잎 추출물의 용도 및 이용 방법에 관한 것이다. 본 발명에 따른 추출물은 췌장세포에서 인슐린 분비 결핍으로 인한 체중 감소를 억제하며 혈당을 강하할 뿐만 아니라, 혈중 콜레스테롤 수준을 낮추며 지질 대사를 개선하고 신장 기능 저하를 억제하며 탁월한 항당뇨효과를 나타낸다. 따라서 안전한 치료제, 건강식품, 건강기능식품 및 식품 원료물질로 제조될 수 있다.

― 공개번호 : 10-2012-0074269, 출원인 : (주)메테르젠

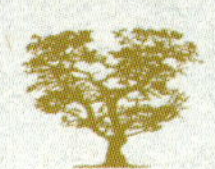

조릿대

| 사용부위 | 잎

Sasa borealis (Hack.) Makino

- **이명** : 기주조릿대, 산대, 산죽, 신우대, 조리대
- **생약명** : 죽엽(竹葉)
- **과명** : 벼과(Gramineae)
- **개화기** : 5~7월

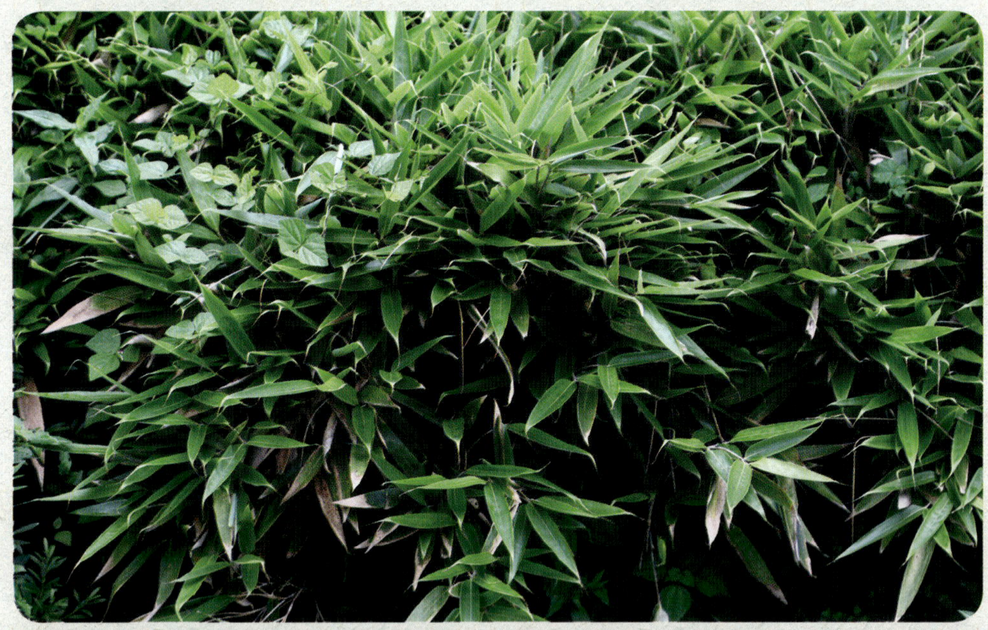

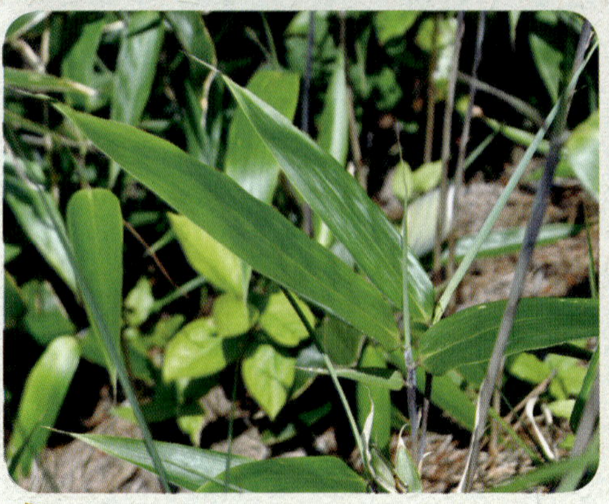

▶ 조릿대_ 잎

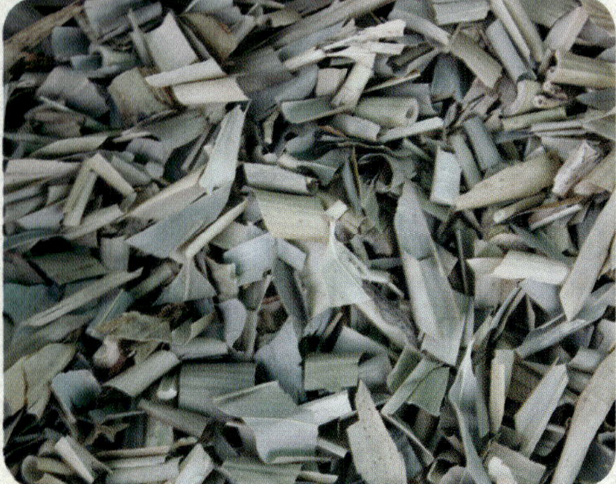

▶ 조릿대_ 잎(약재)

 : 조릿대는 제주도와 울릉도를 제외한 한반도 전역에서 자생하는 상록활엽 관목으로, 대나무 종류 중에서 줄기가 매우 가늘고 키가 작으며 잎집이 그대로 붙어 있다는 특징이 있다. 높이는 1~2m로 자라는데, 지름 0.3~0.6cm인 가느다란 녹색 줄기에는 털이 없으며 공 모양의 마디는 도드라지고 그 주위가 옅은 자주색을 띤다. 잎은 타원형 바소꼴로 가지 끝에서 2~3장씩 나는데 길이는 10~25cm이며 잎 가장자리에 가시 같은 잔 톱니가 있다. 꽃차례는 털과 흰 가루로 덮여 있으며 아랫부분이 검은 빛을 띤 자주색 포로 싸여 있는데 어긋나게 갈라지며 원뿔형의 꽃대가 나와 그 끝마다 10송이 정도의 이삭 같은 꽃이 달린다. 열매는 꽃이 핀 해의 5~6월에 작고 타원형의 열매가 회갈색으로 달린다. 유사종인 섬조릿대,

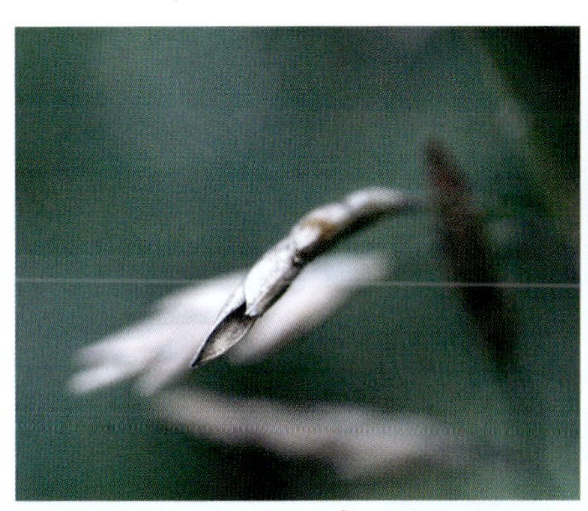

조릿대_ 종자 결실

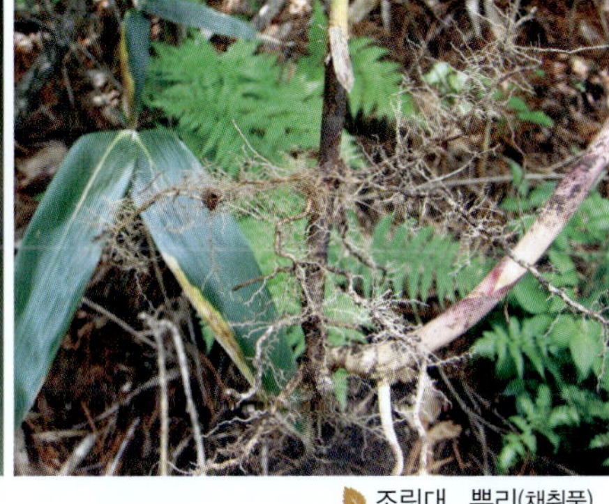

조릿대_ 뿌리(채취품)

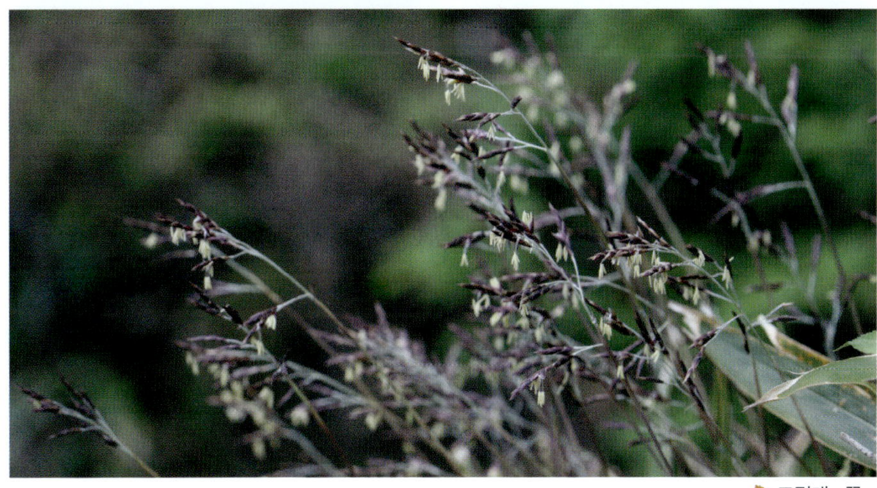

조릿대_ 꽃

【 혼동하기 쉬운 약초 비교 】

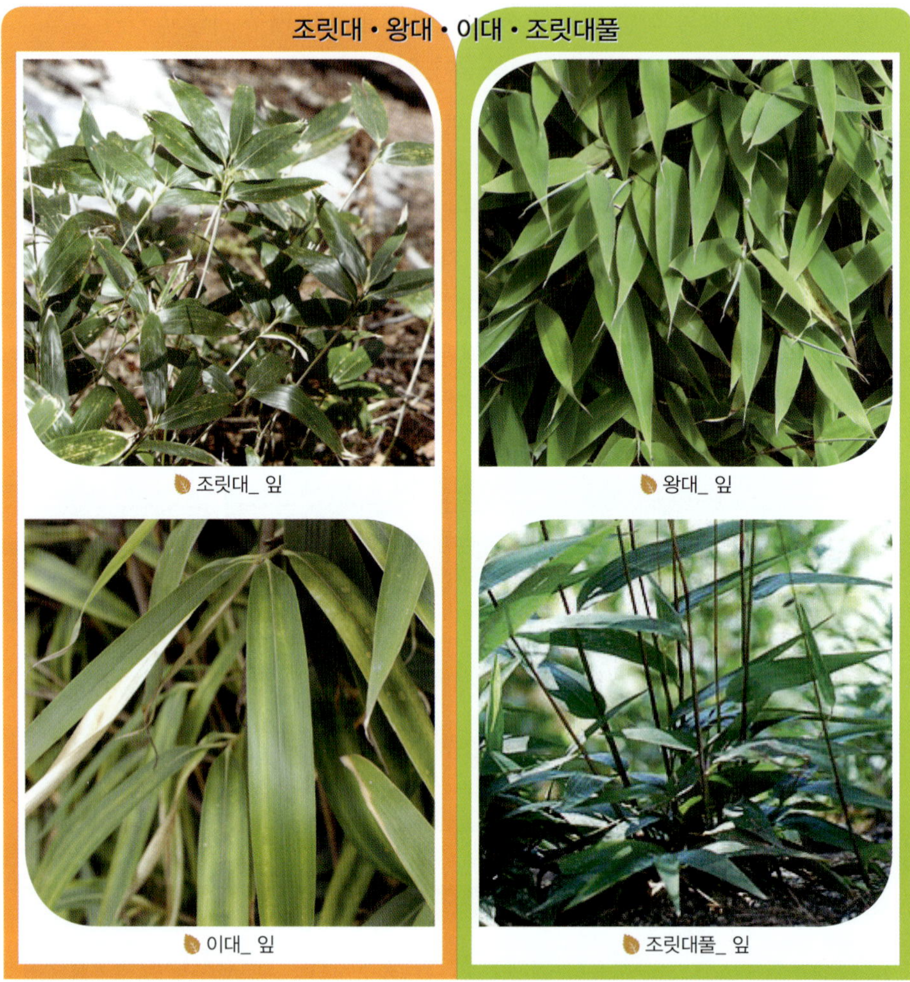

🍂 조릿대_ 잎

🍂 왕대_ 잎

🍂 이대_ 잎

🍂 조릿대풀_ 잎

제주조릿대, 섬대 등의 잎도 약재로 사용하고 있는데 민간에서는 조릿대를 담죽엽(淡竹葉)이라고도 부르지만 담죽엽은 여러해살이풀인 조릿대풀(*Lophatherum gracile* Brongn.)의 생약명으로, 혼동의 우려가 있으므로 구분하여 사용해야 한다.

🍂 **채취 방법과 시기 :** 연중 어느 때나 가능하나 여름에 아주 작은 잎을 채취하여 햇볕에 말리거나 그늘에 말려서 사용한다. 죽엽은 성장 후 1년이 된 것으로 어리고 탄력이 있으며 신선한 잎이 좋다.

🌿 **성분 :** 조릿대는 항암 활성물질이 있는 것으로 알려져 있다. 잘게 썬 마른 잎 1kg을 물로 씻고 생석회 포화용액 18L에 염화칼슘 1.5g을 넣고 2시간 정도 끓인 다음 걸러낸 액에 탄산가스를 통과시켜 탄산칼슘의 앙금이 완전히 생기도록 하룻밤 두었다가 거른다. 거른 액을 1/20로 졸이고 앙금이 생기면 다시 거른다. 거른 액을 졸여서 말리면 8~11%의 노란빛의 밤색 물질을 얻을 수 있는데 이것이 강한 항암 활성물질이다. 이 물질은 총당 43%, 질소 1% 정도이다.

🌿 **성미 :** 성질이 차고, 맛은 달고 담담하고, 독성이 없다.

🌿 **귀경 :** 심(心), 폐(肺), 담(膽) 경락에 작용한다.

🌿 **효능과 주치 :** 열을 식히고 번조를 제거하는 청열제번, 소변을 잘 나가게 하는 이뇨, 갈증을 멈추게 하는 지갈, 진액을 생성시켜주는 생진(生津) 등의 효능이 있어서 열병과 번갈을 치료하며, 소아경풍(小兒驚風), 정신불안, 소변불리, 구건(口乾 : 입안이 마르는 증상), 해역(咳逆 : 기침을 하며 기가 위로 거스르는 증상) 등의 치료에 사용한다.

🌿 **약용법과 용량 :** 민간요법에서는 만성 간염, 땀띠, 여드름, 습진 치료 등에 사용한다고 한다. 만성 간염에는 말린 잎과 줄기 10~20g을 잘게 썰어 물 700mL에 넣어 끓기 시작하면 약하게 줄여 200~300mL가 될 때까지 달여 하루에 3회, 식전에 마시면 입맛이 없고 몸이 노곤하며 소화가 잘 안 되고 헛배가 부르며 머리가 아프고 간 부위가 붓고 아픈 증상을 치료한다. 말린 잎 100g을 물 5~6L에 넣어 2~3시간 약한 불로 끓여 그 물을 욕조에 붓고 찌꺼기는 베주머니에 넣어 욕조 속에 넣은 다음 그 물로 목욕하면 땀띠, 여드름, 습진을 치료하는 데 효과적이다. 또한 민간에서는 봄철에 채취한 조릿대 잎을 잘게 썰어 그늘에서 말려 5년쯤 묵혀두었다가 오랫동안 달여 농축액을 만들어놓고 약용하는데, 이렇게 하면 조릿대의 찬 성질이 없어지며 조금씩 먹으면 면역기능을 강화하는 좋은 약이 된다고 한다.

🌿 **사용 시 주의사항 :** 담죽엽(淡竹葉)의 기원식물로 풀인 조릿대풀과 혼동하지 않도록 주의한다.

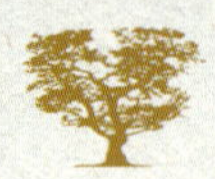

조팝나무

| 사용부위 | 뿌리

Spiraea prunifolia f. *simpliciflora* Nakai

- **이명** : 홑조팝나무, 목상산(木常山)
- **생약명** : 목상산(木常山), 소엽화(笑靨花)
- **과명** : 장미과(Rosaceae)
- **개화기** : 4~5월

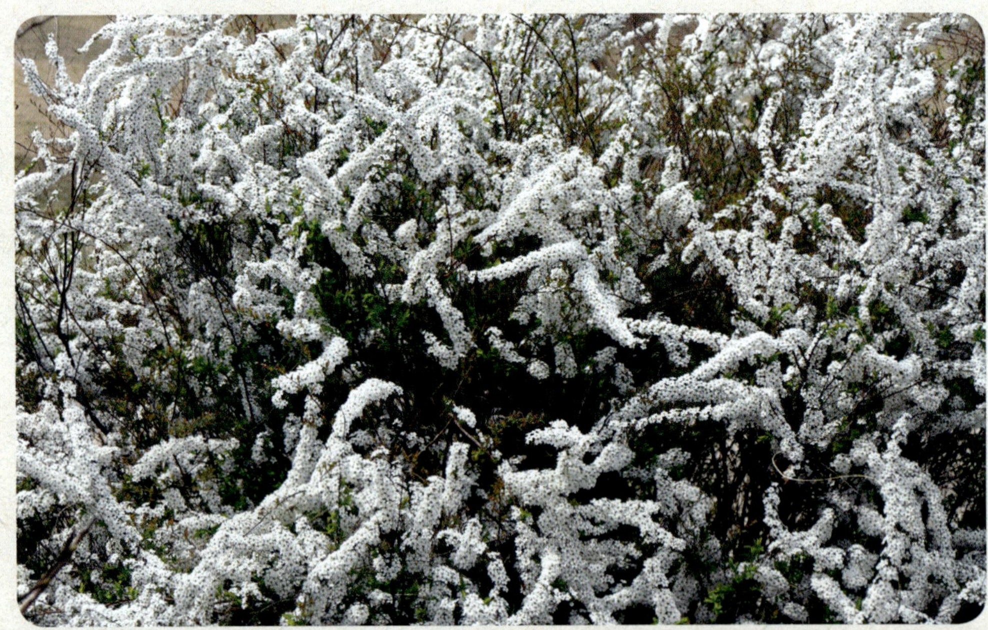

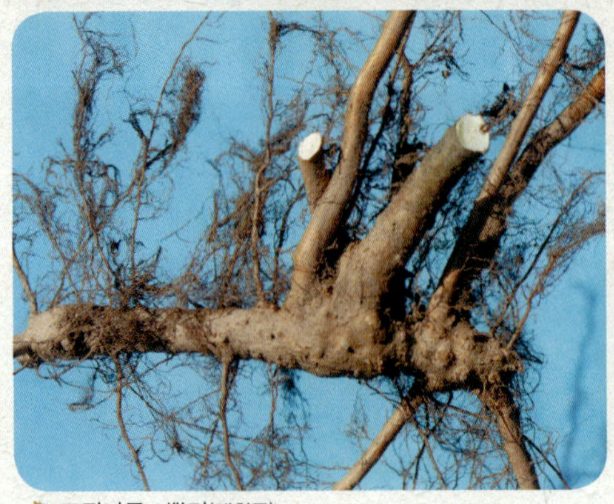

🌿 조팝나무_ 뿌리(채취품)

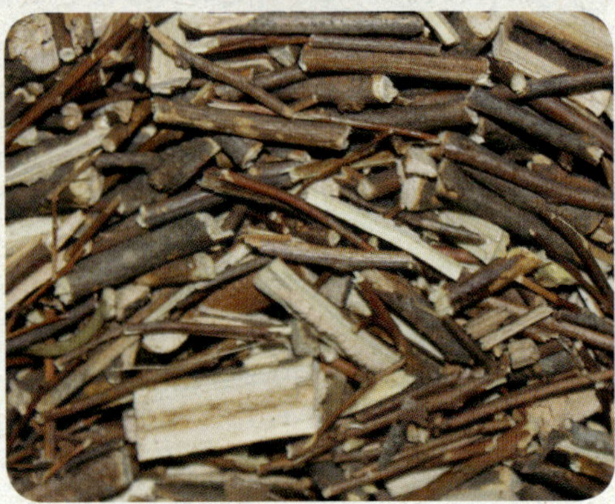

🌿 조팝나무_ 뿌리(약재)

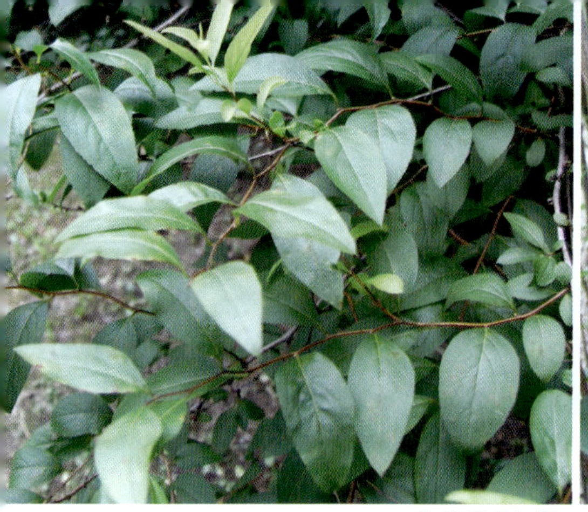

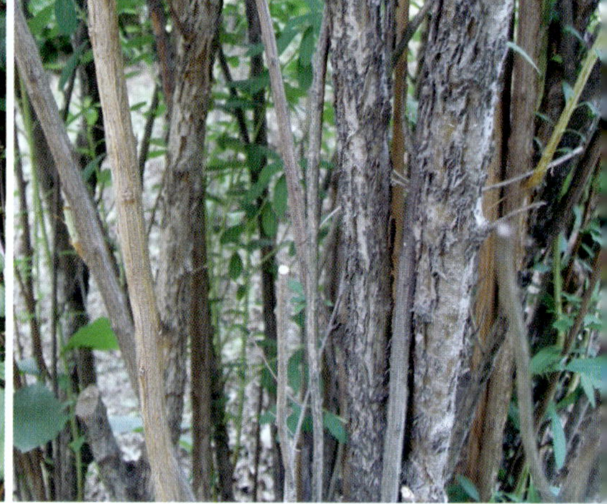

조팝나무_ 잎   조팝나무_ 나무껍질

생육특성 : 조팝나무는 전국 산기슭의 양지쪽이나 논밭 둑에서 자라는 낙엽활엽관목으로, 높이는 1.5~2m에, 줄기는 곧추서고, 작은 가지는 가늘고 긴 능선이 있으며 부드러운 털이 나 있거나 없는 것도 있다. 잎은 타원형 또는 달걀 모양 타원형에 서로 어긋나 붙어 있으며 잎끝은 뾰족하고 잎 뒷면에는 짧은 털이 나 있다. 잎 가장자리의 중간부터 끝에는 짧은 톱니가 있고 잎자루는 짧다. 꽃은 흰색으로 4~5월에 3~4개가 산형꽃차례로 작년에 나온 가지의 잎에서 3~4송이가 핀다. 열매는 대과(袋果)로 9~10월에 결실하다.

채취 방법과 시기 : 가을부터 이듬해 봄에 걸쳐 뿌리를 채취한다.

성분 : 뿌리에는 3-O-아세틸포모린산 메틸에스테르(3-O-acetyl pomolic acid methylester), p-쿠마린산 메틸에스테르(p-coumaric acid methylester)가 함유되어 있다.

성미 : 성질이 차고, 맛은 쓰고 맵고 시고, 독성이 없다.

귀경 : 간(肝), 폐(肺), 대장(大腸) 경락에 작용한다.

효능과 주치 : 뿌리는 생약명을 목상산(木常山) 또는 소엽화(笑靨花)라고 하며 해열, 진통, 수렴(收斂)의 효능이 있고 감기발열, 인후종통, 신경통, 학질, 설사, 대하 등을 치료한다.

약용법과 용량 : 말린 뿌리 30~50g을 물 900mL에 넣어 반이 될 때까지 달여 하루에 2~3회 나눠 마신다.

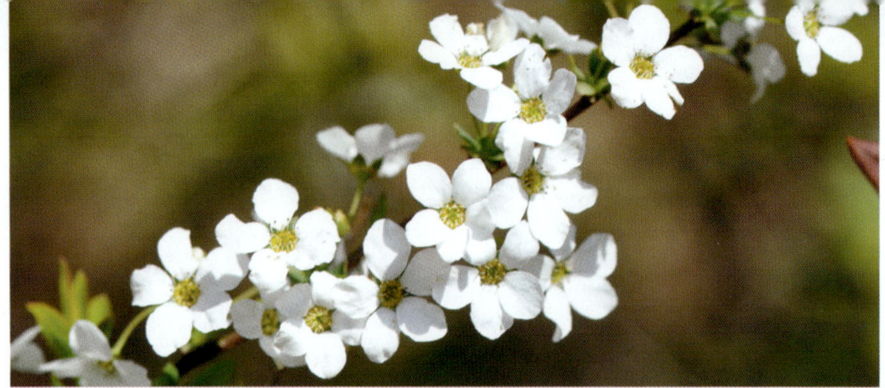

🌼 조팝나무_ 꽃

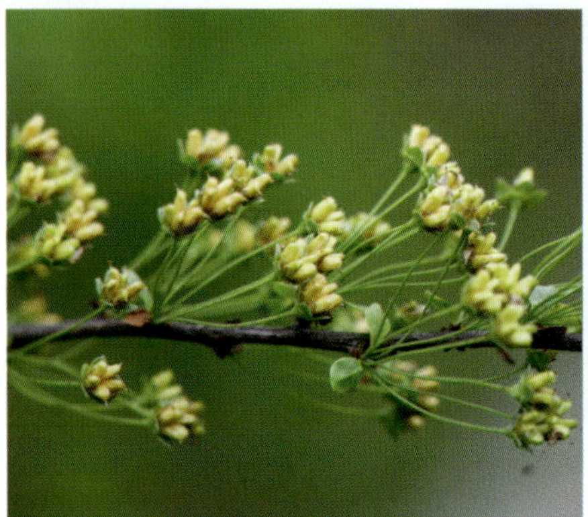

🌼 조팝나무_ 꽃봉오리

🌼 조팝나무_ 종자 결실

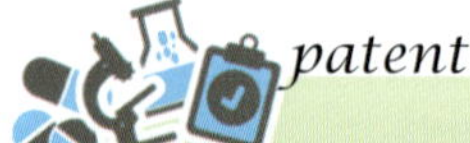
patent

조팝나무의 기능성 및 효능에 관한 특허자료

▶ **조팝나무 잎으로부터 분리된 신규 헤미테르펜 글루코시드 화합물 및 이의 항산화 및 항염 용도**

본 발명은 조팝나무 잎 추출물로부터 분리된 신규 헤미테르펜 글루코시드 화합물에 관한 것이다. 본 발명의 화합물은 강력한 자유라디칼 소거 활성을 가짐으로써 항산화 활성을 나타내며, NO(nitric oxide)의 생성을 억제하는 강력한 항염증 활성을 가지므로 항산화 활성과 항염증 활성이 요구되는 의약품, 화장품, 기능성 식품 등의 활성성분으로 유용하게 사용될 수 있다.

— 공개번호 : 10-2014-0043258, 출원인 : 중앙대학교 산학협력단

▶ **조팝나무 추출물을 유효성분으로 함유하는 화장료 조성물**

본 발명은 조팝나무 추출물을 유효 성분으로 함유하는 화장료 조성물에 관한 것으로서, 조팝나무 추출물을 유효성분으로 화장료 조성물의 전체 중량에 대하여 0.001~30.0 중량%를 함유하는 것을 특징으로 하며, 본 발명에 따르면, 조팝나무 추출물은 항산화 효과뿐만 아니라, MMP-1 생성 억제 효과, 자외선 유도에 의한 MMP-1 생성 억제 효과, 콜라겐 합성 증진 효과, 멜라닌 생성 억제 효과, 자외선 조사에 의한 세포독성 완화 효과, 자외선 조사에 의한 염증성 사이토카인 발현 억제 효과 및 피부 주름개선 효과가 있어 각종 기능성 화장료를 제공할 수 있다.

— 공개번호 : 10-2011-0078536, 출원인 : (주)코리아나화장품

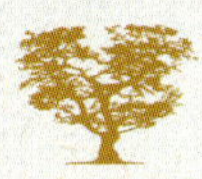

종려나무

| 사용부위 | 뿌리, 나무껍질, 잎, 꽃, 열매

Trachycarpus wagnerianus Hort. ex Becc.

- **이명** : 진종피(陳棕皮), 종모(棕毛), 종피(棕皮), 병려목피(栟櫚木皮)
- **생약명** : 종려피(棕櫚皮)
- **과명** : 야자나무과(Parmae)
- **개화기** : 4~5월

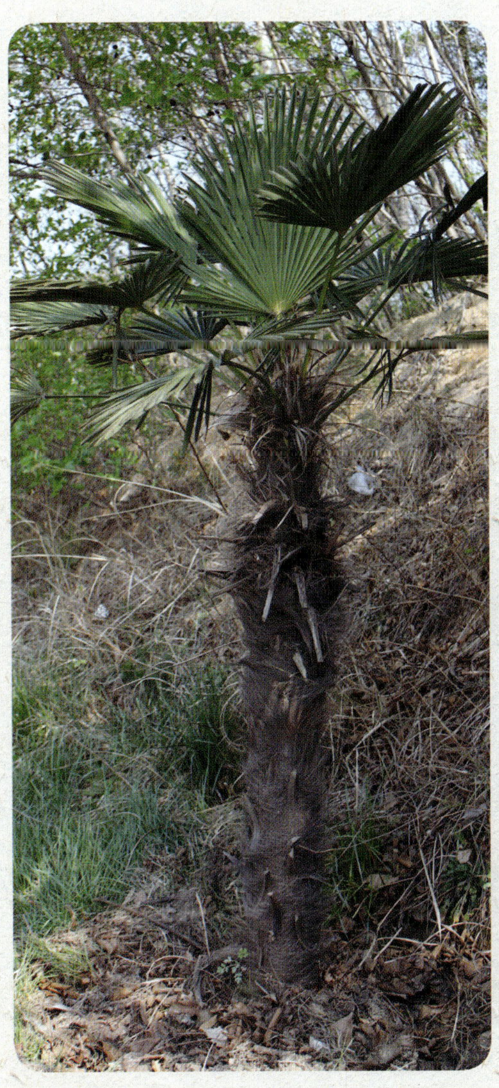

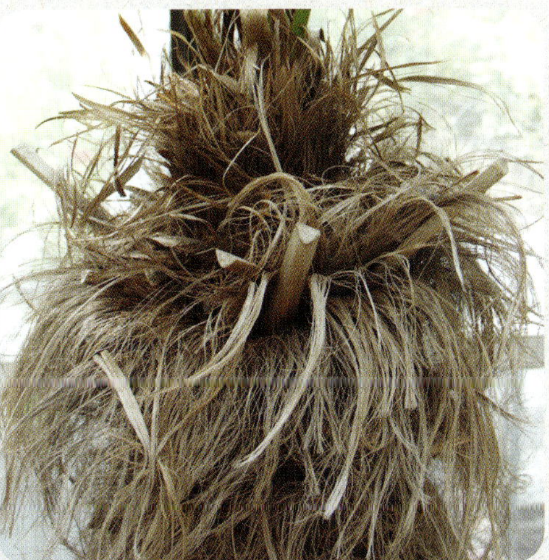

🍂 종려나무_ 약재로 사용하는 종려피

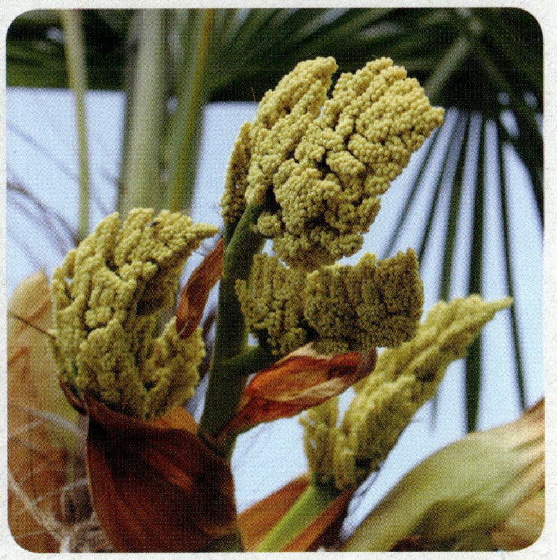

🍂 종려나무_ 약재로 사용하는 꽃

❀ **생육특성** : 종려나무는 제주도 및 남부 지방에서 분포하는 상록교목으로, 높이는 15m 정도이고, 줄기는 단생에 둥근기둥 모양이며, 가지는 갈라지지 않는다. 잎은 줄기 끝부분에서 모여 나는데 둥근 부챗살 모양에 두껍고 길이는 70cm 정도이며 주름이 있어 펴지면 손바닥 모양이 되고 잎 중간 부분에서 깊이 갈라진다. 줄기를 싸는 잎집이 있는데 분열해 다갈색의 섬유상 모로 되어 잎집은 탈락하고 그 흔적은 줄기에 둥근 모양의 마디로 남아 있다. 꽃은 담황색으로 4~5월에 육수꽃차례로 작고 많은 꽃들이 피는데 암수딴그루 단성화이다. 열매는 씨열매로 공 모양 또는 심장 모양이며 청흑색으로 11~12월에 익는다.

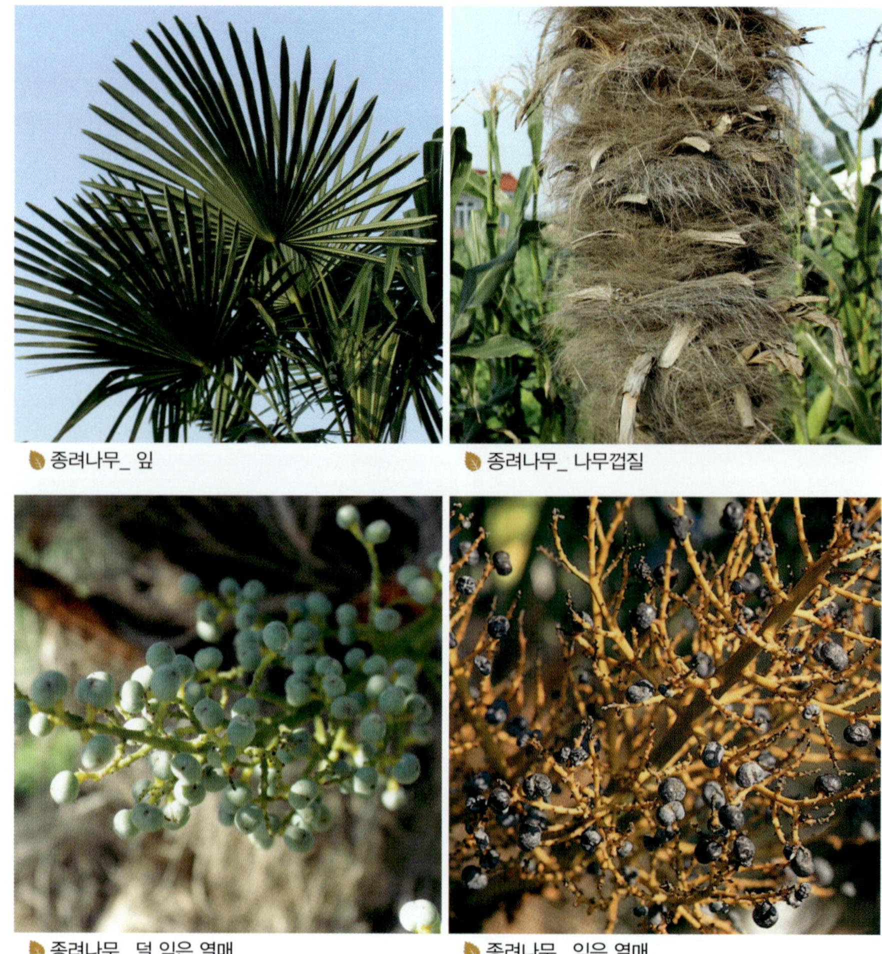

❀ 종려나무_ 잎

❀ 종려나무_ 나무껍질

❀ 종려나무_ 덜 익은 열매

❀ 종려나무_ 익은 열매

🍂 **채취 방법과 시기** : 뿌리, 잎은 연중 수시, 꽃은 4~5월, 나무껍질은 연중 수시 또는 9~10월, 열매는 11~12월에 과일껍질이 청흑색일 때 채취한다.

🍃 **성분** : 뿌리, 꽃, 잎, 나무껍질, 열매 등에는 타닌(tannin)이 많이 함유되어 있다. 열매에는 류코안토시아닌(leucoanthocyanin)이 함유되어 있다.

🍃 **성미** : 나무껍질, 뿌리는 성질이 평범하고, 맛은 쓰고 떫고, 독성이 없다. 꽃, 잎은 성질이 평범하고, 맛은 쓰고 떫다. 열매는 성질이 평범하고, 맛은 쓰다.

🍃 **귀경** : 간(肝), 심(心), 비(脾), 신(腎), 대장(大腸) 경락에 작용한다.

🍁 **효능과 주치** : 뿌리는 생약명을 종려근(棕櫚根)이라 하며 소종, 해독, 거습, 지혈, 토혈, 혈변, 이질, 관절염, 수종, 타박상 등을 치료한다. 꽃은 생약명을 종려화(棕櫚花)라고 하며 장풍, 설사, 대하를 치료한다. 잎은 생약명을 종려엽(棕櫚葉)이라 하며 수렴, 지혈, 피로권태, 중풍예방 등의 치료에 사용한다. 나무껍질은 생약명을 종려피(棕櫚皮)라고 하여 종려피는 종려나무의 줄기에 붙어 있는 엽초(葉鞘)의 섬유(纖維)이다. 약효는 수렴, 지혈, 토혈, 혈변, 혈뇨, 대하, 개선 등을 치료한다. 열매는 생약명을 종려자(棕櫚子)라고 하며 수렴, 설사, 장풍, 대하증을 치료한다.

🍃 **약용법과 용량** : 말린 뿌리 30~50g을 물 900mL에 넣어 반이 될 때까지 달여 하루에 나눠 마신다. 외용할 경우에는 달인 액으로 환부를 씻어준다. 말린 꽃 10~30g을 물 900mL에 넣어 반이 될 때까지 달여 하루에 나눠 마신다. 외용할 경우에는 달인 액으로 환부를 씻어준다. 말린 잎 20~30g을 물 900mL에 넣어 반이 될 때까지 달여 하루에 나눠 마신다. 말린 나무껍질 30~50g을 물 900mL에 넣어 반이 될 때까지 달여 하루에 나눠 마시거나 15~25g을 가루로 만들어 하루에 나눠 복용한다. 말린 열매 30~50g을 물 900mL에 넣어 반이 될 때까지 달여 하루에 나눠 마신다.

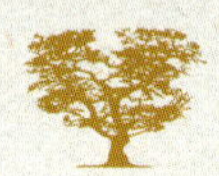

주목 | 사용부위 | 가지, 잎

Taxus cuspidata Siebold & Zucc.

- **이명** : 화솔나무, 적목, 경목, 노가리나무, 적백송(赤柏松), 동북홍두삼(東北紅豆杉)
- **생약명** : 자삼(紫杉)
- **과명** : 주목과(Taxaceae)
- **개화기** : 5~6월

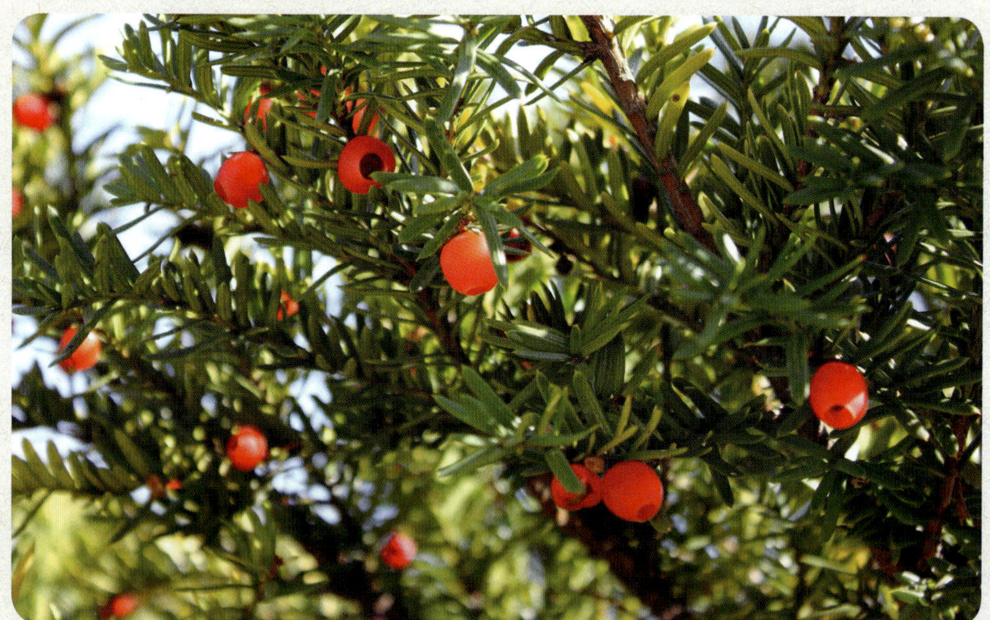

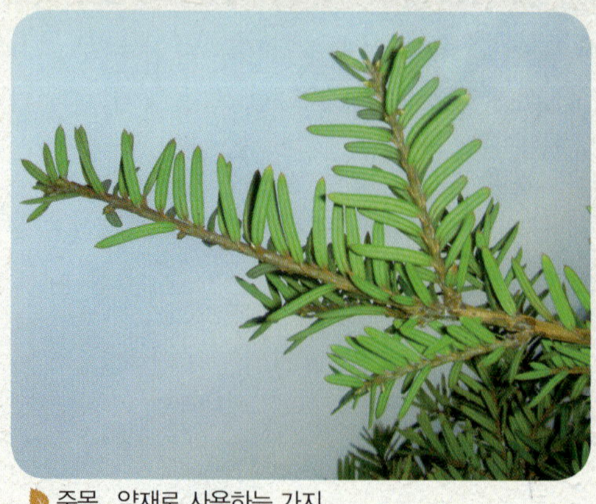

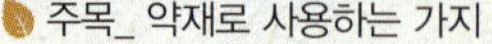

주목_ 약재로 사용하는 가지

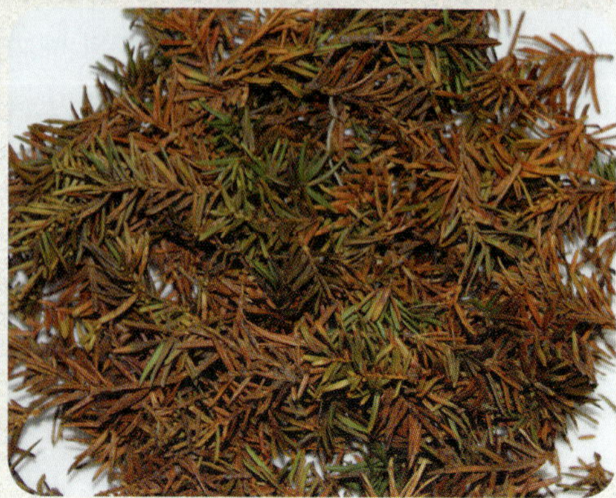

주목_ 잎(약재 전형)

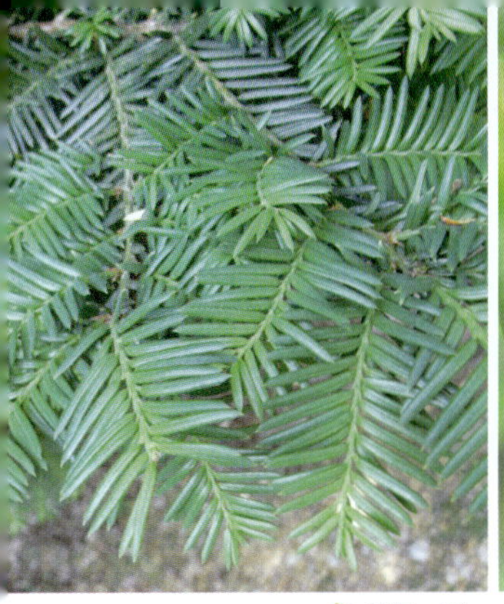
주목_ 잎

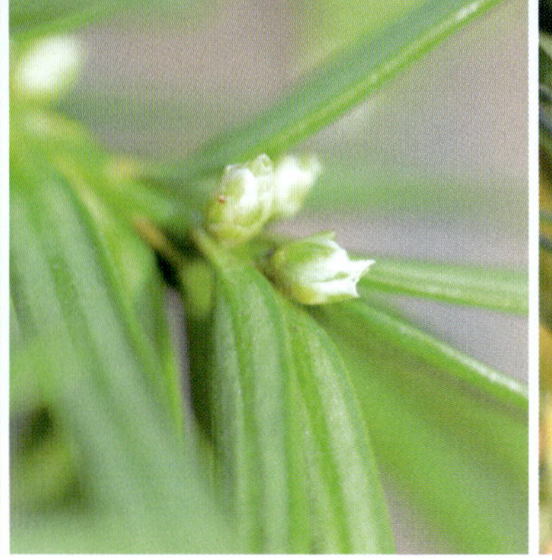
주목_ 암꽃

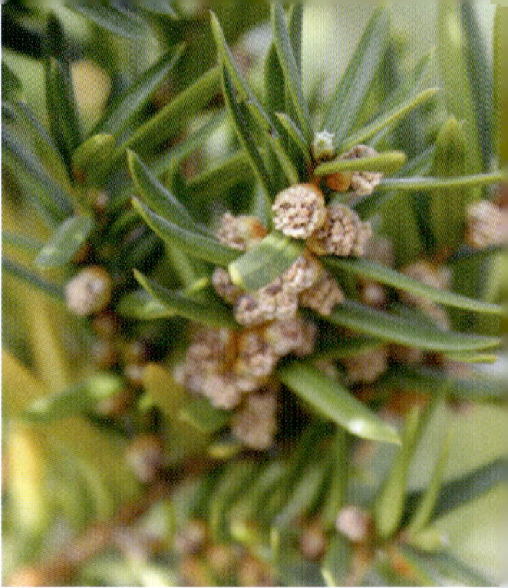
주목_ 수꽃

생육특성 : 주목은 전국의 높고 깊은 산에서 분포하는 상록침엽교목으로, 높이는 15~20m에 나무껍질은 적갈색으로 얇게 갈라지고, 가지는 빽빽하게 나며 작은 가지는 서로 어긋나 붙어 있다. 선 모양의 잎은 나선 모양으로 달려 있지만 옆으로 뻗은 가지에서는 새 날개깃 모양으로 보이는데 밑부분은 좁으며 잎끝은 뾰족하다. 꽃은 암수한그루로 5~6월에 수꽃은 갈색의 꽃이 피고 암꽃은 달걀 모양으로 녹색의 꽃이 핀다. 열매는 원형으로 9~10월경에 적색으로 결실한다.

채취 방법과 시기 : 가지, 잎을 연중 수시 채취한다.

성분 : 어린 가지에는 탁신(taxinc), 줄기껍질에는 항백혈병작용과 항중양 작용이 있는 택솔(taxol)이 함유되어 있는데 자궁암, 난소암에 선택적으로 작용한다. 목질부에는 탁수신(taxusin), 잎에는 디터페네스(ditepenes) 화합물과, 탁시닌(taxinine), 탁시닌 A, H, K, L, 파나스테론(panasterone) A, 에크디스테론(ecdysterone), 시아도피티신(sciadopitysin)도 함유되어 있다.

성미 : 성질이 시원하고, 맛은 달고 쓰고, 잎에는 독성이 조금 있다.

귀경 : 비(脾), 방광(膀胱) 경락에 작용한다.

효능과 주치 : 가지와 잎은 생약명을 자삼(紫杉)이라고 하며 혈당강하, 항암 작용이 있으며 이뇨, 통경의 효능이 있고 당뇨병, 난소암, 자궁암, 백혈병, 신장병을 치료한다. 주목의 형성층 또는 전형성층 유래 세포주를 유효성분으로 항산화, 항염증, 항노화, 미백효과가 있다.

약용법과 용량 : 말린 약재 20~30g을 물 900mL에 넣어 반이 될 때까지 달

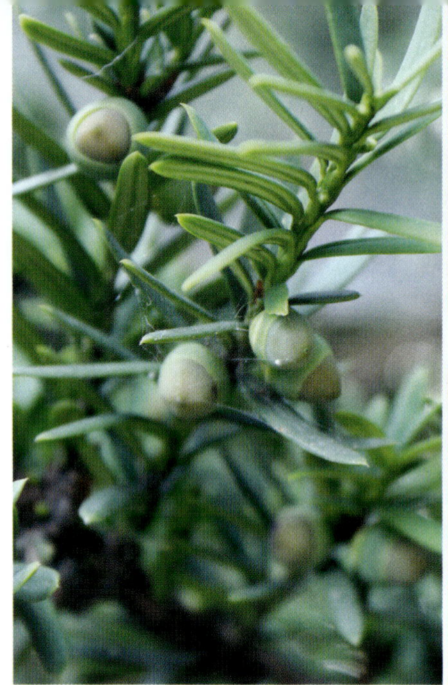

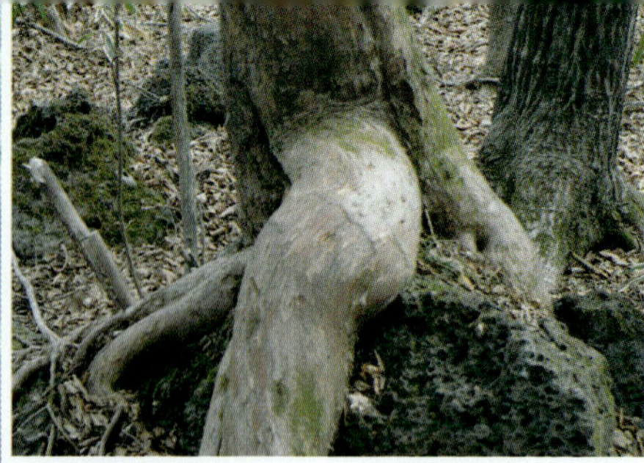

주목_ 뿌리

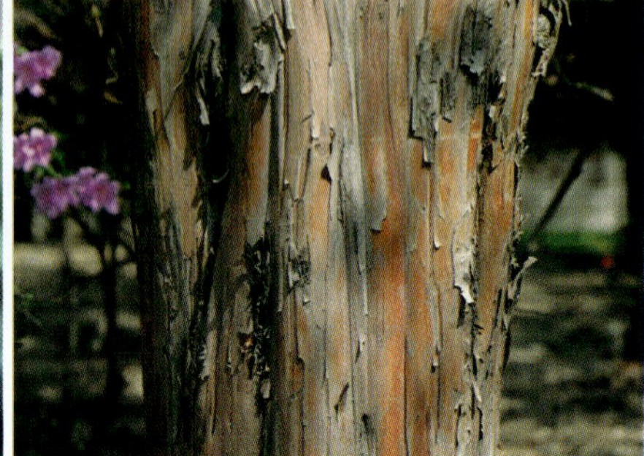

주목_ 나무껍질

주목_ 덜 익은 열매

여 하루에 2~3회 나눠 마신다. 껍질을 벗겨 말린 작은 가지 30~40g을 물 900mL에 넣어 반이 될 때까지 달여 하루에 2~3회 나눠 마신다. 말린 잎 10~20g을 물 900mL에 넣어 반이 될 때까지 달여 하루에 2~3회 나눠 마신다. 당뇨병을 치료할 때에는 말린 잎 20g을 물 900mL에 넣어 반이 될 때까지 달여 하루에 2회 나눠 마시는데 오심, 구토 등의 부작용이 나타나면 사용을 중지하고 용량을 줄이고 부작용이 없으면 30g을 달여 아침저녁 마신다.

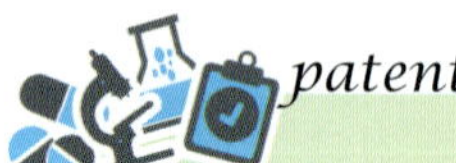 *patent*

주목의 기능성 및 효능에 관한 특허자료

▶ 주목의 형성층 또는 전형성층 유래 식물 줄기세포주를 유효성분으로 함유하는 항산화, 항염증 또는 항노화용 조성물

본 발명은 주목의 형성층 또는 전형성층 유래 세포주, 그 추출물, 그 파쇄물 및 그 배양액 중 어느 하나 이상을 함유하는 항산화, 항염증 또는 항노화용 조성물에 관한 것이다. 본 발명에 따른 조성물은 기존 항산화제와 항염증제의 부작용을 최소화하며, 세포 내의 대사작용에 관여하여 세포 내 활성산소를 감소시키고, 노화와 관련된 신호들을 감소 및 유도시키는 효과가 있으므로 노화의 방지 및 지연에 유용하다. 아울러 본 발명에 따른 조성물은 멜라닌 생성을 억제하는 효과가 있어 미백용 화장료 조성물로서도 유용하다.

– 공개번호 : 10–2009–0118877, 출원인 : (주)운화

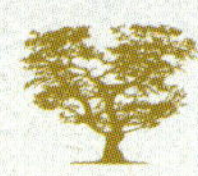

쥐똥나무

| 사용부위 | 열매

Ligustrum obtusifolium Siebold & Zucc.

- **이명** : 개쥐똥나무, 남정실, 검정알나무, 귀똥나무, 수랍수(水蠟樹), 여정(女貞), 착엽여정(窄葉女貞), 싸리버들
- **생약명** : 수랍과(水蠟果)
- **과명** : 물푸레나무과(Oleaceae)
- **개화기** : 5~6월

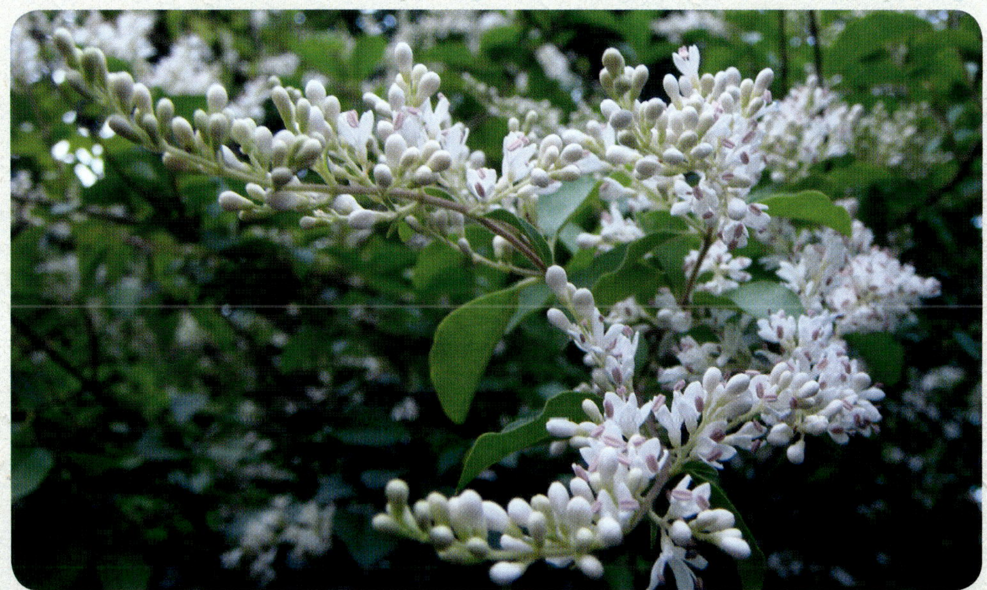

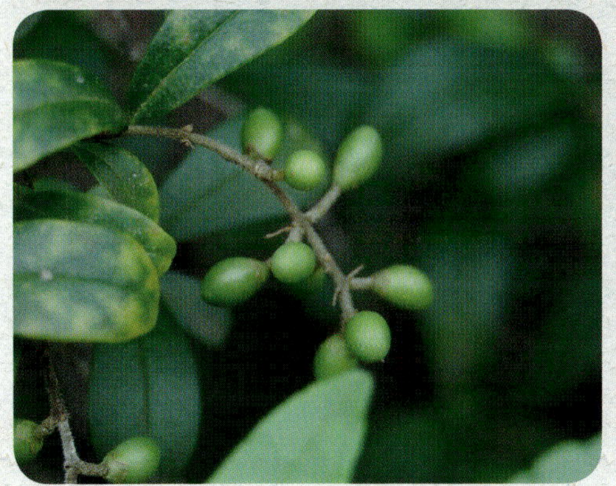

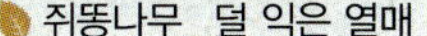

🌰 쥐똥나무_ 덜 익은 열매

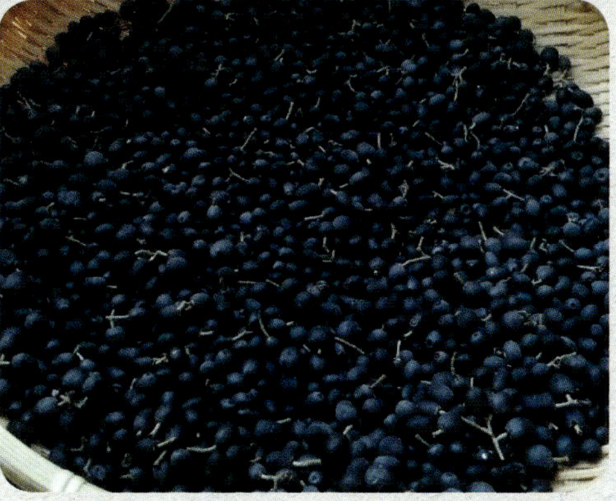

🌰 쥐똥나무_ 열매(채취품)

🌿 **생육특성** : 쥐똥나무는 전국에서 분포하는 낙엽활엽관목으로, 높이는 2m 전후로 자라고, 가지는 가늘고 잔털이 나 있으나 2년째 가지에서는 없어진다. 잎은 타원형에 서로 어긋나 붙어 있고 양 끝이 뭉뚝하며 가장자리에는 톱니가 없이 뒷면에는 털이 나 있다. 꽃은 흰색으로 5~6월에 가지 끝에서 총상 또는 겹총상꽃차례로 많은 꽃이 핀다. 열매는 달걀 모양 원형으로 10~11월에 검은색으로 익는다.

🍂 **채취 방법과 시기** : 열매는 10~11월에 채취한다.

🌿 **성분** : 열매에는 베타-시토스테롤(β-sitosterol), 세로틴산(cerotic acid), 팔미틴산(palmitic acid)이 함유되어 있다.

🌿 **성미** : 성질이 평범하고, 맛은 달고, 독성이 없다.

🍃 **귀경** : 심(心), 비(脾), 신(腎) 경락에 작용한다.

🍂 **효능과 주치** : 잘 익은 열매는 말려서 약용하는데 생약명을 수랍과(水蠟果)

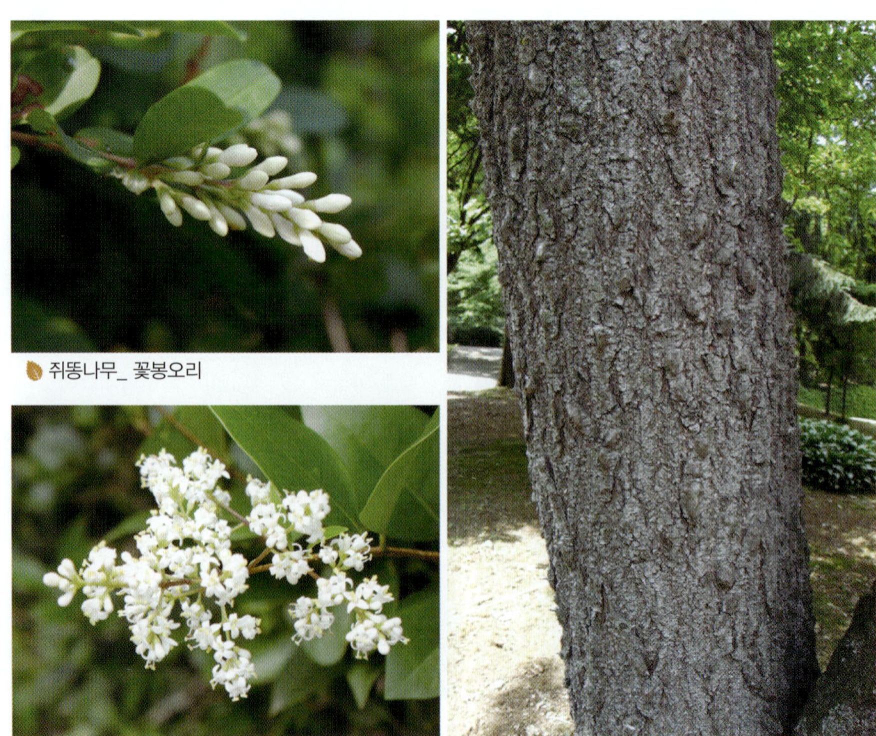

🍂 쥐똥나무_ 꽃봉오리

🍂 쥐똥나무_ 꽃

🍂 쥐똥나무_ 나무껍질

쥐똥나무	광나무
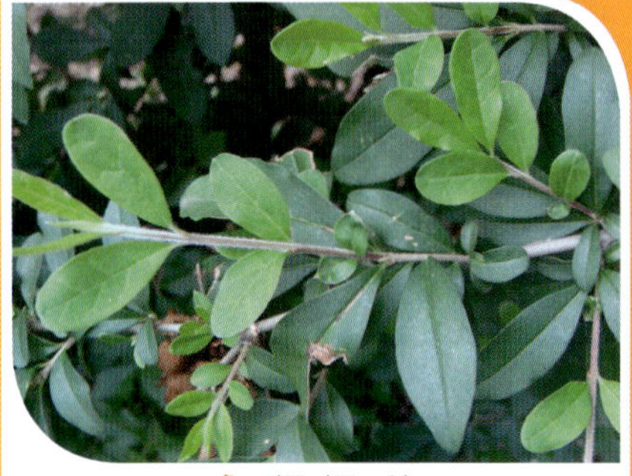	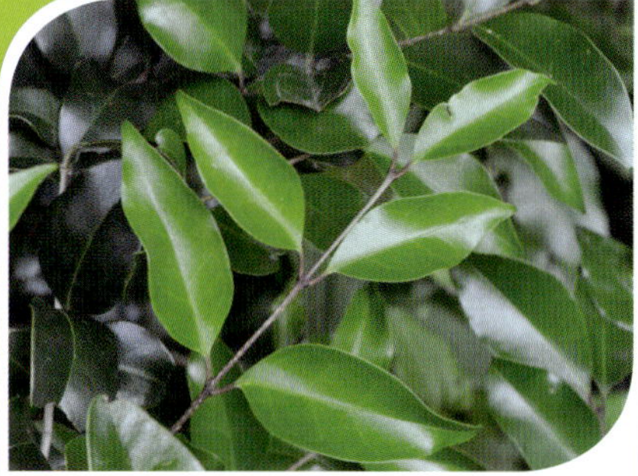
🍃 쥐똥나무_ 잎	🍃 광나무_ 잎
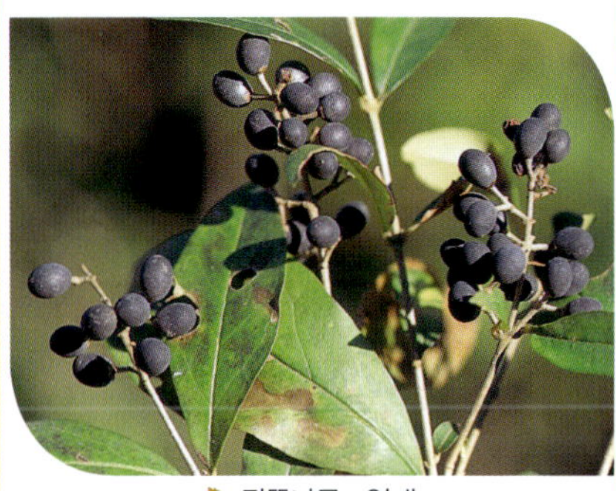	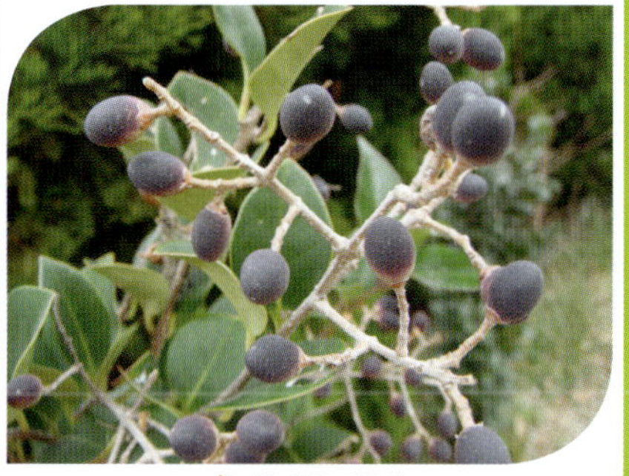
🍃 쥐똥나무_ 열매	🍃 광나무_ 열매

라고 하며 약성은 평범하며 맛이 달고 독성이 없어 강장, 자한, 지혈, 신체허약, 신허(腎虛), 유정, 토혈, 혈변 등을 치료한다.

🍃 **약용법과 용량** : 말린 열매 30~50g을 물 900mL에 넣어 반이 될 때까지 달여 하루에 2~3회 나눠 마신다.

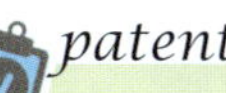 *patent*

쥐똥나무의 기능성 및 효능에 관한 특허자료

▶ **쥐똥나무속 식물 열매와 홍삼 함유 청국장 분말로 이루어진 항당뇨 활성 조성물**

본 발명은 쥐똥나무속(Ligustrum) 식물 열매 분말 또는 추출물과 홍삼 함유 청국장 분말이 0.5 내지 1 : 1로 이루어진 항당뇨 활성 조성물 및 이를 유효성분으로 함유하는 당뇨병 예방 또는 치료용 약학 조성물 및 기능성 식품 조성물에 관한 것으로, 본 발명에 따른 조성물은 당뇨 유발 동물에서 혈당을 유의적으로 강하시킬 수 있어 당뇨병의 예방 및 치료에 매우 우수한 효과가 있다.

— 공개번호 : 10-2010-0081116, 출원인 : 김순동

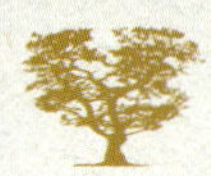

진달래

| 사용부위 | 뿌리, 줄기, 잎, 꽃

Rhododendron mucronulatum Turcz.

- **이명** : 진달내, 왕진달래, 진달래나무, 참꽃나무, 만산홍(滿山紅), 영산홍(映山紅), 참꽃나무, 두견화
  (杜鵑花), 백화두견(白花杜鵑)
- **생약명** : 백화영산홍(白花映山紅)
- **과명** : 진달래과(Ericaceae)
- **개화기** : 4~5월

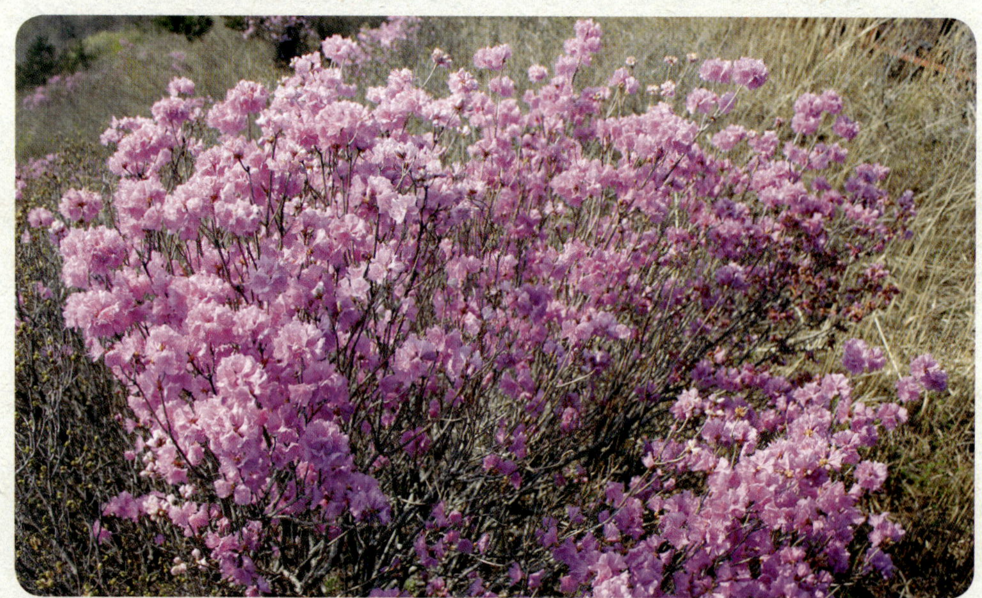

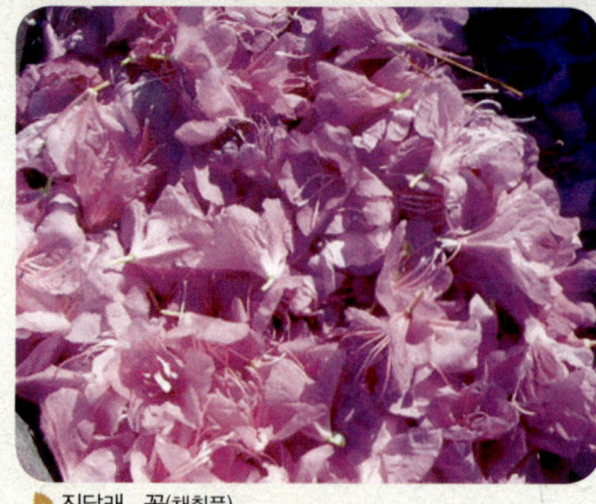

진달래_ 꽃(채취품)

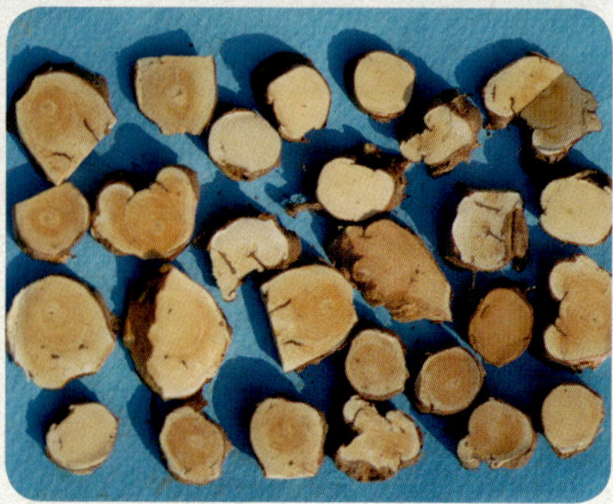

진달래_ 뿌리(약재)

- **생육특성** : 진달래는 전국 양지바른 산지에서 자생하는 낙엽활엽관목으로, 높이는 2~3m이고, 어린 가지에는 회색의 굵은 털이 나 있다. 잎은 거의 돌려나고 가장자리에는 톱니가 없이 밋밋하다. 꽃은 4~5월에 홍색으로 잎보다 먼저 피고, 열매는 원통 모양이고 9~10월에 결실한다.

- **채취 방법과 시기** : 꽃은 4~5월, 줄기는 봄부터 가을, 뿌리는 9~10월, 잎은 여름에 채취한다.

- **성분** : 잎에는 플라보노이드(flavonoid), 쿼세틴(quercetin), 고씨페틴(gossypetin), 캠페롤(kaempferol), 미리세틴(myricetin), 아자레아틴(azaleatin), 디하이드로쿼세틴(dehydroquercetin), 로도덴드롤(rhododendrol), p-하이드록시벤조산(p-hydroxybenzoic acid), 프로토카테쿠익산(protocatechuic acid), 바닐릭산(vanillic acid), 시린직산(syringic acid)이 함유되어 있다. 꽃에는 아자레인(azalein) 및 아자레아틴이 함유되어 있다. 줄기, 뿌리 속에는 o-프로카테쿠익산(o-procatechuic acid)이 조금 함유되어 있다.

- **성미** : 성질이 따뜻하고, 맛은 달고 맵고, 독성이 없다.

- **귀경** : 심(心), 폐(肺), 대장(大腸) 경락에 작용한다.

- **효능과 주치** : 줄기와 잎 또는 꽃이나 뿌리는 생약명을 백화영산홍(白花映山紅)이라고 하며 타박상으로 멍든 어혈을 풀어주고 피를 맑게 하며 토혈,

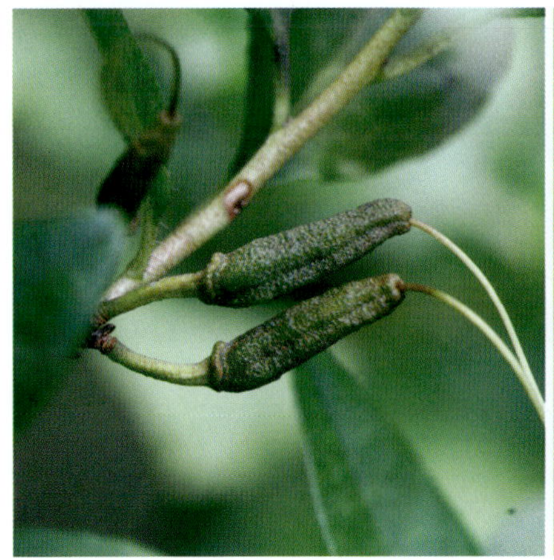

🍂 진달래_ 열매

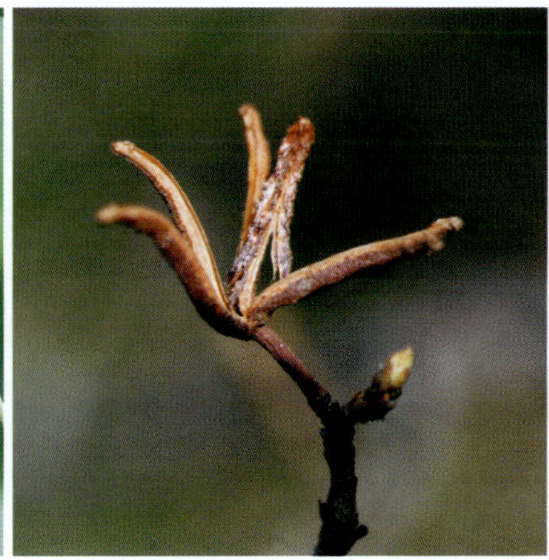

🍂 진달래_ 열매 꼬투리 익어 벌어진 모습

【 혼동하기 쉬운 약초 비교 】

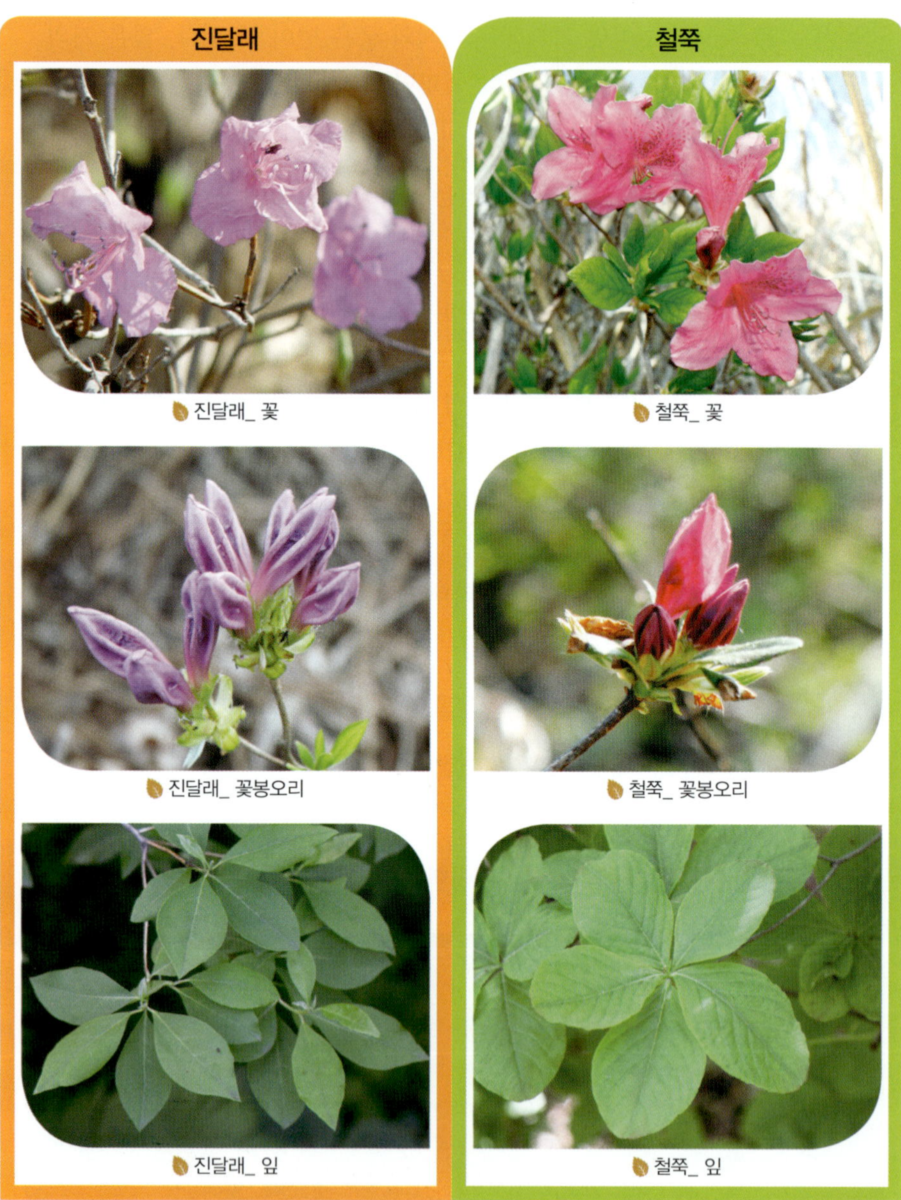

진달래와 철쭉

진달래와 철쭉은 매우 비슷하게 생겼다. 꽃 피는 시기도 비슷해 구분하지 못하는 사람들이 많다. 진달래는 먹을 수 있지만, 철쭉은 독이 있어 먹을 수가 없다. 철쭉과 진달래는 잎으로 구분할 수 있는데 진달래는 잎보다 꽃이 먼저 피지만 철쭉은 잎이 연녹색으로 나온 뒤 꽃이 핀다.

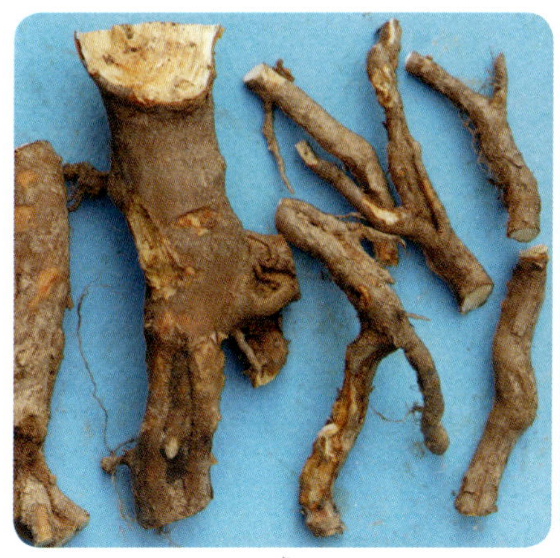

◑ 진달래_ 뿌리(약재 전형)

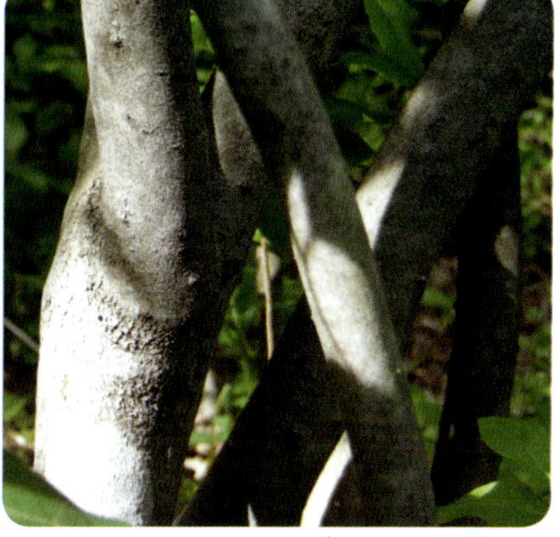

◑ 진달래_ 나무껍질

장풍하혈(腸風下血), 이질, 혈붕을 치료한다.

◐ **약용법과 용량 :** 말린 줄기와 잎 또는 꽃이나 뿌리 50~100g을 물 900mL에 넣어 반이 될 때까지 달여 하루에 2~3회 나눠 마신다. 외용할 경우에는 줄기와 잎 또는 꽃이나 뿌리 달인 액으로 환부를 씻어준다.

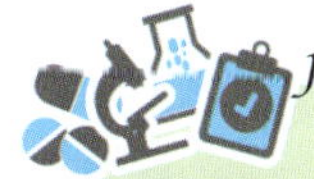 *patent*

진달래의 기능성 및 효능에 관한 특허자료

▶ **진달래 발효 추출물을 포함하는 천연 방부제 조성물 및 그 제조방법**

본 발명은 항산화 기능과 항노화 활성을 가지면서 항균력이 우수한 천연 방부제에 관한 것으로서, 보다 구체적으로 본 발명은 진달래 발효 추출물을 포함하는 천연 방부제 조성물 및 그 제조 방법 그리고 이를 포함하는 화장료 조성물에 관한 것이다.

– 공개번호 : 10–2013–0133560, 출원인 : 인타글리오(주)

▶ **진달래 뿌리 추출물로부터 분리한 탁시폴린 3–O–β–D–글루코피라노시드를 유효성분으로 포함하는 아토피성 피부염 치료용 조성물**

본 발명은 진달래 뿌리 추출물로부터 분리한 탁시폴린 3–O–β–D–글루코피라노시드를 유효성분으로 포함하는 아토피성 피부염 치료용 조성물에 관한 것이다. 본 발명의 조성물의 유효성분인 탁시폴린 3–O–β–D–글루코피라노시드(Taxifolin 3–O–β–D–glucopyranoside)는 호산성백혈구(eosinophile)의 수를 현저히 감소시키고, IL–4, 5, 13의 수준을 감소시키는 반면, IL–10의 수준을 증가시키며, MBD–1, 2, 3의 발현을 촉진하고, COX–2 및 iNOS의 발현은 강하게 억제하는 효능을 가져, 아토피성 피부염의 면역조절 치료제로 개발될 수 있다. 또한 본 발명의 화합물은 진달래 뿌리 추출물로부터 분리 정제된 천연화합물로서 인체에 매우 안전하다.

– 공개번호 : 10–2010–0024090, 출원인 : (주)뉴트라알앤비티 · 중앙대학교 산학협력단 · 고려대학교 산학협력단

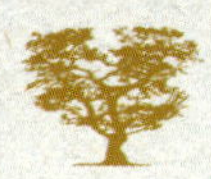

찔레꽃

| 사용부위 | 뿌리, 꽃, 열매

Rosa multiflora Thunb.

- **이명** : 찔레나무, 설널네나무, 새버나무, 질꾸나무, 들장미, 가시나무, 질누나무, 자매화(刺梅花), 자매장미화(刺梅薔薇花)
- **생약명** : 장미화(薔薇花), 영실(營實), 장미근(薔薇根)
- **과명** : 장미과(Rosaceae)
- **개화기** : 5~6월

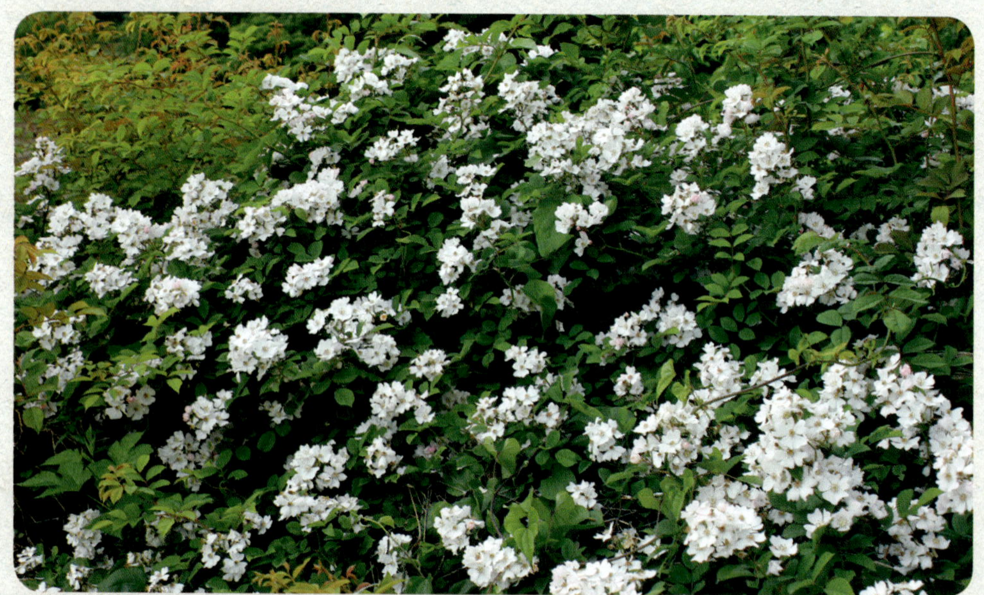

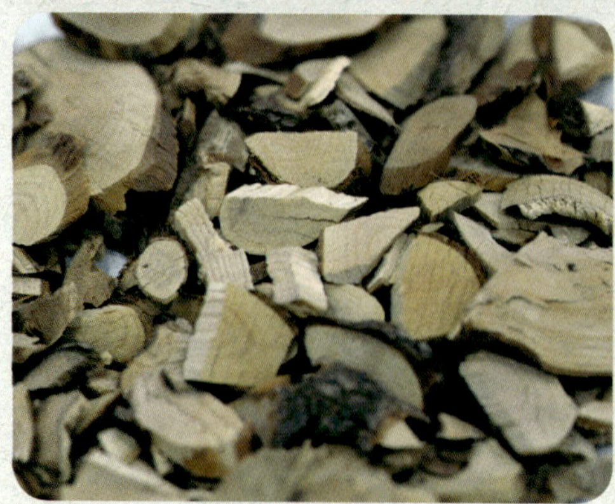

🌿 찔레꽃_ 뿌리(약재)

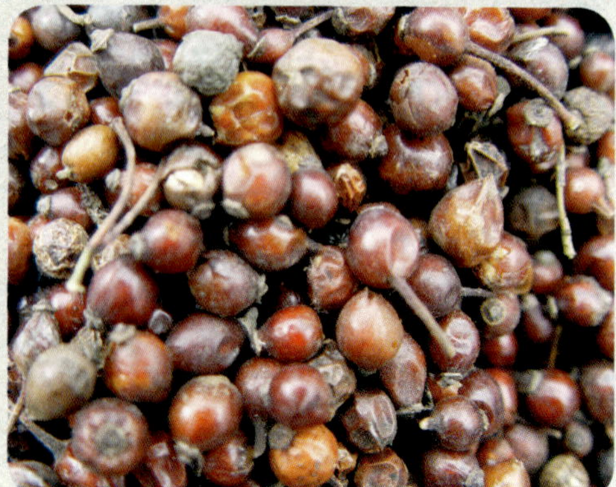

🌿 찔레꽃_ 열매(약재 전형)

- **생육특성** : 찔레꽃은 전국에서 분포하는 낙엽활엽관목으로, 높이는 2m 정도로 자라며, 줄기와 가지에는 억센 가시가 많이 나 있고, 가지는 덩굴처럼 밑으로 늘어져 서로 엉킨다. 잎은 기수 깃꼴 겹잎이 서로 어긋나 붙어 있고 잔잎은 보통 9장이며 타원형 또는 넓은 달걀 모양에 잎끝은 둥글거나 날카롭고 가장자리에는 톱니가 있다. 꽃은 흰색으로 5~6월에 원뿔꽃차례로 한데 모여서 피는데 방향성의 향기를 풍긴다. 열매는 둥글며 10~11월에 적색으로 익는다.

- **채취 방법과 시기** : 꽃은 5~6월, 뿌리는 연중 수시, 열매는 익기 전인 9~10월에 채취한다.

- **성분** : 꽃에는 아스트라갈린(astragalin), 정유, 뿌리에는 톨멘틱산(tormentic acid), 뿌리껍질에는 타닌(tannin), 생잎에는 비타민 C, 열매에는 멀티플

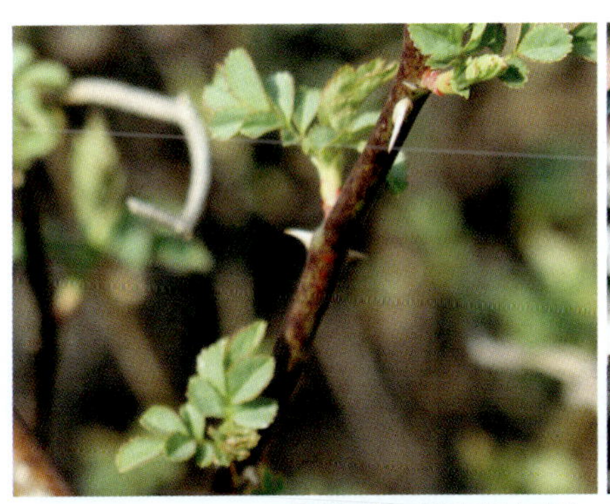

찔레꽃_ 줄기에 난 가시

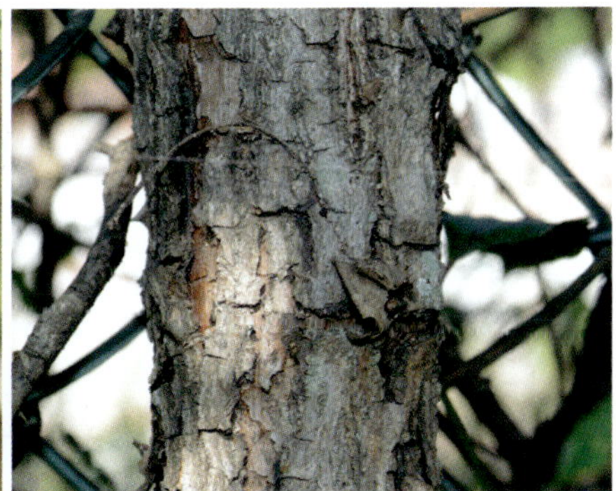

찔레꽃_ 나무껍질

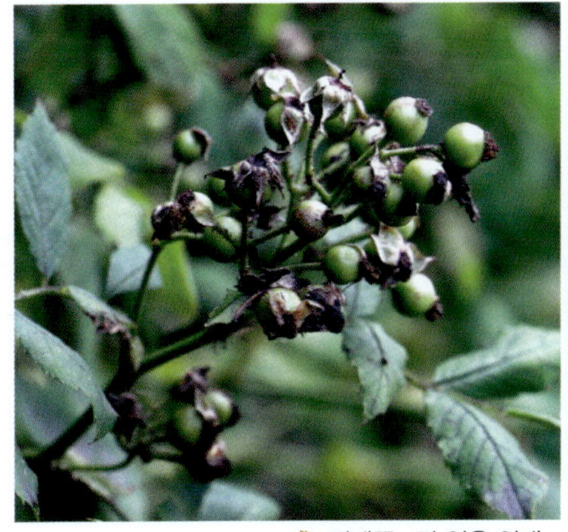

찔레꽃_ 덜 익은 열매

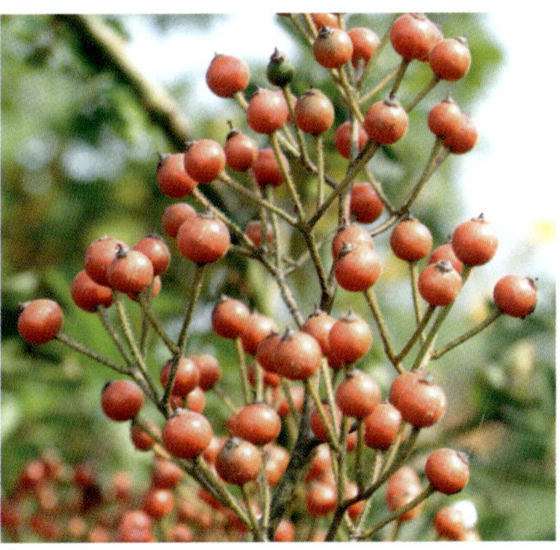

찔레꽃_ 익은 열매

로린(multflorin), 루틴(rutin), 지방유가 함유되어 있는데 지방유에는 팔미틴산(palmitic acid), 리놀산(linolic acid), 리노렌(linolen)산, 스테아린(stearin)산 등이 들어 있다. 열매껍질에는 리코펜(licopene), 알파-카로틴(α-carotene)이 함유되어 있다.

성미 : 꽃은 성질이 시원하고, 맛은 달고, 독성이 없다. 뿌리는 성질이 시원하고, 맛은 쓰고 떫다. 열매는 성질이 시원하고, 맛은 시다.

귀경 : 심(心), 신(腎) 경락에 작용한다.

효능과 주치 : 꽃은 생약명을 장미화(薔薇花)라고 하며 각종 출혈에 지혈 효과가 있으며 여름철 더위를 타서 지쳤을 때나 당뇨로 입이 마를 때, 위가 불편할 때 치료 효과가 있다. 뿌리는 생약명을 장미근(薔薇根)이라고 하여 청열, 거풍, 활혈의 효능이 있고 신염, 부종, 각기, 창개옹종(瘡疥癰腫), 월경복통을 치료한다. 열매는 생약명을 영실(營實)이라고 하며 이뇨, 해독, 설사, 해열, 활혈, 부종, 소변불리, 각기, 창개옹종, 월경복통, 신장염 등을 치료한다. 찔레나무의 추출물은 항산화작용이 있어 노화방지, 성인병의 일부 치료 효과가 있다.

약용법과 용량 : 말린 꽃 10~20g을 물 900mL에 넣어 반이 될 때까지 달여 하루에 2~3회 나눠 마신다. 외용할 경우에는 가루로 만들어 환부에 뿌린다. 말린 뿌리 30~50g을 물 900mL에 넣어 반이 될 때까지 달여 하루에 나눠 마신다. 외용할 경우에는 짓찧어서 환부에 붙인다. 말린 열매 20~30g을 물 900mL에 넣어 반이 될 때까지 달여 하루에 2~3회 나눠 마신다. 외용할 경우에는 짓찧어서 환부에 붙이거나, 달인 액으로 환부를 씻는다.

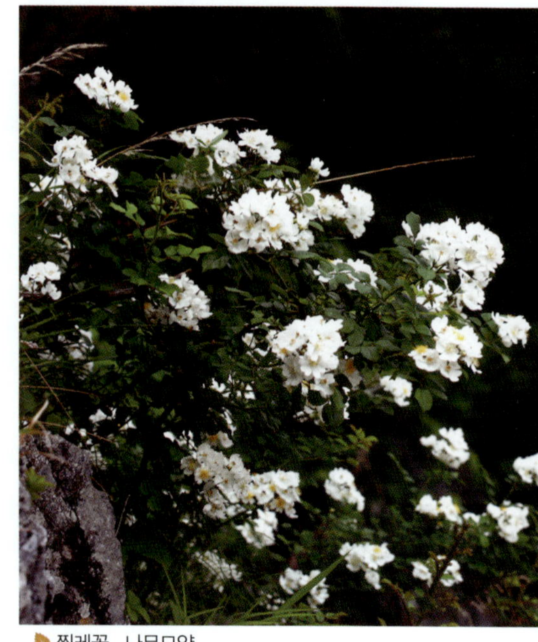

찔레꽃_ 나무모양

【 혼동하기 쉬운 약초 비교 】

찔레꽃

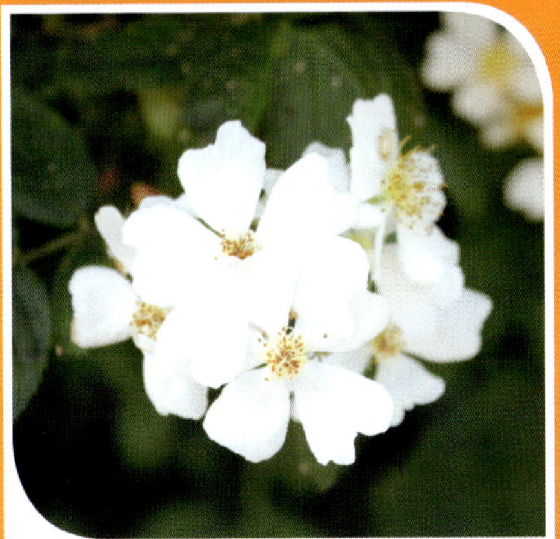

🌰 찔레꽃_ 꽃

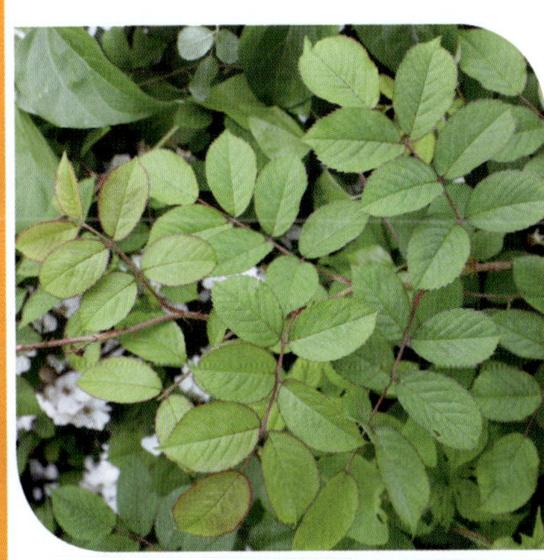

🌰 찔레꽃_ 잎

돌가시나무

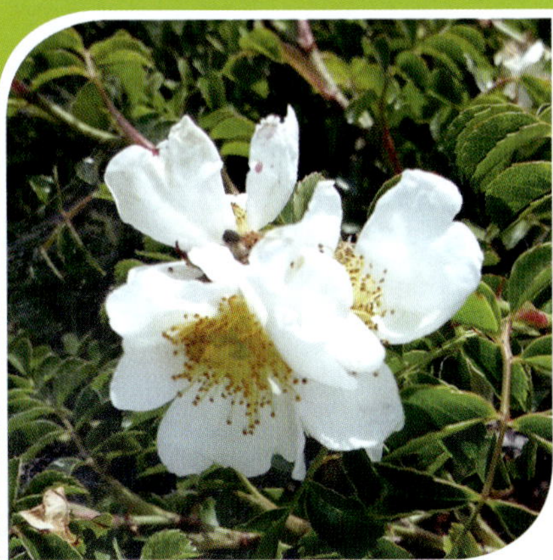

🌰 돌가시나무_ 꽃

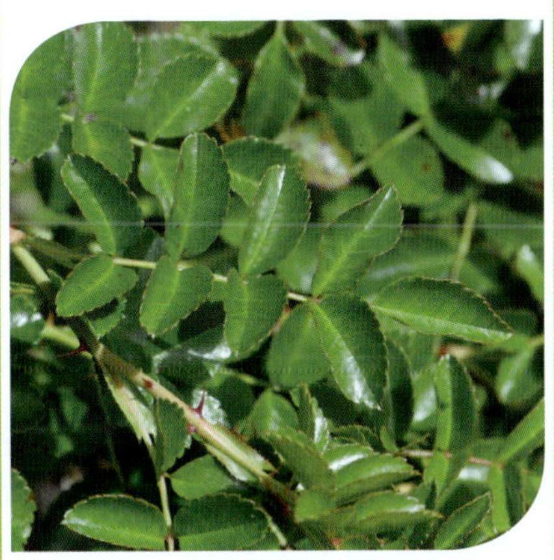

🌰 돌가시나무_ 잎

patent

찔레꽃의 기능성 및 효능에 관한 특허자료

▶ 항산화 활성을 가지는 찔레꽃 추출물을 포함하는 식품 조성물

본 발명은 항산화 활성을 가지는 찔레꽃 추출물을 포함하는 식품 조성물에 관한 것이다. 구체적으로 본 발명은 프로시아니딘 B3(pro시아니딘(cyanidin) B3)를 함유하며 항산화 활성을 가지는 찔레꽃 추출물을 포함하는 식품 조성물에 관한 것이다. 본 발명에 따른 찔레꽃 추출물 및 이를 포함하는 조성물은 활성산소에 의해 유발되는 질병의 치료 또는 예방, 식품의 품질 유지 및 피부의 산화에 의한 손상을 방지하는 데 매우 유용하게 사용될 수 있다.

– 공개번호 : 10–2005–0040123, 특허권자 : (주)이롬

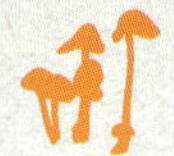

자작나무시루뻔버섯 | 사용부위 | 자실체

Inonotus obliquus (Ach. ex Pers.) Pilát

- **이명** : 차가버섯
- **생약명** : 차가(чага)(러시아어를 우리말로 발음한 것)
- **과명** : 소나무비늘버섯과(Hymenochaetaceae)
- **발생시기** : 여름~가을

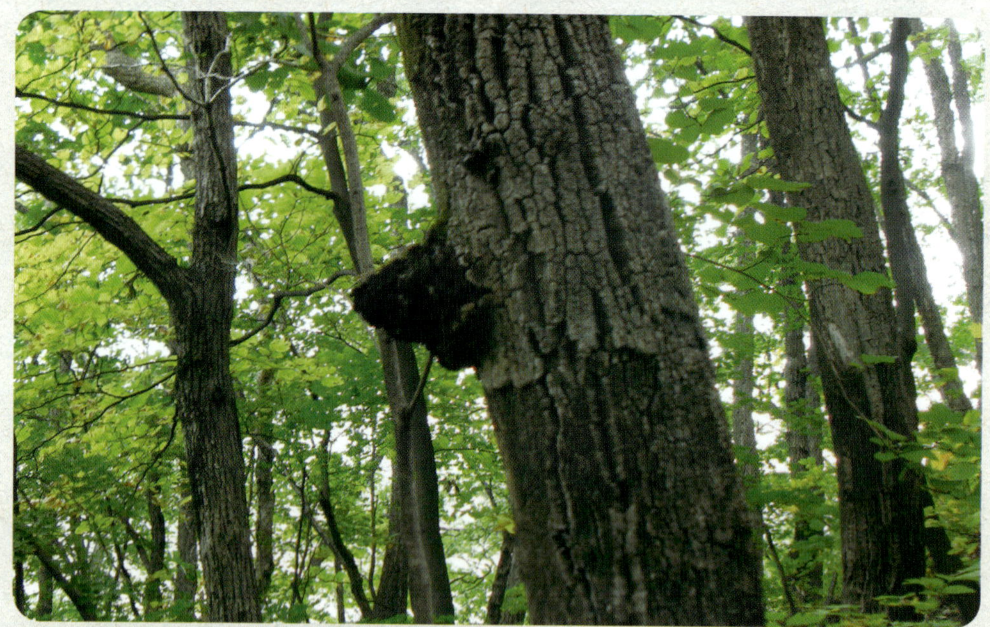

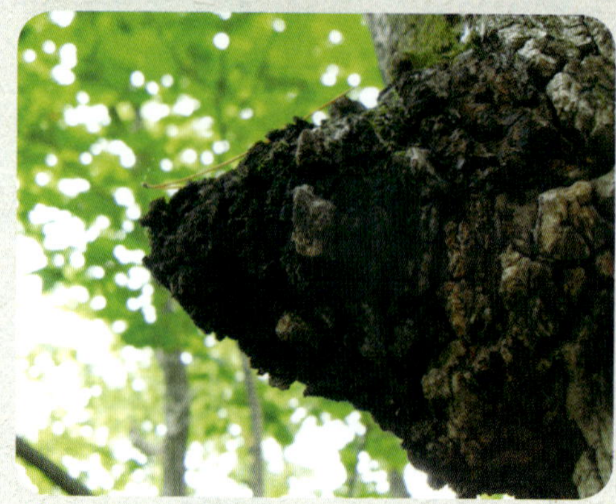

자작나무시루뻔버섯_ 자실체(자작나무에 자생)

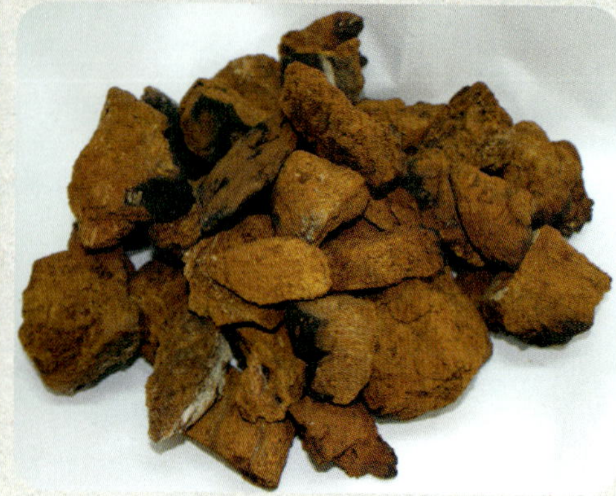

자작나무시루뻔버섯_ 자실체(약재)

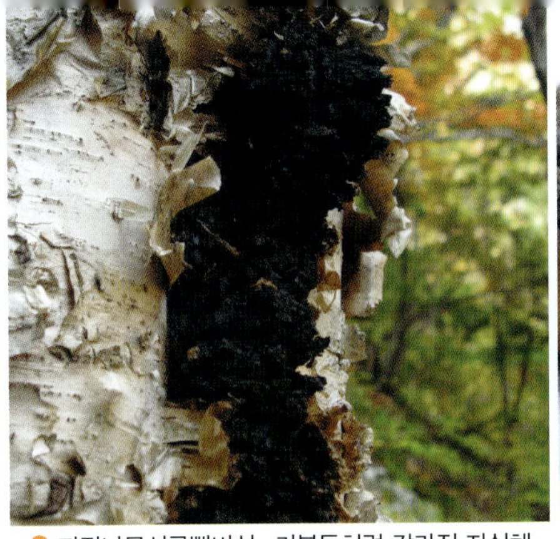
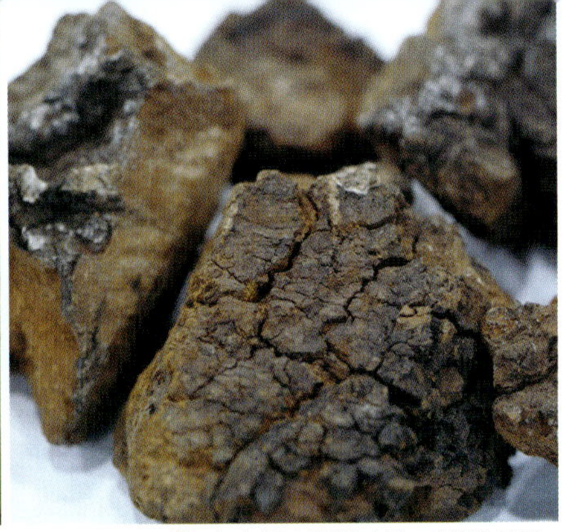

🍄 자작나무시루뻔버섯_ 거북등처럼 갈라진 자실체　　🍄 자작나무시루뻔버섯_ 자실체 조직

🍄 **생육특성** : 자작나무시루뻔버섯은 소나무비늘버섯과의 버섯으로, 차가버섯이라고도 불리며 약용한다. 크기는 9~25cm이고, 덩어리로 되어 있고 형태가 불규칙하다. 표면은 암갈색 또는 검은색으로 거북등과 같이 갈라지며, 조직은 싱싱할 때에는 부드러운 코르크질이나 건조하면 딱딱해지고 쉽게 부서지고 자르면 검은색으로 변색된다. 자실층은 배착형이며, 표면은 관공형이고, 종종 나무껍질 아랫부분에서 군데군데 발생한다. 자실층의 색은 어릴 때에는 흰색을 띠나 자라면 갈색으로 변하며, 오래되면 암갈색을 띤다. 관공구는 각진 모양이거나 타원형이고 길이는 약 1cm이다.

🍄 **발생 장소** : 대부분 자작나무에서 발생하지만 드물게 오리나무, 물푸레나무, 버드나무 등에서 발생하는 경우도 있다.

🍄 **성분** : 다당류(식이섬유)의 하나인 베타-글루칸(β-glukan)이 다량 함유되어 있어 면역기능 강화 및 항종양 효과가 있다고 보고되었다.

🍄 **성미** : 성질이 평범하고, 맛은 달고 약간 쓰다.

🍄 **귀경** : 간(肝), 심(心), 비(脾) 경락에 작용한다.

🍄 **효능과 주치** : 차가버섯은 러시아에서 공식적인 암 치료제로 인정할 만큼 항암 효과가 뛰어나다. 또한 강력한 항산화 효과가 있으며 베타글루칸이 풍부하게 들어 있어 면역력을 강화해준다. 뿐만 아니라 혈중콜레스테롤 강하, 심혈관질환 예방, 혈당저하 등의 효능도 있다.

🍄 **약용법과 용량** : 다양한 효능들이 인정된 데에 따른 여러 가지 이용법들이 연구 중에 있다. 다만 뜨거운 물로 차를 우려내면 건강에 유익한 성분이

자작나무시루뻔버섯	목질열대구멍버섯
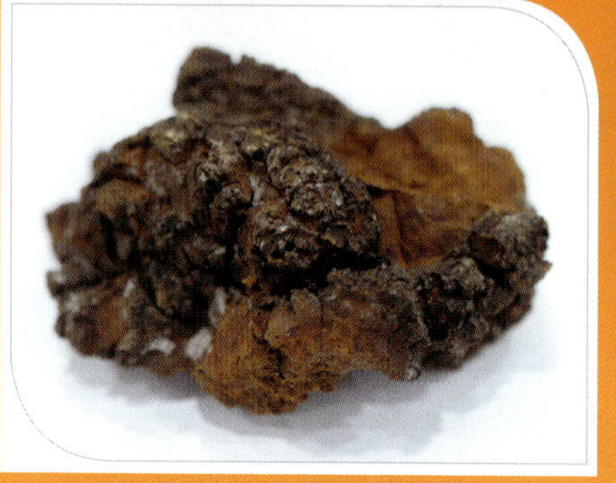	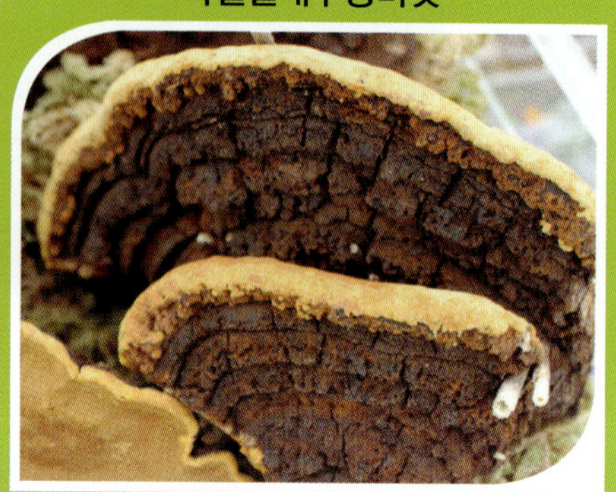

파괴되기 때문에 효율적인 추출법과 섭취 방법에 대한 연구가 다양하게 진행 중에 있다.

사용 시 주의사항 : 아스피린이나 항응고성 물질인 와파린 같은 약물과 함께 사용하면 출혈 위험이 크기 때문에 반드시 피해야 한다. 또한 당뇨병 환자나 자가면역 질환 환자 등도 차가버섯 복용에 각별히 주의해야 한다.

patent

자작나무시루뻔버섯의 기능성 및 효능에 관한 특허자료

▶ **차가버섯 추출물을 함유하는 면역 증강 및 항암 활성을 갖는 조성물**

본 발명은 면역 증강 및 항암 효능을 갖는 차가버섯 추출물을 함유한 약학 조성물에 관한 것으로, 본 발명의 차가버섯 추출물은 차가버섯을 약 10배 분량의 물에 가하여 100℃로 4시간 동안 오토클레이빙(autoclaving)하여 추출한 다음, 이 추출액을 원심 분리하여 얻어진 상등액을 정제하여 얻은 것으로, 본 방법에 의한 추출물은 면역 및 항암의 지표물질인 비장 및 복강 세포 내에서의 증식 검사와 인터루킨 및 NO 활성에 뛰어난 활성을 보이며 암세포 증식 억제 효능에도 다른 버섯 추출물보다도 월등한 효과를 나타내어, 면역 결핍에 의한 질환 및 암질환과 같은 성인병 질환의 예방 및 치료에 효과적인 건강보조식품 및 의약품을 제공한다.

— 공개번호 : 10-2004-0042119, 출원인 : (주)비엔디

▶ **항염증 활성을 갖는 차가버섯 추출물을 함유하는 조성물**

본 발명은 항염증 활성을 갖는 차가버섯 추출물 및 이를 함유하는 조성물에 관한 것으로, 본 발명의 차가버섯 추출물은 NF-kB 활성을 저해하여 LPS에 의해 유도되는 iNOS 및 COX-2 유전자의 발현을 저해함으로써 우수한 항염증 효과를 나타내므로 각종 염증 관련 질환의 예방 및 치료를 위한 의약품 및 건강기능식품으로 이용될 수 있다.

— 공개번호 : 10-2005-0100719, 출원인 : 박희준

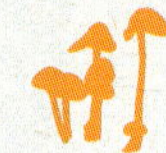

신경쇠약, 폐결핵, 심장병과 식도암, 위암 등의 치료에 좋은

잔나비불로초

Ganoderma applanatum (Pers.) Pat.

- **이명** : 상황(桑黃), 상신(桑臣), 호손안(猢猻眼), 매기생(梅寄生), 상황고(桑黃菇)
- **생약명** : 수설(樹舌), 호손안(胡孫眼)
- **과명** : 불로초과(Ganodermataceae)
- **발생시기** : 봄~가을

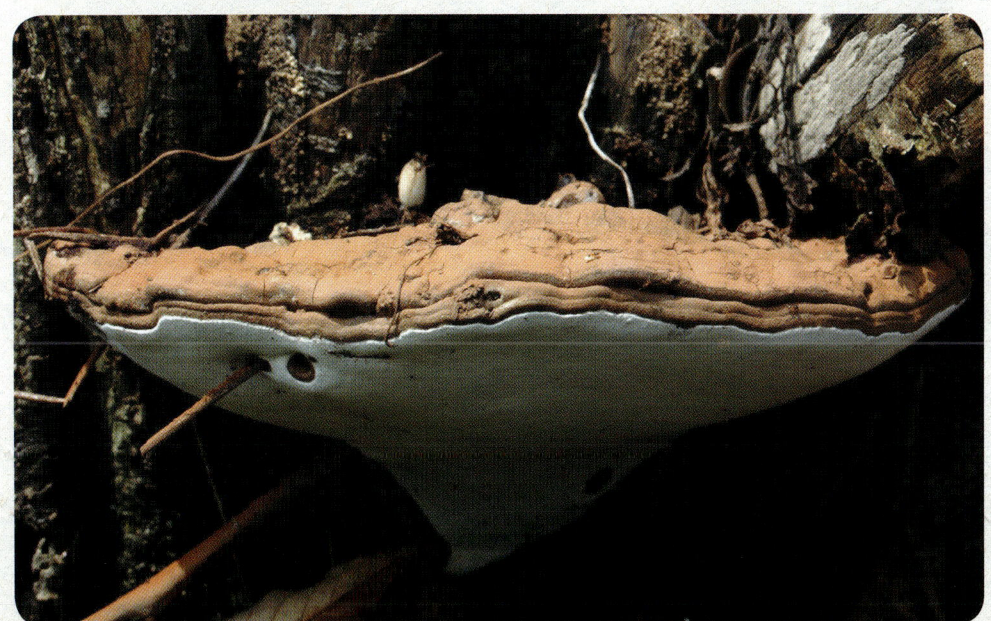

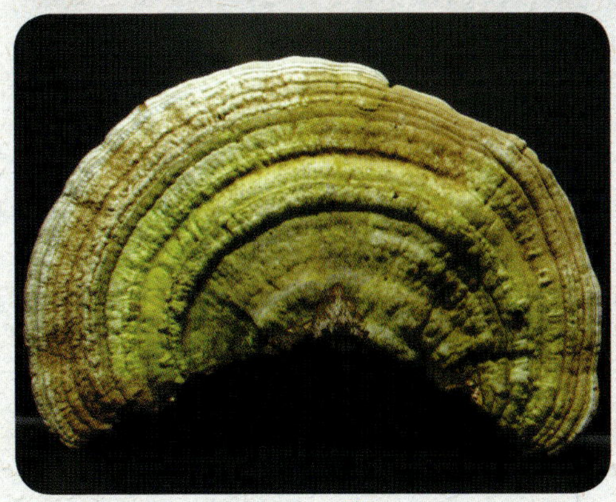

🍄 잔나비불로초_ 자실체

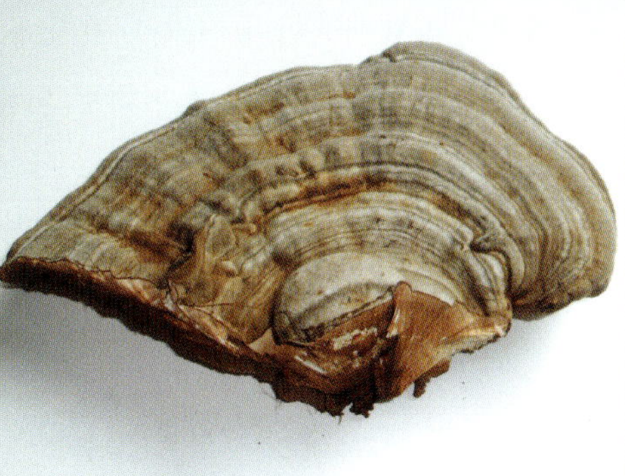

🍄 잔나비불로초_ 자실체(채취품)

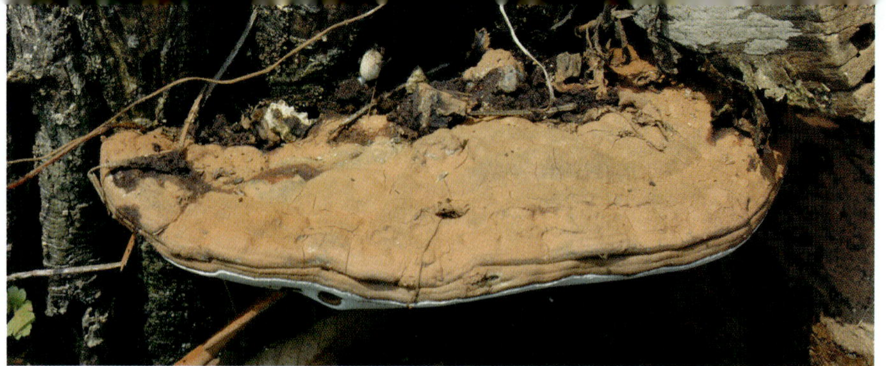

🍄 잔나비불로초_ 갈색 포자에 싸여 있는 갓

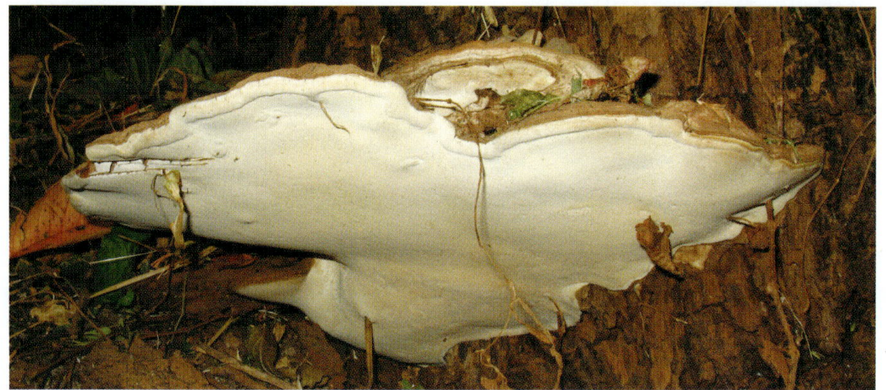

🍄 잔나비불로초_ 활엽수 그루터기에 자생하는 자실체

🔵 **생육특성** : 잔나비불로초는 여름부터 가을까지 생목이나 고목 위에서 단생 또는 중생하는 목재 부후성(腐朽性) 흰색 버섯으로 우리나라, 일본, 중국, 호주 등 거의 전 세계에서 분포한다. 갓은 너비 5~50cm, 두께 5~15cm 로 매년 성장하여 60cm 이상 되는 것도 있으며 반원형 또는 말굽형이다. 갓의 표면은 각질로 덮여 있고 평활하나 환문과 방사상의 주름이 있고 회 갈색에서 회백색이며 적갈색 포자에 덮인 것도 있다. 갓의 둘레는 성장하 는 동안에는 흰색인데 다 자라면 회갈색이 된다. 조직은 두께가 1~5cm로 붉은 검은색이고 코르크질이다. 자실층은 황백색에서 흰색이나 접촉하면 갈색으로 변한다. 관공은 여러층이며 각 층의 두께는 1cm 정도이다. 포자 크기는 (8~9)㎛×(5~6)㎛의 달걀형이며 구조는 불로초 모양이고 포자문 은 담황갈색이다.

🟤 **발생 장소** : 활엽수의 고사목이나 썩어가는 부위에서 발생한다.

🟢 **성분** : 지방산 10종 외에 아라비톨(arabitol), 만니톨(mannitol), 글리세롤

1238

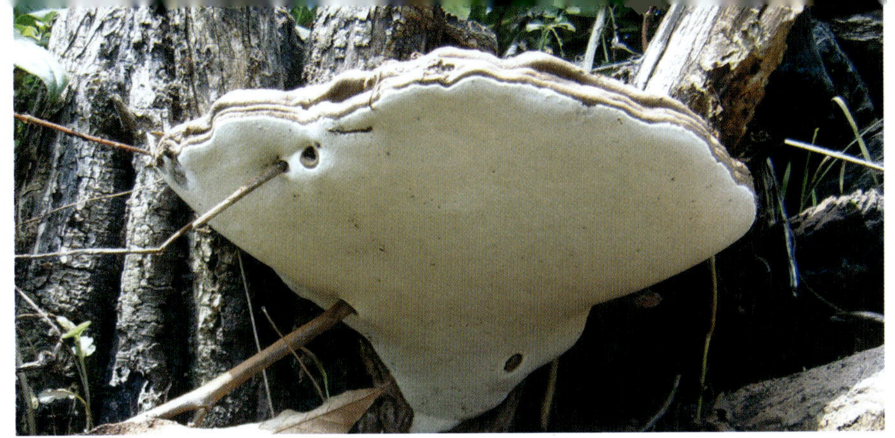

(glycerol), 프럭토스(fructose), 글루코스(glucose), 트리할로스(trehalose), 알파-글루칸(α-glucan), 헤테로갈락탄(heterogalactan), 헤테로만난 (heteromannan), 만노갈락탄(mannogalactan), 코엔자임 Q9(coenzyme Q9) 등이 함유되어 있다.

성미 : 성질이 평범하고, 맛은 약간 쓰다.

귀경 : 간(肝), 심(心), 폐(肺), 위(胃) 경락에 작용한다.

효능과 주치 : 항종양작용과 항진균작용 등이 있으며. 거담, 진통, 해열, 적취해소 등의 효능이 있는 것으로 알려져 있다. 그 외에도 암에 걸린 동물의 생명을 연장하고, 지혈, 건위(健胃) 등의 효능이 있어 신경쇠약, 폐결핵, 심장병, 신장병, 중풍, 뇌졸중, B형간염 등의 치료에 응용한다. 민간에서는 식도암, 위암 치료에 이용된다.

약용법과 용량 : 하루에 말린 잔나비불로초 5~10g을 물 1L에 넣어 달여 약차로 마신다.

patent

잔나비불로초의 기능성 및 효능에 관한 특허자료

▶ **당뇨질환의 예방 또는 치료용 잔나비불로초버섯 추출물**

본 발명은 당뇨질환의 예방 또는 치료용 잔나비불로초버섯(*Ganoderma applanatum*) 추출물에 관한 것으로서, 잔나비불로초버섯을 저급 알콜, 물, 아세톤 중 어느 하나의 유기용매로 추출하여 얻어지는 본 발명의 잔나비불로초버섯 추출물은 당뇨질환에 유용한 물질로서 당뇨와 관련된 질환의 예방제, 치료제 및 치료보조제로서 뛰어난 효과가 있다.

— 공개번호 : 10-2002-0083246, 출원인 : 한국생명공학연구원

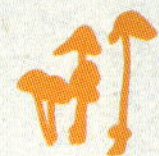

저령 | 사용부위 | 균핵

Polyporus umbellatus (Pers.) Fr.

- 이명 : 수령(茱苓)
- 생약명 : 저령(猪苓)
- 과명 : 구멍장이버섯과(Polyporaceae)
- 발생시기 : 가을

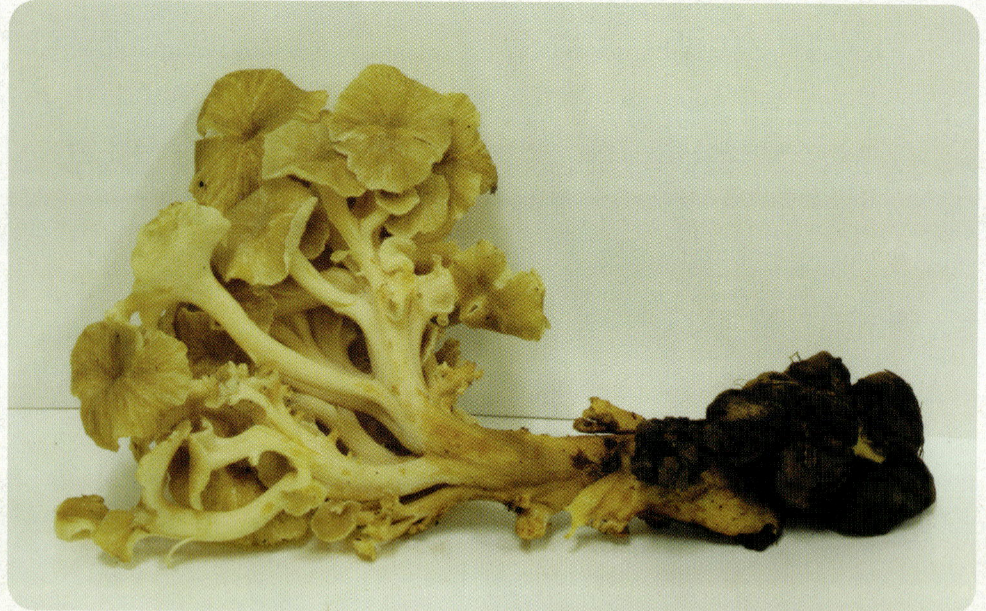

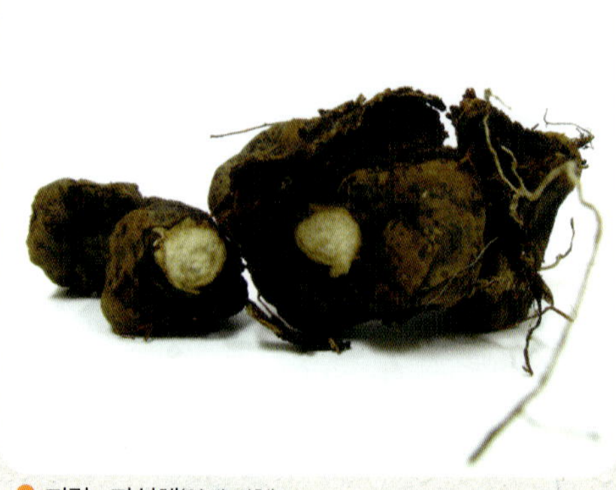

저령_ 자실체(약재 전형)

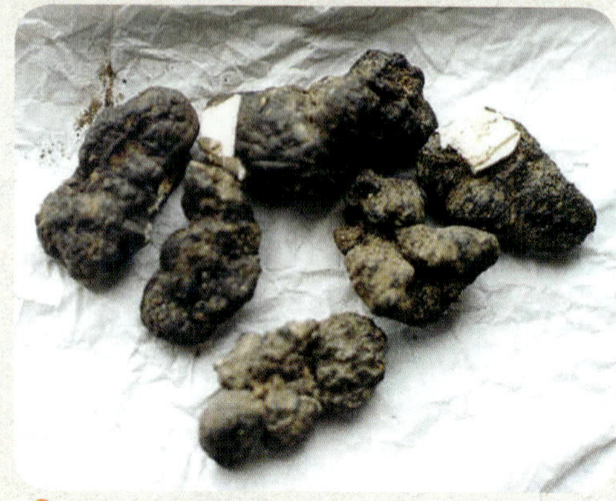

저령_ 자실체(약재)

- **생육특성 :** 가을에 활엽수 특히 오리나무, 참나무, 단풍나무, 너도밤나무과의 뿌리에서 기생하는 담자균의 균핵이다. 주로 중국에서 생산되는데 우리나라에서는 울릉도에서 분포한다고 기록되어 있으나 주로 수입에 의존한다. 균핵은 불규칙한 덩이 모양으로 생강과 비슷한 모양이 많고, 표면에는 요철이 있고 겉껍질은 흑갈색이고 단면은 흰색이 도는 담갈색이다.

- **발생 장소 :** 오리나무, 참나무류의 뿌리에서 발생한다.

- **성분 :** 에르고스테롤(ergosterol), 스테롤(sterol), 알파-글루칸(α-glucan), 베타-d-글루칸(β-d-glucan) 등이 함유되어 있다.

- **성미 :** 성질이 평범하고, 맛은 달고 담담하다.

- **귀경 :** 비(脾), 신(腎), 방광(膀胱) 경락에 작용한다.

- **효능과 주치 :** 열내림, 이뇨, 갈증멎이, 종양삭임 등의 효능이 있으며 각종 신장질환, 부종, 신염, 소변불리, 각기(脚氣), 백색대하, 빈뇨, 간경화, 급성요도염, 설사, 입안이 마르는 증상 등을 다스린다.

- **약용법과 용량 :** 말린 저령 10~15g을 물 1L에 넣어 반이 될 때까지 달여 하루에 2~3회 나눠 마신다. 환이나 가루로 만들어 복용하기도 한다.

- **사용 시 주의사항 :** 저령은 이수삼습(利水滲濕)하는 효능이 복령(茯苓)과 비슷하지만 복령은 보익(補益)작용이 있으나 저령은 보익작용이 없으므로 많은 양을 복용하면 신기(腎氣)를 손상시킬 우려가 있으므로 장기복용을 금하며, 수습(水濕)이 없을 경우에는 사용할 수 없다.

patent

저령의 기능성 및 효능에 관한 특허자료

▶ 저령버섯으로부터 약리학적 활성다당체(베타-글루칸)분획 추출

본 발명은 저령버섯(*Polyporus umbellatus*) 자실체로부터 약리학적 활성 다당체(β–glucan 포함)분획을 추출하여 분자량 범위를 설정하였다.

– 공개번호 : 특2001-0108709, 출원인 : 이용규

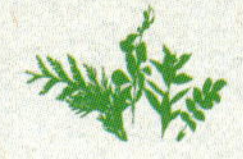

풍을 치료하고 혈액순환을 도우며 독을 풀어주는

참골무꽃　| 사용부위 | 어린순, 전초

Scutellaria strigillosa Hemsl.

- **이명** : 큰골무꽃, 민골무꽃, 흰참골무꽃
- **생약명** : 한신초(韓信草)
- **과명** : 꿀풀과(Labiatae)
- **개화기** : 7~8월

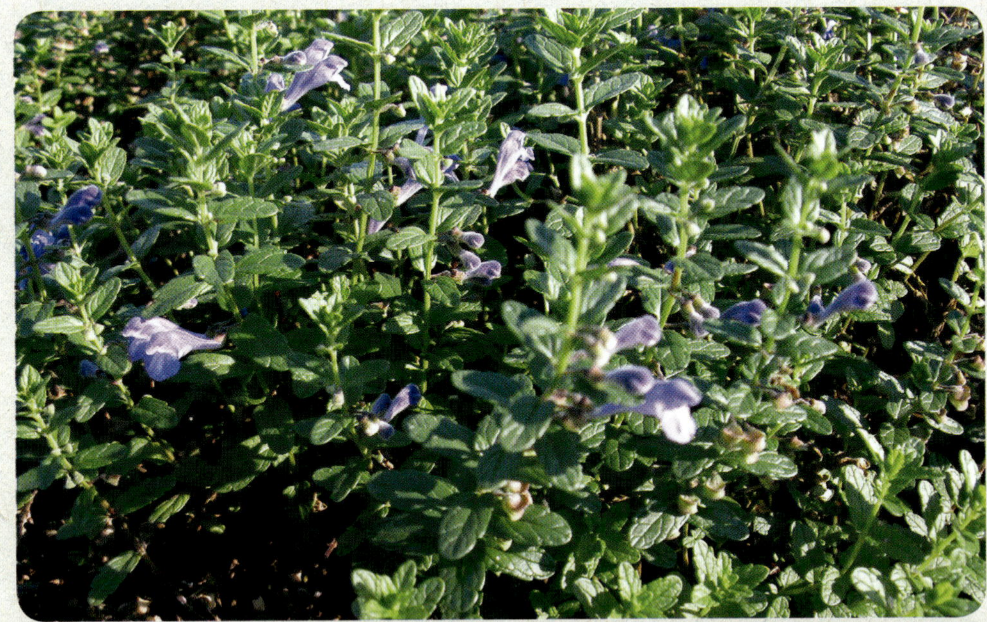

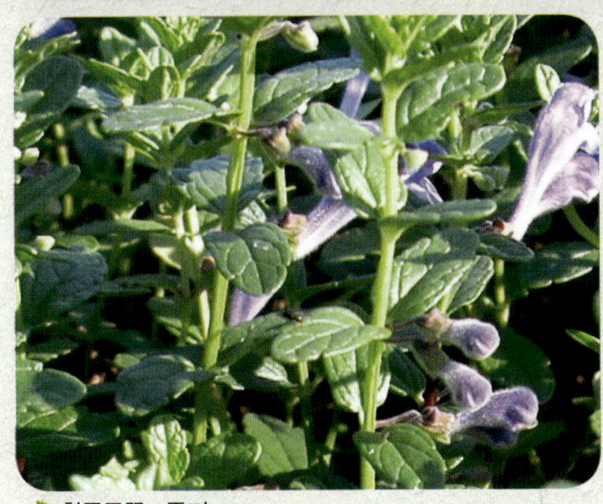

참골무꽃_ 줄기

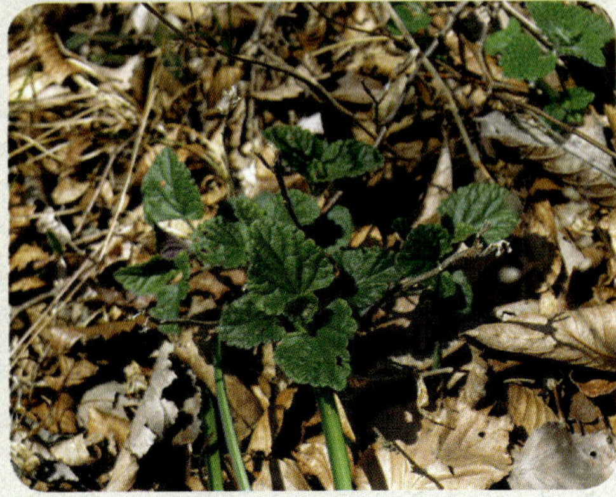

참골무꽃_ 약재로 사용하는 어린순

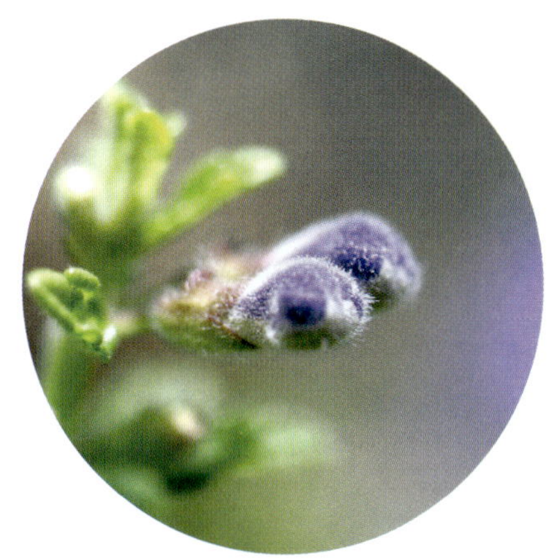

🌿 **생육특성 :** 참골무꽃은 제주도, 울릉도를 포함한 전국 바닷가의 모래땅에서 나는 여러해살이풀이다. 생육환경은 햇빛이 잘 들어오는 바닷가의 척박한 모래땅이나 근처 바위틈이다. 키는 10∼40cm이고, 잎은 길이가 1.5∼3.5cm, 너비는 1∼1.5cm로 타원형이며 양면에 털이 나 있고 가장자리에는 둔한 톱니가 있으며

🌿 참골무꽃_ 꽃봉오리

어긋난다. 줄기는 네모지고 곧추서며 많은 가지가 갈라지고 모서리를 따라 위를 향해 잔털이 빽빽하게 나 있다. 꽃은 자주색으로 7∼8월에 줄기 상단부로 올라가면서 피는데 줄기 끝부분의 잎겨드랑이에서 1송이씩 위를 향해 달린다. 꽃받침 길이는 0.3cm 정도로 짧고 꽃부리는 밑부분에서 길이 2cm 정도로 거의 직각으로 선다. 열매는 9∼10월경에 길이 0.2cm 정도의 반원형으로 달린다.

🍂 **채취 방법과 시기 :** 이른 봄에 어린순을 채취하고, 가을에 전초를 채취하여 신선한 것을 사용하거나 햇볕에 말린다.

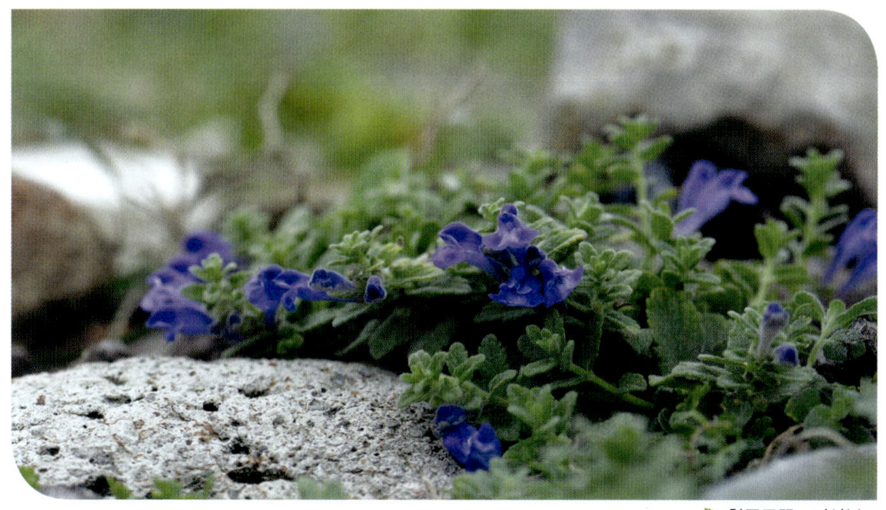

🌿 참골무꽃_ 지상부

【 혼동하기 쉬운 약초 비교 】

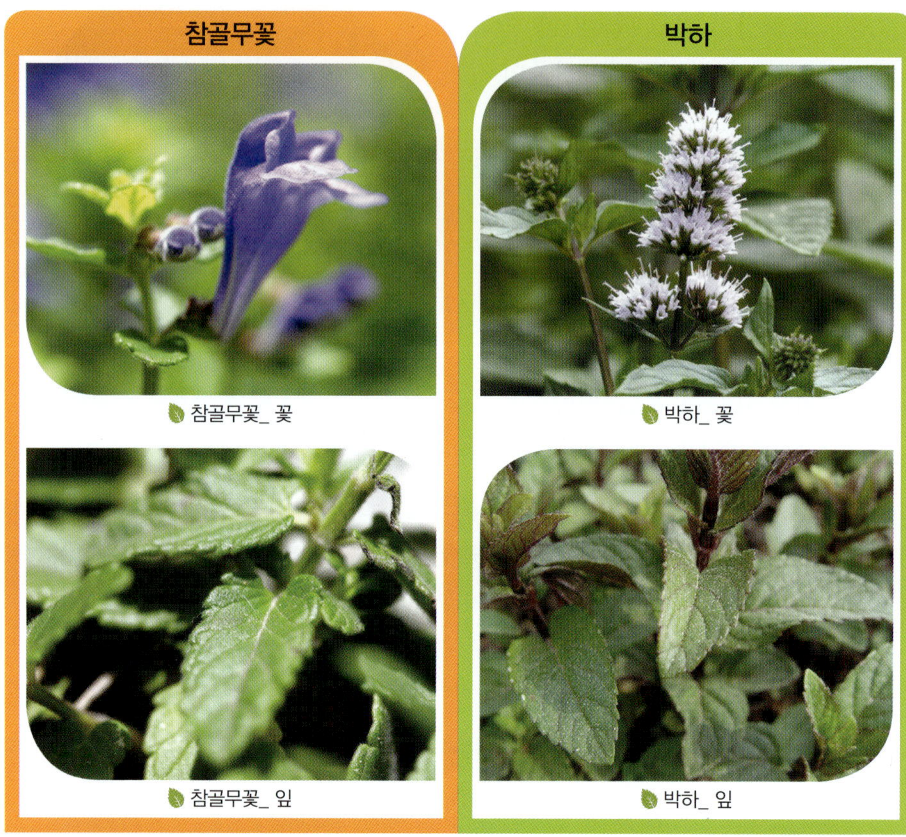

참골무꽃	박하

참골무꽃_ 꽃

박하_ 꽃

참골무꽃_ 잎

박하_ 잎

🌿 **성분 :** 타닌(tannin) 등이 함유되어 있다.

🌿 **성미 :** 성질이 평범하고, 맛은 맵고 쓰다.

🌿 **귀경 :** 간(肝), 심(心), 폐(肺) 경락에 작용한다.

🌿 **효능과 주치 :** 풍사를 없애서 풍을 치료하고, 혈액순환을 좋게 하며, 독을 풀어주는 해독 및 통증을 멎게 하는 지통의 효능이 있어서 타박상, 토혈, 해열, 부스럼의 독기인 창독, 급성 인후염, 치통 등의 치료에 사용한다.

🌿 **약용법과 용량 :** 말린 약재 5~10g을 물 1L에 넣어 1/3이 될 때까지 달여 하루에 2~3회 나눠 마시거나, 짓찧어서 환부에 바른다.

🌿 **사용 시 주의사항 :** 임신부는 복용하면 안 된다.

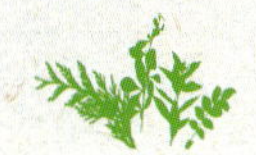

신체허약, 정신불안, 폐나 기관지 관련 질환에 응용하는

참나리

| 사용부위 | 비늘줄기의 인편

Lilium lancifolium Thunb.

- **이명 :** 백백합(白百合), 산뇌과(蒜腦誇)
- **생약명 :** 백합(百合)
- **과명 :** 백합과(Liliaceae)
- **개화기 :** 7~8월

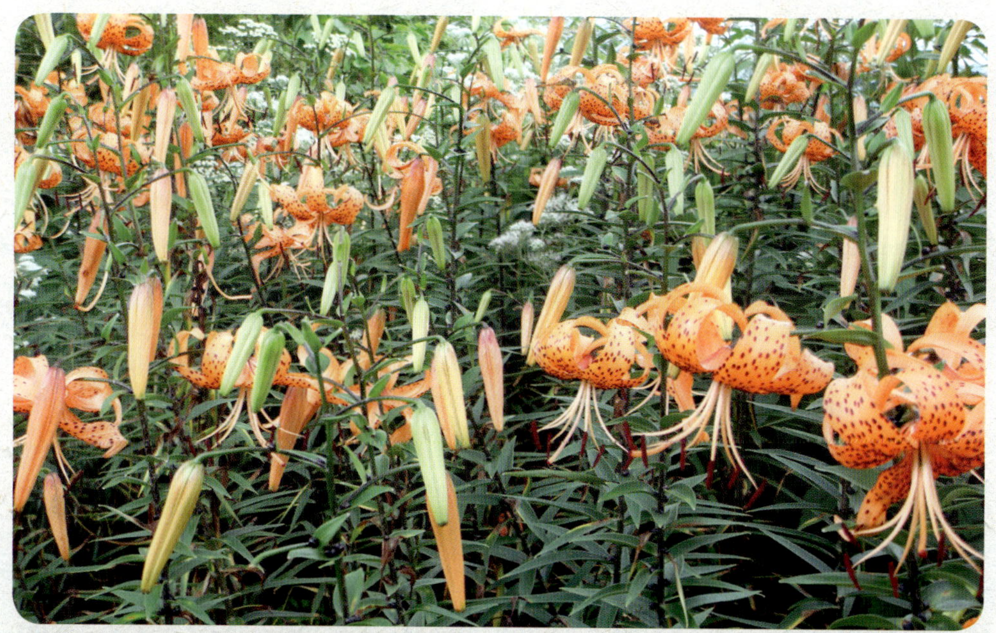

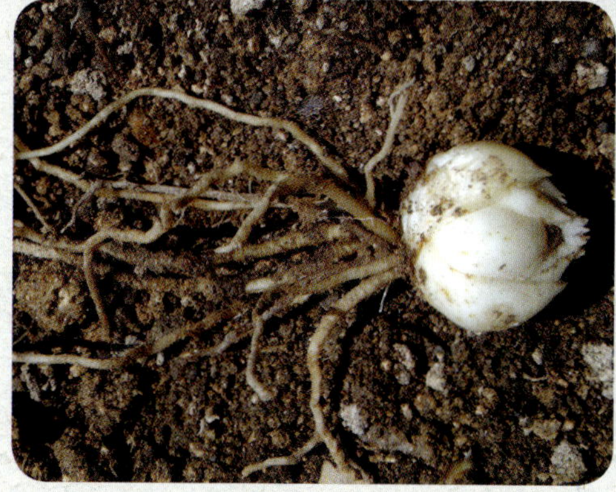

🌿 참나리_ 비늘줄기(알뿌리, 채취품)

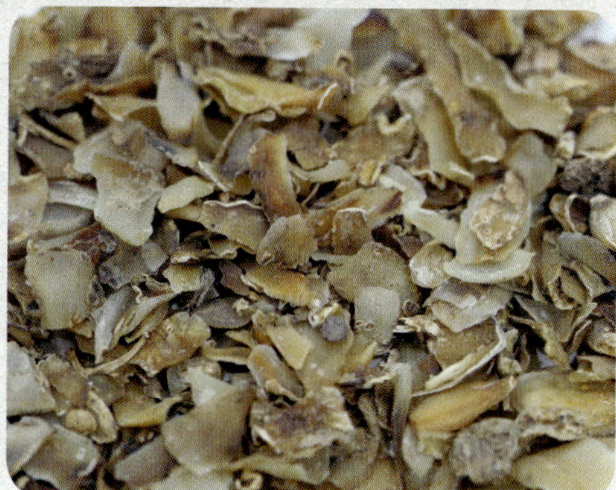

🌿 참나리_ 인편(뿌리껍질, 약재)

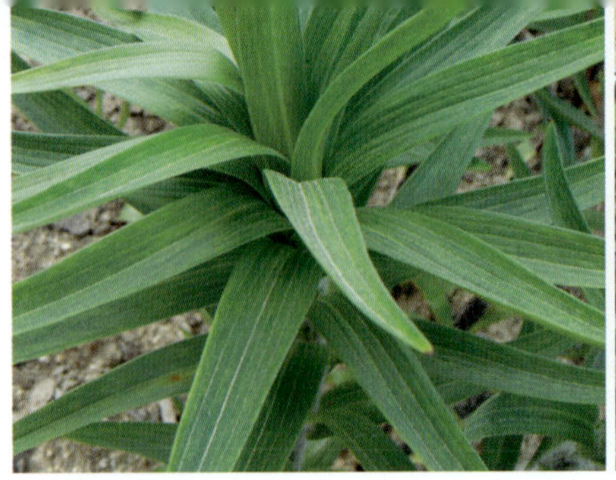
🍃 참나리_ 잎

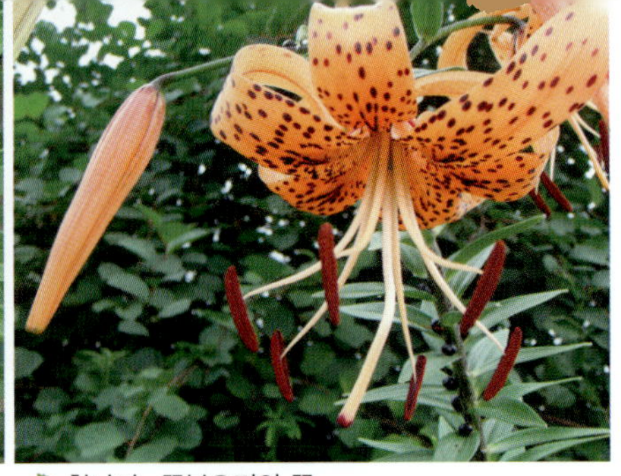
🍃 참나리_ 꽃봉오리와 꽃

🌿 **생육특성** : 참나리는 숙근성 여러해살이풀로 전국 각지에서 분포하고 있다. 줄기는 흑자색이 감도는데, 키가 1~2m이며 곧게 자라는데 어릴 때는 흰 털이 나 있다. 둥근 알뿌리 모양의 비늘줄기가 원줄기의 아래에 달리는데 그 밑에서 뿌리가 난다. 잎은 어긋나고 바소꼴이며 잎겨드랑이에는 자갈색의 주아(珠芽 : 자라서 줄기가 되어 꽃을 피우거나 열매를 맺는 싹)가 달린다. 7~8월경에 황적색 바탕에 흑자색 점이 퍼진 꽃이 아래를 향해 피는데 가지 끝과 원줄기 끝에서 4~20송이가 달린다. 번식할 때에는 검은색 주아를 심거나 알뿌리 비늘조각을 심는데 주아 번식은 시간이 많이 걸린다.

🍂 **채취 방법과 시기** : 가을에 비늘줄기를 채취하여 끓는 물에 약간 삶아 비늘조각을 햇볕에 말린다.

① 생용(生用) : 심열을 내리고 정신을 안정시키는 청심안신(淸心安神) 효능이 있어서 열병 후에 남은 열이 완전히 제거되지 않아 정신이 황홀하고 심번(心煩 : 가슴이 답답한 증상)한 등의 증상에 적용할 때에는 그대로 사용한다.

② 밀자(蜜炙) : 폐를 윤활하게 하여 기침을 멈추게 하는 윤폐지해(潤肺止咳)의 효능이 증강되므로 음기가 허해서 오는 마른기침, 즉 음허조해(陰虛燥咳)의 증상을 치료하는 데는 건조한 약재에 꿀물을 흡수시켜 낮은 온도에서 볶아서 사용한다. 이때 꿀의 양은 일반적으로 약재 무게의 20% 정도를 사용하는데 밀폐용기에 약재를 넣고 꿀에 물을 섞어서 부은 뒤 충분히 흔들어 약재 속에 꿀물이 충분히 스며들게 하고 약한 불로 예열된 프라이팬에 넣고 손에 찐득찐득한 꿀의 기운이 묻어나지 않을 정도까지 볶아낸다.

🌿 **성분** : 전분, 당류, 카로티노이드(carotenoid), 콜히친(colchicine) 등이 함유

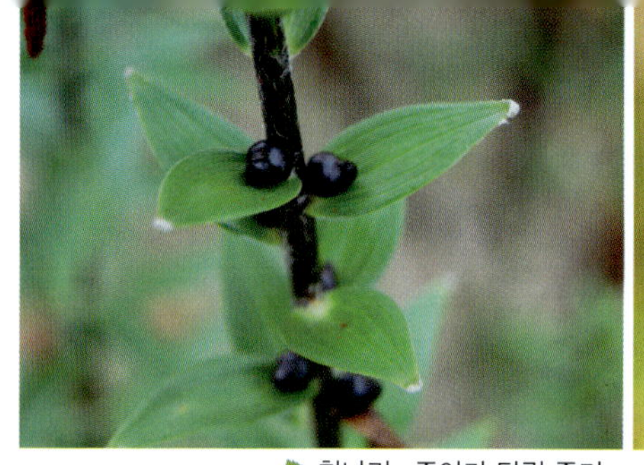

🍃 참나리_ 주아가 달린 줄기

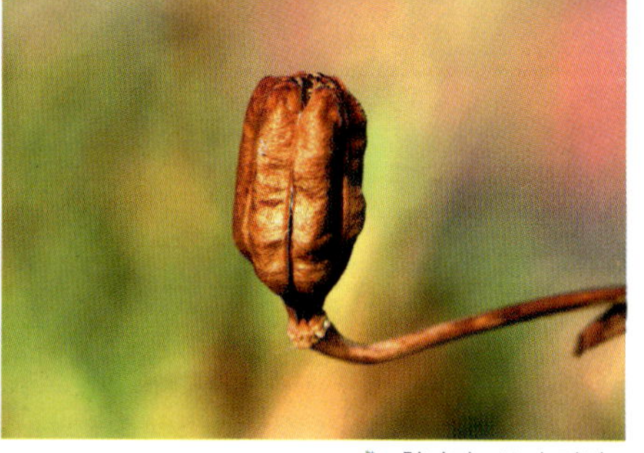

🍃 참나리_ 종자 결실

되어 있다.

🍃 **성미 :** 성질이 평범하고, 맛은 달고 약간 쓰며, 독성이 없다.

🍃 **귀경 :** 심(心), 비(脾), 폐(肺) 경락에 작용한다.

🍃 **효능과 주치 :** 폐의 기운을 윤활하고 촉촉하게 하는 윤폐(潤肺), 기침을 멈추게 하는 지해(止咳), 심열을 내리는 청심, 정신을 안정시키는 안신(安神), 몸을 튼튼하게 하는 강장 등의 효능이 있어서 폐결핵, 해수, 정신불안, 신체허약 등에 사용하며, 폐나 기관지 관련 질환에 널리 응용할 수 있다.

🍃 **약용법과 용량 :** 말린 인편 20~30g을 물 1L에 넣어 끓기 시작하면 약하게 줄여 200~300mL가 될 때까지 달여 하루에 2회 나눠 마시는데, 죽을 쑤어 먹기도 한다. 양심안신(養心安神: 심의 허한 기운을 길러주면서 정신을 안정시키는 기능)작용이 있는 산조인(酸棗仁: 묏대추의 씨), 원지(遠志) 등을 배합하여 신경쇠약이나 불면증 등을 치료하기도 한다.

🍃 **사용 시 주의사항 :** 성미가 달고 차며 활설(滑泄)한 특성이 있으므로 중초(中焦: 주로 비위)가 차고 변이 무른 경우 및 풍사나 한사로 인하여 담이 많고 기침이 많은 경우에는 사용을 피한다.

patent

참나리의 기능성 및 효능에 관한 특허자료

▶ **참나리 추출물을 함유하는 염증성 질환 및 천식의 예방 및 치료용 약학적 조성물**

본 발명은 참나리 인경 추출물을 유효성분으로 함유하는 염증 질환 또는 천식의 예방 또는 치료용 조성물에 관한 것이다. 본 발명의 조성물은 in vivo 및 in vitro에서 우수한 염증 억제 및 천식 억제 효과를 나타내며 세포독성은 없으므로, 염증 또는 천식 질환의 예방 또는 치료에 유용하게 이용될 수 있다.

– 공개번호 : 10-2010-0137223, 출원인 : 한국생명공학연구원

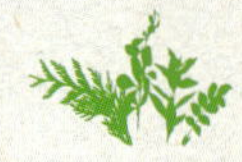

참나물

| 사용부위 | 어린잎

Pimpinella brachycarpa (Kom.) Nakai

- **이명** : 산노루참나물, 겹참나물
- **생약명** : 지과회근(知果茴芹)
- **과명** : 산형과(Umbelliferae)
- **개화기** : 6~8월

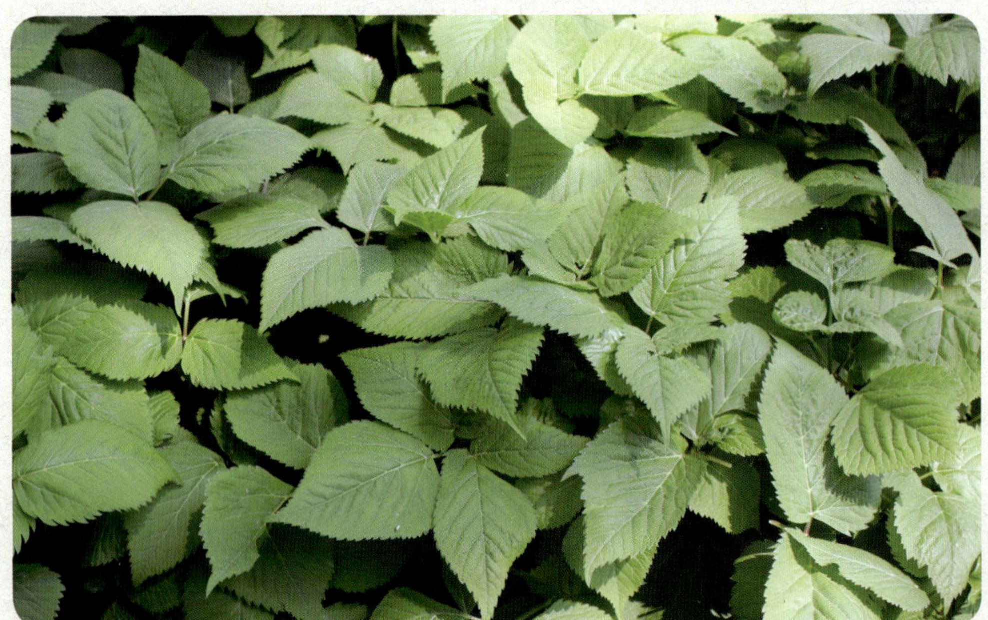

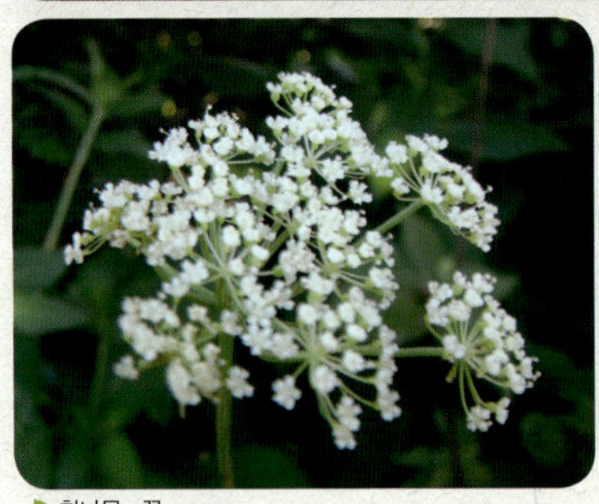

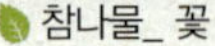
참나물_ 꽃

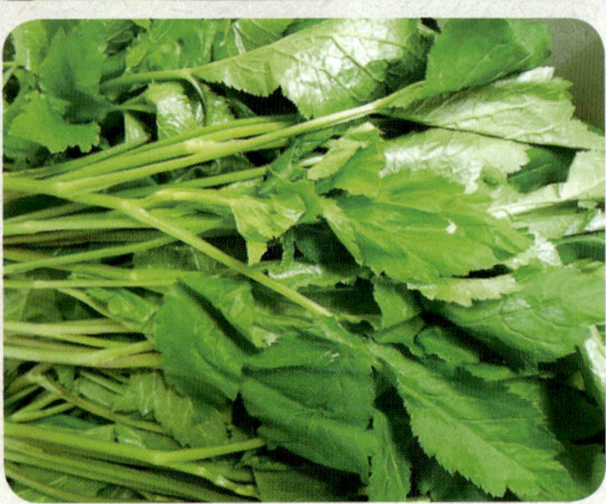
참나물_ 어린잎(채취품)

● **생육특성** : 참나물은 각처 산지의 나무 아래에서 나는 여러해살이풀이다. 생육환경은 습기가 많고 반그늘이며 부엽질이 풍부한 곳의 나무 밑이다. 키는 50~80cm이고, 잎은 뿌리에서 나온 것은 길고 줄기에서 나온 것은 줄기를 따라 위로 올라가면서 짧아지며 잎은 3장씩 달린다. 줄기는 밑으로부터 잔가지를 쳐 뭉쳐 있으며 전체에 털이 없다. 꽃은 흰색으로 6~8월에 원줄기 끝에서 다시 부채꼴 모양으로 펴지는데 작은꽃가지가 10개 정도 달려 그곳에 각각 13송이 정도가 핀다. 꽃받침은 뚜렷하며 꽃잎과 수술은 각 5개이다. 열매는 9~10월경에 편평한 타원형으로 달린다.

웰빙 문화가 일반화되면서 식당에 가면 참나물이 많이 나온다. 하지만 이 참나물은 일본에서 육종되어 들여온 '삼엽채'라고 하는 것이다. 자생 참나물의 경우에는 한여름 고온기에 잎이 타는 엽소 현상이 생겨 재배하기가 까다롭다.

● **채취 방법과 시기** : 이른 봄에 어린잎을 채취한다.

● **성분** : 휘발성 성분 및 비타민 A와 C, 칼륨, 칼슘 등이 함유되어 있다.

● **성미** : 성질이 따뜻하고, 맛은 달고 맵다.

● **귀경** : 간(肝), 심(心) 경락에 작용한다.

● **효능과 주치** : 영양 섭취뿐만 아니라 고혈압, 중풍을 예방하고 신경통과 대하증에도 좋으며 지혈과 해열제의 효과도 있는 약용식품이다.

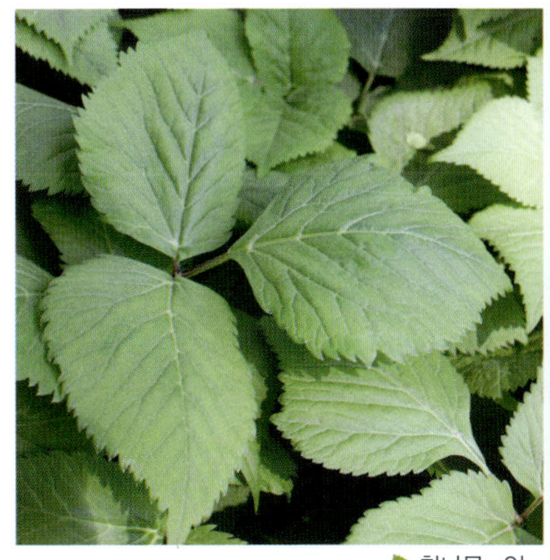

● 참나물_ 잎

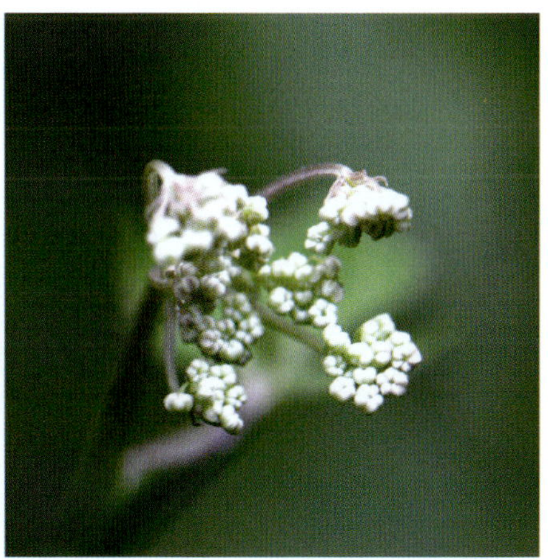

● 참나물_ 꽃봉오리

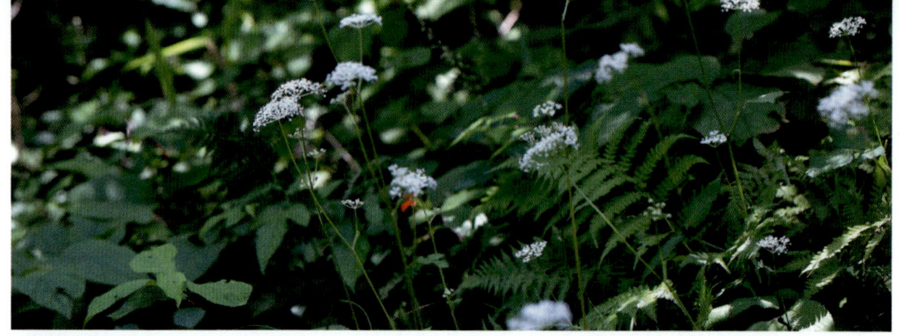
🌿 참나물_ 무리

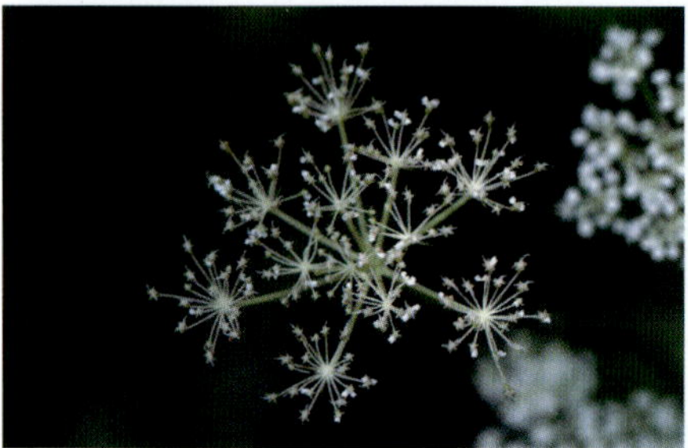
🌿 참나물_ 종자 결실

🌿 참나물_ 종자

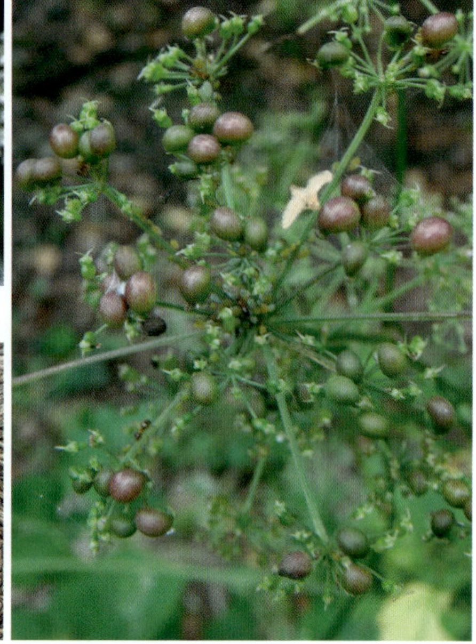
🌿 참나물_ 열매

🌿 **약용법과 용량** : 민간요법에서는 해열, 경풍, 고혈압, 중풍, 폐담, 정혈, 신경통 등에 효과가 있어 나물이나 부침개로 만들어 먹는다.

patent

참나물의 기능성 및 효능에 관한 특허자료

▶ 참나물 추출물을 유효성분으로 포함하는 비알콜성 지방간 질환의 예방 또는 치료용 조성물

본 발명의 참나물 추출물은 혈중 내 혈당 및 인슐린을 감소시키고 간 조직에서의 총 지질 및 중성지방 함량을 유의적으로 낮출 뿐만 아니라 산화스트레스를 억제하여 염증성 사이토카인인 IL-6 및 MCP-1의 수치를 감소시키는 효과가 있으므로, 이를 유효성분으로 포함하는 본 발명의 조성물은 지질대사 질환의 예방 또는 치료에 유용하게 사용될 수 있다.

— 공개번호 : 10-2015-0006158, 출원인 : 인제대학교 산학협력단

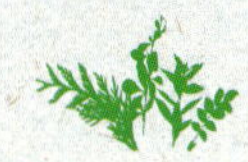

항암, 항노화, 항산화작용 및 월경부조를 다스리는

참당귀

Angelica gigas Nakai

- **이명** : 조선당귀, 건귀(乾歸), 문귀(文歸), 대부(大斧), 상마(象馬)
- **생약명** : 당귀(當歸)
- **과명** : 산형과(Umbelliferae)
- **개화기** : 8~9월

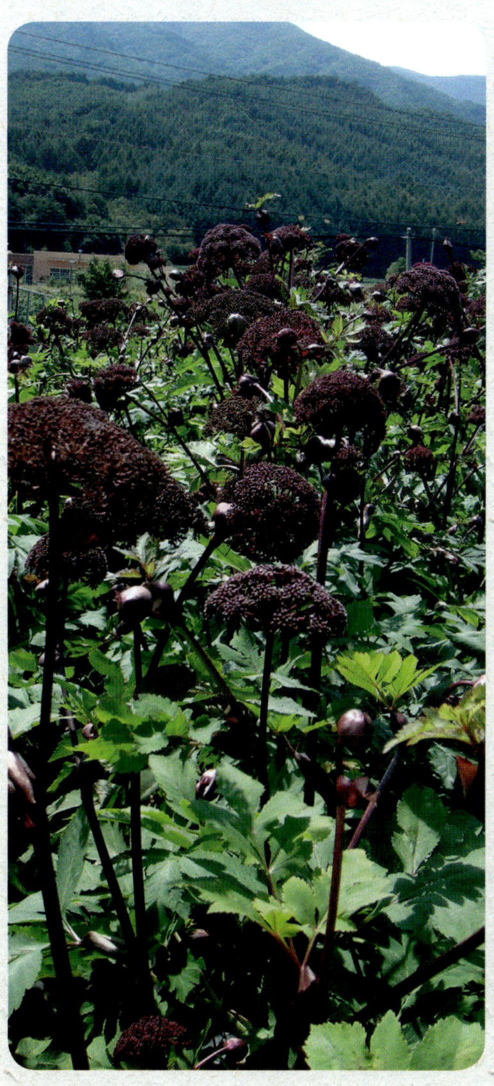

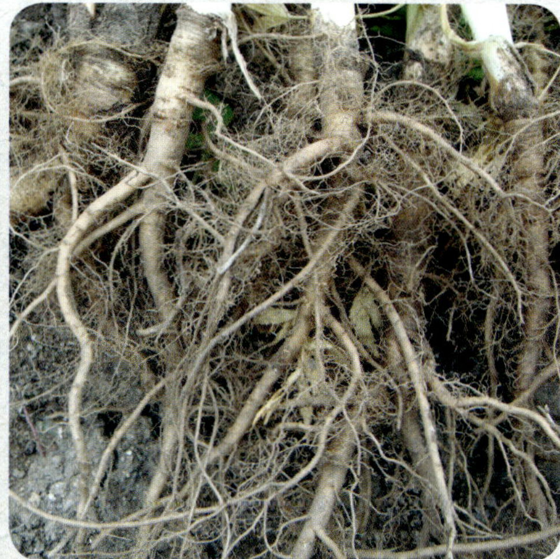

참당귀_ 뿌리(채취품)

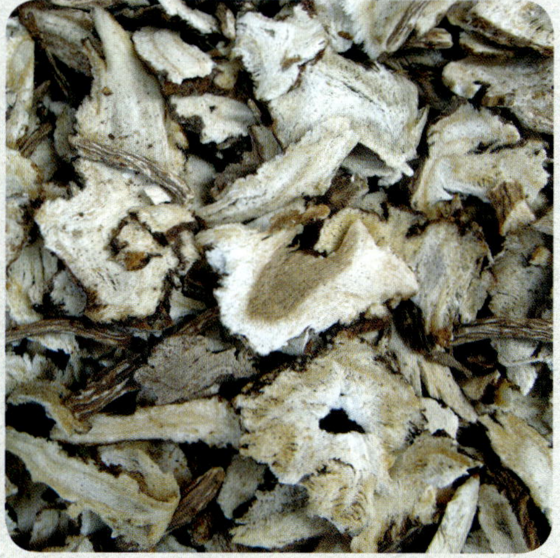

참당귀_ 뿌리(약재)

생육특성 : 참당귀는 숙근성 여러해살이풀로 전국의 산 계곡, 습기가 있는 토양에서 잘 자라는데 농가에서 약용식물로도 재배하고 있다. 줄기의 키는 1~2m로 곧게 자라며, 뿌리는 굵은 편이고 강한 향기가 있다. 잎은 1~3회 깃꼴겹잎인데 잔잎은 3장으로 갈라지고 다시 2~3장으로 갈라진다. 꽃은 짙은 보라색으로 8~9월에 피며 겹산형꽃차례로 20~40송이가 핀다. 열매는 9~10월에 맺히는데 어린순은 나물로 식용한다. 원뿌리의 길이는 3~7cm, 지름은 2~5cm이고 가지뿌리의 길이는 15~20cm이다. 뿌리의 표면은 엷은 황갈색 또는 흑갈색으로 절단면은 평탄하고 형성층에 의해 목질부와 식물의 껍질의 구별이 뚜렷하고, 목질부와 형성층 부근의 식물의 껍질은 어두운 황색이지만 나머지 부분은 유백색이다.

채취 방법과 시기 : 가을부터 봄 사이에 뿌리를 채취하여 토사를 제거하고 1차 말린 다음 절단하여 2차 말리고 저장한다. 사용 목적에 따라서 가공 방법을 달리하는데 보혈, 조경(調經), 윤장통변(潤腸通便)을 목적으로 할 때에는 당귀를 살짝 볶아서 사용한다. 주자(酒炙 : 술을 흡수시켜 프라이팬에 약한 불로 볶음)하여 사용하면 혈액순환을 돕고 어혈을 제거하는 활혈산어(活血散瘀)의 효능이 증강되어 혈어경폐(血瘀經閉 : 어혈로 인한 월경의 막힘)와 월경이 잘 나오게 하는 통경(通經), 출산 후의 어혈이 막힌 증상인 산후어체(産後瘀滯), 복통, 타박상 및 풍사와 습사로 인하여 결리고 아픈 풍습비통(風濕痺痛)을 치료한다. 토초(土炒 : 약재를 황토물에 적셔서 불에 볶는 일)하여 사용하면 혈허로 인한 변당(便糖 : 변이 진흙처럼 무른 증상)을 치료하고, 초탄(炒炭 : 프라이팬에 넣고 가열하여 불이 붙으면 산소를 차단해서 검은 숯을 만드는 포제 방법)하면 지혈작용이 증가한다. 꽃이 피면 뿌리가 목질화되어 약재로 사용할 수 없으므로 꽃대가 올라오지 않도록 재배하는 것이 중요하다.

성분 : 뿌리에는 데쿠르신(decursin), 종자에는 데쿠르시놀(decursinol), 이소-임페라틴(iso-imperatin), 데쿠르시딘(decursidin) 등이 함유되어 있다.

성미 : 성질이 따뜻하고, 맛은 달고 맵고, 독성이 없다.

귀경 : 간(肝), 심(心), 비(脾) 경락에 작용한다.

효능과 주치 : 혈을 보충하고 조화롭게 하는 보혈화혈(補血和血), 어혈을 풀

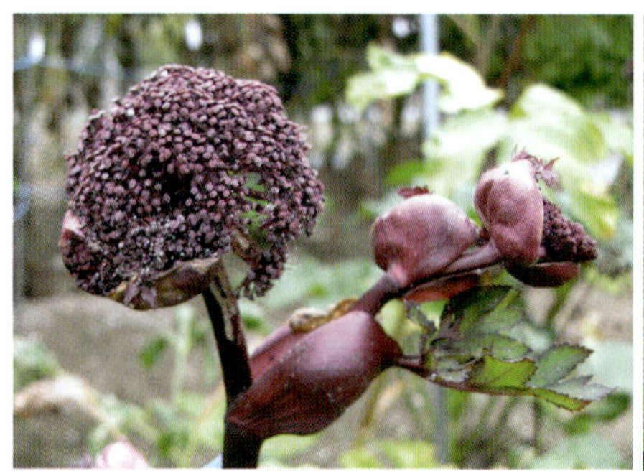

🌿 참당귀_ 꽃봉오리와 꽃

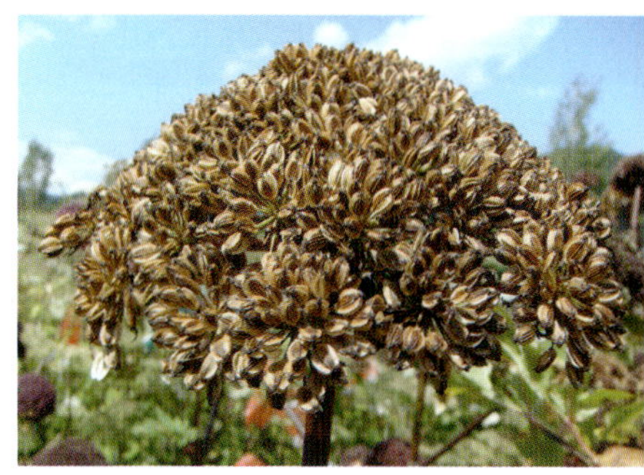

🌿 참당귀_ 종자 결실

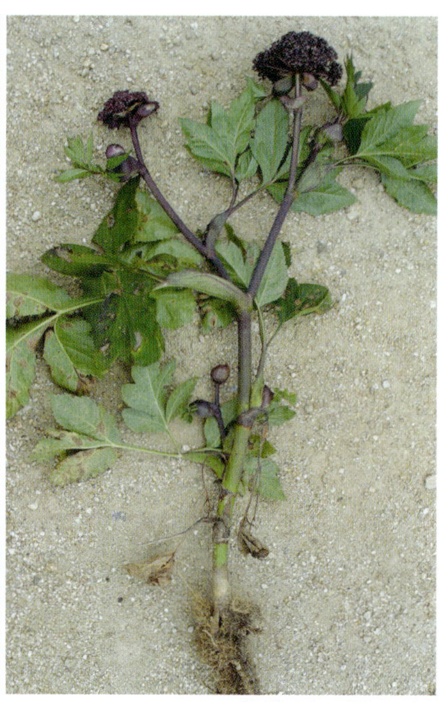

🌿 참당귀_ 전초(채취품)

어주는 구어혈(驅瘀血), 월경을 조화롭게 하며 통증을 멈추는 조경지통(調經止痛), 진정(鎭靜), 장의 건조를 막고 윤활하게 하는 윤조활장(潤燥滑腸) 등의 효능이 있어서 월경이 조화롭지 못한 월경부조(月經不調) 증상을 다스리고, 폐경 및 복통(經閉腹痛)을 다스린다. 붕루(崩漏), 혈이 허해서 오는 두통인 혈허두통(血虛頭痛), 어지럼증, 장이 건조하여 오는 변비, 타박상 등에도 사용한다. 특히 참당귀에는 왜당귀나 당당귀에 들어 있지 않은 데커신(decursin)이라는 물질이 다량 함유되어 있어서 항노화, 항산화 및 항암작용에 관여하는 것으로 알려져 최근 한국산 참당귀가 각광을 받고 있다. 반면에 왜당귀나 당당귀에는 조혈작용

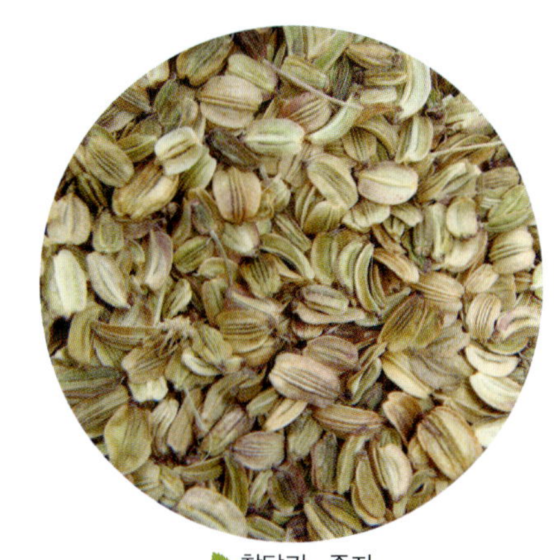

🌿 참당귀_ 종자

참당귀	왜당귀
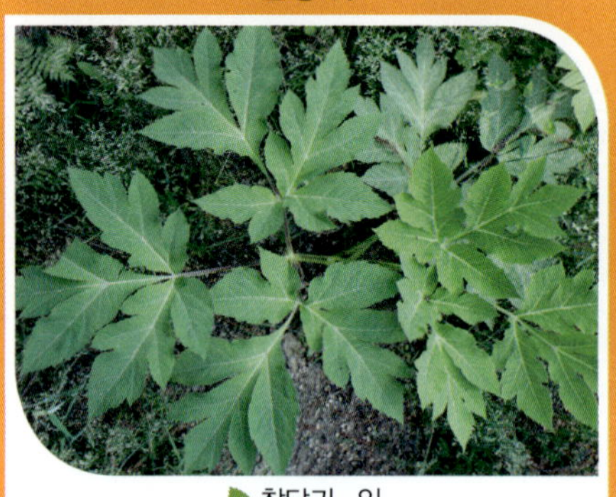	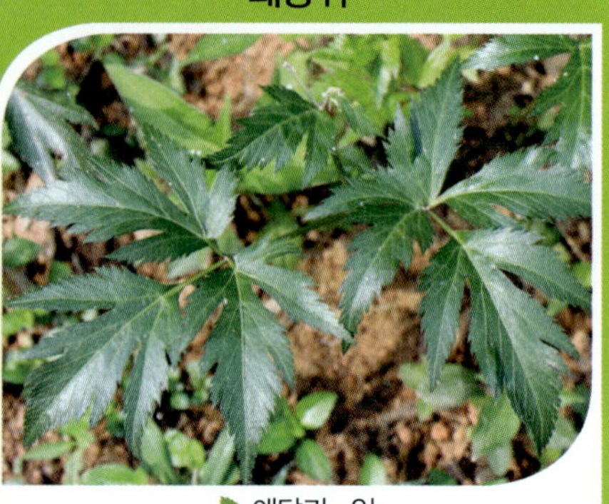
🍃 참당귀_ 잎	🍃 왜당귀_ 잎

에 관여하는 비타민 B_{12}가 다량으로 함유되어 있는 것으로 보고되었다.

🍃 **약용법과 용량** : 말린 약재 5~15g을 물 700mL에 넣어 끓기 시작하면 약하게 줄여 200~300mL가 될 때까지 달여 하루에 2회 나눠 마신다. 차 재료로 다른 약재들과 함께 배합하여 다양하게 사용되기도 한다. 또한 약선의 재료로 다양한 용도로 사용되기도 하는데 민간요법에서는 습관성 변비, 특히 노인, 소아, 해산 후 및 허약한 사람의 변비 치료에 많이 사용된다. 외용할 경우에는 약재 달인 물로 환부를 씻는다.

🍃 **사용 시 주의사항** : 성질이 따뜻하므로 열성출혈의 경우에는 사용을 피하는데 습윤하고 활설(滑泄)한 성질을 가지고 있으므로 습사로 인하여 중초가 팽만한 경우나 대변당설(大便溏泄: 변이 진흙처럼 무른 것)의 경우에는 모두 신중하게 사용하여야 한다.

patent

참당귀의 기능성 및 효능에 관한 특허자료

▶ **당귀 추출물을 포함하는 골수 유래 줄기세포 증식 촉진용 조성물**

본 발명은 당귀 추출물을 이용하여 골수 유래 줄기세포의 증식을 촉진시키는 조성물에 관한 것으로, 본 발명의 조성물은 줄기세포의 증식 및 분화를 위해 G—CSF만을 단독 투여했던 방법에 의해 야기되었던 비장종대와 같은 부작용을 해결하여, 당귀 추출물의 병용 투여로 현저히 완화시켰으며, 줄기세포의 증식 및 분화를 보다 촉진시키는 효과가 있다.

— 공개번호 : 10—1373100—0000, 출원인 : 재단법인 통합의료진흥원

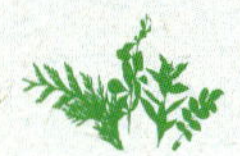

참취

| 사용부위 | 뿌리, 잎

Aster scaber Thunb.

- **이명** : 나물취, 취, 암취, 작은참취, 선백초(仙白草), 산백채(山白菜)
- **생약명** : 동풍채(東風菜)
- **과명** : 국화과(Compositae)
- **개화기** : 8~10월

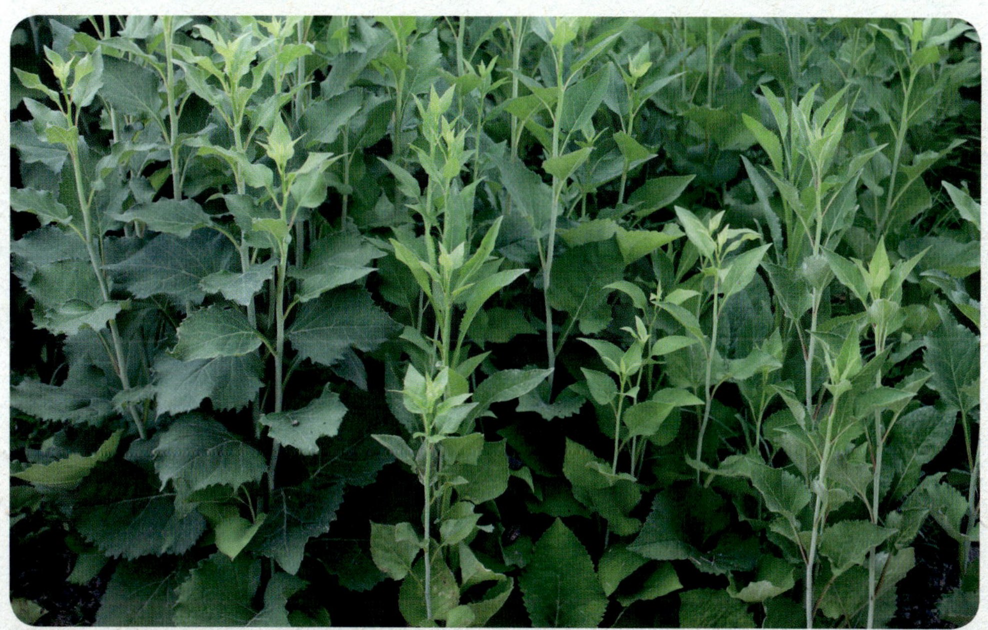

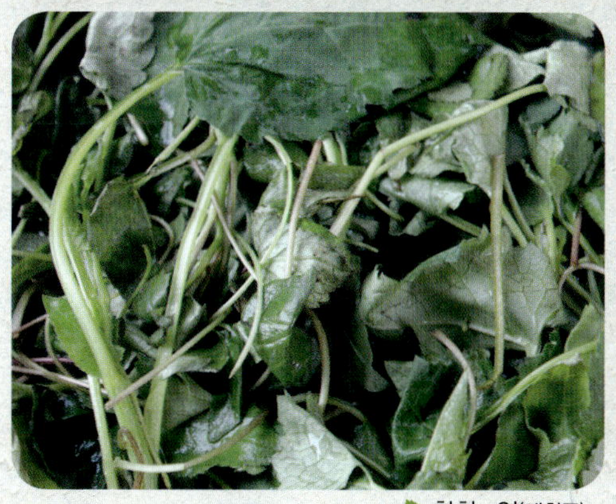

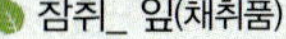

🌿 참취_ 잎(채취품)

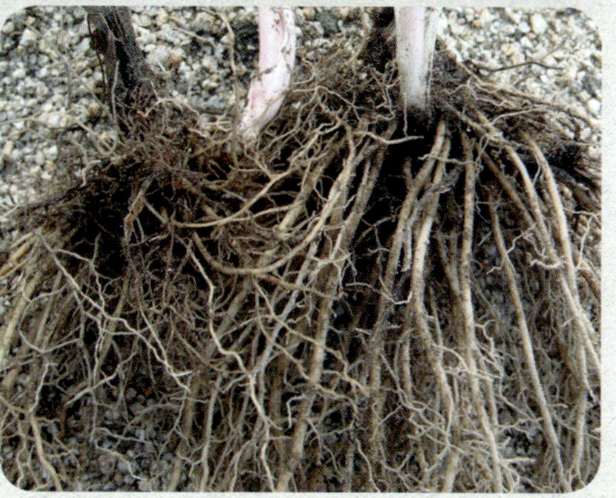

🌿 참취_ 뿌리(채취품)

- **생육특성** : 참취는 여러해살이풀로 전국 각지의 산과 들에서 자생하는데 농가에서도 재배하고 있다. 키는 1~1.5m로 곧게 자라고, 뿌리줄기는 굵고 짧으며 수염뿌리가 많이 난다. 줄기로부터 나오는 경생엽(莖生葉)은 어긋나는데 밑부분의 것은 날개가 있는 긴 잎자루가 있고 심장 모양이다. 줄기 중앙부에서 나는 잎은 달걀 모양의 삼각형으로 끝이 뾰족하고 톱니가 있다. 어린잎은 나물로 식용한다. 꽃은 흰색으로 8~10월에 가지 끝과 원줄기 끝에서 편평꽃차례로 핀다. 열매는 여윈열매인데 11월에 결실한다.

- **채취 방법과 시기** : 싹이 트기 전인 가을부터 이듬해 봄 사이에 뿌리를 채취하여 햇볕에 말린다. 봄에 연한 잎을 채취하여 나물로 식용한다.

- **성분** : 뿌리에는 스쿠알렌(squalene), 프리델린(friedelin), 프리델린-3베타-

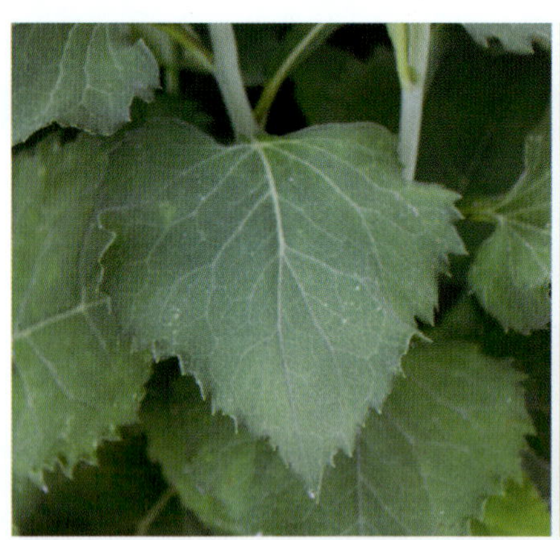

🌿 참취_ 잎

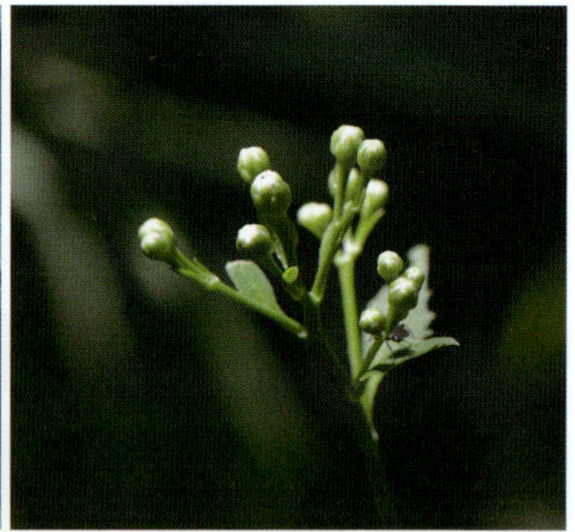

🌿 참취_ 꽃봉오리

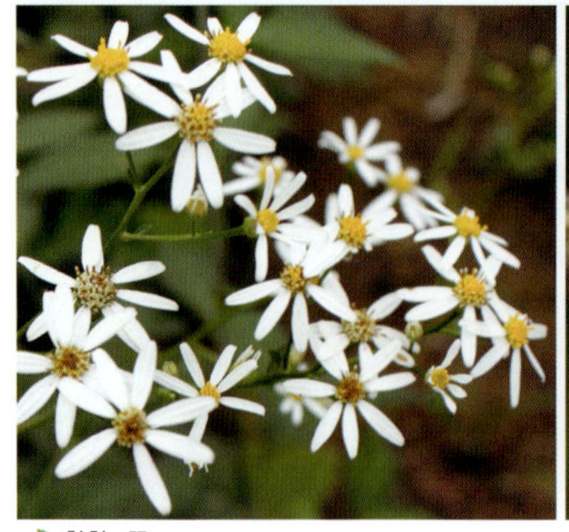

🌿 참취_ 꽃

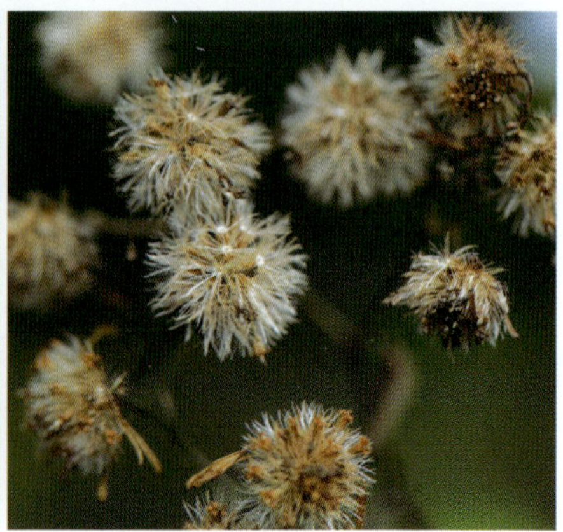

🌿 참취_ 종자 결실

1256

올(friedelin-3β-ol), 알파-스피나스테롤 (α-spinasterol) 등이 함유되어 있으며, 지상부에는 쿠마린(coumarin)이 다량 함유되어 있다.

🔵 **성미** : 성질이 따뜻하고, 맛은 맵다.

🟣 **귀경** : 심(心), 비(脾) 경락에 작용한다.

🟠 **효능과 주치** : 통증을 멈추는 진통, 혈액순환이 잘 되게 하는 활혈, 기의 순환을 돕는 행기(行氣), 독을 풀어주는 해독 등의 효능이 있어서 근육과 뼈가 쑤시고 아픈 근골동통(筋骨疼痛), 두통, 요통, 장염복통(腸炎腹痛), 타박상, 뱀에 물린 상처인 사교상 등에 응용할 수 있다.

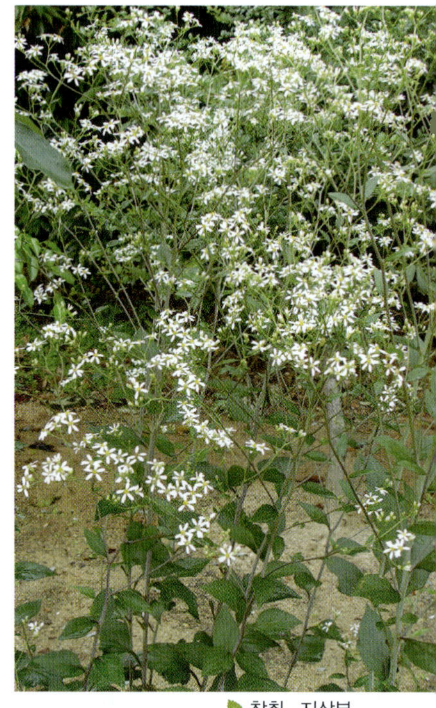

🟢 참취_ 지상부

🟣 **약용법과 용량** : 말린 뿌리 30g을 물 1L 에 넣어 끓기 시작하면 약하게 줄여 200~300mL가 될 때까지 달여 하루에 2회 나눠 마신다. 가루로 만들어 복용하기도 하며, 외용할 경우에는 짓찧어 환부에 붙인다.

🔴 **사용 시 주의사항** : 물에 삶아서 쓴맛을 우려내고 말려두었다가 사용한다.

patent

참취의 기능성 및 효능에 관한 특허자료

▶ 항고지혈, 항산화 및 항바이러스 활성을 갖는 참취 추출물및 그로부터 분리된 화합물

본 발명은 참취를 저급알코올로 추출한 후 건조시켜 물에 현탁하고 이에 유기용매를 가하여 추출하는 단계를 거쳐 얻어지는 항고지혈, 항산화 및 항바이러스 활성을 갖는 참취 추출물에 관한 것이다.

– 공개번호 : 10–2002–0013237, 출원인 : 성균관대학교 산학협력단

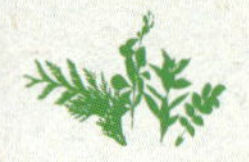

경계, 건망증, 소화불량, 류머티즘성 동통을 치료하는

창포
| 사용부위 | 뿌리, 잎

Acorus calamus L.

- 이명 : 장포, 향포, 왕창포
- 생약명 : 백창(白菖)
- 과명 : 천남성과(Araceae)
- 개화기 : 6~7월

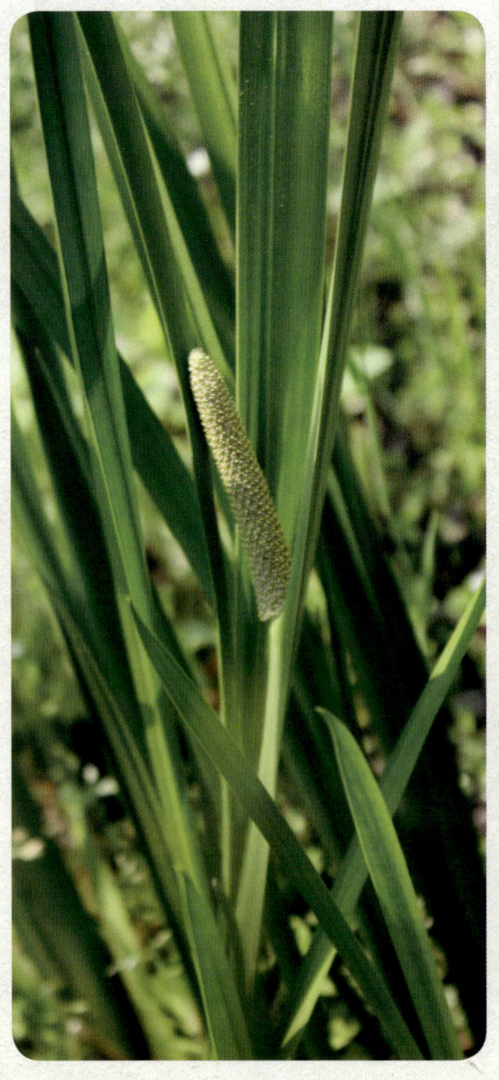

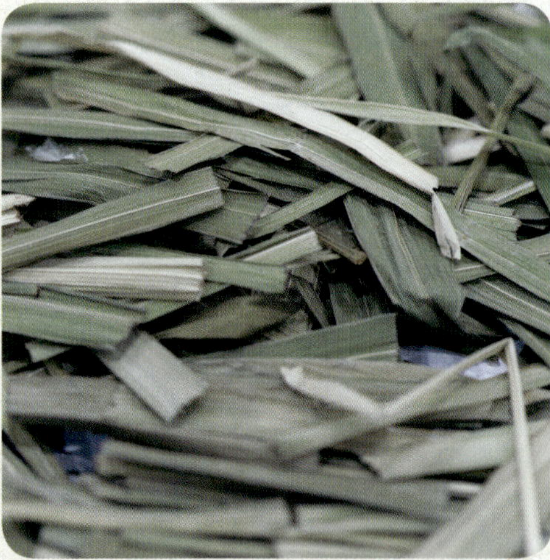

창포_ 잎(약재)

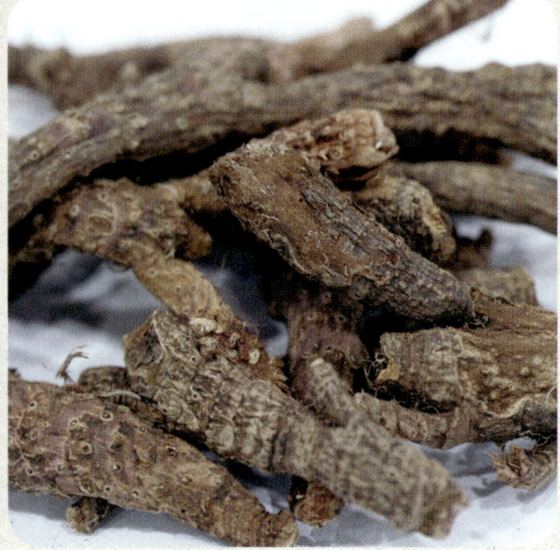

창포_ 뿌리(약재 전형)

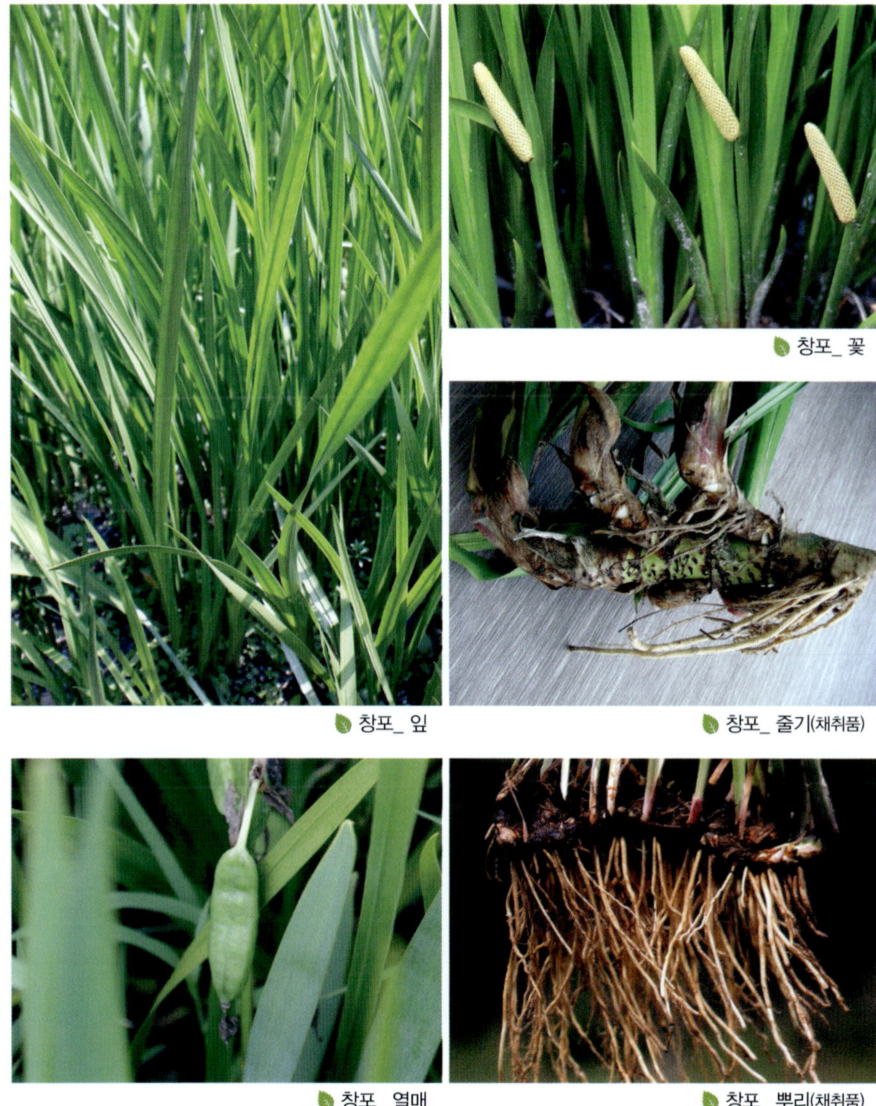

🌿 창포_ 잎

🌿 창포_ 꽃

🌿 창포_ 줄기(채취품)

🌿 창포_ 열매

🌿 창포_ 뿌리(채취품)

- 🍃 **채취 방법과 시기** : 봄부터 겨울까지 뿌리를 채취하여 그늘에서 말린다.

- 🍃 **성분** : 아사론(asarone), 아사릴알데하이드(asaryladehyde), 칼라메온(calameone), 칼라민(calamene), 유게놀(eugenol), 메틸류게놀(methyleugenol) 등의 정유도 함유되어 있다.

- 🍃 **성미** : 성질이 따뜻하고, 맛은 쓰고 맵다.

- 🍃 **귀경** : 간(肝), 폐(肺), 신(腎), 위(胃) 경락에 작용한다.

- 🍃 **효능과 주치** : 담을 제거하는 거담, 체내 기혈이 울체된 것을 뚫어주는 개규(開竅), 비를 튼튼하게 하는 건비(健脾), 습사를 이롭게 하는 이습 등의 효능이 있어서 소화불량, 간질, 깜짝깜짝 자주 놀라는 경계(驚悸)와 건망증, 신지불청(神志不淸: 정신이 맑지 못한 증상), 설사, 류머티즘성 동통, 종기, 피부병(옴)을 치료하는 데 사용한다.

- 🍃 **약용법과 용량** : 말린 약재 3~10g을 물 1L에 넣어 1/3이 될 때까지 달여 하루에 2~3회 나눠 마시거나, 가루로 만들어 복용하기도 하고, 물로 달이거나 가루를 개어서 환부에 붙이기도 한다. 잎에도 강한 향이 나므로 욕실용 향수나 입욕제, 비누를 만드는 데 활용해도 좋다.

- 🍃 **사용 시 주의사항** : 따뜻하고 매운 성미가 있으므로 진액이 부족하고 음적인 에너지 소스가 부족한 상태에서 양기가 비정상적으로 오르는 음허양항(陰虛陽亢)의 경우에는 사용할 수 없다.

patent

창포의 기능성 및 효능에 관한 특허자료

▶ **창포 잎의 수(水) 추출물을 함유하는 항염증용 조성물**

본 발명은 창포 잎의 수(水) 추출물을 함유하는 항염증용 조성물에 관한 것이다. 상기 발명에 의한 항염증용 조성물을 함유한 화장료 조성물은 세포 독성이 없어 피부에 안전하며, 염증성 사이토카인의 생성을 억제하는 항염증 효과에 의해 알레르기성 피부의 염증 질환을 예방 및 개선할 수 있다.

– 공개번호 : 10-2009-0108257, 출원인 : 전남대학교 산학협력단

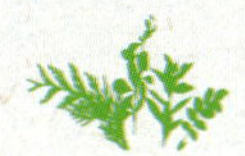

천궁

| 사용부위 | 뿌리줄기

Cnidium officinale Makino

- **이명** : 궁궁이, 천궁(川藭), 향과(香果), 호궁(湖芎), 경궁(京芎)
- **생약명** : 천궁(川芎)
- **과명** : 산형과(Umbelliferae)
- **개화기** : 8~9월

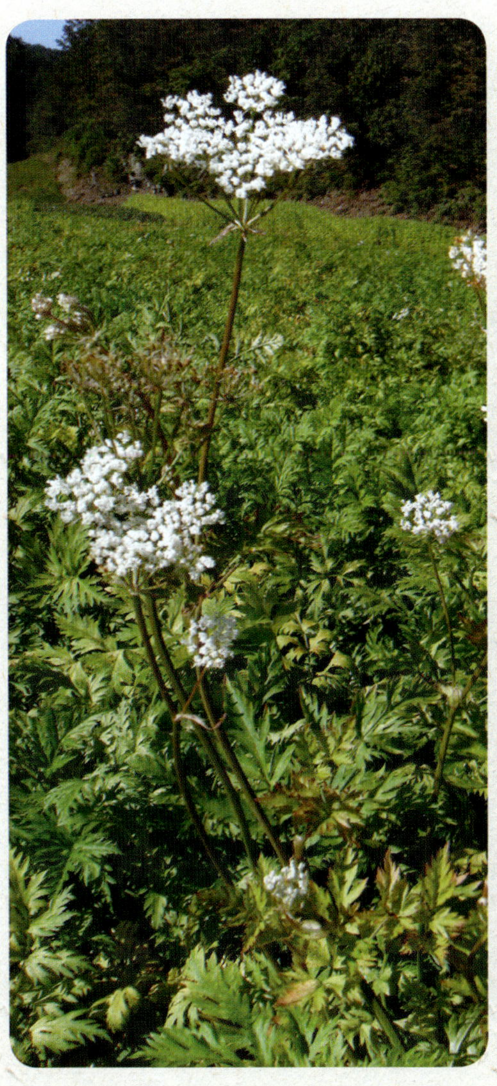

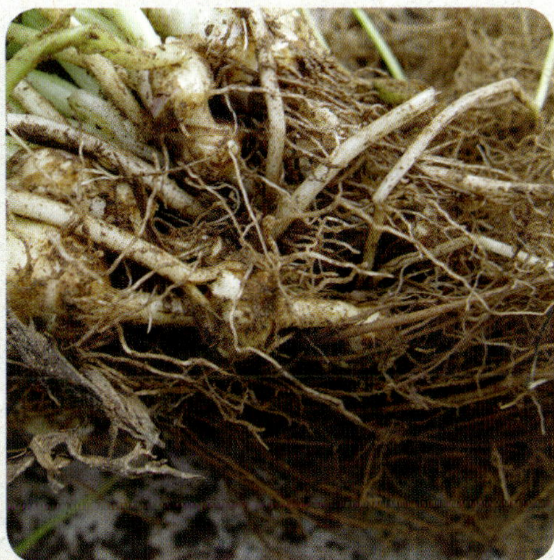

천궁_ 뿌리(채취품)

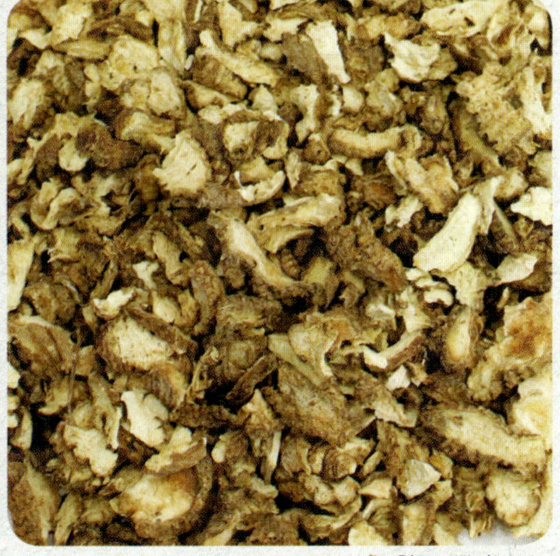

천궁_ 뿌리(약재)

● **생육특성** : 중국이 원산지인 천궁은 우리나라의 울릉도를 비롯 전국 각지에서 재배하고 있는 여러해살이풀이다. 줄기의 키는 30~60cm로 곧게 자라며, 땅속 뿌리줄기는 부정형의 덩어리 모양으로 비대하다. 뿌리의 표면은 황갈색으로 거친 주름이 평행으로 돌기되어 있다. 잎은 어긋나는 2회 깃꼴겹잎으로 잔잎은 달걀 모양 또는 바소꼴이며 가장자리에는 톱니가 있다. 꽃은 흰색으로 8~9월에 줄기 끝이나 가지 끝에서 겹산형꽃차례로 올라와 그 끝에 핀다. 꽃잎 5개가 안으로 굽는데 수술은 5개, 암술은 1개이다. 꽃차례의 줄기는 10개이며 작은꽃차례의 줄기는 15개이다. 열매는 달걀 모양이며 성숙하지 않는다.

천궁의 재배 역사는 400년 이상으로 생각되며 본래 이름은 '궁궁(芎藭)이'였는데, 궁궁이 중에서 특히 중국의 사천(四川) 지방의 궁궁이가 품질이 우수하여 그것을 다른 궁궁이와 구분하기 위해 '천궁(川芎)'이라고 부르던 것이 고유명사화된 것으로 보인다. 우리나라에는 고려시대부터 발견된 기록이 나타나는데 조선시대의 향약채취월령에 '사피초(蛇避草)'로 기록되었고 동의보감에는 '궁궁이'라고 기록하고 있으며 『탕액본초』에는 처음으로 '천궁'이라고 하였다. 중국에서 천궁이 도입되기 전부터 우리나라에 자생하던 궁궁이는 *Angelica polymorpha* Maxim.이며 키가 60cm 이상으로 농가에서 재배하는 천궁보다 크게 자란다. 물론 토천궁에 대한 기원에 관해서는 몇 가지의 이론(異論)이 있다. 실제 상당수 농가에서 '토천궁'이라고 재배하고 있는 천궁은 '*Ligusticum chuanxiong* Hort.'이며, 대부분의 농가에서는 *Cnidium officinale* Makino.'를 '천궁'으로 재배하고 있다. 또한 중국에서는 중국천궁(*Ligusticum chuanxiong* Hort.)을 기원식물로 하고 있다.

● **채취 방법과 시기** : 9~10월에 뿌리줄기를 채취하여 잎과 줄기를 제거하고 햇볕에 말린다. 중국 천궁의 경우 평원에서 재배한 것은 소만(小滿) 이후 4~5일이 지난 다음 채취하는 것이 좋고, 산지에서 재배한 것은 8~9월에 채취하여 잎과 줄기와 수염뿌리를 제거하고 세정한 다음 햇볕에 말리거나 건조기에 건조한다. 일반적으로 이물질을 제거하고 세정한 다음 물을 뿌려 윤투(潤透)되면 얇게 썰어 햇볕 또는 건조기에 말린다. 절편(切片)한 천궁을 황주와 고루 섞어서 약한 불로 황갈색이 되도록 볶아서 햇볕에 말려 사용한다(천궁 100g에 황주 25g). 토천궁의 경우에는 그냥 사용하면 두통이

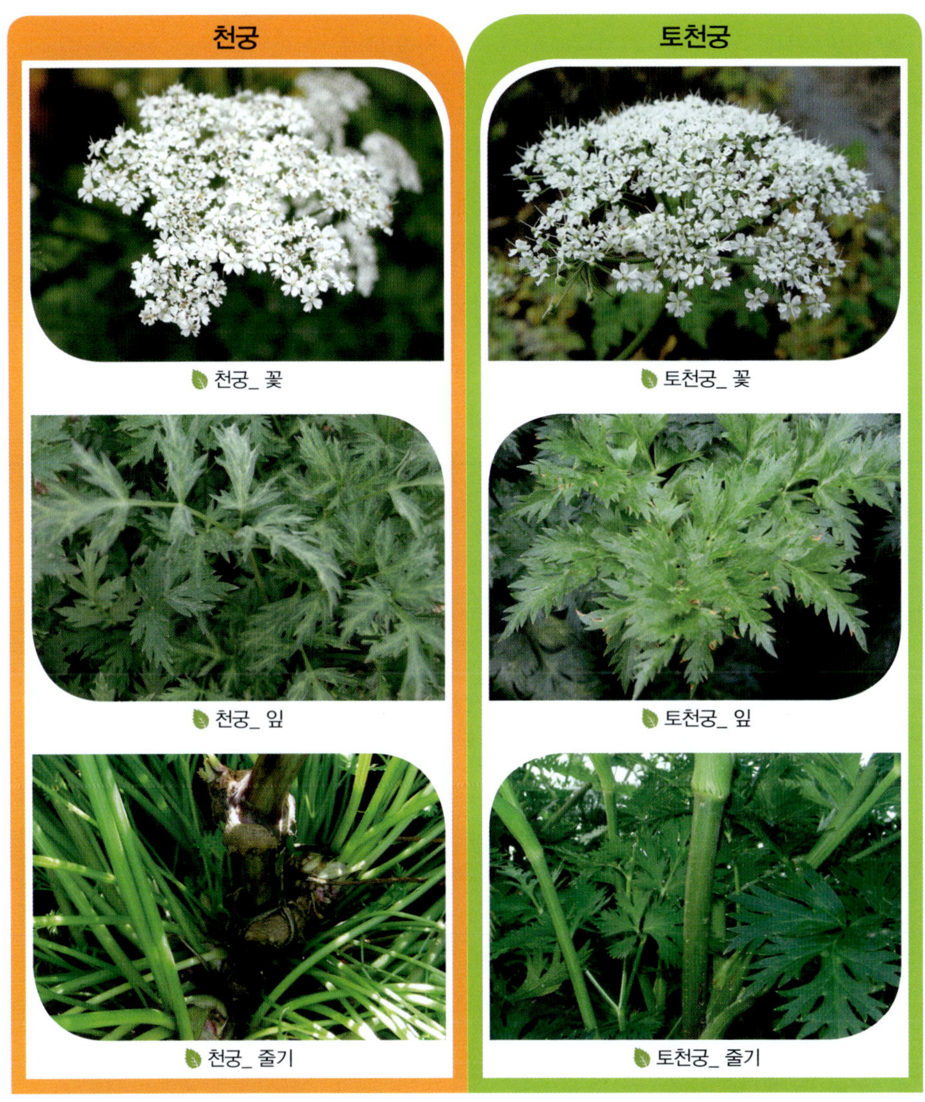

생길 수 있으므로 두통의 원인물질인 휘발성 정유 성분을 제거하기 위해 흐르는 물에 하룻밤 정도 담가두었다가 건져서 말려 사용한다.

🍃 **성분** : 뿌리에는 크니딜라이드(cnidilide), 리구스틸라이드(ligustilide), 네오크니딜라이드(neocnidilide), 부틸프탈라이드(butylphthalide), 세다노익산(sedanoic acid) 등이 함유되어 있다.

- **성미** : 성질이 따뜻하고, 맛은 맵고, 독성이 없다.

- **귀경** : 간(肝), 담(膽), 심포(心包) 경락에 작용한다.

- **효능과 주치** : 혈액순환을 활성화시키는 활혈, 기의 순환을 돕는 행기, 풍사를 제거하는 거풍, 경련을 가라앉히는 진경, 통증을 멈추게 하는 지통 등의 효능이 있어서 월경부조, 경폐통경(經閉通經), 복통, 흉협자통(胸脇刺痛: 가슴이나 옆구리가 찌르는 듯 아픈 증상), 두통, 풍습비통(風濕痺痛: 풍사나 습사로 인하여 결리고 아픈 증상) 등을 치료하는 데 사용한다.

- **약용법과 용량** : 말린 약재 4~12g을 물을 넣어 끓이는 탕전(湯煎)하여 복용하거나, 가루 또는 환으로 만들어 복용하는데, 일반적으로 다른 생약재들과 배합하여 차 또는 탕제의 형태로 복용하는 경우가 많고 약선의 재료로 활용하기도 한다. 약선 재료로 사용할 경우에는 향이 강한 약재이므로 음식 주재료의 향이나 맛에 영향을 미치지 않도록 최소량(보통 기준 용량의 10~20% 정도)으로 사용하도록 주의한다. 민간에서는 두통 치료를 위해 쌀뜨물에 담가두었다가 말린 천궁을 부드럽게 가루로 만들어 4 : 6의 비율로 꿀에 재운 다음(천궁 가루는 꿀 무게의 40%) 한 번에 3~4g씩 하루 3회, 식사 전에 복용한다.

- **사용 시 주의사항** : 맛이 맵고 성질이 따뜻하기 때문에 승산(昇散: 기를 위로 끌어올리고 발산하는 성질)하는 작용이 있다. 따라서 음허화왕(陰虛火旺: 음기가 허한 상태에서 양기가 성한 상태)으로 인한 두통이나 월경과다에는 사용을 피하는 것이 좋고, 특히 토천궁의 경우에는 휘발성 정유 물질이 많아서 두통을 유발하는 원인이 될 수 있으므로 흐르는 물에 하룻밤 정도 담가서 충분히 정유 성분을 빼내고 사용해야 한다.

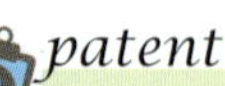

patent

천궁의 기능성 및 효능에 관한 특허자료

▶ **천궁 추출물을 함유하는 신경변성 질환 예방 또는 치료용 약학조성물**

본 발명은 신경교세포에 의해 야기되는 신경염증에 있어서 천궁 추출물이 활성화된 신경소교세포의 전염증 매개인자를 억제함으로써 신경염증 억제에 효능을 가질 수 있도록 하는 신경변성 질환 예방 또는 치료용 약학조성물 및 건강기능식품과 그러한 천궁 추출물을 추출하는 추출 방법에 관한 것이다.

– 공개번호 : 10-2014-0148168, 출원인 : 건국대학교 산학협력단

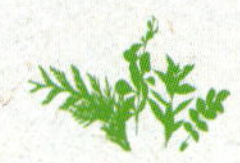

천남성

| 사용부위 | 덩이줄기

Arisaema amurense f. serratum (Nakai) Kitag.

- **이명** : 가새천남성, 남성, 치엽동북천남성, 천남생이, 청사두초, 남생이, 남셍이
- **생약명** : 천남성(天南星)
- **과명** : 천남성과(Araceae)
- **개화기** : 5~7월

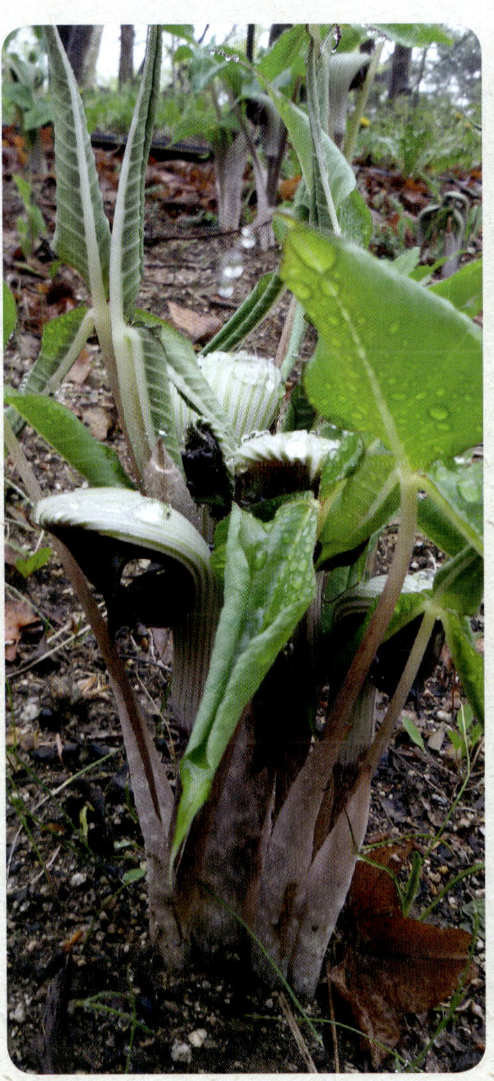

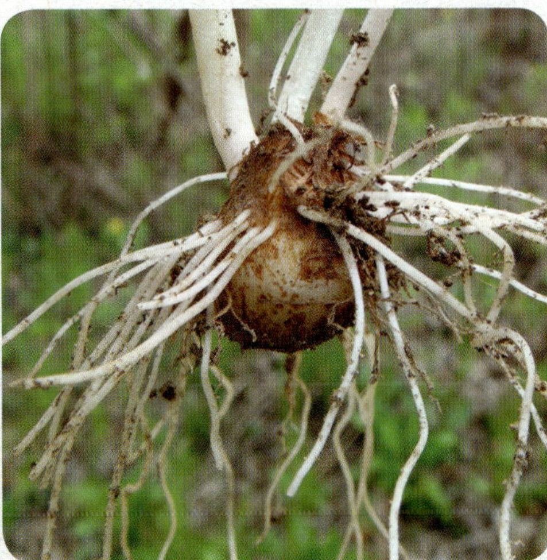

천남성_ 덩이줄기(채취품)

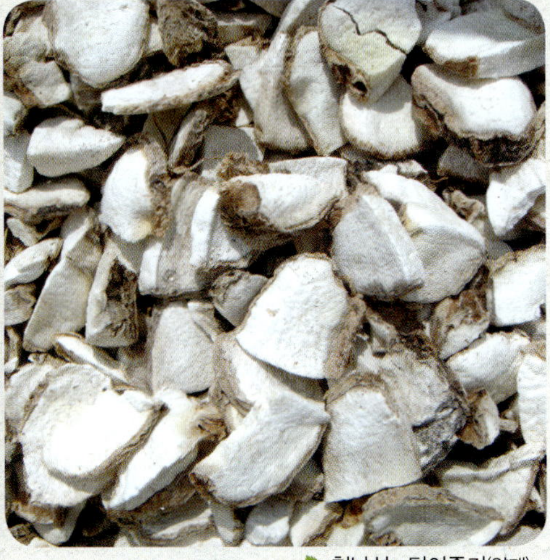

천남성_ 덩이줄기(약재)

 : 천남성은 여러해살이풀로 전국의 산지에서 볼 수 있으며, 높은 지대에서도 분포하는데 습하고 그늘진 곳을 좋아한다. 키는 15~30cm로 자라며, 줄기는 곧추서는데 겉은 녹색이나 속은 때론 자색 반점이 있기도 하다. 잎은 달걀 모양 바소꼴 또는 타원형이고, 잔잎은 양 끝이 뾰족하고 톱니가 있다. 꽃은 녹색 바탕에 흰 선이 있으며 5~7월에 피는데 깔때기 모양을 한 불염포[佛焰苞 : 육수(肉穗)꽃차례의 꽃을 싸는 포가 변형된 것]는 판 통의 길이가 8cm 정도로 윗부분이 모자처럼 앞으로 꼬부라지고 끝이 뾰 족하다. 열매는 물렁열매로 옥수수 알처럼 달리고 10~11월에 붉은색으로 익는다. 땅속의 덩이줄기는 약용식물로 사용되지만 유독성 식물이므로 주 의를 요한다. 덩이줄기는 한쪽으로 눌린 공 모양인데 표면은 유백색 또는 담갈색이다. 질은 단단하고 잘 파쇄되지 않으며 단면은 평탄하지 않고 흰 색이며 분성(粉性)이다.

 : 가을과 겨울에 덩이줄기를 채취하여 잔가지와 수염뿌리 및 겉껍질을 제거하고 햇볕 또는 건조기에 말린다.

① 생천남성(生天南星) : 이물질을 제거하고 물로 씻은 다음 건조한다.

② 제천남성(製天南星) : 정선한 천남성을 냉수에 담가 매일 2~3회씩 물을 갈아주어 흰 거품이 나오면 백반수[천남성(天南星) 100kg에 백반(白礬) 2kg] 에 하루 정도 담갔다가 다시 물을 갈아준다. 이와 같이 한 다음 쪼개어 혀끝으로 맛을 보아 아린 맛이 없으면 꺼내어 생강편과 백반을 용기에 넣고 적당량의 물로 끓인 후 여기에 천남성을 넣고 내부에 백심(白心)이

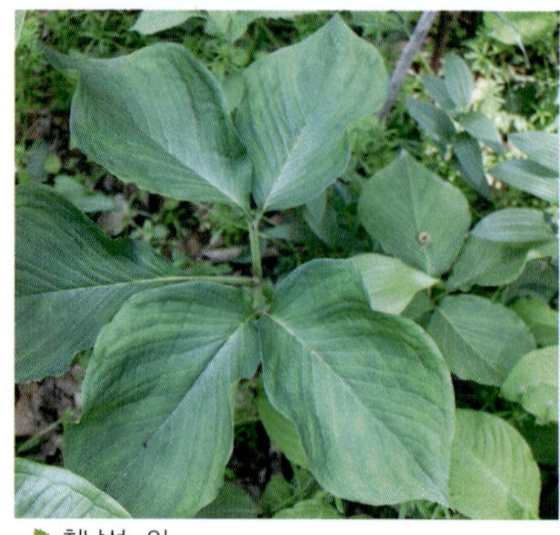

천남성_ 잎

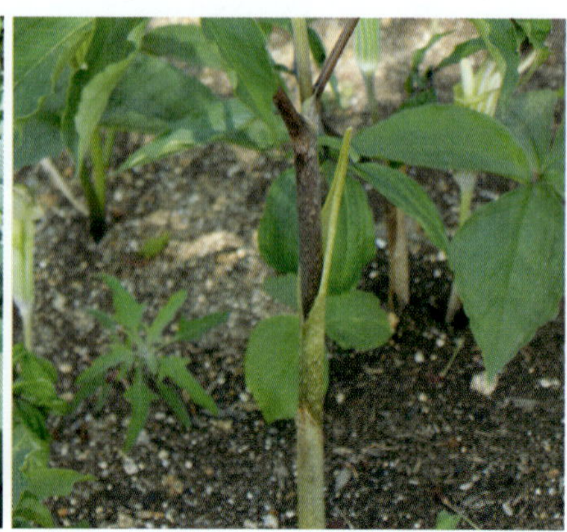

천남성_ 줄기

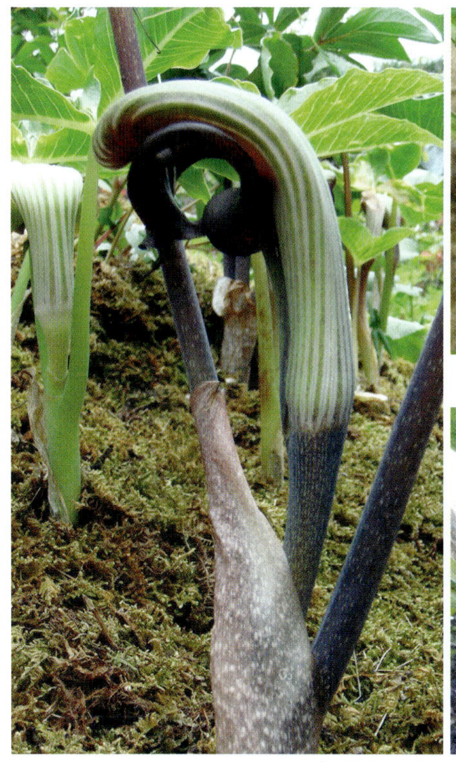

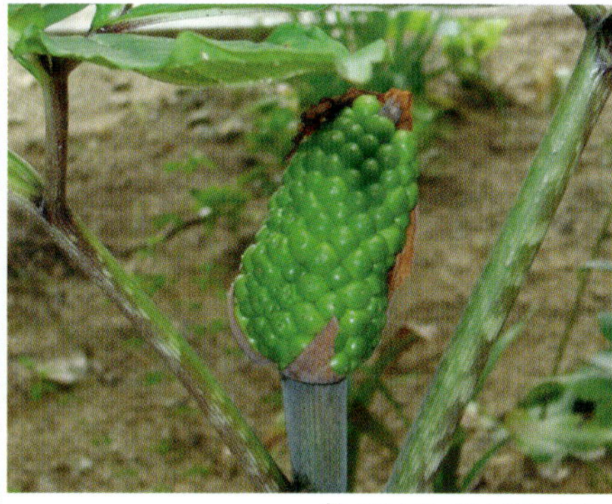

🌿 천남성_ 덜 익은 열매

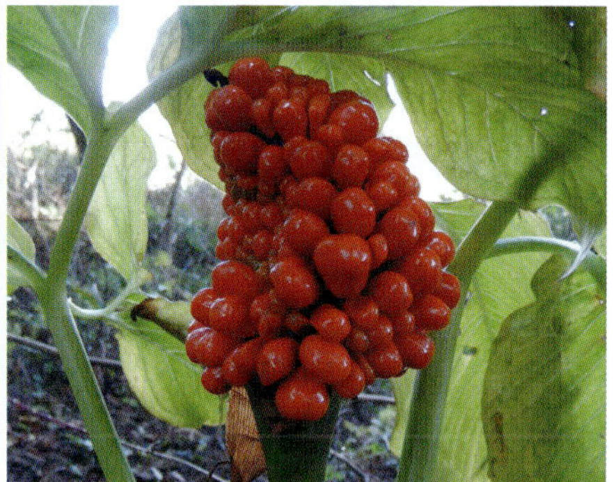

🌿 천남성_ 꽃

🌿 천남성_ 익은 열매

없어질 때까지 끓인 다음 꺼내어 생강편을 제거하고 어느 정도 말린 다음 얇게 썰어 건조한다.

🌿 **성분 :** 덩이줄기에는 안식향산(benzoic acid), 녹말, 아미노산, 트리테르페노이드(triterpenoid), 사포닌 등이 함유되어 있다.

🌿 **성미 :** 성질이 따뜻하고, 맛은 쓰고 맵고, 독성이 있다.

🌿 **귀경 :** 간(肝), 비(脾), 폐(肺) 경락에 작용한다.

🌿 **효능과 주치 :** 습사를 말리고 담을 삭히는 조습화담(燥濕化痰), 풍사를 제거하고 경련을 멈추게 하는 거풍지경(祛風止痙), 뭉친 것을 흩어지게 하고 종기를 없애는 산결소종(散結消腫) 등의 효능이 있어서 담을 무르게 하고 해수를 치료하며, 풍담현훈(風痰眩暈: 풍담과 어지럼증), 중풍담옹(中風痰壅), 입과 눈이 돌아가는 구안와사, 반신불수, 전간(癲癇), 경풍(驚風), 파상풍,

천남성	대반하
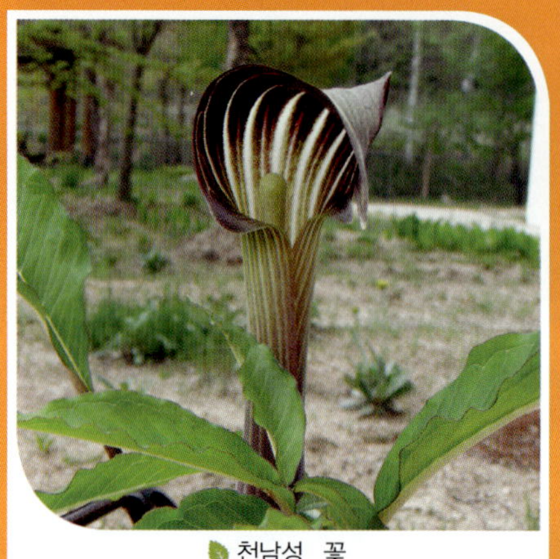	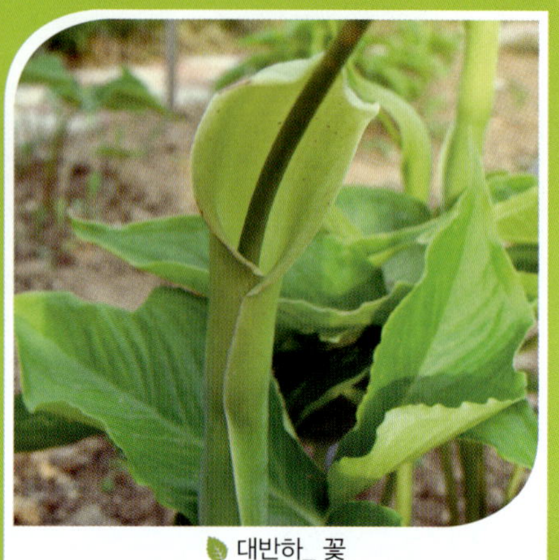
🌿 천남성_ 꽃	🌿 대반하_ 꽃

뱀이나 벌레 물린 상처인 사충교상의 치료에 사용한다.

🌀 **약용법과 용량** : 말린 약재 4~12g을 물 1L에 넣어 1/3이 될 때까지 달여 마시거나, 가루 또는 환으로 만들어 복용하는데 유독성이 강하기 때문에 가공에 주의해야 한다.

🍂 **사용 시 주의사항** : 건조한 성미가 매우 강한 약재로 음기를 상하게 하고 진액을 말리는 부작용을 가져올 수 있으므로 음기가 허하고 건조한 담이 있는 경우, 열이 매우 높은 경우, 혈이 허하며 풍사가 동하는 경우, 그리고 임산부의 경우에는 사용을 피한다.

patent

천남성의 기능성 및 효능에 관한 특허자료

▶ **천남성 추출물을 함유하는 탈모 방지 및 발모 촉진용 조성물**

본 발명은 천남성 추출물을 함유하는 탈모 방지 및 발모 촉진용 조성물에 관한 것으로서, 본 발명에 따른 천남성 추출물 및 분획물은 모낭을 성장기 중기 또는 후기로 분화시키며, TGF-β 및 프로락틴을 억제하고, IGF 및 태반성 락토겐을 증가시키며, VEGF, c-kit, PKC-α 및 FGF의 발현을 증가시켜서 탈모를 방지하고 발모를 촉진시키는 효과가 있다.

– 공개번호 : 10-2010-0009725, 출원인 : 우석대학교 산학협력단

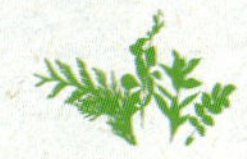

두통, 어지럼증, 수족마비, 간질, 파상풍을 치료하는

천마 | 사용부위 | 덩이줄기

Gastrodia elata Blume

- 이명 : 수자해좃, 적마, 신초, 귀독우(鬼督郵), 명천마(明天麻)
- 생약명 : 천마(天麻)
- 과명 : 난초과(Orchidaceae)
- 개화기 : 6~7월

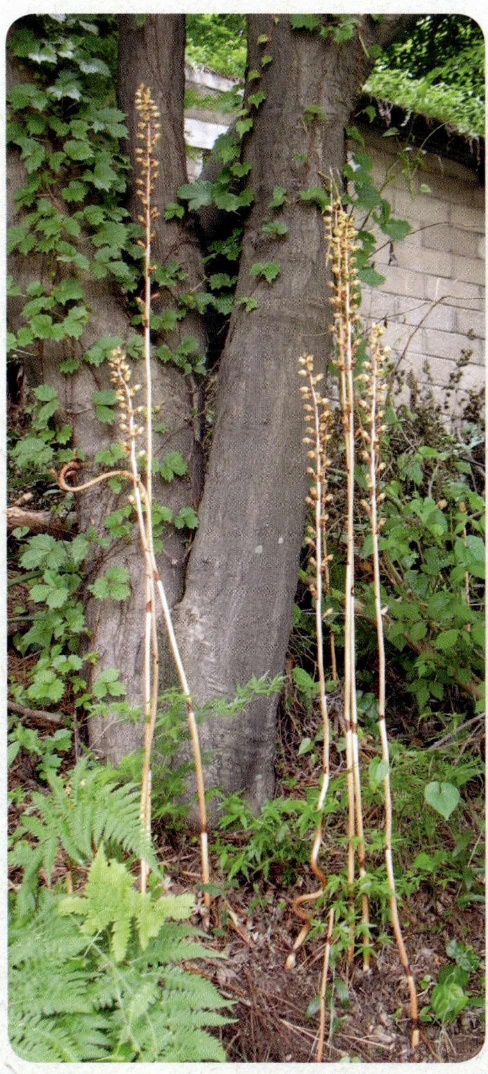

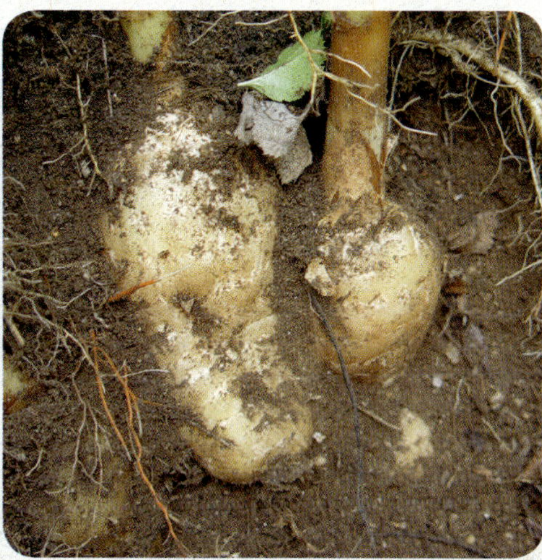

천마_ 덩이줄기

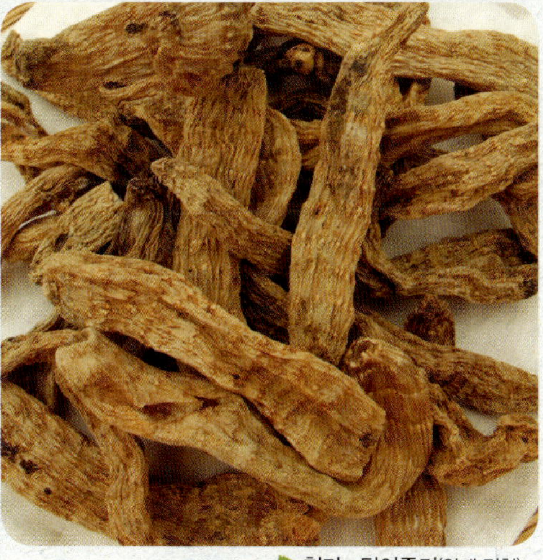

천마_ 덩이줄기(약재 전형)

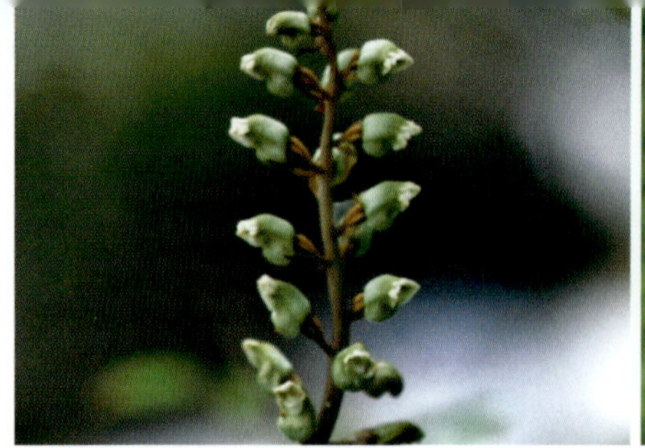
천마_ 꽃봉오리

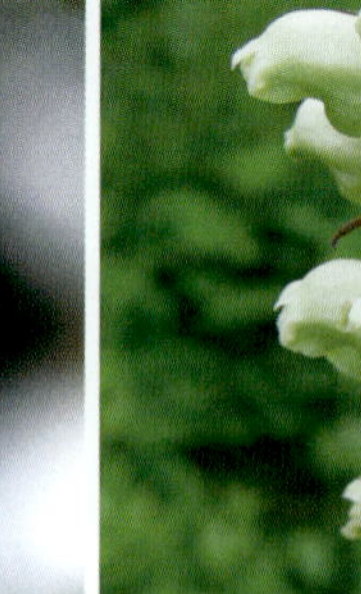
천마_ 꽃

🔵 **생육특성** : 천마는 여러해살이풀로, 중부 지방 이북에서 분포하는데 남부 지방에서는 고지대에서 재배하고 있다. 키는 60~100cm로 자라며, 줄기는 황갈색으로 곧게 선다. 줄기에서 잎이 듬성듬성 나지만 퇴화되어 없어지고 잎의 밑부분은 줄기로 싸여 있다. 꽃은 황갈색으로 6~7월에 곧게 선 이삭 모양의 총상꽃차례로 줄기 끝에서 피는데 꽃차례는 줄기에 붙어 층층이 많은 꽃들이 달리는데 길이는 10~30cm이다. 열매는 9~10월경에 튀는열매로 달리는데 달걀을 거꾸로 세운 모양이다. 타원형의 땅속 덩이줄기는 비대하며 가로로 뻗는데 길이가 10~18cm, 지름은 3.5cm 정도이고 뚜렷하지는 않으나 테가 있다. 표면은 황백색 또는 담황갈색이며 정단(頂端)에는 홍갈색 또는 심갈색의 앵무새 부리 모양으로 된 잔기가 남아 있다. 질은 단단하여 절단하기 어렵고 단면은 비교적 평탄하며 황백색 또는 담갈색의 각질(角質) 모양이다. 덩이줄기는 더벅머리 총각의 성기를 닮았다고 하여 수자해좃이라는 이명으로도 불린다.

🟤 **채취 방법과 시기** : 가을부터 이듬해 봄 사이에 덩이줄기를 채취하여 햇볕에 말린다. 천마는 그냥 복용하면 고유의 오줌 지린내가 많이 나서 복용에 어려움이 있다. 이때에는 이물질을 제거하고 윤투(潤透)시킨 다음 가늘게 썰어서 밀기울과 함께 볶아서 가공하면 천마 고유의 지린 냄새를 제거할 수 있다.

🟢 **성분** : 덩이줄기의 주성분은 가스트로딘(gastrodin)으로 그 외에 바닐린(vanillin), 바닐릴알콜(vanillyl alcohol), 4-에토이메틸페놀(4-ethoymethyl phenol), p-하이드록시벤질알콜(p-hydroxy benzyl alcohol), 3,4-디하이드록시벤즈알에하이드(3,4-dihydroxybenzaldehyde) 등이 함유되어 있다.

🔵 **성미** : 성질이 평범하고, 맛은 달며, 독성이 없다.

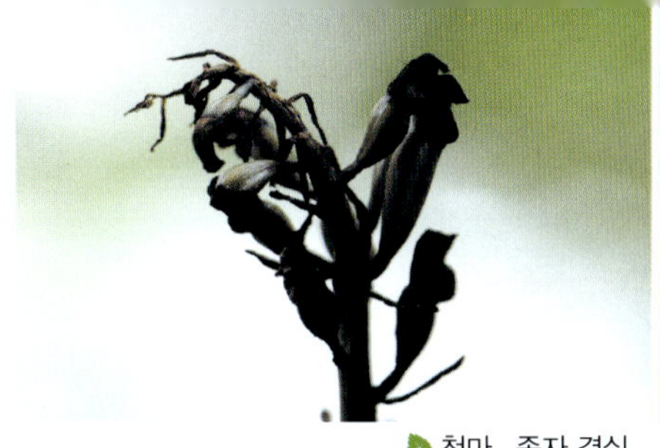

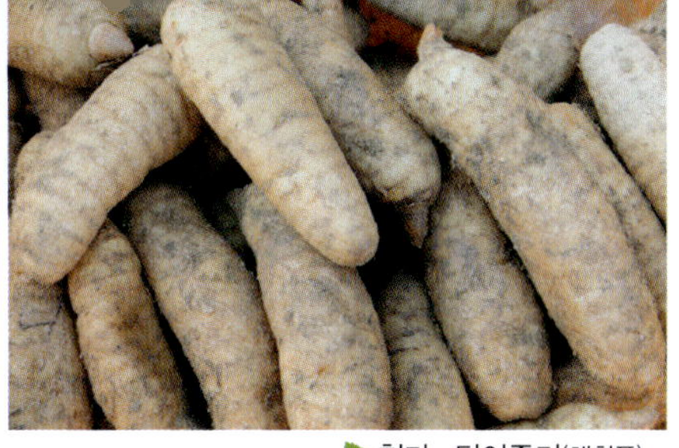

🍃 천마_ 종자 결실   🍃 천마_ 덩이줄기(채취품)

🍃 **귀경** : 간(肝) 경락에 작용한다.

🍂 **효능과 주치** : 간기를 다스리고 풍사를 가라앉히는 평간식풍(平肝息風), 경기를 멈추게 하는 정경지경(定驚止痙)의 효능이 있어서 두통과 어지럼증을 치료하며, 팔다리가 마비되는 증상, 어린이들의 경풍, 간질, 파상풍 등의 치료에 사용한다.

🍃 **약용법과 용량** : 말린 덩이줄기 4∼12g을 물 1L에 넣어 1/3이 될 때까지 달여 마시거나, 환이나 가루로 만들어 복용하기도 하며, 소주를 부어 침출주로 마시기도 하는데, 밀기울로 잘 포제하여 말린 천마 50∼100g에 소주(30%) 3.6L를 넣고 밀봉하여 1달 이상 두었다가 식후에 소주잔으로 1잔씩 복용하면 편두통에 매우 좋은 효과가 있다. 민간요법에서는 편두통 치료를 위해 마른 천마를 가루로 만들어 식후 5∼10g씩 1일 2∼3회 나눠 복용했다. 또한 소화불량에는 말린 천마 1,200g과 산약(山藥 : 마) 600g을 섞어 가루로 복용했다. 현기증과 두통, 감기의 열을 치료하는 방법으로는 하루에 천마 3∼5g에 말린 천궁을 첨가하여 복용하면 강장에 매우 효과가 좋다고 한다.

🍂 **사용 시 주의사항** : 기혈이 심하게 허약한 경우에는 신중하게 사용하여야 한다.

 *patent*

천마의 기능성 및 효능에 관한 특허자료

▶ **천마 추출물을 함유하는 위염 또는 위궤양의 예방 또는 치료용 조성물**

본 발명에 따른 천마 추출물은 침수성 스트레스 유발로 인한 위 점막 세포의 손상을 보호하고, 염증 유발 인자인 산화질소의 합성을 억제하여 위염 또는 위궤양 억제 효과를 나타내므로 위염 또는 위궤양의 예방 또는 치료에 유용하다.

− 공개번호 : 10−2009−0046425, 출원인 : 경북대학교 산학협력단

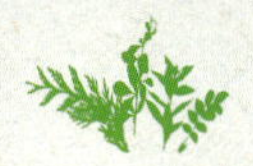

음허화왕, 해수토혈, 폐옹, 소갈, 변비를 치료하는

천문동

| 사용부위 | 덩이뿌리

Asparagus cochinchinensis (Lour.) Merr.

- **이명** : 천동(天冬), 천문동(天文冬)
- **생약명** : 천문동(天門冬)
- **과명** : 백합과(Liliaceae)
- **개화기** : 5~6월

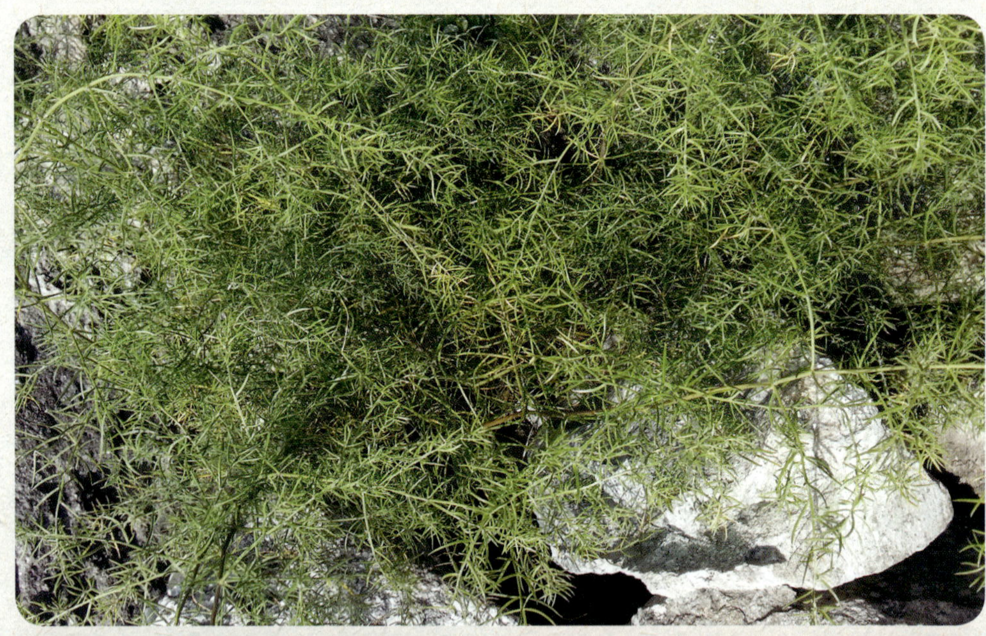

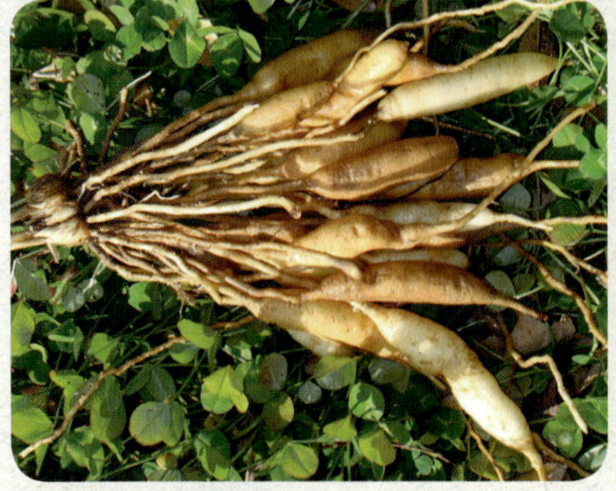

천문동_ 덩이뿌리(채취품)

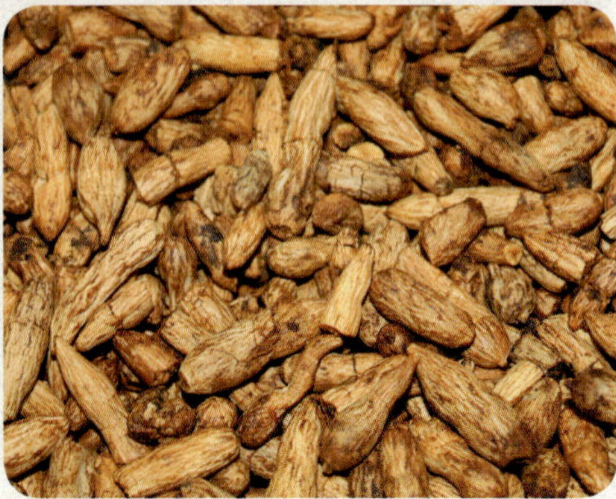

천문동_ 덩이뿌리(약재 전형)

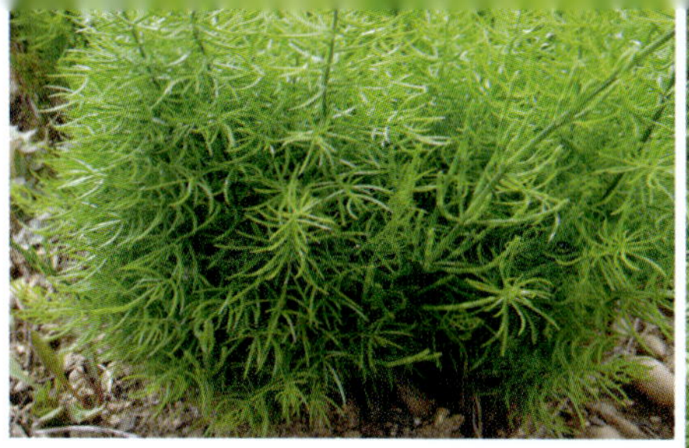

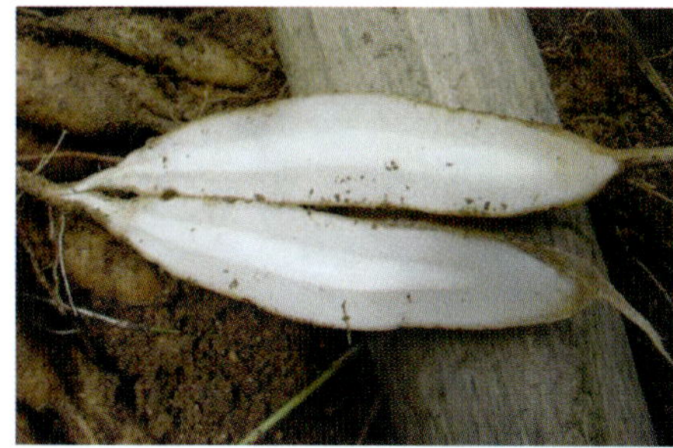

천문동_ 지상부

천문동_ 덩이뿌리(단면)

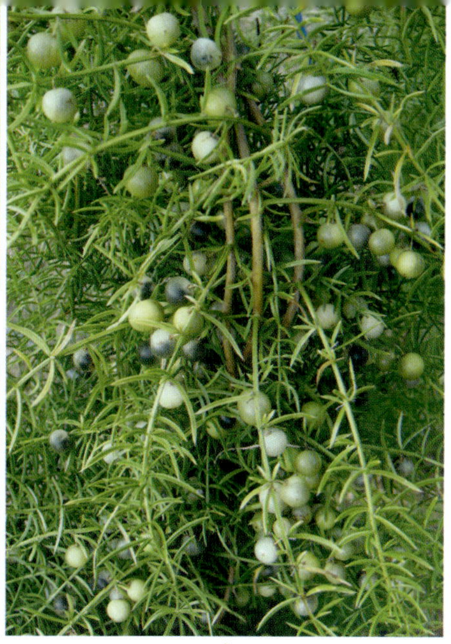

천문동_ 열매와 잎줄기

생육특성 : 천문동은 덩굴성 여러해살이풀로 중부 지방 이남의 서해안 바닷가에서 주로 자생한다. 양끝이 뾰족한 원기둥꼴의 덩이뿌리가 사방으로 퍼지며, 원줄기는 1∼2m까지 자란다. 잎처럼 생긴 가지는 선 모양인데 1개 또는 3개씩 모여나면서 활처럼 약간 굽는다. 꽃은 담황색으로 5∼6월에 잎겨드랑이에서 1∼3송이씩 핀다. 약재인 덩이뿌리는 양끝이 뾰족한 긴 원기둥꼴로 조금 구부러져 있고 길이는 5∼15cm, 지름은 0.5∼2cm이다. 덩이뿌리의 표면은 황백색 또는 엷은 황갈색으로 반투명하고 넓으며 고르지 않은 가로 주름이 있고 더러는 회갈색의 외피가 남아 있는 것도 있다. 질은 단단하고 또는 유윤(柔潤)하기도 하며 점성이 있다. 단면은 각질 모양으로 중심주는 황백색이다.

채취 방법과 시기 : 가을과 겨울에 덩이뿌리를 채취하여 끓는 물에 데쳐서 껍질을 벗기고 햇볕에 말린다. 이물질을 제거하고 물로 깨끗이 씻어 속심을 제거하고 절단하여 말린다. 때로는 거심하지 않고 그대로 절단하여 사용하기도 한다.

성분 : 뿌리줄기에는 아스파라긴(asparagine) Ⅳ, Ⅴ, Ⅵ, Ⅶ, 5-메톡시메틸푸프랄(5-methoxymethylfurfural), 베타-시토스테롤(β-sitosterol) 등이 함유되어 있다.

- **성미** : 성질이 차고, 맛은 달고 쓰며, 독성이 없다.

- **귀경** : 폐(肺), 신(腎) 경락에 작용한다.

- **효능과 주치** : 몸 안의 음액을 기르는 자음(滋陰), 건조함을 윤활하게 하는 윤조(潤燥), 폐의 기운을 깨끗하게 하는 청폐, 위로 치솟는 화를 가라앉히는 강화(降火) 등의 효능이 있어서 음허발열(陰虛發熱: 음기가 허하여 열이 발생하는 증상, 음허화왕과 같다), 해수토혈(咳嗽吐血: 기침을 하면서 피를 토하는 증상)을 치료하고, 그 밖에도 폐위(肺萎), 폐옹(肺癰), 인후종통(咽喉腫痛), 소갈, 변비 등을 치료하는 데 유용하다.

- **약용법과 용량** : 말린 덩이뿌리 5~15g을 사용하는데, 흔히 민간요법에서는 당뇨병 치료를 위하여 물에 달여서 장기간 복용하면 허로증(虛勞症)을 다스리는 데 좋고, 술에 담가서 공복에 1잔씩 먹으면 좋다고 한다. 또한 해수와 각혈을 치료하고 폐의 양기를 도우므로 달여서 먹거나 가루 또는 술에 담가서 먹는다. 또 설탕에 당침(설탕과 약재를 1:1로 취하여 유리병이나 토기에 한 켜씩 교차로 다져 넣고 밀봉하여 100일 이상을 우려내는 것)하여 식용하면 담을 제거하는 데 도움이 된다. 특히 마른기침을 하면서 가래가 없거나 적은 양의 끈끈한 가래가 나오고 심하면 피가 섞이는 증상에는 뽕잎(상엽), 사삼, 행인 등과 같이 사용하면 좋다.

- **사용 시 주의사항** : 달고 쓰며 찬 성미가 있기 때문에 허한(虛寒)으로 설사를 하는 경우와 풍사나 한사로 인하여 해수를 하는 경우에는 사용을 피한다.

patent

천문동의 기능성 및 효능에 관한 특허자료

▶ **천문동 추출물을 유효성분으로 포함하는 발암 예방 및 치료용 항암 조성물**

본 발명은 천문동 추출물을 유효성분으로 포함하는 발암 예방 및 치료용 항암 조성물에 관한 것으로, 구체적으로 물, 알코올 또는 이들의 혼합물로 추출된 천문동 추출물을 추가로 n-헥산, 메틸렌클로라이드, 에틸아세테이트, n-부탄올 및 물의 순으로 계통 분획하여 에틸아세테이트 또는 n-부탄올로 분획되는 에틸아세테이트 또는 n-부탄올 분획물을 유효성분으로 포함하고, 세포 괴사에 의해 암세포에 대해 세포 독성을 나타내는 예방 또는 치료용 약학적 조성물에 관한 것이다.

– 공개번호 : 10-2011-0057972, 출원인 : 한국한의학연구원

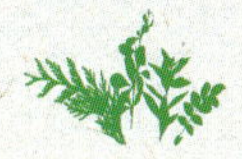

통증을 멈추게 하고 청열, 해독의 효능이 있는

초롱꽃

| 사용부위 | 어린잎, 전초

Campanula punctata Lam.

- 이명 : 산소채(山小菜)
- 생약명 : 자반풍령초(紫班風領草)
- 과명 : 초롱꽃과(Campanulaceae)
- 개화기 : 6~8월

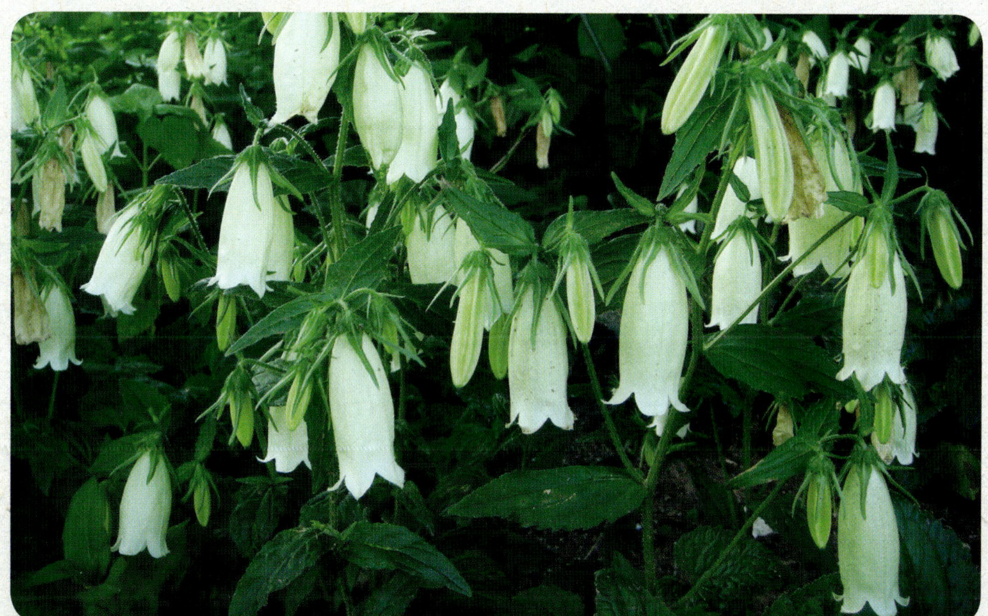

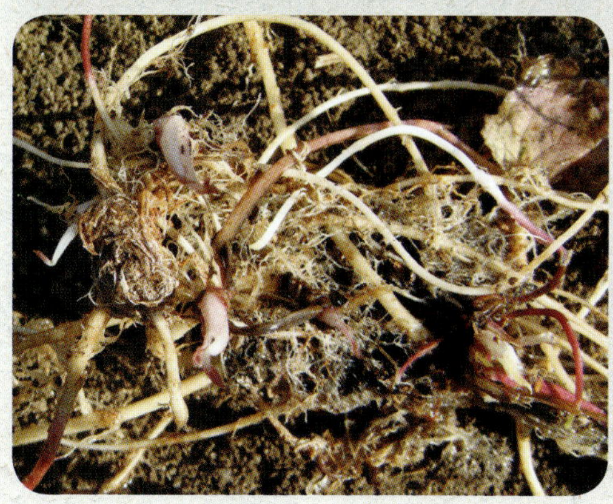

🌿 초롱꽃_ 뿌리(채취품)

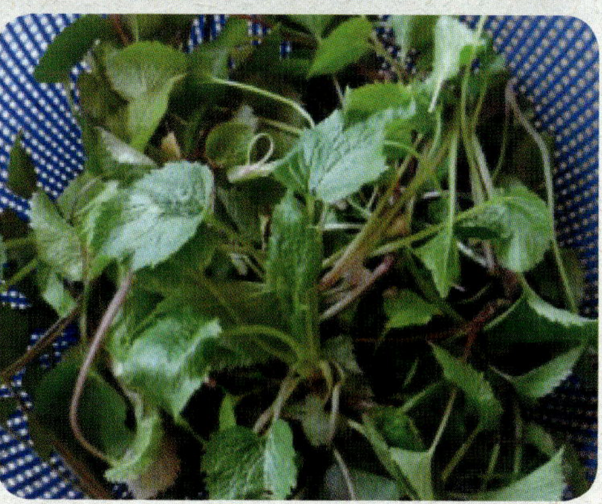

🌿 초롱꽃_ 전초(채취품)

🍃 **생육특성** : 초롱꽃은 남부와 중·북부 지방의 산에서 자생하는 여러해살이 풀이다. 생육환경은 양지 혹은 반그늘의 토양이 비옥한 곳이다. 키는 40~100cm이고, 잎은 길이가 5~8cm, 너비가 1.5~4cm로 끝에 불규칙하고 둔한 톱니가 있으며 뿌리에서 나온 잎은 잎자루가 길고 줄기에서 생긴 잎은 잎자루가 없으며 삼각형이다. 꽃은 흰색 또는 연한 홍자색 바탕에 짙은 반점이 찍혀 있는데 6~8월에 긴 꽃줄기 끝에 종 모양을 한 꽃이 아래로 향해 피는데 길이는 4~8cm이며 꽃통 길이는 3.5cm이다. 열매는 8~9월경에 달리는데 안에는 작은 종자가 많이 들어 있다.

🍂 **채취 방법과 시기** : 이른 봄에 어린잎을 채취하고, 꽃이 핀 여름에 전초를 채취하여 햇볕에 말린다.

🍃 **성미** : 성질이 시원하고, 맛은 쓰다.

🍂 **귀경** : 간(肝), 폐(肺) 경락에 작용한다.

🍂 **효능과 주치** : 열을 내리고 독을 푸는 청열해독, 통증을 멈추게 하는 지통

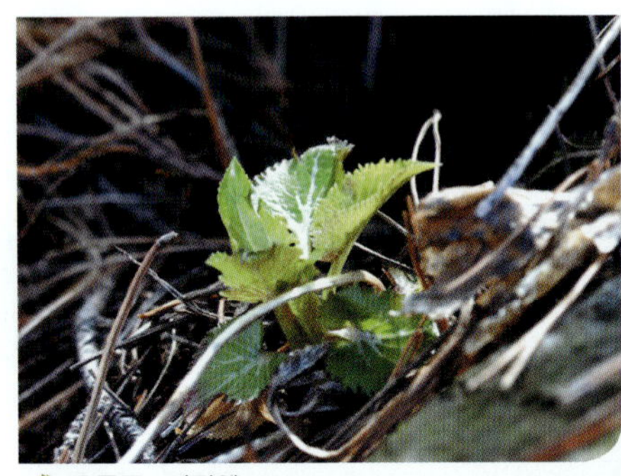

🌿 초롱꽃_ 어린잎

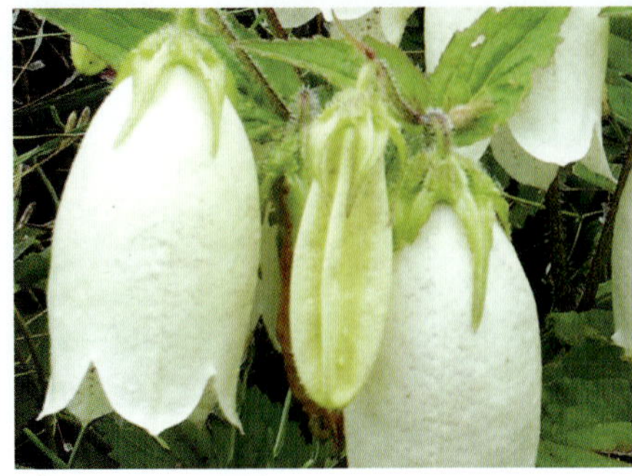

🌿 초롱꽃_ 꽃봉오리

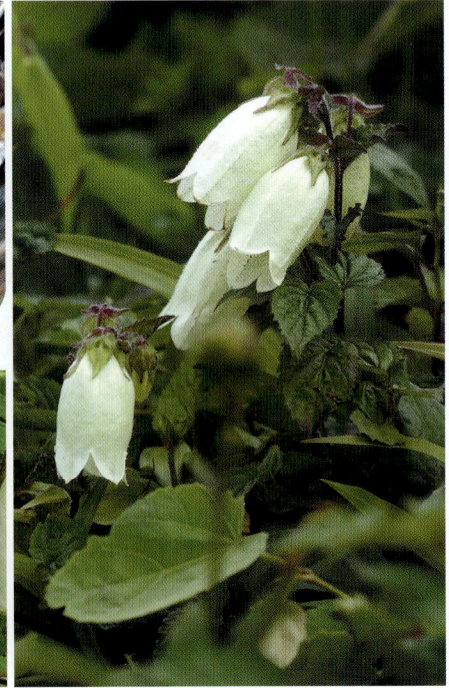

🌿 초롱꽃_ 지상부

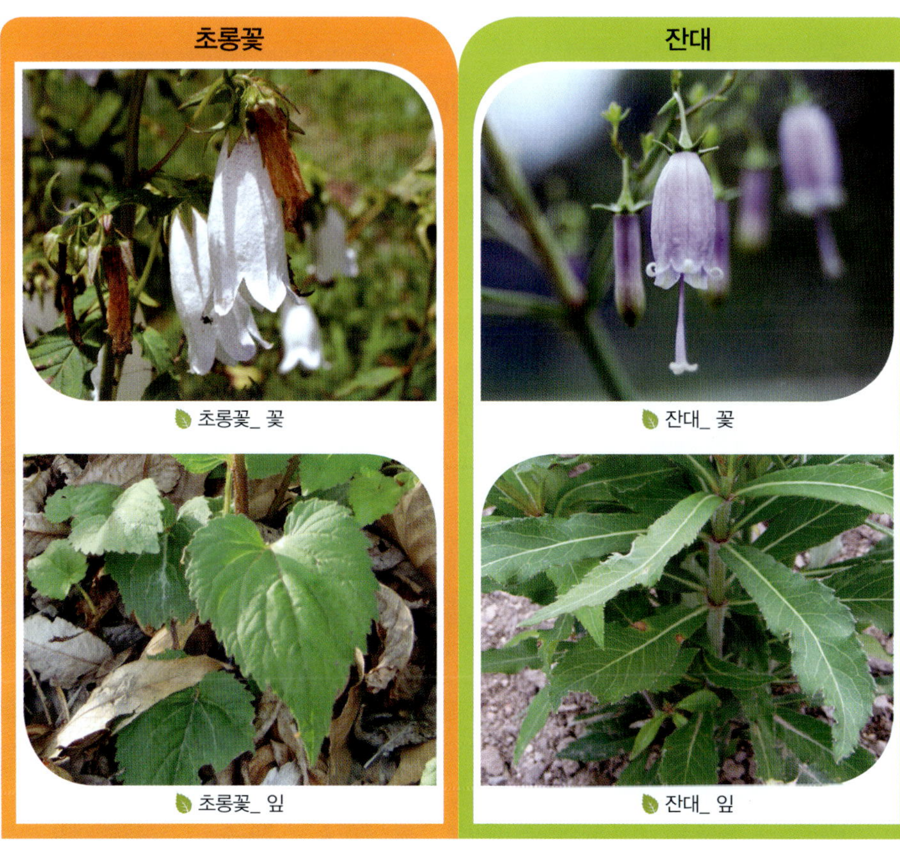

등의 효능이 있어서 인후염, 두통 등을 치료하는 데 사용한다.

🍇 **약용법과 용량** : 말린 약재 5~10g을 물 1L에 넣어 1/3이 될 때까지 달여 하루에 2~3회 나눠 마신다.

🍂 **사용 시 주의사항** : 비위가 허하고 냉한 사람은 신중하게 사용하여야 한다.

patent

초롱꽃의 기능성 및 효능에 관한 특허자료

▶ 초롱꽃 지상부 추출물을 포함하는 진통제 조성물

본 발명은 초롱꽃 식물 추출물을 유효성분으로 함유하는 진통제 조성물 및 이를 포함하는 통증 개선용 식품 조성물에 관한 것이다.

– 공개번호 : 10–2011–0077094, 출원인 : 한림대학교 산학협력단

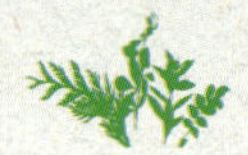

촛대승마

| 사용부위 | 뿌리, 어린순

Cimicifuga simplex (DC.) Turcz.

- **이명** : 초때승마, 초대승마, 산촛대승마, 나물승마, 대스암, 대승마, 섬승마, 섬촛대승마
- **생약명** : 승마(升麻)
- **과명** : 미나리아재비과(Ranunculaceae)
- **개화기** : 6~8월

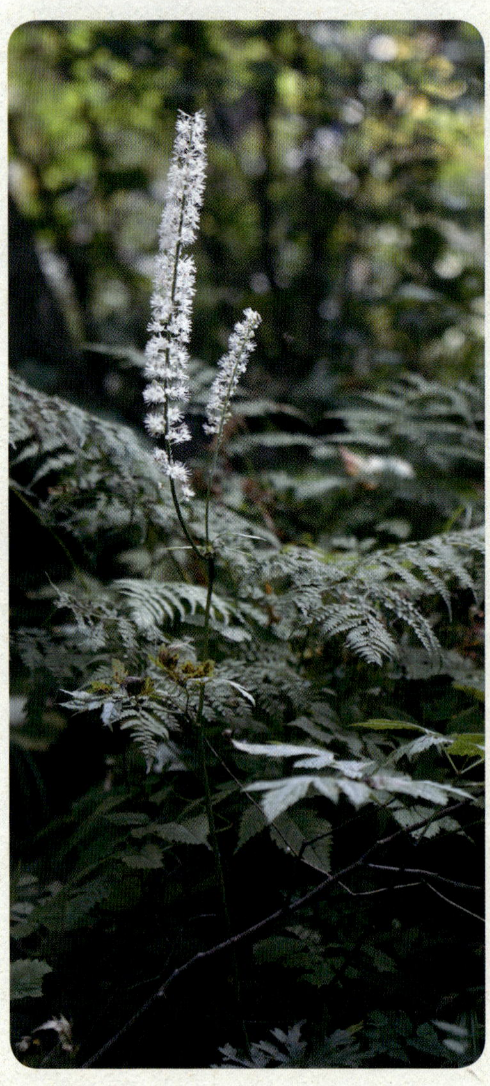

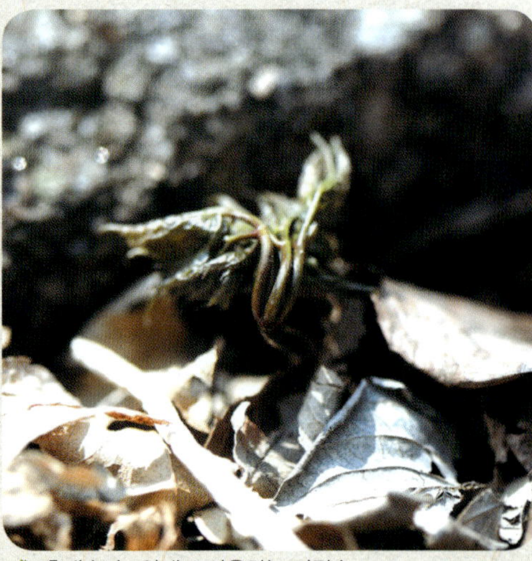

촛대승마_ 약재로 사용하는 어린순

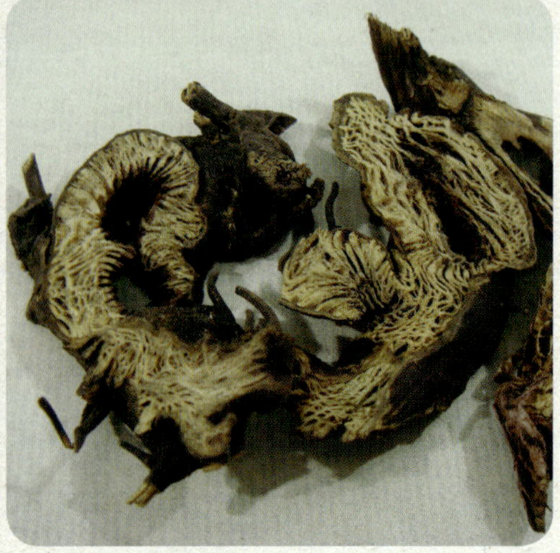

촛대승마_ 뿌리(약재)

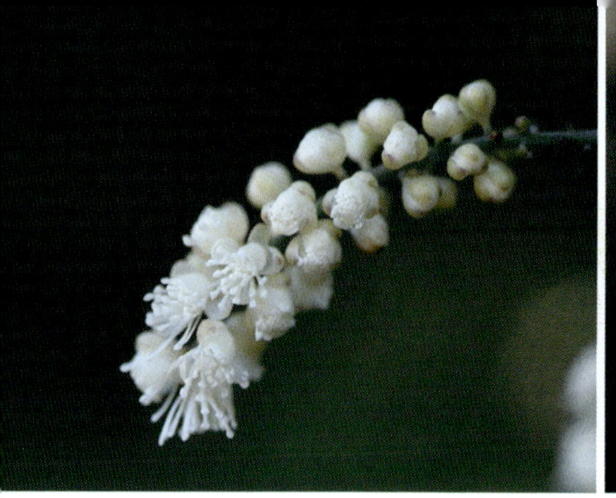
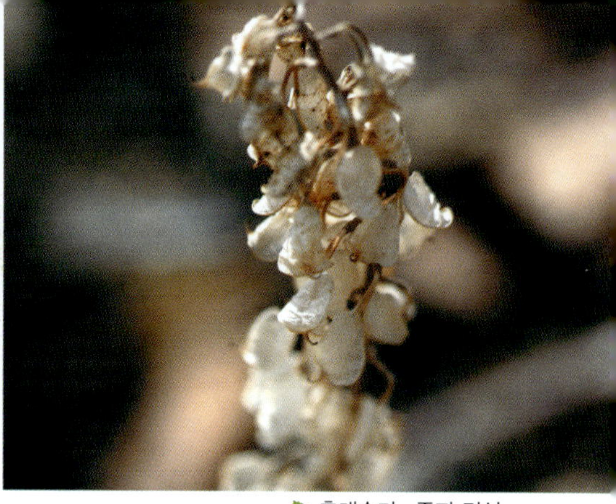

🍃 촛대승마_ 꽃

🍃 촛대승마_ 종자 결실

🍂 **생육특성 :** 촛대승마는 각처의 깊은 산 숲속에서 나는 여러해살이풀이다. 생육환경은 주변습도가 높고 반그늘이며 부엽질이 풍부하고 물 빠짐이 좋은 토양이다. 키는 1m 정도이고, 잎은 길이가 3~8cm, 너비가 1.5~5cm로 달걀 모양이며 3갈래로 갈라지고 표면에는 털이 없으나 뒷면에는 맥 위에 털이 드물게 나 있고 어긋난다. 줄기는 뿌리에서 올라오며 전체적으로 흰색 털이 나 있다. 꽃은 흰색으로 6~8월에 원줄기 끝에서 피는데 길이는 20~30cm이다. 꽃받침은 잎이 5개이고 타원형이며 암술은 3~6개로 회색 털과 가는 털이 나 있다. 열매의 길이는 1cm 정도로 8~9월경에 타원형으로 달린다.

🍂 **채취 방법과 시기 :** 이른 봄에 어린순을 채취하고, 가을에 뿌리를 채취하여 햇볕에 말린다.

🍂 **성분 :** 아미올(ammiol), 키미시푸고사이드(cimicifugoside), 키미게노사이드(cimigenoside), 키키시푸게놀(cimicifugenol), 키미시푸게닌(cimicifugine), 메틸키미시푸고사이드(methylcimicifugoside), 타닌(tannin) 등이 함유되어 있다.

🍂 **성미 :** 성질이 시원하고, 맛은 달고 맵고 약간 쓰다.

🍂 **귀경 :** 간(肝), 비(脾), 폐(肺) 경락에 작용한다.

🍂 **효능과 주치 :** 양기를 끌어올리는 승양(昇陽), 발진이 잘 돋아나게 하는 투진(透疹), 풍사를 흩어지게 하는 산풍(散風), 땀을 잘 나가게 하는 발한, 열을 식히고 독을 풀어주는 해열과 해독, 종기를 삭이는 소종 등의 효능이 있어

촛대승마 · 나도승마 · 눈개승마 · 눈빛승마

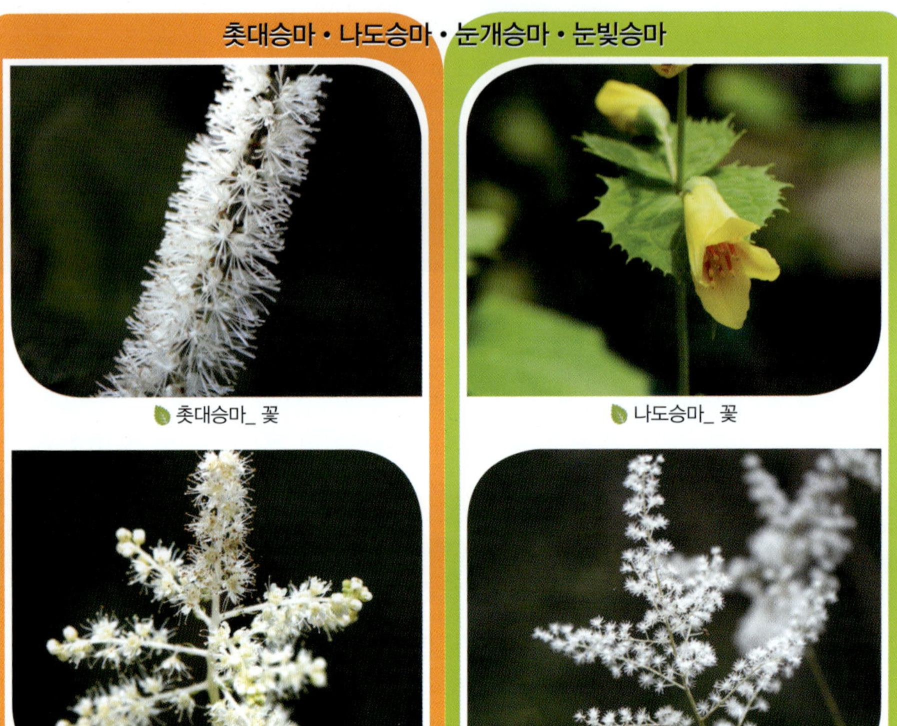

촛대승마_ 꽃

나도승마_ 꽃

눈개승마_ 꽃

눈빛승마_ 꽃

서 감기, 오한, 두통, 인후통, 구창, 홍역, 설사와 이질, 탈항, 피부염, 월경기가 아닌 때 대량의 자궁출혈이 멎지 않고 지속되는 붕루, 대하 등을 치료하는 데 사용한다.

🌸 **약용법과 용량** : 말린 약재 3~15g을 물 1L에 넣어 1/3이 될 때까지 달여 하루에 2~3회 나눠 마시거나, 가루로 만들어 복용하며, 가루로 만들어 환부에 뿌리거나, 물로 달인 액으로 환부를 닦아낸다.

🌸 **사용 시 주의사항** : 승부(昇浮)의 힘이 강한 약물이므로 음적 기운이 약한 상태에서 약기가 비정상적으로 오르는 음허양항(陰虛陽亢)의 경우나 천식 기운이 많고 기가 역행하는 증상, 홍역이 이미 발진된 경우 등에는 사용을 피한다.

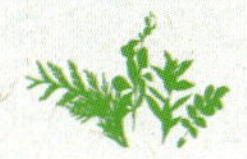

폐의 피로에 의한 기침, 병후 신체허약을 다스리는

층층둥굴레 | 사용부위 | 뿌리줄기

Polygonatum stenophyllum Maxim.

- **이명** : 수레둥굴레, 옥죽황정(玉竹黃精), 녹죽(鹿竹), 야생강(野生薑), 산생강(山生薑)
- **생약명** : 황정(黃精)
- **과명** : 백합과(Liliaceae)
- **개화기** : 6월

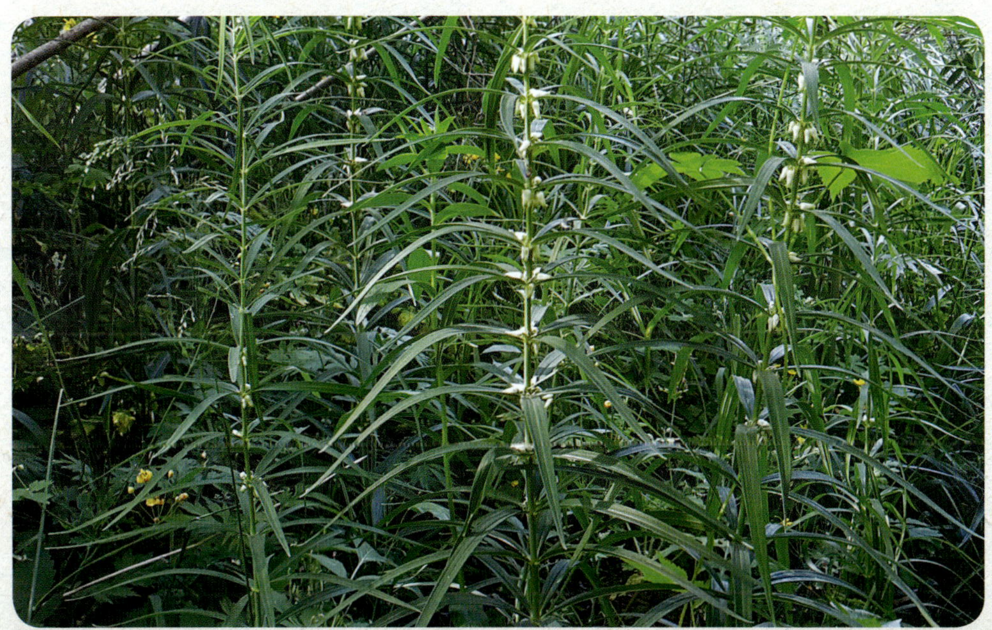

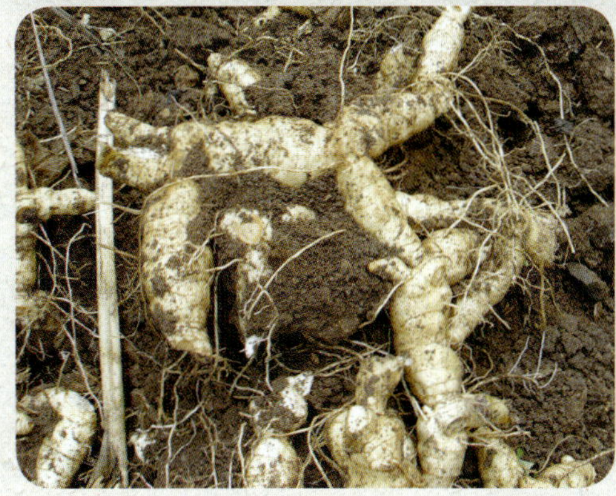

🌿 층층둥굴레_ 뿌리(채취품)

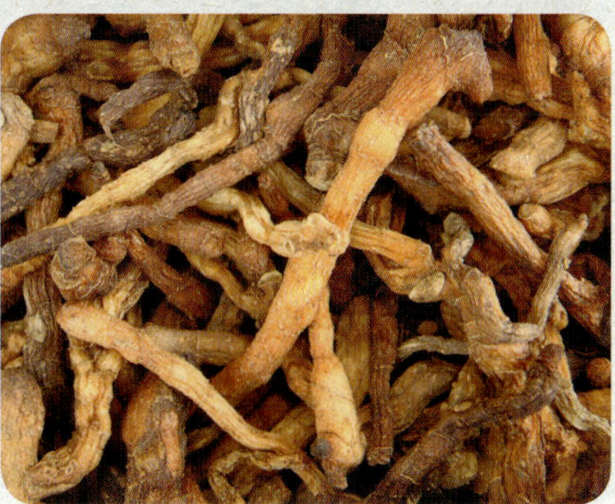

🌿 층층둥굴레_ 뿌리(약재 전형)

 층층둥굴레는 여러해살이풀로, 중국에서는 흑룡강, 길림, 요녕, 하북, 산동, 강소, 산서, 내몽고 등지에서 분포하고 우리나라에서는 중부 지방에서 재배된다. 키는 30~90cm이며, 잎은 좁은 바소꼴 또는 선 모양으로 3~5장이 돌려난다. 꽃은 연한 황색으로 6월경에 잎겨드랑이에서 밑을 향해 핀다. 열매는 물렁열매이며 둥글고 흑색으로 익는다. 뿌리는 구부러진 둥근기둥 모양 또는 덩어리 모양으로 길이는 6~20cm, 너비는 1~3cm이다. 표면은 황백색 또는 황갈색으로 가로로 마디가 있고 반투명하다. 한쪽에는 줄기가 붙었던 자국이 둥글게 오목하게 패여 있고 뿌리가 붙었던 자국은 돌출되어 있다.

재배산 둥굴레인 옥죽[玉竹=위유(萎蕤)]은 아무리 굵어도 이 자국이 없기 때문에 쉽게 구분이 가능하다. 그 밖에도 옥죽(둥굴레) 뿌리는 지름이 1cm 내외로 가늘고 길어 황정과 쉽게 구분된다.

층층둥굴레와 층층갈고리둥굴레(*Polygonatum sibiricum* F. Delaroche), 진황정(*Polygonatum falcatum* A. Gray), 전황정(*P. kingianum* Coll. et Hemsley), 다화황정(*P. cyrtonema*)의 뿌리는 모두 황정(黃精)이라는 동일한 생약명으로 부르며 약으로 사용한다.

 가을에 뿌리줄기를 채취해서 이물질을 제거하고 물에 씻은 후 시루에 쪄서 햇볕에 말린다. 주증(酒蒸 : 술을 섞어서 증숙함)하여 사용한다.

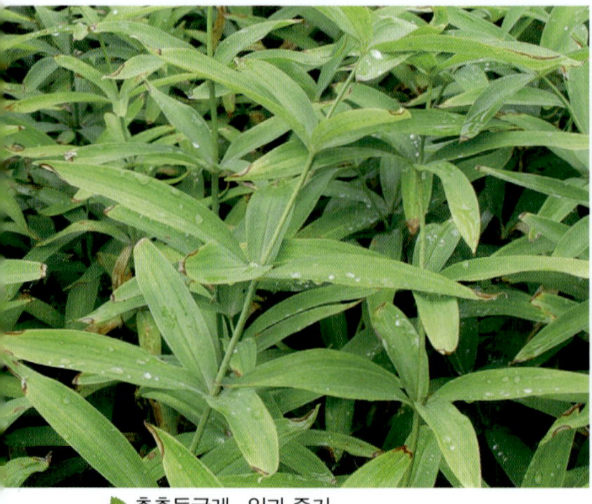

층층둥굴레_ 잎과 줄기

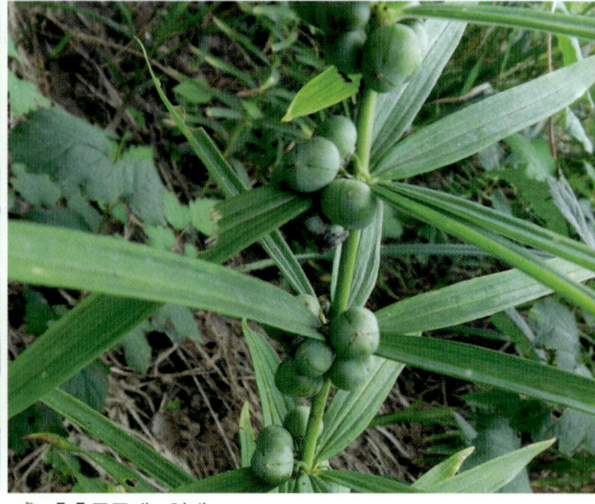

층층둥굴레_ 열매

【 혼동하기 쉬운 약초 비교 】

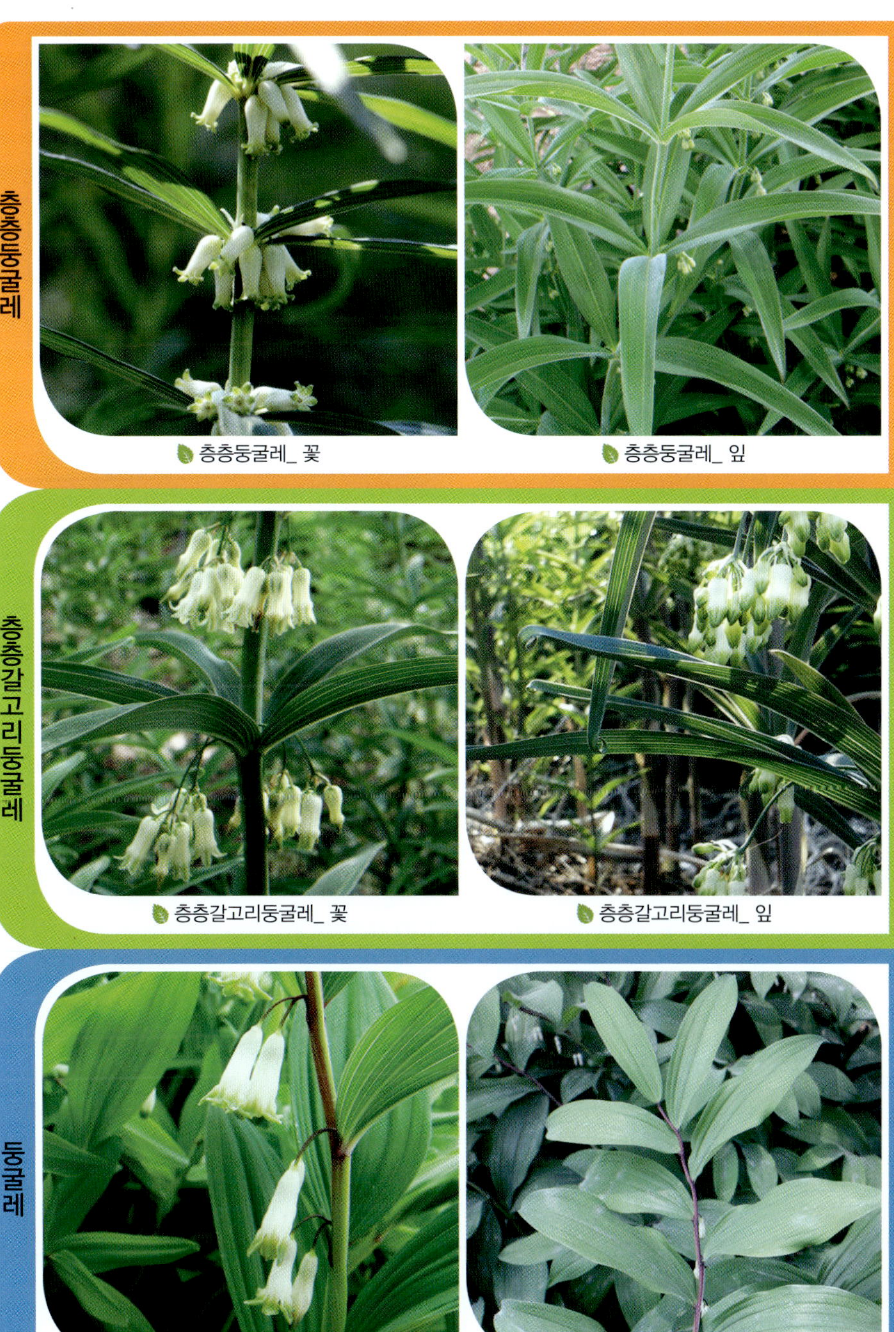

층층둥굴레

🌿 층층둥굴레_ 꽃

🌿 층층둥굴레_ 잎

층층갈고리둥굴레

🌿 층층갈고리둥굴레_ 꽃

🌿 층층갈고리둥굴레_ 잎

둥굴레

🌿 둥굴레_ 꽃

🌿 둥굴레_ 잎

🍃 **성분** : 뿌리줄기에는 점액질 성분이 있으며 콘발라린(convallarin), 콘발라마린(convallamarin), 스테로이달사포닌(steroidal saponin) POD-Ⅱ, 베타-시토스테롤(β-sitosterol) 등이 함유되어 있다.

🍃 **성미** : 성질이 평범하고, 맛은 달고, 독성이 없다.

🍃 **귀경** : 비(脾), 폐(肺), 신(腎) 경락에 작용한다.

🍃 **효능과 주치** : 보기(補氣) 약재로서 중초를 보하고 기를 더하는 보중익기(補中益氣), 심폐를 윤활하게 하는 윤심폐(潤心肺), 근골을 강하게 하는 강근골(强筋骨) 등의 효능이 있어서 한사와 열사에 의하여 기가 손상된 증상을 치료하며 폐의 피로에 의한 기침, 병후 몸이 허한 증상, 근골의 연약증상 등을 다스린다.

🍃 **약용법과 용량** : 말린 약재 10g을 물 700mL에 넣어 끓기 시작하면 약하게 줄여 200~300mL가 될 때까지 달여 하루에 2회 나눠 마신다. 현재 민간에서는 이 약재를 사용할 때 약재의 모양이 비슷하고, 자음윤폐(滋陰潤肺)하는 효능이 같아서 황정과 옥죽(둥굴레＝위유)을 혼용하는 경향이 있는데 황정은 보비익기(補脾益氣)의 작용이 강한 보기(補氣) 약재이고, 옥죽(둥굴레＝위유)은 생진양위(生津養胃)의 작용이 강한 자음(滋陰) 약재이므로 구분하여 사용하는 것이 그 효능을 극대화시킬 수 있을 것이다.

🍃 **사용 시 주의사항** : 성질이 끈끈한 점액성이기 때문에 중초(中焦)가 차서 설사를 하는 경우나, 담과 습사로 인하여 기가 막히고 아픈 증상에는 사용하지 않는다.

🍃 **응용** : 황정을 솥에 넣고 볶아서 사용하면 유효성분도 잘 추출될 뿐만 아니라 맛도 매우 고소하여 차로 우려먹기 좋은데 특히 팽화(튀밥을 튀기는 기계에 넣고 가온 시간을 절반 정도만 주어 살짝 볶아냄)하여 사용하면 좋다.

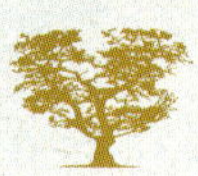

참느릅나무

| 사용부위 | 뿌리껍질, 나무껍질, 줄기, 잎

Ulmus parvifolia Jacq.

- **이명** : 좀참느릅나무, 둥근참느릅나무, 둥근참느릅, 좀참느릅, 소엽유(小葉榆), 세엽랑유(細葉 榔榆)
- **생약명** : 낭유피(榔榆皮), 낭유경엽(榔榆莖葉)
- **과명** : 느릅나무과(Ulmaceae)
- **개화기** : 8~9월

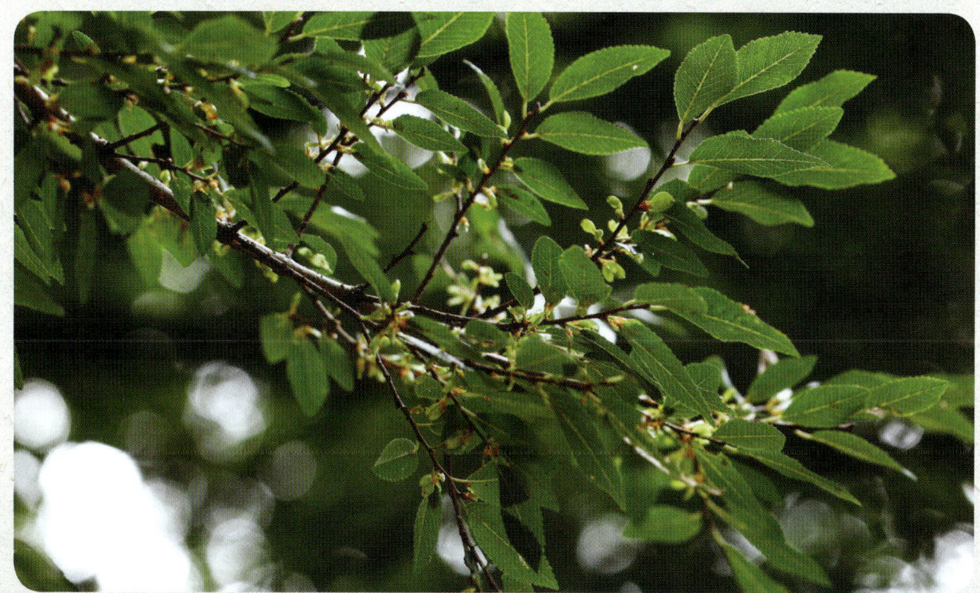

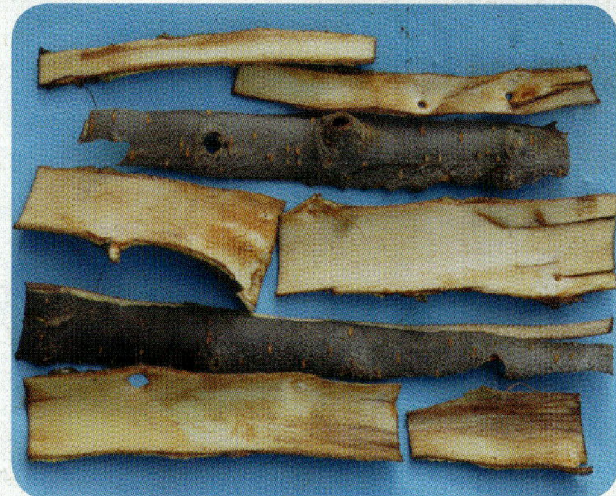

🍂 참느릅나무_ 나무 겉껍질(약재 전형)

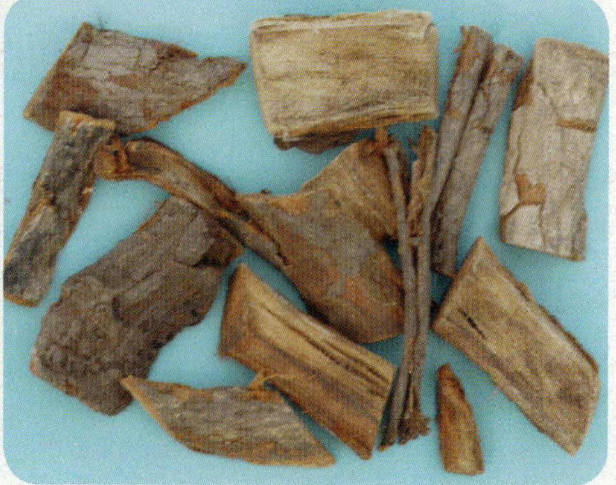

🍂 참느릅나무_ 뿌리껍질(약재)

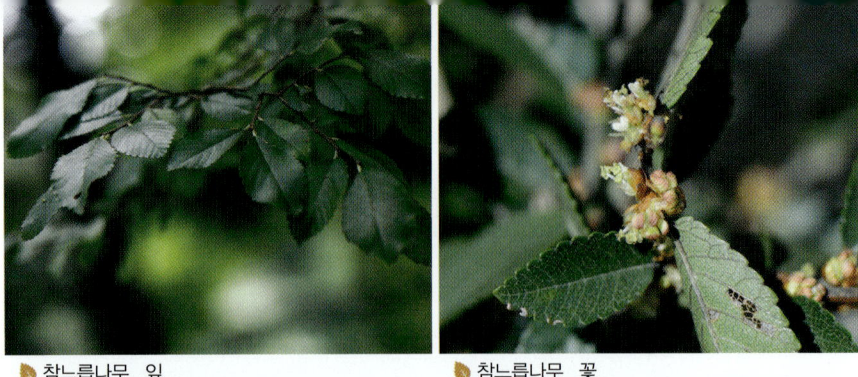

참느릅나무_ 잎

참느릅나무_ 꽃

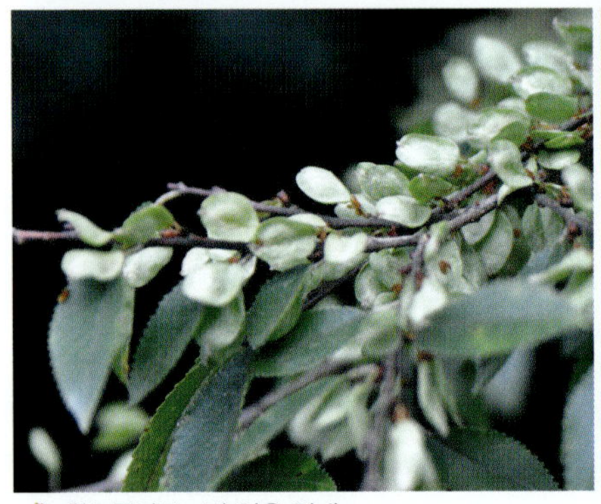

참느릅나무_ 덜 익은 열매

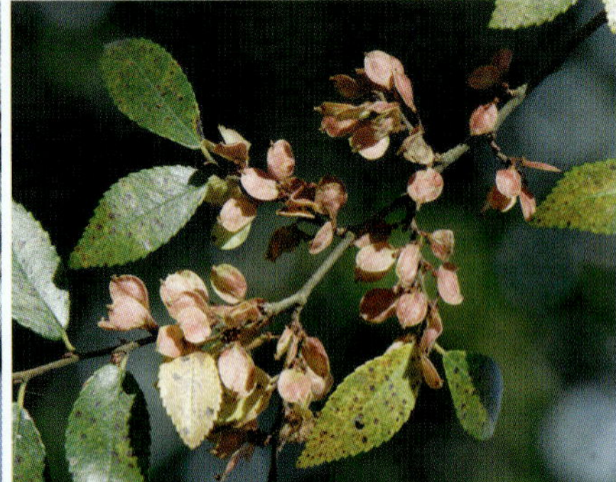

참느릅나무_ 익은 열매

🔹 **생육특성 :** 참느릅나무는 경기 이남의 산기슭 및 하천 등에서 자라는 낙엽 활엽교목으로, 높이는 10m 전후로 자라며, 나무껍질은 회갈색이고 작은 가지에는 털이 나 있다. 잎은 두텁고 타원형 거꿀달걀 모양 또는 거꿀달걀 모양 바소꼴이며 밑부분은 원형에 잎끝은 뾰족하고 가장자리에는 톱니가 있다. 잎의 윗면은 반들반들하고 윤기가 나며 뒷면은 어린잎일 때에는 잔 털이 나 있으나 자라면서 없어지고 잎자루는 짧다. 꽃은 황갈색으로 8~ 9월에 잎겨드랑이에서 모여 핀다. 열매는 타원형으로 10~11월에 익는데 날개 같은 것이 붙어 있다.

🔹 **채취 방법과 시기 :** 나무껍질, 뿌리껍질은 가을, 줄기, 잎은 여름·가을에 채 취한다.

🔹 **성분 :** 나무껍질과 뿌리껍질에는 전분, 점액질, 타닌(tannin), 스티그마 스테롤(stigmasterol) 등의 피토스테롤(phytosterol)이 함유되어 있고 그밖 에 셀룰로스(cellulose), 헤미셀룰로스(hemicellulose), 리그닌(lignin), 펙 틴(pectin), 유지가 함유되어 있다. 줄기와 잎에는 7-하이드록시카다네랄

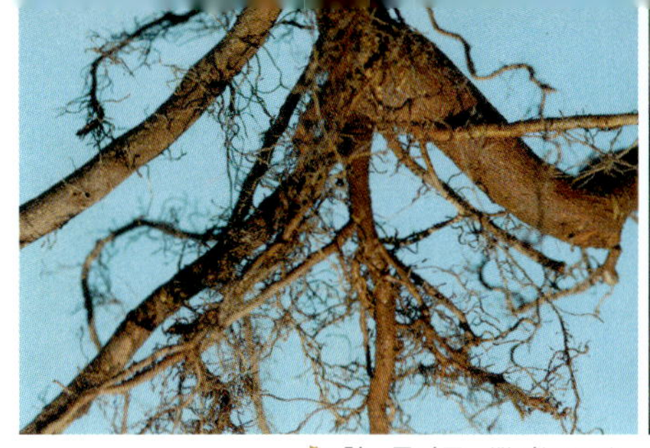

🍂 참느릅나무_ 뿌리(채취품)

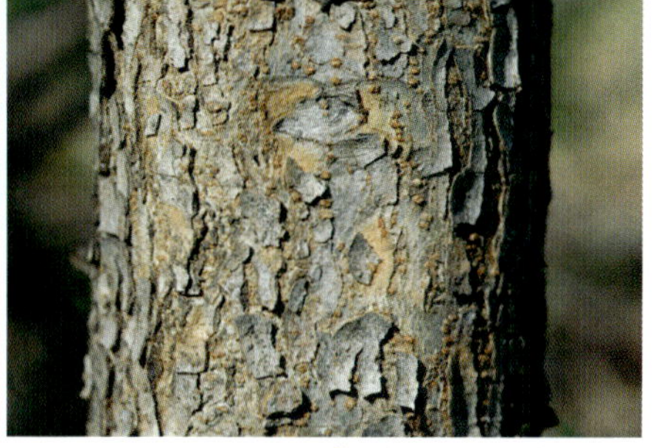

🍂 참느릅나무_ 나무껍질

(7-hydroxycadalenal), 만소논(mansonone) C, G, 시토스테롤(sitosterol)이 함유되어 있다.

🍃 **성미** : 나무껍질, 뿌리껍질은 성질이 차고, 맛은 달고, 독성이 없다. 줄기, 잎은 성질이 평범하고, 맛은 쓰다.

🍃 **귀경** : 간(肝), 방광(膀胱) 경락에 작용한다.

🍂 **효능과 주치** : 나무껍질 또는 뿌리껍질은 생약명을 낭유피(榔榆皮)라 하며 종기, 수렴, 지사, 궤양, 젖멍울, 항암, 위암, 습진 등을 치료한다. 줄기와 잎은 생약명을 낭유경엽(榔榆莖葉)이라 하여 요통, 치통, 창종을 치료한다. 참느릅나무의 나무껍질 추출물은 염증 및 면역억제의 효과가 있다.

🍃 **약용법과 용량** : 말린 나무껍질 또는 뿌리껍질 30~50g을 물 900mL에 넣어 반이 될 때까지 달여 하루에 2~3회 나눠 마신다. 말린 줄기와 잎 50~100g을 물 900mL에 넣어 반이 될 때까지 달여 하루에 2~3회 나눠 마신다. 외용할 경우에는 생줄기와 생잎을 적당량 짓찧어 환부에 붙여 창종을 치료하고, 말린 잎 50~60g을 물 900mL에 넣어 반이 될 때까지 달여 수시로 양치질을 하여 치통을 치료한다.

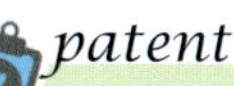*patent*

참느릅나무의 기능성 및 효능에 관한 특허자료

▶ **참느릅나무 수피 추출물을 유효성분으로 함유한 면역 억제제 및 이의 이용 방법**

본 발명은 참느릅나무 수피 추출물을 유효성분으로 함유한 면역 억제제 및 이의 이용 방법에 관한 것으로서 더욱 상세하게는 참느릅나무의 수피를 환류냉각장치를 이용해 유기용제 및 증류수로 추출, 여과하여 얻은 수용성 고분자를 유효성분으로 함유시킴으로써 장기이식 시 발생하는 거부 반응의 제어, 자가면역 질환의 치료 및 만성 염증의 치료에 효과적인 면역 억제제와 이의 이용 방법에 관한 것이다.

— 공개번호 : 10-1998-0086059, 출원인 : 한솔제지(주)

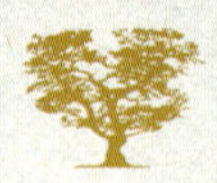

천선과나무

| 사용부위 | 뿌리, 줄기, 잎, 열매

Ficus erecta Thunb.

- **이명** : 천선과, 꼭지천선과, 긴꼭지천선과, 젖꼭지나무
- **생약명** : 우내장(牛奶漿), 우내장근(牛奶漿根), 우내장시(牛奶漿柴)
- **과명** : 뽕나무과(Moraceae)
- **개화기** : 5~6월

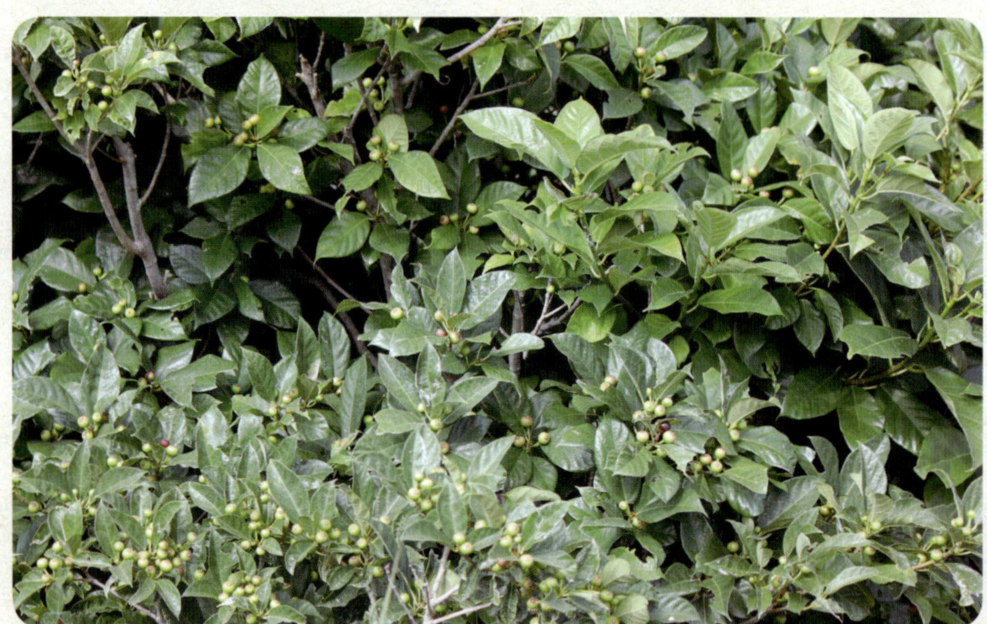

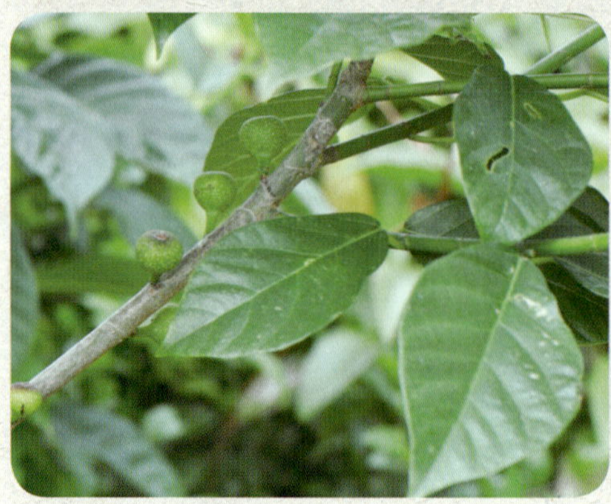

천선과나무_ 약재로 사용하는 줄기와 잎

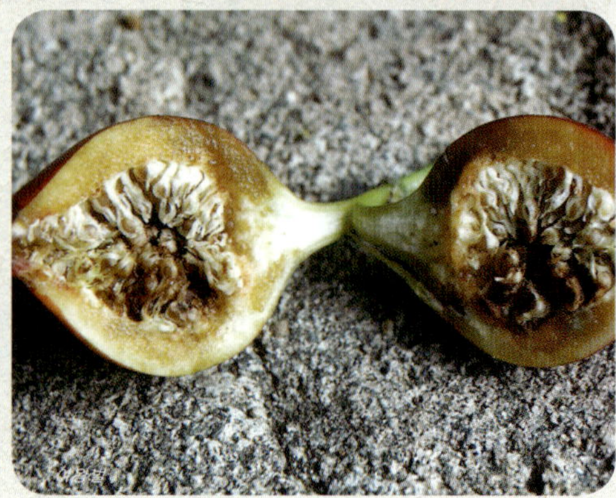

천선과나무_ 열매(절단면)

- **생육특성** : 천선과나무는 제주도 및 남해도서 지방 바닷가에서 자생하는 낙엽활엽관목으로, 높이가 2~4m이고 나무껍질은 평활하며 회백색이고 털이 없다. 잎은 거꿀달걀 모양 타원형으로 어긋나고 잎끝은 날카로우며 밑부분은 원형 또는 심장 모양과 비슷하고 가장자리는 밋밋하다. 잎 표면에는 짧고 거친 털이 드문드문 나 있고 뒷면에는 중앙 맥에만 작고 가는 털이 나 있다. 꽃은 암수딴그루로 5~6월에 새로 난 가지의 잎겨드랑이에서 1개의 꽃자루가 자라는데 그 위의 주머니 같은 화낭(花囊)은 지름 15cm 내외로 꽃받침 안에는 작고 자홍색 꽃이 많이 들어 있다. 열매는 헛열매로 공 모양이고 9~10월에 결실한다.

- **채취 방법과 시기** : 열매는 가을, 뿌리는 연중 수시, 줄기, 잎은 여름·가을에 채취한다.

- **성분** : 열매에는 포도당, 과당, 서당, 사과산, 마론산 등의 유기산이 함유되어 있고 유즙에는 아밀라아제, 에스테라아제(esterase), 프로테아제(protease) 등이 함유되어 있다. 뿌리와 잎, 줄기에는 스테로이드

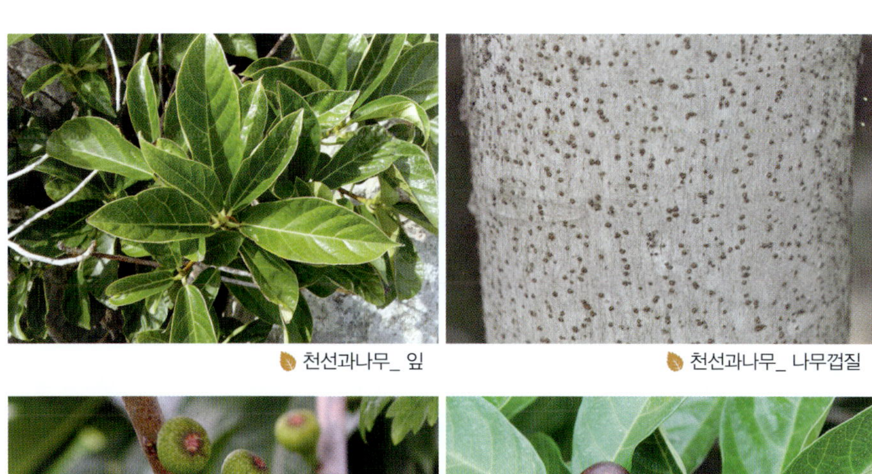

천선과나무_ 잎

천선과나무_ 나무껍질

천선과나무_ 덜 익은 열매

천선과나무_ 익은 열매

천선과나무	무화과나무
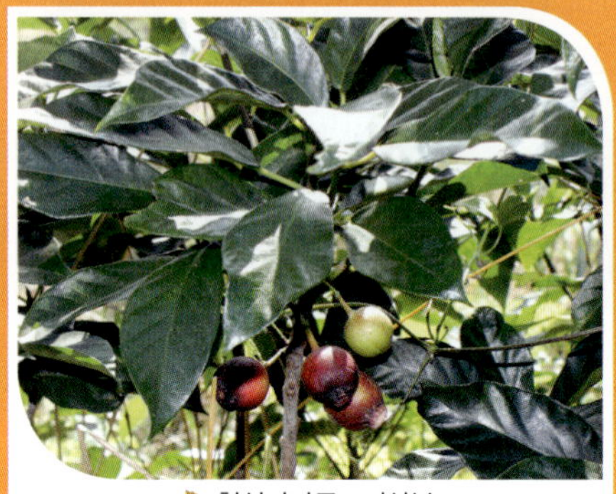	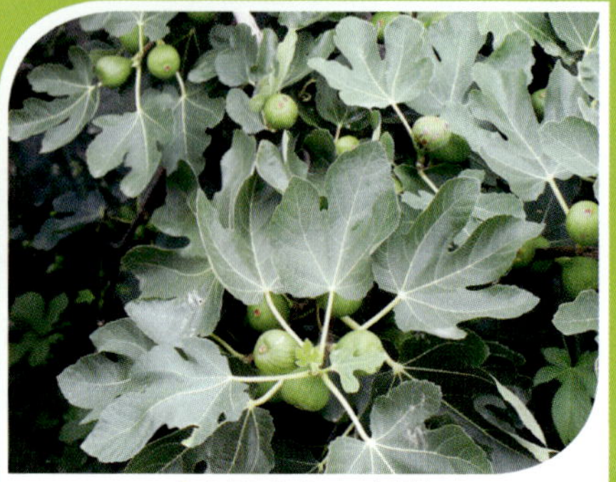
천선과나무_ 지상부	무화과나무_ 지상부

(steroid)의 베타-시토스테롤(β-sitosterol)과 페놀류 중의 P-하이드록시벤
조산(P-hydroxybenzoic acid), 바닐린산(vanillic acid), 트리테르페노이드
(triterpenoids) 중에는 알파-아미린-아세테이트(α-amyrin-acetate)와 지방산
도 함유되어 있다.

🍃 **성미 :** 열매는 성질이 따뜻하고, 맛은 달다. 뿌리는 성질이 따뜻하고, 맛은
달고 맵다. 줄기, 잎은 성질이 따뜻하고, 맛은 달고 담백하고, 독성이 없다.

🍃 **귀경 :** 열매는 비(脾), 대장(大腸) 경락에 작용한다. 뿌리는 비(脾), 위(胃),
신(腎) 경락에 작용한다.

🍂 **효능과 주치 :** 열매는 생약명을 우내장(牛奶漿)이라 하며 완하(緩下), 윤장(潤
腸)의 효능이 있고 치질을 치료한다. 뿌리는 생약명을 우내장근(牛奶漿根)
이라 하여 거풍, 익기, 활혈, 제습, 식욕부진, 월경불순, 탈항, 류머티즘을
치료한다. 줄기와 잎은 생약명을 우내시(牛奶柴)라 하여 보중(補中), 익기,
건비, 소종, 활혈, 해독, 류머티즘에 의한 관절염, 사지에 힘이 없고 나른
한 증상, 타박상, 유즙분비를 치료한다.

🍃 **약용법과 용량 :** 말린 열매 50~100g을 물 900mL에 넣어 반이 될 때까지 달
여 하루에 2~3회 나눠 마신다. 말린 뿌리 100~150g을 물 900mL에 넣어
반이 될 때까지 달여 하루에 2~3회 나눠 마신다. 말린 줄기와 잎 100~
150g을 물 900mL에 넣어 반이 될 때까지 달여 하루에 2~3회 나눠 마신다.

1290

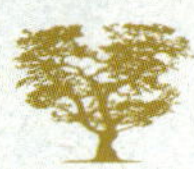

관절통, 해독, 이뇨, 혈관강화에 사용하는

청미래덩굴

Smilax china L. = [*Coprosmanthus japonicus* Kunth.]

- **이명** : 망개나무, 명감나무, 매발톱가시, 종가시나무, 청열매덤불, 팔청미래
- **생약명** : 발계(菝葜), 발계엽(菝葜葉), 토복령(土茯苓)
- **과명** : 백합과(Liliaceae)
- **개화기** : 5월

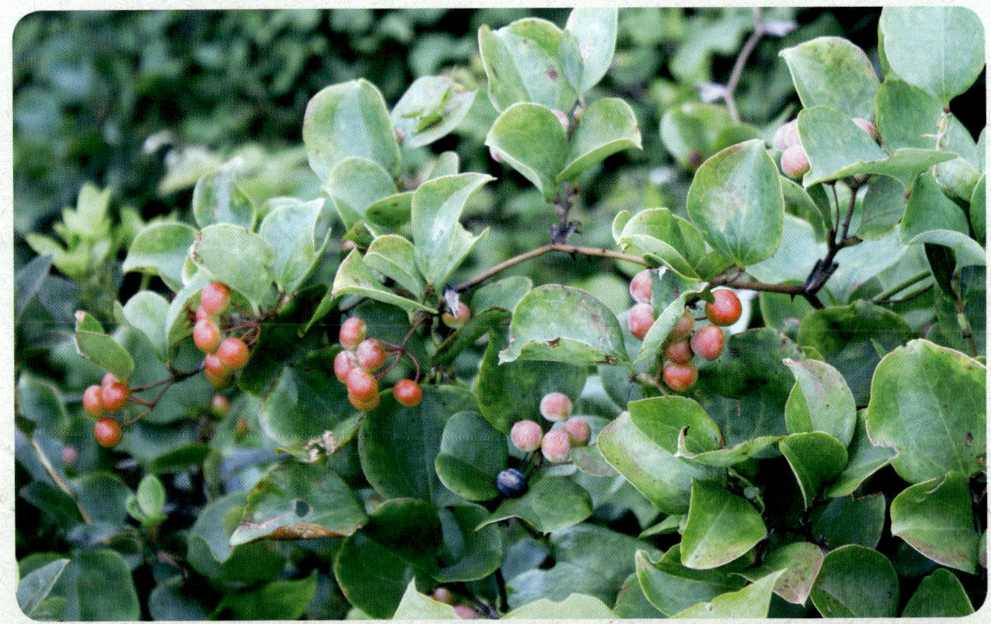

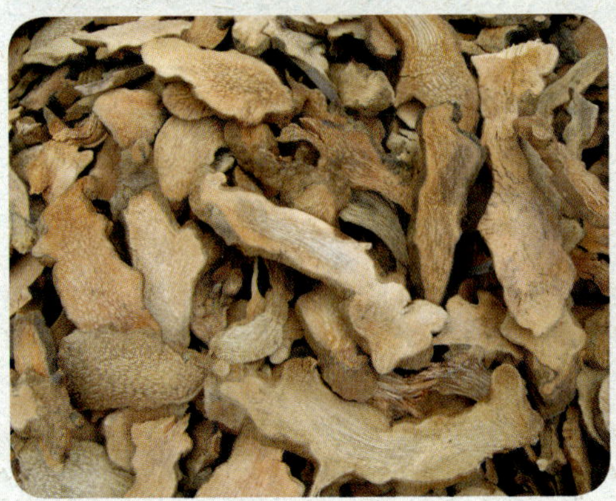

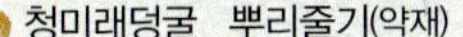

🌰 청미래덩굴_ 뿌리줄기(약재)

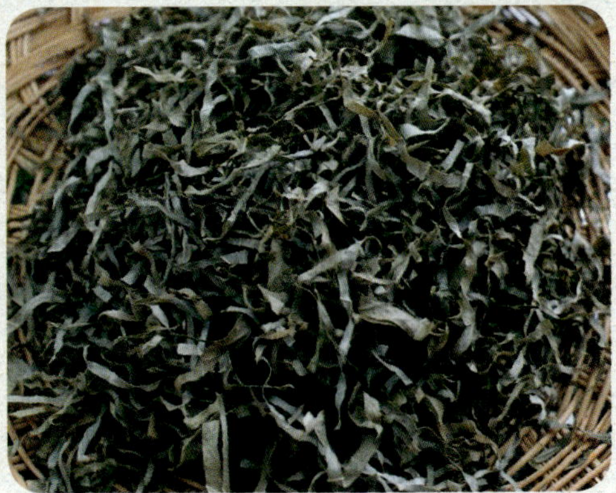

🌰 청미래덩굴_ 잎(약재)

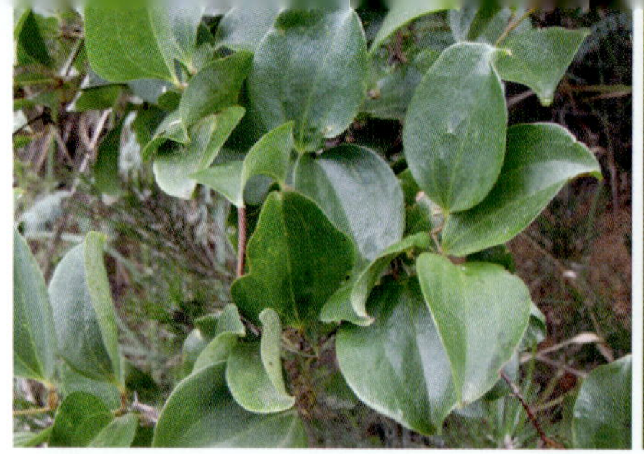

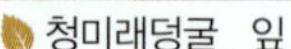
🍃 청미래덩굴_ 잎

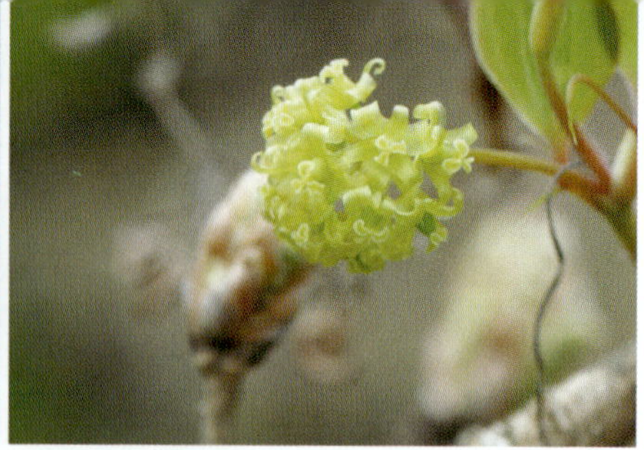
🍃 청미래덩굴_ 꽃

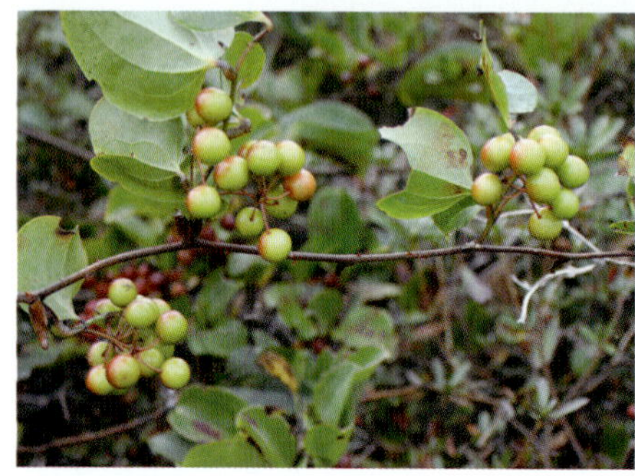

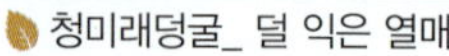
🍃 청미래덩굴_ 덜 익은 열매

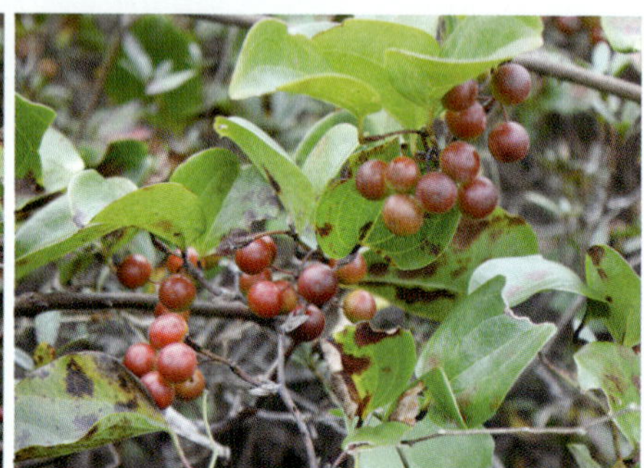
🍃 청미래덩굴_ 익은 열매

🍃 **생육특성** : 청미래덩굴은 일본, 중국, 필리핀, 인도차이나 등지와 우리나라 황해도 이남의 해발 1600m 이하의 양지바른 산기슭이나 숲 가장자리에서 자생하는 낙엽활엽덩굴성 목본이다. 줄기는 마디에서 굽어 자라고 덩굴 길이가 3m에 이르며 갈고리 같은 덩굴과 가시가 있어 다른 나무를 기어올라 덤불을 이룬다. 잎은 두꺼우며 광택이 나고 넓은 타원형이다. 꽃은 암수딴그루인데 5월에 산형꽃차례로 잎겨드랑이에서 황록색으로 핀다. 열매는 9~10월에 둥글고 붉은색으로 한곳에서 5~10개씩 익는데 종자는 황갈색이다.

🍂 **채취 방법과 시기** : 뿌리줄기는 2, 8월, 잎은 봄·여름에 채취한다.

🍃 **성분** : 뿌리줄기에는 사포닌, 알칼로이드(alkaloid), 페놀류, 아미노산, 디오스게닌(diosgenin), 유기산, 당류가 함유되어 있다. 잎에는 루틴(rutin)이 함유되어 있다.

🍃 **성미** : 뿌리줄기는 성질이 따뜻하고, 맛은 달다. 잎은 성질이 따뜻하고, 맛은 달고, 독성이 없다.

🌸 **귀경** : 간(肝), 방광(膀胱), 대장(大腸) 경락에 작용한다.

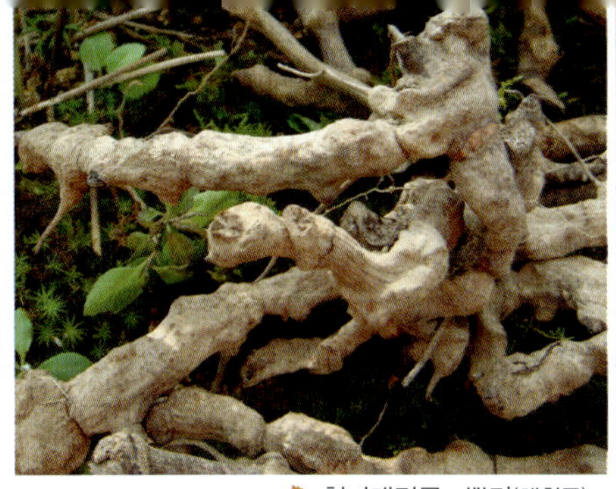

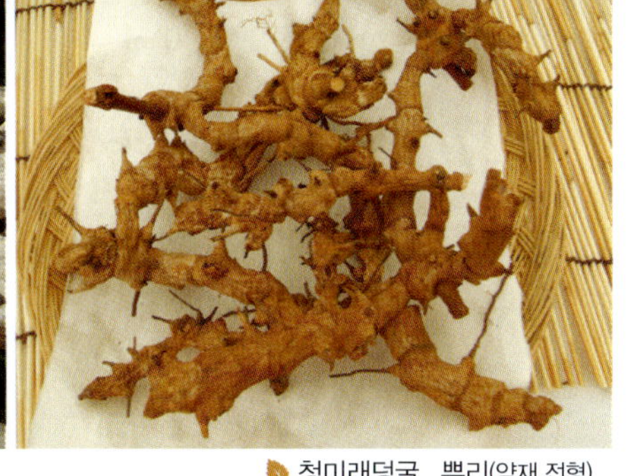

🌿 청미래덩굴_ 뿌리(채취품)　　　🌿 청미래덩굴_ 뿌리(약재 전형)

🍂 **효능과 주치 :** 뿌리줄기는 생약명을 발계(菝葜) 또는 토복령(土茯苓)이라고 하며 이뇨, 해독, 부종, 수종, 풍습, 소변불리, 종독, 관절통, 근육마비, 설사, 이질, 치질 등을 치료한다. 특히 수은이나 납 등 중금속 물질의 해독에 효과적이다. 잎은 생약명을 발계엽(菝葜葉)이라고 하며 종독, 풍독(風毒), 화상 등을 치료한다. 청미래덩굴의 추출물은 혈관질환을 예방 및 치료하는 데 효과적이다.

🍃 **약용법과 용량 :** 말린 뿌리줄기 30~50g을 물 900mL에 넣어 반이 될 때까지 달여 하루에 2~3회 나눠 마시거나, 술에 담가 우려 마신다. 환이나 가루로 만들어 복용해도 된다. 말린 잎 40~60g을 물 900mL에 넣어 반이 될 때까지 달여 하루에 2~3회 나눠 마신다. 외용할 경우에는 짓찧어서 환부에 붙이거나 가루로 만들어 뿌린다.

patent

청미래덩굴의 기능성 및 효능에 관한 특허자료

▶ **청미래덩굴 잎 추출물을 함유하는 당뇨 예방 및 치료용 조성물**

본 발명은 항당뇨 조성물에 관한 것으로, 더욱 상세하게는 인체 독성이 없으며, 체중증가나 감소와 같은 부작용도 나타내지 않고, 매우 우수한 α-글루코시다제 활성저해능을 나타내는 청미래덩굴 잎 추출물을 함유하는 항당뇨 조성물에 관한 것이다.

– 공개번호 : 10-2014-0102864, 출원인 : 강원대학교 산학협력단

▶ **청미래덩굴 추출물을 함유하는 혈관질환의 예방 또는 치료용 약학 조성물**

본 발명은 청미래덩굴 잎 추출물을 함유하는 약학조성물에 관한 것이다. 보다 구체적으로 본 발명의 청미래덩굴 잎 추출물은 혈관 이완과 항염증 인자 저해 효능을 가지므로 이를 함유하는 약학 조성물은 혈관질환의 예방 또는 치료를 위한 약학조성물 및 건강기능식품으로 유용하게 이용될 수 있다.

– 공개번호 : 10-2012-0059832, 출원인 : 동국대학교 경주캠퍼스 산학협력단

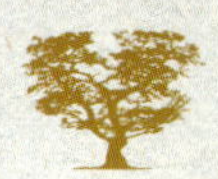

지혈, 양혈, 자양강장, 수렴에 사용하는

측백나무

| 사용부위 | 뿌리껍질, 가지, 잎, 종인

Platycladus orientalis (L.) Franco

- 이명 : 백엽(柏葉), 총백엽(叢柏葉)
- 생약명 : 측백엽(側柏葉), 백근백피(柏根白皮), 백지절(柏枝節), 백자인(柏子仁)
- 과명 : 측백나무과(Cupressaceae)
- 개화기 : 4~5월

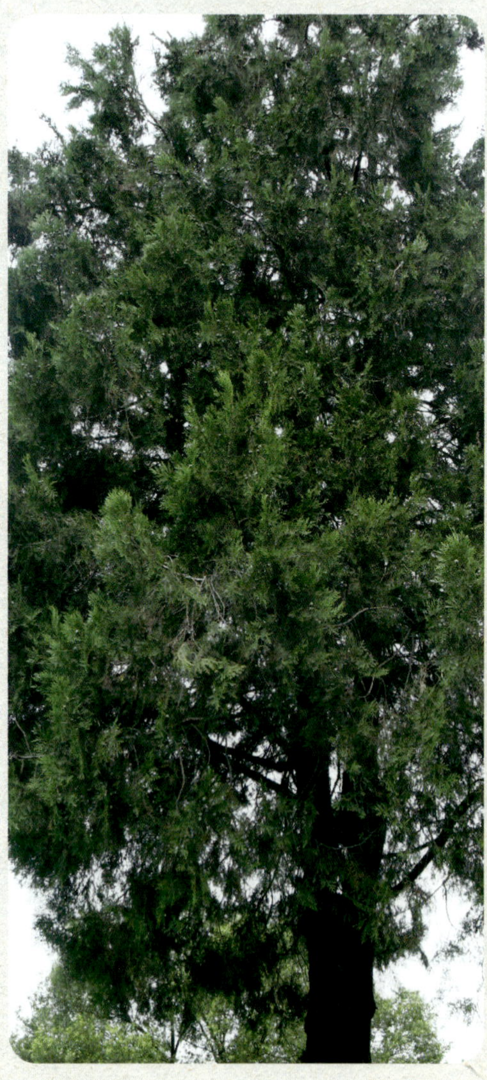

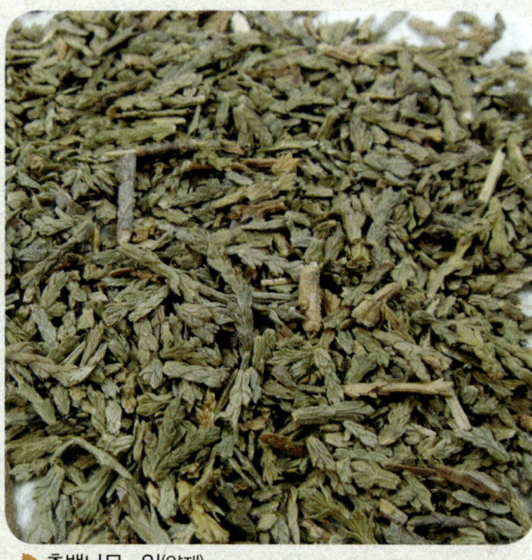

측백나무_ 잎(약재)

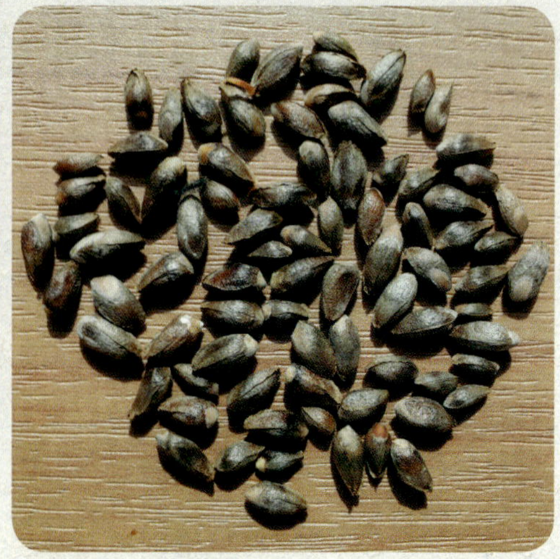

측백나무_ 종자(약재 전형)

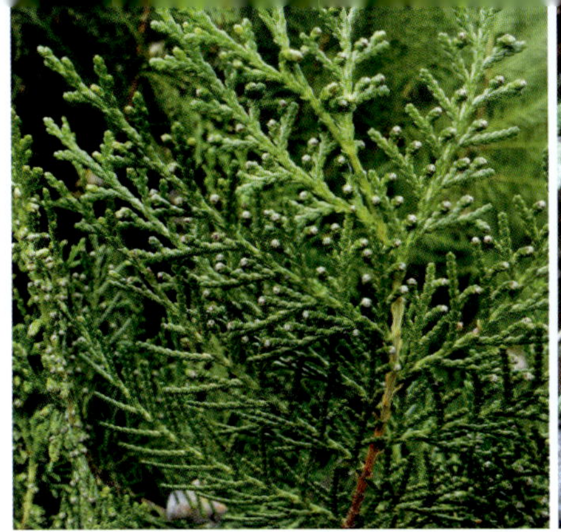
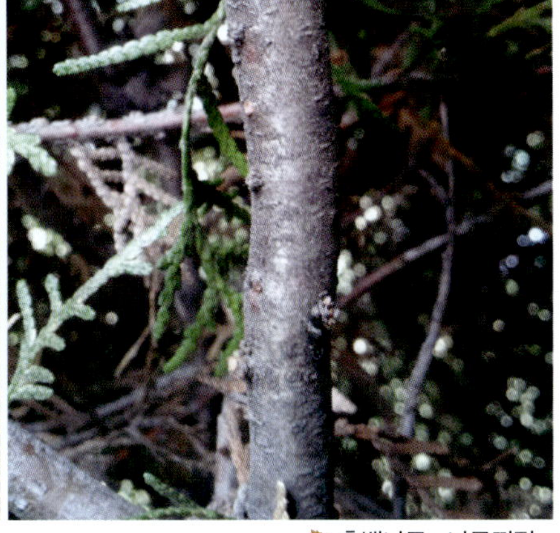

🍂 측백나무_ 잎　　　　　🍂 측백나무_ 나무껍질

🍃 **생육특성** : 측백나무는 전국 산야 또는 정원이나 울타리 등에 심어 가꾸는 상록침엽교목으로, 높이는 10~20m이며 간혹 관목상도 있다. 나무모양은 원뿔형으로 가지가 많이 갈라지고, 나무껍질은 회갈색이며 비늘 모양으로 벗겨진다. 잎은 십자형으로 마주나고 작은 비늘 모양에 손바닥을 세운 것과 같이 독특한 형태를 나타낸다. 꽃은 황록색으로 4~5월에 피는데 수꽃은 작년에 나온 가지 끝에서 1송이가 달리고 10개의 비늘조각으로 구성되며 5~10쌍의 수술이 있고 꽃자루는 짧다. 암꽃은 위쪽 부분의 작은 가지에서 달리고 둥근 모양에 꽃자루는 없이 8개의 실편으로 구성되며 각 꽃에는 6개의 밑씨가 있다. 열매는 달걀 모양으로 다육질이지만 나중에는 딱딱한 목질이 되고 9~10월에 익으면 갈라져서 종자가 튀어 나온다.

🍂 **채취 방법과 시기** : 잎은 봄·가을, 뿌리껍질은 연중 수시, 가지는 봄·가을, 종인은 종자가 익었을 때인 9~10월에 채취한다.

🍃 **성분** : 잎에는 정유가 소량 함유되어 있는데 이 속에는 투젠(thujene), 투존(thujone), 펜촌(fenchone), 피넨(pinene), 카리오필렌(caryophyllene)이 함유되어 있으며 플라본(flavone)류에는 아로마덴드린(aromadendrine), 쿼세틴(quercetin), 미리세틴(myricetin), 히노키플라본(hinokiflavone), 아멘토플라본(amentoflavone), 타닌(tannin), 수지, 비타민 C 등이 함유되어 있다. 굵은 가지와 나무 및 뿌리껍질에는 정유가 함유되어 있는데 대부분은 세스키터펜알코올(sesquiterpene alchol)의 세드롤(cedrol), 위드롤(widdrol), 알파-이소쿠파레놀(α-isocuparenol), 알파-베타-비오톨(α-β-biotol), 베타-이소비오톨(β-isobiotol), 쿨쿠민에텔(curcumenether), 세스키터펜

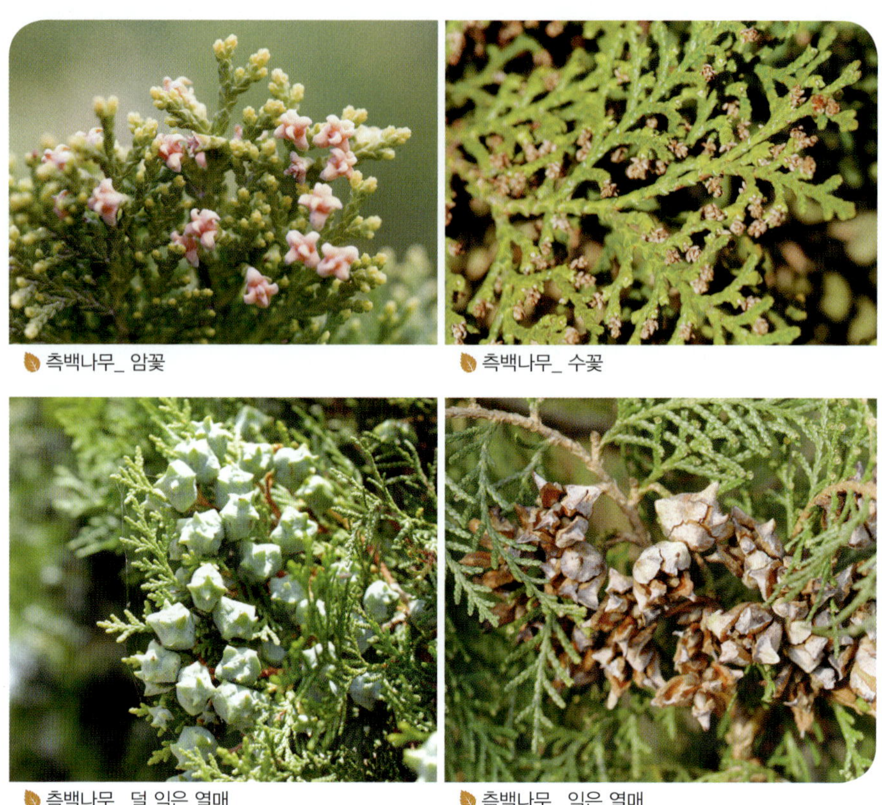

🍂 측백나무_ 암꽃

🍂 측백나무_ 수꽃

🍂 측백나무_ 덜 익은 열매

🍂 측백나무_ 익은 열매

(sesquiterpene)의 투조프센(thujopsene), 투조프사디엔(thujopsacliene), 알파,베타-세드렌(α,β-cedrene), 베타-차미그렌(β-chamigrene), 알파,감마-쿠프레넨(α,γ-cuprenene), 알파-쿨쿠멘(α-curcumene), 디하이드로-알파-쿨쿠멘(dihydro-α-curcumene), 쿠파렌(cuparene) 등이며 세스키터펜케톤(sesquiterpeneketone)의 알파-베타-쿠파레논(α-β-cuparenone), 마이우론(myurone), 위드롤, 알파-에폭시드(α-epoxide), 모노터펜산(monoterpene acid) 등이 함유되어 있다. 열매에는 세스퀴테르페노이드(sesquiterpenoid)류 중 세드롤(sedrol), 알파,베타,감마-쿠파레놀(α,β,γ-cuparenol), 알파,베타-비오톨(α,β-biotol), 알파,베타-쿠파레논(α,β-cuparenone), 디테르페노이드(diterpenoid)류 중에는 피누소라이드(pinusolide) 등 그 외 사포닌, 리그난(lignan), 정유, 지방산 등이 함유되어 있다.

🍃 **성미 :** 잎은 성질이 차고, 맛은 쓰고 떫다. 뿌리껍질은 성질이 평범하고, 맛

은 쓰고, 독성이 없다. 가지는 성질이 평범하고, 맛은 쓰다. 종인은 성질이 평범하고, 맛은 약간 쓰다.

🍃 **귀경** : 잎은 간(肝), 심(心), 대장(大腸) 경락에 작용한다. 종인은 간(肝), 심(心), 비(脾) 경락에 작용한다.

🍂 **효능과 주치** : 어린 가지와 잎은 생약명을 측백엽(側柏葉)이라고 하며 각종 출혈에 지혈제로 쓰고 거풍습, 양혈, 종독, 세균성 이질, 고혈압, 해수, 단독, 탕상 등을 치료한다. 뿌리껍질은 생약명을 백근백피(栢根白皮)라고 하여 화상의 짓무른 부위를 치료하고 머리털을 잘 자라게 해준다. 굵은 가지는 생약명을 백지절(栢枝節)이라 하여 류머티즘에 의한 관절통, 근육의 경련 등을 치료한다. 종인은 생약명을 백자인(栢子仁)이라고 하는데 자양강장, 진정, 안신, 변비, 불면증, 유정, 잘 때 식은땀이 나는 증상 등을 치료한다. 측백나무 잎은 다른 생약제와 함께 추출한 추출물이 발모촉진 또는 탈모방지 효과가 우수하다.

🍃 **약용법과 용량** : 말린 잎 30~50g을 물 900mL에 넣어 반이 될 때까지 달여 하루에 2~3회 나눠 마시며, 외용할 경우에는 달인 액을 환부에 자주 발라주거나 짓찧어서 환부에 도포하는데 가루로 만들어 사용해도 된다. 뿌리껍질을 외용할 경우에는 생뿌리를 짓찧어 가제에 싸서 흰부에 도포힌다. 말린 가지 30~50g을 물 900mL에 넣어 반이 될 때까지 달여 하루에 2~3회 나눠 마신다. 외용할 경우에는 달인 액을 가제에 적셔 환부에 도포하고 치통에는 달인 액을 입에 머금어 치료한다. 말린 종인 20~30g을 물 900mL에 넣어 반이 될 때까지 달여 하루에 2~3회 나눠 마신다. 외용할 경우에는 기름을 짜서 환부에 발라 치료한다.

patent

측백나무의 기능성 및 효능에 관한 특허자료

▶ **측백나무 잎을 포함하는 발모 촉진 또는 탈모 방지용 조성물 및 이의 제조 방법**

본 발명은 측백나무 잎을 비롯하여 부추 뿌리, 뽕나무 잎, 생강 및 검은콩을 유효성분으로 포함하는 발모 촉진 또는 탈모 방지 조성물 및 이의 제조 방법에 관한 것이다. 본 발명의 조성물은 천연 추출물을 주성분으로 포함하고 있어 부작용이 없고 발모 촉진 및 탈모 방지효과가 우수하다.

– 등록번호 : 10–0929880, 출원인 : 심태흥 · 이선미

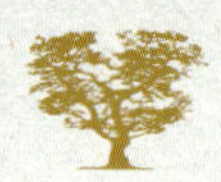

거풍, 류머티즘에 의한 골통, 만성 기관지염, 월경불순에 사용하는

층꽃나무

| **사용부위** | 뿌리, 줄기

Caryopteris incana (Thunb. ex Houtt.) Miq. = [*Nepeta incana* Thunb.]

- 이명 : 층꽃풀, 난향초, 마호(馬蒿), 파융화(婆絨花)
- 생약명 : 난향초(蘭香草)
- 과명 : 마편초과(Verbenaceae)
- 개화기 : 7~9월

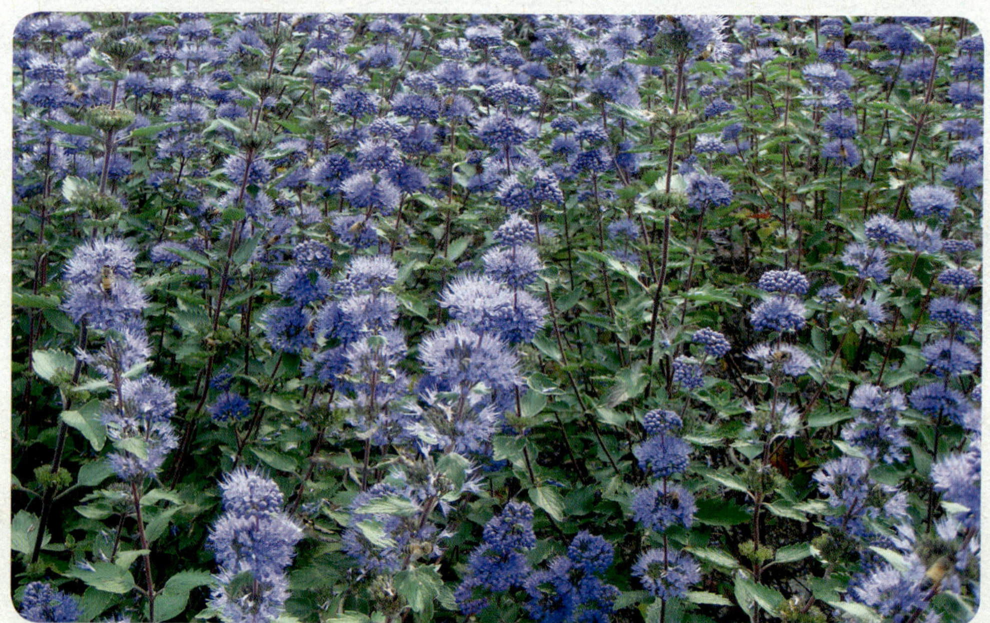

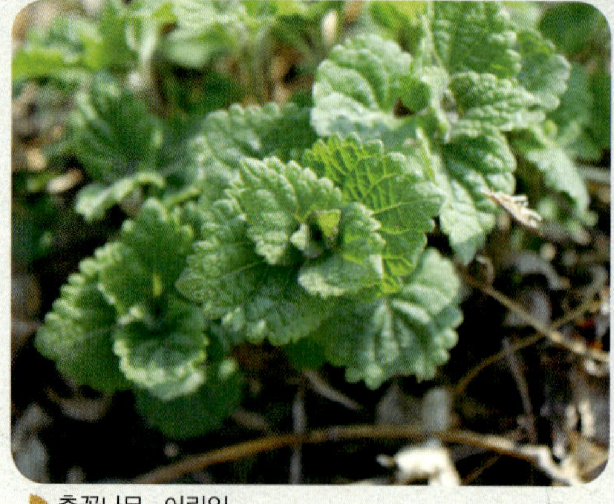

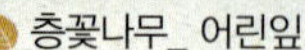

층꽃나무_ 어린잎

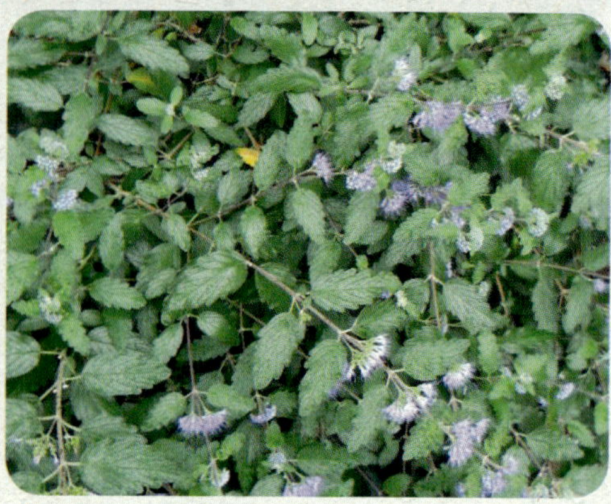

층꽃나무_ 약재로 사용하는 줄기

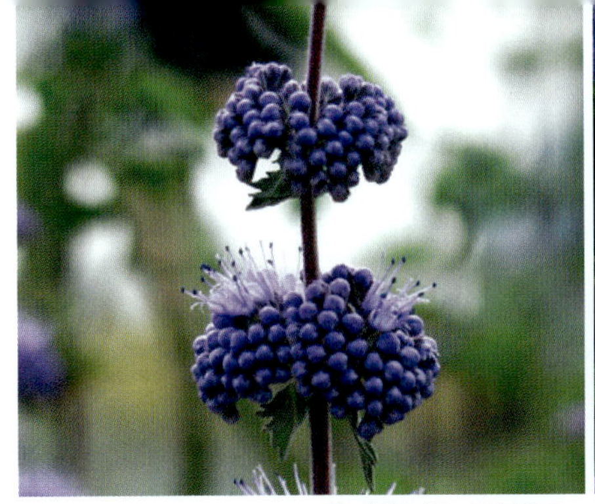

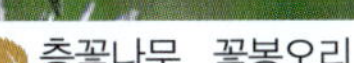
🌼 층꽃나무_ 꽃봉오리

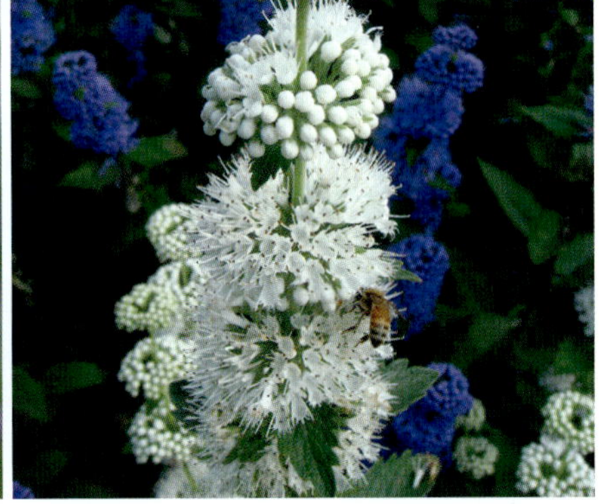
🌼 층꽃나무_ 꽃(흰색)

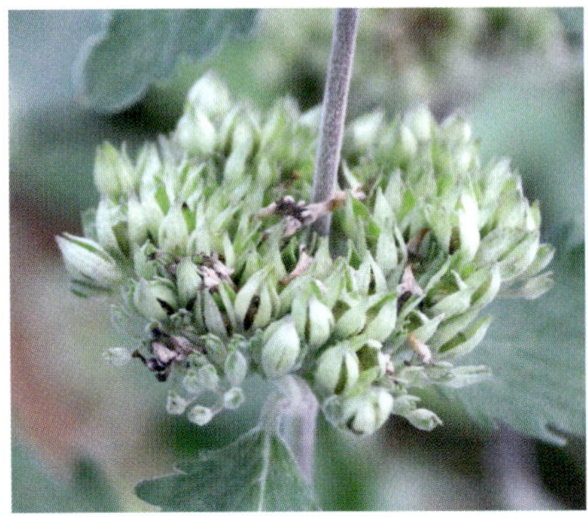

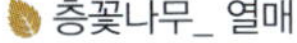
🌿 층꽃나무_ 열매

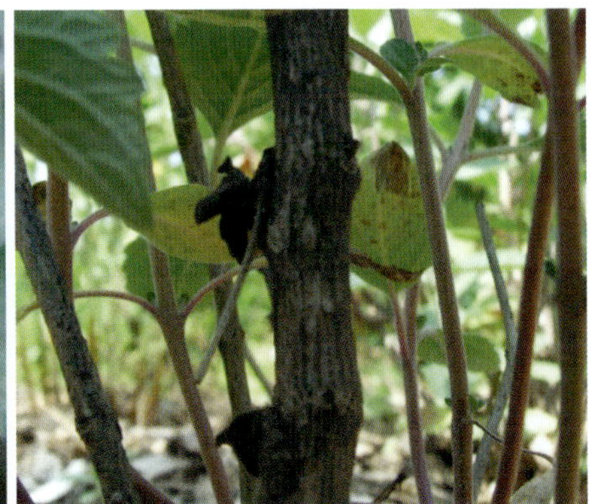
🌿 층꽃나무_ 나무껍질

🌼 **생육특성** : 층꽃나무는 제주도 및 남부 지방의 산야지 또는 남부 섬 지방에서 자생하는 낙엽활엽관목으로, 높이 30~60cm로 자라고, 줄기에는 회백색 털이 빽빽하게 나 있다. 잎은 달걀 모양 또는 타원형 달걀 모양에 서로 마주나고 잎끝은 둔한 형에 밑부분은 원형이며 잎 가장자리에는 엉성한 톱니가 있다. 꽃은 자주색으로 7~9월에 취산꽃차례로 위쪽 잎 부분의 잎 겨드랑이에서 많이 모여 피어 층계 모양으로 보인다. 꽃받침은 종 모양으로 5개로 깊게 갈라지며 열편(裂片: 갈라진 조각)은 바소꼴이다. 열매는 거꿀달걀 모양에 편평하고 10~11월에 검은색으로 익는데 종자 가장자리에는 날개가 붙어 있다.

🍂 **채취 방법과 시기** : 줄기와 뿌리를 여름·가을에 채취한다.

🌿 **성분** : 줄기에는 플라보노이드(flavonoid) 배당체, 알칼로이드(alkaloid), 페놀류, 스테로이드, 아미노산, 유기산(organic acid), 타닌(tannin)이 함유되어 있다.

【 혼동하기 쉬운 약초 비교 】

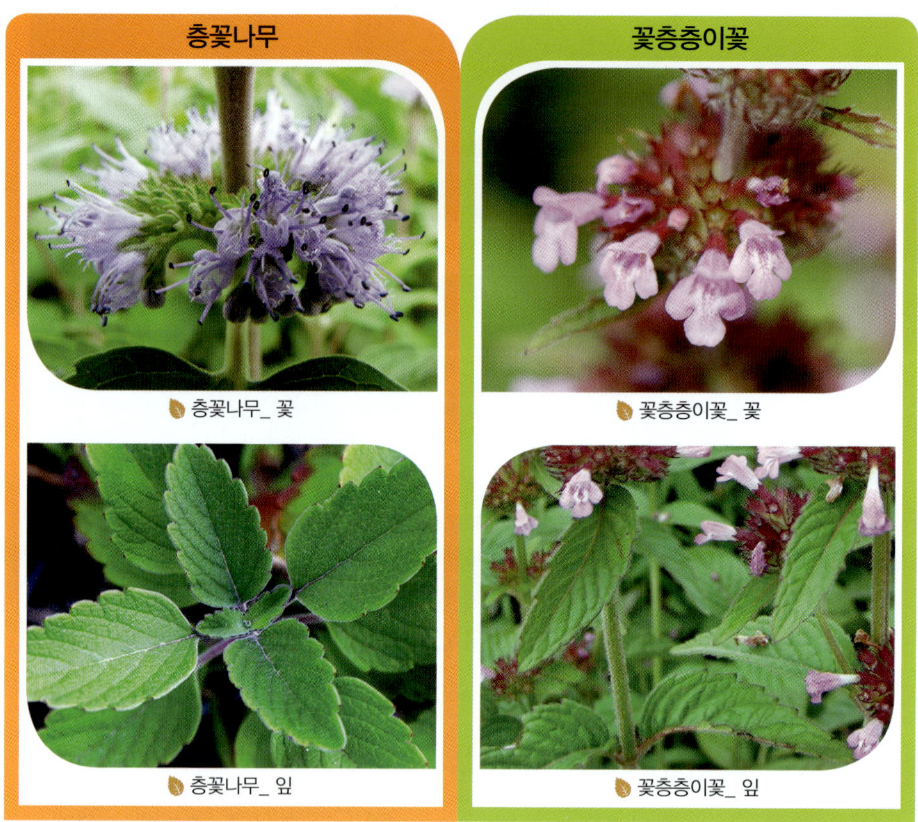

충꽃나무

충꽃나무_꽃

충꽃나무_잎

꽃층층이꽃

꽃층층이꽃_꽃

꽃층층이꽃_잎

🌿 **성미** : 성질이 따뜻하고, 맛은 맵고, 독성이 없다.

🌿 **귀경** : 심(心), 비(脾), 폐(肺) 경락에 작용한다.

🌿 **효능과 주치** : 줄기 또는 뿌리는 생약명을 난향초(蘭香草)라 하며 약성은 따뜻하며 맛이 맵고 독성은 없고 거풍, 제습, 감기발열, 월경불순, 류머티즘에 의한 골통, 백일해, 만성 기관지염, 자궁출혈, 백대하증, 타박상, 피부 가려움증, 습진, 창종 등을 치료한다.

🌿 **약용법과 용량** : 말린 약재 30~50g을 물 900mL에 넣어 반이 될 때까지 달여 하루에 2~3회 나눠 마신다. 외용할 경우에는 약재를 달인 액으로 환부를 씻어주거나 짓찧어서 환부에 도포한다.

고혈압, 지혈, 황달, 항알레르기에 사용하는

치자나무

| 사용부위 | 뿌리, 열매

Gardenia jasminoides J. Ellis = [*Gardenia jasminoides* for. *grandiflora* Makino]

- **이명 :** 치자, 좀치자, 겹치자나무, 산치자(山梔子), 황치화(黃梔花), 치자수(梔子樹), 산치(山梔), 치자화(梔子花), 황치자(黃梔子)
- **생약명 :** 치자(梔子), 치자화근(梔子花根)
- **과명 :** 꼭두서니과(Rubiaceae)
- **개화기 :** 6~7월

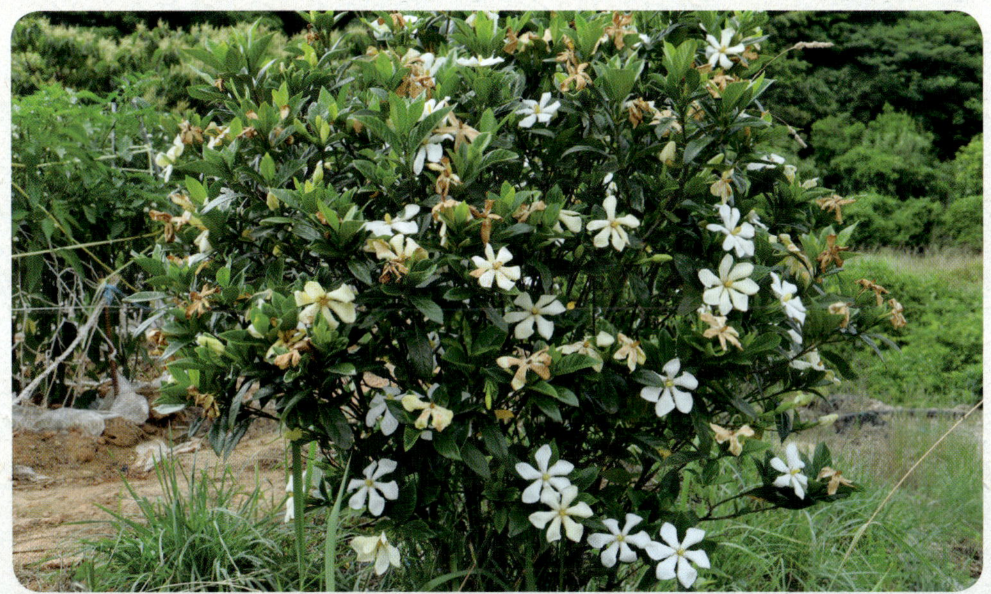

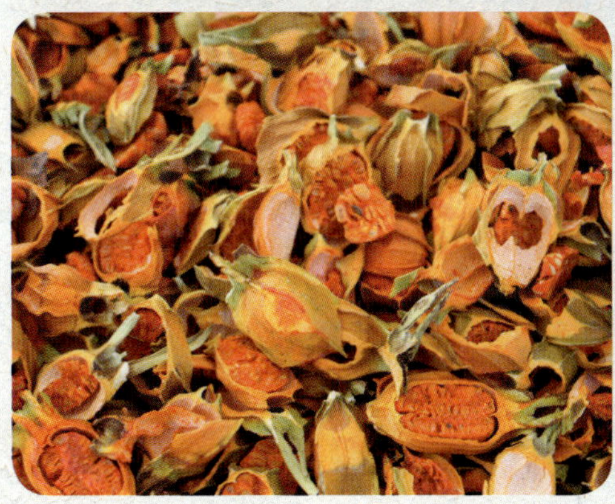

🌿 치자나무_ 열매(약재)

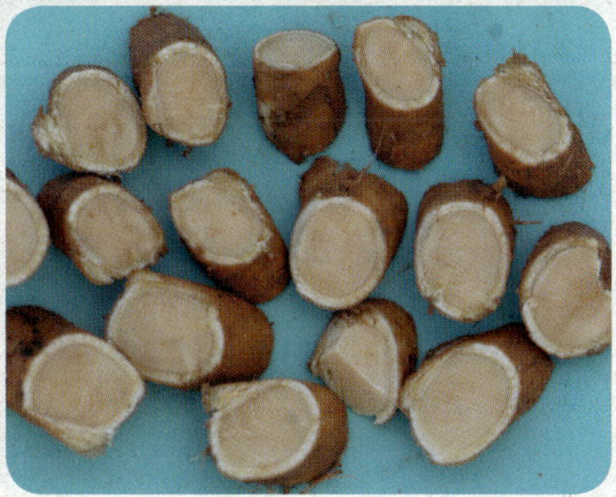

🌿 치자나무_ 뿌리(약재)

🌿 **생육특성** : 치자나무는 제주도를 비롯한 남부 지방에서 자생 또는 식재하는 상록활엽관목으로, 높이가 1~2m로 자라고, 어린 가지에는 작은 털이 나 있다. 잎은 가죽질에 서로 마주나거나 3잎이 돌려나고 타원형 바소꼴 또는 달걀 모양 거꿀바소꼴에 잎자루는 짧으며 잎끝은 급하게 뾰족하고 가장자리는 밋밋하다. 꽃은 흰색으로 6~7월에 가지의 끝이나 잎겨드랑이에서 1송이가 피는데 강한 향기가 난다. 열매는 거꿀달걀 모양 또는 타원형이고 날개 모양의 모서리 진 모양이 6~7개 있으며 10~11월에 결실하면 황색으로 변하고 열매 끝에는 꽃받침이 남아 있다.

🌿 **채취 방법과 시기** : 열매는 10~11월, 뿌리는 연중 수시 채취한다.

🌿 **성분** : 열매에는 플라보노이드(flavonoid)의 가르데닌(gardenin), 펙틴

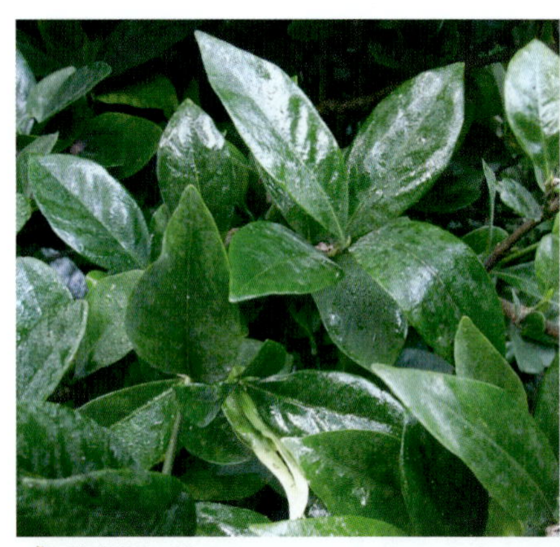

🍃 치자나무_ 잎

🍃 치자나무_ 꽃봉오리

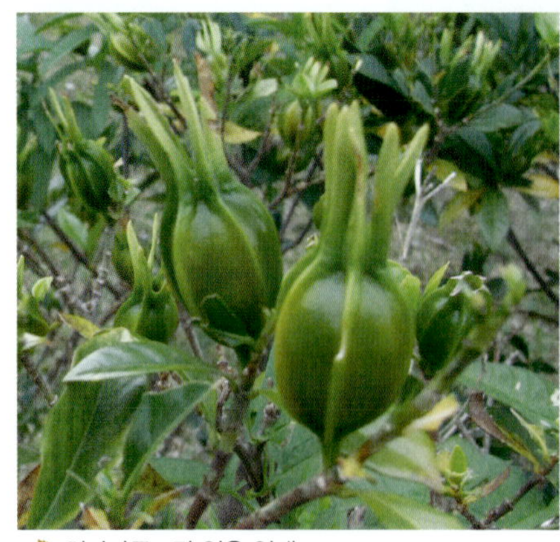

🍃 치자나무_ 덜 익은 열매

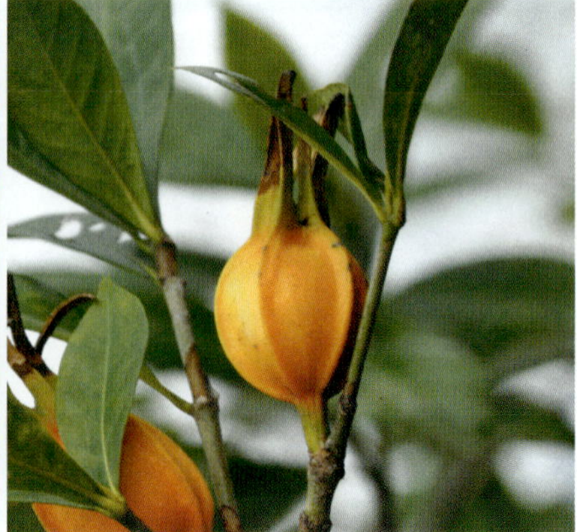

🍃 치자나무_ 익은 열매

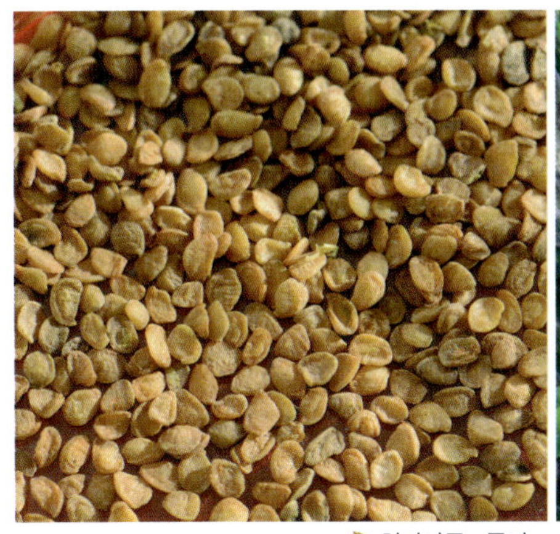

치자나무_ 종자

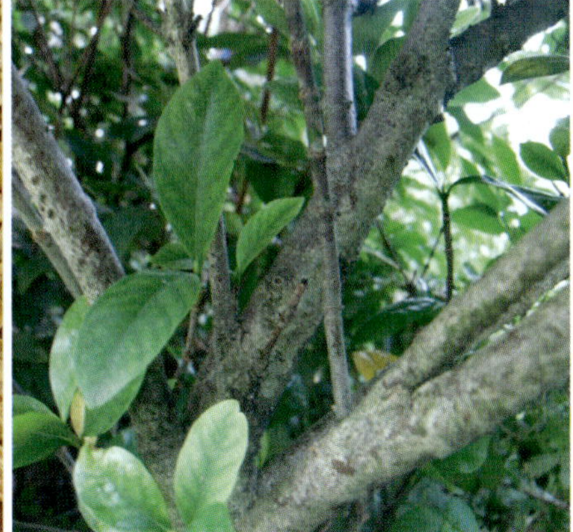

치자나무_ 나무껍질

(pectin), 타닌(tannin), 크로신(crocin), 크로세틴(crocetin), d-만니톨 (d-mannitol), 노나코산(nonacosane), 베타-시토스테롤(β-sitosterol) 이외에 여러 종류의 이리도이드(iridoide) 골격의 배당체, 즉 가르데노시드 (gardenoside), 게니포시드(geniposide)와 소량의 샨지시드(shanzhiside)도 함유되어 있고 또 가르도시드(gardoside), 스칸도시드메틸에스테르 (scandoside methyl ester), 콜린(choline) 및 우르솔산(ursolic acid)이 함유되어 있다. 뿌리에는 갈데노시드기 함유되이 있다.

🌿 **성미** : 열매는 성질이 차고, 맛은 쓰고 독성이 없다. 뿌리는 성질이 차고, 맛은 쓰다.

🌿 **귀경** : 심(心), 폐(肺), 담(膽) 경락에 작용한다.

🍂 **효능과 주치** : 가을에 잘 익은 열매를 채취하여 솥에 넣고 황금색이 되도록 볶아 처방에 맞게 사용한다. 열매는 생약명을 치자(梔子)라고 하며 진정, 혈압강하, 지혈, 이담작용이 있으며 청열, 해독, 황달, 불면, 소갈, 결막염, 임병, 열독, 창양, 좌상통, 타박상을 치료한다. 뿌리는 생약명으로 치자화근(梔子花根)이라 하여 청열, 해독, 양혈, 감기고열, 황달형 간염, 토혈, 비출혈, 이질, 임병, 신염수종(腎炎水腫), 종독 등을 치료한다. 치자의 추출물은 알레르기질환과 우울증질환의 예방, 치료에 사용할 수 있다.

🌿 **약용법과 용량** : 말린 열매 30~50g을 물 900mL에 넣어 반이 될 때까지 달

치자나무	꽃치자

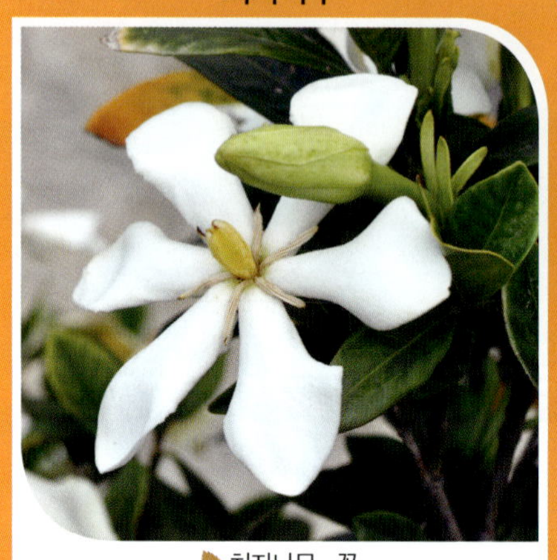

치자나무_ 꽃

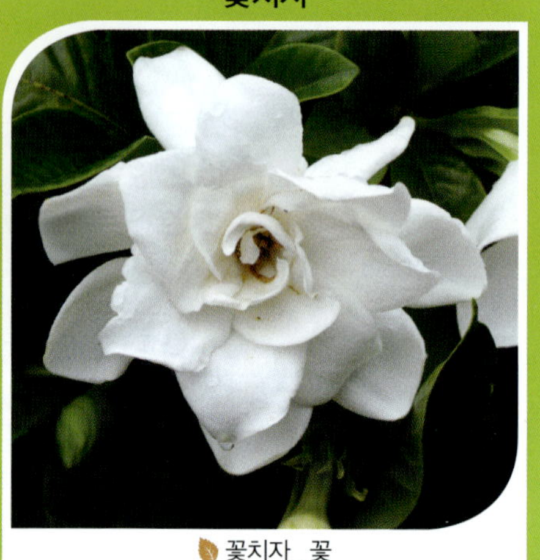

꽃치자_ 꽃

여 하루에 2~3회 나눠 마신다. 외용할 경우에는 가루로 만들어 기름에 개어 환부에 붙인다. 말린 뿌리 50~100g을 물 900mL에 넣어 반이 될 때까지 달여 하루에 2~3회 나눠 마신다. 외용할 경우에는 생뿌리를 짓찧어서 환부에 도포한다.

patent

치자나무의 기능성 및 효능에 관한 특허자료

▶ **치자나무 추출물의 분획물을 유효성분으로 함유하는 알레르기 질환의 예방 또는 치료용 조성물**

본 발명은 치자나무 추출물의 분획물을 유효성분으로 함유하는 알레르기 질환의 예방 또는 치료용 조성물에 관한 것으로 보다 구체적으로 치자나무 추출물로부터 분획한 치자 분획물은 비만세포(mast cell)에서 히스타민의 분비량을 낮추고, 알레르기성 아토피 피부염 질환 모델에서 피부염 및 귀 부종을 감소시키며, 혈청 중 IgE 농도를 감소시키므로 알레르기 질환의 예방, 개선 또는 치료에 유용하게 사용될 수 있다.

― 공개번호 : 10-2011-0136387, 출원인 : 한국한의학연구원

▶ **치자나무 추출물을 포함하는 우울증 질환의 예방 및 치료를 위한 약학조성물**

본 발명은 치자나무 추출물을 포함하는 우울증 질환의 예방 및 치료를 위한 약학조성물에 관한 것으로, 본 발명의 치자나무 추출물은 우울증의 원인이 되는 MAO의 활성을 저해하여 항우울효과를 나타내므로 본 발명의 치자나무 추출물을 포함하는 조성물은 우울증 질환의 예방 및 치료를 위한 의약품 또는 건강기능식품으로 유용하게 이용될 수 있다.

― 공개번호 : 10-2007-0013378, 출원인 : 건국대학교 산학협력단

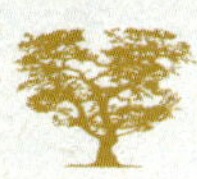

칠엽수

| 사용부위 | 열매, 종자

Aesculus turbinata Blume = [*Aesculus dissimilis* Blume]

- **이명 :** 칠엽나무, 왜칠엽나무, 마로니에
- **생약명 :** 사라자(娑羅子)
- **과명 :** 칠엽수과(Hippocastanaceae)
- **개화기 :** 6~7월

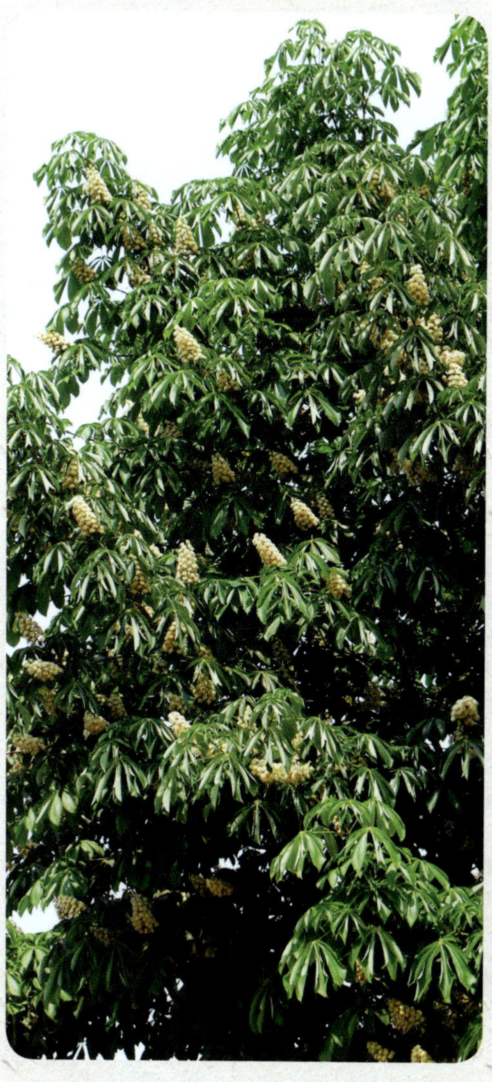

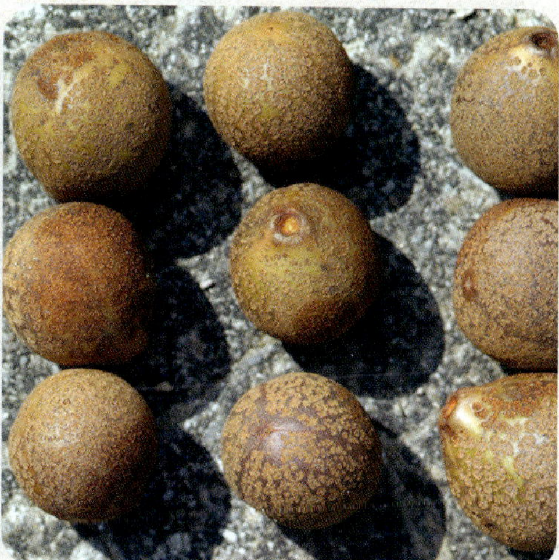

칠엽수_ 열매(채취품)

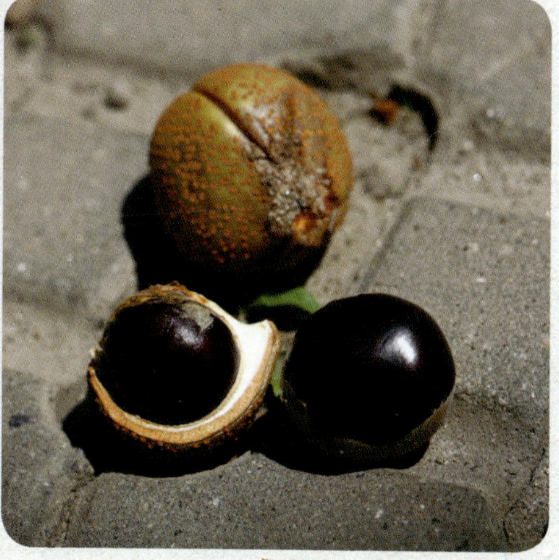

칠엽수_ 열매와 종자(채취품)

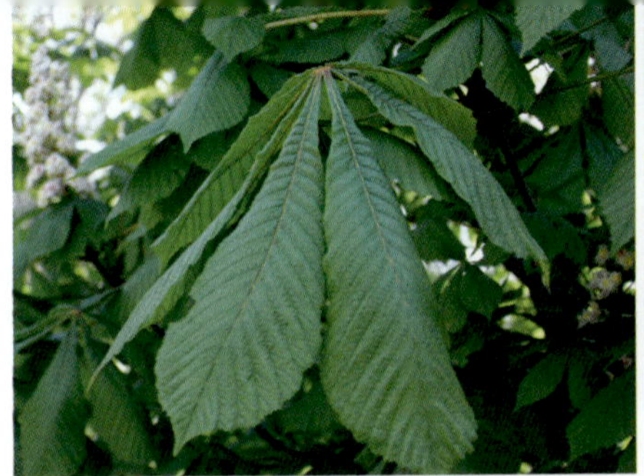
🌰 칠엽수_ 잎

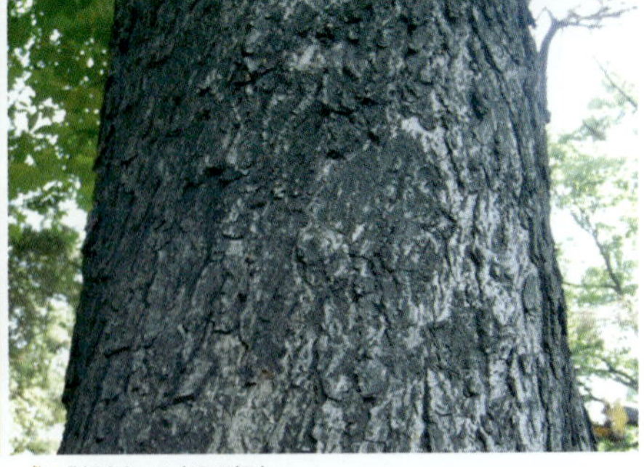
🌰 칠엽수_ 나무껍질

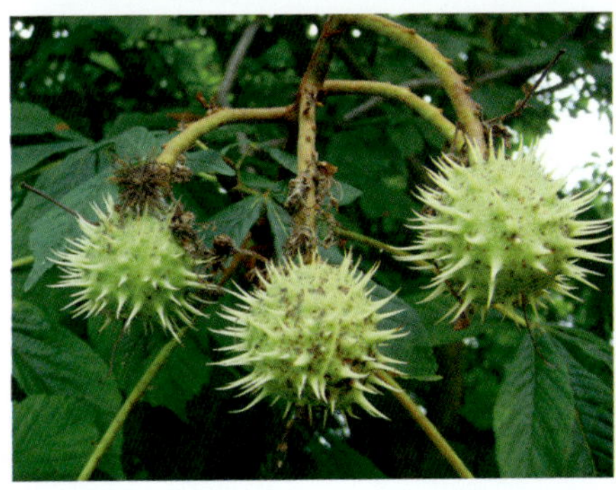
🌰 칠엽수_ 덜 익은 열매

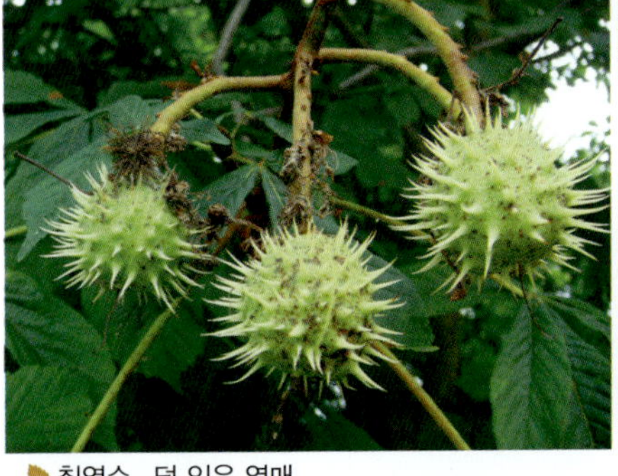
🌰 칠엽수_ 익은 열매

🍃 **생육특성** : 칠엽수는 중부·남부 지방에서 분포하는 낙엽활엽교목으로, 높이가 30m 전후로 자라고, 잎은 손바닥 모양의 겹잎으로 서로 어긋나며 잔잎은 5~7장으로 긴 거꿀달걀 모양에 잎끝이 점점 뾰족해져 날카롭고 가장자리에는 겹톱니가 있다. 꽃은 흰색 또는 담황색으로 6~7월에 원뿔꽃차례로 가지 끝에서 핀다. 열매는 튀는열매인데 거꿀원뿔형으로 9~10월에 익는데 안에는 적갈색의 종자가 들어 있다.

🍃 **채취 방법과 시기** : 열매, 종자는 9~10월에 채취한다.

🍃 **성분** : 열매에는 사포닌이 함유되어 있고, 종자에는 지방유가 함유되어 있는데 주로 올레인산(oleic acid), 스테아린산(stearic acid), 글리세린에스테르(glicerin ester) 등이며 그 외 전분, 조단백, 섬유도 함유되어 있다.

🍃 **성미** : 성질이 따뜻하고, 맛은 달고, 독성이 없다.

🍃 **귀경** : 간(肝), 위(胃), 대장(大腸) 경락에 작용한다.

🍃 **효능과 주치** : 열매는 생약명을 사라자(娑羅子)라고 하며 약성은 따뜻하며 맛은 달고 독성이 없고 소염, 진통작용이 있으며 살충작용이 있고 위장이

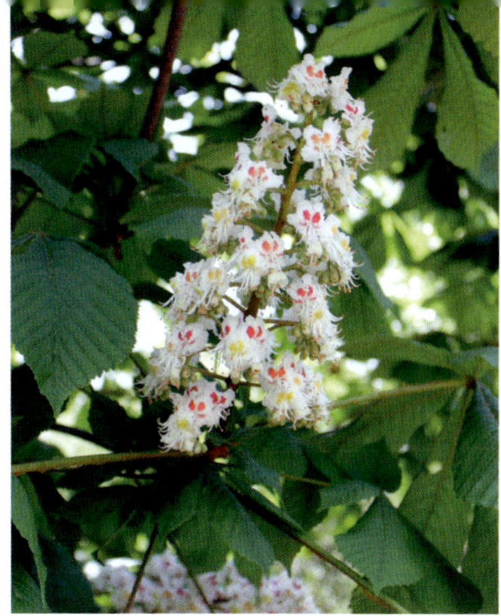

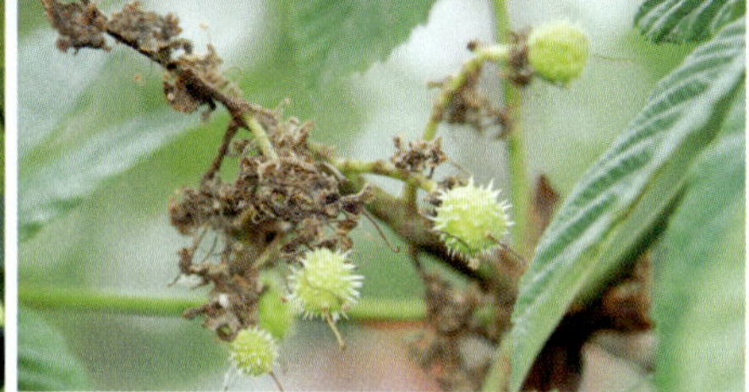
🍂 가시칠엽수_ 꽃

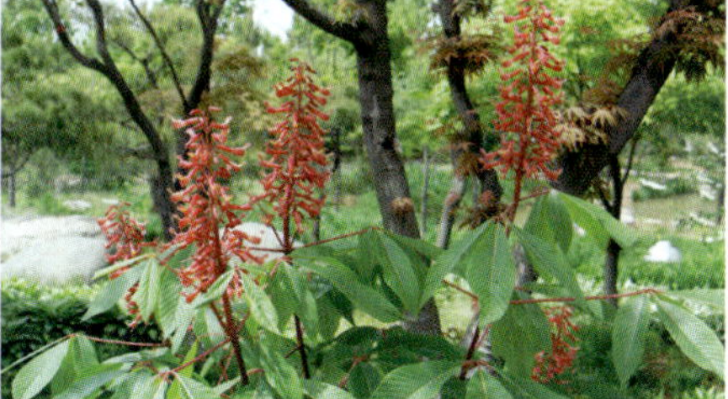
🍂 붉은칠엽수_ 꽃

🍂 칠엽수_ 꽃

차가운 위통과 충통(蟲痛), 말라리아, 이질 등을 치료한다.

🍃 **약용법과 용량** : 말린 열매 20~30g을 물 900mL에 넣어 반이 될 때까지 달여 하루에 2~3회 나눠 마신다.

🍂 **사용 시 주의사항** : 기가 허하거나 음이 냉한 사람은 복용해서는 안 된다.

patent

칠엽수의 기능성 및 효능에 관한 특허자료

▶ **칠엽수 추출물을 함유하는 다크서클 완화용 화장료 조성물**

본 발명은 다크서클을 완화하는 화장료 조성물에 관한 것으로서 더욱 상세하게는 칠엽수 추출물을 유효성분으로 함유하여 안지오텐신Ⅰ 전환 효소를 억제하여 안지오텐신Ⅱ의 생성 억제에 우수한 효과가 있고, 피부의 혈액순환도 촉진할 수 있는 다크서클 완화용 화장료 조성물에 관한 것이다.

– 공개번호 : 10–2010–0104611, 출원인 : (주)더페이스샵

▶ **혈관신생 억제활성을 갖는 칠엽수 추출물을 유효성분으로 하는 조성물**

본 발명은 혈관신생 억제활성을 갖는 칠엽수 추출물을 유효성분으로 하는 조성물 및 이를 함유하는 혈관신생으로 인한 질환의 예방 및 치료용 약학조성물에 관한 것으로서, 사람의 제대혈관내피세포(HUVEC)를 이용한 모세혈관과 같은 관 구조 형성 억제실험, 마우스 마트리젤 모델을 이용한 생체 내 실험을 통하여 칠엽수 추출물이 혈관신생 억제 효능을 가지고 있음을 확인하였으며, 또한 칠엽수 추출물은 매트릭스 메탈로프로테이나제(Matix metalloproteinase; MMP)계 효소에 대한 억제 활성을 확인한 바 본 발명의 칠엽수 추출물을 유효성분으로 하는 조성물은 종양 억제, 전이 억제, 혈관신생에 의한 안과 질환, 건선, 관절염 등 혈관신생에 의한 각종 질환의 치료 및 과다한 MMP 활성과 관련된 질환의 치료에 사용할 수 있다.

– 공개번호 : 10–2003–0035912, 특허권자 : (주)안지오랩

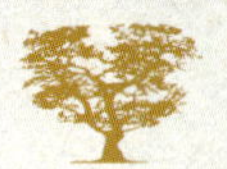

칡

| 사용부위 | 뿌리, 꽃

Pueraria lobata (Willd.) Ohwi = [*Pueraria thunbergiana* (Sieb. et Zucc.) Benth.]

- **이명** : 칙, 칙덤불, 칡덩굴, 칡넝굴, 갈등(葛藤), 갈마(葛麻), 갈자(葛子), 갈화(葛花)
- **생약명** : 갈근(葛根), 갈화(葛花)
- **과명** : 콩과(Leguminosae)
- **개화기** : 8~9월

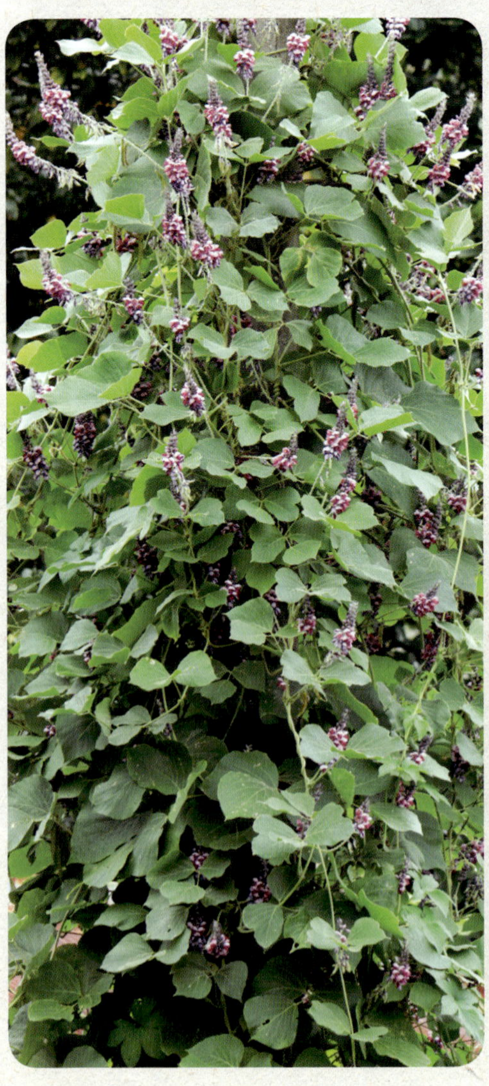

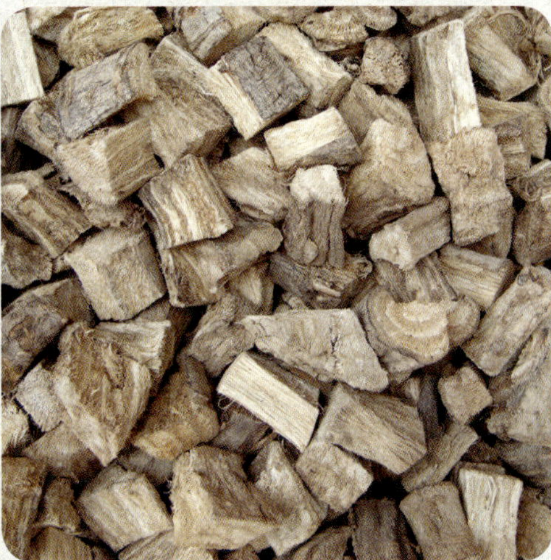

칡_ 뿌리(약재)

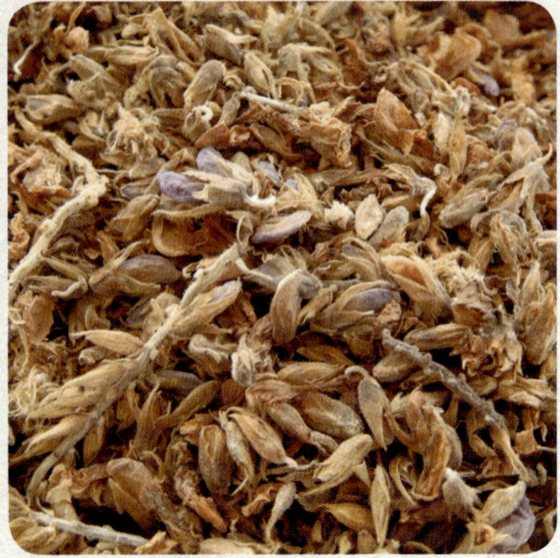

칡_ 꽃(약재 전형)

🌿 **생육특성** : 칡은 전국의 산야, 계곡, 초원의 음습지 등에서 자생하는 낙엽 활엽덩굴성 목본으로, 다른 물체를 감아 올라가는데 덩굴의 길이는 10m 전후로 뻗어 나간다. 잎자루는 길고 서로 어긋나며 잔잎은 능상 원형이고 잎 가장자리는 밋밋하거나 얕게 3개로 갈라진다. 꽃은 홍자색 혹은 홍색으로 8~9월에 총상꽃차례로 잎겨드랑이에서 핀다. 열매의 꼬투리는 넓은 선 모양이며 편평하고 황갈색으로 길며 딱딱한 털이 빽빽하게 나 있는데 9~10월에 익는다.

🍂 **채취 방법과 시기** : 뿌리는 봄·가을, 꽃은 8월 상순경 꽃이 피기 전에 채취한다.

🌿 **성분** : 뿌리에는 식물성 에스트로겐(estrogen), 이소플라본(isoflavone) 성분의 푸에라린(puerarin), 푸에라린자일로시드(puerarin xyloside), 다이드제인(daidzein), 베타-시토스테롤(β-sitosterol), 아락킨산(arackin acid), 전분 등이 함유되어 있다. 잎에는 로비닌(robinin)이 함유되어 있다.

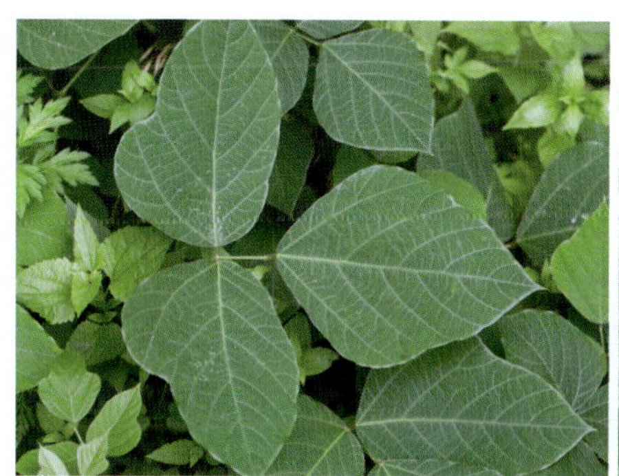

🌱 칡_ 잎

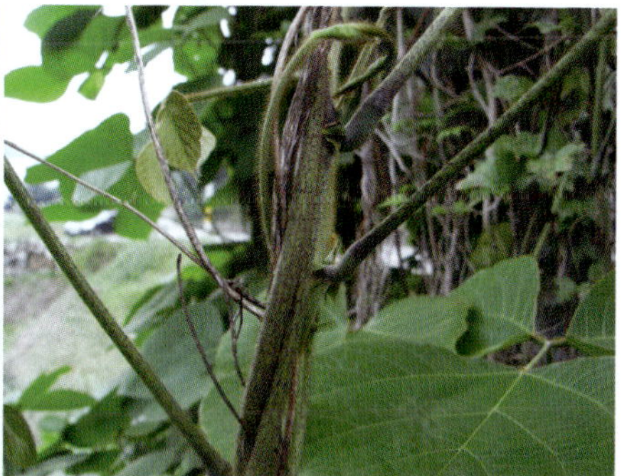

🌱 칡_ 덩굴줄기

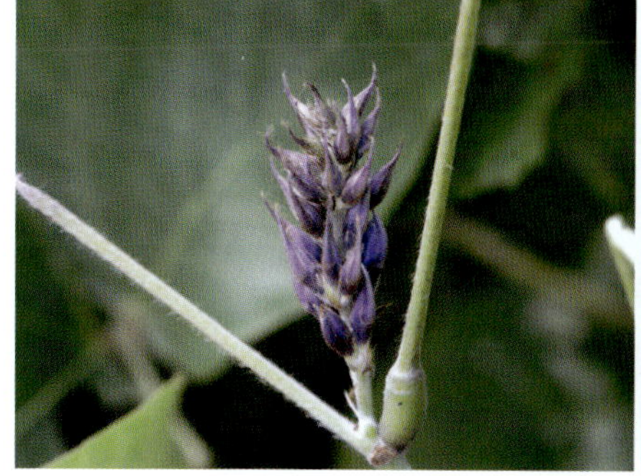

🌱 칡_ 꽃봉오리

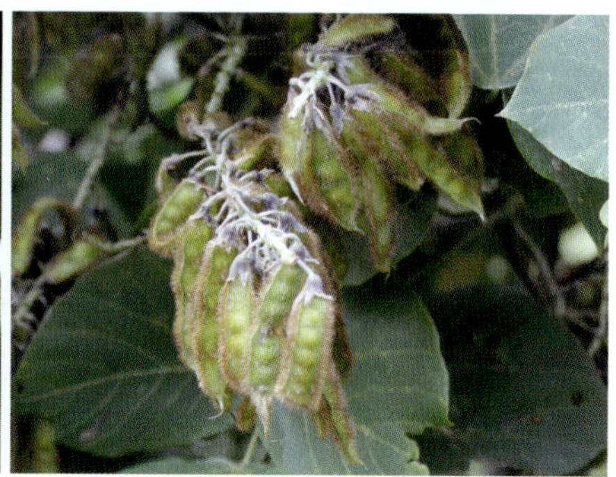

🌱 칡_ 열매

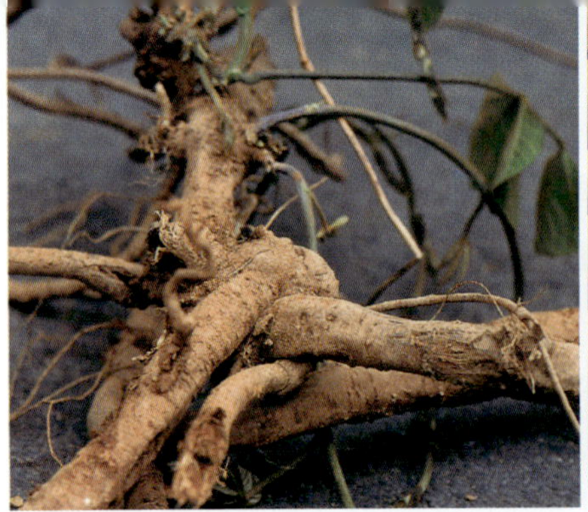
🌿 칡_ 뿌리(채취품)

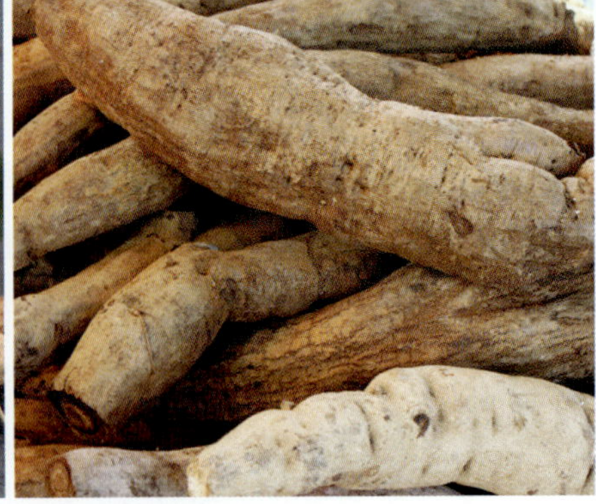
🌿 칡_ 뿌리(약재 전형)

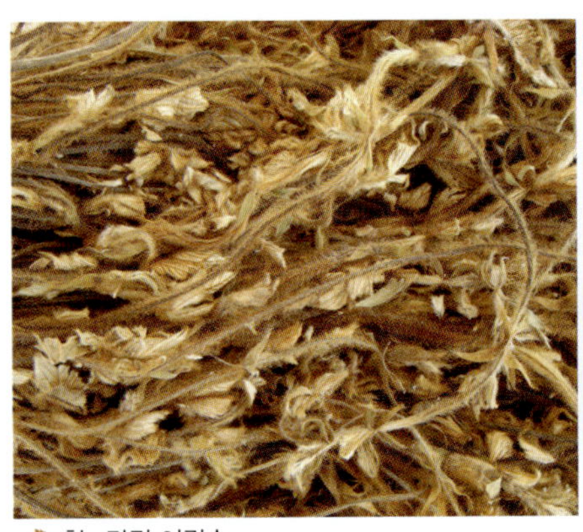
🌿 칡_ 말린 어린순

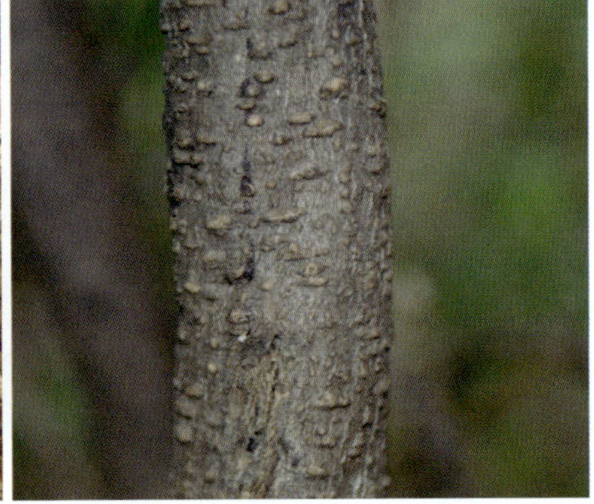
🌿 칡_ 나무껍질

🍃 **성미** : 뿌리는 성질이 평범하고, 맛은 달고 맵다. 꽃은 성질이 시원하고, 맛은 달다.

🍃 **귀경** : 뿌리는 비(脾), 위(胃) 경락에 작용한다. 꽃은 위(胃) 경락에 작용한다.

🍂 **효능과 주치** : 뿌리는 생약명을 갈근(葛根)이라고 하며 해열, 두통, 발한, 감기, 진경, 지갈, 지사, 이질, 고혈압, 협심증, 해독, 난청 등을 치료하며 진정, 항암, 항균, 항산화, 골다공증, 당뇨 등에 효능이 있다. 특히 에스트로겐(estrogen)과 다이드제인(daidzein) 등의 성분이 여성 호르몬 기능을 하여 여성의 갱년기장애와 칼슘 흡수 촉진 등 골다공증 예방 치료에도 도움을 주고, 남성의 전립선암과 전립선 비대 예방 치료에도 도움을 준다. 꽃은 생약명을 갈화(葛花)라고 하며 주독을 풀어주고 속쓰림과 오심, 구토, 식욕부진 등을 치료하며 치질의 내치 및 장풍하혈, 토혈 등의 치료에 효과적이다. 칡 추출물은 암의 예방 및 치료와 여성폐경기 질환의 예방 및 치료, 골다공증의 예방 및 치료에 사용할 수 있다.

【 혼동하기 쉬운 약초 비교 】

칡	등칡
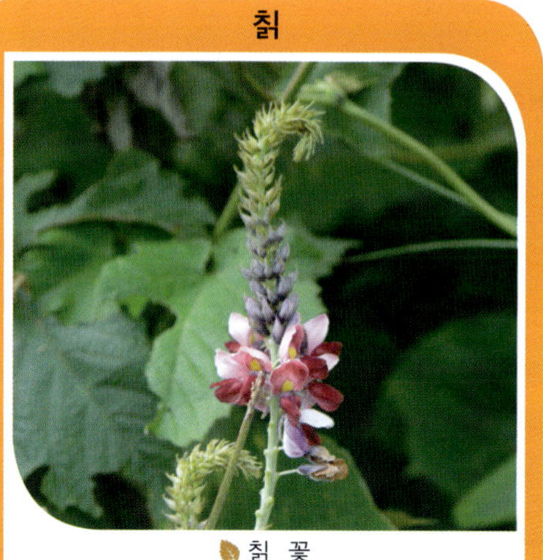	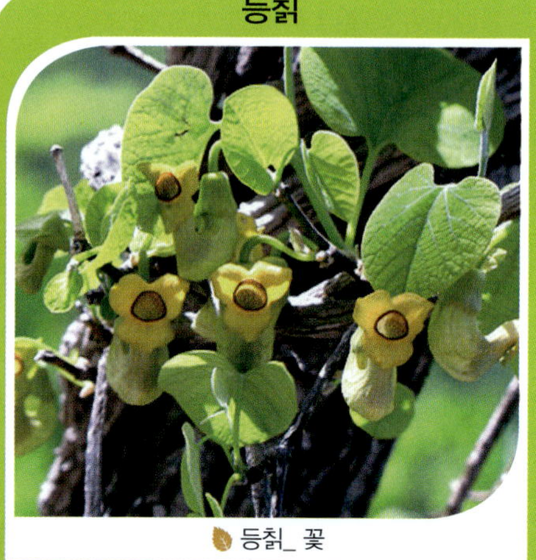
🌱 칡_꽃	🌱 등칡_꽃

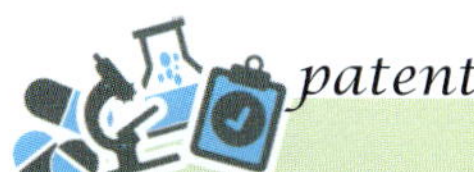

🌿 **약용법과 용량 :** 말린 뿌리 20~30g을 물 900mL에 넣어 반이 될 때까지 달여 하루에 2~3회 나눠 마시거나, 짓찧어 즙을 내어 먹어도 된다. 외용할 경우에는 짓찧어서 환부에 붙인다. 말린 꽃 20~30g을 물 900mL에 넣어 반이 될 때까지 달여 하루에 2~3회 나눠 마신다.

patent

칡의 기능성 및 효능에 관한 특허자료

▶ **갈근 추출물을 함유하는 암 치료 및 예방을 위한 약학조성물**

본 발명은 갈근(칡 뿌리) 추출물을 함유하는 암 치료 및 예방을 위한 약학조성물에 관한 것으로, 보다 구체적으로 본 발명의 추출물은 CT-26 세포와 같은 결장암에서 강력한 항암 활성을 나타낼 뿐만 아니라. 암 조직 성장 억제 및 면역 조절물질들의 생성을 증가시킴을 확인하여 암 질환의 예방, 억제 및 치료에 우수한 항암제 또는 항암 보조제 효능을 갖는 의약품 및 건강기능식품으로서 유용하다.

— 공개번호 : 10-2014-0049218, 출원인 : 원광대학교 산학협력단

▶ **골다공증 예방 및 치료에 효과를 갖는 갈근 추출물**

본 발명은 골다공증 예방 및 치료에 효과를 갖는 갈근(칡 뿌리) 추출물에 관한 것으로서, 구체적으로 갈근 추출물에는 다이드제인. 제니스테인, 포르모노네틴 등의 식물 에스트로겐이 다량 포함되어 있으므로 본 발명에 의한 갈근 추출물은 골다공증 치료제 또는 예방제로서 유용하게 사용될 수 있을 뿐만 아니라 건강식품으로도 응용될 수 있다.

— 공개번호 : 10-2002-0002353, 출원인 : 한국한의학연구원

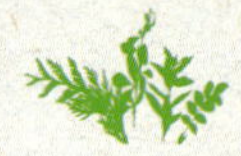

편도선염, 칼에 벤 상처, 종기와 부스럼을 치료하는

콩제비꽃 | 사용부위 | 어린순, 전초

Viola verecunda A. Gray

- 이명 : 콩오랑캐, 조개나물, 조갑지나물, 좀턱제비꽃
- 생약명 : 소독약(消毒藥), 근채(菫菜)
- 과명 : 제비꽃과(Violaceae)
- 개화기 : 4~5월

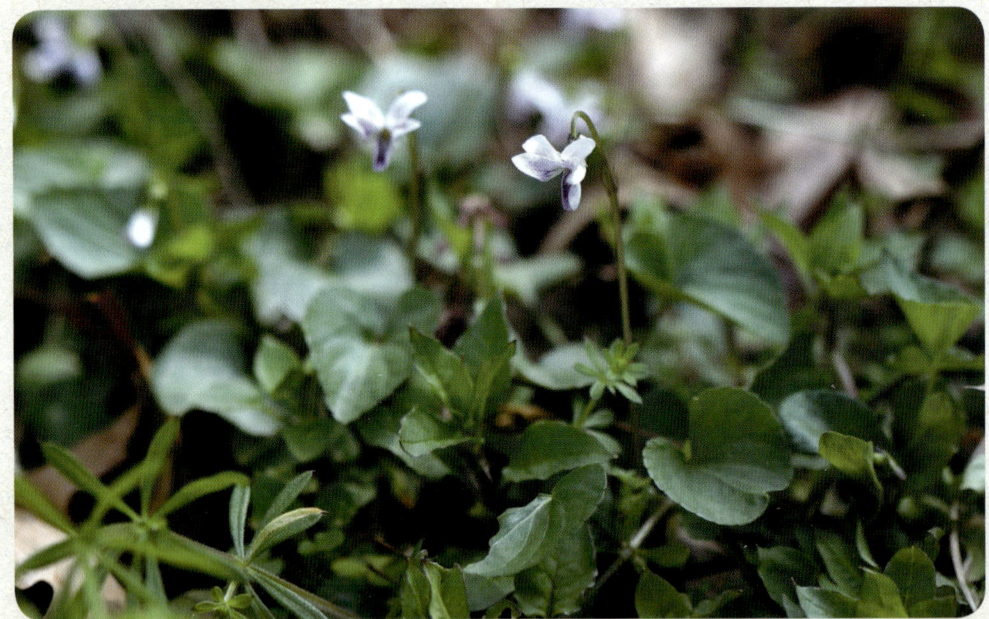

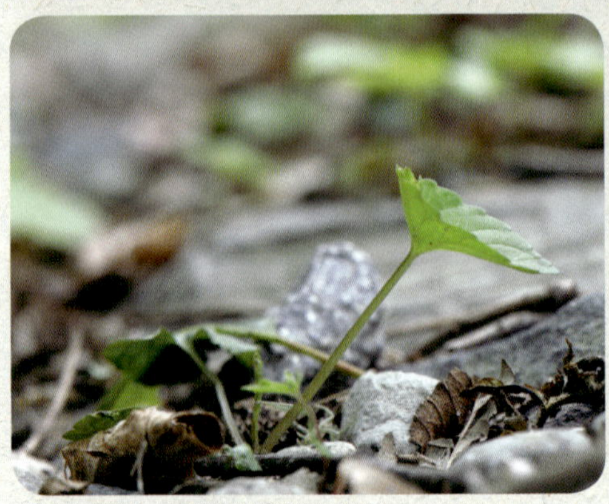

콩제비꽃_ 약재로 사용하는 어린순

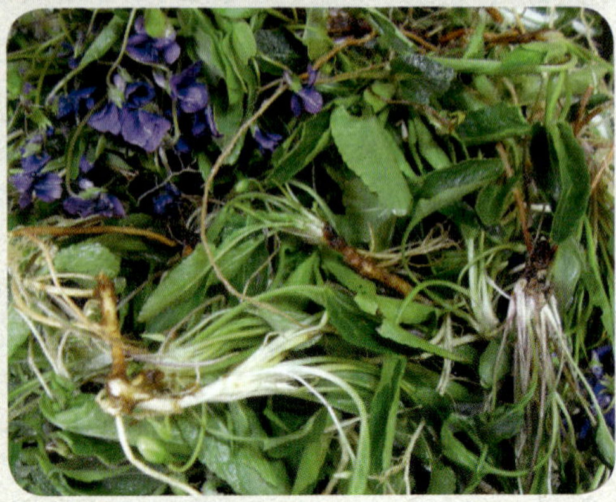

콩제비꽃_ 전초(채취품)

- **생육특성** : 콩제비꽃은 전역의 산과 들의 습기가 있는 곳에서 자라는 여러해살이풀이다. 생육환경은 양지 혹은 반그늘의 습기가 많은 곳이다. 키는 5~20cm이고, 잎은 길이가 1.5~2.5cm, 너비는 2~3.5cm로 가장자리에는 둔한 톱니가 있으며 잎자루가 잎보다 2~4배 정도 길다. 줄기잎은 어긋나고 위로 올라갈수록 잎자루가 짧아진다. 꽃은 흰색으로 4~5월에 원줄기 윗부분의 잎겨드랑이에서 나오는 긴 꽃줄기에서 1송이씩 핀다. 열매는 8~9월경에 긴 달걀 모양으로 달린다.

- **채취 방법과 시기** : 이른 봄에 어린순을 채취하고, 7~8월에 전초를 채취하여 햇볕에 말리거나 생것으로 사용한다.

- **성분** : 플라보노이드(flavonoid)가 함유되어 있다.

- **성미** : 성질이 시원하고, 맛은 쓰고 맵다.

- **귀경** : 간(肝), 비(脾), 폐(肺) 경락에 작용한다.

- **효능과 주치** : 열을 내리고 독성을 풀어주며 혈행을 좋게 하고 출혈을 멈추게 하는 지혈의 효능이 있어서 편도선염, 칼에 벤 상처, 각종 종기나 부스럼으로 인한 독을 치료하는 데 사용한다.

- **약용법과 용량** : 외용할 경우에는 적당량을 짓찧거나 가루로 만들어 소합하여 환부에 도포한다.

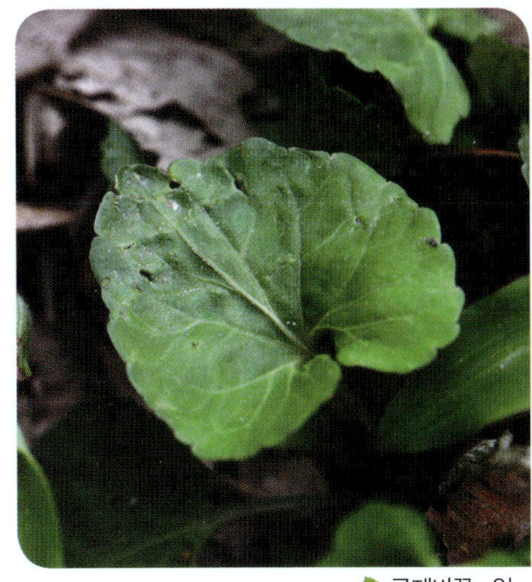

콩제비꽃_ 잎

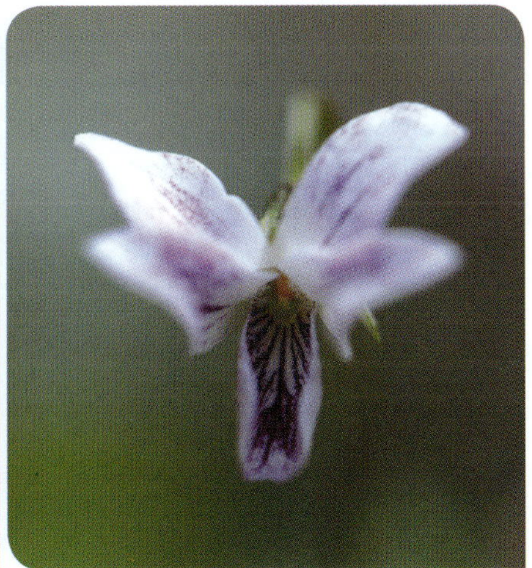

콩제비꽃_ 꽃

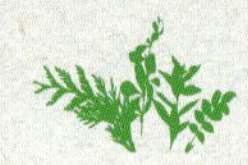

큰까치수염

| 사용부위 | 어린순, 전초

Lysimachia clethroides Duby

- **이명** : 큰까치수영, 민까치수염, 큰꽃꼬리풀
- **생약명** : 진주채(珍珠菜)
- **과명** : 앵초과(Primulaceae)
- **개화기** : 6~8월

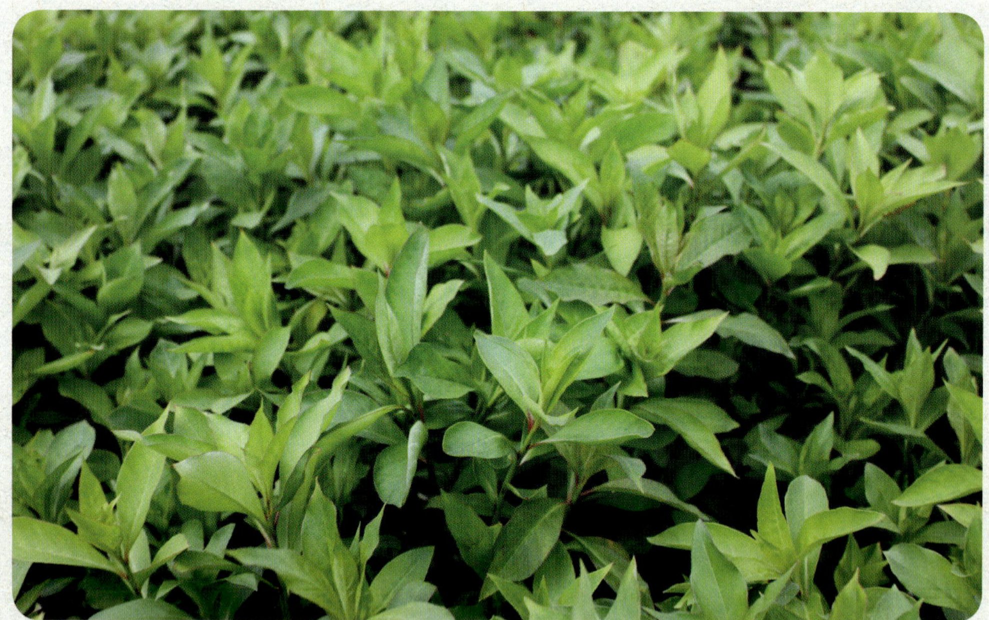

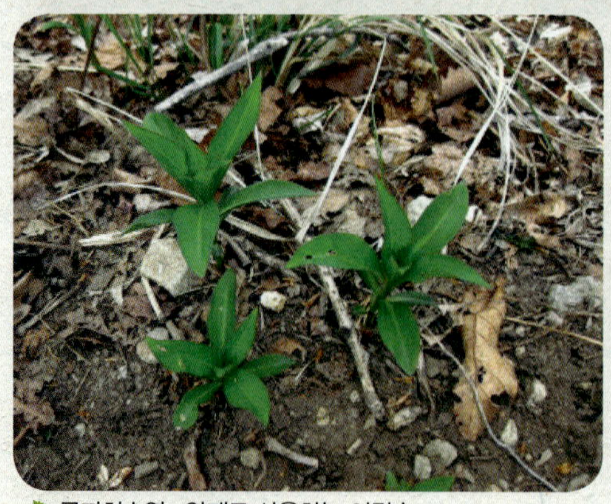

큰까치수염_ 약재로 사용하는 어린순

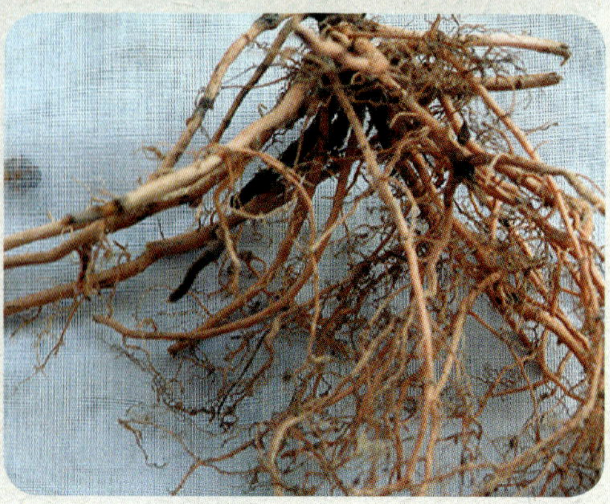

큰까치수염_ 뿌리(채취품)

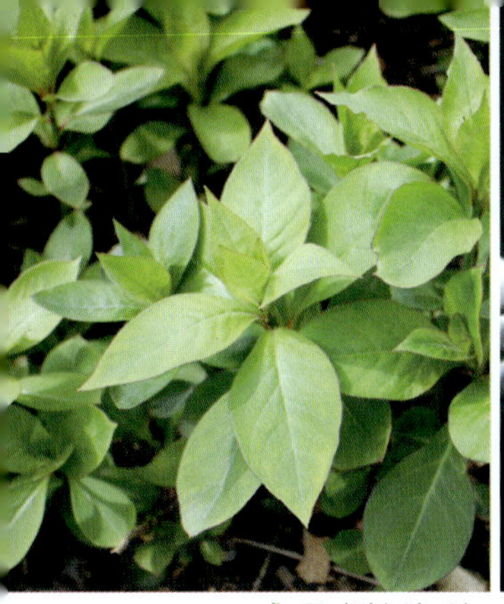
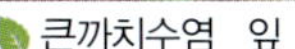
🌿 큰까치수염_ 잎

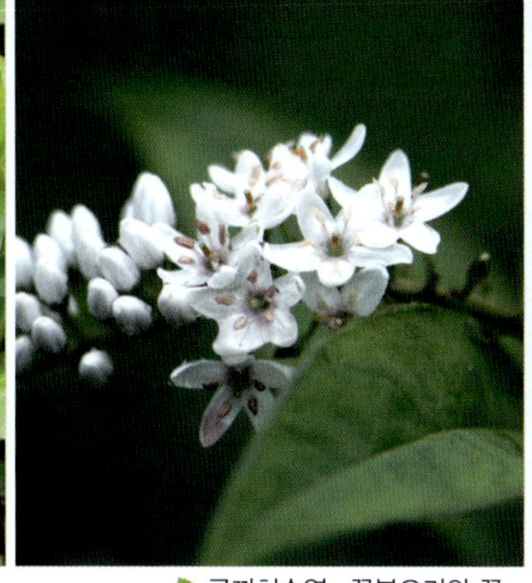
🌿 큰까치수염_ 꽃봉오리와 꽃

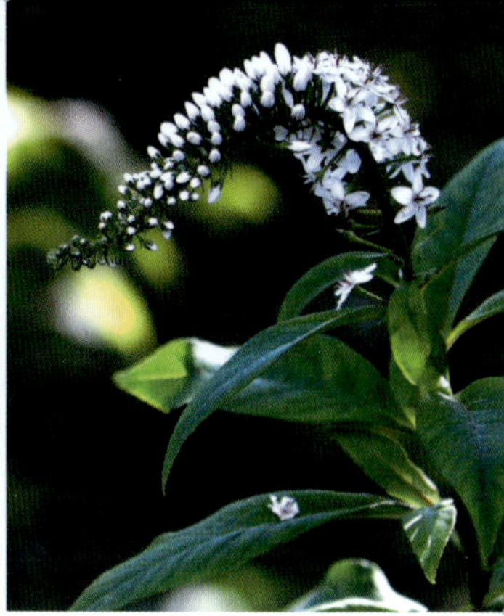
🌿 큰까치수염_ 꽃대

🌿 **생육특성** : 큰까치수염은 각처의 산에서 흔히 자생하는 여러해살이풀로, 생육환경은 양지 혹은 반그늘이다. 키는 50~100cm이고, 잎은 길이가 6~14cm, 너비가 2~5cm로 끝이 뾰족하고 어긋난다. 꽃은 흰색으로 6~8월에 원줄기 끝에서 한쪽으로 파도 물결처럼 아래에서 위쪽으로 올라가며 작은꽃들이 뭉쳐 핀다. 열매는 9~10월경에 달리는데 둥글고 지름은 0.25cm 정도이다.

🍂 **채취 방법과 시기** : 이른 봄에 어린순을 채취하고, 여름에 전초를 채취하여 신선한 상태나 그늘에 말려 사용한다.

🌿 **성문** : 뿌리에는 프리뮬라게닌(primulagenin), 전초에는 사포닌, 프림베라제(primverase) 등이 함유되어 있다.

🌿 **성미** : 성질이 평범하고, 맛은 시고 떫다.

🌿 **귀경** : 심(心), 신(腎) 경락에 작용한다.

🔥 **효능과 주치** : 혈행을 좋게 하는 활혈, 수도를 이롭게 하는 이수, 종기를 삭이는 소종, 경도를 고르게 하는 조경(調經) 등의 효능이 있어서 월경불순, 월경통, 백대하, 수종, 인후종통, 타박상, 림프샘염, 이질, 부스럼이나 종기 등을 치료하는 데 사용한다.

🌿 **약용법과 용량** : 말린 약재 15~30g을 물 1L에 넣어 1/3이 될 때까지 달여 하루에 2~3회 나눠 마시거나, 즙을 내어 마시기도 한다. 외용할 경우에는 짓찧어서 환부에 붙이거나 달인 액으로 환부를 닦아낸다.

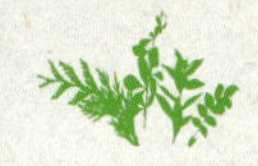

큰메꽃

| 사용부위 | 어린순, 전초

Calystegia sepium (L.) R. Br.

- 이명 : 넓은잎메꽃, 음양곽메꽃
- 생약명 : 선화근(旋花根), 구구앙(拘拘秧)
- 과명 : 메꽃과(Convolvulaceae)
- 개화기 : 6~8월

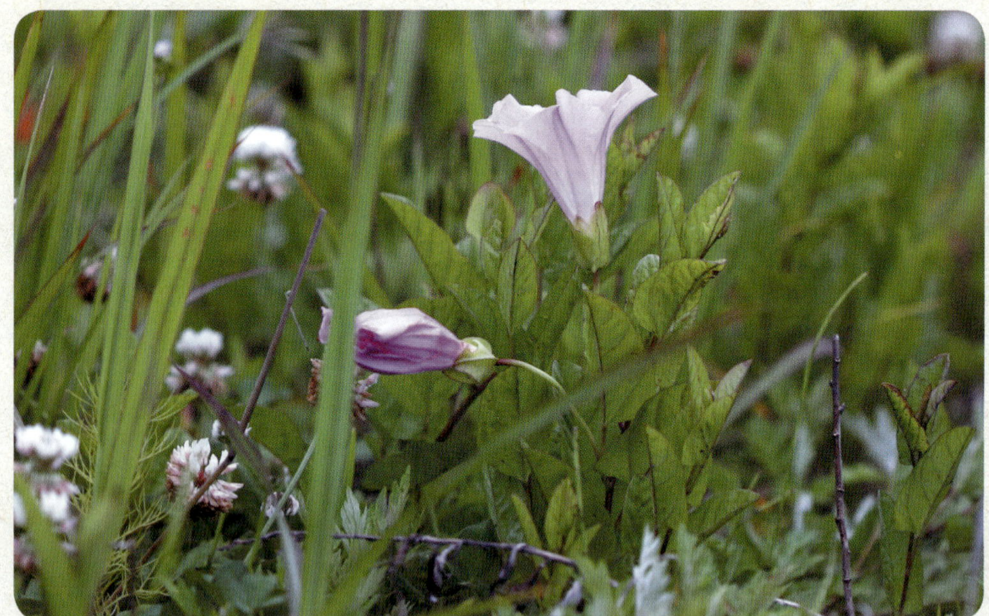

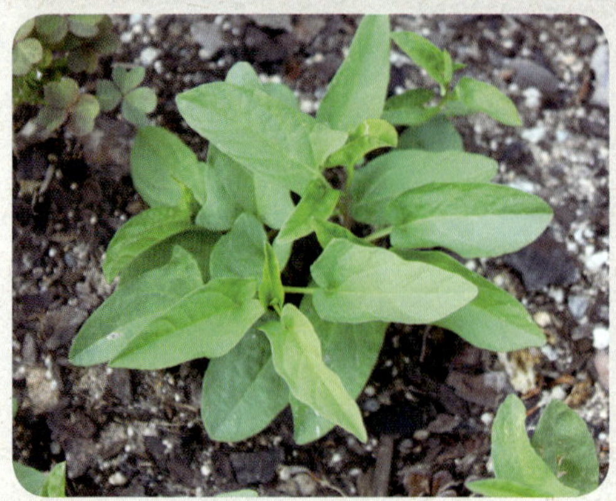

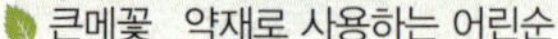

큰메꽃_ 약재로 사용하는 어린순

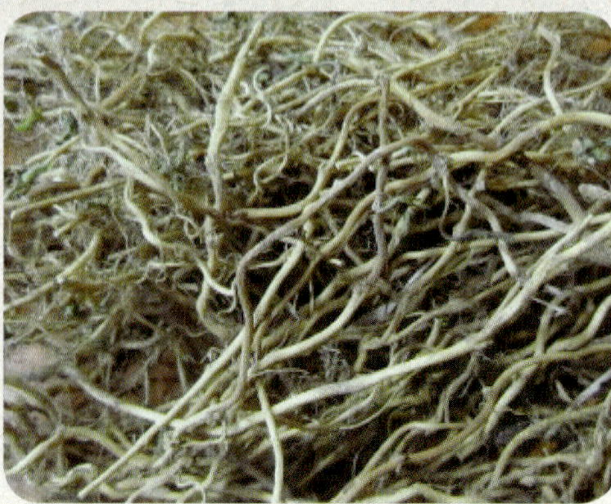

큰메꽃_ 뿌리(약재 전형)

🌿 **생육특성** : 큰메꽃은 경기도 이북의 들이나 밭에서 나는 덩굴성 여러해살이풀이다. 생육환경은 토양의 비옥도에 관계없이 햇빛이 잘 들어오고 물 빠짐이 좋은 곳이며, 키는 20~70cm이다. 잎은 어긋나는데 삼각형으로 길이는 4~8cm, 너비는 3~7cm로 가장자리가 밋밋하고 밑부분이 옆으로 퍼져 2개로 갈라지고 위 끝이 뾰족하다. 줄기는 덩굴성으로 땅속에 있는 뿌리에서 중간중간 줄기가 올라온다. 꽃은 6~8월에 연한 홍색으로 잎겨드랑이에서 꽃줄기가 나와 끝에 깔때기 모양으로 피는데 길이는 5~6cm이다. 열매는 9~10월경에 황갈색으로 달리는데 종자는 흑갈색이다.

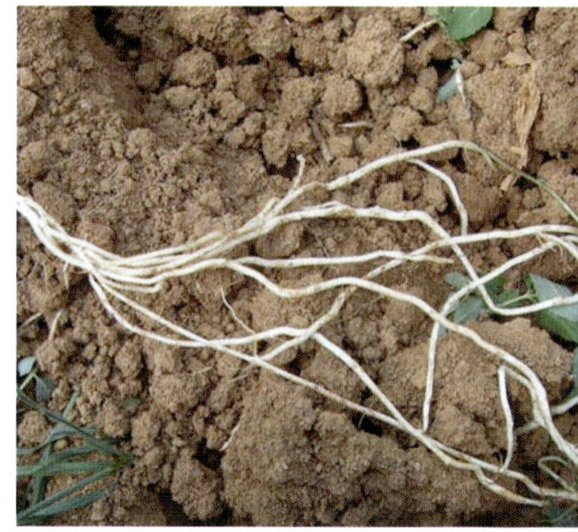

🌱 큰메꽃_ 뿌리(채취품)

🍂 **채취 방법과 시기** : 어린순과 땅속줄기는 여름부터 가을에 채취하여 신선한 상태로 사용하거나 햇볕에 말린다. 꽃은 6~8월경에 채취하여 그늘에서 말린다.

🌿 **성분** : 줄기와 잎에는 캠페롤-3-람노글루코사이드(kaempferol-3-rhamnoglucoside), 사포닌 등이 함유되어 있다.

🌿 **성미** : 성질이 따뜻하고, 맛은 달고 쓰다.

🍃 **귀경** : 비(脾), 신(腎) 경락에 작용한다.

🍂 **효능과 주치** : 기를 더해주는 익기, 소변을 잘 나오게 하는 이수, 혈당을 조절하는 항당뇨 등의 효능이 있어서 신체가 허약하고 기가 손상되었을 때 사용할 수 있다. 또한 소변 배출이 원활하지 않은 소변불리, 고혈압, 당뇨병 등에 응용할 수 있다.

사용하는 부위에 따라서 어린순과 땅속줄기(지하경)는 구구앙(拘拘秧), 꽃은 선화(旋花), 뿌리는 선화근이라 하며, 부위별 약재의 효능은 다음과 같다.

① 어린순과 지하경 : 설사를 멈추고 이뇨의 효능이 있으며 지하경은 소화를 돕고 식욕을 촉진시키며 소변과 대변의 배출을 돕고 건위, 강장, 당

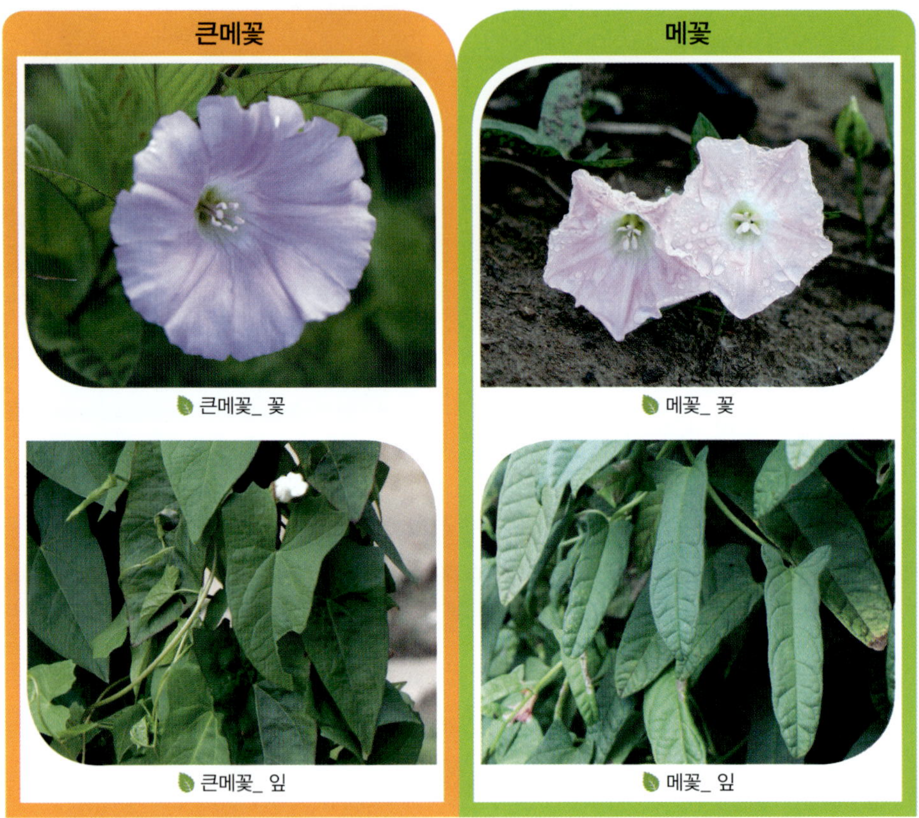

뇨병 치료에 약으로 사용한다. 골절, 칼에 베인 데 등의 외용할 경우에는 전초를 짓찧어서 환부에 바른다.

② 꽃 : 기를 보하고 얼굴 주근깨나 기미, 피부색이 검게 되는 것을 치료하는 데 사용한다.

③ 뿌리 : 정기를 더하고, 과로나 방사과다로 인한 기의 손상을 보한다. 또한 한사나 열사를 다스리고 단독, 쇠붙이에 의해 생긴 상처, 소아열독(小兒熱毒)을 치료하는 데 사용한다. 달여서 마시거나 짓찧어서 즙을 내어 마신다.

🌿 **약용법과 용량** : 말린 약재 20~40g을 물 700mL에 넣어 끓기 시작하면 약하게 줄여 200~300mL가 될 때까지 달여 하루에 2회 나눠 마신다. 신선한 상태로 채취하여 생즙을 내어 마시기도 한다.

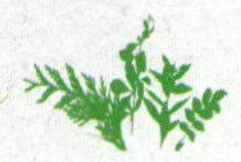

관절염, 타박상, 목의 통증, 붕루, 자궁염을 치료하는

큰뱀무

Geum aleppicum Jacq.

- 이명 : 큰배암무
- 생약명 : 오기조양초(五氣朝陽草)
- 과명 : 장미과(Rosaceae)
- 개화기 : 6~7월

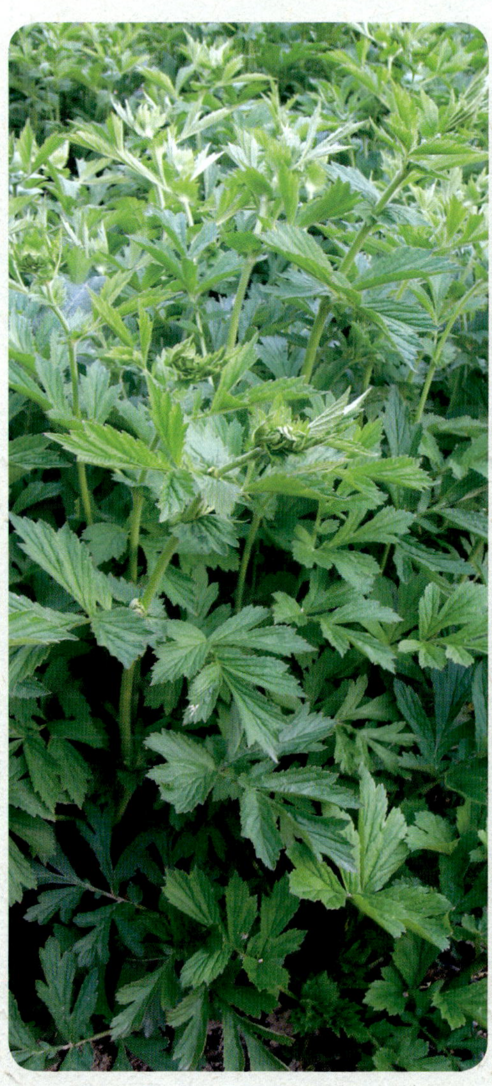

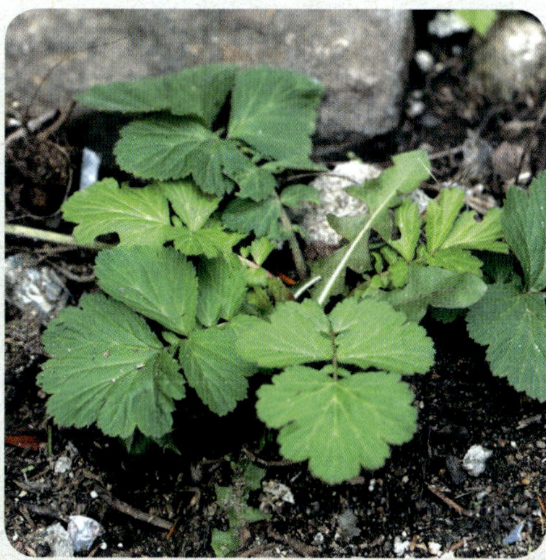

🌿 큰뱀무_ 약재로 사용하는 어린순

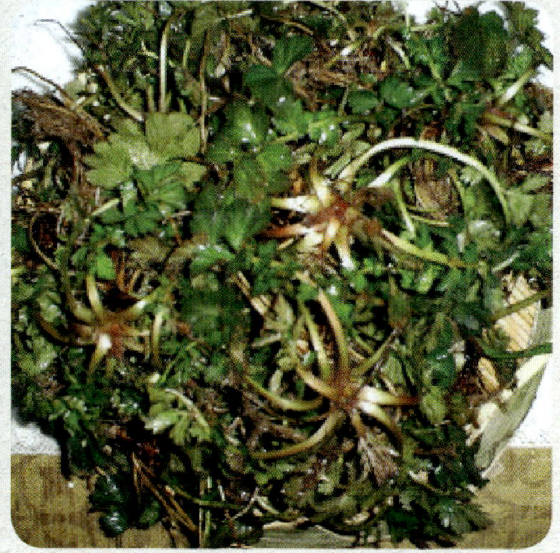

🌿 큰뱀무_ 전초(채취품)

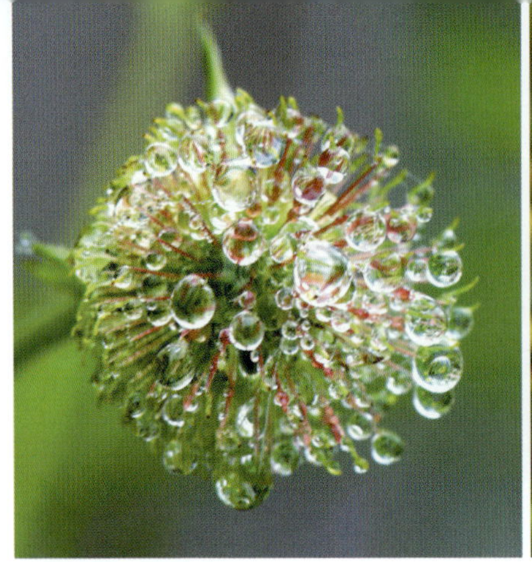
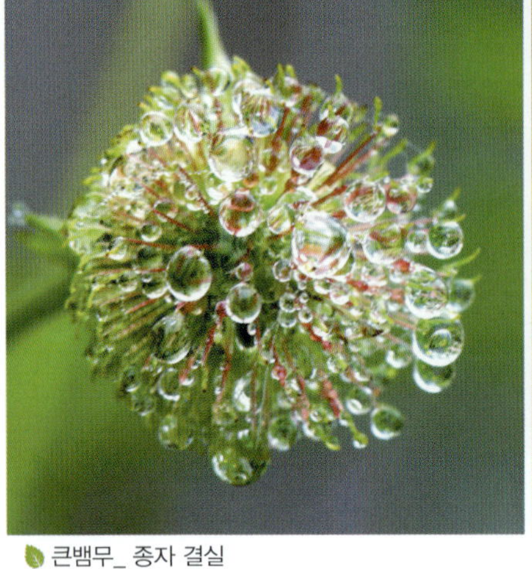
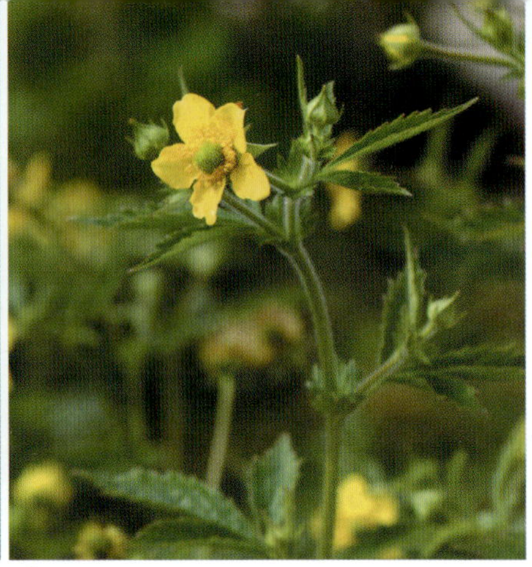

🌿 큰뱀무_ 종자 결실

🌿 큰뱀무_ 지상부

🔵 **생육특성 :** 큰뱀무는 전국 각지의 산야에서 자라는 여러해살이풀로, 생육환경은 햇빛이 잘 들고 부엽질이 풍부한 곳이다. 키는 30~100cm이며, 잎은 뿌리에서 생긴 것은 밀집해서 나고 잔잎은 3~5장이며 끝은 뾰족하고 고르지 못한 톱니가 깊이 패어 있다. 잎줄기 끝에 달린 잔잎은 사각형 달걀 모양 또는 원형이며 잎 끝이 뾰족하거나 둥글고 잎 밑은 뾰족하거나 약간 심장 모양으로 불규칙한 톱니가 있다. 줄기는 곧추서며 전체에는 옆으로 벌어진 털이 나 있다. 꽃은 노란색으로 6~7월에 줄기나 가지 끝에서 3~10송이가 펼쳐지듯 핀다. 열매는 8월경에 타원형으로 달리는데 황갈색 털이 빽빽하게 나 있고 꼭대기에는 갈고리 모양의 암술대가 달려 있다.

🍂 **채취 방법과 시기 :** 이른 봄에 어린순을 채취하고, 여름부터 가을에 전초를 채취하여 그늘에서 건조하거나 신선한 것을 쓴다.

🍃 **성분 :** 타닌(tannin), 플라보노이드(flavonoid) 등이 함유되어 있다.

🔵 **성미 :** 성질이 평범하고, 맛은 달고 맵다.

🟣 **귀경 :** 간(肝), 비(脾), 폐(肺) 경락에 작용한다.

🟠 **효능과 주치 :** 풍사를 제거하는 거풍, 경련을 가라앉히는 진경, 혈행을 좋게 하는 활혈, 습사를 제거하는 제습, 종기를 삭이는 소종의 효능이 있어서 관절염이나 류머티즘성 관절염, 타박상, 이질, 붕루, 백대하, 종기나 부스럼, 목구멍이 붓고 아픈 병증, 자궁염, 어린아이들의 심한 경기, 급성 유선염 등을 치료하는 데 사용한다.

큰뱀무	뱀무
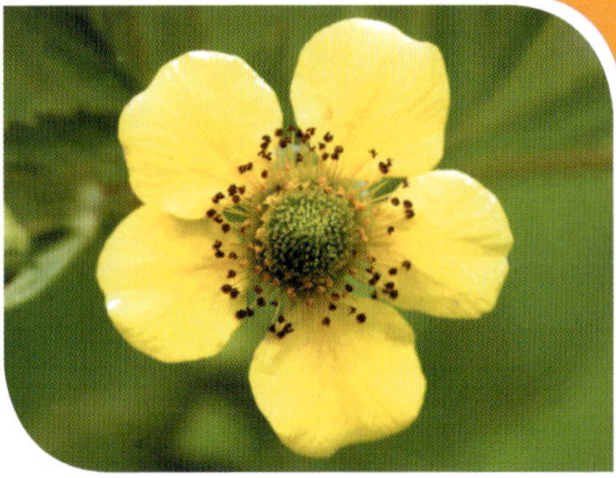 🌿 큰뱀무_ 꽃	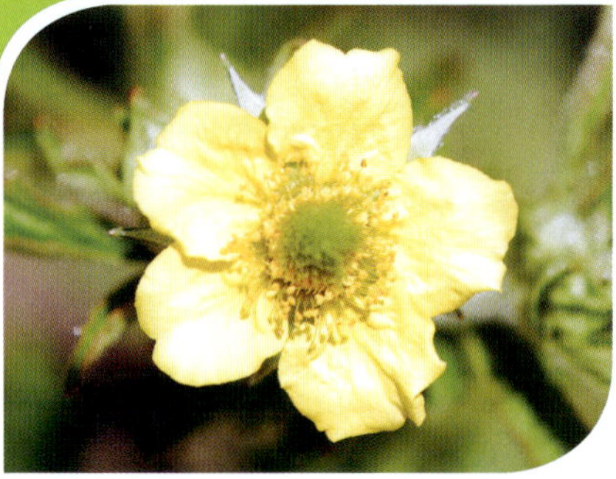 🌿 뱀무_ 꽃
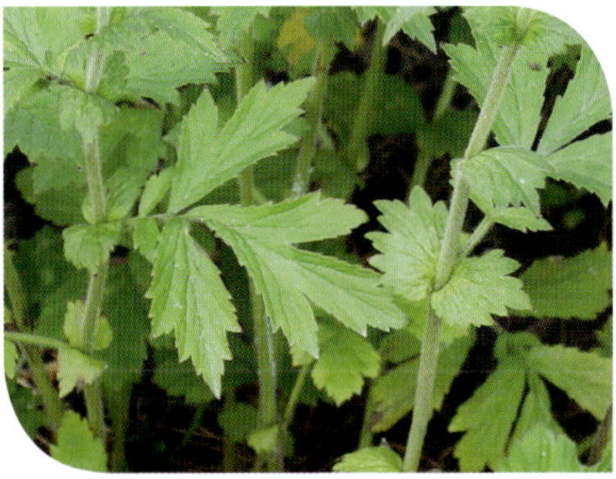 🌿 큰뱀무_ 잎	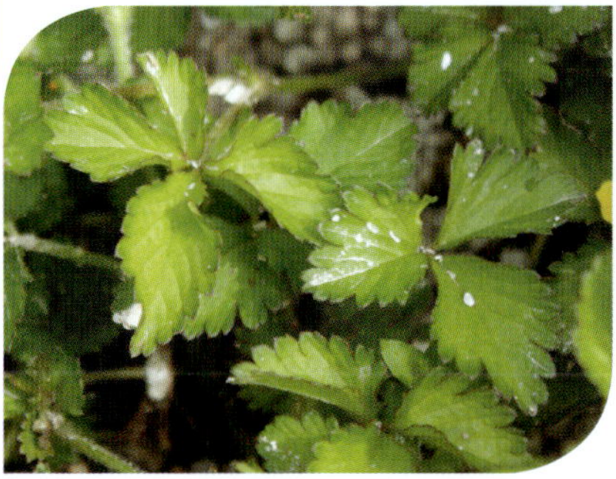 🌿 뱀무_ 잎

🌿 **약용법과 용량** : 말린 약재 5~15g을 물 1L에 넣어 1/3이 될 때까지 달여 하루에 2~3회 나눠 마시거나, 즙을 내어 마시기도 한다. 외용할 경우에는 짓찧어서 환부에 붙인다.

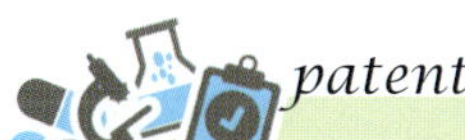
patent

큰뱀무의 기능성 및 효능에 관한 특허자료

▶ **큰뱀무 함유 약학적 조성물 또는 식품 조성물**

본 발명은 부작용이 적어 안전하면서도 장 내분비세포 자극 활성이 뛰어난 약학적 조성물 또는 식품 조성물에 관한 것으로서, 큰뱀무 추출물을 유효성분으로 포함한다. 본 발명의 조성물은 당뇨병 예방 및 개선, 심장질환 개선, 소화 장애 및 흡수 장애 개선 또는 치료, 항비만 또는 식욕 억제, 동맥경화증 개선, 신경보호작용, 또는 간질환 치료 또는 개선 등을 위한 약학적 조성물 또는 식품 조성물로 유용하게 사용될 수 있다.

– 공개번호 : 10-2014-0083867, 출원인 : 한국식품연구원

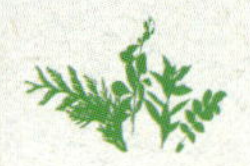

기침과 천식, 식적창만, 대장출혈, 폐결핵을 치료하는

큰애기나리

Disporum viridescens (Maxim.) Nakai

- 이명 : 중애기나리
- 생약명 : 보주초(寶珠草)
- 과명 : 백합과(Liliaceae)
- 개화기 : 5~6월

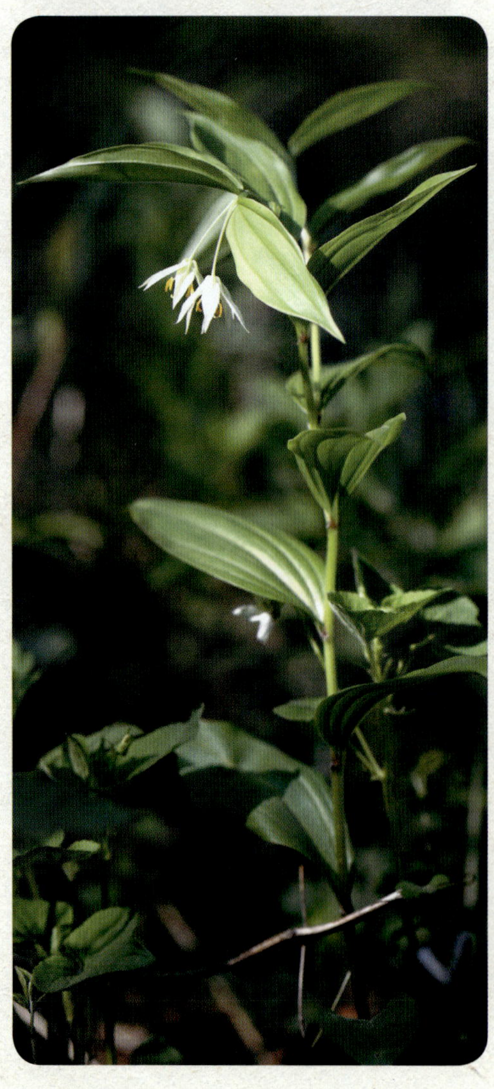

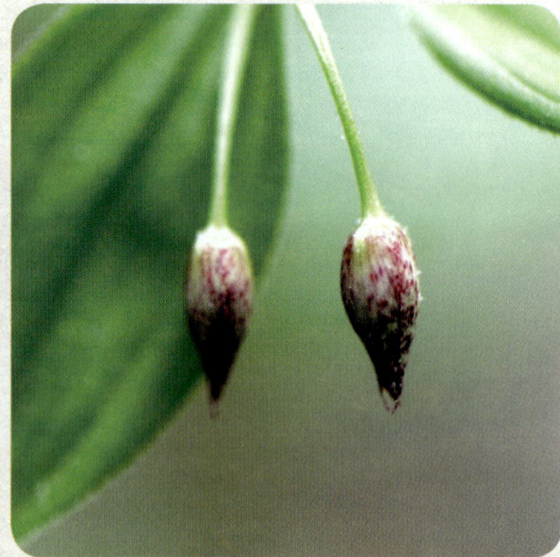

🌿 큰애기나리_ 꽃봉오리

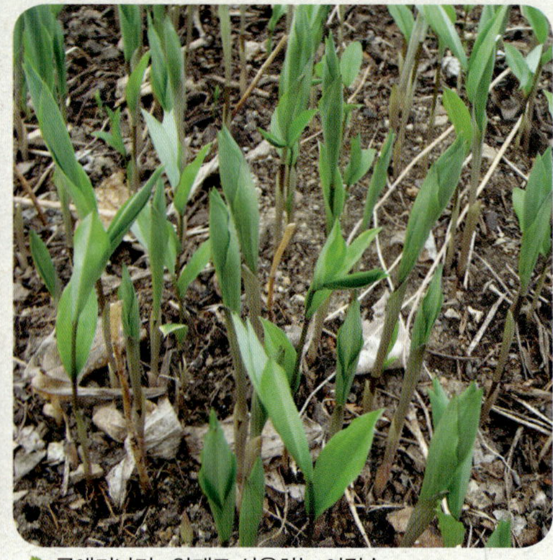

🌿 큰애기나리_ 약재로 사용하는 어린순

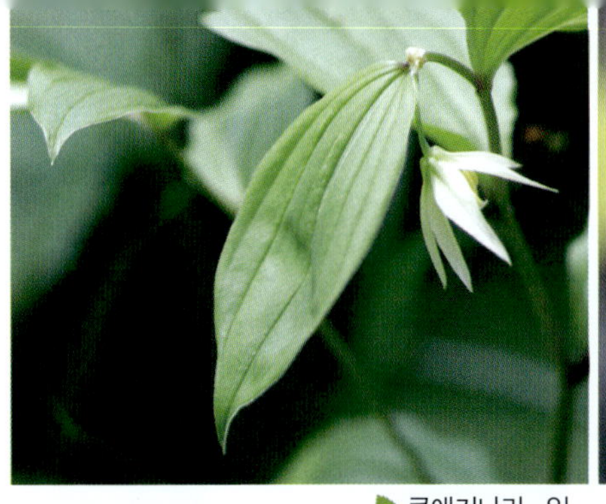

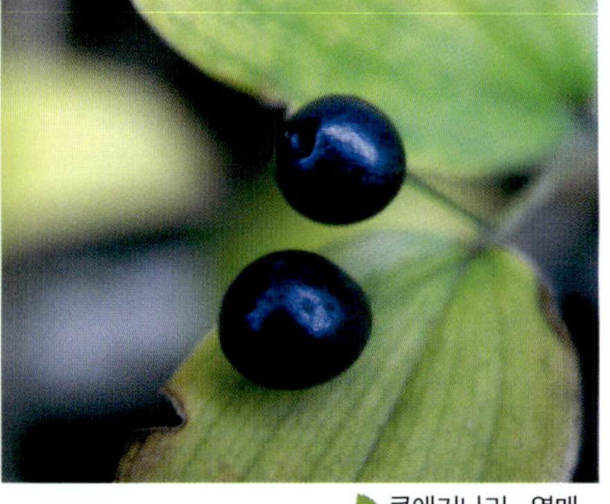

🌿 큰애기나리_ 잎

🌿 큰애기나리_ 열매

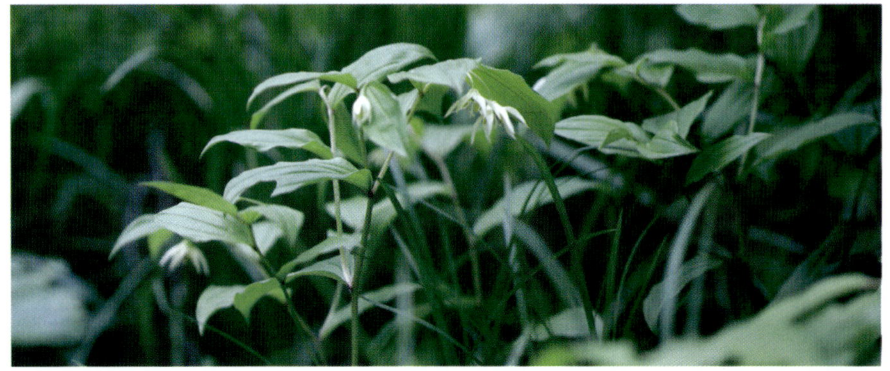

🌿 큰애기나리_ 무리

🌿 **생육특성 :** 큰애기나리는 각처 산지의 숲속에서 자라는 여러해살이풀이다. 생육환경은 햇빛이 간접적으로 들어오는 나무 아래나 숲속의 유기질이 많고 물 빠짐이 좋은 곳이다. 키는 30~70cm이고, 잎은 길이가 6~12cm, 너비가 2~5cm로 타원형으로 마주난다. 꽃은 흰색으로 5~6월에 줄기 끝에서 1~3개가 아래를 향해 피는데 꽃잎은 6장이다. 열매는 둥글며 8~9월경에 검은색으로 익는다.

🌿 **채취 방법과 시기 :** 이른 봄에 어린순을, 전초는 가을부터 겨울에 채취하여 햇볕에 말린다.

🌿 **성미 :** 성질이 따뜻하고, 맛은 맵다.

🌿 **귀경 :** 간(肝), 비(脾), 폐(肺) 경락에 작용한다.

🌿 **효능과 주치 :** 폐를 윤활하게 하는 윤폐, 기침을 멎게 하는 지해(止咳), 비를 튼튼하게 하는 건비(健脾), 적취(積聚)를 없애서 가슴과 배가 답답한 것을 풀어주는 소적(消積)의 효능이 있다. 또한 풍사와 습사를 제거하는 효능이

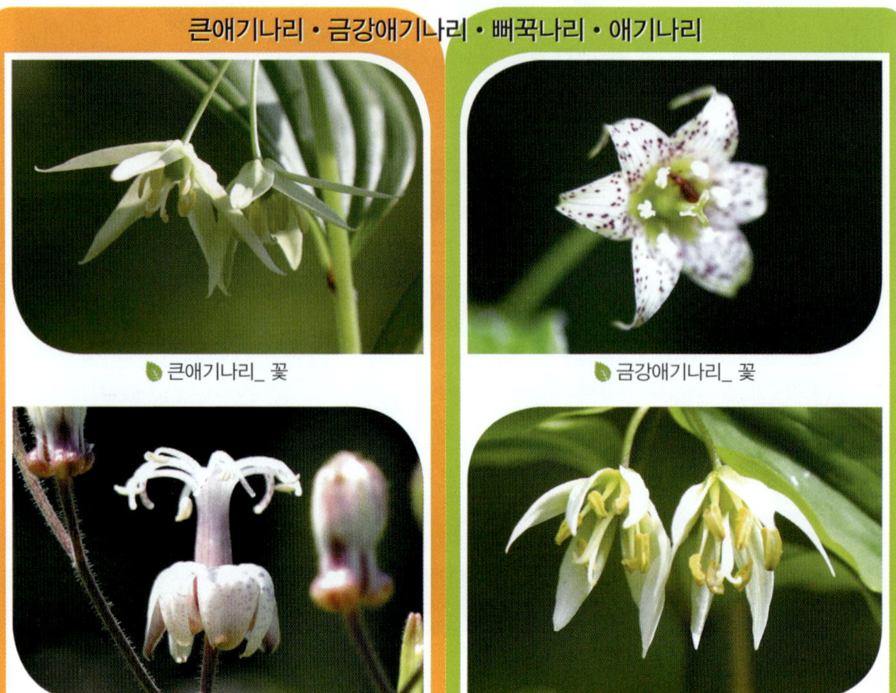

큰애기나리 · 금강애기나리 · 뻐꾹나리 · 애기나리

큰애기나리_ 꽃

금강애기나리_ 꽃

뻐꾹나리_ 꽃

애기나리_ 꽃

있으며, 소모성 질환 등으로 인하여 기혈이 허하고 손상되어 오는 기침과 천식인 허손해천(虛損咳喘), 중초에 담이 울체되고 혈이 적체된 담중대혈(痰中帶血), 내장의 풍사로 인하여 하혈을 하는 장풍하혈(腸風下血), 음식을 내리지 못하고 적체가 되며 헛배가 부르는 식적창만(食積脹滿) 등을 다스린다. 그 밖에 폐결핵, 폐기종, 장염, 대장출혈, 치질을 치료하고, 풍습성 관절염을 치료하는 데 사용한다.

🌿 **약용법과 용량** : 말린 약재 9~15g을 물 1L에 넣어 1/3이 될 때까지 달여 하루에 2~3회 나눠 마신다. 민간요법에서는 말린 뿌리줄기 30g을 물 1,200mL에 넣어 1/3이 될 때까지 달인 액을 반으로 나눠 아침과 저녁에 마시고, 외용할 경우에는 짓찧어서 환부에 바른다.

🍂 **사용 시 주의사항** : 맵고 따뜻한 성질이 있어서 진액이 부족한 경우에는 신중하게 사용하여야 한다.

1324

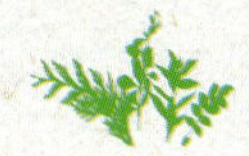

오래된 기침, 천식, 기관지염, 헌데나 부스럼을 치료하는

큰앵초

| 사용부위 | 뿌리, 어린순

Primula jesoana Miq.

- **생약명** : 앵초근(櫻草根)
- **과명** : 앵초과(Primulaceae)
- **개화기** : 5~6월

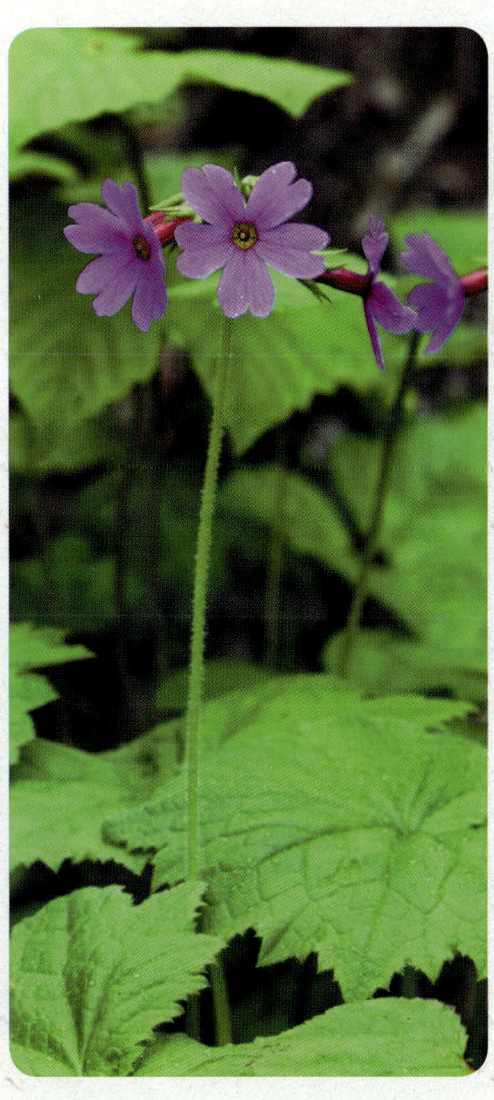

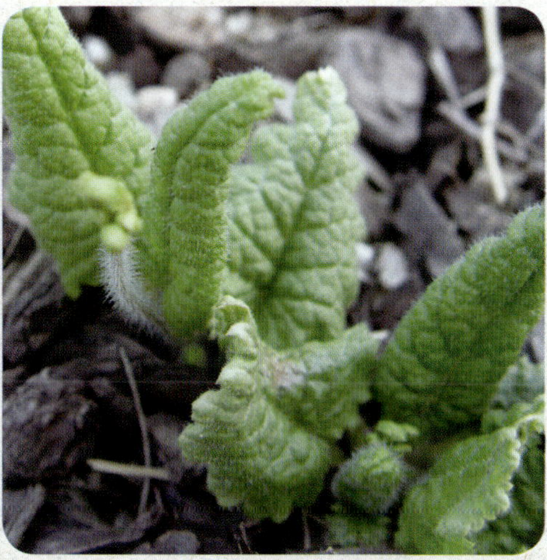

🌿 큰앵초_ 약재로 사용하는 어린순

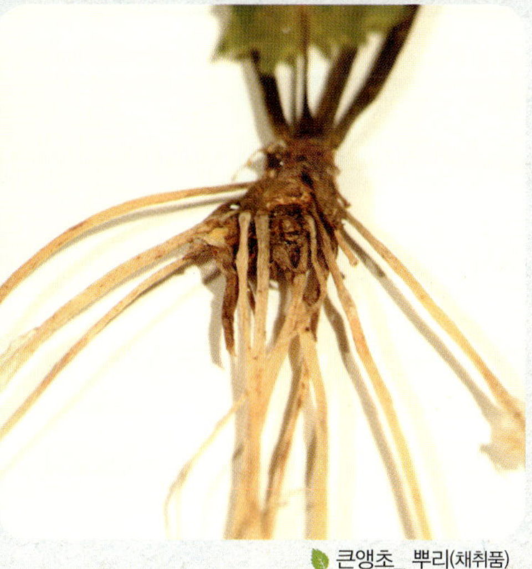

🌿 큰앵초_ 뿌리(채취품)

 : 큰앵초는 전국의 깊은 산에서 자라는 여러해살이풀로, 생육환경은 반그늘이며 습기가 많은 곳이다. 키는 30∼50cm이고, 잎은 길이가 4∼18cm, 너비는 6∼18cm로 짧은 털이 나 있고 잎자루는 길이가 30cm 정도로 신장상 심장 모양이고 가장자리가 얕게 7∼9개로 갈라지며 톱니가 있다. 꽃은 홍자색으로 5∼6월에 각 층에 5∼6송이가 피는데 지름은 1.5∼2.5cm이다. 작은꽃줄기는 길이가 1∼2cm이며 윗부분에 짧은 털이 나 있다. 열매는 8월경에 여러 개의 씨방으로 형성된 곳에 많은 종자가 들어 있는데 길이는 0.7∼1.2cm이며 타원형으로 달린다.

앵초의 잎은 잔털이 많고 원기둥 모양으로 생긴 반면 큰앵초는 단풍잎처럼 잎끝이 갈라지는 것이 특징이다.

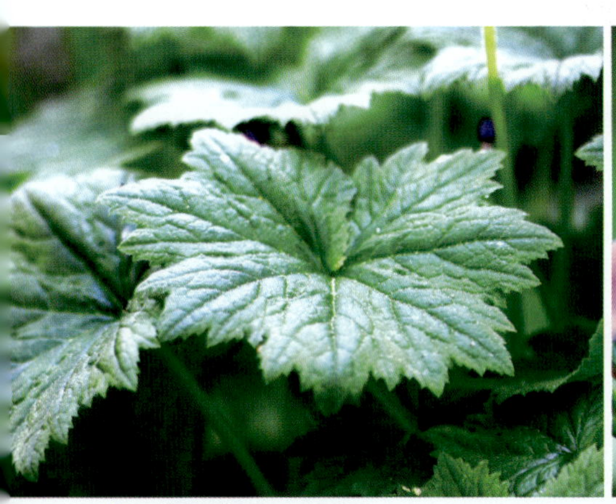

🌿 큰앵초_ 잎

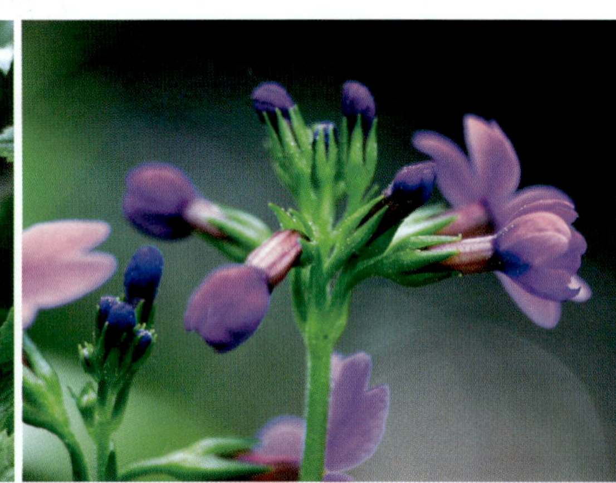

🌿 큰앵초_ 꽃봉오리

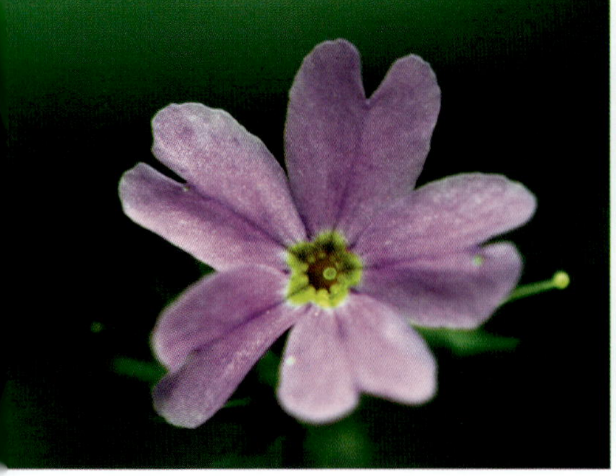

🌿 큰앵초_ 꽃

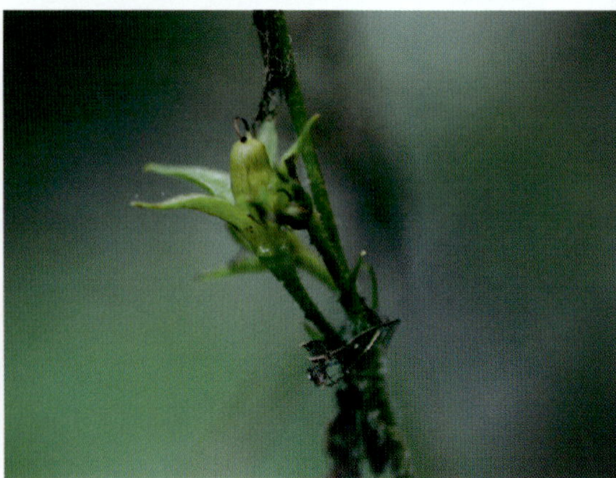

🌿 큰앵초_ 종자 결실

【 혼동하기 쉬운 약초 비교 】

큰앵초	앵초

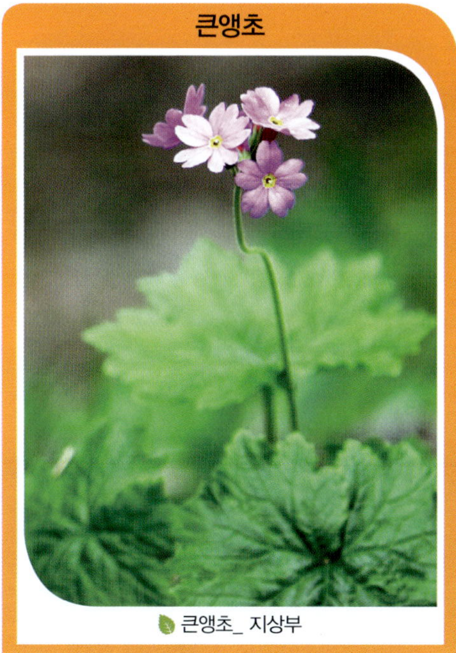

🌿 큰앵초_ 지상부

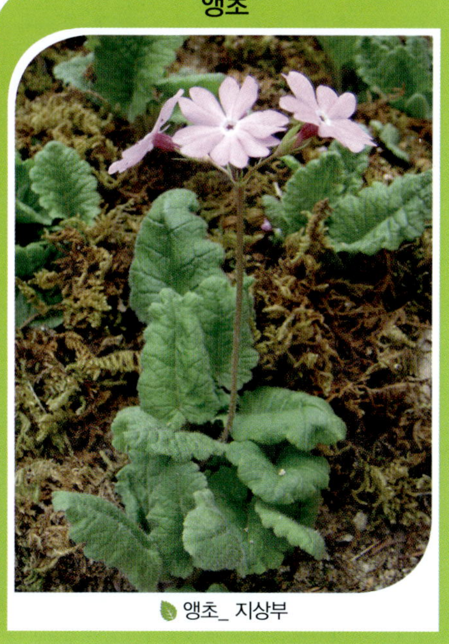

🌿 앵초_ 지상부

🌰 **채취 방법과 시기 :** 이른 봄에 어린순을 채취하고, 가을에 뿌리를 채취하여 햇볕에 말린다.

🌿 **성미 :** 성질이 평범하고, 맛은 달다.

🌿 **귀경 :** 폐(肺) 경락에 작용한다.

🌿 **효능과 주치 :** 기침을 멎게 하는 진해, 담(가래)을 제거하는 거담, 종기를 삭이는 소종의 효능이 있어서 해수, 천식, 기관지염, 헌데나 부스럼 등을 치료한다. 특히 오래된 기침을 다스리는 데 사용한다.

🌿 **약용법과 용량 :** 말린 약재 10~15g을 물 1L에 넣어 1/3이 될 때까지 달여 하루에 2~3회 나눠 마신다.

🌿 **사용 시 주의사항 :** 전문가의 지도를 받아서 사용한다.

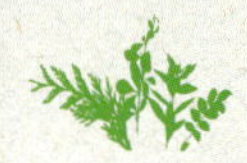

혈뇨와 혈변, 자궁출혈, 간염, 고혈압을 치료하는

큰엉겅퀴

| 사용부위 | 뿌리, 어린순

Cirsium pendulum Fisch. ex DC.

- 이명 : 장수엉겅퀴
- 생약명 : 대계(大薊)
- 과명 : 국화과(Compositae)
- 개화기 : 7~10월

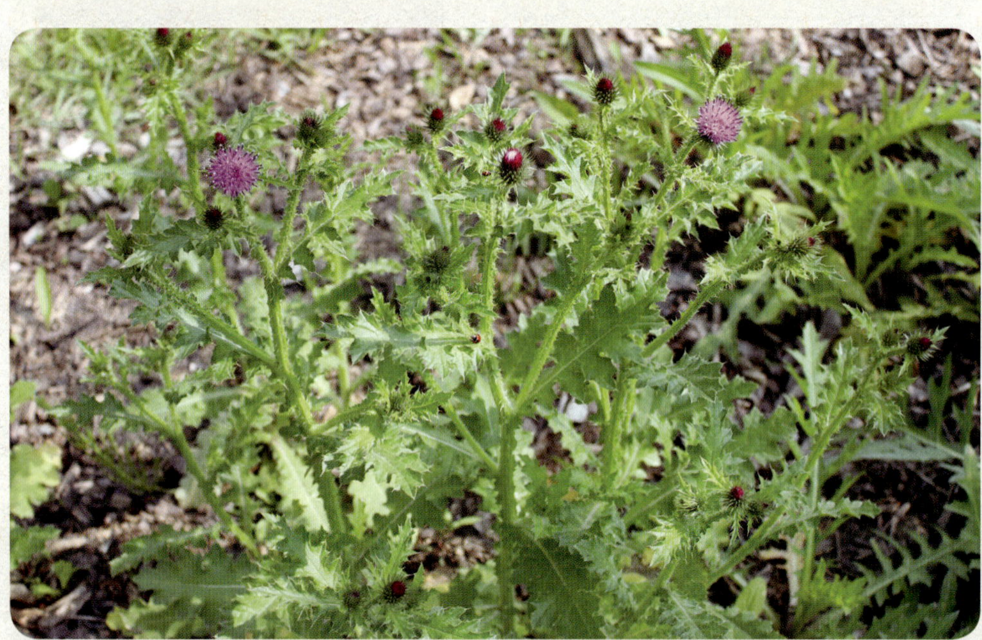

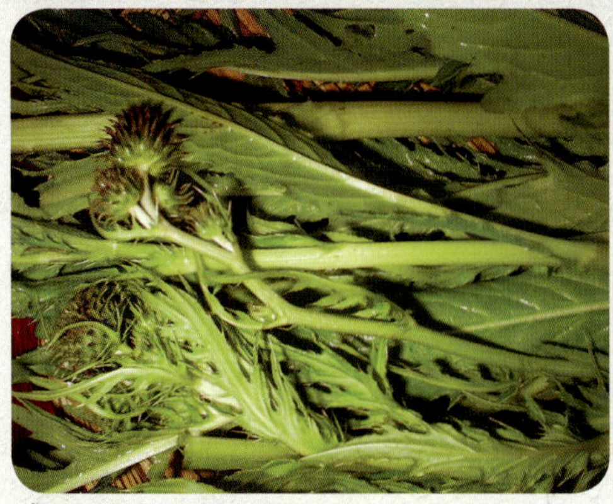

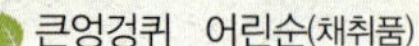
큰엉겅퀴_ 어린순(채취품)

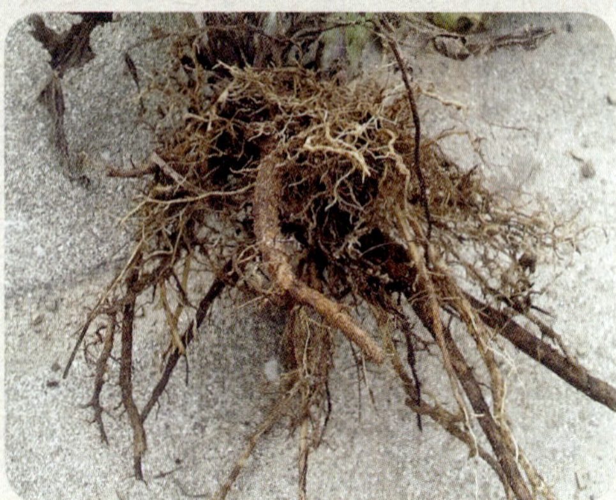
큰엉겅퀴_ 뿌리(채취품)

🌿 **생육특성** : 큰엉겅퀴는 중부 이북의 주로 낮은 지대에서 자라는 여러해살이 풀로, 생육환경은 반그늘 혹은 양지의 풀숲이다. 키는 1~2m이고, 잎은 길이가 40~50cm, 너비는 20cm 정도로 양면에 털이 나 있으며 뿌리에서 올라오는 잎은 꽃이 필 때 없어지고 중앙에 있는 잎은 끝이 꼬리처럼 뾰족하며 길이는 15~25cm이다. 꽃은 자주색으로 7~10월에 가지 끝과 원줄기 끝에서 피는데 길이는 1.2~2.2cm, 지름은 3~4cm이다. 열매는 10~11월경에 달리고 흰색 갓털이 있다.

🍂 **채취 방법과 시기** : 이른 봄에는 어린순을, 꽃이 피는 시기인 여름부터 가을에는 전초를 채취하여 햇볕에 말린다.

🌱 **성분** : 정유가 함유되어 있으며 이 외에 알칼로이드(alkaloid), 타락삭스테릴아세테이트(taraxaxteryl acetate), 스티그마스테롤(stigmasterol), 알파-아미린(α-amyrin), 베타-시토스테롤(β-sitosterol) 등이 함유되어 있다.

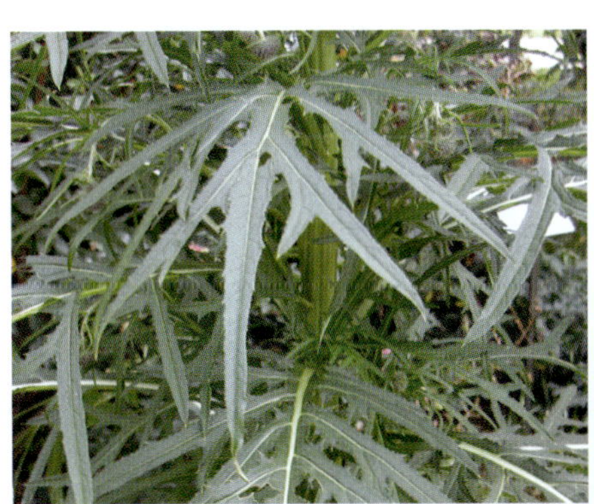

🌱 큰엉겅퀴_ 잎

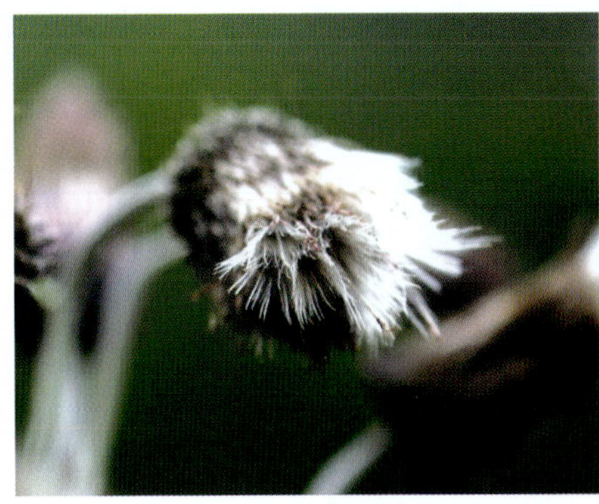

🌱 큰엉겅퀴_ 종자 결실

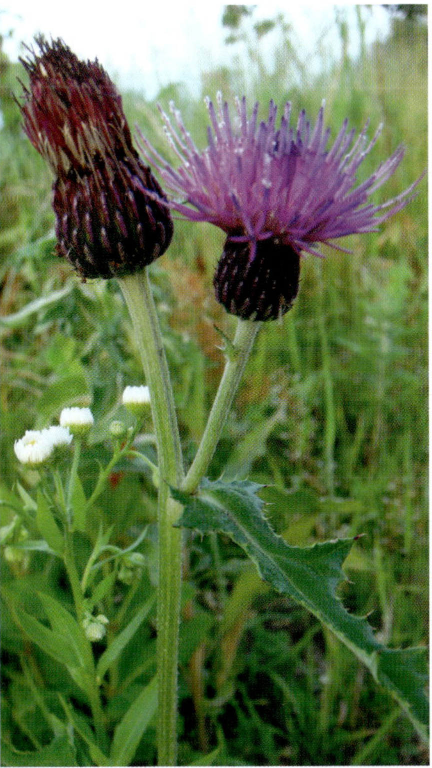

🌱 큰엉겅퀴_ 꽃봉오리와 꽃

- **성미** : 성질이 시원하고, 맛은 쓰고 달다.

- **귀경** : 간(肝), 심(心), 비(脾) 경락에 작용한다.

- **효능과 주치** : 탁한 피를 맑게 하고 혈분의 열을 식혀주는 양혈, 출혈을 멎게 하는 지혈, 열을 내리는 해열, 종기를 삭이는 소종의 효능이 있어서 피를 토하는 토혈, 피오줌을 누는 혈뇨, 혈변, 자궁출혈, 대하, 간염, 장염, 고혈압, 백일해, 감기로 인한 해수 등을 치료하는 데 사용한다.

- **약용법과 용량** : 말린 약재 6~12g을 물 1L에 넣어 1/3이 될 때까지 달여 하루에 2~3회 나눠 마시거나, 가루 또는 즙을 내서 복용하기도 하며, 짓찧어서 환부에 붙인다.

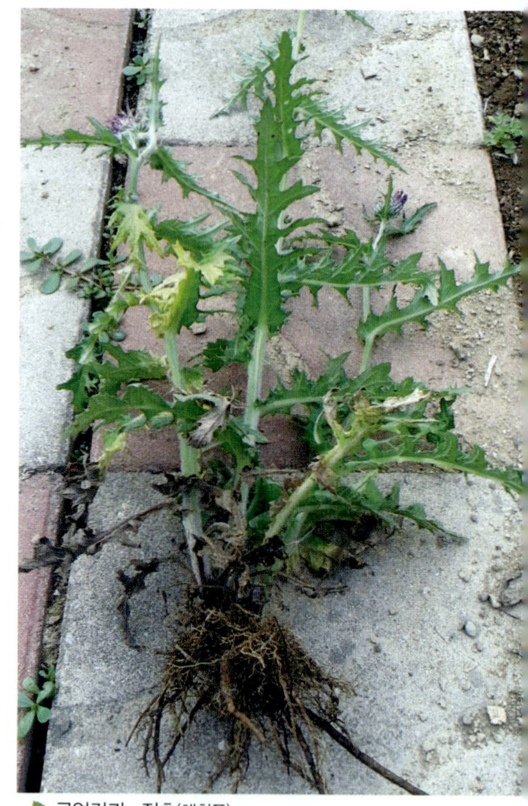

큰엉겅퀴_ 전초(채취품)

- **사용 시 주의사항** : 비위가 차고 허하면서 몸에 피가 제대로 돌지 못해 한곳에 맺혀 있는 어혈과 적체(積滯: 음식물이 소화되지 않고 위에 머물러 있는 병증)가 없는 경우에는 사용을 피한다.

patent

큰엉겅퀴의 기능성 및 효능에 관한 특허자료

▶ **큰엉겅퀴 종자 추출물 등을 함유하는 숙취제거용 음료**

본 발명은 숙취제거 효과가 우수한 숙취제거용 음료 및 그의 제조방법에 관한 것이다. 더욱 상세하게는 본 발명은 큰엉겅퀴 종자 추출물, 갈화 추출물, 타우린 및 울금 추출물을 주요 성분으로 함유하여, 음주 후의 숙취 제거 효과가 탁월한 숙취제거용 음료 및 그의 제조방법에 관한 것이다.

– 공개번호 : 10–2001–0100043, 출원인 : 종근당건강(주)

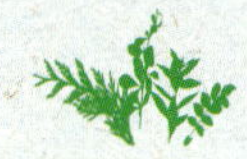

간과 신을 보하고, 근육과 뼈를 튼튼히 하며, 소화를 돕는

큰조롱

| 사용부위 | 덩이뿌리

Cynanchum wilfordii (Maxim.) Hemsl.

- **이명** : 은조롱, 격산소(隔山消), 태산하수오(泰山何首烏)
- **생약명** : 백수오(白首烏)
- **과명** : 박주가리과(Asclepiadaceae)
- **개화기** : 7~8월

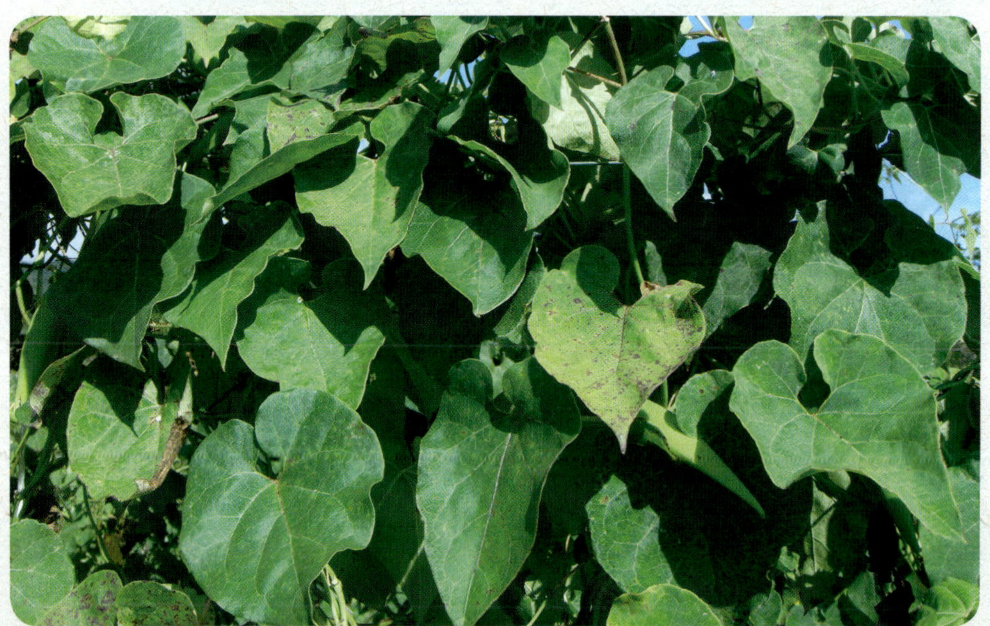

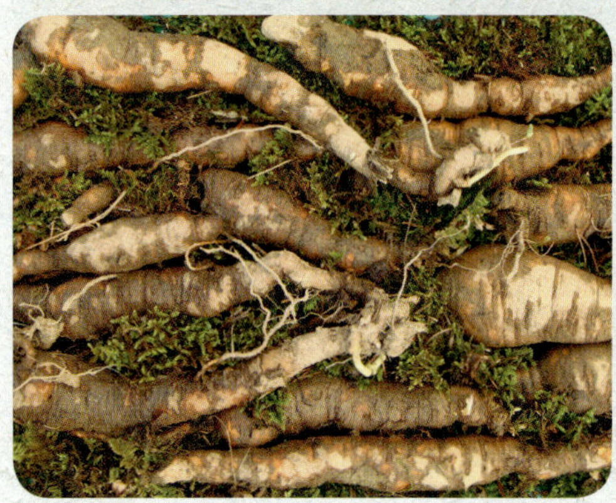

🌱 큰조롱_ 덩이뿌리(채취품)

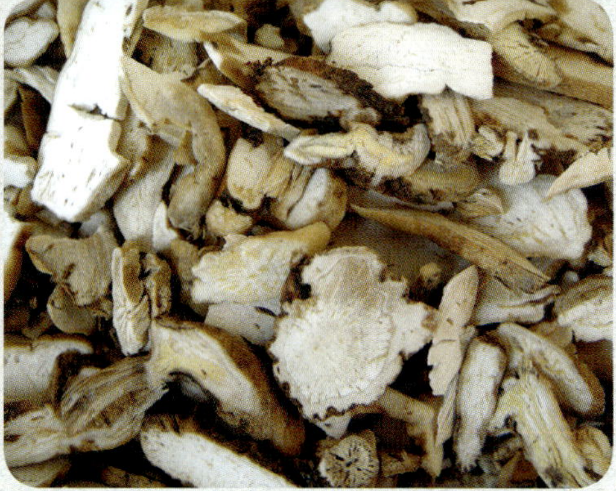

🌱 큰조롱_ 덩이뿌리(약재)

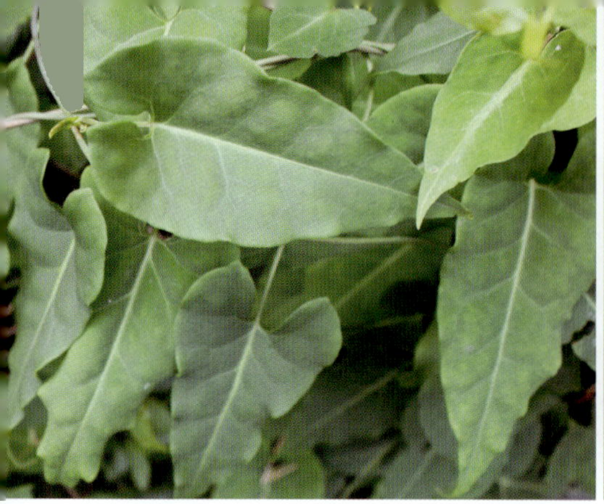
🍃 큰조롱_ 잎

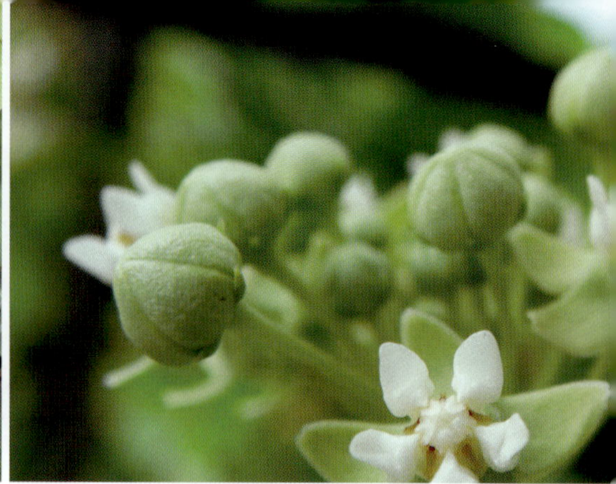
🍃 큰조롱_ 꽃봉오리

🔵 **생육특성** : 큰조롱은 덩굴성 여러해살이풀로 각지의 산야 또는 양지바른 곳
에서 분포하는데 농가에서도 재배한다. 덩굴은 1~3m까지 뻗는데, 원줄
기는 둥근기둥 모양으로 가늘고 왼쪽으로 감아 오르는데 상처에서 흰 유
액이 흐른다. 꽃은 연한 황록색으로 7~8월에 잎겨드랑이에서 산형꽃차례
로 핀다. 열매는 골돌과로 익는데 길이가 약 8cm, 지름이 1cm 정도이다.
약재로 사용하는 육질의 덩이뿌리는 타원형으로 줄기가 붙는 머리 부분은
가늘지만 아래로 내려갈수록 두꺼워지다가 다시 가늘어진다.
한방에서는 큰조롱의 덩이뿌리를 백수오(白首烏)라고 부르며 약재로 사용
한다. 그런데 일반인들 사이에서 큰조롱은 흔히 은조롱, 하수오라는 이명
으로 부르면서, 마디풀과의 약용식물인 하수오(*Fallopia multiflora*)와 혼동
하는 경우를 자주 볼 수 있다. 이처럼 혼동하게 된 이유는 붉은빛이 도는
하수오의 덩이뿌리를 적하수오라고 하면서 백수오라는 생약명이 있는 큰
조롱의 덩이뿌리를 백하수오라고 잘못 부른 데서 비롯되었다. 두 식물 모
두 덩이뿌리를 약용하긴 하지만 동일한 약재는 아니므로 구분해서 사용해
야 한다.

🟤 **채취 방법과 시기** : 가을에 잎이 마른 다음이나 이른 봄에 싹이 나오기 전에
채취하여 수염뿌리와 겉껍질을 제거하고 건조한다. 이물질을 제거하고 절
편하여 햇볕에 말린다. 하수오처럼 검정콩 삶은 물을(약재 무게의 10~15%
의 검정콩을 물에 충분히 삶아서 우려낸 물을 모아 사용) 흡수시켜 시루에 찌고
말리는 과정을 반복하면 더욱 좋으나 하수오에 비해 독성이 없으므로 반
드시 포제를 해야 하는 것은 아니다.

1332

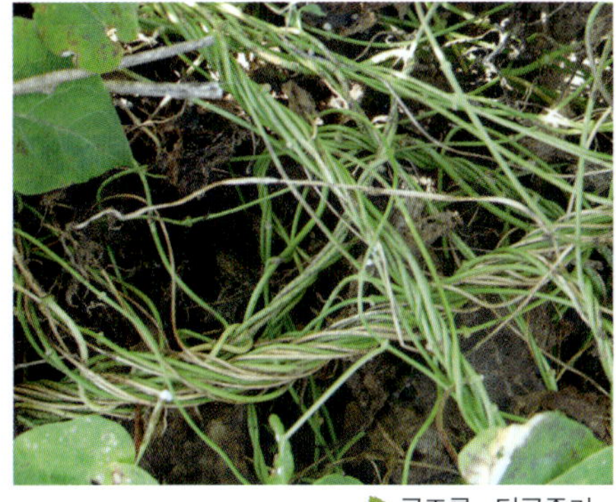
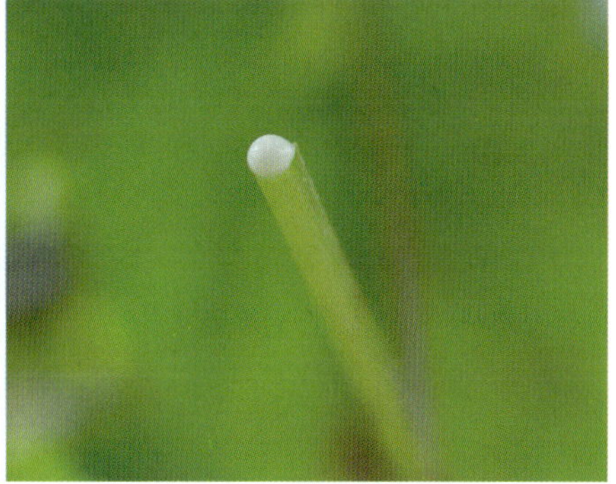

🌿 큰조롱_ 덩굴줄기   🌿 큰조롱_ 줄기에서 나온 즙

🌿 **성분** : 시난콜(cynanchol), 크리소파놀(chrysophanol), 에모딘(emodin), 레인(rhein) 등이 함유되어 있다.

🌿 **성미** : 성질이 약간 따뜻하고, 맛은 달고 약간 쓰며 떫고, 독성이 없다.

🌿 **귀경** : 간(肝), 비(脾), 신(腎) 경락에 작용한다.

🌿 **효능과 주치** : 간과 신을 보하는 보간신(補肝腎), 근육과 뼈를 튼튼하게 하는 강근골(强筋骨), 소화기능을 튼튼하게 하는 건비보위(健脾補胃), 독을 풀어주는 해독 등의 효능이 있어서 간과 신이 모두 허한 증상, 머리가 어지럽고 눈이 어지러운 증상, 잠을 못 이루는 불면증이나 건망증, 머리가 빨리 희어지는 증상, 유정, 허리와 무릎이 시리고 아픈 증상, 비의 기능이 허하여 기를 온몸에 돌려주는 기능이 저하된 증상, 위가 더부룩하고 헛배 부른 증상, 식욕부진, 설사, 출산 후 젖이 잘 나오지 않는 증상 등에 사용할 수 있다.

🌿 **약용법과 용량** : 말린 덩이뿌리 15g을 물 700mL에 넣어 끓기 시작하면 약하게 줄여 200∼300mL가 될 때까지 달여 하루에 2회 나눠 마신다. 가루 또는 환으로 만들어 복용하기도 하고, 술에 담가서 마시기도 한다. 술을 담글 때에는 큰조롱 덩이뿌리 100g에 소주 1.8L짜리 1병을 부어 3달 이상 두었다가 반주로 1잔씩 마신다.

🌿 **사용 시 주의사항** : 수렴(收斂)하는 성질이 있는 보익 약재로서 감기 초기에는 사용하지 않는다. 백수오로 사용하는 큰조롱과 나마(蘿摩)로 쓰이

큰조롱	박주가리

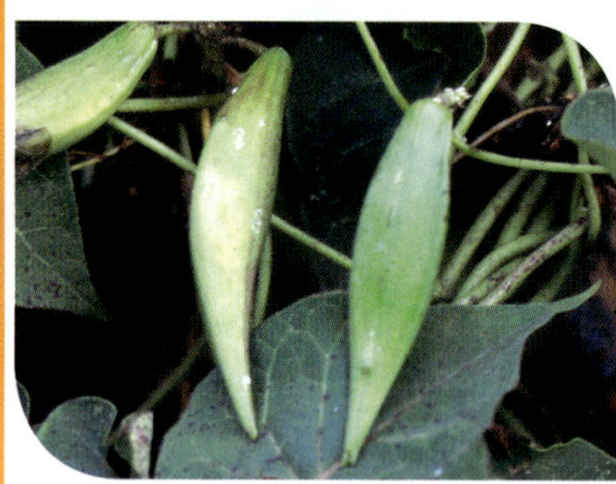

🌿 큰조롱_ 꽃

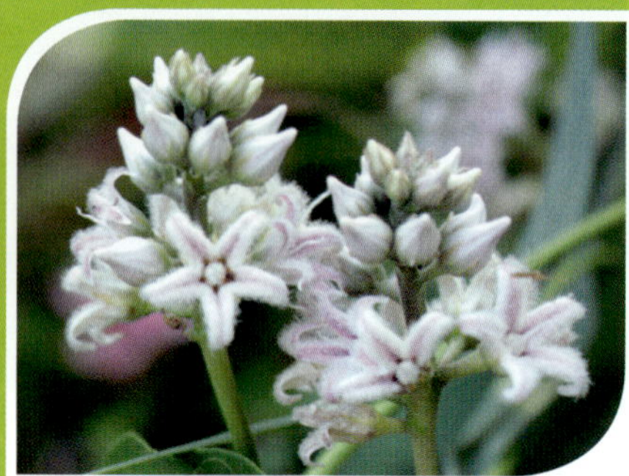

🌿 박주가리_ 꽃

🌿 큰조롱_ 열매

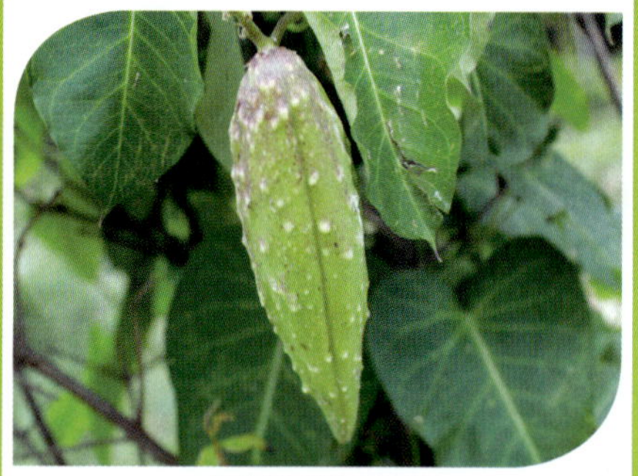

🌿 박주가리_ 열매

는 박주가리의 경우 줄기를 자르면 유백색 유즙이 흘러나오지만 하수오 (*Fallopia multiflora*)의 경우에는 유즙이 흘러나오지 않으므로 구별이 가능 하다. 또한 유사한 형태의 식물 이엽우피소와 혼동하지 않도록 주의해야 한다.

patent

큰조롱(백수오)의 기능성 및 효능에 관한 특허자료

▶ 백수오 추출물을 포함하는 항균 조성물 및 이의 용도

본 발명은 백수오(큰조롱 뿌리) 추출물을 포함하는 항균 조성물에 관한 것이다. 본 발명에 따른 항균 조성물의 유효성분인 백수오 추출물이 식중독 원인균 중 하나인 바실러스 세레우스(Bacillus cereus) 에 대하여 우수한 항균 활성을 가지는 바, 식중독을 개선, 예방 또는 치료하는 약학적 조성물, 기능 성 식품 조성물 등으로 유용하게 이용될 수 있을 것으로 기대된다.

– 등록번호 : 10–1467698–0000, 출원인 : 중앙대학교 산학협력단

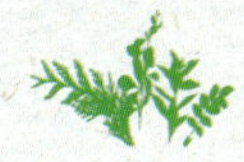

큰천남성

| 사용부위 | 알뿌리

Arisaema ringens (Thunb.) Schott

- **이명** : 푸른천남성, 자주큰천남성, 왕사두초
- **생약명** : 천남성(天南星)
- **과명** : 천남성과(Araceae)
- **개화기** : 5월

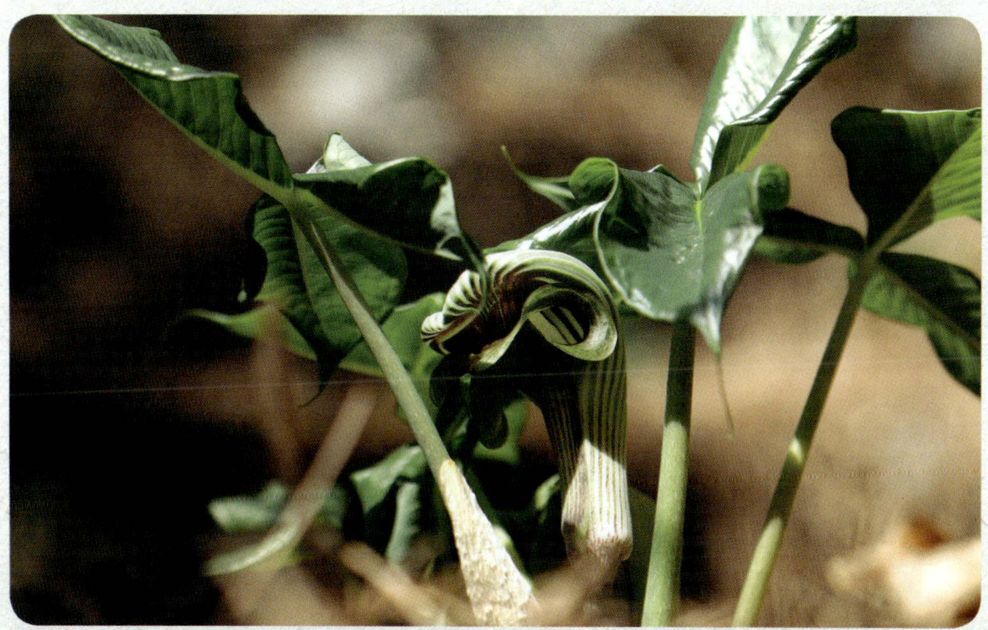

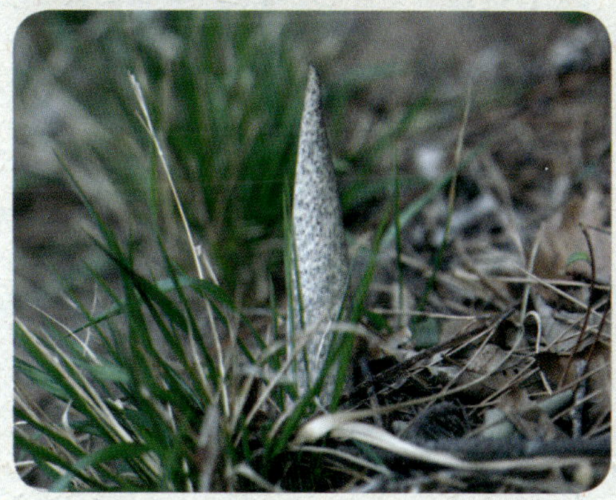

큰천남성_ 새순 올라오는 모습

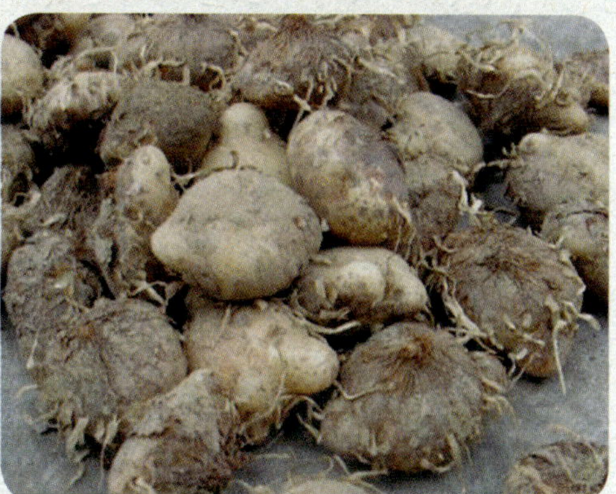

큰천남성_ 알뿌리(채취품)

● **생육특성** : 큰천남성은 남도의 계곡이나 서해안 섬에서 자생하는 여러해살이풀로, 생육환경은 반그늘이며 토양의 비옥도가 높은 곳이다. 꽃대는 길이가 3~10cm이며, 잎에는 길이 15~25cm의 잎자루가 있다. 또한 잎은 2장이 마주나고 잔잎은 3장이며 넓은 달걀 모양으로 잎은 길이가 8~30cm, 너비가 4~10cm이다. 잎 전면에는 광택이 많이 나는 녹색이고 뒷면은 흰빛이 돈다. 꽃은 녹색으로 5월에 안쪽은 흑자색이며 뒤쪽에는 녹색 줄이 많이 있다. 열매는 9월에 빨갛게 달린다.

● **채취 방법과 시기** : 가을과 겨울에 땅속 알뿌리를 채취하여 수염뿌리 및 겉껍질을 제거하고 햇볕에 말린다.

● **성분** : 안식향산(benzoic acid), 녹말 외에 트리테르페노이드(triterpenoid) 사포닌, 아미노산 등이 함유되어 있다.

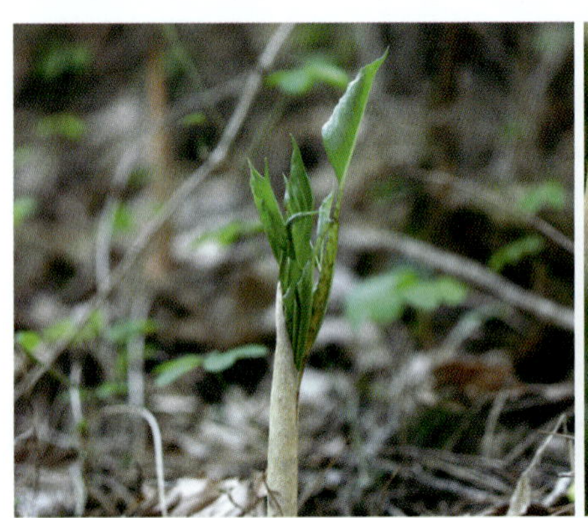

● 큰천남성_ 잎 전개되는 모습

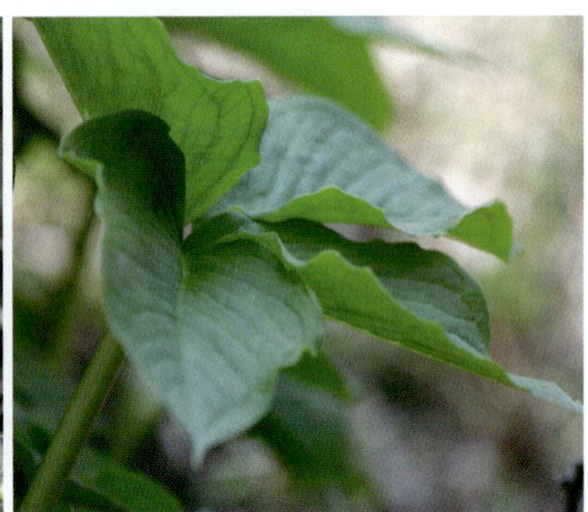

● 큰천남성_ 잎

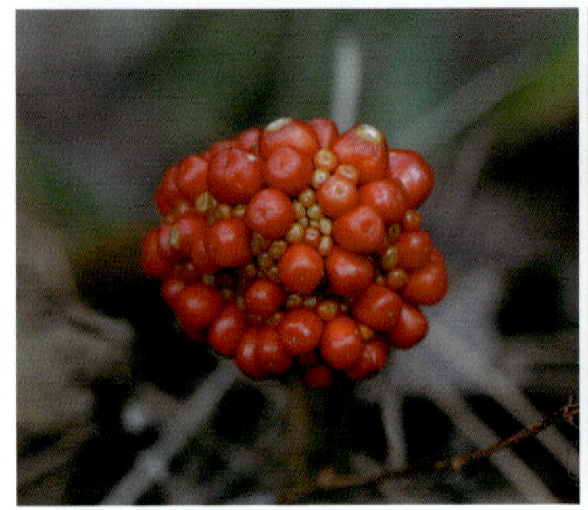

● 큰천남성_ 종자 결실

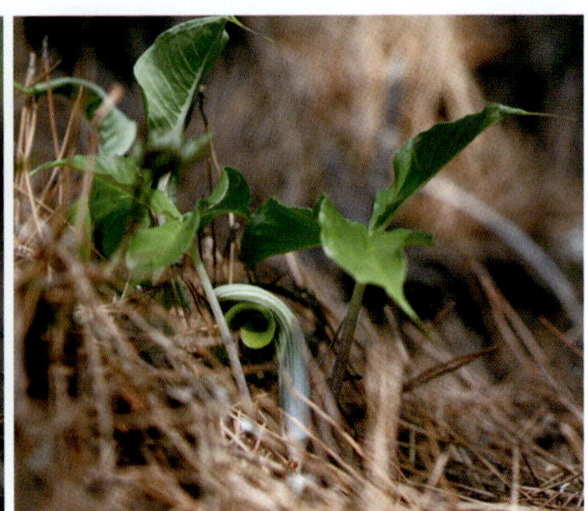

● 큰천남성_ 지상부

【 혼동하기 쉬운 약초 비교 】

큰천남성	반하

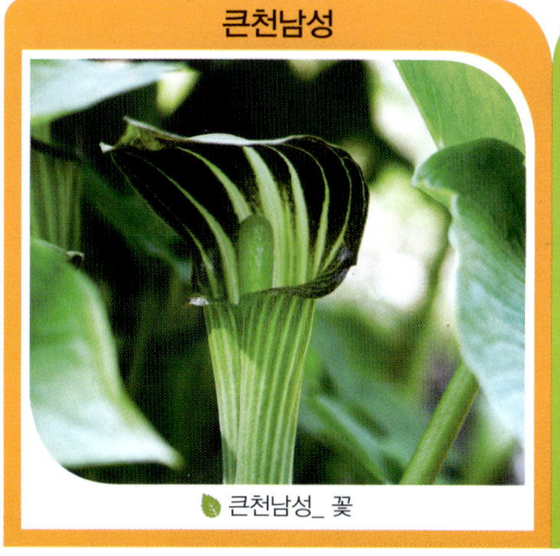

🍃 큰천남성_ 꽃

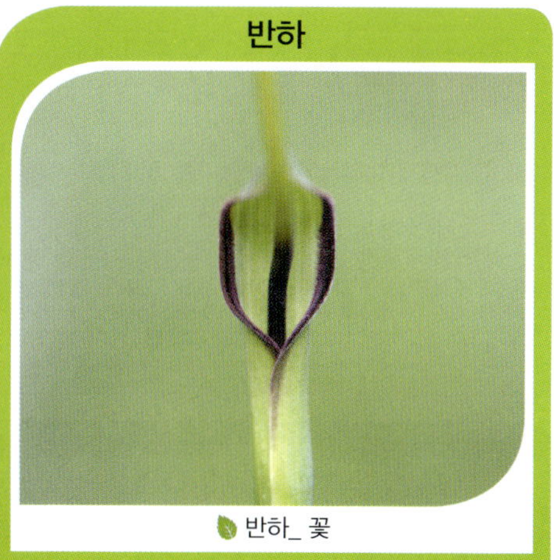

🍃 반하_ 꽃

🍃 **성미** : 성질이 따뜻하고, 맛은 쓰고 맵고, 독성이 있다.

🍃 **귀경** : 간(肝), 비(脾), 폐(肺) 경락에 작용한다.

🍃 **효능과 주치** : 습이 병을 일으키는 사기가 된 습사를 말리고 가래를 삭이는 조습화담(燥濕化痰), 풍사를 제거하고 경련을 멈추게 하는 거풍지경(祛風止痙), 뭉친 것을 흩어지게 하고 종기를 없애는 산결소종(散結消腫)이 효능이 있어서 담을 무르게 하고 해수를 치료하며 풍담과 어지럼증, 중풍, 입과 눈이 돌아가는 구안와사, 반신불수, 간질, 경풍(驚風), 파상풍, 뱀이나 벌레 물린 데를 치료하는 데 사용한다.

🍃 **약용법과 용량** : 말린 알뿌리 4~12g을 물 1L에 넣어 1/3이 될 때까지 달여 하루에 나눠 마시거나, 가루 또는 환으로 만들어 복용한다.

🍃 **사용 시 주의사항** : 건조한 성질이 매우 강한 독성 약재이기에 음기를 상하게 하고 진액을 말리는 부작용을 가져올 수 있으므로 음기가 허하고 건조한 담(痰)이 있는 경우, 열이 매우 높은 경우, 혈이 허하며 풍사가 동하는 경우, 임산부의 경우에는 사용을 피한다. 유독성이 강하기 때문에 가을과 겨울에 채취하여 잔가지와 수염뿌리 및 겉껍질을 제거하고 햇볕 또는 건조기에 말려 사용한다. 이 약재는 반드시 전문가의 지도를 받아야 사용할 수 있다.

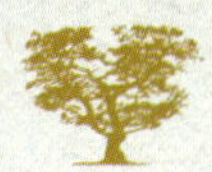

큰꽃으아리

| 사용부위 | 뿌리, 어린순

Clematis patens C. Morren & Decne.

- **이명** : 개비머리, 어사리
- **생약명** : 위령선(威靈仙), 전자연(轉子蓮)
- **과명** : 미나리아재비과(Ranunculaceae)
- **개화기** : 5~6월

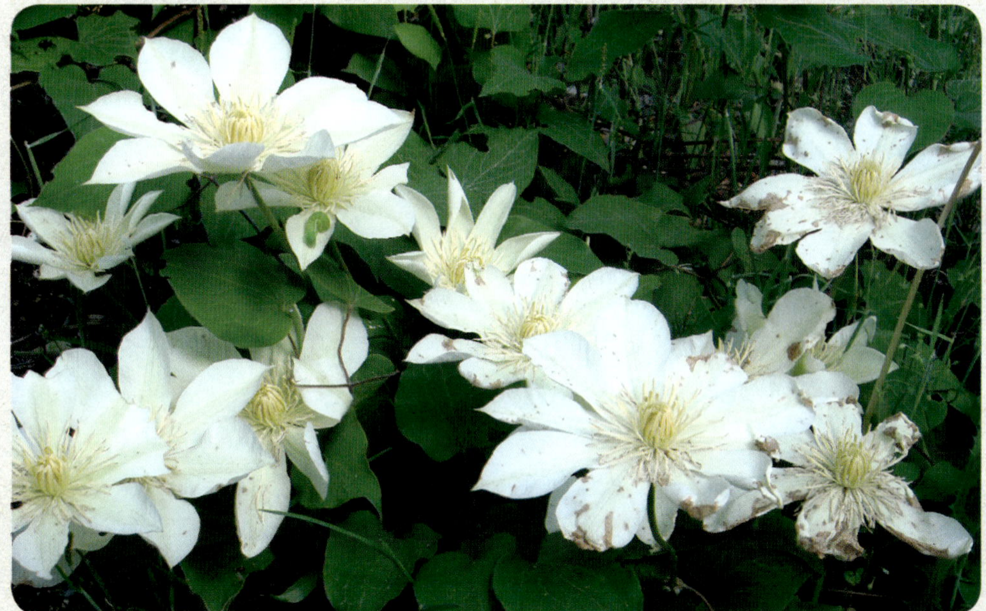

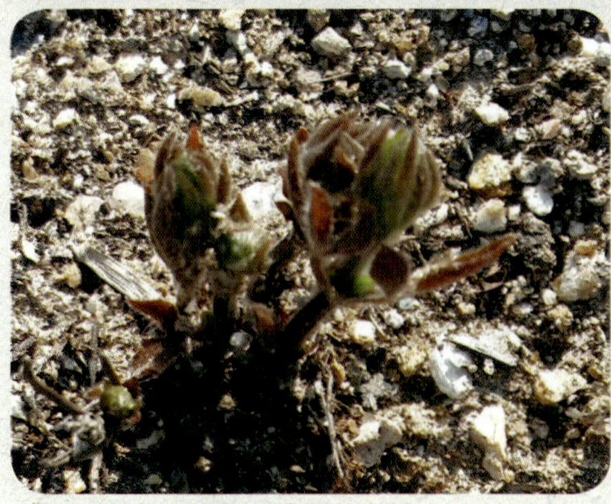

🌿 큰꽃으아리_ 약재로 사용하는 어린순

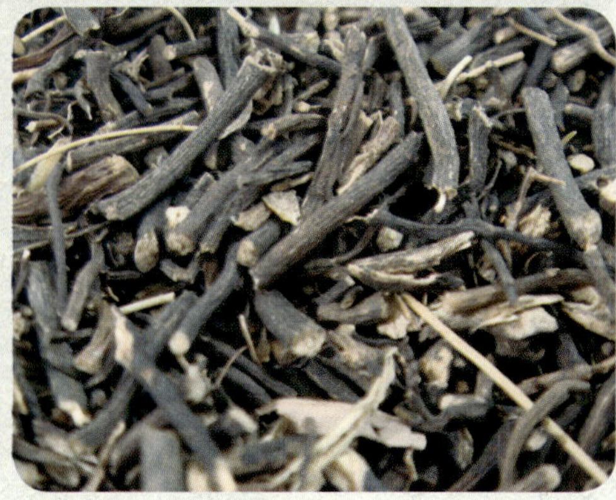

🌿 큰꽃으아리_ 뿌리(약재)

 : 큰꽃으아리는 각처의 해발이 낮은 곳에서 자라는 낙엽성 활엽 만경목이다. 덩굴식물인 큰꽃으아리의 생육환경은 반그늘과 토양이 기름 지고 습기가 많지 않은 곳이다. 키는 2~4m이고, 잎의 가장자리는 밋밋 하고 표면에는 털이 없으며 길이는 4~10cm이다. 꽃은 흰색으로 5~6월 에 가지 끝에서 1송이씩 피는데 지름은 10~15cm이고 꽃잎 끝은 뾰족하 다. 암술과 수술은 여러 개인데 수술대는 편평하고 암술대는 끝 부근에 가 는 털이 2개 나 있다. 열매는 9~10월에 성숙되는데 암술대는 그대로 달 려 있다.

 : 이른 봄에 어린순을 채취하고, 가을에 뿌리를 채취하여 햇볕에 말린다.

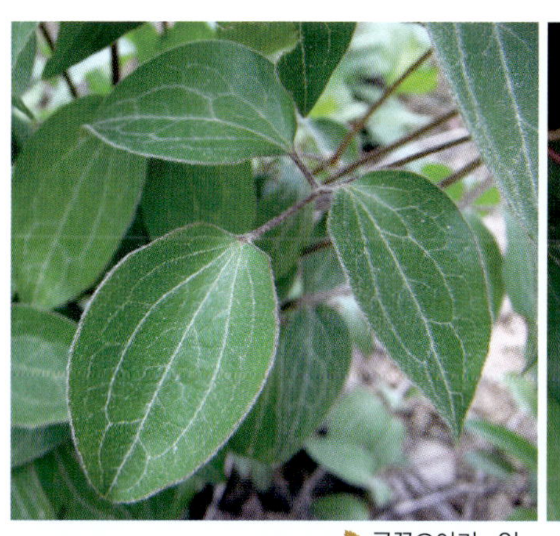

🍂 큰꽃으아리_ 잎

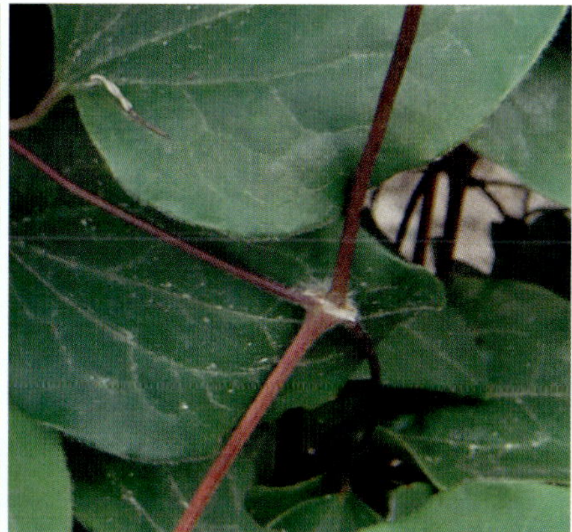

🍂 큰꽃으아리_ 줄기

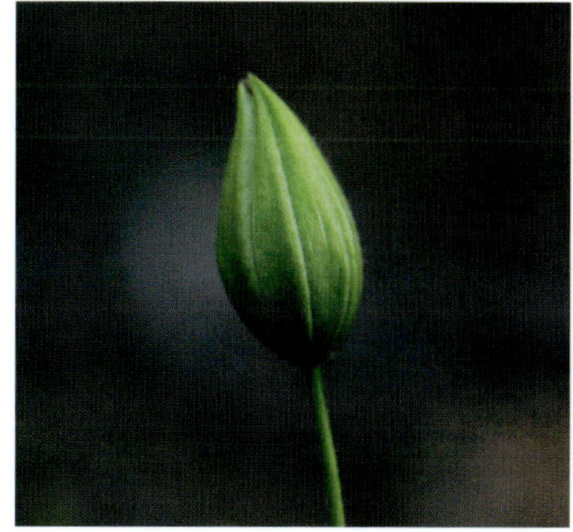

🍂 큰꽃으아리_ 꽃봉오리

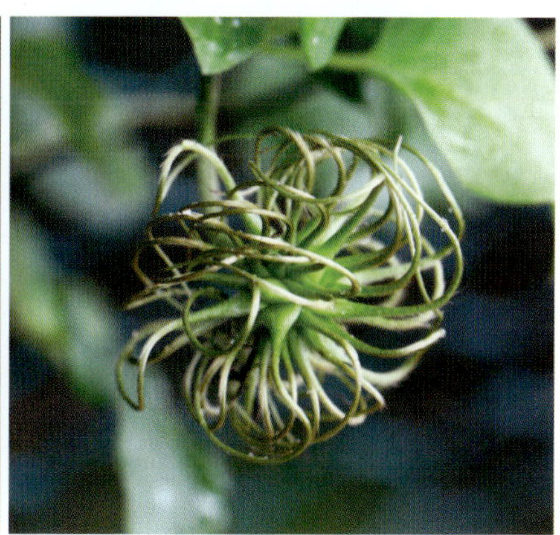

🍂 큰꽃으아리_ 종자 결실

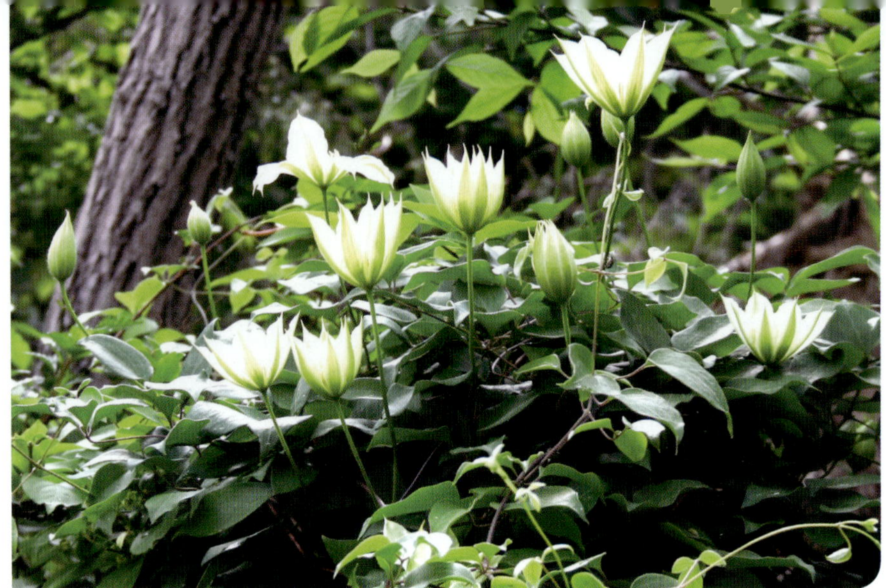

🍂 큰꽃으아리_ 나무모양

🍃 **성분** : 뿌리에는 아네모닌(anemonin), 아네모놀(anemonol) 등의 알칼로이
드가 함유되어 있다.

🍃 **성미** : 성질이 따뜻하고, 맛은 맵고 짜다.

🍃 **귀경** : 간(肝), 폐(肺), 방광(膀胱) 경락에 작용한다.

🍂 **효능과 주치** : 통증을 가라앉히는 진통, 풍사와 습사를 제거하는 거풍습, 경
락을 통하게 하는 통경락(通經絡) 등의 효능이 있어서 각종 신경통, 관절
염, 근육통, 팔다리 마비, 언어장애, 중풍, 천식, 통풍, 각기병, 편도선염,
볼거리, 간염, 황달, 이뇨, 요
통, 뼈가 부러지거나 뼈마디
가 어긋나 다치는 절상(折傷),
파상풍, 타박상 등을 치료하는
데 사용한다.

🍃 **약용법과 용량** : 말린 약재 4~
15g을 물 700mL에 넣어 끓기
시작하면 약하게 줄여 200~
300mL가 될 때까지 달여 하루
에 2회 나눠 마신다. 환 또는

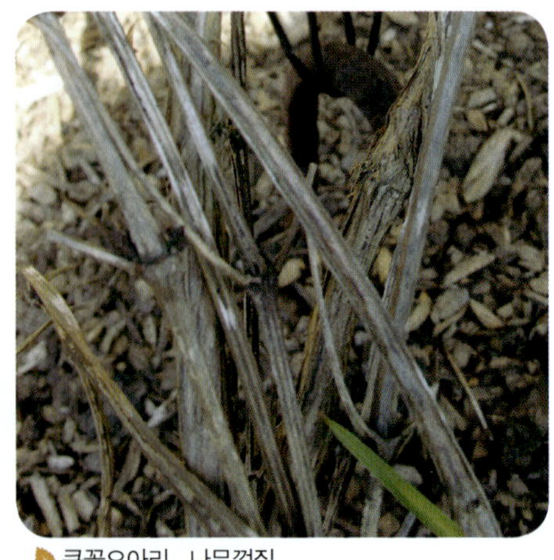

🍂 큰꽃으아리_ 나무껍질

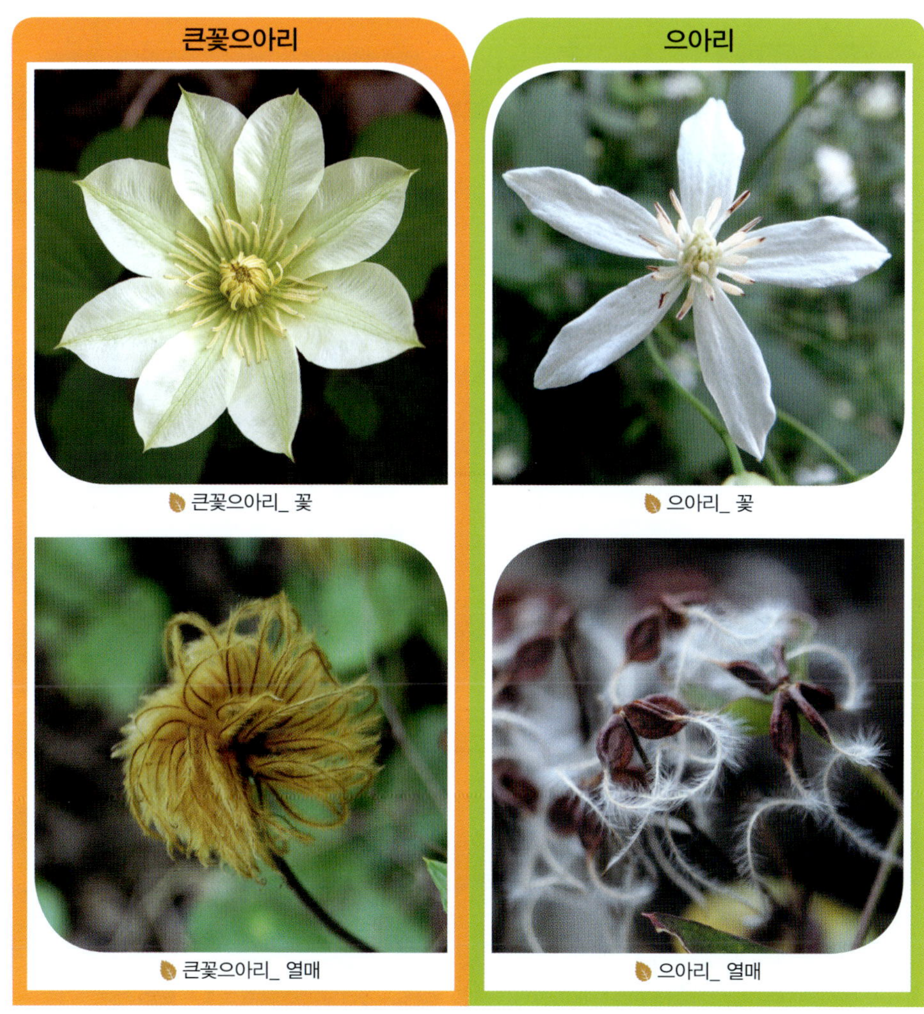

<table>
<tr><td>큰꽃으아리</td><td>으아리</td></tr>
</table>

🍂 큰꽃으아리_ 꽃

🍂 으아리_ 꽃

🍂 큰꽃으아리_ 열매

🍂 으아리_ 열매

가루로 만들어 복용하며 외용할 경우에는 짓찧어 환부에 붙이기도 한다.

🍂 **사용 시 주의사항** : 약성이 매우 강하여 기혈을 소모시킬 우려가 있기 때문에 기혈이 허약한 사람이나 임산부는 신중하게 사용해야 한다. 민간에서는 구안와사, 류머티즘성 관절염, 편도선염의 치료에 사용하기도 하는데, 으아리(위령선)편을 참조하기 바란다.

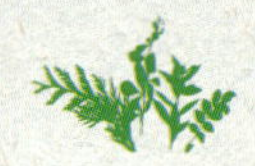

병후 신체허약, 요통, 유정, 객혈을 치료하는

타래난초

| **사용부위** | 전초

Spiranthes sinensis (Pers.) Ames

- **이명** : 타래란
- **생약명** : 반룡삼(盤龍蔘), 용포(龍抱)
- **과명** : 난초과(Orchidaceae)
- **개화기** : 6~8월

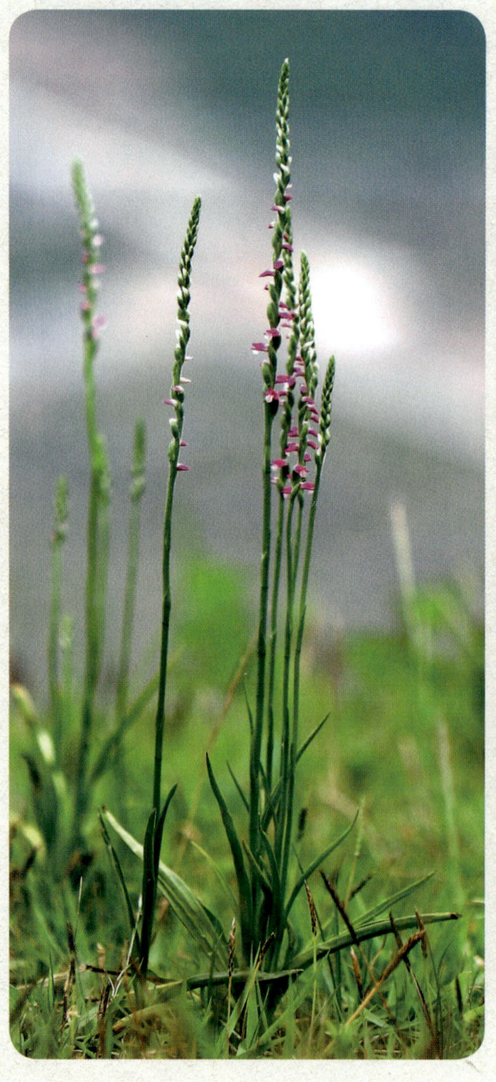

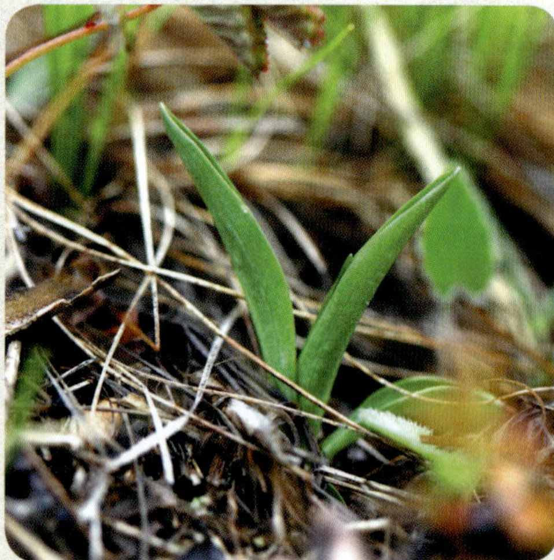

타래난초_ 어린순

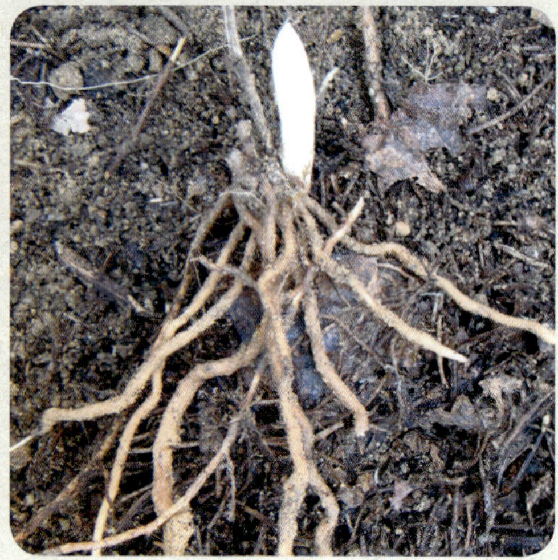

타래난초_ 뿌리(채취품)

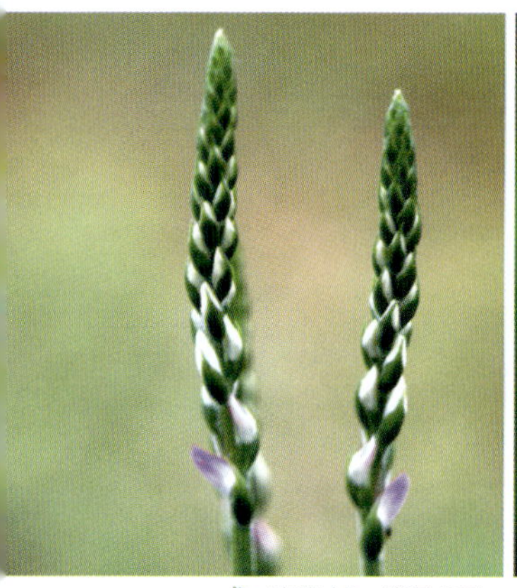
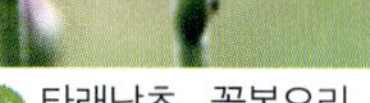
타래난초_ 꽃봉오리

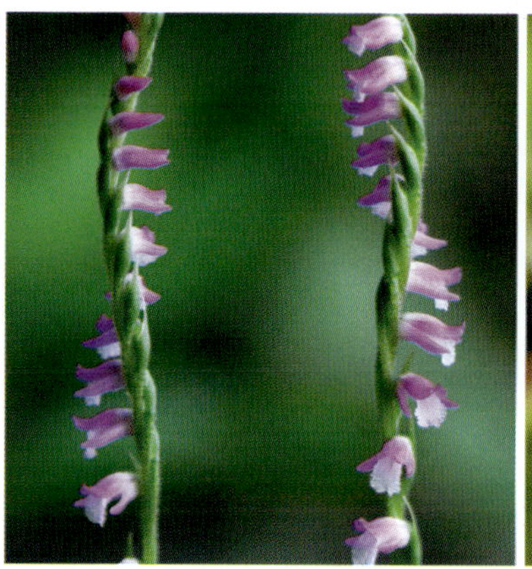
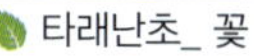
타래난초_ 꽃

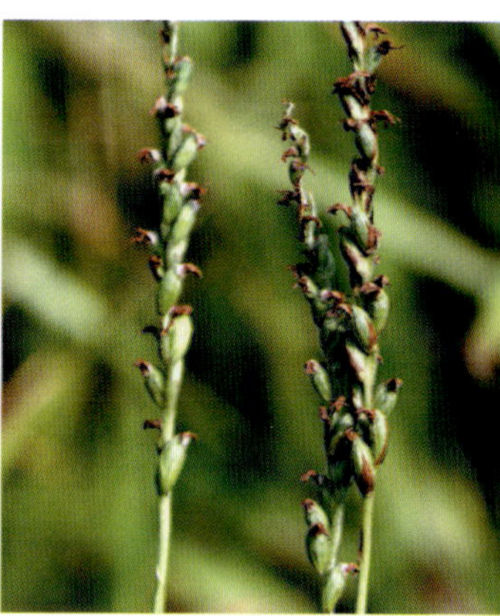
타래난초_ 종자 결실

🔵 **생육특성** : 타래난초는 전국 각처의 산과 들에서 자라는 여러해살이풀이다. 생육환경은 물 빠짐이 좋은 토양의 양지이다. 키는 20~40cm이고, 잎은 길이가 5~20cm, 너비가 0.3~1cm로 뾰족하다. 꽃은 분홍색으로 6~8월에 나사 모양으로 꼬인 채 줄기에는 작은꽃이 옆을 바라보며 핀다. 열매는 8~9월에 달리는데 타원형이며 잔털이 나 있고 길이는 0.5~0.7cm이다. 속명은 그리스어의 'speira(나선상의 꼬임)'와 'anthos(꽃)'의 합성어로 작은 꽃들이 나선형으로 꼬이면서 줄기를 감고 올리기는 것을 뜻한다.

🟤 **채취 방법과 시기** : 꽃이 피는 시기에 전초를 채취하여 햇볕에 말린다.

🔵 **성미** : 성질이 평범하고, 맛은 달고 쓰다.

🟣 **귀경** : 간(肝), 폐(肺), 신(腎) 경락에 작용한다.

🟠 **효능과 주치** : 음기를 보하는 보음(補陰), 열을 식히는 해열의 효능이 있으며 기침을 가라앉히고 독을 풀어주며 종기를 삭이는 효능이 있어서 병후의 허약을 치료하는 데 사용한다. 또한 신체허약, 음허로 인한 내열(內熱), 해수로 인한 토혈, 어지럼증, 허리 부위의 시리고 아픈 증상, 유정, 허열에 의한 갈증, 폐결핵에 의한 객혈 등을 치료하는 데 사용한다.

🟣 **약용법과 용량** : 말린 전초 10~20g을 물 1L에 넣어 1/3이 될 때까지 달여 하루에 2~3회 나눠 마시거나, 절구에 찧어서 짠 즙액을 마시기도 하고, 짓찧어서 환부에 붙이기도 한다.

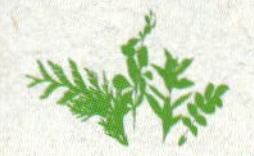

타래붓꽃 | 사용부위 | 전초, 종자

Iris lactea var. *chinensis* (Fisch.) Koidz.

- 생약명 : 마린자(馬藺子)
- 과명 : 붓꽃과(Iridaceae)
- 개화기 : 5~6월

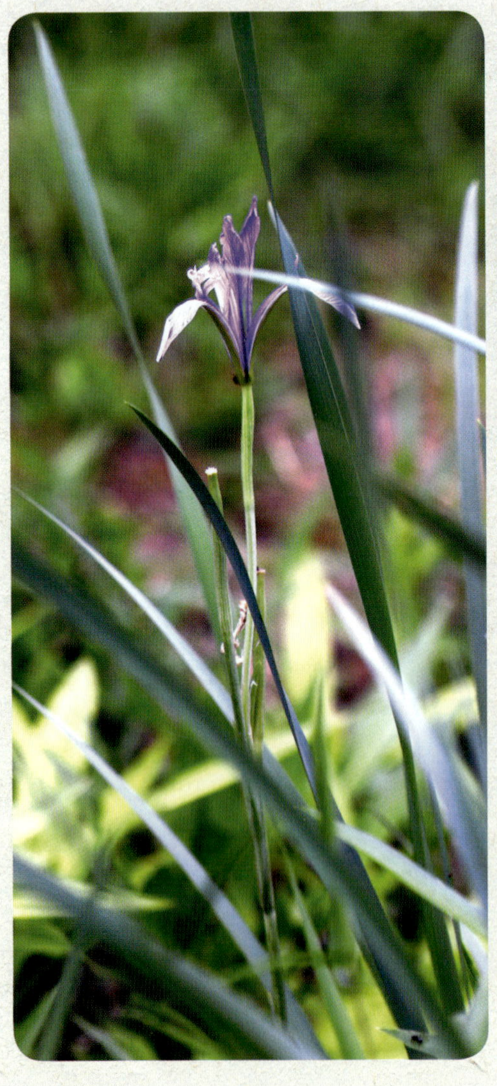

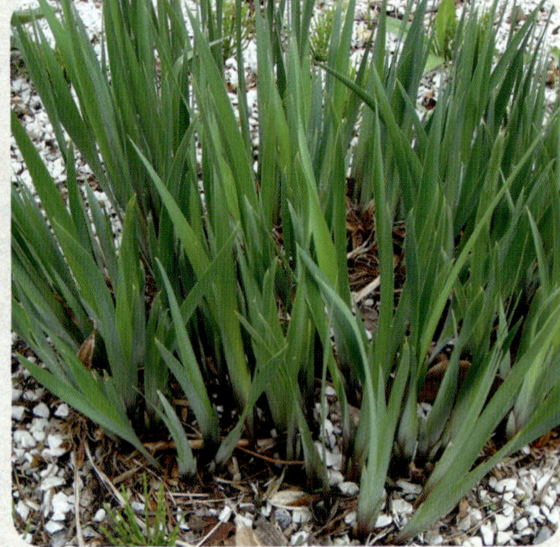

타래붓꽃_ 잎

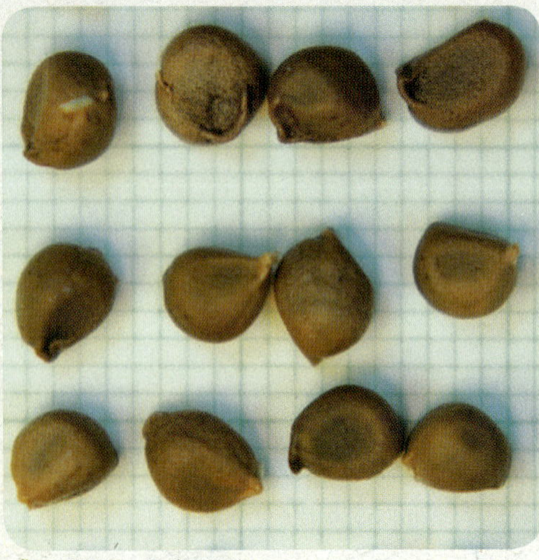

타래붓꽃_ 종자(채취품)

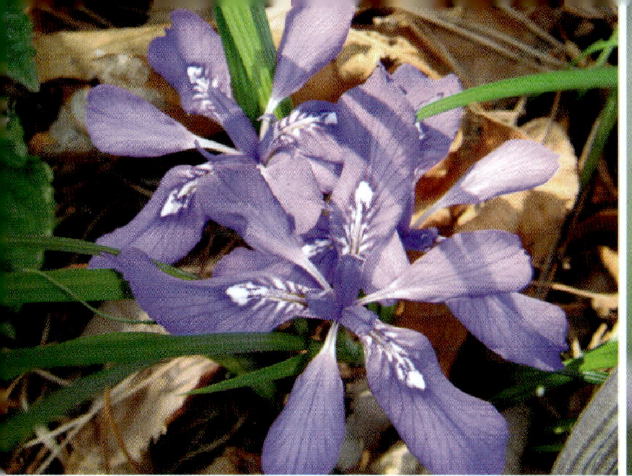
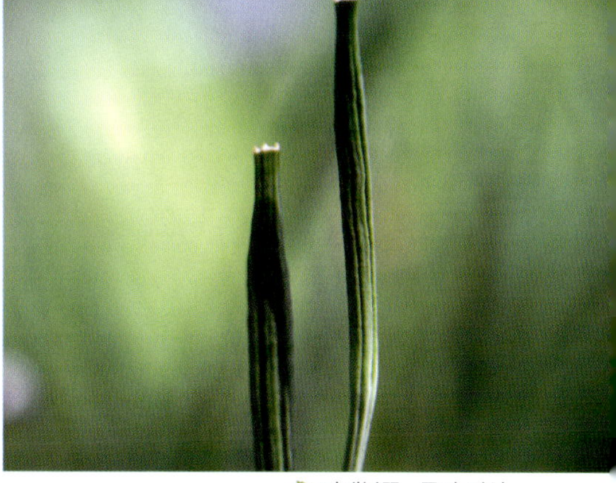

🌿 타래붓꽃_ 꽃

🌿 타래붓꽃_ 종자 결실

🔵 **생육특성** : 타래붓꽃은 전역의 습기가 많고 양지바른 곳에서 자라는 여러 해살이풀이다. 생육환경은 습지와 토양에 습기가 많은 곳인데 일부 지역에서는 마른 토양에서도 잘 자란다. 키는 40~50cm이고, 잎은 길이가 약 40cm, 너비가 0.5cm 정도이고 가는 선이 많으며 꼬이면서 올라간다. 꽃은 자주색으로 5~6월에 피는데 밖에 있는 3장의 꽃잎과 안에 있는 3장의 꽃잎은 다른 붓꽃들의 꽃잎보다 너비가 작은 편인데 짧은꽃줄기 끝에 달리고 향이 강하다. 열매는 7~8월경에 길이 약 6cm, 지름은 1cm 정도로 달리는데 선 모양이며 끝이 날카롭고 밑부분은 자줏빛이 돈다.

🍂 **채취 방법과 시기** : 7~8월에 열매를 따서 햇볕에 말리고 안에 들이 있는 종자를 골라내어 다시 햇볕에 말린다.

🌿 **성분** : 종자에는 아이론(irone), 팔로손(pallosone) A~C가 함유되어 있다.

🔵 **성미** : 성질이 평범하고, 맛은 달다.

🟣 **귀경** : 심(心), 폐(肺) 경락에 작용한다.

🟠 **효능과 주치** : 열을 식히는 해열, 출혈을 멎게 하는 지혈, 간기를 깨끗하게 하는 청간, 종기를 삭이는 소종의 효능이 있어서 황달, 설사, 토혈, 백대하, 피부나 근육에 국부적으로 생기는 종기, 피부의 한사와 습사, 주독(酒毒)을 치료하며 근골을 튼튼하게 한다.

🔵 **약용법과 용량** : 건조 가공한 종자 3~10g을 물 1L에 넣어 1/3이 될 때까지 달여 하루에 2~3회 나눠 마시거나, 환 또는 가루로 만들어 복용한다. 악성 종기의 치료를 위해서는 생잎을 짓찧어 환부에 붙인다.

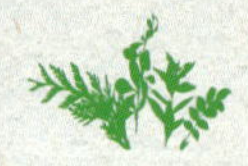

신장염, 부종, 유정, 시력저하를 개선하는

택사(질경이택사)

| 사용부위 | 덩이줄기

Alisma canaliculatum A. Braun & C. D. Bouché

- **이명** : 수사(水瀉), 택지(澤芝), 급사(及瀉), 천독(天禿)
- **생약명** : 택사(澤瀉)
- **과명** : 택사과(Alismataceae)
- **개화기** : 7~8월

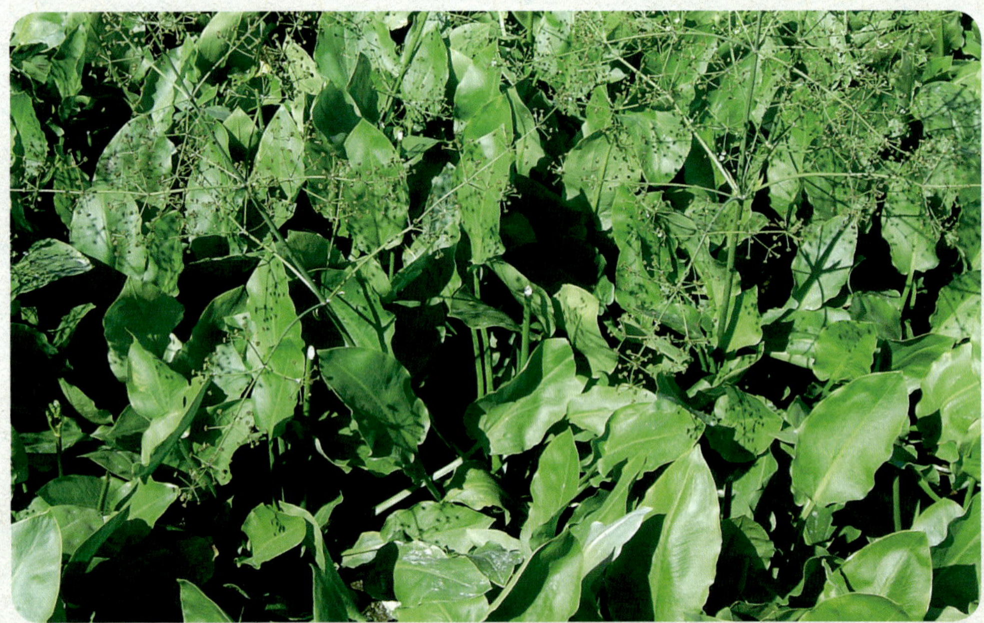

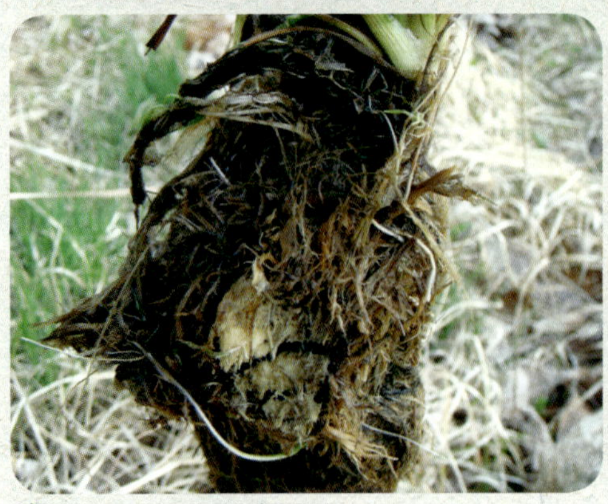

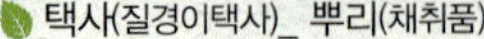

🌿 택사(질경이택사)_ 뿌리(채취품)

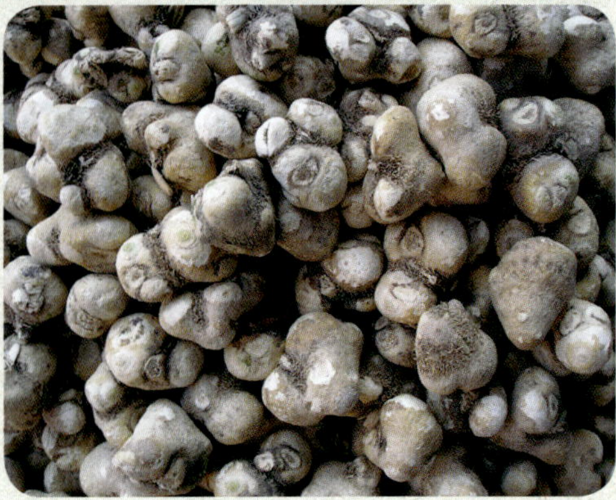

🌿 택사(질경이택사)_ 덩이줄기(약재 전형)

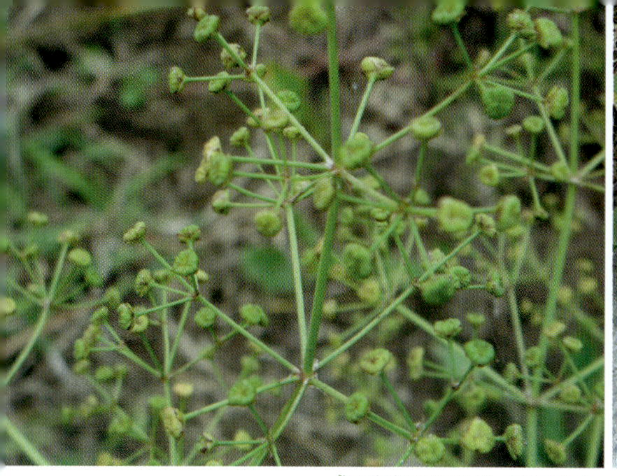

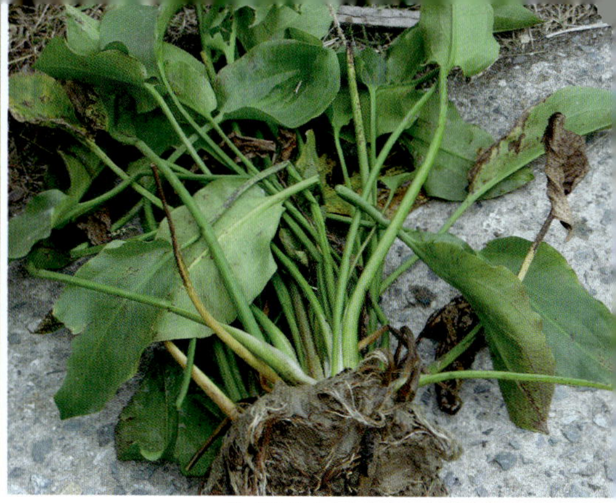

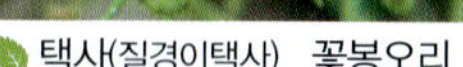

택사(질경이택사)_ 꽃봉오리

택사(질경이택사)_ 전초(채취품)

🌿 **생육특성 :** 질경이택사는 여러해살이풀로, 경남 지방 이북에서 자생한다. 꽃대의 높이는 60~90cm로 자란다. 잎은 뿌리로부터 나오며 긴 달걀 모양의 타원형으로 끝은 뾰족하고 밑부분은 둥글며 가장자리는 밋밋하다. 꽃은 흰색으로 7~8월에 피고, 열매는 여윈열매로 뒷면에 2개의 홈이 있고 9~10월에 열린다. 약재로 사용하는 덩이줄기는 짧고 공 모양이며 겉껍질은 갈색이고 수염뿌리가 많다. 뿌리 밑부분에는 혹 모양의 눈 흔적인 아흔(芽痕)이 있다. 질은 견실하고 단면은 황백색의 분성(粉性)이며 작은 구멍이 많이 있다.

택사(*Alisma canaliculatum* A. Br. & Bouche)라는 식물의 뿌리 또한 택사(澤瀉)라는 생약명으로 불리며 동일한 약재로 사용하는데 뿌리잎은 넓은 바소꼴로 밑은 좁아져서 잎자루로 흐르며 여윈열매 뒷면에는 1개의 홈이 있다. 택사는 남부 지방의 소택지(沼澤地)와 중부 지방에서 자생하며 전남 여천 지역에서 소규모 농가에서 재배하고 있다.

🌿 **채취 방법과 시기 :** 겨울에 잎이 마른 다음에 덩이줄기를 채취하여 수염뿌리와 겉껍질인 조피(粗皮)를 제거하고 건조한다. 이물질을 제거하고 절편하여 볶아주거나 소금물에 담갔다가 볶아주는 염수초(鹽水炒 : 약재 무게의 2~3% 정도의 소금을 물에 풀어 약재에 흡수시킨 다음 약한 불에서 프라이팬에 볶아냄)를 하여 사용한다.

🌿 **성분 :** 덩이줄기에는 알리솔(alisol) A와 B, 폴리사카라이드(polysaccharide), 알리솔(alisol) 모노아세테이트(monoacetate), 세스퀴테르펜스 (sesquiterpenes), 트리테르펜스(triterpenes), 글루칸(glucan), 에피알리솔

A(epialisol A=essential oil) 등이 함유되어 있다.

🍂 **성미** : 성질이 차고, 맛은 달며, 독성이 없다.

🍂 **귀경** : 신(腎), 방광(膀胱) 경락에 작용한다.

🍂 **효능과 주치** : 수도를 이롭게 하여 소변을 잘 나가게 하며 습사를 조절하는 이수삼습(利水滲濕), 열을 내리게 하는 설열 등의 효능이 있으며, 소변이 잘 나가지 않는 증을 치료하고, 몸 안에 습사가 머물러 온몸이 붓고 배가 몹시 불러오면서 그득한 느낌을 주는 수종창만(水腫脹滿), 설사와 소변량이 줄어드는 설사요소(泄瀉尿少), 담음현훈(痰飮眩暈: 담음은 여러 가지 원인으로 몸 안의 진액이 순환하지 못하고 일정 부위에 머물러 생기는 증상), 열림삽통(熱淋澁痛: 습열사가 하초에 몰려 소변을 조금씩 자주 누면서 잘 나오지 않고 요도에 작열감이 있는 증상), 고지혈증 등을 치료한다.

🍂 **약용법과 용량** : 민간에서는 부종 치료를 하거나 급성 신장염, 이뇨작용과 어지럼증, 유정, 시력저하 등에 사용한다. 말린 택사와 백출 각각 12g을 물 1,200mL에 넣어 끓기 시작하면 약하게 줄여 200~300mL가 될 때까지 달여 하루에 3회 나눠 마시면 부종 치료에 효과적이다.

🍂 **사용 시 주의사항** : 습열을 내보내는 작용이 있으므로 습열이 없는 경우나, 신 기능이 허하고 정액이 흘러나가는 신허정활(腎虛精滑)의 경우에는 사용하지 않는다. 이뇨작용이 있어 비만자들의 다이어트에 사용하는 경우가 있으나 택사는 이수(利水)작용뿐만 아니라 기를 소모하는 작용이 커서 부작용이 있으므로 주의를 요한다.

patent

택사(질경이택사)의 기능성 및 효능에 관한 특허자료

▶ 택사 추출물을 유효성분으로 포함하는 염증성 폐질환의 예방 또는 치료용 조성물

본 발명의 택사 추출물은 염증 억제에 관여하는 대표적인 전사인자인 Nrf2를 활성화시킴으로써 염증세포를 효과적으로 감소시킬 수 있으며, 특히 택사 추출물을 투여한 동물 실험군에서 급성 폐렴증이 두드러지게 개선되는 효과를 in vivo 실험으로 입증하였는 바, 이를 유효성분으로 포함하는 본 발명의 조성물은 폐의 염증을 효과적으로 억제할 수 있어 염증성 폐질환에 유용하게 사용될 수 있다.

– 공개번호 : 10-2014-0013792, 출원인 : 부산대학교 산학협력단

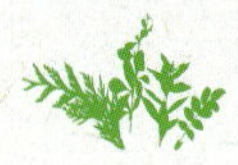

털머위

| 사용부위 | 어린순, 전초

Farfugium japonicum (L.) Kitam.

- **이명** : 갯머위, 말곰취, 넓은잎말곰취
- **생약명** : 연봉초(蓮蓬草)
- **과명** : 국화과(Compositae)
- **개화기** : 9~10월

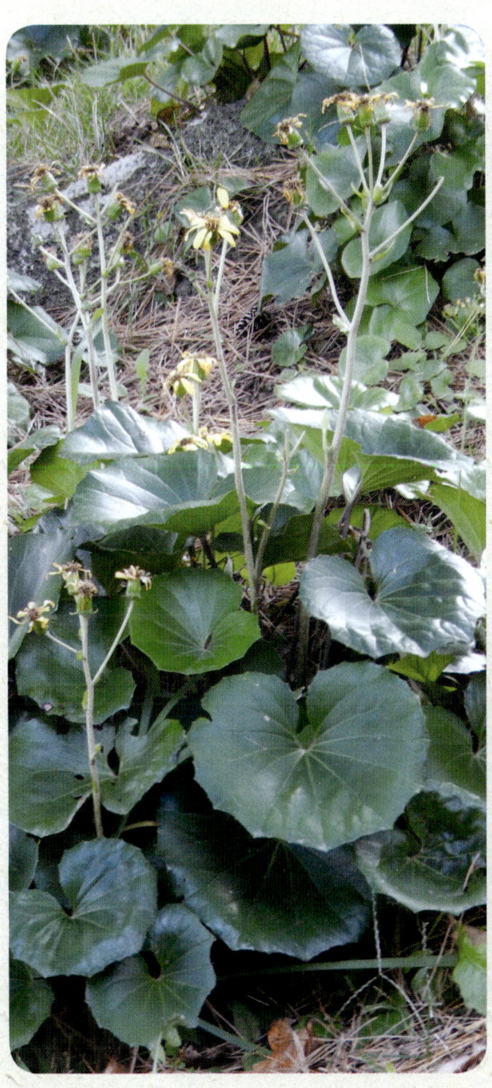

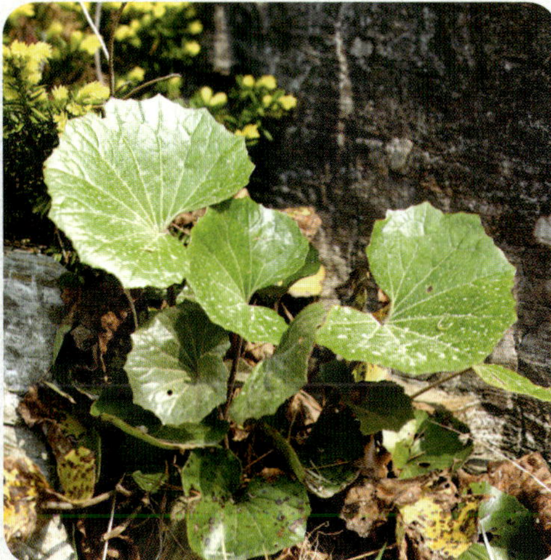

털머위_ 약재로 사용하는 어린순

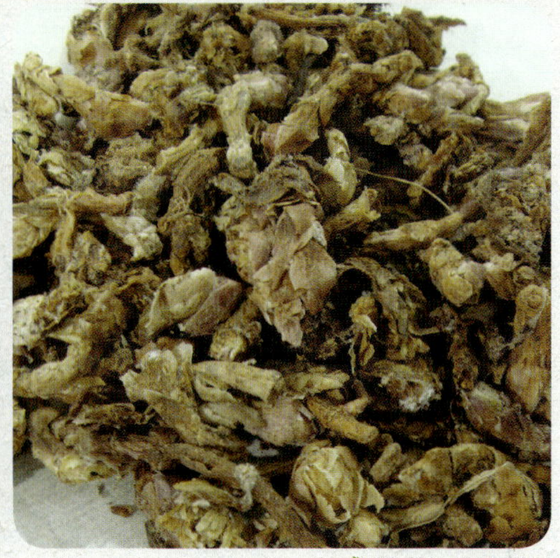

털머위_ 전초(약재)

- **생육특성** : 털머위는 남부와 제주도, 울릉도 해안에서 나는 상록 여러해살이풀이다. 생육환경은 양지 혹은 반그늘의 따뜻하고 물 빠짐이 좋은 곳이다. 키는 30~50cm이고, 잎은 모여나며 길이가 4~15cm, 너비가 6~30cm로 두껍고 광택이 많이 난다. 꽃은 노란색으로 9~10월에 가지 끝에서 1송이씩 달려 전체적으로 큰 무리를 이루며 피는데 지름은 4~6cm이다. 꽃자루 길이는 30~75cm이고 곧추 자라며 포가 있다. 열매는 11~12월경에 달리는데 흑갈색으로 길이는 0.8~1.1cm이며 갓털이 있다.
  털머위는 식물 전체를 약용이나 식용할 수 있는 머위와 유사한 형태를 하고 있으나 독성이 있으므로 주의를 요한다. 머위는 이른 봄에 꽃이 먼저 피며 잎에 털이 나 있고 부드러운 반면, 털머위는 잎이 짙은 녹색으로 두껍고 표면에 윤채가 나며 상록성으로 갈색 털이 많이 나 있다.

- **채취 방법과 시기** : 여름부터 가을에 걸쳐 전초를 채취하여 햇볕에 말리거나 신선한 것을 사용한다.

- **성분** : 뿌리와 잎에는 피롤리디딘(pyrrolididine)형(=azocine형) 알칼로이드의 센키르킨(senkirkine)이 함유되어 있으며, 뿌리에는 푸라노세스퀴테르펜(furano sesquiterpenes), 뿌리줄기에는 푸라노세스퀴오테르(furano sesqioter)가 함유되어 있다.

- **성미** : 성질이 시원하고, 맛은 쓰고 약간 맵다.

- **귀경** : 심(心), 폐(肺) 경락에 작용한다.

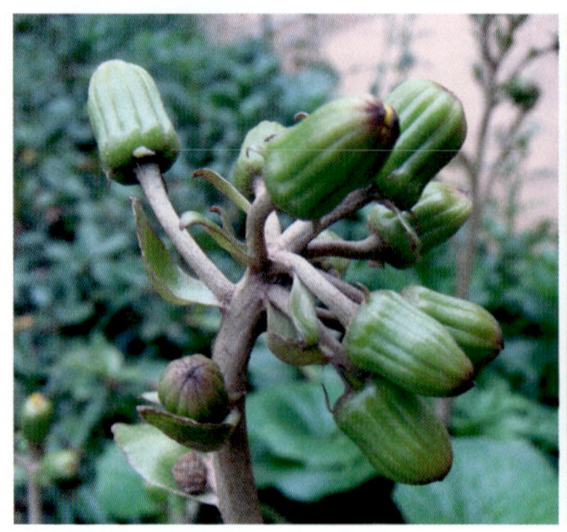

🌿 털머위_ 꽃봉오리

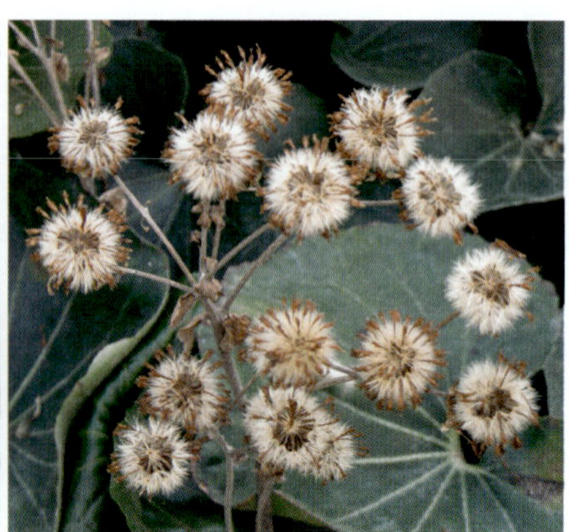

🌿 털머위_ 종자 결실

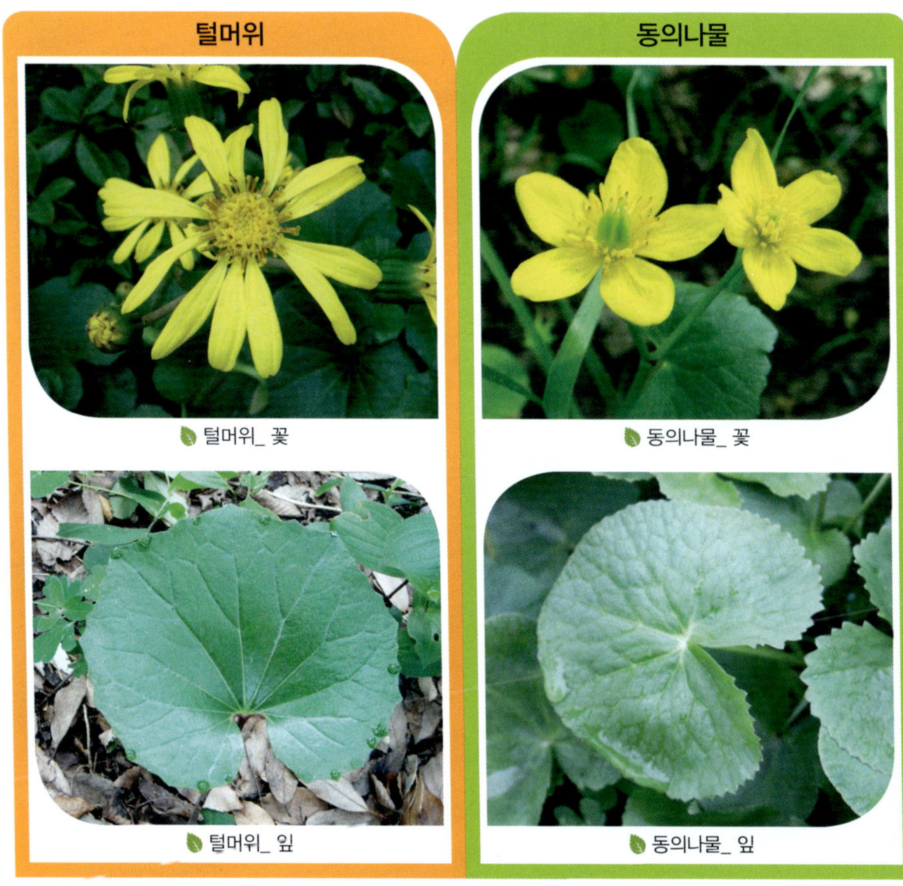

🍃 털머위_ 꽃

🍃 동의나물_ 꽃

🍃 털머위_ 잎

🍃 동의나물_ 잎

🍂 **효능과 주치** : 열을 식히고 독을 풀어주며 혈행을 좋게 하는 효능이 있어서 풍사와 열사로 인한 풍열감기, 인후부가 붓고 아픈 인후종통, 종기, 연주창, 타박상 등을 치료한다. 잎은 생선 중독 또는 부스럼에 사용한다.

🍃 **약용법과 용량** : 말린 약재 10~20g을 물 1L에 넣어 1/3이 될 때까지 달여 하루에 2~3회 나눠 마시거나, 짓찧어서 환부에 바른다.

🍂 **사용 시 주의사항** : 머위와 유사한 형태를 하고 있으나 센키르킨(senkirkine) 성분이 있어 간과 폐에 치명적인 독성을 가지고 있으므로 식용할 때에는 주의를 요한다. 또한 성미가 시원하고 쓰므로 비위가 허하고 냉한 사람 역시 신중하게 사용하여야 한다.

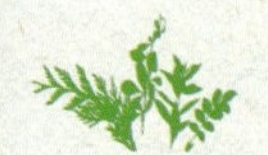

털중나리

| 사용부위 | 비늘줄기

Lilium amabile Palib.

- **이명** : 털종나리
- **생약명** : 백합(百合)
- **과명** : 백합과(Liliaceae)
- **개화기** : 6~8월

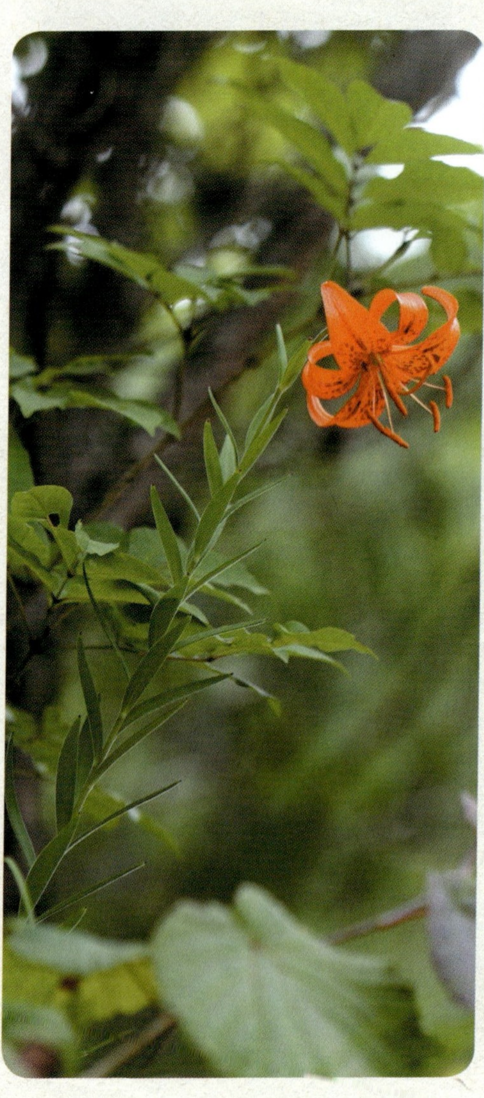

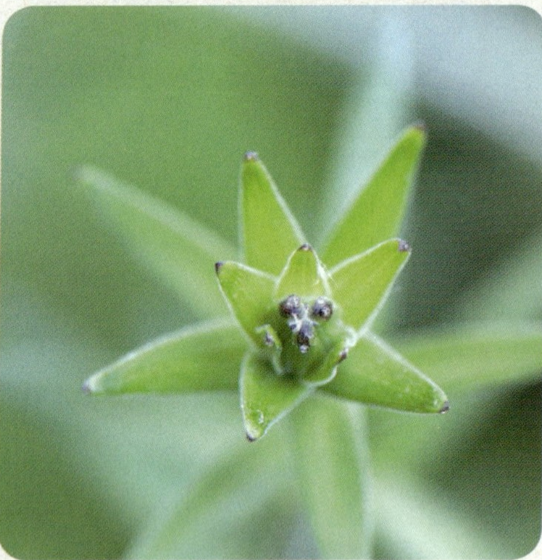

털중나리_ 꽃봉오리

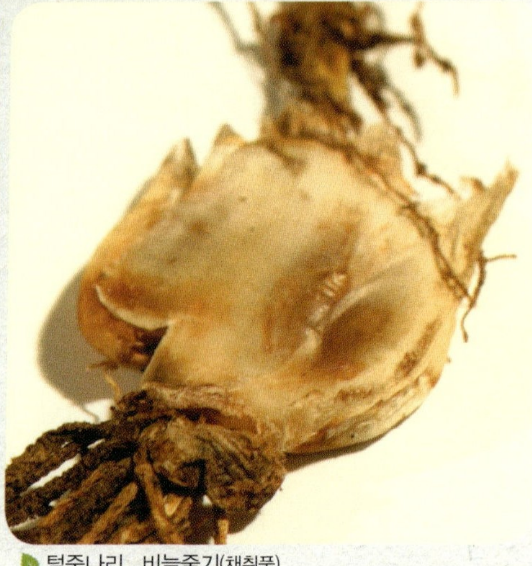

털중나리_ 비늘줄기(채취품)

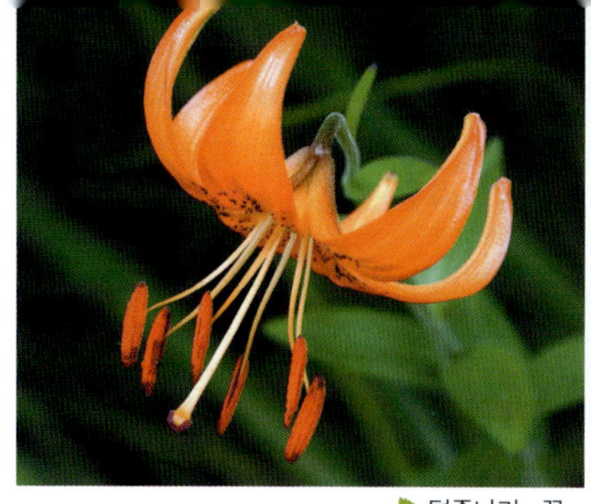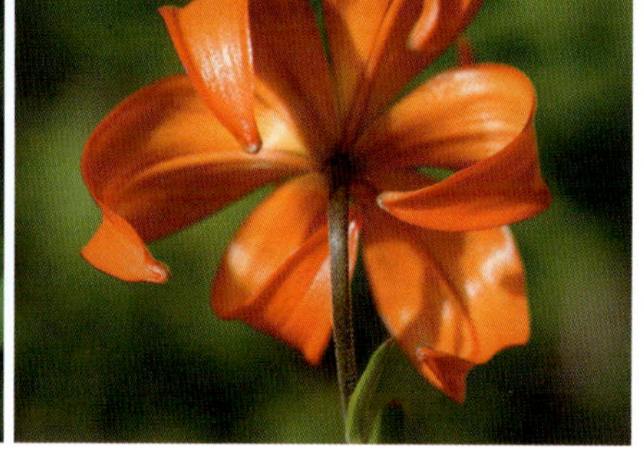

🌿 털중나리_ 꽃 　　🌿 털중나리_ 꽃잎이 뒤쪽으로 말리는 모습

🌿 **생육특성** : 털중나리는 제주도와 울릉도를 비롯한 높이 1,000m 이하의 산 전역에서 자라는 여러해살이풀이다. 생육환경은 양지 혹은 반그늘의 모래 성분이 많은 곳이며, 키는 50~80cm이고, 잎은 녹색이며 길이는 3~7cm, 너비는 0.3~0.8cm로 좁고 뾰족하며 양면에 잔털이 나 있다. 꽃은 황적색 으로 6~8월에 원줄기 끝과 가지 끝에서 1송이씩 달리는데 1~5송이는 밑 을 향해 피고 안쪽에는 자주색 반점이 있고 길이는 4~7cm, 너비는 1~ 1.5cm이며, 필 때 꽃잎이 뒤로 말린다. 열매는 9~10월에 익는데 넓은 타 원형이고, 종자는 편평하다.

🌰 **채취 방법과 시기** : 이른 봄이나 종자가 달린 가을에 비늘줄기를 채취하여 쪄서 건조한다.

🌿 **성미** : 성질이 차고, 맛은 달고 약간 쓰다.

🌿 **귀경** : 심(心), 비(脾), 폐(肺) 경락에 작용한다.

🍂 **효능과 주치** : 폐의 기운을 촉촉하게 하는 윤폐(潤肺), 기침을 멎게 하는 진 해, 심기를 맑게 하는 청심, 정신을 안정시키는 안신, 몸을 튼튼하게 하는 강장의 효능이 있어서 유방염, 백일해, 후두염, 폐결핵과 폐렴, 기관지염, 신경쇠약, 신체허약증, 종기, 역질(疫疾) 등을 다스릴 때 사용한다.

🌿 **약용법과 용량** : 말린 비늘줄기 10~30g을 물 1L에 넣어 1/3이 될 때까지 달여 하루에 2~3회 나눠 마시거나, 죽을 쑤어 먹기도 한다. 민간에서는 자양강장, 진해제로 사용하기도 한다.

🍂 **사용 시 주의사항** : 달고 성미가 찬 약물이므로 풍사와 한사로 인한 해수, 중 초가 차고 변이 무른 증상에는 사용할 수 없다.

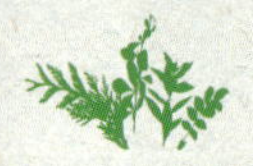

톱풀 | 사용부위 | 전초

Achillea alpina L.

- **이명** : 가새풀, 배암채, 거초(鋸草), 영초(靈草), 오공초(蜈蚣草)
- **생약명** : 시초(蓍草), 일지호(一枝蒿)
- **과명** : 국화과(Compositae)
- **개화기** : 7~10월

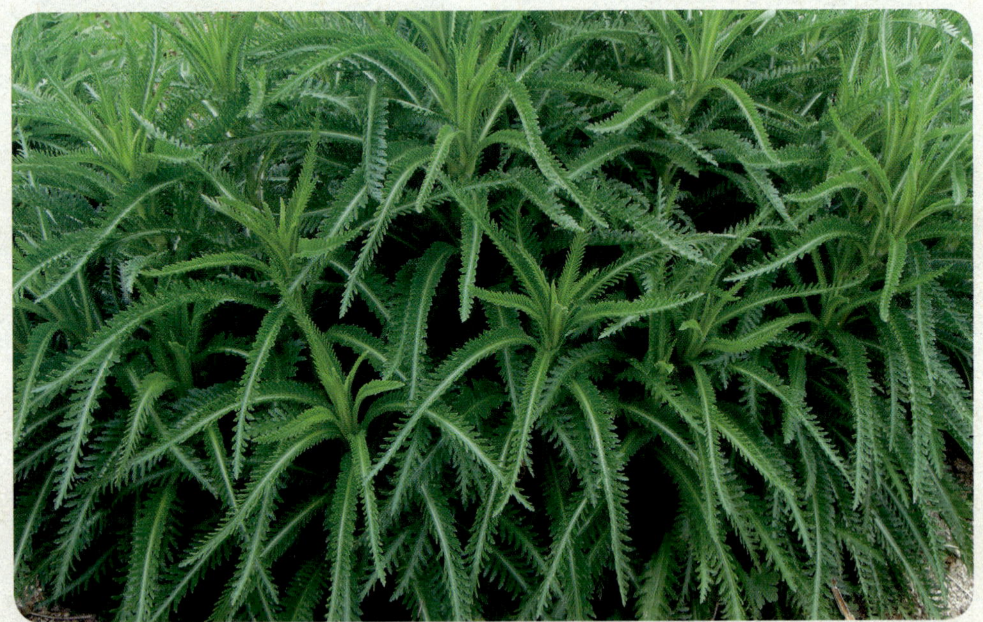

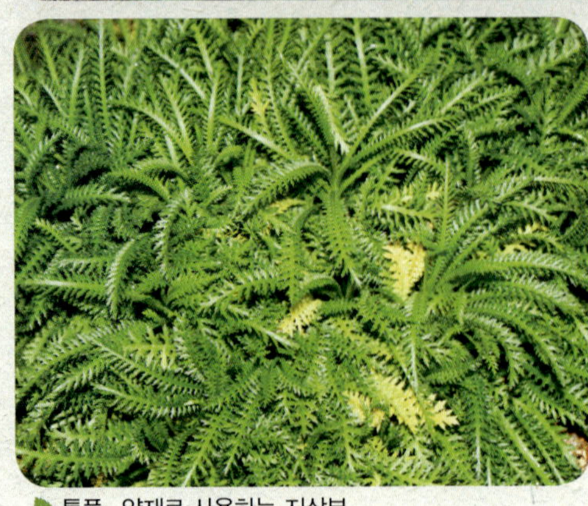

🍃 톱풀_ 약재로 사용하는 지상부

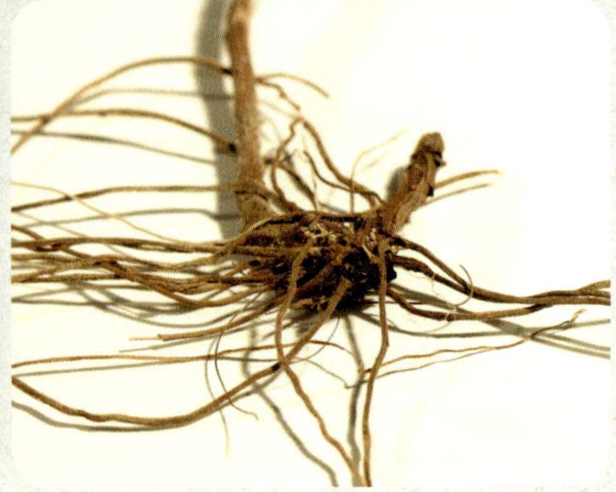

🍃 톱풀_ 뿌리(채취품)

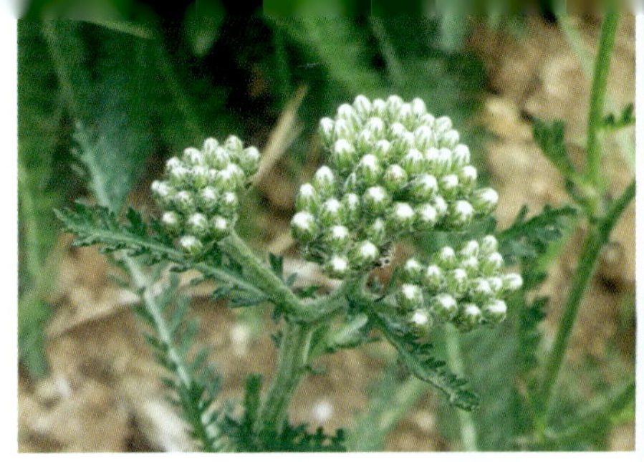

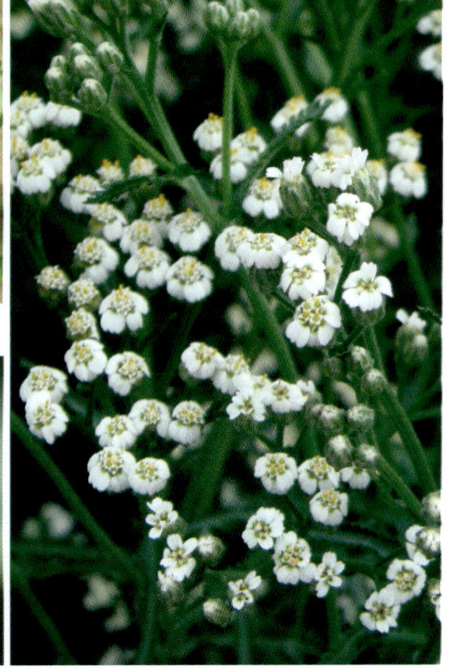

톱풀_ 꽃봉오리

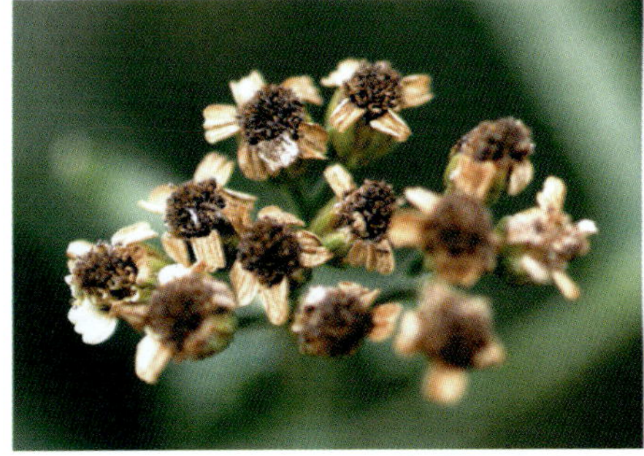

톱풀_ 종자 결실

톱풀_ 꽃

생육특성 : 톱풀은 여러해살이풀로 전국의 산이나 들에서 자라며, 키는 50~110cm로 곧게 자라며 한곳에서 여러 대가 자란다. 줄기 밑부분에는 털이 없고 윗부분에는 털이 많이 나는데 뿌리줄기는 옆으로 뻗는다. 잎은 어긋나고 잎자루는 없으며 끝이 둔하다. 빗살처럼 생긴 잎 모양은 좁고 타원형의 바소꼴로 톱니가 있다. 꽃은 흰색으로 7~10월에 피고, 열매는 9~10월에 맺는다.

유사종인 큰톱풀[*Achillea ptarmica* var. *acuminata* (Ledeb.) Heim.] 등의 전초도 약재로 함께 쓰인다.

채취 방법과 시기 : 여름부터 가을 사이에 전초를 채취하여 햇볕에 말린다.

성분 : 지상부에는 알칼로이드(alkaloid), 플라보노이드(flavonoid), 정유(essential oils), 아킬린(achillin), 베토니신(betonicine), d-캄퍼(d-camphor), 옥살산(oxalic acids), 하이드로시안산(hydrocyanic acids), 안토시아니딘(anthocyanidines), 안트라퀴논(anthraquinones), 파이토스테린(phytosterines), 카로틴(carotene), 쿠마린(coumarins), 모노테르펜(monoterpene), 세스퀴테르펜글루코사이드(sesquiterpene glucosides) 등이 함유되어 있다.

- 🔵 **성미** : 성질이 약간 따뜻하고, 맛은 맵고 쓰다.

- 🟣 **귀경** : 간(肝), 심(心), 폐(肺) 경락에 작용한다.

- 🟠 **효능과 주치** : 통증을 멈추게 하는 진통, 혈액순환을 좋게 하는 활혈, 풍사를 제거하는 거풍, 종기를 없애주는 소종의 효능이 있으며 타박상, 동통, 풍습비통(風濕痺痛), 관절염, 종독 등을 치유하는 데 유용하다.

- 🟣 **약용법과 용량** : 말린 전초 5g을 물 3컵에 넣어 끓기 시작하면 약하게 줄여 200~300mL가 될 때까지 달여 하루에 2회 나눠 마신다. 외용할 경우에는 신선한 잎과 줄기를 짓찧어 환부에 붙이고 싸맨다. 어린순은 나물로 먹는다.

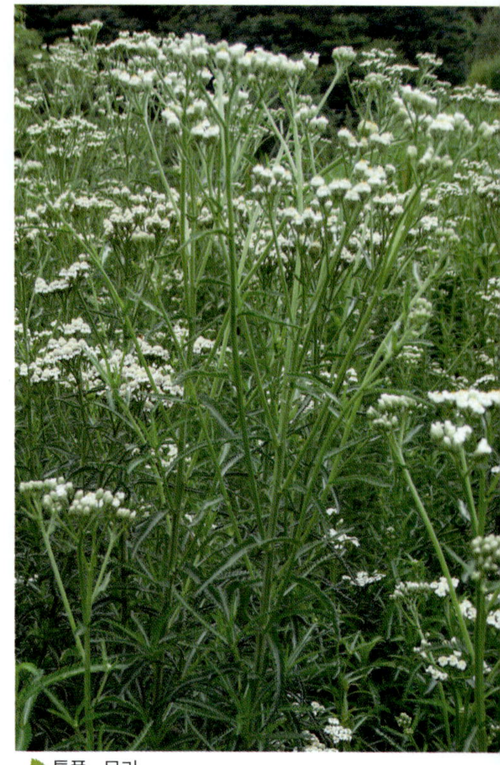

 톱풀_무리

- 🔴 **사용 시 주의사항** : 삼습(滲濕: 몸 안의 수분을 소변으로 나가게 하는 성질 또는 치료법)하고 설열(泄熱)하는 작용이 있으므로 습열(濕熱: 습과 열이 결합된 병사)이 없는 경우나 신이 허하여 정이 활정(滑精)한 신허정활(腎虛精滑)의 경우에는 사용할 수 없다.

🧪 *patent*

톱풀의 기능성 및 효능에 관한 특허자료

▶ **톱풀의 유효성분을 함유하는 B형 간염 예방 및 치료용 약학적 조성물**

본 발명은 톱풀의 유효성분을 함유하는 B형 간염 예방 및 치료용 약학적 조성물에 관한 것으로서, 아칠리아 속 식물의 추출물, 이의 불용성 침전물 및 이의 활성분획은 B형 간염 바이러스 복제를 저해하며, 세포 독성이 없는 안정한 물질이므로 B형 간염 예방 및 치료용 약학적 조성물로 유용하게 이용될 수 있다.

– 공개번호 : 10-2008-0073473, 출원인 : 한국생명공학연구원

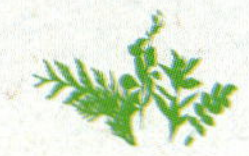

통보리사초

| 사용부위 | 열매

Carex kobomugi Ohwi

- **이명** : 큰보리대가리, 보리사초
- **생약명** : 사실(莎實)
- **과명** : 사초과(Cyperaceae)
- **개화기** : 6~8월

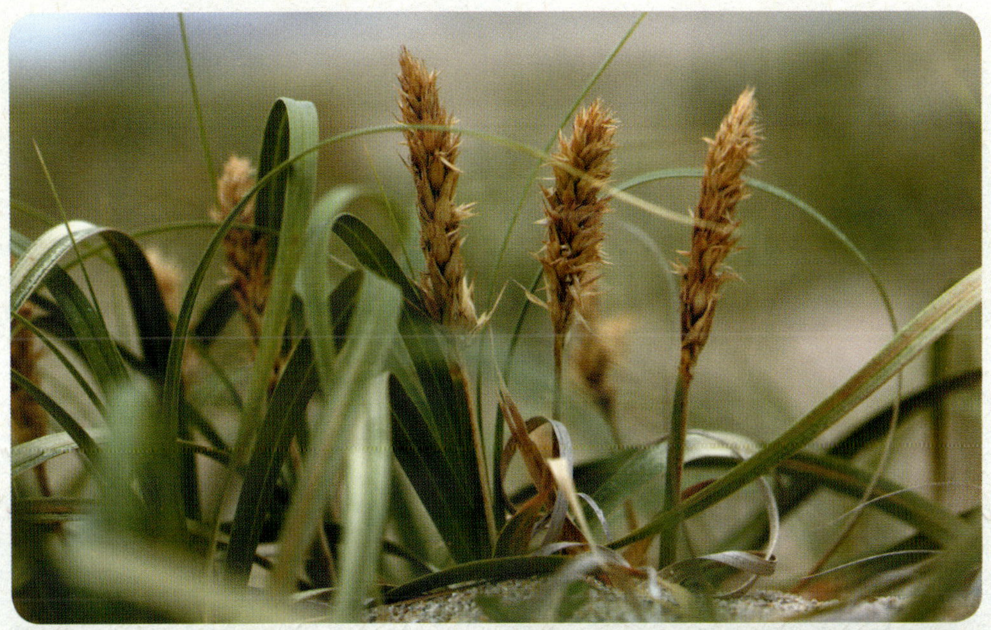

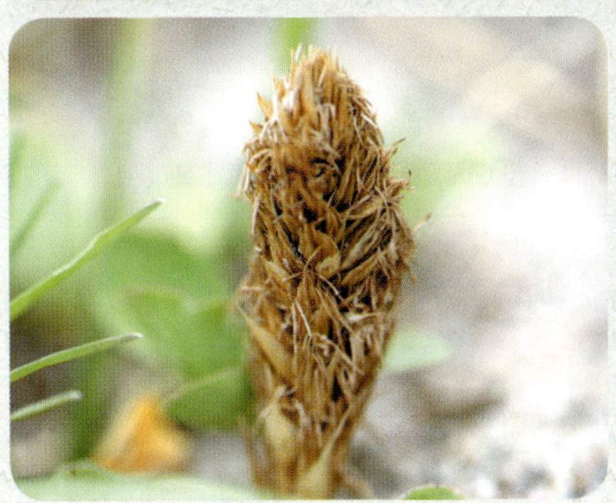

🌿 통보리사초_ 꽃

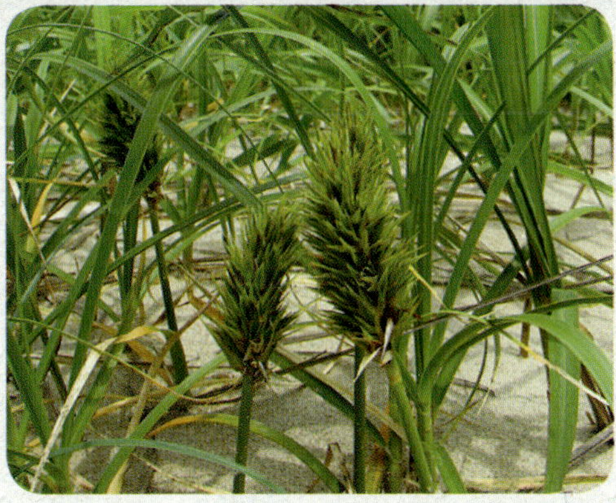

🌿 통보리사초_ 약재로 사용하는 열매

🍃 **생육특성** : 통보리사초는 각처의 해변 모래땅에서 나는 여러해살이풀이다. 생육환경은 햇빛이 잘 들어오는 풀숲이나 모래땅의 물 빠짐이 좋은 곳이다. 키는 10~20cm이고, 잎은 연한 녹색으로 뿌리에서 나오며 잎집은 옅은 갈색이고 길이는 20~30cm, 너비는 0.4~0.6cm로 갈라진다. 줄기는 질기고 딱딱하며, 뿌리는 굵고 나무처럼 단단하며

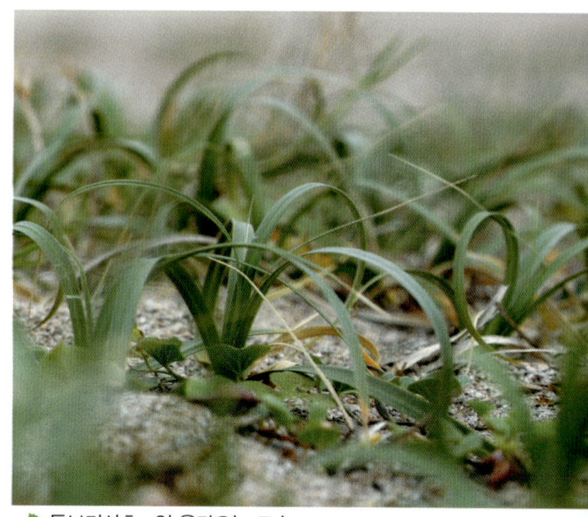

🍃 통보리사초_ 잎 올라오는 모습

길게 옆으로 뻗는다. 꽃은 연한 황록색으로 6~8월에 줄기 끝에서 피는데 길이는 4~5cm, 너비는 2.5cm 정도로 타원형이다. 일반적으로 암수가 다른 개체이지만 간혹 암수가 같이 있는 경우도 있다. 열매는 9~10월경에 길이 0.5cm 정도의 타원형으로 세모지게 달린다.

🍃 **채취 방법과 시기** : 가을에 열매를 채취하여 햇볕에 말린다.

🍃 **성분** : 엡실론-비니페린(epsilon-viniferin), 코보페놀(kobophenol) A, 미야베놀(miyabenol) C 등이 함유되어 있다.

🍃 **성미** : 성질이 약간 차고, 맛은 달다.

🍃 **귀경** : 간(肝), 비(脾) 경락에 작용한다.

🍃 **효능과 주치** : 표사를 흩어지게 하는 해표(解表), 기침을 멎게 하는 지해(止咳), 혈행을 좋게 하는 활혈, 염증을 삭이는 소염 등의 효능이 있어서 몸이 허하고 파리하게 여위며 기가 손상되는 허리핍손(虛羸乏損)을 보(補)한다. 또한 위장을 따뜻하게 하는 온위장(溫胃腸), 구역(嘔逆)을 멈추는 효능이 있다. 오랫동안 복용하면 건강에 좋다.

🍃 **약용법과 용량** : 말린 열매 3~9g을 물 1L에 넣어 1/3이 될 때까지 달여 하루에 2~3회 나눠 마시거나, 차로 만들어 마시기도 한다.

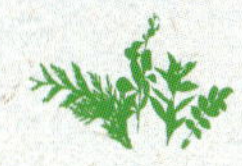

투구꽃 | 사용부위 | 덩이뿌리

Aconitum jaluense Kom.

- **이명** : 선투구꽃, 개싹눈바꽃, 진돌쩌귀, 싹눈바꽃, 세잎돌쩌귀, 그늘돌쩌귀
- **생약명** : 초오(草烏), 부자(附子)
- **과명** : 미나리아재비과(Ranunculaceae)
- **개화기** : 8~9월

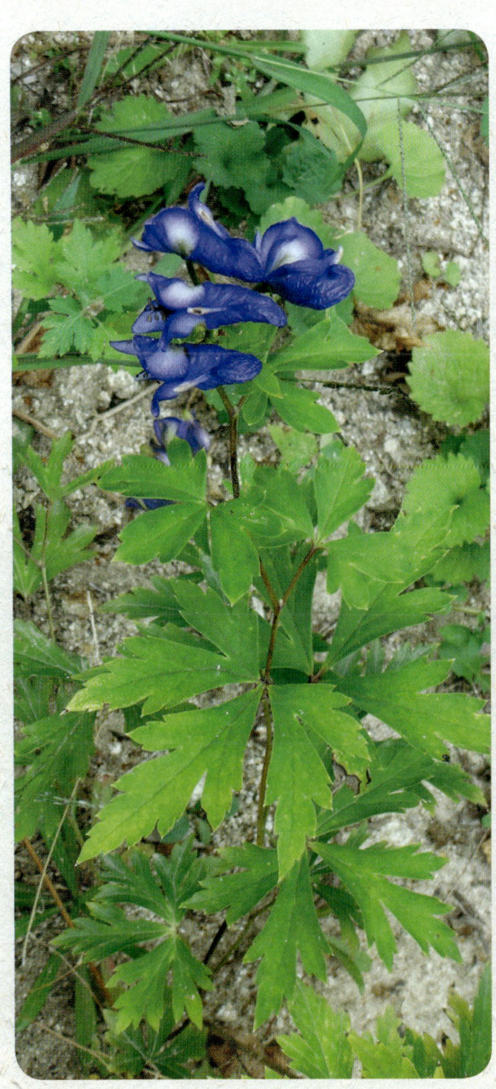

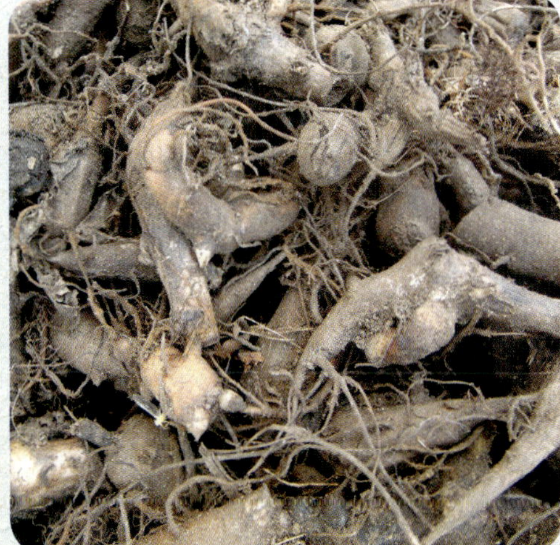

투구꽃_ 덩이뿌리(채취품)

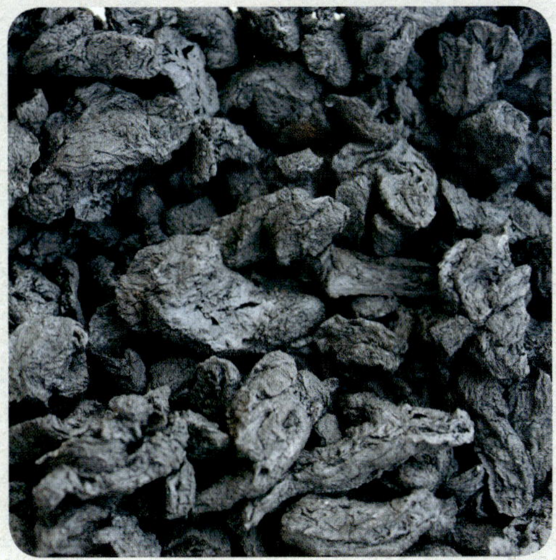

투구꽃_ 덩이뿌리(약재)

🔵 **생육특성 :** 투구꽃은 각처의 산에서 자라는 여러해살이풀이다. 생육환경은 반그늘 혹은 양지의 물 빠짐이 좋은 곳이다. 키는 1m 정도이고, 잎은 잎자루 끝에서 손바닥을 편 모양으로 3~5장으로 깊이 갈라지고 어긋난다. 꽃은 자주색으로 8~9월에 줄기에서 여러 송이가 어긋나며 아래에서 위로 올라가며 피는데 모양은 고깔이나 투구와 같다. 열매는 10~11월에 달리고 타원형이며 뾰족한 암술대가 남아 있다.

로마 병정의 투구를 닮은 꽃의 모양으로도 꽃 이름을 유추할 수 있고, 우리 조상들이 머리에 쓰던 남바위와 생김새가 유사하며, 영문 이름인 ‘Monk's hood’는 ‘수도승의 두건’을 뜻한다. 또한 식물 가운데 가장 독성이 강하여 아메리카 인디언이 화살에 독을 바를 때 투구꽃의 뿌리를 갈아 사용했다고 한다.

🟤 **채취 방법과 시기 :** 가을에 뿌리를 채취하여 줄기, 잎, 흙을 제거하고 햇볕이나 불에 쬐어 말린다.

🟢 **성분 :** 애크모톰(acpmotome), 메스아코니틴(mesaconitine), 케옥시아코니틴(ceoxyaconitine), 디옥시아코니틴(deoxyaconitine), 비우틴(beiwutine), 하이프아코니틴(hypaconitine) 등이 함유되어 있다.

🔵 **성미 :** 성질이 따뜻하고, 맛은 맵다.

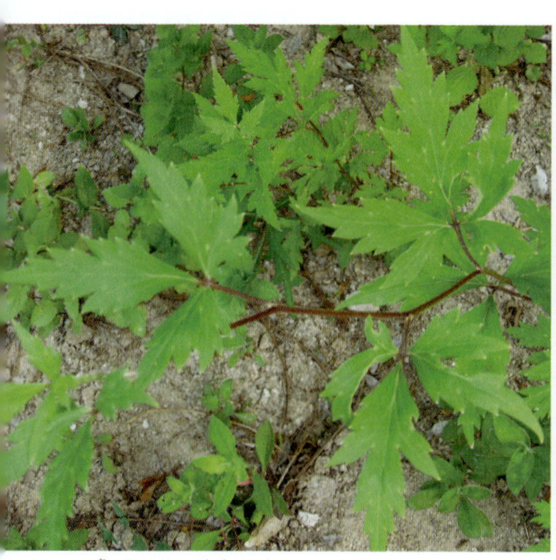

🌿 투구꽃_ 잎과 줄기

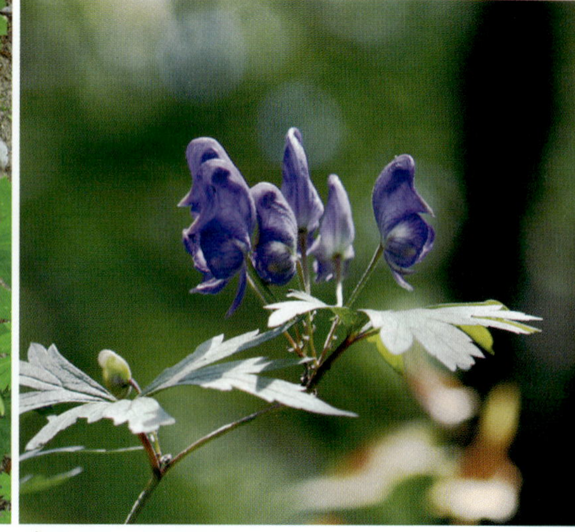

🌿 투구꽃_ 꽃봉오리와 꽃

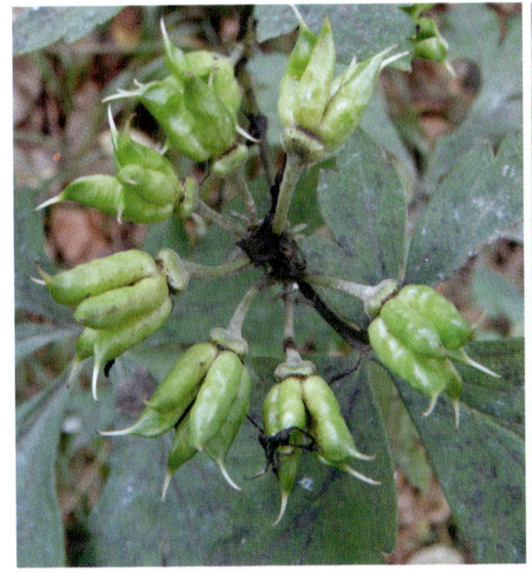
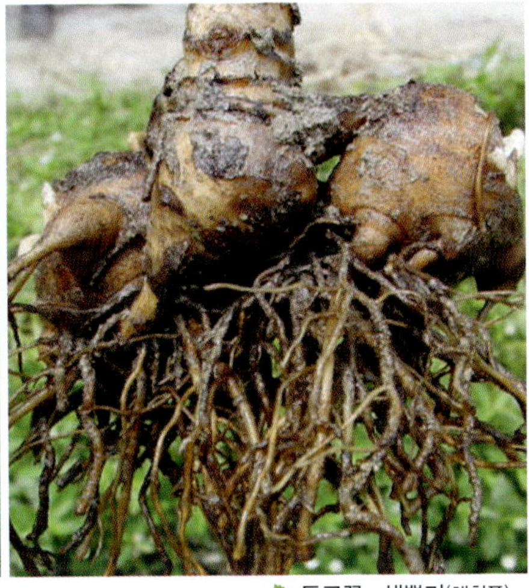

🌿 투구꽃_ 종자 결실　　🌿 투구꽃_ 생뿌리(채취품)

🌿 **귀경 :** 간(肝), 비(脾) 경락에 작용한다.

🌿 **효능과 주치 :** 바람과 습이 병을 일으키는 사기가 된 풍습을 제거하며, 추위나 찬 기운이 병을 일으키는 사기가 된 한사를 흩어지게 한다. 또한 통증을 멎게 하며 종기를 삭이고 경련을 가라앉히는 진경(鎭痙)의 효능이 있어서 풍사를 싫어하는 오풍(惡風), 기침과 구역으로 기가 위로 치솟는 해역상기(咳逆上氣), 반신불수, 풍사로 인한 완비(頑痺: 피부에 감각이 없는 병증. 살갗과 살이 나무처럼 뻣뻣해져 아픔도 가려움도 느끼지 못하고 손발이 시큰거리면서 아픈 증상)를 치료한다. 풍한습사로 인하여 결리고 아픈 풍한습비(風寒濕痺), 장이 허한데 한사가 침입하여 발생하는 이질인 냉리(冷痢), 목구멍이 붓고 아픈 증세, 피부화농증(종기) 등의 피부질환, 뿌리가 깊으며 몹시 딴딴한 부스럼, 연주창, 관절염, 신경통, 두통, 림프샘염 등을 치료한다.

🌿 **약용법과 용량 :** 말린 덩이뿌리 2~6g을 사용하는데 일반적으로는 포제를 잘하여 다른 약재와 혼합하는 합방으로 사용한다.

🌿 **사용 시 주의사항 :** 독성이 강하므로 식품으로는 사용할 수 없으며, 약재로 쓸 때에도 전문가의 지도를 받아야 한다.

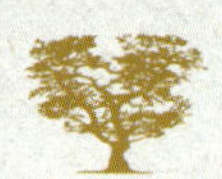

탱자나무

| 사용부위 | 뿌리, 뿌리껍질, 잎, 열매

Poncirus trifoliata (L.) Raf.

- **이명** : 야등자(野橙子), 취길자(臭桔子), 취극자(臭棘子), 지수(枳樹), 동사자(銅楂子)
- **생약명** : 구귤(枸橘), 지실(枳實), 지근피(枳根皮), 구귤엽(枸橘葉)
- **과명** : 운향과(Rutaceae)
- **개화기** : 5~6월

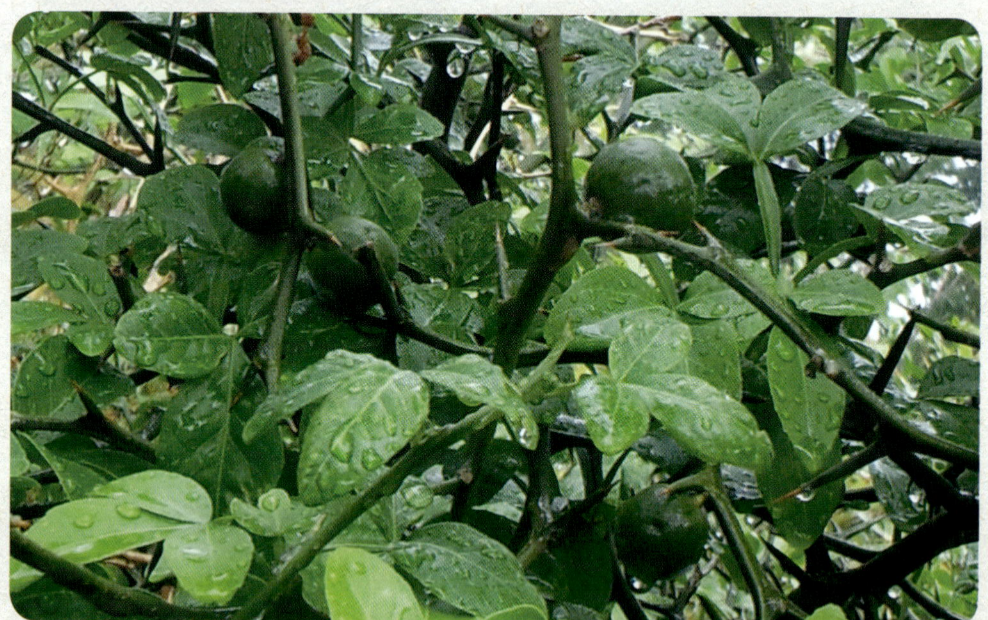

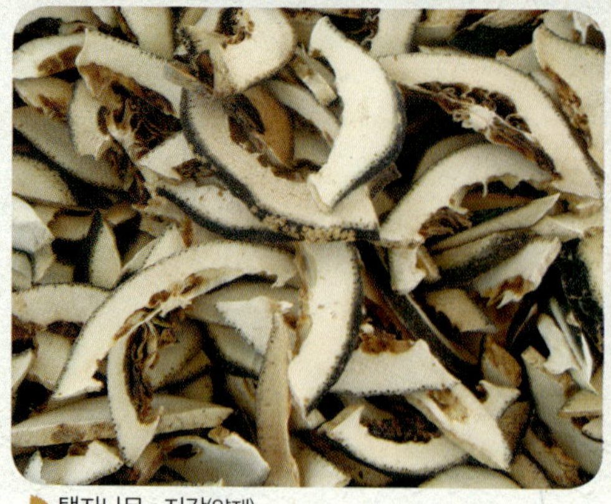

🌰 탱자나무_ 지각(약재)

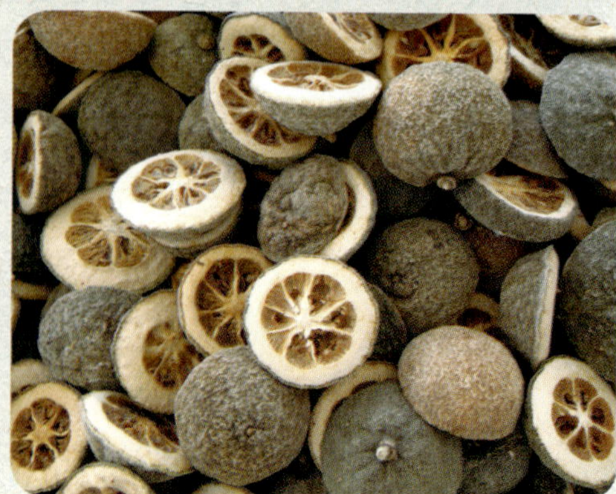

🌰 탱자나무_ 지실(약재)

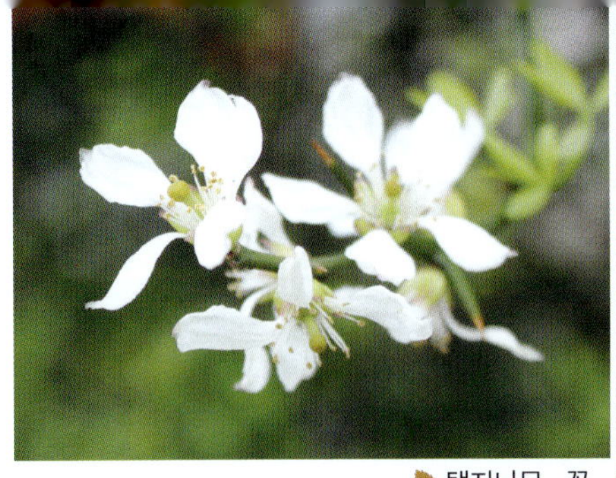

🍂 탱자나무_ 꽃

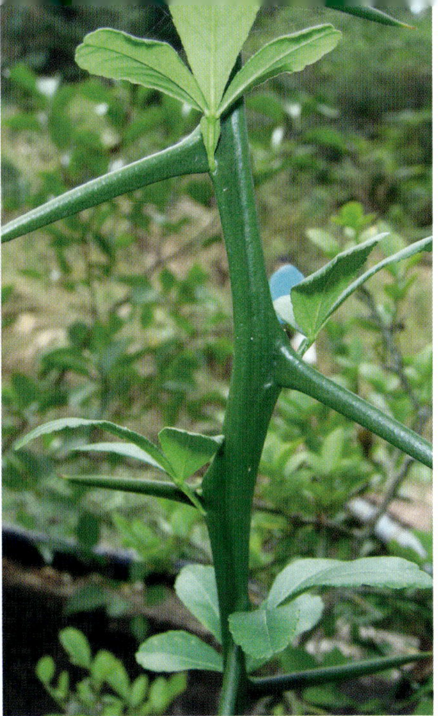

🍂 탱자나무_ 줄기에 난 가시

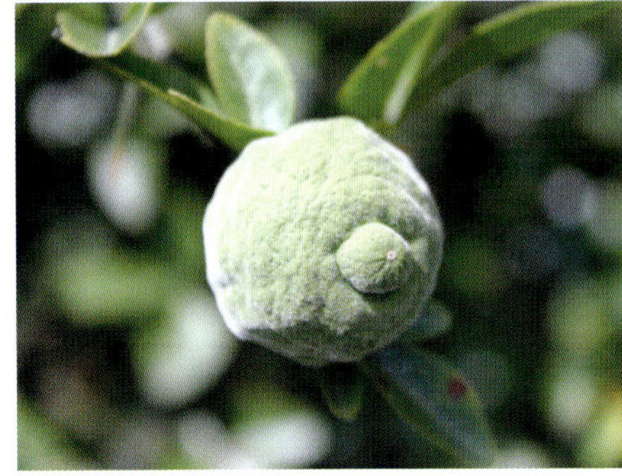

🍂 탱자나무_ 덜 익은 열매

🌿 **생육특성** : 탱자나무는 중부·남부 지방의 마을 근처, 과수원, 울타리 등에서 심어 가꾸는 낙엽활엽관목으로, 높이는 3m 전후로 자란다. 줄기와 가지가 많이 갈라지고 약간 펑펑하며 길이 3~5cm의 가시가 서로 어긋난다. 잎은 3출 겹잎에 서로 어긋나고 잔잎은 타원형 혹은 달걀 모양이며 가죽질에 가장자리에는 톱니가 있고 잎자루에는 좁은 날개가 붙어 있다. 꽃은 흰색으로 5~6월에 먼저 피고, 열매는 둥글며 9~10월에 황색으로 익는다.

🍂 **채취 방법과 시기** : 열매는 익기 전인 8~9월, 뿌리, 뿌리껍질은 연중 수시, 잎은 봄·여름에 채취한다.

🌿 **성분** : 열매에는 폰시린(poncirin), 헤스페리딘(hesperidin), 로포린(rhofolin), 나린긴(nalingin), 네오헤스피리딘(neohespiridin) 등의 플라보노이드(flavonoid)가 함유되어 있으며 알칼로이드(alkaloid)의 스키미아닌(skimmianine)도 함유되어 있다. 열매껍질에 함유되어 있는 정유의 성분은 알파-피넨(α-pinene), 베타-피넨(β-pinene), 밀센(myrcene), 리모넨(limonene), 캄펜(kaempfen), 감마-터피넨(γ-terpinene), p-시멘(p-cymen),

【 혼동하기 쉬운 약초 비교 】

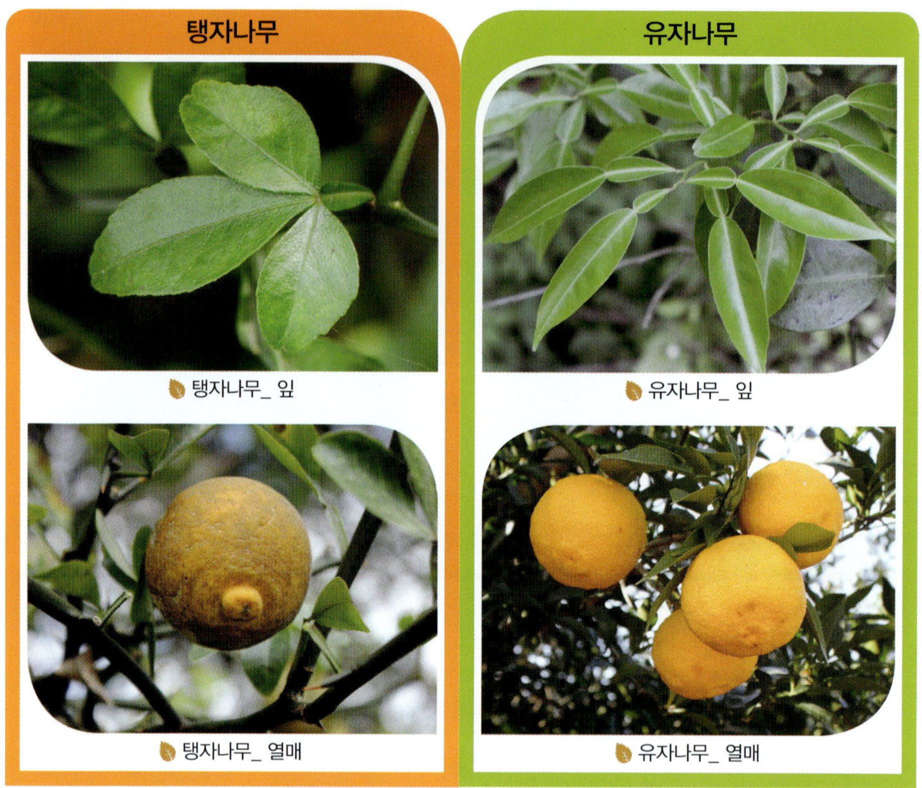

카리오필렌(caryophyllene) 등이 함유되어 있다. 뿌리 및 뿌리껍질에는 리모닌(limonin), 말메신(marmesin), 세세린(seselin), 베타-시토스테롤(β-sitosterol), 폰시트린(poncitrin)이 함유되어 있다. 잎에는 폰시린, 네오폰시린(neoponcirin), 나린진, 적은 양의 로이포린(rhoifolin)이 함유되어 있고, 꽃에는 폰시티린(poncitirin)이 함유되어 있다.

🍃 **성미 :** 열매는 성질이 따뜻하고, 맛은 맵고 쓰다. 뿌리, 잎은 성질이 따뜻하고, 맛은 맵다.

🍃 **귀경 :** 비(脾), 위(胃), 신(腎), 대장(大腸) 경락에 작용한다.

🍂 **효능과 주치 :** 덜 익은 열매는 생약명을 구귤(枸橘) 또는 지실(枳實)이라고 하며 건위작용이 있으며 소화불량, 식욕부진, 변비, 식적(食積), 위통, 위하수, 자궁하수, 치질, 진통, 타박상, 주독 등을 치료한다. 뿌리 및 뿌리껍

1364

질은 생약명을 지근피(枳根皮)라고 하여 치통, 치질을 치료한다. 잎은 생약명을 구귤엽(枸橘葉)이라고 하여 거풍(祛風), 제독(除毒)의 치료에 도움을 준다. 탱자나무의 추출물은 B·C형 간염과 항염, 항알레르기, 살충 등의 효능이 있다.

약용법과 용량 : 말린 덜 익은 열매 20~30g을 물 900mL에 넣어 반이 될 때까지 달여 하루에 2~3회 나눠 마신다. 외용할 경우에는 달인 액으로 환부를 씻어주거나 달인 농축액을 환부에 발라준다. 말린 뿌리 및 뿌리껍질 20~30g을 물 900mL에 넣어 반이 될 때까지 달여 하루에 2~3회 매 식후 마신다. 외용할 경우에는 달인 액을 입에 머금어 치료하고 치질에는 달인 액으로 환부를 자주 씻어준다. 말린 잎 30~50g을 물 900mL에 넣어 반이 될 때까지 달여 하루에 2~3회 나눠 마신다.

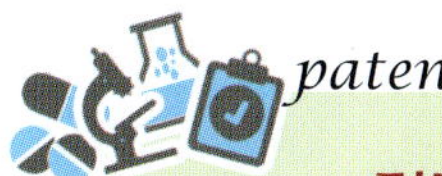

patent

탱자나무의 기능성 및 효능에 관한 특허자료

▶ 탱자나무 추출물을 함유하는 B형 간염 치료제

본 발명은 간염 바이러스의 증식을 특이적으로 저해하며 간세포에 대한 독성이 적은 탱자나무의 추출물을 함유하는 B형 간염 치료제에 관한 것이다. 본 발명의 탱자나무 추출물을 유효성분으로 함유하는 B형 간염 치료제는 HBV–P에 대한 선택적이고 강한 저해작용이 있으며 HBV의 증식을 억제할 뿐만 아니라 인체에는 독성이 매우 적기 때문에 간염 치료제로서 매우 유용하다.

– 공개번호 : 특2002–0033942, 특허권자 : (주)내비켐

▶ 탱자나무 추출물을 함유하는 C형 간염 치료제

본 발명은 간염 바이러스의 증식을 특이적으로 저해하며 간세포에 대한 독성이 적은 탱자나무의 추출물을 함유하는 C형 간염 치료제에 관한 것이다. 본 발명의 탱자나무 추출물을 유효성분으로 함유하는 C형 간염 치료제는 HCV–P에 대한 선택적이며 강한 저해작용이 있으며 HCV의 증식을 억제할 뿐만 아니라 인체에는 독성이 매우 적기 때문에 간염 치료제로서 매우 유용하다.

– 공개번호 : 2002–0084312, 출원인 : (주)내비켐

▶ 탱자나무 추출물 또는 이로부터 분리된 화합물을 유효성분으로 함유하는 항염증 및 항알레르기용 조성물

본 발명은 탱자나무 추출물 또는 이로부터 분리된 화합물을 유효성분으로 함유하는 염증 질환 및 알레르기 질환의 예방 및 치료용 조성물에 관한 것으로, 상세하게는 본 발명의 탱자나무 추출물 또는 이로부터 분리된 21α–메틸멜리아노디올(21α–methylmelianodiol) 또는 21β–메틸멜리아노디올(21β–methylmelianodiol)은 인터루킨–5 의존적 Y16 세포의 증식 억제, 세포 주기 변화 및 세포 사멸효과를 나타내므로 염증 질환 및 알레르기 질환의 예방 치료용 약학조성물 및 건강기능식품에 유용하게 사용될 수 있다.

– 공개번호 : 10–2009–0051874, 출원인 : 영남대학교 산학협력단

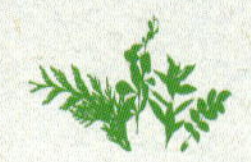

해독, 살충의 효능으로 종기의 독기를 제거하는

파리풀

Phryma leptostachya var. *asiatica* H. Hara

- **이명** : 꼬리창풀
- **생약명** : 노파자침선(老婆子針線), 투골초(透骨草)
- **과명** : 파리풀과(Phrymaceae)
- **개화기** : 7~9월

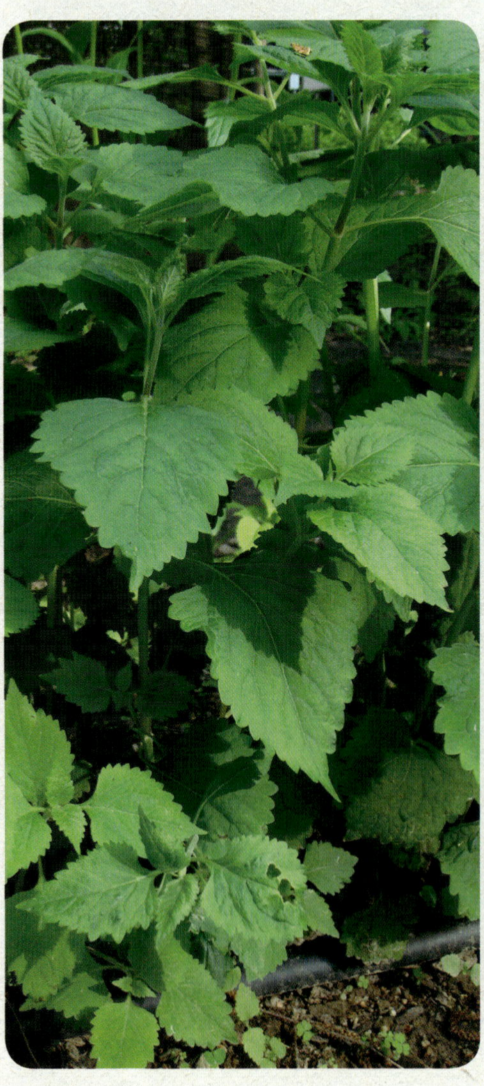

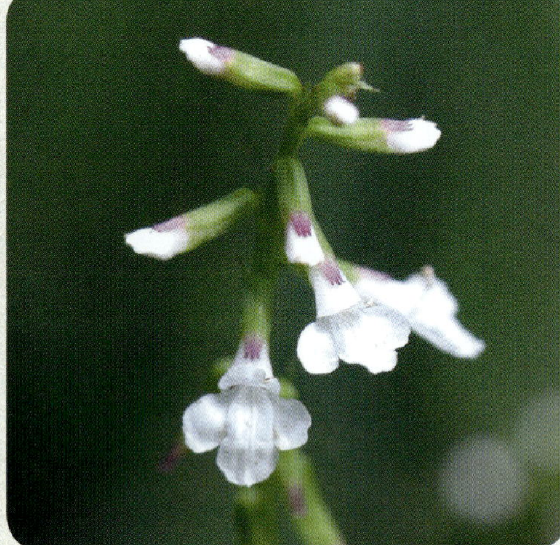

파리풀_ 꽃봉오리와 꽃

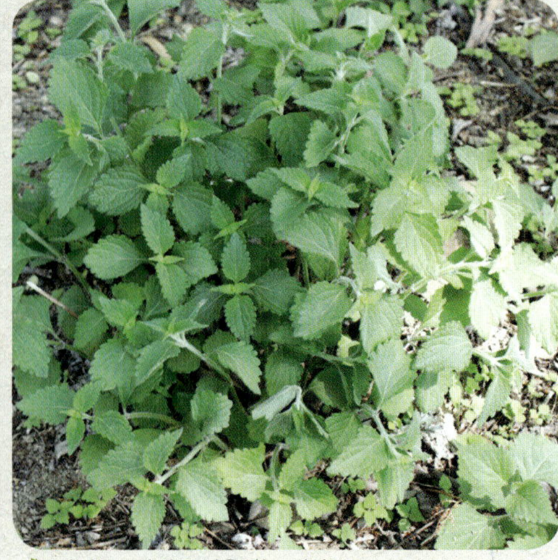

파리풀_ 약재로 사용하는 지상부

 : 파리풀은 각처의 산과 들에서 나는 여러해살이풀이다. 생육환경은 반그늘 혹은 양지의 토양이 비옥한 곳이며, 키는 70cm 내외이다. 잎은 길이가 7~9cm, 너비가 4~7cm로 양면, 특히 맥 위에 털이 많이 나 있고 가장자리에는 톱니가 있으며 넓은 달걀 모양이고 마주난다. 꽃은 연한 자주색으로 7~9월에 길이가 0.5~0.6cm로 작게 밑에서부터 위를 향해 피지만 점차 옆을 향하는데 뒤쪽에 있는 3개의 갈라진 조각은 가시처럼 되어 다른 물체에 잘 붙으며 까락의 길이는 0.15cm 정도이다. 열매는 10월경에 달린다.

파리풀의 뿌리를 짓찧어 종이에 스며들게 한 후 이를 놔두면 파리를 유인해 잡기 때문에 파리풀이라 한다.

채취 방법과 시기 : 종자가 달린 가을에 전초를 채취하여 이물질을 제거한 후 햇볕에 말린다.

성분 : 사포닌, 쿠마린(coumarin), 프리마롤린(phrymarolin) 2, 렙토스타키

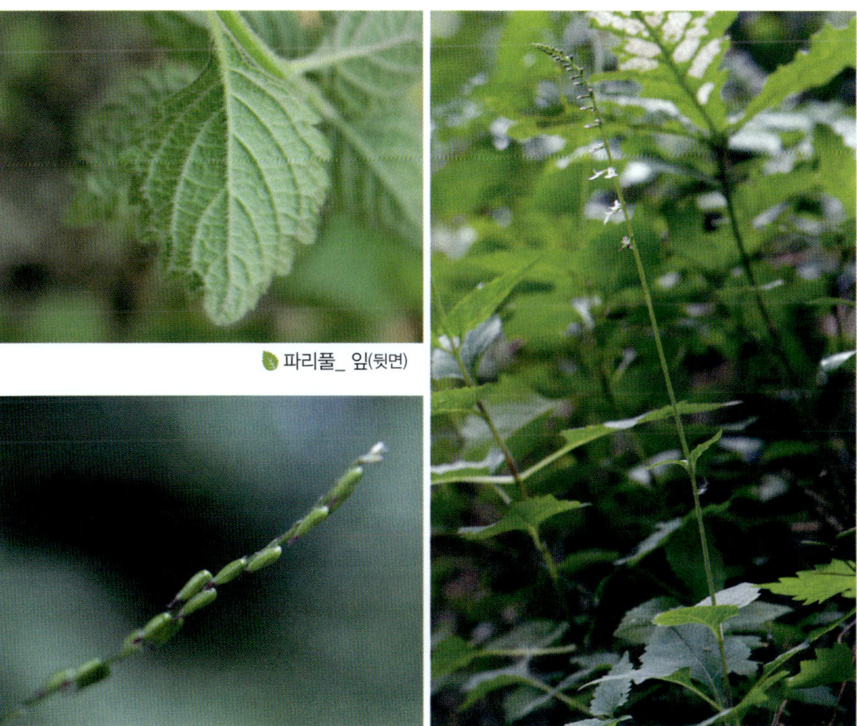

파리풀_ 잎(뒷면)

파리풀_ 종자 결실

파리풀_ 지상부

파리풀	방아풀
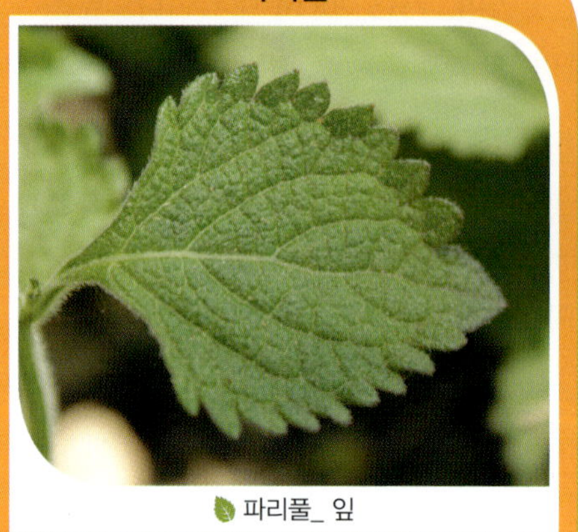	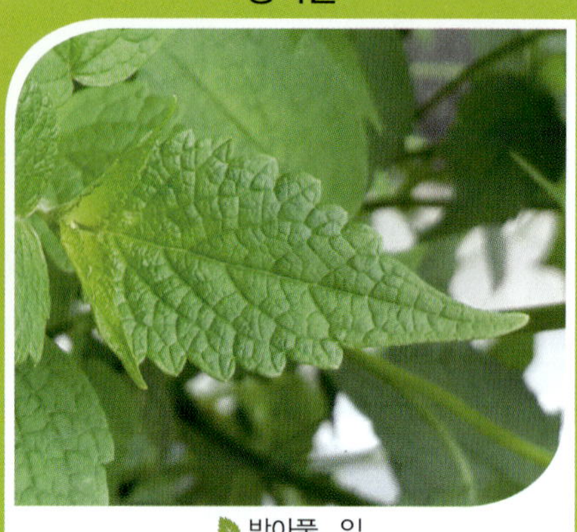
🌿 파리풀_ 잎	🌿 방아풀_ 잎

올아세테이트(leptostachyol acetate) 등이 함유되어 있다.

🍃 **성미 :** 성질이 시원하고, 맛은 쓰다.

🍃 **귀경 :** 간(肝) 경락에 작용한다.

🍃 **효능과 주치 :** 독을 풀어주는 해독과 벌레를 죽이는 살충의 효능이 있어서 종기의 독기를 제거하는 데 쓰이며, 옴이나 벌레에 물려 생긴 부스럼 및 감염에 의한 발열을 치료하는 데 사용한다.

🍃 **약용법과 용량 :** 말린 전초 5~10g을 물 1L에 넣어 1/3이 될 때까지 달여 하루에 2~3회 나눠 마시거나, 가루로 만들어 환부에 붙이고, 짓찧어 환부에 붙인다. 뿌리를 달인 액을 살충제로 사용하기도 한다.

🍃 **사용 시 주의사항 :** 유독성 식물이므로 식용해서는 안 되며, 비위가 허하고 냉한 사람은 전문가의 처방에 따라 신중하게 사용해야 한다.

patent

파리풀의 기능성 및 효능에 관한 특허자료

▶ 항염증 및 항산화 활성을 갖는 파리풀 추출물의 용도

본 발명은 항염증 및 항산화 활성을 갖는 파리풀 추출물에 관한 것으로서, 보다 구체적으로는 파리풀 추출물을 유효성분으로 포함하는 염증 질환의 예방 또는 치료용 조성물에 관한 것이다.

– 공개번호 : 10–2013–0133954, 출원인 : 강원대학교 산학협력단

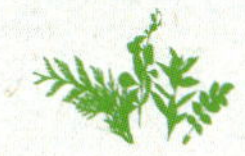

패랭이꽃

| 사용부위 | 전초

Dianthus chinensis L.

- **이명 :** 패랭이, 꽃패랭이꽃, 구맥(瞿麥)
- **생약명 :** 석죽(石竹)
- **과명 :** 석죽과(Caryophyllaceae)
- **개화기 :** 6~8월

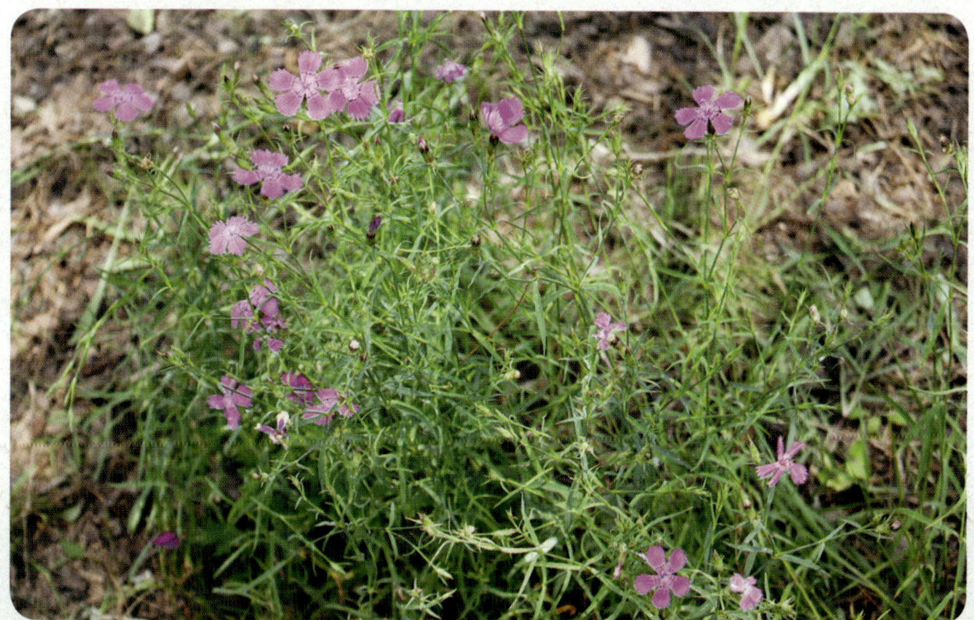

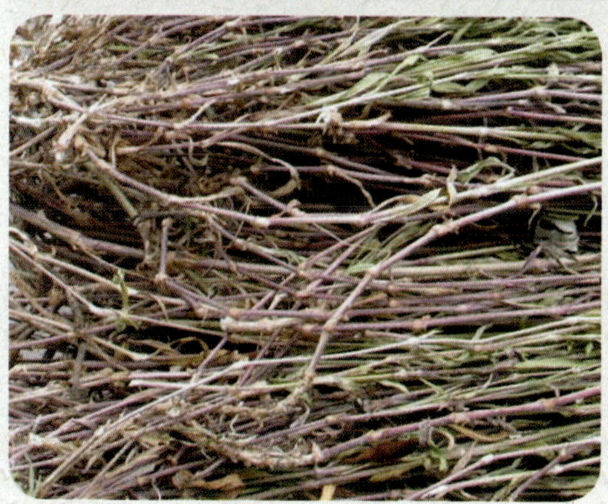

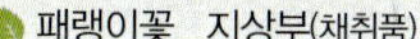

🌱 패랭이꽃_ 지상부(채취품)

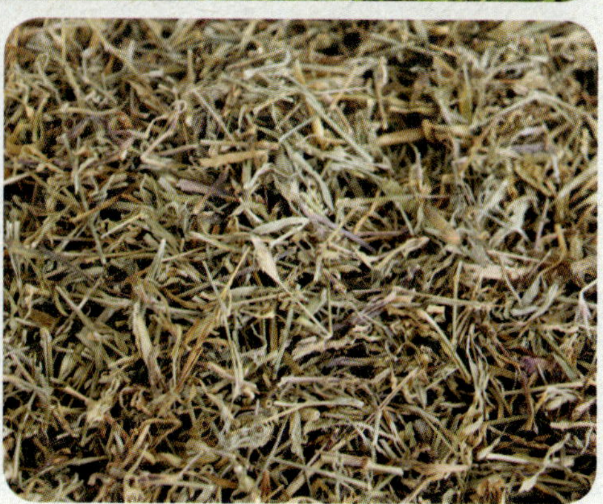

🌱 패랭이꽃_ 전초(약재)

 : 패랭이꽃은 전국 각처에서 자생하는 숙근성 여러해살이풀로, 반그늘이나 양지쪽에서 많은 군락은 이루지 않고 조금씩 간격을 두고 서식한다. 키는 30cm 정도이고, 잎은 길이가 3~4cm, 너비가 0.7~1cm이고 끝이 뾰족하며 마주난다. 꽃은 진분홍색으로 6~8월에 줄기 끝에서 2~3송이가 피는데 길이는 2cm 정도 된다. 꽃잎은 5장으로 끝이 약하게 갈라지며 안쪽에는 붉은색 선이 선명하고 전체적으로 둥글게 보인다. 열매는 9월에 검게 익으며 원통 모양이다.

꽃 모양이 옛날 민초들이 쓰던 모자 패랭이를 닮아서 이런 이름이 붙여졌는데 그런 이유로 우리 문학작품에서도 서민을 패랭이꽃에 비유하기도 한다. 기독교에서는 십자가에 못 박힌 예수를 보고 성모마리아가 흘린 눈물에서 피어난 꽃이라 하며 꽃말은 '영원하고 순결한 사랑'이다.

채취 방법과 시기 : 줄기가 시든 가을에 전초를 채취하여 이물질을 제거하고 햇볕에 말린다.

성분 : 깁소게닉산(gypsogenic acid), 유게놀(eugenol), 페닐에틸알콜(phenylethyl alcohol), 살리실산(salicylic acid), 메틸에스테르(methyl ester), 벤질에스테르(benzyl ester) 등이 함유되어 있다.

성미 : 성질이 차고, 맛은 쓰다.

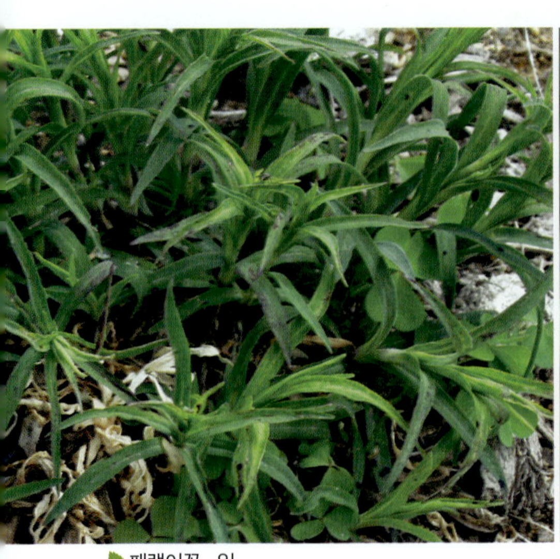

패랭이꽃_ 잎

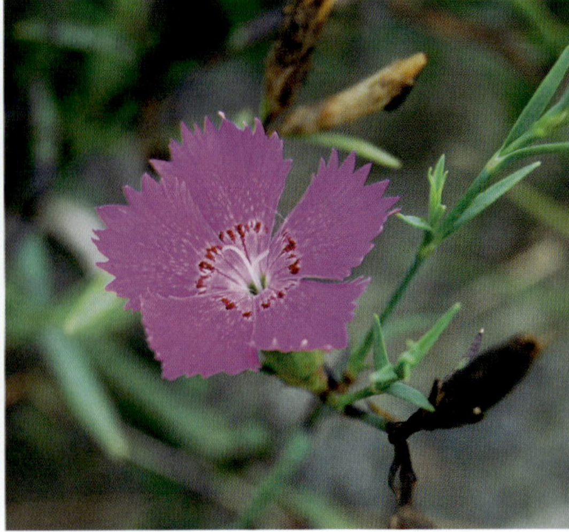

패랭이꽃_ 꽃

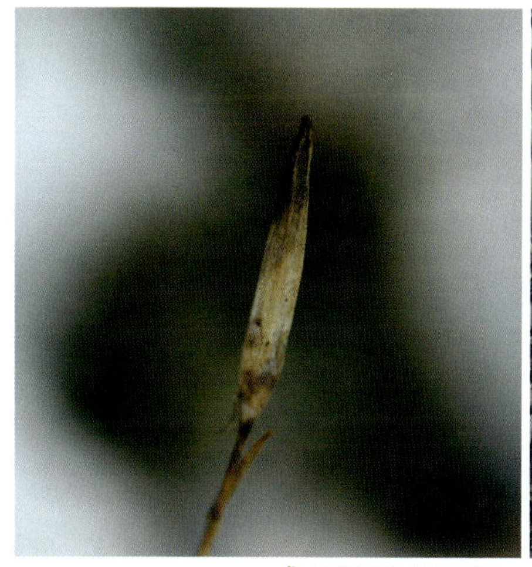

🌿 패랭이꽃_ 종자 결실

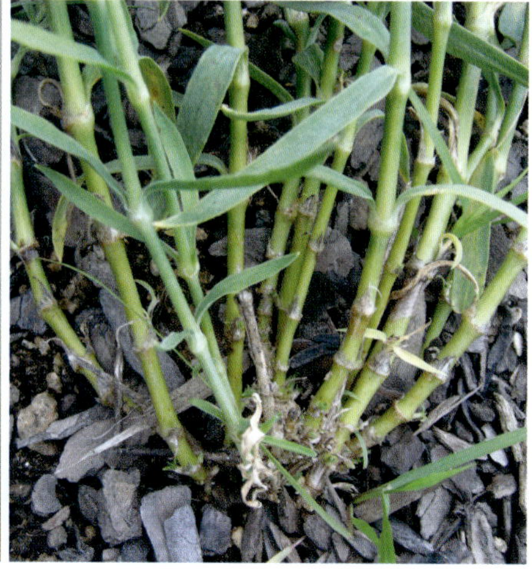

🌿 패랭이꽃_ 줄기

🌿 **귀경 :** 간(肝), 심(心), 방광(膀胱) 경락에 작용한다.

🌿 **효능과 주치 :** 염증을 다스리는 소염, 열을 식혀주는 청열, 수도를 이롭게 하는 이수, 어혈을 깨뜨리는 파혈(破血), 월경을 통하게 하는 통경 등의 효능이 있어서 소변불통, 혈뇨, 신염(腎炎), 성전염병인 임병, 무월경, 피부나 근육에 국부적으로 생기는 종기나 부스럼, 눈에 흰자위에 핏발이 서는 목적(目赤), 타박상 등을 치료하는 데 사용한다.

🌿 **약용법과 용량 :** 말린 전초 6~15g을 물 1L에 넣어 1/3이 될 때까지 달여 하루에 2~3회 나눠 마시거나, 환 또는 가루로 만들어 복용하기도 하고, 가루로 만들어 환부에 개어 붙이기도 한다.

🌿 **사용 시 주의사항 :** 차고 쓴 성질이 있으므로 비위가 허하고 냉한 사람은 신중하게 사용하여야 한다.

patent

패랭이꽃의 기능성 및 효능에 관한 특허자료

▶ **패랭이꽃 뿌리 추출물을 포함하는 항암제 조성물**

본 발명은 패랭이꽃 식물 추출물의 유효성분이 세포증식 억제의 약리작용을 갖는 성분으로서 항암제 및 이를 포함하는 건강기능성 식품 조성물의 개발을 포함하는 것을 특징으로 한다.

– 공개번호 : 10–2013–0061391, 출원인 : 한림대학교 산학협력단

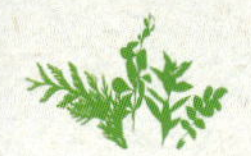

풀솜대

| 사용부위 | 뿌리, 어린순

Smilacina japonica A. Gray

- **이명** : 솜대, 솜죽대, 솜때, 지장보살, 왕솜대, 큰솜죽대, 품솜대
- **생약명** : 녹약(鹿藥)
- **과명** : 백합과(Liliaceae)
- **개화기** : 5~7월

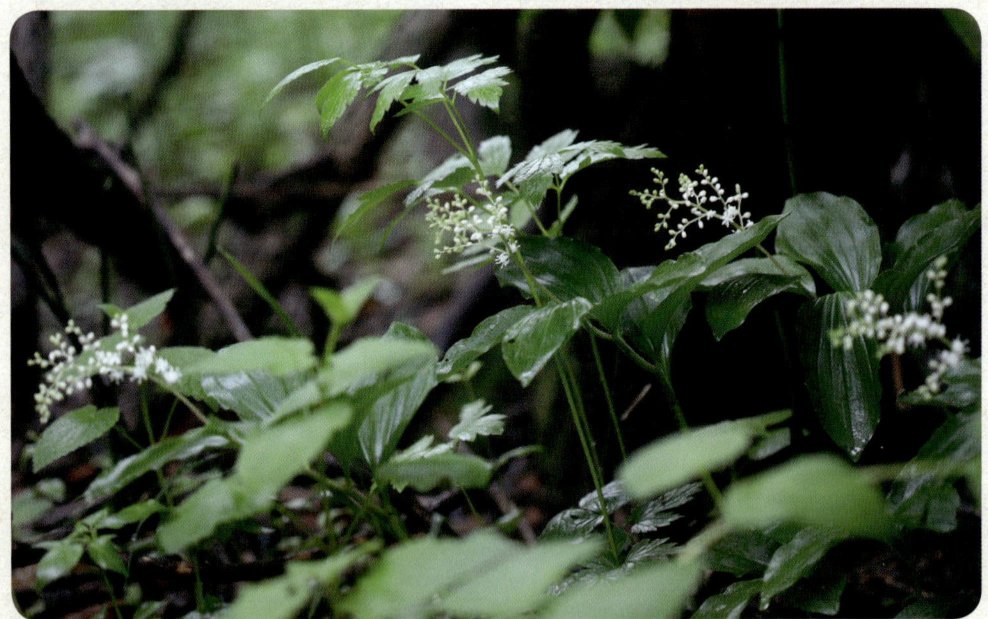

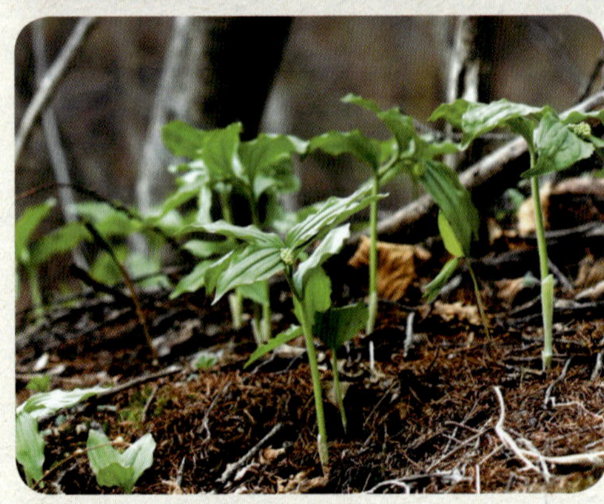

풀솜대_ 약재로 사용하는 어린순

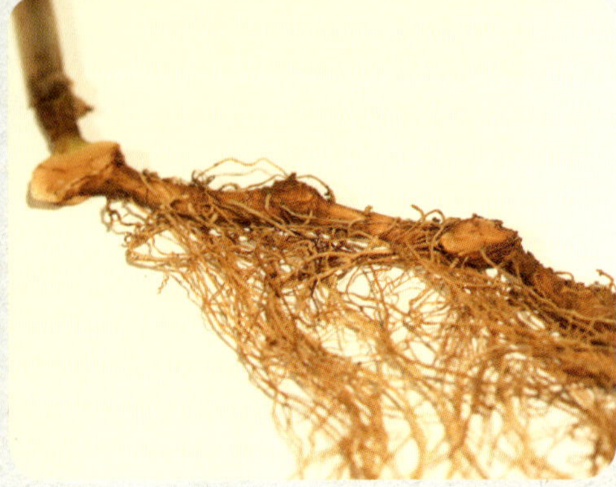

풀솜대_ 뿌리(채취품)

- **생육특성** : 풀솜대는 전국 각처의 산중에서 자라는 여러해살이풀로, 생육환경은 반그늘과 부엽질이 많은 토양이다. 키는 20~50cm이고, 잎은 길이가 6~15cm, 너비가 2~5cm로 줄기를 따라 2줄로 나 있으며 타원형으로 끝이 좁아진다. 꽃은 흰색으로 5~7월에 원줄기 끝에서 작은 꽃들이 뭉쳐 하나의 꽃을 이루며 핀다. 열매는 9월경에 달리는데 둥글고 적색이다. 잎이 지상부로 올라오면 얼핏 보기에는 둥굴레와 많이 닮은 것처럼 보이지만 잎의 크기와 줄기를 보면 확연히 다른 점을 알 수 있다.

- **채취 방법과 시기** : 이른 봄에 어린순을 채취하고 가을에 뿌리를 채취하여 햇볕에 말린다.

- **성분** : 이소람네틴-3-O-갈락토사이드(isorhamnetin-3-O-galactoside)이 함유되어 있다.

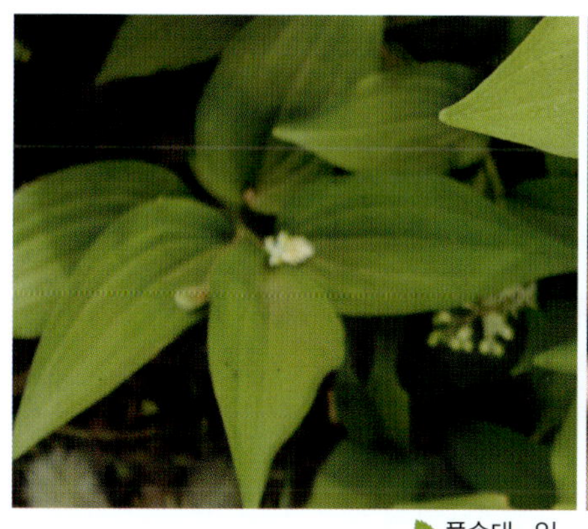

풀솜대_ 잎

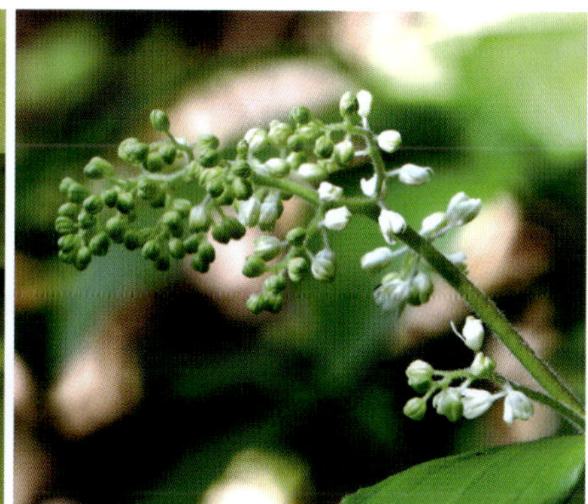

풀솜대_ 꽃봉오리

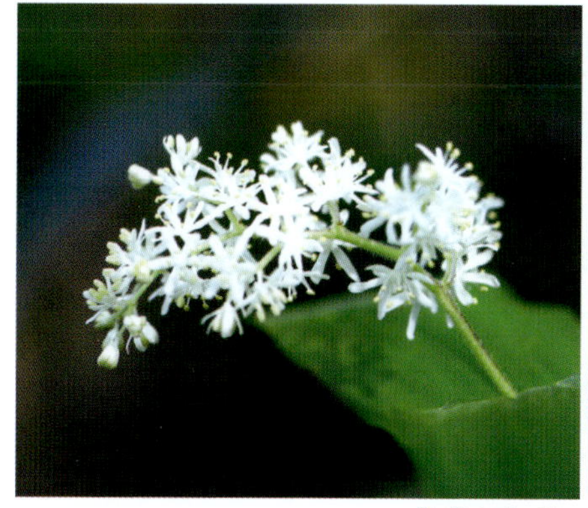

풀솜대_ 꽃

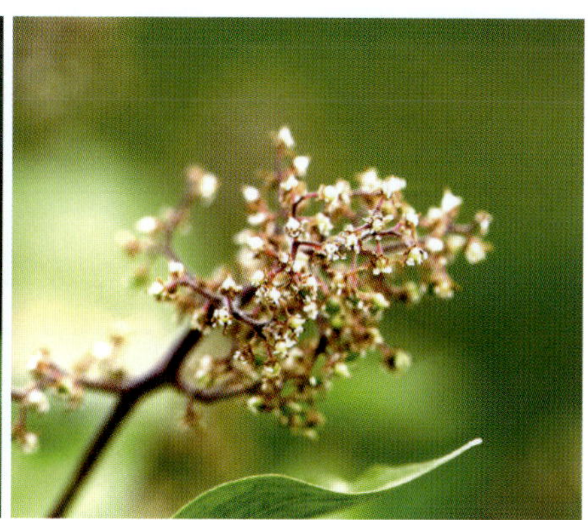

풀솜대_ 종자 결실

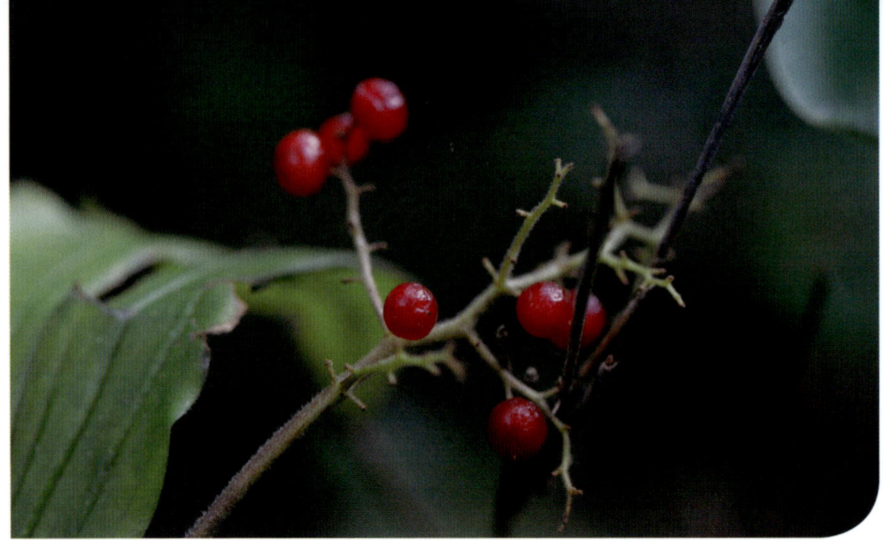

풀솜대_ 열매

- **성미** : 성질이 따뜻하고, 맛은 달고 쓰다.

- **귀경** : 간(肝), 심(心), 비(脾) 경락에 작용한다.

- **효능과 주치** : 기를 보하는 보기, 신장의 기운을 더하는 익신, 바람으로 인한 나쁜 사기인 풍사를 제거하는 거풍, 습이 병을 일으키는 사기가 된 습사를 제거하는 제습, 혈행을 좋게 하는 활혈, 월경을 고르게 하는 조경, 종기를 다스리는 소종, 몸을 튼튼하게 하는 강장 등의 효능이 있어서 신체허약을 비롯하여 풍습으로 인한 동통, 편두통, 머리 정수리가 아픈 두정통(頭頂痛), 타박상, 발기부전, 월경불순, 화농성 유선염 등을 치료한다.

- **약용법과 용량** : 말린 약재 10~20g을 물 1L에 넣어 1/3이 될 때까지 달여 하루에 2~3회 나눠 마시거나, 환 또는 가루로 만들어 복용하기도 하고, 짓찧어서 환부에 붙이거나 뜨겁게 만들어 환부에 대기도 한다.

patent

풀솜대의 기능성 및 효능에 관한 특허자료

▶ 항염증 활성을 가지는 풀솜대 추출물

본 발명은 항염증 활성을 가지는 풀솜대 추출물 또는 장대나물 추출물에 관한 것으로, 더욱 상세하게는 풀솜대의 추출물 또는 분획물, 장대나물의 추출물 또는 분획물을 유효성분으로 함유하는 염증성 질환의 예방, 치료 및 개선용 조성물에 관한 것이다.

– 공개번호 : 10-2014-0023462, 출원인 : 대한민국

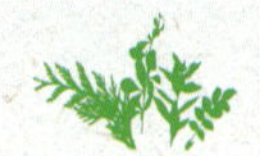

피나물

| 사용부위 | 뿌리, 어린순

Hylomecon vernalis Maxim.

- **이명** : 노랑매미꽃, 매미꽃, 봄매미꽃, 선매미꽃
- **생약명** : 하청화(荷靑花)
- **과명** : 양귀비과(Papaveraceae)
- **개화기** : 4~5월

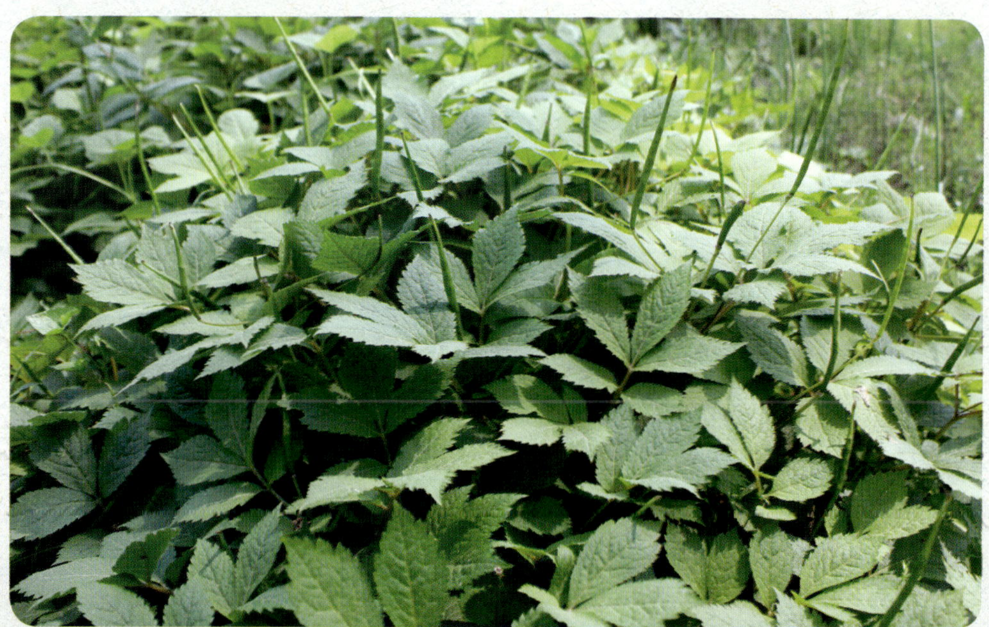

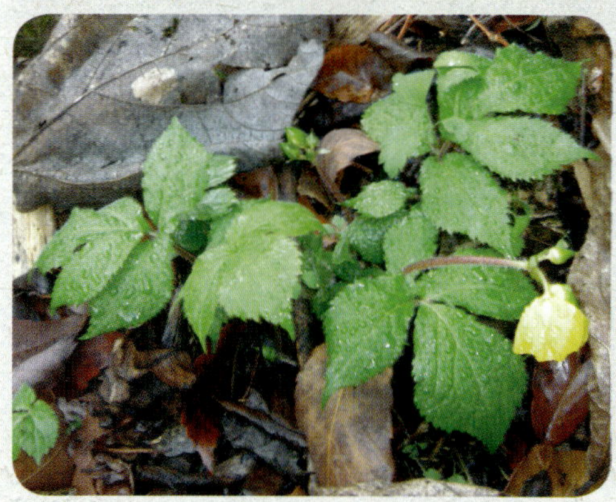

🌿 피나물_ 약재로 사용하는 어린순

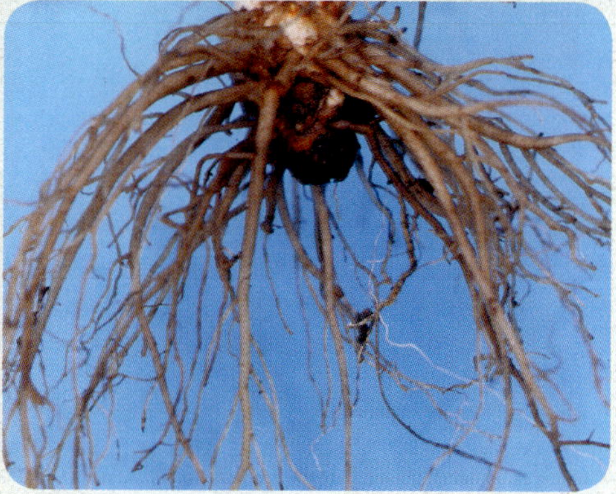

🌿 피나물_ 뿌리(채취품)

🔵 **생육특성** : 피나물은 중부 이북 숲에서 자라는 여러해살이풀로, 생육환경은 반그늘이며 주변에 습기가 많은 곳이다. 키는 30cm 정도이고, 잎은 줄기 아래에서 난 것은 크고 깃 모양이며 윗부분의 잎은 잔잎이 3~5장 정도 달리고 가장자리에는 불규칙한 톱니가 있다. 꽃은 선명한 노란색으로 4~5월에 원줄기 끝의 잎겨드랑이에서 1~3개의 긴 꽃줄기가 나오는데 그 끝에 1송이씩 핀다. 열매는 6~7월경에 길이 3~5cm, 지름 0.3cm 정도로 뽀족하게 달리는데, 안에는 많은 종자가 들어 있다.

피나물은 줄기를 자르면 붉은색 액체가 나오기 때문에 '피나물'이라는 이름이 붙여졌으며, 흔히 '노랑매미꽃'으로도 불린다.

🍂 **채취 방법과 시기** : 이른 봄에 어린순을 채취하고, 연중 뿌리를 채취하여 햇볕에 말린다.

🍃 **성분** : 알칼로이드(alkaloid), 크립토핀(cryptopine), 프로토핀(protopine), 켈리도닌(chelidonine), 알로크립토핀(allocryptopine), 콥티신(coptisine), 베르베린(berberine), 상귀나린(sanguinarine), 켈러리스린(chelerythrine), 켈리루빈(chelirubine) 등이 함유되어 있다.

🍃 **성미** : 성질이 평범하고, 맛은 쓰다.

🍃 **귀경** : 간(肝), 심(心) 경락에 작용한다.

🍂 **효능과 주치** : 바람과 습이 병을 일으키는 사기가 된 풍습을 제거하며, 진통

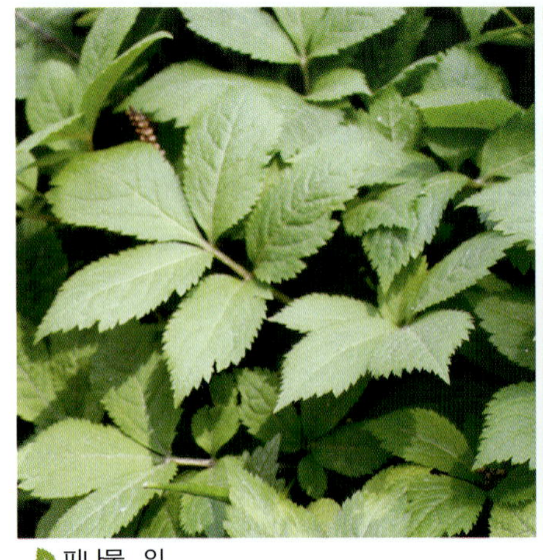

🍃 피나물_잎

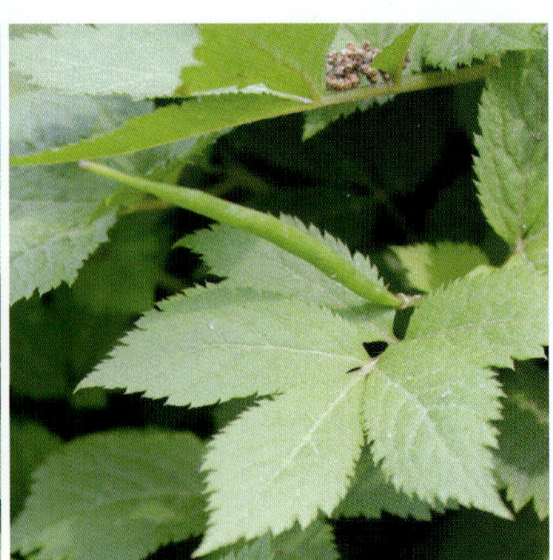

🍃 피나물_종자 결실

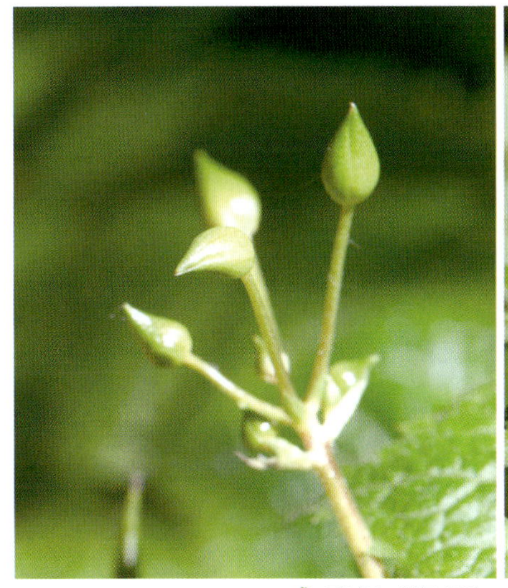

🍃 피나물_ 꽃봉오리

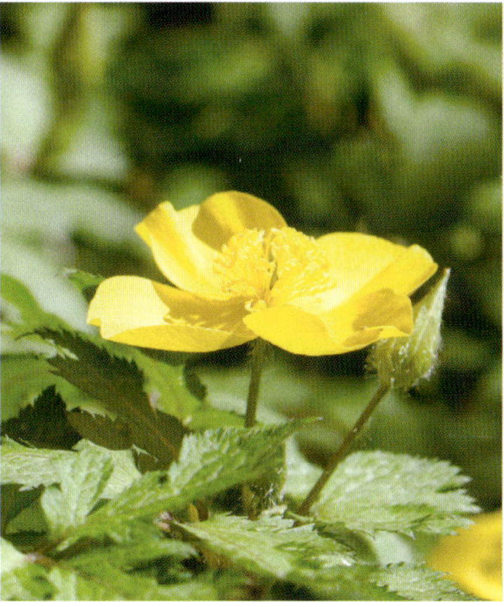

🍃 피나물_ 꽃

작용 및 혈행을 돕는 활혈, 종기를 삭이는 소종의 효능이 있어서 풍습성 관절염, 신경통, 염좌, 타박상, 종기와 부스럼, 습진 등을 치료하는 데 사용한다.

🍃 **약용법과 용량** : 말린 약재 6~12g을 물 1L에 넣어 1/3이 될 때까지 달여 하루에 2~3회 나눠 마시거나, 환 또는 가루로 만들어 복용하기도 하고, 짓찧어 환부에 붙인다.

🍂 **사용 시 주의사항** : 독성이 강하기 때문에 물에 충분히 우려내 독성을 제거한 후 먹어야 한다.

patent

피나물의 기능성 및 효능에 관한 특허자료

▶ **비만 및 당뇨병 예방 및 치료 효과를 보이는 피나물 등의 자생식물 추출물**

본 발명은 한국에서 자라는 자생식물로부터 비만/당뇨 모델 마우스인 Leprdb/Leprdb 마우스에서 체중 감소 및 당뇨의 원인인 고혈당을 억제하는 추출물과 그 추출물을 유효성분으로 함유하는 비만과 당뇨의 예방 및 치료 생약제에 관한 것이다. 피나물, 낙지다리, 채진목으로 구성된 그룹에서 선택된 하나 이상의 추출물을 주성분으로 하여 치료 또는 예방적 유효량으로 함유하는 비만 예방 및 치료용 조성물이다.

– 공개번호 : 10–2004–0016579, 출원인 : (주)머젠스

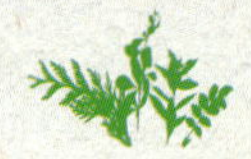

피막이

| 사용부위 | 전초

Hydrocotyle sibthorpioides Lam.

- **이명** : 피막이풀, 피마기풀
- **생약명** : 천호유(天胡荽)
- **과명** : 산형과(Umbelliferae)
- **개화기** : 7~8월

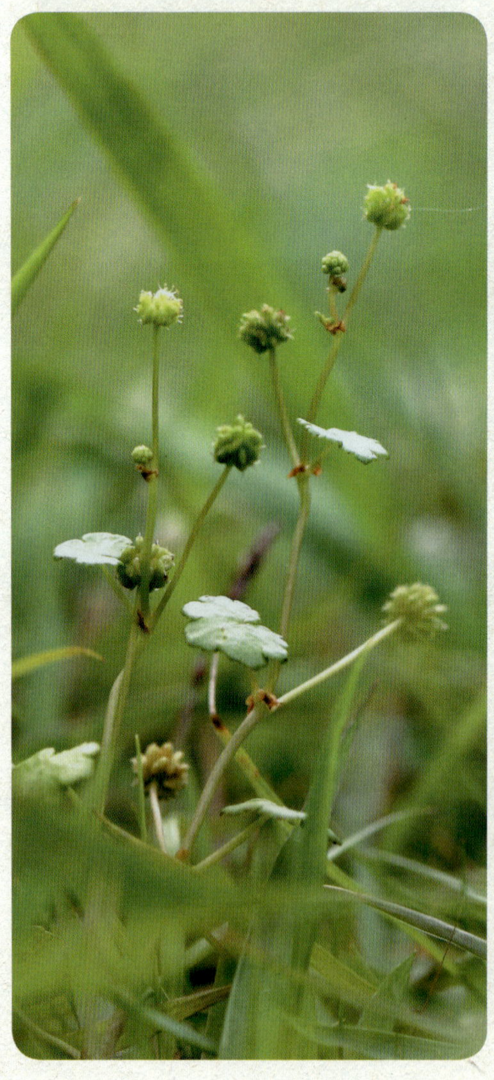

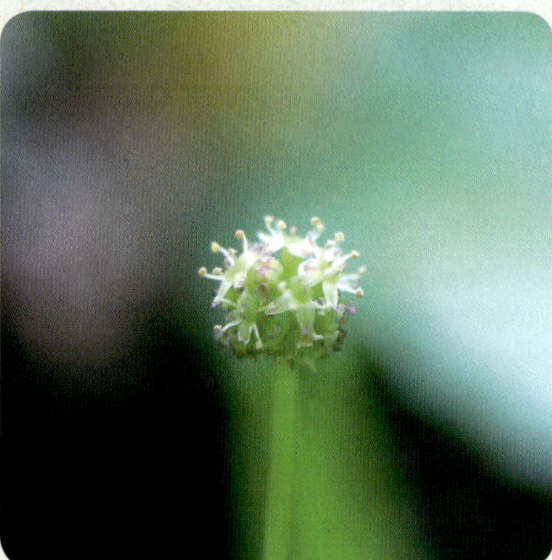

피막이_ 꽃

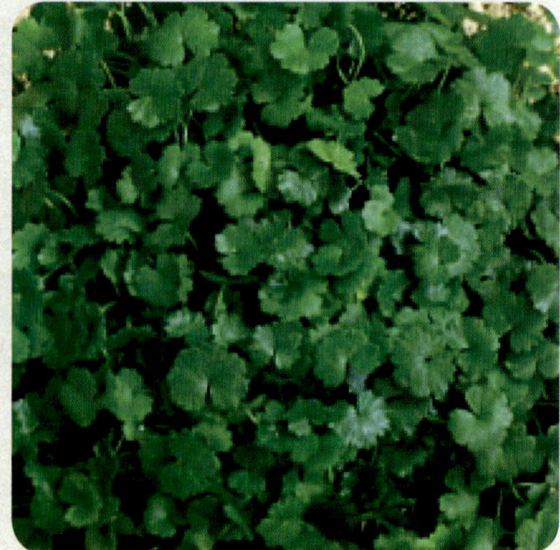

피막이_ 약재로 사용하는 지상부

- 🌸 **생육특성** : 피막이는 남부 지방의 산과 들에서 자라는 상록성 여러해살이 풀이다. 생육환경은 습기가 많은 경사지나 습지 근처이며, 키는 5~10cm이다. 잎은 어긋나고 잎자루는 둥글고 길며 밑은 심장 모양이고 얕게 7~9장으로 갈라지며 갈래는 치아 모양의 톱니가 된다. 꽃은 흰색 또는 자주색으로 7~8월에 잎겨드랑이에서 3~5송이씩 위로 올라가며 핀다. 열매는 10월경에 둥글고 납작하게 달린다.
  잎은 피를 멈추는 데 사용한다고 해서 '지혈초(止血草)', 즉 '피막이풀'이라는 이름이 붙여졌다.

- 🍂 **채취 방법과 시기** : 여름부터 가을까지 전초를 채취하여 햇볕에 말리거나 생것으로 사용한다.

- 🌿 **성분** : 정유 성분 외에 아미노산, 쿠마린(coumarin), 플라보노이드 배당체, 페놀류 등이 함유되어 있다.

- 🌸 **성미** : 성질이 차고, 맛은 맵고 쓰다.

- 🍁 **귀경** : 간(肝), 신(腎) 경락에 작용한다.

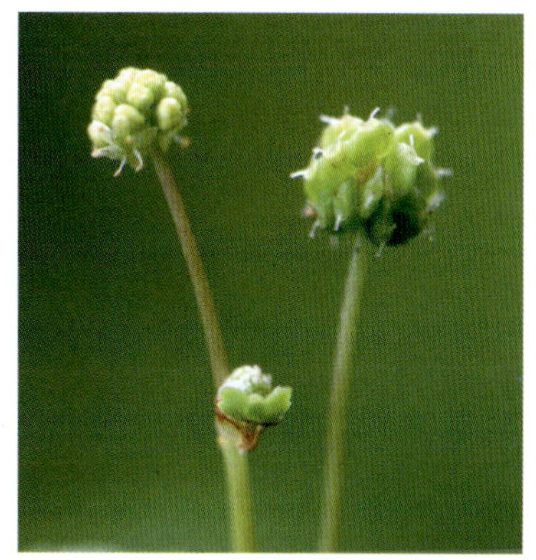

🌿 피막이_ 종자 결실

- 🍁 **효능과 주치** : 열을 식혀주는 청열, 소변을 잘 나가게 하는 이뇨, 종기를 삭이는 소종, 독을 풀어주는 해독 등의 효능이 있어서 황달, 간염, 붉은색 또는 흰색의 곱과 피고름이 대변에 섞여 나오는 이질인 적백리(赤白痢)를 치료한다. 또한 성전염병인 임병, 소변 배출이 원활하지 않은 소변불리, 목예(目翳), 후종(喉腫: 목구멍의 종기), 피부에 난 화농성 종기와 부스럼, 타박에 의한 어혈(瘀血), 류머티즘성 동통, 좌상(挫傷), 신장의 결석, 인후염을 다스리는 데 사용한다.

- 🌸 **약용법과 용량** : 말린 전초 10~20g을 물 1L에 넣어 1/3이 될 때까지 달여 하루에 2~3회 나눠 마시거나, 생으로 즙을 내어 마시기도 하고, 짓찧어서 환부에 붙이거나 즙을 내어 환부에 바르기도 한다.

- 🍁 **사용 시 주의사항** : 차고 매운 성질이 있으므로 비위가 허하거나 냉한 사람은 신중하게 사용하여야 한다.

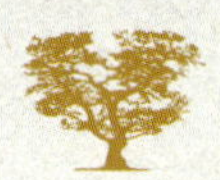

팔손이

| 사용부위 | 잎

Fatsia japonica (Thunb.) Decne. & Planch.

- **이명** : 팔손이나무, 팔각금반
- **생약명** : 팔각금반(八角金盤)
- **과명** : 두릅나무과(Araliaceae)
- **개화기** : 10~11월

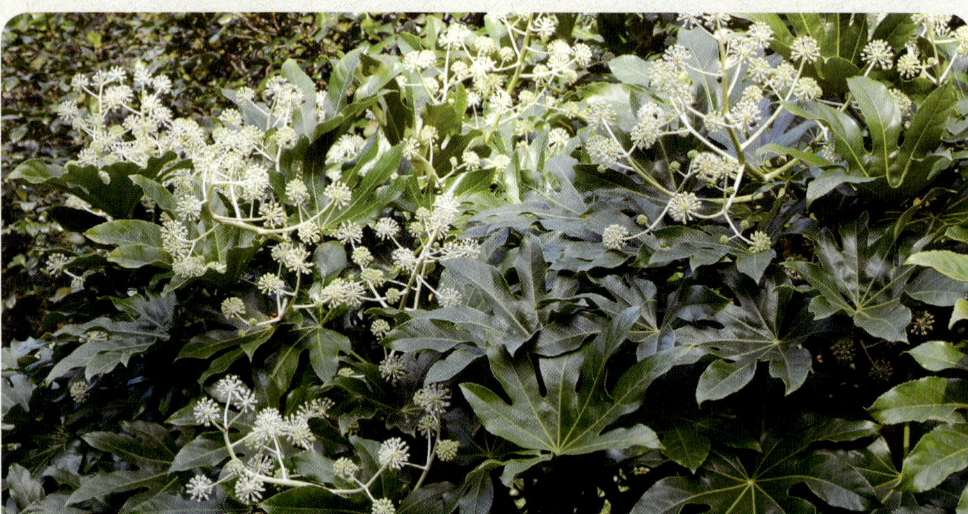

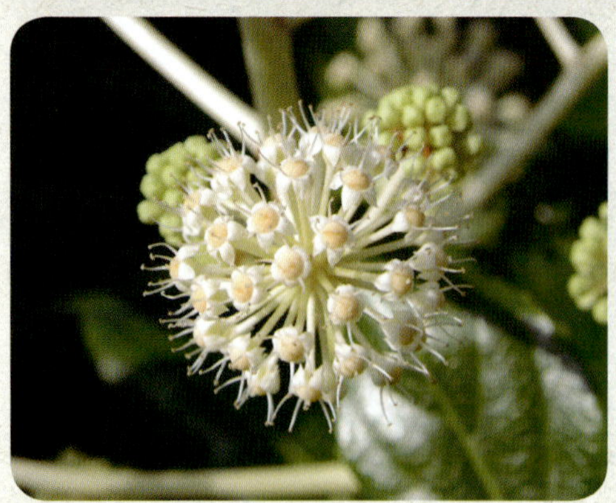

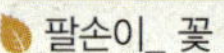 팔손이_ 꽃

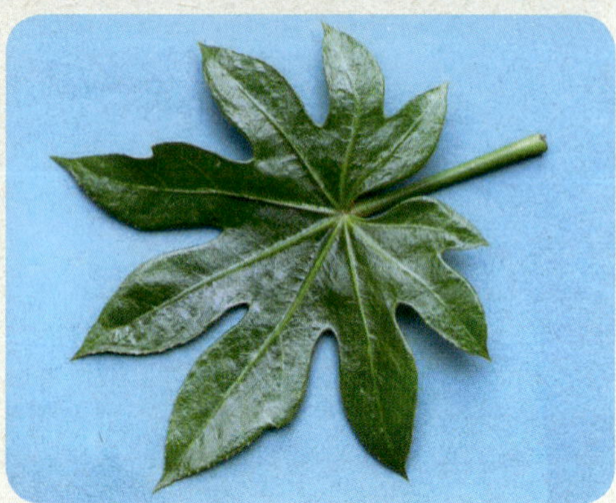

🌰 팔손이_ 잎(채취품)

🍃 **생육특성** : 팔손이는 상록활엽관목으로, 우리나라와 일본, 동아시아에 분포하는데 우리나라에서는 경남의 남해 섬과 거제도 등 낮은 산과 반그늘진 기슭이나 골짜기에서 자생한다. 높이는 2~4m이고, 작은 가지는 굵으며 털이 없다. 잎은 어긋나고 심장 모양의 손바닥 모양으로 7~9장으로 갈라진다. 잎의 가장자리에는 톱니가 있고 잎자루는 30cm 이상으로 매우 길다. 꽃은 흰색으로 10~11월에 가지 끝에서 산형상의 원뿔꽃차례를 이루며 핀다. 열매는 둥근 물렁열매로 다음해 4~5월에 검은색으로 익는다.

🍂 **채취 방법과 시기** : 잎을 연중 수시 채취한다.

🍃 **성분** : 잎에는 5종의 트리테르페노이드사포닌(triterpenoid saponin), 올레아놀릭산(oleanolic acid) 등이 함유되어 있다.

🍃 **성미** : 성질이 따뜻하고, 맛은 약간 쓰다.

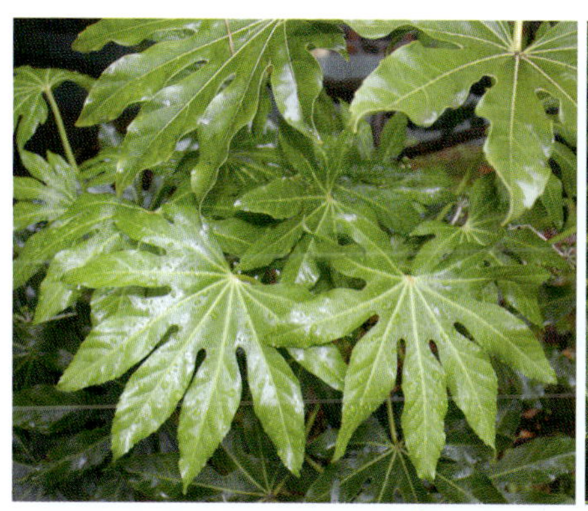

🍂 팔손이_ 잎

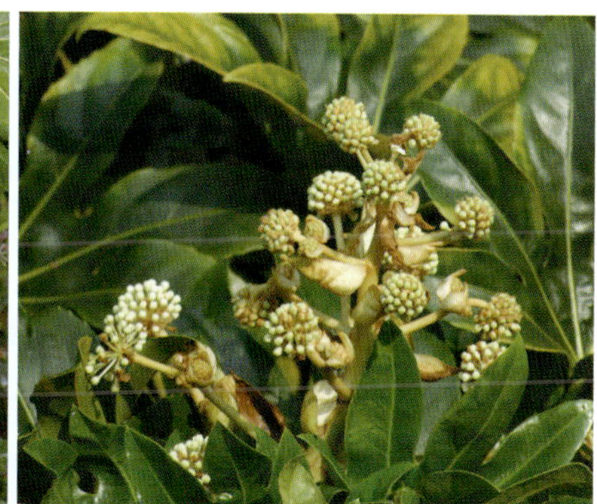

🍂 팔손이_ 꽃봉오리

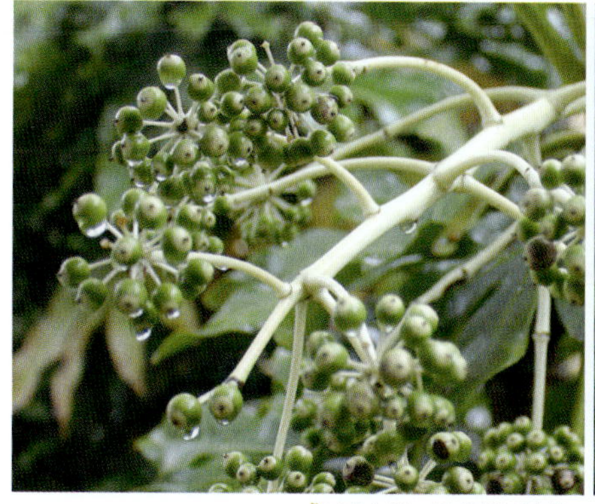

🍂 팔손이_ 덜 익은 열매

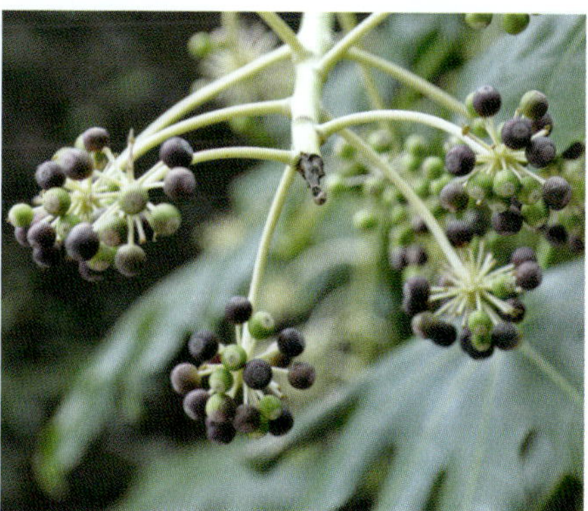

🍂 팔손이_ 익은 열매

- **귀경** : 간(肝), 담(膽) 경락에 작용한다.

- **효능과 주치** : 잎은 생약명을 팔각금반(八角金盤)이라 하며 감기몸살에 해열, 진통과 천식을 진정시키고 신경통, 관절통 등의 치료에 효과가 있고 청열화담, 거풍이습, 감기해수, 천식, 진통, 풍습성 관절염 등을 치료한다. 최근 뿌리껍질의 추출물은 면역 기능증진을 위한 최적의 방법을 마련하고자 에탄올의 추출물과 물 추출물의 생리활성 비교 실험을 실시한 결과, 팔손이의 각 부위 중에서 뿌리껍질이 가장 높은 면역 활성을 보였는데 앞으로 최적화를 위하여 에탄올 추출 방법을 사용한 활용이 기대되며 팔손이의 기능성 및 효능에 관한 특허자료도 나와 있다.

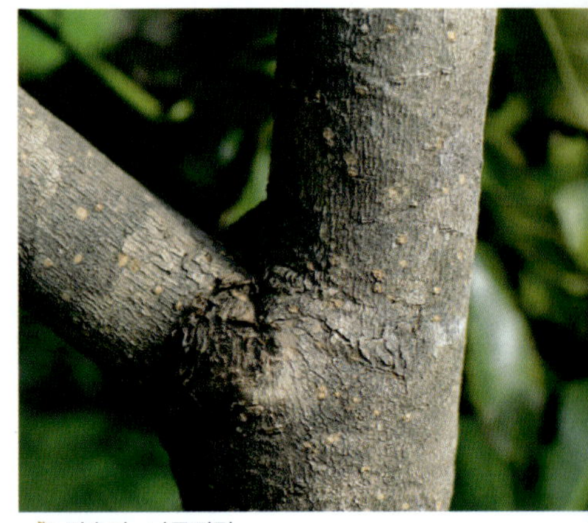

팔손이_ 나무껍질

- **약용법과 용량** : 말린 잎 10~15g을 물 900mL에 넣어 반이 될 때까지 달여 하루에 2~3회 나눠 마신다.

patent

팔손이의 기능성 및 효능에 관한 특허자료

▶ **국내산 팔손이 뿌리껍질의 면역 기능 증진을 위한 팔손이 뿌리껍질의 추출물 제조 방법**

두릅나무과 수종들은 기능성 소재로 널리 알려져 다양한 약리작용을 위해 활용하고 있으며 그중 인삼, 가시오갈피, 음나무, 땃두릅 등은 일반적인 약리 성분 추출 방법인 열수 추출을 통해 주로 식이 및 연구, 생산되고 있으며 이들의 유용 생리 활성은 이미 많은 연구를 통해 알려져 있다. 이에 비해 관련 연구가 미비한 수종인 팔손이를 이용한 기능성 소재로서의 면역 기능 증진을 위한 최적의 방법을 마련하고자 에탄올의 추출물과 물 추출물의 생리 활성 비교 실험을 실시한 결과, 팔손이의 각 부위 중에서 가장 높은 면역 활성을 보이는 뿌리껍질의 면역 활성의 최적화를 위하여 에탄올 추출 방법을 이용한 활용이 기대되는 바이다.

– 등록번호 : 10–0663282, 출원인 : 강원대학교 산학협력단 · 정을권

▶ **세포 투과성 융합단백질의 세포 투과율을 향상시키는 팔손이 화합물**

본 발명은 세포 투과성 융합단백질의 세포 투과율을 향상시키는 화합물에 관한 것으로, 좀 더 자세히는 팔손이로부터 분리된 화합물 3–O–[β–D–글루코피라노실(1→4)–α–L–아라비노피라노실]–헤데라제닌이 Tat–SOD 융합단백질의 세포 및 조직 내 침투효율을 증가시킴을 확인하였다. 따라서 본 발명은 상기 화합물을 Tat–SOD 등의 세포 투과성 융합단백질의 침투효율을 증가시키는 보조제, 약제, 화장료 및 다양한 질환 치료 분야에 이용될 가능성을 제시해준다.

– 공개번호 : 10–2009–0026838, 출원인 : 재단법인 춘천바이오산업진흥원 · 한림대학교 산학협력단

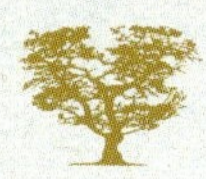

천식, 옹종, 아토피 피부염에 사용하는

팥꽃나무

| 사용부위 | 뿌리, 꽃봉오리

Daphne genkwa Siebold & Zucc.

- **이명** : 팟꽃나무, 니팝나무, 넓은이팝나무, 이팝나무, 넓은잎이팝나무, 넓은잎팥꽃나무, 적원(赤芫), 패화(敗花), 아초(兒草), 두원(杜芫), 두통화(頭痛花), 니팝나무, 약어초(藥魚草), 민두화(悶頭花)
- **생약명** : 원화(芫花), 원화근(芫花根)
- **과명** : 팥꽃나무과(Thymelaeaceae)
- **개화기** : 3~4월

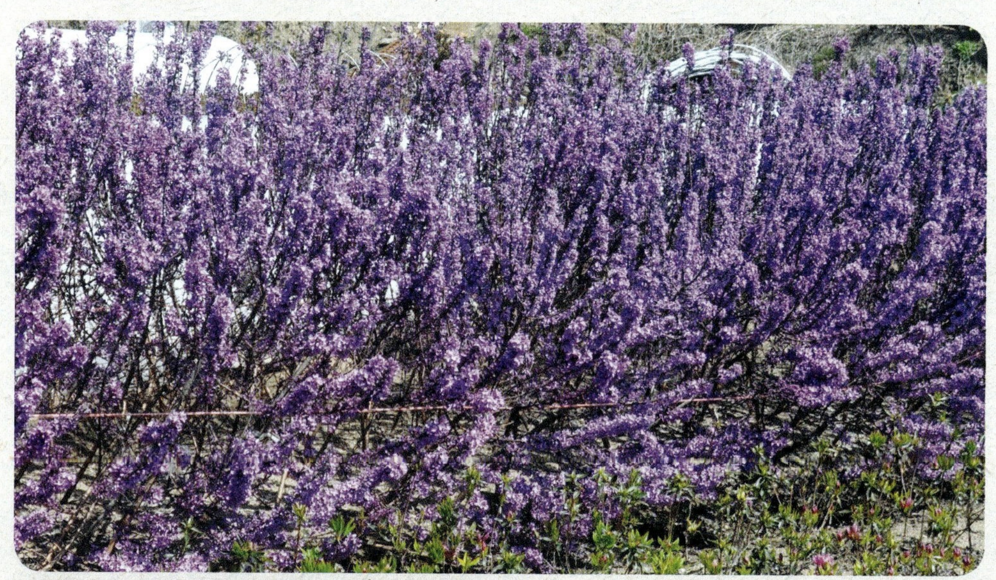

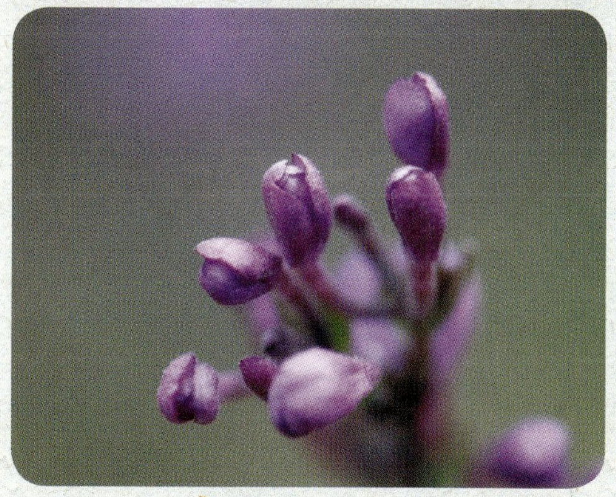

🌰 팥꽃나무_ 약재로 사용하는 꽃봉오리

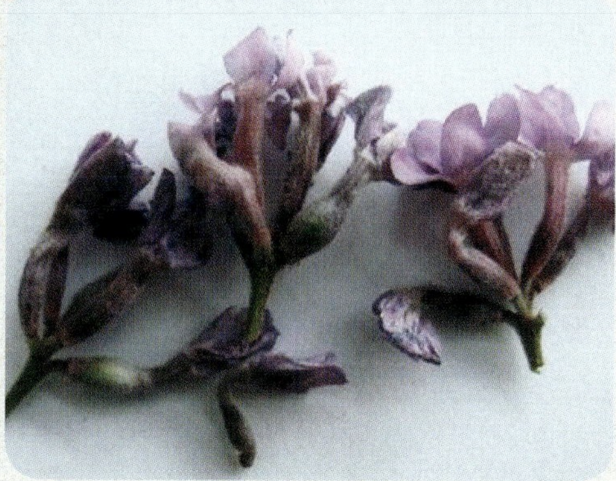

🌰 팥꽃나무_ 꽃(채취품)

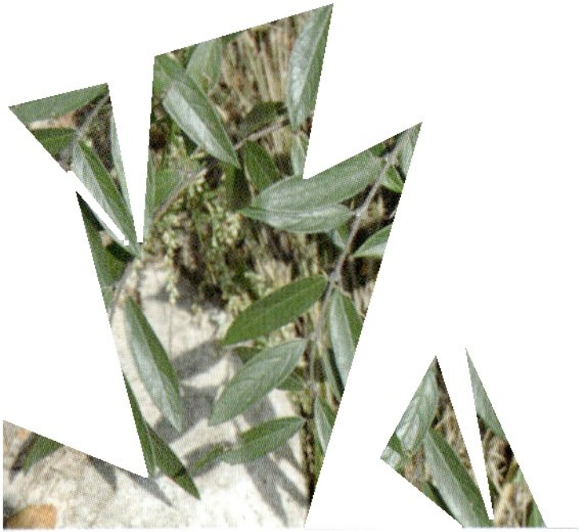

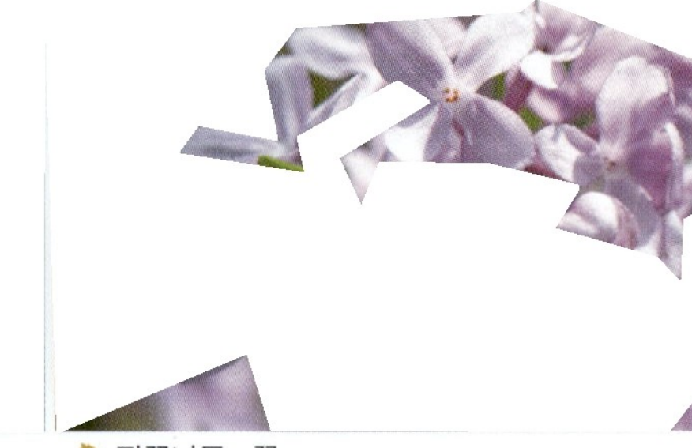

팥꽃나무_ 잎   팥꽃나무_ 꽃

● **생육특성** : 팥꽃나무는 전국의 산야 및 해변에서 자생하는 낙엽활엽관목으로, 높이는 1m 전후로 자라며, 줄기는 가늘고 곧게 자란다. 잎은 바소꼴 또는 바소꼴 타원형에 마주나거나 간혹 어긋나고 가죽질이며 잎끝은 뾰족하고 가장자리는 밋밋하다. 잎 표면에는 털이 나 있으나 차차 없어지고 뒷면의 맥 위에는 가는 털이 나 있으며 잎자루는 짧다. 꽃은 3~4월에 담자색으로 잎보다 먼저 피는데 보통은 가지 끝이나 잎겨드랑이에서 3~7송이씩 모여 피며 꽃줄기에는 털이 나 있다. 열매는 씨열매로 가죽질이고 흰색이며 7월에 익는다.

● **채취 방법과 시기** : 꽃봉오리는 꽃이 피기 전 봄, 뿌리는 가을에 채취한다.

● **성분** : 꽃봉오리에는 겐콰닌(genkwanin), 하이드록시겐콰닌(hydroxy genkwanin), 아피게닌(apigenin), 시토스테롤(sitosterol), 안식향산(benzoic acid) 등이 함유되어 있다. 뿌리에는 유안후아신(yuanhuacine), 유안후아딘(yuanhuadine)이 함유되어 있고, 뿌리줄기에는 베타-시토스테롤(β-sitosterol), 플라보노이드겐콰닌(flavonoid genkwanin)의 배당체로서 겐콰닌이 함유되어 있다.

● **성미** : 꽃봉오리는 성질이 따뜻하고, 맛은 맵고 쓰고, 독성이 있다. 뿌리는 성질이 따뜻하고, 맛은 맵고 쓰고, 약간의 독성이 있다.

● **귀경** : 폐(肺), 신(腎) 경락에 작용한다.

● **효능과 주치** : 꽃봉오리는 생약명을 원화(芫花)라고 하며 항균시험에서 폐렴구균, 용혈성 연쇄구균, 인플루엔자균 등을 억제하는 작용이 확인되었으며 기관지염, 천식, 진해, 수종, 식중독, 옹종 등을 치료한다. 뿌리는 생약명을 원화근(芫花根)이라 하여 진통유발(陣痛誘發)작용과 피임작용이 있고

1384

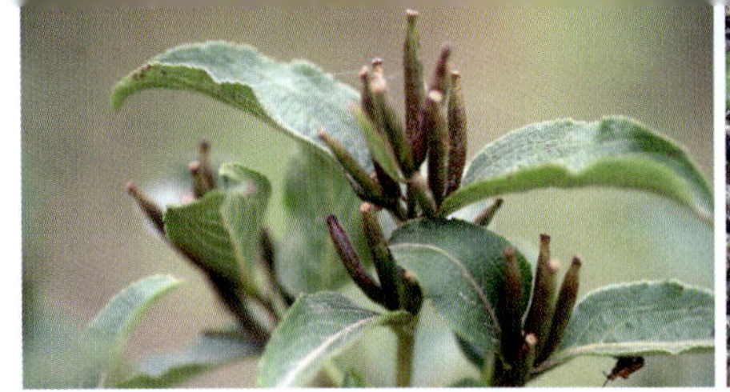

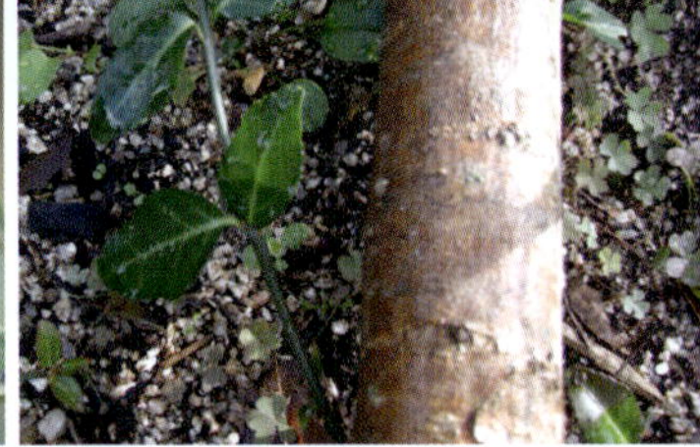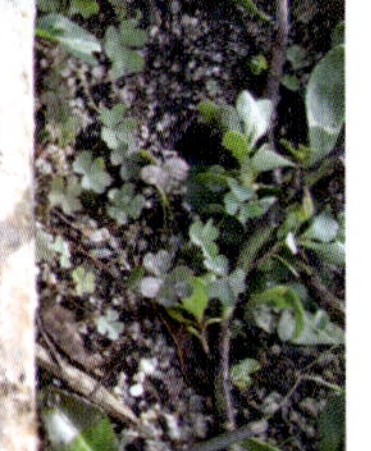

급성 유선염, 수종, 치질의 치루, 개창 등을 치료한다. 팥꽃나무의 추출물은 아토피피부염, 비만, 당뇨병 등의 예방과 치료에 유용하게 사용할 수 있다.

🍃 **약용법과 용량** : 말린 꽃봉오리 5~10g을 물 900mL에 넣어 반이 될 때까지 달여 하루에 2~3회 나눠 마신다. 외용할 경우에는 가루로 만들어 연고제 등과 조합하여 환부에 바른다. 말린 뿌리 5~15g을 물 900mL에 넣어 반이 될 때까지 달여 하루에 2~3회 나눠 마신다.

🍂 **사용 시 주의사항** : 팥꽃나무와 결명자, 감초는 금기 생약이다. 팥꽃나무의 꽃봉오리 및 뿌리는 약간의 독성이 있으므로 용량, 용법을 잘 지켜 복용해야 한다. 허약체질자 및 임산부는 복용을 금한다.

patent

팥꽃나무의 기능성 및 효능에 관한 특허자료

▶ **팥꽃나무 추출물, 이의 분획물 또는 이로부터 분리한 화합물을 유효성분으로 함유하는 아토피 예방 또는 치료용 약학적 조성물**

본 발명은 팥꽃나무 추출물, 이의 분획물 또는 하기 화학식 1의 분리한 화합물을 유효성분으로 함유하는 아토피 예방 또는 치료용 약학적 조성물에 관한 것으로, 보다 구체적으로 본 발명에 따른 상기 팥꽃나무 추출물, 분획물 또는 이로부터 분리한 화합물인 겐크와다프닌(Genekwadapnin) 또는 유안후아신(yuanhuacine)은 면역세포 Th1 사이토카인 분비량을 효과적으로 증가시키고, 아토피 마우스 동물 모델에서 아토피 억제 효능을 나타내므로 아토피의 예방 또는 치료에 유용하게 사용될 수 있다.

– 공개번호 : 10-2012-0128579, 출원인 : 한국생명공학연구원

▶ **지방세포 분화를 저해하는 팥꽃나무 추출물**

본 발명은 팥꽃나무로부터 얻은 지방세포(NIH3T3-L1 cell) 분화 저해용 활성분획 조성물에 관한 것으로, 더욱 상세하게는 팥꽃나무과 식물인 팥꽃나무의 줄기 및 뿌리로부터 지방세포(NIH3T3-L1 cell) 분화를 저해하여 비만의 원인이 되는 지방의 축적을 저해하며 제2형 당뇨병의 원인인 고혈당을 낮출 수 있는 추출물을 유효성분으로 함유하는 비만 예방 및 치료 또는 당뇨병 예방 및 치료 생약제에 관한 것이다.

– 공개번호 : 10-2004-0013675, 특허권자 : (주)엠디바이오알파

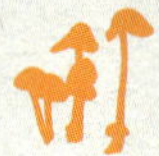

식욕부진, 소화력감퇴, 고혈압, 중풍, 간경화, 각종 암 치료에 좋은

표고

| 사용부위 | 자실체

Lentinula edodes (Berk.) Pegler

- **이명** : 표고버섯
- **생약명** : 향심(香蕈)
- **과명** : 화경버섯과(Omphalotaceae)
- **발생시기** : 봄~가을

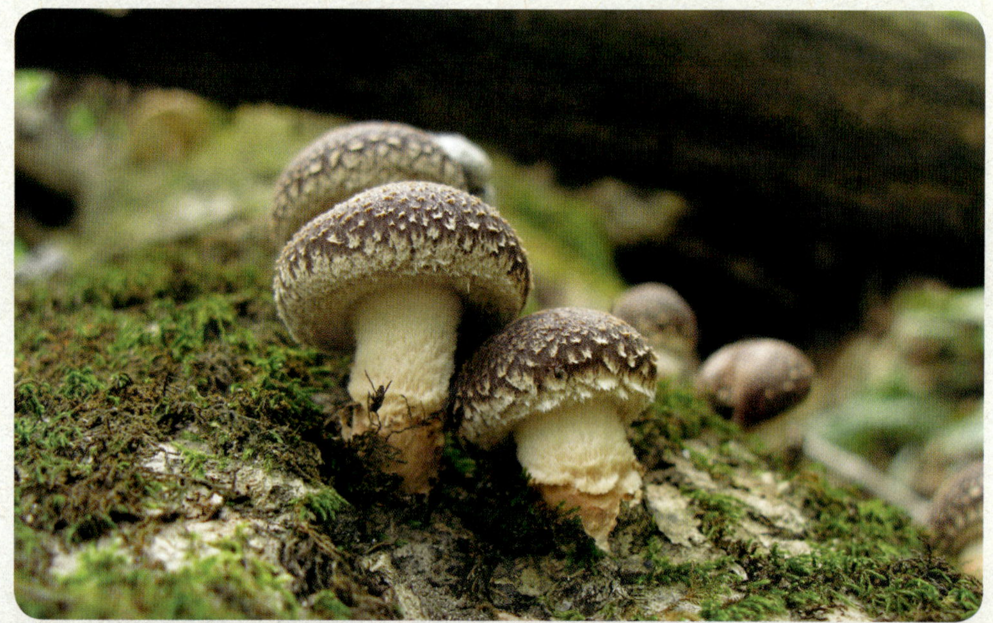

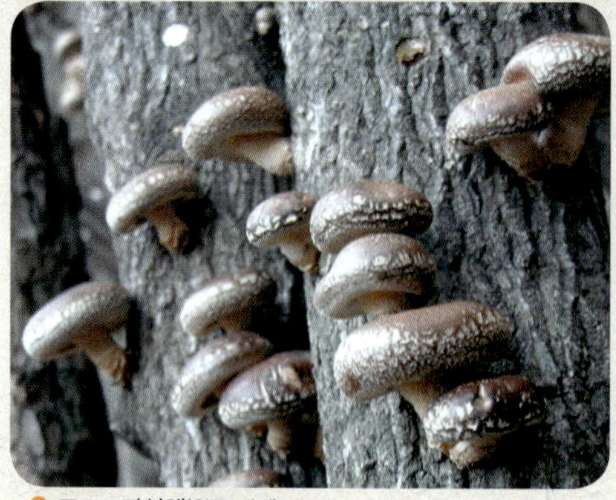

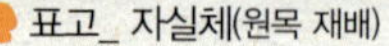

표고_ 자실체(원목 재배)

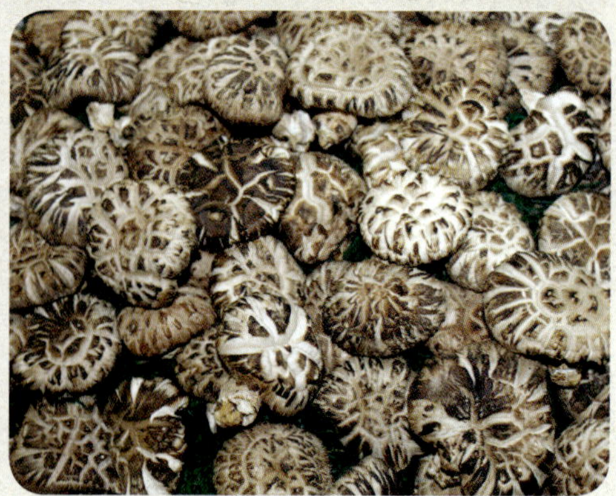

표고_ 자실체(약재 전형)

🍄 **생육특성** : 표고는 숙주 나무에 붙는 상태로 한쪽으로 기울어 자라는데, 버섯 중 으뜸으로 여겨 식용 및 약용한다. 갓의 지름은 4~10cm, 대는 3~6cm이다. 갓은 처음에는 반구형이나 점차 편평해진다. 표면은 다갈색이며 흑갈색의 비늘조각으로 덮여 있고 더러 속이 터지기도 한다. 갓의 가장자리는 처음에는 안쪽으로 감기지만 후에 가장자리와 버섯대에 떨어져 붙는다. 대에는 흰색의 주름살이 촘촘히 난다.

🍄 **발생 장소** : 참나무류, 밤나무, 서어나무 등 활엽수의 마른 나무에서 발생한다.

🍄 **성분** : 신선한 표고에는 85~90%의 수분 외에 고형물 중 조단백질, 조지방, 가용성무질소물질, 조섬유, 회분 등이 함유되어 있다. 단백질에는 알부민(albumin), 글루텔린(glutelin), 프롤라민(prolamin) 등 3종류가 함유되어 있고, 마른 향심의 물 추출물에는 히스틴산, 글루탐산(glutamic acid), 알라닌(alanine), 로이신(reusin), 페닐알라닌(phenyilalanine), 발린(valine), 아스파라긴산(asparaginic acid), 아스파라긴(asparagine), 아세타마이드(acetamide), 콜린(choline), 아데닌(adenine) 및 소량의 트리메틸아민(trimethylamine) 등이 함유되어 있다.

🍄 **성미** : 성질이 평범하고, 맛은 달다.

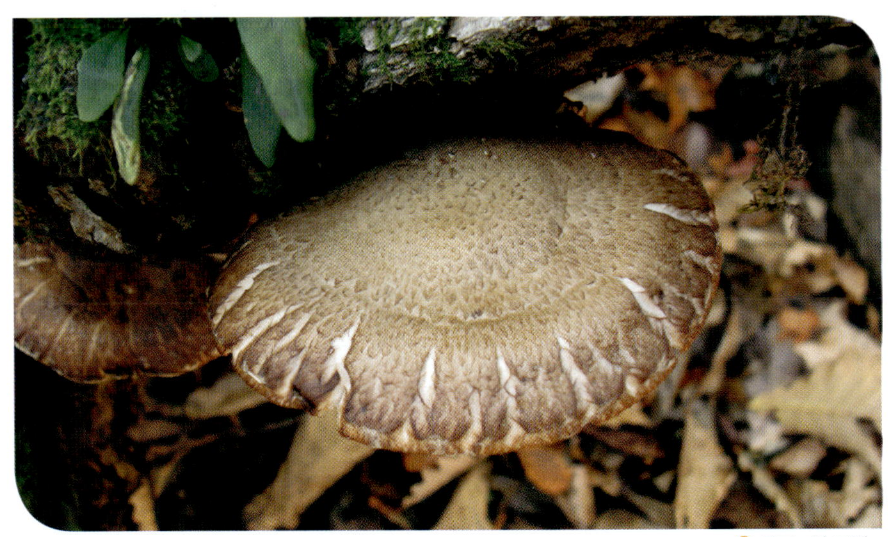

🍄 표고_ 갓 표면

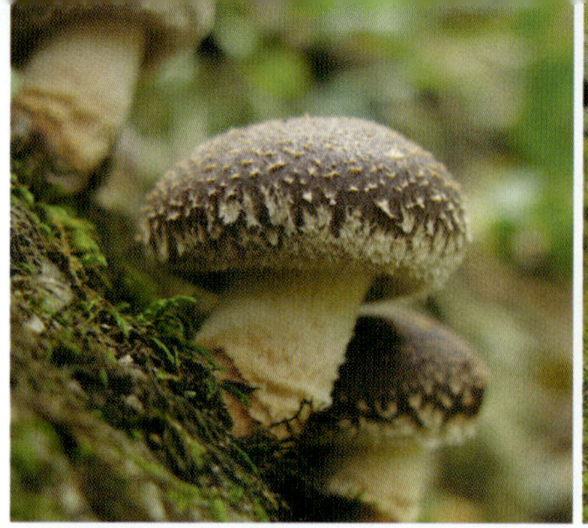

🍄 표고_ 어린 자실체

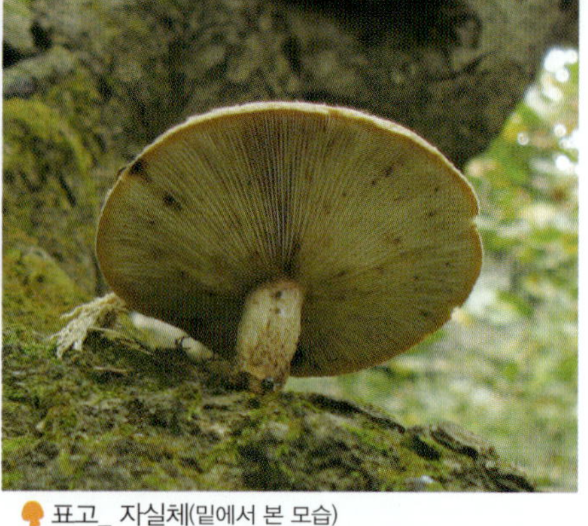

🍄 표고_ 자실체(밑에서 본 모습)

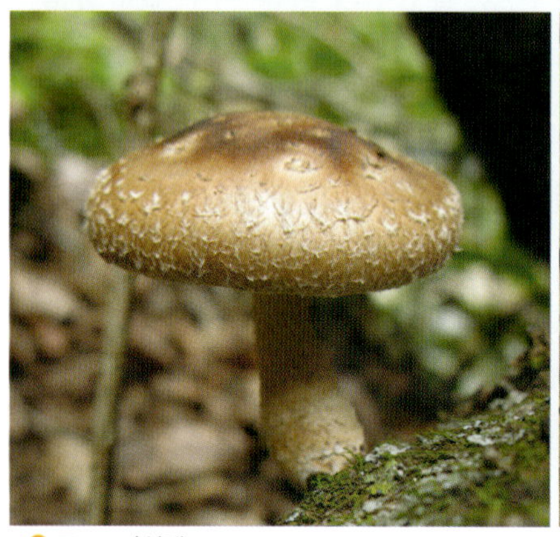

🍄 표고_ 자실체

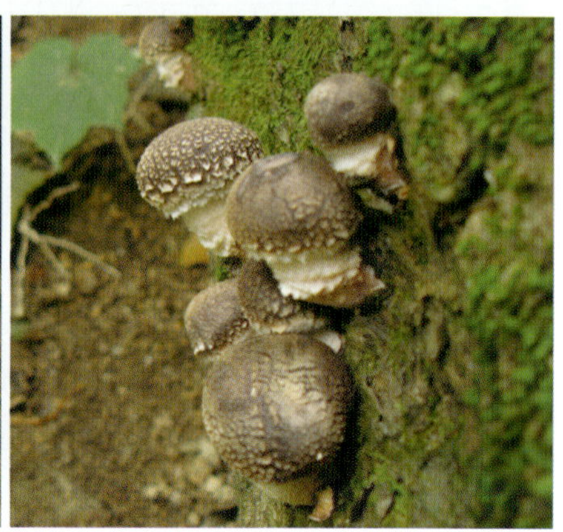

🍄 표고_ 자실체 무리

🟣 **귀경** : 간(肝), 심(心), 위(胃) 경락에
작용한다.

🍄 **효능과 주치** : 표고는 장과 위의 기
능을 강화하는 효능이 있어 식욕
을 돋우고 설사와 구토를 멎게 한
다. 따라서 소화력이 약하고 소화
불량과 설사가 있을 때 사용하면
좋다. 또한 가래를 삭이는 효능이
있고, 유즙 분비를 촉진하며, 모세
혈관이 약해 쉽게 터지는 증상을

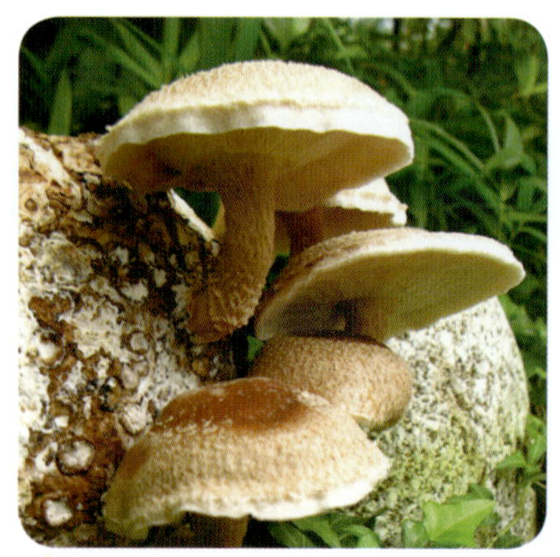

🍄 표고_ 자실체(블럭 재배)

치료한다. 최근에는 항암 물질이 있다고 밝혀져 각광받고 있으며, 혈압과
콜레스테롤 수치를 낮추는 효능이 입증된 바 있다.

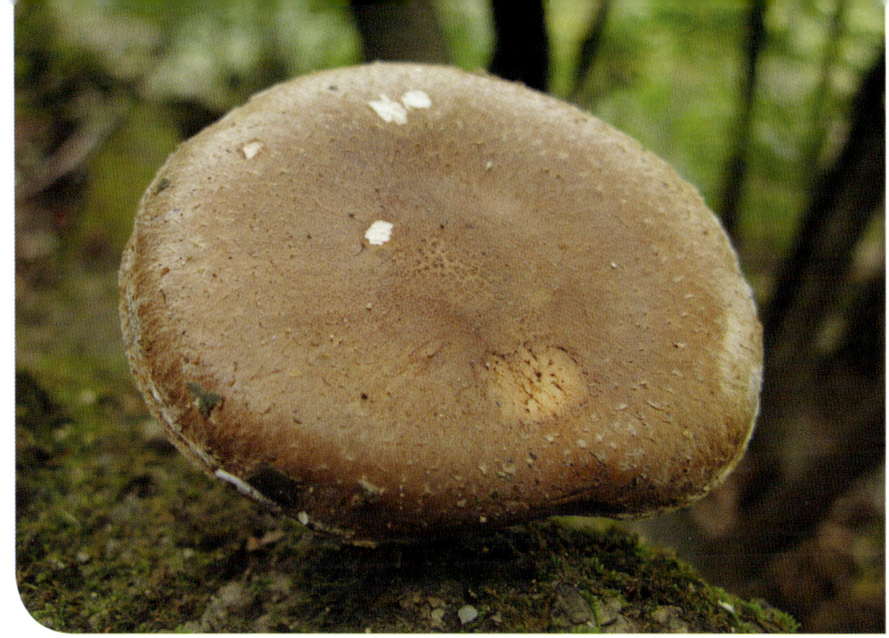

🍄 **약용법과 용량** : 1회 복용량은 말린 표고 8~12g이다. 소화불량과 설사 치료에는 표고 30~40g을 물에 달여 하루에 3번 나눠 마시는데 1주일 정도 마시면 좋다.

🍄 **사용 시 주의사항** : 독은 없지만 체질이 냉한 사람은 버섯이 맞지 않기 때문에 많은 양을 복용하면 안 된다.

 *patent*

표고의 기능성 및 효능에 관한 특허자료

▶ **표고버섯 열수 추출물을 이용한 골길이 성장에 도움을 주는 조성물**

본 발명은 IGF–1 및 성장 호르몬의 발현을 촉진하는 표고버섯 열수 추출물을 유효성분으로 함유하는 골길이 성장 도움 및 성장 장애 예방용 조성물, 발효유, 음료 및 건강기능식품에 관한 것으로, 본 발명의 표고버섯 열수 추출물 및 이를 함유하는 제제는 골길이 성장을 촉진하는 작용이 탁월하여 골길이 성장 장애의 치료 및 예방을 목적으로 사용될 경우에 매우 효과적이다.

– 공개번호 : 10–2008–0110212, 출원인 : (주)한국야쿠르트

▶ **표고버섯 균사체 추출물을 포함하는 γδT 세포 면역활성 증강제**

본 발명은 표고버섯 균사체 추출물이 γδT 세포의 활성을 현저하게 증강하는 작용을 갖는 것을 이용하여 종양의 치료 또는 세균 감염증 또는 바이러스 감염증의 치료 및 예방에 사용하기 위한, 표고버섯 균사체 추출물을 포함하는 γδT 세포 활성 증강제, 나아가서는 면역 활성제를 개발·제공한다.

– 공개번호 : 10–2001–0089497, 출원인 : 고바야시 세이야쿠 가부시키가이샤·나가오카

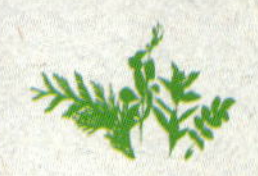

하늘타리

| 사용부위 | 덩이뿌리, 열매, 잘 익은 종자

Trichosanthes kirilowii Maxim.

- 이명 : 쥐참외, 하눌타리, 하늘수박, 천선지루, 괄루, 천화분(天花粉)
- 생약명 : 괄루근(栝蔞根), 괄루인(栝蔞仁)
- 과명 : 박과(Cucurbitaceae)
- 개화기 : 7~8월

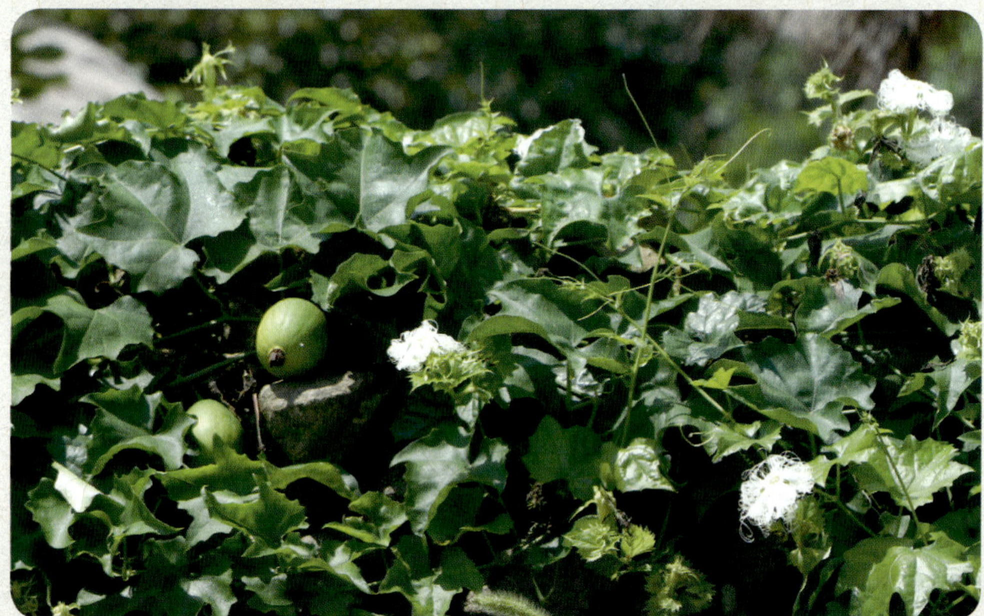

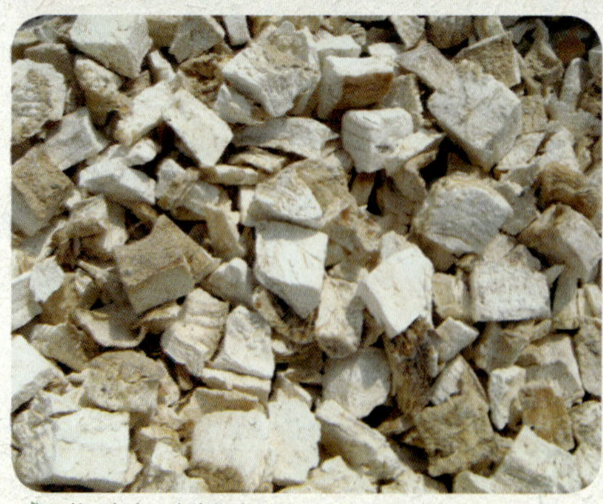

하늘타리_ 덩이뿌리(약재)

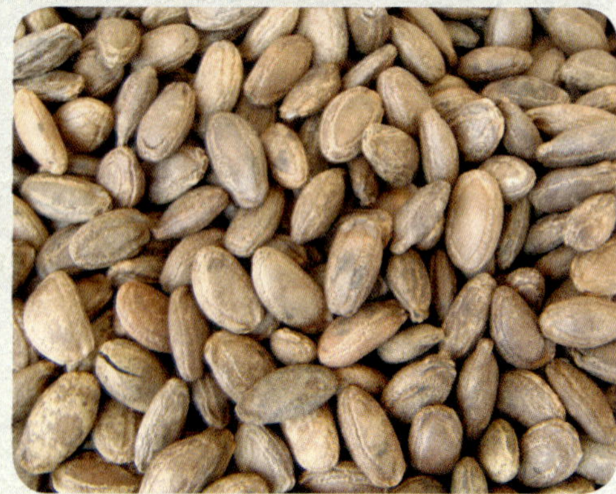

하늘타리_ 종자(약재 전형)

🌿 **생육특성** : 하늘타리는 덩굴성 여러해살이풀로 중부 이남의 산야에서 분포한다. 약재로 쓰이는 덩이뿌리는 불규칙한 둥근기둥 모양, 양끝이 뾰족한 원기둥꼴 또는 편괴상으로 길이 8~16cm, 지름 1.5~5.5cm이다. 표면은 황백색 또는 엷은 갈황색으로 세로 주름과 가는 뿌리의 흔적 및 약간 움푹하게 들어간 가로로 긴 피공(皮孔)이 있고 황갈색의 겉껍질이 잔류되어 있다. 질은 견실하고, 단면은 흰색 또는 담황색으로 분성(粉性)이 풍부하며, 곁뿌리의 절단면에는 황색의 도관공(導管孔)이 약간 바큇살 모양으로 배열되어 있다. 잎은 어긋나고 둥글며 손바닥처럼 5~7장으로 갈라지고 거친 톱니가 있다. 밑은 심장 모양으로 양면에 털이 나 있다. 꽃은 암수딴그루이고 7~8월에 흰색으로 핀다. 열매는 물렁열매로 지름은 7cm 정도이며 오렌지색으로 익고 안에는 엷은 회갈색의 종자가 많이 들어 있다.

🍂 **채취 방법과 시기** : 열매와 종자는 가을과 겨울에 채취한다. 채취한 열매는 겉껍질을 제거하고 쪼개서 건조하거나 이물질을 제거하고 가늘게 썰어서 사용한다. 종자는 채취하여 햇볕에 말려서 사용한다. 뿌리는 가을부터 이른 봄 사이에 채취하여 깨끗이 씻은 후 겉껍질을 벗겨내고 햇볕에 말려서 사용한다.

🌿 **성분** : 열매에는 트리테르페노이드(triterpenoid) 사포닌, 유기산(organic acid), 리신(resin) 등이 함유되었으며, 종자에는 지방이 함유되어 있다. 열

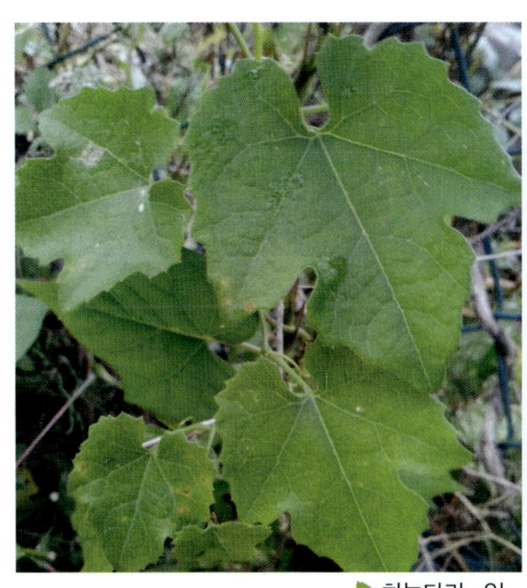

🌿 하늘타리_ 잎

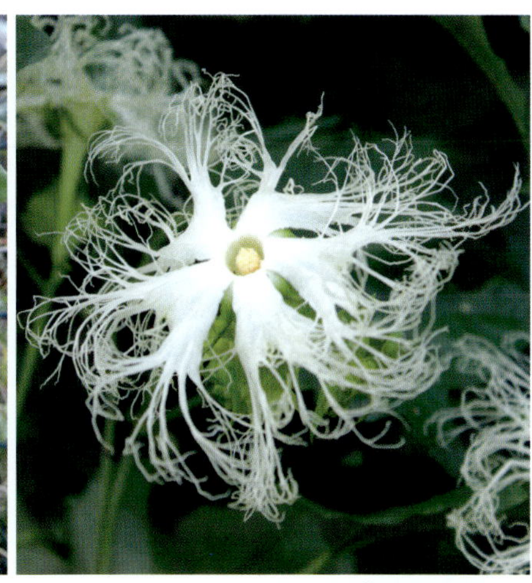

🌿 하늘타리_ 꽃

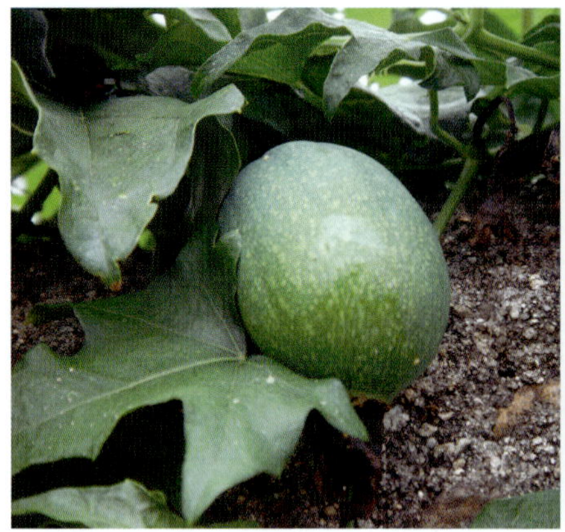

🌿 하늘타리_ 덜 익은 열매

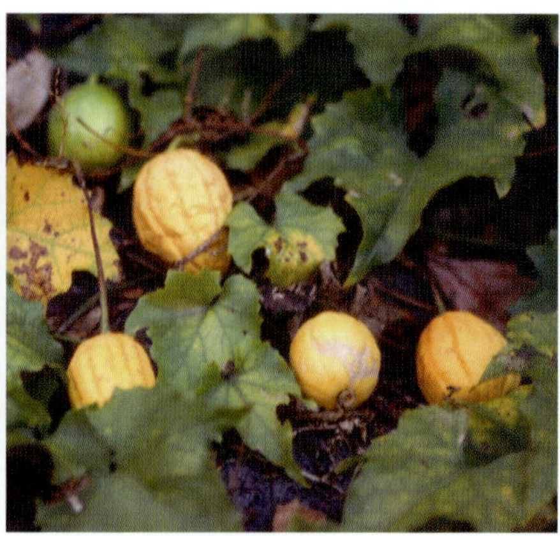

🌿 하늘타리_ 익은 열매

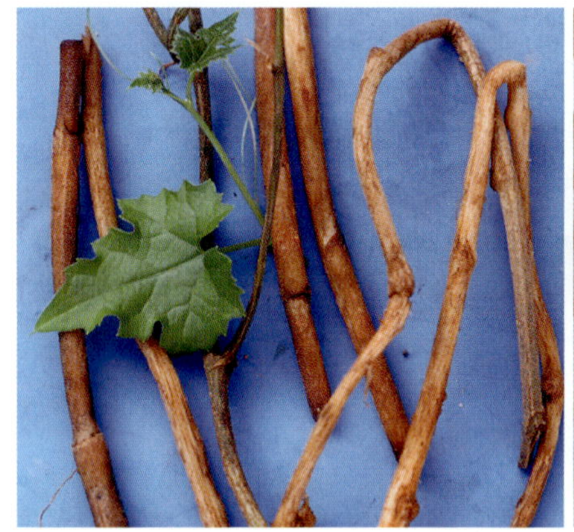

🌿 하늘타리_ 줄기(약재 전형)

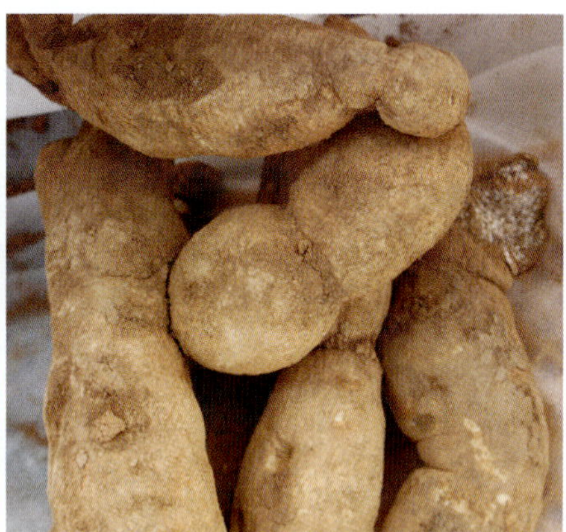

🌿 하늘타리_ 덩이뿌리(채취품)

매에 함유되어 있는 프로테인과 덩이뿌리에 함유되어 있는 프로테인은 서로 다르다. 덩이뿌리의 유효성분은 트리코사틴(trichosanthin)으로 이것은 여러 종류의 단백질 혼합물이다. 또한 덩이뿌리에는 1% 정도의 사포닌이 함유되어 있다.

🌿 **성미**
① 덩이뿌리(괄루근) : 약성이 차고, 약간 달며 쓰다.
② 종자(괄루인) : 약성이 차고, 달다.

🌿 **귀경** : 덩이뿌리는 폐(肺), 위(胃) 경락에 작용한다. 종자는 폐(肺), 위(胃), 대장(大腸) 경락에 작용한다.

- **효능과 주치** : 진액을 생성하고 갈증을 멈추는 생진지갈(生津止渴), 하기를 내리고 조성을 윤택하게 하는 강화윤조(降火潤燥), 농을 배출하고 종양을 삭히는 배농소종(排膿消腫) 등의 효능이 있어서 열병으로 입이 마르는 증상을 치료하고, 소갈, 황달, 폐조해혈(肺燥咳血), 옹종치루 등을 치료한다.

- **약용법과 용량** : 말린 약재 15g을 물 700mL에 넣어 200~300mL가 될 때까지 달여 하루에 2~3회 나눠 마시거나, 환이나 가루로 만들어 복용한다. 심한 기침 치료를 위해서도 하늘타리를 이용하는데 잘 익은 하늘타리 열매를 반으로 쪼갠 다음 그 속에 하늘타리 종자 몇 개와 같은 숫자의 살구씨를 넣고 다시 덮어서 젖은 종이로 싸고 이것을 다시 진흙으로 싸서 잿불에 타지 않을 정도로 굽는다. 이것을 가루로 만들어 같은 양의 패모 가루를 섞고 하룻밤 냉수에 담근 다음 같은 양의 꿀을 섞어서 한 번에 두 숟가락씩 하루에 3회 식후 20~30분 후에 먹는데 며칠 동안 꾸준히 복용하면 오래된 심한 기침도 잘 낫는다. 민간에서는 신경통 치료를 위하여 열매의 열매살 부분을 술에 담가 하루에 2~3회 나눠 복용하기도 한다.

- **사용 시 주의사항** : 성미가 쓰고 차기 때문에 비위가 허하고 냉한 사람, 대변이 진흙처럼 나오는 대변당설(大便溏泄)의 경우에는 신중하게 사용해야 하며, 오두(烏頭)와는 함께 사용하지 않는다.

patent

하늘타리(괄루인)의 기능성 및 효능에 관한 특허자료

▶ **괄루인 추출물을 포함하는 궤양성 대장염 또는 크론병 치료용 약학 조성물**

본 발명은 괄루인(하늘타리 씨) 추출물을 유효성분으로 포함하는 궤양성 대장염(ulcerative colitis) 또는 크론병(Crohn's disease) 치료용 약학 조성물을 제공한다. 상기 괄루인 추출물은 트리니트로벤젠 술폰산(trinitrobenzene sulfonic acid, TNBS)으로 유도된 염증성 장질환을 효과적으로 억제하고, 또한 MPO(Myeloperoxidase) 활성을 낮춤으로써, 염증성 장질환으로 통칭되는 궤양성 대장염 또는 크론병에 대한 치료활성을 갖는다. 따라서 상기 괄루인 추출물은 궤양성 대장염 또는 크론병 치료용 약학 조성물에 유용하게 사용될 수 있다.

― 공개번호 : 10-2010-0096473, 출원인 : 삼일제약(주)

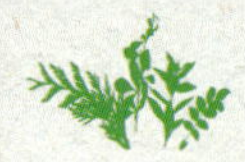

근골산통, 간(肝)과 신(腎)의 음기가 훼손된 것을 치유하는

하수오 | 사용부위 | 덩이뿌리

Fallopia multiflora (Thunb.) Haraldson

- **이명** : 지정(地精), 진지백(陳知白), 마간석(馬肝石), 수오(首烏)
- **생약명** : 하수오(何首烏)
- **과명** : 마디풀과(Polygonaceae)
- **개화기** : 8~9월

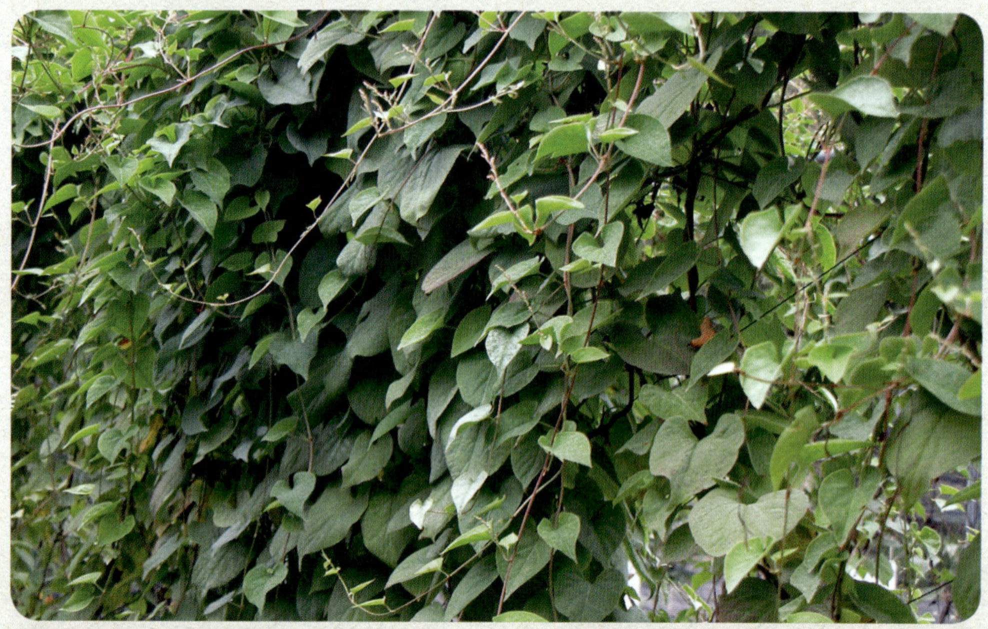

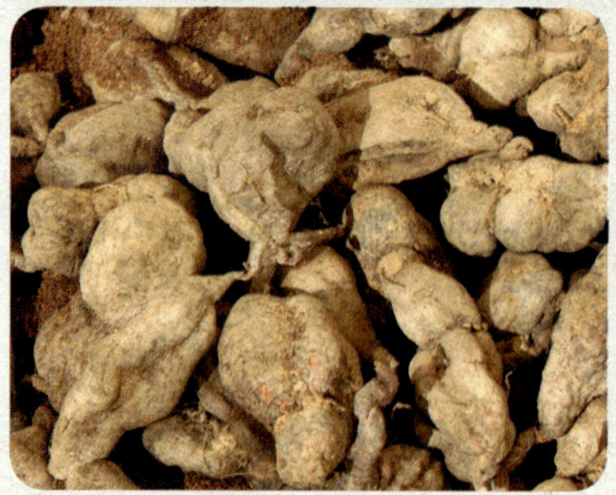

하수오_ 덩이뿌리(채취품)

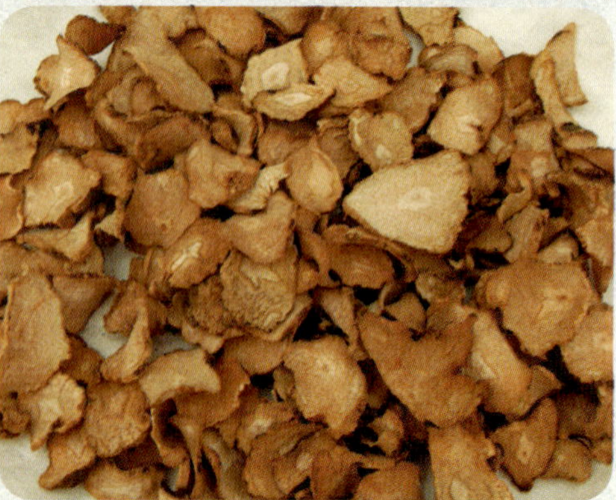

하수오_ 덩이뿌리(약재)

🔵 **생육특성** : 하수오는 덩굴성 여러해살이풀로, 전국 각지에서 자생하는데 중남부 지방에서 재배되고 있다. 줄기는 가늘고 전체에 털이 나 있으며 2~3m로 자란다. 줄기 밑동은 목질화되는데 뿌리는 가늘고 길며 그 끝에 비대한 덩이뿌리가 달린다. 덩이뿌리의 겉껍질은 적갈색이며 몸통은 무겁고 질은 견실하고 단단하다. 잎은 어긋나고 좁은 심장 모양으로 끝이 뾰족하다. 꽃은 흰색으로 8~9월에 작은 꽃이 원뿔꽃차례로 핀다. 꽃잎은 없고 수술은 8개, 자방은 달걀 모양이고 암술대는 3개이다. 열매는 여윈열매로 익는다.

🍂 **채취 방법과 시기** : 가을과 겨울에 덩이뿌리를 채취하여 이물질을 제거하고 절편하여 사용하는데 하수오는 독성이 있어서 반드시 포제를 잘 하여 사용하는 것이 좋다. 포제하고자 하는 하수오 무게의 10~15% 정도에 해당하는 검정콩을 2~3회 삶아서 물을 모으고, 준비된 하수오에 이 검정콩 삶은 물을 흡수시킨 다음, 시루에 넣고 쪄서 이를 햇볕에 건조시키고, 다시 똑같은 과정을 반복하여 하수오의 단면이 흑갈색으로 변할 때까지 반복하면 독성이 제거되면서 좋은 하수오가 된다.

🍃 **성분** : 덩이뿌리에는 안트라퀴논(anthraquinone)계 성분인 크리소파놀(chrysophanol), 에모딘(emodin), 레인(rhein), 피스치온(physcione) 등이 함유되어 있으며, 줄기에도 유사한 성분들이 함유되어 있다. 덩이뿌리에는 전분과 지방도 함유되어 있다.

🔵 **성미** : 성질이 따뜻하고, 맛은 쓰고 달며, 독성이 없다.

🍇 **귀경** : 간(肝), 심(心), 신(腎) 경락에 작용한다.

🍊 **효능과 주치** : 간을 보하는 보간, 신의 기운을 더하는 익신(益腎), 혈을 기르는 양혈, 풍사를 제거하는 거풍 등의 효능이 있어서 간과 신의 음기가 훼손된 것을 치유하며, 머리가 일찍 희어지는 수발조백(鬚髮早白), 혈이 허하여 머리가 어지러운 혈허두훈, 허리와 무릎이 연약해진 요슬연약(腰膝軟弱), 근골이 시리고 아픈 근골산통(筋骨酸痛), 정액이 저절로 흘러나가는 유정, 붕루대하, 오래된 설사(구리久痢) 등을 치료하며, 그 밖에도 만성 간염, 옹종, 나력, 치질 등의 치료에 사용한다. 민간요법에서는 간과 신 기능의 허약을 치료하며 해독작용, 변비, 불면증, 거풍(祛風), 피부 가려움증, 백일해 등의 치료에 사용한다.

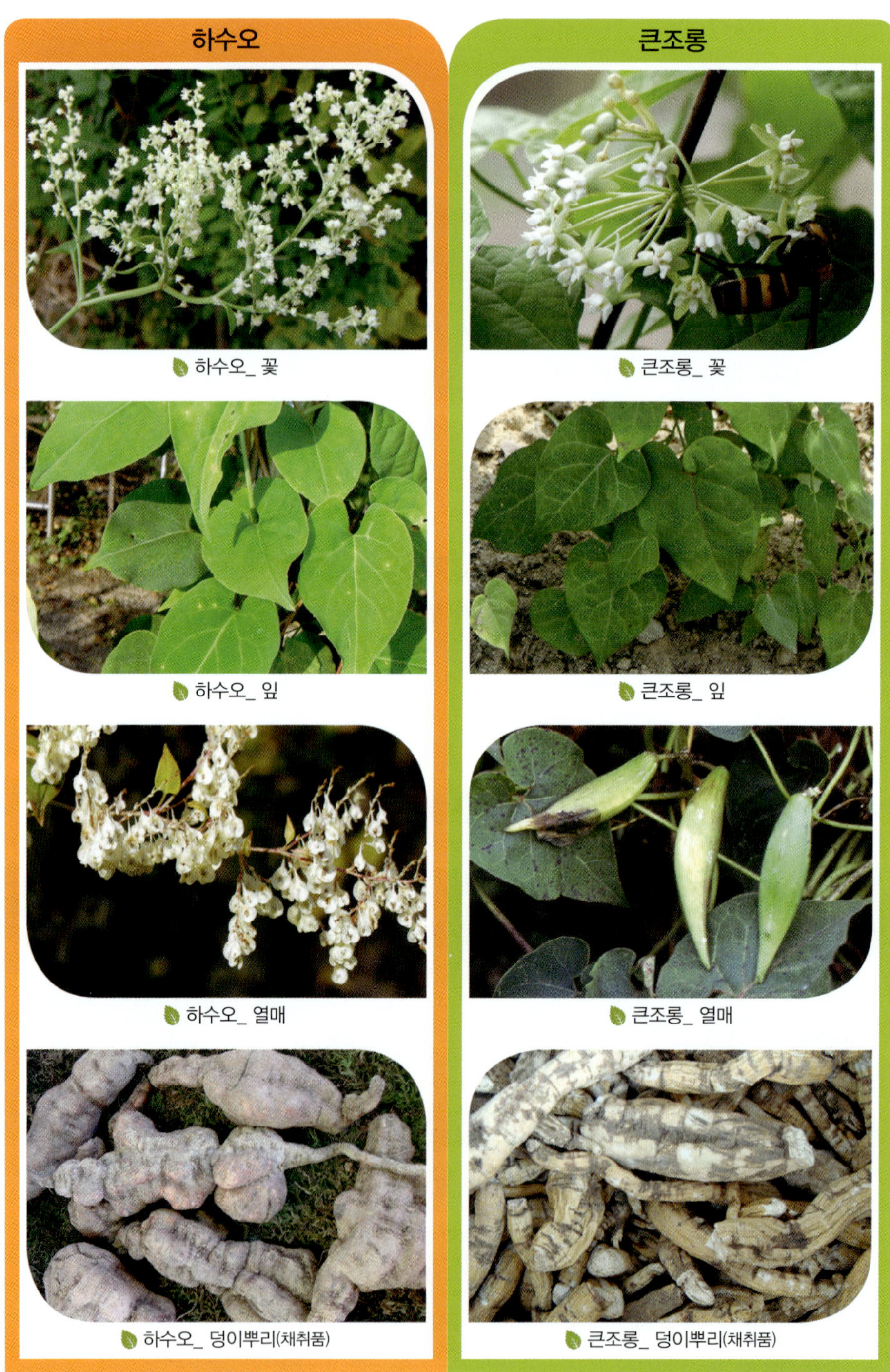

🌿 하수오_ 꽃

🌿 큰조롱_ 꽃

🌿 하수오_ 잎

🌿 큰조롱_ 잎

🌿 하수오_ 열매

🌿 큰조롱_ 열매

🌿 하수오_ 덩이뿌리(채취품)

🌿 큰조롱_ 덩이뿌리(채취품)

- **약용법과 용량** : 말린 덩이뿌리 15g을 물 700mL에 넣어 끓기 시작하면 약하게 줄여 200~300mL가 될 때까지 달여 하루에 2회 나눠 마신다. 가루 또는 환으로 만들어 복용하기도 하고, 술에 담가서 마시기도 한다.

- **사용 시 주의사항** : 줄기는 야교등(夜交藤), 잎은 하수엽(何首葉)이라 하여 약재로 사용한다. 약재 사용에 있어서 주의할 것은 하수오와 현재 농가에서 많이 재배하고 있는 박주가리과의 큰조롱[*Cynanchum wilfordii* (Maxim.) Hemsl.]은 그 기원식물이 다르므로 혼동해서는 안 된다는 점이다. 한방에서는 큰조롱 덩이뿌리를 '백수오(白首烏)'라고 부르며 약재로 사용한다. 그런데 일반인들 사이에서 큰조롱을 흔히 백하수오라는 이름으로 부르면서 마디풀과의 약용식물인 하수오와 혼동하는 경우를 자주 볼 수 있다. 이처럼 혼동하게 된 이유는 붉은빛이 도는 하수오의 덩이뿌리를 '적하수오'라고 하면서 백수오라는 생약명이 있는 큰조롱의 덩이뿌리를 '백하수오'라고 잘못 부른 데서 비롯되었다. 두 식물 모두 덩이뿌리를 약용하긴 하지만 동일한 약재는 아니므로 구분해서 사용해야 한다. 또한 일반인들이 하수오와 혼동하는 큰조롱은 연한 황록색의 산형꽃차례, 박주가리(나마)는 연한 자줏빛의 총상꽃차례로 꽃이 핀다. 천장각 또는 나마로 쓰이는 박주가리는 골돌과 표주박 모양, 백수오라는 생약명으로 불리는 큰조롱의 열매는 골돌과(갈라진 여러 개의 씨방으로 된 열매)이므로 비교 가능하다. 윤장통변(潤腸通便) 및 수렴하는 작용이 있으므로 대변당설(大便溏泄) 또는 습담(濕痰 : 비의 운화運化하는 기운이 장애되어 수습水濕이 한곳에 오래 몰려 있어 생기는 담증)의 경우에는 부적당하고, 무 씨와 함께 사용할 수 없다.

patent

하수오의 기능성 및 효능에 관한 특허자료

▶ 하수오 추출물의 제조방법과 그 추출물을 함유한 당뇨병 관련 질환 치료용 의약 조성물

본 발명은 하수오 추출물의 제조방법과 그 추출물을 함유한 당뇨병 관련 질환 치료용 의약 조성물에 관한 것으로, 하수오를 물, 극성 유기용매 또는 이들의 혼합용매로 추출하는 단계, 상기 추출액으로부터 고형분을 제거하는 단계 및 상기 추출액으로부터 추출용매를 제거하여 하수오 추출물을 얻는 단계를 통해 혈당강하 효과가 있는 하수오 추출물을 얻고, 이를 함유시켜 당뇨병 관련 치료용 조성물을 제조함으로써, 우수한 혈당강하 효과를 갖는 하수오 추출물과 그 추출물을 함유한 당뇨병 관련 질환 치료용 의약 조성물에 관한 것이다.

– 공개번호 : 10–2004–0063291, 출원인 : 에스케이케미칼(주)

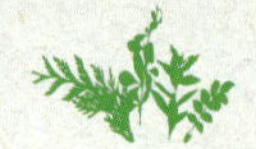

한련초(가는잎한련초)

| 사용부위 | 전초

Eclipta alba (L.) Hass.

- **이명** : 하년초, 할년초, 한련풀, 묵초, 묵채, 금릉초(金陵草)
- **생약명** : 한련초(旱蓮草), 묵한련(墨旱蓮)
- **과명** : 국화과(Compositae)
- **개화기** : 8~9월

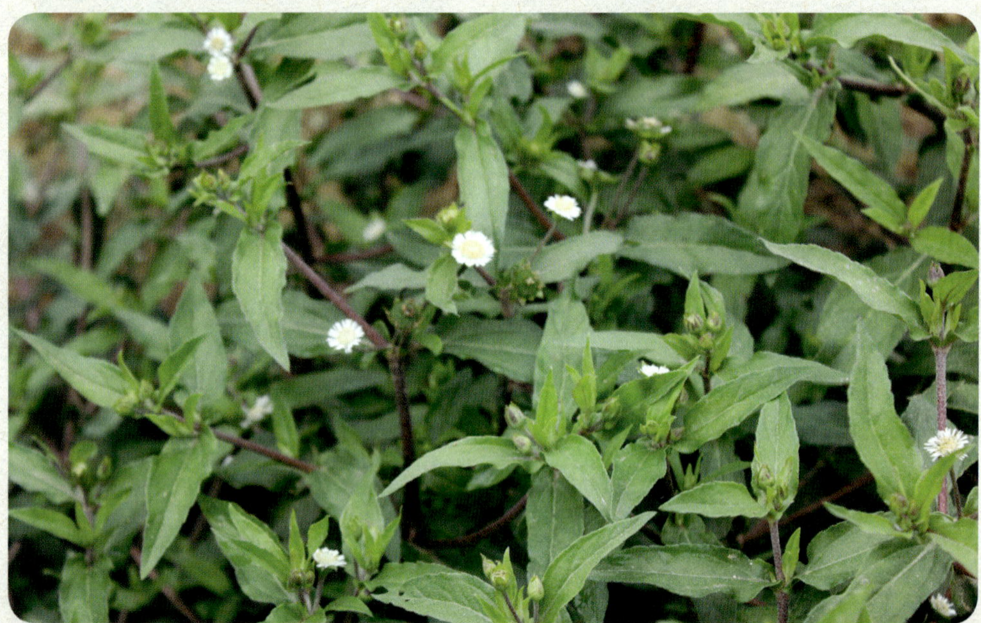

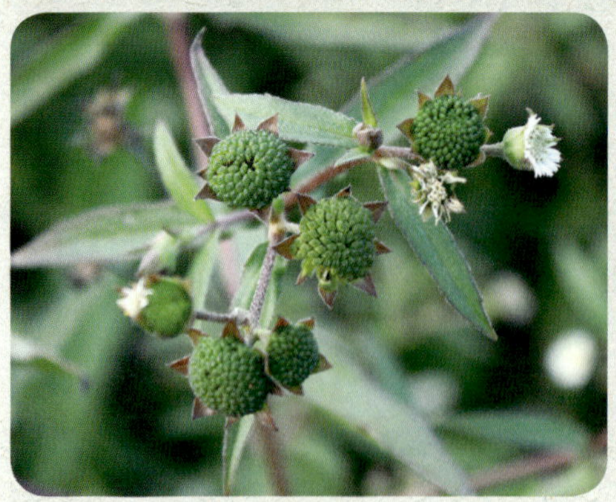

한련초(가는잎한련초)_ 꽃봉오리

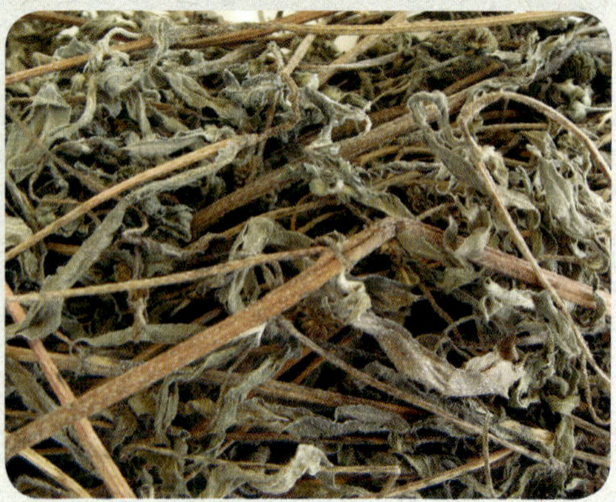

한련초(가는잎한련초)_ 전초(약재 전형)

 한련초는 한해살이풀로 경기도 이남 지역의 논이나 습윤한 곳에서 자생한다. 키는 10~60cm로 곧게 자라며, 줄기 전체에는 센 털이 나 있다. 가지는 마주나는 잎겨드랑이에서 나온다. 잎은 마주나고 잎자루가 거의 없으며 잎은 바소꼴로 가장자리에는 톱니가 있고 끝이 뾰족하다. 잎 양면에는 굳센 털이 나 있다. 꽃은 흰색으로 8~9월에 두상화가 산방꽃차례로 핀다. 열매는 여윈열매이며 9~10월에 검은색으로 결실하는데 타원형으로 납작하고 길이는 0.2~0.3cm이다.

참고로 '한련(*Tropaeolum majus* L.)'이라는 이름을 가진 식물은 따로 있는데 바로 한련과의 덩굴성 한해살이풀로 페루가 원산지이다. 이름은 비슷하지만 한련초와는 전혀 다른 종이다.

【 혼동하기 쉬운 약초 비교 】

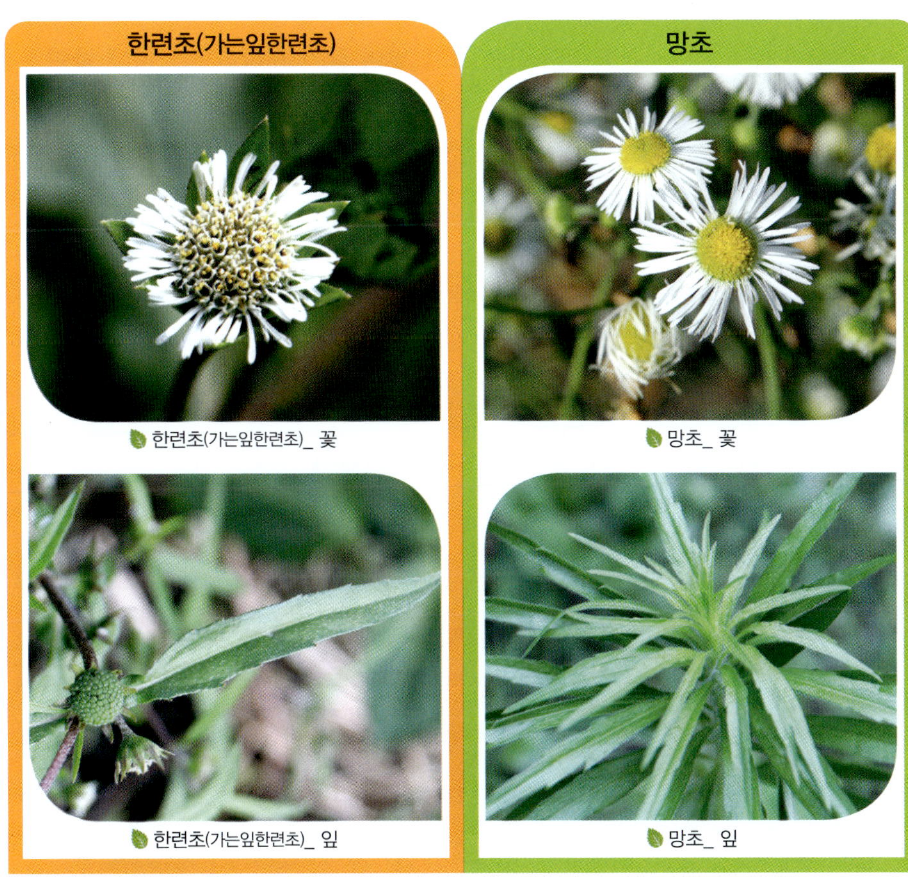

한련초(가는잎한련초)	망초
한련초(가는잎한련초)_ 꽃	망초_ 꽃
한련초(가는잎한련초)_ 잎	망초_ 잎

🍂 **채취 방법과 시기 :** 여름과 가을에 전초를 채취하여 햇볕에 말리거나 음건한다. 생으로 사용하거나 건조하여 절단해서 사용한다.

🍃 **성분 :** 전초에는 사포닌, 타닌(tannin), 니코틴, 비타민 A, 에클립틴(ecliptine)과 여러 가지 치오펜(thiophene) 화합물들이 함유되어 있다.

🍃 **성미 :** 성질이 차고, 맛은 달고 시며, 독성이 없다.

🍃 **귀경 :** 간(肝), 신(腎) 경락에 작용한다.

🍁 **효능과 주치 :** 신을 보하고 음기를 더하며, 양혈지혈(凉血止血)하는 효능이 있어서 송곳니가 아픈 증상을 치료하고, 머리가 빨리 희어지는 증상인 수발조백(鬚髮早白), 어지럼증과 이명현상, 허리와 무릎이 시리고 아픈 증상, 음허혈열(陰虛血熱), 토혈, 육혈(衄血: 코피), 요혈(尿血: 피오줌), 혈리(血痢: 피똥), 붕루하혈, 외상출혈 등을 치료한다.

🍃 **약용법과 용량 :** 말린 전초 20g을 물 1L에 넣어 끓기 시작하면 약하게 줄여 200~300mL가 될 때까지 달여 하루에 2회 나눠 마시는데, 환 또는 가루로 만들어 복용하기도 한다. 또는 생것을 짓찧어 즙을 내거나 고(膏: 달인 액을 진하게 농축시켜 연고상태로 만든 것)를 만들어 복용하기도 한다. 민간요법에서는 머리카락이 일찍 희어지는 것을 다스리고자 할 때에는 이 약재에 생강과 꿀을 배합하여 농축시킨 다음 환으로 만들어 복용하면 효과가 좋다고 한다.

🍂 **사용 시 주의사항 :** 이 약재는 성질이 차고, 음한성(陰寒性)을 가지고 있어서 양혈작용에는 좋으나 비위에는 좋지 않다. 따라서 비와 신이 허하고 냉한 사람은 신중하게 사용하여야 한다.

patent

한련초(가는잎한련초)의 기능성 및 효능에 관한 특허자료

▶ **탈모 방지 및 발모 촉진용 조성물로 유용한 한련초 추출물**

본 발명은 한련초 추출물, 이의 분획물, 터트티에닐 유도체 또는 이의 약학적으로 허용 가능한 염을 포함하는 탈모 방지 또는 발모 촉진용 조성물에 관한 것이다. 보다 구체적으로, 상기 조성물은 TGF—β의 발현을 현저히 억제시킴으로써, 탈모 방지, 육모, 양모, 발모 촉진에 유용히 사용될 수 있으며, 탈모 방지용 용액, 크림, 로션, 샴푸, 스프레이, 겔 및 로션 등의 형태로 사용될 수 있다.

— 공개번호 : 10—2012—0052894, 출원인 : 한국생명공학연구원

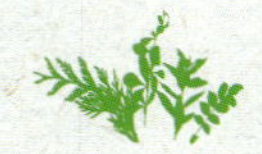

해열, 해독, 소염, 살균의 효능이 있는

할미꽃 | 사용부위 | 뿌리

Pulsatilla cernua var. *koreana* (Yabe ex Nakai) U. C. La

- **이명** : 노고초, 조선백두옹, 할미씨까비, 야장인(野丈人), 백두공(白頭公)
- **생약명** : 백두옹(白頭翁)
- **과명** : 미나리아재비과(Ranunculaceae)
- **개화기** : 4월

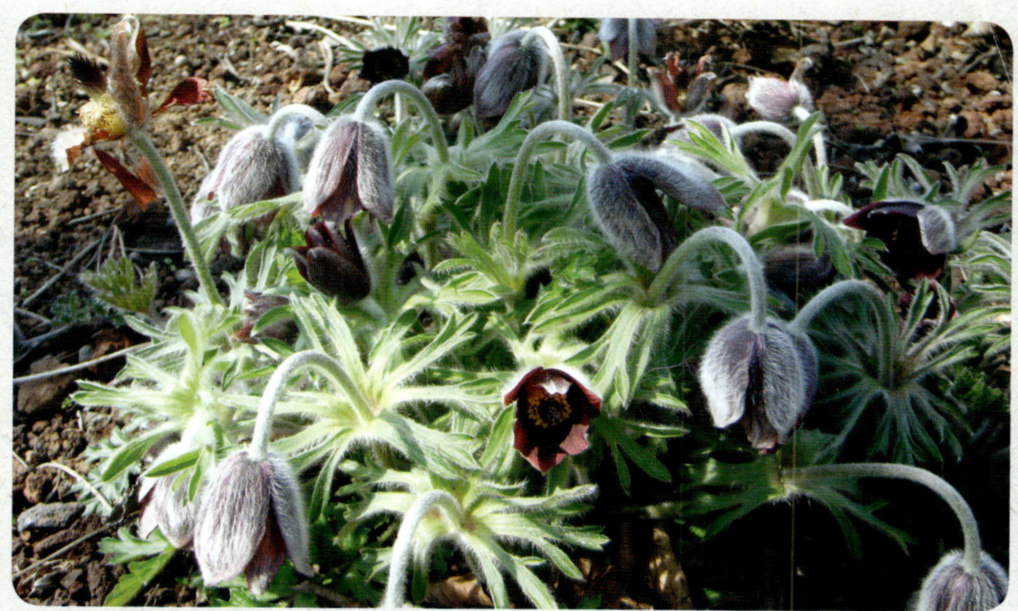

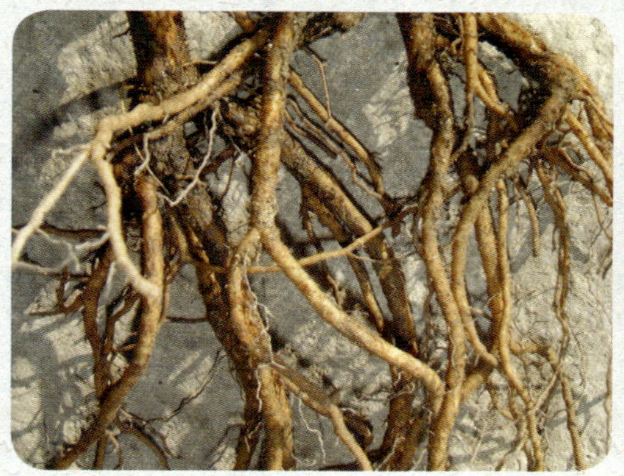

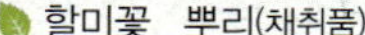

할미꽃_ 뿌리(채취품)

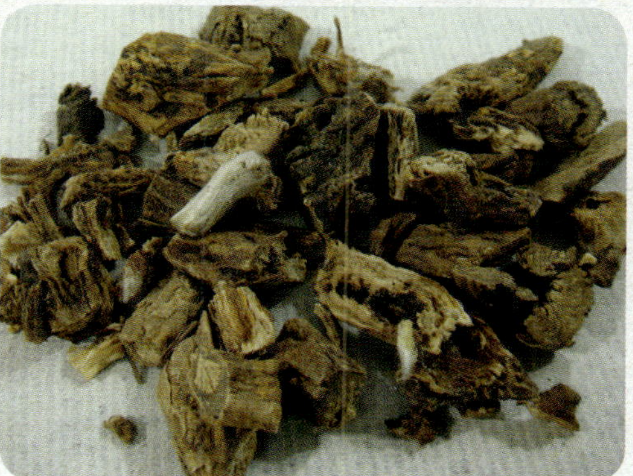

할미꽃_ 뿌리(약재)

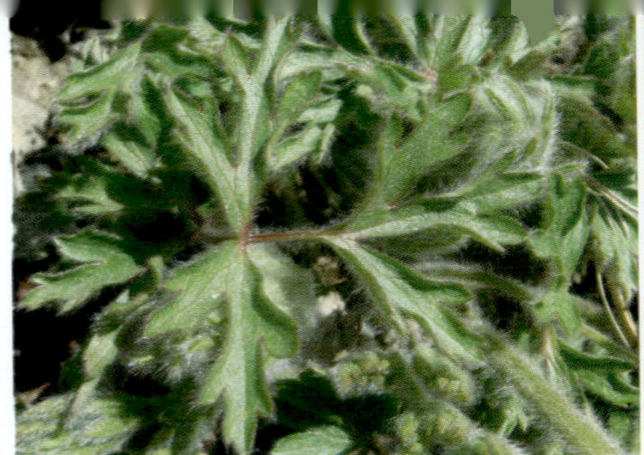
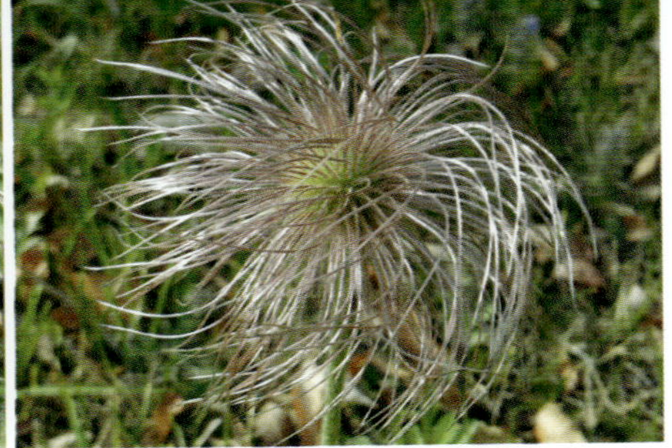

🌿 할미꽃_ 잎　　　　　🌿 할미꽃_ 종자 결실

🌿 **생육특성** : 할미꽃은 여러해살이풀로 전국 각지의 산야에서 분포하는데, 주로 양지쪽에 자란다. 잎은 뿌리에서 모여 나고 깃꼴겹잎이며, 줄기 전체에 긴 털이 빽빽하게 나 있고 흰빛이 돈다. 꽃은 적자색으로 4월에 꽃줄기 끝에서 밑을 향해 1송이가 피는데 꽃대 높이는 30~40cm로 자란다. 열매는 여윈열매로 긴 달걀 모양이고 겉에는 흰색 털이 나 있다. 약재로 사용하는 뿌리는 둥근기둥 모양에 가깝거나 원뿔형으로 약간 비틀려 구부러졌고 길이는 6~20cm, 지름은 0.5~2cm이다. 표면은 황갈색 또는 자갈색으로 불규칙한 세로 주름과 세로 홈이 있으며, 뿌리의 머리 부분은 썩어서 움푹 들어가 있다. 뿌리의 질은 단단하면서도 잘 부스러지고, 단면의 껍질부는 흰색 또는 황갈색이며, 목질부는 담황색이다.

🌿 **채취 방법과 시기** : 가을부터 이듬해 봄에 꽃이 피기 전 뿌리를 채취하여 이물질을 제거하고 햇볕에 말린다. 약재로 가공할 때에는 윤투(潤透)시킨 다음 얇게 절편하고 건조하여 사용한다.

🌿 **성분** : 뿌리에는 사포닌 9%가 함유되어 있고, 아네모닌(anemonin), 헤데라게닌(hederagenin), 올레아놀릭산(oleanolic acid), 아세틸올레아놀릭산(acethyloleanolic acid) 등이 함유되어 있다.

🌿 **성미** : 성질이 차고, 맛은 쓰며, 독성이 조금 있다.

🌿 **귀경** : 폐(肺), 위(胃), 대장(大腸) 경락에 작용한다.

🌿 **효능과 주치** : 열을 내리게 하는 해열, 독을 푸는 해독, 염증을 가라앉히는 소염, 유해한 균을 죽이는 살균 등의 효능이 있어 열을 내리고 독을 풀며, 양혈하며 설사를 멈추게 한다. 열독을 치료하고 혈변을 치료하며, 음부의 가려움증과 대하를 치료하고, 그 밖에도 아메바성 이질, 말라리아 등을 치

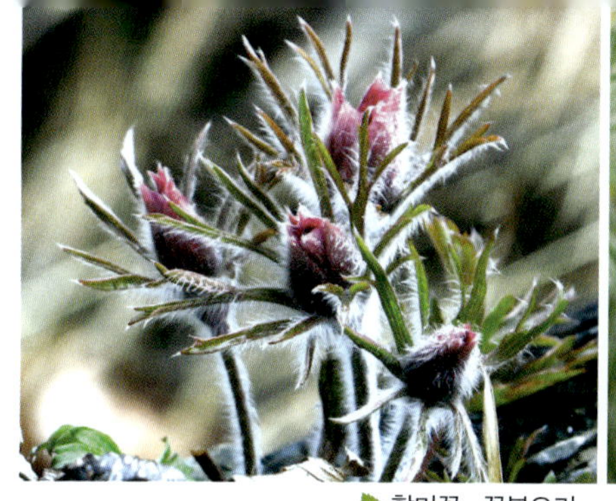

할미꽃_ 꽃봉오리

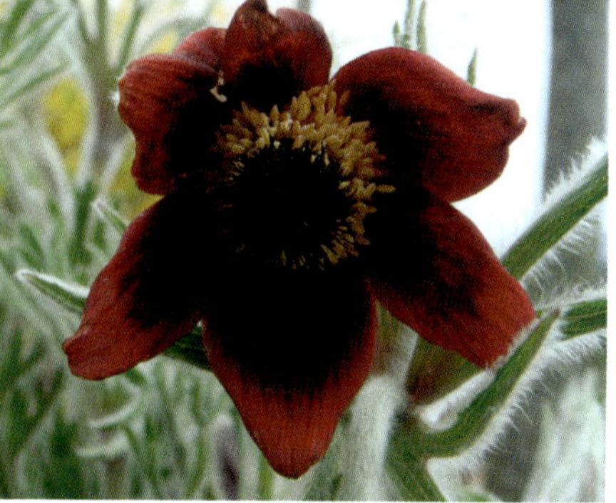

할미꽃_ 꽃

료하는 데 사용한다.

🌿 **약용법과 용량** : 말린 전초 15g을 물 700mL에 넣어 끓기 시작하면 약하게 줄여 200~300mL가 될 때까지 달여 하루에 2회 나눠 마시거나, 가루 또는 환으로 만들어 복용한다. 외용할 경우에는 전초를 짓찧어 환부에 바른다. 민간에서는 만성 위염 치료를 위해 잘 말려 가루로 만든 할미꽃 뿌리를 2~3g씩 하루 3회 식후에 복용한다. 15~20일간을 1주기로 하여 듣지 않는다면 7일간을 쉬었다가 다시 1주기를 반복해서 복용한다. 그 밖에도 부인의 냉병이나 질염 치료에도 요긴하게 사용하는데 말린 약재 5~10g을 물 700mL에 넣어 끓기 시작하면 약하게 줄여 200~300mL가 될 때까지 달여 하루에 2회 나눠 마시거나, 말린 약재를 변기에 넣고 태워 그 김을 환부에 쏘이기도 한다.

🍁 **사용 시 주의사항** : 독성이 있으므로 전문가와 상의해서 사용하는 것이 좋다. 또한 이 약재는 성질이 찬 약재이므로 허한에서 오는 설사에는 사용할 수 없다. 강력한 피부점막 자극으로 발포, 눈물, 재채기를 유발시키기도 해서 관상용으로 심을 땐 꽃가루 알레르기가 있는 사람은 피하는 것이 좋다.

patent

할미꽃(백두옹)의 기능성 및 효능에 관한 특허자료

▶ **백두옹(할미꽃 뿌리) 추출물을 포함하는 항암제 부작용 억제용 조성물**

본 발명은 백두옹(할미꽃 뿌리) 추출물을 유효성분으로 포함하는 항암제 투여로 인한 신장 독성 억제용 조성물에 관한 것이다. 보다 구체적으로는 백두옹 추출물을 유효성분으로 포함하는 항암제 투여로 인한 신장 독성 억제용 조성물, 기존 항암제와 병용 투여하여 항암 활성을 상승시키는 항암 활성 증강용 조성물에 관한 것이다.

– 공개번호 : 10-2011-0101803, 출원인 : 경희대학교 산학협력단

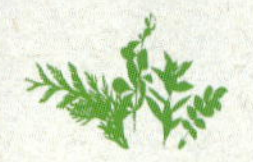

해란초

| 사용부위 | 전초

Linaria japonica Miq.

- **이명** : 꽁지꽃, 꼬리풀, 운난초, 운란초
- **생약명** : 유천어(柳穿魚)
- **과명** : 현삼과(Scrophulariaceae)
- **개화기** : 7~8월

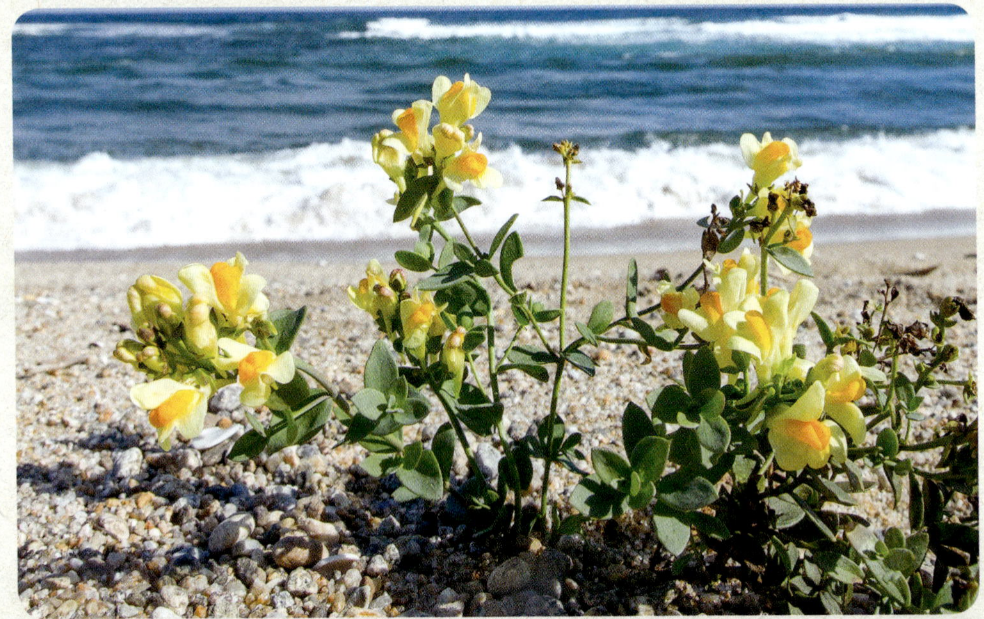

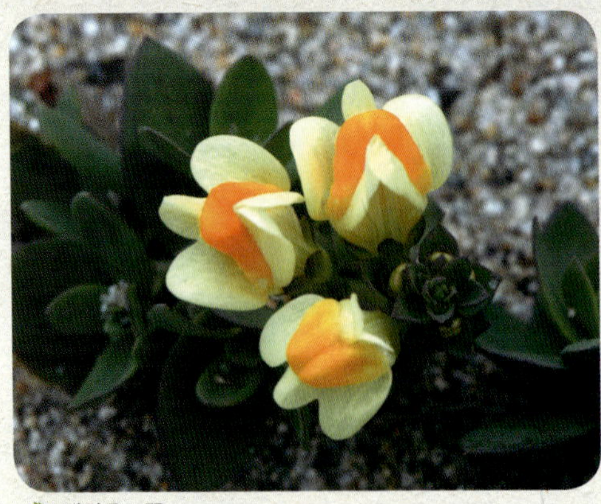

해란초_ 꽃

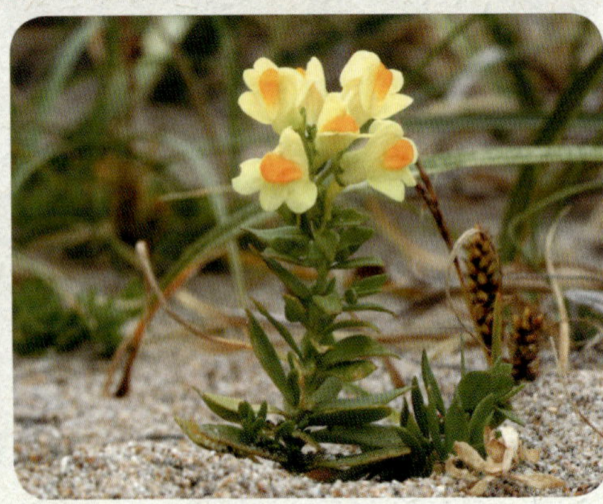

해란초_ 약재로 사용하는 지상부

🌿 **생육특성 :** 해란초는 동해안을 따라 남북으로 해변의 모래땅에서 나는 여러해살이풀이다. 생육환경은 물 빠짐이 좋고 햇빛이 많이 들어오는 곳이다. 키는 15~40cm이고, 잎은 길이가 1.5~3cm, 너비는 0.5~1.5cm로 약간 뾰족하고 줄기 아래에 있는 잎은 3~4장이 돌아가며 달리고 윗부분에서 나는 잎은 일반적으로 어긋난다. 꽃은 연한 노란색으로 7~8월에 줄기 끝에서 길이 1.5cm 정도로 핀다. 꽃잎 뒷부분에 달리는 작은꽃줄기는 길이가 0.5~1cm로 굵고 아래를 향한다. 열매는 9~10월경에 지름 0.6~0.8cm로 작고 둥근 모양으로 달리는데, 안에는 길이 0.3cm쯤 되는 종자가 들어 있다.

🍂 **채취 방법과 시기 :** 여름에 꽃이 핀 전초를 채취하여 그늘에서 말린다.

🌿 **성분 :** 페가닌(peganine), 리나린(linarin), 펙토리나린(pectolinarin), 네올리나린(neolinarin) 등이 함유되어 있다.

🌿 **성미 :** 성질이 차고, 맛은 달고 약간 쓰다.

🍁 **귀경 :** 간(肝), 폐(肺) 경락에 작용한다.

🍂 **효능과 주치 :** 열을 내리고 해독하는 청열해독, 어혈을 없애고 부기를 가라앉히는 구어혈(驅瘀血) 등의 효능이 있어서 두통, 현기증, 황달, 치질,

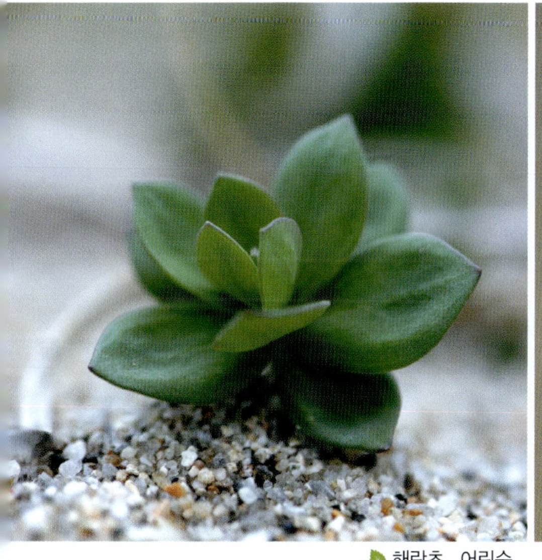

🌿 해란초_ 어린순

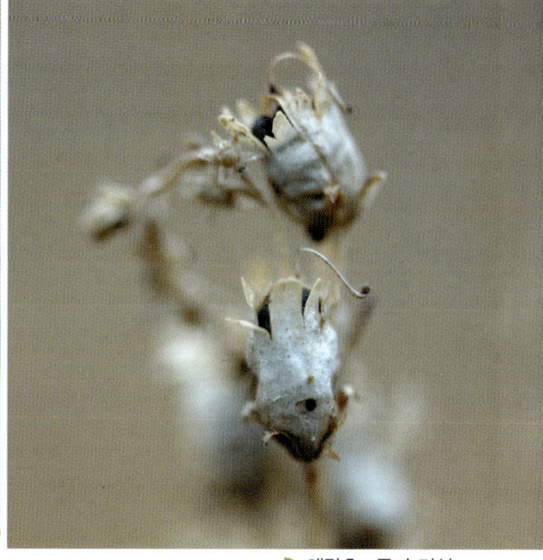

🌿 해란초_ 종자 결실

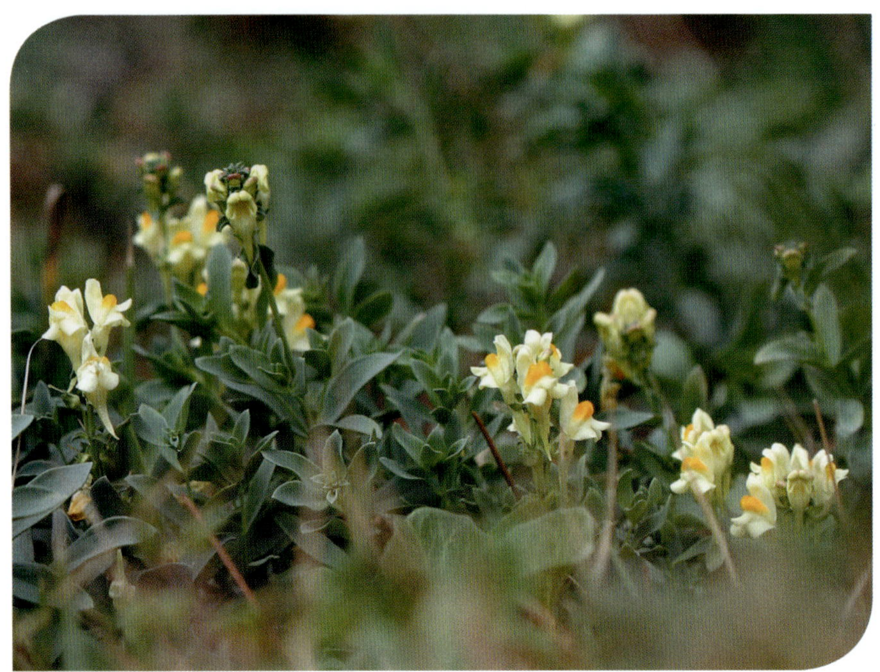

해란초_ 무리

변비, 피부질환, 끓는 물에 덴 상처와 화상을 치료하는 데 사용한다.

🌿 **약용법과 용량** : 말린 전초 3~10g을 물 1L에 넣어 1/3이 될 때까지 달여 하루에 2~3회 나눠 마시거나, 가루로 만들어 사용하기도 하고, 가루를 개어서 환부에 바르기도 한다.

patent

해란초의 기능성 및 효능에 관한 특허자료

▶ **해란초 추출물을 포함하는 항산화, 항염 효과 조성물**

본 발명은 해란초 추출물을 포함하는 항산화, 항염 효과 조성물에 관한 것으로서, 채취한 해란초를 유기용매로 추출한 후 이의 건조물을 항산화 및 항염 효과가 있는 화장료의 조성물을 제공하는 것이다. 본 발명의 해란초 추출물은 자유라디칼 소거, 지질과산화, 히아루로니다아제 활성억제, 리폭시게나아제 활성 억제, 면역세포 탈과립화 억제 효과 등과 같은 항산화, 항염 효과를 갖는다.

― 등록번호 : 10―0782972―0000, 출원인 : (주)코스메카코리아, (주)더마랩

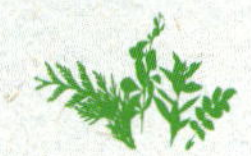

산후 어혈복통, 월경통, 허리와 무릎의 산통을 치료하는

현호색

Corydalis remota Fisch. ex Maxim.

- **이명** : 연호색(延胡索), 연호(延胡), 원호색(元胡索)
- **생약명** : 현호색(玄胡索)
- **과명** : 현호색과(Fumariaceae)
- **개화기** : 4월

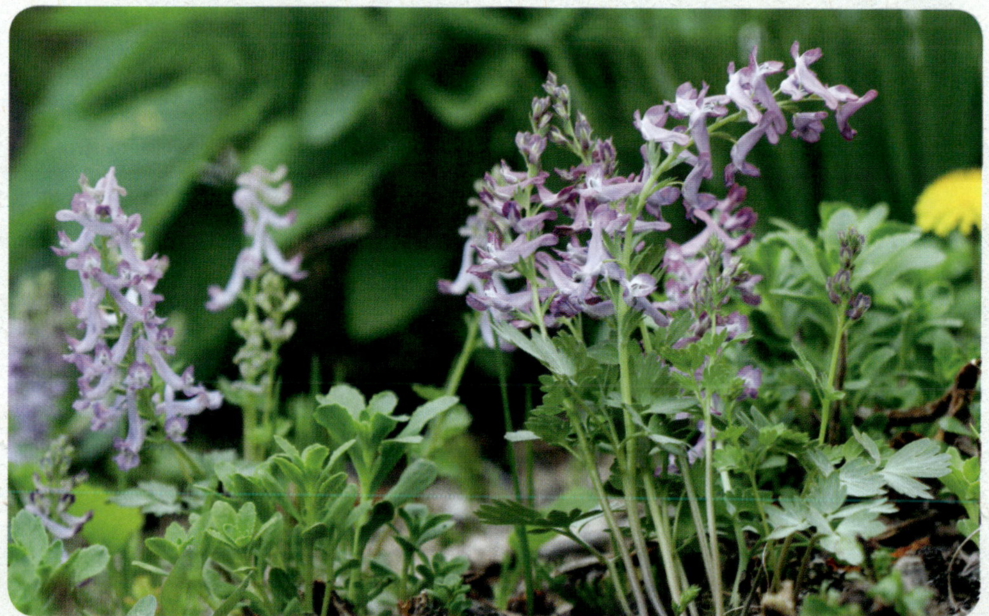

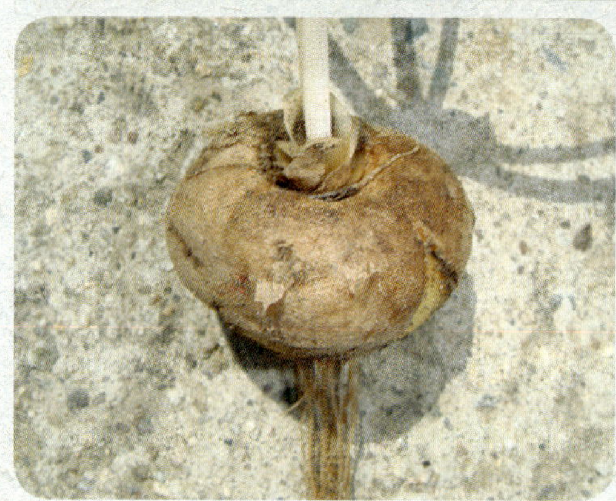
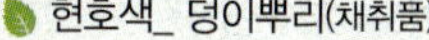

현호색_ 덩이뿌리(채취품)

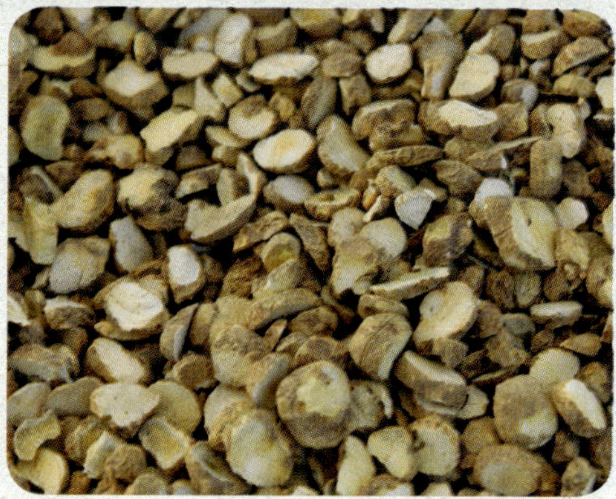

현호색_ 덩이뿌리(약재)

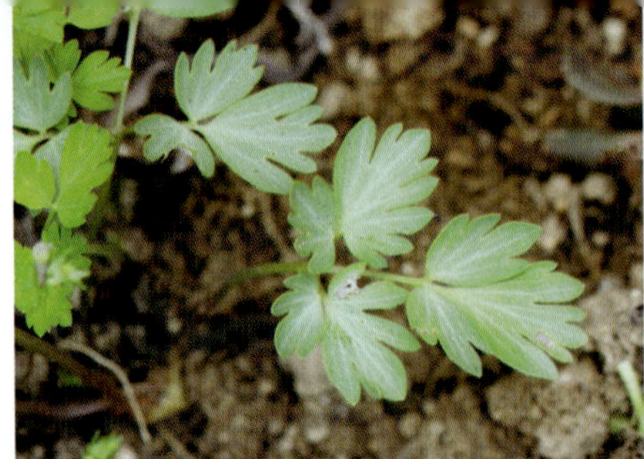

🌿 현호색_ 잎

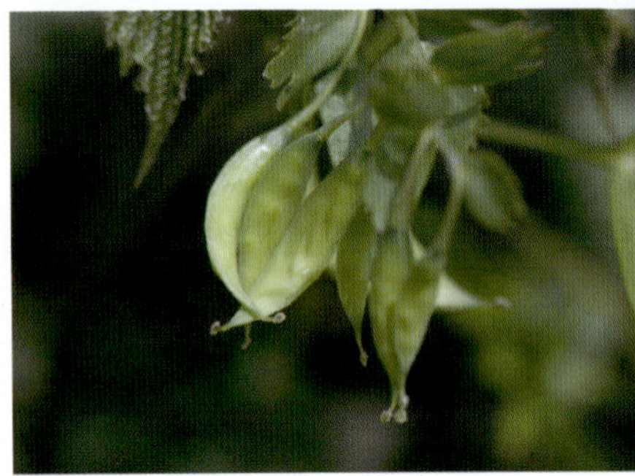

🌿 현호색_ 종자 결실

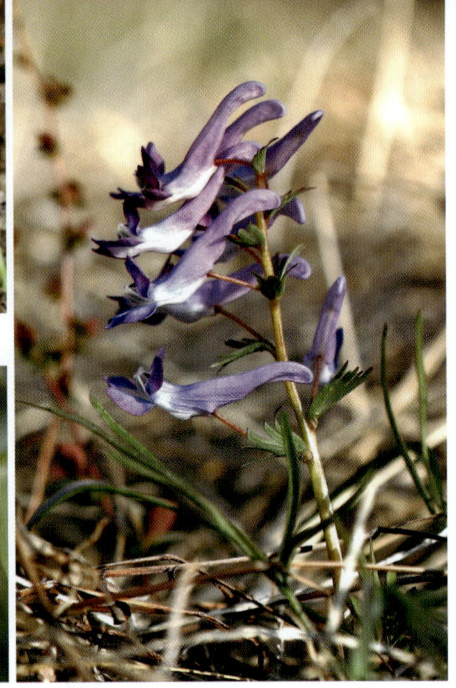

🌿 현호색_ 꽃

🌱 **생육특성** : 현호색은 여러해살이풀로 전국 각처의 산지, 특히 산록의 습기가 있는 곳에서 자생한다. 키는 20cm 정도로 자라는데, 잎은 어긋나고 표면은 녹색, 뒷면은 회백색이다. 잎자루가 길면서 잎은 3장씩 1~2회 갈라지고 잎 윗부분은 깊게 또는 결각 모양으로 갈라진다. 꽃은 연한 홍자색으로 4월에 5~10송이가 원줄기 끝에서 총상꽃차례로 피는데 꽃통은 한쪽에 뿔이 있고 수술은 6개이다. 약재로 사용하는 덩이뿌리는 불규칙한 납작하고 둥근 모양으로 지름은 0.5~1cm이다. 뿌리 표면은 황색 또는 황갈색으로 불규칙한 그물 모양의 주름이 있으며 덩이뿌리 정단에는 약간 들어간 줄기 흔적이 있고 밑부분은 덩어리 모양으로 볼록하다. 질은 단단하며 부스러지기 쉽고, 단면은 황색의 각질 모양이며 광택이 있다.

🍂 **채취 방법과 시기** : 5~6월에 줄기와 잎이 고사한 후 덩이뿌리를 채취하여 바깥쪽의 얇은 껍질은 제거하고 씻은 다음 끓는 물에 넣고 아래 위로 저어가면서 내부의 백심이 없어지고 황색이 될 때까지 삶아지면 건져내어 햇볕에 말린다. 이물질을 제거하고 수침포(水浸泡)하여 윤투(潤透)하고 절편하여 사용하거나 식초를 약재에 흡수시켜 약한 불로 볶아서 사용한다. 이때 현호색 100g에 식초 20~30g의 비율을 유지한다.

- **성분** : 코리달린(corydaline), dl-테트라하이드로팔마틴(dl-tetrahydropalmatine), 코리불민(corybulmine), 콥티신(coptisine), l-코리클라미(l-coryclamine), 코나딘(conadine), 프로토핀(protopine), l-테트라하이드로콥티신(l-tetrahydrocoptisine), dl-테트라하이드로콥티신(dl-tetrahydrocoptisine), l-이소코리팔민(l-isocorypalmine), 디하이드로코리달민(dehydrocorydalmine) 등이 함유되어 있다.

- **성미** : 성질이 따뜻하며, 맛은 맵고 쓰고, 독성이 없다.

- **귀경** : 간(肝), 심(心), 비(脾), 위(胃) 경락에 작용한다.

- **효능과 주치** : 진통, 진정 및 진경(鎭痙), 혈을 활성화시켜 잘 돌게 하는 활혈, 어혈을 제거하는 구어혈(驅瘀血), 자궁수축, 기를 잘 돌게 하는 이기(理氣), 지통 등의 효능이 있어서 흉협완복동통을 치료하고, 폐경이나 월경통, 산후의 어혈복통, 요슬산통, 타박상 등의 치료에 사용된다.

- **약용법과 용량** : 말린 덩이뿌리 10g을 물 700mL에 넣어 끓기 시작하면 약하게 줄여 200~300mL가 될 때까지 달여 하루에 2회 나눠 마신다. 또는 가루나 환으로 만들어 복용하기도 한다. 장에 덩어리가 만져지면서 복통이 함께 올 경우에는 금은화, 연교, 목향(木香) 등을 배합하여 응용하고, 월경통에는 당귀, 천궁, 백작약, 향부자 등의 약재를 배합하여 응용한다. 타박상이 있을 경우에는 홍화, 도인, 당귀, 천궁 등의 약재를 배합하여 응용한다.

- **사용 시 주의사항** : 월경을 잘 통하게 하고 유산의 우려가 있으므로 임산부는 사용하면 안 되며, 몸이 허한 경우에도 신중하게 사용하여야 한다.

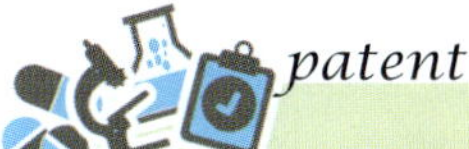

현호색의 기능성 및 효능에 관한 특허자료

▶ **현호색 등의 혼합 생약 추출물을 함유하는 호흡기 질환의 예방 또는 치료용 조성물**

본 발명은 현호색과 천궁의 혼합 생약 추출물을 유효성분으로 함유하는 호흡기 질환의 예방 또는 치료제 및 이의 제조방법에 관한 것으로 천식, 만성 폐쇄성 폐질환, 급만성 기관지염, 알레르기 비염, 기침, 가래, 급성 하기도 감염증, 인후염, 편도염, 후두염과 같은 급성 상기도감염증 등의 호흡기 질환의 예방 또는 치료에 유용한 것으로 확인된다.

– 공개번호 : 10-2012-0094177, 출원인 : 환인제약(주)

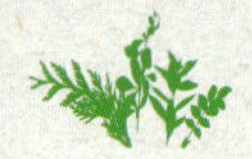

홀아비꽃대

| 사용부위 | 전초

Chloranthus japonicus Siebold

- **이명** : 홀애비꽃대, 호래비꽃대
- **생약명** : 은선초(銀線草), 은전초(銀錢草)
- **과명** : 홀아비꽃대과(Chloranthaceae)
- **개화기** : 4~5월

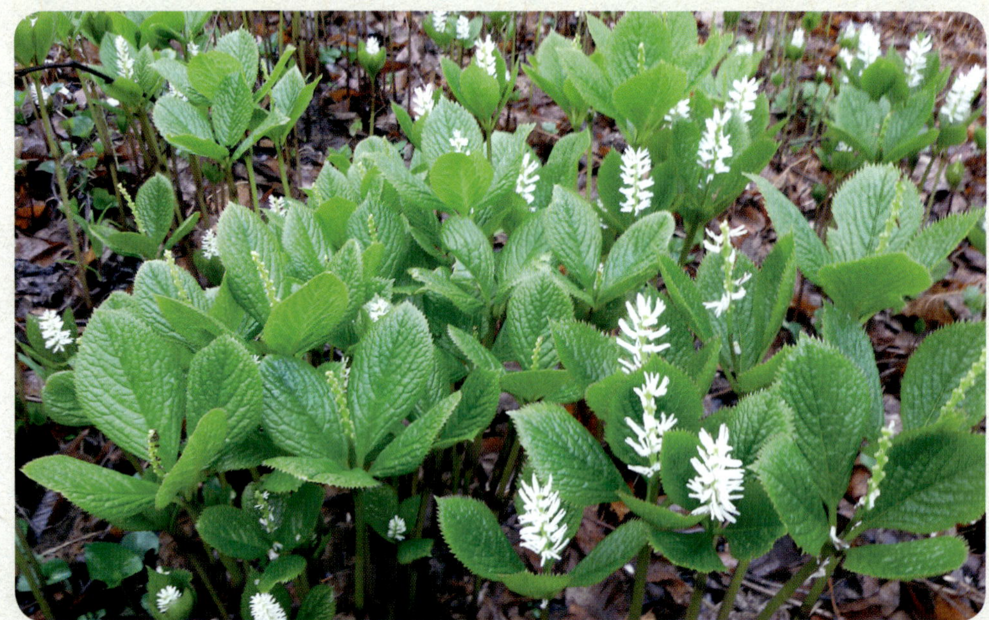

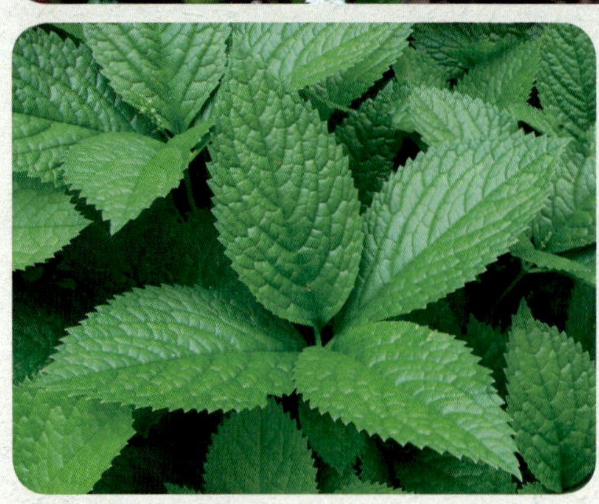

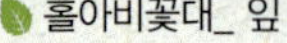
홀아비꽃대_ 잎

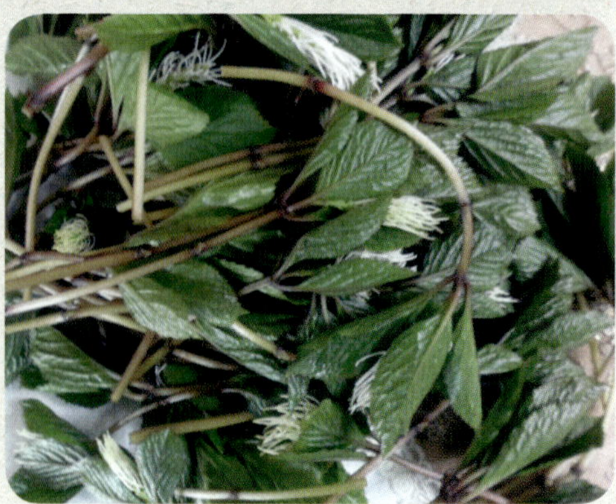
홀아비꽃대_ 전초(채취품)

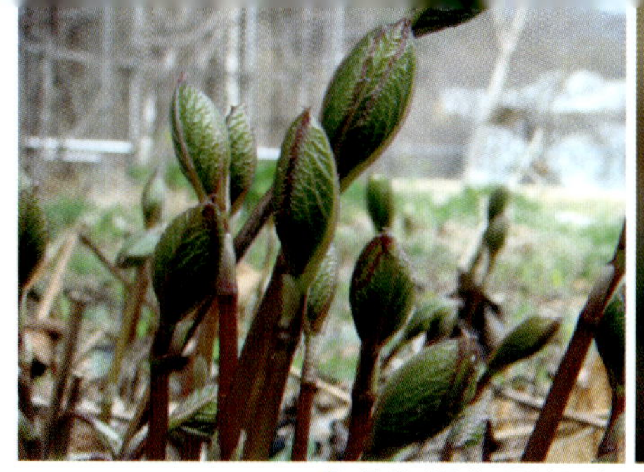
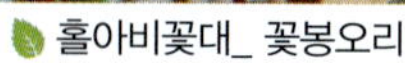
홀아비꽃대_ 꽃봉오리

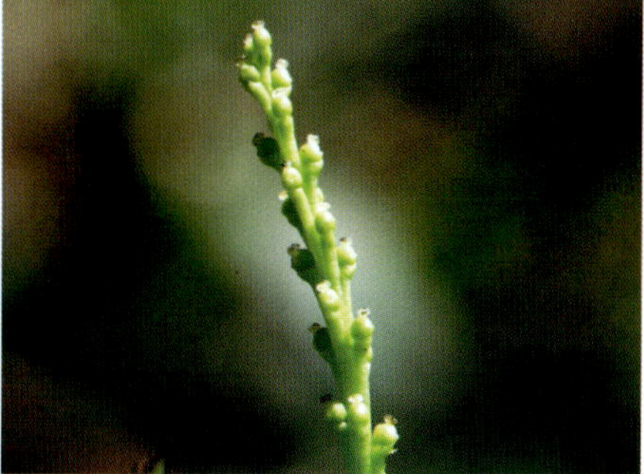
홀아비꽃대_ 종자 결실

🍃 **생육특성** : 홀아비꽃대는 전국의 산지에서 자라는 여러해살이풀이다. 생육 환경은 양지이면서 반그늘이고 토양이 푹신할 정도로 낙엽이 많고 부엽 질이 풍부한 곳이다. 키는 20~30cm이고, 잎은 길이가 4~12cm, 너비 는 2~6cm로 끝이 뾰족하고 가장자리에는 자줏빛 톱니가 있으며 광택이 나는 달걀 모양 또는 타원형이다. 꽃은 흰색으로 4~5월에 1개의 꽃줄기 에서 길고 하얀 빛을 띤 많은 꽃들이 원을 그리며 뭉쳐 피는데 꽃 길이는 2~3cm이다. 꽃줄기 안쪽은 노란색이고 줄기 끝에는 왕관 모양으로 된 것이 붙어 있다. 열매는 8~9월경에 익으며 길이는 0.3cm 정도이다.

🍃 **채취 방법과 시기** : 봄부터 여름에 전초를 채취하여 씻어 그늘에서 말리고, 봄부터 가을에 걸쳐 뿌리줄기를 채취하여 씻어 말리거나 신선한 것을 사 용한다.

🍃 **성분** : 이소프락시딘(isofraxidin), 세스킬락톤(sesquilactone), 플라보노이드 (flavonoid), 페놀, 에폭시드(epoxide), 헬렌달린(helenalin) 등이 함유되어 있다.

🍃 **성미** : 성질이 따뜻하고, 맛은 맵고 쓰다.

🍃 **귀경** : 간(肝), 심(心), 폐(肺) 경락에 작용한다.

🍃 **효능과 주치** : 바람으로 인한 나쁜 사기인 풍사를 제거하여 풍을 치료하는 거풍, 어혈을 몰아내는 구어혈(驅瘀血)의 효능이 있다. 또한 종기를 삭이는 소종, 독을 풀어주는 해독의 효능이 있어서 추위나 찬 기운이 병을 일으키 는 사기가 된 한사와 풍사로 인해 생긴 해수, 감기, 타박상, 기관지염, 인 후염, 월경불순, 폐경, 피부에 난 화농성 종기와 부스럼을 치료하는 데 사 용한다.

홀아비꽃대	옥녀꽃대

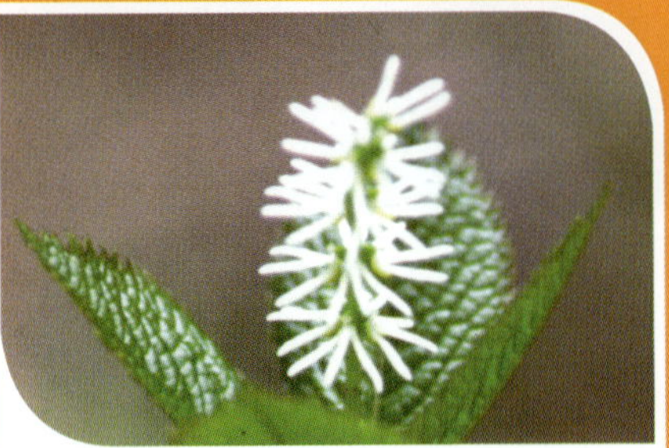

홀아비꽃대_ 꽃

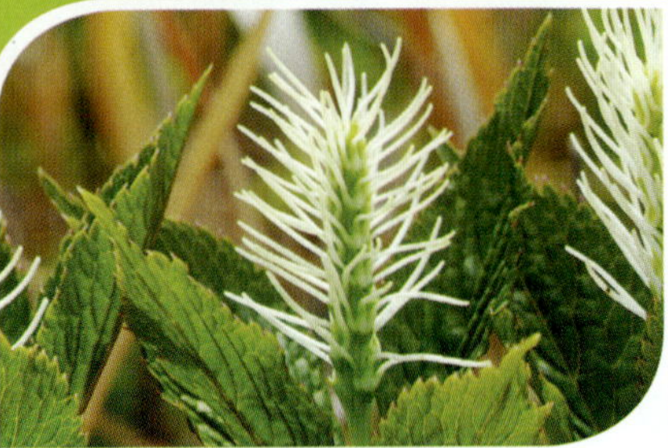

옥녀꽃대_ 꽃

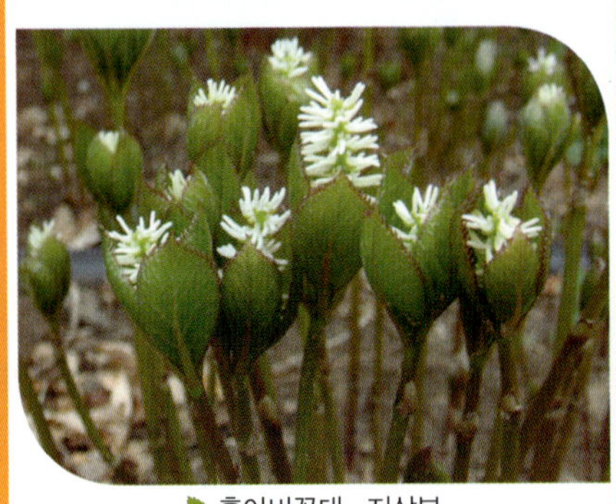

홀아비꽃대_ 지상부

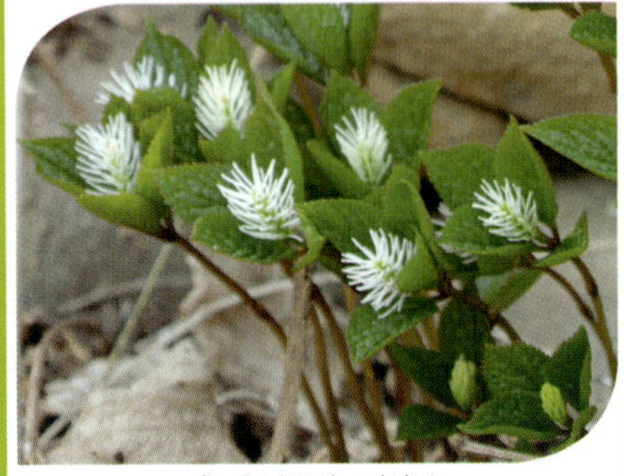

옥녀꽃대_ 지상부

- **약용법과 용량** : 말린 전초 1.5~3g을 사용하는데 포제를 잘하여 타 약재들과 합방으로 사용하며 물을 붓고 달여서 마신다. 외용할 경우에는 가루를 내어 환부에 뿌리거나 짓찧어서 환부에 붙인다.

- **사용 시 주의사항** : 독성이 있는 식물이므로 전문가의 도움없이 함부로 사용해서는 안 된다.

patent

홀아비꽃대의 기능성 및 효능에 관한 특허자료

▶ 홀아비꽃대로부터 추출한 동맥경화 또는 염증질환의 예방 및 치료를 위한 약학조성물

본 발명은 홀아비꽃대로부터 분리된 세포접착 활성을 저해하는 세스퀴테르펜 계열 화합물인 시주카올 B를 함유하는 약학조성물에 관한 것으로서, 더욱 상세하게는 특이적으로 세포간접착인 자-1(ICAM-1)의 세포 내 발현을 저해하여 세포접착에 의한 동맥경화 및 면역관련 염증질환의 예방 및 치료에 유용하게 사용할 수 있는 시주카올 B를 함유하는 약학조성물에 관한 것이다.

　　　　　　　　　　　　　　　- 공개번호 : 10-2005-0006406, 특허권자 : 제주특별자치도, 한국생명공학연구원

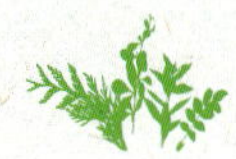

활나물

| 사용부위 | 전초

Crotalaria sessiliflora L.

- 이명 : 구령초(拘鈴草), 불지갑(佛指甲)
- 생약명 : 야백합(野百合), 농길리(農吉利)
- 과명 : 콩과(Leguminosae)
- 개화기 : 7~9월

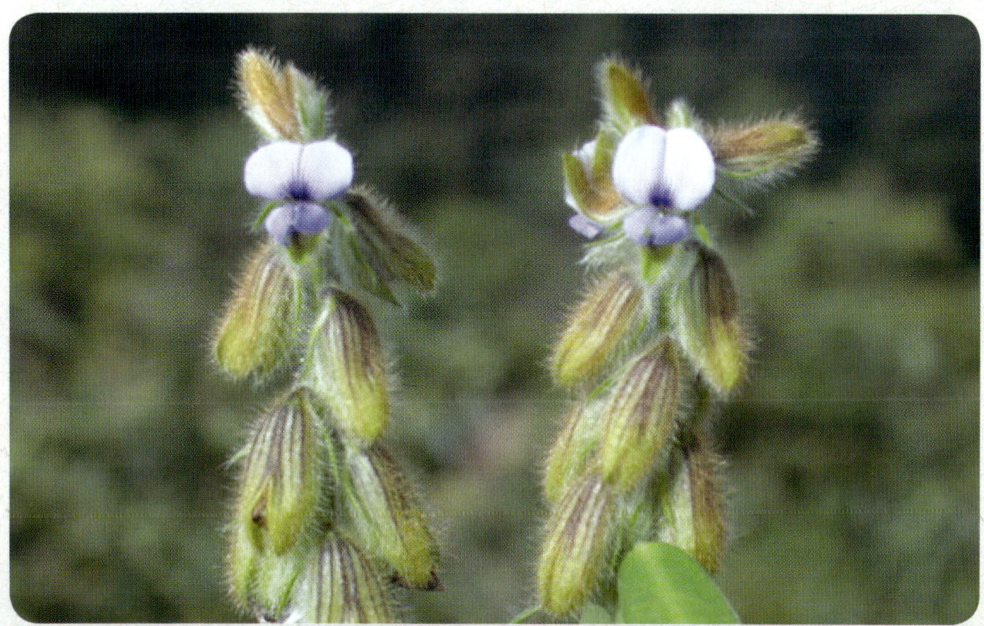

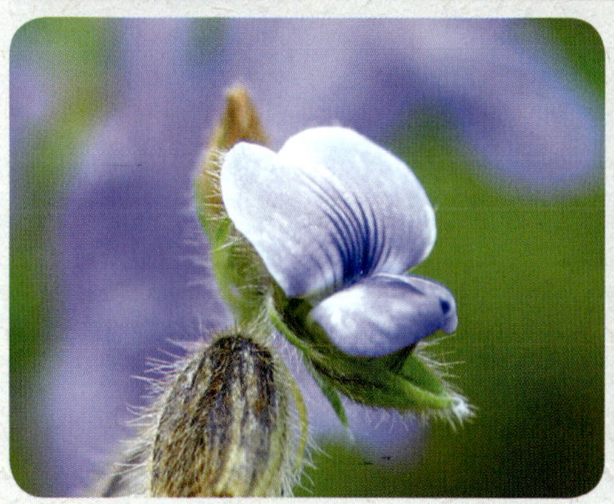

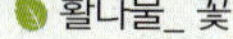

활나물_ 꽃

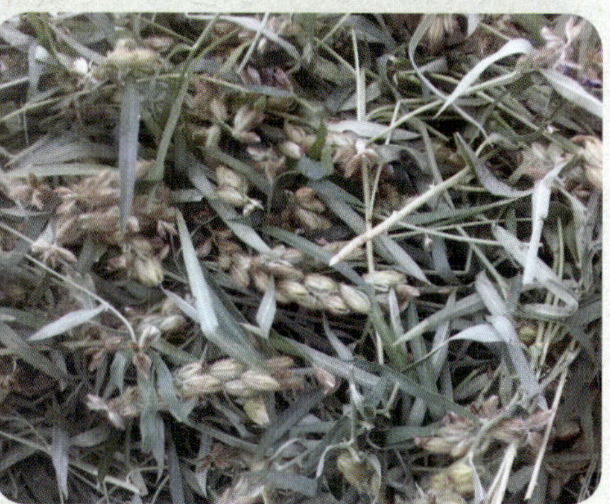

활나물_ 전초(약재 전형)

🍃 **생육특성 :** 활나물은 각처의 산과 들에서 자라는 한해살이풀이다. 생육환경
은 반그늘 혹은 양지의 풀숲이며, 키는 20~70cm이다. 잎은 길이가 4~
10cm, 너비가 0.3~1cm로 끝이 뾰족하고 어긋난다. 꽃은 7~9월에 청자
색으로 원줄기와 가지 끝에서 이삭 모양으로 피는데 뒷부분에는 잔털이
많이 나 있다. 열매는 9~10월경에 달리는데 길이는 1~1.2cm로 타원형
이다.

🍂 **채취 방법과 시기 :** 꽃이 피어 있을 때 전초를 채취하여 햇볕에 말린다.

🍃 **성분 :** 모노크로탈린(monocrotaline), 아미노산(amino acid) 등이 함유되어
있다.

🍃 **성미 :** 성질이 평범하고, 맛은 달다.

🍃 **귀경 :** 폐(肺), 비(脾), 신(腎) 경락에 작용한다.

🍊 **효능과 주치 :** 열을 식혀주는 청열, 습이 병을 일으키는 사기가 된 습사의
배출을 이롭게 하는 이습, 종기를 삭이는 소종, 독을 풀어주는 해독의 효
능이 있어서 이질, 염증성 발열, 소변 배출이 원활하지 않은 소변불리, 복

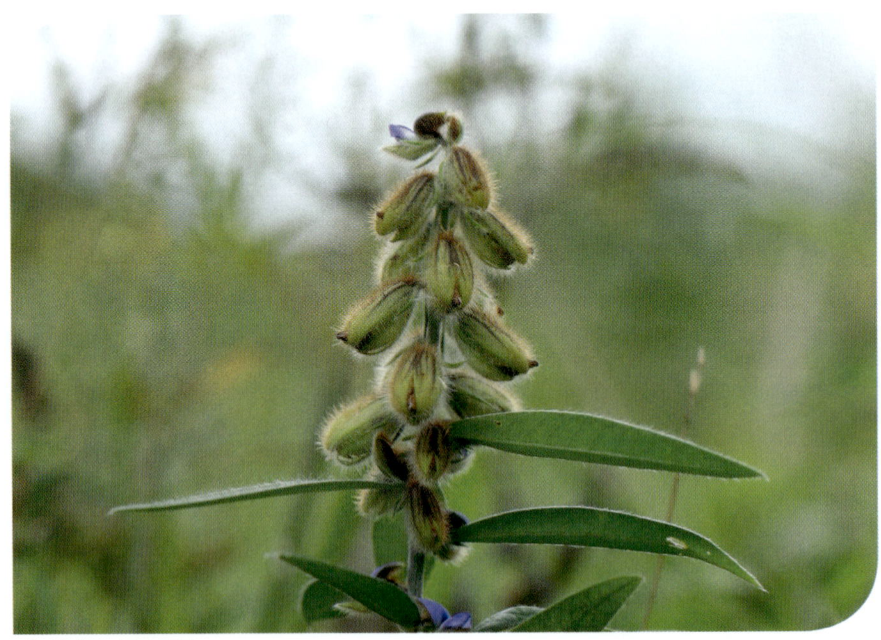

🍃 활나물_ 종자 결실

1414

수, 체내 수습이 정체되어 발생하는 부종인 수종, 이명, 어지럼증, 암종, 소아감적(小兒疳積) 등을 치료한다. 최근에는 암 치료제로 활용되는데 외용과 내복, 주사제로도 쓰이며, 종양 치료에는 생약을 3~4개월가량 매일 60~120g 사용한다. 항암작용을 하는데 피부암, 자궁경부암, 음경암, 유선암, 위암, 간암, 식도암, 폐암을 개선하고 만성 기관지염을 완화하는 효과가 높은 것으로 알려졌다.

● **약용법과 용량** : 말린 전초 15~30g에 물 1L를 붓고 1/3이 될 때까지 달여서 마시거나 짓찧어서 환부에 붙인다.

● **사용 시 주의사항** : 독성이 있는 식물이므로 전문가의 지도를 받아서 사용해야 한다.

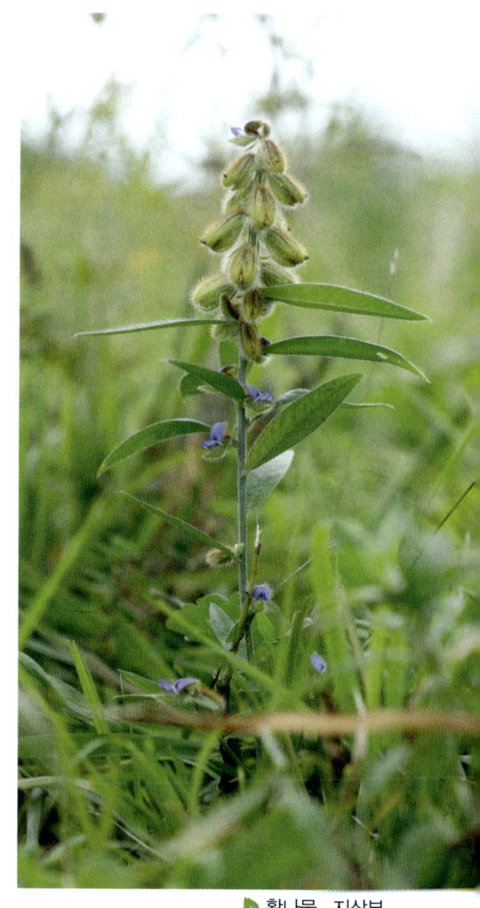

● 활나물_ 지상부

patent

활나물의 기능성 및 효능에 관한 특허자료

▶ **활나물 추출물을 함유하는 대장암 예방용 및 치료용 조성물**

본 발명은 활나물 추출물, 그를 함유하는 기능성 식품 또는 대장암 예방용 및 치료용 조성물에 관한 것이다. 활나물 추출물은 활나물을 줄기, 잎, 뿌리, 씨로 분리한 후 할로겐화 탄화수소계 유기용매 및 C1~C4 알코올의 혼합용매를 첨가하여 상온에서 3~5일 방치하고, 2~3회 반복 추출한 후 재결정법으로 분리 정제하여 제조되며, 상기 활나물 추출물이 항산화 활성과 더불어 항암 또는 면역기능 증진 활성을 확인함으로써, 그를 유효성분으로 함유하는 기능성 식품 또는 대장암 예방용 및 치료용 조성물로 유용하게 활용할 수 있다.

– 공개번호 : 10-2007-0036099, 출원인 : 호서대학교 산학협력단

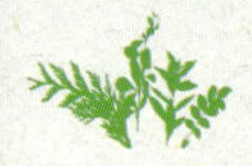

활량나물 | **사용부위** | 열매

Lathyrus davidii Hance

- **생약명** : 대산여두(大山鬻豆), 궁소(弓蔬)
- **과명** : 콩과(Leguminosae)
- **개화기** : 6~8월

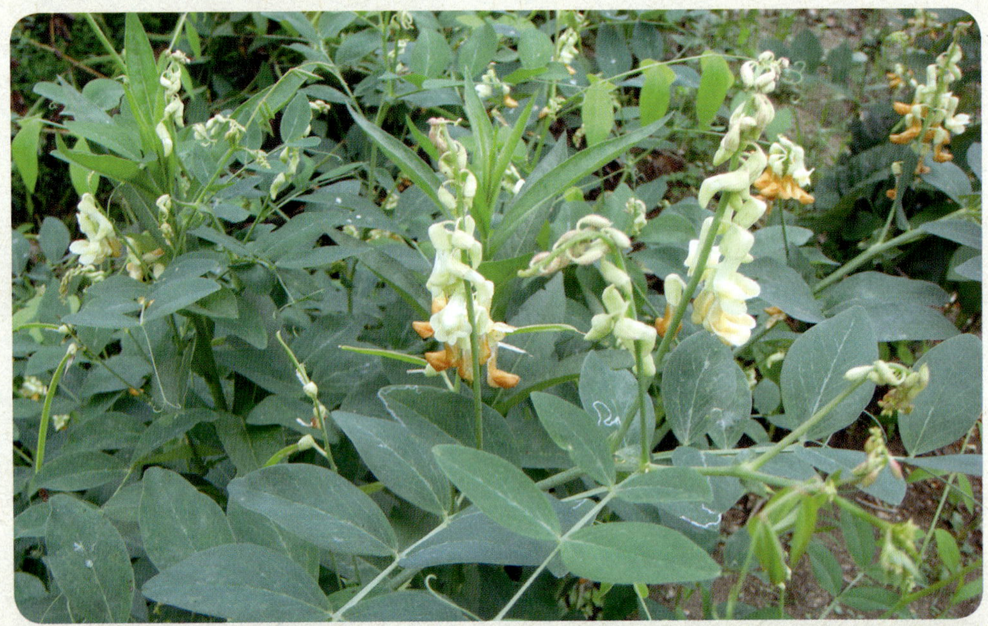

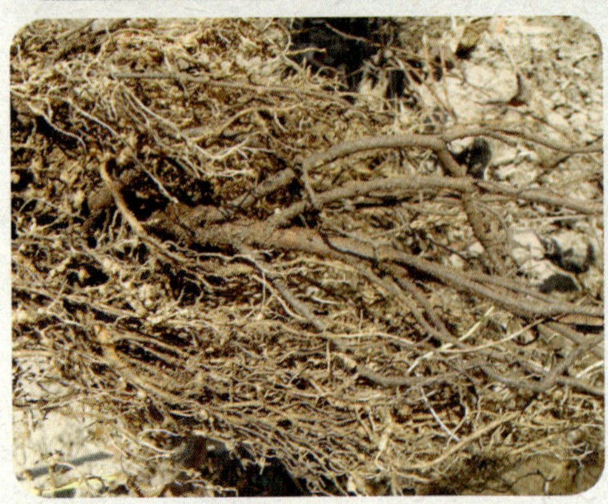

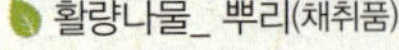

활량나물_ 뿌리(채취품)

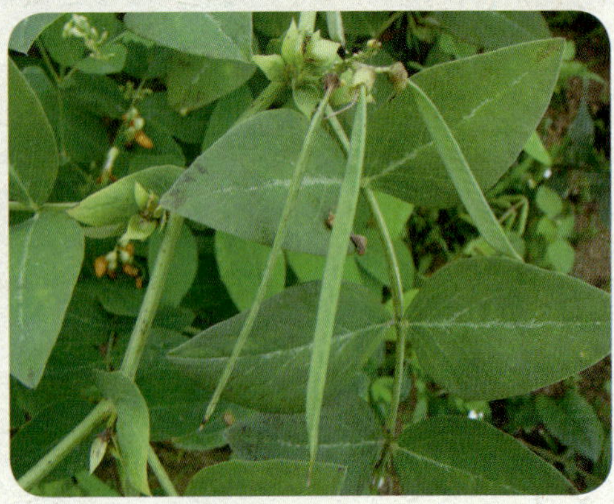

활량나물_ 약재로 사용하는 열매

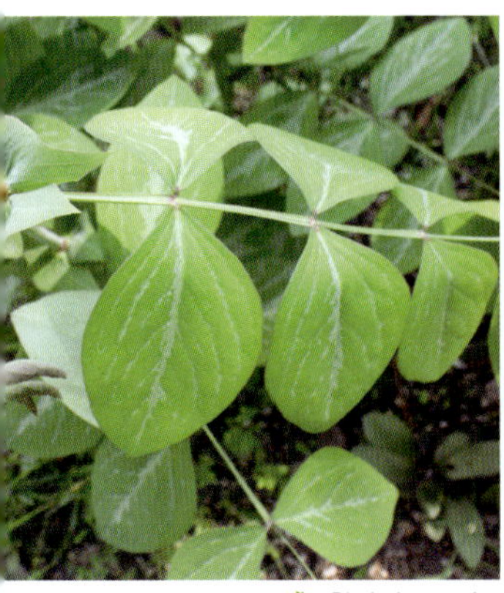
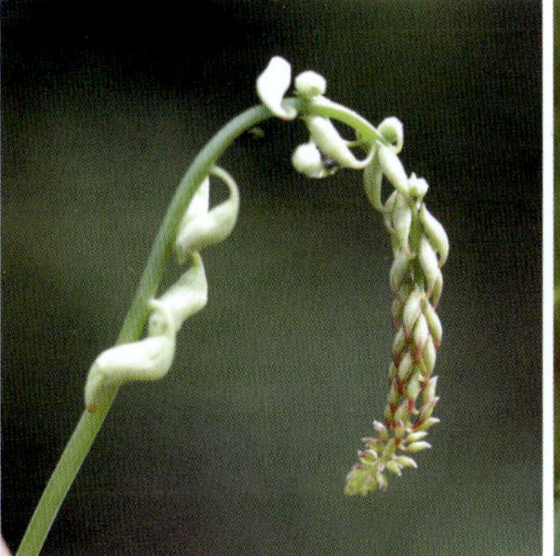
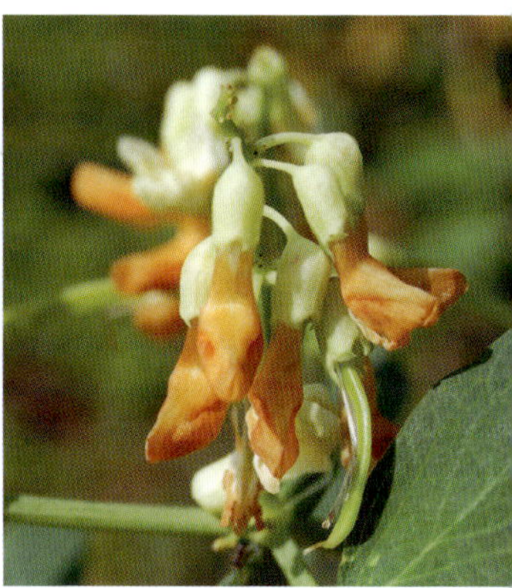

🌿 활량나물_ 잎　　　🌿 활량나물_ 꽃봉오리　　　🌿 활량나물_ 꽃

🌿 **생육특성 :** 활량나물은 각처의 산과 들에서 나는 여러해살이풀이다. 생육환경은 반그늘 혹은 양지의 물 빠짐이 좋은 곳이다. 키는 80~120cm이고, 잎은 길이가 3~8cm, 너비가 2~4cm로 2~4쌍의 잔잎으로 이루어져 있으며 어긋나며 표면은 녹색이고 뒷면은 분백색이며 가장자리에는 톱니가 있다. 꽃은 황색에서 갈색으로 변하는데 6~8월에 밑을 향해 피는데 길이는 1.5cm 정도이다. 열매는 10월경에 길이 6~8cm로 배 모양으로 달리며 안에는 팥 모양과 비슷한 종자 10개 정도가 들어 있다.

🌿 **채취 방법과 시기 :** 이른 봄에 어린순을 채취하여 식용하고, 늦가을에 덜 익은 열매를 채취하여 햇볕에 반쯤 말려 종자를 털어 잘 골라내어 햇볕에 말린다.

🌿 **성미 :** 성질이 시원하고, 맛은 쓰다.

🌿 **귀경 :** 간(肝), 신(腎) 경락에 작용한다.

🌿 **효능과 주치 :** 통증을 가라앉히는 진통의 효능이 있으며, 지혈, 월경통, 자궁내막염을 치료하는 데 사용한다. 특히 민간에서는 꽃이 핀 줄기와 잎을 말려서 이뇨제와 강장제로 사용해왔다.

🌿 **약용법과 용량 :** 말린 덜 익은 열매 20~30g을 물 1L에 넣어 1/3이 될 때까지 달여 하루에 2~3회 나눠 마신다.

🌿 **사용 시 주의사항 :** 비위가 허하고 냉한 사람은 신중하게 사용하여야 한다.

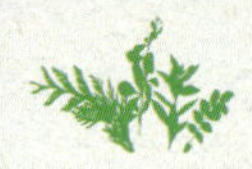

황금(속썩은풀)

| 사용부위 | 뿌리

Scutellaria baicalensis Georgi

- **이명** : 부장(腐腸), 내허(內虛), 공장(空腸), 자금(子芩), 조금(條芩)
- **생약명** : 황금(黃芩)
- **과명** : 꿀풀과(Labiatae)
- **개화기** : 7~8월

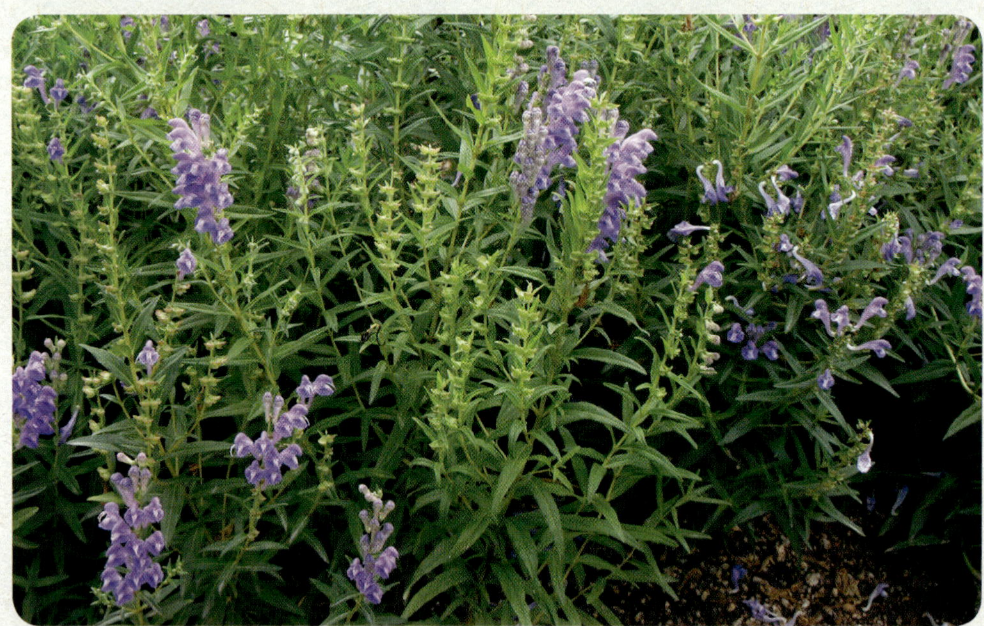

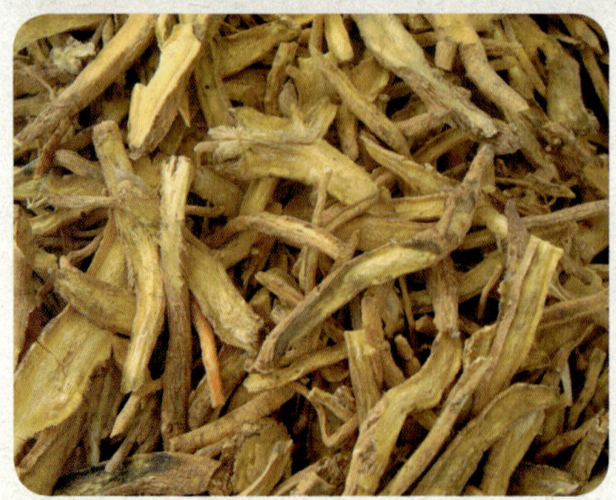

🌿 황금(속썩은풀)_ 뿌리(자금, 약재)

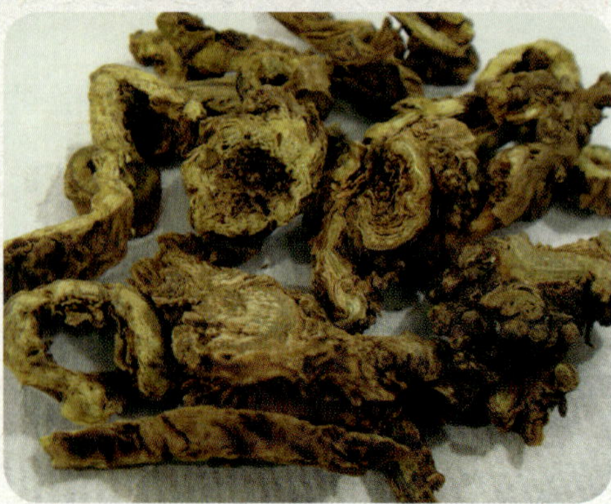

🌿 황금(속썩은풀)_ 뿌리(고금, 약재)

◆ **생육특성** : 황금은 여러해살이풀로 각지의 밭에서 재배하고 있는데 특히 경북 안동, 봉화가 유명한 산지이며 전남 여천 지방에서도 많이 재배한다. 키는 60cm 정도로 자란다. 주요 약재로 사용하는 뿌리는 원뿔형으로 길이 7~27cm, 지름 1~2cm이다. 뿌리 표면은 짙은 황색 또는 황갈색을 띠며 윗부분은 껍질이 비교적 거칠고 세로로 구부러진 쭈그러진 주름이 있으며 아래쪽은 껍질이 얇다. 질은 단단하면서도 취약하여 절단이 쉽다. 단면은 짙은 황색이며 중앙부에는 홍갈색의 심이 있다. 오래 묵은 뿌리의 절단면은 중앙부가 짙은 갈색 혹은 흑갈색의 두터운 조각 모양이며 간혹 속이 비어 있는데 보통 고황금(枯黃芩) 혹은 고금(枯芩)이라고 한다. 굵고 길며 질이 견실하고 색이 노랗고 겉껍질이 깨끗하게 제거된 것이 좋은 황금이다. 줄기는 가지가 많이 갈라지며 곧게 서거나 비스듬히 올라간다. 줄기 전체에는 털이 나 있고 원줄기는 네모지며 한군데에서 여러 대가 나온다. 잎은 마주나고 양끝이 좁은 바소꼴로 가장자리가 밋밋하다. 꽃은 자색으로 7~8월에 원줄기 끝과 가지 끝에서 총상꽃차례로 피는데 꽃차례에 잎이 있으며 각 잎겨드랑이에서 1송이씩 달린다. 열매는 8~9월에 여윈열매로 결실하는데 열매는 황금자(黃芩子)라고 하여 약으로 사용한다.

◆ **채취 방법과 시기** : 가을에 뿌리를 채취하여 수염뿌리를 제거하고 햇볕에 말린다. 약재는 이물질을 제거하고 윤투(潤透)시킨 다음 절편하여 건조한 뒤 사용한다. 눈근(嫩根: 어린 뿌리)으로 안팎이 모두 실하며 황색으로 연한 녹

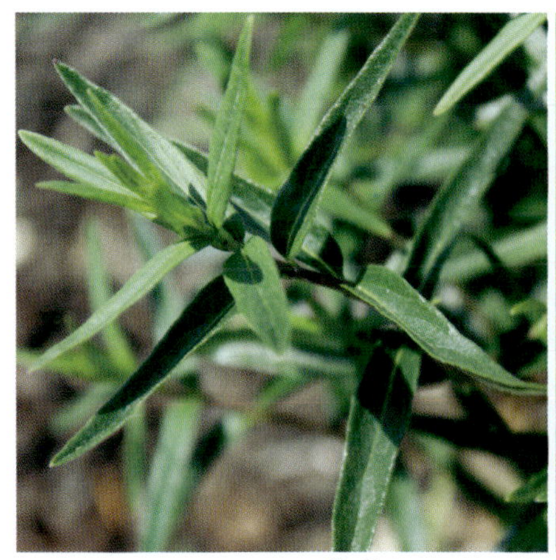

황금(속썩은풀)_ 잎

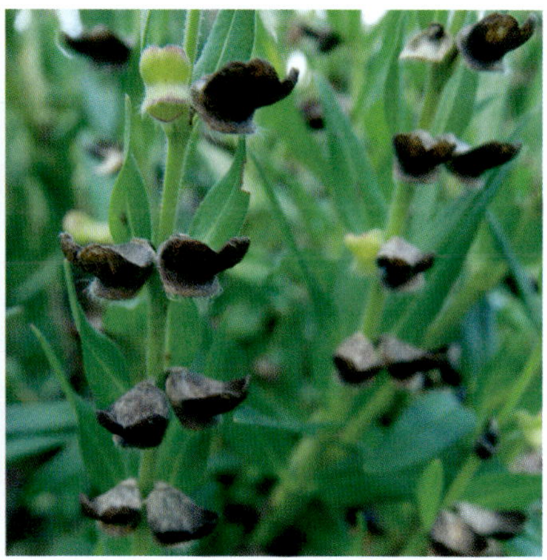

황금(속썩은풀)_ 종자 결실

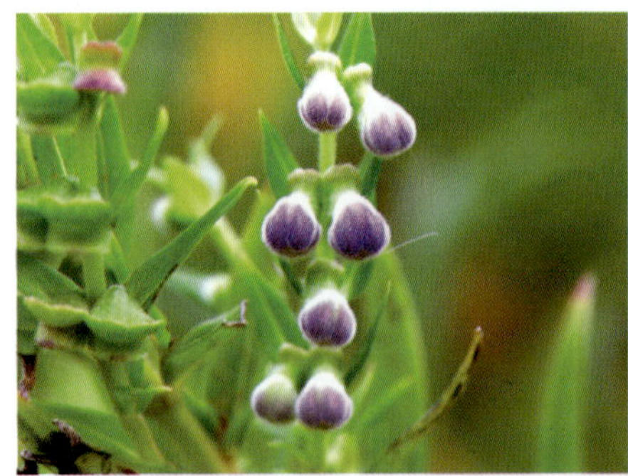

황금(속썩은풀)_ 꽃봉오리

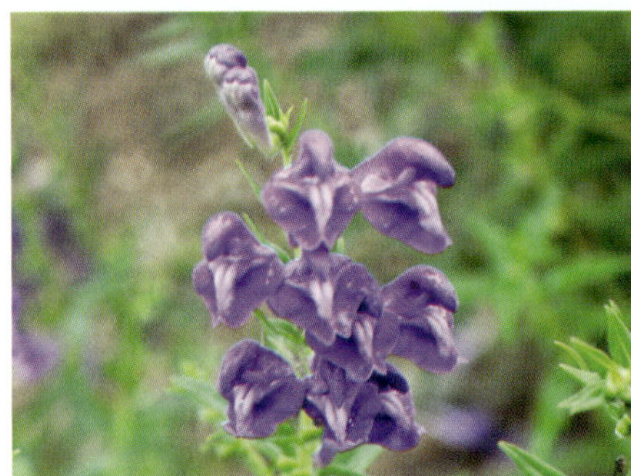

황금(속썩은풀)_ 꽃

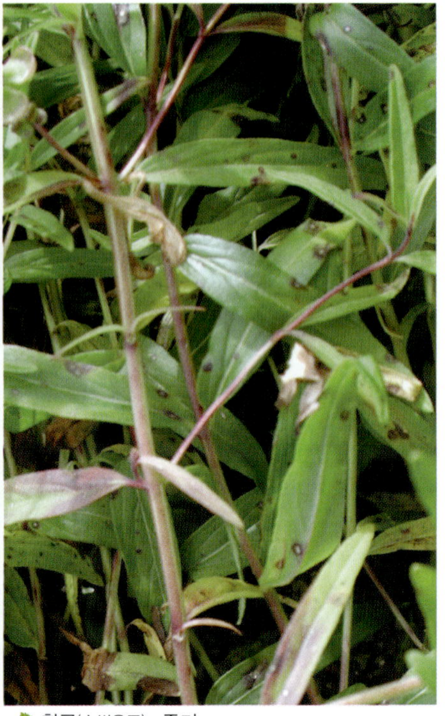

황금(속썩은풀)_ 줄기

색을 띤 것을 자금(子芩) 또는 조금(條芩)이라 하고, 오래 묵은 뿌리인 노근 (老根)으로 중심이 비어 있고 흑색을 띤 것을 고금(枯芩)이라 하며 구분하 기도 한다.

성분 : 뿌리에는 바이칼린(baicalin), 바이칼레인(baicalein), 우고닌 (woogonin), 베타-시토스테롤(β-sitosterol) 등이 함유되어 있다.

성미 : 성질이 차고, 맛은 쓰며, 독성이 없다.

귀경 : 폐(肺), 담(膽), 위(胃), 대장(大腸) 경락에 작용한다.

효능과 주치 : 열을 내리고 습사를 말리는 청열조습(淸熱燥濕), 화를 내리고 독을 해소하는 사화해독(瀉火解毒), 출혈을 멈추는 지혈, 태아를 안정시키 는 안태 등의 효능이 있어서, 발열, 폐열해수, 번열, 고혈압, 동맥경화, 담 낭염, 습열황달, 위염, 장염, 세균성 이질, 목적동통, 옹종, 태동불안 등의 치료에 사용한다.

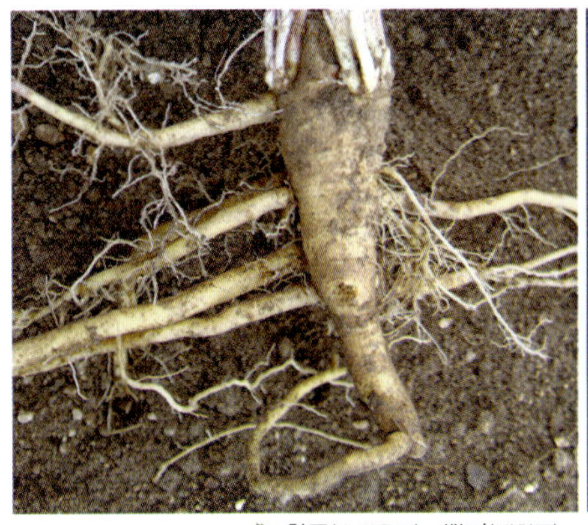
🌿 황금(속썩은풀)_ 뿌리(채취품)

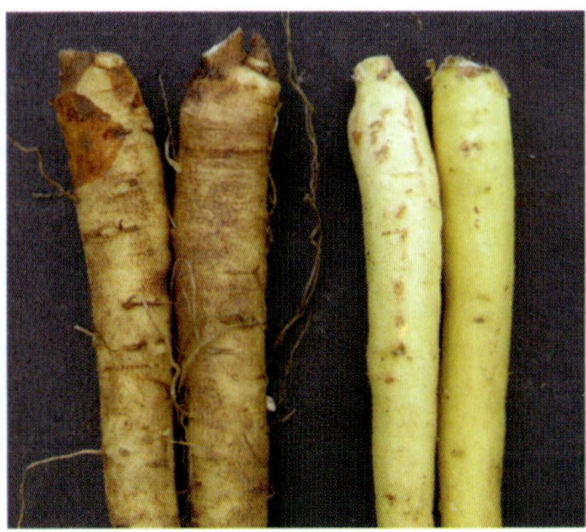
🌿 황금(속썩은풀)_ 껍질을 벗긴 뿌리

🌿 **약용법과 용량 :** 말린 뿌리 10g을 물 700mL에 넣어 끓기 시작하면 약하게 줄여 200~300mL가 될 때까지 달여 하루에 2회 나눠 마신다. 가루나 환으로 만들어 복용하기도 하며, 외용할 경우에는 가루로 만들어 환부에 뿌리거나, 달여서 환부를 씻어낸다. 민간요법으로 편도선염과 구내염, 복통 치료에 많이 사용되는데 편도선염에는 황금, 황련, 황백을 부드럽게 가루로 만들어 각각 2g씩을 컵에 넣고 끓는 물에 부어 노랗게 우린 물로 하루에 6~10회 입가심을 한다. 복통 치료를 위해서는 말린 황금과 작약 각 8g, 감초 4g을 물 1,200mL에 넣어 300~400mL가 될 때까지 달여 하루에 3회 나눠 마신다.

🍂 **사용 시 주의사항 :** 쓰고 찬 성미로 인하여 생기를 손상시킬 수 있으므로 비위가 허하고 냉한 사람이나 임산부의 경우에는 사용을 금해야 하며, 산수유, 용골과는 서로 도움을 주는 작용을 하지만, 목단이나 여로와는 서로 해치는 작용을 하므로 함께 쓰지 않는다.

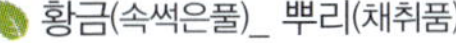

patent

황금(속썩은풀)의 기능성 및 효능에 관한 특허자료

▶ 황금 정제 추출물, 이의 제조 방법 및 이를 유효성분으로 함유하는 간 보호 및 간경변증 예방 및 치료용 조성물

본 발명의 제조방법에 의해 제조된 황금 표준화시료용 정제 추출물 또는 이를 함유하는 조성물은 간보호 및 담즙성 간경변증 예방 및 치료용 조성물로 사용될 수 있다.

－ 등록번호 : 10-0830186, 출원인 : 원광대학교 산학협력단

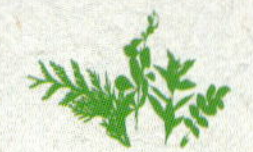

몸을 튼튼하게 하고, 살을 돋게 하며, 독을 내보내는

황기
| 사용부위 | 뿌리

Astragalus mongholicus Bunge

- **이명** : 단너삼, 금황(綿黃), 재분(戴粉), 족태(蜀胎), 백본(百本)
- **생약명** : 황기(黃芪 · 黃耆)
- **과명** : 콩과(Leguminosae)
- **개화기** : 7~8월

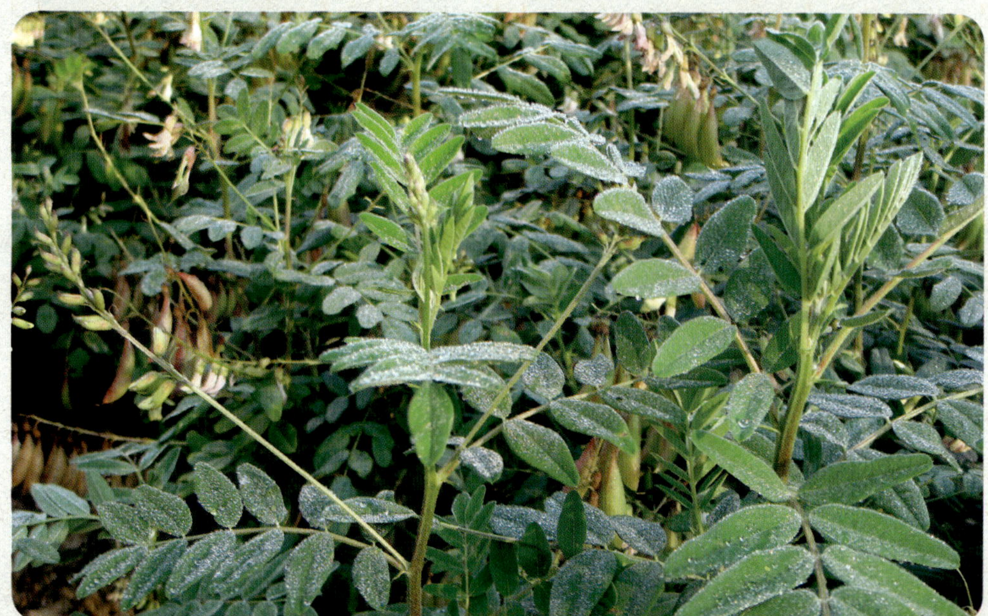

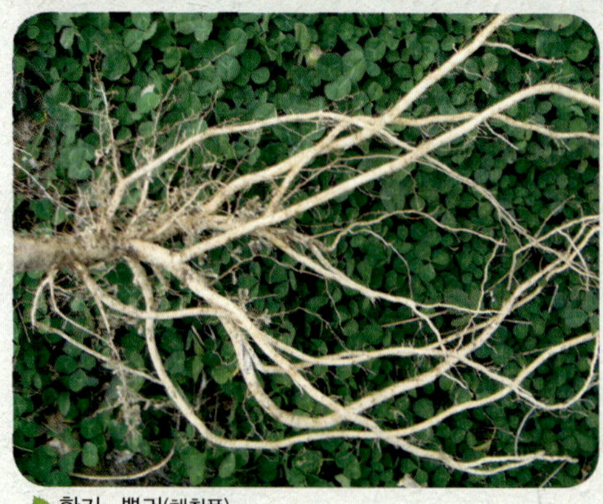

황기_ 뿌리(채취품)

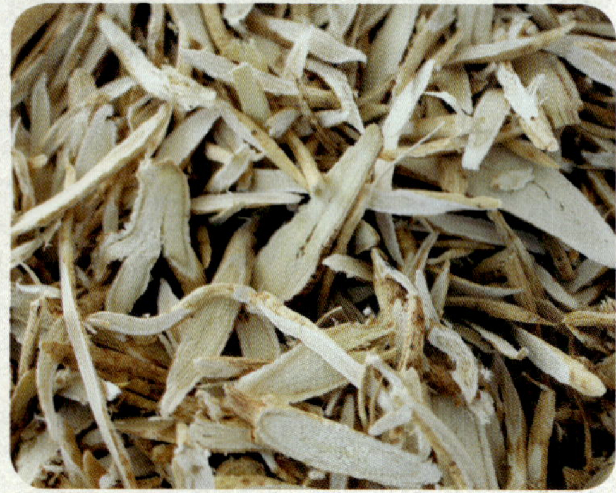

황기_ 뿌리(약재)

 : 황기는 여러해살이풀로 경북, 강원, 함남과 함북의 산지에서 분포해 자생하며 현재는 전국 각지에서 재배하는데 강원도 정선과 충북 제천 등이 주산지이다. 키는 1m 이상으로 곧게 자란다. 약재로 쓰이는 뿌리는 긴 둥근기둥 모양을 이루는데 길이 30~90cm, 지름 1~3.5cm이고 드문드문 작은 가지뿌리가 붙어 있으나 분지되는 일은 없고 뿌리의 머리 부분에는 줄기의 잔기가 남아 있다. 뿌리의 표면은 엷은 갈황색 또는 엷은 갈색이며 회갈색의 코르크층이 군데군데 남아 있다. 질은 단단하고 절단하기 힘들며 단면은 섬유성이다. 횡단면을 현미경으로 보면 가장 바깥층은 주피(主皮)이고 껍질부는 엷은 황백색, 목질부는 엷은 황색이며 형성층 부근은 약간의 황갈색을 띤다. 줄기 전체에 부드러운 털이 나 있다. 잎은 어긋나고 잎자루가 짧으며 6~11쌍의 잔잎으로 구성된 홀수깃꼴겹잎

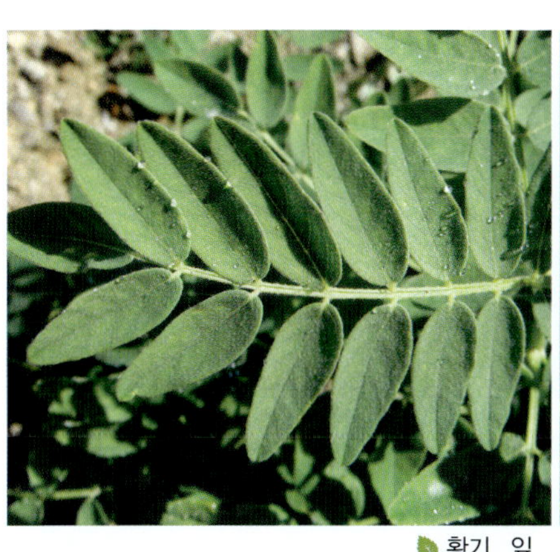

황기_ 잎

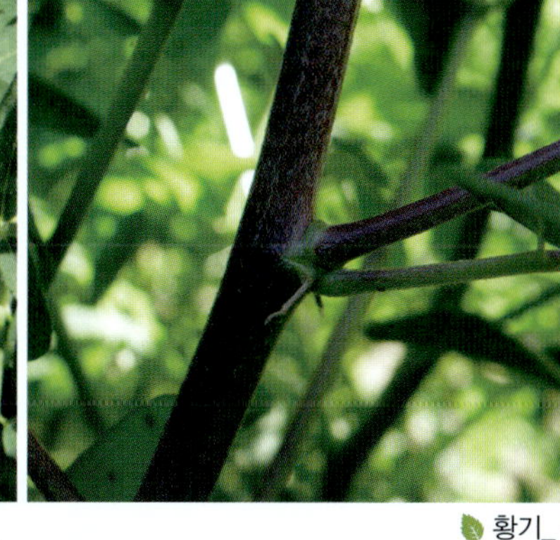

황기_ 줄기

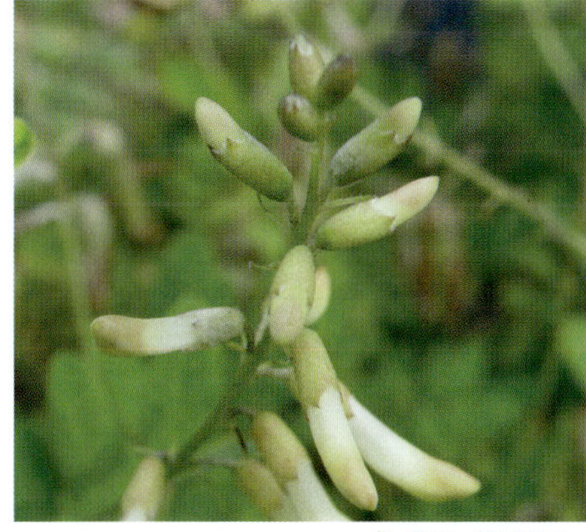

황기_ 꽃봉오리

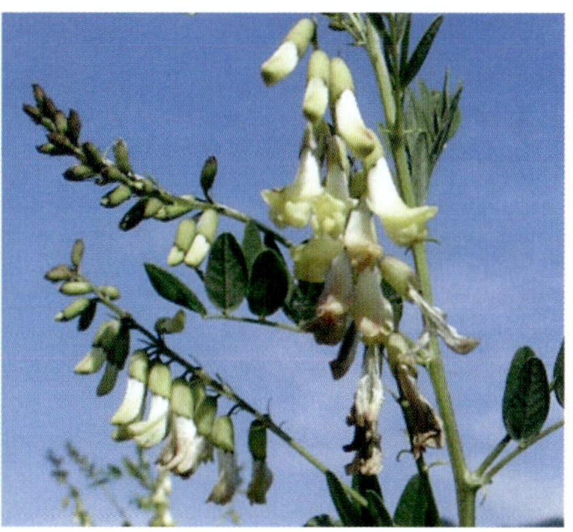

황기_ 꽃

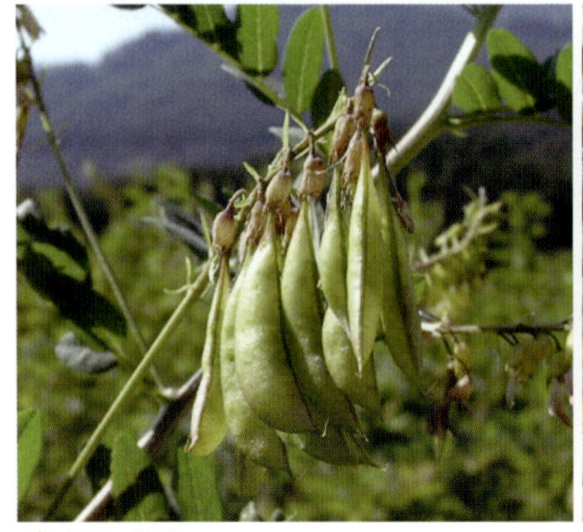
황기_ 열매

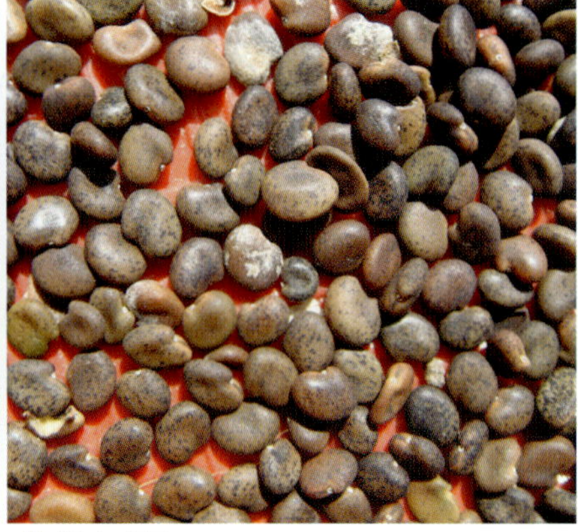
황기_ 종자

이다. 잔잎은 달걀 모양 타원형으로 끝이 둥글며 가장자리는 밋밋하다. 꽃은 엷은 황색 또는 담자색으로 7~8월에 총상꽃차례로 잎과 줄기 사이에서 잎겨드랑이 나거나 줄기의 끝에서 나오는 정생(頂生)으로 핀다. 열매는 8~9월에 꼬투리 모양의 꼬투리열매로 달린다.

채취 방법과 시기 : 잎이 지는 가을인 9~10월이나 이른 봄에 뿌리를 채취하여 수염뿌리와 머리 부분을 제거하고 햇볕에 말린 다음 이물질을 제거하고 절편하여 보관한다.

성분 : 뿌리에는 자당(蔗糖), 점액질, 포도당이 함유되어 있으며 이 외에 글루쿨로닉산(gluculoninc acid), 콜린(choline), 베타인(betaine), 아미노산 등이 함유되어 있다.

성미 : 성질이 따뜻하고, 맛은 달며, 독성이 없다.

귀경 : 폐(肺), 비(脾), 신(腎) 경락에 작용한다.

효능과 주치 : 몸을 튼튼하게 하는 강장, 기를 더하는 익기(益氣), 땀을 멈추게 하는 지한, 소변을 잘 통하게 하는 이수, 살을 돋게 하는 생기(生肌), 종기를 제거하는 소종, 몸 안의 독을 밖으로 내보내는 탁독(托毒) 등의 효능이 있으며 다음과 같이 응용한다.

① 생용(生用: 말린 것을 그대로 사용하는 것) : 위기(衛氣)를 더하여 피부를 튼튼하게 하며, 수도를 이롭게 하고 종기를 없애고, 독을 배출하며, 살

을 잘 돌게 하고, 자한과 도한을 치료하며, 부종과 옹저를 치료한다.

② 자용(炙用: 꿀물을 흡수시켜 볶아서 사용하는 것) : 중초(中焦)를 보하고 기를 더하는 보중익기(補中益氣), 내상노권(內傷勞倦)을 치료한다. 비가 허하여 오는 설사, 탈항, 기가 허하여 오는 혈탈(血脫), 붕루대하 등을 다스리고 기타 일체의 기가 쇠약한 증상이나 혈허 증상에 응용한다.

약용법과 용량 : 말린 뿌리 4~12g을 사용하는데, 대제(大劑)에는 37.5~75g까지 사용할 수 있다. 자한(自汗: 기가 허해서 오는 식은땀), 도한(盜汗: 잠잘 때 나는 식은땀) 및 익위고표(益衛固表)에는 생용하고, 보기승양(補氣升陽: 기를 보하고 양기를 끌어올림)에는 밀자(蜜炙: 약재에 꿀물을 흡수시킨 다음 약한 불에서 천천히 볶아내는 것)하여 사용한다. 민간에서는 산후증이나 식은땀, 어지럼증 치료를 위해 황기를 애용해 왔다. 산후증 치료에는 말린 황기 15~20g을 물 700mL에 넣어 끓기 시작하면 약하게 줄여 200~300mL가 될 때까지 달여 하루에 2~3회 나눠 마신다. 식은땀 치료를 위해서는 말린 황기 12g을 물 1,200mL에 넣어 끓기 시작하면 약하게 줄여 200~300mL가 될 때까지 달여 하루에 3회 나눠 식후에 마신다. 어지럼증이 심한 경우에는 노란색 닭 한 마리를 잡아 배 속의 내장을 꺼내 거기에 말린 황기 30~50g을 넣은 다음 중탕으로 푹 고아서 닭고기와 물을 하루에 2~3회 나눠 먹는다. 여러 가지 원인으로 오는 빈혈과 어지럼증에도 효과가 있다.

사용 시 주의사항 : 이 약재는 정기를 증진시키는 약재이므로 모든 실증(實證), 양증(陽症) 또는 음허양성(陰虛陽盛: 진액이 부족한 상태에서 양기가 심하게 항진된 경우)의 경우에는 사용하면 안 된다.

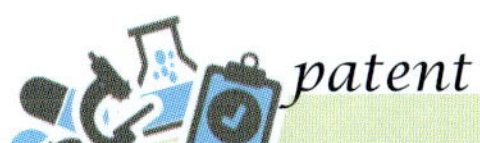

patent

황기의 기능성 및 효능에 관한 특허자료

▶ **황기 추출물을 유효 성분으로 하는 골다공증 치료제**

황기를 저급 알코올로 추출하여 물을 가한 다음 다시 헥산으로 부분 정제한 황기 추출물은 골다공증 치료제에 관한 것으로, 이는 노화 또는 폐경 등의 다양한 원인에 의하여 유발되는 골다공증을 부작용이 없이 예방 및 치료하는 데 효과적으로 사용될 수 있다.

– 등록번호 : 10–0284657, 출원인 : 한국한의학연구원

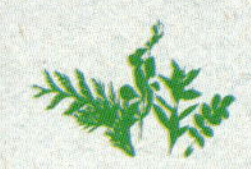

심복부의 통증, 산후의 어혈복통, 타박상, 종기를 치료하는

흑삼릉

| 사용부위 | 덩이줄기

Sparganium erectum L.

- **이명** : 흑삼능, 매자기, 형삼릉(荊三稜), 경삼릉(京三稜), 광삼릉(光三稜)
- **생약명** : 삼릉(三稜)
- **과명** : 흑삼릉과(Sparganiaceae)
- **개화기** : 6~7월

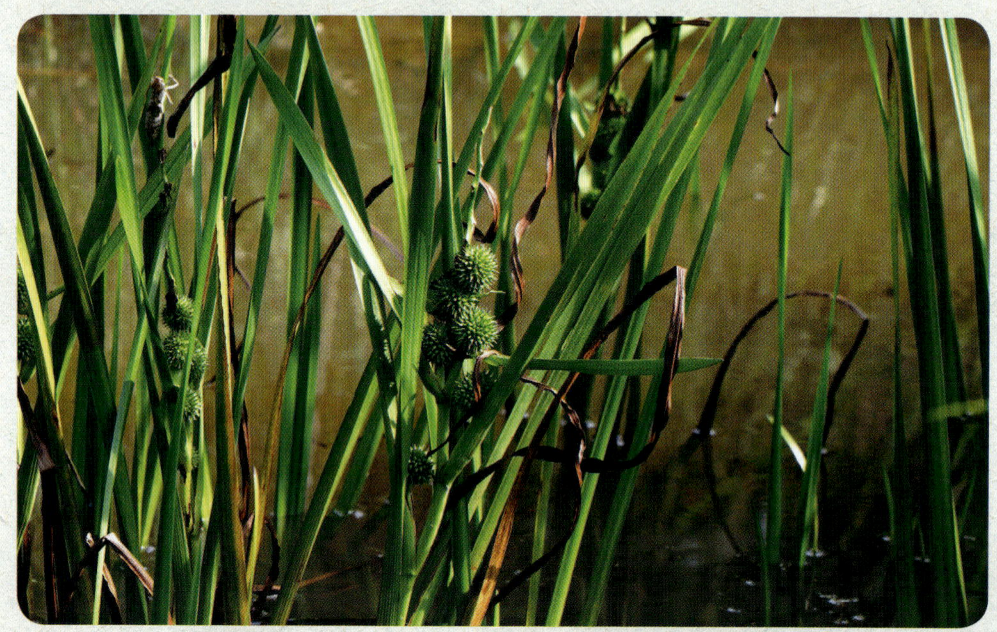

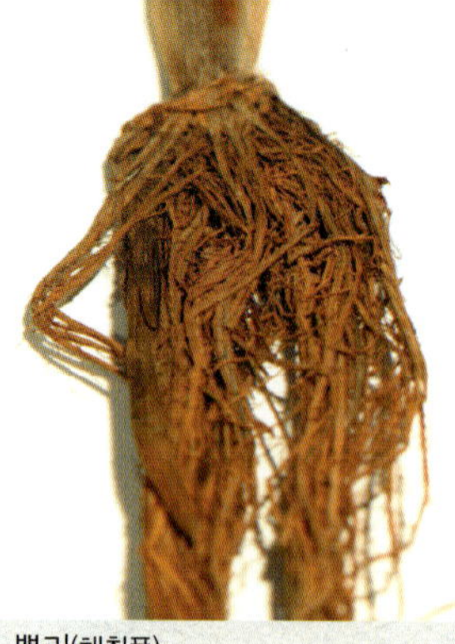

🌿 흑삼릉_ 뿌리(채취품)

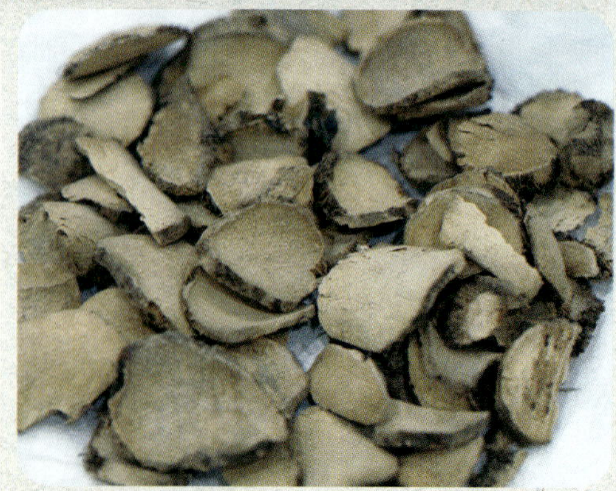

🌿 흑삼릉_ 뿌리(약재)

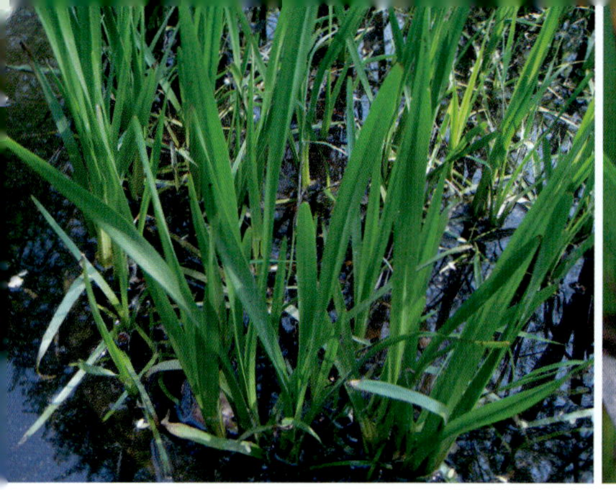
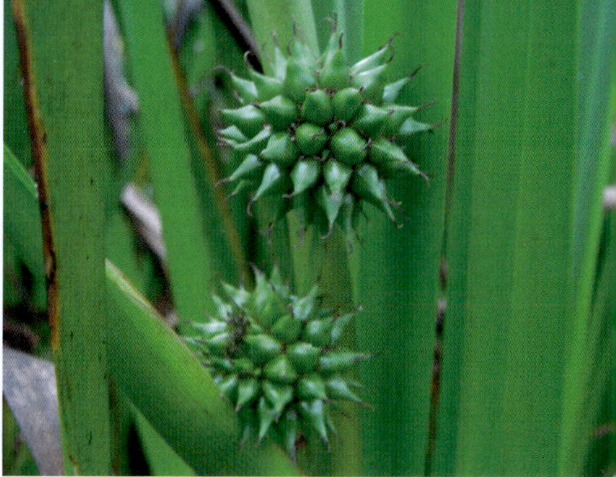

흑삼릉_ 잎 　　　　　　　흑삼릉_ 종자 결실

● **생육특성** : 흑삼릉은 여러해살이풀로 중부 이남의 연못이나 늪지대 및 하천 같은 곳에서 잘 자란다. 원줄기는 키 70~100cm로 자라고, 뿌리줄기는 옆으로 뻗고 기는 줄기로 퍼져나간다. 녹색 잎은 선 모양으로 모여나며 뒷면에 1개의 능선이 있다. 꽃은 흰색으로 6~7월에 두상꽃차례로 피는데, 열매는 7~8월에 열린다. 약재로 쓰는 덩이줄기는 원뿔형으로 약간 납작하고 길이는 2~6cm, 지름은 2~4cm이다. 표면은 황백색 또는 회황색으로 칼로 깎은 자국이 있으며 작은 점상의 수염뿌리가 떨어져나간 흔적이 가로로 고리 모양으로 배열되어 있다. 덩이줄기의 몸체는 무겁고 질은 견실하다.

● **채취 방법과 시기** : 가을과 겨울에 덩이줄기를 채취하여 줄기와 잎, 수염뿌리 등을 제거하고 씻은 다음 겉껍질을 깎아내고 햇볕에 말린다. 이물질을 제거하고 물에 담가 수분을 충분히 윤투(潤透)시켜 가늘게 썰고 햇볕에 말려서 사용하거나 초초(醋炒) 또는 초(炒: 프라이팬에 볶아냄)하여 사용한다.

● **성분** : 덩이줄기에는 정유, 녹말 등이 함유되어 있으며, 전초에는 플라보노이드(flavonoid), 알칼로이드(alkaloid) 등이 함유되어 있다. 녹말 성분이 있고 관다발 주위가 목질화된 것이 형삼릉과 다르다.

● **성미** : 성질이 평범하고, 맛은 쓰며, 독성이 없다.

● **귀경** : 간(肝), 심(心), 비(脾) 경락에 작용한다.

● **효능과 주치** : 기를 통하게 하는 행기(行氣), 월경을 잘 통하게 하는 통경(通經), 죽은피를 없애주는 파혈(破血), 기가 뭉친 것을 깨뜨려주는 소적(消

흑삼릉	부들
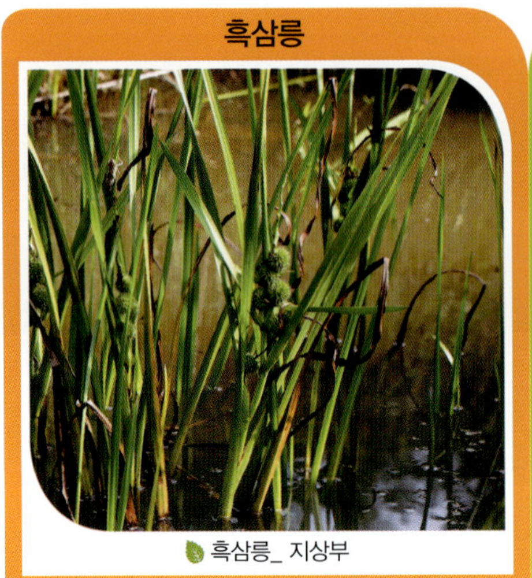	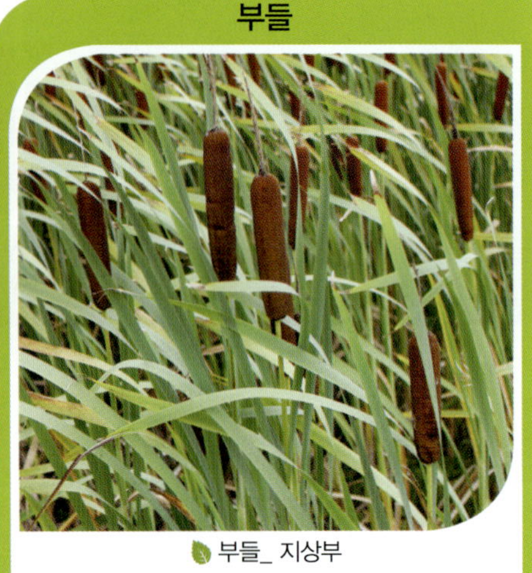
🌿 흑삼릉_ 지상부	🌿 부들_ 지상부

積), 통증을 멈추게 하는 진통 등의 효능이 있으며, 징가(癥瘕: 오래된 체증으로 인하여 몸 안에 덩어리가 생긴 증상)와 적취(積聚)를 치료하고, 기혈응체(氣血凝滯: 기혈이 뭉쳐서 몸 안에 머무르는 증상), 심복동통(心腹疼痛: 심복부의 심한 통증), 옆구리 아래 부위의 통증(脇下脹痛), 경폐(經閉), 산후어혈복통(産後瘀血腹痛: 출산 후 오로가 다 빠져나오지 않아서 생기는 심한 복통), 질타손상(跌打損傷: 타박상), 창종견경(瘡腫堅硬: 부스럼과 종기가 단단하게 굳어진 증상) 등의 치료에 응용한다.

🌀 **약용법과 용량** : 말린 덩이줄기 10g을 물 700mL에 넣어 끓기 시작하면 약하게 줄여 200~300mL가 될 때까지 달여 하루에 2회 나눠 마신다. 가루나 환으로 만들어 복용하기도 한다. 완복창만(脘腹脹滿: 위 부분이 그득하게 차오르면서 오는 복통)을 다스리기 위해서는 이 약재에 봉출(蓬朮), 목향(木香), 빈랑(檳榔), 청피(靑皮), 신국(神麴), 맥아(麥芽), 산사(山楂) 등의 약재를 배합하여 응용하고, 만약 비 기능이 허할 경우에는 여기에 인삼과 백출(白朮)을 가미한다.

🍂 **사용 시 주의사항** : 이 약재는 파기(破氣: 울체된 기를 깨는 것)하고 거어(去瘀: 어혈을 제거함)하는 효능이 있기 때문에 월경과다나 임산부의 경우에는 사용하면 안 된다.

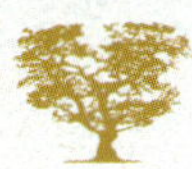

함박꽃나무

| 사용부위 | 뿌리껍질, 줄기, 꽃봉오리

Magnolia sieboldii K. Koch

- **이명** : 함백이꽃, 흰뛰함박꽃, 얼룩함박꽃나무
- **생약명** : 천녀화(天女花), 천녀목란(天女木蘭)
- **과명** : 목련과(Magnoliaceae)
- **개화기** : 5~6월

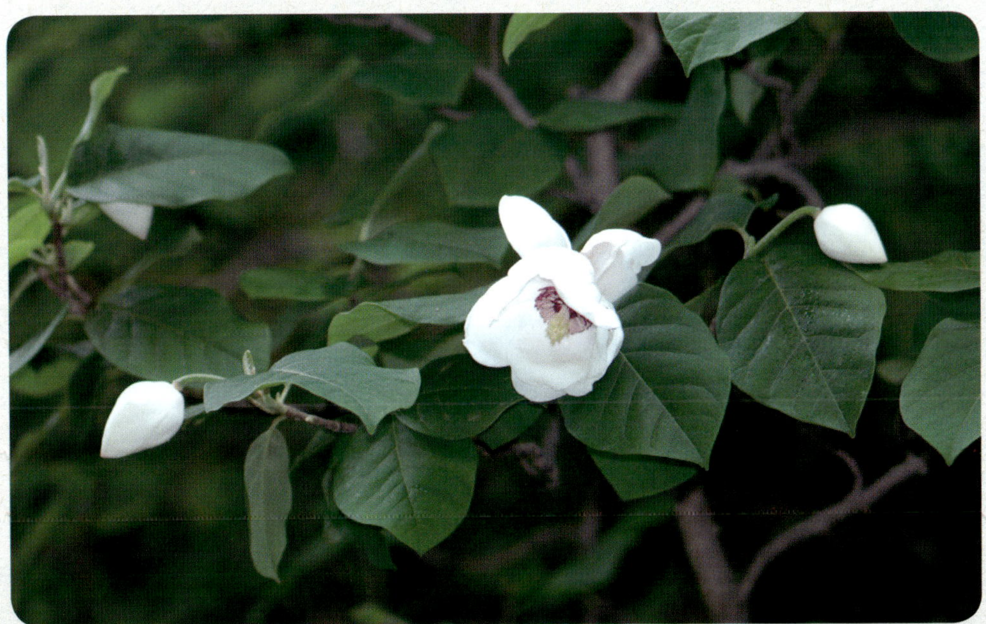

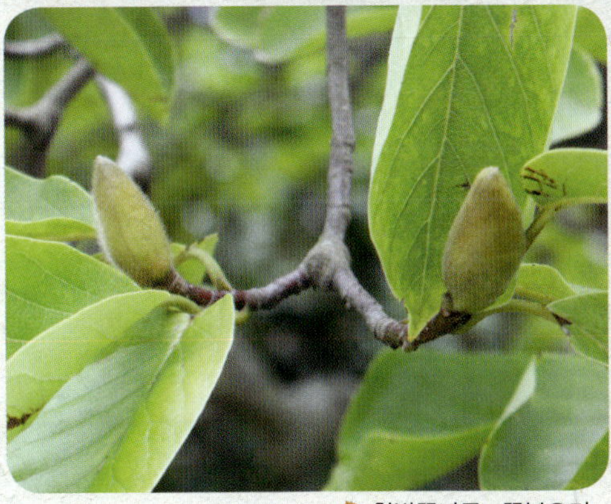

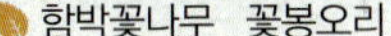

함박꽃나무_ 꽃봉오리

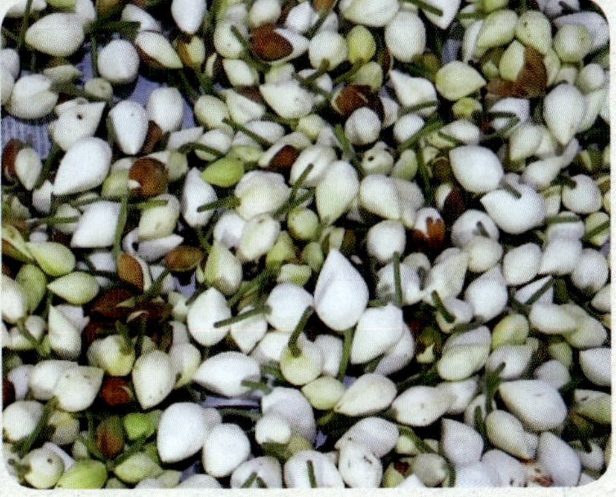

함박꽃나무_ 꽃봉오리(채취품)

 : 함박꽃나무는 일본, 중국 동북부, 우리나라의 함북을 제외한 전
국의 산기슭이나 골짜기에서 드물게 자생하는 낙엽활엽소교목으로, 키는
8m 정도이다. 원줄기와 함께 옆에서 많은 줄기가 올라와 나무모양을 이
루고 자라며 작은 가지는 가늘고 담갈색으로 털이 나 있다. 잎은 거꿀달걀
모양 및 거꿀달걀 모양의 타원형으로 잎의 뒷면은 담회색의 짧은 털이 나
있다. 꽃은 흰색으로 5~6월에 어린 가지 끝에서 밑으로 늘어지며 피는데
향기가 있고 꽃잎은 거꿀달걀 모양이며 흰색이다. 열매는 달걀 모양의 타
원형 골돌과로 8~9월에 붉은색으로 익는데, 씨는 타원형의 붉은빛이다.
이 씨가 익으면 터지면서 실 같은 하얀 줄에 매달린다.

채취 방법과 시기 : 꽃봉오리를 5~6월에 채취한다.

성분 : 꽃과 잎에는 정유와 에테레알오일(ethereal oil)이 함유되어 있으
며, 줄기 및 뿌리껍질에는 마그노쿠라닌(magnocurarine), 마그노플로린
(magnoflorine), 마그놀롤(magnolol), 호노키올(honokiol)이 함유되어 있다.

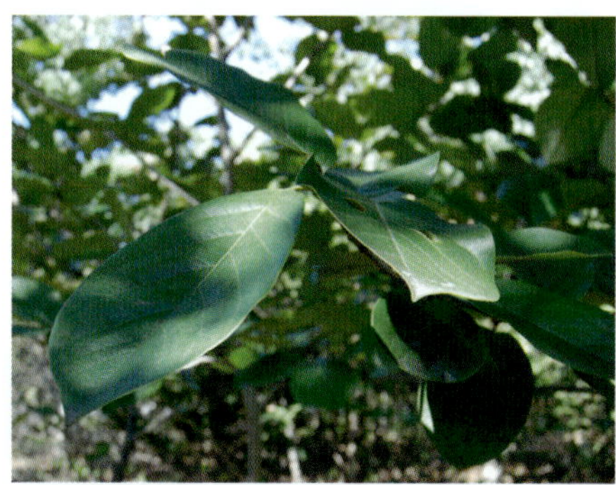

함박꽃나무_ 잎

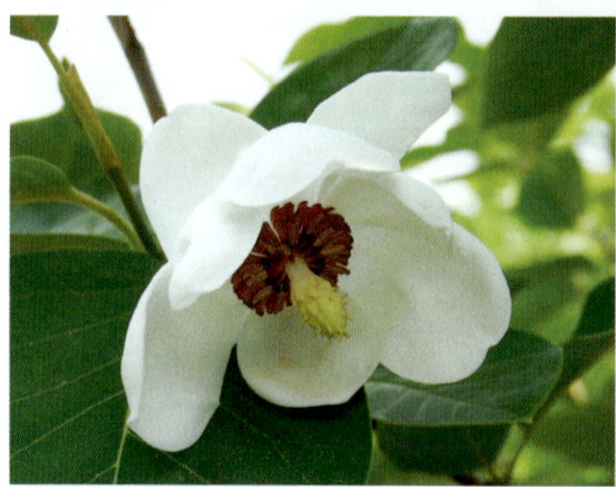

함박꽃나무_ 꽃

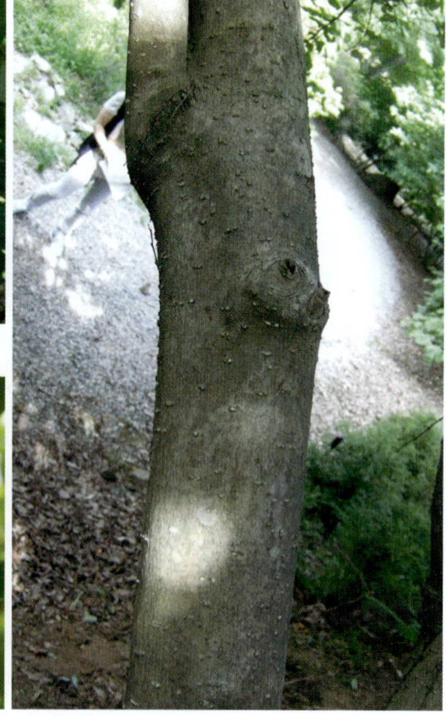

함박꽃나무_ 나무껍질

1430

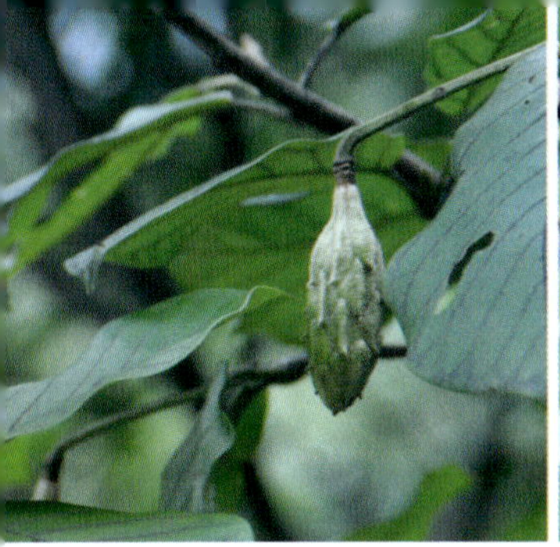
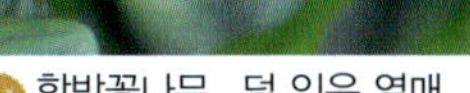
함박꽃나무_ 덜 익은 열매

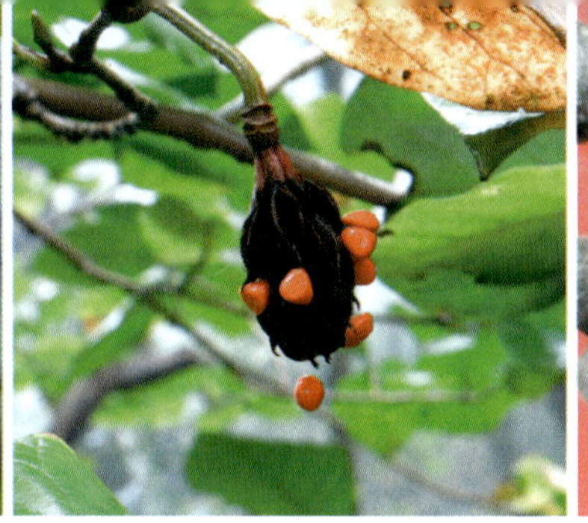
함박꽃나무_ 익은 열매

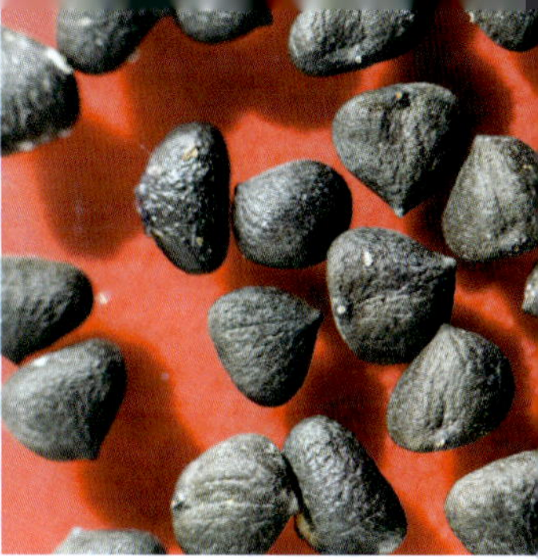
함박꽃나무_ 종자(채취품)

🍃 **성미** : 성질이 차고, 맛은 쓰다.

🍃 **귀경** : 간(肝), 폐(肺) 경락에 작용한다.

🍃 **효능과 주치** : 꽃봉오리는 생약명은 천녀화(天女花)라고 하며 약성은 차고 맛이 쓰고 폐를 맑고 깨끗하게 하고 담을 삭여주며 종기의 부기와 독을 해독시켜준다. 또한 진정, 안정작용과 소염작용과 각종 세균에 대한 항균효과도 가지고 있다. 꽃봉오리의 추출물은 다양한 세균에 탁월한 효과를 나타내는 항생물질로 사용할 수 있다. 줄기와 뿌리줄기는 이완성 운동 작용이 있어서 근육의 강직을 풀어준다.

🍃 **약용법과 용량** : 말린 꽃봉오리 15~30g을 물 900mL에 넣어 반 정도가 될 때까지 달여 하루에 2~3회 나눠 마신다.

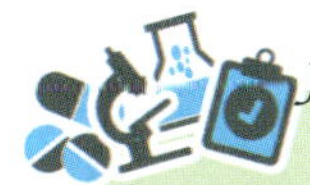 *patent*

함박꽃나무의 기능성 및 효능에 관한 특허자료

▶ **함박꽃나무에서 분리한 항생물질**

본 발명은 천연 향료의 원료인 정유(essential oil)로 사용되는 함박꽃나무 꽃 추출물 및 그의 제조 방법에 관한 것으로, 본 발명의 함박꽃나무 꽃 추출물은 다양한 세균에 탁월한 효과를 나타내는 항생물질로 사용될 수 있다.

– 등록번호 : 10-0214802, 출원인 : 신국현

▶ **함박꽃나무 꽃 등을 혼합한 한방 영양국수 및 그 제조 방법**

본 발명은 인체에 유익한 한방 식품과 한방 약재를 밀가루에 혼합하여 증가시켜 얻는 한방 영양국수 및 그 제조 방법이다. 좀 더 상세하게는 구기자, 오미자, 오갈피, 작약, 삼백초, 황기, 박하, 대추, 밤, 함박꽃나무 꽃, 민들레 등에 포함된 일반성분과 특수성분 및 유효성분에 영양성분들이 그 우수한 효능과 효과를 밀가루에 증가시킴으로써 한방요법과 민간요법의 식이요법으로 가공 성능하여 얻는 한방 영양국수 및 그 제조 방법이다.

– 공개번호 : 10-2000-0058697, 출원인 : 지수옥

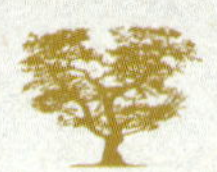

해당화

| 사용부위 | 꽃

Rosa rugosa Thunb.

- **이명** : 해당나무, 해당과(海棠果)
- **생약명** : 매괴화(玫瑰花)
- **과명** : 장미과(Rosaceae)
- **개화기** : 5~6월

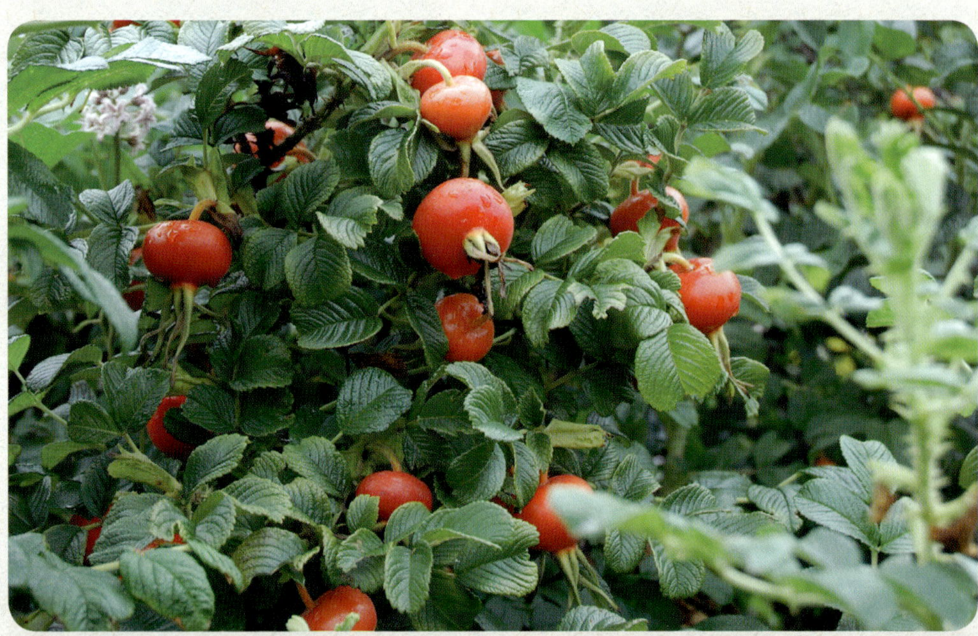

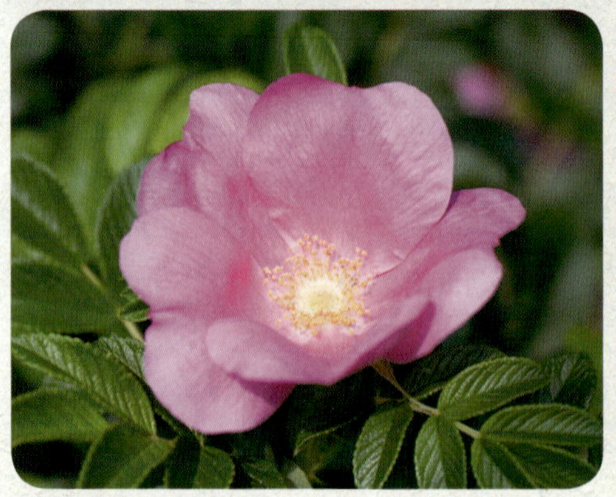

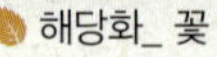 해당화_ 꽃

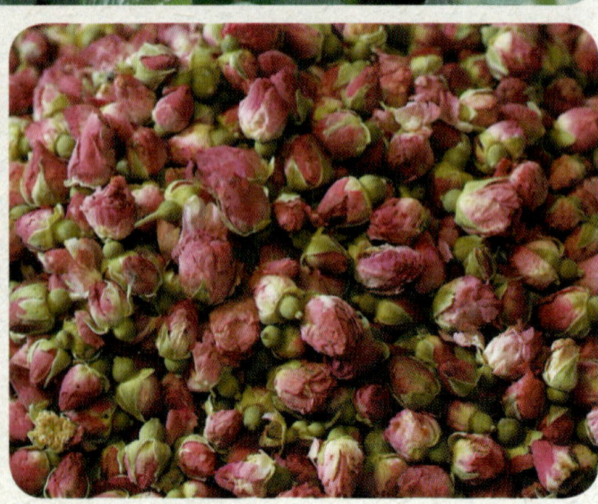 해당화_ 꽃(약재 전형)

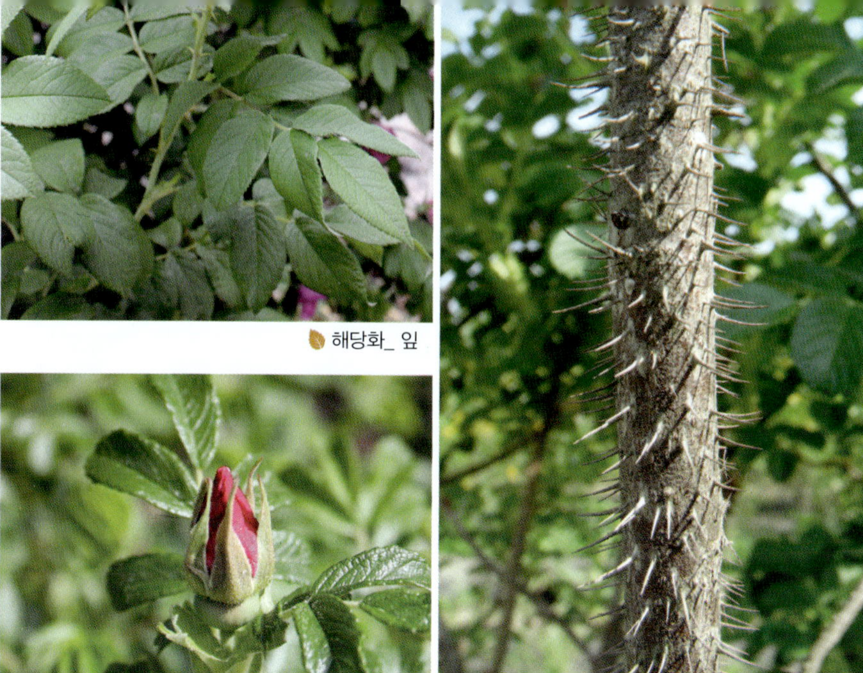

🍂 해당화_ 잎

🍂 해당화_ 꽃봉오리

🍂 해당화_ 나무껍질

🔵 **생육특성 :** 해당화는 전국의 바닷가 및 산기슭에서 자생하는 낙엽활엽관목으로, 높이가 1.5m 전후로 자란다. 줄기는 굵고 튼튼하며 가시가 나 있고 가시털과 작고 가는 털이 나 있으며 가시에도 작고 가는 털이 나 있다. 잎은 5~9장의 잔잎이 새 날개깃 모양의 겹잎으로 타원형 또는 긴 거꿀달걀 모양으로 서로 어긋나고 잎끝이 뾰족하거나 둔하며 끝부분은 원형 또는 쐐기 모양에 가장자리에는 가는 톱니가 있다. 꽃은 흰색 또는 홍색으로 5~6월에 새로운 가지 끝에서 원뿔꽃차례로 핀다. 열매는 편평한 공 모양에 등홍색 또는 암적색으로 8~9월에 익는다.

🟠 **채취 방법과 시기 :** 5~6월에 막 피어난 꽃을 채취한다.

🟢 **성분 :** 신선한 꽃에는 정유가 함유되어 있고 그 주요 성분은 시트로넬롤(citronellol), 게라니올(geraniol), 네롤(nerol), 오이게놀(eugenol), 페닐에칠알코올(phenylethyl alcohol) 등이며 그 외 쿼세틴(quercetin), 타닌(tannin), 시아닌(cyanin) 고미질, 황색소, 유기산(organic acid), 지방유, 베타-카로틴(β-carotene)이 함유되어 있다.

🔵 **성미 :** 성질이 따뜻하고, 맛은 달고 약간 쓰고, 독성이 없다.

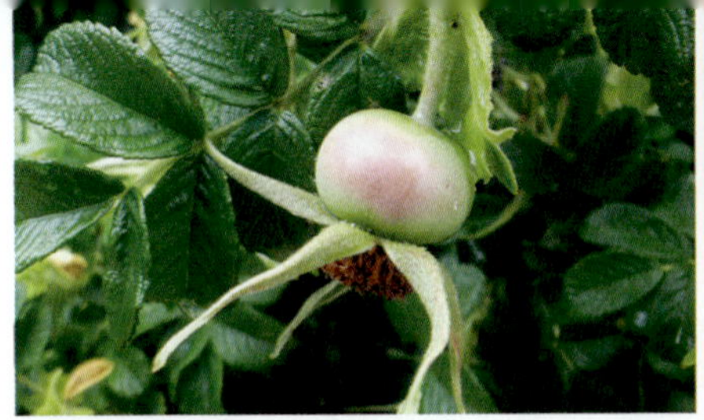

🍂 해당화_ 덜 익은 열매

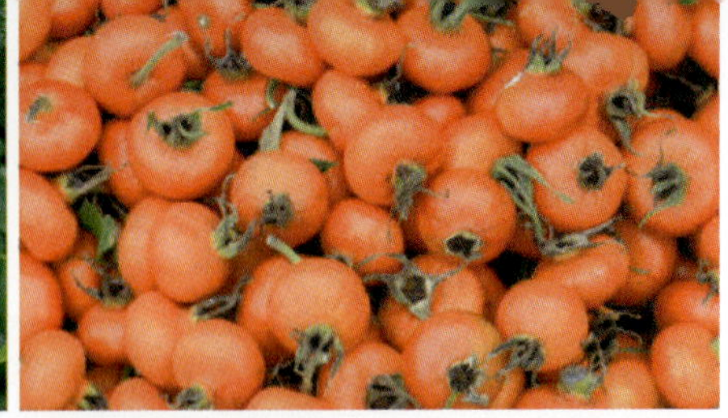

🍂 해당화_ 열매(채취품)

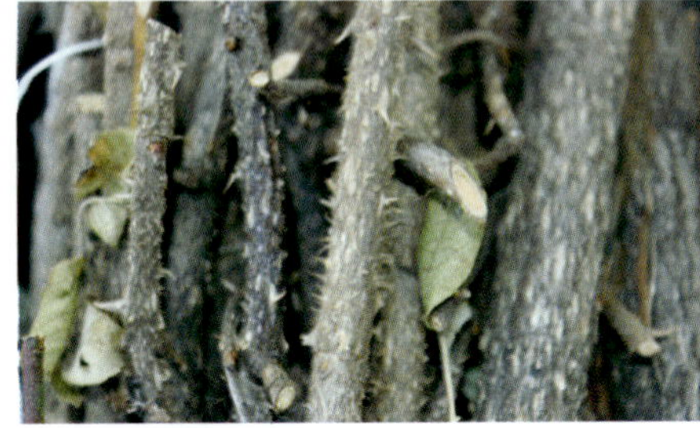

🍂 해당화_ 줄기(채취품)

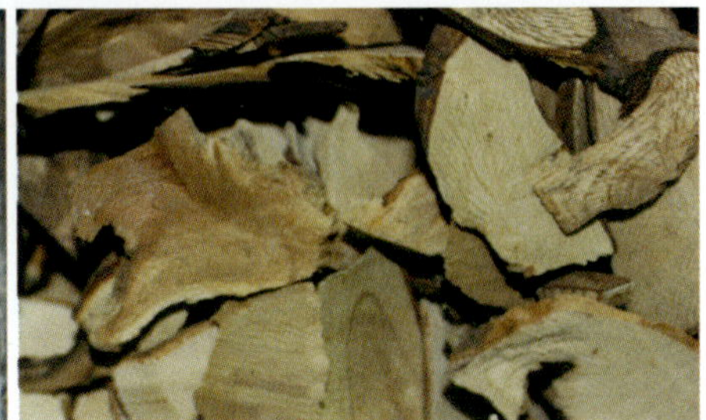

🍂 해당화_ 뿌리(약재)

🍃 **귀경 :** 간(肝), 비(脾) 경락에 작용한다.

🍃 **효능과 주치 :** 꽃은 관상용, 공업용, 밀원용으로 기르거나 약용하는데 생약명을 매괴화(玫瑰花)라고 하며 약성은 따뜻하고 맛이 달고 약간 쓰며 독성은 없으며 기를 다스려 우울한 정신을 맑게 해주고 어혈을 풀어주며 혈액 순환을 좋게 해주는 효능이 있다. 그리고 치통, 진통, 관절염, 토혈, 객혈, 월경불순, 적대하, 백대하, 이질, 종독 등을 치료한다. 잎차는 당뇨의 예방과 치료 및 항산화 효과가 있고, 줄기 추출물은 항암효과 특히 호르몬 수용체 매개암, 예를 들어 전립선 암의 예방, 개선 또는 치료에 뛰어난 효과가 있다는 연구결과도 나왔다.

🍃 **약용법과 용량 :** 말린 꽃 20~30g을 물 900mL에 넣어 반 정도가 될 때까지 달여 하루에 2~3회 나눠 마신다.

patent

해당화의 기능성 및 효능에 관한 특허자료

▶ **해당화 줄기 추출물을 포함하는 암 예방 또는 치료용 조성물**

본 발명에 따른 해당화 줄기 추출물은 히스톤 아세틸 전이효소의 활성을 억제하는 효과가 우수하여 암, 특히 호르몬 수용체 매개 암, 예를 들어 전립선암의 예방, 개선 또는 치료에 뛰어난 효과가 있다.

– 등록번호 : 10-0927431, 출원인 : 연세대학교 산학협력단

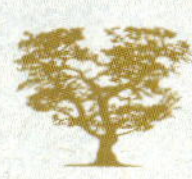

향나무

| 사용부위 | 잎

Juniperus chinensis L. = [*Sabina chinensis* (L.) Antoine.]

- **이명** : 노송나무, 회수(檜樹), 향백송(香柏松)
- **생약명** : 회엽(檜葉)
- **과명** : 측백나무과(Cupressaceae)
- **개화기** : 4~5월

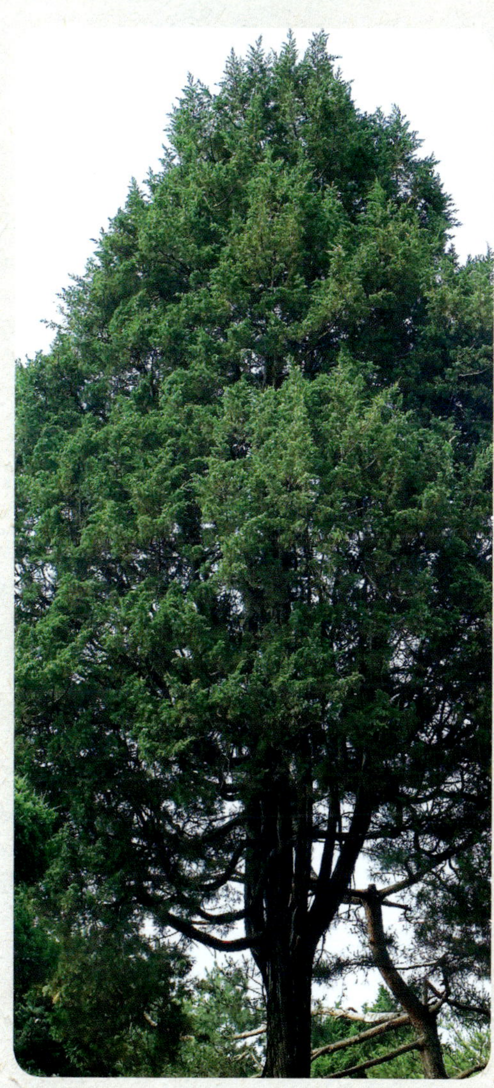

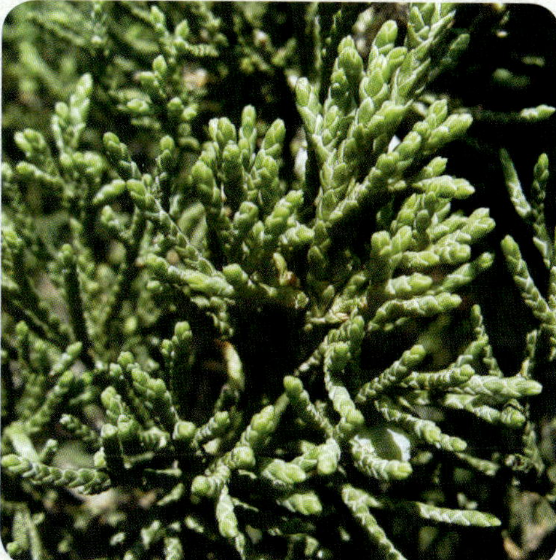

향나무_ 잎

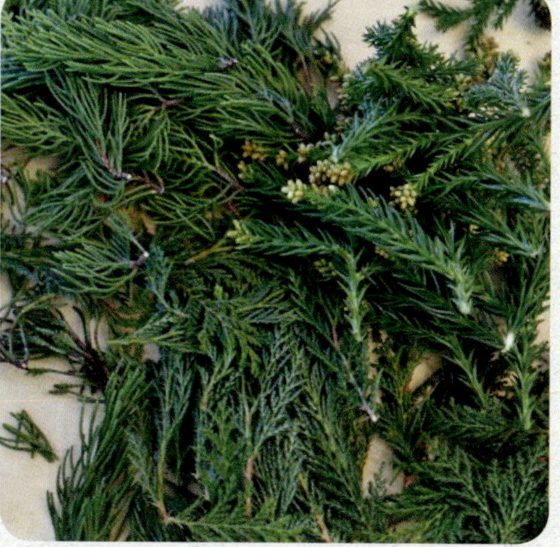

향나무_ 잎(채취품)

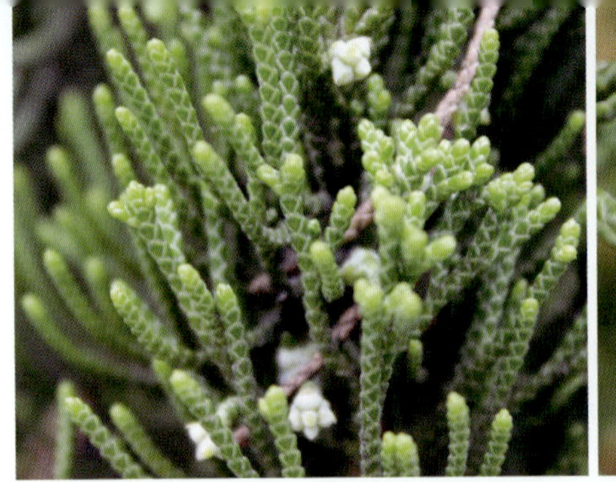

🍂 향나무_ 암꽃

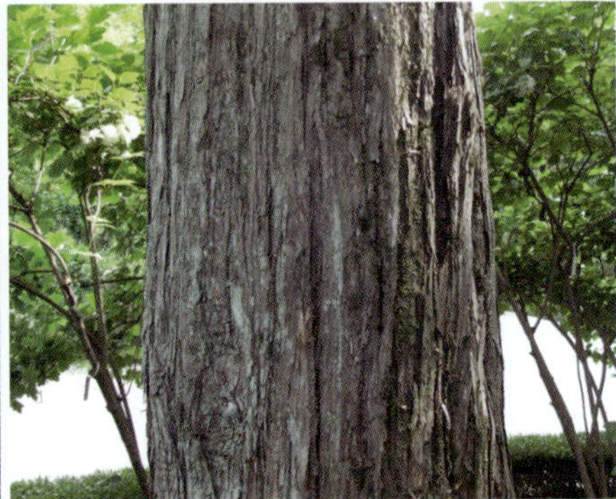

🍂 향나무_ 수꽃

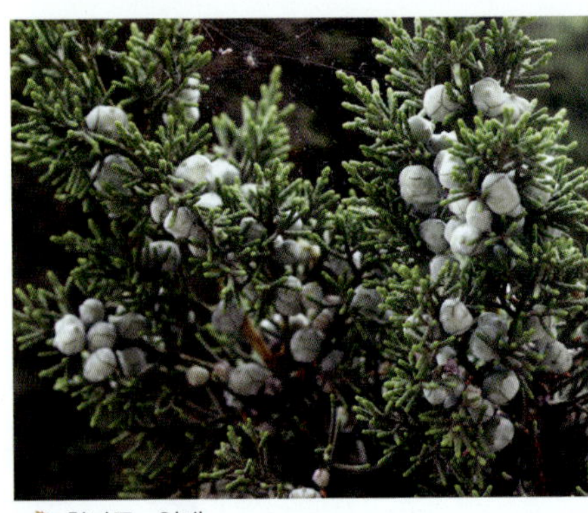

🍂 향나무_ 열매

🍂 향나무_ 나무껍질

🌿 **생육특성** : 향나무는 전국의 산기슭이나 평지 울타리 등에서 야생으로 자라거나 심어 가꾸는 상록침엽교목으로, 높이는 15~20m로 자라고, 가지는 위 아래로 향한다. 어린 나무의 나무껍질은 적갈색이고 노목(老木)은 회갈색이며 좁고 긴 가닥으로 벗겨진다. 가지는 둥근기둥 모양으로 적갈색을 띠고 어린 가지는 녹색을 띤다. 어린가지에는 바늘잎 모양으로 마주나거나 3개가 돌려나고 잎끝이 뾰족하며 묶은 가지의 잎은 비늘 모양 잎으로 서로 어긋나고 잎끝이 둔하며 빽빽하게 난다. 잎 표면에는 2개의 흰 기공띠가 있고 뒷면은 녹색으로 뚜렷한 능선이 있다. 꽃은 담황색으로 4~5월에 가지 끝쪽에서 핀다. 열매는 물열매로 거의 원형이며 다음해 7~10월경에 결실한다.

🍂 **채취 방법과 시기** : 잎을 연중 수시 채취한다.

🌿 **성분** : 잎에는 아멘토플라본(amentoflavone), 히노키플라본(hinokiflavone), 아피게닌(apigenin)이 함유되어 있으며, 뿌리와 가지, 잎 등에는 정유 성분인 세드롤(cedrol), 피넨(pinene)과 수지가 함유되어 있다.

1436

- 🍃 **성미** : 성질이 따뜻하고, 맛은 맵고, 독성이 있다.

- 🍂 **귀경** : 심(心), 간(肝), 폐(肺) 경락에 작용한다.

- 🔥 **효능과 주치** : 잎은 생약명을 회엽(檜葉)이라고 하며 약성은 따뜻하며 맛은 맵고 약간의 독성이 있고 열탕으로 끓이면 방향성 향기를 풍기며 거풍작용과 한기를 없애주고 활혈, 해독의 효능이 있으며 찬바람으로 인한 감기와 몸살, 관절통, 심마진(蕁麻疹, 두드러기), 종기로 인한 독성을 치료한다. 향나무의 추출물은 암의 예방 및 치료, 비만 및 당뇨의 예방과 치료에 효과를 가지고 있다. 목질부 추출물은 항노화 개선효과가 있다는 연구 결과도 있다.

- 🍃 **약용법과 용량** : 말린 잎 50~80g을 물 900mL에 넣어 반 정도가 될 때까지 달여 하루에 2~3회 나눠 마신다. 외용할 경우에는 짓찧어서 환부에 도포한다.

patent

향나무의 기능성 및 효능에 관한 특허자료

▶ 향나무 추출물로부터 분리된 위드롤을 유효성분으로 함유하는 암 예방 및 치료용 조성물

본 발명은 향나무 추출물로부터 분리된 위드롤(widdrol)을 유효성분으로 함유하는 조성물에 관한 것으로, 본 발명의 위드롤은 암세포 생장 억제효과, 자가사멸 유도효과 및 복제개시 인자의 발현 저하효과를 나타내므로 암 예방 및 치료용 조성물로 유용하게 이용될 수 있다.

– 출원번호 : 10–2006–0107621, 특허권자 : 학교법인 동의학원

▶ 향나무로부터 분리된 세드롤을 함유하는 암 예방 및 치료용 조성물

본 발명은 암세포의 사멸 활성을 갖는 화합물에 관한 것으로서 상세하게는 본 발명의 화합물인 세드롤(cedrol)은 향나무로부터 분리된 것으로서 암세포 생장 억제효과, 자가사멸 유도효과 및 복제 개시인자의 발현 저하효과를 나타내므로 암 예방 및 치료를 위한 약학조성물 및 건강기능식품으로 이용될 수 있다.

– 출원번호 : 10–2005–0125526, 특허권자 : 학교법인 동의학원

▶ 향나무 추출물 또는 세드롤을 포함하는 비만 및 제2형 당뇨병 예방 및 치료용 조성물

본 발명은 향나무 추출물 또는 세드롤(cedrol) 또는 이의 약제학적으로 허용 가능한 염을 포함하는 아실 코에이: 디아실글리세롤 아실트랜스퍼라제(acyl CoA: diacylglycerol acyltransferase, DGAT) 저해 활성을 가지는 조성물에 관한 것으로, 상기 조성물은 비만 및 제2형 당뇨병에 대한 예방 및 치료효과를 가진다.

– 공개번호 : 10–2007–0008230, 특허권자 : 한국생명공학연구원

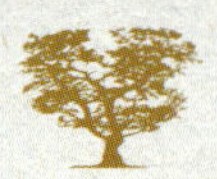

주독, 대소변불리, 소화불량, 간기능개선에 사용하는

헛개나무

| 사용부위 | 뿌리, 나무껍질, 줄기목즙, 열매

Hovenia dulcis Thunb.

- **이명** : 홋개나무, 호리깨나무, 볼게나무, 고려호리깨나무, 민헛개나무, 지구(枳椇), 범호리깨나무, 호리깨나무, 이조수(李棗樹), 금조이(金釣梨)
- **생약명** : 지구자(枳椇子), 지구근(枳椇根), 지구목피(枳椇木皮), 지구목즙(枳椇木汁)
- **과명** : 갈매나무과(Rhamnaceae)
- **개화기** : 6~7월

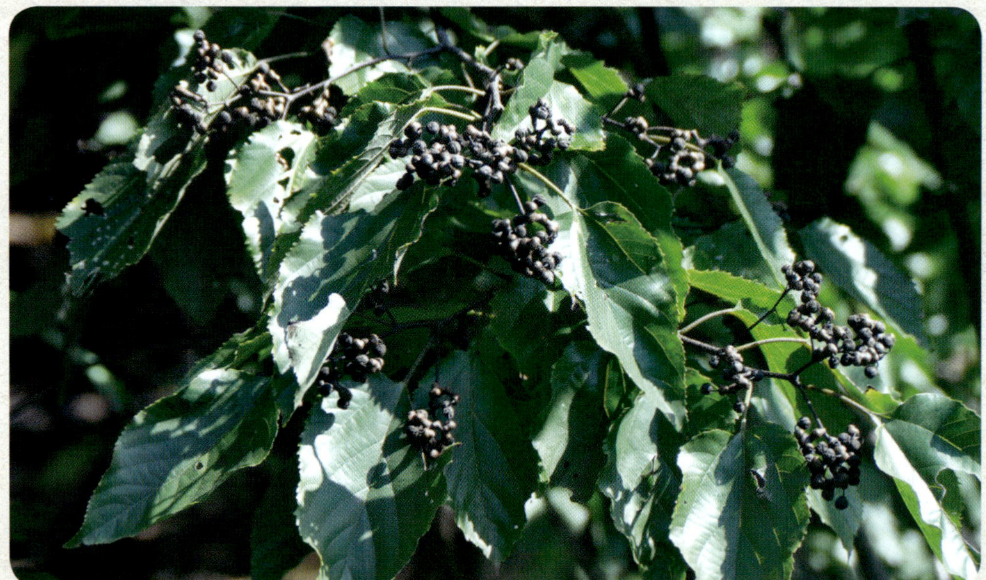

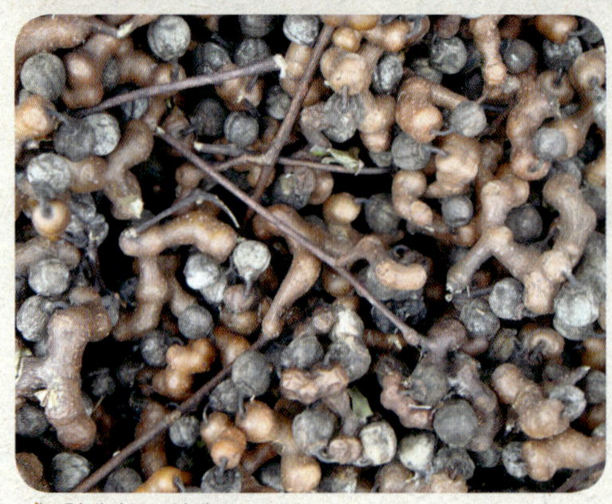

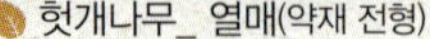
헛개나무_ 열매(약재 전형)

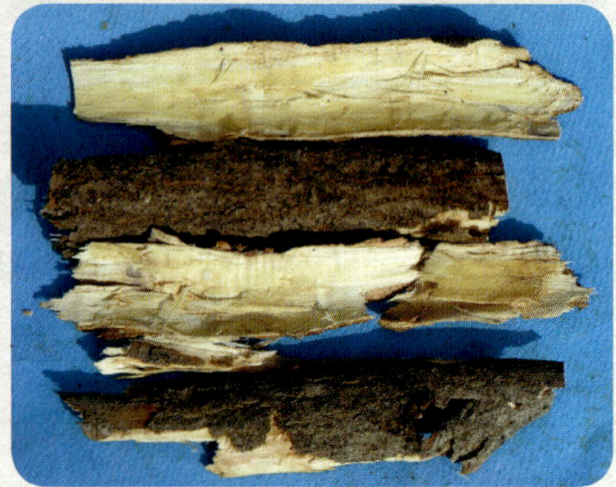
헛개나무_ 나무껍질(약재 전형)

🍂 **생육특성** : 헛개나무는 전국 산 중턱 숲속에서 분포하는 낙엽활엽교목으로, 높이가 10m 전후로 자라며, 작은 가지는 흑갈색에, 잎은 서로 어긋나고 넓은 달걀 모양 또는 타원형이다. 잎 밑부분은 원형 또는 심장 모양으로 가장자리에는 둔한 톱니가 있고 윗면은 털이 없으며 뒷면에는 털이 나 있거나 없는 것도 있다. 꽃은 황록색으로 6~7월에 취산꽃차례로 잎겨드랑이 또는 가지 끝부분에서 핀다. 열매는 원형 혹은 타원형으로 9~10월에 홍갈색으로 익는다.

🍂 **채취 방법과 시기** : 열매는 10월, 뿌리는 9~10월, 나무껍질, 줄기목즙은 연중 수시 채취한다.

🍃 **성분** : 열매에는 다량의 포도당, 사과산, 칼슘이 함유되어 있다. 뿌리 및 나무껍질에는 펩타이드알칼로이드(peptidealkaloid)인, 프랑굴라닌(frangulanine), 호베닌(hovenine), 호베노시드(hovenoside)가 함유되어 있다. 목즙(木汁)에는 트리테르페노이드(triterpenoid)의 호벤산(hovenic acid)이 함유되어 있다.

🍃 **성미** : 열매는 성질이 평범하고, 맛은 달고 시고, 독성이 없다. 뿌리는 성질이 따뜻하고, 맛은 떫다. 나무껍질은 성질이 따뜻하고, 맛은 달고, 독성은 없다. 줄기목즙은 성질이 평범하고, 맛은 달고, 독성이 없다.

🍃 **귀경** : 간(肝), 비(脾), 신(腎) 경락에 작용한다.

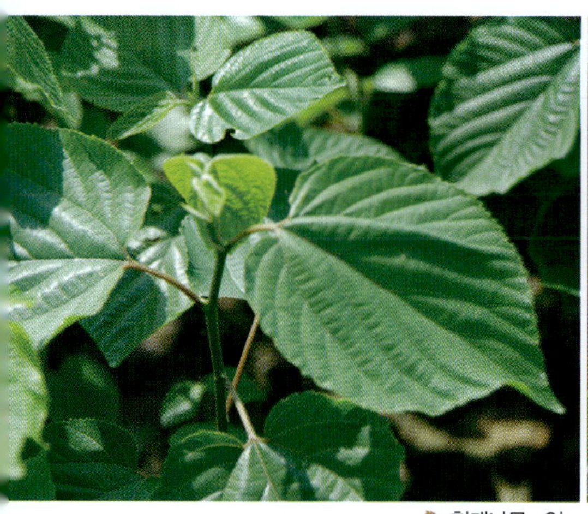

🍂 헛개나무_ 잎

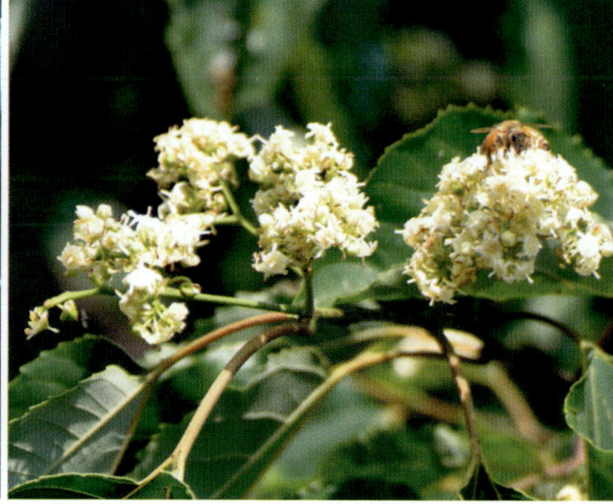

🍂 헛개나무_ 꽃

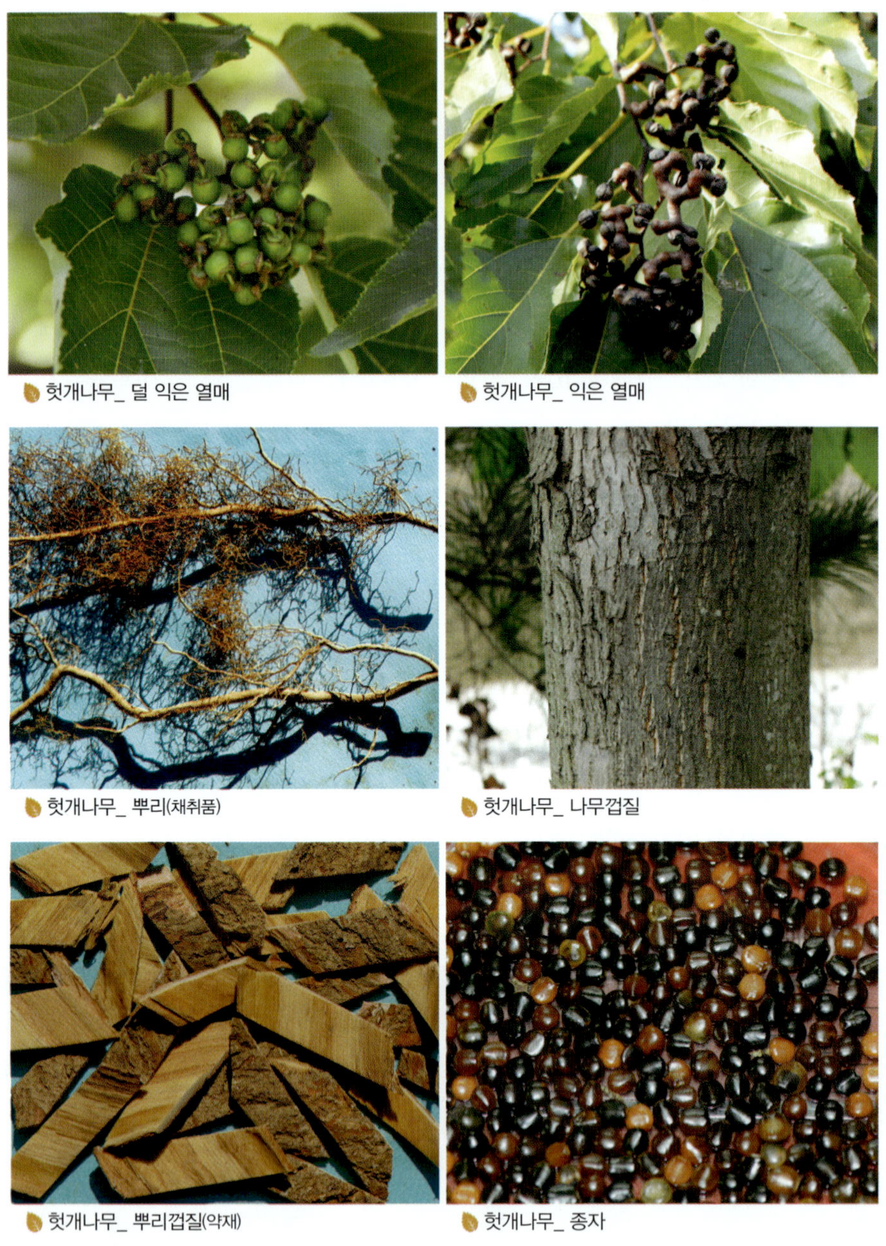

🍂 헛개나무_ 덜 익은 열매

🍂 헛개나무_ 익은 열매

🍂 헛개나무_ 뿌리(채취품)

🍂 헛개나무_ 나무껍질

🍂 헛개나무_ 뿌리껍질(약재)

🍂 헛개나무_ 종자

효능과 주치 : 열매는 생약명을 지구자(枳椇子)라고 하며 주독을 풀어주고 대변과 소변을 잘 나오게 하며 번열, 구갈, 구토, 사지마비 등을 치료한다. 헛개나무의 열매 추출물은 항염, 간기능 개선의 효능과 헛개나무의 추

출물은 비만의 예방 및 치료에 효과가 있다. 뿌리는 생약명을 지구근(枳椇根)이라고 하여 관절통, 근골통, 타박상을 치료한다. 나무껍질은 생약명을 지구목피(枳椇木皮)라고 하여 오치를 다스리고 오장을 조화시켜준다. 목즙(木汁)은 생약명을 지구목즙(枳椇木汁)이라고 하며 겨드랑이에서 이상한 냄새가 나는 액취증을 치료한다.

약용법과 용량 : 말린 열매 30~50g을 물 900mL에 넣어 반이 될 때까지 달여 하루에 2~3회 나눠 마신다. 말린 뿌리 100~200g을 물 900mL에 넣어 반 정도가 될 때까지 달여 하루에 2~3회 나눠 마신다. 외용할 경우에는 짓찧어서 환부에 도포한다. 말린 나무껍질 30~50g을 물 900mL에 넣어 반 정도가 될 때까지 달여 하루에 2~3회 나눠 마신다. 외용할 경우에는 열탕으로 달인 액으로 환부를 씻어준다. 목즙은 헛개나무에 구멍을 뚫고 흘러나오는 액즙을 환부에 그대로 발라주거나 액즙을 끓여 뜨거울 때 바르기도 한다.

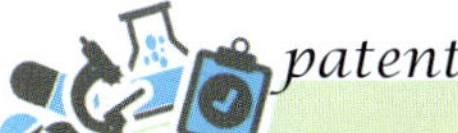

patent

헛개나무의 기능성 및 효능에 관한 특허자료

▶ 헛개나무 열매 추출물을 함유하는 간 기능 개선용 조성물의 제조 방법

본 발명은 헛개나무 열매에서 씨를 제거하여 얻은 과육을 세절하여 과육의 중량 대비 1~10배의 물을 사입하여 1~2기압, 80~120℃로 1~12시간 동안 열수 추출하고, 상기 열수 추출액을 여과하여 얻은 추출물을 65~75Brix(브릭스)로 농축하고, 상기 농축물을 건조하고 분말화한 고체 분산체를 유효성분으로 함유하는 간 기능 개선용 조성물을 포함한다.

– 공개번호 : 10–2004–0052123, 출원인 : (주)광개토바이오텍

▶ 헛개나무 열매 추출물을 함유하는 항염증제 및 이의 용도

본 발명은 헛개나무 열매 추출물을 유효성분으로 함유하는 항염증제 및 이의 용도에 관한 것이다. 특히 본 발명은 알레르기를 유발하지 않고 세포 독성이 없어 피부에 안전하며, 프로스타글란딘의 생성을 억제하는 우수한 항염증효과를 갖는 헛개나무 열매 추출물을 제공한다.

– 공개번호 : 10–2006–0099225, 출원인 : (주)엘지생활건강

▶ 헛개나무 추출물을 포함하는 비만 예방 및 치료를 위한 조성물

본 발명은 헛개나무 추출물을 유효성분으로 포함하는 비만 예방 및 치료용 조성물에 관한 것이다. 헛개나무 줄기 추출물은 체내의 전체적인 에너지 대사 효율에 영향을 미침으로써 동일한 양을 섭취하더라도 체내에 흡수되는 에너지의 양을 효과적으로 낮추어주어 비만의 예방 및 치료용 조성물로 이용될 수 있다.

– 공개번호 : 10–2005–0079913, 출원인 : (주)엠디케스팅

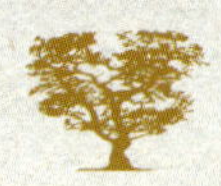

협죽도

| 사용부위 | 나무껍질, 잎

Nerium indicum Mill.

- **이명** : 듀오화, 유도화, 홍화협죽도(紅花夾竹挑), 유엽도(柳葉挑)
- **생약명** : 협죽도(夾竹挑), 류선화(柳旋花)
- **과명** : 협죽도과(Apocynaceae)
- **개화기** : 7~8월

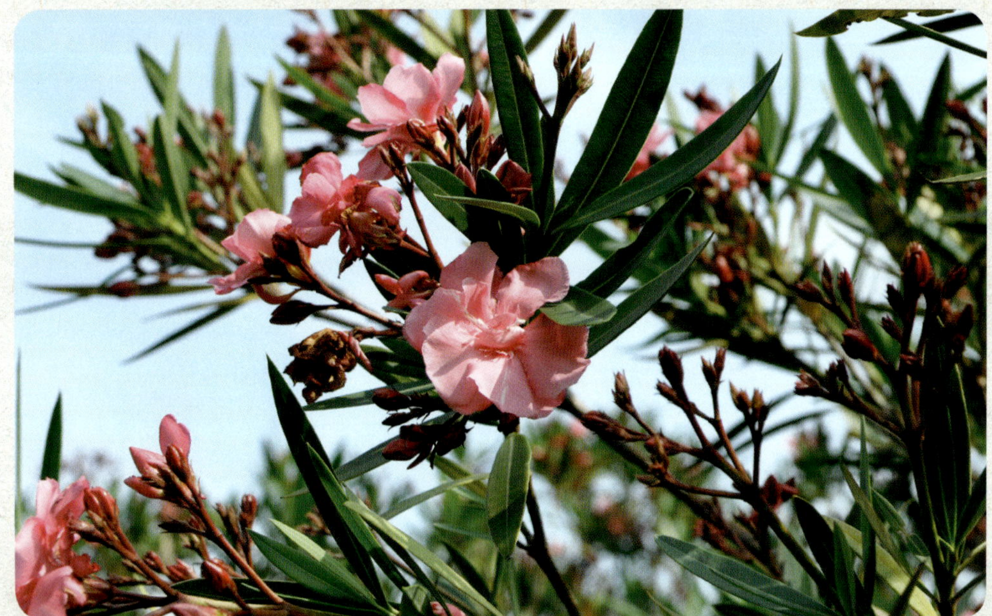

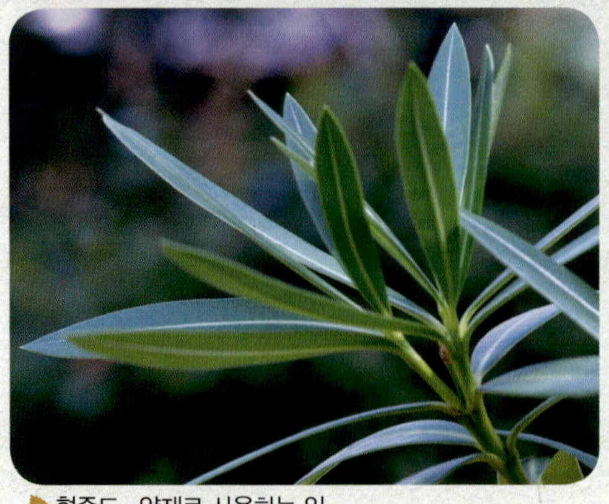

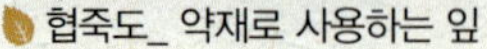

협죽도_ 약재로 사용하는 잎

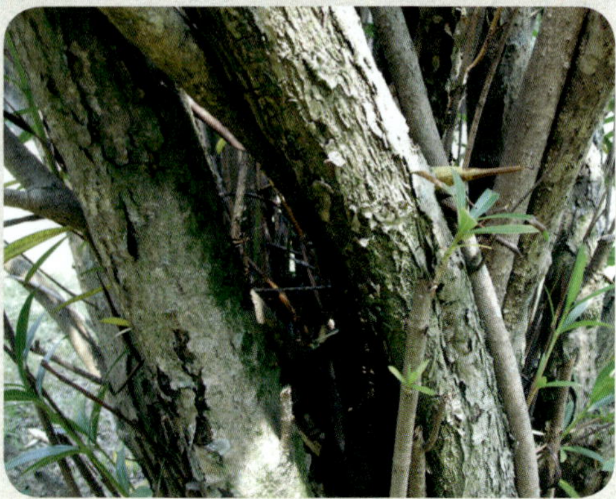

협죽도_ 약재로 사용하는 나무껍질

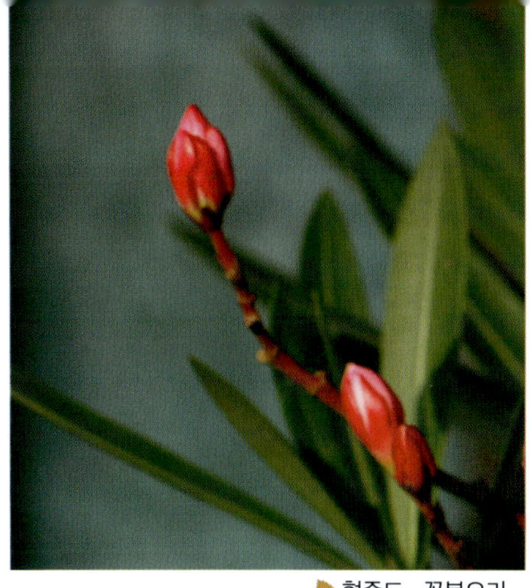
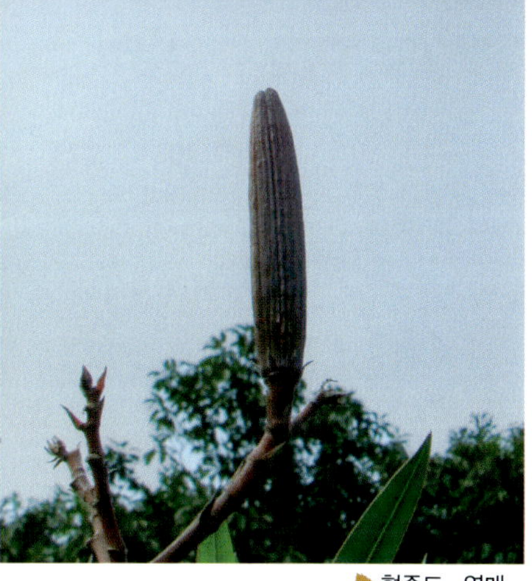

🍂 협죽도_ 꽃봉오리 🍂 협죽도_ 열매

🍂 **생육특성** : 협죽도는 남부 지방의 섬에서 정원이나 가로수로 심어 가꾸는 상록활엽관목으로, 높이는 2~5m로 자라는데, 잎은 두껍고 선 모양이며 3장이 돌려나고 양면에는 털이 없이 가장자리는 밋밋하다. 꽃은 적색 혹은 분홍색, 흰색 등으로 7~8월에 가지 끝에서 취산꽃차례로 피는데 방향성 향기를 풍긴다. 열매는 골돌과로 9~10월에 익고 종자에는 연한 갈색 털이 빽빽이 나 있다.

🍂 **채취 방법과 시기** : 잎과 나무껍질을 연중 수시 채취한다.

🍂 **성분** : 잎에는 강심 성분이 함유되어 있으며 주성분은 올레안드린(oleandrin)으로 이깃은 올레안드리세닌(oleandrigenin)과 올레안드로스(oleandrose)로 구성된 배당체이다. 또 네리안틴(neriantin), 아디네린(adynerin), 디아세틸-오레안드린(diacetyl-oleandrin), 트리테르페노이드(triterpenoid saponin), 루틴(rutin), 담보니톨(dambonitol) 등이 함유되어 있다. 나무껍질에는 오도로시드(odoroside) A, B, D, F, G, H, K 등이 함유되어 있지만, 이들은 디기톡시게닌(digitoxigenin)과 우자리게닌(uzarigenin)의 각종 배당체이다.

🍂 **성미** : 성질이 차고, 맛은 쓰고, 독성이 있다.

🍂 **귀경** : 심(心), 폐(肺), 신(腎) 경락에 작용한다.

🍂 **효능과 주치** : 잎 또는 나무껍질은 생약명을 협죽도(夾竹挑) 혹은 류선화(柳旋花)라고 하며 약성이 차며 맛이 쓰고 독성이 약간 있고 심장병의 강심제

로 이뇨, 거담, 천식, 진통, 어혈, 심부전, 천식의 해수, 전간, 타박상, 무월경 등을 치료한다.

🍃 **약용법과 용량 :** 말린 잎 10~15개를 물 900mL에 넣어 반 정도가 될 때까지 달여 하루에 2~3회 나눠 마신다. 말린 나무껍질 10~20g을 물 900mL에 넣어 반 정도가 될 때까지 달여 하루에 2~3회 나눠 마신다. 외용할 경우에는 잎 혹은 나무껍질을 짓찧어서 환부에 도포하여 치료한다. 내복할 때에는 용량과 용법을 잘 지키며 10일간 복용하고 10일간 쉬어 간헐적으로 사용한다. 협죽도의 추출물은 항염, 세균증식억제 효과가 있다는 연구결과도 있다.

🍂 **사용 시 주의사항 :** 장기간, 다량 복용을 피해야 하고 용법대로 사용하면 된다. 임산부는 복용을 금지한다.

patent

협죽도의 기능성 및 효능에 관한 특허자료

▶ **협죽도 추출물을 유효성분으로 포함하는 염증성 질환 치료 및 예방용 조성물**

본 발명은 협죽도 추출물을 유효성분으로 포함하는 것을 특징으로 하는 염증성 질환 치료 및 예방용 조성물에 관한 것으로서 더욱 상세하게는 협죽도 추출물 중 알부틴(알부틴(arbutin))의 함량이 일정 범위로 포함되도록 규격화 및 표준화시키고 진통 억제, 급성 염증 억제 및 급성 부종 억제 및 등의 염증성 변화에 의하여 나타나는 제증상의 억제효과가 우수하게 발현되어 관절염 등의 염증성 변화에 의한 질환 치료 및 예방에 유용한 약제로 사용할 수 있는 협죽도 추출물에 관한 것이다.

— 출원번호 : 10-2011-0007545, 특허권자 : 한국폴리텍바이오대학 산학협력단

▶ **냉각수 내 세균 증식 억제용 협죽도과 식물 추출물 및 이를 이용한 냉각수 내 세균 증식 억제 방법**

본 발명은 냉각수 내 세균 증식 억제용 협죽도과 식물 추출물 및 이를 이용한 냉각수 내 세균 증식 억제 방법에 관한 것으로 카디오액티브 글리코시드(cardioactive glycoside) 성분인 특히, 올레안드로시드(oleandroside)와 네리오시드(nerioside) 성분을 활성성분으로 포함하며 항세균활성을 갖는 냉각수 내 세균 증식 억제용 협죽도과 식물 추출물이 제공된다. 또한 협죽도과 식물체를 건조시키는 단계; 상기 건조된 협죽도과 식물체를 분쇄하는 단계; 분쇄된 식물체에 과산화수소를 중량비로 5~20배의 양으로 첨가하고 교반한 다음 3~10일 동안 정치시키는 단계; 물을 중량비로 2~6배의 양으로 첨가하고 혼합한 후 여과시켜 협죽도과 식물 추출물을 얻는 단계; 및 상기 추출물을 냉각계통수 내에 100ppm 이상의 농도로 처리하는 단계를 포함하는 협죽도과 식물 추출물을 이용한 냉각수 내 세균 증식 억제 방법이 제공된다. 본 발명에 의하면 담수를 이용한 냉각계통수 내의 미생물을 제어하기 위하여 고가의 미생물 처리제나 농약을 사용하지 않으므로 약재의 경제적 비용 절감효과를 기대할 수 있으며 또한 환경친화적인 냉각수 관리가 가능하다.

— 공개번호 : 10-2007-0004150, 특허권자 : 재단법인 포항산업과학연구원

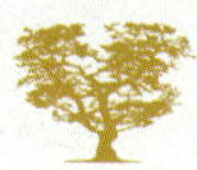

호두나무

| 사용부위 | 뿌리, 뿌리껍질, 나무껍질, 잎, 종인, 미성숙 열매껍질

Juglans regia L. = [*Juglans sinensis* Dode.]

- **이명** : 호두나무, 핵도수(核桃樹), 당추자(唐楸子), 호두
- **생약명** : 호도(胡桃), 호도인(胡桃仁)
- **과명** : 가래나무과(Juglandaceae)
- **개화기** : 5월

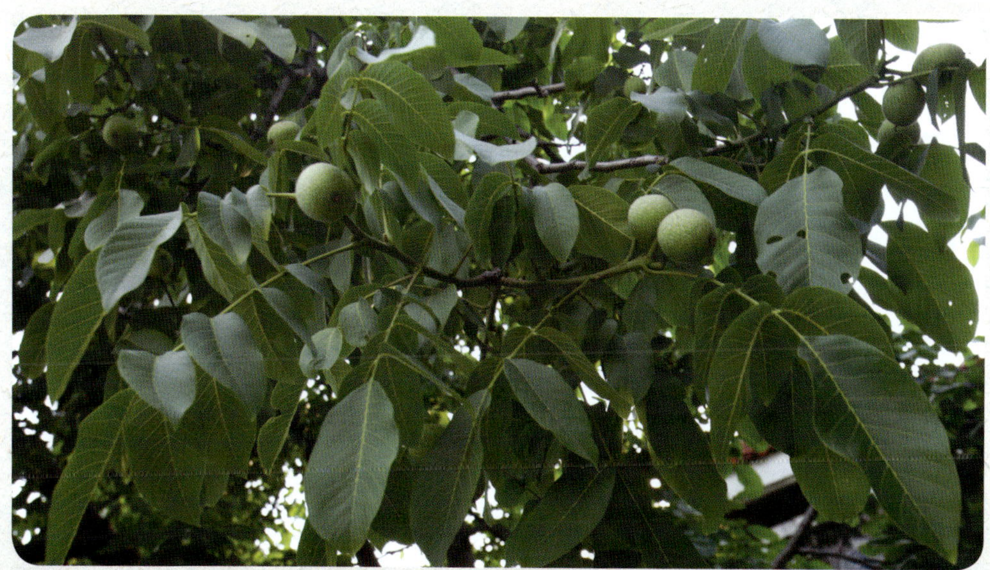

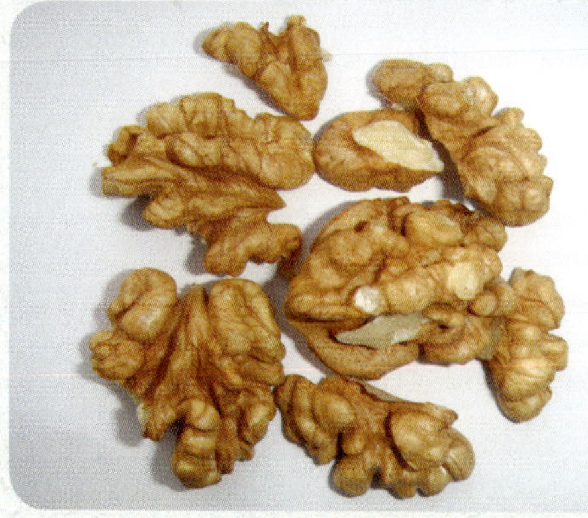

🌰 호두나무_ 종인(약재 전형)

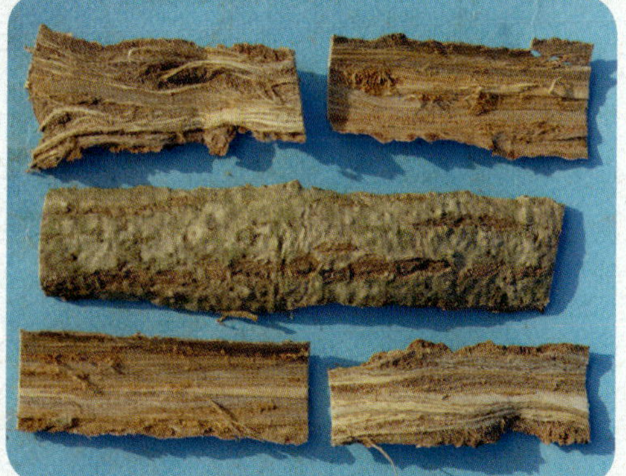

🌰 호두나무_ 나무껍질(약재 전형)

생육특성 : 호두나무는 전국의 산기슭 및 산골마을 근처에서 자라는 낙엽활엽교목으로, 높이가 20m 전후로 자라며, 나무껍질은 회백색이다. 잎은 1회 홀수깃꼴겹잎으로 서로 어긋나 붙어 있고 잔잎은 타원형 달걀 모양에 잔톱니가 있으며 잎의 윗면에는 털이 없으나 뒷면에는 어릴 때 잎맥 부근에 부드러운 털이 나 있다. 꽃은 미황색으로 5월에 단성(單性)에 암수한나무로 핀다. 열매는 둥글고 10월에 익는다.

채취 방법과 시기 : 종인은 열매가 익었을 때인 10월, 나무껍질은 봄, 잎은 봄·여름, 뿌리, 뿌리껍질은 연중 수시, 열매껍질은 9~10월에 덜 익은 것을 채취한다.

성분 : 종인에는 지방유가 함유되어 있으며 주성분은 리놀산 그리세라이드(glyceride)로 적은 양의 리놀렌산(linoleic acid), 글리세라이드(glyceride)가 혼합되어 있다. 또 단백질, 탄수화물, 칼슘, 인, 철, 카로틴(carotene), 비타민 B$_2$가 함유되어 있고, 완전히 익은 과일 속에는 셀룰로스(cellulose)와 펜토산(pentosan), 미성숙 열매 속에는 시트룰린(citrulline), 주글론(juglone), 비타민 C 등이 함유되어 있다. 나무껍질에는 베타-시토스테롤(β-sitosterol), 베툴린(betulin), 피로갈롤(pyrogallol), 타닌(tannin)과 소량의 배당체, 무기염, 칼슘, 마그네슘, 칼륨, 나트륨, 철, 인 등이 함유되어 있다. 잎에는 몰식자산(galic acid), 축합몰식자산, 엘라이딕산(elaidic acid), 알파-피넨(α-pinene), 베타-피넨(β-pinene), 리모넨(limonene), 주글론, 베타-카로틴(β-carotene), 주글라닌(juglanin), 하이페린(hyperin), 폴리페놀(polyphenol) 복합물과 세로토닌(serotonin)이 함유되어 있다. 뿌리 및 뿌리껍질에는 시토스테롤(sitosterol), 바닐린(vanillin), 4,8-디하이드록시테트라논(4,8-dihydroxytetralone)을 분리 확인했다. 미성숙한 열매껍질에는 알파-디하이드로주그론(α-dihydrojugron), 베타-디하이드로주그론(β-dihydrojugron)이 함유되어 있다.

성미 : 종인, 잎은 성질이 따뜻하고, 맛은 달다. 나무껍질, 뿌리껍질은 맛은 쓰고 떫고, 독성이 있다. 덜 익은 열매껍질은 성질이 평범하고, 맛은 쓰고 떫다.

귀경 : 비(脾), 폐(肺), 신(腎) 경락에 작용한다.

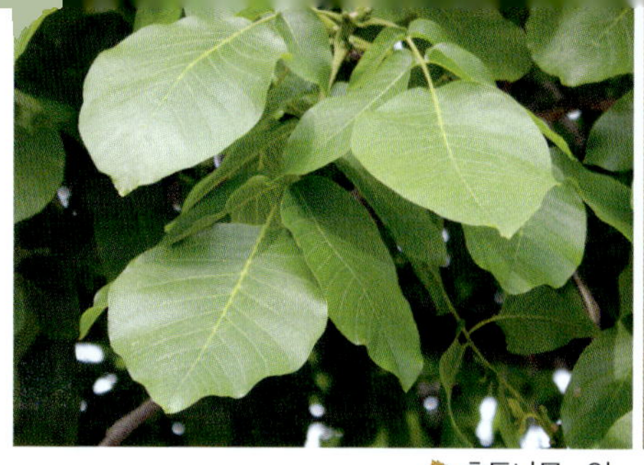

호두나무_ 잎

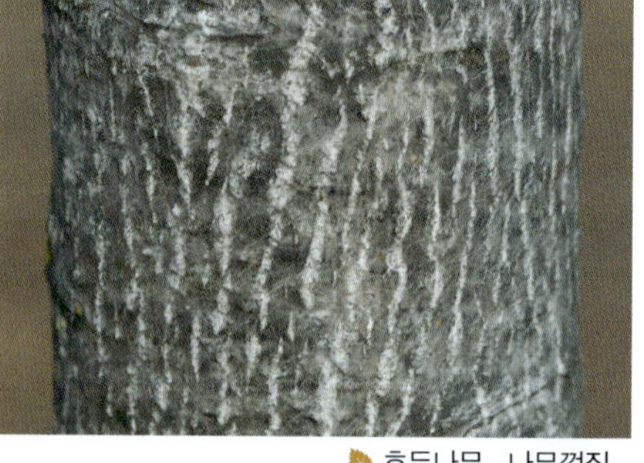

호두나무_ 나무껍질

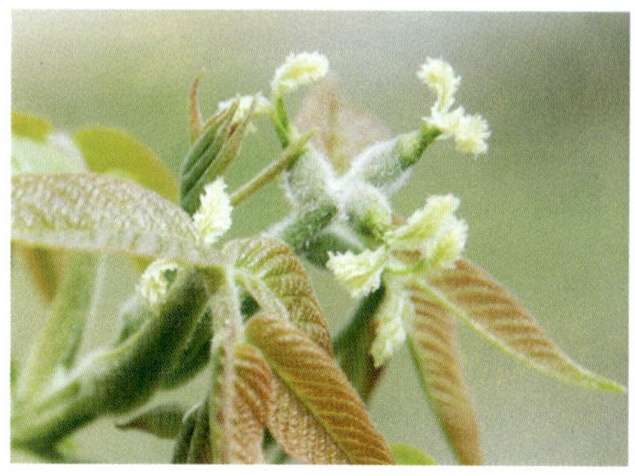

호두나무_ 암꽃

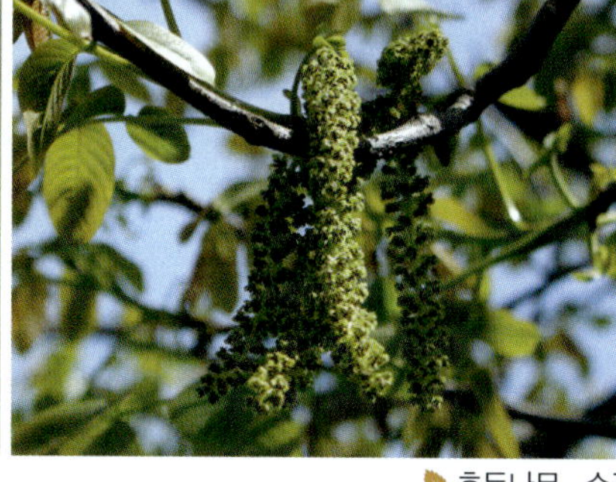

호두나무_ 수꽃

효능과 주치 : 종인은 생약명을 호도인(胡桃仁)이라고 하며 자양강장, 진해, 거담, 천식, 보신고정(補身固精), 윤장(潤腸), 요통, 유정, 빈뇨, 변비 등을 치료한다. 나무껍질은 생약명을 호도수피(胡桃樹皮)라 하여 살충제로 쓰고 수양성 하리(水樣性下痢), 피부염, 가려움증 등을 치료한다. 잎은 생약명을 호도엽(胡桃葉)이라고 하며 물에 추출한 엑기스가 탄저균, 디프테리아균에 대해 강력한 살균작용을 가지고 있고 콜레라균, 고초균, 폐렴구균, 연쇄구균, 황색포도구균, 대장균, 장티푸스균, 적리균에 대해서는 약한 살균력을 가지고 있다. 살충, 해독의 효능이 있고 대하증, 가려움증 등을 치료한다. 뿌리와 뿌리껍질에는 생약명을 호도근(胡桃根)이라 하며 살충, 치통, 변비, 보기(補氣)의 효능이 있다. 미성숙한 열매껍질은 생약명을 호도청피(胡桃靑皮)라고 하며 위통, 복통, 설사, 가려움증, 종기독 등을 치료한다. 호도 추출물은 발모성장촉진을 도와주고, 호두 추출물과 은행 추출물을 이용한 천식치료제로 사용한다.

약용법과 용량 : 말린 종인 30~50g을 물 900mL에 넣어 반이 될 때까지 달여 하루에 2~3회 나눠 마신다. 외용할 경우에는 짓찧어서 환부에 도포한다. 말린 나무껍질 30~60g을 물 900mL에 넣어 반이 될 때까지 달여 하

호두나무

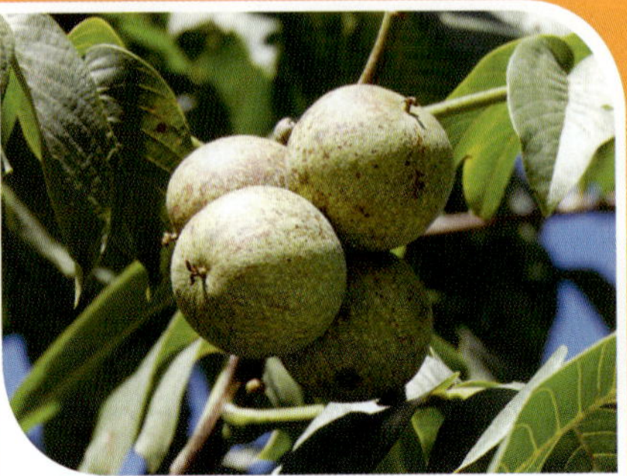

🌰 호두나무_ 열매

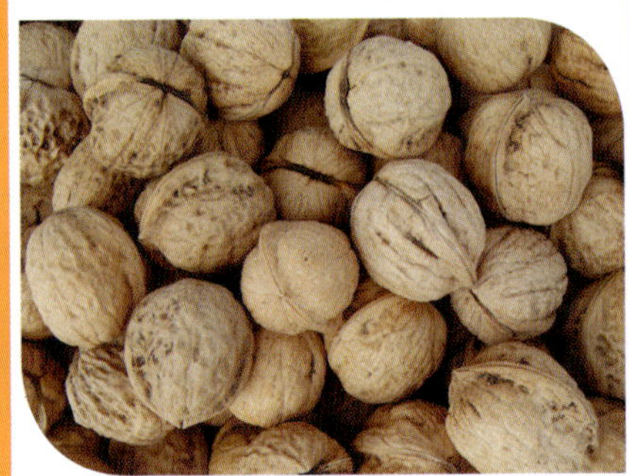

🌰 호두나무_ 열매껍질을 벗긴 종자

가래나무

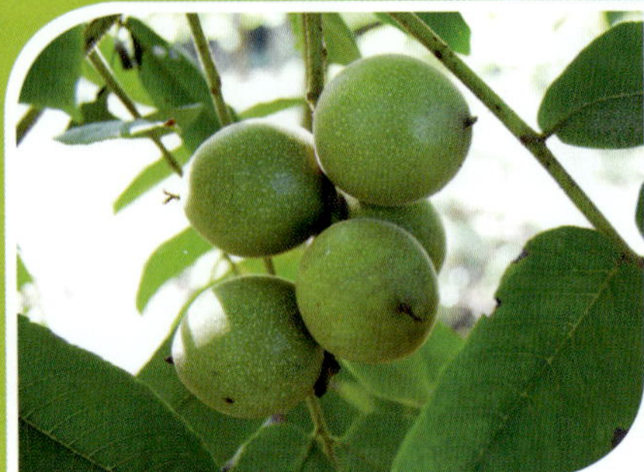

🌰 가래나무_ 열매

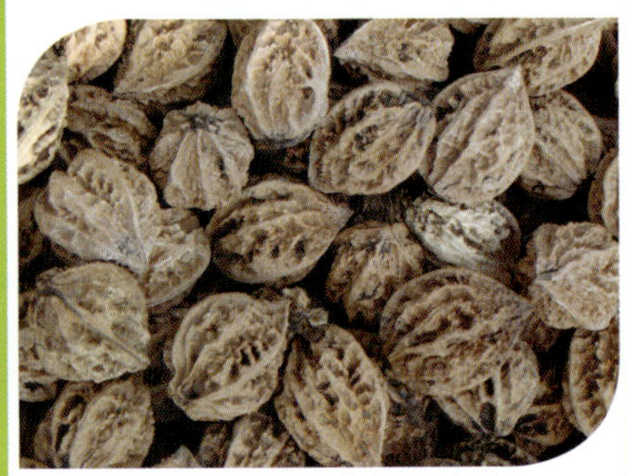

🌰 가래나무_ 열매껍질을 벗긴 종자

루에 2~3회 나눠 마신다. 말린 잎 50~100g을 물 900mL에 넣어 반이 될 때까지 달여 하루에 2~3회 나눠 마신다. 외용할 경우에는 달인 액으로 환부를 씻거나 발라준다. 말린 뿌리와 뿌리껍질 30~60g을 물 900mL에 넣어 반이 될 때까지 달여 하루에 2~3회 나눠 마신다. 말린 미성숙한 열매껍질 120~180g을 물 900mL에 넣어 반이 될 때까지 달여 하루에 2~3회 나눠 마신다. 외용할 경우에는 달인 액으로 환부를 씻는다.

patent

호두나무의 기능성 및 효능에 관한 특허자료

▶ 호두 열매 추출물과 은행 열매 추출물을 이용한 천식 치료제

본 발명은 은행 열매의 추출물과 호두 열매의 추출물을 이용한 천식 치료제 개발에 관한 것이며 각각의 추출물이 동물 실험과 천식 환자에 대한 유효성 검사에서의 효능에 관한 것이다.

– 공개번호 : 10-2003-0010176, 출원인 : 이병두

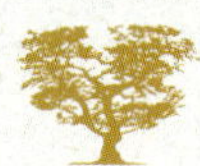

호랑가시나무

| 사용부위 | 뿌리, 나무껍질, 잎, 열매

Ilex cornuta Lindl. & Paxton

- **이명** : 묘아자나무, 묘아자, 둥근잎호랑가시, 호랑이가시나무, 범의발나무, 공로자(功勞子), 노호자(老虎刺)
- **생약명** : 묘아자(猫兒子), 구골엽(枸骨葉), 구골근(枸骨根), 구골수피(枸骨樹皮)
- **과명** : 감탕나무과(Aquifoliaceae)
- **개화기** : 4～5월

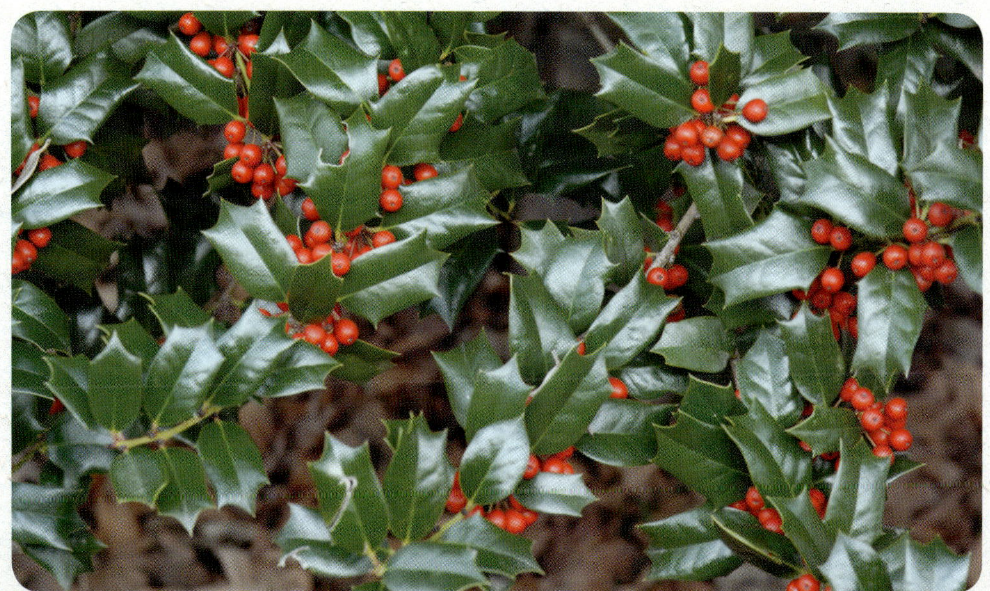

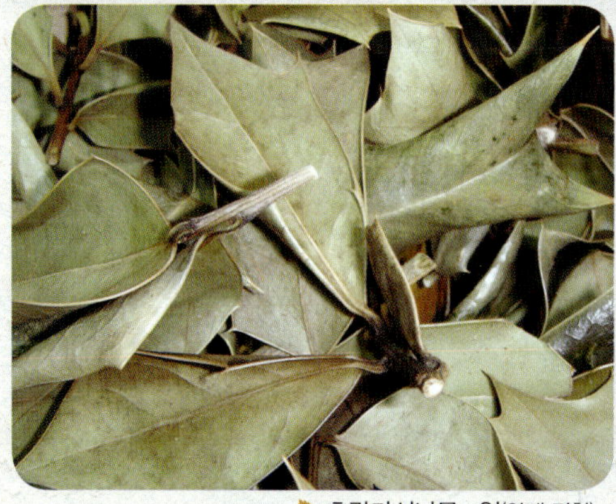

🍂 호랑가시나무_ 잎(약재 전형)

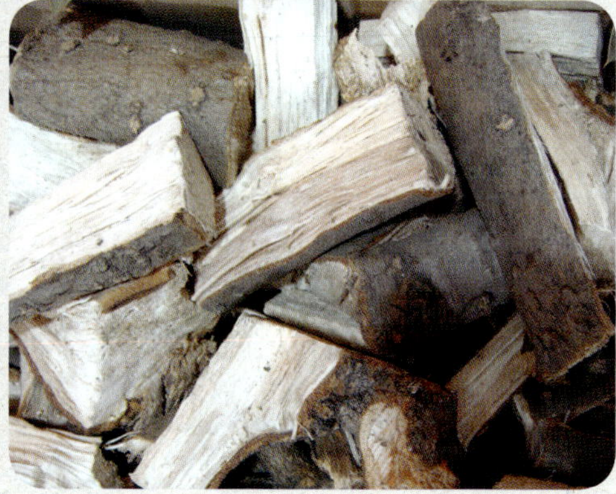

🍂 호랑가시나무_ 나무껍질(약재 전형)

- 🍃 **생육특성** : 호랑가시나무는 남부 지방에서 분포하는 상록활엽관목으로, 높이는 2~3m이며, 가지는 많이 갈라지고 잎과 가지에는 털이 없다. 잎은 가죽질에 타원형 육각형으로 각점(角點)이 가시로 되어 있고 짙은 녹색을 띠며 윤채가 난다. 꽃은 흰색으로 4~5월에 산형꽃차례로 5~6송이씩 피는데 방향성의 향기가 있다. 열매는 씨열매로 둥글고 9~10월에 적색으로 익는데 종자가 4개씩 들어 있다.

- 🍂 **채취 방법과 시기** : 열매는 9~10월, 잎은 8~10월, 뿌리는 연중 수시, 나무껍질은 봄·여름에 채취한다.

- 🍃 **성분** : 열매에는 알칼로이드(alkaloid), 사포닌, 타닌(tannin), 고미질 등이 함유되어 있고, 잎에는 카페인, 사포닌, 타닌, 고미질 등이 함유되어 있으며, 뿌리에는 사포닌, 타닌 등이 함유되어 있다. 나무껍질에는 카페인, 사포닌, 타닌, 고미질, 전분 등이 함유되어 있다.

- 🍃 **성미** : 열매는 성질이 따뜻하고, 맛은 달다. 잎은 성질이 시원하고, 맛은 쓰

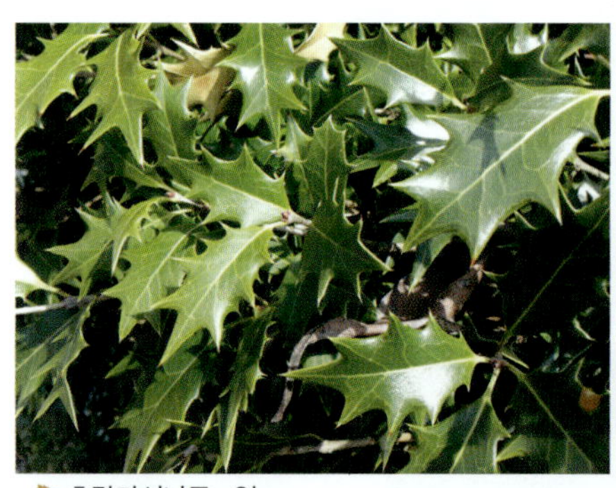

🍂 호랑가시나무_ 잎

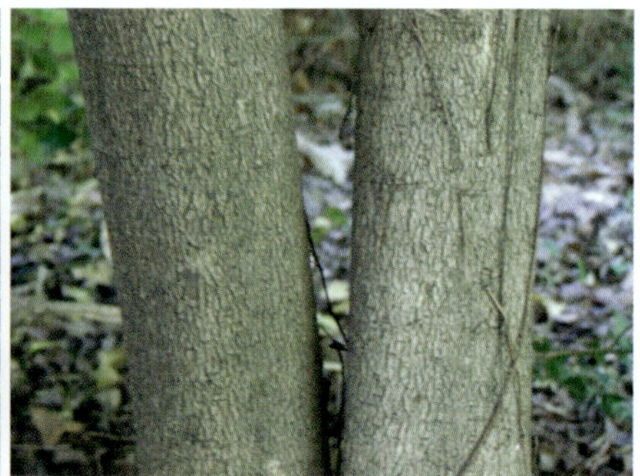

🍂 호랑가시나무_ 나무껍질

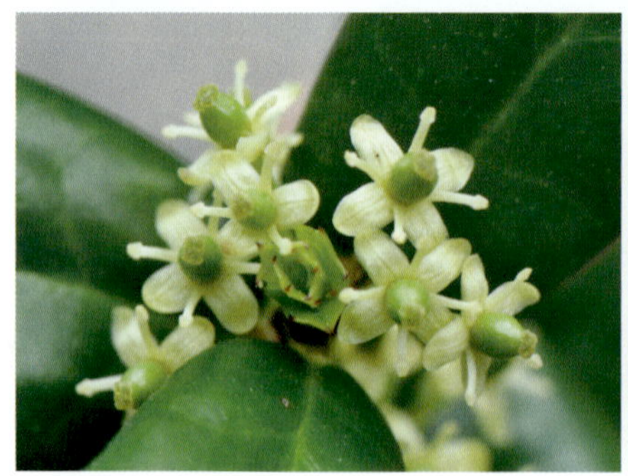

🍂 호랑가시나무_ 암꽃

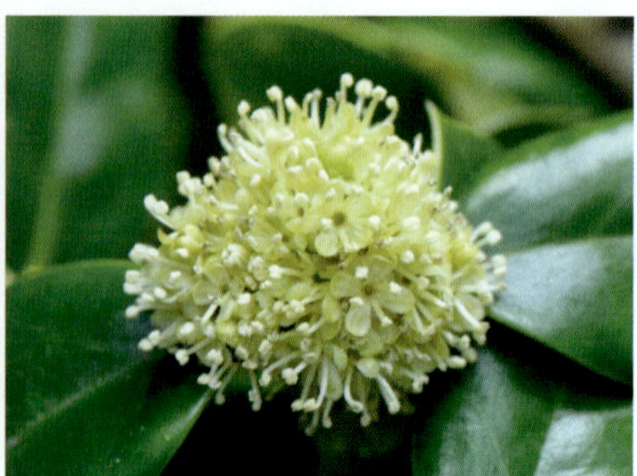

🍂 호랑가시나무_ 수꽃

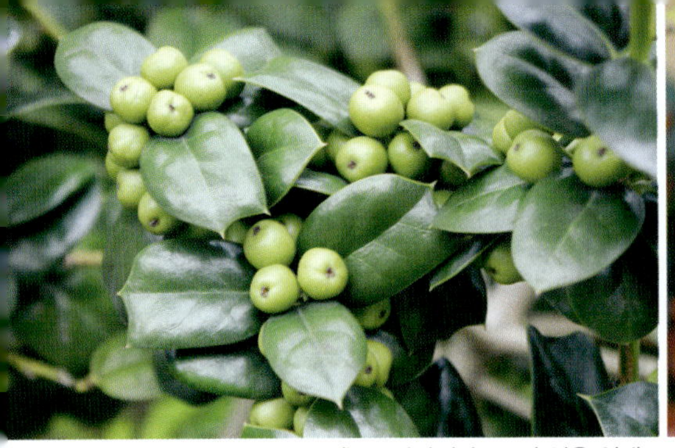

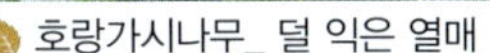
🍂 호랑가시나무_ 덜 익은 열매

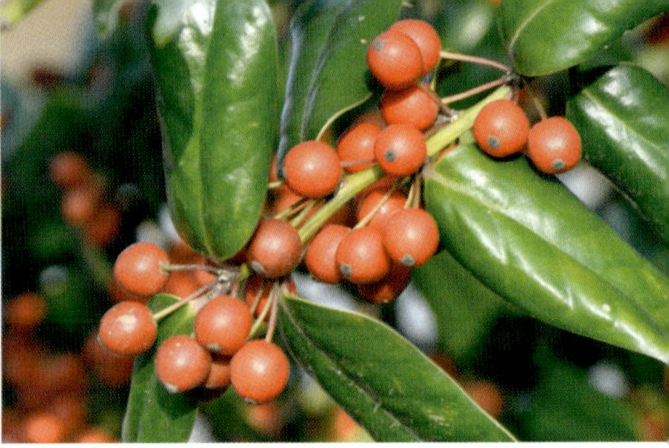
🍂 호랑가시나무_ 익은 열매

고, 독성이 없다. 뿌리는 성질이 약간 차고, 맛은 쓰고, 독성이 없다. 나무껍질은 성질이 시원하고, 맛은 약간 쓰고, 독성이 없다.

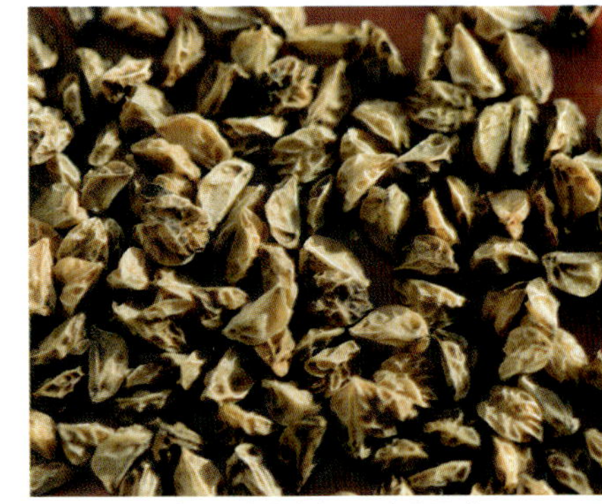
🍂 호랑가시나무_ 말린 종자

🍃 **귀경** : 간(肝), 심(心), 폐(肺) 경락에 작용한다.

🍂 **효능과 주치** : 열매는 약용하는데 생약명을 묘아자(猫兒子)라고 하며 자양강장 작용이 있으며 혈액순환을 돕고 양기 부족이나 신체 허약증에 도움을 주며 유정, 수렴, 두통, 근골통, 타박상, 어혈 등을 치료한다. 잎은 생약명을 구골엽(枸骨葉)이라고 하여 거풍, 강장 등의 효능을 가지고 있고 요통, 신경통, 중풍으로 인한 저림과 통증, 결핵성의 기침, 가래 등을 치료한다. 뿌리는 생약명을 구골근(枸骨根)이라 하여 보간(補肝), 보신, 청열, 요슬통, 수렴, 관절통, 두풍, 안적, 치통 등을 치료한다. 나무껍질은 생약명을 구골수피(枸骨樹皮)라고 하며 보간, 보신과 신체허약을 도와준다.

🍃 **약용법과 용량** : 말린 열매 30~50g을 물 900mL에 넣어 반이 될 때까지 달여 하루에 2~3회 나눠 마신다. 외용할 경우에는 짓찧어서 환부에 도포한다. 말린 잎 20~30g을 물 900mL에 넣어 반이 될 때까지 달여 하루에 2~3회 나눠 마신다. 말린 뿌리 30~50g을 물 900mL에 넣어 반이 될 때까지 달여 하루에 2~3회 나눠 마신다. 말린 나무껍질 40~80g을 물 900mL에 넣어 반이 될 때까지 달여 하루에 2~3회 나눠 마신다.

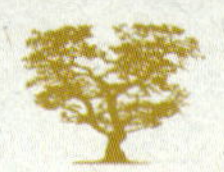

화살나무

| **사용부위** | 가지의 날개

Euonymus alatus (Thunb.) Siebold

- **이명** : 흔립나무, 훗잎나무, 참빗나무, 참빗살나무, 챔빗나무, 위모(衛矛), 귀전(鬼箭), 4능수(四綾樹), 파능압자(巴綾鴨子)
- **생약명** : 귀전우(鬼箭羽)
- **과명** : 노박덩굴과(Celastraceae)
- **개화기** : 5~6월

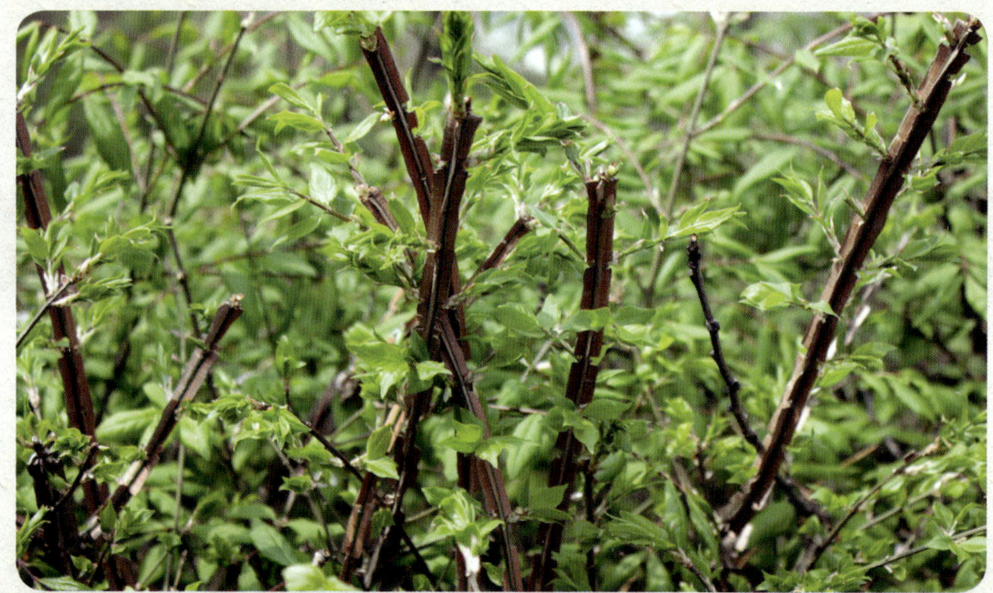

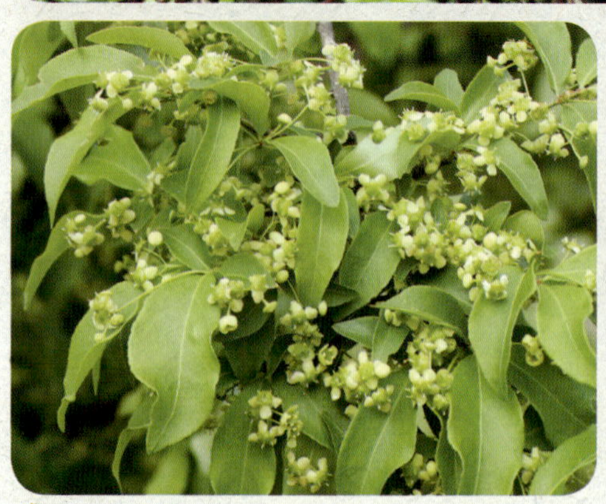

화살나무_ 꽃

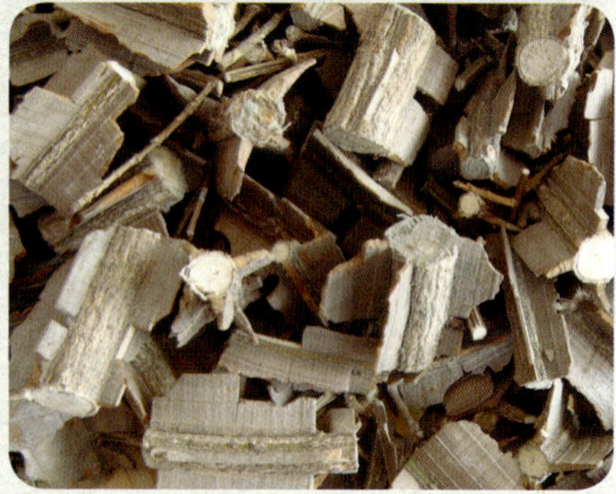

화살나무_ 가지(약재)

● **생육특성** : 화살나무는 전국 산야에서 분포하는 낙엽활엽관목으로, 높이가 3m 전후로 자란다. 가지는 많이 갈라지고 작은 가지는 보통 네모각에 녹색을 띤다. 굵은 가지는 납작하고 가느다란 코르크질의 날개가 붙어 있으며 넓이가 대개 1cm 정도에 다갈색이다. 잎은 홑잎이 비스듬히 나는데 거꿀달걀 모양 혹은 타원형으로 양 끝이 뾰족하고 밑부분에는 작은 톱니가 있으며 윗면은 윤채가 있는 녹색이고 뒷면은 담녹색에 잎자루가 0.2cm 정도이다. 꽃은 담황록색으로 5월에 양성화로 취산꽃차례를 이루며 핀다. 열매의 튀는열매는 타원형으로 9~10월에 익으면 담갈색의 열매껍질이 벌어지고 그 속에서 빨간 종자가 나온다.

● **채취 방법과 시기** : 가지의 날개를 연중 수시 채취한다.

● **성분** : 잎에는 플라보노이드(flavonoid)로 류코시아니딘(leucocyanidin), 류코델피니딘(leucodelphinidin), 쿼세틴(quercetin), 캠페롤(kaempferol), 에

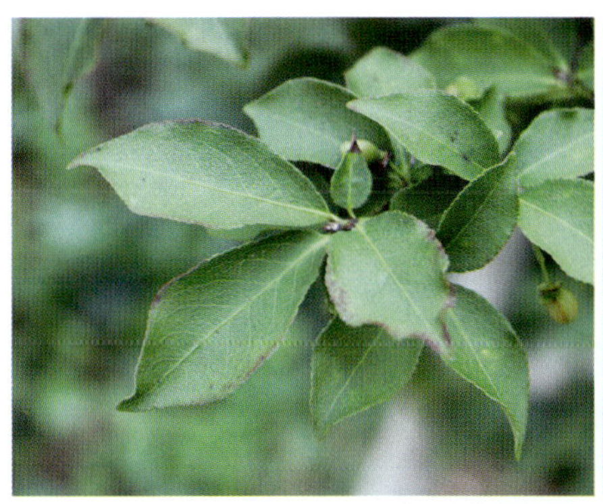

화살나무_ 잎

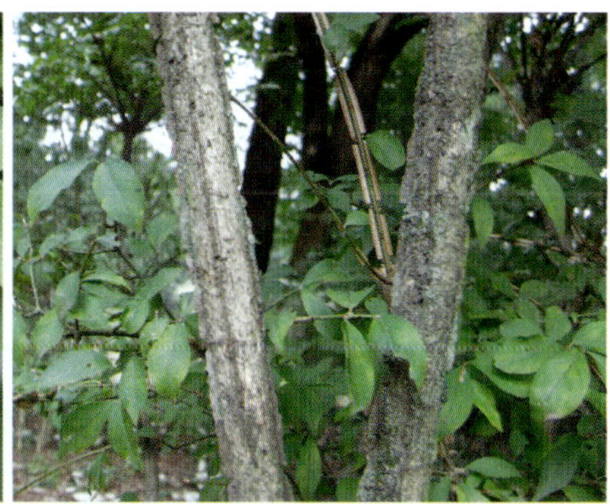

화살나무_ 나무껍질

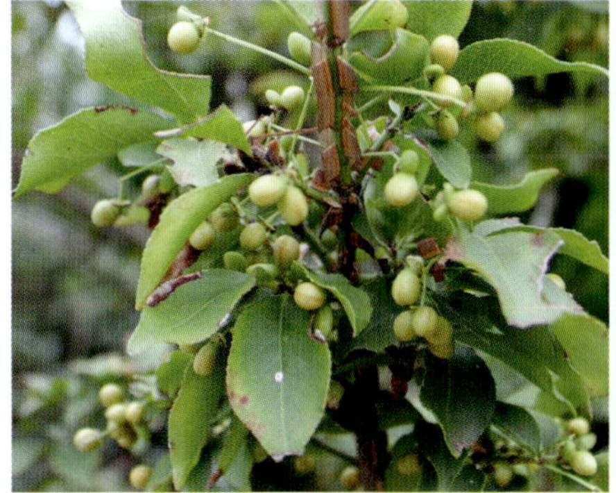

화살나무_ 덜 익은 열매

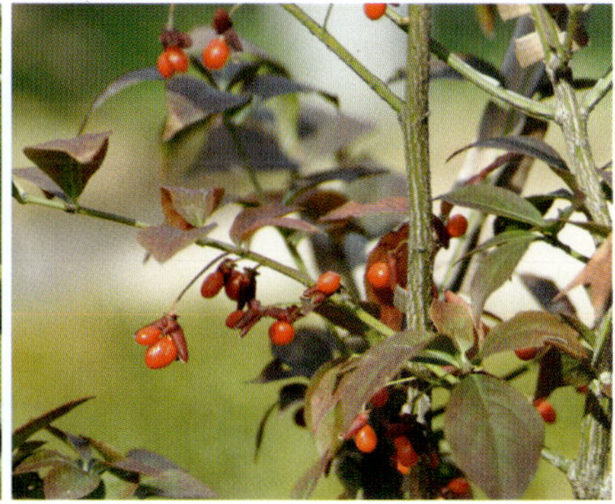

화살나무_ 익은 열매

피후리에데라놀(epifriedelanol), 프리에데린(friedelin), 둘시톨(dulcitol) 등이 함유되어 있다. 열매에는 알칼로이드로 에보닌(evonine), 네오에보닌(neoevonin), 알라타민(alatamine), 윌포르딘(wilfordine), 알라투시닌(alatusinin), 네오아라타민(neoalatamine) 등이 함유되어 있다. 그 외 칼데노라이드(cardenolide)로서 아코베노시게닌(acovenosigenin) A, 에우오니모시드(euonymoside) A, 에우오니무소시드(euonymusoside) A 등이 함유되어 있다. 가지의 날개에는 칼데노라이드(cardenolide)계 성분인 아코베노시게닌(acovenosigenin) A, 3-O-알파-L-람노피라노사이드(3-O-α-L-rhamnopyranoside)와 유니모사이드(euonymoside) A, 유오니무소사이드(euonymusoside) A는 몇 종류의 암세포주에 대해서 세포독성을 나타낸다.

🌿 **성미 :** 성질이 차고, 맛은 쓰다.

🌿 **귀경 :** 심(心) 경락에 작용한다.

🍂 **효능과 주치 :** 가지에 날개 모양으로 달린 익상물(翼狀物)은 약용하는데 생약명을 귀전우(鬼箭羽)라고 하며 약성은 차며 맛이 쓰고 산후어혈, 충적복통, 피부병, 대하증, 항암, 심통, 당뇨병, 통경, 자궁출혈 등을 치료한다. 화살나무의 추출물은 항암활성 및 항암제 보조용으로 사용한다.

🌿 **약용법과 용량 :** 말린 가지의 날개 20~30g을 물 900mL에 넣어 반이 될 때까지 달여 하루에 2~3회 나눠 마신다. 외용할 경우에는 가지와 날개(귀전우)를 짓찧어 참기름과 혼합하여 환부에 도포한다.

🍂 **사용 시 주의사항 :** 임산부는 복용을 금지한다.

patent

화살나무의 기능성 및 효능에 관한 특허자료

▶ **항암 활성 및 항암제의 보조제 역할을 하는 화살나무 수용성 추출물**

본 발명은 화살나무 수용성 추출물 및 이의 용도에 관한 것으로서 더욱 상세하게는 화살나무를 유기용매로 처리하여 유기용매 용해성 분획을 제거한 후 남은 잔사를 물로 추출하여 기존의 화살나무 수추출물과는 다른 새로운 수용성 추출물을 얻고, 이 수용성 추출물이 항암 활성을 가지고, 또한 항암제의 보조제 역할로 항암제의 독성 완화 및 활성을 증강시키는 등의 효능이 강하고 독특한 생리활성을 밝힘으로써 이를 이용한 항암 및 항암제 보조용의 기능성 건강식품의 제조에 관한 것이다.

– 공개번호 : 10-2004-0097446, 출원인 : 동성제약(주) · 이정호

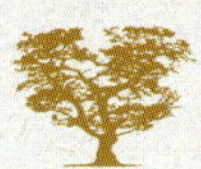

황벽나무

| **사용부위** | 나무껍질

Phellodendron amurense Rupr.

- **이명** : 황경피나무, 황병나무, 황병피나무
- **생약명** : 황백(黃柏), 황벽(黃蘗), 황벽피(黃蘗皮)
- **과명** : 운향과(Rutaceae)
- **개화기** : 5~6월

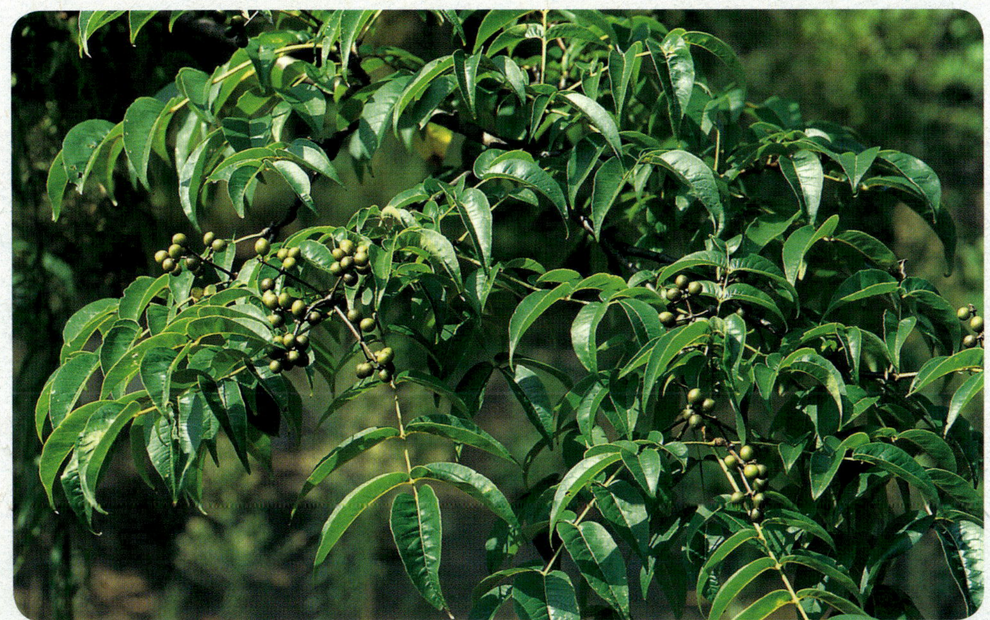

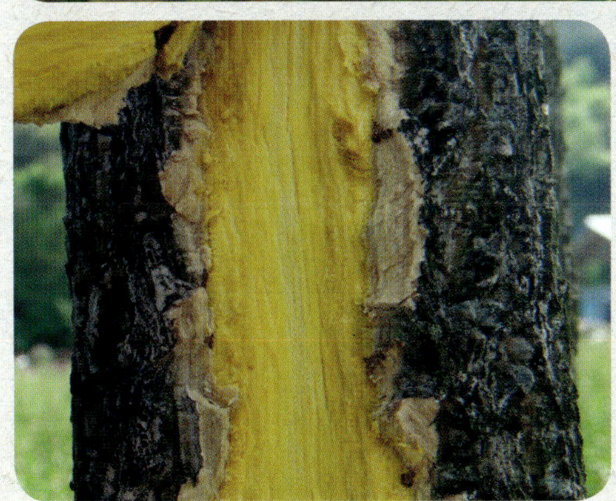

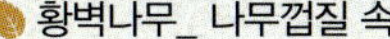

🌰 황벽나무_ 나무껍질 속

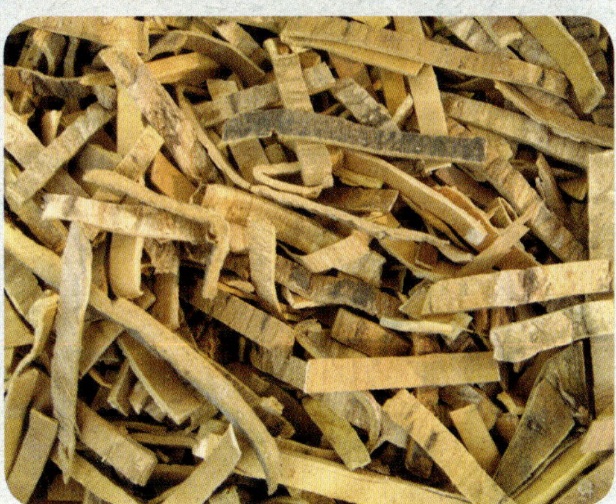

🌰 황벽나무_ 나무껍질(약재)

- 🍃 **생육특성 :** 황벽나무는 전국에서 분포하는 낙엽활엽교목으로, 높이는 10m 전후로 자라고, 나무껍질은 회색이며 두꺼운 코르크층이 발달하여 깊이 갈라지고 내피는 황색이다. 잎은 마주나고 1회 홀수깃꼴겹잎으로 잔잎은 5~13장이 달걀 모양 또는 바소꼴 달걀 모양이고 잎끝은 뾰족하며 밑부분은 좌우가 같지 않고 가장자리는 가늘고 둥근 톱니가 있거나 밋밋하다. 꽃은 황색 혹은 황록색으로 5~6월에 암수딴그루로 원뿔꽃차례를 이루며 핀다. 물열매 모양 씨열매인 열매는 둥글고 9~10월에 흑색 또는 자흑색으로 익는다.

- 🍂 **채취 방법과 시기 :** 10년 이상 된 나무의 나무껍질을 3~6월에 채취한다.

- 🍃 **성분 :** 나무껍질에는 알칼로이드(alkaloid)가 함유되었으며 주성분이 베르베린(berberine)과 팔미틴(palmitin), 자테오리진(jateorrhizine), 펠로덴드린(phellodendrine), 칸디신(candicine), 메니스펠민(menispermine), 마그노플로린(magnoflorine) 등이고 후로퀴놀린타입알칼로이드(furoquinoline type alkaloid)로서 딕타민(dictamine), 감마-파가린(γ-fagarine), 스키미아닌(skimmianine=β-fagarine) 리모노이드(limonoid) 고미질로서 오바쿠논(obacunone), 리모닌(limonin) 등이고 피토스테롤(phytosterol)로서 캄페스테롤(campesterol), 베타-시토스테롤(β-sitosterol), 플라보노이드(flavonoid)로서 펠로덴신(phellodensin) A~C, 아무렌신(amurensin), 쿼세틴(quercetin), 캠페롤(kaempferol), 펠라무레틴(phellamuretin), 펠라무린(phellamurin) 등이며 쿠마린(coumarin)으로서는 펠로데놀(phellodenol) A~C 등이 함유되어 있다.

- 🍃 **성미 :** 성질이 차고, 맛은 쓰다.

- 🍃 **귀경 :** 심(心), 간(肝), 신(腎), 위(胃), 대장(大腸), 방광(膀胱) 경락에 작용한다.

- 🍂 **효능과 주치 :** 나무껍질 중 외피의 코르크질을 제거하고 내피는 약용하는데 생약명을 황백(黃柏) 또는 황백피(黃柏皮)라고 하며 약성은 차며 맛이 쓰고 고미건위약으로 건위, 지사, 정장작용이 뛰어나고 또 소염성 수렴약으로 위장염, 복통, 황달 등의 치료제로 쓴다. 또한 신경통이나 타박상에 외용으로 쓰기도 한다. 한편 약리실험에서는 항균, 항진균, 항염작용 등이 밝혀지기도 했다. 그 외 약리 효과는 미약하지만 고혈압, 근수축력 증강작

1456

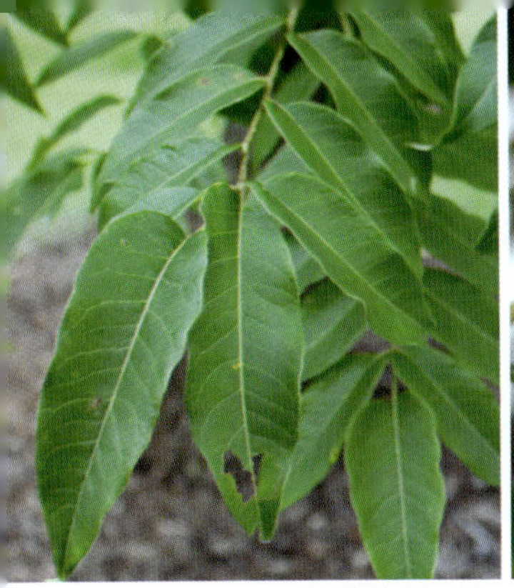
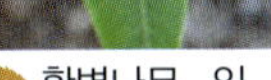
🍂 황벽나무_ 잎

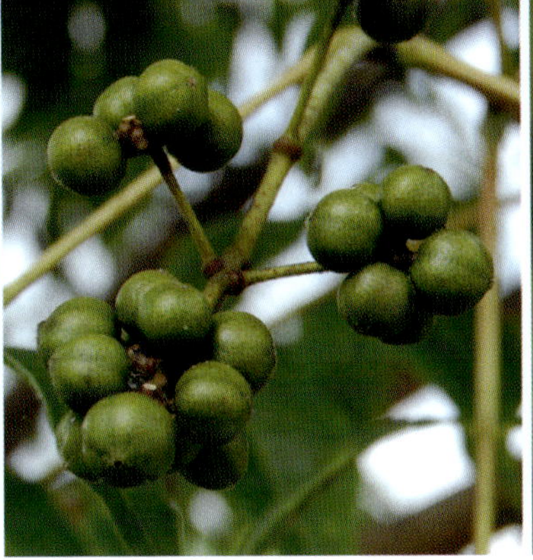
🍂 황벽나무_ 덜 익은 열매

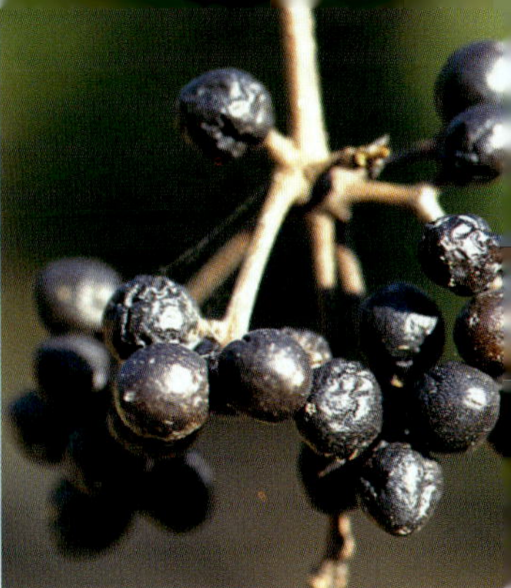
🍂 황벽나무_ 익은 열매

용, 해열, 콜레스테롤 저하작용 등도 밝혀졌다. 나무껍질과 지모(知母)를 혼합하여 물로 추출한 추출물은 소염, 진통 효과가 있고, 나무껍질에서 추출한 추출물은 약물중독 예방 및 치료효과가 있다.

🍃 **약용법과 용량** : 말린 나무껍질 20~30g을 물 900mL에 넣어 반이 될 때까지 달여 하루에 2~3회 나눠 마신다. 외용할 경우에는 짓찧어서 환부에 도포한다.

🍂 **사용 시 주의사항** : 비장이 허하여 설사를 하는 사람이나 위가 약하고 식욕이 부진한 사람은 황백을 금지하는 것이 좋다.

patent

황벽나무의 기능성 및 효능에 관한 특허자료

▶ **황백피와 지모의 혼합 수추출물을 포함하는 염증 및 통증 치료용 조성물**

본 발명은 황백피(황벽나무 껍질)와 지모(知母) 등의 수추출물로 이루어진 소염, 진통효과를 나타내는 치료 조성물과 그 제조 방법에 관한 것이다. 본 발명은 일반적인 통증 및 염증 치료에 사용될 수 있는데, 구체적으로는 만성위염, 관절통, 전립선 비대증, 만성 및 재발성 방광염, 요추 및 경추 수핵탈출증, 퇴행성 관절염, 류머티스 관절염, 팔꿈치통, 골다공증에 의한 통증, 편두통, 당뇨성 통증 및 장부통 등에 사용되어 통증을 완화시키고 염증을 치료한다. 본 발명은 생약 추출물로서 부작용이 적으면서 소염 및 진통효과를 나타내어 장기 복용 및 투여가 가능하다. 또한 의존성 및 내성을 초래하지 않고 말초 조직에 특이성을 갖는다.

— 공개번호 : 10-2000-0060612, 출원인 : (주)메드빌

▶ **황백을 이용한 약물 중독 예방 및 치료를 위한 약제학적 조성물**

본 발명은 황백(黃柏, 황벽나무 껍질)에서 추출한 물질로서, 중독성 약물의 반복 투여에 따라 증가되는 도파민의 작용을 억제시키는 물질을 유효성분으로 포함하는 황백을 이용한 약물 중독 예방 및 치료를 위한 약제학적 조성물을 제공한다.

— 공개번호 : 10-2004-0097425, 출원인 : 심인섭

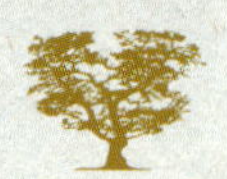

황칠나무

| 사용부위 | 뿌리줄기, 수지, 잎

Dendropanax trifidus (Thunb.) Makino ex H. Hara

- **이명** : 황제목(黃帝木), 수삼(樹參), 압각목(鴨脚木), 압장시(鴨掌柴), 노란옻나무, 황칠목(黃漆木), 금계지(金鷄趾)
- **생약명** : 풍하이(楓荷梨), 황칠(黃漆)
- **과명** : 두릅나무과(Araliaceae)
- **개화기** : 6월경

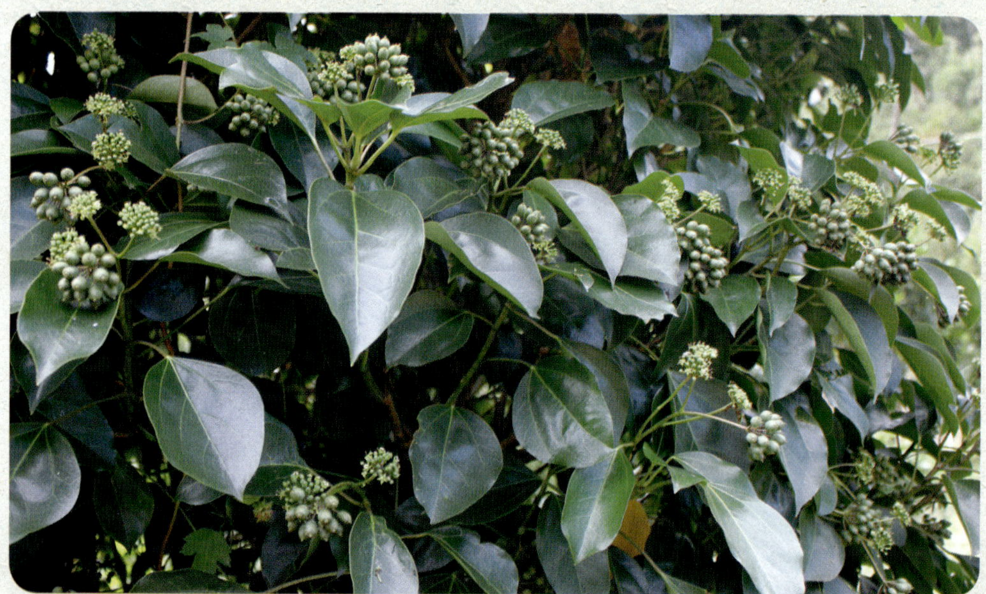

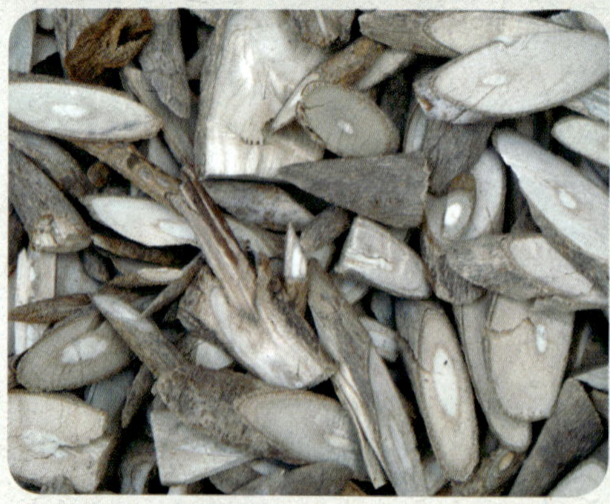

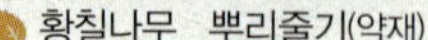

황칠나무_ 뿌리줄기(약재)

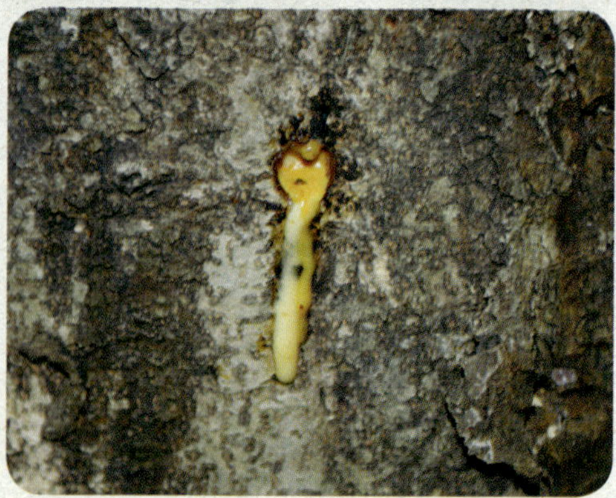

황칠나무_ 나무껍질에서 나오는 수지(약재로 사용)

- 🌿 **생육특성** : 황칠나무는 상록활엽교목으로, 높이는 15m 전후로 자라고 우리나라 특산식물이며 제주도를 비롯한 남부 지방 경남, 전남 등지의 해변 섬 지방의 산기슭, 수림 속에 자생 또는 재배하는 방향성 식물이다. 두릅나무과에 속하는 황칠나무의 어린 가지는 녹색이며 털이 없고 윤채가 난다. 잎은 달걀 모양 또는 타원형에 서로 어긋나고 가장자리에는 톱니가 없거나 3~5개로 갈라진다. 꽃은 양성화인데 녹황색으로 6월경에 산형꽃차례로 가지 끝에서 1송이씩 핀다. 열매는 씨열매로 타원형이고 10월에 흑색으로 익는다.

- 🍂 **채취 방법과 시기** : 뿌리줄기, 잎, 수지(나뭇진)를 가을·겨울에 채취한다.

- 🍃 **성분** : 뿌리줄기, 잎, 수지 등에는 정유가 함유되어 있고 정유 중에는 베타-엘레멘(β-elemene), 베타-셀리넨(β-selinene), 게르마크렌 D(germacrene D), 카디넨(cadinene), 베타-쿠베벤(β-cubebene)이 함유되어 있다. 트리테르페노이드(triterpenoid)의 알파-아미린(α-amyrin), 베타-아미린(β-amyrin),

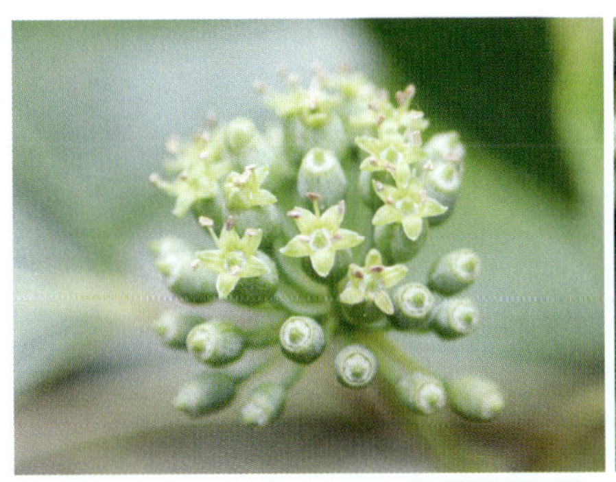

🍂 황칠나무_ 꽃

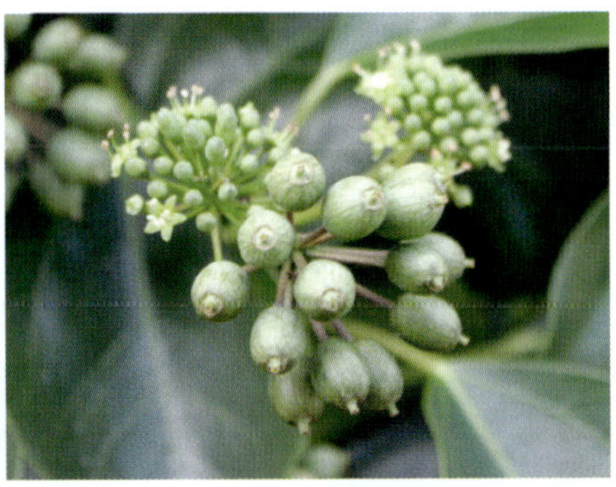

🍂 황칠나무_ 덜 익은 열매

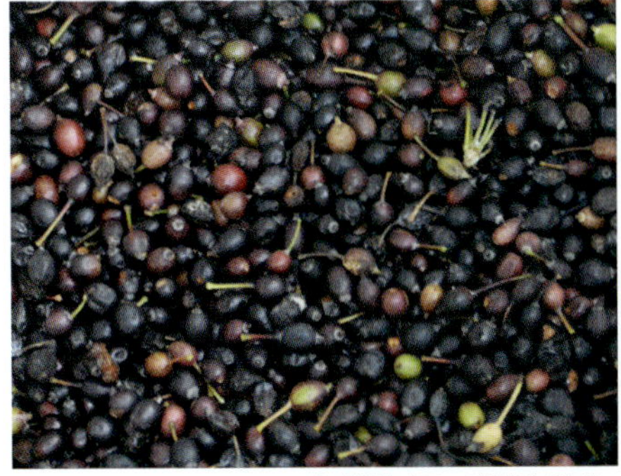

🍂 황칠나무_ 채취한 열매

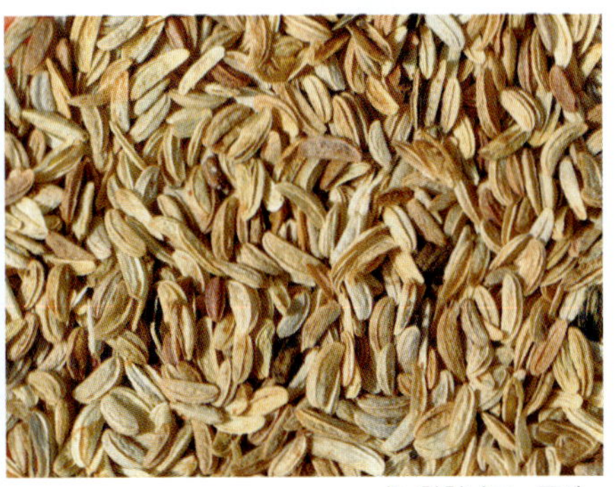

🍂 황칠나무_ 종자

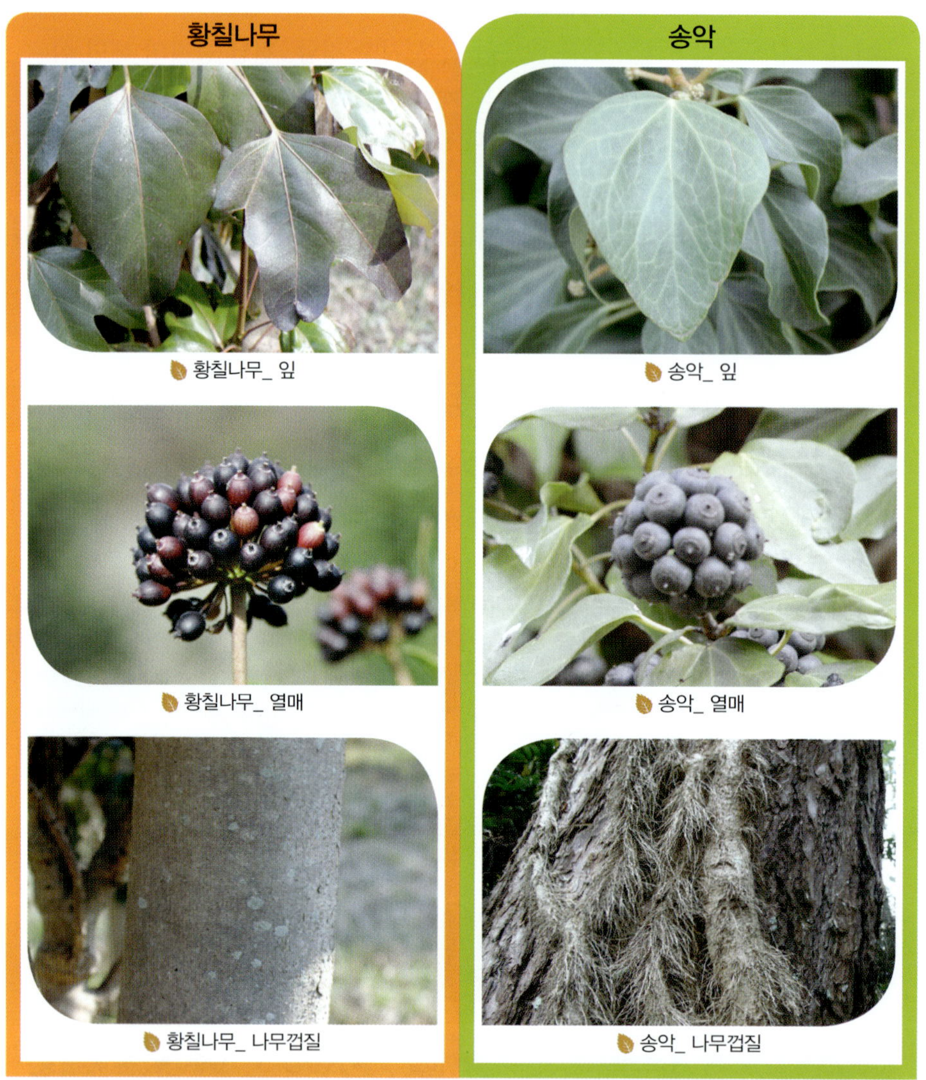

오레이포리오시드(oleifolioside) A·B가 함유되어 있고, 포리아세티렌 (polyacetylene)과 스테로이드(steroid) 중에는 베타-시토스테롤(β-sitosterol) 이 함유되어 있고 카로테노이드(carotenoid), 리그난(lignan), 지방산 그리 고 글루코스(glucose), 프럭토스(fructose), 자일로스(xylose), 아미노산에는 알기닌(arginin), 글루탐산(glutamic acid) 등 그 외 단백질, 비타민 C, 타닌 (tannin), 칼슘, 칼륨 등 다양한 성분이 함유되어 있다.

- **성미** : 성질이 따뜻하고, 맛은 달다.

- **귀경** : 간(肝), 심(心), 비(脾), 신(腎) 경락에 작용한다.

- **효능과 주치** : 뿌리줄기는 항산화작용으로 성인병의 예방 및 치료에 특별한 효과를 가지고 있다. 자양강장, 피로회복, 간기능개선, 지방간, 해독, 콜레스테롤치 저하, 혈액순환, 당뇨, 고혈압, 강정, 진정, 우울증, 건위, 위장질환, 청열, 지혈, 구토, 설사, 월경불순, 면역증강, 신경통, 관절염, 진통, 말라리아, 항염, 항균, 항암 등의 치료효과가 있다. 황칠나무의 추출물은 간염, 간경화, 황달, 지방간 등과 같은 간질환을 예방 및 치료한다. 황칠나무의 잎 추출물은 장운동을 촉진하며 변비를 치료한다.

- **약용법과 용량** : 말린 뿌리줄기 30~60g을 물 900mL에 넣어 반이 될 때까지 달여 하루에 2~3회 나눠 마신다.

- **사용 시 주의사항** : 임산부의 복용은 금기이다.

황칠나무의 기능성 및 효능에 관한 특허자료

▶ 황칠나무 추출물을 포함하는 간 질환 치료용 약학조성물

본 발명은 황칠 추출물을 포함하는 간 질환 치료용 또는 예방용 약학조성물에 관한 것으로서, 보다 구체적으로는 지방간, 간염, 간경화 등과 같은 간 질환을 예방 및 치료할 수 있는 약학조성물에 관한 것이다. 본 발명의 황칠나무의 가지 및 잎의 유기 용매 추출물을 포함하는 조성물은 천연물에서 유래한 것으로 부작용이 없으며 간암 세포를 현저하게 억제하므로 간암 치료제 및 관련 질환의 치료용 약학조성물의 성분으로 이용할 수 있다.

— 출원번호 : 10-2012-0012172, 특허권자 : 박소현

▶ 황칠나무 추출물을 포함하는 남성 성기능 개선용 조성물

본 발명은 황칠나무 추출물을 유효성분으로 포함하는 남성 성기능 개선용 조성물에 관한 것이다. 상기 황칠나무 추출물에 대해 토끼 음경해면체를 이용한 실험을 통하여 확인한 결과, 상기 황칠나무 잎의 물 추출물, 에탄올 추출물 및 에탄올 수용액 추출물과 상기 황칠나무 열수 추출물의 부탄올, 헥산, 에틸아세테이트 및 클로로포름으로 이루어진 군으로부터 선택된 어느 하나를 분획용매로 이용하여 분획한 분획물이 음경 해면체 평활근을 이완시켜 음경의 발기 증진, 구체적으로 토끼 음경해면체에 대한 우수한 이완효과를 통해 남성 성 기능을 개선할 수 있으므로 상기 황칠나무 추출물 또는 황칠나무 분획물을 유효성분으로 포함하는 남성 성기능 개선용 조성물은 발기부전 개선 또는 예방 등을 위한 남성 성 기능 개선용 기능성 식품 조성물과 발기부전, 조루, 지루 또는 음위증과 같은 남성 성 질환의 치료 또는 예방을 위한 의약 조성물로 이용될 수 있다.

— 출원번호 : 10-2011-0146389, 특허권자 : 재단법인 전라남도생물산업진흥재단

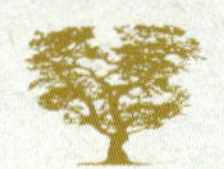

강심, 진통, 류머티즘 통증에 사용하는

회양목

| 사용부위 | 줄기와 가지

Buxus koreana Nakai ex Chung & al.

- **이명** : 회양나무, 도장나무, 고양나무, 천년왜(千年矮), 과자황양(瓜子黃楊), 조선황양(朝鮮黃楊)
- **생약명** : 황양목(黃楊木)
- **과명** : 회양목과(Buxaceae)
- **개화기** : 4~5월

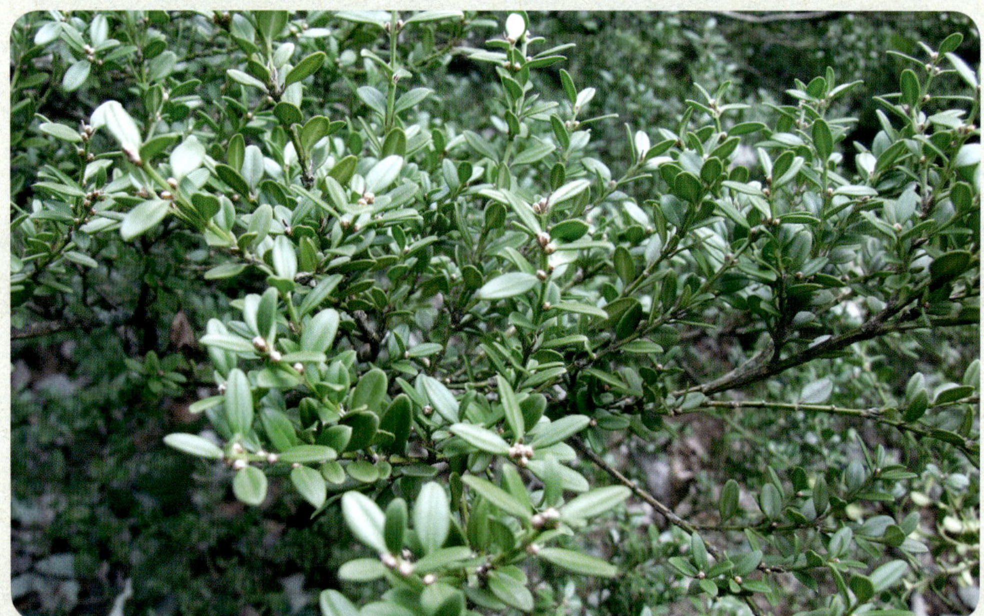

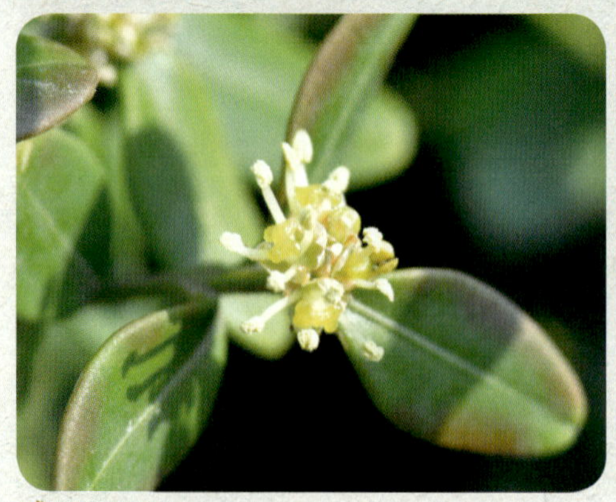

🌰 회양목_ 꽃

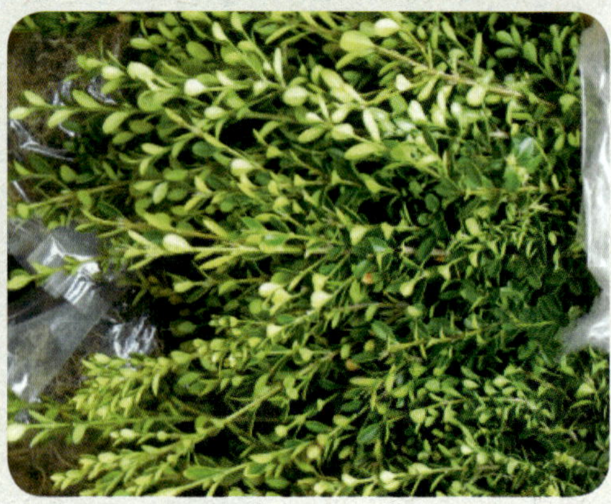

🌰 회양목_ 가지(채취품)

생육특성 : 회양목은 전국의 산기슭 및 석회암 지대에서 야생하거나 정원수 혹은 공원 등에 심어 가꾸는 상록활엽관목이다. 높이가 7m 전후로 자라며, 작은 가지는 황색으로 네모지고 털이 나 있다. 잎은 타원형에 가죽질로 잎끝이 뭉툭하면서 약간 오목한 모양이고 잎 앞면은 녹색이며 뒷면은 황록색에 잎 가장자리는 뒤로 젖혀지고 잎자루에는 털이 나 있다. 꽃은 황색으로 4~5월에 가지 끝이나 잎겨드랑이에서 암수 꽃이 몇 송이씩 한 군데에 달려 있고 그 중앙부에는 암꽃이 수꽃에 둘러싸여 있다. 열매는 달걀 모양으로 7~8월에 갈색으로 익는다.

채취 방법과 시기 : 줄기, 가지를 연중 수시 채취한다.

성분 : 줄기와 가지에는 알칼로이드가 함유되어 있고, 심장병 치료의 유효 성분으로 싸이클로비로북신(cyclovirobuxine) D, C, 싸이클로프로토북신(cycloprotobuxine) A, C 및 사이클로코레아닌(cyclokoreanine) B의 5종이 함유되어 있다.

성미 : 성질이 평범하고, 맛은 쓰고, 독성이 없다.

귀경 : 간(肝), 심(心), 폐(肺) 경락에 작용한다.

효능과 주치 : 줄기와 가지는 생약명을 황양목(黃楊木)이라고 하며 약성은 평범하며 맛이 쓰고 독성이 없고 심장병의 강심작용을 비롯해서 항부정맥, 심근경색, 거풍습, 이기(理氣), 진통의 효능이 있으며 류머티즘에 의한

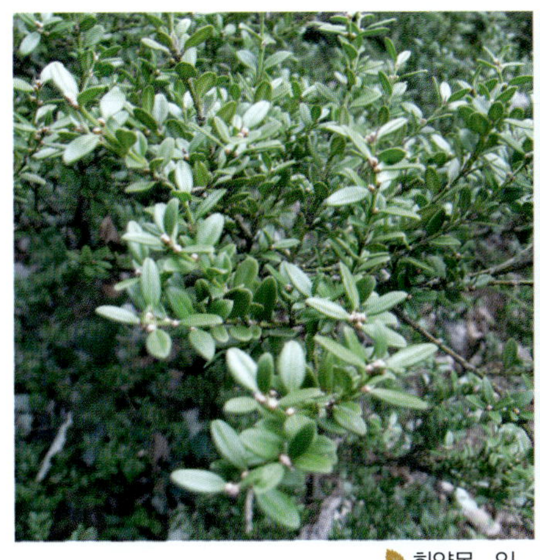

회양목_ 잎

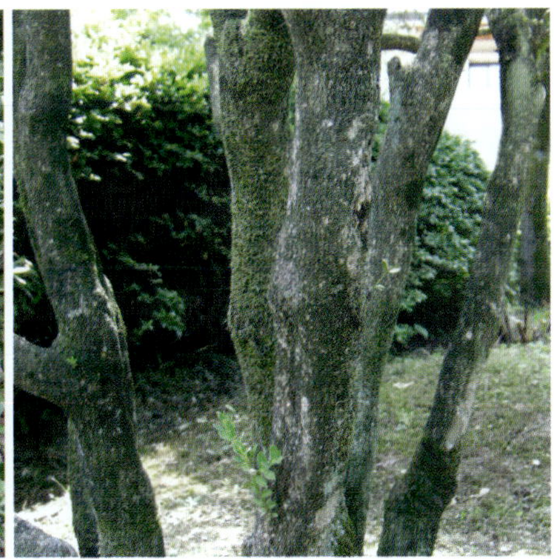

회양목_ 나무껍질

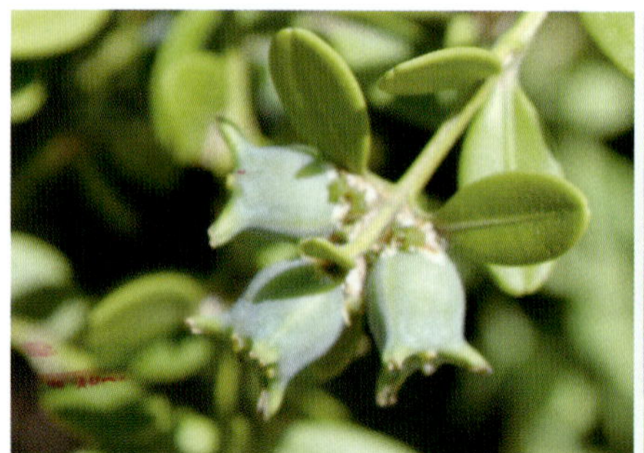

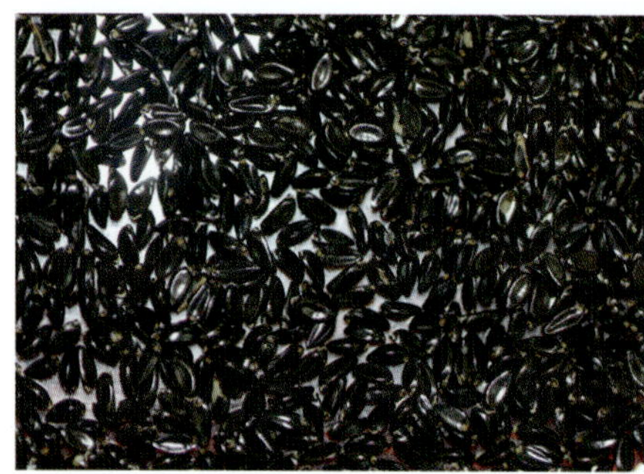

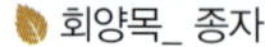
● 회양목_ 덜 익은 열매

● 회양목_ 종자

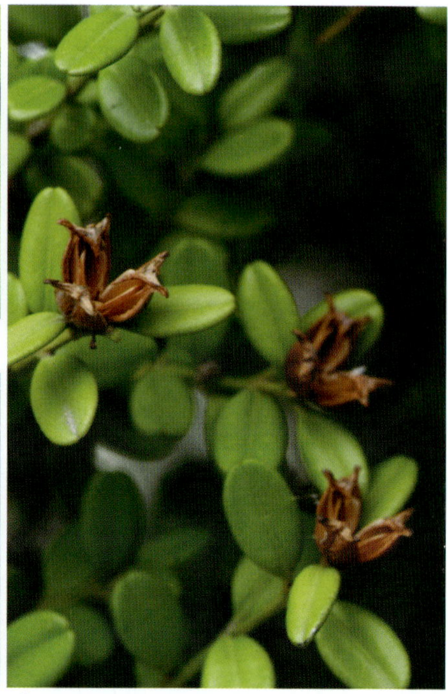
● 회양목_ 익어 벌어진 열매

동통, 흉복기장(胸腹氣脹), 치통, 산통, 타박상, 풍습, 두통 등을 치료한다.

● **약용법과 용량** : 말린 줄기와 가지 50~100g을 물 900mL에 넣어 반이 될 때까지 달여 하루에 2~3회 나눠 마신다. 외용할 경우에는 짓찧어서 환부에 도포한다.

 *patent*

회양목의 기능성 및 효능에 관한 특허자료

▶ **회양목 추출물을 포함하는 탈모방지 또는 발모촉진용 조성물**

본 발명은 회양목 추출물을 유효성분으로 포함하는, 탈모방지 또는 발모촉진용 조성물을 제공한다. 상기 회양목 추출물은 사람의 모유두 세포(Dermal papilla cell)와 사람의 각질형성 세포(Human keratinocyte)의 성장을 촉진하는 활성을 가짐으로써 모발의 생장 및 건강한 두피 생육을 촉진할 수 있다. 따라서, 상기 회양목 추출물은 탈모의 진행을 완화시키고 모발의 양모·육모, 성장을 촉진하는 조성물, 즉 탈모방지 또는 발모촉진용 약학 조성물 혹은 기능성 화장료 조성물에 유용하게 사용될 수 있다.

— 공개번호 : 10-2014-0092086, 출원인 : 이태후생명과학(주)

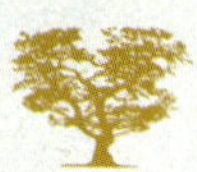

지혈, 중풍, 항궤양, 항균, 탈모에 사용하는

회화나무

| 사용부위 | 뿌리껍질, 나무껍질, 꽃봉오리, 꽃, 열매

Sophora japonica L. = [*Stypholobium japonicum* (L.) Schott.]

- **이명** : 과나무, 회나무, 괴수(槐樹), 괴화수(槐花樹)
- **생약명** : 괴화(槐花), 괴미(槐米), 괴실(槐實), 괴백피(槐白皮), 괴각(槐角)
- **과명** : 콩과(Leguminosae)
- **개화기** : 8월

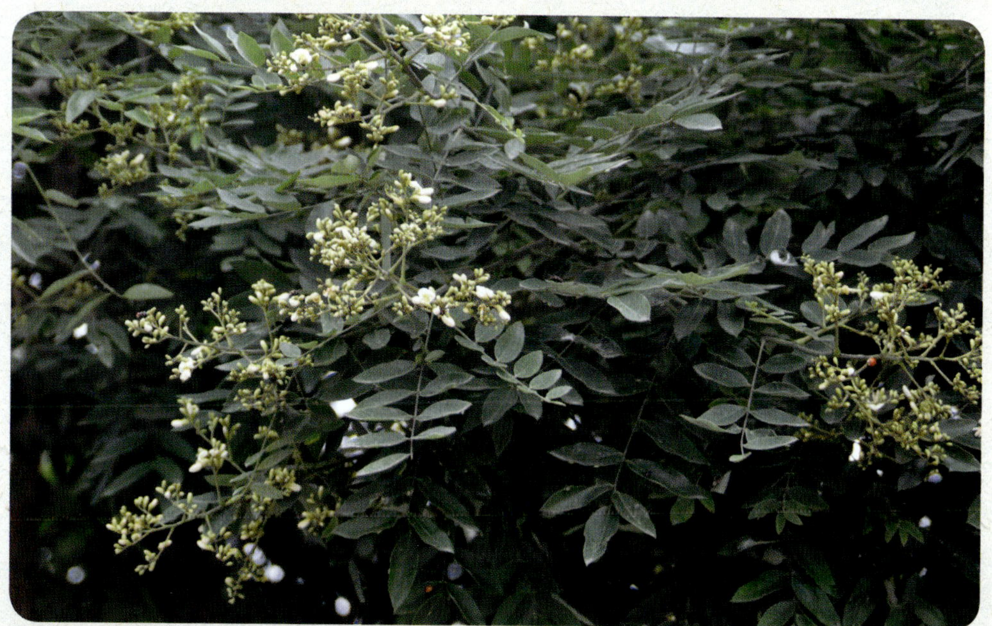

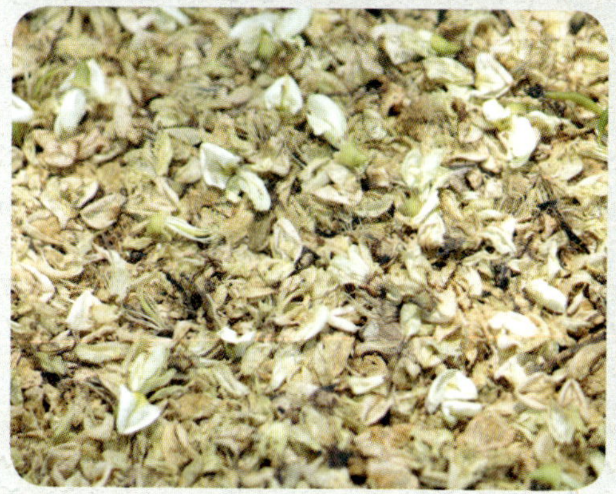

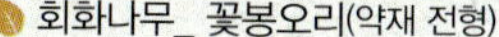

🌿 회화나무_ 꽃봉오리(약재 전형)

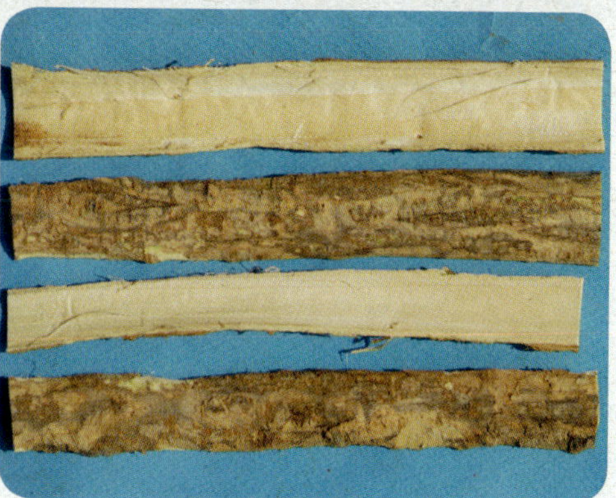

🌿 회화나무_ 나무 겉껍질(약재 전형)

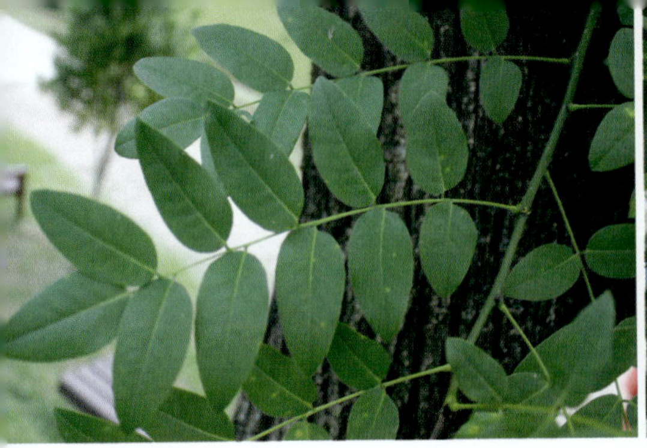
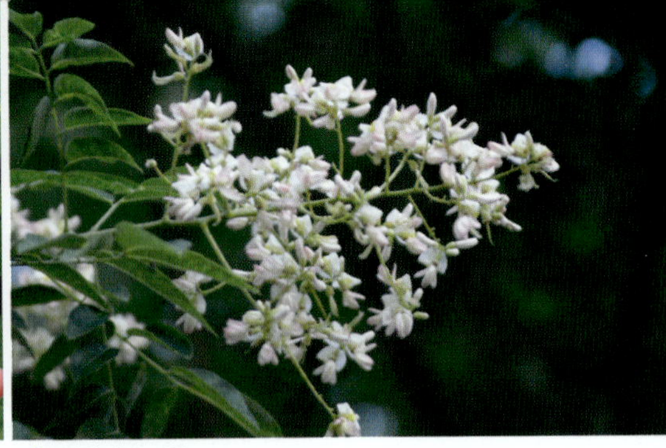

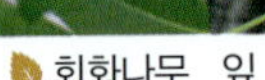 회화나무_ 잎　　　　　　　　　　🌼 회화나무_ 꽃

🍃 **생육특성** : 회화나무는 인가 근처, 촌락 부근, 산야지, 도로변에 심거나 가로수 등으로 심어 가꾸는 낙엽활엽교목으로, 높이가 25m 전후로 자라고, 나무껍질은 회갈색에 작은 가지는 녹색으로 자르면 냄새가 난다. 잎은 서로 어긋나고 1회 홀수깃꼴겹잎이며 잔잎은 7~15장이고 달걀 모양 타원형 혹은 달걀 모양 바소꼴이다. 잎끝은 뾰족하고 밑부분은 뭉툭하거나 둥글고 가장자리에는 톱니가 없으며 잎 뒤에는 잔털이 나 있고 작은 턱잎이 있다. 꽃은 황백색으로 8월에 원뿔꽃차례로 줄기 끝에서 핀다. 열매는 꼬투리 모양에 마디가 있고 구슬을 꿰어놓은 것 같은 염주 모양으로 10월에 익어 벌어진다.

🍃 **채취 방법과 시기** : 꽃, 꽃봉오리는 개화 전과 직후인 7~8월, 나무껍질은 봄·여름, 뿌리껍질은 연중 수시, 열매는 10월에 채취한다.

🍃 **성분** : 꽃 또는 꽃봉오리에는 트리터펜(triterpene)계의 사포닌과 베툴린(betulin), 소포라디올(sophoradiol), 포도당, 글루크론산(glucuronic acid), 솔포린(sorphorin) A, B, C, 타닌(tannin) 등이 함유되어 있다. 나무껍질 및 뿌리껍질에는 d-마악키아닌-모노-베타-d-글루코사이드(d-maackianin-mono-β-d-glucoside), dl-마악키아인(dl-maackiain)이 함유되어 있다. 열매에는 9종의 플라보노이드(flavonoid)와 이소플라보노이드(isoflavonoid)가 함유되어 있는데 그중에는 게니스테인(genistein), 소포리코사이드(sophoricoside), 소포라비오사이드(sophorabioside), 캠페롤(kaempherol), 글루코사이드(glucoside) C, 소포라플라보노로사이드(sophoraflavonoloside), 루틴(rutin) 등이 함유되어 있다.

🍃 **성미** : 꽃, 꽃봉오리는 성질이 시원하고, 맛은 쓰다. 나무껍질, 뿌리껍질은

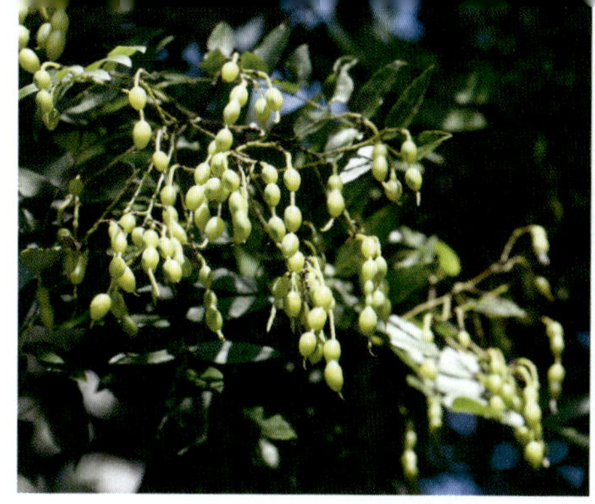

🍂 회화나무_ 열매

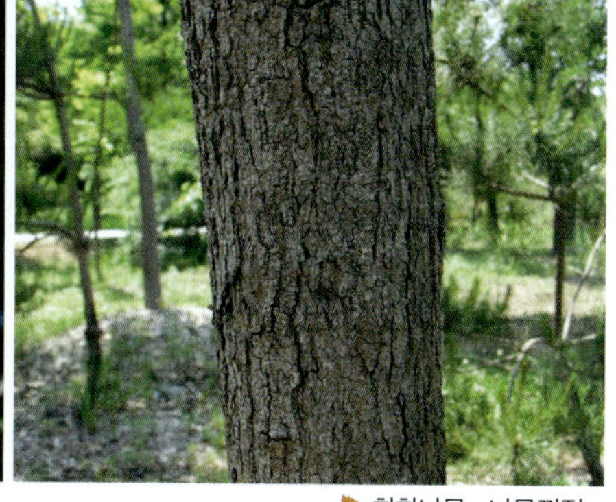

🍂 회화나무_ 나무껍질

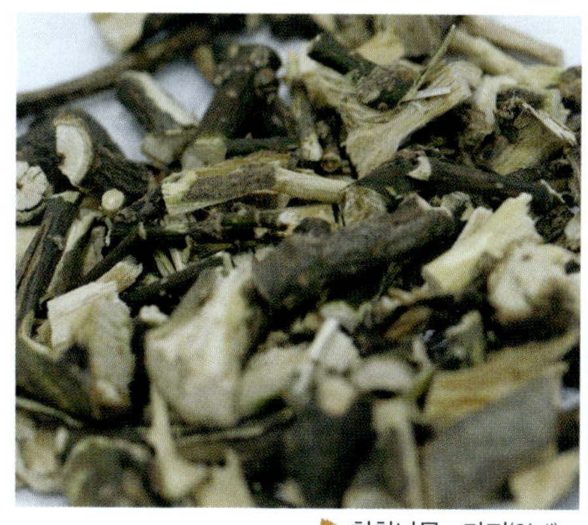

🍂 회화나무_ 가지(약재)

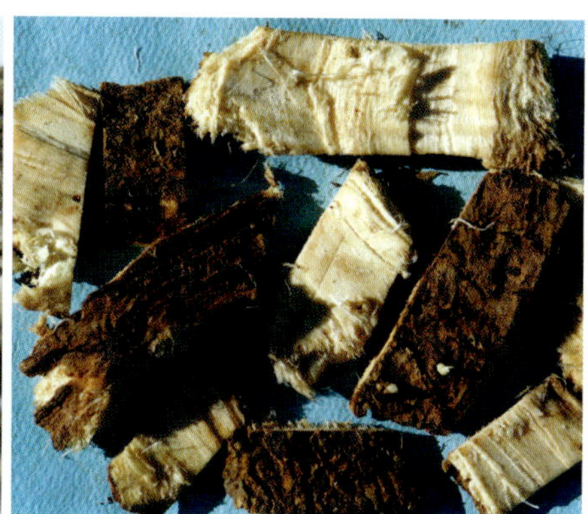

🍂 회화나무_ 뿌리껍질(약재)

성질이 평범하고, 맛은 쓰고, 독성이 없다. 열매는 성질이 차고, 맛은 쓰다.

🍃 **귀경** : 열매(괴각)와 꽃(괴화)은 간(肝), 심(心), 대장(大腸) 경락에 작용한다.

🍂 **효능과 주치** : 꽃 또는 꽃봉오리는 약용하는데 꽃의 생약명을 괴화(槐花), 꽃이 피기 전의 꽃봉오리의 생약명을 괴미(槐米)라고 한다. 지혈작용이 있고 진경(鎭痙) 및 항궤양작용, 혈압강하작용이 있으며 청열, 양혈, 지혈의 효능이 있고 장풍에 의한 혈변, 치질, 혈뇨, 대하증, 눈의 충혈, 창독, 중풍 등을 치료한다. 나무껍질 및 뿌리껍질에는 생약명을 괴백피(槐白皮)라고 하며 진통, 소종, 거풍, 제습의 효능이 있고 신체강경(身體强硬, 몸이 굳어짐), 근육마비, 열병구창(熱病口瘡), 장풍하혈(腸風下血), 종기, 치질, 음부 가려움증, 화상 등을 치료한다. 열매는 생약명을 괴각(槐角)이라고 하여 항균작용이 있고 청열, 윤간(潤肝), 양혈(凉血), 지혈의 효능이 있고 장풍출혈(腸風出血), 치질출혈, 출혈성 하리, 심흉번민(心胸煩悶), 풍현(風眩) 등을 치료한다. 꽃 추출물은 여드름의 예방과 치료, 폐경기질환 및 피부노화 등

을 예방 및 치료, 피부주름을 개선하는 효과가 있다. 그리고 탈모의 예방 및 개선효과도 있다.

● **약용법과 용량** : 말린 꽃 또는 꽃봉오리 30~40g을 물 900mL에 넣어 반이 될 때까지 달여 하루에 2~3회 나눠 마신다. 외용할 경우에는 달인 액으로 환부를 씻어준다. 말린 나무껍질 및 뿌리껍질 30~50g을 물 900mL에 넣어 반이 될 때까지 달여 하루에 2~3회 나눠 마신다. 외용할 경우에는 달인 액으로 양치질하여 씻어준다. 말린 열매 20~30g을 물 900mL에 넣어 반이 될 때까지 달여 하루에 2~3회 나눠 마신다. 외용할 경우에는 볶아서 가루로 만들어 참기름에 개어서 환부에 도포한다.

● **사용 시 주의사항** : 비위가 허약한 사람은 사용에 주의한다.

patent

회화나무의 기능성 및 효능에 관한 특허자료

▶ **회화나무 꽃 추출물의 누룩 발효물을 함유하는 여드름 개선용 조성물**

본 발명은 여드름 피부용 화장료 조성물에 관한 것으로, 보다 상세하게는 회화나무 꽃 추출물을 누룩 발효시켜 제조한 발효물을 함유하여 여드름 증상을 악화시키는 주 원인균인 프로피오니박테리움아크네스(Propionibacteriumacnes)의 생육을 억제하는 우수한 여드름 치료 및 예방효과를 갖는 여드름 피부용 화장료 조성물에 관한 것이다.

– 공개번호 : 10–2011–0105581, 출원인 : (주)롯데

▶ **회화나무 유래 줄기세포를 포함하는 탈모 예방 또는 개선용 화장료 조성물**

본 발명은 회화나무 유래 줄기세포를 포함하는 발모 촉진 조성물에 관한 것이다. 보다 구체적으로 본 발명은 회화나무 유래 줄기세포가 탈모 유발 호르몬인 디하이드로테스토스테론의 생성을 촉진하는 5–알파 리덕타아제(5–alpha–reductase)를 저해하는 효과가 있어 탈모의 예방 및 개선용 화장료 조성물로 사용될 수 있음에 관한 것이다.

– 등록번호 : 10–1080297, 출원인 : (주)에스테르

▶ **폐경기 질환의 치료 또는 예방, 피부노화 방지 또는 피부주름개선용 회화나무 추출물**

본 발명은 에스트로겐 분비를 촉진하고, 콜라게네이즈 활성을 저해하는 회화나무 추출물을 유효성분으로 포함하는 조성물에 관한 것으로, 보다 상세하게는 회화나무 추출물을 유효성분으로 포함하고 에스트로겐 분비를 촉진하여 폐경기 질환을 치료 또는 예방하는 조성물, 회화나무 추출물을 유효성분으로 포함하고 콜라게네이즈 활성을 저해하는 피부노화 방지용 화장료 조성물 및 회화나무 추출물을 유효성분으로 포함하고 콜라게네이즈 활성을 저해하는 주름개선용 화장료 조성물에 관한 것이다.

– 공개번호 : 10–2011–0004603, 출원인 : (주)노바셀테크놀로지

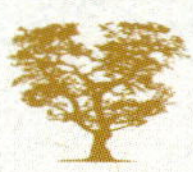

후박나무

| 사용부위 | 뿌리껍질, 나무껍질

Machilus thunbergii Siebold & Zucc.

- **이명** : 왕후박나무, 홍남(紅楠), 저각남(猪脚楠), 상피수(橡皮樹), 홍윤남(紅潤楠)
- **생약명** : 한후박(韓厚朴), 홍남피(紅楠皮)
- **과명** : 녹나무과(Lauraceae)
- **개화기** : 5~6월

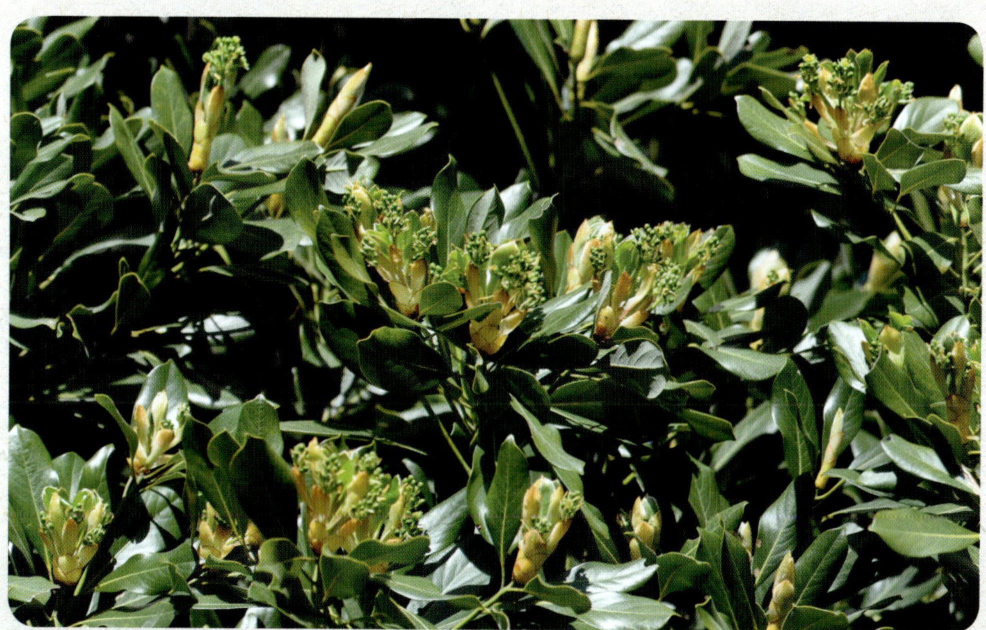

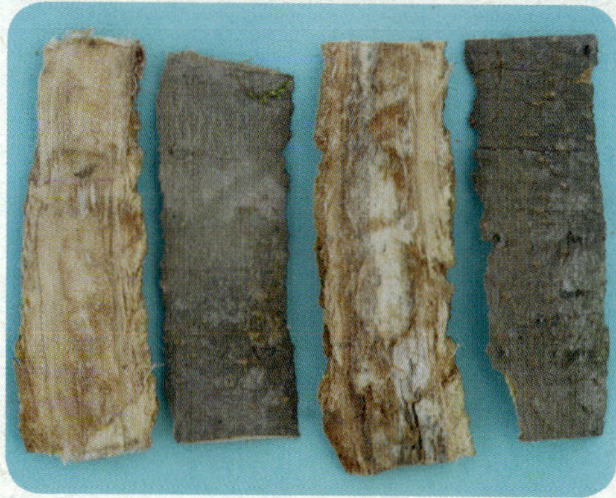

후박나무_ 뿌리껍질(약재 전형)

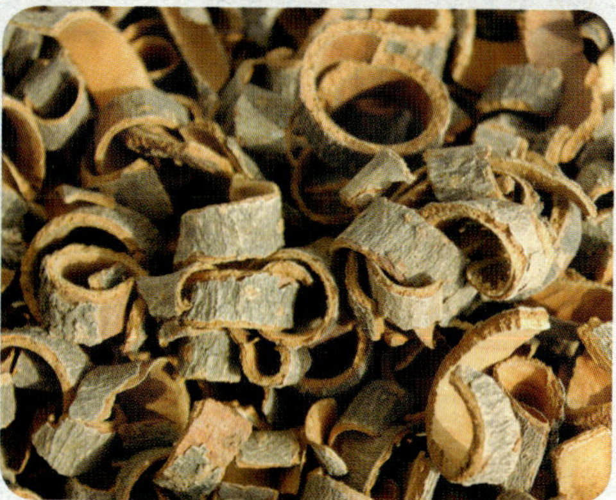

후박나무_ 나무껍질(약재)

🌿 **생육특성** : 후박나무는 상록활엽교목으로, 높이가 20m 전후로 자라며, 잎은 어긋나고 거꿀달걀 모양 타원형에 길이는 7~15cm이고 잎끝은 뾰족하고 가장자리는 밋밋하다. 꽃은 양성화인데 황록색으로 5~6월에 원뿔꽃차례로 잎겨드랑이에서 많은 꽃이 핀다. 열매는 다음해 7~8월에 흑자색으로 익는다. 이 식물은 본래 후박으로 사용하는 일본목련, 후박, 요엽후박과는 기원이 다른 식물이다.

🍂 **채취 방법과 시기** : 뿌리껍질, 나무껍질을 여름에 채취한다.

🌿 **성분** : 나무껍질과 뿌리껍질에는 타닌(tannin)과 수지, 다량의 점액질이 함유되어 있으며 dl-N-노르아메파빈(dl-N-noramepavine), 케르세틴(quercetin), N-노르아메파빈(N-noramepavine), 레티큘린(reticuline), 리그노세릭산(lignoceric acid), dl-카테콜(dl-catechol), 알파-피넨(α-pinene), 베

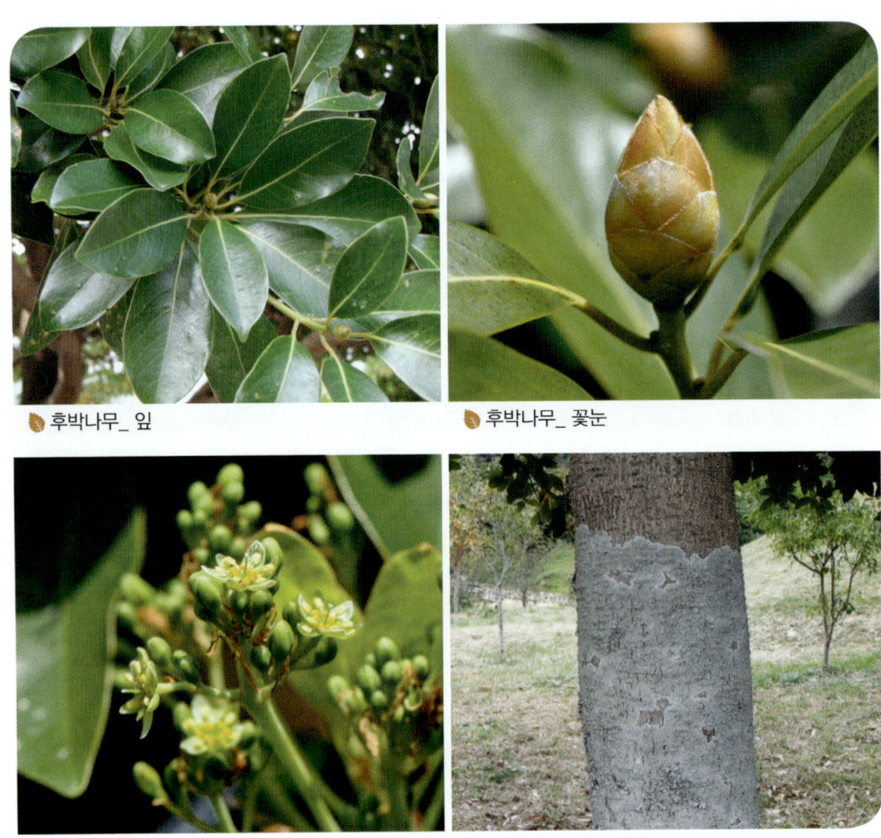

🍂 후박나무_ 잎 　　　🍂 후박나무_ 꽃눈

🍂 후박나무_ 꽃 　　　🍂 후박나무_ 나무껍질

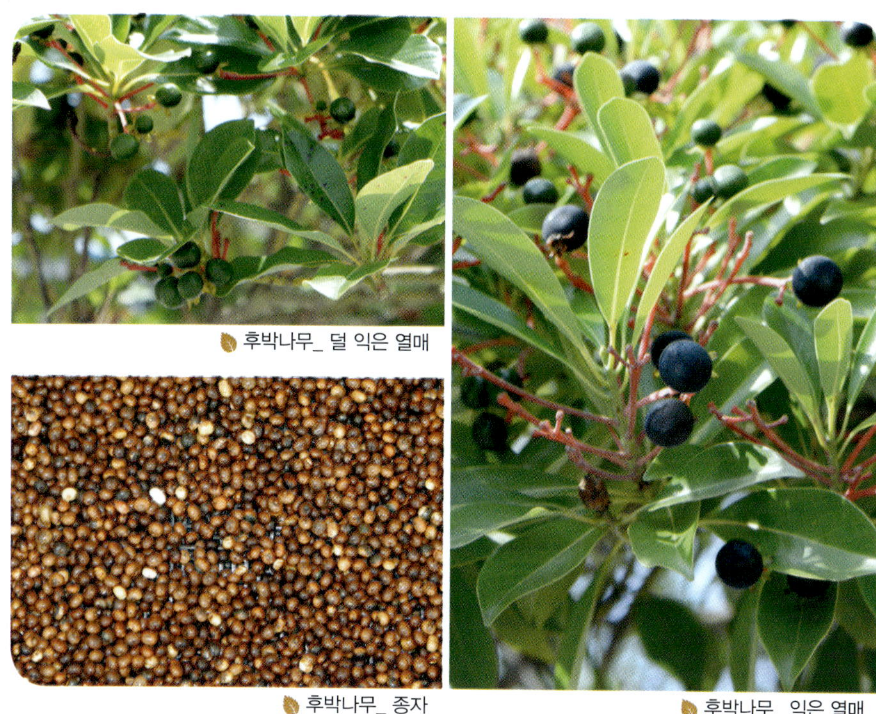

후박나무_ 덜 익은 열매

후박나무_ 종자

후박나무_ 익은 열매

타-피넨(β-pinene), 캄펜(camphene), 카리오필렌(caryophyllene) 등이 함유되어 있다.

🍃 **성미** : 성질이 따뜻하고, 맛은 맵고 쓰다.

🍃 **귀경** : 간(肝), 위(胃), 대장(大腸) 경락에 작용한다.

🍂 **효능과 주치** : 뿌리껍질 및 나무껍질은 생약명을 한후박(韓厚朴) 또는 홍남피(紅楠皮)라고 하며 약성은 따뜻하고 맛은 맵고 쓰며 간세포 보호작용과 해독작용으로 간염의 치료에 도움을 주며 위장병의 복부 팽만감, 소화불량, 변비, 정장, 지사, 변비, 수렴, 습진, 항궤양, 타박상 등을 치료한다.

🍃 **약용법과 용량** : 말린 뿌리껍질 및 나무껍질 20~30g을 물 900mL에 넣어 반이 될 때까지 달여 하루에 2~3회 나눠 마신다. 외용할 경우에는 생것을 짓찧어서 환부에 도포한다.

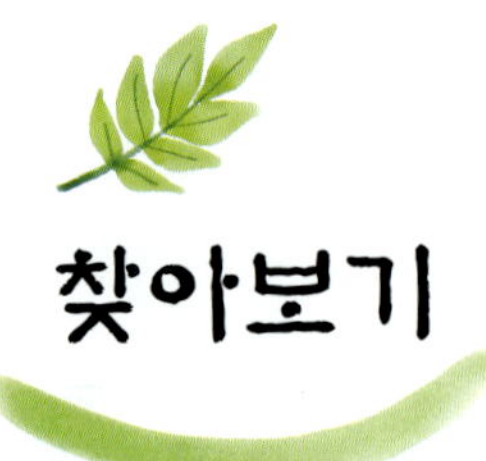

찾아보기